神经病学

NEUROLOGY

第 **3** 版

下 册

主 编　王维治

副主编　崔丽英　王拥军　于　欣
　　　　张力伟　陈生弟　刘卫彬
　　　　王丽华　施福东　朱雨岚
　　　　王任直　王佳伟　王化冰

人民卫生出版社
·北 京·

图书在版编目（CIP）数据

神经病学：全 2 册/王维治主编. —3 版. —北京：人民卫生出版社，2021.9

　ISBN 978-7-117-31406-0

　Ⅰ.①神…　Ⅱ.①王…　Ⅲ.①神经病学-医学院校-教材　Ⅳ.①R741

　中国版本图书馆 CIP 数据核字（2021）第 054623 号

人卫智网　www.ipmph.com	医学教育、学术、考试、健康，购书智慧智能综合服务平台	
人卫官网　www.pmph.com	人卫官方资讯发布平台	

神经病学

Shenjingbingxue

第 3 版

（上、下册）

主　　编：王维治

出版发行：人民卫生出版社（中继线 010-59780011）

地　　址：北京市朝阳区潘家园南里 19 号

邮　　编：100021

E - mail：pmph @ pmph.com

购书热线：010-59787592　010-59787584　010-65264830

印　　刷：北京盛通印刷股份有限公司

经　　销：新华书店

开　　本：889×1194　1/16　总印张：162

总 字 数：5599 千字

版　　次：2006 年 1 月第 1 版　　2021 年 9 月第 3 版

印　　次：2021 年 11 月第 1 次印刷

标准书号：ISBN 978-7-117-31406-0

定价（上、下册）：828.00 元

打击盗版举报电话：010-59787491　E-mail：WQ @ pmph.com

质量问题联系电话：010-59787234　E-mail：zhiliang @ pmph.com

主　编

王维治　哈尔滨医科大学附属第二医院

副主编

崔丽英　中国医学科学院北京协和医院

王拥军　首都医科大学附属北京天坛医院

于　欣　北京大学第六医院

张力伟　首都医科大学附属北京天坛医院

陈生弟　上海交通大学医学院附属瑞金医院

刘卫彬　中山大学附属第一医院

王丽华　哈尔滨医科大学附属第二医院

施福东　天津医科大学总医院

朱雨岚　哈尔滨医科大学附属第二医院

王任直　中国医学科学院北京协和医院

王佳伟　首都医科大学附属北京同仁医院

王化冰　首都医科大学附属北京天坛医院

编　委（以姓氏汉语拼音为序）

安中平　天津市环湖医院

柏　华　贵州医科大学第三附属医院

陈　彪　首都医科大学宣武医院

陈　珏　上海市精神卫生中心

陈　晟　上海交通大学医学院附属瑞金医院

陈海波　北京医院,国家老年医学中心

陈立杰　郑州大学第一附属医院

陈生弟　上海交通大学医学院附属瑞金医院

陈万金　福建医科大学附属第一医院

陈晓春　福建医科大学附属协和医院

陈阳美　重庆医科大学附属第二医院

陈振光　中山大学附属第一医院

迟兆富　山东大学齐鲁医院

褚晓凡　香港大学深圳医院

崔　俐　吉林大学第一医院

崔丽英　中国医学科学院北京协和医院

崔世磊　首都医科大学附属北京同仁医院

邓　红　四川大学华西医院

董　强　复旦大学附属华山医院

董　钊　中国人民解放军总医院第一医学中心

董会卿　首都医科大学宣武医院

杜怡峰　山东省立医院

段瑞生　山东第一医科大学第一附属医院

樊东升　北京大学第三医院

丰宏林　哈尔滨医科大学附属第一医院

封亚平　中国人民解放军联勤保障部队第九二零医院

冯　华　中国人民解放军陆军军医大学第一附属医院
　　　　（西南医院）

冯　娟　中国医科大学附属盛京医院

冯加纯　吉林大学第一医院

付　锦　哈尔滨医科大学附属第二医院

耿　媛	河北医科大学第一医院	刘　军	上海交通大学医学院附属瑞金医院
顾卫红	中日友好医院	刘春风	苏州大学附属第二医院
关　里	北京大学第三医院	刘广志	首都医科大学附属北京安贞医院
关德宏	哈尔滨医科大学附属第二医院	刘国荣	包头市中心医院
关鸿志	中国医学科学院北京协和医院	刘丽萍	首都医科大学附属北京天坛医院
管阳太	上海交通大学医学院附属仁济医院	刘明生	中国医学科学院北京协和医院
管宇宙	中国医学科学院北京协和医院	刘若卓	中国人民解放军总医院第一医学中心
郭　力	河北医科大学第二医院	刘卫彬	中山大学附属第一医院
何志义	中国医科大学附属第一医院	刘晓燕	北京大学第一医院
洪　震	复旦大学附属华山医院	刘秀琴	中国医学科学院北京协和医院
侯立军	中国人民解放军第二军医大学附属长征医院	刘银红	北京医院,国家老年医学中心
侯世芳	北京医院,国家老年医学中心	卢　洁	首都医科大学宣武医院
胡　建	哈尔滨医科大学附属第一医院	卢德宏	首都医科大学宣武医院
黄　颜	中国医学科学院北京协和医院	卢晓宇	哈尔滨医科大学附属第二医院
黄德晖	中国人民解放军总医院第一医学中心	罗本燕	浙江大学医学院附属第一医院
贾建军	中国人民解放军总医院第二医学中心	罗世祺	首都医科大学附属北京天坛医院
贾文清	首都医科大学附属北京天坛医院	马　欣	首都医科大学宣武医院
贾志荣	北京大学第一医院	马秋兰	美国加利福尼亚大学洛杉矶分校戴维·格芬医学院
江　泓	中南大学湘雅医院		
江基尧	上海交通大学医学院附属仁济医院	毛　青	上海交通大学医学院附属仁济医院
蒋传路	哈尔滨医科大学附属第二医院	彭　斌	中国医学科学院北京协和医院
矫毓娟	中日友好医院	蒲传强	中国人民解放军总医院第一医学中心
金　涛	吉林大学第一医院	戚晓昆	中国人民解放军总医院第一医学中心
金庆文	南京医科大学附属逸夫医院	邱浩彰	江苏昆山宗仁卿纪念医院
景　筠	首都医科大学附属北京同仁医院	商慧芳	四川大学华西医院
柯先金	江苏大学附属医院(江滨医院)	施福东	天津医科大学总医院
郎森阳	中国人民解放军总医院第一医学中心	司天梅	北京大学第六医院
李　新	天津医科大学第二医院	宿英英	首都医科大学宣武医院
李　毅	武汉市精神卫生中心	宿长军	中国人民解放军空军军医大学第二附属医院(唐都医院)
李春德	首都医科大学附属北京天坛医院		
李海峰	首都医科大学宣武医院	孙　威	哈尔滨医科大学附属第二医院
李坤成	首都医科大学宣武医院	孙新宇	北京大学第六医院
李树强	北京大学第三医院	万新华	中国医学科学院北京协和医院
李晓光	中国医学科学院北京协和医院	汪　凯	安徽医科大学第一附属医院
李月春	包头市中心医院	汪　昕	复旦大学附属中山医院
李柱一	中国人民解放军空军军医大学第二附属医院(唐都医院)	王　刚	上海交通大学医学院附属瑞金医院
		王　刚	首都医科大学附属北京安定医院
连亚军	郑州大学第一附属医院	王　含	中国医学科学院北京协和医院
廖卫平	广州医科大学附属第二医院	王　磊	中国人民解放军火箭军特色医学中心

王 琳	中国医学科学院北京协和医院	杨春晓	哈尔滨医科大学附属第二医院
王 柠	福建医科大学附属第一医院	杨晓锋	浙江大学医学院附属第一医院
王 训	安徽医科大学第二附属医院	杨新玲	新疆医科大学附属第二医院
王朝霞	北京大学第一医院	叶钦勇	福建医科大学附属协和医院
王贺波	河北省人民医院	于 欣	北京大学第六医院
王化冰	首都医科大学附属北京天坛医院	于春江	首都医科大学三博脑科医院
王佳伟	首都医科大学附属北京同仁医院	于生元	中国人民解放军总医院第一医学中心
王丽华	哈尔滨医科大学附属第二医院	郁金泰	复旦大学附属华山医院
王满侠	兰州大学第二医院	遇 涛	首都医科大学宣武医院
王铭维	河北医科大学第一医院	袁 云	北京大学第一医院
王维治	哈尔滨医科大学附属第二医院	岳树源	天津医科大学总医院
王任直	中国医学科学院北京协和医院	曾进胜	中山大学附属第一医院
王文强	厦门市仙岳医院	詹淑琴	首都医科大学宣武医院
王小姗	南京医科大学附属脑科医院	张 成	中山大学附属第一医院
王学峰	重庆医科大学附属第一医院	张 华	北京医院,国家老年医学中心
王延江	中国人民解放军陆军军医大学大坪医院(陆军特色医学中心)	张 宁	南京医科大学附属脑科医院
		张 通	中国康复研究中心北京博爱医院
王伊龙	首都医科大学附属北京天坛医院	张 旭	温州医科大学附属第一医院
王拥军	首都医科大学附属北京天坛医院	张 燕	中南大学湘雅二医院
王玉平	首都医科大学宣武医院	张 莹	深圳大学附属华南医院
王志成	哈尔滨医科大学附属第二医院	张国君	首都医科大学宣武医院
魏 镜	中国医学科学院北京协和医院	张鸿祺	首都医科大学宣武医院
吴 波	四川大学华西医院	张建国	首都医科大学附属北京天坛医院
吴惠涓	中国人民解放军第二军医大学附属长征医院	张建民	浙江大学医学院附属第二医院
吴世政	青海省人民医院	张建宁	天津医科大学总医院
吴云成	上海交通大学附属第一人民医院	张杰文	河南省人民医院
吴志英	浙江大学医学院附属第二医院	张力伟	首都医科大学附属北京天坛医院
肖 波	中南大学湘雅医院	张丽梅	哈尔滨医科大学附属第二医院
谢 鹏	重庆医科大学附属第一医院	张如旭	中南大学湘雅三医院
谢安木	青岛大学附属医院	张星虎	首都医科大学附属北京天坛医院
熊 晖	北京大学第一医院	张雁林	北京大学第三医院
徐 俊	首都医科大学附属北京天坛医院	张月华	北京大学第一医院
徐 雁	中国医学科学院北京协和医院	张在强	首都医科大学附属北京天坛医院
徐 勇	山西医科大学第一医院	赵 钢	中国人民解放军空军军医大学第一附属医院(西京医院)
徐 运	南京大学医学院附属鼓楼医院		
薛 蓉	天津医科大学总医院	赵继宗	首都医科大学附属北京天坛医院
闫景龙	哈尔滨医科大学附属第二医院	赵节绪	吉林大学第一医院
闫晓波	哈尔滨医科大学附属第二医院	赵世光	哈尔滨医科大学附属第一医院
杨 丽	天津医科大学总医院	赵性泉	首都医科大学附属北京天坛医院

时值 2020 年农历岁末,入夜,我伏在书案前,不禁思绪万千。回想 2019 年春季第 3 版启动,仅历经一年时间,本书作者们辛勤耕耘,反复琢磨,数易其稿,打造精品,基本上达到了我们的初心,把一部反映当今国内外发展最新水平的《神经病学》奉献给读者。

《神经病学》第 3 版的总体框架仍然设为四篇,但适当调整了章节编排,使之更臻合理。第一篇"接诊神经系统疾病患者",内容减为更有针对性的两章。第二篇"神经系统疾病的症状体征",相当于神经病学总论部分,共 13 章。第三篇"神经系统疾病",由 27 章增至 31 章,相当于各论部分,是全书的主体。其中,神经变性疾病根据病因、病理和临床特征分别归入"运动神经元病""帕金森病和运动障碍疾病""痴呆和认知障碍"等三章,鉴于病理学在这些神经变性疾病的研究和诊断中举足轻重,增补了"神经变性疾病病理学"一节。此外,增补了"眩晕性疾病和综合征"一章;在"卒中和脑血管疾病""帕金森病和运动障碍疾病"及其他章中也增补了若干疾病。第四篇"精神障碍"增为 14 章,都是神经内科医生应了解的相关知识,也是精神科医生在神经内科会诊时经常遇到的问题,临床上是很实用的。

在这一版中,对"世界神经病学发展史"又做了适当的增补,尤其现代神经病学部分。此外,还增添了"中国神经病学发展史"部分,重点是发掘我国神经病学第一代奠基人和第二代先驱者,对第三代和第四代学者只提供了简要的资料。

本版字数达到了 500 万字,配以丰富的图表,插图(包括组图)约 1 100 幅,增加了约 350 幅;表格约 500 个,比第 2 版增加了一倍。面对如此浩繁的文稿篇幅,上千幅配图和表格,主编凭一己之力实难为之,借助与互联网通信之便利,与编委们及时沟通切磋,使成稿速度和效率大为提高,第 3 版修订任务居然在一年时间里完成,编委们事必躬亲,保证了这一版的高质量。主编对全书内容进行审核、修改和增删,使之体例相同,风格一致,简明流畅。读者在阅读时还会注意到,有些疾病在不同的章节中重复出现,是因相关病因不可避免地出现交叉,编写时已注意厘清主次轻重,在主要章节中全面描述,在相关章节中有所提及,对强化一个疾病的认识亦颇有裨益。

第 3 版的修订,主编一直秉持以权威性和广泛代表性为原则。首先,在全国范围内遴选编委,每个章节基本上是由这一领域的著名专家撰写,以求反映当今国内的最高水平,并兼具国际视野。这一版编委增至 194 人,来自全国 26 个省(自治区、直辖市)的 80 家大学或医院,其中约90% 是著名教授、资深专家,他们是构筑本书的脊梁,也包括学有建树的年轻专家编委,他们是我国神经病学的希望。此外,还有 37 名年轻的编者参与工作。

神经系统疾病种类繁多,例如,卒中是导致人类病死率和致残率最高的疾病;头痛、眩晕、失眠、脑膜炎、脑炎、癫痫、帕金森病等都是常见病和多发病。本书描述的疾病或综合征约有 1 800种,足见神经系统疾病是一个非常广泛的领域,一个医生穷其一生精力,可能难以达到完全精通之境地。因此,神经病学的发展,亚专科的划分越来越细,显然是一个必然趋势。

本书一贯坚守精品意识，期望从文字内容、配图和结构设计等全方位都按照国际规范打造一流水平的《神经病学》专著。编者都有这样的共识，参与这部经典的神经病学的著述是作为医生的理想，也是一份历史担当，有助于提升临床医生诊治水平，推动我国临床神经病学发展，也提高自己作为医学作家的水准。然而，这并非轻松为之，我们一直不敢懈怠。主编的团队在编撰《神经病学》等著作之余，从 2005 年开始，历时 14 年，主译了 14 部著作，总计超过 1 000 万字。提高理论素养，开拓国际视野，做好功课，正是为打造精品著作准备条件。创作精品之路，如同科学探索之路一样曲折漫长，但我们的作者团队始终怀有这样的理想。

最后，我由衷地感谢赵继宗院士甘愿做一名普通编委，提携后进，率先垂范，为本书贡献他宝贵的诊治经验。衷心感谢本书前两版的主审郭玉璞教授，给予我们一贯的支持，使我们一路前行；无限感激神经病学界前辈的鼓励，给予我们坚持的勇气。第 2 版编写完成之后，王忠诚院士离开了我们，还有刘协和、刘焯霖、林世和、慕容慎行、侯熙德教授，我们深切地缅怀他们的人品、学问和对本书所做出的贡献。

本书的第 1 版和第 2 版分别在 2006 年和 2013 年出版，第 3 版问世又经过了 8 年。应该说，这一周期有些过长，按照国际惯例，5 年周期应比较适宜，我们力争从第 4 版开始做起。最后，我们期望接受读者的检验，真诚期待前辈、专家、同人和广大读者为本书提出批评意见。

王维治

2021 年 1 月 31 日

由王维治教授主编，郭玉璞教授主审的《神经病学》第 2 版将由人民卫生出版社出版，与读者见面。我与维治教授虽无深交，却也熟悉，至少我对于他的勤奋还是有一点耳闻目睹的，记得在七八年前，我们在香港开会时曾同住一室，那时他正在赶写这部巨制。这几年我看到他写了许多书，包括本科生国家级规划教材《神经病学》《神经内科主治医师 1000 问》等，还有许多译著，以及这本大部头的《神经病学》，足见他始终没有停歇。最近他给我看了这部书的第 2 版前言，并请我为本书写一个序言，也就欣然领命了。

神经病学的疾病谱是极为宽泛的，它涉及的全部疾病有数千种之多，常见的疾病也至少在百种以上，任何一个神经科医生穷其一生都难以全部经历和识别，有些疾病即使遇到了，如果没有特殊的诊断方法也无法确诊。因此，神经病学始终是一个具有挑战性的临床领域。近现代神经病学的发展经历了将近 200 年的历程，当今临床神经病学及与之相关的神经科学的各学科都取得了飞速的进展，近 20 余年我国在这一领域也有了巨大的进步。把国内外神经病学的最新概念及进展传递给业内的同人，使我们的临床诊治规范逐渐与国际标准接轨，并不断加入我国神经病学专家自己的研究成果，正是这本专著的历史担当。本书从第一版开始就秉承最新、最全的理念，集全国神经病学及其他专业 100 余位著名专家的智慧之大成。这次再版知名撰稿专家的阵容更加强大，形成一个跨地域、跨学科甚至跨学术观点的医学专家队伍，这在国内的科学著述中实属难能可贵，弘扬这种通力合作精神是发展科学的必要前提。他们学风严谨，品格求实，使修订内容更加充实，插图也很丰富，字里行间透着他们辛勤的耕耘、智慧的思索和丰富的经验。

本书包含了神经病学较全面的内容，基本反映了这一领域中最新的进展，并汇集了作者们宝贵的临床经验，表达深入浅出、描述严谨流畅、图文并茂都是本书的特色。这本《神经病学》是神经内科医生一本很好的高级参考书，神经外科、精神科及其他相关学科的医生也可以从中汲取有用的营养。我们的神经科医生都应当用一些时间认真研读这种类似"百科全书"式的著作，不断扩展我们的视野与知识面，这对于我们在专业与学术上的进步一定是有益的。我愿意把这本书推荐给神经科及其他相关学科的同人们，也祝愿它在广大读者的关怀下茁壮地成长，为我国神经病学的发展继续做出应有的贡献。

中国工程院院士　李春岩教授

2013 年 6 月

第2版 前言

　　本书自2006年初出版迄今已经七年多了，我们本想让本书的第2版早些与读者见面，但由于汇集全国著名专家与作者之力，对全书逐章逐节进行认真修订，充实了许多内容，增加了许多图表，作者们费尽心力，以求实现在第1版时确定的反映当今国内外神经病学发展水平的初衷，终于还是延误了时日。第2版的修订仍坚持两个宗旨：一是突出临床，对神经系统常见疾病作较全面的阐释，并尽可能地包含少见的疾病；二是充分反映每一重要疾病的最新研究与临床进展，包括诊断、治疗与新药等。为此，许多章节的修订参考了 Adams & Victor's Principles of Neurology 第9版（2009）及其他相关的权威性专著。第2版的总体框架没有重大改变，仍然分为四篇，部分章节的设立有所增加或调整，使布局更合理。第一篇增至4章，第二篇增至14章，第三篇增至27章，第四篇增至10章；但并非都是内容增加，有的属于重新布局。全书的表格增至250余幅，插图增至750余帧。纵观修订之后，内容更加丰富，资料较为翔实，重点更加突出，语言仍求精练，配图使内容生动，希望让读者更耐看和更爱看。

　　鉴于神经系统疾病种类繁多，全书中涉及的疾病或综合征约1 700余种，这些均被列为不同层级的标题，例如：节、一、（一）、Ⅰ等层级。应当注意的是，这些层级的标题，特别是（一）、Ⅰ层级通常都是代表一种疾病或综合征，而不是一般的叙述分级，为了便于区别，将（一）、Ⅰ两个层级均顶行排列。此外，由于如此多的疾病及综合征名称不可能在目录中一一列出，故在书后增加了疾病及综合征索引，以便查找疾病。全篇文字从第1版的370万字增至约450万字，如此数量的文稿（实际上作者的初稿至少在600万字以上）汇集到主编这里，不可避免地会有内容的交叉或重复，资料取舍原则不一，写作风格不同，或须补充修改，有的内容与作者往返几次。因此，尽管主编昼夜兼程，但还是与全国各地的专家、作者们共同熬过了2年的历程，当第2版面世之时，已是第八个年头了，想起来经常让我感到遗憾与内疚。

　　本书第1版问世以来，得到国内神经病学界同行及专家的充分肯定。反面的佐证是，竟有盗版者盗用作者名义和人民卫生出版社的金字招牌，在2010年出版了本书的盗版书，内容无一字更改，书名改为《神经系统疾病治疗学》，上下册精装，售价不菲，足见如此的大部头著作已经进入畅销书的行列，这正面反响和反面事件都使本书作者深受鼓舞；作者面对盗版的现状无能为力，唯如此解嘲尔。如果本书第1版基本上是成功的话，这首先应归功于来自全国数十所大学或医院的百余位著名教授与专家的参与，他们辛勤笔耕，将他们最擅长的研究与临床领域数十年的积累、经验与智慧，以及对国际前沿进展的理解毫无保留地奉献给读者。其次，本书认真借鉴国外经典神经病学著作的疾病分类，汲取其编写的合理内核，介绍了数目可观的少见病，全面系统地展示了神经系统疾病的全貌。这无疑对我们神经科医师在疾病概念、分类、诊断及治疗等诸方面与国际规则接轨是有益的，也为我国神经病学走向世界、参与国际交流铺设了道路。

　　这次修订，我们继续秉承以上的原则，广纳贤士，乐见更多的著名专家和学有建树的中青年医师，包括许多归国学者的参与。此版的资深撰稿专家增加到170余人，他们来自全国20多个省市 58 所大学或医院,并有我国台湾省的学者和在美国工作的同人。近年来我们翻译出版了 8 种译著,总计约 450 万字,许多较新的内容都反映在本书的修订中。本书的作者们细致严谨,一丝不苟,为本书不断地添砖加瓦。这不禁使我生出感慨,如此多的优秀专家济济一堂,不仅仅是为撰写和修订一部神经病学著作,也是在为神经科及相关领域的医师构筑一座精神家园。当他们为病人解脱病痛遇到难题时,可以到这里交流切磋;当他们攀登事业山峰遭遇迷茫时,也可以在这里找回路径与信心。这一版重新整理编写的"世界神经病学发展史",正是当您疲惫时为您送上的一杯香醇咖啡,为您展示的一幅历史画卷,领略众多优秀"过客"的风采。这正是本书所有作者由衷的愿望,我们希望成为同行与读者们的挚友,成为我们共同道路上相携相助的同路人。

最后,我衷心地感谢本书主审郭玉璞教授给予我一贯的支持,感谢刘协和、侯熙德、李舜伟、刘承基、许贤豪、刘秀琴、马廉亭、刘焯霖、梁秀龄、慕容慎行、黄远桂、林世和、胡维铭、王志成等教授的鼎力支持。在此,我们深切怀念我国杰出的神经外科学家王忠诚院士,他为本书撰写的脑干肿瘤是他事业的巅峰。我们还要感谢人民卫生出版社的领导与同人对本书给予的一贯支持和指导。

在"世界神经病学发展史"文前的一幅油画,是我 1986 年在莫斯科研修时得到的苏联功勋艺术家的作品,它一直挂在我的案头。20 多年来我始终把它当做一幅风景画欣赏,映满晚霞的天空,曲折和无尽头的林间小径,美丽的大自然,如此而已;如今我却平添了一层意境,这莫非就是神经病学的探索之路,曲折而漫长。本书的作者始终秉承"航船尚未驶达希望的彼岸,我们还要继续远航"之信念,"路漫漫其修远兮,吾将上下而求索"。我们希望与全国的同人、先进和前辈们一道,为我国神经病学发展做一点事情。读者永远是我们真正的老师,我们愿意与他们共勉,我满怀真诚地期待,期待前辈、专家、同人和广大读者为本书提出批评指正。

王维治

2013 年 6 月

第1版 前言

　　1997 年岁尾我在国外做访问学者，Adams RD 等主编的 *Principles of Neurology* 第 6 版刚刚问世，细读它的部分章节并通览了全书，不禁使我爱不释手。这本书收集疾病资料完全，内容新颖翔实，用全新概念阐释某些疾病的发病机制，对许多疾病提出了新的有价值的症状、体征，令人感叹。于是心底隐约地萌生了编写一本大型《神经病学》的念头，期望能够反映当今国内外神经病学的发展水平和全新理念，并开始着手广泛地收集资料、编写目录及试编部分章节等前期准备工作。然而，我深知这一工程的艰巨与自身力气的单薄，常使我陷入沉思与迷茫。1999 年初夏的偶然机会，我的想法意外地得到了人民卫生出版社领导的支持和鼓励，在我提交了选题的全部预备程序后不久，就接到出版社批准选题的通知，当时喜悦之情难以言表，我像是分到了一片土地的农民，满怀耕耘与播种的期待，也充满收获的憧憬。要完成这样一部鸿篇巨制，最重要的是必须组建一支一流的医学作家队伍。于是，我借在国内外开会的时机或利用当今便利的通讯手段，与国内神经病学界的前辈、学长、专家和同道广泛接触与切磋，坦诚地向他们表述我的愿望，求得他们对我，更是对发展我国临床神经病学事业的支持。参与本书编著的著名学者和专家出于对从事几十年事业的执着热爱与追求，不嫌弃本书主编学识浅陋而欣然接受委托，使我深受感动。本书 105 位编委或为国内知名的资深教授，或为卓有建树的中青年专家，还有 68 位年轻作者参与工作，他们来自全国 17 个省市 43 所大学或医院，具有广泛的代表性，这些作者撰写的章节大都是本人最具特色的学术研究领域或代表国内一流的研究水平。

　　本书作者都是集医疗、教学、科研与社会活动于一身的教授和专家，为实现本书的初衷，写成反映当代水平的《神经病学》，他们花费了许多宝贵时间，精心设计，辛勤笔耕，在成书过程中许多专家多次用电话、电子邮件和书信与我讨论，不止一次地修改和完善书稿，他们一丝不苟的治学态度和严谨的学风令我永远铭记。然而，由于篇幅庞大，初稿字数约 500 万字，不可避免地在内容上有较多重复与交叉，在体例上也不一致和存在某些不完善之处，所以，我与许多作者一道又用了 2 年多时间进行修改加工，数易其稿，写成现今约 370 万字，后期工作量之大、细致和烦琐为当初始料不及。

　　本书分为四篇，包括神经系统疾病的检查方法（第一篇），神经系统疾病的主要表现（第二篇），神经系统疾病（第三篇），精神障碍疾病（第四篇）。书中许多疾病分别按照不同的系统疾病或症状学导向描述，因此可能在不同的章节中重复出现，考虑到系统的完整性均予列出，或详述或简述，并标识出详述的章节。书中关键词用黑体字标出，正文中标识出参考文献，书后附录全书关键词中、英文索引，以便查阅。全书包括 250 余幅表格和 150 余帧插图，以利于读者理解。对书中推荐的药物剂量，临床医师在用药前须认真核对药品说明书，确认是否准确，因本书可能有尚未更改的推荐剂量或用药禁忌证等，新药或不常用的药物尤应如此。

　　本书在编目方面借鉴了 Adams 的《神经病学原则》第 7 版的长处，内容上也汲取了该书的许多有用资料，例如许多疾病分类表，以及某些章节的少见疾病等（由于中文资料很少）。我们尽量使本书内容突出临床，力求在神经系统常见疾病的临床表现、辅助检查、诊断及治疗等方面写出较丰富和新颖的内容，尽可能包含更多的少见病，介绍某些神经系统疾病的分子学基础、诊断与治疗进展、新药与新技术等。神经病学、神经外科学与精神病学原本是同一世家的"三剑客"，有许多难以割舍的内在"血缘"，救助病人于危难时经常"一路同行"。因此，本书虽以神经病学为主，也兼收了神经外科学及精神病学的重要内容，作为神经内科医师的参考，同时也期望本书对神经外科和精神科医师有所裨益。

在本书即将付梓之际，内心激动之情难于平复，我深深地感激本书所有的作者，感谢他们优异的创造性劳动，感谢他们用自己的学识、智慧和经验为我们神经病学界及其他相关学科的同行们提供一本反映当今发展水平的《神经病学》。我真诚地感谢刘恩重教授介绍给我的各位神经外科学界的同行，他们是以王忠诚院士为首的德高望重的专家，他们充分理解我的愿望而欣然命笔，在颅内肿瘤、颅脑损伤和脑血管畸形等重要章节都写出了高水平的文字。我衷心地感谢本书主审郭玉璞教授认真地审阅全部书稿，并提出重要的修改意见，感谢蒋景文教授认真审阅神经系统感染性疾病一章全文，感谢刘秀琴教授认真审阅癫痫及痫性发作性疾病一章全文，感谢胡维铭教授认真审阅脑血管疾病一章全文，感谢哈尔滨医科大学李璞教授认真审阅神经系统遗传代谢性疾病一章全文，感谢王世俊教授认真审阅理化因子及中毒所致神经系统损害一章全文，感谢刘协和教授认真审阅第四篇精神障碍疾病全部四章全文，他们对全部内容逐字逐句校阅，提出了非常重要的修改意见，也充分展示了他们的渊博学识和严谨作风，使我受益匪浅。在此，我们要深切地缅怀离我们而去的陈清棠教授和朱克教授，他们为我国神经病学的发展做出过巨大成绩。最后，我还要衷心地感谢人民卫生出版社领导及同人对本书给予的精心指导和巨大支持。

当即将把本书呈现给读者的时候，我要真诚地与读者说，尽管我与作者们在历时 5 年的远航中竭尽心力，付出了巨大的辛劳，但似乎只是看到了希望的曙光，还没有驶达希望的彼岸，也许我们稍事休息，还要继续远航。读者永远是我们真正的老师，我满怀恳切地期待神经病学、神经外科学和精神病学界及其他相关学科的前辈、专家、同人和广大读者对本书提出严格批评与指正。

王维治
2005 年 11 月 25 日于哈尔滨

上 册

下　册

第七章　颅脑损伤
Craniocerebral Trauma

（江基尧）

第一节 概述

（毛青 江基尧）

颅脑损伤（craniocerebral trauma）临床常见，占全身各部位损伤的10%～20%，仅次于四肢伤，伤情及后果常较其他部位严重。随着现代社会发展，高速交通工具广泛应用，颅脑损伤的发病率呈增高趋势（江基尧，2015）。

临床上常根据硬脑膜是否完整，将颅脑损伤分为闭合性损伤和开放性损伤。闭合性损伤中，严重脑挫裂伤、急性硬脑膜下血肿（acute subdural hematoma，ASDH）和脑内血肿患者病死率高达20%以上；开放性损伤中颅脑穿透伤死亡率居首位，高达30%以上（Jiang JY et al，2019；Stein SC et al，2010）。尽早诊断和及时正确治疗重型颅脑损伤非常关键。

【致伤机制】

1. 闭合性脑损伤（closed brain injury） 是指伤后硬脑膜完整，颅腔与外界不相通者。损伤机制复杂，脑损伤范围广泛，继发性脑水肿及脑受压亦严重，死亡率较高。

（1）损伤方式：分为直接损伤和间接损伤两大类型。

1）直接损伤：为暴力直接作用于头部所造成的脑损伤，常见的伤型包括：①加速性损伤：头部处于相对静止状态，运动物体的暴力冲击引起颅骨变形和脑组织在颅腔内运动产生的脑损伤。损伤主要发生于暴力直接作用的部位，又称为冲击伤，多见于车祸伤和打击伤。②减速性损伤：头部在运动状态中突然撞击到相对静止的坚硬物体，除头部着力处发生颅骨变形和脑组织移动引起脑组织和血管损伤，着力点的对冲部位脑组织，常因为脑组织的移位并与凹凸不平的颅底撞击引起脑挫裂伤、血管撕裂并导致硬脑膜下或脑内的出血，又称为对冲伤，多见于车祸伤和坠落伤。③挤压伤：头部两侧同时受外力夹持作用，引起严重的颅骨变形、脑膜撕裂、血管和脑组织损伤，常见于车轮辗过头部、头被重物压砸和新生儿产伤等。

2）间接损伤：为暴力作用于身体其他部位，经身体传导至头部所造成的损伤，常见的伤型包括：①传递性损伤：多见于高处坠落时足跟或臀部着力，冲击力由脊柱传导至颅底，颅腔内脑组织移动引起脑挫裂伤和桥静脉撕裂；同时上颈椎可前后滑动，或突入颅底引起寰枕部的骨折或脱位，可损伤颈髓、延髓和脑桥，此类型损伤又称颅脊联合伤。②挥鞭样损伤：躯干突然向前、向后冲击时，头部因惯性落后于躯干运动，寰枕关节和颈椎发生过伸、过屈和旋转运动，犹如甩鞭样运动，除寰枕区可发生骨折和脱位外，颈髓、下位脑干和脑组织可在颅腔内移动引起损伤。③胸部挤压伤所致脑损伤：胸部挤压伤时胸腔内压力突然急剧上升，使上腔静脉、颈静脉压力骤然增高，甚者导致颅内小静脉破裂，产生点状出血灶和脑水肿，部分伤者出现呼吸困难，又称为创伤性窒息。

（2）损伤机制：主要是颅骨变形和骨折，以及脑组织在颅腔内移位。

1）颅骨变形和骨折：外力作用于头颅，颅骨着力部位瞬间向内凹陷，随之又向外弹出，凹陷时颅内压（intracranial pressure，ICP）在10～50ms内可达133kPa（1 000mmHg）以上；颅骨回复时ICP突然下降产生负压，两种力量均可导致着力处的脑膜分离、血管撕裂和脑组织挫裂伤。

2）脑组织在颅腔内移位：头部受外力冲击后，脑组织在颅腔内发生大块移动（mass movement），常见移动形式和方向有两种：①直线运动：外力方向与颅腔轴线一致时发生直线加速运动，多引起冲击伤；也可发生减速运动，运动的头部撞击于静止的物体后，脑组织的惯性运动造成大块移动，与对冲部位骨壁、凹凸不平的颅前窝颅底、锐利蝶骨嵴、大脑镰下缘、小脑幕游离缘处坚硬组织摩擦、撞击产生脑挫裂伤；脑组织移动亦可撕裂脑组织表面的桥静脉，导致硬脑膜下血肿；枕部着力时脑组织移动范围大，最易发生对冲伤，其次为头部侧方着力，额部着力时枕部脑组织在光滑小脑天幕上滑动，很少发生枕部对冲伤（图3-7-1）。②旋转运动：外力方向与颅腔轴线成角时，头颅发生旋转运动，此时除了脑表面与颅骨摩擦致伤外，脑组织深层与浅层间、相对活动与相对固定的交界处（颈髓与延髓交界处、中脑大脑脚及胼胝体等），因运动速度不同而产生扭转剪应力损伤，主要是在脑中轴线，包括大脑半球白质、胼胝体、脑干和小脑脚等，形成广泛性挫伤、出血、水肿，以及轴索损伤，称为弥漫性轴索损伤（diffuse axonal injury，DAI），是最严重的脑损伤，多见于交通事故中（Davceva N et al，2015；

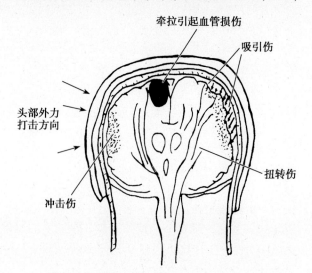

图3-7-1 颅脑损伤时脑在颅内移动所导致的损伤

Goodman JC,2017)。

头部着力点不同引起脑挫裂伤的部位也不同,额部着力几乎全部为额叶冲击性挫裂伤;颞部着力冲击伤约为36%,对冲伤约为44%,混合型(冲击部和对冲部均有挫裂伤)约为20%;颅顶部着力冲击伤约为20%,对冲伤约为80%;枕部着力对冲伤约为96%,混合型伤约为4%。不论着力点在额部或枕部,愈近中线双侧损伤机会愈多;一侧枕顶部着力,对冲伤多在对侧额部,少数可在着力侧额颞部(图3-7-2)。

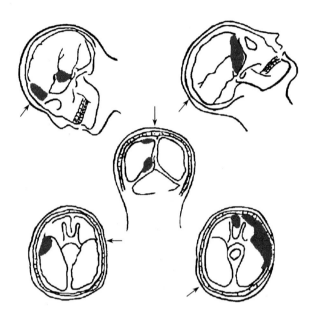

图3-7-2 显示不同部位的撞击所致的脑挫裂伤

2. 开放性脑损伤(open brain injury) 是各种致伤因素使颅脑各层结构破坏开放,脑组织与外界相通。临床可分为两类:①非火器性颅脑损伤(non-missile craniocerebral injury):如打击伤(锐器及钝器伤)和撞击伤,平时多见;②火器性颅脑损伤(missile craniocerebral injury):是弹片或枪弹导致严重颅脑损伤,也可根据硬脑膜是否破裂分为穿透伤(如切线伤、盲管伤、反跳伤和贯通伤)和非穿透伤(如头皮裂伤和开放性颅骨骨折),战时多见(Wallace SA et al,2017)。

【伤情分型】

颅脑损伤的严重程度是影响患者预后的最具有决定性的因素,也是临床干预的重要依据,限于不同地区对颅脑损伤评估方法和条件上的差异,目前仍没有一个完全统一的伤情分类标准。国际上较通用的是根据患者伤后的Glasgow昏迷评分(Glasgow coma scale,GCS)来对颅脑损伤的伤情进行分型,GCS是Teasdale和Jennett于1974年提出的一种量化评价患者意识水平的方法,根据患者在睁眼、言语和运动反应三方面的表现取每项得分合计,

最高15分,最低3分(表3-7-1)。总分越低,意识障碍越重,伤情越重;8分以下表明已达昏迷阶段。例如疼痛刺激肢体回缩、词句不清及不睁眼患者的GCS为8分(记录为M4V3E1)。

表3-7-1 Glasgow昏迷评分

运动反应	言语反应	睁眼反应	评分/分
遵嘱动作	—	—	6
疼痛刺激定位	回答准确	—	5
疼痛刺激肢体回缩	回答错乱	自动睁眼	4
疼痛刺激肢体屈曲	词句不清	呼唤睁眼	3
疼痛刺激肢体伸直	只能发音	刺痛睁眼	2
无反应	不言语	不睁眼	1

注:运动、言语和睁眼反应各取1项的评分结果合计后为患者的综合评分,最高为15分,最低为3分。

中华神经外科学会于1997提出了根据患者临床表现和脑CT检查发现对急性闭合性颅脑损伤进行伤情分型的修订稿并沿用至今,具体分型为:

(1)轻型:①伤后昏迷在30分钟以内,GCS 13~15分;②头痛头晕、恶心呕吐、逆行性遗忘、神经系统无明显阳性体征;③CT检查无异常发现;④腰穿压力及脑脊液检查正常。

(2)中型:①伤后昏迷不超过12小时,GCS 9~12分;②头痛头晕、恶心呕吐,有轻度神经系统阳性体征,轻度生命体征改变;③CT检查可有局限性出血、血肿及脑水肿,中线结构偏移<3mm。

(3)重型:①伤后昏迷超过12小时或意识障碍逐渐加重,或出现再昏迷,GCS 6~8分;②有明显的神经系统阳性体征、有明显生命体征改变;③CT见蛛网膜下腔出血(subarachnoid hemorrhage,SAH)及颅内散在出血灶,血肿>60ml,脑池变窄或消失,中线结构偏移>3mm。

(4)特重型:①伤后昏迷超过12小时或持续昏迷,GCS 3~5分;②脑疝3小时以上,四肢瘫,脑干反射消失;③CT示SAH,颅内血肿或大面积脑梗死,环池消失,中线结构移位>10mm。

我国颅脑损伤伤情分型与国际上依据GCS的分型方法对比大致如下:①轻型:13~15分,意识清醒,意识障碍时间在30分钟内;②中型:9~12分,意识模糊至浅昏迷状态,意识障碍时间在12小时以内;③重型:6~8分,呈昏迷状态,意识障碍时间超过12小时;④特重型:3~5分,伤后持续深昏迷。

【治疗】

1. 轻型颅脑损伤 以卧床休息和对症治疗为主,一般需卧床1~2周,无明显自觉症状即可起床活动,老人应适当延长。对症处理包括止痛镇静,可口服布洛芬、洛索洛芬和地西泮等。饮食不予限制,恶心呕吐较重者酌情输液。大多数患者治疗后可恢复正常工作和生活。

2. 中型颅脑损伤 严格卧床休息,严密观察病情,48小时内定时监测血压、脉搏、呼吸,注意意识和瞳孔的变化。病情稳定后,清醒患者可适当进食;意识清醒者静脉输液量应限制在2 000ml左右;颅内压增高者可给予脱水药或激素。合并蛛网膜下腔出血者可行腰穿引流血性脑脊液,每次5~10ml,放液后注入等量生理盐水、过滤空气或氧气,有助于血液吸收及减少粘连,适当加用止血药,如血凝酶、6-氨基己酸、酚磺乙胺和氨甲苯酸(对羧基苄胺)等;有脑脊液漏者应须应用抗生素预防感染(Carney N et al,2017)。

3. 重型和特重型颅脑损伤 有条件者应尽早收入神经外科ICU,给予综合性的监测和治疗(Aisiku IP et al,2017)。

(1)卧床:如无明显休克,头部应抬高15°~30°,以利颅内的静脉回流及颅内压的降低。避免头颈的扭曲,合并有颈椎骨折或脱位者,应给予颈托固定。

(2)保持呼吸道通畅:昏迷的患者,常有呕吐、舌后坠、咳嗽及吞咽功能障碍,极易出现呼吸道的机械性阻塞,造成脑缺氧和加重脑水肿。应立即将头部偏向一侧并牵出舌头,清除呼吸道分泌物、呕吐物和血液。如估计患者昏迷时间较长,合并严重颌面及胸部伤,或呕吐物误吸者,为确保呼吸道通畅,减少肺部并发症,应及时行气管内插管或气管切开。高碳酸血症或低氧血症时须及早使用呼吸机,给予辅助通气,并维持 PaO_2 在 9.3kPa(80mmHg)以上,$PaCO_2$ 在 4.7~5.3kPa(35~40mmHg)水平。

(3)伤后严密观察病情:持续动态监测患者血压、脉搏、呼吸、血氧饱和度等,并密切监测患者的意识及瞳孔改变。有颅内压增高表现者,入院后则应做好急诊手术准备,如剃头和交叉配血等。患者出现意识状态恶化(GCS下降≥2分)、瞳孔异常、癫痫发作和新的神经系统功能缺失表现者,应该及时复查头颅CT,及时发现有无颅内进展性损害发生。有条件者,给予颅内压监测探头植入,便于监测病情及评估疗效。3天后以预防肺部感染等并发症为主,防止压疮,保证营养和水电解质平衡。

(4)严格控制出入量:通常成人每日给予1 500~2 000ml,以等渗葡萄糖水和生理盐水为主,应在24小时内均匀输入,切忌短时快速输入。炎夏、呕吐频繁或合并尿崩症等时,要酌情增加入量,以免过分脱水产生不良后果,患儿可酌情适当减少输液量。

(5)防治脑水肿:常用渗透性脱水药和利尿剂。渗透性脱水药如甘露醇、甘油果糖和人血浆白蛋白等,利尿药包括呋塞米(速尿)、依他尼酸钠、双氢氯噻嗪、氨苯蝶啶和乙酰唑胺等。

1)20%甘露醇(mannitol):渗透性利尿剂,成人每次(0.25~1)g/kg,1次/4~12h。降压效果显著,毒性和反跳作用小。快速输入,100~120滴/min,紧急时快速静脉推注,15~30min出现渗透作用,持续90min~6h。大剂量应用时,尤其血浆渗透压>320mOsm有急性肾衰竭(肾小管坏死)危险。长期反复使用可引起反向渗透梯度移位,增加脑渗透压,加重脑细胞水肿及颅内压增高。

2)甘油果糖(glycerin fructose)是一种复方制剂,是高渗透性脱水药。甘油能参与脑代谢过程,改善脑代谢;果糖不需胰岛素即可被代谢利用;氯化钠能调节电解质平衡。静脉注射后能提高血浆渗透压,导致组织内(包括脑、脑脊液等)的水分进入血管,从而减轻组织水肿,降低颅内压和脑脊液容量及其压力;通过促进组织中含有的水分向血液中移动,使血液得到稀释,降低毛细血管周围的水肿,改善微循环,使脑灌注压升高,脑血流量增大,增加缺血部位的供血量及供氧量,在体内产生热量,增加脑组织耗氧量,促进脑代谢,增强细胞活力。成人每次250~500ml,1次/4~6h。

3)人血浆白蛋白(plasma albumin):为胶体脱水药,可补充蛋白质。常用量10g/次,2次/d,静脉滴注。

4)利尿剂:①呋塞米(furosemide)及依他尼酸钠:均为强利尿药,通过抑制肾小管对钠、钾、氯重吸收产生利尿作用,适用于脑水肿伴心功能不全或肺水肿,成人剂量呋塞米 20~40mg,依他尼酸钠 25~50mg,肌内注射,或溶解于10%葡萄糖20ml缓慢静脉注射,用药期间应注意电解质变化。②氢氯噻嗪、氨苯蝶啶抑制肾小管对钠、氯离子重吸收,氢氯噻嗪25mg,3次/d,增加钾排出;氨苯蝶啶50mg,3次/d,有钾潴留作用,二者常合用。③乙酰唑胺(diamox)抑制碳酸酐酶活性,减少肾小管内氢、钠离子交换,排钠产生利尿作用,可通过抑制脉络丛分泌降颅压,成人0.25~0.5g,3次/d。

颅脑损伤应用脱水药需注意:①伤后未排除颅内血肿,尤其硬脑膜外血肿前不宜立即用药,因脑体积缩小易诱发颅内出血;脑疝术前可快速输入甘露醇,防止脑干过度受压的不可逆损害。②脱水药、利尿剂均可使水、电解质大量丧失,长期用药需注意及时纠正。③有心功能损害又必须用渗透脱水药时,宜减量或用药前给予毛花苷丙 0.2~0.4mg。④休克、严重肾功能不全者慎用。

5)高渗盐水:可降颅压及改善脑灌注,副作用较少,包括3%、4.1%、7.5%、10%和23.4%等。其产生血管内外渗透压差,可使水分从细胞内进入血管,降颅压和减轻脑水肿。临床常用7.5%氯化钠溶液,是安全范围内渗透压上限,常用剂量4~5ml/kg,每次不超过400ml,宜用较粗的深静脉置管给药,15min内输完,之后用等渗液或胶体溶液维持。应用高渗盐水的潜在风险包括血清钠和渗透压迅速变化,导致昏迷、抽搐、桥脑中央髓鞘溶解症、硬膜下血肿及反跳性脑水肿等,全身并发症如高钠血症、高渗性脱水、充血性心力衰竭、低钾血症、高氯性酸中毒、凝血功能异常、静脉炎和肾功能衰竭等。

(6)亚低温疗法:应用指征是①重型(CGS 6~8分)和特重型(CGS 3~5分)颅脑损伤,广泛性脑挫裂伤脑水肿;②原发性和继发性脑干损伤;③难以控制的颅高压;④中枢性高热;⑤各种原因如电击伤、溺水、CO中毒导致心搏骤停及脑缺血缺氧。多采用全身降温,患者躺在降温冰毯上,通过体表散热使中心体温和脑部温度降至32~35℃;根据病情需要维持2~14日。也可用头局部降温。为避免治疗与复温过程中发生寒战,可适当用冬眠合剂、肌松剂和镇静剂,例如,氯化钠500ml+氯丙嗪200mg+异丙嗪200mg,输液泵持续静脉输注,速度2~10ml/h;阿曲库铵(卡肌宁)200mg加入氯化钠500ml,输液泵持续静脉输注,速度2~10ml/h;根据患者体温、血压、脉搏及肌松程度调整速度和用量,须用呼吸机辅助通气,以防呼吸麻痹。亚低温治疗中切忌使用与冬眠药物配伍禁忌的胺碘酮(可达龙)等药物;婴幼儿、高龄患者、循环功能不良者慎用(Andrews PJ et al,2018;Maekawa T et al,2015;Miyata K et al,2016)。

(7)糖皮质激素:可稳定细胞膜离子通道,减轻脑水肿。如甲泼尼龙40mg,1~4次/d,地塞米松5~10mg,2~4次/d,静脉注射。大剂量糖皮质激素治疗重型颅脑损伤可能导致预后不良,不推荐使用。

(8)其他药物:可酌情应用三磷酸腺苷(ATP)、辅酶A(Co-A)、细胞色素C、镁制剂、大剂量维生素C(200mg/kg)、尼莫地平(nimodipine)、胞磷胆碱(citicolin)、纳洛酮(naloxone)等。癫痫发作者可用抗癫痫药,如地西泮或丙戊酸钠静脉注射以及口服丙戊酸钠、左乙拉西坦等;极度躁动者可适当使用镇静药物;有精神症状者可用奥氮平或氯氮平等;应用适当抗生素预防治疗感染。

4. 手术治疗 急性颅脑损伤需手术治疗者约占15%,术式包括开放伤清创术、凹陷骨折复位、脑脊液漏修补术、颅内血肿清除和去骨瓣减压术等。急性颅内血肿、严重脑挫裂伤及广泛性对冲伤时,手术治疗是挽救生命的关键措施,出现脑疝或颅内血肿,应尽快彻底清除血肿和止血;伴严重脑挫裂伤需行清创和减压术。外减压术如颞肌下减压、枕肌下减压及各种去骨瓣减压术应用广泛,如单或双侧额颞顶大骨瓣减压、单或双侧额部减

压、半颅及全颅减压等,药物不能有效控制的颅内压增高患者宜早期去骨瓣减压。应综合患者的临床状态、脑CT表现、颅内压变化趋势等决定手术时机与方式(Huang MC,2017;Margulies S et al,2016;Timmons SD,2017;Smith M,2017)。

第二节　头皮损伤和颅骨骨折

(毛青　江基尧)

一、头皮损伤

外力直接作用头部可不同程度损伤头皮,根据头皮损伤(scalp injury)部位即外力作用点可推测颅内损伤部位,但头皮损伤与颅内损伤严重程度常常并不一致。

【分类和诊断】

1. 头皮挫伤(scalp contusion)　是钝性物体打击,导致损伤处皮肤全层受累,但仍保持完整,皮肤表面擦伤、皮下淤血、疼痛及压痛明显。

2. 头皮裂伤(scalp laceration)　如为锐器致伤,伤口整齐、污染轻;如钝器致伤,裂伤创缘常不整齐,伴皮肤挫伤或污染。头皮全层裂伤可见伤口哆开,伤及头皮动脉时常见严重出血,甚至休克。

3. 头皮血肿(scalp hematoma)　包括皮下、帽状腱膜下及骨膜下血肿三种类型。

(1)皮下血肿(subcutaneous hematoma):范围比较局限,血肿周围软组织水肿明显,触之较硬,中心部柔软,易误诊为凹陷骨折。

(2)帽状腱膜下血肿(subgaleal hematoma):帽状腱膜下腔为组织疏松的腔隙,血肿扩展不受限制,可蔓延到整个颅顶。触之波动较明显,有较大血管出血时张力较高。

(3)骨膜下血肿(subperiosteal hematoma):因受颅骨骨缝限制,血肿常与所在处颅骨大小相当。压痛明显,张力高,常伴颅骨骨折。

4. 头皮撕脱伤(scalp avulsion)　头皮受到强烈牵拉所致,头皮由帽状腱膜下方部分或全部撕脱,损伤严重,出血多,易休克。

【治疗】

1. 头皮挫伤和皮下血肿　范围较局限,常无须特殊处理,1~2周可自行消散。头皮擦伤可剪去局部头发,用甲紫或碘尔康溶液涂擦,口服止痛药、活血化瘀中药等。

2. 头皮清创　原则上应尽早完成,最迟不超过72小时。剃除头发,用肥皂水刷洗头皮,以消毒等渗盐水冲净

伤口内血块及表浅异物。剪除污染严重无生机软组织，但创缘切除不宜超过 2mm，以免缝合时张力过大，影响愈合。清洁整齐的伤口，分帽状腱膜及皮肤两层缝合；头皮挫伤严重、分层不清时，采用褥式全层缝合。头皮缺损较小在帽状腱膜下充分松解后，可无张力缝合。

3.头皮撕脱伤应根据伤情分别对待

（1）部分性头皮撕脱：蒂部供应动脉保留者，彻底清创后将皮瓣复位缝合。

（2）完全性头皮撕脱：头皮污染不重，伤后 12 小时内，头皮动脉条件良好者，可采用显微外科手术，吻合头皮动脉，再植头皮；或将头皮制成中厚皮片再植。

（3）头皮完全撕脱：污染重、时间过久无法利用时，如创面清洁可大腿中厚皮片移植。颅骨裸露可将颅骨外板锉除，长出健康肉芽后由身体他处取皮移植。头皮复位缝合或再植，均需多孔引流适当加压包扎。

二、颅骨骨折

颅骨骨折（skull fracture）包括颅盖骨折与颅底骨折，发生率约为 4：1。颅骨骨折的严重性并不在其本身，而在于引起颅内原发或继发性损伤，如脑挫裂伤、颅内血管和脑神经损伤、脑脊液漏和颅内感染等并发症。

（一）颅盖骨折

颅盖骨折按其形态可分类为：①线形骨折（图 3-7-3A，B）：骨折线长短不一，单发或多发，颅骨多全层断裂，一般无移位；骨折线由颅盖延伸到颅底者，称联合骨折。②凹陷性骨折（图 3-7-4）：颅骨内板或全层陷入颅内，骨折片中心部向颅内陷入，周围有环形骨折线环绕。③粉碎性骨折：由二条以上的骨折线将颅骨分裂为数块，同时向颅内陷入。④洞形骨折：见于颅脑火器性穿透伤，根据投射物速度、大小及与颅骨角度，呈现大小和形态不同的

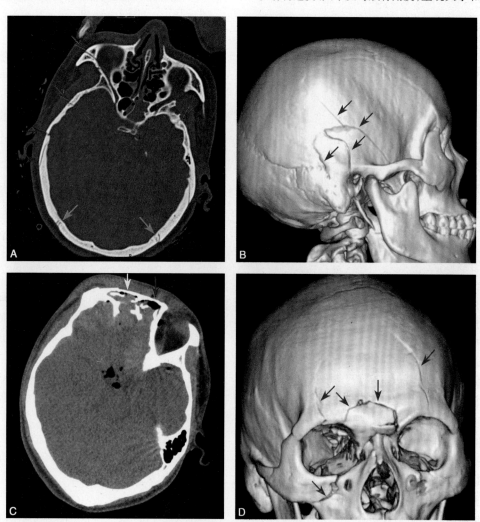

图 3-7-3 颅骨骨折的 CT 影像
A.头颅 CT 平扫骨窗位显示多发颅骨线形骨折（红色箭头），应与正常颅缝（绿色箭头）鉴别；B.头颅 CT 三维重建清晰显示颅骨骨折线（红色箭头）；C.额骨骨折伴前颅窝颅底骨折（红色箭头），部分颅骨塌陷（黄色箭头），颅内可见气体集聚（绿色箭头）；D.头颅 CT 三维重建清晰显示额骨及前颅窝多处骨折（红色箭头）

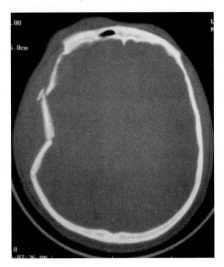

图 3-7-4　车祸导致右侧头部外伤后 5 小时,头颅 CT 显示颅骨多发骨折并向颅内凹陷

洞形,入口附近脑组织内可有骨碎片。临床上根据颅腔与外界是否沟通,还可分为开放性骨折及闭合性骨折。

【临床表现】

闭合性线形骨折、非功能区凹陷骨折、粉碎骨折未并发损害时常无特殊临床症状。骨折线累及脑膜血管及静脉窦时可损伤血管并形成硬膜外血肿,需密切观察。功能区凹陷骨折根据损害部位,可表现不同功能损害如瘫痪、失语及感觉障碍等;大面积凹陷骨折可有颅内压增高表现。除开放性颅骨骨折,临床检查常不易确诊,需借助X线平片确定骨折种类、部位和范围。头颅 CT 薄层扫描后,颅骨三维重建,有助于颅盖骨折的综合评估。

【治疗】

1. 闭合性线形骨折常不需特殊处理;开放性线形骨折应清除骨折线内异物,避免感染向颅内蔓延。

2. 颅骨凹陷性骨折原则应手术复位,特别是骨折片陷入深度 0.5cm 以上、位于功能区或骨折片刺入颅内时。开放性凹陷骨折或上矢状窦凹陷骨折引起急性颅内压增高需及早手术复位。以下情况手术可暂缓:①上矢状窦中后 1/3 单纯性凹陷骨折,临床无颅内压增高及进展性肢体瘫痪。②婴儿期凹陷性骨折,自行复位机会大,可予观察。如骨折片较完整、边缘无重叠,可在骨折片附近钻孔,用骨撬伸入骨片下方,抬起复位。

3. 凹陷性粉碎骨折最好采用骨折区骨瓣切开复位,在骨折片附近钻孔,用线锯或铣刀将骨折区骨瓣取下,骨折处整复平整后再植入。裂开分离的骨折片,可用连接片连接固定后再植入。术中见硬脑膜下色泽异常、张力较高或骨折片已刺入脑内,应切开硬脑膜探查,避免遗漏硬膜下血肿或脑内出血。

（二）颅底骨折

单纯颅底骨折较少见,常由颅盖骨折延续,按部位分为颅前窝、颅中窝和颅后窝骨折。颅底部硬脑膜与颅底粘连较紧,易随骨折破裂。许多血管和神经经颅底进出颅腔,颅底又与鼻窦毗邻,骨折常伴脑神经损伤及脑脊液鼻漏或耳漏(图 3-7-3C、D)。

【临床表现】

1. 颅前窝骨折　①鼻出血或脑脊液鼻漏,多见于额窦后壁及筛板骨折,偶见于颅中窝骨折,脑脊液经耳咽管或蝶窦流入鼻腔;②嗅觉丧失;③血液经眶顶部骨折线逐渐外渗致眶周皮下和球结膜下淤血(俗称熊猫眼,图 3-7-5);④视神经管受累引起视力丧失;⑤颅内积气。

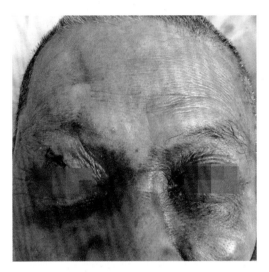

图 3-7-5　跌倒致头部外伤 26 小时,查体示右侧上眼睑皮肤裂伤,双侧眶周淤血斑,提示颅前窝骨折时的"熊猫眼"征

2. 颅中窝骨折　①脑脊液耳漏和耳出血,鼓膜未破裂者可无血液或脑脊液外流,鼓膜张力高,呈紫蓝色;大量耳流血常提示颈内动脉或静脉窦损伤。②颞下部肿胀及皮下淤血。③面神经周围性麻痹及听力损害。④损伤第 Ⅲ、Ⅳ、Ⅵ 及 Ⅴ 脑神经出现眼球固定、瞳孔散大、光反应消失及前额部感觉丧失。

3. 颅后窝骨折　①耳后乳突部皮下淤血(Battle 氏征)(图 3-7-6)、枕下皮下淤血或咽后壁黏膜下淤血。②少数病例可有舌咽、迷走神经损伤,饮水呛咳、吞咽困难和发音异常等。

4. 鞍区骨折损伤颈内动脉或海绵窦　①血液经蝶窦流入鼻咽腔,出现口鼻剧烈出血,甚至可流入气管发生窒息。②如颈动脉出血破入海绵窦可形成颈动脉海绵窦瘘(carotid-cavernous fistulas,CCF),临床表现为眼球凸出,结膜水肿伴眼眶周围吹风样杂音,通过介入栓塞术通常可治愈。

【治疗】

1. 颅底骨折伴脑脊液漏　为开放性损伤,首要问题

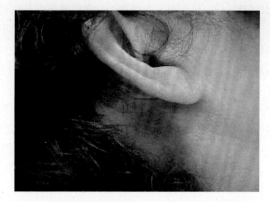

图 3-7-6 高处坠落致头部外伤 30 小时,查体示右侧耳后乳突部位皮肤青紫,提示颅后窝骨折时的 Battle 征

是预防颅内感染,一般采用以下方法:①鼻漏或耳漏禁用棉花等堵塞,耳漏者用 75% 乙醇消毒耳部,外耳道口放消毒干棉球,浸湿后更换。②禁止冲洗鼻腔或外耳道,禁用力擤鼻、咳嗽、以防逆行感染。③应尽早给予预防性抗生素治疗。④大多数脑脊液漏 2 周左右可自行停止,持续 2 周以上,或伴颅内积气经久不消失时需手术修补硬脑膜缺口。可行额部冠状切口行颅前窝探查或颞部入路颅中窝探查。发现硬脑膜缺口后用颞肌筋膜、骨膜或附近硬脑膜修补,小瘘口可用生物胶黏合剂闭合。

2. 口鼻大出血 应及时行气管内插管或气管切开,置入带气囊的气管套管;如颈内动脉颅底段出血,可行紧急脑血管造影检查,明确诊断后给予相应的介入治疗。

3. 脑神经损伤 视神经管骨折压迫视神经,应尽早行视神经管减压术;严重面神经损伤可暂时缝合眼睑,以防暴露性角膜炎及溃疡;吞咽困难者可置入鼻饲管。

第三节 脑震荡和脑挫裂伤

(毛青 江基尧)

一、脑震荡

脑震荡(cerebral concussion)是颅脑损伤后出现暂时性脑功能障碍。通常因头部受轻度暴力打击后发生短暂意识丧失,随即清醒,可有近事遗忘,无神经系统器质性改变(Dashnaw ML et al,2017)。

【致伤机制和病理】

1. 致伤机制 目前认为,脑震荡出现意识障碍主要因头部受到强烈打击的瞬间,颅内压急剧增高,脑干扭曲或拉长,导致脑干网状结构的功能损害。

2. 病理 肉眼无明显病变,脑组织可充血、水肿及重量增加。镜下可见少数神经细胞肿大、轴突破损、尼氏体溶解等。近年研究发现,暴力打击部位可见神经元线粒体肿胀、轴突损伤等,长期反复脑震荡患者如拳击手尤明显,可发生脑萎缩。因此,脑震荡概念应是发生于一次脑外伤后暂时性脑功能障碍,对反复长期暴力打击造成的重复性脑损伤需赋予新的定义。

【临床表现】

1. 头部受伤后即刻发生短暂意识障碍,不超过 30 分钟,神志恍惚或意识完全丧失,清醒后可有头痛、头晕、恶心、呕吐和无力等。患者可有逆行性遗忘,醒后对受伤经过或伤前不久的事情完全失去记忆,但可回忆往事。神经系统检查无阳性体征,腰穿压力及脑脊液检查正常。

2. 恢复期患者可见轻度脑震荡后遗症,自觉头痛、头晕、耳鸣、失眠、疲劳感和怕噪声等,儿童常有恶心、呕吐及食欲减退。伤后数周至数月逐渐消失,数周后多可恢复正常工作和生活。

【治疗】

1. 脑震荡一般不需要特殊治疗,可适当卧床休息,通常数日至 1 周,无明显症状者可起床活动,老年人宜适当延长卧床时间,给予精神安慰。伤者可留院观察 1~3 天,以排除进展性脑损伤的发生。

2. 给予伤者必要对症处理,使用止痛剂与镇静剂,如头痛者可给予复方对乙酰氨基酚 II(散利痛)、盐酸曲马多缓释片(奇曼丁)、布洛芬等,焦虑失眠者给予地西泮类药物。奥拉西坦(oxiracetam)可增加磷酰胆碱和磷酰乙醇胺合成,提高脑中 ATP 水平,有助于改善脑代谢和记忆功能,有助于伤者康复。

3. 饮食无须限制,个别恶心、呕吐较重者可使用止吐药,或酌情给予输液。

二、脑挫裂伤

脑挫裂伤(cerebral contusion and laceration)是暴力作用头部引起脑组织挫伤及结构断裂的器质性损伤,是常见的原发性脑损伤,表现脑损伤后局灶性症状和体征,常伴外伤性硬膜下血肿。

【致伤机制和病理】

1. 致伤机制 暴力作用于头部,冲击点及对冲部位均可出现脑组织挫裂伤,多见于脑表面皮质,呈点片状出血。脑皮质和脑膜保持完整为脑挫伤;脑实质破损断裂及软脑膜撕裂为脑挫裂伤。严重病例可伴深部结构的损伤。

2. 病理 挫裂伤的脑组织病变明显,肉眼可见软脑膜下出血点、瘀斑、大片出血及脑组织挫裂伤等。严重者,尤合并硬膜下血肿时,多在伤后 24 小时内出现弥漫性脑肿胀。

镜下可分三期:①早期:伤后数日,表现脑实质内点状出血、水肿及坏死,脑皮质失去正常结构,灰质与白质界限不清,神经细胞大片状缺失,轴索肿胀、断裂、崩解及髓鞘消失等,胶质细胞变性、血管玻璃样变、血浆及血细胞溢入血管外间隙等。②中期:伤后数日至数周,损伤部位出现修复性改变,小胶质细胞增生,形成格子细胞,吞噬崩解的髓鞘及细胞碎片,星形细胞及少突胶质细胞增生及白细胞浸润等。③晚期:伤后数月至数年,脑组织液化、囊变,可与脑室穿通,孤立囊腔内含棕黄色液体,病变组织可为胶质瘢痕代替,陈旧病灶区常与硬脑膜粘连。

【临床表现】

1. 昏迷一般持续数小时,严重病例可达数日、数周,甚至数月数年,直至死亡。少数对冲性严重脑挫裂伤患者意识障碍进行性恶化,出现颞叶钩回疝症状,难与颅内血肿鉴别。

2. 颅脑损伤当时可有短暂的脉搏细速、血压偏低和呼吸缓慢等,多可迅速恢复正常,提示轻中度损伤,如不恢复常提示严重脑干损伤或合并其他损伤。伴头皮或其他部位创伤时,疼痛可使呼吸、心率加快,蛛网膜下腔出血吸收期常有体温轻度升高。

3. 精神症状多见于额颞叶广泛挫裂伤病例,多表现无目的喊叫、躁动、易怒、拒食,甚至打人毁物等,有的表现痴呆或欣快感。

4. 癫痫发作在儿童最常见,多为全身性痫性发作,局限性发作有定位意义;皮质挫伤、水肿、出血等易引起癫痫发作。

5. 脑膜刺激征是外伤性 SAH 所致,伤后即出现头痛、畏光、颈项强直及 Kernig 征阳性等,腰穿脑脊液呈血性。

6. 症状由脑组织损伤部位决定,位于非功能区时可仅有一般症状,位于功能区时出现瘫痪、感觉障碍、失语等。

【辅助检查】

应结合伤情选择适宜的检查方法,先行无痛苦或无创性检查,必要时再行创伤性检查。

1. 头颅 CT 检查　为颅脑损伤首选检查方法,快速、安全,可迅速准确显示脑内、脑外损伤部位和程度,连续多次检查可观察病情演变。可确定脑实质挫裂伤的部位、范围和程度,脑水肿、脑肿胀和脑积水等。脑挫裂伤 CT 可见高、低密度混合影,伴周围低密度水肿区,显示脑室、脑池及中线结构形态及移位,如患者情况危急,颅内压增高进展迅速和出现脑疝,应先抢救伤员,不应等待 CT 检查延误救治时机。移动 CT 仪可在床边检查,适合于病情突然变化患者(Trevisi G et al,2018)。

2. 颅骨 X 线平片　有助于观察骨折形态、部位,应

注意骨碎片和其他异物的深度与数量。常规拍头颅正侧位片,枕部或后颅窝损伤加照额枕位,凹陷骨折加切线位。

3. 头颅 MRI 检查　显示亚急性及慢性硬脑膜下血肿、脑水肿优于 CT,MRI 可显示弥漫性轴索损伤,脑干、大脑白质挫裂伤及缺血灶;但成像时间较长,患者需完全制动配合,不适于急重症患者(Yuh EL,2017)。

【诊断】

通过询问病史和体格检查初步确定:有无脑损伤,脑损伤性质及程度,有无脑受压或严重合并伤需要紧急处理,需进行哪些辅助检查以进一步确诊(McMillan T et al,2018)。

1. 病史　主要包括受伤时间、原因、头部着力部位;伤后意识演变,如原发昏迷程度及时间,有无再昏迷、意识好转或加重等;伤后做过何种处理,是否用过脱水药或镇静药;伤前重要疾病史,心血管、肾及肝脏功能等。

2. 伤情危重者只作扼要的体格检查,记录应详细准确,以便比较。

(1) 头部检查:注意软组织损伤部位、性质,耳鼻出血及溢液情况。

(2) 意识状态:需反复观察对比,判断意识好转或恶化。意识障碍程度和时间与脑损伤严重程度成正比,通常可按 GCS 将意识状态分五级:

1) 清醒:回答正确,体检合作,思维能力和定向力一如常人。GCS 为 15 分。

2) 模糊:包括嗜睡、躁动和木僵,为意识障碍的早期表现。表现为意识未丧失,可回答简单问话,但不确切,可完成伸舌、握手等简单动作,思维和定向力较差。GCS 为 13~14 分。

3) 浅昏迷:意识部分丧失,对周围事物,环境无适当反应。可有不自主反应,如呻吟、叫喊和防御等,生理反射和防御反射仍存在。GCS 为 9~12 分。

4) 中昏迷:意识丧失,对疼痛刺激尚有反应,角膜、吞咽反射和病理反射存在。GCS 为 6~8 分。

5) 深昏迷:疼痛刺激无反应,生理和病理反射均消失,可有去脑强直、尿潴留或充溢性尿失禁。GCS 为 3~5 分。

伤员由清醒转为嗜睡或躁动不安,或意识障碍进行性加重,应考虑颅内压增高,有颅内血肿形成的可能,需及时采取措施。

(3) 生命体征:除意识状态,还应注意血压、脉搏、呼吸、体温及瞳孔变化。单纯闭合性颅脑损伤,血压多在正常范围或偏高,伤后出现低血压及其他休克征象时,需除外胸、腹内脏损伤,骨盆及长骨骨折和高位截瘫等。颅脑损伤后血压逐渐增高、脉率缓慢、呼吸加深、伴意识恶化,

是急性颅内压增高典型变化,常为颅内出血。伤后体温骤然增高,应考虑下丘脑损害,晚期多与感染有关。

(4) 瞳孔:对比双侧大小、形状及对光反应,一侧瞳孔进行性散大,直接及间接光反应迟钝或消失,伴对侧瘫痪提示颞叶钩回疝形成;一侧瞳孔于伤后立即散大,应注意区别动眼神经或视神经损伤,双侧瞳孔极度缩小或多变,伴眼球运动障碍为脑干损伤表现;濒死者双侧瞳孔极度散大固定。

(5) 运动和反射变化:清醒患者可观察其自主活动与肌力,昏迷及不合作患者可针刺、压眶等观察;伤后出现瘫痪逐渐加重及病理反射提示颅内血肿。

3. 辅助检查 结合具体伤情可行颅骨 X 线平片、头颅 CT 及 MRI 等影像学检查,以及颅内压监测等,为临床确诊提供重要的依据。

【治疗】

对伤者的诊治需建立在对其临床表现、影像检查结果等综合评估的基础上。

1. 局灶性脑挫裂伤的伤员应卧床休息,严密观察病情,48 小时内定期监测血压、脉搏、呼吸,以及意识和瞳孔变化。

2. 病情稳定后,伤员宜及早饮水和进食,意识清醒者静脉输液总量宜限制在约 2 000ml。针对头痛可给予布洛芬、吲哚美辛等,焦虑失眠者给予地西泮类。应用奥拉西坦有助于改善脑代谢和记忆功能,促进恢复。

3. 伴颅内压增高可给予脱水药物或激素。伤后 48 小时后颅内出血稳定后,对合并 SAH 者可腰穿释放脑脊液,每次 5~10ml,放液后注入等量生理盐水、过滤空气或氧气,有助于血液吸收减少粘连。

4. 广泛性脑挫裂伤的治疗同第一节非手术治疗原则中的重型颅脑损伤。

第四节　弥漫性轴索损伤

（张建宁　陈心）

弥漫性轴索损伤(diffuse axonal injury,DAI)是急骤的外力作用于颅脑,产生扭转性加速与减速,在轴索内产生张力和剪切力,导致神经轴索肿胀和断裂,也可引起脑实质内小血管撕裂,脑干、胼胝体等出现点状出血。损伤部位主要是在皮质下白质、胼胝体(体后部及压部),以及背外侧脑干等。

临床上患者不伴明显的脑挫裂伤和脑实质血肿,但出现严重的意识障碍。DAI 是常见的弥漫性脑损伤,是引起创伤性脑损伤(traumatic brain injury,TBI)患者死亡、严重致残及植物生存状态的主要原因(Sahuquillo J et al,

2002),占脑外伤死亡患者的 29%~42.5%;严重 DAI 病死率高达 40%~53%,严重致残率为 14%,植物生存率 15%,痊愈率仅为 5%。由于目前诊断标准及检查手段的不同,发病率的报道不一(Frati A et al,2017)。

【病因和致伤机制】

德国病理学家 Strich 等对 TBI 死亡患者进行尸检发现,大脑半球及脑干白质出现弥漫性退行性变,推断是由外力导致颅脑旋转加速运动产生的剪应力致伤。后来 Adams 等进行深入研究,于 1982 年首次提出了弥漫性轴索损伤的概念。DAI 的致伤机制复杂,通常认为瞬间旋转及弥漫张力产生的脑内剪应力是导致 DAI 的关键因素。文献报道冠状和侧方头部旋转的成角加速伤,常导致深部胼胝体、脑干 DAI,伤情较严重;矢状面上的加速伤虽可引起脑膜出血及血肿、局部脑挫伤、脑室出血,也可导致内囊、中脑及脑桥 DAI,但伤情相对较轻(Graham DI et al,2000)。DAI 通常的致伤原因是交通事故、坠落伤及打击伤(Hill CS et al,2016)。

1. 胼胝体轴索损伤通常认为是大脑镰边缘切割脑组织所致,常见于交通事故。颅脑突然遭受迎面伤,双大脑半球随惯性继续前移,侧方牵拉使胼胝体撕裂;若一侧半球移动快于对侧,胼胝体常出现偏心性出血,胼胝体变薄。常累及邻近中线结构如穹隆、扣带回、透明隔、尾状核头部和丘脑背侧。

2. 脑桥头端背侧损伤颅脑旋转侧向力拉长大脑小脑连接部,脑干头端尤其小脑上脚背侧最常受累;导水管下端周围,大脑脚、背盖部及中部,内侧纵束,内侧丘系和皮质脊髓束均可受损,重者伴小脑和半卵圆中心轴索损伤。

3. 灰白质交界区广泛损伤,颅脑遭受旋转性暴力时,由于灰白质(包括基底节灰质团)密度及韧性不同,剪应力导致灰白质交界区损伤。肉眼或影像学检查可见灰白质交界及基底节区轴索损伤伴毛细血管撕裂和出血。常见于脑组织密度不同的结构接合部,重者发生于小脑皮质下,轻者位于矢状窦旁。

【病理】

颅脑在加速运动过程中,脑白质在外力的作用下,承受剪应力的牵拉。通常情况下脑白质相对质韧,可承受部分牵拉力(Margulies S,2000);但在较强的扭转性机械作用力下,轴索很容易受到损伤。脑组织遭受损伤后即刻出现部分轴索断裂等原发性脑损伤,在之后数小时至数周内出现继发性弥漫性脑损伤。起初,轴索细胞膜钠离子泵功能异常,导致细胞内水钠潴留、轴索水肿;之后钙离子通过受损,大量钙离子流入细胞内,造成钙超载,启动分子病理级联反应,激活蛋白水解酶,降解轴索细胞骨架结构。细胞骨架破坏导致转运蛋白聚集,形成轴索球(Pajeau AK,2001)。蛋白水解酶还可损伤线粒体、释放促凋亡因子,加重轴索损伤。目前,很难将继发性脑损伤导致的轴索生化及代谢改变与 DAI 原发性轴索机械损伤鉴别,DAI 通常被认为是继发性或迟发性损害(Lafrenaye AD et al,2012)。依据神经组织病理学变化,DAI 可分为三期(Blennow K et al,2016):

1. 早期(<1 周) 以轴索撕裂,轴索断端轴浆聚集,退缩于近端,形成轴索球为早期特征。轴索球在伤后 6~24 小时形成,重伤者 2 小时即可出现。球状物过大可引起髓鞘断裂,远端神经纤维退行性变性。

2. 中期(2~3 周) 轴索球被大量吞噬性微胶质簇替代,不能辨认。轴索、髓鞘碎裂,胶质细胞广泛增生。

3. 慢性期(>3 周) 脑白质弥漫性退行性变性,以内侧丘系、锥体束、内囊退行性变最为明显。大脑半球容积缩小,韧性增加,胼胝体变薄,脑沟变宽,脑室普遍或局限性扩张。

DAI 可因脑实质内毛细血管破裂引起点状出血,又称为 Strich 出血。常发生在脑组织遭受剪应力最明显处,如胼胝体、三脑室周围(下丘脑、穹隆、前联合)、内囊、基底节、背外侧脑干及小脑上脚等。轴索损伤的部位及严重程度与患者的预后密切相关。Adams 等依据 DAI 的损伤部位将其分为三级(表 3-7-2)。级别越高 DAI 损伤越严重,患者的预后越差(Medana et al,2003)。

表 3-7-2　DAI 的神经病理损伤分级和损伤部位

分级	DAI 的损伤部位
I 级	病变局限于大脑或小脑半球
II 级	I 级损伤部位合并胼胝体局灶病变
III 级	II 级损伤部位合并脑干背外侧或上端局灶性病变

【临床表现】

1. DAI 患者以意识障碍为主要表现,不伴明显的脑实质挫裂伤及血肿。通常表现:①伤后持续性昏迷:因大脑轴索的广泛受损,导致大脑皮质与皮质下组织结构失去联系,或因脑干网状结构原发性损伤;②瞳孔改变,如一侧或双侧瞳孔散大,或为两侧瞳孔不等,或为时大时小,眼球偏斜或凝视,光反射迟钝或消失。瞳孔改变通常与脑干 DAI 密切相关,属于重型 DAI,死亡率高;③生命体征紊乱,患者心率、血压波动明显,呼吸节律不规则;④四肢肌张力增高,出现单侧或双侧锥体束征;⑤神经定位体征通常不明显;⑥神智清醒后认知功能障碍明

(Abrishamkar S,2012)。不同程度和持续时间的意识障碍,神志恢复后可出现认知功能障碍、精神症状、植物生存状态。

头 CT:可发现典型部位血肿,血肿直径通常 5~15mm。头 MRI 可见颅内典型部位出现 MRI FLAIR 及 DWI 序列高信号,GRE 和 SWI 序列低信号。

2. 依据患者昏迷的时间、严重程度及脑干是否受累等,可将 DAI 分为三型(Hammoud DA et al,2002)

(1) 轻型 DAI(DAI I 型):伤后昏迷 6~24 小时,不伴脑干体征。清醒后有记忆力减退和逆行性遗忘,无肢体运动障碍,少数患者出现短期去皮质状态。脑 CT 检查无明显异常,MRI 检查可见点状出血。

(2) 中型 DAI(DAI II 型):伤后昏迷数日至数周,常伴颅底骨折,伤后偶出现脑干体征及去皮质状态,清醒后有明显的记忆力减退、逆行性遗忘及轻度肢体瘫。脑 CT 检查可见出血灶。

(3) 重型 DAI(DAI III 型):伤后昏迷数月或更长时间,伴明显的脑干体征、去皮质状态或去大脑强直。通常入院时 GCS 评分较低,伴双侧瞳孔固定,光反射及脑干反射消失,软瘫等;常伴弥漫性脑肿胀,以及高热、高血压、多汗等交感神经症状。死亡率高达 60%,伴蛛网膜下腔出血和脑室出血患者死亡率更高。

3. 脑 CT 检查很难发现脑实质 DAI。MRI 检查对 DAI 临床诊断、病情评估及预后判定至关重要,是 DAI 影像学检查之首选(Shenton ME et al,2012)。MRI 显示轴索损伤在 T_1WI 呈低信号,T_2WI 高信号,病灶通常为 0.5mm 至数毫米,沿神经纤维方向呈卵圆形,多见于灰白质交界或白质纤维囊如放射冠、内囊后肢、胼胝体及脑干长束等,病灶在周边区较多,中央区较少,通常无占位效应,病灶形态有助于诊断。早期 MRI 可见 DAI 三联征,即胼胝体、脑干及皮质、基底节灰白质交界病变,表现 T_1WI 低信号,T_2WI、FLAIR、DWI 均呈高信号,早期病灶仅 DWI 出现高信号;MRI 可显示间质水肿、脑室或蛛网膜下腔出血、硬膜外及硬膜下血肿等。出血性病灶多见于脑白质,特别是灰白质交界处,以及胼胝体、内囊、脑干背外侧。MRI T_1WI 信号因出血时间不同而异,超急性期(<24h)T_1WI 呈低信号,亚急性期(>7d)T_1WI 呈高信号(图 3-7-7)但 T_2WI、FLAIR、DWI 均表现高信号。I 级 DAI 损伤灶仅局限于灰白质交界区,其他部位不受累;II 级 DAI 除了灰白质交界区病灶,可见胼胝体病灶;III 级 DAI 可见胼胝体、脑干及小脑病灶,常伴脑挫裂伤、蛛网膜下腔出血、硬膜下血肿及脑室内出血等(图 3-7-8)。

【治疗】

DAI 患者致死率和致残率高,需严密监测患者生命体征、颅内压、血氧饱和度变化,维持体液和电解质平衡,

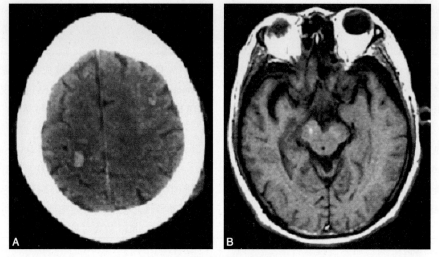

图 3-7-7　脑弥漫性轴索损伤

患者 60 岁男性,急性重型闭合型颅脑损伤,入院 GCS5 分;A. 伤后 5 小时脑 CT 显示两侧顶叶脑实质内多发的均匀高密度影,边界清;B. 伤后 24 天脑 MRI 可见脑桥 T₁WI 散在的边界不清的高信号,提示为出血性病灶

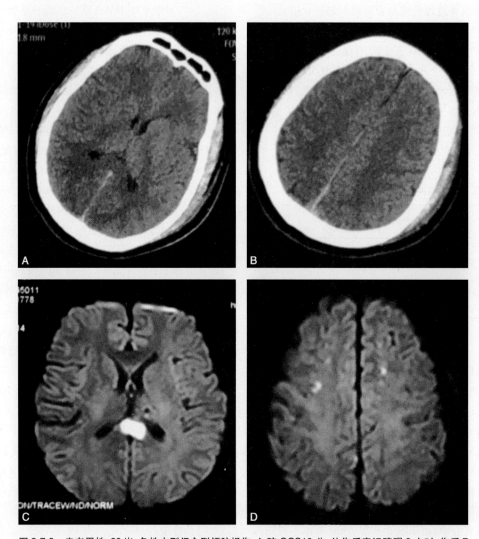

**图 3-7-8　**患者男性,60 岁,急性中型闭合型颅脑损伤,入院 GCS10 分;外伤后意识障碍 8 小时,伤后 7 小时头 CT(A,B)检查显示,未见明显颅内血肿,中线结构居中;伤后 3 天头 MRI 平扫(C,D)检查显示,双侧额叶散在点状 DWI 高信号,胼胝体压部可见片状 DWI 高信号

保持呼吸道通畅,必要时行气管切开和呼吸机辅助呼吸。

1. 控制脑组织水肿　根据颅内压增高程度及脑水肿表现:①过度换气降低 PaCO$_2$ 使血管收缩,控制早期脑水肿,因可减少脑血容量,只能短时间应用;②20%甘露醇静脉滴注与速尿合用,延长脑组织脱水时间;③脑室外引流:使脑组织内液体向脑室分流,可显著降低颅内压和控制脑水肿。

2. 冬眠及亚低温疗法　适于脑深部结构严重损伤、深昏迷及生命体征不稳定的中重型患者。①冬眠Ⅰ号(哌替啶+氯丙嗪+异丙嗪)或Ⅵ号(哌替啶+异丙嗪+乙酰丙嗪)可降低全身和脑组织代谢,发挥脑保护作用;②亚低温(32～34℃)疗法对 GCS 5～7 分及 ICP 在 20～40mmHg 的患者疗效较好,用药半小时迅速降温,注意寒战处理,必要时可应用肌松剂。

3. 清除内源性损伤因子　如维生素 C 和维生素 E 清除神经组织自由基,甲泼尼龙和21-氨基类固醇等抗脂质过氧化反应,超氧化物歧化酶(SOD)减轻 BBB 通透性,拉莫三嗪(lamotrigine)拮抗兴奋性氨基酸保护神经组织等。轴索损伤时轴索细胞膜肿胀,细胞内钙超载,激发多种酶促反应和病理级联反应,钙拮抗剂尼膜地平(nimodipine)可减轻细胞内钙超载,改善轴索及细胞微循环及代谢,缩短昏迷时间。

4. 神经细胞保护剂　碱性成纤维细胞生长因子可促进轴索和神经细胞修复再生;神经节苷脂可促进脑细胞线粒体氧化磷酸化功能恢复,保护膜结构钠泵、钙泵活性,维持膜内外离子平衡;胞磷胆碱、能量合剂可不同程度发挥神经保护作用,促进神经功能的恢复(Manivannan S et al,2018)。

5. 手术治疗　对于一侧大脑半球肿胀和水肿引起脑中线结构移位,出现一侧瞳孔散大时应及时行去骨瓣减压。

【预后】

DAI 属重型或特重型脑损伤的范畴,死亡率及致残率高。导致 DAI 患者预后不良的因素包括:年龄>50 岁;入院 GCS 评分<8 分;入院时瞳孔改变,出现明显的颅内压增高;合并脑深部出血;伴其他脏器复合伤(Smith DHD et al,2012)。

第五节　外伤性颅内血肿

(侯立军)

一、急性硬脑膜外血肿

硬脑膜外血肿(epidural hematoma,EDH)是外伤后血肿积聚于颅骨与硬脑膜间。占闭合性颅脑损伤的 2%～3%,占颅内血肿的 25%～30%,仅次于硬脑膜下血肿。急性硬脑膜外血肿(acute epidural hematoma)通常伤后 3 日内出现脑受压症状,占 86.2%,亚急性血肿占 10.3%,慢性血肿占 3.5%;颞叶最常见,亦见于额叶、顶叶、枕叶及颅后窝等,多为单发,有时与硬脑膜下或脑内血肿并存。

【病因和致伤机制】

1. 病因　多因头部遭受外力打击,颅骨骨折或局部变形,伤及血管形成血肿,积聚于颅骨与硬脑膜间,硬脑膜与颅骨分离时撕裂小血管,使血肿增大。颅盖部硬脑膜与颅骨附着较松,易分离;颅底部附着较紧,分离困难,故硬脑膜外血肿多见于颅盖部。出血常来源于脑膜血管、静脉窦及板障静脉,脑膜中动脉最常见。出血引起颅内压增高因出血速度、原发性脑损伤而不同,成人血肿幕上超过 20ml,幕下超过 10ml 可引起急性脑疝。

2. 致伤机制　成人脑膜中动脉主干及其分支走行于骨沟中或被骨管包围,颅骨骨折易于损伤,其主干或主要分支损伤时出血凶猛,短时间形成巨大血肿,多在颞部;前支出血在额顶部,后支出血在颞部或颞顶部。脑膜前动脉、脑膜中静脉、上矢状窦、横窦和乙状窦亦可出血,静脉壁无平滑肌层,无收缩力,出血猛烈。颅骨骨折引起板障静脉出血,不形成巨大血肿,常为颅后窝硬脑膜外血肿来源。少数病例损伤使颅骨与硬脑膜分离,但无骨折,硬脑膜表面小血管破裂形成 EDH。

【临床表现】

1. 头部直接暴力外伤史,15～30 岁多见,婴幼儿颅内血管沟较浅,骨折不易损伤脑膜中动脉。发病急骤,临床表现取决于血肿的量、部位、形成速度、是否合并脑干伤或脑挫裂伤等。

2. 根据是否伴原发性脑损伤及损伤程度,出现三种意识改变:①伤后无昏迷,出现进行性意识障碍。②伤后短期昏迷后意识逐渐转清(中间清醒期),后来再度昏迷,是典型表现。③伤后持续性昏迷进行性加重。急性硬脑膜外血肿常见前两种意识障碍,第三种常见于硬脑膜下血肿和脑内血肿。

3. 硬脑膜外血肿压迫、脑水肿及颅内压升高,清醒患者常诉剧烈头痛,伴呕吐,昏迷患者呕吐频繁。早期出现 Cushing 反应,血压升高,收缩压明显升高,脉搏缓慢,呼吸变慢不规则。硬脑膜外血肿压迫脑功能区出现相应体征,如运动区可见中枢性面瘫、轻偏瘫、运动性失语等,矢状窦旁出现下肢单瘫,后颅窝出现眼震、共济失调及肌张力减低等。

4. 小脑天幕上硬脑膜外血肿引起脑移位导致小脑幕切迹疝,意识障碍进行性加重、患侧瞳孔散大、光反射消失和对侧病理征等。少数出血速度快,血肿量大,可造成脑干急性移位扭曲,使对侧大脑脚嵌压在小脑幕切迹缘,引起同侧肢体瘫和对侧瞳孔散大,脑疝急剧发展,短时间可出现双瞳孔散大,病理性呼吸及去大脑强直发作等导致死亡。小脑幕切迹疝晚期或颅后窝硬脑膜外血肿使后颅窝压力增高,推移小脑扁桃体疝至枕骨大孔下椎管内,形成枕骨大孔疝,出现呼吸功能抑制、心率慢、血压下降、呼吸及心搏停止等;颅后窝硬脑膜外血肿引起枕骨大孔疝,一旦意识障碍,瞳孔变化与呼吸骤停几乎同时发生。

5. 头颅 X 线平片,如病情允许可常规拍摄颅骨正侧位片,枕部着力加摄额枕(汤氏)位,凹陷性骨折应作切线位,注意骨折线与正常压迹、颅缝、变异缝区别。95%的患者有颅骨骨折,线性骨折居多,多在着力部位,常横过脑膜血管沟或静脉窦。CT 检查是本病诊断之首选,能清晰显示脑组织受压,中线结构移位,脑室和脑池形态、位置及血肿量等,典型为颅骨下方凸透镜样高密度影(图3-7-9)。DSA 可显示血肿部位典型双凸形无血管区及中线移位,矢状窦旁或跨矢状窦硬膜外血肿在静脉和静脉窦期可见该段矢状窦和静脉注入段受压下移。

【诊断和鉴别诊断】

1. 应在脑疝形成前早期诊断,临床密切观察颇重要,清醒患者出现淡漠、嗜睡或躁动,双侧眼底视乳头水肿,血压升高,脉压差>35mmHg,出现新的神经体征进行

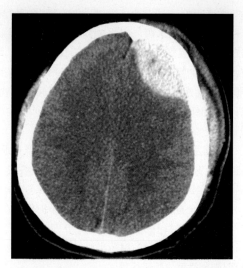

图 3-7-9　车祸致颅脑损伤后 1 小时,头颅 CT 显示急性硬脑膜外血肿,在左侧颅骨下方的凸透镜样高密度影

性加重,应高度怀疑颅内血肿,及时行 CT 检查明确诊断。经颅超声检查能显示血肿的体积和中线移位的程度,可作为 CT 的补充,用于监测颅内血肿的变化(Caricato A et al,2010)。高度怀疑颅内血肿,无条件作 CT 检查时,颅内钻孔探查术简单有效。

2. 本病须注意与急性硬脑膜下血肿、脑内血肿以及脑水肿鉴别(表3-7-3)。

表 3-7-3　硬膜外血肿、硬膜下血肿、脑内血肿及脑水肿的鉴别

鉴别要点	硬膜外血肿	硬膜下血肿、脑内血肿	脑水肿
原发脑损伤	无或很轻	一般较重	重或脑干伤
意识改变	常有中间清醒期	多为进行性意识障碍	相对稳定,脱水治疗好转
脑受压症状	多出现于伤后24h内	24~48h内(特急型例外)	伤后2~3d脑水肿高峰期
病变定位	多在着力点或骨折线附近	多在对冲部位	着力部位轻,对冲部位重
颅骨骨折	多为线性骨折,约90%	50%有骨折	较少
脑血管造影	凸透镜样无血管区	月牙形无血管区或脑内"抱球征"	血管移位不明显
CT 检查	紧靠内板双凸透镜高密度影	硬脑膜下或脑内不规则高密度影	病变区呈低密度影
MRI 检查	T_2WI 可见内板下透镜状高信号影,强度变化与血肿期龄有关	T_2WI 可见急性期呈低信号或等信号,亚急性及慢性为高信号	脑室、脑池变小,T_2WI 可见白灰质交界处损伤灶,伴高信号水肿区

【治疗】

1. 手术治疗

(1)急性硬膜外血肿:原则上一经诊断明确,应今早施行手术治疗。手术指征:①临床症状体征呈进行性加重。②无明显症状,但血肿厚度>1cm。③CT 检查幕上血

肿量>30ml,颞部>20ml,幕下>10ml,中线移位>1cm,有急性颅内压增高和占位效应。硬脑膜外血肿不易吸收,手术指征可适当放宽。

(2)手术方法:包括骨窗开颅硬脑膜外血肿清除术,适于病情危急已出现脑疝,来不及 CT 检查,直接送手术

室抢救患者,钻孔探查和扩大骨窗清除血肿,在瞳孔散大侧翼点附近钻孔可发现60%~70%的硬脑膜外血肿,其次是骨折线附近或着力部位,额极、顶结节或枕部钻孔,骨孔直径为3cm,以防遗漏;若血肿清除后硬脑膜张力仍高或呈蓝色,应切开探查,以免遗漏硬脑膜下或脑内血肿;术毕硬脑膜外置胶管引流,分层缝合头皮,颅骨缺失待2~3个月后择期修补。

骨瓣开颅硬脑膜外血肿清除术适于血肿定位明确,根据CT检查成形骨瓣开颅;钻孔穿刺清除硬脑膜外血肿适于紧急抢救,锥孔或钻孔排出部分液态血肿,暂时缓解颅高压,赢得时间;小脑幕游离缘切开基底池外引流术适于硬脑膜外血肿发生脑疝的严重病例。

术后患者进入ICU观察意识、瞳孔、颅内压及生命体征,监测液体出入量、电解质、血糖、血气和肝肾功能等,术后24~48小时拔出引流;保持呼吸道通畅,昏迷患者及早气管切开,以防低氧血症;适量使用脱水利尿剂,维持水电解质及酸碱平衡;预防感染,防止肺炎、尿路感染及压疮等;以及其他对症治疗。

2. 非手术治疗 指征包括:①意识清楚,无进行性意识障碍或GCS≥14。②无脑受压症状体征和视乳头水肿。③CT检查幕上血肿量<15ml,中线移位<0.5cm,无明显占位效应者。但需严密观察病情变化,合理应用降颅压药,CT监测血肿吸收情况,若病情恶化可立即手术。

脑原发性损伤较轻,无严重并发症者预后良好,预后不良者11.5%~17%,死亡主要原因并非血肿本身,而是因为脑疝引起的继发性脑干损害。

二、急性硬脑膜下血肿

急性硬脑膜下血肿(acute subdural hematoma, ASDH)在伤后3日内出现症状,占硬脑膜下血肿68.6%。多伴较重的脑挫裂伤和脑皮质小动脉出血,伤后病情急剧变化,手术处理较复杂,弥漫性活动性出血较难制止,术中及术后脑肿胀、脑水肿较重,治疗困难,死亡率、致残率高。

【病因和致伤机制】

1. 病因 ASDH多发生在减速性损伤,出血来源于脑皮质挫裂伤病灶中静脉和动脉,血肿常发生在着力部位脑凸面及对冲部位,如额叶底部、颞极和颞叶底部,常与脑挫裂伤并存,较小血肿也可出现症状。另一来源是脑表面桥静脉,多见于大脑上静脉注入上矢状窦,大脑中静脉和颞极静脉注入蝶顶窦,颞后下吻合静脉(Labbe静脉)注入横窦等处,多不伴脑挫裂伤,称单纯型血肿,较广泛。

2. 致伤机制 血肿发生部位与头部着力点和着力方式密切相关。①加速性损伤所致脑挫裂伤:血肿多在同侧。②减速性损伤所致脑挫裂伤:血肿多在对侧或着力侧,如一侧枕部着地减速性损伤,血肿多在对侧颞底、额极、颞极和颞底部;脑挫裂伤区血肿较大,周围血肿较小,深部可有脑内血肿;枕部着力侧可发生颅后窝硬脑膜外血肿或硬脑膜下血肿。③头侧方受击的减速性损伤:多有同侧复合型硬脑膜下血肿,对侧多为单纯型硬脑膜下血肿,有时着力侧也有硬脑膜外和脑内血肿。④一侧前额着力减速性损伤:硬脑膜下血肿可发生在同侧额底、额极和颞极、颞底部,但同侧枕极和颅后窝几乎无血肿。⑤一侧前额部加速性损伤:多见着力部血肿。⑥枕部或前额部着力愈邻近中线,愈多发双侧硬脑膜下血肿。

【临床表现】

1. 意识障碍严重 脑挫裂伤和继发脑水肿多同时存在,脑挫裂伤较重,血肿形成速度较快,脑挫裂伤昏迷与血肿导致脑疝昏迷重叠,意识障碍进行性加深,无中间清醒期或意识好转期。

2. 颅内压增高明显 急性硬脑膜下血肿多为复合型损伤,可见头痛、喷射性呕吐、躁动、脉率慢、呼吸慢及血压升高等。病情常急剧恶化,一侧瞳孔散大后不久,对侧瞳孔也散大,出现去大脑强直和病理性呼吸,患者迅速处于濒危状态。局灶症状多见,脑挫裂伤和血肿压迫可引起中枢性面瘫和偏瘫,局灶性癫痫发作,神经损害体征进行性加重等。

3. CT检查是首选检查,可见脑表面新月形高密度影,内缘可不整齐,相对脑皮质内有点片状出血灶,脑水肿明显,脑室受压变形,向对侧移位(图3-7-10)。诊断额底、颞底和两侧性血肿可减少遗漏。颅骨X线平片可见合并颅骨骨折发生率50%,较硬脑膜外血肿发生率低,故

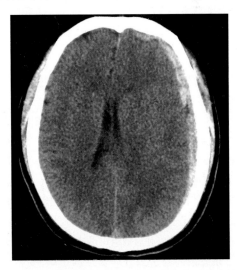

图3-7-10 高处坠落后右侧颞顶部着地,2小时后头颅CT显示左额颞顶急性硬脑膜下血肿

无颅骨骨折时硬脑膜下血肿可能性大,骨折线与血肿位置常不一致。DSA可见一侧硬脑膜下血肿典型表现同侧大脑前动脉向对侧移位,同侧脑表面新月形无血管区;如两侧硬脑膜下血肿可见双侧脑表面新月形无血管区,大脑前动脉仅轻微移位或无移位;额叶或颞叶底部硬脑膜下血肿DSA可无明显变化。

【诊断与鉴别诊断】

1. 诊断 根据颅脑外伤史,伤后原发昏迷时间长或原发昏迷与继发性意识障碍重叠,昏迷不断加深,脑受压以及颅内压增高征象,伴有局灶性体征,CT显示脑表面新月形高密度影,相对脑皮质点片状出血灶,同侧脑室受压变形,向对侧移位。

2. 急性硬脑膜下血肿应注意与急性硬脑膜外血肿鉴别(表3-7-4)。

表3-7-4 急性硬脑膜外血肿与急性硬脑膜下血肿的临床特征

临床特征	急性硬脑膜外血肿	急性硬脑膜下血肿
着力点	在着力点同侧	在着力点对侧多,在着力点同侧少
脑挫裂伤	轻,在冲击部位多	重,在对冲部位多
颅骨骨折	绝大多数均有(95%)	约半数(50%)
血肿与骨折关系	大多数在同侧	约半数在同侧
原发意识障碍	多较轻	多较重
中间意识好转期	较多见,常能完全清醒	较少见,不易完全清醒
蛛网膜下腔出血	较少见,轻	范围较广泛

【治疗】

1. 手术指征 急性硬脑膜下血肿病情发展迅速,一经诊断应尽早手术治疗。

2. 手术治疗 ①钻孔冲洗引流术适于病情稳定,脑损伤较轻,CT确诊大脑凸面单纯型硬脑膜下液态血肿,一般在运动前区、后区和颞部钻2~3个孔,切开硬膜,生理盐水反复冲洗,引出积血,低位留置引流管,持续引流24~48小时,分层缝合头皮。②骨窗或骨瓣开颅血肿清除术适于血肿定位明确,钻孔血肿呈凝血块,难以冲洗排出,钻孔冲洗,清除血肿后脑组织迅速膨起,颅内压升高;原则是充分清除血肿及挫碎糜烂脑组织,妥善止血。③颞肌下减压术或去骨瓣减压术,适于急性硬脑膜下血肿伴严重挫裂伤、脑水肿和脑疝形成患者,若无其他血

肿,颅内压仍高可行颞肌下或去骨瓣减压术。④神经内镜下血肿清除术:有学者推荐神经内镜下清除血肿,适用于不伴有严重的脑挫裂伤或脑水肿患者(Ichimura S et al,2019;Yokosuka K et al,2015)。

3. 非手术治疗指征 患者神志清楚,生命体征正常,病情稳定,逐渐减轻,无局灶性神经功能受损表现,CT检查脑室、脑池无显著受压,血肿量40ml以下,中线移位不超过1cm,颅内压监测压力25~30mmHg以下。

急性硬脑膜下血肿病情危重,死亡率高达50%~90%,入院GCS评分和CT表现是判断预后的主要指标。老年人对冲性急性硬脑膜下血肿,血肿量小,病情可很重,预后极差。

三、急性脑内血肿

(一)外伤性脑内血肿

外伤性脑内血肿(traumatic intracerebral hematoma),又称外伤性脑实质内出血(traumatic intraparenchymal hemorrhage),是指颅脑损伤后脑实质内出现的血肿,可发生在脑组织的任何部位,在创伤性颅内血肿中相对硬膜外血肿和硬膜下血肿发生率低,以额叶和颞叶最为多见,其次是顶叶和枕叶,其余分别位于脑深部、基底节区、脑干及小脑等处。

外伤性脑内血肿可由多种外伤因素所致,绝大多数均属急性,少数为亚急性,特别是位于额、颞叶的浅层脑内血肿,往往与脑挫裂伤以及硬膜下血肿相伴发,临床表现急促。深部血肿,多于脑白质内,系因脑受力变形或剪切力作用致使深部血管撕裂出血而致。外伤性脑内血肿的预后通常与出血量和出血部位有关,血肿量扩大是预后不良的常见因素(Chang EF et al,2006)。

【病因和致伤机制】

1. 病因 多发生于较为严重的颅脑损伤,比如车祸伤,高处坠落伤等,通常因为遭受的暴力较为严重,冲击力向深部传递,造成脑组织内血管破裂出血。

2. 致伤机制 外伤性脑内血肿多发生在脑挫裂伤较严重的部位,系因直接打击的冲击伤或凹陷骨折所引起,脑组织内的血管受损,局部出血形成血肿。脑内血肿以额叶及颞叶多见,其余则为脑深部、脑干及小脑等处的脑内血肿,发生较少。血肿形成的初期仅为一血凝块,浅部者四周常与挫碎的脑组织相混杂,深部这四周亦有受压坏死、水肿的组织环绕。4~5天后血肿开始液化,变为棕褐色陈旧血液,四周有胶质细胞增生,此时,手术切除血肿可见边界清楚,很少出血,较为轻易。至2~3周时,血肿表面有包膜形成,内储黄色液体,并逐渐成为囊性病变,相邻脑组织可见含铁血黄素沉着,局部脑回变平、加

宽、变软,有波动感,但临床上已无颅内压增高表现。脑实质深部血肿约2个月可完全吸收。

【临床表现】

外伤性脑内血肿的临床表现,根据血肿的部位和损伤程度不同而有所差异。位于额叶、颞叶前端及底部的血肿与对冲性脑挫裂伤、硬脑膜下血肿相似,除颅内压增高外,多无明显定位症状或体征。若血肿累及重要功能区,则可出现偏瘫、失语、偏盲、偏身感觉障碍以及局灶性癫痫等征象。因对冲性脑挫裂伤所致脑内血肿患者,伤后意识障碍多较持久,且有进行性加重,多无中间意识好转期,病情转变较快,容易引起脑疝。因冲击伤或凹陷骨折所引起的局部血肿,病情发展较缓者,除表现局部脑功能损害症状外,常有头痛、呕吐、眼底水肿等颅内压增高征象,尤其老年患者因血管脆性增加,较易发生脑内血肿。

【诊断与鉴别诊断】

外伤性脑内血肿与脑挫裂伤、硬脑膜下血肿相似,患者在颅脑损伤后应立即进行头颅CT扫描,以明确诊断。急性期的外伤性脑内血肿在CT平扫上常显示为高密度团块,周围有低密度水肿带,但2~4时血肿变为低密度,易于漏诊,至4周以上时则呈低密度,又复可见。由于这类血肿多属于复合性血肿,且常为多发性,故根据受伤机理分析判断血肿部位和影像学检查,十分重要,否则术中容易遗漏血肿。此外,还可能出现迟发性脑内血肿,应提高警惕,必要时做CT复查。

【治疗和预后】

1. 治疗　对急性脑内血肿的治疗与急性硬脑膜下血肿相同,两者还时常相伴发。手术指征为:①对于急性脑实质性损伤(脑内血肿、脑挫裂伤)的患者,如果出现进行性意识障碍和神经功能损害,药物无法控制高颅压,CT出现明显占位效应,应该立即行外科手术治疗。②评分在6~8分以及额、颞叶挫裂伤体积>20ml,且中线移位>5cm和/或CT扫描上有脑池受压表现的患者,应该立即行外科手术治疗。③任何血肿体积>50ml的患者均应该行手术治疗。④急性脑实质损伤(脑内血肿、脑挫裂伤)的患者无意识改变和神经损害表现,药物能有效控制高颅压,CT未显示明显占位,可在严密观察意识和瞳孔等病情变化下,继续药物保守治疗(吴惺等,2015)。

手术方法多采用骨窗或骨瓣开颅术,于清除硬脑膜下血肿及挫碎糜烂脑组织后,应随即探查额、颞叶脑内血肿,予以清除。如遇有清除血肿后颅内压缓解不明显,或仍有其他可疑之处,如脑表面挫伤、脑回膨隆变宽,扪之有波动时,应行穿刺。对疑有脑室穿破者,尚应行脑室穿刺引流,必要时须采用术中脑超声波探测,以排除脑深部血肿。

2. 预后　外伤后脑内血肿的预后与年龄、入院时GCS评分、血肿量、血肿部位、周围水肿严重程度、手术时机等多种因素有关,病情发展较急者,预后较差。

(二)外伤性脑干血肿

脑干血肿(hematomas in the brain stem)是脑干实质内血肿,仅占闭合性颅脑损伤3.6%,占重型颅脑损伤10%~20%,常与严重脑挫裂伤或颅内血肿并存。

【病因和致伤机制】

1. 病因　多见于较为严重的颅脑损伤,尤其是直接受力部位为颅后窝的重型或特重型颅脑损伤。

2. 致伤机制　脑干血肿有原发性与继发性之分,前者多因脑干直接受力变形或剪切力使深部血管撕裂出血,血肿多在一侧脑干被盖部;后者多因严重颅内压增高导致脑疝形成使脑干受压变形,血管断裂引起出血和软化,血肿常位于中脑脑桥上部腹侧中线旁,呈纵行裂隙状。脑干出血通常较少,血肿较小。血肿形成初期仅为凝血块,周围环绕受压坏死和水肿脑组织。4~5日血肿开始液化,变为棕褐色陈旧血液,周围胶质细胞增生。2~3周血肿表面形成包膜,内存黄色液,逐渐囊性变,相邻组织含铁血黄素沉着。原发性脑干血肿压迫脑干灰质核团、网状结构及传导束,立即出现脑干损伤症状,迅速达到顶点,持续数周至数月恢复,最后残留部分神经缺损症状,无颅内压增高。继发性脑干血肿,脑干损伤症状逐渐出现,伴明显颅内压增高。

【临床表现】

1. 意识障碍明显,原发性脑干血肿伤后立即昏迷,时间长,严重者深度昏迷,所有反射消失,生命体征紊乱,呼吸节律不整,心率及血压波动明显,双侧瞳孔时大时小,眼球位置偏斜或凝视,出现去大脑强直发作,伴单侧或双侧锥体束征,交叉性瘫痪;可出现高热、消化道出血、顽固性呃逆,甚至脑源性肺水肿。

2. CT检查在原发性脑干血肿显示脑干内片状高密度出血灶,脑干肿大,脚间池、桥池、四叠体池及第Ⅳ脑室受压或闭塞,侧脑室和侧裂池多正常。继发性脑干血肿可见一侧脑室受压移位、变形,脑干受压扭曲向对侧移位。MRI急性期出血灶T_1WI等信号,T_2WI低信号,周围有或无高信号水肿,易于识别;出血4日以上显示T_1WI高信号。脑干听觉诱发电位(BAEP)可确定脑干血肿及部位。中脑血肿BAEP完整,皮质体感诱发电位(SEP)消失;脑桥血肿BAEP波峰不完整,SEP亦消失。

【诊断和治疗】

1. 诊断　脑干血肿患者意识障碍较重,持续时间长,多伴有脑干受损的症状体征,CT、MRI检查可确诊。

2. 治疗　外伤性脑干血肿原则采用非手术治疗,包括控制脑水肿,保持呼吸道通畅,及时气管切开,必要时冬眠低温疗法处理高热,维持营养、水电解质及酸碱平衡,维护呼吸及循环功能,改善脑组织代谢,防治并发症等。少数体积较大、有压迫效应血肿急性期后可待血肿液化并与周围组织分界明显时手术清除,可行颞部、枕下或颅后窝入路开颅术,选择脑干血肿最表浅部位切一小口排出血肿,解除压迫。脑干血肿预后极差,死亡率达83%,约占颅脑损伤死亡率的1/3。

(三)外伤性基底节血肿

外伤性基底节血肿(traumatic hematoma in the basal ganglion)是颅脑损伤导致基底节区血肿,CT广泛应用后才引起注意,发生率占颅脑损伤3.1%。分单纯性与复合性基底节血肿,后者合并其他颅内血肿预后较差。

【病因和致伤机制】

加速或减速性损伤产生扭转或剪切力,导致基底节小血管撕裂所致,血肿量一般20~30ml,量较大破入脑室可加重病情,压迫尾状核、豆状核及内囊的皮质脊髓束、丘脑皮质束、视听觉传导束等,出现偏瘫、偏身感觉障碍、偏盲、震颤和肌张力失调等。

【临床表现】

1. 本病早期出现完全性或不完全性偏瘫,对侧肢体偏瘫、偏身感觉障碍、偏盲。单纯基底节血肿意识障碍较轻,复合性意识障碍较重,可出现锥体外系运动障碍,如震颤、肌张力失调,以及头痛、呕吐和视乳头水肿等颅内压增高症状。

2. 首选CT检查,可显示基底节高密度血肿,根据血肿大小及范围选择合理治疗。根据患者的头部外伤史、典型临床表现和CT检查,不难作出诊断。

【治疗】

1. 手术治疗 指征是意识障碍进行性加重;血肿量>30ml,中线移位>1cm;颅内压>25mmHg。①钻孔穿刺引流术适于单纯性基底节血肿,在额或颞部避开脑重要功能区钻孔或锥孔,按CT显示穿刺血肿,抽出60%积血达到减压目的,放导管引流。②骨瓣或骨窗开颅术适于复合性基底节血肿伴同侧颅内血肿,如不能一次完成或两侧病变可开颅清除复合血肿,基底节血肿应行骨窗开颅或扩大钻孔法经外侧裂或颞上回切开脑皮质,直视下清除基底节血肿,彻底止血,避免术后再出血。

2. 非手术治疗 指征是意识障碍好转,血肿量<30ml,颅内压<25mmHg;CT显示无明显脑室、脑池受压,中线移位<0.5cm,未穿破脑室者。①卧床休息和保持安静,维持呼吸道通畅。②脱水药控制脑水肿,降低颅内压;以及止血药。③维持营养,水电解质、酸碱平衡。④防治肺部感染、尿路感染和压疮等并发症,促进神经功能恢复。

单纯性基底节血肿预后良好,复合性预后较差。

(四)外伤性脑室内出血

外伤性脑室内出血(traumatic intraventricular hemorrhage)是邻近脑室的脑内血肿破入脑室,或脑穿通伤经脑室系统使伤道中脑液流入脑室(较少见),脑室壁血管破裂者罕见。外伤性脑室内出血占颅脑损伤1.5%~5.7%,占重型颅脑损伤患者7.1%。

【病因和致伤机制】

外伤性脑室内出血多伴广泛性脑挫裂伤及各类颅内血肿,单纯脑室内出血少见。①暴力作用于额或枕部,使脑组织沿前后方向猛烈运动,脑室壁剪力变形,撕破室管膜血管,或外伤时脑室瞬间扩张形成负压,使室管膜下静脉破裂出血。②外伤性脑实质内血肿破入脑室,如脑室内出血量小,脑脊液稀释后血液不凝固,出血量大可形成血肿。脑室内血肿堵塞脑脊液循环通路产生脑积水,颅内压升高,意识障碍加重,脑室受血液刺激可引起高热。

【临床表现】

1. 多数患者昏迷较深,持续时间长,少数患者意识障碍轻。局灶性症状较少,可有轻偏瘫、去大脑强直或弛缓状态,瞳孔多变,可两侧缩小、一侧或两侧散大,光反射迟钝或消失。脑膜刺激征明显,颅内压可增高。部分出现中枢性高热,持续40℃以上。

2. 诊断根据头部外伤史及临床表现,首选CT检查,显示高密度血肿填充一侧或双侧的部分脑室,脑室铸形较少,是确诊的主要依据。

【治疗】

脑室出血常并发严重脑挫裂伤及其他部位血肿,应及时处理原发性损伤并行脑室引流,清除颅内血肿及挫碎脑组织后切开脑室,排出血凝块和疏通脑室阻塞。①双侧额角脑室穿刺冲洗引流术:适于脑室出血较多者,双侧额角穿刺,等量生理盐水冲洗,排出积血,可用尿激酶溶解血凝块,减少脑室扩张及脑积水,减轻下丘脑和脑干上端挤压。②腰穿引流术:适于少量脑室出血。③脑室切开冲洗引流术:适于脑室出血量大、脑室铸形,切开脑室清除血肿和引流。

脑室内出血量、原发性脑损伤程度、年龄、早期脑室系统扩张等均影响预后,死亡率31.6%~76.6%,幸存者常残留神经功能缺失及智力障碍。

四、颅后窝血肿

颅后窝血肿(hematoma of the posterior fossa)较少见,占颅脑损伤0.5%,颅内血肿2.6%~6.3%。多因横窦损伤所致,硬脑膜外血肿多见,多为亚急性和急性,慢性少见。

【病因和致伤机制】

1. 病因 枕部直接遭受严重暴力导致颅骨骨折时

容易出现颅后窝血肿,可见于车祸伤,高处坠落伤以及击打伤

2. 致伤机制 多因枕部直接受力导致枕骨骨折,损伤横窦、窦汇、乙状窦及椎动脉分支脑膜后动脉,占外伤性硬脑膜外血肿的3.4%~12.9%,多位于一侧,少数延伸至对侧。横窦损伤可引起颅后窝-枕极骑跨性硬脑膜外血肿。硬脑膜下血肿少见,占颅后窝血肿0.3%~1.61%;常伴小脑、脑干损伤,出血主要来自小脑皮质血管或静脉窦及导静脉,多为单侧,病情发展迅速。小脑半球挫裂伤导致小脑内血肿罕见。枕部受力可导致颅后窝血肿,伴幕上对侧额、颞部对冲性脑挫裂伤、硬脑膜下血肿及/或脑内血肿。颅后窝硬膜外血肿延伸至幕上压迫导水管导致闭塞,小脑挫裂伤及/或小脑内血肿使第四脑室正中孔和侧孔闭塞,引起脑脊液循环障碍,颅内压急骤升高,小脑扁桃体疝及中枢性呼吸循环衰竭,病情险恶。

【临床表现】

1. 任何年龄均可发生,15岁以下儿童多见,可能与颅骨板障、硬脑膜血管丰富及枕部骨折发生率较高有关。90%的患者有枕部直接暴力外伤史,急性或亚急性发病,慢性者少见。临床表现取决于血肿量、部位及形成速度,合并脑干伤、脑积水或脑挫裂伤等,可见枕部着力点头皮挫裂伤或头皮血肿,枕下或乳突后皮下瘀斑。

2. 急性血肿患者伤后意识障碍时间长,进行性加重,少数有中间清醒期。表现剧烈头痛、喷射样呕吐、躁动不安和血压升高等进行性颅内压增高症状,早期出现小脑体征,如眼震、共济失调和肌张力低下等。本病特征性表现颈强或强迫头位,Kernig征(-)。双侧瞳孔不等大,光反射消失,可能颅后窝压力增高引起小脑幕切迹上疝,压迫动眼神经所致;脑干症状明显,出现同侧后组脑神经瘫痪,如周围性面瘫、声音嘶哑及吞咽困难,对侧肢体瘫痪。

3. 首选CT检查,可显示高密度血肿及范围,为手术治疗提供依据。颅骨X线侧位和额枕前后位(汤氏位)平片,86%以上病例可见枕骨骨折及/或骨缝分离。DSA可显示小脑后下动脉、椎基底动脉受压前移及/或局限性无血管区。

【诊断与鉴别诊断】

1. 颅后窝血肿除进行性颅内压增高症状,通常没有神经系统体征,早期诊断困难。患者表现颈强,无Kernig征,以及强迫头位是重要特征,根据CT、X线平片等通常可以确诊。凡有枕部软组织损伤伴枕骨骨折或人字缝分离,进行性颅内压增高、颈强或强迫头位、小脑体征、脑干受压及进行性加重延髓受压症状等应及时进行CT检查。

2. 本病须注意与颅后窝占位性病变鉴别。

【治疗】

1. 高度怀疑颅后窝血肿、确诊血肿量10ml以上及颅内压进行性增高,应手术清除血肿或钻孔探查。包括:①单侧颅后窝探查术:适用单侧颅后窝血肿清除,幕上与幕下骑跨型硬脑膜外血肿需向幕上扩大骨窗彻底清除,硬脑膜下及小脑内血肿应切开硬脑膜清除血肿及挫碎脑组织,血肿清除后颅内压不缓解,需行枕下减压术及脑室穿刺引流,应考虑额、颞前端对冲伤。②双侧颅后窝探查术:适用双侧颅后窝血肿,若血肿清除后颅内压仍高,应切除枕骨大孔后缘及环椎后弓,敞开硬脑膜,行枕下减压术。

2. 颅后窝血肿易引起脑脊液循环受阻、颅内压急骤升高、小脑扁桃体疝,导致中枢性呼吸循环衰竭,病情凶险,死亡率14.2%~38%。术前GCS<9的患者预后较差。枕部受伤患者应CT监测和早期诊断。

五、多发性颅内血肿

多发性颅内血肿(multiple intracranial hematomas)是颅脑损伤形成两个以上不同部位或类型的颅内血肿,常伴发于严重的脑挫裂伤,占颅内血肿的14.4%~21.4%,不同部位占60%,同一部位不同类型血肿占40%。

【病因和致伤机制】

1. 病因 受力机制较为复杂时可能导致多发性颅内血肿,常见于车祸伤,机动车直接撞击患者头部并导致患者倒地,患者倒地后与地面硬物再次发生碰撞,受力的机制和部位都不相同,常导致颅内多个部位及多种类型的损伤。

2. 致伤机制 多发性颅内血肿如不同类型在同一部位,多为对冲性脑挫裂伤伴急性硬脑膜下血肿及脑内血肿,或着力部位硬脑膜外血肿伴局部硬脑膜下和脑内血肿。如同一类型在不同部位,常为双侧硬脑膜下血肿,多为额部或枕部减速性损伤,偶为双侧硬脑膜外血肿,多因挤压伤导致双侧颞骨骨折所致。如不同类型在不同部位,见于着力部位硬脑膜外血肿及/或脑内血肿伴对冲部位硬脑膜下及/或脑内血肿,有时枕部减速性损伤引起枕骨骨折,可引起颅后窝硬脑膜外血肿,伴对冲部位硬脑膜下及/或脑内血肿。

【临床表现】

1. 多发性颅内血肿症状较单发性急性颅内血肿严重,多有持续昏迷或急骤意识变化,易早期出现小脑幕切迹疝及双侧锥体束受损体征。

2. 首选CT检查,可明确血肿部位及类型,可选择合理治疗(图3-7-11)。脑血管造影可显示无血管区,大脑前动脉未向对侧移位或移位程度不到血肿厚度1/2,血肿甚小而中线移位过大,超声波探测未发现中线波移位或稍有偏移,与临床体征不符时,应考虑多发性血肿可能。

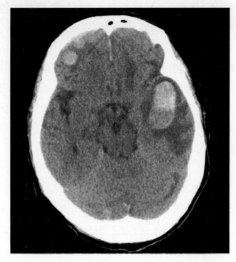

图 3-7-11　多发性颅内血肿的 CT 检查,可见左侧颞叶、右侧额叶、右侧小脑区高密度影

X 线平片可提示跨越静脉窦或血管压迹的骨折线。

【诊断】

多发颅内血肿临床表现与单发性相似,病情严重,术前不易确诊,下列情况应考虑多发颅内血肿的可能:①受伤方式复杂,头皮多处伤痕或多处颅骨骨折;②对冲性脑挫裂伤;③清除血肿后颅内压未降低或降低后又迅速增高;④清除血肿后再度出现颅内压增高或局灶性症状;⑤已证实颅内一侧存在较厚血肿,头颅超声检查或脑血管造影未见中线移位。

【治疗】

1. 手术治疗指征　①神经定位体征进行性恶化;②颅内压>30mmHg;③中线移位>5mm;④中线移位不明显,但轴性移位明显;⑤颅内血肿量>40ml。

2. 手术方法

(1) 同一部位不同类型血肿清除:常见额颞前部对冲性脑挫裂伤所致急性硬脑膜下血肿伴脑内血肿,属同一部位混合性血肿,可在同一术野清除;硬脑膜外血肿伴硬脑膜下血肿或/及脑内血肿,须切开硬脑膜探查硬脑膜下或脑穿刺证实后清除。

(2) 不同部位同一类型血肿清除:多见双侧额、颞前部或额、顶凸面硬脑膜下血肿,双颞部硬脑膜外血肿较少见;急性双侧血肿应先在脑疝侧或血肿较大侧行骨窗开颅清除血肿,另侧钻孔引流或扩大钻孔至适当骨窗清除血肿;亚急性双侧血肿可双侧骨瓣开颅一次清除或按血肿大小分次剖开清除;双侧慢性硬脑膜下血肿用双侧钻孔引流术。

六、外伤性迟发性颅内血肿

外伤性迟发性颅内血肿(delayed traumatic intracrani-

al hematomas,DTIH)是头部外伤后首次 CT 检查未发现颅内血肿,过一段时间再次检查出现颅内血肿,或颅内血肿清除一段时间后又在不同部位发现血肿。DTIH 概念最早由 French 和 Dubin 根据 CT 检查结果提出,发生率占颅脑外伤 1.37%~7.4%,占颅内血肿 7%~10.5%。迟发性脑内血肿和迟发性硬膜外血肿多见,分别占脑内血肿及硬膜外血肿 50%~64% 和 5%~22%,迟发性硬膜下血肿少见。

【病因和致伤机制】

1. 病因　车祸伤或高处坠落伤达到一定程度或合并有患者凝血功能异常时,患者在初次就诊时未发现颅内血肿,随着时间推移出现颅内原有损伤的加重甚至新发的血肿。

2. 致伤机制　加速性外力使颅骨变形或骨折,损伤脑膜血管、静脉窦及脑组织;减速性外力使脑在颅腔内做直线或旋转运动。颅盖内面及小脑幕上面光滑平整,脑滑动时很少撞击损伤,桥静脉可撕裂出血;相反,前颅窝高低不平,有坚硬的蝶骨嵴,脑在颅腔运动时与之撞击引起挫伤、裂伤及脑表面血管断裂,形成血肿。加速和减速性对冲所致脑膜血管、静脉窦损伤及脑挫裂伤是迟发性颅内血肿形成重要病理基础。迟发性脑内血肿和硬膜下血肿多见于减速性损伤引起额叶、颞叶、额颞叶及颞顶叶等部位对冲伤,迟发性硬膜外血肿多见于加速性损伤引起额叶、顶枕叶等冲击伤部位,常伴颅骨骨折。

损伤血管出血速度较慢,低血压、低血氧及脑水肿等引起颅内压升高有填塞效应,可制止或延缓颅内血肿形成。但早期低血容量休克恢复、低血氧改善、早期应用脱水剂、过度通气降颅压、手术减压及全身凝血功能障碍恢复,可促进外伤性迟发性颅内血肿形成。

【临床表现】

1. 任何年龄均可发生,迟发性脑内血肿及硬膜下血肿中老年多见,一般发生于伤后 2 小时至 7 日内,72 小时达高峰(67%~93%),急性发病,超过 1 周者罕见;迟发性硬膜外血肿青少年多见,一般发生于伤后 2 小时至 2 周,个别可长达半年。

2. 临床表现取决于血肿类型、部位及发展速度,原发性脑损伤可不严重,伤后多有原发性昏迷史,意识障碍进行性加重或好转后又恶化;逐渐出现局限性神经功能缺失表现,颅内压增高症状体征加剧,表现剧烈头痛、频繁呕吐、血压升高及脉搏缓慢,可有局限性癫痫发作。单纯迟发性硬膜外血肿类似慢性硬膜外血肿,仅表现轻微颅高压症状,常无局限性神经功能障碍。

3. 反复进行 CT 检查是诊断迟发性颅内血肿的最佳方法,早期征象可见脑挫裂伤伴或不伴片状出血灶,外侧裂池高密度积血,局部脑沟变浅或消失,脑沟内高密度积血,脑沟间隙消失;额叶挫裂伤可见前纵裂池高密度积血。发现上述征象之一,应警惕迟发性颅内血肿。X线平片显示颅骨骨折,CT检查未发现病变,病情出现变化应迅速复查CT。MRI检查T_2WI显示脑内高信号区,可早期发现CT未发现的脑挫裂伤病灶及迟发性脑内小血肿。近红外线光谱检查(NIRS)可动态监测迟发性颅内血肿形成,但不能定位诊断。

【诊断】

根据头部外伤史及脑受压症状体征,确诊依靠动态CT检查。凡有下列特征应及时复查CT或手术探查确诊:①颅脑创伤后经积极治疗意识状态无改善或恶化,局限性神经系统体征进行性加重,出现局限性癫痫者;②清除血肿后临床症状无改善或好转后又恶化,出现脑受压表现,应注意对冲部位脑挫裂伤区迟发性脑内血肿及硬膜下血肿;③已清除一侧血肿,对侧有颅骨骨折;④额颞叶对冲性脑挫裂伤;⑤首次CT检查不能解释症状体征;⑥多发伤合并低血压史,首次CT检查正常,血容量恢复和血压稳定后应及时复查CT;⑦用箭毒麻醉或过度通气患者治疗后病情无好转,CT检查后3~6小时应复查,伤后3日及7日内常规复查。

【治疗】

1. 手术治疗 颞部和颅后窝迟发性血肿一经诊断应尽快清除。指征是迟发性颅内血肿(DTIH)导致意识障碍;出现神经系统定位体征;引起局限性癫痫;DTIH导致颅内压增高;CT发现中线移位或脑室受压。可采用开颅清除血肿术,适用迟发性脑内血肿、硬膜外血肿及急性、亚急性硬膜下血肿;钻孔冲洗引流术仅适用迟发性慢性硬膜下血肿。

2. 非手术治疗 指征是DTIH在幕上<20ml、幕下<10ml,占位效应不显著;无明显神经系统症状体征;意识清醒,GCS≥13分。严密观察及定时复查CT,一旦病情恶化或血肿增大,占位效应明显,应及早手术清除血肿。可应用脱水利尿剂治疗;仅有脑挫裂伤,无明显脑水肿及颅内压增高者,伤后24小时内慎用脱水利尿剂。

七、慢性硬脑膜下血肿

慢性硬脑膜下血肿(chronic subdural hematomas,CSDH)在伤后3周以上出现症状,占颅内血肿9.39%,占硬脑膜下血肿15.6%,双侧发生率高达14.8%,年发生率(1~2)/10万,老年人约16.5/10万。

【病因和致伤机制】

1. 病因 CSDH病因尚未完全明确,65%~75%的病例有颅脑外伤史,34%有酒精成瘾史,以及抗凝药治疗史等。

2. 致伤机制 目前有两种学说:外伤学说认为硬脑膜下腔桥静脉撕裂出血,主要位于矢状窦旁,颅底颞叶前端及小脑幕附近,如致伤作用方向与矢状窦平行,易撕裂桥静脉,作用方向与矢状窦垂直,因有大脑镰抵抗,不易撕裂。静脉出血速度与撕裂程度及血压有关。炎症学说认为血肿继发于出血性硬脑膜内层炎性产物,其他原因可能为慢性酒精中毒,维生素B、维生素C、维生素K缺乏及凝血功能障碍等。CSDH的发生可能与老龄、高处坠落史、轻度颅脑外伤、服用抗凝药或抗血小板药物、饮酒、癫痫、低颅压及血液透析等危险因素有关(Kolias AG et al,2014)。小儿常见双侧慢性硬脑膜下血肿,为产伤引起,出生6个月内发生率最高;也见于营养不良、坏血症、颅内外炎症和出血素质儿童,多为桥静脉破裂所致。CSDH可引起颅腔内占位、局部压迫和供血障碍,导致脑组织萎缩与变性,癫痫发生率高达40%。

【病理】

CSDH黄褐色或灰色结缔组织包膜多在发病后5~7日出现,2~3周基本形成。靠近蛛网膜侧包膜较薄,血管很少,与蛛网膜轻微粘连,易剥开;靠近硬脑膜侧包膜较厚,与硬脑膜紧密粘连,剥除后可见新生毛细血管渗血。

【临床表现】

1. 常见于老年人和6个月内婴儿,常有头部轻微外伤史,老年人轻度头部外伤史本人或家人易忽略或忘记,起病隐袭,受伤至发病时间为1~3个月,个别报告34年。

2. 临床表现 慢性颅内压增高症状,头痛、恶心、呕吐、复视及视乳头水肿等,头痛突出。神经功能缺失症状如病变对侧轻偏瘫、锥体束征、失语和癫痫发作,病侧瞳孔散大等。意识障碍方面,约81%患者GCS评分为13~15分,12%患者为9~12分,7%患者小于8分(Santarius T et al,2009)。精神障碍轻症病例表现注意力不集中、记忆力减退、烦躁易怒等,重者出现痴呆、寡欲,甚至木僵。婴幼儿表现前囟膨隆、头颅增大、骨缝分离、眼球下转(落日征)和头皮静脉怒张等,前囟穿刺可吸出硬脑膜下积血。

3. CT检查可见血肿密度直接征象,脑室、脑沟、脑池受压变形间接征象,病程愈短,血肿密度愈高,可能与血肿内血红蛋白破坏吸收有关。等密度血肿诊断困难,可借助脑室、脑池、脑干等受压间接征象判断,增强CT显示血肿内侧边缘弧形线状高密度影(图3-7-12)。MRI显示等密度慢性硬脑膜下血肿,早期血肿T_1WI和T_2WI均为高信号;后期T_1WI低信号高于脑脊液,T_2WI为高信号(图3-7-13)。

【诊断与鉴别诊断】

1. 诊断 根据头部外伤史,老年人轻度头外伤史,起病缓慢,颅内压增高症状为主,可伴精神症状和局灶性

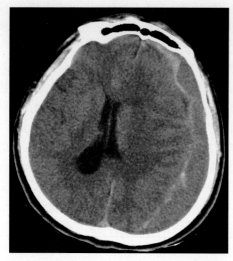

图 3-7-12 摔倒致头部外伤 1 月余,右侧肢体无力 5 天,CT 检查显示左侧额颞顶广泛等低密度病灶,左侧脑室明显受压,中线结构向右侧移位,诊断为慢性硬脑膜下血肿

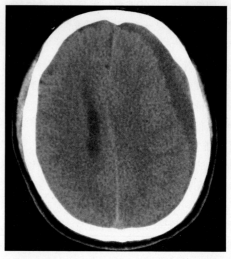

图 3-7-14 摔倒致头部外伤 3 月,头颅 CT 显示左侧额颞顶月牙状占位密度较低接近脑脊液,诊断为硬脑膜下积液

①钻孔或锥孔冲洗引流术为首选方法,安全简单,无严重并发症,疗效满意,治愈率达 95%;根据血肿部位及大小选择前后两孔(一高一低)或在血肿中心钻一孔,抽出积血后留置引流或持续负压引流,引流时间根据引流量多少及颜色,一般术后 3~5 日拔除。适于血肿包膜未形成钙化的多数成人患者,术后血肿复发率 5%~33%。②骨瓣开颅慢性硬脑膜下血肿清除术:额、颞顶部开颅术彻底清除血肿,尽量切除血肿囊,利于术后脑膨起;适用血肿晚期已机化或钙化、少数钻孔引流术失败患者。③前囟侧角硬脑膜下穿刺术适于早期血肿及囟门未闭婴儿。④脑室内镜术适于分隔型慢性硬脑膜下血肿,内镜直视下显微手术切除血肿内多囊性包膜,利于彻底冲洗引流血肿。

术后并发症包括:①颅内压过低、脑膨起不全引起头晕呕吐,可静脉输注低渗溶液等。②术后血肿腔顽固性积液,多因清除血肿后脑萎缩不能复张,必要时去骨瓣缩小颅腔,消灭血肿腔。③血肿复发常见于老年脑萎缩患者。

2. 非手术治疗 适于无临床症状或症状轻微,颅内压 200mmH$_2$O 以下,CT 无中线移位、呈低密度影像者,合并凝血功能障碍及出血倾向的 CSDH 患者,如白血病、肝硬化和恶性肿瘤,病情允许可首选非手术治疗。可卧床休息、应用维生素类及止血类药,脑水肿可适当脱水。

慢性硬脑膜下血肿治疗及时,多数预后良好。但有部分患者术后存在血肿复发的问题,因此,对于临床症状恶化或持续性神经功能障碍的患者,应注意 CT 复查(Schucht P et al,2019)。

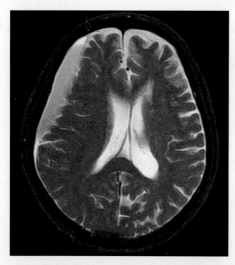

图 3-7-13 车祸致头部外伤 3 个月,头痛 3 天,MRI 显示右侧额颞硬膜下 T$_2$WI 高信号占位,诊断为慢性硬脑膜下血肿

神经损害症状,影像学上主要依靠 CT 特征性表现,怀疑有其他诊断时可行 MRI 鉴别。

2. 鉴别诊断

(1)硬脑膜下积液(硬脑膜下水瘤):多与外伤有关,颇似 CSDH。前者囊内为清水样或黄变液体,后者为积血。鉴别主要靠 CT 或 MRI(图 3-7-14)。

(2)半球占位病变:如脑膜瘤、胶质瘤、脑脓肿及肉芽肿等,进展缓慢,无头外伤史,局灶性神经功能缺失体征明显,CT、MRI 或 DSA 等可确诊。

【治疗】

1. 手术治疗 患者有症状应尽早手术治疗。包括:

第六节　开放性颅脑损伤

（冯华）

开放性颅脑损伤（open craniocerebral injury）是颅脑各层组织（头皮、颅骨、硬脑膜和脑组织）开放伤的总称。包括头皮开放伤、开放性颅骨骨折和开放性脑损伤。硬脑膜是一层坚韧的纤维膜，是防止颅内感染的重要屏障，遭受损伤而开放后导致脑组织与外界空气相通，是开放性颅脑损伤与闭合颅脑损伤的最重要区别。临床上习惯将颅腔与外界不相通，只有头皮开放伤或开放性颅骨骨折，而硬脑膜未破裂的颅脑损伤列入闭合性脑损伤。因此，开放性颅脑损伤实际上指的是开放性脑损伤。与闭合性脑损伤相比，开放性颅脑损伤具有易导致失血性休克和颅内感染概率较高等特点。颅底骨折伴硬脑膜破裂，颅腔经鼻窦或中耳腔与外界间接相通，并发脑脊液漏或颅内积气，虽然无头皮裂伤等可见外伤，亦属开放性伤，因为不需要清创，且大多数能够自愈，而称为内开放性颅脑损伤。

开放性颅脑损伤分为非火器性和火器性开放伤。前者发生在平时，如头部锐器伤、坠落伤和交通伤等；后者则主要发生在战争时期，如弹片、枪弹伤等。开放性颅脑损伤具有伤口出血多、污染重、感染率高及癫痫发生率高等特点。

一、非火器性开放性颅脑损伤

非火器性开放性颅脑损伤（nonmissile craniocerebral injury）致伤因素很多，包括锐器伤、钝器伤和撞击伤三类。

【病因和致伤机制】

1. 锐器伤　刀、斧、匕首、剪、钉、钢筋、钢钎等造成的砍伤、刺伤、切割伤等均属锐器伤。刀斧等锐器创口为长条状，头皮创缘整齐，颅骨裂开，硬脑膜和脑组织裂开及出血；匕首、钉、长矛等尖端锐器所致头皮伤口小而整齐，暴力强可刺入颅内引起脑组织裂伤和脑内血肿，因颞骨较薄，脑内血肿以颞叶多见。砍伤因暴力较大，尤其致伤物刃钝而宽厚时，切割夹杂有钝性打击，创口虽也成条形，但欠整齐，软组织挫伤较重，颅骨常呈条形碎裂，脑组织呈带形损伤。穿入颅内的致伤物，可将颅外组织碎片或异物带入伤道深部，伤及颅内血管，静脉窦可并发出血，伤道内或硬脑膜下形成血肿。有时致伤物可经眼眶、鼻腔等处戳入颅内，易致颅内污染，引起颅内感染。

2. 钝器伤　棍棒、砖、石及钉锤、斧背等铁器打击形成。长形的钝器多造成条状的头皮挫裂伤，创缘不整齐，

颅骨呈粉碎性骨折伴条形凹陷，硬脑膜常被骨折片刺破，脑组织挫裂伤面积大，偶有一定程度的脑对冲伤。块状钝物常引起凹陷骨折或洞形骨折伴不同程度的放射线性骨折，裂伤往往呈三角形或星芒状，创缘不整、挫伤严重、硬脑膜可有撕裂，颅骨碎片刺入脑内者较多。这类钝器损伤污染较重，创口内异物、毛发、泥沙常见，易致感染，颅内并发血肿的机会较多。有些细长的钝器，如竹筷、铅笔等也可经眼眶、鼻腔、额窦或上颌窦等骨质薄弱处，戳入颅内，造成脑组织损伤及出血，污染较重者也可导致颅内感染。

3. 撞击伤　快速运动的头颅撞击在有棱角或突起的固定物上，或自高处坠落头部撞击不平整地面或器物上时，均可造成冲击部位的开放性颅脑损伤。其创伤特点同钝器打击伤，头部着力点颅骨呈凹陷性或洞形骨折，局部脑组织挫裂伤。但因其为减速伤，除冲击部位外，易合并并有对冲性脑损伤或旋转性致伤的弥漫性轴索损伤。

【临床表现】

1. 外伤体征　开放性颅脑损伤通常有颅面部致伤史，可见明显的创口和异物存留（图3-7-15）（Zhang M et al，2019）。伤口形状、大小、深浅、是否有异物残留、污染程度与致伤物形状和致伤方式密切相关。刺伤伤口呈洞状；砍伤伤口为边缘整齐条索状，多发；钝器伤伤口不规则，污染严重，颅骨凹陷破碎亦较严重。发际内小刺伤伤口如不仔细检查常被遗漏。创口多位于前额、额眶部，亦可发生于其他部位，可为单发或多发，伤口整齐或参差不齐，有时沾有头发、泥沙及其他污物，有时骨折片外露，有时致伤物如刀、铁棒等嵌顿于骨折处或颅内。只要创口内有脑组织碎屑或脑脊液溢出，即可确定为开放性脑损伤。头部软组织血供丰富，头部创口往往出血较多，如致伤物留置在创口内，检查时切勿撼动、拔除，以免引起出血；致伤物如已拔除，应注意创口小而遗漏颅内损伤的可能。创口深部有大量出血者，应考虑颅内有较大血管或静脉窦损伤。经眶穿透伤者，往往出现眼眶和眼结膜充血出血，眼球外突，并可伴有眼球运动障碍和视力减退或丧失。根据受伤部位、有无大量脑脊液流出，可以判断有无脑室穿通伤。门急诊检查伤口，严禁向深处探查，不可随意取除创口内的碎骨片或异物，以防引起大出血。

2. 意识和生命体征　开放性颅脑损伤患者意识和生命体征变化差异较大，取决于脑损伤的情况。开放性颅脑损伤颅腔与外界相通，破碎脑组织、血块及脑脊液溢出破裂口，缓冲颅内压增高，创口小的锐器刺伤脑组织损伤轻，可不伴意识障碍或仅有轻度意识障碍。局限性穿透伤、切割伤如未伤脑重要功能部位，未并发颅内血肿或大血管时多无意识障碍，或仅有短暂一过性意识障碍。钝器伤如棍棒、坠落及交通伤所致开放性颅脑损伤，因脑

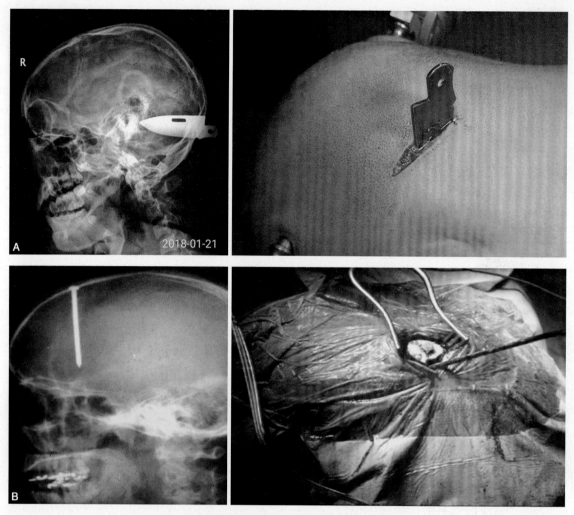

图 3-7-15　多种异物存留的开放性颅脑损伤
A. 刀片刺穿枕骨进入颅内；B. 钉子刺穿顶骨进入颅内

损伤严重，昏迷程度常常较深，伤及脑干及下丘脑者，可持续昏迷。如各种损伤继发颅内出血、脑水肿、静脉窦压迫或破裂，则患者可在短暂清醒后出现逐渐加重的意识障碍。如损伤范围较大，损伤严重，出血多，可出现休克，表现为脉搏细弱增快，血压偏低，患者面色苍白、出汗、烦躁不安等。头皮供血丰富，血管缺乏收缩性，裂伤时出血多，难以自行停止；颅内静脉窦附近颅骨骨折，尤其凹陷性骨折常伤及颅内静脉窦，上矢状窦损伤多见，横窦次之，颅内静脉窦损伤出血凶猛，现场及转运过程处理不当易出现失血性休克。

3. 合并症　非火器伤出现休克时，应高度注意身体其他部位的合并伤，特别应重视胸、腹内内脏，脊柱、骨盆及大的骨折等合并伤存在。脑损伤严重者，常伴有颅内出血、急性脑水肿或肿胀，急性颅内压增高。除非有严重休克，一般不表现出低血压、脉速等症状，而常表现为血压升高、缓脉和呼吸频率改变。当头部出血不能解释休克时，应注意有无腹腔脏器破裂出血。呼吸困难既可由

颅脑损伤引起，亦可因合并胸部外伤所致，应注意鉴别。

4. 脑局部损伤症状　根据损伤部位和范围不同，可表现出不同的脑功能损伤症状。致伤物直接损伤脑功能区，伤后立即出现相应的神经功能缺失，如偏瘫、失语、偏盲等。而伤后迟发的神经功能障碍则应考虑继发性脑损伤，如颅内血肿、严重脑水肿等。创伤性癫痫发生率显著高于闭合性伤。如伤及脑神经，则可表现相应的脑神经损伤症状。伤及脑干或下丘脑时，患者常有去大脑强直及高热等表现。

5. 颅内压增高表现　开放性颅脑损伤后颅内压增高症状通常不明显，但当损伤范围较大引起较重脑挫伤，或继发颅内血肿时常可表现出颅内压增高症状（头痛、呕吐、视物模糊等）。当有颅骨骨折缺损，硬膜裂口较大时，血液、脑脊液及破碎、液化坏死脑组织可经伤口流出，或有脑膨出，颅内压在一定程度可获得缓解；而创口较小的开放性颅脑损伤，与闭合性颅脑损伤一样，可出现高颅压征象，甚至脑疝发生。

【诊断】

病史与体检是诊断的最主要依据,辅助检查则有助于对伤情的定位和定性作出准确判断,通过对头颅的受伤经过和致伤方式的询问,对伤处的观察,包括创口大小、有无脑脊液漏出及脑碎片溢出,结合对客观体征的检查,多数情况下可作出明确诊断,并对伤情进行初步评价。

【辅助检查】

1. X线平片检查 对于了解颅骨骨折的部位、类型、骨折线走向、破坏程度、颅内异物数量及存留部位以及气颅等情况有较高应用价值,虽然目前 X 线检查不常用,但是为了了解颅内异物的数量与分布,X 线检查比 CT 扫描更全面,更不易遗漏(Li Z et al,2019)(图 3-7-16)。

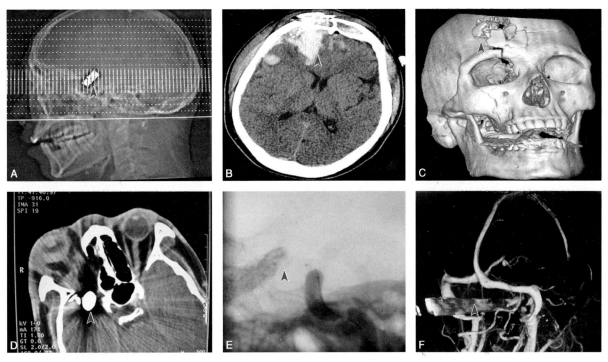

图 3-7-16 开放性颅脑损伤的影像学评估

A. X 片对于显示异物的数量和位置有优势;B. CT 扫描可显示颅骨骨折、颅内血肿、脑挫裂伤;C. CT 三维重建可显示颅内骨折的范围和骨折线的走行;D. CT 可显示高密度异物的位置;E. DSA 检查显示颅内异物与动脉血管之间的关系;F. CTA 检查显示颅内异物与静脉窦之间的关系

2. CT 检查 作为快速、无损伤性检查,不仅能帮助了解脑伤情况、损伤的性质、位置和范围,颅内出血和血肿情况,特别是当颅内继发血肿、积液或后期的脑积水、脑肿胀、脑穿通畸形及癫痫病灶均有重要诊断价值(见图 3-7-14)。近年来随着计算机技术的发展,三维重建技术可以直观的将脑内的情况显示出来,结合术中神经导航技术,可指导取出细小异物存留,最大程度减少副损伤。

3. 脑血管造影 包括 CTA、MRA 和 DSA 可用于诊断开放性颅脑损伤后期的并发症和后遗症,如外伤性动脉瘤或动静脉瘘。如果怀疑有静脉窦损伤或压迫,需要在术前进行 MRV、DSA 等检查以全面评估(见图 3-7-14)。如果颅内异物伤及或接近主要动脉血管时,CTA、MRA 和 DSA 有助于判断颅内异物与血管的关系,条件允许时可在 DSA 杂交手术室开展手术。

4. 磁共振成像(MRI) 对后期判断脑损伤程度、脑水肿、慢性血肿等有一定意义。功能磁共振检查可用于评估伤后患者的功能状态。由于检查本身具有高磁场,不适于金属异物存留患者的检查。一般不用于急性期检查。

5. 腰椎穿刺 应用的目的是测定颅内压,发现和治疗蛛网膜下腔出血和颅内感染。对开放的创口在彻底清创前一般不进行。

6. 神经电生理检查 脑电图有助于诊断创伤性癫痫或判定长期昏迷患者预后。诱发电位检查对于判断脑干损伤程度、昏迷患者的苏醒、脑神经损伤性质有意义。大多用于急性期后。

【治疗】

1. 急救处理 急救的目的是纠正严重威胁患者生命的情况,维持患者的基本生命体征,减少创口污染,并尽快转送患者使获得确定性治疗。

(1)保证呼吸道通畅:清除呼吸道内血液、分泌物、呕吐物,保持呼吸通畅;昏迷患者应防止舌下垂,必要时放置口咽通气道、行气管插管或紧急气管切开;自主呼吸障碍者应行人工辅助呼吸。

(2)维持有效血液循环:尽快建立有效输血通道,积极抗休克,补充血容量,纠正血压。制止活动性大出血,必要时可暂时闭合伤口止血。

(3)创口处理:应尽量减少扰动伤口,尽快用敷料保护包扎创口,减少出血和继发损伤、污染。创口内有致伤存留者,不可撼动或拔出,应连同伤口一齐包扎保护。创口或组织有活动出血者,一般稍加压包扎即可止血;有大的动脉活动出血,可用血管钳暂时夹闭或暂时缝合止血。

2. 手术治疗 开放性颅脑损伤需手术处理,伤口污染不严重者应使用有效抗生素,早期(伤后 6 小时内,不超过 72 小时)彻底清创,清除伤道内毛发、骨折碎片、血块及挫伤失活脑组织等异物,直至出现脑搏动,伤道不再塌陷,一期缝合硬脑膜,减少脑脊液漏,脑膨出和颅内感染机会,伴失血性休克应先纠正休克再清创。伤后 4~6 天开放性颅脑损伤,常因就诊时间过晚或早期清创不彻底或污染严重等原因,创面已感染。为避免感染扩散,此类伤口不宜彻底清创。局部用过氧化氢溶液和加入抗生素的生理盐水冲洗干净,保持创面引流通畅,待到局部肉芽生长,细菌培养阴性后方可将头皮缝合。伤后 1 周以上的开放性颅脑损伤,感染严重。此时应保持创口引流通畅,及时换药。同时强力抗感染治疗,防止败血症、脓毒血症的发生。创面可用高渗液体湿敷,促进肉芽生长,争取消灭创面。

嵌入物在急救时不要贸然拔除,特别是在静脉窦或鞍区等部位附近时,仓促拔出可能引起颅内不可控制的大出血或附加损伤。应摄取头部正侧位及必要的特殊位置的 X 线平片,了解伤道以及致伤物大小、形状、方向、深度、是否带钩刺,以及伤及的范围,如果异物临近大血管、静脉窦,可进一步行脑血管造影、CT 等查明致伤物与血管的毗邻关系。根据检查所获取的资料,做好充分术前计划再行手术。额顶部开放性损伤常伴有上矢状窦损伤,上矢状窦前 1/3 损伤不易缝合时可结扎,中或后 1/3 损伤应力争修复,处理静脉窦损伤时应备足血液。

3. 药物治疗 在合理使用止血剂、脱水剂、激素及抗生素药物的基础上,特别加强抗感染治疗,选用广谱抗生素;加强抗癫痫治疗,预防外伤性癫痫发生;术后 2~3 天应行腰穿,了解颅内压力高低及是否有感染和出血等情况,必要时可反复进行。

二、火器性开放性颅脑损伤

火器性颅脑损伤(missile craniocerebral injury)又称颅脑火器伤,由火药、炸药等发射或爆炸产生的高速飞行投射物,如枪弹弹丸、各种碎片等所致的开放性颅脑损伤。战时常集中发生,平时在我国因枪支管理严格,较为少见,但在一些西方国家平时枪伤相当多见。火器性颅脑损伤是战伤中最为严重的一种损伤,其发生率仅次于四肢而居第二位,但其死亡率及残废率却是各部位伤中最高的(表 3-7-5)。而且随着高新技术武器的广泛应用,现代武器更多地注入了高科技成分,具有小质量、高速度、高能量及多种机制致伤的特点,从而使颅脑损伤救治难度呈现逐步上升的趋势。近年来,我国创伤弹道学研究发展很快,对各种投射物的致伤效应、致伤机制、损伤特点、颅脑火器伤的直接损伤、邻近损伤、远隔部位(远达效应)及其对全身影响的认识逐渐深入。采用创伤弹道学的理论用来指导火器伤的治疗,也取得了良好效果。目前世界范围内颅脑火器伤的病死率目前已降至 9.4~9.6%(Tunthanathip T et al,2018;Zhou Y et al,2018;Deng H et al,2019)。

表 3-7-5 历次战争颅脑火器伤死亡率

战争和时间	死亡率/%
克里米亚战争(1853—1856)	73.9
美国内战(1861—1865)	71.7
第一次世界大战(1914—1918)	35.0
第二次世界大战(1939—1945)	15
朝鲜战争(1950—1953)	10~20
越南战争(1961—1975)	10.3
两伊战争(1980—1988)	16
波黑战争(1992—1995)	10.23

【致伤机制】

1. 火器性投射物致伤机制 主要包括三个方面:投射物的直接损伤作用、瞬间空腔效应、压力波作用。①直接损伤作用:投射物穿过组织时,依靠其动能,直接撕裂或破坏组织,造成组织的直接损伤,所形成的伤道称原发伤道或永久性伤道。其损伤范围及程度与投射物的质量和速度相关,速度越大,总动能越大。②瞬间空腔效应:高速投射物进入颅内,还可在伤道内产生强大的侧向气压,作用于周围组织,造成此瞬间颅内压骤然升高,可高达 400kPa,随后的数毫秒空腔内气压消失,又弹性回缩,空腔经过几次脉动,最后消失。瞬间空腔的持续时间仅数毫秒至数十毫秒,但空腔急剧膨胀与收缩,使伤道周围组织受到压缩、牵拉、撕扯与震荡,所造成组织损伤远较原伤道为广泛且极不均匀。③压力波作用:投射物致伤时投射物碰击组织表面时,产生一个压力峰值达10.1MPa左右的速度向组织内传递;投射物在组织传递能量,形成瞬间空腔,由此形成的压力波;投射物在组织内将动能传递给组织液体微粒,使组织粒子加速运动,一旦其运动速度达到或超过该组织内音速时,即形成所谓"跨音速流",从而产生冲击波。

2. 颅脑火器性穿透伤类型 包括(图3-7-17)(Wintermark M et al,2018):①贯通伤(perforating injury):高速投射物贯穿颅腔,出口大于入口,入口附近有异物存留,出口脑挫伤严重,常伴有颅内血肿(图3-7-18)。②穿通伤(penetrating injury):投射物穿入颅内,停留在盲管伤道远端,有时发生反弹(反跳伤),仅有入口无出口,伤道入口处可有毛发、骨折碎片及其他异物存留。③反跳伤(ricocheting injury):颅脑反跳伤指投射物击中头部,与颅骨撞击后造成颅脑穿透伤,而金属异物被反弹折回而改变行程。头部仅有一伤口,颅骨呈洞形骨折,碎骨片穿破

硬脑膜进入脑内,深浅不一。④切线伤(tangential injury):投射物呈切线性擦过伤员的头部而远逸,造成头皮软组织、颅骨、硬脑膜和脑组织的沟槽状损伤,脑的沟状伤道内有较多的颅骨碎片分散着,由于伤道距脑干较远,压力波对脑干的作用已减弱,故生命体征的变化多不严重。但脑皮质损伤的范围较广,运动和语言区常被累及,癫痫的发生率较高。

病理特征 颅脑火器性非穿透伤包括头皮裂伤、颅骨粉碎性骨折,弹片嵌在骨折裂隙内,硬脑膜未破,可有硬膜外出血、局部脑挫伤或血肿形成。火器穿透伤脑组织损伤重,除投射物直接造成脑组织毁损、液化和形成原发性伤道,还可见脑组织挫裂伤、点状出血和水肿,脑挫裂伤区外周脑组织肉眼无变化,但神经元和传导束受震荡出现暂时功能障碍,称脑震荡区,该区伤后短期内恢复。

【临床表现】

火器性开放性颅脑损伤的临床表现,取决于飞射物

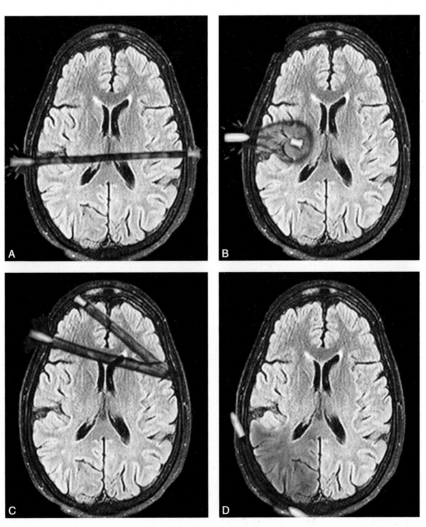

图3-7-17 颅脑火器性穿透伤类型
A.贯通伤;B.穿通伤;C.反跳伤;D.切线伤

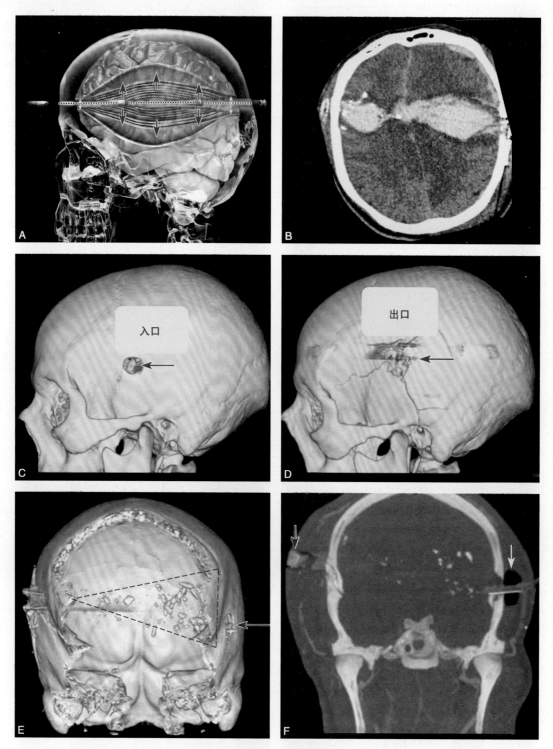

图 3-7-18　颅脑火器贯通伤的特点

A. 高速投射物贯穿颅腔时产生直接损伤作用、瞬间空腔效应和压力波作用；B. CT 示入口附近有异物存留，出口脑挫伤严重，伴颅内血肿；C~E. CT 三维重建示出口大于入口；F. CT 重建示颅内散在异物存留

的性质、创伤类型、脑损伤部位，以及是否发生感染等因素。

（1）意识障碍：火器性颅脑损伤表现与一般颅脑开放伤近似，意识障碍取决于投射物大小、速度及损伤部位，高速飞弹贯通脑后，由于瞬间空腔作用可使伤者立即昏迷，程度及持续时间与脑坏死、水肿及出血有关；贯通伤如伤及脑干以下，呼吸及心搏停止可立即死亡。低速小投射物可导致头皮裂伤、颅骨骨折或盲管伤，通常无意识障碍。昏迷程度是伤情变化的信号，昏迷加重是颅内压增高的表现，提示脑受压，持续昏迷意味脑广泛性损伤；反之，昏迷变浅预示病情好转。

（2）轻伤者生命体征无改变或轻微，重者变化显著。①高速飞射物的强大冲击波及压力波在脑内形成瞬时空腔效应，对呼吸循环中枢产生强烈影响，伤者可立即出现呼吸暂停及休克而迅速死亡。②颅脑火器穿透伤导致脑功能区损伤远高过闭合性颅脑损伤，导致严重残疾如瘫痪、失语、感觉障碍、视力及视野改变。③颅脑火器穿透伤，尤其枪弹伤并发颅内压增高十分常见，主要由于急性颅内血肿形成，包括硬膜外血肿、硬膜下血肿、弹道内及脑内血肿等，以脑内血肿最常见；脑水肿、颅内感染和脑积水也是颅内压增高的重要原因。④颅脑火器穿透伤易导致癫痫发作，早期多为脑内出血及脑挫伤引起，晚期与脑膜脑瘢痕、脑胶质瘢痕或脑穿通畸形相关，可表现为局限性及全面性发作；脑膜刺激征早期由蛛网膜下腔出血引起，晚期多因颅内感染所致。

【诊断】

1. 询问伤史　询问头颅的受伤经过和致伤方式，着重了解火器类型、受伤时的距离、伤后的处理及伤情的变化。

2. 伤口检查　应注意伤口的部位、大小、形状，有无脑脊液流出和脑组织外露及膨出；有无活动性出血，伤口与颅内重要结构（如外侧裂、静脉窦或主要血管）关系以及创口污染情况；检查时应注意防止遗漏细小伤口及邻近眼、鼻、耳、颌面和颈部伤口，严禁用探针或镊子向伤口深处探查或随意取出伤口内骨折片等异物，以免引起颅内大出血和增加感染的机会。出入口的连线有助于判断穿通伤是否经过重要结构。

【辅助检查】

1. 头颅 X 线平片　应常规做头颅正侧位 X 线平片，以了解颅骨骨折情况、射入口及射出口位置，颅内碎骨片及异物的数目、大小、形态和部位，对于判断伤情、指导清创有重要意义。必要时，可加拍切线位、汤氏位、颌面或颅颈交界区 X 线片，以检查颅面或颈颅伤。

2. CT 检查　平时或有条件的后方医院应常规行 CT 扫描检查，以了解判定伤道的位置、方向、异物数量和性

质、颅内出血和脑水肿、脑肿胀等，对指导颅内清创和判断清创是否彻底有重要价值。后期 CT 的追踪检查对了解颅内伤情变化，发现继发感染、出血、脑积水等有重要价值。计算机三维重建技术可以定位颅内异物存留情况，结合术中神经导航技术可引导手术取出细小异物存留。

3. 脑血管造影　对诊断火器伤后血管性并发症，如脑血管栓塞、外伤性动脉瘤、动静脉瘘有决定性意义。

4. 头颅 MRI 检查　有金属异物时不宜采用，主要在了解晚期脑损伤情况、并发症的诊断有其特殊意义，如颅内感染、脑脓肿、创伤性癫痫等。一般不用于急性期检查。

5. 腰椎穿刺　对后期判断脑损伤程度、脑水肿、慢性血肿等有一定意义。对开放的创口在彻底清创前一般不进行。

6. 神经电生理检查　脑电图有助于诊断创伤性癫痫和判定长期昏迷患者预后。诱发电位检查对于判断脑干损伤程度、昏迷患者的苏醒、脑神经损伤性质有意义。大多用于急性期后。

【治疗】

1. 现场急救　自阵地或战场上尽快将伤员就近转移到相对安全地带；用急救包或大块敷料遮盖伤部，严密包扎以达到加压止血的目的。如有脑膨出，用敷料绕其周围，保护脑组织以免污染和增加损伤；迅速将伤员放在安全隐蔽地带，有意识障碍者，取侧卧位，解开衣领和腰带，及时排出口腔和呼吸道的分泌物，以保持呼吸道通畅；舌后坠时可放入咽通气管；对休克、颅内血肿伤员施行急救检查创口包扎情况，对呼吸道不通畅者行气管插管、紧急气管切开；抗休克、复苏处理，包括补充血容量，纠正缺氧、酸中毒及其他电解质紊乱；尽早大剂量抗生素和破伤风抗毒素（TAT）应用；剃发，清洁创口外围，初步预防感染；进行分类、填伤票、记录伤情，医疗文书随同伤员后送。后送中注意安全和其他医疗防护事项。已出现休克或已有中枢衰竭者，就地急救，不宜转送。

2. 手术治疗　颅脑火器性损伤治疗原则是，应及时彻底进行创伤外科处理，早期一次彻底清创是颅脑火器性损伤处理的关键，力争伤后 6~8 小时内进行，在野战环境下应用抗生素最迟不超过 72 小时；彻底清创是彻底清除失活脑组织，清除颅内、脑内及伤道内血肿，彻底止血，清除碎骨片、毛发、弹片及异物等，是否取除伤道深部或脑部弹片可酌情而定，直至看到脑组织搏动恢复，伤道不在塌陷，颅内压增高缓解。主要是预防颅内感染，通过清创把开放性颅脑内损伤变成闭合性颅脑损伤，清除脑内占位病变，解除颅内压增高，防止脑疝形成。处理的正确及时与否直接影响伤员的预后。依据

伤员来院治疗时间早晚可分为:①早期创伤外科处理:伤后6~8小时,不超过72小时的伤员均应按及时、彻底的原则进行创伤外科处理。②近期创伤外科处理:伤后4~7天的伤员,因创面已有感染或脑脊液漏,应清洁创面,改善引流,局部细菌培养连续三次阴性后,简单清除创面浅层血肿、碎骨片、毛发、异物等,可缝合头皮,留置引流。③晚期创伤外科处理:伤后超过7天、已发生创面感染的伤员不宜进行清创术,应充分引流至伤口,及时更换敷料,改善营养状况,加强抗感染、抗癫痫治疗,待感染控制后再行处理。

(1)盲管伤清创:对于颅脑伤道较短,异物位置不深者,可以从入射口同时清创和摘取异物;对于颅脑伤道较长,异物已经接近对侧颅骨内板者,则应从入射口行颅脑清创,在对侧接近异物处避开重要功能区另做切口,开颅摘取或用磁性导针吸出异物;对于内反跳伤者,应视反跳所形成的继发伤道有无脑受压及异物摘除的可能性和必要性而定;对某些位于重要功能区而又必须摘除的异物,也可采用分次手术的方法,即第一次经入口行伤道清创,然后采取体位疗法,待异物靠自身的重力运动到脑皮层浅面后,再行手术摘取。对盲管伤和非穿透伤共存者,应先重点进行盲管伤的处理,将开放性脑伤彻底清创并变为闭合后,再进行头皮、颅骨的清创和摘取异物。对于入口太小,又位于颞、枕等肌肉深部的1cm以下的异物,无须勉强摘取,一般不会导致感染或其他合并症。

(2)贯通伤清创:贯通伤有入口及出口,颅脑损伤常较严重而广泛,手术处理重点是对包括入、出口在内的全部伤道的彻底颅脑清创。对出口和入口相距较远,或各在一侧,不能在同一术野清创者,可以采取出入口伤道分别清创或分组同时清创;但合并有颅内血肿或脑受压表现的一侧应首先手术减压及清创。对出入口相距较近,可以连接成一个切口的贯通伤,可采用出入口连通成形开瓣,同一术野一次彻底清创的方法。

(3)特殊部位损伤清创:这类损伤多有病情危重、出血凶猛、重要结构受累、污染严重等特点,残废率及死亡率较高。应在常规清创的基础上,注意控制出血,补充血容量,修补缺损,引流污染脑脊液,预防感染等,尽可能提高治疗效果。

(4)摘除颅内金属异物:直径大于1cm的金属异物因易诱发颅内感染需手术;位于非功能区,易于取出且手术创伤及危险性小;出现颅内感染征象或顽固性癫痫及其他较严重的临床症状者;合并有外伤性动脉瘤者;脑室穿通伤,异物进入脑室时,由于极易引起脑室内出血及感染,且异物在脑室内移动可以损伤脑室壁,常需手术清除异物。

第七节 颅脑损伤常见的并发症防治

(杨小锋 冯华)

颅脑损伤常见并发症包括颅内感染、创伤后脑积水、创伤性颅骨缺损、创伤后癫痫、脑脊液漏,创伤性颅内动脉瘤,以及创伤性颈动脉-海绵窦瘘和脑神经损伤等。在颅脑损伤治疗与处理过程中应注意这些并发症的防治。

一、颅内感染

颅内感染(intracrnial infection)是颅脑创伤患者较为严重的并发症,开放性颅脑损伤尤其颅脑火器伤时容易发生,常见为外伤性脑膜炎或脑室炎以及在此基础上形成的脑脓肿(brain abscess)和颅骨骨髓炎(cranial osteomyelitis)(Lin C et al,2015)。颅内感染可增加病死率和其他不良预后的发生率,且延长住院时间、增加患者及家庭的经济负担。颅内感染危险因素较多,除了开放性颅脑损伤之外,留置引流管、高龄、手术时间较长、早期清创不彻底、多次手术、大剂量使用糖皮质激素、血糖控制不佳、机械通气、全肠外营养等(Zhan R et al,2014)。

【诊断】

颅脑创伤患者的颅内感染应结合病史、症状、体征、实验室检查及影像学检查进行综合诊断。

1. 临床症状 患者一般有开放性颅脑损伤或开颅手术病史。常见临床症状与体征包括发热、新发头痛、恶心呕吐、脑膜刺激征、意识状态下降等;手术患者可有切口红肿、皮下积液甚至切口破溃流脓,部分患者可有癫痫发作表现;有脑脊液引流管管的患者可观察到脑脊液形状的改变。

2. 实验室检查 血液检查可有白细胞及超敏C-反应蛋白升高,但并无特异性。脑脊液检查在颅内感染的诊断中有重要价值,感染急性期可见脑脊液外观呈现黄色、浑浊,甚至脓性。典型的颅内感染,脑脊液常规检测可见白细胞/有核细胞显著升高,多大于$100/\mu l$,中性粒细胞比例>70%,脑脊液生化检测可见蛋白含量升高,葡萄糖和氯化物的含量显著降低。另外,脑脊液乳酸和降钙素原检测可协助不典型颅内感染的诊断。病原学检测(包括脑脊液涂片、培养等)是诊断颅内感染的金标准并对治疗有着重要的意义。

3. 影像学检查 头颅CT和磁共振等影像学可发现颅内感染引起的脑积水、脑室积脓和脑脓肿,增强的头颅CT和磁共振对于鉴别不典型的颅内感染有较大的意义(图3-7-19)。

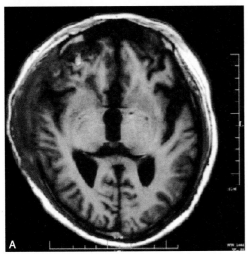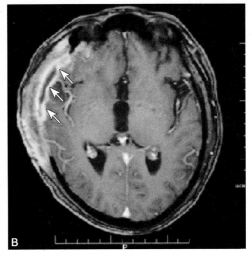

图 3-7-19　MRI 为颅脑创伤后颅内感染，显示右侧脑膜、颞肌病灶明显增强（B 箭头所示），抗感染治疗后感染局限于人工脑膜、颞肌周边结构

【治疗】

1. 抗感染治疗　是颅内感染包括颅脑创伤相关的颅内感染治疗的基础。颅脑创伤相关的颅内感染的致病菌以葡萄球菌属最为多见，包括凝固酶阴性的葡萄球菌和金黄色葡萄球菌。其他病原体包括不动杆菌、肺炎克雷伯菌、肠杆菌属、铜绿假单胞菌等，真菌感染相对少见。近年来，鲍曼不动杆菌和肺炎克雷伯菌等革兰氏阴性菌的检出比例有所增加。在获得病原学检及药敏检测结果前，应进行经验性抗感染治疗，抗生素应覆盖最可能的致病菌，并易通过血脑屏障，可联合两种抗生素。获得病原学结果后应根据药敏结果调整为目标性抗感染治疗。凝固酶阴性葡萄球菌和耐甲氧西林金黄色葡萄球菌（MRSA）感染可选择万古霉素，对于万古霉素治疗失败或过敏的病例可选择利奈唑胺。对于肺炎克雷伯杆菌及不动杆菌属细菌，可选择美罗培南，若已对美罗培南耐药则需考虑多黏菌素。对耐药风险较低的肠球菌菌属导致的颅内感染，可予氨苄西林治疗；若耐药风险较高，则首选万古霉素，对万古霉素耐药、过敏或肾功能较差的患者，可考虑利奈唑胺替代万古霉素治疗。假单胞菌属感染，推荐使用头孢吡肟、头孢他啶、环丙沙星和美罗培南（Tunkel AR et al, 2017；中华医学会神经外科学分会，2017）。

2. 脑室内/鞘内给药　目前尚无药物的脑室内和/或鞘内给药获得国内卫生部门的批准，该给药方法可作为静脉用药无效时的选择。常用药物包括万古霉素，庆大霉素、阿米卡星、多黏菌素等。近年来，对于广泛耐药的鲍曼不动杆菌和肺炎克雷伯菌导致的颅内感染，多建议采用以多黏菌素为基础的静脉用药联合多黏菌素脑室内/鞘内给药。

3. 颅内感染的外科治疗　外科手段是治疗颅内感染、特别是严重颅内感染的重要方法。外科治疗的原则是清除感染病灶、引流感染的脑脊液，手术方式包括脑脓肿穿刺引流、感染相关异物（如人工材料）清除手术、感染脑脊液外引流术。

4. 其他　对于伴有颅内压增高的颅内感染患者，应积极控制颅内压，主要措施以渗透性脱水为主，必要时应用脑脊液引流、去骨瓣减压等手术方法。中枢神经系统感染极易引起癫痫发作，需特别注意癫痫发作的控制和预防。在抗生素治疗过程中，需密切监测患者的肝肾功能和水电解质平衡，维持内环境稳定。

【预防】

颅脑损伤患者应积极预防颅内感染的发生。实施手术及其他诊疗措施应规范消毒、严格无菌操作；合理预防性应用抗生素并做好围手术期的规范管理；诊疗过程中应建立有效的感染监督和反馈机制。

二、创伤后脑积水

创伤后脑积水（post-traumatic hydrocephalus）是颅脑创伤后常见的并发症之一，由于脑脊液分泌增多、吸收障碍、循环障碍等引起脑脊液循环和动力学障碍，导致脑室内或蛛网膜下腔脑脊液异常积聚，使脑室部分或全部异常扩大（杨小锋等，2013）。

【病理生理】

创伤性脑积水根据不同的标准，有多种分类方法。根据发生时间可分为急性（伤后 ≤3d）、亚急性（伤后 4~13d）、慢性（伤后 ≥14d）。根据脑室系统有无梗阻分为梗阻性脑积水和交通性脑积水。根据腰穿测得的颅内压可分为高颅压性脑积水（ICP>200mmH₂O）和正常颅压性脑积水（ICP≤200mmH₂O，在正常范围内）。

除梗阻性脑积水外，创伤性脑积水的确切发生机理至今尚未阐明。颅脑创伤后蛛网膜下腔出血和组织碎片可引起蛛网膜下腔黏连、颗粒纤维化等，并导致脑脊液循环障碍；此外，创伤引起的颅腔结构破坏、脑组织移位，包括治疗中的过度脱水都可能对创伤性脑积水的发生有一定的影响（Weintraub AH et al,2017）。近年来，去骨瓣减压术与创伤性脑积水的关系得到了人们的重视，去骨瓣减压术后引起的脑脊液循环紊乱将显著增加脑积水的发病概率。

【诊断】

根据患者的临床表现和辅助检查可对创伤性脑积水作出明确诊断。

1. 临床表现　高颅压性脑积水的典型临床表现包括头痛、呕吐和意识障碍，以及神经乳头水肿和视力减退。大多数创伤性脑积水为正常颅压性脑积水，典型的患者可出现认知功能障碍、步态不稳和尿失禁。但不少创伤性脑积水患者因为严重的颅脑创伤易合并有意识障碍，临床症状典型者少见。对于颅脑创伤的患者，治疗过程中临床状态改善后又出现了进行性意识障碍加重或新的神经功能缺损者，以及在急性期脑水肿过后骨窗仍明显膨出者，应高度警惕脑积水。

2. 影像学检查　①脑室系统增大是诊断脑积水的主要依据，但需要与脑萎缩相鉴别。②部分患者扩大的脑室周围，可见低密度（CT）或高信号（MRI T₂）的间质性水肿表现。③Evans指数>0.3是诊断脑积水的指标之一，可用作与脑萎缩的鉴别。④MRI脑脊液动力学的检查对创伤性脑积水的诊断有一定的帮助。

3. 腰椎穿刺测压　①测定压力，明确脑积水是高颅压性还是正常颅压性。②脑脊液检查，明确是否存在分流手术禁忌证。③腰穿放液试验：通过腰穿释放30~50ml脑脊液，观察患者神经功能有无改善，有助于筛选适合分流手术的患者。

【治疗】

1. 创伤后脑积水通常需要手术治疗。对急性梗阻性脑积水，侧脑室外引流是治疗的首选。慢性创伤后脑积水通常需要采取脑脊液分流术治疗。

2. 脑脊液体腔分流手术是目前治疗各种原因的脑积水，包括创伤后脑积水的主要外科手段，包括侧脑室-腹腔分流式、侧脑室-心房分流术、侧脑室-膀胱分流术、侧脑室-静脉窦分流术、腰大池-腹腔分流术等，其中侧脑室-腹腔分流式最为常用。分流手术并发症包括感染、分流管梗阻、过度分流等。分流术后仍需要长时间的随访，调整分流压力（可调压分流装置）方才可能获得良好的

效果。

3. 脑脊液颅内转流的常用术式是内镜下第三脑室造瘘术、终板造瘘术、中脑导水管成形术、透明隔造瘘术等。

4. 其他临时性治疗方法包括：①药物治疗，通过药物抑制脑脊液的分泌或者通过脱水剂和利尿剂减轻脑积水。②间歇性腰椎穿刺、腰大池引流、脑室外引流，以及皮下Ommaya囊植入等，通过释放一定量脑脊液或引流血性脑脊液来缓解症状。除了暂时性梗阻性脑积水可选择脑室外引流，一般不是治疗的首选，仅作为过渡性治疗手段，为分流手术创造条件（中华神经外科分会神经创伤专业组等，2014）。

三、创伤性颅骨缺损

创伤性颅骨缺损（traumatic cranial defect）是由于凹陷性、粉碎性颅骨骨折、开放性颅脑损伤、重型闭合性颅脑创伤，合并难治性颅高压而行去骨瓣减压术等所致颅骨的连续性中断和缺失。

【病理生理】

由于颅骨缺损导致大气压力直接作用于脑组织，引起大脑皮层以及其他颅内结构的变形、移位，可导致神经功能障碍。大面积颅骨缺损时，颅内压力趋近于大气压力，脑脊液循环发生障碍，易出现脑积水和硬膜下积液等并发症。此外，由于颅内压力和结构的改变，颅骨缺损还将导致脑组织血流灌注减少（Wen L et al,2015）。

【临床表现】

幕上颅骨缺损直径超过3cm即可产生临床症状，较大范围的颅骨缺损患者因大气压使局部头皮下陷，可能会导致颅内压的不平衡、脑组织移位以及大脑半球血流量减少和脑脊液循环紊乱，从而引起一系列的临床表现，主要包括：头痛、眩晕、易激惹、癫痫、无其他原因可解释的不适感和各种精神障碍（中华神经外科学会神经创伤专业组，2016）。此外，额部的颅骨缺损对于外观的影响较大。幕下颅骨缺损由于枕部肌肉较为发达，一般不引起明显的临床症状。

【诊断】

根据患者的颅脑外伤、手术等所致的颅骨缺损病史，体格检查以及CT等辅助检查结果，多能明确颅骨缺损。

【治疗】

1. 治疗方法　颅骨成形术是治疗创伤性颅骨缺损的主要手段，颅骨成形术可以避免脑组织的再次损伤、治疗脑膨出、颅骨缺损综合征，外观上达到整形效果。

2. 适应证　幕上颅骨缺损直径>3cm；缺损部位有碍美观；存在颅骨缺损相关的临床症状，如头晕、头痛等症

状,或有严重的心理负担影响生活与工作(中华神经外科学会神经创伤专业组,2016)。

3. 手术时机 如无手术禁忌证,在病情允许的情况下,提倡早期行颅骨成形术。对于伤口比较清洁的开放性颅骨粉碎性骨折、无颅高压的患者,建议一期行颅骨成形术。对于严重闭合性颅脑创伤的患者,因颅高压行去大骨瓣减压术造成的巨大颅骨缺损,传统观点认为颅骨成形术应在术后6~12个月施行。近年来,对于去大骨瓣减压术造成的颅骨缺损,越来越多的研究结果支持行早期颅骨成形术(3个月以内)。

4. 修补材料 颅骨修补术的材料包括自体颅骨和人工颅骨材料。自体颅骨因为相对经济、组织反应性小且无须塑形、合乎生理解剖要求、无排斥反应等优点,仍然被许多神经外科医生所使用。但是,自体颅骨保存的安全性和效果性仍存争议。人工颅骨材料主要包括自凝塑料、硅橡胶片、有机玻璃、高分子聚合材料、骨水泥、不锈钢丝网、钛条和钛板、聚醚醚酮颅骨等。目前,国内使用最多的人工颅骨成形材料是钛网,特别是三维数字塑形钛网在部分大型医院已广泛应用,是被临床证实较安全、美观的颅骨修补材料。聚醚醚酮(PEEK 材料)是一种较新的颅骨修补材料,目前也已在临床用于颅骨成形术,与三维数字塑形钛网比较,PEEK 材料强度更高、更接近人颅骨的生物特性,但价格较高,效果仍待更多的病例评估。

5. 禁忌证 包括头皮切口愈合差,头皮和颅内感染未治愈,颅骨缺损皮瓣张力较高等。

6. 术后并发症处理 颅脑创伤后颅骨缺损成形术后常见的并发症和后遗症包括:头皮下积液、切口或颅内感染、骨吸收、颅内出血、脑脊液漏、癫痫和皮瓣坏死等。为了有效降低颅骨成形术的并发症,临床医生应该在颅骨成形术前对患者的手术指征和时机作出正确评估,如患者的全身情况、局部皮瓣情况、颅内状况等,术中应严格无菌操作和合理预防性应用抗生素等。

四、创伤后癫痫

创伤后癫痫(post-traumatic epilepsy,PTE)是指颅脑创伤后发生的癫痫发作,是颅脑创伤的严重并发症,可发生在伤后的任何时间,按照初次癫痫发作的时间可分为早期发作(≤1周)、晚期发作(>1周)。颅脑创伤患者创伤后癫痫的总发生率为 1.9%~30.0%,有癫痫家族史更易发生。

【发病机制】

早期癫痫可能与脑实质损伤、颅内出血、凹陷骨折压迫或局部脑组织缺血、水肿及生化改变有关。晚期创伤性癫痫的发作类型大多为局部性发作,其原因常与脑膜脑瘢痕、脑内囊肿、脑穿通畸形、脑脓肿及颅内血肿、异物、骨折片有关。目前,创伤性癫痫确切的发病机制仍无定论,可能与脂质过氧化物反应、兴奋性氨基酸堆积导致神经细胞兴奋阈值降低、micro-RNA 的调节导致 GABA活性降低、Toll-样受体丢失引起的神经炎性反应等(Henshall DC,2016),最终导致脑异常放电有关。

【临床表现】

1. 创伤性癫痫发作类型 包括小发作、大发作、简单部分性发作、复杂部分性发作,以及癫痫持续状态等。额极病灶常引起无先兆的全面强直-阵挛发作,额顶中央区病灶常引起对侧肢体运动或感觉性部分性发作,颞叶病灶引起复杂部分性发作,枕叶病灶多有视觉先兆等。多数患者的发作类型较固定,少数可有改变。早期癫痫随时间推移约有25%的患者在2年或稍长的期间内自行缓解而停止,但晚期癫痫常有加重的趋势,可由局部性发作演变为全面性发作,严重时有记忆力减退、人格障碍、智力低下等表现。

2. 颅脑损伤的症状和体征 早期癫痫患者多有脑挫裂伤、颅内血肿、颅骨骨折,晚期癫痫患者通常有脑退行性变、瘢痕形成,患者可有局灶性神经缺失征象,脑脓肿亦有其特殊的临床表现。

【诊断】

患者在创伤前无癫痫发作史,而于伤后出现癫痫发作,对于脑组织损伤部位与病灶相符合的局部性发作而伤前无癫痫病史的患者,不难确诊。除临床表现及其特点之外,尚须依靠脑电图及影像学检查。

1. 脑电图可发现慢波、棘波、棘慢波等局限性异常。早期癫痫以广泛的慢波为多见,正常频率受抑制并有高波幅慢波,后者被认为是创伤性癫痫的特征,晚期癫痫有局灶性棘波。源于大脑皮质的癫痫波常为高波幅尖波、棘波、尖慢波或棘慢综合波,位相一般为负性。病灶深在者,波形多为尖波或尖慢综合波,波幅较低,位相可为负性或正性。癫痫灶的定位,除了根据波形、波幅及位相之外,还应注意癫痫波出现的同步性,两个以上同步的癫痫波,有时来自同一个病灶,呈现双侧同步的阵发性慢波,一般认为是中央系统发作,或陈旧性癫痫。

2. 头颅 MRI 检查 有助于了解病灶的部位和性质。通常可见局限性或弥漫性脑萎缩、脑胶质增生或囊性病变、脑穿通畸形、蛛网膜囊肿、脑池扩大、脑室受牵扯、骨折片陷入、血肿、脓肿及异物等。

3. 脑 PET-CT 检查 癫痫病灶表现为间歇性糖代谢低下,PET/CT 与 MRI 结合可更准确地发现与癫痫相关的病灶。

【治疗】

1. 药物治疗 外伤后早期1周内短暂的痫性发作通

常无重要临床意义,此后不再发作,无效特殊治疗(中华神经外科学会神经创伤专业组,2017)。确诊为创伤性癫痫患者,包括非惊厥性癫痫(non-convulsive epilepsy),宜采用规范化药物治疗。临床常用药物包括:苯妥英钠、丙戊酸钠、卡马西平、拉莫三嗪、左乙拉西坦、奥卡西平和托吡酯等。根据癫痫发作的次数和性质,选择单一药物治疗,或两种、多种药物联合治疗。用药原则是使用最小剂量,完全控制发作,不产生副作用,应从小剂量开始,逐渐加量到完全控制发作,并根据患者发作时间确定服药时间,并定期监测患者抗癫痫药物浓度和脑电图,减少不良反应。

2. 外科治疗 对部分难治性癫痫(病程2年以上、经过两种抗癫痫药物正规治疗无效、每月发作1次以上),经评估确认,可考虑外科手术治疗(中华神经外科学会神经创伤专业组,2017),约半数以上患者可获得良好效果。术前根据患者癫痫症状、脑电图(包括立体定向脑电图)、PET-CT/MRI等确定致痫灶部位,术中可用皮质脑电图进一步精确定位,切除致痫灶。

3. 预防 颅脑创伤后是否采用预防性抗癫痫药物治疗仍存在较大争议。目前对创伤性癫痫高危患者,可使用抗癫痫药物预防早期癫痫样发作(中华神经外科学会神经创伤专业组,2017),不建议常规采用抗癫痫药物预防晚期癫痫。

【预后】

外伤后早期癫痫常在首次发作之后有一间歇期,数周或数月不等,以后频率逐渐增高,在3~5年半数患者可有所好转或趋于停止发作。部分患者仍继续发作,但频率不定,程度较轻者抗痫药物多能控制。少数患者癫痫发作频繁,药物控制效果差,预后不良。

常见的开放性颅脑损伤并发症包括颅内感染、创伤性癫痫、脑脊液漏、创伤性颅内动脉瘤、外伤性颈动脉-海绵窦瘘及脑神经损伤等。

五、脑脊液漏

脑脊液漏(cerebrospinal fluid fistulae)是颅骨骨折撕破硬脑膜和蛛网膜,脑脊液经骨折裂缝由鼻腔、外耳道或开放伤口流出,是开放性颅脑损伤的常见并发症。脑脊液漏好发于颅底骨折,颅前窝底筛板、筛窦、额窦和蝶窦均与鼻腔相通,故颅前窝骨折常引起鼻漏(图3-7-20);颅中窝骨折时,脑脊液可经岩骨骨折裂缝进入中耳鼓室由外耳道流出。早期清创硬脑膜修补不严密,导致脑脊液由开放创口流出者称皮漏或伤口漏。脑脊液漏的治疗详见本章第二节,近年来随着内镜技术的进展,不仅可以利用内镜精确定位漏口,还可在内镜下经颅外修补漏口,文献报道成功率远高于经颅内修补(Liao KH et al,2016)。

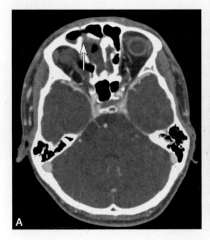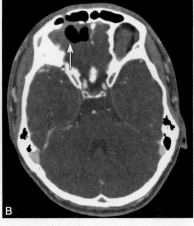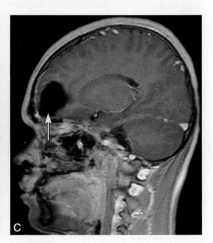

图3-7-20 高处坠落伤患者,额部着地,伤后3周发生脑脊液鼻漏
A,B. CT检查显示前颅底骨折,颅腔与额窦相通,额窦内积液,颅内积气(箭头);C. MRI检查示颅内积气

六、创伤性颅内动脉瘤

创伤性颅内动脉瘤(traumatic intracranial aneurysms,TICA)是颅脑损伤的少见并发症,占全部颅内动脉瘤的1%,主要见于开放性颅脑损伤。其发生率虽然较低,但破裂出血后死亡率及伤残率极高。统计资料表明,两伊战争中TICA是颅脑战伤患者延期突然死亡的主要原因,

显微外科和血管介入治疗处理具有重要意义(deSouza RM et al,2016)。

【临床表现】

TICA缺乏特有的临床表现,根据其形成的不同时期与所在部位,患者可有以下几类表现:①脑原发及继发性损害表现:主要为脑挫裂伤、脑水肿及颅内血肿表现。②TICA形成后的占位或对邻近结构的压迫表现:头痛、

脑神经麻痹、肢体无力或麻木、癫痫、神经行为障碍等。③TICA 破裂出血:TICA 破裂出血的特征是延迟性颅内出血,常见于头伤后 20 天左右,可表现为蛛网膜下腔、脑内、脑室、硬膜下或硬膜外出血,以及鼻腔大出血等。④TICA 破裂出血后的继发性损害表现:如脑血管痉挛,严重时引起脑缺血甚至脑梗死、脑积水等。

【诊断】

TICA 可分为急性、亚急性和慢性三型。①急性型:颅脑创伤后迅速形成,可为急性颅内血肿的出血源,常伴有严重脑创伤,意识障碍深,多在清除血肿时发现或急诊

血管造影时确诊,预后与原发及继发性脑损伤的程度密切相关。②亚急性型:患者在伤后 2 周左右或治疗痊愈、好转后出现病情突然加重或恶化,甚至死亡,腰穿脑脊液可有新鲜出血,CT 扫描显示颅内延迟性出血。③慢性型:多为颈内动脉海绵窦段创伤性动脉瘤,以颅脑损伤后反复鼻腔大出血为特征,或出现眼外肌麻痹和非搏动性突眼。颅脑创伤后晚期出现鼻出血或颅内出血,如脑内血肿、蛛网膜下腔出血者应高度怀疑,并行 MRA、CTA、DSA 检查,尤以 DSA 全脑血管造影最重要,是诊断颅内动脉瘤的金标准(图 3-7-21)。

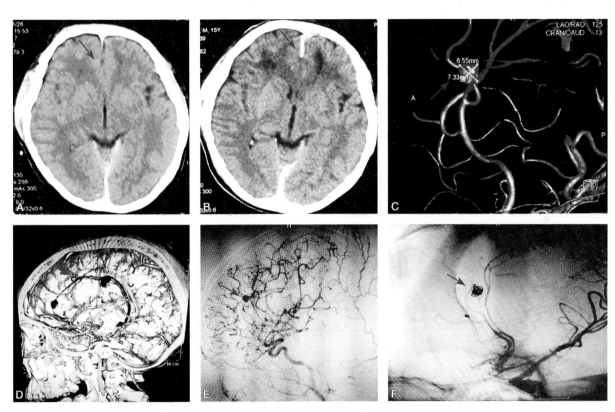

图 3-7-21　创伤性颅内动脉瘤

A.伤后 1 天未见蛛网膜下腔出血;B.伤后 12 天出现蛛网膜下腔出血;C、D.CTA 检查显示胼周血管动脉瘤;E、F.进行介入栓塞治疗

【治疗】

大多数 TICA 易破裂出血,一旦确诊应及时通过手术夹闭或血管内栓塞进行治疗,必要时行颅内外血管搭桥术。

七、创伤性颈内动脉-海绵窦瘘

创伤性颈内动脉-海绵窦瘘(traumatic carotid cavernous fistulas,TCCF)是颈内动脉海绵窦段本身或其分支损伤破入海绵窦内形成。可见于开放性或闭合性颅脑损伤,发生率 2.5%~3%,多系骨折片或飞射物直接损

伤窦段颈内动脉引起。TCCF 在伤后 24 小时即形成,出现症状多在 2 个月后,可能因损伤早期动脉破口被血块封堵,随着血块溶解 TCCF 出现症状(Zhang X et al,2016)。

【临床表现】

TCCF 特征性临床表现:①逐渐出现搏动性突眼,伴与心率一致的搏动,以及球结膜水肿、充血及出血。②血管杂音是动脉血经瘘口进入海绵窦产生,在伤侧颈部、颞部、眶部和前额部可闻及与心脏收缩期一致的高调机器轰鸣样杂音,压迫伤侧颈动脉,杂音减弱或消失。③伴眼球运动障碍和视力减退。

【诊断】

依据头部外伤后出现搏动性突眼伴颈部血管性杂音,临床可诊断 TCCF。DSA 是 TCCF 首选检查,可明确瘘口部位、大小及静脉回流方向,以及脑底动脉环状态。

【治疗】

目前,经股动脉入路血管内可脱球囊栓塞术是 TCCF 公认的首选疗法(图 3-7-22),颈动脉结扎术、TCCF 孤立术、TCCF 电凝术等已极少采用。

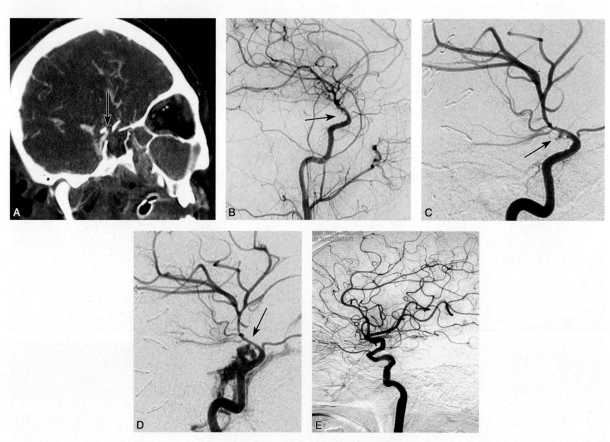

图 3-7-22　创伤性颈内动脉-海绵窦瘘

A. 开放性颅脑损伤合并颅底骨折;B. 伤后 DSA 示颈内动脉夹层;C. 伤后 3 周示动脉瘤形成;D. 伤后 4 周示颈内动脉海绵窦瘘;E. 术后

八、脑神经损伤

脑神经损伤(cranial nerve injury)多系颅底骨折累及神经出颅部位所致,受损部位可为神经核团至周围神经末梢。12 对脑神经可不同程度单根或多根受损,最为常见者为嗅神经、视神经和面神经等,根据脑神经损伤症状及电生理检查可作出诊断。脑神经损伤多保守治疗,以往认为视神经在视神经管内受压是视神经管减压术指征,现发现此法不能改善预后,应在视力进行性下降时才予以考虑。

307

参考文献

第八章　头痛和颅面痛
Headache and Craniofacial Pain

（于生元）

第一节 概述

（于生元）

头痛（headache），顾名思义是指所有头部的疼痛，但通常是指眉弓、耳轮上缘及枕外隆突连线以上的疼痛，而颅面痛（craniofacial pain）是指头颅下半部如面部、舌部及咽部疼痛等。在寻求医生帮助的所有疼痛中，头痛与背痛无疑是最常见的，几乎每个人都体验过头痛。

为什么头痛是疼痛最好发的部位呢，这是一个非常有意思的问题，可能的解释有三。首先，颅腔内脑是人体最重要的器官；其次，面部是眼、耳、鼻、口等重要感官和器官，以及人的最重要形象之所在，为保护之，痛觉感受器的分布较身体其他部分更加丰富，当其受到疾病侵袭时可诱发疼痛；最后，相对于身体其他部位，头部发生脑肿瘤、颅脑感染和炎症、脑卒中及其他疾病的机会较多，因而更易引起头痛。

【头部痛敏结构】

头部痛敏结构包括：①头皮、皮下组织、帽状腱膜及颅骨骨膜。②头颈部的血管及肌肉，特别是颅外动脉。③眼、耳、鼻腔及鼻窦的精细结构。④颅底动脉及分支、硬脑膜动脉（如脑膜中动脉）、颅内大静脉窦及主要分支。⑤脑底部分硬脑膜、软脑膜及蛛网膜内的动脉，特别是颈内动脉颅内段及大脑前、中动脉近端。⑥视神经、动眼神经、三叉神经、舌咽神经、迷走神经及神经节和颈 1~3 神经。小脑幕上部由三叉神经支配，该区域病变主要引起面部、额部、颞部及顶前部疼痛；小脑幕下部（颅后窝）由舌咽、迷走神经及颈 2~3 神经支配，该区域病变主要引起枕部、耳后及耳咽部疼痛。脑组织本身无感觉神经分布，颅骨、大部分软脑膜、蛛网膜、脑凸面硬脑膜、脑室管膜、脉络丛、软脑膜静脉、颅内小血管及颅骨很少或无感觉神经纤维分布，对疼痛不敏感。

头部痛敏结构受到刺激、压迫及牵张，高级神经活动障碍均可引起疼痛，头颈部肌肉持续性收缩，颅内外动脉扩张、收缩或移位，脑神经及颈神经受压、损伤或化学刺激等均是头痛的常见原因。脑膜中动脉扩张导致搏动性疼痛可放射至眼后部及颞区，起自颈内动脉颅内段及大脑前、中动脉近端的疼痛可放射至眼部及眶颞区。

综上所述，幕上结构所致头痛投射到头部前 2/3，三叉神经第 I、II 支支配区；幕下结构所致疼痛投射至顶部、头后部及上位颈神经支配区。面神经、舌咽神经、迷走神经可将疼痛投射至鼻眶区、耳区及咽喉等处。有牵涉痛区域可能出现局部头皮触痛，牙齿或颞颌关节痛可引起颅脑牵涉痛，颈内动脉颈段所致头痛可投射至眼眉、眶上区及颈段脊柱上段，有时也可至枕部。颅外疾病所致疼痛一般鲜有头部牵涉痛。

【病因和发病机制】

头痛的病因和发病机制非常复杂，包括：

1. 神经递质参与头痛的发病机制及治疗反应，如 5-羟色胺（5-HT）、内啡肽及 P 物质等。在三叉神经节及颅脑血管中存在三种 5-HT 受体，一些为兴奋性受体，另一些是抑制性受体，均可与受体激动剂如舒马普坦（sumatriptan）及受体抑制剂如普萘洛尔（propranolol）、美西麦角（methysergide）等起反应。这些递质存在于中脑导水管周围区域及延髓、脑桥中缝核，可产生内源性疼痛，并对疼痛调控起重要作用。感觉神经及其中枢通路中γ-氨基丁酸（GABA）门控通道也有致痛或镇痛作用。

2. 颅内病变 诸如脑肿瘤、脑出血、蛛网膜下腔出血、脑水肿、脑膜炎、脑脓肿及颅内高压症等，颅内占位性病变在病变体积膨胀或牵拉脑部血管及脑底硬脑膜结构时方可致头痛，且通常早于颅内压升高。颅内压升高患者的双侧枕部和/或前额部波动性头痛是由于牵拉血管或硬脑膜所致。如平卧后或侧卧于一侧导致头痛加重需考虑急性或慢性硬膜下血肿，以及颅内肿瘤疾病，尤其位于后颅窝的病变。硬膜下血肿导致的头痛通常为单侧钝痛；特发性颅高压导致的头痛常在仰卧位时加重，患者经常在长时间平卧休息后出现清晨头痛加重。

3. 颅内或颅外动脉高度扩张可引起头痛 例如，癫痫大发作后、注射组胺及摄取酒精后所致头痛均可为脑血管扩张所致，硝酸甘油、食物中亚硝酸盐引起的所谓热狗性头痛（hot-dog headache），以及中餐菜肴中使用味精（谷氨酸钠）都可能通过相似的机制引发头痛。椎动脉血栓形成性脑梗死所致的头痛多位于耳后，基底动脉血栓形成导致的头痛投射至枕部，有时也可出现在前额。颈动脉分流所致疼痛多投射至眼、眉及前额，颅内动脉瘤也会引发牵涉痛，后交通动脉损伤多投射至眼部。发热性疾病伴搏动性或持续性头痛可能因血管扩张引起，头痛通常以前额或后枕区为主。压迫颈内动脉常可减轻一侧头痛，压迫颈静脉或向蛛网膜下腔注射生理盐水可减轻两侧头痛。摇动头部可加剧脑膜血管搏动，刺激脑底周围痛觉结构，使疼痛加重。嗜铬细胞瘤、恶性高血压、性行为及服用单胺氧化酶抑制剂等出现的双侧严重的搏动性头痛与血压极度升高有关。咳嗽性头痛或劳力性头痛也是由于颅内血管扩张所致，通常为良性，也可与嗜铬细胞瘤、动静脉畸形等颅内病变有关。

4. 功能性或精神性疾病导致头痛 额部、颞部、顶部、枕部及后颈部肌肉可因精神因素、职业、慢性炎症、外伤、劳损或邻近组织病变等引起收缩，导致紧张型头痛；临床常见的神经症导致的头痛也属于此类头痛。

5. 鼻窦感染或阻塞 例如上颌窦及额窦炎时相应

区域的皮肤可有触痛,筛窦炎及蝶窦炎疼痛局限于鼻根部以下深部中线处,蝶窦病变有时也可出现顶部疼痛。可能由于压力改变及对痛觉敏感的窦壁刺激所致。额窦炎及筛窦炎疼痛晨醒时最严重,直立后可逐渐缓解,引流后减轻,弯腰及擤鼻可因压力改变而加剧疼痛。鼻窦疼痛有两个明显特征:搏动性疼痛时压迫同侧颈动脉可减轻或消除;可有周期性复发及缓解,取决于鼻窦引流状况。拟交感药物如盐酸去甲肾上腺素可减轻肿胀和充血,缓解疼痛,但即使分泌物消失,疼痛仍会存在,可能由于通道闭塞,窦腔中空气被吸收引起真空窦性头痛(vacuum sinus headache),在通气恢复正常后头痛可改善。

6. 脑膜刺激所致头痛　由于感染或出血使脑膜受刺激所致的头痛常急性发作,较严重,区域泛化,位置较深,呈持续性,并伴颈部强直,向前屈颈时尤明显。通常认为颅内压升高所致,放出脑脊液后可部分缓解。此外,脑膜血管扩张和炎症及化学物质等对脑膜和大血管痛觉感受器刺激可能是引起头痛及颈强直的重要因素。例如,由表皮样囊肿突然破裂所致的化学性脑膜炎,脑脊液压力基本正常,头痛却异常剧烈。

7. 眼源性头痛　弱视及屈光不正等也可引起头痛。通常位于眼眶、前额或颞部,常继发于长时间近距离用眼过度,为持续性酸痛。远视及散光(近视少见)可导致眼外肌及额、颞甚至后枕部肌肉持续性收缩而引起头痛。纠正屈光不正可消除头痛。眼外科手术中牵扯眼外肌或虹膜也可引发疼痛。神经源性疾病导致的复视或使用单眼的患者常有前额部疼痛,虹膜炎或急性青光眼使眶内压增高,可产生眼球持续性酸痛,并向前额放散。

8. 韧带、肌肉及上位脊柱关节病变伴发的头痛　通常牵涉至同侧枕部及颈背部,有时可波及颞部及前额。向所累及的韧带、肌肉及关节腔中注射高渗性盐水可产生疼痛,老年人由于风湿性关节炎常频繁发作这类头痛,颈部扭伤或头颈部突然屈曲、伸展及扭转也可发生;如关节炎引起的疼痛,经数小时制动后活动时会感觉僵硬和疼痛。纤维性肌炎所致头痛在靠近颈部及其他肌肉颅骨附着处有明显触痛结节,可能仅在牵涉痛区有深部触痛或不自主性继发性保护性肌肉痉挛,特征是疼痛较稳定,并从一侧逐渐发展至双侧头部,寒冷或通风等可促其发作,有时疼痛严重,但不影响睡眠,肌肉按摩、热敷及痛点封闭疗效不确定,可使部分患者的疼痛缓解。单侧枕部疼痛常被误诊为枕神经痛。

9. 其他　全身疾病生化或内分泌改变也是头痛的原因,如月经期头痛、绝经期头痛等;腰穿后头痛或低颅压性头痛多位于后枕部及前额部,于卧位变为立位后数分钟出现,再次躺下后1~2分钟头痛可缓解;咳嗽性头痛多为良性,但少数可见于嗜铬细胞瘤、动静脉畸形或其他颅内疾病,包括前述的动脉瘤破裂导致的蛛网膜下腔出血。

【分类】

头痛的分类包括原发性头痛和继发性头痛。原发性头痛常见偏头痛、紧张型头痛、丛集性头痛等,多为慢性反复发作,不伴神经系统定位症状及体征。原发性头痛的诊断主要依靠详细询问病史,如头痛特点、伴随症状及家族史等。继发性头痛包括青光眼、鼻窦炎、蛛网膜下腔出血、脑膜炎等所致,易于诊断。若详细询问病史仍不能明确诊断为某种原发性头痛,应怀疑是否存在全身性以及颅内或颈部原因导致的继发性头痛。

国际头痛协会(2018)制订的头痛分类(ICHD-3),分为偏头痛、紧张型头痛、三叉神经自主神经性头痛等14类,表3-8-1列出了各类头痛的主要亚型。在ICHD-3中各类头痛均有明确的诊断标准,已在临床广泛采用。

从以上的分类可见,引起头痛的病因是多种多样的,表3-8-2显示头痛常见的类型及其临床特征。

表 3-8-1　国际头痛协会(2018)制订的头痛分类(ICHD-3)

1. 偏头痛(migraine)	1.2.3.1.2　家族性偏瘫型偏头痛2型
1.1　无先兆偏头痛	1.2.3.1.3　家族性偏瘫型偏头痛3型
1.2　有先兆偏头痛	1.2.3.1.4　家族性偏瘫型偏头痛,其他基因位点
1.2.1　有典型先兆偏头痛	1.2.3.2　散发性偏瘫型偏头痛
1.2.1.1　典型先兆伴头痛	1.2.4　视网膜型偏头痛
1.2.1.2　典型先兆不伴头痛	1.3　慢性偏头痛
1.2.2　有脑干先兆偏头痛	1.4　偏头痛并发症
1.2.3　偏瘫型偏头痛	1.4.1　偏头痛持续状态
1.2.3.1　家族性偏瘫型偏头痛	1.4.2　不伴脑梗死的持续先兆
1.2.3.1.1　家族性偏瘫型偏头痛1型	1.4.3　偏头痛性脑梗死

9.1.4　局部脑组织感染引起的头痛

9.2　全身性感染引起的头痛

9.2.1　全身性细菌感染引起的头痛

9.2.2　全身性病毒感染引起的头痛

9.2.3　其他全身性感染引起的头痛

10. 内环境紊乱引起的头痛（headache attributed to disorder of homoeostasis）

10.1　低氧血症和/或高碳酸血症引起的头痛

10.2　透析引起的头痛

10.3　高血压引起的头痛

10.4　甲状腺功能减退引起的头痛

10.5　禁食引起的头痛

10.6　心脏源性头痛

10.7　其他内环境紊乱引起的头痛

11. 头颅、颈部、眼、耳、鼻、鼻窦、牙齿、口腔或其他面部及颈部结构疾病引起的头痛或面痛（headache or facial pain attributed to disorder of the cranium, neck, eyes, ears, nose, sinuses, teeth, mouth, or other facial or cervical structure）

11.1　颅骨疾病引起的头痛

11.2　颈部疾病引起的头痛

11.3　眼部疾病引起的头痛

11.4　耳部疾病引起的头痛

11.5　鼻或鼻窦疾病引起的头痛

11.6　牙齿疾病引起的头痛

11.7　颞下颌关节紊乱（TMD）引起的头痛

11.8　茎突舌骨韧带炎引起的头面痛

11.9　其他颅、颈、眼、耳、鼻、鼻窦、牙齿、口或其他面、颈部结构异常引起的头面痛

12. 精神疾病引起的头痛（headache attributed to psychiatric disorder）

12.1　躯体化疾病引起的头痛

12.2　精神障碍引起的头痛

13. 痛性脑神经病性疼痛及其他面痛（painful neuropathic pain and other facial pain）

13.1　三叉神经损伤或病变引起的疼痛

13.1.1　三叉神经痛

13.1.2　痛性三叉神经病

13.2　舌咽神经损伤或病变引起的疼痛

13.2.1　舌咽神经痛

13.2.2　痛性舌咽神经病

13.3　中间神经损伤或疾病引起的疼痛

13.3.1　中间神经痛

13.3.2　痛性中间神经病

13.4　枕神经痛

13.5　颈舌综合征

13.6　痛性视神经炎

13.7　缺血性眼动神经麻痹引起的头痛

13.8　Tolosa-Hunt 综合征

13.9　三叉神经交感-眼交感神经综合征（Raeder 综合征）

13.10　复发性痛性眼肌麻痹神经病

13.11　烧灼嘴综合征（BMS）

13.12　持续性特发性面痛（PIFP）

13.13　中枢性神经病理性疼痛

13.13.1　缘于多发性硬化（MS）的中枢性神经病理性疼痛

13.13.2　卒中后中枢性痛（CPSP）

14. 其他类型头痛（other types of headache）

14.1　未分类的头痛

14.2　无特征性头痛

表 3-8-2　头痛常见的类型及其临床特征

头痛类型	无先兆偏头痛	有先兆偏头痛	丛集性头痛	紧张型头痛	脑膜刺激性头痛，如脑膜炎、SAH	脑肿瘤	巨细胞动脉炎
部位	单侧或双侧额颞部	单侧或双侧额颞部	单侧眶、颞部	全头部或头顶部	全头部,或侧枕部、额部	单侧或全头部	颞部多见,单侧或双侧
年龄性别	多见于中青年,可见于儿童,女性多见	多见于中青年,多起病于青少年	青少年及成年男性(90%)	成人居多,男女均可发病,女性多见	年龄和性别不限	年龄和性别不限	50岁以上,男女均可发病
临床表现	呈搏动性;以单侧眼或耳后为剧;可发展为弥漫性钝痛	同无先兆偏头痛;头皮敏感。常有家族史	剧烈的撕裂样疼痛	压迫性(非搏动性)、紧箍感、不适感	剧烈,持续性深部疼痛,颈部较明显	程度各异,持续性疼痛,可使患者疼醒	搏动性,发展为持续性疼痛,烧灼感,动脉增粗,有触痛

昼夜规律	无明显昼夜规律;持续 4~72 小时,多数持续 4~24 小时	同无先兆偏头痛,通常持续时间稍短	多在夜间,睡后 1~2 小时发病;也可在白天发作,每次发作持续 15~180 分钟	持续性,程度各异,持续数天,数周,数月	快速进展,数分钟至数小时达高峰	持续数分钟至数小时,清晨易加重	先为间歇性,可发展为持续性
病程发作规律	间歇期不规律,可数周和数月发作 1 次,妊娠期减少	同无先兆偏头痛	发作具有周期性,持续数周至数月,数月或数年后复发,其间每日夜间或白天发作	数月至数年发作一次或多次	单次发作	一生发作一次,持续数周至数月	可持续数周到数月
诱发因素	闪光、噪声、紧张、饮酒可诱发;黑暗和睡眠可减轻	同无先兆偏头痛	饮酒常可诱发	疲劳和神经紧张	无	无;有时与体位有关	无
伴随症状	可出现恶心、呕吐、畏光、畏声	头痛前可出现闪光,视野缺损,暗点;偏身感觉异常,无力,构音障碍,眩晕,罕见意识模糊	同侧流泪,鼻塞,流涕,结膜充血,眼睑下垂	抑郁、焦虑、紧张	颈强、克尼格征和布氏征阳性	视乳头水肿、呕吐、意识不清、抽搐,局部体征	视力丧失;风湿性多发性肌痛,发热,体重减轻,血沉增快
治疗	非甾体抗炎药、麦角胺、曲普坦;预防发作可用盐酸氟桂利嗪、丙戊酸、托吡酯、普萘洛尔、阿米替林或钙调素基因相关肽(CGRP)单克隆抗体	同无先兆偏头痛,先兆期不宜使用麦角胺、曲普坦	发作前用麦角胺;吸氧,曲普坦,二甲麦角新碱,皮质类固醇,维拉帕米,丙戊酸,顽固者可用锂剂	抗焦虑和抗抑郁药	治疗脑膜炎或出血	皮质类固醇、甘露醇,治疗肿瘤	皮质类固醇

【诊断路径】

临床应详细询问与头痛有关的线索,以有助于头痛的病因诊断,病史对慢性复发性头痛诊断尤为重要。①头痛家族史、外伤史及其他疾病史,患者平素的心境及睡眠情况;②头痛发病急缓和诱因,发作的时间、性质、部位、频度、严重程度、持续时间及变化规律、缓解及加重因素等;③了解先兆症状及伴发症状等。

1. 询问病史非常重要,须注意:

(1)头痛性质:胀痛、钝痛或酸痛,无明确定位,性质多样,多见于功能性头痛;头部紧箍感、头顶重压感及钳夹样痛,多见于紧张型头痛;电击样、针刺样及烧灼样锐痛,多为神经痛;异常剧烈头痛伴呕吐常提示为偏头痛、丛集样头痛和脑膜刺激性头痛如蛛网膜下腔出血等。须谨慎评价患者对头痛严重程度的描述,注意他们可能淡化或夸大症状,因对疼痛的体验是主观的,是由个人耐受性及心理状态等多因素决定的。为客观反映疼痛严重程度,可询问患者能否坚持日常工作,是否从睡梦中疼醒或因疼痛无法入睡。

(2)头痛起病速度:偏头痛、青光眼、化脓性鼻窦炎及蛛网膜下腔出血的头痛突然发生,数分钟内达到高峰;细菌性或病毒性脑膜炎发病相对较缓慢,1~2 日或数日头痛达到高峰;脑肿瘤为亚急性或慢性头痛。冰激淋头痛(icecream headache)是由于咽部冷刺激所致的疼痛,通常迅速发生,持续数秒钟。急性起病且第一次发生的剧烈头痛多为器质性病变,应高度警惕,进一步查明病因。

(3)头痛发生时间和持续时间:某些头痛在特定的时间发生,如:①有先兆的偏头痛:多发生于清晨或白天,约半小时疼痛程度达到顶点,不经治疗持续 4~72 小时,一般数周发作一次,一周发作数次者较罕见;②典型丛集样头痛:发生在入睡后 1~2 小时或白天固定的时间,持续数周至数月,单次发作一般持续 15~180 分钟;③颅内肿瘤所致头痛:可在白天或晚间任何时间发作,持续数分钟至数小时;④数年规律性反复发作的头痛为偏头痛或紧张型头痛,偏头痛为剧烈搏动性头痛伴呕吐,紧张型头痛则持续数周、数月甚至更长时间,程度变化不定。

(4)头痛部位:确定头痛部位是单侧或双侧、前部或后部,局限或弥散,颅内或颅外等。①颅外病变导致头痛多局限而表浅,如颅外动脉炎症时头痛局限于血管分布区,颅内病变导致头痛多弥散而深在;②小脑幕以上病变头痛一般位于额、颞、顶区,小脑幕以下病变头痛常位于枕部、耳后部及上颈部,也可放射至前额;③鼻窦、牙齿、眼及上位颈椎损伤引发的疼痛定位不明确,但患者通常能指出病痛的区域,如前额、上颌及眶周;④颅后窝损伤所致疼痛位于病变同侧后枕部,幕上损伤引发额、颞部及头顶部疼痛;⑤头顶部及枕部疼痛常提示紧张型头痛,较少情况可能是蝶窦、筛窦病变或大的脑静脉血栓形成。需注意头痛部位可能具有欺骗性,如前头痛可因青光眼病、鼻窦炎及颅内压增高等引起;耳部疼痛可为耳本身疾病,也可能指示咽喉部、颈部、颅后窝等处病变;眶周及眶上疼痛除反映局部病变,更可能是颈内动脉的颈段异常分流所致。

(5)头痛诱发或缓解因素:头痛可存在促发或缓解因素。①血管性、高颅压性、颅内感染性头痛,以及鼻窦炎及脑肿瘤所致头痛常在咳嗽、喷嚏、大笑、摇头、俯首及弯腰等动作后加剧;②低颅压性头痛常在卧床时减轻、直立时加重;丛集性头痛则在直立时缓解;③按摩颈肌可明显减轻提示慢性或职业性颈肌痉挛性头痛,颈椎关节炎活动颈部时可有僵硬感和疼痛;④月经期前出现规律性头痛多为偏头痛发作;⑤高血压性头痛类似脑肿瘤,多清晨时明显,激动或情绪紧张可诱发;⑥鼻窦炎所致头痛发作时间如同定点样准时,多睡醒后或上午十时发作,弯腰及气压改变时加剧;⑦眼疲劳性头痛(eyestrain headache)因长时间阅读书籍、凝视耀眼的车灯或注视电视和电脑屏幕等原因所致,闭目休息或经过一夜睡眠之后可明显减轻;⑧饮酒、过劳、负重、弯腰、扭伤、咳嗽及性交等均可致特殊类型头痛发作;⑨关节炎或神经痛正在发作的患者,冷空气可诱发头痛;⑩偏头痛可因生气、兴奋、焦虑、激动或担心等诱发,以无先兆的偏头痛多见;压迫颈总动脉、颞浅动脉可使头痛暂时缓解,是偏头痛及颅外动脉扩张性头痛的特征。

2.了解头痛伴随症状和体征以及可能的病因　注意头痛患者有无发热、意识障碍、精神症状,以及恶心、呕吐、眩晕、视力减退、视野缺损、眼肌麻痹、眼底出血、视乳头水肿、鼻窦炎症、血压增高、脑膜刺激征、痫性发作及共济失调等,有助于头痛的诊断及鉴别。对头痛患者应进行细致的神经系统检查,并检查血压、体温及眼底等,颅脑听诊发现杂音可提示大的动静脉畸形,触诊可发现粗硬的颞动脉伴触痛;怀疑鼻窦炎是应注意有无相应区域

的触压痛;怀疑三叉神痛、枕神经痛时应检查其神经触痛或叩痛。

(1)头痛伴视力障碍可见于:①眼源性头痛如青光眼;②偏头痛发作前多有视觉先兆,如闪光、暗点及偏盲等,基底型偏头痛可出现眩晕、耳鸣、复视、共济失调,甚至意识障碍;③某些脑肿瘤可出现短暂性视力减退或视力模糊,如前额叶眶区肿瘤可出现 Foster-Kennedy 综合征,肿瘤侧视力障碍呈进行性加重;④头痛伴复视可见于动脉瘤、蛛网膜炎及结核性脑膜炎等。

(2)头痛伴呕吐可见于:①各种类型的偏头痛;②颅内感染性头痛,如各种类型的脑膜炎及脑炎等;③脑出血及蛛网膜下腔出血等;④高颅压综合征,如脑肿瘤、脑脓肿、慢性硬膜下血肿引起的颅内压增高及良性颅内压增高症等;⑤癫痫性头痛多伴有呕吐,患者多为儿童和青少年,以前额、眼眶及两颞部的跳痛多见,疼痛持续数十秒至数十分钟,还可伴有腹痛、出汗及短暂意识丧失,发作时脑电图可有特异性改变。

(3)头痛伴剧烈眩晕,多见于颅后窝病变,如小脑肿瘤、桥小脑角肿瘤、小脑耳源性脓肿等。

(4)头痛伴精神症状,可见于额叶肿瘤或神经梅毒,病程早期出现淡漠或欣快等精神症状;颅内感染性疾病,如各种类型脑炎或脑膜脑炎等。

(5)头痛因体位变化而加重可见于第三脑室附近肿瘤、脑室内肿瘤、颅后窝或高颈髓病变,并可出现意识障碍。

(6)头痛伴自主神经症状如面色苍白、多汗、心悸、呕吐、腹泻等,多见于偏头痛。

(7)头痛伴脑神经麻痹及其他神经系统定位体征多见于脑肿瘤、硬膜下血肿、蛛网膜下腔出血及脑动脉瘤等。慢性硬脑膜下血肿及肿瘤的头痛平躺时加剧,尤其前颅窝病变时;假性脑瘤所致头痛通常也在仰卧位时加剧。

3.进行神经系统检查表3-8-3。

4.选择适宜的辅助检查　在详细询问病史和神经系统检查基础上,可根据患者具体情况选择合适的辅助检查,头颅和/或颈椎 X 线片,头颅 CT、MRI 及脑电图检查等有重要的诊断价值。腰椎穿刺及脑脊液检查也很重要,对颅内炎症性病变、蛛网膜下腔出血、低颅压等诊断是必不可少的。神经影像学及脑脊液检查的重要性常是其他检查不能取代的。怀疑头痛可能与头部五官病变有关时应作专科检查。

【治疗原则】

头痛治疗原则主要包括:①力争对头痛进行病因治疗;②终止或减轻头痛发作症状;③预防头痛复发。

表3-8-3 头痛的临床特点与可能的类型或原因的关系

头痛的临床特点		可能的类型和病因
起病年龄	青春期、青年	偏头痛、紧张型头痛
	老年	高血压头痛、巨细胞动脉炎
出现时间	清晨	脑肿瘤、鼻窦炎
	午后	紧张型头痛
	晚上或入睡后	丛集性头痛,睡后痛醒多为颅内器质性疾病
头痛发作频度	发作性	偏头痛
	持续性	紧张型头痛、脑肿瘤、蛛网膜下腔出血
	连续数日发作	丛集性头痛
头痛持续时间	数秒至数分	脑神经痛(如三叉神经痛、舌咽神经痛),颈神经痛
	2~3个小时至1~2天	偏头痛、紧张型头痛
	数日	低颅压头痛,耳、鼻性头痛
	持续进行性	脑肿瘤
	卒中样发作、持续剧痛	蛛网膜下腔出血、硬膜下血肿
头痛部位	全头痛	脑肿瘤、腰穿后头痛、紧张型头痛
	一侧头痛	偏头痛、颞动脉炎、颅内动脉瘤和耳性、鼻性头痛
	前头痛	丛集性头痛、眼性头痛、三叉神经第1支
	后枕部痛	蛛网膜下腔出血、紧张型头痛、枕大神经痛、后颅凹肿瘤、颈性头痛
	部位不定	精神性或心因性头痛
头痛性质	搏动样	偏头痛、各种原因所致的血管扩张性头痛
	头部发紧似钳夹	紧张型头痛
	电击样	脑神经痛(如三叉神经痛、舌咽神经痛),颈神经痛
	刀割、钻痛样	蛛网膜下腔出血、硬膜下血肿
头痛诱发及加重因素	用力、咳嗽、喷嚏	颅内压增高性头痛
	与体位关系	血管扩张性头痛,卧位常加重
		低颅压头痛,卧位减轻或消失
		第三脑室肿瘤,可因体位改变加重或减轻
	用眼	眼性头痛
	精神紧张	紧张型头痛
头痛合并症状	呕吐	偏头痛及蛛网膜下腔出血、脑膜炎等颅内压增高性头痛
	焦虑、失眠	紧张型头痛
	神经系统局灶性体征	脑肿瘤、硬膜下血肿、颅内动脉瘤等颅内器质性疾病

第二节 紧张型头痛

(周冀英)

紧张型头痛(tension-type headache,TTH)以往称紧张性头痛(tension headache,TH)或肌收缩性头痛、肌紧张型头痛、紧缩型头痛,是双侧枕顶部或全头部紧缩性或压迫性头痛,是人群中最常见的原发性头痛,其基于人群的终身患病率约为89%,1年患病率为21%~27%。最近的流行病学调查显示,我国的紧张型头痛1年患病率为10.8%。然而,因TTH至神经科门诊的就诊率低。

【病因和发病机制】

本病的病因及发病机制尚未完全明了,目前认为紧张型头痛的发病机制可能与多种因素有关,包括中枢因素及外周因素,具体有心理因素、痛觉超敏、颅周肌肉收缩及肌筋膜炎、神经递质因素等。

【临床表现】

多在 20 岁左右起病,两性均可患病,女性稍多见。通常为位于双侧枕颈部、额颞部,或弥散于整个头部,像一条带子紧束头部或呈颅箍缩箍感、压迫感、沉重感,不伴有恶心、呕吐、畏光或畏声等症状,呈轻-中度发作性或持续性非搏动性疼痛(图 3-8-1)。头痛期间日常生活不受影响,可有颅周肌肉触痛或压痛点等。

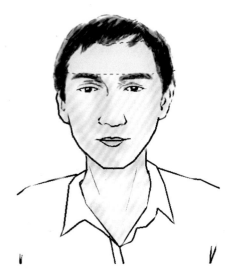

图 3-8-1 紧张型头痛的疼痛分布区

多为头周的紧箍感或双侧枕部头痛,呈频发的、持续的、相对轻度头痛

许多患者发作期及间歇期常伴有精力衰退、头昏、失眠、焦虑或抑郁等症状。当紧张、焦虑、烦躁和失眠时头痛可加重。神经系统检查常无阳性体征。抗偏头痛治疗常无效,普通止痛药对中度头痛常无作用,肌松剂、抗抑郁药、地西泮可减轻轻度头痛。

【诊断和鉴别诊断】

1. 诊断 自第一版国际头痛疾病诊断分类(1988)至第三版,TTH 的诊断标准并无明显变动。国际头痛协会(2018)将 TTH 根据头痛发作的频率分为三类:偶发性发作性紧张型头痛、频发性发作性紧张型头痛及慢性紧张型头痛,每类又分为两个亚型,伴颅周压痛与不伴颅周压痛。

(1)偶发性发作性紧张型头痛:头痛较少发作,持续数十分钟至数日;典型为轻至中度,双侧压迫性或紧箍样头痛,不因日常体力活动而加重。诊断标准如下:

A. 平均每月发作<1 天(每年<12 天),至少发作 10 次以上并符合诊断标准 B~D。

B. 头痛持续 30 分钟到 7 天。

C. 头痛至少具有以下特点中的 2 个:①双侧头痛;②性质为压迫性或紧箍样(非搏动性);③轻至中度头痛;④日常活动如行走或爬楼梯时头痛不加重。

D. 符合以下两条:①无恶心和呕吐;②畏光、畏声中不超过一项。

E. 不能用 ICHD-3 中的其他诊断更好的解释。

(2)频发性发作性紧张型头痛:诊断标准如下:

A. 平均每月发作≥1 天并<15 天超过 3 个月(每年≥12 天且<180 天),并符合诊断标准 B~D,B~E 的诊断标准与偶发性发作性紧张型头痛相同。

B. 头痛持续 30 分钟到 7 天。

C. 头痛至少具有以下特点中的 2 个:①双侧头痛;②性质为压迫性或紧箍样(非搏动性);③轻至中度头痛;④日常活动如行走或爬楼梯时头痛不加重。

D. 符合以下两条:①无恶心和呕吐;②畏光、畏声中不超过一项。

E. 不能用 ICHD-3 中的其他诊断更好的解释。

(3)慢性紧张型头痛:头痛平均每月发作≥15 天(每年≥180 天),3 个月以上并符合发作性紧张型头痛诊断标准 B~E。通常,慢性紧张型头痛随时间推移是由发作性紧张型头痛演变而来。诊断标准如下:

A. 头痛平均每月发作≥15 天,持续超过 3 个月(每年≥180 天),并符合诊断标准 B~D。

B. 头痛持续数小时至数天或持续性;

C. 头痛至少具有以下特点中的 2 个:①双侧头痛;②性质为压迫性或紧箍样(非搏动性);③轻至中度头痛;④日常活动如行走或爬楼梯时头痛不加重。

D. 符合以下两条:①畏光、畏声、轻度恶心 3 项中最多只有一项;②无中、重度恶心,也无呕吐。

E. 不能用 ICHD-3 中的其他诊断更好的解释。

2. 鉴别诊断 须注意与偏头痛鉴别,TTH 多表现为非搏动性头痛,且日常活动不会加重头痛程度,大多数患者不同程度地存在慢性焦虑或抑郁;偏头痛女性多见,常常伴有恶心呕吐。也须注意排除颅颈部疾病,如颈椎病、外伤、占位性病变及炎症性疾病等。

【治疗】

紧张型头痛的治疗包括非药物治疗和药物治疗。

1. 非药物治疗 首先应作适当的心理疏导,鼓励患者养成良好的生活习惯,尽可能采用非药物治疗,如松弛治疗、物理治疗、适当运动、充足睡眠休息、生物反馈疗法及针灸等。

2. 药物治疗包括对症治疗和预防性治疗。

(1)对症治疗:适用于发作性紧张型头痛,特别是偶发性发作性紧张型头痛的患者。治疗可采用非甾体类抗炎止痛药。可单一用药,如阿司匹林、对乙酰氨基酚、布洛芬、双氯芬酸、萘普生等;也可应用复合制剂,如阿司匹林+对乙酰氨基酚+咖啡因、对乙酰氨基酚+咖啡因等。应注意切勿滥用于镇痛药物。肌肉松弛剂适于伴有颅周肌肉压痛、痉挛的紧张型头痛患者;而阿片类药物不被推荐用于紧张型头痛的治疗。

(2)预防性治疗:对于频发性和慢性紧张型头痛,应采用预防性治疗,主要三环类抗抑郁药如阿米替林,可使用5-羟色胺再摄取抑制剂,5-羟色胺去甲肾上腺素再摄取抑制剂等;临床上也可注射A型肉毒毒素治疗,适用于口服药无效或不能耐受的顽固性头痛患者;中药可经验性应用,需进一步的循证医学证据支持。

第三节 偏头痛

(王贺波)

偏头痛(migraine)是一种临床常见的累及神经和血管的原发性中枢神经系统疾患。临床表现为反复发作的一侧或两侧搏动性中重度头痛,常伴有恶心、呕吐或畏光、恐声,发作前可有先兆。西方国家患病率约10%,我国的偏头痛患病率约为9.3%。分类参见国际头痛协会(2018)制订的头痛分类(ICHD-3)。

【病因和发病机制】

1. 病因 尚未完全明了,可能与下列因素有关:

(1)遗传因素:家族和双胞胎研究证实偏头痛具有遗传倾向(Sutherland et al,2019),60%~80%的偏头痛患者有家族史,但尚未发现一致的孟德尔遗传模式,反映了不同外显率及多基因遗传特征与环境因素的相互作用。家族性偏瘫型偏头痛是具有高度遗传外显率的常染色体显性遗传,现已证实的三种家族性偏瘫型偏头痛分别由定位于染色体19p13、1q23和2q24的 CACNA1A 基因、ATP1A2 基因和 SCN1A 基因突变所致。

(2)内分泌和代谢因素:青春期前偏头痛患病率男女差别不大,而成年女性偏头痛患病率明显高于男性,约为后者的3倍。女性偏头痛患者月经期发作频率增加,妊娠期或绝经后发作减少或停止,提示内分泌参与偏头痛的发病。此外,5-羟色胺、去甲肾上腺素、P物质及花生四烯酸等代谢异常也可影响偏头痛发生。

(3)饮食和精神因素:偏头痛发作可由某些食物诱发,如含酪胺的奶酪,含亚硝酸盐防腐剂的肉类(热狗或熏肉),含苯乙胺的巧克力,食品添加剂如谷氨酸钠(味精),红酒及葡萄酒等。禁食、紧张、情绪、强光、气味刺激和口服药物(避孕药、血管扩张剂)等也可诱发偏头痛发作。

2. 发病机制 尚未完全明确,近年来研究认为,偏头痛前驱期症状可能与皮质和皮质下结构的相互作用有关,包括与调节疼痛信号有关的下丘脑和脑干核团;先兆期症状可能与神经元及胶质细胞去极化和超极化缓慢扩散的皮质扩布抑制(cortical spreading depression,CSD)相关;而头痛期表现可能是三叉神经血管反射系统激活所致(Dodick DW,2018;Charles A,2018)。

前驱期:偏头痛诱发因素如紧张、睡眠不足或其他心理精神变化,造成导水管周围灰质、终纹床核(bed nucleus of stria terminalis)、梨状皮质(piriform cortex)、下丘脑外侧区(lateral hypothalamus)的副交感神经冲动增加,通过神经网络传入上泌延核(superior salivatory nucleus,SSN),在蝶腭神经节(sphenopalatine ganglion)换元后,激活分布于脑膜及血管的副交感神经节后纤维,后者释放神经肽,引起三叉神经血管反射通路激活。前驱期副交感神经冲动是否会引起头痛,与脑干活性的节律性有关。如果周期性脑干活性增强,三叉神经血管反射痛觉信号传导的阈值继而升高,则不出现头痛发作;如周期性脑干活性降低,痛觉信号传导的阈值下降,从而易造成偏头痛发作。

先兆期:CSD可很好的解释偏头痛先兆期的神经系统功能障碍,该学说最早由Leao于1947年提出。CSD以脑皮质短时高幅电活动开始,继而出现缓慢的去极化波以2~6mm/min速度自大脑皮质后端(枕区)沿脑表面向前扩散,可造成神经元活性降低长达30分钟,同时伴有相应区域脑血流降低。CSD与偏头痛先兆发生、发展的速度相似,提示CSD可能是引起临床偏头痛先兆的原因。近年来研究发现,CSD可激活三叉神经血管反射系统从而造成偏头痛发作(Karatas H et al,2013)。

头痛期:三叉神经血管反射系统的激活及致敏导致偏头痛的头痛及伴随症状发生。脑干接受来自大脑皮质、丘脑或下丘脑的冲动。中缝核(以5-HT为神经递质)和蓝斑(以去甲肾上腺素神经递质)发出的纤维通过前脑内侧束,分布至下丘脑、背丘脑并弥散性地投射至大脑皮质。蓝斑发出的冲动通过这些通路可使同侧皮质的微血管收缩。刺激三叉神经血管周围纤维(如上矢状窦)可使三叉神经释放血管活性物质如P物质、神经激肽A、钙调素基因相关肽(calcitonin gene-related peptide,CGRP)、垂体腺苷酸环化酶激活肽(pituitary adenylate cyclase activating polypeptide-38,PACAP-38),引起颅内痛敏组织如硬脑膜血管、大动脉的扩张、血浆外渗及肥大细胞脱颗粒,即神经源性炎症。外渗的致痛物质可激活三叉神经,其神经冲动经初级神经元(三叉神经节)后传至位于三叉神经核尾端及C1~2脊髓后角即三叉神经脊髓复合体(trigeminal cervical complex,TCC)的二级神经元,再传入丘脑内的三级神经元,最后到达大脑皮质产生痛觉。而刺激中缝核、蓝斑或三叉神经可通过一间接通路引起颅外血管扩张,其传出通过面神经、副交感神经、岩浅大神经至腭颞神经节和耳神经节。由于遗传造成的这些反射通路的不稳定性及节段性缺陷,使得血管扩张引起的任何轻微的伤害性感觉传入通过正反馈作用而逐渐放大,形成恶性循环,最终导致疼痛加剧、血管进一步扩张,表现偏头痛发作。蓝斑到皮质的弥散性投射触发同侧皮质的微血管收缩,也可解释偏头痛先兆可能的皮质扩布性抑制。

三叉神经血管反射系统周围致敏与搏动样头痛有关,而初级神经元一旦被内源性血管活性物质激活,则可因弯腰、咳嗽和打喷嚏等增加颅内压活动刺激脑膜,而导致头痛加重。反复痛觉信号刺激导致三叉神经血管反射系统中枢致敏,三叉神经脊束核敏化导致头部痛觉超敏(allodynia),非痛刺激可引起头皮和头部肌肉疼痛 30 分钟至 60 分钟,最高可达 120 分钟。而丘脑敏化与头部以外区域的痛觉超敏有关。

TTC 与脑干、丘脑、下丘脑、基底节核团等多个部位有网络联系,神经冲动经这些部位投射至大脑皮质诸多区域,如嗅觉皮质、视觉皮质、听觉皮质等,三叉神经血管反射系统包括初级、二级和三级神经元的激活和致敏,可以解释大多数偏头痛症状,包括体力活动加重搏动性疼痛,恶心和呕吐,畏光,畏声,畏嗅,以及痛觉超敏。

【临床表现】

偏头痛多儿童和青少年起病,中青年达发病高峰。女性多见,男女偏头痛患者比例约为 1:2~1:3,多数患者有偏头痛家族史。发作部位多位于偏侧额颞部,少数为双侧或全头痛(图 3-8-2)。根据偏头痛发作不同时期的表现可分为前驱期、先兆期、头痛期和头痛后期,不同时期的表现可以重叠,亦有部分患者仅表现部分的分期。

1. 有先兆偏头痛(migraine with aura)　以往曾称典型偏头痛(classic migraine),约占偏头痛患者的 1/3。有先兆偏头痛可以分为有典型先兆偏头痛、有脑干先兆偏头痛、偏瘫型偏头痛、视网膜型偏头痛。不同亚型区别仅表现在先兆的不同。

(1)前驱期:40%~60%偏头痛患者有前驱症状,多在头痛发生前的数小时至数日出现,可表现为:①精神方面:抑郁或欣快、情绪不稳或不安、反应迟钝、疲劳或睡眠增多。②感觉方面:畏光、恐声、嗅觉过敏。③自主神经:颈强、寒冷感、口渴、尿频或多尿、腹泻或便秘、食欲变化。④一部分患者在头痛发作前会有难以言状的感受或不适。

(2)先兆期:先兆为复杂的神经系统症状,一般发生在头痛前,也可在头痛开始后出现,或持续至头痛期。最常见为视觉先兆,超过 90% 的有先兆偏头痛患者出现视觉先兆。视觉先兆通常表现为城堡的墙垛样(城墙光

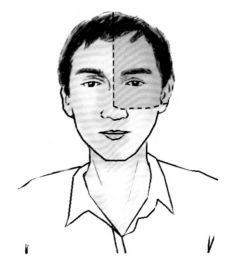

图 3-8-2　偏头痛的疼痛分布区

多为偏侧的额颞部搏动性头痛,伴恶心、畏光、畏声,喜在黑暗中静卧

线),首先为视野中出现边界不完整的灰暗小区域,其内视觉减退或缺失[暗点(scotoma)],随后该暗区逐渐变大,边缘为闪亮锯齿状[闪烁(scintillation)],频率为 1~10 次/s,并向视野左侧或右侧扩展。闪光现象还可以表现为点状、线条、色斑样闪光,视物变形和物体颜色改变等(图 3-8-3)。先兆过程历时 5~60 分钟,大多为 10~20分钟。部分患者主诉眼前如有厚厚的或经烟熏的玻璃,并有污点。这些清晰的图像在数分钟内缓慢通过视野,可遗留盲点缺损(scotomatous defects)。部分患者仅述有暗点而无阳性表现,但仔细观察会发现,暗点在逐渐扩大。

其次为躯体感觉先兆,常自肢体、面部和/或舌头某一点发麻开始,然后逐渐累及一侧肢体、面部和/或舌头,受累区域可逐渐变大或逐渐变小。麻木可在其他症状后出现,但也可作为唯一症状出现。

发生频率更少的是言语障碍,通常表现为失语,但难以区分具体为何种失语。

源于脑干的先兆症状包括构音障碍、眩晕、耳鸣、听力减退、复视、非感觉损害引起的共济失调和意识水平下降,有脑干先兆偏头痛发作往往伴随其他典型先兆,但不包括运动先兆和视网膜先兆。

运动先兆仅出现于偏瘫型偏头痛,常伴有脑干症状。而视网膜先兆仅出现于视网膜型偏头痛。

研究表明很多有视觉先兆的患者偶尔也会出现肢体和/或言语症状。而有躯体感觉和/或言语症状的患者几乎同时都有视觉先兆,至少在部分发作时会有。

当出现多种先兆时,这些不同类型的先兆症状通常接连发生,多先出现视觉先兆,随后出现感觉异常、失语。单一先兆最长可达 1 小时,但运动症状往往持续长达 72

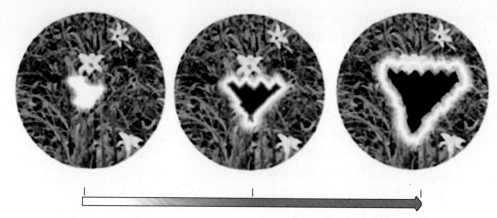

图 3-8-3　有先兆的偏头痛患者眼前出现闪光暗点的连续图像,显示伴随闪烁幻像出现暗点的演变,当闪光移向周
　　　　　边时短暂的盲区仍然在扩大

小时。当 3 个症状一起出现在一次先兆时,先兆持续时间最长可以为 3×60 分钟。

(3) 头痛期:伴先兆症状同时或随后出现颞部或眶周搏动性头痛(throbbing headache),多为单侧,也可为全头痛、单或双侧额部头痛及不常见的枕部头痛等。头痛时常伴恶心、呕吐、畏光或畏声、易激惹、畏嗅及疲劳感等,日常体力活动使头痛加重,睡眠后减轻。大多数患者头痛发作时间为 4 小时至 1 天,儿童持续 2~8 小时。头痛频率不定,50% 以上的患者每周发作不超过 1 次。

(4) 头痛后期:头痛消失后部分患者出现疲劳、注意力难以集中、颈部僵硬感,多在 2 日好转。

2. 无先兆的偏头痛(migraine without aura)　也称普通偏头痛(common migraine),是临床最常见类型,无先兆表现。少数患者可出现轻微而短暂的视觉模糊。典型表现为单侧、搏动性、中重度颞部头痛,日常体力活动如上下楼梯可加重头痛,伴呕吐和/或畏光、畏声。呕吐或睡眠后头痛可缓解。疼痛持续时伴颈肌收缩可使症状复杂化。头痛发作时常有头皮触痛。无神经系统定位体征。随着年龄的增长,头痛程度可逐渐减轻,发作次数也逐渐减少。女性患者在妊娠前三个月头痛发作减少,部分女性患者绝经后偏头痛不再发作。但有些患者更年期后发作反而更重。

3. 慢性偏头痛(chronic migraine)　当偏头痛频繁发作或持续存在,多个月以来(3 个月以上)偏头痛发作频度高,每个月头痛发作在 15 日以上,可考虑慢性偏头痛,但每月符合偏头痛特点的头痛天数至少 8 天。慢性偏头痛多无先兆。将慢性偏头痛与发作性偏头痛区分开来因为在频繁发作或持续存在的偏头痛中,单次发作是难以分辨的,事实上,这类患者的头痛性质每天都可能不同,甚至一天内也有变化。慢性头痛最常见的原因是药物过量,诊断慢性偏头痛时应除外由止痛药物使用过度

引起的慢性头痛。

4. 偏头痛并发症(complications of migraine)

(1) 偏头痛持续状态(status migrainosus):患者既往有偏头痛发作病史,若某次发作持续时间超过 72 小时,则可能为偏头痛持续状态,头痛程度往往较重。符合偏头痛持续状态特点的头痛可能由药物过量引起,故应排除药物过量性头痛。如患者服药情况符合药物过量性头痛诊断标准,则诊断为慢性偏头痛和药物过量性头痛,而不诊断为偏头痛持续状态。但如果服药时间小于 3 个月时,仅诊断为相应偏头痛亚型。

(2) 不伴脑梗死的持续先兆(persistent aura without infarction):持续先兆症状罕见,患者既往有先兆偏头痛发作史,而此次发作先兆持续时间至少超过 1 周。此类患者的先兆症状通常表现为双侧,可持续数月或数年。头颅影像学(CT、MRI)检查无异常发现。诊断需要与偏头痛性脑梗死相鉴别,并除外那些脑梗死或其他原因导致的症状性先兆。乙酰唑胺或丙戊酸治疗可能有效。

(3) 偏头痛性脑梗死(migrainous infarction):偏头痛性脑梗死发病机制不清,一般发生在后循环,年轻女性多见。患者有先兆偏头痛,但此次发作先兆持续时间超过 60 分钟,神经影像学检查显示脑的相应部位有新发生的脑梗死。偏头痛患者存在缺血性脑卒中的其他危险因素而发生缺血性脑卒中者,不属此类。必须是在典型的有先兆偏头痛发作过程中发生的脑梗死才考虑偏头痛性脑梗死。

(4) 偏头痛先兆诱发的痫样发作(migraine aura-triggered seizure):很少见,又称偏头痛性癫痫(migralepsy)。偏头痛患者先兆期间或先兆后 1 小时内发生痫性发作。目前没有证据表明这种痫样发作与无先兆偏头痛有关。

5. 可能与偏头痛相关的周期综合征(episodic syn-

dromes that may be associated with migraine)以往称儿童期周期性综合征(childhood periodic syndromes),以儿童多见,成人亦可出现。这类患者还可出现其他症状包括发作性晕动症、周期性睡眠障碍包括梦游、梦呓、夜惊和夜间磨牙。

(1) 反复胃肠功能障碍(recurrent gastrointestinal disturbance):反复发作的腹痛和/或腹部不适、恶心和/或呕吐,偶尔、长期或周期性发作,可能和偏头痛发作相关,包括周期性呕吐综合征和腹型偏头痛。

周期性呕吐综合征(cyclic vomiting syndrome):多见于儿童,为典型的儿童自限性发作性疾病,恶心、呕吐周期性发作,发作时患儿多面色苍白、精神萎靡。发作持续1小时至5日。周期性为其特点,呕吐发作多可预测到,而发作间期完全正常。

腹型偏头痛(abdominal migraine):发作性腹痛,持续时间1~72小时,疼痛部位位于腹中线,多为钝痛,中重度疼痛,伴有恶心、呕吐或面色苍白等。病史和体格检查无胃肠或肾脏疾病征象。多数患儿以后会发展为常见的偏头痛类型。

(2) 良性阵发性眩晕(benign paroxysmal vertigo):发作性眩晕,持续数分钟至数小时,发作时可有眼球震颤、呕吐和头部跳痛。自发缓解,发作间期无神经体征,耳和前庭功能正常。需要除外后颅窝肿瘤、癫痫和前庭功能障碍。

(3) 良性阵发性斜颈(benign paroxysmal torticollis):一般发生在1岁以内的婴幼儿,有每月发作的倾向。表现为儿童期反复发作的头向一侧倾斜,可伴轻微旋转,伴(面色)苍白、易激惹、精神萎靡、呕吐等,数分钟或数天后自行缓解。鉴别诊断包括胃食管反流、特发性扭转肌张力障碍和复杂部分性癫痫,尤其需要除外先天或获得的后颅窝和颅颈结合部疾病引起的斜颈。

【诊断和鉴别诊断】

1. 诊断 偏头痛是一种伴有多种神经系统和非神经系统表现的反复发生的头痛综合征,而非简单意义上的头痛。其诊断主要依靠详细询问病史,包括头痛的前驱症状、发作起止形式、部位、性质、持续时间、病程及伴随症状等。同时也应注意偏头痛的诊断不仅是一个排他性诊断,阳性诊断亦是可行的。阳性诊断不仅需要了解偏头痛发作时的表现及可能的诱发因素,还需要熟悉偏头痛的临床分型、变异和自然病程。神经系统检查正常,但临床表现不典型者可通过颅脑 CT、MRI、MRA、DSA 等检查排除颅内动脉瘤、脑血管畸形、颅内占位性病变和痛性眼肌麻痹等器质性疾病。国际头痛协会(2018)偏头痛诊断标准(表3-8-4~表3-8-14)为:

表3-8-4 无先兆的偏头痛诊断标准

A. 至少5次发作符合标准 B~D
B. 头痛发作持续4~72小时(未治疗或治疗效果不佳)
C. 至少符合下列4项中的2项:
1. 单侧
2. 搏动性
3. 中重度头痛
4. 日常体力活动加重头痛或因头痛而避免日常活动(如:行走或上楼梯)
D. 发作过程中,至少符合下列2项中的1项:
1. 恶心和/或呕吐
2. 畏光和畏声
E. 不能用 ICHD-3 中的其他诊断更好地解释

表3-8-5 有先兆的偏头痛诊断标准

A. 至少有2次发作符合 B 和 C
B. 至少有1个可完全恢复的先兆症状:
1. 视觉
2. 感觉
3. 言语和/或语言
4. 运动
5. 脑干
6. 视网膜
C. 至少符合下列6项中的3项:
1. 至少有1个先兆持续超过5分钟
2. 2个或更多的症状连续发生
3. 每个独立先兆症状持续5~60分钟
4. 至少有一个先兆是单侧的
5. 至少有一个先兆是阳性的
6. 与先兆伴发或在先兆出现60分钟内出现头痛
D. 不能用 ICHD-3 中的其他诊断更好地解释

表3-8-6 慢性偏头痛诊断标准

A. 符合 B 和 C 的头痛(偏头痛样头痛或紧张型样头痛)每月发作至少15天,至少持续3个月
B. 符合无先兆偏头痛诊断 B-D 标准和/或有先兆偏头痛 B 标准和 C 标准的头痛至少发生5次
C. 头痛符合以下任何1项,且每月发作大于8天,持续时间大于3个月:
1. 无先兆偏头痛的 C 和 D
2. 有先兆偏头痛的 B 和 C
3. 患者所认为的偏头痛发作可通过服用曲坦类或麦角类药物缓解
D. 不能用 ICHD-3 中的其他诊断更好地解释

表 3-8-7　偏头痛持续状态诊断标准

A. 符合 B 和 C 的头痛

B. 符合无先兆偏头痛和有先兆偏头痛的诊断,除了持续时间和疼痛程度外,既往发作典型

C. 同时符合下列 2 个特点:

　　1. 持续超过 72 小时

　　2. 疼痛或相关症状使其体力减弱

D. 不能用 ICHD-3 中的其他诊断更好地解释

表 3-8-8　不伴脑梗死的持续先兆诊断标准

A. 先兆符合标准 B

B. 发生在有先兆偏头痛患者,除了 1 个或多个先兆持续时间大于或等于 1 周,先兆呈典型表现

C. 神经影像学无脑梗死的证据

D. 不能用 ICHD-3 中的其他诊断更好地解释

表 3-8-9　偏头痛性脑梗死诊断标准

A. 偏头痛发作符合标准 B 和 C

B. 符合有先兆偏头痛诊断标准,先兆症状典型,除了 1 个或多个先兆时程大于 60 分钟

C. 神经影像学证实先兆相关脑区的梗死灶

D. 不能用 ICHD-3 中的其他诊断更好地解释

表 3-8-10　偏头痛先兆诱发的痫样发作诊断标准

A. 痫性发作符合癫痫发作诊断标准中的 1 种类型,并符合标准 B

B. 有先兆偏头痛患者在有先兆偏头痛发生过程中或发作后 1 小时内出现痫样发作

C. 不能用 ICHD-3 中的其他诊断更好地解释

表 3-8-11　周期性呕吐综合征诊断标准

A. 至少发作 5 次符合标准 B 和 C 的严重恶心和呕吐

B. 发作形式刻板,周期性反复发作

C. 符合下列 3 项:

　　1. 每小时至少恶心、呕吐 4 次

　　2. 每次发作大于 1 小时,发作期不超过 10 天

　　3. 发作间隔大于 1 周

D. 发作间期症状完全缓解

E. 不能用 ICHD-3 中的其他诊断更好地解释

表 3-8-12　腹型偏头痛诊断标准

A. 符合 B~D 的腹痛至少发作 5 次

B. 疼痛至少符合下列 3 项中的 2 项:

　　1. 位于中线、脐周或难以定位

　　2. 性质为钝痛或"只有酸痛"

　　3. 中重度疼痛

C. 发作时至少符合下列 4 项中的 2 项:

　　1. 食欲减退

　　2. 恶心

　　3. 呕吐

　　4. (面色)苍白

D. 未治疗或治疗无效的情况下持续 2~72 小时

E. 发作间期完全缓解

F. 不能用 ICHD-3 中的其他诊断更好地解释

表 3-8-13　良性阵发性眩晕诊断标准

A. 符合 B 和 C 发作至少 5 次

B. 没有预兆的眩晕,发作即达峰,数分钟至数小时后可自行缓解,无意识丧失

C. 至少存在下列症状或体征中的 1 项:

　　1. 眼球震颤

　　2. 共济失调

　　3. 呕吐

　　4. 苍白

　　5. 恐惧

D. 发作间期神经系统检查与听力、前庭功能检查正常

E. 不能用 ICHD-3 中的其他诊断更好地解释

表 3-8-14　良性阵发性斜颈诊断标准

A. 符合 B 和 C,儿童期反复发作

B. 头转向一侧,可伴或不伴轻微旋转,数分钟或数天后自行缓解

C. 至少存在下列 5 项中的 1 项:

　　1. (面色)苍白

　　2. 易激惹

　　3. 精神萎靡

　　4. 呕吐

　　5. 共济失调

D. 发作间期无神经系统阳性体征

E. 不能用 ICHD-3 中的其他诊断更好地解释

2. 鉴别诊断

（1）丛集性头痛（cluster headache）：男性多见，约为女性的4~5倍。发病年龄较偏头痛晚，平均25岁，极少有家族史。典型表现为固定于一侧眶周、眶后的短暂的剧烈的头痛，伴同侧结膜充血、流泪、流涕及Horner征等，持续时间15分钟至3小时，饮酒或应用血管扩张药诱发，尤其在丛集期。具有周期性，几乎在每日同一时间发作，晚上多见，使患者从睡眠中痛醒。常在每年春季和/或秋季发作一两次，发作间期患者数月或数年无头痛，可能与下丘脑功能障碍有关。丛集性头痛与偏头痛在临床表现上有相似之处，如两种疾病均可由饮酒诱发，曲普坦类药物可能有效，都可有自主神经症状等，但在易患病性别、丛集性特征、周期节律、突出症状、发作的频度、持续时间、发作期情绪、自主神经受累的部位等方面均有不同，可帮助鉴别。

（2）紧张型头痛（tension-type headache，TTH）：以往称紧张性头痛（tension headache）。紧张型头痛是原发性头痛最常见的类型，典型表现为轻到中度、双侧压迫性或紧箍样头痛，不因日常体力活动而加重。不伴随恶心。与偏头痛鉴别不难。但因40%偏头痛患者表现为双侧头痛，约75%的患者主诉头痛为颈项部疼痛或压痛；且同一患者两种类型头痛可能并存，尤其是头痛程度较轻无先兆偏头痛发作与发作性紧张型头痛表现类似，不易鉴别。偏头痛发作时日常活动使头痛加重，多伴有恶心呕吐、畏光、恐声，而紧张型头痛无此特点。详细的病史收集、头痛日记记录可资鉴别。

（3）痛性眼肌麻痹（painful ophthalmoplegia）：又称Tolosa-Hunt综合征，是海绵窦非特异性炎症导致头痛及眼肌麻痹，可见于任何年龄，壮年多见。头痛发作常表现眼球后及眶周的顽固性胀痛、刺痛及撕裂样疼痛，常伴恶心和呕吐，数日后出现疼痛侧动眼、滑车或外展神经麻痹，表现为上睑下垂、眼球运动障碍和光反射消失等。持续数日至数周缓解，数月至数年后又可复发。皮质类固醇如泼尼松60mg/d口服有效。

（4）继发性性头痛：尤其是缘于头颈部血管性疾病的头痛，如高血压或低血压、未破裂颅内动脉瘤或动静脉畸形、慢性硬膜下血肿等均可出现偏头痛样头痛。继发性头痛可能表现为搏动样疼痛，但无典型偏头痛发作特点及过程，部分病例有局限性神经功能缺失体征、癫痫发作或认知功能障碍，脑CT、MRI及DSA检查可显示病变。

【治疗】

偏头痛是反复发作的慢性疾病，偏头痛患者之间的临床表现相差较大，并且同一患者在每次发病时的临床表现也有差异。此外，偏头痛患者还可能同时患有其他原发性头痛（常见的是紧张型头痛）。所以，对偏头痛患者进行有效治疗并非简单。一旦偏头痛的诊断成立，医生应当决定如何治疗偏头痛，首先应积极开展患者教育，使患者对偏头痛有正确的认知，主动避免或控制偏头痛发作的诱因；其次充分利用各种非药物干预手段，包括按摩、理疗、生物反馈治疗、认知行为治疗和针灸等；最后采取药物治疗。偏头痛的药物治疗包括头痛发作期治疗和头痛间歇期预防性治疗，对于频繁发作的患者常需两种方案联合使用。

目前有诸多治疗和预防偏头痛发作的药物可以选择，而每一位患者对药物的反应不同，差别较大。所以，对于偏头痛患者的用药应当个体化。治疗的选择需考虑到头痛发作的频度、疼痛程度、伴随症状（如恶心、呕吐）等，还应当考虑到患者对药物耐受性和用药史及对药物的反应等情况。患者的身体状况也影响着药物选择，如心脏疾患、妊娠、高血压等。

1. 偏头痛发作期药物治疗 目的是快速、持续止痛、减少头痛再发、恢复患者的功能。发作期治疗有效的标准：①2小时后无痛。②2小时后疼痛改善，由中重度疼痛转为轻度或无痛（或VAS评分下降50%以上）。③疗效具有可重复性，3次发作中有2次以上有效。④在治疗成功后的2小时内无头痛再发或无需再次服药。药物选择的一般原则是：对轻度、中度偏头痛，应用非甾体类抗炎药物和简单止痛剂及其复方制剂；对以往应用这类药物治疗有效的重度偏头痛者也可应用。对于中度、重度偏头痛或对非甾体抗炎药反应差者，应用曲普坦类和二氢麦角胺特效药，对有严重恶心、呕吐症状的偏头痛发作使用止吐药和非口服止痛药。

（1）非特异性药物：如对乙酰氨基酚（acetaminophen）、非甾体抗炎药（nonsteroidal anti-inflammatory drugs，NSAIDs）如萘普生（naproxen）0.25~1.0g或布洛芬（ibuprophen）0.2~0.8g口服。阿司匹林、对乙酰氨基酚及咖啡因的复方制剂等也可推荐。这些药物应在偏头痛发作时尽早使用。为预防药物过度使用性头痛，单纯NSAIDs制剂每月不能超过15天，麦角碱类、曲普坦类、NSAIDs复合制剂服用每月不应超过10天。甲氧普胺、多潘立酮等止吐和促进胃动力药物不仅能治疗伴随症状，还有利于其他药物的吸收；苯二氮䓬类、巴比妥类镇静剂可促使患者镇静、入睡，使头痛消失，因镇静剂有成瘾性，故仅适用于其他药物治疗无效的严重患者；阿片类药物有成瘾性，可导致药物过量性头痛并诱发对其他药物的耐药性，不宜常规推荐，仅适用于其他药物治疗无效的严重头痛者。

（2）特异性治疗药物：

1）曲普坦类（triptans）：是高选择性5-HT1B/1D受体激动剂，5-HT1D受体可抑制三叉神经血管反射系统痛觉传导;5-HT1B 受体可引起颅内血管收缩,但不影响多巴胺受体、肾上腺素受体及 5-HT 受体的其他亚型,能特异性治疗偏头痛的头痛发作。目前国内市场有舒马普坦、佐米曲普坦和利扎曲普坦,那拉曲普坦、阿莫曲普坦、依来曲坦和夫罗曲坦等在国内尚未上市。曲普坦类在头痛任何时期应用均有效,越早应用效果越好,如首次应用有效,复发后再用仍有效,若首次无效,改变剂型或剂量可能有效;患者对一种曲普坦类无效,对另一种可能有效。舒马普坦有口服片剂、口服速释剂、皮下注射剂、鼻喷剂等剂型,皮下注射舒马曲坦 6mg,10 分钟起效,2 小时头痛缓解率达 80%。佐米曲普坦为亲脂性药物,可透过血脑屏障,生物利用度高,口服 40~60 分钟后起效。有 2.5mg 和 5mg 的口服及鼻喷剂。利扎曲坦推荐起始剂量 10mg,若头痛持续,2 小时后可重复一次,口服作用快速,头痛消失与疗效的维持在所有曲普坦类药物中最显著,头痛复发率较舒马普坦、佐米曲普坦低。冠心病及未控制的高血压患者禁用此类药物,药物副反应包括恶心、呕吐、心悸、烦躁及焦虑等。

2)麦角胺类药物:治疗偏头痛急性发作的历史很长,但判断其疗效的随机对照试验却不多。麦角胺药物半衰期长、头痛复发率低,多联合咖啡因用于发作持续时间长的患者。但因有明显恶心、呕吐、周围血管收缩等副作用,目前已较少应用。

3)降钙素基因相关肽(CGRP)受体拮抗剂:CGRP 是由 37 个氨基酸组成的神经肽,其在中枢及外周神经系统中广泛表达,与偏头痛的病理生理过程有关。CGRP 受体拮抗剂使扩张的脑膜动脉恢复正常,减轻偏头痛,部分对曲普坦类无效或不能耐受的患者可应用。2018 年 FDA 批准 Galcanezumab 用于偏头痛治疗,是 FDA 批准的第三个 CGRP 抗体,120mg 每月一次,可有效减少慢性偏头痛患者发病频率,有很好的安全性和耐受性。

【预防】

预防性药物治疗目的是减少偏头痛发作的频率,减轻疼痛程度,使急性发作患者对终止治疗反应更好,尽可能地提高患者的生活质量。指征:①患者的生活质量、工作和学业严重受损(需根据患者本人判断);②每月发作频率 2 次以上;③急性期药物治疗无效或患者无法耐受;④存在频繁、长时间或令患者极度不适的先兆,或为偏头痛性脑梗死、偏瘫性偏头痛、基底型偏头痛亚型等;⑤连续 2 个月,每月使用急性期治疗 6~8 次以上;⑥偏头痛发作持续 72 小时以上等。常用药物包括:

(1)抗癫痫药物:丙戊酸和托吡酯两者均为一线推荐药物。研究显示,缓释型双丙戊酸钠(500~1 000mg/d)可使偏头痛发作次数每周减少 1~2 次。但长期使用

需定时检测血常规、肝功能和淀粉酶。对女性患者需注意体重增加及卵巢功能异常(多囊卵巢综合征)。托吡酯对发作性及慢性偏头痛有效,并可能对药物过量性头痛有效。多项研究支持托吡酯 50~200mg/d,预防偏头痛有效。加巴喷丁可作为二线药物预防偏头痛发作,自 300mg/d 逐渐增至 2 400mg/d,可显著降低偏头痛发作频率。拉莫三嗪似乎对偏头痛先兆有效但对偏头痛无效;有研究证实奥卡西平预防性治疗偏头痛无效。

(2)β 受体阻滞剂:在偏头痛预防性治疗方面效果明确,有多项随机对照试验结果支持。其中证据最为充足的是非选择性 β 受体阻滞剂普萘洛尔和选择性受体阻滞剂美托洛尔。此外,比索洛尔、噻吗洛尔和阿替洛尔可能有效,但证据强度不高。β 受体阻滞剂的禁忌证包括反应性呼吸道疾病、糖尿病、体位性低血压及心率减慢的某些心脏疾病。不适于运动员,可发生运动耐量减低。有情感障碍患者在使用 β 受体阻滞剂可能会发生心境低落、甚至自杀倾向。

(3)抗抑郁药:阿米替林和文拉法辛预防偏头痛有效已获得证实,阿米替林尤适用合并紧张性头痛或抑郁状态患者,主要不良反应是镇静作用。文拉法辛疗效与阿米替林类似,不良反应更少。

(4)钙离子拮抗剂:非特异性钙离子拮抗剂氟桂利嗪对偏头痛的预防性治疗证据充足,研究证其预防治疗偏头痛第 2 个月起效果显现,可显著减少头痛发作,降低头痛强度,治疗 3 个月可降低偏头痛发作频率 57%。氟桂利嗪常用剂量为每晚 5~10mg。多项尼莫地平预防偏头痛的研究,结果均未能显示其疗效优于安慰剂,不推荐使用。

(5)其他:抗高血压药物赖诺普利及坎地沙坦各有一项对照试验结果显示对偏头痛预防治疗有效,但仍需进一步证实。随机双盲对照试验显示肉毒毒素 A 对慢性偏头痛的预防有效。

开始预防性治疗药物治疗之前应与患者进行充分的沟通,根据患者的个体情况进行选择,注意药物的治疗效果与不良反应,同时注意患者的共病、与其他药物的相互作用、每日用药次数及经济情况。通常首先考虑证据确切的一线药物,若一线药物治疗失败,存在禁忌证或患者存在以二、三线药物可同时治疗的合并症时,方才考虑使用二线或三线药物。避免使用患者其他疾病的禁忌药及可能加重偏头痛发作的治疗其他疾病的药物。长效制剂可增加患者的顺应性。

预防性药物治疗应小剂量单药开始,缓慢加量至合适剂量,同时注意副作用。对每种药物给予足够的观察期以判断疗效,一般观察期为 4~8 周。患者需要记头痛日记来评估治疗效果,并有助于发现诱发因素及调整生

活习惯。偏头痛发作频率降低50%以上可认为预防性治疗有效。有效的预防性治疗需要持续约6个月,之后可缓慢减量或停药。若发作再次频繁,可重新使用原先有效的药物。若预防性治疗无效,且患者没有明显的不良反应,可增加药物剂量;否则应换用第二种预防性治疗药物。若数次单药治疗无效,才考虑联合治疗,也应从小剂量开始。

(6)其他治疗:如中医治疗(中药、针灸、推拿)、心理治疗和物理治疗对偏头痛预防性治疗有效,可作为药物治疗的替代或补充,但缺乏设计良好的对照研究证据。神经调制疗法治疗偏头痛越来越受到临床关注,国内外学者已进行多项不同神经调制研究。而国内研究多集中在星状神经节阻滞,结果提示对偏头痛患者行星状神经节阻滞治疗可有效缓解偏头痛发作。

第四节 丛集性头痛

(刘若卓)

丛集性头痛(cluster headache)是少见的伴一侧眼眶周围剧烈疼痛的发作性头痛,有反复密集发作的特点,也称偏头痛样神经痛(migrainous neuralgia)、组胺性头痛(histamine cephalalgia)、阵发性夜间头痛(paroxysmal nocturnal cephalalgia)等。

【病因和发病机制】

本病的病因及发病机制不明。Gardner 等(1947)提出了通过岩浅大神经及蝶腭神经节传递的副交感神经阵发性放电假说。Ekbom 和 Greitz(1970)发现一例丛集性头痛患者,在进行动脉造影时头痛发作,其同侧颈内动脉狭窄,动脉壁膨胀刺激颈动脉外周交感神经丛,并引起Horner 综合征。Kunkle(1982)通过大量的人体实验,得出疼痛产生于颈内动脉并上传至颞骨岩部的结论。Kittrelle 等(1985)报道在蝶腭凹区域内应用可卡因或利多卡因可持续阻止丛集性头痛发作,辣椒素也有同样作用;刺激蝶腭神经节可引起症状再发。

丛集性头痛急性发作与丘脑后部灰质区域激活有关,May 等(1999)基于体素 MRI 扫描形态测量分析,发现丛集性头痛患者双侧下丘脑后区的组织体积增大,并持续至发作期之外,可能与神经元密度增加有关。丛集性头痛的自然发作周期可能与控制 24 小时节律的下丘脑机制有关,将组织胺 0.1mg 静脉注射可引发丛集性头痛,说明与组织胺的自发释放有关。于生元等(2015)报道,丛集性头痛患者发作期存在下丘脑突显网络(salience network,SN)活化功能降低。约5%的丛集性头痛患者可能是常染色体显性遗传。

【临床表现】

1. 任何年龄均可发病,多发生于 20~50 岁成年人,平均发病年龄为 30 岁,男性居多,4~5 倍于女性。头痛发作极其迅猛,20 分钟达到高峰。通常在一段时间(通常 3~16 周)内出现一次接一次成串的发作,常在每年春季和/或秋季发作一两次。

2. 头痛发作常发生在每日同一时间,如夜间入睡后1~2 小时内发作,或在夜间和白天反复发作。每日发作一至数次,无先兆,不伴恶心、呕吐,可持续 30~180 分钟,平均 45 分钟。约 10%的患者在数年中反复发作,变为慢性发作性偏侧头痛(chronic paroxysmal hemicrania)。

3. 头痛特点是固定于一侧眼眶部,为眼内、眼周深处及眼眶周围的剧烈钻痛,无搏动性,通常向前额、颞部及颊部放射,很少波及面下部、耳后或枕颈部(图 3-8-4)。患者常坐在椅子上摇动或来回踱步,用拳捶打头部或以头撞墙,疼痛难忍。疼痛可迅速缓解或逐渐消退。

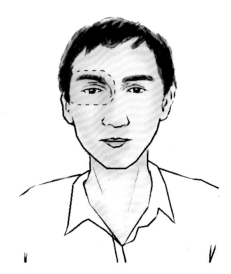

图 3-8-4 丛集性头痛的疼痛分布区
常见于一侧眶颞部周围,是深部的剧烈疼痛,几乎每天同一时间发作,通常伴流泪、流涕和面部潮红,持续 30 分钟至 3 小时

4. 有些患者眼眶疼痛侧伴轻度的眼睑下垂,也可在反复发作后变成永久性眼睑下垂。发作时同侧颞动脉明显粗大,有触痛,头面部皮肤痛觉过敏。常伴有结膜充血、流泪、流涕、鼻塞、面颊发红、面部出汗异常、眼睑水肿等,本病有红色偏头痛(red migraine)之称。约 1/4 的病例头痛侧可出现 Horner 征。

5. 饮酒、冷风或热风拂面、服用血管扩张药及兴奋等为头痛诱因。

【诊断和鉴别诊断】

1. 诊断 根据本病确切病史及发作时典型临床表现通常可作出诊断。虽然很少伴发结构异常,但仍推荐进行神经影像学检查,最好是脑 MRI 或增强 CT。诊断标准见表 3-8-15。

表 3-8-15　IHS 丛集性头痛的诊断标准

A. 符合 B~D 发作 5 次以上
B. 发生于单侧眼眶、眶上和/或颞部的重度或极重度的疼痛,若不治疗疼痛持续 15~180 分钟
C. 头痛发作时至少伴有下列 2 项中的 1 项: 　1. 至少伴随以下症状或体征(和头痛同侧)中的 1 项: 　　a) 结膜充血和/或流泪 　　b) 鼻塞和/或流涕 　　c) 眼睑水肿 　　d) 前额和面部出汗 　　e) 瞳孔缩小和/或上睑下垂 　2. 感觉躁动或不安
D. 发作频率 1 次/隔日~8 次/d
E. 不能用 ICHD-3 中的其他诊断更好地解释

2. 鉴别诊断　症状典型的丛集性头痛不易与其他头痛混淆,但须注意与偏头痛、三叉神经痛、颈动脉瘤、颞动脉炎、嗜铬细胞瘤、Tolosa-Hunt 综合征、类三叉神经(Raeder)综合征等鉴别。

(1) Tolosa-Hunt 综合征:亦表现为眼眶周围剧烈的头痛,可伴有眼痛及眼肌瘫痪;而眼球后部、鼻部、上颌及颞部阵发性疼痛,伴鼻塞或流泪,可提示为丛集性头痛或其变异型。

(2) 类三叉神经综合征(Raeder syndrome):三叉神经分布的眼区及上颌区出现痛性抽搐、感觉缺失、眼肌瘫痪(上睑下垂和瞳孔缩小)及咀嚼肌力弱,而出汗功能保留,但有些头痛患者,尤其是女性可同时出现丛集性头痛及 Raeder 综合征。

(3) 偏头痛:丛集性头痛与偏头痛的关系不确定,有些病例既有偏头痛、又有丛集性头痛的特点,因此,Kudrow(1980)提出偏头痛样神经痛、丛集性偏头痛等术语。但 Lance 等(1976)指出,丛集性头痛为面部发红,前额、颞部和面颊的皮温升高,眼内压升高;而偏头痛则面部苍白,皮温降低,眼内压正常。丛集性头痛与偏头痛的性别分布、发病年龄、发作频率等也有显著差异。

(4) 慢性发作性偏头痛:Sjaastad 和 Dale(1976)根据此类偏头痛发生于一侧,并与丛集性头痛具有某些相似性,但又具有一些特性而命名。它与丛集性头痛的相同之处是其为发作性,总是位于一侧颞眶部,持续时间短(20~30 分钟),常伴有结合膜充血、流涕,可出现不完全性 Horner 征;与丛集性头痛不同之处是,头痛呈长期发作,每日可发作数次,重要的是一些患者对消炎痛的反应良好。

(5) 症状性丛集性头痛:由于颅内病变导致的丛集性头痛样发作,如鞍旁脑膜瘤、垂体腺瘤、第三脑室区域钙化病变、前部颈动脉动脉瘤、侵入鞍上池的斜坡表皮样瘤、椎动脉动脉瘤、鼻咽癌、同侧半球巨大动静脉畸形以及上颈部脑膜瘤均可能导致症状性丛集性头痛。

【治疗】

1. 丛集性头痛急性发作期药物治疗　丛集性头痛急性发作起病突然,持续时间短,因此只有迅速起效的药物才会迅速缓解疼痛,最有效的治疗是吸氧及皮下使用舒马普坦(sumatriptan)。

(1) 氧疗:在头痛开始时可通过面罩吸氧治疗,推荐的氧流量是 7L/min,共 10~15 分钟。60%~70% 的患者对吸氧有效,部分患者吸氧虽不能完全终止其头痛发作,但可推迟下次发作时间。

(2) 5-HT1B/1D 受体激动剂:曲普坦类(triptans)药物中最有效的是舒马普坦皮下注射剂,其次为舒马普坦鼻喷剂及佐米曲普坦鼻喷剂或佐米曲普坦口服,舒马普坦片剂无效。皮下注射舒马普坦 6mg,一般 5 分钟内开始起效,15 分钟内头痛缓解,耐受性好。鼻腔喷雾舒马普坦 20mg 或佐米曲普坦 5mg 治疗的效果虽不如皮下注射舒马普坦好,但易携带,使用方便,也是重要的药物。对发作性丛集性头痛患者,口服佐米曲普坦(10mg 和 5mg)30 分钟后,头痛缓解,易于耐受;而对慢性丛集性头痛无效。

(3) 麦角胺(ergotamine):二氢麦角胺静脉注射可在 10 分钟内迅速缓解疼痛,而肌内注射和鼻腔给药,则起效较慢。

(4) 表面局部麻醉:利多卡因(lidocaine)局部滴鼻对丛集性头痛有效,推荐用 4% 利多卡因滴鼻。

2. 预防性药物治疗　原则是在丛集期早期开始坚持每日用药,直至头痛消失后至少 2 周,逐渐减量至停药,不可突然停药,在下一丛集期开始又重新用药。预防用药过程中出现头痛时可予吸氧或舒马普坦治疗终止发作。

(1) 糖皮质激素:对发作性丛集性头痛的丛集期及慢性丛集性头痛均有效。泼尼松(prednisone)60mg,早晨顿服,连用 3 天,随后每隔 3 天减 10mg,18 天后减完。激素应短期使用,同时补钾、补钙和制酸治疗,尽可能避免重复使用。

（2）酒石酸麦角胺：1mg 口服，2 次/d，是非常有效的预防措施。睡前服对控制丛集性头痛夜间发作有特效，但禁用于有外周和心血管疾病患者。

（3）维拉帕米（verapamil）：对发作性丛集性头痛及慢性丛集性头痛均有效，常规剂量为 120~480mg/d，分次口服，对慢性丛集性头痛，最大剂量可达 1 200mg/d。常见的不良反应是便秘、水潴留及低血压。在用药之前需排除心脏传导阻滞。

（4）碳酸锂（lithium carbonate）：常用于慢性丛集性头痛的预防性治疗，对发作性丛集性头痛亦有效。常用剂量是 600~900mg/d，分次给予，有效血药浓度是 0.4~0.8mEq/L。有时需与麦角胺或维拉帕米联用。定期复查锂盐浓度，避免同时使用排钠利尿剂，以防止锂浓度升高出现毒副作用。

（5）丙戊酸（valproate）：600~2 000mg/d，分次口服，可减少丛集性头痛的发作频率，血药浓度须保持在 50~100μg/ml，需定期复查血药浓度及肝脏转氨酶。

（6）托吡酯（topiramate）：平均剂量 100mg/d（25~200mg/d），可有效减轻或终止发作性或慢性丛集性头痛发作。可从 2mg，1 次/d 开始，根据疗效每 3~7 天增加 25mg 或 50mg，最高可达 200mg。

（7）美西麦角（methysergide）：有效的预防性药物，对丛集性头痛年轻患者可能最佳，不良反应包括肌肉痉挛和疼痛、水潴留、纤维化反应。

（8）Galcanezumab：作用于降钙素基因相关肽（calcitonin gene-related peptide，CGRP）的人源化单克隆抗体，Goadsby（2019）报道，每月一次 300mg 皮下注射，有效预防丛集性头痛发作，2018 年获 FDA 批准用于慢性和发作性偏头痛预防治疗后，2019 年 FDA 批准用于发作性丛集性头痛预防治疗。

发作性丛集性头痛的治疗选择：首选方案麦角胺 1mg，2 次/d；其次是维拉帕米 360~480mg/d；较顽固的丛集性头痛患者推荐联合应用麦角胺及维拉帕米；也可选择美西麦角 2mg，3~4 次/d，尤适合年轻患者，须注意美西麦角不能与麦角胺合用。糖皮质激素可短期使用，打断发作周期或防止头痛加剧。

慢性丛集性头痛首选维拉帕米合用锂盐，较顽固者可选择麦角胺、维拉帕米及锂盐三联用药，或美西麦角、维拉帕米及锂盐三联；最后可选丙戊酸，监测锂盐及丙戊酸血药浓度很重要。

3. 神经阻滞与封闭 如枕神经封闭，在头痛同侧枕大神经处注射含利多卡因的甲泼尼龙 120mg 能使头痛缓解 5~73 天；Balgetir（2019）报道 51 例丛集性头痛患者使用长效糖皮质激素枕大神经封闭，28 例有效地终止了发作。阻滞蝶腭神经节能使丛集性头痛发作暂时缓解数日，但复发率较高。

4. 慢性顽固性丛集性头痛手术治疗 经皮射频三叉神经根切断术最有效，大多数丛集性头痛发作终止。疗效好的患者可维持数年，复发患者可重复手术治疗（Jarrar et al，2003）。Franzini（2009）报道对于同侧下丘脑后方的深部脑刺激有希望成为预防治疗丛集性头痛的方案，在行此项治疗时，患者可能有头昏或者产生眩晕感，因此在刺激时注意调整刺激参数。另外，在进行电极植入时可能存在颅内出血的风险。Paemeleire（2019）尝试上颈段（C_1~C_2）神经根脉冲射频治疗慢性丛集性头痛，报道一半以上的患者有效，但样本量较小，需进一步评估。

第五节 慢性每日头痛

（董钊）

慢性每日头痛（chronic daily headache，CDH）是一类慢性头痛的总称，包括药物过量性头痛（medication overuse headache，MOH）、慢性偏头痛（chronic migraine）、慢性紧张型头痛（chronic tension-type headache，CTTH）、新发每日持续性头痛（new daily persistent headache，NDPH）、慢性丛集性头痛（chronic cluster headache，CCH）等（Voigt AW et al，2016）。共同特点是每个月头痛超过 15 天，持续 3 个月以上。须强调的是，本章涉及的 CDH 都是指原发性头痛或由原发性头痛转化而来，需排除其他继发性头痛。

MOH 是临床最常见的 CDH 类型，又称止痛药物过度使用性头痛、药物滥用性头痛，是一类发生在原发性头痛的基础上，由于频繁不当服用头痛急性期治疗药物而导致原有头痛加重或出现新的头痛形式（IHS，2018）。我国流行病学数据表明，MOH 的年患病率为 0.6%，占 CDH 患者 60%（Yu S et al，2012）。

【病因和发病机制】

1. 病因 尚未完全明了，可能与下列因素有关：

（1）原发性头痛类型：既往临床研究发现，发作性头痛患者，因腰背或关节疼痛过度使用止痛药物也可继发 MOH（Bahra A et al，2003），然而，无头痛的患者因腰背或关节疼痛过度使用止痛药则不会发展为 MOH，提示 MOH 与原发性头痛有关。既往研究也发现，偏头痛和紧张型头痛患者较其他无原发性头痛患者更容易继发 MOH（Diener HC et al，2016）。

（2）止痛药物：停用止痛药物后 MOH 通常可迅速好转，并且 MOH 的发生和好转的速度与过度使用的止痛药物种类有关，提示药物过度使用是导致 MOH 出现的主要原因(Bahra A et al,2003;Limmroth V et al,2002;Katsarava Z et al,2005)。所有止痛药物均可导致 MOH 的发生(Diener HC et al,2016)。与 MOH 相关的止痛药物包括:①普通止痛药物如对乙酰氨基酚、阿司匹林、其他非甾体消炎药(NSAIDs);②阿片类药物;③曲普坦类;④麦角胺类;⑤复方止痛药(由 2 种或以上的止痛药或其辅助药组成)。

2. 发病机制 MOH 发病机制还不十分清楚,既往研究表明,MOH 发生可能与血管紧张素转换酶的多态性(Di Lorenzo C et al,2012)、脑源性神经营养因子的多态性、儿茶酚-O-甲基转移酶的多态性和 5-羟色胺转运体(serotonin transporter,SERT)的多态性等有关(Diener HC et al,2016),提示 MOH 可能和遗传因素有一定关系。MOH 的发病机制可能与原发性头痛患者存在脑功能异常有关,长期应用止痛药能够引起脑组织结构和功能改变加重,通过引起皮质神经元兴奋性增高(Supornsilpchai W et al,2010)、中枢和外周疼痛传导通路敏感性的增高(De Felice M et al,2010;Ayzenberg I et al,2006)从而导致中枢和周围敏化以及神经递质系统[5-羟色胺系统(Srikiatkhachorn A et al,1996;Srikiatkhachorn A et al,1998)]和大麻素系统(Cupini LM et al,2008)的改变,最终使头痛慢性化。

MOH 的危险因素主要包括原发性头痛类型、女性、头痛频率较高、低收入水平、低教育水平、失业、合并心理疾病、吸烟、缺乏体育锻炼、代谢综合征、使用镇静、阿片类药物等(Chiang CC et al,2016)。

【临床表现】

1. MOH 患者的临床表现与患者原发性头痛有关(Limmroth V et al,2002)。原发性头痛为偏头痛者,通常表现偏头痛样头痛(单侧、搏动样、伴有畏光、畏声、恶心、呕吐),头痛更加频繁,甚至几乎每天头痛。部分患者过度使用止痛药可能掩盖偏头痛的伴随症状,意味着头痛发作可能具有不典型偏头痛临床特点。如患者继续过度使用急性期止痛药,可能难以判断原发性头痛类型。原发性头痛为紧张型头痛者,表现为紧张型头痛特征(Limmroth V et al,2002)。

2. 我国约 2/3 的 MOH 患者的原发性头痛为偏头痛,平均发病年龄 49 岁,我国 MOH 患者最常使用复方止痛药(刘欢贤等,2019;Dong Z et al,2015)。MOH 患者往往合并亚临床强迫症、焦虑症、情绪障碍和睡眠障碍等。

3. MOH 患者常规的辅助检查包括脑 CT,脑 MRI 检查均正常。

【诊断】

根据患者既往头痛相关特点和过度使用止痛药的病史,神经系统检查正常,通常可作出诊断。本病无特异性辅助检查。国际头痛协会第 3 版(International Classification of Headache Disorders 3rd edition,ICHD-3)药物过量性头痛的诊断标准是:

A. 原发性头痛患者每月头痛发作的天数 ≥15 天超过 3 个月。

B. 规律频繁服用头痛急性治疗或症状性治疗药物 3 个月以上。

C. 不能用 ICHD-3 中的其他诊断更好地解释。

对于头痛急性期需要频繁服用治疗药物的界定,主要取决于服用止痛药物的类型。其中诊断单方止痛药物(如布洛芬、对乙酰氨基酚)过度使用性头痛要求使用止痛药物频率 ≥15d/30d,其他亚型止痛药物(曲普坦类、复方止痛药物、阿片类、麦角类等)的使用频率 ≥10d/30d。

【治疗】

目的是尽量减少止痛药物的使用,减少每月头痛天数、减轻头痛程度、缩短头痛持续时间。

1. 患者教育 对 MOH 患者进行教育,内容包括有关 MOH 的发生机制,目的是增加依从性,减少患者对急性期止痛药物的使用(麦角胺、曲普坦类、阿片类和复方止痛药物摄入量为每月<10 天,单方止痛药物为每月<15 天),同时要告诉患者按时记录头痛日记。

2. 控制止痛药物使用 包括直接停用止痛药物和减少止痛药物使用(频率<2 天/周)。两种方法均能有效减少 MOH 患者每月头痛天数,且直接停用止痛药物的 MOH 患者,治疗后 6 个月和 12 个月每月头痛天数更少(Carlsen L N et al,2018)。既往多项研究表明 MOH 患者停用急性期止痛药物,大部分患者可出现短暂的头痛加重,同时伴有自主神经功能紊乱、焦虑和睡眠障碍(Diener HC et al,2004),这些症状通常持续 2~7 天(Katsarava Z et al,2001),可以给予针对戒断症状的对症治疗,或短期使用激素治疗。

3. 预防性药物治疗 目前的随机对照试验研究证实预防治疗 MOH 有效的药物仅有托吡酯和肉毒毒素 A。其他观察性研究和级别较低的随机试验发现丙戊酸钠、普瑞巴林、枕神经刺激和针灸用于 MOH 的治疗(Chiang CC et al,2016)。

1)托吡酯(topiramate):是一种抗癫痫药物。既往临床研究证实治疗 MOH 有效的药物。通常 25mg 起始,每周增加 25mg,有效剂量为 50~200mg/d。常见不良反应包括:感觉异常、食欲下降、体重减轻、头晕、智力迟钝、记忆障碍。

2)肉毒毒素 A(botulinum toxin A):使用肉毒毒素 A 治疗前建议对 MOH 患者控制止痛药物使用,必要时也可在控制止痛药物前使用肉毒毒素 A 治疗。推荐进行的肉毒毒素 A 注射治疗方法为：每 12 周注射 155~195U 到 31~39 个部位，每个部位 5U，通常 3~7 天起效，效果维持时间不等。建议每名治疗的患者记录头痛日记，通过头痛日记评估治疗的效果，如果每月头痛天数小于 10 天，停用肉毒毒素 A，并连续观察随访 4~5 个月。

3）丙戊酸钠（valproic sodium）：既往小样本研究发现丙戊酸钠治疗 MOH 有效，起始用量为 500mg/d，每晚 1 次服用，根据发作情况适当调整用量，该药疗效呈剂量依赖性，血浆浓度达到 700mol/L 才能获得最佳疗效。副作用为恶心、呕吐、肝功能障碍、体重轻度增加及嗜睡等，妊娠期禁用。对于女性患者需注意体重增加及卵巢功能异常，如多囊卵巢综合征。

4）普瑞巴林（pregabalin）：既往临床研究发现普瑞巴林每天 150mg，可有效控制 MOH 患者头痛发作。该药作用机制尚不清楚，可能与调节中枢敏化有关。不良反应有头晕、嗜睡、口干、水肿、视物模糊、体重增加。

4. 正念疗法　研究表明，MOH 患者戒药后进行正念疗法和药物预防治疗，两者疗效相当（Grazzi L et al，2017），可能与提高血小板中儿茶酚胺类物质（去甲肾上腺素、肾上腺素、多巴胺）含量有关（Grazzi L et al，2019）。

5. 合并症治疗　对合并焦虑抑郁、睡眠障碍的 MOH 患者，同时选择抗焦虑抑郁、改善睡眠药物至关重要，可选择 SNRI 类，如盐酸文拉法辛、盐酸度洛西汀等。

【预后】

MOH 是一种可防性疾病，对频繁头痛患者控制止痛药使用和早期预防性治疗，可有效减少 MOH 的发生。MOH 患者治疗有效率为 60%~83%，1 年复发率为 17%~43%，复发多在治疗后第一年。MOH 复发危险因素主要包括原发性头痛类型、止痛药物种类、合并心理疾病、未婚、失业、吸烟、饮酒、原发头痛病程、头痛程度、戒止痛药物前头痛频率、戒止痛药物后头痛频率、睡眠质量等（Chiang CC et al，2016）。

第六节　继发性头痛

（王维治）

头痛最常见的原因是原发性头痛疾病（primary head-ache disorders），包括紧张型头痛、偏头痛等。继发性头痛（secondary headache）的原因有很多，可以源于神经系统疾病、颅外疾病、系统性疾病，以及药物和毒素使用等（表 3-8-16）（Walling A，2018）。在这一节中，主要介绍前三个方面。

表 3-8-16　引起继发性头痛的疾病

病因	举例
神经系统疾病	蛛网膜下腔出血 脑膜炎、脑炎、脑脓肿、硬膜下积脓等 脑肿瘤及脑水肿 血管性疾病，如静脉窦血栓形成、血管畸形、血管炎 脑出血、硬膜下血肿等 高颅压综合征、脑肿瘤 特发性颅内压增高 脑脊液漏伴低颅压头痛 非感染性脑膜炎，如癌性、化学性脑膜炎 梗阻性脑积水 Chiari 1 型畸形（type 1 malformation）
颅外疾病	颈动脉或椎动脉夹层 口腔科疾病，如感染、颞下颌关节功能障碍 青光眼 鼻窦炎
系统性疾病	急性严重高血压 菌血症 发热 颞动脉炎 高钙血症 低氧血症、高原反应（altitude sickness） 病毒感染、病毒血症
药物和毒素	过度使用镇痛药 咖啡因戒断 CO 中毒 激素类，例如雌激素 硝酸盐类 质子泵抑制剂

原发性头痛通常是复发性或持续的，也是临床最常见的。一般来说，继发性头痛是突然发生或偶然出现的，患者以前无头痛史，头痛是新出现的事件，或伴有发热、颈强、呕吐以及局灶性神经症状体征，特别是患者描述为一生中最剧烈的头痛，应被认为是具有潜在严重性和风险，绝不可掉以轻心。在临床遇到这种情况应急诊做脑 CT 或 MRI 检查，并立即对头痛进行分析和评估。表 3-8-17 列举了提示严重病因的和需要紧急评估的头痛特征。

临床常见的继发性头痛的病因主要包括：

（一）蛛网膜下腔出血

蛛网膜下腔出血（subarachnoid hemorrhage，SAH）通常与动脉瘤（aneurysm）破裂有关。动脉瘤破裂出血破入蛛网膜下腔导致突发的剧烈头痛，通常在几秒钟迅速达到高峰，枕区常见，偶见于额区，通常非常剧烈，有时伴短暂的意识丧失。尽管在急诊情况下，SAH 不是头痛的常见原因(少于1%),但却是要考虑的特别重要的病因,因SAH是神经内科最重要的急症,个别患者是可能造成猝死的。

表3-8-17 需要紧急检查和评估的头痛特征

特征
首次出现的剧烈头痛,特别是突然发生的
头痛非常严重,尤其咳嗽或用力时加重
出现局灶性神经症状
伴有局灶性神经体征
发热,呕吐
颈强

典型的SAH常出现恶心和呕吐、畏光、颈强,10%~30%的患者开始发病时意识不清,通常无局灶性神经体征(Ogunlaja OI et al,2019)。后交通动脉动脉瘤(posterior communicating artery aneurysms)可局部压迫动眼神经,引起瞳孔散大和/或动眼神经麻痹表现。眼底检查偶见玻璃体膜下出血(subhyaloid hemorrhage),且常见于出血侧。

临床应紧急进行脑CT检查,如果确诊为SAH,需要神经外科医生协助评估,制订治疗计划。自发性SAH采用Hunt和Hess分级标准评估(表3-8-18)。约半数的SAH患者为I级和II级,其神经系统检查正常,预后良好。未诊断的少量渗血的头痛可自发地缓解或治疗后缓解,随后诊断为SAH,被称为警示渗漏(warning leaks)。蛛网膜下腔出血的诊断和治疗在第三篇,第五章第十一节中详细讨论。

表3-8-18 蛛网膜下腔出血的Hunt和Hess分级标准

分级	临床表现
1级	无症状或轻微头痛和轻度颈强
2级	中度到严重头痛、颈强,除颅神经麻痹外无神经功能缺失
3级	嗜睡、意识模糊或轻度局灶性功能缺失
4级	昏睡、中度至严重偏瘫、深昏迷或浅昏迷、可能早期去大脑强直及植物功能障碍
5级	深昏迷、去大脑强直、濒死的表现

(二)中枢神经系统感染(脑膜炎和脑炎)

脑膜炎(meningitis)是神经内科的一种潜在的可治疗的急症的代表,头痛伴有发热,特别是存在颈强时应疑诊脑膜炎或脑炎(encephalitis)的可能,但细菌性脑膜炎也可能不出现颈强,特别是在婴幼儿和老年人。如腰椎穿刺证明为细菌性脑膜炎(bacterial meningitis),迅速采取抗生素疗法是可以挽救生命的。发热和颈强患者,在做脑CT检查前进行腰穿有一定风险,但如果患者神志清楚,眼底检查无视乳头水肿(papilledema),通常是安全的。

结核性脑膜炎和真菌性脑膜炎的临床表现非常像细菌性脑膜炎,病毒性脑膜炎通常也有头痛、发热和颈强等,但精神状态无异常,也无局灶性神经体征。脑炎通常表现意识模糊和谵妄,伴有头痛和发热,经常有痫性发作和局灶性神经症状体征。脑脓肿(brain abscess)也可以引起头痛,但主要表现颅内压(ICP)增高症状,与脑肿瘤颇为相似,脓肿一般进展缓慢,经常表现局灶性神经功能缺失,头痛和发热仅见于约半数患者,他们常表现倦怠、周身不适,以及体重下降等。

大多数医生在此情况下,通常迅速做脑CT检查,然后进行腰穿,并立即使用抗生素治疗,已被作为最安全和最好的临床诊疗程序。使用抗生素更是丝毫不应延迟,常规方案必须是广谱的,通常包括一种头孢菌素(cephalosporin)如头孢曲松(ceftriaxone),以及一种抗革兰氏染色阴性菌的药物如庆大霉素(gentamicin)等。

(三)脑血管疾病和卒中

头痛偶尔可以是出血性或缺血性卒中的一个预兆(Gorelick et al,1986;Vestergaard et al,1993)。出血可以发生于硬膜外、硬膜下、蛛网膜下腔及脑内隙间。硬膜外和硬膜下出血通常是外伤所致(Moskowitz et al,1989)。

1. 硬膜外出血(epidural hemorrhages) 一般在头外伤后急性发生,经典地在外伤后伴有一个短暂的清醒期(lucid period),而后迅速陷入意识不清,但并非每例硬膜外血肿患者都遵循这一模式,因此在外伤性脑损伤后任何快速的意识下降,都应考虑扩张性血肿的可能体征,头痛通常在发病最初几小时出现。快速识别出血是诊疗关键,治疗总是采取急诊手术,除非出血量很小。

2. 硬膜下血肿(subdural hematoma) 可在头外伤后急性发生,尤其较年轻的患者,或者可以延迟发生,这样患者甚至不能回忆起外伤的情景,但患者会有头痛。老年人经常发生硬膜下血肿,患者通常表现瞌睡,由于脑萎缩而使得患者头痛轻微,局灶性神经症状体征也不明显,诊断通常是凭借脑CT或MRI检查作出的,通常也是采取手术治疗,小的硬膜下血肿可以随访观察。

3. 脑出血(intracerebral hemorrhage) 通常表现如同卒中,在清醒的患者出现局灶性神经功能缺失。头痛可以是一个特点,因出血牵拉脑膜和引起颅内压增高。罕见的,出血可以在脑的一个"静区"部分,如一侧额叶或右顶叶,或者直接破入脑室系统。在这些情况下,局灶性体征可以是轻微的或无,而患者可以只表现头痛和瞌睡。脑内出血的一个体征是经常出现伴发的高血压。此外,CT 扫描是诊断性的。

4. 缺血性卒中(ischemic stroke) 也通过脑水肿、占位效应、牵拉脑膜及颅内压增高引起头痛(Ferro et al, 1995)。一般来说,头痛在约半数的颅内出血患者和约1/4 的缺血性卒中患者是最先出现的症状。缺血性卒中的诊断通常更多地是根据局灶性症状和体征,而不是出现头痛。某些类型的卒中,如脑静脉窦血栓形成或血管炎可引起特别明显的头痛。

5. 静脉窦血栓形成(venous sinus thrombosis) 是卒中相对罕见的病因,但其诊断主要与头痛有关(Timóteo et al,2012),通常发生在高凝状态(hypercoagulable state)、妊娠或产褥期(puerperium),偶见于严重脱水的老年患者,典型症状由头痛开始,通常与继发性 ICP 增高有关,检查可见视乳头水肿。脑静脉窦血栓形成患者可发生严重后果,如脑出血、静脉梗死或痫性发作等。临床应快速诊断,进行静脉造影 MRI 检查(MRV),宜尽快抗凝治疗。

(四)高颅压综合征和脑肿瘤

头痛偶尔可以是脑肿瘤等占位性病变的先兆,但其更常表现为局灶性功能缺失或痫性发作而不是头痛。头痛性质多为钝痛,不严重,经常在晨醒时明显,而后逐渐减轻,咳嗽或用力可能加重。须注意,头痛是后颅窝肿瘤(posterior fossa tumors)常见的早期症状;脑室内肿瘤如胶样囊肿可通过球瓣作用突然阻塞第三脑室,引起非常突然的头痛并可能发生晕厥,是猝死的一个原因。垂体瘤由于肿瘤出血或坏死可引起突然头痛,导致垂体卒中综合征,出现视力丧失和血性脑脊液,可类似蛛网膜下腔出血,脑脊液反应可类似于无菌性脑膜炎。

(五)特发性颅内高压症

特发性颅内高压症(idiopathic intracranial hypertension,IIH)也称为良性颅内高压症,通常发生在年轻人,女性多于男性,与肥胖有关。患者典型表现头痛,每天发生,除了视乳头水肿,神经系统检查正常。腰穿初压为250~400mmH$_2$O,CSF 细胞数、生化及培养正常,放出脑脊液可使头痛立即缓解。脑 CT 或 MRI 检查正常,因此有假瘤(pseudotumor)之称。

IIH 综合征的确切原因不明,常见的原因包括应用糖皮质激素或糖皮质激素撤药,如泼尼松(prednisone)、泼尼松龙(prednisolone)、甲泼尼龙(methylprednisolone);应用大剂量维生素 A,阻塞性睡眠呼吸暂停(obstructive sleep apnea)及高碳酸血症(hypercapnea),Guillain-Barré

综合征继发 CSF 蛋白增高,尿毒症,以及药物如西咪替丁(cimetidine)、异维 A 酸(isoretinoin)、米诺环素(minocycline)、四环素(tetracyclins)、他莫昔芬(tamoxifen),以及甲氧苄氨嘧啶-磺胺甲基异噁唑(trimethoprim-sulfamethoxazole)等。许多疾病与 IIH 有关,如缺铁性贫血。

治疗可行连续的腰穿,注入药物如碳酸酐酶抑制剂(carbonic anhydrase inhibitor)乙酰唑胺(acetazolamide,diamox),减少 CSF 的形成,偶尔采用 CSF 引流术。IIH 患者须密切随访,特别是生理性盲点扩大,继发进行性视力丧失,患者如有突发的双侧视力模糊发作,高度警示可能发生失明,正是这种视力丧失的潜在可能而弃用了良性颅内高压症的名称。

(六)脑积水

脑积水(hydrocephalus)是一种脑室扩张性疾病,可因梗阻性脑积水(obstructive hydrocephalus)或交通性脑积水(communicating hydrocephalus)所致。由于脑室内压力增高牵引脑膜,使头痛接踵而至(Osman et al,2013),当脑室扩张进展较快时头痛会加重。最严重者是脑室系统急性阻塞,例如第三脑室胶样囊肿(colloid cyst)引起急性头痛,突然虚脱和导致死亡。脑积水还可出现意识模糊、瞌睡、步态不稳和尿失禁等。如脑积水呈慢性渐进性时可无头痛,患者表现典型的步态困难、痴呆和尿失禁三联征。

(七)低颅压性头痛

低颅压性头痛(low-pressure headache)或脊髓性头痛(spinal headache),最常见原因是腰椎穿刺引起。脊髓性头痛的特点是当站立或行走时促发头痛,平卧后减轻,且为双侧钝痛,通常头痛位于后部,患者保持直立位愈久,头痛愈加重,推测与腰穿部位漏出 CSF 引起低颅压有关。

头痛治疗可采取卧床休息,多饮水,可用咖啡或茶,难治性病例可采用血贴(blood patch)疗法,用患者自己的血液硬膜外注射以使渗漏停止。低颅压性头痛偶尔无腰穿史而自发地产生,可能与硬脑膜撕裂伴 CSF 漏有关。一种与慢性低颅压性头痛有关的指征是在脑 MRI 影像上显示脑膜增厚。

(八)颞动脉炎及其他血管炎病

颞动脉炎(temporal arteritis)是引起继发性头痛的系统性疾病的代表(Lopez et al,2013),该病在 50 岁前罕见,通常在 55 岁后开始,发病率随年龄而增长,女性较常见。病程早期可无典型伴随症状,如头痛、发热、不适、间歇性颌跛行(jaw claudication)、体重下降、贫血和风湿性多肌痛(polymyalgia rheumatica)等。头痛呈弥漫性痛(diffuse aches),可突发单眼视力丧失,是颞动脉炎的金标准。此病偶可引起卒中综合征。

早期患者可有颞部和枕部动脉触痛和膨胀感,血沉增快几乎总会出现,老年患者不能解释的头痛应检查血沉。血沉或 C-反应蛋白增高须高度怀疑此病,确诊需做颞浅动脉活检。治疗可口服糖皮质激素,激素治疗不宜延迟,以预防视力丧失,50%的视力丧失病例为突然发生。激素通常服用数月或甚至 1~2 年,在老年患者中,副作用是一个严重问题,因此推荐活检确诊后使用。

须记住,与血管炎相关的其他疾病可能是头痛的一个原因(Nesher et al, 2014; Wirth et al, 2017),例如,结节性动脉周围炎(periarteritis nodosa)、类风湿性关节炎(RA)、硬皮病、多发性肌炎、皮肌炎、结节性红斑,以及 Sjögen 综合征等,也包括其他过敏性血管炎,如药物反应、系统性红斑狼疮、Henoch-schönlein 紫癜等。

(九)鼻窦炎

鼻窦炎(sinusitis)是引起继发性头痛的颅外疾病的代表,头痛通常是本病的一个重要的窥探性信号,表现为直接对鼻窦、额区、面颊、鼻、耳或牙齿的压迫感,通常还会伴有发热、鼻溢液和鼻塞等。鼻窦 X 线或 CT 检查可作出诊断。

蝶窦炎(sphenoid sinusitis)可能是最严重的细菌性鼻窦炎综合征,它可以伴发脑膜炎。真菌性鼻窦炎,如见于糖尿病患者的毛霉菌病(mucormycosis)综合征,病情严重,也是难治性的。

治疗应用抗生素,以及减充血剂(decongestants)、抗组胺类(antihistamines),偶用鼻窦外科引流。治疗后头痛消失可确定鼻窦性头痛的诊断。

在表 3-8-19 中,总结了导致继发性头痛的常见疾病,其临床特征和诊断性检查。

表 3-8-19　导致继发性头痛疾病的临床特征和诊断性检查

疾病	临床特征	诊断性检查
蛛网膜下腔出血	以霹雳样头痛起病,数秒钟达到高峰,伴呕吐、晕厥、意识模糊及假性脑膜炎	脑 CT 检查,必要时行腰穿 CSF 检查
脑膜炎	发热,头痛、呕吐和颈强,或有精神状态改变	先行脑 MRI 检查,再做腰穿 CSF 检查
脑炎	发热,头痛,精神行为改变,癫痫发作,局灶性神经功能缺失	脑 MRI 检查,CSF 检查,血清特殊抗体
脑出血	突然起病,头痛,呕吐,轻偏瘫等	神经影像检查
慢性硬膜下血肿	嗜睡,头痛,精神状态改变,轻偏瘫,视乳头水肿;危险因素如老年、凝血病、应用抗凝剂、酒精滥用等	脑 CT 和 MRI 检查
特发性颅内压增高	偏头痛样头痛,复视,搏动性耳鸣,周边视力丧失,视乳头水肿	脑 MRI 和 MRV 检查腰穿测 CSF 初压
颞动脉炎	年龄>55 岁,一侧搏动性疼痛,梳头时疼痛,视觉障碍,下颌跛行,发热,体重减轻,出汗,颞动脉触痛,近端肌痛	ESR、颞动脉活检,通常神经影像检查
脑肿瘤	最终精神状态改变,癫痫发作,呕吐,当侧视时出现复视,自发性静脉搏动消失或视乳头水肿,局部神经功能缺失	神经影像检查
急性闭角型青光眼	单侧性,头痛,呕吐,光周晕轮,视力减退,结膜充血	眼压测量法
鼻窦炎	位置性面痛或齿痛,或伴头痛,发热,化脓性鼻溢	临床评估,鼻腔和脑 CT 检查

第七节　颅面部疼痛

(连亚军)

颅面部疼痛(craniofacial pains)主要包括三叉神经痛、非典型面痛、疱疹后神经痛、Costen 综合征、Tolosa-Hunt 综合征、类三叉神经综合征、偏头痛样神经痛、颈动脉痛、下半部头痛及蝶腭神经痛等。可参见表 3-8-20。

一、三叉神经痛

三叉神经痛(trigeminal neuralgia)过去称为"特发性三叉神经痛",现称为"经典的三叉神经痛",是一种原因未明的三叉神经一支或多个分支范围内短暂的、反复发作的剧痛。

【病因和病理】

病因尚不清楚,可能为致病因子使三叉神经脱髓鞘而产生异位冲动或伪突触传递所致。过去认为特发性三叉神经痛并无特殊病理改变,近年来对该类患者进行三叉神经感觉根切断术,活检发现神经节内节细胞消失,神经纤维脱髓鞘或髓鞘增厚,轴突变细或消失;部分患者颅后窝小的异常血管团压迫三叉神经根或延髓外侧面,手术解除压迫可治愈。

【临床表现】

表3-8-20 面部疼痛的常见类型

类型	疼痛部位	临床表现	加重因素	相关疾病	治疗
三叉神经痛	第五脑神经第二、三支分布区	男/女为1:3,50岁以上好发,发作10~30s,灼痛,持续数周或更长,有"扳机点",无感觉和运动症状	触摸"扳机点",咀嚼,发笑,讲话,擤鼻涕,呵欠	原发性,年轻人以多发性硬化、血管病、三叉神经肿瘤为多见	卡马西平、苯妥英钠、酒精封闭、手术减压
非典型面痛	单侧或双侧颊部、鼻颊三角区、鼻深部	多见于30~50岁女性,持续性,在软腭为不可忍受的疼痛	无	原发性,多为抑郁和焦虑状态、歇斯底里	抗抑郁和焦虑治疗
疱疹后神经痛	偏侧、第五脑神经第一支	疱疹疼痛病史,灼痛,刺痛,麻木,轻度感觉缺失,皮肤瘢痕	触摸和运动	带状疱疹	卡马西平、抗抑郁药物、镇静剂
Costen综合征	偏侧,耳前或耳后,"太阳穴"	疼痛较重,咀嚼加重,颞颌关节无力	咀嚼,压迫颞颌关节	牙齿缺失,风湿性关节炎	咬合校正,或手术
Tolosa-Hunt综合征	偏侧,球后区	锐痛,伴动眼神经麻痹和前额感觉减退,瞳孔正常	无	海绵窦或眶上裂病变	手术,对肉芽肿可用糖皮质激素
类三叉神经综合征	偏侧,额颞和软腭区	锐痛,眼睑下垂,泌汗功能正常	无	肿瘤,肉芽肿,蝶骨脊旁损伤	根据病变性质采取不同治疗
偏头痛样神经痛	眼眶和前额,"太阳穴",上颌部,鼻颊三角	见丛集样头痛	酒精		发作前用麦角胺
颈动脉痛、下半部头痛、蝶腭神经痛	偏侧面部、耳、腭部、牙齿和上颈部	性别无差异,持续钝痛2~4小时	压迫颈动脉或分叉处可诱发疼痛	脑神经炎,颈动脉瘤,偏头痛和丛集样头痛	急性发作时用麦角胺,预防用麦角新碱,锂剂和钙离子拮抗剂

1. 多发生于中老年人,40岁以上起病者占70%~80%,女性略多于男性,约为(2~3):1。疼痛限于三叉神经分布区的一支或两支,以第二、三支最多见,三支同时受累者极为罕见,大多为单侧。通常无预兆,开始及停止都很突然,间歇期可完全正常。疼痛发作后通常存在不应期,在此期间疼痛无法诱发。

2. 发作表现为电击样、针刺样、刀割样或撕裂样剧烈疼痛,为时短暂,每次数秒至1~2分钟,疼痛以面颊、上下颌及舌部最为明显;口角、鼻翼、颊部及舌部为敏感区,轻触即可诱发疼痛发作,称为扳机点(trigger zone)。诱发第二支疼痛发作多因碰及触发点如洗脸、刷牙等,诱发第三支发作多因咀嚼、呵欠和讲话等,以致患者不敢做这些动作,表现为面色憔悴、精神抑郁及情绪低落。

3. 严重者伴有疼痛侧面部肌肉的反射性抽搐,口角牵向患侧,导致面肌痛性痉挛。并可伴面部发红、皮温增高、结膜充血及流泪等。严重者可昼夜发作,夜不成眠或睡后痛醒。

4. 病程可呈周期性,每次发作期可为数日、数周或数月不等,缓解期亦可数日至数年不等。病程愈长,发作愈频繁愈重,很少自愈。

5. 患者有时可出现严重频繁发作,持续数周,伴持续不适感、痒感及面部感觉过敏等。神经系统检查一般无阳性体征,三叉神经运动及感觉功能不受影响。

【诊断和鉴别诊断】

1. 根据疼痛的部位、性质、面部扳机点及神经系统无阳性体征,一般诊断不难。

2. 需与以下疾病鉴别

(1) 继发性三叉神经痛:目前也称为"痛性三叉神经病",表现三叉神经麻痹(面部感觉减退、角膜反射迟钝等)并持续性疼痛,常合并其他脑神经麻痹;见于多发性硬化、延髓空洞症、原发性或转移性颅底肿瘤,如基底动脉瘤或桥小脑角肿瘤(听神经瘤、三叉神经瘤、脑膜瘤、表皮样瘤)等,血管(小脑后动脉常见)压迫三叉神经根也可诱发。

(2) 牙痛:三叉神经痛易误诊为牙痛,有的患者拔牙后仍疼痛不止才确诊。牙痛一般呈持续性钝痛,局限于牙龈部,可因进食冷、热食物而加剧,X 线检查有助于鉴别。

(3) 舌咽神经痛:是局限于舌咽神经分布区的发作性剧痛,性质与三叉神经痛相似,每次持续数秒至 1 分钟;疼痛位于扁桃体、舌根、咽、耳道深部;吞咽、讲话、呵欠、咳嗽常可诱发。检查咽喉、舌根及扁桃体窝可有疼痛触发点,丁卡因涂于患侧扁桃体及咽部可暂时阻止发作。

(4) 蝶腭神经痛:较少见,疼痛性质与三叉神经痛相似,疼痛位于鼻根后方、颧部和上颌等处,每日可频繁发作,每次数分钟至数小时,无扳机点,可鉴别。

(5) 鼻窦炎:为局部持续性钝痛,可有局部压痛、发热、流脓涕、白细胞增高等炎症表现,鼻腔检查及 X 线摄片可确诊。

(6) 非典型性面痛(atypical facial pain):发生于抑郁症、疑病及人格障碍的患者,疼痛部位模糊不定,深在、弥散、不易定位,通常为双侧,无触痛点。情绪是唯一使疼痛加重的因素。

(7) 颞颌关节病:主要为咀嚼时疼痛,局部有压痛。

【治疗】

经典的三叉神经痛应首选药物治疗,Penfield 等认为三叉神经痛是一种周围性癫痫样放电,可选用抗癫痫药物治疗。

1. 抗癫痫药物 ①卡马西平(carbamazepine):常为首选,首次 0.1g 口服,2 次/d,后每日增加 0.1g,直至有效,最大剂量为 1.0~1.2g/d;疼痛停止后逐渐减量,找出最小有效维持量,一般为 0.6~0.8g/d,有效率约 70%,孕妇忌用;无效者与苯妥英钠合用可能有效。副作用有头晕、嗜睡、口干、恶心、消化不良、行走不稳等,多于数天后消失;偶有皮疹、甚至严重的药疹,用药前如果有条件的话可以查血 HLA-1502 基因,结果为阳性者,禁用卡马西平。当卡马西平引起白细胞减少时需停药;亦可发生共济失调、复视、再生障碍性贫血、肝功能障碍等,需立即停

药。②苯妥英(phenitoin):每次 0.1g 口服,3 次/d,如无效可每日加量 0.025~0.05g,数日后加至 0.6g/d,或伍用氯丙嗪、苯巴比妥、氯氮䓬等,约 50% 病例有效。③氯硝西泮(clonazepam):以上两药无效时可试用,6~8mg/d,40%~50% 的病例能完全控制,25% 明显缓解。副作用可有嗜睡及步态不稳,老年患者偶见短暂性精神错乱,停药后即可消失。

2. 巴氯芬(baclofen) 可试用,有效率为 70%,其余 30% 为不能耐受副作用。30~40mg/d,如能耐受可加至 60~80mg/d。副作用有恶心、呕吐及嗜睡等。

3. 大剂量维生素 B$_{12}$ 国外文献曾报告 13 例三叉神经痛患者采用大剂量维生素 B$_{12}$ 肌内注射,全部有效,其中 9 例完全缓解,但机制不清。每次 1 000~3 000g,肌内注射,每周 2~3 次,连用 4~8 周为 1 疗程;或首剂 1 000g,第二次 2 000g,第三次 3 000g,并维持至产生明显疗效;个别病例每次需用 5 000g。如复发可给予上次有明显疗效的剂量,按三叉神经的分支注射,眼支注射眶上神经,上颌支注射眶下神经,下颌支注射下颌神经。注射维生素 B$_{12}$ 之前应先行普鲁卡因局部麻醉。肌内注射大剂量维生素 B$_{12}$ 多无副作用,偶有一过性头晕、全身瘙痒及复视。

4. 哌咪清(pimozide) 文献报告用哌咪清治疗 48 例曾用其他药物治疗无效的顽固性三叉神经痛患者,全部有效,且优于卡马西平。通常第 1~4 日剂量为 4mg/d,第 5~9 日为 6mg/d,第 10~14 日为 8mg/d,第 14 日以后为 12mg/d,均分为 2 次服用。副作用有手颤、记忆力减退、睡眠中出现肢体不随意抖动等,副作用出现率高达 83.3%,多发生于治疗后 4~6 周,但均不需终止治疗。

5. 其他药物 据报道,向疼痛侧鼻孔内喷入布托啡诺,或将辣椒素敷于扳机点或向眼睛内滴入麻醉药(0.5% 丙美卡因)可消除疼痛。

6. A 型肉毒毒素局部注射治疗 对于不能耐受药物的副作用或药物治疗无效或不接受手术的患者可以试用 A 型肉毒毒素疼痛部位皮内注射,其有效率达 85%,疗效可持续数月。

7. 经皮半月神经节射频电凝疗法 在 X 线监视下或经 CT 导向将射频电极针经皮插入半月神经节,通电加热至 65~75℃,维持 1 分钟。可选择性破坏节后无髓鞘的传导痛温觉的 A 和 C 细纤维,保留有髓鞘的传导触觉的 A 粗纤维,疗效可达 90% 以上。可有面部感觉异常、角膜炎、咀嚼无力、复视及带状疱疹等并发症。长期随访复发率为 21%~28%,但重复应用仍有效。

8. 手术治疗 ①三叉神经感觉根部分切断术:是传统的治疗方法,从止痛效果看是目前的首选。②热凝固术:近年来最常用的方法是在立体定向下用射频发生器

对三叉神经根进行热凝固。③Jannetta 的三叉神经微血管减压术：近年来较为推崇，本疗法需经颅后窝暴露桥脑入口处的三叉神经感觉根，以及压迫该神经的异常走行或扭曲的血管，行减压术而无须切断神经即可达到止痛效果，且无感觉缺失。近期疗效可达 80% 以上，且疗效持久，复发率低。并发症有听力减退或丧失，面部感觉减退，滑车、外展、面神经暂时性麻痹等。

二、舌咽神经痛

舌咽神经痛（glossopharyngeal neuralgia）较少见，剧烈的发作性疼痛，位于咽喉部、扁桃体、耳或由咽喉部放射至耳，White 和 Sweet 提出迷走舌咽神经痛（vagoglossopharyngeal neuralgia）的说法，是唯一伴有心动过缓甚至晕厥（可能由于传入的疼痛刺激兴奋了心脏抑制反射）的颅面神经痛。原因可能是舌咽神经受到血管压迫，也可由颈部外伤、多发性硬化、桥小脑角肿瘤和 Arnold-Chiari 畸形所致的继发性舌咽神经痛。

【临床表现】

1. 35 岁以后发病，男性较女性多见。局限于舌咽神经分布区的发作性剧痛，疼痛性质与三叉神经痛相似，每次持续数秒至 1 分钟。疼痛位于扁桃体窝、舌根、咽部、下颌角下和耳道深部，吞咽、谈话、打呵欠、咳嗽常可诱发。可伴喉部痉挛、心动过缓及短暂心脏停搏等。

2. 神经系统检查舌咽神经的运动和感觉功能均正常，咽喉、舌根及扁桃体窝可有疼痛触发点。表面麻醉药丁卡因涂于患侧的扁桃体及咽部，可暂时阻止疼痛发作。

临床上舌咽软骨区的癌变或上皮瘤及扁桃体周围脓肿引起的疼痛易与舌咽神经痛混淆，应注意鉴别。

【治疗】

1. 药物治疗　治疗同经典的三叉神经痛。①可选用卡马西平、苯妥英钠、加巴喷丁、普瑞巴林、氯硝西泮和七叶莲等抗癫痫药；②巴氯芬（baclofen）2.5~5mg，2~3 次/d，口服；③维生素 B_{12} 500~1 000g/d，肌内注射，可有一定效果。

2. 神经阻滞术　1%~2% 的普鲁卡因 5~10ml，或加地塞米松 2.5~5mg，在茎突内侧行舌咽神经干封闭，亦可仅注射于触发点周围；用小棉签浸 4% 可卡因或 1% 丁卡因涂抹疼痛触发点，或表面喷雾麻醉，短时止痛。

3. 手术治疗　经颅行舌咽神经上端 1~2 个根丝切断术，如发现有血管压迫，行纤维外科微血管减压术可能更为有效。

三、蝶腭神经痛

蝶腭神经痛（sphenopalatine neuralgia）是一种较少见的面部神经痛。1908 年 Sluder 首次对蝶腭神经痛的临床表现进行了描述和命名，由于它的临床特点和治疗与丛集性头痛有很大相似，因此，在第三版国际头痛分类中并没有作为独立的头痛类型，而是在丛集性头痛的曾用名中提到了"蝶腭神经痛"。通常是蝶腭神经末梢分支受炎症刺激而引起的发作性疼痛，如鼻中隔偏曲、鼻甲肥大、急、慢性鼻窦炎时鼻黏膜肿胀，鼻咽部及硬腭炎症等，也见于外伤，口腔疾病。

【临床表现】

1. 蝶腭神经痛呈烧灼样、刀割样或钻样疼痛；分布于鼻根后方、眼后部、颧部，可延及同侧眼眶部、颊部、上颌、上腭及上牙龈部；疼痛可向额部、颞部和乳突部等处放散，有时可放散至枕部、颈部、肩部、上臂和手，形成下半部头痛；发作时病侧鼻黏膜充血、鼻塞、流涕、流泪及喷嚏等。

2. 每日可发作 1~10 次，每次持续数分钟至数小时，甚至数日。复发时多在同侧，无扳机点。

【诊断和鉴别诊断】

1. 诊断　根据患者的典型症状及体征，通常不难诊断。发作时用 1% 丁卡因棉拭子置于中鼻甲与鼻中隔之间立即止痛，即可确诊。

2. 鉴别诊断　如耳后有压痛点应注意与偏头痛、三叉神经痛鉴别。

【治疗】

积极寻找病因，针对病因治疗能缓解疼痛。对于未查到病因的患者，用可卡因对神经节阻滞或浸润麻醉是有效的方法。抗癫痫药物如卡马西平、奥卡西平、加巴喷丁和普瑞巴林也是有效的。

四、急性带状疱疹后神经痛

急性带状疱疹后神经痛（acute zoster and postherpetic neuralgia）是由于带状疱疹病毒感染三叉神经半月节及其中枢和周围分支引起的疱疹及疼痛。在国际头痛分类中称为"急性带状疱疹的痛性三叉神经病"。Hunt 最早描述了此综合征，称为膝状神经疱疹。

【临床表现】

1. 病变常限于三叉神经第一分支区，急性期出现难忍的疼痛，分布于外耳道、耳郭，以及上腭和枕区（伴或不伴失听、耳鸣、眩晕），可伴有面瘫。疼痛早于疱疹，一般发生疼痛 4~5 日后出现疱疹，两者时间间隔小于 7 天。在耳部及眼部的带状疱疹多见，疱疹伴随的不适可在数周后消失，或持续数月。

2. 老年人通常出现慢性顽固性疼痛，表现持续性灼痛，伴突发剧烈的刺痛。出现疱疹的皮肤区可有感觉过敏,对极轻的触觉刺激异常敏感,疼痛及热刺激阈值增高。

【治疗】

1. 首选阿昔洛韦,可缩短出疹及疼痛的时间,但不能阻止慢性疼痛的发生,老年人慢性顽固性疼痛可长期不缓解,治疗也非常困难。

2. 早期应用加巴喷丁或普瑞巴林可能有效,在疼痛处通过振荡器局部渗入麻醉药、辣椒素乳膏也可能有效。抗抑郁药如阿米替林和氟西汀对某些患者有肯定的帮助,急性期应用阿米替林可预防持续性疼痛。阿米替林75mg,睡时服用,以及氟奋乃静1mg,3次/d,同时加用酚噻嗪是一种有效的方法,但长期应用吩噻嗪可产生运动障碍等不良反应。丙戊酸联合抗抑郁药可能取得同样的效果。

3. 曾有报道在12例疱疹后神经痛患者,将2片阿司匹林压碎后与冷霜或三氯甲烷(氯仿)混合敷在疼痛区,可以缓解疼痛。

五、耳痛

耳痛(otalgia)是指位于耳部的疼痛,在耳鼻喉科、急诊科和全科常见,分为原发性和继发性。原发性耳痛是指耳部原因直接刺激疼痛伤害感受器末梢引起的耳部疼痛,常见原因为耳部感染、耳部外伤和异物、耳垢栓塞、耳部肿瘤、特发性耳痛等,其中耳部感染是最常见的原因。继发性耳痛是耳部以外的原因引起的耳部疼痛,包括:口腔炎症和感染、颞下颌关节病、头颈部肿瘤如鼻咽部肿瘤及椎动脉瘤、茎突过长综合征、颞动脉炎等。横窦血栓形成是儿童常见的病因。此外,还有低位丛集性头痛及舌咽神经痛等。似乎,原发性在儿童中更多见,继发性在成人中更多见。某些无先兆的偏头痛患者可有以耳区及枕部为疼痛的中心,偶尔,颞下颌关节病也是其原因,但没有见到以耳部为主要疼痛部位的三叉神经痛患者。

曾有报道,切断面神经中间部(感觉支)或Ⅸ、Ⅹ神经可使耳痛缓解。治疗耳痛要积极查找原因,进行病因治疗,因为耳部感染是最常见的原因,需要治疗感染。

六、枕神经痛

枕神经痛(occipital neuralgia)是枕大、枕小神经,偶可因耳大神经、颈皮神经或锁骨上神经受损引起,也可由于上段颈椎病、椎管内病变、环枕部先天畸形、脊柱结核、脊髓肿瘤、骨关节炎、转移性肿瘤、上呼吸道感染、扁桃体炎、流感、神经梅毒、肥厚性硬脑膜炎、纤维肌痛、化脓性肌炎、风湿病及糖尿病等引起。

【临床表现】

1. 阵发性剧烈疼痛,单侧或双侧,位于枕部及后颈部,向头顶(枕大神经)、乳突部(枕小神经)及外耳部(耳大神经)放射,沿神经走行的上颈部偶有触痛。疼痛可经三叉神经脊束核的三叉神经颈神经中间神经元的联系,放射到额部、眶部,疼痛性质多为持续性钝痛,并伴阵发性加剧,也有间歇性发作。头颈部活动、咳嗽、喷嚏时疼痛加剧。

2. 枕外隆凸下常有压痛,枕大及枕小神经通路也可有压痛,枕神经分布区可有感觉过敏或轻度感觉缺失,其他神经体征少见。

3. X线摄片、CT及MRI等影像学检查有助于确定颈枕区病变。

【治疗】

1. 药物治疗

(1) 卡马西平:阻滞突触传递而起作用,开始每次0.1g,2次/d,每日增加0.1g,直至疼痛停止,可用至0.6g/d,有效剂量维持2~3周,后逐渐减量,以最小有效剂量维持1月至数月。

(2) 苯妥英钠:初始剂量0.1g,3次/d,每日增加0.1g,直至有效,维持2~3周后逐渐减量,并以最小有效剂量维持数月。与氯丙嗪合用,疗效更佳,每次可配服氯丙嗪25~50mg。目前已有被卡马西平代替的趋势。

(3) 加巴喷丁:第一天,0.3g,1次/d,第二天,0.3g,2次/d,第三天,0.3g,3次/d,逐渐加量直至疼痛缓解。

2. 针刺疗法 可按传统取穴法,或结合压痛点取穴治疗;局部理疗在急性期可采用间动电流、超短波、紫外线或普鲁卡因离子透入,慢性期宜用超短波、短波透热及碘离子透入等;封闭疗法可行枕大神经、枕小神经、颈浅神经丛和颈神经根封闭。

3. 可重复注射局部麻醉药,局部注射A型肉毒毒素,或应用类固醇类药物,抗炎药物,牵引,局部热疗等。

4. 手术疗法 适用于严重病例,周围神经干封闭无效或疗效不持久者,可考虑做枕大、枕小神经干筋膜下切断手术,但手术很少成功,患者术后常出现麻木性钝痛。

七、第三枕神经性头痛

第三枕神经性头痛(third occipital nerve headache)为单侧枕部及枕下部疼痛,是颈痛患者的主要症状,尤其是挥鞭伤后颈痛发病率高达53%。Bogduk和Marsland(1986)认为,这种头痛最可能的原因是外伤性关节病或由$C_2 \sim C_3$椎间关节退行性病变压迫C_3神经分支而引起。

在荧光镜下,采用经皮阻滞第三枕神经方法消除颈痛和头痛,可作为诊断指标。神经射频消融或在椎骨关节突关节进行类固醇注射可获得数周至数月的持续性缓解。NSAIDS 类药物也可使疼痛得到部分缓解。

八、颈动脉痛

颈动脉痛(carotidynia)由 Temple Fay(1927)提出,是一种特殊类型的颈面痛,指的是按压伴有不典型面神经痛患者的颈总动脉而诱发出颈面痛,也称为低位 Sluder 头痛。压迫这些患者的颈动脉或用温和的感应电刺激动脉分支及附近区域,可引起同侧面部、耳、颌部、牙齿或颈下部钝痛。此种形式的颈动脉敏感性很少出现于脑动脉炎、偏头痛或丛集样头痛患者。

【临床表现】

1. Rosemay(1967)发现好发于年轻人的各种颈动脉痛,该综合征临床表现为复发型,疼痛在上述区域呈自限性发作,持续 1~2 周,发作时因头部运动、咀嚼和吞咽而使疼痛加剧是其特点,在发作期,使用 NSAIDs 类药物是非常有帮助的。

2. 另一类型的颈动脉痛可发生于成年期的任何阶段,表现为持续数分钟至数小时的反复发作,与搏动性头痛有关,难与不伴先兆偏头痛区别。这种类型通常对口服麦角胺(ergotamine)、5-羟色胺拮抗药二甲麦角新碱(methysergide)及其他可有效治疗偏头痛的药物反应良好。

九、颞下颌关节痛

颞下颌关节痛(temporomandibular joint pain)又称科斯顿综合征(Costen syndrome),是一侧颞下颌关节功能障碍引起的一种颅面痛。

颞下颌关节痛是临床上引起颞下颌关节紊乱综合征(disturbance syndrome of temporomandibular joint)最常见的病因。该综合征是一组病因不明的疾病的总称,全身性因素如精神紧张、急躁、易怒及失眠等,局部性因素如咬合关节紊乱、不良咀嚼习惯、夜间磨牙等均可诱发或促使疾病加重。例如,一侧义齿镶嵌不当或磨牙缺失引起错位咬合,改变了正常的咀嚼运动,最终引起关节变形及退化,出现耳前部疼痛,并放射至颞部及面部。

【临床特点】

1. 多于 20~40 岁发病,女性多于男性,大约 15% 的成人和 7% 的青少年患颞下颌关节痛。临床表现为颞下颌关节区疼痛、下颌运动受限、弹响或杂音等三大症状。

2. 疼痛常为患者的第一主诉,可表现为:

1) 肌痛:80% 患者有肌痛,张口或咀嚼时关节周围肌群发生疼痛,多为持续性钝痛,可有压痛点和扳机点,

疼痛可导致咀嚼肌痉挛和张口困难。

2) 关节痛:关节痛常和肌痛同时出现,仅有 2% 患者只有关节痛。

3) 头痛:常出现在颞部,如果是单侧颞下颌关节病变,头痛位于同侧。还可伴有耳痛、颈肩部疼痛、头晕和耳鸣等症状。

3. X 线检查可见颞下颌关节间隙变窄或增宽,髁状突畸形增生、骨质破坏、关节运动受限或过大等。

【诊断】

诊断可依据关节触痛,张嘴时出现捻发音,下颌张开受限等临床表现。最有助于诊断的方法是将手指置于关节后侧的外耳道内,向前压,引起疼痛,如重复上述操作引起患者疼痛则可诊断。CT 及 X 线平片对诊断几乎无作用,但 MRI 有时可发现关节内渗出液。

【治疗】

1. 向患者解释精神心理因素在发病中的作用,引导患者解除精神紧张及疑虑,消除不良的心理状态。

2. 由牙科医生仔细矫正咬合,这种治疗只有经过严格的诊断后方可实行。

3. 物理疗法如红外线照射关节局部和咀嚼肌,每次 15~30 分钟,1 次/d,7~10 次为一疗程。重症者可用钙离子导入疗法,每次 15~20 分钟,1 次/d,10 次为一疗程。对深部肌肉如翼内肌、翼外肌宜用超声药物导入疗法,在超声按摩的同时,将 5% 氢化可的松霜剂透入皮肤,每次 5~15 分钟,每日 1 次,5 次为一疗程。还可用氯乙烷冷冻喷雾法,阻断关节肌肉的神经刺激,消除症状,1~2 次/d,5~7 次为一疗程。喷雾时应做好口、鼻、耳朵和眼睛的防护,避免损伤及冻伤。

4. 封闭疗法 可用 2% 普鲁卡因 2~3ml 作关节局部封闭,每日或隔日 1 次,7 次为一疗程。也可用醋酸氢化可的松 0.5ml 加 2% 普鲁卡因 0.5ml 作关节区封闭,每周 1 次,可作 2~3 次,具有抗炎及止痛的作用。针刺疗法对各种咀嚼肌痉挛引起的疼痛有一定疗效。

5. 药物疗法 如镇静剂对咀嚼肌痉挛引起的疼痛有效,可用地西泮 2.5~5mg,3 次/d;硝西泮 2mg,2 次/d;伴有烦躁、焦虑、抑郁者,可辅以多塞平或阿米替林 25~50mg,2~3 次/d。关节结构紊乱者及骨关节器质性改变可用肠溶乙酰水杨酸,每次 0.3g,3 次/d;布洛芬 100mg/次,3 次/d。

6. 保守治疗无效或已有明显器质性病变者可行手术治疗,包括关节盘摘除术及髁状突高位切除术。

十、牙齿或鼻窦源性面痛

牙齿或鼻窦源性面痛(facial pain of dental or sinus origin)常见于深部龋齿、牙髓变性或牙周脓肿,以及鼻窦炎症等引起的神经刺激,导致上下颌不适感。

【临床表现】

1. 牙神经痛多在夜间最重,伴有轻微的搏动感,热、冷或压力刺激可引起牙根局部触痛。多采用牙髓去神经治疗。

2. 由拔牙或口腔手术引起的三叉神经炎也颇令人苦恼,可伴有舌和下唇感觉缺失,咬肌和翼肌力弱等。

【治疗】

通过局部麻醉阻断感染区的感觉,刮掉感染的骨,并给予抗生素治疗等可消除疼痛。

十一、非典型性面痛

非典型性面痛(atypical facial pain)通常是指表现为无任何原因的面痛,故也称为起源不定的面痛(facial pain of uncertain origin),目前在第三版国际头痛分类中称为"持续性特发性面痛"。

【病因和发病机制】

本病常继发于牙病、下颌疾病及鼻咽部疾病,或可追溯至诸如拔牙之类的牙科操作,但有时无论口腔科或神经科医生都难以找到疼痛的原因。因此,有人试图将其归因于精神、情感因素或个人的特殊体质。多数患者可有严重的心理疾病,抑郁症最为常见,也常有疑病症或严重的妄想狂样人格障碍等。

【临床表现】

1. 患者多为年轻女性。疼痛部位常由颜面开始,向颞部、顶部、枕部、颈肩部扩散;疼痛为持续性、较深在、弥散、不易定位,位于面深部、面颊和鼻部的一角;讲话、咀嚼、吞咽等并不诱发,无扳机点。疼痛发作缓慢,持续时间较长,轻重不一,多为钝痛,也可为刺痛或烧灼痛。

2. 发作时常伴有同侧的自主神经症状,如流泪、颜面潮红、鼻塞等。各种止痛药均无效,用局部麻醉药作神经传导阻滞不能抑制疼痛发作,卡马西平也无效。

3. 非典型性面痛与慢性偏头痛性神经痛或慢性丛集性头痛区分有时比较困难。

【治疗】

1. 用血管收缩药及镇静止痛药常可奏效,抗组织胺脱敏疗法有一定疗效。

2. 三环类抗抑郁药与吩噻嗪类(phenothiazines)合用对许多患者有效,据报道氨基甲酸酯(chlorophenesin carbamate)可能有一定疗效。

3. 须注意认真观察患者的精神病状态,并给予正规的精神治疗。

十二、其他少见类型的面痛

其他类型的面痛包括睫状神经痛(ciliary neuralgia)、鼻睫状神经痛(nasociliary neuralgia)、眶上神经痛(supra-orbital neuralgia)和Sluder神经痛(Sluder neuralgia),以及某些罕见的局限于眼和鼻部的疼痛,如Tolosa-Hunt综合征出现眼后部疼痛,及表现为Ⅲ、Ⅳ、Ⅵ脑神经及三叉神经眼支受累不同组合的肉芽肿病变,均对皮质类固醇有效。

面部交感神经反射性营养不良症(reflex sympathetic dystrophy of the face)推测可能为另一种少见的持续性面痛,可由牙科手术或面部穿透性损伤引起。特征为剧烈烧灼样面痛,对各种刺激均出现痛觉过敏。与肢体的灼性神经痛不同,表现为泌汗、血管舒缩及营养改变。此种面痛采用半月神经节反复阻断或切断有效。

灼口综合征(burning mouth syndrome)表现为极其令人烦恼难耐的口部烧灼样症状,口腔黏膜正常,主要发生在中年和老年妇女。烧灼样疼痛主要位于舌,尤其是舌尖和舌前2/3,通常是双侧对称的,疼痛程度在一天内波动较大,从轻微的疼痛到严重疼痛不等,每天疼痛时间超过2小时。可以出现主观的口干、感觉迟钝和味觉改变。尚无任何持续有效的治疗方法,可尝试氯硝西泮0.5mg/d,阿米替林10~25mg/d,加巴喷丁300~900mg/d。

颈-舌综合征(neck-tongue syndrome)是相当少见的头痛,1980年Lance和Anthony首次对颈-舌综合征进行了详细描述。常从儿童或青少年起病。当头部突然转动时出现短暂的颈和/枕部疼痛,伴同侧舌症状。疼痛程度为中度或重度,呈锐痛或刺痛,持续数秒至数分钟。舌的症状最多见为麻木,也可以是刺痛,少数表现为运动症状,持续数秒至数分钟。发作频率从每天数次到一年1~2次不等。可能由于C_2神经腹侧支受牵位引起,它含有来自舌本体感觉的纤维。

参考文献

第九章　前庭系统疾病和前庭综合征
Vestibular system disorders and Vestibular syndromes

（崔世磊　景筠）

一直以来，眩晕和头晕都是临床上最常见的主诉之一，但是这两个简单的症状之下，却涉及与前庭、视觉及本体感觉系统相关的非常广泛的神经通路网络基础，而且也与心血管系统、精神心理科学存在密切联系，因此在诊疗过程中涉及神经科、耳科、精神心理科和心内科等多个学科。得益于近两百年的前庭眼动基础研究和科学技术的进步，各种前庭功能评价技术逐渐成熟并得以推广，借着临床医生对良性阵发性位置性眩晕（BPPV）这一疾病实体的认识和复位治疗的极大兴趣，近些年以眩晕为核心症状的前庭科学得到极大的发展和普及。

所谓前庭系统，狭义上通常指前庭感受器、前庭神经、前庭神经核及其上行至前庭皮质的神经通路，但是基于脑内多个脑区的信息处理均广泛涉及前庭信息的事实，目前更倾向于采用广义上的前庭系统概念，即在狭义上的前庭系统为基础上，涵盖涉及平衡、姿势步态、视觉以及空间定位、导航、记忆的广泛神经通路网络。而广义上前庭系统的概念是理解慢性前庭综合征的非常重要的理论基础。

本章内容首先介绍前庭系统功能障碍相关的症状分类和综合征，这部分内容由专注于前庭研究的神经耳科国际组织巴拉尼学会（Bárány）组织多国专家讨论，并发表共识；之后分别介绍发作性、急性和慢性前庭综合征，良性阵发性位置性眩晕、前庭性偏头痛和梅尼埃病虽然也属于发作性前庭综合征，但是由于这三个疾病临床最常涉及，所以单独讨论；随着年龄的增长，包括前庭系统在内的多个感觉系统均存在不同程度的退行性变，而且很多老年患者存在多种基础病，导致老年患者的头晕、眩晕症状存在一些独特特征，因此在最后一节单独阐述。

第一节　前庭症状和前庭综合征

尽管目前有很多专科医生对前庭领域感兴趣，以眩晕和头晕等为核心症状的前庭系统疾病也只是神经病学、耳鼻喉科学乃至神经耳科学领域的一个小专题，但这一领域的医生需要熟练掌握与内耳、前庭感受器、眼球运动以及姿势、平衡、自主神经系统相关的大量神经科学、耳科学的解剖生理知识，这既超出了相应的既定学科专业培训的范围，也跨越了目前既定的医学学科划分界限，因此导致前庭疾病及其症状的定义、分类滞后于其他学科。

有关眩晕的定义和分类，历史上存在多种不同的方法，最为经典的是神经科学领域以往得到较多认可的Hojt-Thomas法，将眩晕分为真性眩晕和假性眩晕，认为真性眩晕由前庭外周、视觉或本体感觉系统疾病导致，有明显的外物或自身旋转感，而假性眩晕多由全身性疾病导致。除此之外，还有Deweese分类法，分为前庭系统性眩晕（系统性眩晕）和非前庭系统性眩晕（非系统性眩晕）；按照颅内、颅外区分的Edward法，还有按照受累的解剖位置划分，如前庭外周性、前庭中枢性、眼源性等。而有关"眩晕"和"头晕"这两个概念关系、区别的争议和讨论，则从未停止过，也没有统一过。这种情况极大地限制了前庭医学领域的进一步研究、发展和推广。因此巴拉尼学会（Bárány）在2006年成立了前庭疾病分类委员会（International Classification of Vestibular Disorders，ICVD），组织了多名前庭科学领域的医学专家和科学家，对核心前庭症状和前庭综合征的定义、分类相关的专业术语进行了充分的讨论，推荐按照国际前庭疾病分类的四层框架进行诊断（图3-9-1），并相继发表了前庭症状、前庭综合征以及多个前庭疾病的国际共识。

经过广泛讨论，2009年ICVD制定发表了前庭症状的国际分类（Bisdorff et al，2009），并对不同的症状进行了定义及描述。经过前庭科学领域多位专家的努力，这一分类在国内也逐步得到推广，但是鉴于这一症状分类及定义与以往多年来神经病学教科书、工具书的阐述存在一定差异，有必要对其核心内容进行重点阐述。

【前庭症状】

在ICVD制定的前庭症状国际分类中，前庭症状包括眩晕、头晕、前庭-视觉症状和姿势性症状等（表3-9-1）。

1. 眩晕（vertigo）　内在的眩晕（internal vertigo）是指没有自身运动时却产生了自身运动的感觉，或者在正常头部运动时产生了扭曲的自身运动感觉。"内在的（internal）"是为了区别于后面前庭-视觉症状中的"外在的"视觉运动感。一般而言，"眩晕"特指"内在的眩晕"，该术语包含了虚假的旋转感（旋转性眩晕）和其他虚假的感觉，如摇摆、倾斜、上下摆动、弹跳或滑动（非旋转性眩晕）。

在目前的分类中，与运动相匹配的恰当感觉不能被称为眩晕；虚假的旋转性运动感、虚假的线性运动感（平移）或相对于重力线的静态倾倒均被认为是"眩晕"；如果患者的摇摆感仅见于站立或行走时，则不被认为是眩晕，而应归类于姿势性症状中的不稳（unsteadiness）。眩晕应进一步分为旋转性、非旋转性眩晕。

眩晕这一专业术语下包含：

（1）自发性眩晕（spontaneous vertigo）：无明显诱因的眩晕，但是可以在一些运动时加重（尤其头部）。

（2）诱发性眩晕（triggered vertigo）：是指存在明显诱因，绝大多数情况下这些诱因与眩晕之间应该是可复制的重复性的关系。诱发性眩晕又被分为以下几类：

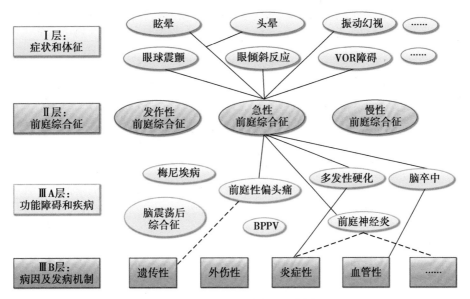

图 3-9-1 前庭疾病国际分类的四层诊断框架图

图示以急性前庭综合征("Ⅱ层")举例,Ⅰ层为其相应的症状和体征,ⅢA 层为其相应的病因,ⅢB 层为潜在的机制。实线表示确定的相互关系,虚线表示关系不确定。BPPV. 良性阵发性位置性眩晕;VOR. 前庭眼动反射

表 3-9-1 前庭症状的国际分类

眩晕	头晕	前庭-视觉症状	姿势性症状
自发性眩晕	自发性头晕	外在的眩晕	不稳
诱发性眩晕	诱发性头晕	振动幻视	方向性倾倒
位置性眩晕	位置性头晕	视觉延迟	平衡相关的近乎跌倒
头运动眩晕	头运动头晕	视觉倾斜	平衡相关的跌倒
声音引发的眩晕	声音引发的头晕	运动引发的视觉模糊	
Valsalva 动作引发的眩晕	Valsalva 动作引发的头晕		
直立性眩晕	直立性头晕		
其他诱发性眩晕	其他诱发性头晕		

1) 位置性眩晕(positional vertigo):是指头相对于重力的空间位置变化导致的眩晕,而且眩晕出现在位置变化之后。

2) 头运动眩晕(head-motion vertigo):仅发生于头部运动过程中的眩晕,是在自身运动时产生的与自身实际运动不匹配的、扭曲的运动感。即不同于发生于位置改变之后的位置性眩晕,也不同于重点突出持续恶心症状的晕动症(motion sickness)。

3) 视觉引发的眩晕(visually-induced vertigo):由复杂、扭曲变形、大视野或运动的视觉刺激引发的眩晕,也包括身体运动时伴随的相对视景运动。如果受损的视觉

传入源于眼球运动障碍(如眼外肌颤搐或非前庭源性眼震)并且导致眩晕,则归类于此。

4) 声音引发的眩晕(sound-induced vertigo):指听觉刺激诱发的眩晕,注意与 Valsalva、压力、振动等刺激区分。

5) Valsalva 动作引发的眩晕(Valsalva-induced vertigo):指任何导致颅内压或中耳压力增加的机体活动所诱发的眩晕,包括但不限于:咳嗽、打喷嚏、屏气、举重等。

6) 直立性眩晕(orthostatic vertigo):因坐起或站起诱发的眩晕,注意与位置性眩晕的区别。

7) 其他诱发性眩晕:由其他诱因导致的眩晕,如脱

水、药物、环境压力改变(潜水、高原、高压氧、气耳镜检查)、过度换气、惊恐、衣领过紧等。

2. 头晕(dizziness) 头晕是非旋转性的,是空间定向能力受损或感受障碍,无虚假的或扭曲的运动感。虽然"头晕"这一专业术语被广泛应用,而且在很多情况下被认为包含虚假的运动感,但是在本分类中的"头晕"不包括"眩晕",头晕和眩晕是明确区分、互不排除的,这两个症状在同一个患者中既可以共存,也可以先后出现。本分类中的头晕不能用于描述单纯的即将昏倒感(晕厥前的感觉,presyncope)、精神混乱(mental confusion)或脱离现实感(depersonalization,derealization),也不适用于全身乏力、疲劳、虚弱等非特异性感觉。未采用术语:头重脚轻(lightheadedness)、非特异性头晕(non-specific dizziness)。

与眩晕相似,头晕这一专业术语下包含:

(1) 自发性头晕(spontaneous dizziness):无明显诱因的头晕,但是可以在一些运动时加重(尤其头部)。

(2) 诱发性头晕(triggered dizziness):是指存在明显诱因,绝大多数情况下这些诱因与头晕之间应该是可复制的重复性的关系。诱发性头晕又被分为以下几类:

1) 位置性头晕(positional dizziness)。

2) 头运动头晕(head-motion dizziness)。

3) 视觉引发的头晕(visually-induced dizziness)。

4) 声音引发的头晕(sound-induced dizziness)。

5) Valsalva动作引发的头晕(Valsalva-induced dizziness)。

6) 直立性头晕(orthostatic dizziness)。

7) 其他诱发性头晕。

特别说明:本分类中"诱发性头晕"分类下各种不同亚型中有关不同诱发性因素的注意事项与"诱发性眩晕"基本一致,即同一种诱发性因素,可以导致"眩晕"和/或"头晕"两个症状。

3. 前庭-视觉症状(vestibular-visual symptoms) 是指前庭病变或视觉前庭交互作用所引起的视觉症状,包括前庭功能(而非视力)障碍导致的虚假运动感或视景倾斜、扭曲、模糊。静止视景中出现的物体运动的视错觉或视幻觉不属于前庭-视觉症状,比如偏头痛患者的视觉先兆症状中可见移动的闪光暗点。本分类中的前庭-视觉症状有以下几类:

(1) 外在的眩晕(external vertigo):视景的虚假旋转感或流动感,包括任何空间平面上的连续性或急跳性虚假视景流动感,与振动幻视的区别在于后者为双向运动感。外在的眩晕经常伴随眩晕,但是急跳性眼震的患者可以只存在视景持续运动的"外在的眩晕",而没有虚假的自身运动感(即眩晕)。

(2) 振动幻视(oscillopsia):指视景来回振荡的虚假运动感,可见于各个空间平面,应注意症状是否与头部运动或静止有关。

(3) 视觉延迟(visual lag):指头部运动后的视景运动虚假延迟感,或者头部运动结束后的视景短暂漂移感。通常持续1~2秒,可伴发于头运动眩晕和/或头晕,由于持续时间太短且缺乏持续的运动感,不能被划分为外在的眩晕。

(4) 视觉倾斜(visual tilt):是指视景偏离真实垂直方向的错误感觉。垂直头位时典型的症状性静态视觉倾斜是发作性、短暂性的(持续数秒到数分钟),本概念与无症状的主观垂直视觉静态倾斜感并不同义。视觉倾斜中的倾斜程度通常是相对特定的,如果倾斜角度发生变化则应归类于外在的眩晕或眩晕。所谓的"房间倾斜幻觉(room tilt illusion)"或"房间倒置幻觉(room inverted illusion)"通常特指倾斜角度为90°或180°。

(5) 运动引发的视物模糊(movement-induced blur):指头部运动过程中视敏度下降,或者头部运动停止后短暂的视敏度下降,是由于前庭眼动反射障碍引起的物体影像在视网膜上不稳定造成的。

4. 姿势性症状(postural symptoms) 是指与维持姿势稳定性有关的平衡症状,仅发生于直立位(坐位、站立位或行走时)。

(1) 不稳(unsteadiness):指坐位、站立位或行走时的不稳定感,无特定的方向性,增加稳定性的动作(如扶靠墙面)可以显著减轻或消除这些不稳定感,否则应考虑是否为头晕或眩晕。

(2) 方向性倾倒(directional pulsion):是指坐位、站立位或行走时感觉不稳,要向特定方向转向或跌倒的感觉,需要明确倾倒的具体方向,左方、右方、后方或前方。增加稳定性的动作(如扶靠墙面)可以显著减轻或消除这些不稳定感,否则应考虑是否为头晕或眩晕。

(3) 平衡相关的近乎跌倒(balance-related near fall):是指强烈的不稳、方向性倾倒或其他前庭症状导致的将要跌倒(但并没有完全跌倒)的感觉。

(4) 平衡相关的跌倒(balance-related fall):是指强烈的不稳、方向性倾倒或其他前庭症状导致的跌倒。

ICVD制定的前庭症状国际分类中未采用真性眩晕、假性眩晕、主观性眩晕/头晕、客观性眩晕/头晕、旋转性/转动性眩晕、线性/平移性眩晕/头晕、变位性眩晕/头晕(positioning vertigo/dizziness)、空间和运动不适(space and motion discomfort)、空间运动敏感(space and motion sensitivity)、视觉性眩晕/头晕(visual vertigo/dizziness)、姿势性眩晕/头晕(postural vertigo/dizziness)、失衡(disequilibrium)、不平衡(imbalance)等概念。需要说明以下几点：

1. 这些定义和分类都是人为划定的，仍然是不完美的而且存在争议的，但是，之所以对症状进行分类和定义，出发点仍然是保证不同地域、不同语系、不同专业、不同时期的前庭基础、临床研究具有可比性和可持续性。相信随着基础、临床研究的进步，这些分类和定义肯定会不断得到修正、改进和完善，这也是我们认知事物的正常过程。

2. 由于目前前庭疾病的诊断很大程度上依赖症状和体征，因此在病史采集过程中，务必详细准确，绝大多数患者不会如此清晰地描述自己的症状，接诊医生应该尽量用患者简单易懂的语言解释不同症状的差异，尽量保证病史的可靠。

3. 某一个症状并不排除同时存在其他症状，比如一个自发性眩晕的患者，可能同时存在因为眼震导致的外在的眩晕，同时可存在位置性眩晕或/和头晕。

【前庭综合征】

ICVD 在前庭疾病国际分类框架中设置前庭综合征一层（Bisdorff et al，2015），可以起到连接症状、体征和具体疾病的桥梁作用，分为发作性前庭综合征、急性前庭综合征以及慢性前庭综合征（图 3-9-2），2018 年世界卫生组织公布的 ICD-11（国际疾病分类）中也采用了这三个综合征的诊断定义。

1. 发作性前庭综合征（episodic vestibular syndrome，EVS） 表现为一过性眩晕、头晕或不稳的临床综合征，持续数秒至数小时，有时持续数天，通常伴随提示短暂性前庭系统功能障碍的特征（如恶心、眼球震颤、突然跌倒）。也可能有提示耳蜗或中枢神经系统功能障碍的症状或体征。EVS 通常意味着反复发作，但是要注意也可能是 EVS 的首次发作。常见疾病有 BPPV、梅尼埃病、前庭性偏头痛、惊恐发作、TIA 等。

2. 急性前庭综合征（acute vestibular syndrome，AVS） 表现为急性起病，持续数天或数周眩晕、头晕或不稳的临床综合征，通常伴随一些提示新发前庭系统功能障碍的特征（如呕吐、眼震或严重的姿势不稳）。也可能有提示耳蜗或中枢神经系统功能障碍的症状或体征。AVS 通常指单次发作、单相病程的临床事件，通常是由一次性疾病导致，但是也可表现为复发缓解、进行性疾病。常见疾病有前庭神经炎、急性迷路炎、外伤性前庭损伤、血管受累、脱髓鞘疾病以及脑卒中等。

3. 慢性前庭综合征（chronic vestibular syndrome，CVS） 表现为持续数月或数年的慢性眩晕、头晕或不稳感。通常伴随一些提示新发前庭系统功能障碍的特征（如振动幻视、眼震或姿势不稳）。也可能有提示耳蜗或中枢神经系统功能障碍的症状或体征。CVS 通常提示进行性加重的疾病，但是也可见于 AVS 后的不完全康复，

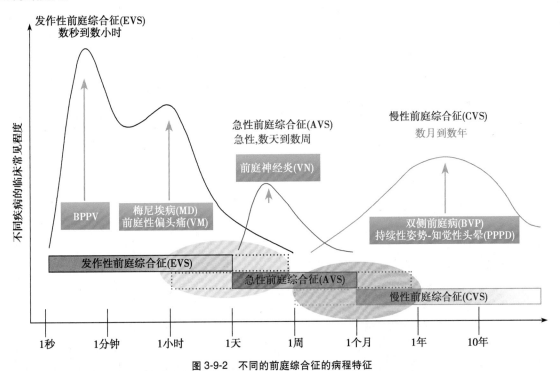

图 3-9-2　不同的前庭综合征的病程特征

纵轴表示不同临床综合征的人群常见情况，发作性前庭综合征（EVS）最为常见，其次为慢性前庭综合征（CVS），急性前庭综合征（AVS）相对少见，其中 EVS 中比较突出常见的疾病为良性阵发性位置性眩晕（BPPV）、梅尼埃病（MD）和前庭性偏头痛（VM）。横轴表示症状持续时间，可以注意到不同前庭综合征的持续时间存在一定交叉重叠，在临床上也是经常遇到的问题

或者 EVS 不同的发作事件之间持续迁延的症状。常见疾病有恢复差的单侧前庭病变、双侧前庭病、小脑变性、后颅窝占位、持续性姿势知觉性头晕等。

注意事项：

1. EVS 可以进展为 AVS，比如反复的短暂性脑缺血发作（TIA）最终可进展为脑梗死。

2. AVS 如果恢复不完全，可以迁延成为 CVS，比如脑卒中、前庭神经炎的不完全恢复。

3. EVS 可以最终进展为 CVS，比如梅尼埃病反复发作最终导致进行性前庭功能丧失。

4. 同时存在不止一种综合征，比如前庭神经病变（CVS 或 AVS）的患者，同时合并 BPPV。

在以眩晕、头晕为核心症状的前庭临床医学领域，目前的诊断模式是建立在临床症状体征-前庭功能评估-结构功能影像学整合的基础上的，近几十年的基础研究和临床经验表明，核心症状的具体性质、症状持续的时间、发作的形式这三部分临床特征对于做出准确的临床诊断非常重要，这也是巴拉尼学会制定前庭症状、前庭综合征的国际分类和定义的重要原因，因此在本章的第一节，对以上分类和定义进行了详细的阐述、解读，希望有助于对前庭医学感兴趣的医生少走弯路，建立与国际主流相对一致的概念体系，能够与国内外不同专业领域的前庭研究学者进行交流、比较，并在此基础上深入临床、基础研究，进一步挑战、完善该分类定义体系，推动前庭科学的进展。

第二节　良性阵发性位置性眩晕

良性阵发性位置性眩晕（benign paroxysmal positional vertigo，BPPV）是一种相对于重力方向的头位变化所诱发的、表现为反复发作的短暂性眩晕和特征性眼球震颤的外周性前庭疾病，是导致眩晕最常见的病因，有自限性，易于复发。

【研究史】

回溯医学文献，Bárány 是对 BPPV 的临床特征进行详细描述的第一人。1921 年，他在一篇论文中描述了一例反复眩晕发作的 27 岁女性，患者表现为 BPPV 的若干核心征象，诸如头位变化导致眩晕和线性-旋转性眼球震颤、持续时间短暂以及疲劳性等，其神经系统查体、听力和前庭双温反应均正常。1952 年英国伦敦国立神经疾病医院耳科研究中心的 Margaret Dix 和 Charles Hallpike 首次报道了用于诱发 BPPV 症状的位置试验，即我们熟知的 Dix-Hallpike 试验，当时将其命名为 Lagerungs 手法

（Lagerungs manoeuvre），他们基于对 100 个病例的经验总结，清晰地描述了 BPPV 的核心临床特征，并将该病命名为"良性阵发型位置性眩晕"（positional vertigo of the benign paroxysmal type），虽然之前也有其他人使用了类似的诱发试验，但或者方法不经典，或者描述不清，或是与 BPPV 病理解剖基础无关的非特异性动作。

尽管 Bárány、Dix 和 Hallpike 对 BPPV 的临床诊断做出了重要贡献，但他们均未阐明 BPPV 的病理生理机制，并误以为是椭圆囊耳石器的功能障碍。1961 年，哈佛医学院头颈外科的 Harold F. Schuknecht 提出 BPPV 是由半规管功能障碍所致，1973 年发表了壶腹嵴结石（cupulolithiasis）理论。1979 年加拿大西安大略大学的 Hall、Ruby 和 McClure 提出了半规管结石（canalolithiasis）理论，这些理论假说不断得到证实和完善，成为建立更好的治疗方法的基础。基于这些理论假说，Brandt-Daroff 习服训练（Brandt，1980）以及多种半规管结石复位手法，如 Semont 法（1988）和 Epley 法（1992）被相继提出用于 BPPV 的治疗。

【流行病学】

随着前庭功能评估技术的进步，以及 BPPV 诊断标准的不断修订和更新，导致不同时期的流行病学数据存在较大的差异，迄今为止报道的 BPPV 年发病率为 10.7/10 万~600/10 万，差距颇大，其终生患病率约为 2.4%。发病率随着年龄增长而增加，常见于 40 岁以上的患者，50~60 岁是发病高峰，男女比例为 1:（2~3）。

【病因和发病机制】

BPPV 的确切发病机制尚不清楚，目前广泛接受的理论是，各种原因引起的半规管内的内淋巴及其内的壶腹嵴原本相同的密度发生了相对变化，在特定的头位时，重力作用于不同密度的内淋巴和壶腹嵴，驱动两者产生相对运动，从而导致该侧壶腹嵴内前庭感受器的神经冲动发放增加或减低，使得左右两侧前庭外周感受器原本相同的神经传入发生了相对的变化，最终通过神经通路产生眩晕和相应的眼球震颤等。

这种相对密度的变化，既可以是壶腹嵴密度相对降低，如各种原因导致的轻嵴帽（壶腹嵴密度相对减低、内淋巴密度均质性增高），或者内淋巴内容物增加（管石症）等，也可以是壶腹嵴密度相对增加，如各种原因导致的重嵴帽（壶腹嵴密度相对增加、嵴帽上附着结石）或者内淋巴密度相对减低。临床上最常见的病因是椭圆囊斑上耳石颗粒（碳酸钙结晶）在某些特定体位或运动情况下（如长期悬头位、翻滚或剧烈甩动等）脱落进入半规管内，如果沉积在半规管内则成为"管石症"，如果黏附在壶腹嵴则成为"嵴顶结石症"（图 3-9-3）。

目前，对导致椭圆囊斑耳石过多脱落的原因尚不清

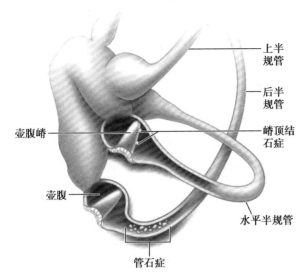

图 3-9-3　显示管石症患者的耳石颗粒沉积在半规管内,以及嵴顶结石症患者,其耳石附着在壶腹嵴上

楚,提出认为与钙质丢失、维生素 D_3 缺乏、微循环障碍、外伤振荡或失神经支配等因素有关。研究发现,耳石颗粒也存在于无 BPPV 病史的正常人半规管中,推测正常情况下这些耳石并未导致临床症状,可能尚未达到引起临床症状的临界值。目前,还没有相关的技术可以对特定患者、特定半规管的"临界量"进行客观评估,但这一理论似乎可解释部分患者在手法复位后残存的头晕症状。

【临床表现】

1. 典型表现　患者的头位相对于重力方向改变,诸如卧位翻身、坐卧位转换、抬头或低头时突然出现的短暂性眩晕,多数患者通常持续不超过 30~60 秒。眩晕与周围性前庭病变有关,通常具有潜伏期、疲劳性和习服性等特征,潜伏期(latency)是在特定的头位与出现眩晕和眼球震颤之间有数秒钟间隔;疲劳性(fatigue)是当患者保持体位不变时,反应呈自发缓解的趋势;习服性(habituation)是当反复将患者置于引起发作的体位时该反应减弱。

2. 位置性眼球震颤(positional nystagmus)　是 BPPV 常见的特征。其他伴发症状包括恶心、呕吐或便意等前庭自主神经反射症状,可同时有头晕、不稳和振动幻视等。不同类型和不同半规管耳石症,诱发体位和眼球震颤形式、持续时间也各不相同。

3. 嵴顶结石症的特点　眩晕症状可能持续超过 1 分钟,而且患者通常存在可以使得眩晕症状消失或缓解的头位"零点",当头位偏离零点时症状出现或加重。

【辅助检查】

位置试验的原理:根据每个半规管所在平面相对于头部的空间位置,将头部旋转特定角度,使得头在半规管所在平面上、围绕半规管所在平面的垂直轴进行旋转运动,从而使被检测半规管壶腹嵴受到最大程度刺激,检查者通过观察眼球运动进行判断。具体表现因为不同半规管壶腹嵴内前庭毛细胞的排列规律不同、结石所在位置不同亦有所差异,需要理解半规管的空间解剖、前庭外周感受器的解剖生理基础,这部分内容在本书前面章节有部分涉及,本节适当重复以便于读者理解。

1. 前庭外周解剖生理　头部角加速度和线性加速度可刺激前庭外周系统(半规管壶腹的有效刺激是角加速度,耳石器的有效刺激是线性加速度),后者可将加速度作用在其上的力学信号转换为生物电信号,并向颅内传递,前庭皮质对各种神经输入信息进行整合并产生运动、空间位置的感知觉。

每侧耳有三个半环形半规管,即一个水平半规管和两个垂直半规管。目前认为同一侧的三个半规管所在平面两两垂直,两侧大致位于同一平面的一对半规管功能互补,感知头部运动的信号也互补(图 3-9-4)。

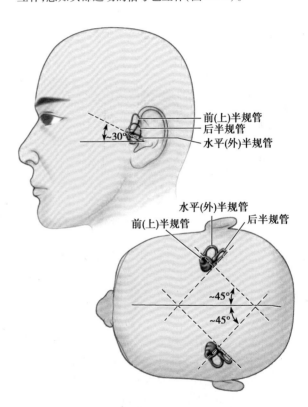

图 3-9-4　水平半规管与水平面的夹角大概为 30°,双侧前后半规管与矢状面的夹角大致为 45° 左右,每侧三个半规管所在平面两两垂直,双侧的水平、左前右后和右前左后这三对功能互补的半规管大致在同一平面上

但实际上每个半规管所在的"平面"其实是有一定弯曲的"曲面",每一侧的三个半规管所在平面虽然大致两两垂直,但是左右互补的两个半规管所在平面并非绝对

平行,双侧上半规管与矢状面的夹角为34°~40°,而双侧后半规管与矢状面的夹角为50°左右(图3-9-5)。

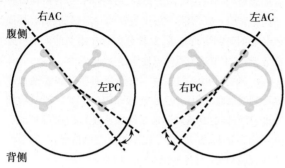

图 3-9-5 右前和左后半规管、左前和右后半规管以及双侧水平半规管,这三对两侧相对互补的半规管在解剖上大致平行,但并不完全位于同一个平面,尤其双侧后半规管与矢状面的夹角明显大于双侧前(上)半规管与矢状面的夹角,这也是上半规管耳石症旋转成分不明显的解剖基础。AC.前半规管;PC.后半规管

除了半规管的空间解剖以外,还需要了解半规管壶腹嵴前庭感受器的生理机制。半规管内充满内淋巴液,而位于半规管壶腹的、密度与内淋巴液相同的壶腹嵴悬浮在内淋巴液中,壶腹嵴内的前庭毛细胞(分为动纤毛和静纤毛)在正常情况下也不断产生神经冲动(即前庭张力),两侧互补的前庭张力相互抵消。当内淋巴运动或者壶腹嵴与内淋巴密度产生差异时,可以推动壶腹嵴偏斜,从而导致壶腹嵴内的毛细胞产生静纤毛朝向动纤毛的偏斜(神经冲动发放增加,即兴奋),或者静纤毛向远离动纤毛的方向偏斜(神经冲动发放减少,即抑制)。需要注意的是,静纤毛和动纤毛的排列规律在水平半规管和垂直半规管有所不同,在水平半规管,动纤毛位于靠近椭圆囊的位置,而在垂直半规管,动纤毛位于远离椭圆囊的位置(图3-9-6)。

半规管和眼外肌之间通过前庭神经、前庭神经核和眼动神经核团存在稳定的投射关系。

一侧的水平半规管相对兴奋时,兴奋性投射至同侧眼内直肌和对侧眼外直肌(导致同侧内直肌、对侧外直肌收缩),抑制性投射至同侧眼外直肌和对侧眼内直肌(导致同侧外直肌、对侧内直肌松弛),驱动眼球向对侧水平共轭运动。

一侧后半规管相对兴奋时,兴奋性投射至同侧眼上斜肌和对侧眼下直肌(导致同侧上斜肌、对侧下直肌收缩),抑制性投射至同侧眼下斜肌和对侧眼上直肌(导致同侧下斜肌、对侧上直肌松弛),驱动眼球向下、眼球上极向对侧耳旋转运动。

一侧上半规管相对兴奋时,兴奋性投射至同侧眼上

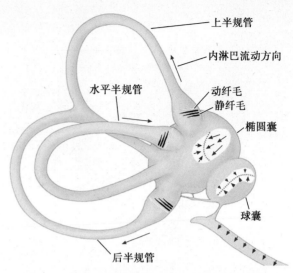

图 3-9-6 图中所示壶腹嵴部位,黄色代表动纤毛,黑色代表静纤毛。在上半规管和后半规管位于远离椭圆囊位置,其半规管内的内淋巴液沿着红色箭头方向远离壶腹流动时,可导致静纤毛朝向动纤毛方向偏斜,导致神经冲动发放增加(即兴奋),而在水平半规管,动纤毛位于靠近椭圆囊位置,因此其半规管内的内淋巴液沿着红色箭头方向朝向壶腹流动时,可导致静纤毛朝向动纤毛方向偏斜,导致神经冲动发放增加(即兴奋)

直肌和对侧眼下斜肌(导致同侧上直肌、对侧下斜肌收缩),抑制性投射至同侧眼下直肌和对侧眼上斜肌(导致同侧下直肌、对侧上斜肌松弛),驱动眼球向上、眼球上极向同侧耳旋转运动。

在正常情况下,水平向一侧转头时,该侧水平半规管兴奋,对侧半规管抑制,前庭眼动反射表现为眼球向对侧转;低头时双侧上半规管兴奋、双侧后半规管抑制,双侧相反的旋转成分相反抵消,加权后的前庭眼动反射表现为双眼上转;仰头时双侧后半规管兴奋、双侧上半规管抑制,双侧相反的旋转成分相反抵消,加权后的前庭眼动反射表现为双眼下转。

那么在病理情况下进行分析时,要考虑到以下因素:

(1)不同的病理机制最终导致动纤毛和静纤毛产生怎样的偏斜,从而判断该侧的壶腹嵴在静息张力的基础上,是神经冲动发放增加还是减少。

(2)根据双侧位于同一平面半规管相对互补的原理,判断相对兴奋的半规管,通过其兴奋性和抑制性眼外肌投射(前庭眼动反射),导致了眼外肌产生了怎样的运动(即病理情况下的眼震慢相)。

(3)当眼球被病理情况下的前庭眼动反射驱动到一定程度时(眼震慢相),视动系统会产生矫正性的扫视以维持固视(即眼震的快相)。

2. 常用的位置试验 在临床工作中，我们可以利用不同方法刺激特定半规管，通过观察眼球运动从而评估该半规管的功能，需要注意的是，眼球运动所在平面与所受刺激的半规管所在平面应该是一致的（即 Ewald 第一定律，又被称为 Flourens 定律），如果两者不一致，要注意其他半规管同时受到刺激或者中枢受累等可能，在观察 BPPV 位置试验时也更是如此。

（1）Dix-hallpike 试验：用于评估垂直半规管的功能，见图 3-9-7。患者取坐位，头部向被检查侧旋转 45°，然后迅速躺下，至悬头位。若被检查的后半规管存在管石症，则后半规管内的耳石颗粒在重力作用下向更低位置运动，驱动内淋巴产生离壶腹流动，从而驱动后半规管

壶腹嵴内静纤毛朝向动纤毛方向偏斜，导致神经冲动发放增加，投射至眼外肌产生眼球下转和眼球上极朝向对侧耳的旋转运动（慢相），继而出现双眼快相上跳和眼球上极朝向被检查侧耳旋转的眼球震颤。

（2）仰卧滚转试验（supine roll test）：用于评估水平半规管的功能，见图 3-9-8。患者取卧位，头部抬起 30°，迅速向一侧转头，观察记录是否存在眼震以及眼震方向、型式，然后将头转至正中头位，再将头头转向另一侧。图 3-9-8A 所示为左侧水平半规管结石在位置试验中诱发向地性眼震（快相向左）的机制，当头向左侧转时，水平半规管长臂中的耳石颗粒在重力作用下向更低位置运动，从而导致内淋巴朝向水平半规管壶腹方向流动，驱动左

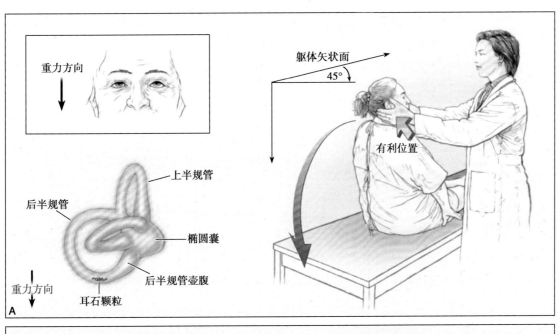

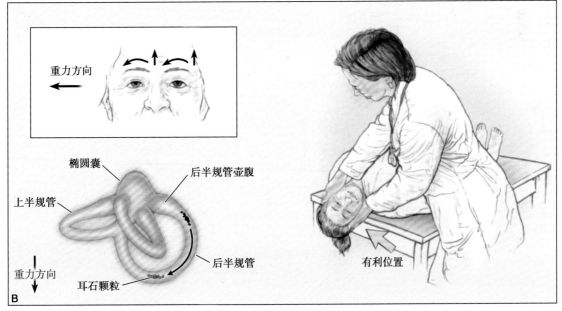

图 3-9-7 Dix-Hallpike 检查

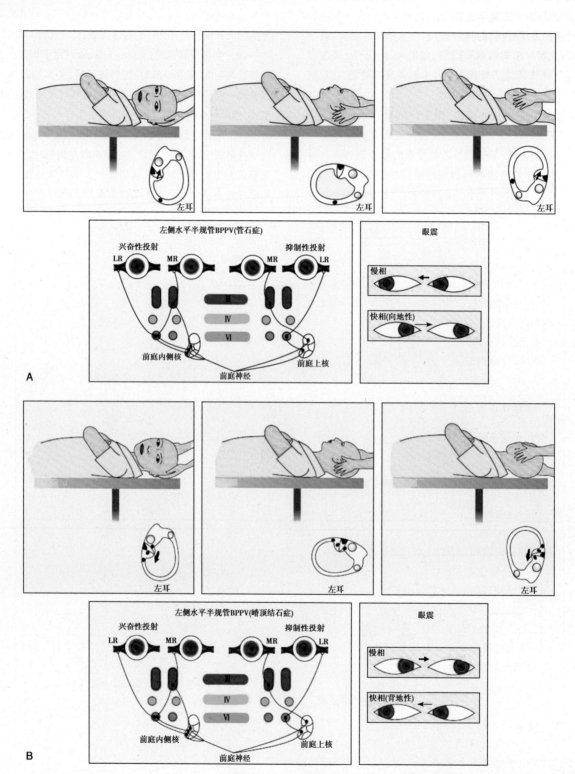

图 3-9-8　仰卧滚转试验

侧水平半规管壶腹嵴内的静纤毛朝向动纤毛偏斜,最终导致左侧壶腹嵴神经冲动在静息前庭张力的基础上增加,因此相对于右侧半规管,此时左侧半规管相对兴奋,通过半规管-眼外肌的神经投射,导致双眼慢相朝向右侧、快相朝向左侧的水平眼震(向地性);当头转向右侧时,耳石颗粒在重力作用下向相反方向运动,导致的内淋巴远离壶腹嵴流动,驱动左侧水平半规管壶腹嵴内的静纤毛远离动纤毛偏斜,最终导致左侧壶腹嵴神经冲动在静息前庭张力的基础上降低,此时保持静息前庭张力的右侧半规管相对兴奋,通过半规管-眼外肌的神经投射,导致双眼慢相朝向左侧、快相朝向右侧的水平眼震(向地性)。图3-9-8B所示为水平半规管嵴顶结石症在位置试验时诱发的背地性眼震的机制,与管石症的区别在于,此时是黏附在壶腹嵴上的耳石颗粒在重力作用下驱动动纤毛和静纤毛偏斜,从而导致受累侧相对兴奋或相对抑制,并通过半规管-眼外肌投射产生相应的眼球运动。

部分患者的 BPPV 继发于前庭外周疾病,对于这部分患者,可进行全面的前庭功能甚至影像学检查,评估是否存在基础疾病或合并其他疾病。

对于临床症状不典型,尤其是复位效果差的患者,应该完善眼震视图、冷热试验、主观垂直视觉、前庭诱发肌源性电位(VEMP)、静态或动态平衡功能、平衡感觉整合功能以及步态等前庭功能评估,必要时完善影像学和听力学检查。

【诊断和鉴别诊断】

1. 诊断　BPPV 完整的诊断包括受累半规管以及管石症和嵴顶结石症的辨别。明确诊断需要进行位置试验,以观察半规管特异性的位置性眼震;还需要了解一些诊断所必需的临床特征,如潜伏期、方向、时程和位置性眼震的持续时间。结合典型的病史和症状、体征,尤其是手法复位治疗后症状完全缓解的患者,一般不需要特殊的辅助检查,仅依靠位置试验就可以做出临床诊断。但是对于一些症状较轻的患者,则需要眼震视图才能记录到短暂、较小的眼震。由于反复操作位置试验既可能造成患者的眩晕发作,也存在疲劳性,因此,如果在进行位置试验时能够通过眼震视图记录眼动,则有利于定量分析和随访,尤其是对较为复杂的患者。如果怀疑患者存在其他内耳疾病,则需进一步行前庭和听力学检查。

根据目前国内外最新的诊断标准和诊治共识(Von Brevern et al,2017),建议对 BPPV 的诊断进行分级,对于后半规管的管石症、水平半规管的管石症与嵴帽结石症的诊断是肯定的,可以称为肯定诊断,而其他类型的 BPPV 发病率较低,临床诊断、治疗尚缺乏证据,鉴别诊断也存在一定困难,比如上半规管管石症、后半规管嵴帽结石症和多管受累的 BPPV,对于这些仍需不断观察。

BPPV 的诊断标准:

(1)后半规管管石症(pc-BPPV)诊断标准

1)躺下或仰卧翻身可反复诱发位置性眩晕或头晕。

2)发作时间持续小于 1 分钟。

3)Dix-Hallpike 试验或侧卧试验(Semont 检查法)可诱发位置性眼震,存在潜伏期(1 至数秒),眼震快相为眼球上极朝向下位耳旋转,垂直方向为上跳(向额头)的扭转性眼震,典型眼震持续时间小于 1 分钟。

4)无法归因于其他疾病。

说明:如果 Dix-Hallpike 试验结束回到正坐位时观察到方向相反的下跳、眼球上极朝向对侧耳的快相眼震,更支持诊断。位置性眼震的旋转成分在下位眼更为明显,而垂直成分在上位眼更明显。固视能力和注视方向不同,眼震表现也会有差异,如向下位耳方向注视时,眼震以旋转性为主,向上位耳方向注视时,则上跳成分更明显。

国外报道 pc-BPPV 占 BPPV 的 80% ~ 90%,右侧较左侧更常受累,具体数字在国内外不同研究中差异较大,其原因不仅与诊疗水平有关,也与不同地区的诊疗模式有关,但在不同研究中 pc-PBBV 均为临床最常见的类型。

(2)水平半规管管石症(hc-BPPV)诊断标准

1)躺下或仰卧翻身可反复诱发位置性眩晕或头晕。

2)发作持续时间小于 1 分钟。

3)仰卧水平滚转试验可诱发位置性眼震,有短暂潜伏期或无潜伏期,眼震为快相朝向下位耳(即快相朝向重力方向)的向地性水平眼震,眼震持续时间小于一分钟。

4)无法归因于其他疾病。

说明:基于 Ewald 第二、三定律,同样的机械刺激下,通常兴奋性刺激更为强烈,因此导致水平向地性眼震强度大、持续时间长的一侧为患侧。

水平半规管管石症的位置性眼震以水平方向为主,但是可伴有眼球上极朝向下位耳的旋转成分。由于位置试验所诱发的前庭刺激与旋转的速度、角度有关,因此应尽量保证双侧检查的条件接近,避免差异过大。

由于水平半规管解剖的原因,绝大部分耳石颗粒位于相对位置较低的长臂,但是无论理论上还是临床工作中,确实存在耳石位于短臂的情况,这种情况下进行仰卧滚转试验时:①如果首先将头转向了健侧,耳石颗粒在重力作用下向壶腹嵴方向运动,内淋巴驱动该侧静纤毛向动纤毛方向偏斜,导致患侧相对兴奋,形成背地性眼震,再向患侧转头时也形成背地性眼震;②如果首先将头转向了患侧,耳石颗粒在重力作用下离壶腹嵴运动,内淋巴驱动该侧静纤毛远离动纤毛方向偏斜,导致患侧抑制,健侧相对兴奋,形成背地性眼震,此时耳石颗粒已经在重力作用下进入长臂,因此再向患侧转头时又形成向地性眼震。其实整个过程中,耳石颗粒都在重力作用下进行远离水平半规管壶腹嵴的运动(抑制神经冲动),因此形成的均为快相朝向健侧(相对兴奋侧)的水平眼震。

(3)水平半规管嵴顶结石症(hc-BPPV-cu)诊断标准

1)躺下或仰卧翻身可反复诱发位置性眩晕或头晕。

2）发作持续时间小于1分钟。

3）仰卧水平滚转试验可诱发位置性眼震，有短暂潜伏期或无潜伏期，眼震为快相朝向上位耳（即快相朝向与重力相反方向）的背地性水平眼震，眼震持续时间大于一分钟。

4）无法归因于其他疾病。

说明：基于Ewald第二、三定律，同样的机械刺激下，通常兴奋性刺激更为强烈，因此导致水平背地性眼震强度小、持续时间短的一侧为患侧。

如果头位一直处于导致症状和眼震的诱发体位，患者位置性眩晕和/或位置性眼震的持续时间通常更常，但是患者通常会将头部转回以缓解症状，可以使得症状缓解的该位置通常被称为"零平面（null plane）"，因为在该位置上，壶腹嵴长轴的方向与重力方向平行，因此黏附在壶腹嵴上的耳石颗粒不会在重力作用下驱动前庭毛细胞偏斜而导致神经冲动发放改变。

变向性背地性眼震也可见于前庭中枢功能障碍的患者，要注意鉴别。

与水平半规管管石症相似，头部旋转的角度、加速度也会影响眼震的强度，因此两侧检查应尽量保持条件相近。

由于水平半规管与水平面之间存在一个20°~30°的仰角，因此即使在正中头位，黏附在患侧壶腹嵴上的耳石颗粒也可能在重力作用下导致前庭毛细胞偏斜，产生假性自发性眼震，头部前倾30°可停止，直立位头前倾90°可诱发快相向健侧的水平性眼震（即低头-仰头试验），头部后仰可观察到快相向患侧的水平性眼震，但是通常程度较轻，肉眼观察有时并不容易。

（4）上半规管管石症（ac-BPPV）诊断标准

1）躺下或仰卧翻身可反复诱发位置性眩晕或头晕。

2）发作持续时间小于1分钟。

3）Dix-Hallpike试验（单侧或双侧）或仰卧悬头位可诱发位置性眼震，有1秒或数秒潜伏期，眼震主要为快相垂直向下（下跳性眼震），眼震持续时间小于一分钟。

4）无法归因于其他疾病。

说明：上半规管管石症的位置性眼震扭转成分通常不明显，可能与上半规管的空间解剖有关。动物解剖、尸检以及因活体影像学研究均发现，双侧上半规管与矢状面的夹角为34°~40°，小于后半规管与矢状面的夹角（50°）。

（5）其他：还存在后半规管嵴顶结石症（pc-BPPV-cu）、多管受累以及存在争议的BPPV，有文献报道多管受累的BPPV可能占20%，多见的组合是单侧后半规管合并水平半规管管石症，Dix-Hallpike试验和仰卧滚转试验都可诱发出位置性眼震，但是要注意此时观察到的为各种不同类型、强度眼震加强后的眼震，要注意鉴别、排除其他疾病，尤其是前庭中枢功能障碍，可尝试复位治疗、观察随访，才能确定诊断。

2. 鉴别诊断　事实上，由于BPPV临床特征的独特性、流行病学上的最为常见性、手法复位治疗的快速显效性和无害性，只要没有禁忌证，在临床上任何疑诊BPPV的患者均应该进行位置诱发试验和手法复位治疗。如果存在位置试验所诱发的眼震不典型、或者复位治疗效果差、甚至短期内反复发作等不典型特征，要注意与其他疾病鉴别，其实各种类型的前庭综合征都可以在体位、头位变化时出现头晕/眩晕症状，甚至眼震的变化，需要鉴别的常见疾病如下：

（1）其他发作性前庭综合征：前庭性偏头痛症状持续从数秒到数天，但是多伴有头痛病史，位置试验可诱发出与所刺激半规管不一致的眼震；梅尼埃病多持续半小时以上，而且常伴听力症状；前庭阵发症的症状持续时间数秒到数分钟，卡马西平治疗有效，还有短暂性缺血发作和中枢性位置性眩晕，要结合病史及位置性眼震的特征进行鉴别（表3-9-2）。

表3-9-2　位置性眼球震颤的特征

表现	周围性病变	中枢性病变
眩晕	严重	轻度
潜伏期	2~40秒	无
疲劳性	有	无
习服性	有	无

（2）慢性前庭综合征：持续性姿势-知觉性头晕（PPPD）的患者可以出现位置变化相关的头晕，甚至表现为不敢翻身和卧起，患者在位置诱发试验中可因恐惧不能很好配合，但无位置性眼震。需要特别注意的是BPPV和PPPD分别为发作性前庭综合征、慢性前庭综合征中最常见的疾病，而且各种前庭疾病均可作为PPPD的触发事件，因此在临床上要注意鉴别。

（3）急性前庭综合征：急性期比较容易鉴别，前庭神经炎、迷路炎以及脑梗死等导致的急性前庭综合征，虽然症状可因头位变化出现加重，但是核心症状通常持续数小时至一天以上，但是急性前庭综合征恢复期可以继发BPPV，要注意鉴别。

因此，头位相对于重力方向改变后出现的反复发作的、短暂的眩晕或头晕，通常持续不超过一分钟，位置试验可以诱发眩晕及特征性位置性眼震。排除前庭性偏头痛、前庭阵发症、中枢性位置性眩晕、梅尼埃病、前庭神经炎、直立性低血压等疾病后可诊断BPPV。

【治疗】

1. 耳石复位　目前治疗BPPV的主要方法就是耳石复位，可以徒手或借助仪器完成。首先根据上述位置试验判断具体受累的半规管和 BPPV 类型,然后选择相应的方法进行手法或仪器辅助复位。对于高龄老人进行复位,当慎重对待。

复位原理:利用不同的头位改变,让耳石颗粒在重力或者惯性驱动下,在半规管内运动返回到椭圆囊内。

（1）后半规管 BPPV:首选 Epley 法(图 3-9-9),还可

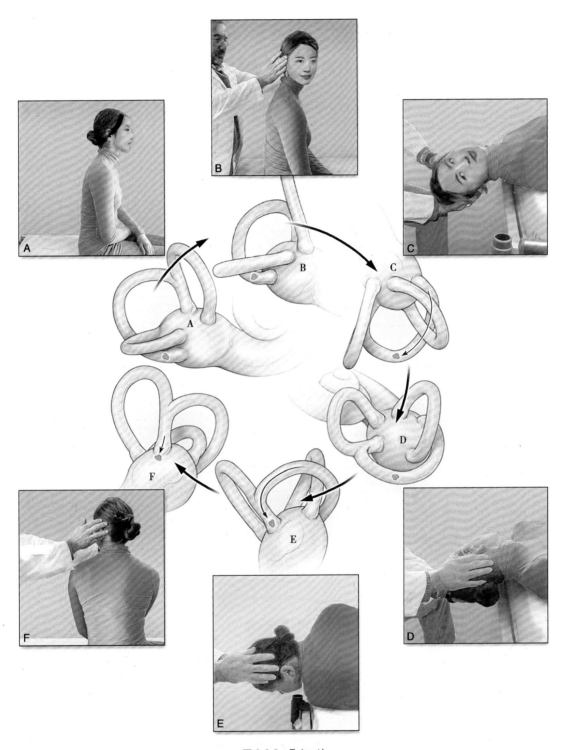

图 3-9-9　Epley 法

图中 A、B、C 步骤与 Dix-Hallpike 位置试验相同,然后向健侧转头 90°(D),导致耳石向总脚方向移动。然后继续向健侧转头 90°,此时患者为健侧卧位(E),最后将患者快速扶至坐位,此时耳石返回椭圆囊(F)。每个体位应维持至眼震和眩晕症状消失,一般至少维持 30 秒以上。由于整个过程中耳石颗粒均为远离壶腹嵴的运动,因此所观察到的眼震方向应该一致。如果眼震的方向发生了变化,要考虑头位角度是否合适、是否合并其他半规管受累等其他可能

选用改良的 Epley 法或 Semont 法(图 3-9-10),必要时几种方法可重复或交替使用。

(2)水平半规管 BPPV:管石症建议选择 Barbecue 法(图 3-9-11)、Gufoni 法或 Lempert 法(向健侧);嵴顶耳石症可采用 Gufoni 法(向患侧)或改良 Semont 法。

(3)上半规管 BPPV:可采用 Yacovino 法,尤其是上半规管 BPPV 在位置试验时眼震的旋转成分通常不明显,判断受累侧边有一定困难。

(4)多半规管 BPPV:首先对导致眩晕和眼震更强烈的责任半规管进行相应的手法复位,复位成功后可间隔一定时间后对其他半规管进行复位治疗,具体间隔时间目前并无证据支持,由于检查、复位治疗过程中存在疲劳性和前庭迷走症状,建议间隔 1~7 天后进行。

2. 耳石复位仪辅助复位　适用于手法复位操作困难的患者,但是仪器辅助复位的效率、性价比尚有待于进一步研究。

3. 药物治疗　原则上 BPPV 不需要药物治疗,目前亦无证据显示药物治疗可以缓解复位后头晕残留症状和减少 BPPV 复发。但鉴于 BPPV 可能和内耳退行性病变有关,或合并其他眩晕类疾病,当合并其他内耳或神经系统疾病时,应同时治疗该类疾病。复位后遗留头晕、平衡障碍等症状时,可给予改善内耳微循环的药物,如倍他司

汀、银杏叶提取物等。不推荐常规使用前庭抑制剂,以避免抑制或减缓前庭代偿。

4. 手术治疗　对于诊断清楚、责任半规管明确,经过一年以上规范耳石复位等综合治疗仍症状明显、导致活动严重受限的难治性患者,可考虑半规管阻塞等手术治疗。

5. 前庭康复训练　前庭康复训练可以通过中枢适应和代偿机制提高患者的前庭功能,减轻前庭功能损伤导致的后遗症。前庭康复训练可作为 BPPV 的辅助治疗,适合复位后仍有头晕或平衡障碍的患者。

【预后】

大约 80% 的患者经复位治疗后好转,有部分患者存在复发、跌倒风险。需要注意的是,本部分介绍的位置试验和耳石复位方法均为基于解剖生理的一般性规律,但是在临床工作中,存在各种个体差异,半规管的形态、空间位置、直径以及耳石的形态、数量、位置、黏附、嵌顿等也存在一定差异,而且无论是 Dix-Hallpike 试验还是滚转试验,都有可能刺激到多个半规管。因此,在现实的临床工作中要结合实际情况分析,对于临床表现不典型的病例,既要考虑到以上个体化因素导致的 BPPV,也要注意鉴别中枢性前庭功能障碍,避免误诊。

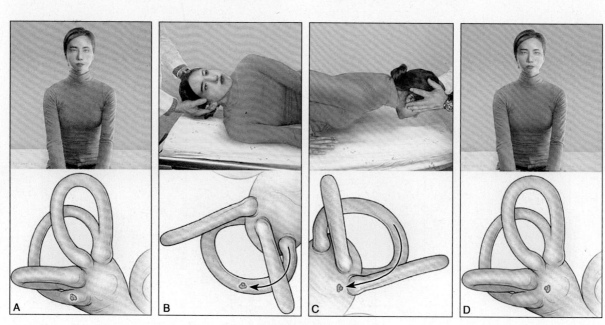

图 3-9-10　Semont 法

患者取坐位(A),头向健侧转 45° 并向患侧侧躺(B);然后快速将患者扶起并直接转换为向对侧侧卧位,整个过程中不能停顿,并且要保持头位向左转 45°(C);最终将患者扶至坐位(D)。每个体位均应维持至眼震和眩晕消失,至少 2 分钟

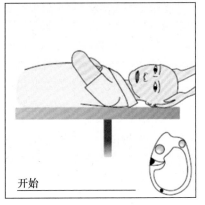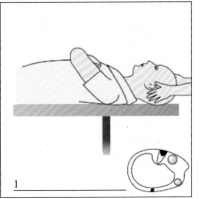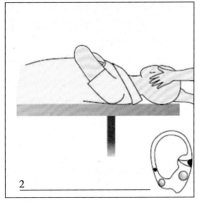

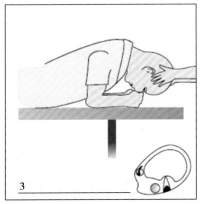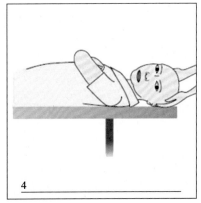

图 3-9-11　Barbecue 法（左侧水平半规管管石症）

头部向左侧转 45°，然后相继向右侧翻转 360°，每个步骤应维持至眩晕和眼震消失后再维持 1 分钟，面部朝下时要注意低头（目的是保持水平半规管所在平面与重力方向一致）

第三节　前庭性偏头痛

前庭性偏头痛（vestibular migraine，VM）是临床常见的以反复发作的头晕或眩晕为特征，可伴恶心、呕吐或/和头痛的疾病，具有遗传倾向。

【研究史】

头痛和眩晕是临床最常见的两个症状。早在公元前 131 年，小亚细亚东部古王国卡帕多西亚（Cappadocia）的学者 Aretaeus 就将偏头痛与眩晕联系起来。在 1873 年 Living 再次注意到头痛与头晕的关联；1919 年 Boenheim 首次提出了前庭偏头痛（VM）的概念，1984 年 Kayan 和 Hood 首次对偏头痛和眩晕的关系作了系统性描述。近 30 年来随着研究的深入，人们发现这些反复发作性眩晕伴偏头痛以往的诊断比较混乱，包括偏头痛相关性眩晕/头晕、良性复发性眩晕、偏头痛相关性前庭功能障碍、偏头痛性眩晕等。1999 年，Dieterich 和 Brandt 提倡用前庭性偏头痛这一术语作为临床诊断，但当时未得到广泛的认可，直到 2001 年 Neuhaeser 等使用了比国际头痛疾病分类第 2 版（ICHD-2）更宽松的诊断标准，首次将 VM 定

义为一个独立的疾病，并对 VM 患者进行了 5~11 年的随访研究，确认这一诊断标准的阳性预测值达到 85%，自此 VM 得到了广泛的接受。

2012 年，巴拉尼学会（Bárány）和国际头痛学会（IHS）共同讨论、制定和发表了前庭性偏头痛的统一概念和诊断标准，并被纳入 2018 年国际头痛疾病分类标准第 3 版（ICHD-3）附录中，之后国内外相继发布了 VM 的诊治共识。

【流行病学】

前庭性偏头痛可导致反复发作性眩晕，是一种较常见的疾病，以往由于认识不足，VM 的患病率被严重低估，目前认为 VM 年发病率为 0.9%，人群总体患病率为 1%，是梅尼埃病的 5~10 倍。研究发现，在偏头痛患者中，VM 占 10.3%~21%；在头晕门诊中，VM 占 6%~25.1%。在表现反复发作性眩晕的患者中，VM 可能仅次于良性阵发性位置性眩晕（BPPV），是第二常见的原因，在整个眩晕疾病谱中 VM 约占 10%。VM 患者以女性为主，男女比例为 1:（1.5~5），可在任何年龄发病，国内外文献报道，平均发病年龄多在 32~42 岁，女性（37.7 岁）通常发病较男性（42.4 岁）早。

【发病机制和病理生理】

1. 发病机制　VM发病机制尚不清楚,临床和遗传特征有明显异质性。目前,VM发病假说大都是建立在偏头痛的病理生理学假说基础上的,例如,皮质扩布抑制学说、神经递质异常、三叉神经-血管功能异常、离子通道缺陷、中枢信号整合异常以及遗传基因异常等假说。目前

被广泛接受的是,三叉神经-血管系统是VM的解剖学基础,前庭中枢皮质区参与的多感觉中枢整合系统也发挥重要作用。丘脑-皮质多模式整合中枢、延髓中脑的神经核团,以及三叉神经-血管系统可通过上行、下行通路自下而上或自上而下地交互影响,导致相应临床症状体征(图3-9-12)。

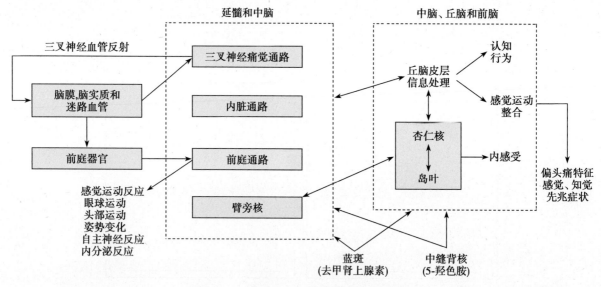

图3-9-12　前庭性偏头痛发病机制的相关神经通路

三叉神经-血管系统包含三叉神经节假单极神经元,主要通过三叉神经眼支支配软脑膜、硬脑膜及头颅血管。这些初级神经元集中投射至三叉神经-颈复合体,包括三叉神经脊束核(三叉神经核尾部)及颈1、颈2节段脊髓后角,然后发出2级神经元投射纤维上行,通过三叉丘脑束连接至对侧丘脑腹后内侧核、丘脑后核,依次投射至初级与2级躯体感觉皮质。此外,三叉神经-颈复合体与脑干中心互相连接,处理痛觉信息,这些中心包括延髓头端腹内侧核结构(特别是中缝大核)、导水管周围灰质腹外侧区,以及下丘脑区域,同时三叉神经-颈复合体的调节功能也受皮质、下丘脑后部及以上脑干核团的下行通路的调控。

实验研究表明,脑膜痛觉感受器末梢的去极化导致三叉神经-血管神经系统的活化,周围血管末梢释放血管活性神经肽,诸如P物质、降钙素基因相关肽、神经激肽A等,引起硬脑膜血管舒张、脑血流量增加和炎症反应。炎症介质与谷氨酸释放水平增高可致三叉神经节初级神经元兴奋,从而产生搏动性疼痛。目前已确定,在支配内耳和前庭神经核的三叉神经感觉纤维中存在血管活性神经肽,三叉神经节的化学刺激与电刺激可引起内耳血流量显著增加、血管渗透性改变和血浆蛋白外渗至内耳。

2. 病理生理　皮质扩散抑制由短暂而强烈的神经去极化形成,会产生一个缓慢扩散至枕部皮质的波形,随

后形成持久的皮质生物电活动抑制。皮质扩散抑制可向前波及所谓的前庭皮质,甚至可以到达脑干前庭核,从而引起前庭症状。然而,皮质扩散抑制无法解释VM的外周受累(如单侧半规管轻瘫),以及长时间的眩晕症状(可达数日)。皮质扩散抑制可自上而下通过脑干神经核团和通路激活三叉神经-血管系统,导致三叉神经节激活释放CGRP、P物质和其他神经肽,引起血管扩张、炎症反应,最终导致头痛和眩晕症状的发生。

研究发现,岛叶、顶岛盖和颞顶叶交界区参与前庭信息的处理,此外,后顶叶皮质、扣带皮质、躯体感觉皮质和额叶内外侧皮质等多个脑区均参与前庭信息的处理,但迄今尚未发现一个特定的前庭皮质。以上的解剖基础提示,脑内广泛的脑区参与前庭信息处理,而大脑的多个决策系统的信息处理需要参考前庭信息,因此相关脑区的功能障碍可导致前庭信息处理异常,出现前庭神经症状。前庭皮质与躯体感觉皮质的投射纤维高度重叠,可能是通过岛叶内的神经通路连接的,从而引起前庭-躯体感觉的相互作用,如岛盖区后部被认为是初级痛觉皮质,可能构成前庭与痛觉处理之间的相互联结。临床研究发现,冷热试验与直流电前庭刺激可诱发偏头痛发作,说明前庭传入能够影响其他感觉形式。

【临床表现】

1. 前庭性偏头痛　主要表现为发作性眩晕、头晕或

不稳等前庭症状,可以是自发性眩晕和/或头晕,也可以是头部运动、位置诱发性或视觉性眩晕和/或头晕,伴恶心、呕吐或步态不稳等。研究发现前庭性偏头痛患者中,绝大部分为无先兆性偏头痛,大概10%伴先兆性偏头痛。不同患者临床表现可有差异,同一患者在不同年龄或不同发作期,临床表现也可不相同(图3-9-13)。

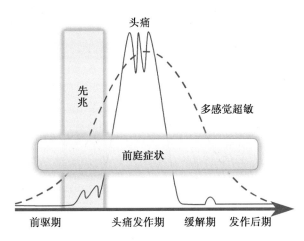

图3-9-13 前庭性偏头痛患者临床病程的一般规律示意

前庭症状的持续时间也因人而异,同一患者在不同发作期持续时间也不同,通常持续数分钟到数小时,很少超过72小时。18%~23%的患者每次发作时间<5分钟,21.8%~34%的患者每次发作时间5分钟~1小时,21%~49%的患者发作持续1~24小时,发作持续时间超过24小时者不到10%。VM也经常表现为反复发作的位置性眩晕,但通常持续时间较长,少数患者单次发作时间<1分钟,须注意与BPPV鉴别。

眩晕和/或头晕可出现在偏头痛发作之前或之后,也可与偏头痛同期出现,部分患者甚至没有偏头痛发作,但VM患者首次眩晕发作通常出现于头痛发作数年后,且当出现眩晕和/或头晕后,头痛程度比以前明显减轻。在发作期患者可伴有畏光、畏声等,患者更愿在安静、避光环境中;患者或有对头部运动不耐受,伴颈部不适,部分患者合并不同程度焦虑情绪。

2. 眼球震颤 患者在发作期可见眼球震颤,约70%为病理性,包括自发性眼震和位置性眼震,位置性眼震约占40%。由于前庭性偏头痛在病理机制上存在前庭外周、前庭中枢单独或同时受累的可能,因此其眼球震颤既可为前庭中枢源性,也可为前庭外周源性,或者为二者同时受累的叠加状态。在发作间期通常无异常体征,可能存在平稳跟踪异常、位置性眼震、摇头试验诱发性眼震等,随着病程的推移,发作间期的异常眼征可有增加的趋势。此外,无论发作期或发作间期,患者的异常体征是可以变化的。

3. 诱因 与偏头痛发作诱因相似,诸如睡眠剥夺、应激、饮食不规律、强烈灯光或复杂图像刺激、异味刺激等,特定的食物、天气以及女性月经周期均可诱发。

【辅助检查】

1. 前庭功能检查 可发现前庭中枢性和/或外周性眼震,8%~20%的患者前庭功能检测可发现单侧前庭功能减退,双侧前庭功能减弱占11%,冷热试验可见一侧半规管反应减低和/或优势偏向。11%~15%的患者可见视频头脉冲试验异常。部分患者可见前庭肌源性诱发电位(VEMP)异常,表现与球囊功能有关的颈肌前庭诱发肌源性电位(cVEMP)和与椭圆囊功能有关的眼肌前庭诱发肌源性电位(oVEMP)波幅下降;但这些前庭功能异常与VM的因果关系目前还不清楚,有待进一步研究。

2. 听力学 部分VM患者在眩晕发作期主诉听力下降,但听力学检查大多无明显听力受损证据,少数患者可有轻度听力损害。

3. 脑MRI检查 VM患者脑影像学通常无结构异常,部分T_2WI可见脑白质异常高信号,有研究发现VM患者颞上回、颞下回、扣带回和岛叶灰质容积减少,但其价值尚需进一步研究,不过MRI检查有助于排除其他颅脑病变和前庭中枢疾病。

4. 遗传性检查 VM患者多有明显的家族遗传倾向,但迄今为止并未发现VM的致病基因。近年研究表明,VM患者的家族聚集性、同卵双生双胞胎同时患病的特征,均提示遗传因素在VM发生发展中起一定作用,应对这些患者做疾病易感基因位点筛查和关联分析等研究。

【诊断和鉴别诊断】

1. 诊断 2012年Bárány学会和国际头痛学会在Neuhauser等工作的基础上,制定发布了(明确的和很可能的)前庭性偏头痛(VM)诊断标准,2018年ICHD-3仅将明确的前庭性偏头痛诊断标准加到其附录中,认为需要进一步研究。

前庭性偏头痛(VM)的诊断标准是:

(1)至少5次发作满足标准(3)和(4)。

(2)无先兆偏头痛或有先兆偏头痛的现病史或既往史(依据ICHD诊断标准)。

(3)中度或重度前庭症状,持续5分钟至72小时。

(4)至少50%的发作中伴有下列至少一项偏头痛样症状:

1)头痛伴有至少符合以下4项中的2项:①单侧;②搏动性;③中或重度头痛;④日常体力活动加重头痛。

2)畏声和畏光。

3)视觉先兆。

(5)不能用ICHD-3的其他诊断或其他前庭障碍做更好的解释。

诊断标准中的前庭症状包括:眩晕(自发性眩晕)、位置性眩晕(发生于头位改变后)、视觉诱发性眩晕(移动性视觉刺激诱发)、头运动性眩晕(发生于头部运动过程中)以及头运动性头晕。中度前庭症状是指影响日常活动,但患者尚可坚持;重度前庭症状是指患者无法坚持日常活动。

2. 鉴别诊断

(1)良性阵发性位置性眩晕(BPPV):BPPV是临床最常见的反复发作性眩晕性疾病,主要依靠Dix-Hallpike试验和仰卧翻滚试验,通过观察以上位置试验诱发的位置性眼震的潜伏期、方向、眼震慢相速度和持续时间,进行确诊和分级、分型诊断。典型的BPPV无须进行其他辅助检查,耳石复位治疗即可,尤其特发性BPPV,但考虑到很多BPPV亦可见于既往存在前庭神经炎、梅尼埃病和偏头痛病史患者,对这些患者应根据实际情况进行前庭功能、听力学或脑MRI和耳部影像检查。VM也可表现为纯粹的位置性眼震,但通常不符合单一半规管的特征,或所诱发出的位置性眼震不能用所刺激的半规管来解释。

(2)梅尼埃病:本病是以膜迷路水肿为主要病理特征的内耳病,目前病因尚未明确。典型临床表现为反复发作性眩晕,伴波动性听力下降、耳鸣和/或耳闷胀感。梅尼埃病主要依靠病史和体格检查诊断,以上临床主征可相继出现或交叉重叠,很多梅尼埃病患者在发作前也存在畏光、畏声等偏头痛症状,且有13%的患者存在与VM共病现象,易与其混淆。

(3)后循环缺血(PCI):PCI包括后循环脑梗死和短暂性缺血发作(TIA),患者早期可仅有眩晕,但部分患者进行性加重,临床也称为恶性眩晕(malignant vertigo)。仔细查体可发现部分患者有复视、构音障碍和/或视野缺损等CNS受累征象,然而,PCI与前庭性偏头痛、突发性聋伴或不伴眩晕等前庭外周疾病相鉴别并非轻而易举。流行病学研究表明,PCI通常见于有脑动脉粥样硬化的中老年患者,在急诊孤立性眩晕患者中,由PCI引起者仅占0.7%。

(4)脑干先兆偏头痛:也称为基底型偏头痛,虽然它与VM都属于偏头痛的亚型,且症状涉及的神经解剖有交叉重叠,但二者临床表现有显著差异。脑干先兆偏头痛患者必须首先满足先兆性偏头痛的诊断,并同时合并至少2个脑干症状,其先兆要至少在5~20分钟内进展,持续<1小时,而只有22%~38.5%的VM患者眩晕持续时间为5~60分钟,而且VM发病时合并视觉先兆、构音障碍、感觉障碍等症状较少见。

(5)前庭阵发症:也可表现发作性眩晕,持续时间数秒到数分钟,每日多次,发病机制可能与脑桥小脑区域的

血管、前庭神经交互压迫有关,但缺乏客观诊断依据,卡马西平或奥卡西平治疗有效可支持诊断。

(6)其他:功能性、精神性头晕和/或眩晕也可表现反复发作或持续性症状,可伴惊恐发作,常伴睡眠障碍、疲劳,或有特定的诱发因素,症状可随情绪波动。实际上,许多偏头痛患者存在焦虑、抑郁等共病现象。

【治疗】

前庭性偏头痛作为一个疾病被认识和接受,仅仅10多年时间,因此尚无高水平的临床研究问世。VM的治疗和管理主要参照偏头痛治疗指南。

1. 发作期治疗 主要针对眩晕、呕吐等前庭症状对症治疗,可选用曲普坦类药物,异丙嗪、茶苯海明等前庭抑制剂改善眩晕、呕吐症状,酌情给予镇静剂。

2. 发作间期治疗 可参照偏头痛治疗原则,根据患者发作频率、持续时间、严重程度及对工作生活质量的影响等,综合评估是否需要预防性药物治疗。目前建议选择的药物包括β受体阻滞剂(普萘洛尔、美托洛尔),钙离子拮抗剂(氟桂利嗪)、抗癫痫药(丙戊酸、拉莫三嗪、托吡酯)等。部分患者可转为功能性,或伴焦虑、抑郁情绪等,可酌情抗焦虑抑郁治疗,如文拉法辛、阿米替林等。建议采用多种症状相关量表评估和随访观察。

3. 避免诱因 患者应坚持记录头痛日记,以寻找和避免各种诱因,调整生活和工作方式,规律作息,保证睡眠,避免摄入导致发作的食物,如红酒和含酪氨酸、谷氨酸的食物等。对患者进行健康宣教,指导患者正确认识疾病,避免过劳、焦虑,减少不必要的恐惧情绪,改善患者治疗依从性,有助于减少复发和控制症状。

第四节 梅尼埃病

梅尼埃病(Ménière disease)是原因不明的慢性内耳疾病,以膜迷路积水为主要病理特征,临床表现反复发作性眩晕、波动性听力下降、耳鸣以及耳闷胀感等。

【研究史】

1861年,梅尼埃(Prosper Ménière)最早描述了这种疾病。Ménière作为巴黎第一所聋哑学校的负责人,他亲历了许多耳聋与眩晕伴发的患者,当时把这种阵发性眩晕伴耳鸣和平衡障碍的疾病被称为"中风性脑充血"。那时人们尚不了解内耳在平衡与空间方位感方面的作用,梅尼埃根据自己的经验以及Flourens对鸽子半规管切除的观察,将这种眩晕、轻度听力丧失的临床发作归因于内耳而不是大脑,称之为"内耳青光眼"。

1927年,Guild在对豚鼠的研究中确定了内淋巴囊是内淋巴流出的部位。同年Portmann描述了他治疗梅尼埃

病综合征的第一例内淋巴囊手术,自此该术式成为梅尼埃病主要的非破坏性手术疗法。次年 Dandy 进行了前庭神经切除术,尝试治愈眩晕患者。1938 年,2 例梅尼埃病患者的尸检研究首次描述了该病组织学特征,证实是由内耳膜迷路肿胀,即内淋巴积液引起的。1943 年 Altmann 和 Fowler 发现内淋巴生产和吸收障碍可能导致梅尼埃病。1967 年 Kimura 进行了一项具有里程碑意义的豚鼠动物模型研究,发现内淋巴囊和导管阻塞可导致内淋巴流出道阻塞和引起内耳积水。

【流行病学】

由于不同时期、不同研究采用的诊断标准不同,梅尼埃病又呈波动性病程,其流行病学研究结果差异颇大,不同国家或种族的发病率为 10/10 万~157/10 万,患病率为 16/10 万~513/10 万。女性多于男性(1.3∶1),在 40~60 岁高发。儿童梅尼埃病患儿约占 3%;部分患者有一定的家族聚集倾向。

【病因和发病机制】

梅尼埃病表现为反复发作的自发性眩晕,伴波动性感音神经性听力下降、耳鸣,为特发性(无特定的病因),但其临床发作和表型与免疫应答、内分泌反应和自主神经系统,以及过敏原、病原体、血管事件和遗传变异等因素有关。多种遗传、环境等诱发因素,可在免疫应答、内分泌反应和自主神经系统的调节作用下,导致内耳的内稳态变化,最终导致梅尼埃病的不同临床表型(图 3-9-14)。

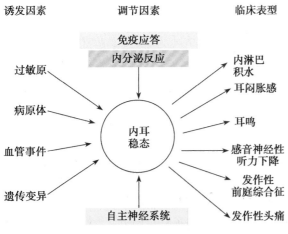

图 3-9-14　梅尼埃病的病因假说示意

例如,梅尼埃病伴发过敏性疾病是正常人群的 3 倍,58% 的梅尼埃病患者有阳性过敏史,过敏性炎症反应可能影响内淋巴囊功能。自身免疫性内耳疾病与梅尼埃病的临床表型存在重叠,本病可能涉及免疫机制,激素治疗可改善症状,某些患者血清中抗内耳抗原的自身抗体水平升高。本病有家族聚集性,高加索人种发病率较高,表

明其遗传易感性。

【临床表现】

1. 慢性发作性眩晕　是本病主要特点,见于 96.2% 的患者,通常持续 20 分钟至 12 小时,常伴恶心、呕吐等自主神经紊乱症状,可有平衡功能障碍如行走不稳。眩晕发作前通常出现耳鸣、耳闷胀感和患耳听力下降,一些患者出现跌倒发作。在间歇期,患者无眩晕发作,但可有头晕、平衡功能障碍,双侧梅尼埃病患者可表现头晕、不稳感或振动幻视。

2. 感音神经性听力下降　呈波动性,早期多以低中频为主,间歇期听力可恢复正常,随病情进展听力损伤进行性加重,以致间歇期听力不能恢复至病前水平,多数患者出现听觉重振现象。有些患者在眩晕发作前有听力丧失病史(通常在儿童期),称为迟发性梅尼埃病。

3. 发作期伴耳鸣及耳闷胀感　耳鸣可为梅尼埃病的最初症状,多为低调、刺耳、咆哮、类似机器声或空心贝壳声,间歇期消失,但随病情进展,耳鸣、闷胀感可持续存在,发作期间出现耳鸣占 83%。发作前可有耳鸣增强或音调改变,患者据此判断将出现眩晕发作。疾病后期眩晕发作消失时,耳鸣成为明显症状,可严重影响生活质量。耳部闷胀感如同飞机降落时耳膜压力感,有的患者可不出现。约 68% 的梅尼埃病患者在临床发作中存在 2 个或以上的听觉症状(听力下降、耳鸣和耳闷胀感),在眩晕发作期,出现头痛占 41%,偏头痛占 8%。

4. 以眩晕、听力下降、耳鸣和耳闷胀感起病的患者仅占 40%,大多数患者在发病 1 年内出现这三主征,反复眩晕发作而无听觉症状患者并不少见,约 20% 的患者在 ≥5 年时间出现三主征。

5. 床旁检查可发现前庭功能异常征象,如常见摇头性眼球震颤,在剧烈摇头后出现至少 3 次以上急跳性自发性眼震或眼震存在至少 5 秒被视为异常。发作时可见水平扭转性眼震,但发作间歇期通常无自发性眼球震颤。发作期眼球震颤在不同阶段会有变化,如第一阶段,眼震快相朝向患侧耳;第二阶段,眼震快相朝向健侧耳;最后恢复阶段,眼震快相再次朝向患侧耳。这一现象可能与发作期患者耳前庭兴奋性增高,转而兴奋性相对降低,导致眼震方向变化。在发作期或发作间期都可发现位置性眼球震颤。

【辅助检查】

1. 耳科检查　包括耳镜、纯音听阈和声导抗检查。疾病早期、间歇期听力正常或轻度低频感音神经性听力下降;疾病中期表现间歇性低频、高频均有听力下降;疾病早、中期多次纯音听阈检查,有时可见听力波动。

(1) 听力学检查:脱水剂试验、耳蜗电图、耳声发射、听觉诱发电位等。耳蜗电图最常用的参数是总和电位

（SP）与动作电位（AP）的比值（SP/AP），目前认为比值≥0.4 可诊断内淋巴积水，但敏感性和特异性差异较大，不能仅依此来诊断。

（2）前庭功能检查：包括眼震视图、冷热试验、转椅试验、头脉冲试验、前庭自旋转试验、前庭诱发肌源性电位（VEMP）、主观垂直视觉、主观水平视觉以及位置诱发试验等。这些前庭功能检查的前庭外周部位、频段不同，不能替代。

2. 平衡功能检查　包括静态、动态姿势描记，平衡感觉整合能力测试，以及步态评估等。

3. 脑 MRI 检查　重点是内听道-桥小脑角部位，内耳膜迷路钆增强 MRI 检查对判断内淋巴积水有帮助，判读图像会受到主观因素限制，目前检查流程、判断标准尚未统一。

4. 病因学检查　包括风湿免疫相关检查，变应原筛查，遗传学检查，以及内分泌功能检查等。

【诊断和鉴别诊断】

1. 诊断　早期诊断是临床干预的基础，但因症状隐匿和不典型，早期诊断较困难。根据 2017 年中华医学会耳鼻咽喉头颈外科学分会制定的《梅尼埃病诊断和治疗指南》，分为临床诊断和疑似诊断。

（1）临床诊断标准

1）2 次或 2 次以上的眩晕发作，每次持续 20 分钟至 12 小时。

2）病程中至少有一次听力学检查证实患耳低到中频的感音神经性听力下降。

3）患耳有波动性听力下降、耳鸣和/或耳闷胀感。

4）排除其他疾病引起的眩晕，如前庭性偏头痛、突发性聋、良性阵发性位置性眩晕、迷路炎、前庭神经炎、前庭阵发症、药物中毒性眩晕、后循环缺血、颅内占位性病变等，此外还需要排除继发性膜迷路积水。

临床分期：根据患者最近 6 个月内间歇期听力最差时 0.5kHz、1.0kHz 及 2.0kHz 纯音平均听阈进行分期。梅尼埃病临床分期与治疗方法的选择和判断预后有关。双侧梅尼埃病，需分别确定两侧的临床分期。

一期：平均听阈≤25dBHL；

二期：平均听阈为 26~40dBHL；

三期：平均听阈为 41~70dBHL；

四期：平均听阈>70dBHL。

（2）疑似诊断标准

1）2 次或 2 次以上眩晕发作，每次持续 20 分钟至 24 小时。

2）患耳有波动性听力下降、耳鸣和/或耳闷胀感。

3）排除其他疾病引起的眩晕，与以上的 4）项相同。

注：本病的诊断和鉴别诊断须依据完整翔实的病史，

以及听力、平衡功能和影像学检查等。

梅尼埃病患者如合并其他类型的眩晕疾病，需分别作多个疾病诊断。

部分患者的耳蜗症状和前庭症状不是同时出现，中间可能间隔数月至数年。

2. 鉴别诊断

（1）继发性梅尼埃综合征：应完善辅助检查，积极寻找病因，排除可导致膜迷路积水的其他疾病。

（2）与其他导致眩晕伴或不伴听力症状的前庭疾病鉴别，如前庭性偏头痛、突发性聋伴或不伴眩晕、BPPV、迷路炎、前庭神经炎、前庭阵发症、药物中毒性眩晕、后循环缺血以及颅内占位等。

【治疗】

梅尼埃病目前尚无治愈方法，可通过调整生活方式，药物治疗缓解症状。

1. 发作期治疗　控制眩晕和对症治疗。

（1）前庭抑制剂：包括抗组胺类、苯二氮䓬类、抗胆碱能类，以及抗多巴胺类药物，控制眩晕急性发作，临床常用药物包括异丙嗪、苯海拉明、安定、氯苯甲嗪、普鲁氯嗪、氟哌利多等，通常使用不超过 72 小时。

（2）糖皮质激素：急性期眩晕症状严重或听力下降明显，可口服或静脉滴注糖皮质激素。

（3）支持治疗：如呕吐症状明显的患者酌情补液支持。

2. 缓解期治疗　减少或预防眩晕发作，最大程度保护现存的内耳功能。

（1）健康教育：向患者宣教疾病相关知识，做好心理咨询，使患者避免诱因如过劳、不良情绪和压力等，消除恐惧心理；减少盐摄入（<1.5~2g/d），避免咖啡因、巧克力、烟草和酒精摄入。

（2）药物治疗：如倍他司汀改善内耳的血供；利尿剂减轻内淋巴积水，有助于控制眩晕发作，如双氢克尿噻、氨苯蝶啶等，须监测血钾水平及肾功能。

（3）鼓室注射：糖皮质激素可改善内淋巴积水，调节免疫功能，减少眩晕发作。庆大霉素可有效控制 80%~90% 的患者眩晕症状，但 10%~30% 可因其耳蜗毒性导致注射耳听力丧失，通常用于单侧的、年龄<65 岁、眩晕发作频繁剧烈，且保守治疗无效的 3 期及以上的患者，患者需知情同意听力损失之风险。

（4）低压脉冲治疗：通过压力作用促进内淋巴吸收而改善症状。

（5）手术治疗：包括内淋巴囊手术、三个半规管阻塞术、前庭神经切断术、迷路切除术等，通常用于眩晕发作频繁剧烈，非手术治疗 6 个月无效的患者。

3. 前庭和听力康复治疗。

【预后】

本病随着病程延长,眩晕发作次数会逐渐减少,如患者在一年内未出现眩晕发作,约70%的患者在今后几年中通常无发作。眩晕发作频率在前8~9年迅速下降,在随后10年中稳定和逐渐减少。

第五节　其他发作性前庭综合征

除了常见的发作性前庭综合征,如BPPV、前庭性偏头痛和梅尼埃病等,临床还可见以下几种发作性前庭综合征,如前庭阵发症、上半规管裂综合征、外淋巴瘘、中枢性位置性眩晕、短暂性缺血发作等,须注意鉴别。

一、前庭阵发症

前庭阵发症(vestibular paroxysmia,VP)是以反复发作的短暂性旋转性或非旋转性眩晕为特征,通常持续小于1分钟。目前认为其病因是第Ⅷ对脑神经受到以血管为主的邻近组织压迫所致。

本病的人群发病率推测可能小于万分之五。有研究显示,前庭阵发症在眩晕和头晕患者的病因分布中占4%,男女比例无明显差异,发病年龄25~77岁,但也可见于儿童,患儿通常预后较好,症状可随年龄增长自发消失。

【研究史】

1975年,美国匹兹堡大学医学院神经外科Jannetta等首次报道了血管压迫第Ⅷ对脑神经可诱发眩晕,1984年曾称之为失能性位置性眩晕(disabling positional vertigo),1986年他们发现微血管减压术可缓解症状,并得到其他研究的支持;但也有人质疑手术病例的选择标准存在差异。1994年Brandt等首次提出前庭阵发症的概念,并在2008年制定了诊断标准;2016年巴拉尼学会(Bárány)完善了前庭阵发症的诊断标准。

【病因和发病机制】

目前认为前庭阵发症的病理生理机制与三叉神经痛、面肌痉挛、舌咽神经痛或眼球上斜肌纤颤类似,可能是第Ⅷ对脑神经轴突受相邻组织刺激,产生阵发性病理性放电,尤其是发生脱髓鞘损害后,更容易产生假性突触放电。推测产生假性突触放电的神经节段是前庭神经自脑桥发出后披覆少突胶质细胞髓鞘的部分,位于髓鞘转换区近中心端,长约15mm,这部分神经髓鞘非常纤薄,容易受到血管、肿瘤或囊肿压迫等刺激损害(图3-9-15)。

小脑前下动脉血管襻导致的压迫似乎最常见,少数情况下为小脑后下动脉、椎动脉或静脉。症状通常是由血管对第Ⅷ对脑神经的直接搏动性压迫,导致神经冲动发放(少数情况下为神经传导阻滞)。另一个可能的病因是前庭神经核的过度兴奋活动,通常也是由压迫所致。另外,除了血管异常延长和血管襻迂曲之外,后颅窝的血管畸形或动脉扩张也可引起神经受压。例如,严重扩张迂曲的基底动脉同时导致多脑神经阵发性发作,如前庭阵发症、三叉神经痛和面肌痉挛。

前庭神经的血管神经交叉压迫时也可观察到这一现象,神经的传导阻滞和异位放电依赖于头位转变而不同,头部向一个方向运动可致神经传导阻滞,引起持续性前庭功能减低(数小时到数天),而头部向相反方向运动可诱发阵发性前庭兴奋(持续数秒)。有时头部朝向颅内蛛网膜囊肿一侧的运动可引起持续数秒钟的眩晕发作,可能与囊肿对前庭蜗神经的牵拉有关。前庭阵发症发作期间眩晕、眼球震颤和身体摇摆方向可能发生变化,因此很难确定受影响的一侧,而发作期间的听觉症状(耳鸣或听力下降)则为确定患侧提供了更可靠的依据。

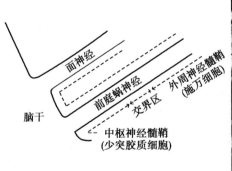
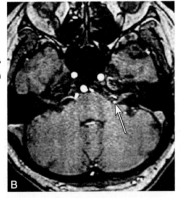
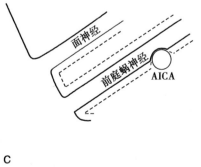

图3-9-15　前庭阵发症的发病机制

A.所示为前庭蜗神经自脑干发出后至进入内听道之前走行示意;B.前庭阵发症患者脑MRI可见与小脑前下动脉(AICA)压迫(白色箭头)前庭蜗神经;C.为B图所示血管神经交叉压迫的示意。AICA:小脑前下动脉

【临床表现】

患者的典型表现为短暂且频繁的发作性眩晕,常伴以下症状:

1. 持续数秒的旋转性或位置性眩晕,反复发作,伴姿势步态不稳。

2. 特定的头位或过度通气可能触发眩晕发作,症状可能因头位改变而发生变化。

3. 发作期可伴单侧听觉减退或耳鸣,听觉症状可为偶发性,也可为持续性。

【辅助检查】

1. 前庭功能及听力检查 大约50%的患者在发作间期可观察到单侧前庭功能和/或听力轻到中度异常,但是患者的听力下降较轻。上文提到,前庭神经可因头部运动方向不同而出现传导阻滞和异常放电两种不同状态,因此无法根据一般的前庭功能检查确定受累侧别。如果患者在发作期有刻板的单侧听觉症状,并且听力学检查可见同侧前庭及听力下降,支持该侧受累。

2. MRI 检查 3D-CISS(constructive interference in steady state)序列和 3D-TOF(time-of-flight)序列可显示第Ⅷ对脑神经的血管神经交叉压迫。但是正常人也可见到血管交叉压迫,因此,只有患者的临床症状与影像学一致才可考虑影像所见为病理改变。影像学上所见最易受累的部位与第Ⅷ对脑神经的组织学相吻合,一般都在神经自脑干发出后 15mm 由少突胶质细胞包绕的位置(图3-9-16)。

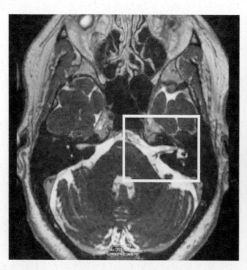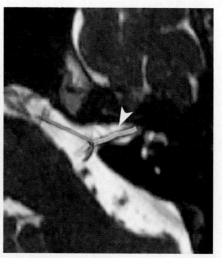

图 3-9-16 脑 MRI3D-CISS 轴位像可见内听道处血管神经交叉压迫。局部(白色方框)放大后可见左侧内听道(白色箭头),左侧第Ⅷ对脑神经(黄色)和血管(红色)

应进行常规颅脑 MRI 检查以排除桥小脑角蛛网膜囊肿、基底动脉扩张、腔隙性梗死、累及脑干的多发性硬化或其他病变。

【诊断】

1. Bárány 学会发布的诊断标准

(1)肯定的前庭阵发症,以下每一项条件均需要满足:

1)至少有 10 次自发的旋转或非旋转性眩晕发作;

2)发作持续时间小于 1 分钟;

3)症状刻板;

4)卡马西平/奥卡西平治疗有效;

5)不能用其他诊断更好的解释症状。

(2)可能的前庭阵发症,以下每一项条件均需要满足:

1)至少有 5 次旋转或非旋转性眩晕发作;

2)发作持续时间小于 5 分钟;

3)眩晕发作为自发性或由一定头位诱发;

4)症状刻板;

5)不能用其他诊断更好解释。

2. 有关诊断标准的说明

(1)之所以对发作次数进行限定,是因为不同患者的发作频率存在巨大差异,可以每日发作 30 多次,也可每年发作数次。多数患者是慢性病程(通常 3 个月以上)。大多数患者症状持续 1 秒到 1 分钟,部分患者可持续数分钟,或者随着病程延长持续时间逐渐增加。持续时间较短的患者,要注意与 Tumarkin 耳石危象、外淋巴瘘或癫痫等鉴别,持续时间较长的患者,要注意与前庭性偏头痛、梅尼埃病鉴别。

(2)绝大多数发作是自发性的("出乎意料的发作"),有些患者在直立体位时左右转头即可诱发症状,类似于三叉神经痛的临床发作。但是与 BPPV 不同,诱发症状的头部或身体运动模式并不固定,部分患者过度通气也可诱发症状。如果头部向一侧持续扭转可重复诱发症状,要注意鉴别椎动脉受累可能。如果导致颅内压增高的动作(打喷嚏、咳嗽或 Valsalva 动作)可诱发症状,要注意鉴别外淋巴瘘、上半规管裂综合征等可能。

(3)眩晕(旋转性或非旋转性)的模式或倾倒的方向在同一个患者中通常相对固定。患者在直立位或行走过程中发作时可有不稳感。部分患者在发作期可伴单侧耳鸣或听觉过敏,可结合听觉症状和其他脑神经受累的症状、体征判断受累的侧别。

(4)发作期进行体格检查或眼震视图检查,可能观察到与眩晕症状发作呈时间锁定关系的快相朝向患侧的水平+旋转眼震。

(5)绝大部分患者对卡马西平(200~800mg/d)或奥卡西平(300~900mg/d)治疗反应良好。如果患者未曾接受过诊断性治疗,则不能诊断为肯定的前庭阵发症,只能诊断为可能的前庭阵发症。

【治疗】

1. 药物治疗 诊断性治疗选择卡马西平(200~800mg/d)或奥卡西平(300~900mg/d)通常有效。对于确定诊断需要的精准剂量还需要进一步研究。对于不能耐受上述药物的患者,可以用其他钠离子通道阻断剂替代,如苯妥英钠或丙戊酸钠,然而关于苯妥英钠或丙戊酸钠目前尚无研究资料可供借鉴。

2. 手术治疗 尽管一些报道显示手术治疗前庭阵发症部分获得了成功,但是选择微血管减压手术还应慎重。该项手术只适合于不能耐受上述药物治疗的前庭阵发症患者。因为在手中或术后有导致血管痉挛进而引起脑干梗死的风险。

二、上半规管裂综合征

上半规管裂综合征(superior canal dehiscence syndrome,SCDS)是由于上半规管弓状隆起存在骨裂,形成内耳第三窗,当颅内压、中耳压力改变以及强声刺激时引起内淋巴流动,导致眩晕、平衡障碍等前庭症状。1998 年 Minor 等最早报道了 8 例 SCDS 病例,此后被广泛认识和接受,近 20 多年的报道越来越多。

本病可见于任何年龄,以中年人居多,男女患病无明显差异。本病在眩晕、头晕患者中约占不到 1%,人群发病率、患病率尚不清楚。必须说明的是,虽然尸体解剖发现率为 0.7%,高分辨 CT 发现率为 3.6%,但其存在并不意味着一定导致 SCDS,且高分辨 CT 也存在假阳性。

【病因和发病机制】

1. 上半规管裂综合征(SCDS)是由上半规管裂导致,上半规管裂是指中颅窝底覆盖上半规管顶面的骨质缺损,一般认为是上半规管顶部骨质先天性发育不全所致。高分辨率 CT 研究发现,婴幼儿上半规管裂的发生率较高,但是在三岁后开始降低。也有研究认为上半规管裂与头部外伤或气压伤有关,上半规管表面的薄层骨质可因外伤而裂开。

2. SCDS 的病理生理机制可以用"第三窗"理论解释。在正常情况下,连接镫骨踏板的卵圆窗调节内耳的声音输入,而圆窗调节内耳鼓室的声音和机械能释放等,这两个窗口调节沿螺旋基底膜的与声波有关的力,而借助骨质的隔离作用,使前庭膜迷路避免声波、中耳和颅内压的刺激。当存在上半规管裂时,在卵圆窗和圆窗之外出现了所谓的"第三窗",从而扰乱了内淋巴液的正常流体力学模式(图 3-9-17)。高强度的低频声波可通过上半规管裂刺激前庭感受器诱发眩晕及眼震。颅内压增加时,压力可以通过上半规管裂传递到圆窗导致内耳顺应性增加,引起 Hennebert 征、传导性听力下降和搏动性耳鸣。目前亦有文献报道水平半规管裂和后半规管裂综合征。

【临床表现】

SCDS 的最常见症状包括骨传导亢进、自声增强、搏

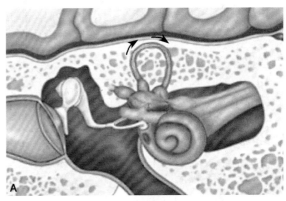

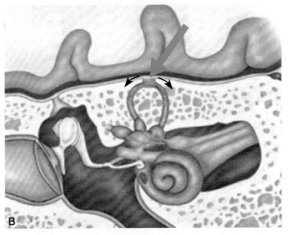

图 3-9-17 A 图所示为正常的上半规管内淋巴流动方向(黑色箭头),B 图为上半规管裂导致"第三窗"(蓝色箭头),造成淋巴流动方向异常改变(黑色箭头)

动性耳鸣以及声音或压力诱发的眩晕。患者可能会感受到特别困扰的内部噪声,比如:听见眼球运动或咀嚼的声音、脚步声变大,还有呃逆或腹鸣音。患者还会有耳闷胀感。慢性平衡障碍很常见,许多 SCDS 患者会有"头昏脑涨"的感觉,可能与前庭障碍对注意力和认知的影响有关。扩张性咽鼓管功能障碍也可出现自声增强、声音失真和搏动性耳鸣,但是这些患者在仰卧位时通常可听到经鼻呼吸音和症状缓解,可以此与其他疾病鉴别。然而,尽管自声增强在 SCDS 中并不常见,但是一半的 SCDS 患者在仰卧时也可缓解症状。

许多 SCDS 患者也有偏头痛,但可能与普通人群中偏头痛高患病率有关,并且 SCDS 是有效的偏头痛触发因素。罕见情况下,头部在受累半规管平面内运动时或强烈声音刺激时,一些耳鸣的患者可出现头部垂直运动,这些症状与前庭颈反射通路有关。

目前尚不清楚 SCDS 是否是渐进的。听力损失似乎不会随时间而显著变化,但是有些患者可以出现传导性听力下降或混合性听力下降的进行性恶化。儿童患者的表现可能与成人不同,尽管高分辨率薄层 CT 扫描可见儿童中上半规管裂的患病率很高,但目前有关儿童 SCDS 的病例报道并不多,接受外科手术修复的病例更少。

【辅助检查】

1. 纯音测听 典型 SCDS 表 现 为 低 频（250～1 000Hz）传导性聋,气导听力下降、骨导听力增强,甚至骨导听阈呈负值,以至于骨气导差比较大。

2. 声导抗 单纯 SCDS 患者其声导抗测试通常可表现出正常鼓室导抗图及镫骨肌声反射。

3. 耳蜗电图 可出现 SP/AP 比值增加。

4. 前庭诱发肌源性电位(VEMP) VEMP 对 SCDS 有较好的诊断价值,尤其是眼肌前庭诱发肌源性电位(oVEMP)。一般来说,患侧颈肌前庭诱发肌源性电位

(cVEMP)阈值较正常侧降低,而 oVEMP 波幅增大。因此 VEMP 可作为一项必要的诊断实验。

5. 影像学检查 高分辨率薄层 CT 显示上半规管裂是诊断 SCDS 的主要依据,扫描层厚应小于 1mm,最好在0.625mm 以下,而且应在上半规管平面重组,否则容易出现假阴性或假阳性。

【诊断】

SCDS 的诊断应基于高分辨率薄层 CT 可见的 SCD 和临床表现。Ward 和 Minor 等提出的 SCDS 诊断标准是:

1. 高分辨率薄层 CT（层厚≤0.625mm） 上半规管平面 CT 重组显示有骨裂存在。

2. 至少表现有下述 SCDS 症状之一:

（1）骨导听觉过敏（表现为自声增强,可听到眨眼声、脚步声等）。

（2）声诱发性眩晕。

（3）压力诱发性眩晕（捏鼻鼓气、屏气或外耳道收到压力刺激）。

（4）搏动性耳鸣。

3. 下述提示存在第三窗的诊断性试验中至少有一项阳性:

（1）纯音测听显示骨导听阈呈负值。

（2）VEMP 反应增强（cVEMP 阈值降低、oVEMP 振幅增大）。

（3）无感音神经性聋情况下,耳蜗电图显示 SP/AP 比值增加。

【治疗】

SCDS 的治疗方式选择要取决于患者症状的程度,如果症状较轻或者偶发,可采取保守治疗,尽量避免诱因;如果症状较重导致明显功能障碍,则可考虑手术治疗,通常采用上半规管裂修补术,包括堵塞术、覆盖术等（图 3-9-18）。

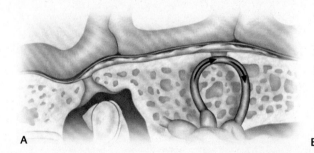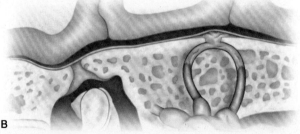

图 3-9-18　SCDS 手术治疗方案

A. 覆盖术;B. 封堵术

三、外淋巴瘘

外淋巴瘘(perilymphatic fistula)是指内耳外淋巴液所在腔隙与中耳、乳突或颅腔内空气腔隙之间的异常交通。临床表现为眩晕、听力下降和耳鸣。本病作为一个临床实体是在一个世纪前被提出的,但至今仍然存在一定争议。

【病因和发病机制】

外淋巴瘘常见的病因有先天性、外伤性及医源性等,也有不少病例缺乏明确原因,被称为特发性外淋巴瘘,对于特发性患者的发病机制,目前有不同观点。

部分学者认为特发性迷路窗膜破裂是由于中耳或蛛网膜下腔压力的急剧变化引起的,既可因中耳腔陡增的压力冲破迷路窗膜所致,也可因脑脊液压力突然升高(如托举重物、咳嗽等),通过蜗小管扩散至迷路导致窗膜破裂所致。蜗小管过宽、微小裂隙及窗前裂隙异常开放、镫骨底板薄弱等解剖学变异或异常,也可能是造成特发性外淋巴瘘的潜在危险因素,这类患者更易在咳嗽或用力时发生外淋巴瘘。

【临床表现】

1. 主要表现　突然或进行性波动的感音神经性听力损失和发作性眩晕。可能有轻度头部外伤史、中耳疾病史或手术史。病程早期可仅表现为孤立的听觉症状或前庭症状,甚至整个病程中如此。但很多患者最终会同时出现前庭和听觉症状。

2. 前庭症状　可表现为发作性眩晕、位置性眩晕和/或头晕、不稳等,眩晕产生的原因可能与外淋巴液流失、空气进入迷路内对耳石器和壶腹嵴产生刺激、引起继发性膜迷路水肿等有关。

3. 听觉症状　包括听力下降、耳鸣或耳闷胀感。听力下降可以发生在高频或低频,也可类似于梅尼埃病的听觉症状,听觉症状有助于识别患侧。

【辅助检查】

1. 瘘管试验　外耳道加压或减压,均可影响迷路而使内淋巴液流动,可引起前庭刺激导致临床症状和眼震。多数患者可观察到瘘管试验阳性。

2. 纯音测听　多表现为感音神经性听力下降,外伤所致者可呈混合性。纯音测听完后,请患者取患耳朝上的侧卧位,30 分钟后保持该体位再测纯音听阈,有外淋巴瘘者,听阈可降低(在连续三个频率上降低至少 10dB HL 为阳性)。

3. 前庭功能　大概只有不到一半的患者冷热试验阳性,但是眼震视图检查可记录到声音刺激、外耳加压(Hennebert 动作)或 Valsalva 动作诱发的眼球震颤。患侧 VEMP 有助于定位诊断。

4. 影像学检查　高分辨率 CT 可以发现是否存在先天性、外伤性及医源性外淋巴瘘,也可观察镫骨是否异常,而且需要通过高分辨率 CT 排除其他疾病,比如上半规管裂综合征。鼓室内注射钆增强剂并行磁共振扫描,可观察到增强剂流向内耳,而且磁共振对于鉴别其他疾病非常重要。

【诊断】

虽然典型的临床症状,结合以上附件检查有助于诊断外淋巴瘘,但是诊断的金标准是鼓膜切开术下直接观察到外淋巴漏出。这其实非但非常困难,也是比较主观的。2017 年日本外淋巴瘘研究组的诊断标准可资参考。

1. 症状　患者有听力下降、耳鸣、耳闷胀感和前庭症状,存在以下病史:

(1) 同时或既往存在中耳和/或内耳疾病(外伤、胆脂瘤、肿瘤、异常、上半规管裂综合征等)、中耳和/或内耳手术。

(2) 既往外源性气压伤(爆炸、潜水或飞行等等)。

(3) 既往内源性气压伤(擤鼻涕、打喷嚏、拉或抬重物)。

2. 实验室检查

(1) 显微镜/内镜检查:通过显微镜或内镜目测识别中耳和内耳之间的瘘管。瘘管可在耳蜗窗、前庭窗和骨折部位发展;炎症可导致骨迷路裂缝、畸形、破坏等。

(2) 生化检验:从中耳检测到外周淋巴特异性蛋白。

3. 有关症状和实验室检查的说明

(1) 淋巴特异性蛋白:如 Cochlin-tomoprotein(CTP)检测,开颅术后,用 0.3ml 生理盐水冲洗中耳 3 次,回收中耳灌洗液并通过多克隆抗体 ELISA 测试。临界标准:CTP<0.4 为阴性;CTP≥0.8 为阳性,CTP 在 0.4~0.8 为交界区。

(2) 可能存在特发性病例。

(3) 可能会观察到以下症状和/或测试结果:

1) 中耳流水状耳鸣或流水感。

2) 开始时会听到爆裂声。

3) 中耳受压引起的眼球震颤和/或眩晕(Hennebert 现象,瘘管征)。

4) 影像学检查可能显示出骨迷路或气迷路。

5) 听力下降、耳鸣、耳胀满感的可能呈急性、进行性、起伏的或复发性进展。

6) 可仅主诉前庭症状,而无听力障碍。

诊断标准:

可能的外淋巴瘘:只满足"1"中的症状。

外淋巴瘘:满足"1"中的症状,并且满足"2"中的实验室检查。

鉴别诊断:要注意导致类似症状的其他前庭疾病,如感染、遗传或前庭神经肿瘤等内耳疾病。

【治疗和预后】

尽管手术干预是关键的治疗选择，但并非总是必要的。

当外淋巴瘘对生活质量和听力影响较小时，建议对患者进行密切随访，并采取预防措施（避免升高内耳压和颅压的动作），毕竟外淋巴瘘是存在自发缓解的可能的。在进行手术干预之前，应考虑尝试鼓室内激素治疗，梅尼埃病、迷路炎和外淋巴瘘的急性期都可能对激素治疗有反应。更重要的是要考虑到，如果手术治疗需要封闭迷路窗，则会对手术效果造成不良影响。

四、中枢性位置性眩晕

中枢性位置性眩晕（central positional vertigo，CPV）是临床症状与良性阵发性位置性眩晕相似的位置性眩晕，但并不是由耳石脱落至半规管引起的，而是因为半规管和耳石器的前庭输入信息被"前庭中枢异常处理"导致的，其中最多见的是小脑小结（nodulus）病变导致的速度存储机制延长。

自 1921 年 Bárány 首次发表位置性眩晕和阵发性眼震以来，1931 年，Nylen 发表了迄今为止病例数最多的一组脑肿瘤和 CPV 系列。虽然已经历经 80 多年，而且影像学的进展已经使得鉴别前庭中枢病变更为容易，但是想要快速鉴别周围、中枢性位置性眩晕仍然具有挑战。

需要特别说明的是，其实中枢性位置性眩晕（CPV）这一概念包含的是一组疾病，即由各种导致前庭中枢功能障碍的疾病（占位、脑卒中、感染、自身免疫病等）引起的、临床表现为位置性眩晕的一组疾病。之所以提出这一概念，是由于相对于 BPPV 和其他位置性眩晕，CPV 显得相对常见、相对良性，因此，要提高鉴别诊断意识。

一项有关 25 例 CPV 患者的研究发现，眼震方向及其时间特征是诊断 CPV 最重要的因素（De Schutter E et al，2019）。96.2% 的患者位置性眼震潜伏期小于 3 秒；眼震持续时间也不恒定，既可以小于 1 分钟（66.6%），也可无疲劳性（25.9%）。CPV 最常见的位置性眼震是下跳性眼震（66.6%），其次为背地性眼震、多平面眼震和向地性眼震，一半患者的位置试验只能诱发出垂直性眼震；但是，85.1% 的患者存在其他神经系统症状、体征，有助于鉴别。

根据流行病学数据，CPV 并不常见，但是由于它可以是 CNS 疾病极早期的唯一表现，因此在诊疗过程中应该保持警惕。

五、短暂性缺血发作

短暂性缺血发作（transient ischemic attack，TIA）是由脑、脊髓或视网膜缺血所引起的短暂性神经功能障碍，不伴有急性梗死。虽然传统定义上要求时间不超过 24 小时，但是流行病学研究发现，绝大部分患者的临床症状持续在 1 小时以内。有关 TIA 的详细内容请见本书脑血管病部分，本节仅讨论后循环 TIA 导致的眩晕和/或头晕。

由于整个前庭小脑系统（包括前庭周围和脑干、小脑的低级前庭中枢）的血供都是由后循环（椎-基底动脉系统）负责的，因此基于血管神经解剖基础，后循环脑缺血（包括后循环 TIA 和后循环脑梗死）既可以仅累及前庭外周（如内听动脉，甚至前庭终末动脉），又可以仅累及前庭中枢（脑干和小脑的穿支动脉），也可以同时累及前庭外周及前庭中枢，如基底动脉或小脑前下动脉（图 3-9-19）。

虽然孤立性眩晕通常不被当成 TIA 的常见症状，但是流行病学研究发现，孤立性的眩晕和/或头晕是后循环 TIA 最常见的症状，一项有关脑梗死前 TIA 症状的研究发现，后循环脑梗死患者中 8.4% 存在前驱的一过性头晕症状。不过以上数据并不意味着眩晕和头晕的患者中后循环脑缺血的发病率较高，研究发现头晕、眩晕和平衡障碍的患者中，后循环脑卒中（包括脑梗死和 TIA）仅占 2%~3%，而临床表现为孤立性头晕、眩晕和平衡障碍的患者中，后循环脑卒中仅占 0.7%。

如果临床表现为眩晕的患者，伴有偏盲、构音障碍、复视等脑干、小脑的体征，相对比较容易确诊后循环脑缺血。但是对于临床表现为孤立性眩晕的患者，要快速鉴别后循环脑缺血与其他发作性前庭疾病，的确很困难，必须结合详细的既往史、现病史以及仔细的神经耳科查体。

六、少见的发作性前庭综合征

少见的发作性前庭综合征包括：

1. 发作性共济失调（episodic ataxia，EA）　这是一组以发作性共济失调和平衡障碍为特点的常染色体显性遗传病，具有明显的临床异质性，但是眩晕是常见的临床表现，根据临床表型和基因分型，现在有 8 种亚型。

眩晕症状多见于 EA1~5 型，而 EA2 型是最常见的临床亚型，特征为反复发作的眩晕、共济失调和平衡障碍，发作间期可见特征性眼震，对乙酰唑胺反应良好。发作持续时间变化大，从数分钟到数小时，并且 90% 的患者有小脑体征，特别是有凝视诱发性眼震和下跳性眼震。通常在 20 岁以后发病。根据发作持续时间、小脑体征及凝视诱发的向下的眼震可与 VP 鉴别。EA1 型的特点是突然改变姿势、情绪变化、前庭受刺激触发的共济失调、头晕、和视觉模糊，患者可有神经性肌强直。

2. 具有前庭先兆的癫痫　前庭先兆可以表现为短暂的眩晕和眼震发作。但前庭先兆伴有其他症状，孤立

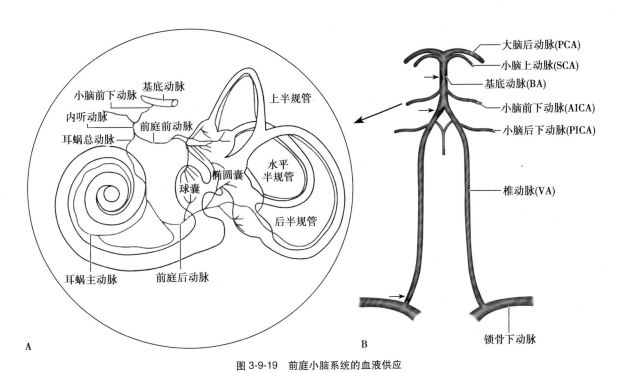

图 3-9-19 前庭小脑系统的血液供应

A. 前庭外周血供,虽然存在一定解剖变异,但是 AICA 大多自基底动脉发出,部分患者自椎动脉发出;B. 椎-基底动脉血供解剖及常见动脉粥样硬化部分

性前庭先兆相对罕见。前庭先兆主要见于颞叶癫痫。孤立性前庭先兆通常持续数秒,较长时间的前庭先兆也有报道。

3. Tumarkin 耳石危象(前庭跌倒发作) 这种突然性跌倒通常不伴眩晕,而且多在已知患有梅尼埃病的患者身上出现。

4. 脑干卒中或脱髓鞘后出现的阵发性眩晕 脑干发生这两种疾病均可导致病灶相邻的传导纤维发生假性突触放电而引起眩晕,由于使用卡马西平或奥卡西平治疗也能减轻眩晕,所以与前庭阵发症鉴别有一定困难。脑干 MRI 薄层扫描有助于鉴别脑干病变。

5. 惊恐发作 伴有以下至少四项症状的不连续的强烈恐惧或不适感:①感觉头晕,不稳,头轻或虚脱;②恶心或腹部疼痛;③心悸,或心跳逐渐加快;④出汗;⑤颤抖;⑥气短;⑦感觉窒息;⑧胸痛或不适;⑨脱离现实感或失去人格感;⑩失去控制或精神错乱;⑪濒死感;⑫感觉异常;⑬寒冷或潮热。以上症状在数分钟内逐渐进展并达峰。惊恐发作的持续时间通常比前庭阵发症发作时间长。询问患者症状的出现顺序,有助于鉴别。

6. 运动病(motion sickness) 是在运动过程中,由于机体不能适应过度的刺激而引发恶心、呕吐、头晕等的一系列生理反应。研究发现本病也有一定的家族聚集倾向,而且种族差异明显,提示遗传因素可能发挥了一定作用。

本节总结了临床表现为发作性前庭综合征的常见疾病,与前面几节的良性阵发性位置性眩晕、前庭性偏头痛以及梅尼埃病一起,构成了发作性前庭综合征的临床常见疾病谱,在发作性前庭综合征的鉴别诊断中要包括但不限于以上疾病。

第六节 急性前庭综合征

急性前庭综合征(acute vestibular syndrome,AVS)是指急性起病、持续数天或数周的眩晕、头晕或不稳的临床综合征,通常伴随一些提示新发前庭系统功能障碍的特征(如呕吐、眼震或严重的姿势不稳)。AVS 通常是单次发作、单相病程的临床事件,常见疾病有前庭神经炎、急性迷路炎、外伤性前庭损伤、血管受累、脱髓鞘疾病以及脑卒中等。按照受累部位可以分为周围性 AVS 和中枢性 AVS,其中周围性约占 75% 以上,而累及脑干、小脑等前庭中枢的中枢性 AVS 约占 20%。

一、前庭神经炎

前庭神经炎(vestibular neuritis,VN)是指前庭神经的炎性病变,通常为单侧,典型表现为急性眩晕发作。曾被称为前庭神经元炎、病毒性迷路神经炎、急性单侧前庭功能减退、急性单侧周围前庭神经病等。

【流行病学】

前庭神经炎的发病率为 3.5/10 万 ~15.5/10 万，发病高峰年龄为 40~50 岁，男女发病情况相似（Bartual，2005）。在眩晕或神经内科门诊中，前庭神经炎患者大概占比为 0.5%~9%。一般来说，前庭上神经受累更常见（55%~100%），大概 15%~30% 的患者前庭上、下神经同时受累，而仅累及前庭下神经者少见（3.7%~15%）。绝大部分患者为单次病程，2%~11% 的患者可复发，10%~15% 的前庭神经炎患者可继发良性阵发性位置性眩晕（Mandala M et al，2009）。

【病因和发病机制】

虽然患者血清病毒抗体检测结果、症状或体征局限，并未给病毒感染这一假说提供确切客观证据支持，但是目前病毒感染学说还是被广泛接受。有关前庭神经炎患者的尸检研究发现，2/3 的患者前庭神经节细胞中可检测到 1 型疱疹病毒（HSV-1）的表达，因此潜伏于前庭神经节中的 HSV-1 激活，可能是前庭神经炎的主要发病原因。其他可能的发病机制包括自身免疫学说和前庭微循环障碍学说。

前庭神经炎更多累及前庭上神经，可能源于前庭上神经和前庭下神经的解剖差异，前庭上神经接收源于上半规管、水平半规管以及椭圆囊的神经输入，其走行的骨性通道长度是前庭神经总干长度的 7 倍之多，而且其伴行血管导致空间更为狭窄，所以前庭上神经更易出现受损水肿导致的相对卡压和伴行血管堵塞缺血。

【临床表现】

1. 核心症状 前庭神经炎的典型表现为急性或亚急性的眩晕发作，伴恶心、呕吐及不稳感。以上核心症状既可突然出现，也可在数小时内逐渐发展加重，一天左右达峰。患者一般会选择健侧朝下侧卧位休息。8.6%~24% 的患者可有头晕不适等前驱症状。患者通常无听力下降、耳鸣等听觉症状，少数患者有耳闷胀感。

2. 伴发疾病 可伴有病毒感染性疾病，如病毒性感冒、腹泻等，病毒感染症状既可出现在前庭神经炎发病之前，也可出现在前庭神经炎病程中。

3. 体征 根据 Ewald 第一定律，眼震所在平面与受刺激半规管平面一致。由于多数患者为前庭上神经受累，因此相应的眼震表现为快相朝向健侧的水平为主、伴旋转成分的眼震；如果前庭下神经受累为主，则可能出现快相向上成分的眼震。眼震符合亚历山大定律（Alexzander 定律），向健侧凝视（眼震快相方向），眼震幅度增大；向患侧凝视（眼震慢相方向），眼震幅度减小，但眼震方向不会变。眼震可因水平方向摇头、乳突或前额部的震动或过度通气而加重。部分患者的眼震可导致患者出现振动幻视。急性期的单侧前庭神经功能障碍可导致患者平衡障碍或行走时向患侧倾倒的趋势，但大脑会通过视觉及本体觉系统来调节。

4. 预后 大多数患者的急性期症状在发病几天后改善，并在数周内逐渐恢复正常。自发性眼震一般需要 3 周左右消失，患者可于病愈几周内继发 BPPV。大概 2%~11% 的患者会复发，也有一些患者会持续存在头晕不适、不平衡感及要跌倒的错觉等后遗症状，但其前庭功能检查结果可能已恢复正常。

【辅助检查】

1. 眼震视图 可记录并对眼震的方向、慢相速度进行量化分析。

2. 头脉冲试验 可分别评估三个半规管及其神经通路的高频段功能状态，既可以床旁检查，也可利用眼震视图进行量化分析，头脉冲试验阳性的患者中，80% 可能会存在持续眩晕。但是头脉冲试验需要患者的配合，对检查者的操作要求也比较高，因此存在假阳性和假阴性的问题。一般认为冷热试验提示一侧水平半规管单侧功能较对侧下降 50% 以上时，水平头脉冲试验阳性率较高。

3. 冷热试验 仅能评估水平半规管的低频功能状态（约 0.003Hz），但是由于其相对客观，所以仍然是最常用的检查。但如果是仅前庭下神经受累或未累及前庭上神经中水平半规管相关的神经纤维，那么其冷热试验和水平头脉冲试验则可均无异常。

4. 颈部前庭肌源性诱发电位（cVEMP）和眼部前庭肌源性诱发电位（oVEMP） 可以分别评估球囊和椭圆囊及其发出的神经纤维通路功能状态，其结果异常分离值可以帮助定位，前庭上神经炎表现为 oVEMP 异常而 cVEMP 正常。

5. 急性期钆造影磁共振扫描 70% 的患者可在注射钆造影剂 4 小时后的磁共振扫描上直接观察到前庭神经的强化，除此之外，磁共振检查有助于排除膜迷路水肿等其他内耳疾病。

【诊断】

前庭神经炎的诊断有赖于病史、临床表现、体征以及各种前庭功能检查，并且需要排除其他导致眩晕的疾病。事实上，虽然目前涉及多个频率的各种前庭功能检查可以帮助将疾病累及范围定位至全前庭神经、前庭上神经或前庭下神经，但是病因诊断仍依赖于病史和排除其他疾病。

【鉴别诊断】

1. 前庭神经或半规管的局部缺血 从解剖生理的角度，前庭神经或半规管的局部缺血事件可以导致与前庭神经炎完全类似的急性眩晕而无听力症状，但是基于流行病学研究发现，单纯的前庭神经供血血管梗死非常少见，而且以小脑前下动脉受累多见，通常伴随耳蜗血管支病变,导致听力变化。

2. 脑干或小脑小卒中急性期 有可能因为病灶微小,即便是弥散加权 MRI 也存在 12% ~ 20% 的假阴性,仔细的神经耳科体格检查有助于鉴别,变向的凝视诱发性眼震、水平头脉冲试验阴性以及扭转偏斜等眼部征象更多提示前庭中枢受累。

3. 多发性硬化或腔隙性脑梗累及第 Ⅷ 对脑神经 会引起类似于前庭神经炎的症状。

4. 前庭膜迷路病变 临床表现也可能与前庭神经炎相似,鼓室内注射激素治疗有效有一定鉴别意义。

虽然部分前庭神经炎患者可复发,但是临床少见,对于临床多次出现的疑似前庭神经炎症状,需要考虑其他疾病可能。

【治疗】

1. 急性期治疗 若患者急性期恶心、呕吐和眩晕症状严重,可短期应用前庭抑制剂,但因该类药物也可抑制中枢代偿,故应避免长期使用。

根据病毒感染学说,临床上可应用抗病毒药物和激素减轻神经水肿,但是目前均缺乏临床随机对照试验的证据支持,目前的循证医学研究显示,尚无充分的证据支持前庭神经炎急性期应用激素(Fishman JM et al,2011)。

2. 恢复期治疗 个体化的前庭康复训练可显著提高前庭中枢代偿能力。摇头固视、交替固视、分离固视、反向固视等前庭康复训练方法可改善受损的前庭眼动反射;头动训练、平衡协调训练、靶向移动训练和行走训练等可改善姿势平衡障碍,患者每天需要练习 3 次,每次训练至少持续 30 分钟。

多数患者不需要长期进行康复训练和药物治疗,对于少数代偿不足,甚至继发持续性姿势知觉性头晕和焦虑状态的患者,可以酌情抗焦虑治疗。

二、突发性聋

突发性聋(sudden hearing loss,SHL),又简称突聋,是指在 72 小时内发生的、原因不明的感音神经性听力损失,至少在相邻的两个频率下降 ≥ 20dBHL。突发性聋可以分为感音神经性聋(sensorineural hearing loss,SSHL)、传导性聋(conductive hearing loss,CHL)或混合性聋。感音神经性聋多为耳蜗、听神经等病变导致,其中大概 90% 的患者为特发性。

【流行病学】

我国的突发性聋发病率近年有上升趋势,但是尚缺乏具体的流行病学数据,目前认为本病发病率为 27.5/10 万 ~ 400/10 万。发病高峰为 40 ~ 50 岁,男女比例一致,儿童罕见,双侧突发性聋的发病率低,约占 1.7% ~ 4.9%。

【病因和发病机制】

目前突发性聋的病因和病理生理机制尚未明确,只有 10% ~ 15% 的突聋患者在发病期间能够明确病因,约 30% 的患者其病因需要通过长期随访评估确定,常见的病因有血管性疾病、病毒感染、自身免疫性疾病、传染性疾病、肿瘤等。精神紧张、情绪波动、劳累、生活不规律、睡眠障碍等可能是主要诱因。

目前认为可能的发病机制有:内耳血管痉挛、血管纹功能障碍、迷路缺血或出血、膜迷路积水以及毛细胞损伤等。不同类型的听力曲线可能提示不同的发病机制:低频下降型多为膜迷路积水;高频下降型多为毛细胞损伤;平坦下降型多为血管纹功能障碍或内耳血管痉挛;全聋型多为内耳迷路缺血或出血。

【临床表现】

1. 听觉症状 患者最初的主诉可能仅仅是耳闷胀感和阻塞感,症状不特异,因此患者可能并未引起足够重视,随着病情进展出现突然的听力下降,大概 90% 的患者伴有耳鸣,50% 的患者伴有耳闷胀感,部分患者存在听觉过敏或重听。

2. 眩晕或头晕 约 30% 的患者伴头晕或眩晕症状。

3. 耳周症状与体征 部分患者耳周感觉异常、耳周皮肤疱疹、红肿或外耳道疱疹等,这些局部症状、体征有助于判断病因、鉴别诊断。

4. 伴发精神心理症状 如焦虑、睡眠障碍等,严重者可影响工作能力、生活质量。

【辅助检查】

1. 听力学检查 纯音测听、声导抗、耳声发射、脑干听觉诱发电位、耳蜗电图以及言语测听等。

2. 前庭功能检查 对于伴眩晕和/或头晕的患者应该进行常规的眼震视图、冷热试验、头脉冲试验等前庭功能检查。

3. 影像学检查 内听道 MRI、颅脑 MRI 检查排除占位、梗死和出血等病变,酌情进行颞骨 CT 检查。

4. 实验室检查 常规的血常规、血生化检查以及包含梅毒、HIV、支原体等的病原学检查、风湿免疫指标检查有助于病因学鉴别诊断。

5. 由于绝大多数感音神经性聋的患者为特发性,目前不推荐对这部分患者进行常规影像学和实验室检查。

【诊断标准】

根据 2015 年中华耳鼻咽喉头颈外科分会制定发布的《突发性聋诊断和治疗指南》,突发性聋的诊断标准如下:

1. 在 72 小时内突然发生的,至少在相邻的两个频率听力下降 ≥ 20dBHL 的感音神经性听力损失,多为单侧,少数可双侧同时或先后发生。

2. 未发现明确病因（包括全身或局部因素）。

3. 可伴耳鸣、耳闷胀感、耳周皮肤感觉异常等。

4. 可伴眩晕，恶心、呕吐。

根据 2019 年美国耳鼻咽喉头颈外科学会有关突发性聋的最新推荐，对于临床表现为突发性聋的患者，应该区分是感音神经性聋还是传导性聋，目前美国用于诊断感音神经性聋的听力学标准是：在 3 个连续频率上下降 ≥30dBHL。

【鉴别诊断】

突发性聋（多为单侧）首先需要排除脑卒中、鼻咽癌、听神经瘤等严重疾病，其次需除外常见的局部或全身疾病，如梅尼埃病、各种类型的中耳炎、病毒感染（如流行性腮腺炎、耳带状疱疹）等。

双侧突发性聋需考虑全身因素，如免疫性疾病（自身免疫性内耳病、Cogan 综合征等）、内分泌疾病（甲状腺功能低下等）、神经系统疾病（颅内占位性病变、多发性硬化等）、感染性疾病（脑膜炎等）、血液系统疾病（红细胞增多症、白血病、脱水症、镰状细胞贫血等）、遗传性疾病（大前庭水管综合征、usher 综合征、Pendred 综合征等）、外伤、药物中毒、噪声性聋等。

【治疗】

目前对于各种类型的突发性聋，主要的治疗方案为糖皮质激素（排除感染等禁忌因素）和改善内耳微循环药物，一般来说合理的联合用药比单一用药效果要好，但是这些治疗都尚缺乏循证医学证据支持。

1. 突聋急性发作期（3 周以内），建议首选采用糖皮质激素治疗（泼尼松，每日 1mg/kg），连用 3 天，如有效，可再用 2 天后直接停药，如无效可以直接停药。局部给药可作为补救性治疗。要注意是否存在激素禁忌，积极管理血压、血糖和血脂水平。可同时给予营养神经、抗氧化、降纤和改善血液流变学治疗，如甲钴胺、银杏叶提取物、巴曲酶等。

2. 目前认为突发性聋是高压氧治疗的明确适应证，应尽早高压氧治疗，对于早期未进行高压氧治疗且其他方法无效的患者也可以给予高压氧补救治疗（发病 6 个月内）。突发性聋患者高压氧治疗应遵循高压氧治疗的一般禁忌，若中耳分析显示"C 型"曲线明显或明显鼓膜内陷、严重咽鼓管功能障碍，则不建议高压氧治疗。鉴于高压氧对胎儿的视网膜血管有不良影响，因此其在妊娠期的应用须谨慎评估。

3. 低频下降型的患者，由于可能存在膜迷路积水，故需要限盐，输液量不宜过大，最好不用生理盐水。

4. 特发性感音神经性聋的患者，一般不推荐常规抗病毒、抗栓治疗，也不推荐常规应用血管活性药物，而应该对患者进行健康宣教，解释本病的可能机制、自然病程、预后以及药物治疗的利弊。

根据疗效判定标准，受损频率听力平均提高不足 15dB 为无效，平均提高 15~30dB 为有效，平均提高 30dB 以上为显效，恢复至正常、至健耳水平或至患病前水平为痊愈。总体而言，低频下降型预后相对较好，而高频下降型和全聋型预后不佳，听力损失越重，预后越差。伴有眩晕的全聋型患者预后不佳，而复发主要出现在低频下降型的患者。对于最终治疗效果不佳的患者，待听力稳定后，可根据听力损失程度，选用助听器或人工耳蜗等听觉辅助装置。

三、脑卒中

脑卒中（stroke）是神经系统常见病，有关脑卒中不同临床分型的病因、流行病学、临床表现、辅助检查、鉴别诊断以及治疗等详细内容请见本书脑血管病章节，本节仅讨论临床表现为急性前庭综合征的后循环脑梗死。临床表现为急性前庭综合征的后循环脑卒中通常位于小脑绒球小结叶、脑桥延髓交界处的第Ⅷ对脑神经入脑干根部、前庭神经核及岛叶等部位。

后循环供血区病变是导致中枢性缺血性 AVS 的主要原因，大概 10% 的小脑梗死患者仅表现为孤立性眩晕和恶心，主要累及小脑后下动脉（posterior inferior cerebellar artery，PICA）和小脑前下动脉（anterior inferior cerebellar artery，AICA），其中 PICA 更多见。PICA 起源于椎动脉，主要为延髓、小脑半球下部和小脑扁桃体供血。回顾性研究发现，在合并动脉粥样硬化危险因素的孤立性眩晕、眼震和姿势不稳患者中，25% 存在 PICA 区域的小脑梗死（Norrving B et al，1995）。另一项研究发现，在以孤立性眩晕为临床症状的小脑梗死患者中，96% 的梗死灶在 PICA 供血区，并且以 PICA 内侧支供血区为主（Lee H et al，2006）。

表现为孤立性眩晕的 AVS 与周围性 AVS 的表现极为相似，想要快速鉴别并不是那么容易。脑卒中包括缺血性和出血性脑血管病，颅脑 CT 对于发现急性期的颅内出血非常敏感，而缺血性脑血管病在急性期颅脑 CT 可以完全正常。

短暂性脑缺血发作的患者眩晕症状可以持续数分钟甚至数小时，但是没有任何梗死病灶。

累及脑干或小脑的微小梗死灶在急性期的影像学检查中假阴性率也较高。Kattah JC 等发现后循环脑梗死症状出现 48 小时内的颅脑 MRI DWI 的假阴性率甚至高达 12%，而将 HINTS（头脉冲试验-眼震-扭转偏斜）检查法应用于伴有动脉粥样硬化危险因素的急性前庭综合征患者，诊断后循环脑梗死的敏感性 100%，特异性 96%，明显优于磁共振 DWI 序列(Kattah JC et al,2009)。

HINTS 检查法包括:水平头脉冲试验(head impulse test)、凝视诱发性变向眼震(nystagmus)以及扭转偏斜(test of skew)这三个涉及前庭眼动通路的眼球征象,其中水平头脉冲试验出现矫正性扫视眼球运动提示前庭周围性病变,反之,提示前庭中枢性病变;扭转偏斜和凝视诱发的变向性眼球震颤提示前庭中枢性病变,这三个眼部征象中出现任何一个提示前庭中枢病变的征象,均应考虑前庭中枢受累可能。凝视诱发性变向眼震和扭转偏斜的体征通常相对比较客观,而水平头脉冲试验的敏感性、特异性均依赖患者的配合情况,除此之外,有时水平头脉冲试验中的矫正性扫视是隐性的,肉眼无法察觉,因此视频头脉冲试验可以进行实时定量记录分析,但是在实际操作过程中,质量控制非常重要。

除此之外,临床医师应充分收集患者的眩晕病史以及详尽的神经系统(尤其是脑干和小脑病变的体征)、听力、眼球震颤和眼球运动等检查,然后进行综合分析,从而提高对中枢性 AVS 的识别能力。怀疑中枢性 AVS 时,应及时完善头颅 MRI 检查,必要时复查颅脑 MRI,从而对导致眩晕的疾病进行定位诊断,并进一步识别病因,及早预测疾病的预后,及时给予合适的临床干预。

第七节　慢性前庭综合征

慢性前庭综合征(chronic vestibular syndrome,CVS)是一组以慢性眩晕和/或头晕、不稳为主要症状的临床综合征,通常持续数月至数年,伴有持续的前庭功能障碍,也可伴有耳蜗或前庭中枢功能障碍的症状体征。慢性前庭综合征通常起病隐匿,呈慢性进展,常见的疾病包括不能代偿的单侧前庭病、慢性双侧前庭病、小脑变性病、后颅窝占位性病变,以及主要表现前庭症状的精神行为障碍等。

一、双侧前庭病

双侧前庭病(bilateral vestibulopathy,BVP)也称为双侧前庭功能丧失,是以空间记忆和定向障碍为主要临床特征的慢性前庭疾病,在头部运动时出现振动幻视,行走时出现步态不稳,在黑暗环境中或地面不平坦时可加重。

【流行病学】

BVP 发病率为 28/10 万,占眩晕和头晕病例的 6.7%,各年龄段均可罹患,平均年龄为 50~60 岁,男性多见(约 62%)。多数患者呈慢性病程、逐渐进展。BVP 不仅影响患者的视觉稳定和生活质量,也是导致跌倒的常见原因。

【病因和病理生理】

1. 病因　BVP 通常是由以往明确的前庭系统疾病发展而来,如老年退行性变、前庭神经毒性病因、非前庭神经毒性病因,以及伴有 BVP 的其他疾病,但约半数患者病因不明,称为原发性 BVP。

(1) 前庭神经毒性病因　最常见于氨基糖苷类抗生素(如庆大霉素)、抗癌化疗药物、袢利尿剂、阿司匹林等。

非前庭神经毒性病因包括双侧梅尼埃病、双侧前庭神经炎、双侧前庭神经鞘瘤、内耳自身免疫疾病、脑膜炎、神经梅毒、血管性疾病和外伤等。

(2) 10%~20% 的 BVP 患者可表现为小脑共济失调、神经病和前庭反射消失综合征(cerebellar ataxia,neuropathy and vestibular areflexia syndrome,CANVAS),可能与神经变性或自身免疫反应有关。

(3) 遗传相关性 BVP 可表现为不同的遗传方式。

2. 病理生理　双侧外周前庭传入神经受损或功能丧失,可导致前庭眼动反射和前庭脊髓反射功能障碍,不仅影响视觉稳定性、姿势平衡,还可导致空间定向、记忆等高级认知功能障碍。

(1) 前庭眼动反射功能障碍,导致头部在高频快速运动时,视网膜上的视觉影像无法稳定在黄斑上,引起头动诱发的振动幻视,以及动态视敏度下降;但当头部低频缓慢运动时,可通过平滑跟踪系统代偿前庭眼动反射之不足而稳定视觉。

(2) 前庭脊髓反射功能障碍,导致患者出现姿势和步态不稳,在黑暗环境中、不平坦地面上站立和行走时尤为明显。

(3) 研究显示,BVP 患者可出现海马结构和功能改变,导致患者出现空间定向、空间记忆等认知功能障碍。

【临床表现】

1. 患者主要表现为行走或站立时姿势步态不稳,在黑暗环境或不平坦地面上行走时症状加重,静止不动时症状缓解甚至消失。振动幻视是另一特征性症状,出现于患者头部运动时,在行走或乘车中出现视物模糊、周围环境振荡感,头部静止时症状缓解。此外,患者还常伴有慢性头晕、反复发作性眩晕、耳聋、耳鸣等。

2. 患者体征多呈宽基底步态,检查可见 Romberg 征阳性,足跟-足尖直线行走困难,床旁头脉冲试验可观察到补偿性扫视,部分患者可因补偿性扫视潜伏期过短或隐匿性扫视,导致床旁检查假阴性,且研究表明只有前庭眼动反射的增益<0.4 时,床旁头脉冲试验才可信赖,因此应选择视频头脉冲试验进行定量分析。

【辅助检查】

1. 冷热试验　可检测水平半规管低频功能,每侧冷热水刺激诱发眼震最大慢相速度之和<6°/s 可作为 BVP

的诊断标准之一,或将两侧冷热水刺激所诱发的最大慢相速度之和<20°/s 作为参考标准。

2. 视频头脉冲试验(video head impulse test,vHIT)可以对六个半规管的高频功能进行评估,但因垂直半规管的前庭眼动反射功能在诊断 BVP 中的特异性尚需进一步评价,因此目前在 BVP 诊断标准中仅对水平半规管的 vHIT 作出要求,双侧水平半规管速度增益<0.6 提示异常。

3. 动态视敏度检查 静止状态下检测患者的视力,然后检查者在水平面或垂直面快速摇动患者头部(幅度 10°~15°,频率 2Hz),视力下降幅度≥0.2LogMAR 提示异常。

4. 转椅试验 可评估中低频前庭眼动反射,当患者不能做视频头脉冲试验或冷热试验时,正弦摆动转椅是必要的替代方法。

5. 前庭诱发肌源性电位(VEMP) 可评估耳石器及其传导通路功能,为 BVP 诊断提供支持信息,须注意有些 BVP 患者 VEMP 保持完整,但存在半规管功能障碍。

【诊断和鉴别诊断】

1. 诊断

(1) BVP 诊断标准

1) BVP 是一种慢性前庭综合征,行走或站立过程中不稳是必备的核心症状,合并以下两个症状的至少一项:①在行走或身体快速移动过程中出现由运动诱发的视觉混乱或视振荡;②黑暗环境或地面不平坦时上述不稳加重。

2) 静止状态下躺或坐无症状。

3) 下述方式中至少一项记录到前庭眼动反射(VOR)功能下降或缺失:①vHIT 或磁场巩膜搜索线圈技术测得双侧 VOR 水平增益<0.6;②冷热试验反应减弱(每侧冷热试验眼震最大慢相速度之和<6°/s);③正弦摆动转椅试验(0.1Hz,Vmax=50°/s)水平增益<0.1,相位超前>68°(连续时间<5 秒)。

4) 不能用另一个疾病很好地解释。

(2) 可能的 BVP 诊断标准

1) BVP 是一种慢性前庭综合征,行走或站立过程中不稳是必备的核心症状,合并以下两个症状的至少一项:①在行走或身体快速移动过程中出现由运动诱发的视觉混乱或视振荡;②在黑暗环境或地面不平坦时上述不稳加重。

2) 静止状态下躺或坐无症状。

3) vHIT 显示双侧水平半规管病变。

4) 不能用另一个疾病很好地解释。

2. 鉴别诊断 BVP 导致的行走或站立中不稳、伴或不伴振动幻视的临床症状,也见于中枢神经系统、视觉系统和本体感觉系统的多种疾病,须注意鉴别,比如小脑性共济失调、直立性震颤、下跳性眼震综合征、单侧前庭功能低下、前庭抑制药物使用、周围神经病、功能性头晕(如持续性姿势-知觉性头晕或惊恐发作)、视觉异常(视振荡为主),以及运动障碍疾病(如帕金森综合征、多系统萎缩)、正常压力脑积水、额叶步态异常、皮质下血管性脑病或多发性硬化等。

【治疗】

1. BVP 多为慢性病程,一旦达到诊断标准,通常难以逆转,因此应积极明确病因,减少进一步损害,保护残留的前庭功能,同时给予患者全面的健康宣教,让患者了解真实情况,避免不必要的恐惧和治疗。

2. 前庭康复对于促进前庭中枢、视觉、本体觉的代偿功能有一定的帮助。

二、持续性姿势-知觉性头晕

持续性姿势-知觉性头晕(persistent postural-perception dizziness,PPPD)是指持续时间大于 3 个月、不能用现有的临床证据解释症状的非旋转性头晕或不稳,是一种功能性疾病,好发于女性,40~60 岁是发病高峰,是慢性前庭综合征中最常见的病因。

【研究史】

早在 19 世纪 70 年代初,德国的 Benedikt,Cordes 和 Westphal 各自描述了一种在复杂环境中出现的头晕和运动不适综合征,分别基于神经眼科学、心理学和姿势运动控制等不同角度,将其命名为"广场眩晕症""广场恐怖症"和"广场恐惧症",随着研究发展,前两个名字不再被使用,广场恐惧症成为一种精神疾病综合征。

1986 年德国的勃兰特(Brandt)和迪特里希(Dieterich)提出了恐惧性位置性眩晕(phobic positional vertigo,PPV)的概念,认为它是一种姿势性眩晕和不稳的综合征,患者常伴轻度焦虑、抑郁、强迫症或自主神经紊乱等特点(Brandt T et al,1986)。1993 年 Jacob 等提出了空间运动不适(space motion discomfort,SMD)这一概念,是指对空间定位和平衡的不安全感,静止时摇摆或摇动感及对运动刺激的敏感性增加,人自身运动或暴露于移动或复杂的视觉环境中症状加重(Jacob RG et al,1993)。1995 年英国的 Bronstein 提出了视觉性眩晕(visual vertigo,VV)的概念,强调因对复杂视觉刺激环境的高度敏感而产生的一种头晕不稳感,通常在人流较多的环境中(如超市、商场等)发生,可能与对视觉信息的过度依赖以及视觉与其他感觉存在整合冲突有关(Bronstein AM,1995)。随着对恐惧性位置性眩晕(PPV)、空间运动不适

(SMD)和视觉眩晕(VV)的深入研究,引出了基于身心交互反应模式理论的慢性主观性头晕(chronic subjective dizziness,CSD)的概念,认为是前庭功能障碍与精神疾病的交互反应所致(Staab JP,2012)。

2014 年,巴拉尼学会前庭疾病分类委员会讨论提出了持续性姿势-知觉性头晕(PPPD)的概念和诊断标准,认为 PPV 强调的是波动性的姿势症状和瞬间的运动幻觉,CSD 强调的是持续的慢性头晕和/或不稳症状,认为二者的病理生理过程相同,属于疾病的不同亚型,而 SMD 和 VV 是属于症状,不再属于独立的疾病实体。

【流行病学】

PPPD 作为近年来才被国际确立的诊断,目前还缺少流行病学研究数据。借鉴以往有关 CSD 和 PPV 的研究显示,CSD 和 PPV 是导致头晕的第二大常见疾病,占所有头晕病例的 15%～20%。约 25%的前庭神经炎患者会发展成为 PPPD。PPPD 的平均发病年龄在 50 岁左右,女性多于男性。

【病理生理机制】

目前 PPPD 机制尚未明确,存在以下假说(图 3-9-20)。

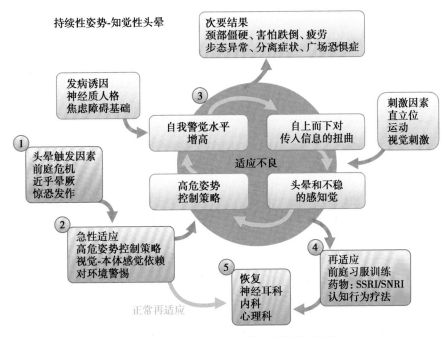

图 3-9-20　持续性姿势-知觉性头晕病理生理机制

①存在强烈的头晕、眩晕触发因素时;②正常情况下机体激活急性适应机制,采取高危姿势控制策略、增加对视觉和本体感觉依赖;③急性触发因素消失后,如机体功能未通过正常再适应恢复至正常水平,会导致适应不良的恶性循环,通常由于自我警觉水平异常增高,导致患者高危姿势控制策略,出现步态僵硬、精神疲劳和惊恐;④治疗目的是通过前庭习服训练、药物和认知行为疗法等措施;⑤促进前庭系统再适应,使机体恢复正常状态。SSRI:5-羟色胺再摄取抑制剂;SNRI:5-羟色胺去甲肾上腺素再摄取抑制剂

1. 条件反射建立假说

(1)经典条件反射:急性前庭疾病作为一种强烈的非条件刺激,导致皮质感知头晕不稳的同时,伴随高度警觉、焦虑等生理反应,从而在皮质形成相关记忆,此后出现一些诱发刺激时,即使前庭功能恢复,患者仍会有头晕、不稳以及担心、害怕等感觉。

(2)操作性条件反射:前庭功能障碍导致的头晕、不稳等不适,在前庭皮质强化并形成记忆模本,患者会对转头、转体和运动等可能导致头晕、不稳的动作产生恐惧性警觉预期(敏感性过高),当机体暴露于内部或外部环境的运动刺激时,这种过高敏感性会引起机体对姿势控制

的高度注意,促成 PPPD 症状产生。

2. 再适应失败假说　在发生急性突发事件(如前庭疾病、医疗事件或精神疾病)后,机体会产生生理和行为适应反应(高风险姿势控制策略),比如在急性前庭功能障碍时,一方面要对双侧前庭输入信息进行平衡抑制,从而减轻不对称的前庭信息干扰前庭中枢整合,另一方面要增加对本体觉、视觉信息的依赖。当急性事件恢复后,如果以上被启动的高风险姿势控制策略不能恢复正常,对周围环境、躯体运动继续保持高度敏感,就会导致患者在运动、复杂视觉环境甚至静止状态下出现头晕和不稳等症状。

3. 皮质多感觉整合异常 基于神经解剖研究,不仅中枢前庭通路与焦虑和恐惧相关的神经网络间存在重叠,高级皮质中枢也存在一定的重叠,颞叶、岛叶很多脑区的皮质神经元可对多种不同的感觉信息输入(如痛触觉、视觉等)产生不同程度的反应。功能磁共振研究显示,给予前庭刺激后,前庭系统与焦虑相关皮质间的功能连接增加。

【临床表现】

1. PPPD 作为慢性前庭综合征最常见的疾病,表现为慢性病程,或有间断的急性加重,主要表现恐惧性位置性眩晕(PPV)、慢性主观性头晕(CSD)。

(1) 持续性非旋转性头晕及摇摆不稳感,时间超过 3 个月或以上,通常每个月至少有 15 天出现症状,大多数患者几乎每天都有症状,可有不同程度波动。

(2) 在站立时、头部和身体主动或被动运动时、复杂视觉刺激或丰富运动环境时症状加重,但与方向位置无关。坐位时减轻,卧位时很轻微甚至消失。

(3) 患者行走时因恐惧跌倒需要扶助,甚至表现为摇摆不稳的步态,受关注时症状更加明显,但通常无真正的跌倒,查体也多无共济失调体征。

(4) 其他疾病或情绪应激可能触发或加重 PPPD 症状,患者可伴一定程度的焦虑,但 PPPD 与焦虑只是并存关系。

2. 根据既往病史和临床特征,可将 PPPD 表现分为三种类型:

(1) 心因性:患者无前庭疾病病史,焦虑障碍是引发头晕的主要原因。

(2) 耳源性:患者无焦虑障碍病史,神经耳科疾病促发了焦虑障碍的产生。

(3) 交互性:在出现头晕症状前,患者有焦虑障碍病史或存在焦虑易感性,神经耳科疾病导致头晕之后焦虑症状加重。

3. PPPD 患者的体格检查、实验室及影像学检查无特异性。

【诊断标准】

1. 诊断 2017 年巴拉尼学会制定的 PPPD 诊断标准如下:

(1) 症状持续≥3 个月,大多数时间存在头晕、不稳或非旋转性眩晕中的至少一个症状。

1) 症状持续较长时间(数小时),但严重程度可呈波动性。

2) 症状不必持续一整天。

(2) 症状的出现可无特殊诱因,但会因以下三种情况加重:直立位,与方向或位置无关的自身主动或被动运动,暴露于移动或复杂的视觉刺激下。

(3) PPPD 通常是由导致眩晕、不稳、头晕或平衡障碍的事件触发,包括急性、发作性或慢性前庭综合征,或其他神经系统疾病、内科疾病和心理疾病等。

1) 若触发事件是急性或发作性诱因,疾病恢复后常表现为诊断标准第一条的症状,病初可能间歇性发作,逐渐演变为持续性症状。

2) 若触发事件是慢性诱因,症状常缓缓发展,逐渐加重。

(4) 症状常导致严重痛苦和功能障碍。

(5) 症状不能由其他疾病更好地解释。

2. 鉴别诊断 PPPD 需要与急性和发作性诱因的慢性后遗症、慢性诱因的持续症状进行鉴别,也要与导致持续头晕、不稳或平衡障碍的内科和精神心理疾病鉴别,还要注意处方药或非处方药的副作用。

(1) 急性诱因的慢性后遗症:如前庭神经炎和脑卒中可导致持续的前庭功能失代偿状态和慢性后遗症,须注意鉴别症状是由 PPPD 所致,还是原发病的慢性后遗症,或两者共存,详细的病史和前庭功能代偿状态评估有助于鉴别。

(2) 发作性诱因的周期性发作:患者可能在 PPPD 症状出现之前存在发作性前庭综合征,如前庭偏头痛、梅尼埃病和 BPPV 等,而且 PPPD 也可与这些疾病共存。但在 PPPD 的症状背景之上,这些疾病通常有其特征性症状,有助于鉴别。

(3) 慢性诱因的持续症状:有些慢性疾病也可是 PPPD 的诱发因素,诸如慢性焦虑抑郁障碍、脑震荡后综合征和自主神经障碍等,它们既可单独导致头晕和/或不稳,也可合并 PPPD,这些疾病单独存在时患者不太容易在运动刺激下加重,详细的临床病史、体格检查和实验室检查有助于鉴别。

(4) 药物不良反应:各种药物,甚至膳食补充剂也可导致头晕、不稳或眩晕,注意患者最近有无新加的药物或药物剂量调整。

(5) 步态异常、跌倒及近乎跌倒:PPPD 患者行走时可能有摇晃不稳感,体格检查可能表现轻微步态异常或谨慎步态,如速度较慢、步幅缩短,但跌倒和近乎跌倒从来都不是 PPPD 的常见症状,如果存在明确的步态异常或反复跌倒、近乎跌倒,提示存在结构性或功能性步态障碍,PPPD 也可与这些疾病共存。

【治疗】

目前 PPPD 尚无规范化疗法,临床上常用心理治疗、药物治疗、前庭康复治疗和认知行为疗法等。随访发现,经药物和心理等相关治疗后,症状缓解者 48%～72%,症状消失者约 27%,症状无变化者为 22%,症状加重者 3%。

1. 心理治疗 心理治疗是 PPPD 的基础治疗,早期及时的心理教育是成功治疗 PPPD 关键性一步,使患者了解精神疾病导致躯体症状的道理,提高患者治疗依从性。

2. 药物治疗 主要使用选择性 5-羟色胺再摄取抑制剂(SSRI),其有效率约73%。治疗需要维持至少 1 年,以减少复发。苯二氮䓬类及其他前庭抑制剂对 PPPD 疗效不佳,不能作为首选药物。

3. 前庭康复治疗 主要是一般性干预练习,如 Cawthorne-Cooksey 练习,此外可制定个体化前庭平衡康复训练项目,如凝视稳定性训练、视觉依赖练习、本体觉依赖练习、视跟踪练习、姿势稳定性练习,以及新型的虚拟现实训练法等。

4. 认知行为治疗 对 PPPD 有一定效果,尤其焦虑相关性头晕患者,但疗效多不持久,若在诱发事件发生后 8 周内开始治疗,获益时间较长。

三、其他慢性前庭综合征

其他慢性前庭综合征包括不能代偿的单侧前庭病、小脑变性疾病、后颅窝占位病变,以及以前庭症状为突出表现的精神行为障碍等。

1. 不能代偿的单侧前庭病 患者多有明确的前庭疾病病史,前庭功能评估可发现一侧前庭功能障碍,伴或不伴听力障碍。可以是单次病程的急性前庭综合征导致严重的单侧前庭功能丧失,由于低频 VOR 未能恢复至正常水平,在日常生活中出现头晕、不稳和前庭视觉症状;也可以是发作性前庭综合征导致单侧波动性前庭功能障碍,前庭周围疾病恢复、前庭中枢代偿以及疾病反复过程的叠加等,临床表现为慢性病程和急性复发加重等特征。须注意与 PPPD 鉴别,两者可能共存,治疗以前庭康复为主。

2. 小脑变性疾病 是一组以共济失调为主要症状的疾病,表现为躯干和肢体共济失调,也可表现眼球运动异常。眼动异常可为疾病早期的主要体征,可先于其他躯体体征出现,有时甚至是唯一的体征。按照病因分为先天遗传性或后天获得性,遗传性共济失调包括脊髓小脑共济失调(spinocerebellar ataxia,SCA)、Friedreich 共济失调、原发性迟发性小脑共济失调、X-连锁共济失调、早发性共济失调等。SCA 是常染色体显性遗传,是小脑变性疾病中最常见者。获得性病因主要包括脑卒中、中毒代谢性、自身免疫炎症性、肿瘤/副肿瘤性、内分泌性,以及年龄相关的退行性变等。

3. 慢性焦虑和抑郁障碍 如广泛性焦虑障碍、广场恐惧症、社交恐惧症、强迫性障碍,以及创伤后应激障碍

等导致的慢性焦虑,可表现为慢性持续性头晕;抑郁障碍也可表现为头晕症状。

4. 脑震荡后综合征 脑震荡或甩鞭伤患者经常表现为慢性头晕,可伴头痛、失眠、认知障碍和情绪不稳等,患者可伴或不伴 PPPD。

5. 下船后不适综合征(mal de debarquement syndrome,MdDS) 是指经过数天或较长时间的海上行程后产生的好像仍在海上摇摆颠簸的感觉,少数患者症状可持续数周、数月、甚至数年,可伴慢性疲劳、反应变慢、对视运动耐受性降低、对环境刺激高度敏感,出现疲劳、注意力不集中、定向障碍、知觉障碍、失眠、头痛,以及焦虑抑郁等。MdDS 患者重回被动运动状态如乘车时可能好转,但治疗反应差,而 PPPD 患者对前庭适应性训练和药物治疗反应好。

6. 自主神经功能障碍 常见如直立性心动过速综合征、反射性晕厥,患者可表现头晕。

7. 慢性神经系统疾病 神经退行性疾病,如帕金森综合征、多系统萎缩等可影响姿势和步态。

第八节 老年人头晕、眩晕及平衡障碍

研究表明,跌倒是导致 65 岁以上老年人意外死亡的重要原因之一,头晕和眩晕是跌倒的重要预测因素,前庭感知系统、视觉系统和本体感觉系统病变均可导致头晕和眩晕。由于中枢神经系统退行性变,多数老年患者并不表现眩晕(旋转感),通常的主诉是非特异性头晕或站立不稳。在 60 岁以上的人群中,头晕和眩晕患病率可达30%,75 岁以上的人群,头晕是最常见的症状,85 岁以上人群高达50%,并随年龄增长逐渐增加。

【病理生理】

随着年龄增长,前庭、小脑、视觉和本体感觉传导通路退行性变可影响平衡功能,如前庭感受器毛细胞逐渐减少,前庭上神经、前庭下神经之神经纤维数量逐年下降,前庭内侧核神经元密度明显下降,该核在前庭代偿中发挥重要作用;半规管功能(感受旋转加速度)随增龄而下降最明显,球囊功能(感受垂直方向加速度)也下降,而椭圆囊功能(感受水平方向加速度)受影响较少。

与关节位置、运动方向感知有关的振动觉、触觉以及肌肉力量也随年龄增长而下降;眼球扫视运动随着年龄增长,出现潜伏期延长、速度下降,导致视觉调节、注视时对眼球震颤的抑制功能下降,这些因素均易导致头晕、眩晕或平衡障碍。

【临床表现】

1. 老年人前庭功能不对称的退行性变通常隐袭发

生,逐渐进展,一般不表现眩晕感,常主诉头晕、动态视敏度下降、运动不耐受、平衡障碍和步态不稳等,在急转头和转身时症状加重。

2. 老年急性前庭综合征患者眩晕、呕吐、大汗等症状较轻,平衡障碍症状更突出,对前庭外周病变的代偿能力显著下降。

3. 老年患者很难采集到明确的病史,前庭功能检查,如冷热试验反应下降,头脉冲试验、主动摇头试验、动态视敏度检查等都难以配合,给诊断带来困难。

4. 老年性头晕、眩晕的常见疾病,如表3-9-3所示。

表3-9-3　老年性头晕或眩晕的常见病因

外周性前庭病变	BPPV
	前庭神经炎
	双侧前庭病
	晚发性梅尼埃病
	迷路炎
	小脑前下动脉闭塞
中枢神经系统病变	前庭性偏头痛
	后循环脑卒中
	神经系统变性病
	下跳性眼球震颤(小脑扁桃体下疝)
	上跳性眼球震颤
心源性疾病	心律失常
	直立性低血压
	充血性心功能不全
药源性	降压药
	苯二氮䓬类
	镇静药
	抗焦虑药
	抗癫痫药
其他	多系统退行性变
	原发或继发性肿瘤(乳腺或前列腺)
	躯体形式障碍
	骨骼肌系统病变
	本体感觉和躯体感觉障碍

(1) 老年患者BPPV发病率和患病率明显增加,但主观眩晕感受通常不强烈,临床症状不典型,如条件允许应尽量完善位置诱发试验。

(2) 直立性头晕通常由药物(降压药)或入量不足导致。

(3) 中枢性眩晕和头晕须考虑神经系统退行性变,如帕金森综合征、小脑共济失调、正常压力脑积水以及脑卒中等。

(4) 若患者主诉在黑暗中步态不稳,须注意排除双侧前庭病和周围神经病可能。

【治疗】

1. 根据不同的原发病采取相应治疗,老年患者中BPPV很常见,但症状特异性下降,即使症状体征不典型,也可尝试谨慎地进行手法复位治疗。

2. 研究表明,尽早启动前庭康复训练有助于改善老年患者的长期预后,诸如适应性训练(重组前庭眼动反射通路),替代性训练(增强非前庭系统在平衡维持中的权重),习服训练(提高感知阈值),以及姿势、步态训练等,不仅可改善头晕、眩晕和平衡障碍症状,还可减少跌倒风险。

3. 很大一部分老年患者存在焦虑和/或抑郁状态、痴呆等精神心理、认知障碍,需要注意识别,并相应治疗。

参考文献

第十章　睡眠和睡眠障碍
Sleep and Sleep disorders

（赵忠新　王玉平　刘春风）

第一节 睡眠医学发展史

（邱浩彰 张晏 王维治）

远古的人类，日出而作，日落而息，睡眠是人类与生俱来的本能，但人类从何时开始出现失眠，却是无从得知。人的一生大约有三分之一的时间是用来睡眠，这是人体恢复精神与体能，养精蓄锐之所必需。睡眠是与人类的生存相伴，因而睡眠医学也是一门古老的学科，人类对睡眠的认识经历了漫长的历程。睡眠医学的发展可分为三个时期。

【朦胧期和起步期】

1. 睡眠认识朦胧期 远古时人们认为睡眠是介于清醒与死亡的中间状态，在古希腊和罗马神话中，睡眠与死神是亲兄弟，因为二者呈现的样子有些相似。希腊神话中的"奥丹茵的诅咒"，是讲述河中仙女奥丹茵为了惩罚抛弃她的男人，对他念了咒语，让他在睡眠中因呼吸麻痹而死亡，可见那时的人们对睡眠中呼吸麻痹死亡已经有了观察，而医学上的奥丹茵咒语综合征（Ondine curse syndrome）是指睡眠时自主呼吸功能障碍。

据史料记载，早在5 000年前巫医就用草药来促进睡眠或抑制睡眠，人类早已知道酒精可以帮助睡眠，罂粟花亦有同效，还可用作麻醉剂。此外，人们发现咖啡可抑制睡眠，传说牧羊人发现羊吃了咖啡的果实，会变得活泼，摩洛哥人观察到鸟类吃了咖啡的浆果后变得很欢跃。追溯人类食用咖啡的历史，大约是从15世纪在也门的摩卡开始，很快地就从阿拉伯半岛传播到麦加，再到非洲的开罗和埃塞俄比亚，到16世纪传到了南印度、土耳其，再传到了欧洲、东南亚。由于咖啡可增强兴奋和注意力，于是广为流传开来，现今的咖啡品牌不一而足，品尝咖啡已不只是为了提神，而且也成为了一种时尚。

2. 睡眠医学起步期 睡眠医学研究的起步大约始于19世纪，1837年Robert MacNish出版了《睡眠的哲学》一书，认为睡眠与清醒是两个极端的过程。何以会有睡眠与清醒周期，19世纪的学者假设血液中有催眠毒素（hypnotoxin），白天人体中催眠毒素不断累积，到一定程度就会使人昏昏欲睡，在睡眠中此毒素渐渐地被排除，于是又使人变得清醒。19世纪对睡眠的异常现象做了深入观察与描述或许不仅是医生，还有文学家，英国著名作家狄更斯（Charles Dickens）在他的小说《匹克威克外传》（*The Pickwick Papers*）里，主人公Pickwick是一位肥胖的绅士，描述他患有睡眠呼吸暂停。1895年奥地利著名的精神病学家弗洛伊德出版了《梦的解析》（*Interpretation of Dream*），是用他的精神分析理论来解梦，日有所思，夜有所梦，在中国文化中也有解梦专家来诠释梦中的情景。

【睡眠研究蓬勃进展期】

1. 1928年德国精神病学医生Berger发明了脑电图机，EEG在睡眠医学研究中的革命性应用，开启了20世纪上半叶睡眠医学研究的快速进程（Berger H，1930）。最早的动物实验是苏格兰生理学家Richard Caton首先在鸡的大脑表面记录到电位变化，EEG应用头皮电极记录脑电波后，借由睡眠时脑电波的变化，研究者清楚地窥探到人类睡眠时发生的电生理改变，发现睡眠中人脑的活动并没有停止，可分成不同时期的慢波和某个时期类似清醒的快波。后来Loomis AL利用讯号放大系统EEG记录到睡眠中较大的慢波和K-复合波（K-Complex）以及纺锤波。

2. 睡眠分期的建立 鲁米斯（Loomis）及其同事，以及阿瑟林斯基（Aserinsky）、迪蒙特（Demend）和克莱特曼（Kleitman）等通过对EEG的分析和临床观察，对睡眠生理学做出了重大的贡献。根据他们的研究，证明EEG可反映睡眠逐渐加深的过程，大脑电活动规律性循环周期被称为睡眠结构，并定义了睡眠的五个阶段。

在正常EEG中，枕叶可见8~12Hz的α波并混合有慢波。当静卧睡眠时，除了面部肌肉外，肌电图是静止的。当人开始昏昏欲睡时α波消失，随即第1阶段睡眠开始，眼睑开始下垂，眼睛可能慢慢地左右晃动，瞳孔变小，随着睡眠早期的进展，肌肉放松，EEG模式转变为波幅逐渐降低和混合慢波。伴随α波的消失，缓慢的眼球转动，进入第2阶段睡眠，出现0.5~2秒的双顶叶12~14Hz波（睡眠纺锤波）和间歇性高波幅，中央-顶叶尖慢复合波。第3阶段为慢波睡眠，θ节律占优势。第4阶段为深度慢波睡眠，δ频率活动占优势。第5阶段是快速动眼期（REM），EEG又开始变为快波，此时肌肉完全放松。

1930年Brener利用猫的实验，在脑干不同切面中发现实验猫有不同的睡眠状态，确定脑干是调节睡眠的中枢。1951年芝加哥大学克莱特曼与其博士阿瑟林斯基在观察睡觉的患者时，看到在某阶段睡眠中眼球跳动，伴有睡眠脑波明显变化，频率较快、振幅较低，与一般的深度睡眠不同，脑波类似清醒状态，但患者并没有醒来，全身肌肉呈无张力状态，心搏可加快，同时会做梦，之后将此段睡眠称为快速动眼期（REM）（Dement W et al，1957）。随后，睡眠分期被分为REM和非快速动眼期（NREM），在每晚的睡眠中，这两个睡眠期通常交替5个轮回，每轮大约90分钟。20世纪60年代随着脑波在临床上的应用和睡眠期的确立，人们开始致力于连续睡眠记录的研究。多导睡眠图（PSG）从20世纪70年代开始临床应用，是诊断和研究睡眠疾病的金标准。

3. 睡眠神经生理学　霍布森提出,睡眠周期是兴奋性与抑制性神经递质相互作用的结果。脑桥网状结构的单细胞记录表明,有两个相互关联的神经元群,其活动水平周期性相互波动。在清醒状态下,单胺能(抑制性)神经元活动增强,在 NREM 期,单胺能抑制逐渐下降,胆碱能兴奋增强,REM 期睡眠发生在转变过程中。一种被称为食欲素(Orexin)的多肽被发现,它在发作性睡病的病理生理中有重要作用。研究还发现,下丘脑视上核整合周围环境的光线信号,影响睡眠和昼夜节律,下丘脑腹外侧视前核(VLPO)参与唤醒机制,发出纤维到下丘脑和脑干的相关核团,VLPO 损伤可导致病理性觉醒和睡眠缺乏。因此,睡眠机制包括下丘脑、脑桥和基底前脑中特殊功能核团复杂的相互联系与协同作用,大脑通过感知环境条件进行睡眠调节,使机体能够因需、因情、因地而进入或调整睡眠。

4. 睡眠与梦境　睡眠和梦的作用是生理学家、精神病学家和哲学家一直在思考的问题。波普尔等认为"睡眠是一种自然的反复无意识状态,我们甚至不知道其原因。"关于睡眠的理论包括身体恢复、运动功能促进、学习和巩固记忆等,不一而足。关于做梦过程中神经生理变化,Braun 及其同事们应用正子断层扫描(PET)研究 REM 期睡眠,观察到初级视觉皮质和额叶联合区活动减弱时,视觉皮质和边缘系统选择性激活,推测视觉联想区及与边缘系统连接激活可能会产生梦境,做梦时大脑额叶活动抑制可能解释对奇异梦境内容的接受。

5. 镇定催眠药问世和神经递质调节　1960 年代苯二氮䓬类(benzodiazepines)的研发和临床应用具有里程碑的意义,地西泮(diazepam)、氟西泮(flurazepam)相继问世,具有良好的镇定安眠效果。1988 年唑吡坦(zolpidem)在法国上市,1992 年美国 FDA 批准用于失眠的短效治疗。近年来,发现褪黑素(melatonin)和食欲素(orexin)与生物周期相关的神经递质,褪黑素又称为夜间荷尔蒙,有助于提升睡眠质量,食欲素是白昼荷尔蒙,二者协同调节昼夜节律。

6. 睡眠中心的建立　20 世纪 70 年代开始睡眠呼吸暂停的研究,最初的 EEG 研究见于法国的 Gastaut 等,以及德国的 Jung 等,阻塞性睡眠呼吸暂停(OSA)被确定为临床综合征。1972 年 Zarcone,Dement 和 Guilleminault 建立了斯坦福大学睡眠中心,德门特(Dement)是美国现代睡眠医学之父,他们利用 PSG 对失眠、OSA 和发作性睡病等进行监测和评估(Guilleminault C et al,1973;Dement W et al,1974),进行长途飞行后时差、夜班后睡眠适应,以及慢性疾病的睡眠障碍研究。哈佛大学睡眠疾病诊疗中心是美国东海岸睡眠研究的翘楚。1999 年美国睡眠医学学会(AASM)成立,它在美国的业界是非常有号召力的学术机构。

【睡眠研究全面发展期】

21 世纪睡眠医学快速发展,目前美国有 300 多家睡眠疾病专科医院,6 000 多家睡眠疾病诊疗中心。根据 AASM 2005 年的诊断标准,将睡眠疾病分为 8 大类,2007 年 AASM 又发布了睡眠及其相关检查标准及生理监测判读手册,规定 PSG 应用脑电图、眼动图、颏肌肌电图、心电图、呼吸气流、胸腹式呼吸图、血氧饱和度、眼动记录等生理指标。PSG 和治疗呼吸暂停的正压呼吸器也几经技术改良,更加便携实用。

睡眠障碍疾病还包括不宁腿综合征(PLS)、睡眠周期性肢动(PLMS),发作性睡病等。美国的三位学者 Jeffrey C. Hall、Michael Rosbash、Michael W. Young,因研究"控制昼夜节律分子机制的发现"获得 2017 年诺贝尔生理学医学奖,是睡眠医学研究中一个重要里程碑。他们发现几个基因产生的蛋白 PER-TIM 与昼夜周期有关,是生物钟的基本机制。

我国睡眠医学的临床工作和研究都起步较晚,国人对此疾病的认识不足。20 世纪 90 年代初,北京协和医院呼吸内科黄席珍教授发起关注睡眠呼吸暂停低通气综合征(sleep apnea hypopnea syndrome,SAHS)的诊疗,唤起对睡眠呼吸疾病的重视。近年来,我国纷纷建立了许多睡眠诊疗中心,对 SAHS 的诊治得到了普及和推广。然而,由于睡眠障碍是跨学科的疾病,发病机制复杂,合并症多,涉及多学科的合作诊疗。目前,我们还缺少足够的睡眠专科医院和睡眠诊疗中心,面对睡眠障碍疾病患者的治疗,更要求医护人员有良好的素质和责任心,因此,基础设施建设和专科人才培养均任重而道远。

【我国传统医学与睡眠】

我国传统医学对睡眠研究可追溯到《黄帝内经》,它可能成书于距今约 2 000 年的西汉时期。其对睡眠称曰"卧"或"目瞑",睡眠疾病称之为"不得卧""目不瞑""卧不安""嗜卧""多卧"等。通过中医理论论述睡眠机制和睡眠疾病的病因,如"老者之气血衰,其肌肉枯,气道涩,五脏之气相搏,其营气衰少而卫气内伐,故昼不精,夜不瞑",指出老年性睡眠障碍的原因是由于气血衰少和营卫失调。传统中医学认为,不同脏腑的疾病也会引起睡眠疾病,如"肝痹者,夜卧则惊,多饮数小便,上为饮如怀""胃不和则卧不安"等,可见古人已了解许多疾病可以导致睡眠障碍的发生。

通过各代医家的大量的临床经验,传统医学已积累了睡眠疾病行之有效的诊治体系,透过辨证论治,选择相应的方剂治疗。例如,酸枣仁汤治疗失眠伴心悸、头晕、目眩;朱砂安神丸治疗失眠伴多梦、精神烦躁不安;天王补心丹治疗失眠伴健忘、梦遗、手脚汗出;交泰丸治疗失眠伴口舌生疮;甘麦大枣汤治疗失眠伴抑郁症状等。

综上所述,睡眠医学的兴起与发展已经有半个世纪的历程,我国的发展也有将近 30 年的历史,人类社会的老龄化、工作压力和情绪变化等都会影响睡眠,睡眠障碍发病率也呈增高趋势,睡眠医学正方兴未艾,面临巨大的挑战。

第二节　睡眠的生理学基础

（詹淑琴）

睡眠(sleep)是生命的自然现象和非常复杂的生理过程,是机体 24 小时生理节律的一部分,也是人类生存必不可少的阶段。睡眠现象可见于所有的哺乳类、鸟类和爬行类动物,睡眠时脏器和系统功能保持相对安静状态,对外界刺激反应阈显著提高,以利于脏器和系统功能的恢复和运转。早在 1913 年 Henri Pieron 指出,睡眠时脑并未完全休息,而是采取另一种方式活动。

【正常睡眠分期】

Loomis 等(1935)根据脑电图记录的睡眠期脑电波的变化将睡眠分为不同的阶段,各期具有脑电活动的特点。1953 年芝加哥大学的 Aserinsky 和 Kleitman 发现了快眼动睡眠期,开始将脑电活动与眼球运动相结合对成人睡眠进行研究,并将人类睡眠分成非快速眼球运动睡眠相和快速眼球运动睡眠相两种类型。多导睡眠图(polysomnography,PSG)根据睡眠期脑电频率及波幅、眼球运动和肌张力变化,将睡眠分为 4 期,即 I 期睡眠(N1)、II 期睡眠(N2)、III 期睡眠(N3)和 REM 睡眠(R)(图 3-10-1)。

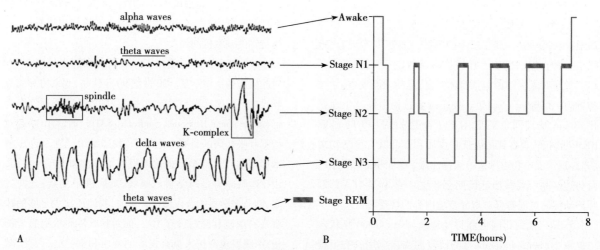

图 3-10-1　正常成人不同阶段的脑电图波形示意和睡眠结构

A.不同觉醒睡眠期脑电图波特征;B.成人夜间睡眠结构模式

1. 非快速眼动睡眠(non-rapid eye movement,NREM)又称为慢波睡眠(slowwave sleep,SWS),NREM 期的特点是大部分脑区神经元活动减少,全身代谢减慢,脑血流量减少,呼吸平稳、心率减慢、血压和体温下降、肌张力降低,无明显眼球运动等。NREM 睡眠期可分为 N1、N2、N3 期:

N1 期(入睡期):是最轻的睡眠阶段,从超过 50% 的 α 波被低波幅混合频率(LAMF)活动代替开始。瞳孔缩小,眼球活动减慢,肌张力降低,但受刺激后易醒。通常持续 1 至 5 分钟,N1 约占总睡眠期的 5%。

N2 期(浅睡眠期):EEG 特征性波是出现睡眠纺锤波和 K-复合波,尖颤复合波是双颞突发高波幅的 0.5~2Hz 与 2~14Hz 快波组成,K-复合波预示睡眠向更深的睡眠过渡,眼球活动基本消失,肌张力明显降低。N2 期约占总睡眠的 50%。

N3 期(深睡眠期):慢波睡眠期,进入深睡时 EEG 慢波增多,为 75~200μV、0.5~3Hz δ 波占 20% 以上,后期 δ 波占 50% 以上。此期睡眠最深,难被唤醒,眼球活动消失,瞳孔更小,光反射仍存在,肌张力继续降低。N3 期约占总睡眠时间的 20%~25%,有助于身体修复和组织再生,增强免疫功能。随着年龄的增长 N3 期比例逐渐减少,N2 期比例增多。

2. 快速眼动睡眠期(rapid eye movement sleep,REM)也称为快波睡眠(fastwave sleep,FWS)或异相睡眠(paradoxical sleep,PS),是与梦境相关的睡眠期。脑电图及各项生理指标与清醒状态相似,除眼肌和呼吸肌外,其他肌肉张力极低,眼球快速往返的转动。R 期脑代谢与脑血流量增加,自主神经功能不稳定,呼吸浅快不规则,心率增快,血压波动,瞳孔时大时小,体温调节功能丧失,阴茎或阴蒂勃起,各种感觉功能显著减退。REM 睡眠约占总睡眠期的 20%~25%。

正常成年人一般的睡眠模式由 NREM 睡眠期开始到

REM 睡眠期结束的转换次序是:从 NREM 睡眠期开始 N1→N2→N3→N2 进入第一次 REM 睡眠,然后重复 NREM 睡眠 N2→N3→N2 进入第二次 REM 睡眠。一般正常成年人每晚的睡眠经过 4~6 个睡眠周期。在整个夜间睡眠的前半程以深度 NREM 睡眠为主,REM 睡眠时间较短,当睡眠周期过渡到后半程时,深度 NREM 睡眠逐渐减少,REM 睡眠时间逐渐延长。从 NREM 睡眠开始至下一个 NREM 睡眠开始为一个睡眠周期,成人平均每个睡眠周期间隔时间为 90~110 分钟,婴儿的睡眠周期间隔时间约为 60 分钟。

【睡眠和觉醒神经环路】

早期解剖学家 Purkinje 和神经学家 Lhermitte 认为可能存在调节睡眠觉醒的特殊神经环路。直到 20 世纪初从病毒性脑炎患者所观察的结果首次提出觉醒睡眠的神经环路的假设,提出脑干的促觉醒作用,下丘脑前部的促睡眠作用,促觉醒系统由脑干上部网状结构输入到丘脑。后来的研究表明大脑的神经环路选择性地调节觉醒、快速眼动(REM)睡眠和非快速眼动睡眠(NREM)睡眠。睡眠觉醒神经环路的早期研究主要集中在单胺能和胆碱能觉醒系统上,后期研究发现这些系统只起调节作用。觉醒和睡眠的调节系统主要依赖于快速神经递质环路,如谷氨酸和 GABA 能环路(Clifford B Saper,2017)(图 3-10-2)。

觉醒系统主要包括来自脑干上部的单胺能神经元,即由位于蓝斑核(locus coeruleus,LC)的去甲肾上腺素能(NE)、位于中缝核(raphe nuclei,DRN)的 5-羟色胺能神经元(5-TH),位于结节乳头核内(tuberomammillary nucleus,TMN)的组胺能神经元、位于腹侧导水管周围灰质(ventral periacqueductal gray matter,vPAG)的多巴胺能神经元(DA),位于脑桥背侧(pedunculopontine and laterodorsal tegmental nuclei,PPT/LDT)的胆碱能神经元(Ach)。这些位于脑干上部促觉醒核团通过支配丘脑来兴奋大脑皮质;也可以通过位于腹内侧下丘脑食欲素能神经元分泌一种神经肽即食欲素(hypocretin/orexin,ORX)传递信息兴奋基底前脑及整个大脑皮质。睡眠系统的神经元主要由位于腹外侧视前区(ventrolateral pre-optic,VLPO)和内侧视前核的 γ 氨基丁酸能神经元(GABA)组成,其发出纤维分布到促觉醒系统神经元,通过抑制觉醒神经元的活动来促发睡眠,在睡眠期 VLPO 神经元保持持续兴奋状态维持睡眠。"flip-flop"概念是指在觉醒睡眠的活动中,通过促觉醒神经元和促睡眠神经元活动在某时段的相对优势来控制觉醒与睡眠的转换。VLPO 也接受来自视交叉上核(suprachiasmatic nucleus,SCN)的生物钟节律中枢所投射的神经纤维支配。

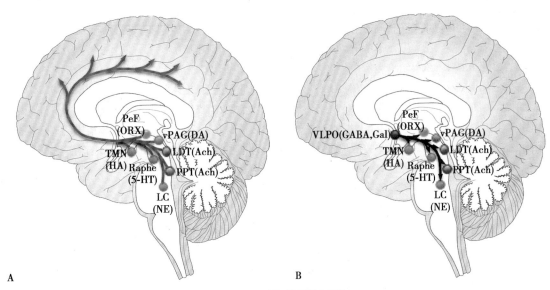

图 3-10-2 睡眠-觉醒调节系统

A. 显示脑干网状上行性促觉醒系统向大脑皮质广泛投射产生兴奋的关键元素;B. 显示在睡眠期由下丘脑的上行促觉醒通路失活。Ach:乙酰胆碱;DA:多巴胺;GABA:γ-氨基丁酸;Gal:甘丙肽;HA:组胺;LDT:背外侧被盖部;NE:去甲肾上腺素;ORX:食欲素;PPT:脑桥被盖部;TMN:结节乳头核;vPAG:腹侧导水管周围灰质;5-HT:5-羟基胺,LC:蓝斑核

NREM 和 REM 睡眠之间的转换是由脑干内单胺能神经元和特殊的胆碱能神经元亚群相互抑制所调控。这些中脑和脑桥被盖部(PPT/LDT)的胆碱能神经元即"REM-on"神经元与来自蓝斑核(LC)去甲肾上腺素和来

自中缝核(Raphe nuclei)的 5-羟色胺能神经元即"REM-off"神经元相互抑制。在 REM 睡眠期,胆碱能神经元被最大限度激活,而甲肾上腺素和 5-羟色胺能神经元的活动被完全抑制。这些神经元的激活和抑制之间的切换导

致了 NREM 和 REM 之间的循环。

1. 觉醒系统　觉醒状态的维持是上行网状激动系统(ascending reticular activating system, ARAS)及其他脑内觉醒系统共同作用的结果。其他觉醒系统包括蓝斑核(NE)、背侧中缝核(5-HT)、导水管周围灰质(DA)、脑桥被盖核(ACh)、结节乳头体核组胺能神经元(HA),以及外侧下丘脑区食欲素能神经元(ORX)组成。

(1) 脑干网状结构(reticular formation)活动可直接影响睡眠、觉醒和警觉等。网状结构是指在延髓、脑桥和中脑的被盖区内,神经纤维纵横穿行,相互交织成网状纤维束,束间有各种大小不等的细胞,灰白质交织的结构。网状结构接受来自几乎所有感觉系统的信息,传出联系直接或间接地投射到大脑皮质各区域,兴奋大脑皮质和维持觉醒期感觉和运动活动。网状结构大部分神经元的上行和下行投射可能利用谷氨酸作为神经递质传递,许多麻醉药物都是通过阻断谷氨酸能传递途径发挥效应,阻断上行网状激动系统和下行网状-脊髓易化系统(reticulo-spinal facilitatory system)。

(2) 蓝斑核(LC):上行网状激动系统(ARAS)维持大脑皮质的觉醒状态,ARAS 的研究主要集中在蓝斑核,它位于脑桥中上部邻近第四脑室。在 LC 的腹外侧有一中型细胞分布区域,称为蓝斑旁核(peri-locus coeruleus alpha, peri-LCα)。蓝斑核的去甲肾上腺素能神经元最多和最集中,LC 发出的上行纤维经脑干、丘脑投射至大脑皮质,促发觉醒。LC 神经元放电活动在觉醒期活跃,NREM 睡眠时减弱,REM 睡眠时停止。

(3) 中缝核(DRN):沿脑干的中线分布,从延髓至中脑,这些神经元的上行纤维主要投射至前脑和皮质,下行纤维则投射到脊髓。DRN 是脑内 5-HT 能神经元分布的主要部位,它与 NA 能神经元一样在觉醒期最活跃,NREM 睡眠时减弱,REM 睡眠时停止,表明具有促觉醒作用。

(4) 中脑黑质:中脑多巴胺(DA)能神经元位于黑质致密部、被盖腹侧区和红核后区,其神经纤维投射到纹状体、基底前脑及皮质,对维持觉醒有一定的作用。在觉醒和 REM 睡眠期可见 DA 能神经元活性增加,但其活化度似乎并不随着 REM-NREM 周期的时相转变而变化。中脑黑质多巴胺能系统破坏后,动物仍能觉醒,但对新异刺激不再表现出探究行为。由此,推测 DA 对正常睡眠的作用可能是通过与其他神经递质系统相互作用而实现的。

(5) 脑桥中脑背侧被盖核(PPT/LDT):脑干内有两群胆碱能神经元,分别位于脑桥嘴侧和中脑尾侧的背外侧被盖核(LDT)及脚桥被盖核(PPT)。二者发出的上行纤维与网状结构的投射纤维相伴行,并向背侧延伸到丘脑以及向腹侧延伸到下丘脑和基底前脑。向上投射到丘脑及大脑皮质等广泛区域,刺激大脑皮质兴奋。LDT 和 PPT 的神经元放电在觉醒时活跃,NREM 睡眠时减弱,REM 睡眠又重新活跃,但引起大脑皮质兴奋的 ACh 能神经元放电并不引起觉醒。通常在 ACh 与 NA 和 5-HT 介导的神经传递中存在一种平衡,两类神经元的活性调节觉醒状态与肌张力及 REM 睡眠脑皮质的兴奋性。

(6) 结节乳头核(TMN):中枢组胺能神经元主要集中在下丘脑后部的结节乳头核,其纤维广泛投射到不同脑区,同时也接受 VLPO 发出的抑制性 GABA 能及甘丙肽(galanin, GAL)能神经纤维支配。TMN 神经元的自发性放电活动随睡眠-觉醒周期发生频率变化。觉醒时放电频率最高,NREM 睡眠期减缓,REM 睡眠期中止。

(7) 食欲素能神经元(ORX):食欲素是 1998 年发现的具有促醒和促进摄食作用的神经肽。食欲素神经元位于下丘脑外侧及穹窿周围,数量仅数千个,其纤维和受体分布十分广泛。食欲素的两个单体食欲素 A 和 B 均来自前食欲素,通过两个 G 蛋白耦联受体(食欲素受体 R1 和 R2)发挥作用。食欲素神经元发出纤维密集地投射到 LC、DRN、TMN、LDT 和皮质等,促进觉醒递质释放,兴奋大脑皮质,抑制睡眠。同时,食欲素能神经元与 VLPO 交互联系,在睡眠-觉醒周期的调控中也发挥重要作用。因此,中枢食欲素系统对睡眠-觉醒调控及其周期性变化都起着关键的作用。食欲素能神经元变性是人类发作性睡病的重要原因。

(8) 基底前脑(basal forebrain, BF):是指端脑和间脑腹侧的一些结构。广义的基底前脑包括下丘脑视前区和前区、隔核群、终纹体核、斜角带核群、伏核、嗅结节、嗅皮质和杏仁核群。最近一些文献所指的基底前脑主要半球前内侧面和基底面的靠近脑表面的灰质。基底前脑 ACh 能神经元对维持大脑皮质兴奋有很重要作用。它们接受来自脑干及下丘脑觉醒系统的纤维投射,广泛地投射到大脑皮质。基底前脑的 ACh 能神经元在觉醒和 REM 睡眠期活跃,放电频率与脑电的 γ 波及 θ 波的强度呈正相关,与 δ 波的强度呈负相关。除 ACh 能神经元外,它还分布有谷氨酸能神经元和少量 GABA 能神经元,其神经纤维投射到大脑皮质。谷氨酸能、GABA 能以 ACh 皮质投射神经元的节律性放电与脑电 θ 活动相关。基底前脑非 ACh 能神经元与 ACh 能神经元共同组成了基底前脑中继站,中继从脑干网状结构及觉醒系统其他核团的神经纤维向皮质脑区的投射。

综上所述,脑干网状结构、蓝斑核去甲肾上腺素能神经元,中缝核 5-羟色胺能神经元,中脑多巴胺能神经元,脑桥中脑被盖乙酰胆碱能神经元,下丘脑结节乳头核组胺能神经元,食欲素能神经元,以及基底前脑等众多脑区和递质系统共同参与了对觉醒的调控。须注意，脑干和下丘脑的促觉醒系统之间亦有广泛的纤维联系，最终上行经基底前脑（腹侧通路）和丘脑（背侧通路）达到大脑皮质，发挥其启动和维持觉醒的效应。

2. NREM 睡眠发生系统　包括下丘脑的 VLPO 和内侧视前核（MPN）。其中，VLPO 在 NREM 睡眠发生中占有主导地位。另外，脑干内背侧网状结构和孤束核存在 NREM 相关神经元。孤束核主要是通过影响与睡眠发生和自主神经功能有关的前脑边缘系统而发挥作用。其次，丘脑、基底神经节、边缘系统部分结构和大脑皮质在 NREM 睡眠的发生和维持方面发挥作用。

（1）腹外侧视前区（VLPO）：位于下丘脑前部视前区腹外侧，是调节睡眠的关键核团之一。在觉醒转向 NREM 睡眠过程中，VLPO 神经元放电频率增加，VLPO 兴奋性和睡眠量呈正相关。VLPO 的不同区域对睡眠的影响不相同。根据神经元分布方式不同，VLPO 可分为"密集区"和"弥散区"。毁损 VLPO 密集区可使 δ 波减少 60% ~ 70%，NREM 时间减少 50% ~ 60%，NREM 时间与残留神经元的数量成正比；而毁损 VLPO 弥散区可导致 REM 睡眠的明显减少，而对 NREM 睡眠影响很小。

VLPO 神经元发出的纤维投射到多个觉醒相关神经元及脑区。VLPO 在睡眠的启动和维持过程中，主要是以抑制性的 GABA、甘丙肽（galanin）作为神经递质。VLPO 密集区的神经元发出神经纤维到 TMN，弥散区的神经元投射到脑干的 LC 和 DRN，VLPO 神经元也投射到胆碱能的 PPT/LDT。VLPO 同时接受组胺能、NA 能、5-HT 能神经元的纤维支配。离体脑片电生理研究发现，NA 和 5-HT 可直接抑制 VLPO 的 GABA 能神经元活动。组胺可通过中间神经元，间接抑制 VLPO 的 GABA 能神经元。睡眠中枢 VLPO 和主要觉醒系统之间存在紧密的相互联系，导致功能上交互抑制，形成一个双稳态反馈环路，触发睡眠-觉醒两种稳定型模式交替出现，避免产生中间状态。

（2）丘脑的 GABA 能神经元：Lugaresi 等（1986）在致死性家族失眠症患者尸检中发现，丘脑腹前核和背内侧核严重退变，而其他脑区仅有轻度退行性改变。由此推断，丘脑前部在睡眠调节中发挥重要作用。NREM 睡眠中的纺锤波起源于丘脑。丘脑网状核中大部分是 GABA 能神经元。N2 期睡眠纺锤波是丘脑网状核中 GABA 神经元与丘脑皮质神经元之间相互作用的结果。从脑干投射到丘脑的 ACh 能神经纤维，可使网状核 GABA 能神经元超极化，并阻断纺锤波的发放。大脑皮质是 NREM 睡眠的执行机构，深睡期 δ 活动的幅度和数量反映大脑皮质的成熟程度，δ 波总是在丘脑-皮质神经元超极化时出现，因此任何使丘脑-皮质神经元去极化的因素皆可阻断 δ 波。

（3）基底神经节、大脑皮质及边缘系统：基底神经节和大脑皮质也与睡眠的启动和维持有关。研究发现，去除动物的皮质和纹状体，完整保留低位脑干和间脑前区，睡眠周期发生异常，NREM 睡眠大大减少。电刺激尾状核与额叶皮质可引发皮质同步化活动和睡眠发生。下丘脑前部、视前区的睡眠相关结构与伏隔核、杏仁体等边缘前脑结构存在着联系。毁损大鼠的内侧伏隔核神经元，可导致 NREM 睡眠减少、REM 睡眠增加。基底神经节、前脑皮质、边缘系统内相关区域参与 NREM 发生和维持的作用和机制目前还不清楚。

（4）基底前脑及视前区 GABA 能神经元：与促睡眠相关的 GABA 能神经元主要分布在基底前脑、视前区。基底前脑和视前区的 GABA 能神经元发出纤维从背侧投射到下丘脑后侧食欲素能神经元，下行性投射到组胺能神经元和 LC 的 NA 能神经元，促进睡眠。有别于基底前脑的 ACh 能和谷氨酸能神经元，基底前脑及视前区的 GABA 能神经元在睡眠期放电明显高于觉醒期。特别提出，基底前脑及视前区对促睡眠具有重要作用。有别于其他 GABA 能神经元，基底前脑及视前区的 GABA 能神经元活性受很多觉醒性递质的影响。药理学研究显示，NA 可兴奋基底前脑 ACh 能神经元，而抑制基底前脑及视前区的 GABA 能神经元，随着 LC 的 NA 能神经元放电减弱，GABA 能神经元去抑制而活化，促进 NREM 睡眠。

（5）脑干 GABA 能神经元：GABA 能神经元也分布于脑干网状结构和 LC 中。睡眠期的 GABA 能神经元被选择性活化，进而抑制促觉醒系统的神经元。尾侧延髓网状结构的 GABA 能神经元及甘氨酸能神经元在 REM 睡眠期放电活跃，其神经纤维投射到脊髓，抑制脊髓运动神经元。

总之，NREM 睡眠促进系统主要脑区是 VLPO 的 GABA 和 Galanin 神经元，其他脑区如丘脑，基底神经节、大脑皮质、边缘系统，基底前脑、视前区和脑干 GABA 神经元亦在一定程度上参与 NREM 睡眠的发生。因而，GABA 受体成为镇静、催眠和麻醉的主要靶标。

3. REM 睡眠发生系统　脑干是启动 REM 睡眠的关键部位，尤其脑桥和中脑被盖区，这些区域含两类神经元：一类神经元的电活动在觉醒期间保持静止，在 REM 睡眠前和 REM 睡眠期间明显增加，称为 REM 睡眠开（REM-on）神经元；另一类神经元则恰好相反，在觉醒期间发放频率较高，在 NREM 睡眠中逐渐减少，而在 REM 睡眠中保持静止，称为 REM 关（REM-off）神经元。

REM-on 神经元主要是 ACh 能神经元，分布在脑桥中脑连接部位的 peri-LCα、LDT、PPT。REM-on 神经元不仅对 REM 睡眠有"启动"作用，引起脑电的去同步化快波,诱发脑桥-膝状体-枕叶波(ponto-geniculo-occipital, PGO)和快速眼球运动,而且还能通过传出纤维兴奋延髓巨细胞核,后者经腹外侧网状脊髓束兴奋脊髓的抑制性神经元,引起四肢肌肉松弛和肌电的完全静息。REM-off神经元主要是5-HT能、NA能神经元,胞体位于脑干(如DRN、LC),神经纤维向大脑皮质广泛投射。此外,觉醒相关结构也影响REM-on和REM-off神经元的活动,从而避免REM睡眠在觉醒期间产生。

综上所述,在REM睡眠的发生和维持机制,以及REM睡眠与NREM睡眠、REM睡眠与觉醒状态的互相转化过程中,GABA、胆碱能REM-off神经元和NA、5-HT能REM-off神经元起非常关键的作用。它们之间存在着相互的纤维联系,彼此影响,构成了一个复杂的网络结构。

4. 内源性睡眠促进物质 睡眠发生除受上述神经环路的控制外,还受内源性睡眠物质的影响。到目前为止,至少发现了20余种内源性催眠物质如前列腺素D_2、腺苷、褪黑素、细胞因子、神经生长因子、脑源性神经营养因子、神经肽类激素如催乳素、生长激素,甾体激素如糖皮质激素、黄体酮等。最为重要的内源性促睡眠物质是前列腺素D_2、腺苷。

前列腺素D_2(prostaglandin D_2,PGD_2)是迄今为止报道的最有效的内源性睡眠诱导物质之一。PGD_2与基底前脑腹内侧面的PGD_2受体结合,通过活化腺苷A_{2A}受体,将催眠信号传入并激活VLPO,抑制位于TMN的组胺能神经元,诱导睡眠。

腺苷(adenosine)也是重要的促睡眠物质,基底前脑及大脑皮质细胞外腺苷水平可随着强制中断睡眠(睡眠剥夺)时间的延长而升高。哺乳动物脑中存在着四种腺苷受体亚型,A_1、A_{2A}、A_{2B}和A_3。目前已知A_1和A_{2A}受体与腺苷的睡眠调节有关。但何种受体介导腺苷的睡眠作用仍存在争议。

褪黑激素(melationin,Mel)是松果体分泌的一种吲哚类激素,是一种重要的内源性授时因子,其生物合成及自身节律也受光照周期的影响。褪黑激素在光和生物钟之间发挥中介作用,将内源性生物节律周期、位相调整与环境周期同步来调节睡眠与觉醒周期达到改善时差反应综合征的作用。

【昼夜节律与稳态调节】

睡眠-觉醒周期的调节模型以Borbely等提出的双过程模型(two-process model)理论最为引人注目。双过程模型理论假设将睡眠觉醒调节模式分为生物钟调节过程(circadian pacemaker,Process C)和睡眠稳态调节过程(homeostatic process,Process S)。

1. 昼夜节律调节过程 从低等动物到人类都存在昼夜节律起搏器,也称为生物钟,具有内源性特点,其节

律能够独立与外界环境周期自身维持,人的生物钟节律接近24小时,生物钟可接受外界环境信号的调节或重新设定。哺乳动物昼夜节律调节系统主要是集中在下丘脑前区的视交叉上核(SCN)及其邻近结构,如室旁核(paraventricular hypothalamic nucleus,PVH)和下丘脑内侧核。视交叉上核是哺乳动物最主要的昼夜节律中枢,它参与控制睡眠-觉醒周期等多种节律性活动。

SCN是位于视交叉上方、下丘脑前部、第三脑室壁两侧的神经核团,由一大群具有自主节律的不同时相起搏的单个时钟细胞组成,其周期范围在16~32小时。群体上所记录到的稳定的24h昼夜节律可能是通过细胞间的信息传递来实现同步化的。SCN中存在着突触和非突触两种同步机制。脑中突触信号传递方式涉及沿轴突传导的钠依赖性动作电位,以及轴突末梢钙依赖性神经递质释放。视网膜对昼夜节律中枢的传入以及视交叉上核的传出过程都依赖于轴突传导机制。SCN的主要神经递质是GABA,许多视交叉上核神经元的轴突末梢都终止于视交叉上核内,提示SCN内部存在大量的局部联系。

视交叉上核自身的节律受到外界环境变化和机体内源性的双重影响。其中外界环境因素主要包括光线的导引作用和非光线因素,而非光线因素又包括温度、身体运动、设施活动、社会因素以及年龄等。环境因素中最为重要的要属来自明-暗周期的光信号;而内源性影响中最为重要的是褪黑素和年龄因素。人们通常把上述影响因素称为机体生物钟的授时因子(zeitgeber)。授时因子使机体的昼夜节律活动与外界环境保持同步化运动,人们一般把这种光线因素和褪黑素的作用称为导引作用(entrainment)。人类昼夜节律能够被普通室内光-暗交替周期所导引;而强光能诱导人类昼夜节律重新设定;参与光线对昼夜钟系统作用的特殊视觉感受器对外界明暗变化信息敏感,并且能把这种信息变化传递到昼夜节律系统,哺乳动物的昼夜光感受器位于视网膜内的一组特殊的视网膜节细胞,这种具有特殊感光特性的视网膜神经节细胞在接受环境光信号后,通过视网膜-下丘脑束上传到视交叉上核,完成对机体昼夜节律导引作用,其中主要的神经递质为谷氨酸和促垂体腺苷酸环化酶多肽。

2. 睡眠稳态调节过程 哺乳动物睡眠的另一特征是稳态调节,是指随着觉醒时间延长,睡眠张力逐渐增加,促使机体从觉醒转向睡眠;在睡眠期,睡眠驱动力逐渐消失,觉醒张力逐渐增加,当达到一定阈值时促进机体转向觉醒。这种调节保持着睡眠数量和深度与之前觉醒之间的平衡,之前睡眠缺失可通过延长睡眠来部分补偿,也可通过慢波活动的强化来补偿。内源性睡眠相关物质如腺苷、褪黑素、某些细胞因子以及神经肽都参与睡眠稳

态调节。

睡眠稳态调节过程与昼夜调节过程是独立的,当机体经过72h睡眠剥夺后,睡眠-觉醒仍能维持明显的昼夜节律性;在早晨给予强光刺激可以改变昼夜节律位相,但慢波脑电活动时程并不受影响,NREM睡眠主要是取决于睡眠稳态因素,而REM/NREM睡眠的比率则同时依赖于睡眠稳态因素和昼夜因素。自主昼夜节律与睡眠内稳态驱动之间的交叉点可能主要涉及细胞能量代谢,生物钟基因起到的是类似于能量感受器之类的作用。在长期的进化过程中,哺乳动物的昼夜节律系统和睡眠稳态系统共同发展和进化,从而确保内源性定时系统之间以及内源性定时系统与外界环境之间能协调运行,保证了机体更好地生存。

【年龄对睡眠的影响】

人类的睡眠-觉醒周期与年龄有关(Webb et al,1970),随年龄增长总睡眠时间和REM睡眠与NREM睡眠比例逐步减少。从绝对量看,REM睡眠时间出生时高达8小时,至青春期时只有1.5~1.7小时,儿童期的总睡眠时间比成年人要长。根据美国国家睡眠基金会(National Sleep Foundation,NSF)公布的不同年龄段的总睡眠时间范围新生儿为14~17小时,学龄前儿童10~13小时,10岁时总睡眠时间减至9~10小时,18~25岁青春期为7~9小时,25~64岁成年人7~9小时,65岁以上的老年人睡眠时间为7~8小时。儿童青少年NREM时间虽与成人相仿,但深睡眠时间明显比成人长,约占整个睡眠时间的1/4,浅睡眠时间较成人短,REM也比成人短。足月新生儿50%的睡眠处于REM期,新生儿睡眠周期约60分,NREM与REM各占50%,通常3~4小时喂养间期交替一次。随年龄增长睡眠周期增至90~100分钟,年轻人20%~25%的睡眠时间为REM睡眠,3%~5%为Ⅰ期睡眠,50%~60%为Ⅱ期睡眠,10%~20%的Ⅲ期睡眠。随年龄增长,Ⅲ期睡眠减少,老年人(>70岁)实际上无仅有少量Ⅲ期睡眠,90~100分钟的睡眠周期可相当稳定地出现,人清醒时仍可存在,只是不易被察觉而已,且与胃动力、饥饿、觉醒程度及认知能力等有关。老年人总睡眠时间略长于成人,每日9~10小时,NREM时间较成人约短15%,Ⅰ期和Ⅱ期睡眠明显长于成人,3期睡眠缩短,REM也较成人缩短10%左右。老年人白天清醒时间缩短或夜间清醒时间逐渐延长,倾向于打瞌睡,在24小时内睡眠表现为一系列短暂的瞌睡,睡眠整体数量未见明显减少。

足月婴儿出生数周后即开始出现白天清醒、夜间睡眠的昼夜节律,随婴儿的长大,白天瞌睡时间缩短,出现睡午觉,4~5岁时变成单纯的长时间夜间睡眠。实际上,全球可能约半数或更多的人有午睡的习惯,这种睡眠与觉醒交替可贯穿于整个青春期和成年期,只是在患精神或躯体疾病时才发生改变。晚年可出现睡眠类型变更,夜间觉醒次数逐渐增多,白天觉醒时间可被持续数秒或数分钟的发作性睡眠或较长的瞌睡打断,自35岁起女人较男人更喜睡眠(Webb et al,1970)。

由于遗传因素如个人的先天条件、躯体活动量及特定心理状态等影响,使个体睡眠时间及深度存在很大的差异。总睡眠时间可因人而异,一般正常成年人每夜睡眠需求6~8小时,少数人必须达到10小时以上,常被称为长睡眠者,而有些人睡4小时已足够,极个别人每晚睡2小时,被称为短睡眠者。睡眠学家认为,不必拘泥于每晚睡多少时间,只要睡到次日仍觉精力旺盛,头脑清醒,办事效率高,处理问题得当,就说明睡眠已经足够。

【睡眠剥夺的影响】

睡眠剥夺(sleep deprivation)是指由于各种原因使人无法获得正常节律的睡眠或导致睡眠不足。实验研究证明,被剥夺睡眠的动物即使尽可能好地喂食、喂水和饲养,都会在数周内死亡。

1. 人类被剥夺睡眠也会出现各种不适症状,睡眠剥夺是否会导致死亡还不清楚。如睡眠剥夺时间长达60~200小时,人很易困倦、疲劳、易怒,熟练技能退化,难以完成要求速度和耐力的任务,注意力不集中导致思考力、判断力及活动能力下降,与他人交流减少。也可出现幻觉和错觉,并影响意识状态(Maurovich-Horvat et al,2008)。

2. 出现的神经系统体征包括轻度眼震,双眼快速眼动受损,伴外斜视、会聚功能丧失和上睑下垂,以及双手轻度震颤、面具脸、语调低沉、语句选择错误和发声不能等。Tyler研究350例睡眠剥夺者,2%~3%的人可引发精神发作,出现狂暴、惊叫、呜咽和发出不连贯低吟,常出现间断妄想和类偏执狂。

3. NREM的Ⅲ期睡眠是最重要的睡眠期,具有储备精力恢复体力的功能。有些人夜复一夜地处于REM睡眠,表现功能亢进、情感及冲动性增强、活动力增强、食欲过盛及REM睡眠剥夺时性欲亢进。相反地,Ⅲ期睡眠被剥夺可引起反应性减弱和过度睡眠,但由于人与人对睡眠的要求不同,因此很难确认什么是部分性睡眠剥夺(Maurovich-Horvat et al,2008)。

4. EEG表现α波减少,闭眼时不出现α活动,可见病性放电,病性发作阈值降低。在血液生化方面,ATP和ADP的生成发生变化,血浆的总脂量、β脂蛋白、胆固醇等都有不同程度的升高。血17-羟皮质类固醇浓度增高,儿茶酚胺排泄量增加。

第三节　睡眠障碍的症状、分类及诊断

（王玉平）

睡眠障碍是常见的疾病，临床表现复杂多样，睡眠障碍与多种因素有关，临床上许多疾病可能合并睡眠问题。

【睡眠障碍的症状】

睡眠障碍主要包括失眠、睡眠过多、睡眠相关异常以及睡眠-觉醒节律紊乱等四种症状，并经常重叠出现。

1. 失眠（insomnia）　是指尽管有适当的睡眠时间和环境，仍然睡眠质量不足，影响日间社会功能的一种主观体验。失眠表现为入睡困难、维持睡眠困难、早醒或睡眠质量差。对儿童或痴呆个体，失眠可能表现该睡觉时拒绝上床，或无人照料就很难睡觉。患者的失眠症状可伴随多种觉醒时功能的损害，如疲劳或不适，注意力差或难以专注，社会或职业/教育功能障碍，心境障碍或易激惹，日间困倦，积极性或精力减退，差错或事故增多，行为问题，如多动、易冲动或有攻击性，持续担心睡眠等。

失眠最常见的原因包括：①睡眠卫生不良；②精神疾病，特别是心境、焦虑和吸食毒品障碍；③多种内科疾病，例如心肺疾病、肌肉骨骼疾病和慢性疼痛；④适应性睡眠障碍和心理生理性失眠。短暂性失眠常伴有焦虑体验，常由于诱发的事件诸如考试所致，或与悲痛、精神失落或生活事件有关。

2. 日间过度睡眠（excessive daytime sleepiness，EDS）　也称为睡眠增多，是指在白天应维持正常清醒时不能保持清醒和警觉，出现难以抑制的困倦欲睡甚至突然入睡，是许多睡眠疾病的主要临床表现。在久坐、无聊或单调的环境中更易发生，严重者可不分时间、地点、毫无预兆地突然入睡，极大地影响患者的工作和生活，甚至造成意外事故而危及自身及他人安全。据统计，嗜睡相关的交通事故的发生率比普通人群高7倍以上。日间过度睡眠的轻重程度不一，临床表现各异，部分患者每天的总睡眠时间明显增多，但醒后感觉精神萎靡和体力疲惫，有些患者小睡后嗜睡可暂时缓解，但不持久。儿童日间过度睡眠表现注意力涣散、情绪不稳、多动等症状，看似与嗜睡不一致。须注意，日间过度睡眠是一个慢性症状，持续时间通常在3个月以上才能考虑诊断。

嗜睡在人群中发生率为0.5%~35.8%，大多数报道为5%~15%。我国有9.4%的小学生有时或经常上课睡觉，频繁倒班者、老人、青少年及女性人群中嗜睡发生率较高，随生活节奏加快及生活方式改变，嗜睡的人群发生率上升。引起日间过度睡眠的原因众多，主要与环境因素和生活习惯相关。欧美的睡眠中心报告，睡眠呼吸障碍是日间过度睡眠最常见的病因，发作性睡病居其次，其余包括不宁腿综合征、周期性腿动等。

3. 睡眠呼吸暂停（sleep apnea）　大多数睡眠呼吸暂停的患者是其同床伴侣诉其在睡眠中大声打鼾、倒吸气或呼吸中断等现象，而本人往往表现为日间过度睡眠。在询问病史过程中应让患者的同床伴侣或家人陪同，因为他们可能比患者更了解其打鼾的频率和严重程度以及伴随事件，如听到患者在一段时间内呼吸暂停、静息过后出现大声打鼾、呼吸恢复性倒吸气、辗转反侧或断断续续的睡眠，因为这些情况发生在患者睡眠中，患者家属往往描述得更加清晰。患者本人更多主诉为日间过度睡眠，因日间过度睡眠起病隐匿且呈慢性化，故可能被忽视或其临床意义可能被低估，患者可能不会将症状描述为"嗜睡"，而是使用其他词汇，如"疲乏"、"疲倦"和"精神不振"等。通过仔细询问患者常可发现其在无聊、被动或单调的环境中容易昏昏欲睡或陷入睡眠。例如，在阅读、看电视甚至开车时睡着。要询问患者在工作场所之外的行为，因为工作活动可能会掩盖日间过度睡眠，还应询问患者有无可能掩盖嗜睡的行为，如摄入咖啡因。

除日间过度睡眠和打鼾外，睡眠维持性困难伴反复觉醒也很常见，尤其在女性中。患者中有10%~30%诉晨起头痛，头痛通常为双侧额部挤压样疼痛，不伴恶心、畏光或恐声。头痛通常每日或经常出现，可能在晨醒后持续数小时。其他相关症状还包括觉醒后口干或咽痛，喜怒无常或易激惹，注意力难以集中，记忆功能障碍、性欲下降和阳痿、夜尿增多，抑郁症、胃食管反流等。

4. 睡眠时异常动作和行为　这是一大组夜间事件表现，可能发生在睡眠、觉醒或睡眠与觉醒的转换期，在生命早期最常见，影响15%~20%的儿童和4%的成年人。

（1）简单行为

1）单一的动作：睡眠时简单动作，通常只累及身体一个区域的快速的单一动作，常见于睡眠与觉醒转换期。例如：①入睡抽动：是一种常见的简单睡眠相关动作形式，表现入睡开始时全身或一或几个部位突然发生短暂抽动，常伴有坠落感，可发生于任何年龄，是一种良性现象，有时与睡眠剥夺或摄入过量咖啡因或其他兴奋剂有关。②脊髓固有性肌阵挛：是在入睡开始时发生，在放松的觉醒和昏昏欲睡状态下腹部、躯干和/或颈部发生屈曲或伸直样抽动。③婴儿或新生儿良性睡眠肌阵挛：是指婴儿在NREM睡眠期发生的短暂的四肢抽动，双侧对称性，常发生在出生后最初数周内，在2~3月龄前消退。④夜间磨牙症：是咀嚼肌的快速抽动或研磨动作，常发生

在入睡初始或与睡眠唤醒相关,可能每晚发生多次,可导致牙齿病变、颞下颌关节功能障碍和清晨头痛等。⑤夜间腿部痛性痉挛:常见于小腿、足部或大腿,夜间发生,发作通常持续数秒至数分钟,通过用力伸展受累肌肉可缓解症状。

2)周期性肢动或睡眠节律性运动:①睡眠相关的节律性运动:累及大肌群的节律性运动,如躯干和头部摇晃,多见于儿童期早期,出现于儿童正试图入睡时。②入睡前足部震颤:发生在入睡时或 NREM 浅睡期,可见一只脚快速节律性运动,多为生理现象。③睡眠周期性肢动:多见于上半夜和 NREM 期,表现每隔 5~90 秒重复发作的高度刻板的肢体运动,在老年人中常见。

(2)复杂动作和行为:睡眠中出现复杂的动作和行为,也称为异态睡眠,包括睡眠或睡眠转换期出现的普通或怪异的行为,以及看似有目的的动作、感知、做梦和自主输出。

1)NREM 睡眠相关的异态睡眠:①觉醒障碍:包括睡行症、觉醒错乱和夜惊,这三种事件都以最低水平的认知功能、对事件的记忆缺失和看似清醒(如睁眼)为特征。有些患者报告只记得模糊的视觉意象及听觉印象。事件往往由刺激引发,发生在急性睡眠剥夺或心理社会性压力源后,且涉及多种非刻板行为。最常发生于儿童和青少年。②睡眠相关饮食障碍(sleep-related eating disorder,SRED):特征是在睡眠期间反复发作的不自主和遗忘性进食作。

2)REM 睡眠相关的异态睡眠:①睡瘫:复发性孤立睡眠麻痹:特征是 REM 睡眠相关肌张力低下持续至觉醒状态,患者完全无法移动或出声,而许多患者会有强烈的末日感及逃离的紧迫感。②梦魇症:REM 睡眠期的复杂视觉意象是梦魇症的一个标志,虽然噩梦通常不具有运动成分,但可能随着患者尖叫而突然终止,较少情况下经突发抽动或短暂运动而突然终止。③快眼动睡眠期行为异常(REM sleep behavior disorder,RBD):RBD 以发生在 REM 睡眠期间的复杂动作或行为为特征,它的发生是由于通常发生在 REM 期的肌肉失弛缓。表现为在 REM 睡眠期出现持续或间歇性肌张力增高、多梦及梦境演绎行为,从肌肉抽动到各种复杂剧烈的行为动作均可出现,如讲话、唱歌、喊叫、挥拳、抓取、钳制、跳跃、坠床等。多数梦境都有暴力内容,常常伴随与梦境相关的暴力行为,可导致患者自伤或伤及他人。

(3)睡眠发声:是一种常见的夜间事件,如打鼾、喉鸣、睡眠呻吟症等,发声可以简单或较复杂,与多种睡眠相关的生理或病理动作和行为相关。

【睡眠障碍的分类】

国际睡眠障碍分类(International Classification of Sleep Disorders,ICSD)是最常用的分类系统。《精神障碍诊断与统计手册第 5 版》(DSM-5)对睡眠障碍的分类方法在很大程度上与 ICSD-3 系统相对应。ICSD 第 3 版(ICSD-3)分类将睡眠障碍共分为七大类:

1. 失眠障碍(insomnia disorder) ICSD-3 根据病程将失眠分为 3 类:短期失眠(<3 个月)、慢性失眠(≥3 个月)和其他失眠(存在失眠症状但不符合其他 2 类失眠诊断标准,在失眠章节中会涉及)。

2. 睡眠相关呼吸障碍 分为 4 类。

(1)中枢性睡眠呼吸暂停综合征:

1)伴陈-施呼吸的中枢性睡眠呼吸暂停。

2)躯体疾病引起的、不伴陈-施呼吸的中枢性睡眠呼吸暂停。

3)高海拔周期性呼吸所致中枢性睡眠呼吸暂停。

4)药物或其他物质引起的中枢性睡眠呼吸暂停。

5)原发性中枢性睡眠呼吸暂停。

6)婴儿原发性中枢性睡眠呼吸暂停。

7)早产儿原发性中枢性睡眠呼吸暂停。

8)治疗诱发的中枢性睡眠呼吸暂停。

(2)阻塞性睡眠呼吸暂停综合征:包括成人阻塞性睡眠呼吸暂停综合征和儿童阻塞性睡眠呼吸暂停综合征。

(3)睡眠相关低通气障碍:

1)肥胖低通气综合征。

2)先天性中枢性肺泡低通气综合征。

3)迟发型中枢性低通气伴下丘脑功能障碍。

4)特发性中枢性肺泡低通气。

5)药物或物质使用引起的睡眠相关性低通气。

6)躯体疾病引起的睡眠相关性低通气。

7)睡眠相关低氧血症障碍。

3. 中枢性睡眠增多

(1)发作性睡病 1 型。

(2)发作性睡病 2 型。

(3)特发性睡眠增多。

(4)Kleine-Levin 综合征。

(5)躯体疾病引发的睡眠增多。

(6)药物或物质使用引发的睡眠增多。

(7)与精神疾病相关的睡眠增多。

(8)睡眠不足综合征。

4. 昼夜节律失调性睡眠-觉醒障碍

(1)睡眠-觉醒时相延迟障碍。

(2)睡眠-觉醒时相提前障碍。

(3)非 24 小时睡眠-觉醒节律障碍。

(4)不规则睡眠-觉醒节律障碍。

(5)时差变化睡眠障碍。

（6）轮班工作睡眠觉醒障碍。

（7）未特定的昼夜节律睡眠-觉醒障碍。

5. 异态睡眠 分为非快速眼动睡眠（non-rapid eye movement，NREM）相关异态睡眠、快速眼动睡眠（rapid eye movement，REM）相关异态睡眠及其他异态睡眠。

（1）NREM 相关异态睡眠

1）意识模糊性觉醒。

2）睡行症。

3）睡惊症。

4）睡眠相关性进食障碍。

（2）REM 相关异态睡眠

1）REM 期睡眠行为障碍。

2）复发性孤立性睡眠麻痹。

3）梦魇障碍。

（3）其他异态睡眠：包括头部爆裂综合征、睡眠相关性幻觉、睡眠遗尿、与躯体障碍相关的异态睡眠、药物或物质使用引起的异态睡眠，非特异性异态睡眠等。

6. 睡眠相关运动障碍

（1）不安腿综合征/Willis-Ekbom 病。

（2）周期性肢动障碍。

（3）睡眠相关性腿痉挛。

（4）睡眠相关性磨牙症。

（5）睡眠相关节律性运动障碍。

（6）婴儿良性睡眠肌阵挛。

（7）入睡时脊髓固有性肌阵挛。

（8）躯体疾病所致睡眠相关性运动障碍。

（9）药物或物质所致睡眠相关性运动障碍。

（10）未特定的睡眠相关性运动障碍。

7. 其他睡眠障碍 该类包含了 ICSD-3 中无法归为其他类别的睡眠障碍，这类疾病或是与多个类别存在重叠，或是尚未收集到充足的资料将其确定为其他诊断。专门与环境干扰相关的障碍也可归为此类。

【睡眠障碍的诊断】

睡眠障碍的诊断需要根据临床症状及病史，主观评估、客观评估来进行综合判定。

1. 临床症状及病史的采集

（1）睡前状况：评估从傍晚到卧床入睡前的行为和心理活动，了解患者的睡眠环境，包括卧室的温度、湿度、光照（自然光和灯光）条件，床的面积、硬度，卧室的外界环境特别是噪声、强光、空气污染等。

（2）了解患者日常作息习惯：评估患者睡眠-觉醒规律，对主诉夜间入睡困难又存在早上睡不醒起床困难的患者，要特别注意对其睡眠节律做进一步评估。

（3）夜间症状：例如失眠是早段、中段、晚段为主还是睡醒后不能解乏、头脑清醒；打鼾是否伴有呼吸暂停

或憋醒；肢体异常动作是简单刻板还是复杂，是否伴有梦境等等，这些症状不仅要询问本人，还要向同床者了解。

（4）日间活动和功能：应评估患者白天的觉醒状态或警觉状态、情绪状态、精神痛苦程度、注意力记忆力等认知功能、日常生活工作状态等，以及是否有头痛、口干等症状。

（5）其他病史：包括躯体疾病、精神障碍、睡眠障碍、应激因素、妊娠、月经期、围绝经期等

（6）家族史：家族史的重点是一级亲属中睡眠紊乱、精神障碍、严重或慢性躯体疾病史。

（7）体格检查和精神检查：一些躯体疾病如甲状腺功能亢进或减低、脑血管病、帕金森病、痴呆、口腔及鼻咽部疾病、心血管病、高血压、严重肝肾功能损害等，以及一些精神疾病如抑郁症、焦虑症、物质滥用依赖等，可能是睡眠障碍的诱发因素，也可以长期与失眠共病存在相互影响，因此相关的体格检查和精神检查是必要的。

2. 睡眠量表或问卷评估

（1）失眠：包括匹兹堡睡眠质量指数（Pittsburgh sleep quality index，PSQI）、睡眠障碍量表（sleep dysfunction rating scale，SDRS）、失眠严重指数（insomnia severity index，ISI）、清晨型与夜晚型量表（morning and evening questionnaire，MEQ）、睡眠信念与态度量表（dysfunctional beliefs and attitudes about sleep，DBAS）、睡前激发程度量表（ford insomnia response to stress test，FIRST）。因失眠经常与抑郁焦虑共病，也要进行评估，抑郁自评量表（self-rating depression scale，SDS）和焦虑自评量表（self-rating anxiety scale，SAS）、贝克抑郁问卷（beck depression inventory，BDI）和贝克焦虑问卷（beck anxiety inventory，BAI）、医院用抑郁焦虑量表（hospital anxiety and depression scale，HAD），以及患者健康状况问卷（the patient health questionnaire，PHQ）等。

（2）睡眠增多：常用 Epworth 嗜睡量表（epworth sleepiness scale，ESS），斯坦福嗜睡量表（Stanford Sleepiness Scale，SSS）。

（3）睡眠呼吸暂停：包括 STOP-Bang 问卷，睡眠呼吸暂停临床评分（sleep apnea clinical score，SACS）、柏林问卷、NoSAS 评分、多变量呼吸暂停预测（multivariable apnea prediction，MVAP）工具等。

（4）快速眼动期睡眠行为障碍量表：RBD 筛查问卷（RBD screening questionnaire，RBDSQ）、梅奥睡眠问卷（mayo sleep questionnaire，MSQ）、RBD 问卷-香港版（RBD questionnaire-Hong Kong，RBDQ-HK）。

（5）不宁腿综合征评估量表：国际不宁腿综合征研

究组评估量表（IRLS），约翰·霍普金斯（Johns Hopkins）不宁腿严重程度量表（JHRLSS）。

3. 客观测评工具

（1）多导睡眠监测（polysomnography，PSG）：是进行睡眠医学研究和睡眠疾病诊断的基本技术，是评价睡眠相关病理生理和睡眠结构的标准方法，是判断清醒或睡眠的客观检查。PSG可监测睡眠潜伏时间、总睡眠时间、入睡后清醒时间、睡眠觉醒指数、睡眠效率、睡眠期间发生的呼吸事件、氧减事件、觉醒事件、心脏事件和运动事件。

（2）多次睡眠潜伏时间试验和清醒维持试验：

1）多次睡眠潜伏时间试验（multiple sleep latency test，MSLT）是客观测定入睡倾向和出现睡眠起始快速眼动期（sleep onset REM periods，SOREMP）可能性的检查，是临床和科研中评价嗜睡程度最常用的方法。用于可疑发作性睡病的确诊和可疑特发性睡眠过度的鉴别诊断。

2）清醒维持试验（maintenance of wakefulness test，MWT）是客观评价特定时间内维持清醒能力的试验，用于评价过度嗜睡者的治疗反应。

（3）体动记录检查（actigraphy）：是评估睡眠-觉醒节律，确定睡眠形式的有效方法。

（4）脑脊液食欲素A检测：其含量是发作性睡病1型的确诊指标，当患者CSF食欲素A含量≤110pg/ml或<正常参考值的1/3时可诊断为发作性睡病1型。

第四节　多导睡眠图技术及其临床应用

（黄朝阳）

多导睡眠图（polysomnography，PSG）是监测整夜的睡眠状态并同步记录多项生理指标的检查方法。它是睡眠医学临床和科研领域最常用的核心技术，临床上PSG被用于评估睡眠状态，为睡眠障碍的诊断、分类和鉴别诊断提供客观依据。PSG被认为是许多睡眠障碍疾病，如睡眠呼吸暂停综合征、周期性肢动障碍和快速眼动睡眠行为障碍等的金标准诊断性试验（Ramar et al，2015）。

【多导睡眠图监测技术】

标准的多导睡眠图（PSG）需要监测的生理参数包括脑电图、眼电图和颏肌肌电图、呼吸气流、呼吸努力、血氧饱和度、心电图、体位和下肢肌电图等（Berry et al，2012）。

1. 脑电图（EEG）　美国睡眠医学会（AASM）指南推荐的PSG的脑电电极导联包括右额（F4-M1）、右中央（C4-M1）和右枕（O2-M1），备份电极导联包括左额（F3-M2）、左中央（C3-M2）和左枕（O1-M2）。应严格按照国际10-20系统进行EEG电极安放，参考电极M1和M2分别为左侧和右侧的乳突。

2. 眼电图（EOG）　眼电图用来记录眼球活动。AASM指南推荐EOG的两个导联为LOC-M2（左侧眼动电极放置在左眼外眦向外下1cm处）和LOC-M1（右侧眼动电极放置在右眼外眦向外上1cm处）。

3. 颏肌肌电图（EMG）　用来测定颏下肌群的肌张力和肌肉活动。AASM指南推荐颏肌肌电记录需放置三个电极：①下颌骨中线下缘上1cm；②下颌骨下缘下2cm向右旁开2cm；③下颌骨下缘下2cm向左旁开2cm。标准的颏肌EMG导联由一个下颌骨上电极和一个下颌骨下电极组成，另外一个下颌骨下电极为备份电极。

4. 呼吸气流　气流可用呼吸流速计测量，也可以采用经鼻腔压力传感器和热敏传感器测量。经鼻压力传感器可检测经鼻气流，是识别轻微吸气气流受限最准确的方法。经鼻压力传感器不能检测到口呼吸，通常附加一个热敏传感器。热敏传感器通过感应热交换的变化检测口部气流。经鼻压力传感器是诊断低通气所必需的，而热敏传感器是诊断呼吸暂停所必需的。在颈部放置探测鼾声的麦克风或进行呼气末二氧化碳（end tidal carbon dioxide，$ETCO_2$）监测均是用来识别气流受限的辅助方法。

（1）呼吸流速计：可精确测量气流的变化，这种装置安放在覆盖口鼻的面罩内，通过一个金属性的过滤网来测定气流经过时的线性阻力变化，从而反映气流的变化。由于其检查界面为密封的面罩，难以用于临床诊断研究中。

（2）经鼻压力传感器：通过一个与压力换能器相连的小管插到鼻孔里监测经鼻压力，得到一个通用的气流监测值。需要注意的是，当患者不通过鼻腔而经口呼吸时是无法检测的。

（3）热敏传感器：常用的包括热敏感应器和热耦合感应器两种，是通过探测气流流经传感器时引起的传感器温度改变来监测气流。

（4）呼气末二氧化碳（$ETCO_2$）浓度：由于呼出气体CO_2浓度较大气中浓度高很多，因此，只需测量口鼻前部的CO_2浓度即可。呼出气体的CO_2浓度常用红外分析仪监测。

5. 呼吸努力（respiratory effort）　食管内压测定法测量胸腔内压的波动，是评估呼吸努力的金标准。

（1）食管内压测定：用于监测与呼吸相关的食管内

压力变化,可以反映呼吸努力。食管内压力可以通过放入一个气囊或一个充满液体的小导管来测得。食管内压测定适用于准确鉴别中枢性睡眠呼吸暂停和低通气事件,以及诊断上气道阻力综合征,但放置食管测压计具有侵入性,多数患者难以耐受而限制其临床使用。

(2)呼吸感应体积描记法:是 AASM 推荐的非侵入性方法,通过环绕于胸廓和腹部的袋子来进行测量,呼吸运动可使腹带内线圈的感应系数发生变化,转化为电压信号被记录下来。

6. 血氧饱和度(oxygen saturation,SaO₂) 采用脉搏测氧法,采用分光光电技术监测 SaO₂,探头包括一个双波长发送器和一个接收器,通常放置在指端。须注意,SaO₂ 降低的最低点通常出现在呼吸暂停或低通气事件终止后 6~8 秒,这种延迟现象是由于血液循环所需的时间以及仪器读取数据所需的延迟时间所致。

7. 心电图 用来检测睡眠期间的心律变化。AASM 推荐使用改良 II 导联和放置躯干的电极描记。

8. 体位 采用三维加速仪检测,放置于前正中线胸骨近剑突处,可指示左侧位、右侧位、仰卧位、俯卧位和直立等体位。

9. 下肢肌电图 在双侧胫前肌中段的肌腹各安置 2 个电极,2 个电极之间的距离为 2~4cm,下肢 EMG 用于监测腿部运动。

临床上根据实际需要,还可增加其他监测内容,如增加 EEG 导联以鉴别是否有癫痫放电或发作,增加肌电电极以明确是否有肢体或躯干的肌电活动,增加阴茎感应电极以测定睡眠期阴茎的勃起功能等。

【PSG 监测和实验室要求】

1. PSG 监测

(1)整夜 PSG 监测:要求患者整夜在检查室进行 PSG 监测,监测时间应在 6~8 小时。患者应做好监测前的准备。

主要适应证是疑似阻塞型睡眠呼吸暂停(obstructive sleep apnea,OSA)的诊断性评估、气道正压通气(positive airway pressure,PAP)压力调定,以及对疗效评估。PSG 监测也可用于评估潮式呼吸、中枢性呼吸暂停、通气不足、睡眠周期性肢动、睡眠节律运动等睡眠相关运动障碍,以及慢波睡眠中的异态睡眠和 REM 睡眠行为异常等。夜间癫痫发作也可通过 PSG 监测确定,但通常不将其视为 PSG 监测的适应证。24 小时或更长时间的视频脑电图可针对疑似夜间癫痫发作进行更全面的评估。

(2)分夜监测:对中重度睡眠呼吸暂停患者可采用分夜监测(split night study)。在第一次监测期间可确定 OSA 的诊断,剩下的部分期间可确定睡眠期间防止上气道塌陷所需的气道正压通气(PAP)量(Epstein et al,2009)。

(3)多次睡眠潜伏期试验(multiple sleep latency test,MSLT):是评定日间过度睡眠的严重程度、疗效和鉴别诊断的重要客观指标。MSLT 通常在整夜 PSG 监测结束后 1~3 小时进行,通常只需监测 EEG,EOG 以及颏肌 EMG 和 ECG。整个试验包括 5 次小睡,每次持续 20 分钟,每次间隔 2 小时,一般是 8 点、10 点、12 点、14 点和 16 点共五次。保持检查室黑暗安静环境,嘱患者放松并开始睡眠。技师应随时查看 PSG 记录,如发现患者在 20 分钟内入睡,应至少在入睡后再记录 15 分钟才能结束(Polysomnography Task Force, American Sleep Disorders Association Standards of Practice Committee,1997)。

2. 检查室要求

(1)睡眠监测检查室条件:理想的 PSG 检查室应光线、温度、湿度和声音条件都尽可能接近家居环境,最好能做到个体化控制,使患者能够放松和舒适,能够正常睡眠。

(2)PSG 检查前准备:在计划进行 PSG 监测的当天下午和傍晚,患者应避免摄入咖啡因、酒精、浓茶等。在 PSG 监测的当夜,患者应继续服用平时使用的药物,包括助眠药等。睡眠技师应记录用药情况,以便对监测结果进行全面解读。

(3)睡眠技师的要求:PSG 监测时,卧室中通常配备红外摄像头和音频系统,使睡眠技师无须进入卧室就可看到和听到患者并与之交流。睡眠技师定时记录下相关信息,通常包括心率、呼吸频率、血氧饱和度、是否打鼾、鼾声大小和体位。如检查包括持续气道正压通气(continuous positive airway pressure,CPAP)压力调定时,睡眠技师还应记录下试用的面罩种类及更换的原因,以及气压变化和面罩漏气情况。如果 PSG 监测到异态睡眠及其他运动障碍,睡眠技师应记录睡眠中的异常运动,包括发生的确切时间,行为表现,以便评估事件发生的时期和性质。

【成人睡眠分期规则】

根据 PSG 记录的 EEG 特点、眼球运动特点和颏肌 EMG 特点,分期为:清醒、1 期睡眠(N1)、2 期睡眠(N2)、3 期睡眠(N3)和快速动眼睡眠(REM)五种不同状态。

1. 脑电图特征波形

(1)α 波:频率为 8~13Hz,主要见于清醒期,清醒安静闭眼时,枕区导联明显。

(2)β 波:频率为>13Hz 的低电压波,主要见于清醒期各脑区。

(3)低波幅混合频率(low-amplitude,mixed-frequency,LAMF)波:频率为 4~7Hz,主要见于 1 期睡眠。

（4）顶尖波:为负向尖波,持续时间<0.5 秒,以中央区明显。

（5）睡眠梭形波:也称为纺锤波,频率 12~14Hz,持续时间>0.5 秒,为 2 期睡眠特征性脑电波,以中央区明显。

（6）K 复合波(K-complex,KC):由一个陡峭的负向波之后伴发一个正向波组成,持续时间>0.5 秒,为 2 期睡眠特征性脑电波,以额区明显。KC 经常与睡眠梭形波相重叠。

（7）δ波:也称慢波,频率 0.5~2Hz,振幅>75μV,为 3 期睡眠特征波形,以中央区明显。

（8）锯齿波:是成串的尖锐或三角形波,形成锯齿状。频率 2~6Hz,通常出现在阵发性快速眼动波之前,主要出现于中央区。

2. 成人清醒期及睡眠各期判读规则

（1）清醒期判读规则:①枕区 α 节律超过 50%,眼动为眨眼、快速眼动或阅读式眼动,下颌 EMG 表现紧张性肌电活动,波幅通常高于睡眠期。②如没有明显的 α 节律,则满足下列任何一项即判为清醒:A. 频率为 0.5~2Hz 的眨眼动作;B. 阅读式眼动;C. 不规则的共轭快速眼动,伴正常或增高的肌电活动。

（2）N1 期:①一帧中低波幅混合频率(LAMF)波比例超过 50%,α 波解体,出现顶尖波、未成熟的睡眠纺锤波和 K 复合波,眼动可表现为缓慢眼球运动,下颌肌电可表现显著减弱,也可维持清醒水平。②如果清醒期没有明显的 α 节律,则满足下列任何一项即判为 1 期睡眠:①以 4~7Hz 节律为主,且背景节律较清醒期变慢 ≥1Hz;②出现顶尖波;③缓慢眼动。

（3）N2 期:在一帧的前半部分或前一帧的后半部分出现睡眠纺锤波和/或与微觉醒不相关的 K 复合波;眼球运动基本消失;下颌肌电较清醒显著减弱。

（4）N3 期:高波幅(>75μV)的慢波活动(0.5~2Hz)比例≥20%,可有睡眠纺锤波;眼球运动消失;下颌肌电较清醒显著减弱。

（5）REM 睡眠期:脑电图为低电压混合频率波,表现低电压的 θ 波(4~7Hz),间有 α 波(但较清醒时的 α 波慢 1~2Hz),出现锯齿波;可见快速眼球运动;下颌肌电活动降至最低;可见短暂肌电活动(持续时间<0.25 秒)。

【适应证和注意事项】

1. PSG 监测的临床适应证 包括:①睡眠呼吸事件的诊断性评估,PAP 压力调定以及睡眠呼吸暂停患者的手术前评估和术后疗效的评估;②发作性睡病的诊断性

评估;③快速眼球运动睡眠行为障碍的诊断性评估;④非快速动眼睡眠期异态睡眠的诊断性评估;⑤周期性肢动障碍等睡眠相关的运动障碍的诊断性评估;⑥睡眠相关性癫痫发作的诊断性评估等(Ramar et al,2015)。

2. PSG 监测的注意事项和并发症

（1）注意事项:PSG 监测没有绝对的禁忌证,只是对带有心电监护或心脏起搏器,以及正在使用除颤仪的患者,临床医生须考虑监护设备或心脏起搏器带来的干扰。对于危重症患者,临床医生须权衡患者当前治疗的主要问题,以及将其从病房转移至睡眠实验室的风险和获益(AARC-APT clinical practice guideline,1995)。

（2）并发症:PSG 监测出现的并发症较少见,最常见的是贴附电极时黏合剂引起的皮肤刺激或过敏反应。PSG 监测会使患者难以在睡眠实验室入睡,以及陌生的环境和监测设备条件造成的不适感(Berry et al,2017)。

【临床应用】

1. 睡眠呼吸暂停低通气综合征(sleep apnea hypopnea syndrome,SAHS) 睡眠时呼吸监测主要包括呼吸气流、胸腹呼吸努力、动脉血氧饱和度等三项参数,同时结合鼾声和体位参数进行判读。根据美国睡眠医学会(AASM)判读手册(Berry et al,2012),睡眠呼吸暂停低通气综合征分为睡眠呼吸暂停事件和睡眠低通气事件。

（1）睡眠呼吸暂停事件的判读规则如下:①温度传感器监测到的气流曲线峰值较基线下降≥90%。②事件持续时间≥10 秒。③如果一次事件既满足睡眠呼吸低通气事件,同时事件中的一部分满足睡眠呼吸暂停事件,则该事件判读为睡眠呼吸暂停事件。

睡眠呼吸暂停事件分为三型:

1）阻塞性睡眠呼吸暂停事件:事件符合呼吸暂停标准,口和鼻气流停止,但同时存在持续或增强的胸腹呼吸努力,则判读为阻塞型呼吸暂停(图 3-10-3)。

2）中枢型睡眠呼吸暂停事件:事件符合呼吸暂停标准,口和鼻气流停止,同时胸腹呼吸努力也消失,则判读为中枢型呼吸暂停(图 3-10-4)。

3）混合型睡眠呼吸暂停事件:事件符合呼吸暂停标准,事件起始部分没有呼吸努力,但事件后半部分呼吸努力恢复,则判读为混合型呼吸暂停(图 3-10-5)。

（2）睡眠呼吸低通气事件的判读规则如下(图 3-10-6):

1）呼吸气流降低超过基础气流强度的 30% 以上。

2）持续时间≥10 秒。

3）并伴有≥3%血氧饱和度下降,或伴有微觉醒。

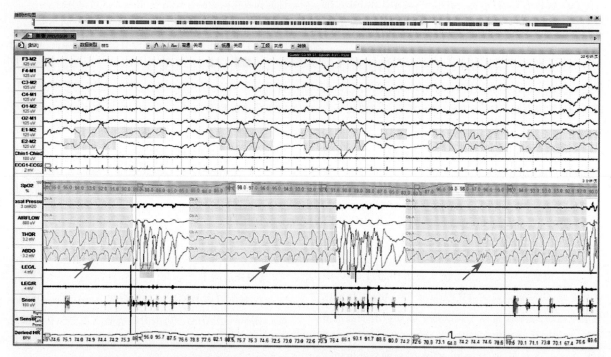

图 3-10-3　图例为阻塞型睡眠呼吸暂停,可见患者有 3 次阻塞型睡眠呼吸暂停事件(箭头所示)

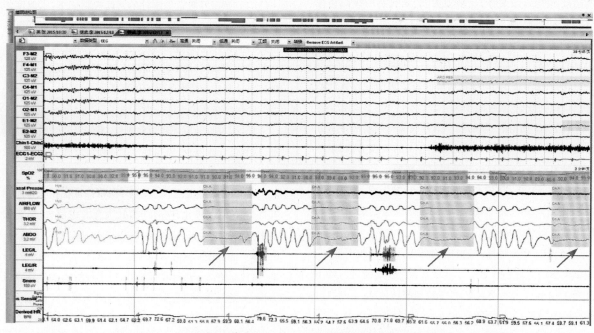

图 3-10-4　中枢型睡眠呼吸暂停,可见 4 次中枢型睡眠呼吸暂停事件(箭头所示)

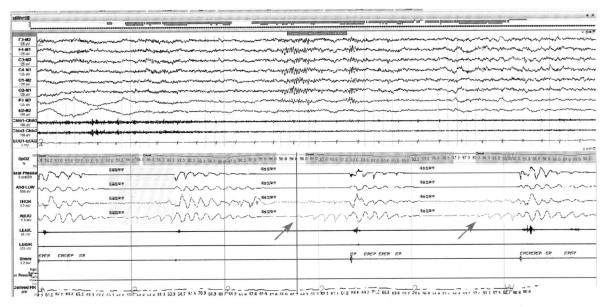

图 3-10-5 混合型睡眠呼吸暂停,可见 2 次混合型睡眠呼吸暂停事件(箭头所示)

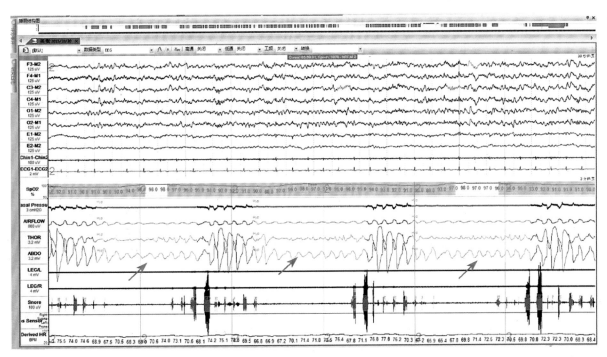

图 3-10-6 睡眠呼吸低通气事件,可见 3 次睡眠呼吸低通气事件(箭头所示)

2. 发作性睡病(narcolepsy) 以难以控制的嗜睡、发作性猝倒、睡瘫、入睡幻觉以及夜间睡眠紊乱为主要临床特征。诊断依靠客观实验室检查,主要包括白天嗜睡检查,诸如多次睡眠潜伏期试验(MSLT)、夜间多导仪睡眠监测、血 HLA 分型,以及脑脊液下丘脑分泌素检查等。

多次睡眠潜伏期试验(MSLT)是诊断发作性睡病的

客观方法,发作性睡病患者 MSLT 的平均睡眠潜伏期缩短,且经过充足的睡眠(至少 6 个小时)后,次日 MSLT 可见 2 次或 2 次以上的异常 REM 起始睡眠(即入睡后 15 分钟内出现的 REM 睡眠)(图 3-10-7)。该试验诊断发作性睡病的敏感性及特异性均只有 70% 左右。

3. 周期性肢动障碍(periodic limb movement disorder, PLMD) 是发生于睡眠中的周期性重复出现的高度刻板的肢体运动事件。

在 AASM 的睡眠及相关事件判读标准中,腿动事件最短持续时间 0.5 秒,最长持续时间 10 秒。EMG 波幅较静息 EMG 增加 ≥ 8μV,开始时波幅高于基线 8μV 的 EMG 起始点,结束时波幅高于基线不足 2μV 且持续 ≥ 0.5 秒的 EMG 活动起始点。

周期性腿动的判读规则如下(图 3-10-8):

1)定义一次周期性腿动事件系列,至少需要连续 4 次腿动事件。

2)每次腿动之间的时间间隔,即一次腿动起始至下一次腿动起始之间的时间为 5~90 秒。

3)分别发生于两条腿上的 2 次腿动事件的时间间隔(一次腿动的起始至下一次腿动的起始之间的时间)< 5 秒钟,定义为一次腿动事件。

图 3-10-7 发作性睡病患者的多次睡眠潜伏期试验(MSLT)的睡眠结构图。图中可见该患者在 5 次小睡中出现了 5 次 REM 起始睡眠(暗红色线段),平均睡眠潜伏期明显缩短

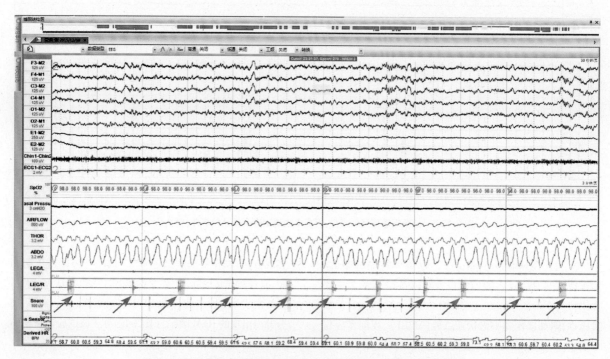

图 3-10-8 周期性肢动障碍,图中可见连续的周期性腿动事件(箭头所示)

4. 快速眼动睡眠行为障碍(rapid-eye-movement sleep behavior disorder,RBD) 是在 REM 睡眠期肌肉失弛缓,并出现与梦境相关的复杂运动为特征的发作性疾病。临床表现持续或间歇性 REM 睡眠期肌张力增高,多梦及梦境演绎行为等。

在 AASM 睡眠及相关事件判读标准中,RBD 相关判读标准是:

（1）REM 期持续肌电活动增高:每帧(30 秒)>50% 的下颏肌电幅度增高,比 NREM 睡眠期的最小 EMG 高(图 3-10-9)。

（2）REM 期阵发肌电活动增高:将每帧(30 秒)分为 10 个连续的 3 秒钟一个的区段,至少 5 个区段(>50%)有爆发性肌电活动,时间为 0.1~5 秒,幅度>4 倍背景肌电活动(图 3-10-10)。

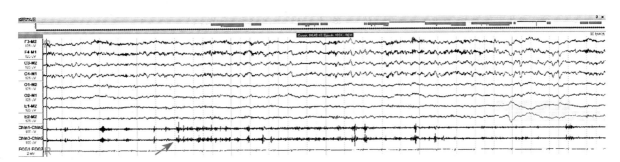

图 3-10-9　图例显示 REM 期持续肌电活动增高,图中可见下颏肌电持续性活动增高(箭头所示)

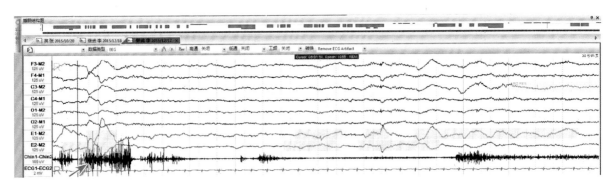

图 3-10-10　REM 期阵发肌电活动增高,图中可见下颏肌电阵发性肌电活动增高(箭头所示)

第五节　失眠障碍

（赵忠新）

失眠障碍(insomnia disorder)是指尽管有适当的睡眠机会和睡眠环境,依然对睡眠时间和/或睡眠质量感到不满足,并影响日间社会功能的一种主观体验。失眠障碍是临床最常见的疾病之一,由于每个人对睡眠的需求不同,所以不能用平均睡眠时间的统计学方法诊断失眠障碍。失眠障碍在人群中发生率为 20%~40%,女性与老年人多见,但只有少数人寻求医疗帮助或药物治疗。

【失眠障碍的分类】

失眠障碍的分类经历了不断发展的过程。美国《精神疾病诊断和统计手册》第 4 版(1994)提出失眠既是症状又是疾病的概念,并维持了近 20 年,它将失眠分为原发性、继发性和相关性三类。

2014 年发布的睡眠障碍国际分类第 3 版(International Classification of Sleep Disorders-3rd ed,ICSD-3)在疾病分类诊断名称方面,将失眠的诊断名称转变为失眠障碍,不再强调失眠的病因分类,突出了失眠与其他疾病共病的概念,只要达到诊断标准,就可以做出失眠障碍的诊断,与其病因相关的躯体疾病或精神疾病等可以并列诊断。同时,ICSD-3 还取消了在 ICSD-2 中的多种失眠亚型的分类,从而对失眠障碍的分类诊断进行了大幅度的简化。ICSD-3 主要根据失眠障碍的临床特征与发生时间的长短,将其分为慢性失眠障碍、短期失眠障碍和其他失眠障碍等三种类型。无论患者是否与其他可能干扰睡眠的潜在病因共病,这些诊断都是适用的。

1. 慢性失眠障碍(chronic insomnia disorder,CID) 特征是长期主诉睡眠起始和/或睡眠维持困难,并伴有相关的日间功能受损,即个体睡眠困难超过了最低频率和最短持续时间的限度,并伴有显著的临床不良后果。

2. 短期失眠障碍(short-term insomnia disorder,STID)

特征是存在睡眠与觉醒困难,但是未达到符合慢性失眠障碍诊断的最低发作频率和持续时间。此外,短期失眠障碍存在具有显著临床意义的睡眠质量不满足或者日间功能损害。

3. 其他失眠障碍(other insomnia disorder, OID) 适用于存在显著的失眠症状的罕见情况,并引起临床关注,但未达到符合短期失眠障碍的诊断标准。

在失眠障碍的孤立症状和正常变异中还包括卧床时间过长(excessive time in bed)和短睡眠者(short sleeper),前者是指那些存在失眠症状,但不伴有日间功能损害的卧床时间过长的个体;后者是指每晚平均睡眠时间少于6小时,但没有不适主诉的个体。

【病因和发病机制】

1. 病因 失眠障碍的病因颇多,包括四类:

(1) 环境因素与不良睡眠习惯:如卧室内强光、噪声、过冷、过热等使人难以安睡,旅行时差变换、睡眠环境改变也易引起失眠。不良睡眠习惯如睡眠时间无规律、午睡和卧床时间过多、睡前读小说或观看影视剧、饮咖啡和饮酒等。

(2) 精神心理因素:突发生活事件如精神创伤、患病或工作挫折等情绪应激可以导致失眠。患者过分关注自身睡眠问题常常导致更加不能入睡,产生躯体紧张和习惯性阻睡联想,这两种因素互为强化,干扰睡眠。此外,几乎各类精神疾病都存在睡眠障碍,尤其是焦虑与抑郁障碍,前者多见入睡困难与易醒,后者常见凌晨早醒。

(3) 躯体因素:如头痛、关节痛与肌痛、心悸、气短、频繁咳嗽和咳痰、尿频、饮酒、吸毒、瘙痒、睡眠肌阵挛或不宁腿综合征等;睡眠呼吸暂停综合征、睡眠-觉醒节律紊乱使患者夜间易醒,患者可能对疾病无意识,须由医生确诊。

(4) 药物与食物因素:临床上常用药物中有多种可能干扰睡眠,明确的有中枢兴奋剂如苯丙胺、哌甲酯(利他林)、咖啡因、麻黄素、氨茶碱等,其他比较明确而且常见的药物包括糖皮质激素、甲状腺素制剂、抗癫痫药物、抗抑郁药物、抗帕金森病药物和酒精、咖啡因类等兴奋性饮料饮用时间不当或过量,催眠药物依赖和戒断时,或者某些治疗药物的不良反应,如血管紧张素酶抑制剂类降压药导致的咳嗽或中枢兴奋剂(如苯丙胺)的使用等。

2. 发病机制 目前常用"3P"模型解释失眠障碍的发病机制,亦即失眠的发生与发展与个体对于失眠的易感因素(predisposing factor)、促发因素(precipitating factor)和维持因素(perpetuating factor)密切相关。

(1) 3P模型认为,失眠患者本身存在失眠的易感性(易感因素),通常包括生物学因素,诸如基础代谢率增高、高反应性情绪、睡眠觉醒相关性神经递质改变等,以及心理因素,诸如易紧张或过度沉思默想的倾向。

(2) 当促发因素出现时导致失眠的发生。促发因素包括一般社会因素,如与床伴作息时间不一致、由于不合理的作息时间睡眠(育儿、倒班)、偶尔的一次熬夜或饮浓茶、咖啡等;也可以由于生活中应激事件,如家庭或婚姻变故、争吵等,还可能由多种疾病诱发。多数患者的失眠症状可随促发因素的解除而消失,此为短期失眠。

(3) 如果促发因素持续存在而不能消除,或失眠后采取的应对措施不当等维持因素时,会导致失眠演变为慢性化病程。特别值得关注的保持性因素,包括失眠后在寝室或床上从事非睡眠活动,诸如看电视、阅读、订计划、玩游戏和打电话,以及醒来时长时间待床的倾向,不规则的作息,长时间午睡和反复日间打盹与补觉等。

【临床表现】

1. 在失眠障碍患者中,女性多于男性,可在青春期起病,发病率随着年龄增加逐渐增高。

2. 患者有效睡眠时间不足和/或睡眠质量下降,有明显的入睡困难(卧床后超过30分钟不能入睡),夜间易醒或睡眠维持障碍(夜间觉醒次数≥2次,或觉醒时间超过30分钟),凌晨早醒,总睡眠时间缩短(通常少于6.5小时),通常伴有不同程度的睡眠质量下降的体验,如自觉睡眠浅,深睡眠时间缩短或夜间多梦等。

3. 患者有日间残留效应,如晨起后感觉精力没有恢复,头脑不清晰,困倦或嗜睡,并有程度不等的焦虑、急躁、疲劳感和心境压抑等,常伴有消极情绪、注意力和警觉性下降。然而,由于睡眠需要量存在明显的个体差异,所以睡眠时间减少并非都具有病理意义,只有在存在睡眠时间不足或睡眠质量下降的同时,又伴有以上的脑功能和躯体功能下降的临床表现时,才认为存在失眠障碍。

【辅助检查】

辅助检查包括一般情况和专项睡眠情况检查。

1. 一般情况 包括睡眠卫生情况,诸如卧床时间、睡眠时间、睡眠环境,以及体格检查和实验室辅助检查等。

2. 专项睡眠情况 可以选择性进行,包括:①睡眠日记、睡眠评估量表,诸如阿森斯失眠量表(AIS),失眠严重指数(insomnia severity index, ISI),以及匹兹堡睡眠质量指数(Pittsburgh sleep quality index, PSQI)量表等。②多导睡眠图(polysomnography, PSG)。③多次睡眠潜伏期试验(multiple sleep latency test, MSLT)。④体动记录仪(actigraphy)。⑤镇静催眠药物使用情况。

3. 多导睡眠图(PSG)检查 可以分析评估失眠患者睡眠的数量与质量,也有利于与其他相关的睡眠障碍类型进行鉴别。失眠患者的PSG结果通常显示睡眠潜伏期延长,NREM睡眠1、2期时间延长,3期睡眠时间缩短,觉醒时间和次数增多,睡眠效率降低,或由于频繁觉醒而导致睡眠片段增多。

【诊断和鉴别诊断】

1. 诊断 失眠障碍的诊断主要依靠临床症状,必要时可以通过 PSG 检查获得失眠相关的神经电生理证据。根据患者的临床主诉、详细的病史询问与相关的辅助检查,通常能做出失眠障碍的诊断。PSG 检查主要是用来与其他类型睡眠障碍进行鉴别,也有利于对失眠障碍某些病因的确定,如患者同时存在不宁腿综合征既可以是失眠障碍的病因,也可以与失眠障碍共病存在。ICSD-3关于失眠障碍的诊断标准如下:

(1) 慢性失眠障碍:诊断必须同时符合以下 1~6 项标准:

1) 存在以下一种或者多种睡眠异常症状(患者自述或其照料者提供):①入睡困难;②睡眠维持困难;③比期望的起床时间更早醒来;④在适当的时间不愿意上床睡觉;⑤没有父母或者照料者的干预入睡困难。

2) 存在以下一种或多种与失眠相关的日间症状(患者自述或其照料者提供):①疲劳或全身不适感;②注意力不集中或记忆障碍;③社交、家庭、职业或学业等功能损害;④情绪易烦躁或易激动;⑤日间过度睡眠;⑥行为问题,诸如多动、冲动或攻击性;⑦精力和体力下降;⑧易发生错误与事故;⑨过度关注睡眠问题或对睡眠质量不满意。

3) 睡眠异常症状和相关的日间症状,不能单纯用没有合适的睡眠时间或不恰当的睡眠环境来解释。

4) 睡眠异常症状和相关的日间症状至少每周出现 3 次。

5) 睡眠异常症状和相关的日间症状持续至少 3个月。

6) 睡眠和觉醒困难不能被其他类型的睡眠障碍更好地解释。

(2) 短期失眠障碍:符合慢性失眠障碍 1~3、6 项标准,但病程不足 3 个月和/或相关症状出现的频率未达到每周 3 次。

(3) 其他失眠障碍:这一诊断术语仅用于那些少见的病例,即虽然存在睡眠起始和维持困难,但不能满足慢性失眠障碍或短期失眠障碍的诊断标准,有必要受到临床关注的失眠患者。

2. 鉴别诊断

(1) 睡眠觉醒时相延迟障碍(delayed sleep-wake phase disorder,DSWPD):患者表现为睡眠起始与结束时间都晚于期望的时间,因为内源性昼夜节律相对于期望的睡眠作息时间推迟。当个体按照社会正常睡眠时间睡眠时会表现入睡困难、总睡眠时间减少以及日间功能损

害。当 DSWPD 患者顺应延迟的内源性昼夜节律而选择迟睡和迟起的睡眠模式时,则入睡几乎没有困难、睡眠时间正常,亦没有日间功能损害。慢性失眠障碍表现为入睡困难型的患者需注意与 DSWPD 鉴别。

(2) 睡眠觉醒时相提前障碍(advanced sleep-wake phase disorder,ASWPD):患者表现为睡眠起始与结束时间都早于所期望的时间,因为个体的内源性昼夜节律比期望的睡眠作息时间提前。当个体选择与提前的内源性昼夜节律一致的早睡早起模式时,总睡眠时间正常,ASWPD 在老年人比青年人和儿童多见。慢性失眠障碍表现为睡眠维持困难又早起的患者应与 ASWPD 鉴别。

(3) 睡眠不足综合征(insufficient sleep syndrome):有些患者出现日间过度睡眠、疲劳和夜间睡眠减少,是由于过度延长日间的工作时间,或有意延迟睡眠而进行娱乐或社交活动。实质上,睡眠不足综合征是由于客观上的睡眠剥夺(sleep deprivation)引起的。当患者有充足的时间睡眠时,就容易启动和维持正常睡眠。然而,在慢性失眠障碍患者,尽管有足够的时间睡眠,但仍然有入睡后觉醒时间延长和总睡眠时间缩短。

(4) 短睡眠者(short sleepers):在正常人群中,由于个体差异而存在睡眠变异,睡眠持续时间可以差异很大。有些短睡眠者可能过分关注睡眠持续时间,但没有入睡困难和日间症状。有些短睡眠者可能期望或试图睡得更多些,而可能延长在床上时间,但并未进入睡眠状态,容易被误诊为失眠。

(5) 不宁腿综合征(restless leg syndrome,RLS):通常导致睡眠起始和维持困难,RLS 患者通常有活动肢体的迫切愿望,伴随腿部各种不愉快感,与失眠障碍可资鉴别。然而,失眠障碍可能与 RLS 共病,只有当失眠症状显示在发生时间与 RLS 的主要症状相对独立存在时,或当有效治疗 RLS 后失眠症状仍然持续存在时,才能诊断失眠障碍。

(6) 呼吸相关性睡眠障碍(respiratory related sleep disorders):尽管多数睡眠相关性呼吸障碍的特征是睡眠期间有噪声级鼾声和呼吸暂停以及日间过度睡眠等,但 50%的患者会报告失眠症状,尤其是女性和老年患者,需要明确是否存在共病。

【治疗】

由于失眠障碍的原因很多,治疗上既有共同性,也有不同点,明确失眠潜在的病因及病程长短有助于采取针对性治疗措施,制定符合于每一患者需要的药物及非药物治疗方案。包括非药物治疗和药物治疗。

1. 非药物治疗 首先要建立良好的睡眠卫生习惯,进行睡眠卫生教育;其次是重建正常睡眠模式,恢复正常睡眠结构,摆脱失眠的困扰。采用针对失眠的认知行为

疗法(cognitive-behavioral therapy for insomnia, CBT-I),大量的临床实践证明,CBT-I 的疗效并不低于药物治疗的效果,尤其对慢性失眠患者有利于长期维持疗效。因此,目前在国内外失眠障碍诊断和治疗指南中,CBT-I 已经作为基础性治疗方法加以推荐。

(1) 睡眠卫生(sleep hygiene)教育:首先应强调纠正不良的睡眠卫生习惯,学会消除各种影响睡眠的行为和认知因素,良好的睡眠卫生在轻度失眠障碍患者可能是唯一需要的治疗方法。包括:

1) 规律的作息时间,无论晚间何时入睡,早晨都应按时起床,周末和假日也尽量保持固定的上床和起床时间。

2) 睡眠环境保持安全、舒适、安静和温度适宜,避免噪声和亮光。

3) 限制床上时间,如上床 20 分钟不能入睡,应起床待有睡意时再上床;床不应用于除了睡眠和性生活以外的活动(如阅读、看电视等)。

4) 尽量避免日间小睡和午睡。

5) 睡前 2 小时适度运动,如散步等。

6) 晚餐后不饮酒、咖啡、茶和吸烟,晚餐不宜过饱,入睡前饮用适量温牛奶有时有助于睡眠。

7) 规律的就寝常规,一种活动模式,例如刷牙、洗脸、拨闹铃等可调整睡眠情绪,睡不着时不要经常看钟。

8) 使用催眠药应严格遵照医嘱。

9) 入睡前可热水淋浴,约 20 分钟,做按摩、静坐等松弛运动。

(2) 认知与心理治疗:运用认知理论改变患者对睡眠和失眠的认知信念和态度偏差,改善睡眠状况。有些患者常以 8 小时作为睡眠优劣的标准,否则即使晨起后精力充沛,也认为没有睡好。患者由于过分关注失眠的不良后果,越临近睡眠时就越紧张,为担心失眠而恐惧。应使患者了解,人类平均睡眠时间是 8 小时,并非人人都是如此,只要次日精神与体力好,即使睡眠时间少也不是失眠。许多失眠患者在治疗过程中都须重视和强调心理治疗,说明睡眠减少或失眠是由于焦虑或抑郁以及可治愈的躯体疾病所导致,并无严重后果,帮助患者疏泄焦虑,恢复正常睡眠。对睡眠方式发生正常变化的老年人也需解释,鼓励他们日间多做些体育活动,促使情绪放松。

(3) 行为治疗:运用行为学原理帮助患者建立良好的睡眠卫生习惯,阻断失眠与卧床之间形成的不良条件反射,掌握精神与躯体放松的手段,提高睡眠效率。包括:

1) 睡眠限制疗法:通过缩短卧床时间(但不少于 5小时),增强对睡眠的渴望和提高睡眠效率。睡眠效率表示为(实际总睡眠时间÷卧床时间×100%),正常值约为 95%。当效率增至 90% 以上,允许每日增加 15 分钟卧床时间,效率<80% 则每日减少 15 分钟卧床时间,效率 80%~90% 可保持卧床时间不变。

2) 刺激控制疗法:也是有效的疗法。包括:①只在有睡意时才上床;②不在床上做睡眠以外的事,这两条意在增强床与迅速入睡的联系;③如卧床 20 分钟仍不能入睡,起床去另一房间做些单调乏味的事,直至产生睡意时再回卧室;④如仍不能入睡或半夜醒来后 10 分钟内不能入睡,再重复③;⑤无论一夜睡多少时间,每天早晨(用闹钟)定时起床;⑥日间不午睡或打瞌睡。⑤和⑥有助于逐步建立稳定的睡眠规律,第 1 周睡眠可能会变得更糟,只要坚持下去就可能取得疗效。

3) 放松训练:包括渐进性肌肉放松、指导性想象和腹式呼吸训练等。主要是针对应激、紧张和焦虑等失眠的诱发因素,通过减少卧床时的警觉及夜间觉醒,减轻其心身紊乱症状,降低心理生理性唤醒水平。

(4) 其他疗法:

1) 时相治疗:生物钟每天有 1~2 小时的调整空间,人类睡眠-觉醒周期存在易向后调整的倾向,因此能将睡眠时间人为地调整到期望的时间范围内,通常用于治疗睡眠-觉醒节律失调性睡眠障碍。

2) 光照治疗:可用于治疗睡眠-觉醒节律失调性睡眠障碍、年龄相关性睡眠障碍等。

3) 褪黑素治疗:主要用于睡眠-觉醒节律失调性睡眠障碍。

2. 药物治疗适应证及选择 药物治疗应作为失眠障碍患者的短程辅助性疗法,消除对失眠的恐惧和焦虑,减少生理性觉醒。药物治疗宜与心理行为疗法、适当体育锻炼同时进行。

(1) 适应证:①短期失眠障碍患者一旦原因消除,失眠即可消失,无须用药或给予数日小量短效镇静药。②短期失眠障碍可间断给予最小有效剂量催眠药,不超过 4 周,如服药几日睡眠好转,可减量至停药;并应辅以心理治疗,消除紧张,指导安排合理睡眠制度,避免白天小睡和饮茶和咖啡。③慢性失眠需通过神经、心理和精神科医生评估病因,如有精神障碍需适当治疗,药物成瘾者应解毒及康复治疗,疼痛者可服镇痛剂,夜间肌阵挛用氯硝西泮(氯硝安定)等。

(2) 理想的镇静催眠药应符合的条件:①能很快催眠。②不引起睡眠结构紊乱。③无宿醉作用。④对记忆无损害。⑤没有呼吸抑制作用。⑥不引起药物依赖。⑦与酒精及其他药物无相互作用。然而,目前的催眠药难以完全符合这些要求。

(3) 镇静催眠药在不同失眠类型的选择:①入睡困

难:选用快速诱导入睡作用的药物,主要是短效镇静催眠药,如唑吡坦、三唑仑、咪达唑仑和扎来普隆等。②夜间易醒:选择能延长 NREM 睡眠第 3 期和 REM 睡眠期药物,上半夜易醒者选择短效药物,下半夜易醒者选择中或长效药物,如右佐匹克隆、艾司唑仑、羟基西泮、硝西泮和氟西泮等。③早醒:多见于抑郁症患者,在治疗原发病的同时选用长或中效镇静催眠药,如地西泮、艾司唑仑、硝西泮和氯硝西泮等,曲唑酮也适于伴有抑郁症的失眠患者。

(4) 应用镇静催眠药注意事项:①分析失眠原因,掌握药品适应证和禁忌证,例如,苯二氮䓬类催眠药可导致睡眠中的低氧血症,因此阻塞性睡眠呼吸暂停综合征为禁忌证;儿童慎用,哺乳期妇女及孕妇忌用;用药时饮酒通常是危险的。②用药剂量因个体差异应个体化。③使用最小有效剂量,短期(2~4 周)处方或间断用药,有效后逐渐减量停药。④了解患者用药史有助于正确选药,如用药之初镇静作用明显应谨慎驾车和操纵机械。⑤由于药物的肌松弛作用或起效快,服药后应立即上床。⑥及时评估疗效,以免产生依赖性和耐受性。⑦警惕抑郁症患者的自杀风险,呼吸困难、酒精中毒、药物依赖或滥用毒品者用药须非常谨慎。⑧注意毒副作用,尤其肝肾功能减退患者。

3. 药物治疗

(1) 苯二氮䓬类(benzodiazepines,BZDs):是临床常用的抗焦虑药,有镇静、安眠作用,是第二代镇静催眠药,也可用于癫痫状态的治疗。

BZD 作用机制,与增强中枢神经系统抑制性神经递质 γ-氨基丁酸(GABA)有关。动物实验证实,它通过 GABAa 亚类控制突触后膜氯离子,BZD 受体与 GABA 受体及氯离子组成一个大分子聚合体。BZD 与 BZD 受体结合后激活 GABA 调控蛋白,抑制 GABA 作用减弱,GABA 结合受体 β 亚单位,使氯离子由细胞外间隙流入细胞内,大量氯离子内流导致膜超极化,使膜兴奋性降低产生抑制作用。BZD 中枢受体分布分散,抗焦虑作用主要通过与边缘系统杏仁核和海马内受体作用,抗癫痫作用是与皮质内受体作用,镇静安眠作用是与脑干核受体作用产生的。BZD 对各睡眠相均有作用,可缩短睡眠潜伏期,减少觉醒次数,NREM 睡眠 1 期缩短、2 期延长、3 期明显缩短,REM 睡眠时间缩短,但周期增多,总 REM 睡眠时间增加。BZD 如地西泮的代谢产物活性高,作用时间延长至 90~100 小时。

BZD 药代动力学,BZD 口服吸收良好,经肝脏代谢是选择此类药物的主要依据,药物的吸收、分布值和代谢途径是决定发挥药效快慢、药效持续时间的主要因素,病弱、老年及肝病患者用药须特别留意。艾司唑仑(三唑安

定)、二钾氯氮、地西泮(安定)和氯硝安定吸收很快,哈拉西泮(三氟甲安定)、奥沙西泮(去甲羟基安定)、普拉西泮(环丙安定)和替马西泮吸收较慢。药效持续时间主要与 BZD 亲脂特性有关,高亲脂性比低脂溶性化合物发挥药效快,但药效持续时间短。老年患者因代谢酶系统随年龄增长活性降低,清除半衰期可延长。脂肪随年龄增长占整个体重比率增加,导致脂溶性药物分布量增加,男性脂肪占体重比率比女性低,BZD 清除半衰期较短。

BZD 的用法:BZD 根据清除半衰期可分为超短效、短效、中效,以及长效制剂等。

1) 超短效 BZD:作用快,可缩短入睡潜伏期,适宜于入睡困难患者作为催眠用。①咪达唑仑(midazolam):清除半衰期($T_{1/2}$)0.5~5 小时。②三唑仑(triazolam):半衰期为 0.5~3 小时,0.25~0.5mg/d;起效快,没有蓄积和后遗作用,但因半衰期短,易产生早醒和白天焦虑,可能误认为剂量不足,不断加量而形成依赖,导致停药后反跳性失眠和焦虑加重。

2) 短效 BZD:药效持续时间较长,对预防易醒有效。①替马西泮(temazepam):半衰期为 6~11 小时。②奥沙西泮(oxazepam):半衰期为 5~12h。③阿普唑仑(alprazolam):半衰期为 8~12 小时。

3) 中效 BZD:夜间易醒、噩梦频频的患者可用短、中效 BZD,延长睡眠时间。①劳拉西泮(lorazepam):半衰期为 8~15 小时。②硝西泮(nitrazepam):半衰期为 8~15h。

4) 长效 BZD:①地西泮(Diazepam):半衰期为 50~100h,催眠 5~10mg/d。②氟西泮(flurazepam):半衰期为 30~50 小时,15~30mg/d。③艾司唑仑(estazolam):半衰期为 18~24 小时。

BZD 的不良反应:①用药初期常见白天持续镇静作用,尤其是使用中、长半衰期 BZD 时。②口服副作用可有眩晕和共济失调,与剂量有关,以及视物不清、复视、低血压、记忆减退、震颤、尿失禁和便秘,偶有皮疹、寒战、发热、疲劳、构音障碍、肌无力、口干、胃肠不适、恶心和呕吐等。③与药效矛盾的兴奋性反应,如烦躁易怒、失眠、活动过度和狂怒反应等鲜有报道,频繁发生的生动梦境可能与服用 BZD 和停药有关,有报道个别病例过量服用地西泮 40~60mg/d 出现自杀冲动。④老年人、重症患者,以及服用其他中枢神经抑制剂和通气储备能力很低的患者,静脉注射 BZD 偶可引起呼吸窘迫、呼吸暂停和心搏骤停等。⑤静脉注射地西泮(安定)偶可引起局部疼痛和血栓性静脉炎。

BZD 作为抗焦虑和催眠药物,有较宽的安全范围,对肝、肾、血液、心、肺等内脏毒副作用相对较小,自 20 世纪 60 年代在临床被广泛应用。BZD 长期用药有依赖性,长半衰期药物易于发生蓄积;药物半衰期越短,越易发生

成瘾和出现成瘾时间越短,并可影响近记忆和认知功能。北京市调查 6 567 例应用催眠药患者,107 例有药物依赖,主要为 BZD。如果发生用药过量,通常宜采取支持疗法,早期可洗胃。BZD 拮抗剂氟马西尼(flumazenil)作用于脑 BDZ 受体,可逆转 BDZ 类的中枢镇静作用,对中毒有效;最初剂量为 0.2mg,加入 0.9%氯化钠静脉滴注;必要时可重复注射一次,通常使用 0.3~0.6mg。

BZD 的滥用和成瘾性:BZD 滥用可能性较小,但长期服用大剂量或某些患者即使服用常规治疗量也可能引起药物依赖。成瘾性在嗜酒和滥用毒品者中较常见,应尽量避免使用。用药不足 3 个月者通常不会发生戒断综合征,戒断反应通常持续 7 天左右,也可达到 2~3 周。大剂量用药(如地西泮 40mg/d 以上)须在 6~8 周内逐渐停药,小剂量可在 4~6 周内停药。

药物相互作用:如与中枢神经系统抑制剂,如其他抗焦虑药、催眠药、酒精、三环类抗抑郁药、阿片类、镇痛药、抗癫痫药、抗精神病药、抗组胺药等合用时可使 BZD 毒性变大或引起抑郁症状。异烟肼可延长地西泮的排泄半衰期约 30%,含少量雌激素的口服避孕药也可延长地西泮排泄半衰期,推测均与抑制肝脏微粒体酶系统有关。

用药注意事项:①自小剂量开始,逐渐增加至最小的有效剂量,如产生耐药性须重新确定剂量或确定是否继续用药。②偶有报告人类免疫缺陷病毒(HIV)脑病或艾滋病痴呆综合征患者对 BZD 极敏感,甚至不能耐受很低剂量。③老年人总睡眠时间减少,3 期深睡眠逐渐减少或消失,睡眠变得断续,日间过度睡眠逐渐增加;因此,老年人应慎用任何催眠药,即使小剂量都可引起不安、兴奋或加剧谵妄和痴呆等。④定期重新评价药效是必要的,确定用药的风险因素,肝功能损害严重者须谨慎用药。

(2)非苯二氮䓬类:包括扎来普隆、唑吡坦、右佐匹克隆和佐匹克隆等,是选择性作用于中枢神经系统γ-氨基丁酸(GABA)受体的ω1 或ω1、ω2 受体亚型催眠药,抑制神经元的激活,被称为第三代镇静催眠药。

1)扎来普隆(zaleplon):5~10mg 睡前服用,半衰期 1 小时。超短效作用,可用于入睡期失眠或夜间觉醒后(距起床至少 4 小时)。当正常就寝时用药可能极少有残余效应,可出现头痛、嗜睡、眩晕、胃肠道反应等。抑郁症患者宜慎用,用药期间应戒酒。

2)唑吡坦(zolpidem):5~10mg 睡前服用,半衰期 1.5~4.5 小时。仅对睡眠诱导有效,反跳作用轻,长期服药后可以突然停药,无须逐渐减量。可能出现头痛、头晕、嗜睡、无力、健忘、噩梦、早醒、皮疹、胃肠道不适等。用药期间应戒酒,不宜驾车和操作机械。

3)右佐匹克隆(dexzopiclone):成人 2~3mg 睡前服,老年患者 1~2mg 睡前服,半衰期 6 小时。对睡眠始动失

眠和睡眠维持失眠有效,每夜用药,长达 6 个月无耐受。可出现头痛、嗜睡、味觉异常。重症肌无力、重症睡眠呼吸暂停综合征患者禁用。长期用药后突然停药可引起戒断综合征,用药后不宜从事危险性工作。

4)佐匹克隆(zopiclone):7.5mg 睡前服用,半衰期 3.5~6 小时。可出现口苦、嗜睡、困倦、头痛、头晕、健忘、胃肠道不适、反跳性失眠、戒断症状等。用药期间绝对禁止饮酒。严重呼吸功能不全者禁用。突然停药可引起戒断综合征。用药后不宜驾车和操作机械。

(3)褪黑激素受体激动剂:雷美尔通(ramelteon)8mg,睡前服,半衰期 1~5 小时。仅对始动失眠有用,是唯一不伴滥用倾向的催眠药,可安全用于轻、中度阻塞性睡眠呼吸暂停综合征和慢性阻塞性肺病患者。特斯美尔通(tasimelteon)主要用于严重视力障碍和盲人的失眠障碍。阿戈美拉汀(agomelatine)不仅能激动褪黑激素受体,同时能拮抗 5-HT2c 受体,可治疗焦虑与抑郁障碍及失眠。褪黑激素(melatonin)是松果体分泌的一种激素,通过与视交叉上核中的褪黑激素受体结合调节昼夜节律,尤其生理性睡眠的起始。褪黑激素 0.5~5mg,睡前服,可延缓睡眠期综合征,可改善睡眠障碍,疗效及安全性还有待进一步确定。

(4)食欲素受体拮抗剂:食欲素又名下丘脑分泌素(hypocretin),是下丘脑产生的与食欲和睡眠觉醒周期节律调节有关的小分子神经肽。其神经元主要位于外侧下丘脑,上行纤维投射至大脑皮质,下行纤维投射至唤醒系统的促觉醒细胞群。食欲素可高度刺激与觉醒有关的脑区神经核和神经递质系统。

秀弗拉欣(suvorexant)作为一种口服食欲素(orexin)双受体(OX1R 和 OX2R)拮抗剂,2014 年获美国 FDA 批准,用于治疗成人睡眠起始和/或维持困难的失眠障碍。推荐起始剂量 10mg,就寝前 30 分钟内、计划起床前至少 7 小时期间使用。每晚只能用药一次,若无效又无副作用,单次剂量可增至 15mg 或 20mg,但 FDA 强调,若服用 20mg 应告知使用者次日不从事需完全警觉性活动如驾驶。合用细胞色素 P450 酶 3A4 酶抑制剂(如环丙沙星、地尔硫草等)时推荐剂量为 5mg,不超过 10mg,但使用强 3A4 酶抑制剂(如酮康唑、伊曲康唑与克拉霉素等)者不推荐使用。同时使用 CYP3A4 强诱导剂(如利福平、卡马西平和苯妥英)可能显著降低秀弗拉欣浓度和疗效。一项秀弗拉欣治疗原发性失眠的随机双盲对照研究显示,它不破坏睡眠结构,可减少主动觉醒时间,增加快眼动睡眠持续期和慢波活性,利于睡眠诱导和维持。耐受性好,不良事件呈剂量相关性,以嗜睡最多。没有报告苯二氮草类常见的逆行性遗忘,也没有滥用的征象,治疗 4 周后无反跳性失眠或撤药效应。食欲素受体拮抗剂与苯二氮

草类机制完全不同,后者作用于脑中广泛分布的 $GABA_A$ 受体,通过抑制脑部神经元活性促进睡眠,易导致次日镇静、记忆紊乱、幻觉、反跳性失眠、躯体和心理性依赖等副作用。食欲素受体拮抗剂只选择性作用于介导唤醒与睡眠间转换的神经元,影响失眠中过度觉醒,是它的临床优势。

(5)非镇静催眠药

1)抗精神病药:为强安定剂,可用于精神症状伴失眠患者,如谵妄、精神分裂症或神经症等,可控制兴奋躁动,有过度镇静作用。氯氮平、奋乃静、氯普噻吨(泰尔登)等治疗慢性失眠疗效较好,但可能引起难以处理的副作用,非必要应尽量不用。

2)抗抑郁药:失眠患者经常出现抑郁与焦虑等情绪障碍症状,失眠也常常是焦虑与抑郁障碍患者的临床症状之一,尤其在慢性失眠障碍患者,失眠与抑郁和焦虑之间存在着复杂的密切联系。因此,在国内外的失眠障碍治疗指南中,普遍推荐在就寝时服一些小剂量抗抑郁药(尤其是具有镇静作用的抗抑郁药)可改善睡眠,如多塞平(doxepin)25~50mg,帕罗西汀(paroxetine)5~20mg,曲米帕明(trimipramine)75~200mg。盐酸曲唑酮(trazodone)25~100mg,由于多受体作用,具有镇静催眠效应,对抑郁相关性失眠可起到"一石二鸟"的疗效。根据患者的病情也可选用舒肝解郁胶囊等个体化治疗。中成药舒肝解郁胶囊具有健脾安神功效,适宜于有食少胃胀、胸闷、出汗和疲乏无力的患者。

许多患者靠饮酒来帮助睡眠,其结果适得其反。因长期和大量饮酒导致不解乏的、紊乱的睡眠,伴频繁的夜间觉醒与早醒,常增加日间过度睡眠症状。在阻塞性睡眠呼吸暂停综合征患者,酒精可进一步损害呼吸功能。

第六节　异态睡眠障碍

（詹淑琴）

异态睡眠(parasomnias)是指睡眠过程中出现复杂的动作和行为,包括在睡眠和睡眠期转换期间出现的普通或怪异的行为及看似有目的的动作、感知、做梦。这种动作和行为可以发生在入睡期、非快速眼动睡眠(non-rapid eye movement,NREM)任何时期、快速眼动睡眠期(rapid eye movement,REM)或从任何睡眠期部分或全部唤醒。这些异常行为可导致自伤或伤人、睡眠中断、心理行为异常,以及白天困倦等。

【分类】

依据异常行为和动作发生的睡眠时相可分为两大类:NREM 睡眠期相关异态睡眠和 REM 睡眠期相关异态睡眠。NREM 睡眠期相关异态睡眠包括意识模糊性觉醒、睡行症、睡惊症和睡眠相关进食障碍,前者这些行为由于大脑皮质从深睡眠中不完全性觉醒。REM 睡眠期相关异态睡眠中包括 REM 睡眠期行为障碍(RBD)、睡眠麻痹、梦魇等。有些患者可同时出现两种或以上的异态睡眠,称为异态睡眠重叠障碍(parasomnia overlap disorder)。国际睡眠疾病分类第 3 版(ICSD-3)有关异态睡眠具体分类见表 3-10-1。

表 3-10-1　ICSD-3 异态睡眠分类

NREM 期	REM 期	其他	单独的症状和正常变异
意识模糊性觉醒 睡行症 睡惊症 睡眠相关进食障碍	REM 睡眠期行为障碍 孤立性睡眠麻痹 梦魇	头部爆裂综合征 遗尿 睡眠相关的幻觉 睡眠呻吟 躯体疾病所致异态睡眠 药物或物质滥用所致异态睡眠	梦呓

一、NREM 睡眠期相关睡眠障碍

NREM 睡眠相关的异态睡眠是在 NREM 各睡眠期出现的异常行为、认知障碍和自主神经系统紊乱为特征,主要由觉醒障碍所致。多发生在夜间睡眠的前 1/3 阶段 NREM 睡眠期的慢波睡眠,由于发作是从某个睡眠期不完全觉醒;发作后由于睡眠惯性导致继续出现几分钟或更长时间的意识模糊或定向力障碍。NREM 异态睡眠在儿童多见,达 5%~15%,随着年龄增长发病率减少,患病率为 1%~4%。NREM 相关异态睡眠确切的病理生理机制不甚清楚,多种可能机制导致 NREM 觉醒系统受损。部分患者有家族遗传倾向;外界环境刺激、社会和精神压力、睡眠剥夺或者镇静催眠药物的使用或抗抑郁抗精神病药物的使用可以诱发异态睡眠的发作。

多导睡眠图(PSG)是诊断 NREM 异态睡眠的金标准,但非必需条件,对临床症状明确或不复杂者其价值有限或无须检查,当怀疑异态睡眠患者正在服用苯二氮䓬类或抗抑郁药物时 PSG 的阳性率降低。当对 NREM 异态睡眠临床症状不明确与其他疾病无法鉴别、或有罕见临床表现或怀疑有重叠综合征者需要做 PSG 来明确诊断,对首次就诊的患者应该进行整夜视频 PSG 检查,如果正服用镇静催眠药、抗抑郁药或者抗精神类药物的患者原则上应该在撤药后再进行。

（一）意识模糊性觉醒

意识模糊性觉醒（confusional arousals，CoA）表现为从 NREM 睡眠中觉醒过程中意识尚未完全清醒时出现的定向障碍行为，时常伴有轻微发声和次日对事件模糊的回忆。一般持续 5 分钟以内，部分可延长至 1 小时。这些行为一般比较温和，个别患者可能具有攻击性和猛烈的行为。

【病因和发病机制】

1. 病因 任何加深睡眠和造成觉醒困难的因素都可能成为病因，主要包括年轻人睡眠剥夺恢复过程中、昼夜节律改变、过度瞌睡、失眠、情绪障碍、使用中枢神经系统抑制剂，如催眠镇静药、苯二氮䓬类、乙醇和抗组胺药等，代谢中毒性脑病及其他脑部疾病，以及强行唤醒时。意识模糊性觉醒常见于以深睡眠为特征的过度睡眠，如特发性过度睡眠；继发性过度睡眠，还可见于发作性睡病或睡眠呼吸暂停综合征患者。睡行症和睡惊症患者意识模糊性觉醒发作特别频繁。

2. 发病机制 目前尚不清楚，少有几例病理资料显示与觉醒相关区域的损害相关，如室旁灰质、中脑网状区和下丘脑后部，但多数患者没有特异性脑病变，该病有明显的家族聚集性。

【临床表现】

1. 意识模糊性觉醒常见于儿童，3~13 岁儿童患病率为 15%，部分持续至中年，且随着年龄的增长，患病率明显下降，发作频率也进行性减少直到完全消失。患病率无性别差异。临床特征是患者不能从睡眠中迅速清醒过来，无论是自然醒转或是被唤醒，总要经历一个较长的意识模糊的过渡阶段，处于意识模糊性部分觉醒状态中的患者存在时间和地点定向障碍，语速减慢、精神活动迟缓、反应迟钝，动作显得不协调；有明显的顺行性和逆行性遗忘。这种意识模糊性行为可持续数分钟到数小时，通常发生在从第 1 个睡眠周期的深睡期觉醒时。有时患者在睡眠中被唤醒时可出现不恰当行为，尤其是当患者的活动受到限制时，可能会发生攻击性行为，有时可能出现不恰当的性行为。

2. 多导睡眠图（PSG）记录显示，典型的意识模糊性觉醒发生在从 NREM 睡眠期觉醒时，最常见于睡眠的前 1/3 阶段的慢波睡眠，偶尔还出现在从 NREM 睡眠 N1、N2 期的觉醒过程中，也可发生在日间小睡时，但很少发生在 REM 睡眠觉醒过程中。意识模糊性觉醒期间的脑电监测可表现短暂的 δ 活动、NREM 睡眠 N1 期的 θ 模式、反复出现的微睡眠现象或呈弥漫的和几乎无意识的 α 节律。

【诊断和鉴别诊断】

1. ICSD-3 诊断标准（必须同时满足标准 A~C）：

A. 符合 ICSD-3 关于非快速眼动睡眠相关的觉醒障碍的一般诊断标准。

B. 反复发作的意识模糊或者未离床的错乱行为。

C. 缺少恐怖感或者离床的活动。

注释：发作时缺少典型的自主神经系统觉醒，如多汗、心动过速、呼吸过速、瞳孔放大等。

2. 鉴别诊断 有些正常人在过度疲劳、饮酒后或严重睡眠不足等情况下，入睡后突然被叫醒时，可能不能从睡眠中很快清醒过来，要经历短暂的意识模糊阶段后才能完全清醒。不过仅仅是偶尔发生，意识模糊持续时间一般不超过 5~10 分钟。意识模糊性觉醒必须和精神行为异常占主导地位的其他异态睡眠相鉴别，具体需与以下疾病鉴别：

（1）睡惊症：也表现一种觉醒障碍，多见于儿童，通常发生于夜间睡眠的前 1/3 阶段，亦为从 NREM 期慢波睡眠中突然觉醒时发生，其发作可能与唤醒有关。以极度恐惧、焦虑和明显的自主神经症状为临床表现，常伴有令人惊悚的尖叫或哭闹，次日不能回忆。

（2）睡行症：发生于初入睡 2~3 小时内的 NREM 睡眠期，有复杂的运动性自动症表现，如做一些刻板而无目的的动作，持续数分钟后自行躺下，继续睡眠。偶有缓慢起床后，不停地往返徘徊或离开床到处走动，然后又上床睡眠，次日不能回忆。

（3）REM 睡眠行为障碍：发生于 REM 睡眠期，常有与梦境相关的语言和暴力行为，表现为爆发性运动，如无意识的剧烈运动、翻滚、打斗等，但不会完全觉醒，醒后可部分回忆。

（4）伴意识模糊性自动症的睡眠相关性复杂部分性癫痫发作：多见于额叶癫痫，临床表现为阵发性、短暂性与刻板性动作特征，发作持续时间多在 2 分钟之内，常发生于入睡后 30 分钟内或接近清晨时，EEG 可完全正常，部分患者发作时伴有脑电图癫痫性放电，且日间亦可能有类似发作，抗癫痫治疗有效可以鉴别。

（5）日落综合征（sundown syndrome）：是指患者意识紊乱的临床表现多出现于傍晚时分，常见于退行性疾病患者，尤其老年人，当独居家中、疗养院或因病不能自由行动而长期卧床时，由于长时间局限在所居住环境中，缺乏外在环境（例如太阳光线）的刺激，在太阳落山光线变暗时，患者出现意识水平降低的表现，如意识模糊、坐立不安、违拗、幻觉、躁动等现象，严重者甚至可出现谵妄。日落综合征多见于痴呆、药物中毒、感染、电解质紊乱、突然戒酒或停止使用镇静催眠药物时。

【治疗】

儿童期偶尔出现模糊性觉醒一般不用特殊处理，发作频繁者可睡前或睡眠初醒服用中枢神经兴奋剂（如哌甲酯），再让患者睡半小时，使其自然醒转，可不出现意识模糊阶段。

（二）睡惊症

睡惊症（sleep terrors，ST），亦称为夜惊或睡眠惊恐，是指突然从慢波睡眠中觉醒，并伴有尖叫或喊叫、表情极度恐惧、自主神经系统兴奋性增加等行为表现。多见于儿童，发作时无法安慰。成人可能在危急的恐怖影像或梦境片段的驱使下突然跳下床，出现外伤或伤人。可持续数分钟以上，此时如果看护者试图终止发作可能导致情绪更加激越，次日不能回忆。

【病因和发病机制】

1. 病因　任何可能加深睡眠的因素均可诱发睡惊症的发作，如发热、睡眠剥夺和使用中枢神经系统抑制剂等。过度疲劳、精神紧张以及心理创伤等情况则可使发作变频。儿童睡惊症可能与遗传因素及发育因素有关，睡惊症的家族性发病倾向较睡行症高，约50%的睡惊症患儿存在阳性家族史。睡惊症患者同时发生睡行症和意识模糊性觉醒。

2. 发病机制　尚不清楚，睡惊症也是一种觉醒障碍，在易感者中，如在NREM睡眠N3期被迫唤醒时可诱发，唤醒可能是重要诱因，无须前驱的偶然精神活动。许多其他的唤醒因素也可促使发作，如环境刺激（外界突然出现响声或开灯）、内在刺激（如胃收缩）、进入REM睡眠前的NREM睡眠周期结束时内在固有的正常周期性觉醒，以及睡眠中也可能存在的（但不能回忆）精神活动均可促发睡行症。睡惊症的觉醒过程通常异常迅速和强烈，提示状态改变的速度和程度才是重要因素，而不是像噩梦那样的状态内改变。

【临床表现】

1. 睡惊症常于青春期前起病，以4~12岁儿童最常见，儿童的患病率1%~6.5%，青春期后渐趋停止，但也可发生于任何年龄。成人的最易患病的年龄是20~30岁。睡惊症在男性中较女性多见。

2. 睡惊症通常发生在上半夜刚入睡后1~2小时的NREM睡眠后期。患者突然从床上坐起，发出毛骨悚然的喊叫或哭闹、双目凝视、表情十分恐惧和焦急，并有强烈的恐惧、焦虑和窒息感，偶可有幻觉对外界刺激没有反应。有时会冲下床并奔跑，但很少会离开房间。发作同时有显著的自主神经症状，表现为心动过速、呼吸急促、皮肤潮红、出汗、瞳孔散大和肌张力增高等。发作时可伴有含糊的发声或排尿。发作时意识模糊、呼之不应、旁若无人。如果被唤醒，则出现意识模糊和定向障碍。一般持续1~2分钟后发作自行停止，多持续5分钟以上，躺下继续睡觉，也可在数分钟甚至数十分钟内无法使之平静。

尽管有同时伴发短暂生动梦境或幻觉的报道，但绝大多数患者事后不能回忆发作时的情景。在可回忆的情景中包括明显心悸、呼吸和活动困难，无前驱症状或相伴的精神活动，患者所感受的呼吸困难犹如磐石压在胸口。成人患者对梦的片段或危险恐惧的梦境没有判断能力而表现离开床或奔跑，也可伴有暴力行为而自伤或伤及他人。在罕见的情况下，睡惊症可以直接发展为睡行症，而没有任何发作间的觉醒。睡惊症造成的社交困难将损害其人际关系。

3. 发作时多导睡眠图（PSG）表现患者从慢波睡眠中突然觉醒，通常发生于夜眠的前1/3阶段，也可发生于NREM睡眠期。不伴极度恐惧的从NREM睡眠中部分性觉醒较极端的睡惊症多见。心动过速在睡惊症临床发作和部分性觉醒中均可见到。PSG还能发现一些睡惊症的诱发因素如OSA、PLMD及其他睡眠障碍等。睡眠图正常时不排除该诊断。

【诊断和鉴别诊断】

1. 诊断　ICSD-3诊断标准必须同时满足标准A~C：

A. 符合ICSD-3关于非快速眼动睡眠相关的觉醒障碍的一般诊断标准。

B. 觉醒以突然发作的惊恐为特征，典型的表现是开始出现警觉的发声，例如尖叫。

C. 强烈的恐惧感和自主神经觉醒表现，包括发作性的多汗、心动过速、呼吸急促或瞳孔放大。

2. 鉴别诊断　根据NREM睡眠期觉醒后突然发作的惊恐为特征，发性在入睡后1~2小时后出现典型的表现，是开始出现警觉性发声，例如尖叫，哭闹，伴有强烈的恐惧感和自主神经兴奋症状，如发作性多汗、心动过速、呼吸急促或瞳孔放大等，诊断并不困难。

（1）梦魇：通常能生动详尽的回忆梦的内容，梦魇发生于睡眠的后1/3的REM睡眠阶段，不出现显著的活动，发作中被唤醒时患者表现出良好的定向力。而睡惊症患者事后多不能回忆，症状发生于睡眠前1/3的NREM睡眠阶段，可有企图下床或挣扎等行为，发作中被唤醒时通常出现意识模糊和定向障碍。另外，梦魇的焦虑、言语和自主神经症状明显少于睡惊症。

（2）夜间惊恐发作：女性多见，表现为夜间入睡前或觉醒后突然出现惊恐不安，有大祸临头或濒临死亡的感觉，并伴随一系列交感神经功能亢进的表现，如头昏、心慌、气急、手足发凉、血压升高等，持续数分钟至数十分钟，发作时意识完全清楚，发作后能够回忆发作过程。常伴有日间惊恐发作。惊恐发作也可见于抑郁症、强迫症、甲状腺功能亢进、低血糖、滥用兴奋剂和巴比妥类药物戒断患者。

（3）意识模糊性觉醒：是指在夜间或白天从NREM

睡眠中觉醒时发生的现象,甚至早晨从异常深长的睡眠中醒来时发生,常伴随明显的精神紊乱和遗忘,但不像睡惊症患者那样伴有恐惧、喊叫及显著的自主神经症状。

(4)睡眠相关性癫痫:可发生于睡眠的任何阶段,发作时有面色发绀,肢体抽动,脑电图出现癫痫样放电等特点。

(5)其他:可出现意识模糊状态或能够产生夜间焦虑的其他类型睡眠障碍,包括阻塞性睡眠呼吸暂停综合征和夜间心肌缺血相关性睡眠障碍,均具有相应的临床特点。

【治疗】

1. 一般治疗 睡惊症的发生与睡行症有部分共同因素,如可能与过度疲劳、压力过大、过分担心或睡眠时间不足等因素有关。因此要避免减少患者的总睡眠时间,帮助患者在睡眠之前将注意力集中在正性想法、影像与感情方面。儿童患者可预期在发作前将其唤醒,以控制发作。

2. 药物治疗 睡惊症的药物治疗与睡行症基本相同:

(1)苯二氮䓬类:尤其是氯硝西泮、地西泮、氟西泮和阿普唑仑常被用于治疗睡惊症,但对老年患者疗效不佳。

(2)三环类抗抑郁药:对伴有非典型抑郁的老年患者,三环类抗抑郁药有一定的疗效,但这种作用可能是基于该药的抗抑郁作用。帕罗西汀疗效显著,通过作用于中脑导水管中央灰质 5-HT 通路控制惊恐,但易诱发睡行症。

3. 心理治疗 尚无统计学的疗效评价,但在非对照临床研究中,对年轻患者有效,在配合药物治疗的情况下,疗效更明显。成人患者可能同时存在焦虑症,心理治疗可能有所帮助。

(三)睡行症

睡行症(sleepwalking,SW)是指起始于睡眠前 1/3 阶段从慢波睡眠觉醒时的一系列复杂行为,表现为从睡眠觉醒后持续性的意识模糊同时伴下床活动为基本特征,很难唤醒,且有可能加重意识模糊和定向障碍。持续数分钟,也可更长时间,活动形式也可能复杂如驾驶汽车、担水等。醒后部分或完全不能回忆。

【病因和发病机制】

1. 病因 任何增加觉醒的因素都可能成为睡行症的诱发因素,如发热、过度疲劳、精神紧张、睡眠剥夺或饮用含咖啡因饮料等因素可使睡行症的发作频率增加。甲状腺功能亢进、偏头痛、脑损伤、脑炎、脑卒中等也可促发睡行症。某些容易导致睡眠觉醒的疾病,如阻塞性睡眠呼吸暂停综合征、癫痫、周期性肢动障碍和其他严重干扰

NREM 睡眠的因素,也与睡行症的发作有关。若使处于 NREM 睡眠慢波状态下的正常小儿唤起后,可以诱发出睡行症。内部刺激(如膀胱充盈)或外部刺激(如噪声、光线)也可诱发睡行症。少数患者的发病与月经周期有关,多在经前期发作。许多药物如碳酸锂、吩噻嗪类、非典型抗精神病药物如奥氮平、喹硫平等、三环类抗抑郁剂如阿米替林及新型 5-HT 再摄取抑制剂等可导致或加剧睡行症的发生;苯二氮䓬类药物很少有报道。有些睡行症发作时间较长和/或出现如下地离开房间、驾车出行等危险行为,且这种延长的发作可能与镇静催眠药物使用相关,尤其是苯二氮䓬类受体激动剂的使用。

有研究显示睡行症可呈家族性发作。有报道子女睡行症的发病率随父母双方及其家族成员中患患者数的增多而增加,患者的一级亲属患病率是普通人群的 10 倍;另有资料显示,在睡行症患者或其家族成员中,睡惊症及遗尿症的发生率也很高;单卵双生子的患病率远高于异卵双生子,这些现象均说明该病发病具有遗传因素。

2. 发病机制 尚不清楚,仍认为是一种觉醒障碍,患者在发作期间脑电活动处于 NREM 睡眠与完全清醒之间。部分患者发作期间脑电呈 δ 活动。此外从慢波睡眠中觉醒无论是自发觉醒还是外因促发或是其他睡眠障碍都可能引起易感个体出现睡行症的发生,当去除这些原因后症状消失。有研究发现在发病时进行单光子发射计算机断层扫描(SPECT),显示下丘脑-扣带回通路被激活,而丘脑-皮质其他觉醒系统没有激活,提示上行网状激活系统的分离激活状态可能是睡行症的发病机制。睡行症的另一种发病机制可能慢波睡眠异常和对睡眠剥夺出现的异常反应,多种原因导致慢波睡眠压力增加而加重睡行症,因此让这些患者采取充足的睡眠可达到预防的目的。

【临床表现】

1. 睡行症可发生于任何年龄,但儿童多见,首次发作年龄多在 4~8 岁,一般在青春期后自然消失,在成人阶段发病者少见。普通人群中发病率为 5%~15%,儿童高达 17%,成年人为 1%~5%,发病无明显性别差异,但伴暴力性行为的睡行症多见于男性。发作频率可 1 周数次,也可只在有发病因素时发生。

2. 睡行症通常发生在 NREM 睡眠的前 1/3 睡眠阶段。患者可从床上坐起,并不下地,目光呆滞,做一些刻板而无目的的动作,如拿起身边物体、移动身体等,一般持续数分钟后自行躺下继续睡眠。偶有缓慢起床,不停地往返徘徊,又复上床睡眠。个别患者持续时间较长,可表现一些复杂行为如下地后绕着房子走动,双目呆滞,或可进行一些日常习惯性的动作,如穿衣、进食、大小便、打扫卫生、拉抽屉、开门、上街、开汽车、外出游逛,这些复杂

行为常见于成人。患者睡行症发作时通常不说话，不回答问话，但可有喃喃自语，或做出"哦"等回答，但常口齿不清、答非所问。偶尔可见患者执行简单命令，如听从家人言语而上床睡觉。有时口中念念有词，并能够与人答话。可躲过视线或越过企图与其交谈的人，可避开障碍物。在受到限制时可有狂暴的冲动、逃跑或攻击行为。发作过程中可伴梦语，整个行为显得刻板、僵硬。处于发作中的患者通常很难唤醒，强行唤醒时常出现精神混乱，次日对发作过程不能回忆。睡行症患者亦可伴发其他异态睡眠活动，如睡惊症等。

3. 多导睡眠图(PSG)可用于睡行症检查，但并非每晚出现，症状一般始于 NREM 睡眠的慢波睡眠期，最常见于 N1、N2 睡眠期结束时。可呈部分或完全性持续睡眠，伴有弥散有节律的 δ 活动，或与 θ 活动混合，有时表现 δ 波和 α 波的混合状态。如记录到不伴有任何异态睡眠行为的多次从慢波睡眠中觉醒，或伴有典型的睡行症行为均支持该临床诊断。睡眠剥夺联合强迫觉醒试验可提高睡行症的检出率。PSG 可发现导致各种异态睡眠的原因，如睡眠呼吸暂停综合征、周期性肢动等，是否出现 REM 期肌张力失迟缓状态可与 REM 睡眠行为异常相鉴别。

【诊断和鉴别诊断】

1. 诊断　ICSD-3 诊断标准必须满足 A 和 B：

A. 符合 ICSD-3 关于非快速眼动睡眠相关的觉醒障碍的一般诊断标准。

B. 觉醒的发生与行走和其他复杂的离床活动相关。

2. 鉴别诊断

(1) 睡惊症：有逃离恐怖性刺激企图的睡行症在临床上很难与睡惊症相鉴别。睡惊症常以尖叫起始，伴有强烈恐惧、极端焦虑和明显的自主神经症状为临床特征。

(2) REM 睡眠期行为障碍：多导睡眠图和临床症状均显示其发生在 REM 睡眠期，多在后半夜，常见于中老年，与帕金森病、路易体痴呆和多系统萎缩等突触核蛋白病关系密切，流行病学研究证实 RBD 经过 3~16 年 82% 发展为帕金森病及相关突触核蛋白病，PSG 显示 REM 睡眠期肌张力失迟缓状态消失，伴随梦境相关的行为动作，且多为暴力样行为，醒后警觉性和定向力完全正常。而睡行症则发生于 NREM 睡眠期，行为缓和凌乱，少有暴力样行为。

(3) 睡眠相关性癫痫：某些精神运动性发作如夜间额叶癫痫(frontal lobe epilepsy，FLE)可能出现复杂和剧烈的行为动作，但是癫痫性发作时意识障碍程度比较深，具有高度刻板性和重复性，持续时间数秒到 3 分钟，睡眠任何时间均可发作，可一夜多次，发作后可完全觉醒但不能回忆发作过程，脑电图可以发现癫痫样放电。睡行症

通常发生在初入睡的 2~3 小时内，一般每晚仅发作 1 次。可有促发因素如睡眠剥夺、噪声、应激、OSA、PLM 等。睡行症的自动症常常比癫痫性发作要复杂得多，而且不出现强直或阵挛发作。

(4) 夜间进食障碍综合征：常伴类似睡行症的进食和走动，但夜间进食综合征患者起床进食时意识清楚。

(5) 意识模糊性觉醒：是指从 NREM 睡眠期间出现的不完全觉醒，不伴有恐惧和走动行为。

【治疗】

1. 一般治疗　睡行症的发生可能与过度疲劳、压力过大、过分担心或睡眠时间不足等因素有关，因此应当设法使患者获得充足的睡眠，规律作息时间，创立良好的睡眠环境，帮助患者在睡眠之前将注意力集中到轻松愉快与舒适的意境中来，睡前排空膀胱、避免饮酒等措施，这样方可能减少睡行症的发生频率。在睡行症发作时，不要试图唤醒患者，应注意保护，避免危险与伤害，尽可能引导患者上床睡眠或卧床即可。在预估患者可能发生的睡眠时间叫醒也很有效。虽然睡行症发病时导致伤害的概率不高，但也有发生意外的情况，应做好安全防范措施。从床上、房间内移走任何危险性的物品；锁好窗子；用厚窗帘遮住玻璃窗；在卧室门上安装一个门铃或报警器；旅行时住在旅馆的一楼。当睡行症与镇静催眠药物相关时应重新评估使用药物原发病的诊断，如失眠可能为周期性肢动等原因所致时则停用镇静催眠药，改用针对性药物如多巴制剂。如果睡行症诊断明确且排除其他诊断时则可以进行认知行为治疗，也可以选择苯二氮䓬类受体激动剂(BRAs)。一旦发现药物诱发睡行症，应减少或停用可疑药物，或改为日间服用。

2. 药物治疗　在患者的动作行为有潜在的危险或发作频繁且造成痛苦时应使用药物干预。也应当注意如果突然停止使用药物或者忘记服药，可能引起反跳性发作增加。

(1) 苯二氮䓬类药物：可以选择中和长效制剂如地西泮和氯硝西泮来治疗睡行症，可以减少觉醒和焦虑，抑制慢波睡眠。应该注意，氯硝西泮可能因其抑制肌张力而加重由睡眠呼吸障碍诱发的睡行症，此外其他镇静催眠药物如唑吡坦可能诱发夜间行为。

(2) 抗抑郁剂：如三环类抗抑郁剂中的阿米替林、丙米嗪或氯米帕明等，氯米帕明 25~50mg，睡眠前口服，疗效显著。也可以选择使用 5-羟色胺再摄取抑制剂(盐酸氟西汀、舍曲林等)。但有些抗抑郁剂有可能诱发或加重睡行症。

3. 心理行为治疗　减压、心理行为治疗对年轻患者疗效肯定，若合并药物治疗则效果更佳，但对老年患者无明显疗效。行为治疗方法包括自我催眠疗法和松弛练

习等。

（四）睡眠相关进食障碍

睡眠相关进食障碍（sleep-related eating disorder，SRED）是指在睡眠觉醒期间反复出现无意识的进食和饮水，伴有相关的意识水平降低及对其行为的遗忘，并带来一系列临床后果的 NREM 期异态睡眠。

【病因和发病机制】

1. 病因 常伴有多种原发性睡眠障碍，睡行症常见，只不过进食行为成为睡行症的主要表现而已，故有人认为 SRED 是睡行症的变异型，儿童期睡行症患者是 SRED 的高危人群。此外周期性肢动障碍（PLMD）、不宁腿综合征（RLS）、OSA 等睡眠障碍也与本病发病相关，32% 的发作性睡病伴猝倒患者有 SRED。遗忘性的夜间进食障碍与下列药物使用相关，有报告唑吡坦、佐匹克隆、三唑仑、碳酸锂、抗胆碱能药物和其他具有镇静作用的精神类药物（如氯丙嗪、阿米替林、奥氮平、利培酮）可诱发 SRED，停药后发作终止。有些患者可能与戒烟、戒酒和物质滥用、急性应激、日间进餐后、发作性睡病、自身免疫性肝炎、脑炎或其他情况有关。有些患者还可伴有日间进食障碍和睡眠相关分离性障碍。部分患者有家族史。

2. 发病机制 尚不清楚，超过半数的 SRED 患者在发病前存在另一种异态睡眠病史，表明异态睡眠可能是睡眠相关进食障碍的一个重要危险因素。该病以女性患者为主，符合进食障碍以女性为主的特点，推测 SRED 似乎有两种基本病理生理学机制的共同作用，即睡眠障碍和进食障碍。镇静催眠药物的使用可导致遗忘型 SRED 的遗忘，苯二氮䓬类受体激动剂作用于中枢 GABA-A 受体增强 GABA 活动导致催眠作用，这些激动剂抑制执行功能，唑吡坦本身不激活 SRED，但导致患者行为失去抑制。近年有关夜间进食与 RLS 的关系受到重视，有发现 SRED 患者中较高的 RLS 患病率，而 RLS 患者中有 33% 有 SRED（正常人群为 1%），暗示本病发病可能与多巴胺能系统功能失调有关，此外 SRED 的一些特征也提示多巴胺能功能紊乱，如多巴胺调节冲动行为，如坐立不安、吸烟和贪食症。有报道夜间进食是不宁腿综合征（RLS）常见的非运动现象，RLS 因误诊和对其伴发的失眠等不恰当的使用镇静催眠药物治疗常导致遗忘性 SRED，将 RLS 误诊为原发性失眠使用催眠药常诱发 SRED，同时 RLS 患者使用镇静催眠药物诱发的 SRED 明显高于原发性失眠使用催眠药物，故在使用催眠药后出现 SRED，应注意 RLS 的可能。

【临床表现】

1. 本病平均发病年龄 22 ~ 29 岁，患病率为 4% ~ 5%，女性占 60% ~ 83%。就诊前平均病程为 4 ~ 15 年，

发病形式不一，可隐匿也可突然或暴发式，快速出现夜间进食发作，发作频率为每晚一次或多次。可发生在睡眠周期的任何时间，表现为从睡眠觉醒期反复出现无意识的进食和饮水，发作时无饥饿感，患者常描述不进食就不能进入睡眠。进食总是在睡眠后一段时间，以无意识、强迫性或"失控"的方式发生。一般发生在从睡眠部分觉醒期间，后来可部分回忆。一方面，在进食期间，部分患者不容易完全恢复意识，并可能夜间进食完全遗忘。另一方面，一些患者在发作期间似乎有相当程度的警觉，且在晨起后能大部分回忆发作过程。此外患者可能进食特殊类型食物（如白天讨厌的食物和高热量的碳水化合物及脂肪食物），或不进食有毒食物，很少饮用酒精饮料。部分患者进食过程相对复杂如使用微波炉加热食物等。患者在发作期间如果受到打扰常表现易激惹和激越。SRED 患者可能造成继发性损害，如由于睡眠连续性被破坏而导致失眠，因食物发生上消化道撕裂、烧伤等，不适当的食物制作过程可能出现火灾，早晨厌食或腹胀，如发作频繁可导致体重增加、肥胖、糖尿病和高脂血症。有些患者因羞耻感和不能控制夜间进食而导致继发性抑郁。

2. PSG 检查不作为 SRED 的常规评估，vPSG 检查常常有阳性发现，常见的为在慢波睡眠阶段出现不同程度的意识模糊性觉醒，伴或不伴进食，或仅有咀嚼或吞咽动作。这种异常觉醒也可发生在所有 NREM 睡眠阶段，也包括 REM 睡眠期。意识水平从完全无意识觉醒到不同程度的模糊性觉醒，尽管此时 EEG 呈觉醒模式，表明在 EEG 和意识水平之间存在分离现象。此外 PSG 检查还可观察到 RLS、PLMS、节律性咀嚼肌活动和 OSA。在检查当夜床边放置食物可增加夜间进食的检出率。

【诊断和鉴别诊断】

1. 诊断 ICSD-3 睡眠相关进食障碍的诊断标准必须同时满足标准 A ~ D。

A. 反复发生无意识进食，仅在主要睡眠时段觉醒后发生。

B. 反复发生的无意识进食发作必须伴有下述一种或多种情况：

1）食用特殊类型的食物或食物组合或不能食用的物质或有毒的物质。

2）睡眠相关损伤或在寻找食物或烹饪食物时实施危险的行为。

3）反复夜间进食导致的不良健康后果。

C. 进食发作时部分或者完全缺少意识，并伴有回忆障碍。

D. 不能用其他睡眠障碍、精神障碍、疾病、药物或物质滥用更好的解释。

2. 鉴别诊断

（1）神经性贪食症：表现为反复发作性暴食，伴随防止体重增加的补偿性行为及对自身体重和体形过分关注为主要特征的一种进食障碍疾病。主要表现为反复发作、不可控制、冲动性地暴食，继之采取防止增重的不适当补偿性行为，如禁食、过度运动、诱导呕吐、滥用利尿剂、泻药、食欲抑制剂、加速代谢的药物等，这些行为与其对自身体重和体形的过度和不客观的评价有关。

（2）夜食综合征（night eating syndrome，NES）：在晚餐和夜间入睡之间吃的过多，或在从睡眠完全觉醒期间过度进食，随后能够完全回忆，没有食用奇怪的（或有毒的）物质和特殊的进食行为，不伴有原发性睡眠障碍。此病多见于女性，较 SRED 比较，本病患者常常伴有情感障碍。

（3）Kleine-Levin 综合征：也称为周期性嗜睡，可能存在不适当的夜间进食，但它主要发生在青少年男性，并且有标志性症候群如周期性睡眠过度、发作期间性欲亢进和贪食，每次持续数日到数周。

【治疗】

1. 治疗 SRED 首先要消除可疑药物诱发因素和纠正共病睡眠障碍。当 SRED 与镇静催眠药物相关时应重新评估使用药物的原发病的诊断，多数药物诱发的 SRED 在停药后明显改善。其次积极治疗共病睡眠障碍，尤其是 RLS，多巴胺功能失调型夜间进食障碍在治疗共病 RLS 后得到完全控制。与阻塞性睡眠呼吸暂停相关的 SRED 经正压通气治疗可以同时消除睡眠呼吸障碍和夜间进食。

2. 无共病睡眠障碍的 SRED 治疗主要集中在两个药物疗法，即多巴胺能和抗癫痫药物托吡酯，可普拉克索 0.05~0.2g 晚睡前 1~3 小时服用，托吡酯治疗剂量 25~300mg，晚上床前 1 小时服用，也发现 68% 的患者对治疗有反应，但不良事件较高，有 41% 的患者一年后停药。

二、快速眼动睡眠相关异态睡眠

快速眼动期睡眠相关性睡眠障碍是指发生于 REM 睡眠期间的各种异常，包括快速眼动期睡眠行为障碍、反复的孤立性睡瘫症、梦魇等。

（一）快速眼动睡眠期行为障碍

快速眼动睡眠期行为障碍（REM sleep behavior disorder，RBD）是最常见的 REM 睡眠期异态睡眠，是 REM 睡眠期由于骨骼肌肌张力失弛缓消失而出现的伴随梦境出现的肢体活动为特征的睡眠疾病，发作时常出现暴力行为并可造成自伤或伤及他人。PSG 表现 REM 睡眠期肌张力不降低反而出现增高。其机制为由于脑桥 REM 相关区域的神经元损害和功能紊乱导致 REM 睡眠期肌张

力迟缓缺失，常预示即将发生神经变性性疾病。该病发病率为 0.5%~2.1%，多见于中老年，男女比例约为 2∶1。根据病因不同可分为特发性 RBD（idiopathic RBD，iRBD）及继发性 RBD（secondary RBD，sRBD）。

【病因和发病机制】

1. 病因　本病约 60% 的患者病因不明，年龄增长是一个明显的发病因素。年轻人多见于使用抗抑郁药物的患者和发作性睡病患者，而成年以上发病者排除药物和中枢神经系统损害以外可能预示为原发性，与神经系统变性疾病有关。

（1）特发性 RBD：是指将 RBD 作为一个无伴随条件的单独症状，有些患者终身仅表现为 RBD 而无其他伴随症状。但 iRBD 可能是突触核蛋白病的一个前期症状，有研究发现约 80% 的 iRBD 患者在十年后最终可能发展为突触核蛋白相关的神经系统变性疾病，如帕金森病、路易体痴呆等，故 iRBD 被认为可能是神经系统变性疾病的早期症状和预警症状。

（2）继发性 RBD

1）药源性 RBD：抗精神病药、三环类及 SSRI 类抗抑郁剂的使用、苯二氮䓬类镇静催眠药物、单胺氧化酶抑制剂等，均可引起 RBD 的发生。急性发病见于酒精或镇静催眠药物的戒断、抗抑郁药物的使用。

2）症状性 RBD：与神经系统疾病密切相关的 RBD，包括发作性睡病、machado-joseph 病、肌萎缩侧索硬化（ALS）、癫痫、多发性硬化（MS）、Guillain-Barre 综合征。与正常 REM 睡眠期肌张力缺失相关的脑干相应部位损害（血管性、炎症、肿瘤、变性等）均可导致 sRBD。

3）与神经系统变性疾病相关的 RBD：α-突触核蛋白（α-synuclein）异常沉积可导致多种神经系统变性疾病，如帕金森病（PD）、路易体痴呆（DLB）、多系统萎缩（MSA）等，RBD 常为其发病的前驱/早期症状及伴随临床表现，约 50% 的 PD 患者、75% 的 DLB 患者、近 100% 的 MSA 患者合并 RBD。RBD 在 tau-蛋白相关的疾病中较少见，如阿尔茨海默病（AD）、进行性核上性眼肌麻痹（PSP）、皮质基底节变性、额颞叶痴呆。有研究显示，RBD 可以作为 DLB 的核心临床症状，有助于与 AD 进行鉴别诊断，也提高了 DLB 诊断的准确性。

2. 发病机制　有关正常 REM 睡眠期运动活动抑制机制，脑干被认为是 REM 睡眠的触发器，包含有相互抑制的 REM-off 和 REM-on 区域，这些区域调节 REM 睡眠及 REM 睡眠期肌肉张力。关于 REM-off 和 REM-on 神经元的分布以及对 REM 睡眠的调节作用在第二节睡眠生理中已有描述在此不做过多介绍介绍。REM-on 与 REM-off 区域的神经元有相互抑制作用，共同调节 REM 睡眠的转换。REM-on 的 SLD 的神经元为谷氨酸能，不仅对

REM 睡眠有"启动"作用,其发出纤维上行到大脑皮质引起大脑产生去同步化快波,同时也诱发脑桥-膝状体-枕叶波(PGO)和快速眼球运动,而且还能通过传出纤维兴奋腹内侧延髓巨细胞网状结构(medullary magnocellular reticular formation,VMM)的甘氨酸能神经元,后者经腹外侧网状脊髓束(ventrolateral reticulospinal tract,VLST)下行抑制脊髓前角运动神经元活动,引起四肢肌肉松弛,表现为 REM 睡眠期肌张力弛缓状态,此时除眼肌和呼吸肌以外的骨骼肌均处于"麻痹状态"。当脑干内 SLD 核团分布区结构受损或核团内的谷氨酸能神经元变性、以及与其相关的神经递质及传导通路病变均可导致 REM 睡眠期肌张力失弛缓消失,发生 RBD。

【临床表现】

1. REM 睡眠行为障碍通常出现于 50 岁以上中老年人,但也可起始于任何年龄(尤其脑干肿瘤、炎症、血管病导致相关脑区域结构损害或者是发作性睡病患者食欲素缺乏),男性多于女性,常常发生在睡眠的后半段。发生频率不一,可一周周或数周一次,严重者每晚均有发生。在出现明显 RBD 症状以前数年或数十年,患者已有睡眠期间的不安,如异常的发声(说话、大叫、咒骂、尖叫等)和肢体活动频繁等现象。RBD 临床症状主要包括鲜活恐怖或暴力的梦境及其与梦境相关的梦呓及肢体动作和情绪反应。典型临床表现是睡眠期间出现不同程度的行为甚至是暴力行为,如殴打同床者,甚至下床活动,伤人或毁物,动作比较粗暴、猛烈,如拳打、脚踢、翻滚、跳跃、呼喊、反复坠床等,患者在清醒后可清晰回忆梦境内容,但对睡眠中出现的异常行为活动无记忆。绝大多数患者仅主诉睡眠期间身体受伤,严重者可出现脑部外伤、硬脑膜下血肿、腰椎及肢体骨折等。女性 RBD 患者相对来说很少有暴力内容的梦境,在梦境中多扮演受害者角色。个别患者在睡眠中仅表现为频繁的肌肉抽动和喃喃自语,但自觉睡眠正常,醒后能够叙述梦境样心理活动。虽然 REM 睡眠表现明显异常,但仅少数患者主诉抱怨。

2. 多导睡眠图(PSG) RBD 最显著的电生理特征表现为 REM 睡眠期正常骨骼肌迟缓状态消失,而出现肌张力增高或出现大量肌肉动作电位,严重者视频可能发现面部或肢体动作。检查时应同时监测上下肢的 EMG。在 REM 睡眠期也可见到周期性肢动(PLM)。结合视频监测很容易与其他异态睡眠鉴别。

根据 2013 版美国睡眠医学会(American Academy of Sleep Medicine,AASM)关于 RBD 肌电活动的特征判读:

(1)紧张性活动(持续性肌张力增高):每帧(30秒)>50% 的下颏肌电幅度高于 NREM 睡眠期的最小振幅。

(2)时相性活动(多发短暂性肌电活动):每帧(30秒)REM 睡眠中,分成 10 个 3 秒小帧,至少 5 小帧(>50%)含有爆发的短暂的肌电活动。多发短暂肌电活动持续时间 0.1~5 秒、幅度>4 倍背景肌电活动。

3. RBD 筛查量表 诊断 RBD 患者常用的筛查量表包括 RBD 单问卷筛查(RBD Single-Question Screen,RBD1Q),RBD 问卷-香港版(RBD questionnaire -Hong Kong,RBDQ-HK),Mayo 睡眠问卷(Mayo Sleep Questionnaire,MSQ)等。

4. 脑 CT 或 MRI 检查 有助于明确某些脑器质性疾病的存在。

【诊断和鉴别诊断】

1. 诊断 ICSD-3 关于 RBD 的诊断标准,诊断标准 A~D 必须同时满足:

A. 重复重现的睡眠相关的言语和/或复杂的运动行为。

B. 经 PSG 证实这些行为发生在 REM 期,或者根据临床病史出现梦境相关的行为,推测该行为发生在 REM 期。

C. PSG 证实 REM 睡眠期出现骨骼肌失弛缓现象(REM-sleep without atonia,RWA)。

D. 这种异常不能用其他睡眠障碍、精神疾病、药物因素或物质滥用的原因来解释。

关于 RBD 诊断标准的注释:

(1)整夜视频 PSG 可以观测到满足以上全部标准的反复发作过程。

(2)观测到的发声或者行为通常与梦境同时出现,导致患者经常报告"将梦变成行动"。

(3)RBD 的 PSG 特征参见 2013 版《美国睡眠医学会睡眠及其相关事件判读手册》。

(4)一旦醒来,患者将变得完全清醒、警觉、有条理,并拥有正常的定向力。

(5)偶尔会出现患者具有典型的梦境相关的行为,在 vPSG 中也证实存在了典型的 RBD 行为,但是根据 RBD 的 PSG 诊断标准,没有充足的证明证实存在 RWA。对于这类患者可以根据临床判断,暂时诊断 RBD。同理,如果没有 vPSG 时,该规则也适应。

(6)根据新的专家共识,药物可能掩盖潜在的存在 RWA 的 RBD。因此,在得到长期研究的结论期间,根据临床判断,药物诱导的 RBD 也可诊断为 RBD。

REM 睡眠行为障碍可伴发睡行症或睡惊症,称为异态睡眠重叠障碍(parasomnia overlap disorder),可视为本病的一种变异型。

2. 鉴别诊断

(1)睡眠期癫痫:临床表现为癫痫发作特征,夜间 PSG 监测或睡眠 EEG 监测显示痫性放电,可发生于任何睡眠期,但多发生在 NREM 期。发作符合发作性、刻板性、重复性和短暂性的癫痫发作特点,脑电图有痫样放电,额叶癫痫患者头皮 EEG 检查没有记录到痫样放电。夜间的复杂部分性发作比较少见,一般不能够回忆生动梦境,其自动症比较简单,多为一些重复活动如脱衣解纽扣等,少有攻击行为,常伴有强直或阵挛样活动。而 RBD 所表现的攻击行为比癫痫发作的随意动作更加复杂。

(2)意识模糊性觉醒:是指不能从睡眠中很快觉醒,从睡眠到觉醒的过程中有一段较长的意识模糊期,但没有暴力性运动,多导睡眠监测显示从 NREM 睡眠中觉醒,脑电图有特征性改变。

(3)睡惊症:在睡眠中突然发生,发作时极度恐惧,常伴令人毛骨悚然的尖叫,存在明显自主神经功能紊乱。多导睡眠监测显示多发生于刚入睡时或 NREM 睡眠 N1 期,次日不能回忆。

(4)睡行症:大多发作于儿童期,表现睡眠中起床行走,多导睡眠监测显示发生于 NREM 睡眠期,次日不能回忆。

(5)梦魇:多发生于儿童期,常发生在一个内容恐怖且长而复杂的梦境后,患者从睡眠中突然惊醒,伴有强烈的恐怖焦虑情绪体验,不伴暴力性运动。惊醒后患者意识清楚,很难再次入睡,多导睡眠图无 REM 期睡眠行为障碍特征表现。

(6)创伤后应激障碍:患者曾有强烈的创伤经历,症状表现与创伤经历密切相关。清醒时有创伤性应激障碍的其他表现,如持续警觉性增高,持续的回避,并伴有社会功能损害。

【治疗】

1. 非药物治疗 确保安全的睡眠环境,RBD 临床症状中伤害性行为可高达 30%~81%,严重威胁患者健康及生存质量,其中以体表瘀斑、撕裂伤、骨折的发生频率最高。为伴有伤害性行为的 RBD 患者提供相对安全的睡眠环境应作为非药物治疗的标准化治疗手段。推荐的方法包括在地板上放置床垫、将家具的边角用软物包裹、对玻璃窗进行安全性保护、睡前移去潜在的危险物品,如利器、玻璃、水杯水壶等。此外,建议患者的同床者与患者分居居住直到患者 RBD 症状得到有效的控制。国外发明专门的床报警装置,在梦境相关行为出现时报警,利于促进觉醒和同床者发现并看护。

2. 药物治疗

(1)氯硝西泮:目前认为氯硝西泮是治疗 RBD 的有效药物,可使 90% 以上的患者症状缓解而很少出现耐受或滥用,可显著减少 RBD 行为和外伤的发生。但对于 RBD 伴有痴呆、步态异常以及阻塞性睡眠呼吸暂停综合征(OSAS)患者应谨慎使用。在用药过程中应严格监控,尤其是 RBD 作为神经退行性疾病伴有痴呆的前驱症状的患者。建议剂量 0.25~2.0mg,睡前半小时服用,一般很小剂量就能控制发作。氯硝西泮副作用主要包括日间过度镇静、阳痿、运动失调、意识模糊、记忆缺失等。0.5~1.0mg 以上的氯硝西泮有加重睡眠呼吸暂停的风险,2.0mg 剂量有可能增加意识模糊和摔倒的风险,因此建议从 0.25mg 开始。

(2)褪黑素:是第二个常用的治疗 RBD 药物,其优势是副作用较少,该药对于治疗合并 DLB、PD、MSA 的 RBD 有明确疗效。睡前服用 3~12mg 褪黑素对于控制 RBD 症状效果显著,副作用少而轻,剂量相关的副作用主要包括:晨间头痛、白日困倦、妄想和幻觉等。

(3)多巴制剂及多巴受体激动剂:左旋多巴治疗效果尚不肯定,有报道认为甚至有可能诱发或加重 RBD 的症状。目前认为普拉克索治疗 RBD 对轻度原发性 RBD 患者部分有效,对于治疗伴有帕金森病的 RBD 几乎无效,与氯硝西泮联合的效果优于两个药物单药的疗效,因此,此药仅用于治疗未明确诊断为神经退行性疾病的 RBD 患者及用于氯硝西泮的替代治疗。

(4)帕罗西汀:治疗效果尚不肯定,有诱发或加重 RBD 症状的可能。帕罗西汀是一种选择性的 5-羟色胺再摄取抑制剂(SSRI)。此药可通过抑制 REM 睡眠来达到缓解 RBD 的临床症状,一般用量为睡前服用 10~40mg,副作用主要包括恶心、头晕、腹泻、口渴等,故在治疗 RBD 中使用相对较少。

(5)多奈哌齐:有报道称乙酰胆碱酯酶抑制剂多奈哌齐 10~15mg 晚上睡前服用,可能对 RBD 症状有缓解作用,但对于治疗 RBD 的疗效尚存在争议,但是对于一些伴有共核蛋白病的 RBD 患者,有一定治疗效果。但其拟胆碱作用可能引起惊厥,用药时应注意观察及鉴别。

(二)复发性孤立性睡眠麻痹

复发性孤立性睡眠麻痹(recurrent isolated sleep paralysis)亦称为睡瘫症,是指从 REM 睡眠期唤醒时出现意识的觉醒和肌肉失张力持续存在的一种分离状态,表现为睡醒后发生的肌肉短暂的不能进行随意运动,但意识清醒的一种状态。睡瘫症可以发生于睡眠的起始阶段(睡前型)或觉醒过程中,也可发生于夜间或早晨(睡醒后型)。

【病因和发病机制】

1. 病因 睡眠剥夺、不规律的睡眠-觉醒模式、OSA 是可能是发作的诱因。单次发作可发生于倒班期间或高速跨越"时区"时。对某些个体,精神应激、过度疲劳和仰卧的睡姿亦可成为易患因素。大多数病例是散发型的,家族性睡瘫症呈 X-连锁显性遗传特征。

2. 发病机制 目前尚无相关的病理报道,患者发作期间神经系统检查是正常的。有人认为,正常情况下控制 REM 睡眠时运动抑制机制中发生了超微结构改变或神经生化与神经免疫功能异常。

【临床表现】

1. 睡瘫症最常见于青少年或青年时期,但一生中均可发病,普通人群终生患病率为 7.6%,学生 28.3%,精神疾病 31.9%。发作频率为一生一次到一年多次。散发型睡瘫症无性别差异,但在家族型睡瘫症中,女性较男性更为多见。在无发作性睡眠或猝倒的个体中,家族性睡瘫症临床少见,在同一血缘亲属中有数人患病,或同一家族不同支系中有多人发病,临床发作频繁,常常一夜数次。而在发作性睡病中有 15%~34% 患者同时存在睡瘫症,成为发作性睡病典型四联症之一,并发生于睡眠始发的 REM 睡眠。散发型睡瘫症大多发生于觉醒过程中,家族型睡瘫症和发作性睡病的睡瘫症更常见于睡眠的起始阶段。

2. 睡瘫症通常发生于入睡或觉醒的过程中,发作时人虽清醒,但不能说话、睁眼、发声和移动四肢、躯干和头,即全身处于麻痹状态。呼吸通常不受影响,偶有窘迫感或窒息感。因发作过程中,患者意识完全清楚,并能够充分意识到自己的处境,因此感到十分恐怖,尤其当患者觉察到呼吸困难时。睡瘫症通常持续几秒到几分钟之后自行消失或在外界刺激下消失(尤其是另一个人对患者讲话、碰触或移动等刺激),或通过自己的努力挣扎活动也可中断睡瘫症过程。发作前后可能做梦,发作结束后能够回忆发作经过。

3. 睡瘫症患者出现急性焦虑很普遍,尤其是第一次发作时,会产生极度的焦虑,甚至有濒临死亡的恐怖感。即使回忆发作经过亦十分害怕,担忧再次发作。部分患者可同时存在入睡时幻觉,且常是恐怖性的,这更加重了患者的恐惧。当患者经历了数次发作之后,知道整个过程时间短暂,并无不良后果时,其焦虑症状会逐次减轻。有时可有梦样经历,尤其当患者处于朦睡或浅睡眠状态时出现睡瘫症发作时。睡瘫症偶尔伴随白天嗜睡、晚上失眠或睡眠觉醒周期紊乱。

4. 本症通常没有并发症,发作后一切恢复正常;很少因睡瘫症发作而导致慢性焦虑或抑郁。睡瘫症的病程随发作形式不同而变化。散发型睡瘫症患者可仅在有发病因素的情况下发作,家族型睡瘫症或与发作性睡病相关的睡瘫症患者,其发作频率不全依赖于发病因素,有向慢性病程发展的倾向。

5. 多导睡眠图(PSG)发现睡瘫症发生在 REM 期,脑电觉醒和肌肉失张力呈现分离状态,也可理解为脑电的觉醒与肌电的觉醒不同步。REM 睡眠插入 α 节律,或 REM 期肌肉松弛状态持续进入到觉醒期,表现下颌、躯干或外周肌肉的肌电图显示肌肉松弛,与觉醒形式的脑电图、眼动电图及睡眠时的眼动电图同时出现。整夜 PSG 和多次睡眠潜伏期试验,有助于排除发作性睡病,并能记录睡瘫症发作和 REM 睡眠的联系。

【诊断和鉴别诊断】

1. 诊断 ICSD-3 关于复发性孤立性睡眠麻痹的诊断标准必须满足标准 A~D:

A. 反复在睡眠开始或者从睡眠中醒来时出现的无法活动躯干或者肢体。

B. 每次发作持续几秒到几分钟。

C. 每次发作导致明显的痛苦,包括卧床时焦虑或害怕睡觉。

D. 不能更好地用其他睡眠障碍(特别是发作性睡病)、精神障碍、疾病、药物和物质滥用解释。

2. 鉴别诊断 睡瘫症的临床特征明显,诊断并不困难。

(1)散发型和家族型病例应与有嗜睡、猝倒和经常发生生动的入睡时幻觉的发作性睡病相鉴别。

(2)低钾性麻痹:是非常类似睡瘫症的疾病。通常发生于休息时,可能在休息和觉醒时发现不能活动。但本病发作持续时间较长,常达数小时以上,极少同时发生全身性完全性麻痹。这种情况较常见于青少年男性,有家族遗传史,发作过程中血清钾降低,可由摄入高糖类食物和乙醇引起,纠正低钾后可缓解。

(3)发生于早晨的局限性麻痹:由于不正常的睡姿导致周围神经受到压迫,如桡神经、尺神经、腓总神经等出现局部肌肉麻痹,同时伴有局部麻木等主诉,一般不难与睡瘫症鉴别。

【治疗】

1. 一般治疗 迄今尚未发现睡瘫症的病理基础,其多为散发,发作频率较低,发作后无明显的后遗效应,很少是长期不适的主诉,不一定需要特殊治疗。去除诱因,养成规律的睡眠习惯,有助于减少睡瘫症发生,催眠治疗对部分患者有效。

2. 药物治疗 由于睡瘫症发作与 REM 睡眠有关,可使用对 REM 睡眠有抑制作用的抗抑郁剂,如三环类氯米帕明 25~50mg,睡眠前服,必要时可适当增加剂量。部分患者对 5-羟色胺再摄取抑制剂(SSRI)如舍曲林或 5-羟色胺去甲肾上腺素再摄取抑制剂(SNRI)如盐酸文拉法辛反应良好。

(三)梦魇障碍

梦魇障碍(nightmare disorder)是指发生在 REM 睡眠期间的以恐怖不安或焦虑为主要特征的梦境体验,常常导致觉醒,事后患者能够详细回忆。梦魇亦称为噩梦发作或梦中焦虑发作(dream anxiety attack)。

【病因和发病机制】

1. 病因　频繁的梦魇发作与特定的人格特征有关，有20%~40%的梦魇患者存在分裂型人格障碍、边缘型人格障碍、分裂样人格障碍或精神分裂症状，其中50%以上的患者并不符合精神病的诊断标准，但往往具有上述障碍的某些特征。精神分裂症患者的白天幻觉常与噩梦的主要内容一致，可能是噩梦在白天的直接延伸。在抑郁症患者中，频繁发生梦魇者存在明显的自杀倾向。有人认为梦魇可能是精神疾病发病的先兆，对无明显诱因下突然出现的频繁梦魇应予以高度警惕。尽管梦魇患者通常没有明显的创伤性经历，但其童年时代往往有过艰难、复杂的境遇；青少年和壮年期的特征则是严重的人际关系不良。梦魇患者有时表现出异常外向的性格，给人值得信赖的感觉，且常有艺术性或创造性倾向。任何有意识或无意识的强烈焦虑都可能导致发作。睡眠觉醒昼夜节律紊乱，如倒班和时差反应等均可导致 REM 睡眠周期提前、延长和增强。

精神因素亦可能与梦魇有关。受到精神刺激或经历了非同寻常的生活事件后，容易出现梦魇，尤其是当这些生活事件带有恐怖色彩的时候。儿童在睡眠之前阅读、听到或观看了惊险恐怖的故事或电影、电视后，可能诱发梦魇。各种应激反应，特别是创伤性事件可提高梦魇的发生率，并加剧其严重程度。梦魇可成为患者对创伤性事件的一种反应方式，成年人在遭遇重大生活事件引起精神创伤后相当一段时间内，会经常发生噩梦和梦魇，这种创伤性梦魇可伴随终生。作战经历与梦魇的发生有显著相关性。一些药物可能导致或加剧梦魇，左旋多巴与多巴胺受体激动剂、胆碱酯酶抑制剂、β 受体阻滞剂（如普萘洛尔）及其他抗高血压药、某些抗精神病药物（如硫利达嗪和三环类抗抑郁药物）、苯二氮䓬类药物及 REM 睡眠抑制剂的戒断等。有时睡眠姿势不当或躯体不适也会诱发梦魇。比如睡眠中手臂或被子压迫胸部时，可在梦境中体会为恶魔压身、不能透气，因而呻吟、挣扎，出现梦魇。

2. 该病的发病机制尚不清楚。

【临床表现】

1. 梦魇可发生于任何年龄，以 3~6 岁多见，半数始发于 10 岁前。有报道儿童的发病率高达15%，成人的发病率为 5%~7%。梦魇的发生频率可每周 1~2 次或更多甚至每夜发生 1 次以上，频繁梦魇（每周一次或一次以上）在成人中的发生率大概是 1%。父母早在孩子 2~3 岁时就能觉察到梦魇的存在，但孩子只有到 3~4 岁时才能描述他们经历的可怕的梦或梦魇，在过了几周、几月、偶尔是几年之后，梦魇的发生频率和紧张程度通常会大幅度下降或减轻。有一部分儿童直到青少年和成人期一直有梦魇，这些人可能成为终生的频发性梦魇患者。在儿童中两性的发生率大致相等。在成人中女性发生率较高，男女之比约为 1∶2。

2. 梦魇通常发生在 REM 睡眠期，后半夜多发，表现为一个长而复杂的噩梦，是一种令人苦恼的精神体验，并导致觉醒。患者从不同程度的焦虑状态中惊醒，通常对梦境有清晰的回忆，并被这种恐怖性的梦境所唤醒。梦的内容越是接近尾声越离奇与恐怖。其内容常常涉及到对生命与财产安全或自尊的威胁。多为梦见自己被追赶、围攻；或陷入水深火热、山崩地裂的境地；或面临剖心挖眼、截肢断须等非常危险而又绝望无助的紧要关头，以至于患者惊恐万状、拼命挣扎，但却想喊喊不出、想跑跑不动。有时可以仅仅表现为呻吟或惊叫，并引起呼吸与心率加快，直至惊醒，并很快恢复定向与警觉，能够清晰详细地回忆起强烈恐怖性的梦境。恐怖或焦虑是梦魇的主要构成部分。梦魇发作频繁者可影响睡眠质量，日久后引起焦虑、抑郁及各种躯体不适症状。急性应激障碍或创伤后应激障碍出现的梦魇可发生在 NREM 睡眠期、REM 期，并可能是对创伤性事件全部或部分内容的再现。

3. 多导睡眠图（PSG）在发作时可见患者于 REM 睡眠期突然觉醒。REM 睡眠潜伏期比其他类型睡眠障碍者有所缩短。REM 睡眠持续时间长达 10 分钟，REM 睡眠密度可能增加。有时梦魇可发生于一个长思睡期的 REM 睡眠之中。有时创伤后梦魇可发生于 NREM 睡眠期，特别是 NREM 睡眠第 2 期。PSG 不作为常规检查，在需要排除其他异态睡眠如觉醒障碍和睡眠相关癫痫作时，或患者出现梦魇伴有刻板或者重复的行为导致损伤自己或他人时进行。

【诊断和鉴别诊断】

1. 诊断　ICSD-3 梦魇障碍的诊断标准必须同时满足 A~C：

A. 反复出现的广泛的、强烈的焦虑和记忆清晰的威胁生存、安全和躯体完整性的梦境。

B. 一旦患者从焦虑的梦中醒来，患者的定向力和警觉性完好。

C. 梦的经历或是从梦中醒来导致的睡眠紊乱导致患者明显的痛苦或者导致社会、职业、或以下至少一项其他方面功能受损：①情绪障碍（持续的梦魇情绪、焦虑、烦躁）；②抗拒睡觉（床上焦虑、害怕睡觉/随后的梦魇）；③认知损害（闯入性梦魇景象，注意力和记忆力受损）；④对陪护和家庭功能的负性影响（夜间的破坏）；⑤行为问题（避免卧床时间、害怕黑夜）；⑥白日困倦；⑦疲劳或者精力低下；⑧工作或者受教育功能受损；⑨人际或者社会关系受损。

注解:患儿多因暴露于严重的心理社会压力下而发生梦魇。患儿的梦魇可以自发缓解,只有梦魇造成了患儿持续的痛苦或功能受损才考虑诊断梦魇障碍。

2. 鉴别诊断

(1)睡惊症:梦魇被描述为梦,有丰富的梦境内容,而睡惊症没有内容或只有片断梦境。梦魇发生于夜间睡眠的后半夜,多导睡眠图显示梦魇发作是从 REM 睡眠中惊醒,觉醒迅速且再入睡困难,很少伴随动作,而睡惊症主要发生于夜间睡眠的前 1/3 时间内,为 NREM 睡眠慢波睡眠期的觉醒过程中,发作时处于半睡状态,通常不能辨认父母,也不易唤醒,可以自己回到床上睡眠,次日不能回忆发作过程。另外,睡惊症有明显的心率与呼吸加快,偶尔还可伴发睡行症。讲话、尖叫、攻击或行走很少发生于梦魇。

(2)单纯噩梦:单纯噩梦(frightening dream)也有惊恐体验,伴随心率加快,呼吸加深,但是不伴有压迫感以及肢体欲动不能的体验。

(3)REM 睡眠行为障碍:常见于中老年男性,多见于神经变性性疾病如帕金森病、多系统萎缩等。于 REM 睡眠中发生激烈的暴力性动作并可能导致自伤或伤人。梦境内容多为恐怖性内容且与动作形式相关,多导睡眠图在 REM 睡眠期肌张力迟缓状态消失,并可能伴随面部和肢体动作。

常见异态睡眠鉴别诊断见表 3-10-2。

表 3-10-2 常见异态睡眠鉴别诊断

鉴别点	意识模糊性觉醒	睡惊症	睡行症	REM 睡眠行为异常	孤立的睡眠麻痹	梦魇障碍	梦魇障碍
行为	意识错乱,企图离开床,无痛苦	尖叫、痛苦、无法安慰	意识错乱,离开床,无痛苦	梦境相关的重复运动	麻痹	恐怖不安的梦境体验	恐怖不安的梦境体验
诱发手段	睡眠剥夺伴从 N3 突然觉醒	睡眠剥夺	睡眠剥夺伴从 N3 突然觉醒	无	睡眠剥夺	睡眠剥夺	重大精神刺激
发生时间	NREM	NREM	NREM	REM	REM	REM/NREM	REM/NREM
可回忆性	−	−	−	+	+	+	+
NREM 不稳定性	+	+/−	+	−	−	−	−
REM 张力缺失	+	+	+		+持续到觉醒状态	+	+
其它特征	RLS,超同步 δ	心率增加		男性阴茎勃起	令人恐怖梦境,心理活动	可伴有压迫感及肢体欲动不能的体验	伴有压迫感及肢体欲动不能的体验

注:-阴性,+阳性。

【治疗】

梦魇通常不必进行治疗,是否需要治疗取决于以下两个方面:即患者是否要求治疗,梦魇是否为其他需要治疗的某些疾病的一部分(如精神障碍)。

1. 病因治疗 对于梦魇频繁发作的患者,应仔细查明病因,并给予相应的处理,如抗抑郁剂和镇静安眠药物的停用应先逐渐减量(避免突然停药)、晚餐避免过饱、睡眠之前不接触恐饰刺激性的影视图书资料和注意睡眠姿势等。由躯体或精神疾病引起者,应当积极治疗相关疾病。

2. 认知心理治疗 有助于完善梦魇患者的人格,提高承受能力,帮助患者认识到现在的情况与童年时期的境遇有关;对于创伤性梦魇患者,认知心理治疗能够帮助他们理解创伤并接受现实。

3. 行为治疗 用多种方式描述梦境,可以采用意象复述技术(imagery rehearsal technique),如可选择经常出现的噩梦内容,通过回忆和叙述,将梦境演示或画出来,然后加以讨论解释,常可使症状明显改善或消失,大大减少对于梦魇的恐惧感。

4. 药物治疗 梦魇一般无须药物治疗,在有精神分裂症等相关疾病情况下可选择应用抗精神病药物。短期减少发作可使用减少 REM 睡眠药物,如三环类抗抑郁药阿米替林,5-羟色胺去甲肾上腺素再摄取抑制剂(SNRI)文拉法辛等。

三、其他异态睡眠

（一）头部爆裂综合征

头部爆裂综合征（exploding head syndrome）以夜间入睡或醒来时突然想象中的响亮声音或头部猛烈爆炸感为特征的疾病，通常伴有惊吓感，发作频率不定。

【病因】

无明显诱发因素，个别患者发病前有应激或过度疲劳史。该发作事件最常发生在睡眠之前的昏昏欲睡期间，或夜间觉醒后再入睡期间，故可能为觉醒睡眠转换时发生的睡眠惊跳的一过性运动现象的感觉变异型。多导睡眠监测记录到事件似乎起始为 α 节律，间插 θ 波活动的早期昏昏欲睡期间。有慢速眼动，发作后立即觉醒，无癫痫样活动。具体发病机制不清楚。

【临床表现】

1. 所有年龄均可发病，中老年多见，通常女性多于男性，为良性疾病。表现为在夜间入睡或醒来时突然的想象中的响亮声音或头部剧烈的爆炸感，这种声音包括巨响、爆炸、猎枪声或炸弹爆炸声，偶尔为小的报警声，通常伴有惊吓感，有时声音伴有闪光感，有时会出现肌阵挛性抽动。发作次数变化很大，从一晚多次发作或数周及数月发作一次。单晚频繁发作易导致失眠。没有神经后遗症，可经过数年自然缓解。当患者处于应激或过度疲劳状态时，发作次数会增加。

2. 只有少数患者 vPSG 记录了该疾病，发现事件发生以 α 节律为主导散在有部分 θ 活动的困倦期，也见于清醒到 N1 转换期，从 N1/N2 期到觉醒。在夜间 vPSG 和 MSLT 检查中均发现了从 N1/N2 期到觉醒时的事件。从清醒到 N1 转换期的记录的头部爆震声综合征出现可见慢速眼动。头部爆震声发作后伴随觉醒。事件发生不伴随癫痫样放电。

【诊断和鉴别诊断】

1. 诊断　ICSD-3 头部爆震声综合征的诊断标准必须同时满足标准 A~C：

A. 患者主诉在觉醒睡眠转换时或夜间觉醒时出现的突然响亮的声音或头部爆炸感。

B. 事件发生后患者立即醒来，通常有惊吓感。

C. 这一体验不伴有显著的疼痛主诉。

2. 鉴别诊断

（1）特发性刺痛性头痛：头侧部发生的短暂刺痛的良性综合征，发生于入睡时，但觉醒期间更常见。

（2）霹雳头痛：以蛛网膜下腔出血为特征的非常严重的突然发作的头痛，也可由其他原因引起。通常不在入睡时发生。

（3）睡眠性头痛综合征：发生于经常入睡后 4~6 小时醒来的老人，持续 30~60 分钟，呈弥散性头痛，常伴有恶心，但无自主神经系统症状。

【治疗】

目前尚无特殊治疗措施。

（二）睡眠相关性幻觉

睡眠相关性幻觉（sleep related hallucinations）是指入睡时或从睡眠中醒来时出现的幻觉体验。主要为幻视，但也包括听幻觉、触觉及运动现象。

【病因】

可能由于 REM 睡眠梦境思维进入觉醒状态，可能属于正常睡眠-觉醒转换，复杂夜间幻视可能是一种放松现象，视觉输入丢失或网状上行激活系统活动减少导致视皮质产生异常图像。

在欧洲人群入睡前幻觉的患病率为 25%~37%，醒前幻觉患病率为 7%~13%。常见于年轻人，女性多见。尤其在低龄、当前药品使用、既往酒精使用、焦虑、情绪障碍、入睡型失眠和睡眠不足人群易发。睡眠相关幻觉在发作性睡病患者人群中也很常见。

【临床表现】

1. 表现为入睡时或从睡眠中醒来时出现的幻觉体验，主要为幻视，但也包括听幻觉、触觉及运动现象。入睡时的幻觉（入睡幻觉）可能难以与入睡时的梦相鉴别。早晨醒来时的幻觉（醒前幻觉）可能发生于 REM 睡眠，患者可能分不清他们是否醒了还是在做梦。

2. 复杂性夜间幻视为睡眠相关幻觉的另一种类型，一般发生在突然醒来后，不能回忆之前的梦境。所有类型睡眠相关幻觉通常表现为复杂、生动、相对静止的人或动物图像，有时形状或尺寸存在扭曲，一般持续几分钟。当患者已经完全醒来后，最初常常感觉幻觉是真实的，因而感到恐惧。睡眠相关幻觉可伴有睡眠瘫痪或睡眠麻痹的发作，二者可同时发作或在不同夜晚发作。其中，夜间复杂幻视的患者可能突然惊恐的从床上跳起，有时会伤到自己。

3. 主要发生于入睡 REM 期，极少数发生于 NREM 睡眠。头颅 MRI 扫描、多导睡眠监测、EEG 以及神经心理测量有利于鉴别诊断。

【诊断和鉴别诊断】

1. 诊断　ICSD-3 睡眠相关性幻觉诊断标准必须同时满足标准 A~C：

A. 患者在入睡前或夜间或早晨觉醒时出现反复的幻觉。

B. 幻觉主要为幻视。

C. 不能用其他睡眠障碍、精神障碍、疾病、药物或物质滥用更好的解释。

2. 鉴别诊断

（1）梦魇：是让患者从睡眠醒来的令人惊恐的梦,可以很清楚地识别出它们是梦,并且不会持续到觉醒时。

（2）爆炸性头部综合征：以夜间入睡或醒来时突然地想象中的响亮声音或头部猛烈地爆炸感为特征的疾病,患者从睡眠中醒来时不会出现幻觉体验。

（3）REM 睡眠行为障碍：常发生于 REM 睡眠中,而并非从 REM 睡眠醒来后,除了做梦还伴有相应的动作行为。除非从梦境中醒来,通常不能回忆。

【治疗】

目前尚无特殊治疗措施。多采取病因及对症治疗,结合认知行为的综合疗法。

（三）遗尿症

遗尿症(enuresis)一般指生理发育已经超过了能够正常控制膀胱功能的年龄后,在睡眠期间反复发性无意识排尿,且至少每周发生两次,从未保持连续 6 个月的睡眠期间的不尿床为特征的疾病。可出现在睡眠的各期。其中,原发性睡眠遗尿是指在没有泌尿系统和神经系统疾病的情况下,始终未能建立正常的夜间控制小便的能力,占全部遗尿症患者的 90%。继发性遗尿症占 10%。

【病因和发病机制】

1. 病因　原发性睡眠遗尿是个体在对膀胱感觉做出反应时不能从睡眠中醒来或不能抑制膀胱的收缩时出现的症状,二者都是通过个体发育而获得的功能,因而它们的获得有一定的年龄范围,小部分原发性遗尿症是由于睡眠期间下丘脑加压素释放减少,产生超过膀胱容量的高尿量。抗利尿激素分泌减少导致夜间低渗尿液。睡眠过深也是重要因素之一,由于过深的睡眠在膀胱充盈状态不能唤醒而出现遗尿。膀胱功能不良也是一重要因素,包括逼尿肌不稳定、功能性膀胱容量减小、不同形式的膀胱逼尿肌和括约肌不协调等因素,尤其夜间功能性膀胱容量减小与原发性遗尿症关系密切。

心理学因素也起到重要作用,紧张、焦虑及对遗尿的恐惧、家长的责骂等均可诱发和加重遗尿症状。中枢神经系统发育迟滞可能是原发性遗尿症的原因之一。继发性遗尿症是由多种器质性(泌尿系统、神经系统)和功能性异常(精神紧张等)导致的症状,但器质性原因的遗尿不到 5%。

2. 发病机制　睡眠遗尿有多种基础病理生理机制,会引起夜间膀胱容量和睡眠期间产生的尿量不匹配,感觉膀胱充满时不能觉醒的混合障碍。其中,原发性睡眠遗尿是个体在对膀胱感觉做出反应时不能从睡眠中醒来或不能抑制膀胱的收缩时出现的症状。

【临床表现】

1. 原发性遗尿症一般始于婴儿期,一直持续到儿童期,每周出现 1~2 次以上或每夜数次,一般 6 岁前会自愈。4 岁和 6 岁儿童发病率分别为 30% 和 10%,以后随年龄增长发病率逐渐下降。在所有年龄的儿童中,男性较女性更常见,比例为 3:2。

2. 睡眠遗尿症以发生在睡眠期间的复发性无意识排尿为特征。在遗尿症中,5 岁后睡眠期间的复发性无意识排尿至少每周发生两次。如果儿童从未保持连续 6 个月的睡眠期间的不尿床一般认为是原发性的,而之前曾连续 6 个月不尿床、后来又每周至少 2 次以上至少持续 3 个月的儿童或成人遗尿一般为继发性。

3. 原发性睡眠遗尿多见于患有注意力缺陷、多动障碍、以及生活在混乱家庭中的儿童。继发性睡眠遗尿更常见于最近有显著的社会心理应激的儿童,如:父母离婚、身体虐待、性虐待、被忽视等。慢性便秘和大便失禁常见于有继发性睡眠遗尿的儿童。也可伴发于糖尿病和泌尿道感染。在老年人中,可伴有充血性心力衰竭、OSA、抑郁及痴呆的症状。觉醒期间的无意识排尿可能伴有睡眠遗尿,如果有,通常表明有器质性病因。做梦与尿床的关系报道不一,典型的梦境是梦见自己上厕所小便。

4. 对于年龄较大患者,因遗尿会引起本人和家长困窘和不便,导致患者尽量隐藏遗尿的秘密,其活动范围受到限制,不愿参加集体活动尤其是过夜住宿,进而导致心理创伤、性格改变,反之又加重遗尿。

5. 无论原发性或继发性,遗尿可发生于所有睡眠阶段并可伴有一过性的觉醒,也见于夜间觉醒期间。患者发生遗尿的夜间睡眠结构和未发生遗尿的夜间结构没有明显的区别。与正常儿童相比,6~14 岁遗尿儿童 N1 期睡眠增加,N3 和 REM 期睡眠减少。遗尿患者的觉醒指数明显增加。8%~48% 的遗尿患儿存在睡眠相关的呼吸障碍。遗尿和睡眠呼吸暂停的相关性随着呼吸紊乱指数增加而增加。在难治性遗尿患者中存在 PMLS。患者易出现日间困倦可能与夜间的片段睡眠相关。只有当有提示遗尿为继发性的病史时,才应进行实验室和泌尿科检查。常规实验室检查通常仅包括尿分析、尿培养。只有怀疑另外一种睡眠障碍是遗尿的病因,如:阻塞性睡眠呼吸暂停(OSA)、睡眠相关癫痫等,才适合利用 PSG 记录对继发性睡眠遗尿进行评价。

【诊断和鉴别诊断】

1. 诊断　ICSD-3 原发性遗尿症诊断标准必须满足标准 A~D:

A. 患者年龄大于 5 岁。

B. 患者在睡眠期间出现的复发性无意识的排尿,至少每周发生两次。

C. 持续时间大于 3 个月。

D. 患者从未连续保持睡眠期间不尿床。

ICSD-3 继发性遗尿症诊断标准(必须满足标准 A ~ D):

A. 患者年龄大于 5 岁。

B. 患者在睡眠期间出现的复发性无意识的排尿,至少每周发生两次。

C. 持续时间大于 3 个月。

D. 患者曾经出现过连续保持睡眠期间无尿床至少 6 个月。

2. 鉴别诊断　怀疑有原发性睡眠遗尿的个体应进行身体检查。继发性睡眠遗尿可以为器质性、药物性、心理性。如果患者有日间遗尿、排尿启动或结束异常或异常尿流,则可能为器质性泌尿道病变。泌尿系感染、糖尿病、尿崩症、癫痫、镰刀形红细胞贫血病、神经障碍等均可引起遗尿。

【治疗】

1. 纠正病因,以对症治疗为主,睡前控制饮水、服用精氨酸加压素、中枢兴奋药和三环类抗抑郁药均具较好疗效。还可尝试进行膀胱功能训练及试用遗尿报警器。

2. 采取精神行为治疗,安排合理患儿白天行为,建立规律生活制度,避免过度疲劳及精神紧张。对于继发性的睡眠遗尿或难治性睡眠遗尿需要评估泌尿系统疾病或睡眠障碍,儿童应警惕 OSA,在去除病因后遗尿得以改善或痊愈。

第七节　发作性睡病

（吴惠涓）

发作性睡病(narcolepsy)是最常见的原发性中枢神经系统睡眠-觉醒障碍疾病,临床主要表现白天发作性过度嗜睡、猝倒发作和夜间睡眠障碍等,睡眠电图检查可记录到病理性快速动眼睡眠。

【研究史】

法国医生 Gélineau 在 1880 年首次提出,将这种不可克制的反复睡眠发作称为发作性睡病,并提到睡眠发作时偶可伴有跌倒。Loewenfold(1902)报告,猝倒发作与发笑、生气和其他情感状态下躯体肌肉暂时麻痹有关。Henneberg(1916)称这种现象为猝倒性抑制,此后 Adie (1926)将它定义为猝倒症(cataplexy)。Wilson(1928)提出睡眠麻痹一词,描述入睡时或睡前短暂的发作性随意运动不能。有时睡眠麻痹可伴有或先出现生动和恐怖的幻觉,称为入睡幻觉,Lhermitte 和 Tournay(1927)首次注意到睡前幻觉与发作性睡病有关。此后,将发作性睡眠、猝倒症、睡眠麻痹和入睡幻觉合称为发作性睡病四联症

(tetralogy of narcolepsy)。

《睡眠障碍国际分类第 2 版》(ICSD-2,2005)将本病分为四种亚型:①发作性睡病,伴猝倒症;②发作性睡病,不伴猝倒症;③发作性睡病,由内科疾病所导致;④发作性睡病(待分类)。在 2014 年修订的《睡眠障碍国际分类第 3 版》(ICSD-3)中,发作性睡病被分为两种亚型:发作性睡病 1 型,伴猝倒症状;发作性睡病 2 型,不伴猝倒症状。

【流行病学】

发作性睡病的全球患病率为 0.02% ~ 0.18%,中国香港地区流行病学研究,患病率约为 0.033%(Wing YK et al,2002)。中国华北地区、华东地区受到 2009 年冬季流感病毒流行的影响,2010 年发作性睡病新发病例数约为历年的 3 倍(Han F et al,2011)。北欧一些国家报道,2010 年发作性睡病发病率显著增加 6 ~ 9 倍,分析表明导致的原因可能与 2009 年冬季甲型 H1N1 流感感染和接种含 AS03 佐剂的甲型流感疫苗关系密切。此外,研究者观察到,20% ~ 40% 的患者发病前曾遭遇强烈的心理应激。

我国发作性睡病发病高峰年龄为 8 ~ 12 岁的患儿,男女均可患病,男性患病比例可能略高于女性。通常认为这是一种终身性疾病,但近年来研究表明,本病在发病数年后部分患者症状有自发缓解趋势(Pizza F et al,2013)。

【病因和发病机制】

本病的病因和发病机制迄今未明,一般认为是环境因素与遗传因素相互作用的结果(赵忠新等,2016)。半数以上的病例在出现症状前有一定的诱因,如情绪紧张、压力过大和过度疲劳等,病毒感染特别是 H1N1 甲型流感病毒感染可能诱发发作性睡病。

1. 目前认为,感染/免疫和强烈心理应激可能促使本病提早发病。8% ~ 10% 的发作性睡病患者有家族史,患者第一代直系亲属患病率是要比一般人群高 20 ~ 70 倍。25% ~ 31% 的单卵双生子共患发作性睡病,提示遗传因素在发病中起重要作用。发作性睡病与人类白细胞抗原(HLA)具有高度相关性,HLADQB1 * 0602(HLADQw6 亚型)在各种族发作性睡病患者中均呈高阳性率,达到 88% ~ 100%。中国典型患者的 HLADQB1 * 0602 阳性率高达 95%,明显高于一般人群的 23%。

2. 下丘脑分泌素(hypocretin,Hcrt),又称为食欲素(orexin),是 1998 年发现的一种肽类物质,具有促醒作用,由分布在下丘脑后外侧部的少量神经细胞合成,并广泛投射到大脑和脊髓各部。动物发作性睡病发生与 Hcrt 及其受体基因突变有关,人类发作性睡的发病可由免疫损伤导致 Hcrt 细胞凋亡,激素分泌减少,患者脑脊液中 Hcrt-1 水平显著降低或缺失。

【临床表现】

发作性睡病的三个主要临床表现是日间发作性过度

睡眠、猝倒发作和夜间睡眠障碍等,发病早期可有体重迅速增加(AASM,2014)。此外,可伴有性早熟、睡眠呼吸暂停综合征,以及心理情感障碍等。

1. 日间过度睡眠(excessive daytime sleepiness,EDS) 绝大多数病例均有日间发作性过度睡眠,是患者最重要的主诉。EDS表现白天不可抗拒或难以遏制的困倦或陷入睡眠,伴注意力和精神运动警觉性波动,白天小睡可暂时缓解睡意和保持一段时间清醒。单调、无刺激的环境更容易使之入睡,一些患者可在行走、吃饭、说话时突然睡眠发作,呈现出一些无意识的行为或刻板动作;患者的EDS与夜间睡眠时间长短无关,每天都会发生。

2. 猝倒发作(cataplexy attacks) 表现在清醒期突然发生两侧骨骼肌张力下降,意识相对保留。猝倒发作通常持续几秒至几十秒,多因强烈的情感刺激诱发,可先出现面部或颈部的局部性肌肉无力,逐渐扩展到肢体和躯干,甚至不能维持姿势而瘫倒在地(图3-10-11)。仅出现面部、颈部或上肢的局部肌肉无力称为部分性猝倒(partial cataplexy),不能维持姿势而瘫倒称为全面性猝倒(complete cataplexy)。猝倒发作被认为是快速眼动(rapid eyes movement,REM)睡眠片段解离与插入的表现,是发作性睡病最具特征性的临床表型。猝倒发作通常会由大笑、激动等兴奋情绪诱发,负面情绪如愤怒、悲伤等也可引起。猝倒也可只表现局部肌无力,如上睑下垂、舌脱垂、面部松弛,甚至因眼肌受累引起视力模糊,也可影响颈部、上肢和下肢,引起垂头、上肢下垂、膝盖弯曲、身体前倾,甚至跌倒等,呼吸肌通常不受影响。猝倒发作时间通常较短,少于2分钟,可迅速完全恢复,猝倒发作频率从数月一次到每日数次不等。有时强烈的情感刺激可诱发持续的猝倒发作,严重时持续数小时,称为猝倒持续状态(status catapleticus)。

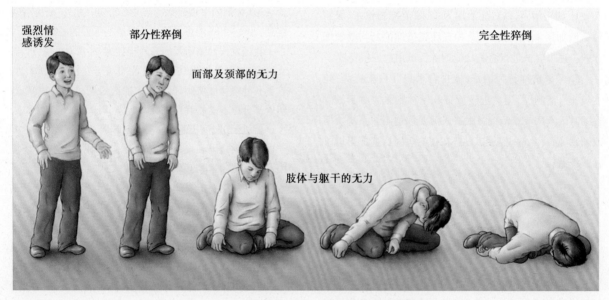

图3-10-11 猝倒的特征是突发的肌肉无力,意识保留

3. 夜间睡眠障碍(nocturnal sleep disturbance) 包括夜间睡眠中断、觉醒次数增多和时间延长、睡眠效率下降、睡眠瘫痪、入睡前幻觉、梦魇、异态睡眠,以及REM睡眠行为障碍等。入睡幻觉最具特征性,与梦境增多相关,以及睡眠瘫痪,见于33%~80%的患者。

(1)入睡幻觉(hypnagogic hallucinations):是发生在觉醒-睡眠转换期的梦境样体验,一般多为恐怖或不愉快的内容,也可发生在觉醒前,可见于20%~65%的发作性睡病患者,通常为视觉或体感幻觉,如"灵魂出窍"感,或表现为听觉、平衡觉或多种复合感觉形式的幻觉。幻觉可伴猝倒发生,也可发生于猝倒后或睡眠瘫痪时。

(2)睡眠瘫痪(sleep paralysis):发生在入睡时或从睡眠向觉醒转换过程中,患者体验为运动不能,虽然意识清醒,但无法自主运动或讲话,持续数十秒到数分钟,在有意识努力控制或外界刺激如身体受到触碰时可立即恢复正常。睡眠瘫痪时常感觉呼吸困难和各种形式幻觉,多为恐怖性体验。

4. 体重迅速增加 很多儿童及嗜睡症状严重的患者在发病后1年内出现体重急剧增加,可能与Hcrt能神经介导的能量代谢障碍、食欲异常、自主神经系统活动、瘦素-生长素系统功能紊乱有关。

5. 性早熟(sexual precocity) 国外报道约17%的儿童期发病的发作性睡病患儿伴有性早熟,国内报道的比例为7.4%,其机制可能与Hcrt能神经障碍相关的神经-内分泌-代谢紊乱有关。

6. 阻塞性睡眠呼吸暂停综合征(obstructive sleep ap-

nea syndrome,OSAS) 在发作性睡患者群中,OSAS 的患病率超过 24.8%,显著高于一般人群。

7. 焦虑或抑郁　25%的发作性睡病患者有惊恐发作或社交恐怖等;18%~57%的患者伴情绪抑郁、兴趣低下、快感缺乏。导致发作性睡病患者焦虑或抑郁的主要原因包括日间睡眠过多、社会功能损害和认知缺陷等,焦虑、抑郁本身又常会加重患者的社会和家庭功能损害。

【诊断和鉴别诊断】

1. 诊断　本病诊断主要根据特征性病史和症状,体

检无神经系统阳性体征。多导睡眠监测是重要的诊断依据(AASM,2014),包括夜间多导睡眠图(nocturnal polysomnogram,nPSG)和日间的多次睡眠潜伏期试验(multiple sleep latency test,MSLT)(图 3-10-12)。检测脑脊液中 Hcrt-1 浓度有助于诊断发作性睡病 1 型。脑 CT 和 MRI 检查可排除丘脑器质性病变导致的继发性发作性睡病。

(1) 发作性睡病 1 型诊断标准:需同时满足:

1) 患者存在白天难以遏制的困倦和睡眠发作,症状持续至少 3 个月以上。

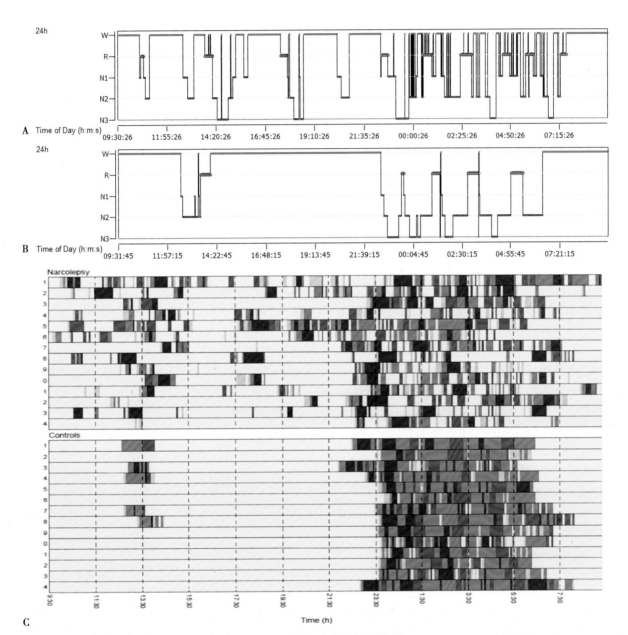

图 3-10-12　24 小时睡眠-觉醒结构图

显示发作性睡病 1 型患者日间反复出现睡眠状态,夜间反复出现觉醒状态。无论日间夜间,均可见 REM 睡眠始发现象。A. 一例典型猝倒的发作性睡病 1 型患者,男性,17 岁,BMI 24.24kg/m²,ESS 评分 15,病程 84 个月,伴有入睡前幻觉和睡眠麻痹;B. 健康对照者,男性,16 岁,BMI 22.34kg/m²,ESS 评分 3;C.上为 14 例 1 型发作性睡病患者 24 小时睡眠-觉醒结构热图,下为 14 例健康对照者

2）满足以下 1 项或 2 项条件：①有猝倒发作（符合定义的基本特征），经过标准 MSLT 检查平均睡眠潜伏时间≤8 分钟，且出现≥2 次 15 分钟内出现睡眠起始 REM 期（sleep onset rapid eye movement periods，SOREMPs）；推荐 MSLT 检查前进行夜间多导睡眠图（nPSG）检查，如 nPSG 出现 SOREMP 可以替代 1 次白天 MSLT 中的 SOREMP，以便更容易满足 2 次 SOREMP 的诊断标准。②免疫反应法（immunoreactivity）检测脑脊液中 Hcrt-1 浓度≤110pg/ml，或<正常人群平均值的 1/3。

（2）发作性睡病 2 型诊断标准：需同时满足：

1）患者存在白天难以遏制的困倦和睡眠发作，症状持续至少 3 个月以上。

2）标准 MSLT 检查平均睡眠潜伏时间≤8 分钟，且出现≥2 次的 SOREMPs。推荐 MSLT 检查前进行 nPSG 检查，如 nPSG 出现 SOREMP 可以替代 1 次白天 MSLT 中的 SOREMP。

3）无猝倒发作。

4）脑脊液中 Hcrt-1 浓度未进行检测，或免疫反应法测量值>110pg/ml 或>正常参考值的 1/3。

5）嗜睡症状和/或 MSLT 结果无法用其他睡眠障碍如睡眠不足、OSAS、睡眠时相延迟障碍或药物、药物使用或撤药来解释。

2. 鉴别诊断

（1）睡眠呼吸暂停低通气综合征（sleep apnea hypopnea syndrome，SAHS）：可表现为日间过度睡眠，在小睡后不会感到短暂清醒；SAHS 患者无猝倒发作。然而，30% 以上的成人发作性睡病患者，同时存在 SAHS，但临床经常将 SAHS 合并发作性睡病的患者漏诊。当患者白天嗜睡的程度难以睡眠呼吸暂停低通气综合征解释、嗜睡症状出现早于打鼾发生、经有效的无创通气治疗后嗜睡改善不明显者，应怀疑存在发作性睡病的可能。可通过检测脑脊液下丘脑分泌素的含量来鉴别。

（2）特发性睡眠增多症（idiopathic hypersomnia）：特发性过度嗜睡的基本特征是，主要表现日间过度睡眠不伴猝倒发作，以及早晨或小睡后觉醒困难（宿醉睡眠），伴随症状包括不易清醒，而且耗时过长，反复再次入睡。易激惹，无意识行为和意识模糊等。患者通常主诉晨醒困难，自我报告的总睡眠时间很长，夜间睡眠时间通常超过 10 小时。

（3）癫痫：1 型发作性睡病的猝倒症状常被误诊为癫痫。癫痫患者通常白天没有不可抗拒的睡眠发作。癫痫发作时可伴意识丧失，且脑电图可见痫性放电。发作性猝倒患者发作时意识清醒，发作前常可有预感，并主动采取保护性动作，避免或减少跌倒外伤，发作后可回忆发作的过程。

【治疗】

本病的治疗包括行为心理治疗和药物治疗。

1. 安排日间规律性小睡 可以持续改善觉醒水平，有助于减少兴奋性药物和抗抑郁剂的使用剂量。患者白天合理安排作息时间，每日定时小睡 2~3 次，每次 15~20 分钟，出现昏昏欲睡时可在附近找个安全角落打个瞌睡。注意睡眠卫生习惯，保持规律的睡眠-觉醒节律，须注意避免睡眠剥夺、夜班或倒班等。避免参加各种危险活动，成人患者不要驾车，从事长时间连续工作，以及高精度、危险性职业。

2. 药物治疗 发作性睡病的药物治疗主要包括三方面：精神振奋剂治疗日间过度睡眠，抗抑郁剂改善猝倒症状，以及镇静催眠药治疗夜间睡眠障碍等。

（1）精神振奋剂治疗日间过度睡眠：

1）莫达非尼（modafinil）：为首选药物，可改善 65%~90% 的日间过度睡眠症状，但目前研究未发现莫达非尼可改善猝倒症状。莫达非尼口服吸收良好，通常服药 2 小时内起效，半衰期 9~14 小时，服药 2~4 天后药物达到稳态血药浓度。治疗发作性睡病的初始剂量为每日晨顿服 100mg，治疗标准剂量为 200~400mg，如果下午仍残留嗜睡症状，可逐渐增量至 400mg/d，分 2 次在早晨和中午服药。

2）哌甲酯（methylphenidate）：或为哌甲酯缓释片，是拟交感神经类精神振奋剂，为次选药物。哌甲酯可改善发作性睡病患者大部分嗜睡症状。口服 1 小时后起效，半衰期 3~4 小时，需要每日多次给药。哌甲酯缓释片能有效延长药物作用时间，每日起始剂量通常为 18mg，一般不超过 50mg。须注意，哌甲酯存在潜在的滥用性和耐受性。

3）马吲哚（mazindol）：主要通过大脑中隔区拟交感神经作用，刺激饱腹中枢，使人产生饱食感，并抑制胃酸分泌。马吲哚最初用于治疗单纯性肥胖，1975 年首次用于治疗发作性睡病，使 85% 的患者日间过度睡眠症状得到改善，并减少 50% 的猝倒发作。最近一项针对难治性发作性睡病的研究发现，马吲哚对莫达非尼、哌甲酯和羟丁酸钠耐药的患者嗜睡症状的改善率达 60%。

4）其他药物：包括苯丙胺（安非他明）、司来吉兰，以及咖啡因等。

（2）抗猝倒药物：目前主要推荐抗抑郁药，如 SNRIs，以及选择性去甲肾上腺素再摄取抑制剂类（NaRIs）具有一定的促醒作用。抗抑郁剂也能改善发作性睡病合并 REM 睡眠期行为障碍、睡眠瘫痪和睡眠幻觉等症状。抗抑郁剂治疗猝倒症起效迅速，但停药后可很快出现猝倒发作症状反弹，甚至猝倒持续状态。

1）选择性5-羟色胺与去甲肾上腺素再摄取抑制剂类（SNRIs）：诸如文拉法辛、去甲基文拉法辛，以及度洛西汀（duloxetine）。文拉法辛（venlafaxine）目前临床普遍使用，治疗猝倒、入睡幻觉和睡眠麻痹等有效。文拉法辛缓释片更适用于治疗白天猝倒发作。起始剂量为37.5mg，早饭后顿服，缓慢增加至有效剂量（75~225mg/d）。去甲基文拉法辛（esvenlafaxine）是文拉法辛经肝脏代谢后的产物，抗猝倒效果可能优于文拉法辛及其他抗抑郁药，不良反应较少。

2）氟西汀、帕罗西汀、舍曲林及西酞普兰等治疗猝倒发作也有一定的疗效，但比SNRIs疗效差。

（3）γ羟丁酸钠（gamma-hydroxybutyrate，GHB）：能够改善发作性睡病的所有症状，包括猝倒发作、日间过度睡眠、夜间睡眠障碍，对睡眠瘫痪、入睡幻觉等症状也有疗效。由于GHB生物半衰期短，通常需要夜间多次服药，成人每晚所需剂量为6~9g，起始剂量通常4.5g，分2次在睡前和半夜服。GHB可能会增加睡眠呼吸障碍或肺换气不足风险，对于可能存在这些基础疾病的患者，在服用GHB前需进行PSG和血CO_2监测，必要时可先行气道正压辅助呼吸后，再给予GHB治疗。

（4）抗发作性睡病新药pitolisant：已获得欧洲药监局（EMA）和美国FDA批准，是首个强效高选择性组胺H3受体激动剂，2018年第七届国际发作性睡病研讨会发布pitolisant用于发作性睡病Ⅲ期临床试验的5年结果，可明显改善日间过度睡眠，通过增强脑部组胺能神经元活性提高患者觉醒功能，并抑制猝倒发作。

【预后】

本病预后良好。虽然症状通常会持续终身，但不影响寿命，不影响智力发育。随着年龄增长，多数患者的猝倒发作、日间过度睡眠等症状可逐渐减轻达到临床稳定。

第八节　睡眠呼吸暂停综合征

（薛蓉）

睡眠呼吸暂停综合征（sleep apnea syndrome，SAS）是指在每夜7小时睡眠中，呼吸暂停反复发作30次以上，或表现呼吸暂停低通气指数（apnea hypopnea index，AHI）超过5次以上。睡眠呼吸暂停是睡眠过程中口鼻呼吸气流完全停止10秒以上，低通气是指睡眠中呼吸气流强度（幅度）比基础水平降低50%以上，并伴有氧饱和度较基础水平下降≥4%。呼吸暂停低通气指数（AHI）是夜里睡眠中平均呼吸暂停加低通气次数≥5次/h，并伴有嗜睡等症状。SAS是临床较常见的睡眠障碍疾病，人群患病率可达2%~5%，它的诊治受到普遍重视。

【研究史】

20世纪中期，人们首次认识到阻塞性睡眠呼吸暂停（OSA）是一个重大的健康问题。1956年，查尔斯·西德尼·伯韦尔（Charles Sidney Burwell）等曾用也称为匹克威克综合征（Pickwick syndrome）来描述一组肥胖、嗜睡、高碳酸血症、肺源性心脏病和红细胞增多症的人群，这是狄更斯《匹克威克外传》（The Pickwick Papers）中的主人公，因为这位肥胖的绅士患有这种肥胖低通气综合征（obesity hypoventilation syndrome，OHS）。吉尔米诺等使用睡眠呼吸暂停综合征来描述白天嗜睡，多导睡眠监测（PSG）显示阻塞型呼吸暂停患者，认为呼吸暂停低通气指数（AHI）≥5/h为异常（Guilleminault C et al，1973）。呼吸暂停定义为口鼻气流停止持续10秒钟或以上，SAS继发于声门上气道关闭，结束时往往会有觉醒，SAS也会引起不同程度的动脉血氧饱和度下降。正规术语应是阻塞性睡眠呼吸暂停低通气综合征（obstructive sleep apnea hypopnea syndrome，OSAHS），临床经常使用睡眠呼吸暂停综合征（SAS）、阻塞性睡眠呼吸暂停（OSA）来指代这一综合征。

【病因和发病机制】

根据口鼻通气情况及胸腹部呼吸运动，临床将SAS分为三种类型：阻塞型、中枢型和混合型。图3-10-13显示正常呼吸和阻塞性呼吸暂停。

1. 阻塞性睡眠呼吸暂停综合征（obstructive sleep apnea syndrome，OSAS）　是睡眠中因上气道阻塞引起呼吸暂停，表现为口鼻腔气流停止而胸腹呼吸动作尚存。OSAS是一种累及多个系统并造成多器官损害的睡眠呼吸疾病，是高血压、冠心病、心律失常、脑卒中等多种疾病的独立危险因素（Gottlied DJ et al，2010；Lipford MC et al，2015；Losurdo A et al，2018）。

鼻咽喉部结构异常导致上呼吸道缩窄是睡眠中气道阻塞的主要原因，如慢性鼻炎、鼻中隔偏曲使鼻道受阻，扁桃体肿大或肿瘤、甲状腺肿、肥胖伴继发性肺功能不全、慢性阻塞性肺病等，也可见于下颌骨畸形、小颌畸形、肢端肥大症、黏液性水肿、强直性肌萎缩以及上腔静脉阻塞等，呼吸道感染、肥胖、颈部粗短、仰卧位、注射睾酮、服用安眠药和饮酒等均可使症状加重，神经肌肉疾病可造成咽后壁肌无力，运动神经元病最为常见，有些患者有家族遗传倾向。

2. 中枢性睡眠呼吸暂停综合征（central sleep apnea syndrome，CSAS）　表现为口鼻腔气流和胸腹呼吸动作同时停止。主要因中枢神经系统的呼吸中枢功能障碍或支配呼吸肌的神经或呼吸肌病变所致，虽然气道无堵塞，但呼吸肌不能正常工作导致呼吸停止。

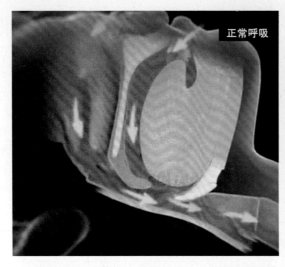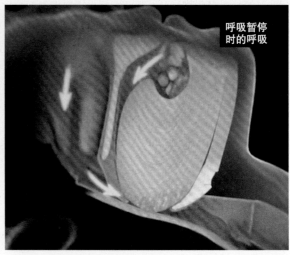

正常呼吸 呼吸暂停时的呼吸

图 3-10-13　正常呼吸（左图）和阻塞性呼吸暂停时呼吸（右图）的示意

CSAS 临床较罕见，主要见于各种严重低位脑干损伤和延髓功能抑制患者，诸如延髓型脊髓灰质炎、延髓背外侧综合征、延髓空洞症、脑干脑炎，以及颈髓切断术、强直性肌营养不良症、Shy-Drager 综合征、糖尿病性神经病、发作性睡病、高山病，以及药物中毒等。缺氧性脑病、橄榄脑桥小脑萎缩（OPCA）和克雅病可伴发中枢性低通气，即奥丹茵咒语综合征（Ondine curse syndrome），传说奥丹茵是河中仙女，她为了惩罚抛弃她的男人对他念了咒语，使他在睡眠中因呼吸麻痹而死亡，该综合征通常描述睡眠时发生自主呼吸丧失。影响延髓的病变影响第Ⅸ、Ⅹ对脑神经核，可导致吞咽困难、发声障碍和呃逆等。

3. 混合性睡眠呼吸暂停综合征（mixed sleep apnea syndrome，MSAS）　是指上述两者并存，以中枢性呼吸暂停开始，继之表现阻塞性睡眠呼吸暂停，而以阻塞型多见，约占 80%。睡眠中潮气量减小，呼吸气流降低超过正常气流强度的 50% 以上，伴血氧饱和度下降>4% 称为呼吸不全或低通气。睡眠中出现这种呼吸暂停并非病理性，但有些个体睡眠呼吸暂停发作频繁，时间长（>10秒），可能与神经系统疾病有关，如颌面部或颈部先天性异常、枕骨大孔区畸形、卒中后遗症、高位颈髓损伤、肌肉疾病、多系统萎缩和帕金森病，以及老年性痴呆等。

【临床表现】

1. 睡眠呼吸暂停综合征（SAS）　典型症状是夜间入睡快，出现打鼾、多梦、易醒、疲乏、晨起头痛、日间过度睡眠、记忆力减退或智力衰退，以及性格改变等。任何原因导致的 SAS 均有进行性氧合血红蛋白去饱和作用、高碳酸血症和缺氧、窦性心动过速及其他心律失常等。血气变化刺激可引起觉醒反应，使睡眠变浅或出现短暂清醒，呼吸即刻恢复，随后患者很快又进入睡眠和重复出现上述表现，少数患者一夜中有数百次发作。

2. 阻塞性睡眠呼吸暂停综合征（OSAS）　通常在 40~60 岁多见，常见于超重的男性中老年人。临床特征是鼾声极响亮，不规则，时而间断的呼吸暂停期。短暂的气喘与持续 10 秒以上的呼吸暂停交替，表现口鼻气流停止而胸腹式呼吸仍存在。呼吸暂停后产生窒息感并伴有身体运动，可突然惊醒，连续出现逐渐深大呼吸后再次入睡。约 44% 的患者出现入睡幻觉，睡眠时频繁翻身或肢体运动，可踢伤同床者，有时突然坐起，口中念念有词，突然又落枕而睡（Sharafkhaneh A et al,2005）。白天感觉疲惫、困倦、精神萎靡、日间极度嗜睡，晨起头痛、迟钝，以及记忆力、注意力、判断力和警觉力下降，可出现抑郁、焦虑、嫉妒、猜疑、易激惹、口干、性欲减退，以及夜间遗尿症（Hajduk IA et al,2003）等。脑卒中、头外伤、原发性肺疾病和服用镇静药等均可使之加重，OSAS 可导致高血压，以及肺动脉高压、右心室肥大、红细胞增多症，严重者发展为肺心病及心律失常，个别的患者发生夜间猝死。

3. 中枢性睡眠呼吸暂停（CSAS）　患者通气反射不正常，睡眠时呼吸潮气量低于正常，因憋气每夜可醒数次，失眠较日间过度睡眠更常见。此型见于严重低位脑干或延髓功能损伤患者，以及呼吸中枢发育迟滞的婴儿，是婴儿死亡原因之一，约半数的患婴可在癫痫发作时呼吸停止。

【诊断和鉴别诊断】

1. 诊断　SAS 的诊断主要基于患者的临床症状和体征、多导睡眠监测（PSG）的结果。

患者有典型的夜间睡眠打鼾伴呼吸暂停、日间过度睡眠（ESS 评分≥9 分）、晨起头痛、注意力不集中、情绪不稳等症状，查体可见上气道任何部位狭窄及阻塞，睡眠呼吸紊乱指数（即平均每小时的呼吸暂停次数加低通气次数，AHI）>5 次/h 者可诊断 OSAHS；对于日间过度睡眠不明显(ESS 评分<9 分)者,AHI≥10 次/h 或 AHI≥5 次/h,存在认知功能障碍、高血压、冠心病、脑血管疾病、糖尿病和失眠等 1 项或 1 项以上 OSAHS 合并症也可确立诊断。

PSG 是本病诊断的金标准:每夜 7 小时睡眠中呼吸暂停(每次持续 10 秒钟以上)发作在 30 次以上,或 AHI 等于或大于 5,同时伴有血氧饱和度下降 4% 以上。呼吸暂停在 NREM 睡眠第 1、2 期常见,第 3、4 期罕见,在 REM 睡眠期最常见。NREM 睡眠 3、4 期缩短,平均睡眠潜伏期常在 10 分钟以内。一般根据 AHI 划定 OSA 的严重程度,5 次/h≤AHI<15 次/h 为轻度,15 次/h≤AHI<30 次/h 为中度,AHI>30 次/h 为重度。

2. 鉴别诊断

(1) 单纯鼾症:夜间有不同程度鼾症,AHI<5 次/h,白天无症状。

(2) 上气道阻力综合征:夜间可出现不同频度和程度的鼾症,虽上气道阻力增高,但 AHI<5 次/h,白天嗜睡或疲劳,试验性无创通气治疗有效支持诊断。

(3) 肥胖低通气综合征:过度肥胖,清醒时 CO_2 潴留,$PaCO_2$>45mmHg(1mmHg=0.133kPa),多数患者合并 OSAHS。

(4) 发作性睡病:临床主要表现难以控制的白天嗜睡、发作性猝倒、睡眠瘫痪和睡眠幻觉等,多在青少年发病,主要诊断依据为多次睡眠潜伏期试验(multiple sleep latency test,MSLT)时异常的 REM 睡眠。鉴别时应注意询问发病年龄、主要症状及 PSG 监测结果,同时应注意该病与 OSAHS 合并的可能性很大,临床上不可漏诊。

(5) 不宁腿综合征(restless leg syndrome,RLS)和睡眠周期性腿动(periodic leg movement in sleep,PLMS):RLS 患者日间犯困,夜间有强烈的腿动,常伴异样不适感,安静或卧位时严重,活动时缓解,夜间入睡前加重,PSG 监测有典型的 PLMS,应和睡眠呼吸事件相关性腿动鉴别。后者经鼻持续无创正压通气(CPAP)治疗后常可消失。通过详细询问患者及同室睡眠者有关患者睡眠史,结合查体和 PSG 监测可以鉴别。

【治疗】

除了治疗原发病外,应根据睡眠呼吸暂停类型及症状严重性采取不同的疗法,提倡实施多学科个体化联合治疗。

1. 非手术治疗　打鼾的患者应注意减重,侧卧位、适当抬高床头、戒烟、戒酒、慎用镇静催眠药及其他加重睡眠呼吸暂停药物,避免日间过度劳累及睡眠剥夺等。

(1) 经鼻持续无创正压通气(CPAP):是中、重度 OSA 或对 CPAP 有反应的中枢型呼吸暂停患者的标准化治疗(中国医师协会睡眠医学专业委员会,2018)。首次佩戴前进行压力滴定,确定能够消除所有睡眠时相及不同体位发生的呼吸事件、鼾声以及恢复正常睡眠等的最低治疗压力。纠正气流受限是压力滴定最实际和有效的终点。严重副作用很少见,但鼻部或面罩问题会影响依从性,在进行 CPAP 的开始 2 周使用非苯二氮䓬类药物可改善睡眠质量,减少重复滴定次数,改善半年后的依从性、降低脱落率。大多数 OSA 患者在接受 CPAP 治疗时无须辅助氧疗,对于合并有重度低氧血症但不能耐受其他治疗方法的患者可以吸氧。

(2) 药物治疗:目前尚无有效药物可改善症状(Gaisl T et al,2019)。兴奋呼吸中枢的药物(如促孕剂和甲基黄嘌呤)以及试图增加上气道开放性的药物都被证实无效。雌激素-孕酮合剂对绝经后患者的呼吸暂停有效,但不能作为单一治疗。三环类抗抑郁药普罗替林可减少睡眠呼吸暂停次数。5-羟色胺再摄取抑制剂(SSRI)如曲唑酮适合重度 OSA 合并抑郁症患者,还能增加依从性。促觉醒药物莫达非尼可能对正在进行 CPAP 治疗患者的残余嗜睡有效。

(3) 口腔矫正器:对于轻中度患者,睡眠时可使用不同类型口腔矫治器,使下颌骨或舌体向前上方提起,对阻塞的好发部位明显扩张(Ramar K et al,2015)。但由于不适感而难以坚持使用。

2. 手术治疗　可根据病因而定,若存在因鼻腔解剖结构异常和鼻腔炎症性疾病引起的通气障碍,可根据病变部位行不同的鼻腔手术治疗(Verse T et al,2016)。腭垂腭咽成形术(UPPP)是目前应用最广泛的治疗成人 OSA 的术式,适用于阻塞平面在口咽部,黏膜组织肥厚导致咽腔狭小,腭垂肥大或过长,软腭过低过长、扁桃体肥大为主者。长期手术有效率(>6 个月)为 40%~50%。双颌前移术是治疗颌骨畸形、肥胖伴严重 OSA 患者的主要方法,也是各种 OSA 手术失败的后续治疗手段。严重的阻塞、呼吸暂停每小时发作 60 次以上的患者可行气管切开术。

第九节　其他睡眠障碍

(朱延梅)

一、特发性睡眠增多症

特发性睡眠增多症(idiopathic hypersomnia)也称特发性或原发性发作性睡病(idiopathic or essential narcolepsy),仅表现长期反复的、昏昏欲睡的日间过度睡眠(excessive daytime sleepiness,EDS),但缺乏发作性睡病综合征的其他特征,原因不明。

【病因】

白天反复的昏昏欲睡或日间过度睡眠临床较常见,

可为某些疾病的共有症状,也见于某些正常人,尤其肥胖成年人,易出现于餐后或看电视时。多数情况是过度疲劳导致白天睡眠和打盹。其他常见病因包括服用超处方剂量的巴比妥类及抗癫痫药、酒精滥用、心力衰竭、脑外伤及某些脑肿瘤如颅咽管瘤等。一个值得注意的原因是传染性单核细胞增多症,许多其他病毒感染也有相同作用。某些慢性神经疾病,如多发性硬化可有疲劳和瞌睡。当白天瞌睡症状特别突出时,须考虑某些常见疾病如甲状腺功能减退和高碳酸血症(表 3-10-3)。一些病例最终导致发作性睡病,许多患者患阻塞性睡眠呼吸暂停综合征。

表 3-10-3　日间过度睡眠的原因

1. 药物,包括镇静药、抗癫痫药、抗组胺药、抗抑郁药,酒精滥用及使用违禁药
2. 急性单核细胞增多症合并呼吸和消化道感染
3. 手术后和麻醉后状态
4. 慢性神经性疾病如多发性硬化、痴呆等
5. 抑郁症
6. 代谢紊乱如甲状腺功能减退、艾迪生病等
7. 脑病如病毒性脑炎、锥虫病、昏睡性脑炎等
8. 下丘脑病变如 Kleine-Levin 综合征、下丘脑肿瘤和肉芽肿等
9. 睡眠呼吸暂停综合征
10. 发作性睡病-猝倒综合征
11. 特发性睡眠增多症

【临床表现】

1. 特发性睡眠增多症　与发作性睡病相似,长期反复出现白天昏昏欲睡,但日间发作并非十分难以克制,不伴睡眠麻痹、睡眠幻觉和猝倒等;入睡后持续时间较长,24 时内睡眠时间明显增加,白天过度睡眠可影响工作和学习。

2. 单核细胞增多症　可出现非发作性白天睡眠,随后可出现不频繁的周期性发作,病变性质不清。有些脑炎患者清醒后也可仅表现嗜睡症。

【诊断和鉴别诊断】

1. 诊断　Roth 提出本病诊断要点是,白天睡眠或瞌睡时很难唤醒,时间较长,夜间睡眠深,不易被打断,无猝倒,EEG 证实为 REM 睡眠期发作性睡眠。

2. 鉴别诊断　应注意与发作性睡病鉴别,强制性不能克制的睡眠是发作性睡病的显著特点,甚至在非常情况下反复出现睡眠发作倾向;有时为突发性,每日数次,每次时间较短,常同时合并睡眠麻痹、睡眠幻觉和猝倒或部分表现(Billiard M et al,2016)。

本病的治疗与发作性睡病相同。

二、睡眠麻痹及肢端感觉异常

睡眠麻痹及肢端感觉异常(sleep palsies and acroparesthesia)是刚入睡时出现肢体不能动或保持一种不舒服姿势,肢端感觉异常是由腕部韧带紧张引起手指、手掌显著刺痛和麻木,使患者在夜间觉醒,如不呼唤或触及身体可持续较长时间。许多人都可能有过这种经历。

【病因和发病机制】

某些类型肢端感觉障碍和不适感常发生在睡眠时,经常因睡眠时周围神经,特别是尺神经、正中神经和腓神经持续受压所致。也常出现双侧症状,似乎用"压迫说"不能解释。肢端感觉异常通常见于正中神经分布区,且总是以腕管综合征(carpal tunnel syndrome)的相同症状出现。

【临床表现】

1. 神经持续性受压可导致感觉障碍和运动麻痹,有时出现睡眠或压迫性麻痹(sleep or pressure palsy),通常持续数小时或数日,受压时间较长可引起神经损伤,功能恢复有待髓鞘修复,须待以时日。酒中毒或外科麻醉患者可因深睡眠或昏睡对压迫性麻痹毫无感觉,导致严重的神经损伤。

2. 肢端感觉障碍常见于成年人,女性较多。入睡后数小时患者因手或手指麻木、针刺感或疼痛、烧灼痛、紧缩感及其他不适而惊醒或晨醒时发现。强烈地摩擦和振动双手或伸展腕部常可使这些感觉在数分钟内消退,但很快又会出现。

【治疗】

去除诱发因素,包括养成规律的睡眠习惯,可以减少睡眠麻痹的发生,药物治疗,如三环类抗抑郁药氯米帕明睡前口服。

三、夜间遗尿症

夜间遗尿症(nocturnal enuresis)是指超过 3 岁的儿童夜间睡眠中经常不能控制排尿。本病见于约 10% 的 4~14 岁儿童,男孩较常见(男:女约为4:3),成人发生率为 1%~3%。

【病因和发病机制】

正常儿童排尿反射到 3 岁时已经建立,可以自行控制排尿。白天可以控制排尿但夜间尿床是儿童期的常见病,可持续至成人。遗尿症分为生理性和器质性。①生理性遗尿:见于饮水过多,夜间保暖不够,排尿反射亢进等;②器质性遗尿:见于泌尿系统疾病如脊柱裂、尿路病变,糖尿病或无症状糖尿病、癫痫、睡眠呼吸暂停综合征、镰状细胞性贫血以及脊髓或马尾病变等。

少数患儿为特发性遗尿症,有家族史,如父母任何一人曾患夜间遗尿,子女发病率增高(Walker RA,2019)。以前认为因精神心理因素或训练不良所致,Gastaut 和 Broughton 通过长期研究发现,遗尿患者膀胱内压力周期性增高,但膀胱容量比正常小,提示某种神经调节功能不成熟。

【临床表现】

遗尿多发生于睡眠后 3~4 小时,通常多在 NREM 睡眠 3 期。发作前可见突发节律性 δ 波,伴全身性运动,接着转为 NREM 睡眠 2 期或 1 期,发生遗尿。此时唤醒患儿通常诉述无梦,把患儿移到他处可继续熟睡,如继续在湿床上睡眠则难以进入 NREM 睡眠 3 期;如果到下一个 REM 睡眠期唤醒患儿,可诉有关遗尿的零星梦境。

【治疗】

功能性遗尿可加强训练,如有精神心理因素可予解释以消除之。由于睡前液体吸收需要几小时,因此睡眠后约 3 小时唤醒患者排尿是必要的。

药物治疗可用甲氯芬酯(氯酯醒)0.1g,每晚 1 次;或丙米嗪 25~50mg,睡前服用 1 次,可有效减少遗尿发作次数。遗尿较严重的患者使用抗利尿剂去氨加压素(desmopressin)或脱氨基精氨酸血管升压素(deamino arginine vasopressin),症状可获完全缓解,可治疗难治性遗尿。

四、夜间磨牙

夜间磨牙(bruxism)可发生于各年龄组,患者感到痛苦,也使周围的人感到不宁,有的患者白天也会出现磨牙,如不加以防护可导致严重的牙齿磨损。

目前对本病有许多假说,均未被证实。EMG 研究表明,当神经紧张时咬肌和颞肌出现过度收缩;有的作者认为,更类似面肌痉挛或自动症。如果白天出现磨牙,可能是局部性张力障碍或迟发性运动障碍的部分表现。

治疗包括心理治疗、物理治疗、抗抑郁药物及肌肉放松治疗等。

五、夜间癫痫发作

夜间癫痫发作(nocturnal epilepsy)是睡眠时经常发生痉挛性发作,特别是在儿童。由于发作频繁,临床上可将睡眠作为脑电图激活的一种方法确诊癫痫。痫性发作可发生在刚入睡后或任何睡眠期,但主要发生于 NREM 睡眠 1、2 期,觉醒后 1 小时内也较常见。此外,睡眠剥夺也可引发痫性发作。

【临床表现】

1. 睡眠期痫性发作　患者常因叫喊、猛烈运动或呼吸困难等引起人们的注意。在强直-阵挛期后患者变得安静并进入类似睡眠状态,但不能被唤醒。患者发生夜间癫痫发作,或发现舌咬伤、肌肉酸痛、尿床或床单凌乱等佐证;发作后可表现意识模糊或头痛。偶有患者可死于睡眠痫性发作,如被蒙在被子中或吸入呕吐物窒息,或其他不明原因如呼吸或心律失常等。

2. 夜间癫痫发作的类型　包括强直性癫痫发作、良性 Rolandic 癫痫(benign rolandic seizure)、常染色体显性遗传夜间额叶癫痫发作(autosomal dominant nocturnal frontal lobe seizure)。罕见的情况,癫痫发作可与夜惊和睡行症有关,也提出后者是否为癫痫后的自动症,通常二者没有必然的联系。夜间睡眠 EEG 监测对诊断夜间癫痫发作有帮助。

【治疗】

通常与其他部分性发作癫痫治疗相似。卡马西平最常用,大约 30% 的病例为药物难治性癫痫。当药物控制不佳,发作频繁,导致伤害自己或他人,白天发作,睡眠中断导致白天过度嗜睡的可考虑手术治疗(Husain AM et al,2011)。

六、睡眠周期性肢动

睡眠周期性肢动(periodic limb movement in sleep,PLMS)也称为夜间肌阵挛(nocturnal myoclonus),这种周期性腿动较肌阵挛性抽动(myoclonic jerks)要缓慢。本病与睡眠障碍密切相关,可导致睡眠剥夺和白天嗜睡,提示可能继发于一种慢性睡眠-觉醒障碍,并非原发性睡眠障碍。

【临床表现】

1. PLMS 的特征是在 NREM 睡眠(Ⅰ 和 Ⅱ 期)周期性重复出现刻板样肢体运动,患者表现睡眠时每隔 20~90 秒钟反复出现腿与足的运动,持续数分钟至 1 小时,主要为胫前肌受累,伴踝和大趾背屈,有时出现屈膝或屈髋,颇似三屈征(triple flexion sign)。至少 80% 的不宁腿综合征患者可见 PLMS,而不宁腿综合征见于 30% 的 PLMS 病例。此表现与正常人刚入睡时大腿大幅度抽动不同。这种运动使患者频频短暂醒来,程度较重可把患者完全唤醒,患者对这种睡眠肢动通常无意识,由床上伴侣告知或通过凌乱的床单推测（Hornyak M et al,2006）。

2. 睡眠周期性肢动可作为孤立的疾病出现，称为周期性肢动障碍（periodic limb movement disorder, PLMD），或可能与其他的疾病有关，诸如发作性睡病、睡眠呼吸暂停综合征、帕金森病、周围神经病，应用三环类抗抑郁药、左旋多巴、抗癫痫药及安眠-镇静剂戒断等。多导睡眠仪检查见受累肢体肌电重复性收缩，病程常为良性或自限性。

治疗可参见本章第十六节不宁腿综合征。

七、睡眠不自主运动障碍

睡眠不自主运动障碍（involuntory movement disorder in sleep）常见的临床表现包括：

1. 睡眠中始终持续的不自主运动　如腭肌阵挛（palatal myoclonus）或腭震颤（palatal tremor）。

2. 睡眠中经常持续的不自主运动　诸如偏侧面肌痉挛、脊髓性或脊髓固有性肌阵挛（spinal or propriospinal myoclonus），以及过度惊吓症（hyperekplexia）或称为加重的惊愕综合征（startle syndrome），此症多为遗传性，当突然受到触摸或声音刺激时会引起过度的惊吓反应，临床及脑电图检查均正常，无癫痫发作现象。

3. 睡眠中有时持续的不自主运动　通常为老年病例，诸如震颤、舞蹈病、肌张力障碍和偏身投掷症等。

【治疗】
以治疗原发病为主。

八、睡眠过度及睡眠-觉醒节律颠倒

睡眠过度（excessive sleep or hypersomnia）是指持续睡眠状态或嗜睡，最显著的特征是睡眠延长至数日或数周，仅在受到经常刺激时才能保持清醒。睡眠-觉醒节律颠倒（reversal of sleep-wake rhythm）是部分睡眠过度患者在嗜睡症消失后出现的正常睡眠-觉醒节律颠倒。

【病因和发病机制】
睡眠过度的非洲锥虫病（trypanosomiasis），亦即睡眠病（sleeping sickness）最常见的原因。中脑及第三脑室底和体部的各种疾病如肿瘤、创伤、血管性病变等均可引起。睡眠过度可能与黑质多巴胺神经元损伤有关，病理可见中脑、下丘脑及丘脑下部神经元损害。

【临床表现】
1. 睡眠过度的患者能被唤醒，但如果独处时又很快入睡。急性期存活的患者很难建立正常的睡眠-觉醒节律，许多患者在嗜睡症消失后出现正常睡眠-觉醒节律颠倒，倾向于白天睡觉而夜间清醒。许多患者在数月或数

年后发展为帕金森综合征。

2. 醉酒样睡眠（sleep drunkness）　是一种特殊类型过度睡眠，患者以睡眠后较长时间不能获得完全觉醒为特征，表现摇摆、头晕、定向力障碍及自动行为等。这种疾病通常与睡眠呼吸暂停及其他形式睡眠剥夺有关，有时查不到原因。

3. 周期性睡眠过度　是周期性嗜睡-强食症（Kleine-Levin 综合征）的临床表现。

九、Kleine-Levin 综合征

Kleine-Levin 综合征（Kleine-Levin syndrome）或周期性嗜睡-强食症（periodic somnolence and bulimia）是一种少见的发作性疾病。病因和发病机制迄今不明。

【临床表现】
1. 本病多在 10~20 岁起病，以青年居多，男性多于女性，常伴肥胖，内分泌功能无紊乱。患者表现不能控制的嗜睡发作，日间睡眠延长数小时，夜间睡眠时间明显延长，每次持续数日至数周，醒后表现善饥多食，暴饮暴食，食量为正常人数倍，但仍极易饥饿；可伴精神症状如躁动不安、定向力障碍、不合群、注意力不集中、一过性幻听与冲动行为，以及消瘦、性功能亢进等。通常在成年后可自愈。

2. 每年可能发作 3~4 次，在发作间期与常人无异，发作过后 2~7 日也可出现过度觉醒状态，患者彻夜不眠而次日精力充沛，情绪愉快。患者的睡眠周期与正常人相同，脑电图检查无异常，仅可见慢波节律增多。

【诊断和鉴别诊断】
1. 诊断　根据周期性发作的嗜睡症，每次发作持续数日至数周，以及善饥、多食或强食症，伴精神症状及行为异常等，通常不难诊断。

2. 鉴别诊断
（1）本病易与发作性睡病混淆，但后者可合并猝倒症、睡前麻痹及睡前幻觉等。
（2）临床还可见另一类型周期性嗜睡症，伴肥胖及呼吸困难，称为胖睡病（Pickwick 病）。治疗方法与 Kleine-Levin 综合征相同。

【治疗】
1. 药物治疗　①哌甲酯（methylphenidate）：即利他林，最常用，10~40mg/d，分 2 次口服；通常可控制发作，每月均有发作的频发病例需长期用药，待控制发作后再逐渐减量，但该药不能预防发作；②右苯丙胺（dextroamphetamine）：即安非他明 5~10mg，2~3 次/d；③哌甲酯无效者，合用左旋多巴可能收到一定的疗效；④苯妥英钠、卡马西平，三环类抗抑郁药如丙米嗪（imipramine）和氯米

帕明(clomipramine)等对本病有效。

2. 预防发作 宜消除诱因,如过劳、饮酒等,心理治疗也不容忽视。碳酸锂对本病有效,且可预防发作。

十、病理性觉醒状态

病理性觉醒状态(pathologic wakefulness)是指过度的觉醒状态。损伤动物的脑桥被盖部(中缝核)可以减少病理性觉醒状态。这种状态在人类也可以出现,但较少见。临床上病理性失眠或觉醒状态的常见原因是谵妄,以及药物戒断性精神病、药物诱导性精神病、躁狂和轻躁狂等。

许多患者产生妄想性过度觉醒,症状可持续数日至一周,可见于颞-额叶创伤或下丘脑肿瘤,但创伤通常仅导致短暂的病理性睡眠。目前尚无方法可以有效地抑制这种病理性觉醒状态。

第十节 卒中相关性睡眠障碍

(谢鹏)

卒中相关性睡眠障碍(stroke-related sleep disorders, SSD)是指卒中后首次出现或卒中前已有的睡眠障碍在卒中后持续存在或加重,并达到睡眠障碍诊断标准的一组临床综合征。睡眠障碍的类型有两种,一种是睡眠呼吸障碍(sleep disordered breathing, SDB),包括阻塞性睡眠呼吸暂停(obstructive sleep apnea, OSA)、中枢性睡眠呼吸暂停(central sleep apnea, CSA)或混合性睡眠呼吸暂停等,另一种是非呼吸相关性睡眠障碍,包括失眠、日间过度睡眠(excessive daytime sleepiness, EDS)、快速眼动睡眠期行为障碍(rapid eye movement sleep behavior disorder, RBD)、不宁腿综合征(restless leg syndrome, RLS)/睡眠周期性肢动(periodic limb movements of sleep, PLMS)、昼夜节律失调性睡眠-觉醒障碍(circadian rhythm sleep-wake disorders, CRSWDs)等。其中卒中相关的阻塞性睡眠呼吸暂停(obstructive sleep apnea, OSA)最为常见。

【研究史】

Kapen 等(1991)首次提出卒中患者大多存在睡眠呼吸相关问题,2011 年美国心脏协会和美国卒中协会(ACA/ASA)将睡眠呼吸障碍列为卒中一级预防的危险因素,2014 年 ACA/ASA 缺血性卒中和 TIA 预防指南建议进行睡眠呼吸暂停检测,2014 年中国发布了"阻塞性睡眠呼吸暂停与卒中诊治专家共识",2019 年中国发布了"卒中相关睡眠障碍评估与管理中国专家共识"。

【流行病学】

一般人群中睡眠障碍患病率为 21%,而 SSD 患病率国外报道为 44%~78%,国内报道为 62%~80%。由于发生机制、卒中损害脑区部位及所处疾病病程阶段不同,每种睡眠障碍患病率均不同。卒中相关睡眠呼吸障碍(SDB)患病率为 60%~70%,包括 OSA、CSA 和混合性睡眠呼吸暂停,卒中相关的 OSA 最常见,发生率为 43%~70%,远高于普通人群的 4%~24%。

【病因和发病机制】

SSD 的发病机制尚不清楚,现有研究提示,与解剖部位、神经生物学因素、机体整体功能状态和社会心理学因素有关。卒中损伤脑内睡眠调节相关结构,导致睡眠效率减低,睡眠-觉醒周期异常。卒中损伤部位及严重程度对于睡眠障碍有影响,丘脑、下丘脑、基底节、脑干网状结构、额叶底部、眶叶皮质等解剖结构与睡眠相关,卒中发生在这些解剖部位更易引发睡眠障碍(表 3-10-4)。正常睡眠的维持与调控需要多种神经递质、细胞因子、免疫因子、神经激素和肽类等物质的参与,卒中后由于脑组织损害引起神经递质分泌和传递的失衡,产生相关病理状态从而引起睡眠障碍的发生。

表 3-10-4 不同卒中部位与睡眠障碍的关系

睡眠障碍	卒中部位
睡眠呼吸暂停	额叶(呼吸性失用),脑桥(神经源性通气不足),脑桥中下部后侧(长吸式呼吸),延髓
失眠	幕上卒中(NREM、TST、SE 减少),右侧半球(REM 减少),左侧半球(NREM 减少),丘脑旁(NREM 减少),幕下(睡眠纺锤波、K 复合波和/或顶点波消失)
嗜睡	网状激活系统,双侧丘脑(病变左多于右,前多于后),丘脑正中部位梗死(表现为突然发作性麻木)
快速眼动睡眠期行为障碍	脑干梗死

1. 卒中与失眠 卒中患病的失眠风险显著高于一般人群,失眠是卒中后常见的并发症之一,可能与脑干背侧或顶盖部、旁正中或丘脑皮质及皮质下病变,5-HT、NA 等神经递质失衡有关。下丘脑前部与网状上行激活系统喙部连接中断,中止觉醒能力受到损害,影响睡眠启动。生理情况下,褪黑素、γ-氨基丁酸等与睡眠调节有关,卒中后失眠患者外周血中褪黑素、抗氧化物质较低。

2. 卒中与日间过度睡眠 卒中导致睡眠增多可能

因丘脑、中脑或脑桥上部受损,少数影响尾状核、脑桥下部、延髓内侧和大脑半球。正常脑组织受到破坏,阻断网状上行激活系统,以及中枢神经递质和细胞因子,如5-HT、褪黑素、PGD2、IL-6、食欲素的分泌与结合等紊乱导致睡眠增多。

3. 卒中与快眼动睡眠期行为障碍(RBD)有关,可能因双侧脑干及脑桥相应的胆碱能神经元和去甲肾上腺素神经元受损所致。

4. 卒中伴发不宁腿综合征和周期性腿动(RLS/PLMs),可能与非黑质-纹状体系统多巴胺神经元,如间脑、视上核多巴胺神经元受损有关。

5. 卒中与睡眠呼吸暂停综合征(SAS)主要涉及阻塞性睡眠呼吸暂停(obstructive sleep apnea,OSA),OSA是卒中的危险因素,也是卒中后常见并发症。OSA患者睡眠中由于气道狭窄或阻塞导致氧化应激反应、血气成分和血流动力学改变、睡眠结构紊乱、交感神经过度兴奋,引起脑血管自动调节能力受损,易诱发卒中。

【临床表现】

1. 患者常见卒中和失眠的临床表现(见有关章节)。

2. 不宁腿综合征主要表现下肢深部撕裂感、蠕动感、刺痛、烧灼感、或瘙痒感,患者有一种急迫强烈的运动感,休息时出现症状,活动后部分或完全缓解,半夜后症状达到高峰,患者被迫踢腿、活动关节或按摩腿部,常伴失眠。大多数患者伴发睡眠周期性肢动(PLMs),发生在快速动眼期,可将患者惊醒,由于夜间睡眠障碍,导致患者日间严重嗜睡,工作能力下降。

3. 快速眼动睡眠期行为障碍(RED)典型临床表现睡眠期出现不同程度的行为动作甚至暴力行为,如殴打同床者,甚至下床活动、伤人或毁物,患者清醒后可清晰回忆梦境内容,但对睡眠中出现的异常行为活动无记忆。绝大多数患者仅主诉睡眠期间身体受伤,严重者可出现硬脑膜下血肿、腰椎骨折等。女性RBD患者暴力内容梦境少见,在梦境中多为受害者角色。

4. 阻塞性睡眠呼吸暂停(OSA)表现打鼾,鼾声大且不规律,夜间有窒息感或憋醒,睡眠紊乱,白天嗜睡,记忆力下降,严重者认知功能下降、行为异常。

【诊断和鉴别诊断】

1. 诊断 卒中相关睡眠障碍需要同时满足各类睡眠障碍诊断标准和卒中的诊断标准。

(1) 急性缺血性卒中病史,满足ICD-11诊断标准:①急性起病;②局灶神经功能缺陷(一侧面部或肢体无力或麻木,语言障碍等),少数为全面神经功能缺损;③影像学出现责任病灶或或症状/体征持续24小时以上;④排除非血管性病因;⑤脑CT/MRI排除脑出血。

(2) 失眠的诊断标准:必须全部满足以下1~5项:

1) 患者自述或照料者观察到患者出现以下一种或多种症状:①入睡困难;②睡眠维持困难;③比期望起床时间更早醒来。

2) 患者自述或照料者观察到患者因为夜间睡眠困难而出现以下一或多种症状:①疲劳或缺乏精力;②注意力、专注力或者记忆力下降;③社交、家庭、职业或学业等功能损害;④情绪易烦躁或易激惹;⑤日间过度睡眠;⑥行为问题,如多动、冲动或攻击性;⑦驱动力、精力或动力缺乏;⑧易犯错或易出事故;⑨对睡眠质量感到忧虑。

3) 这些异常不能单纯以睡眠机会不充足(如充足睡眠时间)或睡眠环境不佳(如环境安全、黑暗、安静、舒适)所解释。

4) 睡眠紊乱和相关日间症状出现至少每周3次。

5) 上述症状不能用其他睡眠疾病更好地解释。

(3) RLS诊断标准:须同时满足以下的1~5项:①有活动双下肢的强烈愿望,常伴随双下肢不适感,或不适感导致了活动欲望;②强烈的活动欲望及不适感出现在休息或不活动(如患者处于卧位或坐位)时,或在休息或不活动时加重;③活动(如走动或伸展腿)过程中,强烈的活动欲望及不适感可得到部分或完全缓解;④强烈的活动欲望及不适感在傍晚或夜间加重,或仅出现在傍晚或夜间;⑤以上表现不能单纯由一种疾病或现象解释,如肌痛、静脉瘀滞、下肢水肿、关节炎、下肢痉挛、体位不适、习惯性拍足等。

(4) 快速眼动睡眠期行为障碍:①重复发作的睡眠相关的发声和/或复杂动作;②PSG证实这些行为发生在快速眼动(rapid eye movement,REM)睡眠期,或者基于梦境扮演病史,推测该行为发生在REM期;③PSG证实REM睡眠期无肌张力缺失;④不能用其他睡眠障碍、精神障碍、内科疾病、药物或物质使用解释。

(5) 成人OSA诊断标准:根据ICSD-3诊断标准,需要具备以下第A+B项或第C项。

A. 以下表现至少出现一项:①患者主诉困倦、非恢复性睡眠、乏力或失眠;②因憋气或喘息从睡眠中醒来;③同寝室或其他目击者报告患者在睡眠期间存在习惯性打鼾、呼吸中断或二者皆有;④已确诊高血压、心境障碍、认知功能障碍、冠心病、脑血管疾病、充血性心力衰竭、心房颤动或2型糖尿病。

B. 多导睡眠监测(polysomnography,PSG)或者睡眠中心外监测(out of center sleep testing,OCST)期间,发生以阻塞性为主的呼吸事件,包括阻塞型呼吸暂停、混合型呼吸暂停、低通气和呼吸努力相关性觉醒(respiratory effort-related arousals,RERAs),≥5次/h。

C. PSG或OCST监测期间发生阻塞性为主的呼吸事件,包括呼吸暂停、低通气或RERAs,≥15次/h。

(6) 日间过度睡眠:①每日出现难以克制的困倦欲睡或非预期的白天入睡;②白天嗜睡是明确的基础疾病

或神经系统疾病的结果;③如果进行多次睡眠潜伏期试验(multiple sleep latency,MSLT),可见平均睡眠潜伏期≤8min,睡眠起始REM期少于2次;④嗜睡和/或MSLT结果不能以其他未治疗的睡眠疾病、精神疾病和药物或毒品作用而更好地解释。

2. 鉴别诊断　发作性睡病(narcolepsy)是最常见的原发性中枢神经系统睡眠-觉醒障碍疾病,临床主要表现白天发作性过度嗜睡、猝倒发作和夜间睡眠障碍等,睡眠电图检查可记录到病理性快速动眼睡眠。发作性睡病的三个主要临床表现是日间发作性过度睡眠、猝倒发作和夜间睡眠障碍等,发病早期可有体重迅速增加。此外,可伴有性早熟、睡眠呼吸暂停综合征,以及心理情感障碍等。

【治疗】

按照指南规范治疗卒中;控制影响睡眠的因素,包括睡眠呼吸障碍、疼痛、焦虑抑郁等;指导患者规律作息和保持良好的睡眠卫生;卒中相关OSA应早期、个体化积极治疗。

第十一节　帕金森病及其他神经变性疾病的睡眠障碍

（刘春风　沈赟）

神经系统变性疾病是一组神经细胞丢失和异常蛋白(α-突触核蛋白、tau蛋白、β-淀粉样蛋白、朊病毒蛋白等)沉积疾病。常见的神经系统变性疾病有帕金森病、帕金森叠加综合征(路易体痴呆、多系统萎缩、进行性核上性麻痹)、阿尔茨海默病、脊髓小脑性共济失调、亨廷顿病和肌萎缩侧索硬化等。其病因尚不清楚,起病十分隐匿,少数患者有家族史。

睡眠障碍可能会出现在神经系统变性疾病的前驱期,即疾病诊断的主要症状出现之前的数年;也可能随着疾病的进展出现甚至发生变化。神经科医生和睡眠专家对睡眠障碍的认识非常重要,正确的评估、管理和治疗可改善患者的生活质量(Iranzo A,2016;Loddo G et al,2017;Liu CF et al,2018)。

一、帕金森病的睡眠障碍

帕金森病(Parkinson disease,PD)是一种常见的神经系统变性疾病,临床主要表现为静止性震颤、运动迟缓、肌强直、姿势步态异常等。PD在典型的运动症状之前就可能有一系列的非运动症状出现,如睡眠障碍、自主神经功能障碍、情绪及认知改变等。47.7%~89.1%的PD有睡眠障碍,表现多种多样,包括失眠、维持睡眠困难、夜间多种症状(不宁腿、生动梦境、夜尿等)及白天睡眠增多等(Liu CF et al,2018)。

（一）失眠

失眠(insomnia)是在睡眠条件和环境适宜的情况下,依然睡眠时间和/或质量不足,并影响日间社会功能的一种主观体验。主要表现入睡困难(入睡潜伏期超过30分钟)、睡眠维持障碍(整夜觉醒次数≥2次)、早醒、睡眠质量下降和总睡眠时间减少(通常少于6.5小时),同时伴有日间功能障碍。在合并失眠的帕金森患者(Medicine AAoS,2014)中,睡眠中断以及早醒是最常见的症状。27%~80%的PD合并失眠,我国的比例为30%~86.8%。

【病因和发病机制】

病因是多因素的,如女性、病程、抑郁焦虑以及其他因素(如咳嗽、冷热、疼痛)。近年来的一些报道表明,失眠与PD运动和非运动症状有关。夜间运动功能障碍(翻身困难、震颤)、神经精神症状、自主神经功能障碍(夜尿)、疼痛、肌张力障碍、内在的昼夜节律失调均可能导致夜间破坏性睡眠和失眠症状(图3-10-14)。

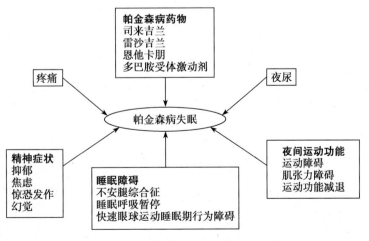

图3-10-14　帕金森病患者失眠的影响因素

一些药物(如恩他卡朋、司来吉兰、雷沙吉兰)均可能增加失眠风险。多巴胺药物与失眠之间的关系是复杂且有争议的。多巴胺能药物可以改善夜间运动功能障碍,但易导致失眠恶化,可能与多巴胺受体激动剂选择性地影响睡眠维持而不是睡眠启动。

PD失眠的发病机制仍不清楚,部分原因是中枢神经系统结构和功能的内在异常导致睡眠问题。脑干/丘脑皮质区域睡眠-觉醒周期的退化、视交叉上核和其他下丘脑结构的异常均有可能。

【诊断】

诊断主要根据临床病史,诸如入睡困难、易醒、频繁觉醒和早醒,醒后有注意力不集中,疲劳等,每周至少出现3次,且症状至少存在3个月;并可采用问卷和客观监测如多导睡眠监测、体动记录仪进行辅助诊断。

临床上有一系列问卷可作为辅助诊断,如匹兹堡睡眠质量指数(Pittsburgh Sleep quality index,PSQI),PD睡眠量表第一版及第二版(Parkinson Disease Sleep Scale,PDSS -version 1 and version 2),后者可用于评估PD常见的夜间睡眠障碍和日间过度睡眠。

【治疗】

治疗前,需注意药物可能会增加失眠风险。

1. 药物治疗　包括原发性失眠的治疗和/或因为疾病进展而出现的继发性失眠的治疗。可考虑多巴胺能制剂(如罗替高汀、普拉克索以及罗匹尼罗)、右佐匹克隆、褪黑素结合雷沙吉兰及多塞平(多虑平)(表3-10-5)。

表3-10-5　帕金森病失眠治疗药物

药物	失眠治疗		
	有效性	安全性	综合权衡
左旋多巴-卡比多巴	无效	尚难确定	无效
罗匹尼罗	有效	风险可接受,无须特别监测	临床有用
普拉克索	有效	风险可接受,无须特别检测	临床有用
罗替高汀	有效	风险可接受,无须特别监测	临床有用
雷沙吉兰	可能有效	风险的证据尚不确定	可能有用
艾司佐匹克隆	有效	风险可接受,无须特别监测	临床有用
多塞平	可能有效	风险的证据尚不确定	可能有用
褪黑素	有效	风险可接受,无须特别监测	临床有用
喹硫平	证据不足	风险证据尚不确定	尚难确定

失眠原因明确的应针对病因进行治疗。失眠与夜间运动症状相关,需调整多巴胺能治疗药物,可选用长效多巴胺受体激动剂如普拉克索缓释制剂、罗替高汀贴片;夜间加用或改用长效左旋多巴制剂如左旋多巴-卡比多巴缓释片,日间加用单胺类氧化酶B抑制剂如雷沙吉兰等。

若伴随抑郁、焦虑症状,可考虑使用传统的抗抑郁、抗焦虑药物,以期来改善PD抑郁、焦虑存在的共病失眠。

2. 认知行为治疗(cognitive behavioral therapy,CBTi)美国睡眠医学学会作为失眠治疗的A级推荐,比如睡眠卫生教育、刺激控制治疗、限制睡眠、逆向意志、放松情绪等。

诊疗流程见图3-10-15。

（二）日间过度睡眠

日间过度睡眠(excessive daytime sleepiness,EDS)主要表现白天觉醒时出现不适当或非意愿的嗜睡,可以发生于任何场景,或者出现睡眠发作,即白天清醒期突然发生不可抗拒的睡眠,常无明显先兆;或先兆时间极短,往往来不及采取保护性措施,类似于发作性睡病的表现(Medicine AAOS,2014)。PD发生EDS的患病率为21%~76%,我国为13.2%~46.9%。合并ED的PD患者,疾病严重程度更高;药物疗效减退;跌倒风险增加;存在认知功能损害、痴呆;抑郁;疲劳;甚至心血管、泌尿等自主神经功能障碍(Bhat S et al,2017;Liu CF et al,2018)。

【病因】

主要有睡眠-觉醒周期改变、多巴胺激动剂的副作用、夜间睡眠质量差、遗传因素、下丘脑分泌素水平、苯二氮䓬类药物、自主神经功能障碍和抑郁。可能诱发/加重EDS的潜在因素包括有性别、年龄(老年)、病程、疾病分期、震颤强直比例、自主神经系统功能紊乱、认知功能障碍、焦虑抑郁、疾病严重程度及病程、睡眠觉醒周期改变、周期性肢动、日间不动及多巴胺能药物。

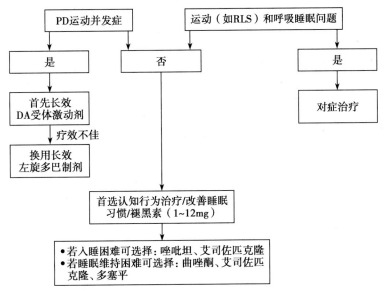

图 3-10-15　帕金森病失眠诊疗流程

【诊断】

诊断主要依据病史资料,应详细询问患者及家属睡眠相关情况,包括白天嗜睡及夜间睡眠情况、用药史、合并症以及其他可能的影响因素。详细的个人史、家族史、用药史、精神病病史、睡眠史、体格检查也是必不可少。目前还没有一个公认的临床方法可用于诊断帕金森病日间过度睡眠。主观(Epworth 嗜睡量表、睡眠日志)和客观(多导睡眠监测、清醒维持测试、多次睡眠潜伏期试验、体动记录仪、智能手环)评估相结合可能是诊断最优方法。

【治疗】

治疗前要求患者有良好的睡眠卫生,识别并治疗共存的睡眠障碍。如 EDS 是与药物(抗组胺作用的安眠药、苯二氮䓬类及其他具有镇静作用的抗抑郁药)应减量或停用。减少多巴胺能药物剂量及改变多巴胺受体激动剂类型,选择司来吉兰与左旋多巴联合使用均可一定程度减轻 EDS。药物治疗可参照表 3-10-6,但均需要大样本随机双盲对照试验验证。认知-行为治疗、强光治疗、重复经颅磁刺激、深部脑刺激也可改善 PD 患者的 EDS(Liu CF et al,2018)(图 3-10-16)。

表 3-10-6　帕金森病日间过度睡眠治疗药物

药物	日间过度睡眠治疗		
	有效性	安全性	综合权衡
莫达非尼	证据不足	风险可接受,无须特别监测	尚难确定
咖啡因	证据不足	风险证据尚不确定	尚难确定
伊曲茶碱	证据不足	风险证据尚不确定	尚难确定
哌甲酯	证据不足	风险证据尚不确定	尚难确定
阿托莫西汀	有效	风险可接受,无须特别监测	临床有用
羟丁酸钠	证据不足	风险证据尚不确定	尚难确定
罗替高汀	证据不足	风险证据尚不确定	尚难确定
罗匹尼罗	证据不足	风险证据尚不确定	尚难确定
普拉克索	证据不足	风险证据尚不确定	尚难确定

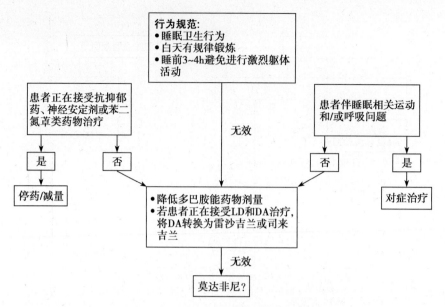

图 3-10-16　帕金森病日间过度睡眠诊疗流程

（三）快速眼动期睡眠行为障碍

快速眼动期睡眠行为障碍(rapid eye movement sleep behavior disorder,RBD)是一种快速眼动睡眠期间伴随梦境及肢体活动为特征的睡眠疾病,发病时暴力行为可造成自身及同床者伤害并破坏睡眠(Medicine AAOS, 2014)。快速眼球运动睡眠期行为障碍通常发生在50岁以上的人群。RBD在PD的发病率可达22.2%～60.0%。越来越多的临床随访研究显示,RBD与PD、路易体痴呆、多系统萎缩等多种神经系统变性疾病有着密切的关联,其转化比例约为35.0%～98.8%(中华医学会神经病学分会睡眠障碍学组,2017;St Louis EK et al,2017)。

【病因】

病因仍有争议。目前较多的学者认为是由脑干中快速眼球运动睡眠期-开区(蓝斑前核、延髓背外侧核、视前核腹外侧扩展部、蓝斑、被盖背外侧核、脑桥被盖核和脊

核)和关区相关核团(中脑导水管周围灰质腹外侧部和脑桥背外侧部)共同调节。突触核蛋白聚集形成的路易小体可能也参与RBD的发病。

【诊断】

根据美国睡眠研究会修正的睡眠障碍国际分类第三版的定义,RBD诊断标准如下:①快速眼球运动睡眠期出现快速眼球运动睡眠期骨骼肌失弛缓(REM sleep without atonia,RWA)现象;②有明确的梦境行为演绎(dream eactment behavior,DEB),由临床发作史或多导睡眠监测记录到明确的发作;③快速眼球运动睡眠期脑电无痫样放电;④症状不能被其他病因解释,包括其他类型睡眠行为异常、神经/精神疾病、药物、内科躯体疾病或者物质滥用等。

多导睡眠图监测是诊断"金标准",其最显著的电生理特征为快速眼球运动睡眠期持续甚至亢进的骨骼肌活动,可分为时相性和紧张性活动(图3-10-17,图3-10-18)。

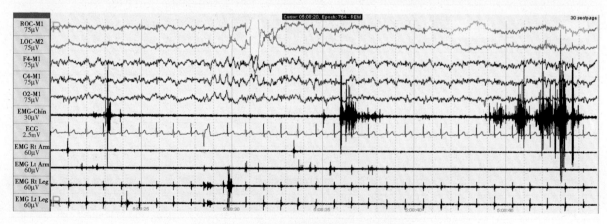

图 3-10-17　RWA-时相性活动(爆发性肌电活动)

每帧(30秒)>50%的爆发性肌电活动,时间0.1～5.0秒,幅度>4倍背景肌电活动

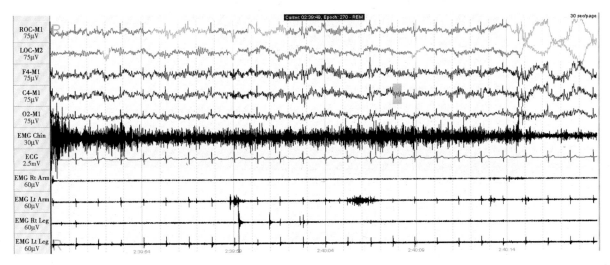

图 3-10-18　RWA-紧张性活动(持续性肌张力增高)

每帧(30 秒)>50%的下颌肌电幅度增高,比非快速眼球运动睡眠期的最小肌电活动高

临床上常用的 RBD 筛选量表包括:RBD 筛查量表(RBD Screening Questionnaire)、Mayo 睡眠问卷(Mayo Sleep Questionnaire)、RBD 问卷-香港版(RBD questionnaire-Hong Kong),以及 RBD 单问题筛查(RBD Single-Question Screen)等。

【治疗】

治疗首要推荐安全的睡眠环境。在地板上放置床垫、将家具的边角用软物包裹、对玻璃窗进行安全性保护、睡前移去潜在的危险物品,如利器、玻璃、水杯、水壶等。建议患者的同床者与患者分室居住。患者需有规律

的作息时间,避免精神兴奋作用药物的使用和酒精的刺激。低强度纯音听觉刺激也可作为非药物质量的一种选择。

对于一些急性给药(选择性 5-羟色胺再摄取抑制剂、选择性 5-羟色胺/去甲肾上腺素再摄取抑制剂、三环类抗抑郁药物、单胺氧化酶抑制剂、米氮平、胆碱酯酶抑制剂、β 受体阻滞剂、曲马多、咖啡因等或停药(乙醇、苯二氮䓬类、巴比妥类药物、甲氧基氨基甲酸盐、喷他佐辛等)可能导致或加重 RBD 的药物,在病情许可的情况下应该减量、停用,或替换(表 3-10-7)。

表 3-10-7　帕金森病合并快速眼球运动睡眠期行为障碍的药物治疗

药物	RBD 治疗		
	有效性	安全性	综合权衡
褪黑素	有效	风险可接受,无须特别监测	临床有用
罗替高汀	证据不足	风险证据尚不确定	尚难确定
普拉克索	证据不足	风险证据尚不确定	尚难确定

药物治疗应当优先考虑褪黑素,剂量为 3~12mg,睡前服用。有病例显示,罗替高汀透皮贴剂和普拉克索可能有效。氯硝西泮在 PD 合并 RBD 疗效并未证实。通常从小剂量开始,剂量范围 0.25~2mg,睡前 15 分钟服用,最大不超过 4mg。根据疗效调整剂量,但一定要告知患者和家属氯硝西泮的不良反应,如增加 PD 跌倒、日间过度镇静、阳痿、运动失调、意识模糊、记忆缺失等(Liu CF et al,2018)。

诊疗流程见图 3-10-19。

(四)不宁腿综合征

不宁腿综合征(restless leg syndrome,RLS)是一种常见的神经系统感觉运动性疾病(Medicine AAOS,2014)。我国 PD 合并 RLS 的比例为 8.41%~34.85%。RLS 的诊断和治疗参考本章第十五节。

(五)睡眠呼吸障碍

睡眠呼吸障碍(sleep-disordered breathing,SDB)是一组睡眠中呼吸紊乱的临床综合征,伴或不伴清醒期呼吸功能异常,包括阻塞性睡眠呼吸暂停(obstructive sleep ap-

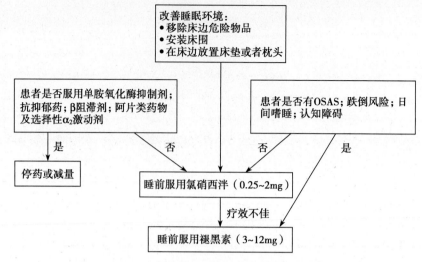

图 3-10-19　帕金森病合并快速眼球运动睡眠期行为障碍的诊疗流程

nea,OSA)和中枢性睡眠呼吸暂停(central sleep apnea, CSA)、陈-施呼吸、睡眠低通气综合征(sleep hypoventilation syndrome)以及与呼吸用力相关的觉醒障碍如上气道阻力综合征等(Medicine AAOS,2014)。

【病因】

目前尚未明确。①疾病本身累及脑干呼吸中枢；②上呼吸道肌肉结构异常；③自主神经系统功能障碍；④失眠、睡眠中断、多巴胺激动剂增加风险。

【诊断】

多导睡眠图监测是诊断金标准，要求在每夜 7 小时的睡眠中，呼吸暂停反复发作 30 次以上，每次发作 10 秒以上，或呼吸暂停低通气指数(apnea-hypopnea index, AHI)(指全夜睡眠期平均每小时呼吸暂停+低通气总次数)超过 5 次以上。低通气是指呼吸气流降低超过正常气流强度 50%以上，并有 4%氧饱和度下降者。

【治疗】

治疗原发病外，应根据睡眠呼吸暂停类型及疾病严重程度采取不同的疗法。

1. 改变生活习惯　减肥、控制体重与饮食、适当锻炼、停止或减少饮酒与吸烟、慎用镇静药物、侧卧睡眠、抬高床头、及避免日渐过度工作。

2. 持续气道正压通气(continuous positive airway pressure,CPAP)　重度患者的首选治疗措施。

二、帕金森叠加综合征的睡眠障碍

(一)路易体痴呆的睡眠障碍

路易体痴呆(dementia with Lewy bodies,DLB)是一种大脑皮质和脑干路易小体出现后造成中枢神经系统变性的进行性痴呆症状群。

【病因】

病因不明。①RBD 可能还是与 α-突触核蛋白病变有关；②SDB 可能与脑干呼吸相关神经核团变性相关；③睡眠节律紊乱是神经系统变性痴呆疾病普遍特征；④夜间意识模糊性觉醒可能与脑干网状系统的神经变性和皮质唤醒的活性受损有关。

【临床表现】

1. 基于问卷的调查发现 DLB 存在较高比例的睡眠障碍，约占 80%。多种睡眠障碍可能同时发生，常见的有 RBD、失眠、睡眠节律紊乱、EDS(频繁小睡)、夜间幻觉、夜间意识模糊状态。RBD 可作为 DLB 诊断的提示性特征。

2. 与阿尔茨海默病相比，DLB 表现更明显的睡眠节律紊乱，包括觉醒障碍、EDS 明显增加、频繁小睡，因嗜睡而导致日间感知力下降。夜间睡眠结构紊乱和异态睡眠，进一步破坏睡眠连续性，睡眠中断又会导致觉醒相关的动作行为、周期性肢动和 SDB 发生。

3. DLB 存在较多的夜间运动事件，一部分可能是 RBD 发作(34.8%)，其余大部分可能是从非快速眼动睡眠期和快速眼动睡眠期中醒来，是觉醒相关的动作行为(夜间意识模糊性觉醒)，睡眠呼吸紊乱导致的微觉醒或缺氧，被认为是触发事件。

【治疗】

良好的睡眠卫生习惯。多数睡眠障碍的治疗同 PD。不推荐使用中枢神经系统兴奋剂如莫达非尼，可能会加剧患者情绪激动及幻觉。

胆碱酯酶抑制剂对睡眠障碍可能有帮助，如增加睡眠连续性，解决临床相关的混乱/幻觉性行为，恢复睡眠模式(Ooms S et al,2016)。

(二)多系统萎缩的睡眠障碍

多系统萎缩(multiple system atrophy,MSA)也是常见

的 α-突触核蛋白病,临床特征为帕金森综合征、小脑症状和自主神经功能障碍。

【病因】

多因素的,包括夜间运动症状对睡眠的影响,抗帕金森病药物的副作用,中枢睡眠调节区域的神经变性。中枢性呼吸紊乱可能是由延髓呼吸中枢的退化而引起的。

喘鸣可发生在疾病的各个阶段,因为喉部声带开口处存在气道阻塞,当吸气时发生高调声。随着疾病进展,声门孔径逐渐减小,夜间喘鸣导致患者出现夜间觉醒,有的患者可出现典型的睡眠呼吸暂停,伴有血氧饱和度降低。严重的甚至出现亚急性呼吸衰竭。

【临床表现】

约70%的 MS 都存在睡眠障碍,在帕金森综合征(MSA-P)和小脑性共济失调(MSA-C)两个亚型中更为常见。

RBD 可作为 MSA 重要生物学标志。约一半的 MSA 是由原发性 RBD 转化而来。但总体而言,原发性 RBD 转化为 MSA 的比例远少于 PD 和 DLB,不能排除的原因是在普通人群中,多系统萎缩的发病率较两者均低。(St Louis EK et al,2017)约28%的 MSA 可能会出现日间过度睡眠,许多患者并不引起重视。少数患者服用左旋多巴后可能会出现睡眠发作(sleep attacks)。目前还不清楚不宁腿综合征和周期性肢动的发病率是否比同龄正常人群高。

MSA 存在较多的 SDB,包括中枢性和外周性(阻塞性)呼吸障碍,及特征性的夜间喘鸣。夜间喘鸣发生在约15%~40%的 MSA,这被认为是帕金森综合征中怀疑 MSA 的“红旗”标志之一。在清醒期对伴有夜间喘鸣的多系统萎缩患者进行客观的喉镜检查,发现大多数存在声带麻痹,如声带外展受限、反常的声带运动和松软的会厌。因此,声带麻痹和早期喘鸣导致 MSA 生存期缩短、睡眠中猝死。

【治疗】

临床上缺乏系统的干预性研究,可参照 PD 睡眠障碍的处理。

持续气道正压通气,作为一种无创性治疗方法,通常作为首选治疗。CSA 可选择双水平无创气道正压通气和匹配伺服通气治疗。OSA 比 CAS 更常见,将近40%。需要注意,MSA 容易出现会厌软弱无力。在会厌松弛的情况下,无创气道正压通气会加重上呼吸道阻塞,并有可能出现致命的窒息。

肉毒毒素注射、单侧声带切除术和激光肌腱切除术也有建议可作为喘鸣的治疗,但现有证据不足。

当患者出现对持续气道正压通气不耐受,或者白天也出现喘鸣,可选择气管切开术。目前尚不清楚气管切开是否延长 MSA 的存活率。

（三）进行性核上性麻痹的睡眠障碍

进行性核上性麻痹(progressive supranuclear palsy,PSP)是一种累及脑干、基底神经节、额叶和许多其他脑区的 tau 蛋白沉积的 tau 蛋白病。病因不明。

【临床表现】

多导睡眠监测显示 PSP 的睡眠效率较 PD 更差,总睡眠时间减少,REM 睡眠比例降低,NREM 2 期睡眠纺锤波和 K 复合波的数量减少。甚至存在脑电 α 节律消失,导致清醒和睡眠阶段难以区分。

常见的主诉为失眠。有部分患者表现出 RBD 症状,比例约为10%~20%,多为轻度患者,随着痴呆出现而进展。但需鉴别是否为夜间意识模糊性觉醒。RLS 的比例为3.7%~58%。日间过度睡眠、睡眠呼吸障碍并不常见(Sixel-Doring F et al,2009)。

【治疗】

参照 PD 睡眠障碍的处理。

三、阿尔茨海默病的睡眠障碍

阿尔茨海默病(Alzheimer disease,AD)是一种与年龄高度相关的、以进行性认知功能障碍和记忆力损害为主的中枢神经系统变性疾病。约40%以上 AD 合并不同程度的睡眠问题(睡眠结构改变、昼夜节律紊乱、睡眠呼吸障碍),这可导致患者认知与行为能力加速恶化、神经-内分泌系统功能失调、情绪易怒和低落,甚至导致死亡。睡眠障碍的诊治也有望成为延缓 AD 进展的有效靶点之一(中国医师协会神经内科医师分会认知障碍疾病专业委员会,2018;Vitiello MV et al,2001)。

病因尚未完全阐明,可能的因素:①生物节律中枢受损;②褪黑素及其受体改变;③授时因子的(zeitgebers)变化;④遗传因素。

【诊断】

1. 询问病史　由于 AD 往往无法准确回忆病情,向护理人员询问间接病史是必要的。临床病史的询问应包括原发性睡眠障碍的症状,还应对患者夜间和白天睡觉的时间及规律、日落综合征、幻觉、睡眠发作、梦游等情况仔细询问。

2. 评估睡眠影响因素　①抑郁和焦虑;②疼痛;③共患病;④服药方案;⑤吸烟史、饮酒史以及咖啡饮用情况;⑥体育锻炼、社会活动、职业情况;⑦饮食、光线和噪声的暴露。

3. 量表评估　睡眠问题问卷(Sleep Disturbance Inventory,SDI)可用于评估 AD 睡眠问题所引起的护理负担。

4. 客观检查 可选用非侵入性可穿戴的运动传感器评估 AD 昼夜节律紊乱。原发性睡眠障碍如 OSA、周期性肢动或 RBD，多导睡眠监测图是诊断的金标准。

【临床表现】

1. 睡眠节律紊乱 AD 最常见的睡眠障碍，可表现为昼夜节律的推迟、睡眠碎片化、总睡眠时间缩短、慢波睡眠及快速眼动睡眠时间缩短以及日间小睡增多等等。

2. 日落综合征（sundown syndrome） 是指 AD 在黄昏或夜间出现的一系列异常的情绪、认知功能和行为表现，包括突然出现情绪波动、焦虑、亢奋、苛刻、幻觉及定向定位不能，尖叫、呻吟甚至出现攻击行为等，可持续数小时或整个晚上。2.4%～25% 的 AD 存在日落综合征，是住院患者出现破坏性行为的第二大原因。

3. 阻塞性睡眠呼吸暂停。

4. AD 药物相关性睡眠障碍 研究发现乙酰胆碱酯酶抑制剂会缩短 AD 的快速眼动睡眠潜伏期，增加快速眼动睡眠密度。长期使用还会增加失眠风险（Ju YE et al，2014）

【治疗】

AD 睡眠障碍治疗与 PD 相似，须注意避免患者认知功能障碍进一步恶化，降低意外受伤风险，减轻护理人员负担。

1. 评估和治疗所有潜在的原发性睡眠障碍。

2. 良好的睡眠卫生。

3. 充分评估及治疗情绪、疼痛、夜尿或其他干扰因素，调整影响睡眠的药物，优化机体的睡眠/觉醒功能。

4. 考虑药物治疗存在过度镇静、认知症状加重、跌倒受伤以及与其他药物相互作用风险，非药物治疗可作为首选，例如强光治疗（Ooms S et al，2016）。

四、其他神经变性疾病的睡眠障碍

（一）遗传性脊髓小脑共济失调的睡眠障碍

遗传性脊髓小脑共济失调（hereditary spinocerebellar ataxias，SCA）是一组以脊髓、小脑、脑干为主的变性病。

病因不明，可能与神经系统变性病睡眠-觉醒相关结构损伤，或因夜间疼痛和肌肉痉挛继发失眠。

【临床表现】

SCA 1 型和 3 型可发现由声带异常引起的夜间喘鸣。

SAC 2 型有较高的 RBD（48.48%）和 EDS（42.42%）比例，RLS 相对较小（15%）。REM 睡眠期时间和密度减少与共济失调的严重程度密切相关。

SCA 3 型（Machado-Joseph 病）最常见主诉为失眠，特别是老年、严重共济失调的患者。约 50% 的患者存在

RBD，但临床症状轻微（Pedroso JL et al，2016）。

SCA 6 型有较高的 RLS 和周期性肢动的比例。

【治疗】

参照 PD 睡眠障碍处理。

（二）亨廷顿病的睡眠障碍

亨廷顿病（Huntington disease，HD）是常染色体显性遗传的大脑皮质和纹状体缓慢进行性的变性病（van Wamelen DJ et al，2015）。病因不明，睡眠障碍可影响 87% 的 Huntington 病患者。

【临床表现】

1. 临床上常见的主诉有睡眠质量差、失眠、夜间频繁觉醒而出现睡眠破碎、日间过度睡眠；疾病晚期因为昼夜节律而出现的早醒。

2. 多导睡眠监测显示睡眠效率降低，睡眠周期片段化或不规则，睡眠起始后夜间觉醒时间增加，REM 睡眠潜伏期时间增加，缺少完整的睡眠周期。

3. Huntington 病患者出现 RBD、SDB 和 RLS 的比例并不多，但约 7% 的患者存在周期性肢动，不能排除是因为舞蹈动作而被误认为周期性肢动。

【治疗】

参照 PD 睡眠障碍的处理。

（三）肌萎缩侧索硬化的睡眠障碍

肌萎缩侧索硬化（amyotrophic lateral sclerosis，ALS）是一种选择性侵犯上下运动神经元的致死性神经系统变性疾病。呼吸功能衰竭是最主要死因。病因不明。

【临床表现】

1. 失眠发生率约为 49.5%，其中 68.9% 的失眠出现在起病之后。总睡眠时间减少，非快速眼球运动睡眠期 1 期睡眠时间增加，快速眼球运动睡眠期睡眠和慢波睡眠时间缩短，睡眠效率下降。

2. EDS 和疲劳。合并 EDS 的 ALS 可能有更严重的身体损害、认知和额叶行为障碍。

3. RBD 病例研究显示，患病率约为 9.8%，常见于 50 岁以上的 ALS 患者，目前尚不能证明 RBD 出现是否为偶然现象。

4. ALS 的 RLS 发生率显著高于健康对照组，发病风险约 19 倍；与单纯性 ALS 相比，合并 RLS 的 ALS 病程更长、床上翻身更困难、焦虑和 EDS 的频率更高、腿部功能障碍更严重。须注意，ALS 诊断合并 RLS 较困难，因为多达 73% 的 ALS 患者有疼痛主诉，最常见于腿部和手臂。然而，疾病本身引起的疼痛不会出现昼夜差异，昼夜差异是 RLS 诊断的基本临床特征之一。

5. SDB 发生率为 17%～76%，包括夜间肺泡通气不足、OSA、CSA 和喉部喘鸣。最常见的形式是夜间通气不足。SDB 在病程较长、延髓功能障碍和神经功能严重缺

损的 ALS 患者更为常见,且多发生于快速眼球运动睡眠期(Lo Coco D et al,2012)

【治疗】

1. 多方面综合管理　原发病治疗、改善呼吸功能、药物使用、焦虑抑郁治疗、肌肉痉挛处理及生活方式改变等。存在 SDB 的 ALS,建议呼吸道管理和呼吸机辅助通气改善呼吸功能、促进肺通气,从而改善睡眠。

2. 药物治疗　利鲁唑可改善缺氧引起的气喘,调节各期睡眠持续时间,改善睡眠质量。

第十二节　癫痫与睡眠和睡眠障碍

（朱雨岚）

癫痫与睡眠通常相互影响。睡眠可影响癫痫患者发作间期放电的频率、时间及痫性发作阈值,癫痫能够破坏睡眠结构并且加重睡眠障碍。两者从临床表现、机制等多方面相互关联而又相互影响,两者之间共病亦使其关系密不可分。充分认识癫痫与睡眠、睡眠障碍之间关系对指导临床医生诊疗及提高患者生活质量具有重要意义。

【研究史】

早在公元前 350 年,希波克拉底就提出癫痫与睡眠相关,1885 年高尔首次通过对 840 例癫痫患者细致观察,发现 21% 的儿童癫痫仅在夜间发作,有两个发作高峰:分别是睡眠后 2 小时和清晨 3~5 时,间接说明癫痫发作与睡眠时相有关(Bazil et al,2002)。1947 年首次描述了睡眠对痫性放电的影响(Kotagal,2001)。1953 年,觉醒期癫痫被首次报道,指发生于觉醒前后的癫痫,通常在唤醒后 1 小时或 2 小时内发作(Janz,2000)。近年来,睡眠医学已成为一门独立的新型交叉医学学科,关于癫痫与睡眠障碍关系的研究亦逐步深入。

【流行病学】

癫痫是神经系统常见疾病,年发病率约 50/10 万~70/10 万,患病率约为 5‰,死亡率 1.3/10 万~3.6/10 万,我国现有约 900 万以上的癫痫患者,睡眠障碍患者更多见,成年人睡眠障碍患病率为 10%~18%,癫痫患者较健康人群更易罹患睡眠障碍,据 2019 年《癫痫共患睡眠障碍诊断治疗的中国专家共识》中统计,成年与儿童癫痫患者共病失眠患病率分别为 28.9%~74.4% 和 11%~31.5%,成年与儿童癫痫患者阻塞性睡眠呼吸暂停综合征(obstructive sleep apnea syndrome,OSAS)患病率分别为 33%~80% 和 20%~80%;成年癫痫患者共患不宁腿综合征(restless leg syndrome,RLS)为 18%~35%;成年与儿童癫痫患者共患睡眠周期性肢动(periodic limb movement in sleep,PLMS)分别为 15%~17% 和 5%~10%;癫痫共患发作性睡病患病率为 0.91%~1.51%。

【解剖和生物学基础】

1. 解剖学基础　痫性放电产生于大脑的特定部位,以不同的方式引起癫痫发作,相关结构包括大脑皮质、边缘系统、丘脑、脑干网状结构等。

与觉醒状态有关的结构包括脑干网状结构、蓝斑去肾上腺素能神经元、背缝核 5-羟色胺能神经元、中脑多巴胺能神经元、脑桥-中脑乙酰胆碱能神经元、下丘脑结节乳头核组胺能神经元、下丘脑 orexin 能神经元、基底前脑。网状结构接受大多数感觉系统信息,直接或间接地投射到中枢神经系统各区域。NREM 睡眠发生系统包括下丘脑腹外侧视前区(ventrolateral preoptic area,VLPO)和下丘脑内侧视前核,丘脑、基底神经节、部分边缘系统、大脑皮质也起部分作用,视交叉上核(suprachiasmatic nucleus,SCN)在昼夜节律的调控中起重要作用,REM 睡眠的关键部位在脑干(赵忠新等,2016)。因此,癫痫发作与睡眠觉醒周期的发生和维持存在多个共同作用结构,如脑干网状结构、丘脑、边缘系统和大脑皮质,两者在解剖学上关系密切、相互影响(图 3-10-20)。

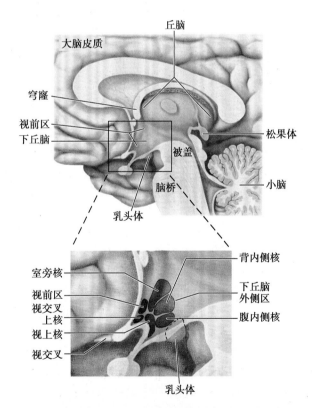

图 3-10-20　与睡眠有关的解剖学结构示意

2. 生物学基础　多种神经递质均参与癫痫与睡眠发生的生物学过程,其具体作用见表 3-10-8。

表3-10-8　神经递质对睡眠及癫痫的影响

神经递质	睡眠	癫痫
5-羟色胺	促觉醒 产生 NREM 睡眠	抑制/诱导发作
中枢组胺	促进并维持觉醒（觉醒期是睡眠期 4 倍）	抗癫痫作用
多巴胺	维持觉醒	诱发/抑制
乙酰胆碱	维持觉醒	诱导发作/抑制
谷氨酸	维持觉醒	诱导发作
褪黑素	调节昼夜节律	神经保护作用 抗癫痫作用
γ-氨基丁酸	促进睡眠	抗癫痫作用
腺苷	诱导睡眠	抗癫痫作用 神经保护作用

【睡眠与癫痫的相互影响】

1. 睡眠分期对癫痫的影响　目前普遍认为非快速眼球运动（non rapid eye movement,NREM）睡眠期睡眠可活化癫痫发作，随着睡眠深度的增加，神经元同步放电也逐渐增加，在快速眼球运动（rapid eye movement,REM）睡眠期显著减少（Malow et al,1998）。其机制可能为 NREM 期脑干上行网状激活系统、丘脑和皮质产生相互作用，对大脑皮质和边缘系统的激活作用减弱，提高了大脑神经元同步化，使癫痫活动泛化，痫样放电更加明显；此外，睡眠中放电区域也会扩散，N3 期放电区域更加弥漫，REM 期放电较为局限（Foldvary-Schaefer et al,2009）。REM 期骨骼肌呈失张力状态，亦有利于遏制癫痫运动性症状的发作（Marcus et al,2016）。研究证实，大多数的额叶癫痫与睡眠相关，而仅有少部分颞叶癫痫与睡眠有关，颞叶癫痫易在睡眠中继发全面性发作，心因性非癫痫发作通常不在睡眠中发作（Hofstra et al,2011）。

2. 睡眠剥夺对癫痫的影响　睡眠剥夺是诱发癫痫发作的主要因素，可在既往无癫痫病史人群中诱发癫痫发作，睡眠剥夺后 48 小时内是癫痫发作的高峰期。研究显示，睡眠剥夺可增加 NREM 睡眠，激活脑电活化效应，使发作间期放电增多，REM 睡眠或总睡眠剥夺均可增加杏仁核异常放电，使大脑皮质的兴奋性增高（Madeleine et al,2012）。

3. 生物节律对癫痫的影响　癫痫发作与睡眠-觉醒周期密切相关，不同类型癫痫发生于一天当中的不同时段，如额叶癫痫更易于在睡眠期（褪黑素产生后）发作，而颞叶癫痫多在睡前（褪黑素释放之前）发作，颞叶癫痫更易在睡眠中由局灶性发作泛化为全面性发作（Hofstra et

al,2011）。昼夜节律明显影响癫痫发作频率，夜间有两个发作高峰时段，分别是晚上 21~23 时及凌晨 3~5 时（赵忠新等,2016）。在睡眠相关性癫痫中，癫痫发作依赖于睡眠，如以觉醒后或清晨发作为特点的特发性全面性癫痫综合征。

4. 与睡眠有关的癫痫和癫痫综合征　包括伴中央颞区棘波的良性儿童期癫痫（benign childhood epilepsy with centrotemporal spikes,BECT）、Landau-Kleffner 综合征（LKS）、Lennox-Gastaut 综合征（LGS）、青少年肌阵挛癫痫（juvenile myoclonic epilepsy,JME）、常染色体显性遗传夜发性额叶癫痫（autosomal dominant nocturnal frontal lobe epilepsy,ADNFLE）、West 综合征、早发型良性儿童枕叶癫痫（early onset benign childhood occipital epilepsy）、晚发型儿童枕叶癫痫（late onset childhood occipital epilepsy）、癫痫伴慢波睡眠期持续棘慢复合波（epilepsy with continuous spike-waves during slow-wave sleep,CSWS），详见癫痫相关章节。

【癫痫对睡眠障碍的影响】

1. 癫痫与失眠　癫痫可影响患者睡眠结构，使其睡眠时间及睡眠质量下降，产生失眠。癫痫在睡眠中发作可引起 REM 期睡眠的显著减少，睡眠效率降低，同时 N1 期睡眠增加。如果癫痫在第一个 REM 睡眠周期之前发作，REM 期睡眠和睡眠效率将进一步降低（Touchon,1991）。多导睡眠监测结果发现，前晚癫痫发作的患者，次晚的 REM 睡眠百分比也明显减少。由于 REM 期睡眠的减少、觉醒次数的增加导致总的睡眠时间减少。癫痫的治疗有益于睡眠结构的改善，颞叶癫痫患者术后（无论是否继续服用术前的抗癫痫药物）主观睡眠质量及日间过度睡眠均明显改善（Carrion et al,2010）。夜间发作性的不能解释的觉醒有时可能是癫痫发作的一种表现，亦可导致失眠（张秀华等,2010）。

2. 癫痫与日间过度睡眠　约 1/3 至 1/2 癫痫患者报道有日间过度睡眠，多数神经病学专家将其归因于抗癫痫药物（AEDs）的使用，但研究发现嗜睡与 AEDs 种类、数量、癫痫发作类型、发作频率无明显相关，与睡眠呼吸暂停、不安腿综合征、习惯性打鼾、癫痫发作、颈围和焦虑有关（Ekizoglu et al,2011）。睡眠中癫痫发作被认为可能是睡眠质量差及日间过度睡眠的最重要因素，但尚无研究支持该观点。此外，癫痫患者共病焦虑、抑郁或原发性睡眠障碍等均可导致日间过度睡眠。

3. 癫痫与睡眠呼吸障碍　无论在成人还是在儿童患者中癫痫与 OSAS 共患均不少见，1981 年开始就有相关报道。在一项回顾性儿童癫痫患者的研究中发现，与打鼾相比，控制不佳的癫痫是 OSAS 另一危险因素（Kaleyias et al,2008）。癫痫发作可引起呼吸暂停，甚至重复出现,癫痫的反复发作可以使合并 OSAS 的癫痫患者 OSAS 恶化,其机制尚不明确,可能与癫痫影响睡眠结构和痫样放电对呼吸道影响相关。动物实验发现额叶和颞叶的癫痫样放电可能加重睡眠呼吸暂停,可能与降低这些结构与脑干呼吸中枢的联系有关(Raffaele et al,2010)。Malow 等(2000)研究发现成人难治性癫痫患者中 33% 患有 OSAS,其危险因素包括年龄、男性、癫痫在睡眠中发作,而与癫痫发作频率、类型、AEDs 数量或种类、放电部位和嗜睡没有确切关系。

Vendrame 等(2014)在研究中发现 3.7% 的癫痫患者患有中枢性睡眠呼吸暂停综合征(central sleep apnea syndrome,CSAS),7.9% 患者患有混合性睡眠呼吸障碍。CSAS 在成年男性中更常见,局灶性癫痫患者患 CSAS 更为普遍。

持续气道正压通气(continuous positive airway pressure,CPAP)治疗可减少发作间期癫痫样放电,有助于癫痫发作的控制、认知功能的改善和生活质量的提高。对癫痫患者进行睡眠呼吸障碍相关筛查十分必要,尤其是癫痫发作控制不佳的患者(Oliveira et al,2000)。

4. 抗癫痫药对睡眠的影响 抗癫痫药可降低呼吸中枢反应性,降低上呼吸道通气量,增加体重,这些因素都影响患者睡眠,并且癫痫合并 OSAS 的患者更容易出现超重。苯巴比妥、苯妥英和加巴喷丁减少睡眠潜伏期。苯巴比妥和加巴喷丁同样减少睡眠中觉醒。普瑞巴林、卡马西平和加巴喷丁增加 N3 期睡眠,左乙拉西坦、乙琥胺则相反。苯巴比妥和苯妥英减少 REM 睡眠,乙琥胺和加巴喷丁增加 REM 睡眠。通过客观检查手段如多次睡眠潜伏期试验结果表明,托吡酯、拉莫三嗪、唑尼沙胺、氨己烯酸不引起日间过度睡眠,苯巴比妥、丙戊酸和左乙拉西坦高剂量时可能引起嗜睡(Jain et al,2014)(表 3-10-9)。

表 3-10-9　抗癫痫药物对睡眠的影响

AEDS	对睡眠影响
卡马西平	增加慢波睡眠和总睡眠时间,减少 REM 睡眠但潜伏期和百分比不变,觉醒次数减少
苯妥英	缩短睡眠潜伏期,觉醒次数增加,降低睡眠效率,增加 N3 期睡眠,减少 N1 期和 N2 期睡眠,减少 REM 睡眠;使用时间短时可显著增加慢波睡眠,长时间使用后作用便没那么明显
苯巴比妥	缩短睡眠潜伏期,减少 REM 睡眠,增加 N3 期睡眠,引起嗜睡
丙戊酸	增加 N1 期睡眠,减少 N3 期睡眠,增加第 1 个睡眠循环中的 REM 睡眠;对大多数患者来说可稳定睡眠,少数患者服用后觉醒次数增加
加巴喷丁	增加慢波睡眠和 REM 睡眠,减少 N1 期睡眠,减少觉醒,减少睡眠时相转换,增加睡眠稳定性
拉莫三嗪	增加 REM 睡眠,减少慢波睡眠,减少睡眠时相转换,增加睡眠稳定性,不引起日间过度睡眠
奥卡西平	增加慢波睡眠和 REM 睡眠
托吡酯	日间过度睡眠不明显
左乙拉西坦	增加 N2 期睡眠、睡眠效率和总睡眠时间,减少 REM 睡眠时间和百分比
非尔氨脂	促觉醒作用,使患者更易出现失眠
普瑞巴林	增加慢波睡眠
乙琥胺	减少 N3 期睡眠,增加 REM 睡眠

5. 其他 迷走神经电刺激(vagus nerve stimulation,VNS)作为癫痫的一种非药物疗法,可明显改善难治性癫痫患者发作情况(Panebianco et al,2016)。研究显示 VNS 可增加 N3 期睡眠,减少 N1 期睡眠,从而改善睡眠结构,该疗法亦可增加患者日间过度睡眠(Hallbook et al,2005)。此外,VNS 可明显增加患者 OSAS 的发生率(Malow et al,2000),因此合并 OSAS 的癫痫患者是否适合 VNS 治疗需仔细评估。

【癫痫和睡眠障碍的鉴别】

1. 癫痫与异态睡眠 癫痫与异态睡眠在一个患者中可能同时或不同时段发生,随着患者的年龄与癫痫综合征的发展而表现不同。癫痫与 NREM 期觉醒的异态睡眠(如睡行、夜惊、意识模糊性觉醒),遗尿和节律性运动障碍(如撞头、躯干摇摆)在儿童期常同时伴行,癫痫患者同时患有快速眼球运动睡眠期行为异常(REM sleep behavior disorder,RBD)常常在老年人中发现(Raffaele et al,2010)。夜间癫痫发作与异态睡眠很难鉴别,其重要性和挑战性不言而喻。

(1)NREM 期起始的异态睡眠,传统上被分为:①意识模糊性觉醒,伴少量动作或自主神经功能症状;②睡行症,有动作但自主神经功能症状很少;③睡惊症,伴随明显的自主神经功能症状,包括明显害怕、心动过速、尖叫。三者均属觉醒障碍,多数发生于 NREM3 期。典型发作发生于前半夜,通常在睡眠起始后 60~90 分钟,尽管有些患者几乎每晚均有发作,但每晚发作超过 1 到 2 次的较少见(Zucconi et al,2000)。尽管异态睡眠可能较为简短,但通常持续 20 分钟以上,这段时间内,患者以多种形式与其周围环境相联系,如说不连贯的言语,复杂的表演行为,明显的指导性动作等(Derry et al,2009)。患者醒后不能回忆,有些患者可描述出模糊的感觉,如害怕或发生了什么,但大多数患者对于晚上发生的事情完全无记忆。

(2) REM 期起始的异态睡眠,主要需与快速眼球运动睡眠期行为异常(REM sleep behavior disorder,RBD)鉴别,常见于老年人,表现为睡眠中出现与梦境有关的言语和/或攻击性行为,可伤及同床者。多导睡眠监测显示患者 REM 期肌张力增高或大量动作伪差,肌张力弛缓现象消失。

(3) 癫痫患者发作时可伴尿失禁,需与遗尿症加以鉴别。前者一般于发作停止后发现症状,而后者症状发作时患者可从睡眠中突然惊醒,遗尿症可发生于睡眠的任何时期,大多发生于幼儿,随年龄增长可消失,呈良性过程。

夜间额叶癫痫通常以戏剧性的动作为特点,包括张力性姿势和过度运动的自动症,持续时间短,通常不足 1 分钟,整夜可发作数次,多于 N1 期和 N2 期起始。夜间视频脑电监测及多导睡眠监测可辅助鉴别。

2. 癫痫与其他睡眠障碍鉴别

(1) 发作性睡病:表现为四主征,不可克制的睡眠发作、猝倒发作、睡眠幻觉和睡眠瘫痪。可与其他睡眠障碍如睡眠呼吸障碍、RBD 等同时存在。症状呈发作性,易被误诊为癫痫发作。多导睡眠监测(polysomnography,PSG)及多次睡眠潜伏期试验(multiple sleep latency test,MSLT)为主要客观检查方法,PSG 显示睡眠潜伏期缩短,同时可明确有无其他睡眠障碍所致日间过度睡眠,MSLT 显示平均睡眠潜伏时间小于或等于 8 分钟,出现大于或等于 2 次的 REM 起始睡眠。

(2) 周期性肢动障碍(periodic limb movement disorder,PLMD):指睡眠中出现的反复发作的、呈周期性的肢体运动所致的睡眠障碍,可发生于四肢,但多数发生于下肢。典型表现为大脚趾或足周期性背屈,也可表现为整个下肢的周期性屈曲,易与肌阵挛混淆。PSG 为主要检查手段,周期性肢动指数大于等于 15 是其诊断条件之一,根据 ICSD-3 诊断标准,同时还需满足患者因周期性肢动障碍而导致的睡眠障碍和日间功能障碍,其症状不能用其他睡眠障碍解释时才可诊断。

(3) 睡眠相关节律性运动障碍(rhythmic movement disorder,RMD):儿童期常见,以睡眠中出现的刻板性动作为特征,可累及身体任何部位,少数有家族史。症状可发生于睡眠的任何时期,以 N2 期最多见,易被误诊为癫痫发作。

【癫痫共患睡眠障碍的评估】

详细的病史是诊断及鉴别诊断的首要条件,如癫痫患者睡眠障碍的表现,发生时间,与癫痫发作的关系,目前服用的抗癫痫药物等。可行睡眠相关量表测定,如匹兹堡睡眠质量指数(PSQI),Epworth 嗜睡量表(ESS)等。建议患者记录睡眠及发作日记,以便于医生评估患者睡眠情况、昼夜节律以及癫痫发作与睡眠之间的关系。客观检查方法主要包括影像学检查,多导睡眠监测及视频脑电监测,后两者应相结合评估(洪震等,2019)。

第十三节　神经肌肉疾病与睡眠障碍

(宿长军)

神经肌肉疾病(neuromuscular disease,NMD)是一组累及脊髓前角细胞、神经根和轴突、周围神经、神经肌肉接头、肌肉纤维的疾病。这些部位的损害均可导致胸廓运动异常、膈肌或口咽肌无力,导致睡眠紊乱,尤其是睡眠呼吸障碍。常见的 NMD 包括肌萎缩侧索硬化(amyotrophic lateral sclerosis,ALS)、脊髓性肌萎缩(spinal muscular atrophy,SMA)、吉兰-巴雷综合征(Guillain-Barre syndrome,GBS)、腓骨肌萎缩症(Charcot-Marie-Tooth disease,CMT)、重症肌无力(myasthenia gravis,MG)、杜兴肌营养不良(Duchenne muscular dystrophy,DMD)、强直性肌营养不良(myotonic dystrophy,MD)等(表 3-10-10)。通过识别这些疾病睡眠障碍的临床特点,早期诊断评估,并给予适当干预,可有效改善患者的睡眠和生活质量,降低死亡率。

【流行病学】

NMD 患者中最常见的睡眠障碍为睡眠呼吸障碍(sleep-disordered breathing,SDB),发生率超过 40%,并随着疾病进展而增高,这取决于所涉及的 NMD 的类型、呼吸功能障碍的定义以及用于测量 SDB 的方法。27%~62% 的 NMD 儿童患者有 SDB,SDB 伴或不伴高碳酸血症肺泡低通气是儿童 NMD 呼吸肌无力的常见并发症。未经治疗的 SDB 可能导致急/慢性呼吸衰竭,高达 80% 的 NMD 患者死于呼吸衰竭。NMD 患者也可出现失眠、嗜睡、不宁腿综合征(restless leg syndrome,RLS)或睡眠周期性肢动(periodic limb movement in sleep,PLMS)、快速眼动睡眠期行为障碍(REM sleep behavior disorder,RBD)等其他睡眠障碍,但其发病的流行率尚无明确的研究。

表 3-10-10　常见神经肌肉疾病的睡眠障碍

疾病种类	主要睡眠障碍	SDB 主要类型	SDB 产生机制
运动神经元病			
ALS	失眠、噩梦、SDB、RLS	伪中枢事件、肺泡低通气	呼吸肌无力
SMA	SDB	肺泡低通气	肋间肌无力
周围神经病			
GBS	失眠、RBD、SDB	伪中枢事件、肺泡低通气	膈神经病变
CMT	SDB 和 RLS	OSA、伪中枢事件	咽部神经或膈神经病变
神经肌肉接头疾病			
MG	失眠、SDB、RLS	OSA、伪中枢事件	呼吸肌无力
肌肉疾病			
MD	嗜睡、失眠、SDB、RLS	伪中枢事件	呼吸肌无力
DMD	SDB	早期 OSA,晚期伪中枢事件;伴心肌病患者为 CSA	巨舌症、呼吸肌无力、心肌病

【病因和发病机制】

1. SDB　NMD 患者发生 SDB 的影响因素包括:膈肌和呼吸肌无力、限制性通气功能障碍、上气道及颅面肌肉无力、分泌清除困难、咳嗽反射受损、通气驱动降低以及肌肉无力而造成的躯体姿势固定等。

NMD 可包含从运动神经元、周围神经、神经肌肉接头到肌肉组织的受损,导致膈肌、肋间肌、上气道肌肉功能障碍。膈肌受累,直接影响吸气的驱动力,单侧的膈肌麻痹可能无症状,双侧的膈肌麻痹常有症状且常危及生命;肋间肌受累,导致胸壁稳定性下降,出现矛盾呼吸。膈肌无论在清醒期还是睡眠期都是主要的呼吸肌,在快速眼球运动(rapid eye movement,REM)睡眠的重要性尤为明显。在 REM 睡眠中,除膈肌以外呼吸肌肌力显著减弱或无力加重了膈肌负荷,容易导致膈肌疲劳。

NMD 所致脊柱侧突、胸壁肌肉无力等限制性通气功能障碍,导致肺实质通气不足,加剧了低氧血症,加重了 NMD 患者的通气功能紊乱。NMD 所致咽部肌肉无力会增加吸气时上气道阻力,某些 NMD 所致颅面部畸形和小下颌也常常引起口咽通气量的下降,进行性咳嗽、吞咽困难导致气道分泌物清除能力下降,这些都会加重阻塞性呼吸事件。由于呼吸驱动肌无力,患者夜间通气反应迟钝,若在睡眠中同时叠加动脉高压与充血性心功能不全,则出现 REM 睡眠化学感受器反射和负荷补偿的双重减弱。

以上均为 NMD 患者出现 SDB 的机制,每一种机制所起的作用在不同疾病患者身上表现各异,由其所患疾病类型和严重程度所决定。NMD 患者常见的 SDB 形式包括"伪中枢事件"或膈肌相关的 SDB、夜间肺泡低通气、呼吸暂停等。

NMD 中可能最常见的 SDB 形式是发生在 REM 睡眠中伴有锯齿状氧饱和度下降的低通气或肺泡低通气,称为"伪中枢事件"或膈肌相关的 SDB,这是呼吸肌受累的先兆。这些事件是由于肋间肌活动受到抑制时,胸廓运动幅度减弱,呼吸努力主要依靠膈肌,多导睡眠监测(polysomnography,PSG)显示出非中枢型非阻塞型的睡眠呼吸事件,由于腹式呼吸运动仍可代偿,胸带信号下降程度明显大于腹带信号。

NMD 患者也常见夜间肺泡低通气。由于正常 REM 睡眠中存在体位性舌肌张力下降,使得膈肌产生吸气压。因此,膈肌力弱或麻痹的患者其 REM 睡眠中容易出现肺泡低通气。显著的呼吸肌肉无力,尤其是膈肌无力,加重了 REM 期间正常的呼吸事件,导致了气体交换过程中更加严重的改变。疾病初期,觉醒反应恢复了上气道和呼吸肌的张力,限制了 SaO_2 下降幅度和二氧化碳分压(partial pressure of carbon dioxide,$PaCO_2$)增加,起着保护性作用,但也改变了睡眠状态,影响睡眠质量。随着疾病进展,频繁觉醒可减弱化学感受器反应,导致觉醒反应迟钝,加重肺泡低通气。呼吸驱动变弱,在呼吸肌无力的基础上进一步导致异常呼吸,造成恶性循环,产生严重肺泡低通气,最终可能导致死亡。呼吸事件常首先出现在 REM 期,随后可进展至非快速眼球运动(non-rapid eye movement,NREM)期和清醒期,最终甚至发生呼吸衰竭。

多种 NMD 中会出现阻塞性睡眠呼吸暂停(obstructive sleep apnea,OSA),除肥胖、男性等非特异性因素之外,还受到自身 NMD 如上气道肌肉张力减退(如酸性麦芽糖酶缺乏症等)、咽肌神经病变(如 CMT 等)、延髓型麻瘫(如 ALS、MG、SMA 等)以及解剖结构异常(如脊柱畸形等)的影响。

NMD 中也可见中枢型睡眠呼吸事件,常见于合并心肌病以及膈肌无力或麻痹的患者。

2. 失眠 失眠在 NMD 中也很常见,如 ALS、GBS、MG,可表现为入睡困难、维持困难、早醒。导致失眠的原因尚不清楚,可能是疾病的直接作用,也可能是 SDB 间接作用,或者焦虑、抑郁、疼痛、肌束颤搐、痛性痉挛等问题所致。

3. 白日嗜睡 某些 NMD 如 DMD、MD 的患者中也会出现白日嗜睡。白日嗜睡症状可能归因于低氧血症、高碳酸血症、反复睡眠相关呼吸暂停、肺泡低通气、睡眠片段化,也可能是累及中枢病变所致,如 MD 患者的嗜睡可能是由于下丘脑和脑干中缝核 5-羟色胺功能下降以及髓质网状儿茶酚胺能神经元减少所致。

4. RLS 和 PLMS CMT 1 型和 2 型、MG、MD、周围神经病变等 NMD 患者会出现 RLS 和/或 PLMS,但其发生机制尚不清楚。铁代谢过程以及多巴胺通路的改变可能参与其病理过程,周围神经病变时异常的感觉传入可能参与其中。

5. 其他睡眠障碍 其他睡眠障碍如 RBD、夜尿、噩梦等在 NMD 患者中也会出现。GBS 患者会出现 RBD,推测是多因素共同作用,包括感觉障碍、运动障碍和疾病所致精神负担。

【临床表现】

NMD 患者最常见的睡眠障碍为 SDB,导致持续的夜间低氧血症或血氧饱和度的下降,继而出现烦躁不安、频繁觉醒及睡眠中断。伴有低氧血症和高碳酸血症的夜间肺泡低通气导致外周和中枢性呼吸化学感受器敏感性下降,加重已经存在的慢性肺泡低通气,使患者出现端坐呼吸、夜间发绀、顽固性失眠、严重的日间过度睡眠、头痛、呕吐及下肢水肿等。唾液或者胃部内容物清除障碍可能导致流涎、食管反流或者肺部感染,而咳嗽机制的损害则会导致清除能力的进一步下降,加重睡眠呼吸问题。事实上,多数 NMD 主诉没有特异性,通常为疲劳感的增加、白日嗜睡或者睡眠紊乱作为首发症状。这些非特异性的主诉也可能是 NMD 进展的独立征兆。NMD 伴发的睡眠障碍可能导致婴儿生长发育迟缓、儿童学习成绩差及成人工作效率下降。自主神经功能失调可能导致对温度以及压力敏感性降低,加重单被褥使用的不舒适感,这可能在心理上影响到患者,导致焦虑、抑郁和失眠。总之,诸多因素可影响慢性 NMD 患者的睡眠,导致白天功能受损,影响患者生活质量。睡眠障碍也会加重原发病。

（一）肌萎缩侧索硬化

ALS 是以大脑皮质、脑干和前角细胞运动神经元变性为特征的一种进展性神经肌肉疾病,可导致上、下运动神经元损伤的联合表现,临床表现为四肢、躯干、胸腹部肌肉逐渐无力和萎缩。

ALS 的睡眠障碍包括失眠、噩梦、SDB 和 RLS。患者常主诉睡眠质量不佳、夜间易醒、打鼾、睡眠期间呼吸困难甚至被憋醒、夜尿、双腿蚁爬感及睡前出现强烈活动双腿的欲望等。夜间睡眠障碍常会导致白天症状,其中包括白日嗜睡、晨起头痛、疲劳、注意力不集中和精神问题。ALS 患者的 PSG 表现为总睡眠时间缩短、频繁觉醒和多种呼吸事件。SDB 在 ALS 患者中占 17%～76%,包括伪中枢事件、夜间肺泡低通气、OSA、中枢性睡眠呼吸暂停(central sleep apnea,CSA),主要发生在 REM 睡眠期间。

ALS 患者出现慢性进展性膈肌无力可导致肋间肌和其他辅助肌群进行呼吸,在 REM 睡眠期间,当通气的维持严重依赖于膈肌功能时,膈肌功能障碍导致 SDB 的出现,多以伪中枢事件为主。患者日间过度睡眠症状可归因于低氧血症、高碳酸血症、反复睡眠呼吸暂停、肺泡低通气和睡眠片段化。ALS 患者的睡眠障碍还有可能是由其他因素引起的,如活动不便、肌肉痉挛、疼痛和抑郁。

（二）脊髓性肌萎缩

SMA 是一类由脊髓前角运动神经元变性引起的肌无力、肌萎缩的疾病。根据发病年龄和肌无力的严重程度,临床将患者分为 SMA Ⅰ型、SMA Ⅱ型、SMA Ⅲ型,即婴儿型、中间型和少年型。临床表现为进行性、对称性、近端肢体的广泛性弛缓性麻痹和肌肉萎缩,智力发育和感觉均正常。

SMA 的 SDB 包括 OSA、肺泡低通气、高碳酸血症并在 REM 睡眠中出现氧合血红蛋白降低,其中以 OSA 最为常见。患者常主诉习惯性打鼾、睡眠期间出现呼吸困难甚至被憋醒、睡醒后头痛等。SMA 患者可能出现不同程度的延髓病变,进而导致膈肌和肋间肌无力,出现呼吸功能障碍、通气不足和 SDB。胸壁畸形和脊柱侧凸也可使通气功能恶化,最终导致呼吸衰竭。

（三）Guillain-Barré 综合征

GBS 是一种自身免疫性周围神经病,临床可表现急性对称性弛缓性肢体瘫痪,伴有不同程度呼吸肌无力和自主神经功能障碍。睡眠障碍在 GBS 中经常发生,包括失眠、RBD 和 SDB。夜间 PSG 显示睡眠效率降低、睡眠潜伏期延长(大于 30 分钟)、觉醒次数增加(>5 次/小时)。通常住院第一周失眠最严重,严重程度常与患者的焦虑、疼痛、感觉异常、活动困难的严重程度有关。

10%～30% 的 GBS 患者出现急性进展性的严重呼吸肌无力,需要辅助通气。与其他伴有膈肌功能障碍的神经肌肉疾病相似,GBS 患者在 REM 睡眠中出现更严重的通气不足。觉醒主要是由呼吸事件和氧饱和度下降引起的。

GBS患者夜间可出现RBD,临床表现为与梦境有关的反复发声和复杂的运动行为,严重时可自伤及伤及床伴,PSG显示REM睡眠肌张力失迟缓。GBS引起RBD的确切机制尚不清楚。目前认为是多因素所致,包括感觉障碍、运动障碍和疾病所致的相关精神负担。中枢机制也在RBD中发挥作用,有报道称出现RBD的GBS患者脑脊液中的食欲素水平降低,还出现了类似于发作性睡病的症状(睡眠发作和入睡幻觉)。

(四)腓骨肌萎缩症

CMT是由髓鞘基因突变引起周围神经功能障碍的一种疾病。临床表现包括四肢远端进行性肌无力、肌肉萎缩、感觉障碍、足畸形和步态异常。CMT已分类为CMT类型1到7型,其中CMT1型和2型为最常见的遗传性周围神经病变。

睡眠障碍在CMT中经常发生,包括SDB、RLS和PLMS。累及咽部神经病变和声带无力的CMT患者,多出现上气道功能障碍,表现为OSA。RLS在CMT1型和2型中均可出现,CMT两种亚型与RLS的感觉症状高度相关,可进一步影响患者睡眠质量。RLS通常伴有PLMS,PLMS为睡眠期间重复刻板的肌肉活动,多发生在下肢,以胫前肌的发作性收缩为主,表现为大脚趾背屈,其他脚趾散开,还可伴有踝、膝、髋关节的部分弯曲。这些运动常常导致睡眠中觉醒,患者多主诉入睡困难、早醒、白天过度嗜睡。

(五)重症肌无力

MG是一种神经-肌肉接头处传递功能障碍引起的获得性自身免疫性疾病。临床主要表现为部分或全身骨骼肌无力和易疲劳,活动后症状加重,经休息后症状减轻。

MG患者常见的睡眠障碍包括失眠、SDB和RLS。患者常主诉睡眠质量不佳、夜间易醒、打鼾、睡眠期间出现呼吸困难甚至被憋醒、夜尿、双腿蚁爬感及睡前有强烈活动双腿的欲望等,常导致日间功能受损,患者可出现白日嗜睡、疲劳、晨起头痛、抑郁、注意力下降等一系列非特异性症状。SDB包括OSA、CSA、混合性睡眠呼吸暂停、肺泡低通气,也可出现REM睡眠期间氧合血红蛋白下降。

MG患者的OSA多由口咽部肌肉无力导致。伴有膈肌无力的MG患者,可出现伪中枢事件。体质指数升高、肺容积异常和日间血气异常的老年患者更容易发生低通气或呼吸暂停。

(六)强直性肌营养不良

MD是一种以进行性肌无力、肌萎缩和肌强直为特点的常染色体显性遗传病。主要包括MD I型和MD II型。临床表现为骨骼肌营养不良样改变,同时存在内分泌、心脏和晶状体等累及多系统或器官的损害。

MD患者常见的睡眠障碍包括类似发作性睡病或特发性嗜睡的中枢性嗜睡、失眠、SDB和RLS。PSG显示睡眠效率下降、频繁觉醒、REM密度增加、PLMS指数增加和AHI增加。MD患者非常容易合并两种或两种以上睡眠障碍,但睡眠障碍的严重程度与MD中三核苷酸串联重复顺序(CTG)的长度不相关。

嗜睡在MD I型和II型中常见。MD I型嗜睡尤为突出,MD II型则多主诉疲劳。嗜睡可能是由于下丘脑和脑干中缝核5-羟色胺能功能下降以及髓质网状儿茶酚胺能神经元减少所致。出现嗜睡症状的MD I型患者表现为REM睡眠调节异常,包括睡眠起始期的REM睡眠、REM密度增加、白天和夜间REM睡眠增加。

在MD中很容易出现SDB,包括OSA、CSA和睡眠相关的肺泡低通气,在REM睡眠期间上述症状更易出现。目前多认为是两种机制所引起,一种是MD所致的上气道与呼吸肌的无力和肌强直,另一种是MD所致的调控呼吸和睡眠相关脑干神经元的受累。白日嗜睡、夜间血氧饱和度降低和日间肺泡低通气也很常见,但可能无法用SDB或睡眠结构紊乱来解释。

(七)杜氏肌营养不良

DMD是一种与X染色体相关的肌病。患者通常在3~5岁时开始发病,并且首先表现出进行性腿部肌肉无力导致行走困难,在20~30岁之间因呼吸衰竭而死亡。

DMD常见的睡眠障碍是SDB,夜间症状常可导致疲劳、晨起头痛和白日嗜睡。DMD在第一个十年病程中表现为OSA,而在第二个十年病程开始时更常表现为伪中枢事件。在疾病中晚期,尽管清醒期的通气正常,但在REM睡眠期间可能存在夜间肺泡低通气和血氧饱和度严重降低。由于DMD患者脊柱后凸畸形、肋间肌和膈肌的缺陷等原因影响到了呼吸肌,造成限制性通气功能障碍,患者通常在30年内死亡。

【诊断评估】

神经肌肉疾病患者应予常规评估是否存在睡眠呼吸紊乱和其他睡眠障碍,因为这些是在进展性疾病病程中可治疗的合并症。通过早期识别和治疗,可有效地改善症状和提高生活质量。

1. 病史及体格检查　通过询问患者及其配偶(或护理者)获取详细的睡眠病史,是对疑似存在睡眠障碍的患者进行初步评估的重要方法。包括询问入睡困难、易醒、早醒等失眠症状,日间过度睡眠、晨起头痛、口干或咽痛、打鼾、呼吸暂停、端坐呼吸等SDB相关症状、不宁腿相关症状以及有无睡眠中异常行为等。此外,还应询问患者的既往史、用药史,结合辅助检查结果综合诊断。

体格检查应重点关注身高、体重、颈围、腰围、口咽部气道狭窄程度、呼吸频率及是否存在胸腹矛盾运动等。下颌、舌体、腭垂(悬雍垂)、扁桃体、鼻中隔等出现异常均可导致气道狭窄。推荐使用改良 Mallampati 分级或 Friedman 舌位分级对气道狭窄的程度进行量化。

此外，还应包括感觉和运动功能受损程度及所致的功能障碍、疼痛和不适的程度(尤其是在仰卧位和睡眠中)及自主神经功能情况。

2. 睡眠障碍的主观评估　对高度怀疑存在睡眠障碍相关症状，可使用量表进行筛查，包括失眠相关量表(如匹兹堡睡眠质量指数量表、失眠严重程度量表、睡眠信念量表、睡眠习惯量表)、SDB 相关量表(如 Stop-Bang 量表、柏林问卷、NoSAS、爱泼沃斯嗜睡量表)、不宁腿综合征相关量表(如国际不宁腿综合征严重程度量表、剑桥-霍普金斯不宁腿量表)、异态睡眠相关量表(如 RBDSQ-HK)、睡眠节律相关量表(清晨夜晚型量表)、精神心理问题相关量表(如汉密尔顿焦虑量表、汉密尔顿抑郁量表等)。睡眠日记主要用于评估疑诊昼夜节律睡眠障碍患者。

3. 睡眠障碍的客观评估　睡眠事件的判读参照美国睡眠医学会睡眠及其相关事件判读手册。失眠障碍、不宁腿综合征和异态睡眠的 PSG 表现参见前述相应章节内容。不同 NMD 所出现的呼吸事件类型不尽相同，包括 OSA、CSA、肺泡低通气、伪中枢事件(膈肌事件)等。检测肺泡低通气需采用动脉血 $PaCO_2$、经皮 $PaCO_2$ 或呼气末 $PaCO_2$。伪中枢事件在呼吸事件的判读上属于中枢型事件，但患者并无呼吸中枢受累，而是因呼吸肌无力导致无法产生呼吸运动所致，因而国外将其命名为伪中枢事件。伪中枢事件由膈肌无力引起，发生于时相性 REM 睡眠中，因肋间肌活动受到抑制、潮气量减小、膈肌负担加重，产生随眼动爆发出现的胸部运动减弱、气流降低及血氧下降。此外，体动记录仪联合睡眠日记可用于辅助评估疑诊昼夜节律睡眠障碍的患者，并用于评价昼夜节律睡眠障碍的治疗反应和效果。与 PSG 结合使用，有助于其他睡眠障碍的诊断。

4. 夜间脉搏血氧饱和度和二氧化碳分压监测　同时使用夜间脉搏血氧饱和度和二氧化碳分压监测可对夜间气体交换功能进行评估，但无法检测不伴有 $PaCO_2$ 升高或血氧饱和度下降的 SDB，因而仍推荐使用联合使用整夜 PSG 对怀疑存在呼吸功能障碍的 NMD 患者进行评估。

5. 呼吸肌功能评估　NMD 患者呼吸肌无力的程度不能通过外周肌肉无力的程度进行推测，即使轻度(或无)外周肌肉无力的患者也可存在严重的呼吸肌功能障碍。因此，评估呼吸肌功能对于早期识别存在呼吸肌无

力的患者至关重要。典型的肺功能异常结果包括：限制性通气功能障碍、体位变化对用力肺活量(force vital capacity，FVC)影响增大、最大吸气压或最大呼气压降低等。对于存在严重延髓功能障碍的患者，因其无法较好地配合上述检查，使用经鼻吸气压力(sniff nasal inspiratory pressure，SNIP)评估呼吸肌力量更为准确。此外还可通过超声测量膈肌厚度对吸气肌功能进行评估。用力吸气时超声显示的膈肌厚度与多个膈肌功能指标相关，包括每分钟最大通气量、FVC、SNIP 以及膈肌对膈神经刺激的运动反应等。目前尚无单一检查对呼吸肌无力具有诊断意义，而通过联合检测则能提高诊断的准确性。

6. 血气分析　血气分析可用于监测 $PaCO_2$ 的变化。当睡眠期动脉血 $PaCO_2 > 55mmHg$ 或较清醒期静息仰卧位增高 $\geq 10mmHg$，且 $> 50mmHg$，持续 ≥ 10 分钟，提示存在睡眠相关的肺泡低通气。

7. 其他　跨膈压测定、胸部影像学评估、肋间神经和膈神经传导速度、膈肌肌电图等膈肌功能检查，由于是半侵入性检查或可提供的附加信息较少，因而临床中很少使用。

【治疗】

治疗的总目标包括恢复正常睡眠结构，降低夜间呼吸负荷，改善日间功能及情绪问题，提高生活质量，降低死亡率。

1. SDB 的治疗

(1)一般治疗：针对所有 NMD 患者，应建议改变其生活习惯，包括肥胖患者减重，改变体位，摄入充足的营养，呼吸肌康复锻炼，规律作息，避免摄入咖啡、酒精或镇静剂等影响睡眠或抑制呼吸的药物或物质。

(2)无创正压通气(noninvasive positive pressure ventilation，NPPV)

1)模式选择：常用的 NPPV 模式主要包括持续气道正压通气(continuous positive airway pressure，CPAP)、双水平气道正压通气(bilevel positive airway pressure，BiPAP)、自动调节持续气道正压通气(automatic adjustment of continuous positive airway pressure，Auto-CPAP)、适应性伺服通气(adaptive servo-ventilation，ASV)、容量保证压力支持(volume-assured pressure support，VAPS)等。使用 NPPV 进行治疗时，需根据患者 SDB 类型及严重程度，选择合适的呼吸机模式，以达到最佳的治疗效果。

单纯 OSA 首选 CPAP 治疗，NMD 所致的高碳酸血症性 CSA 及肺泡低通气，应当选用 BiPAP-S/T 或 VAPS 模式。阿片类药物所致 CSA 应当选用 ASV 或 BiPAP-S/T 模式，并在应用 NPPV 的同时降低药物剂量或者停用。

2)面罩的选择：常见的面罩有鼻枕、鼻罩、口鼻罩、

全脸罩等,面罩应根据患者鼻子的大小及鼻腔、面部情况综合选择,以患者舒适、面罩不漏气为宜。

　　3）NPPV 相关的问题:长期的 NPPV 虽有助于改善患者的睡眠和生活质量,提高生存率,但需识别并处理因治疗不当出现的问题。常见问题、原因、PSG 表现及处理方法见表 3-10-11。

表 3-10-11　NPPV 相关事件

呼吸事件	原因	PSG 表现	解决方法
漏气	面罩不合适,气流过大	压力信号下降,呼气信号截断,吸气时间延长,胸腹努力信号下降	更换面罩或使用下颌带
无效通气	肌肉无力,过度通气	气流及胸腹努力信号与呼吸机送压不同步,常出现在 NREM 期	降低压力支持,降低呼吸频率,提高触发灵敏度
自动触发	漏气,水凝结,心源性震荡波	高于患者呼吸频率且至少有 3 次成功送气,常出现在 N1 和 N2 期	调整面罩,降低触发灵敏度
送气时间延长	漏气,使用容量保证模式	常出现在 NREM 期,N3 期更多见	纠正漏气,缩短吸气时间
中枢型呼吸暂停	CO_2 分压降至呼吸暂停阈值以下	气流和呼吸努力消失,伴随 CO_2 分压下降,R 期少见	降低压力支持
声带闭塞	压力支持过大	呼吸机送气伴随胸腹运动减弱或消失,N2 期更明显,引起过度通气和低 CO_2 分压	降低备频或压力支持,提高 EPAP,试用鼻罩,增加无效腔

注:NPPV＝无创正压通气;PSG＝多导睡眠图;NREM＝非快速眼球运动;EPAP＝呼气压。

　　（3）氧疗:反复的夜间低氧可能加重肌无力,纠正低氧血症可能使肌无力得到缓解,但如存在慢性高碳酸血症,可能增加发生急性呼吸衰竭的风险。

　　（4）其他治疗:存在高碳酸血症的患者可使用抑制 REM 睡眠的药物（如三环类抗抑郁药）,改善肺泡低通气。颅面部肌肉无力、气道分泌物清除能力下降的患者可考虑行气管造口术治疗,膈神经功能完整的患者可使用膈肌起搏器治疗。

　　2. 失眠治疗　参照前述相应章节。对于因自主神经功能障碍、抽筋、痉挛性收缩、肢体僵硬导致失眠的患者,应选用柔软舒适的卧具,使其能够自由改变体位,改善身体不适对睡眠的影响,防止出现压疮。苯二氮䓬受体激动剂和非苯二氮䓬受体激动剂是治疗失眠的常用药物,但 NMD 患者禁用或慎用。使用巴氯芬可以缓解肌肉痉挛,改善夜间睡眠结构,但可能加重白日嗜睡。使用阿片类药物可以缓解疼痛,改善疼痛引起的失眠,但可引起 CSA 或肺泡低通气,加大 SDB 治疗难度。

　　3. RLS 治疗　在积极治疗原发病的基础上,如患者仍有 RLS 症状,可使用药物治疗,具体参照前述相应章节。

　　4. 白日嗜睡治疗　即使患者对呼吸机治疗依从性较好,呼吸事件得到有效解决,若仍存在残余嗜睡,使用哌甲酯或莫达非尼等促醒药物可能缓解此部分残余嗜睡。部分患者仍存在中枢性日间过度睡眠（如强直性肌营养不良）,应当继续评估白日嗜睡的原因,进行对因治疗。

　　5. 异态睡眠治疗　参见前述相应章节,须注意,NMD 患者应用镇静药如苯二氮䓬类,应考虑到可能增加 SDB 发生风险,需谨慎使用。

第十四节　多发性硬化相关的睡眠障碍

（周红雨）

　　多发性硬化（MS）患者发生睡眠障碍是一个常见的问题,包括失眠、睡眠呼吸暂停、不宁腿综合征、周期性肢动障碍等。

　　【病因和病理】

　　1. 病因　生理和心理因素,诸如疼痛、麻木、痉挛、抑郁等都会影响 MS 患者的睡眠。虽然目前尚无 MS 患者睡眠障碍的大型流行病学调查数据,但一些小型研究显示 MS 患者睡眠障碍更常见,甚至与患者的其他症状密切相关,如疲劳（Veauthier C et al,2014）、认知功能障碍（Tiffany J et al,2016）等。

　　2. 病理　目前尚缺乏睡眠障碍对 MS 患者病理生理长期影响的数据,但睡眠障碍与局部/全身炎症反应相关,因此推测睡眠障碍可能促进 MS 相关的残疾或进展。

【临床表现】

MS 患者可能出现以下的睡眠障碍:

1. 睡眠呼吸暂停　MS 患者睡眠呼吸暂停的患病率为 7.14%~58.1%(Marrie RA et al,2015),如 MRI 上显示脑干病灶患者会有更严重的睡眠呼吸暂停。

睡眠呼吸暂停包括阻塞性和中枢性睡眠呼吸暂停。通常情况下,这两种类型的睡眠呼吸暂停同时存在(Braley TJ et al,2016)。阻塞性睡眠呼吸暂停以睡眠中反复的上呼吸道坍塌为特点。因此患者需反复重新开始正常呼吸,反复觉醒,从而重建鼻咽部充分的肌张力以重新打开上呼吸道和维持氧水平,这导致患者睡眠效率和睡眠质量下降,引起白天功能障碍如嗜睡病、疲劳、注意力不集中、认知功能损害等。此外,反复的夜间呼吸打断导致难治性睡眠呼吸暂停,可引起一系列心血管生理改变,最终可引起高血压、冠心病和卒中,总体死亡率风险增加。

2. 不宁腿综合征(RLS)　是一种常见的睡眠障碍,影响了约 10% 的普通人群(张颖等,2012)。在一些 MS 报道中,不宁腿综合征的患病率达到了普通人群的 3~4 倍,为 14.4%~57.5%(Marrie RA et al,2015)。不宁腿综合征主要有四个特点:①下肢的不舒适感,上肢少见。②休息时开始。③夜间加重。④活动可暂时缓解。但是,在 MS 患者中,由于常合并神经性疼痛和肌肉痉挛,这使得诊断更加复杂,需仔细询问病史。

3. 周期性肢动障碍(PLMD)　被描述为清醒时发生的腿部不舒服、疼痛、爬行的感觉,主要在夜间出现,往往导致患者不可抗拒的移动腿部,干扰入睡。有报道称其在 MS 中的患病率达到 36%(Marrie RA et al,2015)。PLMD 和 RLS 是睡眠密切相关的运动障碍,可造成或加剧失眠,多数 RLS 的患者睡眠时也有 PLMD。

4. 慢性失眠　表现入睡困难、睡不安稳或早醒(张颖等,2012)。失眠可单独存在,也可作为某种疾病的症状。失眠单独存在和作为一种疾病需超过 3 个月方可诊断,且失眠给患者带来苦恼,社交、学习、职业能力受损。慢性失眠障碍在普通人群中是一种常见疾病,多见于女性或慢性疾病患者。

在 MS 患者中,高达 40% 可能有慢性失眠。MS 相关症状,包括神经源性膀胱和肌强直可能是失眠的触发因素,抑郁、疼痛和焦虑也可能促进 MS 患者的失眠。大量证据证明睡眠、疼痛、抑郁之间的双向作用,及早鉴别和积极治疗失眠,也有助于改善 MS 相关症状。在慢性失眠的患者中,还可能合并了其他的睡眠障碍,比如睡眠呼吸暂停或不宁腿综合征(Braley TJ et al,2016)。

5. 其他　MS 患者还存在其他类型的睡眠障碍,如发作性睡病、快速眼动行为障碍等,但患病率相对较低。

【治疗】

MS 相关睡眠障碍治疗,应根据不同的表现进行针对性治疗。临床医生应参考睡眠中心,早期评估 MS 患者睡眠,并给予干预(Braley TJ et al,2016)。

1. 睡眠呼吸暂停　睡眠呼吸暂停一经诊断,应早期开始治疗。首选气道正压通气,包括持续正压通气和双水平气道正压通气,有助于睡眠过程中上呼吸道开放。其他治疗方式,比如通过个性化的口腔矫治器前移下颌,打开后气道,也被越来越多的临床医生用于治疗睡眠呼吸暂停。但是,这在 MS 患者中的有效性尚未被证实。

2. 不宁腿综合征　治疗应从减少或停用可引起或加重不宁腿综合征或肢体抽动的药物开始,包括多巴胺拮抗剂、锂、选择性 5-羟色胺再摄取抑制剂、5-羟色胺-去甲肾上腺素再摄取抑制剂、抗组胺药、三环类抗抑郁药、酒精、烟草、咖啡因等。原发性不宁腿综合征被认为是由中枢多巴胺途径功能障碍引起。而铁是多巴胺合成的辅因子,因此筛查体内铁储存,也就是血清铁蛋白水平,并在需要的时候补铁治疗是合理的。如果不宁腿综合征的症状发作频繁或使人难以忍受,药物治疗应启动。多巴胺激动剂(如普拉克索、罗匹尼罗、罗替高汀)和 α-2-δ 配体加巴喷丁缓释片是 FDA 批准用于中度至重度不宁腿综合征治疗的药物。α-2-δ 配体(加巴喷丁或普瑞巴林)除可用于控制不宁腿综合征外,还可同时治疗合并存在的神经性疼痛症状。

3. 周期性肢动障碍　PLMD 和 RLS 治疗类似,药物选择包括多巴胺类药物、加巴喷丁等(张颖等,2012)。

4. 慢性失眠　值得注意的是,在选择慢性失眠的治疗时,MS 患者使用的多种药物,包括 β-干扰素,也可能引起失眠。另外,选择性 5-羟色胺再摄取抑制剂,虽有助于缓解抑郁症状,但也可能加重失眠。此外,治疗合并存在的其他睡眠障碍有可能获得慢性失眠的彻底解决,如睡眠呼吸暂停或 RLS、PLMD。在排除失眠的诱发因素后,失眠仍旧存在时,应考虑使用其他疗法,比如认知行为疗法或药物疗法。慢性失眠的药物疗法包括非苯二氮䓬类、苯二氮䓬类受体激动剂,褪黑激素受体激动剂等。以上药物在 MS 患者中的使用尚无已知的禁忌。

【预后】

目前尚无睡眠障碍在 MS 人群中的预后数据。睡眠障碍的患病率在 MS 人群中比普通人群中明显增高,但是,常常未被及时识别并给予治疗。未来我们应提高 MS 患者睡眠障碍的及早识别率,早期治疗。

第十五节 自身免疫性脑炎相关的睡眠障碍

（薛蓉）

自身免疫性脑炎（autoimmune encephalitis, AE）可引起睡眠障碍或者以睡眠改变作为主要的临床表现，已被大量的临床观察所证实，病因尚不明确，可能与炎症病变影响睡眠调节结构有关，或由于神经元自身抗体导致睡眠障碍。

自身免疫性脑炎包括以下常见的临床类型和表现。

一、电压门控钾通道抗体脑炎相关睡眠障碍

电压门控钾通道（VGKC）抗体是一组跨细胞膜蛋白复合物，是由富亮氨酸胶质瘤失活 1 蛋白（LGI-1）和接触蛋白相关蛋白 2（CASPR2），以及接触蛋白-2（contactin-2）构成的。

【临床表现】

电压门控钾通道（VGKC）抗体脑炎，临床上主要表现为莫旺综合征和抗 LGI-1 抗体脑炎（Jammoul A et al, 2016）。

1. 莫旺综合征（Movan syndrome） 是一种罕见的同时影响中枢和周围神经的疾病（Jammoul A et al, 2016；郝红琳等, 2017），睡眠障碍是最常见的 CNS 表现，表现为失眠和快速眼动期睡眠行为障碍（rapid eye movement sleep behavior disorder, RBD），也可发生伴随 RBD 出现的激越性失眠。早期还可出现肌纤维抽搐、神经性肌强直、多汗和幻觉等。

多导睡眠图（PSG）监测可发现睡眠结构紊乱，总的睡眠时间减少，REM 期、慢波和 N2 期睡眠显著减少；睡眠纺锤波和 K 复合体减少或缺失（郝红琳等, 2017）。脑 MRI 检查可无异常，严重的失眠可能与蓝斑核和中缝核受累有关，导致睡眠觉醒系统神经元功能紊乱有关。

2. 抗 LGI-1 抗体脑炎 患者可出现多种形式的睡眠障碍（van Sonderen A et al, 2017），如失眠、嗜睡、睡眠行为异常（RBD）、睡眠中不自主运动等，与蓝斑、中缝核、丘脑和下丘脑等受累有关。多数患者脑 MRI 检查能显示颞叶、海马、边缘系统、基底节、岛叶病变。氟脱氧葡萄糖（FDG）-PET 常显示双侧颞叶内侧或基底节高代谢，亦可出现低代谢。疾病早期阶段，PET 比 MRI 能更敏感地发现病变。

【治疗】

莫旺综合征和抗 LGI-1 抗体脑炎的治疗，以大剂量糖皮质激素口服或静脉滴注，大剂量免疫球蛋白和/或血浆置换作为一线免疫治疗。环磷酰胺和利妥昔单抗可作为二线免疫治疗。

二、抗 NMDAR 脑炎相关睡眠障碍

抗 NMDAR 脑炎是临床常见的自身免疫性脑炎。

【临床表现】

1. 中枢性低通气是抗 NMDAR 脑炎睡眠障碍的突出表现，常见于疾病晚期，可能与延髓网状结构呼吸中枢损伤相关，患者多需呼吸机维持，且较难脱机（Dalmau J et al, 2007）。

2. 中枢性睡眠呼吸暂停（central sleep apnea, CSA）也比较常见，在抗体阴性后仍持续存在，提示可能与脑干呼吸中枢受累有关。部分患者出现急性期严重失眠，安眠药无效，少数恢复后出现明显的白天嗜睡和夜间失眠模式的反转（Marques IB et al, 2014）。

【治疗】

对于抗体阳性病明确诊断的抗 NMDAR 脑炎患者，及时给予大剂量冲击免疫球蛋白和激素联合免疫治疗，可以获得较好的治疗效果（Dalmau J et al, 2007）；对于发病时没有发现肿瘤的患者要叮嘱患者进行定期复查，以便尽早发现肿瘤，一旦发现体内肿瘤可进行手术切除，能够明显改善预后。对于复发、一线免疫治疗效果不明显并且查肿瘤为阴性的患者，应该尽早给予二线免疫治疗尤为重要。

三、抗 Ma-2 脑炎相关睡眠障碍

抗 Ma-2 脑炎主要影响脑干、下丘脑、边缘系统、丘脑等，常出现睡眠障碍（Dauvilliers Y et al, 2013）。病理证实下丘脑炎症是昼夜节律异常的基础，丘脑受累是睡眠纺锤波减少的重要原因，REM 睡眠的核心蓝斑腹侧和三叉神经运动核内侧的蓝斑下核的损害引起快速眼动期睡眠行为障碍。

【临床表现】

抗 Ma-2 脑炎表现过度嗜睡、发作性睡病样症状，以及快速眼动期睡眠行为障碍等（Compta Y et al, 2007）。过度嗜睡是主要表现，可以是原发性中枢性嗜睡，诸如发作性睡病、Kleine-Levin 综合征、特发性中枢性嗜睡，以及其他原因引起的继发性嗜睡。此外，还可出现睡眠结构紊乱，顶部尖波及睡眠纺锤波稀少，睡眠分期界限不清等（表 3-10-12）。

表 3-10-12 抗 Ma-2 脑炎相关的过度嗜睡与发作性睡病鉴别

	抗 Ma-2 脑炎相关的过度嗜睡	发作性睡病-Ⅰ型	发作性睡病-Ⅱ型
发病机制	脑脊液下丘脑分泌素水平均明显降低,可能与下丘脑分泌素细胞神经元功能障碍有关	免疫机制导致下丘脑分泌素细胞神经元丢失导致下丘脑分泌素减少	不详
猝倒发作	较少出现	伴猝倒发作	不伴猝倒发作
下丘脑分泌素	下降	≤110pg/ml 或<正常参考值的 1/3	>110pg/ml 或 >正常参考值的 1/3
HLA-DQB1*06:02	很少阳性	80%~98%阳性	很少阳性

【治疗】

抗 Ma-2 脑炎对免疫调节治疗反应低(Dauvilliers Y et al,2013;Compta Y et al,2007),当排除其他可能的感染性脑炎诊断后,就应该立即开始抗 Ma-2 脑炎的免疫相关治疗,对于发现肿瘤的患者,肿瘤切除术和免疫抑制治疗后症状得到改善。但由于目前抗 Ma-2 脑炎报道的病例数很少,尚无推荐的标准免疫治疗方案,包括治疗方式选择、治疗时间等。

四、抗 IgLON-5 抗体脑炎相关睡眠障碍

抗 IgLON-5 抗体脑炎是影响下丘脑和脑干被盖部神经元的 tau 蛋白病。病理特征除了 tau 蛋白外,基底节、丘脑和中脑存在异常磷酸化的 TDP-43,TDP-43 通过小胶质细胞介导神经元死亡,也可能在抗 IgLON5 抗体相关脑病中起致病作用。

【临床表现】

1. 抗 IgLON5 抗体脑病的两个主要特征是异态睡眠和睡眠呼吸障碍,在 NREM、REM 期均可发生,其他包括失眠、日间过度睡眠(Sabater L et al,2014;Gaig C et al,2018)。

2. 视频多导睡眠图(v-PSG)特点是 NREM 期患者可出现独特的运动行为异常(Sabater L et al,2014),包括简单或复杂的发声、运动,模仿白天的活动,如吃饭、喝酒、穿针引线、涂抹香水等。N1 期正常放松的睡眠减少,N2 期结构良好的睡眠纺锤波和 K 复合波也很少见,而 N3 期出现频繁的纺锤波。REM 期可有 RBD 的表现,诸如肢体和身体抽动,与人争执打斗等。大部分患者伴频繁的睡眠呼吸暂停和喘鸣,多发生在 N3 期,主要为阻塞性睡眠呼吸暂停低通气。由于下丘脑和脑干被盖部神经元存在 tau 蛋白沉积,应注意与 PD、MSA、PSP 等进行鉴别。

【治疗】

目前无特效治疗,免疫治疗(静脉大剂量激素冲击及免疫球蛋白或利妥昔单抗)后抗体滴度下降,有患者症状能部分缓解,但总体临床症状并无明显改善。

五、AQP4-IgG 阳性的 NMOSD 相关睡眠障碍

部分 AQP4 抗体阳性的 NMOSD 患者,病变影响下丘脑可引起发作性睡病、过度嗜睡等(Carlander B et al,2009),与 AQP4 抗原在下丘脑食欲素神经元表面高表达有关。

【临床表现】

患者出现起发作性睡病、过度嗜睡,也可出现睡眠质量下降伴睡眠结构紊乱,总睡眠时间减少,睡眠效率下降,睡眠潜伏期延长,入睡后觉醒时间增多,N1、N2 期睡眠增多、N3 期睡眠减少,REM 睡眠增多等,可能与 NMOSD 幕下病灶有关(Song Y et al,2015)。

【治疗】

治疗主要是针对原发病的病因治疗,可选用糖皮质激素、丙种球蛋白治疗或免疫抑制剂等。

第十六节 不宁腿综合征

(王维治)

不宁腿综合征(restless leg syndrome, RLS)是主要影响小腿的感觉运动障碍性疾病,以夜间睡眠或安静状态时出现双小腿强烈的难以名状的不适感,迫使患者捶打或活动双腿,或下床走动来缓解症状为特征。

【研究史】

关于不宁腿的最早描述可以追溯到 16 世纪文艺复兴后期,法国伟大的思想家、散文家米歇尔·德·蒙田(Michel de Montaigne, 1533—1592)曾描述自己的腿常"躁动不安""从未安定下来"。英国卓越的解剖学家和医生托马斯·威利斯(Thomas Willis,1621—1675)最早用拉丁文(1672)和英文(1685)描述了本病,他以在《大脑

解剖》(Cerebri Anatome)一书中描述脑动脉环,后人称为Willis动脉环而闻名。他在 1663 年用下肢不宁性焦虑(anxietas tibiarum)描述不宁腿的症状,诸如腿部不适感,觉醒时周期性肢动,夜里熟睡时发病,以及睡眠困难等症状,他还使用阿片类制剂鸦片酊(laudanum)治疗患者。在接下来的几个世纪里,医学文献中关于不宁腿仅有零星报告。直到 1945 年瑞典医生卡尔·埃克波姆(Ekbom)发表了著名论文"不宁腿:临床研究"。他的贡献是全面描述了这种未知疾病的多样化的临床表现,包括睡眠中出现腿部不适感、不自主运动和睡眠困难,并将这些称为易应激腿(irritable legs),他指出 RLS 很常见,如果医生了解它的典型症状,就很容易诊断。1960 年他以"不宁腿综合征"系统地描述了这一疾病。Ekbom(1960)指出,43%的 RLS 患者亲属有类似的症状,妊娠或贫血时可能加重。因此,临床上 RLS 可分为特发性和症状性两类,症状性(或继发性)病例通常发病较晚。

Nordlander 在 1953 年提出,RLS 伴有铁缺乏患者通过静脉补铁治疗有效。1960 年代 Lugaresi 和 Coccagna 通过多导睡眠仪整夜监测小腿抽动和睡眠困难的 RLS 患者,发现每隔 20 秒或 30 秒有持续一段时间的腿动,后来称为睡眠周期性腿动(periodic leg movements in sleep)或睡眠周期性肢动,是 RLS 重要的客观测量指标。RLS 最早使用苯二氮䓬类药物如氯硝西泮(clonazepam)治疗。20 世纪 80 年代土耳其医生 Akpinar 发现,左旋多巴和多巴胺激动剂培高利特(pergolide)对腿部不适、腿部抽动和不能入睡效果很好,提示大脑多巴胺活性药物可使 RLS 受益;他曾用阿片类也有效。后来发现抗惊厥药如卡马西平、镇定催眠药也可能使 RLS 获益。第一个获批的 RLS 治疗药物是左旋多巴/苄丝肼(levodopa/benserazide);2005 年美国 FDA 批准多巴胺受体激动剂罗匹尼罗(ropinirole)用于治疗 RLS,2006 年另一个多巴胺受体激动剂普拉克索(pramipexole)在欧洲获得批准。

【流行病学】

流行病学研究表明,RLS 是一种很常见的神经疾病,RLS 的人群患病率为 1.2%~5%,可发生于任何年龄,中年人较多见,老年人患病率更高,尿毒症和缺铁性贫血患者 RLS 患病率高达 10%以上。1994 年在波士顿举行的美国第一届 RLS 研讨会,确认 RLS 发病率高。来自加拿大、美国、欧洲和智利的研究也证实 RLS 常见。我国上海某街道的流行病学调查表明,50 岁以上人群中 RLS 患病率为 0.69%(Ma JF,2012);山东潍坊市某社区 18 岁以上人群 RLS 患病率为 7.2%(Li LH,2012)。但因公众和患者对本病缺乏了解,许多患者症状很重也未就医,有的医生也对本病认识不足,对患病率估计偏低,经常将它归因于失眠、痛性肌痉挛、关节炎和老年心理障碍等,导致误

诊和漏诊。

此外,RLS 的流行病学研究受到本病的主观性表述和无痛性发作的限制。近年来许多设计良好的大型流行病学研究表明,以高加索人群为主的研究显示,5%~15%的人罹患 RLS,临床表现明显者占 2%~3%,北欧国家患病率最高,其次是日耳曼人/盎格鲁-撒克逊人,然后是地中海国家,土耳其和印度患病率为 2%~3%,新加坡在1%以下(Ondo WG,2015)。

【病因和发病机制】

1. RLS 的遗传学　特发性 RLS 病因和发病机制迄今不明,40%~60%的特发性 RLS 患者有家族史,呈常染色体显性遗传,与 CAG 三核苷酸重复序列有关。Montplaisie(1999)按国际标准诊断 127 例 RLS 患者,一级亲属中至少 1 人以上罹患 RLS 者占 63%。近年来 RLS 遗传学研究取得令人瞩目的进步,几项遗传流行病学和双生子研究显示,RLS 是一个遗传性很强的性状,遗传力约为 50%。采用基于模型的连锁分析或不依赖于模型的连锁分析方法,目前已定位了 12q13-23、14q13-21、9p24-22、2q33 和 20p13 等五个重要的 RLS 疾病连锁位点,为定位克隆 RLS 致病基因或易感基因提供了连锁图谱。最新基于高通量 SNPs 分型平台开展的全基因组分析,确立了6p21.2、2p14 和 15q23 等三个与 RLS 显著关联的区域(Ondo WG,2015)。

2. 症状性 RLS 的相关疾病及因素包括

(1)神经系统疾病:多发性神经病(polyneuropathy,PN)经常合并 RLS,包括糖尿病、尿毒症、酒精中度、维生素缺乏和多种癌症所致的 PN。创伤、肿瘤和脱髓鞘性脊髓损伤,以及脊髓空洞症均可促发 RLS 和 PLMS,脊髓阻滞麻醉也可引起 RLS。多发性硬化(MS)患者 RLS 发病率较高,一个 24 项研究的荟萃分析表明,与对照组相比,MS 患者的 RLS 增加了 4 倍;RLS 与原发进展型 MS、脊髓损伤、较长病程的 MS 和较严重残疾有关(Manconi M et al,2008)。腰骶神经根病、肌萎缩侧索硬化患者 RLS 发病率也较高。功能 MRI 研究发现,卒中后 RLS 涉及内侧丘脑、小脑和脑干功能受累。一项研究显示,特发性震颤(ET)与 RLS 相关(Ondo WG et al,2006)。ET/RLS 组患者几乎总是以 ET 发病,通常较严重。有趣的是,他们有ET/RLS 两种疾病的家族史,表明有一个共同的基因起源。

(2)系统性疾病:RLS 可能与缺铁性贫血、叶酸及维生素 B_{12} 缺乏等有关。Aspenstrom(1964)报道,80 例缺铁性贫血患者中 42%罹患 RLS。尿毒症也与 RLS 密切相关,肾透析患者 RLS 患病率为 20%~57%,接受成功的肾移植患者通常在数日到数周内 RLS 有显著改善,症状减轻程度似乎与肾功能改善有关;一项国内研究结果提示,

20.44%的终末期肾病患者发生 RLS。此外，类风湿关节炎、干燥综合征、巨球蛋白血症、周围血管疾病、甲状腺功能减退、慢性阻塞性肺疾病、下肢静脉曲张和血栓形成、胃部分切除术后等也常见 RLS。

（3）药物：有些药物治疗可加剧或促发 RLS，如抗组胺药显著加剧 RLS，巴比妥类、吩噻嗪类、锂剂、三环类抗抑郁药、钙通道拮抗剂、H2 受体阻滞剂、多巴胺拮抗剂，以及 5-羟色胺再摄取抑制剂（SSRIs）等主要与 PLMS 相关。

3. 多巴胺代谢障碍　一份 303 例连续的 PD 患者调查表明，20.8%的 PD 患者符合 RLS 诊断标准（Ondo WG et al，2002）；中国帕金森病患者中有 10.69%伴 RLS，6.87%伴下肢腿不宁症（leg motor restless）。PD 患者 RLS 症状通常短暂和不严重，可能与剂末肌张力障碍或静坐症状混淆。美多芭和多巴胺受体激动剂能显著缓解症状，而多巴胺受体拮抗剂或抗精神病药物可引起 RLS。Turjanski 等（1999）发现 RLS 患者 CSF 多巴胺代谢产物高香草酸水平降低，PET 显示壳核、尾状核 D2 受体结合率显著降低，多巴胺理论得到广泛支持。

4. 妊娠　妊娠期发生 RLS 已得到公认，Manconi 等评估 606 例妊娠妇女中，有 26%罹患 RLS，通常发生在妊娠最后 3 个月。发现 RLS 组血红蛋白明显较低，血浆铁通常更低，RLS 可能与产前贫血或孕期贫血相关联。妊娠期罹患短暂的 RLS 似乎会增加生命后期 RLS 的风险（Cesnik E et al，2010）。

5. RLS 的病理研究显示，脑细胞中脑铁含量低，铁缺乏可能导致维持突触连接必需的蛋白质 Thy-1 缺乏。Barley（2000）报告，RLS 患者脑脊液铁含量降低，转铁蛋白高于对照组，部分 RLS 患者用铁剂治疗有效。铁离子是酪氨酸羟化酶辅基和多巴胺 D2 受体的辅助因子，缺铁可影响多巴胺产生。CNS 铁减少可引起 RLS 症状，低血清铁蛋白水平与 RLS 相关。

【临床表现】

1. RLS 的主要症状是夜间睡眠或白天休息时出现双下肢难以名状的异常感觉，患者有活动下肢的强烈愿望，午夜和凌晨是发作的高峰，早晨和工作紧张时很少出现。患者的描述多种多样，典型是双小腿腓肠肌深部或骨头内不适感，多数是难以言说的不适感，其次是酸胀感、蠕动感、蚁走感、夹压感、紧箍感、撕裂感，以及瘙痒感等；通常为非疼痛性，患者偶有疼痛的表诉，很少烧灼或麻刺感。发作一般持续数秒或 1 分钟，反复发生，难以忍受，迫使患者活动和走动，捶打、按摩患肢，不停地走动可暂时减轻，常导致入睡困难或早醒，严重者辗转反侧，夜间睡眠剥夺导致患者日间困倦或嗜睡。RLS 症状通常影响双小腿，但是也可影响大腿和足部，单侧下肢、上肢或身体其他部位，约 11.7%的 RLS 患者可发生于上肢（Zhu XY et al，2019）。情绪性环境如争吵经常可使得 RLS 减轻。神经系统检查通常正常，偶可发现糖尿病性或尿毒症性周围神经病等。

2. 睡眠周期性肢动（periodic limb movement in sleep，PLMS）出现于约 80%的 RLS 患者。PLMS 被睡眠障碍协会（Association of Sleep Disorders）定义为"在睡眠期间发生重复的和高度刻板性肢体活动的周期发作"。其发病率在一般人群中随着年龄增长而增加，可出现于约 57%的老年人中。PLMS 是 RLS 最常见的不自主运动，表现睡眠中不停地翻身，一侧或两侧下肢周期性反复刻板的不自主运动，典型呈大趾节律性背伸和踝部背屈，类似于 Babinski 征。82%~100%的 RLS 患者多导睡眠图（polysomnography，PSG）显示睡眠周期性肢动指数（PLMSI）>5 次（指睡眠中每小时肢动次数），成人觉醒时周期性肢动（PLMW）>15 次/小时，对 RLS 颇具鉴别作用。PLMS 可见于两腿或一侧腿，或两腿交替，肢动通常持续时间 1.5~2.5 秒，强度可从大趾轻度伸展到三屈反应（triple flexion response）不等。PSG 显示 53 例 PLMS 患者中，仅有 9 例（17.0%）主诉 RLS 症状，可见大多数 RLS 患者有 PLMS，但许多孤立的 PLMS 患者没有 RLS。PLMS 并非 RLS 诊断标准的必备部分，而且也不需要靠 PSG 诊断 RLS。但是，如果存在 PLMS，则支持 RLS 的诊断。PLMS 可能导致觉醒，但与失眠或日间过度睡眠（excessive daytime sleepiness，EDS）通常并无关联。对孤立的 PLMS，如果不影响生活，可以不需要治疗。

3. RLS 病程通常可以分间歇型和慢性持续型。患者可长达数十年。特发性 RLS 随年龄增长病情可加重或有缓解-复发，病情有时受气候影响，春夏交替季节容易加重。有些女性患者在妊娠分娩后症状消失。缺铁性贫血是 RLS 的重要诱因，治疗缺铁可改善症状，缺铁性贫血患者预后好，肿瘤所致者预后不佳。

4. 不宁腹（restless abdomen）可能是 RLS 的一个变异型，约 1.4%的患者发生在腹部（Wu YC，2019），局限于腹壁的强烈的活动意愿使患者入睡困难或维持睡眠困难，活动可以缓解。神经系统检查和影像学均无异常。

5. 血清铁蛋白是低铁储存的最佳指标，是 RLS 唯一的血清学检测方法。血清铁、铁蛋白、叶酸、维生素 B12、肌酐和促甲状腺激素检测有助于症状性 RLS 诊断。PSG 有助于了解睡眠与 RLS 的关系。

【儿童不宁腿综合征】

1. 儿童 RLS 症状从轻微到严重，25%~50%的患儿有中-重度症状，儿童 RLS 对睡眠、情绪、认知和生活质量也产生负面影响。大多数患儿与其母亲患病有关。

2. 儿童 RLS 很难诊断,虽然一些患儿诉说的症状符合经典的 RLS 标准,但他们可能有注意力缺陷/多动障碍(attention-deficit/hyperactivity disorder,ADHD)的表现型。ADHD 患儿通常有 PLMS,有一个 RLS 双亲的 ADHD 患儿患病率较高(Picchietti DL et al,1999)。RLS 患儿血清铁蛋白水平低,使用铁剂治疗 ADHD 患儿 RLS/PLMS 似乎对 ADHD 也有帮助,因此,RLS 与 ADHD 显然有一些关联。

3. 目前儿童 RLS 诊断标准是国际不宁腿综合征研究组(International Restless Legs Syndrome Study Group,IRLSSG)在 2014 年发布的,定义了确定的、很可能和可能的 RLS。诊断依据符合 4 个基本标准+能用自己的语言描述出腿的感觉;或符合 4 个基本标准+符合下面 3 条中的 2 条:在此年龄段的睡眠障碍;父母或同胞有明确的 RLS;PLMS 值>5/hr。

4. 儿科 RLS 的治疗研究较少,据零星报告,铁剂口服和静脉输注通常会改善症状,比成人的疗效更确切。儿童 RLS 临床治疗经验显示,苯二氮䓬类、左旋多巴/加巴喷丁、普拉克索的治疗反应与成人一致,但是剂量需要作调整。

【诊断和鉴别诊断】

1. 诊断　RLS 的诊断标准经历了多次修订,最新标准是国际 RLS 研究组(IRLSSG)2014 年提出的(表 3-10-13)。

以往 RLS 诊断标准仅为前 4 项,增加了排除类似疾病或现象可提高诊断的特异性。第 5 项标准中的疾病或现象几乎满足前 4 项标准,但只有患者的症状不能单纯由此来解释时,才应诊断 RLS。

新的诊断标准附加了疾病病程和症状严重性的诊断。根据症状发生的频率将病程分为慢性持续性 RLS 和间歇性 RLS(见表 3-10-12),但这些临床病程标准不适用于儿童和(妊娠或某些药物)诱发的 RLS 患者,在这些情况下 RLS 症状发生频率更高,但仅限于此特定情况的时间段。不同的 RLS 患者,症状的严重性也不同,可不同程度影响患者的睡眠、精力、活力、日常活动、行为、认知和情绪,从而对患者的社会功能、职业、教育或其他重要功能产生显著的困扰或损害。RLS 更新的诊断标准提高了临床诊断的有效性,分类和严重性诊断为 RLS 研究定义目标人群提供了灵活性,有利于进一步探明 RLS 病因和病理生理,也为 RLS 预防和治疗奠定基础。

2. 鉴别诊断　包括:

(1)静坐不能(akathisia):是一种不愉快的活动冲动,患者表现明显的焦虑、跳跃和无法保持安静。它是由内心不安产生肢体活动,并非不适感,症状是全身骨骼,特别是躯干,白天出现,夜晚没有明显恶化,通常与使用多巴胺拮抗剂和抗精神病药有关(表 3-10-14)。

表 3-10-13　RLS 必要的诊断标准

RLS 必要的诊断标准(必须具备以下 5 项)

1. 活动双下肢的强烈愿望,常伴随着双下肢不适感,或不适感导致了活动欲望

2. 强烈的活动欲望,以及任何伴随的不适感,出现于休息或不活动(如患者处于卧位或坐位)时,或于休息或不活动时加重

3. 活动如走动或伸展腿)过程中,强烈的活动欲望和伴随的不适感可得到部分或完全缓解

4. 强烈的活动欲望和伴随的不适感于傍晚或夜间加重,或仅出现在傍晚或夜间

5. 以上这些临床表现不能单纯由另一个疾病或现象解释,如肌痛、静脉瘀滞、下肢水肿、关节炎、下肢痉挛、体位不适、习惯性拍足

RLS 临床病程的分类

1. 慢性持续性 RLS(chronic-persistent RLS):最近 1 年内,未经治疗的患者出现症状的频率为平均每周 2 次或以上

2. 间歇性 RLS(ntermittent RLS):症状出现的频率为平均每周少于 2 次,且一生中至少有 5 次 RS 活动

表 3-10-14　不宁腿综合征与静坐不能的鉴别

临床表现	不宁腿综合征	静坐不能
不宁的特征表现	双小腿深部不适感,活动下肢的强烈愿望,活动可缓解	焦虑,特征性跳跃,内心烦乱不安,无法安静
症状分布	局部性,主要在小腿,是肢体局限性静坐不能	全身骨骼和躯干
家族史	30%~50%有	无相关家族史
病程	慢性和进展性	可为急性、慢性或迟发性
昼夜症状变化	傍晚或夜间加重	白天出现,没有夜晚恶化
静止和紧张的影响	静止时加重或仅存	紧张或焦虑时加重
异常感觉	常有酸胀感、蠕动感、蚁走感、夹压感以及瘙痒感	通常没有
肌阵挛性抽动	常见	不常见
治疗	多巴胺能药物	喹硫平、利培酮、米氮平等

（2）多发性神经病或神经根性小腿痛：如糖尿病、尿毒症及原因不明的多发性神经病导致的小腿和足的疼痛、刺痛，可伴有感觉异常，以及神经传导速度减低等。

（3）过度的断续性肌阵挛（excessive fragmentary myoclonus）：临床较少见，可出现在睡眠各期，每隔 5~15 秒出现，持续 10 分钟以上，男性较多见。在正常人，这种肌阵挛仅见于 REM 期。

（4）睡眠周期性腿动（periodic leg movement in sleep，PLMS）：在老年人常见，夜间睡眠中出现足趾背屈，伴有足、膝和大腿刻板的重复屈曲运动，每隔 20~90 秒反复出现，经常会使患者惊醒。

（5）脊髓固有性肌阵挛（propriospinal myoclonus）：源于脊髓本身的病变，肌阵挛出现于躯干和四肢。

（6）小腿疼痛和趾动（painful legs and moving toes）：表现为足趾扭转样张力障碍伴下肢疼痛，活动不能使之减轻，常见于脊髓或腰骶神经根损伤。

（7）夜间小腿痛性痉挛（nocturnal leg cramps）：是一种常见的多因素疾病，表现夜间突发的足或腓肠肌痉挛。

（8）体位不适综合征（body positional discomfort syndrome）：患者表现无法找到一个合适或舒适的位置去放置肢体。然而，过度疲劳可使有些患者腿部肌肉产生异样感觉，须注意鉴别。

【治疗】

RLS 的治疗包括药物治疗和一般治疗。标准化的诊断标准和验证评级量表（validated rating scales）极大地提高了 RLS 治疗试验的质量。精心设计的临床试验已证明多种药物治疗 RLS 的疗效，特别是多巴胺能药、抗癫痫药、阿片类和铁剂等，使之从一种难治性疾病变成有多种有效的治疗药物。

1. 药物治疗

（1）多巴胺受体激动剂（DAs）：是一线疗法，显示即时效应。通常优先选择非麦角类衍生物（non-ergot derivatives），DAs 改善 RLS 症状立竿见影，往往戏剧化的，通常始终有效，安全性比麦角类 DAs 更可靠。新型非麦角类 DAs 包括：

1）普拉克索（pramipexole）：是第二个获得美国 FDA 批准治疗 RLS 的药物，也是目前中国唯一获批的治疗 RLS 的药物。选择性作用于 D3 受体，0.125~0.75mg/d，睡前 1 小时左右服用，可显著减轻 RLS 感觉异常和改善睡眠。起始用小剂量 0.125mg 常可减轻 PLMS，多数患者需要 0.25mg。由于该药耐受性较好，可根据病情逐渐调整至最佳治疗剂量。副作用较轻，包括恶心、嗜睡等（Hogl B et al，2011）。普拉克索缓释剂对较为严重的 RLS 患者，治疗也非常有效。

2）罗匹尼罗（ropinirole）：是首个获得美国 FDA 批准治疗 RLS 的药物，对 D2 受体有高选择性，半衰期约 6h，睡前服用 1.5~4mg 可明显改善 RLS 症状，减少 PLMS 和缩短入睡时间。

3）罗替高汀贴剂（rotigotine patches）：是经皮 24 小时贴剂，临床试验和应用显示治疗 RLS 有效。2mg 起始，但是需要每次贴不同部位，以减少皮肤副作用的可能。

（2）左旋多巴（L-dopa）：美国 FDA 第一个获批用于治疗 RLS 的药物，70%~100% 的特发性 RLS 患者有效，可改善夜间不适症状和睡眠质量，但一些比较性研究倾向于 DA 优于 L-dopa。美多巴（madopar）62.5~125mg，或卡左双多巴缓释片（carbidopa and levodopa controlled release tablets，息宁）12.5/50mg 或 25/100mg，每晚口服。多导睡眠图（PSG）研究显示，L-dopa 可使 PLMS 戏剧性改善症状，对睡眠适度改善或无改善。对伴有反跳症状的患者慎用。

（3）抗癫痫药：如加巴喷丁 800~1 800mg，可使 50%~90% 的 RLS 患者症状缓解，改善睡眠质量，可作为 RLS 的二线用药，副作用较轻微且可逆，如镇静、头晕和共济失调等。尤其对伴有疼痛为主或出现反跳症状的患者。

（4）苯二氮䓬类：对改善睡眠和周期性腿动有一定的疗效，通常选用氯硝西泮（clonazepam）0.5~2.0mg，以及替马西泮（temazepam，羟基安定）30mg，阿普唑仑（alprazolam）0.4mg，地西泮（diazepam，安定）10mg 与巴氯芬（Beclofen）20mg 睡前半小时口服，可减轻周期性腿动导致的睡眠分离，对运动本身仅有轻微作用。

（5）其他：例如，培高利特（pergolide）、溴隐亭、阿扑吗啡、卡麦角林、麦角乙脲（lisuride）也可能有效，但是因为麦角类副作用，现在较少使用。丙米嗪（imipramine）25mg，睡前半小时服，可减少腿动的次数，长期使用须注意依赖性及停药问题，老年人应慎用。硫酸亚铁口服对部分患者有效，尤其缺铁性贫血患者（表 3-10-15）（Ondo WG，2015）。

RLS 治疗须考虑长期病程和渐进性，随着时间推移可能需要改变剂量和换药。此外，有些药物可能加重 RLS，如多巴胺受体阻滞剂的抗精神病药物，多巴胺受体阻滞胃肠道药物如甲氧氯普胺，以及抗组胺药、非处方安眠药及感冒药等，选择性 5-HT 再摄取抑制剂（SSRIs）可能加重特发性 RLS 的症状，RLS 伴焦虑或抑郁状态可选曲唑酮、黛力新、安非他酮等药物。女性妊娠时发病或症状加重者尽量不用药物治疗，轻型 RLS 可用铁剂+镁剂+叶酸，严重病例用阿片类的羟可酮较安全，RLS 症状通常在分娩后消失或好转。哺乳期不用阿片类的羟可酮、可待因，因渗入乳汁较多，导致新生儿镇静状态和呼吸抑制，美沙酮进入乳汁很少，较安全。

表 3-10-15　用于 RLS 的药物治疗和剂量

药物	每次剂量/mg	药效持续时间/h	注释
多巴胺能药物			
普拉克索	0.125~1	5~12	美国、欧盟及中国批准,最常用,起效较慢,持续时间较长,有缓释剂
罗匹尼罗	0.25~4	4~8	美国和欧盟批准,有缓释剂
罗替高汀	1~4	24	美国和欧盟批准,常用经皮贴剂
左旋多巴	100~250	2~6	欧盟批准,起效快,必要时使用
培高利特	0.125~1	6~14	由于麦角类心脏瓣膜纤维化风险,很少使用
阿扑吗啡	1~3	1	短效强力药物,肌内注射,必要时使用
卡麦角林	0.25~2	>24	最长效,可能有麦角类 DAs 的 AEs
溴隐亭	5~20	4~6	RLS 患者极少用
阿片类			
美沙酮	2~15	8~12	长期耐受性和疗效好,数日起效,使大多数难治性 RLS 患者显著获益
氢可酮	5~10	4~10	作用较快,持续时间较短
羟考酮	5~20	5~10	中国市场常用的阿片药物,但是需要精神类处方
抗癫痫药			
加巴喷丁	150~1 200	4~8	小型对照试验对 RLS 的痛性成分可能有效
苯二氮䓬类			
氯硝西泮	0.5~2.0		对睡眠和周期性腿动比 RLS 有效,可与其他 RLS 药物合用

2. 一般治疗　改善睡眠卫生习惯,建立规律的睡眠模式,避免接触影响睡眠的因素诸如酒精、咖啡,进行适度运动、松弛疗法、按摩、生物电反馈等。继发性 RLS 应积极治疗原发病,消除使症状加重的因素。

参考文献

第十一章　癫痫和痫性发作性疾病
Epilepsy and Seizure Disorders

（朱雨岚　周东）

第一节 概述

（王维治）

癫痫（epilepsy）一词源于希腊语 epilepsia，意指被魔鬼或上帝抓住，引入医学表示反复发作的肢体或全身抽搐。癫痫并非独立的疾病，而是一组慢性反复发作性短暂的脑功能失调临床综合征。脑神经元异常放电是癫痫发作的病理生理基础，因脑病变及放电起源部位不同，癫痫发作可表现运动、感觉、意识、精神、行为及自主神经等功能异常等多种临床表现。

痫性发作（seizure）是脑神经元过度同步放电引起的短暂脑功能障碍，通常指一次的发作过程，一个患者可同时有几种类型的痫性发作。无异常放电的临床发作不符合癫痫的诊断标准，如热性惊厥不属于癫痫发作。统计资料显示，25%的痫性发作患者一生中可能只有一次发作，正常人因感冒、发热、电解质紊乱、药物过量、长期饮酒戒断、睡眠不足及心理压力等，有时可偶发一次痫性发作，但临床通常不诊断为癫痫。

国际抗癫痫联盟（International League Against Epilepsy, ILAE）2001 年发布的癫痫定义是：癫痫是一种脑部疾病，特点是脑部有持续存在的癫痫反复发作易感性，以及由于这种发作引起的神经生化、认知、心理和社会后果，癫痫的确定要求至少有 1 次癫痫发作。

【流行病学】

1. 发病率和患病率　癫痫是神经系统常见疾病之一，人群年发病率为 50/10 万~70/10 万，患病率约 5‰，儿童患病率约 12.5‰，发达国家患病率 3.5‰~20.0‰，平均 9.2‰；发展中国家 2.3‰~37.0‰，平均 11.9‰。癫痫是神经系统疾病中患病率仅次于脑卒中的第二位常见疾病，但家庭及社会承受的负担显著大于卒中。WHO 与我国合作的流行病学调查（2001）显示，我国的癫痫终身患病率为 7‰，其中近 5 年内仍有发作的活动性癫痫患病率为 5.4‰，推算我国约有 900 万人罹患癫痫，活动性癫痫患者约 600 万人，每年有 65 万~70 万新发病患者。约 75%的癫痫患者应用一线抗癫痫药可控制临床发作，约 25%为药物难治性癫痫，我国的难治性癫痫患者至少有 150 万人以上。

我国学者有关癫痫流行病学研究报告的发病率和患病率结果相差较大，可能与患者及家属回避病情，未能准确提供病史有一定关系（表 3-11-1）。

表 3-11-1　我国作者完成的癫痫流行病学研究

作者	年份	样本人群/万人	发病率/(1/10 万)	患病率/(1/10 万)	地区及说明
王忠诚,等	1981	4.53	—	394.40	北京西长安街
王忠诚,等	1985	6.32	35.00	440.00	全国六城市
孔凡元,等	1989	9.00	22.20	303.00	银川汉族
李振三,等	1989	—	35.00	370.00	22 省农村
杨金升,等	1990	—	13.52	138.36	西北五省儿童
吴升平,等	1991	10.84	33.10	458.90	城/乡
单晓光,等	1992	1.23	220.00	510.00	0~14 岁儿童

2. 自然史　张葆樽等（1993）调查 3 593 例癫痫患者，病程<半年为 61 例（1.7%），半年 203 例（5.6%），1.5 年 552 例（15.4%），<5 年 625 例（17.4%），>10 年 2 152 例（59.9%），病程 10 年以上近 60%，可见癫痫病程之迁延。该组患者以青少年为主，30 岁前患病占 66.4%，平均发病年龄小于 20 岁；该组转归是，完全控制（5 年以上未发作）273 例（7.6%），基本控制（1 年以上未发作）683 例（19.0%），好转 84 例（2.3%），无变化 2 185 例（60.8%），加重 368 例（10.3%）。唐章龙等对 405 例癫痫患者进行 8 年追踪观察，41.0%的患者发作得到控制，其中系统治疗者 49.6%，间断治疗 21.0%，未治疗自然缓解 20.0%。25.9%患者有并发症或后遗症。

3. 危险因素　围生期因素和家族史是癫痫重要的危险因素，张葆樽（1993）对 3 593 例癫痫患者分析显示，母亲患妊娠高血压，胎儿生后癫痫风险较常人高 10 倍，产后窒息较常人高 30 倍。Amess 等（1998）检查 610 例 33 周以内新生儿围生期脑损伤，其中大部分癫痫婴儿可发现病变，如出血性脑梗死、出血后脑积水、囊性脑室周围白质疏松等。唐章龙等分析 405 例癫痫患者，半数以上在儿童期发病，15.3%能找到病因如高热、颅内炎症、脑外伤（含产伤）等，有遗传因素者 30 例（7.4%）。王忠诚等（1985）对 184 例癫痫患者研究提示，出生时母亲年龄大于 30 岁、孕期呼吸道感染、非正常分娩、高热发作及癫痫家族史等均为特发性癫痫的危险因素。白苻武等调查 210 个特发性癫痫(IEP)大家系,患者一级亲属患病率(32.11%),显著高于一般群体(0.80%),表明 IEP 受遗传因素影响。

【病因】

癫痫的病因极其复杂,临床上大体分为特发性、症状性和隐源性病因三类。2010 年 ILAE 将其分别修改为遗传性(genetic)、结构性/代谢性(structural/metabolic)及病因未明(unknown)。

1. 特发性(idopathic)癫痫及癫痫综合征 可疑遗传倾向,无其他明显病因,常在某特殊年龄段起病,有特征性临床及脑电图表现,诊断标准较明确。并非临床上查不到病因就是特发性癫痫。

2. 症状性(symptomatic)癫痫及癫痫综合征 是各种 CNS 明确的或可能的病变影响结构或功能所致,如染色体异常、局灶性或弥漫性脑疾病及某些系统性疾病等。近年来神经影像学技术进步和广泛应用,特别是癫痫功能神经外科手术的开展,已可查出症状性癫痫及癫痫综合征患者的神经生化改变。

(1)局限性或弥漫性脑部疾病:①先天性异常:胚胎发育中各种病因导致脑穿通畸形、小头畸形、先天性脑积水、胼胝体缺如及大脑皮质发育不全等。②获得性脑损伤:某些临床事件如脑外伤后癫痫发生率为 20%,颅脑手术后 10%~50%,脑卒中后 4%~20%,颅内感染后 30%~80%,急性酒中毒 24%。③产伤:新生儿癫痫发生率约 1%,分娩合并产伤多伴脑出血或脑缺氧损害,新生儿合并脑先天发育畸形或产伤,癫痫发病率高达 25%。④炎症:包括 CNS 细菌、病毒、真菌、寄生虫、螺旋体感染及 AIDS 神经系统并发症等。⑤脑血管疾病:如脑动静脉畸形、脑梗死和脑出血等。⑥颅内肿瘤:原发性肿瘤如神经胶质瘤、脑膜瘤癫痫发生率约 10%,脑转移瘤约 30%。⑦代谢遗传性疾病:如结节性硬化、脑-面血管瘤病、Tay-Sachs 病、苯丙酮酸尿症等。⑧神经系统变性病:如 Alzheimer 病、Pick 病等约 1/3 患者合并癫痫发作。

(2)系统性疾病:①缺氧性脑病:如心搏骤停、CO 中毒、窒息、NO_2 麻醉、麻醉意外和呼吸衰竭等可引起肌阵挛性发作或全面性大发作。②代谢性脑病如低血糖症最常导致癫痫,其他代谢及内分泌障碍如高血糖症、低钙血症、低血钠症,以及尿毒症、透析性脑病、肝性脑病(肝昏迷)和甲状腺毒血症等均可导致癫痫发作。③心血管疾病:如心脏骤停、高血压脑病等。④热性惊厥:婴幼儿热性发作可导致颞叶海马神经元缺失和胶质增生,称 Ammon 角硬化,尸检发现,无癫痫发作者海马硬化发生率为 9%~10%,有癫痫史达 30%;热性发作导致海马硬化是颞叶癫痫继发全面性发作,并成为难治性癫痫的重要病因。

⑤子痫。⑥中毒:如酒精、醚、氯仿、樟脑、异烟肼、卡巴唑等药物及铅、铊等重金属中毒。

3. 隐源性(cryptogenic)癫痫 较多见,临床表现提示症状性癫痫,但未找到明确病因,可在特殊年龄段起病,无特定临床和脑电图表现。

不同年龄段导致癫痫的病因有所不同,见表 3-11-2。

表 3-11-2 不同年龄段癫痫发作的病因

新生儿期开始的癫痫	3 岁以上至学龄期开始的癫痫
1. 围生期脑损伤	1. 特发性癫痫
2. 代谢紊乱	2. 中枢神经系统感染
电解质紊乱(钙、镁、钠、糖)	3. 代谢紊乱、高血压脑病
高胆红素血症	4. 惊厥后脑损伤后遗症
维生素 B_6 依赖症	5. 脑肿瘤
3. 感染	6. 遗传代谢病或神经变性病
宫内感染	**青少年(10~18 岁)开始的癫痫**
败血症	1. 特发性癫痫
中枢神经系统感染	2. 颅脑外伤
4. 先天性脑发育畸形	3. 脑肿瘤
5. 先天性遗传代谢缺陷	**成年早期(18~25 岁)开始的癫痫**
2~6 个月开始的癫痫	1. 特发性癫痫
1. 中枢神经系统感染	2. 颅脑外伤
2. 电解质紊乱	3. 脑肿瘤
3. 先天性遗传代谢缺陷	4. 酒精或其他药物戒断
4. 围生期脑损伤	**中年(35~60 岁)开始的癫痫**
5. 先天性脑发育缺陷	1. 特发性癫痫
6. 脑变性病	2. 颅脑外伤
7 个月~3 岁开始的癫痫	3. 脑肿瘤
1. 高热惊厥	4. 酒精或其他药物镇静剂戒断
2. 中枢神经系统感染	**老年(60 岁以上)开始的癫痫**
3. 中毒性脑病	1. 脑卒中
4. 脑畸形	2. 颅内肿瘤
5. 先天性遗传代谢缺陷	3. 退行性疾病
6. 神经变性病	4. 颅脑外伤
7. 围生期脑损伤	
8. 特发性癫痫	

在上述病因中,全面性损伤或脑损伤后短时间内出现的临床发作,或因一过性内环境紊乱引起的急性癫痫发作不诊断为癫痫(Beghi,2010),这些情况包括在卒中、颅脑创伤、中毒性脑病或颅内手术后 1 周内的发作,硬膜

下血肿后首次发作,急性 CNS 感染时发作,多发性硬化或其他自身免疫性疾病急性期发作,在 24 小时内经生化检查证实的严重代谢紊乱引起的发作,药物或酒精中毒或戒断,以及应用致痫性药物等。

在特发性或遗传性癫痫中,基因缺陷常导致神经元细胞膜离子通道功能异常,癫痫是遗传缺陷的直接结果,也是病变的核心症状。例如,在钠通道亚单位 SCN1A 基因突变引起的婴儿严重肌阵挛癫痫(Dravet 综合征),基因突变的直接结果和主要症状即为严重的癫痫发作,而后出现精神运动迟滞均由癫痫发作所致。这与某些遗传性疾病引起的症状性癫痫不同,例如结节性硬化是常染色体显性遗传的疾病,引起神经系统病变如脑发育异常,皮肤病变如色素脱失斑及其他多系统损害,虽然常伴婴儿痉挛等癫痫,但癫痫是继发于脑内病变,并非本病必有的症状或基因缺陷的直接后果,不属于遗传性或特发性癫痫。目前已确定某些癫痫综合征属于遗传性癫痫,并发现一些相关的基因缺陷位点(表 3-11-3)。

表 3-11-3　特发性癫痫的基因

癫痫综合征	基因	位点
孟德尔遗传的特发性癫痫		
良性家族性新生儿惊厥	KCNQ2	20q13
	KCNQ3	8q24
良性家族性新生儿-婴儿惊厥	SCN2A	2q24
儿童失神癫痫伴热性惊厥	GABRG2	5q31
常显遗传青少年肌阵挛癫痫	GAVRA1	5q34
常显遗传特发性全面性癫痫	CLCN2	3q26
全面性癫痫伴热性惊厥附加症	SCN1B	19q13
	SCN1A	2q24
	SCN2A	2q24
	GABRG2	5q31
常显遗传夜间额叶癫痫	CHRNA4	20q13
	CHRNB2	1q21
常显遗传部分性发作伴听觉症状	LGI1	10q24
复杂遗传的特发性癫痫		
婴幼儿失神癫痫		8q24,3p?
青少年失神癫痫		?
青少年肌阵挛癫痫		15q;6p?
强直-阵挛发作性癫痫		?
婴儿良性肌阵挛癫痫		?
肌阵挛-失张力性癫痫		?
良性运动性癫痫		15q14?
具有枕区棘波的儿童良性癫痫		?

注:? 未明确报道。

【影响因素】

1. 年龄　多种特发性癫痫外显率与年龄有密切关系,如婴儿痉挛症多在 1 岁内起病,儿童失神癫痫多在 6~7 岁发病,肌阵挛癫痫多于青少年期起病。60%~80% 癫痫患者初发年龄在 20 岁前,各年龄组病因不同。

2. 睡眠与觉醒周期　与癫痫发作密切相关,如婴儿痉挛症多在醒后和睡前发作;良性中央回-颞叶癫痫在睡眠中发作,颞叶癫痫日间常表现精神运动发作,夜间睡眠多发生 GTCS;GTCS 常在清晨刚醒时发生,持续睡眠剥夺可诱发癫痫发作。

3. 内环境改变　如内分泌改变、电解质失调及代谢改变等可能影响癫痫阈值,许多状态关联性癫痫发作的诱因可能通过改变机体内环境引起癫痫阈值降低,诱发癫痫发作,如少数患者仅在月经期(月经性癫痫)或妊娠早期发作(妊娠性癫痫)。非特异性诱发因素如缺睡、疲劳、饥饿、便秘、饮酒、闪光、感情冲动和一过性代谢紊乱等都可诱发发作,过度换气可诱发失神发作,过度饮水可诱发 GTCS,闪光可诱发肌阵挛发作等。

4. 脑功能状态　大脑在不同功能状态下致痫敏感性不同,如某些癫痫仅在睡眠某阶段发作,提高警觉性和注意力可防止惊吓性癫痫发作。

【发病机制】

1. 遗传因素　单基因或多基因遗传均可引起痫性发作,已知 150 种以上少见的基因缺陷综合征表现癫痫大发作或肌阵挛发作,其中常染色体显性遗传病 25 种,如结节性硬化、神经纤维瘤病等,常染色体隐性遗传病约 100 种,如家族性黑蒙性痴呆、球样细胞脑白质营养不良等,以及 20 余种性染色体遗传基因缺陷综合征,已知的特发性癫痫基因见表 3-11-3。

(1) 遗传易感性:在癫痫发病中起重要作用,特发性癫痫患者的近亲患病率(2%~6%)明显高于一般人群(0.5%~1%),一级亲属癫痫发病率是对照组一级亲属 4~5 倍。特发性癫痫遗传方式不同,如儿童期失神癫痫为常染色体显性遗传;特发性婴儿痉挛症为常染色体隐性遗传。遗传仅影响癫痫预致性,外显率受年龄限制;如儿童失神癫痫脑电图以 3 周/秒棘慢波综合为特征,40% 以上的患儿同胞在适龄(5~16 岁)时出现同样的 EEG 异常,其中仅 1/4 出现临床发作;症状性癫痫患者近亲患病率为 1.5%,高于正常人,有罹患癫痫预致性;某些症状性癫痫如高热惊厥、结节性硬化症本身即是遗传性疾病。Lennox(1951)调查 4 231 例癫痫患者,特发性癫痫家族发病率及症状性癫痫均显著高于一般人群,特发性癫痫高于症状性癫痫,近亲高于远亲。据 Schulte、Rosanoff 和 Lennox 等调查 553 对孪生子,癫痫患病一致性单卵孪生子为 57%(106/186),双卵孪生子为 9%(33/367)。有报告单卵双胎儿童失神和全面性强直-阵挛发作（GTCS）一致率为100%。Lennox和Gibbs调查，癫痫患者近亲脑波异常率达60%，但临床发作仅为2.4%。遗传因素可导致特殊类型癫痫，影响癫痫阈值，临床常见的脑炎、外伤等仅在有遗传倾向患者导致癫痫发作，GTCS、高热惊厥等都可能是遗传因素决定的癫痫阈值降低所致。

（2）遗传因素通过多种途径影响癫痫发作：①有家族史的特发性癫痫患者可因遗传因素降低个体痫性发作阈值。②遗传病基因调控是引起癫痫的原因，如进行性肌阵挛性癫痫等。③目前已克隆多种常染色体显性遗传的特发性癫痫基因，均编码离子通道蛋白，如家族性夜间发作性额叶癫痫是位于20q13.2编码配体门控钙离子通道的基因（CHRNA4）突变所致；青年肌阵挛癫痫（JME）位点在6p21.3区（EJM1），呈常染色体显性遗传，外显率70%；良性家族性新生儿癫痫（BFNC）基因在20q13.2（EBN1）和8q（EBN2），EBN1外显率高，呈常染色体显性遗传；Unverricht Lundborg型进行性肌阵挛癫痫位点在21q22（EPM1）等。

（3）基因图谱（gene mapping）研究：癫痫综合征临床表现及遗传方式复杂，许多基因突变导致的遗传病可产生症状性癫痫，各类癫痫遗传方式、致病基因及其蛋白产物还不清楚，特发性癫痫遗传易感性的物质基础迄今尚未确定。1981年首次提出是否存在癫痫基因问题，开始进行反向遗传学（reverse genetics）研究，即未鉴定突变基因的蛋白产物前，先用各类标志物进行遗传家系连锁分析（linkage analysis）或癫痫人群关联分析（association analysis），最终查明未知癫痫基因染色体定位、基因克隆和鉴定蛋白产物。

（4）候选基因研究：对人类及实验性癫痫动物模型研究确定，癫痫发病机制涉及某些蛋白质如神经递质、神经肽及其代谢酶、受体、离子泵及离子通道等异常。不少基因已分离克隆，并在染色体上定位，这些基因位点内部及其周围多态性座位，可作为筛查癫痫家系的遗传标志，称为候选基因。此研究目的是寻找导致癫痫的缺陷基因蛋白产物，若动物实验怀疑某种蛋白质缺陷可能与癫痫发病机制有关，则编码该蛋白质的基因座位应与未知的癫痫基因相同，也可在家系连锁分析中观察编码该蛋白质基因与致病基因的连锁程度。作为候选基因的条件必须是已被克隆、鉴定、染色体定位、并已合成其编码蛋白者。

（5）实验性癫痫遗传学研究：目前已克隆各类谷氨酸受体、神经营养因子、核内早期即刻反应基因（c-fos/c-jun）和应激基因如热休克蛋白等，并与癫痫易感性关系作了大量分子水平研究。用cDNAs人工定点突变方法对钾通道失活和谷氨酸受体离子选择性进行结构-功能分析，证明某些特异性碱基突变可改变通道功能，引起高度兴奋状态。

2. 内环境因素 正常人可因电刺激或化学刺激诱发癫痫发作，提示正常脑具有产生发作的解剖-生理基础，易受各种刺激触发。一定频率和强度电流刺激可使脑产生痫性放电（seizure discharge），刺激停止后仍持续放电，导致全身强直性发作；刺激减弱后只出现短暂后放电，若有规律地重复（甚至可能每日仅1次）刺激，后放电间期和扩散范围逐渐增加，直至引起全面性发作，甚至无任何刺激也可自发点燃（kindling）和出现发作。癫痫的特征性变化是脑内局限区域许多神经元猝然同步激活50~100ms，而后抑制，EEG出现一次高波幅负相棘波放电，紧跟一个慢波。局限区神经元重复同步放电数秒钟可出现单纯部分性发作，放电经脑扩散持续数秒至数分钟可出现复杂部分性或全面性发作。

3. 神经元电生理及神经生化异常 神经元过度兴奋可导致异常放电，用细胞内电极描记癫痫动物模型大脑皮质过度兴奋发现，神经元动作电位爆发后出现连续去极化和超极化，产生兴奋性突触后电位（EPSP）和去极化漂移（DS），使细胞内Ca^{2+}和Na^+增加，细胞外K^+增加，Ca^{2+}减少，出现大量DS，并以比正常传导快数倍的速度向周围神经元扩散。生化研究发现，海马和颞叶神经元去极化时可释放大量兴奋性氨基酸（EAA）及其他神经递质，激活NMDA受体后，大量Ca^{2+}内流，导致兴奋性突触进一步增强。痫性病灶细胞外K^+增加可减少抑制性氨基酸（IAA）释放，降低具有突触前抑制功能的GABA受体活动，使兴奋性放电易于向周围和远隔区投射。癫痫灶自孤立放电向发作移行时，DS后抑制消失被去极化电位取代，邻近区及有突触连接的远隔区内神经元均被激活，放电经皮质局部回路、长联合通路（包括胼胝体通路）和皮质下通路扩散。局灶性发作可在局部或全脑扩散，有些迅速转为全面性发作，特发性全面性癫痫发作的产生可能通过广泛网状分支的丘脑皮质回路实现。

4. 多种因素共同作用 癫痫发作可能与脑内抑制性神经递质如γ-氨基丁酸（GABA）突触抑制减弱，兴奋性递质如N-甲基-D-天冬氨酸（NMDA）受体介导谷氨酸反应增强有关。抑制性递质包括单胺类（多巴胺，去甲肾上腺素，5-羟色胺）和氨基酸类（GABA，甘氨酸），GABA仅存于CNS，脑中分布较广，黑质和苍白球含量最高，是CNS重要的抑制性递质。癫痫促发性递质包括乙酰胆碱和氨基酸类如谷氨酸、天冬氨酸及牛磺酸等。CNS突触的神经递质受体和离子通道在信息传递中起重要作用，如谷氨酸有三种受体：红藻氨酸（KA）受体、使君子氨酸受体及N-甲基-D-天冬氨酸型（NMDA）受体。痫性发作时谷氨酸蓄积，作用于NMDA受体和离子通道，使突触过度兴奋，是导致癫痫发作主要原因之一。内源性神经元爆发放电通常为电压依赖性钙电流增强,有些局灶性癫痫主要由于丧失抑制性中间神经元,海马硬化可能因存活神经元间形成异常返归兴奋性连结导致癫痫,失神性发作可能由于丘脑神经元电压依赖性钙电流增强,发生皮质弥漫同步棘-慢波活动。抗痫药正是作用于上述机制,如苯妥英钠、卡马西平、苯巴比妥和丙戊酸都通过阻断电压依赖性钠通道减少高频重复放电,不影响单个动作电位;苯巴比妥和苯二氮䓬类增强 GABA 介导的抑制,乙琥胺阻断神经元低阈值短暂钙电流,非尔氨酯降低兴奋性递质甘氨酸作用,拉莫三嗪减少谷氨酸释放和影响电压依赖性钠通道,稳定神经元膜等。

5. 病理形态学异常与致痫灶　应用皮质电极探查放电的皮质痫性病灶,发现不同程度胶质增生、灰质异位、微小胶质细胞瘤或毛细血管瘤。电镜可见痫性病灶神经突触间隙电子密度增加,标志突触传递活动的囊泡排放明显增多。组化法证实致痫灶周围有大量活化的星形细胞,改变神经元周围离子浓度,使兴奋易于向周围扩散。

【癫痫的临床诊断】

1. 现病史　详细采集患者和家属提供的发病年龄、病程、发作时临床表现、发作频率、是否进行过相关的检查,以及是否接受过抗癫痫药治疗。一些患者在发作前无任何先兆,自己无法叙述发作时临床表现,只有靠目击者提供可靠的详细描述。

2. 个人史　包括母亲妊娠期、围生期和个人出生时情况,是否存在窒息、出生后生长发育、学龄前和学龄期智力发育情况。

3. 既往史　特别是有关热性惊厥、头颅外伤或手术史、全身各系统疾病史。

4. 家族史　家族各级亲属中是否存在与癫痫发作有关的病史。

5. 神经系统检查　可以发现结节性硬化患者颜面皮脂腺瘤,脑穿通畸形患者肢体发育不对称、轻偏瘫和单侧病理反射阳性,各种脑疾病合并症状性癫痫患者存在的定位体征。

6. 临床常用实验室检查　常规脑电图痫性波出现率仅 30%~40%,不足以作为诊断依据。采用动态脑电图(AEEG)、录像脑电图(VEEG)、神经影像学检查,包括脑CT、磁共振(MRI)、PET 和脑磁图(MEG)等有助于对痫性发作及癫痫综合征进行分类和诊断,是提高癫痫诊断水平的关键。

【癫痫源和病灶定位】

1. 病理灶(lesion)　属于神经病理学概念,是脑组织病变或结构异常,如肿瘤、脑软化灶、脑血管畸形及外伤瘢痕等间接或直接导致临床痫性发作及脑电图痫性放电。癫痫病理灶内神经元与周围脑神经元、海马神经元发生突触重组,使残存神经元与邻近海马癫痫源传出神经元发生联系,成为癫痫发作的基础。CT 和 MRI 通常可显示病理灶,但有的只能在显微镜下发现。

2. 致痫灶(seizure focus)　是神经生理学概念,是脑电图出现一个或数个明显痫性放电部位,可能由于癫痫病理灶挤压、局部缺血等导致局部皮质神经元减少及胶质增生。大量研究表明,直接导致癫痫发作并非癫痫病理灶,而是致痫灶。致痫灶多位于单一癫痫病理灶(如肿瘤、血管畸形等)的边缘,广泛的癫痫病理灶(如颞叶内侧硬化及外伤性瘢痕等)的致痫灶常包含在其中,有时在远离癫痫病理灶的同侧或对侧脑区。癫痫病理灶与致痫灶合称为病灶-功能性致痫灶复合体(lesional-functional epileptogenic complex)。

3. 癫痫源综合定位　随着现代科学技术进步,癫痫源定位手段越来越精确,呈非创伤性定位的发展趋势。目前常用定位技术有:

(1) 神经电生理学:EEG 可显示棘波、尖波、棘-慢复合波等痫性异常。动态 EEG 可在自然条件下进行 24 小时连续记录,较常规 EEG 记录时间延长 72 倍以上,辅以睡眠记录,易获得痫性波。录像 EEG(VEEG)监测可提供患者发作图像与同步 EEG 异常放电资料,有助于提高EEG 检出率、记录发作类型、明确癫痫源部位、确定病因和选用抗癫痫药等,也可进行发作期、间歇期头皮电极监测及颅内电极脑电-录像监测。

(2) 神经影像学:头部 MRI 矢状位海马结构检查和功能性 MRI(f-MRI)检查等。磁共振波谱(MRS)可检出海马硬化引起的颞叶癫痫双侧不对称,发现神经元功能障碍,显示胶质瘢痕及慢性神经元损害等。

(3) 单光子发射断层扫描(SPECT):脑实质对放射性核素摄取率高,通过检测血流动力学可见发作时高血流量灌注引起放射性核素聚集,发作期定位率可达 97%,对海马硬化敏感性为 70%,颞叶外侧癫痫灶敏感性为60%,但 SPECT 显示病灶常明显超过癫痫源区范围。

(4) 正电子发射断层扫描(PET):用含核素化学物质作示踪剂,根据脑组织放射性核素摄取量测定脑组织代谢率,定位代谢异常的病灶。发作期代谢率高,发作间期代谢率低,分辨率优于 SPECT,对颞叶癫痫敏感性高,对海马硬化敏感性可高达 100%;发作间期低代谢范围往往超过 EEG 及病理学病灶范围。

(5) 脑功能定位:双侧颈内动脉阿米妥(Wada)试验可避免手术引起重要功能损害。

(6) 脑磁图(magnetoencephalography,MEG):是记录脑电周围存在的生物电磁场,利用超导量子干涉仪测定,检测颅内三维的正常及病理电流,较 EEG 敏感,观察皮质下活动可提供癫痫灶电流位置、深度和方向等空间信息。

MEG 定位癫痫灶较 PET 精确,可分辨原发灶或继发。

第二节　癫痫发作、癫痫和癫痫综合征的分类

（郎森阳）

癫痫和癫痫综合征分类经历了长期的演变过程,是癫痫基础和临床研究的基石。最初癫痫发作分类根据病因分为特发和继发性癫痫,根据临床发作类型分为大发作（grand mal）、小发作（petit mal）和局灶性发作（jackson mal）,根据脑电图描记的放电部位分为额叶、颞叶、顶叶或枕叶癫痫,根据发作临床特点分为光敏性、肢痛性、间脑性和精神运动性癫痫等,给临床诊断和治疗带来诸多不便。

1909 年国际抗癫痫联盟（ILAE）成立后一直致力在全球范围内推广规范化的癫痫诊断和治疗,并专门设立了癫痫分类和术语委员会。自 1969 年开始定期广泛征求与癫痫基础和临床研究相关领域专家的意见和建议,先后制定了 1981 年版的癫痫发作分类标准和 1989 年版的癫痫和癫痫综合征分类标准。随着癫痫在遗传学、儿童及成人癫痫病学、神经影像学和神经药理学方面的研究进展,ILAE 分别于 2001 年、2010 年和 2017 年对癫痫和癫痫综合征的分类标准进行了与时俱进的补充和修改,如今使癫痫和癫痫综合征分类日趋完善合理。

【ILAE 癫痫和癫痫综合征分类】

1. 癫痫发作分类（ILAE,1981）　为 ILAE 第一版癫痫发作分类,根据发作的临床表现及脑电图特点将大脑半球某部分神经元被激活为部分性发作,双侧半球最初同时受累为全面性发作;由于资料不充足或不完整归于而不能进行分类的发作;和癫痫持续状态（表 3-11-4）。

表 3-11-4　ILAE（1981）癫痫发作分类

1. 部分（局灶）性发作　发作自局部起始
（1）单纯性:无知觉障碍,可分运动、感觉（体感或特殊感觉）、自主神经、精神症状性发作
（2）复杂性:有知觉障碍,可为起始的症状,也可由单纯部分性发作发展而来,并可伴有自动症等
（3）部分性发作继发泛化:由部分性发作起始发展为全面性发作
2. 全面（泛化）性发作　双侧对称性,有知觉障碍,包括强直-阵挛、强直、阵挛、肌阵挛发作（抽搐性）;失神（典型失神与非典型失神）、失张力发作（非抽搐性）
3. 不能分类的癫痫发作
4. 癫痫持续状态

2. 癫痫和癫痫综合征分类（ILAE,1989）　为 ILAE 第一版癫痫和癫痫综合征分类,癫痫综合征是指每次发作时一组症状和体征同时集中出现的特定的临床现象,简化归纳如表 3-11-5。

表 3-11-5　ILAE（1989）癫痫和癫痫综合征的分类及临床表现要点

1. 部分性癫痫综合征
特发性（年龄依赖性起病）
症状性
2. 全面性癫痫综合征
特发性（年龄依赖性起病）包括失神,BFNC,JME 和 GTCS 等
特发性及/或症状性
症状性
3. 未能判明为部分性及全面性的癫痫和癫痫综合征
既有全身又有局部发作
无明确的全身及局部性表现
4. 特殊综合征

【ILAE 癫痫发作和癫痫综合征分类 2001 年修改建议】

2001 年 ILAE 癫痫分类和术语委员会根据之前 20 年的临床实践,提出了癫痫发作的特点是脑部持续存在着癫痫反复发作的易感性,其患病的过程可引起神经生物学、认知、心理和社会后果,并对癫痫发作分类方案提出了如下修改建议:

1. 强调修改的癫痫发作和癫痫综合征建议不仅是一个分类,而是一个诊断方案。

（1）强调了现象与病因、解剖结构与潜在机制的统一,淡化了以往按照特发性、症状性,以及全面性、部分性分类的二分法原则。

（2）采取更灵活和开放的思路,反映了当前国际认识的水平。

（3）以癫痫发作和癫痫综合征的诊断方案为核心对各步骤做了详细说明。

1）癫痫发作的分类原则:①癫痫发作起始是源于一侧脑部（局灶性发作）,还是两侧脑部（全面性发作）;②发作时意识是否存在。

2）癫痫发作的分类:①部分性发作:包括单纯部分性发作、复杂部分性发作;②全面性发作;③不能归类的发作。

3）癫痫综合征的分类原则：按照病因、年龄、发作类型和脑电图特征等。

4）癫痫综合征的分类：①部分性癫痫：包括特发性、症状性和隐源性癫痫；②全面性癫痫：也包括特发性、症状性和隐源性癫痫；③不能确定为部分性或全面性癫痫。

（4）部分观念有了很大改变，提出了新的名词。

2. 重新阐述的概念

（1）癫痫发作类型（epileptic seizure type）：新定义可以代表单一的病理生理机制和解剖结构引起的发作，类似于癫痫综合征，代表着对病因、治疗和预后有提示意义的诊断实体，而不是像以往单纯的描述现象。

（2）癫痫综合征（epilepsy syndrome）：是一组症状、体征组成的特定癫痫现象，不仅仅是癫痫发作类型，如颞叶发作本身不构成癫痫综合征。

（3）反射性癫痫综合征（reflex epilepsy syndrome）：是能被特定刺激诱发的癫痫综合征，这些刺激包括思考、阅读、音乐和热水及光刺激等。

3. 不再使用的概念

（1）建议不再使用单纯部分性发作（simple partial epileptic seizure）和复杂部分性发作（complex partial epileptic seizure，CPS），不再用意识变化区分发作类型，有意识障碍的发作应个体化描述。

（2）惊厥（convulsion）和惊厥的（convulsive）：以运动性发作为主的痫性发作。

（3）隐源性癫痫（cryptogenic epilepsy）：有可能为症状性癫痫（probably symptomatic epilepsy）代替。

（4）部分性发作（partial seizure，PS）由局灶性发作（focal seizure）代替，更能反映此类发作的本质。

4. 引入新的概念 如癫痫病（epileptic disease）是明确的单一特定病因所致的病理状态，不仅是发作类型；进行性肌阵挛性癫痫是一综合征，而Lafora病（Lafora disease）需经病理活检证实检出Lafora小体（Lafora body），是遗传病或称为癫痫病；癫痫性脑病（epileptic encephalopathy）是癫痫样放电本身导致进行性脑功能障碍疾病；后天获得性癫痫性失语（ESES），EEG显示癫痫持续状态，影像学显示正常等。

5. 诊断轴（diagnostic axis） 建议在诊断癫痫发作和癫痫综合征时采取诊断轴的思路，首先描述发作现象，进而确定发作类型和癫痫综合征（epileptic syndrome），再进一步查明病因和CNS损伤，最后针对病因和损伤进行治疗。

（1）发作现象（ictal phenomenology）：即发作期症状，采用标准术语准确描述，仅描述临床事件，不涉及病因、解剖和机制，根据临床需要，描述可简短或详细。

（2）确定发作类型（seizure type）：根据自限性、持续性或反射性分类。尽可能明确在大脑的定位；如为反射性发作（reflex seizures），需指明特殊诱因；用局灶性发作代替部分性发作；放弃根据意识水平划分为单纯性和复杂性部分发作。

（3）自限性发作（self-limited seizures）

1）全面性发作（generalized seizures）：①强直-阵挛性发作（tonic-clonic seizures）；②阵挛性发作（clonic seizures），包括无强直成分和有强直成分的；③典型失神发作（typical absence seizures）：EEG特征为3次/秒棘-慢波综合；④非典型失神发作（atypical absence seizures）：EEG特征为2~2.5次/秒棘-慢波综合；⑤肌阵挛性失神发作（myoclonic absence seizures）；⑥强直性发作（tonic seizure）；⑦痉挛（spasms）：特指婴儿痉挛发作；⑧肌阵挛发作（myoclonic seizure）；⑨眼睑肌阵挛（eyelid myoclonia）：不伴失神或伴失神发作；⑩肌阵挛失张力发作（myoclonic atonic seizures）；⑪负性肌阵挛（negative myoclonus）：表现双手平举时向下坠落，EEG监测可见棘-慢波综合；⑫失张力性发作（atonic seizure）；⑬全面性癫痫综合征的反射性发作（reflex seizures in generalized epilepsy syndrome）。

2）局灶性发作（focal seizures）：①局灶性感觉性发作（focal sensory seizures）：表现单纯感觉症状如肢体麻木、闪光和异味等，和体验性感觉症状如似曾相识、生疏感等；②局灶性运动性发作（focal motor seizures）：表现单纯阵挛性运动发作和不对称强直样运动症状如姿势样发作，典型（颞叶）自动症如愣神、摸索，多动性自动症如躯体性自动症（额叶），局灶性负性肌阵挛如双手平举时一只手下落，以及抑制性运动发作如半侧无力等，后者脑电图局灶性爆发放电可与TIA鉴别；③痴笑发作（gelastic seizures）：可见于丘脑错构瘤；④偏侧阵挛发作（hemiclonic seizures）；⑤继发全面性发作（secondarily generalized seizures）；⑥局灶性癫痫综合征的反射性发作（reflex seizure in focal epilepsy syndrome）。

（4）持续性发作（continuous seizures）：即癫痫持续状态。

1）全面性癫痫持续状态（generalized status epileptics）：包括：①全面性强直-阵挛性癫痫持续状态（generalized tonic-clonic status epileptics）；②阵挛性癫痫持续状态；③失神性癫痫持续状态；④强直性癫痫持续状态；⑤肌阵挛性癫痫持续状态。

2）局灶性癫痫持续状态（focal status epileptics）：包括：①Kojevnikov部分性持续性癫痫；②持续性先兆；③边缘性癫痫持续状态（精神运动性癫痫持续状态）；④偏侧抽动状态伴偏侧轻瘫。

（5）反射性发作（reflex seizures）：刺激诱发因素包括：①视觉刺激；②闪光（如有可能说明光的颜色）；③图案，如格子、窗帘图案等；④其他视觉刺激；⑤思考（包括算术、弈棋、打麻将等）、音乐、食、操作、躯体感觉、本体感觉、阅读、热水和惊吓等。

（6）癫痫综合征：可分为部分性癫痫、全面性癫痫、不能确定为部分性或全面性癫痫。部分性癫痫和全面性癫痫都包括特发性、症状性和隐源性癫痫。

1) 尽管特发性 (idiopathic) 含义仍有争议,但不能用良性 (benign) 和遗传性 (genetic) 概念取代,因为并非所有特发性癫痫预后都是良性,也不是所有遗传导致的癫痫都是特发性,因此保留特发性概念。

2) 不再保留隐源性癫痫概念,有可能为症状性癫痫代替。

3) 癫痫综合征诊断不一定是必需的。

4) 列出一系列已确认和仍待确认的癫痫综合征,部分综合征国内尚未见报道。

5) 未应用二分法原则,可根据不同需要采用其他分类方式。

6) 采纳新、旧皮质癫痫的提法,用定位更精确的边缘系统发作代替旧皮质发作。

7) 基因与表现型的关系尚未明确,因此未按照基因学原则进行综合征分类,但肯定了部分家族性癫痫综合征,如常染色体显性遗传夜发性额叶癫痫、家族性颞叶癫痫等。

8) 主张区分癫痫综合征与癫痫发作相关状态,如热性发作、酒精戒断性发作、药物及化学性品诱发的发作、外伤和外伤后早期发作、单次或单次孤立的丛集性发作等均不应诊断为癫痫综合征,热性发作、外伤后发作不应诊断为热性癫痫、外伤后癫痫等。

ILAE 癫痫发作分类 2001 年修改建议见表 3-11-6。

表 3-11-6 ILAE (2001) 癫痫发作分类修改建议

自限性发作类型	持续性发作类型
全面性发作	全面性癫痫持续状态
● 强直-阵挛发作 (包括以阵挛或肌阵挛相开始的变异型)	● 全身强直-阵挛性癫痫持续状态
● 阵挛发作	● 阵挛性癫痫持续状态
无强直成分	● 失神性癫痫持续状态
伴强直成分	● 强直性癫痫持续状态
● 典型失神发作	● 肌阵挛性癫痫持续状态
● 不典型失神发作	局部性癫痫持续状态
● 肌阵挛失神发作	● Kojevnilov 持续性部分性癫痫
● 强直发作	● 先兆持续状态
● 痉挛	● 边缘系统癫痫持续状态 (精神运动性持续状态)
● 肌阵挛发作	● 伴有半侧瘫痪的半侧惊厥持续状态
● 眼睑肌阵挛	反射性发作
不伴失神	反射性发作的促发性刺激
伴失神	● 视觉刺激
● 肌阵挛失张力发作	闪烁光刺激 (注明特殊的颜色)
● 负性肌阵挛	图形
● 失张力发作	其他视觉刺激
● 全面性癫痫综合征中的反射性发作	● 思维
部分性发作	● 音乐
● 局部感觉性发作	● 进食
简单感觉症状	● 操作
体验性感觉症状	● 躯体感觉
● 局部运动性发作	● 本体感觉
单纯阵挛运动	● 阅读
不对称强直运动	● 热水
典型自动症	● 惊吓
过度运动性自动症	
负性肌阵挛	
抑制性运动发作	
● 痴笑发作	
● 半侧阵挛发作	
● 继发全面性发作	
● 局部性癫痫综合征中的反射性发作	

　　ILAE 癫痫分类和术语委员会同时提出数十种临床较明确的癫痫或癫痫综合征,每种均有相应的临床表现和诊断要点(表 3-11-7)。

　　(7) 尽可能明确癫痫发作及癫痫综合征的病因,主要是先天性异常与后天获得性。可根据常见的合并癫痫或癫痫综合征的疾病分类确定病因、遗传缺陷或症状性癫痫的特殊病理基础,并对已知病因进行详细描述(表 3-11-8)。

表 3-11-7　ILAE(2001)癫痫或癫痫综合征分类修改建议

1. **特发性婴儿和儿童局灶性癫痫**

　　良性婴儿癫痫发作(非家族性)

　　伴中央颞区棘波的良性儿童癫痫

　　良性早发性儿童枕叶癫痫(Panayiotopoulos 型)

　　迟发性儿童枕叶癫痫(Gastaut 型)

2. **家族性(常染色体显性遗传)局灶性癫痫**

　　良性家族性新生儿癫痫发作

　　良性家族性婴儿癫痫发作

　　常染色体显性夜发性额叶癫痫

　　家族性颞叶癫痫

　　不同部位的家族性局灶性癫痫 *

3. **症状性(或可能为症状性)局灶性癫痫**

　　边缘叶癫痫

　　　伴海马硬化的内侧颞叶癫痫

　　　根据特定病因确定的内侧颞叶癫痫

　　　根据部位和病因确定的其他类型

　　新皮质癫痫

　　　Rasmussen 综合征

　　　偏侧抽搐-偏瘫综合征

　　　表现根据部位和病因确定的其他类型

　　婴儿早期游走性局灶性发作 *

4. **特发性泛化性癫痫**

　　良性婴儿肌阵挛性癫痫

　　伴肌阵挛-猝倒发作的癫痫

　　儿童失神性癫痫

　　伴肌阵挛失神的癫痫

　　伴不同表型的特发性泛化性癫痫

　　　青少年失神癫痫

　　　青少年肌阵挛癫痫

　　　仅泛化性强直-阵挛性发作的癫痫

　　伴热性癫痫发作的泛化性癫痫 *

5. **癫痫性脑病**

　　(癫痫性异常可能导致进行性功能障碍)

　　早发性肌阵挛性脑病

　　大田原(Ohtahara)综合征

　　West 综合征

　　Dravet 综合征(婴儿严重肌阵挛癫痫)

　　非进行性脑病的肌阵挛持续状态 *

　　Lennox-Gastaut 综合征

　　Landau-Kleffner 综合征

　　伴慢波睡眠中持续棘-慢复合波的癫痫

6. **进行性肌阵挛性癫痫**

　　见具体疾病

7. **反射性癫痫**

　　特发性光敏性枕叶癫痫

　　其他视觉敏感性癫痫

　　原发性阅读性癫痫

　　惊吓性癫痫

8. **可不诊断为癫痫的癫痫发作**

　　良性新生儿癫痫发作

　　高热癫痫发作

　　反射性发作

　　酒精戒断性发作

　　药物或其他化学物质诱发的发作

　　外伤后即刻或早发性发作

　　单次发作或单次簇性发作

　　极少反复的发作(oligo-epilepsy)

注:* 有待进一步明确的综合征。

表3-11-8 ILAE（2001）与癫痫发作或癫痫综合征相关的疾病分类

疾病分组	具体疾病
进行性肌阵挛癫痫	蜡样质脂褐质贮积病 涎酸贮积症（sialidosis） Lafora 病（Lafora disease） Unverricht-Lundborg 病 神经轴索营养不良 肌阵挛性癫痫伴蓬毛样红纤维（MERRF） 齿状核红核苍白球路易体萎缩 其他
神经皮肤疾病（有选择手术的可能）	结节性硬化综合征 神经纤维瘤病 伊藤（Ito）黑色素减少症 表皮痣综合征 Sturge-Weber 综合征
皮质发育异常畸形（有选择手术的可能）	孤立的无脑回畸形 Miller-Dieker 综合征 X 连锁无脑回畸形 皮质下带状灰质异位 脑室周围结节样灰质异位 局灶性灰质异位 半侧巨脑回 双侧大脑外侧裂综合征 单侧多处小脑回畸形 裂脑畸形 局灶性或多灶性皮质发育不良 灰质皮质轻微的发育不良
其他脑发育畸形（有选择手术的可能）	Aicardi 综合征 PEHO 综合征 肢端胼胝体综合征 其他
肿瘤（需选择手术）	DNET 神经节细胞瘤 神经胶质瘤 海绵状血管瘤 星形细胞瘤 下丘脑错构瘤（伴有痴笑发作） 其他
染色体异常	部分性 4P 单体或 Wolf-Hirschhorn 综合征 12P 三体征 15 染色体倒位复制综合征 环状 20 染色体 其他
具有复杂发病机制的单基因孟德尔遗传病	脆性 X 综合征 Angelman 综合征 Rett 综合征 其他
遗传性代谢性疾病	非酮性高甘氨酸血症 D-甘氨酸血症 丙酸血症 亚硫酸盐氧化酶缺乏症 果糖 1,6-二磷酸酶缺乏症

疾病分组	具体疾病
	其他有机酸尿症
	吡哆醇依赖症
	氨基酸病（枫糖尿病、苯丙酮尿症等）
	尿素循环障碍
	碳水化合物代谢异常
	生物素代谢异常
	叶酸和维生素 B_{12} 代谢异常
	葡萄糖转运蛋白缺乏
	Menkes 病
	糖原贮积病
	Krabbe 病
	延胡索酸酶缺乏
	过氧化物体病
	Sanfilippo 综合征
	线粒体病（丙酮酸脱氢酶缺乏症、呼吸链缺陷、MELAS——即线粒体脑肌病伴乳酸血症和卒中样发作）
产前或围生期缺血性或缺氧性损伤或脑部感染引起非进展性脑病（有选择手术的可能）	脑穿通畸形
	脑室周围白质软化
	小头畸形
	弓形虫原虫病、脑血管疾病、HIV 等导致的大脑钙化及其他病变
产后期感染（有选择手术的可能）	脑囊尾蚴病（囊虫病）
	疱疹性脑炎
	细菌性脑膜炎
	其他
其他产后因素（有选择手术的可能）	头部外伤
	酒精或其他药物滥用
	脑卒中
	其他
多种复杂因素	腹部疾病（癫痫伴有枕部钙化和腹部疾病）
	Northern 癫痫综合征
	Coffin-Lowry 综合征
	Alzheimer 病
	Huntington 病
	Alper 病

（8）残障（impairment）

1）癫痫发作及癫痫病变本身均能导致患者躯体和精神心理方面影响和伤害。

2）癫痫患者可能发生智能发育迟滞、抑郁症和颞叶癫痫所致癫痫人格等残障，以及意外死亡。

3）是否进行残障评价是选择性、非强制性的，有时是很有意义的诊断附加标准。

4）对残障描述可参照世界卫生组织（WHO）制定的功能和残障分类国际标准（ICIDH-2）。

【ILAE 癫痫分类 2010 年修改建议】

2010 年经 ILAE 名词和术语委员会讨论，认为先前公布的关于癫痫发作的分类是由专家观点和结论决定的，通常被当作僵化的教条。鉴于癫痫相关研究领域包括流行病学、电生理学、神经影像学、发育神经生物学、遗传学及神经生化方面的进展，简单而独断的分类不能全面反映疾病潜在的发展及病理生理过程复杂性，对癫痫分类提出了如下修改建议：

1. 重新定义全面性发作和局灶性发作

（1）全面性发作：是指起源于双侧弥漫网络内的某一点并迅速扩散的发作。这种双侧性网络可以包括大脑皮质及皮质下结构，但未必包括整个大脑皮质。纵然个体发作的起始表现为局灶性特征，但每次发作的定位和定侧可以是不固定的。全面性发作可以是不对称的。

（2）局灶性发作：是起源并局限于一侧大脑半球网络内，这个网络可以呈局灶性或更广泛扩散，可起源于皮质下结构。对每种发作类型而言，每次发作的起始是固定的，伴优先扩散到对侧半球的传导形式。在一些患者中可存在不止一个网络和一种发作类型，但每一种发作类型都有一个固定的起始点。

2. 对病因学所作的具体修改　建议用遗传性、结构性/代谢性、病因不明这三个术语分别替代特发性、症状性、隐源性等术语。

（1）遗传性：遗传性癫痫是指由 1 个已知或待定的遗传缺陷导致的后果，癫痫发作是这种疾病的主要症状。随着分子遗传学发展对癫痫综合征分子机制有了深入认识，很多癫痫综合征的基因已被定位和克隆，一些癫痫综合征完全可以做到基因诊断。可以归类为遗传性癫痫的癫痫综合征包括儿童失神癫痫、常染色体显性遗传夜发性额叶癫痫、Draudio-Videoet 综合征等。

（2）结构性或代谢性：强调与癫痫相关又无间接关系的一种独立疾病，有别于遗传性概念。是一类独立的、介于遗传缺陷与癫痫之间的疾病。在设计合理的研究中已证明，明显的各种结构性或代谢性病变可成为癫痫的风险。结构性病变包括卒中、创伤及感染等获得性疾病，也可能是遗传因素所致，如结节性硬化、皮质发育异常等。

（3）病因不明：其基本病因未知，主要致病机制可能有重要的遗传缺陷，或可能是一种未知、独立疾病的结果。包括婴儿游走性局灶性癫痫、婴儿肌阵挛性癫痫（即婴儿良性肌阵挛性癫痫）等。

【ILAE 癫痫临床诊断 2014 年可操作性定义】

2014 年 ILAE 建议对癫痫临床诊断重新给出可操作性的定义，以协助临床医师在面对各种类型的抽搐或痫性发作患者的诊断和治疗时进行决策。

癫痫是一种脑部疾病，符合以下任何一种情况都可诊断：

1. 至少两次非诱发性（或反射性）发作，时间间隔＞24 小时。

2. 一次非诱发性（或反射）痫性发作，以及两次非诱发性痫性发作后 10 年内具有再次出现类似的痫性发作的风险（至少≥60%）。

3. 诊断为癫痫综合征。

癫痫解除：年龄相关的癫痫综合征患者超过了相应的年龄，或者至少 10 年无发作，且至少 5 年未服用过抗癫痫药物的患者可以诊断癫痫解除。

【ILAE 癫痫分类 2017 年修改建议】

2017 年 ILAE 癫痫分类和术语委员会在 1981 年版癫痫分类的基础上对癫痫发作和分类的术语进行了与时俱进的修订（表 3-11-9），建议淘汰一些不常使用和不易被大众理解的术语，力求在不同的临床环境中从多个层面进行癫痫的分类和诊断。

表 3-11-9　ILAE（2017）癫痫分类建议

1. 局灶性起源
运动：自动症、失张力、阵挛、癫痫样痉挛、过度运动、肌阵挛、强直
非运动：自主神经发作、行为停止、认知性、情绪性、感觉性发作
意识判断：意识受损、意识保留
局灶进展为双侧强直阵挛发作
2. 全面性起源
运动：强直-阵挛、阵挛、强直、肌阵挛、肌阵挛-强直-阵挛、肌阵挛-失张力、失张力、癫痫样痉挛
失神：典型、不典型、肌阵挛、眼睑肌阵挛
3. 起源不明
运动：强直-阵挛、癫痫样痉挛
非运动
知觉判断：知觉受损、知觉不明
4. 未能分类

1. 修改的动机

（1）某些类型的发作，如张力性或癫痫样痉挛即可能是局灶起源的，也可能是全面起源的。

（2）1981 年的分类因为不包括起源的概念，使临床无法对发作进行分类。

（3）需要将知觉的保留或改变、反应或意识作为局灶发作中唯一的评估标准删除。

（4）某些术语目前不能达到高度认可，或大众难以理解，如精神性、部分性、单纯部分性、复杂部分性和认知障碍性等。

（5）没有包括某些重要类型的发作。

2. 重要的修改

（1）部分性修改为局灶性。

（2）某些类型的发作即可能是局灶性的，也可能是全面性或起源不明的。

（3）起源不明的发作仍具备可以被分类的特点。

（4）知觉损害作为局灶性发作的分类标准。

（5）淘汰的术语：认知障碍、单纯部分性、复杂部分性、精神性和继发性全面性发作。

（6）新的局灶发作类型包括：自动症、自主神经性、行为停止、认知性、情感性、运动过度性、感觉性发作、局灶致双侧强直阵挛发作、失张力发作、阵挛发作、癫痫性痉挛、肌阵挛、以及局灶或全面起源的强直发作。

（7）新的全面发作类型包括：伴有眼睑肌阵挛的失神、肌阵挛失神、肌阵挛-强直-阵挛、肌阵挛-失张力和癫痫样痉挛。

3. 与发作相关

（1）发作类型：区别发作类型是癫痫分类的起点，痫性发作首先应该确定为局灶起源、全面起源还是起源不明，可根据脑电图、视频录像和神经影像学资料协助诊断。

（2）癫痫类型：根据 2014 年 ILAE 癫痫临床诊断的标准进一步明确患者是属于局灶性发作、全面性发作、全面和局灶复合性发作、还是起源不明，各种类型的癫痫发作均应有典型的脑电图放电证据支持诊断。

（3）癫痫综合征类型：临床应具备一组特征性的发作、脑电图和神经影像学改变特点，起病与年龄相关，发作的诱发、加重或缓解、病程和预后均具有特征。

4. 与病因相关　当临床医生面对患者第 1 次痫性发作时就应认真仔细地需找病因。主要涉及以下几个方面：

（1）结构性：特指目前依靠神经影像学检查可以发现并能够解释癫痫发作的结构异常，例如：卒中、外伤、感染或遗传性改变，如皮质发育异常导致的畸形。现已明确许多与癫痫相关的结构异常，如伴有海马硬化的颞叶内侧癫痫、下丘脑错构瘤导致的痴笑发作、Rasmussen 综合征与偏侧抽搐癫痫等。

（2）遗传性：是指由于一种已知或推测的基因突变产生的以癫痫发作为核心症状的疾病，但目前对其中大部分基因还未能认识和检测。已经认识的疾病包括常染色体显性遗传的家族遗传新生儿癫痫 K 通道基因突变 KCNQ2 和 KCNQ3；基于人群的研究发现儿童失神癫痫和青少年肌阵挛癫痫可能是相同的综合征；在具有严重发育异常和癫痫脑病的婴幼儿中 30%~50% 可检测出一种以上的基因突变，如 Dravet 综合征患儿中 80% 以上检测出 SCN1A 致病性突变。

（3）感染性：是指一种已知的感染导致的以癫痫发作为核心症状的疾病，而不是指在脑膜炎或脑炎发病初期出现的抽搐发作。最常见的特异性感染包括脑囊尾蚴病、结核病、艾滋病、脑型疟疾、亚急性硬化性全脑炎、弓形虫病、先天性 Zika 和巨细胞病毒感染等。

（4）代谢性：一系列的代谢性疾患均可伴有癫痫发作，癫痫的代谢性病因特指那些以癫痫为核心症状的已知或未知的代谢性疾病，如血卟啉症、尿毒症、氨基酸代谢疾病、吡哆醇依赖发作等。

（5）免疫性：特指一种以癫痫发作为核心症状的免疫性疾患，在儿童和成人中已发现许多自身免疫介导的中枢神经系统感染的证据。与抗 NMDA 和 LGI1 抗体相关的自身免疫性脑炎有逐渐增加的趋势，可给予靶向的免疫治疗。

（6）病因不明：到目前为止还有许多癫痫患者的病因不明，使医生难以给出病因学的分层诊断，如额叶癫痫。

5. 关于共病　越来越多的证据提示癫痫患者存在着学习、精神和行为异常问题，其患病类型和严重程度从学习困难到智力缺陷、精神疾病特征中的孤独症疾病谱、抑郁到心理社会问题。在严重的癫痫患者更常见到系列的共病，包括运动受损的脑瘫和步态异常、运动障碍、脊柱侧弯、睡眠和胃肠道疾病等。

6. 新的术语和定义

（1）发育性和癫痫性脑病：癫痫性脑病可发生在各个年龄组患者，由于癫痫放电本身导致严重的认知和行为受损，并随着病程逐渐加重。许多伴有癫痫脑病的癫痫综合征均与遗传病因学相关，如 West 综合征、睡眠中持续棘波发放（CSWS）、单基因癫痫脑病（CDKL5）和（CHD2）等。发育性脑病由于发育异常即可能没有频繁的痫性放电也可能导致疾病进展和发育迟缓；而癫痫性脑病之前并不存在发育延迟，脑病这一术语特指伴有发育异常的严重的癫痫综合征类疾患。

（2）自限性和药物反应性：随着对癫痫患者共病的不断认识，在面对某些轻中度癫痫综合征患者，如伴有中央颞棘波的良性癫痫（BECTS）和儿童失神癫痫（CAE）需要考虑"良性"这个术语。同时也要考虑某些癫痫综合征可以自发性缓解，称为"自限性"；某些癫痫综合征通过合理应用抗癫痫药物后控制发作，称为"药物反应性"这两个术语的应用。

第三节　癫痫发作的临床表现

（王维治　郎森阳）

一、部分性发作

部分性发作（partial seizures，PS）也称局灶性癫痫发作(focal seizures),临床及脑电图最初改变提示大脑半球某部分神经元首先被激活,出现同步快速放电,迅速向周围正常脑区扩散,产生一系列电生理和神经化学变化,神经元能量耗竭和代谢降低使发作自动终止。

【分类】

根据发作过程是否伴意识障碍分为单纯部分性发作(发作时无意识障碍)和复杂部分性发作(有不同程度意识障碍)。如放电部位表浅(皮质)可记录到较明显的局部放电,临床多表现单纯部分性发作,症状与相应皮质功能有关;随着放电扩散出现相应部位症状,可演变为复杂部分性发作或泛化为全面性强直-阵挛发作,常规脑电图可记录到放电过程;如放电起源较深或近中线如内侧颞叶(海马、杏仁核)或内侧额叶等,放电易扩散至脑干或对侧,临床常出现意识障碍,表现复杂部分性发作,放电扩散可泛化为全面性强直-阵挛发作,但头皮电极脑电图不易记录到放电扩散过程。

1981 年分类对部分性发作、全面性发作的分类详述如下:

1. 部分性发作或称局灶性发作、局限性发作(2017 年 ILAE 分类称之为局灶性发作)。

(1) 单纯部分性发作

A. 运动症状的发作

a. 局灶性运动性发作

b. 局灶性运动性发作逐渐扩延(Jackson 癫痫)

c. 旋转性发作

d. 姿势性发作

e. 语言性(发声和语言中断)发作

B. 体感性或特殊感觉性发作(单纯幻觉,如针刺、闪光、嗡嗡声等)

a. 体感性发作

b. 视觉性发作

c. 听觉性发作

d. 嗅觉性发作

e. 味觉性发作

f. 眩晕性发作

C. 自主神经症状发作(如上腹部不适、苍白、出汗、潮红、竖毛和瞳孔散大等)

D. 精神症状发作

a. 语言障碍发作

b. 记忆障碍发作(如似曾相识)

c. 认识障碍发作(如梦样状态、时间障碍)

d. 情感发作(如恐惧、发怒或其他情感状态)

e. 错觉发作(如视物变大)

f. 结构性幻觉发作(如音乐、影像)

(2) 复杂部分性发作

A. 单纯部分性发作继发意识障碍

a. 仅有意识障碍

b. 伴自动症

B. 以意识障碍开始

a. 仅有意识障碍

b. 伴自动症

(3) 部分性发作扩展至全面性强直-阵挛发作(GTCS)

A. 单纯部分性发作发展至 GTCS

B. 复杂部分性发作发展至 GTCS

C. 单纯部分性发作发展为复杂部分性发作,再发展至 GTCS

2. 全面性发作是非局灶性开始的发作

(1) 失神发作

A. 典型失神发作(b~f 可能单独或合并出现)

a. 仅有意识丧失

b. 伴轻微阵挛

c. 伴失张力

d. 伴肌强直

e. 伴自动症

f. 伴自主神经症状

B. 非典型失神发作,可有:

a. 更明显的肌张力变化

b. 发作的开始和/或停止不是突然的

(2) 全面性强直-阵挛发作(GTCS)

(3) 肌阵挛发作

(4) 阵挛性发作

(5) 强直性发作

(6) 失张力发作

3. 不能分类的发作 包括新生儿的某些痫性发作,如节律性眼球运动、咀嚼和游泳样动作等。

4. 附录

(1) 反复癫痫发作可在以下情况下发生:

A. 无任何明显诱因或未预料到的偶然发作

B. 较规律的间隔性周期发作(如月经、觉醒-睡眠周期等)

C. 由饮酒、疲劳、情绪或感觉等因素引起的反射性发作

(2) 癫痫持续状态的概念

【临床表现】

1. 单纯部分性发作(simple partial epileptic seizure)持续时间较短,一般不超过 1 分钟,起始与结束均较突然,意识保留,除非痫性放电扩展至脑其他部分导致强直-阵挛性发作(继发泛化)。可分四型:

(1) 部分运动性发作:①局灶性运动性发作:以局部

抽动开始,涉及一侧面部如口角或肢体远端如拇指、眼睑或足趾等,病灶多位于中央沟前。如发作后遗留暂时性局部肢体无力或轻偏瘫(0.5~36 小时消除),称为 Todd 瘫痪。②杰克逊(Jackson)发作:局灶性运动性发作沿脑皮质运动区逐渐扩展,临床表现最常见抽搐自对侧拇指沿腕、肘和肩部扩展。③旋转性发作:头眼向一侧偏斜连动躯干,偶可导致全身旋转,病灶在额叶,偶在枕叶,少数在同侧皮质。④姿势性发作:表现姿势异常,如一侧上肢外展,肘部半屈,双眼注视该侧手部动作,病灶多在附加运动区。⑤语言性发作:喉部发声,不自主重复单音或单词,语言中断等。

(2) 部分感觉(体觉或特殊感觉)性发作:

1) 体觉性发作:表现肢体麻木感和针刺感,多发生在口角、舌、手指或足趾,病灶位于中央后回体感觉区,偶可缓慢扩散为感觉性 Jackson 癫痫。

2) 特殊感觉性发作:①视觉性发作:多为闪光、黑矇等简单视幻觉,可见结构性幻视如人物、景色等,病灶在枕叶。②听觉性发作:听幻觉简单如噪声,复杂如音乐,病灶在颞叶外侧面或岛回。③嗅觉性发作:多为焦臭或其他难闻气味,病灶在颞叶眶部、钩回、杏仁核或岛回。④味觉性发作:可为甜、酸、苦、咸或金属味,病灶在杏仁核和岛回。⑤眩晕性发作:表现旋转感、漂浮感或下沉感,病灶在岛回或顶叶。

(3) 自主神经性发作:出现面部及全身苍白、潮红、多汗、立毛、瞳孔散大、呕吐、腹鸣、烦渴和排尿感等,很少单独出现,须注意与非癫痫性自主神经症状鉴别;病灶多位于杏仁核、岛回或扣带回,易扩散出现意识障碍,成为复杂部分性发作的一部分。

(4) 精神性发作:单独出现,常为复杂部分性发作先兆,可继发全面性强直-阵挛发作。①语言障碍发作:表现不完全性失语或重复语言,病灶在颞叶外侧面。②记忆障碍发作:记忆失真或梦样状态,对生疏事物似曾相识或熟悉感,对熟悉事物似不相识或陌生感,偶有快速回忆往事,强迫思维;病灶多在海马体。③认识障碍发作:环境失真感、脱离接触感、人格解体感、梦样状态和时间障碍等,病灶多在海马体。④情感发作:如无名恐惧、无故愤怒、忧郁和欣快等,病灶在扣带回。⑤错觉发作:视物变大变小,变远变近,听声变强变弱,以及人格解体,好像他不在自己身上,感觉自己肢体重量、大小改变等,病灶在海马体或颞枕叶。⑥结构性幻觉发作:幻觉包括体觉、视觉、听觉、嗅觉和味觉,可为闪光、噪声等简单幻觉,或为人物、景色、言语和音乐等复杂形式,病灶在海马体或颞枕叶。

2. 复杂部分性发作(complex partial epileptic seizure, CPES) 也称颞叶发作、精神运动性发作,表现部分性发作伴不同程度意识障碍。痫性放电起源于颞叶或额叶内侧,起源、扩散途径及速度不同,临床表现可差异较大,可先出现单纯部分性发作(时间可长可短),再出现意识障碍。特殊感觉或单纯自主神经性症状常为先兆,深部结构(颞叶内侧、边缘系统等)起源的发作如精神性发作(先兆)可能很短,很快出现意识障碍;也可开始即有意识障碍,甚至单纯表现意识障碍。常见以下类型:

(1) 表现意识障碍:常见意识模糊,意识丧失少见,发作中常有精神性或精神感觉性症状,意识障碍可被掩盖,表现假失神,小儿须注意与失神发作鉴别;多起源于颞叶。

(2) 表现意识障碍与自动症:在痫性发作意识丧失前可出现先兆(aura),患者可保留某些记忆。经典复杂部分性发作由先兆开始,常见上腹部感觉异常,以及情感(恐惧)、认知(似曾相识)和感觉(嗅幻觉)症状,随后意识丧失、呆视和动作停止,发作通常持续1~3分钟。复杂部分性运动发作表现较协调适应性无意识活动伴遗忘,称为自动症(automatism),约75%患者出现口颊舌动作,约50%出现面部或颈部运动,可继发泛化。自动行为并非复杂部分性发作特有,其他(如失神)发作或发作后意识障碍,甚至非痫性发作均可出现。复杂部分性发作出现意识障碍使高级控制功能解除,原始自动行为释放。

根据临床表现,自动症分为:①进食样自动症:表现进食或品尝动作,如舔唇、伸舌、咂嘴和清喉,常伴流涎、咀嚼、吞咽或喷鼻等,有一定程度刻板性。②模仿性自动症:可见恐怖、愉快、愤怒和思索等情感状态表情和肢体动作。③手势性自动症:简单手势如擦脸、咂嘴、吮舌、绞手、抓持物体和摆弄生殖器,作困惑或领悟样动作等;复杂手势如系纽扣或解衣服、翻口袋、拂尘、整理衣服、搬运家具、掀翻床铺或进行某些专业活动等。④词语性自动症:喃喃自语、背诵,伴叫声或笑声,常见重复词组或语句,需与发音性发作鉴别。⑤走动性自动症:向某目标行走,碰到障碍物可避开,有时甚至骑自行车或驾车通过闹市,发作持续数秒至数分钟,连续发作可持续数小时至数日。⑥假自主运动性自动症:又称半目的性自动症,见于额叶癫痫发作期,常见剧烈摇摆、滚动、奔跑样动作,有一定节律,临床需与癔症鉴别。⑦性自动症:呈性兴奋表现和动作,常见于男性额叶癫痫。

(3) 表现意识障碍与运动症状:开始即出现意识障碍和各种运动症状,运动症状可为局灶性或不对称强直、阵挛和变异性肌张力动作,各种特殊姿势(如击剑样动作)等,也可以是不同的运动症状组合或先后出现,与放电起源部位及扩散过程累及区域有关。

3. 部分性发作继发泛化　单纯部分性发作可发展为复杂部分性发作,单纯或复杂部分性发作可泛化为全面性强直-阵挛发作,患者醒后若能记得局灶性发作时症状即为先兆。突然发生意识丧失不伴先兆症状的清晰描述高度提示痫性发作,局部感觉或运动症状,如单肢不自主抽搐、一侧面部感觉异常和强迫转头等提示源于对侧额顶叶皮质痫性发作,恐惧感、嗅幻觉或味幻觉、内脏感觉或似曾相识感常源于颞叶痫性发作。

二、全面性发作

全面性发作(generalized seizures)最初的临床表现提示双侧大脑半球均有受累,形式多种多样,可为抽搐性或非抽搐性,多伴有意识障碍;肌阵挛性发作持续时间较短,可无意识障碍;运动症状常为双侧,但不一定是全面性,也可无运动症状。发作开始脑电图提示神经元放电在双侧半球内广泛扩散。

全面性发作中有各种类型(分类见上文),其临床表现颇具特征性,脑电图的特异性较强。例如,失神发作不论临床表现有何差异,发作基本脑电图改变均为阵发出现每秒 2~3Hz 棘-慢波放电;失张力性发作尽管发作期脑电图可有多种表现,但视频脑电图可提供有诊断价值的参考。

【临床表现】

1. 全面性强直-阵挛发作(generalized tonic-clonic seizure,GTCS) 简称大发作(grand mal),是常见的发作类型,表现全身肌肉强直和阵挛,伴意识丧失及自主神经功能障碍,大多数患者发作前无先兆,部分患者发作前瞬间可能有含糊不清或难以描述的先兆,如胸腹气上冲、局部轻微抽动、无名恐惧或梦境感等,历时极短。发作可分三期:

(1)强直期:患者突然意识丧失,常伴一声大叫而摔倒,全身骨骼肌强直性收缩,颈部及躯干自前屈转为角弓反张,上肢上举后旋转为内收前旋,下肢自屈曲转变为强烈伸直及足内翻。呼吸肌强直收缩导致呼吸暂停,面色由苍白或充血转为青紫,眼球上翻。持续 10~30 秒后,肢端出现细微震颤,待震颤幅度增大并延至全身,即进入阵挛期。

(2)阵挛期:肌肉交替性收缩与松弛,呈一张一弛交替抽动,阵挛频率逐渐变慢,松弛时间逐渐延长,本期持续 30~60 秒或更长。最后一次强烈阵挛后抽搐突然终止,所有肌肉松弛。在上述两期可发生舌咬伤,并伴心率加快、血压升高、瞳孔散大和光反射消失等自主神经改变,Babinski 征可为阳性。

(3)痉挛后期:阵挛期后可出现短暂的强直痉挛,以面部和咬肌为主,导致牙关紧闭,可发生舌咬伤。本期全身肌肉松弛,括约肌松弛尿液自行流出可发生尿失禁。

呼吸首先恢复,心率、血压和瞳孔也随之恢复正常,意识逐渐苏醒。患者发作后有一段时间意识模糊、失定向或易激惹(发作后状态),意识模糊期通常持续数分钟,发作开始至意识恢复历时 5~10 分钟。部分患者可进入昏睡,持续数小时或更长,清醒后常伴头痛、周身酸痛和疲乏,对发作全无记忆,个别患者清醒前出现自动症、暴怒或惊恐等。发作后状态延长见于癫痫持续状态,也见于弥漫性结构性脑病(如痴呆、精神发育迟滞或脑炎)或代谢性脑病患者单次痫性发作后,发作后出现一过性偏瘫(Todd瘫痪)提示病因为局灶性脑损害。大发作患者突然意识丧失跌倒可发生外伤如颅内血肿等,发作时肌肉剧烈收缩可引起下颌关节脱臼、肩关节脱臼、脊柱或股骨骨折,昏迷时将唾液和呕吐物吸入呼吸道可并发吸入性肺炎,长时期发作后原有脑病变患者可出现智能衰退和痴呆。

2. 强直性发作(tonic seizure) 多见于弥漫性脑损害儿童,睡眠时较多,表现全身或部分肌肉强烈持续的强直性收缩,不伴阵挛,头、眼和肢体固定在某一位置,躯干呈角弓反张,伴短暂意识丧失、面部青紫、呼吸暂停和瞳孔散大等,如发作时处于站立位可突然摔倒。发作持续数秒至数十秒,典型发作期 EEG 为爆发性多棘波。

3. 阵挛性发作(clonic seizure) 几乎均发生于婴幼儿,特征是重复阵挛性抽动伴意识丧失,之前无强直期。双侧对称或某一肢体为主的抽动,幅度、频率和分布多变,为婴儿发作的特征,持续 1 至数分钟。脑电图变化缺乏特异性,可见快活动、慢波及不规则棘-慢波等。

4. 肌阵挛发作(myoclonic seizure) 特征是突发短促的震颤样肌收缩,可对称累及双侧肌群,表现全身闪电样抖动,面部、某一肢体或个别肌群肉跳。单独、连续成串出现,刚入睡或清晨欲醒时发作较频繁。见于任何年龄,常见于预后较好的特发性癫痫,如婴儿良性肌阵挛性癫痫,也见于罕见的遗传性神经变性病,如 Lafora 小体病、线粒体脑肌病如肌阵挛性癫痫伴肌肉蓬毛样红纤维(MERRF)综合征、弥漫性脑损害导致预后较差的 Lennox-Gastaut 综合征。发作期典型 EEG 改变为多棘-慢波。

5. 失神(absence)发作 分典型失神和非典型失神发作,临床表现、脑电图背景活动及发作期改变、预后等均有较大差异。

(1)典型失神发作:也称小发作(petit mal),儿童期起病,青春期前停止发作,部分患儿转为大发作。特征表现突发短暂的(5~10 秒)意识丧失和正进行的动作中断,双眼茫然凝视,呼之不应,状如"愣神",可伴阵挛、失张力、肌强直、自动症、自主神经症状的其中之一或全部,无先兆,持续 5~20 秒,极少超过 30 秒,突发突止,对发作全无记忆,每日发作数次至数百次,影响学业;少数患儿仅有意识模糊,仍能进行简单活动,偶有意识障碍极轻以致不易发现,仅在视频 EEG 监测时证实。①伴轻微阵挛如眼睑、口角或上肢不易觉察的颤动,眼球约 3 次/s 的向上颤动,3 次/s 的上肢抽动;②伴失张力如头部前倾、上肢下坠和腰部屈曲,手中持物可能坠落,患儿进食时发作使碗筷跌落常引起家长注意,偶发跌倒;③伴肌强直如某些肌群强直性痉挛,头后仰或偏向一侧,背部后弓,引起突然后退动作;④伴自动症,多见于失神状态,机械地进行原先的活动;⑤伴自主神经症状如面色苍白、潮红、流涎和尿失禁等。临床经过良好,智力不受影响,丙戊酸类可有效控制。

(2)非典型失神发作:意识障碍发生与休止较典型失神发作缓慢,肌张力改变较明显。多见于弥漫性脑损害患儿,预后较差。

6. 失张力性发作(atonic seizure)　是姿势性张力丧失所致,部分或全身肌张力突然降低导致垂颈(点头)、张口、肢体下垂(持物坠落)或躯干失张力跌倒或猝倒发作,持续数秒至 1 分钟,短者意识障碍不明显,长者短暂意识丧失,发作后立即清醒和站起。EEG 示多棘-慢波或低电位活动。可与强直性、非典型失神发作交替出现,发育性障碍疾病和弥漫性脑损害,如 Lennox-Gastaut 综合征、Doose 综合征(癫痫伴肌阵挛-猝倒发作)和亚急性硬化性全脑炎(SSPE)早期常见。

第四节　常见的癫痫和癫痫综合征

(刘晓燕　朱雨岚)

多数癫痫综合征有特定的起病年龄和病程,并具有特征性的发作症状和脑电图表现,但同一种癫痫综合征在病因学上可以有较大的异质性。少数癫痫综合征可以在各年龄段起病,或有特殊的结构性损伤,以外科治疗为主。还有一些癫痫有特殊的病因或病因不明,但可表现为各种不同的电临床特征(表型异质性),不符合已定义的任何电临床综合征,称为非综合征癫痫。

一、与年龄相关的癫痫及癫痫综合征

(一)新生儿/婴儿期起病的癫痫及癫痫综合征

Ⅰ. 自限性新生儿发作和自限性家族性新生儿癫痫

自限性新生儿发作和自限性家族性新生儿癫痫(self-limited neonatal seizures and self-limited familial neonatal epilepsy)可能具有相似的电临床特征和遗传性病因,有些患儿有明确的家族史,但散发病例的新生突变则缺乏相关家族史。

【病因】

已发现本病与 KCNQ2 和 KCNQ3 基因变异有关,为常染色体显性遗传性。该基因编码 M 型钾离子通道,M通道功能失调使依赖于钾离子通道电流下降,去极化削弱,从而导致惊厥发作。这一组钾通道基因突变具有高度表型异质性,有些患儿临床表现为严重的早发性癫痫性脑病,从而构成一个基因谱系癫痫。

【临床表现】

患儿多为足月产,无围生期脑损伤病史。80%的病例于生后 4~7 日发病,少数发病晚者多为早产儿。发作表现为一侧或双侧躯干和肢体强直,伴自主神经改变如心动过缓,或呼吸暂停和眼球运动异常,可演变为全面性或局灶性阵挛发作。每次发作 1~2 分钟,每日可发作10~20 次,但无惊厥持续状态。同一患儿每次发作形式可不同,发作间期正常。病程呈自限性,一般为 4~6 个月,70%在生后 1 周左右停止;神经系统检查无异常体征。家系成员中可有新生儿期惊厥病史,但也常有散发病例。

发作间期脑电图(EEG)无特征性改变,发作期 EEG最初背景活动广泛抑制,持续 5~20 秒,而后局部出现各种频率和波形的棘波、尖波节律发放,或 δ、θ、α 频带的单一节律发放,最常见于 Rolandic 区(中央、顶、中颞和后颞区),可扩散或游走到其他部位甚至对侧半球。有时仅有电发作。

【诊断和鉴别诊断】

诊断主要根据临床表现和家族史,基因检测有助于对散发病例的诊断。应排除代谢性、感染性病因引起的惊厥发作。对初诊患儿应长期随访。Miles 等(2002)提出 BFNC 初步诊断标准为:①新生儿期及婴儿早期惊厥发作。②神经系统检查正常。③未发现明确的病因。④发育正常。

BFNC 应与新生儿非癫痫性发作,如新生儿震颤、良性新生儿睡眠性肌阵挛等鉴别,并应与症状性新生儿惊厥鉴别。

【治疗和预后】

BFNC 治疗尚无统一方案。目前多主张给予 2~6 个月抗癫痫药(antiepileptic drugs,AEDs)治疗,可选用奥卡西平、丙戊酸、左乙拉西坦等。不同家系的发作类型和对AEDs 的敏感程度可有差异。

远期预后多数良好,约 5%以后发生热性惊厥,16%进展为癫痫,但多无严重的癫痫。少数有轻度学习困难。

Ⅱ. 自限性家族性和非家族性婴儿癫痫

自限性家族性和非家族性婴儿癫痫(self-limited familial and non-familial infantile epilepsy),以前称为良性家族性(和非家族性)婴儿癫痫,是一种婴儿期发作的癫痫综合征。二者的区别仅仅是有无家族史,其他电临床表现相同。

【病因】

家族性病例表现为常染色体显性遗传,已报道的相关基因包括 PRRT2、SCN2A 等。此外本病的遗传病因有些与自限性新生儿癫痫有重叠,因此这些癫痫综合征在病因学上可能有内在关联。

【临床表现】

患儿出生及发育正常。3~20个月起病,具有婴儿局灶性发作特点,表现无动性凝视、口咽自动症、自主神经症状、头眼偏转或一侧肢体抽搐,可继发双侧抽搐发作;每次持续2~5分钟,常呈丛集性发作,间隔数日再发,各次发作的起始侧及部位不固定。发作间期意识、反应等一般情况良好,无癫痫持续状态。无论是否给予 AEDs 治疗,病程多为数月至1年左右,未治疗的患儿以后可能出现孤立或短暂的癫痫发作。患儿神经发育正常。在 PRRT2 突变患儿中,可能以后出现阵发性肌张力障碍,或家族成员中有阵发性舞蹈-手足徐动,称为婴儿惊厥-舞蹈-手足徐动综合征(infantile convulsions and choreoathetosis syndrome,ICCA)。

【辅助检查】

因多数起病时发作频繁,首先应进行全面的血常规、生化、代谢和神经影像学检查,排除其他病因的症状性癫痫。基因检查有助于明确病因。

EEG 检查发作间期背景活动正常,无癫痫样放电,是本征的重要特点之一。发作期 EEG 显示局部起源的发作期电活动,常从一侧中央、枕或颞区起始,但各次发作的起始部位和侧别可有变化。

【诊断和鉴别诊断】

婴幼儿期起病,表现婴儿局灶性发作特点,丛集性发作,无癫痫持续状态,间期 EEG 正常,起病前后发育正常,排除各种结构性及代谢性病因,可初步考虑本病。有明确家族史或检测出致病性基因变异者可早期诊断婴儿良性家族性癫痫,但散发病例早期不易确诊,需长期随访后才能确诊。

本病需与婴幼儿期各种病因的症状性或隐源性癫痫鉴别。全面的病因学诊断、对 AEDs 治疗反应及长期随访有助于鉴别。

【治疗和预后】

病程早期有反复频繁发作的倾向,主张 AEDs 治疗,可选择奥卡西平、丙戊酸、左乙拉西坦等单药治疗,治疗反应良好。AEDs 疗程报道不一,通常应用半年至1年无发作可开始减停药物,少数未用 AEDs 自然缓解。

预后良好。家族性病例中有些在婴儿期、儿童期或成年后出现阵发性舞蹈-手足徐动症状,可自发或诱发出现。

Ⅲ. 早期肌阵挛性脑病

早期肌阵挛性脑病(early myoclonic encephalopathy, EME)与大田原(Ohtahara)综合征在病因学和 EEG 特征方面有部分重叠,都属于发育性癫痫性脑病,即除了癫痫活动本身导致的认知和行为损伤外,原发病因也是导致发育障碍的重要原因。二者的主要区别在于 EME 以肌阵挛发作为主,而 Ohtahara 综合征以痉挛发作为主。

【病因】

常见有代谢病因,如非酮症高甘氨酸血症、氨基酸、有机酸代谢异常、尿素循环障碍、线粒体病、吡哆醇或 5-磷酸吡哆醛代谢障碍、Menkes 综合征、Zellweger 综合征等。与 Ohtahara 综合征相比,脑结构性异常罕见。也有些与离子通道或突触传递相关的基因变异,如 STXBP1、PIGA、SLC25A22 等。

【临床表现】

围生期多无特殊事件。多在生后1~2个月内发病,可早至生后数小时至数日发病,表现为频繁的四肢多灶游走性肌阵挛,面部及四肢远端肌肉频繁抽动,常呈持续状态;间有轴性肌阵挛,也可有局灶性发作,但不是主要表现。病后有明显的发育迟滞或倒退,3~4个月时可出现一过性强直痉挛发作,类似不典型的婴儿痉挛,但肌阵挛仍是主要的和持续存在的症状。

【辅助检查】

EEG 特征表现为爆发-抑制图型(suppression-burst pattern)。3~5个月后爆发-抑制常被不典型高度失律代替,以后可再度出现爆发-抑制并持续存在。神经影像学检查最初正常,以后可见广泛性皮质及脑室周围萎缩。部分患儿血生化检查及尿和血的遗传代谢筛查可发现相关的代谢异常,或检测出致病性基因突变。

【诊断和鉴别诊断】

根据婴儿早期或新生儿期起病,频繁的游走性肌阵挛,EEG 爆发-抑制图型,精神运动发育停滞或倒退可诊断本病。实验室检查可帮助发现病因,必要时进行酶学检查或基因检测。

本病需要与 Ohtahara 综合征及婴儿良性肌阵挛癫痫鉴别,后者见于发育基本正常的婴儿,表现轴性肌阵挛抽动,发作间期 EEG 正常,发作易控制,多数预后较好。

【治疗和预后】

本病治疗困难,多数病例对各种 AEDs、ACTH 及吡哆醇治疗均无反应,部分病例可尝试生酮饮食治疗。如能确定遗传代谢缺陷,部分可针对病因治疗。

长期预后不好,约半数患儿在1岁以内死亡,存活者多有严重脑损伤,呈去大脑或去皮质状态。

Ⅳ. 大田原综合征

大田原综合征(Ohtahara syndrome)表现为出生后早期发病、强直性痉挛发作、EEG 爆发-抑制及严重精神运动发育迟滞。

【病因】

病因常为结构性脑损伤,如巨脑回、多小脑回、孔洞脑、半侧巨脑畸形等。近年来发现本综合征也与某些常染色体或 X-连锁的基因变异有关,如 ARX,CDKL5,STXBP1,KCNQ2,KCNT1,SCN2A,GNAO1,SLC25A22,SPTAN1,PCDH19 等。严重的围生期脑损伤也是本病的主要病因之一。少数为先天性遗传代谢缺陷,如线粒体疾病、非酮性高甘氨酸血症、吡哆醇/吡哆醛代谢障碍、肉碱-棕榈酰转移酶缺乏等。部分病因不明。

【临床表现】

患儿在生后 3 个月内,半数以上在生后 1 个月内发病。典型发作形式为强直痉挛(tonic spasm),比典型的痉挛发作持续时间略长,强直成分较突出,但本质上仍是痉挛而并非真正的强直发作;表现为明显的点头伴四肢屈曲姿势,持续 1~2 秒或更长,可达 10 秒左右,常间隔数秒至 10~20 秒成串出现,每秒 10~40 次甚至上百次,每天可发作 10~20 次,也可有孤立性发作。发作易出现于入睡前及觉醒后。常伴局灶性发作,但很少有肌阵挛发作。发作难以控制,有明显的精神运动发育迟滞。体格检查无特殊异常,或可见头围异常、皮肤异常色素斑及颅面和其他部位发育畸形。

【辅助检查】

本病重要特征之一是 EEG 周期性暴发-抑制,在清醒及睡眠期持续存在,睡眠期较明显。强直痉挛发作时表现高波幅慢波暴发,类似婴儿痉挛发作图形,但发作后弥漫性电压抑制常更明显,持续时间更长。有时在每一个暴发周期都伴有痉挛发作(图 3-11-1)。

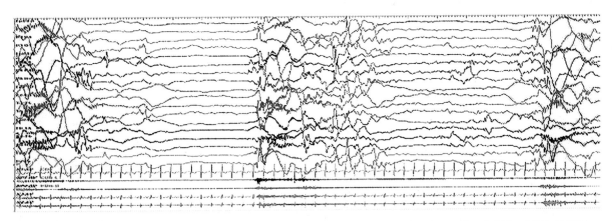

图 3-11-1　出生 35 天的大田原综合征男婴,EEG 显示爆发-抑制伴成串的痉挛性发作(EMG 显示位于左右侧三角肌和股四头肌表面)

脑 CT 及 MRI 检查常见脑发育不良或局部结构性异常。基因检测有助于发现致病性基因变异,有些可有染色体核型异常或微缺失。少数患儿血生化和/或尿代谢筛查异常,如非酮症高甘氨酸血症等。Aicardi 综合征眼科检查可见脉络膜视网膜炎。

【诊断和鉴别诊断】

根据婴儿早期起病,强直痉挛发作,EEG 特征性爆发-抑制及严重的精神运动发育迟滞,不难诊断。高分辨率 MRI 及各种遗传学检测有助于发现病因。本病需与早期肌阵挛脑病和 West 综合征鉴别。

【治疗和预后】

本病长期预后不良,几乎所有的患儿都有严重的精神运动发育迟滞。6 个月~1 岁后 EEG 多转化为高度失律,演变为 West 综合征,但也有很多病例演变为局灶性发作。治疗困难,药物治疗首选 ACTH,可能有效;AEDs 疗效较差,可尝试生酮饮食治疗。局部脑结构性异常者可择期手术治疗。

V. 韦斯特综合征

韦斯特综合征(West syndrome)又称为婴儿痉挛症(infantile spasms),由 West 于 1841 年首次报道,发病率为 2/10 万~3.5/10 万。

【病因】

病因包括遗传性、结构性、代谢性等多种情况,有些病因不明。结脑内构性异常很常见,包括先天性脑发育畸形和产前或围生期获得性脑损伤。已报道的与 West 综合征相关的基因与其他早发癫痫性脑病的基因有重合,包括 STXBP1、SLC19A3、SPTAN1、KCNB1、GRIN2B、PLCB1、GABRA1 等。某些 X-连锁的基因突变与性别相关,如 ARX 基因突变多见于男孩,而 CDKL5 基因突变主要见于女孩。代谢性病因相对少见。

【临床表现】

90% 的患儿在 1 岁内起病,高峰年龄 6~7 个月,18 个月后起病较少见,称为晚发型癫痫性痉挛。男婴多见。痉挛发作、EEG 高度失律和精神运动发育迟滞是本病特有的三联征。痉挛为点头伴四肢屈曲、伸展或混合运动，多见于睡醒后或入睡前，同步表面 EMG 显示痉挛引起的菱形肌电爆发持续 1~2 秒，多成串出现；发作可不对称或不典型，可有一侧性或局灶性痉挛，也可合并其他局灶性发作。一旦出现痉挛发作，患儿在原来发育正常或落后的基础上快速倒退。体格检查可见与病因相关的某些异常，如头围、皮肤及毛发色泽异常、特殊体味（苯丙酮尿症）、皮肤色素脱失斑（结节性硬化）、颅面部表观畸形

（染色体病）、眼科检查（Aicardi 综合征）等体征，有助于病因诊断。

【辅助检查】

典型 EEG 表现为高度失律图形（图 3-11-2）。但不少患儿表现不典型高度失律，发作期 EEG 表现 3 种模式，颅顶区为主的多位相高波幅慢波、中波幅纺锤样快波活动及弥漫性电压降低，可单独或组合出现（图 3-11-3）。

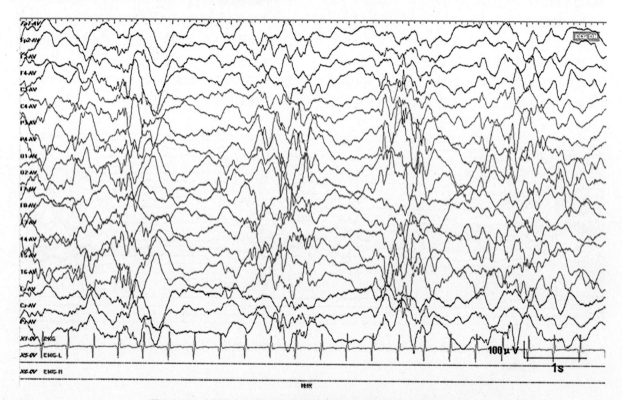

图 3-11-2 生后 5 个月的婴儿痉挛男婴，在发作间期 EEG 高度失律图形

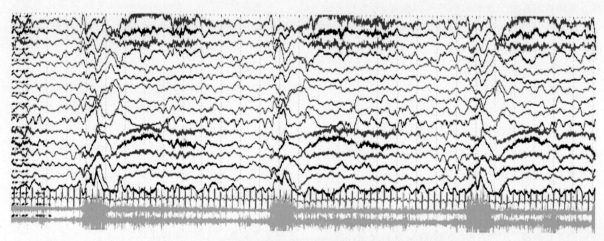

图 3-11-3 West 综合征的成串痉挛发作（EMG 位于左右三角肌表面）

病因学检查包括血常规和生化检查、脑 CT 和 MRI 检查、遗传代谢病筛查和基因检测等。40%~50% 的患儿神经影像学检查有局部结构性异常，20% 为非特异性异常。2 岁前很难发现比较隐匿的局部皮质发育不良（FCD），应在 2 岁后复查 MRI。ACTH 可引起一过性脑萎缩，治疗前应行 MRI 检查。疑为结节性硬化者应行脑 CT

检查,以发现颅内钙化灶。

【诊断和鉴别诊断】

根据婴儿期起病,典型成串的痉挛发作、EEG高度失律及精神运动发育停滞或倒退,可明确诊断为婴儿痉挛。

婴儿痉挛、大田原综合征及早期肌阵挛脑病鉴别见表3-11-10。发作症状不典型的患儿应注意与婴儿肌阵挛癫痫及婴儿非癫痫性发作鉴别。VEEG和同步表面肌电图(EMG)对鉴别很有帮助。

表3-11-10 大田原综合征、早期肌阵挛脑病和婴儿痉挛的鉴别

鉴别点	早期肌阵挛脑病	大田原综合征	婴儿痉挛
起病年龄	多数在1个月内	3个月内	3~18个月,高峰年龄6~7个月
常见病因	遗传代谢病、基因突变	脑结构性异常、围生期脑损伤、基因突变	脑结构性异常、围生期脑损伤、遗传代谢病、基因突变
发作表现	多灶游走性或轴性肌阵挛、局灶性发作、一过性痉挛	强直痉挛、局灶性发作	成串痉挛、局灶性发作
EEG表现	爆发-抑制持续存在	爆发-抑制→以后演变为高度失律或局灶性放电	高度失律→以后演变为各种形式的全面性或局灶性放电
病程演变	一过性痉挛发作,以后仍持续肌阵挛发作	演变为婴儿痉挛或局灶性发作	演变为LGS或局灶性发作
预后	非常不好,难治性癫痫,严重脑损伤,半数夭折	不好,难治性癫痫,严重发育迟滞	不好,难治性癫痫,发育迟滞

【治疗和预后】

本病用常规AEDs疗效不佳。一线治疗为ACTH,对50%~70%的患儿有效,痉挛减少或完全消失,且EEG改善。激素治疗控制后复发者,第2次ACTH对1/3~1/2的患儿仍有效。激素减量的同时应口服AEDs治疗。

氨己烯酸对结节性硬化合并婴儿痉挛有效率达95%,在国外作为一线药物使用;对其他病因的婴儿痉挛有效率54%,总体有效率62%。主要不良反应为不可逆的中心视野缺损,治疗1年左右或累计总量达1 000g时风险最大,儿童发生率明显低于成人,2岁以下发生率为3%,很少影响视觉,但仍须注意药物蓄积损伤,尽量缩短疗程。此外,氨己烯酸可引起MRI的FLAIR和DWI像在基底节、丘脑、胼胝体或脑干的可逆性异常高信号,停药后可消失,少数患者可有一过性肌张力障碍,但与MRI的异常信号无明确相关性。

丙戊酸、托吡酯、拉莫三嗪、左乙拉西坦及苯二氮䓬类等AEDs也可用于婴儿痉挛治疗,常需2~3种AEDs联合治疗。卡马西平、奥卡西平、苯妥英钠等可能加重痉挛发作,应慎用。维生素B₆可作为辅助治疗,除非吡哆醇依赖症,单用大剂量维生素B₆很少能完全控制发作。

药物治疗无效者可考虑生酮饮食(ketogenic diet)。脑内有局部致痫性结构异常者可考虑外科手术治疗。

预后与病因及治疗效果相关。总体上,10岁时80%患儿有智力低下,40%脑瘫,94%仍有活动性癫痫,50%(也有报道15%~20%)进展为Lennox-Gastaut综合征,部分发生孤独症谱系障碍。早期诊断及有效治疗有利于改善预后,但预后更主要的是取决于病因。

Ⅵ. 德拉韦综合征

德拉韦综合征(Dravet syndrome)以前称为婴儿严重肌阵挛癫痫(severe myoclonic epilepsy in infancy,SMEI),由Dravet于1978年首次报道。随着对该病的认识逐步深入,包括我国在内已有许多相关报道,遗传学研究也取得了重要进展。

【病因】

本征为典型的遗传性癫痫并具有癫痫性脑病特征,75%~80%与编码钠通道的SCN1A基因亚单位突变有关。目前认为Dravet综合征是遗传性癫痫伴热性惊厥附加症(GEFS⁺)谱系中最严重的一个类型。部分患儿的一、二级亲属有热性惊厥和/或癫痫家族史,但同一家族内表型的差别很大;也有很多患儿是新发突变。其他报道可引起Dravet综合征表型的相关基因有SCN2A、GABRG2、GABRA1、STXBP1、HCN1及PCDH19等。

【临床表现】

多数患儿起病前正常,少数有轻度发育迟滞。均在1岁以内,多数在7个月之前起病。早期发作几乎都伴发热,可表现全身强直-阵挛、一侧阵挛或局灶性发作,但每次发作的侧别或部位多数不固定。常有长时间的持续发作，一次发作可持续 20~40 分钟。1 岁内可有多次热性惊厥发作。1 岁前后逐渐出现无热性发作，并可出现肌阵挛、不典型失神等多种发作形式，少数在后期出现强直发作。在整个病程中，热敏感始终是非常突出的特点，表现低热即可引起发作，或疫苗注射、热水浴也可诱发；部分患儿有光敏感。癫痫发作非常抗药，常有非惊厥性癫痫持续状态，少数可出现猝死（SUDEP）。随病程进展，约在起病后第 2 年开始逐渐出现精神运动发育停滞或倒退，甚至出现锥体束征、共济失调等异常神经体征。4~6

岁后发育倒退一般不再进展，但癫痫发作仍难控制，且终生存在热敏感现象。

起病早期 EEG 无明显异常。随病情进展，背景活动逐渐恶化，慢波活动增多，额、中央、顶区出现大量 4~5Hz 阵发性 θ 节律（图 3-11-4）。一侧性发作后显示背景活动不对称。1 岁后渐出现广泛性棘慢波、多棘慢波，单发或阵发性出现，常在一侧半球更突出。也有局限性放电。阵发性放电睡眠时明显增多。20% 有光敏性反应。闪光刺激和思睡期特别容易诱发阵发性棘慢波。发作期可见与各种发作类型相关的 EEG 改变。

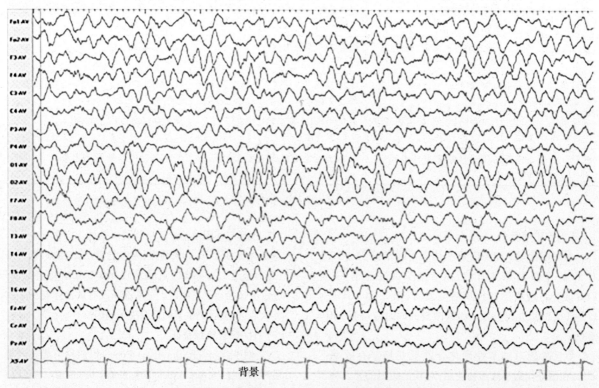

图 3-11-4　7 岁男孩患 Dravet 综合征，背景弥漫性 θ 活动

【辅助检查】

除了 EEG，各种实验室检查多无异常。神经影像学检查多数正常，少数在后期可有轻度弥漫性脑萎缩等非特异性异常，或继发性海马硬化。基因检测多数可发现 SCN1A 或其他基因的致病性突变，对临床高度怀疑 Dravet 综合征而基因测序阴性者，可进行 MLPA 检测，有些可发现该基因的大片段缺失。

【诊断和鉴别诊断】

根据以下电-临床特征应考虑 Dravet 综合征的诊断：①起病年龄 ≤7 个月，以热性惊厥起病；②1 岁以内热性惊厥发作次数 ≥5 次；③半侧惊厥或局灶性发作；④长时间发作（持续状态）；⑤肌阵挛发作；⑥持续存在热敏感现象；⑦有热性惊厥和/或癫痫家族史。基因检测发现 SCN1A 或其他相关基因突变有助于明确诊断。

Dravet 综合征的早期诊断及鉴别诊断比较困难，特别是与热性惊厥的鉴别诊断。病程进展到出现无热性发作并表现为多种发作形式时，要注意与 Lennox-Gastaut 综合征、肌阵挛-失张力癫痫的鉴别（表 3-11-11）。

【治疗和预后】

本征治疗非常困难。AEDs 治疗可选择丙戊酸、左乙拉西坦、托吡酯、苯二氮䓬类或苯巴比妥，常需 2~3 种 AEDs 联合应用，可使发作减少，持续时间缩短，但很难完全控制发作。一般感染性发热常使发作加重。卡马西平、奥卡西平、拉莫三嗪及苯妥英钠治疗多数无效，且可能加重发作，应避免使用。糖皮质激素治疗可用于反复出现癫痫持续状态的患儿，但远期疗效不确定。生酮饮食可用于药物治疗无效者，对部分病例有一定疗效。此征以多灶性发作为主，脑内无结构性异常，无外科手术适应证。

表 3-11-11　具有多种发作类型的儿童早期癫痫性脑病的鉴别诊断

临床特征	LGS	Dravet 综合征	Doose 综合征	ABPE
病因	症状性 & 隐源性	特发性	特发性	特发性
起病年龄	高峰 3~5 岁	6~8 个月	5 岁前	3~8 岁
热敏感	-	+++	+	-
强直发作	+++	-	+	-
不典型失神	++	++	++	++
肌阵挛	+	++	+++	-
失张力	+	+	+	+
肌阵挛-站立不能	-	-	+++	-
GTCS	+	+	+	+
局灶性发作	-	++	-	+++
负性肌阵挛	-	-	-	+++
非惊厥性持续状态	++	++	++	+
预后	不良	不良	不确定	相对良性

注:-无;+少见;++常见;+++均有。

Dravet 综合征总体预后不良,活动性癫痫可持续到儿童期甚至青春期,所有患者均有程度不等的智力运动发育落后。

Ⅶ. 婴儿肌阵挛癫痫

婴儿肌阵挛癫痫(myoclonic epilepsy in infancy,MEI)是少见的婴儿癫痫综合征,以前称为婴儿良性肌阵挛癫痫,但因相当一部分患儿神经发育的远期预后不尽如人意,ILAE 在命名中取消了"良性"一词。婴儿反射性肌阵挛癫痫也归为这一综合征。目前认为本征是特发性癫痫综合征。少数患儿和/或家族中有热性惊厥或癫痫病史。

【临床表现】

患儿在 6 个月至 2 岁起病,肌阵挛是唯一的发作类型,表现为快速的点头或头后仰,眨眼或眼球上翻一下,有时伴四肢或轴性肌阵挛抽动,或伴短促发声,强度不等,轻微时不易被察觉,严重时可致跌倒或手中物品掉落,可孤立或连续出现多次;少数病例可由闪光刺激或声音、触摸等突然刺激诱发(反射性肌阵挛)。发作时意识通常不丧失,连续发作时可有意识水平减低。思睡期比清醒期发作更多,但深睡眠期发作减少或消失。

【辅助检查】

除了 EEG,其他检查都正常。EEG 发作间期背景正常,少数可见中央区慢波活动。VEEG 监测显示清醒期和思睡期广泛性高波幅棘慢波、多棘慢波阵发,多数伴程度不等的肌阵挛发作。睡眠期仍可见广泛性放电,但很少伴抽搐症状,无局灶性放电。少数患儿闪光刺激可诱发放电及临床发作。VEEG 监测时增加表面肌电图

(EMG)记录对确定发作类型非常有帮助。

【诊断和鉴别诊断】

根据婴幼儿期出现单纯的肌阵挛发作,伴发作期 EEG 广泛性棘慢波、多棘慢波发放,无其他类型发作,起病前后发育基本正常,无结构性或代谢性异常病因,对 AEDs 治疗反应良好,可初步诊断本病。有些病例需长期随访,排除其他癫痫综合征,才能最终确诊。

本病应与以下几种疾病鉴别:①婴儿痉挛,常为成串发作,每次抽搐持续时间比肌阵挛发作长,间期 EEG 表现高度失律或多灶性放电,起病后有明显发育停滞或倒退;②Dravet 综合征,多数以热性惊厥起病并有明显的热敏感,常有局灶性发作和持续状态;③婴儿良性非癫痫性肌阵挛,发作间期和发作期 EEG 均正常,患儿精神运动发育正常,症状为一过性,随年龄增长而消失。

【治疗和预后】

诊断后应尽快开始 AEDs 治疗。一般丙戊酸单药即可控制发作,少数发作控制不好的病例,特别是反射性肌阵挛癫痫可加用左乙拉西坦、托吡酯或苯二氮䓬类药物治疗。文献报道 AEDs 治疗多持续至 6 岁后开始撤药,偶见撤药后出现全面强直-阵挛发作。光敏感病例发作较难控制,AEDs 需更长的疗程。

早期诊断及早期开始治疗的患儿远期预后较好,发作一般在起病 6 个月至 5 年内消失。但 10%~20% 的患儿到青少年期可能出现少量全面强直-阵挛发作。精神运动发育基本正常。肌阵挛发作病程较长,未能有效控制者可见轻至中度智力落后、学习困难及注意力缺陷。

VIII. 婴儿癫痫伴游走性局灶性发作

婴儿癫痫伴游走性局灶性发作(epilepsy of infancy with migrating focal seizures),以前称为婴儿恶性游走性部分性发作(malignant migrating partial seizures in infancy),是近年确认的一个新的癫痫综合征,临床少见,但也许与认识不足有关。

【病因】

最初对本病的病因不清楚,因为未见家族性病例报道,且除 EEG 外,各项实验室检查均无特殊发现。近年来在本病患儿中陆续发现多个致病性基因突变,包括 KCNT1、SLC25A22、PLCB1、TBC1D24 以及与钠通道相关基因(SCN1A,SCN2A,SCN8A)等,提示是一组具有高度遗传异质性的癫痫性脑病,其中以 KCNT1 突变报道最多。

【临床表现】

起病年龄为生后 13 天至 6 个月,高峰年龄在 3 个月左右。发作累及多个部位,表现为各种形式的运动性症状,如凝视、双眼同向性偏转、眼睑颤搐、肢体抖动等,可伴有自动症和自主神经症状,包括咀嚼、吞咽、流涎、呼吸暂停、发绀、潮红等。每次发作时各种表现可形成不同的组合,各次发作表现不一,也可继发全面性发作。发作日趋频繁,在数日至数月后进展为难以控制的癫痫持续状态或连续成簇的发作。发作间期患儿萎靡、嗜睡、全身松软、流涎、不能进食。上述症状在起病后 1~10 个月内逐渐表现充分,各种抗癫痫药物均难以控制发作。

【辅助检查】

发作间期 EEG 在新生儿期可仅表现为背景活动成熟不良或呈不连续图型,以后可逐渐演变为双侧不对称的爆发-抑制图型。随病情进展,背景活动变为连续性图型,伴有多灶性棘波、慢波和节律性活动,以 Rolandic 区和颞区为主,清醒及睡眠期均可见。睡眠期纺锤波减少或消失。

发作期 EEG 呈多灶性起源,随机累及各脑区。VEEG 显示临床发作和 EEG 放电在时间和部位上有较好的相关性。常从一侧半球游走到另一侧半球,或在同侧半球内游走,也可为临床下电发作。经常在前一次发作的放电尚未完全消失时,又出现从另一部位开始的放电,前后两次的放电累及不同的区域并具有各组独立的频率。这种游走性放电的电-临床特征在起病早期可能不明显,病初患儿多表现为以一个脑区为主的放电和发作。

神经影像学(CT、MRI)早期正常,以后可出现蛛网膜下腔及脑室增宽,可能与继发性脑萎缩有关。神经病理学可有继发于频繁发作的海马神经元丢失等非特异性改变。对病因不明且难以控制的婴儿多灶性发作应进行遗传学检查,以期发现致病性基因变异并判断预后。

【诊断】

诊断标准:①生后 6 个月内起病;②几乎持续的游走性多灶性发作;③发作期 EEG 表现为多灶性放电,在一侧半球内或双侧半球之间游走,累及多个部位,临床发作与 EEG 放电在时间和部位上密切相关;④逐渐进展的智力运动发育倒退;⑤对抗癫痫药物治疗反应不佳,预后不良;⑥排除遗传代谢病和其他脑损伤病因导致的癫痫。遗传学检测发现致病性基因突变有助于了解病因,但没有发现异常基因变异也可以临床诊断。

【治疗和预后】

本病癫痫发作控制非常困难,可以尝试各种抗癫痫药物,包括奥卡西平、丙戊酸、左乙拉西坦、托吡酯、苯二氮䓬类药物等,但效果都不好。近年来有报道应用作用于钾通道的药物奎尼丁治疗 KCNT1 突变致病患儿,或使用溴化钾治疗,效果也不理想。持续状态时可静脉用药,但通常很难完全控制发作。也可以考虑生酮饮食或神经调控治疗。

长期预后极差,所有患儿均有严重精神运动发育停滞或倒退,30% 的患儿死于惊厥持续状态及相关并发症。存活患儿在 1~6 岁后发作可逐渐减少或消失,或称为"燃尽"(burnt out)现象,EEG 可呈现弥漫性低波幅慢波活动。但所有存活者均遗留严重的发育落后,难以获得最基本的运动和认知能力。北京大学第一医院报道的 9 例患儿,各种抗癫痫药物均未能控制发作,随访的 7 例患儿仅 3 例存活且均有严重的发育落后。

IX. 非进展性疾病的肌阵挛脑病

非进展性疾病的肌阵挛脑病(myoclonic encephalopathy in nonprogressive disorders),过去称为非进展性脑病的肌阵挛持续状态(myoclonic status in nonprogressive encephalopathies),是一组由不同病因的静止性脑病导致的以频繁失神和肌阵挛为主要发作表现的癫痫综合征,临床少见。

【病因】

本综合征的病因为累及 CNS 的各种非进展性疾病,主要有:①染色体疾病,约占 50%,最常见的是 Angelman 综合征、Wolf-Hirschhorn 综合征等;②围生期缺氧缺血性损伤;③先天性脑发育畸形;④致病性基因变异,如 MECP2 或 CDKL5 变异引起的 Rett 综合征。尽管原发病为静止性,但由此引起的频繁或持续癫痫发作和异常放电可导致患儿精神运动发育停滞或倒退。

【临床表现】

起病年龄从出生至 5 岁不等,高峰年龄在 12 个月左右。患者均有由基础病因导致的神经精神异常,包括严重智力低下、语言发育落后、肌张力增高或降低,以及各种类型运动异常,同一患者可单独或混合出现,症状无进行性加重。有些患者可以获得行走或简单语言能力,已获得的技能不再丧失。患者常有癫痫发作,特别是所谓肌阵挛持续状态,特征为频繁或持续失神状态,伴频繁或持续的肌阵挛抽动,呈散发不对称性。由于患儿原本有严重智力低下及各种持续的非癫痫性异常运动如意向性肌阵挛、意向性震颤、运动抑制及自发性惊跳等,因此失神和肌阵挛很难被发现。在思睡期非癫痫性异常运动消失时可观察到手指或足趾轻微的持续肌阵挛抽动。慢波睡眠期癫痫性的失神、肌阵挛及非癫痫性异常运动均消失;其他发作类型少见,无强直发作。随着肌阵挛持续状态出现,患儿进行性精神运动倒退,已获得的各种技能逐渐丧失。有些患儿发作由发热诱发。

不同的病因有其特征性临床表现,如:①Angelman综合征表现严重精神运动发育落后,常有快乐面容和共济失调步态,难以获得语言功能,癫痫发作很难控制;②Wolf-Hirschhorn综合征具有古希腊勇士头盔样外貌,可伴其他表观畸形或神经缺陷,先天性肌张力低下及智力低下,癫痫发作可随年龄增长而减少或消失;③围生期脑损伤可表现智力运动发育落后及异常神经体征;④各种先天性脑发育畸形多有智力运动发育落后、局部异常神经体征及神经影像学异常,常伴有难治性癫痫。

【辅助检查】

EEG 清醒时背景活动为弥漫性慢波,伴局灶或多灶性异常,包括大量不对称的 θ 和 δ 波爆发,主要位于额-中央区,并见短阵的 δ 节律夹杂棘波或棘慢复合波,以顶-枕区突出,可由闭目诱发(图 3-11-5)。慢波睡眠期阵发性放电明显增多甚至持续发放。发作期特征为弥漫性慢棘慢波短阵爆发,伴肌阵挛及其他形式的多种异常运动。肌阵挛和脑电图发放不一定完全对应(图 3-11-6)。Angelman 综合征的 EEG 最具特征性,为额区 2~3Hz,200~500μV 的 δ 活动或三相 δ 波,以及后头部为主的 4~6Hz,200μV 以上节律性 θ 活动。棘慢复合波多位于枕区,也可广泛性发放,闭目更易诱发,常有睡眠期电持续状态。这种 EEG 特征在 1 岁前即可出现并持续存在。Wolf-Hirschhorn 综合征的 EEG 特征是双侧枕区持续 δ 节律,伴各种癫痫样放电。

神经影像学检查、遗传学检查(染色体和基因检测)有助于确定病因。血液生化及遗传代谢病筛查等特殊检查排除各种进展性神经代谢病或变性病。

【诊断和鉴别诊断】

基础疾病的诊断主要依靠病史、全面体格检查及神经系统检查、神经影像学检查和染色体检查。血液生化和遗传代谢病筛查等用于排除各种进展性神经代谢病或变性病。VEEG 和同步 EMG 监测对 Angelman 综合征等基础疾病诊断有重要提示作用,并可发现癫痫持续状态,鉴别癫痫性与非癫痫性异常运动。

【治疗和预后】

有癫痫发作患者常为难治性癫痫,可根据发作类型选择 AEDs 治疗,如丙戊酸、乙琥胺、左乙拉西坦、托吡酯等,也可试用 ACTH 治疗。出现持续状态时可静脉注射苯二氮䓬类药物,疗效应在 VEEG 监测下评价。如药物治疗能消除肌阵挛和持续性放电,临床智力和运动常有戏剧性改善。先天性脑发育畸形患者,可酌情考虑外科手术治疗。

癫痫预后取决于病因。Angelman 综合征的癫痫发作可持续到成年以后,Wolf-Hirschhorn 综合征的癫痫发作随年龄增长而缓解,80% 以上在 4~5 岁后得到控制。

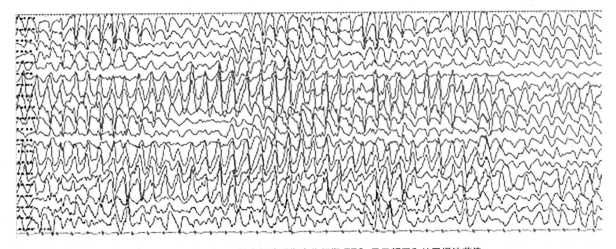

图 3-11-5　Angelman 综合征清醒期发作间期 EEG,显示额区和枕区慢波节律

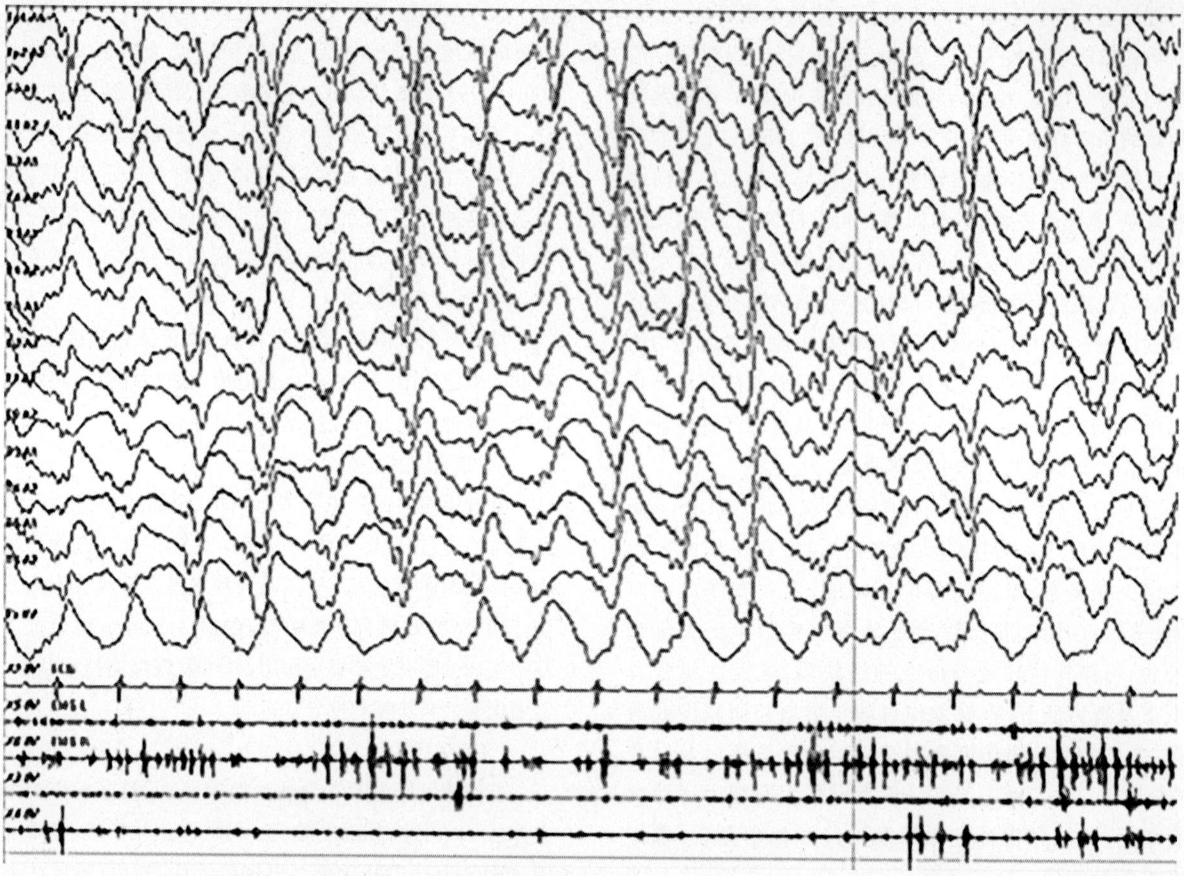

图 3-11-6　Angelman 综合征,不典型失神伴持续肌阵挛发作,EMG 位于左右三角肌和股四头肌表面

（二）儿童期起病的癫痫及癫痫综合征

Ⅰ. 帕纳约托普洛斯综合征

帕纳约托普洛斯综合征（panayiotopoulos syndrome, PS）以前称为早发型良性儿童枕叶癫痫（early onset benign childhood occipital epilepsy），最早由 Panayiotopoulos 首先报道,作者认为其与儿童良性癫痫伴中央颞区棘波（BECTS）都是具有癫痫易感性的儿童良性局灶性癫痫。PS 在儿童局灶性癫痫的发病率仅次于 BECTS,在 1~15 岁的儿童无热惊厥中占 6% 左右。

【临床表现】

起病年龄在 1~13 岁不等,80% 见于 3~6 岁,高峰年龄 5 岁左右。多在夜间发作,以自主神经症状为主,如面色苍白、出汗、恶性、呕吐,心率改变等,并常有行为异常,易激惹;逐渐出现眼球持续偏转;后期可出现局灶性、一侧性或全面性惊厥发作;发作初期意识一般清醒,随着发作进展,逐渐出现不同程度意识障碍,发作常持续 5~10 分钟或更长时间,少数报道可达 3~12 小时。发作不频繁,一般每年 1~2 次,总发作次数不超过 15 次,1/3 的患儿一生中仅有一次发作。典型病程为 1~2 年。患儿发作间期正常,无神经精神症状或体征。

【辅助检查】

除了 EEG,其他实验室检查均无异常。发作间期 EEG 背景活动正常,90% 的病例可见局灶性棘波或棘慢复合波,2/3 位于一侧或双侧枕区（图 3-11-7）,左右同步或不同步,也可见枕叶以外,如后颞区、顶区或额区棘波,或有与枕区放电同时存在的多灶性或全导放电;少数病例发作间期 EEG 正常。多有失对焦敏感（fixation-off sensitivity）现象,即枕区棘波在睁眼时被完全或部分抑制,闭眼后出现或增多。NREM 睡眠期放电增多并常有扩散。发作期 EEG 表现为后头部起源的 θ 或 δ 节律,夹杂棘波活动;偶见放电起始于额区或其他脑区。少数患者发作间期枕区无棘波发放,仅为局限性枕区慢波活动。

【诊断和鉴别诊断】

具有上述典型临床表现及 EEG 特征,特别是睡眠中出现以自主神经症状为主的长时间发作,精神运动发育正常,神经系统检查及神经影像学检查正常,可以诊断本征。

PS 应与血管迷走性晕厥、低血糖性晕厥,急性胃肠炎、器质性脑病变如脑炎伴惊厥发作等鉴别。详细询问病史,尤其发作期症状,发作间期 EEG 特点,结合必要的血液生化检查、血管调节功能检查、神经影像学检查等有助鉴别诊断。PS 与 Gastaut 型儿童枕叶癫痫有一些相似之处,二者的鉴别诊断见表 3-11-11。

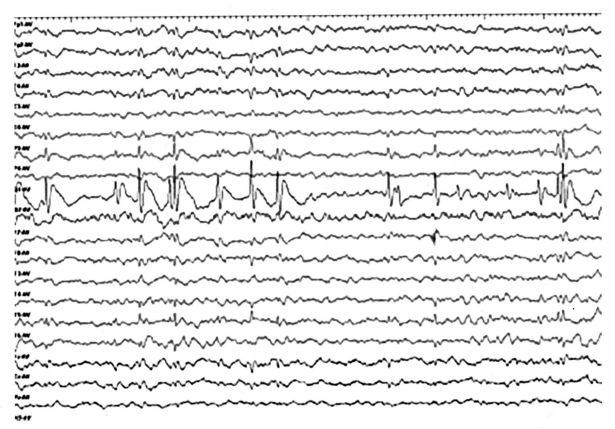

图 3-11-7 7 岁 Panayiotopoulos 综合征患儿发作间期的枕区棘慢波发放

【治疗和预后】

初次短时间发作不必给予常规 AEDs 治疗。发作较多者常给予卡马西平或奥卡西平,如发作持续时间较长,可经直肠或静脉给予地西泮终止发作。

PS 预后良好,发作大多在发病后 1 ~ 8 年终止。约1/4 患儿转变为其他类型癫痫发作,其中演变为 BECTS 较多,少数演变为 Gastaut 型儿童枕叶癫痫,最终均随年龄增长而缓解。成年后癫痫发生率与正常人群无异。

Ⅱ. 癫痫伴肌阵挛失张力发作

癫痫伴肌阵挛失张力发作(epilepsy with myoclonic atonic seizures,MAE)又称为 Doose 综合征,有多种发作类型,以肌阵挛和肌阵挛-失张力发作最具特征性。

【病因】

本病与遗传因素有关,半数以上患儿有热性惊厥史,15% ~ 43% 有癫痫和/或热性惊厥家族史,少数患儿为全面性癫痫伴热性惊厥附加症(general epilepsy with febrile seizure plus,GEFS)家系的表型之一。在已报道的有钠离子通道亚单位基因(SCN1A、SCN2A、SCN1B)及 GABRG2 突变的 GEFS+家系中,均已发现有 MAE 的表型。此外,在 CHD2、SLC2A1、SLC6A1、STXBP1、SYNGAP1 等基因变异相关的癫痫中,均有少数符合 MAE 表型。但多数为散发病例,提示存在高度遗传异质性和复杂的遗传方式。

【临床表现】

起病年龄在 7 个月至 6 岁,高峰年龄 2 ~ 4 岁,男孩多见。多数最初有 1 至数次全面强直-阵挛发作,而后出现频繁而短暂的点头或跌倒发作,有时为骤然频发,每日数十次至上百次。多导 EEG 证实这类发作可为肌阵挛、失张力或肌阵挛-失张力发作。跌倒系由失张力成分所致,其前短暂而轻微的肌阵挛很难被观察到。常有不典型失神发作,14% ~ 95% 的患儿病程中有非惊厥性癫痫持续状态,表现精神萎靡,情感淡漠伴频繁四肢及面部肌肉抽动,可持续数小时甚至数日。病程后期可见少量轴性强直发作。多数患儿精神运动发育无明显倒退,但发作频繁控制不好,特别是经常出现持续状态的患儿可出现认知功能衰退。

【辅助检查】

除 EEG 外其他实验室检查无阳性发现。VEEG 时同步记录四肢表面肌电图(EMG)对诊断非常重要。EEG 早期正常,而后背景出现弥漫性 θ 为主慢波活动,有时为 δ 频段慢波活动。可见多量广泛性 1.5 ~ 2.5Hz 慢棘波阵发,清醒期可伴失神发作。肌阵挛发作时为广泛性棘慢波或多棘慢波伴 EMG 爆发 100 ~ 200ms,肌阵挛-失张力发作时为广泛性棘波,多棘波跟随一个长达 0.5 ~ 1.5s 的非常慢的慢波,同步 EMG 显示在一个非常短暂的肌电爆发(50 ~ 100ms)之后跟随一段 100 ~ 300ms 的电静息(图 3-11-8)。

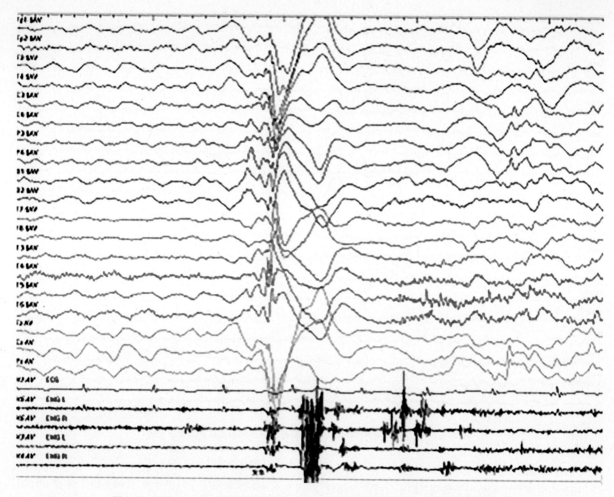

图 3-11-8　Doose 综合征的肌阵挛-失张力发作（EMG 位于左右三角肌和股四头肌表面）

【诊断和鉴别诊断】

1. MAE 诊断标准　①发病前发育正常，无神经系统器质性疾病；②1 岁半至 5 岁发病；③发作类型包括肌阵挛发作、失张力发作、肌阵挛-失张力发作、不典型失神、强直发作、阵挛发作和全面强直-阵挛发作，其中肌阵挛和肌阵挛-失张力发作对诊断是必需的；④常发生非惊厥性癫痫持续状态；⑤脑电图早期正常（或背景有 θ 节律），之后出现全导 2～3Hz 棘慢波、多棘慢波，无局灶性放电；⑥除外婴儿肌阵挛癫痫、Dravet 综合征、Lennox-Gastuat 综合征及不典型儿童良性局灶性癫痫（ABPE）等伴多种发作形式的儿童癫痫。

2. 鉴别诊断　见表 3-11-11。

【治疗和预后】

治疗应用广谱 AEDs，首选丙戊酸，如单药治疗失败，可与拉莫三嗪联合治疗，也可选用左乙拉西坦、托吡酯或小剂量氯硝西泮。卡马西平、奥卡西平或氨己烯酸可导致发作加重或诱发癫痫持续状态，应避免使用。对发作难以控制或常有非惊厥性癫痫持续状态患儿，可考虑糖皮质激素或生酮饮食治疗；但在骤然起病发作频繁时，也应注意过度治疗或选药不当导致发作加重的问题。

MAE 预后不确定并难以预测，骤然起病且早期发作频繁的状态可持续 1 至数月，而后发作减轻或消失；不论起病是否急骤，均具有一定自限性，50%～90% 在 3 年内发作消失；60% 的患儿智力可恢复至正常，另有约 20%～30% 有轻或中度精神发育落后。预后不良的主要因素是长时间内发作未能有效控制及反复出现癫痫持续状态。

Ⅲ. 儿童失神癫痫

儿童失神癫痫（childhood absence epilepsy, CAE）是一种年龄相关的特发性全面性癫痫，以典型失神发作为其特征性表现。17% 的 CAE 患儿有一级亲属患癫痫，主要为典型失神发作或全面强直-阵挛发作。单卵双胎患儿 75% 共患典型失神发作，提示与遗传因素有关。目前已有几个不同的基因位点被确定，包括 8q24、5q31.1、15q11 等，主要与 GABA 亚单位编码的 T 型钙通道基因突变有关。

【临床表现】

起病年龄 4~10 岁,高峰 5~7 岁,女孩多见(60%~70%)。表现为突发突止、持续时间短暂(4~20s)的失神发作,动作停止,对外界无反应,有时可伴简单自动症,眼睑或口周轻微肌阵挛抽动。每日均有发作,家长能观察到的发作在 10~200 次/d 不等。过度换气易诱发。通常无其他类型发作,也无失神持续状态的发生。

【辅助检查】

EEG,特别是 VEEG 对 CAE 是必需且唯一的诊断性检查。背景活动正常。发作期为典型的广泛性双侧对称同步 3Hz 棘慢波节律阵发,持续 4~20s(图 3-11-9)。未经有效治疗者过度换气均可诱发。睡眠期棘慢波常呈片段性发放,频率不规则,可有少量散发的局灶性棘波,前头部多见。其他实验室检查正常。

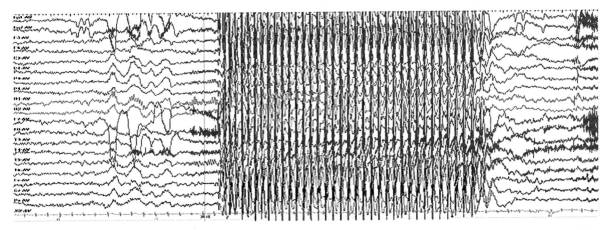

图 3-11-9　7 岁女孩广泛性 3Hz 棘慢波节律阵发伴典型失神发作

【诊断和鉴别诊断】

有典型失神发作并不等同于 CAE。Panayiotopoulos (2005) 对 CAE 提出较严格的诊断标准,其中纳入标准和排除标准同等重要。纳入标准为:①起病年龄 4~10 岁,高峰年龄 5~7 岁;②智力运动发育正常;③短暂、频繁的失神发作伴严重的意识障碍;④发作期 EEG 为全导高幅的棘慢波爆发,节律在 3Hz 左右,从开始到结束逐渐减慢,持续时间 4~20 秒。排除标准为:①在出现失神发作之前或失神发作频繁阶段出现全面强直-阵挛、肌阵挛等其他形式发作;②失神伴显著的眼睑或口周肌阵挛、节律性的肢体粗大肌阵挛和单次的或非节律的头、躯干、四肢肌阵挛发作;③3~4Hz 棘慢波发放时意识损伤轻微或未发现意识损伤;④短暂的 3~4Hz 棘慢波发放<4 秒,有多棘波(>3 个)或发作期放电不连续;⑤有光敏性或其他感觉刺激诱发的临床发作。

根据以上标准,CAE 可以与其他各种伴有失神发作的癫痫鉴别。同时应注意与非癫痫性发作(注意力障碍或"白日梦")及表现为愣神和自动症的局灶性发作鉴别,主要依靠发作期 EEG 特征。

【治疗和预后】

CAE 的治疗首选丙戊酸,75% 的患儿发作可得到控制。如效果不好或出现药物不良反应,可用拉莫三嗪或乙琥胺单药治疗,少数难治性病例可联合用药,也可试用左乙拉西坦或托吡酯。卡马西平、奥卡西平、苯巴比妥、苯妥英钠、加巴喷丁及氨己烯酸可能加重失神发作,不宜应用。

CAE 预后良好,多数对 AEDs 治疗反应良好。90% 最终发作缓解。未经治疗者多数在 20 岁之前发作消失。

Ⅳ. 儿童良性癫痫伴中央颞区棘波

儿童良性癫痫伴中央颞区棘波(childhood epilepsy with centrotemporal spikes, BECTS)是儿童期最常见的特发性局灶性癫痫,为常染色体显性遗传,有明显的年龄依赖性和较高的外显率,特征性的 Rolandic 区棘波是重要的遗传学标志。

【病因】

BECTS 患儿部分有阳性家族史(18%~36%),30%~40% 的患儿同胞可有相同 EEG 异常,但仅有 10% 出现临床发作,40% 的近亲有热性惊厥。目前发现部分 BECTS 与 ELP4 或 GRIN2A 基因变异相关。

【临床表现】

起病年龄在 3~14 岁,5~8 岁为发病高峰,多数在青春期前后停止发作,男孩较多。发作常见于入睡期和觉醒前,即使日间发作也常与思睡有关。约 70% 仅在睡眠时发作,15% 仅在清醒时发作,15% 在清醒和睡眠时均发作。发作多为自限性,很少有癫痫持续状态。如不经治疗,10% 仅发作一次,70% 数月或数年发作一次,20% 发作频繁,治疗后发作显著减少。

典型发作表现为患儿从睡眠中醒来,一侧口部感觉异常,继之同侧口、咽及面部阵挛性抽动,常伴舌部僵硬感、言语不能、吞咽困难、流涎等,但意识存在,发作持续 1~2 分钟,可扩散至同侧肢体,偶可继发 GTCS。也有些患者发作从一侧手部开始,可呈 Jackson 扩散。患儿智力运动发育基本正常,神经系统检查正常。少数患儿某一阶段出现不典型发作表现,如日间的负性肌阵挛或不典型失神发作,或有构音障碍、流涎、咀嚼吞咽困难等口咽部失用症状,称为儿童不典型良性局灶性癫痫或 BECTS 变异型,常伴睡眠期抽搐发作增多,以及慢波睡眠期接近持续性的癫痫样放电(ESES)。这类患儿常伴不同程度

的认知功能损害。

【辅助检查】

发作间期 EEG 显示背景活动正常,一侧或双侧 Rolandic 区(中央、顶区和/或中、后颞区)棘慢波或尖慢波,主要出现在 NREM 睡眠期,左右可不同步(图 3-11-10)。发作期为一侧 Rolandic 区起始的低波幅棘波节律伴演变和扩散。脑 CT 或 MRI 及其他实验室检查正常。

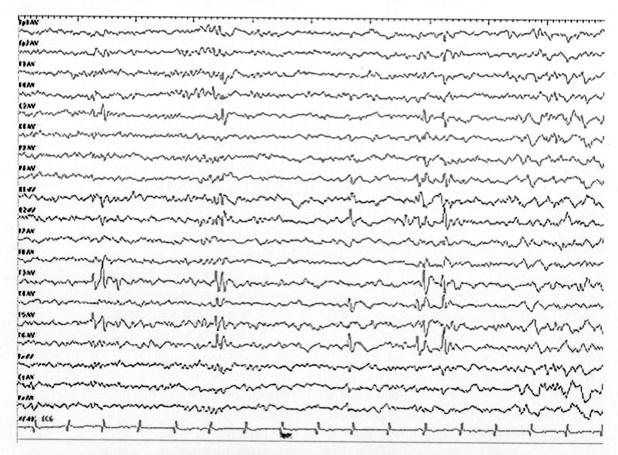

图 3-11-10　BECTS 患儿睡眠期的 Rolandic 区棘波,累及中央区和中、后颞区,左右不同步

【诊断和鉴别诊断】

BECTS 诊断标准:①3~14 岁发病,高峰年龄 5~8 岁;②局灶性发作,以累及颊、唇、舌等部位的感觉-运动性发作为主,也可累及一侧肢体,或继发全面强直-阵挛发作,发作时间一般短暂;③多数发作与睡眠密切相关;④EEG 背景活动正常,Rolandic 区棘慢波发放,入睡后明显增多;⑤神经系统检查无异常发现,智力正常,脑影像学检查无相应部位的器质性改变。其中②、③、④条最为重要,是诊断 BECTS 的最基本条件。

Rolandic 区放电可出现在从无癫痫发作的正常儿童,如临床无发作,不能根据 EEG 作出癫痫或 BECTS 的诊断,即使有频繁放电,也不需要治疗。其他可出现 Rolandic 区棘慢波的神经系统疾病包括儿童脑瘫、感觉运动皮质区结构性脑损伤、先天性外侧裂周围发育异常等。

神经影像学检查及阳性神经体征有助于鉴别诊断。BECTS 还应与颞叶癫痫鉴别,二者的治疗及预后不同。间期 EEG 放电在颞叶内侧癫痫常位于前颞区,而 BECTS 多位于中后颞区,二者放电的波形也不尽相同。

【治疗和预后】

多数 AEDs 治疗反应良好,可选用丙戊酸、卡马西平、奥卡西平、苯巴比妥、左乙拉西坦、托吡酯、拉莫三嗪等单药治疗,多数用药后发作可得到稳定控制,仅有少数患者单药未能控制,需要换用第二种 AEDs 或两种 AEDs 联合治疗。无发作 2~3 年后可考虑停药,少数复发者应治疗至 14 岁。发作非常稀少且仅在夜间发作不一定需要治疗。对于少数 EEG 表现为 ESES 或临床表现为 BECTS 变异型的患儿,应慎用卡马西平、奥卡西平或苯妥英钠等药物,因为有可能恶化电-临床情况。

BECTS 具有自限性。而 EEG 放电的消失常明显滞后于临床发作的缓解,常有临床无发作多年而 EEG 仍见较多 Rolandic 区放电。但无论是典型或变异型 BECTS,临床发作和 EEG 放电在青春期前后都会消失。多数患儿智力发育正常,少数 BECTS 变异型患儿可遗留轻-中度认知损伤和学习困难。

Ⅴ. 常染色体显性遗传夜间额叶癫痫

常染色体显性遗传的夜间额叶癫痫(autosomal domi-nant nocturnal frontal lobe epilepsy, ADNFLE),近年将本综合征重新定义为睡眠相关过度运动癫痫(sleep-related hy-permotor epilepsy, SHE),因为发作全部或大部分发生在NREM 睡眠期,无论是夜间还是日间的睡眠,发作主要表现为过度运动,而且尽管多数起源于额叶,但也可起源于其他脑区(颞叶、岛叶或后头部等)。

【病因】

是第一个发现的单基因遗传性局灶性癫痫,由神经元烟碱乙酰胆碱受体(nACHR)相关基因(CHRNA4、CHRNA2 或 CHRNB2 等)变异而致病。近来报道 KCNT1及 DEPDC5 变异也是 SHE 的致病基因,其中 KCNT1 的致病性变异常伴有不同程度的发育落后,表型更严重,而DEPDC5 是 mTOR 通路的调节基因,有时脑内伴有 FCDⅡ型病变。

【临床表现】

多在 7~12 岁发病,很少在 5 岁以前起病。男性发病率高(7:3),患病率约 1.8/10 万。SHE 呈散发或家族性发病,但同一家族内不同患者起病年龄及发作程度可轻重不等。散发病例常伴相关致病基因的新发突变。典型发作特征为短暂、频繁、丛集性夜间运动性发作,包括过度运动、肌张力障碍和不对称强直等,可伴有发声。多数病例伴非特异性感觉异常先兆,发作中意识通常保留,患者能意识到发作但不能控制,很少有发作后症状。

【辅助检查】

除 EEG 外其他实验室检查无阳性发现。EEG 背景活动及睡眠周期正常,但睡眠中发作频繁的患者睡眠常被频频打断。发作间期多正常,仅 16% 在一侧或双侧额、额-中央、额-颞或颞区有癫痫样活动,22% 有双侧或局限性慢波增多。发作期 VEEG 显示发作主要出现在NREM2 期,以双额为主的尖慢波活动、节律性棘波、节律性 θ 活动或觉醒样反应,继以 9Hz 左右的节律性活动。少数患者无明确的发作期放电,或发作期 EEG 被大量运动伪差所掩盖。

脑 MRI 一般无结构性异常。偶有 DEPDC5 致病性变异导致 FCD Ⅱ型病变。

【诊断和鉴别诊断】

诊断主要根据典型的发作特征(睡眠期为主、过度运动发作)。有家族史高度提示为遗传性,但散发病例更多见。影像学及遗传学检测有助于病因学诊断。脑电图可见前头部放电,但常规脑电图阳性率低,定位不准确。在2014 年由癫痫病学、睡眠医学和流行病学专家共同召开的专题国际会议上,提出对睡眠相关过度运动癫痫的诊断分为三个层次:①可能(根据目击者描述的核心发作症状);②临床诊断(根据视频+音频录像记录的完整惯常性发作);③确诊(根据视频脑电图监测及同步 EKG 和 EMG 记录)。

DNFLE 或 SHE 常被误诊为儿童良性异态睡眠(儿童夜惊、梦游等),全夜视频多导睡眠监测有助于诊断及鉴别诊断。

【治疗和预后】

卡马西平或奥卡西平是治疗 ADNFLE 或 SHE 最有效的药物,70% 可控制发作。对于药物难治性病例,可以多药联合治疗。伴有 FCD 等致病性结构损伤的可以考虑癫痫外科治疗。

本征自然病程可持续至成年,随年龄增长,发作可能减少和减轻,但发作形式基本不变。治疗到成年后虽发作已长期控制,但停药后仍有复发的可能。近期的一组大样本长期随访显示,以连续 5 年无发作为标准,起病 10年后的累计无发作率仅为 20.4%,30~40 年后的无发作率仅为 28.4%。频繁的睡眠期发作可导致患者日间困倦、工作效率和认知能力降低,影响生活质量。

Ⅵ. 晚发型儿童枕叶癫痫(Gastaut 型)

晚发型儿童枕叶癫痫(late onset childhood occipital epilepsy)又称为加斯多(Gastaut)型儿童期枕叶癫痫(Gastaut type childhood occipital epilepsy),是一种相对少见的儿童期特发性局灶性癫痫综合征。

【临床表现】

发作主要表现为视觉异常,简单视幻觉如闪光、几何图案或一过性黑矇,随后出现眼球向一侧偏转,可伴语言障碍或感觉异常,或可进展为半侧阵挛发作,少数可继发GTCS。发作后常有头痛和呕吐,有时发作类似偏头痛。部分患者有发作后黑矇、偏盲或一过性视觉丧失。视幻觉症状发作较频繁,可每日数次。起病前后神经精神发育基本正常,神经系统及眼科检查无异常发现。

【辅助检查】

除 EEG 外,其他实验室检查无异常。发作间期 EEG背景活动正常,一侧或双侧枕区可见高波幅棘慢波发放,左右可不同步,常波及同侧后颞区及顶区。可有失对焦敏感现象;也可同时存在 Rolandic 区或广泛性棘慢波发放,过度换气和闪光刺激对枕区棘慢波发放无明显影响,多数患者睡眠期异常放电增多。半数以上患者发作间期癫痫样放电可持续数年。发作期放电从一侧枕或后颞区开始,可向同侧前头部和对侧枕区扩散,在发展为一侧性或全面性惊厥发作时,可见一侧或双侧广泛性放电,但双侧波幅和频率常不对称。

【诊断和鉴别诊断】

根据发作症状及 EEG 特征,并排除各种病因引起的症状性枕叶癫痫,结合起病年龄,可以作出诊断。

本征与 PS 的鉴别见表 3-11-12。同时应进行全面的病因学检查,以与各种症状性枕叶癫痫鉴别。本征与伴有先兆的偏头痛鉴别有时较困难,偏头痛也有视觉先兆,头痛常较剧烈,可伴有呕吐等,发作通常持续时间更长,很少进展为惊厥发作。多数 EEG 正常或非特异性异常,很少有典型癫痫样放电。诊断困难者可进行长程 EEG 监测,特别是发作期记录可帮助鉴别。

表 3-11-12　帕纳约托普洛斯型与 Gastaut 型儿童期枕叶癫痫的鉴别

临床特征	帕纳约托普洛斯型	Gastaut 型
占良性局灶性癫痫的比例	20%~30%	2%~7%
高峰发病年龄	5 岁	8 岁
发作特点		
发作持续时间	数分钟~数小时	数秒~数分钟
发作频度	少,1/3 仅 1 次	频繁,大多每日或每周数次
夜间发作	2/3	<1/3
视幻觉	罕见	多见
眼球偏斜	常见	常见
自主神经症状	常见	罕见
呕吐	常见	罕见
行为异常	常见	罕见
一过性黑矇	无	常见
意识障碍	常见	罕见
发作后头痛	罕见	常见
发作期 EEG	节律性慢活动伴棘波	枕区棘波节律

【治疗和预后】

本征发作频繁,一般需给予长期 AEDs 治疗,多可有效控制发作,首选卡马西平或奥卡西平,也可用丙戊酸、左乙拉西坦等。治疗原则与方法同 BECTS。

多数预后良好。60% 以上患儿发作最终控制。发作一般持续 3~7 年,平均 4.5 年,大多于 13~19 岁前终止发作;少数发作持续时间较长,预后不确定。

Ⅶ. 癫痫伴肌阵挛失神

癫痫伴肌阵挛失神(epilepsy with myoclonic absence)是罕见的癫痫综合征,占全部癫痫的 0.5%~1.0%,男性占 85%。多数属于特发性全面性癫痫,有些有遗传性病因如染色体病,或脑结构性异常等其他病因。

【临床表现】

起病年龄 2~12 岁,高峰年龄 7 岁左右,25% 有癫痫家族史,40% 发病前智力不正常。发作特点是失神伴双侧肢体节律性抽动,发作频繁,每日数次,每次 10~60 秒,过度换气可诱发,入睡期也可发生。发作时意识障碍程度不等,轻者表现与人交谈困难,重者意识丧失。肌阵挛为肩部和上肢为主抽动,也有面部如下颏及口轮匝肌抽动,睑肌抽动少见。发作可持续至成年期,有时自动终止。

【辅助检查】

发作间期 EEG 背景波正常,双侧对称同步 3Hz 棘慢波,突发突止,与典型失神发作期 EEG 相同。同步双侧三角肌 EMG 记录显示与棘波同步的节律性肌阵挛抽动伴轻微强直成分。诊断主要根据失神与肌阵挛发作同时存在的临床特征及 EEG-EMG 的肌阵挛失神发作模式。对于治疗困难的和伴有明显发育落后的患儿,应进一步进行病因学检查,包括染色体检测和基因检测,以及脑 MRI 检查等。

【治疗】

治疗与儿童失神癫痫相同。但部分患儿单药治疗效果不好,需联合用药(如丙戊酸与拉莫三嗪联合治疗),丙戊酸常需维持较高血药浓度。部分患儿发病 5 年左右终止发作,有的病例发作可持续 10 年不能控制。

Ⅷ. 伦诺克斯-加斯托综合征

伦诺克斯-加斯托综合征(Lennox-Gastaut syndrome, LGS)是一种严重的儿童癫痫性脑病,占全部小儿癫痫的 2%~5%。

【病因】

70%~75% 的 LGS 可找到病因,如围生期脑损伤、先天性脑发育畸形、基因变异、遗传代谢性疾病、CNS 感染、头部创伤、脑肿瘤等。20%~50% 的 LGS 继发于 West 综合征。另有约 1/4 的患者病因不明。

【临床表现】

患儿在 4 个月至 11 岁发病,高峰 1~5 岁。病程中有多种类型发作,其中最主要的发作类型为全身轴性强直发作,EEG 伴广泛性棘波节律阵发,几乎见于所有 LGS 患者,是诊断 LGS 的重要依据之一。几乎均有不典型失神发作,失张力性发作也很常见,此外可有肌阵挛发作、局灶性发作、全面强直-阵挛性发作等。常有非惊厥性癫痫持续状态,表现为持续不典型失神中夹杂频繁的失张力或肌阵挛发作。患者常有不同程度精神运动发育迟滞,半数以上智商在 50 以下。可有与基础病因相关的异常神经体征,如小头、脑性瘫痪等。

EEG 背景活动差,慢波多。可见各种形式的癫痫样放电,其中广泛阵发性 10~20Hz 棘波节律或快节律是 LGS 特征性 EEG 表现,如放电持续 5 秒以上,常伴临床强直发作(图 3-11-11)。广泛性 1.5~2.5Hz 的慢棘慢波与不典型失神发作有关(图 3-11-12),也可见局灶性或多灶性放电。

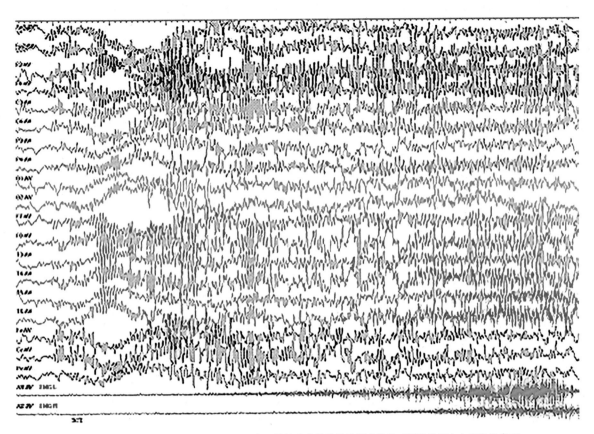

图 3-11-11　13 岁 LGS 患儿 EEG 显示广泛性棘波节律发放伴强直发作，EMG 位于左右三角肌表面

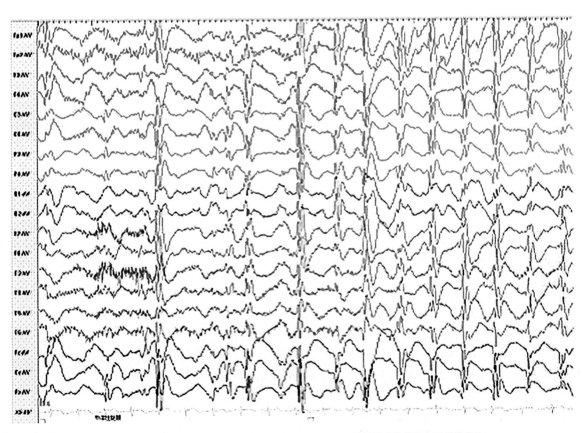

图 3-11-12　5 岁 LGS 患儿 EEG 显示广泛性 1.5~2Hz 棘慢波发放伴不典型失神发作

【诊断和鉴别诊断】

LGS 的诊断主要根据:①起病年龄;②多种形式的癫痫发作,特别是有全面性强直性发作;③EEG 多种形式的癫痫样放电,特别是有广泛性棘波节律及慢棘慢波发放;④精神运动发育落后;⑤排除其他癫痫综合征,特别是儿童早期起病且有多种发作形式的癫痫综合征。

病因学诊断方面,应行包括神经影像学、遗传代谢病筛查、染色体和/或基因检测等。

【治疗和预后】

LGS 治疗困难,AEDs 单药治疗多不能完全控制发作,常需联合用药,可选择丙戊酸、托吡酯、左乙拉西坦、拉莫三嗪等。苯二氮䓬类药物(硝西泮、氯硝西泮等)对控制发作也有效,应从小剂量开始,但偶可诱发强直发作增加,长期使用易产生耐受性。卡马西平可能加重失神、强直和肌阵挛发作,应慎用。

对有持续大量癫痫样放电或难治性非惊厥性持续状态的患者,可试用甲基泼尼松龙冲击治疗,对部分患儿有效。药物治疗不能控制的顽固性发作,可予生酮饮食治疗。有结构性脑损伤者在内科治疗无效时可考虑外科治疗。频繁跌倒发作严重影响患者日常生活时,可考虑胼胝体离断手术,减少跌倒发作。对内科治疗困难且不能进行切除性外科治疗者,可尝试神经调控治疗。

LGS 长期预后不良,发病年龄越小,预后越差。癫痫发作可持续到青春期甚至到成年,发作症状可波动,发作形式也可随年龄变化。85%~92% 的患者有轻度至重度智力障碍。随年龄增长及发作次数增加,智力缺陷可加重。少数隐源性 LGS 患儿预后相对较好,虽有不同程度的学习困难,但成年后可以就业工作。

Ⅸ. 癫痫性脑病伴慢波睡眠期持续棘慢波

癫痫性脑病伴慢波睡眠期持续棘慢波(epileptic encephalopathy with continuous spike-and-wave during sleep, CSWS)是儿童期特殊的癫痫综合征,主要特征为睡眠期 EEG 的 ESES 现象伴多种形式的癫痫发作、认知功能倒退和神经功能缺陷。

【病因】

病因具有异质性。约 1/3 的患者有各种病因的脑损伤,包括围生期脑损伤、先天性脑发育异常等;30%~60% 有神经影像学异常,特别是外侧裂周围发育不良;15% 癫痫家族史。近年来发现某些遗传性因素如 GRIN2A 基因变异、拷贝数异常等也可出现 CSWS/ESES 表型。

【临床表现】

癫痫在出生后 2 个月至 12 岁起病,高峰年龄在 4~5 岁。多种形式发作,包括睡眠期为主的局灶性或一侧性发作,可继发 GTCS,日间可有失神、肌阵挛或失张力发作。较之癫痫发作,神经心理功能障碍是更突出的临床症状。患儿发病后出现不同程度的认知和行为倒退。除癫痫和 EEG 异常外,这些高级皮质功能损伤不能用其他病因解释。癫痫发作和神经精神异常在整个病程中可呈现时轻时重的自然波动。

慢波睡眠期持续棘慢波发放(CSWS)是本综合征最突出和最具特征性的诊断要素,国外有些学者将 CSWS 和 ESES 视为同一个综合征。棘慢波在清醒期可位于 Rolandic 区、顶枕区或额区,入睡即刻放电明显增多并泛化至双侧半球,在整个 NREM 期放电指数可达 85% 以上(图 3-11-13),REM 期明显减少。ESES 现象可在癫痫起病后数月至数年被发现,伴有癫痫发作的加重和神经精神倒退。EEG 的异常程度也呈波动性,可持续数月至数年。

【诊断和鉴别诊断】

诊断主要依据学龄前或学龄早期起病,有多种类型发作,EEG 局部性棘慢波伴有 ESES 现象,并排除其他进展性病因导致的癫痫。某些 CSWS 与 Landau-Kleffner 综合征(LKS)和儿童不典型良性局灶性癫痫在电-临床特征上有重叠,并被视为一个谱系中的不同亚型。

病因学诊断方面,应进行脑 MRI 检查,部分患者有脑内静止性病变,如皮质发育异常(特别是多小脑回畸形)、HIE 后遗改变等。遗传学检查也是必要的,包括染色体或基因检测。

【治疗和预后】

AEDs 首选丙戊酸和苯二氮䓬类药物,也可选用左乙拉西坦、拉莫三嗪、乙琥胺等单药或 2 种药物联合治疗,但应避免多药联合治疗。卡马西平、奥卡西平、苯妥英钠等可能使 EEG 和临床恶化,应慎用。对 AEDs 反应不佳者可给予甲基泼尼松龙冲击-口服泼尼松递减的方法治疗。因局部皮质发育畸形导致的 CSWS 可考虑癫痫外科治疗。语言和智力的康复训练必不可少。

多数 CSWS 的癫痫发作和 ESES 现象为年龄相关的自限性过程,青春期前后发作停止,ESES 现象逐渐消失直至 EEG 正常。病程在 4~15 年(平均 12 年)。常遗留不同程度智力障碍,目前认为 ESES 现象是导致神经心理损伤的主要原因,其症状主要取决于起病年龄、放电所累及的皮质功能区和 ESES 现象持续的时间。起病年龄早,ESES 持续时间长者遗留的损伤更严重。颞区放电对语言功能损伤最突出,而额区为主的 ESES 更多表现为精神行为异常甚至额叶综合征表现。

Ⅹ. 朗道-克莱夫纳综合征

朗道-克莱夫纳综合征(Landau-Kleffner, LKS)又称为获得性癫痫性失语(acquired epileptic aphasia, AEA),是一种少见的儿童期癫痫性脑病。

【病因】

朗道-克莱夫纳综合征的病因仍不清楚。无结构性或

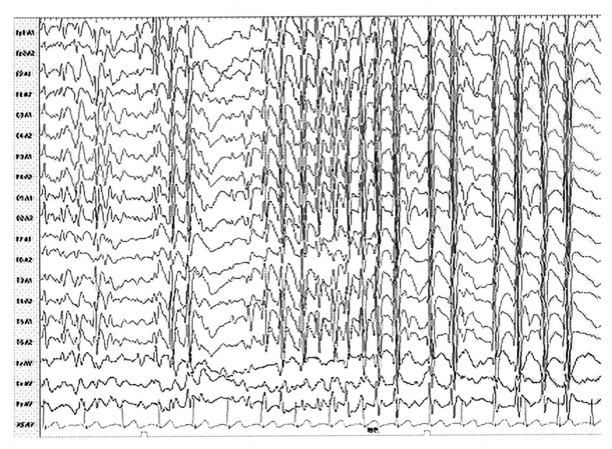

图 3-11-13　9 岁 CSWS 患儿睡眠期电持续状态(ESES) ,额颞区突出伴泛化

代谢性脑损伤,近年来发现某些病例可能与基因变异或拷贝数变异(CNV) 有关。PET 或 SPECT 可见主要累及颞叶及联合皮质的代谢异常,部位及功能与局限性棘波灶起源及神经心理学方面的倒退一致。目前认为 EEG 异常和失语之间有一定因果关系,即累及语言中枢或联合皮质的长时间持续放电可对发育期脑神经元功能环路的建立和修饰过程造成损伤或中断,从而导致语言功能障碍,但失语并不是发作的直接表现。

【临床表现】

LKS 主要表现为失语和癫痫发作。失语者起病前发育基本正常,已获得与年龄相适应的语言能力或有轻度语言发育落后。失语出现在 3~12 岁(平均 5 岁) ,典型表现为言语听觉失认(verbal auditory agnosia) ,但早期对非言语性声音反应一般仍保留,如电话铃声、汽车喇叭声等。口语表达能力同时或先后受损,已获得阅读和书写能力的学龄期儿童起病后多数仍保留这些技能,但亦可逐渐丧失。因语言交流障碍,患儿常有孤独症样行为或性格改变。

70%患儿有癫痫发作,出现于失语之前或之后,或二者同时发生。表现为局灶性运动性发作及全面强直-阵挛性发作,多见于睡眠中。清醒时可有不典型失神、肌阵挛或失张力发作。同一患儿可有一种以上形式的发作,但一般无强直性发作。与严重的 EEG 异常相比,癫痫发作频率相对较少,病程呈良性经过但可迁延起伏,多数患儿在 15 岁前发作消失,EEG 逐渐正常化。常遗留不同程度的语言损伤,可持续数月至数年。

结构性神经影像学及代谢方面的实验室检查均无阳性发现。功能性神经影像学(PET、SPECT) 可有颞区或颞顶枕联合皮质区代谢或灌注异常。EEG 背景正常或轻度节律失调,一侧或双侧 Rolandic 区大量棘慢波发放,以颞区突出,左右放电同步或不同步,NREM 睡眠期明显增多并泛化,放电指数可达 50% ~ 85% 以上(ESES) (图 3-11-14) 。

【诊断和鉴别诊断】

诊断依据为学龄前至学龄早期起病,以言语听觉失认为特征的获得性失语、EEG 显示 Rolandic 区或颞区为主的棘慢波,慢波睡眠期常有 ESES,并常有癫痫发作。

LKS 要与儿童期良性 Rolandic 癫痫伴言语及口部运动障碍(speech and oromotor deficits of epileptic origin in benign partial epilepsy of childhood with rolandic spikes) 鉴别。后者以表达性失语为主,语言理解能力正常,但口、咽、舌部失用,发音吐字及咀嚼吞咽困难,常伴大量流涎。

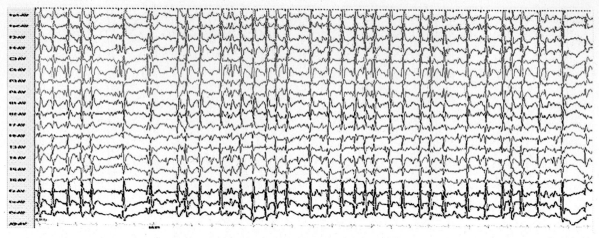

图 3-11-14　5 岁 LKS 患儿睡眠期电持续状态(ESES)

癫痫样放电也分布在 Rolandic 区,但主要累及外侧裂周围及岛盖皮质。癫痫伴慢波睡眠期持续棘慢波(continuous spike wave during slow sleep,CSWS)的 EEG 也表现为 ESES 现象,多为全面性认知倒退,但没有失语现象。此外,LKS 还要注意与聋哑症、孤独症、发育性语言障碍和各种局部脑损伤引起的失语鉴别。

【治疗和预后】

AEDs 治疗主要用于控制癫痫发作,可选择丙戊酸、左乙拉西坦、拉莫三嗪、苯二氮䓬类药物等,但对 EEG 和语言功能无明显改善作用。卡马西平、苯巴比妥、苯妥英钠等对 LKS 无明显效果,甚至会加重 ESES 及临床症状,引起电持续状态或新类型发作,应慎用。肾上腺皮质激素对多数患者可迅速改善 EEG 及语言功能。可首选甲基泼尼松龙冲击治疗,而后口服泼尼松并缓慢减量,疗程为 6~12 个月。治疗时间过短或突然停药易致复发。进行积极特殊的心理治疗和语言康复训练,对语言功能恢复至关重要。

LKS 属年龄依赖性自限性疾病,癫痫发作呈良性过程,一般在 15 岁以前消失,EEG 亦随之恢复正常。语言功能的恢复及神经心理学和社会心理学的预后取决于下列因素:①失语的发病年龄越早,预后越差,在语言发育的关键年龄发生的失语可导致终生语言障碍;②EEG 电状态持续时间越长,对语言功能损伤越严重;③语言功能受累的成分,言语听觉失认比表达性失语恢复更困难;④癫痫发作的严重性和癫痫活动期持续的时间,严重和长期不能控制的癫痫发作可加重失语程度;⑤AEDs 和皮质激素治疗的效果,如能尽早控制癫痫发作和改善 EEG,对语言功能的恢复有良性作用。此外,心理治疗和特殊语言康复训练的时机和效果也直接影响本病的预后。

(三)青少年/成年期起病的癫痫及癫痫综合征

包括一组青少年特发性全面性癫痫(idiopathic generalized epilepsies,IGE)和几种与遗传因素有关的局灶性癫痫。

IGE 包括青少年失神癫痫(JAE)、青少年肌阵挛癫痫(JME)及仅有 GTCS 的癫痫,这几种癫痫综合征均为年龄相关性起病,特发性病因,和遗传有密切关系。每一种综合征均以其相应的发作类型为特征,但各综合征之间在起病年龄和发作类型上相互有一定重叠。近年对 IGE 的分子遗传学进行了广泛的研究,认为特发性全面性癫痫的临床发作和脑电图棘慢波发放都是由遗传决定的性状,其遗传方式以寡基因遗传(oligogenic inheritance)和多因子遗传(multifactorial inheritance)为主,多数不是单基因遗传。各种表型相互间有明显交叉重叠,先证者家族成员中常有其中一种或一种以上的临床和/或脑电图表现,提示在遗传基础上较为相近。目前已发现了一些相关的基因变异。多数 IGE 对适当的抗癫痫药物反应良好,但即使维持多年无发作,撤药后仍有较高的复发风险,有报道 2 年无发作后停药,复发率高达 83%,因此需长期甚至终生药物治疗。其病程既不属于药物难治性癫痫,也不属于良性或自限性癫痫,因此将这类癫痫综合征称为药物反应性癫痫(drug-responsive epilepsy)。

Ⅰ.青少年失神癫痫

青少年失神癫痫(juvenile absence epilepsy,JAE)的候选基因涉及 21q22.1、8q24、16p12-13.1、15q11-13 等位点,主要与钙通道、GABA 受体亚单位及谷氨酸受体亚单位的编码与表达有关。

【临床表现】

JAE 的起病年龄为 10~17 岁,高峰年龄 10~12 岁。男女发病相等。临床表现为典型失神发作。和儿童失神癫痫(CAE)相比,JAE 的失神发作频率低,一般一天数次或数天一次。发作持续时间比 CAE 略长,一般 20 秒左右,少数可长达 30~40 秒,但发作时意识障碍的程度通常较轻。90%的患者合并少量 GTCS,少数可合并肌阵挛发作,偶可发生失神持续状态。

JAE 患者发作期脑电图为双侧对称同步的 3~4.5Hz 棘慢波节律爆发,可比儿童失神癫痫的 3Hz 棘慢波略快,也可有多棘慢波发放。

【诊断和鉴别诊断】

根据起病年龄、典型失神发作及 EEG 特征,排除其他症状性癫痫,JAE 诊断并不困难。由于 JAE 与 CAE 在起病年龄上有一定重叠,但预后不同,应予以鉴别。同时 JAE 的症状与 JME 有交叉,也需鉴别。根据 Panayiotopoulos(2005)的观点,JAE 的入选标准为:①失神发作伴严重意识障碍的证据明确,几乎所有患者都会有 GTCS,超过半数患者有肌阵挛发作,但症状轻微。②发作期广泛性 3~4Hz 棘慢波或多棘慢波阵发超过 4 秒,伴严重意识障碍,常伴自动症。接受治疗的患者 EEG 一般正常。以下特征不符合 JAE 的诊断,作为临床排除标准:①失神伴明显眼睑或口周肌阵挛,或伴有明显单次或节律性四肢和躯干肌阵挛发作。②广泛性棘慢波伴极轻微失神或临床难以察觉的意识障碍。③临床失神发作如总是能被视觉刺激、光刺激或其他感觉刺激诱发,也不符合 JAE 的诊断,但在 EEG 检查中的间断闪光刺激常可促发全面性放电和失神发作。EEG 排除标准为:①不规则、无节律的棘慢波或多棘慢波发放频率显著变化。②棘波或多棘波与慢波之间关系有显著变化。③短暂放电(<4 秒)。

Ⅱ. 青少年肌阵挛癫痫

青少年肌阵挛癫痫(juvenile myoclonic epilepsy,JME)

50%~60% 的先证者一级或二级亲属有癫痫病史。遗传方式复杂,包括常染色体显性遗传、常染色体隐性遗传方式。已发现一些相关的基因变异,如 CACNB4,EFHC1,CLCN2,GABRA1,GABRD 等。

【临床表现】

JME 起病年龄为 8~26 岁,高峰年龄在 12~18 岁。突出表现为肌阵挛发作,主要累及双侧肩部、上肢或四肢的某些节段,双侧可明显不对称。患者在抽搐时意识不会丧失,即使连续抽搐时。偶有长时间连续抽搐,发展为肌阵挛持续状态,多因不适当用药或突然撤停抗癫痫药物所致。发作多出现在清晨醒后,因多数抽搐轻微,常不被患者及家属注意,直到出现 GTCS 或明显的失神发作才就诊。JME 患者 87%~95% 合并少量 GTCS,多在肌阵挛性抽搐症状 1~3 年后出现;28% 伴少量失神发作。患者智力基本正常,但可有神经心理学方面问题。

【辅助检查】

JME 发作间期和发作期 EEG 为广泛性 3~6Hz 棘慢波、多棘慢波阵发(图 3-11-15)。约 1/3 的患者在发作间期有少量局灶性棘波、棘慢波散发,前头部多见,侧别常不固定,需注意不要误判为局灶性癫痫的表现。常有合眼敏感,27% 有光敏感现象。MRI 多数正常,有报道高分辨率 MRI 发现内侧额叶皮质或丘脑异常。

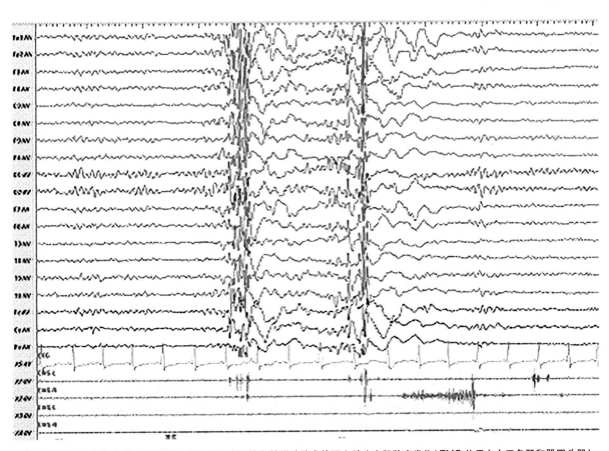

图 3-11-15 13 岁的 JME 女孩,清醒 EEG 显示广泛性多棘慢波阵发伴双上肢为主肌阵挛发作(EMG 位于左右三角肌和股四头肌)

【诊断和鉴别诊断】

根据青少年期起病、典型的肌阵挛发作及 EEG 所见，排除症状性癫痫，诊断并不困难。但临床 JME 的误诊率很高，主要是患者和家属未注意到肌阵挛发作，通常因 GTCS 或失神发作而就诊，而医生又没有注意询问肌阵挛发作病史。此外，对于不对称肌阵挛或 EEG 局灶性放电的不适当解释，可能将 JME 误诊为局灶性发作，导致不适当的 AEDs 治疗。

青少年肌阵挛癫痫（JME）患者可合并少量失神发作，JAE 患者也可合并少量肌阵挛发作，二者的鉴别见表 3-11-13（Panayiotopoulos，2005）。

Ⅲ. 仅有全身强直-阵挛发作的癫痫

仅有全身强直-阵挛发作的癫痫（epilepsy with generalized tonic-clonic seizures alone）属于特发性全面性癫痫（IGE），但定义和范畴不十分明确。患者家族中癫痫患病率较高，提示与遗传有关，但缺乏遗传学方面研究。

表 3-11-13　JME 和 JAE 的鉴别诊断

鉴别点	JME	JAE
主要发作类型	肌阵挛发作	典型失神发作
发作的生物周期分布	主要在觉醒期	在日间的任何时间
典型失神	轻度且常不能察觉	明确的发作类型，非常严重且发生在所有的患者
肌阵挛发作	明确的发作类型，发生在所有患者并主要在觉醒期	轻度，发生在 1/3 的患者且仅少量散在出现
GTCS	主要在觉醒期，发生在一系列肌阵挛发作之后	不常出现，独立发生，或在一系列失神发作后
EEG	短暂（1~3s）3~6Hz 广泛性棘慢波阵发，常无症状	长程（8~30s）3~4Hz 广泛性棘慢波阵发，常伴严重意识障碍

【临床表现】

以往将这一类癫痫称为觉醒大发作，但实际上任何时间均可发作。多发生在清晨醒后 1 小时左右，或晚间睡前闲暇时段（free time epilepsy，leisure time epilepsy）。常因熬夜、饮酒、精神压力、应激等事件诱发。起病年龄从 6 岁至 35 岁不等，平均为 17 岁，男性多见，为典型的 GTCS。多为数月一次，发作间隔不规律，有些病例发作非常稀少（oligoepilepsies）。

除 EEG 外，其他实验室检查无异常发现。IGE 患者 EEG 背景基本正常。单纯觉醒大发作患者间期很少能记录到痫样放电，发作期为广泛性棘波节律持续发放，并逐渐有慢波插入，呈典型强直-阵挛发作期模式。

根据起病年龄及发作表现，诊断并不困难。GTCS 患者需仔细询问有无清晨肌阵挛抖动或日间失神发作，排除 JME 或 JAE。并应注意与局灶性发作继发双侧强直-阵挛发作鉴别。

【治疗】

IGE（包括 JAE、JME 和单纯 GTCS）多数对 AEDs 治疗反应良好，首选丙戊酸，对 85% 患者有效。女性青春期或孕期患者也可选用拉莫三嗪或左乙拉西坦。其他可以选择的药物包括氯硝西泮、苯巴比妥、托吡酯及唑尼沙胺等。卡马西平、奥卡西平可能加重失神或肌阵挛发作，不适用于 JAE 和 JME 患者，仅可用于单纯 GTCS 发作者。

氨己烯酸也可能加重肌阵挛发作。

Ⅳ. 家族型颞叶癫痫

家族性颞叶癫痫（familial temporal lobe epilepsy）分为内侧型和外侧型，后者已被 ILAE 收录为一个独立的癫痫综合征。

【临床表现】

1. 内侧型家族性颞叶癫痫（medial type of familial temporal lobe epilepsy）　大部分没有海马硬化，少数有热性惊厥史和/或海马硬化。多数患者呈家族性聚集，儿童及成人均可患病，起病年龄 10~63 岁，平均 19 岁。发作主要表现为精神性、感觉性及自主神经症状，如熟悉感、陌生感、恐惧感、不真实感（知觉扭曲）、广泛性或部位不确定的麻木感、心率变化、复杂视幻觉或听幻觉等，这些症状多提示发作起源于内侧颞叶及边缘系统，或可涉及岛叶。可在睡眠中继发 GTCS。病程多为良性经过，少数表现为难治性癫痫。尽管有明显的家族遗传倾向，但迄今未确定致病基因。在这些家系中，热性惊厥、海马硬化及内侧颞叶癫痫之间的因果关系仍无定论。

间期 EEG 背景活动正常，很少能记录到癫痫样放电。发作期放电模式与伴有海马硬化的内侧颞叶癫痫相似。

2. 常染色体显性遗传癫痫伴听觉特征（autosomal dominant epilepsy with auditory features，ADEAF）　属于家

族性颞叶癫痫的外侧型,发作主要累及颞叶外侧新皮质,以听觉皮质的症状最突出,表现为感觉性失语,或伴听觉症状,患者发作时常听到单调的缺乏内容的声音,如铃声、蜂鸣音、机器噪声等,也可伴有精神或躯体的感觉性发作,常有继发 GTCS。青春期后起病,MRI 正常,为良性过程,遗传学研究发现本病与电压门控钾通道(VGKC)复合物的 *LGI1* 基因突变有关。

发作间期包括睡眠 EEG 多数正常,或仅有少量非特异性异常,如颞区慢波活动增多或偶发的尖波。发作期为颞区起始的阵发性尖波或慢波节律。头皮 EEG 常难以区分内侧颞叶和颞叶新皮质起源的发作,需结合发作期临床症状判断。

【诊断和治疗】

详细了解发作症状学和家族史有助于对家族性颞叶癫痫的诊断。对有遗传倾向的患者及其家系应进行基因检测协助诊断和判断预后。

治疗首选卡马西平或奥卡西平单药口服,多数反应良好。少数单药控制不好的患者可联合用药。有明确一侧海马硬化的颞叶内侧癫痫可考虑癫痫外科治疗。多数患者长期预后良好。

(四)任何年龄起病的癫痫

有些癫痫综合征的起病无明显年龄相关性,从婴幼儿至成年后的任何年龄都可能发病。

Ⅰ. 家族性局灶性癫痫伴不同部位

家族性局灶性癫痫伴不同部位(familial focal epilepsy with variable foci,FFEVF),为常染色体显性遗传,同一家系受累成员之间局灶性癫痫起源于不同的部位,以颞叶癫痫、额叶癫痫多见,也可有枕叶癫痫、顶叶癫痫或岛叶癫痫等,成员之间癫痫发作的严重程度也不同,但同一个体的局灶性癫痫部位恒定。可分为两种类型:Ⅰ型少见,以清醒期发作为主;Ⅱ型多见,多数发作出现在睡眠期,或可归类为睡眠相关过度运动发作(见本节"Ⅴ. 常染色体显性遗传夜间额叶癫痫部分")。起病无明显年龄相关性,从幼儿到成年起病者都有报道。神经影像学检查多数正常。发作间期和/或发作期 EEG 可记录到部位相关的局灶性放电。对奥卡西平或卡马西平等抗癫痫药物治疗反应较好。近几年在部分家系中发现与 mTORC1 信号通路有关的 *DEPDC5* 基因变异与本病有关,因此需要注意潜在的局部皮质发育不良。

Ⅱ. 反射性癫痫

反射性癫痫(reflex epilepsies)的特点是仅由特殊刺激诱发癫痫发作,而无自发性发作。既有反射性发作又有自发性发作的癫痫(如 JME 或 PME 伴有光敏感性发作)不属于反射性癫痫。

发作由特定传入性刺激诱发,每个患者的刺激模式是相同的,但不同患者可以不同。刺激可以是简单模式(如闪光、失对焦、触觉、热水、惊吓或单调的声音),也可以是复杂模式(如进食、刷牙、音乐或唱歌),有时涉及高级皮质的复杂网络(例如阅读、下棋、计算、思考)。目前已定义的反射性癫痫综合征包括阅读性癫痫和惊吓性癫痫。

1. 阅读性癫痫(reading epilepsy) 阅读是一种复杂的智力活动,除了涉及与语言功能及非语言性认知功能相关的高级皮质区外,也有初级视觉皮质和与构音运动相关的皮质参与。阅读性癫痫罕见,具有明显的遗传倾向。起病年龄 10~20 岁,患者智力正常,发作几乎均由阅读诱发,大声朗读比默读更容易诱发,与阅读内容无关,也不一定需要理解能力的参与,阅读各种类型的文字或字母均可诱发。发作通常出现在长时间阅读后,突出的表现是下颌抽动,但容易被患者忽视,也常累及与构音运动相关的肌群(喉、舌、唇、下颌及面部肌肉)出现抽动,导致言语停顿,或伴阅读障碍(失读)或"口吃"。停止阅读可终止发作,如继续阅读,发作可进展为双眼上视、下颌持续抖动乃至 GTCS。多数患者是在出现 GTCS 后才就诊。因为多数情况下发作轻微,故可通过避免长时间阅读而防止发作。发作频繁明显影响日程阅读者可给予抗癫痫药物治疗。

EEG 背景活动正常,80%发作间期无癫痫样放电,或见少量散发局限性棘慢复合波。阅读诱发试验可诱发广泛性棘慢复合波阵发,类似青少年肌阵挛癫痫的放电,也可在中央、顶、颞区突出,可位于一侧(多数左侧)、双侧同步或左右交替出现。发作期也可见节律性 θ 或尖波活动持续放电,主要累及优势半球,但同一患者的各次发作侧别可以有变化,多数起源于一侧顶颞区,可向中央区扩散,少数从额区开始,如发作未能终止,可扩散到一侧或双侧半球。

2. 惊吓性癫痫(startle epilepsy) 是由突然的惊吓刺激触发的癫痫发作,惊吓刺激可以是意外的触觉、听觉或视觉刺激,对刺激有心理准备时则不能诱发。发作形式常为轴性强直、失张力或肌阵挛,亦可为不对称姿势性强直发作或肌张力障碍姿势。患者可能只对一种模式刺激产生惊吓反应,推测该种刺激可能通过脑内特定环路或网络诱发癫痫发作,常累及辅助运动区(SMA 区)。惊吓性癫痫常见于有脑损伤的癫痫患者,多发生于儿童及青少年期,病因包括 Down 综合征、缺氧后脑病、结构性脑损伤后(如脑炎、颅内出血或颅脑外伤后)等,也可见于孤独症患儿。近年来报道 X 连锁的 *IL1RAPL1* 基因变异可导致惊吓性癫痫。

发作间期 EEG 可为正常或非特异性异常,或有广泛性或局限性阵发性异常,棘慢复合波常位于中线和旁中线的中央、顶区,睡眠中多见。发作期 EEG 在惊吓刺激时常伴有运动伪差,而后短暂的广泛性电衰减,进而在颅顶区或双额区出现快波或尖波节律募集,并伴有强直或失张力发作。也可表现为广泛性棘慢复合波、多棘慢复合波或慢波爆发,有时发作期 EEG 无明显变化。

治疗可给予丙戊酸、左乙拉西坦、奥卡西平、托吡酯等抗癫痫药物,也可加用苯二氮䓬类药物。对于由局部脑损伤导致的惊吓性癫痫,可实施癫痫外科手术治疗。

Ⅲ. 进行性肌阵挛癫痫

进行性肌阵挛癫痫(progressive myoclonus epilepsies,

PME)包括一组高度异质性病因的神经系统遗传代谢病和变性病,多数为常染色体隐性遗传的少见或罕见病。除肌阵挛外,PME 的其他常见临床表现包括共济失调、进行性痴呆及各种神经系统异常症状和体征,病情常进行性恶化。

【临床表现】

不同病因的 PME 起病年龄、病程进展过程不同(表3-11-14),一般起病年龄越早,病情越严重。多数具有以下共同特征:

表 3-11-14 各种 PME 的主要电-临床和其他实验室检查所见

疾病	临床特征	脑电图特征	生物学或病理学标志及诊断方法
神经元蜡样质脂褐质贮积病(NCL)	肌阵挛、视网膜病变、共济失调、进行性痴呆	背景异常,广泛性阵发性异常,光敏性反应,部分有枕区巨大视觉诱发电位	外周血空泡状淋巴细胞,活检发现指纹体或弯曲包涵体,CLN 基因检测
涎酸病Ⅰ型(樱桃红斑肌阵挛)	肌阵挛、强直-阵挛发作、共济失调、眼底樱桃红斑、无痴呆	背景低电压快波,很少有广泛性棘慢复合波发放,可见颅顶 10~20Hz 正相小棘波,光敏性反应,巨大体感诱发电位	α-N-乙酰基神经氨酸苷酶缺陷,骨髓或淋巴细胞内异常包涵体
青少年型戈谢(Gaucher)病	共济失调、智力倒退、肌阵挛、强直-阵挛、局灶性发作	背景活动异常,广泛和多灶性阵发性异常,光敏性反应,肌阵挛与放电无明显相关	β-葡糖脑苷脂酶缺乏,骨髓可见 Gaucher 细胞
拉福拉(Lafora)病	痴呆、局灶性发作、肌阵挛、强直-阵挛、共济失调	背景异常,广泛性、局限性和多灶性阵发性异常,枕区突出,光敏性反应,肌阵挛与放电无明显相关,棘慢复合波在睡眠期不增多	组织活检 Lafora 小体
因韦尔奇特-伦德伯格(Unverricht-Lundborg)病	强直-阵挛、肌阵挛发作,运动障碍,缓慢进展的智力倒退和共济失调	背景活动减慢,广泛性 3~5Hz 阵发性棘慢复合波、多棘慢复合波,过度换气和闪光刺激增加,枕区局灶性棘波	EPM1-21q22.3 突变
肌阵挛性癫痫伴破碎红纤维(MERRF)	肌力减弱,共济失调,肌阵挛及其他全面性发作,智力低下,耳聋、眼震、深感觉障碍,血乳酸、丙酮酸增高	背景活动异常,广泛和局限性阵发性异常,枕区明显,巨大体感诱发电位	线粒体 DNA 突变(8 344 位点),肌肉内特殊红染肌纤维
齿状核红核苍白球路易体萎缩症(DRPLA)	肌阵挛、共济失调、不自主运动、眼球运动障碍、痴呆	背景异常、广泛或局限性阵发性异常,光敏性反应,巨大体感诱发电位	12q13 的 GBA 扩增

1. 患者出现节段性、非节律性、不对称的和不同步的肌阵挛,也可为轴性粗大的肌阵挛,还可见负性肌阵挛。其性质可以是皮质起源的癫痫性肌阵挛,也可混杂有皮质下起源的非癫痫性肌阵挛。

2. 癫痫发作多为 GTCS 或阵挛性发作,也可有失神或局灶性发作。

3. 智能和运动功能呈进行性衰退,最后可发展为痴呆,并伴有共济失调、视听功能减退等神经症状和体征。

须注意,PME 要与青少年肌阵挛癫痫、非进展性脑病的肌阵挛持续状态,以及其他遗传代谢病、神经变性疾病鉴别。

【辅助检查】

1. 针对 PME 的病因诊断,可进行遗传代谢病筛查、酶学检测和组织活检等。近年来随着全外显子和全基因组测序技术在临床的逐步普及,可以直接检测致病基因。

2. 脑 MRI 检查可见大脑半球异常和小脑萎缩等。

3. 部分患者可见视觉(VEP)或听觉诱发电位(BA-EP)异常,或体感诱发电位(SEP)诱发出巨大皮质电位,提示皮质起源的癫痫性肌阵挛。EEG 常有背景活动进行性恶化及各种形式的癫痫样放电,但无病因特异性。有些肌阵挛与 EEG 阵发性电活动无明显相关性,推测为皮质下起源的肌阵挛,使用抽动锁定的逆向平均技术分析有助于鉴别肌阵挛的性质。部分患者有光敏性反应。

各种 PME 的主要电-临床表现和主要实验室检查所见参见表 3-11-14。

【治疗】

病因学治疗非常困难,药物或替代治疗效果多数不理想。药物治疗首选丙戊酸(线粒体病慎用)和苯二氮䓬类,其他 AEDs 如托吡酯、左乙拉西坦、苯巴比妥等也可试用。卡马西平、加巴喷丁、氨己烯酸及苯妥英钠具有潜在加重病情的作用。难治性病例可试用神经调控治疗。目前对部分疾病已能提供遗传咨询和产前检查。PME 预后不良。

(五)成年期和老年期起病的癫痫

成年或老年期起病的癫痫多数有特殊病因,如脑卒中、脑肿瘤、脑外伤、自身免疫性脑炎或某些退行性神经变性病所致,一般不构成特殊的癫痫综合征(非综合征癫痫)。因此对于成年和老年人,在诊断和治疗癫痫的同时,要特别注意对病因学的诊断和治疗。

老年人癫痫发作类型因病因而异,主要为局灶性发作,伴或不伴继发全面性发作。大脑局部病变多引起局灶性发作,代谢中毒多引起全面性发作。

脑电图检查对老年人癫痫诊断、监护颇有意义。诊断原则与其他癫痫诊断相似,主要根据病史、发作表现及 EEG 异常等,如老年人独居,无目击者描述发作经过常可误诊(详见本章第六节)。

老年人常有多种全身性疾病,如高血压、糖尿病、心脏病或肾脏病等,并可能长期服用多种相关的药物治疗(如降糖药、抗高血压药或抗凝药物等)。因此在给予抗癫痫药物治疗时,要特别注意老年人对药物的代谢特点,及药物之间的相互作用和不良反应,保证用药安全。

二、与部位相关的癫痫与癫痫综合征

(一)额叶癫痫和额叶相关的癫痫综合征

Ⅰ. 额叶癫痫

额叶癫痫(frontal lobe epilepsy,FLE)可在任何年龄发病,男女患病率相当,约占各类部分性癫痫的 20%～30%,仅次于颞叶癫痫。大多数 FLE 为症状性和隐源性,

极少数为特发性或遗传性,如常染色体显性遗传夜发性 FLE。常见的症状性 FLE 病因及病理发现是:①头外伤;②肿瘤,常见胶质细胞瘤、神经节神经胶质瘤和上皮样细胞瘤等;③发育异常,如皮质发育不良,以及结节状灰质异位和错钩瘤等;④血管畸形如 AVM、海绵状血管瘤和静脉血管瘤;⑤胶质增生;⑥各种病因的脑炎等。Janszky(2000)报道神经外科手术发现,2/3 的病例是皮质发育畸形(57.4%)所致,16.4% 为肿瘤、26.2%外伤及其他损伤。FLE 常见单纯部分性发作、复杂部分性发作和继发全面性发作等类型,根据癫痫起源部位及传导程度不同,临床表现和 EEG 所见有很大差别。常规脑电图和 MRI 检查阳性率低,临床诊断、定位和治疗仍有一定困难。

【临床表现】

FLE 发作可累及多个额叶区域,而有多种形式发作。累及不同区域可表现为:

1. 辅助运动区(supplementary motor area,SMA)发作 在不同病例之间差异非常大,但每个个体表现均为刻板样。Holthausen 等描述特征性发作为怪异的、双侧不对称、强直性姿势和过度运动发作(hypermotor seizure),夜间高发,每次发作通常短暂,但非常频繁。发作后症状非常轻微或缺失。强直性姿势多在睡眠中发作,表现突然睁眼,头与肩部向前,双上肢对称或不对称外展上举,下肢偏转、伸展,常伴头眼向对侧偏转、发声或失语。So(1994)等称之为击剑样姿势(fencing posturing),发作末期可有短暂眼睑或肢体阵挛性运动。强直相可止于肢体阵挛,也可继发 GTCS。过度运动发作表现为受影响半球对侧躯体无目的狂乱运动,动作幅度大而不规则,常为躯干来回扭动、四肢挥舞、踢打、上肢投掷样运动、双腿蹬车样运动、髋部向前运动、或在床上爬来爬去,可能发生坠床。常伴发声和自主神经症状。多数患者对发作过程有模糊记忆。发作开始时多有躯体感觉先兆。症状出现在癫痫源的对侧。FLE 中经常出现语言中止(speech arrest),但单纯发作性失语不伴其他运动症状罕见。

2. 运动皮质(motor cortex)发作 主要特点是单纯部分性发作,表现为病灶对侧肢体强直、阵挛、肌阵挛或强直-阵挛性症状,远端比近端易受累。具体表现取决于受累脑区的侧别及分布。中央沟前区下半部受累,表现为对侧面部强直阵挛运动、吞咽、发声、言语停顿或失语。代表上肢的运动区受累引起对侧上肢运动症状;上运动区及内侧激活时导致对侧下肢活动障碍;旁中央小叶受累时可表现为同侧足部强直发作,并可累及对侧腿部。手部(主要是拇指)和面部(主要是嘴唇)更易受到影响。运动皮质发作常出现泛化,有时沿肢体远端向近端或相反方向扩散,形成典型 Jackson 发作。Rolandic 区起源的部分运动发作,往往不会进展至 Jackson 发作。运动区发

作易进展为部分发作持续状态、继发全面性发作和 Todd 麻痹。

3. 前扣带回发作(anterior cingulated seizures) 扣带回与内侧颞叶紧密相连,关系密切,发作有许多内侧颞叶癫痫的特征,为复杂部分性发作,常以复杂的运动姿势性自动症起始,包括手和面部自动症或阵挛性运动,意识丧失,凝视发作和点头。常见心境和情感改变,自主神经改变等症状。可有类似失神发作的症状和痴笑发作(Sartori,1999)。

4. 前额极区(anterior frontopolar)发作 前额癫痫由于具有丰富的边缘系统连接,发作可表现类似颞叶癫痫的特点,常以突然意识丧失和跌倒开始,随后可出现头眼、躯干的旋转运动或强迫性思维,可进展到躯体轴性阵挛性抽搐和跌倒,凝视,面部和手自动症。也可见嗅幻觉、尿失禁、尖叫、痴笑、性行为自动症,以及自主神经症状。

5. 眶额区(oibitofrontal)发作 眶额区邻近边缘系统,类似颞叶癫痫,亦为复杂部分性发作,常以运动和姿势性自动症起病,可伴凝视、嗅幻觉、错觉、恐惧感以及自主神经症状。

6. 背外侧(dorsolateral)发作 常表现为病灶对侧肢体强直性或阵挛性发作,可伴头眼转向和语言停止。源于背外侧中额叶,表现为强迫思维,强迫行动,"眼-定向自动症(eye-directed automatisms)"和"假性强迫性行为(pseudo-compulsive behavior)"。

7. 额盖(frontal opercular)发作 单纯部分性发作尤其是部分性面肌抽动较常见,发作可能位于病灶同侧(Ropper,2009;Panayotopoulos,2005)。常见症状包括咀嚼、流涎、吞咽、味觉幻觉、喉部症状、言语中止、恐惧感、手部麻木、上腹部先兆以及自主神经症状等。

在少见的情况下,额叶发作仅表现为额叶性失神,可能很难与特发性全面性失神癫痫区别。偶尔可表现为 GTCS,FLE 可进展为部分性癫痫持续状态。发病时可同时出现头部偏转和局部肢体的抽搐,常以 GTCS 结束。FLE 患者可有执行功能(executive function)损害,认知障碍的表现与损害部位有关,缺乏结构损害时则很难与FLE 有关的特殊认知综合征相鉴别。

【辅助检查】

1. MRI 是首选检查,HR-MRI 可检出 67% FLE 病例的结构性异常。MRS 有助于 FLE 病例术前评估。SPECT和 PET 有助发现致痫灶,在 FLE 术前评价中运用越来越多(Genow,2004)。

2. 常规头皮电极脑电图检查 FLE 阳性率低、定位困难,发作期和发作间期的脑电图都可能正常,尤其是发作起源于内侧额叶时。如存在异常,发作间期 EEG 可呈现背景不对称,前额区棘波或尖波或双侧或单侧多个脑叶的尖波或慢波。发作期 EEG 可呈额叶或多脑叶的异常放电,常为双侧低波幅快活动,混有棘波节律、棘慢波节律或双侧高幅度单独的尖波之后跟着弥散低平的波形。难诊断和难治性病例应行长程 V-EEG 监测,夜间发作的患者应做夜间多导记录,需手术的患者在非侵入性手段不能明确定位时,应做颅内脑电图。应检测血清催乳素浓度,因其在额叶发作后可能升高(>700μU/ml)。

【诊断和鉴别诊断】

1. 诊断 FLE 的发作症状常与一般的癫痫发作表现相差甚远,临床容易误诊。目前 FLE 的主要诊断依据是临床表现、发作期 EEG 有提示额叶癫痫改变、神经影像学证实有额叶病变、以及外科手术切除有关额叶皮质后发作消失。最后一项是额叶癫痫诊断的"金标准"。对典型运动发作,强烈提示 FLE 诊断的特征包括:发作持续时间短暂;发作频繁常在夜间呈簇集性发作,突发突止;常快速继发全面性发作;运动表现突出,动作相对刻板,如强直或姿势性发作;常以复杂姿势自动症起始;当放电为双侧时表现频繁的猝倒发作;无发作后症状或很轻微。

2. 鉴别诊断

(1) 与其他癫痫发作鉴别,如:①偏转性强直与枕叶发作;②姿势性强直与全面性强直发作;③姿势性强直-局部阵挛与 GTCS;④额叶假性失神与典型失神发作;⑤额叶自动症与颞叶自动症等。

(2) 与非癫痫性疾病鉴别:①心因性发作;②夜惊;③家族性发作性肌张力障碍伴手足舞蹈徐动症;④非癫痫性发作性运动诱发的舞蹈手足徐动症;⑤发作性共济失调Ⅰ型。

Ⅱ. 额叶相关癫痫综合征

1. Kozhevnikov 部分性癫痫持续状态(epilepsia partialis continua of Kozhevnikov) 是一种在儿童和成人中由不同因素导致的癫痫发作持续状态。病因可为急性或慢性脑炎、线粒体病、Creutffeldt-Jakob 病、代谢紊乱、大脑损伤性疾病、药物及不明原因。局灶性皮质发育不良和 Rasmussen 脑炎是两种常见病因。任何年龄均可发病,多在 16 岁以前发病。男女发病相等。患病率很低。大脑初级运动皮质起源的部分性癫痫持续状态的核心和主要特征,为自发性规律或不规律的阵挛性肌肉抽动。累及一块肌肉或者同一个区域内(嘴角、拇指或其他手指),或身体同侧,但无解剖学联系的一小组主动肌和拮抗肌,面部和上肢远端肌肉更易受累。典型的癫痫发作频率约 1c/s,发作期可持续数小时、数日、数周或数月。发作强度各不相同,运动或其他激发方式能加重发作。部分性癫痫持续状态通常在慢波睡眠中持续存在,但频率和强度都有所下降,在 REM 中可能减少或增强,可出现不同程度的肌无力和神经系统症状。约60%的患者还有其他类型发作,可单独发生,也可在癫痫持续状态之前或之后发生。还可能出现静止性或进展性的永久性神经和精神损伤。诊疗路径因病因不同而不同。其他类型的局灶性癫痫发作同时存在,有助于诊断皮质癫痫持续状态。约2/3病例脑MRI检查异常。PET和SPECT扫描能够定位异常区域,但不特异。体感诱发电位对癫痫灶的定位有一定的帮助(Khan et al,2019)。EEG阳性率与MRI相似。仍需筛查代谢和线粒体病。AEDs对部分性癫痫持续状态疗效不佳。总体预后不好。大部分患者将伴随顽固性癫痫持续状态,并会形成神经系统和精神缺陷。

2. 常染色体显性遗传夜发性额叶癫痫(autosomal dominant nocturnal frontal lobe evilepsy, ADNFLE) 详见本节与年龄相关的癫痫及癫痫综合征部分。

3. 睡眠相关过度运动癫痫(sleep-related hypermotor epilepsy, SHE) 以前称为夜发额叶癫痫(nocturnal frontal lobe evilepsy, NFLE),是一种癫痫综合征,其特征是出现复杂程度和持续时间多变的睡眠相关过度运动性癫痫发作。癫痫通常发生在额叶,但也存在额叶外癫痫发作起始区。其主要发生在非快速眼动睡眠中。癫痫发作可能在儿童和青少年时期的任何年龄出现高峰。癫痫发作频率可能非常高,每晚或几乎每晚发生,通常为每晚多次发作。大多数患者病因不明,确定的病因包括结构异常,如局灶性皮质发育不良、获得性损伤和遗传性(Tinuper et al,2016)。临床表现有额叶发作的症状学,包括非对称性强直/肌张力障碍姿势和/或复杂的运动过度行为。然而这些过度运动性癫痫仍可能发生在额叶以外,因此,区分额叶和额叶外癫痫发作区较困难,尤其是在磁共振成像阴性病例中。立体定向脑电图的相关研究表明,开始于额叶外时,SHE的癫痫发作时间更长,额叶的过度运动癫痫发作往往明显短于额叶外的过度运动癫痫发作,常常在30秒内结束。且在额叶外SHE,立体定向脑电图上从癫痫起始至过度运动出现之间的潜伏期要长得多(Gibbs et al,2018)。

【治疗】

FLE应早期诊断,一旦确诊即应开始抗癫痫药治疗,合理应用抗癫痫药后,65%~75%的FLE患者发作可最终缓解;首选单药治疗,额叶癫痫部分性发作通常对AEDs效果不好,但药物治疗常可防止发生继发性GTCS。对两种或两种以上AEDs不能控制发作者,应考虑进行外科手术评估,常用术式为额叶皮质切除术、胼胝体切开术、多点皮下横断术和迷走神经刺激术等。

(二)颞叶癫痫和颞叶相关的癫痫综合征

颞叶癫痫(temporal lobe epilepsy, TLE),由不同病因引起。但痫性发作均起源于包括海马、杏仁核、海马旁回

和外侧颞叶新皮质在内的颞叶,约1/3的患者间期脑电图可见颞叶局部尖、棘或慢波。虽然应用正规抗癫痫药治疗,30%患者仍有癫痫发作。近年来,用外科手术治疗预后有明显改善。

根据2001年ILAE对于癫痫和癫痫综合征分类,与颞叶有关的癫痫分为:①内侧颞叶癫痫(mesial temporal lobe epilepsy, MTLE),包括海马硬化性MTLE和特定病因性MTLE;②外侧颞叶癫痫(lateral temporal lobe epilepsy, LTLE),属于新皮质癫痫;③由部位和病因确定的其他TLE类型。上述均为症状性或可能症状性部分性癫痫,而家族性颞叶癫痫则属于特发性(遗传性)部分性癫痫。

TLE占全部癫痫的30%~35%,其中2/3为MTLE。TLE男女发病机会均等(Babb et al,1999),可见于任何年龄组,最常见的病因和病理发现为海马硬化,其他原因包括肿瘤、感染、脑血管病、皮质发育畸形和创伤等。

【临床表现】

TLE发作期既有精神症状,又有躯体障碍,以单纯部分性发作、复杂部分性发作、继发性全身强直-阵挛性发作(GTCS)、局部非惊厥性持续状态和继发全面性惊厥持续状态等发作类型常见。这些发作可单独或组合出现,呈散发性或簇集性,使得TLE症状复杂多变。

1. 单纯部分性发作 又称先兆,是发作期最早的症状,出现在意识障碍前,常提示癫痫起源部位,见于80%以上TLE患者,多持续数秒到1~2分钟,有时可能是发作期的唯一症状,多数进展为复杂部分性发作。①上腹部和内脏先兆:是最常见的MTLE发作开始症状,胸部、上腹部和腹部的模糊的、难以描述的内脏异常感觉,"内脏被挤压和扭曲的感觉"(Panayiotopoulos,2005)被称为提升性上腹部先兆(ascending epigastric aura),是本型发作的特征性症状之一。常由颞叶病变引起。少数病灶位于额叶(Allan et al,2009)。②害怕和恐惧感:是MTLE继胃气上升之后的最常见先兆,其发生与杏仁核受刺激有关(Panayiotopoulos, 2005),但并非MTLE特异症状。③精神症状:主要为感知障碍,表现为心理、认知或精神症状或梦境感的体验性症状。④听幻觉和错觉:是LTLE发作所致。简单的幻听表现为如嗡嗡声、流水声、鸟叫声和口哨声等,多起源于颞横回听觉皮质区病灶;复杂性听幻觉由言语性声音(如命令、辱骂和赞扬等)、音乐和其他熟悉或不熟悉、理解或不理解的声音组成,提示一侧颞叶后部损害(Allan et al,2009)。听错觉指在发作中对现实环境言语声和其他声音的感受和理解错误或改变。⑤嗅及味幻觉:杏仁核可能是嗅幻觉先兆源区。患者描述闻到难闻的气味,使之产生不愉快情绪体验。味幻觉指患者尝到食物中有某种特殊怪味,使人不愉快(Acharya et al,1998),通常起源于岛叶或外侧裂上区。⑥视幻觉和

错觉:不是 TLE 的特征,一般由兴奋扩散到枕叶或继发枕叶发作而来。⑦发作性尿急:提示发作起源于非优势半球(Panayiotopoulos,2005)。

2. 复杂性部分性发作 是 70% 以上颞叶癫痫患者的主要发作形式,多出现在先兆后,也可为首发症状,表现意识障碍、自动症、自主神经症状、语言和运动障碍以及其他发作性症状,部分患者进展为部分性非惊厥性持续状态,约半数 MTLE 患者继发 GTCS。

临床表现:①意识障碍:表现双眼凝视,动作和讲话停止,对外界失去反应或意识朦胧出现无目的动作。②自动症:在意识受损时患者表现出无目的性言语和动作(Kotagal et al,1995),包括简单自动症和复杂性自动症。③自主神经症状:各种类型的自主神经功能障碍是颞叶癫痫最多见的发作症状,心血管症状常见如心动过快、心律不齐、心动过缓、高血压和心脏停搏等,是 TLE 患者死亡的常见原因。④语言障碍:讲话停止、言语紊乱也是 TLE 常见的发作期症状。发作期失语和讲话停止提示为起源于语言优势半球的 TLE 癫痫,说话清楚、发作后能迅速恢复,提示为非语言优势半球 TLE 发作的特点(Abou-Khalil et al,1994),发作后失语和需要较长时间恢复提示病灶起源于优势半球。⑤运动障碍:20%~25% 的患者发作期有头、眼偏斜及肌张力障碍性姿势,表现为病灶对侧上肢和面部肌阵挛,一侧肌张力异常性姿势。⑥其他症状:遗忘性发作、痴笑发作及混乱和易激惹状态等。非激惹性攻击或强烈愤怒的爆发或盲目的狂怒非常少见(Currie et al,1971;Penfield et al,1954)。

3. 发作后症状 TLE 患者发作后常有意识模糊、嗜睡、身体和精神疲倦、头痛、语言障碍和注意力不集中等症状。

【辅助检查】

1. 脑电图 发作间期 EEG 可见颞叶一侧或两侧独立的棘波、尖波和/或慢波,通常位于前颞区或颞叶基底电极和蝶骨电极,见于 1/3 的 TLE 患者,有时不限于颞叶。间期出现间断性节律性颞区 δ 波活动(temporal intermittent rhythmic delta activity,TIRDA)也有定位诊断意义;约 2/3 的患者发作间期 EEG 正常,或有一侧颞叶非特异性慢波。发作期常表现单侧或双侧背景活动抑制,颞叶或多脑叶低幅快活动、节律性棘波或节律性慢波。发作后局限性 δ 波、区域性活动减弱和棘波活动也有定位意义。

2. 神经影像学检查 脑 MRI 是 TLE 最重要的检查之一,高分辨 MRI 异常率达 90%,大部分表现一侧内侧颞叶海马萎缩和异常信号增强;少数有双侧异常影像,或双侧体积无差异。MRS 能提供有价值发现,可用于 TLE 术前评估。脑磁图具有极高的时间分辨率和空间分辨率,在颞叶癫痫定位诊断中有着重要的作用。PET 和 SPECT 有助于定位,结合 EEG 和 MRI 检查,确定手术部位。

【诊断和鉴别诊断】

典型 TLE 发作,以上升性上腹感觉异常和恐惧开始,随后出现意识障碍伴口消化道自动症、上肢自动症以及头面和肢体运动性发作,诊断不应困难。TLE 应与额叶癫痫、失神性癫痫和枕叶癫痫鉴别。

Ⅰ. 内侧颞叶癫痫

内侧颞叶癫痫(mesial temporal lobe epilepsy,MTLE)指源于海马、杏仁核、海马旁回的局部癫痫性发作,是最常见的颞叶癫痫(TLE),约占全部 TLE 的 2/3。MTLE 患者最常见和最有特征性的病理改变是海马硬化(hippocampal sclerosis,HS),可见海马结构收缩变硬,组织学表现选择性海马神经元消失和星形胶质细胞增生,占 MTLE 的 65%,约占所有类型癫痫的 20%(Babb,1999),机制不清,余者为其他特定病因的 MTLE。

【临床表现】

1. 约 1/3 患者有早期促发因素,如婴幼儿期热惊厥,特别是复杂性热惊厥或生命早期脑外伤、缺氧或颅内感染史等。典型的 MTLE 发作始于儿童晚期和青少年早期,多在 4~16 岁,多因复杂部分性发作或全身惊厥性发作就诊,少数患者之前可能有过单纯性发作或先兆,继之出现复杂性部分性发作如意识障碍伴自动症、自主神经症状及运动障碍等,以及继发全面性发作。发作后症状较常见,为意识模糊、嗜睡、暂时性定向障碍、身体及精神疲倦、头痛、注意力不集中等,优势半球时发作后常有语言障碍。查体除记忆障碍其余正常,个别可有病灶对侧轻面瘫。发作长期存在,部分病例进展为难治性癫痫;记忆障碍与长期频繁发作和海马硬化程度有关,提示 MTLE 可能是慢性进行性癫痫性疾病;MTLE 患者合并其他神经心理问题如抑郁症的概率高,机制不确切。

2. MTLE 的临床诊断有赖于 EEG 及高分辨率 MRI 检查(图 3-11-16)。MRI 是 MTLE 患者最重要的首选检查,可发现海马硬化及其他结构性责任病灶,诊断准确率可达 90% 以上。1/3 的患者常规间歇期 EEG 典型表现一侧性前颞棘波或尖波放电,呈单个或簇集性,长程 EEG 阳性率可增加,发作期 EEG 通常表现节律性慢活动,为逐渐增强的 δ 活动,先出现于受累侧,一般发生在临床发作前 30 秒,常扩散至邻近区域。PET、SPECT 及 MRS 主要用于外科手术前定位;个别患者需要颅内电极检查。

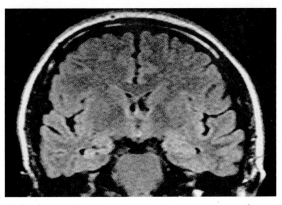

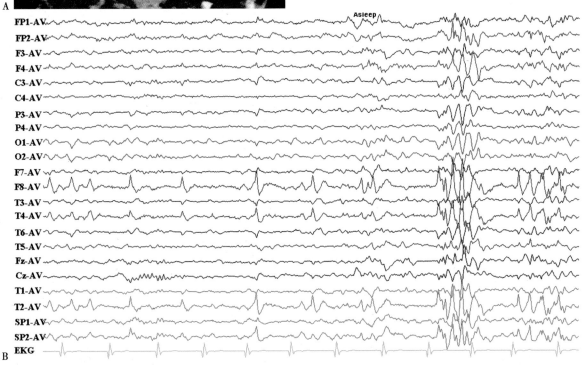

图 3-11-16　17 岁男性患者发作性愣神,MRI(A)显示右侧海马硬化;EEG(B)可见右侧颞区(F8,T4,T2)和右侧蝶骨电极(SP2)散发棘波

Ⅱ. 外侧颞叶癫痫

外侧颞叶癫痫(lateral temporal lobe epilepsy, LTLE)是指始发于颞叶新皮质的癫痫,又称新皮质颞叶癫痫(neocortical temporal lobe epilepsy, NTLE),与上述 MTLE 始发于边缘系统的海马和杏仁核(属于古脑皮质)相对应。LTLE 虽不如 MTLE 界定清晰及表现典型,但随神经影像学进展,检出率不断增多。病因如肿瘤、先天畸形、脑皮质发育不全、各种感染、脑血管畸形、创伤及出生脑损伤等。

【临床表现】

LTLE 一般始发于 30 岁后,生命早期热性惊厥史相对少见,但产伤、脑创伤和 CNS 感染较 MTLE 常见。发作期表现与颞叶新皮质的始发部位密切相关,先兆及单纯性发作主要表现听幻觉、错觉、躯体感觉异常、精神症状、前庭症状及视觉感受异常等,优势半球侧可伴语言障碍。

运动症状主要有面肌阵挛、扮怪相、上肢肌张力障碍性姿势、下肢自动症等,随痫性放电扩散到颞叶内侧和颞叶以外结构,多有复杂部分性发作,但意识损害、自动症一般不如 MTLE 明显(Elger et al, 2000),也可出现上腹内脏先兆。复杂性视听症状相对少见,但可提示颞叶新皮质受损。结合病史,发作间歇期头皮脑电图提示单侧或双侧中颞及后颞棘波,MRI 发现 LTLE 结构性病变可作出诊断。

Ⅲ. 颞叶癫痫附加症

颞叶癫痫附加(temporal plus epilepsy, TPE)是指癫痫发作起始累及到颞叶及其周边结构(包括额眶皮质、岛叶、岛盖顶部及颞-顶-枕交界区)并具有复杂致痫网络的一种特殊类型的多脑叶癫痫。临床表现以颞叶癫痫表现为主,患者发作前常有味觉、前庭或听觉先兆;发作时眼睛或头部偏转、立毛肌收缩和同侧强直运动体征。患者在发作后阶段常感到不安。TPE 患者发作间期头皮脑电图可表现为双侧棘波和/或慢波，或者中央前区异常棘波，发作期异常脑电图更多表现在前额、颞-顶、中央前区的棘慢复合波。头MRI可无明显改变，也可以发现有海马硬化等。确诊的最终依据是颅内电极监测到颞叶及周边结构的发作起始区。正确认识颞叶癫痫附加症的电-临床特点，在植入电极时尽可能更广泛的覆盖颞叶及其周边结构，制定更广泛、更有效的多脑叶联合手术方案，颞叶癫痫附加症术后癫痫控制率也可达到75%左右（Barba et al，2007）。

Ⅳ. 家族性颞叶癫痫

家族性颞叶癫痫（familial temporal lope epilepsy）是国际抗癫痫联盟最近命名的一种新的癫痫综合征。多发生在青少年或成年早期，部分患者有热性惊厥史或家族史，少数患者有头外伤史，可伴偏头痛。临床表现颞叶起源的部分性发作，少数表现GTCS。单纯部分性发作患者主要表现精神症状，可有自主神经症状，特殊感觉如视、嗅、味及听觉症状；复杂部分性发作多有短暂性意识障碍。EEG发作间期痫样放电，也有患者表现在颞叶区局灶性尖-慢复合波，通常为单侧。MRI多无异常，少数有轻度脑室扩大，部分患者有弥漫性点状T_2WI高信号。家族性癫痫患者预后良好，发作轻微，频率不高，抗癫痫药治疗有效。

【治疗】

50%~60%新诊断的TLE经合理AEDs治疗可有效控制发作，约40%的TLE为药物难治性癫痫。外科治疗包括颞叶切除术、伽马刀治疗及迷走神经刺激（vagus nerve stimulation，VNS）疗法等。伴有海马硬化的MTLE是临床上常见的药物难治性癫痫，手术效果较好，是癫痫外科手术首选适应证之一。

（三）顶叶癫痫

顶叶癫痫（parietal lobe epilepsy）可起源于顶叶任何部位，发作少见，约占神经外科部分性癫痫病例的6%（Rasmussen，1991），可见于任何年龄，男女患病率相似。可分为症状性、可能症状性及特发性。在症状性癫痫中，肿瘤性最常见为星形细胞瘤，其余依次为脑膜瘤、血管瘤、少突神经胶质细胞瘤及室管膜细胞瘤。非肿瘤性依次为头创伤史、产伤史及其他病因；只在尸检时才被发现的皮质发育不良很可能是最常见的原因（Williamson，2000）。顶叶癫痫以单纯部分性发作和继发性全面性发作为特征。起源于顶叶的大多数发作为单纯部分性发作，但当发作扩散到顶叶之外可出现复杂部分性发作。

【临床表现】

顶叶癫痫常以不同性质的感觉症状为特征，通常不伴意识障碍。发作持续时间较短，数秒至2分钟，偶表现单纯感觉性部分性癫痫持续状态，患侧肢体躯体感觉刺激可诱发癫痫发作。继发性GTCS较少见，发作后可有

短暂的Todd麻痹和言语不能。从症状学角度看，对侧肢体强直/强直阵挛与顶上小叶、楔前叶前部相关性较大。对侧面肌强直阵挛、眼睑阵挛与中央盖、缘上回盖部相关。双侧非对称性强直、双侧面部对称性强直、过度运动均和后扣带回、楔前叶存在相关性。躯干/双侧近端强直与顶盖具有一定的相关性。自动运动与角回、缘上回、颞叶相关性明显。强迫性眼球凝视与顶内沟、后扣带回、楔前叶相关性明显（张玮等，2019）。

1. 躯体感觉发作是顶叶发作中最常见的类型，约占2/3。Siegel的研究表明，单侧躯体感觉发作的癫痫灶多位于对侧，通常为非优势侧大脑半球功能障碍。阴性及阳性症状均可出现，包括各种类型感觉异常、感觉倒错和疼痛，其中针刺感最常见，感觉异常或麻木感常涉及初级感觉皮质，温度觉包括烧灼感或寒冷，与第二感觉区附近外侧裂上部区域有关，双侧感觉症状通常起源于第二级感觉区。在癫痫发作过程中症状可局限于起始部位，也可通过类杰逊样方式扩散，面部、手及上臂由于皮质代表区大而易受累。发作性疼痛常由于刺激中央后回后面的5a区，偶可出现腹部下沉感、窒息或恶心等，特别是累及顶叶外下部的发作。外阴部发作性感觉症状通常起源于旁正中小叶。性自动症仅出现在癫痫发作后，也可出现发作时自慰行为（Stoffels，1980）。发作期间常见短暂的躯体感觉障碍，如两点辨别觉障碍等。

2. 体像障碍及躯体错觉是顶叶癫痫发作时第二类常见症状，发作性躯体错觉可能提示非优势半球顶下小叶和中央后回上部癫痫灶；发作性肢体失认和幻肢感可能位于非优势半球顶叶后部，躯体忽视较常见于右顶叶下部。其他主观发作性症状，如约10%的顶叶癫痫起源于颞顶交界处，出现眩晕和躯体旋转性运动错觉发作不伴眼震；约12%的患者出现视错觉及复杂形式视幻觉，绝大多数起源于非优势侧顶叶；优势侧颞-顶叶癫痫发作可表现各种类型语言障碍；非优势侧颞-枕-顶叶发作常可出现明显的空间障碍。

3. 高分辨率脑MRI可检出约60%的异常，定位与神经体征、脑电图等一致，是顶叶癫痫的常规检查。发作期SPECT和FDG-PET有助于神经外科术前评估（Kim，2004）。发作期和发作间期EEG正常或非特异性异常，发作后EEG如出现背景活动衰减，伴局灶性慢波或棘波有定位价值（Tuxhorn，2000）。

【诊断和鉴别诊断】

临床诊断较困难，多数患者即使发作期EEG仍不能检出异常，易被误诊为非癫痫性心因性发作、短暂性缺血发作（TIA）或伴先兆的偏头痛。感觉性杰逊样发作表现常被误认为有感觉先兆的偏头痛，老年患者单纯躯体感觉发作易误诊为TIA。通常有出现运动症状或意识障

碍时才会考虑癫痫的可能。

【治疗】

药物疗效较好,选药原则类似其他类型部分性癫痫。难治性病例在正确和适当的术前评估后神经外科手术缓解及有效率为 65%~75%,能完全切除癫痫灶者预后较好,但顶叶有十分重要的功能区,手术切除可导致视觉、语言、运用、注意等高级皮质功能受损,使手术治疗颇有争议(Kim,2004)。

(四)枕叶癫痫

枕叶癫痫(occipital lobe epilepsy)起源于枕叶,发作可为自发性或由外界视觉刺激诱发。Panayiotopoulos(1999)报道枕叶癫痫占所有癫痫的 5%~10%,以单纯部分性发作和继发性全面性发作为特征,包括特发性、症状性。特发性枕叶癫痫通常在儿童晚期发病,症状性可在致痫性损害后或病程中任何阶段发生,见于任何年龄。症状性病因分为结构性和代谢性,可为先天性疾病、血管病、肿瘤、代谢性疾病、遗传病、炎症、寄生虫病、系统性疾病及感染引起的后遗症,以及进行性病变;皮质发育不良、子痫性高血压脑病、Lafora 病、有或无症状的麦胶性肠病等是常见的病因。

【临床表现】

枕叶癫痫主要表现伴视幻觉的单纯部分性发作,可见视觉症状和眼球运动症状。视觉症状如视幻觉、视盲、视错觉、视觉延迟、眼球运动幻觉、眼部疼痛。

1. 枕叶发作最常见单纯视幻觉,起源于初级视皮质,是枕叶发作的特征性表现。Panayioropoulos(1999)报道视觉性癫痫发作的简单视幻觉常为彩色和圆形,最常见红色,其次是蓝、绿和黄色;在癫痫灶对侧,偶在同侧;常在颞侧视野出现,发作常呈丛集样,白天多见,症状刻板,持续时间短,继发全面发作前的单纯视幻觉一般持续时间较长;随发作进展,视幻觉成分的数目、大小、亮度可增加,但很少移动,常出现于其他非视觉症状前;出现视幻觉的视野常发生视物模糊,单纯视幻觉可为癫痫发作的唯一表现,也可扩展至其他脑叶出现枕叶以外的发作性症状及全面性发作。

2. 复杂视幻觉、视错觉及向前部扩散症状,起源于枕顶或枕颞交界区,主要在癫痫发作进展时出现,常见于单纯视幻觉后,也为首发症状,最终以偏盲或全身发作终止。可表现熟悉的或陌生的、友好的或恐怖的、简单的或奇形怪状的人物、动物、物体、图形或场景,见于偏侧视野、视野中心或整个视野,可为静止的、水平移动的、可扩大或缩小的、接近或离去的。自体幻觉或离体自窥症是一种少见的复杂视幻觉。视错觉最常见物体大小错觉,Critchley 描述为大小、维度、形状、比例、位置、色彩、亮度及运动等单一的或联合改变,症状性枕叶癫痫常见。

3. 视像残留(palinopsia)表现在兴奋性刺激消除后视觉影像持续存在或再次出现,与右颞顶叶交界区病变有关。眼球运动的感觉性幻觉很少见,是感觉眼球运动,而实际并未运动。发作性失明或黑矇常为癫痫发作起始或唯一的表现,也可见于视幻觉后,并进展为其他类型癫痫发作,持续时间通常较发作性视幻觉长(3~5min),发作性偏盲少见。

4. 眼球强直性偏转类似眼球向一侧随意追踪样运动,是枕叶非视觉发作最常见的类型(40%~50%),常伴意识受损,出现同侧头部偏转。发作性眼震(癫痫性眼震)多为水平性,很少为垂直性,眼震快相方向与癫痫灶相反,头眼偏转方向同眼震快速相,以及反复眼睑闭合或眼睑扑动等。

5. 枕叶发作的发作期或发作后常伴头痛,与偏头痛很难区分。癫痫发作可从枕叶扩展至大脑前部的其他脑叶,出现相应脑区的发作症状。

【辅助检查】

1. 高分辨 MRI 可发现几乎所有的后遗症性或进展性病灶,如肿瘤、血管畸形及皮质发育畸形。SPECT、PET 等脑功能影像对神经外科定位有实际意义。

2. Panayiotopoulos(1999)描述枕叶癫痫发作的头皮发作期 EEG 是枕叶阵发性快活动、快棘波节律或两者均有,少数逐渐向前扩展泛化,出现不规则棘波放电或棘慢波活动。之前可见短暂性枕叶脑电低平,1/3 的患者发作期 EEG 无异常。症状性癫痫患者发作间歇期 EEG 背景通常异常,如一侧后部导联慢波,可出现偏侧枕叶棘波或快多棘波,偶见枕叶阵发活动。特发性枕叶癫痫,发作间歇期 EEG 背景正常,常有大量自发性和/或诱发性枕叶棘波及阵发性活动。

3. 症状性枕叶癫痫有必要找出潜在的病因,需要进行代谢性疾病的血清学和生化筛查、分子 DNA 分析,以及皮肤或其他组织活检。

【诊断和鉴别诊断】

根据临床表现、影像学、EEG 等枕叶癫痫不难诊断,首先应与偏头痛、正常生理表现、心因性等发作鉴别。

1. 视觉性癫痫发作与偏头痛鉴别 表现单纯视幻觉、视盲及头痛(单独或同时出现)的枕叶癫痫发作与偏头痛颇相似,有时存在两者共病,易误诊或漏诊(表 3-11-15)(Panayotopoulos,2005)。

2. 与其他起源的眼球偏转鉴别 枕叶发作的眼球偏转通常在初级视幻觉后出现,表现追踪样,类似于眼球自主性追逐,目击者通常不能发现是一种异常;通常有意识受损,可进展为单侧面和肢体阵挛,有时进展至 GTCS。非枕叶起源的眼球偏转看起来不自然,如同侧眼睑阵挛性抽搐常伴眼球向上偏斜。

表3-11-15　枕叶癫痫发作与有先兆的偏头痛或基底型偏头痛的鉴别诊断

鉴别点	枕叶癫痫	有先兆的偏头痛	基底型偏头痛
视幻觉			
持续时间数秒至1分钟	特有	无	无
持续时间1~3分钟	经常/频见	罕见	罕见
持续时间为4~30分钟	罕见	通常	通常
每天发作数次	通常	罕见	无
主要为彩色圆形物	通常	罕见	特例
主要为无色差的或黑白线性物	特例	通常	罕见
移至视野的对侧	特有	无	无
从视野中心向周边扩展	罕见	通常	经常/频见
出现失明	罕见	罕见	通常
出现眼睛强直性偏斜	特有	无	无
出现意识障碍但无抽搐	经常/频见	罕见	经常/频见
出现意识障碍伴抽搐	经常/频见	特例	罕见
发作后头痛	经常/频见	通常	经常/频见
全盲和偏盲			
无其他前驱或发作后症状	经常/频见	无	经常/频见
其他神经系统症状			
脑干症状	无	无	特有
发作后呕吐	罕见	经常/频见	经常/频见
发作后头痛			
发作后剧烈头痛	经常/频见	通常	经常/频见

【治疗】

枕叶癫痫与其他类型部分性癫痫类似,抗癫痫药治疗通常有效,应尽早开始治疗,首选卡马西平。枕叶癫痫发作后头痛与5-羟色胺能机制有关,口服舒马普坦有效。30%~65%的药物难治性癫痫在术后可以达到癫痫无发作,年轻患者、术前MRI异常及病理检查有局灶性病变的患者术后预后较好(Harward et al,2017)。

（五）岛叶癫痫

岛叶癫痫(insular cortex epilepsy,ICE)是指颅内电极确认岛叶起源放电引发的癫痫或存在岛叶病灶及其关联性发作症状的癫痫。岛叶癫痫的概念最先是由Guillaume等提出的。由于岛叶深藏在脑组织深部被其他脑叶所覆盖,其表面的解剖屏障复杂,所以对于岛叶癫痫的诊断十分困难。岛叶引起的癫痫与额叶、颞叶、顶叶的癫痫发作症状相似。当癫痫发作时出现内脏敏感症状(恶心、呕吐、流涎)、运动症状(强直、过度运动或全身强直阵挛性运动)和/或感觉症状(麻木、紧张、振动、疼痛、眩晕)时,可怀疑岛叶起源。文献报道的大多数岛叶癫痫病例在脑岛上有明显的病变。这些病变主要包括低级别

脑肿瘤,最常见的是胶质瘤和胚胎发育不良性神经上皮肿瘤(DNETs),海绵状血管瘤和局灶性皮质发育不良(FCD)。在磁共振成像(MRI)阴性岛叶癫痫患者中,最常见的病理是FCD(Laoprasert P et al,2017)。

【临床表现】

根据出现频率从高到低,可把ICE相关症状分为:躯体感觉症状、内脏感觉症状、躯体运动症状、语言症状、听觉症状、其他症状。

1. 躯体感觉症状　ICE患者发作时多意识清醒,以感觉症状为主,躯体感觉症状表现为局限或广泛区域皮肤无痛的异常感觉,包括麻刺感、过电感或温热感,以及发紧感、颤动感、跳动感等,定位于岛叶后3/4。刺激岛叶可诱发痛觉,定位于岛叶背后侧。

2. 内脏感觉症状　ICE相关内脏感觉主要表现为咽喉部紧缩感、恶心、胃气上升感、胸部紧缩感等,严重时表现为呼吸困难、窒息。

3. 躯体运动症状　ICE相关的躯体运动表现为过度运动及不随意运动,分别定位于前、后岛叶。

4. 特殊感觉症状　ICE相关的特殊感觉包括味觉、

听觉和前庭觉,味觉多表现为口中不适或刺激性感觉,定位于岛叶中上部;听觉可表现为简单声音或复杂语句,为放电传播到颞横回的症状;前庭感觉主要包括旋转,漂浮感,坠落感等。

5. 语言相关症状　ICE 患者发作时可出现意识清醒时语言终止,主要与前岛中短回相关,前岛叶可能是语言、呼吸纤维最终传出通路,参与清晰发声的过程,而并非语言中枢。

6. 自主神经系统症状　自主神经症状是指发作时心率过快、过慢等心率变化或肤色苍白、潮红、汗毛竖立皮肤改变等,ICE 可出现上述症状,且主要与右岛叶有关。

岛叶癫痫多数不局限,先兆出现后迅速向周围传播,出现复杂的继发症状。传播途径中较公认的岛叶癫痫网络学说认为主要有 3 种传播路径:外侧裂-岛叶;颞叶-边缘系统-岛叶;内侧额眶叶-岛叶。临床常见传播症状有:①双侧非对称强直(bilateral asymmetric rigidity,BATS):较多见,推测可能与岛叶-外侧裂周围皮质网络激活有关。②运动过度(hypermotor seizures,HMS):既往多认为HMS 发作和额叶有关,近几年发现 HMS 可以起始于颞叶、岛叶及顶叶。与额叶起源 HMS 不同,岛叶癫痫多有感觉先兆,发作起源与过度运动出现的间隔时间较额叶癫痫长。③"军帽征":表现为双侧口角向下撇的动作,常见于运动前区、额盖及岛叶癫痫,近期研究认为与扣带回前下部受累有关。④内脏运动症状:主要与口咽运动相关如咀嚼、咂嘴、吞咽等,有时有呕吐,电刺激的研究认为和前岛叶相关(刘春艳,2017)。

【辅助检查】

1. 头颅 MRI 可以很好地显示岛叶病灶,主要包括低级别的脑肿瘤,如神经节胶质瘤和胚胎发育不良性神经上皮瘤,海绵状血管瘤和皮质发育不良等。

2. 鉴于岛叶位置深在,头皮脑电无法记录到岛叶皮质间期及发作期的放电,而扩散后脑电图表现同额、颞、顶叶癫痫亦无法鉴别。对于结构影像学无明确病灶而怀疑岛叶癫痫者,颅内电极脑电监测是明确诊断的唯一有效方法。由于岛叶的特殊解剖位置,目前对于岛叶皮质电极植入一般采用立体定向植入技术。

3. 脑磁图可有助于检测出深在的岛叶皮质放电。

【诊断和鉴别诊断】

岛叶癫痫的诊断十分困难,岛叶引起的癫痫应与额叶、颞叶、顶叶癫痫相鉴别,结合癫痫发作的症状学分析,疑似岛叶癫痫的病例进行立体定向脑电图检查有助于鉴别诊断。

【治疗】

随着功能神经外科技术和神经影像学研究的进展,现在对于低级别肿瘤和海绵状血管瘤进行病灶切除术更安全,手术效果好,手术并发症风险最小。在 MRI 阴性岛叶癫痫患者中,几乎总是需要侵入性脑电图监测,特别是SEEG,以探索致痫网络。对于无明确结构异常的岛叶癫痫手术效果仍仅限于极少病例报道。鉴于岛叶手术的困难及高风险,部分岛叶癫痫选择行 SEEG 引导下射频消融术,它能在电极周围产生直径 5~7mm 的病损区,功能损伤很小,但远期疗效有待进一步评估。

（六）其他癫痫综合征

Ⅰ. 拉斯穆森综合征

拉斯穆森综合征(Rasmussen syndrome,RS)又称为Rasmussen 脑炎(Rasmussen encephalitis),由加拿大 Rasmussen 医生等 1958 年首次报道,病因和发病机制不清,目前主要有以下学说:①慢性病毒感染。②急性病毒感染诱发局部免疫反应。③自身免疫学说。一侧大脑半球皮质慢性局限性炎症改变是 RS 的典型病理特征。主要在儿童期发病,约半数患者有病前 6 个月内的炎症感染史,临床表现为难治性部分运动性癫痫发作,进行性加重,可出现单纯部分运动性发作、复杂部分性发作、GTCS、癫痫持续状态多种癫痫发作形式,进行性半身不全性瘫痪和智力障碍,脑结构影像学显示一侧脑皮质进行性萎缩(图 3-11-17),脑电图可见一侧慢波和癫痫样放电(图 3-11-18)。难治性部分运动性发作和癫痫部分性

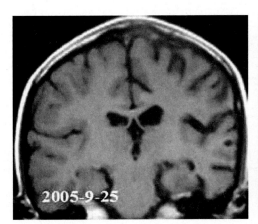
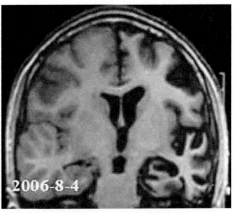

图 3-11-17　一例 6 岁 Rasmussen 综合征男孩的 MRI 显示左侧半球进行性萎缩

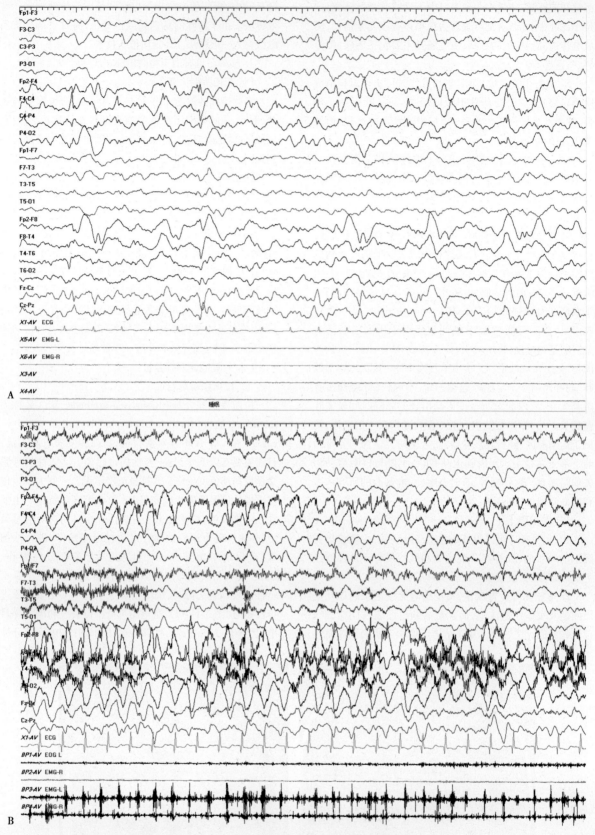

图 3-11-18　一例 8 岁的 Rasmussen 综合征女孩的 EEG

A. 在发作间期显示右侧半球为主的不规则慢波和尖波；B. 发作期右侧半球为主的慢波节律伴左上肢持续肌阵挛发作（EPC）。EMG位于左右眼睑和三角肌表面

发作持续状态(EPC)患者。若有下列表现之一时可考虑诊断为RS:①进行性神经功能缺陷,主要指半身不全性麻痹;②脑影像学检查显示进行性一侧半球萎缩;③CSF存在单克隆或寡克隆带;④脑病理检查有慢性脑炎证据。病初诊断可能困难,需要与多种疾病鉴别,如脑皮质发育不良、结节性硬化、脑血管畸形、寄生虫病(脑囊虫)、肿瘤、线粒体脑肌病和其他感染性疾病等,高分辨脑成像,如MRI,是排除其他疾病的重要手段。

Ⅱ. 偏侧惊厥-偏瘫-癫痫综合征

偏侧惊厥-偏瘫-癫痫综合征(hemiconvulsion hemiplegia epilepsy syndrome,HHE)由Gastaut等首次报道。该病分为特发性HHE综合征及症状性HHE综合征。有报道特发性HHE发病与疱疹病毒7的感染有关(Kawada et al,2004),症状性HHE多与中枢神经系统病变有关,如婴幼儿时期颅内出血及脑炎等。临床表现以偏侧惊厥、偏瘫及相隔一段时间出现癫痫发作为特点。起病年龄多在4岁以内,初期表现为惊厥,多为偏侧阵挛性发作,也可扩散至对侧,持续时间较长,可达数小时,甚至24小时以上。偏瘫发生在持续惊厥后,为惊厥侧肢体运动障碍,当惊厥从一侧扩散至另一侧时,往往最后涉及的肢体出现瘫痪。脑电图发作间期为慢波混合棘波、尖波、棘慢波及快活动,受累侧最显著,发作期阵挛性抽搐与EEG放电无固定对应关系。根据一定年龄阶段出现的长时间偏侧阵挛性惊厥发作,伴发作后持续偏瘫,以后出现癫痫发作,可诊断为HHE综合征。

【治疗】

Rasmussen综合征治疗包括:抗癫痫药物治疗,疗效不佳;抗病毒治疗、免疫疗法及血浆置换疗效不肯定;外科手术治疗能有效控制多数患者癫痫发作,阻止病程进展及神经功能进一步恶化。预后不佳,多数病例留有神经系统后遗症。2001年ILAE将其归类为症状性部分性新皮质癫痫。HHE患者多为药物难治性癫痫,严重影响患者的生活质量,甚至有时危及生命,由于多数患者存在大脑半球的萎缩及患侧半球的功能转移,可以选用手术治疗。手术方式包括:胼胝体切开、颞前叶及内侧结构切除、多脑叶切除及半球切除手术。

第五节 儿童癫痫的特征

(张月华)

癫痫是小儿神经系统常见疾病,儿童癫痫发病率高于成人,我国调查人群癫痫的年发病率为35/10万,儿童癫痫的年发病率为151/10万。婴幼儿期是癫痫发病的第一个高峰期。1岁以内起病者占儿童癫痫总数的29.0%,7岁以内起病者占总数的82.2%,表明儿童癫痫大多数发生于学龄前期。即使是成人癫痫,起病年龄在15岁以下者也接近50%。由于小儿处于生长发育阶段,其癫痫在病因、临床表现、诊断、治疗和预后等方面与成人有所不同。

【病因学】

儿童癫痫的病因特征是,可分为遗传性、代谢性、结构性、感染性、免疫性和病因不明性,遗传因素约占儿童癫痫病因的60%,近年来随着二代测序技术的临床应用,越来越多的癫痫致病基因被发现。

遗传性癫痫(genetic epilepsy)多在儿童期发病,已报道80种致病基因可导致生后6个月内起病的早发婴儿癫痫性脑病(early infantile epileptic encephalopathy,EIEE);代谢性癫痫(metabolic epilepsy)相关的疾病也多属于遗传代谢病,多在儿童期发病,已报道癫痫发作是200余种遗传代谢病的常见症状,如苯丙酮尿症、甲基丙二酸血症、葡萄糖转运子1缺乏症、Menkes病等;先天性脑结构发育异常导致的癫痫也可由基因突变导致,且多在儿童期发病,如mTOR信号转导通路相关基因DEPDC5,NRPL2和NRPL3突变可导致局灶性皮质发育不良(focal cortical dysplasia,FCD),PIK3CA、AKT3或mTOR基因合子后突变可导致半侧巨脑。不同年龄阶段的儿童癫痫患者主要病因有所不同,了解儿童癫痫的病因及年龄分布特点对癫痫的诊断及防治有指导意义。根据儿童期癫痫的起病年龄考虑病因如下:

1. 新生儿期起病的癫痫常见病因

(1) 产伤、缺氧、颅内出血。

(2) 先天性脑发育畸形,如半侧巨脑、局灶性皮质发育不良、脑裂畸形、灰质异位、无脑回畸形、多小脑回畸形等。

(3) 先天性代谢异常,如高氨血症、有机酸血症、葡萄糖转运子1缺陷、吡哆醇依赖症、高甘氨酸血症、线粒体病、先天性糖基化缺陷、脑叶酸缺乏症等。

(4) 遗传性癫痫可早到新生儿期发病,可由离子通道或非离子通道基因突变导致,包括钠离子通道基因SCN2A和SCN1A、钾离子通道基因KCNQ2、KCNQ3、KCNT1和KCNA2、氯离子通道相关基因GABRB2和GABRG2以及钙离子通道基因CACNA1A。非离子通道致病基因包括STXBP1、SPTAN1、TBC1D24、CDKL5和GNAO1基因。

2. 生后2~6个月起病的癫痫常见病因

(1) 先天性代谢异常,如苯丙酮尿症、有机酸血症、高氨血症、Menkes病和线粒体病等。

(2) 围生期脑损伤。

(3) 先天性脑发育异常。

（4）神经遗传病：如婴儿型神经元蜡样质脂褐质贮积病、神经节苷脂沉积症等。

（5）遗传性癫痫：生后 6 个月内是遗传性癫痫发病的高发年龄段，如良性家族性婴儿癫痫和早发婴儿癫痫性脑病。良性家族性婴儿癫痫的致病基因包括 PRRT2、SCN2A、KCNQ2 和 GABRA6 基因；早发婴儿癫痫性脑病包括大田原综合征、婴儿痉挛症、婴儿癫痫伴游走性局灶性发作、Dravet 综合征和非特异性早发癫痫性脑病，可由 80 种不同的基因突变导致，常见致病基因包括 SCN1A、PCDH19、KCNQ2、SCN2A、STXBP1、CDKL5、SCN8A、KCNT1、TBC1D24、GABRA1、GABRB2、GABRB3 和 GABRG2 等。

3. 7 个月至 3 岁之间起病的癫痫常见病因

（1）颅内感染，如化脓性脑膜炎、病毒性脑炎、结核性脑膜炎等。

（2）先天性脑发育畸形。

（3）先天性代谢异常，如有机酸血症，线粒体病等。

（4）神经遗传病，如晚婴型神经元蜡样质脂褐质贮积病、异染性脑白质营养不良等。

（5）围生期脑损伤。

（6）遗传性癫痫，如 Doose 综合征、肌阵挛失神癫痫等。

4. 3 岁以上至学龄期起病的癫痫常见病因

（1）年龄依赖的遗传性癫痫：如儿童失神癫痫（CAE）、Panayiotopoulos 综合征、伴中央颞区棘波的儿童癫痫（BECTS）等。

（2）颅内感染：如病毒性脑炎。

（3）脑肿瘤：如发育性神经肿瘤（DNT）、脑胶质瘤、下丘脑错构瘤等；神经遗传病，如 C 型尼曼-匹克病、神经型戈谢病慢性、唾液酸沉积症、少年型神经元蜡样质脂褐质贮积病、齿状核红核苍白球路易体萎缩症、线粒体病 MELAS 和 MERRF 等。

【癫痫发作特征】

年龄或脑的成熟程度不仅影响癫痫发作的易感性，也影响癫痫发作类型。某些癫痫发作类型和年龄发育有密切关系，特别是新生儿和婴幼儿期的癫痫发作常具有明显的年龄特征：

1. 新生儿发作表现特殊，有其特有的发作分类。

2. 新生儿和小婴儿没有典型失神发作，全面强直-阵挛发作少见。

3. 痉挛发作主要见于 2 岁以内的婴幼儿。

4. 婴幼儿缺乏很好的表达能力和反应能力，局灶性发作时缺乏先兆和感觉性发作的主诉，意识状态有时不易判断。

5. 有些婴幼儿的局灶性发作缺少局灶性症状和体征，需依靠发作期视频脑电图确定发作类型。

6. 学龄前至青少年期主要是典型失神发作，光敏性反应和光敏性癫痫主要见于学龄期至青少年期。

【小儿时期的癫痫综合征】

儿童癫痫综合征较成人多见，多数癫痫综合征具有年龄依赖性起病的特点，小儿不同发育时期常见的癫痫综合征不同。如大田原综合征（又称 Ohtahara 综合征）多在 3 个月内发病，可早到新生儿期；良性婴儿癫痫、婴儿痉挛症（又称 West 综合征）和 Dravet 综合征多在 1 岁以内发病；Doose 综合征的发病年龄为 1~5 岁，高峰年龄为 2~3 岁；儿童失神癫痫（CAE）的发病年龄为 4~10 岁，儿童良性癫痫伴中央颞区棘波（BECTS）的发病年龄为 3~12 岁。有些癫痫综合征随年龄增长可发生转变，如大田原综合征在生后 3 个月可转变为婴儿痉挛症，婴儿痉挛症在 1 岁后可转变为 Lennox-Gastaut 综合征。有些儿童癫痫综合征可出现多种发作类型，如 Dravet 综合征、Doose 综合征和 Lennox-Gastaut 综合征等，要注意鉴别。儿童期常见癫痫综合征依据年龄分类见图 3-11-19。

【小儿癫痫鉴别诊断和脑电图】

1. 小儿癫痫鉴别诊断　不同年龄阶段的小儿癫痫发作需与相应年龄阶段可能出现的各种非癫痫性发作性疾病和行为鉴别。

（1）新生儿期：非惊厥性呼吸暂停、周期性呼吸、新生儿良性睡眠肌阵挛、新生儿良性震颤、低钙惊厥、低血糖惊厥等。

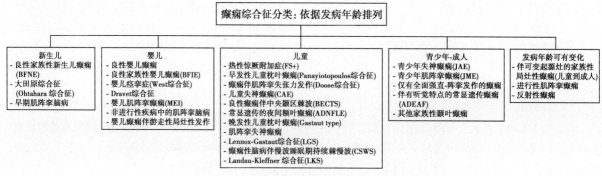

图 3-11-19　儿童期常见癫痫综合征依据年龄分类

（2）婴幼儿期：低钙惊厥、低血糖惊厥、屏气发作、点头痉挛、非癫痫性强直样发作、婴儿早期良性肌阵挛、婴儿一过性阵发性肌张力不全、阵发性斜颈、过度惊吓症、情感性交叉擦腿动作、眼球阵挛-肌阵挛综合征、睡眠肌阵挛等。

（3）学龄前期和学龄期：晕厥发作、小儿偏头痛、再发性呕吐、阵发性运动障碍、睡眠障碍（睡眠肌阵挛、夜惊、梦魇、睡行症、发作性睡病）、过度通气综合征、心因性发作等。

2. 小儿癫痫人群脑电图特点

（1）癫痫波的阳性率总体上明显高于成人癫痫。

（2）脑电图诱发试验可明显提高某些小儿癫痫综合征的脑电图阳性率，如过度换气可诱发儿童失神癫痫患者出现 3Hz 的棘慢波。

（3）某些癫痫样脑电图特征主要见于特殊的发作类型或癫痫综合征，并常随年龄发育而改变，如 Rolandic 区放电是 BECTS 患者的脑电图特征。

（4）某些癫痫样放电的发放频度主要与年龄及癫痫综合征相关，而不一定与发作频率相关，如良性婴儿癫痫发作可以很频繁，但发作间期脑电图常常没有癫痫样放电。而 BECTS 患者发作可以很稀少，甚至终生只发作一次，但脑电图可以有频繁癫痫样放电，12 岁以后才随年龄增长逐渐消失。

（5）健康儿童中约 2% 仅有脑电图的癫痫样放电，但从无癫痫发作。伴有其他中枢神经系统疾病（如婴儿孤独症、Rett 综合征等）的儿童中也有一部分仅有脑电图的癫痫样放电，但无癫痫发作。对这部分儿童不应仅根据脑电图异常诊断为癫痫，也不建议给予抗癫痫药物治疗。

【小儿癫痫治疗】

儿童选用抗癫痫药治疗的原则与成人基本相同，但要注意以下特点：

1. 儿童生长发育快，在标准体重范围内应按千克体重计算每日给药量，对于体重高于或低于标准体重的儿童，应参照标准体重给药，并结合临床疗效和血药浓度调整给药剂量。

2. 新生儿和小婴儿肝脏和肾脏功能发育尚未完全成熟，对药物的代谢和排泄能力差，药物在体内半衰期长，容易蓄积中毒。

3. 婴幼儿至学龄前期体内药物代谢速率快，半衰期短，因此应在药物血浓度监测下根据临床疗效调整剂量。

4. 注意监测药物不良反应，定期查肝功、血常规等，尤其应注意丙戊酸在年龄小于 2 岁或有遗传代谢病（如有机酸血症、线粒体病）的儿童发生肝损害的危险性增加。

5. 儿童首次发作后是否开始抗癫痫药治疗需要考虑癫痫的病因、发作类型、癫痫综合征等。如儿童良性癫痫伴中央颞区棘波（BECTS），间隔时间很长的复发，也不一定急于用抗癫痫药治疗。但如导致癫痫发作的病因持续存在，首次发作后即应给予抗癫痫药治疗。

6. 儿童正处于生长发育和学习的重要阶段，在选择抗癫痫药时，应充分考虑到对患儿认知功能的影响，在用药过程中应注意观察，如药物对患儿认知功能产生严重影响，应权衡利弊、必要时可更换药物。

7. 虽然在通常情况下，癫痫发作控制 2~4 年以及脑电图恢复正常可减停抗癫痫药，但癫痫患儿如果存在多种发作类型，尤其是肌阵挛发作、失张力发作和不典型失神发作者，服药时间应较长；癫痫患儿伴脑性瘫痪、智力低下等神经系统疾病和/或神经影像学异常，属于症状性癫痫，应当坚持长时间服药；某些青少年特发性癫痫需要长期甚至终生服药（如青少年肌阵挛癫痫）。

8. 有些儿童期特殊的癫痫性脑病（如 West 综合征、Lennox-Gastaut 综合征、Landau-Kleffner 综合征等）除抗癫痫药治疗外，可选用肾上腺皮质激素、生酮饮食等特殊治疗方法。

9. 有病因学治疗方法的代谢性癫痫应首选病因学治疗，如苯丙酮尿症导致的癫痫应首选低苯丙氨酸饮食治疗，维生素 B_{12} 有效的甲基丙二酸血症应首选补充大剂量维生素 B_{12}，吡哆醇依赖症应首选补充大剂量维生素 B_6 等。

10. 小儿难治性癫痫的外科治疗适应证与成人基本相同，但应注意儿童期脑发育的特点。如 Rasmussen 综合征确诊后，早期考虑手术长远预后好。

第六节　女性与癫痫

（朱雨岚）

癫痫患者约半数为女性，临床上越来越关注女性癫痫群体。癫痫发作，以及抗癫痫治疗对女性身体和心理，包括生长、性发育、性欲、生育、青春期及月经周期等均有显著的潜在影响，而女性特殊的生理变化，如月经、月经周期及青春期发育等也会影响癫痫发作及其治疗。因此，在制定女性癫痫患者的治疗计划和选择用药时，宜全面考虑女性的身体和心理因素的影响。

【癫痫与女性发育和月经周期】

1. 癫痫与生长发育　由于儿童期反复的癫痫发作和抗癫痫药（AEDs）治疗对患儿的生长、脑发育、内分泌及全身各系统等有明显的影响，有些癫痫女孩的发育较同龄儿童晚，月经初潮延迟，但原发性闭经罕见，可有肥胖和 AEDs 引起特征性面部变化，以及学习成绩差等。

年幼儿可有心理素质和能力缺陷,如想象力差、缺乏自信心和保护过度等。丙戊酸、氨己烯酸和加巴喷丁等可使女性体重增加,丙戊酸对生育能力可有损害,苯妥英钠可导致面形变化,卡马西平、苯妥英钠、苯巴比妥、托吡酯和扑痫酮等对口服避孕药有影响。

2. 癫痫与月经周期

(1) 月经初潮(menarche)与癫痫:月经初潮、青春期与癫痫三者间有密切的影响,癫痫常始于青春期前后或在青春期加剧。研究发现,某些青春期前癫痫,尤其失神发作在月经初潮或初潮后不久停止发作,青春期延迟者可能有癫痫发作倾向。月经初潮和青春期对女性社会心理影响较大,可影响癫痫发作频率和类型。女性青春期发作增加可能主要与下丘脑-垂体-性激素释放周期性变化有关,年轻男性似乎无青春期发作增加趋势,可能与雄激素提高发作阈值有关,但少年肌阵挛性癫痫例外,两性患儿发病高峰均在青春期早期。有报道初潮前已有癫痫的女性患者约1/3初潮时发作频率增加、症状加重或出现新的发作形式;1/3维持原状,1/3缓解,如失神发作可减少或停止。25%的女性癫痫患者首次发作在月经初潮后出现。

(2) 月经周期(menstrual cycle)与癫痫:Gower(1885)首先报道月经性癫痫发作(catamenial seizures),但长期以来无确切定义,多数报道月经期及前后发作频率增加。Pamela(2005)提出,月经性癫痫是指在月经期癫痫发作增加,通常在月经期前或月经周期最初几天。目前认为仅在月经期发作的癫痫才被称为月经性癫痫,不常见,仅见于10%的女性癫痫患者,但大多数癫痫发作出现在临近月经期。排卵及非排卵周期对发作影响不同,无排卵性周期往往与月经周期后半部的癫痫发作频率增加相关,排卵性周期可能有癫痫发作高峰。青春期前癫痫女孩可反复出现每月发作加剧,月经性癫痫加重可能与月经期性激素水平改变相关。

(3) 月经紊乱与癫痫:女性癫痫患者月经周期紊乱发生率较高,是癫痫本身或AEDs影响还不清楚。青春期前女孩用丙戊酸治疗可使月经初潮延迟,但闭经罕见(Betts et al,1999)。女性癫痫合并月经紊乱患者中约17%存在多囊卵巢,10%合并多囊卵巢综合征(polycystic ovary syndrome)。癫痫患者发生多囊卵巢综合征较一般人群常见,有证据表明右侧痫性放电可导致下丘脑性闭经(hypothalamic amenorrhoea),是性腺功能减退(hypergonadotropic hypogonadism)使促性腺激素增高。颞叶尤其左侧颞叶与下丘脑、垂体功能有关,影响LH、FSH分泌。因此颞叶癫痫,尤其左侧颞叶癫痫更易出现多囊卵巢和/或多囊卵巢综合征。丙戊酸常合并月经紊乱,20岁前就开始服用丙戊酸患者常见多囊卵巢综合征(Isojarvi et al,

1996;Isojarvi et al,1993)。

(4) 抗癫痫药与月经周期:AEDs对月经周期影响与药物的酶诱导作用有关,传统AEDs如苯巴比妥、扑痫酮、苯妥英钠、乙琥胺和卡马西平等有肝脏微粒体酶诱导作用,托吡酯(topiramate)可能有此作用,丙戊酸钠、氨己烯酸(vigabatrin)、加巴喷丁(gabapentin)、拉莫三嗪(lamotrigine)、噻加宾(tiagabine)无此作用。服用酶诱导性AEDs的女性癫痫患者多囊卵巢综合征发生率较低,未服用AEDs者或服用非酶诱导性药物丙戊酸钠者月经失调,多囊卵巢综合征和下丘脑性闭经发病率较高,认为酶诱导剂有较低水平雄性激素生物活性缘故,建议生育期女性癫痫患者慎用丙戊酸钠等酶诱导剂。有证据显示,用拉莫三嗪替代丙戊酸钠可使原有的多囊卵巢回缩。

【癫痫与生殖、性功能和避孕】

1. 癫痫发作和AEDs治疗可能影响女性内分泌和性功能,如女性癫痫患者妊娠率较低,仅为一般女性群体的2/3,与来自社会压力、对癫痫的偏见以及生理性原因等多种因素有关。约1/3女性癫痫患者月经周期是无排卵的,原发性全面性女性癫痫患者更易出现无排卵周期,抗癫痫药如VPA与无排卵周期明显相关。癫痫患者性欲及性生活一般正常,但女性癫痫患者可有性欲和性唤起受抑制。性功能障碍占女性癫痫患者的14%~50%,常发生于首次癫痫发作后,部分性发作患者更易发生。酶诱导性AEDs是否抑制性欲仍不确定,有报道拉莫三嗪可增强性欲,机制不明。癫痫妇女的性功能障碍可能受垂体促性腺激素、催乳素及性激素改变影响,LH降低和催乳素增高与性功能障碍相关。心理治疗效果良好,性行为导致癫痫发作少见,但性刺激可能产生反射性癫痫发作,性生活中过度通气也可引起,应注意与性生活中发生非癫痫性发作区别。

2. 女性癫痫患者服用肝酶诱导性AEDs及口服避孕药,易于发生反跳性出血和避孕失败,避孕失败可能由于肝酶诱导性AEDs促进雌激素、孕激素代谢,降低避孕效果。苯巴比妥可增强性激素结合蛋白与孕激素结合,降低血浆游离孕激素浓度。PTH、CBZ、PB、托吡酯可诱导CYP450酶,增加性激素与性激素结合蛋白的结合,加快其代谢。VPA和苯丙氨酯(非氨酯)影响抑制性酶系统,可降低激素类避孕药代谢。目前尚无氨己烯酸、拉莫三嗪、加巴喷丁和噻加宾(tiagabine)影响口服避孕药代谢证据,常规小剂量应用可能不影响避孕效果。合用口服避孕药除增加经期发作,通常不增加发作频率。服用肝酶诱导性AEDs的女性患者若同时口服性激素类避孕药,需使用至少含50μg雌激素的药物调节经期出血。尚无证据表明,肝酶诱导性AEDs可降低注射甲羟孕酮的避孕效果,为确保避孕效果,建议女性癫痫患者通常每12

周注射一次,同时采取其他避孕措施。服用肝酶诱导性AEDs 的女性癫痫患者皮下植入 D-炔诺孕酮埋置针避孕失败率较高,不宜应用。雌孕激素比值高的避孕药可能加重癫痫发作,宜采用避孕套及宫内避孕器等。

【癫痫与妊娠和分娩】

女性癫痫患者期望妊娠宜进行产前咨询,了解相关的问题,如癫痫的遗传性、抗癫痫药致畸作用,以及分娩、母乳喂养及婴儿照料等,对妊娠作出明智决策,确保妊娠风险最小(Betts et al,1998)。

1. **妊娠对女性癫痫患者的影响** 大多数女性癫痫患者妊娠和分娩正常,癫痫发作频率不变,婴儿正常分娩率为 90% 以上。妊娠期癫痫的主要风险是妊娠及分娩过程中频繁发作,妊娠时癫痫发作增多约为 35%,55% 无变化,10% 发作频率减少。发作增多可能与心理不顺应性如担心 AEDs 对胎儿的不利影响、睡眠减少、AEDs 药代动力学变化及低白蛋白血症等有关,与原有的癫痫类型无关。妊娠早期 AEDs 易发生血药浓度低,也有 10%~15% 的妊娠女性已达到有效血药浓度,发作频率仍增加。妊娠始发癫痫在妊娠晚期发生子痫可能性增加,应查明原因;女性癫痫患者妊娠后易发生严重先兆子痫或早产,分娩时出血量大。少数女性仅在妊娠时出现癫痫发作。妊娠 10 周内通常血药浓度降低,原因包括胃肠蠕动减慢、吸收障碍和呕吐,血浆容量增加(50%)、心输出量增加(30%)、体液增加、肝功能改变和结合蛋白减少等;妊娠时苯妥英钠剂量应增加 85%,卡马西平增加 70%,苯巴比妥增加 85%,约 2/3 服用苯妥英钠女性分娩后 1 个月内药物浓度恢复原水平,卡马西平和苯巴比妥恢复较慢。局灶性皮质切除术可能对女性癫痫患者生育能力有积极影响。

2. **癫痫母亲妊娠对胎儿影响** 女性癫痫患者妊娠时癫痫发作可导致围生期胎儿合并症增加,胎儿宫内窒息缺氧、死胎、低体重出生,新生儿畸形率明显增加,可达 5%~8%。在大样本队列研究中,死胎数量轻度增加,智能缺陷及非热性惊厥发病率较预期增加一倍;母亲妊娠时强直-阵挛发作可使胎儿酸碱平衡失调,引起酸中毒和胎心改变,癫痫状态使母婴死亡率增高。几乎所有 AEDs 都能通过血胎盘屏障,损害胎儿代谢系统,对胎儿产生潜在毒性作用,如服用 AEDs 可增加妊娠早期胎儿致畸风险。癫痫妇女是畸形儿出生的高危人群,妊娠 21~56 日胚胎对外源性致畸因子最敏感,胎儿畸形与母体服药种类和剂量相关,用小剂量单一药物胎儿畸形发生率较低;母亲服用 AEDs 对婴儿日后心理发育也有影响,3 岁以内幼儿常出现精神运动发育迟滞,学龄前智商偏低。癫痫遗传易感性存在较低风险,先天性全面性癫痫如存在 1 个患病的一级亲属,遗传风险为 5%~20%,如有 2 个一级亲属,遗传风险>25%,因此女性先天性全面性癫痫患者的遗传风险为 9%~12%(Berkovic et al,1998)。

3. **抗癫痫药对胎儿影响** 服用传统 AEDs 女性癫痫患者的后代 4%~6% 发生畸形,正常人群为 2%~4%。胎儿发生畸形风险与孕妇服用 AEDs 剂量及多药联用紧密相关。研究表明,如服用一种 AEDs 胎儿致畸风险约 3%,服用两种或以上致畸率高达 17%(Betts et al,1998;Nakane et al,1980;Morrow et al,2004;Vajda et al,2004)。大多数主要畸形出现在妊娠早期,常在知晓妊娠以前。妊娠晚期接触 AEDs 仍会导致未成年的形态异常或学习困难,尤其与丙戊酸钠相关(Adab et al,2001),此外丙戊酸钠的使用与孤独症谱系障碍、运动障碍和注意力缺陷多动症的风险增加有关;AEDs 如何致畸机制不明。拉莫三嗪、左乙拉西坦、托吡酯、奥卡西平、唑尼沙胺、加巴喷丁等新一代 AEDs 可能对妊娠期药物耐受性有改善,较传统 AEDs 对胎儿的致畸性小,但缺乏大量临床研究证据支持。Hernández-Díaz 等(2012)报道丙戊酸致畸风险是 9.3%,苯巴比妥 5.5%,托吡酯 4.2%,卡马西平 3.0%,苯妥英钠 2.9%,左乙拉西坦 2.4%,拉莫三嗪 2.0%。有报道丙戊酸钠与拉莫三嗪合用致畸率更高。苯妥英钠常导致产前或生后生长发育缺陷、小头畸形、面颅畸形、手足末端缺氧和先天性心脏病等;苯巴比妥可致先天性心脏病、唇腭裂;卡马西平可致头围小、出生低体重、髋关节脱位、腹股沟疝、尿道下裂、先天性心脏病及神经管畸形;丙戊酸钠可致神经管缺陷、尿道下裂、先天性心脏病、唇腭裂、面颅畸形、骨骼如指趾、肋骨、脊柱畸形;苯二氮䓬类与丙戊酸合用可导致严重畸形;乙琥胺可致颜面畸形;氨己烯酸可致面斜裂;托吡酯可致婴儿唇裂。先天性畸形的一级预防主要是不应有用明确致畸作用的药物,小剂量单一用药,二级预防是妊娠 18~20 周时超声检查,确诊胎儿畸形和终止妊娠。

4. **癫痫与分娩** 女性癫痫患者发生毒血症、重度子痫、胎盘出血、早产等并发症的概率是正常女性的 3 倍,建议患者产前每两个月行一次血药浓度监测。

分娩期间过度换气、缺乏睡眠、疼痛、情绪压力可增加癫痫发作风险,1%~2% 的女性癫痫患者分娩时发生强直-阵挛发作,1%~2% 产后 24 小时发生;分娩时合并症如先兆子痫、低体重或早产儿、出血等较常见。如妊娠、分娩或产褥期首次发生癫痫发作可能为症状性,需查清病因;子痫是妊娠中、晚期常见的高血压合并症,无癫痫史患者因血压急骤增高,突然出现部分性或全面性发作,CSF 压力正常或轻度上升,CSF 红细胞数量增多,CT 可见颅内出血或低密度灶,如不能迅速控制血压对母亲和胎儿可产生严重后果;围生期颅内深静脉或静脉窦血栓形成是妊娠期和产褥期妇女常见的感染性疾病,发病率达 40/10 万,可引起癫痫发作、颅内压增高及神经系统体征,常见上矢状窦血栓形成。应进行早期硬膜外麻醉剖宫产，在有对母亲和婴儿抢救措施的产科单元进行。

女性癫痫患者的新生儿颅内出血发生率较高，多见于产后第 2、3 天，可能 AEDs 干扰维生素 K 代谢，凝血因子减少所致。其新生儿常发生窒息，分娩时母亲强直-阵挛发作可引起短暂胎儿窘迫，丙戊酸钠治疗时胎儿窘迫发生率和低 Apgar 评分明显增高，新生儿围生期死亡率较正常高 2~3 倍。

5. 癫痫与哺乳 传统抗癫痫药对母乳喂养婴儿似乎是安全的，仅少量药物分泌在母乳中，因新生儿清除药物功能不完善，长期母乳喂养可引起体内药物蓄积，产生副作用。苯妥英钠通过乳汁传给婴儿量较小，乳汁中苯妥英钠是母体血清药物浓度的 15%；苯巴比妥和扑痫酮清除缓慢，可在婴儿体内蓄积，应监测药物浓度；卡马西平在婴儿体内血药浓度是母亲血清药物浓度的 40%，使新生儿血清药物水平低于常规可检测量，低于产生副作用最低浓度，极少发生不良反应；母乳中乙琥胺含量较高，婴儿体内血药浓度与治疗量相当；丙戊酸血药浓度较低，丙戊酸钠与蛋白高度结合，母乳中不出现；氨己烯酸和加巴喷丁体内很少蓄积；拉莫三嗪可在婴儿体内蓄积，当母亲合用丙戊酸钠时尤易蓄积。左乙拉西坦在乳汁内浓度较高，相关风险有待进一步临床研究证实。

大部分患者在医生指导下，可进行母乳喂养。在母乳喂养过程中，如出现长时间的镇静、对喂养不感兴趣、体质量不增加等表现，则应立即停止母乳喂养。

【癫痫与绝经】
癫痫与绝经（menopause）的研究较少，近来才引起关注。Harden 等研究显示，女性癫痫患者围绝经期发作频率多增加（64%），少部分无变化（23%）或减少（13%）；在绝经期发作频率改变依次为减少（41%）、增加（31%）和无变化（28%）。绝经后症状改善多见于经期性、晚发性及控制良好的癫痫患者，体内雌孕激素比值降低；绝经后加重多于绝经前频发全身强直-阵挛发作和复杂部分性发作癫痫患者，尤其为预防心血管疾病使用激素替代疗法的女性癫痫患者。绝经后很少发生首次癫痫发作。绝经期妇女失去雌激素对心肌保护作用，服用酶诱导性AEDs 易导致钙代谢障碍，需激素替代疗法。绝经不受癫痫或 AEDs 治疗影响。女性癫痫患者更早出现更年期及绝经期，原因尚不明确。

激素替代疗法可部分减少雌激素撤退的更年期综合征的面潮红、情绪改变等，可防止骨质疏松，保护心肌；防止骨质疏松可服用钙剂和维生素 D。子宫切除术者可单用雌激素，子宫保留者可与孕激素合用，有时可加用小剂量睾酮（适于性欲减低妇女）。子宫切除术时常摘除卵巢，由于剩余卵巢易发生恶变，可增加癫痫发作频率，服雌激素时应加用孕激素，并建议尽量保留卵巢。癫痫妇女无服用睾酮禁忌证，未发现雄激素替勃龙（tibolone）对癫痫有副作用。有些妇女用激素替代疗法服用孕激素，癫痫发作频率仍增加，应停用激素，服维生素 D 和钙。

【治疗】
1. 月经性癫痫治疗 确诊的月经性癫痫已用 AEDs 治疗的建议方案是：①认真记录至少 3 个月经周期的癫痫发作，月经周期不规则者记录 6 个周期。②测定经前 3~4 天孕激素水平，可预示下一月经周期，若孕激素水平低应采用围经期孕激素疗法，在月经周期第 16~26 日口服孕激素去氢孕酮（dyhydrogesterone）10mg，2 次/d 开始，需要时可增加剂量，连用 2 个周期观察疗效，每年可停药 1~2 次，观察是否仍需用药，也可用栓剂；其次，黄体酮也可作为月经期癫痫的添加治疗，据报道，每次月经周期的后半阶段肌注黄体酮对控制癫痫有一定疗效，口服无效。如每隔 2 周连续肌注醋酸甲羟孕酮 200mg，共 3 次，癫痫发作频率可明显减少，但对女性癫痫患者是否接受激素治疗需由生殖、内分泌或妇科专家进行评估。注意接受有肝酶诱导作用的 AEDs 治疗的癫痫患者需适当增加激素剂量；较大剂量的黄体酮可能影响肝酶对 AEDs 的代谢。③检查有无多囊卵巢综合征，如有应考虑是否需改变 AEDs 疗法。④围经期睡前服氯巴占（clobazam）5~20mg，不超过 10 日。⑤如上述方法无效可试用乙酰唑胺 250~1 000mg/d，分次服用，围经期服用不超过 10 日，偶可停药观察是否需继续用药。⑥上述方法无效，可会诊决定是否用抗雌激素药达那唑（炔羟雄烯唑）或乙酰戈舍瑞林（goserelin acetate）治疗。⑦对期望生育和无禁忌证女性可用含较高孕激素的联合口服避孕药，无通常的 7 日停药期。⑧经前期癫痫发作不宜采用切除卵巢（通常连同子宫切除），因脑内仍有周期存在，癫痫发作起于脑部，人为停经需激素替代疗法，对女性癫痫患者有潜在风险；如患者正在服用半衰期较长的 AEDs 单一治疗，围经期可增加 30% 的剂量，月经后再减量，即在每月癫痫发作可能加重的前 2~3 天临时增加 AEDs 剂量，直至癫痫发作情况缓解后 2 天再逐渐减至维持剂量，但该方法很少奏效；或在此期间加用氯硝西泮。在月经初潮至稳定期前治疗中，AEDs 通常宜加大剂量，即使完全控制发作 3 年或以上，亦应考虑推迟停药。

确诊的月经性癫痫未用 AEDs 治疗的建议方案是：①首先确定癫痫均发生在围经期，测定经前孕激素水平；②如发作固定在月经期，可考虑围经期间断使用氯巴占，可与口服避孕药合用，以及口服孕激素或用栓剂。

2. 围经期癫痫治疗 可用激素疗法，增加孕激素水平，将无排卵周期变为排卵周期。采用围经期间断抗癫痫治疗能克服耐受问题，尤其对苯二氮䓬类耐受。双盲交叉研究表明,使用氯巴占 20mg/d,10 日为一周期,优于安慰剂组,绝大多数患者可完全预防癫痫发作。也有推荐氯米酚(clomiphene)治疗围经期癫痫发作,必须由医生指导,不应作为长期疗法。

3. 妊娠期处理方案 妊娠前应重新评估持续应用的抗癫痫药,女性妊娠期癫痫应得到完全控制或尽可能减少发作。在受孕前癫痫已控制、2~5 年未发作或发作次数极少,可考虑停药后受孕,否则,应继续使用最适当、最低有效剂量 AEDs,尽可能单药治疗,避免用丙戊酸单药或联合用药(Betts et al,1998);避免药物高血清浓度,最好每日服 3~4 次或用控释片。妊娠期间应对胎儿行超声检查,有条件孕妇需在妊娠 14~18 周内进行血清 α-甲胎蛋白水平检查和超声检查,95%的胎儿神经管缺损可

被检出,必要时做羊水穿刺。受孕前后 3 个月每日服叶酸 2.5~5mg,以减少或避免胎儿畸形。胎儿暴露于苯巴比妥(现在多用于成人癫痫)可引起凝血障碍,应在母亲妊娠 8 个月期间给予维生素 K,20mg/d 口服,或在胎儿出生前 4 小时静脉推注 10mg 或出生后给予新生儿 1mg 肌注(Allan et al,2009),以防新生儿颅内出血,但需注意母亲可能发生静脉血栓。对每日发作的非惊厥性发作和每周均有发作的全面强直阵挛发作者,孕期最后 3 个月可酌情加大 AEDs 剂量,防止分娩时发作。丙戊酸、苯巴比妥,托吡酯、苯妥英钠,卡马西平和拉莫三嗪等可增加新生儿畸形风险。

在女性癫痫患者治疗最佳实践指南中(Pamela,2005),提出对妊娠期癫痫患者的推荐意见(表 3-11-16)。

表 3-11-16　女性癫痫患者妊娠及分娩方法推荐

大多数女性癫痫患者可正常经阴道分娩

- 妇产科医生应建议女性癫痫患者到高质量的超声专家中心检查
- 应监测患者的癫痫发作并适当调整 AEDs 剂量
- 接触 AED,尤其肝酶诱导性 AEDs 可导致新生儿出血性疾病风险增加,在妊娠最后一个月以及新生儿应给予维生素 K
- 应在具有母婴抢救措施的产科单元分娩
- AEDs 的最佳有效维持剂量应在产后重新评估
- 当患者母乳喂养时,所有目前可用的 AEDs 都能服用
- 应鼓励所有的女性癫痫患者母乳喂养
- 如母亲正在服用苯巴比妥,新生儿出现困倦,应母乳喂养与人工喂养交替进行

4. 分娩时癫痫发作处理方案 分娩及产褥期应继续服用 AEDs,产妇应避免劳累,对环境敏感者应避免过度换气。哌替啶有诱发发作的潜在风险,不宜使用,必要时可用其他止痛药。分娩呕吐无法口服 AEDs 者静脉推注地西泮(安定)或氯硝西泮(氯硝安定),分娩时发生癫痫发作可静脉滴注地西泮控制发作,既往有分娩发作史者可口服氯巴占 10mg 预防。根据胎儿早产情况应用皮质类固醇,服用肝酶诱导型抗癫痫药患者需增加皮质类固醇剂量,以阻止新生儿呼吸窘迫综合征(Sabers et al,1997;Patsalos et al,1993)。

在妊娠最后 3 个月或产后出现子痫,表现高血压和抽搐,抽搐为全面性且成簇样发作。常规治疗是引产或剖宫产以及处理高血压脑病。给予硫酸镁仍是产科医师防止抽搐发作的好方法;随机试验已重新证实其预防先兆子痫和避免再次抽搐发作(Lucas et al,1995)。硫酸镁 10g 肌注,随之每 4 小时肌注 5g,疗效可与苯妥英钠标准剂量相比。常规建议给予硫酸镁 4g 静脉推注,每 4 小

肌注 5g 或每小时 1~2g 静脉推注维持剂量(Allan et al,2009)。在产褥期如抗癫痫药剂量在妊娠期就已增加,通常建议产后几周逐渐减量到先前剂量,以减少对母亲毒副作用。

【女性癫痫综合征】

女性癫痫发病率略低于男性,可能与头部外伤及 CNS 感染发病率略低于男性有关,但某些癫痫或癫痫综合征仅发生或常见于女孩或成年女性。

1. 仅发生于女孩的癫痫综合征

(1) 瑞特综合征(Rett syndrome):仅发生于女婴的神经系统发育异常性疾病,是一种罕见的 X 连锁显性遗传病。早期发育异常可不明显或近于正常,约至 1 岁时出现精神发育迟滞、刻板运动和癫痫发作,如非典型失神发作、局灶性发作和继发性全面发作等,可有病态发笑、锥体系和锥体外系征,通常是难治性癫痫。

(2) Aicardi 综合征(Aicardi syndrome):发生于新生儿早期的婴儿痉挛症,为 X 染色体异常。表现点头癫痫、

胼胝体发育不全、视网膜及脉络膜色素脱失,常见肌张力过低或强直状态,伴严重精神发育迟滞,可见特征性脑电图表现。

(3) 脑室旁结节性异位(periventricular nodular heterotopia,PNH):是神经元移行障碍相关的皮质发育不良所致,异位结节由正常的神经元和神经胶质细胞组成,以脑部 MRI 上可识别的侧脑室内的异位神经元结节为特征,其主要临床特征是难治性癫痫,双侧 PNH 患者癫痫发作常始于 10~20 岁,且发作频率低;单侧 PNH 患者的癫痫发作通常在 10 岁前起病,且发作频率较高,多数为难治性癫痫。无论是双侧还是单侧,大多数癫痫患者均表现为部分性发作继发全面性发作。此外,PNH 常与多种先天性畸形和认知障碍等相关,心脏畸形是其最常见的非神经系统异常,如心脏瓣膜病和动脉导管未闭等。如一例 6 岁女孩,入院 1 周前因学习劳累看了一天电视,睡眠后在晚 10 时醒来,说自己在高处非常害怕,"看见有东西,有鬼来了",大喊"吓死了",每日或隔日发作,每次5~6 分钟,事后对发作时情形无记忆。脑 CT 可见侧脑室体平行分离,间隔增宽,侧脑室体壁呈锯齿状,外侧有略高密度影,有枕大池囊肿。患儿因动脉导管未闭曾手术治疗,其外祖母妊娠患儿母亲时有一氧化碳中毒史,患儿母亲也患癫痫和动脉导管未闭。

2. 常发生于女孩或女性的癫痫综合征

(1) 儿童失神癫痫(childhood absence epilepsy,CAE):女性患儿发病率为 60%,有较强的遗传性,女性较男性更易传给后代,与额叶轻度发育不全(microdysgenesis)的关系尚有争议。可选择丙戊酸治疗,应尽量在青春期或生育年龄前停药或换用其他 AEDs 如拉莫三嗪等。

(2) 光敏感性癫痫(photosensitive epilepsy):间断的适当强度和频率光或图形刺激可诱发痫性发作或全面性痫性放电,常见于女性(男女比例 1:2),性激素可能是男女发病率不同的原因,遗传因素对发病可能起重要作用。通常选用丙戊酸钠治疗,生育年龄妇女慎用,拉莫三嗪可能有效。

(3) 心因性非癫痫样发作(psychogenic non-epileptic seizures,PNES):10%~20% 的非癫痫样发作是未控制的"慢性癫痫",但有些病例不是癫痫,而是心理性发作疾病如焦虑、外伤后紧张症、转化性障碍、分离性障碍和诈病等误诊为癫痫,女性明显多于男性,可能女性情感障碍较常见,西方与性滥用等有关。

第七节　晚发性和老年人癫痫

(肖波　周东)

晚发性癫痫(late onset epilepsy)是指在成年后起病的癫痫,通常将 20 岁作为晚发性癫痫年龄起点,而 60 岁后起病的癫痫则称为老年性癫痫(epilepsy in the elderly)。随着人口老龄化,老年性癫痫发病率有逐年增加趋势,研究提示约 1/2 癫痫患者在 40 岁后发病,约 1/3 在60 岁后发病。

【病因】

约 2/3 的晚发性及老年人癫痫为症状性或隐源性,特发性癫痫少见,常见病因包括:①脑卒中:是老年性癫痫的最常见病因,占 30%~44%,可发生于脑血管病急性期或卒中数年后,多见于缺血性卒中,出血性卒中多见于急性期,脑动静脉畸形和脑动脉瘤是少见原因,另外隐匿性脑血管病如皮质下梗死、脑微出血等也是诱发老年人癫痫的可能原因。②颅内感染:脑炎、脑膜炎、脑脓肿、脑结核瘤、脑囊尾蚴病、脑型血吸虫病、炎症急性期脑皮质静脉或动脉血栓形成,各种类型脑水肿,感染后脑膜粘连等。③脑肿瘤:约 1/3 的老年颅内脑肿瘤患者以癫痫发作为首发症状,幕上肿瘤癫痫发生率高达 50%,肿瘤生长愈慢,癫痫发生率愈高,多为单纯或复杂部分性发作,约80% 的患者 EEG 有局灶性改变。④脑外伤:可在脑外伤后的任何时间发病,早者伤后即刻出现,晚者在头部外伤痊愈多年后发病。⑤代谢性疾病:如非酮症性高血糖症、低血糖、低血钙及尿毒症、神经系统线粒体疾病等均可导致痫性发作。⑥神经系统变性疾病:如阿尔茨海默病、神经元蜡样质脂褐质贮积病、神经元核内包涵体病等可继发痫性发作。老年人发生首次癫痫发作后再发风险可能性高于青年人,再发危险因素除老龄外,高血压、糖尿病、卒中、痴呆等共患病亦是其危险因素。

【临床表现】

老年人癫痫发作类型因病因而异,因大部分患者有病因可循,主要为局灶性起源发作,可继发全面性发作,大脑局部病损引起局灶性发作,代谢中毒多引起全面性发作。复杂部分性发作是最常见的发作类型,不典型的发作可仅表现为短暂的头晕或行为异常,起病隐匿易误诊,全面强直-阵挛发作和单纯部分性发作较少见。

1. 老年人癫痫多为复杂部分性发作,也可以单纯部分性发作如 Jackson 癫痫开始,演变成伴意识受损的复杂部分性发作。老年人癫痫特发性 GTCS 较少见,但有报道 GTCS 伴 EEG 棘慢综合波,中年期首发 GTCS 预后较好。症状性 GTCS 多继发于复杂部分性发作之后,常见于脑卒中、脑肿瘤、严重脑外伤及线粒体病如 MERRF 综合征等。老年人癫痫发作后 Todd 瘫痪可持续长达 4 天,需要与急性脑卒中鉴别,发作后意识朦胧状态最长可持续 2 周,而青壮年癫痫患者 Todd 麻痹或发作后意识朦胧状态则仅持续数分钟至多数小时。

2. 老年人罕见单纯失神发作伴棘慢综合波,奥地利一项回顾性研究显示,失神发作多伴 GTCS。绝大多数青少年肌阵挛发作发生在 12~18 岁,也可在中年(25~40岁)、中老年(41~55 岁)首发,偶见 70~80 岁首发的病例,且老年性肌阵挛发作常见于老年 Alzheimer 病或其他类型痴呆患者,表现与青少年肌阵挛癫痫相似。典型进行性肌阵挛发作常见于儿童和青春期,但肌阵挛性癫痫伴蓬毛样红纤维综合征(MERRF 综合征)可见于 70 岁以上老年人,MELAS 综合征和神经元蜡样质脂褐质贮积病罕见型 Kufs 病成人型常在中、老年期以癫痫发作为首发临床表现。

3. 部分性运动发作无泛化倾向,可持续数小时、数日甚至更长时间,称为部分运动性癫痫持续状态或 Kojevnikoff 癫痫,常见于脑栓塞、脑肿瘤等。17.6% 的老年卒中可导致癫痫持续状态,脑外伤、中毒、代谢异常和缺氧等也可引起,可伴单纯或复杂部分性发作。约 1/3 的老年人症状性癫痫以持续状态首发,与青年人相比,老年人持续状态更危险,预后不良,病后 30 日内死亡率约为年轻人的 20 倍。

4. 非惊厥性癫痫持续状态也可见于老年患者,定义为脑电图上持续的痫样放电,导致出现临床上的非惊厥性发作并持续 30 分钟以上,可表现为失语、遗忘、意识障碍或行为改变等。常见的包括:单纯部分性持续状态,如发作性感觉异常、失语、行为改变等,但意识正常,EEG 见局灶棘波或棘慢复合波;复杂部分性持续状,单纯部分性持续状态基础上出现意识改变,伴额、颞叶单侧或双侧 EEG 变化;失神发作持续状态,发作性意识障碍为主要表现,EEG 见双侧对称广泛的 3Hz 棘慢波持续发放。

【辅助检查】

1. 脑电图检查对老年人癫痫诊断、监护颇有意义,老年人 EEG 自 60 岁每 10 年节律下降 1Hz,波幅逐渐降低,左侧常出现明显慢波。老年人癫痫 EEG 的常见特点是:①除背景节律减慢,可有局灶性慢波,可见突发突止的成人亚临床节律性电活动。②老年人痫性波与青年人类似,周期性单侧痫样放电患者常有局灶性发作,可继发全面发作或进展为持续状态。③老年人大脑前动脉、中动脉、后动脉分水岭区脑梗死后癫痫 EEG 可出现特征性周期性中线痫样放电,EEG 监测和睡眠剥夺诱发试验可评估卒中后癫痫预后。④常规 EEG 对脑肿瘤引起癫痫诊断率低,约 1/3 的低恶性度胶质瘤和 1/4 的高恶性度胶质瘤可见 EEG 异常,视频脑电图可提高诊断率。

2. 老年人癫痫很大部分为症状性癫痫,因此应常规进行头部影像学检查对颅内占位、卒中、感染等病变进行明确后进行综合治疗,目前临床常用的检查手段包括 CT、MRI、PET 等。头部 CT 成像迅速费用低,适用于初诊癫痫患者颅内病变筛查;MRI 对软组织分辨率高,对于诊断急性期脑梗死、脑炎等明显优于 CT,磁共振波谱及功能磁共振可再结构的基础上对脑部代谢及功能进行评估;PET 可从分子影像水平反映脑部生理和生化改变,是癫痫患者新兴的影像学评估方式,包括脑代谢显像和神经受体显像,但其费用昂贵,不作为首选。

【诊断】

老年人癫痫诊断与癫痫诊断原则相似,根据病史、发作表现及 EEG 异常等,值得注意的是老年人癫痫发作形式多样,病因复杂,部分患者发病隐匿,独居的老人,无目击者描述发作经过常导致误诊。

【治疗】

老年人癫痫患者应首选尽可能寻找原因,进行病因治疗的基础上依据发作类型或癫痫综合征分类选用 AEDs,随着基础病因的消除,癫痫发作会同时得到改善。由于老年人代谢率降低,药物从体内排出时间延长,生物利用度、血浆蛋白结合率等药代动力学较青壮年有所不同,AEDs 不良反应发生率较青壮年多 2~3 倍,需对部分 AEDs 剂量调整,主张小剂量开始,逐渐加量,并尽可能单药治疗减少药物副作用及相互影响。年人癫痫患者可能同时服用多种药物如降压药、降糖药、抗骨质疏松药等,与 AEDs 可能存在潜在相互作用而导致副作用增加。传统 AEDs 中苯妥英钠和苯巴比妥因副作用较多,近年来已逐渐少用。新型 AEDs 如拉莫三嗪、加巴喷丁、左乙拉西坦等有更合理的药代动力学特性和较少的药物相互作用,在老年人癫痫患者中可能耐受性更好。2018 年美国神经病学学会(AAN)联合美国癫痫学会(AES)发布的新型抗癫痫药的疗效和耐受性实践指南中,对于首诊的老年人部分发作性癫痫,拉莫三嗪(B 级推荐)、加巴喷丁(C 级推荐)治疗效果可能强于其他 AEDs,可作为优选用药,但对于 GTCS、失神发作、肌阵挛发作等类型的老年人癫痫,目前尚缺乏临床研究数据。另外,对于肝肾功能不全的患者,应减少药物用量,同时需定期复查血象、肝肾功能,有条件者应定期进行血药浓度监测。

老年人首发癫痫后是否需立即处理,目前观点尚不一致,因大部分老年性癫痫为症状性癫痫,再次发作风险及病死率较青壮年显著增高,绝大部分学者建议首次发作后若无禁忌可启用 AEDs,但也有少部分学者建议或等待第 2 次发作且病因明确后再启用 AEDs。

【预后】

老年人癫痫预后一般良好,耐药性癫痫发生率低于儿童和青壮年癫痫,AED 通常有效,约 60% 的老年人癫痫患者单药治疗即可良好控制,少部分患者可能需两种 AEDs 联合,待原发病控制后可逐渐缓慢停用 AEDs。发达国家老年人癫痫死亡率仅 1/10 万~2.5/10 万,但合并其他严重的神经系统疾病如急性卒中、颅内肿瘤、颅内感染、严重脑外伤等可导致死亡率增加。

第八节　难治性癫痫

（肖波　陈莉）

难治性癫痫（intractable epilepsy）又称为顽固性癫痫（refractory epilepsy），是指癫痫发作经过正规治疗后仍迁延不愈，但缺乏统一的定义，因而多年来各国学者从不同的角度赋予它不同的含义。美国 NIH 将其定义为"使用一切可行的方法仍不能有效控制的癫痫"，包括药物、手术、迷走神经刺激术等治疗，亦即广义的难治性癫痫。狭义的难治性癫痫是指药物难治性或耐药性癫痫（drug resistant epilepsy）。难治性癫痫占癫痫患者的 20%～30%，儿童中的 Lennox-Gastaut 综合征和婴儿痉挛症等，以及成人中复杂部分性发作或同时存在多种发作类型的患者进展为难治性癫痫的风险较高。

【病因和影响因素】

1. 病因　难治性癫痫病因较多，大多数患者有中枢神经系统病变，如海马硬化、脑外伤、肿瘤、结节性硬化，以及先天性发育异常等。近年来研究表明，部分难治性癫痫可能与基因表达异常关联（Kwan et al 2010），如基因多态研究提示多重耐药（multidrug resistance，MDR）转运体 P-糖蛋白、主穹窿蛋白（major vaultprotein，MVP）等基因异常可能与癫痫耐药形成有关，线粒体 RNA 基因的 7472insC 和 T7512C 突变可引发进行性肌阵挛性癫痫。

2. 难治性癫痫影响因素　包括：①1 岁以内发病。②发病年龄晚或用药不当迁延日久不能控制发作；③复杂部分性发作、婴儿痉挛症、Lennox-Gastaut 综合征等易成为难治性癫痫；④频繁发作、每次发作症状重及持续时间长；⑤EEG 背景为慢波，频发痫样放电，AEDs 血药浓度已达治疗水平仍有痫样发放；⑥伴智能及精神障碍者；⑦长期持续心理紧张；⑧脑部器质性疾病。

【病理学基础】

难治性癫痫外科手术标本常见的病理类型有海马硬化、皮质发育畸形及肿瘤，而血管畸形、感染或炎性病变等其他类型相对少见。在成人组病例中最多见的病理类型是海马硬化，占 44.5%。皮质发育畸形中最常见的病理类型为局灶性皮质发育不良（focal cortical dysplasia，FCD），FCD 在儿童组病例中最常见，占 39.3%。本小节就海马硬化及皮质发育畸形病理学基础进行概述。

1. 海马硬化　病理组织学表现为海马萎缩，不同区域的锥体神经元不同程度脱失，伴胶质细胞增生，亦可见有齿状回颗粒细胞层变薄、离断、离散或异位等。海马在冠状切面上可以分为 CA1、CA2、CA3、CA4 四个区域，齿状回颗粒细胞呈"C"形骑跨 CA4 区神经元（图 3-11-20）。海马的不同区域对缺血、缺氧的敏感性不同，CA1 区是缺氧性损伤最敏感的易损区，CA2 是缺氧耐受区。

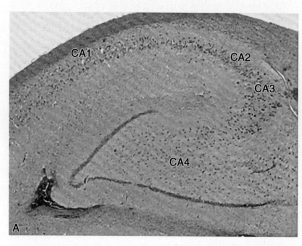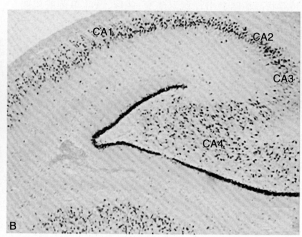

图 3-11-20　正常海马

A. 海马 CA1～CA4 区锥体神经元及齿状回（HE 染色）；B. NeuN 免疫组化染色

国际抗癫痫联盟（ILAE）2013 年发表了颞叶癫痫中海马硬化分类的国际共识，根据神经元脱失发生的区域及其严重程度将海马硬化分为 3 个亚型（Blümcke et al，2013）：

1 型（图 3-11-21）：组织学表现以 CA1 区及 CA4 区神经元重度脱失为主，伴胶质细胞增生，可伴或不伴 CA3 区神经元脱失，是最常见的组织学类型，占 60%～80%。

2 型：表现为以 CA1 区神经元中-重度脱失为主，伴胶质细胞增生，CA2～CA4 区神经元可以从无脱失到中度脱失不等，占 5%～10%。

3 型：表现为以 CA4 区神经元中-重度脱失为主，伴胶质细胞增生，CA1～CA3 区神经元可以从无脱失到轻度脱失不等，较少见，又称尾叶硬化，预后较差。

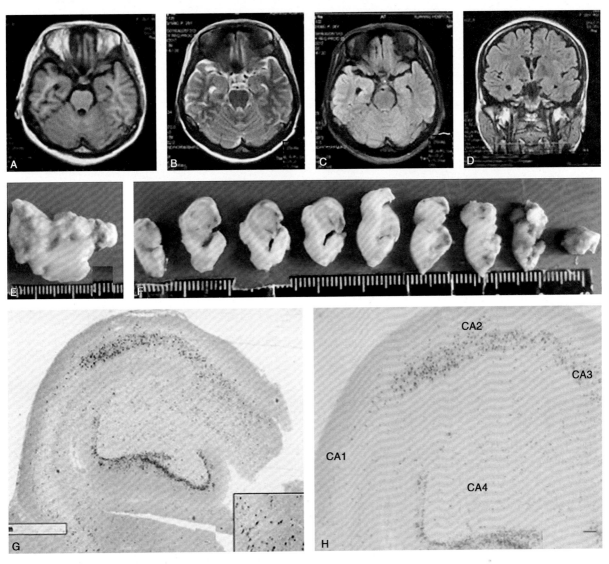

图 3-11-21　海马硬化(HS)ILAE1 型

A～D. MRI 显示右侧颞角增宽,T₁WI 低信号,T₂WI 高信号;E、F. 显示手术切除的海马大体和切面改变;G、H. 为 NeuN 免疫组化染色,显示海马 CA1、CA4 区锥体神经元脱失

2. 皮质发育畸形　是指由于异常的皮质发育所导致的一组局灶性或弥漫性皮质畸形性病变的总称,包含轻微皮质发育畸形、无脑回、巨脑回等,在难治性癫痫外科手术标本的病理检查中,皮质发育畸形最常见的病理类型为 FCD。

FCD 的组织病理学表现包括两个方面的异常:①皮质结构异常:包括形成新皮质过程中神经细胞切线迁移异常所导致的皮质层状结构紊乱和/或神经细胞放射状迁移异常导致垂直方向皮质柱状结构异常;②细胞形态异常:主要包括肥大的锥体性神经元、未成熟小型神经元、形态异常神经元以及气球细胞(balloon cells)(图3-11-22)。上述两种皮质结构异常和四种细胞形态异常排列组合,共同构成 FCD 丰富的病理组织形态谱。

2011 年国际抗癫痫联盟专家组基于 Palmini 提出的 FCD 病理学分类,提出 FCD 的 ILAE 分类标准(Blümcke et al,2011)。该分类将 FCD 分为三型(表 3-11-17),将单纯性 FCD(包括单纯性 FCD Ⅰ 型和单纯性 FCD Ⅱ 型)与合并其他癫痫责任病灶(如海马硬化、肿瘤、血管畸形等)的 FCD(FCD Ⅲ 型)区分开来,单纯性 FCD 的患者癫痫发作更频繁、MRI 多阴性、常多脑叶受累、预后较差。

【诊断和鉴别诊断】

1. 诊断　目前难治性癫痫尚无统一诊断标准,难治性癫痫对于不同机制的 AEDs 均存在抵抗性,因此通常临床所指的难治性癫痫即耐药性癫痫,2010 年 ILAE 推出的专家共识中提出耐药性癫痫的定义为:在经过足量、足疗程、合理选用的 AEDs(单药或联合用药)之后,仍

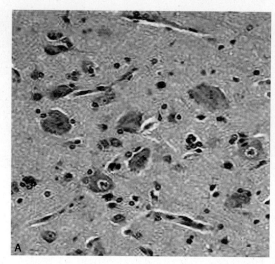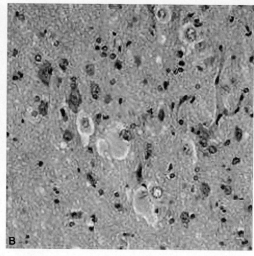

图 3-11-22　细胞形态异常

A. 形态异常神经元:细胞体积大,形态怪异,胞浆内可见成簇的 Nissl 物质;B. 气球细胞:胞体巨大,胞浆淡染,核偏位

表 3-11-17　ILAE 局灶皮质发育不良分类(2011)

分型	分类
FCD Ⅰ 型(单纯性病变)	伴有放射状皮质分层异常的局灶性皮质发育不良(FCD Ⅰ a)
	伴有切线方向皮质分层异常的局灶性皮质发育不良(FCD Ⅰ b)
	伴有放射状和切线方向皮质分层异常的局灶性皮质发育不良(FCD Ⅰ c)
FCD Ⅱ 型(单纯性病变)	伴有形态异常神经元的局灶性皮质发育不良(FCD Ⅱ a)
	伴有形态异常神经元和气球细胞的局灶性皮质发育不良(FCD Ⅱ b)
FCD Ⅲ 型(责任病变相关)	颞叶癫痫皮质分层异常伴有海马硬化(FCD Ⅲ a)
	皮质分层异常邻近胶质瘤或胶质神经元混合性肿瘤(FCD Ⅲ b)
	皮质分层异常邻近血管畸形(FCD Ⅲ c)
	皮质分层异常邻近其他幼年时期获得的病变(外伤、缺血性损伤、脑炎等)(FCD Ⅲ d)

然不能有效控制发作的癫痫。2015 年中国医师协会神经内科分会癫痫专委会专家共识将耐药性癫痫定义为:两种或两种以上的抗癫痫药物治疗失败(单药或多种药物的组合),并且每种方案均是患者能够耐受的,根据患者发作情况正确地选择合适的治疗方案,则被认为是耐药癫痫,与 2010 年 ILAE 提出的定义基本吻合。耐药性癫痫的临床治愈即治疗有效为完全没有任何形式的痫性发作(包括先兆、小发作等),持续时间至少为 12 个月,当发作间期>4 个月时,此持续时间为 3 个治疗前发作间期。

耐药性性癫痫诊断标准的必要条件是:①癫痫诊断无误,分型正确;②使用一线 AEDs 单药或多药联合规范治疗;③剂量达到最大耐受剂量,血药浓度在治疗范围高限;④影响日常生活。

2. 鉴别诊断　医源性难治性癫痫是诊断错误、选药

不当、用药剂量不足及患者依从性差等。不按时服药、酗酒、缺觉及过劳等均可使临床发作不能控制不应归入难治性癫痫。此外,须排除假性癫痫发作(pseudoseizures),后者可与癫痫并存,更须注意鉴别(见本章第二节癫痫和癫痫综合征的分类),视频 EEG 对鉴别颇重要。

【治疗】

1. 难治性癫痫的治疗应首先重新评估诊断、治疗史、依从性和发作情况等。

(1)诊断:应重新复习和调查患者发作情况,详细询问目击者,阅读相关资料、视频脑电图及影像学资料等,评估发作事件是否为癫痫性;若癫痫性应分析为癫痫发作或癫痫综合征类型,确定病因及癫痫病灶,选择适宜的抗癫痫药,还需注意是否癫痫发作与非癫痫性发作并存。

(2)治疗史:详细了解用药情况,用过的药物种类、

剂量、用法、维持时间及不良反应等。

（3）依从性：患者及其监护人充分知情及密切合作对治疗成功至关重要，依从性差可能导致反复发作。与患者及其监护人进行良好沟通，使其了解所用药物的作用、疗效、可能发生的不良反应等，提高患者的依从性。

（4）对发作评估：了解发作的规律、诱因，是否有不良生活习惯等诱因导致癫痫反复发作，如酗酒、吸烟、饮浓茶、咖啡、可乐等兴奋性饮料，熬夜失眠，使用某些药物如抗焦虑抑郁药、头孢类抗生素等，均对癫痫发作有易化作用。

2. 重新制定新治疗计划是建立在重新评估基础上 治疗药物应根据发作和癫痫综合征的类型、发作频率、既往不良反应等重新选择，制定加药的顺序，加强药物浓度监测，评估是否需外科干预等。通常需要采用合理的多药治疗方案，选择与已用药物有相加作用的、作用机制不同的抗癫痫药，而不宜选择同类药物合用，如苯巴比妥不宜与扑米酮（去氧苯巴比妥）合用；不宜选择与现用药物有相同或类似不良反应的药物，如托吡酯与唑尼沙胺，均有体重减轻、泌汗障碍、肾结石等不良反应。通常联合用药最好不超过三种。

3. 应用一线 AEDs 单药或多药联合治疗疗效不佳时可试用以下药物：①钙离子通道拮抗剂：抑制钙离子内流，防止神经元过度兴奋，常用盐酸氟桂利嗪、尼莫地平等。②乙酰唑胺：非竞争性抑制脉络丛碳酸酐酶，增高细胞内 CO_2 含量，钠离子减少，增加细胞膜稳定性，对失神发作可有短期疗效（6 周~3 个月）或作为其他类型癫痫辅助用药，剂量 10~20mg/（kg·d），易很快出现耐药性，可间歇用药，副作用有头痛、多尿、厌食、乏力、感觉异常、皮疹和腹胀等。③维生素 E：自由基清除剂有稳定细胞膜作用，成人常用 300~600mg/d，分 3 次服。④别嘌醇（allopurinol）：为次黄嘌呤氧化抑制剂，降低脑组织超氧自由基，保护神经元功能及生物酶活性，成人 300mg/d，小儿体重<10kg 者 150mg/d；副作用有腹胀、腹痛、转氨酶一过性增高、齿龈增生、口腔及胃出血等。⑤金刚烷胺（amantadinum）：与 AEDs 合用治疗难治性肌阵挛及失神发作疗效较好，半衰期 20 小时，成人 0.1g，2 次/d；副作用有嗜睡、眩晕、食欲减退和抑郁，剂量过大可见不安、失眠及共济失调等。⑥有报道 AEDs 治疗无效的难治性癫痫加用适量甲状腺素可能有效，难治性婴儿痉挛症可用促甲状腺素释放激素（TRH），0.5~1mg，每日上午肌注，连续 1~4 周；副作用是发热、恶心和血压升高等。⑦试用大剂量丙种球蛋白静脉滴注，成人剂量 20g，儿童为 50~200mg/kg，每周 1 次，6~10 次为一疗程。

4. 外科手术治疗 手术适应证是系统正规的 AEDs 治疗 2 年以上仍不能控制发作的难治性癫痫，发作频繁，影响日常生活；局限于一侧半球有明确的癫痫病灶；无明显精神、心理障碍，IQ>70；病灶切除后不会引起严重的神经功能缺失等。有明确病灶患者的手术治疗包括半球切除术、软脑膜下横断术、病灶切除术、胼胝体切开术等。迷走神经刺激术对于那些致痫灶广泛、药物和手术控制无效或不适合手术的癫痫患者可考虑选择。手术方法见本章第十一节癫痫的治疗。

第九节 特殊的癫痫和非痫性发作

（王学峰 陈玲）

一、热性惊厥

热性惊厥（febrile convulsion，FC）也称高热惊厥，是一种主要发生在婴儿和儿童期与热性疾病相关（非 CNS 感染）的发作性疾病，其与癫痫有密切关系。热性惊厥多发生于 6 个月至 5 岁的婴儿和儿童，发病高峰年龄在 18 个月内，2%~5% 的婴儿和儿童受累，是出生后 5 年内最常见的发作类型。一般为自限性，约 5.8% 发展成为真性癫痫发作，尤其颞叶癫痫，其中 25% 的患者最终成为耐药性癫痫。

【病因和发病机制】

该病与遗传和环境因素有关。近年来基于动物和人的研究显示，呼吸性碱中毒可能是潜在的病理机制（Schuchmann，2011）。一项澳大利亚的流行病学研究发现流感病毒，而不是呼吸道合胞病毒感染增加热性惊厥的风险（Polkinghorne et al，2011）。铁和锌是影响中枢神经系统某些酶的重要微量元素，它们的缺乏会干扰大脑的抑制机制，从而引起抽搐。较低水平的铁和锌似乎是引起高热惊厥的诱因（Abdel Hameed，2019），贫血发生之前铁缺乏症可能会增加高热惊厥的风险（Jang，2019）。

【临床表现】

1. 典型热性惊厥多发于原发性疾病初期体温骤然升高（39~40℃以上）时，多为全面强直阵挛性发作，少数为强直或阵挛性发作；发作前多无先兆，持续时间短暂，平均发作时间约 4 分钟，3/4 的患儿在一次热性疾病中仅发作 1 次，约 1/5 发作 2 次，极少发作 3 次或以上（Hesdorffer et al，2011）。多数患儿发作后数分钟清醒，不遗留神经系统体征。

2. 临床类型

（1）单纯热性惊厥：多见于 6 个月至 3 岁，常为家族性，可能为常染色体显性遗传伴不完全外显；发热（体温 38℃以上）伴一次短暂的全面性发作，24 小时内通常发作一次,持续数分钟,发作后清醒,无神经系统体征,7~10日后 EEG 恢复正常,如发生 3 次以上将增加发生癫痫风险。

(2)复杂热性惊厥:发作持续时间长,通常超过 15 分钟,24 小时内反复发作,多为局灶性发作或发作时两侧不对称,清醒后可有神经系统异常体征;首次惊厥常发生在生后 6 个月至 5 岁后,惊厥停止 7~10 日后 EEG 仍明显异常,发作愈严重,以后演变成癫痫风险愈大,24 小时内反复发作和局灶性发作者约 50% 继发癫痫。热性惊厥持续状态(febrile status epilepticus,FSE)持续时间超过 5 分钟,是复杂性热性惊厥的亚型,占热性惊厥的 5%,是重要的儿科急症。局灶性持续状态可能损伤海马和导致海马硬化,有海马畸形或遗传倾向者易发生(Tanabe et al,2011;Rahbarimanesh et al,2011;Neville et al,2010;Strengell et al,2009)。

3. 辅助检查 18 个月以下婴幼儿脑膜炎,脑膜刺激征不明显,腰穿和脑脊液检查有助于诊断及鉴别脑炎与脑膜炎;年龄 6~12 个月婴儿,如未进行 b 型流感嗜血杆菌或肺炎链球菌疫苗接种,细菌性脑膜炎风险增加,也应行腰穿;使用过抗生素的患儿可进行血常规、脑电图、神经影像学检查。Rahbarimanesh 等(2011)对 410 例发热患儿进行横断面研究发现,热性惊厥患儿白细胞计数明显升高。Neville 等(2010)研究发现多数热性惊厥源于海马。单纯性热性惊厥预后良好,不必常规进行 EEG 及神经影像学检查。

诊断根据典型临床表现可确立。应与 CNS 感染、发热性谵妄、缺氧性痫性发作等鉴别。

【防治】

1. 急性期治疗 同其他癫痫发作,在特异性药物治疗前,应进行气道、呼吸及循环功能(ABC)评估。患儿长时间发作时应取卧位,保持呼吸道通畅和吸氧。单次的惊厥发作仅需要处理原发疾病,连续发作达到癫痫持续状态标准时可按癫痫持续状态处理(见本章第十节癫痫持续状态)。

2. 降温 可用冷水擦浴、头部冰帽、冷盐水灌肠和解热药等,Strengell 等(2009)对 231 例热性惊厥患儿的研究发现退热药预防惊厥复发有效。

3. 预防性治疗 目前尚有争议,单纯热性惊厥预防治疗无意义。2008 年美国儿科指南指出,抗癫痫药副作用大于单纯热性惊厥复发风险,如热性惊厥引起家长过度焦虑,可给予短期间断性预防治疗,但不推荐长期预防。如患儿存在一或多个复发高危因素,如热性惊厥家族史、首次发作年龄小于 18 个月、发热不足 1 小时内发生惊厥者,可考虑预防性治疗。①短程间断用药:发热时立即用药,至发热痊愈,一般口服地西泮(安定)0.6~

0.8mg/(kg·d),首剂量用 0.5mg/kg,尽快达到有效血药浓度;也可用地西泮 0.5mg/kg 灌肠,20 分钟达治疗浓度,疗效可维持 1~2 小时,如发热至惊厥时间短暂,预防用药无效。有学者总结了在反复、单纯热性惊厥 48~72 小时内口服褪黑激素与口服地西泮预防复发疗效和安全性。结果发现褪黑激素和地西泮均能显著降低热性惊厥的复发率,但两组之间无显著性差异(P=0.08)。服用褪黑激素和地西泮的儿童分别有 13.3% 和 23.3% 的不良反应。褪黑激素没有严重的副作用,头晕是口服地西泮治疗儿童的主要副作用。认为在热性惊厥发病时服用褪黑激素可以有效降低复发性单纯高热惊厥的可能性。②长期连续用药:可用苯巴比妥 4~5mg/(kg·d),分 2 次口服,丙戊酸钠 20~30mg/(kg·d),分 3 次口服,疗程一般 2 年,需用半年时间逐渐减量停药。

4. 宣传教育 应注重强调该病的良性性质,复发可能性及存在轻微发生癫痫风险,更应强调让孩子过正常生活的重要性。

二、内科疾病合并的癫痫发作

某些内科疾病可直接或间接影响脑神经元功能,导致癫痫发作。这些患者应首先针对癫痫的原发病治疗,AED 除根据癫痫发作类型选药,还应充分考虑 AED 对原发病的影响及药物之间相互作用。

(一)内分泌系统疾病

Ⅰ.糖尿病

曾报道约 20% 的非酮症糖尿病有过癫痫发作,成年糖尿病患者合并癫痫发作有多方面原因,包括脑血管病变、低血糖发作、非酮症性高血糖昏迷、渗透压改变等。癫痫多为部分性发作,少数可出现持续性部分性癫痫或非惊厥性癫痫持续状态,症状可持续数小时甚至数日。

血糖水平迅速降低时 EEG 可呈现明显的慢波异常,有时可见 Rolandic 区或枕区局灶性癫痫样电活动,或周期性一侧性癫痫样放电(PLED)、三相波等。严重时表现爆发-抑制甚至短暂的电静息。出现癫痫持续状态时 EEG 可见广泛性或局部性持续癫痫样放电。与糖代谢紊乱有关的急性发作在血糖控制正常范围后发作和 EEG 均可以恢复。急性糖代谢紊乱所致者应首先纠正血糖,无须长期 AED 治疗。癫痫持续状态时首先给予地西泮静脉用药以终止发作,并尽快纠正代谢紊乱(见本章第十节癫痫持续状态),形成慢性反复癫痫发作应给予 AED 治疗,可依据发作类型选药。

Ⅱ.甲状腺功能异常

约半数甲亢病例 EEG 可见散发或阵发棘波、尖波活动,少数伴癫痫发作,主要为全身强直-阵挛发作,偶有偏转发作或局部运动性发作。因感染、手术等应激因素诱发甲状腺危象时 EEG 可见明显异常,表现弥漫性慢波活动复合快波活动,偶可出现三相波。其发作可能与甲状腺素毒性作用,或与合并免疫介导的脑血管炎有关。如内分泌异常不能纠正,单纯抗癫痫治疗效果不好。

癫痫发作可以是甲旁减的首发症状,主要表现全面起源的运动性发作,强直性发作、强直-阵挛性发作或四肢痉挛样发作都可见到。发作间期 EEG 可正常或基本节律变慢,可有快波爆发,部分患者可见广泛性、局灶性或多灶性棘慢复合波、多棘慢复合波。发作期 EEG 可见广泛性或局部起始的异常电活动,可伴光敏性反应或光惊厥发作,但低钙性癫痫发作与血清钙降低程度缺乏明确相关性,有时补钙不能控制发作。EEG 异常除与血钙浓度有关,也可能与长期低钙引起脑损伤或脑内异常钙化灶有关,有人推测癫痫发作和 EEG 异常是由反复低钙性癫痫发作的"点燃"效应所致。AED 治疗有效。

桥本氏脑病中癫痫发作见于 70%~80% 患者。其发作类型包括简单部分性发作、全面性发作、复杂部分性发作、肌阵挛和癫痫持续状态,也可同时出现多种发作类型,但最常见的发作类型为复杂部分性发作后的全面性强直阵挛发作,有 5% 的患者有两种以上的发作类型。

桥本氏脑病中癫痫发作时,一般情况下仅给予激素治疗即可控制发作。左乙拉西坦具有抗炎和抗癫痫的双重作用提示其可作为对糖皮质激素不敏感或不能接受激素治疗的桥本氏脑病患者的一种有效的替代治疗。

(二)风湿免疫性疾病

Ⅰ.系统性红斑狼疮

系统性红斑狼疮(systemic lupus erythematosus,SLE)是一种多器官受累的自身免疫性疾病,多次核周型抗中性粒细胞胞质抗体阳性,激素、免疫抑制治疗可取得良好疗效是其突出的特点。累及 CNS 称为神经精神性狼疮(neuropsychiatric lupus erythematosus,NPLE)或狼疮性脑病。

癫痫发作可以增加 SLE 的发病率和死亡率,影响系统性红斑狼疮脑病患者的长期预后和生活质量不佳。

NPLE 的临床表现中癫痫发作是突出的特征之一,发病率为 7%~40%,儿童癫痫发生率更高。癫痫发作的病理基础主要是高血压、血小板减少等因素导致脑部血管病变,发生脑梗死、出血及血管通透性改变。近年来发现 SLE 癫痫发作与血抗心磷脂抗体明显升高有关,认为该抗体有致痫性,通过调节 GABA 受体复合物作用,阻止分流兴奋性突触后电位的氯离子跨膜运动引起癫痫发作。最近一项研究发现 15 号染色体上的遗传物质与系统性红斑狼疮中癫痫发作的发生发展有一定联系。

SLE 癫痫发作可表现多种类型,如强直-阵挛、肌阵挛、部分性发作、视听刺激引起反射性癫痫等,以 GTCS 最多见,部分患者以癫痫持续状态为首发。大多数患者为难治性,常伴明显 EEG 异常,表现慢波增多或典型棘波,亦可出现三相波、周期性波等。脑 CT 和 MRI 可发现脑梗死、出血、脑萎缩等病变。应注意某些 AED,如丙戊酸、氯硝西泮、卡马西平、乙琥胺等可引起药物性狼疮,多在用药数年后出现。如以癫痫为首发症状,且经 AED 治疗后出现狼疮全身症状,应仔细分析两者的因果关系,一般用药数月出现的狼疮很少是药物引起,药物性狼疮血抗 dsDNA、抗 SSA 抗体滴度及补体均较 SLE 低,停用 AED 后症状可迅速消失。

Ⅱ.系统性血管炎

系统性血管炎(systemic vasculitis)是由血管炎病变引起相应器官或组织供血不足导致的临床综合征,根据受累血管大小、类型、部位及病理特点不同分为:①结节性多动脉炎(polyarteritis Nodosa,PAN),主要累及中小肌性动脉,可累及多种组织器官,疾病晚期约 1/3 患者出现 CNS 受累表现,约 15% 出现癫痫发作,可为局限性或全面性发作,晚期病例可见癫痫持续状态。②抗中性粒细胞胞浆抗体(anti-neutrophil cytoplasmic antibodies,ANCA)相关血管炎(ANCA-associated systemic vasculitis,AASV)是一类少见的自身免疫疾病,易累及肾脏、呼吸系统和神经系统等多脏器。主要累及小血管,临床表现多样且早期多不典型。包括韦格纳肉芽肿(Wegener 肉芽肿)、变应性肉芽肿性血管炎(Churg-Strauss 综合征)、显微镜下多动脉炎(microscopic polyangiitis,MPA)三种疾病。约 20% 的患者可出现神经系统受损的临床表现,包括癫痫发作。ANCA-相关性血管炎脑病中癫痫发作多数表现为全面性癫痫发作、部分性癫痫发作和癫痫持续状态。多在起病 2 个月后出现。

(三)肾衰竭

约 1/3 的急性或慢性肾衰竭可伴有癫痫发作,急性肾衰竭的癫痫发作常伴有严重的尿毒症性脑病,多见肾衰竭后 7~10 天或尿毒症终末期;慢性肾衰竭发作常见于疾病进展期,可为全身强直-阵挛发作或部分继发全面性发作,少数表现肌阵挛发作,有时出现癫痫状态。与水钠潴留、高血压脑病、钙磷代谢紊乱、脑血管痉挛、脑水肿、免疫性脑血管炎及尿素氮、肌酐等毒性代谢产物在体内堆积导致 CNS 损伤有关。轻度肾性脑病时 EEG 可见背景活动频率减慢及间断节律性慢波活动,严重时出现持续弥漫性慢波,夹杂棘波或尖波成分(图 3-11-23),也可出现多位相尖波、三相波或周期性波,过度换气时慢波活动显著增加,节律闪光刺激常引起光肌阵挛反应。

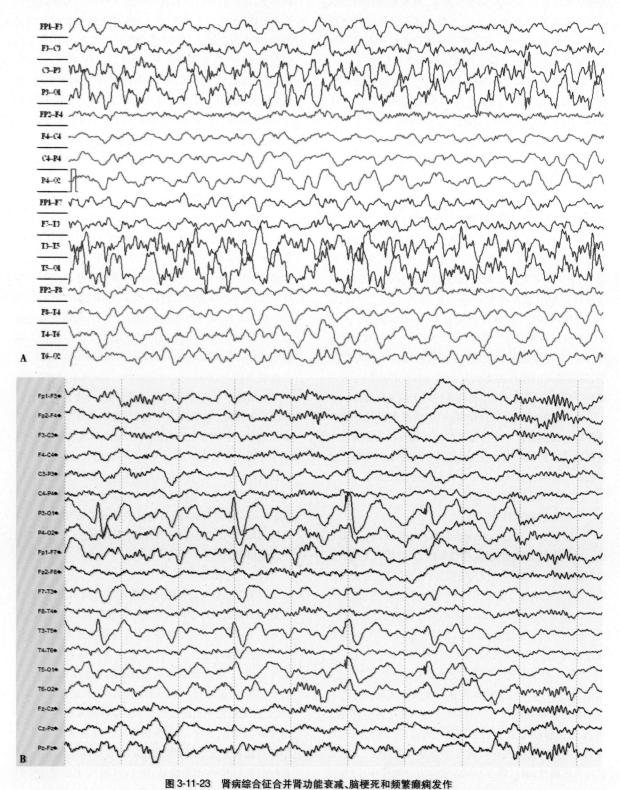

图 3-11-23　肾病综合征合并肾功能衰减、脑梗死和频繁癫痫发作
A. 左侧半球持续放电伴右侧肢体抽搐；B. 静脉注射地西泮后抽搐缓解，左侧后头部频发尖波

血液透析后氮质血症改善,EEG多有不同程度改善,但部分急、慢性肾衰竭患者透析频率过高可发生失衡综合征(dysequilibrium syndrome),血中代谢废物迅速清除导致脑组织内渗透压升高而发生脑水肿,透析后出现恶心、呕吐、疲乏、头痛及血压升高,严重者出现透析性脑病,出现运动、言语及精神障碍,60%的患者出现全身强直-阵挛发作甚至癫痫状态,可有震颤、肌阵挛和昏迷。约60%的患者血液透析后EEG异常恶化,表现持续弥漫性慢波活动和各种癫痫样放电。肾移植后随着肾功能改善,尿素氮水平下降,EEG异常程度改善,但肾移植术后可发生排斥性脑病,表现头痛、意识障碍及强直-阵挛性抽搐等,EEG表现广泛性慢波。应注意肾衰竭时低蛋白血症可使血中游离型抗癫痫药水平升高,增加药物不良反应风险,血中药物总浓度反而降低,应进行游离型药物浓度监测。

(四)心血管系统疾病

Ⅰ.晕厥发作

晕厥发作(syncopal attacks)又称为短暂性缺氧发作(transient anoxic seizures),是脑血流突然减少或血含氧量突然下降导致突发短暂的可逆性临床事件当脑部缺血缓慢扩散时可出现惊厥性晕厥,极易误诊为癫痫心源性晕厥常见病因为阵发性心律失常,如室性心动过速、室颤、病态窦房结综合征、三度房室传导阻滞、QT延长综合征等恶性心律失常,依据心脏骤停等导致脑灌注不足。EEG多表现典型缺氧性发作"慢-平-慢"改变:当心率明显减慢或心搏暂停时,EEG先出现短暂α抑制,继而出现同步化高波幅慢波,在出现广泛电压降低,心搏恢复再次出现慢波逐渐恢复正常背景活动。有时在晕厥2~3秒后出现强直性痉挛,随后出现少量全身抽动,称为惊厥性晕厥(convulsive syncope),多见于一过性心脏停搏如阿-斯综合征等长时间循环障碍。

晕厥按病因不同可分成四类:①血液源性,如低血糖,重症贫血引起的晕厥;②神经源性,如锁骨下动脉盗血综合征等;③心源性,常见于各种心律失常、心肌病等;④血管迷走性晕厥,系迷走性血管抑制和/或迷走性心脏抑制,导致全身血管扩张,大量血液淤积在下肢和腹腔内,回心血量减少,导致血压降低、心率减慢、心输出量减少及脑供血不足。青春期女孩多见,多因长时间站立诱发,晕厥前多有头晕、面色苍白、视物模糊、出汗等先兆,继而意识丧失、全身肌张力丧失而致跌倒,少数伴不规则阵挛或强直痉挛样运动,但并非真性强直-阵挛发作。

Ⅱ.体外循环心脏术后合并癫痫

据报道深低温体外循环时,癫痫率为5%~10%,多发生在术后24小时内,主要为部分性发作,多为一过性,少数遗留慢性癫痫发作或持久性神经功能缺失。术后出现持续昏迷是严重脑损害征象,引起癫痫或严重脑损伤的高危因素包括术中体温调节、体液平衡及葡萄糖和钙代谢紊乱等,以及循环完全停止时间超过45分钟,微血栓或粥样硬化斑块脱落引起脑栓塞等。

(五)肿瘤和化疗药物

Ⅰ.副肿瘤性边缘叶脑炎

副肿瘤性边缘叶脑炎(paraneoplastic limbic encephalitis,PLE)见于小细胞肺癌、胸腺瘤、畸胎瘤、淋巴瘤、卵巢肿瘤、绒毛膜瘤、神经胶质瘤等恶性肿瘤。是一种相对少见的神经系统副肿瘤综合征,也称为肿瘤神经抗体相关性边缘叶脑炎或副肿瘤脑炎。该疾病最常伴有小细胞性肺癌的发生,随着免疫学的不断发展,近年来发现PLE患者血清及脑脊液中存在特异性神经元抗核抗体(Hu抗体),从而为PLE的早期诊断提供了可靠的依据。

副肿瘤性自身免疫介导的边缘叶脑炎患者中癫痫的发病率为50%。多数表现为复杂部分性发作和全身性发作,癫痫持续状态也有报道,其中部分性癫痫持续状态最常见。

副肿瘤性边缘叶脑炎患者的癫痫发作与一般的癫痫发作明显不同。这类癫痫多数表现为难治性癫痫持续状态,而且随着原发疾病的好转并不需要长期用药,因此,有人提出用Norse这个名词来表示这种有特殊表现和转归的癫痫发作。

MRI可以显示双侧边缘系统同时或先后出现异常信号;EEG可见颞区为主节律性δ活动或出现特征性的δ刷。主要与肿瘤抗原引发自身免疫反应有关,如抗神经元表面抗原的抗体如抗-Hu,抗Ta、抗Ma、抗RI,以及抗神经元受体抗体如电压门控钾通道抗体(voltage-gated potassium channel antibody VGKC-Ab)、抗NMDA抗体、抗AMPA抗体、抗谷氨酸脱羧酶(GAD)抗体、抗谷氨酸受体(GluR)抗体等。边缘叶脑炎患者主要应寻找原发肿瘤,抗癫痫治疗、抗肿瘤治疗及免疫抑制治疗。

Ⅱ.白血病

白血病时肿瘤细胞通过软脑膜血管进入脑脊液,引起头痛、呕吐、复视、脑神经症状和脑膜刺激征等,也可直接侵犯脑实质,引起偏瘫、失语、偏盲、皮质盲及癫痫发作等。白血病的癫痫发作可能因肿瘤引起脑损伤和化疗药物性脑病。

Ⅲ.化疗药物合并癫痫

近年来随着新的化疗药物应用及新的给药途径,神经毒性出现率显著增加。神经毒性常与大剂量用药或鞘内注射给药有关。临床表现头痛、眩晕、幻听、幻视、嗜睡、震颤、感觉障碍、截瘫、癫痫发作等。部分患者MRI可见白质脱髓鞘、坏死、脑软化、脑萎缩、皮质局部水肿等;EEG可见背景活动变慢,局灶或多形性δ活动,也见周期性、双侧同步的复合尖波。

（六）病毒性脑炎的癫痫发作

病毒性脑炎（viral encephalitis，VE）是中枢神经系统常见的感染性疾病，而癫痫发作是病毒性脑炎的常见临床表现且常难控制。不同类型病毒性脑炎合并癫痫发作的机制不同，病毒感染和获得性免疫反应在其中起着重要作用。

病毒性脑炎中 10%~35% 的患者会出现癫痫发作，还有报道显示病毒性脑炎的急性期癫痫发生率 40%~60%，且儿童中癫痫发作发生率可达到 61%。存活患者中有4%~20% 的患者会发展成为慢性癫痫。病毒性脑炎所致癫痫发作类型多样，包括全面性发作、部分性发作、部分继发全身性发作及癫痫持续状态甚至难治性癫痫，其中以全面性发作最为常见。

获得性免疫缺陷综合征（AIDS）是人类免疫缺陷病毒（HIV）感染所致的疾病。HIV 是嗜神经病毒，可同时累及免疫系统和神经系统。临床 1/3 的 AIDS 患者有神经系统异常。在 HIV 感染人群中癫痫发作不超过 5%，可见于病变任何阶段，病变进展期多见。HIV 痴呆综合征患者可有低波幅慢波活动，并见三相波伴肌阵挛抽动。AIDS 可合并亚急性麻疹脑炎（subacute measles encephalitis），症状出现在麻疹感染后 1~10 个月，脑电图可见癫痫样放电，但无 SSPE 的周期样波形。

三、反射性癫痫

反射性癫痫（reflex epilepsy）又称诱发性癫痫（precipitatic epilepsy），是各种感觉刺激导致无发作史患者出现癫痫发作。视觉、听觉、嗅觉、味觉、躯体感觉、内脏感觉及精神刺激等可为诱发因素，反射性癫痫发病率占癫痫的 1%。

【临床类型及表现】

1. 光敏感性癫痫　是最常见的视觉诱发性癫痫。15~20Hz 间断闪光易诱发，常见刺激如电视图像（电视性癫痫）、闪光，树下闪烁的阳光、舞厅闪烁的彩灯、海面或雪山折射光等。全面性发作较局灶性发作多见，可为全身强直-阵挛性、阵挛性、失神和复杂部分性发作，约 30% 青少年肌阵挛性癫痫为光敏性，发病高峰年龄 7~19 岁。Varotto 等（2012）对 10 例光敏感全面性癫痫患者的脑电图分析发现，异常放电多来源于前皮质区。

2. 阅读性癫痫　是在阅读或其他与语言相关活动，如书写、讲话诱发，大声朗读较默读易引起。主要表现局限于下颌的肌阵挛发作，可累及口面部，有时会向上肢蔓延。多为特发性，青春期发病，预后良好，有时为隐源性或症状性癫痫，发作形式多样，但无下颌肌阵挛发作。最近 Osei-Lah 等报道一例特殊的阅读性癫痫，表现主观阳

生感、干呕、讲脏话，有时继发全面性发作，而无下颌肌阵挛发作。发作期下颌肌阵挛伴短暂尖波或棘-慢综合波，优势半球颞枕区对癫痫发生起重要作用，发作间期 EEG 多正常（Gavaret et al，2010）。

3. 乐源性癫痫　是听音乐引起，为听觉反射性癫痫，多在 30 岁前发病，患者多有音乐天赋，有些患者仅在听某种乐器如小提琴、钢琴演奏特定乐曲，甚至某段落时诱发，有的患者只要谈及或想到音乐即可诱发，提示其为与情感反应有关的条件反射性发作。多为复杂部分性发作，可继发全面性发作，单纯部分性发作很少见，发作前后可出现自主神经症状；发作时多伴颞叶 EEG 异常。Pittau 等研究一例 36 岁右利手的男性乐源性癫痫部分性发作患者，在听"中性"音乐与"情感释放性"音乐时检查视频 EEG 及 fMRI，EEG 记录到 3 次音乐诱发的右侧颞叶癫痫，fMRI 发现听"中性"音乐时，右侧听觉区活性增加，听"情感释放性"音乐时右侧额-颞-枕广泛区域活性增加。

4. 触觉惊愕性癫痫　是由外界突如其来的接触、抚摸或打击诱发，是躯体感觉反射性癫痫，如掏外耳道、挤压睾丸或碰触牙龈可诱发，多为受刺激侧局灶性发作，亦可为全面性发作，EEG 可见局灶性痫样放电或双侧放电。Hsieh（2011）等报道一例患者触摸右上臂、肩部诱发部分感觉性发作，EEG 和 SPECT 检查提示痫性放电来源于对侧颞叶。

5. 进食性癫痫　在进餐时或进餐后发生，是内脏活动诱发的反射性癫痫。可为复杂部分性、单纯部分性发作和部分继发全面性发作，伴或不伴意识障碍。进食性癫痫可能与皮质发育畸形、缺氧性脑损伤、脑膜脑炎或静止性脑病有关。

6. 沐浴性癫痫　也称热水性癫痫或水浸入性癫痫，少见，沐浴时出现，表现为自动症的反射性癫痫。多见于印度南部，学龄前男童多见，常为家族性，多数患者有热性惊厥史，预后良好。正常水温也可诱发，改变沐浴习惯可预防发作。Jansen（2010）等报道一例 6 岁摩洛哥男孩几乎每次沐浴都出现呕吐、面色苍白、口角自动症，视频 EEG 提示左侧颞叶反复的高波幅慢波。

7. 惊吓性癫痫　是突然的意外（多听觉）刺激诱发，常见强直性发作，伴自主神经症状，非强直发作极少见，患者多伴较严重脑损伤如围生期缺氧性脑损伤，惊吓性癫痫可见于发育不良如 Lennox-Gastaut 综合征及 Down 综合征（Yang et al，2010）。fMRI 研究发现其与内侧额叶-顶叶网络相互作用有关，涉及辅助皮质运动区及楔前叶（Fernández et al，2011）。

8. 精神反射性癫痫　如计算性癫痫、弈棋性癫痫、纸牌性癫痫、麻将性癫痫等，仅发生在长时间进行这些高

级神经活动导致过度疲劳和睡眠不足患者,平素无发作,重复上述活动可诱发。Wu(2010)等报道5例糖尿病非酮症高血糖患者麻将反射性癫痫,4例局灶性,1例全面性发作,避免玩麻将或控制血糖可预防。

9. 其他类型　反射性癫痫如排尿性癫痫、排便性癫痫、咳嗽性癫痫等。Lin(2011)等报道一例21岁男性患者,出现明显的步态相关性失神发作,步行7~10步诱发。

【诊断和鉴别诊断】

1. 诊断　根据患者在特定场合进行某种特殊活动时出现癫痫发作,选择不同的诱发试验患者出现临床发作可确诊,如常规EEG闪光刺激可诱发视觉反射性癫痫等。

2. 鉴别诊断　须注意与非痫性发作性疾病鉴别,有明显诱因,与随后出现的癫痫发作有固定关系是本病特征。与运动诱发肌张力障碍鉴别,后者多见于青少年,表现从静止到运动过程中突然出现肢体僵硬及姿势异常发作,持续数秒钟,活动肢体可迅速缓解,动态EEG监测发作时无痫性放电,抗癫痫药可使发作完全终止,停药可复发。

【治疗】

反射性癫痫发作次数少时可不用抗癫痫药,尽量避免刺激因素,发作较频繁需用抗癫痫药治疗,原则与其他形式癫痫相同。Duanyu(2010)等报道一例药物难治性乐源性癫痫患者行手术治疗有效。Cukiert(2010)等研究发现,迷走神经刺激对进食性癫痫有独特的疗效。

四、心因性非痫性发作

心因性非痫性发作也称为假性发作,是由情感或心理因素所致,类似癫痫样发作,是心理冲突或精神因素作用下的一种躯体化表现。临床表现多样,以反复发作性为特征,多数患者具有模拟特点,表现类似癫痫,难与癫痫鉴别。

【病因和发病机制】

心因性非痫性发作病因不清,目前认为与多种因素有关。

1. 精神因素　心因性非痫性发作与癫痫不同,后者是脑内神经元异常放电所致,心因性非痫性发作多因精神因素,如心理压力、突然变故、内心冲突、暗示或自我暗示等所致,是精神因素导致的躯体化表现,常在遭遇应激或面对不能解决的困境后发病。社会、学习及工作中压力或冲突,躯体或精神创伤,性或躯体虐待是最常见发病因素,心理因素包括短暂的创伤性生活事件。

2. 易患因素　如患者的个性及人格特质有强烈的情感性、多变性、高度暗示、自我显示及丰富幻想等特点,是一种过分情绪化和追求广泛注意的行为模式,易罹患癔症、疑病症及精神分裂。精神或躯体创伤史、创伤后应激障碍(posttraumatic stress disorder, PTSD)、儿童期性虐待或躯体虐待及情感分离等,常见精神疾病及癫痫家族史,多数患者经历过家庭成员癫痫发作的体验,见过家庭成员心因性非痫性发作的躯体化倾向。疾病引起的社会、经济性获益也可能与发病有关,如"患者"角色让患者卸下本属于他该承担的责任,且可能获得其他家庭成员和社会支持,外伤后心因性非痫性发作患者可能因此获得经济赔偿等(Reuber et al,2007)。

【临床表现】

本病可见于任何年龄,多见于10~40岁,20~30岁为发病高峰,女性多见,男女之比为1:3,老人及3岁以下儿童少见。临床表现形式多样、症状复杂,因年龄而异。

1. 运动症状　Groppel等(2000)将心因性非痫性发作的运动性症状归为三类:一为运动过多,称为大运动发作类,表现四肢挺直、角弓反张或其他强直姿势、头部摆动、手足搐搦样动作,规律或无规律,协调或不协调性阵挛运动,头部运动、过度换气及发声也归于此类;二为肢体抖动,称为小运动发作类,表现上下肢颤抖或细微抖动;三为跌倒,称为无显著运动发作,表现失张力性发作而跌倒。Kloster(1993)报道本病患者惊厥样发作症状占46%,非惊厥症状占54%,常模仿强直-阵挛性发作、强直性发作,偶有部分性发作。

2. 感觉症状　可表现一种或几种感觉异常,刺激症状如头昏、头痛、肢体麻木、疼痛、异物感或放电样感觉等,也可出现缺失性感觉症状,如感觉减退或缺失;还可表现特殊感觉障碍,如视、听、嗅觉异常或幻觉;也可多重感觉异常同时存在。

3. 精神行为异常　可见情感爆发,暴怒,踢、抓、咬、推、撞或捶胸顿足,在地上滚爬、撕衣服、抓头发和以头撞墙等。也有在发作期间出现哭喊、尖叫、呻吟或啜泣等带感情色彩的声音。哭泣是发作的特征性症状之一,少数患者出现有目的或半目的性活动,如吞咽、咂嘴、咀嚼、添唇等,可有类精神病样表现,如狂笑不止、行为紊乱、哭笑无常、短暂性幻觉、妄想、思维障碍及人格解体等。

4. 自主神经症状　常见气急、屏气及皮肤变青、变红或苍白,窦性心动过速,可出现舌咬伤、尿失禁。

【诊断和鉴别诊断】

心因性非痫性发作诊断需具备两方面证据:一为支持诊断证据,如因应激起病、症状具有暗示性和继发性获益等;二为排除器质性疾病。视频脑电图是诊断本病的重要依据,可观察到明显的非痫性发作表现,脑电图通常表现正常,无痫样放电。神经心理测试也对鉴别诊断有帮助。

【治疗】

合理的治疗第一步是明确诊断,并明确告知患者,详细为患者及家属解释病情;第二步找出易患因素,避免易患因素出现;最后给予恰当的心理治疗,少数患者可给予短期药物治疗,如情感爆发者给予地西泮 10mg 肌内注射,苯巴比妥 0.1g 肌内注射或氯丙嗪 25~50mg 肌内注射。

第十节　癫痫持续状态

（王学峰　迟兆富）

癫痫持续状态(status epileptics,SE)是神经科疾病中的一种危急重症,涉及内科、外科、儿科、妇科、产科、传染科,也是癫痫患者死亡的主要原因之一,需要特别加以关注。

国际抗癫痫联盟认为当癫痫强直、阵挛或强直阵挛性发作持续超过 5 分钟,部分性发作超过 10 分钟、失神发作超过 15 分钟时就称为癫痫持续状态,但世界卫生组织还将癫痫两次发作之间中枢神经系统的功能没有恢复正常也称为癫痫持续状态,美国抗癫痫协会同时还主张将癫痫在短时间内频繁发作也称为癫痫持续状态。但现在趋向于将后者称为癫痫丛集性发作。

【病因和分类】

1. 病因　癫痫持续状态可由多种病因所致。国际抗癫痫联盟网站上公布能引起癫痫持续状态的病因有 160 多种,按其性质不同,可分成十五类,包括脑血管疾病、中枢神经系统感染、神经变性疾病、颅内肿瘤、皮质发育不良头伤、酒精中毒、抗癫痫药物的减量或停药、脑缺血缺氧、代谢紊乱、自身免疫性疾病、线粒体病、染色体和基因异常、神经皮肤综合征,以及其他。

2. 分类　2015 年国际抗癫痫联盟提出了癫痫持续状态新的分类方法。主张将癫痫持续状态分成惊厥和非惊厥性癫痫持续状态(表 3-11-18,图 3-11-24),并提出了新的诊断标准。

表 3-11-18　癫痫持续状态的国际分类

A　有明显运动症状的发作
1. 惊厥性癫痫持续状态(强直阵挛性发作)
1.1　全面性惊厥
1.2　局灶起源波及双侧的惊厥
1.3　不知是局部或全面性惊厥
2. 肌阵挛性癫痫持续状态
2.1　伴有意识障碍者
2.2　不伴有意识障碍者
3. 局灶性运动性发作
3.1　反复局灶性运动性发作(贾克逊发作)
3.2　Adversive 癫痫持续状态
3.3　眼强直发作
3.4　发作性瘫痪(局部抑制性发作)
4. 强直性癫痫持续状态
5. 运动过多性发作
B　无明显运动症状的发作(非惊厥性癫痫持续状态)
见图 3-11-24

【癫痫持续状态的临床表现和诊断】

癫痫持续状态可由癫痫发作演变而来。当癫痫发作超过国际抗癫痫联盟规定的时间、频率及强度后就可演变成癫痫持续状态。这类患者的诊断首先需要确定癫痫发作的存在,其临床表现可参考本章第三、四节。另一类癫痫持续状态发生在某些疾病中,如边缘性脑炎、桥本氏脑病、病毒性脑炎等,此时癫痫持续状态仅是原发疾病的一个症状,极易误诊或漏诊。注意癫痫发作和脑电图上痫样放电同步存在是其诊断的重要依据。非惊厥性癫痫持续状态的诊断见表 3-11-19。

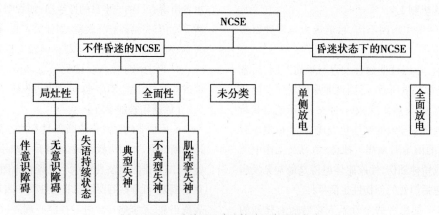

图 3-11-24　非惊厥性癫痫持续状态国际分类

表3-11-19 非惊厥性癫痫持续状态的诊断

A	无已知的癫痫性脑病
	EDS>2.5Hz 或
	EDS<2.5Hz 或
	节律性>2.5Hz 的 δ 或 θ 活动加上下列条件之一
	静脉使用抗癫痫持续状态药物后脑电图或临床发作好转或
	脑电图监测下有亚临床发作
B	有已知癫痫性脑病者
	与临床观察到的基线比较监测到的发作频率有明显增加
	静脉用药后临床和脑电图有改善

【治疗和处理】

癫痫持续状态的治疗目的就是迅速终止癫痫持续状态的发作,保持体内环境稳定及处理并发症。

1. 终止癫痫持续状态的发作

(1) 治疗目标:国际抗癫痫联盟要求癫痫持续状态的治疗不仅需要终止癫痫持续状态的临床发作,还需要终止脑电图上的痫样放电。

(2) 病因处理:癫痫持续状态的病因不同,处理方法、治疗目的也是不同的。虽然有160多种疾病可引起癫痫持续状态,但总体上可以分成两大类:①由癫痫发作演变而来或是以癫痫持续状态为首发症状的癫痫。抗癫痫药物的突然停用或存在某种特殊的诱因是这类患者最常见的病因,这类患者的治疗不仅需要终止癫痫持续状态的发作,而且还需继续治疗慢性的癫痫。②继发于某些疾病,如桥本氏脑病、自身免疫性脑炎、病毒性脑炎、中枢神经系统淋巴瘤、狼疮性脑病、结核性脑炎脑膜炎等,癫痫持续状态仅是这些疾病的一个症状,在处理癫痫持续状态以前需要首先处理好这些原发疾病,原发疾病没有好转,癫痫持续状态的发作也很难控制。

(3) 终止癫痫持续状态的发作:可用于终止癫痫持续状态的药物包括地西泮、劳拉西泮、氯硝西泮、苯巴比妥、左已拉西坦、丙戊酸、咪达唑仑、丙泊酚(异丙酚)、氯胺酮、利多卡因、苯妥英钠、磷苯妥英、硫喷妥钠以及其他新型抗癫痫药等。治疗方法的选择主要依靠对癫痫持续状态发病机制的了解。目前认为在癫痫持续状态发病的早期主要是突触前膜 GABA 释放减少,随之是后膜上 GABA 受体的不良内陷,继之为谷氨酸能受体增加,接着是多种神经递质非生理性膜上分布。因此,药物选择在早期应补充 GABA,中期则以激活 GABA 受体为主,当治疗无效时,则需选择抗谷氨酸能的药物,后期由于多种神经递质受体分布异常,因而需要联合用药或采用非药物治疗。具体选择可参考图 3-11-25。

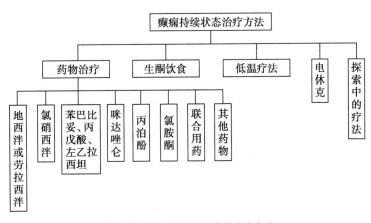

图 3-11-25 癫痫持续状态的治疗方法

1) 地西泮(diazepam):成人首次剂量 10~20mg 静脉注射,每分钟不超过 2~5mg。如有效再将 80~120mg 地西泮溶于 5% 葡萄糖水中,于 12 小时内缓慢静脉滴注。如无效可重复一次,仍无效则需要换药,如果出现抑制呼吸,可加用呼吸兴奋剂,儿童首次静脉剂量 0.25~0.5mg/kg,一般不超过 10mg。欧洲学者主张选用劳拉西泮代替地西泮,但国内目前暂无此药。

2) 氯硝西泮:成人 1~2mg 缓慢静脉推注,如有效可按 1~2mg 静脉推注 12 小时一次维持。无效可重复一次,仍无效需要换用其他药物。儿童按 0.02~0.06mg 静脉推注,速度不超过 0.05~0.1mg/min。

3) 苯巴比妥(phenobarbital):成人 10~20mg/kg 静脉推注(每分钟不超过 100mg),如有效可按 0.1~0.2g 肌内注射,每日 2 次维持。无效可换用其他抗癫痫持续状态的药物。儿童可首先按 10~15mg/kg 静脉推注,必要时可重复一次。

4) 丙戊酸(valproic acid):首剂给予负荷量。可将丙戊酸注射剂 10~20mg/kg 溶于注射用水中,3~5 分钟内静脉注射,然后再用同等剂量缓慢静脉滴注维持。丙戊酸有时起效时间比较慢，判断疗效需要等待观察。

5）咪达唑仑（midazolam）：是 GABA 受体激动剂。起效快，使用方便，对血压和呼吸抑制作用小，近年来广泛用于治疗难治性癫痫状态。常用剂量为首剂静注 0.1~0.2mg/kg，如有效，可按 0.1~0.4mg/（kg·h）静脉滴注维持。无效可重复一次。

6）丙泊酚（异丙酚）：是 GABA 受体激动剂。成人首剂按照 1~2mg/kg 静脉推注，如有效可按 1~4mg/（kg·h）静脉滴注维持，无效可重复一次。需要特别注意，小剂量丙泊酚可引起癫痫持续状态，而大剂量丙泊酚则有抗癫痫持续状态的作用。

7）氯胺酮：是一种非竞争性 NMDA 受体拮抗剂，具有阻断 NMDA 传递和神经保护作用，而且氯胺酮能稳定血流动力学，不易发生低血压。研究发现随着患者癫痫反复发作及发作时间延长，突触后膜 GABA 受体数量和活性降低，NMDA 受体数量和活性增加，导致耐药性癫痫持续状态的产生，而氯胺酮有抗难治性癫痫持续状态作用，一般在疾病的后期使用。国外文献报道一般在使用 5 种目前使用的抗癫痫持续状态的药物治疗没有效果时考虑用氯胺酮。成人首剂静脉推注 100mg，如有效，用 100mg/h 静脉滴注维持。

8）联合用药：当一种药物没有疗效时可考虑联合用药。一般临床上使用的药物是左乙拉西坦或氯胺酮与其他抗癫痫持续状态药物合用。左乙拉西坦是一种广谱抗癫痫药，通过调节钙通道、谷氨酸受体和 GABA 转运发挥抗癫痫作用。在难治性癫痫持续状态时可先予以左乙拉西坦同时继续添加使用了一种或多种药物（咪达唑仑、戊巴比妥、丙戊酸、苯巴比妥、苯妥英钠、地西泮等）治疗氯胺酮与苯二氮䓬类药物联合应用时可以纠正癫痫持续状态进展中 GABA 抑制作用减弱和谷氨酸作用增强这两种变化，这种协同作用在治疗癫痫持续状态晚期的难治性癫痫持续状态时更具优势。

9）生酮饮食：为最近几年才发展起来的新方法。Caraballo 等总结了 2010—2014 年 10 名儿童 RSE 的患者（Caraballo et al, 2014），生酮饮食作为辅助治疗，结果 2 名患者的癫性发作停止，5 名患者发作减少了 50%~75%。其中 3 名患者发作频率减少不足 50%，并且出现了严重的并发症故终止了生酮饮食的治疗。Thakur 等于 2014 年报道了 10 例接受经典生酮饮食治疗的 RSE 成年患者，7 例为脑炎，1 例脑囊尾蚴病，1 例缺血缺氧性脑病，1 例皮质发育不良。生酮饮食治疗的中位时间为 17.5 天。其中 9 例（90%）生酮饮食开始数天（中位时间为 3 天）后发作得以缓解（Thakur et al, 2014）。

用药方式可分为肠内给药和肠外给药。用法最多的为肠内给药，即放置胃管给药；其次为肠外给药，即静脉系统给药，无论哪种给药方式，脂肪与非脂肪比例必须严格按照 4∶1，并且控制摄入葡萄糖的量。通常给生酮前

24 小时需禁食，同时一定不要输入葡萄糖。一旦输入葡萄糖水，生酮抗癫痫持续状态的作用很快就会消失。启动生酮饮食后，一般 2~3 天即可形成酮症，5~8 天癫性发作就可得到改善。

生酮治疗的禁忌证包括：代谢环境紊乱（持续的低钠血症、高钠血症、低血糖、低血钙、酸中毒），血流动力学不稳定或心肺功能障碍，凝血障碍，胰腺炎，肝衰竭，严重高脂血症，肠内营养不耐受（包括肠梗阻），妊娠，24 小时内接受任何丙泊酚注入，已知的脂肪酸氧化障碍或丙酮酸羧化酶缺乏症等。

10）亚低温治疗：1984 年，Orlowski 等在极度难治性癫痫持续状态（super-refractory status epilepticus）患者为控制其高热并发症而进行的物理降温中发现在体温下降时，患者的癫痫发作也得到了控制，提示亚低温对极度难治性癫痫持续状态有辅助治疗作用。2013 年，Kristin 等通过对 5 例用苯巴比妥、咪达唑仑等药物注射治疗无效或控制后停药复发患者行亚低温治疗，发现其对极度难治性癫痫持续状态有明显治疗作用。主要用于经上述推荐药物治疗仍不能控制发作的难治性癫痫持续状态或经上述药物治疗发作得到控制在撤药后复发的患者。

在足量抗癫痫持续状态药物治疗同时采用血管内低温冷却系统进行亚低温诱导或使用低温治疗仪（冰毯、冰帽）等进行低温诱导，将体温降至目标温度（31~35℃），癫痫停止发作或脑电波出现爆发抑制达 24~48 小时后开始复温至 36.5℃，复温过程不能快于 0.5~1℃/d。一般情况下，在达到目标体温后 3~48 小时开始起效。

在亚低温诱导过程中出现寒战时，需要停止亚低温治疗，同时予以复温。当温度低于 30℃时易出现室颤、凝血功能障碍、静脉血栓形成等副作用，需要在亚低温和复温阶段监测血气、凝血功能、电解质及血常规。

11）电休克治疗：20 世纪 30 年代就有电休克治疗癫痫的报道。2005 年，英国电休克治疗指南中首次将其纳入临床上治疗难治性癫痫持续状态的规范中，强调电休克治疗是极度难治性癫痫持续状态的主要适应证。电休克治疗电量确定有两种方法：固定剂量和滴定剂量，美国精神病学会推荐采用滴定量进行治疗，即以能引起惊厥发作的最小电量为初始电量，滴定量的优势在于剂量个体化—根据个体惊厥阈值给予相应的治疗剂量，既保证了治疗目的，又尽可能减少对认知功能的影响。

国际抗癫痫联盟要求在治疗癫痫持续状态时需要同时终止癫痫的临床发作和脑电图上的痫样放电。因此，要特别强调脑电图的监测，没有同时终止脑电图上的痫样放电是癫痫持续状态复发的重要原因。在判断一种药物有无疗效时，脑电图上的改变也往往先于临床。癫痫持续状态对生命的影响也往往首先表现在脑电图上，因此，在有条件的地方，癫痫持续状态的治疗中需要进行脑电图的监测，并在脑电图的指导下进行药物治疗。

2. 保持内环境的稳定 "三平衡"是保持生命体征为代表的内环境平衡中最重要的环节。首先要保持水盐平衡。小便量加 500ml 是癫痫持续状态患者最低的水需要量,必须加以保证。除钾外,钠离子的平衡也是需要的。成人每日 1 600 千卡热量也是基本的需要,可通过检查血中的蛋白量来了解其是否合理,负氮平衡会引起全身免疫功能的降低,成为癫痫持续状态患者感染的重要原因。血压、呼吸、心律不稳定,除原发疾病的影响外还需要考虑感染性休克、中枢性尿崩、阵发性交感神经兴奋、颅内高压等并发症的存在,加强支持,保持生命体征的稳定在癫痫持续状态的治疗中是必要的。

3. 处理并发症 癫痫持续状态的并发症可以分为两类。一类是疾病引起的并发症,包括阵发性交感神经兴奋、稀释性低钠血症、中枢性尿崩、脑耗盐综合征、中枢性高热、脑水肿、可逆性白质性脑病、机械窒息等,还可因脑心反应导致呼吸心搏骤停。另一类是医源性并发症,即在治疗过程中出现的并发症,如抗癫痫持续状态药物引起的横纹肌溶解症、缺血缺氧性脑病、氧中毒、肺栓塞、胃十二指肠反流、低蛋白血症、低钠血症等,需要根据其成因加以处理。

第十一节 癫痫患者的辅助检查

（廖卫平 刘晓蓉）

一、血液检查

1. 针对病因诊断的血液检查 血液检查是明确癫痫病因的重要手段之一,尤其是针对怀疑病因为遗传、免疫、感染、代谢的癫痫。对遗传代谢性疾病引起的癫痫,进行代谢产物的血浆氨基酸分析、血酰基肉碱分析等十分必要;怀疑为感染性疾病或自身免疫性疾病引起的继发性癫痫,还应进行相应的病原学和免疫标志物等的检查。

2. 针对用药后不良反应监测的血液检查 使用抗癫痫药物治疗后,应注意监测抗癫痫药物的短期和长期不良反应。一些药物可以引起血液系统及肝肾功能损伤,如丙戊酸可引起血小板的减少、卡马西平和奥卡西平可以引起白细胞下降、左乙拉西坦可能引起急性肾功能异常、奥卡西平可以引起低钠血症、丙戊酸可引起肝功能损伤等,均应在用药后定期监测血常规和相应的肝功能、肾功能、电解质变化等生化指标。而血药浓度的监测一方面可以明确药物用量是否合适,避免造成药物中毒,另一方面也可以客观地了解患者的用药依从性。

3. 抗癫痫药物引起皮肤超敏反应的预测 许多芳香族抗癫痫药物可能引起皮肤超敏反应,造成 Steven-Johnson 综合征(Stevens-Johnson syndrome,SJS)或中毒性表皮坏死松解症(toxic epidermal necrolysis,TEN),病情严重、死亡率高。人类白细胞抗原 HLA-B*1502 是卡马西平导致 SJS/TEN 的高风险基因型(Chen et al,2011),而 HLA-A*2402 是芳香族抗癫痫药物导致严重皮肤过敏的通用风险基因(Shi et al,2018),所以建议在使用芳香族抗癫痫药物前进行人类白细胞抗原的检查,上述基因阳性的患者应慎用该类药物。

二、脑脊液检查

对于大部分癫痫患者来说,不必进行常规的脑脊液检查。当怀疑有肿瘤性、感染性疾病、自身免疫性脑炎、遗传代谢性等病因时,应及时进行脑脊液检查。

脑脊液压力增高提示占位性病变、炎症、CSF 循环通路受阻等疾病,如较大的肿瘤、化脓性脑膜脑炎、深静脉血栓形成等;CSF 中白细胞数增高提示脑膜或脑实质炎症,如细菌、病毒、结核、寄生虫等感染性疾病继发的癫痫;红细胞增高提示出血性疾病,如蛛网膜下腔出血等继发的癫痫;CSF 蛋白含量增高提示血脑屏障破坏,见于颅内肿瘤及各种感染性疾病,必要时应进行相应的细胞学和病原学检查。而对于可疑的自身免疫性脑炎引起的癫痫,如 NMAD 受体脑炎、AMPA 受体脑炎、LGI1 脑炎、GAD65 抗体脑炎等还应进行相应抗体检查(Josep,2016)。对于一些遗传代谢性疾病,如 SCL2A1 引起的 1 型葡萄糖转运体缺陷综合征(glucose transporter type 1 deficiency syndrome, GLUT1-DS),脑脊液检查可发现葡萄糖含量减低,可帮助早期确诊(Gras et al,2014)。

三、影像学检查

影像学检查是发现局灶性癫痫病因的重要手段,全面性癫痫患者影像学检查一般无特征性发现,但某些患者影像学检查也可提示异常,多非癫痫的责任病灶。

1. 头 MR 检查 是癫痫患者最重要的影像学检查手段,尤其是对于局灶性癫痫,可以帮助发现结构性异常。头 MRI 检查对局灶性癫痫患者的脑病变检出率高,可发现 CT 不能识别的病变和脑组织容积变化,如小的低恶性度星形细胞瘤、神经节胶质瘤和错构瘤、海马萎缩、胼胝体缺如或增厚、灰质异位等难治性癫痫的病因。头 MR 除应进行普通平扫外,还应检查 T_2 液体衰减反转恢复(T_2FLAIR)成像,以提高皮质发育相关的异常,如海马硬化(图 3-11-26)、局灶性脑皮质发育不良(图 3-11-27)等检出阳性率。当怀疑有血管异常,如动静脉畸形、静脉窦血栓形成等疾病时还应进行血管成像。

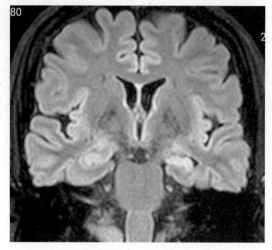

图 3-11-26 左侧海马硬化
男性患者,53 岁,颞叶癫痫。头 MR 冠状位 T$_2$FLAIR 成像
显示左侧海马体积缩小,信号增高,提示海马硬化

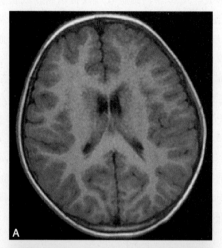

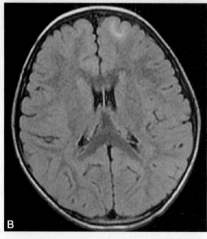

图 3-11-27 左额局灶性皮质发育不良
男性患者,35 岁,额叶癫痫。头 MR 的 T$_1$WI 成像(A)左额病
灶不明显,T$_2$FLAIR 成像(B)可见左额异常高信号,提示局
灶性皮质发育不良

2. **头 CT 检查** 头 CT 检查可发现癫痫患者中先天性脑穿通畸形、脑积水、透明隔囊肿、围生期颅脑损伤、钙化、外伤后瘢痕、慢性硬脑膜下血肿等病灶(图 3-11-28);必要时可做增强 CT 以显示脑动脉瘤、动静脉畸形、血管丰富的脑肿瘤等。

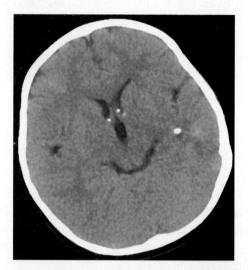

图 3-11-28 男性患儿,2 岁,诊断为结节性硬化,继发性局灶性癫痫,头 CT 提示颅内室管膜下和皮质下多发钙化灶

3. **单光子发射断层扫描(SPECT)** 是利用注入人体内的单光子放射性核素发出的 γ 射线在计算机辅助下重建构成断层影像,是 CT 和核医学示踪技术的结合。SPECT 可发现致痫灶间歇期血流量减少,发作期血流量增加,对于难治性癫痫的致痫灶定位有一定价值。

4. **正电子发射断层扫描(PET)** 是把具有正电子发射的放射性核素标记药物注入人体,其在参与人体的生理代谢过程中发生湮灭效应,生成在 180°方向上发射的 2 个能量为 0.511MeV 彼此运动相反的光子。根据人体不同部位吸收标记化合物能力的不同、放射性核素在人体内各部位的浓聚程度、湮灭反应产生光子的强度不同,用环绕人体的光子检测器,经过计算机系统处理后获得人体断层图像。利用头 PET 可发现局灶性癫痫致痫灶发作间期葡萄糖代谢减低,发作期代谢增加,对于难治性癫痫的致痫灶定位有一定价值。

5. **磁共振频谱分析(MRS)** 采用像素技术和化学移位成像技术研究活体脑代谢和生化物质含量的成像。目前临床常用的有 ^{31}P 和 ^{1}H 频谱分析。应用 ^{1}H 频谱分析可检测各种类型癫痫患者代谢物质变化,如颞叶癫痫和海马硬化患者病灶侧 NAA/Cr+Cho 比值下降,与癫痫放电频率呈负相关趋势,提示局部神经元代谢功能异常。

6. **脑磁图(MEG)** 利用超导量子干涉仪对脑电生物磁场进行测定和记录,检测与脑电流方向正切的脑磁场信号,是非侵袭性的脑功能检测技术。MEG 可采集颅内神经细胞内电流产生的磁场变化,常与 MRI 图像叠加融合分析,对于局灶性癫痫的术前定位和功能定位有一定参考价值。

四、脑电图检查

脑电图检查是确定癫痫发作类型和癫痫分类的最重要检查手段。脑电图的异常可分为发作间期异常和发作期异常,但发作间期脑电图正常不能否定癫痫诊断。脑电图检查按电极安放部位,可分为头皮脑电图和颅内脑电图记录,后者又分为皮质脑电图和立体定向脑电图。按记录的时间、内容和记录模式等可分为常规脑电图、动态脑电图、视频脑电图及多导无线电遥测等。目前长程视频脑电图在癫痫诊断中最为常用。常规 EEG 可记录到 40%～50% 的癫痫患者发作间期放电,而长程视频脑电图可长时间动态观察自然状态下清醒和睡眠 EEG,检出率提高至 70%～80%,且可记录到发作期改变,有助于癫痫诊断、分型及病灶定位等。为提高检出阳性率,要求常规记录睁闭眼、过度换气、闪光刺激等诱发试验,必要时可进行睡眠剥夺或药物诱导试验。还加可用特殊电极如鼻咽电极、蝶骨电极提高颞叶内侧面、底面或深部异常的检出率。对于怀疑有新发脑血管病、短暂性脑缺血发作、确诊的 Moyamoya 病、颅压增高、严重心肺疾病、镰状细胞病等疾病的患者禁做过度换气诱发试验。以下是常见的发作类型发作期表现:

1. 局灶性发作　脑电图表现多样,常见的表现形式为某一或某几个导联从背景活动突然或逐渐变成低波幅快活动,波幅逐渐增高、频率逐渐减慢,范围逐渐扩大,持续时间从几秒至几分钟甚至几十分钟不等。相应的视频记录一般可见脑电改变累及的相应脑区的症状。

2. 全面性发作

（1）全面性强直-阵挛发作(generalized tonic-clonic seizure,GTCS):典型强直期开始为逐渐增强的 10 次/s 以上的棘波样节律,波幅逐渐增高,频率逐渐减慢(募增节律),阵挛期弥漫性慢波伴间歇出现的棘波,阵挛结束后呈脑电抑制。

（2）失神发作:典型失神发作时 EEG 可见广泛性 3 次/s 棘-慢复合波,发作可被过度换气诱发,发作间期有同样或较短的阵发电活动,背景活动正常;非典型失神发作呈广泛性较慢的(1.5～2.5Hz),不规则棘-慢波或尖-慢波,双侧可不同步,脑电背景活动异常。

（3）阵挛发作:表现为广泛同步的高幅棘慢复合波、多棘慢复合波爆发或以相似的间隔反复发放,与临床双侧肢体节律性阵挛性收缩同步或不同步。

（4）肌阵挛发作:典型的肌阵挛发作表现为广泛性 3.5～5Hz 的棘慢复合波、多棘慢复合波,相应的肌电记录表现为短簇的肌电爆发。常见于青少年肌阵挛癫痫(图 3-11-29)。在进行性肌阵挛脑病和 Lennox-Gastaut 综合征等癫痫性脑病中肌阵挛发作期脑电图特征会变得不典型。

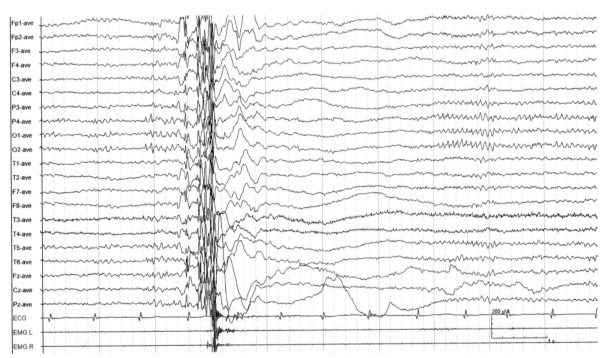

图 3-11-29　肌阵挛发作

男性患者,18 岁,诊断为青少年肌阵挛癫痫,患者在清醒闭目状态下,突然出现双上肢闪电样抖动。同期脑电图可见广泛性 3.5～4Hz 棘慢-多棘慢复合波,持续<1s,相应双侧三角肌肌电可见短簇肌电爆发

（5）强直发作：表现为广泛性 10～25Hz 棘波节律爆发，波幅逐渐增高，持续数秒，同步肌电可见相应肌肉的

强直肌电活动逐渐募集，电压逐渐增强，并维持于整个发作过程（图 3-11-30）。

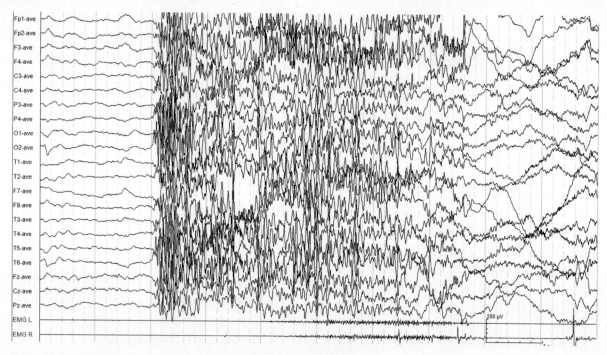

图 3-11-30　强直发作

女性患儿，5 岁，诊断为 Lennox-Gastaut 综合征。患者清醒期表现为突发双上肢强直上抬，持续 5 秒左右缓解，同期 EEG 可见广泛的棘节律，持续 6 秒后恢复背景节律，相应的双侧三角肌肌电图可见肌电呈持续爆发

（6）失张力发作：表现为短暂的广泛性电抑制或广泛性慢波爆发，同步肌电为静息电位。

（7）痉挛发作：痉挛发作的脑电图变化较多，最典型的表型为短暂的广泛性 10～20Hz 低-中波幅快节律，复合在 1.5～2Hz 宽大的慢波上，而后慢波正相偏转，弥漫性电压减低。常成串出现，相应的肌电可见菱形肌电爆发。患者的脑电图背景多为异常，常可见高幅失律。

五、基因检测

随着近年来分子生物学技术的发展，遗传学检查在癫痫病因诊断、指导精准治疗和遗传咨询中的地位日益重要。近 10 年发现的与癫痫有关的新基因呈指数增加，已发现超过 1 000 个基因与癫痫有关，其中以编码离子通道的基因最为常见，还包括编码酶、转运体/受体、细胞黏附因子、信号传导蛋白、膜转运蛋白、细胞骨架蛋白、核苷酸结合蛋白等有关的基因（Wang et al，2018）。无论是全面性癫痫、局灶性癫痫，还是不能分类的癫痫都可能与基因变异有关，如 GAGRG2 基因突变与儿童失神癫痫有关，LGI1 基因突变可引起家族性伴听觉异常的颞叶癫痫。而一半以上的癫痫性脑病的病因与基因变异有关，其致病基因多达 40 余个，最典型的是编码钠离子通道的

SCN1A 基因突变。到目前为止，已在 Dravet 综合征中发现 SCN1A 基因突变位点 1 000 余个（Meng et al，2015）（图 3-11-31）。除单基因的外显子突变外，内含子变异也与癫痫有关，如 SAMD12 基因的 4 号内含子 TTTCA 重复插入可导致家族性成人肌阵挛型癫痫。

另外，已发现染色体的微缺失/重复是遗传性癫痫的另一个重要致病因素。文献中已报道的与癫痫有关的染色体微缺失/重复超过 40 种，其中 15q13.3，15q11.2 和 16p13.11 这三个区域的重复微缺失是癫痫患者中的热点，各占遗传性全面性癫痫病因的 1%。很多常见的癫痫性脑病如婴儿痉挛也与染色体的微缺失/重复有关。

根据患者的临床表型，可以进行针对染色体核型、染色体微缺失/重复、DNA 变异（包括核 DNA 和线粒体 DNA）等的遗传学检查。常用的检测技术主要有细胞遗传学检测、基因组变异检测、点突变检测等。目前基于二代测序技术的全外显子测序因其检出单基因变异阳性率较高、覆盖基因范围广、性价比相对较高日益成为临床使用最广泛的遗传学检测手段。基因检查结果对癫痫的治疗十分重要，例如 SCN1A 基因突变引起的 Dravet 综合征使用钠通道阻滞剂抗癫痫药治疗可能会加重病情（Liao，2010），而 SLC2A1 基因突变引起的 GLUT1DS 应使用生酮饮食治疗（Schwantje et al，2019），ALDH7A1 基因突变

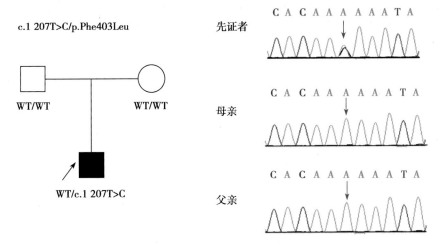

图 3-11-31 SCN1A 基因突变

男性患儿,2 岁,诊断为 Dravet 综合征。基因检查发现 SCN1A 基因新生突变 c. 1 207T>C/p. Phe403Leu

导致的吡哆醇依赖性癫痫(pyridoxine dependent epilepsy, PDE),应使用大剂量吡哆醇治疗有效(Plecko,2013),而常规抗癫痫药物无效等。所以,基因筛查对于怀疑遗传性癫痫的患者是必不可少的检查手段之一。

第十二节 癫痫的诊断和鉴别诊断

(王玉平)

一、癫痫的诊断

2014 年国际抗癫痫联盟(ILAE)推出了新的癫痫临床实用定义指南(Fisher et al,2014),明确提出癫痫临床诊断除了包括至少 2 次间隔 24 小时的非诱发或非反射性发作和符合某种癫痫综合征之外,对于只有 1 次癫痫发作但满足:①为非诱发性或非反射性发作;②未来 10 年再发风险与两次非诱发性发作后再发风险相当(至少>60%)两个条件,临床也可诊断为癫痫。2015 年中国抗癫痫协会(CAAE)新版癫痫临床诊疗指南(中国抗癫痫协会,2015)将癫痫定义为不是单一的疾病实体,而是一种有着不同病因基础、临床表现各异但以反复癫痫发作为共同特征的慢性脑部疾病状态。临床医生可以根据上述定义,主要依据病史,如先兆症状、发作时状态及发作后意识模糊等,诊断患者是否为癫痫。如明确为癫痫后,还需进一步对癫痫进行细化的分类诊断。

自 ILAE 在 1989 年提出癫痫及癫痫综合征的分类以来,过去数十年间的科学发现不断改变着我们对于癫痫的认识和诊断治疗。基于最近的研究结论结合高水平的专家意见,2017 年 ILAE 对癫痫发作和癫痫提出了新的分类建议(Scheffer et al,2017),以更好地指导临床医生的诊断(图 3-11-32)。首先需明确发作性事件是癫痫发作,其后根据 ILAE 的分类方案,癫痫诊断流程可分为三个层次:第一层次是依据癫痫发作分类判断发作类型,发作分为局灶性起始、全面性起始以及起源不明(图 3-11-33)(Fisher et al,2017);第二个层次是确定癫痫类型,分为局灶性癫痫,全面性癫痫,兼有全面性和局灶性癫痫,以及"类型不明"的癫痫。第三个级别是癫痫综合征的诊断。在不同的临床条件下,医生可能应用到癫痫分类的不同层次,例如在没有脑电图、视频和影像学资料时,根据癫痫发作类型分类是可能达到的最高诊断水平。但每个层次的诊断都应尽量寻找癫痫患者的病因,因为其往往对治疗具有显著意义。

癫痫的诊断中,临床病史的采集十分关键。ILAE 建议癫痫患者诊断及发作分类应提供临床发作全过程录像和发作时 EEG 监测记录,分析首发症状与痫性放电是否相关,明确痫性放电来源及解剖定位;临床发作时 EEG 监测未记录到痫性放电的患者需谨慎考虑癫痫诊断。诊

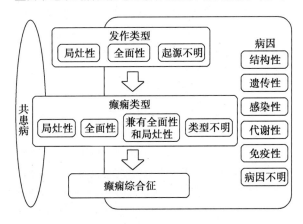

图 3-11-32 2017 年 ILAE 指南中的癫痫诊断流程

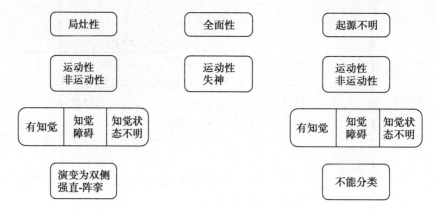

图 3-11-33 2017 年 ILAE 指南中的癫痫发作分类基本框架

断癫痫时应注意癫痫发作的突发性和反复性两个特点，及发作时是否伴意识丧失，根据特征性临床表现确定发作类型；家族史应注意类似发病者，个人史应注意产伤、头颅外伤或脑部手术史，患儿热性发作史，北方地区注意食用瘟猪肉史。神经系统定位体征中，颅脑先天性发育畸形或围生期脑损伤所致癫痫可有神经系统损害体征，特发性癫痫通常无定位体征，长期发作可有精神发育迟滞、智能减退或癫痫人格等。

从患者出现首次癫痫发作开始，临床医生就应尽力明确患者癫痫的病因。目前病因可分为六个亚组，分别为：①结构性病因；②遗传性病因；③感染性病因；④代谢性病因；⑤免疫性病因；⑥未知病因。患者的癫痫可能会有多种病因，病因并不是分等级的，重视哪一种病因需要结合具体情况而定。例如结节性硬化患者的病因包括结构性和遗传性两者，在遗传咨询以及开展新治疗方法如mTOR 抑制剂时，遗传性病因更为关键。

（一）局灶性发作的诊断

局灶性发作的诊断在临床症状表现和相关的辅助检查的基础上作出。

【相关的辅助检查】

1. 电生理检查 包括脑电图（EEG）及脑磁图（MEG）检查，可分别记录不同类型的脑细胞电活动，二者有互补关系。其中脑电图是癫痫诊断评估中必不可少的检查，其异常结果有助于支持癫痫的诊断，并进一步提示患者是全面性发作抑或局灶性发作。

常规 EEG 仅可记录到 40%~50% 的局灶性放电波形。采用 EEG 监测技术，包括动态脑电图（AEEG）、视频脑电图（VEEG）及多导无线电遥测等，可长时间动态观察自然状态下清醒和睡眠 EEG，检出率提高至 70%~80%，40% 的患者可记录到发作波形，有助于癫痫诊断、分型及病灶定位等。如常规脑电图不能发现癫痫样放电，可采取某些诱发试验，如深呼吸、睡眠描记、睡眠剥夺、节律性

闪光和声刺激等，提高发作间期异常检出率；药物诱发如戊四氮或美解眠静脉注射也可引起正常人痫样放电，已不主张应用，仅用于术前确定癫痫灶部位。可用特殊电极如鼻咽电极、蝶骨电极检出颞叶内侧面、底面或深部放电。并非所有的脑电图异常都具癫痫特异性，正常脑电图也不能完全排除癫痫，需结合临床、随诊复查脑电图进行全面分析诊断。

脑磁图是利用超导量子干涉仪对脑电生物磁场进行测定和记录，可对脑内皮质神经元容积传导电流产生的磁场变化进行三维检测，从而观察到癫痫病灶中电流的位置、深度和方向。有研究表明，MEG 较 EEG 记录癫痫样放电更为敏感，且联合 EEG 及 MEG 记录可进一步提升诊断敏感性（Ahmed et al，2016）。MEG 还可通过对发作间期放电的溯源精确定位癫痫刺激区，分辨出痫性放电的原发灶或继发灶，主要用于术前定位（图 3-11-34）。

2. 神经影像学检查 脑正侧位 X 线片可发现颅内异常钙化、蝶鞍及斜坡占位性病变，鼻窦炎性等，目前临床上已经较少使用。

脑 CT 检查在儿童及青少年癫痫患者常见先天性脑穿通畸形、脑积水、透明隔囊肿及围生期颅脑损伤等陈旧病灶，在成年患者常见脑缺血病灶、外伤后瘢痕、颅内占位病变、脑囊虫或钙化等，老年患者常见陈旧性出血或梗死、慢性硬脑膜下血肿、局限性脑萎缩等；增强可显示脑动脉瘤、动静脉畸形、血管丰富的原发脑肿瘤或转移瘤等。多在急性癫痫发作时或发现大脑有可疑的钙化和无法进行 MRI 检查的情况下应用。

MRI 检查对癫痫患者脑病变检出率达 80% 以上（图 3-11-35，图 3-11-36），与 EEG 记录的痫性灶一致性为 70%；可发现 CT 不能识别的微肿瘤，如低恶性度星形细胞瘤、神经节胶质瘤和错构瘤等；显示脑组织容积变化如海马、颞叶及半球萎缩，胼胝体缺如或增厚，灰质异位（图 3-11-37）和颞中回硬化等难治性癫痫的病因。

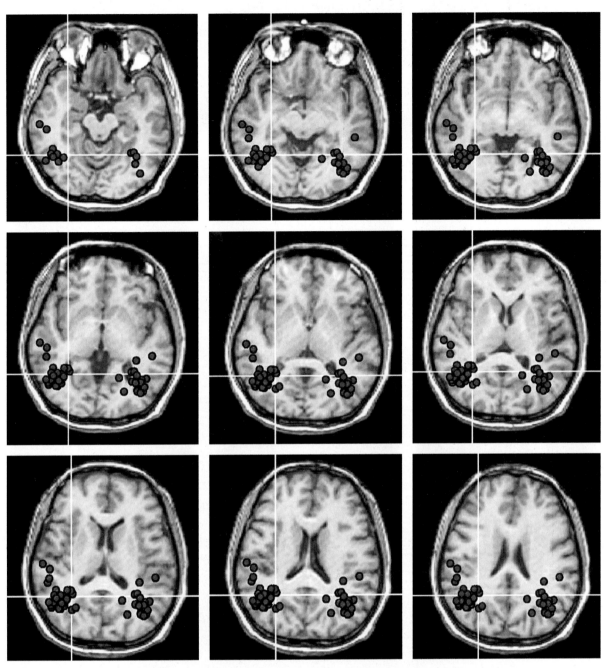

图 3-11-34　1 例家族遗传性癫痫患者 MEG 记录的放电灶

图中红点标识为磁源定位的癫痫样放电脑区,该患者为双侧大脑半球广泛受累

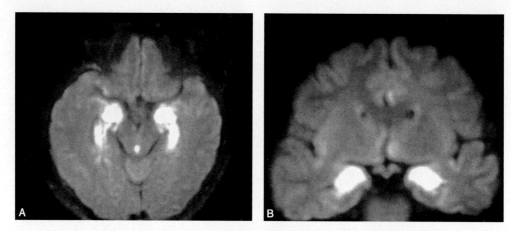

图 3-11-35　MRI(A. 轴位,B. 冠状位) 显示边缘叶脑炎患者,导致口周自动症持续状态

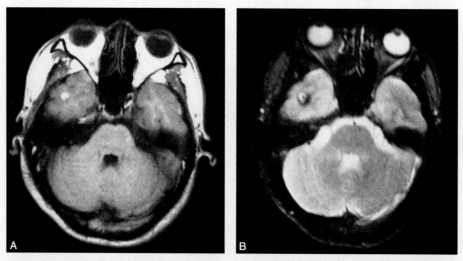

图 3-11-36　MRI(A. T_1;B. T_2) 显示右侧颞叶海绵状血管瘤患者,导致出现复杂部分性发作

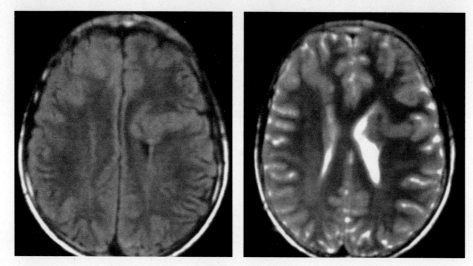

图 3-11-37　MRI 显示右侧额叶及左侧额顶叶皮质下灰质移位,患者出现肢体局灶运动性发作

虽然局灶性癫痫患者较全面性癫痫患者更可能在影像学上发现局灶性病灶,但是有部分50%以上的癫痫患者其常规影像学结果可表现为阴性。对于这些影像学阴性的患者,近年来出现的7T磁共振技术可有助于发现异常病灶。

单光子发射断层扫描(SPECT)可检出致痫灶发作间歇期血流量减少,发作期血流量增加。正电子发射断层扫描(PET)可发现复杂局灶性发作致痫灶发作间歇期葡萄糖代谢减低,发作期代谢增加。

功能磁共振(fMRI)是一种绘制颅内电活动变化的记录手段,可确定患者的脑功能区及语言优势侧,常用于术前评估中,作为术中皮质电刺激和Wada试验的无创替代方法。

磁共振频谱分析(MRS)采用像素技术和化学移位成像技术研究活体脑代谢,研究分子结构化学信息的移动成像。目前临床常用的有^{31}P和^{1}H频谱分析,能够同时检测到多种代谢物,如N-乙酰天冬氨酸、胆碱化合物、γ-氨基丁酸、乳酸、肌酸、肌醇等。应用^{1}H频谱分析检测各种类型癫痫患者代谢物质,发现颞叶癫痫和海马硬化患者病灶侧NAA/Cr+Cho比值下降,与癫痫放电频率呈负相关趋势,提示局部神经元代谢功能异常(图3-11-38),该指标降低被认为可用作颞叶癫痫定量诊断指标(Steve et al,2014)。

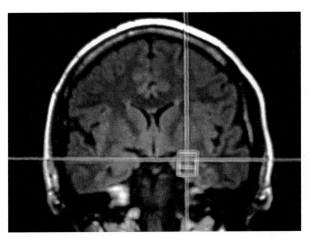 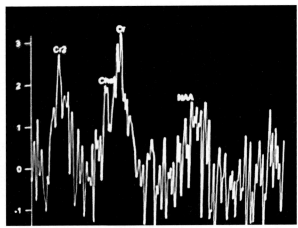

图3-11-38　单侧海马硬化患者NAA/Cr+Cho比值下降

3. 血液学检查　包括血常规、血糖、电解质、血钙等方面的检查,可协助寻找病因,及抗癫痫药物的选择及监测。

4. 脑脊液检查　脑压增高提示占位性病变或CSF循环通路受阻,如较大的肿瘤或深静脉血栓形成。细胞数增高提示脑膜或脑实质炎症,如脑脓肿、脑囊虫、脑膜炎或脑炎继发癫痫;CSF蛋白含量增高提示血脑屏障破坏,见于颅内肿瘤、脑囊虫及各种炎症性疾病。注意长时间的癫痫发作本身也会导致短时间内CSF细胞数轻度增高,临床需加以鉴别。

【诊断】

癫痫发作的分类主要是根据发作的临床表现及脑电图改变,即发作起始症状及脑电图改变提示"大脑半球某部分神经元首先受累"的发作称为局灶性发作。局灶性发作包括单灶性、多灶性和涉及一侧半球的发作,可表现为多种癫痫发作类型,如局灶性运动发作,局灶性非运动发作,局灶性发作演变为双侧强直-阵挛发作等。脑电图的经典表现为局灶性癫痫样放电。初次出现癫痫发作的患者,均应接受神经影像学及电生理检查。根据典型的临床发作特点和脑电图特征可诊断局灶性发作,常规进

行脑CT或MRI检查,寻找致痫灶或症状性癫痫证据如肿瘤、脑卒中和脑炎等,必要时可根据临床需求,进一步完善MRS、SPECT等检查寻找颅内病灶。如果临床表现提示涉及中枢神经系统的急性感染,或神经影像学提示患者可能存在脑膜癌、脑膜炎等脑膜病变,这部分患者还应行腰穿脑脊液检查。

（二）全面性发作的诊断

全面性发作的诊断应在临床症状表现基础上,结合脑电图检查和神经影像学检查作出。

【相关的辅助检查】

1. 脑电图检查　全面性发作的脑电图特征为发作期双侧大脑半球同时受累。其典型发作期脑电图表现:①GTCS典型脑电图强直期开始为逐渐增强的10次/秒以上的棘波样节律,频率不断降低,波幅不断增高(募增节律),阵挛期弥漫性慢波伴间歇发作棘波,阵挛结束后呈明显脑电抑制(低平),发作时间愈长,抑制愈明显;GTCS患者发作间期描记到对称性同步化棘波或棘-慢波,可考虑特发性癫痫,发现局部病灶提示继发性癫痫,应进一步检查;家族遗传性全面性癫痫发作有特征性EEG改变,强直-阵挛发作时可见双侧10Hz以上快节律,

发作间期偶见棘-慢波或尖-慢波发放。②典型失神发作时 EEG 可见弥漫性双侧同步 3 次/秒棘-慢综合波，发作可被过度换气诱发，发作间期有同样或较短的阵发电活动，背景活动正常。③非典型失神发作呈较慢的（2.0～2.5Hz）不规则棘-慢波或尖-慢波，双侧常不同步，背景活动异常。④肌阵挛发作为全导爆发的棘波、尖波、多棘慢波或慢波。

2. 神经影像学检查 全面性发作癫痫患者脑 CT 或 MRI 检查一般无特征性发现，但某些患者影像学检查也可提示异常（图 3-11-39）。

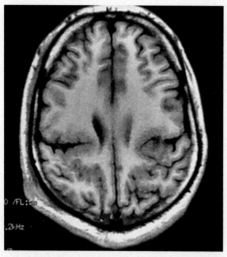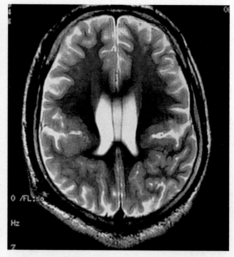

图 3-11-39 全面性强直阵挛发作患者，MRI 显示双侧顶叶皮质脑裂畸形合并透明中隔囊肿

3. 血液学检查 同局灶性发作。

4. 遗传学检查 近年来随着分子遗传学的发展，越来越多的癫痫致病基因被确定，目前有超过 300 个基因被认为与癫痫有关（Berkovic et al,2015）。癫痫患者的基因检测除了可以协助寻找患者的病因，明确癫痫综合征类型，还可为个体化精准选择抗癫痫药物提供依据。但由于癫痫的遗传十分复杂，具有表型异质性、不规则显性、遗传异质性等特征，从而影响基因检测的临床效度，因此临床医师在解释结果时要慎重小心。

【诊断】

发作起始症状及 EEG 改变提示"双侧大脑半球同时受累的"发作称为全面性发作。全面性发作可分为运动性发作、失神发作两类，进一步可再细分为强直-阵挛发作、失张力发作、肌阵挛发作等。全面性发作最初的临床症状表明在发作起始即有双侧大脑半球受累，往往伴有意识障碍，运动症状为双侧性的，发作期 EEG 最初为双侧大脑半球广泛性放电。全面性发作的患者同局灶性发作患者一样，均需常规接受神经影像学检查及电生理检查。对于有家族史，或疑诊为特殊的全面性癫痫综合征的患者，还需接受遗传学检查。

二、癫痫的鉴别诊断

临床上存在多种多样的发作性事件，既有癫痫发作，也包括非癫痫发作。非癫痫发作较癫痫发作更为常见，在各年龄段均可以出现，其发作机制并非由大脑的过度同步化放电所致。临床中非癫痫性发作的表现有时可与癫痫发作非常类似，需认真加以鉴别（Devinsky et al, 2011）。诊断过程中应详细询问发作史，努力寻找引起发作的原因，此外 EEG 尤其是视频 EEG 监测对于鉴别癫痫性发作与非癫痫性发作有重要价值。

（一）局灶性发作的鉴别诊断

（1）短暂性缺血发作：可出现发作性神经系统局灶症状体征，如一侧肢体麻木、无力，通常数分钟内完全恢复，为心脏、大动脉微栓子脱落所致，在儿童和青少年患者，需要注意烟雾病导致的短暂性脑缺血发作与癫痫发作的鉴别。

（2）偏头痛：偏头痛的视觉先兆、眼肌麻痹型或偏瘫型偏头痛等与局灶性发作鉴别。偏头痛的特征为先兆时间长，发作持续至少数分钟，症状表现为偏头痛、呕吐等，很少伴有意识丧失，发作后精神记忆障碍少见。偏头痛患者的脑电图多表现为非特异性慢波，但需注意部分偏头痛患者 EEG 可见痫性放电，且偏头痛患者中确有个别人同时有癫痫发作史。

（3）运动诱发肌张力障碍：是青少年一种常见的离子通道病，临床表现久坐后突然站立或行走时出现躯干和四肢僵硬或姿势异常，持续数秒或数分钟后自行缓解，不伴肢体抽搐，无意识障碍，严重者每日发作 10～20 次，约 30% 的患者 EEG 或 VEEG 可记录到局灶放电；传统抗癫痫药卡马西平或苯妥英钠对 90% 以上的患者有较好的疗效,但停药症状即可复发(Gardiner et al,2015)。

(4)前庭周围性眩晕:表现发作性视物旋转伴耳鸣、恶心、呕吐、可反复发作,有家族遗传倾向者多为女性,前庭功能检查可见一侧或双侧半规管功能降低,EEG 无异常改变。

(5)精神疾病:复杂局灶性发作有时需与精神疾病鉴别,癫痫为发作性,突发突止,发作间期精神正常。

(二)全面性发作的鉴别诊断

(1)晕厥:是短暂性全脑灌注不足导致短时间意识丧失和跌倒,偶引起肢体强直阵挛性抽动或尿失禁。久站、剧痛、见血、情绪激动、排尿、咳嗽和憋气等可为诱因,常有头晕、恶心、眼前发黑和无力等先兆,跌倒较缓慢,面色苍白、出汗,双眼微睁或闭目,有时脉搏不规则。晕厥发生于直立位或坐位,卧位出现提示为痫性发作。晕厥引起意识丧失极少超过 15 秒,意识迅速恢复并完全清醒,具有自限性,无须抗癫痫药治疗。肢体抽动和尿失禁也可见于晕厥,不一定提示痫性发作,发作后意识模糊高度提示癫痫发作。

(2)低血糖症:血糖<2mmol/L 时可产生局部阵挛样抽动或四肢强直发作,伴意识丧失,患者可有呼吸表浅、双侧瞳孔扩大等,常见于胰岛 β 细胞瘤或长期服降糖药的 2 型糖尿病患者,病史及发作时血糖检测有助于诊断。

(3)发作性睡病:多见于青少年,日间活动中可突发猝倒,易误诊为癫痫。根据患者突发不可抑制睡眠、睡眠瘫痪、入睡前幻觉及可被唤醒等可予鉴别。

(4)器质性脑病:大脑皮质缺血、缺氧及某些弥漫性脑病可导致偶发 GTCS 或癫痫持续状态,如 Creutzfeldt-Jacob 病(CJD)、亚急性硬化性全脑炎(SSPE)等脑电图可有周期性放电,具有特征性诊断意义。

(5)复杂部分性发作:临床可仅有意识恍惚,或以意识障碍为主要症状,需与不典型失神发作鉴别,前者发生于任何年龄,失神发作多见于儿童,发作频率高,有特征性 EEG 改变。复杂部分性发作患者伴局部或不对称强直、阵挛或各种姿势性动作,需与强直-阵挛性发作鉴别。

(6)假性癫痫发作(pseudoseizures):又称非痫性发作,患者主诉较多,描述通常比较模糊,缺乏明确的特征,每次发作可有不同,全身节律样运动、震颤而意识正常的情况在假性发作中比较常见,儿童患者往往伴随哭泣、尖叫等负面情绪表现(Operto et al,2019)。VEEG 检查发作期 EEG 正常有助于鉴别。癫痫发作与假性癫痫发作临床鉴别见表 3-11-20。假性癫痫发作可见于伴或不伴精神疾病的患者。此外,需要注意的是,5%~20%的假性癫痫发作患者伴随真正的癫痫发作,推测一方面癫痫可能通过生物学机制增加罹患假性癫痫发作的风险,另一方面存在癫痫发作的经验可能为患者提供了一个模仿学习的机会。

表 3-11-20 癫痫发作与假性癫痫发作临床鉴别点

鉴别点	癫痫发作	假性癫痫发作
发作场合	在任何情况下	常在精神刺激后和有人在场时发生
发作特点	突然及刻板式发作,可发生摔伤、舌咬伤或尿失禁	发作形式多样,有强烈的自我表现,如闭眼、哭叫、手足抽动和过度换气等,无摔伤、舌咬伤或尿失禁
眼位及面色	上睑抬起,眼球上串或向一侧偏转,面色发绀	眼睑禁闭,眼球乱动,面色苍白或发红
瞳孔	散大,对光反射消失	正常,对光反射存在
对抗被动运动	不能	可以
Babinski 征	常为(+)	(−)
持续时间及终止方式	约 1~2 分钟,自行停止	可长达数小时,需安慰及暗示
角膜反射	消失	存在
跌伤、舌咬伤、尿失禁	可有	无
发作后嗜睡或意识混浊	常见	多无
激惹性性格	很少	较多
发作期和发作后 EEG 异常	多有异常	均无

第十三节　癫痫的药物治疗

（洪震）

癫痫是可治性疾病，癫痫治疗不仅要完全控制发作，还应使患者获得较高的生活质量和回归社会。近年来许多新型抗癫痫药物（antiepileptic drugs，AEDs）问世及AEDs治疗的进步，药代动力学监测技术发展等都为癫痫治疗提供了条件。目前，癫痫治疗仍以药物治疗为主，常规一线药物的应用，合理使用抗癫痫新药是提高癫痫药物治疗水平的关键。

【药物治疗一般原则】

临床上癫痫诊断一经确立，通常应及时治疗，控制发作。由于癫痫需坚持长期抗癫痫药物治疗，可能发生毒副作用，应遵循以下原则：

1. 确定是否开始用药　由于人一生中偶发一至数次癫痫发作（包括状态关联性发作）的机会高达5%，无须AEDs治疗。首次发作的患者在查清病因前通常可不用药，可待到下次发作时再决定是否用药；发作间期长于1年、有酒精滥用或药物刺激等诱因者，不能坚持服药（如人格异常）可不用AEDs；一年中有2次以上发作的患者可酌情单药治疗，多次发作或发生过癫痫状态的病例应尽早开始治疗，进行性脑部疾病或EEG显示癫痫放电者需药物治疗。

2. 正确选择AEDs

（1）根据癫痫发作类型、癫痫及癫痫综合征类型选药（表3-11-21～表3-11-23）：药物治疗的有效性与癫痫类型关系密切，是正确选择用药的基础。治疗前须明确三个问题：①发作是否为癫痫；②是特发性或继发性；③如为继发性，需确定病变部位及病因。首先按国际抗癫痫联盟（ILAE）的癫痫症分类确定患者的癫痫发作类型，尽可能确定癫痫综合征分型。癫痫症及癫痫综合征主要根据患者的临床症状体征，辅以EEG和影像学检查，发作目击者提供详细准确的发作情形描述对临床确诊大有裨益；还应了解癫痫发作的促发因素，如缺觉、酗酒、光敏感及精神压力等。

（2）根据药物治疗反应：由于不同AEDs的抗癫痫谱可有交叉，患者个体差异较大，临床需根据患者的药物反应进行调整。如一种药物使用足够剂量（血药浓度监测证实）和时间后仍无效可考虑换药。换药须有一定的重叠时间，如一种药物有效但控制发作不理想，可增加第二种药，待发作被控制并稳定一段时间后可试行将第一种药逐渐减量，若减药期间又出现发作应维持联合用药。

表 3-11-21　根据癫痫发作类型、癫痫及癫痫综合征类型推荐选择抗癫痫药

发作类型	一线 AEDs	二线或辅助 AEDs
1. 单纯及复杂部分性发作、部分性发作继发 GTCS	卡马西平、丙戊酸钠、苯妥英钠、苯巴比妥、扑痫酮	氯硝西泮
2. GTCS	卡马西平、苯巴比妥、丙戊酸钠、苯妥英钠、扑痫酮	乙酰唑胺、奥沙西泮、氯硝西泮
特发性大发作合并失神发作	首选丙戊酸钠，其次苯妥英钠或苯巴比妥	
继发性或性质不明的 GTCS	卡马西平、丙戊酸钠、苯妥英钠	
3. 失神发作	丙戊酸钠、乙琥胺	乙酰唑胺、氯硝西泮
4. 强直性发作	卡马西平、苯巴比妥、苯妥英钠	奥沙西泮、氯硝西泮、丙戊酸钠
5. 失张力性和非典型失神发作	奥沙西泮、氯硝西泮、丙戊酸钠	乙酰唑胺、卡马西平、苯妥英钠
6. 肌阵挛性发作	丙戊酸钠、乙琥胺、氯硝西泮	乙酰唑胺、奥沙西泮、硝西泮
7. 婴儿痉挛症	促肾上腺皮质激素（ACTH）、泼尼松、氯硝西泮	
8. 有中央-颞部或枕部棘波的良性儿童期癫痫	卡马西平或丙戊酸钠	
9. Lennox-Gastaut 综合征	首选丙戊酸钠，次选氯硝西泮	

表 3-11-22　根据发作类型的选药原则

发作类型	一线药物	二线药物	可考虑的药物	可能加重发作的药物
强直阵挛发作	丙戊酸钠	左乙拉西坦,托吡酯	苯妥英钠,苯巴比妥	
失神发作	丙戊酸钠,拉莫三嗪	托吡酯		卡马西平,奥卡西平,苯巴比妥,加巴喷丁
肌阵挛发作	丙戊酸钠,托吡酯	左乙拉西坦,氯硝西泮,拉莫三嗪		卡马西平,奥卡西平,苯妥英钠
强直发作	丙戊酸钠	左乙拉西坦,氯硝西泮,拉莫三嗪,托吡酯	苯妥英钠,苯巴比妥	卡马西平,奥卡西平
失张力发作	丙戊酸钠,拉莫三嗪	左乙拉西坦,托吡酯,氯硝西泮	苯巴比妥	卡马西平,奥卡西平
部分性发作(伴或不伴全身发作)	卡马西平,丙戊酸钠,奥卡西平,拉莫三嗪	左乙拉西坦,加巴喷丁,托吡酯,唑尼沙胺	苯妥英钠,苯巴比妥	

表 3-11-23　根据癫痫综合征的选药原则

综合征	一线药物	二线药物	可考虑的药物	可能加重发作的药物
儿童失神癫痫	丙戊酸钠,拉莫三嗪	左乙拉西坦,托吡酯		卡马西平,奥卡西平
青少年失神癫痫	丙戊酸钠,拉莫三嗪	左乙拉西坦,托吡酯		卡马西平,奥卡西平,苯妥英钠
青少年肌阵挛癫痫	丙戊酸钠,拉莫三嗪	左乙拉西坦,托吡酯,氯硝西泮		苯妥英钠,卡马西平,奥卡西平
仅有全面强直阵挛发作的癫痫	丙戊酸钠,卡马西平,托吡酯,拉莫三嗪	左乙拉西坦,奥卡西平	氯硝西泮,苯巴比妥	
部分性癫痫				
症状性	丙戊酸钠,卡马西平	左乙拉西坦,加巴喷丁	苯巴比妥	
隐源性	托吡酯,拉莫三嗪,奥卡西平	苯妥英钠		
婴儿痉挛	类固醇	氯硝西泮,丙戊酸钠		卡马西平,奥卡西平
Lennox-Gastaut 综合征	丙戊酸钠,托吡酯,拉莫三嗪	左乙拉西坦,氯硝西泮		卡马西平,奥卡西平
伴中央颞区棘波的儿童良性癫痫	丙戊酸钠,卡马西平,拉莫三嗪,奥卡西平	左乙拉西坦,托吡酯		
伴枕部爆发活动的儿童良性癫痫	丙戊酸钠,卡马西平,拉莫三嗪,奥卡西平	左乙拉西坦,托吡酯		
儿童期严重肌阵挛癫痫	丙戊酸钠,托吡酯,氯硝西泮	左乙拉西坦		卡马西平,奥卡西平
慢波睡眠中持续棘慢波	丙戊酸钠,类固醇,拉莫三嗪,氯硝西泮	左乙拉西坦,托吡酯		卡马西平,奥卡西平
Landau-Kleffner 综合征(获得性癫痫失语)	丙戊酸钠,类固醇,拉莫三嗪	左乙拉西坦,托吡酯		卡马西平,奥卡西平
肌阵挛站立不能癫痫	丙戊酸钠,托吡酯,氯硝西泮	左乙拉西坦,拉莫三嗪		卡马西平,奥卡西平

(3)综合考虑患者的年龄、全身状况、耐受性及经济情况:如新生儿肝酶系统发育不全,用丙戊酸类须谨慎;苯妥英钠对骨骼系统发育有影响,小儿应尽量不用;苯巴比妥对小儿智能、行为有一定影响,不宜长期使用。很多药物通过肝脏代谢,托吡酯(大部分)和加巴喷丁(全部)通过肾脏排泄,须注意患者的肝肾功能。应高度重视评价复发的危险因素,如脑外伤史(特别是伴意识丧失)、脑病变、神经系统体征、认知障碍史、首次发作为局灶性发

作(良性中央回癫痫除外)和 EEG 异常(尤其出现痫性波)等,如为高危患者即使第一次发作也应开始 AEDs 治疗,如有发热、疲劳、睡眠不足和妇女月经期等影响因素可酌情增加剂量。

3. 尽量单药治疗是应用 AEDs 的重要原则 大部分患者用单药治疗可能有效,应自小剂量开始,缓慢增量至最低有效剂量,即最大程度控制发作而无不良反应或反应较轻。难治性癫痫如 Lennox-Gastaut 可考虑联合用药,此时应选用作用机理、代谢途径及副作用不同的药物,而不宜合用化学结构相同的药物,如苯巴比妥与扑痫酮、氯硝西泮与地西泮等。Mattson 等(1990)多中心研究显示,单药治疗无效患者用两种药物治疗有效率为40%,通常不推荐三种及以上药物联合应用,实践证明,两种 AEDs 不能奏效的病例加用第三种药物出现疗效

的概率很小。

4. 注意药物用法 由于苯妥英钠、卡马西平、苯巴比妥和扑米酮为肝酶诱导剂,合用后可促进其他药物在肝脏代谢,降低血药浓度和药效;丙戊酸钠可抑制肝酶作用,提高其他经肝代谢 AEDs 血浓度(表 3-11-24)。临床医生应熟知各种 AEDs 药理机制及相互作用,选择最佳配伍,正确用药并监测血药浓度,防止不良反应发生。从药代动力学角度,代表性药物分别为苯妥英钠、丙戊酸钠和卡马西平。苯妥英钠常规剂量无效时增加剂量极易中毒,须非常小心;丙戊酸钠治疗范围大,开始即可给予常规剂量;卡马西平由于自身诱导作用使代谢逐渐加快,半衰期缩短,需逐渐加量,约 1 周左右达到常规剂量。拉莫三嗪、托吡酯应逐渐加量,1 个月左右达治疗剂量,否则易出现皮疹和 CNS 副作用等。

表 3-11-24　临床常用的 AEDs 药代动力学和交互作用

药物	半清除期/h	蛋白结合率/%	治疗血浓度/(mg·L^{-1})	对其他 AEDs 影响	其他 AEDs 对其影响
苯妥英钠(PHT)	6~36,与浓度有关	69~96	10~20	降低 CBZ、PB、PMD、ESX、TPM 和 FBM 血药浓度	PB、PMD 使血浓度降低;CBZ、ESX、FBM 和 TPM 使血药浓度升高
卡马西平(CBZ)	8~24	66~75	4~12	降低 PB、PMD、ESX、VPA、TPM 和 FBM 血药浓度	PHT、PB、PMD 和 FBM 使血药浓度降低
苯巴比妥(PB)	37~99	40~60	15~40	降低 CBZ、PHT 和 FBM 血药浓度	PHT、CBZ 使血药浓度降低;VPA 使血药浓度升高
扑米酮(PMD)	8~15	20~30	5~12	降低 CBZ、PHT 血药浓度	PHT、CBZ 使血药浓度降低;VPA 使血药浓度升高
丙戊酸(VPA)	6~20	80~95	50~120	增加 PB、PMD、ESX、LTG 和 FBM 血药浓度	CBZ 使血药浓度降低
乙琥胺(ESM)	30~60	<5	40~150	增加 PHT 血药浓度	PHT、PB、PMD 和 CBZ 使血药浓度降低;VPA 使血药浓度升高
加巴喷丁(GBP)	5~8	<5	未定		CBZ 使血药浓度降低
拉莫三嗪(LTG)	14~50	55	未定		PHT、PB、PMD 和 CBZ 使血药浓度降低;VPA 使血药浓度升高
非尔氨酯(FBM)	15~24	20~25	未定	降低 CBZ 血浓度;增加 PHT、PB、PMD 和 VPA 血药浓度	PHT、PB、CBZ 使血药浓度降低;VPA 使血药浓度升高
氨己烯酸(VGB)	4~8	<5	未定	降低 PHT 血药浓度	
托吡酯(TPM)	20~30	10~20	未定	增加 PHT 血药浓度	PHT、PB、PMD 和 CBZ 使血浓度降低

5. 个体化治疗和长期监控 由于存在药物吸收、分布及代谢的个体差异,影响药物疗效。AEDs 疗效与血药浓度密切相关,不能达到有效血药浓度和稳定状态时间,就不能取得应有的疗效,常用的 AEDs 有效血药浓度和稳定状态时间见表 3-11-25;但有的患者在较低血药浓度即已有效,有的在治疗浓度内却出现明显的毒性反应,婴幼儿代谢较快,较年长儿用量相对大,儿童需按体重(kg)计算药量,用药剂量个体化是临床药理学的

重要原则。临床应注意监控疗效及药物毒副作用,及时调整剂量达到最佳疗效和避免不良反应。有的患者需血药浓度监测(therapeutic drug monitoring,TDM),达到预期的血药浓度,提高用药的有效性和安全性,减少盲目性,但 TDM 必须结合临床。如某种药物起效较快,无明显副作用,通常不需 TDM;苯妥英钠治疗浓度与中毒反应浓度极为接近,监测血药浓度很重要;卡马西平监测意义次之;鲁米那和丙戊酸钠治疗范围大,监测意义较小;氯硝安定作用在很大程度取决于受体敏感性及个体差异,TDM 几乎无意义。血药浓度分为结合型及游离型两种,一般认为游离型浓度决定药物活性,目前医院通常监测二者的总浓度,总浓度有时不能正确反映游离型浓度水平,特别是合用多种 AEDs 时,因此临床应同时监测总浓度和游离型浓度。须注意癫痫发作治疗的重点是控制癫痫发作的临床反应,并非刻意达到 AEDs 特定的血药浓度。尽管最适血药水平范围(最大抗癫痫作用与最小毒性)的概念存在理论缺陷,因个体差异不可能适合每一患者最适血药水平,约半数服用苯妥英钠患者在最适血药水平以下即可控制发作,临床医生了解第一线 AEDs 最适血药水平范围对指导临床用药仍有好处,重要性在于确定治疗上限,超出此限度可产生毒性反应。

表 3-11-25 常用的 AEDs 有效血药浓度和稳定状态时间

AEDs	一般成人剂量/(mg·d⁻¹)	有效血浓度/(mg·L⁻¹)	稳定状态时间/d	常见副作用
苯妥英钠	300~400	10~20	14~28	共济失调、皮疹
苯巴比妥	90~180	15~40	14~28	共济失调、皮疹
卡马西平	300~600	4~12	5~14	共济失调、白细胞减少
乙琥胺	400~600	40~150	6~14	精神症状、白细胞减少
丙戊酸钠	600~1 000	50~120	3~6	共济失调
氯硝西泮	40~60	0.015~0.05	5~14	嗜睡

6. 严密观察不良反应 所有 AEDs 均有不良反应,急性毒副作用的特异性反应与剂量无关,与个体因素有关,可能为免疫介导反应性。剂量相关性不良反应最常见(表 3-11-26),多见于开始用药或加量时,与血药浓度有关,治疗中须注意观察。多数常见不良反应为短暂性,缓慢减量即明显减少,进食时服药可减少恶心反应,将较大的一次剂量睡前服用可减少镇静作用。严重特异反应如卡马西平、拉莫三嗪所致皮疹,丙戊酸、卡马西平导致肝损伤、血小板减少等,苯妥英钠引起神经系统损害,苯巴比妥导致智能、行为改变等,出现时须考虑减量、停药或换药。与剂量有关的一般性副作用,如头痛、消化道症状等通过逐渐加量、调节剂量等方法可以避免或减轻。慢性毒副作用常延缓或隐袭发生,与血药浓度增高或治疗时间有关。

表 3-11-26 抗痫药的剂量及不良反应

药物	成人剂量/(mg·d⁻¹) 起始	成人剂量/(mg·d⁻¹) 维持	儿童剂量/[mg·(kg·d)⁻¹]	不良反应(剂量相关)	特异反应
苯妥英钠(PHT)	200	300~500	4~12	胃肠道症状,毛发增多,齿龈增生,面容粗糙,小脑征,复视,精神症状	骨髓、肝、心损害,皮疹
卡马西平(CBZ)	200	600~2000	10~40	胃肠道症状,小脑征,复视,嗜睡,体重增加	骨髓与肝损害,皮疹
苯巴比妥(PB)		60~300	2~6	嗜睡,小脑征,复视,认知与行为异常	甚少见
扑米酮(PMD)	60	750~1500	10~25	同苯巴比妥	同苯巴比妥

药物	成人剂量/(mg·d⁻¹)		儿童剂量/[mg·(kg·d)⁻¹]	不良反应(剂量相关)	特异反应
	起始	维持			
丙戊酸盐(VPA)	500	1 000~3 000	10~70	肥胖,震颤,毛发减少,踝肿胀,嗜睡,肝功能异常	骨髓与肝损害,胰腺炎
乙琥胺(ESM)	500	750~1 500	10~75	胃肠道症状,嗜睡,小脑症状,精神异常	少见,骨髓损害
加巴喷丁(GBP)	300	1 200~3 600		胃肠道症状,头晕,体重增加,步态不稳,动作增多	
拉莫三嗪(LTG)	25	100~500		头晕,嗜睡,恶心,神经症状(与卡马西平合用时出现)	儿童多见
菲氨酯(FBM)	400	1 800~3 600	15	头痛,头晕,失眠,体重减轻,胃肠道症状	较多见,骨髓与肝损害
氨己烯酸(VGB)		500~3 000		头痛,镇静,体重增加,视野缩小,精神异常(少见)	
托吡酯(TPM)	25	200~400		震颤,头痛,头晕,小脑征,肾结石,胃肠道症状,体重减轻,认知或精神症状	

7. 坚持长期系统用药　癫痫治疗是一个长期过程,特发性癫痫通常在控制发作 1~2 年后可考虑减量和停药,症状性癫痫控制发作 3~5 年后才能考虑,部分患者需终生服药。治疗应取得患者和家属的配合,让他们了解病情、药物疗效及可能产生的副作用等,记录发作次数及类型帮助疗效评估,使患者始终对治疗充满信心和耐心。

8. 掌握撤药时机及方法　大多数癫痫患者药物治疗后发作缓解,经过长时间的药物治疗,患者已多年无临床发作,此时是否减药和何时撤停药不仅是患者及家属非常关心的问题,也是专科医生难以回答的问题。必须权衡继续服药与撤药后复发之间的利弊:若继续服药,则药物慢性毒性和致畸性风险增加;若撤药后复发,则外伤、癫痫猝死风险增高,对患者的生活、工作亦造成不良影响。以下情况减撤药物后复发风险相对较低:①单一发作类型,尤其是良性综合征(如失神发作、特发性强直阵挛发作、BECT 等);②无体征神经系统;③脑电图正常。而撤停 AEDs 后复发的危险因素包括:①多药治疗者;②AEDs 治疗后仍有发作;③发作频率高者;④有肌阵挛发作史者;⑤活动性癫痫病史长者;⑥有多种发作类型者;⑦脑电图有明显异常者(如有痫样异常或慢节律提示有中度风险,有痫样放电又有慢波节律则复发风险较高,在儿童脑电图中特别有预后价值)或减撤药期间未行脑电图随访;⑧有中枢神经系统损害者(如精神发育迟缓等);⑨某些发作类型(如 West 综合征、Lennox-Gastaut 综合征、青少年肌阵挛性癫痫等);⑩过去有过癫痫持续状态者;⑪以前停药失败者。

减药停药的过程应尽量缓慢、谨慎,在联合治疗的停药中,应先停一种药,完全撤停第 1 种药后再间隔 1 个月如仍无发作则再撤停第 2 种药物。如在撤药过程中出现发作,应停止撤药并将药量恢复至原来水平。

【常用的抗痫药】

一旦癫痫诊断成立,又无针对病因治疗的指征,除非发作稀疏,均需药物治疗控制发作。近年来抗癫痫新药发展迅速,但临床应用传统一线药物进行合理规范治疗仍是主要手段,可使 80% 的新诊断的癫痫发作得到有效控制。一线 AEDs 单药治疗主要包括卡马西平和丙戊酸钠,苯妥英钠现已少用。有效治疗的前提是正确诊断、确定发作类型及掌握 AEDs 药代动力学,如药物吸收、分布、蛋白结合、代谢及排泄等特点,采取单药治疗原则,参照血药浓度及根据患者的药物依从性等。

1. 苯妥英(phenytoin, PHT)　为乙丙酰脲类,1938 年应用于临床,是传统的一线 AEDs。机制是稳定神经膜,阻止兴奋传递过程中钠离子通道开放,减少高频放电后突触易化。适应证是典型失神发作以外的各类型癫痫,主要用于 GTCS,对单纯及复杂部分性发作、局灶性发作继发 GTCS 也有效,对肌阵挛发作和失神发作疗效差,有时可增加失神发作频率。由于治疗量与中毒量接近,小儿不易发现毒副作用,新生儿和婴儿不宜服用。剂量 3~8mg/(kg·d),成人常规剂量 200mg/d,很少超过 400mg/d,再加量则需慎重。口服约 1 周达到稳定浓度,代谢及排泄随年龄增长而减慢。血药浓度及药效受多种因素及个体差异影响,应根据临床反应用药,用药次数也应根据发病情况,如睡眠中发病可睡前服药1次。该药为强碱性,宜饭后吞服。血浆半衰期为20小时,稳态时间需1周左右,有效血药浓度为10~20μg/ml,因半衰期较长,达到稳态后成人可日服1次,儿童日服2次。苯妥英钠静脉注射多用于成人患者持续状态,须用足够剂量迅速提高脑内浓度,推荐用量为5~10mg/(kg·d)。肌肉吸收缓慢,不能口服时才考虑肌内注射。

毒副作用为剂量相关性,包括:①急性毒副作用:口服剂量过大可出现走路不稳、共济失调、视力模糊、眼震、复视、嗜睡、头痛和不随意运动等,严重者出现中毒性脑病。②慢性毒副作用:40%的患者出现齿龈增生,青年人高达60%~70%,见于服药后2~3个月,停药3~6个月后可消失;可引起皮疹、毛发增生、面容粗糙、唇鼻肥大、全身皮肤多毛、面部黄褐斑和痤疮等,长期服用可引起感觉性多发性神经病、眼外肌麻痹和小脑症状,50%的服药患者叶酸水平降低,可导致巨红细胞贫血、再障和粒细胞减少等,出现脊髓亚急性联合变性,可有轻度血小板减少,很少发生严重出血,长期用药可引起肝肿大和无症状性血清碱性磷酸酶增高,苯妥英钠影响患儿记忆、注意、抽象思维、空间知觉和学习能力;可引起兔唇、腭裂、先天性心脏病、指趾畸形和小头畸形等,妊娠或预期妊娠的妇女不宜服用。

2. 卡马西平(carbamazapine,CBZ) 又称酰胺咪嗪,为三环类化合物,1974年用作抗癫药。适应证是单纯及复杂部分性发作首选药物,对复杂部分性发作疗效优于其他抗癫药,对GTCS、局灶性发作及其他类型发作也有效,对失神发作疗效差。剂量由第1周5~7.5mg/kg逐渐增量,至第3~4周加至20mg/kg;婴儿开始剂量为50~100mg/d,逐渐加量至300mg/d;幼儿100~200mg/d,最大剂量400mg/d;学龄儿童200~300mg/d,最大剂量600mg/d;青春期300~400mg/d,最大剂量1 000mg/d。成人一般维持量600~1 200mg/d。半衰期18~30小时,由于对肝酶诱导作用,长期使用半衰期为8~12小时,服用后3~4日可达稳态血药浓度,有效治疗浓度为4~10μg/ml。

副作用见于约1/3的患者,联合用药易发生,常见:①眼球运动障碍引起头晕、复视、视力模糊、眼震及共济失调等,为剂量依赖性,小剂量开始逐渐加量常可避免;②用药数周出现食欲不振、恶心和呕吐等胃肠道反应,肝损害罕见;③用药早期可见斑丘疹样、荨麻疹样和疱疹样皮损,发生率约3%,一般不需停药,偶见剥脱性皮炎,需立即停药;④可见嗜睡、抑郁、易激惹、动作过多等;⑤可发生再生障碍性贫血、粒细胞减少(<4×10^9/L)或血小板减少等。

3. 二丙基乙酸类

(1)丙戊酸钠(valproate,VPA):20世纪60年代研制,70年代用于临床。作用机制是抑制GABA转氨酶,抑制GABA向琥珀酸半缩醛转化,提高GABA浓度,增强GABA抑制作用,稳定膜兴奋性。胃肠道吸收快,与血浆蛋白结合力高,与其他AEDs有复杂的交互作用,血浆半衰期短,为15小时,联合用药时为8~9小时,服用后1~4日达稳态血药浓度,有效治疗浓度为50~100μg/ml。丙戊酸钠是广谱AEDs,适应证为各种类型失神发作和GTCS,是GTCS合并典型失神发作首选药,也可治疗单纯及复杂部分性发作、局灶性发作继发GTCS。成人常用剂量20mg/(kg·d),儿童20~40mg/(kg·d),分3次口服。副作用较轻微,包括:①胃肠道紊乱症状:如食欲不振、恶心、呕吐、消化不良、便秘和腹泻,小剂量开始逐渐增量,与食物同服可减轻;②无症状性转氨酶增高,减量后好转;③可逆性毛发脱落的发生率为2.6%~12%,皮疹罕见;④血小板减少;⑤震颤较常见,与剂量有关,为可逆性;⑥曾报告丙戊酸钠治疗癫痫伴脊髓性共济失调患者引起致死性肝衰竭。

(2)丙戊酰胺(valpramide):又名癫健安、丙缬草酰胺,为二丙基乙酸类衍生物,在体内以丙戊酸形式出现,可抑制GABA转氨酶,影响抑制性递质GABA降解;与丙戊酸钠抗癫痫谱相似,但吸收较慢,血药浓度波动较小,副作用较少,半衰期为15小时,可每日用药2次。成人常用剂量400~600mg,3次/d,儿童30mg/(kg·d)。严重副作用很少。

4. 巴比妥类 临床用作AEDs已有百余年历史,由于广谱抗癫痫作用、疗效好、毒性较低和价格低廉等,目前仍在临床应用。

(1)苯巴比妥(phenobarbital,PB):为长效巴比妥类,1919年用于治疗癫痫大发作和局灶性发作,机制是增强GABA突触与受体的抑制作用,降低神经元兴奋性,阻止痫性电活动传导。较广谱,起效快,血浆半衰期长达96小时,服用3周可达稳定血药浓度,有效血药浓度为10~30μg/ml。适应证包括各类型癫痫,常作为小儿癫痫首选药物,对GTCS疗效好,也用于单纯或复杂部分性发作,对少数失神发作或肌阵挛发作有效,可预防热性惊厥,可用于急性脑损害合并癫痫或癫痫持续状态。常规剂量成人60~150mg/d,用药3周无效可逐渐增量至180mg/d,最大剂量可达300mg/d;小儿开始为2~4mg/(kg·d),必要时可增至5mg/(kg·d),5岁左右可用30mg,12岁以上可用60mg,婴儿维持量为15mg,发作频繁或不能口服时可肌内注射。本药半衰期长,青少年及成人每晚服1次即可,小儿代谢较快,每日服2次。通常不宜静脉注射,可抑制呼吸和使血压下降。长时间用药可产生依赖性,突然停用可引起发作。

本品价格低廉,副作用较少,较安全,持续用药2.5

年以上通常不出现不可逆毒副作用。常见副作用包括：①镇静、嗜睡最常见，血药浓度 10～40g/ml 即可出现情绪、行为及认知功能受损表现，数周后可消失。②儿童可见易激惹、好斗和多动，老年人偶见精神错乱和谵妄。③可出现眼震、构音障碍及共济失调，用药早期可步态不稳、动作笨拙和说话不清等，嗜睡消失后上述症状随之消失，晚期出现这组症状提示药物蓄积。④巨幼细胞性贫血发生率为 1%，叶酸治疗有效，粒细胞减少、再生障碍性贫血较少见。⑤分娩期孕妇用药可引起新生儿凝血酶原水平降低，严重者引起新生儿出血，维生素 K 治疗有效，对儿童和成人凝血功能无影响。⑥过敏反应常见皮疹，多为轻度斑丘疹、麻疹或猩红热样疹，短期或长期治疗均可发生，发生率 1%～2%，停药后很快消失，偶见高热、谵妄、剥脱性皮炎伴广泛实质器官损害，应立即停药和换药，并加用大量激素。⑦大剂量用药者突然停药可出现戒断症状，如焦虑、失眠、震颤、意识模糊和痫性发作等。

（2）扑米酮（primidone，PMD）：又称去氧苯巴比妥（麦苏林），经肝代谢成为有抗痫作用的苯巴比妥和苯乙基丙二酰胺（phenylethyl malonamide）。适应证主要是 GTCS，对单纯及复杂部分性发作也有效。剂量儿童为 10～25mg/(kg·d)，相当于苯巴比妥的 5 倍；成人 250～500mg，3 次/d。不可与苯巴比妥合用，可引起中毒。副作用包括头晕、嗜睡、性格变化及贫血（叶酸缺乏），许多患者用药数小时出现睡眠、无力、恶心及头晕等，可逐渐耐受，约 10% 的患者因反应严重停药，应从小剂量开始。

5. 乙琥胺（ethosuxamide，ESX） 为琥珀酸胺，属于琥珀酰亚胺类，可减少重复性传递和抑制皮质兴奋性传入。吸收快，约 25% 以原型由肾脏排泄，与其他 AEDs 很少相互作用，几乎不与血浆蛋白结合。适应证对失神发作和肌阵挛发作效果较好。剂量 20～50mg/(kg·d)，从小剂量开始；小儿自 250mg/d 开始，成人常用剂量为 0.3～0.6g，3 次/d。副作用较少，较安全。①用药之初常见恶心、腹部不适、嗜睡、食欲不振及头痛，减量后减轻；②诱发其他类型发作，特别是 GTCS，25% 的失神发作患者可伴 GTCS，有时很难区别是否副作用所致；③认知、行为及精神障碍鲜有报告，偶见皮疹，停药后消失。

6. 苯二氮䓬类（BDZ） 是人工合成化合物，具有镇静、催眠、抗焦虑和中枢性肌松弛作用，作用机制与促进中枢性抑制递质 GABA 突触传递功能有关。

（1）地西泮（diazepam）：又称安定，适应证主要为癫痫持续状态，对其他类型癫痫可用为辅助治疗。剂量的个体差异很大，儿童和成人癫痫状态首次剂量为 0.2～0.3mg/kg，1～5mg/min 缓慢静脉注射，直至发作停止；约 1/3 的患者首次用药无效或暂时控制发作，再次用药可能有效，两次用药应间隔 20～30 分钟，24 小时总量应<

100mg。新生儿和婴儿用量 0.5～1mg/kg，肛管给药，数分钟可达到治疗浓度，一般可维持 1 小时。

副作用包括：①长期服用地西泮可引起嗜睡、注意力不集中、共济失调、口齿不清和肌张力减低等，少数儿童产生情绪不稳、激越、攻击行为和欣快，有时出现意识模糊和失眠等，为剂量相关性，可随用药耐受而减轻；②食欲增加、皮疹、粒细胞减少、血尿、性欲减退、面潮红和便秘等少见；③可有成瘾性，成人停药可见激越、焦虑、失眠、震颤、幻觉和 GTCS 等；④静脉注射可致呼吸衰竭、低血压和心脏骤停，曾有报告母亲产前 24 小时服用地西泮，新生儿出现短暂呼吸抑制、低血压和喂食困难。

（2）氯硝西泮（clonazepam，CNZ）：又称氯硝安定，为广谱抗痫药，药效较地西泮强 5 倍。适应证对各型癫痫有效，对失神发作及变异型效果最佳，总有效率 65%，失神发作有效率 79%，对肌阵挛性发作有效。直接作用于地西泮受体（GABA 受体亚单位），起效快，但易出现耐药使作用下降。剂量：婴儿或儿童开始为 0.01～0.03mg/(kg·d)，逐渐增至 0.1～0.2mg/(kg·d)，分 2～3 次服。成人开始为 1mg/d，分 3 次服，每 2～3 日增加 0.5～1mg，维持量为 3～12mg/d；成人有效剂量个体差异很大，通常 6mg/d，最大量 20mg/d。癫痫状态可用 1～4mg 静脉注射（每秒钟<0.1mg），可控制发作数小时，必要时将氯硝西泮 4mg 溶于生理盐水 500ml 中，缓慢静脉滴注。副作用常见共济失调，行为障碍（激动不安、兴奋和攻击行为），嗜睡、头晕和言语含糊等，偶见复视、消化不良、食欲不振、白细胞减少、血小板减少性紫癜、皮疹和脱发等。

【新型抗癫痫药】

AEDs 研制经过 20 年徘徊后，1978 年美国 FDA 首次批准抗癫痫新药非氨酯和加巴喷丁，近 20 余年针对癫痫发病机制已研制出很多疗效较好、耐受性强和副作用小的新药，并用于临床。与传统 AEDs 相比，抗癫痫新药的药代动力学具有理想和简单的特点，并作为添加用药对传统 AEDs 医治无效的难治性局灶性发作（伴或不伴继发全面性发作）获得很好的疗效。

1. 托吡酯（topiramate，TPM） 为天然单糖基右旋果糖硫代物，80 年代用于临床。具有多种作用机制，可阻滞电压依赖性钠离子、钙离子通道，减少痫样放电持续时间和每次放电产生动作电位数；作用于 GABA$_A$ 受体，增强 GABA 介导的神经抑制活性，阻滞海人草酸受体，对谷氨酸受体红藻氨酸/AMPA 亚型有拮抗作用，并有轻度碳酸酐酶抑制作用。口服吸收快而完全，2 小时内达峰，生物利用度 95%，该药血浆蛋白结合率较低（15%），无活性代谢产物，用药后 4 日达稳态血药浓度，半衰期 20～30 小时，可每日服 1 次，大部分以原形从肾中排出。适应证主要用于难治性局灶性发作及继发 GTCS、Lennox-Gastaut

综合征、婴儿痉挛症等。常规剂量成人 75~200mg/d,初始剂量每晚 25mg,以后每周增加 25mg/d,分 2 次服;儿童 3~6mg/(kg·d),从小剂量 0.5~1mg/(kg·d) 开始,以后每周增加 0.5~1mg/(kg·d),在 3~4 周内逐渐增至治疗剂量,最大剂量 5~9mg/(kg·d)。对其他 AEDs 浓度无明显影响,但其他 AEDs 均可降低托吡酯血药浓度,丙戊酸是唯一不影响托吡酯血药浓度的一线 AEDs,约 56% 的患者用药后发作减少 50% 以上,约 10% 的患者完全无发作。副作用可见嗜睡、精神运动迟滞、头晕、厌食、体重下降、感觉异常、找词困难、思维异常、焦虑、抑郁和胃肠道反应等,少数人发生肾结石。

2. 拉莫三嗪(lamotrigine,LTG) 系叶酸拮抗剂,20 世纪 80 年代用于临床,作用机制是抑制神经元膜电压依赖性钠通道,稳定突触前膜,减低兴奋性递质谷氨酸及门冬氨酸释放,抑制癫痫放电扩散和发作。口服吸收快而完全,1.5~4 小时达峰,生物利用度 98%。约 55% 患者与血浆蛋白结合,几乎全在肝脏内代谢,半衰期 25~30 小时,合用酶诱导剂卡马西平或苯妥英钠半衰期减半,合用丙戊酸可延长至 70~100 小时。适应证为单纯及复杂部分性发作、继发 GTCS、不典型失神发作、强直性发作和 Lennox-Gastaut 综合征等。临床试验证明,使 15%~67% 难治性癫痫患者发作减少 50%。成人起始剂量 25mg,2 次/d,之后缓慢加量,维持剂量 150~300mg/d;儿童起始剂量 2mg/(kg·d),维持剂量 5~15mg/(kg·d);如与苯妥英钠或卡马西平合用从 50mg/d 开始,逐步加量至所需维持量,与丙戊酸合用,成人 25mg/d 隔日 1 次,儿童起始量 0.2mg/(kg·d),维持量 2~5mg/(kg·d),经 4~8 周逐渐增加至治疗剂量。副作用常见头晕、头痛、共济失调、复视、恶心和嗜睡等,皮疹较少,缓慢加量可避免。

3. 左乙拉西坦(levetiracetam) 是吡拉西坦的同类物,作用机制虽尚未阐明,但已证实可对抗部分性及全面性发作。其作用机制可能与其他 AEDs 不同,可能有希望治疗其他 AEDs 无效的难治性癫痫。口服后通过胃肠道吸收迅速、完全,为线性药代动力学,食物不影响吸收。该药及代谢产物约 2/3 以原形从尿中排除,半衰期 6~8 小时,不受其他 AEDs 影响。与其他 AEDs 同时服用时,药物血浆浓度互不干扰。适应证是作为一种添加治疗药,有效控制部分性发作和继发全面性发作。与其他 AEDs 合用出现不良反应如活动过度、嗜睡、疲乏、头昏等,其引起部分血液学指标改变虽轻微,但仍有统计学意义。推荐起始剂量 500mg,2 次/d,2 周增加 1000mg,最大剂量 3000mg/d。目前儿童用量尚未明了,由于儿童体内分布容积相对较大,药物清除更快,需要更大剂量。儿童每公斤体重所需剂量约为成人日维持量的 130%~140%。

4. 加巴喷丁(gabapentin,GBP) 20 世纪 70 年代用于临床,化学结构与 GABA 相似,可能与大脑皮质及海马痫性灶特异性受体有高度亲和力,作用机制可能影响细胞膜氨基酸转换或细胞内代谢等。口服后通过左旋氨基酸转运系统经肠道很快吸收,2~3 小时达到峰值,半衰期 6~7 小时,需日服 3 次,80% 以原形经肾排出。全部以游离形式存在,不被肝脏代谢,不与血浆蛋白结合,无药物间相互作用,成人有效血浓度 4~8.5mg/ml。CSF 及脑内浓度分别为血浆的 20% 及 80%。因转运机制特殊,大剂量用药吸收率反而下降。适应证对难治性单纯及复杂部分性发作和继发 GTCS 有效,与一线 AEDs 合用可使 25% 的患者临床发作减少约 50%,对失神发作无效,可加重 Lennox-Gastant 综合征。常用剂量 0.9~1.8g/d,分 3~4 次服。初始量 0.3g,1 次/第 1 日,2 次/第 2 日,3 次/第 3 日,第 4 日每次 0.4g,3 次/d,然后每次加 0.1g 直至 1.8g/d,最大剂量可达 4.8g/d。副作用较少,如嗜睡、头晕、复视、共济失调、眼震、恶心、呕吐等,与剂量相关。

5. 非尔氨酯(Felbamate 或 Felbatol,FBM) 结构与抗焦虑药甲氨酯(meprobamate,眠尔通)相似,可能作用机制为阻断电压依赖性钠通道,减弱 NMDA 受体介导兴奋作用,增强 GABA 抑制作用,阻断钠离子和钙离子通道,提高发作阈值,阻止发作传播。口服吸收快,90% 被吸收,口服后 1~3 小时达峰。与血浆蛋白结合率低,仅为 25%。40% 经肝脏代谢成无活性物质,半衰期 15~23 小时,50% 从肾脏排出。与肝酶诱导药卡马西平、苯妥英钠合用可使代谢增强,减低血药浓度,可升高苯妥英钠及丙戊酸浓度 30%,也可使巴比妥和卡马西平环氧化物水平增高。适应证对难治性局灶性发作和继发全面性发作、儿童 Lennox-Gastaut 综合征、成人复杂部分性发作有效,对失张力性发作、非典型失神发作也有效,可单药治疗。剂量常用 1.2~3.6g/d,初始量 0.4g,2 次/d,每周增量 0.6~1.2g,最高达 3.6g/d,分次服用;儿童起始量 15mg/(kg·d)。可降低卡马西平血浆浓度,增加毒性反应,与卡马西平合用需减少剂量 30%,与苯妥英钠合用减少 20%~30%。副作用轻微,可有失眠、头痛、共济失调、恶心、呕吐、厌食、疲乏和体重减轻等,应每周检测血常规及肝功能。此药在美国上市后评价很好,后来有严重毒副作用再生障碍性贫血及肝衰竭死亡报告,据报道在 11 万名服药患者中发生再障 31 例,目前 FDA 正对该药进行重新审查。

6. 氨己烯酸(vigabatrin,VGB) 主要经肾脏排泄,不可逆性抑制 GABA 转氨酶,增强 GABA 能神经元作用,口服吸收快,不与血浆蛋白结合,不被肝脏代谢;半衰期 5~7 小时,药效时间长,每日可服 2 次。65% 的药物在 24 小时内从尿中排出。适应证主要用于部分性发作、继发 GTCS 和 Lennox-Gastaut 综合征,尤其对婴儿痉挛症有效,可用单药治疗。成人剂量为 1.5g/d,儿童 50mg/(kg·d);成人初始量 0.5g,每 1~2 周加量 0.5g/d,维持剂量 2~3g/d,分 2 次服。与苯妥英钠合用可降低后者血药浓度 20%~30%;使近半数患者发作减少 50%,10% 完全控制。副作用主要是镇静、嗜睡、疲乏、头晕、头痛、共济失调、震颤、激惹和体重增加等,5% 的患者合并抑郁症。有报道长期服用 vigabatrin 可出现严重视野缺损,应加强视野监测。vigabatrin 治疗儿童癫痫可发生氨基酸尿,用药时应反复检查尿氨基酸。

7. 唑尼沙胺(zonisamide) 与苯妥英钠作用相似,阻滞钠通道及 T 型钙通道,有效抑制脑灶性棘波发放。口服 4~6 小时达峰,生物利用度高,半衰期 27 小时,1 次/d。适应证为肌阵挛性发作和 GTCS,对继发全面性、失张力性、不典型失神发作等有效,Lennox-Gastaut 综合征有效率为 40%。剂量儿童为 5.0~12.5mg/(kg·d),成人 100mg,2 次/d 开始,最大剂量 600~800mg/d。副作用可见困倦、恶心、眩晕、健忘、厌食和纳差等,个别患者粒细胞减少、肝功能损害和肾结石。合用苯妥英钠、苯巴比妥可缩短半衰期。

8. 奥卡西平(oxcarbazepine) 是卡马西平 10-酮基衍化物,肝酶诱导作用小,可能与抑制电压依赖性钠通道有关。口服吸收完全,生物利用度 96%,半衰期 1~2 小时。适应证为局灶性发作、继发全面性发作和强直-阵挛性发作,初始剂量 300mg,晚餐后服,逐渐增量 300mg/d,平均剂量 600~1 200mg/d,日服 2 次,副作用较卡马西平少,主要是低钠血症、疲倦、嗜睡、头晕和头痛,偶有皮疹,耐受性好。

9. 噻加宾(tiagabine) 或称替力加平,抑制神经元及神经胶质细胞对抑制性神经介质 GABA 重摄取,使突触部 GABA 浓度增高,以期彻底控制癫痫。口服吸收好,2 小时达峰,生物利用度 95%,蛋白结合率 96%,经肝脏代谢无肝酶诱导作用。半衰期 5~8 小时,酶诱导药可加快代谢使半衰期缩短至 3 小时,与其他 AEDs 相互作用不明显。适应证主要是复杂部分性发作。初始剂量 2mg,3 次/d,每周增量 4~12mg/d,最大中间剂量 10mg,3 次/d。副作用可见震颤、抑郁、头痛、共济失调和嗜睡等。

10. 普瑞巴林(pregabalin) 其结构与抑制性神经递质 γ-氨基丁酸(GABA)类似,可与 CNS 中电压门控钙通道辅助性亚单位 α2-δ 蛋白结合,使钙离子在神经末梢处内流减少,使神经递质如谷氨酸、去甲肾上腺素、5-羟色胺、多巴胺及 P 物质释放减少,起到抗惊厥、抗焦虑及止痛作用。推荐剂量 75mg 或 150mg,2 次/d;或 50mg 或 100mg,3 次/d;起始剂量可 75mg,2 次/d,或 50mg,3 次/d。可在 1 周内根据疗效及耐受性增至每次 150mg,2 次/d。由于主要经肾脏排泄清除,肾功能减退患者应调整剂量,以上推荐剂量适用于肌酐清除率 ≥60ml/min 的患者。

11. 拉考沙胺(lacosamide) 拉考沙胺是一种新型 NMDA 受体甘氨酸位点结合拮抗剂,属于新一类功能性氨基酸,是具有全新双重机制作用的抗惊厥药物。体外的电生理学研究表明,拉考沙胺选择性提高慢钠通道的失活能力,从而使神经元细胞膜上的过度兴奋趋向稳定,并抑制神经元的反复放电。2008 年 10 月美国 FDA 批准拉考沙胺作为一种添加治疗药物与其他药物联合用于 17 岁以上患者癫痫部分性发作的治疗。不同片剂剂量组 AUC(o-tz)和 C_{max} 比较,表明拉考沙胺 PK 参数在 100~800mg 剂量范围内呈剂量依赖性。Tmax 约 1~4 小时,平均终末半衰期在所有剂量组均接近 13 小时,药物相互作用小。拉考沙胺在我国已完成注册临床试验并获批上市。近年来,多个上市后的前瞻性和回顾性研究发现,LCM 在添加治疗(无论合用的 AEDs 是否为 SCB)难治性部分性发作的癫痫患者中有显著的疗效。在难治性部分性发作患者中,18%~69% 患者的发作频率减少超过 50%,无癫痫发作患者占 3%~33%。

12. 吡仑帕奈(perampanel) 吡仑帕奈是一种 α-氨基-3-羟基-5-甲基-4-异唑丙酸(AMPA)受体拮抗剂,它通过抑制突触后 AMPA 受体谷氨酸活性,减少神经元过度兴奋。而目前认为突触后谷氨酸 AMPA 受体参与了癫痫发作。3 项临床试验结果显示,与服用安慰剂的患者相比,服用吡仑帕奈的患者可更好地控制癫痫发作。2012 年 10 月美国 FDA 批准吡仑帕奈用于 12 岁及以上癫痫患者的部分性癫痫发作(有或无继发性全身性癫痫发作)和原发性全面强直-阵挛发作的辅助治疗。在单个核心 Ⅲ 期研究中,吡仑帕奈(4~12mg)均降低发作频率并改善反应率。起始剂量 2mg,1 次/d,治疗剂量 12mg,1 次/d。与卡马西平合用时 PRP 血药浓度下降约 50%。服用吡仑帕奈的患者在临床试验中,最常见的不良反应包括:头晕,嗜睡,乏力,烦躁不安,跌倒,上呼吸道感染,体重增加,眩晕,共济失调,步态不稳,平衡障碍,焦虑,视力模糊,构音障碍,乏力和嗜睡。

13. 其他已上市的新型抗癫痫药物 布瓦西坦(brivaracetam),拉考酰胺(lacosamide),卢非酰胺(rufinamide),司替戊醇(stiripentol)等。

与传统 AEDs 比较(表 3-11-27),新型 AEDs 优点是,对特殊类型发作及癫痫综合征有效,许多新药为广谱;药代动力学优点多,不良反应少,安全性高;药物间相互作用少。

表 3-11-27　AEDs 有效性及适应证

	卡马西平（CBZ）	丙戊酸盐（VPA）	苯妥英钠（PHT）	苯巴比妥（PB）	扑米酮（PRM）	乙琥胺（ESM）	氯硝西泮（CZP）
部分性发作	+	+	+	+	+		
GTCS	+	+	+	+	+		±
强直发作	+		+				
阵挛发作	+			+	+	+	
失神发作	⊕	+		⊕			+
肌阵挛发作	⊕	+					+
失张力发作	⊕		+				+

注：⊕为加重发作。

美国神经病学会（AAN）和美国癫痫学会（AES）指南对 7 种新型 AEDs 治疗癫痫的证据进行评价（药理学、副作用及风险），目的是为临床医生提供新型 AEDs 有效性及安全性的循证医学资料，帮助临床治疗的决策。AAN 循证医学指南推荐分四级（表 3-11-28）。

表 3-11-28　AAN 推荐的分级水平

分级	标准
A 级	在具体人群的既定情况下，已确定为有效、无效或有害
B 级	在具体人群的既定情况下，很可能为有效、无效或有害
C 级	在具体人群的既定情况下，可能为有效、无效或有害
U 级	资料不充分或有争议，目前的认识、试验、预测指标未被证实

AAN 循证医学指南关于新型 AEDs 治疗新诊断癫痫的推荐：①需要治疗的新诊断的癫痫可先用标准 AEDs 如 CBZ、PHT、VPA、PB，或先用新型 AEDs 如 LTG、GBP、OXC、TPM，取决于每例患者的特征（个体化原则）（A级）。②拉莫三嗪可作为治疗新诊断儿童失神性发作的选择药物（B 级）。AAN 循证医学指南推荐治疗新诊断癫痫的 A 级和 B 级 AEDs 见表 3-11-29。

AAN 循证医学指南关于新型 AEDs 治疗全面性难治性癫痫的推荐：①七种 AEDs 均适用于成人难治性部分性癫痫添加治疗（A 级）；②拉莫三嗪、奥卡西平、托吡酯和加巴喷丁可用于儿童难治性部分性发作辅助治疗（A级）；③推荐左乙拉西坦、噻加宾和唑尼沙胺作为儿童难治性部分性发作的辅助治疗，证据不充分（U 级）；④托吡酯可用于治疗成人及儿童难治性 GTCS（A 级）；⑤推荐加巴喷丁、拉莫三嗪、奥卡西平、噻加宾、左乙拉西坦或唑尼沙胺治疗成人及儿童难治性 GTCS 证据不充分（U 级）。AAN 循证医学指南推荐治疗全面性难治性癫痫 A 级或 B级新型 AEDs（表 3-11-30）。新型 AEDs 治疗儿童及成人 Lennox-Gastant 综合征推荐托吡酯、拉莫三嗪，可治疗 Lennox-Gastant 综合征伴跌倒发作（A 级）。

表 3-11-29　AAN 循证医学指南推荐的 A 级和 B 级 AEDs

AEDs	新诊断的部分性、混合性发作	新诊断的失神性发作
加巴喷丁	(+) *	(−)
拉莫三嗪	(+) *	(+) *
托吡酯	(+) *	(−)
奥卡西平	(+)	(−)
噻加宾	(−)	(−)
左乙拉西坦	(−)	(−)
唑尼沙胺	(−)	(−)

注：* 此适应证未被 FDA 批准。

表 3-11-30 循证医学指南推荐治疗全面性难治性癫痫 A 或 B 级新型 AEDs

AEDs	部分性发作（添加治疗）	部分性发作（单药治疗）	特发性全面性发作	症状性全面性发作	儿童部分性发作
加巴喷丁（GBP）	+	−	−	−	+
拉莫三嗪（LTG）	+	+	−	+	+
LVT	+	−	−	−	−
奥卡西平（OXC）	+	+	−	−	+
噻加宾（TGB）	+	−	−	−	−
托吡酯（TPM）	+	+*	+（GTCS）	+	+
唑尼沙胺（ZNS）	+	−	−	−	−

注：* 此适应证未被 FDA 批准。

第十四节　癫痫的外科治疗

（张国君）

近年来癫痫的外科治疗已有巨大的进步，外科治疗的对象是药物难治性癫痫患者，是在药物治疗之后的选项，目的是消除或减轻癫痫发作，改善患者的生活质量。

【癫痫外科发展史和现状】

自 1886 年英国的 Horsley 完成第一例癫痫手术的 130 多年间，癫痫外科走过了漫长曲折的发展历程。长期以来，由于癫痫在病因、发病机制、发作分类等方面的复杂性，以及致痫灶定位技术的缺乏，外科手术在癫痫治疗中的作用十分有限（Engel，1987）。20 世纪 40 年代，脑电图的应用促进了癫痫外科，尤其颞叶癫痫手术的发展。20 世纪 70 年代，CT 的应用使颅内病变所致癫痫的诊断率显著提高，随后 MRI 技术对难治性局灶性癫痫定位起到革命性作用。近数十年来视频脑电图（video-EEG）、功能影像学和显微外科技术的进步，以及临床经验的积累使癫痫手术疗效显著提高（Engel，2005）。目前，癫痫外科已成为顽固性癫痫有效的治疗手段。近年来逐渐广泛应用的新技术，诸如皮质 EEG、立体 EEG、宽频谱脑电记录和分析、影像学后处理，以及神经调控等为致痫灶（epileptogenic zone）的定位和癫痫外科提供了重要的有力工具（李勇杰等，2017）。因此，癫痫外科的发展正面临着新的机遇期。

在癫痫外科的各种术式中，致痫灶切除术（epileptogenic zonectomy）后患者无癫痫发作（seizure free）的比率最高。有些病例，如果致痫灶定位困难或因致痫灶与功能区重叠而无法切除，或患者拒绝常规开颅手术，可以考虑姑息性（palliative）癫痫外科手术，如胼胝体切开术、软膜下横切术以及神经调控术等。癫痫外科取得良好疗效的关键环节包括严格掌握适应证，准确定位并安全切除致痫灶，术后合理应用抗癫痫药等（王玉平，2002）。这些要依靠包括神经外科、神经内科、神经心理、神经影像、临床药学、病理学、神经康复和儿科等多学科团队合作，完成全面的评估，综合应用症状学分析、头皮和颅内脑电图记录分析、影像学检查及术后处理等多项技术。

由于在所有的癫痫患者中，约 2/3 属于耐药性癫痫（drug resistant epilepsy），应进行手术治疗评估，其中半数以上的患者可能从手术获益。首先，应明确哪些患者能从手术中获益而哪些不能，才能避免手术适应证泛化。如果患者的发作特征、脑电图、神经影像所见及神经心理测试结果的一致的，往往预示切除性手术效果较好。例如，典型的颞叶内侧癫痫，特别是伴有海马硬化，因其有近 90% 的发作消失率与较低（约 2%）的手术风险，是较理想的手术适应证。此外，术中对重要神经功能的保护通常比控制癫痫和病变完全切除更重要，因其直接关系患者的生活质量。

颞叶癫痫手术时最重要的是定位语言理解和记忆相关程度。几乎所有的右利手和多数左利手者语言区（优势半球）主要在左侧。国外一些癫痫中心常应用 Wada 试验，近年来功能磁共振、经颅磁刺激也可有效定位语言区。其他部位的癫痫，尤其常规影像学阴性或表现重要功能区发作症状的癫痫，往往与局灶性皮质发育不良（focal cortical dysplasia，FCD）有关（Fauser et al，2012），在这些病例中准确定位功能区的难度和术后神经功能受累的风险是显而易见的。例如，邻近中央区的病灶切除可能引起肢体瘫痪，语言区周围切除可能引起失语，枕叶切除可能引起视野缺损等。准确定位致痫灶和功能区分布通常需要埋置颅内电极，进行详细的诱发电位和皮质电刺激，明确预手术切除区域的功能，设计细致的手术计划，进行个体化"裁剪式"切除(tailored resection),避免引起术后神经功能缺失。医生应通过详细宣教使患者和亲属了解术前评估的复杂性,有些患者即使经长时间细致评估也不一定适合切除性手术。

【癫痫手术适应证和禁忌证】

1. 癫痫手术适应证　①药物难治性癫痫:是指接受两种或两种以上选择恰当并能耐受的抗癫痫药(AEDs),一般需治疗 2 年未能控制发作,发作>1 次/月(Kwan et al,2010);②癫痫发作显著影响患者的日常生活,如患者受教育、就业及日常生活能力,尤其婴儿和儿童癫痫发作频繁应考虑早期评估和手术;③以癫痫发作为首发症状的颅内占位病变,以及继发性全面性癫痫在明确致痫灶和功能区的前提下可接受致痫灶切除术;④患者出现或不能耐受 AEDs 的毒副作用。

2. 癫痫手术禁忌证　慢性精神病,以及对生活影响不明显的一些轻微的癫痫发作,明确存在多个致痫灶,韦氏智能综合评分<70 等是切除性手术的相对禁忌证。此外,如果确认特发性全面性癫痫,不适合致痫灶切除术,可考虑姑息性手术。致痫灶累及语言、运动、感觉等重要功能区的手术,难度相对较高,需要精确定位发作起源和脑功能分布,设计精确的切除计划,以及进行功能监测才能完成(Lüders,2008;谭启富等,2012;李勇杰等,2017)。

【癫痫手术的种类】

1. 侵袭性颅内脑电图(invasive intracranial EEG)　通过电极置入进行诊断的手术。手术置入电极种类包括钉状电极、卵圆孔电极、条形(strip)和栅状(grid)电极,以及立体定向脑电图(stereoelectroencephalography,SEEG)深部电极等;可分为硬膜外、硬膜下、普通脑深部和立体定向引导下四种埋置方式。传统上,临床常用硬膜下电极埋置和/或深部电极埋置,卵圆孔电极更多地被软碟骨电极取代。近年来,SEEG 电极的置入逐渐得到推广,优点是可精准记录脑深部、脑沟深处、脑叶内侧面如岛叶、额底、边缘系统的电活动。SEEG 置入可使用经典的立体定向仪,也可借助机械臂辅助,后者的精准性和时间效率更佳。

2. 切除性手术　切除致痫灶,包括不同部位脑皮质切除术、不同类型大脑半球切除术、前颞叶切除术,以及选择性杏仁核海马切除术等。

3. 阻断癫痫发放传播途径手术　为减少发作频率和发作严重性,以胼胝体切开术和多处软脑膜下横切术为代表。

4. 立体定向射频毁损和放射治疗　立体定向射频毁损是传统的立体定向仪辅助下癫痫灶射频毁损术,也包括近年引进的立体定向脑电图引导下癫痫灶射频毁损术

(SEEG-guided radiofrequency thermocoagulation of epileptogenic zone)。目前,激光间质热疗(laser interstitial therapy,LITT)在国外也被应用于神经外科包括癫痫外科。

5. 神经调控手术　包括迷走神经刺激术(vagus nerve stimulation,VNS)、脑深部电刺激术(deep brain stimulation,DBS)、反馈式神经刺激术(responsive nerve stimulation,RNS)等。

【临床常用的癫痫手术】

1. 术前评估和颅内电极埋置术　癫痫患者应先行完整细致的术前评估(presurgical evaluation),通常由多学科人员参与。术前评估方法如表 3-11-31 所示,重点描述颅内电极埋置术。

表 3-11-31　癫痫患者术前评估检查方法

非侵入性检查	侵入性检查
结构性检查	
MRI	脑室造影
CT、头颅 X 线检查	影像学后处理
兴奋性检查	
发作期和发作间期 EEG	钉状电极
发作期 SPECT 和 PET	术中皮质脑电图(EcoG)
发作期和发作间期 MEG	慢性发作期和发作间期半
发作期功能 MRI	侵入性和颅内 EEG
发作期和发作间期宽频脑电	立体定向脑电图(SEEG)
功能缺损检查	
发作间期 EEG	发作间期 EEG
发作间期 PET	经颅磁刺激(TMS)
发作间期 SPECT	感觉诱发电位(SEP)
Wada 测试	运动诱发电位(MEP)
神经心理学测试	
发作间期 MEG	
发作间期功能 MRI	
MRS	
皮质功能检查	
Wada 测试	术中脑皮质电刺激
功能 MRI	颅内电极埋置术
磁刺激	经颅磁刺激(TMS)
PET	感觉诱发电位(SEP)
MEG	运动诱发电位(MEP)

颅内电极埋置术是一种有创的诊断性手术,主要用于致痫灶及相关皮质功能的准确定位,使得常规无创方法不能准确定位的患者获得手术治疗。

适应证包括:①头皮脑电图中因伪差干扰难以定位,或异常放电弥散,但根据临床特征判断有单一起源可能;

②影像学所见病灶与脑电图定位不一致;③颞叶癫痫不能定侧,或一侧广泛异常放电需要确定范围;④致痫灶与功能区关系密切,需术前确定功能区,设计精确切除方案。

以下情况不宜应用颅内电极:①无创检查不能提供预置颅内电极部位的信息;②情绪不稳定、精神症状较重者;③患者及家属对可能出现的并发症不能理解者(张国君等,2005)。

常用的颅内电极包括普通深部电极、条形和网状栅格电极、SEEG电极,电极触点数在2~64个不等。具体埋置方法是:

(1)深部电极(depth electrode):线状深部电极埋置常需要应用立体定向系统,在MRI或CT扫描甚至脑血管造影后设计靶点和埋置计划,杏仁核、海马头部、影像学病灶或其周围常是电极埋置靶点。颅骨钻孔或开颅埋置,穿刺道设计应避开功能区、血管及脑室等重要结构。经过一个套管将深部电极尖端准确置于预定的靶点。随着SEEG电极应用的增多,传统普通深部电极的应用有减少趋势。

(2)硬膜下条形电极(subdural strip electrode):可单独或与深部电极联合应用,也常与栅状电极联合应用,用于扩大监测范围。单纯应用条形电极应预先标记出电极方向,参照头皮解剖标志经骨孔将电极滑入硬膜下腔预定区域,双侧埋置时应尽可能对称。

(3)硬膜下栅格电极(subdural grid electrode):用于精确定位发作起源、皮质重要功能区制图,覆盖范围较条形电极更大,需要在全麻下行骨瓣开颅埋置。电极应充分覆盖相关重要功能区,避免压迫重要引流静脉、严密缝合硬膜、电极线分别固定,避免脑脊液漏、颅内出血和感染。

(4)立体脑电图深部电极(SEEG depth electrode):较硬膜下电极的优势是能够监测脑深部组织电活动,创伤极小,感染和出血风险较低。SEEG电极置入可在立体定向仪(图3-11-40A)或机械臂辅助(图3-11-40B)下完成。对SEEG的监测和分析有利于了解癫痫发作的三维网络,置入手术前应由医生根据发作症状学、头皮EEG和影像检查提出癫痫发作的假说网络,据此个体化设计SEEG电极的置入数量和路径。

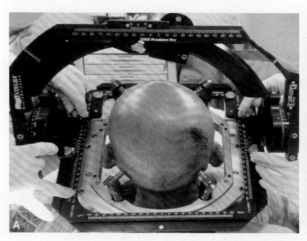 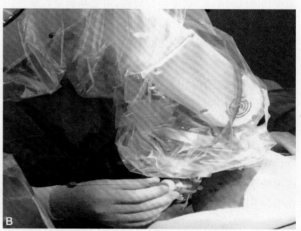

图3-11-40　立体脑电图(SEEG)电极的置入手术

A.在传统的立体定向仪辅助下;B.在机械臂辅助下进行

(5)根据实际情况,以上电极通常联合应用:针对颞叶癫痫有时经海马长轴或经颞中部安放深部电极(图3-11-41A),而将硬膜下电极包绕颞极卷向颞内侧,必要时向颞底和颞后加放条形电极(图3-11-41B)。需鉴别语言区时,需开颅放置栅格式电极,进行皮质刺激,定位功能区(图3-11-41C、D)。考虑额叶起源的病例,区分侧别常需将颅内电极对称、平行向前或深入纵裂,重点监测额叶内侧面、额叶底面;致痫灶累及或邻近功能区需开颅放置栅格式电极,行诱发电位、皮质电刺激,定位功能区,并明确功能区与致痫灶的关系(Tarafa et al,2010)。硬膜外钉状电极、卵圆孔电极作

为颅内电极的补充,具有创伤小、可经皮穿刺等优点,临床应用相对较少。为了研究癫痫发作网络,特别当涉及脑深部、脑沟深处、脑叶内侧面(例如边缘系统、岛叶、额底等)区域时,SEEG电极是理想的选择。SEEG电极的微创性使之在大脑双侧置入电极的病例更具优势。此外,SEEG电极置入后感染概率低,有创脑电图监测时间可相对较长。图3-11-42A~C分别显示某病例接受7根SEEG电极置入的设计路径、术后三维重建图和头皮外观,该病例左侧及右侧分别置入5根和2根SEEG电极,重点覆盖双侧额叶外侧面、内侧面(扣带回)和深部组织。

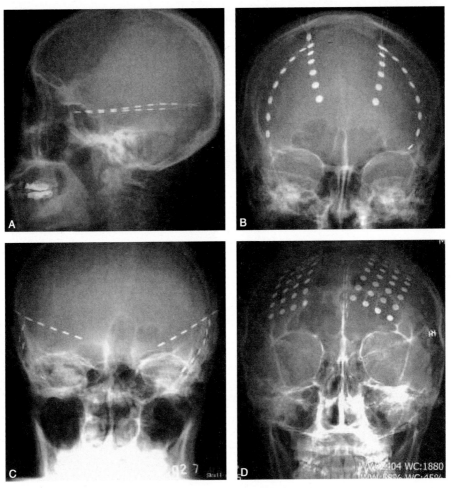

图 3-11-41　A. 双枕钻孔,沿海马长轴对称埋置线状深部电极;B. 双额钻孔,向额前和颞极对称埋置条状硬膜下电极;C. 双颞后钻孔、向海马和颞底对称埋置深部和硬膜下电极;D. 骨瓣开颅联合应用栅格式和条状硬膜下电极覆盖中央区

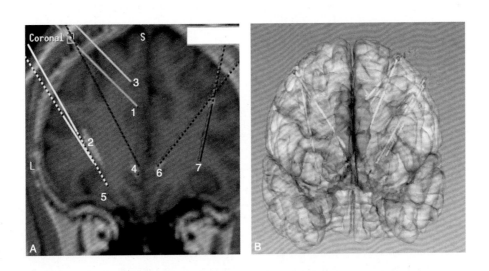

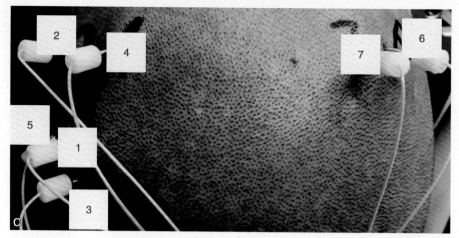

图 3-11-42　A. 某病例接受 SEEG 电极置入术的路径设计图；B. SEEG 电极置入术后三维重建图；
C. SEEG 电极置入术后头皮外观

经颅内电极检查,可使 80.4%~89.0% 的患者获得手术机会,取得良好的手术效果,但颅内电极覆盖范围有限,电极埋置可能导致出血、脑水肿、脑脊液漏和感染等并发症,发生率为 0.9%~4.3%(Van Gompel et al,2008)。目前,颅内 EEG 判读尚缺乏统一的标准,典型的发作间期、发作初始期异常放电的部位和范围对定位致痫灶有重要意义。

2. 脑皮质切除术　适用于致痫灶定位明确且不位于重要功能区的局灶性癫痫,该部位切除不会导致严重的神经功能缺失。术中进行脑电监测有助于进一步确定异常放电范围,初步切除后重复皮质脑电图监测,了解痫样放电是否明显减弱甚至消失,判断是否需要补充切除。

(1) 额叶皮质切除术:在非优势半球中央前回前方切除较安全。邻近中央前回皮质切除需分两步:首先进行皮质刺激确定中央前、后回功能分布,再实施有限制切除,必要时辅以多处软脑膜下横切术(Hufnagel et al,1997)。优势半球邻近语言区切除也需要结合脑皮质电刺激的结果,阴性反应并非提示绝对无功能,应重视局部解剖标志定位,不单纯依据脑皮质电刺激反应设计切除范围。额叶动脉走行较恒定,应注意保留重要血管,切除范围可达额中回中部,外侧到额下沟,优势半球侧额下回后部保留 2.5cm 通常不会影响语言(图 3-11-43)。应评估好静脉引流问题,在凝断上行静脉前,应确定有无向外侧裂的代偿性引流,许多优势额叶切除后短暂的言语障碍是引流向矢状窦的上行静脉梗死而非皮质切除所致。

(2) 中央区皮质切除术的运动、感觉功能监测:绝大多数中央区癫痫患者均有刻板的部分性发作,表现出躯体运动、感觉症状或二者兼有。局限的发作形式很普遍,但大多数患者伴进展为全面性癫痫发作形式。存在中央区内病灶是药物治疗无效的根源,成功控制癫痫发作最

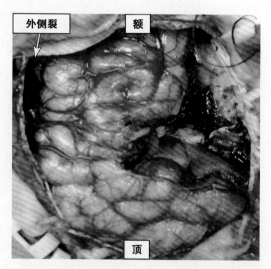

图 3-11-43　左侧额叶致痫灶切除术后(脑表面观)

男性患儿,7 岁,反复睡眠中出现发作性意识丧失伴肢体抽搐 3 年,服用 3 种抗癫痫药,每周仍有数次发作。发作前无先兆。术前评估(依据无创及 SEEG 资料)确认致痫灶位于左侧额叶中上回后部及内侧面(含辅助运动区)

根本的办法是完全切除病灶及相关致痫皮质。功能皮质内病灶并非手术切除的绝对禁忌,应用脑皮质电刺激进行功能制图能确定可切除的范围(图 3-11-44A、B,图 3-11-45),即使部分切除病灶也常可使患者获益。然而,出于充分保护功能的考虑,切除这些病灶往往受到一定限制。例如,MRI 提示的病灶若位于皮质刺激确定的中央前回的手支配区,切除后将遗留神经功能缺损(Raus-checker,1995)。这类病例对功能监测要求较高,需要富有经验的神经科医生和神经电生理专家进行持续的功能监测,实施限制性软脑膜下皮质切除。如果病灶位于非优势半球面部代表区,切除后基本没有明显神经功能缺失;当涉及功能区微小的或位置相对较深的病灶时,可在

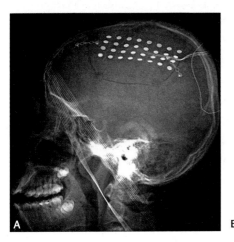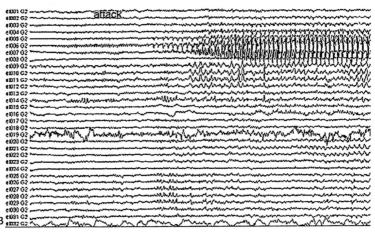

图 3-11-44　A. X 线片显示颅内电极；B. 患者发作期的颅内脑电图

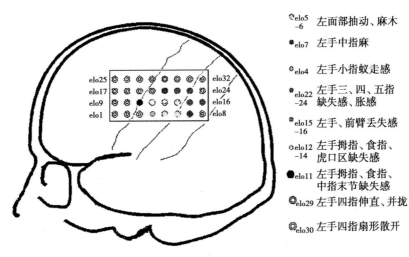

elo5 -6　左面部抽动、麻木

elo7　左手中指麻

elo4　左手小指蚁走感

elo22 -24　左手三、四、五指缺失感、胀感

elo15 -16　左手、前臂丢失感

elo12 -14　左手拇指、食指、虎口区缺失感

elo11　左手拇指、食指、中指末节缺失感

elo29　左手四指伸直、并拢

elo30　左手四指扇形散开

图 3-11-45　患者皮质电刺激结果示意

皮质刺激进行功能定位、保护皮质功能基础上，应用立体定向或导航技术协助精准切除病变。在局麻下经皮质电刺激确定舌、拇指及口唇功能区并保留，切除过程中由有经验的医生监测相应功能，则不会遗留明显神经功能障碍（Spencer et al, 2002）。中央沟动脉位置十分恒定，经常在深入中央沟深处前盘绕而行，均应完整保留。中央静脉要在其进入侧裂池前予以确认；确认中央前及中央后沟动脉也十分重要，其分支也经常渗透入中央回参与供血。切除过程中要进行持续的功能监测，当出现相应部位自主运动减弱、感觉减退时手术须停止。

（3）顶枕叶皮质切除中功能监测：邻近中央区的顶叶切除只有在皮质电刺激中央后回精确定位后才能实施（Sinai, 2005）。正如中央区情况一样，重视和完整保留所有从中央沟或中央后沟至上矢状窦的引流静脉至关重要。在优势半球侧，任何从顶下小叶发出的上行静脉都应完整保留；在非优势半球，只要中央后回完整保留，中央后回后部分切除就不会导致感觉运动功能缺失。切除的前界

是中央后回，对局部动静脉形态研究可显示顶内脑回的位置，有助于确定切除的下界。枕叶皮质切除相对简单，重点需考虑皮质切除引起不同程度的视野偏盲。

（4）岛叶切除：人类岛叶位于外侧裂深面，被额、顶、颞叶所掩盖。随着癫痫外科的发展，对岛叶在癫痫中作用认识越来越多。直接及间接证据显示这一区域与癫痫密切相关。法国研究中心（Isnard et al, 2004）通过长期的立体定向脑电图（SEEG）研究，对岛叶以及周围区域癫痫发作起始、传播途径作出明确的阐述。通过岛叶病灶性癫痫研究，发现癫痫发作的"胃气上升感、咽喉紧缩感、痛觉、构音障碍甚至过度运动"等症状都与岛叶密切相关。然而，由于岛叶的特殊位置、血液供应的特殊性、手术难度及风险较大，尤其在优势半球。针对不同致痫灶的位置，可选择经额底入路处理前部和额叶岛盖区域，经外侧裂入路充分显露外侧裂处理岛叶范围内大部分病变，经额叶或颞叶岛盖入路可处理非优势侧岛叶累及岛盖区病变。不论何种入路，应用导航技术，保护重要血供，充分

分离侧裂,尽量减少牵拉,只切除表浅岛叶皮质而避免过深是几点要领。由于岛叶位置深在,SEEG电极置入对岛叶癫痫的识别和处理提供了重要依据。

局灶性癫痫术后,50%~90%的患者可发作消失或很少发作,发作次数及程度改善者占20%,无改善或恶化占10%(McIntosh et al,2012);患者的社会行为、心理、适应能力等也有不同程度进步。儿童早期术后疗效优于成人。局灶性脑皮质切除术安全性高,手术死亡率<0.5%,术后并发症如短暂失语、偏盲、偏瘫、动眼神经麻痹、脑血管意外及感染等发生率约1%。

3. 前颞叶切除术(anterior temporal lobectomy,ATL)适于诊断明确的单侧颞叶癫痫,EEG证实发作起源于一侧颞区,以及CT、MRI或DSA显示颞叶局灶性病变是癫痫外科开展最多的手术。

一般采用额颞部问号(?)式切口,前颞叶切除范围不超过Labbe静脉、优势半球颞叶限于距颞尖4.5cm左右,避免发生感觉性失语;非优势半球可切除至颞尖后

5.5cm,一般在颞极后5cm内。包括颞叶内侧的杏仁核外侧部及钩回全部切除,海马可切除2.5~3.0cm。谭启富等(2012)推荐的三步法寻找侧脑室颞角、切除前颞叶皮质,以及切除颞叶内侧结构等,涉及解剖层次清楚,简洁明了,易于掌握。

(1)颞叶切除中语言功能监测:标准的前颞叶切除(ATL)一般不引起语言功能损害,但颞叶后部集中异常放电或累及颞叶后部病灶扩大切除需考虑语言功能区保护。尽管手术设计还有争议,但依据皮质电刺激结果设计的"裁切"对保留语言功能是可行的(图3-11-46A、B)。首先需明确手术侧是否是优势半球,局麻下鉴别优势半球颞叶皮质语言区设计切除范围,也有研究在切除手术前应用硬膜下埋置电极和慢性皮质电刺激定位语言皮质(Schramm et al,2001)。当预备切除区域距离确定的语言区在2cm之内时,在切除过程中宜连续监测,一旦发现命名错误,应停止切除。当切除十分邻近功能区皮质时,应反复刺激辨别皮质功能区,以免误伤。

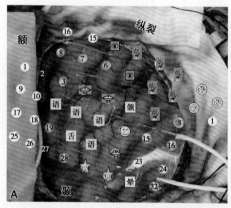
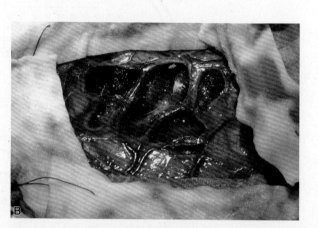

图3-11-46 A.脑皮质电刺激测试语言区的示例;B.患者接受裁剪式致痫灶切除术后

(2)前内侧颞叶切除术:由Yale首先开展,标准的前内侧颞叶切除包括距颞极3.5cm以内的颞叶外侧新皮质,保留颞上回,内侧包括杏仁核、海马、海马旁回予以切除,海马切除范围到达相当于中脑后缘处的海马尾部(Wieser,2004)。此术式优点是新皮质切除范围小,并发症发生率低,即使在优势半球也不必考虑语言功能受累,一般不会导致视野缺损。国内报道前颞叶切除后,75%~93%的患者发作消失。Spencer(1992)对35个中心的2 866例标准颞叶手术1年后疗效统计表明,总的癫痫发作消失率为54.2%,颞叶内侧切除为67.6%。个别病例优势半球颞叶切除可致暂时性语言障碍,多能逐渐恢复。大脑中动脉、脉络膜前动脉损伤可导致对侧偏瘫。轻度对侧上象限视野缺损发生率为1%~2%,但患者一般可耐受和适应;优势半球海马硬化程度与术后语言记忆丧失程度呈负相关。

4. 选择性杏仁核海马切除术(selective amygdalohippocampectomy,SAH)

(1)对海马与颞叶皮质电活动观察发现:①海马产生的峰波常与颞叶出现的局灶性峰波一致,两者之间有潜伏期;②额叶和颞叶均有独立病灶存在时,海马的峰波仅与颞叶峰波一致,而不与额叶峰波同步;③当海马"后放电"时,仅有颞叶局灶性电活动发生抑制或同步去极化,额叶电活动不受影响;④海马和额叶可存在独立致痫灶。术前蝶骨电极记录发现有痫样放电的患者中,术中颞叶内侧电极记录大多可发现类似痫样放电存在;切除杏仁核、海马后,颞叶外侧的痫样放电可随之消失。推测在颞叶癫痫发病机制中,杏仁核、海马起关键作用,而颞叶外侧皮质作用处于次要地位。从病理学角度看,杏仁核、海马病变与颞叶癫痫存在相关性,在确诊为颞叶癫痫的病例中,65%的病变主要表现杏仁核、海马萎缩、硬化,

其余为颞叶其他部位病变。

（2）适应证：明确的单侧颞叶内侧结构如杏仁核、海马、海马旁回起源的癫痫发作，有典型临床先兆或症状；对侧海马功能完整或基本完整；限于颞叶内侧结构的形态学病变，典型颞叶内侧发作，蝶骨电极记录单侧优势痫样放电（Cendes，2004）。

（3）手术方法包括：①经侧脑室杏仁核、海马切除术，经翼点入路，对杏仁核、海马暴露良好，操作安全简便，但对颞叶外侧皮质损伤较大；②经外侧裂选择性杏仁核、海马切除术，取翼点入路，优点是能切除内侧结构，又能最大限度保留颞叶外侧皮质功能，语言、记忆以及视觉功能损害极小或不受影响，此手术难度大，易损伤周围主要血管或引起血管痉挛导致轻偏瘫或偏盲。

（4）SAH与ATL：从手术切除范围来说，SAH小于ATL，显然前者对保护患者神经认知功能更有利。研究证实，二者对颞叶内侧癫痫（mesial temporal lobe epilepsy，MTLE）术后癫痫发作的控制的效果相当（Hoyt et al，2016）。

5. 大脑半球切除术（hemispherectomy）　适用于婴儿脑性偏瘫伴顽固性癫痫、Sturge-Weber综合征、半侧巨颅症、Rasmussen脑炎患者。陈炳桓、杨炯达等在Adams改良术式的基础上，采用北京改良法切除大脑半球，取得较好的手术效果，有效防止了并发症发生。Rasmussen（1973）提出的解剖上次全、生理上完全切除的功能性大脑半球切除术，即切除额叶后部、中央区、颞叶等，保留半球的额极、枕叶和岛叶，但需离断保留组织相互间、与脑干及对侧半球的纤维联系；此法基本消除了并发症，85%以上患者发作消失或近于消失，性格障碍有改善，偏瘫多无明显加重。在确定符合手术适应证的前提下，大脑半球切除术除了可在儿童癫痫患者中取得良好疗效，研究也证实它在成人癫痫患者中的安全性和有效性（Schmeiser et al，2017）。

6. 胼胝体切开术（corpus callosotomy）　作为一种姑息性手术，用于全面性强直或强直-阵挛发作、失张力发作、多灶性癫痫或额叶癫痫等而不能进行致痫灶切除的患者。目前主要采用胼胝体前部切断和胼胝体全切断两种方法。胼胝体前部切断前2/3或全长80%，一般5～8cm，损伤小，可改变癫痫发作频率与程度，术后癫痫改善率61%，发作消失仅8%，全面强直阵挛性发作（GTCS）、失张力发作效果优于部分性发作。Graham（2016）在Epilepsia上发表了一篇对胼胝体切开治疗顽固性全面性癫痫的系统性回顾综述，统计表明，88.2%的胼胝体全切开患者术后癫痫发作显著减少，而胼胝体前部切开术患者这一比例只有58.6%，然而，胼胝体前部切开引发术后短

暂失联综合征（transient disconnection syndrome）比胼胝体全切开术显著降低（0 vs 12.5%）。

7. 多处软脑膜下横切术（multiple subpial transection，MST）　Morrell（1969）报道该手术治疗局灶性癫痫。癫痫放电扩散需大量皮质神经元横向纤维才能完成，脑皮质功能依赖于柱形单位的垂直纤维即皮质垂直功能柱。动物实验证实，只切断皮质内水平连接纤维而不损伤垂直柱结构，不会导致严重的功能缺失；在皮质间隔5mm切断部分横行连接纤维，可阻断细胞同步放电，抑制癫痫放电传播。MST适于难治性局灶性致痫灶位于主要皮质功能区，诸如中央区、Broca区、Wernicke区、角回及缘上回等不能进行皮质致痫灶切除时。其不足是仅适用于可显露的脑凸面致痫灶的处理，由于脑沟限制只能做脑回上横切，难以处理脑沟内部及脑深部致痫灶。一项针对接受MST的功能区癫痫患者≥5年随访研究显示，50%和25%的患者达到Engel Ⅰ级和Ⅱ级，并发症也相对较少（Finet et al，2019）。

8. 射频毁损术破坏脑深部致痫灶，或阻断癫痫发作传播通路达到治疗目的，适用于不能行致痫灶切除或致痫灶相对局限可能通过射频毁损控制发作的难治性癫痫患者。选择的靶点既可以是局限性皮质发育不良组织，也可以为杏仁核、海马、Fore-H区、丘脑等核团，也包括内囊前肢、扣带回、海马穹隆、胼胝体等纤维束。杏仁核毁损术和Fore-H区毁损术效果较肯定，杏仁核毁损术主要治疗癫痫伴精神症状如攻击行为患者，减轻攻击性行为和癫痫发作；Fore-H区毁损对一些全面性癫痫发作患者有效。综合文献中750例立体定向治疗和随访3～5年的报道，30%的患者癫痫发作消失，40%改善，30%无效。值得说明的是，除传统的借助立体定向仪进行脑组织射频毁损外，近年来SEEG技术的推广促进了SEEG引导下致痫灶射频毁损术的兴起。该技术集合了SEEG精准定位、微创射频毁损等优势，避免了开颅致痫灶切除术，特别为致痫灶相对局限的患者提供了有效的治疗手段（图3-11-47）。

Bourdillon综述了SEEG引导下致痫灶射频毁损术的适应证、方法、疗效及安全性。适应证包括：①病灶相对局限，例如脑室旁结节性异位的病例；②不适合致痫灶切除的病例，因病变过深或癫痫发作网络极广；③预测致痫灶切除术后疗效的病例（Bourdillon et al，2019）。

9. 激光间质热疗（laser interstitial thermal therapy，LiTT）　在磁共振引导下，LiTT是射频毁损之外另一项近年兴起的癫痫微创治疗。它在立体定向下，通过窄套管达到靶点致痫灶脑组织进行加温毁损，医生可实时监控被毁损组织的局部温度，避免对周围组织损伤。LiTT具

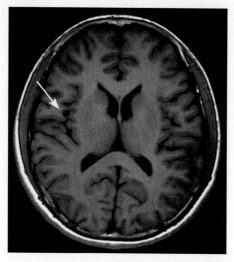

图 3-11-47　SEEG 引导下右侧岛叶致痫灶射频毁损术后 5 个月脑 MRI,箭头所指处为射频毁损灶

男性患儿 14 岁,发作性左侧肢体抽搐 5 年,发作前有明确先兆,称左半身发凉。服用丙戊酸钠和奥卡西平,平均每天仍有 1~2 次发作。依据术前评估(无创检查及 SEEG 资料)结果,行 SEEG 引导下右侧岛叶致痫灶射频毁损术,术后 1 年半内未出现癫痫发作

有创伤小、并发症少、住院时间短等优势,可实现对脑深部组织,诸如海马、杏仁核、局灶性皮质发育不良,以及下丘脑错构瘤等的精准毁损(Pince et al,2017)。

10. 癫痫立体定向放射治疗　γ 刀、X 刀治疗癫痫机制尚不明确。Schröttnerd 等 1998 年报道 γ 刀治疗 26 例肿瘤继发癫痫患者,照射剂量为 10Gy,随访平均 6.9 年,其中 24 例癫痫发作完全消失或极少发作(Engel Ⅰ 级或 Ⅱ 级)。Lindquist 等(1993)报道 59 例伴癫痫发作的动静脉畸形(AVM)患者,经 γ 刀治疗后 11 例癫痫发作完全缓解,不需服抗癫痫药,41 例持续用药下发作完全缓解,尤其 3 例治疗后 AVM 仍然存在的患者,癫痫发作完全消失。癫痫的立体定向放射治疗的临床应用仍需考虑进一步研究。

11. 神经调控术(neuromodulation)　神经调控术是难治性癫痫,特别是无法或不愿意接受致痫灶切除术患者的重要选择。神经调控术包括多种形式,如迷走神经刺激术(vagus nerve stimulation,VNS)、慢性小脑刺激术(chronic cerebellar stimulation)、脑深部电刺激术(deep brain stimulation,DBS)、反馈式神经刺激(responsive nerve stimulation,RNS)等。相关内容请参考本章相关内容。

【癫痫术后疗效评估】

1. Engel 标准(Engel 1993)　见表 3-11-32。

2. 谭启富(2012)的评估标准(表 3-11-33)

表 3-11-32　癫痫术后效果的评估 Engel 标准（1993）标准

结果分类	定义
Ⅰ	无致残性癫痫发作,除外术后早期数周内的发作
Ⅰ A	手术后癫痫发作完全消失
Ⅰ B	手术后仅有非致残性简单部分发作
Ⅰ C	手术后有些致残性癫痫发作,但发作消失至少 2 年
Ⅰ D	仅在撤除抗癫痫药时有全面性惊厥发作
Ⅱ	致残性癫痫发作极少或接近无发作(每年不超过 2 次)
Ⅱ A	最初致残性癫痫发作消失,但现在癫痫发作极少
Ⅱ B	手术后致残性癫痫发作极少
Ⅱ C	手术后有些致残性癫痫发作,但癫痫发作极少至少已 2 年
Ⅱ D	仅夜间癫痫发作
Ⅲ	明显改善 *
Ⅲ A	癫痫发作明显减少
Ⅲ B	长期的癫痫发作消失,间歇期长于随访期一半,但不小于 2 年
Ⅳ	改善不明显
Ⅳ A	癫痫发作明显减少
Ⅳ B	无明显改变
Ⅳ C	癫痫发作加重

注:* 确定"明显改善"还需要结合其他信息,诸如癫痫发作减少百分比、认知功能和生活质量等的定量分析。

表 3-11-33　谭启富的评估标准

结果分类	定义
满意	癫痫发作完全消失(100%),除外术后早期的几次癫痫发作,或每年偶尔有 1~2 次发作
显著改善	癫痫发作减少>75%
良好	癫痫发作减少>50%
效果差	癫痫发作减少 25%~50%
无改善	

3. 2001 年国际抗癫痫联盟新提出的癫痫术后发作评估标准(Wieser,2001)(表 3-11-34)。

表 3-11-34　2001 年国际抗癫痫联盟新提出的癫痫术后发作评估标准

结果分类	定义
1	发作完全消失,无先兆
2	仅有先兆,无其他发作
3	每年 1~3 个发作日,伴或不伴有先兆
4	每年 4 个发作日到与基线相比发作日减少 50%,伴或不伴有先兆
5	与基线相比,发作日减少不到 50%,伴或不伴有先兆
6	与基线相比,发作日增加 100% 以上,伴或不伴有先兆

【癫痫术后抗癫痫药物应用】

术后合理应用抗癫痫药是良好手术效果的必要保证。多数报告支持术后继续应用抗癫痫药,即使发作消失一般也主张至少维持用药 2~3 年甚至更长,国内的研讨已形成共识(中国抗癫痫协会专家组,2010)。术后需要定期复查脑电图、并根据用药和发作情况检查抗癫痫药浓度、血常规、肝肾功能等。仍有发作者,需进一步调整药物治疗,有的病例可考虑再次手术。确实无发作、复查结果也正常,可在专家的指导下逐步减量或停用抗癫痫药。

第十五节　神经调控治疗

（遇涛）

神经调控疗法(neuromodulation therapy)是一种生物医学工程技术,世界神经调控学会将神经调控治疗定义为,利用植入性或非植入性技术,采用电刺激或药物手段改变中枢神经、外周神经或自主神经系统活性,从而来改善患者的症状,提高生命质量。

尽管服用各种抗癫痫药物,仍有至少 30% 的患者不能有效控制癫痫发作,属于药物难治性癫痫。有些患者选择适当的外科切除手术是有效的,但也有不适合切除手术或手术失败的患者,神经调控治疗正是适应临床需求应运而生的。神经调控治疗癫痫最常应用植入性电刺激术,包括迷走神经电刺激、脑深部电刺激和反应性神经刺激;非侵袭性调控包括经颅磁刺激和直流电刺激等。本节对目前临床应用的治疗难治性癫痫的神经调控方法进行简要介绍。

【发展史】

现代神经调控技术的应用开始于 20 世纪 60 年代,当时 Melzack 和 Wall 提出疼痛闸门控制理论,之后脊髓刺激(spinal cord stimulation,SCS)就逐步被用于治疗慢性难治性疼痛,后来又相继出现了脑深部电刺激(deep brain stimulation,DBS)、周围神经刺激(peripheral nerve stimulation,PNS)、迷走神经刺激(vagus nerve stimulation,VNS),以及脑皮质刺激(cerebral stimulation,CS)等技术,神经调控的概念也逐渐建立并完善起来。神经调控已被应用于诸如帕金森病、癫痫、精神性疾病、疼痛、肠激综合征、周围神经血管病、心绞痛等疾病的治疗。神经调控技术发展迅速,涉及医学和生物技术等多学科领域,它不仅为患者提供了治疗的新选择,也促进了多学科领域专家的合作研究。在我国,北京天坛医院于 1998 年首次采用 DBS 治疗帕金森病,随后国内陆续开展了 SCS、CS 治疗疼痛,VNS、DBS 治疗癫痫等神经调控治疗。神经调控技术实用性强,应用前景广阔。

【种类和临床应用】

1. 迷走神经刺激(vagus nerve stimulation,VNS)　目前 VNS 的作用机制仍不完全清楚,在迷走神经的上行传导通路中,孤束核被认为与 VNS 的作用机制有密切关系。孤束核为延髓背侧内脏初级传入纤维的中继核团,与脑内的很多核团和区域有着密切的纤维联系。孤束核接受广泛的躯体和内脏感觉投射,以及大脑其他部位的广泛投射,在内部完成大量信息的处理后,发出运动和自主神经传出纤维,投射到臂旁核、蓝斑核等结构,对大脑产生弥散性影响,使痫性发作的阈值增高,从而减少发作。此外,VNS 还通过增加脑内抑制性递质,减少兴奋性递质的浓度,减少癫痫发作。

迷走神经刺激器是 1997 年美国 FDA 批准治疗难治性癫痫的首个植入性装置,目前已经被应用于治疗局灶性癫痫、全面性癫痫及症状性癫痫综合征等(图 3-11-48)。虽然最初 VNS 多用来治疗年龄大于 12 岁的患者,但由于其显著的疗效和良好的耐受性,也越来越多地被应用于小于 12 岁的儿童。相对于抗癫痫药物和切除手术,VNS 的并发症很少并且对儿童神经发育的影响也较轻。在难治性癫痫的早期使用 VNS 治疗,对儿童未来的生活质量和认知能力改善可能有帮助。需要注意的是,具有心律失常、心脏传导功能异常、吞咽困难、呼吸困难等情况的患者,避免应用 VNS 治疗。

来自迷走神经刺激试验的数据表明大约 30% 的患者癫痫发作频率少>75%,约有超过 50% 的患者癫痫发作频率减少>50%,而且患者的发作程度也常常有所减轻,术后生活质量有明显的提高。治疗效果还可能随刺激时间

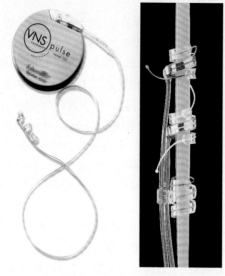

图 3-11-48 显示迷走神经刺激装置及其电极缠绕于迷走神经的效果图

的逐年延长,有进一步的提高。Elliott 等报告了一组 436 例患者的随访结果,显示患者术后达到 Engle Ⅰ 级的 7.5%,Ⅱ 级 13.0%,Ⅲ级 43.3%;而随访>10 年的 65 例患者中,Engle Ⅰ 级的高达 24.5%,Ⅱ 级 15.6%,Ⅲ 级 46.2%,疗效随时间延长进一步提高(Elliott R et al, 2017)。

VNS 常见的副作用和不良反应一般轻微(常见于高强度刺激),包括声音改变或嘶哑、咽喉疼痛、咳嗽、呼吸困难、感觉异常、头痛等,少数患者可有消化不良、恶心呕吐、耳鸣、呃逆等,随着时间的推移,患者可以逐渐适应。如果发生不良反应,一般通过减低输出电流和/或脉宽可以得到缓解,刺激伴随的心动徐缓、永久性声带麻痹和吞咽困难的发生率不到 1%。

VNS 刺激常用的刺激参数范围:频率 20~30Hz,脉宽 250~500μs,刺激时间 30s,间歇时间 3~5 分钟,脉冲发生器输出电流从 0.25mA 逐渐调整至 1.0~2.0mA,但不超过 3.0mA。当患者感觉到有先兆发作或发作频繁时,还可以立即启用磁铁(体外调控装置)刺激,有可能及时终止发作。在一定的范围内,不同的患者对不同组合的参数反应不同,调式的医生需要尽可能寻找最佳参数,已获得最大的疗效,最小的副作用。目前最新型的 106 型 VNS(发作感应型)装置的特点是当患者癫痫发作伴有心率增加甚至心动过速时,具有自动刺激的功能。

2. 脑深部电刺激(deep brain stimulation,DBS) DBS 在运动障碍病的治疗上取得了成功,其安全性和有效性得到了广泛认可。由于它具有可调节和可逆性的优点,采用该方法治疗的疾病谱正在扩大。近几十年来,脑深部刺激术在难治性癫痫治疗领域取得了重要进展,研究人员对尾状核、中央中核、丘脑前核、下丘脑后部、丘脑底核、海马-杏仁核等核团进行了临床研究和探索,其中丘脑前核(anterior nucleus of thalamus,ANT)DBS 治疗癫痫已经在多个国家通过认证,成为临床治疗手段。

尽管 DBS 在临床应用越来越多,但其控制癫痫电活动的机制仍然不十分清楚,以往的研究主要是基于动物实验。一般认为 DBS 控制癫痫存在两种机制:一是电刺激导致抑制性神经递质的选择性释放;二是电刺激直接阻碍神经元活性或通过产生的钠通道失活,使得电极附近的神经元失活。研究显示,在皮质-皮质下网络水平,一些涉及皮质和基底节区结构的通路在抑制癫痫放电中发挥作用。因此,电刺激这些网络结构中的某一个解剖中继站,可以看作是一种远程控制癫痫产生和传播的方法。与之相对应的是直接刺激癫痫灶,被看作是直接调控,例如后面介绍的 RNS 系统。

(1)丘脑前核电刺激:以往对 ANT 电刺激控制癫痫发作的机制研究多集中于动物实验。2018 年首都医科大学宣武医院遇涛等报告的临床研究显示:对于海马起源的癫痫发作患者,ANT 的高频刺激导致癫痫源区海马的神经元活动及癫痫性电活动立即减弱并去同步化。而且,对 ANT 进行电刺激时,海马显示出频率依赖性的刺激效果,即低频刺激导致海马神经元活动的同步性增加,而高于 45Hz 的频率刺激则导致海马神经元活动显著的去同步化现象,这种去同步化很可能抑制海马起源的癫痫发作。此外,高频刺激 ANT 也导致了大尺度的皮质网络联结程度降低,这可能也与抑制癫痫发作有一定关系(Tao et al,2018)。

目前丘脑前核 DBS 已作为临床治疗手段应用于难治性癫痫患者的治疗,因此在本节重点讨论。在 20 世纪 80 年代,Cooper 和 Upton 开始采用 ANT DBS 治疗药物难治性癫痫,以后陆续有临床观察报告。但病例数均较少,多数在 5 例以内,但均显示出有效控制部分患者的癫痫发作。2010 年 Epilepsia 发表了里程碑式的文献,即 Fisher 等组织的一项多中心随机对照(SANTE)研究,该研究开始于 2003 年,包含美国和加拿大 17 个癫痫中心,2 年随访了 110 例病例,结果显示 ANT 高频刺激使 110 例患者发作频率减少 41%~56%,在双盲阶段,刺激组对复杂部分性发作的改善为 36%,对照组为 12%。揭盲阶段的随访显示,术后 13 个月时发作平均减少 44%,25 个月时减少 57%(Fisher et al,2010)。该研究中发现颞叶起源的效果更好,而弥漫性,或额、顶、枕叶起源的癫痫效果次之。这项研究证实双侧 ANT 电刺激对癫痫发作的控制有稳定的疗效,这也是迄今为止进行的一项最大规模的 DBS 治疗癫痫的研究。随后,该研究的 5 年随访显示,癫痫发作的获益可持续 5 年以上,第五年时发作平均减少达 69%,疗效进一步提高(Salanova et al,2015)。

SANTE 研究之后,又陆续有不同中心的病例报告,均显示治疗有效。宣武医院北京功能神经外科研究所采用 ANT-DBS 治疗的一组 19 例随访 1 年以上的难治性癫痫患者,其中 12 例(63%)的患者发作减少>50%。随着影像重建技术的进步,有研究分析 ANT-DBS 患者临床疗效与刺激靶点之间的关系。Lehtimaki 等的研究分析了 15 例癫痫患者的 30 侧 ANT 电极的最佳位置,通过比较不同疗效患者的触点坐标,结果显示位于 ANT 前上部的触点抗癫痫作用最大(Lehtimaki et al,2016)。加拿大的研究组也得出类似的结论,其报道 4 个触点中靠上的触点显示出更好的临床疗效(Krishna,2016)。加拿大的研究组还分析了 ANT-DBS 术后发作控制的模式,16 例患者中有 9 名患者的微毁损作用达 2~4 个月,持续最长的一名患者达 3 年,11 例患者发作减少>50%(Krishna et al,2016)。图 3-11-49 示一例行双侧 ANT-DBS 的患者术后影像。

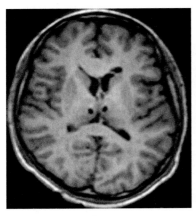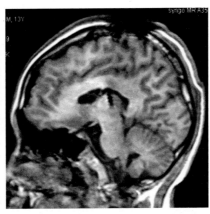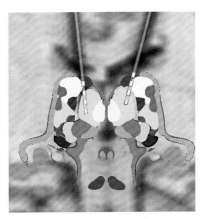

图 3-11-49　一例行双侧 ANT-DBS 的患者术后影像

患者术前主要表现两种发作形式,一为不对称姿势性强直,每日 1~4 次;另一为复杂部分性发作伴恐惧症状,每日 3~10 次。术后发作消失,随访 6 年,疗效稳定

(2)海马-杏仁核电刺激:慢性海马-杏仁核电刺激是另一项很有特点的治疗方法。颞叶内侧结构可能既是产生发作的脑区,也是癫痫网络中的重要结构。海马-杏仁核 DBS 一方面通过抑制电极邻近的神经元,调控引发发作的脑区的活性;另一方面,DBS 作用于这个连接几个脑区的神经投射网络,产生调控作用。

Velasco 等的研究组共纳入了 9 例患者进行慢性海马电刺激的双盲对照研究,随访时间为 18 个月至 7 年不等,5 例 MRI 正常的患者发作减少达 95%,而 4 例有海马硬化的患者发作减少 50%~70%(Velasco et al,2007)。2007 年比利时的研究组对 13 例患者进行了单侧或双侧的海马电刺激,随访时间超过 12 个月的 10 例患者中,5 例发作减少>50%,1 例无发作达 2 年,1 例仅夜间发作,2 例发作减少<25%,1 例发作频率无改变(Boon et al,2007)。Vonck 等发表了其研究组更新的数据,11 例患者平均随访 8.5 年,6 例患者发作减少>90%,其中 3 例超过 3 年无发作,3 例发作减少 40%~70%,2 例发作减少<30%,5 例中的 3 例在更换为双侧刺激后发作进一步减少(Vonck et al,2013)。瑞士的研究人员对 8 例颞叶内侧癫痫行海马 DBS,2 例合并海马硬化的患者发作减少 65%~75%;6 例 MR 正常的患者中,2 例无发作,其中之一并未

开机,另 2 例发作减少 65%~70%,其余 2 例发作无明显变化(Boex et al,2011)。首都医科大学宣武医院遇涛等也报告了单侧海马-杏仁核电刺激的典型有效病例。一例难治性癫痫患者,发作间期和发作期 EEG 及症状学表现均证实为左颞致痫灶,但患者右侧额颞区脑外伤术后形成软化灶,考虑到行传统的左前颞叶切除手术后,患者对侧脑区难以有效代偿左颞的功能,可能会导致严重的认知功能障碍,因此为患者进行了左侧海马-杏仁核 DBS 手术,术后癫痫发作减少>80%,且发作持续时间和严重程度明显减轻,未出现继发全面强直阵挛发作,目前已随访 7 年(遇涛等,2013)(图 3-11-50)。

3. 反应性神经刺激(responsive nerve stimulation, RNS) 是一种很有创造性的思路,在发现癫痫发作前或电发作时期的神经电生理改变时,可以触发刺激来抑制发作的传播扩散,对于那些癫痫灶定位明确的患者而言是一项新的选择。

Neurology 在 2011 年发表关于 RNS 的临床对照研究,入选病例 191 例部分性发作患者,盲期 3 个月,结果显示治疗组发作减少 38%,对照组减少 17%,差异具有显著性。在随后的长期随访中,3~6 年内患者癫痫发作频率减少 48%~66%。此后更长的随访显示,持续>3 个月

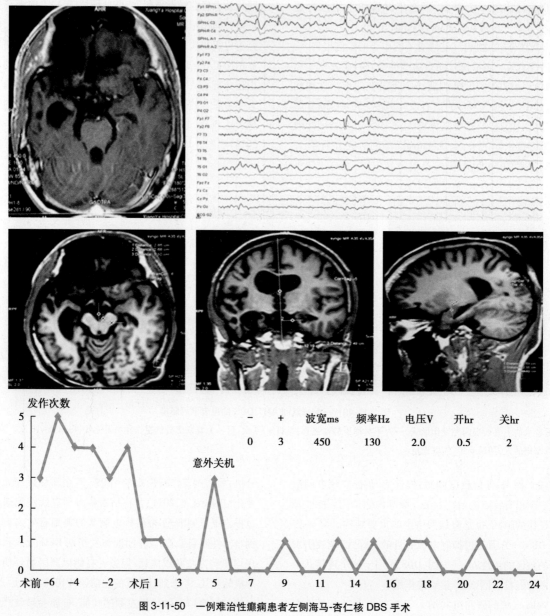

图 3-11-50 一例难治性癫痫患者左侧海马-杏仁核 DBS 手术

术前 6 个月及术后 2 年内的发作情况和刺激参数,其中术后第 5 个月时出现 3 次发作,来院复诊显示 DBS 被意外关机,重新开机后发作控制稳定

无癫痫发作的患者占 37%,持续>6 个月无癫痫发作的占 23%,持续>1 年无癫痫发作的占 13%,临床证实安全有效,已被一些国家批准用于临床。但是,RNS 治疗难治性癫痫仍然面临一些明显的挑战,例如实时脑电图检测判断发作性改变的准确性、终止发作的成功率、电刺激终止癫痫发作的原理、相比于切除性手术的优缺点等等。但是,不可否认的是,RNS 所代表的闭环神经调控是一项值得期待的治疗方法,是神经调控治疗的努力方向,RNS 与 DBS 相结合或反应性 DBS 都可能进一步提高癫痫调控治疗的效果。

4. 经颅磁刺激(transcranial magnetic stimulation, TMS) 是通过应用一个快速周期性变化的磁场刺激大脑皮质某一区域,通过单次脉冲或成对脉冲系列,或通过重复经颅磁刺激(rTMS)完成。rTMS 过程中规律重复性的磁脉冲在几秒之内被发送到头皮位点,在非常短的时间内产生了一个通过头皮线圈的强大电流。这一迅速改变的电流形成了一个强大的局部磁场,不受头皮和颅骨干扰,可通过线圈聚焦到皮质感兴趣的区域。商用的经颅磁刺激线圈表面产生 1.5~2.5 特斯拉磁场,能够激活在头皮下深度为 1.5~2.0cm 的皮质神经元。rTMS 具有刺激频率和强度依赖的兴奋性和抑制性双重作用,总的来说,低频刺激(1Hz 以下)导致皮质兴奋性降低,高频刺激(2~20Hz)主要对皮质产生异化效应。因此,低频

rTMS 产生对皮质兴奋性的抑制作用,有可能缓解癫痫发作。

一些临床研究初步证实了低频 rTMS 控制癫痫的作用。Hsu 等对 11 篇低频 rTMS 治疗癫痫的文献进行 meta 分析,结果显示 rTMS 对于减少癫痫发作频率的效果肯定,提示其可以作为一种可行的治疗手段(Hsu et al, 2011)。通过 1~2 周的刺激,可以获得 2~4 周以上的抗癫痫效果,对于新皮质癫痫和局灶性皮质发育不良所致癫痫可能比其他类型效果更好。但是,也有一些研究的结果并不一致,仍然需要进行进一步的随机双盲对照试验,对更大样本的癫痫患者进行临床验证,以证实其临床疗效与最优的刺激方案。

综上所述,神经调控治疗,尤其是植入性的神经调控,是癫痫治疗的一个重要发展方向,一些面临的问题正在被逐步解决。例如,植入性刺激疗法的很大顾虑来自刺激器的电池电量有限,而可体外充电电池的应用打消了这些顾虑。临床可用的新植入设备为临床研究提供了新的研究方向,比如带有脑电图记录功能的 DBS、RNS 设备。DBS 治疗的最佳刺激靶点以及刺激参数仍需不断的探索、验证。由于癫痫患者组成的复杂性,更有针对性地选择不同位置起源,不同发作特点的癫痫患者,选择相应的神经调控设备,制定个体化的程控模式和参数,将有希望获得更佳的临床效果。充分收集、研究现有的调控效果良好的患者的临床特征,可能有助于进一步认识该手术的功效与适应证选择。个体化的闭合回路刺激是神经调控治疗的发作方向,将使更多难治性癫痫患者受益。

第十六节　癫痫共患病

（周东）

癫痫是一种脑部疾患,特点是持续存在能产生癫痫发作的易感性,并出现相应的神经生物学、认知、心理学以及社会等方面的后果(Fisher et al,2005)。癫痫患者除了癫痫发作以外,还存在精神,心理,认知等各个方面的问题,这就产生了癫痫共患的概念:癫痫患者同时患有非因果关联的两种及以上疾病,分别达到各疾病诊断标准就可以定义为癫痫共患病。2017 年 ILAE 新的癫痫分类标准也强调共患病的概念(Scheffer et al,2017)。癫痫共同患病率远高于一般人群,高达 63.4%。反之,癫痫共患病也是癫痫发作的危险因素,有研究发现癫痫共患病会使癫痫发作的风险增加高达 10 倍,从而也提示癫痫和共患病之间可能存在共同的生理病理机制。

癫痫共患病分为精神类疾病和非精神类疾病。精神类疾病以抑郁和焦虑最为常见,其次认知障碍

11.6%,病耻感(stigma)26.6%。其他精神类共病包括精神障碍 6%~10%、注意缺陷多动障碍(ADHD)。非精神类疾病包括内分泌系统、呼吸系统、心血管系统等多种疾病。系统性疾病常常造成癫痫患者通气不足、呼吸暂停和心血管急性事件等,甚至和癫痫猝死有关,危害极大。

一、精神类共患病

（一）癫痫伴焦虑

美国一项研究使用焦虑抑郁量表发现癫痫患者伴焦虑的比例为 20.5%;同年,加拿大研究使用 DSM-IV 诊断标准发现癫痫伴焦虑终身患病率为 22.8%。成人癫痫患者焦虑的患病率为 11.0%~39.4%。英国一项基于社区的研究发现癫痫伴广泛性焦虑障碍的患病率为 12.5%,是普通人群的 2.6 倍。2017 年一项荟萃分析显示癫痫伴焦虑的总患病率为 20.2%。我国一家三甲医院的横断面研究通过记录癫痫患者主诉或调阅既往患者病史资料发现,癫痫患者有焦虑症状的比例为 2.8%。癫痫患者伴发焦虑会导致自杀率增加。丹麦的一项研究指出癫痫伴焦虑患者的自杀率是无精神疾病及癫痫对照人群的 11.4 倍。也有其他研究指出癫痫伴焦虑患者的自杀率是癫痫不伴随焦虑的 3.6 倍。

除了焦虑对患者的情绪的影响,还可能造成癫痫发作难以控制。新诊断的癫痫患者伴发焦虑障碍是发展为难治性癫痫的高危因素。此外,术前伴焦虑的癫痫患者接受颞叶切除术后预后较差。颞叶癫痫的发作间期焦虑较癫痫发作对生活质量影响更大。

【发病机制】

癫痫伴发焦虑的具体机制尚不明确。研究最多的假说有两个:①惊恐环路活化是癫痫患者伴焦虑障碍的一种主要假说。这个假说包含了杏仁核和海马相关的结构解剖机构,提出了惊恐环路的活化可以导致杏仁核神经元过度放电传播到下丘脑与中脑导水管周围灰质,引起恐惧体验、自主神经与内分泌反应及逃避行为,而海马神经元兴奋后,就可以引起惊恐重现。②神经递质研究提出颞叶内侧癫痫患者大脑中 5-HT 受体减少,伴惊恐障碍的患者还发现了脑内 GABA 受体减少。

【临床表现】

癫痫伴焦虑可表现为多种形式,以惊恐障碍、广泛性焦虑障碍及社交恐惧最为常见。根据焦虑发生时间和癫痫发作的关系,可以分为癫痫发作间期、发作前、发作中和发作后焦虑障碍:发作间期焦虑往往与癫痫发作无关,症状最容易被发现,临床表现也呈多样性。发作前焦虑常常表现为广泛性焦虑障碍,焦虑症状常出现于癫痫发作前的数小时至数天,随着发作逐渐临近,焦虑的程度越

来越重。发作中的焦虑实际为癫痫的发作期症状,可表现为惊恐发作(单纯部分性发作)或复杂部分性发作的先兆。发作后焦虑在癫痫发作之后即出现,并可以持续存在至癫痫发作后数天。

【筛查方法】

癫痫患者首发癫痫时就该对精神疾病进行筛查,并且需要排除抗癫痫药物(anti-epileptic drugs,AEDs)引起的焦虑症状。国际抗癫痫联盟推荐广泛性焦虑障碍量表(Generalized Anxiety Disorder-7,GAD-7)作为癫痫伴广泛性焦虑障碍的初筛量表(表 3-11-35)。国内研究也证实 GAD-7 得分>6 则可以提示癫痫患者伴有广泛性焦虑障碍(特异度 91%,敏感度 94%)(Tong et al,2016)。

表 3-11-35　广泛性焦虑障碍自评量表

在过去的 2 周内,有多少时候您受到以下任何问题困扰(在您的选择下画"√")	几乎每天	一半以上的日子	几天	完全不会
1. 感觉紧张、焦虑或急切	3分	2分	1分	0分
2. 不能够停止或控制担忧	3分	2分	1分	0分
3. 对各种各样的事情担忧过多	3分	2分	1分	0分
4. 很难放松下来	3分	2分	1分	0分
5. 由于不安而无法静坐	3分	2分	1分	0分
6. 变得容易烦躁或急躁	3分	2分	1分	0分
7. 感到似乎将有可怕的事情发生而害怕	3分	2分	1分	0分
总分				

其他量表如汉密尔顿焦虑量表(Hamilton Anxiety Scale,HAMA)、焦虑自评量表(Self-Rating Anxiety Scale,SAS),综合性医院焦虑抑郁量表(Hospital Anxiety and Depression Scale,HADS)都可以用于焦虑的筛查和评估,但焦虑的最终诊断仍需要参考专科诊断标准。

(二)癫痫伴抑郁症

抑郁症也是癫痫最常见的精神共病之一。抑郁在癫痫患者中的总体患病率为 20%~55%。与一般人群相比,难治性癫痫患者出现抑郁症的概率高出 3~10 倍。癫痫的临床特征和神经化学或损伤机制,精神类疾病家族史,癫痫控制不佳,接受了手术等都可以是癫痫伴发抑郁的预测因素。

癫痫伴抑郁会产生一系列不良后果,包括生活质量下降、药物依从性降低、治疗结果较差、医疗资源过度使用、认知功能障碍及其他慢性疾病和自杀风险增加。癫痫患者有自杀意念的比率高达 10%。最近提出了自杀与癫痫之间的双向关系,在明确诊断癫痫之前,患者自杀观念的风险增加了近 3 倍;在诊断癫痫后,复发的自杀观念的风险又增加了近 2 倍。

【发病机制】

1. 解剖结构异常　抑郁症患者的前额叶、海马、基底节等结构存在异常,其中海马体积减小是原发性抑郁患者中是最常见的异常表现之一,体积减小的程度取决于抑郁症的总持续时间。由于颞叶癫痫常见的病因是海马硬化,因此颞叶癫痫患者更易于产生抑郁症状,而且海马萎缩程度越明显,其抑郁程度越严重。

2. 神经递质功能异常　有研究发现存在于抑郁症和癫痫患者脑内的 5-HT、去甲肾上腺素和多巴胺均减少。在癫痫动物模型中也发现下丘脑-垂体-肾上腺轴的失调,以及海马 5-HT 传递异常。而 5-HT 和去甲肾上腺素能神经递质功能下降是抑郁症状产生的机制之一。PET 研究发现颞叶癫痫患者多个脑区,包括海马、杏仁核、前扣带回、岛叶、中缝核及丘脑中 5-HT 受体减少。

3. 炎性因子异常　海马区域 IL-1β 信号增强可能是颞叶癫痫抑郁产生机制因素之一。此外,其他促炎症细胞因子(IL-2,IL-6,IFN-γ)和肿瘤坏死因子也是抑郁症的发病机制之一。

【临床表现】

癫痫患者的抑郁障碍同一般抑郁患者类似,其中易怒情绪和绝望是最常见的症状。同时也可以表现出明显的低落,悲观,缺乏愉快感、兴趣减退,记忆力下降,注意力障碍。部分患者有自我评价降低,产生无用、无望、无助和无价值感,同时表现出自责自罪。反应迟钝,主动言语减少,不愿与人交流也是明显的症状,严重者可以发展为不语、不动、不食的"木僵状态"。躯体症状也不少见,其中以睡眠障碍多见,也可以合并乏力,食欲减退、全身游走性的疼痛,性欲减退等多种症状。

【筛查方法】

癫痫伴抑郁的筛查可采用 NDDI-E（the neurological disorders depression inventory for epilepsy，NDDI-E），汉密尔顿抑郁量表（hamilton depression scale，HAMD），抑郁自评量表（self-rating depression scale，SDS），Beck 抑郁自评量表和简明国际神经精神访谈（mini international neuropsychiatric interview，Mini-Plus）。

NDDI-E 量表（表 3-11-36）是一个简单、准确性高的量表，但不适用于文化低及文盲的患者。易于在门诊进行癫痫合并重度抑郁发作的筛查。中文版 NDDI-E 最终将分值>12 定为筛选癫痫伴抑郁的分界值，（特异度 79.9%，敏感度 92.6%）。癫痫患者发作频率越高，NDDI-E 量表分值越高，越容易合并重度抑郁发作。

表 3-11-36　NDDI-E 中文版

项目（在您的选择下画"√"）	总是/经常	有时	很少	从不
1. 每件事情都很困难	3分	2分	1分	0分
2. 我什么事情都做不好	3分	2分	1分	0分
3. 有负罪感	3分	2分	1分	0分
4. 我死了比活着更好	3分	2分	1分	0分
5. 感到灰心丧气	3分	2分	1分	0分
6. 很难找到生活中的乐趣	3分	2分	1分	0分
总分				

【癫痫伴焦虑和抑郁治疗】

1. 治疗原则　全面评估治疗的必要性、安全性和可行性，针对不同病因个体化治疗，根据癫痫发作情况、AEDs 的影响、焦虑原因、严重程度以及抗焦虑药物治疗的耐受性、依从性及安全性等多个方面，决定治疗方式。

2. 治疗策略

（1）优先选择同时具有稳定情绪、抗焦虑作用的 AEDs。

（2）轻度的情绪障碍，或者存在明显的心理社会因素，药物治疗依从性差，或不适宜药物治疗时可首选心理治疗。

（3）儿童、青少年、孕妇、哺乳期或计划妊娠者也优先考虑心理治疗。

（4）焦虑或抑郁症状严重的儿童和青少年，或者心理治疗不佳时，推荐 5-羟色胺再摄取抑制剂（selective serotonin reuptake inhibitor，SSRIs）为首选药物：氟西汀、舍曲林和氟伏沙明已被 FDA 批准应用于儿童情绪障碍的治疗。

（5）病程长，症状重，躯体症状明显，情绪波动显著，既往有药物滥用和精神障碍病史的患者，优先考虑药物治疗，药物加心理治疗的联合也是有效的治疗方式。

（6）心理治疗时应注意，如果治疗 6 周症状无改善或治疗 12 周症状缓解不彻底，则需考虑换用或联用药物治疗。

（7）当患者出现抗焦虑抑郁药物治疗依从性差，两种不同抗焦虑抑郁药足量治疗失败，自杀风险增高、怀疑双向情感障碍时应向精神科转诊。

3. 抗焦虑抑郁药物选择　目前缺乏药物治疗癫痫伴情绪障碍的临床试验证据，但总体来说抗焦虑抑郁药物治疗癫痫伴焦虑抑郁的疗效与治疗单纯情绪障碍的疗效相似。

（1）首选 SSRIs 和 5-羟色胺-去甲肾上腺素再摄取抑制剂（serotonin-norepinephrine reuptake inhibitors，SNRIs），一般从小剂量开始，推荐初始剂量为药物推荐起始剂量的 1/4~1/2。治疗时，需要注意抗焦虑抑郁药副作用与 AEDs 副作用的叠加作用和与 AEDs 的相互作用。

（2）认知行为治疗（cognitive behavior therapy，CBT）、精神动力学治疗（psychodynamic therapy，PDT）、人际关系治疗（interpersonal relationship therapy，IPT）都可以作为对癫痫伴焦虑抑郁患者的系统性心理治疗。荟萃分析研究推荐焦虑患者首选的心理治疗方法是 CBT。

（3）抗焦虑药物治疗急性期疗程为 6~8 周，巩固期应该维持有效药物剂量，酌情持续 4~6 个月。

4. AEDs 的选择　AEDs 有影响情绪的可能，例如托吡酯（topiramate，TPM）、左乙拉西坦（levetiracetam，LEV）会引发焦虑情绪，引起躁动，选择使用时要根据患者具体情况；丙戊酸（valproic acid，VPA）、拉莫三嗪（lamotrigine，LTG），奥卡西平（oxcarbazepine，OXC）有稳定情绪的作用，对双向情感障碍，焦虑症状都能进行治疗。在减停这些抗癫痫药物时会诱发焦虑情绪；初始使用苯巴比妥（phenobarbital，PB）、TPM、噻加宾（tiagabine，TGB）和氨己烯酸（vigabatrin，VGB）控制癫痫时，可能有产生急性抑郁的风险，选择该类药物治疗时需谨慎。

（三）注意缺陷多动障碍

约 33% 的癫痫患儿表现出注意缺陷多动障碍（attention deficit hyperactivity disorder，ADHD）。多数的研究表明，较正常学龄儿童（5%患多动症），14%~40% 的癫痫儿童中存在多动症状；癫痫伴 ADHD 无明显的性别差异。研究同时指出，患儿的神经功能障碍或癫痫发作情况可能导致 ADHD 发生风险增加。

癫痫并发 ADHD 的机制并不清楚，患者的病理生理基础、遗传倾向，去甲肾上腺素能系统失调，癫痫的慢性影响、AEDs 的不良作用以及癫痫发作所引起的情绪障碍等心理因素都是可能的原因。

【临床表现】

ADHD 多发生于低龄儿童。特点是注意力缺陷和多动症状单独存在或并存，表现为与年龄和发育水平不相称的注意力不集中和注意时间短暂、活动过度和冲动，常伴有学习困难、品行障碍和适应不良，常常伴有冲动、攻击性行为。

【筛查】

ADHD 的诊断和评估是一个复杂的过程，需要使用特定的 ADHD 评定量表，例如 ADHD-RS-Ⅳ。经过专业训练的儿科精神医生对诊断起决定作用。

【治疗】

临床中，建议采用综合的多模式治疗策略，包括：

1. CBT 是一种有效的治疗方式。

2. 在 AEDs 的选择上，卡马西平（carbamazepine，CBZ）和 LTG 优于其他 AEDs。这两种药物除了控制癫痫发作以外，还能提高注意力和改善行为异常。新型抗癫痫药中，拉考沙胺（lacosamide，LCM）能对行为控制有正性作用，而卢非酰胺（rufinamid，RFM）和艾司利卡西平（eslicarbazepine，ESC）可能会加重或诱发 ADHD 症状，吡仑帕奈（perampanel，PRN）会引起攻击和激越行为，所以需谨慎使用。

3. 哌甲酯、苯丙胺（安非他明）都可以被用于治疗癫痫儿童的多动症。研究指出相较于阿托西汀（atomoxetine）、盐酸胍法辛（guanfacine）、哌甲酯（methylphenidate）和苯丙胺（amfetamine）似乎是更有效的药物。但是，目前缺乏高质量大样本的针对 ADHD 药物治疗的前瞻性随机对照试验。

二、非精神类共病

（一）偏头痛

偏头痛和癫痫一样，都是神经系统疾病中常见的发作性疾病。

原发性癫痫患者并发先兆性偏头痛的风险大约是正常人的两倍。偏头痛患者也更容易罹患癫痫。我国 57.2% 的癫痫患者存在头痛症状，女性发生率高于男性。11.7% 的癫痫患者存在偏头痛发作，女性发病率（15.3%）约为男性（8.9%）两倍。儿童癫痫患者也常常并发偏头痛。有研究发现 3% 的偏头痛患儿也患有癫痫（其中大多数自幼就有癫痫病史）。

【发病机制】

偏头痛与癫痫临床特征的相似性也说明二者在病理生理学基础上存在共性。两者都是易感脑区出现神经元过度兴奋和高度同步的电活动所致。离子通道和相关蛋白基因突变所导致的功能障碍可出现神经元离子浓度的变化，从而改变皮质兴奋性，并且表现为皮质和皮质下功能异常，最终出现感觉运动和认知损害的症状。癫痫发作与偏头痛的关系包括膜通道的功能改变和影响皮质兴奋性的神经递质，兴奋性（谷氨酸）和抑制性（GABA）递质之间的不平衡很可能在癫痫和偏头痛的起病机制中起关键作用。因此，离子通道和神经递质受体基因的不同突变可导致癫痫发作和偏头痛。SCN1A，ATP1A2，CACNA1A 是癫痫与偏头痛之间明显的遗传联系。特别是，SCN1A 基因突变可导致癫痫发作和偏瘫型偏头痛的发生。Dravet 综合征（Dravet syndrome），婴儿特发性全面癫痫发作（West syndrome），高热惊厥附加症均发现有 SCN1A 基因的突变。SCN1A 基因突变也可以导致偏瘫型偏头痛。

【临床表现】

癫痫发作本身也可以导致头痛，通常发生于癫痫发作之后，并在几小时或几天内自发缓解。因此，癫痫相关的发作性头痛被定义为癫痫发作后 3 小时内发生，并在 72 小时内自发缓解的头痛。偏头痛是指一种单侧或是双侧的中重度搏动样痛，一般持续 4~72 小时，可伴有恶心、呕吐、光、声刺激或日常活动均可加重头痛，安静环境、休息可缓解头痛，服用止痛药物有效。由于，癫痫和偏头痛发作前均可以先表现出先兆，发作期出现短暂的临床症状，发作间期又完全恢复正常功能。两者都可以因为长期反复发作出现神经系统功能障碍。因此，专科医生需要对其加以鉴别。脑电图检查可以作为诊断的方法之一。

【治疗方法】

虽然癫痫并发偏头痛很常见，但迄今还没有正式的前瞻性 RCT 来同时治疗这两种疾病。AEDs 是有效的预防偏头痛的药物，例如 VPA、TPM，都可以用于偏头痛的预防治疗。曲普坦和布洛芬常常能有效控制偏头痛急性期的发作。苯二氮䓬类和苯妥英钠（phenytoin，PHT）对急性偏头痛的治疗效果缺乏证据，但仍然可以用于部分原发性头痛患者，也能有所获益。曲普坦和非甾体类抗炎药物是一线治疗癫痫患儿偏头痛的药物，但需要避免长期持续使用该类药物。任何止痛药每周使用不建议超过 3~4 次，以免出现药物依赖性头痛。

（二）系统性疾病

Ⅰ.内分泌系统

1. 骨密度异常 研究发现 58.3% 癫痫患者骨密度异常，其中 75% 仅有骨量减少，25% 可能出现骨质疏松。局灶起源的癫痫、严重的精神发育迟缓、步态异常和运动减少的患者更容易出现骨密度异常。年龄超过 6 岁的慢性癫痫男性患者骨密度异常风险增加。癫痫初发年龄、生长趋势和激素差异可能是性别差异的原因。AEDs 的使用和药物治疗疗程会影响骨密度的改变。AEDs 中，TPM、VPA、PB 和 LTG 会造成骨密度减少。尽管超过 50% 的儿童和青少年癫痫患者血清维生素 D 水平较低，但与骨密度的变化没有明显关系。

2. 血脂代谢异常　既往的研究发现，癫痫患者会出现脂代谢异常。AEDs 是影响血脂的主要因素。长期使用 CBZ 和 PB 治疗会造成总胆固醇、高密度脂蛋白和低密度脂蛋白水平升高，而 VPA 会降低血脂水平。

3. 其他　在癫痫患者中，肉碱缺乏病也是常见的疾病，可以引起一系列的临床症状和体征，包括胃肠功能障碍，表现为恶心、呕吐、胃排空延迟和便秘等，还可以出现肌肉无力，肌张力降低，心肌病，甚至脑病。此外，研究发现，患者糖尿病的风险高于正常人群。

Ⅱ. 心血管系统

流行病学研究发现，癫痫患者罹患心脏病的风险明显增加。癫痫患者缺血性心脏病的风险增加了 34%，致命性心血管疾病增加了 68%。一项纳入 9 000 名癫痫住院患者的研究发现，心脏病的标准化死亡率（观察到的与预期病例数的比率）为 2.5。如前所述，AEDs 不但会影响脂代谢，还会增加半胱氨酸水平，导致血管内粥样硬化斑块形成，诱导产生代谢综合征等，这些都是冠心病发生的危险因素。Framingham 风险评分（FRS）也可以用于癫痫人群，进行心血管疾病发生风险的筛查。由于冠心病的产生是缓慢进展的，因此，通过饮食和运动等方式预防 35 岁以下癫痫患者心血管疾病发生是合理的。营养补充也是癫痫患者心血管疾病一级预防的有效方式。

Ⅲ. 呼吸系统

癫痫患者患肺气肿、支气管炎和哮喘的比例均高于一般人群。阻塞性睡眠呼吸暂停低通气综合征（obstructive sleep apnea hypopnea syndrome，OSAHS）发生于 10%~30% 的癫痫患者中，儿童患者也不少见。强有力的证据表明，控制睡眠相关疾病，特别是 OSAHS，可以改善癫痫患者的发作情况，并且增强白天的注意力。持续气道正压通气（continuous positive airway pressure，CPAP）是 OSAHS 的一种有效治疗方法，其治疗效果取决于患者的依从性。

系统性疾病常常影响癫痫患者治疗，而且容易被癫痫专科医生所忽视。因此，在有危险因素，特别是老年患者中，定期的监测和随访是必要的。最后的疾病诊断和治疗仍然需要遵从专科医生的意见。

参考文献

第十二章

多发性硬化及其他炎性脱髓鞘疾病
Multiple Sclerosis and Other Inflammatory Demyelinative Diseases

（王维治　施福东　王化冰）

第一节 概述

（王维治）

在神经病学中，脱髓鞘疾病（demyelinative diseases）一词是指一组发生在脑和脊髓，以髓鞘的破坏、崩解和脱失等为主要病理特征的疾病。本章的脱髓鞘疾病是指中枢神经系统（CNS）特发性炎症性脱髓鞘疾病（idiopathic inflammatory demyelinating diseases, IIDD），多发性硬化（MS）是这组疾病中最经典的、具有代表性的疾病。

【炎性脱髓鞘的病理】

1. 病理标准 CNS 特发性炎性脱髓鞘疾病（IIDD）的病理标准包括：①神经纤维髓鞘破坏和脱失，呈多发播散性小病灶或从一个或多个中心扩散的较大病灶，神经组织的其他成分，如轴突、神经细胞和支持结构相对保持完整，受到的影响较小；②脱髓鞘病变分布于 CNS 白质，大脑、脑干、小脑、脊髓和视神经等；③炎性细胞浸润，特别是在小静脉周围。

2. 与其他脑白质疾病的病理区别是，IIDD 是以小静脉周围炎性脱髓鞘病变及炎性细胞浸润为病理特征，基本不累及其他神经组织。然而，要精确地界定这些疾病是很困难的，原因是髓鞘破坏和脱失不可能是其唯一的病理变化。在大多数脱髓鞘疾病中，包括最常见、最重要的炎性脱髓鞘病变 MS，早期描述已表明存在一定程度的神经元和轴突变性，但脱髓鞘的优先效应决定了这类疾病的病理变化的本质。

【炎性脱髓鞘疾病分类】

表 3-12-1 列出了炎性脱髓鞘疾病的粗略分类，基本上符合 IIDD 的病理标准，但由于不是病因或病理学分类，因此这一分类具有随意性和不完全一致性，例如，在这里分类为炎性脱髓鞘的一些疾病，特别是坏死性出血性白质脑炎和一些爆发型多发性硬化病例，炎症过程可能非常强烈，以至于包括血管和轴突在内的一个区域的所有组织都被破坏。

多发性硬化（MS）的基本分型包括三型：复发-缓解型（RRMS）、继发进展型（SPMS）和原发进展型（PPMS），还包括 MS 的变异型，诸如暴发型或 Marburg 型 MS，以及 Schilder 病和 Baló 同心圆硬化等。视神经脊髓炎谱系疾病（NMOSD）已经扩展了经典的 Devic 病的概念，病变不只是局限于视神经和脊髓，而成为一组独特的疾病谱。孤立综合征（CIS）可能是 MS 和 NMOSD 的前期表现，急性播散性脑脊髓炎（ADEM）、瘤样炎性脱髓鞘疾病（TIDD）各有其临床特征（Cree，2007）。尽管 CNS 特发性炎性脱髓鞘疾病的病因和发病机制尚未阐明，但已证明是这是一组典型的自身免疫性疾病，这组疾病的临床表现多样，自然病程及神经影像学特点也各不相同，治疗反应各异，显示 IIDD 疾病谱的异质性。

表 3-12-1 CNS 特发性炎性脱髓鞘疾病（IIDD）的分类

1. 多发性硬化（MS）及其变异型
（1）复发-缓解型（RRMS）
（2）继发进展型（SPMS）
（3）原发进展型（PPMS）
（4）急性多发性硬化（Marburg 型 MS）
（5）弥漫性脑硬化（Schilder 弥漫性硬化和 Balo 同心圆硬化）
2. 视神经脊髓炎（NMO）及其谱系疾病（NMOSD）
3. 急性播散性脑脊髓炎（ADEM）
4. 临床孤立综合征（CIS）：如视神经炎、急性横贯性脊髓炎和孤立性脑干脑炎
5. 瘤样炎性脱髓鞘疾病（TDD）
6. 急性坏死性出血性脑炎（Weston Hurst 病）
7. 进展性坏死性脊髓病（progressive necrotizing myelopathy）
8. 与系统性自身免疫病相关性脱髓鞘疾病，如中枢神经系统舍格伦综合征（Sjögren syndrome）、SLE、RA 等
9. 结节病相关性脱髓鞘病变
10. 移植物抗宿主疾病（graft-versus-host diseases）

研究表明，MS 及其他脱髓鞘疾病均具有病变异质性，某些类型的 MS 可能主要表现轴索损伤或坏死，缺少典型脱髓鞘病变。因此，脱髓鞘作为一种病理改变，并非脱髓鞘疾病的唯一的特征，脱髓鞘也可见于缺血性、感染性及营养不良等病变。然而，脱髓鞘病变毕竟是一个病理学概念，仅凭磁共振成像（MRI）诊断"脱髓鞘病变"是一大误区，常可导致临床误诊或过度诊断。

【广义的脱髓鞘病变】

与炎性脱髓鞘疾病不同的，还有一些其他疾病的脱髓鞘病变也是突出的病理特征，但它不具有 IIDD 炎症性属性，且病因已经清楚，因此不被列入本章中讨论。例如，在某些缺血缺氧性脑病，因细胞线粒体发生能量代谢障碍，引起细胞膜、线粒体及溶酶体损伤，导致大脑皮质深层放射状大片的神经纤维髓鞘脱失，或在脑回和中央白质被界限不清的斑块破坏，轴突在大多数情况下是幸免的。一种相对选择性髓鞘退行性变可能因小血管闭塞导致小缺血病灶；Binswanger 病是较大血管的分水岭区缺血性病变扩大融合在脑室旁形成大片状脱髓鞘病变（见第三篇第五章脑血管疾病和卒中）。

广义的脱髓鞘病变的概念，包括髓鞘破坏性和髓鞘形成障碍性病变,病因包括营养不良性,如恶性贫血及维生素 B_{12} 缺乏所致的脊髓亚急性联合变性(SCD),髓鞘可能受影响较早,病变程度也明显大于轴突。某些感染性疾病,如病毒感染所致的进行性多灶性白质脑病(PML),HIV 感染性脑病等也表现为脱髓鞘病变;由反转录病毒所致的热带痉挛性截瘫(TSP)引起脊髓的脱髓鞘病变。渗透性脱髓鞘病如脑桥中央髓鞘溶解症(CPM),以及马尔基法瓦-比格纳米病(Marchiafava-Bignami disease)等也是类似的情况。

有些疾病是代谢障碍导致髓鞘形成障碍,诸如儿童和青少年慢性进行性脑白质营养不良,包括球样细胞性、异染性和肾上腺脑白质营养不良等,虽然很明显是髓鞘疾病,但由于它们独特的遗传和形态特征而被区分开来,将在第三篇第十六章神经系统遗传代谢性疾病中讨论。

在脱髓鞘疾病分类学中占有不确定位置的是,与风湿性疾病或与针对 DNA 或磷脂的自身抗体相关的脱髓鞘病变,其 CNS 病变可能是多发性的,在影像学上与多发性硬化的多灶性病变颇为相似,不容易通过脑 MRI 检查来加以区分,以致于有些病变带有非正式的名称,诸如红斑狼疮硬化(lupus sclerosis)。

第二节　多发性硬化

（王化冰　施福东　王维治）

多发性硬化(multiple sclerosis,MS)是世界性分布的中枢神经系统(CNS)白质的脱髓鞘疾病,是遗传易感个体与环境因素共同作用导致的自身免疫性疾病。CNS 散在分布的多数病灶与病程中呈现的缓解与复发(remmiting-relapsing),亦即症状和体征的空间多发性和病程的时间多发性构成了 MS 的主要临床特征。MS 困扰着全球约 250 万患者的生活,欧洲和北美的 MS 发病率较高,罹患多为年轻人,呈慢性病程,与之相伴随的是每年高达数十亿美元的医疗花费和经济损失,MS 的潜在致残风险也令 MS 患者及其家庭生活在无限的忧虑之中。

【研究史】

人类对 MS 的认识始于 170 余年前,从长期以来医生的困惑与迷茫,到今天全世界神经科医生对 MS 作为 CNS 自身免疫性疾病的认同,曾记录了无数科学家和医生不懈探索的漫长与艰辛历程。

1. 最早期的记述　MS 最早的第一手资料来自倍受病痛折磨的患者,他们留下了疾病症状的描述和当时所用的各种疗法的史料。St Thorlakr 描述过“冰岛的传奇故事”,冰岛的一个妇女突然双眼失明,第二天不能讲话,第三天她到教堂祷告,当烛光在她眼前晃动时,一只眼的

视力开始逐渐恢复;在周末的宴会上她又恢复了说话,盲眼重见了光明。当时人们认为这是传达了上帝的神力,Cormack 认为这个故事可能代表 MS 的早期病例。1421 年荷兰伯爵 Jan Van Beieren 记述了可能最早的一例 MS 病例,名叫 Saint Lidwina Van Schiedam(1380—1433)的 15 岁女孩口滑冰时摔倒,首先出现双腿无力,后来无力虽部分恢复,但反复出现下肢平衡障碍、无力和视力减退发作;后来病情缓慢持续进展,直至不能行走,又出现感觉减退、吞咽困难和失明,53 岁时死去。

18 世纪曾有过关于两个著名的 MS 患者的详细记述。一例描述见于珍藏在伦敦皇家医学院的奥古斯都・埃斯特(Augustus d'Este)公爵(1794—1848)的日记,他是英国维多利亚女王的表弟,英国国王乔治三世的孙子,发病时仅 28 岁。他在 1822 年岁尾乘车去外地探访一位挚友,不幸的是,他的朋友在他到达前不久刚刚去世,他闻讯极为悲痛,在参加完葬礼后,他阅读了许多刚送来的信函,突然感觉视物不清,不能分辨细小的物体,然后去爱尔兰疗养,视力很快恢复,症状颇似球后视神经炎,可能与旅途劳顿和精神过度悲伤有关。后来视力症状复发过两次,又逐渐出现行走不便,在凹凸不平的石子路上行走困难,感觉肢体发硬,下楼不自如,这组症状颇似痉挛性轻截瘫。之后相继出现了感觉异常和尿潴留,至 1843 年他必须靠手杖保持身体的平衡,最后几年他是在轮椅上度过的,于 1848 年 12 月离世。公爵初期的病情呈复发-缓解的过程,在去世前十几年间可能演变为进展性。由于他的皇族显赫地位,曾遍访西欧各国求医,1844 年曾有一位医生给他诊断为“双下肢截瘫,功能性或器质性”,这一症状性诊断自然很“高明”,把一切功能性或器质性疾病都包罗其中,当时人们经常将这组症状误诊为神经梅毒。公爵日记的珍贵之处,不仅是记录了疾病症状和病情演变,并记述了当时医生对这一疾病的病因认识和治疗方法。1827 年他出现复视时,Kissock 医生认为是脾气暴躁、胆汁淤滞所致,曾两次用水蛭在太阳穴吸血治疗,各种方式的沐浴也是当时流行的疗法,并先后用过牛排、各种酒精饮料、用手拍背、按摩和草药等治疗,也曾用理疗、直流电疗法、温水冲洗腰骶部等,均未奏效。Augustus 公爵的日记生动地记录了他长达 28 年的病痛磨难、病程演变和相继出现的症状体征等,记述地如此翔实准确,使我们今天的人们有理由相信他罹患的是多发性硬化,而且是复发-缓解型后来演变为继发进展型。

另一例患者是德国著名的抒情诗人和散文家海因里希・海涅(Heinrich Heine,1797—1856),他在 35 岁时出现手的一过性无力,40 岁时突然双目失明,46 岁时出现左侧上眼睑下垂和左面部感觉过敏,49 岁时更出现吞咽困难和构音障碍,在病程中先后出现过疲劳和复视等症

状。他曾用过硫磺浴、水蛭吸血、碘混合物和缓泻剂等治疗,以及各种饮食及皮肤软膏等,均无疗效,最后进展为严重的共济失调性截瘫,59 岁时逝世。他发病较晚,症状、体征较分散,由症状推测累及视神经、脑干、小脑和脊髓等中枢神经系统的多个部位,病情进展缓慢,仿佛没有明显的缓解,似乎是原发进展型 MS。

病案文献记载的 MS 病例可以追溯到 1790 年,患者来自英国西约克郡的利兹(Leeds),在出麻疹后 6 天发生横断性脊髓炎,后来症状完全恢复。另一例较可信的病例是一个 17 岁男孩,出现双腿无力,后来缓解,20 岁又出现类似的发作,之后又恢复,25 岁再次发作,伴有间断的皮肤感觉损害。之后又反复发作 5 次,出现过完全性瘫、尿失禁、感觉倒错、肌张力增高、肌挛缩,以及延髓性麻痹等症状,但没有认知改变。

2. 19 世纪末欧洲大师云集 多发性硬化的病理研究与临床研究发展期起自 19 世纪中后期,随着神经病理学研究的发展以及通过大量的尸检对脑和脊髓病变的深入研究,人类对神经系统疾病的认识也在不断深入与细化。在欧洲已经开始将脑卒中、癫痫、神经梅毒、帕金森病(震颤麻痹)等神经系统疾病从内科疾病中分离出来,这一时期开始出现了神经内科的雏形,自 1891 年腰穿在临床神经内外科被广泛应用。

从 19 世纪 70 年代开始,欧洲开始了临床医学特别是神经病研究的黄金时代,是神经病学大师辈出的时期。法国著名神经病学家让·马丁·夏科(Jean-Martin Charcot,1825—1893)是近代神经病学的开拓者,也是临床研究脱髓鞘疾病之第一人,他当时在巴黎的 de la Salpêtrière 医院工作,他在研究神经梅毒和多发性硬化的过程中,奠定了神经病学的大部分临床和病理研究方法学的基石。Charcot 一生收集了 34 例播散性硬化病例,他的贡献是首次清晰地描述该病的病理组织学特点,如髓鞘缺失、轴突保存、神经胶质纤维增生、脂肪吞噬细胞聚集和小血管壁增厚等。他还观察了家中一位年轻女佣人全部病程,使他更是抓住了这个疾病的重要特点,他认为眼球震颤、意向性震颤和吟诗样语言是 MS 特征性症状和体征。Charcot 最初曾认为女佣人患的是当时较流行的神经梅毒脊髓痨,死后尸检因发现脑和脊髓多数的硬化斑而诊断为播散性硬化。他还指出,发病先期出现的急性感染疾病如伤寒、霍乱、天花及精神紧张等都可能与本病有关。Charcot 曾多次为多发性硬化这一疾病命名,当时应用最多的是播散性硬化(la sclérose en plaques disséminées),在他的英文讲稿中也被译成 disseminated sclerosis,在英语国家中广为流传,产生了很大的影响。在德国最初就采用多发性硬化(multiple sklerosen)一词。皮埃尔·玛里(Pierre Marie,1853—1940)曾建议采用多

灶性硬化(polynesic sclerosis),也得到某些权威专家的认同。

法国病理解剖学教授让·克吕韦耶(Jean Cruveilhier,1791—1874)可能最早提出 MS 的病理解剖学报告,在他关于脊髓疾病的著作中记录了患者的病理和临床表现,详细描述了中枢神经系统斑块状变性。伦敦大学医学院病理解剖学教授罗伯特·卡斯韦尔(Robert Carswell)在 1838 年出版的病理学图谱首次描述了 MS 的病理,描绘一例瘫痪患者脊髓内新鲜软化灶与陈旧硬化斑两种类型病变并存。最早对 MS 的临床和病理做了综合性描述的是德国病理学家冯·雷利查斯(von Frerichs),他在 1894 年报道了脑的播散硬化病变,并在多年后尸解中被证实。

MS 的治疗自 19 世纪中叶开始,医生们尝试许多经验疗法、电疗和水疗等,均无疗效,在将近一个世纪的漫长时期中 MS 治疗仍一筹莫展。19 世纪末的欧洲特别是法国是神经病学研究的中心,大师级的群星云集,他们为 MS 临床和病理研究建树良多。

3. MS 研究的新世纪 Marburg(1906)认为,播散性硬化是一种炎症性脱髓鞘疾病,不侵犯轴索,并强调病灶的血管病变。Dawson 也认同播散性硬化是斑块周围神经胶质和血管炎症反应的结果,病理特点是髓鞘变性、胶质细胞被成纤维细胞代替形成硬化斑。

20 世纪上半叶是实验研究和著述的时代。1930—1939 年 Rivers、Sprunt 和 Berry 等相继发现用 CNS 组织分离的狂犬病疫苗免疫实验动物,可以出现与急性播散性硬化的病理改变类似的疾病,首次建立了 MS 的实验动物模型,即实验性变态反应性脑脊髓炎(EAE)。纽约 Rockefeller 研究所的 Rivers(1935)通过多次注射无病毒的全髓鞘提取物可诱发动物的 EAE,1943 年首次阐明髓鞘的化学成分。EAE 动物模型的成功是 MS 研究史上的一个里程碑,由此导致 MS 的自身免疫性疾病概念的形成,确立了 MS 的发病机制是针对中枢神经系统的髓鞘碱性蛋白的自身免疫攻击,为 MS 自身免疫机制的探索奠定了基础。

Russell 的《Brain 神经系统疾病》(Brain's Diseases of the Nervous System)一书在 1933 年发行第 1 版,在英语国家中对神经科医生产生了深远影响,如对 Dawson 发现的描述:先是出现血管周围淋巴细胞浸润,然后淋巴细胞吞噬髓磷脂,纤维胶质过度增生和轴突丢失。Kabat 最早阐述了 IgG 的理化特性,他证明了 MS 鞘内的抗体合成。Thompson 发现 MS 患者存在寡克隆带,成为 MS 重要的免疫学诊断指标。实验性变态反应性脑脊髓炎(EAE)研究提示,髓鞘某些成分致敏的 T 细胞介导发病,被动转输 EAE 动物 T 细胞可导致 EAE 模型。

McAlpine(1890—1981)在两次世界大战中曾作为神经科医生在中东和印度服务,1924年他被任命为英国伦敦米德尔塞克斯(Middlesex)医院的顾问医师,该院的神经科病房是以他的名字命名。以 McAlpine 为首的研究组早年经常以"播散性硬化俱乐部"(Disseminated Sclerosis Club)的名义举行非正式性集会,许多 MS 研究专家经常参加,McAlpine 积累了 1 072 例 MS 临床病例,有些病例从发病之始就进行连续观察,成为他临床描述 MS 特征与疾病分类的基础。多发性硬化学会国际联盟(International Federation of Multiple Sclerosis Society)授予他第一个 Charcot 奖。Matthews 主编了《McAlpine's 多发性硬化》(McAlpine's Multiple Sclerosis)是多发性硬化研究学者的标准参考书和临床研究经典。自从 McAlpine、Compston 和 Lumsden 撰写的《多发性硬化》(Multiple Sclerosis)一书在 1955 年出版,多发性硬化的命名最终取得了广泛共识并被世界各国普遍采用。

20 世纪下半叶和当下是免疫学研究和临床研究时代。MS 的诊断标准在半个世纪中不断演进和发展,是为了提高诊断敏感度。McDonald(2010)的 MS 诊断标准引入证实病变空间播散(DIS)与时间播散(DIT)的 MRI 证据,空间方面特别强调脑室周围、近皮质、幕下或脊髓等 MS 的四个典型 CNS 区域,成为 MS 敏感、特异的早期诊断工具。McDonald(2017)的 MS 诊断标准(见下文)除了强调与其他脱髓鞘疾病鉴别外,再次确认了脑脊液寡克隆带在诊断中的重要地位。

直至 20 世纪 60 年代开始应用糖皮质激素治疗,取得了肯定的疗效,成为 MS 治疗的里程碑,迄今仍是 MS 急性发作的主要疗法。70 年代开始应用免疫抑制剂如环磷酰胺、环孢素、硫唑嘌呤、甲氨蝶呤等治疗进展型 MS,取得一定的疗效,但副作用较大。疾病-缓和疗法(DMT)自 1994 年开始临床应用,包括美国 FDA 批准用于 RRMS 的两种 IFNβ-1a 制剂 Avonex 和利比(Rebif),IFNβ-1b 的倍泰龙(betaseron)、考帕松(copaxone)和那他珠单抗(natalizumab),以及口服 DMT 药物如芬戈莫德、特立氟胺等进入临床,展示出更好的临床治疗前景。

【流行病学】

MS 呈全球性分布,各地发病率不同,估计目前全球约有 200 万年轻的 MS 患者。

1. MS 发病率与纬度密切相关　根据 20 个国家 40 多份流行病学报告,MS 患病率随纬度增加,南北半球皆然。距离赤道愈远,发病率愈高。Kurtzke 按发病率将全球划分为高发区、中等发病区和低发区。高发区的患病率为 30/10 万或更高,包括美国北部、加拿大、冰岛、英国、北欧、西欧、以色列、俄罗斯东部、澳大利亚南部及塔斯马尼亚(Tasmania)岛和南新西兰等,美国北部、加拿大

及北欧的患病率为 30/10 万~80/10 万,奥克尼(Orkney)岛和苏格兰北部是异常高发区,达 300/10 万,斯堪的纳维亚半岛和瑞士也有这样的高发区,高于该纬度预期患病率的 2~3 倍;中等发病区患病率为 6/10 万~29/10 万,纬度多低于 40°,包括美国南部、南欧、南非、澳大利亚北部、地中海盆地南部、俄罗斯西伯利亚西部、乌克兰、南美洲及部分拉丁美洲;低发区患病率 5/10 万或更低,包括亚洲和非洲大多数国家及南美洲北部,赤道地区发病率低 1/10 万。Poser(1988)根据 MS 与 HLA 的相关研究及地理分布特点,提出 MS 可能起源于北欧的海盗(viking)。

2. 移民流行病学资料表明,15 岁以后从 MS 高发病区移民至低发病区发病率仍高,而 15 岁以前移民发病率降低,说明从 MS 高发区到低发区移民至少部分携带原居住国的发病风险,尽管发病在移民 20 年后才变得明显,在南非和以色列都可见到这种情况。Dean 统计南非本地白种人发病率为 3/10 万~11/10 万,从北欧移民者发病率约为 50/10 万,仅略低于北欧本地居民。Alter 等发现,在以色列出生的欧洲移民后裔发生 MS 风险很低,与以色列出生的本地人相似。因此,普遍认为移民的关键年龄约为 15 岁,15 岁前从北欧移居南非的移民较成年后移居者 MS 患病率低,亦即 15 岁前的移民承担移入地的风险,15 岁后移出的移民仍保持原居住国的高危风险。这有力地提示 15 岁前接触的环境因素可能在 MS 发病中起重要作用,经较长的潜伏期后才显示临床症状。以色列半数以上的居民是由移民构成,是进行移民流行病学研究的理想国家,它位于北纬 32°,应类似美国南部各州 MS 相对低发病区,其来自高危区北欧移民及低危区亚非国家移民几乎各半。尽管北欧移民 MS 发病风险明显大于亚非移民,但在当地出生的子女患病风险却介于父辈高风险与当地低风险之间。从印度和非洲等 MS 低发区移民至英国的儿童 MS 发病风险较其父母高,与英国本土出生儿童发病风险相当。在法国 20 岁前从越南移民的女性,其子代 MS 发病风险增高。此外,夫妻很少都罹患 MS,因夫妻早年并未共同暴露于 MS 风险环境之中。为验证这一假说,Schapira 等在有 2 个以上患者家庭成员中确定共同暴露或共同居住的时间,计算出共同暴露的平均时间为 14 年,潜伏期约 21 年,与移民研究数据基本相同。

Kurtzke 和 Hyllested(1986)报告位于北大西洋苏格兰北部法罗(Faroe)岛 MS 发病率流行病学调查结果,1940 年前该岛无 MS 病例,1946 年、1957 年和 1969 年出现三次 MS 发病高峰。调查显示,第二次世界大战期间数千名英国士兵上岛可能是与该事件唯一有关的原因,可能某种感染因子或潜伏病毒战时传入该岛青春期人群,

毒力较低使疾病传播较慢。

3. 遗传因素　MS 有明显家族倾向，可发生在同一家庭，两同胞可同时罹患，约 15% 的 MS 患者有一亲属患病。McAlpine 等研究发现，MS 患者一级亲属患病风险较一般人群大 12~15 倍，同卵双胎孪生子女的风险更大。患者血亲中发生 MS 风险最高的是兄弟姐妹，发病率最高可达 5%，其次为双亲。双胞胎患病一致率在异卵双生者为 5%~15%，同卵双生者可高达 25%~50%，提示遗传素质（inherited predisposition）在 MS 发病中起重要作用。寻找易感基因始终是研究的热点，首先集中于研究影响免疫功能及编码髓鞘蛋白的候选基因，以及全基因组易感基因筛选。

MS 与不同种族的基因易感性有关，MS 主要侵犯白种人和欧洲人定居的地区。流行病学资料显示，某些民族如爱斯基摩人、西伯利亚的雅库特人、非洲的班图人及吉普赛人根本不患 MS。生活在北美和南美的日本人、中国人、马耳他人和未混血印度人 MS 患病率很低，约少于当地白种人群的 1/10。生活在夏威夷和美国大陆的第一代日本和中国移民仍表现如他们出生国的低 MS 发病率，美国黑人与白人混血儿的发病率介于二者之间。MS 在某些近亲结婚白种人如加拿大哈特尔教派信徒（Hutterites）中几乎不存在。

4. 人口统计学数据　MS 发病年龄 10~60 岁，约 2/3 在 20~40 岁发病，高峰年龄为 22 岁，但 15 岁前和 55 岁后发病较少。尸检结果提示，MS 实际发病率可能高于统计数字的 3 倍。女性患 MS 较男性高 2~3 倍，女性平均起病年龄小于 30 岁，发病高峰较男性早 5 年。美国一项大规模病例对照研究，女性与男性之比为 2.96∶1（Wallin et al,2004），加拿大相关研究比例为 3.2∶1（Paty et al,2003）。我国近期一项有关 MS 研究此比例为 1.35∶1（刘建国等,2010）。儿童发病率低，10 岁前发病仅占所有病例的 0.3%~0.4%，也有 2 岁典型 MS 病例的报道。Hausers 等分析 3 例儿童期病例发现，儿童与成人病例表现型无明显差异。MS 在白种人，特别是北欧人中高发，在非洲、亚洲人群低发。种族差异还表现在临床特点及预后。一项回顾性研究显示，美国黑人发病年龄（33.7 岁）较美国白人（31.1 岁）晚，临床上易出现多灶性症状和体征，易累及视神经和脊髓，易出现横贯性脊髓炎表现，且易出现残疾（Cree et al,2004）。综合过去 20 年的几项研究显示，MS 患者中位存活时间男性为 28 年（Brønnum et al,1994），女性为 43 年（Wallin et al,2000）。近年来随着新的 MS 治疗药物出现和管理水平提高，MS 患者存活时间逐渐延长。

1949 年前国内没有 MS 的病例报告，尽管后来在北京协和医院 1926 年病案中发现有典型 MS 临床经过和症状体征的描述。20 世纪 60 年代中期前也普遍认为 MS 在我国罕见，至 70 年代后期随着医生对 MS 认识逐渐提高，病例报道愈见增多。笔者 2020 年发表的在覆盖了中国大陆 1 665 家三级医院的全国医院质量监测系统的行政数据库中（以下简称中国数据库），共检到 15 060 名 MS 患者的 27 336 例入院病历；在这些患者中，9 879 人是新诊断的。经年龄和性别调整的每 10 万人年发病率为 0.235［95% 置信区间（CI）0.230~0.240］，其中儿童每 10 万人年发病率为 0.055（0.050~0.060），成人每 10 万人年发病率为 0.288（0.282~0.294）。女性与男性的比例为 2.02；发病高峰为 40~49 岁。高纬度、高海拔地区居民更易发生 MS（F = 8.99,P < 0.001）。常见的合并症包括高血压（18.8%）、糖尿病（7.2%）、卒中（14.7%）、抑郁或焦虑（3.7%）、自身免疫性疾病（2.3%）。2016—2018 年，104 例成人和 2 例儿童死亡，医院死亡率为每千人年 9.9（Tian et al,2020）。

一、病因和病理

多发性硬化的病因和发病机制迄今不明。目前普遍认为，MS 是在复杂的遗传易感性背景下，由于环境因素如地域、气候及感染等的参与，引发免疫系统的异常反应，导致中枢神经系统炎性脱髓鞘病变。

【病因】

1. 遗传因素　双胞胎的研究显示，同卵双生子的 MS 同病率为 25.3%±4.4%，异卵双生子同病率仅为 5.4%±2.8%，非双生子同胞同病率为 2.9%±0.6%，MS 患者的继兄弟或姐妹发病率与普通人群相当（Freedman et al,2006）。不同的研究显示，家族性 MS 发生率为 3%~23%。一项大规模人群研究表明，MS 患者一级亲属患病风险是一般人群的 20~40 倍。另有研究报道，家族亲缘效应还可能影响疾病的转归，同一家族的 MS 患者早期与晚期临床特点具有一致性。

2. 环境因素

（1）地理气候因素：高纬度寒冷地区 MS 发病率高，MS 的患病风险与纬度高低、日光暴露及紫外线辐射呈负相关，即赤道附近、日光充足地区患病率较低；反之，纬度较高、日光暴露不充足地区患病率较高。生活环境与方式、食物等对 MS 发病及复发也起作用，北欧和加拿大研究表明，乡村居民患 MS 风险高于城市；英国调查显示，MS 在社会经济地位高的群体中较地位低群体更常见，MS 与贫穷或社会地位低下并无联系。

（2）职业暴露及毒物：接触有机溶剂与 MS 的关系已引起人们关注，意大利的一项调查，皮革加工厂工人 MS 患病率是普通人群的 5 倍（Marrie,2004）。外科手术、麻醉、接触宠物、牙齿填充物银汞合金中的汞等与 MS 可能有关,但无可靠的证据。如研究发现,与教师相比,女性麻醉科护士患 MS 概率明显增高(Landtblom et al,2006);但学者对这类研究的方法学提出质疑。

(3) MS 在女性多发及性激素对免疫系统的作用,提示性激素与 MS 发病相关。目前,有关性激素与 MS 的流行病学研究主要集中在初潮年龄,妊娠、产后及口服避孕药等因素对 MS 发病的影响,但尚未得到充分证据。既往提出的妊娠期 MS 患者复发减少和产后复发增加的观点目前也尚存争议。

(4) 饮食与 MS 发病一直被学者所关注,几项人群调查表明,牛奶、奶制品及肉类,特别是动物脂肪与 MS 发病有关,但缺乏相关的病例对照研究。其他食品是否与 MS 发病有关目前尚在研究中(Cedric et al,2008)。几项小样本研究认为,外伤及情绪紧张可能诱发 MS,诸如颈部甩鞭伤、闭合性脑外伤,以及在 MS 发病前数年曾经历精神创伤等。

3. 病毒感染 越来越多的证据提示,病毒感染可能与 MS 发病有关。例如,接种乙肝疫苗可能与 MS 有关;一项荟萃分析显示 EB 病毒感染后人群患 MS 风险增加(Thacker et al,2006);前瞻性血清学研究发现,MS 患者发病前抗 EB 病毒抗体,特别是抗 EB 病毒核抗原 2 抗体水平显著增高。人类疱疹病毒 6 型(HHV-6)在免疫缺陷患者中可引起类似 MS 样病变和慢性脊髓病;Challoner 等在 MS 患者尸检脑组织的活动性斑块中找到这种病毒;Knox 等应用免疫组化染色法检测 11 例 MS 患者 CNS 组织,发现 8 例(73%)患者脑组织中存在活动性感染的HHV-6;Alvarez-lafuente 等检测复发缓解型 MS 患者血清中的 HHV-6 DNA 水平,发现 HHV-6 活动性感染有使患者病情加重的风险。类似的,肺炎衣原体细菌和伯道疏螺旋体(莱姆病的病原体)的基因物质也在斑块中被发现,但这些病原体,包括病毒,直接参与该疾病的证据仍不足以令人信服。

4. 其他因素 一项大规模人群研究发现,5 月份出生的人群 MS 发病风险升高,11 月份出生的人群发病风险降低,出生时间可能是 MS 的发病因素有待研究。MS 作为一种自身免疫性疾病,曾推测疫苗引起免疫激活可能是 MS 的病因之一,但近来几项设计优良的研究表明,乙肝疫苗与 MS 发病无关,以及几种疫苗与 MS 复发无关;一项综合了 9 个病例对照研究的系统评价显示,破伤风疫苗不增加 MS 的患病风险。近年来研究显示,吸烟与MS 发生有关,挪威一项 22 312 人参与的横断面研究发现,与从不吸烟者相比,吸过烟者 MS 发病风险显著增高;英国的一项病例对照研究亦得出类似的结论。

【发病机制】

1. 遗传机制 流行病学研究显示,MS 是一种多基因疾病,具有遗传异质性,但机制尚不十分清楚。分子遗传学研究提示,一些基因位点可能参与疾病启动,另一些位点与疾病进展有关。目前认为人类白细胞抗原(HLA)-DRB1 和 DQB1 是与 MS 关联最肯定基因,其中HLA-DRB1*15:01(DR2)和 DQB1*06:02(DQ6)被认为是 MS 最主要的易感基因。HLA-DRB1*15:01 已被证实是东方 MS 人群的易感基因,但它在东方人群 MS 发病机制中作用显著小于西方人群。HLA-DRB1 基因对 MS 的保护作用也同样引起关注,研究表明 DRB1*09:01 为东方 MS 的抵抗基因,而 DRB1*01、04 和 07 分别为西班牙、澳大利亚及意大利人群的保护基因(Qiu et al,2011)。一项中国香港的 MS 研究发现,HLA-DQB1*06:02 基因是南方汉族 MS 患者的易感基因(Serjeantson et al,1992)。此外,HLA-DR3、HLA-B7 和 HLA-A3 也被认为是 MS 的易感基因,携任一基因者罹患 MS 风险增加 3~5 倍。这些抗原也许的确被证明与疾病的发生率相关,但它们的存在不是必需的,而且它们的确切作用仍远远没有搞清楚。目前,一些非 HLA 基因也被证实与 MS 相关。一项全基因组关联研究发现了几个除既往确立的 HLA 基因位点以外的等位基因 IL-2R 和 IL7R 也是可遗传的危险因素(国际多发性硬化症遗传联盟)。尽管这些发现适用于少数人,但支持免疫反应失调是导致 MS 的易患因素。

2. 病毒感染 MS 的病毒感染发病机制存在多种学说,诸如分子模拟学说、病毒直接损伤假说和病毒感染后免疫调节网络失调学说等。分子模拟(molecular mimicry)学说认为,由于某些病毒蛋白的抗原决定簇与 CNS 髓鞘抗原相似,病毒抗原刺激产生特异性免疫应答不仅与病毒起反应,亦可与髓鞘抗原产生免疫应答。以往研究证实,MS 患者感染的病毒氨基酸序列与 CNS 髓鞘碱性蛋白(MBP)某段多肽的氨基酸序列相同或非常相近,存在交叉抗原,病毒感染使免疫系统发生错误识别,引起体内 T 细胞激活,以及细胞因子、抗体、补体等参与一系列自身免疫反应,导致对自身抗原的免疫攻击,在易患个体中免疫反应过度或异常,导致 CNS 脱髓鞘病变。

3. 自身免疫机制 髓鞘素抗原包括髓鞘碱性蛋白(MBP)、含脂质蛋白(PLP)、髓鞘相关糖蛋白(MAG),研究髓鞘少突胶质细胞糖蛋白(MOG)等。用 MBP 及免疫佐剂共同免疫试验动物,可诱发 MS 的实验动物模型实验性自身免疫性脑脊髓炎(experimental autoimmune encephalomyelitis,EAE);EAE 还可通过 MBP 致敏的细胞系被动转移:将 EAE 大鼠体内可识别 MBP 多肽片段的激活 T 细胞转输给正常大鼠也可引起 EAE(Ben-Nun et al,1983)。EAE 的病理改变与 MS 相似,提示二者可能有相同的免疫病理机制。

图 3-12-1 显示中枢神经系统的免疫结构与功能,以

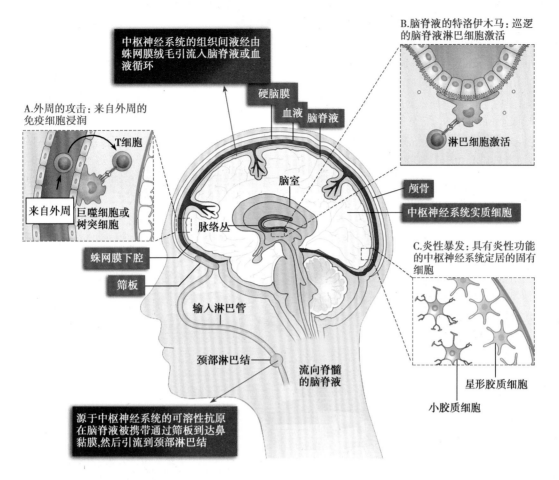

中枢神经系统的组织间液经由蛛网膜绒毛引流入脑脊液或血液循环

B.脑脊液的特洛伊木马：巡逻的脑脊液淋巴细胞激活

淋巴细胞激活

A.外周的攻击：来自外周的免疫细胞浸润

T细胞

来自外周

巨噬细胞或树突细胞

硬脑膜

血液 脑脊液

脑室

颅骨

中枢神经系统实质细胞

脉络丛

蛛网膜下腔

筛板

C.炎性暴发：具有炎性功能的中枢神经系统定居的固有细胞

输入淋巴管

流向脊髓的脑脊液

颈部淋巴结

星形胶质细胞

小胶质细胞

源于中枢神经系统的可溶性抗原在脑脊液被携带通过筛板到达鼻黏膜，然后引流到颈部淋巴结

图 3-12-1　显示中枢神经系统的免疫结构和功能，以及 MS 在 CNS 中发生的免疫反应

CNS 是相对的免疫特免区，即使健康人的 CNS 亦有记忆性 T 细胞在 CSF 中巡行，执行免疫监视机制。脑膜、血管周围和脑室周围间隙中来源于血液的固有免疫细胞可将抗原呈递给在 CSF 中巡行的 T 细胞，在炎性环境下激活 CNS 特异性 T 细胞。血脑屏障之后的脑实质中含有小胶质细胞，其主要作用不是呈递，而是通过炎性因子调节免疫细胞的活动性

及 MS 在 CNS 中发生的免疫反应。

此外，活检或尸检研究发现，MS 病灶内可见 T 细胞、B 细胞及巨噬细胞聚集；70% 以上的 MS 患者 CSF-IgG 指数增高（王维治等，1983），约 95% 的 MS 患者 CSF 等电聚焦检出 IgG 寡克隆带（Olsson，1992）；CSF 中 MBP、PLP 和 MOG 抗体增高，MBP、PLP、MAG 及 MOG 特异性抗体分泌细胞增多（王维治等，1995）。采用酶联免疫斑技术（ELISPOT）在 MS 患者外周血及 CSF 中可检出特异性髓鞘反应性 T 细胞，应用原位杂交技术（ISH）可从分子水平检测各种细胞因子的 mRNA 表达，证明细胞炎症因子表达上调（Link et al，1994）。治疗 MS 的免疫调节药物主要通过抑制 Th1 免疫反应、激活 Th2 免疫反应或抑制 T 细胞进入 CNS 发挥作用；MS 患者 MRI 检查可见增强病灶，提示炎症反应与血脑屏障（BBB）破坏有关，并参与 MS 的发病及进展过程。

（1）细胞免疫机制：大量的研究显示，MS 是以 T 细胞免疫介导为主的自身免疫性疾病，CD4、CD8 T 细胞在其发生发展中起重要作用。首先外周的 CD4$^+$ T 细胞激活；CD4、CD8 T 细胞及巨噬细胞募集到 CNS 白质形成炎症病灶；最后 T 细胞被中枢和外周的抗原递呈细胞（APC）再次激活，引起炎性反应并激活小胶质细胞及巨噬细胞，最终导致髓鞘脱失及轴索损害。CD4$^+$ T 细胞被认为是介导 MS 发病的主要细胞，是由于 CD4$^+$ T 细胞（包括 Th1 与 Th2 两个细胞亚群）的反应失衡，Th1 细胞占优势。Th1 细胞分泌 IL-2、IFN-γ、TNF-α 及 TNF-β，是介导细胞免疫反应的；Th2 细胞分泌 IL-4、IL-5、IL-6、IL-10、IL-13 及 TGF-β，是介导体液免疫反应的。IL-2、IFN-γ、TNF-α、TNF-β 等具有疾病上调作用（desease up-regulatory role），可使病变加重；IL-4、IL-5、IL-6、IL-10、IL-13 及 TGF-β 使疾病下调，抑制疾病进展；但最近研究发现，单纯抑制 Th1 并不能抑制 MS 炎症反应，Th1/Th2 失衡假说还有待考察。此外，新近发现的 Th17 细胞是又一个 T 细胞亚群，分泌 IL-17，在 MS 发病中起重要作用；MS 动物模型 EAE 研究发现，IL-17 基因敲除小鼠 EAE 严重程度显著

减轻;注射 IL-17 中和抗体可有效减轻 EAE 发病严重性;特异性 PLP Th17 细胞被动转入 SJL 小鼠后可诱导 EAE 发生。近期研究表明,Th17 与 Th1 细胞在 MS 发病中有协同作用,Th1 细胞透过 BBB 进入 CNS 可促使 Th17 细胞募集至 CNS。CD8⁺T 细胞在 MS 发病中的作用是,曾认为只有 CD4⁺T 细胞亚群分泌 IL-17,研究显示 CD8⁺T 细胞也有细胞亚群分泌 IL-17,称为 Tc17 细胞。Annibali 等研究发现,MS 患者外周血 CD161^high CD8⁺T 细胞比例增加,该比例增加的细胞群主要是 Tc17 细胞,促使 T 细胞进入 CNS 作用。CD8⁺CD122⁺αβTCR 调节 T 细胞(Tregs)是具有抑制自身免疫反应的 T 细胞亚群,其中,CD8⁺CD122⁺αβTCR Tregs 通过与细胞表面 MHC-I 分子相互作用识别激活的 T 细胞,杀伤免疫细胞并抑制其增殖。

（2）体液免疫机制:近年的研究显示,B 细胞及自身抗体,如血清及 CSF 中抗 MBP 及抗 MOG 抗体在 MS 发病中也起重要作用;B 细胞通过递呈髓鞘抗原激活 T 细胞促其增殖。

【病理】

多发性硬化是 CNS 经典的炎性脱髓鞘性疾病,病变主要分布于脑室周围白质,与侧脑室紧邻,特别是侧脑室角和第四脑室底部,常见于视神经、脑干、小脑、脊髓和大脑白质。

1. MS 的病变特征　在 CNS 白质内不同时相的多灶性病变或硬化斑,可见脱髓鞘、轴索相对保存及髓鞘再生,小静脉周围炎性细胞浸润是其主要病理特征。斑块外周的髓鞘再生区称为影斑(shadow plaques),是 MS 的特征性表现之一。MS 斑块分为活动性炎性脱髓鞘斑块和静止性斑块,活动性斑块显示脱髓鞘及少突胶质细胞丧失,小静脉周围巨噬细胞和 T 细胞浸润,BBB 严重破坏;静止性斑块表现脱髓鞘、不同程度炎性细胞浸润,轻-中度 BBB 破坏,斑块胶质形成。MS 其作为脑白质脱髓鞘病变,在皮质及深部灰质也可见炎性脱髓鞘病变,皮质硬化斑病损较轻,神经元、轴索和少突胶质细胞保留较多,但皮质与深部灰质病变在 MRI 和组织活检中不易发现或分辨。MS 的主要病理生理过程见图 3-12-2。

神经影像学研究表明,MS 除了局灶性脱髓鞘病变,在正常表现的脑白质(normal-appearing white matter, NAWM)也有弥漫性异常病变。磁共振波谱(MRS)显示,神经变性标志物 N-乙酰天冬氨酸(N-acetylaspartate, NAA)减少,作为髓鞘完整性指标的磁转移率(magnetic transfer ratio)在进展型与复发型 MS 患者的 NAWM 中均减少。

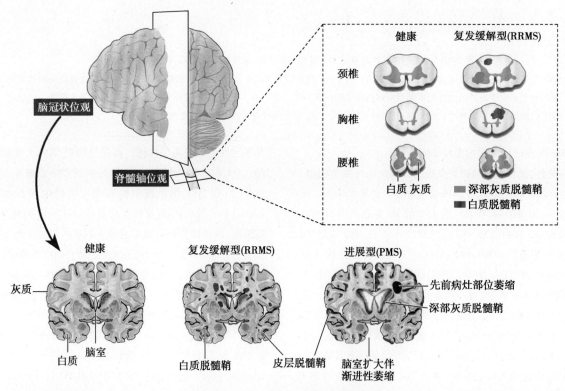

图 3-12-2　显示 MS 的主要病理生理过程

CNS 的炎性反应和神经变性始终是 MS 病理改变的两条主线,白质的脱髓鞘导致疾病复发,轴索和神经元丧失引起功能障碍,髓鞘再生和胶质化提示病变进入晚期。在病程的早期阶段,病灶内巨噬细胞和 T 细胞浸润激活。在进展阶段,T 细胞、B 细胞、小胶质细胞和星形细胞广泛激活,导致广泛脱髓鞘和轴索损伤;B 细胞和浆细胞浸润发展,脑膜淋巴结构形成,引起皮质脱髓鞘和渐进性脑萎缩

2. MS的组织病理　尸检在脑和脊髓的冠状切面可见较多分散的脱髓鞘病灶，呈粉灰色轻微凹陷，大小不一，直径为1~20mm，形态各异。脱髓鞘斑块发生于CNS的任何部位，但常见于脑室周围白质或灰白质交界处，以及脑干、小脑齿状核周围、脊髓、视神经及胼胝体。在小静脉周围常见炎症细胞浸润，诸如T细胞、浆细胞、大单核细胞和巨噬细胞等，急性期可见软膜轻度充血和脑水肿，蛛网膜下腔可见巨噬细胞、淋巴细胞和浆细胞等（图3-12-3）。长期病程的严重病例可见软脑膜增厚，不同程度的脑萎缩，脑沟增宽和脑室扩大。急性期脊髓病变可见节段性肿胀、脱髓鞘，慢性期脊髓病变显示节段性萎缩变细，脊髓病变以颈段多见，切面可见灰白质病灶界限不清。视神经、视交叉和视束切面可见局灶性肿胀或萎缩硬化斑。

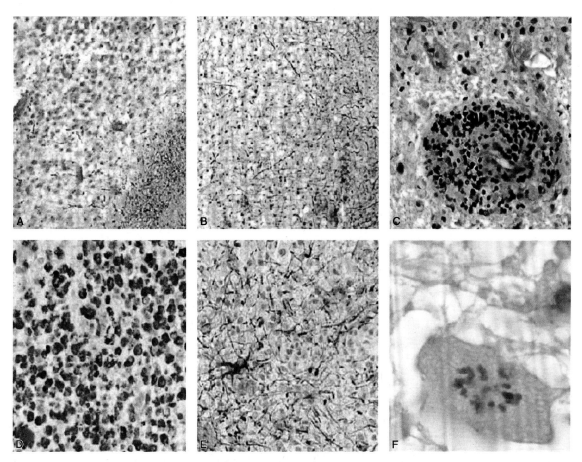

图 3-12-3　显示 MS 活动性病灶

A. LFB-PAS 染色显示，病灶区细胞非常多，界限清楚，含有大量的巨噬细胞；B. Bielschowsky 银浸渗法显示，轴索丢失和数目减少，因轴索断裂形成收缩球结构；C. 苏木精-伊红（HE）染色显示，血管周围主要为密集的 T 细胞浸润；D. 对 Ki-M1P 行免疫组化标记显示，大量的巨噬细胞广泛分布在病灶中，以清除髓鞘碎片；E. 对神经胶质纤维酸性蛋白即 GFAP 行免疫组化标记显示，反应增生的多为肥胖型星形细胞；F. 不典型的反应性星形细胞（Creutzfeld-Peters 细胞）及其看似呈有丝分裂样的染色体

【脱髓鞘斑病理分类】

MS脱髓鞘斑的病理分类，通常根据巨噬细胞分布及其含有髓鞘降解产物不同，可分为四种类型（Hu et al，2009）：

1. 急性活动性脱髓鞘斑　巨噬细胞在病灶中呈平均分布，大多数巨噬细胞内含有早期和晚期两种髓鞘降解产物。

2. 慢性活动性脱髓鞘斑　在部分慢性 MS 患者可见活动性斑块，在以前未受累的白质内或陈旧病灶边缘出现快速扩大的病灶，这些边缘相对新鲜的病灶表现髓鞘丧失，但脱髓鞘组织界限清楚，并聚集大量吞噬髓鞘碎片的巨噬细胞，胞质内同样含早期和晚期髓鞘降解产物，而在非活动性病灶中心，巨噬细胞数量明显减少。

3. 缓慢活动性脱髓鞘斑　典型特征是已存在的病灶向周围缓慢扩大，病灶中心呈非活动性，边缘为激活的小胶质细胞和巨噬细胞包绕，这些细胞胞质内很少含早期髓鞘降解产物。

4. 非活动性脱髓鞘斑　病灶中细胞很少，巨噬细胞内不含早期及晚期髓鞘降解产物。急性活动性及慢性活动性脱髓鞘斑通常多见于暴发型和早期 MS 或继发进展型 MS 患者,而缓慢活动性或非活动性脱髓鞘斑多存在于慢性进展型 MS 患者中(Prineas et al,2001)。

二、临床表现

MS 病变的空间多发性(散在分布于 CNS 的多数病灶)及时间多发性(病程中的复发-缓解)构成其症状体征及临床经过的主要特征。MS 通常以急性发作开始,随之出现症状缓解期,临床症状和体征复杂多样,千变万化,表现为明显的临床异质性,发病年龄、首发症状、严重性、复发频率及总体预后等均难预测。

【临床分型】

国际 MS 专家组将 MS 分为三种类型(Lublin et al,2013)(图 3-12-4):

1. 复发缓解型 MS(relapsing-remitting MS,RRMS)80%~85% 的 MS 患者在最初的病程中表现为复发-缓解,每次发作后均基本恢复,不留或仅留下轻微的后遗症。通常在 20~40 岁发病,男女比例为 1:2。急性或亚急性起病,神经系统症状一般持续 24 小时以上,在其后数日或数月内症状部分或完全缓解,发作间期无疾病进展证据。

2. 继发进展型 MS(secondary-progressive MS,SPMS)约 50% 的 RRMS 患者在患病 10~15 年后疾病不再有复发缓解,呈现缓慢进行性发展病程。

3. 原发进展型 MS(primary-progressive MS,PPMS)其病程大于 1 年,疾病呈缓慢进行性加重,无缓解与复发过程,预后不良。约占 MS 患者的 10%,起病年龄多在 40 岁之后,男女比例 1:1.3,隐袭或慢性起病,发病后轻截瘫或轻偏瘫在数周至数月甚至数年内缓慢进展,病变主要累及脊髓,常见肢体无力、下肢麻木,以及共济失调,括约肌和性功能障碍等,很少累及视觉或皮质功能。

4. 少见的类型 根据 MS 的发病及预后,还有以下两种少见类型,其与上述国际临床病程分型存在一定的交叉。

(1)良性型 MS(benign MS):少部分 MS 患者在发病 15 年内几乎不留任何神经系统残留症状及体征,日常生活和工作无明显影响。但许多患者有认知功能障碍,并出现脑萎缩。目前对良性型 MS 无法做出早期预测。

(2)恶性型 MS(malignant MS):又名暴发型 MS(fulminant MS)或 Marburg 变异型(Marburg variant MS),疾病呈暴发起病,短时间内迅速达到高峰,神经功能严重受损甚至死亡。

【临床表现】

1. MS 患者多在 20~40 岁起病,10 岁前和 50 岁以后发病者少见。Compston 等(2002)统计,复发缓解型(RRMS)多在 25~29 岁发病,部分患者转变为进展型多在 40~44 岁,原发进展型(PPMS)发病较晚,平均 35~39 岁。Kantarci 等(2005)的一组报告,男性占 36%,女性 64%;PPMS 男女比例接近。多为慢性病程伴复发-缓解,少数病例呈缓慢阶梯式进展,可复发数次或数十次,缓解

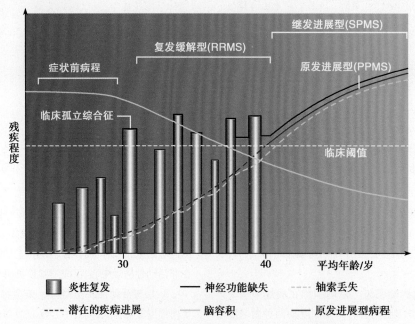

图 3-12-4 MS 的临床表型与 CNS 炎性反应和功能障碍

疾病的进展具有其内在机制,不是复发导致功能障碍的积累。CNS 内的免疫反应导致轴索和具有修复及支持作用的胶质细胞损伤

期或长或短,每次复发均遗留部分症状体征,残疾逐渐加重。MS 一般在年轻健康时发病,但仔细追溯可发现患者病前常有疲劳感,以及发热、上呼吸道感染、过度劳累、外伤、手术、拔牙、洗热水澡、日光浴、炎热天气户外活动等诱因。

2. 首发症状　常见的包括肢体无力、感觉障碍、视力障碍、步态不稳、复视、共济失调、眩晕及括约肌功能障碍等,以肢体无力、麻木或二者并存首发者约占半数,表现一侧或双侧下肢拖曳或步态异常,痉挛性或共济失调性轻截瘫,以及腱反射亢进、腹壁反射消失及 Babinski 征阳性,可有不同程度深、浅感觉障碍,肢体或躯干束带感。视神经炎(optic neuritis,ON)导致视力障碍较常见,急性横贯性脊髓炎(acute transverse myelitis)也是常见的首发症状,出现特定脊髓平面以下的肌无力和麻木,伴尿便障碍。眼球震颤和共济失调起病者不少见,首发症状的多样性体现了 CNS 多个部位受累。部分患者以发作性症状起病,常见 ON 及横贯性脊髓炎,通常是确诊病例的特征性表现;也可见发作性感觉障碍、肢体无力、步态不稳和尿便失禁等,通常症状体征持续 24 小时以上有诊断意义。

McAlpine 等(1972)复习 MS 以往的文献,首发症状表现一个以上的肢体力弱占 35%,视神经受累占 20%,感觉异常占 20%,复视占 10%,眩晕占 5%,排尿障碍占5%,其他占 5%。Poser(1984)分析 461 例临床确诊的MS,首发症状中单眼视力丧失 17%,双眼视力丧失 13%,感觉障碍 36%,平衡及步态障碍 16%,无力仅 10%,发生于急性脊髓炎。首发症状为单一症状约占 70%。国内报道的一组 413 例临床确诊的 MS(胡学强等,2004),首发症状依次为视力障碍 31%,感觉障碍 30.8%,肢体无力26.2%,头痛 10.9%,复视 5.8%,共济失调 5.1%,括约肌障碍 4.1%,意识障碍 3.6%,延髓麻痹 1.7%。

3. 常见的症状和体征　国内报道肢体无力 78.7%,多为轻截瘫;感觉障碍 59.6%,视力障碍 58.8%,括约肌障碍 46%,延髓麻痹 25.2%,共济失调 21.6%。流行病学及临床研究显示,亚洲 MS 患者视神经炎和横贯性脊髓炎多见,胸束带感及 Lhermitte 征较常见。发作性症状常见痛性痉挛、痛性发作和三叉神经痛。西方 MS 以脑干、小脑和脊髓受累多见(Poser et al,1979;Shibasaki et al,1981)。MS 的临床症状和体征多样,取决于病变部位及数目。临床上症状与体征不平行现象很常见,通常体征多于症状,有人形容"MS 患者有一条腿的症状,却可能有两条腿的体征"。约半数患者可表现视神经、脑干、小脑与脊髓同时受累,不对称性痉挛性轻截瘫是进展性 MS 最常见表现。

MS 的独特表现包括球后视神经炎、Charcot 三联征、年轻人双侧核间性眼肌麻痹、严重和短暂的疲劳、Lhermitte 征和乌托夫现象等。乌托夫(Uhthoff)现象是体温增高,如热水浴、发热或运动后出现神经功能缺失症状的短暂加重,是脱髓鞘病变的亚临床证据。疲劳易发生于疾病活动时,突然出现,频繁再发,可完全缓解,需要与一次发作鉴别。这些独特症状可高度提示 MS 诊断,但无特异性。

McAlpine 和他的同事(1972)分析了 219 例 MS 患者的发病模式,发现 20%患者的神经症状在几分钟内就完全发展,约 20%的患者在几小时内完全进展,在约 30%的患者症状进展较缓慢,经过一天或几天的时间,在另外20%的患者中,症状进展更缓慢,可达数周到数月时间。在剩余的 10%患者中,症状在数月和数年中呈隐性发作和缓慢、稳定或间歇性进展。典型的复发-缓解型 MS 在40 岁以下的患者更易于出现。

(1) 球后视神经炎(retrobulbar neuritis):是 MS 最常见的症状之一,常为首发症状,多从一侧开始,隔一段时间累及另眼,或短时间内两眼先后受累。国内报道一组118 例 MS 患者 ON 占 30.3%,其中 91.9%累及双眼。单眼 ON 常见中心视野缺损或中心暗点,可伴眼球活动疼痛,ON 进展通常不超过 1 周,多在 2 周后开始恢复,90%的患者显著恢复,约 50%遗留颞侧视乳头苍白,患者可不觉察视力障碍。北美视神经炎治疗试验(ONTT)表明,30%~50%的急性 ON 患者发病 5 年和 10 年后演变为MS。Sandberg 等(1990)作了长期前瞻性研究,发现 86 例ON 患者中 33 例(38%)经 7~18 年进展为临床确诊的MS。Nilsson 等(2005)再次分析这组仍存活的患者,发现随时间延长进展风险降低,估计 30 年后进展为 MS 的风险是 40%。国内报道 107 例急性 ON 患者,11.2%转化为MS 或 NMO,从首次发病至临床确诊为 MS 或 NMO 最短时间为 6 个月,最长 6 年。首次起病患者转化率为4.4%,复发率为 23.1%,转化率较西方低,可能与随访时间短(6 个月至 5 年,平均 3.5 年)或种族因素有关。视神经炎是视神经脊髓炎(Devic 疾病)的共同的特点,以上在后面的章节讨论。

(2) 运动症状:是 MS 的主要症状,我国 MS 患者常以轻截瘫为首发症状。开始时走路笨拙,常见下肢无力、疲劳及沉重感,后来变为痉挛性截瘫、偏瘫、单瘫或四肢瘫,伴腹壁反射消失、腱反射亢进和病理征。①少数 MS患者发生急性横贯性脊髓炎(acute transverse myelities,ATM),最初为弛缓性轻截瘫,但腱反射保留,可迅速进展或加重,出现肌张力增高和病理征。②MS 常见播散性脊髓炎,急性起病,轻截瘫或四肢瘫伴感觉障碍或尿便障碍,也可见脊髓半切综合征。③腹壁反射减弱或消失常为 MS 最早的体征,Strumpell(1896)首次强调检查腹壁反射的重要性,他发现 MS 患者腹壁反射消失占 67%。④MS 患者常见下肢强直性痉挛,严重者使下肢固定于伸直状态,甚至无法坐轮椅,但很少导致疼痛;屈肌强直为痛性痉挛,最终导致屈肌挛缩,括约肌障碍明显。⑤疲劳见于 80%~97% 的 MS 患者,可为部分患者的首发症状。⑥晚期 MS 患者突然呼吸变浅或呼吸困难是预警信号,见于高颈髓或延髓病变。⑦不自主运动在 MS 患者不常见。一些病例进展为坏死性脊髓病,伴或不伴有视神经病变,这是视神经脊髓炎的一种表现,正如后面章节所讨论的。

(3) 感觉症状:见于半数以上的 MS 病例,Sanders 等(1986)报道,23.5%~40.7% 的 MS 患者以此为首发症状,晚期几乎累及所有的患者。①主观症状包括疼痛,感觉异常常见麻木、刺痛感、烧灼感、感觉过敏、束带感及肢体肿胀感,可见痛温觉减退或缺失,深感觉障碍及 Romberg 征,节段性及传导束性感觉障碍等,病变累及脊髓、脑干和大脑感觉传导路等;麻木或麻刺感通常先自一侧足部开始,向上扩展,自同侧下肢到对侧下肢,可上升至躯干或累及上肢;一侧颈部的麻刺感或瘙痒感常提示 MS 可能性更有可能出现。②临床上最常见的体征是音叉振动觉和关节位置觉不同程度减退,出现感觉性共济失调,为脊髓后索受累。③痛觉减退可呈周围性分布或在躯干和肢体呈斑片样分布,可出现灼性感觉异常。④大脑顶叶受累可引起体象障碍。⑤脊髓一侧受累可引起 Brown-Sequard 综合征。⑥国外资料,84% 的确诊的 MS 患者存在持续的感觉异常,在尺侧两指常见,以致诊断困难。⑦Solaro 等(2004)通过多中心横断面研究分析 1 672 例意大利 MS 患者的疼痛,三叉神经痛为 2%,Lhermitte 综合征 9%,疼痛伴感觉减退 18%,背痛 16%,痉挛性疼痛 11%;以往曾低估 MS 疼痛发生率,目前发现 55%~65% 的 MS 患者经历过亚急性、急性或慢性疼痛,慢性疼痛最常见(60%~87%),急性或亚急性疼痛占 13%~40%,常见于视神经炎;急性疼痛表现刻板的阵发剧痛,起源于三叉神经或其他神经,可随年龄和病程加重。⑧Lhermitte 征是 MS 常见的症状,屈颈时感觉过电样麻木或刺痛感,放射至上肢或手指,或沿脊柱下降到下肢或遍及躯干和四肢,持续不足 2 秒,重复数次后一般不再出现;Lhermitte 征可能与颈髓后索异常病理刺激有关,对 MS 诊断有一定的提示意义,但无特异性。⑨无用手综合征(useless hand syndrome)是位置觉缺失导致单手或双手活动障碍,患者自觉麻木,本体觉及分辨觉丧失,虽无瘫痪,但不能书写和持物,患者不知自己手在何处,手持物落地毫无所知;病变位于颈髓后索,通常数月可缓解,预后较好。⑩温度觉倒错现象在 MS 患者很常见。

(4) 脑干症状:①眼运动障碍:约 1/3 的 MS 患者出现眼肌麻痹及复视,可为首发症状,包括核性、核上性或核间性眼肌麻痹,核间性眼肌麻痹(internuclear ophthalmoplegia)多见,是眼球同向运动联系纤维内侧纵束受累所致,但并非 MS 所特有,MS 多见双侧核间性眼肌麻痹,年轻患者出现应高度怀疑 MS;Keane 等(2005)分析了 410 例核间性眼肌麻痹患者,脑血管疾病(CVD)占 38%,MS 占 34%;单侧性 CVD 占 87%,MS 仅 27%。②MS 可出现一个半综合征(one and a half syndrome),是脑桥被盖部病变引起一侧脑桥旁正中网状结构(PPRF),即眼同向运动皮质下中枢受损导致向病灶侧凝视麻痹,使同侧眼球不能外展,对侧眼球不能内收,若病变同时累及对侧已交叉过来的支配同侧动眼神经核的内侧纵束,则同侧眼球也不能内收,仅对侧眼球可以外展;一个半综合征通常伴上视时垂直性眼震。③MS 常见水平性眼震,也可为水平加垂直、水平加旋转及垂直加旋转等,可因脑桥、小脑及联系纤维病变;常见眼球快速小幅度钟摆样振荡,常伴明显的震动幻觉;眼震与核间性眼肌麻痹是高度提示 MS 的两个体征,两者存在常提示脑干病变,应高度怀疑 MS。MS 也可见垂直性眼震、单眼水平性扫视障碍、水平扫视性震动幻觉。④其他脑神经受损:Zorzon 等(2000)报道约 40% 的 MS 患者存在嗅觉障碍,与嗅觉中枢病灶有关。⑤Cabrera-Gomez 等(2005)指出,MS 患者面肌无力发生率为 10%~20%,多为中枢性,由脑白质病变所致,少数为周围性面瘫。

(5) 小脑症状:在 MS 患者常见,西方发生率为 70%~80%,我国为 43.3%~68%。症状多急性出现,表现辨距困难、走路摇晃、步基宽和意向性震颤,以及肢体和躯干平衡障碍等。典型的 Charcot 三主征,如意向性震颤、眼震和吟诗样或断续样语言见于晚期 MS。

(6) 自主神经症状:①尿急和尿失禁较常见,Betts 等(1993)报道 170 例有排尿症状的 MS 患者,尿急占 85%,尿频占 82%,尿失禁占 63%,仅 2 例尿潴留;96% 的 10 年以上病程的 MS 患者出现膀胱症状,孤立的尿失禁或尿潴留有时可为 MS 首发症状,多为脊髓病灶所致;Araki 等(2003)通过尿流动力学和 MRI 研究认为,骶部以上病灶可导致逼尿肌反射亢进,出现尿频和尿失禁;骶部病灶引起逼尿肌无力导致尿潴留。②直肠功能障碍常见便秘。③Zorzon 等(1999)报道,半数的女性和 75% 的男性 MS 患者主诉性功能障碍,男性勃起障碍,射精困难和不能达到高潮,女性性欲下降,性感减退或疼痛,性交困难,达到高潮困难;约半数 MS 患者在 2~4 次临床发作后出现性功能下降或丧失,原因也涉及心理问题。④Schumann 等(2002)认为,MS 患者许多奇特症状如快速严重消瘦、体温波动、抗利尿激素分泌异常、泌乳素分泌升高等,可能与下丘脑受累有关。

(7) 认知功能损害及心理精神障碍:是 MS 患者常

见的表现。①认知障碍发生率为 45%～65%（Genova et al，2009），由于 MS 主要为白质病变，临床表现典型的皮质下型，以记忆力、执行功能及信息处理障碍为主；执行功能受损表现抽象思维、注意力、工作记忆下降，较早出现注意力不集中，谈话反应慢，仿佛心不在焉。远记忆与近记忆均受损，近记忆力障碍明显；学习新事物困难，信息处理速度慢，判断力下降，抽象思维能力减退，解释和分析问题能力下降等（Chiaravalloti et al，2008）；MS 患者很少表现单一的认知功能损害，常见多种认知领域损害交织出现，整体认知功能及语言、定向等功能受损较轻；认知缺损不仅降低 MS 患者日常行为能力和生活质量，对疾病预后也产生不利影响；Archibald 等（2004）研究认为，MS 认知障碍与脑 MRI 所见病灶数目有关，T_2WI 病灶负载与智能障碍呈正相关，比扩展的残疾状态量表（expanded disability status scale，EDSS）相关性高。②心理精神障碍如抑郁等在 MS 患者常见，不仅加重认知缺陷，使病情恶化，且增加死亡率和致残率。

（8）发作性症状：是 MS 较少见的特征性表现，发生率为 5%～7%，在疾病复发或缓解时均可出现，作为首发症状较少。特点是症状突发，持续时间短（数秒至 2 分钟），每次发作症状相似，在一段时间内可频繁发作。①2% 的三叉神经痛患者可能罹患 MS，1% 的 MS 患者可能发生三叉神经痛，发病年龄平均比原发性三叉神经痛提前 5 年，40 岁以下年轻人出现三叉神经痛要想到 MS 的可能，常双侧受累。②一侧小脑性共济失调，易导致跌倒，很少持续 20 秒以上，发作频繁，甚至每隔 1 分钟发作一次。③10%～24% 的 MS 患者发生痛性强直性痉挛发作，表现四肢放射性强直性痉挛伴异常疼痛，常由手指运动或足部着地动作诱发，数十秒消失，常与 Lhermitte 征并存。④MS 患者可出现发作性感觉异常如麻刺感、刺痛、烧灼感、瘙痒或尖锐神经痛等，Osterman 等（1976）首次描述 MS 患者出现发作性瘙痒，持续约 20 分钟，可单独累及上肢，如一侧肩部和前臂，下肢或双臀和躯干也可出现，可奇痒难耐，局部有明显抓痕。⑤一个奇怪现象是，同一患者在病程中可有多种发作形式，如共济失调和强直性痉挛，运动不能和强直性痉挛，以及三叉神经痛和瘙痒等，每一症状代表神经系统不同的部位受累。发作性症状可能由于脱髓鞘区轴索裸露引起轴索纤维间神经冲动横向扩散（假突触传递）所致，临床易误诊为癫痫或 TIA。

（9）不常见的脑症状：①失语：通常发生在瘤样炎性脱髓鞘疾病（TIDD）患者，MRI 显示脑白质大块脱髓鞘病变，伴显著脑水肿颇似恶性肿瘤，优势半球受累时可出现失语症，病情好转时失语可完全恢复；失语症可作为临床孤立综合征的表现；Lacour 等（2004）在 3 个 MS 中心观察 2 700 例 MS 患者，22 例出现急性失语，其中 8 例以失语为主要症状，MRI 发现大片脱髓鞘病灶，约 64% 的患者语言功能恢复良好。②Schnider 等（1993）描述 1 例 MS 患者出现严重胼胝体失联系综合征，表现左手失写，左手不能通过触摸说出物体名称，记忆力和计算力也受损。③癫痫：2%～3% 的 MS 患者在病程中有一次或反复癫痫发作。瑞典 Eriksson 等（2002）和 Nicoletti 等（2003）两组报道，MS 合并癫痫发生率分别是 7.8% 和 3%，回顾 29 个研究结果得出平均患病率为 2.3%；国内一组报道 MS 癫痫患病率为 5%，明显高于一般人群，起病年龄、MS 年复发率及 EDSS 评分与癫痫无显著统计学相关性，额颞叶皮质下病灶与 MS 患者出现癫痫有统计学意义；曾有癫痫作为 MS 首发症状的报道，癫痫多为部分性运动发作，严重者可见强直-阵挛发作，对抗癫痫药敏感，若药物控制 2 个月不发作，通常不再复发，提示癫痫是脱髓鞘病变所致。④昏迷：MS 复发期偶可发生昏迷和导致死亡，有报道死于昏迷的 MS 患者脑干发现明显脱髓鞘病变。

（10）MS 伴发的疾病：①周围神经：MS 患者可伴根性痛、手套短袜样感觉障碍、不对称性肌萎缩及伴自主神经症状，肌电图显示复合肌肉动作电位和感觉神经动作电位波幅减低，传导速度减慢，F 波及 H 反射潜伏期延长及 F 波出现率低；发病机制不清，或因 CNS 与周围神经髓鞘表达许多共同抗原和免疫交叉反应所致。②自身免疫病：MS 伴发 Hashimoto 病（自身免疫性甲状腺功能减退）和 Graves 病明显增加；挪威 MS 家族伴银屑病增加。

综上所述，MS 是 CNS 多发性脱髓鞘疾病，具有时间与空间的多发性，新旧病变并存，MRI 检查可为 MS 的空间及时间多发病变提供直接的证据。

4. MS 的变异型　急性多发性硬化（acute multiple sclerosis）又称为 Marburg 型 MS，是 Marburg（1906）首次报道。病理可见 MS 典型斑块，组织学显示许多同期的斑块，静脉周围脱髓鞘区融合明显，少数病灶形成空洞。Marburg 型 MS 临床少见，多发生在年轻患者。发病急骤，进展迅速，可出现偏瘫、偏盲、失语、癫痫发作及意识障碍等；起病数日症状达到高峰，多为单相病程无复发，有些患者出现复发，复发多发生于疾病第一年，其后呈典型 MS 临床过程。极少数急性 MS 患者呈高度恶性型，出现大脑、脑干和脊髓症状，数周内出现昏睡、昏迷及去大脑状态，伴神经病损，病程中无缓解。通常脑脊液细胞反应明显，MRI 可见大片脱髓鞘病灶，周围有显著水肿及轻度占位效应，可伴脑室周围小脑髓鞘病灶，通常可强化。

诊断通常根据患者的临床表现，确诊需经过病理证实。鉴别诊断主要应考虑中枢神经系统血管炎性病变。

多数急性 MS 患者对大剂量甲泼尼龙静脉滴注反应良好，也有的患者反应不良，甚至病情恶化。Kanter 等报道，血浆交换可使病情迅速改善。患者通常预后良好，发病后短期内多部位受累可导致严重病残或死亡（Capello et al，2004）。有些儿童及青少年的急性 MS 病例是非致命性的，也有些患者数月后意外痊愈。

5. 影响因素

（1）在妊娠期病情通常不恶化，反而减轻，而在产后 3 个月病情可能恶化。

（2）Sibley 等对外伤与发生 MS 进行前瞻性研究，在平均 5 年期间随访了 170 例 MS 患者和 134 例对照组患者，记录了所有 1 407 次外伤，评估未发现外伤与 MS 疾病恶化及进展有显著关系。

三、辅助检查

磁共振成像、脑脊液检查及诱发电位检查是 MS 患者最重要的辅助检查。

【磁共振成像】

MRI 检查可能为 MS 诊断提供特征性的证据，因此至关重要。

1. 常规 MRI 显示 MS 病灶特征　①脑部病灶主要位于脑室周围、胼胝体、半卵圆中心及底节区等深部白质，病灶多呈卵圆形，长轴与侧脑室或胼胝体垂直；病灶在质子加权像及 T_2WI 呈高信号，在 T_1WI 呈正常或低信号（图 3-12-5）。②脊髓病灶主要位于颈髓及胸髓，典型为非横贯性病灶，边界清楚，长轴>3mm，长度一般为 1 个椎体节段，不超过 2 个椎体；病灶在质子加权像及 T_2WI 呈高信号，在 T_1WI 为正常或低信号（图 3-12-6）。③正确区分急性或活动性病灶具有重要临床意义，急性病灶常较大、边界不清，这与急性期病变部位的水肿和炎症反应有关；缓解期病灶以脱髓鞘、胶质增生和扩大的细胞间隙为主要病理改变，MRI 上则多表现为病灶缩小、边界清晰。

Gadolinium（Gd）-DTPA 由于能透过破坏的血脑屏障，使 T_1WI 病灶的信号增强，常被用于判定急性期病灶。经激素治疗后 Gd 增强病灶信号强度常减弱或完全消失。

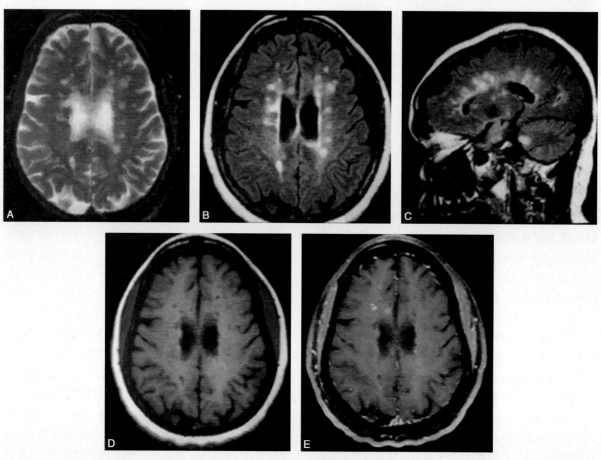

图 3-12-5　25 岁女性 MS 患者的脑 MRI 表现

A. 轴位 T_2WI；B. 轴位 FLAIR，显示侧脑室旁多发的卵圆形高信号病灶；C. 矢状位 FLAIR 像显示胼胝体病灶呈道森指征；D. 轴位 T_1WI 显示 MS 低信号病灶，类似"黑洞"；E. 轴位 T_1WI 的 Gd 扫描显示有的病灶呈环形增强，提示为活动性病灶

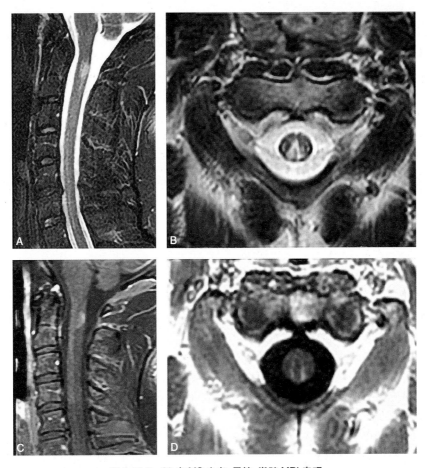

图 3-12-6　28 岁 MS 患者,男性,脊髓 MRI 表现

矢状位(A)和轴位(B)T_2WI 显示 C_2 节段的高信号病灶,该病灶<1 个椎体高度,在轴位像显示病灶呈偏心性;矢状位(C)和轴位(D)T_1WI 的 Gd 增强扫描显示病灶有强化效应,提示病灶为活动性病灶

MS 研究显示,Gd 增强病灶的临床意义是,可提示病灶为新发的病灶,病理上主要表现急性炎症反应;大部分 Gd 增强病灶在临床上表现为无症状性;在任何时间 10%~20%的 T_2WI 病灶为 Gd 增强病灶;MS 的 Gd 增强病灶多为一过性,通常持续 30~40 天,很少超过 8 周,若增强灶持续存在,需慎重除外其他疾病如肿瘤等;荟萃分析显示,Gd 增强病灶可能提示临床复发,但不一定提示残疾程度进一步恶化;纵向研究证实,系列的 MRI 扫描均有 Gd 增强病灶,提示临床上疾病呈持续活动(Kappos et al,1999;Simon et al,1999;Smith et al,1993)。

为增强 Gd 增强 MRI 扫描发现活动性病灶的敏感性,某些 MRI 中心采取适当增加 Gd 注射剂量。研究显示,3 倍剂量较单一注射剂量(0.1mmol/kg)更易发现 MS 病灶(Wolansky et al,1994)。薄扫或延迟扫描时间也证实有助于发现活动病灶。一些新的扫描序列,如磁化传递对比成像(MTI)也可增加 MRI 扫描敏感性。Gd 增强病灶信号的增强形式有助于提示病灶的病理特点与转归,例如,中心环形强化病灶较均一强化病灶持续时间更

长,环形强化病灶很少在 T_1WI 上转化为黑洞,因此临床上与残疾程度不相关,环形强化病灶中的开环增强更提示为 MS 病灶。

大部分 MS 病灶在 T_1WI 显示为等信号,但部分病灶,特别是幕上的病灶可表现为低信号或类似于黑洞(black hole)(见图 3-12-5D)。由于这些低信号病灶可能在数月后消失,因此在一定时间内无特殊的临床意义。类似黑洞表现的病灶,病理上多与髓鞘再生及水肿消失有关,而持续存在的黑洞病灶可能提示严重的髓鞘脱失及轴索损伤。一项尸检后的组织病理与 MRI 相关研究显示,持续不消失的黑洞病灶病理上主要表现沃勒变性导致的轴索损伤(van Walderveen et al,1998)。与此相反,另一项研究认为黑洞病灶提示无髓鞘再生或髓鞘再生不足(Barkhof et al,2003)。有关黑洞病灶容积与残疾程度关系的临床研究证实,黑洞可反映临床上疾病进展程度。临床观察发现疾病缓和疗法(DMT)可有效地减少黑洞病灶,特别是持续存在的黑洞病灶形成。

2.其他 MRI 序列　常规 MRI 检查对 MS 诊断非常

重要,但仍存在一定的局限性,如不能鉴别急性水肿与慢性胶质增生及脱髓鞘病灶,不能反映 MS 病灶的病理特点,如脱髓鞘、髓鞘再生、轴索丢失和胶质增生等。

(1) 磁共振波谱(MRS):可反映某些代谢产物,如神经元标记物 N-乙酰天门冬氨酸(NAA),全脑 NAA 浓度是反映 MS 病灶神经元损伤的敏感指标;以及能量标记物磷酸肌酸(Cr)、细胞膜的组成成分胆碱(Cho)和乳酸(LA)等。MRS 显示,慢性 MS 表现为 NAA/Cr 比值降低,提示神经元或轴索丢失,临床上与残疾程度相关。

(2) 弥散加权成像(DWI)及弥散张量成像(DTI):与 MRS 一样,DWI 及 DTI 也可反映病变的轴索损伤,还可发现表现正常的白质和灰质病灶。定量 MRI 扫描技术如磁化传递率越来越多地被用于评价髓鞘及轴索含量。

3. 临床应用 MRI 较 CT 可发现更多的病灶,特别是 CT 很难发现的脑干、小脑和脊髓病灶。MRI 显示的病灶多与病理上的病灶一致,也有部分病灶在 MRI 上的范围远大于病理所见,提示 MRI 显示的异常信号包括 BBB 破坏导致的病灶周围脑组织水分增加区。约 90% 的临床确诊 MS 患者在 MRI 上可发现典型的白质病变,但 CNS 其他疾病如脑梗死、系统性红斑狼疮、白塞病、血管炎及结节性硬化等在 MRI 上的病灶可与 MS 相似,特别是脑梗死病灶有时很难与 MS 病变鉴别,因此对 50 岁以上的患者,MRI 诊断 MS 的可靠性明显下降。

MRI 诊断 MS 的敏感性及特异性因 MRI 的判定标准而异。评估 McDonald 诊断标准(2010)的一项临床应用研究显示,MRI 诊断 MS 的敏感性和特异性分别为 53% 和 87%(Rovira et al,2009)。在预测可疑的 MS 向确诊的 MS 转化方面,MRI 较 CT、寡克隆带(OB)及诱发电位等更具优势。一项 200 例可疑 MS 患者参与、随访 2 年的研究显示,84% MRI 异常的患者最终转化为确诊的 MS,仅 69% OB 阳性患者、69% VEP 异常患者和 38% CT 异常患者转化为确诊的 MS。

【脑脊液检查】

尽管近年来 MRI 影像学技术有长足进步,但脑脊液检查的意义仍不可取代。

1. 常规检查 包括初压测定,细胞计数及分类,测定蛋白、糖、氯化物和乳酸水平。

(1) MS 患者 CSF 外观无色透明,除了急性 MS 外,压力均在正常范围内。

(2) 脑脊液细胞计数及分类:要求标本新鲜,应在腰穿后 2 小时内完成。MS 患者 CSF 单个核细胞(MNC)数正常或轻度增高,一般 $<15 \times 10^6$/L。约 1/3 的 MS 患者,尤其急性起病或恶化病例可轻度增高,CSF-MNC 增多(mononuclear pleocytosis),通常不超过 50×10^6/L,超过此值应考虑其他疾病,如视神经脊髓炎等。脑干严重脱髓

鞘时可达到或超过 100×10^6/L,暴发型病例多形核白细胞比例较大,CSF 细胞增多是衡量疾病活动的唯一指标。

(3) 蛋白水平:大多数 MS 患者 CSF 蛋白或白蛋白水平正常,约 40% 的 MS 患者 CSF 蛋白轻度增高,但通常 <1.0g/L,若蛋白水平 >1.0g/L 应慎重除外其他疾病。20%~30% 的 MS 患者 CSF 白蛋白水平轻度增高。CSF 蛋白水平增高常被认为是血脑屏障破坏的标志,多见于 MS 复发期。

(4) 糖、氯化物及乳酸水平:MS 患者 CSF 葡萄糖水平不应低于血清水平的 0.4 倍,氯化物及乳酸水平正常。

2. 检测 CSF-IgG 指数及寡克隆带等 IgG 鞘内合成的指标。

(1) CSF-IgG 指数(CSF-IgG index):约 2/3 的 MS 患者 CSF-IgG 与总蛋白比值增高,>12%;70% 以上的 MS 患者 CSF-IgG 指数增高。

IgG index = (CSF-IgG/S-IgG)/(CSF-Alb/S-Alb)(S 为血清,Alb 为白蛋白)

IgG 指数 >0.7 提示 CNS 内 IgG 合成(王维治等,1983)。测定这组指标也可计算 CNS 24 小时 IgG 合成率,意义与 IgG 指数相似。

(2) 寡克隆带(oligoclonal bands,OB):检测 OB 是诊断 MS 最重要的脑脊液检查,约 95% 临床确诊的 MS 患者脑脊液 OB 阳性。我国 MS 患者的研究显示,OB 诊断 MS 的敏感性及特异性为分别 91.7% 和 89.8%(徐雁等,2011)。McDonald 诊断标准(2010)仅将 OB 阳性作为炎性脱髓鞘的证据,而不作为空间多发性证据,OB 阳性始终是诊断 PPMS 的必需条件。OB 对预测可疑的 MS 向确诊的 MS 转化上有一定的价值。一项随访 3 年的研究显示,25% OB 阳性的可疑 MS 患者在研究结束时转化为确诊 MS,而 OB 阴性患者中仅 9% 进展为确诊 MS。由于 OB 可能出现假阳性,临床上不能将 OB 阳性作为确诊 MS 的依据。

2005 年美国 FDA 将等电点聚焦法(IEF)作为检测 OB 的金标准方法,提出同时检测血与脑脊液 OB 方有诊断价值。对临床上高度怀疑 MS 而 OB 阴性患者,必要时应重复 OB 检测。Olsson 等(1984)采用琼脂糖等电聚焦和免疫印迹(immunoblot,Western blot)技术,依据双抗体过氧化物酶标记及亲和素-生物素(avidin-biotin)放大系统,使 OB 阳性率达到 95% 以上。OB 检测结果及其临床意义是(图 3-12-7):

1 型:血清及 CSF 均无条带,提示 CNS 无鞘内 IgG 合成,见于健康人及非感染性神经疾病(NIND)患者。

2 型:CSF 有两条或以上的条带而血清阴性,提示 CNS 鞘内 IgG 合成,主要见于 MS 患者。

3 型:血清与 CSF 均有条带,但 CSF 条带较血清多,

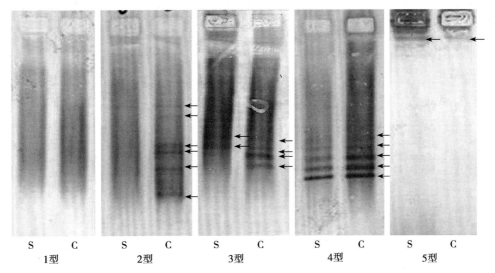

S C S C S C S C S C

1型　2型　3型　4型　5型

图 3-12-7　等电点聚焦(IEF)与免疫印迹法检测血清及 CSF 的 OB 的五种类型(S 为血清,C 为脑脊液)

提示 CNS 鞘内合成伴血脑屏障破坏,主要见于系统性红斑狼疮等,但少数 MS 患者也可出现此型 OB。

4 型:血清与 CSF 有相同条带,呈镜像样分布,提示病变在 CNS 之外,即存在系统性 B 细胞反应且伴有血脑屏障破坏,如可见于 Guillain-Barré 综合征等。

5 型:血清与 CSF 均有单克隆条带,提示单克隆增殖的副蛋白存在,主要见于骨髓瘤患者。

此外,检出 CS 并非 MS 特异性改变,Lyme 病、神经梅毒、亚急性硬化性全脑炎(SSPE)、人类免疫缺陷病毒(HIV)感染及多种结缔组织病患者 CSF 中也可出现,因此需密切结合临床,慎重解释结果。

【其他检查】

1. 诱发电位(evoked potential, EP)检查　主要用于发现临床上 MS 病灶或 MRI 不易显示异常的区域如视神经、脊髓后索等的病变。临床常应用视觉诱发电位(VEP)、脑干听觉诱发电位(BAEP)、体感诱发电位(SEP)及运动诱发电位(MEP)等。约 85% 临床确诊的 MS 患者 VEP 异常,在判断视神经脱髓鞘病变时注意除外屈光不正及视网膜病变;约 77% 的 MS 患者 SEP 异常,其中约半数患者临床上无感觉异常症状及体征,部分患者临床虽有后索受累证据,但 SEP 检查可表现正常。约 67% 的 MS 患者 BAEP 异常,较 VEP 及 SEP 低。鉴于上述结果,美国神经病学会(AAN)指南建议将 VEP 用于 MS 诊断。

2. 光学相干断层扫描(OCT)　是一种快速、非侵入性的技术,提供了高分辨率的视网膜神经纤维层(延伸到视神经的轴突)和神经节细胞层中相应的神经元细胞体的定量分析。不仅获取视网膜的细节图像,且这些测量直接反映了视神经轴突的完整性。研究表明,无视神经炎侧眼视乳头周围视网膜神经纤维层(peripapillary reti-nal nerve fiber layer, pRNFL)与整体的临床残疾和进展呈负相关;而节细胞层+内网织层(ganglion cell layer plus inner plexiform layer, GCIP)的厚度和脑 MRI 测量相关(Martinez-Lapiscina et al,2016;Saidha et al,2015)。因此,OCT 不失为一种除 MR 外的辅助影像方法,MR 在监测 MS 影像模式方面无疑是金标准,但其测量的炎性指标与病情进展之间仅有中等程度相关性,甚至有一种观点认为在反应轴突丢失方面,OCT 优于 MR 的脑容积测定,因后者可能受胶质增生的干扰。

四、诊断和鉴别诊断

曾有 MS 临床专家说:"诊断 MS 不需要任何实验检查,我能够嗅到它"。这说明 MS 主要是一个临床诊断,主要依据病史、自然病程、神经系统症状及体征。强调 MS 诊断以临床为基础,高度重视疾病自然史提示的病变演进的时间特征,以及症状和体征提示的病变空间特征。由于 MS 及 IIDD 家族疾病谱的高度异质性,潜在的多元化免疫病理机制和诊断复杂性,经验丰富的 MS 临床专家才具有这种"嗅觉",对于年轻医生,MS 诊断始终具有挑战性。

【诊断】

1. MS 临床诊断准则　MS 主要的临床特点是 CNS 病变的空间与时间多发性交织而成,复发-缓解的病史及症状体征提示 CNS 一个以上的分离病灶,是指导临床医生诊断 MS 的基本准则和金标准。

2. MS 诊断标准的历史沿革　在 MS 的研究史上曾提出 Schumacher(1965)、McDonald(1977)、Poser(1983)及 Mc-Donald(2001,2005,2010,2017)等诊断标准。例如,Schumach-er(1965)标准简明,包括 MS 病变空间与时间多发性、CNS 白

质病变部位、发病年龄及排除标准等要素。Poser(1983)的诊断标准曾被广泛应用,该标准提出临床确诊的 MS、实验室支持确诊的 MS、临床很可能的 MS、实验室支持很可能的 MS 等四级分类(表 3-12-2)。首次将亚临床证据及 CSF 寡克隆带阳性或 CSF-IgG 指数增高(CSF-OB/IgG)列入诊断标准,在临床诊断及研究中操作性较强。

表 3-12-2　Poser(1983)MS 的诊断标准

诊断分级	诊断标准(符合其中 1 条)
1. 临床确诊的 MS(clinical definite MS,CDMS)	(1)病程中有 2 次发作和 2 个分离性病灶的临床证据 (2)病程中有 2 次发作,1 处病变的临床证据和另一部位病变的亚临床证据
2. 实验室支持确诊的 MS(laboratory-supported definite MS,LSPMS)	(1)病程中有 2 次发作,1 个临床或亚临床病变的证据,CSF-OB/IgG (2)病程中有 1 次发作,2 个分离性病灶的临床证据,CSF-OB/IgG (3)病程中有 1 次发作,1 处病变的临床证据和另一病变的亚临床证据,CSF-OB/IgG
3. 临床很可能的 MS(clinical probable MS,CPMS)	(1)病程中有 2 次发作,1 处病变的临床证据 (2)病程中有 1 次发作,2 个不同部位病变的临床证据 (3)病程中有 1 次发作,1 处病变的临床证据和另一部位病变的亚临床证据
4. 实验室支持很可能的 MS(laboratory-supported probable MS,LSPMS)	病程中有 2 次发作,CSF-OB/IgG,2 次发作必须累及 CNS 的不同部位,必须间隔至少 1 个月,每次发作必须持续 24 小时

注:CSF-OB/IgG 表示 CSF 寡克隆带阳性或 CNS 内 IgG 合成增加(即 CSF-IgG 指数增高)。

(1)McDonald 诊断标准历经 2001 年、2005 年、2010 年和 2017 年四次修订与完善,2010 年标准对 MRI 标准进行了简化,具有临床操作性,被国际上广泛接受和应用。McDonald(2010)MS 诊断标准强调病变的时间多发性与空间多发性。在空间方面,特别强调 MS 四个典型的 CNS 区域:脑室周围(periventricular)、近皮质(juxtacortical)、幕下(infratentorial)和脊髓(spinal cord),MRI 空间多发性标准减少了所需的病灶数,简化了诊断程序,保持高度敏感性与特异性(表 3-12-3)。

表 3-12-3　McDonald(2010)的多发性硬化诊断标准

临床表现	为确诊 MS 所需要的进一步资料
2 次或 2 次以上发作[a];存在 2 个或 2 个以上有客观临床证据的病变或存在 1 个客观临床证据的病变伴前次发作[b]合理的病史证据	无[c]
2 次或 2 次以上发作[a];存在 1 个病变的客观临床证据	由以下证据证明病变的空间多发性: ● 在 CNS 的 4 个 MS 典型区域(脑室周围、近皮质、幕下或脊髓)[d]中至少有 2 个区域有 ≥1 个 T_2WI 病变 或者 ● 等待以后的涉及 CNS 不同部位病变的临床发作[a]
有 1 次发作[a];存在 2 个或 2 以上病变的客观临床证据	由以下证据证明病变的时间多发性: ● 在任何时间同时存在无症状的钆增强及非增强病变 或者 ● 在随后的 MRI 检查可见新的 T_2WI 和/或钆增强病变(一或多个),不考虑参考基线 MRI 的时间性 或者 ● 等待第二次临床发作[a]

临床表现	为确诊 MS 所需要的进一步资料
有 1 次发作[a]；存在 1 个病变的客观临床证据（临床孤立综合征）	由以下证据证明疾病在空间与时间的多发性 对空间多发性： ● 在 CNS 的 4 个 MS 典型区域（脑室周围围、近皮质、幕下或脊髓）[d] 中至少有 2 个区域有 ≥1 个 T_2WI 病变 或者 ● 等待涉及 CNS 不同部位第二次临床发作[a] 以及 对时间多发性 ● 在任何时间同时存在无症状的钆增强及非增强病变 或者 ● 在随后的 MRI 检查可见新的 T_2WI 和/或钆增强病变（一或多个），不考虑参考基线 MRI 的时间性 或者 等待第二次临床发作[a]
提示 MS 的隐匿的神经系统症状进展（原发进展型 MS）	病变进展 1 年（回顾性或前瞻性确定） 加上 下列三项标准的两项[d]： 1. 脑病变的空间多发性证据，是根据 MS 特征性的脑室周围围、近皮质或幕下区域 ≥1 个 T_2WI 病变 2. 脊髓的空间多发性证据，根据脊髓 ≥2 个 T_2WI 病变 3. 脑脊液阳性（寡克隆带的等电聚焦电泳证据和/或 IgG 指数增高）

注：

[a] 一次发作（复发，加重）被定义为由患者报告的或客观观察到的一次 CNS 急性炎性脱髓鞘的典型事件，当前的或过去的，至少持续 24 小时，且无发热或感染。发作应当有同时期的神经病学检查记录，但某些具有 MS 的症状及演变特征的过去事件，却没有记录在案的客观神经学发现，可以提供一个先前的脱髓鞘事件的合理证据。然而，发作性症状的报告（过去的或当前的）应当包括不少于 24 小时的多次发作。在确诊 MS 之前，至少一次发作必须被神经系统检查所见证实，在自诉先前有视力障碍患者由视觉诱发电位（VEP）证实，或 MRI 检查与涉及的神经系统症状史报告的 CNS 脱髓鞘区域一致

[b] 临床诊断根据 2 次发作的客观临床所见是最保险的。一次既往发作的合理病史证据，在缺乏客观的神经病学发现的证明时，可包括症状的病史事件和先前的炎性脱髓鞘事件的特征的演变；然而，必须至少有一次发作被客观所见支持

[c] 不需要另外的检查。然而，MS 的任何诊断都依据这些标准的影像条件做出是令人向往的。如果采用影像或其他检测（例如 CSF）且为阴性，在做出 MS 诊断-前必须格外小心，且必须考虑其他的诊断。对于临床表现必须是没有更好的解释，并且必须有客观的证据支持 MS 的诊断

[d] 钆增强病变并非必需；当考虑患者有脑干或脊髓综合征可排除症状性病变。

McDonald（2010）MS 诊断标准在临床研究与影像学技术进步形势下应运而生，强调以 MRI 为主导及 MRI 病灶活动性，可能识别临床不明显的病变，使 MS 诊断提前和使 MS 的诊断率增加，也使 MS 诊断不再完全依赖于临床。

（2）McDonald（2010）诊断标准证实病变空间播散（dissemination in space，DIS）的 MRI 标准是：病变空间播散可被 CNS 的 4 个区域，即近皮质、脑室周围、幕下和脊髓中至少 2 个区域 ≥1 个的 T_2WI 病变；该标准证实病变时间播散（dissemination in time，DIT）的 MRI 标准是，发病时 MRI 检查发现新的 T_2WI 和/或（一或多个）增强病变；以及在任何时间同时存在无症状的增强与非增强病变（新旧病变同在）（图 3-12-8~图 3-12-11）。

（3）McDonald（2010）的原发进展型 MS（PPMS）诊断标准：

1）疾病进展达 1 年（根据回顾性或前瞻性确定）。

2）加上下列 3 项标准中的 2 项：①脑空间播散（DIS）证据根据至少 1 个 MS 特征性区域（脑室周围、近皮质或幕下）≥1 个 T_2WI 病变（强化病变并非必需）；②脊髓 DIS 证据根据 ≥2 个 T_2WI 脊髓病变（强化病变并非必需）；③脑脊液阳性（等电聚焦寡克隆带证据和/或 IgG 指数增高）。

3. McDonald（2017）诊断标准　见表 3-12-4。

基于 MS 的病程变化特点和对治疗的反应（图 3-12-10），近年来 MS 治疗理念有所改变，促生了 McDonald（2017）诊断标准的修订。MS 的治疗目标已不仅是减少复发和延缓进展，还要没有疾病活动的证据（no evidence of disease activity，NEDA）和持续减少残疾（sustained reduction of disability，SRD）。对疗效的追求促使更多医生更早使用强力 DMT，因此对 MS 诊断的可靠性也提出更高要求。

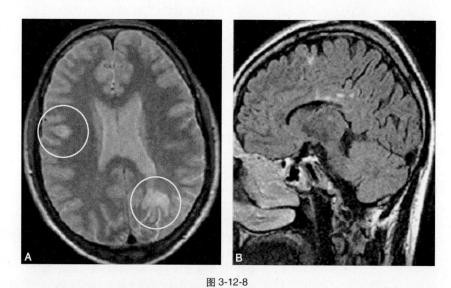

图 3-12-8

A. 轴位质子像显示 MS 患者近皮质病变和病变累及皮质下 U 纤维；B. 矢状位 FLAIR 像显示近皮质病变对 MS 有高度特异性，胼胝体可见轻度道森指征

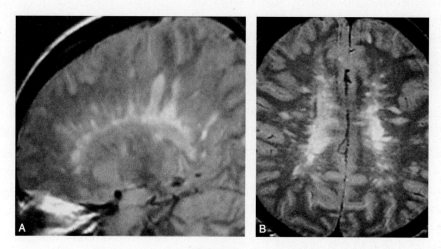

图 3-12-9

A. 矢状位质子像显示道森指征；B. 轴位质子像显示与胼胝体垂直的高信号病变

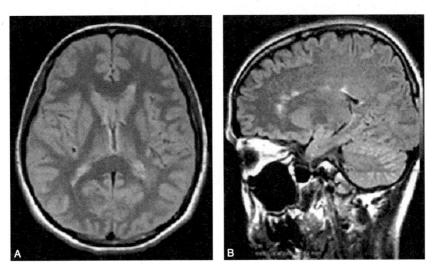

图 3-12-10

A.轴位质子像显示 MS 患者的脑白质看似大致正常;B.矢状位质子像却显示道森指征,假如该患者不做矢状位检查可能被漏诊

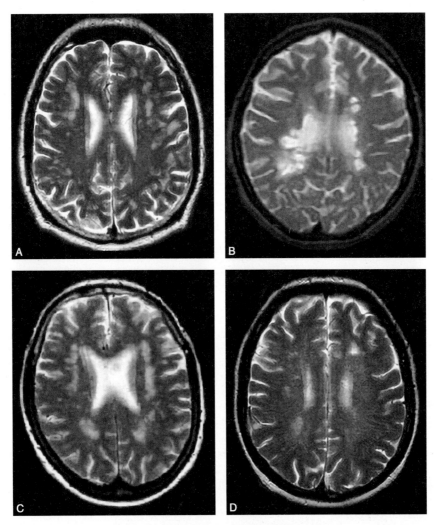

图 3-12-11　MRI 的 T$_2$WI 像显示相似的病变鉴别

A. 原发性 Sjögren's 综合征;B. 多发性硬化;C. 系统性红斑狼疮;D. 皮质下动脉硬化性脑病

表 3-12-4　McDonald（2017）诊断标准

Ⅰ. McDonald(2017)的多发性硬化诊断标准		
临床发作次数	有客观证据的病灶数	诊断 MS 还需要的临床证据
≥2 次临床发作	≥2	无
≥2 次临床发作	1(以及既往发作累及不同部位的明确病史证据)	无
≥2 次临床发作	1	通过再次临床发作提示 CNS 不同部位受累或 MRI 显示 DIS
1 次临床发作	≥2	通过再次临床发作或 MRI 显示或通过脑脊液 OB 提示 DIT
1 次临床发作	1	通过再次临床发作提示 CNS 不同部位受累或 MRI 显示 DIS 和通过再次临床发作或 MRI 显示或通过脑脊液 OB 提示 DIT

Ⅱ. McDonald(2017)的空间和时间多发性的 MRI 标准
DIS 可通过下列 4 个 CNS 部位中至少 2 个部位有至少 1 个符合典型 MS 的 T_2 病灶[a] 来显示:脑室旁[b]、皮质或近皮质、幕下、脊髓
DIT 可通过任何时间同时出现增强和非增强病灶[1],或者无论与基线 MRI 的时间间隔如何在随访 MRI 中新出现 T_2 病灶或增强病灶来显示

Ⅲ. McDonald(2017)的原发进展型 MS 的诊断标准
残疾进展 1 年(回顾性或前瞻性确定)但无临床复发+下列中的两项: (1) 3 个脑内部位中至少 1 个部位有至少 1 个符合典型 MS 的 T_2 病灶[1]:脑室旁、皮质或近皮质、幕下 (2) 脊髓中至少 2 个 T_2 病灶[c] (3) 检出脑脊液 OB

注:[a] 无须区分症状性和无症状性 MRI 病灶,其中近皮质和脑室旁病灶要与皮质或脑室边缘相接;[b] 对>50 岁或有血管危险因素者,要慎重寻找更多脑室旁病灶;[c] 无须区分症状性和无症状性 MRI 病灶。

【鉴别诊断】

MS 的病变多发,症状多样,其主要的鉴别诊断包括:

1. 经典的 MS 与其变异型 Marburg 型、Balò 同心圆性硬化和 Schilder 弥漫性硬化,以及视神经脊髓炎(NMO)、急性播散性脑脊髓炎(ADEM)、临床孤立综合征(CIS)和瘤样炎性脱髓鞘疾病(TIDD)的鉴别,见表 3-12-5、表 3-12-6。

表 3-12-5　经典的 MS 与其变异型 Marburg 型、Balò 同心圆性硬化和 Schilder 弥漫性硬化的鉴别

鉴别	MS 经典型	Marburg 变异型	Balò 同心圆性硬化	Schilder 弥漫性硬化
病理	①脑白质单一或多发的脱髓鞘病灶,常见于侧脑室周围;②小静脉周围炎性细胞浸润;③神经细胞和轴索相对完整	①病灶主要在脑白质束,整个脑半球受压;②小静脉周围脱髓鞘区融合,T 细胞浸润,巨噬细胞含髓鞘崩解产物;③星形胶质细胞增生,轴索相对保存	①大脑半卵圆中心可见同心圆形脱髓鞘病变;②活动性脱髓鞘区血管周围炎症性浸润;③可见典型硬化斑	①皮质、皮质下白质、基底节、小脑和脑干多灶性炎症脱髓鞘病变,较 MS 广泛和严重,可见硬化斑;②血管周围炎性浸润和星形胶质细胞增生反应
临床表现	①常在 15~40 岁发病;②起病常有肢体无力或麻木,单侧或双下肢拖曳,不对称痉挛性或共济失调性轻截瘫,伴视力障碍、眼震及眼肌麻痹、感觉障碍、精神及认知障碍,发作症状常见 ON 和脊髓炎;③多为复发-缓解病程,少数为继发或原发性进展	①20~50 岁发病;②少见,暴发起病,可有假性脑(脊)膜炎,数周出现昏睡、昏迷、去大脑状态,伴大脑、脑干、脊髓和脑神经受损症状和体征;③单相病程,进展迅速	①20~50 岁发病;②亚急性或卒中样起病,轻偏瘫、四肢瘫伴意识模糊及癫痫发作等;③首发精神症状如淡漠、发呆、无故发笑、言语错乱和重复语言,脑弥漫损害症状如头痛、共济失调、轻偏瘫、感觉性失语、眼肌麻痹、眼球浮动、构音障碍等	①儿童晚期和青年期常见;②亚急性起病,呈进展性病程,可见复发-缓解;③头痛、意识模糊、情感不稳、癫痫发作、视神经炎、眼肌麻痹、构音障碍、面瘫、轻偏瘫或四肢瘫、失语症等;④皮质受累较多见,青春期患者可表现如同精神病

鉴别	MS 经典型	Marburg 变异型	Baló 同心圆性硬化	Schilder 弥漫性硬化
MRI 影像特点	①侧脑室周围白质见 T_2WI 多发脱髓鞘斑,可环状增强;②由胼胝体或侧脑室边缘发出放射形道森指征(Dawson fingers),是 MS 典型影像特点;③颈髓或上胸髓病灶	①脑室旁多发 T_2WI 高信号,可累及整个半球,增强及占位效应;②数日内病变可戏剧性增大,伴严重脑水肿、坏死,甚至扁桃体疝和钩回疝	①明暗相间洋葱头样同心圆病变,直径 1.5~3cm;T_1WI 显示清晰,FLAIR 像和增强后分层更清楚;②严重脑水肿、坏死累及整个半球,增强及占位效应,强化可见开环征,易误诊为脑肿瘤	①T_2WI 高信号,T_1WI 低信号的大病灶,常为双侧性,不伴或伴轻度占位效应;②完全或不规则环状增强和囊性变
CSF 检查	CSF-MNC 轻度增高或正常($<15\times10^6$/L),CSF-IgG 指数增高约 70%,OB(+)约 95%	CSF-MNC 正常,约 1/3 病例轻-中度增高,通常不>50×10^6/L	CSF-MNC 通常不增多,CSF-OB(−)	CSF-MNC 通常不增多,CSF-OB(−)
预后	迥异,良性占 20%;50% 起病 10 年进行性残疾、15 年行走需辅助;进展型 MS 的平均生命预期死亡率高 4 倍	疾病迅速进展,治疗反应差,常在 1 年内死亡,个别病例治疗有效	单相进展病程,数月导致严重残疾或死亡,颇似 Marburg 变异型,但许多病例可临床改善	数月至数年发生完全残疾和死亡,良性转归少见
注意	T_2WI 显示 3mm 以上病灶,临床发作 30 天后出现新病灶意味时间上多发	迄今无特异的临床表现、影像学或 CSF 检查可确切区别 Marburg MS 与 ADEM	临床上颇似 Marburg MS,可凭病理或影像特征鉴别	须注意与异染性或肾上腺脑白质营养不良鉴别

表 3-12-6 经典的 MS 与 NMO、ADEM、CIS 和 TIDD 的鉴别

鉴别	NMO	ADEM	CIS	TIDD
病理	病变位于视神经和/或脊髓,可在白质和灰质;血管周围大量巨噬细胞、小胶质细胞、B 细胞、嗜酸性粒细胞、补体与 Ig 沉积的玫瑰花环	小静脉周围播散性多数小病灶,皮质下白质>90%,脑室周围 30%~60%,深部灰质>90%,脊髓>65%;小静脉周围炎细胞浸润,星形胶质细胞反应不明显	视神经、脊髓或脑干孤立的炎性脱髓鞘病灶,与 MS 和 ADEM 典型脱髓鞘斑相同,但无 CNS 其他部位病变	病理可与脑胶质瘤相似,可见特征性 Creutzfeuldt 细胞
临床表现	①5~65(平均 40)岁发病;②短期发生播散性脊髓炎,完全横贯损害少见,数小时或数天双侧同时或相继发生 ON,可伴球后疼痛或视乳头炎;③复发型患者常伴 Lhermitte 征,阵发性强直痉挛和神经根痛	①儿童常见,>16 岁占 10%;②突然起病,发热、头痛、意识模糊、癫痫发作、嗜睡和谵妄;常伴轻偏瘫、脊髓病和 ON 等局灶体征;③多为单相病程	①常于 15~40 岁发病;②孤立的 ON,通常单侧,高度提示 ON 征象是视神经萎缩,无痛性视力下降,持续眼球疼痛>2 周;③孤立的横贯性脊髓炎,病变以下脊髓功能完全丧失,单相病程;播散性脊髓炎部分功能缺失如轻截瘫、麻木感;④孤立的脑干综合征,常表现为脑干脑炎、发热、头痛、眩晕、呕吐、眼震、复视、非对称脑神经麻痹、共济失调和轻偏瘫等	①15~40(平均 30)岁发病。②中青年患者较多,多为亚急性或慢性起病;激素治疗有效并非 TIDD 诊断依据,水肿减轻也可使症状缓解。③分型:脑型,病灶多发及水肿引起颅内压增高,头痛常为首发症状;皮质下白质脱髓鞘导致认知障碍如定向、记忆和计算力下降,轻偏瘫、肢麻和病理征等。脊髓型,症状较重,进展迅速,早期很少出现尿便障碍,而胶质瘤进展较缓慢,症状较轻

鉴别	NMO	ADEM	CIS	TIDD
神经影像特点	MRI 显示 88% 的 NMO 患者脊髓纵向融合病变 >3 个或以上椎体,常见脊髓肿胀(50%)和钆强化(64%),MS 脊髓病变通常为 1~2 个椎体	MRI 见多灶性病变主要在侧脑室周围和胼胝体;可有弥漫性水肿,轻度增强,无坏死和萎缩	MRI 通常无脑白质病变,出现多发白质病变患者进展为 MS 风险较高	CT 显示非强化低密度病灶,MRI 见 T_1WI 低信号,T_2WI 高信号单发或多发圆形或类圆形病灶,明显强化,病灶中心坏死出现典型开环征强化(肿瘤也常出现)DWI 高信号是重要特点,胶质瘤早期多见等或低信号;复发可见新的肿瘤样病变
CSF 检查	CSF-MNC 明显增高,>5×10⁶/L 者单相病程 73%,复发型 82%;>50×10⁶/L 单相型 36%,复发型 34%,迅速进展型 >100×10⁶/L,CSF-OB 不常见	CSF-MNC > 50×10^6/L,占 30%~80%,CSF-OB 多(−),少数(+)	CSF-MNC 正常 CSF-OB (−)	CSF-MNC 正常或增高,CSF-OB 少数(+)
预后	1 个月内出现双侧 ON 和脊髓炎通常预示单相病程	单相病程,死亡率约 10%,多可恢复,有后遗症,儿童常伴精神发育迟滞或癫痫发作	典型单相病程,预后较好或很好,但 CIS 可为 MS 早期表现	多单相病程,预后相对较好;少数为多相病程
注意	血清可检出 NMO-IgG 自身抗体(AQP4)	少数 ADEM 病例可发生在双侧 ON 的基础上	孤立的脑干综合征须注意与脑干卒中、后颅窝肿瘤、延髓空洞症、缺血性偏头痛和 Chiari 畸形等鉴别	许多 TIDD 病例最终可能被证实为 MS 或 Boló 同心圆硬化

由表 3-12-5、表 3-12-6 可见,MS 及其他特发性炎性脱髓鞘疾病(IIDD)的病理改变和疾病谱呈高度的异质性,提示其潜在的多元化免疫病理机制、诊断复杂性和难治性。

MS 可与其他 IIDD 有密切的关联或重叠(图 3-12-12),MS 作为 IIDD 的核心,主要表现复发-缓解型 MS(RRMS)及向继发进展型(SPMS)过渡,MS 在临床及影像学方面均

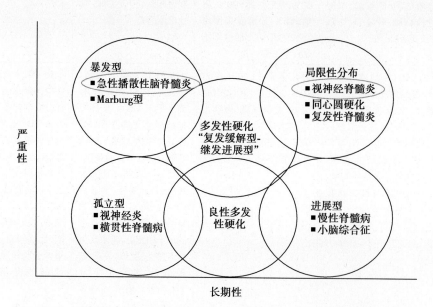

图 3-12-12　MS 及其他特发性炎性脱髓鞘疾病谱的病情严重性和病程长期性的区别与关联

需与诸多的 IIDD 鉴别。

2. 多发性硬化还须注意与以下疾病鉴别：

（1）系统性红斑狼疮（SLE）、硬皮病及混合性结缔组织病等可能出现 CNS 白质多发性病灶。5%～10% 的 MS 患者可检出抗核抗体（ANA）或抗双链 DNA 抗体，MS 可合并 SLE，SLE 连续发作类似 MS，MRI 显示狼疮病灶可与 MS 斑块类似，也可累及视神经和脊髓，需注意鉴别。

（2）神经（Behcet）白塞病表现多灶性脑病症状，虹膜睫状体炎及脑膜炎等，口腔及生殖器黏膜溃疡可反复发作，以及出现关节、肾和肺症状等；如单纯以神经症状发病较易误诊。

（3）中枢神经系统 Sjögren 综合征在亚洲人及女性多见，可出现类似 NMO 或视神经脊髓型 MS 表现。Sjögren 综合征 AQP5 抗体（+），而 NMO AQP4（+），二者有 50% 的蛋白序列重叠。Sjögren 综合征可与 RA、SLE、混合性结缔组织病、乳糜泻及重症肌无力等自身免疫病共享 ANA。MRI 显示 Sjögren 综合征病灶位于半卵圆中心，0.3～10mm，很少毗邻脑室；脊髓病变呈长融合性，累及 3～6 个脊髓节段，位于脊髓中心；MS 在 T_2WI 和 FLAIR 像可见卵圆形、线形病变比邻脑室并与之垂直；脊髓病变常为 1 个椎体节段，位于脊髓的外周。

（4）多发性脑海绵状血管畸形或脑干小动静脉畸形伴多次的出血，脑膜血管梅毒、某些少见的脑动脉炎均可类似 MS 发作，DSA 检查可能阴性，如 MRI 见小血管周围血液产物可证实诊断。

（5）慢性布鲁氏菌病、神经 Lyme 病可导致脊髓病或脑病，MRI 可见多发的白质病变。神经 Lyme 病根据流行病史，特征性慢性游走性红斑（ECM），以及脑膜炎、脑炎、脑神经炎等可鉴别。

（6）MS 脊髓型表现进行性痉挛性截瘫伴后索病变须与颈椎病脊髓型鉴别，颈椎病常见颈部根痛、颈椎固定和肩胛肌萎缩等，在 MS 少见；MS 的脊髓脱髓鞘病变早期常见腹壁反射消失、男性阳痿及尿便障碍；颈椎 MRI 可予鉴别。

（7）热带痉挛性截瘫（TSP）的临床表现颇似原发进展型 MS，35～45 岁发病，女性稍多，隐袭起病，进行性加重，痉挛性截瘫是突出特点，部分患者首发症状尿急、尿频和阳痿；CSF-MNC 可增多，可检出 OB，VEP 潜伏期延长或波幅降低，EMG 和 NCV 轻度神经源性损害或正常，血清和 CSF 可检出 HTLV-I 抗体。

（8）慢性进展型 MS 须注意与进展缓慢的脑干胶质瘤鉴别，胶质瘤可出现传导束及脑神经症状，MRI 检查可确诊。

（9）MS 须与 Arnold-Chiari 畸形、扁平颅底合并颅底凹陷症等鉴别，后者疾病出现延髓及上颈髓受压症状、后

组脑神经症状，如双侧轻瘫或轻偏瘫、锥体束征、眼球震颤、小脑性共济失调和尿便障碍等。MRI 矢状位可清晰显示病变。

（10）脑淋巴瘤临床可见复发，MRI 显示脑室旁多发性病灶，颇似 MS 斑块，为血管中心性淋巴瘤（angiocentric lymphoma）。

五、治疗

MS 是导致年轻人致残的最主要的 CNS 疾病。自 20 世纪 90 年代以来，随着第一个疾病缓和药物（disease-modifying drugs，DMDs）β 干扰素（IFNβ）的问世及 MRI 在 MS 患者中的广泛应用，MS 治疗发生了巨大变化，患者预后也因此得到明显改善。目前，MS 的治疗原则主要是，尽早地开始应用疾病缓和疗法（disease-modifying therapies，DMT）；根据不同的类型和不同的阶段采用不同的治疗方法；密切监测疗效，尽早换药（图 3-12-13）。

【复发缓解型 MS】

1. 急性发作期治疗　目标是尽快地缓和临床发作，减轻症状及残疾程度。

（1）治疗指征：由于复发缓解型 MS（RRMS）患者，发作时有自发缓解的特点，因此，不是每次发作均需特殊治疗。只有临床上出现神经系统缺失证据的功能残疾症状，如视力下降、运动和/或小脑受损症状等方需治疗；以轻微的感觉异常，如麻木的发作一般仅需对症或营养神经治疗。

（2）开始治疗的时间：目前尚无有效证据提示在急性发作期何时开始治疗患者获益最大，但通常认为对出现中、重度功能残疾（EDSS 评分>3 分）的复发应尽早开始治疗。

（3）治疗药物及疗法

1）糖皮质激素：是急性发作期治疗药物之首选，有加快功能缺失恢复的作用，但不能减少复发及改善长期功能残疾。治疗原则是大剂量、短疗程冲击治疗。推荐的用药方案是甲泼尼龙静脉滴注（intravenous methylprednisolone，IVMP），500～1 000mg/d，连用 3～5 天后。根据病情，停用或继之短期口服泼尼松逐渐减量治疗，总疗程不超过 3 周，若在激素减量过程中病情再次加重或出现新的症状体征和/或 MRI 上出现新的病灶，可再给予一次 IVMP 冲击治疗（Myhr et al，2009）。目前尚无确切证据提示患者可以接受几次 IVMP 冲击治疗，但大数学者认为一年重复冲击治疗 4～5 次是安全的。激素治疗常见的不良反应如电解质紊乱，血糖、血压及血脂异常，上消化道出血，骨质疏松，便秘，精神症状，失眠，肥胖等，若出现，应及时对症处理。糖皮质激素与唇腭裂等先天畸形

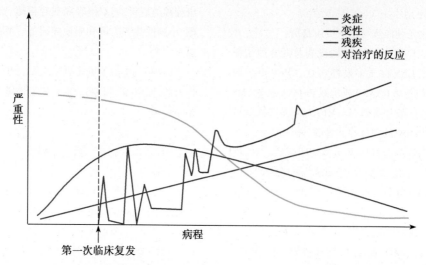

图 3-12-13　显示多发性硬化患者尽管在疾病早期使用 DMT 治疗,可控制炎性反应,对治疗反应
良好,但神经变性和残疾仍会缓慢进展。这是由于多数的 DMT 药物的靶点是阻止
外周免疫细胞激活和进入 CNS,对 CNS 内免疫损伤起的作用有限,因此,DMT 可以
减少复发,但不能控制进展

发生有关,因此妊娠早期妇女须慎用大剂量糖皮质激素,充分评估风险效益比。此外,甲泼尼龙可进入乳汁,哺乳期母亲应尽量避免应用,若复发严重必需使用时,应暂停哺乳或用药 3~4 小时后再哺乳。儿童应用甲泼尼龙的治疗方法基本同成人,剂量为 30mg/(kg·d),最大剂量不超过 1g/d(Tardieu et al,2004)。

2) 血浆交换(plasma exchange,PE):由于 MS 是细胞免疫为主的自身免疫性疾病,针对体液免疫为主的 PE 在 MS 疗效不确定,PE 并非急性发作期的首选治疗,仅用于急性重症或对糖皮质激素治疗无反应的患者。常用方法为每次交换量为 50ml/kg 体重,每周 1~2 次。常见不良反应:①低血压,治疗时注意补液可有效减少其发生;②高血容量和充血性心衰;③心律失常、心动过速、心动过缓、早搏及房颤等;④过敏反应;⑤低钙、低镁及低钾血症;⑥感染及发热反应;⑦白细胞或血小板减少及出血倾向等(王维治,2011)。

3) 大剂量免疫球蛋白静脉滴注(intravenous immunoglobuline,IVIG):目前疗效不肯定,可选择作为二线/三线治疗,主要用于妊娠或产后不能应用激素治疗的患者。方法为 0.4g/(kg·d),静脉滴注,连用 5 天,若无效,则不建议患者再用,若有效但疗效尚不十分满意,可继续每周应用 1 天,连用 3~4 周。

2. 缓解期治疗　目标是使病情缓解稳定,减少复发及 MRI 病灶数目,延缓疾病进展,提高患者的生活质量。主要包括 DMT 治疗和对症治疗。现有治疗方法的进步改变了大多数该病患者的预后。通过仔细跟踪患者的临床疗程和连续成像,临床医生可以平衡可选治疗的获益

和相关的风险。以这种方式,临床医生可以对患者的生活质量产生影响。

(1) 治疗指征:诊断为 RRMS 的患者。

(2) 开始治疗的时间:由于大部分 Gd 增强的活动性病灶出现于 MS 病程早期,随着病程延长,复发次数有下降趋势,因此对确诊的 RRMS 患者应尽早开始治疗。

(3) 治疗药物:迄今国际上批准治疗 RRMS 的 DMT 一线治疗药物有 4 种,包括 IFNβ,包括倍泰龙(IFNβ-1b)、利比(IFNβ-1a)和 Avnoex(IFNβ-1a),以及醋酸格列默、富马酸二甲酯、口服制剂芬戈莫德、特立氟胺,二线治疗药物包括那他珠单抗、阿仑单抗、达利珠单抗,以及米托蒽醌等。这些药物均被证实可减少临床复发次数及 MRI 病灶数。未被临床试验证实(Off-label)的治疗药物包括 B 细胞耗尽药物(利妥昔单抗和奥瑞珠单抗)。目前我国 FDA 批准治疗 MS 的 DMT 药物有倍泰龙、利比、特立氟胺和芬戈莫德。

1) β 干扰素(IFNβ):临床应用最早和经验最丰富的疾病缓和剂(DMDs),确切作用机制不明。大量的临床试验证实,3 种 IFNβ 临床作用相似,不良反应相当,在临床应用方面各具优缺点。用药原则是早期、序贯及长期应用。主要药物及用法是:

倍泰龙(beterferon)为 β 干扰素-1b,是全球第一个上市用于治疗 RRMS 的 DMDs。早期临床试验证实 250μg 隔日皮下注射倍泰龙不仅能有效减少复发率,且安全性和耐受性较好。为期 2 年的Ⅲ期临床试验证实倍泰龙可有效减少临床复发和 MRI 的 T_2WI 新发病灶数及病灶负荷;在此基础上随访 5 年的扩展研究进一步肯定了倍泰

龙的有效性和安全性（The IFNβ Multiple Sclerosis Study Group，1993；Paty et al，1993）。一项随访长达16年的多中心、开放性、观察性研究评估了倍泰龙治疗RRMS的长期安全性及耐受性，发现早期持续应用倍泰龙治疗对患者更有利，可减少复发率、延缓残疾进展和延长患者进入继发进展型MS的时间（Ebers et al，2009），随后的随访长达21年的研究进一步证实早期持续应用倍泰龙还可降低患者死亡风险（Goodin et al，2012）。倍泰龙的常规治疗从小剂量开始，逐渐加量至治疗剂量：开始62.5μg，隔日皮下注射；连用3次后改为125μg，隔日皮下注射；连用3次后，改为187.5μg，隔日皮下注射；连用3次后，改为250μg，隔日皮下注射，以后长期维持。若在剂量增加过程中出现不良反应，可适当延长某一剂量的使用时间。

利比（Rebif）为β干扰素-1a，疗效由PRISMS临床试验证实，该研究共入组560例RRMS患者，随机分为安慰剂组和利比22μg及44μg治疗组。2年后发现，两种治疗剂量均可有效减少复发率和MRI的病灶负荷。与倍泰龙一样，随后的PRISMS扩展研究也证实了早期持续应用IFNβ对患者更有利。利比的常规治疗为44μg，皮下注射，每周3次。

Avonex亦为β干扰素-1a，疗效由301例RRMS患者参与的随机、双盲及安慰剂对照研究证实。与倍泰龙及利比相似，Avonex也可减少复发率和MRI病灶容积。以后进行的头对头临床研究EVIDENCE及其扩展研究比较了Avonex（30μg肌内注射，每周1次）、利比22（22μg皮下注射，每周3次）和利比44（44μg皮下注射，每周3次）的疗效，结果显示无论临床复发或MRI病灶变化均显著支持高频率大剂量治疗组（利比44μg，每周3次）的治疗方案，但也有学者对此头对头临床研究方法学提出质疑。根据EVIDENCE的结果，欧美部分学者将Avonex主要用于临床较不活跃或儿童等恐针的RRMS患者。Avonex的常规为30μg，肌内注射，每周1次。

IFNβ的主要不良反应包括：①注射局部反应：常见，严重者导致注射部位坏死。②流感样症状：常见，但随注射时间延长可消失，反应严重患者注射干扰素前半小时可服用布洛芬或糖皮质激素。③非症状性肝功异常：表现ALT升高，4%～7%的患者出现轻中度肝功异常，1%～2%的患者出现重度肝功异常，男性、肥胖、嗜酒及合并其他用药如对乙酰氨基酚等患者肝功能异常风险增高；倍泰龙和利比对肝功能影响相当，Avonex影响较小；一项总结了6个有关IFNβ-1a临床试验结果的研究显示，67%的患者在用药24个月时出现非症状性及剂量相关性ALT升高，>50%的肝酶升高见于用药后前3个月，>75%的升高见于用药后前6个月；大部分肝功能异常可自行缓解或调整注射剂量后缓解，仅0.4%的患者因肝功能异常需停

用IFNβ-1a治疗，相关的严重肝毒性较罕见。④其他不良反应包括白细胞减少、贫血、甲状腺功能异常及自杀倾向等。因此，在IFNβ治疗期间应定期监测血常规、肝功能及甲状腺功能，监测频率尚无特别推荐，建议开始用药的前6个月每个月检测肝功能一次。当出现无其他原因可解释的转氨酶升高或白细胞减少时，应将IFNβ注射剂量减半。

一项观察了200例RRMS及62例SPMS患者对IFNβ治疗反应的研究发现，开始治疗前1年复发率高的RRMS患者和开始治疗时EDSS评分高的SPMS患者对IFNβ治疗有反应。

2）醋酸格列默（glatiramer acetate，GA）：又称为考帕松（Copaxone），是一种由四种氨基酸多肽随机组成的混合物，其抗原性类似髓鞘碱性蛋白（MBP），作用机制是通过与主要组织相容复合物MHC分子结合，抑制髓鞘抗原递呈给T细胞，促进T细胞由Th1转化为Th2，分泌抗炎症性细胞因子。一项251例RRMS患者参与的双盲、安慰剂对照研究证实其临床疗效可降低复发率，延缓残疾进展及减少MRI新发的T_2WI病灶数（Johnson et al，1995）。常用剂量20mg，皮下注射，1次/d。常见不良反应为注射局部反应，一过性过敏反应如表现胸痛、呼吸困难、面红、心悸及焦虑等，脱敏治疗可避免局部反应和过敏反应。BEYOND、REGARD和BECOME等临床试验证实，GA与倍泰龙及利比的临床疗效相当。

可能有较好预后的患者推荐从干扰素和醋酸格列默等低风险DMT药物起始，如患者在治疗期间仍有疾病活动即出现"无反应性"，此时可选用升级治疗，即加强治疗（intensified treatment）换用强效但相对高风险药物治疗（如芬戈莫德、那他珠单抗等），如果必要甚至需要启动免疫诱导治疗（阿伦单抗和米托蒽醌）（Comi et al，2017）。

3）富马酸二甲酯（dimethyl fumarate）是一种作用模式不确定的口服药物，它对MS的治疗作用是在治疗银屑病的过程中被偶然发现的，可将年复发率降低1/3～1/2，但有胃肠道和引起脸红等不良反应。

4）芬戈莫德（fingolimod）：是冬虫夏草类虫草提取物通过结构改造而形成的新型药物，是全球首个获批的口服DMT药物，适用于10岁以上的儿童和成人复发型MS治疗。可抑制活化的T细胞从淋巴结进入外周血循环。一项1 272例RRMS患者参与的FREEDOMS临床研究证实，芬戈莫德可显著降低复发率、延缓残疾进展和减少MRI新发病灶数（Kappos et al，2010）。随后头对头的TRANSFORMS临床研究，比较芬戈莫德与Avonex的临床疗效显示，芬戈莫德降低年复发率或减少MRI病灶更有优势，延缓残疾进展芬戈莫德与Avonex相当（Cohen et al，2010）。用法为0.5mg口服，1次/d。

建议首次服药在医院进行，服药后每小时监测一次

心率和血压,共 6 小时,观察有无心动过缓的体征和症状,给药前和观察期结束时行 ECG 检查。其他不良反应如头痛、感冒、腹泻、背痛和肝酶升高等。建议开始用药前检查血常规、肝功能和心电图,检测水痘及带状疱疹抗体,抗体阴性且既往无水痘病史或疫苗接种史,建议注射疫苗,在疫苗接种 1 个月后方可开始芬戈莫德治疗;生育期妇女应慎用;皮肤检查排除皮肤癌前病变可能。芬戈莫德治疗禁忌证是治疗前 6 个月内有过心肌梗死、不稳定型心绞痛、卒中、TIA 或失代偿性心力衰竭(需住院治疗)或 NYHA(纽约心脏协会)Ⅲ/Ⅳ级心力衰竭患者,二或三度房室传导阻滞或未植入起搏器的病窦患者,ECG 显示 QTc 间期(≥500 毫秒)者;正使用 Ⅰa 或 Ⅲ类抗心律失常药物进行抗心律失常治疗的严重心律失常患者(Pelletier et al,2012)。

5)西尼莫德(siponimod):EXPAND 临床研究证实,西尼莫德可以降低 RMS 残疾进展风险,延缓轮椅时间 2~3 年,因此推荐用于有进展的 RMS 患者。西尼莫德选择性结合 S1P1 和 S1P5 受体,更易通过血脑屏障,起到减少中枢炎症和促进髓鞘再生的作用。仅少数已有心脏病风险的患者采取首剂在医院监测 6 小时的方式。其他不良反应如黄斑水肿、骨髓抑制和肝酶升高等。建议开始用药前检查血常规、肝功能和心电图,如无疱疹病毒抗体,需接种疫苗 1 个月后开始治疗。用药前根据 CYP2C9 基因型选择维持剂量,其中 *1*1、*1*2、*2*2 为 2mg,*1*3、*2*3 为 1mg,*3*3 基因型的患者不能使用。用法需剂量滴定,第 1~2 天 0.25mg 口服,第 3 天 0.5mg 口服,第 4 天 0.75mg 口服,第 5 天 1mg 或者 1.25mg 口服(依据不同基因型),此后 1~2mg 维持剂量口服。

6)特立氟胺(teriflunomide):选择性免疫抑制剂,抑制活化淋巴细胞增殖,同时保留静息淋巴细胞的保护性免疫应答,通过抑制嘧啶生物合成干扰 T 细胞与抗原递呈细胞相互作用。TEMSO 和 TOWER 两项双盲安慰剂对照研究验证特立氟胺在 RMS 患者中疗效,大剂量(14mg,1 次/d)与小剂量(7mg,1 次/d)特立氟胺均可降低复发率,大剂量还可延缓残疾进展和减少 MRI 活动病灶数。TOWER 中国亚组研究显示,与总体人群相比,特立氟胺更大幅度降低中国 RMS 患者年复发率。用法为 14mg 口服,1 次/d。常见不良反应有腹泻、恶心、脱发和肝酶升高,有肝病患者不建议使用,开始特立氟胺治疗时应查基线水平酶和胆红素,治疗前 6 个月应每月监测肝功能,若疑诊肝脏受损,应停药。它被认为致畸(妊娠分级 4),计划妊娠的患者不宜使用。

7)那他珠单抗(natalizumab,Tysabri):适应证为难治性或对 IFNβ 及醋酸格列默无效或不能耐受的患者。机制是阻断 α4β1 整合素或 α4β7 整合素结合内皮细胞

上相应的受体,抑制淋巴细胞进入 CNS,阻断免疫细胞迁徙,达到治疗 MS 作用。Tysabri 临床试验显示疗效卓越,复发率可降低 2/3,残疾进展减少 50%,MRI 新病灶数减少更明显(O'Connor et al,2004;Dalton et al,2004)。2004 年 11 月美国 FDA 核准用于治疗 RRMS,但在随后的扩展性临床试验中,少数患者发生了进行性多灶性白质脑病(PML),并有死亡病例报道(Khalili et al,2007)。后经长达 1 年多的专家论证和综合性安全评估,认为死亡的 3 例患者与 Tysabri 和 Avonex 合用有关,鉴于 Tysabri 的显著疗效,FDA 于 2006 年 2 月批准 Tysabri 作为 MS 的单药治疗。用法为 300mg 加入 0.9% NaCl 溶液 100ml,静脉滴注,约 1 小时滴完,每 4 周 1 次;通常推荐应用 6 次,须根据患者病情决定。不良反应包括头痛、疲乏、关节痛、尿路感染、下呼吸道感染、胃肠炎、阴道炎、抑郁、肢体疼痛、腹部不适、腹泻、皮疹等。

8)阿仑单抗(alemtuzumab):针对 T 和 B 淋巴细胞表达的 CD-52 抗原,从而减少循环 B 细胞的数量,并在较长时间内减少 T 细胞的数量。它的用法是连续 5 天静脉注射,以年为周期。一项为期 36 个月的随机试验将该药物与 IFNβ-1a 进行比较,发现它在预防复发和减少残疾积累方面更有优势(CAMMS223 试验研究员)。随后的一系列试验证实了它与干扰素相比的有效性(Cohen et al,2012)。这种药物可以产生特发性血小板减少性紫癜和自身免疫性甲状腺炎,导致甲状腺功能亢进或者甲状腺功能减退。尚未在美国获得批准用于 MS 患者。它与感染和自身免疫性疾病的风险增加有关,包括甲状腺功能失调和免疫性血小板减少性紫癜(ITP)。

9)达利珠单抗(daclizumab):是 IL-2 抑制剂,已被美国 FDA 批准用于 RRMS。在 3 期临床试验中,与干扰素比较,每月皮下注射明显降低年复发率和新发 T_2 病灶的数量和体积,但对残疾积累无明显改善(Kappos et al,2015)。

10)米托蒽醌(mitoxantrone):可用于治疗 RRMS 及 SPMS,但因其心脏毒性和有限的疗效,主要推荐用于对上述治疗无效的快速进展的 MS 患者。研究显示,米托蒽醌有致急性白血病的风险(Marriot et al,2010;Martinelli et al,2011)。只有米托蒽醌和阿仑单抗被认为是免疫诱导治疗,因此有较高风险。

【进展型多发性硬化】

1.继发进展型 MS(SPMS)治疗

(1)DMT 药物:重组人干扰素 β-1b(倍泰龙)是目前唯一被 FDA 批准用于 SPMS 治疗的干扰素,但主要推荐用于近期由 RRMS 转为 SPMS,且临床上仍有复发的 MS 患者,对不伴复发的 SPMS 患者可能无效。2018 年版中国专家共识还将特立氟胺和阿仑单抗推荐用于近期由

RRMS 转为 SPMS,临床上仍有复发的 MS 患者。国际上对近期由 RRMS 转为 SPMS 患者也推荐使用西尼莫德。

（2）经典的免疫抑制剂:尽管目前尚缺乏有效的证据,一些经典的免疫抑制剂仍被用于 SPMS 治疗,这些免疫抑制剂应用潜在的不可预知的毒副作用,很难长期应用,对慢性进展型 MS 仅能暂时地,如在 1~2 年内抑制疾病的进展。

1）环磷酰胺:有研究显示大剂量环磷酰胺脉冲式治疗可能对 40 岁以下、进入进展期不到 1 年的年轻 SPMS 患者有效,但有潜在的致膀胱癌风险,风险随用药时间延长、用药累积剂量增加而增加。

2）甲氨蝶呤:一项小规模的临床研究显示,甲氨蝶呤可能对 SPMS 患者有效。推荐 7.5mg 口服,每周 1 次。用药期间注意监测肝毒性。

（3）米托蒽醌:已被 FDA 批准用于 SPMS 治疗,推荐 12mg/m^2,静脉注射,每 3 个月 1 次。由于该药的心脏毒性,总累积剂量应限制在 100mg/m^2,疗程限制在 3 年。

2. 原发进展型 MS（PPMS）治疗　奥瑞珠单抗是唯一国际上批准治疗 PPMS 的药物,该药是人源性 B 细胞单抗,但有研究认为 3 期临床试验降低了 24% 的疾病进展风险,与选取较年轻患者（平均 44.6 岁,最年长者 55 岁）、病程短（平均 6.4 年,最长 15 年）、基线评估时有强化病灶占比高（达 26%）等因素有关。此外,美国 AAN 指南推荐甲氨蝶呤,7.5~20mg,口服或皮下注射,每周一次,可能改变 PPMS 患者的病程。

3. 其他神经保护治疗（辛伐他汀、拉莫三嗪和生物素等）或修复促进治疗（各种细胞疗法）　目前得到的结果不能令人满意,仅有少数患者受益（Ontaneda et al,2017）。

【对症和康复治疗】

1. 对症治疗

（1）痛性痉挛:可应用卡马西平、替扎尼定、加巴喷丁、巴氯芬等药物治疗。

（2）慢性疼痛、感觉异常等:可用阿米替林、普瑞巴林、选择性 5-羟色胺及去甲肾上腺素再摄取抑制剂（SNRI）及去甲肾上腺素能与特异性 5-羟色胺能抗抑郁药物（NaSSA）类药物治疗。

（3）抑郁、焦虑:可应用选择性 5-羟色胺再摄取抑制剂、SNRI、NaSSA 类药物以及心理辅导治疗。

（4）乏力、疲劳（MS 患者较明显的症状）:可用莫达非尼、金刚烷胺治疗。

（5）震颤:可应用盐酸苯海索、盐酸阿罗洛尔等药物治疗。

（6）膀胱直肠功能障碍:配合药物治疗或借助导尿等处理。

（7）性功能障碍:可应用改善性功能药物等治疗。

（8）认知障碍:可试用胆碱酯酶抑制剂等治疗,但不推荐美金刚的治疗。

2. 康复治疗和生活指导　MS 的康复治疗同样重要。对伴有肢体、语言、吞咽等功能障碍的患者,应早期在专业医生的指导下进行相应的功能康复训练。在对疾病的认识上,医务工作者应耐心对患者及亲属进行宣教指导,强调早期干预、早期治疗的必要性,合理交代病情及预后,增加患者治疗疾病的信心,提高治疗的依从性。医务工作者还应在遗传、婚姻、妊娠、饮食、心理及用药等生活的各个方面提供合理建议,包括避免预防接种,避免过热的热水澡、强烈阳光下高温暴晒,保持心情愉快,不吸烟,作息规律,适量运动,补充维生素 D 等。

六、预后

MS 的临床类型不同,病程差异颇大,预后迥异。绝大多数预后较乐观,病后存活期长达 20~30 年。极少数急性型病情进展迅猛,可于发病后数月或数年死亡。明尼苏达州 Rochester 常居人口 60 年评估显示,74% 的 MS 患者存活 25 年,25 年时 1/3 存活者仍工作,2/3 未卧床。

预后类型常与发病年龄有关,良性型、复发-缓解型发病年龄为 27~30 岁,原发进展型平均发病年龄为 43 岁。单一症状较多发症状易缓解,单发症状中,复视、球后视神经炎和眩晕较痉挛性瘫、共济失调等预后好。文献报道 MS 第 1 年最可能复发,前 5 年内复发和严重残疾可能最大。预后不良指征可能为:发病后呈进展性病程;出现运动及小脑体征;前两次复发间隔期短,复发后恢复较差;发病时 MRI 在 T$_2$W 显示多发的病灶。

第三节　儿童期多发性硬化

（王化冰）

多发性硬化在儿童期或青春期发病较罕见,估计 2%~5% 的 MS 患者在 16 岁前经历第一次临床发作（Ness et al,2007）。儿童期 MS 的临床及磁共振成像表现与成年期起病患者相似。在一组年龄<16 岁的 129 例 MS 患者中,<11 岁仅 8 例（Duquette et al,1987）。在一项包含 4 632 例 MS 患者的调查中,10 岁前起病的患儿占 0.2%,大多数儿童期 MS 初次发病为 9~13 岁（Banwell et al,2007）。Ghezzi 等（1997）报道 149 例 16 岁以下起病的印度 MS 患儿,约占 MS 患者总数的 4.4%。儿童期发病的 MS 女性约为男性的 3 倍。一项儿童期 MS 综合报道,平均发病年龄为 8~14 岁,女性发病优势范围为 1.3~3.0

倍(Ness et al,2007)。中国数据库显示,儿童 MS 中每 10 万人年发病率为 0.055［95% 置信区间（CI）0.230 ~ 0.240］(Tian et al,2020)

【临床特征】

1. 儿童期 MS 症状多样,95%以上的 MS 患儿最初呈复发-缓解病程,高于成人患者,儿童的原发进展型（PPMS）罕见（2.3% ~ 7%）（Banwell et al,2007;Venkateswaran et al,2010)。首次急性发作通常为单一症状,约 80% 的患儿和几乎所有的青少年病例出现典型的临床孤立综合征(CIS)发作,伴相似的或较完全的 T_2WI 病灶负荷。起病阶段临床常有完全缓解,60% 的患儿在第 1 年内复发,16 岁以下患儿起病与第 1 次复发间隔比成人短,但儿童 MS 通常复发不频繁,转化为继发进展型相对较慢,多次复发后出现不可逆残疾较慢。极少数患儿出现急性型 MS。

临床观察发现,共济失调是儿童 MS 最常见的症状,癫痫的发病率也是成人的 2 倍。73%以上的 MS 患儿伴有疲劳(Amato et al,2008)。可出现乌托夫(Uhthoff)现象和 Lhermitte 征。儿童 MS 临床症状的平均恢复时间为 4.3 周,而成人为 6 ~ 8 周(Ruggieri et al,2004)。两项儿童 MS 研究表明,病程越长,认知障碍越明显(MacAllister et al,2005;Banwell et al,2005)。66% 的患儿表现一种认知障碍,超过 30% 的患儿可合并 2 种认知障碍,发病年龄较小可能是认知障碍的预测因子(Amato et al,2008)。25% 的患儿在发病后 1 年出现认知功能下降,75% 的患儿在发病后 2 年出现认知功能下降。目前一项最大的儿科 MS 前瞻性研究来自法国 296 例首次发作的 CNS 脱髓鞘疾病患儿(Mikaeloff et al,2004)。在随访的(2.9±3)年中,168 例(56.7%)进展为 MS,出现运动及锥体束异常、感觉障碍为 76%,脑干症状为 41%,视神经炎为 22%,横贯性脊髓炎为 14%。复发危险因素包括年龄大于 10 岁。MRI 提示 MS,无脑部受损表现。

2. 起病及病程 儿童 MS 起病时症状通常较轻,最近一项成人与儿童 MS 第一次发作时 MRI 特点比较显示,儿童脱髓鞘病变在幕下多见,男孩常见脑桥病灶(Ghassemi et al,2008)。MS 患儿最初表现为亚急性发作局灶性或多灶性临床孤立综合征——最常见的是视神经炎(ON)、脑干脱髓鞘或部分横贯性脊髓炎(TM)。发病时脑内缺乏无临床症状的沉默病灶,提示发展成 MS 的风险小。

儿童期 MS 具有相对良性病程(Ghezzi et al,2002),首次发病后通常有较长的完全缓解期,进展较缓慢,但青春期前后发作次数增加(Bauer and Hanefeld,1993),女孩初潮前发病是发作频繁的预测因素,至成年早期可能积累明显残疾。研究观察 116 例 16 岁前起病的 MS 患儿(Boiko et al,2002),平均观察期为(19.76±0.90)年,平均起病年龄为(12.73±0.25)岁。113 例患儿为复发-缓解型(RRMS),仅 3 例为原发进展型(PPMS),至观察终结时 113 例中 60 例(53.1%)发展为继发进展型(SPMS);RRMS 或 SPMS 型患者从起病至达到扩展的残疾状态评分(EDSS)3.0 的平均病期为(16.03±1.17)年,平均年龄为(28.47±1.14)岁;从起病至 EDSS 6.0 的平均病期为(19.39±1.43)年,平均年龄为(32.32±1.44)岁;年复发率为(0.54±0.05)次。另一项研究发现,约 50% 儿童起病的 RRMS 在首次发作后平均 20 年发展成 SPMS(Renoux et al,2007)。

3. 少数 MS 患儿可表现急性弥漫性脑病,幼儿可能更常见,表现发热、脑膜刺激征、不同程度意识障碍、脑水肿和视乳头水肿等,局灶性运动性痫性发作及脑干体征,临床需与 ADEM 鉴别。曾报道 3 例患儿发病时,除了视神经症状外,因有意识障碍、癫痫和头痛而诊断 ADEM,但在随后多年随访中患儿又出现新症状和 MRI 新病灶,最后仍诊断 MS。

【辅助检查】

1. MRI 检查 McDonald(2010)诊断标准专家组认为,MRI 修订标准也适用于大多数 MS 患儿的空间播散(DIS),特别是表现 CIS 急性脱髓鞘患儿,因大多数患儿有 2 处以上的病变,很可能在 4 个特定的 CNS 部位(脑室周围、幕下、近皮质或脊髓)有 2 处病变。11 岁以下的儿童出现的病灶较 13 ~ 19 岁青少年病灶大,边界不清(Chabas et al,2008)。证明空间播散(DIS)的影像学标准在儿科 MS 表现出高敏感性和/或特异性(Ketelslegers et al,2010),但尚未在亚洲及拉美人群中验证。

儿童及青春期发病的 MS 较常见脑干、小脑病灶。成人 MRI 显示白质病变的特殊分布,以及病变新旧及出现顺序可提示时间播散,但这些标准不适用于儿童,尤其年龄<10 岁的患儿。主张在儿童首次脱髓鞘事件后 3 ~ 6 个月连续进行 MRI 检查和评估(Dale et al,2005;Tenembaum et al,2002)。Mikaeloff 等(2004)认为,垂直于胼胝体的边缘清楚的病灶在诊断儿童 MS 要比成人更具有特异性,但敏感性较低,且儿童 MS 病灶通常较少,不易被造影剂增强,可能与髓鞘不成熟、免疫反应不同有关。

2. 脑脊液检查 一项 121 例儿童期 MS 研究表明(Pohl et al,2004),大多数患儿 CSF 单个核细胞(MNC)< $25×10^6/L$,偶可>$100×10^6/L$,多核细胞比例可增加,蛋白通常正常或轻度增高,可达 100 ~ 720mg/L,偶有 >1g/L。CSF-MNC> $50×10^6/L$ 高度提示感染、NMO 或血管炎(Ghezzi et al,2004;Zaffaroni et al,2004)。92% 的 MS 患儿 CSF 寡克隆带(OB)阳性,但起病时经常不出现 CSF-OB(Pohl et al,2004)。儿童期 MS 出现 CSF-OB 有较强的

特异性,ADEM 和 NMO 患儿很少出现(Ghezzi et al,2004;Zaffaroni et al,2004),也有高达 30%的 ADEM 患者出现 CSF-OB 的报道(Tenembaum et al,2002)。

MS 患者脑脊液中细胞因子增高。儿童多发性硬化患者的免疫学特征与健康同龄人不同,表现为不成熟调节性 T 细胞的早衰,增殖能力及效应细胞产生细胞因子提高。在一项关于 40 例 MS 患儿的研究中,4 种细胞因子(IL-10、IL-21、IL-23 和 IL-27)被认为是 MS 的预测指标(Cala et al,2016)。

3. 神经电生理检查 视觉诱发电位(VEP)、脑干听觉诱发电位(BAEP)和体感诱发电位(SEP)有助于发现视神经、脑干和脊髓病变,对不能配合完成 MRI 检查的幼儿或儿童,这些检查可能很有用。VEP 较其他诱发电位敏感,大多数视神经炎(ON)患儿 VEP 异常(Wilejto et al,2006)。在一项 85 例 16 岁前起病的 MS 患儿回顾性分析中,29 例患儿出现 VEP 异常却无 ON 病史,其中 25 例患儿检测视力正常。在一项 156 例 MS 患儿研究中,56%的患儿出现 VEP 异常,但只有 40%的患儿有视觉异常(Pohl et al,2006)。BAEP 与 SEP 结合可发现 12%的 MS 患儿的静息病变(Pohl et al,2006),更可能发现 MRI 敏感性有限的脑干和脊髓病变。

【诊断和鉴别诊断】

国际儿童多发性硬化研究小组(IPMSSG)已在 2007 年提出了对儿童 MS 和其他免疫介导的中枢神经系统脱髓鞘疾病的 2007 年版诊断标准,2013 年又进行了修订(Krupp et al,2013),内容涵盖了儿童急性播散性脑脊髓炎(ADEM)、儿童临床孤立综合征(CIS)、儿童视神经脊髓炎(NMO)和儿童多发性硬化(MS)的诊断标准。

1. 儿童期 MS 诊断要点 与成人 MS 一样,儿童 MS 的诊断是排他性诊断,并且强调小于 12 岁的儿童 MS 临床表现区别于青少年期 MS。临床上儿童期发病的 MS 似乎有特定的表现,如首次发病时常表现脑病,或出现痫性发作及脑干、小脑症状。由于儿童特别是幼儿不能清楚表述症状,诊断重点应放在临床寻找神经体征和通过 MRI 证实 CNS 病变。MR 诊断参考 2010 年 McDonald 诊断中对时间及空间多发性的定义。发病时可能不出现 CSF-IgG 指数增高或寡克隆带。此外,对儿童脱髓鞘病患者也需要常规检查 AQP4 和 MOG 抗体,除外 NMOSD。但无论发病年龄的长幼,95%以上的儿童 MS 都表现为 RR 型。

诊断要点包括四个方面:

(1)2 次或以上的非脑病(如非 ADEM 样)临床中枢神经系统事件,推测为炎症病因,间隔 30 天以上,且涉及中枢神经系统多个区域。

(2)1 次典型的多发性硬化症的非脑病发作,与

MRI 符合 2010 年修订的 McDonald 诊断标准 DIS 相一致,在 MRI 随访中发现至少 1 个新的增强或非增强的病变符合 DIT。

(3)1 次 ADEM 发作后 3 个月或更长的时间之后出现非脑病临床事件,与新的 MRI 病变相关,符合 2010 年修订的 McDonald DIS 标准。

(4)首次不符合 ADEM 标准的单一急性事件,其 MRI 结果与 2010 年修订的 McDonald 诊断标准的 DIS 和 DIT 标准一致(仅适用于≥12 岁的儿童)。

2. 鉴别诊断

(1)急性播散性脑脊髓炎(ADEM):儿童 MS 与 ADEM 在临床及 MRI 表现上有许多相似性,儿童 MS 诊断尤应慎重,注意与 ADEM 鉴别。由于 15%~20%的 MS 患儿,绝大多数是年龄<11 岁的患儿表现出脑病和多灶性神经功能缺失症状,与 ADEM 常难以区分(Banwell et al,2007)。目前儿童 MS 诊断的国际共识标准对有 ADEM 样首次发作要求经过 2 次或以上的非 ADEM 样发作确认,或者 1 次非 ADEM 发作(与首次发作间隔 3 个月以上)随之临床静止病灶增多(Krupp et al,2007)。虽然 MS 患儿的 ADEM 样首次发作较单相 ADEM 更可能有 1 个或多个非增强 T₁WI 低信号病灶,2 个或以上的脑室周围病变,以及缺少弥漫性病变(Callen et al,2009),但这些特征均非是绝对的。此外,单相 ADEM 患儿 MRI 典型表现多数(通常 2 个以上)可变的增强病变,典型位于近皮质的白质、幕下和脊髓,但不是所有的病灶均强化。儿童期 MS 与 ADEM 鉴别见表 3-12-7。

表 3-12-7 儿童 MS 与单相性 ADEM 的鉴别

儿童 MS	单相性 ADEM
具备以下的任何一项: (1)病史中≥2 次非 ADEM 样临床发作证据 (2)有 1 次非 ADEM 样发作,加上一个亚临床 MRI 病灶(新旧病灶同存)	以下 2 个或以上部位(近皮质、幕下、脊髓)存在多发和多变的增强病灶,病灶的新旧程度相同

(2)视神经脊髓炎谱系疾病(NMOSD):NMOSD 好发于 30~40 岁女性,在儿童中也存在一定的发病率,但无针对儿童 NMOSD 的流行病学相关数据。2015 年 NMOSD 诊断标准国际共识未提及儿童 NMOSD 的诊断标准,部分儿童脑部病变出现在视神经炎或脊髓炎前。儿童期 MS 与 NMOSD 鉴别见表 3-12-8。

表3-12-8　儿童 MS 与 NMOSD 的鉴别

鉴别点	儿童 MS	儿童 NMOSD
临床特征	具有时间与空间多发性 CNS 脱髓鞘病变，每次发作至少间隔 1 个月，脑病少见	单侧或双侧视神经炎、脊髓炎、脑干和间脑症状（打嗝、嗜睡、嗜食），罕见伴多病灶和脑病（此时与 ADEM 难以区分）
MRI	符合 McDonald 的 MRI 诊断标准	LETM、长的视神经病灶、间脑或导水管周围病灶，有时也表现为弥漫性非特异性白质病变、肿瘤样脱髓鞘病变或视交叉病变
脑脊液	脑脊液 OB 阳性率高于成人 MS	白细胞数可能增加，血清和脑脊液 AQP4 均可呈阳性（17%～80%），血清 AQP4 抗体的敏感性更高

【治疗】

目前对儿童 MS 尚无规范疗法，医生不得不使用 FDA 批准的成人 MS 用药，但芬戈莫德已被美国 FDA 批准用于 10～18 岁儿童期 RRMS 治疗（Waubant et al，2019）。

1. 急性期治疗

（1）糖皮质激素：是 MS 患儿急性发作或复发的首选治疗，应首先进行临床评估，症状严重时采用甲泼尼龙静脉滴注（IVMP）。急性期治疗原则是大剂量、短疗程。剂量为 20～30mg/（kg·d），疗程为 3～5 天（Waldman et al，2011）。随后根据患儿症状继续用泼尼松（prednison）口服，起始剂量为 1mg/kg，逐渐减量，持续 10～14 天。治疗期间和治疗后注意监测血压和血糖。

（2）血浆置换：早期血浆置换治疗儿童急性严重脱髓鞘疾病可明显改善病情，一般建议置换 3～5 个疗程，每疗程为 3～5 次，隔日 1 次。

（3）静脉注射大剂量免疫球蛋白（IVIg）：对甲泼尼龙冲击疗法反应差或有禁忌的 MS 患儿可试用 IVIg，用量为 0.4g/（kg·d），一般连用 5 天。

2. 缓解期治疗

（1）疾病缓和疗法（DMT）：关于 RR 型儿童 MS 治疗的文献很多仅限于一线注射治疗，包括三种 β-干扰素制剂，即 β-干扰素 1a（Avonex）、β-干扰素 1a（Rebif）、β-干扰素 1b（Betaferon），以及考帕松（copaxone），一些口服制剂和那他珠单抗（natalizumab）的回顾性研究。芬戈莫德（fingolimod）是获批可用于 10 岁以上儿童复发型 MS 治疗的口服 DMT 药物。

在一项 197 例 RRMS 患儿的研究中，观察了从诊断 MS 到首次复发或出现严重残疾（DSS 评分≥4）的过程。在平均随访 5.5 年期间，197 例中 70.5% 的患儿出现复发，其中的 80% 在前 2 年复发。IFN-β 治疗前 2 年复发频率明显下降，随访到 4 年时疗效变得不明显；IFN-β 也减少严重残疾发生，但无统计学意义（Mikaeloff et al，2008）。在 258 例美国儿童 MS 卓越中心接受随访的患者中，26 例突发进展的患儿采用那他珠单抗治疗，只有 3 例随后更换了其他治疗：1 例因存在抗抗体产生超敏反应，1 例治疗后 1 个月复发，1 例因不良反应停用（胃肠不适），无 1 例发生 PML。尽管 PML 的潜在风险在儿童明显低于成人，但目前该药物仍仅用于难治性儿童 MS（Yeh et al，2011）。米托蒽醌或称诺肖林（Novantrone）作为 RRMS 患者的二线药物，主要用于 SPMS 患者，是 FDA 批准治疗 MS 的第一种免疫抑制剂。由于近年来它被用于诱导免疫治疗，具有潜在的严重不良反应如心脏毒性，未被推荐用于 MS 患儿。

（2）免疫抑制疗法：环磷酰胺已用于 IFN-β 或考帕松治疗仍复发的 MS 患儿，一般用于每年复发 3 次的患者。需注意脱发、出血性膀胱炎、感染和膀胱癌等严重不良反应。

3. 对症治疗　如疲劳、抑郁症表现等可参照成人 MS 的对症疗法。

【预后】

大多数 MS 患儿平均年龄为 11 岁或更大，提示青春期可能是 MS 的易感期。由于 MS 患儿多为复发-缓解型，疾病初期可有自然缓解过程且大多数患儿发病后都可能恢复（Duquette et al，1987）。长时间后 MS 患儿在较小年龄即出现致残，提示儿科 MS 预后不良，应考虑早期采用疾病缓和疗法。5 岁前发病的病例罕见，一般预后不良。病初多次复发可增加永久性残疾风险（Renoux et al，2007）。一项法国里昂 1 844 例 MS 患者的大样本研究包括 207 例 1～19 岁患者（Confavreux et al，2003），从 MS 发病到 EDSS 评分为 4、6、7 的中位数时间与首次脱髓鞘发作后恢复程度、至第 2 次发作的时间、疾病前 5 年复发次数、性别和年龄显著有关。另一项儿童 MS 病例研究证明（Boiko et al，2002），RRMS 及 SPMS 患儿从 EDSS 3 分进展到 6 分所需平均时间为 5 年，与成人 MS 患者相似。

第四节　视神经脊髓炎谱系疾病

（徐雁　杨丽　王维治）

视神经脊髓炎谱系疾病（neuromyelitis optica spectrum disorder，NMOSD），以前称为视神经脊髓炎（neuromyelitis optica，NMO）或 Devic 病，是一种免疫介导的、主要累及视神经和脊髓的 CNS 炎性脱髓鞘疾病，水通道蛋白 4 抗体在其免疫发病机制中发挥重要作用。

【研究史】

早在 1870 年，英国医生托马斯·奥尔巴特（Thomas Allbutt）就注意到急性视力下降常会与脊髓疾病伴发，曾在 *Lancet* 发表了著名的"脊髓病检眼镜下的体征"一文，他是宾斯万格（Binswanger）和孟德尔（Mendel）的学生，是对 NMO 进行正式描述的第一人。1894 年，法国医生尤金·德维克（Eugène Devic）在第一届国际医学大会上报道他本人诊治的一例 45 岁的法国女性，亚急性起病，出现视力障碍、双下肢瘫和尿潴留，死后尸检证实视神经和脊髓严重的脱髓鞘和坏死病变，Devic 在复习了 16 例其他人的病例后提出了 NMO 的概念。1907 年土耳其的神经科医生 Peppo Acchioté，在巴黎神经病学会上报道了一例 25 岁女性患双侧视神经炎、轻截瘫、感觉障碍和括约肌障碍，首次用"Devic 病"命名这一疾病。实际上，在 Allbutt 之前有英国、美国、法国和意大利的作者都曾报道过这一疾病，但未引起人们的注意而被湮没在历史的长河中了。

我国自 1934 年就有 NMO 的研究报道，1964 年张沅昌在《中华神经精神科杂志》报道一组 NMO 患者；1973 年黄如训报道了 33 例 NMO 病例，并附有 3 例病理解剖，组织病理发现在球后视神经、视交叉、延髓、中脑导水管周围、四叠体、顶叶及枕叶白质、小脑皮质及齿状核等白质脱髓鞘病变，严重的形成软化灶，毛细血管充血，血管周围淋巴细胞呈围管性浸润等。这一病理研究结果在 40 多年前非常难能可贵，它与近年来通过 MRI 研究确认的 NMOSD 核心症状不谋而合。这些结果当时不能传播出去，也被历史的长河湮没了。到 1982 年，我国已报道 NMO 临床病例 150 余例，病理解剖 6 例（矫毓娟等，2016）。

NMO 的研究已经历了 150 年的历史，它一直被认为是多发性硬化（MS）的一个临床亚型（Jarius et al，2013），这一观点几乎持续了整个的 20 世纪。传统的 NMO 是指同时或在短期内（发作间隔≤1 个月）相继发生视神经炎和脊髓炎的单相性疾病。尽管在一个世纪中，NMO 的研究踌躇不前，但临床医生通过长期的临床观察和脑脊液常规检查，很早就注意到 MS 与 NMO 患者 CSF 淋巴细胞增多（pleocytosis）有明显的不同，这通常是指 MS 患者 CSF 单个核细胞（MNC）轻度增多，通常<15×10^6/L，以淋巴细胞为主；然而，NMO 患者的 CSF-MNC 增多更显著，通常>50×10^6/L，中性粒细胞比例增高。MS 的另一个重要特征是，采用等电聚焦方法检测 CSF 中寡克隆带（OB），约 90% 的 MS 患者 CSF 中 OB 阳性，而 NMO 患者的 OB 阳性率仅为 15%～30%。

自 20 世纪 80 年代开始，神经影像学的进步为 NMO 的诊断打开了一扇窗子，大量的临床观察发现，MRI 可清晰显示 NMO 的脊髓病变是 3 个以上的节段，而 MS 通常为 1 个节段，不超过 2 个节段。在具备了神经影像学诊断依据的基础上，再对比 NMO 与 MS 的临床表现，可见 NMO 多出现严重的截瘫或四肢瘫、感觉平面及尿便障碍，高颈髓病变可引起呼吸困难，可频繁出现 Lhermitte 征，以及严重的痛性痉挛发作，临床预后相对较差。NMO 所有的这些临床观察和相关研究都在潜移默化之中为 NMO 概念的变革准备了条件，并预示着病因学和发病机制重大突破的序幕即将到来。

直到 20 世纪末和 21 世纪初，NMO 的研究出现了巨大的转机。1999 年，美国梅奥医学中心（Mayo Clinic）迪恩·温格查克（Dean M Wingerchuk）在回顾分析了 71 例 NMO 患者临床资料后，提出了复发型 NMO，并根据临床特点，特别是 MRI 显示脊髓长节段病变和脑脊液淋巴细胞数明显增高等特征，制定了 NMO 第一个诊断标准。该标准强调除了视神经炎和脊髓炎外，NMO 没有其他神经系统受累的症状与体征。他指出了 NMO 与 MS 在临床特征、影像学、脑脊液改变及病理等方面诸多差异。

2004 年，梅奥医学中心神经免疫医学中心主任凡达·列侬（Vanda A Lennon）等采用间接免疫荧光法在 NMO 患者血清中发现了高度特异性抗体 NMO-IgG（Lennon et al，2004），并证实靶抗原是水通道蛋白 4（aquaporin-4，AQP4），在经典的 MS 患者血中不存在，这一发现使人们重新认识了 NMO 是不同于 MS 的独立疾病（Lennon et al，2005），对确立 NMO 的疾病实质和探讨发病机制具有里程碑意义。

由于 NMO 的特异性靶抗原 AQP4 及其特异性抗体 NMO-IgG 的发现，越来越多的临床研究表明，在 NMO 早期即可存在脑部病灶，因此，Wingerchuk 等（2006）修订的 NMO 诊断标准中删除了"除视神经和脊髓外，无 CNS 受累的证据"的必要条件，纳入血清 NMO-IgG 作为一项支持条件。神经影像学研究证实了 NMO 不只局限于视神经和脊髓，可能存在其他脑病变的推测，并允许患者首次发病时颅内存在非典型的 MS 病灶，此标准对 NMO 诊断敏感度为 99%，特异度为 90%（徐雁等，2016）。

基于特异性 AQP4-IgG 在临床广泛检测，发现 AQP4-

IgG(+)不仅存在于视神经炎(ON)和长节段横贯性脊髓炎(LETM)的经典NMO,也出现于暂时不能满足NMO确诊标准的患者,长期随访迟早会出现典型LETM或ON复发,满足NMO确诊标准。因此,2007年Wingerchuk等在2006年NMO修订标准的基础上,又提出了NMO谱系疾病概念。NMOSD以血清中存在NMO-IgG抗体为标志,涵盖了NMO及其相关疾病,后者主要包括:①NMO局限型:如特发性单次型或复发型LETM(MRI显示脊髓病灶≥3个椎体节段),以及复发性或双侧同时受累的ON。②亚洲视神经脊髓型MS。③ON或LETM伴发系统性自身免疫性疾病,如干燥综合征、系统性红斑狼疮、重症肌无力、甲状腺功能亢进、桥本甲状腺炎等。④ON或LETM伴NMO典型脑病变,如下丘脑、胼胝体、脑室旁或脑干等。近年来系列研究表明,NMO和NMOSD患者在疾病生物学特性和治疗策略方面无显著差异,绝大多数局限型NMO伴AQP4-IgG(+)患者最终发展为NMO。因此,国际NMO诊断小组(International panel for NMO diagnosis,IPND)于2015年发表了新的NMOSD诊断标准国际共识,将NMO和NMOSD统称为NMOSD(Wingerchuk et al,2015)。

综上所述,对NMOSD认识的演变,是临床神经病学发展中颇为精彩的一幕。试想视神经脊髓炎的诊断,正如2006年之前的传统诊断标准,患者必须具备视神经炎和脊髓炎的基本条件,这本是毋庸置疑、天经地义的。然而,2015年NMOSD国际诊断标准规定,如果AQP4-IgG阳性(强烈推荐细胞学方法检测),患者只要有一个NMOSD核心临床特征,排除其他可能的诊断,即可诊断视神经脊髓炎谱系疾病。NMOSD的核心临床症状包括6组:视神经炎、急性脊髓炎、延髓最后区综合征、急性脑干综合征、急性间脑综合征,以及大脑综合征等。这意味着AQP4-IgG阳性的患者,可以没有视神经炎,没有脊髓炎,只要有延髓最后区综合征、急性脑干综合征、急性间脑综合征和大脑综合征其中之一,即可诊断NMOSD。按照传统思维,这是不可想象的。NMOSD的临床诊断何以能够达到如此出神入化的境地,这也并非偶然。

首先,视神经脊髓炎的临床研究,得益于基础的临床免疫学研究,如腰椎穿刺和脑脊液常规检查,在把NMO视为MS的临床亚型的时期,人们很早就注意到MS患者CSF淋巴细胞增多(pleocytosis),是指CSF单个核细胞(MNC)轻度增多,通常<15×10⁶/L,以淋巴细胞为主;然而,NMO的CSF-MNC增多较显著,通常>50×10⁶/L,中性粒细胞比例增高。MS的另一个重要特征是,采用等电聚焦方法,约90%的MS患者CSF中可检出寡克隆带(OB),而在NMO患者中,OB的阳性率仅为15%~30%。

其次,神经影像学的进步为NMO的诊断打开了一扇窗户,MRI清晰地显示NMO脊髓病变是3个以上的节段,而MS通常为1个节段,而不超过2个节段。NMO的临床症状常见严重的截瘫或四肢瘫,出现感觉平面,以及尿便障碍,高颈髓病变可引起呼吸困难,NMO患者可频繁出现Lhermitte征,以及严重的痛性痉挛发作。NMO所有的临床研究成果预示其取得病因学和发病机制重大突破的序幕。

Lennon杰出的工作是从发现NMO患者血清NMO-IgG开始的,进而证实了AQP4是其靶抗原,AQP4是中枢神经系统最主要的水通道蛋白,在人体内存在两种异构体,即M1蛋白和M23蛋白,主要存在于构成血脑屏障(BBB)的星形胶质细胞终足,以及视神经、脊髓、丘脑、海马及延髓最后区等部位,主要介导水分子在细胞内外跨膜转运,参与脑组织与血液、脑组织与脑脊液之间的水转运,以及渗透压的调节等。Lennon的团队通过科学、严密的筛查方法,首先确定抗体的细胞成分是星形胶质细胞,对星形胶质细胞的抗体染色类似的,通过商业化抗体一一比对,进行共定位研究,找到完全能共定位的抗体,再用其他方法加以验证。

由此可见,AQP4-IgG抗体共定位正是确认NMOSD的6组核心症状的理论和实验基础。在视神经、脊髓、延髓最后区、脑干、间脑和大脑存在的AQP4,正是AQP4-IgG可以攻击的靶抗原。免疫攻击可以引起这些部位的临床症状,例如,顽固呃逆、呕吐提示延髓最后区症状,头晕、复视、共济失调等可能为脑干的症状,严重嗜睡、中枢性高热和离子紊乱等可能是间脑的症状。

【流行病学】

根据中国数据库数据分析,我国年龄及性别调整后的NMOSD的发病率为0.278/10万人·年(95%CI 0.273~0.283),其中儿童为0.075(0.069~0.08)和成人为0.347(0.34~0.353)。发病的高峰年龄为45~65岁,发病率为0.445/100 000(95%CI 0.433~0.457)。女性患者与男性患者的比例为4.71:1(P<0.001,95%CI 4.50~4.94)。我们没有发现NMOSD发病率的地理分布与纬度有明确关系。NMOSD最常合并的自身免疫性疾病为干燥综合征(1 124/17 416,6.5%)和系统性红斑狼疮(387/17 416,2.2%)。2016—2018年,在17 416名NMOSD患者中,106名成人及4名儿童死亡(Tian et al,2020,on line)。国际上NMOSD的流行病学研究不多,与其发病率相对较低有关。小样本的流行病学资料显示,NMOSD的患病率在世界各地区接近,为1/10万~5/10万,但非白种人群,如亚洲、拉丁美洲、非洲、美国原住民和西班牙裔的患病率较高。NMOSD和MS作为特发性炎性脱髓鞘疾病,其构成比白种人约为1:100,而非白种人约为40:60(Asgari et al,2011)。

NMOSD 多数在中年起病,儿童和老年人也可发病,中位数发病年龄为 39 岁,女性多见,女性与男性患病之比高达(9~11):1。病程多为复发病程(80%~90%),单相病程约为 10%。家族性病例罕见,少数患者可有家族聚集现象,约占 NMOSD 患者的 3%(Matiello et al,2010)。此外,NMOSD 可伴发其他自身免疫疾病,如系统性红斑狼疮、干燥综合征、桥本甲状腺炎、重症肌无力等。

【病因和发病机制】

目前认为,NMOSD 是以体液免疫为主的 CNS 脱髓鞘性疾病,NMO-IgG 在其自身免疫发病机制中发挥重要作用,NMO-IgG 与 AQP4 抗原特异性结合后,在补体参与下激活补体依赖和抗体依赖的细胞毒途径,造成星形胶质细胞坏死、炎症介质释放和炎性细胞浸润,最终导致少突胶质细胞损伤及髓鞘脱失。

1. 免疫病理学证据 在 NMOSD 病变区可见广泛的脱髓鞘和大量轴索肿胀和变性、球体结构形成,巨噬细胞、小胶质细胞、中性粒细胞及 $CD3^+CD8^+$ T 细胞等炎性细胞浸润,AQP4 表达的血管周围密度增加,免疫球蛋白和补体沉积,围绕血管壁呈花环状排列,提示 NMO-IgG 可接触和攻击靶抗原。在 NMOSD 的脊髓病灶可见 AQP4 大量缺失,病变的血管周围有免疫球蛋白和补体激活,疾病早期脊髓病灶 AQP4 大量缺失与神经胶质原纤维酸性蛋白(glial fibrillary acidic protein,GFAP)表达下降显著相关,提示 NMO-IgG 攻击星形胶质细胞(Roemer et al,2007)。研究显示,部分 AQP4 抗体阳性患者伴有下丘脑受累,该区可见丰富的星形胶质细胞和大量 AQP4 表达(Roemer et al,2007)。

2. 临床证据 对 23 例长节段横贯性脊髓炎(LETM)患者随访 1 年后发现,14 例 NMO-IgG 阴性患者无一例复发或进展为 ON,而 9 例 NMO-IgG 阳性患者有 5 例复发($P=0.004$),提示血清 NMO-IgG 可预测 NMOSD 转归(Weinshenker et al,2006)。采用荧光免疫沉淀法测定 NMO-IgG 并进行 5 年随访,发现复发期 AQP4 抗体滴度显著高于缓解期,与疾病活动有关(Jarius et al,2008)。针对 B 细胞的利妥昔单抗可有效降低 NMOSD 患者复发和稳定残疾的事实,进一步证实了体液免疫在该病发病中的作用。

3. 实验研究证实,被动转移 NMOSD 患者血清 IgG 可诱发实验动物 CNS 的 NMOSD 样病变。NMO-IgG 与靶抗原结合后,通过 AQP4 内化损害 BBB 的完整性,促进周围血管炎性反应以及星形胶质细胞和髓鞘损伤。NMO-IgG 是一种结合 AQP4 胞外域的构象抗体,结合 AQP4 不同异构体(M1/M23)的胞外域可产生不同结果,M1 蛋白可被内化,M23 蛋白可抵制内化并聚集形成更大的粒子正交矩阵(orthogonal arrays of particles,OAPs)结构,其激活补体能力远大于 M1 形成的 OAPs;NMO-IgG 与 AQP4

的任何一种异构体结合,都会直接导致水转运障碍和 AQP4 抗原表达下调(Hinson et al,2011)。

【病理】

1. NMOSD 的病理改变特征是,脊髓白质广泛的脱髓鞘,以及硬化斑、局部坏死和空洞形成,可伴急性轴突损伤,血管周围炎性细胞如中性粒细胞浸润,IgG 和 IgM 沉积和补体激活等。

2. 视神经病变主要累及视神经和视交叉,脊髓病变多见于胸髓和颈髓,脑部病变见于 AQP4 分布密集区如脑室周围、丘脑和延髓等。初期病变是星形细胞 AQP4 丢失,偶伴有继发脱髓鞘,脊髓和视神经血管增厚和透明样变,但小脑几乎不受累。脊髓发生炎性坏死只反映炎症病变严重而不是疾病本质,常凹陷形成空洞,导致症状体征严重而持久。不出现 MS 特有的神经胶质增生,大脑皮质下弓状纤维也不受累,均可与 MS 区别。

3. Romer 等(2007)描述 NMOSD 病变的两种 AQP4 缺失,一是 AQP4 缺失伴免疫复合物沉积、脱髓鞘、血管增生和玻璃样变,多见空洞形成,脊髓灰白质均受累;二是 AQP4 耗竭伴 IgG 和 IgM 沉积,补体激活和组织稀疏病灶,髓鞘脱失不明显,多同时累及延髓最后区,该型提示 AQP4 抗原抗体结合可能是 NMO 病变损伤的最初表现。

【临床表现】

1. NMOSD 通常急性或亚急性起病,可迅速进展,80%~90% 为复发病程,临床事件可间隔数日或数十年。少数为单相病程,如孤立的 ON 存在数月至数年,在 1 个月内先后发生的双侧 ON 和脊髓炎通常预示单相病程,亦即经典的 NMO。

2. NMOSD 的核心症状包括六组。

(1)视神经炎:视力丧失可出现在截瘫之前或之后,通常为双侧性,一般间隔数小时或数日,间隔数周者罕见,偶有双眼同时视力减退。进展迅速严重,起病时视力模糊,在数小时或数日内单眼视力部分或全部丧失,在之前一两天可有眼球胀痛,眼球活动或按压时明显,完全盲不常见,约 1/8 的患者反复发作。亚急性起病者在 1 个月内症状达到高峰,极少数慢性起病,视力在数月内逐渐丧失。约半数患者有视乳头水肿,可见双侧视盘轻度隆起,偶伴严重水肿、静脉扩张及广泛的视乳头渗出;可见球后视神经炎,光反射减弱仅见于视力显著减退者,也可正常。视野缺损常见中心暗点、视野向心性缩小、偏盲或象限盲等。ON 患者可见葡萄膜炎和视网膜静脉袖套形成,袖套形成是由 T 细胞浸润所致。光学相干体层扫描(ocular coherence tomography,OCT),ON 可能与视网膜神经纤维层平均厚度较薄有关,导致 NMO-IgG 阳性的复发性视神经炎。视力通常在 1 周内恢复,偶有数周至数月恢复者,个别的病例视力永久丧失。

（2）急性脊髓炎：大部分 NMOSD 患者出现 LETM，表现受累平面以下的截瘫、感觉障碍、尿便及性功能障碍和双侧 Babinski 征等，症状多呈不完全性，多不对称，截瘫呈突发性且严重；个别的患者也可见纵向的短节段脊髓炎。复发型急性脊髓炎患者常伴有 Lhermitte 征(35%)、阵发性强直性痉挛(35%)以及胸腹部束带感或神经根痛(33%)。单相病程患者很少有神经根痛(9%)，极少出现 Lhermitte 征和强直性痉挛。颈髓病变可见 Horner 征，高颈髓病变可出现急性呼吸衰竭、低血压，这在 MS 患者罕见。截瘫难以完全恢复，顽固性呃逆可能预示急性恶化。

（3）延髓最后区综合征：部分 NMOSD 病例在疾病的某一阶段或是首次发作时，以顽固性呃逆、恶心、呕吐等为突出症状，是与影像上对应的延髓最后区受累表现，部分病例可与脊髓病变相连，也可无任何症状。

（4）急性脑干综合征：病变常见于脑干及第四脑室周围，表现头晕、复视和共济失调等。

（5）急性间脑综合征：病变主要位于下丘脑，可有嗜睡、发作性睡病样表现，以及顽固性低钠血症、体温调节异常等。

（6）大脑综合征：主要损害大脑半球白质或胼胝体，表现为意识水平下降、头痛、认知和语言等高级皮质功能减退等，可出现可逆性后部白质脑病综合征（PRES）或炎性假瘤样脑病变等。有的患者可无明显症状。

3. 部分患者伴有其他自身免疫性疾病，如系统性红斑狼疮、干燥综合征、混合性结缔组织病、重症肌无力、甲状腺功能亢进、桥本甲状腺炎、结节性多动脉炎等，血清可检出抗核抗体、抗 SSA/SSB 抗体、抗心磷脂抗体等。

【辅助检查】

1. 影像学检查

（1）脊髓 MRI 检查：特征性表现为脊髓长节段炎性脱髓鞘病灶，连续长度一般≥3 个椎体节段，轴位像上病灶多位于脊髓中央，累及大部分灰质和部分白质（图 3-12-14）。病灶主要见于颈段、胸段，急性期病灶处脊髓肿胀，严重者可见空洞样改变，增强扫描后病灶可强化。颈段病灶可向上延伸至延髓下部，恢复期病变处脊髓可萎缩。疾病超早期或缓解期可表现短节段（<3 个节段）或非连续短节段，或为偏侧损害或无脊髓病灶。

（2）视神经 MRI 检查：病变更易累及视神经后段及视交叉，病变节段可大于 1/2 视神经长度。急性期可表现为视神经增粗、强化，部分伴有视神经鞘强化等。慢性期可以表现为视神经萎缩，形成双轨征。

（3）脑 MRI 检查：早期多正常或呈非特异性白质病变，脑部影像学特征是病变范围广泛，如图 3-12-15 所示，T_2WI 和 FLAIR 像多呈喷墨样（spilled ink）点状高信号；类脑病表现占 29%；导水管及第三、四脑室周围病变占 22%；侧脑室周围病变占 40%；累及皮质脊髓束病灶如内

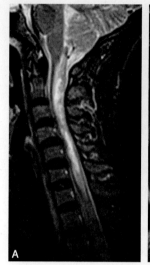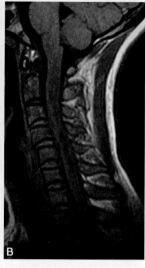

图 3-12-14　NMOSD 典型的脊髓病变表现

A. T_2WI 可见延髓、$C_1 \sim C_7$ 高信号病变，颈髓呈长节段横贯性损害，并有脊髓肿胀，延髓与脊髓病变相延续，似鸟嘴状；

B. T_1WI 显示 $C_1 \sim C_6$ 节段有多个脊髓空洞形成

囊后肢和大脑脚为 44%，血管性水肿可引起广泛半球病变，延髓病变多与颈髓病变延续，呈鸟嘴状或扫尾状，约占 31%；颅内病灶强化效应较少见（13% ~ 36%），多呈云样增强（cloud-like enhancement）。图 3-12-16 MRI 显示 NMOSD 的典型视神经病变，图 3-12-17 MRI 显示 NMOSD 的典型脊髓病变；图 3-12-18 MRI 显示 NMOSD 的典型脑干、导水管和脑池病变。

2. 血清 NMO-IgG　推荐使用 CBA 法进行检测。研究显示，应用 CBA 法，我国患者血清 NMO-IgG 对 NMOSD 诊断的敏感性为 84.4%，特异性为 97.3%（徐雁等，2014）。需要注意的是，NMO-IgG 阴性并不能完全除外 NMOSD，少数患者在疾病缓解期或使用免疫抑制剂治疗后可能出现假阴性。

3. 血清免疫学检查　NMOSD 患者血清中可能检出其他自身抗体，诸如 ANA、SSA、SSB、ENA、抗心磷脂抗体等，并可能有补体 C3、C4 下降。

4. 脑脊液检查　CSF 细胞数可 $>50 \times 10^6/L$，可见淋巴细胞和中性粒细胞增多，少数病例可见嗜酸性粒细胞。OB 阳性率为 10% ~ 35%。

5. 光相干性体层摄影（OCT）　可作为以 ON 为首发症状的 NMOSD 与 MS 早期鉴别的一种辅助手段。研究发现，NMOSD 患者视网膜神经纤维层（retinal nerve fiber layer，RNFL）厚度比 MS 患者明显变薄，黄斑体积也明显变小。此外，单侧 ON 患者患眼 RNFL 厚度较健侧减少 >15μm 时，诊断则倾向于 NMOSD。

总结视神经脊髓炎谱系疾病的临床表现和 MRI 影像特征，列于表 3-12-9。

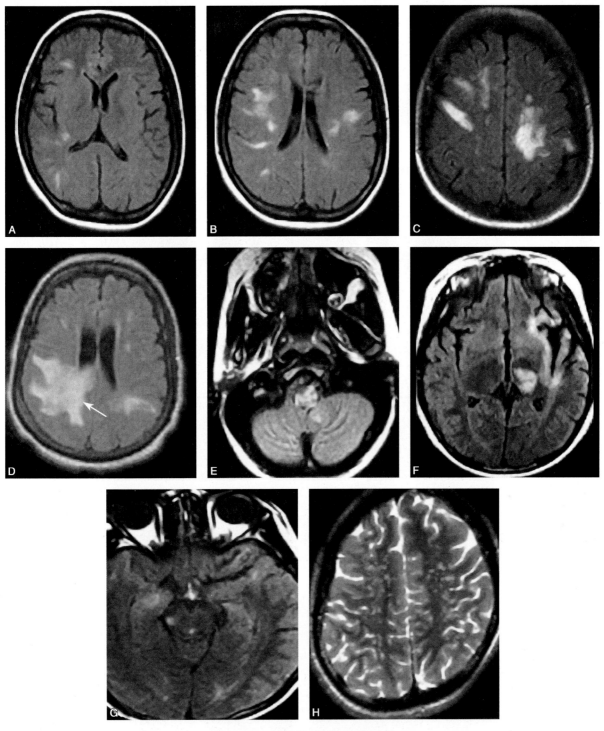

图 3-12-15　NMOSD 典型脑部受累表现

A～C. FLAIR 像显示,分别在皮质、皮质下白质、胼胝体可见高信号病变;D. FLAIR 像显示皮质下白质和胼胝体高信号病变;E. FLAIR 像显示脑干和小脑高信号病变;F. FLAIR 显示在左侧丘脑;G. 在中脑导水管和海马高信号病变;H. T₂WI 像显示半卵圆中心喷墨样点状高信号病变

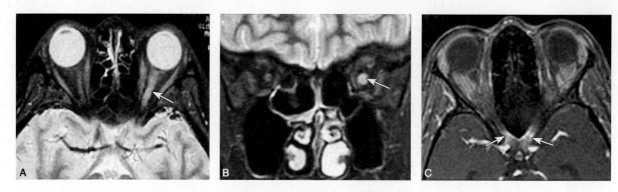

图 3-12-16　MRI 显示 NMOSD 的典型视神经病变

A、B. T$_2$WI 抑脂像在轴位和冠状位显示视神经高信号病变；C. T$_1$WI 增强在轴位显示视交叉高信号病变

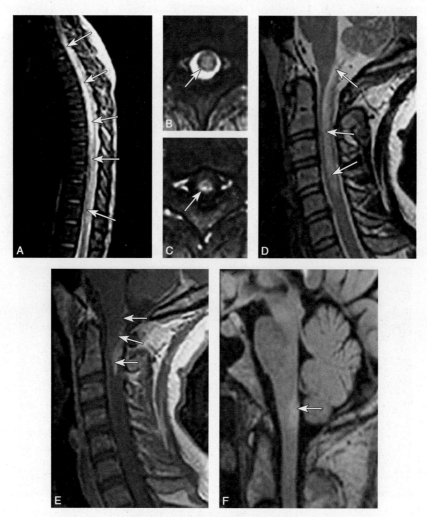

图 3-12-17　NMOSD 的典型脊髓病变

A. T$_2$WI 在矢状位显示脊髓长节段高信号病变；B、C. 在轴位显示脊髓高信号病变；D. 显示 NMOSD
延髓最后区病变与脊髓长节段延续；E. T$_1$WI 增强显示延髓病变与脊髓短节段病变延续；F. 矢状
位 T$_1$WI 增强显示延髓最后区高信号病变

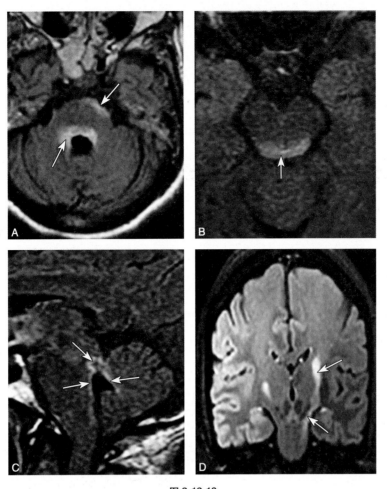

图 3-12-18

A. FLAIR 像显示,脑干被盖和第四脑室周围高信号病变;B. FLAIR 像显示脑干被盖高信号病变;C. T₁WI 增强显示中脑顶盖和第四脑室周围高信号病变;D. FLAIR 像显示间脑和脑干高信号病变

表 3-12-9　视神经脊髓炎谱系疾病临床表现和 MRI 影像特征

核心病变	临床表现	MRI 影像特征
ON	可为单眼、双眼同时或相继发病。多起病急,进展迅速。视力多显著下降,甚至失明,可伴有眼痛,也可以发生严重视野缺损。部分病例治疗效果不佳,残余视力<0.1	更易累及视神经后段及视交叉,病变节段可>1/2 视神经长度。急性期可表现为神经增粗、强化,部分伴有视神经鞘强化等。慢性期可以表现为视神经萎缩,形成双轨征
急性脊髓炎	多起病急,症状重,急性期多表现为严重的截瘫或四肢瘫,尿便障碍,脊髓损害平面常伴有根性疼痛或 Lhermitte 征,高颈髓病变严重者可累及呼吸肌导致呼吸衰竭。恢复期较易发生阵发性痛性或非痛性痉挛、长时期瘙痒、顽固性疼痛等	脊髓病变多较长,纵向延伸的脊髓长节段横贯性损害是 NMOSD 最特征性的影像学表现,矢状位多表现为连续病变,其纵向延伸往往超过 3 个节段以上,少数病例可纵贯全脊髓,颈髓病变可向上与延髓最后区病变相连。轴位病变多累及中央灰质和部分白质,呈圆形或 H 型,脊髓后索易受累。急性期,病变可以出现明显肿胀,呈长 T₁ 长 T₂ 表现,增强后部分呈亮斑样或斑片样、线样强化,相应脊膜亦可强化。慢性恢复期,可见脊髓萎缩、空洞,长节段病变可转变为间断、不连续长 T₂ 信号。少数脊髓病变首次发作可以小于 2 个椎体节段,急性期多表现为明显肿胀及强化

核心病变	临床表现	MRI 影像特征
延髓最后区综合征	可以单一首发症候。表现为顽固性呃逆、恶心、呕吐,不能用其他原因解释	延髓背侧为主,主要累及最后区域,呈片状或线状长 T_2 信号,可与颈髓病变相连
急性脑干综合征	头晕、复视、共济失调等,部分病变无明显临床表现	脑干被盖部、四脑室周边、弥漫性病变
急性间脑综合征	嗜睡、发作性睡病样表现、低钠血症、体温调节异常等。部分病变无明显临床表现	位于丘脑、下丘脑、三脑室周边弥漫性病变
大脑综合征	意识水平下降、认知语言等高级皮质功能减退、头痛等,部分病变无明显临床表现	不符合典型 MS 影像学特征,幕上部分病变体积较大,呈弥漫云雾状,无边界,通常不强化。可以出现散在点状、泼墨样病变。胼胝体病变多较为弥漫,纵向可大于 1/2 胼胝体长度。部分病变可沿基底节、内囊后肢、大脑脚锥束走行,呈长 T_2、高 Flair 信号。少数病变亦可表现为类急性播散性脑脊髓炎、肿瘤样脱髓鞘或可逆性后部脑病样特征

【诊断和鉴别诊断】

1. 诊断　诊断需以客观病史、核心临床症候和影像特征为依据,在充分结合实验室检查(血清 NMO-IgG)并排除其他疾病后,方可确诊。推荐使用 2015 年 NMOSD 诊断标准(表 3-12-10)(Wingerchuk et al, 2015)。

2. 鉴别诊断

(1) MS:与 MS 鉴别要点见表 3-12-11。

表 3-12-10　2015 年视神经脊髓炎谱系疾病诊断标准

AQP4-IgG 阳性的 NMOSD 诊断标准

(1) 至少 1 项核心特征

(2) 用可靠的方法检测 AQP4-IgG 阳性(推荐 CBA 法)

(3) 排除其他诊断

AQP4-IgG 阴性或 AQP4-IgG 未知状态的 NMOSD 诊断标准

(1) 在 1 次或多次临床发作中,至少 2 项核心临床特征并满足下列全部条件:

　　1) 至少 1 项临床核心特征为 ON、急性 LETM 或延髓最后区综合征

　　2) 空间多发(2 个或以上不同的临床核心特征)

　　3) 满足 MRI 附加条件

(2) 用可靠的方法检测 AQP4-IgG 阴性或未检测

(3) 排除其他诊断

核心临床特征

(1) ON

(2) 急性脊髓炎

(3) 最后区综合征,无其他原因能解释的发作性呃逆、恶心、呕吐

(4) 其他脑干综合征

(5) 症状性发作性睡病、间脑综合征,脑 MRI 有 NMOSD 特征性间脑病变

(6) 大脑综合征伴有 NMOSD 特征性大脑改变

AQP4-IgG 阴性或未知状态下的 NMOSD MRI 附加条件

(1) 急性 ON:需脑 MRI 有下列之一表现:①脑 MRI 正常或仅有非特异性白质病变;②视神经长 T_2 信号或 T_1 增强信号>1/2 视神经长度,或病变累及视交叉

(2) 急性脊髓炎:长脊髓病变>3 个连续椎体节段,或有脊髓炎病史的患者相应脊髓萎缩>3 个连续椎体节段

(3) 最后区综合征:延髓背侧/最后区病变

(4) 急性脑干综合征:脑干室管膜周围病变

注:NMOSD,视神经脊髓炎谱系病;AQP4-IgG,水通道蛋白;ON,视神经炎;LETM,长节段横贯性脊髓炎。

表 3-12-11　视神经脊髓炎谱系疾病与多发性硬化鉴别诊断要点

临床特点	视神经脊髓炎	多发性硬化
种族	亚洲人多发	西方人多发
前驱感染或预防接种史	多无	可诱发
发病年龄	5~50 岁多见,中位数 39 岁	儿童和 50 岁以上少见,中位数 29 岁
性别(女:男)	5:1~10:1	2:1
发病严重程度	中重度多见	轻、中度多见
发病遗留障碍	可致盲或严重视力障碍	致盲率较低
临床病程	>85%为复发型,少数为单时相型,无继发进展过程	85%为复发-缓解型,最后大多发展成继发-进展型,10%为原发-进展型,5%为进展-复发型
血清 NMO-IgG	大多阳性	大多阴性
脑脊液细胞	多数患者白细胞>5×10^6/L,少数患者白细胞>50×10^6/L,中性粒细胞较常见,甚至可见嗜酸性粒细胞	多数正常,白细胞<50×10^6/L,以淋巴细胞为主
脑脊液寡克隆区带阳性	较少见(<20%)	常见(>70%~95%)
IgG 指数	多正常	多增高
脊髓 MRI	长脊髓病灶>3 个椎体节段,轴位像多位于脊髓中央,可强化	脊髓病灶<2 个椎体节段,多位于白质,可强化
脑 MRI	早期可无明显病灶,或皮质下、下丘脑、丘脑、延髓最后区、导水管周围斑片状、片状高信号病灶,无明显强化	近皮质下白质、小脑及脑干、侧脑室旁白质圆形、类圆形、条片状高信号病灶,可强化

（2）ADEM:是广泛累及 CNS 白质急性炎症性脱髓鞘疾病,以双侧多灶性或弥漫性脱髓鞘为主要特点,多发生于感染、出疹及疫苗接种后。儿童和青壮年多见,呈急性单相自限性病程,少数病例可能再发。临床表现脑病、癫痫发作、锥体系、锥体外系及脊髓受累等症状,脊髓受累多为长节段,多与脑病变同时出现。CSF 检查可见压力增高,细胞数可轻度增多,可以淋巴细胞或多形核细胞为主,红细胞常见,蛋白轻-中度增高。脑电图可见广泛性中-重度异常。血清 NMO-IgG 多呈阴性。MRI 可见双侧脑白质弥散性多灶性大片状或斑片状 T$_1$WI 低信号、T$_2$WI 高信号病变。

（3）首次发病的 ON 或急性脊髓炎应与 CIS、前部缺血性视神经病(AION),系统性自身免疫病性(如 SLE、干燥综合征等)合并脊髓炎鉴别,可根据发病年龄、临床表现、脊髓长节段性病变、CSF 细胞数及多形核细胞、OB、血清 NMO-IgG、血清相关疾病特异性抗体等加以鉴别。AION 多见于 50 岁以上的成人,出现一过性黑矇及视力丧失。以往认为 ON 的视野缺损多为中心暗点,但 ON 治疗试验(ONTT)研究显示,ON 患者视野改变无特异性,包括中心暗点、旁中心暗点、哑铃形暗点、生理盲点扩大、垂直性视野缺损、单眼偏盲及弧形视野缺损等,该特点更使 ON 与 AION 的鉴别更加困难。

（4）须注意,纵向延伸的横贯性脊髓炎(LETM)虽然在 NMOSD 中较常见,但并不意味着所有的 LETM 都是 NMOSD,其他疾病亦可以 LETM 为首发表现(表 3-12-12),只是发生概率较低而已(Trebst et al,2011)。

【治疗】

包括急性期和缓解期治疗、对症治疗及康复治疗等。

1. 急性期治疗　主要目标是减轻急性期症状,缩短病程,改善残疾程度和防治并发症等。主要疗法包括糖皮质激素、血浆置换和静脉滴注免疫球蛋白等,合并其他自身免疫疾病的患者可选择激素联合其他免疫抑制剂如环磷酰胺治疗。

（1）大剂量甲泼尼龙冲击治疗:是急性期的经典治疗方案。根据患者全身情况,从 500~1 000mg/d 开始,静脉滴注 3~4 小时,连用 3~5 天,继之以大剂量泼尼松口服,从 1mg/(kg·d)开始,逐渐减量至 7.5~15mg/d,长期维持。我国两项前瞻性研究均显示,在联合免疫抑制剂治疗的前提下,小剂量激素长期维持可有效减少患者的复发(Xu et al,2016;Chen et al,2016)。

（2）血浆置换(plasma exchange,PE):部分重症患者,特别是 ON 或老年患者,对激素冲击治疗不敏感时使用 PE 可能有效,且对 NMO-IgG 阳性和阴性患者均有一定的疗效,特别是在早期应用。建议置换 5~7 次,每次用血浆 1~2L(Kimbrough et al,2012)。

表 3-12-12　发生 LETM 的疾病、临床表现及鉴别

疾病	临床表现	鉴别要点
炎症性病因		
NMOSD	可有视神经受累,多伴有其他自身免疫	血清 NMO-IgG 阳性
MS	需要颅内和/或视神经受累	OB 阳性;MRZ(measles-rubella-zoster reaction)反应阳性;除外其他系统性炎性疾病
ADEM	单向自限性病程,可再发;多同时有广泛颅内受累(可出现脑病、癫痫、锥体系及椎体外系症状)	头和脊髓 MRI 病灶
SLE	多有其他系统受累:肾、皮肤;多同时有颅内损害	血清 ANA/dsDNA/抗磷脂抗体阳性;NMO-IgG 阴性
PSS	眼干和/或嘴干;唇活检异常	血清学 ANA/SSA/SSB 抗体阳性
类肉瘤病(结节病)	多有其他器官受累,如淋巴结和肺;头 MRI 可见脑膜受累	血清 IL-2 受体升高,淋巴结活检
白塞病	其他器官组织受累,口腔生殖器溃疡,眼葡萄膜炎,静脉血栓	无
感染性病因		
病毒	疱疹病毒(单纯疱疹病毒,带状疱疹病毒,EB 病毒,巨细胞病毒),HIV,HTLV-1	脑脊液 PCR 分析,血清和脑脊液相关特异性抗体
细菌	梅毒螺旋体;结核分枝杆菌;牛分枝杆菌;伯道疏螺旋体	血培养;血清学筛查,脑脊液 PCR 分析;特异性刺激 T 细胞产生 IFN-γ 片段
寄生虫	血吸虫	MRI
肿瘤		
B 细胞淋巴瘤	有脊髓外其他组织器官病理改变	流式细胞仪 CSF 细胞分析,脊髓活检
室管膜瘤	无	MRI,脊髓活检
星形细胞瘤	无	MRI,脊髓活检
副肿瘤综合征		
任何副肿瘤综合征	有恶性疾病症状体征	血清神经肿瘤相关抗体;FDG-PET
血管性疾病		
脊髓梗死	多为脊前动脉综合征;亦可能为主动脉夹层;突然起病,伴有明显的疼痛,分离性感觉障碍	无
脊髓血管畸形	极少急性起病,症状缓慢加重	MRI(可显示扩张的静脉);脊髓血管造影
脊髓纤维软骨栓塞	病前多有体育活动或搬运重物史	无
外伤性疾病		
脊髓(钝)挫伤	外伤史	无
营养代谢性障碍		
维生素 B_{12} 缺乏症	亚急性起病;深感觉受损;感觉性共济失调	血维生素 B_{12} 水平;甲基丙二酸和同型半胱氨酸
缺铜症	亚急性起病;深感觉受损;感觉性共济失调;上消化道手术史	血清铜和铜蓝蛋白水平;尿铜

（3）免疫球蛋白静脉注射(intraveous immunoglobulin,IVIG):对激素冲击治疗无效或不能耐受激素冲击治疗的患者,可选用 IVIG 治疗。推荐用法为 0.4g/(kg · d),静脉滴注,连续 5 天为一个疗程(Kimbrough et al, 2012)。

2.缓解期治疗　主要通过抑制免疫达到降低复发率,延缓残疾累积的目的,需长期治疗。对于 NMO-IgG 阳性患者和抗体阴性复发型患者应尽早开始。

（1）硫唑嘌呤(azathioprine, AZA):研究显示,AZA 联合小剂量激素(7.5mg/d 和 4~12mg,隔日 1 次)可显著

降低患者复发(Xu et al,2016;Chen et al,2017)。推荐用法为 2~3mg/(kg·d)单用或联合口服小剂量激素。通常在 AZA 起效后(4~5 个月)将激素逐渐减量至小剂量长期维持。常见不良反应包括白细胞降低、肝功能损害、恶心呕吐等胃肠道反应。用药期间应定期监测血常规及肝、肾功能,特别是在开始用药的前 3 个月。

(2) 吗替麦考酚酯(mycophenolate mofetil,MMF):可有效降低患者复发并改善残疾。多项研究证实,MMF 无论在疗效还是安全性方面均优于 AZA,可作为首选治疗(Xu et al,2016;Chen et al,2016)。推荐用法是 1~1.5g/d,分 2 次口服,单用或联合口服小剂量激素,不良反应主要为胃肠道症状、骨髓抑制和机会性感染等。

(3) 米托蒽醌(mitoxantrone):小规模回顾性研究证实,米托蒽醌可减少患者复发,改善或稳定患者残疾,但鉴于该药的心脏毒性和治疗相关的白血病,推荐其为二线治疗药物,反复复发和其他治疗效果不佳的患者可以选用。推荐用法是按体表面积 12mg/m^2,静脉滴注,每月 1 次,共 3 个月。后每 3 个月 1 次,共 3 次,总量不超过 100mg/m^2。

(4) 抗 B 细胞单克隆抗体类:

1) 利妥昔单抗(rituximab,RTX):为抗 CD20 单克隆抗体。多项回顾性研究证实,RTX 可有效降低 NMOSD 患者复发,改善或稳定患者残疾。我国的荟萃分析了目前常用的治疗 NMOSD 的免疫抑制剂和单抗类药物发现,以 AZA 作为基准,RTX 的疗效最优,但 MMF 的安全性最佳(Huang et al,2019)。推荐用法为:按体表面积 375mg/m^2,静脉滴注,每周 1 次,连用 4 周;或 1 000mg,静脉滴注,每 2 周 1 次,共 2 次。以后根据 B 细胞计数情况,酌情重复使用。每次静脉滴注前 1 小时建议使用止痛药(如对乙酰氨基酚)和抗过敏药(如苯海拉明),以减少输注相关不良反应的发生并降低其程度。

2) inebilizumab:为 CD19 单克隆抗体,最近一项随机双盲安慰剂对照研究证实该药类似 RTX,可有效降低患者复发(Cree et al,2019)。

(5) 依库珠单抗(eculizumab):为抗补体 C5 的人源化单克隆抗体。一项纳入 143 例血清 NMO-IgG 阳性 NMOSD 患者的随机双盲安慰剂对照研究显示,与安慰剂组相比,依库珠单抗治疗组患者 ARR 和复发比例均显著下降(Pittock et al,2019)。推荐用法为 900mg,静脉滴注,每周 1 次,共 4 次。随后 1 200mg,静脉滴注,每 2 周 1 次。常见不良反应有上呼吸道感染和头痛。

3. 对症治疗

(1) 疼痛:见于 80% 以上的 NMOSD 患者,与 MS 不足 50% 相比,有显著性差异,且疼痛程度较 MS 重,推测与髓内灰质受累有关(Kanamori et al,2011)。治疗可用

非甾体抗炎药如对乙酰氨基酚、吲哚美辛、双氯芬酸、布洛芬、尼美舒利、塞来昔布等。抗癫痫药如卡马西平、普瑞巴林等,抗抑郁药如丙米嗪、阿米替林、文拉法辛等,对阵发性痛性痉挛可能有效。

(2) 支持对症治疗:病变累及高颈段时,可出现呼吸循环障碍,必要时行辅助通气及循环支持。出现尿潴留时,需留置尿管。长期卧床的患者需预防血栓栓塞事件和呼吸系统、泌尿系统感染。

4. 康复和心理治疗　患者病情平稳后应尽早进行康复训练,在专业康复医师和护士指导下,制定合理的个体化治疗方案,改善日常生活自理能力。对严重焦虑、抑郁甚至自杀倾向患者应给予心理治疗,必要时应用抗焦虑/抑郁药。

【预后】

NMOSD 临床表现较严重,多因复发而加剧,单向病程仅占 10%,继发进展型少见。复发病程可能与女性、发病年龄较晚、临床索引事件间隔期较长、并发系统性自身免疫病等有关。此外,单相型患者 5 年生存率为 90%,而复发型为 68%。

第五节　临床孤立综合征

（黄德晖）

临床孤立综合征(clinically isolated syndrome,CIS)是指中枢神经系统(CNS)以局灶或多灶的炎性脱髓鞘为特征的首次临床发作综合征(Miller et al,2005;Thompson et al,2017)。病变在时间上表现为单时相,在空间上可以是单一或多发的。CIS 好发于年轻女性,多为急性或亚急性起病,2~3 周内发展至高峰,临床主要表现为视神经炎(ON)、脊髓炎和脑干综合征,少数病例可出现小脑或大脑综合征。

在广义上,CIS 泛指 CNS 炎性脱髓鞘疾病的首次临床发作,是一组疾病综合征。CNS 特发性炎性脱髓鞘病(IIDD)包括多发性硬化(MS)、视神经炎脊髓炎谱系疾病(NMOSD)、同心圆硬化(Balo)、急性播散性脑脊髓炎(ADEM)、肿瘤样炎性脱髓鞘病(TDL)等,这些疾病的首次临床发作均属于广义的 CIS 范畴。

随着 CIS 的概念的提出(Morrissey et al,1993),其定义和分类不断在更新。CIS 指提示 CNS 炎性脱髓鞘为病理特征相关疾病的首次临床事件,在无发热或感染的情况下,症状持续至少 24 小时,急性或亚急性起病,累及视神经、脊髓、脑干或小脑,临床多表现为单一症状,尚不能满足 MS 时间多发(DIT)的诊断条件(Miller et al,2012)。CIS 被认为是 MS 的早期临床表型(Lublin et al,2014)。

2017 年 McDonald MS 诊断标准中 CIS 如在满足 MS 的 MRI 空间多发(DIS)诊断标准的前提下,CSF 寡克隆区带(oligoclonal bands,OCB)阳性可以取代时间多发(DIT)的证据,排除了其他疾病,即可确诊为 CDMS(Thompson et al,2017)。狭义的 CIS 特指支持 MS 诊断的首次临床发作。

【流行病学】

一项大样本流行病学调查显示,CIS 构成中 77% 的 CIS 在空间上是孤立的,其中 ON 占 21%,脊髓综合征占 46%,脑干综合征占 10%,多空间病变受累的混合型占 23%(Confavreux et al,2000)。CIS 是 MS 或 NMOSD 的主要早期病程阶段,约 85% 的 MS 患者第一次发作表现为 CIS(Miller et al,2009)。一项 33 个中心 1 047 例 CIS 患者研究,平均病史≥2 年,平均随访 4.31 年,有 623 例 CIS 转为 CDMS,血清 25-羟基维生素 D_3、CSF OCB、脑脊液细胞计数、血清 EB 病毒抗原 1(EBNA-1)和巨细胞病毒的 IgG 滴度与 CDMS 转化风险有关。MRI 病变负荷、OCB 是最强的独立预测因子,维生素 D 有一定预测意义,但需要进一步调查(J Kuhle et al,2015)。

【病因和病理】

1. 病因　对 CIS 的免疫学研究揭示了疾病存在体液免疫与细胞免疫共同参与的多重机制。在约 2/3 的 CIS 患者中检测到异常的 B 细胞反应证据,即 CSF 寡克隆区带(OCB)。CSF 中也可检测到髓鞘碱性蛋白(MBP)、髓鞘少突胶质细胞糖蛋白(MOG)抗体,CSF 细胞数与疾病活动性有关。

2. 病理　CIS 相关病理研究资料非常有限,多数集中在一些极端的、严重暴发的、有团块样占位效应疾病,如 ADEM、Balo、Marburg(Marburg multiple sclerosis)、Schilder 弥漫性硬化(Schilder disease)、TDL 等。病变可累及皮质和皮质下。活跃期病变在髓鞘丢失的背景下,可见淋巴细胞浸润,巨噬细胞和小胶质细胞活化,轴突相对保存。慢性病变可以观察到星形胶质细胞反应性增生及硬化斑。病变在:①髓鞘丢失区域;②斑块的分布;③少突胶质细胞的破坏模式;④免疫球蛋白和补体的沉积四种模式上具有不同程度的异质性(Lucchinetti et al,2002,2008)。

【临床表现】

1. CIS 好发于年轻女性,女:男为2.5:1;发病年龄为 20~40 岁(中位年龄 30 岁)。急性或亚急性起病,2~3 周内发展至高峰。成人 MS 患者约 85% 以 CIS 起病,儿童 MS 患者几乎 100% 以 CIS 起病,30%~70% 进展为 CDMS(Miller et al,2012)。

2. CIS 病变在空间上可累及视神经、脊髓、脑干、小脑和大脑。临床表现多样。常见的临床表型包括 ON、脊髓炎和脑干综合征等。支持 MS 转化的临床表现包括单侧 ON 所致的视力减退、视野缺损、相对性传入性瞳孔反应缺陷(RAPD)等;局灶性幕上、脑干或小脑综合征所致的感觉障碍、复视、核间性眼肌麻痹、三叉神经痛和共济失调等;部分性脊髓损害所致的感觉平面、无力、尿便障碍等。儿童 CIS 的临床表现与成人相似。

3. CIS 患者的认知功能损害较常见,20% 的 MS 患者在 CIS 阶段就已开始出现轻微认知功能损害,主要表现为长期记忆力、注意力减退,其症状程度与脑部病变负荷显著相关。CIS 患者较正常人群更易出现焦虑、抑郁(Callanan et al,1989)。

4. CIS 临床症状与疾病长期预测仍欠可靠。英国一项 CIS 研究显示,CIS 转化为 MS 比率 5 年为 43%,10 年为 59%,14 年为 68%(Brex et al,2002)。另一项多中心研究显示,MS 转归的 CIS 患者的视力损害比未转归患者明显严重(39% vs 29%),前者 ON 复发率为后者的 2 倍(48% vs 24%)(Beck et al,2004)。在不同临床表型中,ON 转化为 CDMS 的比例为 40%~85%;脊髓炎转化为 CDMS 的比例在 41%~61%;脑干综合征转化为 CDMS 的比例在 53%~60%。所有 CIS 表型 CDMS 转化风险都是相似的(Confavreux et al,2000;Optic Neuritis Study Group,2008;Young et al,2009;Tintore et al,2010;Nilsson et al,2005)。脊髓传出性病变、临床症状不完全缓解、多个病变相关症候提示预后不良。来自瑞典哥德堡数据库研究发现,在 220 名 CIS 患者中,经过 25 年随访,有传出性病变的患者比没有病变的患者最终转化为 CDMS 的风险高 1 倍,坐轮椅的可能性(EDSS=7)高 2.8 倍,比症状不完全缓解的 CIS 高 1.9 倍(Eriksson et al,2003)。

5. NMOSD 相关 CIS 临床症状往往比较严重,临床表型以 ON、LETM 和极后区综合征最为常见。ON 常表现为双眼同时或相继发生的疼痛、视力下降、甚至失明,视乳头水肿甚至炎性渗出或出血;LETM 严重者表现为完全性的截瘫或四肢瘫;极后区综合征表现为顽固性恶心、呕吐、颈部痛痒等症候,部分病例呈混合型。CIS 演变为 NMOSD 尚缺乏大样本研究,60% 的患者在 1 年内复发,90% 的患者在 3 年内复发。临床症候多不能完全缓解,5 年致残比率高,容易出现严重视功能损害、截瘫、痛性痉挛等表现。男性、首次发病年龄晚、遗传背景被认为是 NMOSD 不良预后因素(Miller et al,2008;Chausson et al,2009;Kitley et al,2012)。

【辅助检查】

1. 神经影像学检查　CIS 基线时脑 MRI 有病变组较无病变组有着更强烈的 MS 诊断预测价值。50%~70% 的 CIS 患者基线时脑 MRI 存在无症状脱髓鞘病变,基线脑 MRI 病变的数量与疾病 MS 转归及随后的残疾密切相关(Brex et al,2002)。三项有关 ON 研究,随访分别为 7、

15 和 20 年,同样发现基线脑 MRI 异常患者(≥1 个无症状的脑部病变)转化为 CDMS 的风险为 65%、72%、80%;而基线脑 MRI 正常患者转化为 CDMS 的风险仅为 8%、25% 和 20%。其他表型 CIS 如急性脊髓炎和脑干综合征同样提示脑 MRI 无症状病变是转化为 CDMS 的预测因子,在长达 20 年的随访期间,转化率高达 80%。在 CIS 发病时幕下至少有一处病变的患者转化 CDMS 风险增加,脑干病变的患者转化风险略高于小脑病变的患者(Tintore et al,2010;Miller et al,2012)。

尽管基线时脑 MRI 异常的患者有很高的 CDMS 转化,但 MRI 病变与疾病长期残疾进展之间尚缺乏明确的关系,基线损伤的数量与病变的整体严重程度似乎无关(Brex et al,2002)。

CIS 患者早期或随后发展为全面或区域性脑灰质或白质萎缩与转化为 CDMS 有关。对 CIS 患者的脑萎缩和脊髓萎缩的评估有助于确定 MS 的不可逆组织损伤。一项对 55 例 CIS 患者进行为期 3 年的前瞻性研究,观察早期不可逆组织损伤的发生情况,结果显示 1 年及 3 年转化为 CDMS 患者的脑室增大程度明显高于没有转化组(Dalton et al,2003)。CIS 患者认知功能障碍严重程度与患者症状的持续时间及脑 MRI 病变程度相关。在另一项为期 4 年,105 名 CIS 患者的研究中,发现额上回、丘脑和小脑灰质萎缩可作为转化为 MS 的独立预测因子(Calabrese et al,2011)。

提示 NMOSD 转归的 CIS 患者 MRI 特征:①双侧视神经、视交叉受累,视神经累及 2/3 全长或视交叉,急性期可明显强化;②颈胸段脊髓受累,纵向延伸的长节段脊髓病变(>3 个椎体阶段),轴位呈中央型横贯性受累,急性期脊髓肿胀明显,可有亮斑样强化;亦可出现短节段脊髓受累,可表现为明显的脊髓肿胀;③延髓极后区或背外侧异常信号,DWI 及 ADC 均表现为高信号,可出现线样征;④早期 NMOSD 脑实质多无异常发现,在多次复发缓解后才表现脑部的改变,病变易累及丘脑、脑干、中脑导水管、第三、四脑室周边及胼胝体,多较弥漫(中国免疫学会神经免疫学分会等,2016)。

2. 免疫学指标　多种 CSF 和血清的免疫学标志物在诊断、判断病情活动性、预测转归、评估疗效中可能有潜在价值。OCB 可作为预测从 CIS 转化为 CDMS 的生物标志物。CIS 患者 45%~75% OCB 阳性(Frederiksen et al,1996;Masjuan et al,2006),超过 90% 的 MS 症患者检测到 OCB。在 CDMS 转化因素中,CSF 中有炎症迹象的患者:细胞数量增加、OCB 或两者兼有占 49%,CSF 正常的患者占 23%。独立于 MRI 发现 OCB 最终转化为 CDMS 的风险增加了一倍。OCB 的存在具有 97% 的阳性预测值、84% 的阴性预测值、91% 的敏感性和 94% 的特异性。尽管 OCB 的存在对 CIS 患者中脑 MRI 异常的存在

并没有提供额外的预测价值,但在脑 MRI 正常的患者中,CDMS 转换的风险预测价值从 4% 增加到 23%(Tintore et al,2008)。在 2017 年 MS 诊断标准中最重要的变化之一在符合 DIS 标准的 CIS 患者中 OCB 可以作为 DIT 的替代,对 MS 的诊断具有很高的阳性预测价值。尽管 OCB 已应用于临床,但应该注意 OCB 并不是 MS 所特有的,其特异度较低。在一些自身免疫性疾病,如 NMOSD、自身免疫性脑炎、脑血管炎、神经结节病和病毒性脑炎、莱姆病和神经梅毒等均有报道。

有研究发现 CSF 中 CXCL13、CHI3L1 和 NFL 水平升高与早期进展为 EDSS 高分相关。CSF 中 NFL 水平的增加不仅与炎症结果,如钆增强性病变相关,而且还预示着从 CIS 到 CDMS 的转换和长期不良预后结果。早期疾病中 NFL 升高可能预测疾病的长期进展,而不是单一的孤立事件(Teunissen et al,2015)。在一项小样本研究观察到 CSF 中 B 细胞增殖的一个关键调节因子趋化因子 CXCL13 的浓度与转化为 CDMS 密切相关,但仍需要进行大规模和多中心的研究(Brettschneider et al,2010)。

AQP4 抗体及 MOG 抗体对 NMOSD 及 MOGRD 具有极高的疾病诊断及转归预测价值。NMOSD 转归的患者 CSF 细胞数可以大于 50 个;60%~80% 血清 AQP4 抗体阳性,其特异度高达 90%~95%;AQP4 抗体阴性患者中 20% MOG 抗体阳性,接近 50% 合并抗核抗体谱等自身免疫抗体阳性。有 10%~20% 患者 OCB 阳性(中国免疫学会神经免疫学分会等,2016)。

3. 电生理检查　诱发电位(Eps)有利于发现亚临床病变,为病变空间多发性(DIS)提供更多的诊断依据。脱髓鞘的病理改变在 EPs 的典型表现为波形正常而传导延迟,轴索变性则为主要是波幅降低。EPs 对脑实质病变的敏感性和特异性均较低。NMOSD 转归组显示更严重的视功能损害,VEP 提示波幅下降,OCT 视网膜纤维层变薄,轴索损伤(Leocani et al,2008;Comi et al,1999)。

【诊断的鉴别诊断】

1. 诊断　当患者临床上出现相应特征症候并有 CNS 白质脱髓鞘影像支持时,需要结合血及 CSF 生物标记物、EPs 等检查并排除其他相关疾病后确立诊断。影像及生物标记物,如 OCB、脑 MRI、AQP4 抗体、MOG 抗体筛查,有助于对疾病早期进行转归预测评估,分层诊断及治疗。

2. CIS 诊断流程　疑诊 CIS 患者,如 ON 或孤立性脑干或部分脊髓综合征,仍面临着许多问题:是否为炎性脱髓鞘? MS/NMOSD 可能性有多大,是否高危? 推荐通过 MRI、CSF 或其他检查对患者进行评估? 确诊或高危患者应该尽早接受疾病修正治疗以帮助延缓疾病的发展? 推荐诊疗流程,见图 3-12-19。

3. CIS 的鉴别诊断　见表 3-12-13、表 3-12-14。

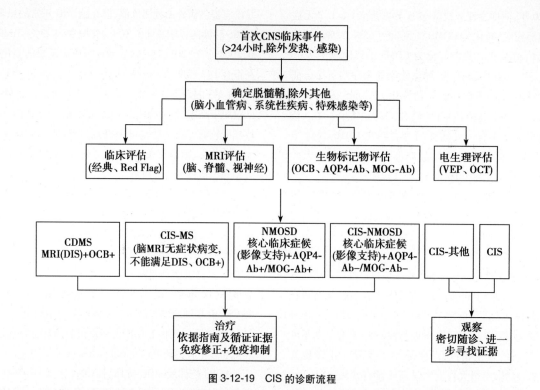

图 3-12-19 CIS 的诊断流程

表 3-12-13 CIS 临床症状提示 MS、NMOSD 及其他疾病警示（Red Flag）

	支持 MS	支持 NMOSD（AQP4、MOG 抗体相关）	其他疾病警示征
ON	单眼 ON	同时、相继发生双眼 ON	
	轻微眼球运动疼痛	较剧烈的眼球疼痛	无疼痛，眼球肿胀
	视力轻度减退和色觉减退、瞳孔传入缺损	视力损害严重，最差眼视力小于 0.1，全盲	
	正常视盘或轻度视盘肿胀	视乳头苍白或水肿、出血、渗出	视网膜渗出物、虹膜炎、玻璃体炎
	发病后 2～3 周内开始好转	3 周内视力回复差	视力下降超过 1 个月仍在进展
脑干、小脑	双侧核间性眼肌麻痹	顽固性恶心、呕吐	完全性眼外肌麻痹，垂直性注视麻痹
	共济失调与注视诱发眼球震颤	颜面部痒	血管区域征兆（脑干综合征）
	阵发性现象（至少发生 24 小时）	轻度共济失调	动眼神经麻痹
	多部位症状（如面部麻木、外展神经麻痹）	构音障碍、饮水呛咳	进行性三叉神经感觉神经病
		顽固性低钠血症	局部肌紧张异常、运动障碍
脊髓炎	部分性、非横贯性脊髓炎	横贯性脊髓炎	脊髓半切
	Lhermitte 综合征	四肢瘫、截瘫	脊髓前动脉区病变
	括约肌症状	感觉平面（痛觉、温度觉、本体觉）	马尾综合征
	四肢不对称性无力	尿便障碍	后索综合征
	不完全性感觉障碍	痛性痉挛	
大脑半球	偏瘫、偏身感觉障碍		脑病、锥体外系
	轻度皮质下认知障碍		皮质盲、失语

表 3-12-14　MRI 提示 MS、NMOSD 及其他疾病警示（Red Flag）

	支持 MS	支持 NMOSD （AQP4、MOG 抗体相关）	其他疾病警示征
ON	单一视神经短节段、部分强化	双侧视神经病变长,大于 1/2 全长	占位、出血
		视交叉受累、增粗、强化	眶周受累
		视乳头凸起	
脑干、小脑	脑桥、桥小脑角	延髓极后区	出血
	圆形、类圆形	三脑室、四脑室周边	占位
	环形强化	大脑脚、丘脑、下丘脑	DWI 高信号
		病变弥漫	双侧受累
		影像重、临床轻	>3 个月持续强化
脊髓炎	节段<2 个椎体	节段>3 个椎体	脊髓半切
	部分性、非横贯性	明显肿胀	脊髓前动脉区病变
	圆形、类圆形	亮斑样强化	局限后索、侧索
	环形强化	颈髓和极后区病变相连接	脊髓压迫
大脑半球	皮质、近皮质、脑室旁	基底节、丘脑、胼胝体、半卵圆中心、脑室旁	肿瘤样病变、半卵圆中心
	圆形、类圆形	弥漫性	>3cm,<1cm
	环形强化	阴性	微出血,脑膜受累

（1）其他特发性炎症性脱髓鞘性疾病；如 ADEM、Balo、Marburg、TDL 等,发病均较为凶险,临床多有脑病样表现；MRI 可见脑内有不同占位效应的巨大病变,与经典 MS 病变不同,脊髓很少受累。较少出现 OCB。疾病进展迅速、可留下严重残疾,部分为复发病程,对激素治疗有效,需要病理诊断支持。

（2）非 IIDD 性中枢神经系统疾病,如结节病、血管炎、白塞病、系统性红斑性狼疮等；注意全身多个系统受累证据；完善风湿抗体谱及抗核抗体谱筛查。

（3）其他疾病,如脑小血管病、遗传代谢疾病、中毒、特殊感染、肿瘤等。注意病史、家族史；结合 MRI SWI 等特殊序列；CSF 病原学宏基因测序进行鉴别。

【治疗】

CIS 患者的治疗与转归取决于疾病类型、受累部位、炎症、脱髓鞘、轴突损伤及时间等多个因素作用。

急性期大剂量甲泼尼龙静脉滴注（intravenous methylprednisolone,IVMP）可以加速抗炎作用,有利于神经功能的恢复。ONTT 试验结果显示,大剂量 IVMP 结合后期泼尼松口服治疗急性 ON,视力恢复明显优于小剂量激素及安慰剂组（Beck et al,1992；Beck et al,1993）。

缓解期相关疾病的疾病修正治疗（DMT）需要进行分层诊断后,对不同疾病转归高危的 CIS,依据循证证据进行长期干预治疗。CIS 治疗需要抗炎和神经保护的结合,以防止长期残疾。神经保护的策略包括钠通道阻滞剂、他汀类药物、谷氨酸拮抗剂、大麻素类药物以及利用干细胞和其他促进修复的分子靶点进行髓鞘再生。

对于提示 MS 转归 CIS 或确诊患者,DMT 有利于改变 MS 高危患者的早期临床病程及预后转归。近 20 年 CIS RCT 试验（CHAMPS、ETOMS、BENEFIT、PreCISe）表明,DMT 治疗有助于减缓新的 T_2 病变的累积,特别是在前 5 年,将延迟或防止发展至 CDMS。在 β 干扰素的队列研究中,随访 3~5 年。早期干扰素治疗组与延迟干扰素治疗组 3 年后残疾明显减少,但 5 年后这种差异不明显（Kinkel,2006；Comi,2009；Kappos,2009；Miller,2014）。存在功能恢复不完全、病变负荷大、基线脑 MRI 存在无症状病变证据、CSF OCB 阳性、NFL 水平升高等预后不良提示患者,推荐使用 β 干扰素、醋酸格拉默、特立氟胺等药物干预治疗（中国免疫学会神经免疫分会等,2018）。近期国际上推荐西尼莫德作为 DMT 药物用于 CIS。

对于提示或确诊为 NMOSD 转归的 CIS,急性期推荐应用大剂量 IVMP1g 冲击,无效者进行血浆置换（PE）或静脉注射人免疫球蛋白（IVIg）。AQP4 抗体、MOG 抗体持续阳性的 NMOSD 患者,应该极早进行预防复发的免疫抑制治疗。推荐利妥昔单抗、吗替麦考酚酯、硫唑嘌呤,能够明显减缓临床复发及残疾进展（中国免疫学会神经免疫学分会等,2016）。一些新的分别针对补体 C5、IL6 受体以及 CD19、CD20 为靶点的单克隆抗体显示出优越的有效性及安全性。

【预后】

10%~20%的 CIS 患者疾病不再发展,但更多的 CIS 患者在短时间内会发生疾病转化,CIS 最常见的临床转归是 MS 和 NMOSD,MS 相关预后转归详见(表 3-12-15)。

表 3-12-15　CIS 与 MS 预后转换

预后好	预后差
孤立视神经炎(轻)	MRI 多发病变
孤立性感觉症候	运动系统受累
第 1 次与 2 次临床发作间隔时间长	疾病开始 2~5 年内频繁复发
5 年无功能残障	5 年后遗留功能残障
头颅 MRI 正常	头颅 MRI 病灶负荷重

早期研究 CIS 向 MS 或 NMOSD 等疾病转归风险至关重要。能否在疾病 CIS 阶段进行早期诊断、干预,对于后期优化治疗,减少复发、阻止疾病进展意义重大。然而,目前尚缺乏足够特异的临床特征或生物标记物以满足转归准确预测,CIS 诊断治疗及转归风险预测仍面临着巨大挑战。

第六节　急性播散性脑脊髓炎

（董会卿）

急性播散性脑脊髓炎(acute disseminated encephalomyelitis,ADEM)是广泛累及脑和脊髓的急性特发性炎症性脱髓鞘疾病(IIDD),以多灶性或弥散性小静脉周围脱髓鞘为病理特征。ADEM 通常呈单相病程,在儿童和青年人中多见,多发生于感染、出疹及疫苗接种后,被称为感染后、出疹后及疫苗接种后脑脊髓炎(postinfectious, postexanthem and postvaccinal encephalomyelitis)。部分 ADEM 患者可能复发,部分的多发性硬化(MS)或视神经脊髓炎谱系疾病(NMOSD)患者在首次发作时可出现类似 ADEM 的表现。近年来,血清抗 MOG 抗体阳性在 ADEM 患者中较常见,其病理机制有待进一步探讨。

【流行病学】

ADEM 发病具有偶发性与散发性,因国际上尚缺乏统一的成人诊断标准,确切的人群发病率不详。

ADEM 的发病呈年龄相关性,儿童发病率较高,有报道表明,儿童 ADEM 的平均发病年龄为 5~8 岁,以男童居多。近年来发表的较大宗病例报告,帮助我们认识 ADEM 的人口学和临床信息。根据中国数据库数据分析,我国年龄及性别调整后的 ADEM 的发病率为 0.054(95%CI 0.052~0.056)/10 万人·年(95%CI 0.273~0.283),其中儿童为 0.134(95%CI 0.126~0.143),成人为 0.038(95%CI 0.036~0.04)。此处儿童定义为小于 15 岁,成人为大于等于 15 岁。发病的高峰年龄为 5~9 岁,发病率为 0.171(95%CI 0.154~0.188)。男性患者与女性患者的比例为 1.16:1。ADEM 发病率的地理分布没有明显的特征:ADEM 发病率在山西是 0.019(95%CI 0.011~0.027)/10 万人·年,而在山东是 0.090(95%CI 0.079~0.101)。2016—2018 年,在 3 101 例 ADEM 患者中的总死亡率是 1.7%,且逐年下降。在儿童中的死亡率从 3.0%降至 0.8%,而在成人中的死亡率从 5.2%降至 3.4%。(数据尚未发表)较早的一项研究估计我国南昌市年发病率为 0.31/10 万,平均发病年龄为 25.97 岁,男女比例约为 1:1(Xiong CH et al,2014)。日本福冈县调查表明,15 岁以下儿童 ADEM 的年发病率为 0.64/10 万(Torisu H et al,2010)。美国 Koelman 等(2016)报告了 228 例,采用多中心回顾性研究方法,观察了人口学、临床表现、实验室及脑 MRI 检查,在平均 38 个月的随访期间,211 例患者符合 ADEM 诊断。该研究人群包括成人和儿童,其平均发病年龄为 17 岁。男女比例约为 1:1.17。临床上以多部位受累起病较多见,主要表现有脑病、步态异常、头痛、发热、恶心或呕吐、脑神经受损,以及癫痫发作等。一项国际多中心的回顾性研究总结了中国、新加坡和日本 83 例 ADEM 患者,发现亚洲患者的脊髓受累比例高(Koelmanetal,2016)。表 3-12-16 和表 3-12-17 总结了近 3 年来的 ADEM 研究的人口学、临床表现、实验室和脑 MRI 检查等信息。

【病因和发病机制】

1. 病因　ADEM 的确切病因不明。自 1860 年开始人们陆续发现接种天花疫苗后可能发生脑脊髓炎,发生率约为 1/4 000。19 世纪末期已知注射狂犬病疫苗可引起严重的脑脊髓炎,也称为神经麻痹意外事件(neuroparalytic accident),在 750 例狂犬病疫苗接种者中发生 1 例脑脊髓炎,其中约 25%的病例为致死性,使用兔脑组织培养的死病毒疫苗接种后发病率显著下降,后来由胚胎鸭卵、人类二倍体细胞感染特定病毒制成的替代疫苗含极少或不含神经组织,发病率极低,狂犬疫苗接种后发病率为 1/500 000~1/7 000;但一些发展中国家使用未严格纯化的疫苗,导致 ADEM 发病率较高(Tselis et al,2005)。接种白喉-百日咳-破伤风减毒活疫苗、麻疹疫苗、日本乙型脑炎疫苗及流感疫苗等也偶可发生 ADEM。2007—2008 年四川省 143 万人接种麻疹疫苗,仅有 1 人发病(Shu et al,2011)。Denholm 等(2010)报道 3 例成人 H1N1 09 流感疫苗接种后 10~21 天,出现 ADEM 症状,包括急性截瘫、意识障碍和共济失调等。

表 3-12-16　五组 ADEM 病例的人口学调查研究以及 ADEM 的定义

	Koelman et al(2016)	Koelman et al(2016)	Yamaguchi et al(2016)	钟晓南等(2016)	阮进等(2019)
研究类型	回顾性调查	回顾性调查	回顾性调查	回顾性调查	回顾性调查
随访方式	表格调查,电话采访	表格调查,电话采访	表格调查	门诊随访,表格调查	表格调查,电话采访
随访月数	1~91	0~277	平均36	平均50	11~69
人群	成人,儿童	成人,儿童	儿童	成人,儿童	儿童
例数	83	156	66	44	73
年龄范围/岁	2~80	平均17	平均5.5	平均25	1~17
性别,女/男	35/48	73/83	22/44	21/23	38/35
ADEM 定义	ICD-9 中编码为感染或非感染性 ADEM(323.61 和 323.81)	ICD-9 中编码为感染或非感染性 ADEM(323.61 和 323.81)	国际儿童多发性硬化研究小组(IPMSSG)2007 版标准	IPMSSG 2012 版诊断标准	IPMSSG 2012 版诊断标准

表 3-12-17　五组 ADEM 病例的临床表现、脑脊液和脑 MRI 表现调查比较

	Koelman et al(2016)	Koelman et al(2016)	Yamaguchi et al(2016)	钟晓南等(2016)	阮进等(2019)
前驱感染史/%	27(33%)(包括疫苗史)	61%	41(62%)	(20%)	41(56%)
疫苗接种史/%	不详	4%	12(18%)	不详	7(10%)
发病时临床症状/%					
发热	63	45	68	45	73
头痛	51	54	27	30	64
脑病	51	66	100	80	100
视神经炎	16	8	11	不详	32
其他视觉问题	22	25	不详	不详	不详
其他脑神经受损	34	36	9	不详	不详
无力	65	47	23	不详	64
感觉异常	54	27	15	不详	36
恶心/呕吐	25	39	30	不详	55
癫痫	16	14	32	27	23
共济失调	23	32	不详	11	36
步态异常	54	58	59	不详	不详
排尿障碍	不详	不详	24	不详	40
脑脊液/%					
细胞数增多	66	71	85	47.7	28
蛋白增高	72	53	不详	25	21
寡克隆带(+)	34	24	8	6.8	17
MRI 表现/%					
幕下病变	51	62	不详	不详	不详
脑室旁	28	39	20/31(30)	不详	38
胼胝体	8	24	11/61(18)	不详	26

	Koelman et al（2016）	Koelman et al（2016）	Yamaguchi et al（2016）	钟晓南等（2016）	阮进等（2019）
深部灰质	不详	42	30/61（49）	75	60
脑干	不详	54	19/66（29）	不详	58
其他幕上病变	不详	85	41/61（67）	不详	17（皮质灰质）
小脑	不详	42	20/66（30）	不详	42
脊髓	68	37	16/42（38）	14/29（48）	20/43（47）
病灶强化	不详	不详	不详	50	不详
随访	n=78例诊断ADEM，74例为单相病程，4例多相病程。MS 2例，神经系统结节病1例，神经系统淋巴瘤1例	收集228例患者，156例诊断单相ADEM，23例多相型；MS 24例，NM-OSD 8例，其他疾病17例	66例患者诊断单相ADEM，2例为复发型，7例为多相型	共44例患者，单相型23例（52%），多相型21例（48%），其中2例确诊NMO	随访期间共15例（21%）患儿复发，最终4例诊断为MDEM，7例诊断MS，2例诊断NMO-SD，余下2例目前尚无可归类疾病

2. 发病机制 ADEM确切的发病机制仍不清楚。典型的ADEM有前驱感染病史，以麻疹、风疹、水痘最常见，其次是流行性腮腺炎、牛痘、甲型或乙型流感、落矶山斑疹病毒-6、甲型或乙型肝炎等，也可继发于单纯疱疹、人类疱疹病毒-6、EB病毒、巨细胞病毒、支原体、衣原体、军团菌属、弯曲菌、破伤风、脑膜炎球菌A/C感染后，但发生率较低。Tselis等（2005）统计麻疹感染后ADEM发病率为1/1 000，水痘感染后1/10 000，风疹感染后1/20 000。服用某些药物或食物，如左旋咪唑、驱虫净、复方磺胺甲噁唑、蚕蛹等也可引起发病，Orgogozo等（2003）试用人工合成Aβ淀粉样蛋白前体浓聚物治疗Alzheimer病，298人中有18例（6%）出现了ADEM症状，对照组无一例发病。少数病例在围生期、手术后发病，但部分患者无疫苗接种或感染病史，称为特发性ADEM。

ADEM与前驱感染或疫苗接种的因果关系目前尚不明确，国内研究表明，不能证明疫苗与ADEM及其复发风险之间的联系（Chen et al，2018）。Cole等（2019）认为，大多数（55%~86%）儿童ADEM病例发病前存在系统性病毒疾病，也有疫苗接种后ADEM报道，但考虑到接种疫苗和儿童感染频率（最多每年8次上呼吸道感染被认为是正常的），故无法证明接种疫苗或感染与ADEM存在时间上的因果关联。

一些重要问题尚无明确答案，例如，为何大多数ADEM是单相病程，为何大多数ADEM患者不会发展为MS。目前，大多数专家认为ADEM是一种免疫介导的疾病，ADEM与实验性变态反应性脑脊髓炎存在相似之处。

目前，ADEM发病机制假说包括分子模拟理论，认为某些中枢神经系统分子，如髓鞘碱性蛋白（MBP）、蛋白脂质蛋白质（PLP）、髓鞘少突胶质细胞糖蛋白（MOG）与抗原的部分结构具有一定相似性，特别是抗病毒或抗菌抗体，并由此引发免疫反应，导致ADEM发生。另一种假说是炎症理论，ADEM患者的CNS因病毒感染导致继发性损伤，因血脑屏障破坏，CNS抗原如髓鞘蛋白抗原表位被释放到外周血中，并暴露在T淋巴细胞中，T淋巴细胞会引起针对患者CNS的新的炎症反应。

ADEM患者中，首先启动对自身抗原的自身免疫反应机制还未完全阐明，但一些小鼠模型数据显示，CNS脱髓鞘主要是由T细胞驱动的。在ADEM患者血清中已鉴定出T细胞激活的MBP、PLP和MOG抗体，抗MOG-Ab在33%~66%的儿童ADEM中被检出（Cole et al，2019）。

【病理】

ADEM最显著的神经病理学特征是，静脉周围巨噬细胞浸润的炎性反应伴有大片状脱髓鞘区，主要影响大脑半球、脑干、小脑、皮质下灰质和脊髓等。病变早期可见静脉周围淋巴细胞（T细胞为主）和少量的浆细胞浸润，大量小胶质细胞逐渐聚集成密集的合胞体，随后逐渐转变成神经胶质吞噬细胞（图3-12-20）。这些炎性细胞导致大量髓鞘蛋白崩解，但轴索及神经细胞保持不同程度的完整，仅少数髓鞘较薄的神经纤维发生轴索损害。Nathan等（2010）通过13例患者尸检或活检，发现ADEM大脑皮质小胶质细胞活化聚集，未见脱髓鞘改变，这种病

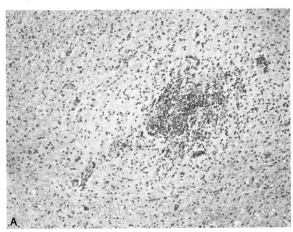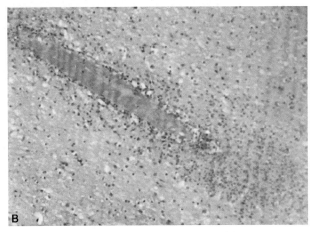

图 3-12-20　ADEM 的早期病理改变

A. HE 染色显示 ADEM 患者静脉周围炎症细胞浸润和小胶质细胞反应；B. Luxol fast blue 染色显示静脉周围脱髓鞘改变及炎症细胞浸润

理改变可能与患者意识改变相关。

【临床表现】

1. 典型的 ADEM 在病前 1~4 周内常有前驱感染病史，如感冒、发热和发疹，以及疫苗接种史，或受凉、雨淋、分娩和手术史等。患者多为儿童及青壮年，通常急性起病，症状在 2~5 日内达高峰，多为散发，无明显季节性，病情较严重，有些病例病情凶险，病程可持续数周或数月。

2. 临床表现取决于病变损伤部位、程度和范围等，通常出现多灶性神经功能障碍，如脑和脊髓广泛弥漫性损害，精神症状和意识障碍较突出。MDEM 根据临床症状和病变部位可分为脑炎型、脊髓炎型和脑脊髓炎型。按病程分为单相型和多相型，单相型临床最常见，ADEM 症状可在发病前 3 个月内波动，MDEM 表现为发病 3 个月后时间与空间多发，症状、体征及影像学检查均证明有新病灶。

（1）脑炎型：急性发病，出现发热、头痛、嗜睡、意识模糊、意识丧失和精神异常等，常伴有局限性或全面性痫性发作，严重病例迅速出现昏睡、昏迷和去脑强直发作，以及偏瘫、失语、视野缺损（如偏盲）、迅速进展的视力障碍（如双侧视神经炎）、脑神经麻痹，以及共济失调等，也可见共济失调性肌阵挛、舞蹈-手足徐动症，脑膜受累可见脑膜刺激征，脑脊液可见脑膜炎改变。

（2）脊髓炎型：出现部分或完全性截瘫或四肢瘫，上升性麻痹，腱反射减弱或消失，传导束型感觉减退或消失，不同程度膀胱和直肠功能障碍；有时可见类似脊髓前动脉闭塞综合征，表现某一水平以下痉挛性截瘫和痛觉缺失，但触觉保留；起病时后背部疼痛可较突出，通常无发热。此型 MOG 抗体常为阳性。

（3）脑脊髓炎型：兼有脑炎和脊髓炎的临床特点。

3. 疹病后脑脊髓炎通常出现于发疹后 2~4 日，在疹斑消退、症状改善时突然再次出现高热、抽搐、昏睡和昏迷。有些患者发生偏瘫或小脑综合征，多发生在水痘之后，偶可发生横贯性脊髓炎。许多病例病情不重，表现短暂的脑炎症状，如头痛、意识模糊和脑膜刺激征等，CSF 可见淋巴细胞增多，蛋白增高。表现为单独累及小脑的感染后脑脊髓炎变异型，可能与特定的病毒感染有关，表现轻微共济失调，伴不同程度锥体束征，出现于儿童疹病数日内。

4. ADEM 也可伴有较严重的神经根和周围神经损伤，类似急性炎症性脱髓鞘性多发性神经病或表现为上升性瘫痪，此型预后较差。南美洲使用乳鼠脑制成的狂犬病疫苗接种可引起此型的周围神经病，较脑脊髓炎更常见。

【辅助检查】

1. 外周血白细胞增多，血沉加快，CRP 增高；可见抗 MOG 抗体阳性，抗 AQP4 抗体阴性。

2. 脑脊液压力正常或增高，CSF-MNC 增多，通常 < $100×10^6/L$，蛋白轻至中度增高，一般 <1g/L；IgG 可增高，寡克隆带阳性少见。脑脊液二代测序筛查 CNS 感染性疾病病原体阴性。

3. EEG 检查可见广泛中度以上异常，常见 θ、δ 波，但无特异性；亦可见棘波和棘慢综合波。ADEM 出现癫痫发作的患者几乎都可见抗 MOG 抗体阳性。

4. 脑 CT 经常可见白质内弥散的多灶性大片状或斑片状低密度区，可见环形或结节状强化。脑 MRI 特征是弥漫性、边界不清的大片状脑白质病变，可伴深部灰质病灶，T_1WI 低信号少见，深部灰质受累有助于 ADEM 与 MS 的鉴别。病灶可呈强化，近半数病灶不强化（图 3-12-21），外周有水肿带；脊髓亦可受累。国际儿童多发性硬化

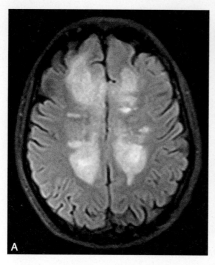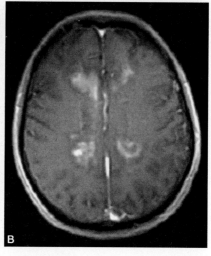

图3-12-21 ADEM患者脑MRI
A. FLAIR像显示脑内多发斑片状病灶;B. T₁WI增强显示病灶不规则强化

研究小组(IPMSSG)定义的ADEM患儿MRI特征见表3-12-18(Krupp et al,2007;Cole et al,2019)。质子磁共振波谱(H-MRS)在ADEM急性期显示肌醇/肌酐比值降低,脂质增加,NAA或胆碱浓度不变。

感染或疫苗接种后急性起病,病情严重或险恶。②主要表现脑、脊髓多灶性弥漫性损害症状体征,脑型突出表现为脑病,可伴脑膜刺激征、锥体束征和小脑体征等;脊髓型出现截瘫、上升性麻痹和尿便障碍等。③外周血可见抗MOG抗体(+);脑脊液压力正常或增高,CSF单个核细胞增多,蛋白轻中度增高,IgG增高,寡克隆带阳性少见。④EEG广泛中度异常;MRI或CT发现脑和脊髓多发性散在病灶。需要进行较全面检查,关注诊断的警示征(表3-12-19)(Pohl et al,2016)。

表3-12-18 IPMSSG定义的ADEM的MRI病变特征

病变描述	初始MRI异常发生率/%
双侧病灶	89~100
幕上和幕下病灶	56
皮质下白质病灶	47~79
大病灶(>2cm)	80~97
脑室周围白质病灶	6~60
T₁WI低信号/黑洞	3~18
皮质灰质病灶	0~6
脑干病灶	29~67
小脑病灶	29~52
丘脑病灶	20~58
基底节受累	20~54
脊髓受累	18~80
病灶≥3个节段	60~100
钆增强	18~50
DWI/ADC上血管源性水肿	75
DWI/ADC上细胞毒性水肿	12.5

表3-12-19 ADEM的诊断和可能的病因警示征

ADEM非典型临床表现	可能的病因
头痛和持续的脑膜炎体征	感染性脑炎,系统性自身免疫病(神经系统结节病,SLE),CNS血管炎
卒中样事件	CNS血管炎,抗磷脂抗体综合征,线粒体病
复发性癫痫	感染性或自身免疫性脑炎
肌张力障碍或帕金森病	感染性或自身免疫性脑炎
神经精神症状	SLE,自身免疫性脑炎
渐进性病程	遗传或代谢性疾病,神经胶质瘤病,神经系统结节病
发育迟滞或神经系统病史	遗传或代谢性疾病
复发性脑病事件	遗传或代谢性疾病,系统性自身免疫病,自身免疫性脑炎
ADEM脑脊液非典型表现	寡克隆带阳性支持MS

【诊断和鉴别诊断】

1. 诊断要点 包括:①多为儿童和青壮年患者,在

续表

ADEM 非典型临床表现	可能的病因
细胞计数>50/mm³ 或中性粒细胞为主，或蛋白>100mg/dl	CNS 感染，NMOSD，SLE
ADEM 影像学非典型表现	（MRI 显示深部灰质病变有助于诊断 ADEM）
弥漫性、对称性脑损害	遗传或代谢性疾病，脑白质营养不良，线粒体病，CO 中毒
弥散受限的缺血性损害	卒中，线粒体病，CNS 感染或血管炎，抗磷脂抗体综合征
颞叶内侧病灶	自身免疫性脑炎

2. 鉴别诊断　应注意与以下的疾病鉴别：

（1）多发性硬化：ADEM 和 MS 都可以累及大脑半球、小脑、脑干和脊髓，尤其首次发作的 MS 与 ADEM 鉴别较为困难。MS 好发于成人，前驱病毒感染史不明显，一般呈复发缓解的多相病程，发病时无高热、抽搐和脑膜刺激征，全脑受损症状少见；CSF 细胞数多正常或 MNC 轻度增多，IgG 指数增高，常可检出寡克隆带；影像学多见脑室周围椭圆形或线状病灶，与脑室紧邻和垂直。ADEM 多见于儿童，多有病毒感染及疫苗接种史，起病迅速，呈急性单相病程，病情严重，可有发热、意识障碍或昏迷、脑膜炎等，共济失调常见，这些在 MS 患者罕见；CSF 压力增高，MNC 增多，蛋白轻度增高，寡克隆带少见；影像学可见弥散的多灶性大片状白质病变，MRI 显示深部灰质受累有助于 ADEM 诊断。

（2）病毒性脑炎：随着病毒学检查及神经影像技术的进步，大部分病毒性脑炎可临床确诊并与 ADEM 鉴别，如乙型脑炎有明显流行季节，ADEM 为散发性；单纯疱疹病毒脑炎常有高热、抽搐，ADEM 发热症状不明显。MRI 可见颞叶、岛叶、额叶眶面可见 T_1WI 低信号及 T_2WI 高信号，ADEM 多为白质内多灶性病变。

（3）原发性中枢神经血管内淋巴瘤：发病年龄多在 35~87 岁，男性较多，常出现亚急性脑病表现，如进行性记忆力定向力障碍、精神行为异常等，随后出现局灶性神经功能缺失，少数病例出现脑梗死、脑出血或横贯性脊髓炎等，脑 MRI 可见皮质下团块状 T_2WI 高信号，CSF 可见异常淋巴细胞，部分患者给予皮质激素治疗症状可有短暂好转，本病死亡率高，多数患者发病后仅生存约 1 年。

（4）儿童自身免疫性神经精神障碍伴链球菌感染（pediatric autoimmune neuropsychiatric disorder associated with streptococcal infection，PANDAS）：多在 3 岁至青春期发病，病前有链球菌感染史如链球菌咽炎、猩红热等，逐渐出现强迫观念、抽动、污言秽语等表现，部分患儿逐渐出现躯干及肢体强直、震颤、姿势异常等锥体外系症状，以及意识模糊、情绪不稳、重复模仿语言、大笑、不当行为等，脑 MRI 显示基底节区病灶，临床症状及病程符合 ADEM，也称为链球菌感染后 ADEM（PSADEM），随着病情进展，基底节病灶扩大，β-溶血性链球菌抗体滴度增加（Russell et al，2001）。血浆交换治疗有效。

（5）ADEM 还须与 CNS 血管炎、缺氧性脑病或 CO 中毒等鉴别。

【治疗】

目前尚无 ADEM 的随机对照临床研究，因此，现阶段治疗 ADEM 主要是基于专家经验和观察性研究结果。

1. 甲泼尼龙静脉滴注（IVMP）　目前大剂量糖皮质激素冲击治疗仍然是一线疗法（Waldmanet al，2011；Cole et al，2019）。早期用药可减轻脑和脊髓水肿，保护血脑屏障，抑制炎性脱髓鞘病变。甲泼尼龙剂量为，体重>30kg 者 1 000mg/d，<30kg 的患儿 10~30mg/（kg·d），静脉滴注，连用 5 天，随后改为泼尼松口服，4~6 周逐渐减量，在短期（3 周内）快速减量易导致 ADEM 复发。有些患者在激素治疗后症状缓解，但停药后病情又反复，恢复用药后仍可能改善。如发病前数日有病毒感染史或不能排除急性病毒性脑炎，可在应用甲泼尼龙的同时，合用抗病毒药物如更昔洛韦（Ganciclovir）静脉滴注。

2. 大剂量免疫球蛋白静脉输注（intravenous immuno-globulin，IVIG）　0.4g/（kg·d），3~5 天，可单独应用或与糖皮质激素合用（Pohl et al，2016；Cole et al，2019）。

3. 大剂量激素治疗无效可试用血浆置换（plasma ex-change，PE）　（Pohl et al，2016；Cole et al，2019）。美国神经病学协会（AAN）推荐链球菌感染后 ADEM 应用血浆交换疗法（3 级证据，U 级推荐）（Cortese，2011）。

4. ADEM 急性期支持疗法非常重要，高热、昏迷患者可采用物理降温和冬眠疗法，颅内压增高可用脱水剂，还要注意控制感染和痫性发作，补充营养，维持水及电解质平衡。抗 MOG 抗体阳性患者可考虑应用疾病缓和疗法（DMT），具体的治疗可参见相关章节。

【预后】

大部分 ADEM 患儿的预后良好。该病以单相病程为主，在起病数周后，症状开始好转，部分患者可残留神经体征、智力损害和行为异常等。本病死亡率较低，为 1%~3%。部分患者可能复发或进展为多发性硬化。

第七节　MOG 抗体相关疾病

（徐雁）

髓鞘素少突胶质细胞糖蛋白抗体相关疾病（myelin oligodendrocyte glycoprotein antibody-associated disease, MOGAD）是一种近年来被认识的免疫介导的 CNS 炎性脱髓鞘疾病，抗 MOG 自身抗体（MOG-IgG）在其免疫发病机制中发挥重要的作用。

20 世纪 80 年代末发现，应用髓鞘素少突胶质细胞糖蛋白（MOG）免疫小鼠可以制成非常典型的 MS 动物模型 EAE，因而认为是导致 MS 致敏原；部分 MS 患者的血清和 CSF 中可检出抗 MOG-IgG 增高。然而，后来的大量研究表明，在许多中枢神经系统免疫疾病如 NMOSD 中，以及 CNS 非炎性疾病患者血清中应用 ELISA 或 Western blot 方法均可检测出 MOG-IgG。随着检测技术的不断更新，近来应用 CBA 法检测出的血清 MOG-IgG 阳性患者在临床上具有一定的特殊性，可能代表一组独立的疾病，亦即针对 MOG-IgG 的免疫反应可能导致一组临床表现不同的疾病，是目前的 MOGAD 之谓也。

【临床表现】

1. 儿童较成人多见，男女比例为 1:（1~2）。病前可有感染或疫苗接种等诱因，诱因出现后 4 天至 4 周内发病。MOGAD 可呈单相或复发病程。病灶可广泛累及 CNS（Reindl et al，2019）。

2. 视神经炎（optic neuritis，ON）　表现为单眼或双眼视力急剧下降，视野缺损，色觉改变以及对比敏感度下降，常伴有转眼球疼痛。发病部位常累及视神经的前段，出现视乳头水肿，眼眶结缔组织可同时受累，导致视神经周围炎（Akaishi et al，2018）。此外，视神经本身水肿明显，可与 MS 或 NMOSD 所致 ON 鉴别，但与 NMOSD 的 ON 不同，MOGAD 的 ON 预后较好。

3. 急性脊髓炎　可以是长节段或短节段横贯性脊髓炎，病灶可累及腰髓和圆锥，并遗留永久性括约肌和/或勃起功能障碍（Reindl et al，2019；Jarius et al，2016）。

4. 脑干脑炎　可见于约 30% 的 MOGAD 患者，表现为呼吸功能衰竭，顽固性恶心、呕吐，构音障碍，吞咽困难，咳嗽反射受损，动眼神经麻痹，复视，眼球震颤，核间性眼肌麻痹，面神经麻痹，面部感觉迟钝，眩晕，听力丧失，平衡障碍，以及步态和肢体共济失调等。

5. 脑膜脑炎　除了局灶定位症状外，意识障碍、认知障碍、行为改变或癫痫发作是 MOGAD 的常见脑部症状。存在脑膜炎表现的患者常合并颅内压升高、CSF 白细胞可超过 $100×10^6$/L，并伴脑脊液总蛋白水平上升；脑电图可见慢波出现，这些症状在 MS 和 NMOSD 少见。

【辅助检查】

1. 影像学检查

（1）脊髓 MRI 检查：短节段病灶通常多于长节段病灶，轴位像显示病灶多位于脊髓的中央或周边，呈斑片状；脊髓圆锥出现病变较具有特异性（Denève et al，2019）（图 3-12-22）。

（2）视神经 MRI 检查：病变更易累及视神经前部，包括视乳头，视神经病变一般较长。急性期可表现为视神经增粗、边缘模糊、明显和均匀的强化，部分伴有视神经鞘强化等；慢性期可表现为视神经萎缩（图 3-12-23）。

（3）脑 MRI 检查：在皮质、丘脑和海马出现病灶较为特异，病灶多呈斑片状，大病灶有时类似脱髓鞘假瘤。脑病或癫痫患者可出现软脑膜强化（图 3-12-24）。

2. 血清 MOG-IgG　推荐 CBA 法进行检测，MOG 抗原必须使用全长人 MOG，建议使用 Fc 特异性（或 IgG1 特

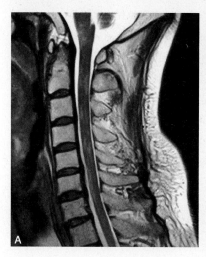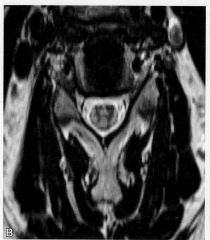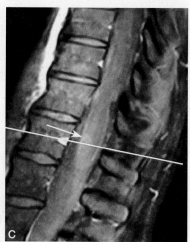

图 3-12-22　MOGAD 患者的脊髓 MRI 表现

A. 延髓及颈髓多发短节段病灶；B. 轴位显示病灶散在于脊髓的中央及外周；C. 圆锥病灶伴云雾样强化

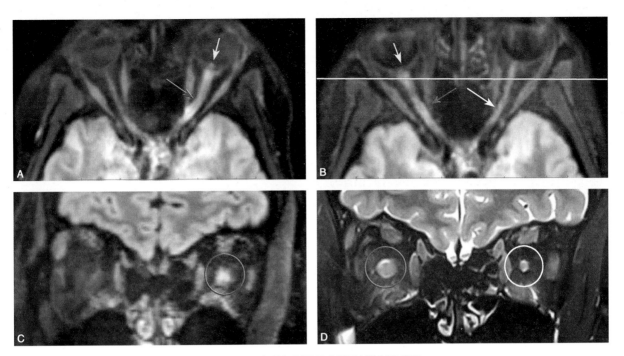

图 3-12-23　视神经 MRI 检查显示 MOGAD 表现

A、C. 急性期左侧视神经增粗并可见高信号病变；B、D. 缓解期左侧视神经出现萎缩

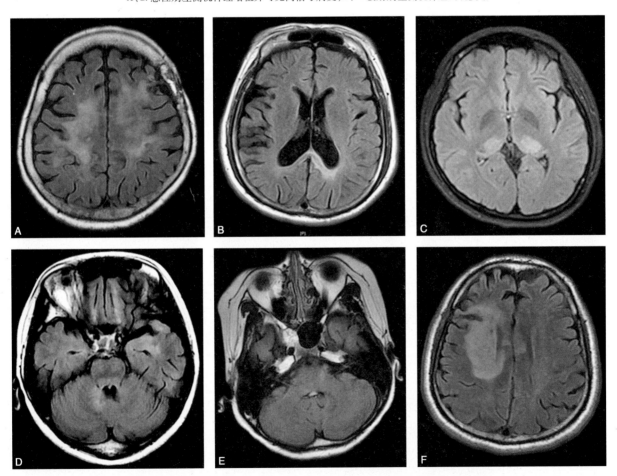

图 3-12-24　MOGAD 脑 MRI 表现，病灶可广泛分布于幕上、幕下的结构，表现多样

A. 左侧额叶皮质和/或两侧皮质下病灶；B. 胼胝体压部病灶；C. 两侧丘脑病灶；D. 病变累及左侧海马；E. 累及脑干的病灶；F. 脑白质的大块状病灶，呈脱髓鞘假瘤样

异性)的二抗,避免与 IgM 和 IgA 抗体发生交叉反应。检测标本首选血清,CSF 检测仅在选择性病例中提供补充信息(Jarius et al,2018;López-Chiriboga et al,2018)。

(1)血清 MOG-IgG 的结果需要结合患者的临床特点加以解读,对于临床表现不典型而 MOG-IgG 阳性的患者,建议使用不同的 CBA 法进行复测,减少假阳性结果的可能。

(2)推荐对所有 AQP4-IgG 阴性的中枢神经系统炎性脱髓鞘病患者筛查 MOG-IgG。血清 MOG-IgG 滴度与疾病活动性相关,发作期滴度高于缓解期;也与治疗状态相关,应用免疫抑制剂或进行血浆置换后滴度可下降。部分单向型患者,MOG-IgG 可在临床恢复后永久消失(Jarius et al,2016)。因此,对高度怀疑 MOGAD 的患者,如果 MOG-IgG 首次检测结果为阴性,建议在急性发作期、未治疗的间歇期或血浆置换或丙种球蛋白治疗后 1~3 个月内再行复查。

3. 脑脊液检查　CSF 细胞数可>50×10^6/L,OB 阳性率较低(Reindl et al,2019)。

4. 光相干体层摄影(OCT)　MOGAD 的 ON 患者视盘旁神经纤维层(pRNFL)及视网膜节细胞-内丛状层复合体带(GCIP)在急性发作后可明显变薄,且与复发次数呈正相关(Pache et al,2016)。此外,MOGAD-ON 存在隐匿性视神经萎缩现象,患者可无视功能异常的主诉,甚至视野也保持正常,但常规复诊可能检测出视神经纤维层变薄(Narayan et al,2019)。

【诊断和鉴别诊断】

1. 诊断　Jarius 等在 2018 年首先提出了 MOGAD 的诊断标准(表 3-12-20)。

表 3-12-20　MOGAD 诊断标准

符合以下的所有标准:

1. 用全长人 MOG 作为靶抗原的细胞检测法检测血清 MOG-IgG 阳性

2. 临床有下列的表现之一,或这些综合征的任何组合

(1)视神经炎:包括慢性复发性炎性视神经病变

(2)横贯性脊髓炎

(3)脑炎

(4)脑干综合征

3. 与中枢神经系统脱髓鞘相关的 MRI 或电生理(孤立性视神经炎患者的视觉诱发电位)检查结果

4. 排除其他的诊断

注:可能存在 MOG-IgG 短暂阳性或 MOG-IgG 滴度低的患者,因此对存在非典型表现的患者,且在第二次采用不同细胞法检测后未确认 MOG-IgG 阳性的患者,应诊断为可能 MOGAD。

2. 鉴别诊断　本病主要应与 MS 和 NMOSD 等 CNS 炎性脱髓鞘疾病鉴别(表 3-12-21)。此外,MOGAD 还需与神经结核病、神经梅毒、脊髓亚急性联合变性、Leber 遗传性视神经病、血管炎、中枢神经系统淋巴瘤、脑胶质瘤病、神经副肿瘤疾病等鉴别。

【治疗】

目前 MOGAD 治疗研究报道有限,可分为急性期和缓解期治疗。

表 3-12-21　MOGAD 与 MS 和 NMOSD 的鉴别要点

临床和检查数据	MOGAD	MS	NMOSD,AQP4-IgG
发病年龄	儿童期较成人常见	20~40 岁	中位数年龄 39 岁
女:男	1:1~2:1	2:1~3:1	8:1~9:1
病程	复发型多见,极少进展型	复发型多见,有进展型,无单向型	复发型多见,无进展型
临床特征			
视神经炎	双侧或单侧受累,很少影响视交叉	单侧多见	双侧或单侧,严重,可累及视交叉
生物标志物	MOG-IgG 阳性	CSF-OB 阳性	AQP4-IgG 阳性
MRI 检查			
脊髓	长或短节段病灶,横断面可见于中央或周边,腰髓/圆锥累及相对特异	短节段病灶;偏侧	长节段病灶(纵向延伸超过 3 个椎体节段);中央

临床和检查数据	MOGAD	MS	NMOSD,AQP4-IgG
视神经	长病灶(长于视神经 1/2),视神经前段病灶	短节段病灶	长病灶(长于视神经 1/2),视神经后段或视交叉病灶
脑部	皮质和皮质下、胼胝体、海马、丘脑、脑干及脑白质	脑白质、脑室周围、胼胝体、小脑及脑干	延伸最后区、脑干、间脑及脑皮质
CSF-MNC 增多	常见,>70%	轻度,<50%患者	常见,>70%患者
治疗	免疫抑制剂	免疫调节剂	免疫抑制剂
预后	致残率低,发作后恢复较好,部分患者初次发作恢复差	致残率高,与疾病进展相关	致残率更高,与高复发率和发作时恢复不良相关

1. 急性期治疗

(1) 糖皮质激素:有助于急性期患者神经功能恢复,回顾性研究表明,有效率达到 50% ~ 90%(Jarius et al,2016;Ramanathan et al,2017)。由于部分患者对激素有一定的依赖性,推荐用法为大剂量冲击后缓慢递减和小剂量长期维持的治疗原则。具体用法是成人甲泼尼龙 1g 静脉滴注,1 次/d,共 3 天;500mg 静脉滴注,1 次/d,共 3 天;240mg 静脉滴注,1 次/d,共 3 天;120mg 静脉滴注,1 次/d,共 3 天;之后泼尼松 60mg 口服,1 次/d,共 7 天;50mg 口服,1 次/d,共 7 天;顺序递减至中等剂量 30 ~ 40mg/d 时,依据序贯治疗免疫抑制剂作用时效快慢与之相衔接,逐步放缓减量速度,如每 2 周递减 5mg,至 10 ~ 15mg 口服,1 次/d,长期维持。儿童起始剂量 20 ~ 30mg/(kg·d),参考成人方案依次递减。

(2) 血浆置换(plasma exchange,PE):可作为激素治疗失败后的一个选择,一些小样本病例对照研究显示,激素治疗无效的患者接受 PE 治疗后似乎有较好的预后(Jarius et al,2016)。推荐用法为置换 5 ~ 7 次,每次用血浆 1 ~ 2L。

(3) 免疫球蛋白静脉滴注(intraveous immunoglobulin,IVIG):对激素冲击治疗无效或不能耐受激素冲击治疗的患者,可试用 IVIG 治疗。推荐用法为 0.4g/(kg·d),连续 5 天为一疗程。

2. 缓解期治疗 对已出现复发的患者应尽早开始缓解期 DMT 治疗,尽管还没有特效的 DMT 药物和 DMT 治疗方案,但对初次发作的患者是否需要预防复发治疗,建议根据患者的病变部位、病情轻重、MOG-IgG 滴度和阳性持续时间等综合评估确定。

(1) 硫唑嘌呤(azathioprine,AZA):与小剂量激素联合应用有可能减少患者复发(Jarius et al,2016;Zhou et al,2017)。推荐用法是:按体重 2 ~ 3mg/(kg·d)单用或联合口服泼尼松[按体重 0.75mg/(kg·d)]。在硫唑嘌呤起效(4 ~ 5 个月后),将泼尼松逐渐减量至小剂量长期维持。

(2) 吗替麦考酚酯(mycophenolate mofetil,MMF):对 MOGAD 疗效尚未明确。有研究提示 MMF 联合激素治疗可能更有效,但这种效果可随激素减量后减弱(Ramanathan et al,2018),推荐用法为 1 ~ 1.5g/d,口服。

(3) 利妥昔单抗(rituximab,RTX):一些小样本研究显示,RTX 可降低复发 33% ~ 100%(Jarius et al,2016;Ramanathan et al,2018;Zhou et al,2019;Hacohen et al,2017)。推荐用法为,按体表面积 375mg/m² ,静脉滴注,每周 1 次,连用 4 周。大部分患者治疗后可维持 B 淋巴细胞削减 6 个月,若 B 淋巴细胞再募集可进行第 2 个疗程的治疗。

第八节 同心圆硬化

(冯娟)

同心圆硬化(concentric sclerosis)又称为 Balò 同心圆硬化(Balò concentric sclerosis,BCS),是一种罕见的脑白质脱髓鞘病变,因病灶内髓鞘脱失层与髓鞘保留层的交互排列,形成同心圆形特征性改变而得名。

【研究史】

本病最早由 Marbung(1906)报道,他在一例 30 岁男性患者的大脑病理标本上发现脑白质多处脱髓鞘病灶,病灶呈条带样同心圆分布。Barré 在 1926 年也曾报道。Balò 在 1927 年和 1928 年发表的病例报道,病理图片显示脱髓鞘同心圆带与正常髓鞘带交替,这些同心圆形脱髓鞘病变是本病特征性病理改变,后人为纪念 Balò 的贡献,将其命名为 Balò 同心圆硬化。József Mátyas Balò(1895—1979)出生于布达佩斯,在美国接受了一段时间的医学培训后,他成为布达佩斯病理科主任。1927 年他检查了一名 23 岁男性的大脑,这是一名法律系学生,在数周内出现右侧无力、麻木,伴有头痛、呕吐等,最后卧床不起,尿便失禁,右侧痉挛,发病2个月后死亡。这种疾病进展迅速,曾被解释为脑瘤并做了开颅手术,但第二天就去世了。Balò的报道描述了大脑白质灰白相间的同心圆形条纹状病灶,白色条纹与白质颜色相同,灰色条纹有些萎陷,类似灰色软化灶。1928年这篇论文以英文发表在 *Archives of Neurology and Psychiatry* 上,Balò 称之为同心圆性轴周性脑炎(encephalitis periaxialis concentrica)。脱髓鞘环表明不同的年龄,就像树木的年轮一样,最近的变化发生在外围,有时在中枢神经系统的其他部位也能看到 MS 样斑块,支持本病是 MS 的一种变异型。流行病学研究显示,本病在全球是较罕见的疾病,但我国报告的病例相对较多,自 20 世纪 80 年代起,林世和(1980)报道 2 例,郭玉璞等(1982)报道 1 例,迄今国内已有百余例病例报道。

【病因和发病机制】

Balò 同心圆硬化通常被认为是多发性硬化的一种变异型,本病特征性同心圆病变经常伴有典型的 MS 脱髓鞘斑块,患者可有 MS 的复发-缓解病程,临床表现较相似。有人提出本病可能与 HHV-6 病毒感染后免疫反应有关(Pohl et al,2005)。Itoyama 报道一例急性进展性 MS 病例,MRI 可见典型的 MS 脱髓鞘病灶和同心圆病灶。Lannucci(2000)经长期观察发现,确诊的 MS 患者在病程中也可出现同心圆形病灶,表明 BCS 与 MS 具有同源性。

形成同心圆形病灶的机制不明,Moore 等(1985)观察 1 例 Balò 病患者在病程 4 个月死后的病理所见,发现距同心圆病变中心越远,胶质增生和髓鞘破坏越少,提示周边病变是较新鲜的病灶,同心圆病灶可能代表陈旧的脱髓鞘区与脱髓鞘后的髓鞘再生层;但 Yao 等(1994)认为,同心圆的髓鞘保留区代表脱髓鞘早期,并非髓鞘再生。有作者根据 MRI 研究推测,疾病早期在同心圆中心出现脱髓鞘区,随后周围出现炎症区带,这种炎症屏障不能阻止病变向外进展,相继形成新的脱髓鞘带和炎症区带,从而形成脱髓鞘与髓鞘相对保存区交替的同心圆样病变(Chen et al,1999)。

在视神经脊髓炎谱系疾病(NMOSD)患者中,在脑干和脊髓也观察到 Balò 同心圆样病变(Masuda et al,2013),而且这两种疾病重叠时抗水通道蛋白-4(AQP4)抗体往往呈阴性(Kira,2011)。有人提出本病可能与 AQP4 和连接蛋白(connexins,Cx)的大量缺失有关,同时缺乏抗 Cx 和 AQP4 自身抗体(Masaki et al,2012)。在 Balò 病早期,Cx43 和 AQP4 缺失早于 Cx32/Cx47 缺失(Masaki,2015)。

【病理】

本病的病理改变具有特征性。病灶主要见于额叶、颞叶及顶叶白质,偶见于小脑、脑干及脊髓。呈圆形或不规则形,直径为 2~5cm,大体切面呈灰白相间的多层同心圆排列;脑内可同时存在数个类似病灶。镜下显示环状脱髓鞘带与正常髓鞘保留区形成整齐相间的同心圆排列,状如树木的年轮,故以同心圆硬化名之。在活动性脱髓鞘层可见淋巴细胞、浆细胞和吞噬细胞在血管周围呈袖套样浸润,以及星形细胞反应。近年来有研究观察到同心圆硬化有偏心发展的趋势(Chen et al,2015),有些会出现较弥漫的髓鞘变性病变或大硬化斑(Kastrup et al,2002)。

【临床表现】

1. 同心圆硬化在各种族人群中均有发病。男女均可罹患,国内报道女性多见,国外以男性多见。发病年龄为 20~50 岁。

2. 本病多为亚急性(数周至数月)起病,也可急性起病,多为单相病程。有的患者进展为临床典型的 MS,也可能出现自发缓解(Kararslan et al,2001)。

3. 多数患者以精神障碍为首发症状,如沉默寡言、淡漠、反应迟钝、发呆、睡眠增多,多有轻度认知障碍,以及无故发笑、言语错乱和重复语言等;以后相继出现大脑弥漫性局灶性神经功能缺失症状和体征,如头痛、偏瘫、失语、眼外肌麻痹、眼球浮动和假性延髓性麻痹等,约 1/4 的患者可合并癫痫发作,如强直-阵挛性发作。

4. 临床症状相对较轻,影像学却显示病灶较多、较大。相对于脑内病灶而言,患者体征也显得很少,可见轻偏瘫、锥体束征及假性延髓性麻痹等,常为本病的重要临床特征。

【辅助检查】

1. 影像学检查 CT 可见大脑白质多发或单个类圆形低密度病灶,急性期增强可显示异常的环状强化。MRI 在 T_1WI(图 3-12-25A,图 3-12-26A)可见类圆形病灶,呈树木年轮状等或低信号相间,T_2WI(图 3-12-25B,图 3-12-26B)及 FLAIR(图 3-12-25C,图 3-12-26C)像呈等信号与高信号相间,显示典型的同心圆环或煎蛋样改变,周缘可见"晕环"征,病灶周围可见轻度水肿表现,同心圆环直径较 T_1WI 病灶略大,可作为 BCS 早期诊断的依据;急性期可见均匀的环形或半环形强化(图 3-12-26D、E)。急性期弥散加权像(DWI)显示高信号病灶。

2. 脑脊液检查 压力多为正常,CSF-MNC 数正常或轻度增高,蛋白含量可轻度增高,部分病例 CSF-IgG 指数增高,寡克隆带阳性。

3. 脑电图检查 可见中-高波幅慢波,但无特异性。

【诊断和鉴别诊断】

1. 诊断 同心圆硬化的诊断曾依靠活检或在尸检后证实。随着神经影像学的进步,根据患者的临床症状

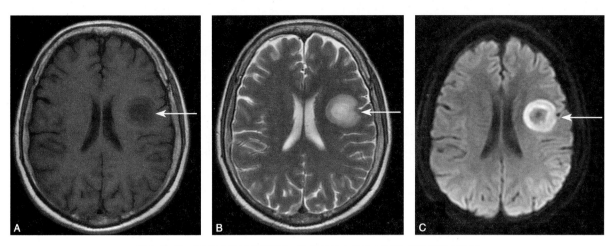

图 3-12-25 55 岁女性以头痛起病,10 余天后突发视力下降,影像学检查结果

A. T₁WI 可见类圆形病灶;B. T₂WI 显示为同心圆形病灶;C. FLAIR 显示典型的同心圆环样病灶,周缘有"晕环"征(均为箭头处)(首都医科大学附属北京同仁医院神经内科王佳伟提供)

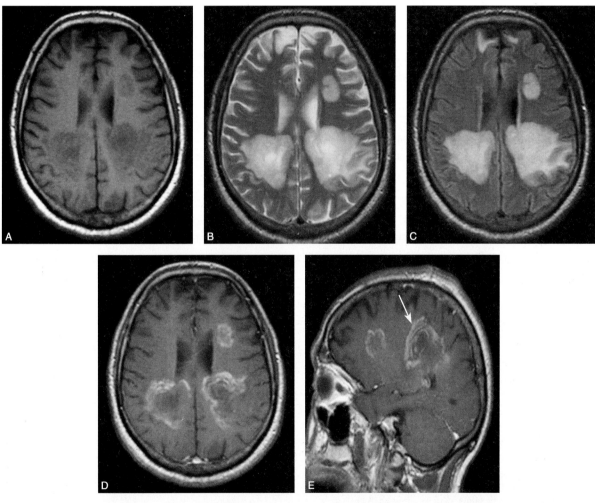

图 3-12-26 52 岁男性出现右侧半身无力,进展一个月后出现偏瘫和失语症,影像学检查结果

A. T₁WI 可见双侧顶叶大片融合病灶,左侧额叶类圆形病灶;B. T₂WI 显示为煎蛋样病灶;C. FLAIR 显示典型的煎蛋样病灶;D. T₂WI 增强可见多层环形强化;E. T₂WI 增强矢状位可见多层环形强化(箭头处)(首都医科大学宣武医院神经内科董会卿提供)

和 MRI 的典型表现可能作出临床诊断。确诊需要依靠脑组织活检。Sekijima 等提出的 Balo 病诊断标准可作为参考,MRI 显示典型病变是最重要的诊断依据(Sekijima et al,1997):

(1)必备标准:①急性起病的进行性大脑严重病损的症状;②急性期 MRI 显示脑白质的煎蛋样(fried egg-like)病变,以及亚急性期的同心圆形病变。

(2)参考标准:①青壮年期(20~40 岁)发病;②脑脊液压力增高;③CT 及 MRI 显示大脑白质局限性病灶。

2. 鉴别诊断　本病的临床表现没有特异性,临床和 MRI 易误诊为脑肿瘤、肿瘤样炎性脱髓鞘性疾病、病毒性脑炎和急性播散性脑脊髓炎等。

(1)脑肿瘤:转移瘤易发生于皮质与白质交界处,多为双侧,病变水肿明显,颅内压增高显著,CT 和 MRI 有强化效应。颅内淋巴瘤可为单发或多发,侵犯脑深部白质如基底节、脑室周围、小脑和脑干等,患者常先有人格、行为和智力改变,常见头痛,颅内压增高症状显著。

(2)肿瘤样炎性脱髓鞘性疾病(DITT):多见于中青年患者,亚急性或慢性隐袭起病,有明显颅内压增高表现,MRI 显示明显的脑水肿和占位效应,病灶可与明显的强化,脑脊液寡克隆带可为阳性。肿瘤样的脱髓鞘病灶通常大于 2cm,多呈环形强化或开口环形强化,但病灶不显示为同心圆形改变(Altintas et al,2012)。

(3)病毒性脑炎:起病隐匿,常以精神症状起病,临床上可与 BCS 相似,但病毒性脑炎伴有体温升高,脑脊液压力升高、白细胞数和蛋白含量均增高,MRI 显示脑灰质与白质均受累,灰质受累明显,无同心圆形病灶。

(4)急性播散性脑脊髓炎(ADEM):病前多有疫苗接种史,MRI 可见多灶的脑白质脱髓鞘病变,但无同心圆样病变。

(5)可卡因诱发的白质脑病:左旋咪唑现在经常被用作可卡因的主要成分,并可能引起白质脑病,有的病例 T_1 加权的 MRI 显示洋葱样的斑块状同心圆环状增强病变,须注意询问病史(Sagduyu et al,2018)。

【治疗】

同心圆硬化的治疗与多发性硬化的治疗原则相似。

1. 糖皮质激素　大剂量甲泼尼龙静脉滴注(IVMP)冲击治疗,反应良好(Murakami et al,1998;Karaarslan et al,2001)。治疗方案因人而异,IVMP 通常剂量成人为 1g/d,儿童 20mg/(kg·d),加入生理盐水或 5% 葡萄糖 50~100ml 中缓慢静脉滴注,滴注时间 2~3 小时,连用 3~5 天,然后改为泼尼松 60mg/d 口服,根据病情逐渐减量停药。临床症状改善并非与 MRI 显示的病灶完全一致,有的患者临床症状改善,但 MRI 的活动病灶却增大(Kim et al,1997)。用药期间应常规补钾、补钙和使用胃黏膜

保护剂,注意激素不良反应如高血压、消化道溃疡,以及感染风险等。

2. 糖皮质激素治疗无效的患者可用血浆交换治疗,采用免疫吸附法也可使病情缓解。环磷酰胺、米托蒽醌并联合免疫球蛋白静脉滴注和干扰素 β-1a 对患者有一定疗效(Chitnis et al,2012)。首次使用阿仑单抗的病例报道显示,对该病没有临床或影像学的改善(Brown et al,2013);也有报道患者发病后 3 个月接受那他珠单抗治疗,在随后 3 年的随访中无复发(Berghoff et al,2013)。治疗方案的探索需要对 Baló 病进行系统的病例登记,收集有关病程和治疗信息,并在有条件的情况下开展病例对照试验。

【预后】

以往认为同心圆硬化起病急,病程快速进展,预后较差。近年来国内外报道许多例 BCS 患者起病和进展均较缓慢,有的呈自限性病程。经过激素治疗后预后良好,随访均未复发(Karaarslan et al,2001)。近年来报道的同心圆硬化患者预后比以往的病例预后好,也可能与 MRI 成像出现后,患者得到早期诊断并接受早期治疗有关。

第九节　Schilder 弥漫性硬化

(黄德晖)

Schilder 弥漫性硬化(Schilder diffuse sclerosis)又称为 Schilder 病,是一种罕见的中枢神经系统(CNS)亚急性或慢性炎性脱髓鞘疾病。通常在儿童期起病,病程多呈单时相,临床上表现局灶性或弥漫性脑病样症候,如进行性智能减退、精神紊乱、视力障碍、偏瘫或截瘫等,可出现痫性发作、视乳头水肿和颅内压增高等。也有作者认为 Schilder 弥漫性硬化是多发性硬化(MS)的特殊变异型。

【研究史】

弥漫性硬化(diffuse sclerosis)这一术语历史上曾经被描述为多种不同疾病。Strumpell 于 1879 年最早用"弥漫性硬化"描述尸检时酗酒者质地较硬的脑组织,后来该术语被用于任何原因引起的广泛的脑胶质增生。1888 年 Schmaus 报告了一例 21 个月患儿,表现不明原因的发热、抽搐、精神发育迟滞和全身痉挛等,1 年后死亡,并用"弥漫性硬化"描述其病变。1897 年 Heubner 指出,"弥漫性硬化"是非血管源性、非感染性及非占位性病变,病灶周围环绕小范围胶质增生,但这一概念较笼统,包括许多引起大脑半球胶质增生的不典型病变。

1912 年,奥地利精神病学家 Schilder 描述一例 14 岁女孩,表现精神衰退和颅内压增高,临床初步诊断为后颅窝肿瘤,19 周之后死亡。尸检发现两侧大脑半球白质大

片状脱髓鞘病变,类似于 MS 病理特征,可见血管周围淋巴细胞浸润,泡沫巨噬细胞和反应性星形胶质细胞增生,轴突相对保留(Schilder et al,1912),后来将其命名为 Schilder 弥漫性硬化或 Schilder 病。然而,Schilder 在他以后著述里又使用"弥漫性硬化"这一术语描述了 2 例截然不同的病例,后经证实,一例是肾上腺脑白质营养不良(ALD),另一例为亚急性硬化性全脑炎(SSPE),使得这一疾病概念在分类上发生极大的混淆(Schilder et al,1913,1924)。

本病自 1912 年最初的描述以来,已有诸多研究和病例报道,然而,它一直被不明确的术语所困扰,大多数早期报告病例可能与其他疾病混淆,如 ALD、SSPE 或急性播散性脑炎等。1985 年 Poser 回顾了既往文献报告的 105 例 Schilder 弥漫性硬化病例,其中 33 例患者为大脑半球白质为主的单一巨大肿瘤样病变,累及半卵圆中心,表现为脱髓鞘,多数为儿童,倾向亚急性病程;另 72 例患者除了大脑白质巨大病变外,CNS 其他部位也可发现脱髓鞘斑块,类似慢性复发性 MS,呈迁延或复发病程。Poser 发现在这些病例中,仅有 9 例临床资料完整,能代表"真正的" Schilder 弥漫性硬化(Poser et al,1957)。1986 年 Poser 等对 Schilder 弥漫性硬化进行了修正,提出了诊断标准,并将 ALD、慢性 MS 过渡型,以及感染后急性播散性脑炎病例进行了限定排除(Poser et al,1986)。

【流行病学】

Jarius 等回溯了既往 58 年来文献报道的 66 例 Schilder 弥漫性硬化患者,并进行回顾性分析。男:女罹患率为 1:1.13,发病年龄中位数为 12 岁(2~69 岁,n=66),其中女性为 17 岁(6~69 岁,n=35),男性为 10 岁(2~45 岁,n=31)。在大多数病例中描述了疾病过程,患者的遗传背景并不明确。随访的中位病程为 29 个月(1~288 个月);26 例患者仅发生 1 次发作,24 例患者发生 2 次或 2 次以上可区分的发作(中位数为 3 次),11 例患者经历疾病持续进展的病程(Jarius et al,2019)。

【病因和病理】

1. 病因 迄今,本病的病因不明。儿童多见,多呈单相性病程,较经典的 MS 临床表现更严重。血清中少有 EB 病毒感染背景,脑脊液(CSF)通常缺乏特异的寡克隆区带(OB),部分患者对皮质类固醇和环磷酰胺治疗有效。有作者认为 Schilder 弥漫性硬化是 MS 的特殊变异型。值得注意的是,本病在疾病分类及归属上仍存在概念边界模糊。已知的报道病例无论在临床、影像学、病理等特征方面均表现一定的异质性,缺乏特异性生物标记物及影像特征。近年来,本病的报告呈越来越少的趋势,是否是一个独立的疾病实体仍面临挑战,不排除是肿瘤样脱髓鞘(TDL)或少突胶质细胞糖蛋白抗体相关疾病

(MOGAD)与 MS 之间的过渡型(Bacigaluppi et al,2009)。

2. 病理 文献报道病理改变与 MS 相似,病变多累及一侧或双侧大脑半球半卵圆中心,可见大脑半球大块状界限清晰的白质脱髓鞘病变,常侵犯整个脑叶或半球的脑白质,两侧病变常不对称,也可对称性受累,多以一侧枕叶为主,界限分明,可为单一的大片状广泛脱髓鞘区,或为多数散在的病灶;典型者可经胼胝体延伸至对侧,多累及半卵圆中心,影响到对侧半球;在视神经、脑干、小脑和脊髓等处,也可见散在的与 MS 相似的脱髓鞘斑。病理组织学显示,以脱髓鞘病变为主,轴索受累较轻;在新鲜病灶中可见血管周围淋巴细胞浸润,巨噬细胞内有髓鞘分解颗粒。晚期可出现胶质细胞增生,以及明显的组织坏死和囊性变等(Miyamoto et al,2006)。

【临床表现】

1. 本病多在儿童期发病,男女均可受累,多呈急性、亚急性进行性病程。

2. Schilder 弥漫性硬化的常见症状和体征有痴呆、智能减退、精神障碍、视神经炎、皮质盲、皮质聋、失语、构音障碍、偏瘫或四肢瘫等,亦可以出现痫性发作、视乳头水肿、颅内压增高等症候(Poser et al,1992)。

【辅助检查】

1. 电生理检查

(1)脑电图:可表现轻度至重度的非特异性异常,EEG 仅反映脑组织病变部位和范围,可见进行性节律失调,高波幅慢波占优势,也可见阵发性棘波。不同于 SSPE 可出现特有的周期性发作高波幅慢波或棘-慢波,周期 4~20 秒。

(2)诱发电位:枕叶白质受累导致皮质盲,视觉诱发电位(VEP)多有异常。皮质盲患者 VEP 异常与患者的视野及主观视敏度缺陷一致。

(3)感觉神经传导速度(NCV):因 Schilder 弥漫性硬化不累及周围神经,所以 NCV 正常,而肾上腺脑白质营养不良(ALD)常累及周围神经,可与之鉴别。

2. 影像学检查

(1)CT 检查显示两侧大脑白质对称或不对称大片状球形低密度区,多累及侧脑室周围及枕、顶和颞叶,可累及胼胝体。急性期病变边缘可有轻度强化,与肿瘤或脑脓肿相比,相对缺少严重水肿、肿胀等占位效应。进展期病变可有囊性变,数月后形成局限性脑萎缩。

(2)MRI 检查可见脑白质的 T_1WI 低信号、T_2WI 高信号弥漫性病变,多累及双侧半球而不对称,亦可累及脑干、小脑,急性期病灶可呈环状增强,部分病变可有囊性变及占位效应。如病情有缓解复发,可显示病变大小及分布的相应变化,如萎缩坏死等(Garell et al 1998)(见图 3-12-23,图 3-12-24)。

3. CSF 检查　CSF 细胞数正常或轻度增高,蛋白轻度增高,部分病例 CSF-IgG 指数及 MBP 增高。多数病例缺乏特异性寡克隆区带(OCB)。文献报道一组 62 例活动期进行腰穿检查,其中有 24% 的病例 CSF 白细胞升高,26% 寡克隆带阳性,44%CSF 蛋白水平明显升高(Jarius et al,2019)。

4. 血液生化检查　近年来研究报道,Schilder 弥漫性硬化患者都缺乏 EB 病毒血清抗体,亦没有出现被认为高度特异性的 MS 标志物麻疹/风疹/带状疱疹(MRZ)反应(Jarius et al,2019)。此外因本病临床上易与 ALD 相混淆,应常规检查血液中极长链脂肪酸(VLCFA)含量,另可行 ABCD1 基因突变筛查与 ALD 相鉴别。

【诊断和鉴别诊断】

1. 诊断　目前 Schilder 弥漫性硬化诊断主要根据病史、病程、临床表现及辅助检查尤其是 MRI 等综合判定。

Poser 等提出了 Schilder 弥漫性硬化的诊断标准并进行了限定(Poser et al,1986,1992)。

(1) 临床症状和体征往往表现为不典型 MS 特征,如双侧视神经受累,颅内高压症状,失语症状,精神病等表现,男女均受累,无周围神经受损证据。

(2) 脑脊液正常或不典型,缺少 OCB。

(3) 至少涉一个、多为两个大脑半球半卵圆中心脑白质大面积脱髓鞘病变,截面大小至少 3cm×2cm。

(4) 在出现神经系统症状之前须除外发热、病毒或支原体感染及疫苗接种等原因。

(5) 血清极长链脂肪酸正常。

(6) Schilder 弥漫性硬化病理诊断标准与 MS 病理相一致,病变可累及皮质及皮质下白质、基底节、小脑、脑干呈多灶性炎性脱髓鞘病变,血管周围有炎性细胞浸润

和星型胶质细胞增生反应,轴索相对保留,慢性病变可见硬化斑及囊性变,较经典 MS 受累广泛和严重。

如果影像检查发现肿瘤样病变并符合以下条件:无颅内高压征象;在 CT/MRI 出现一个或两个最终呈开环征象的皮质下囊肿样病变;经典神经放射学方法排除缺血、脓肿和转移;通过 MR 灌注和 MRS 进一步排除原发性肿瘤;此时如果满足 Poser 的 Schilder 弥漫性硬化诊断标准,即可诊断(图 3-12-27、图 3-12-28)。

现实中 Schilder 弥漫性硬化非常罕见,其临床和影像学特征常常被误诊为脑肿瘤。尽管 Poser 为 Schilder 弥漫性硬化的非侵入性诊断建立了标准,但文献中 65% 的病例实际上还是通过病理最终诊断的。

2. 鉴别诊断

(1) 脑白质营养不良:为先天性代谢障碍所致的一组疾病,如肾上腺脑白质营养不良(ALD)、Krabbe 球状细胞脑白质营养不良、嗜苏丹性脑白质营养不良和 Greenfield 异染性脑白质营养不良等。临床特征为进行性视力减退、精神衰退和痉挛性瘫痪,易与本病混淆。病理特征是大面积较对称的脑白质损害,各种类型的脑白质营养不良均有特异性的髓鞘含脂质蛋白(myelin proteolipids)特异的遗传性生化代谢缺陷,并可侵犯周围神经。Bouman 复习文献中 100 例 Schilder 弥漫性硬化,资料完整的 90 例中儿童 40 例,成人 50 例。经重新评价 40 例患儿中 14 例为 ALD,成人组也有 ALD 病例。部分 ALD 病例有艾迪生病表现,如同时发生肾上腺萎缩、青铜色皮肤和脑白质营养不良,单一神经系统表现及大脑损害与 Schilder 弥漫性硬化很难区别。ALD 是仅累及男性的性连锁遗传,多伴周围神经受累而出现 NCV 异常,血中 VLCFA 升高是特异性诊断指标。ABCD1 基因突变筛查有助于鉴别 ALD。

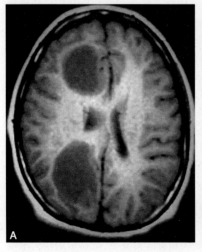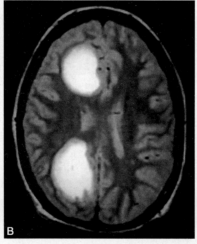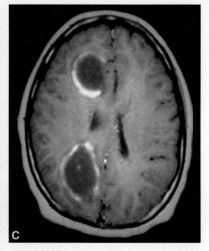

图 3-12-27

A. 可见右侧大脑半球白质两个球形 T_1 呈低信号;B. T_2 呈高信号病变,轻度水肿及占位效应;C. 呈开环样强化

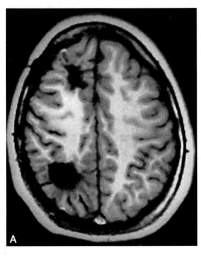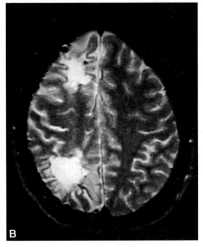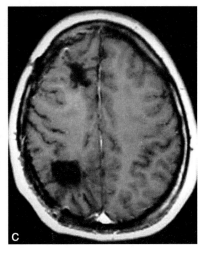

图 3-12-28　2 年后

A. 病变萎缩 T₁ 呈低信号;B. T₂ 呈高信号;C. 病变不强化

（2）典型 MS:Schilder 弥漫性硬化与 MS 的鉴别（表 3-12-22）:Schilder 弥漫性硬化的临床表现与典型的 MS 不同。急性或亚急性起病,伴有精神异常及脑病样表现;严重者头痛、癫痫、颅内高压等神经系统症状。急性暴发型 MS(Marburg),成人发病,病程更加凶险与 Schilder 弥漫性硬化极其相似,难以区分。

表 3-12-22　Schilder 弥漫性硬化与典型 MS 的鉴别

鉴别点	Schilder 弥漫性硬化	MS
发病年龄性别	多在幼儿或青少年期发病,男性较多,男女比例 4∶1	20~40 岁多见,多见于女性,男女比例 1∶2
病程	急性、亚急性进行性病程,一般无缓解复发,多于数月至数年内完全致残或死亡	多为急性或亚急性,也可慢性起病,病程长达 20~30 年,可有 2 次或以上缓解复发
首发症状	常见智能减退、痴呆、精神异常、皮质盲、皮质聋、假性延髓性麻痹及运动障碍等弥漫性脑损害症状	多为肢体力弱、单眼或双眼视力减退或失明,感觉异常、复视、共济失调等,以智力障碍、精神异常和痫性发作起病极少
脑脊液检查	无明显单核细胞增多,无 OCB	SOB 阳性率可高达 90% 以上,IgG 指数增高达 70% 以上
影像学检查	显示脑白质大片脱髓鞘,CT 可见脑白质大片状低密度区,MRI 显示脑白质 T₁W 像低信号、T₂W 像高信号弥漫性不对称病灶,可累及一或两侧半球,以枕、顶和颞区为主。可有囊性变及脑萎缩	MRI 可见侧脑室前角与后角及周围类圆形或融合性斑块,呈 T₁W 像低信号、T₂W 像高信号,大小不一,大的融合性斑块多累及侧脑室体部,脑干、小脑和脊髓可见斑点状不规则 T₁W 像低信号、T₂W 像高信号病灶

（3）ADEM:①患者多为儿童和青壮年;②急性起病,常有病前感染史和疫苗接种史,平均潜伏期为 7~14 天;③严重的脑、脊髓弥漫性损害表现,精神症状和意识障碍突出,脑膜受累出现头痛、呕吐和脑膜刺激征等,脑实质损害出现精神异常、意识障碍、抽搐、偏瘫、偏盲、视力障碍、不随意运动、脑神经麻痹和共济失调等,脊髓损害出现截瘫、上升性麻痹和尿便障碍等;④CSF 压力、部分 MOG 抗体阳性;⑤EEG 多为广泛中度以上异常,也可见棘波和棘慢综合波;⑥CT 和 MRI 可发现脑和脊髓白质内散在多发病灶;⑦皮质类固醇治疗有效。ADEM 病变通常更广泛,多灶性,主要影响白质,可累及灰质尤其是基底神经节和丘脑。单个病变直径可大于 2cm。

（4）NMOSD、MOGAD、Balo、TDL 等:亦可出现肿瘤样脱髓鞘过程,临床多急性起病,影像表现有相似,但发病年龄以成年多见,临床症候均较轻微,脊髓可受累,对激素冲击治疗效果好,预后相对良好。AQP4 抗体、MOG 抗体检测有助于鉴别本病。

（5）亚急性硬化性全脑炎（SSPE）:是麻疹病毒引起

的慢病毒感染性疾病。①发病隐袭,潜伏期平均为 6 年;②发病年龄为 2~20 岁,学龄儿童多见,男女发病之比为 3:1,农村多于城市;③早期(数周至数月)表现性格、行为改变,情绪不稳、学习成绩下降、记忆力减退、逐渐出现痴呆,其后(1~3 个月)典型症状是肌阵挛抽搐、舞蹈样动作、手足徐动、肌强直、共济失调、癫痫发作等,继之出现角弓反张、去大脑强直和昏迷;④血清和 CSF 麻疹病毒抗体滴度增高;⑤EEG 周期性发作高波幅慢波或棘-慢波,周期为 4~20 秒;⑥CT 显示脑室扩大、皮质萎缩,也可见单个或多个低密度病灶。

(6) 脑肿瘤:①多于成年期隐袭或慢性起病;②病程取决于肿瘤组织病理学特性及其部位;③临床症状和体征由肿瘤大小、部位和病理学特性决定,多有头痛、呕吐和视乳头水肿等颅内压增高症状和体征;④MRI 特别是 MRS、增强和灌注检查有助于诊断。

(7) 脑脓肿:①多急性起病,全身有发热、寒战等感染征象,常合并全身免疫低下疾病史;②临床表现为头痛、恶性呕吐、癫痫、局灶性定位体征,严重者可发生意识障碍、脑疝;③血及脑脊液提示细胞数增高,降钙素原、IL-6 等感染指标增高;④影像学可见伴有明显水肿及环形强化,弥散受限。

【治疗】

治疗方案应遵循循证原则。尽管没有随机对照临床试验研究,已有的专家共识资料证据提示:大剂量肾上腺皮质激素或免疫球蛋白(IVIG)及环磷酰胺等免疫抑制剂可使临床症状有所缓解(Charles et al,1998)。

【预后】

Schilder 弥漫性硬化病程和预后是难以预测,病例报告中结局差异较大。早年报告病例通常发病即呈进行性加重,无缓解期,多数病例是致命的,平均病程 6.2 年。近年报告病例相对预后较好,可能与医疗水平提高有关。一项纳入 34 例 Schilder 弥漫性硬化病例预后分析显示,52%(16/31)病例病情好转,26%(8/31)病例遗留神经系统残障,22%(7/31)病例病情进展,其中 1 例因类固醇激素治疗并发败血症死亡(3%),5 例患者(16%)发展为 CDMS(Bacigaluppi et al,2009)。

总之,Schilder 弥漫性硬化极其罕见,疾病在分类上仍存在较大争议,缺乏较严格的诊断标准及大样本的临床试验,疾病在诊断、治疗及预后仍需要进一步研究。

第十节 急性坏死性出血性脑脊髓炎

(董会卿)

急性坏死性出血性脑脊髓炎(acute necrotizing hem-orrhagic encephalomyelitis)又称为急性出血性白质脑炎(acute hemorrhagic leukoencephalitis, AHL),是临床病程急骤、病情凶险的 CNS 炎性脱髓鞘疾病,死亡率高,被认为是急性播散性脑脊髓炎暴发型。澳大利亚的 Hurst(1941)对本病作了较详尽的描述。

【病因和病理】

1. 病因 本病发病机制尚不清楚,与其他脱髓鞘疾病具有某些相似性。实验证明,迟发性超敏反应机制在两种疾病中都起作用。Waksman 和 Adans 已证明,EAE 血管损害可通过诱发 Schwartzman 反应(通过静脉注射脑膜炎球菌毒素)而转化为坏死性脑脊髓炎的血管损害。同样值得注意的是,少数典型坏死性出血性脑炎恢复患者中,有些可继续发展为典型 MS。

2. 病理 可见一侧或双侧大脑半球白质破坏几乎达到液化程度。受累组织呈粉红色或黄灰色伴多数小出血斑点,相似改变常见于脑干和小脑脚,而脊髓罕见。组织学特点是:①广泛小血管壁坏死和出血,血管周围脑组织炎性浸润和出血灶,轴突破坏严重甚至坏死,血管损害可解释纤维蛋白渗出至血管壁和周围组织;②白质坏死区表现血管周围脑组织有大量中性多形核细胞浸润,白质满布点状出血,脑膜也可见严重炎性反应。与播散性脑脊髓炎(ADEM)组织病理学改变的相似性提示两者是具有相同病理过程的相关类型。实际上曾有过两种类型病理改变同时存在的病理描述。

因此推测某些表现为暴发性脊髓炎病变的患者,很可能是患有与此相似的坏死性病变,但很难得到支持这一观点的病理学证据。

【临床表现】

1. 患者主要是青年和儿童,30~50 岁也可发病,男性略多于女性。患者可先有呼吸道感染(1~14 天),经常为一次轻微的病毒感染或支原体性肺炎及出疹性疾病等。

2. 神经症状多突然出现,以头痛、高热、呕吐、惊厥发作、定向障碍、烦躁不安、意识模糊或进行性加深的意识障碍起病,相继出现一侧或两侧大脑半球和脑干病变体征,如偏瘫或四肢瘫、假性延髓性麻痹、局限性发作和进行性加深的昏迷等;少数脊髓受累患者表现感觉障碍、四肢瘫和尿潴留等。

3. 神经系统检查可发现颈强直、肢体弛缓性瘫痪和锥体束征等,可伴颅内压增高,且进展迅速。眼底检查可见视乳头边界清楚,静脉充盈,个别病例视乳头水肿伴出血。

4. 外周血白细胞数常可增高,可达 30 000×10^6/L,血沉增高。CSF 压力常增高,外观清亮或轻度混浊,红细胞增多时可呈淡红色;CSF 细胞数增多,可达 3 000×10^6/

L,为淋巴细胞或多形核细胞,蛋白质中度增高;糖和氯化物正常,细菌培养阴性。EEG 可见非特异弥漫性慢活动。CT 可见大脑、脑干和小脑白质不规则低密度区,低密度病灶中可见斑片状高密度出血灶,半卵圆中心病变最显著。MRI(Nabi et al,2016)显示脑干广泛受累(图3-12-29)。

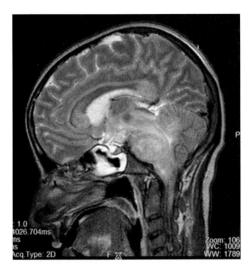

图 3-12-29　AHL 患者脑 MRI T_2WI 像显示脑干广泛受累

【诊断和鉴别诊断】

1. 诊断　主要根据患者病史、症状和体征及 CSF、电生理和神经影像学检查等综合确定。

2. 鉴别诊断　主要应考虑脑脓肿、硬膜下脓肿、局灶性栓塞性脑软化、单纯疱疹或其他病毒性脑炎等。

【治疗和预后】

1. 治疗　本病的治疗与急性播散性脑脊髓炎相同,目前普遍认同糖皮质激素是治疗的首选用药,可改善临床症状和预后。Bonduelle 等(2018)报道,血浆交换疗法和激素冲击治疗对此类暴发型病例也有效,但仍需进行较多病例观察来加以评价。

2. 预后　许多病例在 2~4 天内死亡,有些可迁延存活数周,也有极少数患者具有典型临床表现,并经脑组织活检证实,但最终可恢复到几乎不遗留任何后遗症的程度。

第十一节　瘤样炎性脱髓鞘疾病

（戚晓昆　孙辰婧）

瘤样炎性脱髓鞘疾病(tumor-like inflammatory demyelinating diseases,TIDD)又称为瘤块状脱髓鞘病变(tumefactive demyelinating lesions,TDLs)或炎性脱髓鞘假瘤(inflammatory demyelinating pseudotumor),是中枢神经系统的一种特殊类型的炎性脱髓鞘疾病,通常以头痛、言语不清、肢体力弱等起病多见。

【研究史】

1993 年,Kepes 等报道了 31 例经病理证实的脑内TIDD,当时推测是介于 MS 与感染或疫苗接种后播散性脑脊髓炎(disseminated encephalomyelitis,DEM)之间的一种独立的疾病。近年来,国内外大量临床研究发现,大多数 TIDD 患者是单相病程,少数患者可以向复发-缓解型MS(RRMS)转化,极少数可再次以 TIDD 形式复发,还有极少数可与视神经脊髓炎谱系疾病(NMOSD)重叠。

【流行病学】

TIDD 的发病率和患病率等流行病学资料缺如。男女患者的比例基本相当,各年龄段均可以发病,但以中青年较多。国内报道的平均年龄约为 35 岁,国外有报道发病年龄稍大,如 Kim 报道 15 例 TIDD 平均年龄为 42 岁。

【病因和病理】

1. 病因　目前尚不清楚。早期曾认为,TIDD 是 MS与 ADEM 的中间类型(Kepes et al,1993);Poser 等(2004)提出,TIDD 是 MS 的一种变异型。TIDD 多为单时相病程,少数呈复发-缓解,可转变为 MS 或 NMOSD。

2. 病理　TIDD 病变以影响白质为主,可累及皮质和皮质下白质。TIDD 的病理学特征是:

(1) HE 和髓鞘染色显示,病变区域组织结构破坏,髓鞘脱失。

(2) 轴索染色和免疫组织化学标记神经丝蛋白可显示,髓鞘脱失区域轴索相对保留。

(3) HE 和 CD_{68} 染色可显示,病变区域内有大量吞噬髓鞘碎片的格子细胞;急性期固蓝(Luxol fast blue)髓鞘染色可见胞质内充满蓝染的髓鞘碎片。

(4) 病变及周围区域组织内可见血管周围“套袖样”淋巴细胞浸润(图 3-12-30),以 T 淋巴细胞为主。

(5) HE 和 GFAP 染色,病变组织内不同程度反应性增生的星形胶质细胞。

(6) 多数可见散在分布的 Creutzfeuldt 细胞(怪异的肥胖型星形细胞)(图 3-12-31),其特征为:胞质丰富、淡染,核膜消失,染色质变为不规则染色体形式,称为“流产型核分裂”,易误诊为胶质瘤,该细胞对 TIDD 诊断虽不具有特异性,但结合其他改变高度提示该诊断。

(7) TIDD 病理学改变也会随病程而发生相应变化(孙辰婧等,2015)。病程急性期(起病≤3 周)病理表现符合急性活动期改变:病灶处于激烈的炎症反应中,髓鞘大量脱失,轴索也可见不同程度肿胀损伤。亚急性期(起病 4~6 周)病理符合慢性活动期改变:病灶边缘清晰,轴索相对保留,含有髓鞘降解物的巨噬细胞呈放射状聚集在病灶边缘。病程慢性期(起病≥7 周)病理以阴燃性活

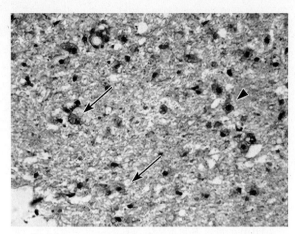

图 3-12-30　TIDD 的白质脱髓鞘病变和炎细胞浸润，吞噬细胞内含有大量脱髓鞘的碎片，泡沫样吞噬细胞（箭头）和星形胶质细胞（三角）（HE＋LFB，×200）

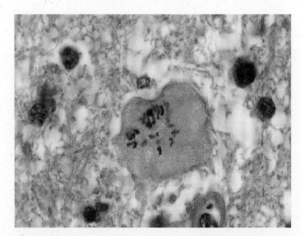

图 3-12-31　显示 TIDD 的 Creutzfeldt 细胞（HE，×400）

动期或非活动期表现为主：显示病灶髓鞘部分再生。病灶中心为非活动性的，炎细胞数较少，周围散在巨噬细胞和小胶质细胞，但这些细胞内几乎不含有髓鞘降解物。非活动期主要表现为病灶中髓鞘脱失区逐渐修复。

【临床表现】

1. TIDD 亚急性和慢性起病略多，少数急性起病，鲜有前驱感染症候，个别发病前有疫苗接种及感冒受凉史。TIDD 绝大多数脑内受累，少数脊髓也可受累。与脑胶质瘤相比，多数 TIDD 受损的临床症候较显著，少数亦可表现为影像病灶大、临床症状相对较轻的特点，与胶质瘤类似。

部分患者早期可仅表现为记忆力下降、反应迟钝、淡漠等精神认知障碍症候等，易被患者及家属忽略。随着病情进展，症状可逐渐增多或加重，也可有视力下降。TIDD 临床症候主要取决于病变累及的部位及范围，活动

期症状可逐渐增多或加重，但很少仅表现为癫痫发作。当 TIDD 病变较弥漫或多发时，可影响认知功能，部分出现尿便障碍。因其临床表现相对较轻，影像所见病变体积较大，多伴周边水肿，且具有占位效应和/或增强的影像改变，易与脑肿瘤相混淆，因此得名。虽然 TIDD 是 CNS 炎性脱髓鞘疾病的少见类型，但与之相鉴别疾病较多，因此，TIDD 相关诊断疾病并非少见。

2. 患者临床症状和体征多样，取决于病变部位和累及的范围。

（1）局灶性神经功能障碍：①病变本身或水肿导致头痛等高颅压症状，本作者组以头痛首发占 34.6%；②锥体束受累出现肢体无力、中枢性面瘫等；③双侧皮质延髓束受累出现饮水呛、吞咽困难、强哭强笑、强握摸索等假性球麻痹症状；④下丘脑受累可见闭经、水钠潴留等电解质紊乱；⑤第Ⅲ、Ⅳ、Ⅵ、Ⅶ对脑神经等受累，可见眼运动障碍、复视及周围性面瘫等，视神经炎可导致视力下降、眼底改变、视野向心性缩小等；⑥大脑皮质受累可出现失读、失写、偏盲及体象障碍等，或出现意识障碍及尿便失禁。

（2）皮质受累：常见轻中度认知功能障碍（Kimura et al，2009），如记忆减退、视空间障碍、错语及重复语言；部分患者出现癫痫发作；可伴淡漠、少语、烦躁、精神恍惚等情感障碍。

（3）脊髓受累：较少见，起病较缓慢，症状因病变累及的节段及部位而异，如束带感、肢体麻木或无力、尿便障碍等，查体可见病变以下深浅感觉障碍及自主神经功能障碍等，症状一般较急性脊髓炎轻，影像学表现与临床症状不平行。

【辅助检查】

1. 影像学检查　TIDD 以白质受累为主，还可累及皮质和皮质下白质。病灶可为单发或多发，病变双侧受累较为常见，极少数可同时累及脊髓。累及额叶最为多见，其次为颞叶、顶叶，基底节区与胼胝体及半卵圆中心受累也较常见（戚晓昆等，2010）。

TIDD 的影像学形态可见：①弥漫浸润样病灶（diffuse infiltrating lesions）较多见，病灶较大，T$_2$WI 显示病变边界较清，可呈不均匀强化，犹如弥漫浸润样生长；②环样病灶（ring-like lesions）病灶中等大小，形态为类圆形，可呈现开环形强化（多见）和闭环强化（少见）；③囊样病灶（megacystic lesion）较少见，病灶较小，T$_1$WI、T$_2$WI 均显示病灶呈高信号，边界很清楚，可呈环形强化（图 3-12-32）。

（1）脑 CT 检查：TIDD 在 CT 平扫时绝大多数为边界较清楚的低密度影（图 3-12-33A），个别可为等密度（图 3-12-33B），CT 强化多不显著。脑 CT 显示高密度病灶或周围有高密度环基本可除外 TIDD 诊断（Kim et al，

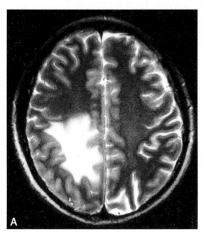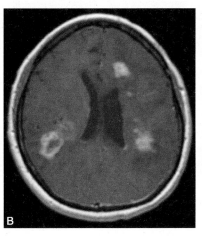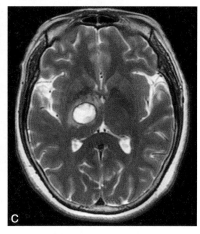

图 3-12-32 三种不同形态学类型的 TIDD

A. 弥漫浸润样病灶;B. 环样病灶;C. 囊样病灶

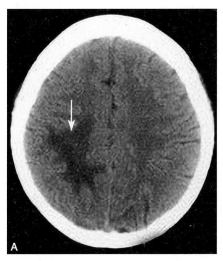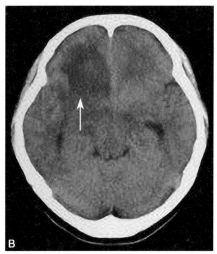

图 3-12-33 TIDD 病灶密度

A. 低密度病灶(箭头);B. 等密度病灶(箭头)

2009)。

（2）脑 MRI 检查

1）脑 MRI 平扫:TIDD 在脑 MRI 显示的病灶常比 CT 的范围要大,水肿也更明显,T_1WI、T_2WI 多为高信号,其中,70%~100% 的患者 T_2WI 为高信号,边界较清楚,部分伴 T_2 低信号边缘(图 3-12-34A)。TIDD 多有占位效应(图 3-12-35A),但其程度多不及脑肿瘤,病灶周围多可见水肿带。急性或亚急性期,以细胞源性水肿为主,弥散加权成像(diffusion weighted imaging,DWI)多为高信号(图 3-12-34C、D),经激素规范治疗后,病灶多在数周内逐渐缩小或消散。

2）MRI 增强:因血脑屏障的破坏,TIDD 急性期与亚急性期在钆喷酸葡胺(Gd-DTPA)增强时,表现为结节样、开环样、闭环样、火焰状等不同形式的强化。其中,"开环

样"强化(也有称"C"形强化,图 3-12-34B)最具特征,即断"C"或开环形强化。另外,部分 TIDD MRI 增强扫描可见垂直于脑室的扩张的静脉影,呈"梳齿样"结构(刘建国等,2014)(图 3-12-35B),急性期与亚急性期多见,该特点对于 TIDD 的诊断具有一定特异性,脑肿瘤无此特点。

3）磁共振波谱(magnetic resonance spectroscopy,MRS):可反映病变组织的代谢情况,对 TIDD 与脑胶质瘤与 PCNSL 的鉴别具有一定的临床价值。TIDD 的 MRS 主要表现为胆碱(Cho)峰升高,N-乙酰天门冬氨酸(NAA)峰降低,多数还伴有一定程度乳酸(Lac)峰升高(图 3-12-36)。

4）灌注加权成像(perfusion weighted imaging,PWI):可用来评价病灶内的血流灌注情况,主要有两种方法:①需静脉团注外源性对比剂(如 Gd-DTPA)的动态磁敏

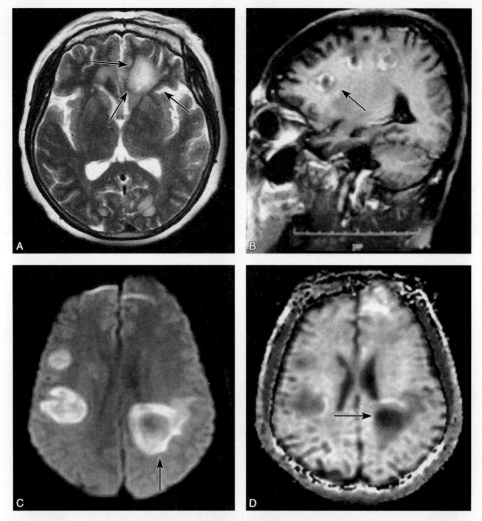

图 3-12-34 TIDD"云片状"病灶及环形强化

A. 病灶周边低信号边缘(箭头所指);B. 病灶呈"C"形强化(箭头所指)。双侧侧脑室旁病灶弥散受限,表现为
C. DWI 高信号;D. ADC 低信号

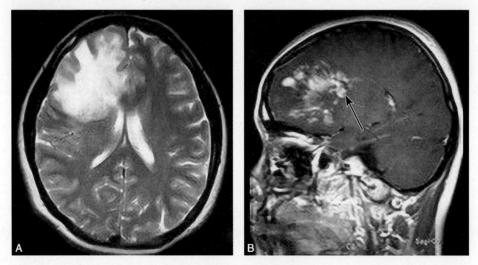

图 3-12-35 TIDD 病灶占位效应

A. 右侧额叶皮质下团块状长 T_2 异常信号,占位效应明显,病灶周围指压状水肿显著;B. 矢状位 T_1WI 增强示:右
侧病灶呈多发线状以及结节样强化,病灶内扩张的静脉血管呈长轴垂直于侧脑室的"梳齿状"强化(箭头所指)

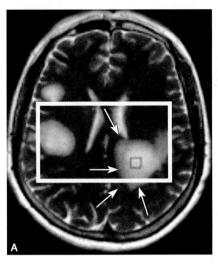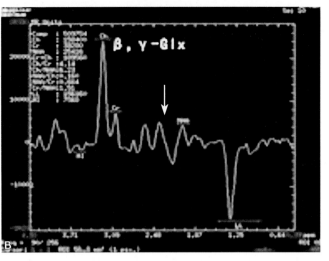

图 3-12-36　TIDD"云片状"病灶

A. 双侧额叶皮质下云片状长 T_2 异常信号,边缘呈短 T_2 信号;B. ^{1}H-MRS 显示,定位区域为左侧顶叶角回侧脑室旁病灶区(图 3-12-24A),Cho 峰显著升高,Cho/Cr=2.93,NAA 峰轻度降低,NAA/Cr=0.62,Lac 峰显著升高(TE=144),β,γ-Glx 峰升高

感对比增强(dynamic susceptibility contrast-enhanced, DSC)方法;②完全无创的动脉自旋标记(arterial spin labeling,ASL)方法。胶质瘤新生血管多,往往呈高灌注,而 TIDD 一般不出现高灌注表现(图 3-12-37)。

2. 脑脊液检查　颅压多数正常,少数轻度增高,多数 CSF 蛋白水平正常,少数轻、中度增高,细胞数多为正常。个别患者 CSF 的寡克隆带(OB)呈弱阳性或阳性。部分患者的髓鞘碱性蛋白(myelin basic protein,MBP)或 IgG 合成率有不同程度增高。动态观察若 OB 持续呈阳性,要注意其向 MS 转化的可能。

血清学免疫相关检查:极少数 TIDD 与 NMOSD 重叠,其血清水通道蛋白 4(aquaporin4,AQP4)抗体阳性;伴有可提取核抗原(extractable nuclear antigen,ENA)部分抗体阳性者更易复发。

【诊断和鉴别诊断】

1. 诊断　目前,对 TIDD 临床诊断仍主要依靠临床与影像特点。

(1)中青年多见,亚急性起病,头痛常见,病情程度与影像学平行对应。临床症候持续>24 小时,并渐进性加重。

(2)主要累及白质,头颅 MRI 示:颅内单发或多发病灶,至少有一个病灶具有轻中度占位效应,有或无不同程度水肿带,且病灶最长径≥2cm。其增强 MRI 特点按一定规律动态演变:同一病灶具有从"结节样"或"斑片样"强化向"环形"(或"开环样""花环样""火焰状")、强化逐渐消退演变特点。"梳齿征"阳性。

(3)脑 CT 平扫显示病灶为低密度或稍等密度。其他颅内占位性疾病不能更好解释患者的临床症候、实验室及影像学指标。

根据患者临床症候、实验室指标、影像学以及病理学活检结果,将 TIDD 诊断分为(中国免疫学会神经免疫分会 2017,Neuroimmunology Group of Neurology Branch of Chinese Medical Association,2017):病理确诊的 TIDD、临床确诊的 TIDD 和临床可能的 TIDD。TIDD 诊断流程见图 3-12-38。

2. 鉴别诊断　TIDD 起病相对较缓慢,临床表现有轻有重,为单时相病程,无明显缓解复发过程,影像上病灶可以孤立或多发,病灶可有较显著的肿瘤样的占位效应。正是由于 TIDD 的临床和影像学均不典型,常常被误诊为 CNS 肿瘤,如胶质瘤、原发性中枢神经系统淋巴瘤等(Kim et al,2009)。有时个别 TIDD 局部病理或细胞形态特殊也易与肿瘤相混淆。因此,掌握 TIDD 的特点,并与脑肿瘤相区分临床意义是不言而喻的。

应注意 CT 高密度、T_2 与 T_1 边界清晰程度在 TIDD 与脑肿瘤差异的鉴别意义,掌握 MRI 增强时"梳齿征"、C 形或环形强化、双层强化、DWI 影像变化规律等对 TIDD 诊断价值,掌握 ASL、PWI 或 SWI 在区分 TIDD 与星形胶质细胞瘤、PCNSL 的差异,注意临床症候与影像不一致对两者鉴别诊断的意义,注意病理诊断过程诸多环节中可能存在的局限性与特殊性,见表 3-12-23。

【治疗】

根据 TIDD 诊断标准中的诊断级别,分别推荐相应处置:①病理确诊与临床确诊的 TIDD:可直接启动 TIDD 相关治疗;②临床可能的 TIDD:根据受累部位,充分评估手术风险后,推荐组织活检,若病理学表现缺乏特异性,无法确诊,分析原因后可行再次活检,根据病理结果进行相

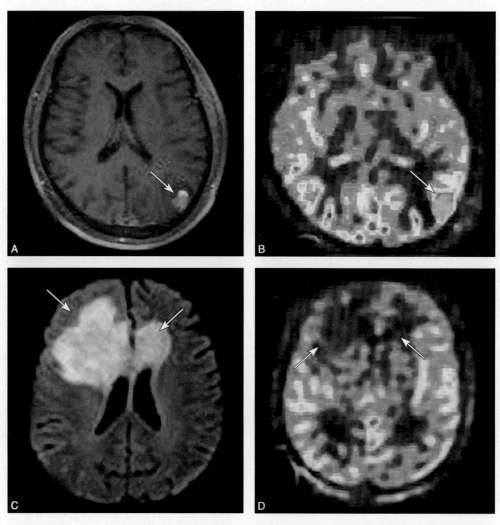

图 3-12-37　灌注加权成像

病例1,女性,50岁,主因"癫痫1天"入院,胶质母细胞瘤,轴位 T_1WI 增强示:左侧顶枕交界皮质可见结节样强化病灶(A),在 ASL 像呈高灌注(B);病例2,男性,44岁,主因"意识障碍3天"入院,急性起病,TIDD,轴位 DWI(C)示:双侧额叶皮质下及侧脑室旁白质可见大片融合蝶形病灶,累及胼胝体膝部,ASL 显示双侧病灶处灌注无明显增高(D)

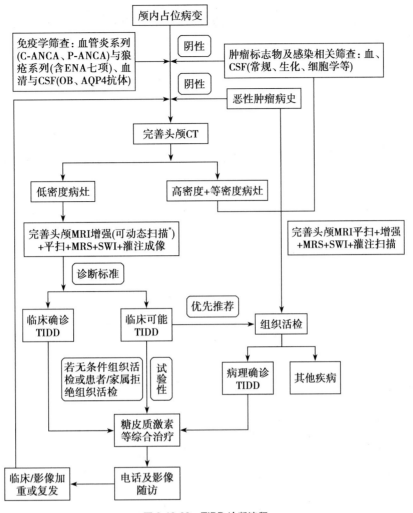

图 3-12-38　TIDD 诊断流程

* 按起病<3 周、4~6 周、≥7 周分别行脑 MRI 增强检查,观察有无动态演变特点

表 3-12-23　TIDD 与脑肿瘤的临床及影像学鉴别

鉴别点	TIDD	原发性脑肿瘤
临床鉴别		
发病年龄	平均年龄在 36 岁	脑胶质瘤及淋巴瘤发病年龄较大,生殖细胞瘤发病偏小
起病过程	1/4~1/3 起病急,多数缓慢	起病隐匿或缓慢,极少数急发
临床症状	比 MS 或 NMO 轻,但比肿瘤要明显,累及锥体束时运动障碍较明显	相对较轻,运动受累缓慢,即使累及运动通路,首发症状以癫痫为多
智能障碍	有时是病初表现或主要症状	智能减退表明肿瘤较大或弥漫损伤,也是常见表现
尿便障碍	脊髓病变或双半球病变更常见	较少见,晚期可有
CSF	压力多正常,蛋白正常或增高,MBP 增高	压力多正常,蛋白正常,MBP 正常或轻度增高
激素试验治疗	使病灶减小或消失,症状持续改善,一般无明显后遗症	治疗早期水肿及症状减轻,胶质瘤病灶不减小,淋巴瘤可能明显减小,但其他部位可出现新病灶

鉴别点	TIDD	原发性脑肿瘤
影像学检查		
CT	低信号病灶,多无强化	低与高混杂信号病灶,可强化,尤其淋巴瘤
MRI	T_1WI 低信号,T_2WI 高信号,病灶边界较清,急性期或亚急性期常见环形或 C 形增强,少数团块强化;随时间推移强化越来越不显著	T_1WI 低信号,T_2WI 高信号,可有等信号,有的病灶边界不清;低级别胶质瘤可不强化,高级别或胶质母细胞瘤明显强化,多中心或团块强化,环形强化少;淋巴细胞瘤强化明显,随时间推移强化越显著;脊髓病变若 3 个月以上强化更明显不考虑 TIDD
DWI	急性期或亚急性期多为高信号,随时间推移信号逐渐减低	早期多为低或等信号,随时间推移信号可能逐渐增高
显示病变数及部位	可单发或多发,皮质及皮质下受累,多数病灶不相连,胼胝体一般不增厚	多单发病变,白质或皮质下为主,弥漫病灶多相连,淋巴瘤易累及中线结构,生殖细胞瘤见基底节散在边界欠清病变

应诊疗决策;③对组织活检仍无法确诊且暂无再次活检计划的,或因各种原因无法行活检术的,除外禁忌后,均推荐激素试验性治疗(Puri et al,2005),治疗后行增强 MRI 扫描进行影像学评估,对于增强完全消失或大部分消退的可基本除外胶质瘤的可能,应进行密切随访,若于半年内复发或病情再次加重的,应注意淋巴瘤的可能性。

TIDD 多为单时相病程,少数可复发。治疗方面主要可分:急性期治疗、缓解期治疗(疾病修正治疗)、神经营养治疗、对症治疗、康复治疗及生活指导。因绝大多数 TIDD 为单时相病程,复发较少,且病灶体积相对较大,故激素的治疗方法则既不同于 NMOSD 的"小剂量长期维持",也不同于 MS 的"短疗程",而是有其自身特点(戚晓昆,2012)。对于 TIDD 复发的患者,需首先检测血清 AQP4 抗体,结果阳性高度提示患者存在向 NMOSD 方向转变的可能、且复发率可能较高、神经功能残障相对显著,急性期和/或缓解期治疗均可参考 2016 年《中国视神经脊髓炎谱系疾病诊断与治疗指南》进行规范治疗;若血清 AQP4 抗体阴性,则仍按 TIDD 相关推荐治疗建议如下:

1. 急性期治疗　减轻急性期临床症状、缩短病程、改善神经功能缺损程度,使颅内占位病灶体积缩小至消退,达到影像学缓解或治愈,预防并发症。

(1)激素治疗:可作为首选,TIDD 对激素治疗多数较敏感,但因 TIDD 的病灶体积相对较大,病情多较 MS 为重,故其激素冲击治疗之后的阶梯减量往往应较 MS 为慢,以免病情反复或加重。对于在激素减量过程中,若出现新发症状或症状反弹,可再次激素冲击治疗或给予 1 个疗程静脉大剂量免疫球蛋白治疗(具体方法见下文)。

(2)激素联合免疫抑制剂:适用于激素冲击效果不佳者,主要包括硫唑嘌呤、环磷酰胺、吗替麦考酚酯、甲氨蝶呤、他克莫司等,尚缺乏 TIDD 相关的循证医学证据,具体使用方法及注意事项可参考 2016 年《中国视神经脊髓炎谱系疾病诊断与治疗指南》。

(3)静脉注射大剂量免疫球蛋白(intravenous immunoglobulin,IVIG):尚缺乏有效证据,适用于血清 AQP4 抗体阳性的患者,也可用于不适合激素治疗或激素治疗无效的,且又不适合使用免疫抑制剂的特殊人群,如:妊娠或哺乳期妇女、儿童。推荐用法:免疫球蛋白用量为 $0.4g/(kg \cdot d)$,静脉滴注,连用 5 天为 1 个疗程。

2. 复发型 TIDD 缓解期的治疗　控制疾病进展,预防复发。对于符合 MS 时间与空间多发特点的 TIDD 可按 MS 进行免疫抑制剂或疾病缓和治疗(DMT)(多发性硬化诊断和治疗中国专家共识,2014),对于不符合 MS 及 NMOSD 诊断的,亦可予免疫抑制剂治疗,尚缺乏循证医学证据。

3. 免疫抑制治疗　对于不符合 MS 与 NMOSD 的 TIDD 可作为一线药物进行选择使用,常用的有硫唑嘌呤、环磷酰胺、吗替麦考酚酯等,具体使用方法及注意事项,可参考 2016 年《中国视神经脊髓炎谱系疾病诊断与治疗指南》。

4. 神经修复治疗　推荐使用多种 B 族维生素,如维生素 B_1、甲钴胺、复合维生素 B、叶酸等,常规剂量即可。另外,还可使用神经生长因子、单唾液酸四己糖神经节苷脂钠、胞磷胆碱等。

5. 康复治疗及生活指导　TIDD 在急性期后往往遗留一些功能障碍,因此,后期康复锻炼较为重要。应早期在康复师的指导下,对伴有肢体、语言、吞咽等功能障碍的患者,进行相应功能康复训练。

【预后】

TIDD 一般预后良好,国外尚缺发大样本随访数据,刘建国等(2014)对 60 例 TIDD 经 3~6 年的随访发现,绝大多数的 TIDD 预后良好,仅 2 例死亡,且死因均与 TIDD 无明显相关性;多为单病程,也可复发,少数患者有向 MS 转化的趋势或与 NMO 重叠,国外也有类似病例报道。所不同之处在于,TIDD 复发的频率明显较 MS 与 NMOSD 为低,上述随访数据中,复发次数最高仅 3 次,复发的形式以多发斑片状异常信号为主(呈 MS),少数为 TIDD。

因在随访中发现,部分经病理活检诊断为 TIDD 的患者治疗缓解后,病情反复并加重,后经开颅手术证实为脑胶质瘤或 PCNSL(其中,部分患者尽管早期头颅 CT 显示低密度病灶,但后期可转变为高密度)。因此,推荐随访意见如下:

对所有 TIDD 患者均应进行电话随访(3 年内,病例确诊的 TIDD 至少每年一次,临床确诊的 TIDD 至少每半年一次,临床可能的 TIDD 至少每季度一次)。

对于临床有复发的 TIDD,均应在复发后每 3~6 个月进行一次头颅增强 MRI 检查。

对于随访中病灶再次出现或有增大趋势者可行脑 CT 检查,必要时再次脑活检检查。

第十二节　中枢神经系统舍格伦综合征

（刘广志）

舍格伦综合征(Sjögren syndrome,SS)也称为干燥综合征(Sicca syndrome),是一种主要累及外分泌腺的系统性自身免疫性疾病,由免疫细胞攻击外分泌腺如泪腺及唾液腺所致(Jonsson et al,2018)。1933 年瑞典眼科医生 Sjögren 首次提出这一疾病,当时定义为干燥性角膜炎、口干燥症及类风湿性关节炎(rheumatoid arthritis,RA)三联征(Wollheim et al,1986)。SS 可分为原发性和继发性,原发性舍格伦综合征(primary Sjögren syndrome,pSS)在临床上单独出现,继发性 SS 则常伴发结缔性组织病,如 RA、系统性红斑狼疮(SLE)、硬皮病以及原发性胆汁性肝硬化等,这些疾病往往数年后进展为继发性 SS。

干燥综合征的标志性症状是多部位受累,除了典型的口腔干燥症、干燥性角结膜炎和 RA 之外,也可引起皮肤、鼻、阴道干燥。SS 也可影响其他器官,如肾、血管、肺、肝、胰腺、周围神经以及中枢神经系统(CNS),当累及

脑和/或脊髓时称为中枢神经系统舍格伦综合征(CNS Sjögren syndrome,CNS-SS)。

【流行病学】

SS 呈世界性分布。任何年龄均可发病,典型在 46~60 岁,平均 53 岁发病。女与男性比为 4∶1~9∶1,一级亲属罹患自身免疫性疾病也是发病危险因素之一(Priori et al,2007)。目前 SS 人群患病率约 1%(0.1%~4.8%),美国患病率约 7/10 万,其中绝大多数(90%)为女性,50% SS 与其他自身免疫病相关(Vivino et al,2019;Qin et al,2015)。在日本,SS 患病率女性为 26/10 万,男性 1.9/10 万,男性与女性之比为 1∶14(Miyasaka N,1995)。基于不同的诊断标准,中国人 SS 患病率为 0.29%~0.77%,男女之比为 1∶(9~20)(中华医学会风湿病学分会,2010),72.1%的患者在干燥症状出现前即有神经系统受累(Qiao et al,2015)。迄今为止,CNS-SS 的研究资料多来自欧洲和北美,以老年白种人女性居多,在东方患者多为年轻和中年女性。

【病因和发病机制】

SS 确切的病因不明,大多数学者认为可能涉及多种因素和机制,如感染、遗传和内分泌因素等。病毒诱发的自身免疫攻击可能首先局限于口腔腺体,感染过程中病毒通过分子模拟机制,使易感人群或其组织隐蔽抗原暴露成为自身抗原,诱发自身免疫应答,如自身抗原 α-胞衬蛋白(α-fodrin,120kDa)细胞外基质蛋白与腺体分泌功能和 T 细胞增殖有关。在 pSS 患者血清中可测及抗 α-胞衬蛋白抗体,该抗体介导的腺体损伤可引起干燥症状。CNS-SS 可能由类似的免疫病理机制引起,是一种抗体介导的累及身体多部位的血管炎,尽管其 MRI 表现与 CNS 脱髓鞘性疾病类似,但病变本质却迥然不同。55%的脑病患者伴发周围神经病、肌炎和炎性血管病(Alexander et al,1986),亦引起多个器官损害,进而诱发其他自身免疫病或结缔组织疾病。SS 患者中女性显著多于男性,亦提示雌激素可能起重要作用。

SS 是一种复杂性疾病,可能是许多微效基因的相互作用所致。作为一种自身免疫性疾病,SS 的易感性与 HLA 密切相关(Ice JA et al,2012),其中 *DQA1*＊*0501*、*DQB1*＊*0201* 和 *DRB1*＊*0301* 等位基因被认为是疾病的易感基因,而 *DQA1*＊*0201*、*DQA1*＊*0301* 和 *DQB1*＊*0501* 等位基因则起保护作用(Cruz-Tapias et al,2012)。

SS 最初被定义为免疫介导的外分泌腺损伤,免疫细胞浸润至腺体后,T 细胞和 B 细胞经趋化因子(chemokine)作用迁移至外分泌腺,被抗原提呈细胞(APC)活化,转化为细胞因子和抗体生成细胞,产生自身抗体,破坏腺体及支配神经,尤其腺泡和导管细胞(Jonsson et al,2011)。这一机制虽在一定程度上可解释唾液和泪液缺

乏症状,但尚不能解释全身其他系统症状(Tzioufas et al, 2012)。研究发现,约50% pSS患者血液或唾液腺中存在Ⅰ型干扰素(IFN)生成,通常代表由病毒感染所致的固有免疫应答,究其原因系由含RNA的免疫复合物活化髓样树突状细胞(dendritic cell,DC)上toll样受体(toll-like receptor,TLR)-7和TLR-9所致。这提示pSS存在恶性循环的自身免疫过程,自身抗体产生水平增高,形成更多的内源性IFN诱导剂,相应地导致更严重的疾病表型(Rischmueller et al,2016;Vivino et al,2019)。

研究显示,CNS-SS患者CSF白细胞介素-1-受体拮抗物(interleukin-1 receptor antagonist,IL-1RA)水平增高,且与pSS的疲劳程度相关,提示疾病可能在白细胞介素-1(interleukin-1,IL-1)的系统激活之初,通过IL-1RA自身上调以减少IL-1受体的过度结合。另外,SS患者唾液中IL-1RA水平降低,可能与口腔炎症和干燥有关(Harboe et al,2009)。数项研究显示,SS与维生素D、维生素A相关(Peri et al,2012),维生素D缺陷与其神经系统表现和伴发淋巴瘤相关,维生素A水平则与外分泌腺表现相关。亦有报道水通道蛋白4(aquaporin 4,AQP4)抗体阳性可能是CNS受累较重的危险因素(Min,2010),部分pSS常与视神经脊髓炎谱系疾病(NMOSD)并存,确切的病理学机制尚不明确,可能由于共同的遗传和/或环境因素增加了对自身免疫应答的易感性。

【病理】

CNS-SS脑组织病理具有异质性,特征性表现为自身免疫性缺血性小血管病变,而非典型的髓鞘脱失(Vivino et al,2019)。镜下可见单个核细胞(MNC)浸润引起脑膜炎和多发的中小血管炎,有微梗死和微出血。血管病变可见纤维素样坏死、内皮细胞增殖、管腔闭塞及红细胞外渗等(Alexander et al,1986);脊髓病变表现为坏死性血管炎,小静脉受累较明显,常累及后索。

【临床表现】

1. pSS特征性症状包括泪液和唾液缺乏引起眼干和口干、干燥性角结膜炎和口腔干燥症,单独或同时出现,可伴腮腺肿大,常见鼻咽、气管、支气管、阴道黏膜干燥。症状轻微时往往不引起患者的注意,临床症状与外分泌腺严重程度或诊断试验亦不一致。约1/3的SS患者可表现为全身症状(如易疲劳、不适感、低热、肌痛和关节痛),也可出现腺外组织受累表现,如对称性关节炎,肌痛、无力、多肌炎及血管炎、心包炎及心脏自主神经病、间质性肾炎,亦累及甲状腺、免疫系统、血管和神经系统、肝、食管、胃、胰、肠、肺(间质性肺炎)、尿道和膀胱。此外,4%SS患者合并淋巴瘤,为正常人群的40倍。皮肤干燥可伴瘀斑、中等大小血管白细胞破坏性血管炎、动脉和静脉血栓形成等。

2. CNS-SS早期无症状或症状轻微,可出现轻偏瘫、失语、偏身感觉障碍、偏盲、局灶性癫痫、锥体外系症状、脑干及小脑损害,以及意识障碍、精神异常、脑膜刺激征等,其中运动症状占60%,感觉障碍占70%,小脑损害占50%,视神经损害占33%,其余脑神经损害占50%,脑干受累占50%,神经源性膀胱占50%,认知精神症状占65%,脊髓症状占85%,周围神经病(如远端轴索型运动感觉性神经病)占30%(Alexander et al,1986)。CNS症状通常在数日内逐渐出现,75%为复发-缓解型病程,其余25%为进展型,脊髓症状最为常见,以横贯性脊髓炎起病者占6%~43%(de Seze et al,2005;Lafitte et al,2001),症状在数小时或数日内进展,呈快速上升性麻刺感或感觉缺失、双下肢无力,亦可出现上肢无力以及膀胱功能障碍。脊髓病变位于脊髓中心稍后侧,延伸3个椎体节段以上,并有肿胀,上颈髓严重受累可出现急性呼吸暂停,胸髓病变常有自主神经障碍。

3. CNS-SS可见于各年龄人群,典型CNS-SS见于50岁左右女性,多有低热和不适等前驱症状(Sanahuja et al,2008)。有趣的是,欧美国家白种人SS患者与经典MS的重叠率不到10%,而在东方人群中由于视神经脊髓病变高达50%或以上(Wang et al,2004),多与视神经脊髓炎谱系疾病(NMOSD)相重叠,因此二者的鉴别非常重要。Javed等描述一组曾被诊断为MS患者,女性占96%,平均年龄为42岁,以黑种人居多,其中16例存在视神经和脊髓病变,9例存在纵向延伸的横贯性脊髓炎(longitudinal extensive transverse myelitis,LETM)(图3-12-39),但不伴视神经受累,出现严重的急性或亚急性复发性截瘫。患者虽有眼干和口干的主诉,但血清学多呈阴性,仅4例(27%)SSA抗体或SSB抗体增高,15例患者小涎腺活检可见明显的炎症,其中80%以上的患者评分为3或4级以上,100%为2级以上,提示唇组织病理学对检测pSS较为敏感,常先于SSA抗体出现,若单凭血清学筛查会导致疾病漏诊(Javed et al,2008)。研究表明,50% SS患者血清视神经脊髓炎(NMO)-IgG阳性,提示两者间有重叠,而那些NMO-IgG阴性的脊髓病可能是CNS-SS。Qiao等(2015)报道,89.3% pSS合并血清水通道蛋白4(aquaporin 4,AQP4)抗体阳性,且出现于NMOSD症状前,不伴NMOSD的pSS者血清AQP4抗体则呈阴性。以上发现提示pSS与NMOSD可能存在共同的病理生理机制:唾液腺AQP4表达水平低下,但AQP5水平高且与唾液腺分泌相关,鉴于AQP4与AQP5蛋白序列的一致性约达50%,推测部分自身免疫性淋巴细胞可识别二者的同源序列部分,引起CNS和唾液腺的炎性反应。

4. SS的CNS症状还包括亚急性或急性脑炎、无菌性脑膜脑炎,临床上易复发,表现情感性精神异常如焦虑、

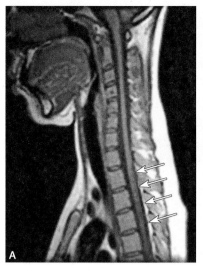 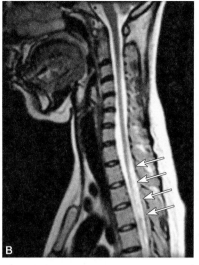 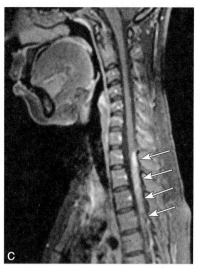

图 3-12-39　脊髓 MRI 显示，舍格伦综合征患者 T_1～T_6 节段纵向延伸的脊髓中央病变

A. T_1WI 可见稍低信号病灶；B. T_2WI 可见高信号病灶；C. T_1WI 钆增强扫描示强化病变

抑郁以及视幻觉等，可能与脑膜血管周围淋巴细胞浸润有关（Perzyńska-Mazan et al，2018）。8%～20% 的 pSS 患者出现周围神经病（de Seze et al，2005），系由血管炎引起，表现进展性感觉轴索性多发性神经病，出现双下肢麻刺感、麻木和灼烧感，神经活检可见周围神经的滋养血管炎，偶有大血管类纤维蛋白样坏死。SS 累及脑神经中三叉神经最常见，其次是面神经、位听神经，动眼神经罕见。25% 的周围神经病患者可有冷球蛋白血症，且与较严重的 SS 相关（de Seze et al，2005）。此外，SS 患者可发生伴淋巴细胞浸润的亚急性背根神经节炎，抗神经节苷脂抗体阳性，感觉纤维受损引起四肢位置觉、振动觉及平衡觉缺失，远端较重，多出现感觉性共济失调（Malinow et al，1986）；亦可发生自主神经病，表现无汗、直立性低血压、心动过速和 Adie 强直性瞳孔等。

【辅助检查】

1. 脑 MRI 检查　呈非特异性改变，半卵圆中心白质 T_2WI 高信号病变，远离脑室、皮质下及脑室周围，平均病变数约 4 个（Alexander et al，1988），直径为 0.3～10mm，无增强效应，由于影像显示的病变信号可为梗死或缺血、水肿或脱髓鞘，故 CNS-SS 的 MRI 病变须注意与 MS、NMOSD、SLE 鉴别。MS 病变呈椭圆形、狭长型或线形病灶，紧邻脑室且与侧脑室垂直，SS 病变经常是无症状性（9%～60%），散布于半卵圆中心（de Seze et al，2005）；较之孤立的 SS（9%），SLE 虽然局灶性神经功能缺失或神经精神综合征更常见（75%），但 MRI 病变较少见（Alexander et al，1988）。

2. 血清学自身抗体检查　典型 SS 患者可有 SSA/Ro（33%～74%）和 SSB/La（23%～52%）抗体（Rischmueller et al，2016），其中 SSB/La 特异性较强，但 SSA/Ro 较常见，与许多其他自身免疫病亦密切相关（Franceschini et al，2008）。部分 CNS-SS 患者可测及冷球蛋白、降低的补体水平，亦可存在针对其他器官的抗体，如甲状腺（微粒体和甲状腺球蛋白）、线粒体、平滑肌、胃壁细胞及内因子、卵巢和睾丸等。pSS 及继发性 SS 患者亦可测及抗毒蕈碱型乙酰胆碱受体 M3（muscarinic acetylcholine receptor M3，M3R）抗体，表现膀胱激惹症状及其他自主神经功能障碍症状（如便秘、血压波动）（Rischmueller et al，2016）。

3. 脑脊液检查　CNS-SS 患者 MNC 数增多者占 60%，CSF 细胞数通常<50×10⁶/L，蛋白正常或轻微升高，平均 0.55g/L；约 30% 的 CNS-SS 患者寡克隆区带阳性，IgG 指数增高者达 70%（de Seze et al，2005）。

4. 几种常用的 SS 诊断实验和检查

（1）席尔梅试验（Schirmer's test）：测量泪液分泌量，在下眼睑内放置一条滤纸检测 5 分钟，之后用尺子测量滤纸的湿长，<5mm 通常提示 SS；因泌泪功能随年龄逐渐下降或因其他疾病而损害，需注意假阳性。

（2）孟加拉玫瑰红染色实验：通过裂隙灯观察结膜和角膜有染色区，染色区代表上皮细胞失去活性，≥4 个为阳性，裂隙灯检查可发现眼球表面干燥。

（3）收集非刺激全唾液流量：患者将唾液吐进测量管，共 15 分钟，收集的唾液量<1.5ml 为阳性（Kruszka et al，2009）。

（4）唇腺活检：可发现淋巴细胞成簇浸润和损害唾液腺体，淋巴细胞浸润灶≥1 个（4mm 组织内至少有 50 个淋巴细胞聚集于唇腺间质则计为 1 个病变）者为阳性。

（5）唾液腺超声检查：腺实质显示多灶的小至 2～

6mm 低回声病损区,代表淋巴细胞浸润,如疾病进展可见伴结石的腺管扩张,超声可探测到大至 1~4cm 的低回声实质内肿物(如淋巴瘤)。

(6)放射扫描:腮腺管内注射对比剂放射扫描诊断 SS 是可靠的方法。鉴于唾液是潜在的 SS 的诊断工具,自发病起唾液成分就发生变化,芯片小型化技术将可能利用唾液诊断 SS。

【诊断和鉴别诊断】

1. 诊断　目前 CNS-SS 的诊断尚无统一共识,多数认为在确诊 SS 的基础上,患者如出现肢端感觉、运动、自主神经功能障碍、头痛、颅压高症状、意识障碍、癫痫、偏瘫、截瘫等临床表现,并伴肌电图、脑 MRI、脑脊液、神经病理活检等异常,在排除其他疾病后,方可诊断为 CNS-SS。SS 的诊断可参考 2016 年美国风湿病学会/欧洲抗风湿病联盟原发性 SS 分类标准(Shiboski et al,2016)。

(1)纳入标准:至少有眼干或口干症状其一的患者,即下列至少一项阳性:①每日感到不能忍受的眼干,持续3 个月以上;②眼中反复沙砾感;③每日需用人工泪液 3次或 3 次以上;④每日感到口干,持续 3 个月以上;⑤吞咽干性食物时需频繁饮水帮助。或在欧洲抗风湿病联盟(European League Against Rheumatism,EULAR)SS 患者疾病活动度指标问卷中,至少有一个系统阳性的可疑 SS 者。

(2)排除标准:下列疾病可能有重叠的临床表现或干扰诊断试验结果,应予排除,并不可再纳入 SS 研究或治疗试验:①头颈部放疗史;②活动性丙型肝炎病毒感染由多聚酶联反应(PCR)确认;③艾滋病;④结节病;⑤淀粉样变性;⑥移植物抗宿主病;⑦IgG4 相关性疾病。

(3)pSS 分类标准:适用于任何满足入选标准,并除外排除标准者,且下列 5 项评分总和 ≥4 者诊断为 pSS:①唇腺灶性淋巴细胞浸润,灶性指数 ≥1 个灶/4mm²(应由擅长灶性淋巴细胞浸润和灶性指数计数的病理学家依照 Daniels 等的方案进行评分),3 分;②抗 SSA/Ro 抗体阳性,3 分;③至少单眼角膜染色(ocular staining score,OSS)评分≥5 或 van Bijsterveld 评分≥4)1 分;④至少单眼 Schimer 试验≤5mm/5min,1 分;⑤未刺激的全唾液流率≤0.1ml/min(Navazesh 和 Kumar 测定方法),1 分。常规使用抗胆碱能药物患者应充分停药后再行上述③④⑤项评估口眼干燥的客观检查。

2. 鉴别诊断

(1)NMOSD:CNS-SS 脊髓病变与 NMOSD 颇为相似,T₂WI 显示脊髓长条形或融合性病变,可累及 3~6 个或更多的椎体节段,位于脊髓中心,伴增强效应,晚期可见脊髓萎缩。视神经也可受累,64% 伴脊髓病变的 SS 患者有视神经炎,脑部及小脑病变少见(Javed et al,2008)(表 3-12-24)。

(2)MS:MS 的脊髓病变通常仅为 1~2 个椎体节段,呈圆形或卵圆形,常位于脊髓周边,即便病程持续时间很长,其脊髓病变也很少融合。此外,MS 常有小脑受累,SS 则罕见(表 3-12-24)。

表 3-12-24　舍格伦综合征与中枢神经系统脱髓鞘性疾病的比较

比较点	MS	ADEM	NMOSD	CNS 舍格伦综合征
年龄(平均岁,估计)	30	15	40	20~50
性别(女:男)	2:1(复发型)	1:1	9:1	40:1
种族	白种人>黑种人	散在的	中国、日本和黑种人发病率较高	美国黑种人发病率较高,中国人和日本人(可能)高
临床病程				
单相	少见	>95%	30%	可能
复发	80%	5%~20%	70%	90%
进展型(继发性和原发性)	10%~15% 原发进展型从首发开始;>50%复发-缓解型成为继发进展型	从不进展	仅 2%成为进展型	10%
MRI 特征				
脑部病变	卵圆形,常与侧脑室毗邻并与脑室垂直	大的卵圆形、散发性、脑室周围	延髓极后区、脑干室管膜周围、间脑、大脑半球、胼胝体及皮质脊髓束	主要是视神经,偶见半卵圆中心的小病变

比较点	MS	ADEM	NMOSD	CNS 舍格伦综合征
脊髓病变	小圆形病变,<2 个椎体节段;常在脊髓边缘	横贯性脊髓炎,通常 <3 个椎体节段	纵向扩展 >3 个椎体节段,脊髓中央,肿胀,钆增强	纵向扩展 >3 个椎体节段,脊髓中央
视神经病变	通常单向性,恢复良好	可为双侧,恢复良好	双侧,视神经后部为主(特别是延伸至视交叉)或广泛病变(超过视神经长度的 1/2)	可为双侧,中等恢复或恢复差
脑脊液检查				
细胞	主要是淋巴细胞,多数为 T 细胞	淋巴细胞>多形核白细胞	多形核白细胞>淋巴细胞	T 细胞、B 细胞、巨噬细胞
蛋白质	正常	增高	增高	轻微增高
寡克隆区带	>90%存在	经常缺如	经常缺如	经常缺如
基质金属蛋白酶-9(MMP-9)	增高	未见异常(血清学升高)	降低	不明确
病理学				
灰质	脱髓鞘	脱髓鞘	坏死,星形细胞破坏	中等大小和小动脉血管炎和闭塞
白质	脱髓鞘	脱髓鞘	坏死,星形细胞破坏,轻微脱髓鞘	血管炎而非脱髓鞘
免疫病理学				
巨噬细胞	+++	+++	+++	+++
T 细胞	+++	+++	+++	++
B 细胞	++(Ⅰ、Ⅱ型)+(Ⅲ、Ⅳ型)	+	++	++
嗜酸细胞	无	无	++	(可能)很少
中性粒细胞	很少	很少	+++	(可能)很少
抗体	++(Ⅱ型)	+	+++	+++
补体	++(Ⅱ型)	+	++	+++
共存的自身免疫疾病	不常见	未见	30%~50%	30%~50%
残疾进展	非发作依赖性	发作相关性	发作相关性	发作相关性

(3)原发性 CNS 血管炎:年轻人发病居多,表现复发性、多灶性神经功能缺失,与 CNS-SS 不易鉴别。MRI 上显示多灶病变,包括皮质和皮质下,脑脊液呈炎性改变;可有血清自身抗体(如抗中性粒细胞胞浆抗体),有时须做血管或脑活检确诊。

【治疗】

1. 目前 SS 尚无特异性治疗,仅能给予对症和支持治疗。人工泪液可减轻干眼症状,也可用护目镜增加局部湿度,或塞住鼻泪管帮助泪液在眼球表面保留更长时间;口干需作牙齿护理和预防龋齿。毒蕈碱激动剂如盐酸毛果芸香碱和西维美林(M3 特异性)可帮助产生泪液及唾液。小剂量 IFN-α 锭剂可治疗口腔干燥症(Cummins et al,2003)。非甾体抗炎药通常用于肌肉骨骼症状患者,伴严重并发症患者可给予糖皮质激素或免疫抑制剂,亦可尝试静脉滴注免疫球蛋白(intravenous immunoglubolin,IVIG)。甲氨蝶呤可能有助于改善症状,一般认为硫酸羟氯喹片可能较甲氨蝶呤安全。

2. 目前推荐 CNS-SS 早期予以糖皮质激素冲击治疗,使用免疫抑制剂如环磷酰胺、硫唑嘌呤维持,复发的患者应考虑长期治疗(Wingerchuk et al,2008)。利妥昔单抗(rituximab)治疗反应好(Meijer et al,2007),可改善临床症状,但亦增加感染机会,尤其进行性多灶性白质脑病(progressive multifocal leukoencephalopathy,PML)(Pijpe et al,2005)。托珠单抗(tocilizumab)、那他珠单抗(natali-

zumab)和依帕珠单抗(epratuzumab)也可能有效。

【预后】

SS呈慢性病程,非进展性口、眼干燥症患者预后较好,伴视力模糊、持续眼部不适、复发性口腔感染、腮腺肿胀、声音嘶哑、吞咽进食困难、虚弱疲劳及关节肿痛者,预后较差。此外,SS亦可损害其他器官,如肾脏(自身免疫性肾小管间质性肾炎)可引起蛋白尿、尿浓缩障碍和远端肾小管性酸中毒。4%~5%的SS患者可进展为恶性淋巴瘤(Michael et al,2007),以唾液腺结节外边缘区B细胞淋巴瘤(MALT唾液腺淋巴瘤)和弥漫性大B细胞淋巴瘤最常见(Smedby et al,2006)。

第十三节 其他自身免疫性脱髓鞘疾病

(金涛)

一、系统性自身免疫病相关性脱髓鞘疾病

系统性自身免疫性疾病是免疫调节机制异常导致多器官损害的一系列的疾病谱,当累及中枢神经系统时可有不同表现,脱髓鞘病变是其中之一。临床上常见于系统性红斑狼疮(SLE)、干燥综合征(SS)和类风湿关节炎(RA)等。SS在第十二节中已有专门论述。

(一)系统性红斑狼疮相关性脱髓鞘病

系统性红斑狼疮(systemic lupus erythematosus,SLE)是一种临床表现有多系统损害症状的慢性系统性自身免疫病。当SLE累及神经系统时称为神经精神狼疮(NPSLE),其中一部分患者可出现中枢神经系统(CNS)脱髓鞘病变。

【临床表现】

1. 任何年龄均可发病,以育龄妇女为主。在性别构成上,女性占90%。在中青年患者中,男女比例高达1:13,而在儿童和老年人中,男女比例仅为1:2。SLE的主要特征表现皮肤损害、关节肿痛及肾脏改变等。NPSLE表现多样,累及CNS出现脊髓病和脱髓鞘综合征,脊髓病的患病率在1%~2%,SLE继发脱髓鞘综合征患病率为0.3%~2.7%(Jafri et al,2017)。

2. SLE相关性脊髓病最常见为急性横贯性脊髓炎,通常发生在SLE确诊后5年内,可为SLE的首发症状,多为急性或亚急性起病,通常数日内出现脊髓的运动、感觉及自主神经功能严重受损。

3. 脱髓鞘综合征(DS)在SLE较少见,有高度的临床异质性,根据临床症状、实验室检查及影像学改变,可分为5种不同类型,分别为视神经脊髓炎(NMO)、视神经脊髓炎谱系疾病(NMOSD)、DS主要累及大脑(DSB)、DS主要累及脑干(DSBS)以及临床孤立综合征(CIS)。

(1)NMO:以视神经炎(ON)和脊髓炎为特征,是一种独立的自身免疫性疾病,SLE相关DS中10%~15%合并NMO。NMO可出现在SLE诊断时或诊断后,可出现在SLE的疾病活动期或恢复期,其首要表现以脊髓炎最常见,其次为ON。

(2)NMOSD:在SLE相关DS中,约50%的患者表现为NMOSD,最常见为长节段横贯性脊髓炎(LETM),LETM以颈髓、胸髓受累为主;其中约半数患者可仅表现LETM而无ON,10%~15%的患者可仅有ON而无脊髓受累。

(3)DS主要累及大脑(DSB):被定义为在SLE中排除符合NMO或NMOSD标准,主要累及小脑及大脑的DS。该型患者临床表现多样,主要与大脑与小脑受累部位及病灶大小有关,可表现共济失调、眼球震颤、认知功能障碍等。

(4)DS主要累及脑干(DSBS):主要是指累及脑干但不符合NMO或NMOSD标准的DS,最常见的表现是复视、眼球震颤、构音障碍等,以脑桥受累最常见。

(5)CIS:是指SLE患者首次出现的CNS炎性脱髓鞘事件。

【辅助检查】

1. MRI检查 约50%的NPSLE事件发生时没有相应的神经影像学异常,但早期诊断为SLE患者,即使无明显的神经精神症状,其影像学异常发生率也很高(25%)。NPSLE患者MRI可见白质高信号(WMHIs)、灰质高信号(GMHIs)炎性病变,病灶多分布于大脑皮质下白质及基底节区,病灶在T_2WI和FLAIR上表现为高信号(图3-12-40),T_1WI表现为中等信号或低信号;其他特征可有弥散受限、增强(甚至环形)、周围区域局灶性皮质萎缩。SLE相关脊髓炎通常为长节段脊髓受累,椎体长度超过2~3个,病灶主要见于胸段,可见受累节段脊髓肿胀,呈长T_1、长T_2异常信号(图3-12-41)。

2. 实验室检查 脑脊液检查多表现压力正常或轻度升高。细胞数轻度增高,一般不超过$100\times10^6/L$,以淋巴细胞为主;蛋白正常或轻度升高,糖、氯化物多正常。CSF-IgG指数升高。以NMO或NMOSD为症状特征的SLE可出现血清中AQP4抗体阳性。血沉、C反应蛋白、全血计数、补体C3、C4和自身抗体等检测对SLE的诊断至关重要。

【诊断和鉴别诊断】

1. 诊断 2012年系统性狼疮国际合作诊所

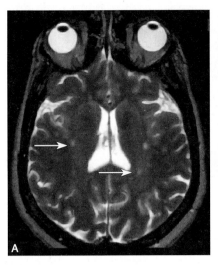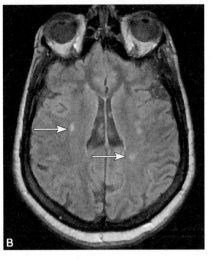

图 3-12-40 SLE 患者的脑白质改变,病灶较小,在 $T_2WI(A)$ 及 FLAIR(B)像上均显示为高信号

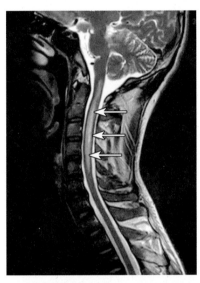

图 3-12-41 SLE 患者的脊髓病变可见髓内高信号病灶,超过 5 个椎体节段,并伴有脊髓肿胀

(SLICC)标准是最新诊断标准。SLE 相关性脱髓鞘病的诊断需根据典型的临床表现与辅助检查相结合(Piga et al,2017)。

2. 鉴别诊断

(1)多发性硬化(MS):当 SLE 患者以 DS,尤其 CIS 为首发症状时,需要与 MS 鉴别。临床表现如有 SLE 全身症状,如特异性皮损、关节炎等,有助于 SLE 相关 DS 的诊断。血清中特异性自身抗体检测,如抗 dsDNA 抗体是 SLE 的特征。脑脊液寡克隆带对诊断 MS 特异性较高(85%~95%)。SLE 相关脊髓炎多表现为长脊髓病灶>3 个椎体节段,而 MS 的脊髓病灶<2 个椎体节段。

(2)视神经脊髓炎谱系疾病(NMOSD):SLE 可累及视神经及脊髓,且脊髓 MRI 表现与 NMOSD 相似。研究表明,在 SLE 相关脱髓鞘综合征中有 50% 的患者合并 NMOSD,但 SLE 的系统受损表现,如光敏、蝶形红斑、关节炎等,SLE 特异性抗体均有助于 SLE 诊断。NMO-IgG 在 SLE 患者中检出率很低,小于 1%,该抗体阳性高度提示 NMOSD 的诊断。

【治疗和预后】

1. 治疗 SLE 相关性脱髓鞘病的管理,应包括急性期大剂量甲泼尼龙冲击治疗(1g/d,持续 3~5 天),宜联合静脉应用环磷酰胺,静脉注射 500mg,每 2 周 1 次,共 3 个月或每月一次静脉注射 750mg/m² ,应用 3~6 个月。由于复发风险很高,需使用免疫抑制剂维持治疗,如硫唑嘌呤、吗替麦考酚酯(霉酚酸酯)或甲氨蝶呤等。在难治和复发病例可考虑利妥昔单抗或静脉注射免疫球蛋白等。

2. 预后 近年来,由于早期诊断和治疗,生存率显著提高。SLE 合并 NMO 的患者预后最差,LETM 是导致残疾的主要原因。

(二)类风湿关节炎相关性脱髓鞘病

类风湿关节炎(rheumatoid arthritis,RA)是一种以关节病变为主的慢性炎症性自身免疫性疾病,可引起关节渐进性受损和畸形,造成关节功能障碍,导致生活质量降低。部分患者可出现 CNS 脱髓鞘疾病(Smolen et al,2018)。

【临床表现】

1. RA 是一种全身性疾病,可发生在任何年龄,以 30~50 岁多见,男女患病之比为 1:(2~3)。RA 的临床表现多样,特征性表现为对称性、多发性的小关节炎。此外,此病还可累及其他的关节外器官,如类风湿血管炎、肺、心脏、神经系统等。

2. RA 的 CNS 损害较少见,以精神症状多见,如焦虑、抑郁等,部分患者可有认知功能障碍,也可出现癫痫发作、脑膜脑炎、脑积水、脑神经受累等。RA 相关的脱髓鞘病变非常少见,多与其他 CNS 脱髓鞘病如 MS、NMOSD 等共存(图 3-12-42A)。脊髓病变通常是由椎体压迫引起,部分患者可出现急性脊髓炎,表现为脊髓的运动、感觉和自主神经功能严重受损(Andrei et al,2015)。在诊断 RA 后出现 MS 多与患者接受生物制剂治疗有关(图 3-12-42B,图 3-12-45)。

【辅助检查】

1. 影像学检查 继发于 RA 的脑膜炎 MRI 通常在 T₂加权序列的高信号病变,增强后可有脑膜强化(图 3-12-43)。脑膜内的类风湿结节是类风湿性脑膜炎的特异性病变(图 3-12-44)。RA 引起的脱髓鞘病变常表现在 T₂WI 和 FLAIR 序列中的脑白质高信号(图 3-12-42A),脊髓核磁表现为病灶在 T₂WI 上呈高信号,可单发或多发,主要累及颈、胸段,增强扫描可均匀或不均匀强化(图 3-12-45)。

2. 实验室检查 RA 引起的脑膜炎通常显示脑脊液压力正常,少量淋巴细胞增多,蛋白质正常或轻度升高。其他检查包括自身抗体,尤其类风湿因子、抗角蛋白抗体谱,以及血沉、C 反应蛋白和补体等。

3. 类风湿结节活检 其典型病理改变有助于本病的诊断。

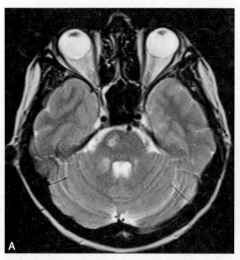
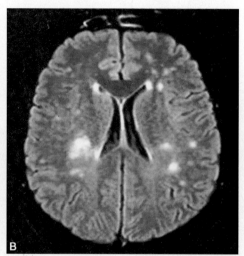

图 3-12-42

A. RA 合并 MS 患者 MRI 检查 T₂WI 显示脑桥和小脑病变;B. 患者使用抗 TNF-α 药物后 FLAIR 像显示侧脑室旁白质病变

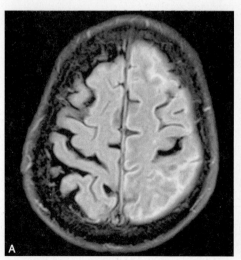
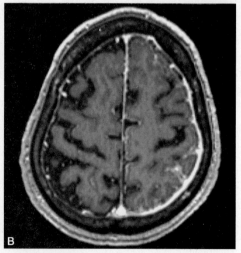

图 3-12-43 RA 患者脑 MRI 检查

A. FLAIR 像显示左侧半球高信号病变;B. 脑膜增厚伴有强化

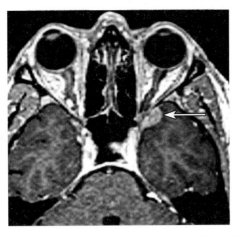

图 3-12-44 脑部 MRI 示 RA 患者的类风湿结节（箭头）与左颞叶接触

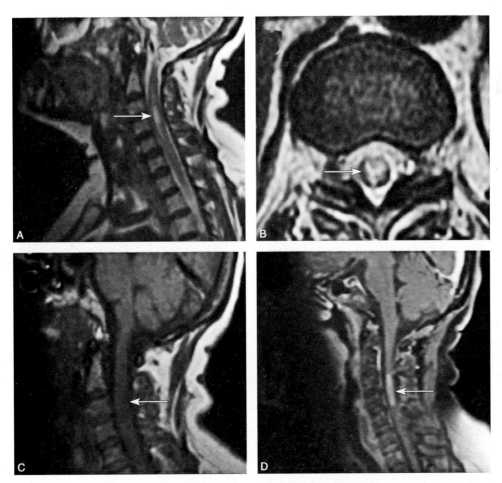

图 3-12-45 RA 患者使用抗 TNF-α 药物后引起脊髓病变

A. MRI 矢状位 T_2WI 像显示上段颈髓的髓内高信号病变；B. 轴位 T_2WI 像显示由 C_2 延伸至 C_5 的高信号病变；C. 病变在 T_1WI 像显示为低信号；D. 增强图像显示病灶均匀强化

【诊断和鉴别诊断】

1. 诊断 RA 的诊断主要依靠典型的临床表现、实验室检查及影像学检查。典型表现为近期发病的关节疼痛和肿胀,晨起关节僵硬,以及异常的实验室检查,如 C 反应蛋白或红细胞沉降率升高等。目前临床上的 RA 诊断主要依据 2010 年美国风湿病学会和欧洲风湿病联盟提出的新的 RA 分类标准。

2. 鉴别诊断 SS 引起的脱髓鞘病变主要需要与 MS 鉴别,临床表现、MRI 检查、自身抗体检测、CSF 寡克隆带等有助二者的鉴别。

【治疗和预后】

1. 治疗 RA 相关性脱髓鞘病的治疗参见 SLE 部分。由药物引起的脱髓鞘病变应立即停药,应用大剂量糖皮质激素冲击治疗,也可选用静脉注射免疫球蛋白或血浆置换疗法。

2. 预后 RA 患者的寿命比一般人群少 3~12 岁。这些患者死亡率的增加主要是由于心血管疾病的加速,特别是那些疾病活动性高和慢性炎症的患者。相对较新的生物疗法可能逆转动脉粥样硬化的进展,延长 RA 患者的生命。

二、结节病相关性脱髓鞘疾病

结节病(sarcoidosis)是一种全球性疾病,所有种族、年龄、性别均可发病。70%的患者发病年龄在 25~45 岁。女性发病率稍高;约 50%的患者合并全身性疾病,30%~70%出现神经系统症状。

结节病是一种以多系统非干酪性肉芽肿形成为特征的慢性全身性炎性疾病,病因尚不明确,可能是基因易感个体暴露于不明抗原后产生的过度肉芽肿性反应的结果。肉芽肿形成的主要部位在肺部和淋巴系统,当出现神经系统损害的表现时称为神经系统结节病(neurosarcoidosis,NS)。

【临床表现】

1. NS 的神经系统任何部位均可受累,临床表现多样,可出现脑神经病变、脑膜病变、脑积水、脑实质病变、肌病、周围神经病变等。

2. NS 相关性脱髓鞘病主要包括脑白质病变和脊髓病变,脊髓病变可能是神经结节病的先兆表现,也可以是 NS 唯一的表现。脊髓受累以颈胸段最为常见,腰骶段少见,可表现为蛛网膜炎、长节段横贯性脊髓炎伴脊髓肿胀、硬膜内病变、硬膜外病变、髓内病变、髓外病变或晚期局灶性脊髓萎缩等。临床表现以急性或亚急性运动、感觉功能障碍最常见,其他表现包括腰痛、腿痛、马尾综合征等。

【辅助检查】

1. MRI 检查 脑 MRI 检查最常见的改变是 T_2WI 和 FLARI 的白质病变,通常与症状或治疗反应无关,表明很可能是血管改变。这些 T_2WI 和 FLARI 成像区域的高信号改变多分布在脑室周围,与多发性硬化所见的脱髓鞘病变相似(图 3-12-46),增强扫描有助于显示软脑膜及脑实质异常(图 3-12-47)。伴或不伴脑神经强化和增厚的软脑膜强化见于 30%~40%的经活检证实的 NS 患者(图 3-12-48)。约 1/3 的病例出现硬膜强化,常与软脑膜强化同时发生。垂体受累表现为囊性肿块或强化,和/或漏斗部增厚(图 3-12-49)。脑积水发生率为 5%~12%,与软脑膜或硬膜强化有关。强化的实质肿块是结节病的一种罕见但重要的表现,可能被误认为是肿瘤,支持结节病改变的特征包括软脑膜强化和缺乏中央坏死。

脊髓 MRI 检查可显示脊髓内病变,脊髓病变在 T_2WI 像多表现为高信号,伴脊髓肿胀,也可出现软脑膜增强,局灶性或弥漫性髓内强化和脊髓萎缩(图 3-12-50)。

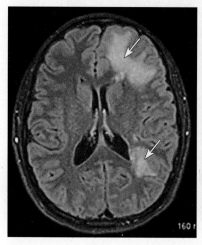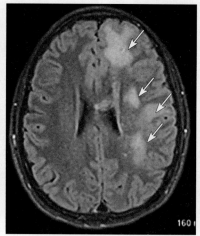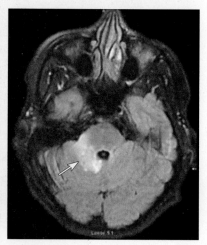

图 3-12-46 神经结节病患者的脑实质改变,与脱髓鞘病变类似

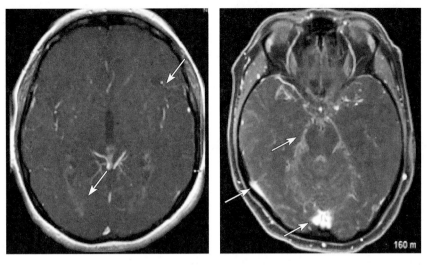

图 3-12-47　神经结节病患者后颅窝和颅底可见软脑膜强化病灶

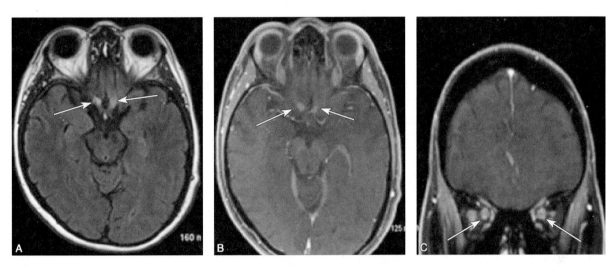

图 3-12-48　神经结节病患者 MRI 检查 FLAIR 像

A、B 为轴位，C 为冠状位，可见视神经异常高信号，边缘片状强化（长箭头，T_2 高信号和强化）

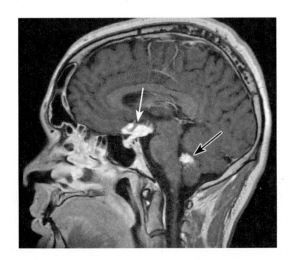

图 3-12-49　神经结节病患者 MRI 检查

矢状位增强 T_1WI 显示下丘脑、垂体和视神经的典型高信号病变（白色箭头）；第四脑室的结节状强化（黑色箭头）

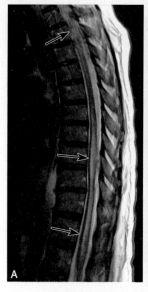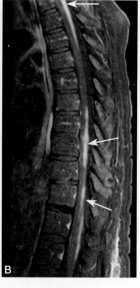

图 3-12-50　神经结节病患者脊髓 MRI 检查

A. T$_2$WI 显示髓内高信号病变,伴有脊髓肿胀(黑色箭头);

B. 增强扫描显示髓内病灶明显强化(白色箭头)

2. 镓扫描和^{18}F-脱氧葡萄糖-PET 检查　镓对肺外或肺内活动性结节病的敏感性约 97%。镓扫描中检测到泪腺、小涎腺和腮腺的炎症,熊猫征尤其提示结节病。在常规 CNS 成像模式无法显示病变的情况下,^{18}F-FDG PET 对 NS 的诊断十分敏感,已被用于确定可疑 NS 患者的活检部位,优于镓扫描。

3. 脑脊液检查　无特异性,但所有考虑 NS 的患者都应进行脑脊液分析,以帮助确认存在鞘内炎症以及排除感染和肿瘤。脑脊液改变多表现为压力升高,细胞数升高,以淋巴细胞增多为主,蛋白水平升高,20% 患者可出现糖水平降低。蛋白电泳检查可见寡克隆带,阳性率为 25%~50%,部分病例 IgG 指数升高。在进行脑脊液检查时,应同时送检真菌和分枝杆菌培养。

4. 组织活检　在病理学证实的基础上,结节病的诊断是可靠的。如果患者对治疗没有反应,而且对 NS 的诊断有疑问,则应对受累组织进行活检,如脑膜、脑组织或脊髓等。

【诊断和鉴别诊断】

1. 诊断　NS 相关性脱髓鞘病的诊断,需结合临床表现、MRI 检查、CSF 改变,甚至神经系统病理学诊断证实。

2. 鉴别诊断　NS 相关性脱髓鞘病变可表现为散在的皮质或白质病变,临床与 MS 有类似的复发缓解过程,MRI 可显示病变在空间和时间上的多发性。鉴别点是 NS 引起的视神经炎往往双侧受累,MS 通常表现为单侧、轻中度或孤立性视神经炎。其次,伴有视神经病变的 NS 患者,神经内分泌功能障碍与视神经功能障碍共同发生

也是 NS 的一个线索,因肉芽肿性炎症可从下丘脑扩散到视神经。最后,在出现复视的患者中,可能怀疑脑干综合征,但表现眼眶假瘤综合征可伴有复视常提示眼外肌受累的 NS。MS 患者使用糖皮质激素治疗预期会加快恢复,且对病程无实质性影响;而 NS 通常表现持续的类固醇敏感性,在激素治疗期间可防止疾病恶化,但在激素逐渐减量过程中疾病可能复发。

【治疗和预后】

1. 治疗　糖皮质激素是治疗各种 NS 的主要药物,对无任何禁忌证的患者均应使用。标准起始剂量是泼尼松 1mg/(kg·d) 或 40~60mg/d。在向口服泼尼松过渡之前,部分侵袭性病例可能需要静脉滴注甲泼尼龙 3~5 天(1g/d)。免疫抑制剂如吗替麦考酚酯、硫唑嘌呤、甲氨蝶呤、羟基氯喹、环孢素等常作为辅助治疗,以优化临床疗效,加快激素减量速度,降低复发率。

2. 预后　NS 患者 10 年生存率约为 89%,诊断 5 年后约 10% 的患者出现神经功能障碍恶化,伴有周围神经系统受累的 NS 患者总体生存率可能会更低。伴随 NS 的结节病患者神经系统症状复发很常见,免疫抑制剂可减少复发。

三、移植物抗宿主病相关 性脱髓鞘疾病

移植物抗宿主病(graft-versus-host disease,GvHD)是指移植物组织中的免疫活性细胞与组织抗原不相容的受者组织之间的反应,最常见于异基因造血干细胞移植,也可见于肝、肾移植等,是移植术后的一种严重并发症。当累及中枢神经系统时称为中枢神经系统移植物抗宿主病(CNS-GvHD)。其中慢性 CNS-GvHD 已被定义为一种独立的疾病,CNS 脱髓鞘病是该病的一种类型。CNS-GvHD 相关性脱髓鞘病会出现类似于 MS 样的临床表现,可呈复发-缓解病程(Min et al,2019)。

CNS-GvHD 相关性脱髓鞘病通常脑脊液细胞数轻度升高,蛋白正常或轻度升高,部分病例 CSF-IgG 指数增高,寡克隆区带阳性。MRI 检查常表现 CNS 白质病变,可伴增强效应(图 3-12-51)。

目前尚没有统一的 CNS-GvHD 诊断标准,可参照2009 年 Openshaw 研究组的诊断指南。CNS-GvHD 相关性脱髓鞘疾病的诊断需根据临床表现与辅助检查相结合。

本病需与 MS、NMOSD 鉴别。GvHD 可出现全身的表现,同时血 AQP4 抗体阳性提示 NMOSD 的诊断。

目前尚无统一的治疗标准,CNS-GvHD 相关性脱髓鞘病的治疗参见 SLE 部分。

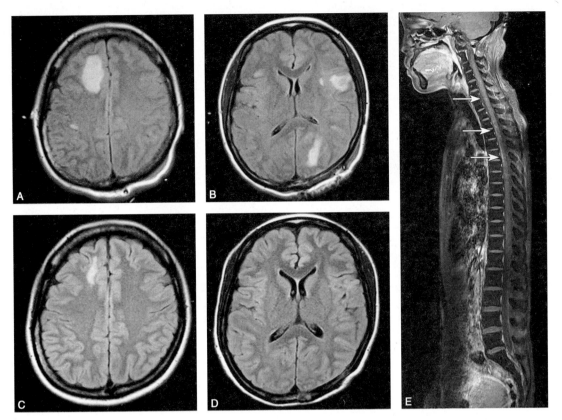

图 3-12-51　接受同种异体造血干细胞治疗后发生慢性 CNS-GvHD 的患者 MRI 检查 FLAIR 像

A、C. 治疗前后右侧额叶的高信号病变；B、D. 治疗前后左侧颞、枕叶的高信号病变；E. MRI 显示脊髓内多灶性结节性增强（箭头）

参考文献

第十三章　**重症肌无力及其他神经肌肉接头疾病**

Myasthenia Gravis and Other Neuromuscular Junction Diseases

（刘卫彬　王化冰）

重症肌无力(myasthenia gravis，MG)是神经肌肉传递障碍性疾病，由于自身抗体结合于神经-肌肉接头(NMJ)突触后膜组分，主要是乙酰胆碱受体(AChR)所导致的器官特异性自身免疫性疾病。MG 发病率为 0.3/10 万～2.8/10 万，估算全球约有 70 万例患者。MG 临床表现复杂多样，临床有多种亚型，治疗始终面临巨大的挑战。

第一节　重症肌无力的历史回顾

（付锦）

MG 是一个古老的疾病，早在 1672 年英国医生 Thomas Willis 就描述了 MG 患者肌无力的症状和晨轻暮重的现象，如患者因精神缺乏而饱受困扰，他们早上能行走、自由挥动双臂、抬举重物，但到中午影响他们肌肉的精神储备备消耗殆尽，甚者不能移动手足。他在医学史上另一个杰出的功绩是发现了 Willis 动脉环。19 世纪法国和德国关于肌肉疾病和神经-肌肉疾病研究蓬勃发展，如法国的 Amand Duchenne(1806—1875)，Francois Aran(1817—1861)，以及著名的 Jean Charcot(1825—1893)，Pierre Marie(1853—1940)和 Joseph Déjérine(1849—1917)等，他们描述了肌萎缩和运动神经元疾病。1877 年英国 Guy's 医院的医生 Samuel Wilks 爵士(1824—1911)发表了第一篇重症肌无力的英文论文"脑炎、癔症以及延髓性麻痹——一例脑-脊髓中枢功能缺失的例证"，他曾诊断一个女孩是"延髓性麻痹，致命性，未发现疾病"，病程中肌无力症状呈波动性，最终死亡。Wilks 在尸检中详细检查了延髓，描述"肉眼看来非常正常，显微镜下观察无显著变化"。与运动神经元病所致的延髓性麻痹完全不同，他讨论了排除癔症引起肌无力的可能，并大胆地提出这可能是一种新的疾病，是人们认识 MG 迈出的可喜的一步。

这一时期还要提到 Wilhem Erb(1840—1921)，他建立了德国的现代神经病学，是最早将电生理诊断应用于神经疾病诊治的医师之一，创造了"dystrophia muscularis progressive"(进行性肌萎缩)这一术语。多种疾病和术语都冠以他的名字，诸如 Erb-Duchenne 麻痹(也称 Erb 麻痹)、Erb-Charcot 麻痹、Erb-Goldflam 病、Erb-Westphal 综合征、Erb 肌营养不良(即面肩肱型肌营养不良)，以及 Erb 现象、Erb 点、Erb 反射(即肱二头肌反射)等。1879 年 Erb 在一篇重症肌无力的论文中描述了 3 个病例。一种特殊类型的延髓性麻痹，以及双侧上睑下垂、复视、吞咽困难、面瘫和颈肌无力等症状，并描述有些病例可能暂时缓解的特点。其中一例患者死亡，但未进行尸检。鉴于他对重症肌无力的详细描述，他的名字 Erb 曾经一度

成为重症肌无力最早名字的一个组成，即 Erb-Goldflam 病。

此后，相继出现一批 MG 的尸解报告，波兰华沙的 Samuel Goldflam(1852—1932)医生将当时对 MG 的描述与认识作了总结，全面描述了症状细节，分析了病情变化、严重性及预后，提出与延髓性麻痹和癔症鉴别。他将所有的临床观察加以综合，提出重症肌无力较完整的特征性临床表现，指出吞咽反射正常，无肌萎缩和肌纤颤，括约肌功能正常，反射正常但重复刺激后出现疲劳。Goldflam 的这篇论文被人认为是重症肌无力认识史上最重要的论述，加深了 MG 作为一个独立疾病的认识。重症肌无力因此也曾被命名为 Erb-Goldflam 症状复合征(Erb-Goldflam symptom-complex)。

重症肌无力(myasthenia gravis)一词源于希腊语，是肌肉无力之意。1895 年德国医师 Friedrich Jolly(1844—1904)在柏林学会上以"重症肌无力假性麻痹"(myasthenia gravis pseudoparalysis)首先使用了 myasthenia 一词，此后，重症肌无力被正式采纳和普遍接受。

Weigert(1901)曾发现一例 mMG 患者罹患胸腺恶性淋巴瘤，三角肌和膈肌的肌纤维有淋巴细胞浸润，使人们开始注意 MG 与胸腺的关系。1905 年，英国的 Edward Buzzard 医生发现 MG 患者肌肉纤维中淋巴细胞聚集(淋巴溢)，Holmes(1923)报告了 8 例尸检病例，6 例有胸腺瘤或胸腺增生。Norris(1936)对大量尸检进行分析，认为 MG 患者普遍存在胸腺增生。1911 年，Sauerbruch 在瑞士苏黎世做了第一例 MG 患者的胸腺切除术，这是一例 20 岁的女性，患有全身型重症肌无力伴有严重的甲亢，医生切除了肿大的胸腺，并做了甲状腺动静脉结扎，病理报告胸腺增生，术后患者的 MG 和甲状腺毒症的症状均获得好转。

使用毒扁豆碱类治疗 MG 可追溯到 1894 年，Friedrich Jolly 首先应用毒扁豆碱治疗 MG，同时提出用此药危险性较大。1934 年，Mary Walker 在 Lancet 杂志报道一例 MG 患者治疗的重要发现，她是伦敦格林威治(Greenwich)的 St Alfege 医院的一名住院医师，她负责一名 56 岁的 MG 女性患者治疗，来访的神经病学家 Denny Brown 看了这例患者，说患者的症状与箭毒中毒很相似。Walker 看到箭毒中毒可注射毒扁豆碱治疗，她在这个患者试用了这一药物，使瘫痪得到显著改善。接着 Walter 又治疗了一例 40 岁的 MG 女患，这次她使用了药剂师同事 Philip Hamil 推荐的新斯的明，这是罗氏公司新上市的人工合成的胆碱酯酶抑制剂。1934 年 Walker 在皇家医学会会议上报告了这一病例，指出毒扁豆碱对 MG 的效应是明显的，尽管作用短暂，但它能改善吞咽功能，并在呼吸危象时让患者能挺过难关。这一发现有力地支持重

症肌无力的疲劳原因是运动终末器官或所谓的神经肌肉接头中毒的观点,这一发现是对 MG 治疗的重大贡献,也为其病变部位及发病机制提供了重要线索。

美国学者 Osserman(1958)首次提出重症肌无力的临床分型,并于 1971 年重新进行了修订,即改良的 Osserman 分型。半个多世纪以来,Osserman 分型已成为 MG 的国际分型标准,在临床上得到广泛采用,对 MG 的研究、治疗和预后判定有重要意义。

Nastuck(1959)和 Simpson(1960)通过多年研究,根据临床和实验证据各自独立地提出了 MG 的自身免疫病学说。Patrick 和 Lindstörm(1973)证明,使用纯化的抗乙酰胆碱受体(AChR)免疫兔子可造成重症肌无力样症状,即实验性自身免疫性重症肌无力(EAMG),使 MG 的发病机制认识达到了一个新高度。从此许多研究证明,MG 患者存在抗 AChR 的自身免疫反应,抗 AChR 抗体导致神经肌肉接头结构与功能损伤。100 多年来,经过几代医生与科学家的观察探索,终于拨开重重迷雾,初步看清了 MG 的庐山真面目。

从 20 世纪 70 年代,泼尼松和硫唑嘌呤被确认为 MG 的治疗方案,1968 年 Nouza 等报道难治性 MG 应用环磷酰胺治疗,1986 年报告使用环孢素治疗,1998 年报告应用麦考酚酸酯治疗重症难治性 MG,1977 年应用血浆置换法治疗 MG,1984 首次报告静脉滴注免疫球蛋白使 MG 患者症状改善,显示 MG 是一种可治疗的疾病,使致残率与死亡率显著下降,也充分证实其自身免疫发病机制。

第二节　重症肌无力的发病机制、遗传学和病理生理

（李柱一　常婷）

重症肌无力(myasthenia gravis,MG)是典型的获得性神经肌肉接头(neuromuscular junction,NMJ)自身免疫性疾病,具有明确的靶抗原、自身抗体及病理作用靶点。正常个体 NMJ 突触后膜的 AChR 与释放到突触间隙的 ACh 结合可以产生终板电位,达到阈电位时爆发动作电位,引起肌肉收缩(图 3-12-9)。MG 患者产生了针对 NMJ 突触后膜组份的病理性自身抗体,最常见的是 AChR-Ab,其与突触后膜 AChR 结合后可以激活补体,破坏 AChR 导致 NMJ 传递障碍而出现全身横纹肌收缩无力。除了 AChR-Ab 之外,MG 患者还可出现多种针对 NMJ 突触后膜组份的自身抗体,干扰 AChR 聚集,影响 AChR 功能及 NMJ 的传递而致病。

【病因和发病机制】

1. 病因　MG 的主要病因是免疫异常,证据包括:

（1）EAMG 动物模型研究证据:Patrick 和 Lindstrom 发现,用电鳗(Torpedo)的电器官提取纯化的 AChR 作为抗原反复免疫致敏家兔,可以引起肌肉无力,随后 Lennon 团队发现该模型与人类 MG 极其相似。伴随着这些发现,实验性自身免疫性重症肌无力(experimental autoimmune myasthenia gravis,EAMG)模型成功建立,EAMG 表现为肌无力,出现微小终板电位(miniature end-plate potentials,MEPPs)降低,对 3Hz 神经肌肉刺激反应递减,与人类 MG 的临床、药理及电生理特征完全相同,且与 AChR 结合的标记抗体量有关(AG Engel et al,1976)。如将发病小鼠血清被动转移给健康小鼠可导致发病,将 MG 患者的 AChR-Ab 或特异性免疫活性细胞注入正常动物同样使之发病,符合抗体介导的自身免疫性疾病。EAMG 急性期动物血清中检出 AChR-Ab,NMJ 可见明显的淋巴细胞浸润,用免疫荧光法在突触后膜可见 AChR 与 AChR-Ab 及补体 C3 免疫复合物沉积。这些证据表明,MG 主要是由 AChR-Ab 导致 NMJ 传导功能障碍。EAMG 的实验研究对阐明 MG 免疫发病机制有重要意义。

（2）MG 患者免疫功能异常:自身反应性 B 细胞及病理性自身抗体在 MG 发病中的作用越来越明确。85%~90%的 MG 患者血清可检出 AChR-Ab,正常人群及其他肌无力患者阴性,AChR-Ab 已成为诊断 MG 的敏感可靠的指标。MG 患者合并胸腺瘤或早发型 MG 患者易出现高水平血清 AChR-Ab,眼肌型患者抗体水平通常比全身型低。AChR-Ab 可通过血-胎盘屏障由母体传给胎儿,新生儿 MG 出生时血清 AChR-Ab 水平高,病情重;新生儿若能存活,血清 AChR-Ab 水平逐渐下降,病情渐趋好转。MG 患者肌肉活检切片发现 AChR 明显减少,证明 AChR-Ab 的致病性,为 MG 的自身免疫学说提供有力证据。然而,病理性自身抗体的产生离不开 CD4$^+$ 辅助 T(T helper,Th)细胞的辅助。在不同的转录因子作用下,CD4$^+$ Th 细胞可分化为不同细胞亚群,分泌促炎及抑炎细胞因子,从而发挥不同功能。既往的研究认为 Th2 细胞在病理性自身抗体的产生及 MG 发病中起着主导作用;然而,随着新的辅助 T 细胞亚群的发现,近年来研究表明滤泡辅助 T(Tfh)细胞、Th17、Th9 以及 Th22 在均参与了 MG 与 EAMG 的病理过程(Link H et al,1991;Conti-Fine BM et al,2008)。阻断关键细胞亚群的激活以及靶向沉默致病的细胞因子,将会为 MG 的生物靶向治疗提供理论依据。

（3）胸腺异常:目前公认 MG 的发生、发展与胸腺内发生的异常免疫反应直接相关,尤其在 AChR-MG 患者,胸腺有可能是异常免疫应答始动和维持器官。研究证明胸腺内肌样细胞(intrathymic myoid cells,TMC)可表达 AChR,其与 NMJ 突触后膜上的 AChR 抗原性一致,针对胸腺 AChR 产生的抗体可与 NMJ 的 AChR 交叉结合,最

终导致 NMJ 传递障碍。除肌样细胞外,胸腺组织中的上皮细胞、胸腺细胞和胸腺基质细胞均高表达 AChR 抗原,其 mRNA 序列与横纹肌突触后膜上 AChRmRNA 序列一致(Hohlfeld R et al,2008)。

2. 发病机制 MG 作为一类典型的抗体介导的自身免疫性疾病,具有明确的抗原、致病性自身抗体及病理作用靶点。近年来研究表明,自身免疫性 MG 具有针对 NMJ 突触后膜特异性蛋白的多种自身抗体(图 3-13-1),包括针对经典的离子通道抗原如突触后膜抗 AChR 和钾离子通道(VGKC 或 Kv1.4)等抗体,抗肌肉特异性受体酪氨酸激酶(muscle specific kinase,MuSK)抗体,以及针对肌细胞内参与 AChR 聚集分子如细胞骨架蛋白 Rapsyn 抗体等。自身免疫性抗体通常是针对细胞内物质,MG 的细胞内免疫攻击包括肌细胞内兰尼碱受体(ryanodine receptor,RyR)、连接素(Titin)和 Rapsyn 等。

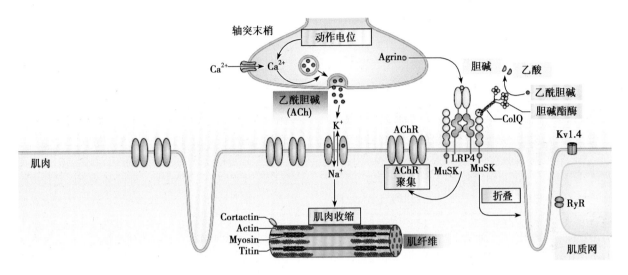

图 3-13-1 神经肌肉接头示意

(1) AChR-Ab 的免疫病理机制:AChR-Ab 是最早被发现导致 NMJ 突触传递障碍的分子,是导致 MG 的重要致病机制。血清 AChR-Ab 为 MG 提供特异性标志,同时又有明显的异质性。对 AChR-Ab 病理生理作用的诠释始于对 AChR 主动免疫后 EAMG 的研究,大部分 EAMG 和许多 MG 患者的 AChR-Ab 主要针对 AChR 的 α-亚单位的主要免疫源区(main immunogenic region,MIR),包括 α 亚单位的第 67-76 氨基酸序列,AChR-Ab 具有高度异源性,不同患者间只共享有限的独特型(Wang WZ et al,1998)。补体激活导致膜攻击复合物在 NMJ 沉积,是 EAMG 中 AChR 丢失的关键机制。在补体 4(C4)基因缺陷豚鼠中无法诱导出 EAMG 模型,抑制补体激活同样可阻止 EAMG 发病。抗体使 AChR 交联,其 Fc 段介导补体 C1q 的结合和吞噬细胞激活。AChR 抗体还可能通过封闭 AChR 离子通道功能发挥作用。目前检测这些血清中抗体在很大程度上有赖于与离子通道特异性结合的各种神经毒素,检测 MuSK 及其他各种细胞内蛋白则需应用其他新型的分子技术。

AChR-Ab 包括三种形式:结合抗体、封闭抗体及调节抗体。结合抗体需用放射性核素标记的 α-银环蛇毒素(α-bungarotoxin)检测,抗原的来源及检测抗体的神经毒素见表 3-13-1。Vincent 和 Newsom-Davis 在 1985 年发明应用放射免疫沉淀法(radioimmunoassay)检测 AChR-Ab

(A Vincent et al,1985),眼肌型 MG 患者的 AChR-Ab 阳性率为 60%,全身型 MG 阳性率为 80%~90%,合并胸腺瘤或严重全身型 MG 患者 100% 均可检出。由于该方法检测 AChR-Ab 的高度特异性,显著提高了 MG 的诊断水平,是 MG 诊断的金标准。事实上,该方法在大规模疾病普查中已用于统计 MG 的发病率及患病率。与其他 MG 类型相比,早发全身型 MG 抗体水平似乎最高;在血清阳性的 SPMG 中,眼肌型 MG 抗体滴度低于全身型,说明 AChR-Ab 绝对浓度与临床表现有关。提上睑肌在 MG 中特殊的易感性可能提示特殊的抗原决定簇。

(2) 肌肉特异性受体酪氨酸激酶(muscle-specific receptor tyrosine kinase,MuSK)抗体:Vincent 与 Hoch 合作发现了 MG 另一种攻击的靶抗原 MuSK,MuSK 参与 AChR 发育中的聚集。MuSK-IgG 并不与 AChR-IgG 共存,也不存在于正常人,仅见于 AChR-Ab 阴性的 MG 患者。1%~4% 的 MG 患者可以检测到 MuSK 抗体。MuSK-MG 主要以球部、颈部肌群及呼吸肌受累为主,眼外肌、四肢肌受累不明显,与 AChR-MG 相比,受累肌群更加局限,临床上主要表现为延髓性麻痹、面颈肌无力(GI Wolfe et al,2008)。绝大多数 MuSK 抗体都属于 IgG4 亚型。尽管 MuSK 抗体不能像 AChR 抗体一样激活补体,但其仍然可以直接致病。

表 3-13-1 定量检测离子通道自身抗体时所需的神经毒素

抗原	来源	神经毒素	来源	用途
AChR	肌肉或肌细胞系(TE671 细胞)	α-bungarotoxin	Bungarus multicinctus	诊断 MG
VGCC	人或兔的小脑,或神经细胞系,或小细胞肺癌细胞系	conotoxin MVIC	Conus magus	诊断 LEMS 和一些 CNS 疾病
VGKC	人或兔的大脑皮质	Dendrotoxins	Dendroaspis species	诊断 NMT、MG 和一些 CNS 疾病

注:LEMS(Lambert-Eton myasthenia syndrome)肌无力综合征;NMT(neurogenic muscle tonic syndrome)神经性肌强直。

(3)低密度脂蛋白受体相关蛋白 4(low-density lipoprotein receptor-related protein 4,LRP4)抗体:在 1%~5% 任何亚型的 MG 患者以及 7%~33% AChR、MuSK 抗体阴性 MG 患者可检测出 LRP4 抗体。LRP4 抗体发挥其致病作用主要通过阻止 Agrin-LRP4 的相互作用,影响 AChR 在突触后膜聚集,抑制 NMJ 传递(Pevzner A et al,2012)。同时,LRP4 抗体也可以阻断 LRP4-MuSK 的相互作用,从而影响 AChR 功能而致病。LRP4-MG 亚组的临床特点尚不完全明确,上述研究表明该亚组患者临床症状较轻,部分患者可以仅表现为眼外肌受累,很少出现肌无力危象,且不伴有胸腺瘤。也有研究发现:LRP4 抗体阳性患者均为全身型 MG,表现严重的肢带肌无力和/或进行性延髓性麻痹,这组患者未发现胸腺瘤。

(4)Agrin 及 cortactin 抗体:在一小部分合并 AChR,MuSK 或者 LRP4 抗体阳性的 MG 患者可以检测出 Agrin 抗体。Agrin 是由运动神经末梢释放的类肝素硫酸蛋白聚糖,其主要对 NMJ 的形成、维持和再生进行调节。尽管体外研究发现 Agrin 抗体可以抑制 MuSK 磷酸化以及抑制 AChR 聚集,但目前公认 Agrin 抗体非直接致病性抗体(Gasperi C et al,2014)。同样,抗皮动蛋白(cortactin)抗体在一小部分合并或不合并其他 NMJ 抗体的 MG 患者被报道(Gallardo E et al,2014)。

(5)抗横纹肌抗原的抗体(anti-striational muscle antigen antibody,anti-SA antibody):20 世纪 80 年代发现两个重要的横纹肌抗体——抗连接素(Titin)和兰尼碱受体(Ryanodine receptor,RyR)抗体,是继抗 AChR-Ab 后的又一个重要发现。在 20%~30% 合并 AChR-Ab 的 MG 患者中可检出 Titin 抗体,尤其在晚发型以及合并胸腺瘤的 MG 患者中 Titin 抗体阳性率更高(Szczudlik P et al,2014)。尽管 Titin 抗体不直接致病,但抗 Titin 抗体的出现则提示患者病情较重,需要长程免疫抑制治疗,且对胸腺切除疗效差。此外,在 50 岁以下 MG 患者,Titin 抗体是胸腺瘤的一个极其敏感标记。

约 70% 合并胸腺瘤、AChR-Ab 阳性的 MG 患者以及 14% 晚发型 AChR-Ab 阳性 MG 患者中可检测出 RyR 抗体阳性(Romi F et al,2005)。RyR 抗体可抑制 Ca^{2+} 自肌浆网释放和肌肉兴奋-收缩偶联,其在伴胸腺瘤的 MG 患者中阳性率为 70%~80%,RyR 抗体阳性常为侵袭性胸腺瘤或胸腺癌。尽管 RyR 抗体在 MG 中的致病作用尚未完全阐明,但是 RyR 抗体的出现预示着病情较重。

MG 伴胸腺瘤患者除了血清 AChR 抗体阳性,几乎都存在高滴度血清 SA 抗体或有一种以上的抗体,是伴胸腺瘤 MG 的重要诊断特征。一般认为,抗 SA 抗体与晚发型 MG 相关。在三种抗 SA 抗体中,抗 titin 抗体阳性患者年龄最大,抗 Kv1.4 抗体阳性患者年龄最小。自身免疫性 MG 患者约有半数伴 SA 抗体,不伴 MG 症状的胸腺瘤患者血清 SA 抗体阳性率仅 24%。

【遗传易感性】

近年来,随着对 MG 研究的不断深入,学界对 MG 的认识也不断提高,除免疫学发病机制以外,遗传学发病机制成为学者们关注的焦点及研究热点。越来越多的学者认为 MG 的发病及临床特点与个体的遗传易患性密切相关,多半患者同时伴有其他自身免疫性疾病如自身免疫性甲状腺炎、1 型糖尿病、干燥综合征、系统性红斑狼疮及类风湿关节炎等。此外,通过大样本病例-对照研究,越来越多的 MG 易患基因和候选基因被发现。

1. 人类白细胞抗原(HLA)研究显示,MG 发病可能与遗传因素有关。根据 MG 发病年龄、性别、伴发胸腺瘤、AChR-Ab 阳性、HLA 相关性及治疗反应等综合评定,MG 可分为两个亚型:

(1)具有 HLA-A1、A8、B8、B12 和 DW3 的 MG 患者多为女性,20~30 岁起病,合并胸腺增生,AChR-Ab 检出率较低,服用抗胆碱酯酶药疗效差,早期胸腺摘除效果较好。

(2)具有 HLA-A2、A3 的 MG 患者多为男性,40~50 岁发病,多合并胸腺瘤,AChR-Ab 检出率较高,并可检出 MHC-Ⅱ 类限制性 CD4$^+$ T 细胞,皮质类固醇激素疗效好。

2. 研究发现,MG 与非 MHC 抗原基因,如 T 细胞受体(TCR)、免疫球蛋白、细胞因子及凋亡等基因相关,TCR 基因重排可能与 MG 和胸腺瘤均相关,确定 MG 患者 TCR 基因重排方式不仅可帮助胸腺瘤早期诊断,也是

MG 特异性治疗基础。

【病理生理】

1. 肌肉组织 人类 MG 的肌肉病理是以突触后膜的简化和 AChR 密度减少为特征。MG 患者骨骼肌改变可分为凝血性坏死、淋巴溢及炎性纤维变性三个阶段。8%~20% 的 MG 患者发生肌萎缩，常见神经源性和肌源性损害，肌纤维直径大小不一，出现断裂、增殖、核向中央移位、玻璃样变及结缔组织增生等。青少年患者的肌肉损害常见（约 42%），儿童仅为 12%。

Engel 等发现 MG 的运动终板超微结构变化明显，电镜观察 MG 的神经末梢及面积减少，NMJ 突触前膜变宽，囊泡数量及所含 ACh 量为正常范围；突触后膜延长，初级突触间隙由正常的 200A° 增宽至 400~600A°，突触皱褶减少、变浅，表面破碎与皱缩，缺乏次级皱褶，突触间隙可见基底膜样物质聚积，构成神经肌肉传导阻滞基础，称为突触间失神经作用。

2. 胸腺 MG 的发生与胸腺密切相关，大约 80% 左右的 MG 患者合并胸腺异常，包括胸腺增生、胸腺肿瘤。在增生的胸腺组织中存在 B 淋巴细胞致敏所需的基本环境，即肌样细胞表达自身抗原 AChR，专职的抗原提呈细胞树突状细胞（dendritic cell, DC）以及 B 细胞增生形成的淋巴滤泡。因为肌样细胞不表达 MHC Ⅱ 类分子，不能直接将抗原递呈给 CD4$^+$ T 细胞，但是专职的抗原递呈细胞-DC 可有效将抗原递呈给 AChR 反应性 T 细胞。MG 患者胸腺组织中 DC 数量明显增加，且平行排列于胸腺皮髓质交界区。故推测胸腺增生可能触发针对 AChR 的异常免疫应答，导致患者 T、B 细胞的激活（I Roxanis et al, 2002），从而出现肌无力症状。

胸腺淋巴样增生（lymphoid hyperplasia）及异位生发中心（germinal centers）形成是 MG 增生胸腺最显著的特点。作者在 MG 患者增生的胸腺组织中发现由 Tfh 和 B 细胞相互作用共同形成的异位生发中心，可能是 B 细胞致敏、抗 AChR 抗体产生及 MG 始动和维持的主要原因（Zhang X et al, 2016）。

10%~15% 的 MG 患者合并胸腺瘤，MG 合并的胸腺瘤病理组织学改变可分为三型：上皮细胞型、淋巴细胞型及（上皮与淋巴细胞）混合细胞型；胸腺瘤一般为良性，胸腺瘤病理分为四级：

Ⅰ级：有完整包膜，镜下见肿瘤细胞未侵犯包膜。

Ⅱ级：大体可见肿瘤侵入周围脂肪组织，镜下可见肿瘤侵犯包膜。

Ⅲ级：可见肿瘤侵入周围器官，如心包、胸腔大血管和肺等。

Ⅳ级：播散到胸膜、心包膜或血源性远处转移，约 3/4 的患者手术时肿瘤包膜完整，1/4 的患者肿瘤向邻近组织侵犯。

Ⅱ~Ⅳ度患者术后应进行大剂量反复放疗。

综上所述，MG 是一种由自身抗体介导的、T 细胞依赖的获得性神经肌接头传递障碍的自身免疫性疾病；胸腺内异常免疫应答可能是 MG 始动和维持器官，遗传基因变异或多态性可能导致相关的免疫细胞及免疫分子功能异常，进而增加个体罹患 MG 的风险以及临床表现的异质性。

第三节 重症肌无力的临床表现和分型

（刘卫彬）

重症肌无力患者的临床表现以骨骼肌病态易疲劳，导致波动性肌无力为特征。MG 可见于任何年龄，通常在 20~40 岁常见，在 40 岁前女性 MG 患病率是男性的 2~3 倍，男性在中年以上发病居多，胸腺瘤多见于 50~60 岁的患者，少数患者有家族史。

【临床表现】

1. MG 起病隐袭，病程呈波动性，患者表现某组肌肉或肌群的肌无力或病态疲劳，呈晨轻暮重的波动现象，重复或持续活动时肌无力加重，休息后可不同程度减轻。随意肌均可受累，脑干运动核支配肌如眼外肌、咀嚼肌、咽喉肌、面肌和舌肌更易受累，大多数患者在起病后一年进展为全身性无力，可累及颈肌、四肢肌和躯干肌，但颈屈肌通常较颈伸肌更易出现无力，三角肌、肱三头肌、腕与指伸肌和踝部背屈肌常较其他肢体肌更易出现无力。呼吸肌受累出现危象，可危及生命。多数患者迁延数十年，靠药物维持，也有极少数患者可自然缓解。

2. MG 的首发症状以单纯眼外肌受累最多见，表现为上睑下垂、复视或二者兼有，仅约 10% 的患者以延髓肌或肢体肌无力为首发征象。在作者统计的 2 154 例 MG 患者中眼肌型为 1 766 例（82%），在 14 岁以下的儿童组眼肌型占 90%，较严重者出现睑下垂合并复视或上睑下垂合并斜视，更严重者眼球固定；通常从单眼开始，再累及双眼，可交替出现或双眼同时发病，双眼睑"拉锯样"交替下垂也是本病的特征；首发症状仅四肢肌受累为 103 例（4.78%）；仅延髓肌受累 104 例（4.83%），表现饮水呛、吞咽困难及声音嘶哑，仅咀嚼肌受累 12 例（0.56%），仅颈肌受累 5 例（0.23%），以危象表现首发者 3 例（0.14%）；其余为两组或多组肌群合并发生。须注意，不以眼外肌受累为首发症状患者最易被误诊，作者有 7 例以声音嘶哑为唯一首发症状者，注射新斯的明前后行纤维喉镜检查，发现声带肌运动明显变化而确诊。快速进展病例有时可因精神刺激或呼吸道感染等因素诱发。

3. 约10%的MG患者肌无力始终局限于眼肌,称为眼型肌无力(ocular myasthenia),典型表现是双侧眼外肌无力不对称,突出的特征是内直肌瘫痪、上睑下垂及闭目无力,但瞳孔反应正常。大多数成人出现单侧无痛性上睑下垂不伴眼肌麻痹或瞳孔异常多为MG,患者为克服上睑下垂,对侧眼常瞪视;持续向上凝视2分钟可加重上睑下垂,上睑下垂与周期性复视是MG最常见的主诉。上睑下垂(眼睑张开无力)伴有睑闭合无力仅见于MG和进行性肌营养不良患者,MG由于双眼某些眼肌随机受累,红玻片试验(red-glass test)证实的复视若不符合特殊神经支配则支持MG的诊断。MG患者眼球自下方回复正常位置可出现上睑抽搐,或持续向上凝视后闭合眼睑或眼球水平运动也可出现一次或多次眼睑抽搐,眼球追踪一个靶点引起重复性眼位变换,可使眼肌麻痹进行性加重。进展性病例受累肌可出现轻度肌萎缩,感觉正常,肢体肌和颈后肌受累可伴有疼痛,也有腰背肌痛的主诉,甚至误诊腰椎间盘脱出。通常不出现反射改变。极少病例可有嗅觉及味觉丧失,须注意,味觉丧失是否为干燥综合征。

4. 面肌表情肌受累表现口角低垂、微笑不自然或呈苦笑面容,闭目和示齿无力等特征性外观,女性因不能缩拢嘴唇使得涂口红困难。咀嚼肌无力可出现下颌下垂及下颌关节脱位,患者常需用手托起下巴,并可多次脱位,吃干食物咀嚼费力,进食经常中断,需休息后才能恢复进食,进食费时长。咽喉肌和声带肌无力导致吞咽困难、饮水呛咳,长时间说话后语音微弱低沉、含糊不清或带鼻音。舌肌受累表现伸舌困难、构音障碍,伸舌可见典型三道纵行沟,称为三叉舌(trident tongue),患者不能用舌搅拌口中食物,缩舌无力舌头垂出口腔外,不能缩回。

5. 躯干肌最常累及骶棘肌,而颈屈肌与颈伸肌、肩胛带肌、髋部屈肌受影响较少,大多数进展病例可累及膈肌、腹肌、肋间肌、膀胱及直肠括约肌等。颈肌受累出现抬头困难,肩胛带肌受累表现上肢抬举或梳头困难,洗脸刷牙困难。髋部屈肌无力影响日常活动,严重时被迫卧床,骑自行车可以上车,但下车困难常会跌倒,走一段路后上台阶或上公共汽车困难,需别人抱起才能上车,但可以自行站立。肢体肌无力近端重于远端,连续握拳后可见握力减弱,受累肌仅轻度萎缩或无肌萎缩,腱反射保存,部分可腱反射亢进,无病理征。有的MG患者眼肌和全身肌无力恢复后,偶见孤立的肌群如骶脊肌、股四头肌、胫前肌、肱三头肌和部分面肌持续无力。突然中断维持姿势或终止运动可引起不规律震颤,是无力肌群的独特收缩方式,颇似正常肌肉极度疲劳。平滑肌和膀胱括约肌通常较少受累,有报道MG患者伴麻痹性肠梗阻、动力梗阻性肾盂积水,用糖皮质激素治疗后这些症状可与肌无力同步好转。

6. 呼吸肌受累早期表现活动后气短,病情加重时静坐也有气短、发绀及咳嗽无力,呼吸肌麻痹或继发吸入性肺炎可导致死亡。急骤发生严重呼吸肌麻痹或危象,不能维持换气功能须及时抢救,否则可危及生命。肺感染或手术如胸腺摘除术可诱发危象,情绪波动和系统性疾病可使症状加重。疫苗接种、月经期、暴露于过热或过冷环境可使肌无力暂时加剧,某些药物如奎宁、奎尼丁、普鲁卡因胺、普萘诺尔(心得安)、苯妥英、锂剂、四环素及氨基糖苷类抗生素均可使症状加剧,应避免使用。

7. 约70%的MG患者有胸腺异常,合并胸腺瘤者为10%~15%,合并胸腺增生50%~60%,10%~15%的患者合并胸腺瘤,多见于40~60岁的中老年患者,男性居多,恶性淋巴瘤可向纵隔和局部淋巴结扩散,很少转移。MG患者常伴其他自身免疫性疾病,如系统性红斑狼疮、类风湿关节炎、干燥综合征、甲状腺功能亢进、甲状腺炎及多发性肌炎等,其中以甲状腺功能亢进最为常见。

8. 其他症状 极少数病例可有嗅觉及味觉丧失,味觉丧失部分伴有胸腺瘤,也应注意排除干燥综合征的可能。部分MG患者可能出现记忆障碍、精神障碍、自主神经及周围神经受累表现等,目前尚无证据表明与MG的因果关系。

9. MG患者肌无力症状急骤进展可出现重症肌无力危象,累及呼吸肌和延髓肌,出现呼吸困难,不能维持换气功能,需用呼吸机辅助通气,呛水和吞咽困难,不及时抢救可危及生命,是MG最常见的死亡原因。

【临床分型和评估】

1. 临床分型 自20世纪70年代以来一直沿用Osserman改良分型法,反映受累肌群病变对患者劳动能力的影响或威胁生命的严重程度,如Ⅱ型仅给患者生活和工作带来不便,Ⅲ型、Ⅳ型可能随时出现生命危险。Osserman分型的临床严重程度由轻至重依次出现眼肌、四肢肌、延髓肌和呼吸肌受累,易被误解为MG的进展过程。

MGFA的临床分型是在2000年提出的,已被国际上广泛采用,这一分型有简明易记、便于临床操作的特点,目前在国内也被普遍采用(表3-13-2)。Ⅰ型为眼肌型;Ⅱ型、Ⅲ型、Ⅳ型分别为轻度、中度及重度全身型,此三型均分为a、b两型;Ⅴ型为肌无力危象。全身型定义是:无论眼肌无力程度如何,Ⅱ型、Ⅲ型、Ⅳ型分别有其他肌群轻度、中度和重度无力。a、b型区别是:主要累及四肢肌或/和躯干肌,咽喉肌受累较轻为a型;主要累及咽喉肌或/和呼吸肌,四肢肌或/和躯干肌受累较轻为b型。

2. 临床评分

(1)定量重症肌无力评分(quantitative MG score,QMG)(表3-13-3)。QMG评分结合临床分型,能更准确地反映病情变化。

表 3-13-2　美国重症肌无力基金会（MGFA）临床分型

分型	临床表现
Ⅰ 型	任何眼肌无力，可伴眼闭合无力，其他肌群肌力正常
Ⅱ 型	无论眼肌无力程度如何，有其他肌群轻度无力
Ⅱa	主要累及四肢肌或/和躯干肌，可有同等程度以下的咽喉肌受累
Ⅱb	主要累及咽喉肌或/和呼吸肌，可有同等程度以下的四肢肌或/和躯干肌受累
Ⅲ 型	无论眼肌无力程度如何，有其他肌群中度无力
Ⅲa	主要累及四肢肌或/和/干，可有同等程度以下的咽喉肌受累
Ⅲb	主要累及咽喉肌或（和）呼吸肌，可有同等程度以下的四肢肌或/和躯干肌受累
Ⅳ 型	无论眼肌无力程度如何，有其他肌群重度无力
Ⅳa	主要累及四肢肌或/和躯干肌，可有同等程度以下的咽喉肌受累
Ⅳb	主要累及咽喉肌或/和呼吸肌，可有同等程度以下的四肢肌或/和躯干肌受累
Ⅴ 型	气管插管，伴或不伴机械通气（除外术后常规使用），无插管或鼻饲病例为Ⅳb 型

表 3-13-3　重症肌无力的定量评分（QMG）

检查项目	正常（0 分）	轻度（1 分）	中度（2 分）	重度（3 分）
复视：左、右侧凝视，出现复视时间/s	≥61	11~60	1~10	自发
上睑下垂：向上凝视，出现上睑下垂时间/s	≥61	11~60	1~10	自发
面肌：双唇闭合及其力量	正常闭合	可以闭合，有阻力	可以闭合，无阻力	不能闭合
吞咽：快速吞服 100ml 水	正常	轻度咳嗽或清嗓音	重度咳嗽，经鼻反流	不能吞咽
发音：大声报数 1~50，出现构音困难的时间/s	正常	30~49	10~29	0~9
右上肢：坐位，持续外展/s 左上肢：坐位，持续外展/s	≥240 ≥240	90~239 90~239	10~89 10~89	0~9 0~9
肺活量：占预计值/%	≥80	65~79	50~64	0~50
右手握力：男/kg 　　　　女/kg	≥45 ≥30	15~44 10~29	5~14 5~9	0~4 0~4
左手握力：男/kg 　　　　女/kg	≥35 ≥25	15~34 10~34	5~14 5~9	0~4 0~4
抬头：平卧，头持续前屈 45°/s	≥120	30~119	1~30	0
右腿：平卧，持续外展 45°/s 左腿：平卧，持续外展 45°/s	≥100 ≥100	31~99 31~99	1~30 1~30	0 0

（2）重症肌无力日常生活能力评价（MG Activities of Daily Living，MG-ADL）主要关注 MG 患者日常生活的八项常见症状，用于评价 MG 对患者日常活动的影响（表 3-13-4）。MG-ADL 中每一项评分从 0 分（正常）到 3 分（最严重）。MG-ADL 与 QMG 相关性较好，是临床试验有效的辅助评价工具。

（3）肌无力的肌肉评分（Myasthenic Muscle Score，MMS）（表 3-13-5）。

（4）重症肌无力综合评分（MG Composite）是相对新的 MG 预后评价工具，它由 QMG、MG-MMT 和 MG-ADL 等三个评价工具综合而来（表 3-13-6）（Burns et al，2008，2010）。

表3-13-4　肌无力肌肉评分（MMS）

项目	评分/分	项目	评分/分
保持上肢水平伸直：每持续10秒计1分	0~15	轻度无力	7
平躺保持下肢抬离床面：每持续5秒计1分	0~15	上眼睑部分覆盖角膜	5
平躺保持头部抬离床面		上眼睑不能覆盖角膜	0
能对抗阻力	10	咀嚼	
不能对抗阻力，但头能抬离床面	5	正常	10
不能抬离床面	0	咀嚼无力	5
仰卧起坐		不能咀嚼	0
无须手的帮助	10	吞咽	
不能完成动作	0	正常	10
眼外肌		吞咽差，但无误吸	5
正常	10	吞咽差，并有误吸	0
上睑下垂	5	说话	
复视	0	正常	10
闭眼		带鼻音	5
完全闭合	10	含混不清	0
		总分	

表3-13-5　重症肌无力日常生活能力评价（MG-ADL）

项目	0分	1分	2分	3分	评分/分
说话	正常	间断的含糊不清或说话带鼻音	持续的含糊不清或带鼻音，但能听懂	难以听懂	
咀嚼	正常	咀嚼固体食物困难	咀嚼软食困难	进食需用胃管	
吞咽	正常	偶尔进食噎住	经常进食噎住，从而需改变饮食	进食需用胃管	
呼吸	正常	活动时呼吸短促	休息时呼吸短促	呼吸机辅助呼吸	
刷牙或梳头能力受损	未受损	费力，但不需要休息	费力，并需休息	不能完成刷牙或梳头	
站起困难	无	轻度困难，偶尔需用手扶	中度困难，均需手扶	重度困难，需他人帮助	
复视	无	偶尔	每天出现，但并不持续	持续存在	
上睑下垂	无	偶尔	每天出现，但并不持续	持续存在	
				总分	

表 3-13-6 重症肌无力综合评分

向上凝视出现上睑下垂（医生检查）	>45 秒 =0 分	11~45 秒 =1 分	1~10 秒 =2 分	立即出现 =3 分
左右凝视出现复视（医生检查）	>45 秒 =0 分	11~45 秒 =1 分	1~10 秒 =2 分	立即出现 =3 分
闭眼（医生检查）	正常 =0 分	轻度无力 =0 分	中度无力 =1 分	重度无力 =2 分
说话（患者病史）	正常 =0 分	间断含混不清或带有鼻音 =2 分	持续含混不清或带有鼻音 =4 分	难以理解 =6 分
咀嚼（患者病史）	正常 =0 分	咀嚼固体食物困难 =2 分	咀嚼软食困难 =4 分	进食需用胃管 =6 分
吞咽（患者病史）	正常 =0 分	偶尔进食噎住 =2 分	经常进食噎住，从而需改变饮食 =5 分	进食需用胃管 =6 分
呼吸（由 MG 引起）	正常 =0 分	活动时呼吸短促 =2 分	休息时呼吸短促 =4 分	呼吸机辅助呼吸 =6 分
屈颈或仰头（医生检查）	正常 =0 分	轻度无力 =1 分	中度无力 =3 分	重度无力 =4 分
肩外展（医生检查）	正常 =0 分	轻度无力 =2 分	中度无力 =4 分	重度无力 =5 分
屈髋（医生检查）	正常 =0 分	轻度无力 =2 分	中度无力 =4 分	重度无力 =5 分
			总分	

第四节 重症肌无力的电生理诊断

（管宇宙）

电生理诊断对于重症肌无力的临床确诊具有重要的意义，临床怀疑 MG 的患者主要进行低频重复神经刺激（RNS）和单纤维肌电图（SFEMG）检查，如为阳性结果，结合病史即可帮助确诊，但在某些神经肌肉病时 RNS 和 SFEMG 也都可能出现阳性结果，需要加以鉴别。

1. 低频重复神经刺激（repetitive nerve stimulation, RNS） 在正常人中，单次运动冲动消耗运动神经末梢的乙酰胆碱（ACh），运动神经末梢膜外钙离子内流，推动运动神经末梢 ACh 合成和前移，因此正常人在单次神经刺激时，消耗的 ACh 和补充的 ACh 可达到平衡。在重复电刺激运动神经时，无论低频还是高频刺激，运动末梢消耗 ACh 和钙离子内流补充 ACh 可以达到平衡，肌肉复合运动动作电位（compound motor action potential, CMAP）不会降低或降低不超过 5%~8%。低频 RNS（2~3Hz）以耗竭即刻可用的 ACh 储备为主要效应，而高频刺激（10Hz 以上）以钙离子内流增快，增加 ACh 储备为主要效应。通常低频刺激在正常肌肉获得的第一个到最后一个成串反应是相同的，波幅递减一般不超过 5%~8%。在 MG 患者单次刺激可引出一个正常或波幅稍低的复合肌肉动作电位，2~3Hz 的低频重复神经刺激后运动末梢释放 ACh 减少，运动终板的 AChR 本身被破坏，AChR 总量下降，可引起动作电位递减现象。动作电位波幅递减最明显下降出现在第 1 个反应和前 5 个成串反应中。第 4~6 个反应最小值比第 1 个反应波幅下降 10% 或更多，且有可重复性，被定义为阳性。在此成串反应后的反应保持平稳，更典型情况是随着低频重复刺激次数增加，钙离子内流促进 ACh 释放，会增加与 AChR 的结合，波幅逐渐部分恢复。全身型 MG 患者的低频 RNS 递减现象阳性率为 65%~85%，眼肌型由于刺激和记录部位并不在眼外肌，而是在面神经支配的眼轮匝肌或面肌，阳性率可达 40% 以上（Oey PL et al, 1993）。抗胆碱酯酶（anti-AChE）抑制剂通过阻滞乙酰胆碱酯酶（AChE）而减少 ACh 降解，增加了突触中 ACh 浓度，而使重症肌无力患者症状改善。当患者应用了抗 AChE 药物后，该反应会被部分或完全逆转，因此检查前应至少停药 8~18 小时，但对全身型重症肌无力患者,如停药造成病情加重患者无法耐受,则无须停药,可在下次服药前检查,阳性仍可到70%以上。肢体近端肌(通常为上肢)的阳性率较高,但检测中超强刺激易出现运动伪迹,给诊断带来困难。远端肌的检测结果敏感性低。临床中一般选择出现症状的肌肉检测,面部肌肉和近端肌肉检测,常用的包括面神经-眼轮匝肌,副神经-斜方肌,尺神经-小指展肌,腓神经-胫前肌,股神经-股四头肌等部位。为了增加敏感性,可以在运动前后检测以增加阳性率(Jablecki et al,1985)。高频重复刺激由于以ACh释放增加为主,并不影响AChR的结合效率,因此MG患者高频递减现象少见,但在病情严重的病例可以见到。在某些病程中出现神经肌肉接头传递障碍的神经肌肉病,例如,肌萎缩侧索硬化(ALS)的快速进展期、肌病的进展期和离子通道病等也可出现低频RNS递减现象(Killian JM et al,1994),临床需要与MG加以区别。

2. 单纤维肌电图(single fiber electromyogram, SFEMG) 是检测神经肌肉传递异常最敏感的检查方法之一。单纤维针电极可记录在自主收缩过程中邻近的单根肌纤维活动电位的差异,而推断神经肌肉接头传递是否一致,临床上成为对传统肌电图的补充。主要参数包括:①肌纤维密度(FD),即电极记录半径范围内的单纤维动作电位数量;②颤抖(jitter),即同属一个运动单位的2个或数个单根肌纤维之间电位间隔的变异性,一般采用连续差异的平均值(MCD)表示肌电图颤抖。在重症肌无力患者由于在同一个运动单位中存在部分纤维神经肌肉接头传递障碍,可以敏感地反映在jitter增宽。研究表明,临床上MG患者肌无力程度与颤抖增宽具有更好的相关性。临床上低频重复电刺激反应阴性患者可以见到传递障碍而出现jitter增宽,肢体肌肉单纤维肌电图颤抖增宽提示临床下肌肉受累(Cui Liying et al,2004)。常用的肌肉为伸指总肌(EDC)或其他怀疑有临床下受累的肌肉,然而,检测到临床下SFEMG异常的肌肉并不表明一定会转变为全身型。眼轮匝肌和额肌的SFEMG检查,有助于对眼肌型MG诊断,但临床上通常不作为常规的诊断手段。

3. 肌电图表现易与MG混淆的疾病 包括:

(1)Lambert-Eaton肌无力综合征(LEMS):LEMS由于运动末梢ACh释放减少,导致运动终板(突触后膜)过度发育或增大,AChR过度增多。高镁和低钙血症也可引起神经肌肉传递阻断。LEMS患者对单次刺激只能产生一个波幅很低的复合肌肉动作电位,但在短暂的随意活动后再检测发现波幅趋于正常,这与临床特点一致。低频RNS时,由于以运动末梢释放ACh减少为主要效应,LEMS与MG一样,均为递减趋势或不出现递减;然而,高频RNS时以钙离子内流增加ACh释放增多为主要效应,

这时候运动终板增生的AChR与ACh充分结合,CMAP波幅呈递增现象,波幅通常超出基线1~2倍;通常需观察成串刺激1分钟之末的动作电位与运动之初的波幅变化。在正常情况下,超强的(>10Hz)重复刺激可使神经支配的所有肌纤维激活,即使有更多的ACh释放,肌肉动作电位仍相对保持稳定,不会在随后的刺激中引起波幅递增。然而,在LEMS由于未被第1个刺激兴奋的肌纤维被随后的刺激所募集,而形成了动作电位递增趋势。这种现象即使在临床症状较轻的患者也很明显。相应地,治疗有效也可以反映在电生理指标的改善方面。与MG不同,LEMS不仅临床上有无力症状的肌肉可检测到异常,几乎所有的肌肉在高频刺激时均有递增现象。

(2)婴儿肌无力:在MG母亲产下的婴儿中,约有15%罹患新生儿期MG,无力症状在数周后消失。研究表明,远端肌肉电生理异常可持续到临床症状恢复后30天甚至更长的时间。另一些婴儿期出现的先天性MG症状持续到儿童期和成年期,但这些患儿通常有家族史,血清中缺乏自身免疫性抗体。这些患者的基因缺陷直接导致各种神经肌肉接头的特异性缺陷,因此有各种不同的临床、病理和电生理特征。

(3)肉毒毒素中毒:肉毒毒素可作用于横纹肌和平滑肌的神经肌肉接头,毒素造成ACh释放障碍。在肉毒毒素中毒早期患者的电反应可完全正常,但出现明显的临床症状后,与MG类似,单个刺激引起的小复合动作电位随低频重复神经刺激进一步衰减。随意收缩活动后或给予高频成串刺激时,最初的反应通常增大,但程度较LEMS程度轻。婴幼儿型肉毒毒素中毒最具有特征性异常,是用20~50Hz的重复刺激引起递增反应。

(4)药物和其他毒物中毒:很多药物都可影响神经肌肉传递,但由于正常的神经肌肉接头安全阈高,往往只是产生亚临床症状。如应用青霉胺治疗类风湿关节炎和Wilson病时,患者可能出现肌无力症状,中断用药后症状改善。病因是由于青霉胺产生乙酰胆碱受体抗体,并减少乙酰胆碱受体数量所致。

第五节 重症肌无力的自身抗体及诊断意义

(王化冰)

重症肌无力作为一种神经肌肉接头的自身免疫性疾病,是由抗体介导、T细胞依赖的,自身抗体检测对MG诊断和治疗具有特殊意义。80%~90%全身型MG患者及约46%的眼肌型MG患者可检出血清AChR-Ab(Vincent et al,1985),但抗体的滴度与患者临床症状严重程度并

不完全一致。10%~20% 的 MG 患者用放射免疫法[125]I-α-bungratoxin 标记的 AChR 无法检测到抗 AChR 抗体,被称为血清阴性型 MG(seronegative MG,SNMG)。这些患者中有 2%~60% 是 MuSK(muscle-specific receptor tyrosine kinase)抗体阳性 MG,最大比例可占到全部 MG 患者的 5% 左右(Hoch et al,2001;McConville et al,2004)。

MuSK-MG 患者主要为中年女性,最大比例可以占到 85%,年龄小于 50 岁。临床表现为突出的眼咽肌无力,颈肌无力,发生重症肌无力危象的比例也最高。AChR-Ab 和 MuSK 两种抗体是最常见的,如在血清中二者都检测不到被称为抗体双阴性 MG(double-negative SNMG,dSNMG)。在 dSNMG 中占比最高,达到 38.1% 的是聚集到 AChR 的低亲和力抗体抗(low-affinity Abs to clustered AChR)(Rodriguez Cruz et al,2015),本质上是常规 RIA 方法检测不到 AChR 抗体,仅由 CBA-间接免疫荧光法检测到的聚集性 AChR 抗体。在 dSNMG 中占第二位的是低密度脂蛋白(LDL)受体相关蛋白 4(LRP4)抗体阳性 MG,女性居多,表现为轻中度肌无力,眼肌常最先累及。部分 LRP4 抗体患者可同时有 MuSK 抗体。其他少见抗体还包括细胞外基质蛋白 agrin(聚集素)抗体和 cortactin 抗体,二者的区别是前者总是与其他针对细胞外成分的抗体并存(AChR、MuSK 或 LRP4),而后者几乎不与 AChR 以外的抗体并存。此外,2%~45% Rapsyn 抗体阳性(Pe-vzner et al,2012;Zhang et al,2012),5.5% 的 dSNMG 患者 ColQ 抗体阳性。因二者均为细胞内成分,其抗体的临床意义尚不明确。最为重要的是,除却以上这些已知抗体,仍有 5%~10% 的 MG 患者血清中检测不到任何抗体,因此是真正意义上的血清阴性 MG 患者。AChR、MuSK 等抗体的作用机制见图 3-13-2。

1. 不同类型 MG 患者检测的抗体及方法见表 3-13-7。

2. 自身免疫性 MG 的临床表型 依据抗体对 MG 进行分型即可以更好的明确诊断,又极大地指导了个体化治疗。

(1) 血清 AChR-Ab 阳性的 MG(SPMG):可分为四种亚型:MG 伴胸腺瘤,早发型 MG(不伴胸腺瘤),晚发型 MG(不伴胸腺瘤),以及晚发型 MG 伴 titin 抗体阳性。不同亚型的发病年龄、自身抗体谱及胸腺病理均不同(表 3-13-7)。

应用酶联免疫吸附试验(ELISA)检测血清 AChR-Ab,特异性达 99% 以上,敏感性为 88%。全身型 MG 的 AChR-Ab 滴度明显高于眼肌型,阳性率高,Osserman Ⅲ型患者的 AChR-Ab 滴度最高,但患者的临床症状与抗体滴度可以不完全一致。刘卫彬等报道 250 例 MG 患者 AChR-Ab 检出率眼肌型为 45.5%,全身型为 64.9%。66 例 AChR-Ab 阴性患者 MuSK-Ab 检出为 0。

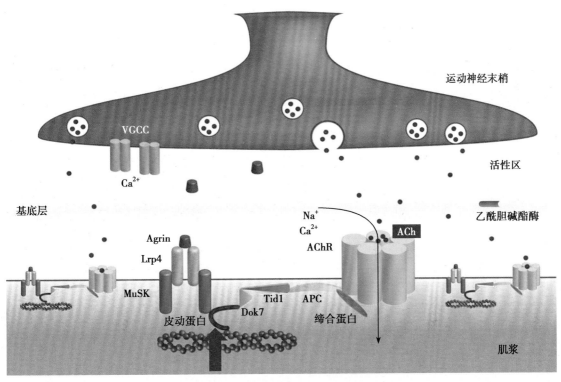

图 3-13-2　AChR、MuSK 等抗体的作用机制

表 3-13-7　不同类型 MG 患者检测的抗体及方法

抗体	IgG 亚类/结合位点	疾病亚型(以比例高至低排序)	发生率	检测方法	特殊治疗
AChR-Ab	IgG1 为主/MIR[1]	全身型 MG	80%	通常采用 RIA	
		眼肌型 MG	46%		
MuSK[2]-Ab	IgG4 为主/细胞外 1~2 区	全身型 MG	占 dSNMG 的 2%~60%,取决于地理位置	通常采用 RIA	推荐血浆置换、免疫抑制剂或利妥昔单抗
		眼肌型 MG	罕见		
低亲和力聚集性 AChR-Ab		眼肌型 MG	占 dSNMG 的 38.1%	CBA 法	
		全身型 MG			
Lrp4[3]-Ab	IgG1 为主,其次是 IgG2 和 3	MuSK-Ab 阳性	占 dSNMG 的 1%~50%,取决于地理位置	通常采用 ELISA 或荧光免疫法	
		AChR-Ab 阳性			
Agrin[4]-Ab	N/A	AChR-Ab 阳性	占 dSNMG 的 15%	DNA 结构构建+CBA	
		Lrp4-Ab 阳性			
		MuSK-Ab 阳性			
Cortactin[5]-Ab		AChR-Ab 阴性	占 dSNMG 的 23.7%	ELISA,确证试验用 western blot	
		AChR-Ab 阳性			
ColQ[6]-Ab		MuSK-Ab 阴性	占 dSNMG 的 5.5%	DNA 结构构建+CBA	
		MuSK-Ab 阳性			
Rapsyn[7]-Ab			占 dSNMG 的 2%~45%		
Titin-Ab	IgG1,IgG3	全身型 MG 伴胸腺瘤	>90%	通常采用 ELISA	早期应用他克莫司有效
RyR-Ab	IgG1,IgG3	发病年龄>60 岁的全身型 MG	>50%		
IFN-α-Ab		全身型 MG 伴胸腺瘤	50%~70%	ELISA 或 RIA	
IL-12-Ab		发病年龄>60 岁的全身型 MG	20%~30%		
VGKC[8]-Ab		通常与胸腺瘤和肌炎有关	12%~15%	通常采用 RIA	神经钙蛋白阻滞剂如环孢素和他克莫司有效

注:[1] MIR:主要免疫原区;[2] MuSK:肌肉特异性酪氨酸受体激酶;[3] Lrp4:低密度脂蛋白受体相关蛋白 4;表中[4] 聚集素和[6] 胶原蛋白 Q(ColQ)都是分泌蛋白,因此需要分别构建表达各自蛋白的 DNA 结构,该结构在 C 端融合了 Caspri2 的跨膜区域,以使分泌蛋白拴在质膜的表面而不被分泌出细胞外。三螺旋型 ColQ 与三个四聚体乙酰胆碱酯酶(AChE)结合成为 AChE/ColQ 复合物锚定在突触基板上;[5] Cortactin:皮动蛋白;[7] Rapsyn:一种支架蛋白;[8] VGKC:钾通道蛋白。

(2) MuSK 抗体阳性的 MG:MuSK 抗体阳性的重症肌无力(MMG)临床表现较特殊。最近的一篇综述将 MMG 患者的临床表现归纳为三种类型(Evoli et al, 2018):①无法与 SPMG 区分的表现,如面肌、咽肌显著无力(也有报道 MMG 出现面肌、咽肌无力的比率高于 AChR 抗体阳性 MG 患者);②伴明显的肌肉萎缩;③相对孤立的颈伸肌和呼吸肌无力,MMG 发生呼吸肌无力的比例高达 61%,发生致命性肌无力危象的比例是 AChR 抗体阳性 MG 患者的 1.9 倍。但也有个别报道 OMG 患者血清 MuSK 抗体阳性。

那些表现为亚急性球部、肩胛和颈肌麻痹的患者对于鉴别诊断和电生理诊断提出了挑战。电生理检查需重点检测面肌、肢体近端肌肉和临床上无力表现突出的肌群。

各国报道的 MuSK 抗体差异颇大,英国阳性率为 41%(Vincent et al,2008),挪威报道 17 例 AChR-Ab 阴性 MG 中未见一例 MuSK-Ab 阳性(Romi et al,2005)。因此有观点认为 MMG 的分布在欧洲与纬度相关,北欧分布少,南欧分布多。亚洲为低分布区,普遍认为我国 MG 患者 MuSK-Ab 阳性率较低(Zhang et al,2007),日本及韩国报道 MuSK 阳性率也较低(Ohta et al,2007;Lee et al,2006)。但我国台湾地区(4%~11%,Huang et al,2008;Yeh et al,2004)和印度(10.9%)比例较高。最近国内采用荧光免疫沉淀法检测 119 例 MG 患者血清 AChR-Ab 和 MuSK-Ab(结合荧光免疫细胞染色法除外假阴性结果)发现,75.6%的患者 AChR-IgG 阳性,MuSK-IgG 阳性率占 AChR-IgG 阴性患者的 17.2%(范欣等,2010)。因此,不能除外采用不同方法导致阳性率不同的可能。

与国外报道一致,MuSK-IgG 滴度与患者病情严重程度相关(范欣等,2010)。该研究小组次年报道,153 例 MG 患者中 4 例为 MuSK-Ab 阳性,其中符合国外报道特点的患者仅 1 例,2 例患者为眼肌型 MG,1 例为伴胸腺瘤的 MG,提示检测我国 MuSK-Ab 阳性的 MG 患者不能局限于国外的经验,应对所有的类型都进行检测(Yang et al,2011)。

通常认为 MMG 患者的胸腺正常或萎缩,因此一般不推荐胸腺摘除术。血浆交换适用于 MMG 和其他抗体介导的 dSNMG。胆碱酯酶抑制剂有时加重 MuSK 抗体阳性的 MG 患者的病情,3,4-二氨基吡啶反而可能有效(Evoli et al,2018)。推荐 MMG 患者给予更强的免疫抑制剂(王维治等,2017),长期预后较好(Díaz-Manera et al,2012)。

(3)血清抗体双阴性 MG(dSNMG):10%~13%的 MG 患者虽经反复的检测,AChR-Ab 和 MuSK-Ab 均为阴性,被称为 dSNMG。dSNMG 被认为也是一种 NMJ 抗体介导的自身免疫性疾病,无法检出与抗体,可能与抗体的亲和力过低或试验方法敏感度不足有关。

dSNMG 可见于任何年龄,发病年龄跨度较大(10~70岁),男女比例 1:2。反复检测抗体阴性的成人全身型 MG 患者的临床表现、治疗反应和肌电图改变与 SPMG 患者无明显差异,胸腺病理常为胸腺增生(Evoli et al,

2003)。但对单纯眼肌型 SNMG 患者的早期描述较少。

Lrp4 抗体:部分 MuSK 抗体阳性患者同时有 Lrp4 抗体。Lrp4 同型二聚体与 MuSK 的同型二聚体构成四聚体蛋白,是 NMJ 突触后膜上的复合体。脊髓运动神经元的神经末梢分泌的聚集素 Agrin 与 LRP4 结合,使 MuSK 磷酸化,激活的 MuSK 与 Dok-7 和其他胞内蛋白协同作用,刺激 rapsyn 聚集和锚定 AChR 于突触后膜。Lrp4 抗体的致病性已经被 MG 主动免疫动物模型证实,但被动免疫模型尚未建立,因此其自身免疫致病性不如 AChR 和 MuSK 抗体充分,即只满足自身免疫病标准三项标准中的两项。Agrin 抗体亦然。

Lrp4 抗体阳性 MG 患者占 dSNMG 的比例各地变异较大,从 2%到 50%均有报道,我国相对较低。发病年龄不等,个别资料甚至均为青少年。因病例数目仍较少,故目前总结的共同特征仅为女性居多,轻度-中度肌无力,眼肌通常最先被累及。有意思的是,Lrp4 抗体在 ALS 患者中的阳性率甚至要高于 dSNMG,其临床意义不明。

Cortactin 抗体:Cortactin 是 NMJ 突触后作用于 agrin/LRP4/下游的细胞内蛋白,促进 AChR 聚集。因病例数目较少,故目前总结的临床特征仅为多数表现为眼肌或轻度全身型,未能就年龄、性别、向全身型转化、合并胸腺瘤情况和治疗反应等做出总结。抗 cortactin 抗体在 SNMG 患者诊断困难时可能有帮助,尤其是眼肌型 dSNMG(Cortés-Vicente et al,2016;陈美秋等,2018)。

Vincent 等的早期报道中 50%~60%的 dSNMG 患者有低亲和力 AChR-Ab,是否可以对应近年来只有少数实验室才能检测的低亲和力抗聚集性 AChR 抗体(low-affinity Abs to clustered AChR)还不清楚(Rodriguez Cruz et al,2015)。这一类患者的特点是早发型 MG(儿童及青少年患者居多),临床主要表现为眼肌型,很少向全身型转化。约 25%可以合并轻微球部症状。

3. 自身免疫性 MG 与胸腺瘤(表 3-13-8)

表 3-13-8 重症肌无力不同亚型患者的自身抗体

MG 亚型	AChR	Titin	MuSK	胸腺病理	发病年龄
MG 伴胸腺瘤	+	+	–	胸腺瘤	任何年龄,通常 30~60 岁
早发型 MG 不伴胸腺瘤	+++	–	罕见	生发中心	<50 岁
晚发型 MG 不伴胸腺瘤	+	–	–	–	>50 岁
晚发型 MG 伴 tinin 抗体	+	+	–	萎缩	>60 岁

(1)伴胸腺瘤的自身免疫性 MG(MGT):100%伴发胸腺瘤的自身免疫性 MG 患者血清 AChR-Ab 阳性,不伴 MG 症状的胸腺瘤患者可能为亚临床 MG 病例,因此可能

在胸腺瘤切除后多年出现 MG 症状。胸腺瘤相关抗体主要是抗横纹肌(SA)抗体,包括抗兰尼定碱(Ryr)抗体和连接素(titin)抗体。约 85%伴胸腺瘤 MG 患者血清抗体

阳性,其中抗 titin 抗体的阳性率约为 95%,抗 Ryr 体的阳性率约为 70%。抗 SA 抗体可先于胸腺瘤出现,对预测胸腺瘤有意义。titin 抗体与胸腺瘤的病理类型无相关性,MGT 患者 RyR 抗体阳性预示预后不良。

（2）不伴胸腺瘤的晚发型 MG:就肌无力和疲劳的形式而言,不伴胸腺瘤的 MG 患者无法 MGT 患者区分。胸腺病理通常示胸腺萎缩。约 60% 不伴胸腺瘤的晚发型 MG 患者的 AChR-Ab 阳性。然而他们的抗体滴度似乎比不伴胸腺瘤的早发型 MG 患者低得多。50% 不伴胸腺瘤的晚发型 MG 患者抗 SA 抗体阳性,提示预后不良。而 SA 抗体阴性的不伴胸腺瘤的晚发型 MG 患者临床表现颇似 60 岁前发病的早发型 MG。

抗 SA 抗体在 SNMG 患者诊断困难时可能有帮助。有研究表明 titin 抗体与患者肌电图的肌炎表现相关,一组病例还提示 titin 抗体与单纯眼肌型晚发型 MG 有关。所有抗 Ryr 抗体阳性的 MG 患者血清 titin 抗体均为阳性。抗 Ryr 抗体与 MG 伴心肌炎和/或肌炎有关。

第六节 重症肌无力的诊断和鉴别诊断

（张旭）

重症肌无力（MG）的诊断似乎既简单又困难,简单的是上睑下垂显而易见,困难的是如果没有上睑下垂,尤其以眼部以外的肌肉无力为首发症状时,常因难以判断而导致误诊。同样,上睑下垂和肌无力也可以是其他疾病的表现,因此,鉴别诊断十分重要。

【临床诊断试验】

MG 的临床诊断除了根据患者典型的症状体征、电生理诊断及免疫学检测,某些临床诊断试验也可能提供重要的证据。

1. 血、尿及脑脊液常规检查一般正常,可疑 MG 可行甲状腺功能测定。胸腺 CT 增强或 MRI 检查以除外胸腺瘤或胸腺增生,必要时作脑 MRI 和眼眶 MRI 检查,除外眼外肌运动神经及眼肌压迫性病变。

2. 肌疲劳试验（Jolly test） 是通过受累的随意肌快速的重复收缩,如连续眨眼 50 次,可出现眼裂逐渐变小;或仰卧位连续抬头 30~40 次,逐渐出现胸锁乳突肌收缩力弱,抬头无力;举臂动作或眼球向上凝视持续 2 分钟,出现暂时性瘫痪或上睑下垂加重,休息后恢复为阳性;如咀嚼肌力弱可令其重复咀嚼动作 30 次,如无力加重以致不能咀嚼为疲劳试验阳性。

3. 抗胆碱酯酶药（anticholinesterase drugs）试验 腾喜龙试验和新斯的明试验诊断价值相同,用于 MG 诊断

和各类危象鉴别。

（1）新斯的明试验（neostigmine test）:用化学结构与毒扁豆碱相似的甲硫酸新斯的明（neostigmine methylsulfate）,1~1.5mg 肌内注射,通常注射后 10~15 分钟症状改善,20 分钟达高峰,可持续达 2 小时。评估宜选择一种特定的客观终点,如上睑下垂的患者测量睑间距（interpalpebral distance）,并重点观察肌无力最明显的肌群,包括呼吸肌或延髓肌等。

注意事项参照腾喜龙试验。可提前数分钟或同时肌内注射硫酸阿托品（atropine sulfate）0.6mg,拮抗毒蕈碱样副作用及心律不齐。该试验效应时间长,对结果可进行精确和重复评定。

（2）腾喜龙试验（tensilon test）:是 MG 经典的肌疲劳试验,由于国内没有此药,因此没有应用。腾喜龙（乙基-2-甲基-3-羟基苯氨氯化物）也称为依酚氯铵（edrophonium）。试验方法是静脉注射腾喜龙一次剂量 10mg（1ml）,先给予 2mg（0.2ml）试验剂量,如可耐受则在 30 秒后将其余 8mg（0.8ml）在 1 分钟缓慢注入。通常肌无力明显改善,持续约 5 分钟为阳性。腾喜龙试验若为肌无力危象,呼吸肌无力在 30~60 秒好转,持续 4~5 分钟;若为胆碱能危象会暂时性加重并伴肌束震颤;反拗性危象无反应。副作用包括轻度毒蕈碱样反应（muscarinic effect）,如恶心、呕吐、肠蠕动增强、多汗及多涎等,可事先用阿托品 0.8mg 皮下注射对抗。试验前先对特定脑神经支配肌如提上睑肌和眼外肌进行肌力评估,对肢体肌力进行测量（如用握力测定仪）,重症患者应检查肺活量。

须注意:试验必须小心地施行,因有些患者注射后可发生呼吸困难,试验时应始终将抢救袋和装有阿托品的注射器放在手边。此药有罕见的心室纤颤和停搏风险,试验应在医院进行,必要时采取呼吸支持;试验可增强胃肠蠕动,宜餐后 2 小时进行;因可引起支气管平滑肌痉挛和心律改变,支气管哮喘和心律失常者慎用;某些病例第一次或数次眼肌型肌无力发作后,腾喜龙试验、肌电图检查正常,后来可变成阳性;至少在服抗胆碱酯酶药 2~3 小时后试验;晚期重症病例 NMJ 突触后膜 AChR 破坏过重,可能出现假阴性,不能否定 MG 诊断。

4. 病理学检查 诊断困难的患者可作肌肉活检,电镜下观察 NMJ,根据突触后膜皱褶减少、变平坦及 AChR 数目减少等可确诊。

【诊断】

1. 在 MG 早期,最常见和具有诊断意义的体征是上睑下垂和复视,眼外肌持续活动后出现疲劳往往最明显。如凝视天花板可加重上睑下垂,凝视或阅读 2~3 分钟后可出现复视,稍休息后恢复。也可采用简单、安全的冰敷试验（ice pack test）来协助诊断。如患者没有上睑下垂,

所有的肌无力表现都可能由于波动性而变得隐匿,易被人们忽视。

2. 患者或可能有讲话费力、吞咽困难和轻度肢体无力等,询问病史患者可能有部分或全身骨骼肌活动后易疲劳或无力,休息后减轻,以及晨轻暮重等特点。

3. 体检无其他神经系统体征,疲劳(Jolly)试验阳性。同时,肌电图重复神经刺激波幅递减,微小终板电位降低,以及单纤维肌电图显示颤抖(jitter)增宽或阻滞。胆碱酯酶抑制剂(依酚氯铵或新斯的明)试验阳性,对箭毒类药物超敏感等药理学特点,伴和不伴血清抗乙酰胆碱受体抗体(anti-acetylcholine receptor antibody, AChR-Ab)滴度增高等可确诊。在这些诊断试验中,新斯的明试验阳性最为重要。

【鉴别诊断】

1. 与导致上睑下垂、眼外肌麻痹的各种疾病鉴别

(1) 糖尿病性动眼神经麻痹:由长期高血糖致微血管病变,神经缺血、缺氧、代谢紊乱,最终致包括动眼神经在内的较多周围神经损害。因此,糖尿病性动眼神经麻痹常伴有其他周围神经损害表现,如肢端麻木、外展神经同时受累等。但糖尿病性动眼神经麻痹常不累及眼内肌,瞳孔大多相对保留而无受累,这与眼肌型 MG 相似增加鉴别难度。可借助无晨轻暮重、无病态性易疲劳特点以及胆碱酯酶抑制剂治疗无效等予以鉴别。

(2) 眼咽型肌营养不良(OPMD):又称慢性进行性核性眼肌麻痹,成年发病的常染色体显性或隐性遗传性骨骼肌疾病,位于 14q11.2-q13 的多聚腺苷酸结合蛋白(PABPN1)基因第 1 外显子出现 GCG 异常扩增或 GCA 插入(Robinson DO et al,2005)。多以双上睑下垂为首发症状,主要表现为眼外肌麻痹和吞咽困难,复视少见,部分患者或病程晚期出现四肢近端无力。病情缓慢进展,数年后出现其他眼外肌麻痹。实验室检查患者血清肌酸激酶(CK)轻度升高,肌电图呈短时限、低波幅电位,多相电位增加,大力收缩时干扰相,呈肌源性损害。OPMD 良性病程,进展缓慢,不影响寿命(Verheesen P et al,2006)。眼肌型 MG 虽多以上睑下垂为首发表现,但多伴有复视,易疲劳性,且一般血清肌酸激酶(CK)无变化,肌电图以及重复神经刺激波幅递减特征性变化,新斯的明试验阳性可与之区别。

(3) 先天性上睑下垂和老年性上睑下垂:提上睑肌等眼外肌永久性损伤,患者无晨轻暮重等症状波动的特点。新斯的明试验阴性。从病史和年龄能很好鉴别。

(4) 霍纳综合征:脑干病变或颈交感干受损的表现。患者表现为病灶侧眼裂变小,而非上睑下垂(霍纳综合征眼裂小,眼睑并没有覆盖角膜,而重症肌无力上睑下垂有覆盖角膜),瞳孔缩小,眼球凹陷,还伴有一侧面部无汗,面色红润而干燥,鼻黏膜充血及鼻道阻塞,眼压降低等症状,患者中枢神经系统有病损(如脑干,$C_8 \sim T_2$ 脊髓等),而症状并没有波动。

(5) I 型线粒体脑肌病:呈慢性进展性眼外肌麻痹,双上睑下垂,眼球各方向运动受限及肢体近端无力。常主诉肌无力呈易疲劳性,但无晨轻暮重,新斯的明试验阴性。若伴视网膜色素变性、心脏传导阻滞、矮小及弱智等为 Keamns-Sayre 综合征(KSS)。血肌酸激酶(CK)正常或增高,乳酸浓度常增高,运动前与运动后比较更有意义。肌肉活检免疫组化染色可见明显的破碎红纤维(RRF),电镜检查线粒体形态异常数目增多。

2. 与导致四肢无力和呼吸肌无力的疾病鉴别

(1) 肌无力综合征(Lambert-Eaton 综合征):为免疫介导性疾病,其靶部位为突触前膜的钙离子通道。50 岁以上男性患者居多,约 2/3 伴发癌肿,特别是小细胞肺癌。患者以四肢无力为主,下肢症状较重,脑神经支配的肌肉通常不受累,无明显的晨轻暮重,查体常发现腱反射低下,当患者做短暂的肌肉收缩时肌力可增强,持续收缩后又呈病态的疲劳是其特征性表现。在做重复神经电刺激时可见低频刺激时波幅降低,但高频可出现 100% 甚至以上的递增是诊断 LES 的关键。血清抗 AChR-Ab 无增高,胆碱酯酶抑制剂无效可与 MG 鉴别(表 3-13-9)。

(2) Guillian-Barré 综合征(GBS):急性起病的四肢肌无力为首发或主要表现,肌无力为弛缓性瘫痪,肌无力从双下肢向上肢发展,数日内逐渐加重,少数患者病初呈非对称性;肌张力正常或降低,腱反射减低或消失,常为肌力仍保留较好的情况下腱反射已明显减低或消失,无病理征;典型的患者脑脊液蛋白-细胞分离;通常伴有呼吸肌受累的 GBS 患者临床症状呈持续性,新斯的明试验阴性,需辅助通气,虽然与肌无力危象 MG 比较相似,但 MG 患者的呼吸困难有波动性,新斯的明试验阳性。

(3) 多发性肌炎(polymyositis):为亚急性或慢性进展的对称性近端骨骼肌无力,数周至数月内逐渐出现肩胛带和骨盆带及四肢近端无力,表现为蹲位站立和双臂上举困难,颈肌无力者表现为抬头困难,如呼吸肌受累,可有胸闷及呼吸困难,部分患者咽喉部肌无力而表现为吞咽困难和构音障碍。PM 在症状以及起病方式上同 MG 均非常相似,并且感觉障碍不明显,腱反射多正常,这些都容易与 MG 相混淆。但 PM 在骨骼肌无力同时常伴肌肉关节疼痛、酸痛和压痛、肌肉萎缩等。实验室检查 PM 急性期可有血白细胞增多、血沉加快,肌酸激酶(CK)、乳酸脱氢酶、谷草转氨酶、谷丙转氨酶等血清酶活性明显增高,24 小时尿肌酸增加。肌电图可见自发性纤颤电位和正相尖波,即以肌源性损害为主。最直接证据是 PM 肌肉活检结果,有其特征性改变。

表3-13-9　MG与Lambert-Eaton综合征的鉴别要点

鉴别要点	MG	Lambert-Eaton 综合征
病变性质及部位	自身免疫性疾病,突触后膜AchR病变导致NMJ传递障碍	自身免疫性疾病,累及胆碱能突触前膜电压依赖性钙通道
性别	女性居多	男性居多
伴发疾病	其他自身免疫性疾病	癌症,如肺癌
临床特点	眼外肌、延髓肌受累,全身性骨骼肌波动性肌无力,活动后加重、休息后减轻,晨轻暮重	四肢肌无力为主,下肢症状重,脑神经支配肌不受累或轻
疲劳试验	阳性	短暂用力后肌力增强、持续收缩后又呈病态疲劳是特征性表现
新斯的明试验	阳性	可呈阳性,但不明显
低频、高频重复电刺激	波幅均降低,低频更明显	低频使波幅降低,高频可使波幅增高
血清 AChR-Ab 水平	增高	不增高
治疗	胆碱酯酶抑制剂有效	盐酸胍可使ACh释放增加,症状改善

（4）高位颈髓病变:引起四肢肌无力和呼吸肌无力的脊髓病变,临床上多同时伴有相应的感觉系统受累以及自主神经功能受累表现,如根痛、感觉异常、感觉缺失/减退、大小便障碍等,且双侧病理征阳性表现,根据情况不同,可有不同的起病方式,如急性脊髓炎急性或亚急性起病,有前驱感染史,而脊髓压迫可慢性或亚急性起病,无明显波动性、病态疲劳性肌无力特点,影像学上有相应改变,而四肢肌无力和呼吸肌无力的MG无上述表现。

（5）肉毒中毒(botulism):肉毒毒素作用于突触前膜,导致NMJ传递障碍及骨骼肌瘫痪,常见瞳孔散大,光反应消失,迅速出现延髓肌及肢体肌受累。早期出现视力模糊、复视、上睑下垂、斜视及眼肌瘫痪等,依酚氯铵或新斯的明可使症状改善,易误诊为MG。病史对鉴别诊断至关重要。

3. 与类似延髓肌麻痹的神经疾病鉴别

（1）各种原因引起的延髓性麻痹(又称球麻痹),是常见的咽喉肌及舌肌麻痹综合征,分为真性延髓性麻痹、假性延髓性麻痹和肌源性延髓性麻痹,三种延髓性麻痹共同的临床表现是声音嘶哑、饮水呛咳、吞咽困难及构音障碍等。5%~15%MG患者首发延髓肌无力,按上述分类属肌源性延髓性麻痹,其除了共有的延髓性麻痹表现外,常伴表情肌和咀嚼肌无力症状,表现为兔眼、表情淡漠、苦笑面容、鼓腮和吹气无力等,并且病情进行性加重,晚期咽反射消失,无感觉障碍、无肌肉萎缩及锥体束损害表现;而真性延髓性麻痹除共有的表现外,可伴咽部感觉缺失,咽反射消失或减弱,舌肌萎缩及震颤等表现。假性延髓性麻痹,是双侧皮质脑干束受累所带来的支配球部肌的上运动神经元损害,除共有表现外,常伴掌颌反射亢

进,强哭、强笑等双侧上运动神经元损害症状,而咽部感觉及咽反射无受累,无舌肌萎缩和震颤等表现,临床上可根据上述特征以资鉴别。

（2）先天性肌无力综合征(congenital myasthenic syndrome,CMS):是由于神经肌肉接头处的突触前、突触和突触后缺陷,导致神经肌肉传递障碍,而产生的一组临床表现相似的肌无力疾病。临床上极少见,发病率低于1/50万,且常发生于新生儿或2岁以前幼儿,个别发生于成人的其临床表现与重症肌无力相似,易被误诊为重症肌无力。

CMS按其临床及遗传特征分为三型:①家族性婴儿型重症肌无力(familial infantile myasthenia gravis,FIMG),在新生儿表现为一过性波动性上睑下垂、哭声低、吸吮无力、喂食困难及可能发生的呼吸窘迫。婴儿早期有不同程度的眼肌麻痹和上睑下垂,轻至中度的肌无力,呈阵发性加重,导致呼吸窘迫和呼吸暂停。在生命后期,患儿表现为眼肌麻痹、波动性上睑下垂,轻至中度延髓性麻痹和肢体肌无力。②家族性肢带肌无力。③终板乙酰胆碱酯酶缺乏症(endplate acetylcholinesterase deficiency,EAD)。CMS可分为常染色体显性遗传(AD)和常染色体隐性遗传(AR)两种遗传方式。EAD患者多数在新生儿或婴儿起病,发病年龄为0~2岁,表现为中至重度全身性肌无力,可逐渐加重,瞳孔对光反射迟钝,哭声低、吮吸无力并逐渐加重;可有新生儿呼吸窘迫、运动发育迟缓、面肌、颈肌、四肢和躯干肌无力,活动后加重易疲劳,可有眼外肌麻痹;患儿短时间站立后多出现腰背弯曲,随着年龄的增长可出现脊柱侧凸。AChR抗体阴性。AChR缺乏则多在出生时或婴儿早期发病,表现为全身性肌无力(Andreux F et al,2004）。

婴儿期及幼儿期出现肌肉易疲乏无力的患者均应考虑先天性肌无力综合征的可能。正常肌电图可发现神经肌肉接头传导受损，尤其是对于那些已经发生病变的肌肉。低频重复神经电刺激（2~3Hz）引起复合肌肉动作电位波幅递减，对诊断神经肌肉接头信号传递功能障碍有帮助，但该方法的敏感性比单纤维肌电图差，复合肌肉动作电位波幅递减也可以见于其他疾病，而单纤维肌电图呈异常纤颤和阻滞常表明神经肌肉接头信号传递有缺陷。

特征性的肌电图是单次刺激后出现重复的复合肌肉动作电位，在慢通道型先天性肌无力综合征患者中常见；但在 AChR 缺乏综合征患者和先天性多重关节轻度挛缩患者比 AChR 缺乏综合征患者更典型，并可出现其他少数基因变异。根据临床特征的不同，可推断出与之相关的目的基因和它的发病分子机制（Hantaï D et al,2004）。因此，通过肌电图检查、临床表型分析以及肌肉活检，电子显微镜可以清楚地显示出突触超微结构，为明确疾病是突触前膜型还是突触后膜型提供了证据。碘或荧光素标记的神经毒素，如银环蛇毒素与乙酰胆碱酯酶结合后就可以显示出其分布情况及数量。同样，免疫组织化学可以用来研究终板处的乙酰胆碱酯酶情况。对治疗的反应情况可作为疾病诊断的佐证，获得重要的诊断依据。尽管如此，患儿的肌电图检查、肌肉活检与电子显微镜检查由于不能合作或病理诊断水平的制约，获得检查结果都是比较困难的。

所有先天性肌无力综合征，注射依酚氯铵后患者出现一个短暂的好转，也可能出现误诊，所以应该通过检测 AChR 或 MuSK 抗体的方法来排除自身免疫因素的重症肌无力。如果父母或家族中其他成员有发病情况，应首先考虑遗传因素造成（Bestue-Cardiel M et al,2005）。重症肌无力在出生后 1 年以内发生是非常罕见，尽管大多数先天性肌无力患者在婴儿期及幼儿期首次发病，并呈现出隐性遗传，其中一个显著的例外是慢通道肌无力综合征，可以分别在婴儿和成人发病，且通常是常染色体显性遗传。另外，先天性肌无力综合征中的晚发型与RAPSN 变异有关。

第七节　重症肌无力的治疗

（刘卫彬）

MG 的治疗目标，期望达到 MGFA 重症肌无力管理国际共识指南（international consensus guidance for management of myasthenia gravis,2016）的 MG 干预后状态评估（assessment of postintervention status,PIS）分类中最轻微表现（Sanders,2016）。

2016 年，美国重症肌无力基金会（MGFA）主持发布了重症肌无力管理国际共识，邀请 15 名国际知名专家组成专家组，依据现有最好的研究证据与专家经验制定共识。国际和国内制定专家共识（consensus）或指南（guideline）的目的，皆为规范疾病的诊疗行为，提高临床疗效、改善预后及减少并发症。由于 MG 的发病率低、临床表现的高度异质性，国际上采取专家共识的形式，制定过程显示了客观求实的科学精神。共识的制定历时 3 年，程序严谨，是首个正式的 MG 治疗国际共识（刘卫彬，2017）。

共识首先定义治疗目标、最轻微表现、缓解、眼肌型 MG（OMG）、肌无力危象前状态（impending myasthenic crisis）及肌无力危象（manifest myasthenic crisis）、难治性 MG 等相关概念。其次，确定 7 个推荐的治疗议题：对症治疗及免疫抑制治疗、免疫球蛋白静脉滴注及血浆置换、肌无力危象前状态和危象、MG 胸腺切除术（thymectomy）、青少年的 MG、MuSK（肌肉特异性受体酪氨酸激酶）抗体阳性 MG、MG 患者妊娠等。

【确定初步定义】

1. 治疗目标　达到 MGFA 工作组干预后状态（PIS）分类之最轻微表现状态（minimal manifestation status,MMS）或更好。MMS 是指无 MG 症状或功能受限，检查可发现某些肌肉轻微无力，否则即达到缓解标准。其次，药物不良事件常见术语标准（common terminology criteria for adverse events,CTCAE）<1 级，指无症状或有轻微症状，不需要干预。

2. 缓解　是指患者无 MG 症状或体征，可有眼睑闭合无力，但仔细检查无其他肌肉无力。如患者需每天口服胆碱酯酶抑制剂（ChEI）溴吡斯的明，以维持症状改善，则不属于缓解。

3. 眼肌型 MG（OMG）　定义为 MGFA Ⅰ型，可有眼闭合无力或任何眼外肌无力，常表现晨轻暮重，但面肌、球部肌和四肢肌均肌力正常。

4. 肌无力危象前状态　是根据主治医生判断，MG 症状正在快速恶化，可能在短期（数日至数周）发生危象。国际指南首次提出这一概念有利于临床医生警惕病情变化，在危象前及时干预，避免危象发生。

5. 肌无力危象　为 MGFA 分型 Ⅴ型，是指重症 MG 患者临床症状迅速恶化并出现危及生命迹象，或因辅助通气引起气道受损或延髓功能障碍。患者需气管插管或无创通气，如需鼻饲不需插管则为Ⅳb 型，但术后常规管理期间需气管插管不属于危象。

6. 难治性 MG　是指 PIS 而非临床分型，指应用足剂量、足疗程糖皮质激素和至少 2 种免疫抑制剂病情仍无改善或恶化,症状持续或伴药物不良反应导致功能受限。

【共识治疗要点】

1. MG 治疗国际共识表述的临床医生关注的 7 个议题(Sanders,2016)。

(1)对症治疗和免疫抑制剂

1)ChEI 溴吡斯的明是大多数 MG 患者治疗的首选,剂量应根据症状个体化。如口服溴吡斯的明达到 MMS,无须追求完全缓解,允许某些肌肉有轻度无力。能停用 ChEI 提示治疗达标,其他药物也可逐渐减量,如足量 ChEI 不能达标可能需加用糖皮质激素或免疫抑制剂。中国指南建议(2015),ChEI 可作为单药长期治疗轻型 MG 患者,但通常应与免疫抑制剂联合治疗。

2)国际共识(2016)和中国指南(2015)均强调糖皮质激素是免疫治疗一线药物之首选。应细心揣摩临床用药艺术,如一旦治疗达标,激素应逐渐减量,大多数 MG 患者长期口服小剂量如泼尼松 5mg 可维持达标状态,随病情波动可有增减,使激素不良反应减至最低。此外,中、重度全身型(如Ⅲb、Ⅳb)患者如考虑应用大剂量甲泼尼龙冲击疗法,在做好患者知情同意和具备机械通气的前提下,为预防激素导致肌无力加重宜先应用免疫球蛋白静脉滴注(IVIg)或血浆置换,因后二者也适于治疗重度全身型 MG。

3)非类固醇类免疫抑制剂是 MG 药物治疗的重头戏,临床常用如硫唑嘌呤、环孢素、吗替麦考酚酯、甲氨蝶呤及他克莫司等。免疫抑制剂通常在足量激素疗效仍不理想、激素发生明显的不良反应、激素减量后症状复发时应用。国内外指南和一些随机对照试验(RCT)证据均推荐硫唑嘌呤为 MG 的一线药物,RCT 证据也支持 MG 应用环孢素,但可有药物严重不良反应和药物相互作用。吗替麦考酚酯(mycophenolate mofetil)和他克莫司(tacrolimus)治疗 MG 目前虽有争议,但许多专家推荐他克莫司可显著改善 MG 定量评分和 MGFA PIS,用于治疗难治性 MG,被德国、日本、英国和欧洲等 MG 治疗指南推荐。利妥昔单抗(rituximab)治疗难治性 MG 可能有效的证据不断增多(Zebardast N et al,2010),也可长期应用 IVIg、血浆置换及环磷酰胺等。免疫抑制剂一旦治疗达标应维持 6 个月至 2 年,缓慢减至最低有效剂量,剂量调整最快每 3~6 个月 1 次。减量常伴复发风险,复发需再上调剂量(王维治等,2017)。

(2)IVIg 及血浆置换:可缩短肌无力危象患者的机械通气时间,临床常用于危及生命的 MG 患者和需尽快起效、呼吸功能不全或吞咽困难、明显球部症状患者术前准备等。治疗重度全身型 MG 可能有效,难治性 MG 患者可考虑 IVIg 作为维持疗法,MuSK 抗体阳性患者血浆置换疗效优于 IVIg,眼肌型或轻度全身型患者无须应用。须注意血浆置换不能用于败血症;IVIg 在高凝状态、肾衰竭、免疫球蛋白过敏等患者忌用。选择血浆置换时应考虑静脉穿刺并发症风险,外周入路要比中央静脉入路风险低。

(3)危象前状态和肌无力危象:均为临床急症,需积极治疗和支持性护理。危象前状态需入院治疗,严密观察呼吸及球部功能。肌无力危象需进入重症监护病房(ICU)或过渡单元(stepdown unit),监护或处理呼吸衰竭和球部功能障碍。危象前状态或危象患者出现明显呼吸及球部功能障碍,应用血浆置换和 IVIg 短期治疗有效,血浆置换疗效可能更好、更快。为了维持疗效应同时开始激素或免疫抑制剂治疗,开始激素治疗前宜用血浆置换或 IVIg 数日,可预防激素导致肌无力一过性加重。

(4)MG 胸腺切除术:不仅是 MG 治疗的一个选项,而且是 MG 治疗的支柱。适应证包括 MG 合并胸腺瘤患者、乙酰胆碱受体抗体(AChR-Ab)阳性全身型 MG 患儿、AChR-Ab 阴性全身型 MG 患者对症及免疫治疗不满意均可考虑胸腺切除术,但 MuSK 抗体、LRP4(低密度脂蛋白受体相关蛋白 4)抗体或 agrin(agrin 是运动神经元的释放的对 NMJ 形成至关重要的蛋白多糖)抗体阳性患者不适合胸腺切除术。手术应在病情稳定时进行,应将胸腺瘤与所有的胸腺组织一并切除,未完全切除的胸腺瘤术后应放疗和化疗。老年胸腺瘤患者可行姑息性放疗,小胸腺瘤可随访而不切除。回顾性队列研究荟萃分析显示,MG 患者视频辅助的胸腔镜胸腺切除术(VATS)与经胸骨胸腺切除术(TS)比较,临床缓解率相似。VATS 创伤小,可彻底切除肿瘤和所有胸腺组织,在经验丰富的治疗中心有很好的安全追踪记录。

最近一项多中心随机试验评估了全身型非胸腺瘤 MG 患者胸腺切除术疗效(Wolfe GI et al,2016),研究对象为 126 例 18~65 岁患者,病程<5 年,AChR-Ab 阳性,MGFA 临床分型Ⅱ~Ⅳ型。研究者比较了扩展的经胸骨劈开胸腺切除术+隔日泼尼松与单用泼尼松的疗效,在 3 年期间通过盲法评估,发现胸腺切除术组患者时间加权平均定量 MG 评分比隔日仅服泼尼松患者得分低(分别为 6.15 分、8.99 分),胸腺切除术组隔日泼尼松平均用量较低(分别为 44mg、60mg),胸腺切除术组比单服泼尼松组需免疫抑制剂硫唑嘌呤患者较少(分别为 17%、48%)或因病情加重住院者较少(分别为 9%、37%),差异均有统计学意义(P<0.001),证明非胸腺瘤 MG 患者胸腺切除术在 3 年期间临床预后改善。

(5)青少年 MG:眼肌型患儿易自行缓解,开始可用溴吡斯的明,如不缓解再用免疫治疗。儿童易发生激素不良反应,如生长迟滞、骨化不良、易患感染等,长期应用宜取最低有效剂量减少不良反应。MG患儿定期应用血浆置换或IVIg是对免疫抑制剂的一种替代选择。

(6)MuSK抗体阳性MG:有明显的女性易患倾向,常见眼肌型,病程早期常迅速恶化,易发生危象(Guptill JT et al,2011),对溴吡斯的明反应差,常规剂量溴吡斯的明常出现不良反应。通常对糖皮质激素及免疫抑制剂疗效较好,泼尼松口服有效。对血浆置换疗效好,对IVIg疗效较差。早期试用利妥昔单抗可能有效,也可考虑长期用IVIg维持治疗(Sanders,2016)。

(7)MG患者妊娠:MG患者应提前周密计划妊娠,

改善肌无力症状。病情加重常发生于分娩后前几个月,口服溴吡斯的明是妊娠期一线治疗方法。免疫抑制剂选择泼尼松,控制不满意或不能耐受时用硫唑嘌呤和环孢素相对安全。吗替麦考酚酯和甲氨蝶呤增加致畸风险,妊娠期禁忌。妊娠期应用血浆置换或IVIg可取得快速短暂疗效。争取经阴道自然分娩。胸腺切除术宜在分娩后期施行。

2.药物治疗 见表3-13-10。

此外,某些药物有加重MG病情的强力证据,应避免或谨慎使用(表3-13-11)。

常用的胆碱酯酶抑制剂用法见表3-13-12。

表3-13-10 重症肌无力的药物治疗

药物	起始剂量	维持剂量	起效时间	主要不良反应	监测项目	特殊情况说明
溴吡斯的明	30~60mg,3次/d	60~120mg,3~5次/d,根据症状调整剂量,一般不>480mg/d	15~30分钟	胃痉挛恶心,呕吐,腹泻,骨骼肌颤搐和痉挛,出汗,流涎,视物模糊	用最小剂量改善症状,绝大多数患者可见临床症状改善	可用抗胆碱药如格隆溴铵1mg、硫酸莨菪碱0.125mg、溴丙胺太林15mg等拮抗毒蕈碱样不良反应
泼尼松	方案1:10~20mg/d,每周增日剂量5mg直至达预期疗效 方案2:可能需住院治疗,50~80mg/d	达预期疗效数日后缓慢隔日减量,每月减日剂量5mg。当剂量≤10mg/d时减量宜更缓慢,持续小剂量可维持预期疗效	2~4周	高血压,糖尿病,体重增加,骨质疏松,白内障,胃溃疡,青光眼,神经精神症状,儿童发育迟滞,下丘脑-垂体-肾上腺轴抑制	每月监测糖化血红蛋白,血压监测,骨密度监测,监测青光眼和白内障	晨单次给药,约50%起始用大剂量激素和少数起始用小剂量激素患者可有短暂加重,免疫球蛋白静脉滴注或血浆置换可阻止激素诱导病情加重
硫唑嘌呤	50mg/d	每1~2周增加50mg,直至达2.5~3mg/(kg·d)	初始疗效需2~10个月,24个月达最大疗效	发热,腹痛,恶心,呕吐,厌食,白细胞减少,肝毒性,皮疹等	用药开始时每月查血常规、肝功能1~4次,以后每月或每3个月查1次	10%患者不能耐受流感样症状,与别嘌醇有相互作用;条件允许时用药前应查TPMT(硫嘌呤甲基转移酶)基因多态性,明确有无高风险骨髓抑制
环孢素	100mg,2次/d	如需要可缓慢加量至3~6mg/(kg·d),2次/d	1~3个月	多毛症,震颤,牙龈增生,高血压,肝毒性,肾毒性,可逆性脑后部白质病变	每月查血常规、肝功能、尿素氮/肌酐,检测血浆药物谷浓度	不宜更换不同药厂药物,因不同品牌药品生物等效性不同,西柚汁可升高血药浓度,且与多种药物间有相互作用
吗替麦考酚酯	500mg,2次/d	1000~1500mg,2次/d	2~12个月	腹泻,呕吐,白细胞减少,致畸性(黑框警告)	血常规第1个月每周查1次,第2个月每2周查1次,然后每月至每3个月查1次;育龄期妇女常见可逆性脑后部白质综合征	腹泻通过改变每日3次服可解决

药物	起始剂量	维持剂量	起效时间	主要不良反应	监测项目	特殊情况说明
环磷酰胺	50mg/d 口服，每月静脉注射 500mg/m²	口服每周增加 50mg，至维持剂量 2～3mg/(kg·d)	2～6 个月	脱发，白细胞减少，恶心，呕吐，皮肤变色，厌食，出血性膀胱炎，恶变风险增加	每 2～4 周检查血常规、尿素氮/肌酐、电解质、肝功能及尿常规	静脉给药因药量积聚作用低，较口服给药毒性低
他克莫司	3～5mg/d 或 0.1mg/(kg·d) 口服	根据药物谷浓度调整剂量	1～3 个月	高血糖，高血压，头痛，高血钾，肾毒性，腹泻，恶心，呕吐，可逆性脑后部白质综合征	开始用药时每数周检查尿素氮/肌酐、血糖、血钾、药物谷浓度	约 20% 的肾移植患者出现胰岛素依赖性糖尿病；药物谷浓度 8～9ng/ml 可能有效
甲氨蝶呤	每周 10mg 口服，持续 2 周	每 2 周增加 5mg 至最大剂量每周 15～25mg	2～6 个月	白细胞减少，口腔溃疡，恶心，腹泻，头痛，脱发，肝毒性，肺纤维化，罕见肾毒性	开始每月查血常规、肝功能，然后每 3 个月查，常规监测间质性肺炎	给予叶酸 5mg/d 可降低毒性，妊娠期禁用
免疫球蛋白静脉滴注	2g/kg 分 2～5 天使用	每 4 周使用 0.4～1g/kg，之后可试行减量	1～2 周	头痛，无菌性脑膜炎，肾毒性，缺血事件，液体超负荷，白细胞及血小板减少症	每月查尿素氮/肌酐，之后每 3 个月复查	治疗前诊断先天性 IgA 缺乏症禁用 IVIg；近期罹患血栓/缺血事件患者不宜应用；无糖制剂用于肾毒性高危患者

表 3-13-11　有加重重症肌无力症状强力证据的药物

- 泰利霉素(telithromycin)：美国食品和药品管理局(FDA)"黑框"警告不能用于重症肌无力患者
- 氟喹诺酮类(fluoroquinolones)：如环丙沙星、莫西沙星及左氧氟沙星，FDA"黑框"警告
- 肉毒杆菌毒素(botulinum toxin)：避免使用
- D-青霉胺(D-penicillamine)：可诱发重症肌无力，避免使用
- 奎宁(quinine)：禁用
- 镁剂(magnesium)：妊娠晚期子痫在绝对必要时使用
- 大环内酯类抗生素(macrolide antibiotics)：如红霉素、阿奇霉素、克拉霉素等，宜慎用
- 氨基糖苷类抗生素(aminoglycoside antibiotics)：如庆大霉素、新霉素、妥布霉素等，慎用
- 皮质类固醇(corticosteroids)：前 2 周内可能引起短暂性加重，应密切观察
- 普鲁卡因胺(procainamide)：可能加重重症肌无力，慎用
- 去铁胺(desferrioxamine)：慎用
- β 受体阻滞剂(beta-blockers)：慎用
- 他汀类(statins)：如阿托伐他汀、普伐他汀、瑞舒伐他汀、辛伐他汀等，慎用
- 碘化放射对比剂(iodinated radiologic contrast agents)：慎用

表 3-13-12　常用的胆碱酯酶抑制剂

药名	常用量	作用持续时间	主要作用肌群	折算剂量/mg	用法
甲基硫酸新斯的明	0.3～1.5mg/次	30～60min	四肢肌	0.5	注射
溴吡斯的明	120～720mg/d	2～8h	球部肌	60.0	口服
溴化新斯的明	22.5～180mg/d	3～6h	四肢肌	15.0	口服
安贝氯铵(美斯的明)	60mg/d	4～6h	四肢肌	5.0	口服

【预后】

多数 MG 患者的病程迁延十余年至数十年，症状可从一组肌群迅速扩展到另一组肌群，病情进展前可数月无变化，有时不明原因的缓解。MG 早期缓解可能性较大，如缓解 1 年或更长时间又复发提示疾病进展趋势。需药物治疗维持，病程中症状常有波动，我们研究发现，起病后 5 年经正规治疗约半数完全或者药物缓解。患者预后及治疗反应可因受累肌肉及程度而异，预测个体预后仍很困难。MG 发病小呈良性病程。后期死亡主要与肺感染与呼吸肌功能障碍有关。

第八节　重症肌无力合并胸腺瘤和胸腺切除术

（陈振光）

MG 合并胸腺瘤的患者有独特的发病机制和临床特点，80%～90% 的 MG 患者与胸腺异常有关，其中 10%～15% 的 AChR-Ab 阳性的 MG 患者是由胸腺瘤导致的副肿瘤综合征，胸腺的病理改变与重症肌无力的临床特点有显著的相关性（Romi F，2011）。

【MG 合并胸腺瘤】

80%～90% 的 MG 患者伴发胸腺的病理改变，在约 10% 的血清抗 AChR-Ab 阳性的患者，MG 是由一个亚组的胸腺上皮性肿瘤引起的一种副肿瘤现象，在不同的胸腺改变与临床流行病学表现之间具有显著的关联（Dalakas MC，2002）。将 MG 合并胸腺瘤与 MG 伴发胸腺滤泡增生（thymic follicular hyperplasia，TFH）的早发型 MG 患者、MG 伴发胸腺萎缩的晚发型 MG 患者三者进行比较，可以发现 MG 合并胸腺瘤患者在临床特征、流行病学和自身抗体等方面具有一定特征（表 3-13-13）。

大量证据表明，伴发胸腺瘤的即副肿瘤性 MG 的发病机制与胸腺滤泡增生（TFH）伴发的 MG 发病机制存在显著不同，主要包括：①在胸腺滤泡增生时胸腺的髓质虽被扭曲但仍大体维持，而在胸腺瘤通常看不到边界清晰的髓质区或髓质区明显变小；②在 TFH 的胸腺髓质中有大量的表达 AChR 的肌样细胞，但是在胸腺瘤中缺如；③在 TFH 与正常胸腺的胸腺上皮细胞上的 MHC II 类分子水平是相似的，但在胸腺瘤中始终是减少的；④与在 TFH 中胸腺内产生大量的 AChR 自身抗体相比，在胸腺瘤中则无此抗体，可能有少数例外；⑤在胸腺和 TFH 中始终有自身免疫调节因子（autoimmune regulator，AIRE）的表达，但在绝大多数胸腺瘤中却缺如。因此，胸腺瘤伴发的 MG 的发病机制可能与免疫调节异常有关，如副肿瘤性 MG 患者 MHC II 类分子表达降低，以及自身免疫调节因子（AIRE）缺乏；伴发胸腺瘤 MG 患者细胞毒性 T 淋巴细胞抗原 4（cytotoxic T lymphocyte antigen 4，CTLA-4）的基因型 +49A/A 导致 CTLA-4 蛋白表达水平增高，可诱发 MG 发生。

表 3-13-13　MG 合并胸腺瘤、早发型 MG 患者、晚发型 MG 患者比较

	早发型 MG/胸腺滤泡增生	MG 合并胸腺瘤	晚发型 MG/萎缩
症状的起病年龄/岁	10～40	15～80	>40
性别,男:女	1:3	1:1	2:1
HLA 关联	B8;DR3	(DR2,A24)	B7;DR2
肌样细胞	存在	缺如	存在
胸腺内自身抗体产生	存在	缺如	缺如(?)
自身免疫调节因子(autoimmune regulator,AIRE)表达	正常	缺如	正常
TNFA*T1/B*2 纯合体型	罕见	很常见	常见
TNFA*T2; TNFB1, TNFB*1, C4A*QO,C4B*1,DRB1*03	常见	罕见	罕见
CTLA4+49A/G 基因型分布	与正常对照组相同	+49A/A,伴副肿瘤性 MG	未知
自身抗体,针对			
AChR/%	80	>95	90
横纹肌/%	10～20	>90	30～60
连接素(Titin)/%	<10	>90	30～40
兰尼碱受体(Ryanodine receptor)/%	<5	50～60	20
IL-12,IFN-α,IFN-o/%	不常见	63～88	不常见

注:EOMG/TFH(early-onset myasthenia gravis/thymic follicular hyperplasia):早发型 MG/胸腺滤泡增生;LOMG/A(late-onset myasthenia gravis/atrophy):晚发型 MG/萎缩;pMG(paraneoplastic MG):副肿瘤性 MG。

【胸腺瘤分型和诊断】

MG 合并胸腺瘤除了 MG 分型以外，胸腺瘤在病理形态学和生物学行为方面差异很大，多数采用世界卫生组织（WHO）的病理分型方法。A 型胸腺瘤即过去的髓质型胸腺瘤，梭形/卵圆形肿瘤上皮细胞均匀分布，缺乏核异形性，无或很少见非肿瘤性淋巴细胞；AB 型胸腺瘤即混合型胸腺瘤，肿瘤由具有 A 型样特征的局部小灶和富含淋巴细胞的局部小灶混合而成；B 型胸腺瘤即过去的皮质为主型胸腺瘤，最为常见，B1 型胸腺瘤表现为类似于正常功能胸腺样组织，由与正常胸腺皮质无法区别的膨大区和与其相连的近于胸腺髓质的区域组成；B2 型胸腺瘤多表现为在浓重的淋巴细胞背景中，散在分布着饱满的肿瘤上皮细胞成分，细胞内带有小囊泡状的核及清楚的核仁，血管周围区域正常；B3 型胸腺瘤多表现为肿瘤主要由圆形或多角形、表现为中度异形性的上皮细胞组成，其间夹杂着少量淋巴细胞和鳞状化生灶。一般认为，MG 合并 A 和 AB 型胸腺瘤为良性肿瘤，复发风险低，合并 B 型胸腺瘤属于恶性胸腺瘤，其中 B2 和 B3 型胸腺瘤复发和种植转移风险较高（Park et al，2004）。

除了病理分型外，胸腺瘤的分期是描述肿瘤侵犯和恶性程度的重要指标，是指导选择手术还是放化疗，以及手术后是否需要辅助放化疗的主要参考依据。分期方案很多，最被广泛使用的是胸腺瘤 Masaoka 分期。Masaoka Ⅰ期，肿瘤局限在胸腺内，肉眼及镜下均无包膜浸润，称为非侵袭/浸润性胸腺瘤；Masaoka Ⅱ期以上，均划归为侵袭/浸润性胸腺瘤，其中Ⅱa 期肿瘤镜下浸润包膜；Ⅱb 期肿瘤肉眼可见侵犯邻近脂肪组织，但未侵犯至纵隔胸膜；Ⅲ期肿瘤侵犯邻近组织或器官，包括心包、肺或大血管（Ⅲa 期不侵犯大血管，Ⅲb 期侵犯大血管；Ⅳa 期肿瘤广泛侵犯胸膜和/或心包；Ⅳb 期肿瘤扩散到远处器官（Maosaoka，2008）。

MG 合并胸腺肿瘤的诊断包括以下方面：

1. MG 合并胸腺瘤主要发生在成年人，年龄在 8 个月~81 岁，中位年龄为 39~49 岁，20 岁以下患者极少发病，仅占 3.3%。男女比为 1.14∶1。

2. 症状 明显的重症肌无力症状，病情进展迅速，经常出现迅速由眼肌症状发展为全身症状。部分患者由于瘤体较大，出现咳嗽、胸痛、胸闷、气短等。

3. 体征 主要为低热、消瘦、杵状指、腕关节肿、水肿和上腔静脉综合征，约占 16.5%。

4. 影像学检查 胸腺瘤发生部位主要在前纵隔（88.0%），偶有在胸骨上窝等异位出现。X 线片检查难以显示胸腺瘤影像，偶有正位片显示纵隔增宽，侧位显示前纵隔即胸骨后间隙处存在阴影。CT 在胸腺瘤诊断中的作用非常重要，能较好地确定胸腺肿瘤形态、范围和有无浸润性，对于确定可否完整手术切除，非浸润性胸腺瘤常为前纵隔轻微对比增强的孤立的均匀结节，极少钙化；浸润性胸腺肿瘤多不规则、分叶，肿瘤内密度不均匀，多发胸腺密度增高点，无钙化。值得注意的是 13.8% 的小胸腺瘤 CT 不能显示，仅能在手术中发现。图 13-3-3 显示胸腺瘤的 CT 表现。

MRI 在胸腺瘤诊断中有一定作用，应用 MRI 及其时间强度曲线的平均峰时（TICs）可以鉴别胸腺瘤。浸润性胸腺瘤在 PET CT 中可以显示较高的平均 FDG 吸收，对于诊断也有帮助，但是对于非浸润性胸腺瘤则诊断价值不大。纵隔镜、胸腔镜、针吸活检等有创检查适用于无法手术的患者，但作为术前检查明显争议，有可能造成肿瘤转移。

MG 合并胸腺瘤的鉴别诊断包括纵隔型具有分泌功能的肺癌、胸腺增生、胸腺囊肿、淋巴瘤、甲状腺肿物下降至胸骨后方、畸胎瘤、纵隔脂肪等，尤其是部分肺癌患者有可能出现轻度的 MG 症状，需要重视鉴别诊断。

【胸腺切除术及相关治疗】

由于胸腺瘤在 MG 合并胸腺瘤患者的发病中起重要作用，因此一旦确诊 MG 合并胸腺瘤，应尽快进行扩大范围胸腺及胸腺瘤切除手术，确保完整切除肿瘤、所有胸腺

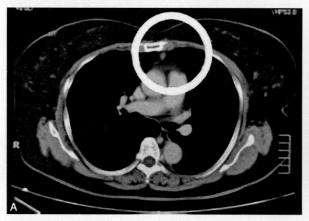
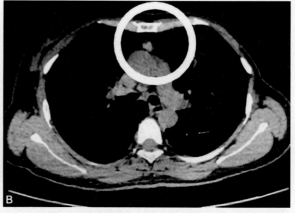

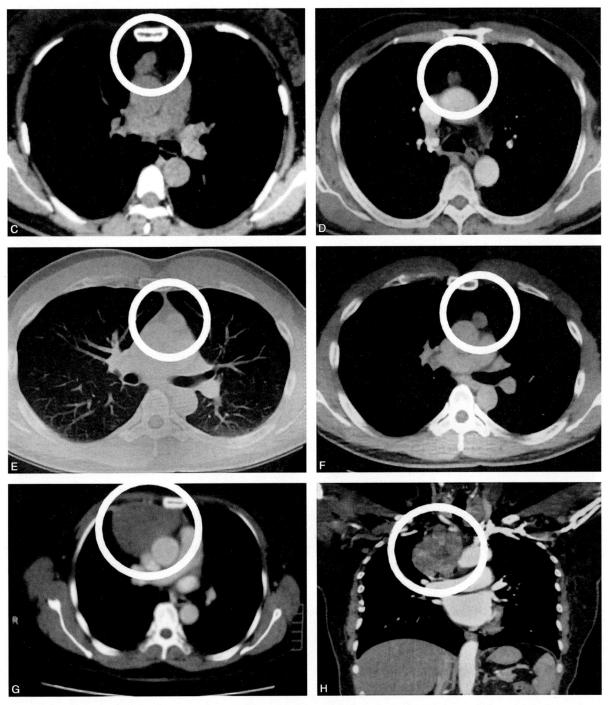

图 3-13-3　胸腺瘤的 CT 表现

A. 前纵隔轻微对比增强的孤立结节,质地均匀,边缘光滑,非浸润性;B. 前纵隔对比增强的孤立结节,质地轻度不均匀,边缘不规则,A、B 呈现非浸润性与浸润性的鉴别;C. 前纵隔对比增强的较大孤立结节,质地不均匀,边缘不规则,与主动脉壁紧贴,浸润性可能性大;D. 前纵隔轻微对比增强的孤立结节,质地均匀,边缘光滑,但与主动脉壁紧贴,C、D 呈现非浸润性与浸润性鉴别;E、F. 为同一例患者,E 为肺窗,显示不清楚,F 为纵隔窗,显示清楚,虽紧邻主动脉,但质地均匀,边缘光滑,非浸润性;G、H. 为同一例患者,巨大的纵隔肿瘤突向右胸腔,质地不均匀,明显浸润性,与上腔静脉、无名静脉紧贴,须高度警惕

组织及前纵隔脂肪。这种扩大范围胸腺及胸腺瘤切除手术应该根据肿瘤大小、患者年龄、体力状态、心肺功能等选择合适手术途径，争取最小的创伤，最大限度地根治性切除肿瘤，避免复发。对于原发胸腺肿瘤，应该最大限度地根治性切除肿瘤，避免复发。前纵隔脂肪和异位胸腺也应一并切除，原因目前认为：①为了切除同时发生在胸腺其他部位的胸腺瘤；②避免残余胸腺再发胸腺肿瘤；③避免患者术后出现重症肌无力。另外，对于局部复发的胸腺瘤，有切净可能者，也应积极进行再次手术。

手术途径包括经典的的胸骨正中切口、前外侧肋间小切口和微创胸腔镜手术等，其中剑突下胸腔镜切除视野范围最接近经典胸骨正中劈开切口，近年最为常用（Arif et al,2019）。

一般来说，仅有局限的眼外肌症状的患者术前无须特殊处理，按原有方案服用胆碱酯酶抑制剂即可。全身型患者，术前应该根据 MG 症状轻重，酌情适当应用免疫球蛋白静脉滴注或血浆交换，清除自身抗体，缓解肌无力症状，增强患者对于手术的信心，降低手术后发生肌无力危象的可能。对于 MG 合并胸腺瘤患者，如果曾经发生过危象、术前胆碱酯酶抑制剂用量大、糖皮质激素用量大、术前存在上呼吸道感染等，均应视为手术后发生重症肌无力危象的高危因素，手术前应当积极地进行药物预处理。

普遍认为，MG 合并胸腺瘤患者接受外科手术切除后，继续应用药物治疗不应少于 2~4 年。与不伴有胸腺瘤的 MG 患者类似，MG 合并胸腺瘤患者手术后仍然需要应用胆碱酯酶抑制剂、糖皮质激素、其他免疫抑制剂如硫唑嘌呤、环磷酰胺、他克莫司等。病情较重的全身型 MG，特别是合并吞咽障碍的患者用糖皮质激素时需从较低剂量开始，逐渐加量至 0.5~1mg/(kg·d) 口服，病情缓解并稳定后再继续减量。如果治疗 2~3 个月疗效仍不满意，建议增加其他免疫抑制剂如硫唑嘌呤、环磷酰胺、他克莫司等长期维持治疗，尽可能降低糖皮质激素用量，也有建议术后立即开始使用免疫抑制剂治疗，减少使用糖皮质激素。总体来说，95% 的 MG 合并胸腺瘤患者需长期维持免疫抑制剂治疗。

对 MG 合并胸腺瘤患者，如果胸腺瘤分期处于 Maosaoka Ⅱ、Ⅲ 期，术后辅助放疗可以减少肿瘤的术后复发或者种植转移，减缓肿瘤发展；对有广泛转移的 Maosaoka Ⅳ 期患者，放疗也在一定程度上减少转移，延长生命。术后辅助治疗，对于切缘清晰完整的放疗剂量多为 45~50Gy，对于无法切除的病灶放疗剂量为 60~70Gy。如果胸腺瘤分期处于 Maosaoka Ⅰ 期，也就是非浸润性胸腺瘤，术后放疗并不能提高疗效，因此不建议采用（NCCN Version 2,2019）。

过去认为胸腺瘤对化疗药物不敏感，但近年研究发现并非如此，并已制定了多个化疗方案。CAP 方案是治疗 MG 合并胸腺瘤之首选，疗效明显。VIP 方案也被证明对 MG 合并胸腺瘤有效（表 3-13-14）。

表 3-13-14　MG 合并胸腺瘤的化疗药物方案

方案	用药和用法
CAP 方案	顺铂 50mg/m²,d1;多柔比星（阿霉素）50mg/m²,d1;环磷酰胺,500mg/m²,d1;每 3 周给药 1 次
CAP 联合泼尼松方案	顺铂 30mg/m²,d1~d3;多柔比星 20mg/(m²·d),d1~d3;环磷酰胺,500mg/m²,d1;泼尼松 100mg/d,d1~d5;每 3 周给药 1 次
ADOC 方案	顺铂 50mg/m²,d1;多柔比星 40mg/m²,d1;长春新碱 0.6mg/m²,d3;环磷酰胺 700mg/m²,d4;每 3 周给药 1 次
PE 方案	顺铂 60mg/m²,d1;依托泊苷,120mg/(m²·d),d1~d3;每 3 周给药 1 次
VIP 方案	依托泊苷 75mg/m²,d1~d4;异环磷酰胺 1.2g/m²,d1~d3;顺铂,20mg/m²,d1~d4;每 3 周给药 1 次

如果上述方案使用后肿瘤仍有进展，培美曲塞、依维莫司、紫杉醇、奥曲肽联合泼尼松、吉西他滨、5-FU 联合亚叶酸钙、依托泊苷等都可作为二线化疗药。对初始考虑不能切除的 MG 合并胸腺瘤，先行化疗诱导后再手术可能是有用的；近年也有尝试通过乳内动脉导管局部注入化疗药物（NCCN Version 2,2019）。

【预后】

MG 合并胸腺瘤的预后主要取决于是否存在突破胸腺瘤的包膜。Masaoka 分期 Ⅰ 期为肿瘤包膜完整，Ⅱ A 到 Ⅳ 期均可以视为突破胸腺瘤的包膜，具有侵犯性。统计表明，MG 合并胸腺瘤患者的 5 年和 10 年生存率，在 Ⅰ 期胸腺瘤分别为 100% 和 95%，Ⅱ 期胸腺瘤分别为 91% 和 81%，Ⅲ 期胸腺瘤分别为 74% 和 46%，Ⅳ 期胸腺瘤 5 年生存率低于 25%。长期随访还显示，伴发胸腺瘤的 MG 与不伴发胸腺瘤的 MG 病情严重程度并无差别，两组患者经药物及胸腺切除治疗后改善程度也大致相当，两组患者需应用免疫抑制剂治疗的比例也相似，平均 7 年生存率达 79%~100%。因此，对于可手术切除的 MG 合并胸腺瘤的患者，治疗后监测复发反应包括每 3~6 个月一次胸部 CT,2 年以后每年一次，监测应该持续至少 10 年。

第九节 重症肌无力危象的神经重症监护

（刘卫彬）

重症肌无力危象（myasthenic crisis MC）是 MG 患者肌无力症状急性加重，出现呼吸肌麻痹，严重者不能维持通气功能而危及生命，需要气管插管来支持通气或保护气道的状态（Bedlack et al，2000，2002）。以往临床医生的关注点主要在肌无力危象，多忽略危象前状态（pre-crisis state）的处理。因此，美国重症肌无力基金会（MGFA）在国际重症肌无力（2016 年）治疗共识指南中，将危象划分为危象期和危象前状态（myasthenicpre-crisis state）（Sanders et al，2006）。

作者对近 9 年有呼吸困难住院危象前期的 127 例/次 MG 患者的诊治进行回顾性分析，探讨 MG 危象前状态显著的临床特征，以及 MG 危象前状态发展为 MG 危象的相关因素，证实在临床中肌无力危象必定有呼吸困难，而有呼吸困难的 MG 患者经过科学的治疗并不一定需要气管插管或非侵入性呼吸支持（欧昶毅，2017）。还证实了对危象前期呼吸困难的重视可减少危象发生率。国外报道的危象发生率为 15%~20%，另外约有 1/3 的危象患者会再次发作（Thomas et al，1997；Bershad et al，2008；Chaudhuri et al，2009）；在同一时期作者（刘卫彬，2006）报道 1 520 例 MG 危象发生率为 10.86%，6 年后（黄鑫，2012）报道 2 154 例 MG 患者的危象发生率为 8.8%，我国南方危象的发生率明显低于西方；其中肌无力危象占 96.3%，发生危象最小年龄 0.6 岁，最大 76 岁。危象是导致 MG 患者死亡的常见原因，对肌无力危象的预防和治疗仍是 MG 临床医生研究的重点。

【危象的诱因】

重症肌无力往往在 MG 病情控制不佳时出现，诱发因素包括呼吸道及肺感染、手术（包括胸腺摘除术）、分娩、月经期、过劳、情绪抑郁、漏服及停服抗胆碱酯酶药或药量不足、服用过量镇静剂、使用呼吸抑制剂如吗啡、神经-肌肉传导阻断剂如喹诺酮类等。神经肌肉接头的突触前膜乙酰胆碱释放减少；突触后膜的乙酰胆碱受体破坏增加和抗体所致的神经肌肉接头传导障碍加重，均可造成肌无力危象。诱因中感染最常见（30%~70%）（Bershad et al，2008；Xin Huang et al，2012），其次是失眠、过度疲劳、情绪障碍、营养不良、药物、治疗依从性等。MG 危象的治疗首要先消除诱因，否则易导致病情反复。

【临床表现】

1. 呼吸肌无力 最早表现是活动后呼吸不畅，伴有心慌、胸闷、明显疲劳，休息后改善。随着病情的加重，出现说话断断续续，咳嗽无力，活动后气促严重，静坐时亦有气短，夜间经常因为呼吸困难醒来，到最后出现强迫端坐位，不能平卧，提示 MG 患者进入危象前状态。

2. 延髓支配肌无力 构音不清、吞咽困难是最直观的症状，在中度全身型患者中即可见到。随着病情加重，患者需要调换食物，从固体食物转为半流质、流质，最后出现呛咳甚至鼻孔反流。导致通气障碍，增加呼吸肌做功，加重疲劳促使危象发生。

3. 四肢肌无力 随着病情加重，四肢肌肉无力可能加重，甚至数小时内出现四肢瘫。但部分患者发生危象时只有呼吸肌无力及球部肌肉无力，在因气道堵塞而发生危象的患者中尤为多见。

4. 高级神经活动 在缺氧和二氧化碳潴留早期，患者将出现烦躁、胡言乱语、行为错乱、伤人等兴奋症状。失眠常见，缺氧时该兴奋期相对较长，也易引起注意。CO_2 潴留时兴奋期较短，随着血 CO_2 分压升高，患者迅速进入 CO_2 麻醉期，出现昏睡、呼吸浅弱、心率减慢等脑抑制症状。

5. 全身症状 除了上述神经系统表现外，患者常常伴随着心血管系统、呼吸系统、消化系统以及精神心理等方面的变化。心血管系统的常见症状有心率加快，心悸，胸闷，血压升高等。合并有呼吸道感染的 MG 患者会出现咳嗽、咯痰、发热等感染症状。食欲不振是消化系统的主要表现。由于消耗增加，摄入减少，患者往往出现消瘦、贫血等营养不良的表现，形成恶性循环。

【辅助检查】

1. 肺通气功能监测有助于早期发现呼吸功能下降。一旦发现肺活量、最大吸气压力、最大呼气压力持续下降，则提示呼吸肌无力加重。由于危象前患者往往不能配合检查，同时面部肌和咽喉肌无力时口鼻部漏气而使肺通气监测不准确。

2. 动脉血气分析监测可以提示气管插管的时机。在无合并肺部感染、无明显口腔分泌物潴留的 MG 危象患者指脉氧和动脉血氧分压往往还在正常范围，而二氧化碳分压已经逐渐升高。出现 Ⅱ 型呼衰的 MG 危象患者通常提示伴有气道阻塞、严重肺炎或肺不张。

3. 血常规、降钙素原（PCT）、C 反应蛋白（CRP）、胸部 CT 等有助于评估是否合并感染，由于 MG 患者自身的免疫功能紊乱，同时长期服用免疫抑制剂，对感染的评估应该更为积极。血红蛋白检测、白蛋白水平、血脂水平等有助于评估患者的营养状态。细胞免疫及体液免疫有助于评估患者的免疫状态。

【危象分型】

呼吸肌和口咽肌无力者易发生危象，诱发因素包括呼吸道感染、手术（如胸腺摘除术、纤支镜），以及 CT 增强检查时注射碘剂、情绪波动和系统性疾病等。约 10% 的 MG 患者可能发生危象，可分为三类：

1. 肌无力危象（myasthenic crisis） 临床最常见，疾病本身发展所致，多由于抗胆碱酯酶药量不足引起（Wolfe et al，1999）。诱发因素包括呼吸道及肺感染、手术（包括胸腺摘除术）、分娩、月经期、过劳、情绪抑郁、服用过量镇静剂、使用呼吸抑制剂如吗啡、神经-肌肉传导阻断剂如链霉素、庆大霉素等。表现为全身肌无力迅速加重，数小时出现四肢瘫，咽喉肌无力不能吞咽和咯痰，口咽肌无力导致吸入性肺炎，呼吸肌无力尤其呼吸困难，如肺活量降低通常是早期呼吸衰竭的标志，常伴烦躁、不安、出汗及震颤等，膈肌受累出现胸腹式呼吸不协调。腾喜龙试验先静脉注射 2mg（0.2ml）试验剂量，可耐受在 30 秒后再缓慢注射 8mg，肌力改善约 5 分钟证明为肌无力危象，新斯的明肌内注射 1mg 后症状明显好转也可证实。

2. 胆碱能危象（cholinergic crisis） 约占危象的 4%，由于抗胆碱酯酶药过量引起。表现为肌无力迅速加重，并且出现胆碱酯酶抑制剂的不良反应如肌束震颤及毒蕈碱样反应，如恶心、呕吐、苍白、出汗、流涎、腹痛、腹泻、肠鸣音亢进、尿便失禁、瞳孔缩小、唾液增多、心动过缓和肌束颤动等；有长期服用大剂量抗 AChE 药物患者，阿托品试验症状可改善。但是大剂量的抗胆碱酯酶药物使用后呼吸道分泌物增加，堵塞气道，阿托品也未能马上改善症状。故应立即停用抗胆碱酯酶药物，轻者可等待药物排泄后重新调整剂量，重者气管插管尽快吸痰保持呼吸道通畅。

3. 反拗性危象（brittle crisis） 曾报道约占危象的 1%，近 10 年来由于呼吸机的广泛使用，发生率几近于零。患者在抗 AChE 药剂量未变的情况下突然失效，肌无力明显加重，无胆碱能副作用征象，腾喜龙试验无反应。多见于严重全身型患者，常见于胸腺瘤术后、感染、吞咽困难导致电解质紊乱等。可能因对抗胆碱酯酶不敏感所致。此时应停止抗胆碱酯酶药物，对气管插管或切开的患者先控制肺部感染，待运动终板功能恢复后再重新调整抗胆碱酯酶药物剂量。抗胆碱酯酶药过量所致的 N-胆碱能效应可引起昏迷，M-胆碱能效应可引起心搏骤停及血压下降，均可危及生命。在作者报道的 240 例/次危象中未发现反拗性危象（刘卫彬，2006）。

此外，扩展胸腺切除术后肌无力危象（myasthenic crisis after extended thymectomy），通常认为因肌无力延迟术后脱机超过 48 小时至 2 周，需要继续使用呼吸机维持呼吸，或短暂脱机后再次插管上机者。术后危象的危险因素包括既往有危象病史，术前 1 个月内感染病史，以及术前重症肌无力评分高、有不同程度的球麻痹、肺通气功能差、AChR 抗体水平高、合并用药（胆碱酯酶抑制剂、激

素）剂量大，术中失血多，以及术后拔管困难等。这些因素中多数为即将手术时的评价，但也有术前病程特征，还有术中指标和术后指标。减少术后肌无力危象发生的关键是选择好手术适应证，针对 176 全身型患者手术后危象的研究表明（刘卫彬，2006），术前吞咽肌受累、术前感染史、术前危象史、术前溴吡斯的明（吡啶斯的明）用量大是术后发生危象的独立影响因素，存在上述因素时需要经过一段时间的内科治疗，待病情稳定后再行手术。还有一些患者术前病情严重，仅通过 PE 或 IVIG 治疗后好转即手术者，因其病情并不稳定，出现肌无力危象的风险仍然高于病情稳定改善者。因此术前做好充分准备，可降低术后危象的发生。根据病情进行综合药物干预，有助于改善患者术前的病情，减少术后危象的发生率（Sekine et al，2006）。

【诊断和鉴别诊断】

1. 诊断 MG 危象主要根据患者的病史、用药史、剂量、伴发症状及腾喜龙试验等诊断。正确鉴别危象的类型是及时有效救治的关键，应详细评价危象前用药过量或不足，感染及外伤等诱因；腾喜龙试验或新斯的明试验有助于鉴别，肌无力好转为肌无力危象，肌无力加重为胆碱能危象，无反应为反拗性危象。阿托品试验静脉注射阿托品 0.5~1.0mg，如肌无力和毒蕈碱样作用好转为胆碱能危象，反之为肌无力危象。

2. 鉴别诊断 MG 危象需要与急性 Guillian-Barré 综合征、晚期运动神经元病鉴别，均可出现呼吸困难、球部肌无力、四肢肌无力等，但根据病史、波动性骨骼肌病态疲劳、新斯的明试验、重症肌无力抗体等可予鉴别。

此外，临床常见中老年 MG 患者肌无力危象后数月仍不能下地行走，呼吸困难不恢复，多为女性，可能合并甲状腺功能亢进或甲状腺功能减退。如患者眼肌和口咽肌无力有所好转，但四肢近端肌、躯干肌，包括膈肌等肌力均不恢复，变得很消瘦，常见于使用皮质类固醇患者合并近端肌病（proximal myopathy），肌电图检查可以鉴别。

【重症监护】

1. 处理原则 在患者出现呼吸困难时就应尽早判定原因，尽早对 MG 进行规范化治疗，同时消除诱因，以避免气管插管。当呼吸肌无力无法在短期内逆转，则应尽早插管或使用无创通气以避免出现生命危险。一旦患者出现进行性加重的呼吸困难，应尽快转入重症病房甚至 ICU 以便抢救。

（1）密切监测心率、心律、呼吸、血压、血氧饱和度等生命指标，观察意识状态。随着 CO_2 潴留和/或缺氧加重，心率、呼吸逐渐增快、血压上升，在一定程度上提示病情的严重程度。但随着抗胆碱酯酶药物使用的增加或者出现延髓麻醉时患者反而可能会出现心率减慢、呼吸减

弱。部分患者会出现心律失常,常见的是房性或者室性早搏,提示机体严重缺氧,甚至早于血氧饱和度下降。当血氧饱和度明显下降时,往往提示气道堵塞或严重肺感染。在 CO_2 潴留期或伴有缺氧时出现烦躁、坐立不安、拔除输液管等行为。后期出现 CO_2 麻醉时患者会逐渐安静,进入嗜睡、昏睡甚至昏迷状态。

(2)定时复查血气分析:氧分压及 CO_2 分压是气管插管最重要指标,以往在肌无力危象往往关注缺氧,CO_2 作为伴随症状,作者 2017 年报道 207 例次危象前状态 MG 患者 CO_2 潴留更早于缺氧,部分患者出现严重 CO_2 潴留需要气管插管时,血氧饱和度仍维持正常。由于呼吸困难的 MG 患者长期耐受低氧和/或高 CO_2 状态,临床表现不典型,进入中枢抑制期可能会突然出现呼吸甚至心搏停止,如不能及时识别,会贻误抢救时机。

2. 治疗

(1)气道管理:发生危象首先应保证呼吸道通畅。发生危象时,患者往往会出现口腔分泌物潴留,或者痰液不能咯出。增加咳嗽次数和呼吸肌做功,进一步诱发危象。这时候需要充分吸痰,必要时可以使用口咽通气管。部分患者出现危象是由于气道堵塞所致(分泌物不能咯出或者误吸),给予气管插管后充分吸痰,使气道通畅后呼吸困难可以逐渐缓解,不一定需要接呼吸机。但当出现呼吸肌无力时则需要接呼吸机辅助通气。因此在气管插管时尽量不使用镇静或者肌松药,避免不必要的呼吸机使用。但如果患者烦躁无法配合,则应该及时镇静插管。

(2)无创通气 随着无创呼吸机的发展,现可用于 CO_2 潴留患者,但无创通气的吸气压力需要逐步适应,适合用于呼吸困难早期以减轻呼吸肌疲劳,不适用于烦躁不能配合或口腔分泌物、痰液较多的患者。

(3)呼吸机的使用

1)模式选择:早期有自主呼吸,但力量弱,指令性通气(A/C 模式)或间歇指令同步通气(SIMV 模式);病情改善后改用间歇指令同步通气或自主通气模式。

2)参数设置:①早期常合并有二氧化碳潴留,予深、快呼吸:潮气量(Vt):10~15ml/kg,呼吸频率(RR):16~20 次/min;②稳定通气 30 分钟后复查血气恢复正常后予正常通气:Vt:7~10/kg,RR:12~16 次/min;③无合并肺部病变,呼气末正压(PEEP):0~2cmH$_2$O,合并肺部病变或分泌物多时 PEEP:3~5cmH$_2$O;④在早期及中期使用压力模式可以减少人机对抗,后期使用容量模式方便脱机;⑤通气过度导致二氧化碳排出过多易呼吸性碱中毒:减低呼吸频率、缩短呼气时间、降低 Vt。

3)注意事项:①定期复查动脉血气,监测血氧分压、二氧化碳分压、pH;②动脉血 pH 宜正常偏高或略高于正常水平,避免脑血流量和颅内压升高;③加强呼吸道的湿化、温化和吸痰;④患者咳嗽无力,痰液排除欠佳,机械通气时暂停胆碱酯酶抑制剂以减少分泌物,多翻身拍背及体位引流;⑤避免长时间使用镇静剂、肌松剂来应对人机对抗;⑥由于重症肌无力患者的特殊性,不一定使用序贯脱机法,可根据患者肌力的变化进行适应性停机,如 24~48 小时无呼吸困难、血气分析基本稳定在正常范围,可拔管;⑦根据治疗反应评估脱机时间,短期内可以脱机可不气管切开,如估计机械通气时间较长则尽早气管切开。

3. 营养支持 危象患者往往有危象前已经有严重的吞咽困难导致摄入不足,同时消耗增加,导致营养不良,严重消瘦而加重肌肉无力。如果出现明显呛咳应尽早留置胃管,既可以保证摄入,也可以避免误吸。在患者无明显胃肠功能障碍时,尽可能给予肠内营养,以高蛋白饮食为主。监测患者体质指数、中臂肌肉周径、三头肌皮褶厚度、血清白蛋白、血红蛋白等项目。如果身体消耗过大或者出现肠内营养不耐受等情况可以考虑使用静脉营养。为纠正低蛋白血症、贫血,必要时可以输注白蛋白或者红细胞悬液。

4. 调节情绪和改善睡眠 在重症 MG 患者中,失眠的比例明显增加。失眠是情感障碍显著表现之一,也是缺氧和/或二氧化碳潴留以及甲状腺功能亢进常见的神经系统症状,激素的使用、对疾病的担忧都是失眠的原因。失眠加重肌肉疲劳,同时加重情绪障碍,而情绪障碍会加重了肌无力症状。

5. 抗感染治疗 感染是 MG 最常见的诱发因素,MG 患者的感染表现常不典型,如咳嗽少、无咯痰、肺部不能闻及呼吸音等均与呼吸肌无力有关,由于长期肺部不能得到收缩和扩张,呼吸音减弱至消失。同时,可能 MG 患者的免疫系统长期受到抑制,不一定表现出白细胞升高、降钙素原(procalcitonin,PCT)升高、发热等异常。有感染的危象患者应尽快积极有效控制感染。

6. 血浆置换(plasma exchange,PE)和免疫球蛋白冲击疗法(IVIG) 在危象治疗中几乎是等效的,但对 MUSK 抗体阳性的 MG 患者来说,PE 明显优于 IVIG(Sanders et al,2016)。PE 通常早期应用 1~2 日即可见效,可缩短患者应用辅助呼吸时间,但病情恢复往往需更长时间。IVIG 不应该和 PE 同时使用。

7. 大剂量糖皮质激素冲击疗法 对肌无力危象有一定的疗效,但有短期内诱导肌无力加重的风险,可能会延长呼吸机使用时间。在 PE 或 IVIG 后序贯使用激素可减少加重的风险。小剂量糖皮质激素由于起效较慢,较少作为危象的治疗。

8. 非类固醇类免疫抑制剂 常用的药物包括硫唑嘌呤、他克莫司、环磷酰胺等药物。作用机制都是从不同方面抑制重症肌无力相关抗体的产生而起作用。硫唑嘌呤或环磷酰胺起效较慢，前者4~12个月起效（Donofrio et al,2009），后者在育龄期不建议使用（刘卫彬,2014），均有骨髓抑制等严重不良反应影响了两者在危象治疗中的应用。他克莫司有抑制抗体生成、增加肌力等作用，起效较快，同时具有高效低毒的优点。

第十节 Lambert-Eaton 肌无力综合征

（王化冰）

Lambert-Eaton 肌无力综合征（Lambert-Eaton myasthenic syndrome, LEMS）也称为 Lambert-Eaton 综合征（Lambert-Eaton syndrome），是一种累及神经-肌肉接头突触前膜电压门控钙离子通道及兴奋-收缩耦联过程的自身免疫性疾病，使突触前膜ACh释放异常，是一种相对不常见的疾病，半数病例与恶性病变，通常与小细胞肺癌（small-cell lung carcinoma, SCLC）有关。该病的临床特征是肢体近端肌群无力和易疲劳，患肌短暂用力收缩后肌力反而增强，持续收缩后呈病态疲劳。

Anderson（1953）首次描述了该病的临床表现，一例47岁男性患者出现肌无力症状并逐渐加重，查体发现患者腱反射减低，经检查发现小细胞肺癌（SCLC）并切除之，患者症状明显改善。Edward Lambert 等（1956）描述了6例这种特殊表现的肌无力，Eaton 和 Lambert（1957）对该病进行了深入研究，发现这些患者有特征性电生理改变，部分患者不合并 SCLC。

【流行病学】

LEMS 的年发病率约为0.75/100万，患病率为3.42/100万。LEMS 的流行病学资料显示，本病的临床意义主要是其作为副肿瘤综合征引起肌无力的典型实例。任何年龄均可发病，但因合并肿瘤与否而不同。小细胞肺癌相关性 LEMS（SCLC-LEMS）多发生于老年男性，平均发病年龄60岁，男性患者约占65%。非肿瘤性 LEMS（non-tumor LEMS, NT-LEMS）与 MG 患者有许多相似之处，例如，NT-LEMS 见于任何年龄，有两个发病高峰（分别为35岁和60岁），女性患者稍多（52%）；NT-LEMS 患者与 HLA-B8-DR3 基因型相关，约65%的 NT-LEMS 患者携带此种基因型，且在青年患者中更常见；NT-LEMS 患者及其亲属合并其他自身免疫性疾病明显增多。Titulaer（2011）等发现，在115例 NT-LEMS 早发组中女性占52%，NT-LEMS 年龄及性别分布与 MG 基本一致。

【病因和病理】

1. 病因　由于多数 Lambert-Eaton 肌无力综合征患者罹患肿瘤如 SCLC 或自身免疫性疾病，本病被认为是抗钙通道自身抗体介导的副肿瘤疾病，是针对神经末梢电压门控性钙通道（VGCC）的免疫介导性病变（Kesner VG et al,2018）。推测抗体原本针对肿瘤细胞的钙通道决定簇（Fukunaga et al,1983）。95%患者血清中可检出神经肌肉接头 ACh 释放的主要通道亚型抗 P/Q 型通道抗体。患者存在 NMJ 突触前膜与 ACh 释放有关的抗原决定簇 IgG 自身抗体，该抗体直接作用于周围神经末梢突触前膜 ACh 释放部位及电压门控性钙通道，已证明突触前膜电压门控式钙通道抗体可阻滞钙离子传递，抑制电压门控式钙离子通道，导致前膜 ACh 释放减少，影响终板电位产生与肌肉收缩过程（Newsom-Davis,2004），推测自身抗原可能是电压门控 Ca^{2+} 通道复合体（voltage-gated Ca^{2+} channel complex）的组成部分。

LEMS 可能合并霍奇金淋巴瘤、非霍奇金淋巴瘤、T细胞淋巴瘤、非小细胞肺癌、前列腺癌及膀胱癌等，无论是独立发病或肿瘤相关性，LEMS 已被确定是免疫源性疾病（Newsom-Davis,2004）。癌性 LEMS 的自身免疫应答主要针对肿瘤细胞抗原决定簇，后者与突触前膜某些抗原决定簇有交叉免疫性，当免疫活性细胞遇到有特殊 HLA 抗原癌细胞相关抗原决定簇时，通过分子模拟机制启动免疫应答。从肺癌中获得的细胞株显示钙通道蛋白有活化抗原，推测肿瘤细胞存在相应的抗体，将患者 IgG 注入小鼠体内，ACh 释放减少，超微结构观察发现 ACh 释放区域功能紊乱。非癌性 LEMS 的自身免疫机制不清，该患者 HLA-B8-DR3 出现率（62%）显著高于对照组（19%）。Lennon 等对64例非癌性 LEMS 患者调查发现，45%的患者有一种或多种器官（如甲状腺、胃或骨骼肌）的特异性自身抗体。

2. 病理　患者肌活检显示靶纤维轻度增加，非特异性Ⅱ型肌纤维萎缩，萎缩肌纤维未见群组化现象。电镜显示突触后膜皱褶和二级突触间隙面积增加，ACh 囊泡及受体数目正常，神经末梢无变性。定量冷冻刻蚀电镜研究发现，患者 ACh 释放部位面积缩小，突触前膜单位面积和 ACh 释放部位单位面积膜内大颗粒数减少，排列不正常的膜内大颗粒丛集数增加，为本综合征最小 ACh 释放单位释放量减少提供形态学依据。

【临床表现】

1. 本病多于40~70岁发病，男性较多见。通常亚急性起病，小腿近端肌无力和疼痛是主要症状，眼肌和口咽肌无力较轻。肌无力和易疲劳常出现于发现肿瘤前数月至数年。患肌分布与 MG 不同，以四肢骨骼肌无力为主，躯干肌、骨盆带及下肢肌、肩胛带等症状明显，下肢重于上肢，近端重于远端，可表现鸭步或摇摆步态。首发症状常表现起立、上楼及步行困难，肩部肌较晚受累；脑神经支配肌受累较轻,如眼外肌和咽喉肌受累出现上睑下垂、复视、构音障碍及吞咽困难等,通常不累及呼吸肌。患者通常晨起时症状较重,活动后出现疲劳,但短暂用力收缩后肌力反而增强,持续收缩又呈疲劳,如握力检查数秒后握力一过性增加(Lambert征)。O'Neill等对50例LEMS患者调查显示,所有患者均有下肢近端无力,39例伴上肢无力,出现复视25例、上睑下垂21例和构音障碍12例。LEMS患者出现眼外肌麻痹在发病3个月时约30%,1年时为49%;以上睑下垂为唯一症状者罕见。LEMS患者虽可出现呼吸衰竭,但早期极少出现。

2. 约62%的患者起病表现下肢无力,约18%有肌痛或僵直,少数患者有感觉异常、关节炎样疼痛。高达91%的LEMS患者出现自主神经症状,发病3个月时为66%,最常见唾液分泌减少引起口干,其次是阳痿和便秘,也可见直立性低血压、排尿困难、眼干和汗液分泌减少等,但较少见。LEMS患者的症状出现顺序通常为下肢无力、自主神经障碍、上肢无力、脑神经支配肌无力、肌痛及僵直等。查体绝大多数患者腱反射减低或消失,合并癌性多发性神经病常见四肢腱反射消失,部分患者主诉肌痛,以股部肌明显,但无肌束颤动。需注意的是,腱反射应在休息一段时间后检查。

3. 癌性与非癌性LEMS临床表现相似。癌性LEMS男性患者居多,多在60~70岁发病,约2/3伴癌肿,60%患者的合并小细胞肺癌,也见于乳腺癌、前列腺癌、胃癌、肾癌、直肠癌、淋巴瘤、急性白血病和网织细胞肉瘤等,个别合并胸腺瘤;肌无力常见于发现恶性肿瘤前数月至数年,患者常因肿瘤本身在数月至数年内死亡。非癌性LEMS患者约占1/3,多伴其他自身免疫性疾病,如恶性贫血、甲状腺功能低下、甲状腺功能亢进、Sjögren综合征、类风湿关节炎、系统性红斑狼疮、斑秃、乳糜泻、银屑病(牛皮癣)、溃疡性结肠炎、少年型糖尿病及重症肌无力等,有报道伴亚急性小脑变性,本病偶见于儿童,通常与肿瘤无关。

【辅助检查】

1. 血清学检查　85%的LEMS患者血清P/Q型电压门控钙离子通道抗体阳性,SCLC-LEMS患者几乎达100%;而MG患者≤5%,有助于鉴别。

2. 电生理检查　LEMS患者常规电生理检查显示周围神经无异常。

(1)低频(2~5Hz)重复电刺激复合肌肉动作电位波幅可降低,但高频(20~50Hz)重复电刺激10秒后,动作电位波幅明显增加。波幅增加100%以上为阳性,平均增幅890%,增量反应与无力程度成反比时高度提示LEMS。神经重复电刺激恰与MG表现相反,是促进钙离子流入神经末梢导致ACh单位性释放所致。

(2)大力收缩15秒钟后,如波幅增高超过25%应高度怀疑本病,超过100%可确诊。针极EMG可见小的多相运动单位电位数目增加及波幅变异,单个肌肉诱发复合动作电位波幅明显降低。单纤维肌电图显示如MG的颤搐(jitter)增加。

3. 基因检测　LEMS患者HLA-B8和-DR3单体型增加。

4. 胸部X线或CT检查,全身正电子发射断层扫描(PET)有助于发现潜在的肿瘤。

5. 本病肌活检如MG所见,为正常或轻微的非特异性改变。

【诊断和鉴别诊断】

1. 诊断　主要根据肢体近端肌无力、自主神经症状及腱反射减低等典型临床三联征;患肌用力收缩后肌力短暂增强,持续收缩后呈病态疲劳(Lambert征);腾喜龙试验不敏感;血清VGCC-Ab阳性,肌电图10~50Hz高频神经重复电刺激呈特异性反应,抗AChE药不敏感,通常可诊断LEMS。需注意广泛查寻潜在的恶性疾病如SCLC。

2. 鉴别诊断　本病临床上应注意与MG鉴别(见表3-13-9)。LEMS患者偶见血清AChR-Ab增高,提示可能合并MG,应检查是否合并胸腺瘤。多发性肌炎或癔症性瘫患者在鼓励下连续自主缩运动可能很好地完成,关节炎患者因疼痛刚开始活动时运动受阻,连续活动后可减轻,均应注意根据病史及临床表现等加以鉴别。与其他表现肌无力的亚急性进行性神经肌肉疾病,如Guillain-Barré综合征、腰骶神经丛病及多发性神经根病等鉴别,这些疾病均为脱髓鞘性或轴索性神经病,临床表现及针极肌电图呈失神经表现具有鉴别价值。

【治疗】

1. 治疗原发病　Lambert-Eaton综合征的诊断意味潜在性肿瘤,特别是小细胞肺癌,一旦发现原发性肿瘤应进行病因治疗,如手术、深部放疗及化疗等,本病症状随着基础病的治疗而改善,手术切除肺癌即使对原发病无补,通常可能改善肌无力症状。若未发现肿瘤应随访3年以上,定期复查。

2. 药物治疗　单用AChE抑制剂几乎无效,但经常与有助于释放ACh的药物如3,4-二氨基吡啶和盐酸胍合用。

(1)3,4-二氨基吡啶(3,4-diaminopyridine):是LEMS患者的首选用药,大多数患者治疗有效。二氨基吡啶是运动终板钾离子通道抑制剂,通过阻滞神经细胞终端的K$^+$离子通道延长动作电位持续时间,进而使Ca^{2+}通道开放时间延长,增加NMJ突触前膜ACh释放,引发终板电位。剂量为25mg/d,分4次口服,可单独服用,或与吡啶斯的明合用,可改善肌无力及自主神经功能。磷酸阿米法普丁(firdapse)是3,4-DAP的有效成分,磷酸盐具有优越的稳定性,并可以在室温下保存,早在2009年就被欧洲批准为LEMS的一线治疗药物(Shieh P et al,2019)。盐酸胍(guanidine hydrochloride)25~50mg/(kg·d),分3~4次服,有时对严重残疾的患者可有裨益,药物副作用包括骨髓抑制、间质性肾炎、肾衰竭及心房纤颤等严重副作用。

(2)应用3,4-DAP症状缓解不理想者,应考虑长期应用泼尼松和硫唑嘌呤,推荐泼尼松25~60mg/d与硫唑嘌呤2~3mg/(kg·d)隔日交替使用,辅以间断的免疫球蛋白静脉疗法,起效需数月至一年,肌力可完全或部分恢复。在非肿瘤性LEMS病例,定期采取血浆交换联合泼尼松及硫唑嘌呤的治疗方案疗效颇佳。Streib等(1981)用泼尼松治疗本病使患者病情长期改善,Dau等(1980)称非肿瘤患者重复应用血浆交换,与泼尼松和硫唑嘌呤连用取得较好效果,免疫球蛋白静脉滴注也有效。Maddison等(2001)报道,约70%(80/114)的NT-LEMS患者需用泼尼松与硫唑嘌呤联合治疗,在小细胞肺癌相关LEMS患者中比例为44%(44/104)。

(3)最新研究表明,利昔单抗(rituximab)对严重肌无力患者有效。

(4)须注意慎用影响神经肌肉接头传导药物,如氨基糖苷类抗生素,钙通道阻滞剂如维拉帕米(异搏定)、普鲁卡因胺、奎尼丁、β-肾上腺能阻滞剂和锂剂等;右旋箭毒碱(d-tubocurarine)、琥珀酰胆碱(suxamethonium)、氯化物、三戈拉碘铵(gallamine triethiodide)及肌松剂等对本病均有不良作用,可使肌无力加重,甚至引起死亡。

【预后】

诊断LEMS应寻找潜在的肿瘤,尤其小细胞肺癌(SCLC),肺部CT阴性者,全身PET可能发现;若未发现肿瘤,需定期重复查找。Titulaer等(2011)研究表明,荷兰-英国LEMS肿瘤相关预测评分(Dutch-English LEMS Tumor Association prediction score,DELTA-P)预测SCLC具有简单、可重复、高敏感及特异性等优点,分值0~1者合并SCLC概率仅为0~2.6%,3~6分者高达83.9%~100%。肿瘤患者通常在数月或数年死于肿瘤,特发性LEMS患者病程可波动多年。

第十一节 重症肌无力样综合征

(王化冰)

重症肌无力样综合征(myasthenia gravis-like syndrome)是一组神经肌肉接头(NMJ)突触后膜AChR功能障碍性疾病,均可能出现类似MG的临床表现,如骨骼肌无力在活动后加重,休息后减轻。这组疾病包括新生儿重症肌无力(neonatal myasthenia gravis)、先天性肌无力综合征(congenital myasthenic syndrome,CMS)以及药物引起的重症肌无力等。与获得性自身免疫性重症肌无力不同的是发病机制非免疫相关。

一、新生儿重症肌无力

新生儿MG或称为短暂性新生儿肌无力(transitory neonatal myasthenia),累及约15%的母亲患MG的新生儿,新生儿出生后由于来自罹患MG母亲的AChR-Ab作用,导致类似MG的临床表现。

【病因】

通常认为MG母亲血清中AChR-Ab通过血-胎盘屏障进入胎儿血液循环,导致新生儿发生肌无力。虽然AChR-Ab阳性母亲妊娠时都可将此抗体传递给胎儿,但并非所有的胎儿都发病。新生儿MG的程度与母亲患病的严重程度、母亲血清AChR-Ab水平无相关性,母亲处于缓解期时新生儿也可出现肌无力。

【临床表现】

1. 据估计MG母亲所生的活婴中仅12%~20%的患儿出现肌无力的表现,在胎儿出生后的数小时至1日内发生,如肌张力减低,哭声小,吸吮力弱,哺乳困难等;其余的婴儿血AChR-Ab可以增高,但不表现肌无力症状。

2. 约78%的新生儿MG患婴出现肌无力及电生理表现,血AChR-Ab可增高,由于患婴本身不产生AChR-Ab,肌无力现象逐渐减轻直至消失,平均持续18天,很少超过2个月,血中AChR-Ab也逐渐降低,以后不再复发。

3. MG母亲妊娠时宫内胎动减少现象罕见,如出现提示胎儿肌无力严重,胎儿在子宫内长期不活动,出生后即表现关节弯曲。一旦患病的母亲分娩了一个短暂性新生儿肌无力婴儿,以后的新生儿也很可能患病。

【治疗】

患病的新生儿如果哺乳减少需要应用AChE抑制剂治疗。呼吸功能不全的新生儿可考虑进行血浆交换,可加快新生儿肌无力痊愈,临床表现通常可在2周左右消失。

二、先天性肌无力综合征

先天性肌无力综合征(CMS)也称为遗传性肌无力综合征(genetic myasthenic syndromes),在新生儿期或出生后不久出现肌无力症状,是罕见的常染色体隐性遗传性疾病,发病率为1/50万,约占重症肌无力的1%。患儿的母亲可正常,同胞或堂表兄弟姐妹中可有类似的患者。

【病因和发病机制】

CMS是由神经肌肉传递异常引起的一组异质性疾病,遗传和环境因素在本病发病中均起一定的作用(Engel et al,2015)。自20世纪70—80年代MG自身免疫理论建立,根据电生理及超微结构特征,分为三类:即突触前缺陷(presynaptic CMS)、突触缺陷(synaptic CMS)和突触后缺陷(postsynaptic CMS)。突触前缺陷包括ACh再合成或包装障碍、突触囊泡缺乏;突触本身缺陷包括终板AChE减少;突触后缺陷包括AChR通道动力学异常伴或不伴AChR缺乏。婴儿家族性重症肌无力病因可能是ACh合成及包装部位突触前膜功能障碍,因光镜及电镜检查均未发现AChR数量异常,电生理所见也与实验性半胆碱中毒相似。

Engel对CMS患者系统地定义和分类,发病率从高到低依次是突触后缺陷、突触缺陷、突触前缺陷。目前已知CMS亚型包括:①编码AChR不同亚单位的基因突变,占29%。如最常见的CHRNE(编码AChRε亚单位),以及CHRNA1(编码AChRα亚单位)、CHRNB1(编码AChRβ亚单位)、CHRND(编码AChRδ亚单位)等;②编码突触基底膜蛋白的基因突变,占6%。如COLQ基因(编码AChE胶原尾肽);③编码聚集素agrin信号相关蛋白的基因突变,占4.5%。如AGRN(编码agrin)、DOK7(编码Dok-7)、MUSK(编码MuSK)等;④编码突触前膜蛋白的基因突变,占2%。如CHAT(编码胆碱乙酰转移酶)等;⑤编码糖基化相关蛋白的基因突变,如GFPT1(编码谷氨酰胺果糖-6磷酸转氨酶)等(苗晶等,2016);⑥编码rapsin的RAPSN基因突变,占6%;⑦其他基因,如PREPL等,占0.5%。截至目前,仍然有一半CMS患者的缺陷基因未知。

【临床表现】

1. 症状起病在出生时或在婴儿期时表现　患儿出生前可有胎动较少,新生儿期表现上睑下垂间歇性或进行性加重,延髓肌和面肌无力,哺乳吸吮力弱,哭声微弱,哭时出现呼吸肌无力,均提示CMS。病程一般无明显进展,全身性肌无力或有或无,一般不严重,可在6~7岁开始好转,但不能完全缓解。

2. 症状起病在儿童期-成年早期起病时表现　持续运动可产生肌无力、波动性眼肌瘫痪和异常疲劳感等。检查腱反射正常,多无肌萎缩。患者易发生呼吸道感染,常因发热、兴奋和呕吐等发生危象,引起潜在致命性肌无力,呼吸肌无力可导致通气量下降、呼吸困难及缺氧性脑损伤。随年龄增长,危象发作可逐渐减少。

3. 一些特殊类型

(1) 先天性终板ACh酯酶缺乏(congenital deficiency of end-plate ACh esterase)已有个别的病例报道。体外电生理研究显示,终板电位及微小终板电位延长,单一电刺激时终板电位可产生重复肌肉动作电位,重复刺激时波幅降低,中度强刺激表现先易化后衰竭;随意运动时运动单位电位波形和波幅多变,多相动作电位比例增加。电镜研究显示运动神经末梢变小。NMJ可以释放的ACh单位性释放量极少,AChR数量正常或减少。本病均发生于男性,出生即出现所有的骨骼肌无力和异常易疲劳。肌活检正常,光镜及电镜细胞化学检查发现ACh酯酶缺如。该综合征尚无有效的疗法,ACh酯酶抑制剂无效。

(2) 慢通道先天性肌无力综合征(slow-channel congenital myasthenic syndromes,SCCMS)也称为慢通道综合征(slow channel syndrome)外显率高,表达性可变,是一种乙酰胆碱受体通道动力学异常(kinetic abnormalities of the ACh receptor channel)疾病。本病是AChR钙离子通道开放时间延长,导致终板电位延长,钙离子流入突触皱褶增加,皱褶内超载钙离子可产生流入电流,在突触肌浆膜内和近肌纤维区显示肌病特征。光镜显示有些病例I型纤维占优势,纤维萎缩,小管集结,NMJ区有小空泡,纤维大小不等并有分叉,肌内膜和肌束膜结缔组织增加。严重受累肌肉AChR减少,胆碱酯酶活性正常,未见免疫复合物。电镜显示病变累及突触皱褶和肌肉肌浆膜,邻近突触皱褶区退行性变,神经末梢缩小,突触囊泡密度增加。症状起病总是出现在婴儿期之后,疾病可晚至20岁后出现。肌无力缓慢进展,渐进性加重,可有数年的间歇期,且可见肌萎缩。肌无力可累及颈、肩和指伸肌,可见轻至中度上睑下垂,眼外肌活动受限,下颌肌、面肌、上肢肌、呼吸肌和躯干肌等不同程度受累,下肢相对幸免。受累肌可见肌萎缩和易疲劳,严重受累的肢体腱反射降低。肌电图显示终板电位和微小终板电位延长约3倍,应用抗胆碱酯酶药可更加延长,但并非所有肌肉微小终板电位波幅都降低,终板电位释放单位量正常。2Hz重复电刺激无力肌可出现CMAP波幅降低。在随意收缩反应中,运动单位电位波形或波幅多变。

先天性乙酰胆碱受体缺乏(congenital deficiency of ACh receptor)可能反映合成减少、AChR嵌入细胞膜缺陷或AChR降解加速等。通常在婴儿期起病,临床症状及电生理特征与MG相似。肌肉活检显示AChR数量减少,胆碱酯酶正常。

【辅助检查】

1. 腾喜龙试验　通常阴性,但某些类型可为阳性。

2. MG自身抗体测定　AChR-Ab、MuSK-Ab、Lrp4-Ab、contactin-Ab阴性,如血清任一抗体增高可排除CMS诊断。

3. 肌电图　肋间肌EMG检查显示,休息状态微小终板电位波幅正常,10Hz 刺激神经 5 分钟后微小终板电位波幅下降,可导致终板电位和肌肉复合动作电位(CMAP)波幅降低。低频(<10Hz)重复电刺激显示波幅进行性递减,超强刺激后易化期变得不明显,衰竭期逐渐增高。针极 EMG 显示运动单元波形和波幅多变,单纤维肌电图显示颤抖(jitter)增宽和阻滞,可能因 NMJ 传导阻滞所致。

【诊断】

根据在新生儿期、婴儿期或儿童期起病的持续性肌无力、波动性眼肌麻痹等典型临床表现,辅助检查显示低频重复电刺激 CMAP 波幅递减、MG 自身抗体阴性,免疫抑制剂治疗无效,可诊断为 CMS。

【治疗】

大多数 CMS 患者应用胆碱酯酶抑制剂和 3,4-二氨基吡啶治疗有效。抗胆碱酯酶药对面肌和全身骨骼肌无力疗效较好,眼肌无力疗效欠佳。曾有危象发作的 MG 患儿,一旦发热应住院观察治疗以防出现意外。为应付突然发生肌无力加重及呼吸肌麻痹,患儿父母应学会使用面罩式手控式囊式呼吸器和肌内注射新斯的明等。本病与获得性自身免疫性 MG 不同,血浆交换、胸腺摘除及皮质类固醇治疗无效。

年幼儿和快通道 CMS 须慎用 3,4-二氨基吡啶,COLQ 和 DOK7 基因突变患者长期应用胆碱酯酶抑制剂无效。部分慢通道 CMS 患者应用硫酸奎尼丁(quinidine sulfate)治疗有效,有报道氟西汀(fluoxetine)可能改善肌力,但抗胆碱酯酶药治疗无效。麻黄素和沙丁胺醇对于DOK7 或 COLQ 突变的患者有效,但最近的 meta 分析显示麻黄素对所有 CMS 的疗效尚无法判定(Vrinten C et al,2014)。

三、药物引起的重症肌无力

许多药物可作用于突触前或突触后结构导致肌无力综合征或加重 MG 症状,药物引起肌无力综合征起病急,眼肌、面肌、延髓肌及肢体肌均可受累,症状持续数小时至数日,如不发生呼吸衰竭可完全康复。

(一)青霉胺导致的肌无力

青霉胺导致的肌无力(myasthenic weakness due to penicillamine)发生在某些应用青霉胺(penicillamine)的患者。

【病因和发病机制】

近年来发现大剂量青霉胺对类风湿关节炎(RA)疗效肯定,但大剂量长期应用青霉胺后,不少患者出现类重症肌无力的临床表现,符合 NMJ 突触后膜 AChR 疾病特征。肝豆状核变性虽然长期大量应用青霉胺治疗,却很少引起 MG 表现。本病病因和发病机制不清,可能是青霉胺本身对 NMJ 突触后膜 AChR 特异性选择性破坏或抑制。也有作者认为,青霉胺使 RA 患者出现 MG 很可能与 RA 本身是自身免疫性疾病,青霉胺在原有免疫功能障碍基础上启动针对神经突触后膜上 AChR 异常免疫应答所致。Vincent 等在本病患者血清中检出 AChR-Ab,认为是获得性自身免疫性重症肌无力,并非青霉胺对 NMJ 突触后膜上 AChR 直接破坏作用。

【临床表现】

RA 患者服用青霉胺后出现 MG 临床表现,骨骼肌无力活动后加重,休息减轻,停用青霉胺后症状逐渐好转,AChR-Ab 滴度逐渐下降。血清可检测出 AChR-Ab,肌电图可见低频重复电刺激波幅递减现象,局部箭毒试验可阳性。

【治疗】

停用青霉胺,应用抗胆碱酯酶药有效。如早期发现和及早停药,MG 症状可完全消失。

(二)抗生素、其他药物及自然环境毒素所致的肌无力

许多药物可作用于突触前或突触后结构导致肌无力综合征或加重 MG 症状,肝肾疾病患者同时服用几种药物最易发生。两种最重要的药物及毒素介导的肌无力综合征是肉毒中毒(botulism)和有机磷酸酯中毒(organophosphate poisoning)。

【病因和发病机制】

1. 目前临床应用的 30 余种药物(不包括麻醉药)可能干扰正常人的神经肌肉传递,其中最重要的是氨基糖苷类抗生素(aminoglycoside antibiotics),已报道 18 种抗生素与肌无力有关,尤其新霉素(neomycin)、卡那霉素(kanamycin)、黏菌素(colistin)、链霉素(streptomycin)、多黏菌素 B(polymyxin B)及四环素(tetracycline),庆大霉素(gentamicin)较少。已证明这些药物通过干扰神经末梢钙离子流量影响递质释放,肌无力患者应用这些药物将会导致严重后果,必要时可在呼吸器支持情况下应用。已知安全的抗生素包括青霉素类、头孢菌素、红霉素和氯霉素。

2. 某些免疫抑制剂,如促肾上腺皮质激素(ACTH)、泼尼松、硫唑嘌呤等可通过神经末梢去极化或减少 ACh 释放,导致暂时性肌无力加重。近年来报道对免疫关卡(immune checkpoint)抑制的单抗(如针对 PD1 分子的派姆单抗 pembrolizumab)可能引起严重的肌无力(Makarious et al,2017)。

3. 杀虫剂和神经毒气(nerve gases)均可导致瘫痪,是通过与胆碱酯酶结合阻碍 ACh 降解,运动终板始终处于去极化状态,对神经刺激不产生应答所致。

4. 干扰素-α　Batocchi 等(1995)报道 2 例恶性肿瘤患者用干扰素-α(IFN-α)治疗期间出现自身免疫性重症肌无力,Piccolo 等(1996)报道 1 例慢性丙型肝炎患者用 INF-α 治疗后发生 MG,Mase 等(1996)报道 1 例有易患 MG 遗传素质的丙型肝炎患者在 IFN-α2a 治疗期间发生严重 MG。因此,临床上建议有家族性重症肌无力证据的患者不用或慎用 IFN-α 治疗。

5. 自然环境中存在的神经毒素已知许多可作用于神经肌肉接头,引起如同 MG 分布的肌肉瘫痪,自然神经毒素所致中毒对世界许多地方,尤其热带居民健康构成严重威胁。常见的动植物毒素是:①肉毒毒素(botulinum):可与胆碱能运动神经末梢结合,阻止 ACh 最小释放单位的释放;②黑寡妇蜘蛛毒液(black widow spider venom):可使 ACh 大量释放,引起肌肉收缩,后因 ACh 耗竭导致肌肉麻痹,蛇和蝎毒液也是众所周知的动物毒素;③右旋筒箭毒碱(d-tubocurarine)、琥珀酰胆碱(suxamethonium)及十烃季铵(decamethonium):均可与 AChR 结合,箭毒(curare)是从植物中提取;④有机磷酸酯(organophosphate):与 ACh 酯酶不可逆结合,马拉硫磷(malathion)及对硫磷(parathion)也抑制 ACh 酯酶;⑤鱼肉毒(ciguatera)及相关毒素:来自摄食某些腰鞭毛虫(dinoflagellates)的鱼类;⑥梭状芽孢杆菌(clostridium)。除有机磷酸酯发挥神经毒气作用,其余所有毒素作用都是暂时的。右旋筒箭毒碱可导致一种特殊类型的肌无力,特点为休息后肌力增加。

【临床表现】

1. 药物及毒素引起肌无力综合征起病急,症状持续数小时至数日,患者如不发生呼吸衰竭可完全康复,眼肌、面肌、延髓肌及肢体肌肉等均可受累。用药史、毒物接触史及中毒史可为临床诊断提供重要依据。

2. 同种异体骨髓移植术后长期(2~3 年)存活者可发生慢性移植排斥反应性疾病(chronic graft-versus-host disease),典型肌无力是局部表现。

【治疗】

药物引起肌无力治疗主要是停服致病药物,维持呼吸功能,试用葡萄糖酸钙、钾盐静脉滴注,逆转运动终板传导阻滞,服用抗胆碱酯酶药等。

参考文献

第十四章　肌肉疾病
Muscle Diseases

（崔丽英　袁云）

第一节　概述

（崔丽英）

肌肉疾病（myopathies,muscular disorders）通常是指骨骼肌（横纹肌）疾病。骨骼肌也称为随意肌，是运动系统的主要构成部分，也是机体能量的存储器和能量代谢的主要场所。人体共有 600 多块肌肉，占成人体重的40%，肌肉组织血液供应丰富，肌肉结构及功能特点使之对多种病因导致的疾病有易感性。

【骨骼肌形态和生理】

每块肌肉由许多肌束构成，每个肌束由许多纵向排列的肌纤维组成。每根肌纤维都是由一薄层结缔组织构成的肌内衣（endomysium）包裹，对每根肌纤维起支撑作用，使之成为独立的功能单位，其周围分布有毛细血管和神经纤维。肌束衣（perimysium）是包绕一束肌纤维的网状结缔组织层；肌外衣（epimysium）是包绕多个肌束和整块肌肉的结缔组织层，即肌筋膜（图 3-14-1）。肌束衣和肌外衣也有丰富的血液供应。肌纤维末端与肌腱的结缔组织相连，后者与骨骼连接，使肌肉收缩的动能能够达到维持姿势或产生肢体运动的作用。肌肉完成收缩功能必须有完整的神经支配及其血液循环所维持的正常营养状态。

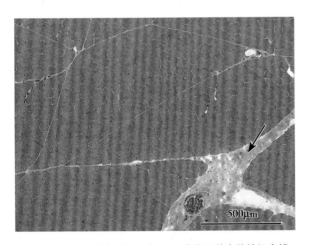

图 3-14-1　骨骼肌的横切面，可见肌束衣及其内的神经末梢（箭头）

肌纤维接受来自脊髓前角或脑神经运动核的神经元支配，其神经末梢与肌纤维连接点称为神经-肌肉接头或运动终板。一个前角细胞及其支配的一组肌纤维组成运动单位，是所有的反射、姿势及随意运动的基本功能单位。

1. 肌纤维　亦称肌细胞，是肌肉收缩功能的最小解剖单位，是相对较大的多核细胞，由肌膜、肌核和肌浆组

成（图 3-14-2），通常数毫米至数十厘米长，成年人的缝匠肌细胞可长达 34cm。肌纤维的直径多为 10~90μm，小儿较小，新生儿约为 10μm，成人肌纤维直径多为 30~80μm。

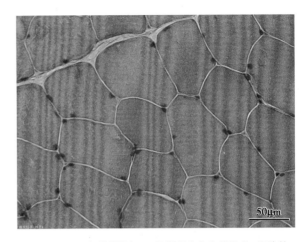

图 3-14-2　肌纤维的横切面，肌纤维为多角状结构，细胞核位于膜下

（1）肌膜：每个肌纤维由表明的肌膜覆盖，分为内层的浆膜（plasma membrane）和外层的基底膜（basal membrane）。除了具有普通细胞膜相似的功能外，还有兴奋传递功能，动作电位可经肌膜沿着肌纤维表面扩布，也可以经肌纤维内的 T 管系统深入肌纤维内部。

（2）肌核：位于肌膜下纵向排列，一个肌纤维的肌核多达数千；肌核的核膜有两层，外层与肌质网相连，内层与染色质相连；中央有核仁。

（3）肌浆：主要成分是肌原纤维和细胞器，后者包括线粒体、内质网、核糖体、高尔基体和溶酶体等，还有糖原和脂肪滴。

肌原纤维（myofibril）：肌原纤维平行排列纵贯肌纤维，电镜下呈明暗相间的节段，分别称为明带和暗带。明带中央有一条与肌原纤维垂直的横线称为 Z 线，暗带中央也有一条横线称为 M 线，M 线两侧的透明区域称 H 区。两条 Z 线间的节段为一个肌小节，是肌纤维收缩的基本功能单位（图 3-14-3A、B），肌小节缩短或延长导致肌纤维的收缩与舒张。明带主要含有细肌丝，由肌动蛋白、原肌凝蛋白和肌钙蛋白组成。暗带含有粗肌丝，由肌凝蛋白组成，肌凝蛋白和肌动蛋白参与肌细胞收缩，称为收缩蛋白（contractile protein），原肌凝蛋白和肌钙蛋白称为调节蛋白。这些蛋白质在钙离子作用下发生一系列生化反应，完成肌肉收缩与松弛功能，即骨骼肌兴奋-收缩耦联。肌浆或细胞器内还贮存脂滴、糖原、各种蛋白、多种酶类和肌凝蛋白等，肌凝蛋白使肌肉呈红色。

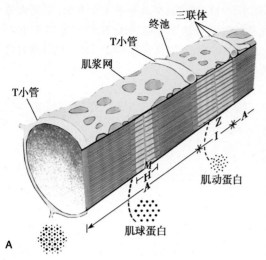
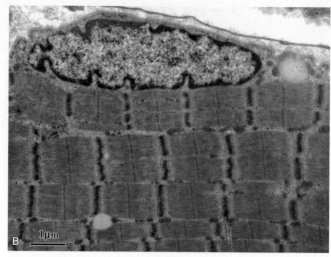

图 3-14-3　肌纤维
A. 肌原纤维亚细胞结构模式图;B. 肌纤维局部电镜图,表面的肌核和其内的肌原纤维

肌质网和横管系统:肌质网(sarcoplasmic reticulum, SR)是肌纤维内特化的滑面内质网,纵行包绕在每条肌原纤维周围,故又称纵小管。肌膜陷入细胞内形成横行细管,包绕从 Z 线至 A 带中心区域的肌原纤维,形成与肌原纤维纵轴垂直的管道系统,称为横管(transverse tubules)或 T 管系统,是细胞外与细胞内肌质网的交通管道(见图 3-14-3)。肌质网与 T 管是解剖上独立的功能相关的膜系统,肌质网与 T 管的这个接触的裂隙充满黏附于肌质网表面的蛋白质,即兰尼碱(ryanodine)受体(RYR),与钙离子从肌质网释放有关。肌质网与 T 管交接处略扩大,称终池,内含钙离子。每一个 T 管系统与肌小节两侧的纵管终池构成一个三联管结构,每个肌小节的两端各有 1 个三联管结构。T 管将肌膜去极化时冲动自肌膜传向肌纤维内,引起肌质网的终池释放钙离子,激发肌动蛋白与肌球蛋白结合,使肌纤维收缩,随后钙离子重回到肌质网的终池内使肌纤维松弛。

2. 卫星细胞(satellite cells)　是一种位于肌纤维表面基底膜和浆膜之间的单个核细胞,为静止的肌纤维干细胞,在肌纤维受伤时激活而发生分裂、再生,形成多个成肌细胞(myoblast),多个成肌细胞相互融合生成肌管样结构,进而发育为成熟的肌纤维。

3. 肌纤维类型及其功能　骨骼肌根据颜色分为红肌和白肌,红肌中肌红蛋白含量较多,收缩速度较慢称为慢肌,主要功能是维持张力和保持姿势等;白肌收缩速度快称为快肌,参与肢体快速随意运动。根据肌肉中氧化酶和糖原水解酶活性,将肌纤维分为 Ⅰ 型和 Ⅱ 型。Ⅰ 型的氧化酶活性较高,含较多线粒体和肌凝蛋白,糖原水解酶活性较低,该类纤维呈现红色,收缩及舒张速度慢,可强直性收缩,不易疲劳。Ⅱ 型与之相反,氧化酶含量较

少,可爆发性收缩,用于快动相。在 pH9.4 条件下肌凝蛋白 ATP 酶染色后可区别这两种纤维,Ⅰ 型肌纤维肌凝蛋白 ATP 酶含量低,Ⅱ 型肌纤维(富于磷酸化酶)含量高;Ⅰ 型纤维染色淡,Ⅱ 类纤维染色重。根据 ATP 酶反应不同,分为 ⅡA、ⅡB 和 ⅡC 三种亚型。

4. 神经-肌肉接头(neuromuscular junction,NMJ)　是由运动神经末梢(突触前膜)、运肌纤维表面的突触后膜和突触间隙组成(参见第三篇第十三章重症肌无力及其他神经肌肉接头疾病)。

5. 感受器　肌肉除了受运动神经末梢支配,还分布各种类型感觉神经末梢,诸如感受深部压痛的游离神经末梢、感受压力的鲁菲尼小体和环层小体,感受肌张力、参与保持肌张力和反射活动的 Golgi 腱器官和肌梭等。Golgi 器主要存在于肌肉与肌腱接头处,环层小体主要位于肌腱,肌梭是一群特化的细小肌纤维,周围有结缔组织包裹,梭内肌纤维直径为 0.2~0.35mm,长为 4~10mm,肌梭与横纹肌纤维长轴平行,调节肌肉收缩与舒张。所有这些感受器与精细运动有关。

【肌肉收缩化学机制】

在肌纤维活动的调控中,肌膜、T 系统和肌质网都起作用,这些结构均参与肌肉兴奋、收缩与舒张(见图 3-14-3A)。运动神经元兴奋后,动作电位在神经肌肉接头完成跨突触传递,由突触后膜区的肌纤维膜传递到整个肌纤维不同区域,去极化沿 T 管快速传递到纤维内部的肌浆网,使肌浆网终池内贮存的钙离子释放。钙与调节蛋白肌钙蛋白(troponin)结合,解除肌钙蛋白-原肌凝蛋白(troponin-tropomyosin)对肌动蛋白(actin)的抑制作用,使细肌丝的肌动蛋白分子间产生相互作用,由粗肌丝的肌凝蛋白(myosin)横桥上的 ATP 酶快速分解 ATP 提供收缩能量,这种

化学变化使细肌丝间相互滑动产生肌肉收缩,随后钙离子被肌浆网主动性再摄取,导致肌肉舒张。

为肌肉收缩提供能量的 ATP 焦磷酸键,必须不断地通过肌肉磷酸原肌酸二磷酸的交换反应得以重新补充,磷酸原肌酸二磷酸贮存着高能磷酸键。肌肉收缩和舒张都需要肌酸激酶(CK)作用,肌红蛋白(myoglobin)的作用是运输氧、一系列氧化酶参与这一反应。细胞内钙离子伴随肌肉动作电位释放出来,在肌动蛋白与肌凝蛋白纤维回到可以相互滑动的舒张状态前,肌浆网池内必须重新蓄积钙离子,钙离子再摄取需要消耗一定的能量,ATP产生障碍时肌肉保持于短缩状态,这见于磷酸化酶缺乏(McArdle 病)或磷酸果糖激酶缺乏导致的肌肉挛缩。

在相对无氧条件下,糖酵解酶和其他转移酶、醛缩酶、CK 等在肌肉代谢活动中被利用,不同肌纤维的氧化酶和酵解酶相对含量不同,酵解酶主要在血流不足状态下维持肌纤维无氧代谢。肌凝蛋白 ATP 酶活性水平控制肌肉收缩速度,富于氧化反应的肌纤维活性较低,富于酵解反应的肌纤维活性较高。

维持肌肉运动的化学能量主要来自碳水化合物(血糖、肌糖原)、脂肪酸(肌浆自由脂肪酸、酯化脂肪酸、酮体),较少来自氨基酸代谢,长期锻炼可增加多种能量提供方式。血糖和自由脂肪酸在运动过程中为肌细胞提供能量来源。自由脂肪酸由内源性甘油三酯提供(主要存在于 I 类肌纤维),甘油三酯由循环脂蛋白和脂肪组织分解释放,肌肉休息时所需大部分能量由脂肪酸提供。研究显示,有些肌病收缩功能受损,但并非肌纤维破坏所致,一些特殊的酶缺乏改变了糖利用(肌肉磷酸化酶、脱支酶、磷酸果糖激酶、磷酸葡萄糖变位酶)、脂肪酸利用(肉毒碱和肉毒碱棕榈酰转移酶转移酶缺乏)、丙酮酸代谢。

【肌肉收缩的生理学和病理学】

肌肉收缩是一系列电化学和机械学过程,机械性变化远比电变化时间长,它可以延伸至肌纤维对另一个动作电位的不应期。前角细胞放电超过 100 次/s 时,肌肉处于持续收缩状态或完全强直(fused tetanus)。大多数持续性收缩会出现不完全性强直状态,这种状态由 40~50 次/s 细胞放电频率引起,电冲动表现为一系列去极化。肌肉收缩力由运动单位放电频率和运动单位数量所决定。将针电极插入肌肉后,即可在电极周围记录到大量运动单位动作电位。肌肉持续大力自主收缩时,许多运动单位动作电位募集在一起称干扰相(interference pattern)。刺激运动神经干在示波器上看到电位称为复合肌肉动作电位(compound muscle action potential,CMAP),可测量其运动神经末端潜伏期、传导速度和波幅。

生物化学改变不仅能引起神肌肉活动障碍如轻瘫或瘫痪,也可导致过度激惹、强直、痉挛和挛缩等。运动神经轴突去极化不稳定可引起自发性放电,或单一神经冲动可引发一系列神经肌肉的动作电位,如低钙性强直和一侧面肌痉挛等。强直时可出现感觉异常,可能与感觉神经处于激惹状态有关,常见于腓肠肌和足部肌肉痛性痉挛。奎宁、普鲁卡因、苯海拉明和升温以及部分抗癫痫药可减轻神经和肌纤维膜的易激惹状态。僵人综合征是脊神经前角细胞的失抑制,使动作电位不断释放产生。脱髓鞘性神经病使神经纤维传导神经冲动发生障碍,轴索性神经病由于神经纤维数量减少,不足以产生足够的 CMAP 保持肌肉持续收缩状态;肉毒中毒和 Lambert-Eaton 综合征由于乙酰胆碱在神经-肌肉接头的突触前区释放障碍;毒扁豆碱、有机磷酸酯由于释放的乙酰胆碱不能被胆碱酯酶及时分解而失活;重症肌无力或箭毒样药物使突触后膜乙酰胆碱受体被抗体或药源性物质破坏或阻断。肌束震颤、痉挛或痛性痉挛是神经纤维过度兴奋的表现,肌束震颤可见于脊髓前角、运动神经根和周围神经病变,焦虑状态也可以出现少量良性肌束震颤;手足搐搦多见于低钙,也可以有其他的原因或无法解释的运动单位过度激惹状态。肌纤维内能量产生机制损害时也可以出现肌肉收缩迟缓的表现,例如甲状腺功能低下等。磷酸化酶缺乏时,糖原降解障碍,糖原在肌膜下累积,临床表现为肌肉易疲劳、活动后痉挛和疼痛等,见于麦卡德尔(McArdle)病。随着分子生物和分子病理等新技术的进步,已发现许多和肌肉神经传递和肌纤维兴奋-收缩-松弛相关蛋白质或离子通道与疾病的发生有关,并逐渐应用于临床诊断中。

【疾病易感性】

尽管身体不同部位的肌肉形态结构相似,但各部位的肌肉对疾病的易感性不同。多数骨骼肌疾病累及的肌肉具有特征性分布。影响肌肉选择性易感的因素非常多,首先与肌纤维大小有关,如臀肌或脊旁肌纤维直径和长度较大,与微小的眼部肌纤维的易感性不同;也与组成运动单位的肌纤维数目有关,眼外肌的一个运动单位仅含 6~10 个肌纤维,腓肠肌的一个运动单位包含的肌纤维超过 1 800 个。全身的代谢、血液供应和肌纤维类型均影响不同部位肌肉对疾病的易感性,眼肌虽小但代谢率高,有丰富的线粒体,线粒体肌病眼外肌很容易受累。血液供应不同使一些肌肉对缺氧和血管闭塞的耐受性较高,肌纤维类型也与易感性有关,某些结构蛋白分布的不同也可改变病变的分布,例如眼肌不含抗肌萎缩蛋白,可能是许多进行性肌营养不良性肌病眼肌不受累的原因。

某些肌肉实质性病变可直接损害肌原纤维,如各种肌营养不良的基因突变,离子通道异常引起去极化阻断见于周期性瘫痪,膜电位不稳定见于肌强直,某些酶或载体缺乏不能进行正常的氧化代谢,ATP 生成障碍影响肌肉能量供应见于线粒体肌病。即使不是神经和肌肉病变如失用性肌萎缩,也可有Ⅱ型肌纤维选择性变性,各种原因导致的肌病均可表现肌肉无力。

不同的致病因素和遗传缺陷可影响肌浆的不同成分如丝状蛋白、线粒体酶和肌浆网,特异性钙、钠和氯通道、T 系统或肌膜等。肌内膜结缔组织紧邻肌纤维,也是疾病入侵的主要通道;眼肌的肌内衣成纤维细胞含大量黏多糖,对甲状腺疾病有较高的易感性;肌肉需氧量不足或血管闭塞导致缺血,也是致病的原因之一。正常肌肉具有一定的再生能力,部分肌纤维损伤如炎症和代谢性疾病等,可借助存活的肌纤维和肌内衣结缔组织的完整性而恢复正常。肌纤维完全性损伤后可能无再生能力,许多慢性肌病具有不可逆性,肌纤维永久性丧失,肌肉被脂肪和胶原结缔组织取代。

【血清电解质异常对肌肉的影响】

尿毒症和血清电解质异常可引起弥漫性的肌肉无力或肌肉抽搐、痉挛,这些症状通常与细胞内液和细胞外液电解质浓度改变有关。血清钾浓度低于 2.5mmol/L 或高于 7mmol/L 时可出现肢体和躯干无力;血钾低于 2mmol/L 或高于 9mmol/L 时,必定出现肢体和躯干弛缓性瘫痪,重者伴随出现呼吸肌受累,通常眼外肌和其他脑神经支配的肌肉不受累。腱反射减弱或消失,是肌纤维膜本身传递障碍所致。

佝偻病和甲状旁腺功能低下时出现低血钙(≤7mg/dl),或过度通气时离子钙比例相对减少等均可引起肌肉激惹性增加、感觉和运动神经纤维自发放电,出现手足搐搦。惊厥是大脑皮质异常兴奋所致,有 EEG 的改变,EMG 可见频发的、反复的运动单位自发放电,每2、3 个或3 个以上呈一群出现。高血钙症(>12mg/dl),见于维生素 D 中毒、甲状旁腺功能亢进、癌病、类肉瘤和骨髓瘤等,可引起肢体无力和嗜眠症。静脉内高营养不当或骨肿瘤导致血磷酸盐含量降低,可引起重力性骨骼疼痛。血清镁浓度减低也可引起震颤、肌无力、强直性肌痉挛以及惊厥发作等。血镁水平大幅度提高可导致肌无力、中枢神经功能抑制和精神混乱等。

【肌病的临床特征】

肌病是多种原因和不同机制导致的肌肉病变的统称。肌病主要的临床特征是肌肉无力或易疲劳、疼痛和跛行、肌强直、肌痉挛和肌容积改变(包括肌萎缩、肌肥大)等。临床医生最初总是通过患者主诉、症状和体征获得肌病的线索,肌无力是最常见症状和体征。患者主诉肌肉无力也包括易疲劳,需要医生详细询问无力的特点,例如重症肌无力的患者,当主诉无力时,询问其波动性非常必要。疲劳更多见于慢性系统性疾病以及焦虑症和抑

郁症等。为了更好地区别肌肉无力与易疲劳,医生常需患者做简单的疲劳试验,要根据患者的具体情况,让患者完成一些动作如走路、慢跑、上下楼梯、蹲起。评价运动能力时应注意,如果患者完成动作困难或上肢高举过肩困难等,多提示无力而非易疲劳,当然还要注意是否存在关节活动受限或肌张力障碍等非肌肉问题。

特定的主诉或体征也可提示某块肌肉无力,如上睑下垂、复视、斜视、面部表情和声音改变、咀嚼、闭口和吞咽困难等,分别提示提上睑肌、眼外肌、面肌、喉肌、咀嚼肌和咽肌瘫痪。肌肉无力可为肌肉本身病变,也可以是周围神经、中枢神经系统病变或全身性疾病,后者将在有关章节中讨论。

【肌无力的评估】

1. 肌无力(muscle weakness) 也称为瘫痪(paralysis),表现为抵抗阻力的单次最大肌肉收缩力减弱,或在执行持续性或反复的运动时耐力下降等。为明确肌无力的范围及严重程度,需要对主要肌群进行系统检查。要求患者尽可能大力地迅速收缩每组肌肉,并与检查者拮抗。如果肌无力为单侧性,检查时应与健侧肌力比较;如为双侧性,必须参考正常值,后者来自医生检查肌力的个人经验。肌无力是主观症状,检查时需患者配合,对易受暗示、癔症患者或诈病者,应详细观察受累肢体运动是否缓慢、犹豫不决,拮抗肌是否同时有收缩动作等,应注意腱反射、病理征及特殊分布的感觉障碍等,也应当注意主诉和查体的不一致性可以出现在肌张力不全。婴儿或儿童难以配合,可通过被动活动其肢体感受孩子在哭闹中不同部位肌肉阻力变化,或通过观察参与某些活动时的表现判定肌力,比如观察孩子的蹲起动作了解大腿近端肌肉力量,医生托起孩子的上臂观察肩部内收肌力。部分患者因肢体疼痛不愿活动患肢,应检查其他肌肉等长收缩肌力。部分患者肌无力活动后明显,应让患者行走或作特定活动后再行肌力评价。

2. 肌无力的鉴别

(1)肌无力伴肌萎缩,无神经系统其他异常体征,通常提示肌病。

(2)肌无力伴肌张力增高、腱反射亢进,通常提示上运动神经元病变。

(3)肌无力具有波动性特点,肌无力部位不能用特定的神经支配解释,常提示是神经-肌肉接头疾病。

(4)肌无力具有发作性特点,通常提示周期性瘫痪。

(5)某些肌群明显无力时导致姿势和步态异常,如摇摆步态提示臀中肌受累,也见于髋关节发育异常;腰椎过度前凸或腹部膨隆说明髂腰肌和腹肌力弱;脊柱后侧凸说明脊旁肌不对称;翼状肩胛可见斜方肌下部、前锯肌和菱形肌无力;马蹄形内翻足常是腓肠肌挛缩所致。

3. 肌力检查 临床肌力检查的顺序是眼、面、舌、喉、咽、颈、肩带、上臂、前臂、手、躯干、盆带、大腿、小腿和足部肌肉,每个检查动作都有解剖学意义,可提示受累神经根、神经和肌肉定位(表 3-14-1)。

表 3-14-1 肌肉运动的检查方法及意义

检查的动作	神经根	神经	肌肉
头部			
闭眼,噘嘴,示齿	脑神经Ⅶ	面神经	眼、口轮匝肌
提上睑,眼球运动	脑神经Ⅲ、Ⅳ、Ⅵ	动眼神经,滑车神经,外展神经	上睑提肌,眼外肌
下颌张开,闭合	脑神经Ⅴ	三叉神经运动支	咬肌,翼肌
伸舌	脑神经Ⅻ	舌下神经	舌肌
发音和吞咽	脑神经Ⅸ、Ⅹ	舌咽神经,迷走神经	腭肌,喉肌和咽部肌肉
提肩,低头,转头	脑神经Ⅺ和高颈段神经	脊神经(副神经)	斜方肌,胸锁乳突肌肉
臂部			
伸臂内收	C_5,C_6	臂丛	胸大肌
固定肩胛	C_5,C_6,C_7	臂丛	前锯肌
上臂外展	C_5,C_6	臂丛	冈上肌
上臂屈曲外旋	C_5,C_6	臂丛	冈下肌
上臂外展抬高 90°	C_5,C_6	腋神经	三角肌
前臂屈曲外旋	C_5,C_6	肌皮神经	肱二头肌
前臂伸直	C_6,C_7,C_8	桡神经	肱三头肌
伸腕(桡侧)	C_6	桡神经	桡侧腕长伸肌
前臂半内旋屈曲	C_5,C_6	桡神经	肱桡肌
屈臂内收	C_6,C_7,C_8	臂丛	背阔肌
前臂旋后	C_6,C_7	骨间后神经	旋后肌
伸近节指骨	C_7,C_8	骨间后神经	指伸肌
伸腕(尺侧)	C_7,C_8	骨间后神经	尺侧腕伸肌
示指的近节指骨伸直	C_7,C_8	骨间后神经	示指伸肌
拇指外展	C_7,C_8	骨间后神经	拇长短展肌
拇指伸直	C_7,C_8	骨间后神经	拇长短伸肌
前臂旋前	C_6,C_7	正中神经	旋前圆肌
腕尺侧屈	C_6,C_7	正中神经	桡侧腕屈肌
屈中节指骨	C_7,C_8,T_1	正中神经	指浅屈肌
屈拇指的近节指骨	C_8,T_1	正中神经	拇短展肌
拇指和小指对指	C_8,T_1	正中神经	拇对掌肌
伸示指和中指的中节指骨	C_8,T_1	正中神经	第 1、第 2 骨间肌
屈拇指的末节指骨	C_8,T_1	骨间前神经	拇长屈肌
屈三指末节指骨	C_8,T_1	骨间前神经	指伸屈肌
屈环指和小指的远节指骨	C_7,C_8	尺神经	指伸屈肌

检查的动作	神经根	神经	肌肉
收小指	C_8,T_1	尺神经	小鱼际肌
伸环指和小指的中节指骨	C_8,T_1	尺神经	第3、第4骨间肌
拇指内收	C_8,T_1	尺神经	拇收肌
屈拇指近端指骨	C_8,T_1	尺神经	拇短屈肌
手指外展内收	C_8,T_1	尺神经	骨间肌
腿部			
髋关节半屈曲到屈曲	L_1,L_2,L_3	股神经	髂腰肌
髋关节外旋屈曲	L_2,L_3	股神经	缝匠肌
膝关节伸直	L_2,L_3,L_4	股神经	股四头肌
大腿内收	L_2,L_3,L_4	闭孔神经	长收肌,大收肌,短收肌
大腿外展和内旋	L_4,L_5,S_1	臀上神经	臀中肌
伸大腿	L_5,S_1,S_2	臀下神经	臀大肌
屈膝	L_5,S_1,S_2	坐骨神经	股二头肌,半腱肌,半膜肌
足背屈(中趾)	L_4,L_5	腓深神经	胫前肌
足趾背屈(近远端趾骨)	L_5,S_1		趾长伸肌,趾短伸肌
大脚趾背屈	L_5,S_1		拇长伸肌
足外翻	L_5,S_1	腓浅神经	腓骨长短伸肌
跖屈	S_1,S_2	胫后神经	腓肠肌,比目鱼肌
足内翻	L_4,L_5	胫后神经	胫后肌
屈大脚趾(远节指骨)	L_5,S_1,S_2	胫后神经	趾长屈肌
屈大脚趾(中节指骨)	S_1,S_2	胫后神经	趾短屈肌
屈大脚趾(近节指骨)	S_1,S_2	胫后神经	拇短屈肌
屈大脚趾(远节指骨)	L_5,S_1,S_2	胫后神经	拇长屈肌
肛门括约肌收缩	S_2,S_3,S_4	阴部神经	会阴肌

有经验的检查者一般可在2~3分钟内完成主要肌群的检查,值得注意的是,检查者对大而有力的躯干肌和肢带肌施加阻力时,特别是肌肉发达的患者,有时可能难以发现轻度力弱,在这种情况下检查肌力时,可让患者作蹲下站立或坐下起立动作,观察是否双手辅助完成动作,也可让患者用脚尖或脚跟走路,或将重物举过头顶等。检查躯干的中轴肌肉需要分析屈颈、俯卧仰头(颈部后肌肉)、抬起上身(腰部脊柱双侧肌肉)、抬起下肢(臀部肌肉)的动作完成情况。

目前,常采用的检测肌无力的定量方法是英国医学研究委员会提出的肌力五级分级量表。一些理疗师将肌力补充分级为:4+为表示轻微力弱,接近正常肌力;4-为较易发现力弱,对抗一般阻力能力较弱,由此类推3+、3-

等,肌力总共分为10级。

【肌收缩的异常类型】

1. 肌疲劳(fatigue) 肌肉持续活动可迅速出现收缩功能的衰竭,如患者注视天花板数分钟就会逐渐出现上睑下垂,闭目休息后缓解或消失;眼球极度侧视可诱发复视和斜视,重症肌无力患者用新斯的明或依酚氯铵后肌力明显改善,是有价值的临床诊断指标。

2. 肌颤搐(myokymia) 是由多个运动单位自发重复放电所致,临床可见皮下肌肉蠕动或肌肉涟漪现象,可为局灶性或全身性,常见于周围神经病变,是神经性肌强直的常见表现,偶尔出现在 Guillain-Barré 综合征和放射性神经病。

3. 肌束震颤(fasciculations) 运动单位的自发放电。

肌束震颤伴有肌无力和肌萎缩,通常是下运动神经元损害的表现,见于运动神经元病,也可见于影响脊髓灰质的疾病如脊髓空洞症或肿瘤,前根损害如椎间盘突出症以及周围神经病也偶尔出现。严重的脱水、新斯的明过量、电解质紊乱、有机磷中毒可引起急性起病的广泛肌束颤动。良性肌束震颤见于正常人,无肌无力和肌萎缩,仅在少数部位反复少量出现,在过度劳累、失眠和焦虑、特定部位或某一个特定的姿势明显,比如短时的眼睑或拇指肌抽搐等。良性肌束震颤患者的肌电图正常。

4. 肌强直现象(myotonic phenomenon) 是肌肉自主收缩后不能迅速放松,或受到电或机械刺激后不自主强直收缩,见于先天性肌强直、萎缩性肌强直(Steinert 病)、副肌强直等。先天性肌强直、萎缩性肌强直通常需强烈收缩可以诱发,肌肉反复收缩后肌强直逐渐减弱至消失,稍息后仍可出现,温暖状态下减轻。副肌强直的表现与其相反。

5. 肌无力综合征 即 Lambert-Eaton 综合征,是肌肉在一系列随意收缩后出现不伴肌强直的肌力改善,低频重复神经电刺激波幅递减,高频重复神经电刺激波幅明显递增,递增程度一般在 100% 以上。如重复神经电刺激检查符合 Lambert-Eaton 综合征的特点,须进行全面的体格检查,除外早期的恶性肿瘤,约 50% 的患者伴小细胞肺癌。部分患者肿瘤可出现于肌无力症状后。

6. 痉挛(spasm) 是肌肉在一系列强烈收缩状态下数分钟持续缩短状态,机制可能由于能量代谢障碍使肌肉不能迅速松弛。常见于 McArdle 病(磷酸化酶缺乏症)、磷酸果糖激酶缺乏和其他原因不明的疾病,动脉闭塞可使挛缩加重。EMG 表现为高波幅、快速自发发放的动作电位。

7. 挛缩(contracture) 是各种原因所致的肌肉固定缩短状态,也称纤维性挛缩(fibrous contracture),常见的原因是肌肉纤维化,如四肢大关节纤维性屈曲挛缩是 Emery-Dreifuss 型营养不良的显著特征,而跟腱挛缩多出现在 Duchenne 肌营养不良,常继发于慢性肌纤维丢失和肌活动受限,某些肌肉可同时出现肌无力。肌肉纤维化可导致脊柱强直和后侧凸。纤维性挛缩应与关节僵硬鉴别,前者具有弹性阻力,被动活动时肌肉和肌腱紧张度增加,后者常见于肘关节骨折后,是缺血性损害引起肌肉和周围组织纤维化。

8. 先天性多关节扭曲(arthrogryposis multiplex congenita) 是累及多组肌肉的纤维性挛缩,多见于新生儿,伴不同类型的神经肌肉疾病。本病最常见的临床特征是在胎儿发育过程中发病,肌无力导致关节不能活动,使肢体挛缩和固定。常见于脊髓前角细胞病变或发育障碍,如韦德尼希-霍夫曼(Werdnig-Hoffmann)病,以及神经根、周围神经、运动终板或肌肉病变等。

9. 强直脊柱综合征(rigid spine syndrome) 是中轴肌萎缩所致,脊柱强直是本病早期最突出的临床特征。

【肌无力的分布特征】

各种原因的肌病中,受累肌肉的分布是临床诊断的重要依据。

1. 眼外肌麻痹(ophthalmoplegia) 表现为不同程度的上睑下垂、复视和眼球活动受限。首先根据是否有瞳孔改变判断病变部位,双侧上睑下垂、眼外肌瘫痪、无瞳孔改变一般提示原发性肌病或神经-肌肉接头病变。第Ⅲ、Ⅳ及Ⅵ对脑神经受损时,一般具有单侧性,累及特定的眼外肌,瞳孔异常是第Ⅲ对脑神经受损的特征。

(1)急性双侧眼肌瘫痪:Guillain-Barré 综合征变异型 Miller-Fisher 综合征的临床表现之一,包括眼肌瘫痪、腱反射消失和共济失调等。也可见于肉毒中毒、白喉、蜱咬性瘫痪、基底动脉或其分支闭塞导致的卒中。

(2)亚急性双侧眼肌瘫痪:最常见为重症肌无力(MG)。眼肌型 MG,眼外肌受累特征是波动性症状体征和易疲劳,上睑下垂表现晨轻暮重。

(3)慢性或隐匿发展的双侧眼肌瘫痪:①慢性进行性眼外肌瘫痪(chronic progressive external ophthalmoplegia):提上睑肌和其他眼外肌出现对称性瘫痪,是线粒体肌病最常见的表现;②眼咽型肌营养不良:通常中年或以后发病,主要累及上睑提肌,不同程度地累及其他眼外肌、咽肌,病变晚期可出现肢带肌和肢体近端肌受累表现;③眼咽远端型肌营养不良:通常青年发病,累及上睑提肌及其他眼外肌,咽肌损害出现构音障碍,四肢远端无力明显(Zhao J,2015);④其他慢性眼外肌病,Goldenhar-Gorlin 先天性眼外肌麻痹综合征,Kearns-Sayre 综合征(伴随色素性视网膜炎、心脏传导阻滞、身材矮小、全身无力)(Yu M,2016)、核性眼肌瘫痪伴双侧面瘫(Möbius 综合征)以及强直性肌营养不良(也称为 Steinert 病)等。

2. 双侧面肌瘫痪(bifacial palsy) 表现为微笑不能和示齿和闭目障碍,常见于重症肌无力、强直性肌营养不良和面肩肱型肌营养不良等,而特发性贝尔麻痹同时出现双侧面瘫则很罕见。①重症肌无力:面瘫常合并上睑下垂和眼肌瘫痪,可伴咀嚼肌和其他球部肌肉无力;②强直性肌营养不良:面肌无力和上睑下垂是强直性肌营养不良的特征;③面肩肱型肌营养不良:常伴较严重或完全性面瘫,表现为闭目不全、苦笑面容、吹口哨不能;④其他神经肌肉病的伴随表现,先天性肌病(中央核肌病、杆状体肌病)、Kennedy 综合征、Möbius 综合征、Guillain-Barré 综合征、结节病、Lyme 病、肿瘤的脑神经浸润和艾滋病等引起,或多脑神经炎的部分症状。

3. 延髓麻痹(bulbar palsy) 是球部肌受累引起发音困难、构音障碍、吞咽困难。①重症肌无力:任何时候患者出现说话带鼻音,伴随下颌下垂或咀嚼无力应考虑此病;②肌肉病:发音、吞咽困难可见于包涵体肌炎和强直性肌营养不良;③Guillain-Barré 综合征、多脑神经炎、肉毒中毒和脑干血管病等,是急性延髓麻痹的原因;④进行性延髓麻痹:见于肌萎缩侧索硬化、进行性延髓麻痹和 Kennedy 病,可见舌肌萎缩和舌肌纤颤;⑤延髓空洞症、颅底内陷和 Anoid-Chiari 综合征:累及后组脑神经出现延髓麻痹;⑥白喉和延髓灰质炎也可出现延髓麻痹,应与假性延髓性麻痹鉴别,后者伴掌颌反射、吸吮反射阳性、强哭强笑等情感表达过度;无舌肌萎缩和舌肌纤颤等下运动神经元受累表现。

4. 颈肌麻痹(cervical palsy) 表现为头部直立困难,头不能抬离枕头,是胸锁乳突肌等前后颈部肌无力所致,严重者常用下巴顶住前胸或用手支撑头部,常见于:①肌炎,表现类似"悬挂或垂头综合征"(hanging or dropped head syndrome),伴颈后肌无力,常合并轻度吞咽困难、发声障碍和肢带肌无力等;②重症肌无力,患者常主诉抬头困难,颈部屈肌和伸肌均受累;③杆状体肌病(nemaline myopathy),多见颈肌无力;④中轴性肌病,老年人并不罕见,表现为非进行性颈伸肌无力;⑤运动神经元病,也常出现垂头症状;⑥核黄素反应性脂肪累积病,出现抬头费力,常伴随恶心症状;⑦其他疾病,少数脊髓空洞症、副神经病、脑膜神经根炎、系统性淋巴瘤或癌症伴发前角细胞病变等均可见不同程度的颈肌瘫痪。

5. 呼吸肌无力(weakness of respiratory muscles) 呼吸肌无力,通常膈肌、肋间肌和躯干肌连同肩及肢体近端肌同时受累,偶尔单独的呼吸肌无力也可为肌病的初始或主要临床表现。呼吸困难及肺活量下降,患者可能首先就诊于呼吸科医生,常见原因,运动神经元病、重症肌无力;罕见原因,糖原贮积病(如酸性麦芽糖酶缺乏症)、肌原纤维肌病、线粒体肌病、杆状体肌病。多发性肌炎也可引起呼吸肌无力,但呼吸困难更多由间质性肺病引起。单侧膈肌麻痹可能是由于胸部肿瘤或主动脉瘤压迫膈神经引起,散发性或感染后多发性神经根神经病偶有累及膈神经。重症肌无力或糖原贮积性肌病患者常可发生呼吸困难,前者称为重症肌无力危象。Guillain-Barré 综合征和脊髓灰质炎患者也可出现呼吸困难或呼吸功能衰竭。由于颈肌、肩胛肌和膈肌来自同一组神经支配,通常急性神经损害时可表现以上肌群相似程度的肌肉无力。令患者扩展胸廓或连续一口气大声报数,如少于 20 个数相当于肺活量不足 2 000ml,有助于初筛膈肌无力。

6. 躯干肌无力(weakness of trunk muscles) 也称为中轴肌病,个别类型的肌原纤维肌病患者出现颈部或腰部的脊旁肌受累,表现为垂头综合征(dropped head syndrome)和脊柱弯曲综合征(bent spine syndrome)或称为躯干前屈症(camptocormia),部分患者常伴轻微的骨盆肌和肩胛肌无力。

7. 双臂无力(weakness of upper limbs) 手、臂及肩部肌无力,表现摆臂综合征(dangling arm syndrome)。①肌萎缩侧索硬化,伴随肌萎缩和肌束震颤,也称为连枷臂综合征。颈髓损伤导致的脊髓中央综合征也可有上肢远端分布的肌无力表现,但常伴痛温觉障碍;②周围神经病,偶见于多灶性运动神经病。

8. 双腿无力(weakness of lower limbs) 指双下肢远端无力,表现为足下垂伴跨阈步态、用足跟或足尖行走困难等。①远端型肌病,如远端性肌病伴镶边空泡(Zhao J,2015);②长度依赖性神经病,Charcot-Marie-Tooth 病(腓骨肌萎缩症)、遗传性远端性运动神经病、Dejerine 型及 Sottas 型肥大性多发性神经病、副肿瘤综合征、淀粉样神经病变、IgM 相关性副蛋白血症特殊型、炎症性周围神经病和卟啉病多发性神经病等。

9. 肢带肌无力(limb-girdle weakness) 上、下肢近端肌无力表现上肢抬举受限,蹲位、跪位或坐位站起时困难,是肌肉病变最常受累部位。①获得性肌肉病,出现在免疫性坏死性肌肉病和皮肌炎,也见于甲状腺功能亢进性肌病和激素性肌病。②遗传性肌肉病,Duchenne 型、Becker 型肌营养不良和肢带型肌营养不良首先影响骨盆带肌、臀部及大腿肌,导致腰椎前凸、腹部突起、鸭步、下蹲坐起和上楼梯困难等,出现特征性下肢近端肌无力 Gower 征。面肩肱型肌营养不良除累及面肌,也可以出现肩带肌无力,上肢抬举不能超过头,出现翼状肩胛等体征。③周围神经疾病,进行性脊肌萎缩症多出现肢体近端肌无力和肌肉萎缩;肌肉无力伴随感觉减退,常提示臂丛或腰骶神经丛病变,见于糖尿病神经根炎,EMG 检查可提供诊断依据。④肢带型肌无力综合征,可表现近端波动性肌无力,见于重症肌无力以及先天性肌无力综合征,可以没有眼、咽受累。

10. 全身肌无力(general weakness) 指四肢近端和远端肌普遍无力(通常不包括头部),可表现为急性发作性、持续性或进行性加重。①急性发作性:见于周期性瘫痪,注意是否伴随甲状腺功能亢进、高醛固酮血症、肾小管酸中毒等,卟啉症神经病和 Refsum 病,多呈急性发作性特征。②急性持续性,全身轻瘫可持续数周,多见于炎性肌肉病,也见于中毒性肌肉病。伴脑神经支配肌(包括眼肌)受累,通常见于 Guillain-Barré 综合征;在一些出现多脏器衰竭或败血症的危重疾病中,不同程度的全身性无力可源于危重症神经肌肉病,也可由大剂量使用皮质类固醇导致的类固醇肌病。③慢性进行性:程度较轻或非进行性加重应考虑先天性肌病、先天性肌无力综合征,婴幼儿无眼外肌受累应考虑 Werdnig-Hoffman 型脊髓性肌萎缩,在婴儿运动少、运动发育迟缓、肌张力低下可能比肌无力症状更明显,且出生时有关节挛缩。进展性瘫痪、肌萎缩、肌束颤,不伴感觉障碍,眼肌不受累是运动神经元病的特征。④隐袭发病,进行性发展,见于各种类型的肌营养不良和肌原纤维肌病。

11. 肢体单块肌肉或肌群无力　通常是神经源性损害表现,而脊髓病变和肌病较少见。持续性压迫可使肌肉缺血坏死或梗死,导致单块或某组肌群受累,其他较少见的原因还有糖尿病性肌肉梗死等。

总之,肌无力的分布特征可为神经肌肉病的诊断和鉴别提供线索,结合起病形式、疾病进展特征、伴发症状,以及血清肌酶谱、EMG 和活检等实验室检查,可为各种原因肌病的诊断和鉴别提供客观依据。

【肌疲劳和耐力缺乏】

1. 疲劳(fatigue)和耐力缺乏是指体力和精神过度劳累导致类似全身无力或耗竭的一种状态,疲劳是主观、含混、微妙的临床体验,作为临床诊断依据时需要医生正确理解与分析。精神心理因素、肌病和神经源性疾病、全身性疾病以及慢性疲劳综合征都可表现为疲劳。疲劳应区分生理性疲劳与病态疲劳,生理性疲劳是正常情况肌肉活动达到耗竭点,休息后很快恢复;病理性疲劳指在不足以引起生理性疲劳的活动强度下出现明显的疲劳,休息不能充分恢复。

2. 病理性疲劳应结合伴随症状来确定病因,包括:

(1) 疲劳不伴肌力下降:可能为全身性感染、内分泌及代谢性疾病、恶性肿瘤等所致的全身表现。

(2) 疲劳伴肌力降低:可为神经源性或肌源性疾病,结合肌无力的分布、伴随症状和感觉障碍等鉴别为肌病或周围神经病。线粒体肌病、糖原和脂质贮积病等可有明显的肌无力和易疲劳,可能因肌纤维缺乏维持代谢的能量。McArdle 病的肌肉重复大力收缩时出现收缩不能和疼痛等。

(3) 神经-肌肉接头疾病的病理性疲劳,被累及的肌肉在活动后迅速出现无力,重症肌无力的重复神经电刺激波幅递减,Lambert-Eaton 综合征高频重复神经电刺激表现波幅递增,运动单位通常正常。

(4) 疲劳伴情绪低落或无兴趣可见于抑郁症。

【肌张力改变】

1. 肌张力(muscle tone)　是正常肌肉完全放松时对牵拉仍保持轻微抵抗和不同程度的紧张状态,是维持身体各种姿势和正常运动的基础,可分为静止性、姿势性和运动性肌张力。肌张力的产生和维持是复杂的反射活动,反射感受器是肌梭和 Golgi 腱器官,传出部分是脊髓前角细胞及脑干运动神经核内 α 运动神经元和 γ 运动神经元。

2. 肌张力异常

(1) 肌张力减低:伴肌萎缩常见于肌源性和神经源

性疾病。前者包括进行性肌营养不良和肌炎等,后者包括周围神经病、神经根和后索病变、脊髓前角病变和小脑病变等;婴儿肌张力低下称为"软婴儿",多见于 Werdnig-Hoffmann 病、先天性肌病、胶原蛋白 6 病和其他系统性疾病等。

(2) 肌张力增高:见于锥体系及锥体外系病变,前者肌张力增高以屈肌为著,被动运动时有折刀样阻抗感;后者屈肌与伸肌张力均增高,呈铅管样或齿轮样肌张力增高。肌张力增高见于肌张力障碍性疾病、先天性肌强直、破伤风和低钙性手足搐搦和僵人综合征等。

【肌容积改变】

肌肉容积(muscle volume)改变包括肌肉缩小或肥大,后者分为假性肥大和真性肥大。正常人肌肉容积变异较大,男性肌肉较女性发达,参加体育锻炼或健身活动者肌肉较发达,肌肉容积也受遗传因素影响。

1. 肌肉容积缩小　也称肌萎缩(muscle atrophy),通常与肌无力并存,失神经支配的肌肉总是伴有肌萎缩,若周围神经或前角细胞完全损伤,肌肉容积可在 3 个月内减少 85%。最严重的肌萎缩见于慢性多发性周围神经病、运动神经元病和肌营养不良,周围神经病变常伴有感觉障碍。恶病质、营养不良、男性性腺功能减退症、垂体功能减退等可有肌容积减少,但不存在相应的肌力减退,称为假性萎缩(pseudoatrophy)。部分肌病如发病初期的炎性肌肉病、核黄素反应性脂肪沉积性肌病、重症肌无力、周期性瘫痪、激素性肌病、甲状腺功能减退等可导致严重的无力,但肌萎缩不明显。

2. 肌肥大

(1) 真性肌肥大:肌纤维增粗导致肌肉容积和肌力明显增加,分为生理性、先天性和代谢性肌肥大,生理性肌肥大见于体力劳动者、举重运动员和健美运动员等;肌力和肌容积增加都非常明显见于 Myostatin 基因突变造成的遗传病,也可见于先天性肌强直、先天性偏侧肢体肥大症以及 Duchenne 型、Becker 型进行性肌营养不良的早期阶段,真性肌肥大也见于病理性痛性痉挛综合征及 Bruck-DeLang 综合征(先天性肌肥大、手足徐动症和精神发育迟滞),部分患者最终也可以出现肌萎缩。

(2) 假性肌肥大:临床表现肌肉容积增大,肥大和缩小的肌纤维与脂肪组织混合,常常伴有肌无力和其他部位肌萎缩,常见于 Duchenne 型、Becker 型进行性肌营养不良和肢带型肌营养不良的中期,其他罕见疾病包括淀粉样变性、结节病等。甲状腺功能减退也可伴有某些肌肥大。

【肌肉硬度改变和肌痛】

1. 肌肉硬度异常　见于:①痉挛的肌肉质地坚硬,触诊可诱发破伤风持续肌肉痛性痉挛;②肌肉触诊通常有"面团样"感觉,见于肌营养不良;③肌肉触之较硬且无弹性,见于骨骼肌溶解或严重的炎性肌肉病。

2. 肌痛(muscle pain) 多见于周围神经病、血管性疾病和炎症性肌病等,前者以远端肢体疼痛为著,后者近端肢体更明显。包括:

(1)静止性肌痛:见于风湿性多肌痛、皮肌炎和免疫性坏死性肌肉病、肌筋膜炎、臂丛或腰丛神经炎(神经源性肌萎缩)、酒精性神经病、脊神经根炎、血管炎神经病、药物中毒神经病、法布雷病等。

(2)活动性肌痛:见于缺血性胫前肌综合征、代谢性肌病(如甲状腺功能减退、低磷酸血症和甲状腺功能亢进等所致的肌病)、Becker 型肌营养不良、低磷抗维生素 D 骨软化病等。要注意区分骨质疏松导致的骨痛以及腰部小关节疾病导致的腰痛(low back pain)。

(3)触压痛:以风湿性多肌痛的肢体近端压痛明显,急性多发性神经根神经病的小腿肌肉压痛明显;肌肉急性拉伤或骨骼肌溶解的肌肉压痛明显。脊髓灰质炎和进行性肌营养不良没有明显的触压痛。

【肌病伴随的其他脏器受累】

1. 脑发育异常或脑病 智能发育迟滞见于 Fukuyama 型和 Duchenne 型进行性肌营养不良及强直性肌营养不良;脑白质营养不良见于先天性肌营养不良伴层粘连蛋白-α_2 缺乏症和线粒体胃肠脑肌病,脑畸形出现在 Walker-Warburg 型先天性肌营养不良。发作性脑病出现在线粒体脑肌病(张哲等,2016),线粒体病也可累及小脑和中枢神经系统其他部位。

2. 高腭弓 常见于先天性肌肉病。高腭弓、长脸、下颌突出和牙齿咬合不良,是强直性肌营养不良的常见特征。

3. 眼部异常 如视网膜色素变性,见于 Kearns-Sayre 综合征(Yu M,2016)。白内障出现在强直性肌营养不良。

4. 心肌病是婴儿型 Pompe 病的主要特征之一,出现在抗肌萎缩蛋白病、强直性肌营养不良、多种线粒体病、中性脂肪沉积病和肌原纤维肌病等。

5. 先天性髋部关节脱位 少数的先天性肌病,可能继发于不成熟肌肉的不适当活动。

6. 性腺功能异常 见于强直性肌营养不良和 Duchenne 型肌营养不良。

【辅助检查】

辅助检查主要包括血清酶、肌红蛋白尿、电生理诊断,以及肌肉影像学检查、基因检查、肌炎的抗体检查,以及肌肉活检等。

1. 血清酶 横纹肌广泛损害的疾病都可使肌纤维内酶漏出并进入血循环,通常可检测转氨酶(transami-nase)、乳酸脱氢酶(lactic dehydrogenase,LDH)、醛缩酶(aldolase)和肌酸激酶(creatine kinase,CK)等升高。在这些酶中 CK 是反映肌肉损伤最敏感的指标,因心肌和脑内都含有大量 CK,血清中 CK 含量增高常归因于心肌梗死、脑梗死或横纹肌坏死性疾病,后者如炎性肌肉病、肌肉创伤、肌肉梗死和进展较快的肌营养不良等。临床上只有确定血清酶并非来源于心脏或脑,CK 水平增高才具有诊断肌病的意义。CK 同工酶有助于骨骼肌(MM)、心肌(MB)与神经组织(BB)损害的鉴别。

横纹肌中 MM 型 CK 含量最高,MB 型 CK 含量为 5%~6%。心肌有 17%~59% 的 MB,因此诊断心肌梗死需要 CK-MB 含量百分比高于 6%。胚胎和再生肌肉比成熟的正常肌组织含更多 CK-MB。横纹肌损伤患者,血清 CK 水平常超过 1 000U,甚至达到 40 000U 或更多(正常值因检测方法不同波动于 65~200U)。正常成人血清中只含 MM 型 CK 同工酶,正常儿童血清 CK 的 25% 可为 MB。某些进展性肌病,肌纤维损害尚未出现明确临床表现时(粗略肌力检查未见异常),血清 CK 已增加,是无症状性高 CK 血症,女性应当注意是否存在 Duchenne 型女性基因携带者。

有些正常人无肌病或其他疾病证据,CK 可持续性轻度增高;血清酶水平改变对肌肉病的鉴别诊断无特异性,可发生于肌纤维损伤的各种情况,在进展较慢的肌肉病,如 Landouzy-Déjerine 型肌营养不良患者血清 CK 水平可能正常。在进行性脊髓性肌萎缩、Kennedy 病和肌萎缩侧索硬化患者,CK 可轻度增高。高强度运动或外科手术也可使 CK 水平升高,严重患者是骨骼肌溶解。

甲状腺功能低下和酒精中毒时可出现无法解释的肌纤维膜改变,伴血清 CK 升高。中毒性肌病如降脂药(他汀类)所致,也是目前临床常见的 CK 升高原因。任何炎性和遗传性肌肉疾病都可导致不同程度的持续性 CK 升高,有些肌肉疾病的 CK 升高随病情发展出现降低,比如肌营养不良的晚期。

如果已经除外持续性 CK 升高的其他原因,尤其是运动和药物性肌肉损伤,有必要密切观察患者一段时间,以便于发现轻微的肌无力,或者做肌肉活检来发现炎症性肌病或者肌营养不良,但对于无症状患者是否做活检意见不一。

醛缩酶主要来源于骨骼肌,醛缩酶升高、CK 不升高无临床意义。由于转氨酶或 LDH 在哺乳动物中普遍存在,测试血清中这两种酶对诊断肌肉疾病无特殊意义。肌源性酶 CK、LDH、SGOT 等无法解释的升高,也可因不明显的肌肉创伤所引起。

2. 肌红蛋白尿(myoglobinuria) 肌红蛋白(myoglobin)与血红蛋白(Hb)一样,分子中含有血红素基团,具有过氧化物酶样活性,红色素是存在于骨骼肌和心肌纤维膜的铁蛋白复合物,使肌肉呈红色。约 25% 的铁血红素复合物存在于肌肉中,其余存在于红细胞和其他细胞。无论何种原因引起横纹肌破坏,如创伤、缺血或代谢性疾病等都可释放出肌红蛋白,由于分子结构小,可以通过肾小球出现于尿中,使尿液呈现出葡萄酒红色,称为肌红蛋白尿。肌红蛋白在肾脏排出的阈值低,尽管血清尚无颜色改变,尿则较快呈现深红色。血红蛋白在肾脏排出阈值较高,红细胞破坏后颜色改变同时出现于血清和尿。当尿呈深红色而血清颜色正常时,应高度怀疑为肌红蛋白尿。

3. 电诊断技术　是诊断神经肌肉疾病最常采用的辅助检测手段,临床上最常应用的是肌电图(EMG)和神经传导速度(NCV)。EMG 包括广义和狭义两个概念,前者包括常规 EMG、重复神经电刺激(RNS)、单纤维肌电图(SFEMG)、巨肌电图和各种反射等。

常用的检测方法及其意义是:

(1) 神经传导:是检测周围神经功能的主要手段,是电诊断的常规测定方法,包括运动神经和感觉神经的神经传导速度测定,后者分为顺行性及逆行性。

1) 运动神经传导测定:检测的指标包括运动末端潜伏期、传导速度和复合肌肉动作电位(CMAP)幅度。速度明显减慢不伴有复合肌肉动作电位的波幅降低或波形离散,提示髓鞘损害,波幅明显减低不伴波形离散提示轴索损害。

2) 感觉神经传导测定:检测的指标是感觉神经传导速度和感觉神经动作电位。速度减慢提示髓鞘损害,感觉神经动作电位的波幅较低提示轴索损害,但是难以测出轴索或髓鞘损害的判断应慎重。

(2) F 波、H 反射和瞬目反射

1) F 波是周围神经受刺激时逆行冲动到前角细胞形成突触后顺向传导到肌肉,在 M 波后记录到的电位,因最早在足部记录,所以被命名为 F 波。1950 年由 Magladery 和 McDougal 最早描述。F 波不是反射,只反映运动神经特别是近端的传导功能。

2) H 反射是 Hoffmann 在 1918 年首先报告,由感觉神经传入、经突触延搁和运动传出,故称 H 反射。H 反射因主要在腓肠肌容易引出,所以对诊断骶 1 神经根病变特别有帮助。

3) 瞬目反射是经皮刺激受试者的眶上神经(或眶下神经),引起双侧眼轮匝肌闭合反应,用表面电极记录的动作电位。在同侧记录到第一个反应为 R1,刺激后 10ms 左右出现;第二个反应为 R2,刺激后 30ms 左右出现,对侧仅可记录到 R2。R1 是单突触反射,瞬目反射的传入纤维是三叉神经,传出纤维是面神经 R2 经脑干中间神经

元多突触反射后产生。有助于诊断神经脱髓鞘性病变及其他原因影响面神经或三叉神经通路的病变。

(3) 重复神经刺激(RNS)技术:是诊断神经肌肉接头病变的特异性检查之一。有助于突触前膜和后膜病变的诊断和鉴别诊断。重症肌无力患者 RNS 表现为低频和高频刺激波幅明显递减,以低频刺激波幅递减为著。Lambert-Eaton 综合征是突触前膜病变导致肌无力,RNS 表现低频刺激波幅递减,高频刺激波幅明显递增,递增达到 100% 以上。单纤维肌电图(SFEMG)检测神经-肌肉接头功能更为敏感。

(4) 常规针电极 EMG:检查可用单极或同心圆双极针电极。同心圆针电极包括记录电极和参考电极,用单极针电极时应放置表面电极作为参考电极。正常情况下肌肉安静状态下只有终板区电活动,低波幅电位称终板噪声,高波幅称终板电位。终板电位的形态为负相-正相电位,应注意与纤颤电位区别。针电极插入引起肌肉损伤,并机械性刺激一些肌纤维引起短暂(<300 毫秒)电位冲动,作为正常插入电位。肌肉自发收缩时产生的电位称为运动单位动作电位(MUAP),肌肉大力主动收缩可观察 MUAP 逐渐募集情况,当募集的单个 MUAP 不易辨认时,称为完全干扰相。失神经支配时 MUAP 数量明显减少,发放频率降低,部分 MUAP 清晰可见,称为募集电位减少。

异常肌电图通常分为:①插入电活动增加和减少;②安静状态时异常自发电位,如纤颤电位、正锐波、束颤电位、复合重复放电、肌强直放电及肌纤维颤搐电位等;③单个 MUAP 时限、波幅及波形异常;④MUAP 数量减少伴发放形式改变,肌肉大力主动收缩时,MUAP 波幅增高但数量减少;⑤肌肉收缩时表现为电静息等特殊现象。

1) 插入电活动:针电极插入肌肉瞬间引起短暂电位发放,插入电位延长见于失神经状态,也见于肌源性损害。进展性失神经或进行性肌营养不良,肌纤维已被大量结缔组织和脂肪取代,插入电极减少。

2) 异常"自发电位":包括:①纤颤电位:单根肌纤维自发放电,发生于肌肉失神经支配 10~25 日后,见于早期或进行性失神经,也见于肌源性损害,因此不能作为诊断神经源性失神经的特异指标。②束颤电位:是指一个运动单位全部或部分肌纤维自发放电所致,可伴皮下可见的肌肉抽动,波型与自主收缩时 MUAP 一样,但不稳定,见于前角细胞、运动神经根及周围神经轴索损害;正常人有时也可出现束颤,尤其腓肠肌、手肌、眶周或鼻旁肌肉,有时可持续数日或数周甚至几年,不伴肌无力或萎缩,称为良性束颤。③肌纤维颤搐:肌肉在安静状态下一个或多个运动单位重复规律放电,伴皮下肌肉蠕动样改变。EMG 有特征性表现,包括几组节律性重复放电,可为成对、三联、四联和多联的运动单位重复放电。Isaacs

综合征常表现为全身肌纤维颤搐,EMG 表现为不同波型的高频(可达 300Hz)重复放电,也称为神经性肌强直放电。肌纤维颤搐主要见于 Guillain-Barré 综合征、多发性硬化、桥小脑角肿瘤和放射性臂丛病等,可伴周围神经损伤和神经再生。

肌强直放电是肌肉受到机械压迫或电极针移动刺激后,出现不自主强直收缩放电。由于肌强直放电频率和波幅逐渐衰减,声音监测仪可听到典型的轰炸机俯冲声。肌强直放电的产生机制可能与肌膜不稳定有关,某些类型与氯离子的电导性改变有关。复合性重复放电最早称为假性肌强直放电,后称为奇异高频放电,由重复发放的自发电位组成,放电过程无频率和波幅变化,突然出现突然停止,声音监测仪可听到典型的机枪扫射样声音,见于神经源性损害和肌源性损害,无诊断特异性。

3)运动单位电位(MUP)、时限、波幅及波形异常:①失神经状态 MUP:主要表现为时限延长、波幅增高和多相波百分比增高,与再生的神经分支重新再支配有关;②肌病 MUP:无论炎症性肌病或进行性肌营养不良,MUP 均表现为时限缩短、波幅降低和多相波百分比增高,可观察到早期募集现象;③募集电位异常:运动神经元或轴索减少,可使受累的肌肉募集运动神经元数量明显减少,波幅可明显增高,甚至每个 MUP 清晰可见,称为募集电位单纯相。多发性肌炎或进行性肌营养不良时,组成每个 MUP 的纤维数量减少,要达到一定强度的肌肉收缩,必须动员更多的运动单位参与出现早期募集现象,募集电位表现为低波幅干扰相。

(5)单纤维肌电图(SFEMG):是记录单个肌纤维动作电位的特殊技术,主要观察指标是肌纤维密度、颤抖(jitter)和阻滞(block)。肌纤维密度反映某一运动单位内肌纤维的数量和分布情况,颤抖是同一运动单位内肌纤维在连续放电过程中波间期的改变,颤抖增宽和阻滞通常由神经-肌肉接头传递障碍所致。SFEMG 显示的颤抖增宽和异常颤抖的百分比增加和阻滞,可提高神经肌肉传递障碍疾病如重症肌无力的诊断敏感性。肌纤维密度在神经源性损害和肌源性损害时均有增高,结合颤抖进行判断更有意义。

4. 肌肉成像技术　是采用 CT、MRI、超声波等测量肌肉体积,部分技术可观察肌肉成分和性质的改变。三种检查方法各有优点,其中 MRI 的临床应用价值更大。

(1)超声影像:可显示神经肌肉疾病的肌肉体积缩小、信号的增加或降低,肌外膜、肌束膜的增厚等。在显示骨骼肌不自主运动方面具有明显的优势,特别是观察骨骼肌深部的肌束震颤优于肉眼观察。

(2)CT:可见肌萎缩灶性密度减低,出现大量脂肪组织,从多灶扩展到整块骨骼肌,最终取代肌纤维,而整

块肌肉基本保持原状,但体积变小,所以肌肉假性肥大并不存在,Duchenne 型肌营养不良的早期腓肠肌肥大为真性肥大,出现大量脂肪后已经开始萎缩;失神经支配的肌萎缩体积小,可见多数点状脂肪低密度区。CT 显示血液及血液产物、钙沉积为高密度。

(3)MRI:检出脂肪和骨髓表现为高信号,筋膜、韧带和骨皮质为低信号。正常肌肉 T_1WI 显示低信号,萎缩和脂肪化的肌肉在 T_1WI 显示高信号,在肌营养不良、先天性肌病、肌原纤维病可以发现部分肌肉明显的脂肪化伴随部分肌肉不被累及(图 3-14-4),依据这些特点可以协助诊断。在炎性肌肉病可以发现骨骼肌明显的水肿,在 T_2WI 呈轻度增强信号,对于病情的观察和治疗具有指导意义。

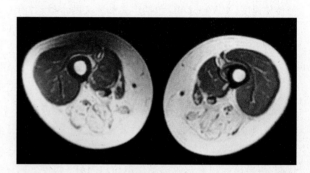

图 3-14-4　远端肌病伴随镶边空泡肌纤维的大腿骨骼肌改变,可见大腿后群严重脂肪化,而股四头肌不被累及

5. 肌肉活检　有助于鉴别常见的肌肉病变的形式,为病因诊断提供线索和依据,肌肉活检时不能选择新近注射或 EMG 测试的部位。活检时在选择的部位进行皮下组织的局部麻醉,不要注射到其下的肌肉,切取直径为 1.0cm 肌肉块。标本分为几部分,其中一部分放入液氮冷冻固定,冷冻切片后进行组织学染色,包括苏木素-伊红染色、改良高茂瑞三色法染色和糖原染色和油红 O 染色;进行酶组织化学染色,包括三磷酸腺苷酶染色、还原型烟酰胺腺嘌呤二核苷酸酶染色、琥珀酸脱氢酶染色、细胞 C 氧化酶染色、非特异性酯酶染色和酸性磷酸酶染色;免疫组织化学染色采取的第二抗体包括针对淋巴细胞和巨噬细胞的染色、针对肌纤维膜蛋白和肌纤维内细胞器不同蛋白的染色。另一部分标本固定于戊乙醛中,而后进行锇酸后固定,塑料包埋,超薄切片,铅铀双染色,电镜检查。此外留取一部分进行骨骼肌的生化或基因检查。上述检查在骨骼肌可以发现不同的病理改变。

(1)神经源性骨骼肌损害:表现为肌纤维角状萎缩,伴未受损的肌纤维正常或肥大,萎缩的肌纤维累及 1 型和 2 型肌纤维,出现群组萎缩(group atrophy),是典型的失神经支配改变。角状萎缩肌纤维聚集排列提示失神经

支配运动单位纤维掺杂于正常运动单位中,ATP 酶、磷酸化酶及氧化酶组化染色改变尤明显,肌纤维的正常嵌合模式发生了变化。伴随神经的再生可以出现肌纤维的群组化(type grouping)改变,表现为 1 型和 2 型肌纤维分别出现大片的分布(图 3-14-5),这是神经源性骨骼肌损害的另一个病理特征。失神经支配肌萎缩通过肌电图检查可以诊断,很少需要活检。

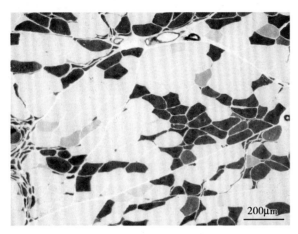

图 3-14-5　神经源性骨骼肌损害的角状萎缩肌纤维(ATP 酶染色,pH 为 10.6)

(2) 炎症性骨骼肌损害:肌纤维坏死伴再生是炎性肌肉病的常见改变,多数伴随坏死和非坏死肌纤维膜的补体沉积,有时伴随炎性细胞浸润:肌内衣的肌纤维周围淋巴细胞浸润是多发性肌炎和包涵体肌炎的特征性改变,肌束衣出现淋巴细胞浸润多不具有疾病特异性,可见于皮肌炎以及其他类型结缔组织病伴随骨骼肌损害。骨骼肌的组织相容性抗原 I 染色多为阳性。皮肌炎出现束周萎缩的肌纤维(图 3-14-6),免疫性坏死性肌肉病的肌纤维直径变异不明显,一般不出现间质增生,当不能确定是否为肌炎时,可以进行肌炎特异抗体检查。

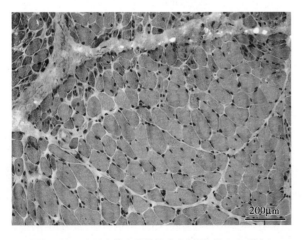

图 3-14-6　皮肌炎的束周萎缩改变(苏木素-伊红染色)

(3) 肌营养不良样病变:肌纤维直径变异加大,免疫组织化学可以发现肌纤维不同膜蛋白的丢失(图 3-14-7)。一般间质增生明显,多数肌营养不良没有肌纤维坏死和再生,但可见于抗肌萎缩蛋白病、肢带型肌营养不良 2B 和其他快速发展的肌肉病中。肌纤维和肌丝结构排列紊乱的环状肌纤维和涡旋样肌纤维。一般没有炎细胞浸润,偶见于面肩肱型肌营养不良、肢带型肌营养不良和 LMNA 基因突变导致的先天性肌营养不良。

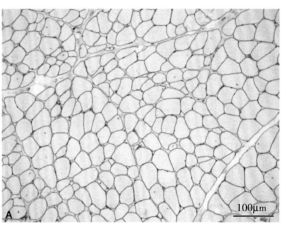

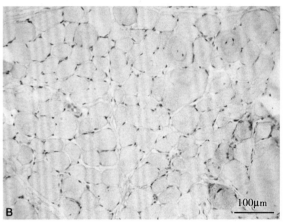

图 3-14-7　抗肌萎缩蛋白染色

A. 正常对照;B. Duchenne 型肌营养不良的肌纤维抗肌萎缩蛋白丢失(免疫组织化学染色)

(4) 肌病样病变:肌纤维内特征性病理改变,同时缺乏其他病理改变。如糖原累积病的肌纤维内糖原团块;脂质沉积病的肌纤维内大量脂肪滴增多;先天性肌病的杆状体、中央核和中央轴空改变;肌原纤维肌病的肌纤维内大量蛋白增加;线粒体肌病的破碎红染肌纤维(图 3-14-8);各种包涵体肌病出现的核或胞质内包涵体等。电镜检查可以进一步确定肌纤维内沉积物的超微改变,免疫组织化学染色可以进一步确定肌纤维和核内聚集的蛋白成分。

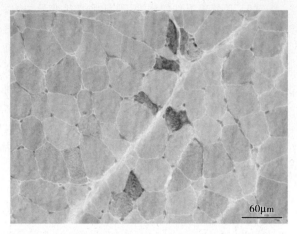

60μm

图 3-14-8　线粒体脑肌病的骨骼肌破碎红纤维（改良高茂瑞染色）

（5）肌肉活检未见明显异常：见于离子通道病，如重症肌无力、肉毒中毒、Lambert-Eaton 综合征及伴运动终板胆碱酯酶缺陷的肌无力综合征。周期性瘫痪和先天性肌无力综合征一般没有明显的改变。

6. 基因检测　将在本章第二节进行性肌营养不良中描述。

7. 肌炎抗体检查　将在本章第三节炎症性肌病中描述。

【肌病诊断】

肌病诊断主要根据患者的发病年龄、病史和体征，特别是病程进展类型、肌无力、肌容积、肌痛、肌肉不自主运动等症状和体征特点，在临床上确定患者的骨骼肌损害是肌肉疾病还是神经疾病，是获得性还是遗传性，而后合理采用肌电图、血清酶学检测、基因检测、抗体检查、肌肉影像学和肌肉病理学等辅助检查（袁云，2016）。许多骨骼肌疾病为遗传性，详细的家族史对诊断非常重要，确定遗传类型对遗传咨询或产前诊断有重要意义。家族遗传史不详及病史资料不充分者，必要时可对先证者的兄弟姐妹和父母进行分子遗传学检查。所采取的辅助检查结果能够解释临床现象和提示发病机制，诊断才可以确定。

第二节　进行性肌营养不良

（崔丽英）

一、概述

进行性肌营养不良（progressive muscular dystrophy，PMD）是一组骨骼肌的遗传性进行性变性疾病，可有多种遗传方式，共同的表现是缓慢进展的对称分布的肌无力和肌萎缩，近端肌受累常较远端明显，肌酶不同程度升高，肌电图呈肌源性损害，无感觉障碍。根据遗传方式、基因定位、发病年龄、肌萎缩分布、肌肉假肥大、病程和预后等可分为多种不同的临床类型。

【研究史】

早在 19 世纪就已经有关于肌营养不良的个别病例描述，但当时并没有将神经病（neuropathy）与肌病（myopathy）区分开来。在 1843—1844 年英国皇家整形外科医院的文献中，几乎没有关于肌营养不良的描述。Meryon（1852）首次详细描述了一个男孩有进行性肌无力和肌萎缩，尸检发现脊髓和神经均完好，推测可能是因营养缺陷所致的特发性肌病。

至 19 世纪中叶，营养不良性肌病才从继发于神经元变性病中分离出来。1855 年法国神经病学家 Duchenne 描述了儿童的进行性肌萎缩，1861 年他出版了专著《婴儿肥大型截瘫》第 2 版，人们开始认识到这一独立的综合征，但肌肥大的性质不清，病理未明；1868 年 Duchenne 对 13 个病例作了综合性描述，指出这是一种肌源性疾病，仅限于男孩患病，后人即以 Duchenne 命名该病。Gowers（1879）对他亲自观察的 21 例患者作了详细描述，并指出这类患者从仰卧位站立时表现的特征性方式，后来被命名为 Gower 征。

Leyden（1876）和 Möbius（1879）分别报道了首先累及骨盆带肌的病例，是非肥大型，两性均可罹患。随后，Gowers 在 1888 年描述了远端型肌营养不良，Fuchs 在 1890 年描述了进行性眼肌病（progressive ocular myopathy），Erb（1891）总结了原发性肌肉变性病的临床和组织学表现，命名为肌营养不良（muscular dystrophy）。Landouzy 和 Déjerine 在 1894 年描述了面肩肱型肌营养不良，Steinert（1909）描述了强直性肌营养不良，Milhorat 和 Wolff（1943），以及 Welander（1951）亦有这样的描述，Victor、Hayes 和 Adams（1962）描述了眼咽肌型肌营养不良。除了经典类型的肌营养不良，还发现许多不同的变异型综合征，例如，Bramwell（1922）描述遗传性股四头肌病（hereditary quadriceps myopathy），Seitz（1957）从一大组肩胛腓骨综合征中区分出肩胛腓骨型肌营养不良伴有心肌病（scapuloperoneal dystrophy with cariomyopathy），Dreifuss（1961）和 Emery（1966）分别描述了性连锁肱腓肌营养不良（sex-linked humeroperoneal dystrophy）等。

20 世纪 80 年代初，Duchenne 和 Becker 假肥大型（DMD/BMD）肌营养不良的病因学研究取得重大进展，确认 DMD 基因位点是在 Xp21 染色体上，该基因是迄今发现的人类最大的基因，基因组长 2 500kb，含有 79 个外显子,编码 3 685 个氨基酸组成 427kDa 的抗肌萎缩蛋白（dystrophin,Dys）。该蛋白分布于骨骼肌和心肌细胞膜的质膜面,起细胞骨架的作用,在维持肌纤维完整性和抗牵拉方面发挥必不可少的功能。患者由于抗肌萎缩蛋白基因缺失或突变导致肌细胞内 Dys 缺失,引起肌无力等功能障碍,肌电图无失神经电位,也没有代谢产物异常贮积的证据。Hoffman 等(1987)将受累基因编码的蛋白称为抗肌萎缩蛋白,生化测定 Dys 以及邻近的肌膜组织化学分析,可能确诊 Duchenne 和 Becker 表型。Duchenne 表型缺乏 Dys,Becker 表型虽存在 Dys,但是结构异常;介于经典的 Duchenne 型与 Becker 型之间的中间型特征是 Dys 低于正常量,这三种类型的肌营养不良统称为抗肌萎缩蛋白病(dystrophinopathies)。随着分子遗传学对 DMD/BMD 基因表达,以及蛋白产物亚细胞和组织定位,以及其作用的研究逐渐深入,越来越多的证据表明, DMD/BMD 病理性基因突变与膜蛋白,尤其细胞骨架蛋白有直接关系。

研究发现,以前曾命名的一些肌营养不良类型,现在认为并不存在,例如,眼肌型肌营养不良(ocular dystrophy)或称为 Kiloh-Nevin 型肌营养不良,实际上是慢性进行性眼外肌瘫痪,是典型的常染色体显性遗传,也有隐性遗传和散发病例,某些病例与线粒体 DNA 缺失有关。此外,脊旁肌营养不良(paraspinal dystrophy)也是一个综合征,在各种疾病中都可以出现,如在帕金森综合征伴发的弯腰综合征,表现进行性脊旁肌无力、背部疼痛和典型的脊柱后凸等,患者可有家族史。血清 CK 轻度增高,CT 检查显示脊旁肌为脂肪所代替。

【分类】

自 1986 年发现肌营养不良基因和蛋白产物 dystrophin 以来,已经累积了大量肌营养不良的分子遗传学及生物化学信息,极大地丰富了对这类疾病的病因学和发病机制的理解,也使诸多临床表现的不确定性得以澄清,因此亟待修订传统的分类方式。目前,临床常见的进行性肌营养不良见表 3-14-2。

表 3-14-2　临床常见的进行性肌营养不良

进行性肌营养不良	遗传方式	染色体定位或基因	发病年龄/岁	CK 升高倍数	受累部位
Duchenne/Becker 型肌营养不良	XR	Xp21, Dystrophin (抗肌萎缩蛋白基因)	≤10	10~50×	近端肌肉,渐累及远端肌肉心肌
Emery-Dreifuss 型肌营养不良	XR	Xq28, Emerin 基因	20~30	5×	近端肌肉,关节痉挛,心律失常
肩胛腓骨型肌营养不良	XR	Xq26, FHL1 基因			肩胛带肌群,腓骨肌
LGMD 1A	AD	5q31, Myotilin (肌缩素基因)	30~40	2×	远端无力重于近端声带肌,咽喉肌;与肌原纤维肌病互为等位基因病
LGMD 1B	AD	1q22, Lamin A/C (核纤层蛋白基因)	10~20	3~5×	与 Emery-Dreifuss 型类似,近端肌肉,关节痉挛,心肌
LGMD 1C	AD	3p25, Caveolin-3 (陷窝蛋白/窖蛋白基因)	≤10	4~25×	近端肌肉
LGMD 1D	AD	6p	30~50	2~4×	近端肌肉心肌病
LGMD 1E	AD	7q	≤10	正常	近端肌肉
LGMD 2A	AR	15q15, Calpain-3 基因	10~20	3~15×	近端、远端肌肉
LGMD 2B	AR	2p13, Dysferlin (DYSF) 基因	20~30	10~50×	近端、远端肌肉与 Miyoshi 肌病互为等位基因病

进行性肌营养不良	遗传方式	染色体定位或基因	发病年龄/岁	CK 升高倍数	受累部位
LGMD 2C-F	AR	13q12,17q21,4q12,5q33 γ,α,β,δ-sarcoglycans（肌聚糖蛋白基因）	10~30	5~40×	类似 Becker 型
LGMD 2G	AR	17q12, Telethonin（TCAP）基因	20	3~17×	近端重于远端
LGMD 2H	AR	9q33, TRIM32 基因	10~30	2~25×	近端重于远端
LGMD 2I	AR	19q13, Fukutin-related pro-tein（FKRP）	10~30	10~30×	近端重于远端,FKRP 缺乏也会引起儿童期发病的肌营养不良
LGMD 2J	AR	2q31,Titin（肌联蛋白基因）	10~30	2×	近端受累,有时远端也受累
LGMD 2M	AR	1p34,POMGNT1 基因	出生		该基因突变同样可引起肌-眼-脑病
强直性肌营养不良症 I 型（DM1）	AD	19q13,肌强直蛋白激酶（DMPK）基因 3′非翻译区 CTG 重复序列异常扩增	10~20	1~2×	远端受累较重,肌强直,白内障,睾丸萎缩,脱发,心律失常
强直性肌营养不良症 II 型（DM2）,又称近端型强直性肌病	AD	3q21.3,锌指蛋白（ZNF9）基因 1 号内含子区 CCTG 重复序列异常扩增	10~20	1~2×	与 DM1 型类似,但以近段受累为主,婴儿期不发病,头面部肌肉受累较少
面肩肱型肌营养不良（FSHD）	AD	4q35	10~40	1~2×	面肌、肩胛带肌、胫前肌听力损害、眼部毛细血管扩张症
眼咽型肌营养不良（OPMD）	AD	14q11,PolyA 结合蛋白 2（PABP2 或 PABPN1）基因编码区 GCG 重复序列异常扩增	60~70	1~2×	眼外肌、咽喉肌、提上睑肌
Bethlem 肌病	AD	VI 型胶原基因 2q37,COL6A3 基因 21q22,COL6A1 基因 21q22,COL6A2 基因	10~30	1~4×	近端无力手指、肘、膝关节挛缩表现类似儿童期发病的肌营养不良
肌原纤维肌病	AD	2q35,结蛋白（desmin）基因;5q31,肌缩素（Myotilin）基因;11q23,α-B-晶状体蛋白（crystalline）基因	20~40	1~5×	与 LGMD-1A 互为等位基因病
Miyoshi 肌病	AR	2p13.2,Dysferlin 基因	20~30	10~50×	多以腓肠肌无力起病,胫前肌受累少见;心肌很少受累;与 LGMD-2B 互为等位基因病
Welander 远端型肌病	AD	不明	40~50	2~3×	手指、腕部无力为首发症状;进展缓慢;心肌受累很少

进行性肌营养不良	遗传方式	染色体定位或基因	发病年龄/岁	CK升高倍数	受累部位
Tibial 型远端型肌病	AD	2q31. 2,Titin（肌联蛋白基因）	40岁后起病	2~4×	早期多累及胫前肌肉 心肌不受累
Merosin deficiency（Merosin 缺乏症）	AD	6q22-23,Merosin（抗层粘连蛋白）	出生或生后1年内	5~35×	肌张力低,肌无力,运动发育迟缓;认知功能多不受累（多数智力正常）
Fukutin 型先天性肌营养不良（FCMD）	AD	9q3. 1,Fukutin 基因	出生或生后1年内	10~50×	张力降低,肌无力,运动发育迟缓;精神发育迟滞,癫痫常见;头颅 MRI 示脑白质髓鞘化不良,脑积水

注:XR:X 连锁隐性遗传;AD:常染色体显性遗传;AR:染色体隐性遗传;LGMD:肢带型肌营养不良。

【病因和发病机制】

1. 遗传基础 随着分子生物学研究的深入展开,本病的病因和发病机制得到进一步阐明,更新了不同类型、不同亚型的分子机制的认识。Duchenne/Becker 型（DMD/BMD）、肩胛腓骨型肌营养不良为 X 连锁隐性遗传,以 DMD/BMD 研究最为深入;Emery-Dreifuss 型肌营养不良以 X 连锁隐性遗传为主,少数为常染色体显性或隐性遗传,基因定位分别为 Xq28 的 Emerin 基因与 1q22 的核纤层蛋白（Lamin A/C）基因;肢带型肌营养不良（LGMD）分为两大类型,LGMD1 代表常染色体显性遗传,LGMD2 代表常染色体隐性遗传,其中某些亚型还与其他类型的肌营养不良互为等位基因病,例如,LGMD1A 型与肌原纤维肌病,LGMD2B 型与 Miyoshi 肌病等。强直性肌营养不良是三核苷酸重复疾病,是肌强直蛋白激酶（DMPK）基因 3'非翻译区 CTG 重复序列异常扩增致病。某些类型肌营养不良的致病基因尚未被克隆,发病机制复杂,如面肩肱型肌营养不良（FSHD）不遵循传统的基因突变导致编码蛋白功能异常的致病模式,发病机制曾先后提出血管性、神经性、肌纤维再生错乱及细胞膜缺陷等学说,迄今未完全阐明。目前基因变异导致蛋白功能缺陷致病主要有以下三个方面:①肌膜蛋白缺陷,如 DMD/BMD 的抗肌萎缩蛋白（Dystrophin）缺陷,LGMD2C-F 型的肌聚糖蛋白（Sarcoglycan）缺陷、LGMD1C 的陷窝蛋白（Caveolin-3）缺陷、LGMD2B 与 Miyoshi 肌病的 Dysferlin 蛋白缺陷、LGMD1B 的核纤层蛋白（Lamin）缺陷、先天性肌营养不良的整合素蛋白（Integrin）等;②核蛋白缺陷:如 Emery-Dreifuss 肌营养不良的 emerin 蛋白缺陷;③肌原纤维与细胞骨架蛋白缺陷:见于 LGMD1A 的肌缩素蛋白（Myotilin）缺陷,LGMD2J 的肌联蛋白（Titin）和肌原纤维肌病等。

2. 细胞膜学说 本类疾病的病因和发病机制复杂,遗传因素或病理基因引起一系列酶及生化改变在发病中起主导作用。细胞膜学说认为,肌细胞某种遗传性代谢缺陷使细胞膜或肌纤维膜结构与功能发生改变。近年来多数学者对此学说表示认同,细胞膜尤其膜蛋白研究已成为验证 DMD 膜假说的重要手段。DMD 患者可因 Dystrophin 基因缺陷使抗肌萎缩蛋白（Dys）合成缺如或异常。Dys 主要分布于骨骼肌和心肌细胞膜表面,具有细胞骨架、抗牵拉作用,防止肌细胞膜收缩活动时撕裂。患者因 Dystrophin 基因缺陷,抗肌萎缩蛋白表达异常或减少,肌细胞膜稳定性下降导致肌细胞坏死和功能缺失而发病。肌细胞破坏导致胞内肌酸激酶及其他肌酶进入血清,血清肌酶显著升高。

3. 其他少见类型抗肌萎缩蛋白病 Gospe 等（1989）描述一种家族性 X 连锁的肌痛-痛性痉挛-肌红蛋白尿综合征,由 Xp21 位点 Dys 的前 3 个基因缺失所致。肌肉改变较轻,呈相对非进行性。另一型抗肌萎缩蛋白病是 X 连锁心肌病,特征是青年人进行性心力衰竭,无骨骼肌无力。还有一型表现甘油激酶缺陷（与肾上腺发育不全有关）、精神发育迟滞和肌病等,Dys 基因受累范围与肌营养不良的严重程度有关。

4. 大脑及脑干神经元、星形细胞、浦肯野细胞和郎飞结 Schwann 细胞中可发现一种源于基因不同部分的轻度变异型 Dys（Harris et al,1992）,此种 Dys 缺陷似乎在某些方面可解释患者轻度精神发育迟滞。确定这种缺陷如何影响脑发育,解释不伴肌营养不良的智力障碍是有意义的。

【病理】

进行性肌营养不良(PMD)肌肉基本病变是肌纤维坏死、再生和肌膜核内移,出现肌细胞萎缩与代偿性增大相嵌分布的典型表现,随病情进展,肌细胞大小差异不断增加。肥大肌细胞横纹消失,光镜下呈玻璃样变,坏死肌细胞空泡增多,出现絮样变性、颗粒变性和吞噬现象等,肌细胞间质内可见大量脂肪和结缔组织增生。

真性肌肥大(true hypermyotrophy)是劳作和运动引起正常肌纤维增粗;假性肌肥大(pseudohypertrophy of muscles)是变性肌纤维被脂肪细胞取代所致,疾病早期已存在较多增粗肌纤维对肌肥大也起重要作用,脂肪细胞增多、纤维变性和血管壁增厚均为继发改变。残留的纤维缩小即萎缩是显著的组织学特征,但不能确定是否代表细胞代谢逐渐衰竭及所有肌浆组分容量减少。纤维逐渐变性消失可能是反复损害或愈益广泛的坏死导致再生能力耗竭,肌营养不良晚期仅残存少量的肌纤维大量脂肪组织中。慢性多发性肌炎晚期表现与肌营养不良颇类似,如肌纤维数量减少、残存的肌纤维纤维大小不等,脂肪细胞和肌内膜纤维组织增加,但缺少营养不良性肥大纤维。这些相似性提示肌营养不良的典型改变无特异性,仅反映肌病慢性病变过程。在所有类型肌营养不良中,脊髓神经元、神经根轴索及周围神经均正常。

肌纤维间炎症反应是面肩肱型肌营养不良(FSHD)组织学改变特征,主要为单核细胞浸润。强直性肌营养不良核内移特别突出,还可见核链形成及肌浆块。多数远端型肌营养不良和眼咽型肌营养不良可见镶边空泡,免疫组化染色可发现 DMD/BMD 患者肌细胞膜上抗肌萎缩蛋白表达缺失或减少,肢带型肌营养不良(LGMD)患者肌聚糖蛋白(sarcoglycans)或钙依赖型蛋白酶(Calpain)呈阴性反应。所有类型肌营养不良最终组织学改变都相同,可见肌纤维缺失,残留肌纤维较正常纤维大或小,呈无规律排列,脂肪细胞增多及纤维变性等。

【辅助检查】

1. 生化检测 以肌酶谱检查为主,进行性肌营养不良的肌酸激酶(CK)和醛缩酶不同程度升高,CK 一般高于正常值 10 倍以上,但需注意在肌病晚期 CK 水平可降至正常。乳酸/丙酮酸、尿有机酸、血脂酰胆碱、酶活性检测等有助于与线粒体疾病、脂质沉积性肌病及糖原贮积性肌病等肌肉疾病鉴别。

2. 电生理诊断 神经传导正常,肌电图通常呈肌源性损害。

3. 肌肉活检 用活检标本行冷冻切片,做常规组织化学染色、免疫组化等检查有助于明确病变,协助诊断。必要时可行电镜超微结构观察、蛋白质分析或抽取肌肉组织 DNA 进行基因分析等。

4. 基因检测 对相应的致病基因检测发现致病性突变可以确诊。

【诊断】

进行性肌营养不良的诊断需建立明确的临床思维和诊断流程,应根据病史及体征、生化检测、电生理检查和肌肉活检等进行综合分析,基因检测可协助确诊。缓慢进展的对称性肌无力和肌萎缩是进行性肌营养不良的核心症状体征,多数近端受累较远端明显,还可见运动不耐受、肌肥大、肌强直、痛性痉挛、肌痛、肌张力低下、特征性面容和全身其他系统受损表现。询问病史需特别注意患者发病年龄及家族史,不同亚型的发病年龄可能存在较大差异,了解家族史有助于明确遗传方式。

1. 开始学步时出现症状或行走延迟的男性患儿,应考虑 Duchenne 型肌营养不良,通常表现登楼困难及蹲位或卧位站起困难,髋部和膝部肌肉较踝部无力,异常增粗坚硬的小腿(假肥大);血清 CK、醛缩酶和肌红蛋白增高;肌电图和肌活检呈肌病表现;检测抗肌萎缩蛋白 Dys 缺失或异常。儿童或青少年起病的肌营养不良应与先天性肌病鉴别。

2. 成年患者出现弥漫性或近端肌无力并持续数月,应考虑肌营养不良或多发性肌炎,肌肉活检亦可误诊,因在营养不良性病变背景下可见炎症性病灶。多发性肌炎进展通常更迅速,血清 CK、醛缩酶值高于肌营养不良,但非成年期发病 Duchenne 型例外;肌电图可见许多纤颤电位(成年型肌营养不良少见)。若仍不能确诊,可用泼尼松试验治疗 6 个月,如有疗效为多发性肌炎。

3. 成人缓慢进展性近端肌无力,除了考虑面肩肱型和肢带型肌营养不良,某些先天性多发性肌病(congenital polymyopathies)也可于成年出现症状或加重,包括中央核肌病(central core myopathy)和线状体肌病(nemaline myopathy);此外,轻型酸性麦芽糖酶或脱支酶缺乏伴糖原贮积病、进展性晚发型低血钾性多发性肌病、线粒体肌病和肉毒碱多发性肌病等在成人均有报道,肌活检及组织化学染色通常可提供确切的诊断。

4. 青少年或成年起病亚急性或慢性对称型近端肌无力,应考虑脊髓性肌萎缩症(Kugelberg-Welander 型)、多发性肌炎和肌营养不良等,肌电图和肌活检可确诊。脊髓性肌萎缩症属常染色体显性或隐性遗传,青少年起病,四肢近端对称性肌萎缩,肌束震颤,肌电图神经源性损害,肌肉病理为群组性萎缩,符合失神经支配,基因检测染色体5q11~13上的SMN基因缺失、突变或移码等异常。

5. 肌营养不良早期单侧肩部或下肢肌肉无力伴进行性肌萎缩,有时也可停顿数周,最终呈双侧对称性分布。应与单神经炎或神经根炎鉴别,后者隐袭起病,病情较轻。也应注意与失用性肌萎缩鉴别,失神经性肌萎缩需3~4个月达到顶峰。单神经炎病情稳定且可痊愈,这类获得性疾病诊断要点是病史、最初累及肌肉的范围、临床症状和体征、肌电图为失神经反应,随病情进展易确诊,治疗反应可提示诊断正确与否。进行性脊肌萎缩症初期有肌纤维颤动,肌无力进展相对较快易于鉴别。

【治疗】

肌营养不良迄今无特效疗法,目前相关研究主要集中于DMD型肌营养不良。不同类型肌营养不良病情严重程度相差甚远,应根据患者实际病情选择不同的支持治疗,如增加营养、适当锻炼、尽可能从事日常活动、避免过劳、防止感染、预防压疮、呼吸支持、纠正心力衰竭等。基因治疗及干细胞移植治疗仍在探索中。

1. 药物治疗

(1) 已证实维生素、氨基酸、青霉胺等药物均无效,三磷酸腺苷、肌苷、肌生注射液、甘氨酸、核苷酸、苯丙酸诺龙和中药等常在临床应用,疗效有待观察与评估;睾酮用于强直性肌营养不良治疗,可增加肌肉质量和肌酐分泌量,Griggs等发现,对保持肌力或减轻肌强直无效。苯妥英钠(phenytoin sodium)和普鲁卡因胺(procainamide)具有膜稳定作用、奎宁有轻度箭毒样作用,均有助于缓解肌强直症状,但因可致心律失常,已不再用于肌病患者治疗。

(2) 小剂量泼尼松有助于延缓DMD患者病情进展,Fenichel等(1991)认为泼尼松可使Duchenne型肌营养不良进展延缓3年,剂量为0.75mg/(kg·d),出现严重副作用如体重增加、Cushing病样外观、行为异常及胃肠道障碍常需减量。该治疗尚存在争议。

(3) 别嘌醇可使Duchenne型临床症状不同程度改善、CK水平下降,可能防止供肌肉收缩的高能化合物分解而缓解病情,年龄小者疗效较好,治疗中应定期检查白细胞,<3 000×10^9/L应停药。

(4) 奎宁0.3~0.6g/d口服,必要时0.3g/次,3次/d,有轻微类箭毒作用,作用于运动终板缓解肌强直症状。有时达到有效剂量前可出现轻度中毒症状如耳鸣,有些

患者感觉副作用较肌强直本身更严重,宁愿不服药,心脏传导阻滞患者禁用。

2. 呼吸支持　Duchenne型及其他类型肌营养不良患者病情进展至需使用轮椅阶段常伴隐匿性呼吸衰竭,但常被忽略,直至出现睡眠呼吸暂停、CO_2潴留导致晨起头痛或过度呼吸引起进行性体重减轻才引起注意。病程早期可用负压护胸周期性扩张胸壁,无创性呼吸支持如NIPPV或BIPAP更为方便。病程晚期需气管切开并辅助呼吸,改善夜间通气功能。不伴呼吸衰竭的肌营养不良患者肺活量也仅为正常的20%~50%,鼻腔正压通气随机试验显示,不能改善或延长患者生存时间,严重受累患者可长期使用辅助呼吸,在家中治疗。

3. 坚持物理和康复治疗　患者应避免过长时间卧床,缺乏活动可导致疾病快速进展,应鼓励患者尽可能维持正常人生活,保持健康心态。Vignos认为较早开始最大抵抗力练习,能增加Duchenne型、肢带型和面肩肱型患者的肌力,延缓肢体肌无力症状进展,但耐力练习不能提高呼吸和循环功能。每日被动牵拉肌肉20~30次,夜间用夹板固定可减轻挛缩。如已形成肌挛缩,患者仍能行走,筋膜切开术和拉长肌腱可能有效。坚持行走和直立体位可延缓脊柱侧凸形成,预防性治疗更有效。肌营养不良患儿的教育不应中断,以便将来可从事坐式职业。

4. 外显子跳跃(exon skipping)治疗　采用反义寡核苷酸干扰以恢复阅读框,表达缩短但具有功能的抗肌萎缩蛋白,缓解或控制DMD患者临床症状。多个反义寡核苷酸药物在美国获批,基因治疗也在酝酿Ⅲ期临床试验。干细胞移植存有争议,需进一步研究观察。

【预防】

本病的预防主要是检出携带者和进行产前诊断。DMD患者的女性亲属可能是携带者,可分为:①肯定携带者(definite carrier):有一个或一个以上男患儿的母亲,同时患者的姨表兄弟或舅父也患同样疾病者;②很可能携带者(probable carrier):有两个以上患儿的母亲,母系亲属中无先证者;③可能携带者(possible carrier):散发病例的母亲或患者的同胞姐妹。根据Buyes对可能携带者的理论估计,一个妇女生过1个患儿和1个正常男孩的可能性为50%,2个正常男孩和1个患儿为33%,3个正常男孩和1个患儿为20%。应用基因诊断方法检出DMD病变基因携带者,并对已妊娠的基因携带者进行产前基因检查,如发现胎儿为DMD或BMD应早期人工流产,防止患儿出生。

二、杜兴（Duchenne）型肌营养不良

杜兴型肌营养不良（Duchenne muscular dystrophy，DMD）又称为假肥大型肌营养不良（pseudohypertrophic muscular dystrophy，PMD）、儿童严重全身肌营养不良（severe generalized muscular dystrophy of childhood），本病由法国学者 Duchenne（1868）首先描述。DMD 是主要影响男性的 X 性连锁隐性遗传病，是进行性肌营养不良最常见的临床类型，多在儿童早期发病，呈相对迅速进展性病程。全球年发病率为 13/10 万~33/10 万，每 3 300 个存活男婴中约一人患病，无明显的地理或种族差异。患儿发病多有明确的家族倾向，约 30% 的患儿无家族史，认为是自发性基因突变。Roses 等研究发现，约半数变异型病例的母亲也有轻微病变。女性为基因携带者所生的男孩约 50% 发病，女孩患病罕见。有些携带者有轻微肢体无力、腓肠肌肥大和血清 CK 增高等。根据抗肌萎缩蛋白空间结构变化及功能丧失程度不同，假肥大型肌营养不良又分 Duchenne 和 Becker 两型。

【病因和发病机制】

1987 年 Kunkel 成功克隆 DMD/BMD 致病基因，即位于染色体 Xp21 区域内的 Dystrophin 基因。该基因含 79 个外显子，编码抗肌萎缩蛋白（Dys）。Dystrophin 基因具有极高的突变频率，约 1/3 的患儿为自发突变，主要分为三种突变类型：60% 为大片段缺失型突变，此类突变热区主要集中在外显子 2~20 及外显子 45~54 区域，约 10% 为大片段重复型突变，还有约 30% 为微小突变，包括单个或数个核苷酸置换、缺失或插入等。Dystrophin 基因突变后，如未造成阅读框的破坏，基因仍能编码具有一定功能的抗肌萎缩蛋白，临床表现较轻，为 BMD；若为移码缺失，造成阅读框的破坏，基因不能编码有正常功能的 Dys，临床症状严重，为 DMD。约 65% 的 DMD 是由于 Dystrophin 基因一个或多个外显子缺失所致。

正常骨骼肌和心肌的抗肌萎缩蛋白局限于肌膜胞浆面，是细胞骨架蛋白主要成分，与细胞骨架（肌细胞丝状加强结构）上 F-肌动蛋白相互作用。Dys 与一种由抗肌萎缩蛋白相关蛋白（dystrophin-associated protein，DAPs）及糖蛋白（DAGs）组成的肌膜蛋白复合体密切相关，该复合体中具有特殊生物学特性的 adhalin 肌蛋白（某些特殊肢带型肌营养不良缺陷），一种称为 α-肌营养不良蛋白聚糖（α-dystroglycan）的 156kDa 糖蛋白位于肌细胞外，与细胞外层黏蛋白亚基 merosin 结合，使肌膜与细胞外基质连接。在这一过程中，Dys-糖蛋白复合体作为肌膜转导结构，发挥连接肌膜下细胞骨架与细胞外基质功能。Dys 丧失可导致 DAPs 缺失和肌营养不良蛋白聚糖-蛋白复合体崩解，崩解可导致肌收缩时肌膜断裂。该假说与 Duchenne 型肌营养不良特征性超微结构异常一致。Mokri 和 Engel（1975）首先证明，大部分未坏死的玻璃样变肌纤维中肌膜均有损害，细胞外液和钙离子进入细胞内，钙离子内流可激活蛋白酶，增加蛋白降解。肌膜缺陷和肌纤维改变是 Duchenne 型肌营养不良早期基本病变，可解释血清 CK 及其他肌酶含量增高。Duchenne 型 Dys 几乎缺如，不足正常人的 3%。约 85% 的 Becker 型患者主要表现分子量改变，其余 15% 为蛋白含量减少。近年来又发现一种 utrophin 蛋白，其 80% 的序列与 Dys 相同，位于 6 号染色体，正常人此蛋白位于神经肌肉接头处，本病患者移至细胞膜。

【病理】

DMD 受累的骨骼肌较正常苍白，质软脆。光镜可见早期显著特征是单一或小群肌纤维明显节段性变性、吞噬作用及再生，可见肌浆呈嗜碱性、肌膜核增生、核仁出现等。肌细胞坏死可刺激再生或恢复过程，可解释纤维分叉和有核小纤维聚集，坏死的肌浆和肌膜被巨噬细胞移除，局部出现少量 T 淋巴细胞，血管不受累，变性及未变性的肌纤维肌浆可有玻璃样变。肌纤维明显变性前纵切面可见"收缩带"（contraction bands），Duchenne 型较其他型更广泛。中期肌纤维间脂肪细胞和纤维结缔组织增多，血管壁增生变厚。晚期肌细胞再生能力耗竭。电镜可见肌膜断裂、缺陷或完全消失，病灶周围可见细胞内囊泡。有时还可见肌小管和囊泡密集成行排列，部分甚至完全遮盖肌膜缺失部位。肌肉免疫组化染色发现 DMD 患者肌膜不表达 Dys，而 BMD 患者肌细胞表面仍有少量 Dys 表达，表现为染色浅淡、不连续或阳性纤维与阴性肌纤维相嵌分布，是 DMD 与 BMD 重要的鉴别点。

【临床表现】

1. 患儿一般在 3~5 岁时隐袭起病，胫前肌无力呈足下垂，被家人发现时，约半数病例学走路前已显示出疾病某些征象。患儿均为男性，因不能行走或跑步来诊，或虽能行走和跑步，却比同龄孩子差，易向前跌倒。随年龄增长，行走、跑步和登楼等显得越来越困难，腰腹部前凸、踮脚和鸭步日见明显。肌无力自四肢近端和躯干缓慢进展，下肢较重，最为突出症状是骨盆带肌无力，表现行走慢、蹲位起立费力、登梯困难、易跌倒。骨盆带无力使走路向两侧摇摆，呈鸭步。患者站立和行走时为增加支撑，常两脚分开，摇摆是双侧臀中肌无力所致。Wilson 曾用押韵的短语"两腿叉开站立，摇摇摆摆行走"，也称为"鸭

步"。小腿疼痛也是常见的主诉,髂腰肌和股四头肌无力使登楼和蹲位站立困难。腹肌和髂腰肌无力使患儿从仰卧位站起须先转为俯卧位,将四肢最大范围地伸展呈现四点位,再用双手臂支撑双足背、膝部等处攀附身体方能直立,为本病特征性表现之一。肩胛带受累举臂无力,前锯肌和斜方肌无力不能固定肩胛内缘,使肩胛游离呈翼状肩胛,双臂前推时尤明显。面对患者有时可见肩部上方突出的肩胛角。

2. 肢体近端肌萎缩明显,疾病早期约90%的患儿可见双侧腓肠肌体积增大,为假肥大,触之坚硬,具有橡胶样弹性,肌力通常轻度减低,肌张力低下,绝大部分伴有肌肉萎缩,四肢近端肌最明显,腓肠肌、部分股外侧肌和三角肌可始终肥大。在一例极罕见 DMD 患者,病初全部肌肉甚至包括面肌均增大,且强壮有力,为真性肥大,被称为"超大力士",臂肌、三角肌和冈下肌等也可见假肥大,面肌偶有轻度无力,发音、吞咽和眼球运动不受累,腱反射逐渐减弱以至消失,踝反射保留至最后才消失。本病可有骨质变薄、软化和骨化中心出现延迟等,随病情进展,肌无力和肌萎缩选择性累及颈屈肌、腕伸肌、肱桡肌、胸肌肋部、背阔肌、肱二头肌、肱三头肌、胫前肌和腓骨肌等,眼肌、面肌、延髓肌和手肌等通常不受累,疾病晚期可出现面肌、胸锁乳突肌和膈肌无力。躯干肌萎缩表现骨突出如骨架,若腹肌受累则下肋部与髂嵴间隙变小;患儿用脚尖走路使腓肠肌缩短、跟腱挛缩,胫前肌与腓骨肌失去正常位置关系,呈马蹄内翻足畸形,9~12 岁不能行走,需依靠轮椅。髋部伸肌和腹肌无力使髋部屈肌挛缩,导致骨盆倾斜和代偿性脊柱前凸维持站立平衡。肌挛缩使 DMD 患者总是采取一些习惯体位和姿势,如腰部脊柱前凸、髋部屈曲外展、膝部屈曲和足跖屈,严重肌挛缩终将使行走功能丧失,前臂可出现屈曲挛缩。

3. 平滑肌通常不受累,无消化道症状,少见并发症为急性胃扩张。多数患儿常有心肌受累,出现各种类型心律失常,心电图右胸前导联可见大 R 波,左胸前导联和肢体导联可见深 Q 波,是左心室壁基底部心肌纤维丧失和继发纤维化所致,少数心肌受损严重者出现充血性心力衰竭。约 20 岁时患者可出现呼吸道症状,晚期病情加重时需呼吸机支持。约 1/3 的患儿出现精神发育迟滞,许多患儿开始发病时甚至由于精神运动发育迟滞忽略了肌无力症状。生命的最后几年患者通常在轮椅上度过,最终卧床不起。多在 25~30 岁前死于呼吸道感染、呼吸衰竭、心力衰竭或消耗性疾病等,25 岁以后存活患者不超过 20%。

4. DMD 是进行性肌营养不良病情最严重类型,严重

程度与患儿在家族中遗传代数成反比,家族受累代数越多,病情越轻;散发病例最严重,预后不良。Roses 等研究证实,女性为基因携带者,80%以上的携带者腓肠肌轻微无力、假肥大、血清 CK 升高、肌电图和肌活检轻度异常,少数携带者可有中等程度肌病,表现类似肢带型肌营养不良,这类有症状携带者肌纤维有独特的镶嵌式免疫染色模式,某些纤维含抗肌萎缩蛋白,其他纤维缺如(Hoffmann,1992),这些指标对遗传咨询很有帮助。

【辅助检查】

1. 电生理检查 DMD 的肌电图表现典型肌源性损害。病程晚期心脏受累可见心电图异常,表现 V_1 导联 RS 波幅增高,V_5 导联 Q 波深窄。

2. 血清肌酸激酶(CK)异常增高,可达正常 50 倍以上,乳酸脱氢酶(LDH)、GOT、GPT 和醛缩酶等也增高,尿肌酸增加,肌酐减少。

3. 肌活检组化检查可发现抗肌萎缩蛋白缺失或异常。酶联免疫吸附实验(ELISA)定量测定 Dys 是确诊 DMD 和 BMD 型肌营养不良,以及与其他肌病鉴别的经济、快速方法。Dys 基因分析可从白细胞或 50mg 骨骼肌提取 DNA 进行。1990 年 Chamberlain 针对缺失突变热区设计了 9 对引物的多重 PCR 扩增可检测出部分缺失突变型患者。多重连接依赖性探针扩增(multiplex ligation-dependent probe amplification,MLPA)技术可以对全部 79 个外显子进行大片段缺失以及重复进行检测。由于外显子数量多,Sanger 测序法进行点突变检测较为烦琐难以开展,而采用高通量测序技术(next-generation sequencing)进行目标区域测序有利于发现新突变或在重复突变中检出微小突变。

【治疗和预防】

迄今无特异性治疗,以对症支持治疗以及康复训练为主,药物、基因及干细胞治疗仍在探索中。有明确 DMD 家族史的家系进行产前基因检测是最有效的预防措施。

1. 药物治疗 糖皮质激素可试用于 DMD 患者治疗,剂量为 0.75mg/(kg·d)。Beenakke 等(2005)研究表明,泼尼松 0.75mg/(kg·d)间断治疗,即每个月前 10 天给予泼尼松治疗,可延缓疾病引起患者运动功能恶化,但对延长寿命无明显帮助。

2. 基因治疗 外显子跳跃(exon skipping)治疗采用反义寡核苷酸人为地干扰前体 mRNA 上有突变的外显子的剪接位点,从 mRNA 前体直接人工移除一个或几个外显子,恢复阅读框并编码缩短但具有功能的抗肌萎缩蛋白,从而缓解或控制临床症状。磷酰二胺吗啉代修饰的

寡核苷酸 AVI-4658 可跳跃 Dystrophin 基因 51 号外显子，有效缓解 DMD 患者临床症状，且有良好的耐受性及安全性（Cirak，2011；Kinali，2009），已获美国 FDA 批准。由于该基因缺失突变类型众多，需开发不同种类的反义寡核苷酸药物。目前 Prosensa 公司除跳跃 Dystrophin 基因 51 号和 44 号外显子的反义寡核苷酸药物进入临床应用，跳跃 45、52、53、55 号外显子的药物正在进行临床前期研究，对 DMD 等遗传性肌病有良好的应用前景。

三、贝克（Becker）型肌营养不良

贝克型肌营养不良（Becker muscular dystrophy，BMD）是较少见的良性肌营养不良，具有 DMD 的必备特征，如 X 连锁隐性遗传、腓肠肌假肥大、肢体近端肌无力、血清 CK 水平增高、EMG 肌源性损害和肌肉病理呈肌病表现等。最早人们注意到有些 Duchenne 型肌营养不良患者是相对良性病例，Becker 和 Kiener（1955）提议将其作为独立类型，Becker（1957）首先报告，后称为 Becker 型肌营养不良。BMD 发病率很难估计，每 10 万男婴中约 3~6 人患病，几乎均为男性，女性为携带者。与 DMD 相比，BMD 肌肉抗肌萎缩蛋白水平基本正常或不同程度的降低。

【临床表现】

1. BMD 发病年龄较晚，通常 5~45 岁，平均 12 岁。BMD 受累肌肉表现轻度肌无力和肌肥大，女性携带者偶表现更轻的症状，肌电图显示肌源性损害。如果患者舅舅也患病，且仍能行走，易作出 BMD 诊断。肌电图和肌活检可除外遗传性脊肌萎缩症。

2. 病情进展缓慢，病程可达 25 年以上，40 岁后仍能行走，预后较好。死亡通常发生在 50 岁后，也可活到更大年龄，心脏受累通常较 Duchenne 型少见或较轻，智力发育大多正常，血清 CK 水平升高不显著，为正常值 25~200 倍，预后较好，又称良性型。Kuhn 等曾发现以早期心肌病和痛性痉挛肌痛（cramping myalgia）为显著特征的 BMD 家系。

四、Emery-Dreifuss 型肌营养不良

埃-德型肌营养不良（Emery-Dreifuss dystrophy，EDMD）是一种相对良性的肌营养不良，发病率约为 1/10 万。最初由 Emery 和 Dreifuss（1966）报道，Hopkins（1981）、Merlini 等（1986）也作过描述。遗传方式以 X 连锁隐性遗传为主，常染色体显性和隐性遗传少见，致病基因分别编码核内在膜蛋白 emerin 的 EMD 基因（Xq28）和编码核纤层蛋白（laminate）A/C 的 LMNA 基因（1q21）。基因突变可能破坏了核膜结构的完整性，或导致细胞转录调节障碍。本病临床特点为早期关节挛缩、肱-腓型肌病及伴心脏受累的三联征（Puckelwartz，2011）。

【临床表现】

1. 发病多在儿童期，也可在青少年晚期或成年期。与 Becker 型类似，缓慢进展，通常为良性病程，智力发育完好，血清 CK 轻度增高。通常早期出现关节挛缩，XL-EDMD 关节挛缩常为首发，AD-EDMD 关节挛缩常出现在肌无力之后。肌萎缩、肌无力和肌挛缩首先累及上肢和肩带肌，肱二头肌、肱三头肌常见，逐渐发展至骨盆带肌和下肢远端腓骨肌、胫前肌等。特征性表现是早期出现肘部屈肌、颈伸肌和小腿后部肌挛缩，偶累及面肌，无假肥大。心脏受累是最严重并发症，常随肌无力进展而加重，可表现心悸、晕厥、运动耐力差、充血性心力衰竭和各型心律失常，严重心肌病伴窦房传导及房室传导阻滞较常见，可猝死，应监测心脏功能，必要时尽早植入起搏器，对高危患者行心功能检查以便早期发现心脏病。

2. X 连锁肩胛腓骨肌萎缩症伴心脏病（Mawatari et al，1973）和 X 连锁肩胛腓骨综合征（X-linked scapuloperoneal syndrome）可能是本病变异型（Thomas，1972）。后者通过连锁分析被定位于 Xq28，基因产物已确定为膜蛋白 emerin，与 Emery-Dreifuss 型肌营养不良可能是等位基因病。Gilchrist 和 Leshner 描述的肱腓骨肌病（humeroperoneal myopathy）表型上与 Emery-Dreifuss 综合征极近似，但遗传学有显著不同，肱腓骨肌病为常染色体显性遗传。

【辅助检查】

血清 CK 轻至中度增高，肌电图多显示肌源性损害，心电图和心脏超声存在不同程度的心律失常和心功能异常，肌肉病理缺乏特异性改变，免疫组化染色不能作为确诊依据，基因分析可确诊致病突变。

【鉴别诊断】

EDMD 须注意与其他选择性肌肉受累、关节挛缩或心脏受累的神经肌肉病鉴别，包括肩胛腓骨型肌营养不良、面肩肱型肌营养不良、合并心脏病的肢带型肌营养不良、Desmin 病、Danon 病、强直性脊柱炎等，后者一般不同时具备三联征。

五、面肩肱型肌营养不良

面肩肱型肌营养不良（facioscapulohumeral muscular dystrophy，FSHD）也称 Landouzy-Déjerine 型肌营养不良、相对轻度局限性肌营养不良（relatively mild restricted muscular dystrophy）等，是继假肥大型肌营养不良和强直性肌营养不良之后最常见的遗传性肌病（Lunt，1989），

1884 年法国医生 Louis Landouzy 和 Joseph Dejerine 首次报道。常见为常染色体显性遗传,遗传缺陷定位于 4q35 的同源框基因(长约 180 个碱基对的 DNA 序列)重组,基因产物未确定。本病并非罕见,年发病率约为 5/10 万。

【病因和发病机制】

本病基因定位于 4q35 亚端粒区,与其内部一条多态性 EcoRI 片段直接连锁(Wijmenga,1990;Van Deutekom,1993),致病基因尚未克隆。FSHD 与 4q35.2 区域内多态性 *EcoRI* 片段内部的串联重复单位(D4Z4)多拷贝缺失直接相关,正常人群 D4Z4 拷贝数为 11~100,FSHD 患者减少至 1~10。最新研究发现,4q35-D4Z4 区域与上游 3kb 处一段特殊的单序列长度多态性片段(simple sequence length polymorphism,SSLP)和下游 10kb 处一段重要的等位序列 4qA/4qB 存在密切的内在联系,SSLP-4qA/4qB 的特定基因型导致 FSHD(Lemmers,2002;Lemmers,2010)。本病发病机制非常特殊,不遵循传统的致病基因突变导致编码蛋白变异的经典模式,D4Z4 序列缺失可能引起自身甲基化改变和 4q35 亚端粒区染色体构型改变,继而导致上游多基因调控异常,但目标基因尚未明确,表观遗传效应(epigenetic etiology)是目前发病机制的主要候选学说(Statland,2011)。

【临床表现】

1. 发病年龄 6~20 岁,青春期较多,偶见儿童或成年早期发病,男女均可罹患。临床首先出现进行性面肌、肩胛带肌和上臂肌群的无力和萎缩,常不对称发病。早期症状为面部表情肌无力和肌萎缩,许多病例在儿童早期就出现面肌无力,易累及双侧眼轮匝肌、口轮匝肌和表情肌,眼睑闭合无力,吹哨、鼓腮和吮吸困难,唇肌肥大松弛、前噘,呈"鱼嘴"外观,侵犯面肌呈现特殊的"斧头脸"肌病面容,咬肌、颞肌、眼外肌、咽肌等常不受累;缓慢进展型不伴面肌无力可能是本病的亚类。逐渐侵犯上肢带肌如三角肌、冈上肌、冈下肌,以及肱二头肌、肱三头肌、肱桡肌和胸部肌群,表现举臂过顶困难,少数患者见三角肌和腓肠肌轻度假肥大。肩胛带肌受累常见翼状肩(scapular winging)或游离肩等外观,肩胛呈翼状上抬,状如天使之翼(angel-wing),并可见锁骨突出,体检时令患者双手平肩推墙表现明显,部分患者累及腕伸肌。疾病早期肌无力可不对称,如出现一侧翼状肩胛。口轮匝肌假肥大使口唇增厚微噘,下肢胫前肌、腓骨肌无力,行走呈鸭步伴足下垂。病变向躯干肌和髋肌蔓延,斜方肌下部和胸肌的胸骨部几乎总是受累。胸锁乳突肌、前锯肌、菱形肌、骶棘肌和背阔肌出现进行性肌萎缩,上臂较前臂细瘦。骨盆肌受累较晚,程度较轻,引起轻微脊柱前凸和骨盆不稳。Awerbuch 等(1990)报道 30 例患者中 27 例呈现 Beevor 征,屈颈时脐向上运动。

2. 许多患者在儿童早期出现面肌无力或肩胛骨突出,但多为轻症未意识到患病,Tyler 和 Stephens 描述犹他州摩门教徒中许多患者是这种情形。本病可随时变为静止状态,出现持续性肌痛常为肌无力进展的信号,妊娠、外伤等也可为肌无力加重的诱因。一般不伴或极少见肌受累,有些患者可出现心动过速、心脏肥大及心律失常(室性或房性期前收缩)。骨骼肌系统以外症状可有听力下降、视网膜血管病变,包括毛细血管扩张、闭塞、漏出和微动脉瘤等。少数严重患者还可出现癫痫和智能障碍。疾病晚期眼外肌偶可受累,智力发育正常同一家系内或不同家系间的患者在起病年龄及临床表型方面差异颇大。

3. 本病的一个偶发特征是,某一肌肉,如一侧胸肌、肱桡肌或肱二头肌或肌肉某部分先天性缺如,这类患者日后将进展为典型病例。可能存在早期发病的变异型,特征是病程进展较快,伴双侧面瘫、神经性耳聋和渗出性视网膜剥脱等(Coats 病)。Fitzsimmons 等应用荧光素血管造影术在 75 例普通型面肩肱型肌营养不良患者中发现 56 例存在不同的视网膜异常病变,包括毛细血管扩张、闭塞、漏出和微动脉瘤等。这一现象提示视网膜异常病变是该病固有的组成部分。

4. 血清 CK、LDH 水平正常或轻度增高。肌电图显示肌源性损害。肌肉病理显示肌病特征,组织学改变相对轻,常有炎症性细胞浸润,类似炎症性肌病(图 3-14-9)。

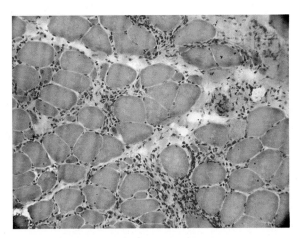

图 3-14-9 面肩肱型肌营养不良(FSHD)患者肌肉的病理改变(HE 染色,×200)

【诊断】

青少年期出现缓慢进展的面肌、肩胛带肌和上臂肌群萎缩和无力,CK 升高、肌电图显示肌源性损害,需考虑本病。通过脉冲电场凝胶电泳(pulsed field gel electrophoresis,PFGE)法分离特异性致病基因片段,结合 p13E-11、4qA/4qB 多重探针 Southern 杂交可以进行 FSHD 基因诊断以明确诊断(Wang,2011)(图 3-14-10)。

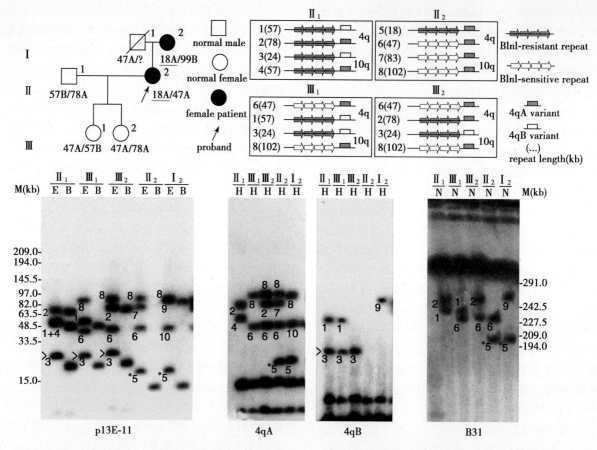

图 3-14-10　FSHD 家系 PFGE/p13E-11、4qA/4qB 和 B31 探针多位点同位素杂交的基因结构分析

面肩肱型肌营养不良进展缓慢,病程很长往往近于停止,预后相对较好,一般不影响正常寿命,但致残率高,约 20% 患者最终需坐轮椅。

六、肩胛腓骨型肌营养不良

肩胛腓骨型肌营养不良(scapuloperoneal muscular dystrophy)由 Brossard(1886)首先研究,此前已有许多主要累及颈肩部肌、上臂肌及胫前肌和腓骨肌进行性肌无力和失用特征性表现报道,胫前肌和腓骨肌病损引起足下垂。本病性质一直存有争论,有人认为是进行性肌营养不良,也有认为是脊肌萎缩症或神经病性肌萎缩。Davidenkow 广泛地研究了此病,认为是家族性肩胛腓骨肌无力和肌萎缩伴反射消失和远端感觉丧失的脊髓神经元病型(spinal-neuronopathic form),其他学者也证实这一观点。Wilhelmsen 等(1996)通过连锁分析将本病异常基因定位于 12 号染色体,证明该病并非面肩肱型或其他类型肌营养不良的等位基因变异型。

Thomas 等(1975)确定了一种肌病类型,6 例患者症状均发生于成年早期或中期,由于双侧足下垂使行走困难,肩胛肱骨肌受累症状出现较晚,病程进展缓慢,尚无

患者严重丧失行动能力,很可能是常染色体显性遗传。

Wilhelmsen 等(1996)研究一个常染色体显性肩胛腓骨综合征(autosomal dominant scapuloperoneal syndrome)的大家系,44 个家族成员中 14 人患病,确定了该病的遗传缺陷。患者多于成年早期发病,由于足下垂使行走和登楼困难,随后出现上肢近端肌无力。其中 3 例患者表现恶性进展型,其余病例呈相对良性病程。病理检查除可见肌营养不良的非特异性组织学特征,某些纤维可见嗜酸性玻璃样变包涵体和边缘空泡。

七、肢带型肌营养不良

肢带型肌营养不良(limb-girdle muscular dystrophy,LGMD)也称肩胛肱骨和骨盆股骨肌营养不良(scapulo-humeral and pelvifemoral muscular dystrophy)、Erb 型肌营养不良(Erb-type dystrophy)。本病遗传方式不定,包含一组肌营养不良变异型,可为常染色体显性或隐性遗传,隐性遗传较常见,散发病例也不少见。病变主要累及肢体近端。此型有 Dys 存在,无 X 染色体 p21 突变。

LGMD 是一组以肩胛带肌和骨盆带肌不同程度无力或萎缩为主要临床特点的遗传性肌肉病,发病率仅次于

面肩肱型肌营养不良(FSHD)。与肩胛腓骨型一样,该病也为异质性,肢带肌无力而不累及面肌是唯一的相同特征。Wilhelm Erb 首先注意到此型肌营养不良,Walton 和 Nattrass(1954)将它分类为 Erb 型肢带型肌营养不良。由于遗传方式、起病年龄、病情进展及肌无力程度等具有共性又有异质性,在相当长的时间对这组肌病的认识仅限于临床诊断与表型描述。20 世纪 90 年代以后,随着不同亚型基因的定位和克隆,对 LGMD 的认识产生了实质性改变,1995 年欧洲神经肌病中心协作组根据遗传方式分为 1 型(常染色体显性)和 2 型(常染色体隐性),每型根据基因缺陷分为若干亚型,目前已确认 22 个亚型:1 型 7 个(LGMD1A ~ LGMD1G),2 型 15 个(LGMD2A ~ LGMD2O)。LGMD1 病情相对较轻,而 LGMD2 较多见,约占 90% 以上(Guglieri,2008)。由于新的家系和致病基因的发现还在不断修正和扩充 LGMD 疾病谱,目前国际上倾向于从分子病理水平根据基因或蛋白缺陷本质将这类疾病重新归类,如 LGMD2B 和 Miyoshi 肌病归于 dysferlin 缺陷病(dysferlinopathy),LGMD2C ~ 2F 归于 sarcoglycan 缺陷病,Duchenne/Becker 型肌营养不良归于 dystrophin 缺陷病(dystrophinopathy)。

(一)常染色体显性遗传 LGMD

1. LGMD1A 基因定位于 5q22.3 ~ q31.3,编码蛋白为 myotilin,其参与肌原纤维的形成和 Z 盘的稳定,基因突变可能影响 Z 盘结构。

常于青壮年起病,四肢近端无力,上肢重于下肢,逐步进展至远端,以拇展肌、指伸肌及踝背屈肌为重,后期见踝关节挛缩,约半数患者存在明显构音障碍,病情进展缓慢。血清 CK 升高 10 倍以内,肌电图为非特异性肌源性损害,肌肉组织学为非特异性肌病样病理改变,可伴镶边空泡。

2. LGMD1B 基因定位于 1q21.2 ~ q21.3(LMNA),编码 A 型核纤层蛋白(lamin A/C),参与 DNA 复制时染色质的空间组合和基因转录调控。Lamin 基因突变可导致多种临床表型,其中三种有骨骼肌损害,包括 LGMD1B、AD-EDMD 和常染色体显性扩张型心肌病伴房室传导阻滞。

本型多于 20 岁内起病,主要表现对称性双下肢近端肌无力,逐渐进展至上肢近端和肢体远端,常伴关节挛缩,以肘关节多见,62% 的患者伴心肌病,心律失常可导致猝死。血清 CK 轻度升高,肌肉病理为轻度肌病改变,确诊依赖基因诊断。

3. LGMD1C 基因定位于 3p25,编码 caveolin-3 是 caveolin 家族中横纹肌特异性成员,为肌膜穴样凹陷的主要蛋白,参与肌细胞形成和多种信号转导。caveolin-3 基因突变见于多种肌病,包括 LGMD1C、无症状性高 CK 血

症、远端型肌病等。

本型多于 10 岁前起病,出现轻至中度近端肌无力,肌痉挛和腓肠肌肥大,血清 CK 升高 3 ~ 40 倍,肌肉病理为轻度肌病改变,免疫组化见肌膜上 caveolin-3 缺如或表达减少。

(二)常染色体隐性遗传 LGMD

1. LGMD2A 基因定位于 15q15.1 ~ q21.1,编码肌肉特异性钙激活中性蛋白酶-3(calpain-3),为已知的 LGMD2 致病基因表达产物中唯一的酶蛋白,其余均为肌纤维膜上的结构蛋白,参与肌节蛋白的分解和转录因子的修饰。calpain-3 基因突变导致肌核完整性破坏,肌肉降解。

本型是 LGMD 中最常见的亚型之一,占 9% ~ 30%。儿童或成年早期起病,轻度至中度进展性四肢无力,下肢重于上肢,髋部和肩部内收肌群受累明显,临床上以鸭步、脊柱过度前凸和翼状肩为主要特点。腹直肌可早期受累,股四头肌选择性保留,成年后不能行走,伴关节挛缩。主要有三种临床表型:①腰带-大腿型(Leyden-Mobius),最常见,年龄<12 岁,或>30 岁,肌无力首先出现在腰带肌,之后肩胛带肌受累;②肩-肱型(Erb),病情较轻,肌无力首先出现在肩带肌,之后腰带肌受累;③高 CK 血症,多见于儿童或青少年,脚尖行走,跑步困难,之后出现翼状肩、鸭步和轻度脊柱前凸。血清 CK 升高 5 ~ 20 倍,肌肉病理见肌纤维直径变异加大、分叶纤维和结缔组织增生。

2. LGMD2B 基因定位于 2p13,编码 ferlin 蛋白家族成员 dysferlin,位于肌细胞膜,参与膜融合、修复和运输。Dysferlin 肌病有三种临床表型,包括 LGMD2B、Miyoshi 肌病和早期累及胫前肌群的肌病。

这组患者多于成年期起病,认知功能不受影响,LGMD2B 早期出现下肢无力,可不对称,近端和远端均可受累,逐步进展至上肢及躯干,通常>30 岁丧失行走能力;Miyoshi 肌病是以腓肠肌受累为主的远端型肌病,血清 CK 显著升高,可达 3 ~ 150 倍,肌肉病理见肌纤维直径轻度变异加大,部分见炎症性细胞浸润,免疫组化见肌膜 dysferlin 减少或缺失,确诊靠免疫印迹和基因检测。

3. LGMD2C-2F 基因分别定位于 13q12、17q12 ~ q21.33、4q12、5q33 ~ q34,编码 γ、α、β、δ-sarcoglycan(肌聚糖蛋白),统称肌聚糖病(sarcoglycanopathy)或 sarcoglycan 肌病,约占 LGMD 的 10%。四个 Sarcoglycan 组成跨膜的异四聚体,与 sarcospan、dystrophin 和 dystroglycans 连接形成 dystrophin 糖蛋白复合体(dystrophin-glycoprotein complex,DGC),在细胞外基底层、肌膜和细胞内骨架蛋白之间构成机械联接,维持肌膜稳定及参与细胞信号转导和运输。

本亚型约占 LGMD 的 10%，亦称为重症儿童期常染色体隐性遗传肌营养不良（severe childhood autosomal recessive muscular dystrophy，SCARMD），起病年龄为 1~15 岁，骨盆带肌无力发病，之后累及肩胛带肌，股四头肌和肱三头肌等近端伸肌受累次于近端屈肌。查体常见腓肠肌肥大、翼状肩及脊柱前凸，多在发病 10 年后不能行走。心脏受累常见，其中 LGMD2C 心脏较少受累。2C 和 2F 型常于 20 岁前死亡。血清 CK 可为正常值 5~120 倍。确诊需要借助免疫印迹或基因检测。本病所有的临床表现几乎都与重症 Duchenne 型肌营养不良相似，与 Duchenne 型最显著差异是常染色体隐性遗传方式，同一血亲的男孩和女孩均可患病。

4. LGMD2G　基因定位于 17q11~q12，接近 α-sarcoglycan 基因位点，编码一种肌节蛋白 telethonin，为其他肌节蛋白提供结合位点及保证肌节的装配。

本亚型起病于儿童期，平均年龄 12.5 岁，进行性四肢近端无力，踝背屈无力表现足下垂，肌萎缩以上肢近端明显，下肢近端和远端肌群亦可受累，眼外肌、面肌和颈肌常不受累。30 岁左右不能行走。约半数患者伴心肌病。血清 CK 升高 3~30 倍。肌肉病理示肌病样改变，部分纤维伴有镶边空泡，免疫组化可见肌浆 telethonin 缺失。

5. LGMD2H　基因定位于 9q31~q33，编码一种 E3-泛素连接酶 TRIM32，催化泛素转运至靶蛋白，此通路异常导致正常降解的蛋白堆积，引起肌纤维破坏。

本亚型为儿童期起病，首先累及骨盆带肌和股四头肌，之后进展至上肢近端肌，患者呈"内向耸肩姿势"，伴背痛、易疲劳，面肌可轻度受累。病情进展缓慢，至中年期仍可行走。血清 CK 正常或升高至 12 倍，肌肉病理示肌病样改变。

6. LGMD2I　基因定位于 19q13.3，编码 Fukutin 相关蛋白（FKRP），是一种糖基转移酶，广泛分布于人体组织，以骨骼肌和心肌最高，在细胞表面分子修饰中发挥作用。

本亚型多于儿童或成人早期发病，首先累及骨盆带肌，之后进展至下肢远端和上肢近端，腓肠肌肥大和脊柱前凸常见，严重者类似 DMD，无翼状肩，智能不受影响。病初可出现明显的呼吸和心脏功能异常，多数患者最大肺活量降低 50% 以上，心脏彩超示左室功能异常，呼吸及心功能衰竭是突出并发症。血清 CK 升高 5~30 倍。肌肉病理显示肌病样改变，免疫印迹示 lamin-α2 和 α-dystroglycan 表达下降。

7. LGMD2J　基因定位于 2q31，编码一种巨大的肌肉蛋白 titin，表达于骨骼肌和心肌，跨越 Z 线到 M 线的一半肌节，含有 calpain-3 的配体结合位点，在肌肉的组装、Z 线处力量传递、明带区域静息张力维持方面发挥作用。

本亚型起病年龄为 10~30 岁，以肩胛带肌和骨盆带肌无力为主，发病 20 年后可丧失行走能力，部分患者伴心脏损害。血清 CK 轻度升高，肌肉病理显示肌病样改变，免疫印迹示 titin 和 calpain-3 缺失。Titin 基因的杂合子突变可以引起胫骨肌营养不良（Markesbery-Griggs-Udd 肌病）。

八、慢性进行性眼外肌瘫痪

慢性进行性眼外肌瘫痪（chronic progressive external ophthalmoplegia，CPEO）或称为 von Graefe-Fuchs 眼肌病（ocular myopathy of von Graefe-Fuchs），是主要累及并局限于眼外肌的慢性进行性肌病。近年来研究证实，CPEO 实际上是一种线粒体脑肌病（mitochondrial encephalomyopathy）（参见第十六章神经系统遗传代谢性疾病，第十节线粒体病）。

【临床表现】

多在儿童期或青少年期发病，两性均可受累。常先累及上睑提肌，引起上睑下垂，出现进行性眼肌瘫痪，眼球固定处于中央位，斜视及复视罕见，少数病例先单眼受累。上睑下垂使上视需头部后仰，额肌收缩皱起前额，称哈钦森面容（Hutchinsonian faces），上睑提肌萎缩使眼睑异常变薄，眼轮匝肌亦常受累。本病如同 MG 和肌强直性肌营养不良，常合并特征性睁眼、闭眼无力，是肌病引起双侧眼球运动神经、面神经或面神经核受累所致。约 25% 的病例伴咬肌、胸锁乳突肌、三角肌或腓骨肌肌无力和失用。

【诊断和鉴别诊断】

1. 诊断　根据临床特征如上睑下垂，睁眼和闭眼无力等，血乳酸、丙酮酸最小运动量试验，肌活检和电镜观察发现大量异常线粒体堆积，基因检测发现 mtDNA 突变等。

2. 鉴别诊断　①CPEO 与肌强直性肌营养不良均表现上睑下垂，但后者有肌强直、白内障和内分泌紊乱等；②本病扩展型与轻型面肩肱型肌营养不良相似，Landouzy 和 Déjerine 曾在面肩肱型肌营养不良病例中描述一例伴眼肌瘫痪者；③CPEO 与咽喉肌型肌营养不良区别是发病年龄相对较早，无吞咽困难；④CPEO 无视网膜变性、生长及智力发育正常、脑脊液蛋白正常等，可与相关的线粒体疾病如 Kearns-Sayre 综合征（KSS）鉴别，后者表现眼外肌受累、视网膜色素变性和心脏传导阻滞等 KSS 三联征。

CPEO 是否所有病例都归于肌源性尚无统一意见。

九、眼咽肌型肌营养不良

眼咽型肌营养不良（oculopharyngeal muscular dystrophy,OPMD)是一种晚发性肌营养不良,为常染色体显性遗传。Taylor(1915)首先描述本病,认为可能是核性萎缩(眼球运动-迷走神经综合征)。Voctor 等(1962)发现,Taylor 研究的患者后代患晚发型肌病(肌电图及活检均呈肌病表现)。其中一个家系可前溯 10 代,一个早期的法国-加拿大移民是 249 例患病后代的祖先,其他家系也呈显性遗传,偶有隐性遗传,世界各地可见大量的散发病例。

【病因和发病机制】

目前发现致病基因为染色体 14q11 的多聚腺苷酸结合蛋白核 1(PABPN1,曾缩写 PABP2)基因。1 号外显子(GCG)$_n$ 重复序列正常为(GCG)$_6$,编码一小段多聚丙氨酸序列,突变型为(GCG)$_{8-13}$,约 69% 的家系携带(GCG)$_9$(Brais,1998),有研究认为(GCG)$_7$ 仅见于少数常染色体隐性遗传家系。(GCG)$_n$ 重复越多,丙氨酸扩增数目越多。OPMD 发病机制仍不清楚。基因突变加剧 PABPN1 蛋白的聚集倾向,是形成包涵体的重要基础条件,蛋白聚集程度与扩增丙氨酸数目成正比。核内包涵体的形成干扰多种 mRNA 在细胞质与核间运输导致细胞功能障碍,影响骨骼肌特异性蛋白的转录及表达。

【病理】

OPMD 患者全身肌肉均可受累,但眼外肌、咽喉肌等临床受累肌群病理改变最明显。光镜下可见广泛存在比例适当的肌纤维丧失伴肌浆存在镶边空泡,以及电镜检出核内丝管状包涵体是本病突出的病理改变,但这些特征并非 OPMD 所特有,还可见于包涵体肌炎和眼咽型远端型肌病(pharyngodistal myopathy,OPDM)。脑干内脑神经核和脑神经均正常。

【临床表现】

1. 本病起病隐匿,多在成年晚期,通常 40~50 岁后发病,极少数(GCG)$_9$ 纯合子发病年龄可提前至 23 岁。双侧眼睑下垂及吞咽困难是本病两大核心症状,病情进展缓慢。部分患者咬肌和颞肌轻度受累。肌无力范围局限,某些家系病程晚期逐渐出现眼球运动障碍(以不完全性眼外肌瘫痪)、肢带肌不同程度无力和萎缩。本病需注意与 PEO、OPDM 及老年性重症肌无力等鉴别。

2. 血清 CK 和醛缩酶水平正常或轻度升高;肌电图可见受累肌肉肌源性或神经源性损害。

【治疗】

目前无特效治疗,以对症支持、康复训练为主。严重吞咽困难可导致进食受限,需鼻饲或胃造口术。环咽肌切开术可改善症状。

十、远端型肌营养不良

远端型肌营养不良(distal muscular dystrophy)或称

Welander 型、Miyoshi 型肌营养不良,是一组主要在成年发病缓慢进展的远端型肌病,呈常染色体显性或隐性遗传。Gower 等早在 1902 年报道过这类病例,它与强直性肌营养不良及腓骨肌萎缩症的鉴别直到相对近期才清楚。

20 世纪 80 年代 Nonaka 和 Argov 等相继发现本组肌病中相当部分在细胞核内和胞浆内出现管丝状包涵体,病理上表现镶边空泡(rimmed vacuole),内含多种异常蛋白质,包括 beta-淀粉样蛋白(beta-amyloid protein,A beta)、beta-淀粉样前体蛋白(beta-amyloid precursor protein,beta PP)、泛素蛋白(ubiquitin)、朊蛋白(Prp)及磷酸化 tau 蛋白(P-tau)等,提出遗传性包涵体肌病(hereditary inclusion body myopathy,hIBM)的概念。随着各亚型基因的定位和克隆,对本组疾病本质的认识有很大进展,尚未统一分类,目前倾向于根据分子病理和遗传学特点分类,既往诊断的远端型肌营养不良症仅为其中的少数(Udd B,2009)。

(一)常染色体显性遗传

1. Welander 肌病 是成人晚发 1 型,定位于 2p13。起病年龄多大于 40 岁,首先累及上肢远端,以腕部和指伸肌为主,包括指长伸肌、骨间肌、拇指和示指,逐步进展至腓肠肌和足尖。血清 CK 正常或轻度升高,肌电图示肌源性损害,肌肉病理示慢性肌病样改变,伴镶边空泡,肌浆网和肌纤维核内管丝样包涵体。

2. Udd 型 是成人晚发 2 型,又称胫骨肌营养不良(TMD,Tibial Muscular Dystrophy),是 Titin 基因的杂合突变导致。本病在 40~50 岁发病,选择性累及胫前肌,继而累及姆长伸肌,少数影响到下肢近端和肩胛带肌,可伴呼吸和心力衰竭,肌肉病理示肌营养不良样病变,伴镶边空泡。

3. Gower-Laing 型(early-onset distal myopathy,MPD1)MYH-7 基因定位于 14q11,编码 myosin 重链。本病起病年龄为 1.5~25 岁,早期累及双侧胫前肌,表现垂足,近端肌也可受累,逐步发展至手指和腕伸肌,以及颈屈肌和胸锁乳突肌,可伴震颤、周围神经病和心肌病。血清 CK 正常或轻度升高,肌电图示肌源性损害,肌肉病理示轻度肌源性改变,伴核内少量镶边空泡。

4. Markesbery-Griggs 型 ZASP 基因定位于 10q22~q23,编码一种肌原纤维内 Z 线相关蛋白 ZASP(Z-band associated, alternatively spliced, PDZ motif-containing protein),表达于骨骼肌和心肌,突变减弱 Z 线与细肌丝之间的连接,导致多种蛋白质聚集,属于肌原纤维病(myofibrillar myopathy)(Selcen,2011)。本病起病年龄为 40~80 岁,选择性胫前肌受累,常合并心肌病,血清 CK 正常或轻度升高。肌肉病理示肌营养不良改变,伴镶边空泡,内含胞浆变性崩解产物和细胞器。

5. 远端型肌病伴声带和咽喉肌无力 *MATR3* 基因定位于 5q31,编码一种细胞核基质蛋白 matrin 3。本病起病年龄为 35~57 岁,主要累及胫前肌和指伸肌,伴声音低沉或气促,吞咽障碍或饮水呛咳。血清 CK 正常或轻度升高,肌电图示肌源性或神经源性损害,肌肉病理示肌病改变伴镶边空泡。

(二)常染色体隐性遗传

1. Nonaka 肌病(家族性 IBM) *GNE* 基因位于 9 号染色体,编码一个含 722 个氨基酸的双功能酶,即尿苷二磷酸-N-己酰葡萄糖胺-2-表位酶/N-己酰甘露糖激酶(GNE/MNK 蛋白),催化体内唾液酸合成的前两步,分布于肝脏、唾液腺、小肠黏膜等组织,唾液酸广泛存在于细胞表面,介导细胞-细胞或细胞-基质相互作用。

本亚型为常染色体隐性遗传,发病年龄 20~40 岁,早期累及双侧胫前肌,表现垂足,跨阈步态,小腿前部肌群萎缩明显,大腿后部肌群如腘绳肌、股收肌等常明显受累,股四头肌一般保持良好,后期逐步累及颈屈肌和上肢远近端,起病 10~20 年后出现严重残疾。血清 CK 轻中度升高,肌电图示肌源性或伴神经源性损害,肌肉病理示肌营养不良改变伴轻度神经源性损害,罕见炎症性细胞浸润,肌纤维内出现典型镶边空泡,电镜见螺旋状排列的管丝状包涵体。基因检测发现 *GNE* 突变可以确诊。目前唾液酸补充疗法研究取得部分进展(Nishino,2012)。

2. Miyoshi 肌病 与 LGMD2B 为等位基因病,均为 dysferlin 缺乏导致常染色体隐性遗传病。本亚型在 20~50 岁发病,以腓肠肌或胫前肌无力起病,进展相对较快,发病 10 年后出现广泛四肢受累,跨阈步态或蹒跚步态,逐步丧失行走能力,晚期可有面肌和颈肌受累。血清 CK 升高 10~150 倍。肌肉病理示肌营养不良样改变,不伴镶边空泡。

十一、先天性肌营养不良

先天型肌营养不良(congenital muscular dystrophys,CMD)是一组常染色体隐性肌营养不良,出生时或出生后数月(<12 个月)即出现肢体近端肌无力和肌张力低下,可伴关节挛缩及不同程度 CNS 受累。1903 年 Batten 首先描述 3 例出生后即存在近端肌无力患儿,Howard(1908)提出了 CMD 的概念,1930 年 Ullrich 描述了 Ullrich 型 CMD(UCMD),Fukuyama 等(1960 年)提出日本患者同时具有肌营养不良和脑部病变特征,即福山型 CMD(FCMD)。此后相继发现肌-眼-脑病(muscle-eye-brain disease,MEB)、Walker-Warburg 综合征(WWS)等伴 CNS 受累的 CMD,至今已知导致 CMD 的致病基因有 15 个,与

肌萎缩蛋白-肌萎缩蛋白聚糖(dystrophin-dystroglycan)复合物功能缺陷有关(Bertini,2011)。

本组病具有较大的表型与遗传异质性,肌无力严重程度及病情进展可有较大差异,但存在一定的临床共性:①男女均可患病,出生时或出生后不久即出现全身严重肌无力如吮吸和呼吸困难,肌张力低下,运动发育迟缓,骨关节挛缩等;②部分累及 CNS 者表现智能发育迟滞、视网膜变性、视神经萎缩、脑发育不良、畸形及痫样发作;③部分类型伴脊柱侧弯强直及心肌损害。目前,国际上根据致病基因的定位及编码蛋白功能不同,将 CMD 分为四种亚型。

(一)基底膜或细胞外基质蛋白缺陷型

1. Merosin(层粘连蛋白)缺失型(MDC1A) *LAMA2* 基因定位于 6q22~q23,编码 laminin-α2(merosin),特异性表达于横纹肌基底膜、周围神经、神经肌肉接头等处,参与髓鞘形成。

本亚型是欧美最常见的 CMD,主要临床表现:①骨骼肌方面,孕期胎动减少,出生后即受累,严重肌张力低下、肌无力、吮吸及呼吸困难;肘、髋、膝、踝关节挛缩;1/4 患儿能站立及行走;呼吸衰竭常是早期死因;1/3 患儿有心脏受累;②可伴感觉运动性脱髓鞘性周围神经病;③可伴 CNS 受累,轻度智能发育迟缓,1/3 患儿有痫样发作;MRI 显示脑室周围白质髓鞘发育不良,少数侧脑室扩大、皮质发育不良、枕部多脑回或无脑回等;④血清 CK 明显升高。

2. UCMD 又称为先天性无张力性硬化性肌营养不良症(congential atonic-sclerotic muscle dystrophy),致病基因为 *COL6A1/A2*(21q22)和 *COL6A3*(2q37),编码Ⅵ型胶原蛋白的三条链 α1、α2 和 α3,在胞外基质中首尾相连,与其他蛋白交互作用形成微纤维网络,保证基底膜完整,介导信号转导。

主要临床特点是:①出生时或婴儿早期肌无力和肌张力低下,进展缓慢,四肢近端关节挛缩,远端关节过度伸展,脊柱侧弯,先天性髋关节脱位,常合并呼吸肌无力;②体型细长,圆脸小颌高腭弓;③伸侧皮肤易损,毛囊角化过度;④血清 CK 多正常。目前发现部分为显性遗传。

(二)抗肌萎缩相关糖蛋白病(α-dystroglycanopathy)

1. FCMD 主要见于日本报道,基因定位于 9q31(*FKTN*),编码 fukutin,参与 α-dystroglycan 翻译后的糖基化修饰。本亚型临床表型严重,孕期胎动减少,生后肌张力低下,呈松软婴儿表现,多数不能行走,常伴呼吸衰竭、扩张型心肌病和充血性心力衰竭,15 岁左右死亡。眼征有先天性近视、视神经萎缩、视网膜病变。常伴 CNS 受累,包括小头畸形、皮质发育不良、无脑回或巨脑回、脑室

扩大、脑白质髓鞘发育不良、小脑囊肿、痫样发作和智能发育迟滞等。血清 CK 明显升高。

2. 肌-眼-脑病　基因定位于 1p34(POMT1)，编码蛋白-甘露糖转移酶 1，参与甘露糖基聚糖的合成。临床上早期出现骨骼肌、脑病变及眼征。

3. WWS　致病基因包括 POMT1/POMT2，本亚型是最严重的一种类型，常伴 Ⅱ 型无脑回畸形(lissencephaly)和脑积水。

4. MDC1C　FKRP 基因定位于 19q13，编码一种糖基转移酶 fukutin 相关蛋白，位于高尔基体，在糖基化中起作用。临床表型异质性大，轻者为 LGMD1I，严重者为 WWS 样症状。

5. MDC1D　LARGE 基因定位于 22q12，基因产物是糖基样转移酶(like-glycosyl transferase)。表现为肌营养不良伴智力低下。

（三）肌膜相关蛋白缺陷型

肌膜相关蛋白缺陷型即 Integrin-α7 缺失型 CMD，致病基因 ITGA7 缺陷导致 Integrin-α7 缺失，并伴随其伴侣蛋白 Integrin-β1D 减少，而 integrinα7/β1D 形成与多种蛋白相互作用的穿膜复合物。本型罕见，主要表现婴儿期肌张力低下、运动发育迟滞、伴智能发育迟滞、关节挛缩及呼吸衰竭。

（四）内质网相关蛋白缺陷型

内质网相关蛋白缺陷型即 CMD 伴早期强直性脊柱(congenital muscular dystrophy with rigid spine, RSMD1)，SEPN1 基因定位于 1p35~p36，编码一种内质网糖蛋白(multi-minicore, MFM)即硒蛋白 N(selenoprotein N)，参与氧化-还原反应，与蛋白质转运、加工或钙内环境稳定有关。

本型特点是儿童早期由于脊柱伸肌挛缩引起腰背和颈椎屈曲受限，脊柱和胸廓活动障碍，导致脊柱强直与脊柱侧弯，常伴呼吸功能衰竭。肌肉 MRI 示特征性大腿内侧肌萎缩。肌无力进展缓慢，智能与脑 MRI 正常。

十二、强直性肌营养不良

肌强直(myotonia)是肌肉松弛障碍的病态现象，表现骨骼肌在随意收缩或物理刺激引起收缩后不能立即松弛，肌电图出现连续高频后放电。

强直性肌营养不良(myotonic dystrophy, MD)也称为营养不良性肌强直(dystrophia myotonica)，是终生疾病，外显率近 100%。全球患病率为 3/10 万~5/10 万，无明显的地理或种族差异，发病率约 1/8 000 活婴，是最常见的成人型肌营养不良。由 Delege(1890)首先描述，Steinert(1909)也描述了此病，他认为本病是先天性肌强直(Thomsen 病)的变异型。同年 Batten 和 Gibb 认为本病是单独的临床疾病。该病特征是高外显率常染色体显性遗传，肌强直现象，头颈及肢体远端为主的肌肉无力萎缩，肌肉外多系统受累(眼晶状体、睾丸及其他内分泌腺、皮肤、食管、心脏及大脑等)。

【病因和发病机制】

MD 是多系统受累的常染色体显性遗传病，分 Ⅰ、Ⅱ 两型。Ⅰ 型 DM1 由 19 号染色体上的 DMPK(myotonic dystrophy protein kinase)基因 3′端非编码区 CTG 三核苷酸重复序列异常增多所致；Ⅱ 型 DM2 由 3 号染色体上的 CNBP/ZNF9(CCHC-type zink finger nucleic acid binding protein)基因 1 号内含子 CCTG 四核苷酸重复序列异常增多所致。Ⅰ 型较为常见，以下主要介绍 DM1。CTG 重复序列超过 50 个将导致发病，重复数越多，病情越重。在连续传代过程中重复序列有逐渐扩大趋势，从而出现发病提前和病情加重的遗传早现(genetic anticipation)现象。

目前认为发病机制为异常 RNA 毒性理论。当重复序列异常增多后，在基因转录为 RNA 后，不再进一步翻译为蛋白质，而是形成发卡结构留存在细胞核内。RNA 结合蛋白家族肌盲样蛋白(muscle blind-like, MBNL)的功能下调和另一种 RNA 选择性剪接因子 ETR-3-like-factors(CELF)的上调同时使胚胎形式的 RNA 选择性剪切，从而引起多种下游蛋白剪切异常、功能受损，最终造成多系统受累表现。

【病理】

本病具有某些特征性肌病病理表现，周边部常见肌浆质和环状成束的肌原纤维，细胞核内移或中央部成核作用显著，呈链状排列。肌细胞大小不一，呈镶嵌分布，肌原纤维往往向一侧退缩形成肌浆块。也有人观察到单一肌纤维坏死伴萎缩肌纤维，肌细胞坏死和再生不显著。

【临床表现】

1. 发病年龄差异较大，多见于青春期或 30 岁以后，男性较多。临床表现各异，大多数患者成年早期肌肉失用才变得明显，已发现该病有重症新生儿(先天)型。本病症状较严重，进展缓慢，主要表现肌无力、肌萎缩和肌强直三组症状，前两种症状突出。

（1）肌无力见于全身骨骼肌，常伴面肌无力和上睑下垂，可在肌强直数年后发生。肌萎缩见于普通成年早期型患者，手部小肌肉及前臂伸肌常首先受累，手掌变薄变平，柔软易弯曲，逐渐累及肢体近端肌和躯干肌，腱反射明显减弱或消失。肌肉挛缩少见，可伴肌无力和肌强直。上睑下垂、变薄及面肌松弛是本病早期体征，见于其他肌肉受累前多年。肌萎缩常累及面肌、咬肌和颞肌，咬肌萎缩导致下半面部变窄，下颌骨变薄错位，使牙齿不能很好咬合。该特征与上睑下垂、额部脱发和前额皱起等共同构成患者特殊的瘦长面容，颧骨隆起，呈斧头状脸。胫前肌群萎缩导致足下垂、跨阈步态、行走困难易跌跤，可为某些家系早期体征。咽喉肌无力可出现单调鼻音、构音障碍和吞咽困难，胸锁乳突肌变薄无力使颈部瘦长和过度前屈（"鹅颈"）。

（2）肌强直是本病显著特征，肌肉强烈自发性收缩后松弛延缓，短暂叩击、电刺激引起肌收缩时限延长。肌强直常在肌萎缩前数年出现或同时发生，本病累及肌肉不如先天性肌强直（Thomsen 病）广泛，几乎所有病例都累及手肌和舌肌，半数病例累及肢体近端肌。轻微运动如眨眼、面部表情运动等不引起肌强直，用力闭合眼睑不能立即睁眼，欲咀嚼时不能张口，紧握拳头使松弛延缓或需要重复数次后才能放松。叩诊锤叩击四肢和躯干肌可见局部肌球形成，多见于前臂和手部伸肌，持续数秒后才能恢复，此体征对诊断本病颇有价值。Maas 和 Paterson 认为，许多最初诊断先天性肌强直病例最终证明是强直性肌营养不良。该病先天型或婴儿型病例肌强直现象直到儿童期（2~3 岁后）才表现出来。患者通常已习惯肌强直并不把它当成主诉。某些家系可无肌强直，但有其他特征性症状。肌强直与肌无力萎缩无直接关系，易呈现强直的肌肉如舌肌、指屈肌极少出现肌无力和肌萎缩。

2. 其他系统受累的症状

（1）晶状体混浊（lenticular opacities）和白内障常见，裂隙灯检查呈蓝色、蓝绿色和黄色，有高度折射性，见于约90%的患者。大多数患者伴视网膜变性、眼球内陷和上睑下垂，玻璃体红晕为早期特征性表现。

（2）约半数患者伴智能低下，轻至中度精神发育迟滞不少见，某些患者大脑重量少于同龄正常人约 200g。某些患者成年晚期变得多疑、好辩和健忘，某些家系肌病可伴遗传性感觉运动神经病（Cros，1988）。也可有多汗、消瘦、心脏传导阻滞、心律失常、脑室扩大、肺活量减少及基础代谢率下降等。

（3）内分泌症状多见于男性，如早年出现进行性前额脱发。睾丸萎缩伴男性征缺乏、性欲减退或阳痿不育较常见，某些男性患者有女性型乳房及促性腺激素分泌增加。睾丸活检可见管状细胞萎缩、玻璃样变及间质细胞（Leydig 细胞）增生，几乎有细精管发育不全（Klinefelter 综合征）所有的临床特征。皮肤或骨髓细胞核极少存在"性染色质团"（sex chromatin mass）。女性患者月经不规则和卵巢功能不全不常见，偶可发生卵巢异常，极少影响月经或生育，本病可在家族中遗传，可因子宫肌无力影响正常分娩。

3. 本病患者糖尿病发病率轻微增高，已证明胰岛素对葡萄糖负荷反应增加是普遍异常。横纹肌和平滑肌肌纤维丧失，常发生食管扩张，某些患者可有巨结肠。膈肌无力和肺泡通气不足可导致慢性支气管炎和支气管扩张。心律失常较常见，是心脏传导系统病变导致心动过缓及 PR 间期延长，严重心动过缓或高度房室传导阻滞患者可发生猝死，应建议安装起搏器。二尖瓣膜脱垂、心肌病和左室功能不全少见。

【辅助检查】

1. 肌电图　可见典型的肌强直放电，受累肌肉出现连续高频强直波逐渐衰减，肌电图扬声器发出类似轰炸机俯冲样的声音；67%的患者运动单位时限缩短，48%有多相波，呈肌源性损害。心电图常可发现传导阻滞及心律失常。

2. 血清 CK 和 LDH 等肌酶滴度正常或轻度增高。

3. 基因检测有确诊意义。1 型患者染色体 19q13.3 位点 DMPK 内 CTG 三核苷酸序列异常重复扩增超过 50（正常人为 5~35），重复数目与症状严重性相关。

4. 肌活检　可见轻度非特异性肌源性损害。

5. 影像学 CT 检查可见蝶鞍变小及脑室扩大，患者额骨肥厚和基底节钙化似较正常人常见。

【诊断和鉴别诊断】

1. 诊断　根据头面部、胸锁乳突肌和四肢远端肌萎缩、肌无力，体检可见肌强直，叩击肌肉出现肌球现象，肌电图典型肌强直放电，DNA 分析 CTG 异常重复等可确诊。

2. 鉴别诊断　与其他类型肌强直鉴别。有些患者首发症状是下肢远端肌无力导致足下垂、跨阈步态，易与 Charcot-Merie-Tooth 病、腓总神经麻痹等混淆。本病临床症状有极大异质性，有些患者肌强直和肌无力很轻，很容易被忽略，当家庭成员有人发病时才发现。Pryse-Philips 等研究一个 Labrador 大家系 133 例患者仅 27 人表现部分症状，只有较少肌肉受累，上睑提肌、面肌、咬肌、胸锁乳突肌、前臂肌、手肌和胫前肌等始终存在，本病应为远端型肌病。Gowers 描述的一例 18 岁年轻患者表现胫前肌、前臂肌和胸锁乳突肌无力和失用，伴眼轮匝肌和额肌轻瘫，很可能是本病患者。该病与 Welander 等提出的单纯远端型肌营养不良（simple distal muscular dystrophy）不同。

【治疗】

目前对强直性肌营养不良尚无有效疗法，仅能采取对症治疗。

1. 减少肌强直发作　如美西律 0.1g/次，2~3 次/d；苯妥英钠 0.1g/次，3 次/d；普鲁卡因胺 1g/次，4 次/d；奎宁 0.3g/次，3 次/d；可促进钠泵活动，降低膜内钠离子浓度，提高静息电位，改善肌强直状态，有心脏传导阻滞患者忌用普鲁卡因胺和奎宁。

2. 肌萎缩可试用苯丙酸诺龙治疗，加强蛋白合成代谢。康复治疗对改善肌无力和保持肌肉功能有益。合并其他系统症状者应给予对症治疗，成年患者应定时检查心电图和眼部疾病。

【预后】

本病进展缓慢,多数患者发病 15~20 年时需坐轮椅或卧床不起,部分患者因肌萎缩及心肺等并发症 40 岁左右丧失工作能力。最后常因继发肺感染、心脏传导阻滞或和心力衰竭等死亡。轻症者病情可长期稳定。

(一)先天型强直性肌营养不良

先天型强直性肌营养不良(congenital myotonic dystrophy)又名先天型 DM1,不同于先天型肌强直(myotonia congenita),后者是 *CLCN1* 基因突变导致的氯离子通道病,详见第十五章神经肌肉离子通道病,第三节骨骼肌通道病。

【临床表现】

生后突出的低张力以及双侧面瘫是最突出的临床特征;肌强直并不明显可见。下垂的眼睑、帐篷似的上唇("鲤鱼"嘴),以及张开的下颌构成了特征性的外观,使得可以在新生儿与儿童中立即识别出此病。吮吸与吞咽困难,支气管误吸(由于颚与咽肌无力),以及不同程度的呼吸窘迫(由于膈肌与肋间肌无力以及不成熟肺)。在幸存的婴儿中,运动与语言发育延迟、吞咽困难、轻中度严重精神发育迟滞以及畸形足或全身性关节挛缩很常见。一旦到达青春期,疾病与晚发型遵循相同的病程。如前所述,此病先天性类型的临床肌强直仅在儿童后期明显,尽管 EMG 可在婴儿早期显示肌强直放电。

强直性肌营养不良的产前诊断可通过检查羊水或绒毛活检中 CTG 重复次数简单实现。但是,并不能预测患有重复次数增加突变的胎儿是否会发展为先天性强直性肌营养不良还是晚发型强直性肌营养不良。

(二)近端肌强直性肌病(目前认为就是 DM2)

近端肌强直性肌病(proximal myotonic myopathy,PROMM)由 Ricker 等(1995)首先描述,为常染色体显性遗传,病理组织学显示非特异性肌病表现,无环状成束肌原纤维(ringbinden)或肌膜下团块(subsarcolemmal masses),致病基因定位于染色体 3q。

【临床表现】

本病临床特征是近端肌无力、肌强直及白内障。Ricker 等研究 17 个家系 50 例患者,发病年龄 20~40 岁,呈间歇性手部和下肢近端肌强直,随后出现轻度缓慢进展近端肌无力,无明显肌萎缩。约半数患者患白内障,仅 2 例患心律失常。无上睑下垂、面肌、颌肌、肢体远端肌无力和智力发育异常等。

第三节 炎症性肌病

(蒲传强)

炎症性肌病(inflammatory myopathies,IM)是一类免疫介导或直接由病原体感染所引起的骨骼肌炎症性疾病,其包括两大类,即特发性炎性肌病(idiopathic inflammatory myopathy,IIM)和感染性肌炎。由于许多临床学科都在研究和诊治特发性炎性肌病,加之许多与肌炎有关的免疫性抗体的发现,特发性炎性肌病的分类较多而不同;不过都共同认为主要有皮肌炎(DM)、散发性包涵体肌炎、免疫介导性坏死性肌病(immune mediated necrotizing myopathy,IMNM)、抗合成酶抗体综合征(antisynthetase syndrome,ASS),也包括少见的肉芽肿性肌炎、局灶性肌炎和嗜酸性筋膜炎等。感染性肌炎主要是指病毒性肌炎、寄生虫性肌炎、细菌性肌炎、真菌性肌炎、支原体肌炎等,但这些肌炎在临床上极为少见。

炎性肌肉病的诊断除传统的肌肉活检之外,还依赖抗体的检查。肌炎抗体分二大类,分别是肌炎相关性抗体(myositis-associated autoantibodies,MAAs)和肌炎特异性抗体(myositis-specific autoantibodies,MSAs)。MAAs 不仅出现于各种肌炎患者,还可出现在其他免疫性疾病患者,这类抗体主要有抗 PM-系统性硬化(PM-Scl)抗体、抗 Ku 抗体、抗核糖体核蛋白(RNP)抗体、抗 SSA(Ro)52kDa 抗体、抗 SSa(Ro)60kDa 抗体、抗 SSB(La)抗体和抗 U1snRNP 等。MSAs 是指仅主要出现在肌炎患者中,其包括抗氨基酰 rRNA 合成酶(aminoacyl-tRNA synthetase,ARS)系列抗体、抗信号识别颗粒(singal recognition particle,SRP)抗体、抗 3-羟基-3-甲基戊二酰辅酶 A 还原酶(3-Hydroxy-3-methylglutaryl-coenzyme A reductase,HMGCR)抗体、抗 Mi-2 抗体、抗黑色素瘤分化相关蛋白 5(melanoma differentiation-associated gene 5,MDA5)抗体、抗转录调节因子 1γ(TIF1γ)抗体、抗核基质蛋白 2(NXP-2)抗体、抗小泛素样修饰酶(SAE)抗体、抗胞质 5 核苷酸酶 1A(cytosolic 5′nucleotidase 1A,cN1A)抗体等。在 DM 患者可以检测到抗 MDA5 抗体、抗 Mi-2 抗体、抗 TIF1 抗体、抗 NXP-2 抗体、抗 SAE 抗体阳性。

一、多发性肌炎和皮肌炎

多发性肌炎(polymyositis,PM)和皮肌炎(dermatomyositis,DM)是由免疫介导的、主要累及骨骼肌或/和皮肤的非化脓性炎性疾病;如仅累及骨骼肌者称多发性肌炎,如同时累及骨骼肌和皮肤者称皮肌炎。

【研究史】

Wagner 于 1863 年就描述了 PM 是一组由免疫介导的肌纤维坏死和炎症性细胞浸润为主要改变的炎症性疾病;Virchow 于 1866 年首先描述 DM 是由免疫介导的肌纤维与皮肤同时受损的炎症性骨骼肌与皮肤疾病。直到 1891 年 Unverricht 提出 DM 与 PM 为两种不同的疾病;

Batten 在 1912 年首先描述了在 DM 病理上出现的束周性萎缩特点,明确了皮肌炎与多发性肌炎的病理差异。随着肌炎特异性抗体和相关抗体的不断发现以及对骨骼肌炎性病理改变的认识提高,临床诊断 PM 越来越少。传统分类中的 PM 这一分类是否存在尚存争议。而干扰素在 DM 的研究以及毛细血管内皮细胞胞浆内可见管网包涵体证明是干扰素的沉积,提示 DM 为干扰素病(interferionopathy)。

【病因和发病机制】

1. 病因 尽管 PM 和 DM 的发病机制比较明确,但其发生的病因仍不明确。只是在临床上发现许多密切相关的因素,如发病前有病毒感染史,常合并恶性肿瘤,以及并发于系统性免疫性疾病如红斑狼疮、白塞病、硬皮病、类风湿关节炎和干燥综合征等,都提示自身免疫机制与本病有关。

2. 发病机制 PM 被认为是细胞免疫失调的自身免疫病,可能与病毒感染骨骼肌有关;PM 的肌内衣渗出大量激活的 CD8+T 细胞与自然杀伤(NK)细胞和 T 细胞与巨噬细胞直接侵犯破坏肌纤维,出现炎细胞浸润非坏死肌纤维,因此,PM 是肌纤维表面抗原致敏的细胞毒性 T 细胞介导的免疫反应过程,但这一过程主要出现在散发性包涵体肌炎。DM 的肌肉组织出现免疫复合物、IgG、IgM、C3 补体等沉积在肌肉组织的小静脉和小动脉壁上并直接破坏肌肉小血管;DM 的 B 细胞浸润明显增多提示 DM 主要是体液免疫反应参与发病过程。发现的 DM 特异性抗体也说明体液免疫在疾病发生发展中发挥重要作用。1 型干扰素在引起 DM 毛细血管、肌纤维和角质形成细胞损伤方面起到核心作用。此外,肌纤维损伤被认为是由抗体和补体介导的微血管病所引起。

【病理】

皮肌炎病理包括肌肉及皮肤病理改变,其特征是:①萎缩的肌纤维呈束周分布,坏变的肌纤维出现肿胀、变性及坏死(图 3-14-11);②小血管尤其小静脉病变周围有不同数量的淋巴细胞浸润,也可有多核白细胞、浆细胞、巨噬细胞、嗜酸性粒细胞等;免疫组化染色提示坏死的肌纤维有免疫球蛋白、补体 5-9、钙离子、组织蛋白酶等沉积。电子显微镜检查可以在毛细血管内皮细胞发现管网包涵体。

皮肤病理可见表皮基底细胞层空泡变性,角质形成细胞坏死及微血管损害,伴有活化的 CD4+辅助淋巴细胞浸润;微血管扩张、内膜增生、内皮损伤、血栓形成、表皮毛细血管纤维素样坏死。免疫组化提示血管壁免疫球蛋白和补体沉积。

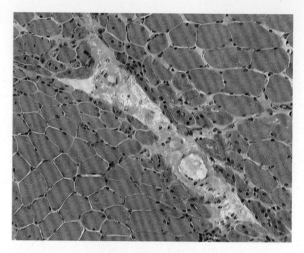

图 3-14-11 皮肌炎患者的肌肉组织显示萎缩与坏变的肌纤维呈典型的束周分布现象(HE 染色,×200)

【临床分型和表现】

1. 临床分型 根据发病年龄、是否合并结缔组织病和肿瘤,可分为以下六种类型:

Ⅰ型:单纯多发性肌炎,病变局限于骨骼肌,无皮肤损害。

Ⅱ型:单纯皮肌炎,病变累及骨骼肌和皮肤。

Ⅲ型:儿童型多发性肌炎/皮肌炎。

Ⅳ型:多发性肌炎或皮肌炎重叠综合征,即合并一种结缔组织病。

Ⅴ型:合并恶性肿瘤的多发性肌炎/皮肌炎。

Ⅵ型:无肌病性皮肌炎,有皮肤损害而无肌炎改变。

2. 临床表现 皮肌炎以儿童及青年多见,也可见于老年人。多数缓慢发病,少数呈急性或亚急性起病,但呈慢性发展过程。有些患者先有发热、咽痛、关节痛、雷诺现象等前驱症状,皮疹与肌肉受损常同时出现,也可先出现于肌肉受损或之后出现。肌肉受损的临床表现与多发性肌炎的表现相似。DM 的皮疹有其特殊性表现,例如:

(1) 特征性眼睑淡紫色皮疹。

(2) Gottron 征出现在肘、掌指、近端指间关节伸面,呈鳞屑红斑、皮肤萎缩及色素脱失。

(3) 暴露部位皮疹,主要在面、颈、前胸(V 字区)、肩、背(披肩征)皮肤出现红斑,暴露于阳光下红斑更明显,可伴局部皮肤瘙痒。

(4) 甲皱毛细血管扩张及甲周红斑,主要见于成人皮肌炎,用放大镜可清晰看到扩张的毛细血管呈腊肠样。DM 也可伴发心脏损害、间质性肺病、肾损害,中老年患者可并发恶性肿瘤。

【辅助检查】

1. 血清肌酶和肌红蛋白 DM 患者血清肌酸激酶(CK)和乳酸脱氢酶(LDH)明显升高达数千甚至数万,并伴谷丙转氨酶(AST)和谷草转氨酶(ALT)明显升高。一般CK越高提示病情越重,通过观察CK变化,可判断治疗效果和复发。但是严重晚期伴有肌萎缩明显的患者,其CK反而正常。急性期或重症PM/DM患者血清肌红蛋白可明显升高,甚至达到横纹肌溶解症状水平。

2. 肌炎抗体 在DM患者可以检测到抗MDA5抗体、抗Mi-2抗体、抗TIF1抗体、抗NXP-2抗体、抗SAE抗体阳性。

3. 肌电图 是诊断PM/DM的主要依据,如EMG提示肌源性损害,结合相关检查明确为PM;如EMG提示多相波增多、自发电活动增多、纤颤电位、复杂重复放电,以及正锐波发放等提示活动性肌炎,存在自发电位有助于鉴别肌炎与其他非炎症性肌病。少数患者肌源性与神经源性损害并存,还应注意恢复期和急性期肌电图的改变是不同的。

4. 肌肉MRI检查 MRI是一种无创性技术,可协助判断四肢肌肉、咽喉肌、脊旁肌、腹部肌肉、肋间肌和膈肌等部位是否有病变。MRI检查可任意检查全身各部位的肌肉,如发现DM患者受累的肌肉和皮下组织呈高信号,有助于病变定位,也是监测疗效的有用手段。仅凭MRI显示的病变部位可以判断DM,因为其他肌肉病不会肌肉和皮肤出现同样的异常高信号(图3-14-12)。

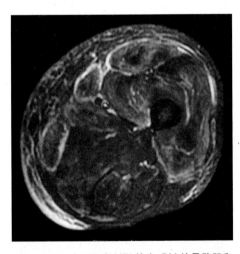

图3-14-12 大腿肌肉MRI检查,DM的骨骼肌和筋膜水肿,伴有皮下组织水肿改变

5. 肌肉和皮肤活检 对于疑似肌炎者应进行肌肉组织活检,如为典型的肌炎和皮肌炎病理改变,即可确定本病,具体改变见本节的病理描述。临床表现不典型者,可协助排除其他的肌肉疾病。由于许多患者在肌肉和皮肤活检前用过激素等治疗,可能影响肌肉和皮肤活检结果。

6. 其他检查 为了解是否并发相关的系统性疾病,应做相关的检查,如心电图和彩超了解是否合并心肌炎、心脏扩大和心包积液等;肺CT了解有否患有间质性肺病(interstitial lung disease,ILD)等。

【诊断和鉴别诊断】

1. 诊断 早在1975年,Bohan和Peter就提出了PM/DM的诊断标准,随着抗体检查的应用,近年来有些新的修改,但该条件仍是诊断标准的基本框架,再结合免疫组织化学、相关抗体技术和正规治疗反应等,就可更准确地诊断DM。

(1)亚急性或慢性出现的对称性肢体近端肌无力和颈肌无力,进行性加重,伴或不伴吞咽困难或呼吸肌的受累。

(2)血清肌酶升高,尤其CK和LDH明显升高。

(3)肌电图显示肌源性损害。

(4)肌活检病理提示Ⅰ和Ⅱ型肌纤维同时受累,肌纤维变性坏死,伴吞噬和肌纤维再生以及大量的炎性细胞浸润;如果出现束周分布坏变和萎缩的肌纤维则为DM的特征。

(5)特征性的皮疹表现,如前的临床表现所述。

上述(1)~(4)项为PM的判断标准:具有前4项者,可确诊为PM;具有3项者诊断很可能的PM;具有2项诊断可能的PM。注意在第四条均不包括出现束周分布坏变和萎缩的肌纤维这一病理改变。

上述(1)~(5)项为DM的判断标准:在具备第5项的基础上,如还具备3项可确诊为DM;具备2项则诊断很可能的DM;具备1项诊断可能的DM。

补充的肌肉组织免疫组织化学提示为肌纤维膜有MHC-Ⅰ表达和具备CD8阳性细胞浸润或围绕未坏死的肌纤维,则更考虑为肌炎的诊断。

2. 鉴别诊断 PM/DM鉴别诊断主要分为以下步骤:①首先明确有否为肌肉病变,根据症状体征,血清酶CK和LDH升高,肌电图检查肌源性损害;②炎症性肌病不同类型鉴别:依据不同年龄,全面检查除外恶性肿瘤引起的PM/DM,血液相关抗体检查除外结缔组织病、慢性感染等全身性疾病引起的PM/DM,以及中老年发病的包涵体肌炎;③非炎症性肌病鉴别:青少年患者应注意与肌营养不良、脂质贮积性肌病、糖原贮积性肌病、线粒体肌病等鉴别,主要通过肌肉活检和酶组织化学、免疫组化及超微结构检查鉴别;④临床考虑PM/DM应积极治疗,如疗效很好,则支持诊断。

临床经常需要与PM/DM鉴别的肌肉疾病包括:

(1)各种类型的肌营养不良:慢性发病,均表现四肢近端肌无力,有些类型的患者也可发病和进展较快,如肢带型肌营养不良2B型可在青年或中年突然发病,肌肉活检病理可见较多的炎性细胞浸润,小血管周围可见大量炎性细胞浸润,鉴别主要依靠相关的肌营养不良免疫组化染色加以区别。

（2）结缔组织病：风湿性关节炎、硬皮病、系统性红斑狼疮和 Sjögren 综合征等可合并 PM，如肢体肌无力与肌萎缩不相称，血清 CK、EMG 和肌活检正常则不支持 PM。

（3）风湿性多肌痛：患者年龄大于 50 岁，急性发病的颈肌、肩胛肌及上肢肌疼痛、僵硬和触痛，有时累及臀肌、股肌，伴血沉明显升高和 C 反应蛋白升高，EMG 及肌活检无阳性发现，偶尔颞动脉活检常发现巨细胞性动脉炎，CK 值正常，泼尼松治疗后症状迅速消失等。

（4）脂质贮积性肌病：慢性发病，病情有波动性，早期应用激素效果好，常误诊为 PM。鉴别通过肌肉酶组织化学检查，可发现肌纤维内大量脂滴沉积。

（5）糖原贮积性肌病：慢性发病，早期肌无力不明显，进展至一定年龄后可突然加重，出现呼吸功能衰竭，随进食碳水化合物的多少可出现病情波动。肌肉酶组化检查可见肌纤维内大量空泡样改变，内有较多嗜碱性颗粒；电镜观察病变肌纤维含大量糖原颗粒。

（6）散发性包涵体肌炎：多见于中老年，慢性发病，表现缓慢进展的四肢无力和肌萎缩，呈不对称性，特殊部位如股四头肌等较明显，有时难与中老年人慢性 PM 鉴别。主要通过肌肉活检鉴别。

（7）类固醇激素性肌病：PM/DM 或结缔组织病均采用糖皮质激素治疗，绝大多数患者均有明显效果或可治愈，但有些患者在糖皮质激素治疗中，用量较大或时间较久反而出现症状加重，此时应注意与激素性肌病鉴别。

【治疗】

1. 糖皮质激素　为首选的有效治疗手段，甲泼尼龙 500~1 000mg，静脉滴注，1 次/d，连续 3 天；之后每 3 天减半量继续静脉滴注，直到改为口服泼尼松 60mg，每日晨顿服，之后每 5 天减 5~10mg，直减至 10~20mg/d，持续半年以上或数年之久。长期应用应注意补钾、补钙，防治消化道出血、股骨头坏死、糖尿病等；应注意类固醇性肌病，PM 患者长期应用激素，导致肌无力加重和 CK 增高。

2. 大剂量免疫球蛋白静脉滴注（IVIG）　用于大剂量激素效果不佳或不能应用者，可单用或加用 IVIG，剂量 0.4/（kg·d），3~5 日为一疗程，可应用 3~5 个疗程。

3. 免疫抑制剂　一般作为二线药物。在激素及 IVIG 疗效欠佳或二者疗程中病情加重；病情严重，出现心脏、肺、消化道及肾脏等伴发病；因明显副作用或某些疾病而不能应用激素者；长期防治复发，单纯激素效果不佳者可考虑应用。

（1）硫唑嘌呤（azathioprine）：首日剂量 100~200mg，次日改为 50mg/次，1 次/d，可长期应用，应注意观察血常规、肝功能。

（2）甲氨蝶呤（methotrexate，MTX）：7.5mg/周，分 3 次口服，每周增加 2.5mg，至每周总量 20mg。MTX 可与小剂量泼尼松（15~20mg/d）合用，一般主张开始小剂量泼尼松治疗时就与一种免疫抑制剂合用，皮肌炎并发全身性血管炎或间质性肺炎时宜采用此方案。

（3）环孢素（cyclosporin）：起始 3.0~4.0mg/（kg·d）口服，逐渐增至 6.0mg/（kg·d）。

（4）环磷酰胺（cyclophosphamide）：1~2mg/（kg·d）口服，或静脉注射 0.5~1.0g/（m^2·月）。

（5）他克莫司（tacrolimus）：起始 0.5mg/次，每天 2 次口服，逐渐增至 3mg/d。

4. 免疫吸附血液净化治疗　主要用于发病急、病情重及常规治疗效果不佳者；血浆交换主要用于危重症 PM/DM 患者，使用上述疗法无效而病情进展加重者可以考虑。

5. 支持和对症治疗　在疾病活动期注意休息，减少运动量，高蛋白饮食及补充大量维生素。出现明显疼痛和抑郁焦虑表现应对症治疗。病情稳定后早期进行康复治疗。重症卧床者注意防治并发症，进行肢体被动活动，以防关节挛缩及失用性肌萎缩。

上述治疗主要针对单纯性 PM/DM 患者，一般效果较好；如为叠加综合征，应同时针对原发病治疗。儿童型 PM/DM 的上述用量依年龄不同而异。

【预后】

PM/DM 预后较好，尤其在早期积极正规治疗者可完全治愈，部分患者有后遗症。本病死亡率 5%~7%，多死于病情极重、治疗不当、叠加综合征或合并恶性肿瘤者。PM/DM 均为慢性过程，需长期合理科学治疗，否则易复发加重，一旦加重则应按正规疗法重新治疗。

二、无肌病性皮肌炎

无肌病性皮肌炎（amyopathic dermatomyositis，ADM）也称为无肌炎性皮肌炎（amyositis dermatomyositis），占皮肌炎的 2%~11%，女性患病率较高。ADM 被认为是有典型皮肌炎的皮肤表现而不伴明显肌肉病变的免疫介导性疾病，可能是皮肌炎的一种变异型或顿挫型或皮肌炎早期表现。有人认为 ADM-DM-PM 可能是一个谱系疾病，但迄今几个较大的回顾性研究表明，大部分 ADM 患者皮损长时间或终身存在，可不进展为皮肌炎，即使有肌无力患者预后也较好，且幼年发病患者比成人预后好。

【临床表现】

ADM 多在中年发病，偶见青少年及 80 岁以上的老人。亚急性或急性起病，主要表现皮肌炎典型皮损改变，如眼睑淡紫色皮疹、向阳性皮损、Gottron 征、甲周红斑、恶性红斑、皮肤异色症、"V 区"和"披肩部"紫红色皮疹、技工手等表现。一般无肌肉受损表现，可伴轻度肌肉疼痛、关节疼痛及指/趾雷诺现象。6%～52% 的患者可查出恶性肿瘤。

【辅助检查】

1. 血清 CK、LDH、AST、尿肌酸一般都正常，偶有轻度升高。肌电图检查提示无特殊改变。肌肉活检一般正常或有少许散在小角肌纤维；皮肤活检可见典型皮肌炎病理改变。

2. 抗 MDA5 抗体　又名抗 CADM(clinically ADM)-140 抗体，为 DM 的特异性抗体，也是 ADM 的主要抗体。超过半数的抗 MDA5 抗体阳性的 ADM 患者出现 ILD，甚至出现快速进展的肺间质病变(RPILD)风险，且死亡率高达 50%。所以，通过检测抗 MDA5 抗体不仅能判断 DM/CADM 是否可能合并 ILD，也可预测是否发生 RPILD。

【诊断和治疗】

1. 诊断　①有明显的典型皮肌炎的皮损表现；②皮肤活检符合皮肌炎表现；③皮损出现后 2 年内，无肌肉受损，血清肌酶均为正常。

2. 治疗　可以参照多发性肌炎的治疗方案，绝大多数患者可治愈。如抗 MDA5 抗体阳者，可并发 ILD，甚至 RPILD，则预示病情较重，推荐联合使用免疫抑制剂；早期诊治也有很好的效果，相反延误诊治则预后不良。

三、包涵体肌炎

包涵体肌炎(inclusion body myositis, IBM)是指坏变的肌纤维出现镶边空泡，肌纤维内出现管丝状包涵体的慢性炎症性骨骼肌病。

【研究史】

Adams 等(1965)首先描述病理特征及临床表现，1967 年 Chou 发现 1 例慢性多发性肌炎的肌肉组织除具有肌炎病理表现，电镜下肌纤维核及肌浆中还出现包涵体样结构，1971 年 Yunis 等建议命名为包涵体肌炎。1978 年 Carpenter 通过对包涵体肌炎的临床及病理研究，正式确立其为独立的疾病。Griggs 等(1995)提出临床及实验室诊断标准。Askanas 等(1993)发现一组明确为基因突变的家族遗传性青少年包涵体肌病，称为遗传性包涵体肌病(hereditary inclusion body myopathy, h-IBM)。包涵体肌炎多为散发性，称为散发性包涵体肌炎(sporadic inclusion-body myositis, s-IBM)，以便与 h-IBM 区别。散发性包涵体肌炎的年发病率为 2.2/10 万。

【病因和病理】

1. 病因　s-IBM 确切的病因和发病机制迄今未明，

Chou 最早发现 s-IBM 肌纤维内细丝状物类似黏液病毒样结构，可与腮腺炎病毒抗原发生免疫反应，认为 IBM 可能是一种慢病毒感染性肌病，但未证实。Arahata 通过免疫电镜研究发现，s-IBM 患者肌肉组织中单个核细胞侵入非坏死纤维及肌内膜浸润，说明 s-IBM 可能与自身免疫异常有关。Oldfors 通过对线粒体 DNA 分析发现 s-IBM 有许多 mtDNA 缺失；Askanas 等发现坏变肌纤维的镶边空泡内有多种类似 Alzheimer 病患者脑内的异常蛋白质，包括 β 淀粉样蛋白、β 淀粉样前体蛋白、泛素蛋白(ubiquitin)、朊蛋白(PrP)、磷酸化 Tau 蛋白、α-抗胰凝乳蛋白酶(α-antichymotrypsin)和载脂蛋白 E(ApoE)等，推测大量异常折叠蛋白聚集可能通过引起肌纤维内质网应激和蛋白酶体活性抑制导致肌纤维变性。Pruitt 等发现 s-IBM 肌肉组织中被炎性细胞浸润肌纤维明显多于刚果红染色阳性肌纤维，应用大剂量免疫球蛋白治疗有一定疗效，均支持免疫学说。最近发现该病存在抗 cN1A 抗体。也有学者认为 s-IBM 与遗传变性有关，可能为线粒体 DNA 多处缺失导致肌肉变性病。

2. 病理　s-IBM 病理特征包括：①肌纤维大小不一，可呈小圆或小角形，肌纤维变性、坏死和吞噬现象明显；②炎性细胞浸润，尤其单核细胞浸润非坏死肌纤维；③部分坏变肌纤维出现 1 或多个镶边空泡(rimmed vacuoles)，HE 染色为紫蓝色嗜碱性颗粒，改良 Gomori 染色为紫红色颗粒(图 3-14-13)；④偏振光显微镜检查或刚果红染色提示为阳性淀粉样物(图 3-14-14)；⑤电镜观察到肌膜下、肌原纤维间或肌核内管丝状包涵体，伴随髓样小体。

【临床表现】

在中老年，尤其 50 岁以上多见，青年也可发病。病程较长，数年至数十年；起病隐袭，缓慢持续进展的无痛性肌无力和萎缩是主要特征。肌无力无明显规律，远端

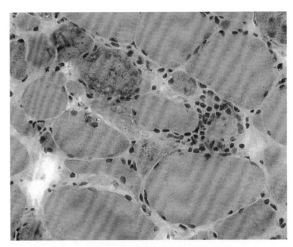

图 3-14-13　s-IBM 患者肌肉组织显示，萎缩坏变肌纤维内出现镶边空泡，内有嗜碱性颗粒，坏变肌纤维有明显的周围炎性细胞浸润(HE 染色，×200)

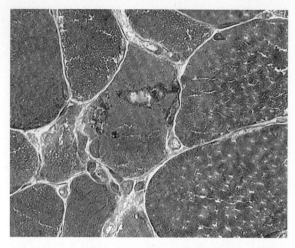

图 3-14-14　s-IBM 患者肌肉组织显示,坏变的肌纤维镶边空泡内颗粒呈红染(MGT 染色,×400)

与近端肌均可累及,肢体肌受累程度不一。约 20% 的患者以四肢、手指和腕屈无力起病,选择性屈拇长肌无力是特征性表现,或以单侧、双侧下肢无力起病,经数月或数年进展至其他肌群。常累及肱二头肌、肱三头肌、股四头肌、髂腰肌、远端指趾关节屈伸肌等,多为无痛性,不伴发热及皮肤损害。

【辅助检查】

1. 血清 CK 及乳酸脱氢酶(LDH)　正常或轻度升高,不超过正常值的 12 倍。血沉正常或轻度增快。

2. 肌电图　提示肌源性损害,与多发性肌炎和皮肌炎相似,典型表现为运动单位电位时限缩短及多相电位比例增高,出现纤颤电位及正锐波。通常神经传导速度正常。

3. 抗体检查　近年来发现 s-IBM 患者血的抗 cN1A 抗体阳性率很高,该抗体对 s-IBM 诊断的灵敏度为 49% ~ 53%,特异度为 94% ~ 96%,故认为抗 cN1A 抗体是 sIBM 的特异性抗体,可作为 sIBM 的特异性血清标志物,不过还未得广泛认同。至今,sIBM 的诊断与临床诊断主要仍靠肌肉酶组织化学技术做出判断。

4. 肌活检　可见肌纤维结构异常及 CD8+T 细胞浸润炎性改变,通过免疫组化技术在变性肌纤维胞浆和胞核中发现空泡形成和嗜伊红包涵体,即 β-淀粉蛋白浸染呈阳性反应。电镜可见肌胞浆近细胞膜涡纹处肌丝状微管团块,直径 15 ~ 18nm,与组化染色所见的嗜碱性颗粒一致,但未分离到病毒。

【诊断和鉴别诊断】

1. 诊断　结合国内外 s-IBM 的诊断标准归纳如下:

(1) 患者年龄大于 30 岁。

(2) 起病隐袭,病程缓慢,持续性进展,病程在 6 个月以上。

(3) 肌无力与肌萎缩可以近端或远端为主,常不对称,尤以手肌、前臂肌、髂腰肌、股四头肌和胫前肌最常受累。特征是:①屈指无力;②屈腕无力重于伸腕无力;③股四头肌力在 4 级以下;④三角肌、胸肌、手骨间肌和面肌可不受累;⑤肌萎缩和肌无力成比例。

(4) 血清 CK 正常或升高 2 ~ 3 倍,但不超过正常值上限的 12 倍。

(5) 肌电图明确为肌源性损害。

(6) 肌肉活检:①可有轻度炎性细胞浸润,单核细胞浸润非坏死纤维;②有较多镶边空泡肌纤维;③刚果红染色观察到镶边空泡内淀粉样物质沉积,或电镜发现肌纤维内管细丝包涵体。

(7) 家族无类似遗传病史。

2. 鉴别诊断　s-IBM 须注意与慢性 PM、遗传性包涵体肌病、慢性坏死性肌病、眼咽型肌营养不良、远端型肌营养不良、脊髓性肌萎缩、各种周围神经病、副肿瘤综合征等鉴别。值得指出的是,s-IBM 一般不合并结缔组织病和恶性肿瘤,无须进行筛查。

【治疗】

虽然 s-IBM 归类于免疫介导的 IIM,但应用激素、IVIG、血浆交换、免疫抑制剂及各种单抗类药物均没有明显的效果。

四、免疫介导性坏死性肌病

免疫介导性坏死性肌病(immune mediated necrotizing myopathy,IMNM)是一组由免疫介导的,以肌纤维坏死为主,不伴或伴极少炎性细胞浸润的骨骼肌疾病。IMNM 是在 2004 年由欧洲神经肌肉病中心对 IIM 提出新的分类后,才得以公认的一个特殊类型的 IIM;该病依其是否存在 MSAs 而分为抗 SRP 抗体、抗 HMGCR 抗体和抗体阴性的 IMNM。由于该病的主要特点是坏死性肌病样的病理改变,因此,必须通过肌肉活检方能诊断。

【研究史】

Smith 于 1969 年报道了结肠癌和乳腺癌患者出现四肢近端无力、肌肉疼痛,经肌肉病理发现有明显的肌纤维坏死,淋巴细胞浸润极少而首次提坏死性肌病(necrotizing myopathy,NM)的概念。Emslie-Smith 和 Engel 在 1991 年的研究同样发现 NM 的病理特点,更支持 NM 的独立性,后来的许多研究不仅提示 NM 与恶性肿瘤有关,还可以是单纯的免疫介导所致。2004 年欧洲神经肌肉病中心对 IIM 提出新的分类,才将 IMNM 列为 IIM 的一个类型,即 PM、DM、s-IBM、非特异性肌炎(non-specific myositis,NSM)和免疫介导性 NM(immune-mediated necrotizing myopathy,IMNM)。Dalakas 在 2015 年从临床、抗体和病理角度,将 IIM 分为 PM、DM、s-IBM、IMNM 和重叠性肌炎(overlap myositis,OM)5 个类型。自此,IMNM 成为 IIM 的一个重要的类型。我国在 2005 年才报道 NM,近几年才开始关注、诊治和研究 IMNM。

【病因和发病机制】

顾名思义,IMNM 是在免疫参与下发生的肌纤维坏变,且无明显的炎性细胞浸润,但何以启动针对肌纤维的免疫过程并导致病变,至今仍不清楚。临床上发现许多 IMNM 合并各种相关疾病,如恶性肿瘤、结缔组织病合并 IMNM,以及某些药物引发的 IMNM 等。有不少 IMNM 患者血中存在着许多 MAAs 和 MSAs 阳性结果,更提示 IMNM 存在较复杂的免疫学参与病变过程。

本病的发病机制有较多证据,近几年发现许多 IMNM 患者某些 MSAs,如抗 SRP 抗体、抗 HMGCR 抗体呈阳性。SRP(signal recognition particle)是信号识别颗粒,是正常细胞质内广泛存在的核糖核酸蛋白复合体,主要参与蛋白的合成及转运。当外来致病原如病毒等对 SRP 产生作用,使之发生构象变化而成为抗原时,刺激自身免疫系统产生抗 SRP 抗体,这些抗体针对肌纤维和小血管产生破坏作用,导致 IMNM,血液检测该抗体呈阳,称为抗 SRP 抗体的坏死性肌病。抗 HMGCR(3-羟基 3-甲基戊二酰辅酶 A 还原酶,3-hydroxy-3-methylglutaryl-coenzyme A reductase)抗体最早是在服用他汀类药物发生 NM 患者血液中发现的,因此认为该抗体与他汀类药有关;但后来发现一些未服用他汀类药的 NM 患者血液中也检测到该抗体,因此认为抗 HMGCR 抗体也是 NM 的独特抗体,故现在认为该抗体与他汀类药物不一定有关,但其参与的发病机制仍不清楚。IMNM 患者血液抗 HMGCR 抗体阳性者称为抗 HMGCR 的 NM。除了以上两种抗体参与 NM 的发病机制外,还有许多免疫相关的活性物质参与发病过程,如膜攻击复合物(C5b-9)在 IMNM 的发病也起重要作用。C5b-9 并非 IMNM 的特异性指标,甚至在正常肌肉组织中有轻度表达,但当肌肉组织发生免疫反应时,C5b-9 沉积在肌肉的血管内皮细胞,破坏血管,促进各种炎性细胞的浸润而使肌纤维发生坏变。

【病理】

常规 HE 染色即可发现 IMNM 患者肌肉组织出现广泛或片状肌纤维变性、坏死和吞噬现象,且一般没有炎性细胞浸润或有极少的淋巴浸润;可有小血管的明显减少,残存的毛细血管管壁增厚呈杆状;内皮细胞可出现包涵体。进入慢性期,还可伴有肌纤维的肥大、增生和分裂;肌纤维间隙明显增宽(图 3-14-15)。

【临床表现】

IMNM 的临床表现与多发性肌炎的临床表现类似。

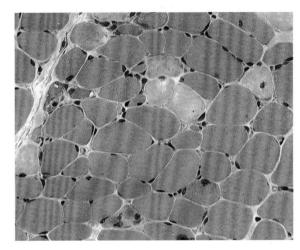

图 3-14-15　IMNM 患者肌肉组织显示,肌纤维变性和坏死呈灶性分布,无炎性细胞浸润(HE 染色,×200)

可发生在任何年龄,主要以亚急性和慢性发病,呈进行性肢体近端为主的肌无力,可伴有球部肌麻痹,甚至呼吸肌麻痹。慢性发病或在晚期可出现肌肉萎缩。抗 HMGCR 抗体阳性的 IMNM 患者可有他汀类药物应用史。

【辅助检查】

1. 血清 CK 和 LDH　可明显升高,且可伴血肌红蛋白明显升高,达到横纹肌溶解症的水平。

2. 肌电图　提示肌源性受损。

3. 血抗体检查　可检测出一些肌炎相关抗体,甚至可检测出抗 SRP 抗体或抗 HMGCR 抗体阳性,则可协助分类诊断。肿瘤相关检查可能会发现恶性肿瘤。

4. 肌活检　病理观察到较多的肌纤维变性和坏死,而极少或没有炎性细胞浸润。

【诊断和鉴别诊断】

1. 诊断　患者出现进行性肢体近端为主的肌无力,肌酶升高,肌电图提示肌源性受损,肌活检发现较多肌纤维坏死且不伴炎性细胞浸润者可诊断为本病。

2. 鉴别诊断　明确 IMNM 后,应该进一步检测相关抗体,如血液检测出抗 SRP 抗体阳性,则考虑为抗 SRP 抗体 NM;如抗 HMGCR 抗体阳性,则考虑为抗 HMGCR 抗体 NM;但包括这两项抗体在内的各种抗体均阴性者,称为抗体阴性 NM。通过询问病史和相关检查可发现与 NM 有关的原因,如其他药物应用史、中毒史、恶性肿瘤等。

【治疗】

IMNM 的治疗包括两个方面。一是按免疫介导性 NM 治疗,此治疗方案与多发性肌炎相同。二是发现 IMNM 的病因,如药物应用史、中毒史者,可立即停止使用;如发现恶性肿瘤,应积极治疗肿瘤,则有利于 IMNM 治疗。

五、抗合成酶综合征

抗合成酶综合征(antisynthetase syndrome，ASS)是由免疫介导的，以累及肌肉、皮肤、关节、血管及肺部为主要器官组织受损表现，血液检测到各种抗氨酰tRNA合成酶(aminoacyl-transfer RNA synthetase，ARS)抗体一组综合征。临床主要表现为多发性肌炎、皮肌炎、关节炎、间质性肺病等。不过有少数患者整个病程均没有肌肉受损表现。

【研究史】

Nishikai和Reichlin在1980年最早检测26例PM和22例DM患者血液的九种ARS，发现65%的PM和58%的DM患者均呈阳性，且绝大多数为抗Jo-1抗体。Targoff在1992年首提抗合成酶抗体综合征之名词。而后不断有更多的ASS研究报道。我国近十年来才关注、诊治和研究ASS。

【病因和发病机制】

ASS的发病原因不清楚，但是免疫学机制比较肯定。目前发现与ASS抗ARS抗体有抗Jo-1抗体、抗苏氨酸tRNA合成酶(PL-7)抗体、抗丙氨酸tRNA合成酶(PL-12)抗体、抗甘氨酰tRNA合成酶(EJ)抗体、抗异亮氨酸tRNA合成酶(OJ)抗体、抗天冬酰胺基tRNA合成酶(KS)抗体、抗苯基丙氨酰tRNA合成酶(Zo)抗体和抗酪氨酰tRNA合成酶(Tyr)抗体。这些抗体均参与ASS的发生与发展。因此，凡是出现临床症状的患者检测到以上的抗体阳性，均可诊断为ASS。上述的抗ARS系列抗体的阳性率差别较大，以抗Jo-1抗体阳性率最高，其占有绝大多数，因此也把ASS称为抗Jo-1抗体综合征。

遗传学研究提示ASS与HLA-DRW52和HLA-DR3有关，但是临床病例不多。

【病理】

ASS的肌炎病理改变与多发性肌炎相同，且依病程不同、严重程度不同和是否用药治疗前后均完全不同，典型的病理改变是在束周区域出现肌纤维的坏死伴随束衣的水肿断裂(图3-14-16)。其他脏器组织的病理改变与相应的组织病理类似。

【临床表现】

1. 任何年龄均可发病，可为急性、亚急性和慢性发病。肌肉受累者可表现为肢体近端无力，颈肌、咬肌和球肌无力，严重者可出现呼吸肌无力。

2. 大多数患者出现ILD，则表现为呼吸困难，甚至出现急性呼吸窘迫综合征(ARDS)和严重的呼吸衰竭。

3. 有不少的患者伴有发热，出现雷诺现象，出现技工手，多发性骨关节炎而疼痛，肿胀和活动受限等。

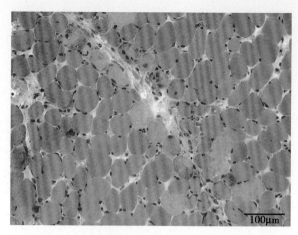

图3-14-16 抗合成酶抗体综合征的束周肌纤维坏死伴随束衣水肿断裂

【辅助检查】

1. 血清CK和LDH 依病情严重及肌肉受累情况，血CK和LDH呈不同程度的升高，甚至明显升高，以及伴有肌红蛋白明显升高。

2. 肌电图提示为肌源性受损。

3. 肌活检可见明显的束周区域的肌纤维坏死。

4. 肺CT可发现不同程度的ILD病变。

【诊断和治疗】

1. 诊断 诊断条件主要是：①不明原因的ILD；②明确的PM或DM；③可有关节炎、雷诺现象和技工手；④抗ARS抗体阳性。

2. 治疗 主要包括肌炎和其他脏器组织受损的治疗，尤其对于ILD，除了大剂量糖皮质激素外，还须加用免疫抑制剂，如可选用甲氨蝶呤、硫唑嘌呤、环磷酰胺、环孢菌素、他克莫司等，甚至可用利妥昔单抗；且应该较长期的治疗。如果合并呼吸功能障碍者，应加强呼吸功能的治疗。对于进展性ILD，则积极加强综合治疗。

六、肉芽肿性肌炎

肉芽肿性肌炎(granulomatous myositis)又称为肉芽肿性多发性肌炎、肉芽肿性肌病、结节病性肌炎、结节病性肌病、特发性巨细胞性多发性肌炎等。大多数结节病(sarcoidosis)累及肌肉而无症状，仅少数患者出现肌肉受损表现，可表现慢性肌病或急性肌炎，亦可表现局部肿块或结节，多伴全身性结节病，也可单独损害肌肉。

【病因和病理】

1. 病因 肉芽肿形成可能在各种炎性细胞及因子作用下，刺激细胞增殖与分化。成纤维细胞转移和增殖早期，纤维连接蛋白刺激成纤维细胞复制。肌纤维破坏可能继发于肌纤维排列紊乱和压迫损伤，单核细胞和巨噬细胞释放的Ⅳ型胶原酶可损伤肌浆膜;肌内注射氯丙嗪、破伤风抗毒素等也可引起本病。

2. 病理 在肌束间或肌束内间质散在分布边界清楚的肉芽组织,大小相当于2~7个肌纤维直径,主要由上皮样细胞组成,可见朗格罕多核巨细胞,边缘为淋巴细胞浸润及少量生成纤维细胞。可见炎症性肌病的病理改变,如肌纤维萎缩呈角形、圆形或不规则形,肌纤维变性、坏死及吞噬现象,有核内移纤维及肥大纤维。肌肉免疫组化显示,肉芽肿内及周围纤维连接蛋白和透明质酸酯表达增加;炎性细胞多为T淋巴细胞和巨噬细胞,T细胞呈典型分布:CD4阳性细胞聚集在肉芽肿中心,CD8细胞分布在肉芽肿周围。

【临床表现】

1. 结节病是一种多系统疾病,常累及肌肉,大多数患者无异常表现,仅在肌肉活检时偶然发现,称无症状型肉芽肿。20%~75%结节病患者肌肉活检发现肉芽肿,仅不到0.5%患者出现肌肉异常表现。中老年妇女多见,男女之比为1:4,女性30~76岁(平均58岁)发病,男性18~53岁(平均39岁)发病。临床分为三型:

(1) 慢性肌病型:为常见类型,一般50岁后发病,多见于绝经期妇女;呈慢性进行性,表现进行性肌无力,可进展数年;肌无力可为局限性或全身性,表现双侧对称性无力,近端为主,可有肌痛和压痛,可出现挛缩、肥大或萎缩。晚期呈快速恶化,可有缓解与恶化交替。

(2) 结节或肿块型:16~78岁(平均38岁)发病,男性稍多。最常见症状为肌无力、肌痛或触痛,常可触及多发结节;病变下肢最常见,其次为上肢,胸锁乳突肌、颞肌、面肌、胸肌和椎旁肌偶可受累。肿块多为蚕豆大小,最大可达22cm×8cm,不与皮肤粘连;肿块周围肌肉可出现挛缩、肥大及萎缩。此外,可伴发热、疲乏及体重减轻等全身症状。

(3) 急性或亚急性肌炎型:少见,通常<35岁,病程持续数日至数周,最长2个月。急性起病主要表现四肢无力、肌痛和触痛,常伴急性多发性关节炎或结节性红斑;亚急性起病可表现进行性肢体近端无力和吞咽困难。本型也可表现慢性肌病突然加重。

2. 除了骨骼肌表现,常伴其他部位肉芽肿病,如周围淋巴结、皮下、腮腺、舌肌、肝、肺、肾、胃、胰腺、泌尿生殖系统、脑神经、周围神经病、关节、骨骼和脊柱等受累,可见视盘改变、皮疹及葡萄膜炎。由于常规检查难以发现其他部位肉芽肿,单纯肉芽肿性肌炎可能极少见。肉芽肿性肌炎可与节段性回肠炎即Crohn病伴发,偶伴发结节性多动脉炎、心肌炎、重症肌无力及胸腺瘤等。

3. 血清CK正常,急性或亚急性肌炎血清CK和肌红蛋白可升高。部分患者血γ球蛋白升高、血沉增快及嗜酸性粒细胞增多,少数患者血清血管紧张素转化酶(ACE)升高。病变部位肌电图可提示肌源性病变。胸部X线检查可见双侧肺门淋巴结肿大。MRI检查显示病变多为星型,中央低信号区,周围环绕高信号区;少数显示高信号结节样损害。超声可发现结节病灶,病灶中央区回声增强,周围回声减弱。

【诊断和鉴别诊断】

1. 诊断 肉芽肿样病变患者同时出现肌病表现,应考虑肉芽肿性肌病可能。肌肉活检是主要诊断手段,显示典型非干酪样肉芽肿及特征性炎细胞浸润。胸部X线检查发现双侧肺门淋巴结病高度提示本病的诊断。

2. 鉴别诊断 本病主要应与局灶性肌炎及骨骼肌肿瘤鉴别,主要通过全身筛查、手术切除或肌肉活检区别。

【治疗】

治疗与多发性肌炎相同,如伴全身性病变应按相应系统性疾病针对性治疗。肿块型肉芽肿性肌炎可单用激素、手术加激素、放疗加激素或硫唑嘌呤治疗。大部分患者预后良好,少数患者可自然缓解,部分患者有激素依赖性,当激素减量时症状加重。如病程超过3年,疗效欠佳,通常不宜再用。

七、局灶性肌炎

局灶性肌炎(focal myositis)是一种罕见的骨骼肌局灶性、良性自限性及非化脓性炎症性病变。由Heffner等(1977)首先报道。本病见于全身任何骨骼肌,表现局部肿块进行性增大伴压痛,血清肌酶及血沉升高,局部肌电图提示肌源性损害,临床诊断较困难,常误诊为软组织肉瘤。

【病因和发病机制】

病因和发病机制不清,推测可能与肌肉组织撕裂、免疫性血管炎、感染及遗传倾向有关。有报道本病可伴发于妊娠、冷球蛋白血症、肌萎缩侧索硬化、霍奇金病和Behcet病。

【临床表现】

1. 局灶性肌炎通常隐袭发病,进行性加重。临床表现骨骼肌疼痛、硬结及包块,甚至局部红、肿、热等;影响局部肌肉关节运动;发病时间长者可有局部肌萎缩;多发生于四肢、头颈、骶腰、腹部等某一块肌肉;少数出现发热、体重下降等。少数患者可表现单纯无肿块样局部疼痛、无力、肌萎缩及局部功能障碍。

2. 多数患者血清CK正常,少数增高,也可明显升高;LDH、血沉、相关免疫学指标可正常或升高。肌电图检查提示病变部位肌源性损害,也可正常。彩色多普勒超声可发现局部不均匀、低回声病灶。CT检查提示病变部位低密度影。MRI检查提示边界欠清的T_1WI低信号、T_2WI高信号，可被增强。

3. 病理检查主要表现肌纤维明显变性、坏死及吞噬现象，肌纤维内外衣增宽，肌纤维间隙及小血管周围炎性细胞浸润，以淋巴细胞为主，也可有嗜酸性或嗜碱性粒细胞、多形核细胞、巨噬细胞等浸润。慢性患者可见肌纤维肥大、增生或分裂，严重者肌纤维大量坏死，残存大量结缔组织及脂肪组织，后期无炎性细胞浸润。肌肉组织化学染色，除NADH可见虫蚀样纤维及结构明显破坏，其他染色通常无特殊改变。

【诊断和鉴别诊断】

1. 诊断 ①隐袭、亚急性或急性发病；②病变只限于某部位骨骼肌组织；③呈肿块样并迅速增大或仅为局部发紧感；④明显的局部疼痛及压痛；⑤血清CK、LDH及血沉可正常或不同程度升高；⑥超声、CT和MRI可发现局部异常信号或肿块；⑦局部肌肉活检发现炎性改变，排除其他病变的可能。

2. 鉴别诊断 局灶性肌炎应与骨化性肌炎、多发性肌炎、嗜酸性粒细胞性肌炎、局部脓肿、软组织肿瘤及血栓性脉管炎鉴别。

【治疗】

本病多为自限性，根据免疫介导的炎症性疾病的治疗方法进行治疗，可有很好效果。如不积极治疗，恢复较慢，甚至仍继续加重。药物治疗与多发性肌炎治疗相同。药物治疗效果不佳，且局部仍进行性加重，尤其局部增大明显，又不能排除其他疾病时，应考虑局部手术切除。

局灶性肌炎多数经正规治疗均有极好效果，有的可自愈。个别患者可复发，据说有的转为多发性肌炎。

八、感染性肌炎

感染性肌炎（infective polymyositis）是由于囊尾蚴病（囊虫病）、旋毛虫病、棘球蚴病（包虫病）、血吸虫病、弓形虫病、锥虫病、真菌、病毒等病原体直接浸润骨骼肌导致的一种非化脓性炎症性疾病，临床上极为罕见。

（一）囊虫性肌炎

囊虫性肌炎（cysticercosis myositis）是进食猪带绦虫卵污染的食物或"痘猪肉"后，六钩蚴经肠道进入血液，可侵入骨骼肌发育成囊尾蚴所致。

【临床表现】

幼虫侵入人体后早期可出现发热、肌肉疼痛和肌力减弱等，如较多幼虫侵犯肌肉出现局部肿胀增粗，可有触痛或触及结节。外周血嗜酸性粒细胞增多，血清CK、LDH和GOT等酶活性增高，肌肉活检可见肌纤维间炎性细

胞浸润，以淋巴细胞为主，间质区结缔组织增生，偶可见包膜完整的囊尾蚴。

应用吡喹酮（praziquantel）或阿苯达唑（albendazole）治疗有较好效果。

（二）旋毛虫病肌炎

旋毛虫病肌炎（trichinosis myositis）是生食含旋毛虫幼虫囊包的猪肉而感染。

【临床表现】

1. 本病表现眼球斜视及复视、舌肌瘫痪和构音障碍等，咀嚼肌和咽喉肌瘫痪可引起咀嚼和吞咽困难，四肢肌肉轻度受累，近端较重，膈肌和心肌也可受累。急性期肌肉轻度肿胀、乏力，常伴结膜、眼眶和颜面水肿，有时可有结膜下及甲下出血。严重感染常因心肌和膈肌受累导致死亡，脑部受累与并发心肌炎形成心内栓子有关。

2. 感染后数周旋毛虫形成囊包，症状逐渐减轻趋于恢复；多数患者在整个感染期无症状，临床如遇到颜面肿胀和肌无力患者应怀疑旋毛虫病肌炎。

3. 外周血嗜酸性粒细胞明显增高。旋毛虫抗原皮试不可靠，ELISA法仅在发病后1~2周呈阳性；肌电图可见大量纤颤电位，三角肌和腓肠肌活检需取肌肉组织500mg以上才能找到幼虫，镜下可见肌纤维节段性坏死，间质可见嗜酸性粒细胞浸润，感染第一个月幼虫囊包逐渐增厚发生钙化。

【治疗】

大多数患者无须治疗，严重肌无力或肌痛可用噻苯达唑25~50mg/(kg·d)，分次服用，连续5~10日；合用泼尼松40~60mg/d。除少数合并脑梗死患者，通常可完全恢复。

（三）棘球蚴病肌炎

棘球蚴病肌炎（echinococciasis myositis）是感染细粒棘球绦虫后，幼虫在肌肉中形成囊肿，囊肿破裂后出现局限性肌炎，否则很少出现肌肉症状。

临床主要表现局限性肌炎部位的肌痛和压痛；囊液释放进入血液循环后可产生过敏反应症状。

本病以预防为主。治疗可手术切除局部包囊，如出现局部和全身反应可用肾上腺皮质激素治疗。

（四）血吸虫性肌炎

血吸虫性肌炎（schistosomal myositis）是急性血吸虫感染后出现全身乏力和疲劳感。肌活检可发现肌纤维坏死，肌纤维大小不一、横纹消失，可见肌肉组织局部出现颗粒或囊泡样变性，巨噬细胞浸润。

本病可用硝苯咪唑和吡喹酮治疗。

（五）弓形虫病肌炎

弓形虫病（toxoplasmosis）是急性或亚急性起病的弓形虫全身感染性疾病，人类感染率10%~30%。大部分感

染者无症状,部分有发热及不同程度的皮肤、淋巴结、视网膜、心肌、肝脏和脑部等受累。骨骼肌受累可引起弓形虫病肌炎(toxoplasmosis myositis)相对较少。

【临床表现】

弓形虫病肌炎可有发热、肌无力和肌痛,血淋巴细胞减少和 CK 升高等。常发生于免疫缺陷患者,艾滋病患者弓形虫感染率较高,出现 AIDS-相关性肌病。骨骼肌活检可发现弓形虫及假性囊包,周围有局限性炎症。

治疗可用磺胺嘧啶,合用抗弓形虫滋养体增效剂乙胺嘧啶或三硫嘧啶,可改善肌肉症状和降低血清 CK 水平,应注意加服叶酸,以防止副作用。

（六）锥虫病肌炎

锥虫病(trypanosomiasis)是由枯氏锥虫引起,很少见,国外偶可在 HIV-感染患者出现。我国只有动物感染锥虫,尚未见人罹患本病的报告。

主要临床表现为发热、腺体炎、水肿、心肌炎和脑膜脑炎等,侵犯骨骼肌引起锥虫病肌炎(trypanosomiasis myositis),可无症状,肌活检观察到病原体而确诊。

（七）其他寄生虫和真菌感染性肌炎

裂头蚴病(sparganosis)、弓蛔虫病(toxocariasis)和放线菌病(actinomycosis)偶可浸润骨骼肌引起肌炎。

本组疾病的主要临床表现与病原体浸润相应器官有关,如多头蚴病和裂头蚴病浸润腹直肌、大腿肌、小腿肌和胸大肌时,可形成活动性包块。放线菌也可浸润全身或局部骨骼肌表现相应的肌无力、肌肉压痛及全身症状。

（八）病毒感染性肌炎

病毒感染性肌炎(myositis of virus infections)包括急性流感后肌炎、流行性肌痛、HIV-1 性肌炎、HTLV-1 性肌炎及其他病毒性肌炎等。

Ⅰ.急性流感后肌炎

急性流感后肌炎(acute myositis of influenza)与流感病毒 A 和 B 的暴发流行有关,也可见散发病例。儿童发病率远高于成人,又称儿童急性良性肌炎。

【临床表现】

患者常在急性流感发病后 1 周内出现严重肌痛、压痛,甚至水肿,尤其双侧腓肠肌疼痛最明显,也可波及双侧大腿、上臂或颈部肌群,肌力减退一般不明显。可出现肌红蛋白尿。急性期血清 CK 增高,肌电图呈肌源性损害,血清学检查证实流感病毒 B 或 A 感染。本病预后良好,多数患者在 1 周左右自行恢复。

Ⅱ.流行性肌痛

流行性肌痛(epidemic myalgia)又称流行性胸痛或 Bornholm 病,系不同株的柯萨奇病毒,特别是 B5 感染所致,可散发或小规模流行。

【临床表现】

少数患者先出现头痛、全身不适等前驱症状;大多数起病突然,表现两侧胸胁部肌肉剧痛,深呼吸、咳嗽或改变体位时加重,背部、肩部、腹部及臀部疼痛,有时出现低热、吸气减弱及胸膜摩擦音等。肌肉活检提示肌纤维坏变、吞噬现象和炎性细胞浸润等。

本病通过对症治疗,预后良好,多在 1～2 周内自行缓解。

Ⅲ.HIV-1 性肌炎

HIV-1 性肌炎(HIV-1 myositis)是感染 HIV-1(human immunodeficiency virus type 1)引起的骨骼肌炎症性病变。发病机制不清,缺乏病毒直接感染肌纤维证据。病理改变类似特发性多发性肌炎,电镜发现 1 型纤维有杆状体(nemaline bodies),与先天性多发性肌病相似。治疗 HIV 感染的药物叠氮胸腺嘧啶(azidothymidine,AZT),特别是持续大剂量应用 AZT,如 1 200mg/d,1 年或更长时间可诱发本病,停药或减量后数周内症状明显减轻,但肌力恢复缓慢。

【临床表现】

本病可在 HIV-1 感染早期出现,很少是首发症状。发病方式与特发性多发性肌炎相似,表现肢带肌和肢体近端肌无力,下肢较重,腱反射减弱。血清 CK 值升高,EMG 呈肌源性损害,多相波百分比增高及复合重复放电(肌强直样放电)。

应用糖皮质激素和免疫球蛋白治疗有明显疗效。

Ⅳ.HTLV-1 性肌炎

HTLV-1 性肌炎(HTLV-1 myositis)是人类嗜 T 淋巴细胞病毒 1 型(human T-lymphotrophic virus type 1,HTLV-1)引起的感染性肌病。发病机制不清,可能是多种全身因素如循环代谢因子作用结果,病理发现 Ⅱ 型肌纤维萎缩。

临床及组织学特征与多发性肌炎相似,常见于局部流行地区,不如 HTLV-1 相关性脊髓病多见。本病与 HIV 及 ZVD 相关炎症性肌病鉴别是,全身极度消瘦,肌肉容积明显减小,肌力很少受累,肌肉酶学通常正常。

Ⅴ.其他病毒性肌炎

胸肌痛(pleurodynia)患者肌活检多无异常发现,疼痛无明确原因。患者横纹肌已分离出 B 族柯萨奇病毒,许多流感患者发现坏死性肌炎,电镜很少发现肌纤维有流感病毒感染的证据。Mastaglia 和 Ojeda 认为,Echo 9 病毒、腺病毒 21、单纯疱疹病毒、EB 病毒和肺炎支原体感染是人类肌炎伴横纹肌溶解症的病因。在这些感染中非肌病症状占多数,肌肉是否有病原体感染未完全证实。

本病表现为胸部不适、肌痛、僵硬及轻微无力,由于肌痛很难判断肌无力的程度,病情可在数周内缓解。良性脑脊髓炎患者伴严重肌痛和肌无力等流感样症状,但未分离出病毒。许多病例非特异(Zenker型)变性可解释肌肉表现,但许多流感患者出现大腿及小腿为主的肌痛并不能证明为肌肉病变所致。

九、化脓性肌炎

化脓性肌炎(pyogenic myositis)亦称细菌性肌炎,是细菌直接浸润骨骼肌导致化脓性肌炎,见于热带、亚热带地区。病原体多为金黄色葡萄球菌、肺炎链球菌、链球菌及厌氧菌等。肌肉感染可为全身葡萄球菌感染血源播散或局灶性脓肿邻近蔓延,也可为细菌直接局部浸润。肌肉病理显示肌纤维坏死、溶解及脓肿样结构,吞噬现象,晚期可见肌纤维再生。

【临床表现】

通常亚急性起病,数日或数周内发生肌肉组织化脓,可在四肢、背部等深处出现多处疼痛。严重感染可同时累及多组肌群,可因机体抵抗力降低广泛蔓延,累及皮下组织和皮肤成为脓肿或败血症。肌活检可见受累肌肉呈化脓性改变,脓细胞增多,早期以淋巴细胞为主,晚期以中性粒细胞为主。

治疗应早期选用大剂量适当的抗生素,可阻止病情发展,如诊治及时则预后良好。

十、其他炎症性肌病

其他炎症性肌病(other inflammatory myopathies)主要包括嗜酸性肌炎、急性眶肌炎及类肉瘤肌病等。

(一)嗜酸细胞性肌炎

嗜酸细胞性肌炎(eosinophilic myositis)可用于描述四种独立的可能相互重叠的疾病:嗜酸性筋膜炎、嗜酸性单肌炎、嗜酸性多肌炎和嗜酸性肌痛综合征。

Ⅰ. 嗜酸细胞性筋膜炎

嗜酸细胞性筋膜炎(eosinophilic fasciitis)最早由Shulman(1974)描述,他报道2例患者皮肤呈硬皮病样外观,膝关节和肘关节屈曲性挛缩,伴 γ-球蛋白血症、嗜伊红细胞增多症和血沉升高。组织活检发现筋膜明显增厚,浆细胞、淋巴细胞、嗜伊红细胞浸润,但肌纤维坏变极少,皮肤缺乏特征性硬皮病改变,用泼尼松治疗后病情缓解。

【临床表现】

本病男女发病率约2:1,好发于30~60岁男性,常因剧烈活动诱发,起初低热和肌痛,逐渐出现肌腱肿胀和僵硬感,皮肤、皮下组织增厚,大小关节活动受限,可有近端肌无力,血嗜酸性粒细胞增多。多数患者病变可自行停止,对糖皮质激素反应良好,部分患者可复发。

Ⅱ. 嗜酸细胞性单肌炎

嗜酸细胞性单肌炎(eosinophilic monomyositis)主要临床特征是小腿或其他肌肉肿痛,肌肉可形成痛性肿物。肌活检可发现炎性坏死和间质性水肿,炎性细胞浸润区有数量不等的嗜酸性粒细胞。结缔组织和肌肉均受损时,纤维原细胞和肌原细胞可出现紊乱的再生现象,形成永久性假瘤性包块。

泼尼松通常疗效较好,用药2~3周后疼痛和肿胀缓解,肌力可恢复正常。

Ⅲ. 嗜酸细胞性多肌炎

嗜酸细胞性多肌炎(eosinophilic polymyositis)也称为真性亚急性多发性肌炎(true subacute polymyositis)。该病可能与嗜酸细胞性肺部病变有关,因无坏死性动脉炎可与多发性结节性动脉炎等鉴别,发病机制可能为变态反应。

【临床表现】

本病均为成人发病,病程可达数周,主要表现与典型多发性肌炎相似。均有全身性表现,如嗜酸性粒细胞增多症(嗜伊红细胞占白细胞总数的 20%~50%)、心脏病变(传导阻滞及充血性心力衰竭)、血管病变(雷诺现象、甲下出血)、肺部浸润,脑卒中,贫血,神经病变及高 γ-球蛋白血症等;肌肉活检可见嗜酸性粒细胞浸润。

糖皮质激素治疗有良好效果,但约 1/3 的患者在 9个月后死亡。

Ⅳ. 嗜酸细胞性肌痛综合征

嗜酸细胞性肌痛综合征(eosinophilic-myalgia syndrome,EM) 是摄入 L-色氨酸(L-tryptophan)后出现以严重全身性肌痛和外周血嗜酸性粒细胞增多为特点的迁延性全身性疾病。1980年以来有许多散在报告,1989年底至1990年初新墨西哥州曾发生该病暴发流行,疾病控制中心病例为 1 269 例(Medsger,1990),追查原因是患者服用个体制药商生产的非处方 L-色氨酸片曾被乙醛双色氨酸缩醛胺(ditryptophan aminal of acetaldehyde)污染。

【临床表现】

常发生于女性,起病较急,主要表现低热、肌无力、肌痛、触痛、痛性痉挛、肢体感觉异常及皮肤变硬等,有些患者出现严重神经轴索病变,恢复缓慢不完全。血嗜酸性粒细胞增多(>1 000×10⁶/L),血清 CK 正常或轻度升高,肝功能通常正常。皮肤、筋膜、肌肉和周围神经活检可发现微血管病变和结缔组织炎性反应,与硬皮病、嗜酸性筋膜炎和油毒综合征(toxic oil syndrome)等所见类似,油毒综合征是因食用被污染的菜油所致,临床及病理表现与本综合征颇相似。

【治疗】

泼尼松及其他免疫抑制剂对皮肤症状和嗜酸性粒细

胞增多有效,对其他症状无效。发生严重轴索神经病(axonal neuropathy)患者数年后可有所恢复,但不完全或需轮椅代步。

(二)眶肌炎

急性眶肌炎(acute orbital myositis)是不明原因导致眼外肌炎症性病变。

【临床表现】

主要临床特征是突发眼眶疼痛,眼球运动时加剧,眼球运动受限及复视,眼肌附着处结膜充血、眼睑水肿和轻度眼球突出,可从一侧发展到另一侧,伴全身不适、血沉加快,但未发现与结缔组织疾病或其他系统性疾病有关。CT和MRI可见眼外肌及其他肌肉肿胀,可将眶肌炎与其他可恢复的眼眶炎及眶后疾病区分。急性眶肌炎通常在数周或1~2个月自行恢复,少数病例可能在同侧或对侧眼复发。糖皮质激素可能加速恢复。

(三)类肉瘤肌病

类肉瘤肌病(sarcoid myopathy)常见于某些病例,表现为缓慢进展性,偶尔暴发起病,出现无痛性肢体近端肌无力,血清CK及血管紧张素转换酶(angiotensin-converting enzyme)水平增高,肌活检可见大量非干酪样肉芽肿,须注意这些病变也见于缺乏肌无力症状的类肉瘤患者。

应用中等剂量糖皮质激素,如泼尼松25~50mg/d治疗通常有效;激素治疗无效的病例可加用免疫抑制剂如环孢素A等。

第四节 代谢性和中毒性肌病

(赵重波)

代谢性和中毒性肌病(metabolic and toxic myopathies)是代谢性疾病、药物及其他化学物质中毒等引起的肌肉疾病。主要分为三类:一为原发性或遗传性代谢性肌病;二为继发代谢性肌病,肌肉病变继发于甲状腺、甲状旁腺、垂体、肾上腺疾病或其他代谢性疾病;三为肌肉毒性药物或其他化学物质引起的肌肉病变,后两类较常见。

研究遗传性代谢性肌病有助于揭示肌纤维复杂的生化结构及机制,随着遗传学研究的深入,不断有新的致病基因发现,不少以往归入肌营养不良或退行性变的肌肉疾病也被证实是代谢性肌病。这类肌病种类繁多,本节仅介绍最具代表性的几种类型。

一、内分泌性肌病

内分泌性肌病(endocrine myopathies)包括甲状腺性肌病、皮质类固醇性多发性肌病、肾上腺皮质功能不全、甲状旁腺性和垂体病性肌病等。患者肌病症状与内分泌疾病多同时发生或在其后出现,临床上不易漏诊;少数患者肌病表现在先,给诊断带来困难。内分泌性肌病的电生理可以出现肌源性损害或正常,病理通常也无特异性改变。因此,诊断不明确的肌肉疾病应排除内分泌性肌病可能,需完善内分泌腺功能相关检查以防漏诊或误诊。内分泌性肌病多为可逆性损害,积极治疗原发病后肌病常可缓解或恢复,预后较好,确定诊断显得格外重要。

(一)甲状腺性肌病

甲状腺性肌病(thyroid myopathies)是甲状腺功能改变引起的肌肉疾病。包括慢性甲亢性肌病、突眼性眼肌瘫痪、甲亢性周期性瘫痪、甲亢或甲减伴发重症肌无力、甲减性肌病等。甲状腺疾病导致肌病的机制仍未清楚。肌肉收缩速度取决于肌球蛋白上ATP酶数量,甲亢患者肌肉ATP酶增多,甲减减少。肌肉舒张速度取决于内质网钙离子释放与重吸收,甲亢患者舒张速度加快,甲减则减慢,甲减患者肌肉舒缩均减慢,持续时间延长;甲亢患者肌肉收缩速度加快,收缩持续时间缩短,出现肌疲劳、肌无力,运动耐力下降。

Ⅰ.慢性甲状腺毒性肌病

慢性甲状腺毒性肌病(chronic thyrotoxic myopathy)于19世纪初由Graves和Basedow首先报道,表现伴发于显性或隐性甲亢的进行性肌无力,伴或不伴突眼。甲状腺多为结节性肿大,弥漫性肿大较少见。

【临床表现】

常见于中年甲亢患者,男性多见;50%以上的甲亢患者可有不同程度的肌病,通常隐袭起病,肌无力逐渐进展,历时数周至数月才引起注意;肌肉病变多为轻中度,少数重度受累者易误诊为进行性脊髓性肌萎缩;肩胛带肌和手肌萎缩明显,骨盆带肌和大腿肌群肌无力较其他部位严重,称为巴泽多(Basedow)截瘫。肌肉收缩时易出现震颤,但无肌束震颤,腱反射检查活跃或稍亢进,肌肉收缩与舒张相均缩短。血清CK正常或降低,肌电图一般正常,无纤颤电位,有时可见肌源性损害的表现,短时限低波幅动作电位或多相波百分比增多;肌活检可见Ⅰ型及Ⅱ型肌纤维轻度萎缩,偶有肌纤维变性。

新斯的明治疗无效;甲亢症状如得到控制,肌无力和肌萎缩可逐渐恢复。

Ⅱ.突眼性眼肌瘫痪

突眼性眼肌瘫痪(exophthalmic ophthalmoplegia)或称浸润性突眼,眼外肌活检可见眼外肌水肿、大量成纤维细胞、肌纤维变性及淋巴细胞、单核细胞、脂肪细胞浸润,为浸润性突眼性肌病。本病机制不清,血清中发现针对浸润眼肌的自身抗体,提示为自身免疫病,自身抗体靶点可能是眼眶成纤维细胞的黏多糖成分。此外,还可能与甲状腺激素增加肌纤维对 β-肾上腺素敏感性有关。

【临床表现】

本病系甲亢(Graves 病)并发眼外肌瘫痪和突眼,瞳孔括约肌及睫状肌通常不受累。突眼程度不一,常伴眼眶疼痛,与眼肌瘫痪无明显相关性。突眼及眼外肌瘫痪可早于其他甲亢症状,或在甲亢治疗病情好转时出现。眼症状多在数日至数周内逐渐加重,多为双侧性,但起病初期偶见单侧受累。所有眼外肌均可受累,通常某一眼外肌病变较重,出现斜视和复视,最常累及下直肌和内直肌。眼球上视常受限,如伴眼睑挛缩呈瞪眼外观。常见结膜水肿,眼球极度外展位可发现内直肌和外直肌附着处血管充血。眼眶超声、CT 和 MRI 检查可发现眼外肌肿胀。临床应注意与眼肌型重症肌无力鉴别。

【治疗】

本病为自限性过程,治疗以控制甲亢为主。轻度突眼仅需局部应用肾上腺受体阻断剂,如 5% 胍乙啶滴眼剂,使用眼膏防止角膜干燥;伴眶周及球结膜水肿的严重突眼及眼外肌瘫痪应使用较大剂量糖皮质激素如泼尼松 80mg/d 口服;外科治疗的患者需延期使用。许多患者用激素有助于渡过甲亢危象,也可避免严重突眼和手术风险。严重突眼损害角膜或有致盲可能时需行眼睑缝合术或眼眶减压术挽救视力。

Ⅲ. 甲状腺毒症周期性瘫痪

甲状腺毒症周期性瘫痪(thyrotoxicosis with periodic paralysis)多见于亚洲男性,男女比例为 17∶1 ~ 70∶1。*KCNJ18* 基因突变导致钾离子内流通道蛋白(Kir2.6)表达下降是其致病机制之一(Ryan,2010)。编码 L-钙离子通道 α1 亚基(Cav1.1)的 *CACNA1S* 基因多态与中国南方汉族人群该病的发生相关(Kung,2004)。

【临床表现】

常在 20~40 岁发病,表现周期性发作的弛缓性瘫痪,四肢受累为主,躯干肌轻度受累,脑神经支配肌不受累。肌无力多在数分钟至数小时达高峰,持续半日或更长时间。高碳水化合物饮食、高盐饮食、饮酒、过劳可诱发。发作期血钾降低,给予 100~200mg 氯化钾可终止发作;普萘洛尔 160mg/d 分次口服可防止发作。90% 的病例甲亢控制后周期性瘫痪可缓解。

Ⅳ. 重症肌无力伴甲状腺功能亢进或甲状腺功能减退

重症肌无力伴甲状腺功能亢进或甲状腺功能减退(myasthenia gravis with hyperthyroidism or hypothyroidism)是典型自身免疫性疾病。甲状腺功能亢进患者常可伴发 MG,约 5% MG 患者可伴发甲亢,甲亢患者 MG 发病率是非甲亢人群的 20 ~ 30 倍。极少数甲减患者也可伴发 MG。

【临床表现】

1. 甲亢与 MG 均可首先出现或同时发生,慢性甲状腺毒性肌病的肌无力和肌萎缩与 MG 同时存在,一般不影响对新斯的明的反应性和剂量。

2. 甲减合并 MG 即使程度较轻也会加重肌无力,治疗时需要增加溴吡斯的明剂量,但应注意避免重症肌无力危象的发生。甲减患者用甲状腺素(thyroxine)治疗是有益的,可使患者肌无力症状恢复至甲减发病前水平。

MG 是独立于甲状腺肌病的自身免疫病,临床须分别治疗。

Ⅴ. 甲状腺功能减退性肌病

甲状腺功能减退症临床常见黏液性水肿,如功能减退发生于胎儿期或新生儿期则表现为克汀病。甲状腺功能减退性肌病(hypothyroidism myopathy)是甲减合并的肌肉病变。

【临床表现】

临床常见弥漫性肌痛、肌肥大、肌僵硬及腱反射松弛期延缓,肌无力较轻,患者可出现舌肌肥大、构音障碍,少数患者出现痛性肌痉挛和肌纤维颤搐。克汀病伴甲减性肌病称为 Kocher-Debré-Semelaigne 综合征;儿童或成人黏液性水肿伴肌肥大称 Hoffmann 综合征,临床上易与先天性肌强直混淆,甲减性肌病为假性肌强直,无叩击性肌强直。血清 CK 可正常或升高,转氨酶正常,血清球蛋白可升高;肌电图为肌源性损害,可见运动单位零乱、多相波增多,一般无肌强直放电。肌活检肌纤维形态大小不一,可见空泡变性、灶性坏死和再生等,肌浆网轻度扩张,肌纤维膜下糖原轻度增多等。

甲状腺素治疗后肌损害可较快恢复,治疗中断后可复发。

(二) 皮质类固醇性肌病

皮质类固醇性肌病(corticosteroid myopathies)是广泛应用皮质类固醇引起的肌肉病变,临床类似 Cushing 综合征的肌肉受累表现。皮质激素缺乏如 Addison 病也可导致广泛性肌无力,但无明确肌肉病变。此类肌病包括两类:慢性皮质类固醇肌病和急性皮质类固醇肌病。

Ⅰ. 慢性皮质类固醇肌病

慢性皮质类固醇肌病(chronic corticosteroid myopathy)是与应用皮质类固醇激素密切相关的肌肉病变。不同个体应用皮质类固醇出现肌病的易感性差别较大,虽然肌病严重程度与使用剂量无明确相关,但多数患者有数月或数年的大剂量皮质类固醇用药史。所有的皮质类固醇激素均可致病,但含氟激素更易导致肌病。发病机制不明,动物试验发现皮质激素治疗可降低肌肉的氨基酸摄入及蛋白质合成水平。

【临床表现】

四肢近端肌和肢带肌力弱，一般呈对称分布。下肢近端较早受累，逐渐进展至肩胛带肌，最后可波及肢体远端肌群。血清 CK 及醛缩酶一般正常；EMG 正常或呈轻微肌源性损害，无纤颤电位；肌活检提示Ⅱ型肌纤维为主的轻度肌萎缩，极少坏死或炎性细胞浸润。电镜发现线粒体聚积、糖原与脂质沉积、轻度肌纤维失用性萎缩。有些炎症性肌病应用激素治疗过程中出现肌无力加重，是原发病进展或是皮质类固醇性肌病，有时很难鉴别。肌电图检查特别是自发电位的存在与否有助于鉴别。

激素逐渐减量或停药后肌病症状可逐渐改善恢复。激素隔日疗法可能有助于避免该病发生。

Ⅱ. 急性皮质类固醇肌病

急性皮质类固醇肌病（acute corticosteroid myopathy）是皮质类固醇所致的危重病性肌病（critical illness myopathy）或急性四肢瘫痪性肌病（acute quadriplegic myopathy）。本病多见于重症监护病房，患者多因严重顽固性哮喘、全身性多系统疾病或多脏器衰竭接受大剂量皮质类固醇激素治疗，也有个案报道 60mg/d 泼尼松用药 5 天出现该病，亦有病例报道未使用激素的败血症及休克等危重患者也出现类似的临床表现。有时合用肌松药泮库溴铵（pancuronium）或氨基糖苷类抗生素可促使发病，有报道 80% 的患者有上述用药史，但多发性硬化患者用大剂量皮质类固醇治疗并未发现皮质类固醇肌病。Panegyres 等观察一例重症肌无力患者使用大剂量甲泼尼龙治疗后出现严重肌凝蛋白缺失性肌病。

【临床表现】

本病常在基础病好转时出现严重肌无力，起病急骤，广泛累及四肢肌群及呼吸肌，表现严重全身性肌无力和呼吸困难，腱反射正常、减弱或消失，感觉不受累。病程早期血清 CK 可升高，重症患者肌肉坏死，CK 水平显著升高可伴肌红蛋白尿甚至肾衰竭；EMG 提示肌源性损害，常见纤颤电位；肌活检显示不同程度肌纤维坏死和空泡变性，主要累及Ⅱ型纤维，组化染色提示粗肌丝肌球蛋白（myosin）大量丢失。

大多数患者停药后 6~12 周好转，少数患者肌无力可持续 1 年。

（三）肾上腺皮质功能不全性肌无力

肾上腺皮质功能不全性肌无力（weakness due to adrenocortical insufficiency）包括肾上腺皮质功能不全及原发性醛固酮增多症两类，可导致肌无力。

Ⅰ. 肾上腺皮质功能不全

肾上腺皮质功能不全（adrenocortical insufficiency）包括原发性和继发性，原发性肾上腺皮质功能不全是 Addison 病所致，可因肾上腺感染、肿瘤、自身免疫障碍和肾上腺出血引起；继发性是由下丘脑-垂体病变导致肾上腺皮质功能减退。

【临床表现】

原发性或继发性肾上腺皮质功能不全都可出现全身性肌无力、易疲劳等典型表现，腱反射存在，与水电解质紊乱及低血压有关。EMG 检查通常正常，肌活检无特征性改变。

Addison 病伴肌无力及高血钾性瘫痪对糖皮质激素和盐皮质激素治疗反应良好。

Ⅱ. 原发性醛固酮增多症

原发性醛固酮增多症（primary aldosteronism, PA）患者约 3/4 可出现肌无力，近半数患者可出现低钾性周期性瘫痪或手足抽搐。慢性缺钾会出现周期性无力或慢性肌病性无力，与之相关的碱中毒可产生手足抽搐（tetany）。肌肉病理改变除了严重低钾导致空泡形成外大致正常。

（四）甲状旁腺性肌病

甲状旁腺性肌病（myopathy caused by diseases of parathyroid glands）包括两类：甲状旁腺功能亢进性肌病和甲状旁腺功能减退性肌病。

Ⅰ. 甲状旁腺功能亢进性肌病

甲状旁腺功能亢进性肌病（hyperparathyroidism myopathy）继发于甲旁亢，可分为原发性、继发性、散发性和假性四种，前二者较常见。

原发性甲旁亢由甲状旁腺腺瘤、腺癌、原发性主细胞增生或水样透明细胞增生引起甲状旁腺激素（PTH）分泌过多所致。继发性甲旁亢系由维生素 D 缺乏、佝偻病及慢性肾衰竭等引起甲状旁腺代偿性增生和 PTH 分泌过多引起。肌病是甲旁亢的表现之一。

【临床表现】

主要表现全身肌无力和易疲劳，下肢近端肌常先受累，行走呈鸭步。肌无力逐渐向躯干及上肢扩展，下肢重于上肢，近端重于远端；受累肌重复收缩后肌力逐渐减低，肌张力降低，腱反射亢进。严重者可见手部小肌肉、颈屈肌和面肌无力，甚至发生延髓肌瘫痪、舌肌萎缩和肌束颤动等。常伴广泛骨痛，主要位于腰背部、髋部、肋骨及四肢，局部可有压痛。血清钙、碱性磷酸酶和尿钙、尿磷等均可增高，血清磷一般降低；骨骼关节 X 线片可见普遍骨质疏松脱钙、骨膜下皮质吸收等征象；肌电图呈短时限低波幅多相电活动，无自发电位；肌活检显示肌纤维萎缩，Ⅱ型受累为主。电镜下可见肌质网空泡状扩张，脂褐素颗粒明显堆积及线粒体异常，间质毛细血管基底膜增厚。

诊断依据肌病表现的患者，X 线片普遍骨质疏松及脱钙现象，提示甲状旁腺功能亢进；四肢近端无力、骨关节疼痛或压痛，多次测定血钙、碱性磷酸酶和尿钙、尿磷等增高，血磷降低。继发性甲旁亢肌病应查明病因。需注意与运动神经元病鉴别。

【治疗】

主要应针对甲旁亢治疗，甲状旁腺肿瘤经手术后肌病症状可好转。应用 1,25-二羟维生素 D_3 或 1-α-维生素 D_2 治疗可改善症状。

Ⅱ. 甲状旁腺功能减退性肌病

甲状旁腺功能减退性肌病（hypoparathyroidism myopathy）继发于甲旁减，甲状旁腺激素分泌不足或失去活性可导致钙、磷代谢紊乱，表现低钙血症和高磷血症，产生一系列神经精神症状，称为甲状旁腺功能减退。常见于甲状腺手术时不慎将甲状旁腺损伤或切除，称继发性甲旁减，尚有原因不明的特发性甲旁减及假性甲旁减等。甲旁减伴发肌病临床上甚为少见。

【临床表现】

甲旁减性肌病以轻症居多，主要表现易疲劳，肌力减退，小腿、足部及手部僵硬感，常有手足搐搦发作，发作前多有恐慌感，发作时双拇指强烈内收，掌指关节屈曲，指骨间关节伸展，腕、肘关节屈曲，形成鹰爪状。有时双足呈强直性伸展，膝、髋关节屈曲。面肌、咀嚼肌等常出现肌束颤动和活动不便。轻症或久病患者不一定出现手足搐搦，神经肌肉兴奋性增高主要表现 Chvostek 征和 Trousseau 征。血清钙降低，磷升高，CK 一般正常，严重者升高；肌电图正常或肌源性损害；肌活检未见明显病变，有的肌浆中见细小空泡或中央核数目增多或环形纤维等；电镜下可见肌原纤维结构破坏，偶见肌浆块。

治疗主要用钙剂，维生素 D_2、D_3 和双氢速固醇等，血钙水平提高或甲旁减控制后症状可缓解。

（五）垂体病性肌无力

垂体病性肌无力（muscle weakness due to diseases of the pituitary gland）是垂体功能异常引起的肌病，包括肢端肥大症和垂体功能低下所致肌病。以往认为肌肉症状是神经炎引起，Mastaglia 等指出是慢性多发性肌病所致。

【临床表现】

1. 肢端肥大症（acromegalia）多因垂体生长激素腺瘤引起，生长激素可降低肌原纤维中 ATP 酶活性，降低肌膜兴奋性而导致肌无力。虽然过量的生长激素可增加肌肉蛋白质合成并抑制蛋白分解，但并未增加肌肉收缩能力。患者有特征性外观，早期肌力正常或增加，可出现肌肥大，逐渐出现肌萎缩和肌无力，尤其近端肌；少数患者可见轻度感觉运动性神经病；CK 和醛缩酶正常或轻度增

高，肌电图以肌源性损害为主，累及周围神经可出现神经源性损害。

2. 垂体功能低下也可出现肌无力和肌萎缩，纠正内分泌和激素紊乱可使肌力恢复。

手术切除腺瘤可纠正和改善肌病症状。

二、原发性代谢性肌病

原发性代谢性肌病（primary metabolic myopathy）是肌肉代谢酶功能障碍、糖原及脂质代谢异常或线粒体受损导致能量供应障碍所引起的肌肉疾病。肌肉收缩所需的能量由 ATP 水解提供，肌肉短暂剧烈活动的能量来源于糖原储备，肌酸磷酸化酶参与糖原代谢过程。血中脂肪酸来自脂肪组织及细胞内脂质储备，是能量的另一主要来源，休息状态下肌肉所需能量的 70% 从长链脂肪酸氧化获得，肌肉活动障碍则预示能量耗竭。血中 β-羟丁酸浓度升高说明脂肪酸氧化增加，血中乳酸升高说明葡萄糖进行无氧代谢。细胞色素氧化过程在肌肉有氧及厌氧代谢中都发挥重要作用。肌肉收缩及耐力维持有赖于糖原、葡萄糖、脂肪酸及代谢酶的持续供应，这些生化物质贮存、分解及利用过程的任何环节出现功能异常都可能致病。

（一）糖原贮积性肌病

糖原贮积性肌病（glycogen storage myopathies）多由于糖原分解酶缺乏，也可因糖原合成酶缺乏导致糖原代谢障碍引起，包括酸性麦芽糖酶缺陷症（Pompe 病）、肌磷酸化酶缺陷症（McArdle 病）、磷酸果糖激酶缺陷症（Tarui 病）、淀粉-1,6-葡萄糖苷酶缺乏症（Cori-Forbe 病）、分支酶缺陷症（Andersen 病）及磷酸甘油酸激酶缺陷症等（表 3-14-3）。

Wagner 等（1921）首次报告人类糖原贮积病，Von Gierke（1929）和 Pompe（1932）分别描述糖原在肝、肾、心肌及骨骼肌异常沉积现象。这是一组遗传性糖代谢障碍疾病，由于糖原分解或合成过程中酶缺陷，导致结构异常或正常的糖原在肝脏、心肌与骨骼肌、肾脏等组织内沉积影响细胞代谢，出现相应症状。约半数患者表现慢性进展性或间歇性肌病综合征。除了Ⅸ型糖原贮积病（磷酸甘油酸激酶缺乏症）为 X 连锁隐性遗传，其他类型均为常染色体隐性遗传。

Ⅰ. 酸性麦芽糖酶缺陷症

酸性麦芽糖酶缺陷症（acid maltase deficiency）是糖原贮积病Ⅱ型，又称 Pompe 病。酸性麦芽糖酶是一种溶酶体酶，GAA 基因定位于 17q25，该基因突变有高度遗传异质性。

表3-14-3 累及肌肉的糖原贮积病

糖原贮积病分型	酶缺陷	染色体定位	发病年龄	肌张力减低	运动不耐受如肌痛、痛性痉挛、伴僵硬、或不伴肌红蛋白尿	早期疲劳及继减现象	肌病伴或不伴肌萎缩	呼吸肌严重累及	挛缩	器官肿大	肌红蛋白尿	缺血运动试验	可检出酶缺乏的细胞	糖原空泡膜化	肌膜下及肌纤维间糖原增加	空泡内外酸性磷酸酶	支链淀粉沉积	组织化学改变
II（Pompe）	酸性麦芽糖酶	17q25.3	婴儿	+			+	+		+			肌肉、白细胞、绒毛膜的绒毛、羊水	+	+	+		
II	酸性麦芽糖酶	17q25.3	儿童				+	+					肌肉	+	+	+		
II	酸性麦芽糖酶	17q25.3	成年				+	+			+		肌肉	+	+	+		
III（Cori-Forbes）	脱支酶（淀粉-1,6-葡萄糖苷酶）	1p21.2	儿童-成年	+			+		+	±	+		肌肉、白细胞、成纤维细胞		+			
IV（Andersen）	分支酶	3p12.2	婴儿、儿童	+	+		+		+	+			肌肉、白细胞、成纤维细胞、羊水		+	+	+	
V（McArdle）	肌磷酸化酶	11q13.1	儿童、青少年、成年		+	+	+				+	+	肌肉、白细胞		+			肌磷酸化酶缺乏
VII（Tarui）	磷酸果糖激酶	12q13.11	儿童-成年		+	+	+			+	+	+	肌肉、白细胞		+	+	+	磷酸果糖酶缺乏
VIII	磷酸化酶B激酶		各个年龄段	+	+		+			+	+	+	肌肉		+			
IX	磷酸甘油酸激酶	16q12.1；Xp22.13；16p11.2；Xq13.1-q13.2	婴儿、儿童、成年		+		+			+	+	+	肌肉、白细胞		±			
X	磷酸甘油酸变位酶	7p13	成年		+						+	+	肌肉		+			
XI	乳酸脱氢酶	11p15.1	青少年-成年		+	+	+				+	+	肌肉		+			

注：
（1）所有类型均可出现肌酶升高、肌电图肌源性损害如兴奋性增高及肌强直；

（2）不同亚型还有其他特点：II（Pompe）型、喂养困难、肌肉僵硬、肌清天门冬氨酸转氨酶和乳酸脱氢酶增高；III型：发育迟缓、空腹低血糖、低血糖抽搐；III（Pompe）及II型：神经系统畸形；IV型肝硬化；VII及IX型：血浆胆红素增高，黄疸、溶血性贫血和网状细胞增多；IX型：抽搐；XI型：血红蛋白尿；J泛性脱屑红斑，缺血运动试验中血浆丙酮酸盐显著升高，LDH与CK不成比例增高；

（3）继减现象（second wind）：出现肌痉挛后继续进行轻度至中度的肢体活动，肌痉挛症状反而减轻，甚至消失。

【临床表现】

酸性麦芽糖酶缺陷症有三种临床类型：

1. 婴儿型　溶酶体中完全缺乏酸性麦芽糖酶，大量糖原贮积在骨骼肌、心肌、肝脏、脊髓及脑神经元中，导致细胞变性，常于出生后 2~6 个月发病，表现肌肉容积增大、进行性全身肌无力和肌张力低下，可出现呼吸困难和进食时发绀；体检可见心脏扩大、肝大；部分患儿可见舌肌肥大，呈克汀病样外观；病情进展迅速，多于发病后数月内死亡。

2. 儿童型　患者心脏、肝脏、肌肉中可检出残存有活性的酸性麦芽糖酸酶，多在 1 岁后发病，运动功能发育滞后，肩胛带肌、骨盆带肌及躯干肌缓慢进展性无力、踮足行走、蹒跚姿态和腓肠肌肥大等，颇似 Duchenne 型肌营养不良。心脏及肝脏受累较婴儿型少见，智能障碍少见，Dimauro 报道 18 例中仅 2 例智能障碍。患儿常于 3~24 岁死亡，死因多为呼吸衰竭。

3. 成人型　该型患者亦有活性酸性麦芽糖酸酶残存，成年发病，肌无力缓慢进展，以躯干肌、肢体近端肌受累较重，骨盆带肌群受累明显，呼吸肌最终可受累。通常症状较轻，一般为良性；未见心脏肥大和肝大，死因通常是呼吸衰竭。

【辅助检查】

血清 CPK 水平增高，一般不超过正常值 10 倍；血涂片可见空泡状淋巴细胞。心肌受累时心电图可见 P-R 间期缩短、T 波倒置、ST 段抬高及心律失常等。婴儿型肌电图较常见广泛性肌源性损害，纤颤电位、高波幅插入性电位及肌强直样电活动，运动单位电位多为低波幅、短时限多相波，还可见早募集现象。儿童型和成人型异常肌电改变仅限于臀部、棘旁肌及其他近端肌，多无纤颤电位，运动、感觉传导速度正常。肌活检可见肌纤维出现大小不等空泡，PAS 染色显示大多数空泡含糖原颗粒。电镜下可见肌纤维排列紊乱、变性，糖原颗粒沉积于肌膜下、肌原纤维内及溶酶体中，Ⅰ 型肌纤维糖原聚集尤为突出。

【诊断和鉴别诊断】

根据本病三种类型临床表现，结合肌肉组织酸性麦芽糖酶减少或缺乏可诊断，后者可是临床确诊的主要依据。婴儿型患者有时出现肌束颤动，易误诊为婴儿型脊肌萎缩症（Werdnig-Hoffmann 病）；儿童型患者需与 Duchenne 型肌营养不良区分；成人型需与多发性肌炎、内分泌性肌病及运动神经元病鉴别。

【治疗】

使用重组酸性-α-葡萄糖苷酶（rhGAA，Myozyme）进行酶替代治疗（enzyme replacement therapy，ERT）可提高酶活性，有助于改善骨骼肌和心肌症状（Murphy 2012）。GAA 酶完全缺失者免疫交叉反应物质（CRIM）阴性，

GAA 酶部分缺者 CRIM 阳性。CRIM 阳性患者对 GAA 产生耐受，视其为自身抗原，使用 rhGAA 治疗不会产生抗体，替代治疗效果较好；而 CRIM 阴性患者可产生高滴度 GAA 抗体，rhGAA 疗效差。近年来对 CRIM 阴性患者试用利妥昔单抗、甲氨蝶呤、丙种球蛋白（Messinger，2012）或硼替佐米（Banugaria，2012）进行免疫耐受诱导，可降低 GAA 抗体滴度，提高 rhGAA 疗效。对症支持非常重要，有效的呼吸支持有助于延长患者寿命，呼吸衰竭患者应积极对症治疗。Umpleby 等报道，低碳水化合物高蛋白饮食可能对这类患者有益。

Ⅱ. 肌磷酸化酶缺陷症及磷酸果糖激酶缺陷症

肌磷酸化酶缺陷症（myophosphorylase deficiency）也称为糖原贮积病 V 型或麦卡德尔病（McArdle disease），磷酸果糖激酶缺陷症（phosphofructokinase deficiency）也称为糖原贮积病 Ⅶ 型或 Tarui 病。这两种疾病临床表现颇相似，一并讨论。

McArdle 病主要由于骨骼肌内磷酸化酶缺乏，磷酸化酶作用于葡萄糖还原端和主链，分解 α-1,4 糖苷键，生成自由葡萄糖分子。酶缺陷造成糖原在肌细胞内贮积而致病，本病基因定位于染色体 11q13。Tarui 病的生化缺陷是磷酸果糖激酶（PFK），PFK 催化 6-磷酸果糖转变为 1,6-二磷酸果糖，为糖原代谢的限速酶。PFK 缺乏直接影响能量供应，导致糖原在肌肉中沉积。PFK 蛋白 M 亚基的基因定位于 12q13.11。Tarui 病主要见于男性德系犹太人。

【临床表现】

McArdle 病和 Tarui 病均表现不能耐受运动、肌疲劳和肌无力、肌萎缩或肌肥大。运动后痛性肌痉挛是区别其他类型糖原贮积病的重要特点，多在剧烈运动后出现用力肌群痉挛，下肢多见，上肢肌、面肌、咀嚼肌及咽肌等少见，伴剧烈的肌痛，持续数分钟至数小时不等，休息后症状缓解，间歇期完全无症状。剧烈运动后常有阵发性肌红蛋白尿，严重者可导致肾衰竭。另一特点是发生肌痉挛后如患者继续低强度运动，痉挛症状反而减轻或消失，机制不明，可能与持续运动增加肌肉血供，促进肌肉利用血浆中游离脂肪酸和氨基酸有关。婴儿期发病者肌无力进展较快，多因呼吸衰竭早亡。成年患者进展较慢，部分患者无肌痉挛或肌红蛋白尿。

血清 CK 正常或升高。肌痉挛特点是肌肉不产生乳酸，肌电图电静息，称为药理性挛缩（pharmacologic contracture），表现痛性肌痉挛发作时肌电图也无电活动，而普通肌肉收缩和痛性痉挛都可见大量 MUP 发放；前臂缺血运动试验，预先在前臂静脉中置入导管以备采血，肘上缚血压计袖带并充气，令手部剧烈活动 1 分钟，分别于试验前及试验后 1 分钟、3 分钟采血测乳酸水平，正常人运

动后血乳酸增加3~5倍,McArdle病和Tarui病患者运动后血乳酸不增高。

【诊断】

McArdle病和Tarui病患者运动后出现痛性肌痉挛,肌力减退,继续运动后出现继减现象应考虑本病;前臂缺血运动试验血乳酸水平不升高有助于诊断。临床确诊有赖于肌活检及组化染色,活检可见肌膜下大泡,PAS染色呈阳性反应;电镜下可见肌膜下、肌纤维间及肌丝间糖原贮积;组化染色肌磷酸化酶(McArdle病)或磷酸果糖激酶(Tarui病)缺乏;基因检测可协助确诊。

【治疗】

目前尚无特效疗法。有计划减少体力活动和间歇活动是有效的疗法。运动前30~40分钟口服75g葡萄糖可显著提高运动耐力(Vissing,2003),口服果糖或肌酸可减轻症状,但效果不如葡萄糖;胰高血糖素和高蛋白饮食改善症状不肯定。

Ⅲ. 其他类型糖原贮积病

其他类型糖原贮积病(glycogenosis)最主要是糖原贮积病Ⅲ型和Ⅳ型。脱支链酶(淀粉-1,6-葡萄糖苷酶)缺乏症也称糖原贮积病Ⅲ型(Cori-Forbes病)。脱支链酶存在于各种组织,能分解糖原的α-1,6-糖苷键,使磷酸化酶极限糊精(limit dextrin)脱支。酶缺乏时仅糖原外侧支葡萄糖被磷酸化酶水解,形成短侧链糖原;糖原内侧支葡萄糖不能脱落,保留在糖原上。这种异常糖原均沉积在肝脏、肌肉及多种组织细胞内。

【临床表现】

1. 儿童型主要表现良性肝病,有时可伴肌无力。成人型多于30~40岁出现缓慢进展的近端或远端肌病,可伴腿和手肌萎缩,易误诊为运动神经元病;极少数成年患者周围神经受累,表现为多发性神经病;血清CK值升高,EMG为肌源性损害,插入电位活动增多并有肌强直样电活动和肌颤电位。

2. 分支酶缺陷症为糖原贮积病Ⅳ型或Andersen病,结构异常的支链淀粉样多糖沉积于肝脏等多种组织,骨骼肌受累较轻;多于婴儿期或幼儿期起病,主要表现肝硬化及慢性肝衰竭,肌无力、肌张力减退、肌萎缩及挛缩较少见。由于肝脏病变突出,骨骼肌症状易被忽视;皮肤和肌肉活检可见PAS强阳性多糖颗粒;通常于20~30岁死亡,患儿病情迅速进展多于5岁前死于肝衰竭。

3. 糖原贮积病Ⅷ~Ⅺ型为非溶酶体性糖原贮积病,临床罕见,异质性高。骨骼肌受累主要表现运动耐力下降、痛性肌痉挛、肌红蛋白尿和肌酶升高,少数患者出现肾衰竭;磷酸甘油酸激酶缺陷症(糖原贮积病Ⅸ型)为X连锁隐性遗传,患儿出生后不久即可出现溶血性贫血、智能障碍、抽搐及震颤等。

（二）脂质代谢障碍性肌病

线粒体脂肪酸β-氧化产生ATP是人体运动时能量的主要来源,脂肪酸转运及β-氧化中任何环节障碍均可导致脂质在肌纤维内沉积。1969年Bradley等首先用脂质沉积性肌病(lipid storage myopathy,LSM)的临床诊断描述一例肌肉纤维内有大量脂滴沉积的年轻女性肌病患者;1973年Engel等发现肉毒碱缺乏症导致LSM,以Ⅰ型肌纤维受累为主;随后DiMauro等发现肉毒碱棕榈酰转移酶缺乏也可导致LSM。随着生化检测技术进步,明确了脂质代谢障碍性疾病的各种生化缺陷类型,原发性肉毒碱缺乏症(primary carnitine deficiency,PCD)、多种酰基辅酶A脱氢缺陷症(multiple acyl-CoA dehydrogenase deficiency,MADD)、中性脂质贮积病伴鱼鳞病(neutral lipid storage disease with ichthyosis,NLSDI)及中性脂质贮积病伴肌病(neutral lipid storage disease with myopathy,NLSDM)等四种脂肪酸代谢缺陷可导致典型的LSM(Bruno,2008;Liang,2011)。近10余年多种疾病类型致病基因被定位或克隆,对脂质代谢障碍性肌病的认识逐步从临床病理表现深入生化缺陷和分子病理质,推动了诊断和治疗水平进步。

【病理生理】

脂肪酸在线粒体内代谢涉及转运与β-氧化两个生化过程,来自蛋氨酸和赖氨酸的肉毒碱在脂肪酸转运中发挥关键作用,约75%的肉毒碱来源于食物,其余由肝脏及肾脏合成。体内所有的肉毒碱都储存在肌肉中,可将长链脂肪酰基辅酶A从肌纤维胞浆间隔转运到线粒体进行β-氧化;防止酰基辅酶A在线粒体内聚集导致细胞膜不稳定。长链脂肪酸氧化需经一系列生化改变,首先由位于线粒体外膜的酰基辅酶A合成酶活化为相应的酰基辅酶A酯,后者通过线粒体内膜,并以酰基肉毒碱酯形式随线粒体外膜上肉毒碱棕榈酰转移酶Ⅰ(carnitine palmityltransferase Ⅰ,CPT Ⅰ)一起进入线粒体;位于线粒体内膜内侧的CPTⅡ再将酰基肉毒碱转化为脂肪酰基辅酶A,在线粒体基质内进行β-氧化。

脂肪酸β-氧化由脱氢、加水、再脱氢及硫解四步骤组成,脂酰辅酶A脱氢酶、烯酰辅酶A水化酶、β-羟脂酰辅酶A脱氢酶及β-酮脂酰辅酶A硫解酶等参与。首先脱氢产生的氢离子经电子传递链黄素蛋白(electronic transferring flavoprotein,ETF)及其脱氢酶(ETF-DH)转递给黄素腺嘌呤二核苷酸(flavin adenine dinucleotide,FAD),氢离子再与尼克酰胺腺嘌呤二核苷酸(nicotinamide adenine dinucleotide,NAD)一起进入呼吸链产能,这一过程异常可导致脂肪酸β-氧化缺陷症(fatty acid oxidation disorders,FAODs)(Ohkuma,2009)。

【临床表现】

脂质代谢障碍性肌病可引起三种主要类型的临床综

合征：

1. 脑病综合征（encephalopathic syndrome） 婴儿或儿童早期发病，常突然死亡，又称婴儿猝死综合征（sudden infant death syndrome，SIDS），可有呕吐、昏睡或昏迷、肝大、心脏增大、肌无力、低酮性低血糖（hypoketotic hypoglycemia）及高氨血症等，常误诊为 Reye 综合征。

2. 肌病综合征（myopathic syndrome） 婴儿后期、儿童期或成年发病，呈进展性和/或波动性肌病，不能运动耐受，伴或不伴心肌病变，肌病可在感染、发热、低酮性低血糖发作后出现或反复发作。

3. 横纹肌溶解症（rhabdomyolysis） 20 余岁发病，持续体力活动或禁食可诱发，临床反复发作横纹肌溶解，伴或不伴肌红蛋白尿。

以下简介侵犯骨骼肌的脂肪酸代谢障碍性疾病。

Ⅰ. 肉毒碱软脂酰转移酶缺乏症

肉毒碱棕榈酰转移酶缺乏症（CPT deficiency）为常染色体隐性遗传，编码基因位于 1p32，是欧美临床最常见的脂质代谢障碍性肌病。临床分为三种类型：①新生儿型，最严重，为致死性疾病；②婴儿型，表现严重多系统受累；③儿童或成人型即肌肉型。

肌肉型男性较多，占 80%，女性症状较轻，以发作性肌痛和肌红蛋白尿为特征，表现频繁发作的肌无力、肌痉挛和肌僵硬，严重者伴横纹肌溶解，发作时肌肉 CPT 缺乏，多于持续运动后发作，感染、寒冷、饥饿或某些药物如布洛芬、大剂量地西泮、丙戊酸盐等是常见的诱因；反复发作可伴肾衰竭。一旦发作无继减现象，休息不能终止发作。应注意的是，约 50% 的肌肉型患者骨骼肌组织大致正常，病理上无 LSM 表现。

除了治疗肌红蛋白尿及肾脏并发症，该病无特效疗法。饮食应高碳水化合物、低脂，常食肉类，运动前或运动时补充碳水化合物可减少发作；患者应了解和避免长时间活动及不规律进餐风险。

Ⅱ. 原发性全身肉碱缺乏症

原发性全身肉碱缺乏症（primary systemic carnitine deficiency，PCD）为常染色体隐性遗传病，致病基因定位于 5q31，编码 OCTN2 的 SLC22A5，突变影响 OCTN2 对肉毒碱的转运，增加肾脏对肉毒碱排泄。本病是日本人报道较常见的脂质代谢障碍性肌病，临床特征是血浆和肌肉中肉毒碱水平同时降低，无二羧酸尿症，可凭此与 β-氧化的第二阶段异常鉴别。多于 2 岁前发病，出现进展性 LSM 和心肌病表现，反复发作性肝性脑病、肾功能障碍、低酮性低血糖性脑病、贫血和生长发育迟缓，严重者表现为婴儿猝死综合征（sudden infant death syndrome，SIDS）。肉毒碱治疗有效，心肌病变者口服 L-肉毒碱 2~6g/d，疗效显著，不治疗可引起死亡。

Ⅲ. 继发性全身肉碱缺乏症

继发性全身肉碱缺乏症（secondary systemic carnitine deficiency）是长期禁食或肝脏、肾脏功能受累所致，也见于酒精性营养障碍或恶性营养不良患者，接受胃肠道营养的早产儿和慢性肾衰竭透析患者，丙戊酸治疗的并发症较少见，全身性肉碱缺乏患者多为脂肪酸 β-氧化障碍。

Ⅳ. 其他少见的脂质代谢异常性肌病

1. β-氧化缺陷症（defects of β-oxidation，FAODs） 部分单独或显著影响骨骼肌系统，多数为多系统性疾病，伴肝脏病变、低酮性低血糖症、代谢性酸中毒、代谢性脑病、类 Reye 综合征、婴儿猝死综合征（SIDS）等或某些组合表现。β-氧化缺陷的特征性表现是二羧基酸尿，目前通过串联质谱仪（MS/MS）和气相色谱质谱联合（GC/MS）分析血及尿样本发现。特异性酶缺陷需作肝脏及肌肉匀浆检查，成纤维细胞培养等。迄今已发现至少 8 种影响肌肉的特异性 β-氧化缺陷。

（1）肉毒碱-酰基肉毒碱转移酶缺陷症（carnitine-acylcarnitine translocase deficiency）：表现肌无力、心肌病变、低酮性低血糖症和高血氨症，婴儿早期发病，生后 1 月内死亡。

（2）长链酰基-辅酶 A 脱氢酶缺陷（long-chain acyl-CoA dehydrogenase deficiency，LCAD）：婴儿期发病，反复出现禁食性低血糖昏迷、肌无力和肌红蛋白尿等，可突然死亡，幸存者出现进展性肌病。肉毒碱可改善心脏异常，防止发作。

（3）中链酰基辅酶 A 脱氢酶缺乏症（medium chain acyl-CoA dehydrogenase deficiency，MCADD）：白种人中最常见的 FAODs 常为 SIDS 和类 Reye 综合征的病因，致病基因定位于染色体 1p31。大多数患儿在出生后 3~15 个月发病，约 20% 在首次发作时死亡，病理改变主要为肝脏脂肪变和脑水肿，约半数幸存者在儿童期或成年时发展为 LSM，可口服 L-肉毒碱治疗。

（4）短链酰基-辅酶 A 脱氢酶缺陷（short-chain acyl-CoA dehydrogenase deficiency，SCAD）症：累及肢带肌，见于年长儿童或成人，婴儿发作性代谢异常后也可发病。

（5）长链羟酰基脱氢酶缺陷（long-chain hydroxyacyl-CoA dehydrogenase deficiency，HAD）：是以类 Reye 综合征发作、低酮性低血糖症、脂质贮积性肌病（lipid storage myopathy）、心肌病及猝死为特点的婴儿疾病。

（6）短链羟酰基脱氢酶缺陷症（short-chain hydroxyacyl-CoA dehydrogenase deficiency，SCHAD）：青少年发病，呈发作性，表现类似 HAD，反复发作可能与肌红蛋白尿有关。

（7）多种酰基-辅酶 A 脱氢酶缺陷及戊二酸性尿症 Ⅱ 型（multiple acyl-CoA dehydrogenase deficiency，MADD；

glutaric aciduria typeⅡ,GAⅡ):是目前我国(包括香港和台湾地区)报道最多的 FAODs,为常染色体隐性遗传,由于电子传递链黄素蛋白(ETFA、ETFB)或电子传递链黄素蛋白脱氢酶(ETFDH)基因突变导致电子传递障碍,分别定位于 15p23~25、19q13 和 4q33。

在临床上分为三个亚型:Ⅰ型与Ⅱ型为早发型/严重型,预后不良,Ⅰ型为新生儿起病伴畸形,病情危重,多伴巨头、前额高、鼻梁低平、眼距宽等头面畸形、耳畸形及内脏异位、多囊肾和生殖器畸形,出生后肌张力低下、低血糖、代谢性酸中毒、高氨血症等代谢危象表现,常有汗脚样体臭(sweat feet odor),多在新生儿早期死亡;Ⅱ型为新生儿起病不伴畸形,间歇性发病,在感染、饥饿、腹泻等应激状态下出现代谢危象表现;Ⅲ型为晚发型/温和型,青少年或成年期隐匿起病,通常表现进展性/波动性近端型肌病和运动不耐受,部分伴发作性消化道症状、低血糖或代谢性酸中毒,脂肪肝和脑病,发作期尿有机酸分析可见典型有机酸谱(戊二酸等),血脂酰肉碱谱分析中长链脂酰肉碱明显增加,缓解期好转,肌肉病理显示脂质沉积。相当一部分患者对维生素 B_2(核黄素)治疗预后良好,称为核黄素反应型(RR-MADD),给予大剂量维生素 B_2(30~120mg/d,分 3 次口服)。近年来我国在Ⅲ型 MADD 分子遗传学研究取得显著进展,发现我们的患者多存在 *ETFDH* 基因突变且有不同的突变热点,南方人群为 c.250G>A,北方人群为 c.770A>G 和 c.1227A>C(Wang,2011;吴志英,2011)。

(8) 肌肉辅酶 Q10 缺陷(muscle coenzyme Q10 deficiency):是儿童早期缓慢进展的 LSM,主要为肌肉线粒体内呼吸链辅酶 Q10 不足,口服大剂量辅酶 Q10 可改善病情。

2. 中性脂质贮积病 又称为多系统性甘油三酯贮积性疾病(multisystem triglyceride storage disease),此脂质代谢障碍与 β-氧化缺陷不同,脂质以非溶酶体及非膜封装的甘油三酯小滴形式在肌肉贮积。本病是进展性肌病,分为 NLSDI 和 NLSDM 两种类型。NLSDI 或称为 Chanarin 病(Chanarin disease),致病基因为 *ABHD5*,伴鱼鳞癣,肌病轻且进展性弛缓,有共济失调、神经性耳聋和小头畸形等神经系统表现;NLSDM 的致病基因为 *PNPLA2*,不伴鱼鳞癣,近、远端肌均可受累,一半患者伴心肌病。

(三) 线粒体肌病

线粒体是细胞内提供能量的重要细胞器,线粒体受损导致能量供应障碍引起疾病。临床表现如以横纹肌症状为主称线粒体肌病,同时伴脑损害称线粒体脑肌病,以脑损害为主称线粒体脑病。详见第十六章神经系统遗传

代谢性疾病,第十节线粒体病。

三、药物性和毒素性肌病

药物性和毒素性肌病(myopathies caused by drugs and toxins)是由药物和化学毒性物质所致,可直接作用于肌肉细胞或因电解质紊乱、肾衰竭、肌肉能量需求过高或氧气及营养物质输送障碍等继发肌肉病变。不同药物和毒素所致肌病的临床表现不同,一般具有以下临床特点:①原来无肌肉症状;②接触毒物或药物后延迟出现症状;③缺乏其他导致肌病原因;④停止接触毒物或相关药物后症状完全或部分消失。Curry 等(1989)报道约 100 种能引起横纹肌溶解和肌红蛋白尿的药物,这类药还在不断增加,具有肌肉毒性物质也列于表 3-14-4。

(一) 坏死性肌病

坏死性肌病(necrotizing myopathy)也称横纹肌溶解症(rhabdomyolysis),是由多种毒素或药物引起的横纹肌纤维迅速破坏,肌纤维破坏后肌红蛋白大量进入循环系统并由尿液排出,常合并肌红蛋白尿(myoglobinuria),称为伴肌红蛋白尿的坏死性多发性肌病或伴肌红蛋白尿的横纹肌溶解症。

导致肌肉坏死的原因很多,如急性炎症性肌病、糖原累积症、肉毒碱酰基转移酶缺陷、药物及中毒等。肌红蛋白尿并非坏死性肌病特有,可见于挤压伤、广泛肌肉梗死、癫痫持续状态、破伤风全身发作、恶性神经安定剂综合征(malignant neuroleptic syndrome)、激越性谵妄(agitated delirium)、长途跋涉、运动过度等。肌红蛋白尿与血红蛋白尿均为可乐色,肉眼难以鉴别,放射免疫检测法可区别。

【临床表现】

坏死性肌病有毒物接触或相关用药史。起病急,数小时内受损肌肉出现疼痛、无力,伴肿胀、压痛。局部皮肤和皮下结缔组织可发生充血肿胀,可伴低热。严重者四肢弛缓性瘫,腱反射消失。尿液呈可乐色或红葡萄酒色,严重者继发肾衰竭出现少尿、无尿。血清 CK、LDH 显著升高,肌红蛋白尿,尿蛋白增加,白细胞增多等。

【治疗】

病因治疗应及时停药或脱离毒物接触,肌红蛋白尿急性发作应积极支持疗法,急性期注意卧床休息,鼓励患者大量饮水或静脉补液,以稀释尿液。及早使用甘露醇或襻利尿剂可减少急性肾衰竭发生。同时口服或静脉滴注碳酸氢钠,碱化尿液,防止肌红蛋白沉积,保护肾功能;若出现肾衰竭性少尿或无尿,碳酸氢钠反而有害,建议早期透析治疗。

表 3-14-4　药物和毒物所致肌病的临床特征

肌病综合征	因素	临床特征	病理	实验室检查
坏死性肌病(横纹肌溶解)	他汀类药物 酒精滥用 氯贝丁酯(安妥明)、吉非罗齐 苯丙胺及其衍生物 过量维生素 E 有机磷 蛇毒 危重病者使用大剂量皮质类固醇 蘑菇毒素 可卡因	急性/亚急性肌肉疼痛 近端肌病;腱反射常保留 无痛性肌无力 严重急性中毒表现 神经肌肉阻滞剂(肌松剂)时易发生	坏死,再生 类结晶包涵体 肌凝蛋白丢失	CK↑↑ 肌红蛋白尿(+/-)
类固醇肌病	急性(大剂量静脉输注类固醇或用肌松剂时过度通气) 慢性	严重的近端和远端肢体无力 近端肢体无力、萎缩	Ⅱ型肌纤维坏死;肌凝蛋白丢失;空泡样变 Ⅱ型肌纤维萎缩	CK↑↑ 肌红蛋白尿(+) 血淋巴细胞增多
低血钾性肌病	利尿剂 缓泻剂 甘草,甘珀酸钠(生胃酮) 两性霉素 B,甲苯 酒精滥用	周期性肢体无力,腱反射减弱或消失,少有严重的肌红蛋白尿	坏死,再生,空泡形成	CK↑↑,肌红蛋白尿(+/-),低血钾
两性阳离子药物性肌病(溶酶体贮积病,脂质沉积症)	抗疟药:氯喹(>500mg)羟化氯喹 胺碘酮 马来酸哌克昔林(冠心宁)	近端肌肉疼痛和无力,感觉运动性神经病变,心肌病变	氯喹:空泡形成,光镜下可见致密结构	CK↑
蛋白质合成障碍	吐根糖浆,依米丁(吐根碱)	肌痛,近端肌无力,心肌病变	局灶性线粒体缺失,空泡形成	CK↑
抗微管肌病	秋水仙碱 长春新碱	近端肌肉无力,周围神经病变,CK 可正常	空泡性肌病(镶边空泡)	CK↑
炎症性肌病	D-青霉胺 普鲁卡因 西咪替丁? 鱼肉毒素?	近端肌肉疼痛,无力,可能伴有皮肤的改变	炎症,坏死,再生	CK↑ 肌红蛋白尿(+/-)
筋膜炎,肌周炎,微血管病	毒油综合征 嗜酸性粒细胞增多-肌痛综合征	肌痛,皮肤改变,周围神经病变,也可累及其他系统	血管炎,结缔组织浸润	嗜酸性粒细胞增多
线粒体肌病	齐多夫定 锗	近端肌痛,肌无力	破碎红纤维,坏死,再生	CK 正常或↑
其他	环孢素 拉贝洛尔 蒽环类抗生素 利福平,胺碘酮	有心肌病变		
肌内注射导致注射局部肌肉病变	急性:肌内注射多种药物,如先锋霉素,利多卡因,地西泮 慢性:反复肌内注射,如哌替啶、喷他佐辛(镇痛新),静脉药物滥用,抗生素(儿童)	局部疼痛,肿胀,偶有脓肿形成 注射肌肉的硬结和挛缩	局灶性坏死 明显纤维化和肌源性改变	CK↑ 正常

注:CK,血清肌酸激酶;↑轻度升高;↑↑中度升高。

（二）他汀类所致的肌病

他汀类所致的肌病（statin-induced myopathy）随其广泛用于降脂，副作用被广泛关注。他汀类分为两类：一类是真菌代谢产物，包括洛伐他汀、普伐他汀和辛伐他汀，肌肉损害较少见；另一类是新型合成药，如阿托伐他汀、氟伐他汀和西立伐他汀，肌肉损害相对较多，与吉非贝齐合用肌肉副作用更明显。

【病因和发病机制】

他汀类致肌病机制不明，有作者认为属于免疫性坏死性肌肉病，存在HMGCR抗体。也有认为与药物脂溶性有关，脂溶性越高，肌肉渗透越强，损害越大（Thompson，2003）；或可能与药物代谢相关。肝肾功能异常、甲状腺功能减退、糖尿病可增加发病风险；有研究表明SLCO1B1基因多态性可显著增加辛伐他汀相关性肌病风险，该基因编码有机阴离子转运蛋白1B1（OATP1B1）可调节肝脏对他汀摄取（Pasanen，2006）；有个案报道携带SLCO1B1基因多态的P4502C19弱代谢型患者服用阿托伐他汀出现横纹肌溶解症（Marusic，2012）。

【临床表现】

10%～15%服用他汀类的可能出现肌肉损害症状，表现急性或亚急性疼痛性近端肌无力，腱反射常保留；可为无症状性CK轻度升高，亦可发生横纹肌溶解。曾报道联合应用辛伐他汀与胺碘酮、氟康唑或达非唑出现严重横纹肌溶解症（Stankovi，2010；Marot，2011；Franz，2011）。患者可有肌肉僵硬和肌无力等症状，但CK水平正常（Phillips，2002）。

【治疗】

预防和早期发现尤为重要，使用他汀类药常规复查CK、LDH，对CK升高的患者，>5倍上限应暂时停药或换药；如CK水平轻微升高，如<5倍上限或无进行性增高可适当减量继续服用（Eckel，2010）。如必须合用其他降脂药，与非诺贝特合用较安全（Guo，2012），也可考虑依泽替米贝、胆汁酸螯合剂、ω-3脂肪酸或烟酸（Farnier，2011）。

（三）秋水仙碱所致神经肌肉病变

秋水仙碱为百合科植物中提取的一种生物碱，广泛用于痛风治疗，有肌肉毒性副作用，为肌源性及神经源性损害。肌肉病理可见镶边空泡形成。发病机制不清，可能与药物干扰微管蛋白的聚合，从而影响神经和肌肉骨架蛋结构有关。

【临床表现】

亚急性起病，近端肌无力、轻微肌痛，CK正常或轻微升高；偶见低血钾性周期性瘫痪或肌强直。脑神经支配肌及膈肌极少累及，部分患者表现多发性神经病，腱反射迟钝、远端感觉轻度缺失。肌肉活检提示肌源性和神经

源性损害，Gomori染色所见镶边空泡与包涵体肌病不同，多见于肌纤维中心。免疫组化检测LC3和p62标志物有助于鉴别（Lee，2012）。该药物虽主要从肝脏排泄，但严重急性坏死性肌病患者多合并肾功能不全，可能与肾功异常影响药物排泄有关。

本病应及时停药，数日或数周后无力症状改善，但神经损害有时不可逆。

四、酒精性肌病

酒精中毒可导致肌肉损害，称为酒精性肌病（alcoholic myopathy）。急性发生即为骨骼肌溶解，骨骼肌溶解导致肾脏衰竭。

【临床表现】

1. 中年男性多见，根据起病形式分为以下临床类型：

（1）急性型：是综合性医院横纹肌溶解症和肌红蛋白尿最常见的病因之一。常见于长期酗酒者一次大量饮酒后急性起病，肌肉损害可为全身性或局限性，表现严重肌肉疼痛及触痛、四肢及躯干肌水肿、肌无力，肢体水肿及疼痛可能与静脉血栓或淋巴循环阻塞有关。肌肉坏死导致血清CK及醛缩酶升高，肌红蛋白尿可引起急性肾衰竭。部分患者出现严重痛性肌痉挛、全身肌无力，伴血清CK升高、肌红蛋白尿、前臂缺血试验乳酸水平不升。通常需数周至数月逐渐恢复，常合并酒精性多发性神经病或其他神经肌肉综合征导致病情复杂、恢复缓慢；再次纵酒可复发。

（2）慢性型：多为酗酒者和慢性酒精中毒患者，女性临床症状比男性重（Charles，2007）。可由急性型演变而来，起病隐袭，病情缓慢进展，亚急性或慢性进展无痛性肌无力及肢体近端肌萎缩，腿部肌、腿远端及足神经病变轻微，偶可累及面肌，肌萎缩显著，肌肉触痛较轻，是酒精对肌肉直接毒性作用所致，称为慢性酒精性肌病（chronic alcoholic myopathy）。

（3）低钾型：亚急性起病，数日或数周内出现肢体近端肌无力、腱反射减低，无肌痛，血钾常<2mmol/L，尿钾无明显增多，钾丢失多因频繁呕吐、腹泻。肝酶和肌酶明显增高；肌肉活检可发现单纤维坏死及空泡变性。治疗可静脉补充氯化钾，每日约补充120mmol氯化钾，数日后改为口服。肌力可在7～14日逐渐恢复，肝酶及肌酶水平也随之恢复。

（4）亚临床型：又称隐匿型，临床无肌病症状及体征，肌电图及肌活检可见肌肉损害。

2. 血清醛缩酶、GOT、GPT、CK等明显升高。低钾型患者血钾中重度减少，EMG呈肌源性损害。肌肉活检急性型可见节段性肌纤维坏死与空泡变性，严重者肌细胞

肿胀,线粒体及肌丝破坏,并有细胞浸润;慢性型表现为散在陈旧性肌纤维坏死与萎缩,伴肌纤维再生现象。

治疗应戒酒,并采取对症治疗、营养支持。

第五节　先天性神经肌肉疾病

（袁云　王朝霞　俞萌）

先天性神经肌肉疾病(congenital neuromuscular disorders)是一组在出生后出现以骨骼肌无力为主要特征的疾病,包括先天性骨骼肌发育障碍、先天性关节挛缩、先天性肌病、先天性肌营养不良、先天性髓鞘发育不良性神经病以及先天发病的运动神经元病。本节主要讨论先天性骨骼肌发育障碍和先天性肌病。先天性髓鞘发育不良性神经病以及先天发病的运动神经元病将在其他章节进行详细介绍。

一、先天性肌肉发育障碍

先天性肌肉发育障碍或先天性肌肉畸形(congenital muscle deformities)包括先天性肌肉缺失、先天性肌纤维挛缩、先天性关节挛缩和限制性核性肌萎缩等。这些疾病的临床表现常常重叠出现。

（一）先天性肌肉缺失或发育不良

先天性肌肉缺失(congenital muscle absence)是一组以肌肉未发育为特征的骨骼肌疾病,患儿出生时就缺少某块肌肉,可出现于功能不重要肌肉如掌长肌,也可出现于功能重要肌肉如胸大肌、斜方肌、前锯肌和股四头肌等。先天性肌肉缺失常伴邻近非肌肉组织的先天性异常,如胸肌缺失常合并乳腺发育不全、并指和小指症,先天性部分腹肌缺失伴关节挛缩和输尿管、膀胱及生殖器官缺损。

先天性肌肉发育不良(congenital muscle hypoplasia)可表现局部的肌肉发育欠充分,比如为面肌发育障碍、手和上肢肌的发育不良、躯干肌发育不良和下肢肌发育不良等。

I. 面部肌肉发育不良

面部肌肉发育不良(facial muscular dysplasia)可以由面部肌肉本身的问题导致,也可以是相关的脑神经发育障碍导致的继发性神经源性肌萎缩,属于先天性神经支配发育不全综合征(congenital innervation dysgenesis syndrome)的范畴。

1. 先天性眼外肌纤维化(congenital fibrosis of extraocular muscle)　是最常见的单纯性先天性上睑下垂,与提睑肌纤维化及脂肪营养不良有关(Heidary,2008;Ha-nisch,2005),可以伴随眼球活动障碍,MRI检查提示眼球运动神经无异常,主要是眼外肌的脂肪化(Kim N,2018)。

【临床表现】

患者上视时出现提睑受限,下视时眼睑滞后,可伴视力下降。先天性眼外肌纤维化可伴手异常。根据伴随的眼部其他症状可分类为:

1型:与驱动蛋白基因突变有关,出现双侧上睑下垂、睑裂小及眼球上视不能,眼球水平活动减少。

2型:与ARIX基因突变有关,表现眼球活动障碍、眼球固定在外展位,动眼及滑车神经功能缺陷,眼球可上视到水平以上,上睑下垂,瞳孔小。

3型:是微管蛋白b3基因突变所致,表现各异,出现非对称性上睑下垂和眼球运动障碍,少数患者出现三叉神经损害、认知功能下降、面神经瘫痪和轴索性感觉运动性神经病。

2. 杜安综合征(Duane syndrome)　是一组罕见的先天性眼球运动障碍疾病,主要以眼球不能外展为特征,出现眼外肌瘫痪和内斜视,通常为单侧,以左眼较常见,与外展神经的神经通路异常有关。Jakob Stilling在1887年首先描述,Siegmund Türk(1896)也曾描述,1905年Duane对该病进行了详细讨论,2008年该病的致病基因被定位于CHN1(Miyake,2008)。

【临床表现】

患者以10岁以下的女孩多见,占斜视的1.9%。主要特征是受累眼球不能外展,眼内收不受限,眼球内收时出现回缩,伴有睑裂变小,眼球外展出现睑裂增大,辐辏运动差,面部向受累眼侧偏斜;眼球45°角偏向左侧或右侧,导致"矫正运动"出现错位眼;如非受累眼向右看时,受累眼球处于直视,当非受累眼球直视,受累眼球看向左侧。10%～20%的患者有阳性家族史,该综合征可合并其他眼部症状,即为杜安叠加综合征,包括颈髓异常(Klippel-Feil综合征)、Goldenhar综合征等。

Duane综合征的Brown分类包括:

A型:眼球外展受限,内收略受限。

B型:眼球外展受限,内收正常。

C型:眼球内收受限大于外展受限,产生相反的眼和头偏位,脸转向受累眼的对侧。

Duane综合征通常无须治疗,症状严重者可以手术治疗。

3. 心面综合征(cardiofacial syndrome)　也称为22q11.2基因缺失综合征或DiGeorge综合征或DiGeorge异常。患者出现先天性非对称性哭脸和心脏缺陷为特征。发病与第22常染色体长臂出现小段的q111.2缺失有关,个别患者与EYA1基因突变有关。

【临床表现】

临床表现变异很大,甚至在同一个家系的不同成员之间表现不同,可影响身体的多个部位,主要特征是先天性心脏缺陷,包括心脏房间隔或室间隔缺损,并可伴腭裂、神经肌肉病变和甲状旁腺发育不良,以及免疫异常而反复出现感染等。也可出现肾脏发育异常,后期出现甲状腺功能低下、甲状旁腺功能低下,精神分裂症发病风险增加 20~30 倍。

4. 默比厄斯综合征(Möbius syndrome)　是一种罕见的先天性疾病,以面肌瘫痪和眼球不能水平活动为特征。发病率约为 2/100 万~20/100 万,与面神经及外展神经发育不良有关,散发多见,推测与缺血性损害有关,目前发现该病致病基因。

【临床表现】

多数患者出生后即有双侧完全性面瘫,无表情和不能闭眼,婴儿期喂养困难。查体可见小下颌、小嘴、短舌,以及高腭弓或腭裂,牙齿异常,导致患儿语言障碍。因眼睑不能下垂,睡眠时睁眼,导致角膜干燥。眼球不能水平移动,患儿阅读或观察移动物体时需摆动头部观察,也不能双眼斜视观察同一方向,可伴肌张力下降,运动发育迟滞;偶伴三叉神经及听神经损害,一般智力正常。

Ⅱ. 手部和上肢肌肉发育不良

手部和上肢肌肉发育不良也称为 Holt-Oram 综合征。

【临床表现】

患者出现拇指缺失或发育不良,肘关节和腕关节挛缩,大鱼际肌发育不良,伴斜方肌发育不良,出现翼状肩胛等。肱二头肌发育不良导致肘关节不能屈曲,也可见单独掌长肌和指伸肌发育不良等。

Ⅲ. 躯干肌肉发育不良

躯干肌肉发育不良表现为先天性胸锁乳突肌及斜方肌缺失。

【临床表现】

患儿可出现斜颈。先天性斜颈多因出生时损伤胸锁乳突肌所致,表现肌腹呈白色梭形肿胀,肌纤维被结缔组织取代;临床症状始于出生后第 1 个月,与成人肌张力不全性斜颈不同,先天性斜颈是胸锁乳突肌挛缩所致,表现头持续偏向一侧,枕部向患侧轻度扭转;查体发现对侧胸锁乳突肌变硬。

先天性肱二头肌缺失引起肘关节伸性畸形,先天性肱三头肌缺失导致肘关节屈曲畸形,先天性股四头肌缺失产生膝关节屈曲畸形。

先天性胸肌发育不良可伴同侧上肢、手发育不良,出现并指和小指畸形、蹼状指,或伴有脊柱侧凸。胸大肌发育不全并短指综合征(pectoral aplasia-dysdactylia syndrome)也称为波兰综合征(Poland syndrome)。

Ⅳ. 下肢肌肉发育不良

下肢肌肉发育不良多见于股四头肌,伴膝关节屈曲挛缩,可合并髌骨缺如、先天性腓肠肌或胫前肌缺失等。MRI 检查证明骨骼肌缺失。

【治疗】

早期进行功能性骨骼肌移植是一种可行的疗法,可明显改善关节功能,如带蒂背阔肌治疗屈肘肌缺失,可使屈肘肌力达到 4~5 级。

(二)先天性关节挛缩

先天性关节挛缩(congenital joint contracture)是一组各种原因导致的不同临床特征的综合征,任何使得胎儿活动减少的原因都可能导致先天性关节挛缩,如单一肌肉缺失导致单个关节挛缩,多数肌萎缩和纤维化导致先天性多关节挛缩、远端关节挛缩,以及先天性畸形足等,诊断流程见图(图 3-14-17)。关节挛缩常伴有神经系统及躯体结构发育异常,如耳位偏低、宽扁鼻、小颌畸形和高拱形硬腭等,以及少见的短颈、先天性心脏病、肺发育不全和隐睾等。

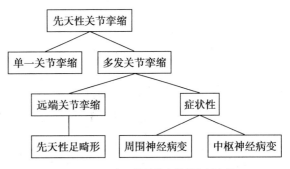

图 3-14-17　先天性关节挛缩的诊断流程

肌电图检查可判定失神经电位或肌源性损害。肌活检有无肌萎缩可明确判定 Werdnig-Hoffmann 病临床亚型。病变可延迟到学龄后出现,对婴幼儿和学龄儿童判断较困难;如早期评估无阳性所见,可行脑影像学检查和染色体分析。

Ⅰ. 先天性多关节挛缩症

先天性多关节挛缩症(arthrogryposis multiplex congenital)是一种出生后非进行性多关节挛缩和骨骼肌缺陷性疾病,一般累及 2 个以上的关节。发病率为 1/5 600~1/3 300。胎儿脊髓前角细胞发育不全可导致肌肉不均匀萎缩和局部瘫痪,神经支配正常的肌肉失去拮抗肌作用使关节挛缩,产生固定畸形;较少见的病因是肌源性疾病如先天性肌营养不良;新生儿周围神经病、新生儿重症肌无力及 Prader-Willi 综合征(子宫内肌张力降低)偶可合并关节挛缩。

【临床表现】

1. 95% 的多发性关节挛缩为散发性,早期表现缺乏胎动,伴骨骼肌发育不良,骨骼肌被脂肪和纤维结缔组织替代(Dane,2009)。临床常见对称性四肢受累,远端关节畸形比近端明显,严重程度排序为肘、膝、足、髋、手和肩;出现马蹄足、腕或手关节挛缩,部分患者伴髋关节或膝关节挛缩畸形;本病可出现近端大关节受累,与远端关节挛缩不同。

2. 由于约150多种疾病可能导致出生时关节挛缩,因此本病为排除性诊断。诊断时应行肌肉活检或基因检查。部分为神经源性损害导致关节挛缩,需肌电图检查证明。

Ⅱ. 远端关节挛缩症

远端关节挛缩症(distal arthrogryposis)是主要影响手或足部的先天性关节挛缩,新生儿发病率约1/3 000,具有显性遗传特征。特发性先天性远端关节挛缩与骨骼肌横纹收缩蛋白基因突变有关(Beals,2005),包括肌钙蛋白I2、T3,胚胎型肌球蛋白重链3,慢收缩骨骼肌肌球蛋白结合蛋白C1及原肌球蛋白基因等。

【临床表现】

1. 同一家系的不同患者间临床表现可有显著差异,根据临床表现不同可分为12种亚型(表3-14-5)。

表3-14-5　先天性远端关节挛缩不同亚型的临床表现及基因突变

亚型	临床表现	基因突变
1A型	单纯四肢远端关节屈曲挛缩	与原肌球蛋白基因突变有关
1B型	仅出现四肢远端关节畸形	与肌球蛋白结合蛋白C1基因突变有关
2A型	Freeman-Sheldon在综合征,伴随面部畸形如小嘴、三角脸等或脊柱侧弯	与肌球蛋白基因突变有关
2B型	Sheldon-Hall综合征,出现面部畸形,诸如耳位偏低、宽扁鼻、小颌畸形和高拱形硬腭等	与肌钙蛋白、肌球蛋白重链及原肌球蛋白基因突变有关
3型	Gordon综合征,伴随身材矮小、上睑下垂、椎体畸形、翼状胬肉和唇裂等	
4型	伴随脊柱侧弯、身材矮小、短颈、上睑下垂和表情少	
5型	伴随眼运动障碍、上睑下垂、视乳头发育异常以及四肢肌发育障碍	
6型	伴随神经性耳聋和脑小畸形	
7型	伴随牙关紧、身材矮小和短腿	
8型	伴随显性遗传性翼状胬肉综合征,出现上睑下垂、身材矮小、脊柱强直和肌萎缩	
9型	伴随先天性挛缩性蜘蛛指综合征以及脊柱侧凸、骨质疏松、大动脉病和肌肉发育不良	
10型	伴随先天性足掌屈曲挛缩	

2. 胎儿期常见胎动减少,出生后手和足关节挛缩,肢体远端肌无力和萎缩,常伴面部异常。隐性遗传患者可能存在智力发育迟滞。远端关节挛缩可见于先天性肌病,需肌肉活检确定是否合并先天性肌病。

Ⅲ. 先天性马蹄足畸形

先天性马蹄足畸形(congenital clubfoot),例如马蹄内翻足是多种疾病的表现,是远端关节畸形的最常见的特征,发生率为0.6/1 000~6.8/1 000婴儿,男孩是女孩的2倍。美国每年出生4 000个足畸形婴儿,或由于骨骼病变,或因维持踝关节和距跟舟骨关节的软组织畸形,涉及肌肉、肌腱、腱鞘、韧带或关节囊等(Gray,2012)。先天性足畸形主要与基因突变有关,9%的患者随疾病发展出现其他疾病的表现。

【临床表现】

先天性畸形足患儿表现非对称性远端关节挛缩,右侧较明显,以及马蹄足、内翻及内收畸形等;约75%的先天性畸形足是马蹄内翻足,通常双侧受累,家族中可有多人发病。关节畸形常伴躯体发育异常,如胫骨畸形和髋关节发育不良等。

【治疗】

治疗可采取夹板、支具或微创手术治疗(van Bosse HJP,2019),可能有助于恢复足部的正常解剖和功能。

二、先天性肌病

先天性肌病(congenital myopathy)是一组具有临床、

遗传及病理异质性的遗传性早发性骨骼肌疾病,以不同程度肌无力与肌肉活检特征性结构异常为特征,遗传方式可为常染色体隐性、常染色体显性或性连锁遗传。诊断依据特殊组织病理特点,少数先天性肌病的病理改变存在一定的重叠。常在出生时或儿童早期发病,有些病例可在成年期发病。

临床最常见的是中央核肌病、中央轴空肌病、杆状体肌病和先天性肌纤维型比例失调(Park YE,2018),其他少见的诸如多发微小轴空肌病、肌管肌病、还原体肌病(Hu,2019)等,多数患者具有非进展性肌肉病的特点。

【临床表现】

先天性肌病有类似的临床表现,单纯依靠临床表现不能确定先天性肌病类型,出生时或婴儿早期常出现肌张力低下和肌无力,主要是近端肌和肢带肌,类似肌营养不良或轻型脊肌萎缩症。肌病面容较常见,特别是杆状体肌病。肌管肌病和中央轴空肌病可见眼外肌受累。

肌病虽呈非进展性,但膈肌受累及全身肌无力不成比例,尤其杆状体肌病和多发微小轴空病。关节挛缩出现在一些严重的杆状体肌病和中央轴空肌病,脊柱前凸、强直、侧凸及关节松弛较常见,髋关节脱位是中央轴空肌病的突出特点。

【诊断】

患者血清 CK 一般正常,电生理检查对诊断很少帮助,MRI 可显示不同肌肉受累,选择性累及大腿肌和小腿肌与一些基因突变有关,和肌营养不良类似。该病的诊断主要依靠肌肉活检,由于许多先天性肌肉病相关的致病基因导致许多临床表现各异的不同肌病,同一个先天性肌肉病可以由不同的致病基因突变导致,因此不能单纯依据基因检查结果诊断为某种先天性肌病,正确的做法是先肌肉活检确定为某种肌肉病,而后去进行基因检查,确定导致这种先天性肌病的致病基因。

(一)中央核肌病或肌管肌病

中央核肌病或肌管肌病(centronuclear myopathy or myotubular myopathy)是一组先天性遗传性肌病,首先由 Spiro(1966)报道,包括常染色体遗传的中央核性肌病及性连锁遗传的肌管性肌病,共同的病变特征是肌纤维中央出现大而圆的肌核(Romero,2011)。性连锁遗传有严重的新生儿表现,肌管限定在此类病例,中央核更多用于描述婴儿期或儿童期的常染色体遗传病例。

肌管肌病的致病基因为 *MTM1* 基因,编码肌管素。常染色体隐性遗传性中央核肌病的致病基因包括 *RYR1*、*BIN1*、*TTN* 及 *SPEG*。常染色体显性遗传中央核肌病的致病基因主要是 *DNM2* 基因,编码的发动蛋白 2。发动蛋白 2 的作用涉及细胞内吞作用、细胞膜运输、肌动蛋白装配及中心体内聚。少见的染色体显性遗传中央核肌病的致病基因还包括 *BIN1*、*CCDC78*。

【病理】

特征性病变是出现大的位于肌纤维中央的核(图3-14-18)。Ⅰ型肌纤维占优势,许多肌纤维直径小,尤其Ⅰ型肌纤维。在没有切到细胞核的部位可以看到肌纤维中央出现氧化酶深染的颗粒样结构。在少数患者可以发现项链纤维(Casar-Borota O,2015),即肌纤维膜下有一圈氧化酶缺乏区。肌纤维坏死、构筑改变或肌纤维分裂不常见,间质纤维化也不明显。免疫组化染色显示肌纤维内结蛋白可增加。肌球蛋白亚型标记阳性肌纤维增加。对 *DNM2* 基因突变导致的显性遗传性中央核肌病,可见肌原纤维放射样分布,纵切面上肌核成链状排列,Ⅰ型肌纤维萎缩和占优势,以及出现Ⅱ C 肌纤维。

超微结构发现肌核位于肌纤维中央,肌纤维中央无核时存在线粒体和糖原聚集。

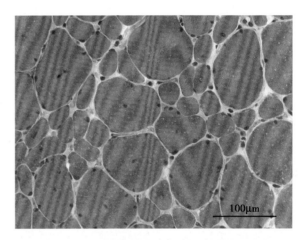

图 3-14-18　在中央核性肌病或肌管性肌病的肌纤维内,大的中央核出现在肌纤维的横切面(苏木素-伊红染色)

【临床表现】

1. 肌管肌病　在子宫内发病,妊娠并发羊水过多,母亲常有流产史和新生儿死亡史。出生时有显著肌张力低下、不同程度眼外肌瘫痪、关节挛缩、喂养困难、呼吸衰竭,常导致死亡。新生儿期如能维持呼吸,部分患儿可能存活。

2. 病中央核肌　常染色体隐性遗传在婴儿早期、晚期或儿童期发病,症状较严重,常染色体显性遗传患者在儿童后期或成人期发病,表现肌张力低下、运动发育迟滞、全身性肌无力和易疲劳,可见双侧面肌和咀嚼肌无力,眼外肌受累伴上睑下垂及构音障碍,多数患者腱反射下降或消失。肌无力患者可出现翼状肩胛和蹒跚步态,部分患者可见肌病面容、高腭弓、球样胸廓、脊柱侧弯、长指和马蹄内翻足等;少数患者出现癫痫发作和脑电图异常。

（二）先天性肌纤维型比例失调

先天性肌纤维型比例失调(congenital fiber typer dis-proportion)是常染色体隐性遗传或显性遗传,可能是肌纤维成熟过程中的发育缺陷(Clarke,2011),是指 I 型肌纤维的直径比 II 型小35%~40%,类似的现象出现在多种其他先天性肌病。实际上更像是一个综合征,在没有其他病理改变时才可诊断为该病。已发现多个基因突变与此病有关。

【病理】

先天性肌纤维型比例失调的病理学标准是,I 型肌纤维直径比 II 型肌纤维直径小至少达到12%,缺乏其他病理特征(图3-14-19)。I 型肌纤维占优势,出现 II C 型肌纤维和缺乏 II B 型肌纤维,偶尔有少量的肌核内移,极少有氧化酶活性改变和环状肌纤维。电镜检查发现小的 I 型纤维无基底膜皱褶。偶尔可见少量的肌纤维结构异常如轴空改变、肌核内移、杆状体、指纹体和微小轴空。

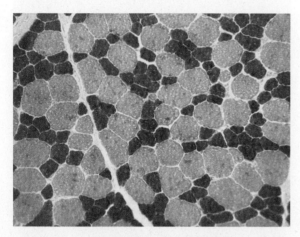

图 3-14-19　先天性肌纤维型比例失调出现小的深染 I 型肌纤维和 I 型肌纤维占优势(ATP 酶,pH 4.3)

【临床表现】

本病患儿均为软婴儿,出生后出现广泛的肌无力和肌张力低下,腱反射减低或消失(Lawlor,2010)。肌无力程度变异很大,下肢肌肉比上肢肌肉更易受累,但所有的躯干肌几乎都受累,严重者可出现呼吸衰竭,反复出现呼吸道感染。轻型患者可仅出现运动发育迟滞,一些病例在出生后第 1 年出现进展性肌无力,到第 2 年就不再进展。随着患儿年龄增长,疾病稳定或改善。

部分患儿体重低于正常的30%,身高低于正常的10%。50%的患儿存在手或足的不同程度挛缩或先天性髋关节脱位,常见的异常还包括高腭弓、脊柱后凸侧弯、足畸形-扁平足,偶可见高弓足。个别患者合并心肌病。

（三）中央轴空肌病

中央轴空病(central core disease,CCD)是最常见的先天性肌病之一,也是最早被诊断的先天性肌病。常染色体显性遗传,致病基因是 *RYR1* 基因,编码骨骼肌兰尼碱受体 1 蛋白,位于肌浆网,参与细胞浆钙离子水平调节及兴奋-收缩偶联,基因突变导致中央轴空肌病和恶性高热(Murayama,2016)。其他被报道可致常染色体显性遗传中央轴空病的致病基因包括 *SEPN1*、*MYH7* 基因。

【病理】

肌纤维分型正常,没有明显肌内衣结缔组织增生,主要病理改变是 I 型肌纤维出现轴空改变(图3-14-20),典型的轴空位于肌纤维中央或周边,多为单个,个别肌纤维出现 2 个,直径多在 10~20μm,轴空区缺乏线粒体,肌浆网和 T 管减少,周边区域略深染。轴空分为两个类型,一种是结构型轴空,保留肌原纤维 ATP 酶活性,轴空区域的肌原纤维常处于轻度收缩状态;另一种是无结构型轴空,轴空区域的肌原纤维 ATP 酶活性消失,肌原纤维结构严重破坏,伴水纹样 Z 线物质积聚。典型轴空沿肌纤维延伸相当长的距离,PAS 染色可见轴空的轮廓;免疫组化染色显示结蛋白积聚在轴空周边和内部,轴空还有 αB-晶体蛋白、γ-丝蛋白、小热休克蛋白和肌缩蛋白积聚。核内移可以出现在中央轴空性肌病的,偶尔可以看到杆状体。

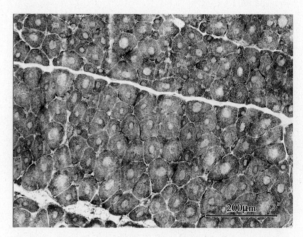

图 3-14-20　中央轴空肌病的肌纤维单一型,在肌纤维中央或周围可见大小不等的轴空(染色)

【临床表现】

严重患者多为常染色体显性遗传伴不全外显,也有常染色体隐性遗传。发病年龄 2~65 岁,主要表现轻度和非进展性肢体无力和运动发育迟滞。严重病例在母亲妊娠期无胎动,出生后出现肌无力、肌张力低下,但不常见。突出的症状是骨盆带肌和中轴肌群的肌无力,伴肌肉消瘦。患者从坐位起身、爬楼梯、跑步等均感困难或不能完成。查体可见四肢近端肌无力为主,也可影响远端;面肌受累较轻,可见睫毛征,咽喉肌和眼外肌一般不受累;腱反射对称性减弱,某些患者运动后可出现肌痉挛。患儿可伴有先天性髋关节脱位、脊柱后侧凸、弓形足或扁平足,有的患儿出现韧带松弛,偶尔出现髌骨不稳定等。

轻型患者在成年时出现症状,近端肌不成比例地受累,可被误诊为肢带型肌营养不良。多数患者病情稳定或进展缓慢,经过数年仅轻度加重,少数患者无症状。

本病患者有发生恶性高热的潜在风险。

肌电图显示短时限、低波幅动作电位,干扰相正常。血清 CK 通常正常或轻度升高。肌肉超声和 MRI 显示股四头肌选择性受累,对诊断具有提示意义。

(四)微小轴空肌病

微小轴空肌病(minicore myopathy)的临床表现不一,病变可以出现在多种疾病而没有特异性。多微小轴空肌病并非单一的疾病,而是已知的几种肌病的统称。目前已发现的致病基因包括 SEPN1、FXR1、RYR1、TTN、MYH7、MEGF10 等,其中 SEPN1 最多见。

【病理】

肌纤维直径变异轻度加大,肌核内移和轻度肌内衣纤维化,无间质增生。本病的典型组织病理学特征是肌纤维多个微小区域肌原纤维破坏和线粒体缺乏,氧化酶 NADH-TR、细胞色素氧化酶、琥珀酸脱氢酶染色出现小斑点状或弥散性染色缺失(图 3-14-21)。电镜超微结构可发现微小轴空区不同程度局限性肌原纤维破坏,或局部肌原纤维与周围肌原纤维错位,或出现 Z 线的水纹样改变,局部缺乏线粒体范围比肌原纤维破坏区更广。免疫细胞化学染色可发现结蛋白和肌缩蛋白聚集在轴空内,无结蛋白沉积。

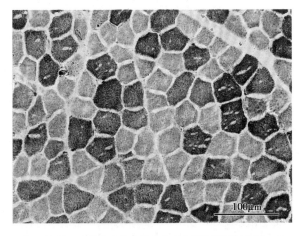

图 3-14-21　多发微小轴空肌病患者 Ⅰ 型肌纤维数量不一小的氧化酶染色缺失区(烟酰胺腺嘌呤二核苷酸四唑氧化还原酶染色)

【临床表现】

多发微小轴空病在儿童期发病。硒蛋白 N1(SEPN1)

基因突变导致的微小轴空病多有常染色体隐性遗传特点,出现明显的中轴肌无力,伴脊柱强直、脊柱侧凸、斜颈,以及与全身肌无力不成比例的呼吸肌受累。兰尼碱 1(RYR1)基因突变导致的微小轴空病具有常染色体显性或隐性遗传特征,除了近端肌无力和中轴肌无力,还可出现部分或完全性眼外肌瘫痪。有部分患者存在该基因突变,与中央轴空肌病临床表现类似。少数患者在胎儿期发病,生后出现多发性关节挛缩及轻中度呼吸肌功能减退。

(五)杆状体肌病

杆状体肌病(nemaline myopathy)是一组以肌纤维内出现杆状体为主要特点的常染色体隐性或显性遗传的骨骼肌疾病。已经发现超过 10 种致病基因突变与此病有关,其中编码 α-肌动蛋白 1(ACTA1)基因和编码伴肌动蛋白(NEB)基因突变最常见(Wallgren-Pettersson,2011)。ACTA1 基因突变主要导致显性遗传性杆状体肌病,个别患者出现隐性遗传性杆状体肌病。NEB 基因突变均导致隐性遗传性杆状体肌病,该基因有 183 个外显子和几个剪接位点,基因突变多数集中在 C 端。其他少见的致病基因包括显性遗传的 TPM3、TPM2 与 KBTBD13 基因以及隐性遗传的 TPM3、TPM2、TNNT1、CFL2、KBTBD13、KLHL40、KLHL41、LMOD3、MYPN 及 MYO18B 基因等。

【病理】

骨骼肌常见的病理改变是肌纤维直径变异加大,Ⅰ型肌纤维发育不良和/或 Ⅰ 型肌纤维单一型或占有优势,一般间质增生不明显。特征性改变是肌纤维内出现杆状体,杆状体在 Gomori 三色染色上出现红色杆状结构(图 3-14-22)。常簇状分布于肌纤维周边、靠近肌核或在肌纤维内,个别患者出现在核内。在伴 α-原肌球蛋白基因突变的病例可见 Ⅰ 型肌纤维萎缩和杆状体仅限于 Ⅰ 型肌纤维。核内移、肌纤维坏死、再生及纤维化不常见。在杆状体丰富区缺乏线粒体和氧化酶染色,类似微小轴空。

免疫组化染色可发现杆状体和 Z 线的主要成分是 α-辅肌动蛋白,也包含原肌球蛋白、肌动蛋白、肌缩蛋白,结蛋白出现在杆状体周围。杆状体样结构也可见于正常眼外肌和正常肌腱连接处,偶见于其他神经肌肉疾病。

在电镜下杆状体为电子致密物样结构,形状为杆状或卵圆形。常与肌节的纵轴平行(图 3-14-23)。杆状体多来源于 Z 线,有相似的网格结构。

【临床表现】

杆状体肌病患者主要表现全身无力,出现运动发育延迟,累及躯干肌和四肢肌,面肌、舌肌及咽喉肌也可受影响。杆状体肌病根据严重性和发病年龄可分为六类,这些类型可能重叠,也可出现严重的呼吸肌损害。

1. 先天性新生儿型　出生时出现严重肌张力低下、

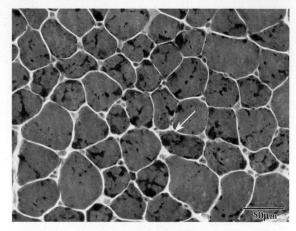

图 3-14-22　杆状体肌病的杆状体簇聚在多数肌纤维周边和一些肌纤维内（改良高茂瑞染色）

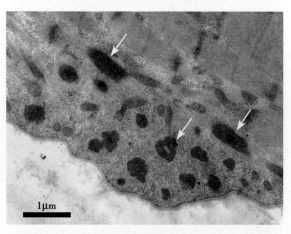

图 3-14-23　杆状体肌病在电镜下显示横向或纵向的杆状体（电子显微镜检查）

自主运动和呼吸缺乏，一些患儿在出生前发病，胎动减少；患儿身体虚弱，易出现呼吸道及肺感染，存活时间短。

2. 先天性中间型　出生后有抗重力运动和独立呼吸，但行走困难，需要反复进行辅助呼吸支持。

3. 婴儿早期型　最常见，呈相对非进展性或轻度进展性病程。患儿表现肌张力低下，运动发育延迟，全身肌无力主要累及面部和中轴肌，肌容积减少。常见喂养和呼吸困难，患者可独立行走。

4. 中间严重型　儿童较晚期发病，主要累及肢体近端肌，成年之前随年龄增长肌无力有所改善，常伴面部狭长，上腭呈弓形，脊柱后凸等，有时合并弓形足或足畸形。

5. 成年发病型　可为儿童先天性良性型杆状体肌病的延续，也可以是成年期发病的进行性肌无力，个别患者出现上睑下垂和中轴肌无力；也有患者表现严重的扩张型心肌病和膈肌瘫痪。

6. 无症状型　多出现于成年患者，常在肌肉活检时被发现。肌电图呈肌病样改变，血清酶 CK 等正常或轻度升高。

（六）其他的先天性肌病

其他的先天性肌病是依据组织化学，以及电镜下肌纤维细胞器独特的形态学改变来命名。

1. 这类肌病有的已明确遗传方式和基因突变，被单独确定为一种疾病类型，例如，肌原纤维肌病、还原体肌病（reducing body myopathy）和帽状病（cap disease）等。

2. 有一些先天性肌病的遗传方式和基因缺陷位点尚不明确，不能确定为一个独立疾病，包括指纹体（finger-print body）肌病、原肌管（sarcobubular）肌病、三层病（tril-aminar disease）、斑马体病（zebra body disease）、家族性肌病伴 Ⅰ 型纤维松解（familial myopathy with lysis in type 1 fibers）等。这些改变很可能代表肌肉非特异性改变，这些诊断有可能被逐渐淘汰。

三、先天性肌无力综合征

先天性肌无力综合征（congenital myasthenic syndrome，CMS）是一组遗传性神经肌肉接头传递障碍性疾病，包括突触前膜、突触间隙和突触后膜病变三大组综合征，突触后膜综合征又分为慢通道 CMS 和快通道 CMS，慢通道综合征具有显性遗传特征，其他类型均为隐性遗传，这类疾病确切分类最终依靠基因定位。临床表现类似重症肌无力或 Lambert-Eaton 综合征。

32 个基因的突变导致常染色体显性或常染色体隐性 CMS。这些突变涉及 8 个突触前蛋白、4 个突触间隙蛋白、15 个突触后蛋白和 5 个糖基化蛋白。这些蛋白质发挥离子通道、酶或结构、信号传递、感受器或转运蛋白的作用。最常见的致病基因是 ChAT、COLQ、RAPSN、CHRNE、DOK7 和 GFPT1。

【病理】

慢通道综合征患者肌活检组织学和组织化学检查显示，肌纤维大小不等、肌内衣纤维化、两型肌纤维成组萎缩、Ⅰ 型肌纤维占优势和管聚集（张巍，2015）；也可出现明显的 Ⅰ 型肌纤维发育不良，伴部分区域 Ⅱ 型肌纤维肥大等（图 3-14-24），或可见 Ⅰ 型肌纤维占优势和比例失调。超微形态学特征包括神经末梢突触囊泡变小，小终板内乙酰胆碱酯酶缺失，神经肌肉接头突触后膜去皱褶化。部分先天性肌无力综合征患者的终板无形态学改变。

【临床表现】

1. 先天性肌无力综合征患者在生后至成年期发病，慢通道综合征和家族性肢带型肌无力可在 20 或 30 余岁发病。典型病例在新生儿期哭泣和活动后出现眼肌和球

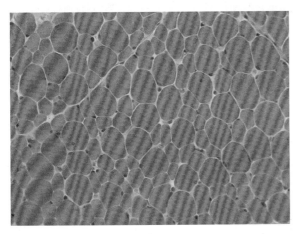

图 3-14-24　先天性肌无力综合征的肌纤维肥大和萎缩（苏木素-伊红染色）

部肌无力,以及呼吸功能不全,婴儿期和儿童期出现波动性眼肌瘫痪和活动后异常疲劳,运动发育正常或发育迟滞。临床症状有时在青少年期和成年期加重,部分患者可见脊柱侧弯畸形或四肢关节畸形等。

2. 临床常见以下三种临床综合征

（1）突触前综合征:表现呼吸短暂停止,眼外肌、面肌和呼吸肌无力,出现复视、咀嚼及吞咽困难。伴乙酰胆碱合成及包装异常患者可出现周期性发作的肌无力,常伴有发热和兴奋后引起呼吸功能不全。

（2）突触综合征:患儿早期出现喂养困难和呼吸困难,运动能力差,脊柱侧弯等。

（3）突触后综合征:见于婴儿,表现为严重的肌无力、喂养困难、呼吸困难,以及运动发育迟滞等,所有的患者都存在上睑下垂。慢通道综合征在婴儿或儿童期发病,出现进行性肌无力,青少年期出现呼吸困难和丧失行走能力。终板乙酰胆碱酯酶缺乏可见选择性颈、腕部和伸指肌严重无力。终板乙酰胆碱酯酶缺乏患者可见光反射延迟,终板乙酰胆碱酯酶缺乏。慢通道综合征及家族性肢带型肌无力综合征可不出现眼肌受累或非常轻微。DOK7基因突变主要导致四肢近端肌无力,腱反射通常正常,但终板乙酰胆碱酯酶缺乏、乙酰胆碱受体异常,以及严重的终板肌病可出现腱反射降低,查体肌疲劳试验阳性。

【诊断】

该病在成年人极易被误诊为抗体阴性的重症肌无力和肌病而进行错误的治疗,其误诊时间可达 30 年（Kao,2019）。诊断主要依靠神经电生理检查和重症肌无力抗体阴性。肌电图检查通常正常,在胆碱酯酶缺失型,神经传导测定单个刺激出现重复 CMAPs。突出后膜受累时低频重复电刺激可出现波幅递减,乙酰胆碱受体抗体（AChR-Ab）检查正常。对各亚型的鉴别需进行基因检查。

【治疗】

不同的基因突变采取的治疗措施存在很大差异。胆碱酯酶缺失型患者,使用胆碱酯酶抑制剂治疗症状会加重。突触后综合征的快通道综合征应用胆碱酯酶抑制剂,麻黄素、沙丁胺醇、奎尼丁、3,4-二氨基吡啶、氟西汀或阿曲库库铵也有良好的效果。DOK7 基因突变的先天性肌无力综合征使用沙丁胺醇治疗有效（Lashley,2010）。

第六节　以肌痉挛、肌痛和局部包块为特征的神经肌肉疾病

（刘明生）

痉挛（spasms）是个别肌肉或肌群的不自主收缩,分为阵挛性肌痉挛和强直性肌痉挛,阵挛性肌痉挛可见于面肌痉挛、喉肌痉挛和局灶性癫痫发作等。抽搐（twitch）是一块或一组肌肉的短促快速重复抽动,见于面肌痉挛、抽动秽语综合征及习惯性抽搐等。肌束震颤是静止状态下的成束肌肉不自主的收缩或抽搐,伴明显肌无力和肌萎缩常提示下运动神经元病变,见于肌萎缩侧索硬化和进行性脊髓性肌萎缩等,也见于累及脊髓灰质的病变（如脊髓空洞症或肿瘤）、脊髓前根病变（如椎间盘突出）及部分周围性神经病等。广泛束颤还见于严重脱水、电解质平衡紊乱、新斯的明过量或有机磷中毒等;肌肉收缩时也可出现肌束震颤,提示肌肉高度易激惹状态（原因不清）或脊髓灰质炎后遗症等。正常人也可出现束颤,肌电图正常,而且不伴肌无力和肌萎缩,应注意鉴别。本节中所列内容以症状表现为线索,病因多样,较为繁杂。尽管症状均以肌纤维兴奋和疼痛等为主要表现,但症状的发病机制并非均源于肌肉。部分疾病的机制并不清楚,有些内容虽有文献报道,但可能仅是一个以症状命名的综合征,并非单一疾病主体。在此列出,仅供临床医生参考。

一、肌痉挛

（一）痛性肌痉挛

痛性肌痉挛（cramp）也称肌肉痛性痉挛（muscle cramp）,是随意活动或伸展运动诱发单个肌肉剧烈收缩,常见于小腿部或足部,感觉肌肉拉紧和疼痛,不能随意松弛,肉眼可见肌肉紧绷,可与幻觉性痛性肌痉挛（illusory cramp）相区别。痛性肌痉挛夜间多发,并多在极其繁重的体力劳动后发生;白天和休息时极少发生,偶见于肌肉强力自主收缩和姿势调整时。在某些中枢性病变的患

者,如多发性硬化、肌萎缩侧索硬化或脊髓肿瘤等,锥体受累时,也可以出现痛性痉挛,但不属于肌肉本身病变所致。

【病因和发病机制】

痛性痉挛的疼痛是肌肉过度收缩引起,也可能与肌肉过度运动导致代谢紊乱和痉挛肌肉缺血有关;运动导致肌强直和疼痛可发展成痛性痉挛,可能与肌肉组织中参与有氧代谢的腺苷酸脱氢酶、促进三磷酸腺苷生成的腺苷酸激酶水平降低有关。

【临床表现】

1. 痛性肌痉挛发作前后有时可见肌束震颤(fasciculation),提示支配肌肉的运动神经元终末支过度兴奋。痉挛严重时可引起肌肉损伤,并导致肌肉触痛和运动时疼痛。疼痛可持续一日或更长时间,发作时按摩、牵拉或被动活动拮抗肌可缓解,心前区胸肌或膈肌痉挛可被误认为心脏或肺部疾病。大部分痛性肌痉挛发生于正常人,几乎每个人都有过类似体验。痛性肌痉挛可累及任何肌群,腓肠肌和足部肌肉常见,通常夜间发作,腿部受凉或白天活动过多易发生;若痛性肌痉挛发作极其频繁时,受累肌肉可出现假性肥大。

2. 痛性肌痉挛常严重影响运动员的竞技状态,活动时出现痛性痉挛为运动性肌痛,常见于妊娠、手足搐搦、大量出汗、失盐后脱水和低钠血症,以及代谢性疾病如尿毒症进行血透、低钙血症、甲状腺功能减退和低镁血症等(Rowland,1985),某些肌病如 Becker 型肌营养不良、先天性肌病等、运动神经元病早期、坐骨神经痛、神经根病变和周围神经病等(Layzer,1979)。

3. EMG 可见运动单位高频重复放电(200～300 次/s),通常先为单个运动单位重复放电,然后成对的运动单位重复放电,电活动逐渐扩散使受累肌肉同步放电,然后逐渐衰减至消失,持续数分钟。

【诊断和鉴别诊断】

1. 诊断 根据患者的临床症状不难作出诊断,特征性肌电图可为诊断提供证据。

2. 鉴别诊断 ①低钙性手足搐搦症:血钙降低常伴不自主的抽筋样痉挛,常见于肢体远端;神经叩击的敏感性增高,在茎乳孔附近轻叩面神经可诱发面肌抽搐(Chvostek 征),用压脉带束紧肢体近端可诱发腕痉挛(Trousseau 征);EMG 出现高频二联或三联运动单位电位,用频率 15～20 次/s 的刺激支配神经可使痉挛重现。②良性肌肉痉挛综合征(假性手足搐搦症):在儿童和青春期出现,痉挛累及肢体、颈前、腹部、大腿及小腿肌肉,表现类似手足搐搦,不伴低血钙,严重者几乎所有的姿势和自主运动均可诱发全身骨骼肌间歇性痉挛收缩,反复过度运动导致肌肥大,用 15 次/s 或更高的频率刺激神经,约半

数患者出现手足搐搦样肌痉挛,肌活检未见肌纤维异常;钙剂和安定不能缓解症状,苯妥英钠、奎宁、普鲁卡因胺和氯丙嗪对部分患者有效。③僵人综合征可出现严重的进行性痛性痉挛。④McArdle 病和肉碱脂酰转移酶缺乏导致生理性挛缩,表现为肌肉活动逐渐出现缩短和轻度疼痛,EMG 无明显电活动(相对电静息)。⑤幻觉性痛性痉挛只有痛性痉挛感觉,几乎无肌肉收缩,见于正常人及某些周围神经病患者。⑥Satoyoshi 曾报道一组病例,表现广泛严重肌痉挛,伴秃顶、闭经及胃肠吸收障碍,少数伴松果体破坏和发育迟滞,血钙正常,EMG 显示高频放电。

【治疗】

避免肌肉过劳和在寒冷中长时间暴露,饮用含盐水可预防痛性痉挛的发生,静脉注射高渗盐水或高渗葡萄糖可缓解症状。硫酸奎宁 300mg/次,3 次/d,或睡前给予 300mg,可有效地缓解痛性肌痉挛。不能耐受奎宁者,可口服盐酸苯海拉明 50mg/次或普鲁卡因胺 0.5～1.0g/次。白天发作的痛性痉挛用苯妥英钠、卡马西平、右丙氧芬及氯硝西泮可能有效。

(二)低钙性手足搐搦症

低钙性手足搐搦症(hypocalcemic tetany)是由于血液中钙、镁离子降低而导致的不自主痉挛。本病是神经纤维轴突表面不稳定性去极化所致,机制是:①神经对叩诊敏感如 Chvostek 征,叩击茎乳孔附近面神经可诱发面肌抽搐;②针极肌电图出现快频率 2～3 相运动单位电位提示神经兴奋性增高;③用止血带缚紧近端肢体导致肢体远端神经节段缺血诱发搐搦;④伴发麻刺感和轻刺痛提示感觉神经受激惹。

【临床表现】

患者轻者累及四肢远端腕足,重者波及除眼外肌以外的全身肌肉。高频电刺激(15～20Hz)可再现类似发作,过度换气或缺血缺氧状态也易诱发。

由于低钙血症本身即可导致轻度肌纤维受累,神经阻滞治疗不能完全消除搐搦。

(三)假性搐搦

假性搐搦(pseudotetany)是一种特发性良性肌痉挛,类似于搐搦,但血钙正常。高频电刺激(>15Hz)神经出现重复发放,肌活检大致正常。钙离子和地西泮对假性搐搦无效,部分病例对苯妥英、奎宁、普鲁卡因或氯丙嗪有效。

(四)Satoyoshi 综合征

该综合征由 Satoyoshi(1978)报道,病因不明,推测与自身免疫反应有关。

【临床表现】

本病表现广泛而严重肌痉挛,伴脱发、闭经、肠道吸

收障碍及频繁腹泻,某些病例伴骨骺破坏和生长发育迟滞。Satoyoshi 报道的患者绝大多数(日本人)小于 20 岁,有 2 例白种人中年发病,其中 1 例表现数十年的慢性腹泻、脱发,伴频繁发作的腓肠肌痛性肌疼挛,可见腓肠肌肌束震颤,此三联征高度提示 Satoyoshi 综合征。患者血清钙正常,EMG 仅提示肌疼挛特征性高频放电。

大剂量糖皮质激素短程冲击治疗对某些病例有效;亦可应用骨骼肌松弛剂丹曲林;有 1 例报道血浆交换有效。

二、持续性肌束震颤状态

持续性肌束震颤状态(states of persistent fasciculation)是一组临床易混淆的疾病,包括良性肌束震颤、肌纤维颤搐、连续性肌肉运动、僵人综合征和 Schwartz-Jampel 综合征等,某些病例临床上难以完全区分。

(一)良性肌束震颤

良性肌束震颤(benign fasciculation)是正常情况下小腿或其他部位肌肉偶然发生的肌束震颤,大多数没有病理意义。在肌萎缩侧索硬化(ALS)等疾病,也可以出现肌束震颤,但往往伴肌无力、肌萎缩和腱反射异常等,此时不属于良性肌束震颤。正常人可有一条肌肉或部分肌肉,如鱼际肌、眼睑肌、小腿肌或眼轮匝肌间断抽动,持续数日。

Cöers(1981)认为这类肌束震颤一定程度上反映运动神经终末病变,并发现数例患者神经末端潜伏期延长,部分病例运动神经末端变性及再生。青霉素可能破坏神经远端运动终末结构极化状态,导致肌肉抽动。目前看来,出现电生理异常或结构性病变的患者,不宜再称为良性肌束震颤。该类肌束震颤多呈良性型,数周或数月后消失;多年后亦未出现进行性脊肌萎缩症、多发性神经病或 ALS(Hudson,1978)。Blexrud(1993)报道一组 121 例良性肌束震颤患者,最长随访 30 多年,无一例进展为运动神经元病。

【临床表现】

良性肌束震颤通常不伴腱反射变化、感觉缺失、血清肌酶水平增高、神经传导速度异常和肌束震颤以外的 EMG 异常。患者常诉颤搐肌群无力,但查体无阳性发现;有些患者有游走性感觉障碍区,可有刺痛或烧灼感,活动时加剧,休息后消失,疲劳、无力是常见主诉。良性肌束震颤偶可泛化并持续数月或数年,或呈波动性,如经过数月间歇后再次发作,持续数周。肌电图检查提示与病理性肌束震颤不同,通常不伴有运动单位动作电位的异常和募集电位的异常。良性肌束震颤出现部位较恒定、频繁和而且有节律性。

诊断根据临床症状体征,血中钙和镁水平正常,肌电图特点等,与 ALS 鉴别。

患者常担心 ALS 早期体征来就诊,应详细地询问病史和认真的体格检查,根据肌力、肌容积和腱反射的改变排除器质性疾病。临床须注意与抑郁性神经症鉴别,患者表现精力减退和肌肉易疲劳感,肌束震颤也很明显。以肌束震颤为表现的患者,在经医生临床查体,甚至经电生理等必要检查后,被告知为良性束颤后,仍反复就医的患者,往往伴有焦虑症状,甚至出现疑病症状。

卡马西平及小剂量苯妥英钠可减轻肌束震颤及疲劳感。本病患者数年后未进展为脊髓性肌萎缩或 ALS,可获得最终恢复。

(二)肌疼挛束颤综合征

肌疼挛束颤综合征(cramp-fasciculation syndrome)可能是良性肌束震颤的变异型。

【临床表现】

患者常合并有痛性肌疼挛(cramps)、肌僵直(stiffness)及运动耐受性降低,疲劳感和肌痛等。患者因上述症状可能不同程度影响日常生活,但预后良好。EMG 发现刺激周围神经时,由于远端运动神经成串动作电位延迟,可见肌肉收缩所致的持续动作电位发放(Tahmoush,1991)。少数肌疼挛束颤综合征患者可在轴索上检出电压门控钾离子通道自身抗体。

应用卡马西平和加巴喷丁治疗可能有效。

(三)肌纤维颤搐

肌纤维颤搐(myokymia)是肌肉运动单位持续收缩引起的自发性抽搐,在皮肤下可见缓慢持续不规则的肌肉波纹状起伏或蠕动,可见于周围神经损伤后再生,多发性硬化累及面神经运动传出部分、Guillain-Barré 综合征以及臂丛和腰丛放射性损伤,副肿瘤综合征或免疫机制累及周围神经末梢电压门控钾通道(VGKC)等,偶见于运动神经元病的患者。因此运动神经元、前根、神经丛、神经末梢病变,均可导致肌纤维颤搐的发生。

【临床表现】

1. 肌纤维颤搐可局限或广泛,广泛性可伴轻度无力,局限性常见于肩部或下肢肌肉,某些病例可伴痛性肌疼挛。肌颤搐是单个或几个运动单位重复规律放电,可以伴有皮下肌肉蠕动样收缩,睡眠不消失。肌纤维颤搐、肌束震颤和痛性痉挛三者临床表现不同,但密切联系。常见于中毒性周围神经病(如铅中毒性)、放射性周围神经病变(如臂丛损害)、Guillain-Barré 综合征、脊髓病、多发性硬化、尿毒症、甲状腺毒症、慢性消耗性疾病和 Issacs 综合征等。

2. EMG 显示一个或几个运动单位自发和重复放电,频率 5~60Hz,通常间隔 0.2~10 秒后重复发放,多见于慢性运动神经轴突损害(图 3-14-25)。

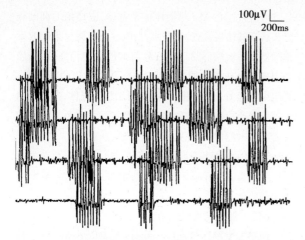

100μV
200ms

图 3-14-25　肌电图检测显示肌蠕颤放电,可见成簇的运动
单位电位反复发放。每一簇内是一个运动单位
以较快的频率发放,每簇之间发放频率一般小
于 2Hz

(四) 持续性肌纤维兴奋

持续性肌纤维兴奋(continuous muscle fiber activity)也称 Isaacs 综合征(Isaacs syndrome),泛指某一局部肌肉持续性收缩,松弛延迟。亦有用神经性肌强直(neuromyotonia)和广泛性肌纤维颤搐伴肌肉松弛延迟(widespread myokymia with delayed muscle relaxation)来描述此种状态,但两者本质相同,只是严重程度上不同,它与肌纤维颤搐的关系不清。

1961 年 Isaacs 最早报告,描述了 2 例男性患者,表现为持续的肌肉抽动和颤搐、僵硬和无力、可有体重下降和过度出汗。EMG 可见自发的高频的 MUAP 放电,称为"肌纤维持续兴奋综合征""肌颤搐多汗综合征"。睡眠、麻醉和局部普鲁卡因阻滞症状不消失,局部箭毒可以阻滞。1967 年报告另 1 例患者时描述了肌颤搐放电和神经性肌强直放电的特点。该综合征与电压门控钾钾离子通道异常有关。通常可以伴有其他自身免疫性疾病,如重症肌无力、胸腺瘤慢甲炎、Addison 病和其他免疫性疾病。VGKC 抗体阳性时要注意恶性肿瘤(Ahmed,2015)。

【临床表现】

1. 本病主要表现肌肉抽搐、痉挛和肌纤维颤搐,任何肌群均可受累,晚期病例可有全身肌肉僵直及一定程度肌无力,患者常主诉肌痛,严重肌痛不常见,腱反射减低或消失。儿童或成人期起病者有时合并多发性神经病或遗传性发作性共济失调。Morvan 首先报道亚急性进展性精神病或一种严重睡眠障碍与持续性肌肉纤维运动有关,大多数为特发性,有报道副肿瘤型患者体内发现电压门控钾离子通道抗体(Sawlani et al,2017)。

2. Armadillo 综合征(Armadillo syndrome)表现肌肉

僵直、运动缓慢及行走吃力等,严重病例所有的自主运动受累,睡眠中也持续存在肌肉活动。

3. EMG 周围神经过度兴奋的表现,束颤电位、肌颤搐电位、神经性肌强直放电和肌痉挛放电等,单个刺激也可以引起重复放电(图 3-14-26)(Niu,2017)。

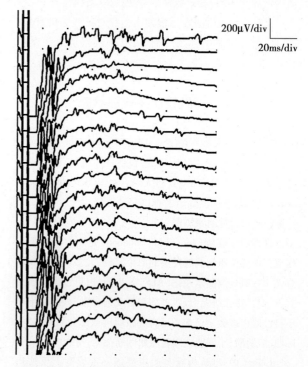

200μV/div
20ms/div

图 3-14-26　F 波测定时,单个电刺激后可见复合肌肉动作
电位后出现连续的重复放电,为神经轴索末梢
兴奋性异常所致

【治疗】

全麻和脊髓麻醉不能抑制肌强直发作(Lütschg,1978),箭毒可抑制发作;神经阻滞治疗多无效。乙酰唑胺(acetazolamide)可能对某些病例有效(Celebisoy,1998),苯妥英钠和卡马西平可缓解症状。特发性病例于数年后可自行缓解,在免疫机制参与的患者,可试用免疫球蛋白和/或血浆交换疗法。

(五) 僵人综合征

僵人综合征(stiff-person syndrome,SPS)是持续的剧烈的肌肉强直性痉挛状态,表现为躯干和四肢近端肌僵硬和强直,伴痛性痉挛,下肢明显,是一种散发的缓慢进展性疾病。本病罕见,由 Moersch 和 Woltman(1956)首先报道和命名,至今全球已报道许多病例,发生于女性的僵人综合征称为 stiff-person syndrome。

【病因和发病机制】

病因和发病机制不清,可合并其他自身免疫病如甲状腺炎、恶性贫血或免疫介导的白癜风等。Solimena 等(1990)发现 2/3 以上的僵人综合征患者有循环谷氨酸脱羧酶自身抗体（GADAb），提示可能与自身免疫反应有关；也可能与脊髓 α 运动神经元抑制性（GABA 源性）传入和兴奋性传入间平衡失调有关；睡眠、全麻或近端神经阻滞时症状消失提示肌强直为中枢性起源；胰岛素依赖型糖尿病伴胰岛细胞抗体阳性患者僵人综合征发病率高，支持自身免疫机制。其病变部位于脊髓，与不同机制导致闰绍细胞功能异常有关（Baizabal，2015）。

【临床表现】

1. 常在中年起病，发病隐袭，两性的发病率无差异，未发现遗传易感性。发病初期僵硬和痉挛间歇性发作，之后肢体近端和躯干肌逐渐出现持续性僵直，伴疼痛加剧。痉挛使患者行走如同机器人，腰椎明显前凸。被动移动受累的肢体有巨石样不可移动感，可明显感受到与上运动神经元性肌张力增高、锥体外系肌强直和反向张力增高（paratonia）不同。

2. 晚期患者可累及呼吸肌、吞咽肌及面部肌群，罕见眼肌受累，不出现破伤风的牙关紧闭（trismus）征象，患者最终卧床不能行动，双下肢屈曲呈马蹄足（equinus）。曾有患者在强烈痉挛发作时出现短时间发绀和呼吸暂停，一例患者发作时死亡。随病情进展，声音或其他感觉性刺激、试图被动或主动运动可诱发受累肌群出现痛性痉挛，伴多汗和血压升高。查体可见受累肌肉极度紧绷（特别是腰肌和臀肌），步态缓慢或受限，腱反射正常或增强。单肢僵直或"僵肢"综合征（"stiff-limb"syndrome）可能与全身型不同，也可能是该病的局部表现，几乎所有局灶型病例的谷氨酸脱羧酶（GAD）抗体呈阳性。

3. EMG 显示受累肌肉持续性的动作电位发放，在躯体感觉刺激或被动运动后若出现自发痉挛，则动作电位发放突然增加；运动单位正常，未发现远端运动神经病变，与肌纤维颤搐、持续性肌纤维兴奋不同。其经典的肌电图表现为，在主动肌和拮抗肌进行双通道肌电图记录，可见正常运动单位的同步发放，在静脉注射地西泮（安定）后，发放减少或消失。脑脊液细胞数及蛋白含量可增高，约 60%的患者脑脊液可检出寡克隆带。血液抗谷氨酸脱羧酶自身抗体可呈阳性，脑脊液抗体滴度高于外周血。

【诊断和鉴别诊断】

1. 诊断　根据典型临床症状体征、EMG 特点及药物反应等较易确诊。

2. 鉴别诊断　与破伤风、Isaacs 综合征和罕见的亚急性肌阵挛性脊髓神经元炎（subacute myoclonic spinal neuronitis）鉴别，僵人综合征和肌阵挛性脊髓神经元炎的剧烈肌痉挛和僵直是脊髓灰质 GABA 能中间神经元失抑制所致。应与锥体外系病变肌张力障碍（dystonia）、运动障碍（dyskinesia）以及皮质脊髓病变的肌强直和痉挛状态等鉴别。

【治疗】

1. 僵人综合征治疗首选地西泮，从小剂量逐渐加量，病情重者肌内或静脉注射 10～20mg；也可选用氯硝西泮（clonazepam）。巴氯芬（baclofen）也有一定的疗效。

2. 针对本病可能的自身免疫功能异常，可用血浆交换、大剂量糖皮质激素或静脉输注免疫球蛋白（IVIg），通常用药数周或数月有明显效果。

（六）先天性新生儿肌强直

先天性新生儿肌强直（congenital neonatal rigidity）或僵婴综合征（stiff-infant syndrome）由 Dudley 等（1979）首先报道。致死性病例可发现肌纤维丧失，伴骨骼肌和心肌纤维化，肌纤维大小较正常变异大，电镜下可见肌纤维 Z 盘改变。

【临床表现】

患儿 2 个月时可因全身肌强直引起呼吸急促，肌强直由颈部肌群开始，逐渐波及躯干和肢体。持续肌强直可见轻度肌肥大，2 岁时肌强直逐渐减轻。

应用辅助呼吸和胃肠道营养可使婴儿存活。

（七）Schwartz-Jampel 综合征

Schwartz-Jampel 综合征由 Schwartz 和 Jampel（1962）首先报道，为常染色体隐性遗传，又称为肌强直性软骨营养不良（myotonic chondrodystrophy）。

Schwartz-Jampel 综合征由基底膜蛋白多糖突变所致，基底膜蛋白多糖是一种硫酸肝蛋白聚糖，有连接骨骼肌和软骨基膜作用。该蛋白功能异常扰乱基底膜结构，导致胆碱酯酶簇集样改变及离子通道表达异常。肌细胞电镜可见 T 系统变宽、Z 盘呈流线形、线粒体变大等异常（Mathur，2017）。一例肌活检发现失神经改变（Fariello，1978）。Spaans（1990）研究 30 例 Schwartz-Jampel 综合征的病史特点、临床表现及 EMG，发现该病肌纤维膜氯离子导电性下降，氯离子导电性可被普鲁卡因胺、美西律（mexiletine）抑制。

【临床表现】

1. 患者有特征性容貌和躯体外观，如眼睑痉挛、矮小、萎缩型面容、耳位偏低、睑裂狭小、硬腭弓抬高和下腭后伸等，伴弥漫性骨干骺端发育异常及椎体扁平，主要表现伴肌僵直（stiffness）和眼睑痉挛（blepharospasm）为特征的肌纤维持续性收缩。肌强直发作频繁时明显影响步态，叩击肌肉可诱发叩击性肌强直（肌丘）。患者智力一般正常。30 例 Schwartz-Jampel 综合征的病史特点、临床表现及 EMG 显示，肌细胞膜导电性下降，导电性可被普鲁卡因胺、慢心律（mexiletine）抑制。Aberfeld 等（1965）描述一对同胞肌强直患者，伴矮小、弥漫性骨病变、眼及面部异常，认为可能是 Schwartz-Jampel 综合征变异型。

2. EMG 可见持续性肌肉动作电位发放,运动单位正常,伴高频放电和后放电,类似 Isaacs 综合征。此类放电是肌纤维本身引起,箭毒不能消除,普鲁卡因胺(procainamide)如同在其他肌强直性疾病作用一样,可阻滞肌细胞钠离子通道抑制放电。

普鲁卡因胺、苯妥英、地西泮和巴比妥对本病有效。

(八)涟漪样肌病

涟漪样肌病(rippling muscle disease)是一种罕见的家族性疾病,也称波纹状疾病,呈常染色体显性遗传,最初由 Ricker(1989)和 Burns(1994)等分别报道。家族性和散发病例均发现存在小窝蛋白缺陷,此种蛋白亦见于肌营养不良患者(Vorgerd,2001)。Ashok(2003)发现一些病例存在自身免疫病变。

【临床表现】

主要表现肌肉呈涟漪样收缩,叩击可诱发明显的肌丘,并伴疼痛,该种肌肉活动被认为是肌纤维搐搐的一种类型。EMG 未见肌强直放电和痉挛性动作电位,表明该病的基本异常位于肌膜。

三、肌挛缩、假性肌强直、破伤风及相关状态

(一)McArdle 病和 Tarui 病

麦卡德尔病(McArdle disease)由于磷酸化酶缺乏,Tarui 病由于磷酸果糖激酶缺乏引起生理性肌挛缩。详见本章第四节代谢性和中毒性肌病,肌磷酸化酶缺陷症及磷酸果糖激酶缺陷症。

儿童、青少年或成人期发病,表现为肢体无力、僵直,肢体活动时出现疼痛,休息时肌收缩和松弛均正常,用力活动特别是缺血时,由于肌肉不能松弛,故肌肉逐渐缩短导致挛缩。因挛缩肌肉无可利用之能量,故 EMG 肌收缩几乎表现为电静息,称为药理性或生理性挛缩(pharmacologic or physiologic contracture)。

(二)假性肌强直

假性肌强直(pseudomyotonia)可见于甲状腺功能减退的患者,发病与内质网中钙离子再聚集速度变慢、肌动蛋白与肌凝蛋白分离速度变慢有关。

【临床表现】

1. 表现为肌纤维收缩与松弛缓慢,诱发腱反射特别是踝反射易出现假性肌强直,肌肉变大,易出现肌肉水肿,用力时肌收缩缓慢。EMG 显示自主收缩后出现后电位,不同于真性肌强直的典型衰减样放电(waning discharges)。

2. Lambert(1957)及 Brody(1969)报道另一种相关综合征,表现运动诱发无痛性肌肉挛缩。运动时肌肉收缩正常,但松弛格外缓慢,Lambert 认为是肌强直的一种罕见类型,Brody 认为是松弛因子(relaxing factor)水平下降;松弛缓慢依旧归因于肌质网钙离子摄取减低。

(三)破伤风

破伤风(tetanus)是破伤风毒素作用于抑制性脊髓运动神经元,引起骨骼肌持续性痉挛收缩。

【病因和发病机制】

破伤风毒素有强力的中枢作用,对神经-肌肉接头同样有效。Price 等(1977)给动物局部注射破伤风毒素,发现毒素局限于神经-肌肉接头突触后膜运动终板,破伤风毒素与轴突膜表面神经节苷脂结合,通过轴浆流逆行至脊髓神经元引起破伤风症状。慢收缩 I 型肌纤维神经元对破伤风毒素更敏感,突触前膜内囊泡增加,乙酰胆碱传递被阻断,轴突终末损伤可导致肌肉纤维麻痹,出现纤颤电位和轴索出芽(axonal sprouting)。

【临床表现】

1. 正常条件下的肌肉自主收缩及视觉、听觉刺激均可诱发骨骼肌不自主持续性痉挛收缩,出现角弓反张;睡眠可使肌肉痉挛趋于缓解,脊髓麻醉和箭毒可缓解症状。

2. EMG 表现为动作电位高频发放类似干扰相。一旦肌肉发生持续性挛缩状态,在动物身上普鲁卡因封闭和神经切断不能改善短缩状态,这种肌短缩性挛缩(myostatic contracture)未有发生在人类的报道。

(四)黑寡妇蜘蛛叮咬伤

黑寡妇蜘蛛叮咬伤(black widow spider bite)是由黑蜘蛛毒素导致的一组痉挛、痛性肌痉挛、血管及自主神经症状。

蜘蛛毒素作用于突触前膜,使乙酰胆碱的释放速度加快,最终耗竭了突触前膜内的乙酰胆碱。有证据表明蜘蛛毒素可以嵌入突触前膜阻止囊泡内吞作用,导致离子通道功能障碍(Swift,1981)。

【临床表现】

黑寡妇蜘蛛叮咬伤后可在数分钟内出现痉挛和痛性痉挛,继之腹肌、躯干肌和腿部肌肉出现痛性强直,并表现肌无力,还可产生血管收缩、血压升高及自主神经兴奋性增高,如 24~48 小时未引起死亡,可完全恢复。

本病多为经验性治疗,如葡萄糖酸钙和地西泮静脉输注;硫酸镁静脉滴注可减少乙酰胆碱释放,有助于控制惊厥。流行区黑寡妇蜘蛛叮咬伤较常见,多备有抗血清,可用混合血清治疗,显著缩短病程。

(五)恶性高热

恶性高热(malignant hyperthermia)表现急性发作的广泛性肌强直,伴体温迅速升高、代谢性酸中毒及肌红蛋白尿等,可由麻醉剂或其他药物所诱发(详见第十五章神经肌肉离子通道病)。

四、肌痛状态

下面描述的许多肌肉疾病都可伴疼痛和不适,伴痛性肌痉挛或生化异常性挛缩(磷酸化酶和磷酸果糖激酶缺乏)时疼痛症状更明显。肌无力使肢体长期处于异常姿势,导致肌肉和肌腱牵拉损伤,见于先天性肌病和肌营养不良的患者。肌肉缺血状态如间歇性跛行也可出现疼痛;部分肌张力障碍患者同样伴有疼痛。弥漫性肌痛伴不适常是各种全身性感染的表现,如流感、布鲁菌病、登革热、科罗拉多蜱传热、鼻炭疽、麻疹、疟疾、回归热、风湿热、沙门菌病、弓形虫病、旋毛虫病、土拉菌病和钩端螺旋体性黄疸等。局限于一侧下胸部和腹部的剧烈疼痛,源于柯萨奇病毒感染的流行性肌痛(或胸膜痛)的可能性最大。脊髓灰质炎、Guillain-Barré 综合征也可出现疼痛或剧痛,疼痛可较肌无力症状早数日出现。肌痛也是多发性肌炎和皮肌炎的常见症状之一。

(一)风湿性多发性肌痛

风湿性多发性肌痛(polymyalgia rheumatica)常发生于老年或中年患者的肢体近端肌肉。

【临床表现】

通常表现为肢体近端肌痛,背部、肢体末端疼痛。肌肉酸痛可为弥漫性或不对称性,上肢近端及肩部明显,活动变得僵硬,关节周围组织和肌肉附着处最早受累,可有触痛。大部分患者血沉增快。肌痛伴全身症状,如体重减轻、头痛、疲劳,更支持风湿性多发性肌痛的诊断,泼尼松试验性治疗 48 小时肌痛减轻可支持诊断。

(二)纤维性肌痛

纤维性肌痛(fibromyalgia)是肌肉、筋膜和肌腱的疼痛,也可能由纤维组织炎症所致。

【临床表现】

患者于休息后活动时单一肌肉或肌群可出现疼痛、触痛,特别在暴露于寒冷、潮湿环境或轻微创伤后易出现,但通常没有特别诱因,亦无肌腱、肌肉或关节病变的证据;颈部及肩部是肌痛最常见的部位,有时僵硬、触痛区域的直径可达数厘米,并可触及纤维肌炎症性小结(fibrositic nodules),主动收缩或被动牵拉受累肌肉可加剧疼痛有一定诊断价值。患者常常伴有疲劳感、失眠和头晕、情绪低落等症状。少数病例数周症状可缓解;局部热敷、按摩可缓解症状;多数患者常步入慢性病程。

【诊断和鉴别诊断】

1. 诊断 根据包括疼痛中心区(靶点)在内的广泛性疼痛,分布于肌肉、肌腱或骨骼 18 个典型区中的 11 个位点,承受 4 公斤压力可产生疼痛,疼痛集中于肩部和椎旁区,触痛区可有一个结节或纤维带。疼痛与肠激惹综合征、膀胱激惹综合征、痛经、慢性头痛及不耐受寒冷有关,许多患者有类似慢性疲劳综合征的主诉。

2. 鉴别诊断 须注意在少数情况下,类似综合征数

日后被证实是神经根炎、臂神经炎或带状疱疹的前驱症状(Goldenberg,1993)。

【治疗】

纤维性肌痛是可治疗的疾病,物理疗法往往有效;合并躯体主诉的患者可予以对症处理,可使用阿米替林等抗抑郁药物,有一定疗效。

(三)其他肌痛状态

其他肌痛状态包括多发性肌痛、肌痛-肌纤维自发性收缩综合征等。

【临床表现】

1. 多发性肌痛(polymyalgia) 发生于过度运动后的自然现象,有自限性,肌肉酸痛不是出现于运动时,而是在运动后数小时或一两日。但如果肌痛持续存在,经过一段时间调整后不能减轻和缓解,特别是患者血沉加快时,则有可能是某种疾病的临床表现之一。部分患者肌活检发现非特异性间质结节样肌炎、风湿性多发性肌炎或巨细胞性动脉炎。已发现有些患者肌腺苷酸脱氨酶缺乏,剧烈运动后 CK 快速上升。部分患者活动后休息时出现特发性腿痛,有些患者因备受折磨不得不采取坐式生活方式,服用止痛药无效。据报道 2 例 Ca-ATP 酶缺乏患者用钙通道阻滞剂如维拉帕米(verapamil)120mg,1 次/d,可缓解症状。本病须与性连锁遗传性代谢性疾病 Fabry 病、腿痛及动趾综合征(syndromes of painful legs and moving toes)及不安腿综合征等鉴别。

2. 肌痛-肌束颤动综合征(muscular pain-fasciculation syndrome) 表现为消瘦虚弱的成年人出现难以描述的多发性肌痛,可伴痛性痉挛或肌纤维自发性收缩,如伴有精神心理方面的症状,与抑郁症或癔症较难区别。临床诊断时还需除外风湿性疾病、布鲁菌病、甲状腺功能减退、甲状旁腺功能亢进、肾小管酸中毒伴肌病、低磷酸血症、低血糖、先天性磷酸化酶缺乏症(McArdle 病)或磷酸果糖激酶缺乏症(Tarui 病)等。后组疾病患者剧烈活动后常有肌肉酸痛、僵硬和跛行。Mills 和 Edwards(1983)认为,血沉和血清 CK 水平是有价值的筛选试验。

五、局部肌肉肿块

临床有时可发现肌肉有一块或多块肿块,可能有不同的意义。

1. 剧烈运动和牵拉引起肌肉断裂,可听见锐响,肌肉收缩时局部膨出和疼痛,并有收缩力减弱等不适感,股二头肌和比目鱼肌最常受累。治疗应立即手术修补,不可延误治疗时机。

2. 肌肉出血可因创伤、出血性疾病、应用抗凝剂并发症、伤寒及其他感染性疾病等,正恢复的横纹肌损伤患者再次受到轻微创伤后,短跑运动员比赛过程中出现外伤,腿部肌肉也可出现痛性局限性血肿。

3. 肌肉肿瘤,包括硬纤维瘤(纤维组织良性过度生长,常见于剖宫产妇女腹壁韧带状瘤)、横纹肌肉瘤(高度恶性,易复发转移)、脂肪肉瘤和血管瘤等。较大肌肉下面的神经纤维瘤或神经纤维肉瘤,体检和 MRI 检查常难辨别,肌肉损伤后形成的假性肿瘤有时很大,由交错再生的肌纤维和成纤维细胞构成,是对创伤的良性反应。也有报道几例患者施行整块肌肉切除术发现是横纹肌肉瘤。此外,淋巴瘤易发生肌肉转移形成肌肉包块。

4. 动脉、静脉血栓导致肌肉充血或梗死,控制不良的糖尿病患者可出现特殊的肌肉梗死(Banker,1973),常累及大腿前部,有时波及下肢的其他肌肉。大腿突然疼痛、肿胀,伴或不伴触痛的肿块,同侧或对侧大腿复发性梗死是其特征性表现。典型的临床经过和 MRI 扫描可有助于诊断,避免肌肉活检。肌肉梗死范围扩大可能是主动脉或髂动脉粥样硬化斑块脱落栓塞肌肉的中、小动脉,使血管闭塞。确诊后应制动患肢,从而避免出现严重的出血并发症。

5. 胫骨前综合征(pretibial syndrome)或骨筋膜间室综合征(compartment syndrome)发生于直接打击或压迫性创伤,过量活动如长途跋涉、锻炼前未做充分准备活动等,或由于动脉栓塞所致的缺血性梗死,出现趾长伸肌、趾伸肌和胫前肌群肿胀。由于肌肉被骨及胫前筋膜紧紧包裹,肿胀可引起缺血性坏死和肌凝蛋白血尿,严重时也可压迫邻近的腓总神经。切开胫前筋膜减压受累肌群,可防止肌肉发生永久性损害。前臂肌群亦可发生类似的病理改变。

六、骨化性肌炎

骨化性肌炎(myositis ossificans)系肌肉内骨质沉积所致。局限型是外伤后累及单个肌肉或肌群,进展型肌肉广泛受累,与外伤无关。

(一)局限性或外伤性骨化性肌炎

局限性或外伤性骨化性肌炎(localized or traumatic myositis ossificans)是肌肉外伤导致一条肌肉撕裂或反复轻微创伤所致,在肌肉内形成疼痛区,该区逐渐形成硬如软骨的包块,4~7 周可触摸到坚硬的骨性包块,在 CT 和 X 线下清晰可见。

该病常见于健壮的成年男性,常发生在股内侧肌群(经常骑马者),其次是胸大肌、肱二头肌。终止导致外伤性的运动后,骨性包块数月后可逐渐缩小。

(二)全身性骨化性肌炎

全身性骨化性肌炎(generalized myositis ossificans)也称进展性骨化性肌炎,表现为沿肌肉筋膜形成广泛骨质。由 Munchmeyer 于 1896 年首先报道,此病极为罕见,Lutwak(1964)从文献中收集到 264 例。

发病机制尚不明了,可能与常染色体显性遗传有关。

骨化性肌炎分子基础不明,成骨蛋白过度表达是可能的原因。小鼠成骨蛋白过度表达会导致异位骨形成,既可能是该蛋白不当表达,也可能是在信号蛋白及其受体之间的过度结合所致(Glaser,2003)。病变最初为间质性肌炎或纤维组织炎,活检显示广泛间质性结缔组织增生,其间存在小炎症性细胞,数周后相邻的肌肉纤维扭曲变形,后期结缔组织内形成骨和软骨,包裹完整的肌纤维。

【临床表现】

1. 90%的病例在婴儿和儿童期发病,已报道病例中近75%伴有先天性异常,常见大足趾或拇指缺如,也可见其他指(趾)发育异常;可伴生殖腺发育不全、耳聋和上门齿缺如等。首发症状是椎旁肌或颈肌内出现坚硬的肿块,其他肌肉也可出现,有触痛,肌肉收缩时轻度不适,肿块表面皮肤变红并轻度肿胀。部分患者怀疑外伤所致,但数月后其他肌肉相继受累,可排除外伤所致。X 线片不能发现早期肿块,6~12 个月可发现钙沉积,患者感觉肌肉内肿块如石头般坚硬。随病情进展肌肉运动功能逐渐受限,畸形也渐明显。

2. 相邻肌肉和关节处形成钙化骨桥,导致脊柱、下颌和肢体僵直,脊柱侧凸及胸廓活动受限,最终患者将被"石化"。钙沉积(实际上是骨化)若发生在臀部和膝部软组织,则可能使患者截瘫或偏瘫(麻痹性骨化性肌炎),或者成为其他运动功能受限(如投掷动作)的病因。

3. 本病可自发缓解,病程某阶段可数年不进展,如病情持续进展可导致全身衰竭和呼吸窘迫,患者最终死于肺炎或其他感染。

【诊断和鉴别诊断】

1. 诊断 主要根据临床症状、体征及 X 线片所见。

2. 鉴别诊断 ①与普遍性钙质沉积鉴别,后者常与硬皮病或多发性肌炎有关,特征是钙盐沉积在皮肤、皮下组织及包裹肌肉的结缔组织;骨化性肌炎是肌肉内部骨质形成。②长期服用大剂量维生素 D 可能导致钙盐在皮肤、关节和皮下组织沉积。

【治疗】

药物治疗可用二磷酸盐制剂,如乙烯-1-羟基-1-二磷酸盐(EHDP)口服,抑制钙、磷沉积,有可能逆转骨化形成(Russell,1972)。全身性骨化性肌炎可用激素治疗,泼尼松可使部分普遍性钙质沉积患者病情好转。一旦明确骨性沉积是某些病变的病因,可手术切除。

参考文献

第十五章　神经肌肉离子通道病
Neuromuscular Ion Channel Diseases

（王维治　张华）

第一节 概述

离子通道病(ion channel disease)是离子通道功能异常引起的一组疾病,主要侵及神经和肌肉系统,心脏和肾脏等器官也可受累。自从周期性瘫痪作为第一个离子通道病被提出后(Ptacek et al,1991),随着近年来分子生物学和分子遗传学的进展及离子通道病研究的进步,人们对离子通道与神经肌肉疾病关系的认识也在逐渐深入。迄今为止,已报道20余种神经肌肉疾病与通道基因突变有关(Fred et al,1999;Spillane et al,2016)。

【研究史】

早在1890年,威廉·奥斯特瓦尔德(1909年诺贝尔化学奖获得者)就推测离子进出细胞会传递信息。20世纪20年代,科学家证实存在一些供离子出入的细胞膜通道。50年代初,阿兰·霍奇金和安德鲁·哈克斯利发现,离子从一个神经细胞中出来,进入另一个神经细胞可以传递信息。为此,他们获得了1963年诺贝尔生理学或医学奖。不过,那时科学家并不知道离子通道的结构和工作原理。

20世纪50年代中期,科学家发现细胞膜中存在着某种通道只允许水分子出入,人们称为水通道。因为水对于生命至关重要,可以说水通道是最重要的一种细胞膜通道。尽管科学家发现存在水通道,但水通道到底是什么却一直是个谜。20世纪80年代中期,美国科学家彼得·阿格雷(Peter Agre)研究了不同的细胞膜蛋白,经过反复研究,他发现一种被称为水通道蛋白的细胞膜蛋白就是人们寻找已久的水通道。为了验证自己的发现,阿格雷把含有水通道蛋白的细胞和去除了这种蛋白的细胞进行了对比试验,结果前者能够吸水,后者不能。为进一步验证,他又制造了两种人造细胞膜,一种含有水通道蛋白,另一种则不含这种蛋白。他将这两种人造细胞膜分别做成泡状物,然后放在水中,结果第一种泡状物吸收了很多水而膨胀,第二种则没有变化。这些充分表明,水通道蛋白具有吸收水分子的功能。2000年,阿格雷与其他研究人员一起公布了世界第一张水通道蛋白的高清晰度立体照片,照片揭示了这种蛋白的特殊结构只允许水分子通过。

水通道的发现开辟了一个新的研究领域,科学家发现水通道蛋白广泛存在于动物、植物和微生物中,它的种类很多,仅人体内就有11种。它具有十分重要的功能,比如在人的肾脏中就起着关键的过滤作用。通常一个成年人每天要产生170L的原尿,原尿经过肾小球中的水通道蛋白的过滤,其中大部分水分被人体循环利用,最终只有1~2L的尿液排出人体。

1988年,罗德里克·麦金农(Roderick MacKinnon)利用X射线晶体成像技术获得了世界第一张离子通道的高清晰度照片,第一次从原子层次揭示了离子通道的工作原理。这张照片上的离子通道取自青链霉菌,也是一种蛋白。麦金农的方法是革命性的,它可以让科学家观测离子在进入离子通道前的状态,在通道中的状态,以及穿过通道后的状态。对水通道和离子通道的研究意义重大。很多疾病,比如一些神经系统病和心血管疾病就是由于细胞膜通道功能紊乱造成的,对细胞膜通道的研究可以帮助科学家寻找具体的病因,并研制相应的药物。另外,利用不同的细胞膜通道,可以调节细胞的功能,从而达到治疗疾病的目的。中药的一个重要功能是调节人体体液的成分和不同成分的浓度,这些成分可以通过不同细胞膜通道调节细胞的功能。有专家认为,对细胞膜通道的研究可以为揭示中医药的科学原理提供重要的途径。

2003年诺贝尔化学奖授予这两位美国科学家,分别表彰他们在发现细胞膜水通道,以及对离子通道结构和机制研究作出的开创性贡献。

神经肌肉离子通道病主要包括癫痫、偏头痛、共济失调、周期性瘫痪、肌无力、肌强直等一些较常见的遗传性神经、肌肉疾病,虽然临床表现各异,但在发病机制上都与离子通道的功能异常有关,因此被统称为离子通道病。周期性瘫痪(periodic paralysis)和遗传性肌强直(hereditary myotonia),是目前了解比较多的离子通道病(Lehmann-Horn et al,2004;Ricker et al,1994),主要特征如表3-15-1所示。

【离子通道结构和分类】

离子通道是贯穿于质膜或细胞器膜的大分子蛋白质,中央形成通过离子的亲水性孔道,离子通道是神经系统传递信号的基本元件。离子通道因通过的离子不同分为钠通道、钾通道、钙通道和氯通道等,目前已克隆出离子通道达百余种,可分为非门控性和门控性通道,后者又分为电压门控和配体门控通道。

1. 阳离子通道 包括钙通道、钾通道和钠通道,在进化上是相关联的,具有相似的结构。

(1)钙通道:由α1、α2、β、γ、δ等亚单位组成。可分为两大类:①钙进入通道:钙从细胞外进入细胞内,包括由去极化开放的电压门钙通道(voltage-gated calcium channels,VGC)、由化学信息如谷氨酸开放的配体门钙通道(ligand-gated calcium channels,LGC),以及细胞内钙储存耗尽激活的容量钙进入通道(capacitative calcium entry channels,CCE)。②钙释放通道:使细胞内钙从细胞器储存部位进入细胞浆,包括兰尼碱受体(ryanodine receptor,RYR)和1,4,5-三磷酸肌醇受体。VGC和RYR均涉及神经系统疾病。

表 3-15-1 离子通道病的遗传性肌强直和周期性瘫痪的主要特征

特征	先天性肌强直（汤姆森）	全身性肌强直（贝克尔）	高钾型周期性瘫痪	先天性副肌强直（尤兰柏格）	低钾型周期性瘫痪	恶性高热	安德森病
遗传方式	显性	隐性	显性	显性	显性	显性	显性
基因	CLCN1	CLCN1	SCN4A	SCN4A	DHP 受体	RYR1	KCNJ2
通道蛋白	CLC1	CLC1	α 亚单位	α 亚单位	二氢吡啶受体	利阿诺定受体	内向整流 K 通道
肌强直(电生理)	++	++	+/-	++	-	-	-
肌强直(临床)	++	+++	+/-	-	-	-	-
副肌强直(临床)	-	-	+/-	+++	-	-	-
性瘫痪	-	-	+++	+/-	+++	-	+
起病	先天到童年后期	童年后期或更早	10 岁前	出生时强直性疾病	童年后期到 30 岁	所有年龄	童年
诱发因素							
随运动增加	-	-	-	+++	-	-	+
运动后出现	++	++	++	-	++	-	-
禁食	-	-	+	-	-	-	-
碳水化合物	-	-	-	-	+	-	-
钾离子	-	-	++	+/-	-	-	-
寒冷	+	+	+	+++	+	-	-
妊娠	+	+	++	++	-	-	?
热身现象	++	++	+	-	+	-	-
累及颅部肌肉	+	+	+	++	-	-	++
肌肥大	++	+	-	-	-	-	-
永久性肌病	-	+	++	-	-	-	+
发作时血清 CK	正常到临界值	升高 2~3 倍	升高	升高 5~10 倍	正常至轻度升高	显著升高	正常
发作时血清 K	正常	正常	升高	正常	下降	正常	高、低或正常
发作间期血清 K	正常	正常	正常	正常	正常	正常	正常
显著的肌肉病理(空泡肌病)	-	-	++	-	++	横纹肌溶解	肌管聚集
治疗	如需要,肌强直可用美西律	如需要,肌强直可用美西律	发作时,葡萄糖和钙;预防,乙酰唑胺,碳水化合物,低钾饮食	如需要,肌强直可用美西律	发作时 KCl,发作间期乙酰唑胺	静脉注射丹曲林	乙酰唑胺

注:-:无;+/-:有/无;+:轻度;++:中度;+++:重度。

电压门钙通道是含有 30~230kDa 的蛋白亚单位异构体,异构体产生不同的通道亚型,每个 α1 亚单位由 6 个穿膜片段组成 4 个同源功能区,形成穿膜孔及表达大多数药物结合部位的通道;辅助亚单位包括跨膜 α2-δ 复合物,可增加钙电流强度和结合抗癫痫药加巴喷丁(gabapentin);细胞浆 β 亚单位可调整通道的电流强度、电压依赖性、激活与失活特性等。

钙通道亚型具有不同的电生理和药理特性,与α1亚单位结构不同有关。①持久型(L型)钙通道:在心血管、内分泌及神经组织中表达,参与肌肉收缩和激素释放,L型钙通道含α1S、α1C和α1D型亚单位,对二氢吡啶类药物如硝苯地平(硝苯吡啶)、尼莫地平、维拉帕米(异搏定)和地尔硫草敏感;α1S亚单位仅在骨骼肌上表达,α1C和α1D亚单位则在神经元上表达。②短暂型(T型)钙通道:低电压即可激活,在心肌和神经元表达,新的钙通道拮抗剂mibefradil可阻断T型钙通道。③N型(非L非T型)钙通道:含α1B亚单位,可被美洲锥形食肉蜗牛肽毒素和ω-毒素 GⅥA、MⅦA阻断。④P(蒲肯野细胞)型和Q型通道:含α1A亚单位,两者密切相关,均可被美洲蜘蛛 agelenposisaperta 毒液ω-agatoxin ⅣA阻断;N型和P/Q型通道主要位于神经元,特别是突触前膜,主要与神经递质释放有关。

兰尼碱受体一词源于其可与植物生物碱利阿诺定(ryanodine)相互作用。RYR由4个完全相同的蛋白亚单位组成,每个亚单位约为550kDa。在人类发现有三类RYR,RYR1主要存在于骨骼肌,RYR2见于心肌,RYR3见于脑。肌纤维膜去极化时,骨骼肌和心肌肌浆网中RYR释放钙进入细胞浆,产生兴奋-收缩耦联。这一过程由肌膜动作电位通过横管系统(T系)传布完成,T系统是一种肌膜皱褶,在特定区域(三联管系统)与肌浆网接触。横小管的L型钙通道与肌浆网中RYR相互作用,促使钙释放。L型钙通道和RYR耦联也发生在神经元中。RYR的药理作用十分复杂,活性受多种配体的影响,包括激活剂(钙及低浓度RYR、环二磷酸腺苷-核糖、咖啡因及氟烷)和抑制剂(钙及高浓度RYR、钌红及丹曲洛林)等。

(2)钠通道:由α、β1、β2亚单位构成,α亚单位是主要部分,约为1 800个氨基酸,有4个亚区,每一亚区均有类似钾通道的S1~S6的六个跨膜片段,S4片段也是高度极化的电压感受器;β亚基是调节钠通道功能的重要分子。钠通道广泛存在于轴突起始部位、郎飞结、神经肌肉突触后膜处,可产生电流,克服膜电容和膜电阻,产生及传播动作电位。

(3)钾通道:是进化中最早出现的离子通道,由4个α亚单位所构成,每个亚单位由6个跨膜片段(S1~S6)组成,含有1或2个功能区。目前钾通道主要分为四大类:①电压门控 K^+ 通道(Kv):又可分为瞬时外向钾通道和延迟外向钾通道,主要参与调节动作电位的复极过程。② Ca^{2+} 激活型钾通道(Kca):该通道受电压和 Ca^{2+} 的双重门控,有两个独特功能区域,由去极化激活,同时受胞内钙离子浓度调控,在神经元和肌细胞兴奋性调节过程中

起重要作用。③内向整流型钾通道(Kir):由两次穿膜螺旋和夹于其间的H段构成,为四跨膜结构单孔道,对心脏动作电位平台期形成起主要作用,参与维持静息膜电位。ATP敏感钾通道(K_{ATP})属于Kir家族,其开放产生一种快速、可被ATP抑制的电流。④双P区型钾通道(K_{2P}):结构特点为α亚单位的6个跨膜片段具有2个功能区(双P区),分别位于S1与S2、S3与S4间,两个功能区经S2和S3串联相同,故又称为串联P区钾通道,其广泛分布于兴奋和非兴奋组织中,参与调节背景钾电流和钾漏流。

2. 阴离子通道 即氯通道,不仅可转运 Cl^- ,还可转运其他阴离子甚至带负电荷的氨基酸。可分为电压门控氯通道(voltage-gated chloride channels)、cAMP/蛋白激酶A激活的氯通道、 Ca^{2+} 激活的氯通道、容量调节氯通道和配体门控氯通道。与阳离子通道不同,电压门控氯离子通道结构是由两个完全相同的亚基组成的二聚体,每个亚基自身形成 Cl^- 孔道。氯通道在细胞兴奋性调节、细胞增殖、凋亡、容量调节和pH调节等方面具有重要作用。

【离子通道功能】

离子通道在信号沿神经传导到肌肉收缩装置的整个过程中起重要作用。沿轴突传导的信号(动作电位)来源于电压门控钠通道和钾通道的依次开放,动作电位到达神经末梢后,激活电压门控钙通道,使钙离子进入末梢,将神经递质乙酰胆碱(ACh)释放到突触间隙,与烟碱型乙酰胆碱受体(AChR)结合,引起钠离子进入,使突触部位肌细胞膜去极化,此为配体门控离子通道。这种局部去极化激活邻近的电压门控钠通道,使动作电位沿肌纤维表面传播,进入横管,激活骨骼肌两种主要类型的钙通道,位于T管膜的双氢吡啶受体(dihydropyridine receptor,DHPR)和位于肌质网的终池RYR,DHPR属于L型电压依赖钙通道,RYR为钙释放通道,二者耦联后,DHPR作为RYR电压感受装置,将钙离子由肌质网释放到胞浆中,引起肌肉收缩;位于T管和肌肉表面的氯通道再将肌细胞膜电位回复到静态水平。

离子通道功能改变可引起疾病,离子通道病已被确立为一大类疾病,包括神经性和非神经性疾病。这类疾病的临床表现有某些相似之处,如发作性症状和发作诱因等。通道病可能伴蛋白质缺陷,但尚未确定与人类疾病有关,如移码突变引起小鼠VGC-β亚单位截短,导致常染色体隐性淡漠(1h)表型,表现为共济失调、局部运动性及失神样发作;类似α1A亚单位突变引起的小鼠蹒跚(tg)表型,提示通道孔形成或辅助性通道亚单位受累,均可能产生通道病。

突变蛋白质引起常染色体显性遗传病通常包括三种机制(Gurnett et al,1996):①功能增强:通道改变使蛋白

质活性异常增加,如低钾型周期性瘫痪和家族性偏瘫性偏头痛的错义突变,均属此种;②单倍体不足导致功能丧失:正常基因复制蛋白质的量不足以维持正常细胞功能,如发作性共济失调2型由于多肽链引早终止,不能产生功能蛋白质;③优势负性作用:突变蛋白质干扰正常蛋白质的活性,如SCA6异常的α1A亚单位可能干扰P/Q通道装配。

VGC和RYR在神经系统功能方面起重要作用,许多疾病的表现型似可部分反映通道亚型部位和组织异质性。骨骼肌VGC或RYR1上的α1S亚单位突变产生肌肉疾病,如低钾型周期性瘫痪和中央轴空病;主要位于小脑和运动神经末梢P/Q型钙通道的α1A亚单位,无论突变或抗体产生均可引起共济失调和神经肌肉症状。钙通道病的分子学研究可以推动治疗学的进展,如乙酰唑胺反应性低钾型周期性瘫痪可以有效治疗,功能增强性通道病可用钙通道拮抗剂,证实遗传异质性使现有的治疗药物达到更合理的个体化治疗。钙通道拮抗剂对多种神经疾病有效,如L型钙通道拮抗剂氟桂利嗪和维拉帕米(异搏定)可作为预防偏头痛和丛集性头痛的二线药物(Greenberg,1986),尼莫地平常规用于治疗动脉瘤性蛛网膜下腔出血后血管痉挛,减少脑梗死的发生,推测作用是抑制钙依赖性脑血管平滑肌收缩(Pickard et al,1989;Bebin et al,1994);氟桂利嗪对部分性癫痫发作和全身性强直-阵挛发作也可能有效(Bebin et al,1994)。

目前已鉴定9种VGC亚单位基因和3种RYR基因,其变异型与多种神经疾病有关(Gurnett et al,1996)。迄今所有的遗传性钙通道病均为常染色体显性遗传,通常表现为蛋白质功能改变,不是简单的缺失,可表现为多种突变,如单核苷酸替换的错义突变产生长度正常、功能异常的蛋白质,移码和拼接位点突变导致转译过早终止和产生截短的蛋白质、三核苷酸重复序列扩增等(Chavis et al,1996)。了解与某一通道功能区有关的突变位点,有助于推测某种特定突变如何通过改变电压敏感性、离子选择性、渗透性或失活特性影响通道的功能。

第二节 中枢神经系统通道病

一、中枢神经系统钙通道病

(一)家族性偏瘫型偏头痛

家族性偏瘫型偏头痛(familial hemiplegic migraine,FHM)是常染色体显性遗传性钙通道病。约50%的家族与19号染色体短臂上的一个位点链锁(Joutel et al,1993),已鉴定了CACNL1A4基因的四种错义突变,此基因编码P/Q电压门钙通道α1A亚单位(Ophoff et al,1996)。这些突变可能通过改变电压敏感性、离子选择性或渗透性、通道失活特性影响通道功能。小鼠直立基因中一种相似的错义突变可产生蹒跚(tg)表型,表现为失神发作、运动性癫痫发作和共济失调。P/Q型通道功能损害导致5-羟色胺释放缺陷,可能使CACNL1A4突变与偏瘫型偏头痛的发病有关。

【临床表现】

FHM的特征性表现是偏头痛伴恶心、畏光和恐声,发作时多有先兆,如偏瘫、癫痫发作、视网膜变性、听觉减退和小脑功能障碍等。发作通常始于儿童期或青春期,典型表现为短暂性偏瘫,持续数小时至数日,有时呈持续性,可发生眼球震颤、共济失调和小脑萎缩等。一级亲属中至少一人有同样的发作。部分患者在儿童期发病后,症状会在成年期复发(Indelicato et al,2018)。

【治疗方法】

治疗类似传统类型偏头痛。非选择性钙离子通道阻滞剂也具有良好效果并且耐受良好(Evers,2009)。

(二)发作性共济失调2型

发作性共济失调2型(episodic ataxia type 2)是常染色体显性遗传钙通道病,与家族性偏瘫型偏头痛的同一基因CACNL1A4突变有关(Ophoff et al,1996),移码和拼接位点突变可导致转译过早终止,产生截短和无功能性通道。近期研究发现,一些患者出现了基因CACNL1A1突变(Balck,2018;Park,2018)。

【临床表现】

在儿童后期或青春期发病,常因应激(情绪或胃肠道刺激)、运动或疲劳诱发,表现为持续数小时至数日的发作性共济失调,约50%的患者可伴偏头痛,包括基底动脉型偏头痛。患者可能有共济失调、眼球震颤、构音不清和眩晕等,呈进行性,常见小脑萎缩和发作性眼球震颤,发作间期可见眼球震颤。突变严重者出现失神发作、严重共济失调和早亡。与发作性共济失调1型相比,无肌纤维颤搐。乙酰唑胺治疗有效。

(三)脊髓小脑性共济失调6型

脊髓小脑性共济失调6型(spinocerebellar ataxia 6,SCAs6)是常染色体显性遗传性钙通道病。本组疾病的机制已明了,发现多处位点基因缺损是编码多聚谷氨酰胺系统CAG三核苷酸重复序列扩增所致。三核苷酸CAG、CGG或GAA重复序列扩增已被证实是数种神经疾病的原发病因,其中CAG重复扩增与一组神经系统退行性病变有关,均为晚发性和进行性中枢神经元退变,机制不清,可能与参与细胞程序死亡的蛋白有关,谷氨酰胺酶转变为毒性代谢产物、肽类异常堆积也起作用。在一些

SCA6 家族中,CAG 重复序列扩增影响 CACNL1A4 基因,CAG 重复序列从正常的 4~16 个增加至 21~27 个。

【病理】

尸体解剖显示小脑和脑干萎缩,伴蒲肯野细胞、颗粒细胞、齿状核和下橄榄核神经元丧失。

【临床表现】

SCAs1~7 型均表现为逐渐进行性全小脑功能障碍,SCA6 表现为轻度缓慢进展的小脑性共济失调和本体感觉丧失。病程可长达 20~30 年。多于成年发病,40~50 岁出现症状,可伴或不伴认知功能受损、眼症状、锥体系及锥体外系症状和周围神经受累。一项多中心研究(EUROSCA)表明,SCA6 的 5 年生存率为 98%,10 年生存率为 87%,高于 SCAs1~3 型(Diallo et al,2018)。临床特点包括眼震、构音困难、肢体和步态共济失调、振动觉及位置觉损害,病程晚期可出现吞咽困难。CT、MRI 检查可见小脑萎缩。

二、中枢神经系统钾通道病

(一) 良性家族性新生儿癫痫

良性家族性新生儿癫痫(benign familial neonatal convulsions,BFNC)是常染色体显性遗传病和神经钾通道病。迄今已报道在电压敏感性钾通道基因 KCNQ2(20q13.3)有 7 个突变(Biervert et al,1998),KCNQ3(8q24.22-24.3)有 1 个突变(Charlier et al,1998),突变改变了孔区域和/或胞浆亚区羧基端的结构,引起潜在的功能丧失。KCNQ2 突变出现在超过 90% 的 BFNC 病例中。基因型与诊断、治疗反应性高度相关(Al Yazidi,2017)。

BFNC 多在出生后 1 周内发病,数月内可自发消失,特征性表现是短暂频繁的全身性痫性发作,发作症状可为强直性抽动、呼吸表浅及自动症,眼部体征可有凝视、眨眼和注视分离,患儿行为及智能发育正常。EEG 可见广泛衰减,出现与症状相关的慢波、棘波和暴发抑制等。苯巴比妥或者左乙拉西坦治疗有效(Shellhaas,2017)。

(二) 发作性共济失调 1 型

发作性共济失调 1 型(episodic ataxia type 1,EA1)是常染色体显性遗传病及神经钾通道病。发作特征与发作性小脑神经元兴奋性障碍及周围运动神经元持续高兴奋性有关。

【发病机制】

EA1 与 12p13 上的 KCNA1 链锁(Scheffer et al,1998),目前已发现几个错义突变,并已在蟾蜍卵细胞中表达。模仿体内条件将突变型与野生型共表达,电流下降 26%~100%,呈现一种阴性作用。这些突变在哺乳类细胞的表达也可观察到类似的作用。这种延迟的整流器

复极效应降低,导致宽大的动作电位和递质释放延长(Boland et al,1997)。由于 KCNA1 可在小脑细胞中高度表达,活动时抑制与兴奋失平衡可使运动失控,产生共济失调。肌颤搐可能由于周围运动神经元反复放电所致,后者因钾电流降低使动作电位复极减慢,阻碍超极化。

【临床表现】

本病的特征性表现是动作及活动可诱发共济失调步态和肢体远端阵挛,持续数秒至数分钟。发作间期有面肌和远端肢体抽搐发作。

【治疗】

治疗可试用卡马西平,乙酰唑胺,对患者运动性失调发作可能有一定的疗效。行为治疗例如避免应激,噪声,咖啡因,环境温度改变等可以降低疾病发作。抗癫痫药物可以显著降低某些个体中的发作频率。支持性治疗(如物理治疗)可降低后来发生的骨科并发症的风险(Hasan,2018)。

三、中枢神经系统钠通道病

伴热性惊厥的全身性癫痫(generalized epilepsy with febrile seizures)是神经钠通道病(Wallace et al,1998)。研究证明此病与染色体 19q13.1 链锁,该区域内编码电压门控钠通道 β1-亚单位的 SCN1B 点突变导致 Cys-121-Trp,突变使维持正常细胞外免疫球蛋白样皱褶的二硫化物"桥"发生改变。爪蟾卵细胞研究证明,突变可逆转 β-亚单位对通道的门控动力学作用,引起钠通道慢失活,与骨骼肌 α-亚单位的突变作用相似。尽管心肌和骨骼肌也表达 SCN1B,但不出现症状,表明 β1-亚单位对脑的钠通道异构型的组织特异作用。

热性惊厥在儿童期发病,可持续到 6 岁以后,继而出现非热性全身性发作,直至青春期可能终止。

四、中枢神经系统氯通道病

遗传性过度惊跳症(hereditary hyperekplexia)是中枢神经系统遗传性氯离子通道病(Marina et al,2009)。基因标记分析将致病基因定位于甘氨酸受体 α1 亚单位(GLRA1)位点的突变。甘氨酸受体作为配体门控氯离子通道主要起着突触后超极化效能。在脑干与脊髓处发挥抑制性突触作用,对调节肌张力起重要作用。

本病在临床上主要分为遗传性过度惊跳大发作和遗传性过度惊跳小发作。过度惊跳大发作的临床表现为出生后特别是婴儿期出现全身僵硬,患者对意外刺激表现出过度的惊吓反应,惊吓反应后出现短暂的全身僵硬而跌倒。过度惊跳小发作表现为过度惊吓反应而无全身僵

硬跌倒。病情严重时可以导致新生儿突然死亡，心功能衰竭或喉部痉挛（Agarwalla，2018）。

本病预后通常良好，症状随年龄增长而逐渐减轻，应注意预防患者跌倒时易导致损伤。症状发作时可用安定类药物治疗。

五、其他中枢神经系统离子通道病

视神经脊髓炎（neuromyelitis optica，NMO）是选择性损伤视神经和脊髓的自身免疫性疾病，临床上具有复发或单向病程。目前认为，NMO 是与多发性硬化不同的疾病，也是一种离子通道病（Benavente et al，2011）。

NMO 的发病机制目前尚未完全阐明，大量研究提示未知的抗体刺激导致 NMO-IgG 生成，NMO-IgG 通过血脑屏障缺损处，到达神经胶质细胞膜的水通道蛋白 4（AQP4）处，使 AQP4 激活并激活炎症反应。AQP4 是中枢神经系统的重要水通道蛋白，是水通过细胞膜的通道。研究表明，AQP4 与 NMO-IgG 结合可能是 NMO 最初的发病机制，2015 年美国神经病学会 *Neurology* 杂志发表的《视神经脊髓炎谱系疾病（NMOSD）诊断标准国际共识》决定将视神经脊髓炎（NMO）统一命名为视神经脊髓炎谱系疾病（NMOSD），包括视神经炎、脊髓炎、视神经脊髓炎等一系列疾病谱，并且根据水通道蛋白 4 抗体阳性情况分为抗体阳性和抗体阴性两类，其诊断和治疗都有所不同。艾库组单抗（eculizumab）于 2019 年获得美国 FDA 批准，用于治疗抗 AQP4 抗体阳性 NMOSD 患者，该药也是美国 FDA 批准的第一种治疗 NMOSD 的药物。

第三节　骨骼肌通道病

一、骨骼肌钙通道病

骨骼肌钙通道病包括低钾型周期性瘫痪、恶性高热和中央轴空病，后二者是等位基因病（Loke et al，1998）。

（一）低钾型周期性瘫痪

低钾型周期性瘫痪（hypokalemic periodic paralysis，HypoPP）是一组以反复发作的突发骨骼肌弛缓性瘫痪为特征的疾病，发病时多伴有血清钾水平降低，通常由活动诱发，休息后缓解，确切的应称为发作性瘫痪（episodic paralyses）。HypoPP 是周期性瘫痪中了解最多的一型，由 Cavare（1863）首先描述，Westphal（1885）和 Oppenheim（1891）分别作了报道，Goldflam（1885）强调本病与遗传有关，又称为家族性周期性瘫痪（familial periodic paralys-

is），他首先发现肌纤维有明显空泡形成。Aitken 等（1937）报道瘫痪发作时血钾降低，应用钾可使瘫痪恢复，以此与正常钾型和高钾型周期性瘫痪鉴别。

【病因和发病机制】

HypoPP 常见的遗传型是常染色体显性遗传，女性外显率较低［男女比率为（3~4）：1］，国内报道病例多为散发性。Fontaine 和 Ptácek 等已将该病定位于 1q31~q32 染色体，该区有编码骨骼肌钙通道 α-1 亚单位的基因，目前已经发现 3 个基因突变，导致至少有 3 种不同的核苷酸替换，引起 CACNL1A3 基因上推测为电压敏感性片段发生错义突变。骨骼肌二氢吡啶受体上的 α-1 亚单位位于横管系统，二氢吡啶受体是控制肌浆网释放钙的电压感受器和 L 型钙通道，这种突变可通过干扰去极化信号传递给肌浆网中 RYR 而损伤兴奋-收缩耦联和钙传导门控。核苷酸替换导致肽产物的两个精氨酸替换为组氨酸（Arg-528-His，Arg-1239-His），位于 Ⅱ、Ⅳ 功能区 S4 片段；1 个 Ⅳ S4 区域的精氨酸替换为甘氨酸（Arg-1649-Gly）。某些病例并不与 CACNL1A3 位点链锁，显示本病的异质性（Plassart et al，1994）。约 10% 病例与钠离子通道 SCN4A 突变相关。钙通道功能减低引起低钾现象及肌无力发作的机制还不清楚。

本病发作时血钾降低，肌细胞内钾增加，膜电位过度超极化及膜电位下降，引起肌无力及瘫痪。血钾降低通常不能使正常个体出现瘫痪，该病患者对血钾减低异常敏感，提示其他因素发挥作用，血钾降低可为继发现象。血钾降低不伴或很少伴尿钾排泄增加，可能由于发作时大量钾进入肌纤维所致。大量碳水化合物进入体内，使钾离子过度内流入细胞，易诱发肌无力，胰岛素也促进各种细胞转运钾的功能。间脑病变可伴周期性瘫痪，睡眠或过度疲劳时易发生，此时大脑皮质可能处于抑制状态，失去对下丘脑的控制。

【病理】

神经系统完全正常。肌纤维均匀增大，最显著的改变是肌浆空泡形成，尤其在疾病进展的晚期阶段。肌原纤维被圆形或卵圆形的空泡分隔，空泡内含透明液体，可能是水及某些 PAS 反应阳性颗粒。肌原纤维与线粒体均有病理改变，肌糖原局灶性增加，分离的肌纤维可出现节段变性。

电镜研究发现，肌浆网空泡化和横管系统局限性膨大，空泡由肌浆网终末池和横管内膜细胞器增殖、变性和扩张形成，肌原纤维被圆形或卵圆形空泡分隔，空泡内含透明液体及少数糖原颗粒。不论低钾型或高钾型，发作间期均可见钠含量增高和钾含量降低，发作期水分进入肌细胞进一步引起钠和钙增加，这些改变与瘫痪的发生有关。病程较长及发作较多的患者，肌肉可见轻度病变，晚期活检可发现肌纤维空泡变性。

【临床表现】

1. 任何年龄均可发病,儿童早期至 30 余岁发病居多,可早至 4 岁或晚至 60 岁。在 Talbott 综述的一组 152 例 HypoPP 中,10 岁之前出现症状 40 例,16 岁之前 92 例。男性较多。典型发作常出现在后夜或凌晨,过劳、饱餐尤其进食过量碳水化合物易发生,白天亦可发作,特别是饱餐或小睡后。出现轻度或严重肢体无力,数小时达到高峰,轻者持续 6~24 小时或 1~2 日,重者持续数日。瘫痪发作的频率不等,多为数周或数月一次,个别病例可频繁发作甚至每日发作,也有数年发作一次或终生仅发作一次者。随年龄增长,发作频率减低。部分患者肌力恢复时伴多尿、大汗及麻痹肌肉酸痛及僵硬。肌无力或瘫痪分布不同,肢体肌较躯干肌受累早且严重,近端肌较远端肌易受累,下肢通常较先受累,两侧对称,发作高峰期腱反射减弱或消失。眼外肌、面肌、舌肌、咽喉肌、膈肌和括约肌通常不受累,表现为眼球运动、吞咽及构音正常,尿、便功能通常正常。严重病例可累及呼吸肌,发作期少数病例可因心脏传导功能障碍、室性早搏等导致死亡。早受累的肌肉通常先恢复,发作间期正常。本病可完全恢复,补钾和乙酰唑胺治疗有效。

2. 非典型病例表现为单肢或某些肌群无力,双臂瘫痪不能举臂或梳头,习惯性动作时短暂无力,日常短暂发作与暴露于寒冷有关。有些患者早年有畸形足,中年时发展为慢性进行性近端肌病,伴肌纤维空泡、变性及肌病性动作电位,某些病例在周期性瘫痪发作停止后很久才出现。

3. 诱因包括饱餐(过量进食碳水化合物)、酗酒、过劳、剧烈运动、受凉、寒冷、感染、创伤、情绪激动、焦虑和月经,以及注射胰岛素、肾上腺素、皮质类固醇或大量输注葡萄糖液等。发病前有些患者可有过度饥饿或烦渴、口干、心悸、面色潮红、出汗、少尿、腹泻、紧张、疲劳、嗜睡、恐惧、肢体酸胀和麻木感等前驱症状,某些患者此时如活动可能抑制发作。发作后可有头痛、虚脱、多尿,偶有腹泻,肌电图出现肌强直表现可排除低钾型周期性瘫痪。

【辅助检查】

1. 发作时常伴血清钾降低,散发性病例发作期血清钾一般降至 3.5mmol/L 以下,最低可达 1~2mmol/L,尿钾减少,血钠可升高。某些发作血钾水平可接近正常,血钾恢复后肌无力仍可持续。恢复期血钾水平恢复正常。

2. 当血钾水平低于正常(3mmol/L)时可出现典型低钾性心电图改变,如 P-R 间期、QRS 丛和 Q-T 间期延长,以及 S-T 段下降、T 波低平等。

3. 肌电图显示瘫痪肌肉伴动作电位降低或消失,严重者超强度刺激周围神经或强烈主观用力均无反应。肌力下降出现于运动单位电位丧失和肌纤维表面动作电位传导阻滞前。发作间期诊断可借助激发试验,1 小时内静脉滴注葡萄糖 100g 及普通胰岛素 20U,通常滴注后 1 小时随血糖降低出现低血钾,发生麻痹前可见快速感应电刺激引起肌肉动作电位波幅节律性波动,继而出现潜伏期延长、动作电位间期增宽和波幅降低,甚至反应消失,出现瘫痪后将氯化钾 6~10g 加于盐水 1 000ml 中静脉滴注可中止发作。试验前须取得患者及家属的了解和同意,作好应付可能发生呼吸肌麻痹、心律不齐等意外的准备。

【诊断和鉴别诊断】

1. 诊断 根据典型的临床发作病史、经过及症状表现,发作时血清钾降低及心电图特征性改变,补充钾盐和乙酰唑胺治疗有效,有家族史者更易确诊。

2. 鉴别诊断 本病需要与以下疾病鉴别:

(1) 高钾型周期性瘫痪(HyPP):发病年龄较早,发作多在白天,肌无力发作时间较短,血钾含量升高,用钾后症状加重等。

(2) 正常钾型周期性瘫痪:罕见,多在 10 岁前发病,表现为发作性肌无力,发作通常持续 10 天以上,患者常极度嗜盐,限制食盐摄入可诱发,进食大量碳水化合物不会诱发,血清钾水平正常。

(3) 周期性瘫痪伴心律失常(Andersen 综合征):常染色体显性遗传,发病时血钾可高、低或正常,对钾盐敏感,儿童发病后因心律失常需安置起搏器。患者表现为周期性瘫痪、室性心律失常和发育畸形(如身材矮小、眼距过宽),心律失常发作前心电图可有 Q-T 间期延长。治疗应控制心律失常,发作时静脉滴注大量生理盐水可使瘫痪恢复。

(4) Guillain-Barré 综合征表现为四肢瘫,但起病相对较慢,可有感觉异常或感觉障碍、脑神经受累,病程长,无复发,CSF 可见蛋白-细胞分离。长期接触钡(如四川某些地区)应与急性钡中毒鉴别,表现为四肢瘫、上睑下垂、发音及吞咽困难等。

(5) 须排除其他疾病引起的继发性血钾降低,如原发性醛固酮增多症、失钾性肾炎、肾小管酸中毒、17α-羟化酶缺乏症,以及应用皮质类固醇和噻嗪类利尿剂引起的药物性低钾,胃肠道疾病引起短期钾离子大量丧失和癔症性瘫痪等。

【治疗】

1. 急性发作的治疗可顿服 10% 氯化钾或 10% 枸橼酸钾 20~50ml,隔 2~4 小时再用一次直至好转,24 小时总量为 10g,病情好转后逐渐减量,一般无须静脉给药,以免引起高血钾。重症病例可用 10% 氯化钾 10~15ml 加入 500ml 输液中静脉滴注,并口服氯化钾。初始可用安全剂量氯化钾 0.05~0.1mmol/kg 静脉滴注,随后用氯化钾 20~40mmol 溶于 5% 甘露醇中,避免用葡萄糖或 NaCl 作载体溶液。多次严重发作继发进展性多发性肌病,有报道用碳酸酐酶抑制剂二对氯苯乙醇可使肌力恢复,一项随机双盲对照实验显示,二对氯苯乙醇可显著降低中位发作率(median attack rate)对比安慰剂(0.3 vs 2.4,P =0.02)(Sansone,2016)。适量日常运动对患者有益。急性发作补钾治疗时应注意心电监测。

2. 预防发作可长期每日口服含氯化钾 5~10g 的无糖水溶液,无效时可给低碳水化合物、低钠(160mmol/d)、高钾饮食和缓释钾制剂,平时少食多餐,避免饱餐、寒冷、酗酒和过劳等。甲亢性周期性瘫痪通过积极治疗原发病可以预防发作。预防性治疗首选碳酸酐酶抑制剂乙酰唑胺 250mg 口服,1~4 次/d;体外实验表明,双氯非那胺比乙酰唑胺的效果强 30 多倍(Trivedi,2013),2016 年一项随机安慰剂对照试验证实,双氯非那胺能够显著降低低钾型周期性瘫痪的发作频率(Ⅰ级证据),药物安全并且能够改善患者的生活质量,但尚缺乏该药治疗高钾型周期性瘫痪疗效的证据(Trivedi,2013);钾潴留剂螺内酯(安体舒通)200mg 口服,2 次/d;也可服氢氯噻嗪 500mg/次,1 次/d,对预防发作有效;预防发作也可选用丙米嗪等。

周期性瘫痪的治疗鉴别见表 3-15-2。

表 3-15-2 周期性瘫痪治疗鉴别

治疗方法	低钾型周期性瘫痪	高钾型周期性瘫痪	Anderson 病
慢性治疗			
口服补钾	需要	不需要	血钾低时补钾
饮食	低碳水,低盐,少食多餐	避免高钾饮食	血钾低时需低盐低碳水
碳酸酐酶抑制剂	乙酰唑胺或双氯非那安	乙酰唑胺或双氯非那安	乙酰唑胺或双氯非那安
利尿药	保钾利尿药如螺内酯	不需要	血钾低时用保钾利尿药
急性期治疗			
一般治疗	轻度适量运动	轻度适量运动	轻度适量运动
口服补钾	需要;10% 氯化钾	不需要	血钾低时需要
静脉补钾	口服不耐受时	不需要	血钾低且口服不耐受时
β 受体激动剂	不需要	严重发作时	不需要
静脉葡糖糖酸钙	不需要	严重发作时	不需要

(二) 继发性低钾型周期性瘫痪

除上述遗传性低钾型瘫痪,短暂发作性肌无力与许多后天获得性钾代谢紊乱主要与低血钾有关,如甲状腺功能亢进、醛固酮增多症、17α-羟化酶缺乏症、钡中毒、摄食甘草酸(甘草中含一种盐皮质激素活性物质)及滥用甲状腺激素等,慢性肾脏疾病及肾上腺功能不全的患者,大量应用利尿剂、通泻剂导致钾丢失患者也可出现继发性低钾性无力(实际上是常见的病因),伴高血钾肾衰竭的患者也可出现瘫痪。

Ⅰ. 甲状腺毒症周期性瘫痪

甲状腺毒症周期性瘫痪(thyrotoxicosis with periodic paralysis)是继发性低钾型周期性瘫痪的常见类型。多发于青年男性(尽管甲状腺毒症多发于女性),在中国人和日本人中多见。Okinaka 等发现,日本 8.9% 的男性甲状腺毒症患者合并周期性瘫痪,女性仅为 0.4%;中国人相应的发病率分别为 13.0% 和 0.17%(McFadzean et al,1967)。瘫痪发作与甲状腺毒症的严重程度无关,家族型周期性瘫痪患者合并甲状腺毒症时发作频率和强度并不增加。

【临床表现】

瘫痪发作通常与低钾型周期性瘫痪类似,临床表现:

1. 发作频率较高,每次发作持续时间较短,常在数小时至 1 日内,控制甲状腺毒症后发作可停止或明显减少;甲状腺功能亢进的症状、体征,如心慌、出汗、面红、口渴、胸闷、腹胀、烦躁、发热感和紧张等,多发生于甲状腺肿大和突眼患者,心律失常较常见,T_3、T_4 和 TSH 等甲状腺功能检测异常,低血钾及心电图特点。

2. 家族型甲状腺毒症周期性瘫痪患者的瘫痪肌呈失兴奋性,可能由钠-钾泵过度活动所致,瘫痪发作时补钾可使肌力恢复,治疗甲状腺毒症可预防复发。

3. 肾上腺素试验 肾上腺素 10mg 在 5 分钟内注入 肱动脉,同时用表皮电极记录同侧手部小肌肉由电极刺激尺神经诱发的动作电位,注射后 10 分钟内电位下降 30%以上为阳性,提示原发性低钾,甲状腺毒症者偶可为阳性,仅出现在瘫痪发作时。

Ⅱ. 原发性醛固酮增多性低钾性无力

原发性醛固酮增多性低钾性无力(hypokalemicweakness in primary aldosteronism)是由肾上腺盐皮质激素醛固酮分泌过多所致的低钾性无力,由 Conn 等(1955)最先报道,也称为 Conn 综合征。原发性醛固酮增多症的常见病因是肾上腺皮质腺瘤、肾上腺皮质增生等。本病肌纤维可见坏死和空泡形成,超微结构显示,坏死区伴退变空泡的肌丝溶解,未坏死纤维含有膜结合空泡,肌浆网扩张和横管系统异常,易损性可能与肌纤维坏死有关(Atsumi et al,1979)。

【临床表现】

1. 本病不常见,持续醛固酮增多常伴高血钠、多尿和碱中毒,使患者易患强直性发作和低钾性无力,Conn 等(1964)分析了 145 例原发性醛固酮增多症患者,73%的患者主诉持续肌无力,21%为间断性瘫痪发作,21%为强直性发作。

2. 本病女性多见,与家族型低钾型周期性瘫痪男性患病率高不同,非选择性高血压患者的发病率约 1%,一经确诊可有效治疗。

3. 少见的情况是,原发性醛固酮增多症可由慢性摄入甘草引起,因甘草酸含有盐皮质激素。

(三)恶性高热

恶性高热(malignant hyperthermia,MH)是全身麻醉时发生的综合征,不及时处理可迅速出现高热、肌强直,死亡率很高。自 Denborough 和 Lovell(1960)首先报告,已证实该综合征是常染色体显性遗传的代谢性多发性肌病(metabolic polymyopathy),个体易受到任何强力挥发性麻醉剂特别是氟烷(halothane)和肌松药如琥珀酰胆碱作用而发病。恶性高热的发生率在全身麻醉患者中约为 1/50 000。

【病因和发病机制】

恶性高热是遗传异质性疾病,在许多家系已发现位于 19q12~13.2 上编码骨骼肌 RYR1 基因有超过 20 个致病性点突变,均位于蛋白的长氨基端,此区既有激活配体如钙离子、ATP、钙调素、咖啡因等结合位点,又有失活配体如钙离子和镁离子的结合位点。两个 DHPR 的 α1 亚单位突变及另一个可能位于编码 DHPR 的 α2/δ 亚单位基因突变也有报道。

本病的发病机制可能是,强直期肌肉耗氧量增加 3 倍,血清乳酸盐增加 15~20 倍。患病个体的肌肉对咖啡因异常敏感,体外诱导可发生收缩,推测与咖啡因的作用方式类似,氟烷可促进肌浆网释放钙,并抑制再聚集,干预肌肉松弛作用。RYR 遗传性缺陷者应用麻醉剂可产生肌痉挛(真性收缩)和高热,使耗氧量增加 50%~60%,肌纤维三磷酸腺苷减少,人类仅 10%的患者有类似的缺陷。有人提出,该受体或另一种控制钙通道结构成分的等位基因突变可解释其余患者的发病。发热原因不清,可能系肌浆网钙离子浓度显著增加导致肌痉挛,使肌肉代谢和产热增加。

【临床表现】

1. 本病的临床表现富有戏剧性,患者平时无症状,应用氟烷或类似的吸入性麻醉剂及肌松药琥珀酰胆碱时,颌部肌紧张、强直很快扩展至全身肌肉。随后体温升至 42~43℃,伴与之平行的呼吸急促、心动过速、代谢性酸中毒、高血钾和低氧血症等。病情进展迅速,如不及时治疗,约 70%的患者可以死亡。

2. 患者家族成员中有麻醉导致虚脱或死亡病史易出现该综合征,某些易患家族个体出现肌病或骨骼肌异常,表现为身材矮小、上睑下垂、斜视、高腭弓、髌骨脱位和脊柱后侧凸等(King-Denborough 综合征)。Duchenne-Becker 型肌营养不良症可能与之有关,中央轴空肌病也常并发恶性高热,这两种疾病均与编码 RYR 的基因链锁,二者为等位基因。

3. 动脉血 CO_2 分压可超过 100mmHg,血 pH 可降至 7.00 或更低,肉眼可见肌红蛋白尿,血清 CK 水平极高,病情逐渐好转,约 10%的患者发生虚脱和死亡,某些病例可相继发生体温增高和酸中毒,无肌痉挛。早期死亡病例光镜显示肌肉正常,患者存活数日后肌活检显示肌浆呈散在分段坏死和吞噬现象,无炎症反应,肌肉常为多核性。

【治疗】

麻醉过程中一旦出现咬肌痉挛或体温增高,应立即停止麻醉,可静脉注射丹曲林,起始用量 1mg/kg,以后可缓慢增加直至症状缓解,总剂量不超过 10mg/kg。可抑制肌浆网的钙离子释放,将死亡率降低至 10%。麻醉前 1 小时静脉缓慢注射丹曲林 2.5mg/kg,可预防该综合征。

其他治疗包括躯体降温、静脉补液、输入碳酸氢钠纠正酸中毒、机械性过度通气降低呼吸性酸中毒。对此类患者以后应避免使用氟烷及其他挥发性麻醉剂和琥珀酰胆碱,若因手术必须施行麻醉,可应用一氧化氮、芬太尼、硫喷妥钠(或其他巴比妥类药物)或局部麻醉。

(四)中央轴空病

中央轴空病(central core disease,CCD)是整个肌纤维长度中央区域含有结构或无结构肌原纤维而无线粒体,是先天性非进行性近端肌肉病及钙通道病,为常染色体显性遗传,以Ⅰ型纤维受累为主。中央轴空病伴或不伴恶性高热的家族均有骨骼肌 RYR 错义突变的报道(Zhang et al,1993),致病基因位于 19q12~13.2 的 RYR1(Loke et al,1998)。

临床表现为婴儿或儿童期出现肌张力低下,近端肌无力,腱反射减弱或消失,以后肌力可增加,少数患者肌无力进行性加重,骨骼肌和心肌异常。有报道活动诱发肌肉痛性痉挛,有些患者可发生恶性高热。

(五)恶性神经安定剂综合征

恶性神经安定剂综合征(malignant neuroleptic syndrome)通常发生在对神经安定药物有特异性反应的患者。临床表现为高热,同时伴广泛的肌坏死。表现与恶性高热具有某些相似的特征,但是作为一个不同的疾病存在。

二、骨骼肌钠通道病

骨骼肌钠通道病包括高钾型周期性瘫痪、正常钾型周期性瘫痪、先天性强直性肌痉挛、波动性肌强直、永久性肌强直和乙酰唑胺反应性肌强直等遗传性肌肉疾病。这是一大组等位基因病,高钾型周期性瘫痪、正常钾型周期性瘫痪、先天性副肌强直、非萎缩性肌强直等的致病基因均位于 17q23.1~25.3,是编码骨骼肌钠通道 α 亚单位基因(SCN4A)突变所致,在此基因上已发现与上述疾病有关的 21 个错义突变(Ptacek,1998),有的位于Ⅲ与Ⅳ功能区间的"失活"连接体或Ⅳ功能区 S4 片段(电压感受器),其他突变位于细胞膜内侧面,此区域为失活粒子停靠处。在Ⅲ/Ⅳ连接体处有一对甘氨酸被认为是失活通道的关键部位,有 3 个突变导致其中的一个甘氨酸被替换,导致钾可加重的肌强直。替换的氨基酸与甘氨酸的差异程度与临床症状的严重性呈正相关,如谷氨酸支链较长,导致永久性肌强直,是该病最严重的类型;缬氨酸有中等大小的支链,可导致活动诱发的中等程度的肌强直;丙氨酸有短链,可导致良性亚临床型肌强直;副肌强直也可见相似的相关性。

本组疾病的主要临床症状是肌肉僵硬和肌无力,由肌纤维细胞膜长时间去极化所致。患者钠通道处于突变型与野生型共存的杂合状态。当突变型通道产生膜去极化程度较轻时(5~10mV),野生型钠通道可在一次动作电位中从失活中恢复正常,并被突变型通道再次激活引起反复放电和肌肉僵直,产生不自主肌肉活动。膜去极化程度较强时(20~30mV),大部分完整的钠通道处于失活状态,肌纤维失去兴奋性造成肌无力。

本组疾病的治疗常采用局麻药和抗心律失常药,如美西律、利多卡因类。药理机制是阻断依赖性钠通道,防止动作电位反复发放。氢氯噻嗪(双氢克尿噻)和乙酰唑胺也有一定疗效,可能通过降低血清钾浓度,减少周期性发作的频率和强度。

(一)原发性高钾型周期性瘫痪

原发性高钾型周期性瘫痪(primary hyperkalemic periodic paralysis,HyPP)由 Tyler 等(1951)首先报告,并与较常见的低钾型周期性瘫痪鉴别。Gamstorp(1956)描述了另外两个家族,称该病为遗传性发作无力(adynamiaepisodicahereditaria)。随着报道病例的增多,发现其中许多病例伴轻度肌强直,将其与先天性副肌强直(paramyotonia congenita)联系。

【病因和发病机制】

该型极罕见,主要限于在北欧国家,为常染色体显性遗传,病变基因位于 17 号染色体,迄今我国报告不足 10 例。发作时钾离子逸出肌纤维产生内膜去极化,出现血钾和尿钾偏高。高钾型和正常钾型周期性瘫痪均为骨骼肌钠通道病,这些疾病的致病基因均位于 17q23.1~25.3 的 SCN4A(编码骨骼肌钠通道 α-亚单位),已发现此基因有与上述疾病有关的 21 个错义突变。高钾型周期性瘫痪有三种变异型:①不伴肌强直;②伴肌强直;③伴强直性肌痉挛。这三种变异型,细胞外增加钾通常均不能使异常的钠通道失活。

【临床表现】

1. 发病年龄早,多在婴儿期和儿童期(10 岁前)发病,男女比例相等。饥饿、寒冷、感染、情绪低沉、妊娠、剧烈运动和钾摄入可能诱发。肌无力症状与低钾型周期性瘫痪相似,三种临床变异型的发作特点也类似。肌无力通常始于小腿、大腿和下背部,扩展至手、前臂和肩部,严重发作才累及颈肌和眼外肌,呼吸肌通常不受累。由于发作时肌肉兴奋性降低,腱反射减弱或消失。肌无力发作持续时间较低钾型短,通常持续 15~60 分钟,每次发作后轻微无力可持续 1~2 日,严重的病例每日都可发作。发作频率可为每日至每年数次。青少年晚期和成年期患者变得习惯于静坐,可减少发作或使之停止;轻度运动可促使肌无力恢复,休息后瘫痪又出现。

2. 典型发作特点是肌无力多发生于白天,早餐前后或运动后 20~30 分钟时。某些肌群同时存在肌强直,难以区别麻痹与肌强直,如连续运动抑制发作,小腿腓肠肌会形成坚硬的痛性包块。部分患者伴手肌、舌肌、眼睑肌的肌强直发作或痛性痉挛,有的仅在肌电图检查时发现肌强直电位。某些反复发作的患者可遗留肢体近端肌永久性无力和失用。强直性肌痉挛型发作与反常性肌强直即运动及寒冷诱发的肌强直有关,如将肢体放入冷水中易出现肌肉僵硬,又称肌强直性周期性瘫痪。

3. 可疑的病例可检查:①钾负荷试验:令(成人)患

者口服氯化钾 4~5g,血清钾浓度达到 7mmol/L 时,本病患者在 30~90 分钟内可诱发肌无力,数分钟至 1 小时达高峰,持续 20 分钟至 1 日,对正常人无影响;②冷水诱发试验:将前臂浸入 11~13℃水中,本病患者 20~30 分钟内可诱发肌无力,10 分钟后可恢复;③运动诱发试验:令患者蹬自行车 30~60 分钟,并加 400~750kg 阻力,停止后 30 分钟如诱发肌无力伴血钾增高,可诊断本病。

【辅助检查】

1. 肌无力发作时血清钾高于正常水平,通常达 5~6mmol/L,伴心电图 T 波波幅增加,血清钠水平下降。随尿液排钾增多,血钾降低,发作可终止。肌无力的程度与高血钾水平一致,用钾后症状加重。发作间期血钾正常,血钙水平降低,尿钾偏高。临床应与醛固酮缺乏症、肾功能不全、肾上腺皮质功能低下和服用氨苯蝶啶、螺内酯(安体舒通)过量引起的高钾性瘫痪鉴别。

2. 麻痹发作期肌电图检查可见插入电位延长,主动收缩后移动针电极可出现肌强直放电,随意运动时动作电位的数量、时限和波幅均减少。发作高峰时肌电图呈电静息,肌纤维细胞内休止电位在麻痹发作时下降更明显,与钠渗透性增加有关。麻痹间期肌肉放松可出现纤颤波,并有肌强直放电及运动电位时相缩短的肌源性变化。

【治疗】

1. 发作轻者通常无须治疗,较严重者可用 10%葡萄糖酸钙或氯化钙 10~20ml 静脉注射,或 10%葡萄糖 500ml 加胰岛素 10~20U 静脉滴注,降低血钾,也可用呋塞米(速尿)排钾。有人提出用沙丁胺醇(舒喘灵)喷雾吸入,使钾在细胞内积聚。

2. 预防发作可给予高碳水化合物饮食,不剧烈的规律运动对患者有利,勿过度劳累,避免寒冷刺激。预防发作首选药物乙酰唑胺(diamox)125~250mg/次口服,3 次/d;或氢氯噻嗪 25mg/次,3 次/d;或二氯苯二磺胺 100mg,1 次/d。这些药物均有助于排钾预防发作。有发作预感时可吸入 β-肾上腺阻滞剂沙丁胺醇,必要时 10 分钟后重复一次,可预防发作。

3. 避免高钾类食物。

(二)正常钾型周期性瘫痪

正常钾型周期性瘫痪(normokalemic periodic paralysis)又称钠反应正常血钾型周期性瘫痪,是罕见的类型,为常染色体显性遗传。目前共发现 5 种 SCN4A 基因错义突变与正常钾型周期性瘫痪相关,分别为 Thr704Met、Met1592Val、Arg675Gln、Ar′grg675Gly、Arg675Trp。其中 Thr704Met 和 Met1592Val 被证实与高钾型周期性瘫痪相关。由于正常钾型周期性瘫痪被报道的家系少,同时与高钾型周期性瘫痪有相同的基因突变。因此,这一类型

被认为可能是高钾型周期性瘫痪一种变异型,而不是一种独立的实体疾病(Song,2012)。

【临床表现】

1. 多在 10 岁以前发病,诱因与低钾型周期性瘫痪相似。主要症状是发作性肌无力,多于夜间发生或在清醒时发现四肢或部分性肌无力,严重者发音不清和呼吸困难。发作常持续数日至数周,一般在 10 天以上。发作时可伴轻度感觉障碍。实际上,这一类型的发作性瘫痪在所有的方面都与高钾型周期性瘫痪相似,除了血清水平没有超过正常范围,即使严重发作时血钾水平亦正常。然而,某些正常钾型周期性瘫痪患者对钾负荷敏感,有的家系可不敏感。

2. 本病患者常极度嗜盐,限制食盐摄入或补钾可诱发。血清钾水平正常。发作时用大量生理盐水静脉滴注可使瘫痪恢复。

【治疗】

1. 治疗与高血钾型相同,可用 10%葡萄糖酸钙或氯化钙 10~20ml/次静脉注射,1~2 次/d;或用钙片 0.6~1.2g/d,分 1~2 次口服。

2. 预防发作与高钾型相同,可用乙酰唑胺(diamox)125~250mg/次口服,3 次/d。有人提出,用 9-α 氟氢可的松与乙酰唑胺可预防发作。每日服用食盐 10~15g,必要时用氯化钠静脉滴注,避免进食含钾过多的食物如肉类、香蕉、菠菜和薯类等。防止过劳或过度肌肉活动,避免寒冷和过热。

(三)先天性强直性肌痉挛

先天性强直性肌痉挛或先天性副肌强直(paramyotonia congenita)又称为冯·尤兰柏格病(Von Eulenberg disease),本病与高钾型周期性瘫痪均为常染色体显性遗传,这两种疾病连锁于同一基因(SCN4A),定位于 17 号染色体。编码肌膜钠通道 α 亚单位,均由等位基因突变引起。

对寒冷诱发强直和肌无力患者的肌肉体外研究发现,随温度降低肌膜逐渐去极化,直至达到纤维失兴奋点。钠通道阻滞剂河豚毒素(tetrodotoxin)可抑制寒冷诱导去极化。该病病理组织学无显著改变,至多仅有某些肌纤维空泡变性。电镜下所见如同正常钾型周期性瘫痪,可见肌纤维小管聚集。长期肌无力患者可发生纤维坏死。

【临床表现】

1. 发作发生于运动时,持续的运动可以加重,特征性表现是广泛性肌强直,常伴肌无力,寒冷可诱发,部分患者在温暖环境中亦可出现肌强直。同高钾型周期性瘫痪,肌无力可为广泛性或局限于身体受凉部位,周期性瘫痪发作与肌强直有关,一旦发作可持续数小时或身体已

恢复温暖后仍然存在。叩击舌肌和鱼际肌可诱发肌强直，将手和上肢浸入冰水 30 分钟后可诱发肌强直和肌无力。与其他类型的周期性瘫痪相同，某些强直性肌痉挛患者可缓慢发展为轻微肌病，导致持续性肌无力。Haass 等发现，在温暖环境中反复收缩可能减轻持续性肌强直，寒冷诱发肌强直反复收缩却可能加重持续肌强直（反常性肌强直）。

2. 先天性强直性肌痉挛与高钾型周期性瘫痪的血钾水平均高于正常范围，每例患者的血钾水平似乎有临界值，超过此值即可引起瘫痪。应用氯化钾使血钾水平增至 7mmol/L 以上时，对正常个体不会有影响，但可诱发本病患者发病。肌电图显示所有的肌肉呈强直性放电，甚至正常温度下肌酸激酶（CK）值亦可增高。先天性强直性肌痉挛患者在寒冷情况下肌肉复合动作电位减低，高钾型周期性瘫痪患者无此特征，提示两种疾病不同。

【治疗】

1. 与原发性高钾型周期性瘫痪相似，先天性强直性肌痉挛的许多发作都极为短暂和轻微，通常无须治疗。如发作严重可静脉推注葡萄糖酸钙 1~2g，常能使肌力恢复；如在数分钟后未见好转，可试用静脉推注葡萄糖或葡萄糖加胰岛素或葡萄糖加氢氯噻嗪。

2. 连续应用利尿剂，如氢氯噻嗪（hydrochlorothiazide，DCT）约 0.5g/d，保持血钾低于 5mmol/L 可阻止发作。如肌强直较肌无力严重可应用普鲁卡因胺，或利多卡因衍生物妥卡尼（tocainide）400~1 200mg/d 可能有效，但须注意后者可导致粒细胞缺乏症。乙酰唑胺（diamox）对肌强直有效，但可加重寒冷诱发的肌无力。

3. 美西律 200mg/次口服，3 次/d，对寒冷和运动诱发的肌强直有抑制作用。

（四）其他钠通道疾病

某些其他类型的遗传性周期性瘫痪也因编码骨骼肌钠通道 α-亚单位基因突变所致，Ricker 等首先描述了这类疾病。

Ⅰ. 波动性肌强直

波动性肌强直（fluctuant myotonia）是因患病的家族成员肌强直症状每日发生明显波动而得名，其他临床特征与先天性肌强直类似，包括运动诱发肌强直发作。肌强直对寒冷仅轻度敏感，摄入钾可能使之明显加重。有趣的是，该型从不会进展为肌无力或瘫痪。

Ⅱ. 永久性肌强直

永久性肌强直（permanent myotonia）是一种钠通道疾病。Spaans 等（1990）报道一例肌源性 Schwartz-Jampel 综合征患者，进行基因定位时发现本病。特征是严重持久的肌强直和显著肌肥大，尤其颈肩部肌，肌电图可见连续肌肉活动。

Ⅲ. 乙酰唑胺反应性肌强直

乙酰唑胺反应性肌强直（acetazolamide-responsive myotonia）已被确定与钠通道基因的一个特异分子改变有关，Rudell 等（1987）研究常染色体显性遗传性肌强直大家系的 14 例患者，发现主要特征是肌强直症状周期性加重，伴肌痛和僵硬，面部和手最严重，寒冷可加重强直性肌痉挛，摄入钾 15 分钟内会发生明显的肌强直和僵硬，但这两种方法均不能诱发肌无力。肌活检可见 1 型、2A 型、2B 型肌纤维比率正常，因典型的先天性肌强直 2B 型肌纤维数量减少，可与之鉴别。此家系中所有用碳酸酐酶抑制剂乙酰唑胺治疗的患者，症状在 24 小时内均明显好转，故名之。

Ⅳ. 痛性先天性肌强直

痛性先天性肌强直（painful congenital myotonia）也是钠通道 α-亚单位基因（SCN4A）发生异常突变，Rosenfeld 等（1997）描述一个家系患者，表现为严重肌痛，肋间肌尤为明显。乙酰唑胺及其他抗肌强直药物治疗可使疼痛缓解，摄入富含钾的食物不诱发发作。

最后，关于钠通道病还应提及水生毒素，如甲藻毒素、河豚毒素、非蛋白质强毒素等，通过阻断钠通道作用于周围神经及中枢神经，对肌肉功能无明显影响。

三、骨骼肌钾通道病

（一）Andersen 综合征（安德森病）

Andersen 等首先发现并报道了一种钾敏感性周期性瘫痪的特殊类型，由于钾离子通道功能缺陷，导致心脏节律障碍及周期性麻痹，已知 KCNJ2 缺陷基因位于第 17 号染色体长臂 23.1~24.2 区域。Tawil 等（1994）的研究表明，Andersen 综合征主要表现外观及心脏异常。Plaster 等（2001）研究证实，大多数 Andersen 病患者系因编码钾通道的 KCNJ2 基因显性失活突变（dominant negative mutations）致病。体外研究显示，突变损害了通道的转运能力并阻碍钾通道负载电流能力。这种缺陷可损害肌膜复极化，导致骨骼肌和心肌过度兴奋。

【临床表现】

患者一般在 10~20 出现心脏症状如心悸，或在运动后出现无力、心律不齐。本病患者具有特征性三联征：钾敏感性肌无力，室性心律失常伴长 Q-T 综合征，以及畸形诸如身材矮小、舟状头、眼距过宽、宽鼻子、耳低垂、示指短小和短下颌等。心脏表现多出现室性期前收缩，室性二联律，快速性室性心律失常等等。大部分心律失常没有明显症状（Tristani-Firouzi et al，2002）。最近，Sansone 等从 5 个家系中发现 11 例罹患 Andersen 病患者，瘫痪发作可发生于低血钾、正常血钾或高血钾时。QT 间期延长是其共有的特征,有时是典型家系的某一个体唯一的体征。

【治疗】

本病患者周期性出现无力或衰弱现象时,若血清钾离子浓度过低(<3.0mmol/L),可每15~30分钟口服钾离子相当20~30mEq/L,直至血清钾离子浓度恢复正常;若血清钾离子浓度过高时,建议进食米饭、饼干等碳水化合物,或继续保持轻微活动,减轻发作时的困扰。治疗时应注意心电监测。

(二)莫尔万综合征

莫尔万综合征(Morvan syndrome)是以中枢的、自主神经的和外周的高兴奋性,以及作为"神经性肌强直"的持续的肌纤维活动为特征。本综合征被认为是一种自身免疫性疾病,在大多数病例中发现抗电压门钾通道(VGKC)异常或存在 VGKC 循环抗体(Abou-Zeid et al, 2012)。

【临床表现】

中枢的高兴奋性诸如意识模糊、记忆障碍、幻觉、失眠和肌阵挛;自主神经的高兴奋性包括多汗和血压波动;外周的高兴奋性例如痛性痉挛、肌纤维颤搐和神经性肌强直。Abou-Zeid 等(2012)描述了1例莫尔万综合征典型病例以及来自英文文献的27例患者的临床表现和治疗。

在约 50% 的病例发现胸腺瘤相关,胸腺切除术在 Abou-Zeid 的病例取得了疗效。可采取口服免疫调节疗法、静脉滴注免疫球蛋白和血浆交换等。Ligouri 等(2001)描述的病例应用血浆置换病情得到了逆转。最近描述的大多数病例均在数月内死亡。

四、骨骼肌氯通道病

骨骼肌氯通道病主要包括先天性肌强直和全身性肌强直(Becker 病)。

(一)先天性肌强直

先天性肌强直(congenital myotonia)首先由 Charles Bell(1832)及 Leyden(1874)报道,丹麦医生 Thomsen(1876)详细描述他本人及其家族中4代20个成员罹患此病,表现随意运动时出现肌强直性痛性痉挛,伴遗传性精神障碍,精神异常可能只是偶然现象。至1948年该家族成员共达 315 人,每代均有本病的患者,共 57 人。其后有人追溯此家族8代共68例患者,男女均受累,为常染色体显性遗传,外显率高,少数患者可为常染色体隐性遗传,男女均可患病。成年起病患者可由母系或父系遗传而来,说明先天型患儿除了遗传强直性肌营养不良的致病基因,亦接受了母系的某些遗传因素。

本病是特殊的潜在致死性强直性肌营养不良。1881 年 Strumpell 将该病命名为先天性肌强直,1883 年 Westphal 称为汤姆森病(Thomsen disease)。Erb 对该病作了最初的病理学描述,并发现肌肉兴奋性增高和肌肥大两个独特的表现。在先天型患儿双亲中受累的总是母亲,但病情不严重,叩击肌肉引发的肌强直不明显,电生理学检查可确诊。Harper(1975)本人观察 70 例,并从医学文献上收集了 56 例该病患者,表明本病并不罕见。

【病因和发病机制】

致病基因位于 7q32 编码骨骼肌氯通道主要部分的 CLCN1 基因(见表 3-15-1),包括 23 个外显子,已发现 30 余个点突变和 3 个基因缺失(Plassart-Schies et al, 1998; Fred et al, 1999),氯通道基因突变的表现型包括隐性和显性。肌强直药物试验发现,阻断 50% 的生理性氯电流不足以产生强直性活动,可解释隐性突变(可完全破坏蛋白功能)杂合携带者尽管氯电流下降 50%,但临床不出现肌强直。显性肌强直氯电流常见激活曲线向正性膜电位漂移,使整个氯电导下降,有时漂移程度与临床严重性不一致,如 Gln-552-Arg 引起大的电位漂移,临床表现却很轻(Kubisch et al, 1998)。Levior 肌强直(Levior myotonia)是显性遗传性先天性肌强直,由 DeJong 命名。与 Thomsen 病相比,其症状轻微,发作较晚。Lehmann-Horn 等发现 2 例 Levior 肌强直家系患者具有与 Thomsen 病同样的遗传缺陷氯离子通道(CLCN1)突变,因此,Levior 肌强直似乎是轻型 Thomsen 病。

【临床表现】

1. 患者通常自出生就存在全身性肌强直,不伴肌无力和肌萎缩,至儿童早期症状才进展,成年期趋于稳定。肌肉用力收缩产生强直,严重病例肌强直累及全身骨骼肌,下肢明显,行走或奔跑受限,患者步态蹒跚或跌倒。上肢肌、面肌和躯干肌受累。例如,用力握拳或握手后不能立即松开,发笑后表情肌不能立即收住,常引起他人诧异不解,咀嚼后张口不能,用力闭眼如打喷嚏时可产生痉挛,以至数秒内不能完全睁眼,部分病例眼外肌痉挛产生斜视。久坐后不能立即站起,登楼梯困难,静立后不能起步,夜间起床时起步困难。严重者跌倒时不能用手支撑,状如门板样倾倒,偶因突然响声或惊吓引起全身强直及跌倒。隐性型少见,我国患者的发病年龄通常较国外晚。显性遗传性强直(Tomson disease),一般不出现力弱(muscle weakness),但是隐性遗传强直(Becker disease)可能出现运动起始时暂时性力弱,持续运动后缓解。

2. 肌肉假肥大是突出的征象,帐篷形上唇状如挑剔嘴(carp mouth),可有不同程度的吮吸、吞咽困难,腭肌无力可发生支气管误吸,下颌张开,构成特征性面容,新生儿或儿童可一望而认定本病。不能坐起,开始学走路时腿部僵硬,哭过或打喷嚏后睁眼缓慢;膈肌、肋间肌无力和肺发育不成熟可引起呼吸困难,可导致新生儿死亡,在 Harper 研究的该病患者同胞中有 24 例这类死亡者。可有轻中度智力发育障碍,常见畸形足或全身关节扭曲,成年期趋于稳定。

3. 患者全身肌肉肥大貌似运动员,但肌肉僵硬、动作笨拙、起动困难,反复运动可使症状减轻,寒冷不加重肌强直,是氯离子通道病的特点。可出现叩击性肌强直,局部呈肌球状或凹陷。尿道括约肌受累出现排尿困难。肌肉重复运动后肌强直不见减轻反而加重者称为反常性肌强直,本病患者连续运动很少诱发。肌强直发作时伴肌肉疼痛者称 Ⅱ 型肌强直。平滑肌和心肌不受累,智力正常。

4. 患者有时可出现精神症状,如易激动、情绪低落、孤僻、抑郁及强迫观念等。

5. 肌电图呈典型的肌强直电位,婴儿早期肌电图可见肌强直放电。约 1/3 的本病患者有心电图改变。肌活检可见肌纤维肥大,受累肌易发生中央成核作用,增大的肌纤维含较多正常结构的肌原纤维。电镜观察未发现显著的形态学改变。

【诊断和鉴别诊断】

1. 诊断　根据婴儿期或儿童期开始出现的肌收缩后的肌强直,全身骨骼肌受累,反复运动后症状可减轻,伴肌肥大,肌萎缩、肌无力不明显,动作笨拙,起动困难,寒冷不加重肌强直,叩击出现叩击性肌强直等。本病产前诊断可行羊水或绒毛膜、绒毛组织活检,检测 CTG 重复序列,但不能预测伴扩增突变的胎儿是先天型或其他类型强直性肌营养不良。

2. 鉴别诊断

(1) 强直性肌营养不良(myotonic dystrophy, MD):患儿早期出现肌无力、肌萎缩和肌强直,前两者较突出,并有窄面、秃顶、白内障和内分泌功能障碍等。肌电图呈典型肌强直电位。婴儿期出现明显肌强直多为先天性肌强直,很少是本病。

(2) 先天性副肌强直:自幼年起病,肌强直较轻,无肌萎缩,肌肥大不明显。无寒冷刺激也可以出现肌强直。

(3) 萎缩性肌强直:在青春期后发病,有明显的肌萎缩、肌无力,伴内分泌及营养障碍。

(4) 本病需要与晚发的常染色体隐性遗传全身性肌强直(generalized myotonia)或贝克尔病(Becker disease)鉴别,伴远端轻度肌无力和肌萎缩,也定位于 7q35 染色体。还需与肌纤维颤搐、持续性肌活动综合征、痛性痉挛-肌束震颤综合征、高钾型周期性瘫痪、Schwartz-Jampel

综合征、病理性痛性痉挛综合征、僵人综合征及磷酸化酶或磷酸果糖激酶缺乏性收缩等鉴别,这些疾病患者无叩击性肌强直及典型的肌电图异常。唯一的例外是 Schwartz-Jampel 综合征,为遗传性,表现僵硬,伴身材矮小和肌肥大,可能是肌强直的一种类型,应与肌纤维颤搐及持续性肌活动综合征区别。

(5) 应与某些药物诱导的肌强直鉴别,如去极化剂、肌松剂、麻醉剂和治疗高胆固醇血症的药物,较少见的 β-阻滞剂或利尿剂(尤其妊娠期)效应通常较短。

(6) 先天性肌强直的肌肥大还需与家族性发育过度、甲状腺功能减退性多发性肌病、肥大性多发性肌病和 Bruck-DeLange 综合征(先天性肌肥大、精神发育迟滞和锥体外系运动障碍)等鉴别。甲状腺功能减退致肌电图呈奇异的高频放电(假性肌强直),肌水肿明显,伴甲状腺功能低下的其他体征如腱反射缓慢。

【治疗】

先天性肌强直的主要症状管理是避免诱发肌强直反应的运动。患者应避免突然的用力收缩,尽量学会缓慢逐渐增加肌肉用力,在发展成症状性肌肉僵直前结束热身活动(Cannon et al,2015)。据文献报道,冷敏感性不仅存在于副肌强直(一种钠离子通道病)中,约 60% 的具有 CLCN1 突变的先天性肌强直患者在肌肉受凉后出现肌强直加重(Sansone et al,2016),因此,避免寒冷环境对患者可能有利。

药物治疗方面,先天性肌强直与强直性肌营养不良的治疗原则相同,对局麻药、抗心律失常药反应较好,这类药物主要对钠通道起抑制作用,对氯通道作用不清。可首选美西律 100～300mg/次,3 次/d,但患者使用时需要同时监测 EKG 并注意消化道副作用;其他如硫酸奎尼丁 0.3～0.6g/次,普鲁卡因胺 250～500mg/次,1 次/d,均有明确疗效。抗心律失常药妥卡尼 1 200mg/d 有效,因可引起粒细胞缺乏症而不推荐;雷诺嗪,1 000mg/d 有效。苯妥英 100mg/次,3 次/d,对某些病例有效。一项双盲随机对照发现,那蒙特金可以显著降低肌强直并具有较小副作用,推荐使用(Andersen et al,2017)。许多先天性肌强直患者可不用药物治疗。一项前瞻性多中心研究发现,约 40% 的患者对治疗没有任何反应(Trivedi et al,2013)。

(二) 全身性肌强直

全身性肌强直(generalized myotonia)或贝克尔(Becker disease)病是另一类型的先天性肌强直,为常染色体隐性遗传,定位于 7q35 染色体。与常染色体显性遗传相同,系编码肌纤维膜上氯离子通道的等位基因突变所致。

隐性型临床表现与显性型类似,肌强直通常到 10～14 岁或更晚才变得明显,显性遗传型较严重。肌强直多先累及下肢,再扩展至躯干、上肢和面部,伴肌肥大,可伴远端轻度无力和萎缩,在 148 例 Becker 病患者中,28% 累及前臂,19% 累及胸锁乳突肌,足背屈受限及纤维挛缩较常见,可出现大腿和臂部近端肌无力。

最令患者困扰的是,休息后肌肉收缩时出现短暂无力,该病可进展至约 30 岁,以后病程通常不再变化,无强直性肌营养不良的睾丸萎缩、心脏异常、秃顶和白内障等特征性改变,CK 可增高。

第四节 自身免疫性离子通道病

自身免疫介导的离子通道病主要影响神经-肌肉接头(Kanokwan et al,1999,Vincent et al,1998),临床常见乙酰胆碱受体抗体(AChR-Ab)所致的重症肌无力(MG)、电压门控钙通道(VGC)自身抗体导致的 Lamber-Eaton 综合征和电压门控钾通道(voltage-gated potassium channel,VGKC)抗体导致的获得性神经肌强直综合征。

一、重症肌无力

重症肌无力(myasthenia gravis,MG)是自身免疫性疾病和钙通道病,自身抗体 AChR-Ab 的主要靶器官是烟碱型乙酰胆碱受体(AChR),约 50% 患胸腺瘤的 MG 患者存在 RYR 抗体。这些抗体与胸腺瘤上皮细胞 AChR 抗原决定簇起交叉反应,并与肌无力症状的严重性有关(Mygland et al,1994)。详见第十三章重症肌无力及其他神经肌肉接头疾病。

二、Lambert-Eaton 肌无力综合征

Lambert-Eaton 肌无力综合征也是自身免疫性疾病和钙通道病,多数患者伴癌肿(如小细胞肺癌)或自身免疫病。本病是抗钙通道自身抗体介导的副肿瘤疾病,推测抗体原本可能针对肿瘤细胞上的钙通道决定簇(Fukunaga et al,1983)。95% 的患者血清中可检出抗 P/Q 型通道抗体,此通道是神经-肌肉接头处 ACh 释放的主要通道亚型。临床表现为肢体近端无力,重频神经电刺激反应性增加,提示 NMJ 突触前病损。详见第十三章重症肌无力及其他神经肌肉接头疾病。

三、获得性神经肌强直综合征

获得性神经肌强直综合征(Isaacs syndrome)是一种神经过度兴奋引发的肌强直,通常在成年发病,表现为自发性肌肉活动伴抽搐、痛性痉挛和出汗增多等,常合并胸腺瘤、小细胞肺癌等。用改良的免疫组化法可在所有的获得性神经肌强直患者血清中检测到 VGKC 抗体,VGKC 可使神经冲动后电位复极,降低 VGKC 活性可导致神经兴奋性增高,从而引发症状。治疗可采用免疫调节剂,血浆置换可使病情在短期内缓解,同时可用抗癫痫药物控制神经性肌强直症状。

参考文献

第十六章　神经系统遗传代谢性疾病
The Inherited Metabolic Diseases of the Nervous System

（王柠）

第一节　概述

（王柠）

随着遗传学和分子生物学的发展，人们对疾病与遗传关系的认识不断深化。事实上，机体的任何性状或疾病的发生都或多或少地受到遗传因素的控制。大脑比其他器官更容易受到遗传因素的影响，约1/3的遗传病发生在神经系统。1980年代后期分子遗传学的发展使神经遗传病的研究发生了根本的变化，在探索神经病理与遗传关系、提高神经遗传病的诊断及治疗水平方面取得了重大进步。在研究方法上与以往的纸色谱法、物质光谱学、气液色谱法等相比，DNA和线粒体基因分析方法是技术上的革命，对神经系统遗传代谢性疾病的诊断有重要意义。

人类基因组计划（human genome project，HGP）在2000年已经完成了对全部人类基因组的测序工作框架图，2003年完成了测序，提供构成人类基因组DNA的30亿个核苷酸的组成。人类生物学计划（human biology project）将确定在人脑存在并表达的基因结构与功能，编码细胞结构、神经递质、营养因子、黏附因子及调控蛋白的基因分子结构将被确认和破译。

一、神经遗传病的病因和发病机制

在某种程度上，每个人都具有对某种疾病与生俱来的易患倾向，这种特有的易患性取决于个体的染色体DNA。分子生物学研究这些特有遗传倾向，将为遗传性疾病的临床诊断、治疗及预防提供重要线索。目前已明确的神经遗传病的病因和发病机制包括：

1. 神经发育遗传缺陷　神经发育是神经元的迁移过程。例如，Kallman综合征是X连锁隐性遗传，表现促性腺激素分泌不足，引起性腺发育不良伴嗅觉障碍，是缺陷基因编码的蛋白质失去野生型蛋白具有的类似神经细胞黏附因子（N-CAM）功能，使嗅球神经元迁移障碍，也妨碍促性腺激素释放激素的神经元嗅觉基板向下丘脑迁移，引起临床表现型。Miller-Dicker无脑回综合征病变基因位于17p11.3，基因突变引起发育缺陷，使神经元向大脑皮质迁移受阻，导致无脑回形成。

2. 离子通道遗传缺陷　最近相继发现编码离子通道蛋白亚基的基因突变，并引入通道病（channopathy）概念，受累离子通道包括钙通道、钠通道、钾通道和氯通道等。动物实验证明，编码钙通道和钠-氢离子交换体基因突变可引起小鼠常染色体显性失神性癫痫。通道病与人类疾病关系分述如下：

（1）钙通道病：电压门控性钙通道（VGC）和兰尼碱受体（ryanodine receptor，RYR）在神经系统发挥重要作用，骨骼肌VGC或RYR1上α1S亚单位突变可引起肌肉病。①低钾型周期性瘫痪：至少有三种不同核苷酸替换发生错义突变，损伤肌肉的兴奋收缩偶联。②家族性偏瘫型偏头痛：已鉴定CACNL1A4基因的四种错义突变，此基因编码P/Q型电压门控钙通道α1A亚单位，影响通道功能。③发作性共济失调2型：是CACNL1A4基因突变。④脊髓小脑共济失调6型（SCA6）：CAG重复序列从正常4~16个增至21~27个，重复序列扩增影响CACNL1A4基因。⑤中央轴空症：可能为骨骼肌RYR错义突变。

（2）与原发性癫痫有关的钾通道或钠通道病：①良性家族性新生儿惊厥（BFNC）：是钾通道蛋白基因（KCNQ1）的同源性基因KCNQ2和KCNQ3突变。②KCNQ2和V3在CNS所有的部位均有表达，用基因工程表达的变异蛋白通道检测不到膜电流，提示这些基因突变可导致简单性失效，杂合子状态则导致膜电流降低。③常染色体显性遗传夜间发作性额叶癫痫（ADNFLE）：位于20q13.3的神经烟碱样乙酰胆碱α4亚单位基因（CHRNA4）的两种点突变导致含有CHRNA4亚单位的钾离子通道弥散性降低，使膜电位不稳定；分布于突触后膜受体上神经烟碱样乙酰胆碱受体功能障碍，导致抑制性神经递质异常释放可诱发癫痫。④全面性癫痫伴发热性惊厥（GEFS）：GEFS患者和热性惊厥患者电压依赖性钠通道β1亚单位（SCN1B）基因3号外显子有一个碱基发生替代突变，导致第121氨基酸位点半胱氨酸被色氨酸取代（C121W）。

3. 金属离子转运障碍　钢发病（Menkes病）和Wilson病均为铜代谢障碍疾病，被称为P类ATP酶的金属转运蛋白家族中不同成员基因突变所致。Menkes病基因位于X染色体上，Wilson病位于13号染色体上，虽然这种转运蛋白在生理及病理状态下功能尚不清楚，但在DNA水平已发现几十种与这两种疾病相关的突变。

4. 表达产物毒性蓄积

（1）三核苷酸重复扩增导致复制不稳定是近年来医学遗传学，包括神经遗传病研究的重大突破，三核苷酸重复是在DNA某些区段（基因内或基因外）的重复，重复单位为3个脱氧核苷酸，重复数量增加称为扩增，导致减数分裂复制不稳定，再扩增可形成恶性循环，使基因表达产物功能异常导致疾病。目前发现属于此类有七种疾病：Kennedy综合征、脆性X综合征、强直性肌营养不良、Huntington病、脊髓小脑性共济失调1型（SCA1）、Machado-Joseph病、齿状核红核-苍白球丘脑底核萎缩（DRPLA或Haw River syndrome，HRS）。

（2）基因突变异常产物在细胞内外沉积：Alzheimer

病(AD)患病率随年龄增高,85 岁以上老年人患病率约为 25%,10%的患者有明确家族史。已有三种致病基因被确认:21 号染色体淀粉样前体蛋白(APP)基因,14 号染色体早老素 1 基因(presenilin 1,PS1)和 1 号染色体 PS2 基因,19 染色体 ApoE 基因也是 AD 发病的风险基因。APP 形成和 Aβ$_{(41-43)}$产生直接参与 AD 的神经病理过程,但上述 4 个基因位点并不是 AD 的全部遗传基础,估计可能还有 50%遗传因子尚未发现。此外,引起神经原纤维缠结、神经元凋亡和炎症基因,以及纯粹保护作用基因的分子过程仍待阐明。

5. 减数分裂重组错误 AD 和 Down 综合征(DS)均有脑内 β-淀粉样蛋白(Aβ)聚积和痴呆表现型,经常有母亲晚育的危险因素,AD 家族中 DS 发病率较高,反之亦然。在 21-三体综合征和性染色体疾病,常可检测到减数分裂重组错误;脆性 X 综合征母亲所生的 XXY 患儿数较预期要高。因此有学者认为,AD 患者可能在 21 号染色体上有错的减数分裂重组,很可能位于 D21S/11-D21S16,该位点与家族早发性 AD 连锁。根据相伴疾病(AD)归类的 DS 患者中,在同样 21 号染色体上也存在不同形式的减数分裂重组,但这种假设尚未得到最后证实。

6. 传染性颗粒蛋白引起突变 克雅病(Creutzfeldt-Jakob disease,CJD)是朊蛋白(prion protein,PrP)感染引起的可传播性海绵状脑病(transmissible spongiform encephalopathies,TSE),已发现至少 20 种 PrP 基因突变与家族性 CJD 有关,最近研究阐明了 prion 传播的分子机制。人类重组 PrP 可在自然的 α 螺旋结构(PrP^{C})与致密而高度可溶的单体形式(PrP^{SC},富含 β-片层结构)间转变,可抵抗蛋白酶 K 消化的可溶性 β 形式是纤维结构的直接前体,与从病变脑组织提取的纤维结构很相似。在适宜的细胞环境中,PrP^{C} 能转变成 β-PrP,通过分子间相互作用变成稳定结构而致病。

7. 线粒体基因突变 人类线粒体 DNA(mtDNA)的核苷酸序列已经查明,为研究神经系统遗传性疾病与 mtDNA 关系创造了条件。目前已经在 mtDNA 水平上鉴定的疾病包括 Kearns-Sagre 综合征、Leigh 综合征、Leber 遗传性视神经病、线粒体脑肌病、乳酸性酸中毒及脑卒中发作等。

对于致病基因的鉴定,需要遵循基因突变的"定位"与"定性"的原则。"定位"是指突变在基因的位置,如外显子区、内含子区、非编码区、基因间区、线粒体基因等;"定性"是指基因突变的类型,如单核苷酸突变、拷贝数变异、动态突变、结构变异等。同时,也需配合遗传模式进行分析,如常染色体遗传,伴性遗传,母系遗传,体细胞突变等。

神经遗传病的基因分析策略经历了巨大的变革。早期采用连锁分析(linkage analysis),根据遗传模式,利用基因连锁的原理将致病基因定位在染色体的某段区域。对于大样本量的遗传研究,采用全基因组关联分析(Genome-wide association study,GWAS),研究单核苷酸多态与疾病表型的关联性。新一代测序技术(Next-generation sequencing,NGS),尤其是全外显子测序技术(Whole-exome sequencing,WES),能有效解释一部分符合孟德尔遗传定律的罕见病。然而,仍有 40%左右的遗传病未能明确致病基因。随着全基因组测序技术(Whole-genome sequencing,WGS)、三代测序(Third-generation sequencing)、甲基化测序、RNA 测序等技术的发展,有助于发现内含子区、基因间区、非编码区、线粒体的基因变异,尤其是动态突变、拷贝数变异、结构变异、表观遗传变异等问题。

二、神经遗传代谢性疾病分类

遗传性疾病分为基因病和染色体病两大类,基因病(gene disease)又分为单基因病和多基因病。由于基因存在于细胞核内,也可存在于细胞质线粒体 DNA 上,前者引起单基因病,后者导致线粒体病。此外,有些疾病既有染色体异常,又有单基因疾病或多基因病特点,遗传方式或基因传递特点各不相同。

1. 根据受累的遗传物质不同,将神经系统遗传代谢性疾病分为五类:

(1) 单基因病(monogenic disease,monogenopathy):是单基因突变所致,基因突变发生在一对同源染色体其中一条染色体上,也可发生在一对染色体等位基因上,单基因病严格按孟德尔定律(Mendel laws)遗传,临床上单基因遗传病种类最多。人类体细胞中染色体是成对的,染色体上基因也是成对的,如果一种遗传病发病涉及一对基因,这个基因就称为主基因(major gene),由它引起的疾病称为单基因疾病。自然界中多种多样的细胞核 DNA 突变正是这组遗传病的主要发病方式,一些疾病是致死性的,不会遗传给下一代,有些损害较轻,可在后代中严格遵循孟德尔遗传(Mendelian inheritance)方式,也可有新发突变。突变导致基因编码部分重复和缺失,或有其他小突变,如单个碱基点突变等可能引起代谢性疾病发生。在单基因遗传的常染色体显性、常染色体隐性及性连锁遗传三种遗传方式中,突变常引起单个蛋白分子异常,可累及酶、蛋白激素、免疫球蛋白、胶原蛋白、受体或凝血因子等,这些异常可导致 300 多种疾病,但这些疾病的基因产物尚不完全清楚。在这类疾病中,约 1/4 是生后出现明显症状,至青春期已发病的占 90%,其中一半以上累及多个器官。患遗传病的活婴约 1/100 是点突变引起,其中 70%是常染色体显性遗传,25%是常染色体隐性遗传，余为性连锁遗传。单基因疾病常呈特征性家系传递模式，遗传方式符合孟德尔遗传定律，又称孟德尔病（Mendelian disorder），包括以下五类：

1）常染色体显性遗传病（autosomal dominant inherited disease，AD）：主基因位于 1~22 号染色体，杂合子即可发病。临床特征是：①家族中每代均有患者；②患者子代的发病率为 50%；③家族中健康成员子代中不会有患者出现；④男女患病概率相同。神经系统遗传病约一半以上是以这种方式遗传，如神经纤维瘤病和结节性硬化症等。AD 通常杂合子发病，但病变基因突变方式不同，可产生不同的临床表型，这对目前疾病的临床和病理分类是一个挑战；而且，相同的临床症状可由两个不同染色体的不同基因突变引起。一般来说，AD 在杂合子状态下临床症状较纯合子状态要轻，也有少数例外，如 Huntington 病杂合子与纯合子突变患者症状相似。显性遗传病的外显率不同，使遗传代谢性疾病变得复杂，如在一个小家系中只有一个患者，父母表型正常，可能得出隐性遗传方式的错误结论。外显率和表现度不同是显性遗传方式的特征，易被认为是隐性遗传病；有的疾病出生后很长时间才发病，也使遗传病诊断困难。

2）常染色体隐性遗传病（autosomal recessive inherited disease，AR）：主基因位于 1~22 号染色体上，纯合子发病，杂合子不发病，但可以是致病基因携带者。临床特征是：①患者父母及子女均健康，只有同胞可能患病；②患者同胞发病率为 25%；③父母有血缘关系者较多见；④大多数情况两性的患病概率相同。绝大多数遗传代谢性疾病以此种方式传递，如苯丙酮尿症、枫糖尿症和有机酸尿症等。与常染色体显性遗传相反，常染色体隐性遗传病只是发生在同源状态（纯合子）下，一般出生后很快发病，且在基因异常中酶蛋白缺陷较其他蛋白异常出现率高。

3）X-连锁显性遗传病（X-linked dominant inherited disease，XD）：主基因位于 X 染色体上，杂合子或半合子均可发病。临床特征是：①无论作为半合子的男性或杂合子的女性均可患病，男性患者病情一般较女性严重；②男性患者与正常女性婚配生育的子代中，所有的男性均正常，所有的女性均患病；③女性患者与正常男性婚配生育的子代中，男女各有 50% 患病率。该种遗传方式疾病较少见。

4）X-连锁隐性遗传病（X-linked recessive inherited disease，XR）：主基因位于 X 染色体上，杂合子不发病，纯合子或半合子发病。临床特征是：①男性患者明显多于女性，基本上只有作为半合子的男性患病；②致病基因不会从父亲遗传给儿子，患病父亲的所有女儿都是携带致病基因的杂合子；③男性患者只从杂合子的母亲得到致病基因；④杂合子女性在大多情况下不患病。本组疾病如肾上腺白质营养不良、Duchenne 肌营养不良、Menkes 病等。在 X-连锁隐性遗传病中，基因突变往往只影响男性。如果正常染色体在胚胎发育期是失活状态，男女患病概率相同，但若异常 X 染色体未广泛表达，女性携带者仍可表现出微小异常，此时 X-连锁遗传就很难与显性遗传病区分。X-连锁遗传病的生化异常多为基本蛋白异常而不是酶缺陷。如果是致死性遗传病，X-连锁方式很难通过临床表型确定。

5）Y-连锁遗传病（Y-linked inherited disease）：致病基因位于 Y 染色体上，并随 Y 染色体传递。临床特征是从男性传给男性，呈全男性遗传（holandric inheritance），携带致病基因即可发病。

至 2019 年为止，已知的孟德尔遗传病或性状有 25 268 种，其中常染色体遗传病 23 832 种，X-连锁遗传病 1 303 种，Y-连锁遗传病 63 种。

（2）多基因病（polygenic disease，polygenopathy）：是由多个基因座位上基因与一种或数种环境因素共同作用产生的疾病，不遵循孟德尔遗传方式。多基因疾病包括两种情况：①由一个主基因与其他基因加上环境因子共同作用引起，亦即有一个或少数几个基因起明显主导作用引起病变，此种情况较易检出，并为探讨多基因疾病分子遗传学基础提供重要的契机；②由相当多的微效基因（minor gene）共同参与，加上环境因子累加作用所致；这类疾病是由多个基因控制，因此遗传方式十分复杂。

多基因病包括一些先天性发育异常及常见的疾病，有家族聚集现象，但无单基因疾病的明确家系传递格局，遗传规律不服从孟德尔式遗传，呈多基因遗传（polygenic inheritance）或多因子遗传（multifactorial inheritance，MF）方式。临床上表现由遗传因素决定的个体对环境因素作用易感性，在家族中发病风险增加。由于多基因疾病病因复杂，既有遗传物质参与，又涉及环境作用，称为多因子疾病（multifactorial disease）或复杂性疾病（complex disease）。多基因遗传病及相关症状与家族有关，这类疾病在临床上可出现几个染色体基因异常导致的症状，至于基因精确数目对产生疾病的影响程度，目前尚不可知，遗传风险多大也难以推测。据估计，所有基因座位的 28% 是多态性而不是单态性，风险基因相对作用及环境影响是多变的，对遗传病分类要求大样本家族分析和与父母生活在一起的后代间的对比，正常家族的早期调查，单卵双生与双卵双生比较等，可提供有关基因风险的本质性信息。

（3）染色体病（chromosome disease）：是人类 23 对染色体中一条或多条染色体过多、缺失或染色体畸变（chromosome aberrations）引起的疾病，因在生殖细胞发生和受精卵早期发育过程中发生差错,产生整条染色体或染色体片段超过或少于二倍数的个体。虽然基因正常,但基因组平衡被破坏,可出现各种先天性发育异常。由于每条染色体都载有大量基因,染色体畸变导致的染色体病往往涉及许多基因,所以常表现复杂综合征。例如,Down综合征(先天愚型)是 21 号染色体多了一条,成为 21-三体型。染色体病通常不在家系中传递,但也有传递的病例。出生时染色体病发生率为 5‰~10‰,妊娠前 3 个月自发流产胎儿染色体畸变约占 50%。目前发现人类染色体数异常和结构畸变约 10 000 余种,已确定或描述过的综合征 100 多种。染色体病可根据受累染色体种类分类,如染色体畸变涉及 1~22 号染色体,称为常染色体病,如涉及性染色体 X、Y 称为性染色体病。随着分子细胞遗传学技术的发展,目前已可以检出微小的染色体缺失,因此染色体病有逐渐增加的趋势。

(4) 线粒体病(mitochondrial disorders, mitochondriopathy):也称线粒体基因病(mitochondrial genic diseases),是线粒体 DNA(mtDNA)上的基因突变引起线粒体代谢酶缺陷,导致 ATP 合成障碍、能量来源不足出现的一组多系统疾病。线粒体 DNA 基因传递方式发现对深入认识疾病有重要意义。与核 DNA 不同,线粒体 DNA 是染色体外 DNA,为双链环状分子,可编码位于线粒体内膜的亚蛋白单位信息。共有 37 个线粒体基因,数目远少于核 DNA,其中 13 个参与细胞内氧化磷酸化和 ATP 产生过程。由于线粒体主要功能是通过氧化磷酸化产生ATP,所以线粒体包含的大部分基因与编码呼吸链中蛋白有关。在组成呼吸链的 5 个复合物中,最常见为细胞色素氧化酶(复合物Ⅳ)缺陷,可引起乳酸血症,复合物Ⅰ缺陷常发生 Leber 遗传性视神经病。

每个细胞都有大量线粒体,每个线粒体包含 10 个DNA 分子。线粒体基因突变的重要特点是母系遗传,线粒体不重组,可以通过母系遗传使突变得到累加。近年研究显示,线粒体 DNA 也可由父亲遗传给后代,这种现象在人群中的发生率约为 0.02%。在细胞分裂过程中,线粒体 DNA 复制和分配不随核分裂周期变化,突变基因对分裂细胞后代始终有影响。基因错配是线粒体疾病最常见的突变方式,也有单个或多个基因缺失或重复,多为同源基因,有的不符合母系遗传特性,多为散发,Kearns-Sayre 综合征和进行性眼外肌麻痹属于这种类型。新生儿死亡和婴儿肌病(细胞色素氧化酶异常)是线粒体遗传病特征之一,正常线粒体 DNA 减少发生更早更严重。85%氧化呼吸链的酶由核 DNA 编码,然后转运入线粒体,因此,符合孟德尔遗传规律的线粒体遗传病较符合母系遗传规律的遗传病多。线粒体遗传病有两个特征,肌肉活检镜下可见破碎红纤维(ragged red fibers),以及全身性乳酸酸中毒。至 2019 年为止,已知的线粒体病有70 种。

(5) 体细胞遗传病(somatic cell genetic disease):是体细胞中遗传物质改变导致的疾病。若体细胞突变(somatic mutation)发生在亲代的生殖细胞中,虽然亲代可能不会出现疾病表型,但这个突变可遗传给子代,子代可能会出现疾病表型;若体细胞突变发生在亲代非生殖细胞的组织或细胞,亲代可能出现疾病表型,这个突变不会遗传给子代,子代也不会出现疾病表型。如肿瘤是体细胞遗传病的一种表型,其发生与遗传物质突变,即特定组织中染色体及癌基因或抑癌基因变化有关。癌家族可有家族性癌瘤遗传易感性,癌瘤病灶具有克隆性,体细胞遗传物质突变是肿瘤发生的直接原因,是多种遗传性改变的结果。有些先天性畸形亦属此类。

2. 基因异常发生频率 单基因疾病的发生频率为6%~8%,多基因疾病为 60%,染色体病为 0.4%~2.5%,有基因因素影响为 22%~31%,线粒体病是母系遗传,所占比例很小。由于约 1/3 的人类基因组基因都可影响神经系统发育,因此神经系统较其他系统更易受到基因异常的影响,约 1/3 的遗传性疾病属于神经系统范畴,如果加上影响肌肉、骨骼、眼和耳的遗传性疾病,数目可达遗传性疾病的 80%~90%。

酶异常疾病多在婴幼儿期发病,仅很少一部分在青春期和成人发病,许多疾病的神经系统损害严重,患者可早年夭折或只能活到成年,不能生育,常伴先天畸形、产伤、痫性发作和精神运动发育迟滞等,这组疾病构成儿科神经系统疾病的主要部分。

三、神经遗传代谢性疾病症状和体征

神经系统遗传代谢性疾病的症状、体征复杂多样,可分为三类:①普遍性症状:是很多神经遗传病都具有的临床表现,如智能发育不全、痫性发作等;②特征性症状:是某些疾病的诊断依据或重要提示,如先天性肌强直之肌强直,肝豆状核变性之角膜 K-F 环,遗传性共济失调之共济失调,黑矇性痴呆之眼底樱桃红斑等;③非特异性症状:如肌萎缩、肌无力和感觉异常等。

1. 智能发育不全(intelligence agenesia) 见于大多数常染色体病,严重程度轻重不等。性染色体病脆性 X综合征常见智力低下,绝大多数遗传性代谢病都较严重的智能发育不全。WHO 估计约 10%的严重智力障碍是先天性氨基酸代谢异常所致,西欧和美国大量的筛查工作表明,先天性氨基酸代谢异常引起的智能发育障碍是全部出生活婴的 1/6 000。

2. 痴呆(dementia) 痴呆在神经系统遗传病中不少

见,常见于 Huntington 舞蹈病、肝豆状核变性、进行性肌阵挛性癫痫、痴呆-帕金森综合征、痴呆-肌萎缩性侧索硬化,以及遗传性共济失调的某些亚型如 SCA1 等。

3. 行为异常(dystropy or abnormal behavior)　结节性硬化症可有人格及行为异常,常被误诊为精神分裂症。性染色体病如 XXY(Klinefelter 综合征)和 XYY 均可有明显的精神异常,后者常有攻击行为。Lesch-Nyhan 综合征可见独特的行为异常,可咬烂并吃掉自己的指尖、嘴唇、颊黏膜,又称自毁容貌综合征,患儿甚至咬人、咬物而需监护。

4. 言语障碍(speech disorder)　智能发育不全患者多伴有程度不等的言语障碍,发音器官可正常或异常。

(1)发音障碍是发音器官神经-肌肉病变所致,伴或不伴智能发育不全。可分为:①痉挛性发音困难:双侧皮质脑干束受累,发音器官肌力减弱和肌张力增高所致,见于氨基酸代谢病、遗传性痉挛性截瘫等;②弛缓性发音困难:下运动神经元病变或肌病导致发音器官肌力减弱、肌张力降低所致,见于面肩肱型和眼咽肌型肌营养不良;③运动失调性发音困难:小脑及其传导束受累导致发音肌共济失调,见于小脑受损的遗传性共济失调;④运动障碍性发音困难:锥体外系受累使发音肌不自主运动,以及肌张力增高、减低或时高时低所致,见于肝豆状核变性、原发性肌张力障碍、Huntington 舞蹈病等。

(2)先天性聋哑如聋-心综合征,其他语言障碍如少数口吃是遗传因素所致;猫叫综合征表现哭声似猫叫的发音障碍,因患儿喉部发育不全,声音较正常儿几乎高 8 度,呈单音调。

5. 不自主运动(involuntary movement)　在神经系统遗传病较多见,尤其累及小脑及基底节的遗传病。表现为:①震颤(tremor):与遗传病有关的震颤包括原发性震颤以震颤为最主要症状;小脑病变引起震颤表现体位性及意向性,见于遗传性共济失调;混合性震颤如肝豆状核变性的扑翼样震颤。②舞蹈动作(chorea):见于 Huntington 病、肝豆状核变性、舞蹈-棘红细胞增高症、高氨酸血症、异戊酸血症及丙酸血症等。③手足徐动(athetosis):或称划指动作,见于原发性肌张力障碍、苍白球黑质色素变性、肝豆状核变性、高氨酸血症、异戊酸血症、丙酸血症和 Lesch-Nyhan 综合征等。④扭转痉挛(torsion spasm):见于原发性肌张力障碍。⑤肌阵挛(myoclonus):分为节律性与非节律性肌阵挛,节律性肌阵挛如遗传性共济失调出现软腭阵挛,非节律性肌阵挛如多发性阵挛、肌阵挛性癫痫、神经鞘磷脂贮积病(Niemann-Pick 病)、枫糖尿病、肌阵挛性癫痫伴蓬毛样红纤维(MERRF)等。⑥肌束颤动(fasciculation):见于家族性肌萎缩侧索硬化、婴儿型进行性脊肌萎缩症、肩胛腓骨肌萎缩症等。⑦口面部不自主运动:见于肝豆状核变性、原发性肌张力障碍及 Huntington 病。

6. 抽搐(convulsion)　与神经系统遗传病有关的原发性癫痫和各类继发性癫痫,如结节性硬化症常发生婴儿痉挛,以及全身性、局限性及精神运动性发作等;进行性肌阵挛性癫痫主要表现肌阵挛,可伴其他类型癫痫,抽动也是常见的症状。

7. 共济失调(ataxia)　可见于小脑、神经传导路及脊髓后根、后索、周围神经遗传病,多为双侧对称性,躯干共济失调较四肢共济失调出现早且明显;可为运动性(小脑损害)、感觉性(后索、后根及周围神经损害),或运动性兼感觉性。多缓慢发生,少数急性出现,大多数病例呈进行性加重。共济失调性遗传病可分两类:①共济失调为主要临床表现,如各型遗传性共济失调;②共济失调仅为一般症状,对诊断无重要意义,如黑矇性痴呆、异染性脑白质营养不良和 β-脂蛋白缺乏症等。

8. 瘫痪(paralysis)　可分为:①上运动神经元(中枢)性瘫痪:累及大脑皮质及皮质脊髓束的遗传病均可发生,如氨基酸代谢障碍病、遗传性痉挛性截瘫等。②下运动神经元(周围)性瘫痪:见于侵犯周围神经、脊髓前角、脑神经运动核的遗传病,遗传病还可引起脑神经麻痹,动眼神经麻痹最常见,以及面神经、舌咽神经、迷走神经及舌下神经等,见于 Friedreich 共济失调、遗传性共济失调的 SCA1 和 SCA3 等;面神经麻痹见于 Mobius 综合征;舌咽、迷走、舌下神经麻痹见于脑内脏血管瘤病。③肌病性瘫痪:肌肉本身病变引起,如进行性肌营养不良、线粒体肌病等。

9. 感觉异常(paresthesia)　见于脊神经受损的遗传病,特点是感觉异常以下肢远端为主,呈对称性袜套样分布,深浅感觉均受累。遗传性感觉神经根神经病的感觉异常有多种表现,最具特征的是全身或部分躯体痛觉缺失,有些病例可出现自发性疼痛。

10. 肌肉异常(muscular abnormality)　①肌张力减低(hypomyotonia):脊髓前角病变引起诸如婴儿型及少年型脊肌萎缩症,小脑病变所致如共济失调毛细血管扩张症;肌肉病变引起如糖原贮积病 0、Ⅰ、Ⅱ、Ⅲ、Ⅴ型,进行性肌营养不良,线粒体肌病等。②肌张力增高(hypermyotonia):分为强直性与痉挛性两种,强直性见于锥体外系遗传病,如肝豆状核变性、家族性帕金森病等;痉挛性见于锥体系遗传病,如遗传性痉挛性截瘫和某些遗传代谢病等;肌肉疾病引起肌强直也属于肌张力增高范畴,典型为先天性肌强直症,肌强直遍及全身骨骼肌群。③肌萎缩(muscular atrophy):遗传病的肌萎缩缓慢发生与进展,双侧对称,分为神经源性和肌源性,神经源性由脊髓前角病变如婴儿型及少年型进行性脊肌萎缩症,或周围神经病变如腓骨肌萎缩症引起;肌源性可见于多种遗传性肌病,如进行性肌营养不良、肌萎缩性肌强直等。④假性肌肥大(muscular pseudohypertrophy):最常见于腓肠肌,三角肌、舌肌和唇肌也可发生,常见于肌源性肌萎缩,在神经源性肌萎缩罕见,临床最典型为假肥大型肌营养不良的腓肠肌假肥大。

11. 脊髓受压 神经纤维瘤病Ⅰ型常因脊髓神经纤维瘤导致脊髓受压,自毁容貌综合征、骨软骨发育不全等有时可发生脊髓受压。

12. 脑脊液压力增高 见于颅狭窄症、异染性脑白质营养不良、半乳糖脑苷脂贮积病(Krabbe 病)等。

13. 体态异常及其他异常见表 3-16-1。

表 3-16-1 神经系统遗传病的体态及其他异常和疾病

部位	体态及其他异常表现和疾病
面容	常见于各种常染色体病、黏多糖贮积症、面肩肱型肌营养不良、强直性肌营养不良、神经节苷脂贮积病
五官	• 外眼异常:见于多种常染色体病、黏多糖贮积症、颅骨面骨发育不全、神经纤维瘤病Ⅰ型 • 眼肌麻痹:见于遗传性共济失调、眼肌型及眼咽肌肌营养不良、β-脂蛋白缺乏症、慢性进行性眼外肌瘫痪(CPEO) • 上睑下垂:见于遗传性共济失调、β-脂蛋白缺乏症、Mobis 综合征 • 角膜浑浊:见于 Riley-Day 综合征、Fabry 病、Kearns-Sayre 综合征(KSS) • 虹膜萎缩:见于遗传性淀粉样变性神经病 • 角膜 K-F 环:见于肝豆状核变性 • 结合膜毛细血管扩张:见于共济失调毛细血管扩张症 • 眼球震颤:见于遗传性共济失调、脂质代谢病 • 虹膜错构瘤(Lisch 结节):见于神经纤维瘤病Ⅰ型白内障:半乳糖血症、Marinesco-Sjögren 综合征、Friedreich 共济失调、共济失调性多发性神经炎、结节性硬化症、强直性肌营养不良、肝豆状核变性、脑-眼-肾综合征、脑腱黄瘤病 • 晶体异位:见于肝豆状核变性、同型胱氨酸尿症 • 青光眼:见于神经纤维瘤病、结节性硬化症、脑-眼-肾综合征、脑-面血管瘤病 • 视野缺损:见于 MERRF 视神经萎缩:Leber 病、黑蒙性痴呆、遗传性共济失调、结节性硬化症、苍白球黑质色素变性 • 眼底樱桃红斑:见于黑蒙性痴呆、鞘磷脂累积症、葡糖鞘氨醇贮积病 • 视网膜色素变性及色素沉着:见于遗传性共济失调、共济失调性多发性神经炎、苍白球黑质色素变性、β-脂蛋白缺乏症、蜡样脂质褐质贮积病 • 视网膜晶体瘤:见于结节性硬化症 • 视神经胶质瘤:见于神经纤维瘤病Ⅰ型 • 夜盲:见于共济失调性多发性神经炎 • 耳异常:见于多种染色体病、硫酸脂贮积病、聋-心综合征、KSS 的神经性听力丧失 • 鼻、见于口及舌异常:多种染色体病、黏多糖贮积症、口-面-指综合征、颅面狭窄症、大头及小头畸形
四肢	四肢短小(黏多糖贮积症),指(趾)异常(多种染色体病、口-面-指综合征),弓形足和爪形趾(Friedreich 共济失调、腓骨肌萎缩症、家族性弓形足、遗传性痉挛性截瘫等)
心脏	糖原贮积病Ⅱ
骨骼	脊柱裂(神经纤维瘤病)、脊柱后凸及侧凸(Friedreich 共济失调、神经纤维瘤病Ⅰ型、假肥大型肌营养不良、β-脂蛋白缺乏症、原发性肌张力障碍)、长骨异常(神经纤维瘤病Ⅰ型)、颅面骨异常(神经纤维瘤病Ⅰ型、颅面狭窄症、大头及小头畸形)
步态	痉挛性截瘫步态(遗传性痉挛性截瘫)、共济失调步态(遗传性共济失调)、跨阈步态(腓骨肌萎缩症)、扭转痉挛步态(原发性肌张力障碍)、舞蹈手足动步态(Huntington 舞蹈病)、摇摆步态(假肥大型肌营养不良)
侏儒	黏多糖贮积症、共济失调性多发性神经炎、自毁容貌综合征、Marinesco-Sjögren 综合征
外生殖器	见于多种性染色体病,如脆性 X 综合征的大睾丸、Klinefelter 综合征的小睾丸、小阴茎
皮肤	皮脂腺瘤(结节性硬化症)、神经纤维瘤(神经纤维瘤病)、牛奶咖啡斑(结节性硬化症、神经纤维瘤病),腋窝雀斑(神经纤维瘤病)、叶状白斑(结节性硬化症)、鲤鱼斑(结节性硬化症)、鱼鳞斑(共济失调性多发性神经炎、遗传性痉挛性截瘫)、光敏感性皮炎(遗传性烟酸缺乏症、Cockayne 病)、皮纹异常(多种染色体病、原发性癫痫),皮肤及黏膜毛细血管扩张(共济失调毛细血管扩张症)
毛发	颜色浅(苯丙酮尿症)、前额秃发(强直性肌营养不良)、头发粗糙有沙粒(黏多糖贮积症)、头发易断裂(Menkes 病)
气味	尿有特殊霉臭味(苯丙酮尿症)、焦糖味(枫糖尿症),全身有"干奶酪味"或"汗脚味"(异戊酸血症)

四、神经遗传代谢性疾病诊断

1. 遗传代谢疾病诊断要点 包括：①在同胞兄妹或血缘关系较近亲戚中出现类似的神经系统病变。②反复出现非惊厥性意识障碍。③出现无法解释的痉挛性无力、小脑性共济失调及锥体外系损害的征象。④数周、数月甚至数年进行性发展的小儿神经病。⑤同胞和近亲中有智力障碍。⑥无先天性体细胞异常，却有智力减退。

在首次出现临床症状后，患者应进行血生化、脑 CT 或 MRI、染色体和基因等检查。基因及生化实验方法改进使许多疾病得以重新认识，神经科医生以前只能等待 CNS 症状、体征出现（此时病变已不可逆转），现在可主动寻找疾病线索，应用饮食或其他疗法在无症状阶段防止神经系统损害出现，对改善婴幼儿疾病预后有重要意义。

许多遗传病与先天性生化代谢缺陷有关，如苯丙酮尿症（PKU）主要影响 CNS 白质髓鞘形成，一旦完成该过程，神经细胞功能已经获得，生化异常可相对无害。有时遗传代谢病与变性疾病难以区分，也许所有的变性疾病将来都能找到代谢异常的物质基础，那时这两种疾病就可以合二为一了。由于神经系统遗传代谢性疾病与年龄、生理异常、遗传倾向等多种因素有关，所以通常按年龄分为新生儿期、婴儿早期、婴儿晚期及儿童早期、儿童晚期及青春期、成年期遗传代谢性疾病。

2. 传统诊断方法

（1）性别和年龄：以常染色体遗传方式传递的疾病两性的罹患机会相等；有些遗传病临床上可表现男性或女性患者偏多，以 X 连锁隐性遗传方式传递的疾病两性发病差异极大，如假肥大型肌营养不良几乎都是男孩。虽然大多数神经系统遗传病在 30 岁前就出现症状，但某些遗传病直到中年甚至老年才出现症状，如中年发病的 Huntington 舞蹈病、老年发病的橄榄脑桥小脑萎缩等。

（2）特有的症状体征：某些神经系统遗传病具有特有的症状、体征，是该病重要的诊断依据，例如，角膜色素环（Kayser-Fleischer ring，K-F ring）仅见于肝豆状核变性，眼底樱桃红斑多为黑矇性痴呆，皮肤多发性神经纤维瘤和牛奶咖啡斑极可能是神经纤维瘤病 I 型（von Recklinghausen 病）。如患者同时有某些症状体征也需怀疑遗传病，如儿童或青少年患下肢肌萎缩、腱反射消失及弓形足等，需考虑腓骨肌萎缩症；患儿表现怪异面容、躯体发育障碍、智力发育不全和皮纹异常，应考虑染色体疾病。

（3）家系调查：有血缘关系的家族成员出现相同患病者是遗传病的特点，两代以上出现相似的患病者或同胞中有两个以上在相近年龄发生相似的症状应考虑遗传病。详细询问家族发病情况并绘成系谱图，通过系谱分析了解该病遗传方式有助于诊断。然而，有些遗传病在家族中只有先证者而无同样发病者，可能以下原因：①调查不够深入细致，使系谱图描绘欠精确。②隐性遗传病父母及同胞是表型正常的杂合子。③显性遗传病某些家庭成员外显不全而未引起注意。④由于基因突变表现为散发病例。此外，某些家系成员处于共同环境下，同时遭受某种损害或食物缺少某些成分出现同样疾病，表现为家族聚集现象，须注意与遗传病鉴别。

（4）染色体检查：有些神经系统遗传病是染色体数目和结构改变所致，如绝大多数唐氏综合征是 21-三体型。一组 155 例先天性脑发育不全儿童染色体检查，染色体组型正常 81 例（52.3%），染色体各种改变 74 例（47.7%）。临床遇到如下情况需作染色体检查：①家族中出现过先天畸形病例。②多次流产的妇女及其丈夫。③疑为唐氏综合征的患儿及其双亲。④精神发育迟滞伴体态异常。然而，目前检测水平只能发现部分神经系统遗传病的染色体改变，如染色体正常也不能除外神经系统遗传病。

（5）皮纹检查：皮纹为指纹、掌纹及足底纹之总称。单卵双胎皮纹相似程度约在 90% 以上，家族成员皮纹也有颇多类似，因此皮纹被公认有一定的遗传性，由于皮纹形成于胚胎期，染色体作为遗传信息库，一旦发生异常就会引起相应部位的皮纹异常。如果不是染色体异常导致的遗传性疾病，皮纹异常不多见。常见的皮纹异常包括：①正常人指纹箕向桡侧开口多见于第二指，如其他指出现桡侧箕形须注意是否为遗传病，如染色体畸变或智能发育不全的患者；②正常人指间折线应有两条，染色体异常如唐氏综合征有时只有一条，并多见于小指；③异常掌纹常见远侧横折与近侧横折连成一横纹，称通贯手或通关手，正常人群中只有约 10%，唐氏综合征出现率高达 40%~50%；④正常掌纹可连成 atd 角约 40°，有些遗传病患者 atd 角>40°。

（6）生化检查：多种神经系统遗传病由于蛋白质缺乏或异常，各种酶缺乏或活性异常导致代谢障碍，生化检查对神经系统遗传病诊断很重要，如进行性肌营养不良检测肌酸激酶（CK）、丙酮酸激酶（PK）和乳酸脱氢酶（LDH）等，肝豆状核变性检测铜蓝蛋白、血清铜及尿铜，Refsum 病检测植烷酸，异染性脑白质营养不良检测硫酸脂酶 A 活力等。用色层分析技术可测定血浆氨基酸浓度变化，鉴定出几十种氨基酸代谢病。

（7）细胞学检查：怀疑鞘磷脂贮积病（Niemann-Pick 病）的患儿如骨髓涂片找到泡沫细胞，戈谢（Gaucher）病（葡糖脑苷氨醇贮积病）患儿内皮系统出现 Gaucher 细胞可确诊。

（8）细胞培养：利用单个细胞体外培养克隆可在细胞水平研究复杂的生化过程，由于成纤维细胞较易获得，应用广泛,常用来诊断代谢病。例如,临床通过皮肤成纤维细胞培养测定铜含量,诊断难以鉴别的肝豆状核变性的病例;测定植烷酸含量及氧化率有助于确定 Refsum 病杂合子。近年来通过产妇羊水细胞、胎膜绒毛酶学检测和无创 DNA 产前检测等技术,可对众多遗传代谢性疾病进行产前诊断。

(9) 免疫技术:常应用放射免疫(RIA)和酶联免疫吸附实验(ELISA),近年采用酶蛋白或 DNA 单克隆抗体法为神经系统遗传病研究开辟了新途径。

(10) 病理、电生理及影像学检查对神经系统遗传病诊断是某些疾病的金指标,如进行性肌营养不良应用肌活检,腓骨肌萎缩症和 Dejerine-Sottas 病应用神经活检,脑电图和肌电图检查遗传性肌阵挛癫痫等;疑诊脑面血管瘤病患者头颅 X 线片发现脑内病理钙化呈脑回状或树枝状可确诊,怀疑小脑共济失调患者 CT、MRI 检查可见小脑萎缩。

3. 基因诊断 确定遗传性疾病致病基因的定位、缺陷类别及程度,对有遗传倾向疾病的相关基因连锁分析可进行诊断、产前诊断及症状前诊断,隐性遗传病杂合子检测和开展遗传咨询可预防隐性遗传病的发生,基因诊断也是开展基因矫正或基因治疗的先决条件。基因诊断的常用方法是:

(1) 组建 DNA 文库:选择适当载体用适当的限制性内切酶(restriction endonuclease,RE)切割,插入基因片段重组,进行体外包装及宿主转化。现已发展构建多种 DNA 文库,包括基因组文库(genomic library)、cDNA 文库、染色体文库、跳跃文库(jumping library)和酵母菌人工合成染色体(yeast artificial Chromosome,YAC)文库等。这些文库在神经遗传病分子生物学研究中主要用于致病基因克隆、基因结构分析及限制性片段长度多态性(RFLP)探针筛选等。

(2) 限制性片段长度多态性(restriction fragment length polymorphism,RFLP)连锁分析技术:Kan 最早在 1978 年用于镰状红细胞贫血的产前诊断,RFLP 指基因组 DNA 经限制性内切酶切割后出现 DNA 片段长度差异,这种差异有些属病理性改变,绝大多数是无害的,不影响基因产物,不能引起疾病。由于染色体 DNA 复制是忠实的半保留复制,子代 DNA 顺序与亲代相同,按照孟德尔规则遗传;又因致病基因可连锁在特异的多态性片段中,可根据特异的多态性片段在该家系的存在间接判断致病基因的存在,RFLP 可起到致病基因遗传路标的作用。好的遗传标记应具有易检性及高度多态性两个特点,DNA 多态性因种族或遗传漂变或自然选择而不同,故对任何疾病进行 RFLP 连锁分析,寻找该基因区域具有高度多态性的 DNA 标记是首要前提。基因在染色体

上按一定顺序线性排列,客观地揭示基因具体位置称为基因定位;如果一个多态性标记位于致病基因附近,很可能随致病基因一起遗传。以往用孟德尔定律判断基因间连锁关系,由于缺乏高度多态性标记位点,不能系统地对人类基因进行精确定位,重组 DNA 技术为利用 DNA 标记建立基因连锁图提供了可能。建立遗传图谱的原则是:①每种单拷贝 DNA 探针能够检测一种 DNA 多态性;②这种测试性状能够在参考家系中分离,并符合孟德尔定律;③这种基因定位的相对优越性取决于 DNA 的重组率、疾病遗传模式即家系样本的大小。由于 RFLP 可测试性状,因此任何一种致病基因都可作为主性状,通过 Lods 值计算定位。在神经遗传病分子缺失或突变未弄清以前,RFLP 连锁分析是基因定位和诊断的基本手段。RFLP 一般分为单碱基突变(mutation)和顺序重排(rearrangement),其中单碱基突变占绝大多数。此外,近年发现高度重复序列(highly repetitive sequence)和微卫星 DNA(microsatellite DNA)序列,特点是没有发生识别位点碱基变化,改变的只是酶切点在基因组中的相对位置。RFLP 主要作用是基因诊断和基因定位,基因诊断目前采用的基因定位策略主要有配对连锁(pairwise linkage)分析和多位点连锁(multipoint linkage)分析,常用的软件是 Liped 和 linkage,通过软件操作可建立遗传连锁图谱。

迄今,采用 Wilson 病(WD)基因侧翼位点对 WD 基因连锁分析法主要有两种:二位点配对连锁分析和多位点连锁分析。Ott 等假设 WD 基因频率为 0.005 6,基因突变与性别无关,建立了 LIPED 连锁分析模型,运用此模型可判断位点存在连锁时最大优势对数计分法(Lod scores,Z 值)时最小重组率(θ 值)。一般情况下,Z≥3 时为紧密连锁;0<θ≤0.05,Z≤3 时为中度连锁;当 θ>0.05,Z<3 时为松弛连锁。进行 RFLP 分析时,θ 值不能过大,否则造成判断错误机会较多,RFLP 模型只能确定两位点间的连锁程度而不能排序。Lathrop 的 LINKAGE 多位点模型运用矩阵法对所有位点排序,构建遗传连锁定位图谱,可采用多位点单倍型对 WD 基因连锁分析,判断 WD 基因与单倍体间的连锁平衡关系。

微卫星 DNA 是小片段核苷酸(2-6 核苷酸)序列,呈串联式重复结构,可能是人类基因组中等位基因多态性的最好来源,绝大多数为 CA、TG 重复序列,多位于基因编码序列旁侧、内含子或非翻译区,可重复十次或数十次,中间可有小的中断。重复序列越长,次数越多,多态性越高,适用于连锁分析。Ondent(1990)用 PCR 法在白种人群检测 DMD 基因 3′端非翻译区(CA)n 双核苷酸重复序列(dinucleotide repeats)多态性,可诊断以往用 RFLP 方法不能鉴定的携带者;在肝豆状核变性病基因检测中广泛应用,基因检测成功率约 88.7%。目前该方法已广

泛用于神经遗传病的基因检测。

（3）聚合酶链反应（polymerase chain reaction，PCR）：是广泛应用的核酸结构分析技术和简单的 DNA 体外合成扩增技术，依据复制全过程及体外 DNA 分子在不同温度下双链与单链可相互转变的性质，人为地控制变换体外合成系统温度，促使双链 DNA 变性为单链，使单链 DNA 能与引物退火成为引物单链 DNA 复合物，在 dNTP 存在条件下，聚合酶能使引物沿单链模板延伸成为双链 DNA，这种 DNA 热变性、引物与单链模板 DNA 退火和引物延伸过程反复进行即为体外扩增。由于能快速特异地体外扩增任何希望的目的基因或 DNA 片段，并使 pg 水平的起始物很快达到 ng 水平，为生物科学研究提供了优化途径，用于基因分离克隆和核酸序列分析，以及突变体和重组体构建、基因表达控制研究、基因多态性分析和基因诊断等。聚合酶链反应产物的单链构象多态性分析（PCR-single-strand conformation polymorphism analysis of polymerase chain reaction products，PCR-SSCP）最具有代表性，原理是在不含变性剂的中性聚丙烯酰胺凝胶电泳中，单链 DNA 序列因碱基顺序不同（甚至为单碱基置换）形成的构象不同，泳动速度也不同。PCR 扩增单个碱基置换部位及两侧 DNA 片断变性后进行 SSCP 分析，利用 DNA 单链构象差异检测单个碱基是否发生置换，既不需要限制性内切酶、RNAase 和其他生化试剂，又不涉及核苷酸复杂的杂交过程，且可进行非同位素标记，操作简便可靠，适合大样本筛选，可从凝胶电泳中洗脱异常构象单链进行 DNA 测序或专一扩增，目前国内外许多实验室采用该技术进行基因突变研究，如散发性 Alzheimer 病（AD）基因突变采用 PCR-SSCP 及 DNA 测序法，发现早老素-1 基因在中国人群中存在多种不同于白种人的基因突变，初步阐明中国人散发性 AD 的分子发病机制。

（4）DNA 测序分析技术：可研究基因内部结构及分析基因突变，目前应用两种快速测序技术，Maxam 与 Gilbert（1977）化学降解法和 Sanger 双脱氧链终止法（1977），国内广泛应用检测假肥大型进行性肌营养不良、Wilson 病、Alzheimer 病和 Huntington 舞蹈病等突变位点（参见第三篇第二十九章神经系统疾病的基因诊断和基因治疗）。近几年飞速发展的二代测序技术（next-generation sequencing）也得到广泛应用，尤其是全外显子测序技术（whole-exome sequencing）。

（5）mRNA 差别显示聚合酶链反应（mRNA differential display PCR，DDPCR）又称为差别显示反转录 PCR（DDRT-PCR）或 mRNA 差别显示法，是目前筛选表达基因最有效方法，自 Liang 和 Pardee（1992）建立以来广泛应用于分子生物学，在神经遗传病基因调控、信号转导、大脑神经元信号调节、神经细胞药物反应、神经元对基因治疗反应等方面取得重要成果。DDPCR 由 3 个基本步骤

和 2 个附加部分组成：①反转录（RT）将 mRNA 反转录成 cDNA；②PCR 扩增 cDNA；③测序胶电泳显示差异片段；④差异片段再扩增克隆；⑤确证差异并测序：Northern Blot 分析及序列分析。具有简单、快速、灵敏及重复性好等优点。

五、神经遗传代谢病的治疗

与其他遗传病一样，神经系统遗传病的治疗颇为困难，但随着医学科学的发展，能医治的遗传病越来越多，如苯丙酮尿症、半乳糖血症、肝豆状核变性和 Refsum 病等如早期诊断和治疗，症状可明显减轻或缓解。人体的每个遗传性状形成都需经过一系列生化代谢过程，代谢由基因控制的特定酶催化。基因突变可使相应的酶发生改变，酶促反应紊乱，体内缺乏某些必需物质或毒性产物堆积，影响机体功能，出现各种临床症状。遗传病治疗可分为四个水平，针对不同情况采取不同措施。

1. 临床水平治疗　遗传病已发展到出现临床症状时治疗相当困难，可考虑内科或外科治疗，如畸形可手术矫正，病变易发生癌变应早期切除，病变如多发性神经纤维瘤病压迫神经可手术切除，结节性硬化症合并内脏肿瘤可及早手术治疗；肝豆状核变性可用青霉胺等促进体内铜排出，合并癫痫患者可用抗癫痫药，偏头痛可用麦角胺，治疗 Huntington 舞蹈症可用异烟肼，治疗遗传性震颤可用心得安等。

2. 代谢水平治疗　纠正机体代谢紊乱，是目前治疗遗传代谢性疾病的重要方法，随着分子病理学发展和遗传性代谢缺陷发病机制认识的深化，从代谢水平治疗的遗传代谢性疾病日益增多。可根据代谢紊乱类型采取禁其所忌、去其所余和补其所缺。①禁其所忌：由于反应底物或前驱物在体内堆积发病，应按不同疾病制定不同的食谱（表 3-16-2），限制底物或前驱物摄入量，如苯丙酮尿症须尽量减少饮食中苯丙氨酸，特殊配制低或无苯丙氨酸奶粉获取足够生长所需蛋白质，加天然食物维持各种营养素和热量；除限制某些食物成分，减少患者所忌物质吸收也很重要，如苯丙酮尿症口服苯丙氨酸氨基水解酶（phenylalanine ammonialyase）胶囊，在肠道内将苯丙氨酸转化成苯丙烯酸（cimnamic acid），在食物吸收前选择性清除苯丙氨酸；Refsum 病患者应低植烷酸或低植醇饮食，减少进食含叶绿素的水果、蔬菜，严格控制肉类及乳类中脂肪。②去其所余：由于多种酶促反应产物过多导致机体中毒患者可用多种理化方法，将多余毒物清除或抑制，如用螯合剂或其他促排泄剂，肝豆状核变性可用青霉胺与铜离子形成螯合物促使细胞内堆积铜离子排除。③补其所缺：因酶缺陷及重要酶促反应产物不足致病者，如许多代谢性疾病可补充相应的必需物。

表 3-16-2 治疗效果较好的一些遗传代谢病

疾病	治疗方法	疗效
苯丙酮尿症	限制苯丙氨酸食谱,或用低苯丙氨酸水解乳蛋白治疗	在生后数周内开始治疗疗效好
枫糖尿症	限制胱氨酸,半胱氨酸	生后即开始治疗疗效好
胱氨酸尿症	服用碳酸氢钠,多摄入水分	预防尿结石疗效好
甘氨酸尿症	低蛋白食谱	疗效好
果糖血症	无果糖的饮食	婴儿期即开始治疗疗效好
半乳糖血症	无乳糖或半乳糖的饮食	生后即治疗疗效好
糖原贮积病	食物以葡萄糖、淀粉为主,限制蔗糖、乳糖,低蛋白饮食	疗效好
家族性高脂蛋白血症	限制脂肪摄入,代以中链脂肪酸	效果相当好
肝豆状核变性	限制铜摄入,促进铜离子代谢	疗效好
脂质沉积性肌病	服用维生素 B_2	疗效好

3. 酶水平治疗 用正常酶代替患者缺陷酶治疗某些遗传性代谢病可有一定的疗效。如治疗黏多糖 I 型与 II 型患者可输入正常人细胞,后者可补充患者的缺陷酶,患者尿排出黏多糖显著增加,临床症状改善,但此疗法不能使酶活性维持长久,提出将酶藏到能在人体内缓慢分解的核蛋白体内,也有提出用酶活性诱导疗法,如苯巴比妥类可诱导细胞内质网合成和激活多种酶,治疗新生儿非溶血性高胆红素血症。

4. 基因水平治疗 单基因遗传病特点使之成为良好的基因治疗模型,但由于神经系统的特殊性,CNS 作为高度分化器官具有非常多的细胞群,相互联系广泛复杂,血脑屏障存在又给基因转移载体导入带来困难。神经元几乎毫无例外地在出生后不久就停止有丝分裂,缺乏 DNA 复制,常规载体难于转染,体外细胞培养难度很大,在强化或减弱某一特定基因功能时可能出现非预期效应等。动物实验已证明基因疗法能有效用于神经系统疾病,目前基因治疗应用较多的是脊髓性肌萎缩症(spinal muscular atrophy, SMA)、Lesch-Nyhan 综合征、Parkinson 病、Duchenne 肌营养不良(DMD)及溶酶体贮积病等。

(1) 基因治疗必须具备的条件包括:①克隆致病基因:大多数隐性遗传病由于特定基因功能丧失,确定突变基因并克隆出正常同源体后,将功能基因拷贝导入细胞内;显性遗传病只能通过直接纠正致病基因阻止突变基因表达,或介导另一基因封闭显性突变功能序列,显性突变表达也可通过插入产生显性表达的阴性纯合子序列、反义 mRNA 分子或能识别并灭活受累细胞内产生变义 mRNA 转录产物来实现;转基因技术也可应用于非遗传性神经疾病如 Parkinson 病,通过介导基因表达酪氨酸羟化酶或芳香族氨基酸脱羧酶重建多巴胺库。②转基因策略包括离体转移(ex vivo)和在体转移(in vivo)两个途径,in vivo 法是将遗传物质直接介导到受累细胞内,ex vivo 法是先将组织或细胞取出,在体外导入所需基因后再将经基因修饰过的细胞移植体内;in vivo 法需要高效基因转移,ex vivo 途径由于培养成熟神经元和胶质细胞很难生长和遗传修饰,常用成纤维细胞、骨髓干细胞和成肌细胞等代替,其次将基因在体外介入细胞内,使表达该基因细胞繁殖,收获该细胞并移植到受累个体,难度颇大。③转基因方法:最简单方法是直接将 DNA 或 RNA 注入受累区域,细胞将遗传物质摄取并表达,但该法除少数情况,通常很少有效;有效方法是将目的基因整合入病毒载体,借助病毒入侵、复制和遗传物质表达,达到转基因目的;常用载体包括逆转录病毒、单纯疱疹病毒 1 型(HSV-1)、腺病毒(AV)等,AV 和 HSV-1 适合 in vivo 基因转移,三种载体的基因转移特性见表 3-16-3;近年来腺相关病毒(AAV)也用于介导基因 CNS 转移,无致病性,可定点整合于 19 号染色体长臂。④靶细胞类型和部位:代谢性疾病可能需要将遗传物质导入神经系统所有细胞,脱髓鞘疾病只需靶向于神经胶质细胞,肌肉疾病仅需对肌细胞进行遗传修饰,相对较易;转基因载体或遗传修饰后细胞可用显微外科立体定向注入相应部位;对全面受累细胞可用血管内皮细胞遗传修饰后输送有扩散性能的分子或介导代谢性酶类,进入脑广泛区域,或用室管膜细胞将基因产物介导入脑脊液内,但存在脑内屏障可能限制应用。⑤基因表达量:许多遗传代谢性疾病,如苯丙酮尿症不需基因功能完全恢复就能纠正疾病表型特征,重新形成约 10% 苯丙氨酸羟化酶可使患者临床表现正常;Duchenne 肌营养不良缺陷小鼠(mdx 鼠)转基因试验,约 20% 肌细胞获得抗肌萎缩蛋白(dystrophin)表达可明显改善临床症状;Parkinson 病直到多巴胺水平下降至正常水平 10%~15% 才出现症状,提示神经系统疾病基因治疗不需基因表达量达到100%。⑥受累宿主年龄:转基因转移对象年龄有很大可变性,许多神经系统疾病都与发育不良或退行性变有关,如苯丙酮尿症或溶酶体贮积病基因治疗必须在出生数月内进行,否则神经系统不可逆损害可导致终生残障。

表3-16-3 病毒载体的特性比较

特性	反转录病毒	HSV-1	腺病毒
病毒基因组类型	RNA	DNA	DNA
病毒基因组大小	9kb	150kb	30kb
包装容量	7kb	30kb	8kb(常规载体)30kb(空载体)
靶细胞的要求	分裂期	分裂期或静止期	分裂期或静止期
与宿主基因组整合	是	否	否
与宿主细胞一起复制	是	否	否

(2)基因治疗的基本策略

1)基因增补:基因增补是将目的基因导入病变细胞,使其表达产物弥补基因功能缺陷,从而达到改善表型、治疗疾病的目的。早在1991年,研究人员直接将装载有人源dystrophin基因的质粒直接注入DMD小鼠模型的肌肉中,但这种方法效率很低。为尽量缩小dystrophin基因的有效长度和感染效率,直到2000年,研究者们用AAV装载人源dystrophin小基因(minidystrophin),替代全长dystrophin,导入DMD模型小鼠肌肉中,使肌萎缩得到了改善。基因增补技术在SMA中也得到了较好的应用。将包含全长运动神经元生存基因的自身互补腺相关病毒(scAAV-SMN)导入SMA小鼠侧脑室,小鼠生存期显著延长。

2)外显子跳跃:外显子跳跃的目的在于破坏成熟mRNA中发生移码突变的外显子,重新获得无框移突变的、截短的、有功能的蛋白。利用反义寡核苷酸(antisense oligonucleotides,AONs)与mRNA互补的空间位阻作用,破坏剪切位点或外显子增强子区,即能实现外显子跳跃。经过化学修饰的反义寡核苷酸2OMeAO和PMO被运用在DMD小鼠模型中,可明显提高dystrophin蛋白的表达量。成簇规律间隔的短回文重复序列(Clustered Regularly Interspaced Short Palindromic Repeats,CRISPR)基因编辑技术迅猛发展,CRISPR/Cas9技术对DMD进行外显子

跳跃治疗的优势在于,它不需要导入模板DNA进行修复,其所致的非同源末端连接(nonhomologous end joining,NHEJ)可高效地发生在所有细胞。利用AAV病毒装载SpCas9或SaCas9,与特异小向导RNA(single guide RNA,sgRNA)一起,采用胫前肌局部注射的方式,破坏成年DMD模型小鼠第23号外显子区的移码突变,使dystrophin蛋白的表达量得到恢复,病理性的肌肉假肥大现象也得到缓解。

3)增强剪接:对于体内任何一个基因,在前体mRNA变成成熟mRNA的过程中,需要进行可变剪接,可以通过增强剪接来调控mRNA的表达水平,从而达到治疗疾病的目的,最经典的例子为SMA。SMN2基因7号内含子区存在的内含子剪接沉默子(intronic splicing silencer N1,ISS-N1),是已发现的SMA最为重要的剪接抑制因子,它包含2个异种核糖核蛋白(heterogeneous nuclear ribonucleoprotein,hnRNP)A1/A2结合位点。hnRNP作为关键的反式作用因子,是影响剪接功能的重要结构。靶向设计一段反义寡核苷酸序列,与hnRNP A1/A2竞争性结合剪接沉默子,可以使7号外显子在剪接过程中得以保留。如今,Nusinersen是靶向于ISS-N1位点的反义核酸药物,作为全球首个获批的SMA治疗药物,为SMA患者带来希望。

4)动态突变修正:亨廷顿病、脊髓小脑共济失调等疾病,是由于异常CAG动态突变,导致出现多余的多聚谷氨酰胺链(poly Q),造成毒性蛋白蓄积。对于动态突变,科学家们首先尝试了RNA干扰治疗策略。RNA干扰的敲减作用比较局限,只能抑制部分异常的蛋白。相比而言,ASO能更彻底地针对目标基因序列进行封闭。通过对亨廷顿病小鼠模型以及猕猴进行鞘内滴注,ASO能显著降低异常huntingtin蛋白,并在一定时间内维持正常功能,ASO对疾病的逆转和控制效果优于干扰RNA。

5)毒性表达产物清除:遗传性阿尔茨海默病(Alzheimer disease,AD)的重要致病机制之一就是淀粉样前体蛋白(amyloid precursor protein,APP)基因或早老素(presenilin)基因突变导致β-淀粉样蛋白(Aβ)在脑内沉积。近年来,AD的基因治疗主要聚焦在如何降低Aβ蛋白,多个研究团队将基因治疗与免疫治疗相结合,开发AAV疫苗,筛选特异针对Aβ的抗体,通过主动或被动免疫,封闭Aβ。

六、神经遗传代谢病的预防

神经系统遗传病不少见,如国外唐氏综合征(先天愚型)患病率为1/600,国内为1/1 000~1/500。推测我国神经遗传病患者可达100万人,由于该病目前尚无有效

疗法,预防显得尤为重要。

1. 适龄结婚与生育 据统计 20 岁以下年轻产妇生出先天畸形婴儿较 25~34 岁产妇多 50%。高龄产妇由于卵细胞在母体时间较长,受各种因素影响机会多,减数分裂易产生染色体不分离,生出染色体数目异常婴儿相对较多。如果 35 岁以上妇女都进行产前诊断,终止唐氏综合征胎儿妊娠,病孩总数可减少 30%~40%;如 40 岁以上妇女不再生育,唐氏综合征发生率可降低 10 倍,可见适龄结婚与生育对预防某些遗传病意义重大。不同年龄母亲生育唐氏综合征患儿发生率见表 3-16-4。

表 3-16-4 不同年龄段母亲所生唐氏综合征患儿的发生率相对平均值比较

国家与地区	发生率相对平均值					
	20~24 岁	25~29 岁	30~34 岁	35~39 岁	40~44 岁	45 岁
加拿大	1	1.87	1.80	6.17	13.60	61.00
丹麦	1	1.00	1.63	5.14	15.05	25.58
英国	1	1.67	2.57	6.87	23.30	32.00
荷兰	1	1.17	1.23	4.00	12.29	42.86
法国	1	2.45	4.65	7.91	31.91	44.78
意大利	1	1.20	2.00	3.11	10.62	20.44
汉堡(1)	1	2.29	3.29	8.18	33.46	46.43
汉堡(2)	1	1.38	2.00	6.32	23.30	35.14
丹麦	1	1.00	2.85	8.46	31.77	80.00
日本(1)	1	1.44	1.66	3.94	7.21	19.93
日本(2)	1	0.92	1.50	4.50	9.58	33.92
平均值	1	1.49	2.29	5.87	19.28	40.19

注:此处以 20~40 岁年龄段的发生率为 1,计算其他年龄段的发生率与该年龄段的比值。

2. 婚前检查 包括有无发育畸形、多发性畸形、智能低下和生殖功能缺陷,询问亲属中遗传病情况,必要时到有条件的医院进一步检查确诊。

3. 避免近亲结婚 常染色体隐性遗传病在有相同致病基因携带者婚配后子女中发生,近亲常有较多相同基因,如表兄妹间基因有 1/8 相同,婚配所生子女患遗传病可能性较随机婚配显著增高,如随机婚配的黑矇性痴呆出生危险为 1:310 000,表兄妹婚配为 1:8 600,增加了 35.7 倍。

4. 携带者检测 病理基因携带者是外表正常而有隐性致病基因的杂合子。一般群体中症状明显的遗传病患者数量不多,但病理基因携带者较多,如苯丙酮尿症群体发病率为 1/1 万,携带者频率是 1/50。由于携带者能给后代传递疾病,检测携带者对预防遗传病非常重要。常用方法是:①家系调查分析;②生化检查如酶活性测定,不少隐性遗传病携带者酶活性介于正常人与患者之间,如进行性肌营养不良可检测 CK;③药物或食物负荷试验,如口服青霉胺测定尿铜检测肝豆状核变性携带者;④电生理如脑电图检查遗传性肌阵挛癫痫携带者,神经传导速度检测遗传性共济失调携带者;⑤分子生物学方法检出致病基因携带者。携带者检测往往不能根据单一指标,需要多种检查和全面分析,目前许多神经系统遗传病还无法检测携带者。

5. 遗传咨询 对患者及亲属提出的遗传问题给予指导,是神经遗传病预防的重要部分。首先确定为遗传病,根据遗传方式初步提供预期风险,如 Huntington 舞蹈病是常染色体显性遗传,子女约 1/2 发病;肝豆状核变性是常染色体隐性遗传,子女发病概率为 1/4,1/2 为携带者。假肥大型肌营养不良(DMD)是 X 连锁隐性遗传,女性致病基因携带者与正常男子结婚,子代男孩 1/2 发病,女孩 1/2 为携带者;如一孕妇有两兄弟患 DMD,她担心未来孩子患同样疾病,医生可告诉她,其母一定是本病基因携带者,她本人有 1/2 可能是携带者,如胎儿为男性,有 1/2×1/2=1/4 机会是患儿,如胎儿是女性则不会发病。多基因遗传病患者一级亲属发病率近于一般群体发病率的平方根,如癫痫为多基因遗传病,一级亲属发病率为 1%~10%,计算法与遗传率(人群中患病率)、已患病成员数、患病严重程度和亲缘关系远近等因素有关。

染色体病遗传咨询:绝大部分染色体异常是亲代生殖细胞在发生过程中畸变引起,仅小部分是双亲之一平衡易位所致。前者同胞再发风险与一般人相同,后者再发风险高。如21-三体型(唐氏综合征)患者95%为47,XX(XY),+21;发病率与母亲年龄有关,年龄越大,风险越高;如母亲生患儿年龄为35岁,再生育患儿风险为1%。另5%为易位型(46,-D,+tD/G或46,-G,+tG/G)或嵌合型(46/47,+21);此时应查双亲核型,如双亲之一出现嵌合核型,再生患儿风险率P=[X/(2-X)]÷K(X为三体型细胞百分数,K为排除失衡胚胎系数);如双亲之一有平衡易位,后代将有25%患者,50%死胎,25%正常。

近亲结婚对后代的影响:若已有遗传缺陷表现,按上述原则推算后代患病可能性。如未出现遗传缺陷,风险率可从夫妇双方得到致病基因可能性估计,一般为1/2Fn,n为群体中每个杂合子致病基因平均数(1.5),F表示近亲系数。

6. 产前诊断(prenatal diagnosis) 也称宫内诊断(intrauterine diagnosis)或出生前诊断(antenatal diagnosis),是20世纪70年代发展起来的新技术,通过检测孕期胎儿性别和健康状况,防止遗传病患儿出生。可直接检测胎儿本身,如羊膜穿刺、胎镜、超声波、胎儿超声心动图等,亦可测定母亲血、尿标本,间接反映胎儿情况。为了获得胎儿代谢产物可取胚胎组织标本,常用羊膜穿刺(amniocentesis),在妊娠第14~20周通过母亲腹壁穿刺抽取约20ml羊水或少量胎血,用胎儿镜(fetoscope)钳取胎儿皮肤组织或用特制塑料管或金属管吸取绒毛细胞组织培养,在基因、酶、细胞学及肉眼水平进行遗传病产前诊断。

(1) 肉眼水平:观察宫内胎儿外形,常用方法:①胎儿镜:是插入羊膜腔可观察胎儿畸形的纤维内镜,也可采集胎儿活体组织标本;②放射造影术:在妊娠16周后用放射造影可检出骨骼畸形等,妊娠晚期注射射线不透明脂溶性染料可查出胎儿精细结构改变,如多指(趾)症等;③超声波扫描:可无害可靠地观察子宫胎儿,B超可观察胎儿内部结构,可查出无脑儿、小头畸形和水脑等,宜在妊娠16~19周检查。

(2) 细胞学水平:主要诊断染色体异常,如21-三体型、18-三体型、13-三体型、45X、47XXY综合征及各种类型易位。理论上,所有染色体畸变(数量或结构改变)胎儿均可在宫内查出。染色体异常产前诊断应注意染色体正常变异多态性(polymorphism)及细胞培养过程人为诱变与真正病理性变异的区分,如胎儿细胞有近端着丝粒大随体染色体(Gs⁺,Ds⁺及Gp⁺或Dp⁺等)属正常变异,可用荧光显带技术与易位染色体区别;又如羊水培养过程中见到较多的多倍体细胞也属正常;培养物受支原体(mycoplasma)污染可使染色体破碎或断裂;羊水中母细胞混杂也常致误诊,可用荧光标记染色体区分;若羊水细胞中观察到嵌合体核型,要选择不同细胞克隆作核型分析确诊,某些染色体不稳定性综合征可用细胞遗传学原理进行产前诊断。

(3) 酶和代谢水平:主要针对遗传代谢性缺陷和神经管畸形,用羊水细胞生化分析。用未经培养羊水细胞可诊断神经节苷脂贮积病,但羊水细胞数目很少,大多已固缩、坏死,常影响测定结果,目前一般采用培养的羊水细胞分析。脂质积累病(lipidosis)、神经节苷脂贮积病、黏多糖贮积症、半乳糖血症和氨基酸代谢病(如胱氨酸血症)等遗传性代谢缺陷病可进行产前诊断。以往获取足够细胞(约10⁸个)需1~2个月,现行的微量测定法准确快捷,仅需2周时间。将抽出羊水细胞放在薄膜塑料培养皿培养8~14日,待细胞生长到1 000~10 000个时,迅速将长有细胞培养皿冷冻干燥,显微镜下将其切成小片,计算片上细胞,并在石蜡护下将其与少量底物保温,当细胞与底物发生反应后,用毛细管吸取已形成荧光显色产物,在显微荧光分光光度计下测定。测定羊水甲胎蛋白(AFP)可有效地产前诊断神经管畸形如无脑儿、脊柱裂等,AFP是胎儿血清中主要蛋白质,最先在卵黄囊中合成,妊娠3个月后几乎全部由肝合成。妊娠10~13周时胎血AFP达高峰,并维持至20周后逐渐下降。羊水AFP在妊娠13周最多,20~22周后下降,32周后降至正常。无脑或脊柱裂胎儿AFP可从脑脊液漏入羊水,消化道闭锁胎儿不能从羊水中将AFP吞咽消化,羊水中AFP含量可比正常人高4~10倍;共济失调性毛细血管扩张症、Turner综合征等羊水中AFP也增高。一般主张妊娠24周时测定AFP是检测神经管畸形最适时间,但仅能检出约90%畸形胎。隐性脊柱裂因有一层完整外膜,AFP不漏入羊水,羊水AFP不增高。抽取羊水时胎血污染羊水可造成假阳性,故羊水AFP升高者应用血红蛋白电泳法排除胎血污染可能,才能作出正确诊断。

(4) 基因水平:对结构基因缺失遗传病可用DNA分子杂交法、限制性内切酶法及PCR等产前诊断(见本节)。

(5) 利用母血和尿预测胎儿遗传病:正常妊娠时少量胎儿血细胞(尤其淋巴细胞)、可扩散的代谢产物及蛋白质可通过胎盘进入母体血循环,部分物质尚可从尿中排出,检测母血和尿可产前诊断某些遗传病。但孕妇外周血胎儿细胞数量很少,475万~1 600万母血细胞通常只有1个胎儿细胞,可用3%明胶及淋巴细胞分离液富集胎儿细胞,再用荧光原位杂交技术对富集胎儿细胞定性。妊娠8~14周抽母血30ml,可检查:①AFP;②妊娠相关血浆蛋白-A(PAPP-A),妊娠8~9周时可在母血中测定;③绒毛膜促性腺激素(HCG);④游离绒毛膜促性腺激素β键(β-HCG)。可筛查唐氏综合征高危病例,再作绒毛或羊水胎儿染色体检查确诊,也可查出神经管畸形、小胎儿等。试管婴儿技术的成功已提出从体外培养胚胎诊断遗传病技术,子宫植入前诊断可用很细的探针,从培养皿中已发育8个细胞的胚胎取出细胞,因每个细胞DNA均反映未来孩子情况,如用分子学方法可发现引起遗传疾病的某种变化。

近来利用母血胎儿细胞中有核红细胞(nucleated red blood cell,NRBC)作产前诊断,特点是早孕期(6周)数量很多,该细胞核对基因分析很重要,复制能力和寿命有限,能避免前次妊娠残留细胞,检出胎儿非整倍体和单基因疾病,如DMD能用荧光原位杂交(FISH)检出染色体异常。产前诊断指征是:①高龄产妇;②曾生育过遗传性疾病(包括先天畸形)孕妇;③多次不明原因流产或死胎;④需了解胎儿性别;⑤近亲夫妇可能因环境污染,包括长期接触放射线、各种诱变剂和染色体断裂剂者。

7. 新生儿筛查 是预防措施之一,出生后数日婴儿逐个进行筛查,早期发现苯丙酮尿症等10多种遗传代谢病,及时采取措施治疗。

8. 环境污染的预防 环境中化学、物理有害因素常导致基因突变和染色体畸变,造成多种神经系统遗传病,进行环境因子的毒理学监测。

第二节 新生儿遗传代谢性疾病

(熊晖)

一、概述

新生儿遗传代谢性疾病(neonatal inherited metabolic diseases)在出生后数日出现症状,临床呈进行性发展。新生儿代谢异常通常有两种诊断方法:一是筛查试验,检测新生儿血、尿等生化系列;二是出生后数日内新生儿进行细致神经系统检查,发现疾病最早征象。然而,并非所有实验检测法都简便易行,适合大规模筛查,许多临床常用检测项目作为新生儿疾病指标并不一定有效,检查项目费用都较高。

【神经系统评估】

1. 新生代谢性疾病检查 新生儿神经系统功能主要在脑干、脊髓水平,苍白球和视觉运动皮质刚开始髓鞘形成,对新生儿活动影响不大。神经系统检查应综合评估间脑-中脑,小脑-低位脑干和脊髓功能,用下列检查评价新生儿神经系统功能完整性:①下丘脑-脑干机制,如呼吸控制、体温规律性、液体平衡和食欲等;②脑干-小脑机制,如自动性功能吸吮、吞咽和抓握等;③低位脑干

(网状脊髓)-小脑-脊髓机制,如颈、躯干和肢体活动和姿势,如支撑反应、颈和躯干屈伸运动和跨步运动等;④脊髓神经元及神经肌肉功能,如上肢和躯干肌张力;⑤中脑被盖及脑桥机制,如反射性眼球运动;⑥间脑机制,如注意力、警觉状态、睡眠及脑电图类型等;⑦伴皮质易化的上位脑干-脊髓机制,如拥抱反射(Moro Reflex)、踏步反射等。这些功能紊乱主要表现警觉和醒觉障碍、肌张力减低、眼球运动失调-眼球摆动和眼球震颤,前庭刺激(旋转婴儿头部)时不出现强直性共同偏视,震颤、阵挛性肌痉挛(clonic jerk)、强直性痉挛(tonic spasms)、角弓反张、肢体活动减少或不能、不能喂食、呼吸节律不整、体温低或变温(poikilothermia)、心动过缓、循环障碍、苍白和痫性发作等。

2. 新生儿代谢性疾病征象 母亲妊娠及分娩过程、婴儿体重及身长等均可正常,无进行性异常征象,GM1神经节苷脂贮积病可能有假Hurler面貌,出生后一段时间各种功能正常,诊断困难,以下征象有助于早期诊断:

(1)第一症状是喂养困难,表现消化不良、腹泻、呕吐、烦躁、体重和身高不增,可能提示氨基酸或有机酸代谢紊乱。还需要注意眼睛、皮肤、毛发改变,如先天性白内障、晶状体脱位、视神经萎缩,异常气味,毛发异常,皮疹等;另外骨骼和面容异常,可有骨骼畸形、小头、面容特殊等。

(2)神经系统功能紊乱肯定的首发提示症状是惊厥发作,通常一侧肢体不固定阵挛或头面部抽动,伴突发呼吸异常,头眼向一侧扭转;也可出现全身性发作,单次或丛集出现,后者可伴反应丧失、不能活动和呼吸停止。痫性发作时可伴自动性行为,如吸吮、抓握、踏步,Moro反应和支撑反应受抑制。

(3)其他症状包括三组综合征:①运动过度-肌张力增高综合征;②淡漠-低张力综合征;③单侧或偏侧综合征。Prechtl和Beintema根据1 500多例新生儿研究发现,如临床持续出现三个综合征中任何一个,到7岁时出现神经系统异常概率约为2/3;并发现某些神经症状如面瘫、握力差、肌张力过低和吸吮障碍,虽有时预示严重神经系统疾病,但缺乏可靠性,仅极少数是脑损害所致。脑异常最可靠证据常不是单一的神经系统症状,而是一组症状,如上述的三个综合征。

大部分疾病表现淡漠-低张力状态,通常代表严重和潜在的危险状态,低钙和低镁血症时较常见运动过度-肌张力增高综合征,可能代表疾病早期或提示预后较好,两种综合征重叠常伴有癫痫发作,或者病情较重。MRI可发现脑部某些解剖异常,显然也有必要用各种刺激反应如视、听、体感诱发电位等建立全新的新生儿神经症状学,找到测量该年龄段正常活动更准确的方法和标准;但目前对新生儿期一些重要概念如脑死亡(所有脑干-脊髓

反射消失)还未完全明确界定。

3. 重视常规辅助检查中出现的异常,常规筛查包括血尿常规、血气分析,全血生化(肝肾功能、血糖、电解质、二氧化碳结合力、血氨、乳酸、同型半胱氨酸、肌酶谱等)。

【诊断和鉴别诊断】

1. 诊断 在父母、同胞兄妹及亲戚中有新生儿疾病史或无法解释的早期死亡,可为新生儿遗传代谢性疾病提供重要线索。婴儿期有拒食蛋白、厌食蛋白食物、喂养困难等病史,可提示遗传性氨基酸血症或有机酸血症,须检测血氨和乳酸含量。新生儿多数非遗传性与遗传性代谢性疾病有很大差别,易于鉴别。例如,低钙血症是新生儿期抽搐最常见疾病,表现手足抽搐、喉痉挛,发病机制不明,易治疗,预后好。新生儿常见症状性低血糖反应,早产儿易感,足月儿血糖水平 < 30mg/dl,早产儿 < 20mg/

dl,伴抽动、嗜睡等症状。还应注意呆小病、特发性高钙血症、新生儿肌阵挛、顽固性新生儿抽搐等。某些病例新生儿后期出现小脑发育异常和严重智力低下,可随 West 综合征和 Lennox-Gastaut 综合征同时出现。

2. 鉴别诊断 新生儿遗代谢性疾病须与新生儿期其他严重疾病鉴别,如新生儿缺氧缺血性脑病、低血糖脑病、脓毒症、新生儿细菌性脑膜炎、新生儿呼吸窘迫综合征、松软儿、新生儿胆红素脑病、宫内感染和新生儿颅内出血等。

【新生儿常见代谢性疾病】

在新英格兰,对所有新生儿代谢性疾病筛查工作已进行近 40 年,新生儿代谢性疾病伴神经系统合并症发病率见表 3-16-5,某些疾病可通过尿液显色反应协助诊断(表 3-16-6)。

表 3-16-5 新英格兰新生儿代谢性疾病伴神经合并症发病率(1999 年)

疾病	总监测人数	总发病人数	发病率
先天性甲状腺功能低下	3 105 000	948	1 : 3 300
苯丙酮尿症	4 738 789	336	1 : 14 000
非典型苯丙酮尿症	4 738 789	286	1 : 17 000
Hartnup 病	1 028 581	46	1 : 22 000
组氨酸血症	1 028 581	38	1 : 27 000
柠康酸血症(甲基丙二酸血症)	1 028 581	19	1 : 54 000
半乳糖血症	3 888 716	63	1 : 62 000
精氨基琥珀酸血症	1 028 581	13	1 : 80 000
生物素酶缺陷	1 319 123	14	1 : 94 000
高胱氨酸尿症	3 300 000	16	1 : 200 000
枫叶糖浆尿症	4 599 373	19	1 : 240 000
脯氨肽酶缺乏	1 028 581	3	1 : 350 000
高脯氨酸血症(Ⅱ型)	1 028 581	2	1 : 500 000
短链乙酰 CoA 脱氢酶缺陷	1 028 581	1	1 : 1 000 000

表 3-16-6 代谢性缺陷的尿筛查实验

疾病	三氯化铁	二胺基苯肼(DNPH)	Benedict 反应	硝普盐(Nitroprusside)反应
苯丙酮尿症	绿色	+	−	−
枫叶糖浆尿症	海军蓝	+	−	−
酪氨酸血症	淡绿(短暂)	+	−	−
组氨酸血症	棕绿			
丙酸血症	紫色	+	−	−
柠康酸血症	紫色	+	−	−
高胱氨酸尿症		−	−	+
胱氨酸尿症		−	−	+
半乳糖血症	−	−	+	−
果糖耐受病	−	−	+	−

下面介绍新生儿早期出现症状的疾病,新生儿期三个较重要的遗传代谢病苯丙酮尿症(PKU)、高苯丙氨酸血症和组氨酸血症无临床表现,在本章后面讨论。

二、维生素反应性氨基酸病

维生素反应性氨基酸病(vitamin-responsive aminoacidopathies)是一组对特殊维生素治疗反应良好的疾病,对限制特殊氨基酸饮食无反应。现已知约 30 种维生素反应性氨基酸病,许多疾病可导致中枢神经系统损伤。其中吡哆醇(维生素 B_6)依赖症是一种少见病,呈常染色体隐性遗传倾向,是这类疾病典型代表。该病特征性代谢异常是色氨酸代谢后苯嘌呤尿酸分泌增加,脑组织吡啶醇-5-磷酸和 γ-氨基丁酸(GABA)减少。

【临床表现】

吡哆醇(维生素 B_6)依赖症早期出现抽搐发作,有时在子宫内即出现生长停滞,可见肌张力高、活动过度、易激惹、抖动和听觉过敏等,不经治疗可出现精神发育迟滞。本病只有少数病例做过神经病理研究,一例 13 岁男孩有精神发育迟滞、视乳头苍白和下肢肌痉挛,脑重量350g(低于正常),大脑中央白质减少、丘脑核团及小脑神经元减少,伴神经胶质增生。

维生素 B_6 50~100mg 口服可抑制抽搐状态,给予维生素 B_6 40mg/d 可使发育正常。

三、四氢生物蝶呤缺乏症

生物蝶呤缺陷症(biopterin deficiency)或称生物蝶呤代谢缺陷。某些高苯丙氨酸血症新生儿如降低血清苯丙氨酸水平不能有效阻止神经系统损害,提示存在生物蝶呤缺陷症。与苯丙酮尿症(PKU)情况不同,本病苯丙氨酸羟化酶水平正常,苯丙氨酸羟化酶辅助因子四氢生物蝶呤缺乏。

【临床表现】

患儿表现出生后数月发育明显延迟,肌阵挛发作或晚发全身大发作,合并反应低下、全身肌张力过低,吞咽困难是突出症状。应早期检测患儿血生物蝶呤和尿蝶呤浓度。采取低苯丙氨酸饮食,并用四氢生物蝶呤 750mg/(kg·d),防止患儿脑损害。

四、半乳糖血症

半乳糖血症(galactosemia)是较常见的糖代谢疾病,von Reuss(1908)最早描述本病临床表现,Gorter(1951)提出本病是先天性代谢缺陷病,Isselbacher(1956)发现病因是半乳糖代谢中转移酶缺乏。

【病因和病理】

1. 病因 本病为常染色体隐性遗传病,基因位于 9 号染色体短臂(9q13),包括 379 个氨基酸。由于人类存在多种不同突变基因,酶缺陷的严重程度有相当大的个体差异。半乳糖代谢中包括半乳糖激酶、半乳糖-1-磷酸尿苷酸转移酶、鸟苷二磷酸半乳糖-4-异构酶等三种酶缺陷,引起体内半乳糖聚积。根据半乳糖代谢阻滞程度,至少有七类半乳糖血症,这里只介绍典型半乳糖-1-磷酸尿苷酸转移酶(galactose-1-phosphate uridyl transferase, GALT)缺陷,使半乳糖-1-磷酸转化为半乳糖尿苷酰双磷酸障碍所致。

2. 病理 该病可累及全身多个器官,脑、肾及晶状体受累明显。脑部改变如轻度小头畸形,伴白质纤维胶质增生、小脑 Purkinje 细胞和粒细胞丢失,胶质增生等(Crome et al,1962)。

【临床表现】

1. 本病大多数患儿出生时正常,哺乳后 4~10 日出现黄疸,持续 2 周以上,哺乳后出现消化不良、呕吐、腹泻及发育停止,出现困倦、注意力不集中、肌张力下降和自动性动作减少。新生儿期患儿对大肠埃希菌异常敏感,易发生大肠埃希菌败血症。

2. 存活婴儿可表现精神运动发育迟滞、智能低下、共济失调及锥体外系症状等,视觉障碍和残余肝硬化,有时合并脾大和腹水,多于 8 岁前死亡;检查可发现前胸突出、肝脾大和明显贫血,皮肤发黄超出新生儿应有的程度,半乳糖在晶状体沉积可引起白内障。晚发病例可在青春期后出现神经系统体征,表现智力发育及社会适应能力较差,可有小脑性共济失调、失张力及失用症等,可存活到中年。

3. 检测血半乳酸水平上升,血糖水平下降,尿中检出半乳糖,红细胞、白细胞及肝细胞半乳糖-1-磷酸尿苷酸转移酶(GALT)缺乏。CT 或 MRI 检查可发现脑水肿和脑实质萎缩。

【诊断】

根据新生儿开始哺乳后发生黄疸,出现肝大、精神运动发育迟滞、小脑性共济失调和白内障等,应想到本病可能,如血半乳酸水平增高,尿中检出半乳糖,结合 CT、MRI 检查可确诊。

【治疗】

本病治疗主要是控制饮食,完全限制饮食中乳类食品人乳、牛乳和奶粉等摄入,可食用豆奶和豆浆等。如果在疾病早期诊断和及时处理,可使已出现的症状减轻或消失,智能发育不受影响,白内障可好转。如新生儿早期未能及时诊断,至 1~2 个月时再限制乳类食品,疗效不明显,因此,新生儿进行常规尿筛查,早期发现患儿至关重要。

五、高甘氨酸血症

(一)酮症高甘氨酸血症

酮症高甘氨酸血症(ketotic hyperglycinemia)是有机酸代谢病如柠康酸血症、异戊酸血症、丙酸血症、硫解酶酮酸血症和乳酸血症等引起的继发性甘氨酸代谢障碍。

【病因】

本病是常染色体隐性遗传疾病,发病机制不明。可能由于丙酮酸盐氧化酶及丙酮酸脱氢酶活性障碍引起乳酸和丙酮酸聚积,导致代谢障碍,部分病例已证实血中有机酸聚集,抑制甘氨酸裂解酶系统,所以,酮症高甘氨酸血症可与新生儿有机酸尿症同时发生,有些新生儿早期可出现复杂的代谢性酸中毒。

【临床表现】

1. 新生儿或婴儿早期发病,表现明显精神发育迟滞,可有呕吐、阵发性嗜睡、呼吸急促、昏迷、肌张力增高和呼吸困难等,异戊酸血症引起的酮症高甘氨酸血症可有明显少汗。半数患儿可在数月内死亡,存活患者可遗留严重的发育迟滞表现。可出现小脑共济失调、手足徐动和 Leigh 病,部分Ⅱ型谷氨酸血症也可在新生儿期引起此病,出现酸中毒,伴呕吐,大脑和躯体结构多种先天性异常,可累及心肌。

2. 血清丙酸、甘氨酸、各种脂肪酸和丁酸等升高,酪蛋白水解可导致丙酸血症。

3. 本病应限制蛋白饮食入量,减少酮症酸中毒,获得相对较好的精神运动发育。补充肉碱、维生素 B_2 可能改善症状,但不肯定。

(二)非酮症高甘氨酸血症

非酮症高甘氨酸血症(nonketotic form of hyperglycinemia)是甘氨酸裂解酶先天性缺陷导致原发性甘氨酸水平增高,但无酮症及酸中毒。

【临床表现】

新生儿表现低张力、倦怠及呼吸困难,伴眼球联合运动障碍、角弓反张、肌阵挛和抽动等,存活的婴儿发育迟滞,可有残疾。曾报道酮症型患儿发生脑海绵状变性。

诊断可根据新生儿临床症状、CSF 甘氨酸水平较血高出数倍。须注意与酮症高甘氨酸血症鉴别,本病神经系统损害较酮症型严重,CSF 与血甘氨酸含量比值远高于后者。

本病治疗应限制蛋白饮食,苯甲酸钠[120kg/(kg·d)]可改善症状,但神经系统异常很难纠正。有人试用换血疗法及叶酸治疗,但对防治神经系统损伤无效。

六、遗传性高氨血症

遗传性高氨血症(inherited hyperammonemia)是尿素循环酶缺陷引起的一组疾病总称。

【病因和发病机制】

除Ⅱ型高氨血症是 X 连锁显性遗传,其余几种均为常染色体隐性遗传。尿素循环障碍导致氨基酸在脑积蓄,引起临床症状,只是严重程度不同而已。疾病严重性除与精氨酸酶缺陷有关,均与酶缺乏完全与否和发病年龄有关。游离氨是氨基酸分解代谢终产物之一,具有高度 CNS 毒性。正常情况下氨通过尿素循环被解毒,尿素循环酶包括磷酸氨甲酰合成酶、鸟氨酸转甲酰氨酶、精氨酸琥珀酸合成酶、精氨酸琥珀酸酶、精氨酸酶、N-乙酰谷氨酸合成酶 6 种,任何一种酶缺陷都可引起血氨增高,导致高氨血症,高鸟氨酸血症和高亮氨酸血症与此病关系密切。

所有新生儿高氨血症常因代谢功能低下引起代偿性肝大,酶缺陷或其他氨基酸代谢异常导致脑损伤,机制不明,可能由于脑组织中氨浓度增高损伤大脑神经元氧化代谢,引起发作性昏迷或慢性大脑功能损害,如同肝硬化引起肝性脑病或其他系统性脑病。本病中脑病、脑水肿、呼吸性碱中毒表现与 Reye 综合征类似,在肝病中缬氨酸及其他肝毒性因子可能由于尿素循环异常引起肝性脑病。有些病例高氨基酸疾病明显发生于服用一些特殊药物后。

【临床表现】

1. 大多数重症高氨血症新生儿出生后 2 日内无症状,之后出现拒食、呕吐、少动、大汗和嗜睡,可陷入不可逆昏迷,发生局限性或全身性抽搐发作、角弓反张性肌强直和呼吸窘迫等。有些不严重病例,数月后当饮食中蛋白增加时才出现高氨血症,患儿可有生长停滞、喂养困难、便秘(结肠中氨产物增多),伴发作性呕吐、易激惹和尖叫等,呼吸性碱中毒是特征性表现。

2. 鸟氨酸氨基甲酰转移酶缺陷症(ornithine transcarbamylase deficiency,OTC)是性连锁遗传,男性病情较重。表现变形性肌张力障碍、抽搐发作、共济失调、视力模糊、意识模糊和行为异常等,脱水、蛋白摄入及小手术等常可诱发昏迷或昏睡。OTC 部分缺陷患者可表现正常或轻度高胆红素血症,血氨增加不明显(diMagno et al,1986;Rowe et al,1986),过度通气可引起碱中毒。症状反复发作患者运动和智力障碍变得明显,患者易反复感染。CT 和 MRI 常可发现脑水肿,脑水肿反复发作可引起脑萎缩,出现对称性脑白质减少。

3. 鸟氨酸琥珀酸尿症(argininosuccinic aciduria)是鸟氨酰琥珀酸合成酶或鸟氨酰琥珀酸分解酶部分缺陷,

导致瓜氨酸浓度上升。本病是婴儿期代谢失代偿,发生无症状性高氨基酸疾病,后期表现抽搐和发作性小脑共济失调(抽搐后出现较多),头发干燥、易脆,测定肝或空肠活检组织中鸟氨酸可诊断。脑组织形态正常。

【诊断和鉴别诊断】

1. 诊断 本病早期诊断颇重要,根据典型临床症状、血氨增高(血浆氨通常是正常3倍)、血尿素氮含量极低,红细胞及肝活检发现特异性酶缺陷。

2. 鉴别诊断 早期高氨血症须与有机酸病如柠康酸尿症鉴别,因婴儿晚期和儿童期有机酸病鸟氨酸氨基甲酰转移酶(OTC)缺乏,可出现高氨血症,症状轻微或出现部分症状,存活率高(Kendall et al,1983),尤其女性患者,可能到病程晚期才有症状(Rowe et al,1986)。

【治疗】

1. 急性高氨酸血症治疗主要采用血液透析、限制氨基酸或酮酸摄入量,降低血氨浓度。用苯甲酸钠250mg/d,食物中添加精氨酸酶(50~150mg/kg)可减少精神发育迟滞和皮疹(Msall et al,1984)。

2. 慢性病例由于尿素生成障碍,婴儿常可发生高氨血症和昏迷,感染后尤易发生。减少血氨生成可口服抗生素、半乳糖和灌肠等。有些病例及时治疗,精神运动可发育正常。肝移植可能是有效的治疗措施,但尚有争议。

七、支链氨基酸病

支链氨基酸病(branched chain aminoacidopathies)是一组常染色体隐性遗传病,是先天性支链氨基酸分解代谢异常引起。枫糖尿症(maple syrup urine disease)主要是缬氨酸、亮氨酸、异亮氨酸三种支链氨基酸脱羧酶活性明显下降,体内支链氨基酸和酮酸在血清和脑脊液蓄积,尿中排泄出大量支链氨基酸代谢产物具有枫叶糖浆味而得名。病理检查可见大脑半球白斑,脑白质髓鞘及胶质细胞缺失。

【临床表现】

本病婴儿出生时正常,轻型者婴儿早期喂养困难、反复感染、酸中毒、昏迷和精神运动发育迟滞,重型者出生后1周左右出现阵发性肌张力上升、角弓反张和呼吸不规则,可见自动性动作减少和抽搐等;尿枫叶糖浆味是继发性α-羟丁酸衍生物聚集引起。严重酮症酸中毒多发生在生后2~4周,发生昏迷甚至死亡。有些患者在1岁左右出现四肢麻痹及共济失调,可无精神发育迟滞。

诊断根据婴儿典型临床症状、尿枫叶糖浆味、尿2,4-二硝基酸(2,4-DNPH)试验异常。检测血浆及尿亮氨酸、异亮氨酸、缬氨酸和酮酸等含量增高。

治疗应限制支链氨基酸如亮氨酸、异亮氨酸、缬氨酸

摄入量,长期口服维生素B_1,使智力发育恢复正常。出现酮症酸中毒时要及时治疗。

八、亚硫酸脑苷脂氧化酶缺乏症

亚硫酸脑苷脂氧化酶缺乏症(cerebroside sulfite oxidase deficiency)是罕见的硫酸代谢性疾病。

【临床表现】

1. 本病新生儿期主要表现发作性意识模糊、意识水平下降及昏迷,以及抽搐和角弓反张等,婴儿期病孩症状变为以抽搐、智能下降和共济失调为主。

2. Shin等报道本病合并脑卒中,一例4.5岁患儿生后即有抽搐、角弓反张、发育迟滞及偏瘫等;另一例2岁患儿发热、意识混浊、癫痫大发作、右侧偏瘫和失语,其后发现晶体半脱位和手足徐动症。

3. 尿中可查出硫酸盐、硫磺酸盐等,血亚硫酸盐、硫代硫酸盐和S-硫代半胱氨酸水平增高。一例患者剖检发现脑萎缩,以及脑皮质、基底节和小脑核团病变。

治疗应降低饮食中含硫氨基酸的摄入和增加钼的摄入,可能有效。

九、其他有机酸血症

除枫糖尿症,新生儿期可出现许多其他有机酸血症(other organic acidemias)甲基丙二酸血症、丙酸血症、生物素酶缺乏症等。

【临床表现】

1. 严重病例患儿出生后很快表现嗜睡、喂养困难、呼吸加快、呕吐、易激惹、上肢痉挛和肌张力增高等,反复出现呕吐、肌张力下降、生长缓慢、精神运动发育迟滞和难治性癫痫,易发生反复感染,外科手术可使病情加重。

2. 生化检查发现生物素酶缺陷,柠康酸尿症、戊二酸血症、甲基葡糖酸血症等异常。白细胞或皮肤成纤维细胞培养可发现酶异常。

治疗生物素酶缺陷可用生物素10mg/d,柠康酸血症可用维生素B_{12} 1~2g/d,枫叶糖浆尿病可给予维生素B_1 10~20mg/d,Ⅰ型、Ⅱ型戊二酸血症可用维生素B_2 300mg/d,给予肉碱可能促进代谢性毒物消除。

十、希特林(Citrin)缺乏所致的新生儿 肝内胆汁淤积症

希特林缺乏所致的新生儿肝内胆汁淤积症(neonatal intrahepatic cholestasis caused by Citrin deficiency,NICCD)是一种新生儿期起病的常染色体隐性遗传代谢病,以黄

疸、高氨基酸血症、发育迟缓、脂肪肝及肝功能异常等为特点。该病最初见于日本,呈全球分布,主要在东亚地区。中国发病率为 1/17 000,其中长江以南地区与长江以北地区具有明显差异。

【病因和发病机制】

本病呈常染色体隐性遗传,其致病基因为 SLC25A13 基因,位于常染色体 7q21.3,长 200kb,包含 18 个外显子,编码由 675 个氨基酸残基组成的 citrin 蛋白。迄今为止共发现有 56 种基因突变类型,包括 33 种无义/错义突变,10 种剪切突变及 13 种微小突变。中国人群中最常见 851del4、IVS6+5G>A、1638-1660dup 三种突变。Citrin 蛋白是线粒体内钙结合的天冬氨酸/谷氨酸载体蛋白,位于线粒体内膜,以肝脏表达为主,肾脏、心脏也有少量表达。主要作用是将线粒体中天冬氨酸转运至胞浆中,参与尿素、蛋白及核酸的合成;将天冬氨酸转运至胞浆,作为苹果酸/天冬氨酸穿梭的一个环节,将胞浆中糖酵解生成的 NADH 还原当量运至线粒体内,参与能量、氨基酸、糖和脂代谢;在 NADH 形成及利用的同时促进乳糖糖异生。

正常人天冬氨酸与瓜氨酸在精氨酸琥珀酸合成酶(argininosuccinate synthetase, ASS)作用下生成精氨酸琥珀酸,并通过精氨酸琥珀酸裂解酶(ASL)生成精氨酸。Citrin 缺乏时,线粒体内转入的天冬氨酸减少,尿素循环受阻,瓜氨酸蓄积。在高浓度瓜氨酸刺激下肾脏及小肠内精氨酸合成增加并代偿性升高,引起高氨血症;此外,天冬氨酸减少使草酰乙酸生成减少,造成 NADH/NAD$^+$ 升高,胞浆内 NADH/NAD$^+$ 升高,抑制糖酵解和糖异生,引起低血糖发作;抑制 UDP-半乳糖表位酶,引起半乳糖蓄积;刺激柠檬酸/苹果酸穿梭(citrate/malate shuttle, CMS),促进 3-磷酸甘油合成,CMS 激活后柠檬酸被催化生成草酰乙酸及乙酰辅酶 A,这些产物生成促进脂肪合成。同时,胞浆中 NADH/NAD$^+$ 增高可使乙酰辅酶 A 产生的丙二酸单酰转酰辅酶 A 累积,抑制脂肪酸氧化,导致酮体合成受损及短链、长链酰基肉碱升高。异常增加的脂质沉积在人体深部脂肪组织、肝及面颊,造成高脂血症、脂肪肝及胖圆脸。

【病理】

肝活检可见肝细胞肿胀,不规则分布的大滴状和一些小滴性脂肪变,部分肝细胞明显肿大,互相融合成多核巨细胞,胞浆内可见脂褐素和脂肪滴形成。胆管扩张,内有胆汁淤积。肝窦间不同程度纤维胶原沉着,纤维组织增生。汇管区炎症细胞浸润。门脉区域的巨噬细胞及门静脉周围的肝细胞有含铁黄血素沉积。

【临床表现】

1. 起病年龄患儿多于生后数月内发病,2 月龄内发病常见,很少在 5 月龄后发病。男女无明显差异。

2. 多表现为黄疸或大便色浅;低体重:出生低体重或出生后体重增加困难,喂养困难,生长发育迟缓;肝功能损害:肝大、皮肤出血倾向、低蛋白血症;饮食习惯:患儿能自主进食后可出现厌食糖、淀粉等甜食、碳水化合物而喜食花生、豆类等富含精氨酸及肉蛋奶等高蛋白高脂肪食物;部分患儿还出现面部"胖圆脸"、嗜睡,低血糖惊厥,水样便,大便油腻和白内障等表现。

3. 血生化检查可见转氨酶增高,AST 增高为主,可达正常值 5 倍[(241.3±96.1)IU/L];总胆汁酸、结合胆红素和碱性磷酸酶增高,血清总蛋白及白蛋白水平降低,低血糖和凝血功能异常。血氨水平升高,高于正常值 2 倍。血氨基酸串联质谱分析可见多种氨基酸升高,尤以瓜氨酸、甲硫氨酸、苏氨酸、酪氨酸、精氨酸增高明显,高于正常 2~4 倍;早期检测和发现瓜氨酸升高对确诊有重要意义。腹部超声检查可见肝大、脂肪肝。肝活检提示肝组织脂肪变,肝内胆汁淤积。外周血 SLC25A13 基因分析可确诊本病。

【诊断和鉴别诊断】

1. 诊断 ①新生儿起病,无诱因出现黄疸,大便色淡、胖圆脸、肝大;②可有出生低体重或出生后体重增加缓慢;③阳性家族史;④肝功能异常、低蛋白血症、凝血功能异常、低血糖、高乳酸、高氨基酸血症;⑤SLC25A13 基因纯合或复合杂合突变。

2. 鉴别诊断

(1)新生儿胆道闭锁:出生后 2 周内出现黄疸、肝脏肿大、胆红素增高,发育迟滞,患儿粪便呈白陶土样,出现门脉高压症状,腹部超声提示胆道闭锁征象。

(2)酪氨酸血症 I 型:患儿出现肝大、黄疸、肝功能异常,尿液分析以 4-羟基苯乳酸和 4-羟基苯丙酮酸增高。

(3)半乳糖血症:患儿在新生儿期发病,出现肝大、黄疸、肝功能异常,尿液分析半乳糖、半乳糖醇和半乳糖酸明显增高。

【治疗】

1. 治疗关键是停止母乳喂养,食用无乳糖富含中链脂肪酸的配方奶粉。

2. 药物可用熊脱氧胆酸和苯巴比妥改善胆汁淤积,补充脂溶性维生素。部分患儿出现低血糖酮症和白内障等并发症,早期诊断给予适当处理非常重要。大部分患儿在 1 岁内症状明显好转,但少部分患儿症状缓解后 10 年至数十年可发展为致命性成人 II 型瓜氨酸血症。

3. 极少数患儿肝功能进行性恶化需肝移植手术,长期密切随访尤为重要,有利于及早发现异常,及时采取干预措施。综合治疗如饮食调整,根据患者具体病情给予脂溶性维生素、维生素 K、新鲜冰冻血浆等对症处理。张成(2011)报道一例以黄疸起病,经 SLC25A13 基因检测确诊的患儿,予以停止母乳喂养,食用无乳糖和加强中链脂肪酸的配方奶粉,补充多种脂溶性维生素,熊脱氧胆酸改善胆汁淤积等,1 个半月后患儿黄疸消退,血生化基本恢复正常,随访 11 个月患儿生长发育与同龄儿无差异。

4. 预防应加强新生儿期该病的筛查。有阳性家族史家庭,在明确先证者 SLC25A13 基因突变类型后,抽取胎儿羊水或脐血进行 SLC25A13 基因分析,通过产前诊断方式,避免患儿出生;通过试管婴儿方法可终止该家族的遗传链。

【预后】

NICCD 病程多为自限性,在 1 岁以内症状缓解,预后较好。少部分患儿病程呈进行性恶化,发展为肝衰竭;少数患儿演变为致命性成人 II 型瓜氨酸血症。

十一、新生儿代谢性疾病诊断

1. 遗传性高氨血症或有机酸血症 新生儿患病家族史以同胞或母系男性亲属不明原因夭折史等,可为新生儿代谢性疾病诊断提供重要线索。婴儿期拒绝蛋白质饮食,或其亲属在婴儿期有过不喜食蛋白质和喂养困难等现象,应高度怀疑遗传性高氨血症或有机酸血症。本病主要实验室检查是测定血氨及乳酸盐、尿酮及还原物质含量等。如患儿在普查时发现生化异常,特别是出现症状前获得筛选信息提示,及时治疗对患儿预后会有裨益。

2. 新生儿期遗传代谢性疾病须注意与某些非遗传代谢性疾病鉴别

(1) 低钙血症(hypocalcemia):是新生儿抽搐的常见原因,手足搐搦、痉挛和震颤也很常见,补钙后症状易纠正,预后良好。

(2) 症状性低血糖反应:新生儿常见,未成熟儿易受累,血糖成熟儿低于 30mg/dl,未成熟儿低于 20mg/dl,患儿出现抽搐、震颤和困倦。母亲患糖尿病或毒血症,新生儿易出现低血糖,其他病因包括肾上腺皮质功能不全、半乳糖血症、特发性胰岛细胞增生、可治性脂肪酸 β-氧化病(fatty acid beta oxidation disorders),以及先天性脑脊液葡萄糖运输缺陷,可引起持续性脑脊液葡萄糖过低(hypoglycorahia)和难治性癫痫,患儿只有高血糖时才不出现症状。

(3) 最近发现脑脊液运输丝氨酸障碍病可严重影响患儿生长发育,出现发育性残疾、强直状态和难治性癫痫等。此病通过测量 CSF 氨基酸含量可确诊,口服大剂量丝氨酸治疗。克汀病和特发性高钙血症是新生儿期另两种可识别性疾病。

3. Aicardi 曾描述一种新生儿肌阵挛综合征,Ohtahara 描述一种难治性新生儿癫痫,其中某些病例后期合并

West 综合征和 Lennox-Gastaut 综合征,部分患儿大脑发育异常和严重智能迟滞,另一部分患儿因家族一致性特点怀疑代谢性缺陷,但未被证实。

4. 遗传代谢性疾病应与出生不久出现的突发性疾病鉴别,如窒息、围生期脑室出血伴透明膜病呼吸窘迫综合征、胎儿有核红细胞增多症伴胆红素脑病(核黄疸)、新生儿细菌性脑膜炎、新生儿出血性疾病,以及脑膜脑炎,如单纯疱疹病毒性脑炎、巨细胞包涵体病、李斯特杆菌病、风疹、梅毒和弓形虫病等。

第三节 婴儿期遗传代谢性疾病

(熊晖)

一、概述

婴儿期遗传代谢性疾病(hereditary metabolic diseases of infancy)多发生于出生后第一年,临床上神经系统症状诊断有很多困难。如果发生在生后第一个月,新生儿尚未形成复杂行为模式前,疾病第一个体征常是轻微成熟延迟(subtle delays in maturation),而不是精神运动发育迟滞。精神感觉运动衰退(psychosensorimotor regression)通常是提示所有遗传代谢性疾病临床特征的金指标。婴儿期遗传代谢性疾病的主要症状是,对周围事物缺乏兴趣、视觉反应迟钝、不能控制头部运动、不能在正常发育时间内坐起、视力障碍和持续性婴儿自动症等。然而,某些脑部胚胎发育异常也会导致类似症状,常同时合并某些系统性疾病体征及其他内脏或血管畸形,如囊性纤维化、肾脏疾病、营养不良、胆管闭锁、先天性心脏病和慢性感染等,出现这些症状有时也会阻碍正常精神运动发育,因此须注意与遗传代谢性疾病鉴别。至生后第 6~12 个月时,本病相对容易诊断,尤其婴儿在 1~6 个月时发育相对正常,后来细心的母亲发现婴儿早期已掌握的某种能力逐渐丧失时,会怀疑婴儿患病而来就医。

婴儿期遗传代谢性疾病中最具代表性的是脑白质营养不良和溶酶体贮积病。脑白质营养不良是一组神经系统的遗传代谢性疾病,以脑部白质进行性和对称性片状受损为主要特征,偶可累及脊髓白质。髓磷脂代谢的特异性遗传缺陷是鉴别各种脑白质营养不良的重要依据。酸性水解酶的遗传缺陷是导致溶酶体贮积病的原因。由于酶基因缺乏导致细胞浆内溶酶体不能代谢某种特异的糖或蛋白质,使这些物质在体内蓄积,最典型为鞘脂贮积病。Brady(1966)发现这类疾病每种都有鞘脂在脑或其他组织中贮积,鞘脂是一种细胞内脂质,所有鞘脂都含神

经酰胺基本结构,它与不同糖或磷酸胆碱结合形成不同的鞘脂。这一大类疾病由于神经鞘脂缺乏,使正常情况被降解的乳糖、糖脂和多糖等无法代谢而在细胞内聚集,导致明显的生化及临床表现异常。溶酶体贮积病概念由Hers等(1965)首先提出,后来被CT、MRI等研究证实,皮肤或角膜活检及电子显微镜检查,外周血白细胞检查,羊水细胞培养等有助于本组疾病诊断。用这些技术可对潜在的新生儿患者和携带者进行诊断,引起神经病学家极大兴趣。目前已发现40余种溶酶体贮积病,生化异常已被证实(Kolodny et al,1982)(表3-16-7)。

表3-16-7　溶酶体贮积病

疾病	原发性缺陷	贮积的代谢物
神经鞘脂贮积病(sphingolipidoses)		
GM1神经节苷脂贮积病	β-半乳糖酶	GM1神经节苷脂,半乳糖,低聚糖,硫酸角苷脂
GM2神经节苷脂贮积病		
Tay-Sachs病	β-N-乙酰氨基己糖苷酶 α-亚单位	GM2神经节苷脂
Sandhoff病	β-N-乙酰氨基己糖苷酶 β-亚单位	GM2神经节苷脂,氨基葡聚糖
激活因子缺陷	GM2激活因子	GM2神经节苷脂
异染脑白质营养不良	芳基硫酸酯酶A,硫酸盐激活因子	半乳糖硫酸盐酯,乳酸硫酸盐酯
Krabbe病	半乳糖脑苷脂酶	半乳糖脑苷脂
Fabry病	α-半乳糖苷酶A	神经酰胺三己糖
Gaucher病	葡糖脑苷脂酶	葡糖脑苷脂,葡糖肽
Niemann-Pick病		
A型、B型	神经鞘磷脂酶	神经鞘磷脂,胆固醇
C型	胆固醇酯化作用	游离胆固醇,二-单乙酰甘油磷酸
Farber病	神经酰胺酶	脑苷脂
Schindler病	α-半乳糖苷酶B	α-N-乙酰半乳糖柠康酸和葡糖肽
神经元蜡样质脂褐质贮积病(neuronal ceroid lipofuscinosis)		
婴儿型(Haltia-Santavuori)	未知	颗粒状嗜铢沉积物
婴儿晚期型(Jansky-Bielschowsky)	未知	线粒体ATP复合体的亚单位C
青少年型(Spielmeyer-Sjogren)	未知	指印小体,线粒体ATP复合体的亚单位C
成人型(Kufs disease)	未知	混合型,嗜铢沉积物和片层体
糖蛋白贮积病(glycoproteinosis)		
天冬酰葡糖尿症	天冬酰葡糖胺酶	天冬酰葡糖胺
岩藻糖贮积病	α-L-岩藻糖酶	岩藻糖酰寡聚糖
半乳糖贮积病	保护性蛋白(β-半乳糖苷酶和α-神经氨酸酶)	涎酸寡聚糖,半乳糖酰寡聚糖
α-甘露糖贮积病	α-甘露糖苷酶	α-甘露糖酰寡聚糖
β-甘露糖贮积病	β-甘露糖苷酶	β-甘露糖酰寡聚糖
黏脂质积累病(mucolipidosis)		
涎酸贮积病(黏脂贮积病Ⅰ)	α-神经氨酸苷酶	涎酸寡聚糖,唾液酸糖蛋白
黏脂贮积病Ⅱ(包涵体细胞病(inclusion cell disease)	UDP-N-乙酰葡糖胺溶酶体酶,N-乙酰葡糖胺-1-磷酸转移酶	涎酸寡寡糖,糖蛋白,糖脂

疾病	原发性缺陷	贮积的代谢物
黏脂贮积病Ⅲ（假 Hurler 多营养障碍）	同上	涎酸寡寡糖,糖蛋白,糖脂
黏脂贮积病Ⅳ	未知	神经节苷脂,磷脂黏多糖
其他溶酶体病（other lysosomal diseases）		
酸性酯酶缺陷		
Wolman 病	酸性酯酶	胆固醇乙醚甘油三酯
胆固醇乙酰贮积病	酸性酯酶	胆固醇乙醚甘油三酯
糖原病Ⅱ（Pompe 病）	α-葡糖苷酶	糖原
唾液酸贮积病		
婴儿型	涎酸转运	游离涎酸
Salla 病	涎酸转运	游离涎酸
黏多糖贮积症（mucopolysaccharidosis，MPS） 见表 3-16-11		

婴儿早期遗传代谢性疾病发生率为 1/5 000,高发病率疾病包括 Tay-Sachs 病（GM2 神经节苷脂病）及各种 Sandhoff 病、婴儿 Gaucher 病、婴儿 Niemann-Pick 病、婴儿 GM 广泛性神经节苷脂病、Krabbe 球样脑白质营养不良、Farber 脂肪肉芽肿病（Farber lipogranulomatosis）、Pelizaeus-Merzbacher 及其他嗜苏丹脑白质营养不良、海绵状变性（spongy degeneration）、亚历山大病（Alexander disease）、Alpers 病、Zellweger 脑病、Lowe 眼肾脑病（Lowe oculorenal-cerebral disease）、钢发病（Kinky-hair，steely-hair disease）和先天性乳酸酸中毒（congenital lactic acidosis）等。

二、泰-萨克斯（Tay-Sachs）病

泰-萨克斯病（Tay-Sachs disease）又称 GM2 神经节苷脂贮积症 B 型（GM2 gangliosidosis）或氨基己糖苷酶 A 缺陷（hexosaminadase A deficiency）,由英国眼科学家 Tay（1881）和美国神经学家 Sachs（1887）首先描述,又称家族性黑矇性痴呆（amaurotic familial idiocy）。

【病因和病理】

1. 病因 本病是常染色体隐性遗传病,为 15 号染色体长臂（15q23-q24）HEXA 基因突变所致,多数患者是东欧的犹太遗传背景的婴儿。本病酶异常是氨基己糖苷酶 A 缺陷,包括 A 和 B 两种异构酶,均由两条多肽链组成,A 酶由一条 α 链与一条 β 链组成,B 酶由两条 β 链组成。所以,α 链缺陷只影响 A 酶活性,临床称为 GM2 神经节苷脂病Ⅰ型即 Tay-Sachs 病。A 酶正常情况下可将神经节苷脂裂解成 N-乙酰氨基半乳糖（GM3）,该酶缺陷可导致 GM2 神经节苷脂在大脑皮质神经元、Purkinje 细胞及视网膜神经节细胞内聚集,少数在脑干和脊髓大神经元内沉积导致发病。

2. 病理 本病主要为 CNS 病变,患儿脑重量增加,有时达正常的 2 倍,白质内微小囊肿形成。光镜可见神经元胞体膨胀、核移位和细胞内脂质沉积等,有许多神经元皱缩或消失,重症病例白质广泛髓鞘脱失,小脑 Purkinje 细胞和脊髓前角细胞也有脂质沉积,周围组织未见脂质沉积;直肠黏膜活检发现神经节细胞糖脂贮积。电镜可见卵圆形直径 0.5～2.0mm 的层状结构沉积物。

【临床表现】

临床分为典型黑矇性痴呆（Tay-Sachs 病）、婴儿早期肝脾肿大型及婴儿型、少年型等。

1. 黑矇性痴呆 ①患儿出生时正常,通常生后数周至数月发病,第 4 个月几乎都发病。首发症状是对听觉刺激表现异常吃惊、倦怠和易激惹,对视觉刺激反应差,4～6 个月时出现精神运动发育迟滞,不能翻身和坐立,先出现躯干肌肌张力明显降低,后来出现痉挛、锥体束征和视力障碍;②黄斑细胞退化使其下方红色血管脉络膜暴露出来,脉络膜被灰白色视网膜细胞环围绕,该环由于神经节苷脂沉积而肿胀,90% 以上患者视网膜上可见樱桃红斑（cherry-red spots）,伴视神经萎缩;③患儿 2 岁时可出现全面性强直-阵挛发作或运动性小发作,头围增大可达同龄者正常值 1.5 倍以上,脑室相对正常;约 3 岁时患儿可出现痴呆、去脑强直发作或失明等,3～5 岁发生恶病质和死亡,多死于肺炎等继发性感染。本病无内脏、骨骼和骨髓异常。

2. 婴儿早期肝脾肿大型及婴儿型 两型表现大致

相同，均有早期肝脾肿大、眼底樱桃红斑、听觉过敏、视力受损和去脑强直等中枢神经系统症状。

3. 少年型　极罕见，是氨基己糖苷酶 A 缺乏所致。Meek 等报道 20 个有亲缘关系家族 24 例患者，常见共济失调、构音障碍等症状，以后出现痴呆、吞咽困难、痉挛性瘫痪、肌张力障碍和痫性发作等，一些患者可见眼底樱桃红斑。病程进展缓慢，可生存多年，有一病例在少年发病，至 40 岁仍存活。

4. 此外，GM2 神经节苷脂病或称 Sandhoff 病，累及非犹太血统婴儿，是氨基己糖苷酶 B 缺陷引起，出现中等程度肝脾肿大，骨髓组织细胞可见粗大颗粒，除内脏脂质沉积，临床及病理表现与 Tay-Sachs 病相同，偶有患者内脏器官不肿大。

5. 黑矇性痴呆患儿疾病早期即可出现 EEG 异常，可见阵发性高波幅慢波爆发，伴多相棘波，晚期出现低波幅慢波活动。约 1/3 的患者 ECG 显示心律不齐。

6. 黑矇性痴呆患儿可见白细胞嗜碱性颗粒及淋巴细胞内空泡。血清和脑脊液乳酸脱氢酶（LDH）和谷-草转氨酶（GOT）活力、血唾液酸球蛋白复合体较正常增高。血清、白细胞、培养的羊水成纤维细胞酶学检测可发现酶缺陷，氨基己糖苷酶 A 活性测定可用于产前诊断，必要时终止妊娠，也可发现基因缺陷携带者。由于 β-氨基己苷酶 α 亚基突变有 50 多种，也有酶本身正常而激酶异常引起疾病，故精确检测这类酶有时很困难。约 98% 的晚发犹太人 Tay-sachs 病来自两种常见的突变：11 号染色体外显子中插入 4 个额外碱基对，12 号染色体内含子第一个核苷酸 G 代替正常的 C，因此可行针对性基因诊断。

【诊断和鉴别诊断】

1. 诊断　根据婴儿或少年期发病，出现视力障碍、眼底樱桃红斑、肌阵挛和痴呆等，氨基己糖苷酶 A 活性降低；脑活检可见神经细胞内脂质沉积。组织细胞培养或妊娠羊水细胞酶检测可查出基因携带者及患病胎儿。

2. 鉴别诊断　本病有严重视力障碍及肝、脾肿大等，须与其他类型脂类贮积病鉴别。本病发病较早，须与各类型脑白质营养不良鉴别，后者通常发病晚，无眼底樱桃红斑等。本病少年型应与儿童期脊髓小脑变性、多发性硬化、脊髓运动神经元广泛受累的进行性脊肌萎缩症等鉴别。

本病无特效疗法，输入人工合成氨基己糖苷酶替代疗法效果不肯定，胎儿期或新生儿期基因治疗较理想。通过检测所有新生儿犹太血统隐性遗传来预防，本病预后不良。

三、婴儿戈谢病

婴儿戈谢病（infantile Gaucher disease）也称葡糖脑苷脂贮积病（glucocerebrosidosis）或 Ⅱ 型神经元病（Type Ⅱ neuronopathic form），是由 Gaucher（1882）最早描述。

【病因和发病机制】

该病为常染色体隐性遗传，致病基因 *GBA* 位于 1 号染色体长臂（1q21-q31），现已发现多种点突变。主要见于犹太人，较 Tay-Sachs 病发病率高。葡糖脑苷脂是红细胞膜上涎酸鞘糖脂（hematoside）的降解产物，也存在于神经细胞膜。本病由于体细胞溶酶体内 β-葡糖脑苷脂酶缺乏（β-glucocerebrosidase deficiency），不能分解来自 GM3 的葡糖脑苷脂，以致底物在全身单核-吞噬细胞系统和脑中沉积。由于 β-葡糖脑苷脂酶还可作用于其他类型糖苷脂，引起葡萄糖神经酰胺及前体神经节苷脂 GM3、GM1、神经酰胺二己糖苷脂（GM4 的代谢产物）在神经组织及内脏器官沉积。

【临床表现】

本病可分为三种临床类型：成年型（Ⅰ型）、急性婴儿型（Ⅱ型）和少年型（Ⅲ型），后两型有神经系统症状，又称神经型。该病预后差，很少活到成年。

1. 急性婴儿型（Ⅱ型）Gaucher 病　也称急性神经症状型，特点为：①生后 3~6 个月发病，病程进展较 Tay-Sachs 病快，约 90% 的病例不超过 2 年，多数病例存活不超过 1 年；神经系统症状可见患儿头部不能控制，不能翻身和坐起，目的性活动丧失，伴淡漠、易激惹、常哭闹、吸吮和吞咽困难等；某些病例病程进展较慢，第一年时患儿可讲单个词汇，而后出现双侧锥体束征、持续性颈背屈、斜视、喉鸣音和小头畸形，很少抽搐发作，可有明显眼震、眼外肌麻痹性斜视，晚期出现严重张口困难、牙关紧闭和吞咽困难，可有去大脑强直，最后表现对刺激反应完全消失，多在 3~4 岁死亡。②眼底检查正常，可见脾大或轻度肝大、腹部膨隆、营养不良、皮肤和巩膜色素沉着、骨质疏松、脊柱畸形如侧后凸和淋巴结病等。

2. 少年型（Ⅲ型）Gaucher 病　在儿童晚期或青春期发病，又称葡萄糖脑苷脂贮积病。表现慢性进行性智力减退、痫性发作和共济失调，锥体外系症状如手足徐动、震颤和肌张力障碍，后来出现痉挛性肌无力，视力和视网膜正常。侧视麻痹，伴头眼反射异常、肝脾肿大等具有诊断价值，这些体征可与 Niemann-Pick 病眼球垂直运动消失鉴别。

3. 成年型（Ⅰ型）Gaucher 病　多发生于犹太人 Ashkenazi 民族及瑞典北部地区，为非神经型。患者无神经系统症状，相对良性。患者可有肝脾肿大，易骨折，外周血红细胞、白细胞及血小板减少。Ⅰ型 Gaucher 病葡糖脑苷脂酶核酸顺序与 Ⅱ、Ⅲ型不同，可用基因诊断鉴别。

4. 血清碱性磷酸酶增高是本病重要实验室指标，CSF 正常。骨髓涂片、肝活检可发现特异性组织细胞

（Gaucher 细胞），白细胞和肝细胞葡萄糖脑苷脂酶缺乏有诊断意义。EEG 检查可不正常，但无特异性。CT 和 MRI 影像学检查可见脑萎缩表现。病理检查可见多种组织中葡萄糖脑苷脂聚集，特异性病理特点是骨髓、肺及其他内脏发现直径 20~60μm 的 Gaucher 细胞，细胞质皱缩，核位于中央，但神经元中较少见。脑组织主要异常是神经细胞丢失，尤其延髓神经细胞，以及反应性神经胶质增生。

【治疗】

目前本病尚无理想疗法，酶替代疗法是本病首选治疗，自 1966 年试用取自胎盘纯化的葡糖脑苷脂酶静脉滴注，可明显减轻少年型或成人型患者内脏脂质累积。近年有人主张用基因重组 β-葡糖脑苷脂酶代替胎盘纯化酶，疗效更佳，剂量 15~60U/（kg·月），分两次静脉给药，间隔时间 2 周。该疗法仅可改善脾大、骨骼症状和血象等血液学指标，改善神经系统症状不明显，对急性婴儿型（Ⅱ型）无效。骨髓移植疗法主要应用于成年型（Ⅰ型）和少年型（Ⅲ型）患者，对有神经症状的Ⅱ型患儿无效。

四、婴儿尼曼-匹克病

婴儿尼曼-匹克病（infantile Niemann-Pick disease）又称为鞘磷脂酶缺陷症（sphingomyelinase dificiency），是鞘磷脂酶缺陷导致内脏器官磷脂大量沉积，伴胆固醇增多。本病是常染色体隐性遗传，约 2/3 的患者有德系犹太血统遗传背景。鞘磷脂酶基因位于 11 号染色体短臂（11p15），现已发现多种不同的基因突变。

【病理】

病理检查可见神经元数目减少，许多神经元呈灰白色、气球样或颗粒样变。中脑、脊髓和小脑神经元改变最明显，脑白质很少受累，视网膜神经细胞与脑部改变类似。内脏细胞由于包含鞘磷脂和胆固醇沉积形成 Niemann-Pick 细胞，肿胀的神经细胞主要由于包含神经鞘磷脂所致。

【临床表现】

1. 本病分为 A、B、C、D 四种类型。A 型最常见，婴儿期发病，CNS 及其他组织均可受累。出生后 3~9 个月起病，常见肝、脾及淋巴结肿大，肺浸润性病变，间歇性黄疸和腹水等。1 岁或更早即有大脑受累表现，如精神运动发育迟滞或衰退、智能障碍、自发性活动消失、对周围环境表现淡漠、躯干肌无力伴双侧锥体束征等，腱反射消失，周围神经传导速度减慢；抽搐出现较晚，常为肌阵挛；可出现失明、黑蒙和眼震等眼症状，约 1/4 的患者出现黄斑樱桃红斑；无听力障碍，但对听觉刺激反应迟钝。头围正常或略大，可见凸眼、眼距宽及口腔黏膜色素沉着，釉

质发育不良较罕见。病婴多于 2 岁前死于反复感染。B、C、D 三型起病晚，病情进展缓慢，CNS 损伤多能幸免。

2. 最重要的实验室证据是骨髓及外周血淋巴细胞空泡样变，白细胞、培养的成纤维细胞和肝细胞检出神经鞘磷脂酶缺乏有诊断意义。

本病尚无有效的疗法，目前主要是对症处理。

五、婴儿型全身性 GM1 神经节苷脂病

婴儿型全身性 GM1 神经节苷脂病（infantile generalized GM1 gangliosidosis）又称 1 型半乳糖苷酶缺乏（type 1，β-galactosidase deficiency）、假 Hurler 病（pseudo-hurler disease）。

【病因和发病机制】

正常情况下 GM1 神经节苷脂存在于脑灰质、白质及周围神经组织中。GM1 神经节苷脂病生化异常是溶酶体内 β-半乳糖苷酶缺陷，使 GM1 神经节苷脂分子末端位的半乳糖不能被水解脱落，使 GM1 神经节苷脂在内脏、神经元和中枢神经系统神经节细胞内蓄积。肝、脾及肾小球细胞可有硫酸角质素和半乳糖苷酶沉积，骨骼变化类似黏多糖贮积症 Hurler 型。本病可能是常染色体隐性遗传，可分为三型：婴儿型（Ⅰ型）、少年型（Ⅱ型）、成年型（Ⅲ型）。

【临床表现】

1. 患儿出生时即可起病，表现觉醒障碍，出生后数日至数周表现反应低下，3~6 个月后可有精神运动发育迟滞或停止，最初肌张力减低，以后变为肌张力增高，伴腱反射亢进和锥体束征，常见痫性发作。

2. 新生儿面部有特征性异常表现，类似黏多糖贮积症（mucopolysaccharidosis，MPS），如宽的塌鼻梁、前额凸出、内眦赘皮、眼距宽、眼睑水肿、上唇长、齿龈增生、巨舌和耳位低等。由于这些表现及骨骼改变，称为假 Hurler 病，因 Hurler 病表现骨骼改变及与之不同的外貌异常（见本章第四节儿童早期遗传代谢性疾病中黏多糖贮积症）。

3. 骨骼畸形可见肘关节和膝关节假性屈曲痉挛，脊柱后侧凸，头形大小不等，小颅畸形较巨颅畸形常见。眼部症状可见视力障碍、粗大眼震、斜视和眼底樱桃红斑等，见于约半数病例。肝大，有时脾肿大也是重要体征，可有四肢及阴囊水肿，脐疝、斜疝和严重皮疹等，多在 3~4 岁前死亡。

4. 放射学检查可见骨膜下骨形成，长骨中段管径加宽及矿物质脱失，胸腰段脊柱发育不良及骨刺形成。10%~80% 的病例外周血淋巴细胞空泡样变，尿沉渣有泡沫细胞。

【诊断和鉴别诊断】

1. 诊断可根据新生儿面部特征性异常，骨骼畸形，

以及视力障碍、眼震、斜视及眼底樱桃红斑等眼部症状，肝、脾肿大，早期出现神经系统异常等。

2. 本病须注意与 Hurler 病鉴别，因后者也有外貌异常及骨骼改变。

目前尚无特效治疗，只能进行对症处理。

本病（Ⅰ型）病程相对于Ⅱ、Ⅲ型进展较快，预后相对不良。儿童晚期后发病（Ⅱ、Ⅲ型）以肌张力异常、肌阵挛、抽搐发作、视力障碍及眼底樱桃红斑为特征性表现，进展缓慢，可存活成年，相对良性。

六、球形细胞脑白质营养不良

球形细胞脑白质营养不良（globoid cell leukodystrophy）也称半乳糖脑苷脂酶缺陷（galactocerebrosidase deficiency）、半乳糖脑苷脂贮积病，由丹麦神经学家 Krabbe（1916）首先发现，又称 Krabbe 病（Krabbe disease）。

【病因和病理】

1. 病因　本病是 β-半乳糖脑苷脂酶缺乏导致脑内，尤其白质内半乳糖脑苷脂聚集引起，为常染色体隐性遗传，β-半乳糖脑苷脂酶基因位于 14 号染色体长臂（14q21-q31），在人类已发现多种不同的突变基因。本病在北欧国家多见。

2. 病理　大体病理可见脑白质明显减少，质地变硬。光镜下显示广泛髓鞘丢失，小脑、脑干、脊髓和周围神经的神经胶质细胞增生。电镜下可见特异性球样细胞和有小管状或类晶体内含物的 Schwann 细胞。

【临床表现】

本病与其他这类疾病一样，同一个酶或代谢途径中不同突变可引起很大的表型差异。根据发病早晚不同，可分为婴儿早发型及晚发型。

1. 早发型　出生后 6 个月内发病，多数在 3 个月内发病，约 10% 的患者在 1 岁后发病。早期症状是食欲减退，经常呕吐、易激惹和易啼哭，逐渐加重，出现发作性无原因哭闹，肌张力增高，全身肌强直，头部不能控制，觉醒度低，外界（如声音）刺激可引起痉挛发作，随之颈、躯干出现角弓反张，锥体束征阳性，以后腱反射减弱或消失，但 Babinski 征仍然存在，是较特异性表现。抽搐少见，头颅大小正常或略大。病后一至数月可出现失明、视神经萎缩、失聪和角弓反张，多数病孩不到 1 岁死亡，存活 2 年以上者少见。

2. 晚发型　严格讲，此型不属于婴儿早期疾病。目前报道十几例球样细胞脑白质营养不良，2~6 岁时出现神经症状。早期视力下降，伴视神经萎缩，但视网膜电图（REG）正常。后来出现共济失调、下肢痉挛性瘫痪、智力减退，最后出现去脑强直。在 3 例个案报道中，一例进行

性四肢瘫伴轻度假性延髓性麻痹，伴慢性进行性记忆力及其他智力活动障碍，上肢失张力性姿势异常，括约肌功能正常，患者可存活至 9~16 岁。少数病例可在成年发病，伴不对称性痉挛性四肢瘫和视神经萎缩。有几例患者智力正常，但 CT 和 MRI 可见大脑半球损害，不伴 CSF 改变。晚发型 Krabbe 病神经传导速度可异常或正常；半乳糖脑苷脂酶减少不像早发型明显，可能晚发型酶结构突变与早发型不同（Farrel et al，1981）。

3. EEG 表现无特异性慢波。本病晚期除腱反射减弱或消失，无其他体征，但 EMG 可提示神经源性损害，运动、感觉神经传导速度减慢。CSF 蛋白可升高（70~450mg/dl）。CT 和 MRI 可见基底节对称性损害，随病程进展，脑白质和脑干受累，呈脱髓鞘改变。确诊依靠检测白细胞或成纤维细胞 β-半乳糖脑苷脂酶活性。

目前本病无特异疗法，只能对症治疗。在确诊病例已有骨髓移植的治疗尝试，效果尚不肯定。

七、糖原贮积病Ⅱ型

糖原贮积病Ⅱ型又称酸性麦芽糖缺乏症或蓬佩（Pompe）病，是一种常染色体隐性遗传的溶酶体沉积病，是呈进行性加重的神经肌肉代谢性疾病。Pompe 病呈全球分布，发病率为 1/10 000~1/4 000。临床分为婴儿型、青少年型及成年型，三者症状有很大差别。国内已有多篇 Pompe 病的报告。

【病因和病理】

1. 病因　本病致病基因为酸性 α-葡糖苷酶基因（GAA），定位在染色体 17q25.2-q25.3，包含 20 个外显子，编码 952 个氨基酸，组成一种分子量为 110kDa 的 GAA 前体蛋白，通过 6-磷酸甘露糖受体在高尔基体和内质网中加工成分子量为 95kD 的中间体，最终在溶酶体中变成分子量为 76kDa 和 70kDa 有活性的 GAA 酶。正常情况下 GAA 酶在溶酶体中降解糖原 α-1,4 糖苷键和 α-1,6 糖苷键产生游离的葡萄糖，供组织利用，GAA 基因突变后由于溶酶体中降解糖原的酸性 α-葡糖苷酶（GAA）缺乏，导致组织中尤其骨骼肌和心肌大量糖原贮积，最终引起细胞死亡。

2. 病理　婴儿型主要改变是空泡型肌病，在肌纤维内聚集大量 PAS 阳性物质，还结合糖蛋白或黏脂类异染性物质，间质中偶见散在的淋巴细胞浸润，有时心肌和肝脏也可见类似改变。电镜下见肌膜中存积大量单颗粒或多颗粒糖原，溶酶体中也见有膜结合的糖原颗粒，因而 Pompe 病也被认为是溶酶体物质贮积病之一。青少型和成年型仅有中等度糖原贮积，HE 染色可显示许多空泡。

【临床表现】

1. 婴儿型（Pompe 病经典型）　患儿出生时多正常，

3~6个月时逐渐出现肌肉松软,肌力变弱,自发性活动减少,肌张力低下,腱反射减弱或消失;啼哭声短小无力,吞咽困难,咽部分泌物存积引起呼吸困难;常见发育迟滞。患儿舌较大,常伸出口外。心脏肥大,胸骨左缘常可闻及柔软的收缩期杂音。肝常肿大,边缘锐利而质较硬,脾也可肿大。皮下脂肪少,肌肉触诊小而质硬。心肺功能障碍可出现间歇发绀,常引起呼吸衰竭或心力衰竭多于1~2岁死亡。

2. 青少年型(Pompe病变异型) 或称幼儿型,通常于2岁后出现下肢近端无力,走路摇摆,蹲坐和上楼困难。腓肠肌和三角肌逐渐变硬,肌力减弱,可见假性肥大。从卧位起立时出现典型的Gower现象,与假肥大型肌营养不良颇相似。腰椎可前凸,跟腱易于挛缩而用足尖走路。心脏不大,很少出现杂音;肝脾可肿大,有些患儿出现括约肌障碍;呼吸肌易受累,患者常见四肢肌力尚可而呼吸肌明显无力。

3. 成人型 多起病于20~30岁后,起初为肢体近端无力,下肢较上肢重,尤以骨盆带肌群明显,肩胛或腓骨肌群也可受累,有时影响肋间肌和膈肌,少数患者以呼吸肌无力为首发症状。心、肝、脾均不肿大,舌肌通常不受侵犯,也有舌肌肥大的报告,常被误诊为肢带型肌营养不良或多发性肌炎。

4. 肌电图可见多相电位和低幅的干扰波,有时也出现高频的肌强直波等。婴儿型心电图多有异常,如S-T段下降,T波倒置,P-R间歇缩短,和心肌炎的改变相似。其他两型的心电图变化较轻。婴儿型超声心动图多呈肥厚型心肌病改变。其他两型的超声心动图可见心房和/或心室增大及瓣膜关闭不全等。各型均见血清CK、LDH及AST等酶活性增高,以婴儿型最明显。外周血白细胞、成纤维细胞和肌肉中GAA活性显著降低或检测值为零;外周血白细胞GAA基因分析可明确诊断。

【诊断】

依据临床症状和血清酶活性升高可疑诊本病,确诊需行外周血白细胞、成纤维细胞和肌肉GAA活性检测,肌肉活检发现大量糖原贮积。所有三种类型GAA酶活性均显著降低或缺乏,婴儿型GAA酶活性多在2%以下,多数患者可检测到GAA基因突变。

【防治】

在疾病早期给予酶替代疗法能明显延缓或阻遏病情进展,显著改善Pompe病患者的预后及生活质量,酶替代治疗应用越早,疗效越明显。Monica等报道1例早发型Pompe病女婴在出生后20天接受myozyme替代治疗,每半月静脉滴注一次,患儿运动系统发育与正常同龄儿无差异,无心肌病,仅肌电图显示轻度肌源性改变。Van den Hout等报道3例早发型Pompe病婴儿接受酶替代治疗36周后,3例患儿心肌病得到明显改善,运动功能明显改善且脱离呼吸机,存活期超过早发型Pompe病的自然病程。预防主要强调新生儿筛查的重要性,争取早期给予相应治疗。有阳性家族史的家系,争取先证者和直系亲属的GAA酶学检测和GAA基因分析,明确致病基因突变来源,通过产前诊断或试管婴儿方式指导生育,打断遗传链。

八、法柏(Farber)病

法柏病(Farber disease)或脂肪肉芽肿病(lipogranulomatosis)是罕见的代谢病,是神经酰胺酶(neuraminidase)或酰基鞘氨醇酶缺乏(ceramidase deficiency)所致。由Farber(1957)首先描述。

【病因和发病机制】

本病为常染色体隐性遗传,由编码神经酰胺酶的ASAH基因突变引起,无明显种族倾向。由于溶酶体内酸性神经酰胺酶缺乏导致神经鞘氨醇分子上带氨基的脂肪酸不能降解脱落,神经酰胺在溶酶体内聚集影响多种组织,关节病变最突出,在皮下、喉部、声带周围及肺部可形成沉积,在神经元内广泛沉积,形成皮肤肉芽肿,关节周围和内脏组织内巨噬细胞聚集。

【临床表现】

1. 本病通常发生在出生后1周至1岁婴儿,两性均可受累。发病后逐渐出现喂养困难、啼哭无力,在关节周围出现大小不等类风湿关节炎样结节,伴皮下肿胀、红斑和疼痛,进行性关节僵直,在指间、掌指、腕、肘、踝和膝关节等处均可见到,结节出现是本病特征性表现。结节也可出现于面部、背部,如出现在声带可导致患儿哭闹时声音嘶哑(喉软骨固定所致),可出现呼吸窘迫。

2. 患儿肢体常出现疼痛,皮肤过敏,可有精神运动发育迟滞或衰退,可出现呼吸困难、吞咽困难和呕吐,逐渐发生关节挛缩,可发生痴呆,多于2岁以后死于营养不良或反复感染等并发症。

3. 文献报告非典型类型,如急性新生儿暴发型,表现肝脾肿大及精神运动衰退,于2~3周死亡。进行性神经型以缓慢进展的智能衰退为主,有时眼底可见樱桃红斑。与其他鞘脂积累病相似,有些患儿可无明显神经系统症状体征,可存活到20~30岁。

本病诊断根据特征性关节周围及其他部位结节,关节结节活检发现泡沫细胞有重要诊断意义,CSF蛋白可增高,测定白细胞或培养的皮肤成纤维细胞神经酰胺酶活性降低可确诊,羊水细胞培养检测酸性神经酰胺酶活性可用于产前诊断。

目前本病尚无特效疗法,临床上仍以对症治疗为主。

有人试用骨髓移植疗法可见皮下结节减少,关节活动改善,但内脏症状无改变。

九、髓鞘化低下性脑白质营养不良

髓鞘化低下性脑白质营养不良(hypomyelinating leu-kodystrophy,HLD)是因中枢神经系统髓鞘化形成缺陷导致的以脑白质发育不良为主要表现的一类遗传性疾病,头颅 MRI 表现为脑白质 T_2WI 高信号及 T_1WI 等信号或稍高信号。目前已报道的 HLD 超过 20 种,OMIM 数据库以 HLD 命名的有 13 种,其中佩利措伊斯-梅茨巴赫病(Pelizaeus-Merzbacher disease,PMD)最为常见。

佩利措伊斯-梅茨巴赫病简称佩-梅病,是以髓鞘病变为病理表现、以眼球震颤为临床特点的罕见的遗传性疾病,最初由 Pelizaeus(1885)和 Merzbacher(1910)报告。

【病因和病理】

在婴儿期、儿童期和青春期等不同时期发病,均为相同的 X 连锁隐性遗传方式,致病基因 PLP1 位于 Xq22,导致编码的脂蛋白异常,这一蛋白是两种髓鞘碱性蛋白之一,与少突胶质细胞分化及功能维持有密切关系。Koeppen 等已证实本病脂蛋白合成异常,髓磷脂蛋白的错误折叠是导致本病的重要原因。

病理改变是形成虎斑样片状髓鞘脱失,累及大脑半球,仅髓鞘消失而轴索完整提示少突胶质细胞功能障碍。

【临床表现】

根据起病年龄及症状严重性可分为经典型、先天型及过渡型等三型。

1. 经典型　最常见,多在患儿出生后 1 年内发病,最早出现眼球活动异常,表现快速无规律的眼震样运动,向上凝视时出现向上的眼震,肢体活动时可伴急骤的眼震、小幅度眼扫视,可见视神经萎缩。患儿可出现锥体系、锥体外系及小脑症状体征,如肢体痉挛性肌无力、共济失调、意向性震颤、上肢舞蹈样或指画样动作等,患儿坐、立及行走困难,发育迟滞,偶见抽搐发作。痉挛、小脑症状及运动异常,如张力低下、舞蹈样手足徐动症及多动症常随年龄增长加重;神经功能恶化缓慢,通常在 10~20 岁出现,患者可生存到 60 岁。

2. 先天型　是最严重类型,严重张力低下、喘鸣、喂养困难及眼震常在新生儿期出现,患儿病情迅速进展,通常于 10 岁内死亡。

3. 过渡型　介于经典型与先天型之间,发病及疾病进展均比先天型慢。

4. 脑 MRI 检查显示中央白质体积减小伴脱髓鞘改变。先天型中央白质完全缺失,少突胶质细胞减少;经典型中央白质髓鞘片状缺失,呈虎斑样,轴突相对保存,在完全脱髓鞘区可见轴突缺失。MRI 改变可分为三个亚型:1 型脱髓鞘改变广泛分布于大脑半球及皮质;2 型广泛分布于除脑干外的大脑半球;3 型大脑半球片状脱髓鞘改变。

【诊断和鉴别诊断】

1. 诊断　根据典型眼部症状、锥体系、锥体外系和小脑症状体征,CT 和 MRI 显示灰白质对比反转,白质受累、髓鞘化不完全等。

2. 鉴别诊断　部分病例可类似 Cockayne 综合征,伴光敏性皮炎、白内障、视网膜色素沉着、锥体束征、侏儒、小脑性共济失调及耳聋等,二者都是脑白质营养不良中出现眼球震颤的两个疾病,确诊需依赖基因分析及病理学检查。

十、卡纳万(Canavan)病

卡纳万病(Canavan disease)也称为婴儿海绵样变性(spongy degeneration of infancy),最早是由 Canavan(1931)以 Schilder 病报道的,后来 Van-Bogaert 和 Bertrabd(1949)归类为神经轴索海绵状变性,是罕见的常染色体隐性遗传的海绵状脑白质营养不良疾病。

【病因和病理】

1. 病因　本病是常染色体隐性遗传,由编码天冬氨酸水解酶(aspartoacylase,ASPA)的 ASPA 基因突变引起,基因定位于 17P13.2,ASPA 基因突变导致 N-乙酰-L-天冬氨酸(NAA)降解减少,脑及尿中含量增高。NAA 在 CNS 聚集,导致少突胶质细胞功能受损,空泡化和海绵状改变及髓磷脂破坏。本病常见于犹太人,Banker 和 Victor 发现 48 个家族,其中 28 个家族是犹太人;并发现金发白种人发病率较黑种人高。Matalon(1990)研究发现在 70 余例患者中仅 5 例不是犹太人。Feigenbaum(2004)对 1 423 例北欧犹太教徒进行引起 Canavan 病最常见的 3 个基因筛查共发现有 25 例携带者,估计携带率为 1:57。

2. 病理　该病特征性病变是脑体积和脑重量增加,大脑皮质和皮质下白质细胞海绵状变性,脑回中广泛的脱髓鞘,受累明显较中央白质重,Purkinje 细胞缺失,脑皮质和基底节出现 Ⅱ 型 Alzheimer 星形胶质细胞。

【临床表现】

1. 本病发病年龄早,通常于生后 3 个月内出现症状,也有在新生儿期出现。表现发育停滞或快速精神运动功能衰退,视力或听力丧失,嗜睡,吸吮困难,烦躁不安,活动减少,先有肌张力低下而后出现肢体痉挛伴锥体束征,可有巨颅,部分有癫痫发作。通常无内脏或骨骼异常。本病平均寿命 18 个月,观察到最长寿命 33.5 岁(持续植物状态)。

2. 脑脊液检查通常正常,部分病例蛋白轻度增高。尿及血清 N-乙酰-L-天冬氨酸(NAA)增高是本病特征性表现,天冬氨酰水解酶催化 NAA 降解,本病天冬氨酰水解酶缺乏导致 NAA 降解减少,NAA 可升高至正常的 200 倍以上。脑 CT 显示大脑、小脑白质减少,巨颅,脑室相对正常;MRI 可见非特异性弥漫性白质异常;磁共振波谱(MRS)显示 NAA 水平显著升高。

本病诊断根据患儿的临床表现及尿中 NAA 增高通常可确诊,本病可进行产前诊断。

临床须注意与 GM2 神经节苷脂病、Alexander 病、Krabbe 病和非进行性颅增大鉴别,病理上主要应与神经组织空泡样变的各种疾病鉴别。

目前本病尚无特效疗法。

十一、亚历山大病

亚历山大病(Alexander disease)临床罕见,是散发的致死性 CNS 进行性变性疾病,临床上以巨脑、癫痫、生长发育迟滞及痉挛状态为特征。最早由 Alexander(1949)描述。

【病因和病理】

1. 病因 本病多呈常染色体显性遗传,Gorospe 等将致病基因确定为编码胶质纤维酸性蛋白(glial fibrillary acidic protein,GFAP)的 GFAP 基因。GFAP 由位于染色体 17q21 的 GFAP 基因编码,包含 9 个外显子编码 432 个氨基酸。作为星形胶质细胞内主要的中间丝,GFAP 在 αB-晶体蛋白及 HSP 27 协助下与微管、微丝一起构成细胞骨架。GFAP 基因突变或过度表达可导致罗森塔纤维(Rosenthal fibers,RFs)堆积,但 RFs 异常沉积导致脑白质异常的机制尚不清楚。

2. 病理 主要显示大脑白质严重损伤,多累及额叶,大脑皮质、脑干、脊髓可见嗜酸性透明小体,软膜下和血管周围明显,部分胶质细胞发生胶团反应形成 RFs,可能是胶质细胞退变产物。

【临床表现】

根据发病年龄和症状严重性可分为三个亚型:婴儿型、青少年型和成年型。

1. 婴儿型 见于出生后到 2 岁,是最严重的类型。患儿通常有巨颅、癫痫发作、痉挛、运动及延髓功能异常;这些患儿通常在 10 岁前死亡。

2. 青少年型 常出现于 2~12 岁,出现共济失调和痉挛,而后伴延髓症状和体征;寿命通常可达 20~40 岁。

3. 成年型 出现渐进性或发作性进行性症状如构音障碍、发声困难、吞咽困难,锥体束征,共济失调和软腭阵挛或腭肌震颤等。本型临床表现和生存率差异很大,

平均发病年龄 30 岁。

4. 影像学改变主要见于婴儿型,CT 可见大脑白质弥漫性低密度,MRI 表现 T2WI 高信号,额叶明显。可见导水管阻塞及第四脑室扩大,以及脑桥、延髓、小脑萎缩等。

【诊断和鉴别诊断】

诊断主要依据临床表现及 MRI 检查,MRI 是诊断亚历山大病最重要的辅助检查。van der Knaap(2001)提出,MRI 诊断亚历山大病须满足以下 5 个条件中 4 条:①额叶为主的广泛脑白质异常;②脑室周缘 T_1WI 呈高信号,T_2WI 低信号;③基底核及丘脑异常;④脑干异常,特别是累及中脑和延髓;⑤一个或多个结构,如脑室周缘、额叶白质、视交叉、穿窿、基底核、丘脑、齿状核及脑干的对比强化。少数不典型的特别是晚发病例,MRI 可不显示上述典型表现,此时确诊需病理证实。

本病主要与其他脑白质营养不良疾病鉴别。

本病尚缺乏有效的疗法,以对症及支持治疗为主,包括抗癫痫、营养神经等。本病的基因治疗尚处于动物实验阶段。

十二、阿尔佩斯(Alpers)病

阿尔佩斯病(Alpers disease)又称为进行性脑灰质营养不良(progressive cerebral poliodystrophy)和婴儿弥漫性大脑变性(diffuse cerebral degeneration of infancy),是进行性脑灰质病。病理改变为广泛神经元变性;临床以快速进行性脑病及难治性癫痫为主要特征,呈家族性发病,也有散发病例。

【病因】

病因和发病机制不明,本病生化异常是丙酮酸脱氢酶(pyruvate dehydrogenase)缺乏,使丙酮酸(pyruvic acid)利用减少,三羧循环障碍,细胞色素 a 和 aa_3 减少。生化及病理研究认为,本病与 Leigh 病和髓鞘疾病有关,与线粒体转运功能有关(Shaffer et al,1995),归为线粒体脑病(mitochondrial encephalopathy),晚发病例可出现肝脑联合变性。

【临床表现】

1. 本病多在 1 个月至 2 岁起病,表现相似的临床特征,如淡漠、笑容消失、对周围事物不感兴趣、多汗和抽搐等。婴儿早期逐渐出现生长发育迟滞、呕吐,而后出现难治性癫痫,表现广泛性肌阵挛发作,伴运动不协调,进行性肢体、躯干和头部肌痉挛,失明和视力下降,生长缓慢,小颅畸形,最后出现去皮质状态。患儿多于 3 岁内死亡,少数存活较长。有些病例发病晚,4 岁时出现肌张力减低,患者肝损伤明显,可有黄疸和肝脂肪变或肝硬化,与用抗癫痫药无关。

2. EEG 典型改变为显著慢的高波幅节律,混杂低幅多棘波。视觉诱发电位(VEP)消失,视网膜电图正常。CT 检查可发现进行性脑萎缩,以枕叶为主。肝活检可见脂肪浸润、肝细胞丢失、胆管增生、肝纤维化或硬化,肝功能异常对诊断有一定价值。病理检查可见进行性脑回特征性萎缩,大脑皮质神经细胞缺失和胶质细胞增生(核桃脑),大脑白质和基底节相对完整。

诊断根据患者的临床表现,本病确诊需依靠肝脏和脑组织活检。某些病例可出现脑灰质海绵样空泡变性,海绵样空泡变性可与 CJD 相似,也可发生于低糖、低氧和低血压性脑病,须注意鉴别。

本病目前无特效疗法,可对症处理。

十三、先天性高乳酸血症

先天性乳酸血症(congenital lactic acidosis)是罕见的病因未明的新生儿或婴儿早期疾病,某些病例死后剖检发现苍白球和脑白质坏死和空洞样变,因此该病可能是 Leigh 病的一种变异型。本病可能因丙酮酸脱氢酶的酶复合体缺陷,丙酮酸不能氧化成乙酰辅酶 A,与线粒体呼吸链相关。实际上,乳酸血症是几种线粒体疾病的共同特征。

【临床表现】

1. 本病表现精神运动衰退、发作性过度通气、肌张力降低及抽搐发作等,少数病例出现舞蹈-手足徐动症,间歇期可正常。患儿多在 3 岁前死亡。本病须注意与婴儿期其他疾病引起继发性乳酸血症鉴别。

2. 检查血清乳酸水平增高和高苯丙氨酸血症(hyperalaninemia),伴阴离子间隙(anion gap),可确定酸血症。

十四、脑肝肾病与过氧化物酶体病

(一)脑肝肾病

脑肝肾病(cerebrohepatorenal disease)也称为脑-肝-肾综合征(brain-liver-kidney syndrome)或泽尔韦格(Zellweger)病,是过氧化物酶紊乱所致的疾病,是过氧化物酶体病中最严重类型。该病是常染色体隐性遗传的系统性疾病,Bowen 等(1964)首先发现报告,发病率约为 1/10 万。

【病因和病理】

本病具有常染色体隐性遗传倾向,与新生儿肾上腺脑白质营养不良(X 连锁遗传)都是过氧化酶体病。Moser 等发现,约 50% 的该病患者血浆及培养的皮肤成纤维细胞极长链脂肪酸(very long chain fatty acids,VLCFA)增加,以十、十二烷酸增加最为显著。观察发现,Zellweger

病基本生化异常是肝过氧化物酶体(微体)缺乏,导致 VLCFA 不能正常氧化(Goldfischer et al,1973)。

该病是一种遗传异质性疾病,编码过氧化物酶体的任一基因突变均可引起本病。基因包括位于染色体 7q21 的 peroxin-1(PEX1),位于染色体 8q21 的 peroxin-2(PEX2),位于染色体 6q23~q24 的 peroxin-3(PEX3),位于染色体 12p13 的 peroxin-5(PEX5),位于染色体 6p21 的 peroxin-6(PEX6),位于染色体 6q22~q24 的 peroxin-7(PEX7),位于染色体 1p36 的 peroxin-10(PEX10),位于染色体 17 的 peroxin-12(PEX12),位于染色体 2p15 的 peroxin-13(PEX13),位于染色体 1p36 的 peroxin-14(PEX14),位于染色体 11p12 的 peroxin-16(PEX16),位于染色体 1q22 的 peroxin-19(PEX19),位于染色体 22q11 的 peroxin-26(PEX26)等。研究表明,二羟丙酮磷酸酰基转移酶、植烷酸氧化酶、哌啶酸降解及胆汁酸中间产物合成酶缺陷均可导致本病。

本病病理表现大脑白质发育不良和白质变性,并有内脏异常,如多囊肾、肝纤维化、肝内胆管发育不全、胸腺发育不全和视网膜上皮系统铁沉积等。

【临床表现】

1. 本病在新生儿期或婴儿早期发病,神经系统症状表现患儿生长发育迟滞、活动减少、肌力和肌张力明显减退、腱反射消失、不能吸吮和吞咽困难等,常伴多部位抽搐发作。骨骼畸形表现特征性颅骨和面部畸形,如高额、浅眶、眼距宽、颧骨高、耳郭畸形和缩颌等,以及髌骨钙化、肢体固定伸直。眼部症状表现眼球活动异常、先天性白内障、角膜色素异常沉着、视神经萎缩和角膜浑浊等。可伴肝大、肝功能异常。多在婴儿期死亡,少数可存活至 1~2 岁。

2. 血清、培养的皮肤成纤维细胞长链脂肪酸积聚。尿液分析见 P-OH-苯乳酸、白三烯 E4、N-乙酰基-LTE4 增加,高草酸尿,高羟基乙酸尿。脑 MRI 检查可见巨脑回。

【诊断】

诊断主要根据新生儿或婴儿临床表现,如神经系统症状、特征性颅骨及面部畸形、眼部症状、肝大及肝功能异常等。细胞超微结构检查发现过氧化体数目减少是重要证据,过氧化氢酶在亚细胞结构间分布异常,用成纤维细胞培养检查过氧化氢酶,可发现仅存于细胞质中;缩醛磷脂合成障碍,红细胞中缩醛磷脂含量减少;VLCFA 氧化代谢障碍,血浆中 VLCFA 含量明显增高。以上检查可用于患病风险妇女产前诊断,但至今无法检出杂合子。

目前本病尚无有效的疗法,只能进行对症治疗。

(二)过氧化物酶体病

过氧化物酶体病(peroxisomal disorders)是一组先天性代谢障碍导致过氧化物酶体功能缺陷的异质性疾病。

主要分两种类型:过氧化物酶体生物合成失调症及单个过氧化物酶缺乏症。

【临床表现】

1. 临床表现多样,发病年龄、疾病严重性及神经症状不同;预后可表现不同,从婴儿期死亡,快速功能退化,缓慢进展或到稳定状态。

(1)新生儿型:可见严重肌张力减低、喂养困难,癫痫发作,肝功能异常包括胆汁淤积性黄疸,畸形等。

(2)儿童型:视网膜病变常见早期失明,感音性耳聋,肝功能异常可能包括维生素 K 相关的凝血功能障碍,发育延迟,通常生存困难,畸形及肾上腺皮质功能不全等。

(3)晚发型:可见小脑共济失调,感音性耳聋,视网膜病变,婴儿期胆汁淤积性肝病等。

2. 血生化检查异常见表 3-16-8。

表 3-16-8 过氧化物酶体病的生化检查

疾病	非常长链脂肪酸的 β 氧化(VLCFA'S)C22:C26(血浆)	植烷酸(血浆)	降植烷酸(血浆)	胆汁酸(血浆及尿液)	缩醛磷脂(红细胞)	磷酸二羟丙酮-酰基转移酶(DHAP-AT)活性(成纤维细胞及血小板)	过氧化氢酶表达(成纤维细胞)
Zellwegers 综合征	+++	N/+	N/+	+++	低	低	低
新生儿肾上腺脑白质营养不良	++	N/+	N/+	++	低	低	低
婴儿 Refsum 病	++	N/+	N/+	++	低	低	低
肢端点状软骨发育不良 1 型	N	N/+	N/低	N	低	低	N
X-连锁肾上腺脑白质营养不良	++	N	N	N	N	N	N
D-双功能蛋白缺乏症	++	N/+	N/+	N/+	N	N	N
α 甲基酰基辅酶 A 消旋酶缺乏症	N	N/+	+	++	N	N	N
Refsum 病	N	+++	低	N	N	N	N
高草酸尿症 1 型	N	N	N	N	N	N	N
酰基辅酶 A 氧化酶缺乏症	++	N	N	N	N	N	N
过氧化氢酶缺乏症	N	N	N	N	N	N	低
磷酸二羟丙酮-酰基转移酶缺乏症	N	N	N	N	低	低	N
烷基磷酸二羟丙酮合成酶缺乏症	N	N	N	N	低	低	N

注:N 代表正常。

本病诊断依据临床表现,血/尿生化检查,培养的成纤维细胞分析和基因检查等。

本病目前尚无有效的治疗。

十五、眼脑肾综合征

眼脑肾综合征(oculocerebrorenal syndrome)也称劳氏综合征(Lowe syndrome),为 X 连锁隐性遗传,由 OCRL 基因突变所致,但也有女孩散发病例。神经病理改变为非特异性,可见脑萎缩和脱髓鞘病变,肾脏可有肾小管异常。

【临床表现】

1. 患儿出生时可有双眼白内障、青光眼、眼大伴巨角膜、眼积水,角膜浑浊和失明等。可发现骨质疏松,佝偻病样畸形,可见水平性眼震、肌张力低下、腱反射减弱或消失,可出现锥体束征,不伴瘫痪,可有手运动缓慢,高调哭闹,偶有抽搐发作和精神运动发育迟滞,以后出现前额凸出和日落眼等。

2. 生化检查可发现典型异常,如贫血、代谢性酸中毒和普遍存在的氨基酸尿等。特征性生化异常是肾小管酸中毒,患者多死于肾衰竭。

本病主要应与 Zellweger 病鉴别。

十六、钢发病

钢发病(steely-hair disease)又称门克斯(Menkes)病卷发病(kinky hair disease)和灰发营养不良(trichopoliodystrophy)等。本病是铜代谢障碍引起的极罕见进行性神经变性疾病,发病率约 1/25 万活婴,为 X 连锁隐性遗传,由 ATP7A 基因突变所致,多数患儿为男性,但也报道女性散发病例。

【病因和病理】

1. 病因　Menkes 病主要病因是包括细胞色素氧化酶在内的几种铜代谢依赖酶缺陷,引起胃肠道铜吸收障碍和严重的组织铜缺乏(Danks et al,1973),以及铜转运障碍,血铜不能通过胎盘,出生时就有脑铜和肝铜严重减少,恰与肝豆状核变性相反。由于铜缺乏导致脑、肝脏和肌肉组织细胞内含铜酶功能缺陷,引起相应的临床症状,如单胺氧化酶缺陷可使毛发扭结,酪氨酸酶缺陷可导致皮肤和毛发颜色变浅,线粒体细胞色素 C 氧化酶和超氧歧化酶缺陷可引起低体温,赖氨酰氧化酶缺陷可影响弹力纤维与胶原纤维交联,使动脉内膜粗糙和断裂;多巴胺-β-氧化酶缺陷可使单胺类神经递质代谢障碍,引起神经系统症状;抗坏血酸氧化酶缺陷可引起骨骼代谢异常等。该病有性连锁隐性遗传倾向,致病基因位于 X 染色体长臂靠近着丝粒部位(Xq12~q13)。遗传学研究发现,X 染色体与常染色体易位,用特异 DNA 探针确定易位断裂点在 Xq13.2~q13.3,位于磷酸甘油激酶(PGK-1)基因位点近侧,本病还可能存在多种不同的基因突变,许多学者将此病列为线粒体脑病。

2. 病理　可见血管内膜缺损可造成动脉扭结,可见大脑皮质及小脑颗粒和星形细胞神经元,丘脑中继核神经元广泛缺失,运动性皮质残存 Purkinje 细胞树突增多(Williams et al,1978)。

【临床表现】

1. 本病主要临床特征是痫性发作、进行性智力低下、毛发异常、低体温、骨骼畸形和动脉扭曲等。多数患儿为早熟儿,新生儿期可发生惊厥,多为全身肌阵挛发作,有时可见强直-阵挛性发作。体温不稳定(低体温)是

突出症状,可有喂养困难、体重不增、肌张力减低及精神运动发育停滞等,患儿均有严重智力低下,呈进行性恶化。

2. 患儿有特殊面容,面部肥胖、两颊潮红和鼻梁低等,出生时头发正常,逐渐变得无光泽、色素脱失、扭结及质脆易断,感觉如同钢丝,有时眉毛和睫毛也可受累。眼球结膜血管扩张,多有不同程度视神经萎缩,失明仅见于严重病例。部分患儿有肾盂积水、输尿管积水和膀胱憩室等,患儿多于 2 岁前死亡。

3. 光镜下可见头发呈卷曲或扭曲状、念珠状或结节状脆发,可见沿发干有多处折裂或细窄等。实验室检查血清铜降低,血浆铜蓝蛋白减少,成纤维细胞培养铜摄取增加。产前诊断可测定绒毛膜细胞内铜含量,但由于受母体蜕膜细胞含铜量增加的影响,单依靠铜含量增加不能完全确诊。X 线检查发现骨骼干骺端有骨刺,股骨明显,可见长骨骨膜下钙化。动脉造影显示脑及全身动脉屈曲延长,部分动脉闭塞。CT 和 MRI 显示大脑皮质和小脑萎缩,大脑皮质可见低密度区,并有硬膜下积液。

【治疗】

本病可用组氨酸铜(copper-histidine)50~150mg/(kg·d),皮下注射,治疗开始后 2~3 周血清铜和铜蓝蛋白可恢复正常,部分患儿可能阻止神经系统病变进展。治疗愈早开始,疗效愈好,患儿需终生用药。

十七、婴儿期遗传代谢性疾病诊断

婴儿期遗传代谢性疾病没有特异性神经系统表现,早期常有姿势张力丧失,活动减少,无瘫痪和反射减低;后来出现肢体痉挛,伴腱反射增高及 Babinski 征,易激惹、哭闹、喂养困难、不能吞咽、营养不良、发育缓慢、眼球凝视不能及活动异常、肌痉挛等,可发生部分性或全面性痫性发作。

1. 婴儿期遗传代谢性疾病鉴别诊断主要依赖于以下四类资料:①少数的高度特异性神经系统及眼部症状;②肝脾大表现;③特异性面容异常;④某种相对特定的实验室检查,如胸腰椎、髋骨和长骨 X 线片、外周血及骨髓涂片,脑脊液检查,尿特殊检查及其他生化检查等。如图 3-16-1 所示,流程可先按畸形、内脏肿大、纯神经系统症状三大项进行粗略分类,而后正确诊断需要依赖临床特征和实验室特异性异常(表 3-16-9,表 3-16-10)。

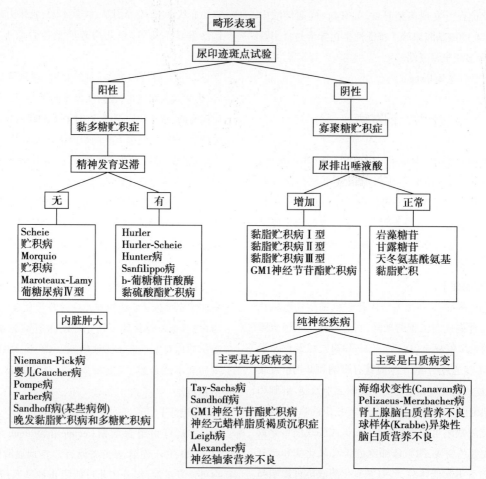

图 3-16-1 婴儿遗传代谢病诊断流程

表 3-16-9 婴儿脑灰质病变的鉴别诊断

鉴别点	Tay-Sachs 病	Niemann-Pick 病	Gaucher 病	Alpers 病	亚急性坏死性脑病
发病年龄	4~6 个月	6 个月内	6 个月内	1 年内	1 年内,相对晚
发展速度	迅速	迅速,3 岁前死亡	很快	快	一般发展快
种族	大多数是犹太人	50%是犹太人			
遗传	隐性	隐性	隐性		隐性
头颅大小	后期增大	正常	正常	后期减小	正常
皮肤和系统损害	正常	肝脾大,皮肤黄瘤	肝脾肿大	正常	正常
眼	樱桃红色黄斑,视神经萎缩	樱桃红色黄斑,视神经萎缩	正常	正常	视神经萎缩
癫痫	经常出现,但出现得晚	少见	少见	以癫痫发病,肌阵挛或其他类型	癫痫出现晚、少见
神经系统体征	早期弛缓性瘫痪;晚期痉挛性瘫痪;痴呆,早期听觉过敏伴肌阵挛	早期痴呆	早期,头过伸,痴呆,斜视、延髓性麻痹、痉挛性瘫痪	痉挛性瘫痪,痴呆皮质盲和聋	延髓性麻痹,经常哭闹,弛缓性瘫痪伴不能运动
血	缺乏果糖-1-磷酸醛酶,SGOT 增加;空泡样变的淋巴细胞增多	血清脂质升高,SGOT增加,空泡样变的淋巴细胞增多	酸性磷酸酶增加	正常	正常

鉴别点	Tay-Sachs 病	Niemann-Pick 病	Gaucher 病	Alpers 病	亚急性坏死性脑病
尿	正常	正常	正常	正常	正常
脑脊液	正常	正常		正常	正常
活检	直肠	骨髓中见泡沫细胞	骨髓中可见 Gaucher 细胞		
X 线		弥漫性肺浸润,骨质疏松			
视网膜电图	均正常				

表 3-16-10 婴儿脑白质营养不良的鉴别诊断

鉴别点	Krabbe 病	异染性脑白质营养不良	海绵状变性	Pelizaeus-Merzbachet 病	Schilder 病,嗜苏丹和肾上腺脑白质营养不良
发病年龄	3~6 个月	1~2 年,很少活到儿童期	0~4 个月	6~24 个月	5~10 年
进展速度	快,2 岁死亡,或发展略慢	慢,3~5 岁死亡	迅速,3 岁前死亡	慢,可存活到成年	迅速起病,几个月至几年死亡
性别和种族			多为犹太人	主要是男性	
遗传	隐性	隐性	隐性	性连锁隐性	肾上腺脑白质营养不良型为性连锁隐性
头颅大小	正常	后来增大	早期增大	正常	正常
皮肤或系统损害	正常	正常	正常	正常	肾上腺萎缩
眼	后期视神经萎缩	后期视神经萎缩	视神经萎缩,失明	慢性视神经萎缩	视神经炎或视神经萎缩
病性发作	紧张性痉挛	少见	不常见	晚期	少见,晚
神经系统体征	痉挛性眼球震颤,瘫痪,头扭转,延髓性麻痹,痴呆	步态变化,共济失调,活动时多时少,神经元损伤体征	低张力-痉挛性双侧瘫-去脑强直	水平眼球震颤,头部活动慢和早期其他脑症状,儿童晚期痉挛性双瘫,慢性痴呆	早期痉挛性瘫,痴呆,后期皮质盲,假延髓性麻痹,痴呆,瘫痪
其他	神经传导速度慢(少见)	神经传导速度下降			EEG 广泛 δ 波
血	正常	正常	N-乙酰-L-天冬氨(NAA)下降	正常	正常或皮质醇下降
尿	正常	异染性小体	正常	正常	正常
脑脊液	蛋白上升 150~300mg/dl	正常或蛋白上升至 200mg/dl	压力高或正常,蛋白升高达 200mg/dl	正常	正常或 γ 球蛋白升高
活检	脑	腓肠神经	脑		
X 线		胆囊不充盈	结扎分离		

2. 某些遗传代谢性疾病具有某种特异性神经系统体征 ①听觉惊恐见于 Tay-Sachs 病;②腱反射消失伴 Babinski 征见于 Krabbe 病,偶见于 Leigh 病和异染性脑白质营养不良;③特征性眼球活动障碍、水平性眼震和头扭转等见于 Pelizacus-Merzbache 病、Leigh 病、晚发性高胆红素血症和 Lesch-Nyhan 高尿酸血症;④明显肌强直、角弓反张和肌痉挛等见于 Krabb 病、婴儿 Gaucher 病或 Alpers 病;⑤难治性癫痫、全身性或多灶性肌痉挛见于 Alpers

病;⑥阵发性过度换气见于 Leigh 病和先天性乳酸血症,也可见于非进行性家族性小脑蚓部发育不良。

3. 某些遗传代谢性疾病可见特殊诊断价值的眼部异常 ①快速水平眼震见于 Pelizacus-Merzbache 病、少数 Krabbe 病等;②眼底樱桃红斑见于 Tay-Sachs 病和 Sandhoff 变异型、某些婴儿 Niemann-Dick 病和少数脂褐质沉积症等;③角膜混浊见于 Lowe 病、婴儿型 GM1 神经节苷脂沉积症和晚期黏多糖沉积症等;④白内障见于半乳糖血症、Lowe 病和 Zellweger 病,也可见于先天性风疹。

4. 其他有诊断价值的特异性体征及检查 ①面部畸形:见于一般的 GM1 神经节苷脂沉积症、Lowe 病、Zellweger 病、某些早期黏多糖沉积症和黏脂质沉积症等;②肝脾肿大:见于婴儿 Gaucher 病和 Niemann-Pick 病、一种高氨酸血症、Sandhoff 病、晚发黏多糖沉积症和黏脂质沉积症等;③巨颅不伴巨脑:见于婴儿 Canavan 海绵状变性、某些 Tay-Sachs 病和 Alexander 病等;④放射线检查椎体突出:见于 GM1 神经节苷脂沉积症、甘露糖沉积症、岩藻糖沉积症,也见于晚期黏多糖沉积症和黏脂质沉积症;⑤多关节病和发音嘶哑:见于 Farber 病;⑥贮积颗粒和空泡样变淋巴细胞:见于 Niemann-Pick 病、全身型 GM1 神经节苷脂沉积症;⑦涂片见不正常组织细胞:见于 Niemann-Pick 病的 Gaucher 细胞、泡沫样组织细胞,全身型 GM1 神经节苷贮积病及相近的疾病,Farber 病等;⑧无色、脆发:见于 Menkes 病。

第四节 儿童早期遗传代谢性疾病

（陈万金）

一、概述

儿童早期遗传代谢性疾病(inherited metabolic diseases of early childhood)是在 1~4 岁起病,由于神经系统疾病都有明显的进行性神经系统异常如不能走路或讲话等,易被发现,较新生儿和婴儿期遗传代谢性疾病容易诊断。神经系统退行性改变(如无法走路或说话)通常与高级神经功能如智力障碍程度平行,如果在 1 岁或 2 岁时,小儿的精神运动发育正常,可排除胚胎期异常、产时损伤及新生儿疾病等。

然而,以抽搐和肌阵挛为特征的疾病可能与本组病较难区别,因抽搐可因各种原因在任何年龄发生,如抽搐经常发生也可造成精神运动功能严重损害,另外使用抗癫痫药也可加重皮质功能障碍,使之与原发性发育迟滞难于鉴别。由于在生后第 2 年发病的大多数慢性进行

性代谢性疾病病情通常较轻微,进展较缓慢,以至于医生不能及时确定是否有智力障碍或发育迟滞,如果小儿的父母观察不够细致则更难区分,需要反复检查和测试才能做出正确的判断。

如果患儿出现上述的眼球、内脏和骨骼异常,可高度怀疑存在某种进行性脑病。一旦神经系统症状变为明显,可确定是白质少突胶质细胞及髓鞘受损或灰质神经元受损。白质受累疾病(脑白质营养不良或白质脑病)早期可出现肢体痉挛性瘫痪,伴或不伴共济失调,可有视力障碍,伴视神经萎缩,但视网膜正常,痫性发作和智力减退出现较晚,MRI 可显示脑白质受累。灰质病(脑灰质营养不良、灰质脑病)早期出现抽搐、肌阵挛、失明伴视网膜改变、智力障碍、舞蹈-手足徐动及共济失调等,痉挛性瘫痪及感觉和运动传导束体征出现较晚,MRI 显示广泛性脑萎缩和脑室扩大。

神经元贮积病(neuronal storage diseases)、神经轴性营养不良(neuroaxonal dystrophy)、脂褐质沉积症(lipofuscinoses)均符合灰质病(gray matter diseases)的表现(表 3-12-9)。异染性、球样、嗜苏丹脑白质营养不良和婴儿海绵状变性等都是白质病(white matter diseases)的实例。尽管这种分类有助于分析,但有一定程度的重叠,如 Tay-Sachs 病,灰质营养不良也可引起白质改变,异染性脑白质营养不良也可伴一定程度神经元贮积病。

儿童早期常见的遗传代谢性疾病包括多种氨基酸代谢产物轻度异常、异染性脑白质营养不良、晚发婴儿 GM1 神经节苷脂贮积病(late infantile GM1 gangliosidosis)、晚发婴儿 Gaucher 病和 Niemann-Pick 病、神经轴索营养不良、黏多糖贮积症(mucopolysaccharidosis)、黏脂质贮积病(mucolipidosis)、岩藻糖沉积症(fucosidosis)、甘露糖贮积病(mannosidosis)、天冬氨酰葡糖胺尿症(aspartylglycosaminuria)、蜡样质脂褐质贮积病(ceroid lipofuscinosis, Jansky-Bielschowsky 病)和 Cockayne 综合征等。

二、氨基酸病

氨基酸病(aminoacidopathies)或氨基酸尿症(aminoacidurias)可分为两大类:一类是酶缺陷,使氨基酸分解代谢阻滞;另一类是氨基酸吸收转运系统缺陷。在 Rosenberg 和 Scriver 列举的 48 种遗传性氨基酸病中,至少有一半有明显神经系统异常,其他 20 种氨基酸病导致氨基酸的肾脏转运缺陷,后者可导致继发性神经系统损害。

当神经系统受累时,通常只出现轻度精神运动发育迟滞,直到发病 2~3 年后才有明显症状。像其他遗传代谢性疾病一样,氨基酸病不影响子宫内生长、发育或分娩,早期可无体征。对新生儿的筛查是诊断氨基酸病唯

一可能的手段。表 3-16-5 中列出发病率较高的这类疾病，一些实验检查在表 3-16-6 中列出。除了个别情况，均为常染色体隐性遗传。PKU、酪氨酸血症和 Hartnup 病是临床上三种重要的儿童早期氨基酸病，是由于生化缺陷导致的典型疾病。

（一）苯丙酮尿症

苯丙酮尿症（phenylketonuria，PKU）或称苯丙氨酸羟化酶缺乏症（phenylalanine hydroxylase deficiency）。与其他氨基酸尿症不同，该病有特殊历史意义。自 1934 年 Følling 发现本病以来，一直被作为氨基酸尿症经典实例说明医学遗传学的三个基本原则：①具有常染色体隐性遗传特征；②证实 Garrod 基因作用主要原理，遗传因素决定化学反应及个体生物化学差异；③PKU 是以高苯丙氨酸血症（hyperphenylalaninemia）为表现型的疾病，只有当等位基因表达于高水平左旋苯丙氨酸（L-phenylalanine）环境时才能发病。因此，最终表现型是遗传与环境（nature and nurture）或先天与后天结合的产物（Scriver et al，1980）。PKU 是氨基酸代谢性疾病最常见的类型，全球发病率约 1/15 000，随民族及地区而不同。北京医科大学报道（1985）我国新生儿 PKU 发病率为 1/16 000 活婴，绝大多数为典型 PKU，仅约 1% 为四氢蝶呤缺乏性 PKU，PKU 突变基因携带者频率为 1/65。

【病因和发病机制】

1. 病因　本病为常染色体隐性遗传，患儿同胞约 40% 患病。由于苯丙氨酸羟化酶（phenylalanine hydroxylase）基因突变导致肝脏中苯丙氨酸羟化酶缺乏，是本病基本的生化异常。突变基因位于 12 号染色体长臂，该基因微小变异即可引起发病，并非由于基因缺失。如果发生变异的碱基对不同，引起临床表现严重程度有很大差异，可表现典型 PKU 或轻度高苯丙氨酸血症。

2. 发病机制　苯丙氨酸是必需氨基酸，在苯丙氨酸羟化酶作用下变为酪氨酸，再经其他酶作用转化为多巴、多巴胺、肾上腺素、去甲肾上腺素及黑色素等。苯丙氨酸羟化酶是一种复合酶系统，除羟化酶本身，还包括二氢蝶呤还原酶及辅酶四氢生物蝶呤，任何一种酶缺陷均可引起血苯丙氨酸增高。根据生化缺陷不同可分为：①典型 PKU：先天性苯丙氨酸羟化酶缺乏；②持续性高苯丙氨酸血症：见于苯丙氨酸羟化酶异构酶缺陷或典型苯丙酮尿症杂合子，血苯丙氨酸增高；③一过性轻度高苯丙氨酸血症：多见早产儿，是苯丙氨酸羟化酶成熟延迟所致；④苯丙氨酸转氨酶缺乏：虽然血苯丙氨酸含量增加，但尿中苯丙酮酸及羟苯乙酸可不增高，给予负荷量的苯丙氨酸口服后血酪氨酸也不增加；⑤二氢蝶呤还原酶缺乏：酶活性完全或部分缺乏，除影响脑发育，可使基底节钙化；⑥二氢蝶呤合成缺陷：缺乏甲醇氨脱水酶或其他多种酶。

典型 PKU 患儿出生时神经系统正常，由于纯合子患儿缺乏神经系统保护措施，神经系统长期暴露于苯丙氨酸而出现症状。如母亲是纯合子，血苯丙氨酸水平很高，患儿是杂合子，在子宫中就可发生中枢神经系统损害，出生时表现智力障碍。普通型 PKU 及某些轻度和严重变异型，疾病早期未经治疗可出现精神衰退。推测可能为等位基因突变型可表现高苯丙氨酸血症，无苯丙酮尿症及神经系统受累。此外，在约 3% 的患者，控制高苯丙氨酸血症也不能预防神经系统病变进展。

病理表现大脑半球髓鞘不能着色。由于神经黑色素的产生被阻断，因此黑质、蓝斑、迷走神经背核等核团也无法着色。皮质神经元及树突数量也有所减少。

【临床表现】

1. 典型 PKU 病例出生时多表现正常，未进行治疗通常出生半年后出现精神运动发育迟滞，智力低下是本病最常见症状，90% 以上的患儿可有中至重度智力低下，5~6 岁时测定 IQ 评分通常 <20，偶尔为 20~50，很少 >50。1 岁后运动发育也明显落后，语言障碍最突出，可有步态笨拙、双手细震颤、协调障碍、姿势怪异及重复性手指作态等。行为异常表现多动、易激惹、激越行为和情绪不稳等，见于 60% 以上的患儿。25% 的严重智力迟钝患儿可有癫痫发作，最常见屈肌痉挛（flexor spasms），其次为失神性发作和全面性强直-阵挛性发作，也可见婴儿痉挛症。锥体束征较常见，腱反射亢进、踝阵挛和 Babinski 征等，不自主运动如扭转痉挛、手足徐动、肌张力障碍等以及明显小脑性共济失调也有过报道，但很少见。少数不典型的成年型 PKU 患者智力正常，可表现为伴或不伴进行性痉挛性截瘫等神经系统表现。

2. 大多数患儿虹膜和头发色素消退，皮肤色浅、粗糙、干燥，常有湿疹。患儿可有难闻的体味，如同鼠尿味或发霉味，是尿和汗液中排除苯乙酸等异常代谢产物所致，尿味也呈强烈的鼠尿味或霉味，是该病患儿特征性表现。约 2/3 的患儿有轻度小颅畸形，眼底正常，无内脏肿大或骨骼异常。

3. 血清苯丙氨酸水平增高（>15mg/dl），血、脑脊液和尿中苯丙酮酸增加，可诊断 PKU。患儿出生时这些检查正常，出生后数日内即可升高。常见 EEG 异常，主要是棘慢波，偶见高波幅节律紊乱。EEG 随访研究显示，随年龄增长，EEG 异常表现逐渐增多，至 12 岁后 EEG 异常才逐渐减少。Guthrie 试验可检测高危患者，10% 的三氯化铁 3~5 滴加入 1ml 尿液中出现墨绿色，3~4 分钟时最明显，20~40 分钟褪去。此实验可用作鉴别诊断，组氨酸血症的尿呈持续绿棕色，枫叶糖浆尿症的尿呈海军蓝色，丙酸血症和甲基丙二酸血症和尿中甲酮或水杨酸盐呈紫色（见表 3-16-6）。

4. 由于绒毛及羊水细胞测不出苯丙氨酸羟化酶活性,产前诊断长期未能解决。目前我国已鉴定出 25 种中国人 PKU 致病基因突变型,约占我国苯丙氨酸羟化酶突变基因的 80%,已成功用于 PKU 患者家系突变检测和产前诊断。X 线检查可见小头畸形;CT 和 MRI 可发现弥漫性脑皮质萎缩等非特异性改变。

【治疗】

治疗目的在于减少体液中苯丙氨酸及代谢产物含量,防止或减轻脑损害。

1. 典型 PKU 治疗关键是控制饮食中苯丙氨酸(PA)含量,采取低苯丙氨酸饮食,婴儿期可用人工合成低苯丙氨酸奶粉喂养,国内也有出品,既能满足机体代谢和生长发育最低需要,又不会使血 PA 含量过高造成脑损伤。饮食控制要及早开始,PKU 孕妇要特别注意,因为高 PA 会影响胎儿发育。如生后 6 个月开始疗效差,4~5 岁开始因神经系统发育已基本完成而无效(Holtzman et al,1986)。如控制患儿饮食中 PA,血 PA 含量维持在 0.18~0.92mmol/L(5~10mg/dl),疗效可能较理想,可提高智力发育。然而,断奶后继续维持低苯丙氨酸饮食并非容易,因动植物蛋白中 PA 含量均可达 0.18~0.31mmol/L,必须严格限制蛋白质饮食,还要充分满足热量、脂肪、维生素及矿物质等需求,避免发育迟缓,因此需要营养医师制定食谱,进行严密随访。特殊膳食口味很差,许多患儿难于接受。饮食控制愈好,IQ 发育愈高;如儿童期中断饮食治疗可再次出现精神运动发育迟滞及 IQ 下降;恢复饮食治疗,仍可望获得一定疗效。国内许多病例是在婴儿后期或儿童期已发生脑损伤时才确诊,此时采取饮食治疗虽不能改善智商,但对控制痫性发作及改善发育迟滞、皮肤湿疹、皮肤及毛发色素减退、硬皮症、精液减少和生殖功能缺陷等仍有裨益。

目前饮食治疗期限仍有争论,多数患儿 6 岁后可不必严格限制膳食,但苯丙氨酸摄入仍在限制之列。有苯丙氨酸血症而无 PKU 儿童无必要饮食治疗。也有学者认为,饮食治疗应持续至青春期后以至终生。目前没有报道表明 PA 的精确限制摄入量,但大多患者都能较好地保持低 PA 饮食直至成年。对饮食治疗的副作用,诸如生长落后、短身材、低体重、低血糖、低蛋白血症及骨龄延迟等必须有充分的预料。因 PA 是人体必需氨基酸,完全缺乏可能导致严重后果,如嗜睡、贫血、厌食、腹泻和皮疹,甚至死亡。

2. 少数患儿是 PKU 变异型,限制 PA 饮食不能阻止神经系统受累,有些患儿早在新生儿早期即有肌张力障碍性锥体外系肌强直,称僵婴综合征(stiff-infant syndrome),用生物蝶呤(biopterin)可能有效,因这类患儿肝脏苯丙氨酸羟化酶水平正常,该酶缺乏是由于四氢生物

蝶呤活性协同因子合成障碍,可因二氢蝶呤降解酶缺乏或生物蝶呤合成减少所致;尿中儿茶酚胺代谢物和 5-羟色胺减少,限制 PA 饮食无效,对这些病例治疗主要通过补充神经递质前体左旋多巴(L-dopa)和 5-羟色胺酸(5-hydroxytryptophan)加以纠正(Scriver et al,1980)。

(二)遗传性酪氨酸血症

遗传性酪氨酸血症(hereditary tyrosinemia)或称里奇纳-汉哈特病(Richner-Hanhart disease),是罕见的皮肤性氨基酸代谢病(dermatologic aminoacidopathy),为常染色体隐性遗传,由 15 号染色体上编码延胡索酰乙酰乙酸水解酶(fumaroylacetoacetate hydrolase)基因缺陷导致酪氨酸及代谢产物蓄积。目前已发现 FAH、TAT 和 HPD 三个致病基因,并据此分为三种临床亚型。其中,I 型遗传性酪氨酸血症是最严重的亚型,是由于编码延胡索酸乙酰乙酸酶的 FAH 基因突变引起。

【临床表现】

1. 约一半以上患儿有轻至中度智力衰退,可有自残行为和肢体运动不协调表现,语言缺陷较突出。1 岁或快满 1 岁时由于角膜糜烂(corneal erosions)常引起流泪、畏光和眼睛发红,出现新生血管形成及角膜混浊。手掌和足底角化伴多汗和疼痛较常见,是结晶酪氨酸沉积导致炎症反应性结节,也是角膜病变的原因。

2. 可有肝脾肿大或肝硬化、腹水等肝衰竭表现,常于患病 1 年或数年后死亡。新生儿期酪氨酸血症可致肝衰竭和夭折。血酪氨酸含量增高、尿酪氨酸增高具有诊断意义,血甲硫氨酸等氨基酸也可增高。

本病以对症治疗为主。低酪氨酸和低苯丙氨酸饮食可使生长发育恢复正常,迅速改善症状,但治疗必须早期开始。视黄醛衍生物维 A 酸(retinoids)口服可改善皮肤损害。

(三)酪氨酸羟化酶缺陷症

酪氨酸羟化酶缺陷症(tyrosine hydroxylase deficiency)与青少年型多巴反应性肌张力障碍(dopa-responsive dystonia,DRD)很相似。酪氨酸羟化酶缺陷将导致酪氨酸无法转变为左旋多巴以及其他儿茶酚胺,从而引起一系列昼夜波动性锥体外系症状,伴有视觉和营养障碍。左旋多巴对酪氨酸羟化酶缺陷症的运动症状有一定改善。而 DRD 常常对小剂量左旋多巴产生敏感而持久的反应。

(四)Hartnup 病

Hartnup 病是较常见的色氨酸转运障碍性氨基酸病,发病率为 1/24 000 活婴。Hartnup 病是以第一个发病家族的名字命名,可能为常染色体隐性遗传。

【病因和发病机制】

本病是由于 SLC6A19 基因突变,导致中性氨基酸,如单氨酸、单羧基氨基酸等转运蛋白缺陷所致。由于色

氨酸(tryptophan)通过肾小管转运障碍,导致尿和粪便中这些氨基酸排出增多,尿中有大量尿蓝母(indicans)排出,主要是硫酸吲哚酚(indoxyl sulfate),尤其进食含大量L-色氨酸的食物后,尿中含大量异常的非羟化吲哚代谢产物。因大量色氨酸经尿排出丢失,使作为合成原料的烟酸(尼克酸)合成减少,导致糙皮病样皮肤改变;本病的病理基础尚未确定。

【临床表现】

1. 患儿出生时正常,婴儿晚期或儿童早期出现症状,特征性临床表现是间断性出现红色鳞屑状皮疹,遍及面部、颈部、手和足等,颇似糙皮病的病损。患儿可出现发作性人格障碍如情感多变,不能控制脾气,精神混乱-幻觉性精神病,发作性小脑性共济失调,如步态不稳、意向性震颤及构音障碍等,偶可出现肌痉挛、眩晕、眼震、复视及上睑下垂等。

2. 日晒、情绪应激反应和服用磺胺类药物等可激发症状发作,发作持续约 2 周,其后为一段时限不等的相对正常期。随着患儿发育成熟,发作频率逐渐减少,有些患儿可遗留轻度持续性智力衰退。

【诊断和鉴别诊断】

根据患儿临床症状,尿中性氨基酸增多,尿脯氨酸、羟脯氨酸及精氨酸含量正常可诊断。这一特点须与广泛性氨基酸尿症如 Fanconi 综合征鉴别,由于肠黏膜上皮小分子肽转运机制未受损,患儿血浆中性氨基酸含量一般正常。本病还应注意与许多间断性及进行性儿童期小脑共济失调鉴别。

【治疗】

应避免暴露在阳光下和接触磺胺类药物以预防发作。由于本病与糙皮病表现相似,通常可给予烟酰胺50~300mg/d,有时可使皮肤损害、共济失调及精神行为障碍等消失,但目前治疗结果不一致;给予 L-色氨酸乙基酯(L-tryptophan ethyl ester)20mg/(kg·d),3 次/d,疗效可能更好。

(五) 其他代谢性疾病伴间歇性或持续性共济失调、痫性发作及精神发育迟滞

其他代谢性疾病伴间歇性或持续性共济失调、痫性发作及精神发育迟滞(other metabolic diseases with intermittent or persistent ataxia, seizures, and mental retardation)是除 Hartnup 病以外的其他代谢性疾病,在儿童早期均可引起发作性共济失调(episodic ataxias)。本组疾病包括:①轻症枫叶糖浆尿症,先天性高氨酸血症如 Ⅱ 型高氨酸血症(type Ⅱ hyperammonemia)、瓜氨酸血症(citrullinemia)、精氨基琥珀酸尿症(argininosuccinic aciduria)和高鸟氨酸血症(hyperornithinemia)等;②亚急性坏死性脑脊髓病(Leigh 病);③高丙氨酸血症及高丙酮酸血症;④常

染色体显性遗传乙酰唑胺反应性共济失调(acetazolamide-responsive ataxia),可在儿童期起病,但通常发病更晚;⑤家族性低 β-脂蛋白血症(Bassen-Kornzweig disease)。

在所有的共济失调性疾病中,小脑性共济失调总是多变的,常发生在一次突发的痫性发作(如精氨基琥珀酸尿症)后,最初可能认为共济失调是使用抗癫痫药所致,后来发现共济失调症状可持续 1~2 周,与用药无关。实际上,痫性发作和共济失调都是常见的生化异常所致。在所有间断性共济失调发作间期,患儿运动功能相对正常,但大多数患儿学习能力下降,有不同程度的智力衰退。

三、儿童早期进行性小脑共济失调

儿童早期进行性小脑共济失调(progressive cerebellar ataxia of early childhood)的鉴别诊断很困难,临床诊断要点主要有两点:①确定是否为共济失调;②是小脑性或周围神经疾病所致的感觉性共济失调,还是全身性震颤或多肌阵挛症等。由于小脑性共济失调多表现随意运动障碍而不是姿势障碍,要待到患儿可进行意向性活动时才能表现出来,如患儿抓东西或把吃的东西送到嘴里,或把东西从一只手递到另一只手,早期共济失调体征才变得明显,出现急剧抖动、摇摆和震颤等,坐位时头部晃动和躯干震颤也变得明显,开始走路时除学步的幼儿通常的笨拙,还可发现动作不协调。

儿童早期感觉性共济失调与小脑性共济失调总是很难鉴别,前者在此期罕见,常伴肌无力和腱反射消失,当 4~5 岁可以在患儿进行较精确的感觉检查时,可证实是否存在本体感觉障碍。

持续性及进展性小脑共济失调病因多样,部分可合并 Friederich 共济失调、Lavy-Roussy 神经病及其他青春期-成年人遗传性共济失调。这组疾病将在第三篇第十八章进行性共济失调综合征中讨论,因它们除了具有遗传性特点,无论病因或发病机制均不清楚。还有许多其他儿童期共济失调可能也应列入变性疾病,在某些疾病中,小脑性共济失调是最突出的异常;在另一些疾病中,其他神经系统异常可能是较突出的表现。儿童早期进展性共济失调包括:

1. 小脑共济失调伴双侧瘫痪、肌张力减低和精神发育迟滞(cerebellar ataxia with diplegia, hypotonia, and mental retardation)也称 Foerster 弛缓性双侧瘫(atonic diplegia of Foerster),可能是一种胎儿疾病或因产伤引起,神经病理机制不清。

2. 小脑发育不全(agenesis of cerebellum),是早期出

现的小脑性共济失调,伴或不伴精神发育迟滞及发作性过度换气。小脑蚓部选择性发育不全(Joubert syndrome)也属于此类。

3. 小脑性共济失调伴白内障和智力发育不全(cerebellar ataxia with cataract and oligophrenia),多数在儿童期发病(幼儿型),成年期也可发病(成人型),诸如 Marinesco-Sjögren 病。该病又称为遗传性共济失调-白内障-侏儒-智力缺陷综合征,为常染色体隐性遗传,女性稍多,主要病变是小脑明显萎缩,Purkinje 细胞及颗粒细胞几乎消失殆尽,胶质增生。小脑性共济失调、白内障和智能发育不全是本病特征性三联症,小脑功能障碍可见躯干及肢体共济失调、构音障碍及眼震等;白内障在出生后即可出现或 5 岁后逐渐发生,为双侧性。部分患者有斜视、肌肉发育不良、肌张力低和锥体束征,其他可见足外翻、脊柱后侧凸、指(趾)畸形、性功能发育低下等。

4. 家族性小脑性共济失调伴视网膜变性(Behr disease)。

5. 家族性小脑性共济失调伴白内障及眼球运动障碍,或伴白内障及精神运动发育迟滞。

6. 家族性小脑性共济失调伴瞳孔扩大(mydriasis)。

7. 家族性小脑性共济失调伴耳聋、失明或相似的组合,称为视网膜耳蜗齿状核变性(retinocochleodentate degeneration),是这三种结构神经元缺失所致。

8. 家族性小脑性共济失调伴舞蹈-手足徐动症、锥体束征及精神运动发育迟滞。

上述综合征仅推测为代谢异常,尚未发现任何一种确定的生化异常;但电子传递链疾病(disorders of the electron transport chain)偶可以 Marinesco-Sjögren 病表现型出现。已确定为代谢障碍或基因缺陷的儿童期持续性小脑性共济失调疾病包括 Refsum 病、无 β-脂蛋白血症、共济失调-毛细血管扩张症、半乳糖血症和可疑的 Friedreich 共济失调等,这些疾病通常与主要在儿童期发病的获得性感染后变异型不难鉴别。

(一)雷夫叙姆病

雷夫叙姆病(Refsum disease,RD)也称遗传性共济失调性多发性神经病或植烷酸贮积病(phytanic acid storage disease),由挪威 Refsum(1945)首先报道。Dyck 将本病归类为遗传性运动感觉神经病(HMSN)Ⅳ型。详见本篇第一章周围神经疾病,第十节遗传型慢性多发性神经病。

【病因】

本病是常染色体隐性遗传的过氧化物酶体病(peroxisomal disease),是植烷酸(四甲基十六碳脂肪酸)-CoA-羟化酶(phytanoyl-CoA hydroxylase,PhyH)基因突变导致体内酶缺乏,不能氧化血液中 α 植烷酸,大量植烷酸贮积于中枢及周围神经组织而致病。

【临床表现】

1. 多在儿童期发病,也可在青春期发病。起病缓慢,首发症状为小脑性共济失调、夜盲、听力下降,以及多发性神经病,四肢对称性肌无力、肌萎缩、足下垂、腱反射减弱或消失、肢体远端深浅感觉减退及周围神经增粗等。婴儿 Refsum 病(infantile Refsum disease)在生后表现发育迟滞、腹泻、脑发育不全及视网膜色素变性等。

2. 血清中植烷酸含量升高。脑脊液蛋白含量显著增高,细胞数正常。神经传导速度减慢,心电图传导阻滞,神经活检可见洋葱头样改变。

本病治疗以饮食疗法为主,严格限制饮食中植烷酸摄入疗效明显,食用不含叶绿素及动物脂肪的食物可降低植烷酸血浓度,改善症状。

(二)无植烷酸增高的共济失调、视网膜色素变性及周围神经病

无植烷酸增高的共济失调、视网膜色素变性及周围神经病(ataxia, rentinitis pigmentosia, and peripheral neuropathy without increase in phytanic acid,NARP)

【临床表现】

本病与 Refsum 病临床表现颇为相似,多在青少年起病,进展缓慢;表现轻度鱼鳞病、神经性耳聋、小脑性共济失调、腱反射消失及视网膜色素变性等;但植烷酸含量无变化,无家族史。腓神经活检可见神经纤维丧失,血清或培养的成纤维细胞未发现生化异常,但部分病例可有线粒体异常。

(三)无 β-脂蛋白血症

无 β-脂蛋白血症(abetalipoproteinemia,ABL)或称为巴森-科恩兹维克棘红细胞增多症(Bassen-Kornzweig acanthocytosis)、Bassem-Kornzweig 综合征等。本病临床罕见,是常染色体隐性遗传。

主要临床特征是幼儿期慢性进行性周围神经和小脑损害,血清 β-脂蛋白缺乏,脂肪吸收不良,棘红细胞增多和视网膜色素变性等,男:女约为3:2,本病多在儿童晚期发病。参见本章第五节。

(四)共济失调-毛细血管扩张症

共济失调-毛细血管扩张症(ataxia-telangiectasia,AT)也称 Louis-Bar 综合征,该病最早由 Sylaba 和 Henner(1926)报道,早于 Louis-Bar(1941)。本病是累及神经、血管、皮肤、单核-吞噬细胞系统及内分泌系统的原发性免疫缺陷病,临床以进行性小脑性共济失调、眼及面部皮肤毛细血管扩张、反复肺感染及易患癌症等为特征,发病率为1/10 万~25/10 万。

【病因和病理】

1. 病因　本病与着色性干皮病(xeroderma pigmentosum)和 Cockayne 综合征一样,是 DNA 缺陷性修复(de-

fective repair of DNA)引起，为常染色体隐性遗传，14号染色体有多inter断裂，易位断裂点位于14q11、7p13-15和7q32-35。某些免疫球蛋白如IgA、IgE及其同型(isotype)缺失或减少。实际上，IgG2、IgG4缺失或减少可见于每一例患者。McFarlin等(1971)证明，这些缺陷是由于合成减少，与胸腺发育不全、淋巴结滤泡消失、迟发性超敏反应障碍、淋巴细胞减少及循环抗体缓慢形成有关。受到辐射后可发生DNA错误修复，这种免疫缺陷状态可能解释患者对反复肺感染及支气管扩张显著的易感性。

2. 病理 主要病变是小脑皮质严重变性，脊髓后索、脊髓小脑束及周围神经髓鞘缺失，后根和交感神经节细胞退行性变，脊髓所有水平的前角细胞丢失。少数病例脑和脊髓白质可见广泛散在的血管异常，类似于黏膜皮肤血管的变化，血管异常的意义还不清楚。黑质和蓝斑色素细胞脱失，但细胞质内包涵体或Lewy小体仍保存(Agamanolis et al,1979)；在后根神经节神经元的卫星细胞可发现核内包涵体和奇异的核形(Strich,1966)。

【临床表现】

1. 本病的主要临床特征是进行性小脑性共济失调、眼球及皮肤毛细血管扩张及免疫缺陷等。最初表现儿童期共济失调-运动障碍综合征(ataxic-dyskinetic syndrome)，起病年龄自婴儿至10岁儿童，两性患病相等，生后的前几年多为正常，起病颇似学步时的笨拙和不稳，到4~5岁时出现肢体共济失调，如舞蹈-手足徐动症、做鬼脸及构音障碍；出现急跳性眼球运动，伴慢而长潜伏期快速扫视，眼球随意性凝视失用(患者转头时眼球不能随之看向该侧)，视动性眼震(optokinetic nystagmus)消失；9~10岁时出现轻度智力下降，多发性神经病体征变得明显，至疾病晚期腱反射可消失，肌力几乎不受影响。

2. 特征性毛细血管扩张横贯于真皮乳头层下静脉丛(subdermal papillary venous plexuses)，在3~5岁或以后出现，球结膜外侧明显，逐渐波及双耳部、鼻翼、颊部及颈部暴露部位，呈蝴蝶形，也可见于前臂屈侧皱褶部，日晒、辐射及摩擦后可使病损加重。

3. 多数患儿发育迟滞，并有早老性改变，如毛发和皮下脂肪减少或缺失，头发早白，有些患者可见皮肤白斑、牛奶咖啡斑等。许多患者有内分泌改变，如第二性征不发育、糖耐量异常等。由于免疫功能异常，患者易发生各种感染，特别是鼻窦炎和呼吸道感染，恶性增生性疾病发病率较高。疾病呈进行性发展，多于10余岁时死于支气管、肺感染及肿瘤，常见淋巴瘤，少数为神经胶质瘤(Boder et al,1958)。

4. 血甲胎蛋白明显增高，40%~80%的患儿IgA缺乏，80%IgE缺乏。染色体检查可见易位、倒位、断裂及裂隙等多种异常，显示本病是染色体不稳定综合征。7号及14号染色体受累最多，以及8号和X染色体；张影如等(1999)报告也可见1号染色体异常。神经电生理检查可发现感觉神经电位异常。CT或MRI可见小脑萎缩。

【诊断和鉴别诊断】

1. 诊断 根据患者的临床症状、体征，如婴儿期或儿童期出现共济失调-运动障碍综合征，眼球及皮肤毛细血管扩张，发育迟滞及早老性改变，甲胎蛋白增高及IgA、IgE缺乏，以及多种染色体异常等。用DNA微卫星多态标记连锁分析可检出基因携带者。

2. 鉴别诊断 应与其他类型的遗传性共济失调或舞蹈-手足徐动症鉴别。

【治疗】

本病无特效疗法，可用大剂量免疫球蛋白静脉滴注、胸腺肽肌内注射等提高患者免疫功能。进行正常胸腺组织移植和服用胸腺提取物均未获得明显疗效。控制感染是唯一有效的治疗；应避免接触各种射线、烷化物和博来霉素等，防止DNA链断裂。检出携带者很重要，因有罹患恶性肿瘤的易感性，易感者接受放疗须减少放射剂量，以免发生严重后果。

(五)儿童期半乳糖血症

半乳糖血症(galactosemia)是常染色体隐性遗传病，病态基因位于9号染色体短臂(9q13)。半乳糖激酶、半乳糖-1-磷酸尿苷酸转移酶、2磷酸尿苷半乳糖-4-异构酶等三种酶缺陷均可引起半乳糖血症。参看本章第二节新生儿遗传代谢性疾病，四、半乳糖血症。

【临床表现】

1. 新生儿哺乳后4~10日出现黄疸及呕吐、腹泻等消化不良症状；存活的婴儿表现精神运动发育迟滞、智能低下、共济失调及锥体外系症状，可有视觉障碍及肝硬化、脾大、腹水等，多在8岁前死亡。某些晚发病例在儿童期或青春期后出现神经系统体征，智力发育及社会适应能力较差，可出现小脑性共济失调、失张力等，常可存活到中年。

2. 实验室检查可发现血半乳酸水平上升，葡萄糖水平下降及半乳糖尿症等，红细胞、白细胞及肝细胞缺乏半乳糖-1-磷酸尿苷酸转移酶(galactose-1-phosphate uridyl transferase,GALT)。CT或MRI检查可发现脑水肿和脑实质明显萎缩。

本病诊断依据患儿精神运动发育迟滞，智能低下及小脑性共济失调等症状，以及血半乳酸水平增高，尿中检出半乳糖等。

治疗主要采取饮食疗法，完全限制乳类食品如人乳、牛乳和奶粉等摄入，可食用豆奶和豆浆等。如疾病早期能控制代谢异常，可使神经系统免受损害。

四、异染性脑白质营养不良

异染性脑白质营养不良（metachromatic leukodystrophy，MLD）又称为芳基硫酸酯酶 A 缺陷（aryl sulfatase A deficiency），是一种溶酶体贮积病（lysosomal storage disease）。临床主要表现慢性感觉运动性多发性神经病、神经传导速度减慢及脑脊液蛋白增高。

【病因和病理】

1. 病因　本病为常染色体隐性遗传，异常基因 ARSA 位于 22 号染色体，基因突变的多样性可导致不同的表现型，均为芳基硫酸酯酶 A 缺陷，使硫酸脑苷脂（cerebroside sulfatide）不能转化为髓鞘的主要成分脑苷脂，导致硫酸脑苷脂在脑白质、周围神经及内脏贮积导致临床症状。Augtin（1973）报道，芳香基硫脑苷脂酶 A、B、C 同工酶（isoenzyme）缺乏可导致异染性白质脑病变异型，称为多硫酸酯酶缺乏（multiple sulfatase deficiency）。PSAP 基因突变也会引起硫脑苷脂的聚集。

2. 病理　病变是大脑、小脑、脊髓及周围神经有髓纤维发生广泛变性，胶质细胞异染色体颗粒和巨噬细胞增大是特征性病理表现。苯胺染色（aniline dyes）贮积物硫脑苷脂被染为棕橘色而非紫色，冷冻切片硫脑苷脂也呈 PAS 阳性。

【临床表现】

1. 本病常在 1~4 岁时症状变得明显，变异型可在出生前、儿童早期甚至成年期发病。临床表现进行性运动功能损害，如步态异常、肌强直，可伴语言表达减少及精神衰退。起初腱反射活跃，后来随周围神经受累明显，反射减弱甚至消失，或从发病时表现不同程度的肌张力减低、腱反射消失，或在整个病程中肌强直持续存在，但腱反射减低，神经传导速度减慢。

2. 精神衰退可自发病时即表现明显或在运动障碍症状变得明显后出现，以后出现脑神经症状，如视力损害、斜视、眼震、构音及吞咽障碍等，1/3 的患者可有视神经萎缩，有时黄斑周围呈浅灰样变性。无躯体异常，痫性发作罕见。头颅大小正常，极少数可有巨颅。症状呈进行性发展，经 1~3 年发生四肢瘫、卧床不起、不能讲话和理解力丧失。晚发型病例进展较缓慢。

3. 多硫酸酯酶缺乏引起的异染性白质脑病变异型，其神经系统表现与异染性脑白质营养不良相似，但有类似黏多糖贮积症的面部和骨骼改变，有些病例可有耳聋、肝大、鱼鳞病和腰椎凸出等，尿沉渣可见异染性物质。病理除了脑白质和周围神经异染变性，在肝脏、膀胱和肾可有类似神经节苷脂贮积病神经元相似的贮积物，中性粒细胞可见颗粒物质。芳基硫酸酯酶假性缺乏（aryl sulfatase pseudo-deficiency）是以本病的多态现象（polymor-

phism）的形式存在，见于 7% 的欧洲人，是由于酶水平较低，不足以表达异染性脑白质营养不良的表型。

4. 尿硫酸脑苷脂明显增加。CSF 蛋白升高（750~2 500mg/L）。外周血白细胞、血清及培养的成纤维细胞缺乏芳基硫酸酯酶 A，培养的成纤维细胞和羊水细胞芳基硫酸酯酶 A 活性检测可以鉴别疾病携带者和用于产前诊断 MRI 可见脑白质非特异病变，T_2WI 可见整个半卵圆中心异常高密度信号，扩延至皮质下弓状纤维。周围神经活检发现特异性组织学改变有诊断意义。

【诊断和鉴别诊断】

1. 诊断　依据进行性运动障碍、慢性感觉运动性多发性神经病、神经传导速度减慢、精神衰退及意向性震颤等，CSF 蛋白增高、尿中硫脑苷脂明显增加，外周血白细胞、血清及培养成纤维细胞芳基硫酸酯酶 A 缺乏等。

2. 鉴别诊断　应与神经轴性营养不良，如早发遗传性神经病、晚发 Krabbe 病、儿童型 Gaucher 病和 Niemann-Pick 病等鉴别；发现细胞特异性酶缺乏是鉴别诊断的金指标。

【治疗】

有人试用酶替代疗法，疗效不肯定。患者一旦出现症状，骨髓移植可能无所裨益，但对索引病例的无症状的同胞治疗可能有意义。

五、神经轴索营养不良

神经轴索营养不良（neuroaxonal dystrophy）也称神经轴索变性（neuroaxonal degeneration）是罕见的疾病，为常染色体隐性遗传。国外最大一组 77 例样本观察发现，50 例在 2 岁初发病，所有病例均在 3 岁前发病。

【病因和病理】

1. 病因　本病最主要的病因是 PLA2G6 基因突变所致，早期婴幼儿型是由溶酶体水解酶缺陷（Lysosomal α-N-Acetylgalactosaminidase deficiency）导致。

2. 病理　病变可见脊髓后柱、Goll 和 Burdach 核、Clarke 柱、黑质、下丘脑核、脑干中央核、大脑皮质肿胀的轴浆（axoplasm）内嗜酸性球形小体（eosinophilic spheroids），小脑萎缩主要累及颗粒细胞层，基底核内含铁色素增加，颇似 Hallervorden-Spatz 病的所见。

【临床表现】

1. 患儿表现精神运动衰退，如行走、站立、坐位和讲话能力丧失，肌张力明显降低，腱反射活跃，Babinski 征阳性。痫性发作、肌阵挛及锥体外系症状等罕见，一些病例晚期可见感觉缺失，进行性视力下降，伴视神经萎缩，但视网膜正常。终末期患者可相继发生延髓症状、肌强直和去大脑强直状态等，病程呈不停顿进展，经 3~8 年后处于致命的去皮质状态。肝、脾脏正常，无面部及骨骼改变。

2. 晚发型病程较长，有明显神经系统表现，如肌强直、痉挛状态、小脑性共济失调和肌阵挛等，这些病例精神衰退进展缓慢，视力可保留，可有视网膜色素层变性。晚发型病例有时很难与 Hallervorden-Spatz 病鉴别。

3. 在 2 岁后 EEG 可出现特征性高幅快节律（16~22Hz），诱发电位可异常。EMG 可有失神经表现，神经传导速度正常。MRI 可能看见双侧苍白球由于铁沉积所致的低信号。血细胞、生化及 CSF 正常。CT 检查正常。皮肤和结膜神经电镜检查发现轴索内特异的球形体即可确诊。以上特征可与 Hallervorden-Spatz 病鉴别。

六、婴儿晚期和儿童早期 Gaucher 病

戈谢（Gaucher）病（葡糖脑苷脂贮积病）是葡糖脑苷脂酶缺乏（glucocerebrosidase deficiency）在婴儿早期发病，但有些病例如 Gaucher 病Ⅲ型可在 3~8 岁起病，为婴儿晚期和儿童早期 Gaucher 病（late infantile and early childhood Gaucher diseases）。参见本章第三节婴儿期遗传代谢性疾病，婴儿 Gaucher 病。

【临床表现】

少年型（Ⅲ型）Gaucher 病在儿童期发病，表现慢性进行性智力减退、痫性发作和共济失调，以及锥体外系症状如手足徐动、震颤和肌张力障碍等，后来出现痉挛性肌无力，视力和视网膜正常。侧视麻痹，伴头眼反射异常及肝脾肿大最具有诊断价值，这些体征可与 Niemann-Pick 病的眼球垂直运动消失鉴别。

该型临床表现可兼有婴儿 Gaucher 病（Ⅱ型）症状，如外展神经麻痹、语言困难、牙关紧闭、肢体强直和痴呆等；也可有成人型 Gaucher 病（Ⅰ型）症状，如水平凝视不能、广泛性肌阵挛、全面性痫性发作和慢性病程等（Winkelman et al，1983）。

【诊断】

本病诊断根据在儿童期发病，表现侧视麻痹、肝脾肿大、慢性进行性智力减退、痫性发作、共济失调及锥体外系症状，以及检出 Gaucher 细胞、葡萄糖脑苷脂贮积、白细胞及培养的成纤维细胞葡糖脑苷脂酶（glucocerebrosidase）活性低下等。

【治疗】

酶替代疗法可用自胎盘纯化的 β-葡糖脑苷脂酶制剂或基因重组酶制剂，后者疗效可能较好，15~60U/（kg·月），分 2 次静脉滴注，间隔时间 2 周。可改善脾大、骨骼症状和血象指标，改善神经症状不明显，对本型（Ⅲ型）可能有效。本型也可用骨髓移植疗法。

七、婴儿晚期和儿童早期尼曼-匹克病

婴儿晚期和儿童期尼曼-皮克病（late infantile-early childhood Niemann-Pick disease）是亚急性或慢性神经内脏贮积病，伴早期肝脾肿大体征及较晚期（2~4 岁）神经系统受累。典型的 Niemann-Pick 病表现神经鞘磷脂在内脏增加和蓄积，白细胞和成纤维细胞中神经鞘磷脂酶含量减少。为了与婴儿型 Niemann-Pick 病鉴别，Crocker 和 Farber 将该组疾病分类为 Niemann-Pick 病Ⅲ和Ⅳ型，有的作者将其分为 C 型和 D 型，目前公认这些分型是一致的。已证实Ⅲ和Ⅳ型鞘磷脂酶无缺陷，胆固醇代谢酶缺陷。

【临床表现】

1. 神经系统损害包括进行性痴呆、共济失调及构音障碍等，少数病例有锥体外系症状（如舞蹈-手足徐动症），水平性或垂直性凝视麻痹，后者可作为该病的鉴别特征。有些患者向一侧凝视时，需用力转头运动（head-thrusting movement），类似共济失调-毛细血管扩张症及 Cogan 动眼运用不能（oculomotor apraxia of Cogan），但被动转头时眼球侧视运动却很充分，即头眼反射现象（oculocephalic maneuver）阳性。眼球会聚运动也有缺损。

2. 一种特殊的综合征青少年肌张力障碍性脂沉积症（juvenile dystonic lipidosis）以锥体外系症状和垂直性眼球运动麻痹为特征，因肝脏、脾脏及骨髓中组织细胞含海兰颗粒，也称海兰组织细胞综合征（syndrome of the sea-blue histiocytes），表现精神运动发育迟滞，浅灰色黄斑变性，也发现脊髓后柱及锥体束变性病例，可能是另一种变异型。

本病诊断主要依据临床症状，肝脏或骨髓活检发现空泡样巨噬细胞和海兰组织细胞，鞘磷脂酶（sphingomyelinase）活性正常，检测培养的成纤维细胞胆固醇酯化作用（cholesterol esterification）缺陷有助于诊断。

八、婴儿晚期及儿童期 GM1 神经节苷脂病

婴儿晚期及儿童期 GM1 神经节苷脂病（late infantile-childhood GM1 gangliosidosis）又称 2 型或青少年 GM1 神经节苷脂病（juvenile GM1 gangliosidosis）。

【临床表现】

1. 本病常在出生后 12~24 个月发病，可存活 3~10 年。首发症状多为行走困难，经常跌倒，而后出现上肢运动笨拙、不能讲话和严重精神衰退，逐渐发展为痉挛性四肢瘫，假性延髓性麻痹（构音障碍、吞咽困难和流涎）和痫性发作等。

2. 视网膜变化呈多样性,通常视网膜可无改变,10~12 岁可见黄斑处红点,视力通常保存,斜视较常见;可有与 Hurler 综合征类似的面部畸形(facial dysmorphism)及肝脾肿大等;胸、腰椎体发育不良,轻度髋臼发育不良是重要的辅助诊断指征。

3. 骨髓中组织细胞胞浆呈明显的空泡样变和皱缩,白细胞和培养的皮肤成纤维细胞 β-半乳糖苷酶(β-galac-tosidase)活性降低或缺如,大脑神经元内 GM1 神经节苷脂贮积等。

九、婴儿眼球阵挛-肌阵挛综合征

婴儿眼球阵挛-肌阵挛综合征(infantile opsoclonus-myoclonus syndrome)是一类除深睡眠以外的以广泛持续阵挛为特征的代谢紊乱。

【病因】

由于病毒感染、外伤、药物毒性、高渗酮症酸中毒等引起。一些神经母细胞瘤患儿可出现类似综合征,年轻人也可能由于病毒或感染引起短暂症状(Baringer et al,1968)。另外,在卵巢、乳腺、胃肠道、支气管来源的副肿瘤性病变以及其他隐性肿瘤中,也会出现类似症状。

【临床表现】

1. 本病常在出生后 9~20 个月起病,婴儿刚出生时生长发育正常。此特征可与其他副肿瘤综合征引起的婴幼儿肌阵挛鉴别。这种肌阵挛持续时间可超过一周,也可小于一周,累及全身各个肌肉,严重影响儿童正常肌肉活动。在眼球阵挛亚型中,可见眼球呈快速(8 次/s)、不规则的共轭运动,称为"舞蹈样眼球"。患儿性格易怒,言语不畅。实验室检查结果无异常。

2. 部分患儿合并神经嵴肿瘤、病毒感染、低氧损伤(出现意向性肌阵挛)等。几乎所有患儿均有小脑共济失调以及精神障碍,10% 的患儿出现癫痫。脑脊液检查正常。

3. 本病具有高度临床异质性,有研究人员认为,若脑脊液中的 5-羟色胺和高香草酸含量很低,可将其定义为一种罕见的血清型,这类患者对 5-羟基吲哚有响应。

【治疗】

1.5~4mg/d 地塞米松可抑制肌阵挛并有利于生长发育,虽然一些患者肌阵挛得到改善,但仍存在智力下降和轻度共济失调。另一些患者采用皮质类固醇疗法,持续 5~10 年,存在停药复发的现象。抗痉挛药物对本病无效。

十、神经元蜡样质脂褐质沉积症

神经元蜡样质脂褐质沉积症(neuronal ceroid lipofus-cinosis,NCL)也称为 Batten 病,是脂质积累病,是婴儿和儿童期最常见的神经变性病。

【病因和病理】

1. 病因 按发病年龄分类,本病有四种临床类型:Santavuori-Haltia Finnish 婴儿型、Jansky-Bielschowsky 儿童早期型、Vogt-Spielmeyer 青少年型及 Kufs 成人型等。除了少数的成年病例,均为常染色体隐性遗传。最常见的病因是 CLN 基因突变,TPP1 和 PPT1 基因突变较少见。其中,不同的基因突变类型(如无义突变、移码突变、错义突变)将不同程度地影响疾病的临床表型。近年来学者们对本病进行重新分类和命名,分为 NCL 1~10 型,其中 1~4 型遵照旧的四种分型。本病所有的婴儿型及一种青少年型均由于基因突变影响溶酶体酶(lysosomal enzyme)的棕榈酰蛋白质硫酯酶(palmitoyl-protein thioes-terase)所致,其余的青少年型及成年型是其他溶酶体酶异常引起的。

2. 病理 主要病变是神经元胞浆内蜡样脂(ceroid)和脂褐质(lipofuscin)等两种色素脂质沉积,是多不饱和脂肪酸的交联多聚体,有自身荧光特性。目前已发现至少 8 个基因位点与本病有关(Mole,1999),其中 4 个已被确定。镜下可见大脑、小脑皮质神经元缺失,神经元内卷曲链状沉着颗粒和嗜铷酸颗粒。皮下神经分支和内皮细胞内可见包涵体,早期可用皮肤、结膜及直肠黏膜活检诊断。

【临床表现】

1. Santavuori-Haltia 婴儿型(NCL 1 型) 常在 3~18 个月发病,患儿出生后经过一段正常发育期出现精神运动衰退,伴共济失调、肌张力减低和广泛肌阵挛等;眼底可见视网膜改变及视网膜电图减弱,脑电图呈慢活动,可有棘-慢波放电,最终变为等电位记录。在数年内患者出现失明、痉挛性四肢瘫、小颅畸形,以至死亡。该分型的致病基因为 PPT1。

2. Jansky-Bielschowsky 型(NCL 2 型) 在 2~4 岁时出现症状,生后经过一段正常或轻度滞后的早期发育后,可存活至 4~8 岁。最先出现的神经系统症状通常是痫性发作,如强直-阵挛性发作或小发作,以及急性肌阵挛等,可因本体感觉、其他感觉刺激、自发性运动及感情激动诱发。以后可出现震颤、共济失调及强直性肌无力等,伴腱反射活跃、Babinski 征、精神能力衰退、构音障碍,最终出现痴呆和缄默症;晚发性患者主要表现痴呆。某些病例由于视网膜杆状和锥状细胞变性及色素沉着,早期出现视力障碍,视网膜电图变为等电位可证实视力受累,但有些病例视力正常。该分型是由于 TPP1 基因突变引起。10%~30% 循环淋巴细胞可见半透明空泡状异常包涵体,中性粒细胞出现嗜苯胺蓝颗粒。闪光刺激可诱发脑电图出现高波幅棘波。仅在早发病例出现小颅畸形。

本病尚无生化诊断指标。

本病需注意与婴儿晚发 GM1 神经节苷脂贮积病、特发性癫痫、Alpers 病及其他蜡样脂质褐质贮积病鉴别。

【治疗】

对于 Jansky-Bielschowsky 型,研究证明脑室注射 cerliponase alfa 作为一种酶替代疗法,能降低认知障碍的程度,但也可能产生发热、心律失常,以及脑室导管相关的副作用。

十一、黏多糖贮积症

黏多糖贮积症(mucopolysaccharidosis, MPS)是神经元脂质贮积合并结缔组织多糖贮积所致的疾病。MPS 的发病率约为 1/8 000 出生婴儿(Meikle at al, 2006)。

【病因】

神经元脂质贮积和结缔组织多糖贮积可导致该病独有的神经系统异常与骨骼异常。神经系统也可发生继发性受累,是骨骼畸形和脑底部结缔组织增生或增厚导致蛛网膜下腔闭塞、阻塞性脑积水或颈髓受压所致。根据内脏、骨骼及神经系统病变程度不同,至少可分为七种临床类型(表 3-16-11)。除了 Hunter 综合征是性连锁遗传,其余均为常染色体隐性遗传。

MPS 基本生化异常是酶缺陷,阻止酸性黏多糖(acid mucopolysaccharides)或葡糖氨基聚糖类(glycosaminoglycans)降解,导致黏多糖在脑、脊髓、心脏,以及其他内脏、骨骼和结缔组织等溶酶体内贮积。研究发现,每种 MPS 类型都由一种酶缺陷所致。血清、白细胞及培养的成纤维细胞中可检测到过量的黏多糖。

表 3-16-11 黏多糖贮积症的分类

分类	名称	临床表现	酶缺陷	黏多糖
MPS I	Hurler 病	角膜混浊,严重的骨骼改变和精神发育迟滞,器官肿大,心脏病	α-L-艾杜糖苷酶	硫酸皮肤素,硫酸肝素
MPS II	Hunter 病	软骨发育不全,角膜正常,精神发育迟滞,关节僵直,脑积水,身材矮小,器官肿大	艾杜糖醛酸硫酸酯酶	硫酸皮肤素,硫酸肝素
MPS III	Sanfilippo 病	精神发育迟滞,轻或无躯体症状,多动,肝脾肿大	乙酰肝素-N-硫酸酯酶	硫酸肝素
MPS IV	Morquio 病	明显骨骼不正常,轻度角膜混浊,牙样物质发育不全,智力正常,肝大	半乳糖胺-6-硫酸酯酶	硫酸角质素,软骨素,6-硫酸
MPS V	不再使用			
MPS VI	Maroteaux-Lamy 病	骨质疏松,角膜混浊,智力正常,脊髓束受压,器官肿大	N-乙酰半乳糖胺-4-硫酸酯酶(芳基硫酸酯酶 B)	硫酸皮肤素
MPS VII	Sly 病	骨质疏松,肝脾肿大,病变程度不一,角膜混浊	葡糖醛酸苷酶	硫酸皮肤素,硫酸肝素,4-硫酸软骨素

黏多糖贮积症治疗主要用血浆及白细胞置换疗法、骨髓移植和基因转染等,这些治疗试验都在进行中。

(一)贺勒(Hurler)病

贺勒(Hurler)病又称 I 型黏多糖贮积症(MPS I 型),为常染色体隐性遗传,致病基因为 IDUA 基因。本病生化异常是皮肤素(dermatan)和多家葡糖氨基聚糖类(polyglycosaminoglycans)在组织中贮积,经尿排出,可能是 α-L-艾杜糖醛酸酶(α-L-iduronidase)活性缺乏所致。本病患者脑神经细胞内神经节苷脂含量增加。

【临床表现】

1. 约在 1 周岁时起病,主要表现严重精神衰退、明显骨骼肌异常、身材矮小和脂肪软骨营养不良的怪异外貌(gargoyle facies),头颅大、颅骨正中缝骨性结合、驼背、手宽、手指短粗、膝和肘呈屈曲性挛缩等,传导性耳聋、锥体束征、腹部膨隆及各种疝、肝脾肿大、心脏瓣膜病、慢性鼻炎、反复呼吸道感染和角膜混浊等也较常见。

2. Hurler 病的轻型 Scheie 变异型(MPS V),又称 Scheie 病,也是 α-L-艾杜糖醛酸酶缺乏所致,主要表现腕管综合征,可有骨骼畸形、手呈爪形和角膜云翳,少数患者有视网膜炎、多毛、主动脉瓣病,智力和寿命正常,无面部和躯干改变。

3. 白细胞和培养的成纤维细胞中 α-L-艾杜糖醛酸

酶(α-L-iduronidase)活性测定可用于检出致病基因携带者或产前诊断。

【治疗】

目前,本病可采用拉罗尼酶(laronidase)替换疗法治疗。也可采用骨髓造血干细胞移植。治疗需早于葡糖氨基聚糖聚集以及神经系统症状的出现。但眼部和骨骼的症状仍然无法改善。骨髓移植对于 MPS V 型无效。早期发现可联合酶替代疗法和骨髓移植。

（二）Hunter 病

与 Hurler 病及其他类型不同,Hunter 病(MPS II 型)是 X 连锁遗传,是艾杜糖醛酸硫酸酯酶(iduronate sulfatase)缺乏所致,致病基因为 IDS 基因。白细胞和培养的皮肤成纤维细胞中此酶缺乏,有多量硫酸酰肝素和硫酸皮肤素经尿排出。

【临床表现】

Hunter 病与 Hurler 病临床症状相似,但发育迟缓和精神衰退症状较轻,耳聋不常见,通常无角膜混浊。临床可能有两种综合征:较严重型有智能损害,不超过十几岁即可死亡;轻型者智力相对正常,通常可存活至中年。

【治疗】

采用艾度硫酸酯酶(idursulfase)替代疗法,每周一次脑室注射,可延缓症状。

（三）Sanfilippo 病

Sanfilippo 病为 MPS III 型,是乙酰肝素 N-硫酸酯酶(heparin N-sulfatase)缺乏所致。Neufeld 和 Muenzer(1995)根据酶缺陷不同,将 MPS III 型分为 A、B、C、D 四种亚型,均为常染色体隐性遗传。

【临床表现】

Sanfilippo 病所有亚型的临床表现型相似,患儿在 2~3 岁发病,表现进行性智力下降,身材矮小、胸椎后凸和短颈等,躯体其他方面变化较 Hunter 及 Hurler 病少,严重程度较轻。本病的四种亚型可根据酶缺陷区分,每种亚型都经尿排出过量的硫酸肝素(heparin sulfate)。

（四）莫尔基奥（Morquio）病

莫尔基奥(Morquio)病是 MPS IV 型,为常染色体隐性遗传。已发现两种类型酶缺陷:MPS IVA 型是半乳糖胺-6-硫酸酯酶缺乏,致病基因为 GALNS;MPS IVB 型是 β-半乳糖苷酶缺乏(Neufeld et al,1995),致病基因为 GLB1,共同特点是尿中可发现硫酸角质素(keratan sulfate)。

【临床表现】

在幼儿期起病,主要表现侏儒症(dwarfism)和骨质疏松症(osteoporosis)。由于骨样组织发育不全、寰枢椎脱位、颈髓及小脑下部硬膜增厚等,导致骨骼畸形和脊髓、延髓受压等;智力不受影响或仅受到轻微影响,可有角膜

混浊。

【治疗】

elosulfase 酶替代治疗能起到部分疗效。

（五）马罗托-洛米（Maroteaux-Lamy）病

马罗托-洛米(Maroteaux-Lamy)病即 MPS VI 型,为常染色体隐性遗传,是芳基硫酸酯酶 B 缺乏所致,致病基因为 ARSB,有大量硫酸皮肤素从尿中排出。临床可分为严重型、中间型和轻型。

【临床表现】

患者神经症状不明显,智力正常,可有严重骨骼畸形,身材矮小,脊柱前突,面容异常。肝脾肿大常见。严重病例成年期可发生颈部硬脊膜炎和脊髓受压,形成脑积水。可行颈髓减压术改善脊髓功能,通过脑室-心房分流术解除脑积水。

【治疗】

可采用加硫酶(galsulfase)替代治疗。

（六）β-葡糖醛酸苷酶缺乏

β-葡糖醛酸苷酶或葡糖醛酸糖苷酶缺乏(β-glucuronidase deficiency)为 MPS VII 型,是少见的 MPS 病,也称 Sly 病,是 β-葡糖醛酸苷酶缺乏使硫酸皮肤素和乙酰肝素硫酸素从尿中过多排出,致病基因为 GUSB。

【临床表现】

临床表现身材矮小、进行性胸腰椎后凸、肝脾肿大、多发性骨发育障碍的骨病变等,神经系统症状不明显,智能正常。

【治疗】

可用维屈尼达酶 α(vestronidase α)替代治疗。

十二、黏脂贮积病及其他复合碳水化合物疾病

黏脂贮积病及其他复合碳水化合物病(mucolipidoses and other diseases of complex carbohydrates),包括涎酸沉积症(sialidosis)和寡聚糖贮积症(oligosaccharidoses)。近年发现 α-N-乙酰神经酰胺酶(α-N-acetylneuraminidase)缺乏导致黏多糖(mucopolysaccharides)、神经鞘脂类(sphingolipids)和糖脂类(glycolipids)在内脏、间质及神经组织异常贮留导致遗传病,某些疾病还伴 β-半乳糖苷酶缺乏。本组疾病均为常染色体隐性遗传,可表现 Hurler 病许多临床特征;与黏多糖贮积症不同,这类患者尿黏多糖排出量正常。前述的 GM1 神经节苷脂病也可归于这类黏脂贮积病。本组疾病包括黏脂贮积病、甘露糖贮积病、岩藻糖苷贮积病、天冬酰基葡糖尿症、Cockayne 综合征和 Rett 综合征等。

（一）黏脂贮积病

黏脂贮积病(mucolipidoses,MLS)至少有四种密切相

关的类型：

Ⅰ. 黏脂贮积病Ⅰ型

黏脂贮积病Ⅰ型亦称为脂质黏多糖贮积症（lipomucopolysaccharidosis）或涎酸病，系由涎酸酶缺乏所致。本病可分为一般型和异形型两种类型，后者同时有 β-半乳糖苷酶缺乏。

【临床表现】

本病在儿童期发病，可有脂肪软骨营养不良（gargoylism）的外貌特征，表现缓慢进行性精神衰退，类似 Hurler 病，某些患者可有黄斑樱桃红斑、角膜混浊、共济失调和肌张力降低等。病理检查可见淋巴细胞、骨髓细胞、肝细胞及肝脏 Kupffer 细胞空泡样变；腓肠神经活检呈异染性改变。

Ⅱ. 黏脂贮积病Ⅱ型

黏脂贮积病Ⅱ型是最常见的黏脂贮积病，由催化黏多糖、糖脂和糖蛋白合成代谢的溶酶体酶缺乏引起。病理表现淋巴细胞、Kuffer 细胞、肾小球细胞和骨髓细胞典型空泡样变，骨髓细胞含可折射光的细胞质颗粒，又称为包涵体细胞或Ⅰ-细胞病（inclusion-cell，Ⅰ-cell disease）。

【临床表现】

患者早期出现精神运动衰退，有些病例 10~20 多岁出现；特征性表现是异常面容和骨周增厚，由多发性成骨不全（dysostosis multiplex）所致，与 GM1 神经节苷脂病、Hurler 病相似。齿龈增生明显，肝脾可肿大，但无耳聋，角膜混浊进展很缓慢，年龄较大的患者常见强直-阵挛性发作。大多病例在 3~8 岁死于心功能不全。

Ⅲ. 黏脂贮积病Ⅲ型

黏脂贮积病Ⅲ型也称为假 Hurler 多营养障碍（pseudo-Hurler polydystrophy），生化异常与Ⅰ-细胞病相似，临床表现不同。

【临床表现】

假 Hurler 型症状直到 2 岁或以后出现，相对较轻，主要表现生长发育迟滞，如多发性成骨不全、身材短小及奇怪面容等，关节可见多处强直挛缩、髋关节发育不良和腕管综合征，细小的角膜混浊和心脏瓣膜病。本病患者存活时间较长，可活到成年。

Ⅳ. 黏脂贮积病Ⅳ型

黏脂贮积病Ⅳ型是另一种变异型，结膜和皮肤成纤维细胞超微结构检查可见有与脂质、黏多糖相似的溶酶包涵体物质，性质有待确定。

【临床表现】

出生后不久出现角膜混浊，1 岁时出现严重发育迟滞，通常无骨骼畸形、肝脾肿大、痫性发作或其他神经系统异常。

（二）甘露糖贮积病

甘露糖贮积病（mannosidosis）是另一种罕见的遗传代谢性疾病，主要是 MAN2B1 基因突变导致 α-甘露糖苷酶（α-mannosidase）缺乏，从而使甘露糖寡糖在神经细胞、肝、脾及白细胞中聚集而发病。

【临床表现】

本病常在 2 岁前发病，可有如 Hurler 样面容、骨骼畸形、精神衰退及轻度运动障碍，可有锥体束征、听力丧失、不同程度齿龈增生、轮辐样晶状体混浊（无弥漫性角膜混浊）等，有些病例可有肝脾肿大。X 线检查可发现脊椎喙样增生和长骨小梁形成不良。发现淋巴细胞和颗粒性白细胞空泡样变有助于诊断；尿中黏多糖正常，甘露糖苷尿（mannosiduria）具有诊断价值（Kistler et al, 1977）。

（三）岩藻糖苷贮积病

岩藻糖苷贮积病（fucosidosis）是罕见的常染色体隐性遗传病，基本异常是溶酶体 L-岩藻糖苷酶（lysosomal L-fucosidase）缺乏，致病基因为 FUCA1，导致富含岩藻糖的鞘脂类（sphingolipid）、糖蛋白（glycoprotein）、寡糖（oligosaccharides）等在皮肤、结膜和直肠黏膜等细胞内贮积。

【临床表现】

1. 本病患儿常在 12~15 个月时神经症状开始恶化，逐渐出现进行性四肢痉挛性瘫、去大脑强直、严重神经运动功能衰退，至 4~6 岁死亡。临床表现肝脾大、唾液腺肿大、皮肤增厚及汗液分泌过多。面容正常或类似 Hurler 病典型脂肪软骨营养不良怪异外貌特征，如头颅大、鼻塌面宽、唇厚舌大、张口和短颈等；椎体喙状增生和空泡样淋巴细胞是该病的主要特征。

2. 该病的变异型病情进展缓慢，患者可活至儿童晚期、青春期甚至成年期（Ikeda et al, 1984）。特征是精神运动衰退，伴角膜混浊、面部粗糙，脂肪软骨营养不良的骨骼畸形和 Fabry 病样皮肤改变，如血管角质瘤（angiokeratoma），但无肝脾肿大。

（四）天冬氨酰葡糖胺尿症

天冬氨酰葡糖胺尿症（aspartylglycosaminuria）可能是常染色体隐性遗传病，是由于 AGA 基因发生突变，天冬氨酰葡糖胺酶（aspartylglycoamidase）缺乏，导致天冬酰-2-脱氧-2-乙酰氨基葡萄糖在体内贮积。

【临床表现】

本病常在 1~5 岁起病，主要表现早发的精神运动衰退、语言表达迟滞，严重行为异常，如经常多动症发作，可伴淡漠、少动或精神异常，可有进行性痴呆、行动笨拙、锥体束征、视网膜异常及白内障，角膜混浊较少见，面容丑陋如鼻梁低、内眦赘皮、唇和皮肤增厚等，肝大，有些病例可有腹部疝等。X 线可见轻度椎体喙形突出。血中可见空泡样淋巴细胞，神经细胞改变与淋巴细胞和肝细胞相似，呈空泡样变。用羊水及其细胞培养可进行产前诊断。

十三、科凯恩（Cockayne）综合征

科凯恩综合征（Cockayne syndrome）为常染色体隐性遗传，首先由 Cockayne（1936）报告。目前已发现三种亚型，分别为 Ⅰ 型（经典型），Ⅱ 型（先天型或重型）和 Ⅲ 型（晚发型或成年型）。目前研究认为本病与 ERCC6 和 ERCC8 基因突变相关。

【病因和病理】

1. 病因和发病机制不清，有关基因定位未明。根据已报道病例的临床及病理表现多样性，提示所有表现并非来自同一种疾病。

2. 病理特点是 CNS 弥漫性损害，可见大脑、小脑、脑干和脊髓白质广泛性脱髓鞘及脑组织萎缩。类似 Pelizacus-Merzbacher 病的病理表现，可见脑容量小，纹状体及小脑钙化，白质萎缩，可有严重小脑皮质萎缩，周围神经原发性节段性脱髓鞘病变。

【临床表现】

1. 本病在婴儿晚期发病，发病前发育正常，逐渐出现生长发育迟滞，常在发病后 2~3 年表现明显，可见头面部骨骼畸形，如头颅小、鼻突出、凸额、眼球深陷及口部突出，头面部外形怪异似鸟头状，躯干矮小；患儿可有早老现象，颜面皱缩，形容枯萎，牙齿脱落和脱发，颇似老人。

2. 神经系统症状可见钟摆样眼球震颤、神经性耳聋，精神运动衰退及语言发育迟滞，痉挛性肌无力，肢体和步态共济失调，偶有手足徐动，肌萎缩伴腱反射消失及神经传导速度减慢。眼症状明显，如视网膜色素沉着、白内障、失明、少泪和日落眼等。可有光敏性皮炎，皮肤暴露处红斑、色素沉着，其他部位皮肤也可有弹性差、干燥、无汗及皮下脂肪少等，可有手足发凉、关节僵硬。

3. CT 检查可显示基底核钙化，脑脊液检查正常，但缺少有诊断意义的生化指标。

十四、其他婴儿晚期和儿童早期疾病

球形细胞脑白质营养不良（globoid cell leukodystrophy）或 Krabbe 病，亚急性坏死性脑脊髓病（subacute necrotizing encephalomyelopathy，SNE）或 Leigh 病，Gaucher 病也可发生于婴儿晚期及儿童早期，这些疾病已在本章有关节中叙述。

家族性纹状体小脑钙化（familial striatocerebellar calcification）也称 Fahr 病，以及 Lesch-Nyhan 病也可在这一年龄期变得明显，但经常在儿童晚期出现。

十五、婴儿晚期和儿童早期 代谢性疾病诊断

与婴儿早期疾病一样，婴儿晚期和儿童早期代谢性疾病诊断存在许多同样的问题。如图 3-16-1 所示，本组疾病可分为畸形（dysmorphic）、内脏肿大（visceromegalic）和纯神经的（purely neurologic）三组症状和体征，是鉴别诊断的重要证据。此外，某种神经、骨骼、皮肤及眼部症状体征，以及实验室检查等均有高度的鉴别诊断价值，常可确定某一特定疾病的诊断。这些症状和体征是：

1. 周围神经受累症状　如无力、肌张力降低、腱反射消失、感觉缺失和神经传导速度减慢等，并可伴 CNS 病变，如异染性脑白质营养不良、Krabbe 脑白质营养不良、神经轴性营养不良及罕见的 Leigh 病等。

2. 眼部症状　包括：①角膜混浊：见于黏多糖贮积症如 Hurler 病、Scheie 病、Morquio 病、Maroteaux-Lamy 病，以及黏脂贮积病、酪氨酸血症和罕见的天冬氨酰葡糖胺尿症等；②视网膜樱桃红斑：见于 GM2 型神经节苷脂贮积病、GM1 型神经节苷脂贮积病（半数病例）、脂质黏多糖贮积症（lipomucopolysaccharidosis），偶见于 Niemann-Pick 病；③视网膜伴色素沉着：见于 Jansky-Bielschowsky 脂质积累病、GM1 神经节苷脂贮积病及海兰组织细胞综合征等；④视神经萎缩及失明：见于异染性脑白质营养不良、神经轴性营养不良等；⑤白内障：见于 Marinesco-Sjögren 综合征、Fabry 病和甘露糖贮积病等；⑥眼球运用障碍：见于共济失调-毛细血管扩张症、Niemann-Pick 病等；⑦眼垂直运动障碍：见于婴儿晚期 Niemann-Pick 病、青少年肌张力障碍脂质积累病、海兰组织细胞综合征和 Wilson 病等；⑧急跳性眼动（jerky eye movement）和外展受限：见于婴儿晚期 Gaucher 病。

3. 锥体外系症状　可见于晚发性 Niemann-Pick 病（肌强直、姿势异常）、青少年肌张力障碍脂质积累病（肌张力障碍、舞蹈-手足徐动症）、Rett 病（手部异常运动、晚期肌张力异常及肌强直）、共济失调毛细血管扩张症（手足徐动症）、Sanfilippo 黏多糖贮积症、戊二酸血症 Ⅰ 型（glutaric acidemia type Ⅰ）、Wilson 病及 Segawa 多巴反应性肌张力障碍等。

4. 面部畸形　见于 Hurler 病、Scheie 病、Morquio 病及 Maroteaux-Lamy 型黏多糖贮积症、黏脂贮积病、天冬氨酰葡糖胺尿症、GM1 神经节苷脂贮积病、甘露糖贮积病、岩藻糖贮积病的部分病例、多硫酸酯酶缺乏和部分线粒体病等。

5. 侏儒症、脊柱畸形和关节病　可见于 Hurler 病、Morquio 病及其他黏多糖贮积症和 Cockayne 综合征等。

6. 肝脾大　见于 Niemann-Pick 病、Gaucher 病、所有的黏多糖贮积症、岩藻糖苷贮积病、黏脂质积累病和 GM1 神经节苷脂贮积病等。

7. 皮肤改变　包括光敏性如在 Cockayne 综合征和卟啉病，丘疹样痣和血管角质瘤如在 Fabry 病、岩藻糖苷

贮积病,耳、结膜及胸部毛细血管扩张如在共济失调-毛细血管扩张症,鱼鳞癣如见于脂肪醇脱氢酶缺陷所致的Sjögren-Larsen病,斑疹样皮损见于Hunter综合征。

8. 胸腰椎喙状增生 见于所有的黏多糖贮积症、黏脂质积累病、岩藻糖苷贮积病、甘露糖苷贮积病、天冬氨酰葡糖胺尿症及多硫酸酯酶缺乏等。

9. 耳聋 可见于黏多糖贮积症、甘露糖苷贮积病和Cockayne综合征等。

10. 牙龈增生 见于黏脂质积累病、甘露糖苷贮积病等。

11. 淋巴细胞空泡样变 见于所有黏多糖贮积症、岩藻糖苷贮积病、黏脂质积累病和甘露糖苷贮积病等。

12. 中性粒细胞颗粒化 见于所有黏多糖贮积症、岩藻糖苷贮积病、黏脂质积累病和多硫酸酯酶缺陷等。

临床经验提示,婴儿晚期和儿童早期代谢性疾病诊断难点常见于神经轴性营养不良、异染性脑白质营养不良、线粒体病的亚急性坏死性脑脊髓病(Leigh病)、某些脂褐质贮积病、晚发性GM1神经节苷脂贮积病等。没有任何一种婴儿晚期和儿童早期代谢性疾病的临床表现是刻板不变的,例如,神经轴性营养不良(neuroaxonal dystrophy)最有诊断意义的是,发病年龄1~2岁,严重肌张力降低而反射保留,Babinski征阳性,早期视觉受累而无视网膜改变,无痫性发作,脑脊液正常,具有肌肉失神经生理学证据,脑电图波频增快,CT正常,确诊需要依据基因诊断;如CSF蛋白含量、神经传导速度正常,可排除异染性脑白质营养不良和GM1神经节苷脂贮积病;Leigh病也可在此年龄段发病,如发现乳酸血症和丙酮酸脱氢酶缺乏可证实诊断。CT检查在Leigh病可见基底核及脑干低密度病灶,神经轴性营养不良为正常;MRI可清晰显示异染性脑白质营养不良的白质弥漫性减少。脂褐质沉积症(lipofuscinosis)临床确诊较困难,神经小支的曲线体(curvilinear bodies in nerve twigs)、皮肤活检内皮细胞及基因突变是最好的实验室确诊指标。

第五节　儿童晚期及青春期遗传代谢性脑病

（王朝霞　赵节绪）

某些遗传代谢性疾病可存活到儿童晚期或青春期,有些患者经历正常儿童期在青春期和成年期发病。本组儿童晚期及青春期遗传代谢性脑病(inherited metabolic encephalopathies of late childhood and adolescence)与早发型相比,病情相对略轻。遗传代谢病多为常染色体隐性遗传,少数为常染色体显性遗传、X连锁遗传及线粒体母系遗传。部分疾病如Wilson病神经症状始于10多岁后,

但基本生化异常血浆铜蓝蛋白(ceruloplasmin)缺乏和早期肝硬化和脾大等从儿童早期已存在,只是神经症状出现较晚而已(赵玉英等,2019)。由此推测,脑病变发病机制可能涉及一种或多种因素,如Wilson病除生化异常,肝硬化也是造成神经病损的原因之一。

本组疾病临床表现具有高度异质性,包括痫性发作、多肌阵挛、认知功能减退、小脑性共济失调、舞蹈-手足徐动症、肌张力障碍、震颤、痉挛性-共济失调性轻截瘫、失明、耳聋、脑卒中、周围神经病及肌病等。有些疾病可选择性作用于特定的神经系统,出现特征性神经系统表现;但多种疾病引起相同临床综合征者也不少见。本组疾病根据最常见临床表现类型进行分类:①儿童期及青春期进展性小脑共济失调;②家族性多肌阵挛(polymyoclonus)及癫痫;③帕金森型锥体外系综合征;④肌张力障碍及全身性舞蹈-手足徐动症;⑤双侧偏瘫、皮质盲、皮质聋及其他局限性脑病变表现;⑥与遗传代谢性疾病相关的脑卒中;⑦代谢性多发性神经病;⑧遗传代谢性疾病的人格改变及行为障碍表现。熟悉这组疾病分类,了解发病年龄,以及发病早期灰、白质病变不同,可能有助于临床诊断。

一、儿童晚期和青春期进行性小脑性共济失调

上述部分疾病可有明确的代谢障碍,但多数无明确的代谢障碍,其中急性发作性或慢性小脑性共济失调可在儿童早期出现。发病于儿童晚期和青春期进行性小脑性共济失调(progressive cerebellar ataxias of late childhood and adolescence),大多数慢性进行型是晚发型脂肪沉积病(late-onset lipid storage diseases)临床表现的一部分,代谢型共济失调明显减少。在其他儿童晚期及青春期小脑性共济失调中,只有Bassen-Kornzweig棘红细胞增多症和遗传性维生素E代谢障碍属于真正的代谢性疾病,晚发性GM2神经节苷脂贮积病、Refusum病、共济失调-毛细血管扩张症及长期维生素E缺乏也可能属于此列。Refusum病是一种确定的多发性神经病,小脑症状体征仅见于个别病例。共济失调-毛细血管扩张症常见于儿童晚期,但共济失调可早在生后第2年出现。

在很多其他代谢性疾病的临床表现中可见小脑性共济失调,其中一些有多肌阵挛和樱桃红斑点(主要由于唾液腺病或唾液酸苷酶缺乏)。小脑性共济失调是Unverricht-Lundborg病和Lafora体病突出的临床表现。Cockayne综合征和Marinesco-Sjögren病亦可列入儿童晚期和青春期发病,这组可能发病更晚。在小脑齿状核黄瘤病可见痉挛性肢体无力、假性延髓性麻痹伴小脑性共济失调症状。Prader-Willi患儿有步基增宽、笨拙,以及肥胖、

生殖器缺乏和糖尿病。目前把许多进行型小脑性共济失调归于变性病(见第三篇第十八章进行性共济失调综合征),但这类疾病的发病机制也存在生化异常,理应在本章中讨论。然而,儿童晚期和青春期发生的急性小脑性共济失调均为非代谢性,此种共济失调见于感染后脑脊髓炎、缺氧后或脑膜炎后、高热后状态及某些药物中毒等。该年龄期也必须考虑发生纯小脑性共济失调可能性,如感染后小脑炎,以及小脑肿瘤如髓母细胞瘤、星型细胞瘤、成血管细胞瘤和 Lhermitte-Duclos 神经节瘤等,MRI 检查通常有助于确诊。

(一)巴森-科恩兹维克棘红细胞增多症

巴森-科恩兹维克棘红细胞增多症(Bassen-Kornzweig acanthocytosis)又称为 Bassem-Kornzweig 综合征或无-β 脂蛋白血症(abetalipoproteinemia, ABL),是先天性遗传性疾病,主要是血 β-脂蛋白减少或缺乏。本病由 Bassen-Kornzweig(1950)首先报道,当时引起人们很大兴趣,因这为一大组病因不明的变性疾病的病因学研究带来希望。

【病因和病理】

本病极罕见,自 1950 年首例报告之后 15 年间不足 12 例,迄今各国报告病例总数仅数十例。为常染色体隐性遗传,致病基因定位于 2 号染色体短臂(2p24),由于基因突变导致 β 载脂蛋白(apoB-100, apoB-48)合成缺乏,也有常染色体显性遗传病例的报道。β 脂蛋白缺乏使细胞膜蛋白不能正常合成,导致红细胞、肠黏膜细胞、视网膜细胞及神经细胞膜结构改变,产生一系列的临床症状。

病理可见小肠黏膜泡沫样上皮细胞(可引起吸收障碍)。腓肠神经活检可见有髓纤维数目减少,周围神经脱髓鞘。小脑 Purkinje 细胞和颗粒细胞缺失,脊髓后索和脊髓小脑束纤维丧失,脊髓前角细胞及视网膜神经节细胞减少,横纹肌纤维减少和心肌纤维化。

【临床表现】

1. 婴幼儿期起病,患儿在 2 岁内出现腹泻和脂肪痢(steatorrhea),常因生长发育低于同龄正常儿童引起医生注意。腹泻易误诊为腹部疾病,常早于肢体无力及步态不稳。多在 6~12 岁后逐渐出现肢体无力、腱反射减弱或消失、感觉性或脊髓痨型共济失调(tabetic ataxia),当患儿能合作进行感觉检查时,可发现下肢振动觉和位置觉缺失。6 岁后逐渐出现小脑症状,如躯干和肢体共济失调、步态不稳和构音障碍。脂肪和脂溶性维生素吸收障碍可导致贫血、凝血功能异常,由于黄斑变性或视网膜色素变性可导致夜盲、色弱和视野缩小。常伴眼肌麻痹、眼球震颤、Babinski 征、大脑发育不全和肌萎缩等,神经病变可继发骨骼异常如脊柱后侧凸(kyphoscoliosis)、弓形足(pes cavus)等,多数患者至青春期仍不能站立或行走。晚期可有心脏扩大和心功能不全。

2. 近年来发现以锥体外系损害为主的类型,表现舞蹈和手足徐动症、肌张力障碍及构音障碍,小脑症状较轻。统计表明,以共济失调为主的类型是常染色体隐性遗传,以多动为主的类型是常染色体显性遗传。本病进展缓慢,经 10~20 年之后患者才卧床不起,多死于并发症。

3. 外周血检查可有轻度贫血,红细胞形态异常,可见边缘皱缩有伪足样突起的棘红细胞(acanthocytes),占红细胞总数的 50%~70%,正常人外周血可偶见(<1%)。血清 β-脂蛋白几乎缺如,血清胆固醇、甘油三酯、脂肪酸、乳糜微粒、极低密度脂蛋白(VLDL)以及维生素 E、维生素 A 和维生素 K 含量降低。可见视网膜色素变性。组织活检可见十二指肠黏膜微黄色脱色病变;周围神经呈脱髓鞘病变。免疫荧光检测缺乏 apoB。体感诱发电位异常,感觉神经传导速度减慢伴波幅降低;EMG 呈失神经改变。

【诊断和鉴别诊断】

1. 诊断　根据在婴幼儿期慢性进行性周围神经和小脑损害。主要诊断依据是:①β-脂蛋白(低密度脂蛋白)减少或缺乏,胆固醇低;②棘红细胞增多;③脂肪吸收不良;④视网膜色素变性;⑤共济失调。其中①和②两条最重要,是确诊的依据。

2. 鉴别诊断　本病与 Friedreich 共济失调颇相似,但根据临床表现、轻度贫血及红细胞形态异常(边缘皱缩有伪足样突起棘红细胞)通常不会混淆;还应与 Refusum 病、Roussy-Lévy 综合征鉴别。

【治疗】

本病无特效疗法,应尽量减少脂肪饮食尤其长链脂肪酸,食用中链甘油三酯。大剂量脂溶性维生素 E 对神经损害及视网膜色素变性有效,维生素 K 和铁剂可纠正凝血异常,维生素 A 可改善夜盲。对症治疗参考第十八章进行性共济失调综合征,第一节概述;预防主要是进行遗传咨询,检出杂合子。

本病病程进展缓慢,常至 10 岁左右因共济失调而不能行走,多数患儿因反复呼吸道感染或伴发淋巴肿瘤于青春期死亡。无反复感染及恶性肿瘤者可望成年后停止进展,或全身力量改善使症状减轻,一般在 40 岁前死亡。

(二)家族性低 β-脂蛋白血症

家族性低 β-脂蛋白血症(familial hypobetalipoproteinemia)与无 β-脂蛋白血症相似,主要特征是低胆固醇血症(hypocholesterolemia)、棘红细胞增多症(acanthocytosis)、色素性视网膜炎(retinitis pigmentosa, RP)及苍白球萎缩(pallidal atrophy)等,又称为 HARP 综合征。本病为常染色体显性遗传,杂合子个体可能只表现该综合征部分症状。在欧洲、亚洲和美国均有病例报道。由于吸收障碍,在空肠黏膜可见很多脂肪滴;可有成年型棘红细胞增多症、遗传性舞蹈病和肌张力障碍,但无脂肪吸收障碍证据。

目前,限制脂肪饮食和补充维生素 E 是常用的治疗方法。

儿童晚期和青春期进行性小脑性共济失调的临床特征是:

1. 小脑性共济失调是 Unverricht-Lundborg 病(波罗的海病)和 Lafora 小体病(Lafora-body disease)突出的临床表现,也是许多代谢性疾病重要临床表现,某些这类疾病,如涎酸贮积症、神经氨酸贮积症可伴多肌阵挛和眼底樱桃红斑。

2. Cockayne 综合征和 Marinesco-Sjögren 病可持续至儿童晚期及青春期,也可在这一年龄期才发病。在脑腱黄瘤病(cerebrotendinous xanthomatosis,CTX)中,痉挛性肌无力及假性延髓性麻痹可与小脑性共济失调并存。Prader-Willi 病患儿除了有肥胖、生殖缺陷及糖尿病,还有阔底步态和行动笨拙。Rosenberg 等曾报告一个家庭 5 例男性患者患高尿酸血症(hyperuricemia)、脊髓小脑性共济失调和耳聋;其他嘌呤(purine)、嘧啶(pyrimidine)代谢障碍的变异型也属于此类,但 Lesch-Nyhan 病无酶类缺陷。

3. 小脑性共济失调也可以是肾上腺白质营养不良的表现,发生于儿童晚期。家族性神经变性、共济失调及色素性视网膜炎综合征(familial syndrome of neurodegeneration,ataxia,and retinitis pigmentosa,NARP)是线粒体基因组突变引起 ATP 合成酶受损,表现可与 Marinesco-Sjögren 综合征非常相似。

(三)遗传性阵发性小脑共济失调

遗传性阵发性小脑共济失调(hereditary paroxysmal cerebellar ataxia)是不常见的周期性共济失调(periodic ataxia)综合征,与家族性阵发性舞蹈-手足徐动症和周期性肌张力障碍是同源性疾病,为常染色体显性遗传,编码钙离子通道一部分的遗传性阵发性共济失调基因定位于染色体 19p。

【临床表现】

儿童期或成年早期发病,表现共济失调、眼球震颤及构音障碍间断性发作,每次发作持续数分钟或数小时,发作间期患者可全无症状或只有轻微眼震或轻度行动笨拙等。

治疗可用乙酰唑胺(acetazolamide)250mg 口服,3 次/d,可预防发作。此药目前也用于家族性发作性共济失调 2 型(familial episodic ataxia type 2)。

二、家族性多肌阵挛症

家族性多肌阵挛症(familial polymyoclonus)概念包括许多不同的临床情况,但可有相同的临床表现,如部分肌肉、几组肌肉或全部肌肉多发性极短暂无规律无节律的抽搐。肌阵挛与舞蹈症的差别在于短暂性,仅 15~50ms,两组症状均被认为是脑灰质受损的表现。

某些情况下,肌阵挛或多肌阵挛可被视为相对的纯综合征,有些病例肌阵挛合并癫痫、手足徐动症和肌张力障碍等,多数病例肌阵挛常合并小脑性共济失调。因此,本病与进行性小脑性共济失调并列,也有许多获得性多肌阵挛,如亚急性硬化性全脑炎(SSPE)。下面仅述及已知的或推测为代谢性家族性多肌阵挛症。

(一)婴儿肌阵挛性脑病

婴儿肌阵挛性脑病(myoclonic encephalopathy of infants)表现全身持续性肌阵挛,仅深睡时停止,男女婴儿均可患病。由 Kinsbourne(1962)首次描述。

【病因和发病机制】

病因和病理基础不清,相似临床综合征可合并发生于神经母细胞瘤,少数病例见于支气管源性及其他隐源性癌瘤,或发生于年轻人不明原因(可能为病毒感染)短暂性疾病。Pranzatelli 等(1995)在调查儿科视性眼阵挛-肌阵挛综合征发现,该病可发生于神经嵴肿瘤(neural crest tumors)、病毒性感染或缺氧性损伤(意向性肌阵挛),27 例患儿几乎全部患小脑性共济失调和精神障碍,10% 有痫性发作。作者指出该病的病因异质性,也确定存在与 5-羟吲哚醋酸(5-hydroxyindole acetic acid)反应的血清素型,其脑脊液 5-羟色氨酸和高香草酸水平降低。

【临床表现】

1. 通常在 9~20 个月时发病,之前发育多正常。主要表现全身连续性肌阵挛,深睡时可无症状,肌阵挛可持续 1 周或略短时间,可遍及全身肌肉,严重者影响肌肉正常活动,患儿表现易激惹、言语中断、小脑性共济失调和痴呆等。

2. 双眼可有视性眼阵挛型舞蹈眼(dancing eyes of an opsoclonic type),为快速 8 次/秒不规律眼球同向运动。脑电图检查可发现广泛重度异常。

本病的诊断主要依据婴幼儿发病,全身广泛肌阵挛伴舞蹈眼等,脑脊液常规检查正常,脑电图广泛重度异常等。

本病对促肾上腺皮质激素及皮质类固醇治疗反应良好,可用 ACTH 4~10U/d 或地塞米松 1.5~4.0mg/d,静脉滴注,可缓解症状,有些患儿肌阵挛可消失,恢复正常发育,但可遗留智力发育减慢和轻度共济失调。有些患者激素治疗需 5~10 年,一旦停药可能复发。抗癫痫药治疗无效。

(二)家族性进行性肌阵挛

家族性进行性肌阵挛(familial progressive myoclonus)或儿童晚期及青春期家族性多肌阵挛(familial polymyoclonus)主要有五种类型:①Lafora 病或淀粉样蛋白体型(amyloid-body type);②青少年脑视网膜变性;③樱桃红斑-肌阵挛;④线粒体脑病;⑤良性变性疾病(Hunt 小脑肌阵挛协同失调)。家族性肌阵挛也可以是 GM2 神经节苷脂贮积病和戈谢病(Gaucher disease)突出的临床表现,这两种疾病偶可发生于此年龄期。

Ⅰ. 拉福拉(Lafora)病

拉福拉(Lafora)病也称 Lafora 小体多肌阵挛病伴发癫痫(Lafora-body polymyoclonus with epilepsy),由 Lafora(1911)首先发现并报道。以肌阵挛癫痫、痴呆及小脑性共济失调为主要症状,常染色体隐性遗传,突变基因位于 6 号染色体长臂 2 区 4 带(6q24)。

【病理】

病理检查可见小脑齿状核、苍白球内侧及大脑皮质颗粒细胞、Purkinje 细胞轻度丧失,可见 Lafora 小体(Lafora body),是小脑齿状核、脑干、丘脑神经元胞浆内大量嗜碱性小体,小体含一种多葡糖体(polyglycosan),化学上而非结构上与糖原有关。该小体位于神经细胞核周体及神经纤维网中,呈圆形或椭圆形,在细胞内呈颗粒状,在细胞外呈均质状及放射状,可被 HE 染成蓝色,PAS 染成红色,Alcian blue 染成绿色。电镜下小体为纤维状和颗粒状电子致密物质。Lafora 小体还见于视网膜、脑皮质、肾脏、肝脏、骨骼肌、心肌、直肠黏膜和皮肤。疾病症状前期及症状期均可出现,肝功能可正常。

【临床表现】

1. 青少年期(10~18 岁)发病,之前可完全正常。痫性发作或突发肌阵挛起病,有时二者皆有,几乎可见于每一病例,半数病例为局限性发作如枕叶发作,也可全面性强直-阵挛发作,起初常误诊为普通癫痫,数月后发现发作越来越重。肌阵挛可为部分肢体或全身性发作,可被噪声、惊吓、意外触觉刺激(如叩诊锤叩击)、兴奋和某种持续运动等诱发,肌阵挛发作可进展为大发作,随疾病进展,肌阵挛越来越干扰患者正常活动,功能严重受损。

2. 语言功能可受损,出现舞蹈症时尤为明显。发生痫性发作或肌阵挛前后可出现视幻觉,或表现易激惹、性格古怪、难以控制或爆发性行为。患者病前智力正常,发病后半年或 1~2 年可出现全面智力减退及进行性认知功能损伤。仔细检查可发现肌张力改变和轻度小脑性共济失调,少数病例耳聋为早期体征,肢体强硬或肌张力减低,晚期可发现手足发绀及罕见的锥体束征。最后呈恶病质和卧床不起,常伴间断性感染。病程约 2~10 年,多数患者活不到 25 岁,有报告个别病例症状开始于 40 岁,约 50 岁死亡,可能为特殊基因型。

3. 血、尿和脑脊液均未见异常。脑电图显示弥散性慢波和棘波,局灶性或多灶性放电。脑、肝脏、肌肉和皮肤活检可发现 Lafora 小体。

【诊断和鉴别诊断】

1. 诊断 根据青少年期起病、伴痫性发作及肌阵挛,认知障碍早期出现并快速进展,脑、肌肉、直肠、皮肤和肝穿刺活检发现 Lafora 小体可确诊。

2. 鉴别诊断 肌阵挛癫痫作为一组症状可在很多综合征出现,青少年起病可见于线粒体性脑肌病、亚急性硬化性全脑炎(SSPE)、亚急性海绵状脑病(CJD)、Ramsay Hunt 协同失调性小脑肌阵挛(dyssynergia cerebellaris myoclonica of Ramsay Hunt)及缺氧性脑病等。

(1) 目前认为,Lafora 病与 Unverricht-Lundberg 病是进行性肌阵挛癫痫的两个类型,Lafora 病须与线粒体脑肌病、SSPE 及 CJD 鉴别,Lafora 病电镜检查无异常线粒体,神经细胞及胶质细胞内无嗜酸性核内包涵体,大脑灰质及白质未见海绵状变性;Unverricht-Lundberg 病在 8~13 岁发病,肌阵挛突出,痴呆不明显。

(2) 协同失调性小脑肌阵挛一般在 10 岁左右起病,以肌阵挛、小脑性共济失调和肌张力低下为突出表现,痴呆发生较晚,程度较轻,可与 Lafora 病鉴别。

(3) 肌阵挛癫痫还可见于一些少见的遗传性代谢病如神经元蜡样脂褐质病,此病可见视网膜变性、脑电图规律的高波幅三相波、外周血空泡型淋巴细胞,皮肤活检可见脂色素沉积等。

【治疗】

目前尚无特效治疗。抗癫痫药尤其甲琥胺(methsuximide)和丙戊酸可能控制发作,但不能影响基本病程。

Ⅱ. 多葡糖体病

多葡糖体病(polyglycosan body disease)也与家族性进行性肌阵挛密切相关,由于葡萄糖聚合物(glucose polymers)蓄积,中枢及周围神经系统可发现氨基葡萄糖体(glycosamine bodies),也见于肝脏和心脏。Robitaille 等(1980)首先描述。

Robitaille 等报道 4 例患者,成年期起病,逐渐进展,表现痴呆、肌阵挛、舞蹈样动作和肌萎缩,有的伴感觉缺失。周围神经轴索和肝脏发现葡萄糖聚合物可诊断。

Ⅲ. 青少年蜡样脂褐质贮积病

青少年蜡样脂褐质贮积病(juvenile ceroid-lipofuscinosis)或称青少年型脑视网膜变性(juvenile cerebroretinal degeneration)。

【病因和病理】

1. 病因尚未完全阐明,仅婴儿型和婴儿晚期型已知其代谢缺陷是由于软脂酰蛋白硫脂酶(Palmitoyl protein thioesterase)活性缺乏所致。少年型的突变基因定位于 16p12.1,也可能与脂肪酸氧化缺陷有关,目前已知的五种临床表型(至少分属 10 种基因型)大都属常染色体隐性遗传,仅有成年型按显性规律遗传。

2. 病理特征为大脑和视网膜神经节细胞广泛脂质沉积,受累脑组织的神经元内有蜡样脂质和脂褐素贮积,贮积物自发荧光,呈阳性组织化学反应。分布于大脑皮质、小脑半球、基底核、丘脑和脑干诸核,大脑白质轻度髓鞘脱失,视网膜严重变性。皮肤汗腺活检,电镜下可见曲线形指纹状包涵体。

【临床表现】

本病发生于婴儿、儿童、少年及成年,为家族性疾病,临床特点是进行性智能退化,视力障碍、肌阵挛及肢体瘫痪等。根据起病可分为婴儿型、婴儿晚期型、少年型和成年型。

1. 少年型 可分为五期:①视力障碍及视网膜改变;②约 2 年后出现癫痫大发作和肌阵挛,患者易激怒、情绪不易控制和暴发性语言;③渐进性智力障碍,如记忆力下降、精神活动减少、注意力不集中,出现运动缓慢、僵硬和震颤,类似帕金森病,上述症状伴小脑性共济失调或意向性震颤则类似肝豆状核变性;④严重痴呆,四肢无力,自主活动受限,被干扰或强迫运动时患者可尖叫;⑤最后患者卧床,呈蜷屈位,失眠,无言语,常于发病后 10~15 年死亡。

2. Kufs 型(成人型)蜡样脂褐质贮积病表现 ①15~25 岁起病,进展缓慢;②无视力及视网膜改变;③可有人格改变、抽搐及不同程度肌阵挛;④随疾病进展出现小脑性共济失调、痉挛性瘫痪、肌强直、手足徐动及痴呆等。

3. 外周血中可查到空泡型淋巴细胞,中性粒细胞,脑脊液正常,皮肤汗腺活检可见紫色素沉积。脑电图可见规律性高波幅三相波,有诊断意义。视网膜描记波形消失。CT 及 MRI 检查可见双侧脑室轻度扩大。活体组织检查发现曲线形指纹状包涵体可确定诊断。

本病诊断根据患者频繁的肌阵挛发作,视网膜变性,智力障碍,异常脑电图以及皮肤活检证实曲线形指纹状包涵体存在。

目前无特效治疗,抗癫痫药仅可暂时控制发作。

Ⅳ. 儿童或青少年 GM2 神经节苷脂病

儿童或青少年 GM2 神经节苷脂病(childhood or juvenile GM2 gangliosidosis)生化异常是氨基己糖苷酶 A(hexosaminidase A)缺陷,如 Tay-Sachs 病,病变不及后者严重和广泛。

【临床表现】

儿童或青少年期发病。Meek 等报告来自 20 个家族的 24 例患者,首发症状是共济失调及构音障碍,以后出现痴呆、吞咽困难、痉挛、肌张力障碍、痫性发作和肌阵挛等,有些患者可见不典型眼底樱桃红斑。发病数年缓慢进展,有些患者青春期发病,可存活至 40 多岁。

Ⅴ. 伴多肌阵挛的晚发型 Gaucher 病

伴多肌阵挛的晚发型 Gaucher 病(late Gaucher disease with polymyoclonus)是葡糖脑苷脂酶缺乏(glucocerebrosidase deficiency)所致,病变和生化异常与早发型 Gaucher 病相同。

【临床表现】

临床上偶可见一种类型 Gaucher 病起病于儿童晚期、青春期或成年期,表现痫性发作,严重弥散性肌阵挛,核上性凝视麻痹,如两眼缓慢扫视,扫视性和追随性水平性凝视麻痹(saccadic and pursuit horizontal gaze palsies),小脑性共济失调等。病程缓慢进展,智力相对正常,肝脾肿大。

Ⅵ. 樱桃红斑-肌阵挛综合征

樱桃红斑-肌阵挛综合征(cherry-red spot-myoclonus syndrome)是较新型有明显遗传特点疾病,常染色体隐性遗传病。Rapin 等(1978)首先报道,目前报道近 30 例。病因是神经氨酸酶(neuraminidase)即部分性 β-半乳糖苷酶缺乏(β-galactosidase deficiency),导致涎酸糖肽(sialidated glycopeptides)在组织内贮积。

【临床表现】

1. 本病在少年、青年或更晚期发病,在 Rapin 等一组病例中,视力障碍伴黄斑樱桃红斑是首发症状。少数患者在热天时有严重发作性手痛、腿痛和足痛,会使人联想到 Fabry 病。在随后几年内出现多肌阵挛,伴小脑性共济失调可致残。智力相对正常,肝脾不肿大。Thomas 等一组病例均为一代人的青年人,出现构音障碍、意向性肌阵挛(intention myoclonus)、小脑性共济失调及黄斑樱桃红斑。与 Rapin 等病例相同,为常染色体隐性遗传。Tsuji 等描述 2 例患者年龄分别为 50 岁和 30 岁,除黄斑病变、多肌阵挛和小脑性共济失调,还有角膜混浊,脊柱发育不良,脂肪软骨营养不良的怪异外貌(gargoyle facies)如头颅大、鼻塌、面宽、唇厚、舌大、张口和短颈等,此外貌可见于 Hurler 病(Ⅰ型黏多糖贮积症,MPS Ⅰ型)。

2. 尿可检出涎酸寡糖类(sialidated oligosaccharides)排泄物,培养的成纤维细胞中涎酸酶缺乏(sialidase deficiency)。病理检查在肝脏星形(Kupffer)细胞、肠肌丛神经元和脑神经元内发现贮积物质,推测小脑与视网膜神经元也有沉积物。

【诊断与鉴别诊断】

1. 诊断 根据视力障碍伴黄斑樱桃红斑,多肌阵挛和小脑性共济失调等,有的可见脂肪软骨营养不良面容,尿检出涎酸寡糖类,成纤维细胞培养涎酸酶缺乏等。

2. 鉴别诊断 本病视力障碍伴黄斑樱桃红斑与 Tay-Sachs 病颇为相似,与 GM1 神经节苷脂病(GM1 gangliosidosis)、Niemann-Pick 病、异染性脑白质营养不良(metachro-

matic leukodystrophy)等也有相似性,须注意鉴别。

Ⅶ. 齿状核红核小脑萎缩伴多肌阵挛

齿状核红核小脑萎缩伴多肌阵挛(dentatorubral cerebellar atrophy with polymyoclonus)是小脑-齿状核传出系统进行性变性疾病,由 Hunt(1921)以小脑协同不良性肌阵挛(dyssynergia cerebellaris myoclonica)首先报告,该病例表现进行性共济失调伴明显动作性肌阵挛。可能是多病因疾病,病理改变显示齿状核神经元及上行与下行脑干轴索逐渐消失。

【临床表现】

常在儿童晚期发病,Marsden 等报道一组 30 例病例均在 21 岁前起病。两性均可受累,表现肌阵挛,痫性发作不常见,智力相对保存。Berkovic 等曾研究 84 例多肌阵挛患者,其中 13 例确诊为小脑协同不良性肌阵挛,9 例确诊为线粒体脑肌病。但在 Tassinari 等报告的肌活检并未发现线粒体异常,EEG 检查在每次肌阵挛抽搐发作前可见皮质放电。

临床可见慢性型,局限性节律性肌阵挛仅累及面肌和延髓肌,尽管这种良性家族性多肌阵挛不伴任何生化异常,但某些病例与细胞线粒体有关联性。另一种线粒体病肌阵挛性癫痫伴蓬毛样红纤维病(MERRF)在十余岁或之后发病,因伴肌阵挛和共济失调,须与本病鉴别。

Ⅷ. 良性家族性多肌阵挛

良性家族性多肌阵挛(benign familial polymyoclonus)为常染色体显性遗传性病,病因尚未阐明。目前病理组织学及生化代谢未发现异常,有些患者脑中发现 Lafora 小体。

【临床表现】

1. 儿童、青年或成年期起病,肌阵挛是主要特点,通常先从上肢或肩部开始,逐渐波及躯干肌及下肢,最后为面肌、眼肌、舌肌和软腭。程度轻重不等,轻者肌束震颤,重者肌阵挛。如肌阵挛主要侵犯躯干下部及下肢肌群也称为 Friedreich 型多发性肌阵挛(paramyoclonus multiplex)。

2. 患者智能正常,某些患者晚期可出现痴呆,个别病例以痴呆为主。可见舞蹈-手足徐动症、痫性发作及小脑性共济失调等。如主要表现小脑性共济失调通称为 Hunt 型小脑协同不良性肌阵挛(dyssynergia cerebellaris myoclonica)或齿状核红核小脑萎缩伴多肌阵挛。

Ⅸ. 翁弗里希特-伦德伯格(Unverricht-Lundberg)病

翁弗里希特-伦德伯格(Unverricht-Lundberg 病)和 Lafora 病被认为是两种发生在青少年的遗传性进行性肌阵挛癫痫。Unverricht(1891)首先报道,Lundberg 于 1903 年证明为常染色体隐性遗传,突变基因定位于 21q22.3。病理表现脑组织弥散性变性,主要累及下橄榄核、齿状核,有报道脑、肝或肌肉组织可有 Lafora 小体。

【临床表现】

1. 儿童期或青春期起病,多见于 8~13 岁,常有家族史。肌阵挛发作发生在原发性癫痫间歇期,常在大发作数年后发生典型肌阵挛。本病肌阵挛很明显和严重,特点是快速短暂的电击样肌肉收缩引起不自主运动,常表现左右不对称不同步和无节律肌抽动,有人称此病肌阵挛发作为 Unverricht 型肌阵挛。轻者仅一块肌肉或一大块肌肉局部肌收缩,不引起肢体关节运动,重者引起患者跌倒或从椅子上弹到地面。肌阵挛好发于上肢和口面部,睡眠时消失,光、声刺激及情绪紧张等因素均可使肌阵挛加重。

2. 本病痴呆不明显,如有痴呆发生较晚,程度较轻。后期癫痫大发作减少,以肌阵挛和肌张力改变为主,呈帕金森综合征表现,可伴共济失调,吞咽及发音困难等。病程约 10 年左右,多因进行性恶病质死亡。脑电图可见棘波放电,肌电图亦有同步的棘波出现。

本病诊断主要依据在原发性癫痫背景下出现典型肌阵挛发作,肌阵挛严重,快速短暂电击样肌收缩引起不自主运动,表现不对称不同步和无节律肌抽动,好发于上肢和口面部,痴呆出现较晚,程度较轻。须与 Lafora 病鉴别,后者痴呆出现早且严重,脑、皮肤活检可发现 Lafora 小体,可与本病鉴别。

本病主要为对症治疗,如痫性发作和肌阵挛发作可服用卡马西平、丙戊酸钠和氯硝西泮等。

三、遗传性代谢性疾病的癫痫

遗传性代谢性疾病的癫痫(epilepsies of hereditary metabolic disease)可使所有遗传性代谢性疾病复杂化,痫性发作可发生于任何年龄,但新生儿期、婴儿期或儿童早期较儿童晚期或青春期常见。

痫性发作类型可多种多样,如第九章癫痫及痫性发作疾病中所述,以全面性大发作和部分性发作最常见,典型小发作极少发生,有些疾病可引起单纯性或复杂性部分性发作,后转变为全面性大发作。如患者表现一系列多肌阵挛组合再进展为全面性运动性发作高度提示某种遗传代谢性疾病可能性,另一种很有意义的表现型是感觉诱发的痫性发作(Sansaricq et al,1999)。

四、遗传性代谢性疾病伴锥体外系综合征

遗传性代谢性疾病伴锥体外系综合征(extrapyramidal syndromes with hereditary metabolic disease)与第十一章运动障碍疾病中述及的某些运动障碍性疾病的临床表现

一致。例如,典型帕金森综合征表现肌强直、震颤和运动减少,肌力仍保持相对正常,无锥体束受损体征。然而,病变导致肢体运动减少或运动不能,以及肢体运动缓慢、强直和震颤等都使患者不愿意活动,使运动效果受到影响;其他锥体外系综合征还包括舞蹈-手足徐动症、肌张力障碍和注视痉挛(spasm of gaze)等。

如帕金森综合征及某些症状在中年或成年后期开始发病,常提示帕金森或相关的纹状体苍白质变性的多系统变性型,儿童晚期或青春期出现这类锥体外系运动障碍常提示肝豆状核变性、苍白球黑质红核色素变性(Hallervorden-Spatz 病)和 Segawa 型左旋多巴反应性肌张力障碍(Segawa type of L-dopa-responsive dystonia)等。

(一)肝豆状核变性

肝豆状核变性(hepatolenticular degeneration,HLD)又称 Wilson 病(Wilson disease,WD)或 Westphal-Strümpell 假性硬化(Westphal-Strumpell pseudosclerosis)。为常染色体隐性遗传,病变基因酯酶 D 位于 13 号染色体,导致铜蓝蛋白合成障碍(参见第三篇第二十章帕金森病和运动障碍疾病第十四节肝豆状核变性)。

常于 10~20 岁出现神经系统症状,如上肢静止性或姿势性震颤、运动减慢和构音障碍等,偶有舞蹈样动作和肌无力,逐渐出现肌张力障碍,累及面肌呈呆笑样,肢体强硬,双手扑翼样震颤,双眼扫视缓慢,不同程度小脑性共济失调和意向性震颤等,少数患者出现痫性发作,伴行为改变、情感障碍及智力障碍和不同程度肝脏病变,角膜 K-F 环为特征性体征。血清铜蓝蛋白显著降低,血清铜降低,尿铜增加。CT 显示双侧豆状核对称性低密度区有诊断价值。

(二)哈勒沃登-施帕茨(Hallervorden-Spatz)病

哈勒沃登-施帕茨病(Hallervorden-Spatz disease)也称为脑铁沉积神经变性(neurodegeneration with brain iron accumulation,NBIA),苍白球黑质红核色素变性(pigmentary degeneration of the glubus pallidus,substantia nigra and red nucleus),常染色体隐性遗传,青少年期起病,是主要表现锥体外系病变的遗传性疾病(参见第三篇第二十章帕金森病和运动障碍疾病第十九节脑铁沉积神经变性)。本病多于 6~12 岁起病,表现肌张力障碍、肌强直和舞蹈手足徐动等,早期出现锥体束征如痉挛性瘫、腱反射亢进及 Babinski 征等,逐渐进展累及上肢、面部及延髓肌,发生吞咽及言语困难。多数患者逐渐出现智力衰退、共济失调和痫性发作等,少数病例出现原发性视神经萎缩。晚期患者不能起床,多数在起病 10 年内因并发症死亡。MRI 检查 T_2WI 显示双侧苍白球高信号,称虎眼征(eye of the tiger sign)。

五、肌张力障碍和全身性舞蹈及手足徐动综合征

许多种遗传代谢性疾病表现肌张力障碍和全身性舞蹈及手足徐动综合征(syndrome of dystonia and generalized chorea and athetosis),但这组疾病较罕见。临床上,把肌张力障碍与舞蹈-手足徐动症区分并非易事,每例不自主运动患者表现都不同,舞蹈病和投掷症(ballismus)等快速不定型不自主运动也不少见,震颤及肌阵挛可使运动障碍疾病表现更复杂化。本组疾病包括高尿酸血症、基底节及小脑血管钙化及其他与舞蹈-手足徐动和肌张力障碍有关的代谢性疾病等。

(一)高尿酸血症

高尿酸血症(hyperuricemia)又称 Lasch-Nyhan 综合征(Lasch-Nyha syndrome)是 Lasch 和 Nyhan(1964)首先报道,是少见的 X 染色体隐性遗传代谢性疾病。突变基因定位于 Xq26~27,是遗传性舞蹈-手足徐动症伴自伤行为和高尿酸血症。

【病因和病理】

1. 病因　本病的病因是由于先天性缺乏次黄嘌呤-鸟嘌呤-磷酸核糖基转移酶(hypoxanthine-guanine-phosphoribosyl transferase,HGPRT),此酶是一种嘌呤代谢酶,位于 X 染色体(Xq26~q27)上,可激活次黄嘌呤和鸟嘌呤转变为相应核苷酸。此酶缺乏使体内尿酸大量增加,脑脊液中黄嘌呤和次黄嘌呤含量增高,可高于正常者 4 倍。

2. 病理　可见全身发育不良。大脑皮质有棕色素沉着,小脑皮质 Purkinje 细胞变性,大脑及小脑白质髓鞘脱失,在乙醇固定脑组织中有时可见双折光性结晶体。

【临床表现】

1. 男孩患病,出生时正常,常在 6~9 个月时开始发病。最初表现发育迟滞和肌无力,逐渐变为肌张力增高、行为特异、好斗和不可克制的动作。从 2~3 岁开始出现强迫性自伤行为,包括磨损牙齿,咬破嘴唇,不可克制地咬舌、咬唇、咬手指和咬他人等。肌张力逐渐增高,变为痉挛状态,并有舞蹈样手足徐动和震颤等。

2. 多数患儿能行走,但有中等程度精神发育障碍,言语发育迟滞,构音障碍和吞咽困难。约 1/2 的病儿有痫性发作,全面性强直-阵挛性发作为主,可有肌阵挛或其他类型发作。可有不同程度痛风性关节炎,10 岁左右病儿耳部可见痛风结节,此时有痛风性肾病风险。

3. 血常规可见大细胞贫血,外周血嗜酸性粒细胞增多。血清尿酸含量明显增高(正常值 357~417μmol/L),次黄嘌呤-鸟嘌呤-磷酸核糖转移酶(HGPRT)活力下降。

脑脊液检查正常。尿中尿酸增高[正常 <18mg/(kg·24h)]，有的病例可在正常范围内，尿中有橘红色尿酸结晶。CT 可见脑皮质萎缩及脑室扩大。

【诊断与鉴别诊断】

1. 诊断　根据神经系统典型症状体征、血清尿酸含量明显增高，病儿白细胞、皮肤成纤维细胞培养检测 HGPRT 活力下降等。

2. 鉴别诊断　应除外产伤导致精神发育迟滞伴发手咬伤、肢体残缺和舞蹈症，以及高尿酸血症共济失调、耳聋、缄默和智能发育迟滞的家族遗传性疾病，这些疾病无 HGPRT 缺乏。

【治疗】

1. 药物治疗　①别嘌醇(allopurinol)：200~400mg/d 口服，为黄嘌呤氧化酶抑制剂，能阻断尿酸合成最后步骤，减少尿酸形成，无改善中枢神经系统症状作用；②谷氨酸钠：3~5g/d，或羧苯磺丙胺(probenecid)等抗尿酸药物可减轻痛风症状；③5-羟基色氨酸与左旋多巴合用，可暂时减轻神经系统症状；④氟哌啶醇无效时，氟奋乃静对自我损伤症状有控制作用。

2. 患者行为矫正训练对自我损伤有益。用基因修饰重组技术的基因治疗可望有效。

（二）基底节及小脑血管钙化

基底节及小脑血管钙化(calcification of vessels in basal ganglia and cerebellum)也称为甲状腺功能低下及 Fahr 综合征，是发生于年轻人基底节及小脑血管钙化现象。CT 广泛应用后临床可发现许多正常老年人基底节血管钙化，通常认为是退化表现，发生于年轻人则为异常。Fahr 曾描述该病成年病例，后命名 Fahr 综合征(Fahr syndrome)。

【病因和发病机制】

本病患者血清钙离子及磷水平正常，无法解释钙化病变成因，但 Martinelli 等研究的一个家族为常染色体显性遗传，并有维生素 D 代谢异常。原发性或获得性甲状腺功能低下，以及假性甲状腺功能低下(是罕见的家族性疾病，甲状腺功能低下伴明显骨骼肌和发育异常)，血清钙离子减少不仅可诱发肌强直和痛性发作，约半数患者可出现舞蹈-手足徐动症，可能与基底节钙化有关，也可有小脑受损体征。

【临床表现】

1. 基底节和小脑钙化最显著特征是舞蹈-手足徐动症和肌强直，出现双侧手足徐动，有些患者表现单侧舞蹈-手足徐动，症状可逐渐被帕金森综合征表现所替代。表现单侧肌张力障碍患者用左旋多巴治疗可能有效。可有智能发育障碍，有些可完全正常。

2. 一例家族性基底节和小脑钙化患者为常染色体

隐性遗传，成年早期发病，临床表现复杂，有舞蹈样手足徐动、震颤、共济失调和痴呆等。

【诊断和鉴别诊断】

1. 诊断　根据年轻患者出现舞蹈-手足徐动症、帕金森综合征等临床症状，CT 显示基底节及小脑血管钙化。

2. 鉴别诊断　本病须注意与 Sly 等报道的 12 个家族 21 例患者鉴别，此组病例可见尾状核、豆状核、丘脑及额叶白质钙化，伴骨硬化症(osteopetrosis)或称为 Albers-Schönberg 病和肾小管酸中毒，临床表现多数脑神经麻痹，包括视神经萎缩，精神运动衰退和学习能力减退，无锥体外系体征。侵犯颅底神经孔导致脑神经麻痹较致死型骨硬化病轻，该病是常染色体隐性遗传病，可能与红细胞碳酸酐酶 II 缺乏，以及可能的肾及脑组织内碳酸酐酶 II 缺乏有关。

（三）其他代谢性疾病伴舞蹈-手足徐动症和张力障碍

其他代谢性疾病伴舞蹈-手足徐动症和张力障碍(other metabolic disorders associated with choreoathetosis and dystonia)是较少见的遗传代谢性疾病，如 Kufs 型神经元蜡样脂褐质贮积病、GM1 神经节苷脂贮积病、晚发型异染性白质脑病、C 型 Niemann-pick 病、Hallervorden-Spatz 病及肝豆状核变性等，舞蹈手足徐动和肌张力障碍常是这组临床综合征的主要表现，由于这些疾病还有其他临床特点，常易作出正确诊断，不典型患者诊断有时较困难。

【临床表现】

1. Dal Canto 等描述神经元蜡样质脂褐质沉积症(neuronal ceroid lipofuscinosis)的变异型，是无亲缘关系非犹太父母所生的一对男孩和女孩，6~7 岁时发生严重舞蹈-手足徐动症和肌张力障碍，并有智力下降、步态异常和抽搐等。脑活检发现含曲线体(curvilinear bodies)的核内包涵体，证明该病的诊断，提示非糖脂性神经元贮积病，不同病因可能有相同的临床表现。

2. 戊二酸血症 I 型(glutaric acidemia type I)是另一种罕见的代谢病，是白细胞、肝细胞和成纤维细胞中戊二醛辅酶 A 脱氢酶(glutaryl CoA dehydrogenase)缺乏所致。神经病理改变可见尾状核、壳核及苍白球神经元脱失、神经胶质增生和白质海绵状变性等。表现进行性舞蹈-手足徐动症、肌张力障碍和间歇性酸血症，可有共济失调及不同程度精神发育迟滞，尿中可查出戊二酸及代谢产物 3-OH 戊二酸和谷氨酸。戊二酸血症婴儿常发生酸血症、昏迷和肌张力弛缓发作，MRI 可见与基底节神经细胞急性坏死一致的信号改变。这种危象可以预防，如在出现神经体征前作出诊断，及时采取低蛋白，特别是低色氨酸(tryptophan)和低赖氨酸(lysine)膳食，婴儿仍可发育正常。

3. 在锥体外系运动障碍性疾病中,获得性病变较遗传性病变常见的多。手足徐动症原型是继发于出生时缺氧性脑病,是缺氧导致基底节病变所致,是出生第一年表现明显、以后持续存在的双侧手足徐动综合征(double athetosis syndrome)的基本病因。Rh 和 ABO 血型不相容导致胎儿成红细胞增多症(erythroblastosis fetalis)和胆红素脑病,也是出生后双侧手足徐动症原因,但此病因有耳聋和上视麻痹可资鉴别。Crigler-Najjar 型遗传性高胆红素血症及胆红素脑病伴共济失调或手足动症通常在儿童和青春期出现,是葡萄糖醛酸苷与胆红素结合作用(glucuronide-bilirubin conjugation)缺陷所致。

4. 其他许多少见的家族性遗传性变性病也须与舞蹈-手足徐动症和肌张力障碍综合征鉴别。例如:①扭转痉挛最常见,Segawa 病具有帕金森病某些临床表现的家族性变异型,对左旋多巴治疗反应良好;②Pincus 和 Chutorian 描述一种儿童早期发病的非进展性家族性舞蹈-手足徐动症,为常染色体隐性遗传,表现小脑症状,无智力障碍;③Mount 和 Reback(1940)提出家族性舞蹈-手足徐动症运动型(kinesigenic form of familial choreoathetosis),以后 Lance 也作了详尽阐述,但使人疑惑的是某些病例是多巴胺反应性;④在某些脑瘫患儿发现,由于苯妥英钠或卡马西平药物毒性反应发生的这类发作,降低药物剂量可以终止;⑤Sethi 等报道一例伴痴呆和舞蹈-手足徐动症成人病例,颇似 Huntington 舞蹈病,儿童期由于丙酸尿症(propionic aciduria)引起发作性恶心、呕吐和昏睡,直至 28 岁才出现运动障碍;⑥Van Bogaert 报道一种舞蹈-手足徐动和肌张力障碍综合征,病变为苍白球萎缩。Malamud 和 Demmy 报道 2 例舞蹈-手足徐动症、精神衰退和情感障碍患者,视丘下部路易体海绵状变性,可能因亚急性坏死性脑脊髓病(Leigh 病)所致,但未发现任何生化代谢异常。

六、脑白质营养不良症

脑白质营养不良症(leukodystrophy)或白质综合征(white matter syndrome)多数为家族性脑白质营养不良,临床常见双侧偏瘫、皮质盲及去大脑状态等。

晚发型脑白质营养不良有几种变异型,或由代谢障碍引起,有些原因不明。所有病例都不同于脑皮质病变如灰质营养不良(poliodystrophy),灰质营养不良患者首发症状为痫性发作、肌阵挛、舞蹈症、舞蹈-手足徐动症及震颤等。

脑白质营养不良分类主要根据皮质脊髓束、皮质脑干束、大脑脚、感觉传导路和内侧纵束等传导束产生的症状体征,以及视觉通路如视神经、视交叉及膝状体-距状

裂等,也包括脑电图显示痫性发作、肌阵挛及棘慢复合波(spike-and-wave)等异常不频繁发放或缺如。然而,这种分类在疾病晚期可能不可靠。异染性(metachromatic)、嗜苏丹(sudanophilic)和正色素性(orthochromic)等术语是指示特定的脑白质营养不良髓磷脂不同变性产物及白质染色特性。

【临床表现】

1. 进行性痉挛及强直综合征伴痉挛性构音障碍和假性延髓性麻痹有时不易诊断,有时推测患者可能存在皮质脊髓束病变,特别是腱反射较活跃,跖反射却为屈性,面部反射不增强;如存在 Babinski 征,但腱反射减弱或缺如,常意味皮质脊髓束与周围神经病变并存,这恰是异染性白质脑病(metachromatic leukoencephalopathy)、肾上腺脊髓神经病(adrenomyeloneuropathy,AMN)或亚急性脊髓联合变性(维生素 B_{12} 缺乏)等疾病特征性表现。

2. 早期表现白质损害症状,中期和晚期可出现脑皮质、小脑和锥体外系损害,可见痴呆、四肢瘫、腱反射消失、病理反射、皮质盲及去大脑状态等,姿势异常和肌强直通常提示锥体外系病变,伴精神衰退和痴呆,如工作粗心、出错,性情冷淡、顽固和易激惹等,提示轻度晚发型异染性脑白质营养不良(metachromatic leukodystrophy),常作为白质脑病的范例。

3. 白质脑病晚期症状变得明显,临床及影像学需与多发性硬化(MS)鉴别。早期发病病例髓磷脂尚未正常形成,代谢障碍导致髓鞘形成减少(hypomyelination),如 Pelizaeus-Merzbacher 病;青春期或成年期发病的病例是已形成的髓鞘破坏,在代谢性疾病鉴别诊断中,判定临床体征是否为对称性和稳定进展性、认知障碍早期发生和脑白质对称性广泛变性,有助于鉴别诊断,因 MS 这些特点不多见。

(一)肾上腺脑白质营养不良

肾上腺脑白质营养不良(adrenoleukodystrophy,ALD)或称嗜苏丹型脑白质营养不良伴青铜色皮肤和肾上腺萎缩(sudanophilic leukodystrophy with bronzing of skin and adrenal atrophy),Blaw(1970)首先描述,是遗传代谢性疾病的过氧化物酶体病。

本病特点是大脑白质进行性髓鞘脱失,伴肾上腺皮质功能低下。文献记载第一例病例可追溯到 Siemerling 和 Creutzfeldt(1923)的描述,患儿 4 岁时出现双手紫铜色皮肤,7 岁时出现四肢瘫伴明显构音障碍及吞咽困难,8 岁时发生痫性发作,9 岁时在患儿死前不久出现去大脑状态和无反应性。

【病因和病理】

1. 病因　脑白质营养不良(leukodystrophy)与艾迪生病(Addison disease)原曾包括在 Schilder 病,但目前已

成为独立的代谢性脑病。该病已确定两种遗传形式,儿童或青年期发病为 X 连锁隐性遗传,突变基因位于 Xq28,发病率为 1/20 000 出生男婴;新生儿型为常染色体隐性遗传。本病由于细胞内过氧化体遗传缺陷,导致体内多种氧化酶活力缺乏,最基本缺陷是过氧化物酶体氧化极长链脂肪酸(very long chain fatty acids, VLCFA)障碍,脑和肾上腺组织大量未经 β-氧化的长链和极长链脂肪酸蓄积,缺损膜蛋白是靠近色觉基因(gene for color vision)的性染色体 X28 编码。

2. 病理 病变为大脑皮质及白质萎缩,脑室扩大。脑白质可见对称的褐色、浅灰色斑块,顶、枕及颞后部明显,可见白质髓鞘脱失和巨噬细胞增生,大脑皮质神经元缺失和胶质细胞增生,巨噬细胞可见吞噬的碎片。可有肾上腺皮质萎缩,睾丸明显间质性纤维化。电镜可见巨噬细胞和胶质细胞有特异的层状胞浆包涵体。

【临床表现】

1. X 连锁遗传型 ALD 多侵犯男孩,4~10 岁发病,女孩极罕见。肾上腺功能减退可为本病首发症状,表现无力、血压低和皮肤(尤其乳晕周围、膝部和阴囊部)色素沉着,逐渐出现下肢活动不灵、痉挛性瘫痪、吞咽困难和构音障碍,视力、听力减退和去皮质强直等,痉挛性瘫痪通常发生于 30 岁前后,进展缓慢。部分患者以脑症状首发,如一侧下肢无力,逐渐发展为双侧瘫、延髓性麻痹、视力及听力减退,有的患者出现皮质盲,有的以发作性呕吐起病,学习成绩下降、人格改变伴傻笑哭闹、晕厥发作、步态不稳、上肢共济失调及意向震颤等。有的成人患者脑症状很轻微,认知功能正常,表现人格古怪、痉挛性步态、排尿困难、性功能障碍和秃头等,最后出现肾上腺功能不全表现。女性基因携带者很少出现肾上腺功能不全,头发稀少可能是肾上腺功能障碍的微妙表现。患者多在 10~30 岁死于并发症。

新生儿型 ALD 为常染色体隐性遗传,Ulrich 等(1978)首先报道。婴儿期起病,常在 1 岁以内出现发育迟滞、肌张力增高以及视力、听力减退和痴呆等,症状严重,发展较快,多于 3~5 年内死于并发症。与脑-肝-肾综合征(brain-liver-kidney syndrome)等广泛的过氧化物酶体病难以区别,本病血浆中 VLCFA 增高是最重要鉴别点。

2. 肾上腺脊髓神经病(adrenomyeloneuropathy, AMN)是 ALD 变异型,由 Griffin 等首先报告。此型肾上腺功能不全症状在儿童早期出现,20 岁后出现进行性痉挛性截瘫和轻度多发性神经病,肌痉挛有时可不对称,可有共济失调步态。女性病态基因携带者神经系统表现轻微,可无肾上腺功能不全症状。

3. Moser 等根据临床症状及生化改变把 ALD 分成如下亚型:①经典型:年轻男性脑白质进行性变性,常伴皮质盲;②家族性 Addison 病在男性无神经系统受累,女性可有轻度痉挛性截瘫;③青少年及青年男性累及脑和脊髓病变过渡型;④成年男性进行性脊髓传导束变性;⑤杂合子女性慢性非进行性痉挛性截瘫;⑥男性婴儿型可能出生时即有症状。Moser 认为,脑型 ALD 占 30%,肾上腺脊髓神经病占 20%,其余约半数为儿童脑型及脊髓病型,约 50% 的杂合子发生神经系统损害。本病在同胞中可呈现出多样性。Marsden 等及 Kobayashi 等均报道家族性脊髓小脑综合征(familial spinocerebellar syndrome),Ohno 等曾报道一例以橄榄脑桥小脑萎缩(OPCA)为主要临床表现的散发型 ALD。

4. VLCFA 增高可反映本病最基本生化缺陷,即过氧化体中脂肪酸氧化障碍,是本病特异性实验室指标。血浆 VLCFA(C_{20}、C_{22}、C_{24}、C_{26}、C_{30})普遍增高,血浆、红细胞、白细胞和培养的成纤维细胞中二十六己酸(hexacosanoid acids)增高,正常人不存在,故有诊断意义,$C_{26.0}/C_{24.0}$ 比值也增加。如果同时检测皮肤成纤维细胞和血浆,93% 的女性基因携带者可发现 VLCFA 异常。血清钠及氯水平降低、钾增高可反映肾上腺萎缩,肾上腺萎缩导致皮质类固醇(corticosteroids)排出减少,血清皮质醇水平(cortisol)下降,用 ACTH 刺激后 17-羟酮皮质类固醇(17-hydroxyketosteroids)不增高,24 小时尿中 17-羟皮质类固醇排出减少,肾上腺功能不全可为本病唯一实验室发现。脑脊液蛋白含量增高。

5. CT 显示脑室周围白质对称性低密度区,顶、枕区显著。多数脑症状患者及部分其他类型患者显示 MRI 异常,可见脑室周围白质 T_1WI 低信号、T_2WI 高信号。

【诊断和鉴别诊断】

1. 诊断 根据典型神经系统表现及肾上腺皮质功能不全症状,血浆 VLCFA 增高、24 小时尿中 17-羟皮质类固醇排出减少,神经影像学检查显示顶枕部对称性白质病变。皮肤成纤维细胞或羊水细胞培养检测极长链脂肪酸含量有助于诊断不典型病例。

2. 本病主要应与多发性硬化鉴别,特别是 20% 的杂合子 MRI 可显示白质病变。

【治疗】

肾上腺皮质激素替代疗法可延长生命,部分缓解神经系统症状。食用含丰富不饱和脂肪酸和避免食用极长链脂肪酸膳食,可使某些病例病程进展减慢。迄今在 50 例儿童进行骨髓移植显示,可稳定临床症状,使 MRI 改变逆转,远期疗效尚有待观察。

（二）异染性脑白质营养不良

异染性脑白质营养不良(metachromatic leukodystrophy, MLD)为常染色体隐性遗传,属于溶酶体贮积病(lysosomal storage disease），是芳基硫酸酯酶 A 缺乏（aryl sulfatase A deficiency），硫脑苷脂在脑白质、周围神经及内脏贮积引起临床症状（参见本章第四节儿童早期遗传代谢性疾病）。

【临床表现】

1. 任何年龄都可发病，青少年型通常 4~12 岁起病，成年型可在中年甚至 60 岁后发病，因此，有些成年期散发病例可能被误诊为脑部多发性硬化。

2. 所有成年期发病的病例均可表现智能下降，伴痉挛性无力、腱反射亢进、Babinski 征、强直和小步态等；如疾病已进展 3~5 年，可出现视力丧失，不能讲话，以后可出现听力丧失，最终成为去大脑状态。

3. 许多病例的脑白质病变无法与 Pelizaeus-Merzbacher 病和 Cockayne 综合征鉴别。

（三）家族正染性脑白质营养不良

家族正染性脑白质营养不良（familial orthochromic leukodystrophy）是弥散性对称性大脑、小脑和脊髓白质变性病，无内脏损害。

【病因和病理】

1. 病因 本病遗传学分类Ⅰ、Ⅱ型多发生于男性，呈 X 连锁隐性遗传，也有散发病例，Ⅲ型主要是散发的，Ⅳ型多呈常染色体显性遗传，表现为 Cockaynes 病（参见本章第四节儿童早期遗传代谢性疾病"十三、科凯恩（Cockayne）综合征"）。

2. 病理 各型的主要病变是斑片状脱髓鞘区与髓鞘保存完好区形成虎斑状外观。

【临床表现】

1. 发病年龄 1~15 岁，均有痉挛性瘫、肢体僵硬、走碎步、智力减退、反射活跃和 Babinski 征等，发病 3~5 年后出现视力、听力及言语功能丧失，最后出现去皮质状态。

2. 变异型可有嗜苏丹性营养不良，纹状体及小脑钙化伴小头畸形、大耳、目距过大和内眦赘皮等，最后出现四肢瘫、视神经萎缩和舞蹈-手足徐动症等。

3. 有些病例不易与 Pelizaeus-Merzbacher 病（又称家族性中叶性硬化，是一种嗜苏丹脑白质营养不良）鉴别。

（四）脑腱黄瘤病

脑腱黄瘤病（cerebrotendinous xanthomatosis，CTX）也称胆甾烷醇增多症（cholestanosis），是一种罕见疾病，可能为常染色体隐性遗传，常见于近亲婚姻所生的子女。Schneider(1936) 和 Van Bogaert(1937) 首先报道。

【病因和病理】

1. 病因 本病是胆固醇-27 羟化酶活性缺乏，该酶基因已定位于 2 号染色体，并发现在不同外显子或内含子 10 余种点突变、移码突变及超前终止等突变型。本病基本病变是原发性胆酸合成障碍，导致胆固醇及胆甾烷醇（cholestanol）肝性产物增加，此产物可沉积于脑、肌腱和其他组织中。

2. 病理 病理检查在脑干、小脑，有时在脊髓可见大量晶状胆甾烷醇或二氢胆固醇沉积，对称性髓磷脂破坏，神经组织和肌腱可见肉芽肿样病损，可发现额叶萎缩，小脑半球可见黄色肉芽肿，有时肺部可有类似病变。镜检可见神经组织广泛脱髓鞘及囊性变，囊内含大形空泡及泡沫细胞，大量中性脂肪沉积，血管壁含双折光性胆固醇类结晶，肌腱中也有类似结晶存在。

【临床表现】

1. 患者通常在青少年期起病，最早期神经症状为学习困难、保持性记忆（retentive memory）受损、注意力及视空间定向缺失等，随疾病进展可出现痴呆，共济失调性或共济失调-痉挛性步态，构音障碍，吞咽困难和多发性神经病等。

2. 发病之初还可出现白内障，肌腱和肺部发生黄瘤（xanthoma）肉芽肿样病损，肌腱出现暗黄色赘生物，跟腱最常见，肱三头肌、胫骨结节和手指伸肌腱也可发生。有些患者可发生早发的动脉硬化、冠心病、肾结石、骨质疏松、慢性腹泻及甲状腺功能减退等。发病 5~15 年后患者可出现肌萎缩和假性延髓性麻痹，卧床不起，多数病例可存活至 20~30 岁；部分患者的预后较好。

3. 血清和红细胞中胆甾烷醇水平增高，杂合子也可有同样升高。血清胆固醇水平多正常，有些病例高达 450mg/dl。脑脊液中胆甾烷醇及胆固醇水平均增高。肌腱黄瘤活检可发现含胆固醇，其中 4%~9% 为胆甾烷醇。CT 及 MRI 检查可见广泛性脑萎缩。

【诊断和鉴别诊断】

1. 诊断 根据青少年期起病，出现学习、记忆认知、共济失调及构音障碍等神经系统症状，伴肌腱黄瘤和白内障等可考虑本病。血清和红细胞中胆甾烷醇水平增高，肌腱活检有胆甾烷醇结晶明显增多可确诊。

2. 鉴别诊断 应与遗传性吸收障碍综合征鉴别，后者有肝脾肿大、基底节钙化、淋巴结肿大、胆固醇及甘油三酯在组织内沉积，神经系统症状表现智力发育障碍。

【治疗】

目前本病主要采取对症治疗，神经系统症状出现前开始治疗较理想。鹅胆酸（chenocholic acid）750mg/d，长期口服，可使临床症状改善，血清和红细胞中胆甾烷醇水平下降，但不能使黄瘤消失。也有人推荐应用胆酸类、胆固醇合成酶、HMG-辅酶 A 还原酶抑制物等，有利于降低生化指标，对改善临床症状无裨益。

七、与遗传代谢性疾病有关的脑卒中

与遗传代谢性疾病有关的脑卒中(strokes in association with inherited metabolic diseases)可有诸多病因,须首先考虑三种遗传代谢性疾病,高胱氨酸尿症、遗传性异位脂质沉积症和亚硫酸脑苷脂氧化酶缺乏症等。脑卒中也可发生于儿童及青年人,许多患者由于 C 蛋白缺失引起凝血系统障碍或代谢紊乱,其他不常见病因有 Tangier 病、家族性高胆固醇血症等,年轻人脑卒中也可为线粒体病 MELAS 的主要临床表现。

(一)高胱氨酸尿症

高胱氨酸尿症或称同型胱氨酸尿症(homocystinuria),又称假性 Marfan 综合征,是含硫氨基酸代谢病之一,为常染色体遗传代谢性疾病,突变基因可能位于 2 号染色体短臂。首先由 Carson 和 Neill 以及 Gerritsen 等(1962)分别报告。发病率为 2.5/10 万~5/10 万活婴。本病除引起骨骼异常及眼部病变,可引起血管和脑病变,儿童脑卒中应排除本病的可能。

【病因和病理】

1. 病因　本病是含硫氨基酸,包括甲硫氨酸和胱氨酸的降解代谢障碍所致,至少已发现五种酶活性缺乏类型:

(1)胱硫醚合成酶(cystathionine synthase)缺乏是最常见的类型,可使甲硫氨酸(methionine)及代谢产物(高胱氨酸、高半胱氨酸)在患儿体内蓄积,不能合成或转化为胱硫醚,胱硫醚(cystathionine)是多种组织包括脑组织的必需物质,可能是导致智能衰退的原因。

(2)5N-甲基四氢叶酸(MTHF)-高半胱氨酸甲基转移酶缺乏可引起患者血甲硫氨酸含量降低,尿中大量高胱氨酸及甲基丙二酸排出。此酶通过四氢叶酸(THF)甲基转移作用,是高半胱氨酸转化为甲硫氨酸的重要活性酶,此酶需要维生素 B_{12} 辅酶作用才具有活性。

(3)5,10N-甲烯四氢叶酸还原酶缺乏可使血高胱氨酸及高半胱氨酸蓄积,甲硫氨酸浓度明显低下。此酶是二甲烯 THF 还原为 MTHF 的主要活性酶,也是间接催化高半胱氨酸再甲基化的酶。

(4)氰钴胺还原酶缺乏可影响多种酶活性,该酶是维生素 B_{12} 主要代谢酶。

(5)混合型酶缺乏通常为 5N-甲基 MTHF-高半胱氨酸甲基转移酶与氰钴胺还原酶缺乏。

2. 病理　最明显病变是全身血管病变,如冠状动脉、脑动脉和肾动脉内膜增厚或纤维化,以及弹力纤维破碎等,同时异常血小板易在脑动脉及脑静脉形成微小血栓和栓子,引起脑梗死,在肺、肾等血管也有类似病变,冠状动脉病变可导致心肌梗死。高胱氨酸及其他含硫氨基酸促进血管内膜增生机制尚不清楚。

【临床表现】

1. 胱硫醚合成酶缺乏型(经典型)

(1)患者典型骨骼表现是高个的纤弱体型、肢体细长、蜘蛛样细长指趾、肌肉细弱、弓形足、脊柱侧凸及后凸等,毛发淡黄、稀少和质脆,皮肤常见面颊发红,有网状青斑,可出现一侧或双侧眼球晶体移位,通常为向下移位,智力发育迟滞等。

(2)轻度精神衰退是唯一的神经系统异常,是本病与 Marfan 综合征鉴别点,后者智力不受损害。可因血小板异常促进凝血及脑动脉血栓形成,脑梗死显然与血栓形成性和栓塞性动脉闭塞有关。疾病晚期可出现冠状动脉、脑动脉及肾动脉增厚和纤维变性,有的患者青春期可死于冠状动脉闭塞,心肌病变可成为脑动脉栓子来源,引起偏瘫和失语等。

(3)血液、脑脊液和尿液中高胱氨酸(homocystine)增高,是遗传性胱硫醚合成酶缺乏,导致胱硫醚合成不足,血浆甲硫氨酸水平升高。

2. 5N-甲基四氢叶酸(MTHF)-高半胱氨酸甲基转移酶缺乏型　表现智力障碍,Marfan 病的骨骼异常,眼部无晶体移位,侧视时出现眼震,上肢辨距不良,偶有癫痫发作、血小板减少及氮质血症等。

3. 5,10N-甲烯四氢叶酸还原酶(5,10N-methyleneteyrahydrofolatase)缺乏型　除骨骼异常和眼症状,可见近端肌力减弱、肌病样步态、多发性脑梗死、痴呆、痫性发作及多发性神经病等,多发性神经病可能与叶酸缺乏有关。此型与氰钴胺还原酶缺乏型症状相对较轻,存活时间较长。

4. 尿中出现大量含硫氨基酸,硝普钠试验可呈强阳性,以高胱氨酸、高半胱氨酸及甲硫氨酸为主。血浆高胱氨酸、甲硫氨酸水平增高,血浆抗凝血酶活性降低,常伴血管内血栓形成倾向。

【诊断和鉴别诊断】

1. 诊断　根据临床症状,如典型骨骼发育畸形、晶体移位等眼症状、智力发育迟滞及精神衰退,伴血栓形成性或栓塞性血管闭塞病变,血浆高胱氨酸、甲硫氨酸增高。

2. 鉴别诊断　本病应与其他含硫氨基酸代谢病鉴别:

(1)胱硫醚尿症(cystathioninuria):由 Harris 等(1959)首先报告,是胱硫醚酶缺陷所致。表现精神发育迟滞、行为异常、骨骼畸形(肢端肥大)、血小板减少及代谢性酸中毒,尿中大量胱硫醚排出。有的患者可不出现神经系统症状,智力发育正常。本病应用大量维生素 B_6 治疗可获得较好疗效。

（2）高甲硫氨酸血症（homomethioninemia）：Perry 等（1965）首先描述，代谢缺陷可能由于甲硫氨酸腺苷转移酶活性缺乏。常发生在同一家族，婴儿出生 2 个月内出现易激惹、躁动，并逐渐出现嗜睡、痫性发作，体表常有煮卷心菜气味，血及尿中高甲硫氨酸显著增高，也可出现其他类型含硫氨基酸，患儿通常存活 2~3 个月，多死于出血性并发症。

（3）甲硫氨酸吸收不良综合征：也称干蛇麻尿症（oasthouse disease），Smith 和 Strang（1958）首先报道，代谢缺陷是肠道内甲硫氨酸转移功能障碍，也可影响其他氨基酸代谢。常在婴儿期起病，智能发育迟滞，全身毛发纤细色淡，伴发作性呼吸加快、发热及痫性发作，可有全身伸直性痉挛状态。尿中有干芹菜或熬糖的特殊气味，色谱法分析为大量 α-羟基丁酸及多种氨基酸，粪便中有大量甲硫氨酸。治疗主要是限制甲硫氨酸摄入的饮食疗法。

（4）胱甘肽尿症、半胱氨酸肽尿症、β-巯基乳酸-二硫化物半胱氨酸尿症（β-mercaptolactate-disulfide-cysteinuria）：均为罕见的含硫氨基酸代谢缺陷，主要表现精神发育迟滞及其他神经系统症状。治疗以限制相应饮食摄入为主。

【治疗】

1. 严格地限制食物中甲硫氨酸摄入量，采用低甲硫氨酸膳食，有报告自新生儿期限制蛋白摄入，有时智力可达到与正常儿相近水平。可服用大剂量维生素 B_6，250~500mg/d，因是胱硫醚合成酶辅酶（cystathionine synthase coenzyme），可减少高胱氨酸分泌，对缓解神经系统症状，如智力好转等有一定作用。如发生血管病变，抗凝剂可阻止血管进一步闭塞。

2. 5N-甲基四氢叶酸（MTHF）-高半胱氨酸甲基转移酶缺乏型或氰钴胺还原酶缺乏型可用维生素 B_{12} 治疗，甲烯四氢叶酸还原酶缺乏型可试用叶酸治疗，用药后虽尿中高胱氨酸排出减少，但临床症状不见改善。发生脑梗死应对症治疗。

（二）遗传性异位脂质沉积症

遗传性异位脂质沉积症（hereditary dystopic lipidosis）或称 Fabry 病（Fabry disease）或 Anderson-Fabry 病（Anderson-Fabry disease），Fabry 和 Anderson 于 1898 年分别同时报道，本病也称为弥漫性血管角质瘤病（angiokeratoma corporis diffusum），发病率约为 2.5/10 万，绝大多数为男性半合子，各种族均有发现，国内已有多次报告。

【病因和病理】

1. 病因　本病是罕见的家族性 X 染色体隐性遗传代谢病，也可能存在 X 性连锁显性遗传。目前认为，是 α-半乳糖苷酶 A 缺乏导致神经酰胺三己糖苷脂在神经组织、肾脏及皮肤内沉积，出现全身弥散性血管角质、周围神经痛和肾功能不全等。该酶基因定位于 Xq21.33 ~ Xq22，研究发现，本病 75% 的基因突变为错义突变和无义突变，迄今已经发现 150 种以上不同类型突变。

2. 病理　大量糖脂在体内多数脏器沉积，如皮肤上皮细胞、血管内皮细胞和内脏平滑肌细胞、肾小球及肾小管细胞和内脏器官神经元，下丘脑、杏仁核、黑质、网状结构、脑干、脊髓前角、中间及外侧神经元、交感神经及背根神经节等。皮肤可见多处血管瘤或血管扩张，汗腺和皮脂腺萎缩，肾小球萎缩、纤维化及小动脉硬化。周围神经、心肌及心脏瓣膜、眼角膜和晶状体、肾上腺、肠管、肝脏、脾脏、骨髓和淋巴结等器官均可见脂质沉积和血管病变。

【临床表现】

1. 多在儿童及少年期起病，多数为男性，女性纯合子极少，且症状较轻。常首先出现皮下多发性血管瘤，轻压后消失，脐周、臀部及外阴部较多，偶见于口腔黏膜，小者呈点状，大者呈结节状，直径约 3cm，呈绛红色或紫红色，中心区可形成角化。皮肤无汗或少汗，皮脂分泌减少。可出现结膜血管迂曲，角膜、晶状体混浊等眼部症状。

2. 病程早期逐渐出现发作性下肢疼痛，或四肢间歇性刺痛、烧灼样疼痛、麻木及感觉迟钝，疼痛常随气候变化和体力劳动加重，类似感觉性周围神经病，查体无感觉缺失，一般不出现运动障碍。

3. 后期可因弥散性血管损伤导致高血压、心肌肥大、瓣膜缺损、传导功能异常和心肌梗死等，成年早期也可发生脑梗死。常见蛋白尿、血尿、多尿及肾功能不全，还可表现假性尿崩症，对垂体抗利尿激素无反应。儿童期起病者病程进展较快，大部分于中年之前死于慢性肾衰竭。

4. 中年以后起病的病例较少见，临床以心脏症状为主，常出现左心肥大、心绞痛和心肌梗死，肾功能不全症状很轻，几乎不出现皮肤及周围神经症状，临床易误诊为冠心病。晚发心脏变异型临床进展较慢，可存活到 60 岁以上。基因携带者可单独表现内脏严重损害。

5. 尿常规可见蛋白尿、管型、血尿或红细胞增多等异常。血尿素氮增高，白细胞 α-半乳糖苷酶活性减低，皮肤成纤维细胞培养可测出大量糖脂类。脑电图、肌电图检查仅有轻微改变，如神经传导速度减慢、潜伏期延长等非特异性改变。心电图可有 P-R 间期缩短、室上性心动过速等。

【诊断】

根据特异性皮肤损害，脐周多见血管角质瘤，发作性肢端疼痛和肾功能不全等典型表现，白细胞测得 α-半乳糖苷酶活性减低,皮肤组织学检查发现异常脂质沉积物可确诊,羊水细胞培养检测 α-半乳糖苷酶活性可行产前诊断或检出女性基因携带者。

【治疗】

对症治疗发作性疼痛或周围神经痛可服用卡马西平、苯妥英钠等,严重病例可二者合用。肾功能不全患者可定期血液透析,必要时可行肾脏移植。酶替代疗法可用部分纯化的 α-半乳糖苷酶 A 静脉滴注,疗效有待评估。

(三)亚硫酸脑苷脂氧化酶缺乏症

亚硫酸脑苷脂氧化酶缺乏症(cerebroside sulfite oxidase deficiency)与新生儿代谢性疾病有关。详见本章第二节新生儿遗传代谢性疾病,八、亚硫酸脑苷脂氧化酶缺乏症。

【临床表现】

脑卒中是本病的并发症,一例 4.5 岁患儿自出生后出现发育迟滞、痫性发作和偏瘫。血亚硫酸盐、硫代硫酸盐和异常的氨基酸 S-sulfocysteine 含量增高。

本病可试用低亚硫酸盐氨基酸膳食治疗。

八、遗传性代谢性疾病行为及智力改变

某些遗传代谢性疾病可引起严重智能和行为障碍,但青少年社会适应不良、精神变态和精神病很罕见。有些代谢性疾病可以治疗,早期正确临床诊断非常重要。

【临床表现】

1. 所有少年及青年期代谢性疾病都可有不正常行为、思想和情感等精神障碍症状,最明显是认知方面,如学习、记忆、计算、解决问题及运用言语技巧和能力减退等。神经系统损害早期表现"遗忘状态"、失语、失算、视觉空间定向障碍和不同程度痴呆。在儿童早期智力发育障碍不明显,此年龄组智能减退很难用定量检查判定,学习迟钝、获得性言语功能缓慢等都可认为是智力发育迟滞表现。

青少年晚期出现人格和行为变化,如辍学、离家出走、不愿接受家长忠告及社会准则规范、吸毒、有怪念头、躯体(患病)妄想、幻觉和抑郁等,应首先除外青少年适应社会不良症、精神变态、精神分裂症和躁狂-抑郁症等非器质性精神病引起。后组疾病无或很少认知功能减退,代谢性疾病引起人格及情感障碍伴认知障碍和智力衰退,并可通过智力测验来检查。下列遗传代谢性疾病可伴人格、行为变化及认知功能减退,并在一段时间内无神经系统功能损害症状:①肝豆状核变性(Wilson disease);②Hallervorden-Spatz 色素变性(Hallervorden-Spatz pigmentary degeneration);③Lafora 小体型肌阵挛癫痫(Lafo-

ra-body myoclonic epilepsy);④晚发(Kufs)型神经元蜡样质脂褐质素沉积症(late-onset neuronal ceroid-lipofuscinosis);⑤青少年型和成人型葡萄糖脑苷脂贮积病(glucocerebroside lipidosis)或 Gaucher 病;⑥某些黏多糖贮积症(mucopolysaccharidosis, MPS);⑦Adolescen-Schilder 病,不伴肾上腺白质营养不良或伴肾上腺萎缩(Adolescen-Schilder disease, without adrenoleukodystrophy or with adrenal atrophy),或称为嗜苏丹性脑白质营养不良(sudanophilic leukodystrophy);⑧异染性脑白质营养不良(metachromatic leukodystrophy);⑨成人型神经节苷脂贮积病(adult GM2 gangliosidosis);⑩黏脂贮积病 I 型(mucolipidosis type I)或称涎酸沉积症(sialidosis);⑪非 Wilson 病性铜紊乱伴痴呆、痉挛状态及垂直性眼球运动麻痹(non-Wilsonian copper disorder with dementia, spasticity, and paralysis of vertical eye movements)。

2. 痴呆和人格改变逐渐进展,持续数月甚至 1~2 年后出现神经系统体征。所以人格及行为改变患者要认真询问病史及作神经系统检查,一旦出现运动障碍,神经系统检查有阳性体征可确诊。某些患者有时被错误认为有精神心理问题,并长期无效果治疗,所以诊断上述疾病时,要注意轻微的神经系统损害症状体征,也须除外抗精神病药引起的迟发性运动障碍。

第六节 成人期遗传代谢性疾病

(王朝霞 赵节绪)

由于细胞生物学及分子生物学进展,许多成人期遗传性代谢性疾病(adult forms of inherited metabolic diseases)被相继发现。此外,部分遗传代谢性疾病患者可存活到成人期。虽然有些疾病不常见,但在变性疾病的鉴别诊断时经常需要考虑这些疾病。部分遗传代谢病是可治性疾病,若及早发现、正确干预,患者甚至可以无病健康生存,应重视对晚发型神经系统遗传代谢病的识别(赵玉英等,2019)。

【分类】

习惯上将遗传代谢病分为小分子病(如有机酸血症、尿素循环障碍)和大分子病,但两者之间可有相互重叠。小分子病又分为糖、氨基酸、脂肪酸、脂蛋白、核酸及激素代谢异常、有机酸血症及尿素循环障碍、神经递质和金属代谢异常等。大分子病又称细胞器病,包括溶酶体贮积病、线粒体病、过氧化物酶体病、高尔基体病等。

成人晚发性遗传代谢病根据代谢缺陷不同可分为五类:①能量代谢紊乱:如呼吸链功能障碍、丙酮酸脱氢酶缺乏、葡萄糖转运体(GLUT1)缺乏、脂肪酸 β 氧化缺陷,

以及涉及电子传递黄素、维生素 B₁（硫胺素）、生物素、维生素 B₂（核黄素）、维生素 E 和辅酶 Q10 等关键辅因子的紊乱；②代谢产物异常蓄积综合征：如卟啉症、尿素循环缺陷、同型半胱氨酸尿症、有机酸尿症和氨基酸病；③脂质沉积性疾病：如溶酶体贮积病（Krabbe 病、异染性脑白质营养不良、Niemann-Pick 病 C 型、Fabry 病和戈谢病）、过氧化物酶体疾病（肾上腺脊髓神经病、Refsum 病、植烷酸代谢障碍、过氧化物酶体生物发生障碍）、丹吉尔病和脑腱黄瘤病；④金属贮积性疾病：如铁、铜和锰代谢障碍；⑤神经递质代谢缺陷：包括 5-羟色胺、多巴胺和甘氨酸代谢缺陷。

【临床表现】

起病形式包括急性和慢性两种。急性起病者，通常为既往健康者，因突然的饮食结构改变、饥饿、过劳、感染、注射疫苗、手术、妊娠等应激因素而诱发急性代谢危象，出现突发意识改变、嗜睡、原因不明的昏迷，可见于尿素循环缺陷、同型半胱氨酸再甲基化障碍、有机酸代谢障碍、卟啉症等小分子病；而多起病，进行性加重，常有相对特异性的体貌或病理学改变，对一般治疗反应较差。另一种是慢性起病、进行性加重，逐渐累及多系统，多见于细胞器病，如肝豆状核变性、线粒体疾病、溶酶体病、Refsum 病和糖原贮积病等。

1. 成人期脑型代谢性疾病、线粒体疾病及代谢性肌病常在临床症状出现数月甚至数年才被诊断，易被误诊。Basch 和 Hart 描述一例 62 岁出现痴呆的异染性脑白质营养不良患者，观察 27 例成年起病异染性脑白质营养不良患者，发现成年发病的患者常缺乏明显的周围神经病体征，EMG 检查及腓神经活检可发现特征性异常。

2. 成年发病肝豆状核变性患者可有各种精神障碍表现，如妄想、幻觉、类偏执狂倾向和离奇行为等，可误诊为精神病，可伴震颤和肢体轻微强直，有时误认为用吩噻嗪类（phenothiazine）抗精神病药所致。

3. 某些 Griffin 型肾上腺脊髓神经病（adrenomyelo-neuropathy）病例表现持续数年的双下肢痉挛性瘫痪及感觉性共济失调，常误诊为脊髓小脑变性。该病可在儿童期出现肾上腺功能减退，约 30 岁时出现进行性痉挛性四肢瘫，四肢轻度周围神经病。

4. 成人型（Kufs 型）脂质积累病（Kufs lipid storage disease）多于 15～25 岁起病，病程进展缓慢，可表现人格改变、痫性发作及不同程度肌阵挛，随疾病进展出现小脑性共济失调、痉挛性瘫痪、肌强直、手足徐动症及痴呆等。一例 Kufs 型脂质积累病患者在成年早期出现智能衰退，随之出现肌强直并不断加剧，伴肢体手足徐动，走路困难，10 多年后死亡。

5. 某些青少年及成年 GM2 神经节苷脂贮积病（GM2 gangliosidosis）或 Tay-Sachs 病变异型是氨基己糖苷酶 A 缺乏（hexosaminidase A deficiency）所致，表现小脑性共济失调、多肌阵挛和进行性失明，黄斑部樱桃红斑可提供诊断线索。文献报告 2 例进行性脊髓性肌萎缩成人患者，氨基己糖苷酶缺乏，临床病程与运动神经元病（青少年 Kugelberg-welander 病）难于鉴别，但成年期 GM2 神经节苷脂贮积病可有共济失调及间断非典型性精神病表现。

6. 临床观察发现，Leigh 病可表现痴呆、视神经萎缩、轻度小脑性共济失调及皮质脊髓束损害等，患者可在相对不需帮助情况下生活近 20 年。一例 Krabbe 患者表现非对称性皮质脊髓束损害体征，腱反射不能引出，病程进展很慢，直到 60 岁后才出现肢体残疾。

7. 一例青年患者表现严重弥散性肌阵挛、痛性发作及轻微智力障碍，几年后确诊为 Gaucher 病罕见变异型。另一例患者表现痴呆、肌强直、舞蹈-手足徐动症、轻微小脑性共济失调和 Babinski 征，证明患 Niemann-Pick 病变异型。Winkerman 等（1983）对一个 Gaucher 病家族进行多年观察后，发现几例家族成员在成年早期发生痛性发作、全面性肌阵挛、核上性凝视麻痹和小脑性共济失调。也有 Gaucher 病伴早期严重帕金森综合征的罕见情况。

8. 某些早期诊断多发性硬化（MS）或 Schilder 病的年轻患者，可有额叶白质病变及脑其他部位病变，无青铜色皮肤，要尽量发现肾上腺功能不全的实验室证据。Eldridge 等曾描述一个大家族弥漫性非炎症性脑和小脑变性，个别家族成员在证明为常染色体显性遗传之前被认为罹患 MS，这组患者可能是 CADASIL。成年人肾上腺白质营养不良也可表现脊髓小脑综合征（spinocerebellar syndrome）或橄榄脑桥小脑综合征（olivopontocerebellar syndrome）。

9. 成年期遗传代谢性疾病罕见类型常因临床慢性经过，早期明显的特定神经系统症状或综合征令人关注。本组疾病确诊通常需有神经系统多部位受累证据，如表现隐匿的或明显的痴呆，小脑、锥体系、锥体外系、视觉及周围神经等特征性症状体征。神经系统多部位受累表现在遗传代谢病较变性疾病更多见，因此临床遇到这种情况时，要努力求证遗传代谢性疾病可能性。

通常传导束受损是指皮质脊髓束、小脑传导束、大脑脚部传导束、感觉传导束和视神经传导束等，提示白质营养不良（leukodystrophy）；灰质体征指示灰质营养不良（poliodystrophy），灰质体征包括痛性发作、肌阵挛、痴呆及视网膜病变等。这一原则对这两大组疾病鉴别诊断非常有用，特别是疾病早期。某些疾病如溶酶体贮积病（lysosomal storage diseases）由于既影响半乳糖脂（galactolip-id），包括半乳糖脑苷脂（galactocerebroside）和硫酸脑苷脂（cerebroside sulfatide）代谢，又影响神经节苷脂（gangliosides)代谢,故脑白质和灰质均可受累。

以上单基因遗传代谢性疾病是按发病年龄讨论,临床特点、相关生化代谢异常、影像学等检查是诊断依据,这便于在临床工作中根据患者的年龄查询临床最可能的诊断。但每种疾病都可能在提及的症状体征之外有其他异常,也可能有尚未发现的变异型。

总之,成人期神经系统遗传代谢病临床表现复杂多样,包括癫痫、认知功能减退、精神行为异常、急/慢性脊髓病、运动障碍、周围神经病及肌肉病等,起病可急可缓,同时许多患者在首次发病前生长发育正常,所以极易被误诊为后天获得性疾病,如脑炎、脊髓炎或其他变性病。应注意从病史、体征、家族史、生化和影像检查结果中寻找线索,利用气相色谱、液相色谱和质谱技术、酶学检测、活体组织病理、以及基因检测等方法,使患者尽早获得诊断,给予相应的治疗。

第七节　遗传家族型进行性肌萎缩和痉挛性截瘫

（吴志英）

遗传性进行性肌萎缩和痉挛性截瘫（hereditary forms of progressive muscular atrophy and hereditary spastic paraplegia）是一组罕见的遗传病。它包括影响下运动神经元病变为主的脊髓性肌萎缩症、慢性近端型脊肌萎缩症、慢性进行性远端型脊肌萎缩症、肩胛腓骨肌萎缩症、X-连锁脊髓延髓肌萎缩症和进行性延髓麻痹等,也包括累及上运动神经元病变为主的遗传性痉挛性截瘫。

一、脊髓性肌萎缩症

脊髓性肌萎缩症（spinal muscular atrophy,SMA）是由于运动神经元生存（surrival motor neuron,SMN）基因缺失引起的一组神经系统常染色体隐性遗传病,常在胎儿、新生儿、婴幼儿及儿童期发病。由于脊髓前角细胞变性,导致患者出现进行性、对称性、肢体近端为主的肌无力与肌萎缩,故又称为儿童近端型脊肌萎缩症。人群发病率为1/6 000~1/10 000,携带者为1/40~1/60,是婴儿期最常见的致死性遗传病,也是儿童期第二常见的神经肌肉疾病,仅次于Duchenne型肌营养不良症。

【分类】

根据起病年龄、病情进展速度、肌无力程度及存活时间长短可分为Ⅰ~Ⅲ型,即婴儿型、中间型及少年型（表3-16-12）。

表3-16-12　脊髓性肌萎缩症Ⅰ~Ⅲ型的主要临床表现及预后

类型	临床表现	预后
SMA Ⅰ（婴儿型,Werdnig-Hoffman）	胎儿期或出生后6个月内起病,新生儿肌张力低(软婴儿),吸吮及吞咽无力,可有关节弯曲,不能坐	预后极差,存活1年者罕见
SMA Ⅱ（中间型）	出生后6~18个月起病,近端肌无力,肌束震颤,手部细震颤,不能站立	预后不良,多数死于呼吸并发症
SMA Ⅲ（少年型,Wohlfart-Kugelberg-Welander）	1岁至青春期起病,运动发育迟缓,下肢近端无力	缓慢进展,预后不一

【病因和发病机制】

人类SMN基因编码SMN蛋白,可分为SMN1基因和SMN2基因,其中SMN1转录后可产生全长mRNA,翻译完整SMN蛋白。SMN2基因与SMN1基因只有5个碱基的差异,但由于SMN2基因外显子7可被跳跃性剪接,最终编码出外显子7缺失的不稳定易被降解的截短蛋白和一小部分的完整SMN蛋白。因此,疾病的发生与SMN1基因异常有关,但严重程度与患者体内SMN2基因的拷贝数有关。

研究表明,Ⅰ~Ⅲ型SMA均为常染色体隐性遗传,95%~98%的患者纯合缺失SMN1基因的外显子7、8,其余的2%~5%患者为复合杂合子,即携带SMN1基因杂合缺失突变和杂合点突变,极少数患者携带SMN1基因的复合杂合点突变。所有SMA患者至少有一个SMN2基因拷贝;Ⅰ型SMA有两个拷贝;Ⅱ型通常有3个拷贝;Ⅲ型则有3个或4个拷贝（Feldkotter M et al,2002）。

【病理】

肌活检对确诊SMA有重要意义,病理表现特征是失神经及神经再支配现象,但各型SMA的肌肉病理特点亦不相同。

Ⅰ型SMA足月婴儿肌活检可见典型肌群萎缩,大组分布的圆形萎缩肌纤维常累及整个肌束,亦可见肥大纤维散在分布于萎缩纤维之中,两型纤维均可受累,呈不完全同型肌群化。除了失神经性肌萎缩之外,还累及脊髓前角细胞及脑干运动神经核,神经细胞数目显著减少,许多残余神经细胞处于不同的变性阶段,少数神经细胞染色质溶解,含细胞质包涵体,噬神经细胞现象(neuronophagia)较常见。在神经根及周围神经存在神经胶质增生(gliosis)和继发性变性,但皮质脊髓束和皮质延髓束的神经元仍保持完整。

Ⅱ型SMA的病理改变与Ⅰ型类似,但大组萎缩肌纤维不常见,同型肌群化现象更突出。一些年龄稍大进入相对稳定期的患儿可有继发性肌损害,如中央核增多、肌纤维撕裂等。

Ⅲ型SMA的肌肉病理可有多种表现,轻微病例表现为同型肌群化及少量萎缩肌纤维等,形态大致正常。严重病例的肌活检表现与病程相关,早期以小纤维萎缩为主,可见同型肌群化,后期以同型肌群化为特征,合并成组或成束小点状萎缩肌纤维。肌纤维肥大十分突出,直径可达100~150μm,常合并继发性肌源性损害,如纤维撕裂、中央核改变、NADH染色见蛾噬样及指纹状纤维、少量坏死和再生纤维、巨噬细胞浸润及间质脂肪结缔组织增生等。

【临床表现】

1. Ⅰ型SMA 又称为婴儿型脊髓性肌萎缩(infantile spinal muscular atrophy)、恶性脊髓性肌萎缩或Werdnig-Hoffmann病,由Werdnig(1891)及Hoffmann(1893)先后描述,是最严重、最常见的SMA,约占SMA患者的45%,发病率约为1/20 000。可在胎儿、新生儿及婴儿期发病,预后不良,平均寿命为18个月,多在2岁以内死亡。

(1) 宫内胎儿期发病者约占1/3,患儿在胎儿期即有症状,胎动减少、变弱或消失,出生后哭声微弱,吃奶无力,呼吸及吞咽困难,四肢肌张力极低,自主运动丧失。严重病例出生时可见到踝、腕关节弯曲或髋关节脱位,全身肌无力,病情进行性加重,通常可存活数月,能存活1年者罕见。

(2) 半数以上在出生时或出生后的6个月内发病。患儿出现肢体软弱无力,以四肢近端肌群为主,躯干肌、骨盆肌和肩胛带肌可有不同程度受累,但手指、脚趾和头部肌肉仍活动正常,肌张力低。发病数月后肌无力和肌张力减低逐渐进展,可扩展至除眼肌以外的所有骨骼肌,常发生肋间肌麻痹并伴有一定程度的胸廓塌陷。吸吮及吞咽无力,哭声低,呼吸表浅,翻身及抬头困难,双腿不能站立,呈特殊姿势,如手臂外展、肘部弯曲,下肢呈蛙腿状,髋关节外旋外展,髋、膝关节屈曲。肌张力减低合并肌无力是本病突出的临床特点,可见腱反射消失。肌肉容量减少,但婴儿皮下脂肪多,故肌萎缩不易被发现。触

觉及痛觉正常,情感发育及社会适应能力与年龄相符。病变局限于前角细胞,偶累及延髓运动神经核,出现舌肌萎缩和肌束震颤,眼球运动正常,括约肌功能正常。约95%的患儿在出生后18个月内死于呼吸肌受累。少数晚发型婴儿能够坐和爬行,依赖支持物行走,可存活数年,甚至到青春期或成年早期。某些迟发型病例可见腱反射消失、弓形足(pes cavus)、Babinski征、舞蹈样动作及精神发育迟滞等。

2. Ⅱ型SMA 又称为中间型脊髓性肌萎缩(intermediate form of spinal muscular atrophy),发病率与Ⅰ型SMA相似。起病年龄较Ⅰ型略晚,常于出生后6~18个月起病,临床症状较Ⅰ型轻。婴儿早期正常,6个月后出现运动发育迟缓,虽然能坐,但不能独自站立及行走,1/3以上的患儿不能行走。多数病例表现为以肢体近端为主的肌无力,可见肌束震颤,下肢重于上肢,骨盆带肌无力引起走路摇摆。约1/3的病例可累及面肌,但呼吸肌、吞咽肌、眼外肌和括约肌一般不受累,50%以上的病例可见舌肌纤颤及腱反射减弱或消失。本型具有相对良性病程,特别是1岁后起病的患儿,多数可活到儿童期或少年期,个别活到成年,多死于呼吸并发症。

3. Ⅲ型SMA 又称为少年型脊髓性肌萎缩(juvenile spinal muscular atrophy)、Wohlfart-Kugelberg-Welander病或慢性儿童及少年近端脊髓肌萎缩症等,约占SMA患者中的30%。20世纪50年代中期,Wohlfart、Kugelberg和Welander首先将Ⅲ型SMA从其他运动系统疾病及肌营养不良症中区分出来。本型患者均能独立行走,主要累及肢体近端肌肉,表现缓慢进行性肌无力和肌萎缩。根据疾病的严重程度不同,可再分为3岁前起病的SMA 3a型和3岁后起病的SMA 3b型(表型更轻)。Ⅲ型SMA较Ⅰ型和Ⅱ型少见。多数在幼儿期至青春期发病,约1/3在2岁前起病,1/2的病例在3~18岁发病,5岁前起病者尤多,以青少年男性居多,且临床表现较严重。本病起病较隐袭,早期症状为肢体近端肌无力,下肢尤其大腿及髋部肌无力和肌萎缩明显,通常自股四头肌和髋部屈肌开始,起病时两侧症状对称,患儿登楼及从蹲位起立困难,表现为腹部前挺、走路摇摆、呈鸭步等,逐渐累及肩胛肌及上肢肌群,双上肢无力,举臂困难,最后肢体远端肌肉也受累。脑神经支配肌群通常不受累,眼外肌正常,可出现软腭肌无力。查体可见腱反射减弱及消失、Gower征阳性,部分病例可有脊柱侧凸、弓形足及翼状肩胛等,仅半数病例有肌束震颤,无感觉障碍,智能正常。约1/4的病例伴腓肠肌假肥大,几乎均为男性。皮质脊髓束不受影响,偶有Babinski征。临床上与某些发病缓慢的Werdnig-Hoffmann病(Ⅰ型SMA)很难区分,后者可在婴儿晚期或童年早期发病,存活时间较长。

【辅助检查】

1. 血清 CK　Ⅰ型 SMA 血清 CK 基本正常，Ⅱ型偶见增高，多数Ⅲ型 SMA 患者血清 CK 水平增高，但通常不超过正常值的 10 倍。CK 值通常随着肌肉损害的发展而增加，晚期肌萎缩严重时 CK 水平才开始下降。

2. 肌肉 CT 或 MRI 检查　有助于鉴别 SMA 与各型进行性肌营养不良症。SMA 呈现不完整轮廓弥散性异常信号，部分肌组织受累，大腿肌肉脂肪化，无明显肌肉肥大；进行性肌营养不良症表现为全部肌肉受累，肌肉炎性水肿和脂肪替代是其特征性表现。

3. 电生理检查　可反映Ⅰ~Ⅲ型 SMA 的严重程度及进展情况，但异常改变相似，如纤颤电位和复合运动单位动作电位(MUAPs)波幅、时限增加以及干扰相减少等。Ⅲ型 SMA 患者的神经源性与肌源性电位可混杂存在于同一肌肉，CK 水平增高病例的肌源性 MUAPs 更明显，须注意与肌营养不良鉴别。某些Ⅲ型 SMA 病例肌活检呈神经源性损害，EMG 表现肌源性损害，提示 EMG 与临床可不一致。运动传导速度在Ⅰ型 SMA 减慢，其他各型正常。尽管脊髓病理报道可有感觉纤维受累，但感觉传导速度在Ⅰ型 SMA 正常。针电极显示各型 SMA 均有纤颤电位及正锐波，Ⅰ型 SMA 可见于所有的病例，Ⅲ型 SMA 见于 60% 的病例。束颤电位在Ⅰ型 SMA 约 20%(+)，Ⅲ型 50%(+)。Ⅰ型 SMA 的独特表现是肢体放松时可见 5~15Hz 的 MUAPs 自发性发放。随意运动时各型 SMA 干扰相减少，Ⅰ型 SMA 仅呈单纯相，是运动单位丧失的证据。Ⅲ型 SMA 可见类似肌源性损害的低波幅多相电位，与肌活检提示的继发性肌源性改变相符。

4. 肌活检切片　可见典型失神经性肌萎缩及神经再生现象，如肌纤维成组萎缩及同型肌群化，Ⅰ型 SMA 肌纤维可肥大。尸检可有前角细胞丢失及变性。

5. 基因检测　由于 SMN1 和 SMN2 的外显子 7、8 分别有一个不同的碱基，可采用单链构象多态分析(SSCP)技术进行区分。又由于 SMN2 的外显子 7、8 分别存在 DraⅠ和 DdeⅠ切点，SMN1 无此酶切位点，通过 PCR-酶切法亦可区分。近期常采用 MLPA 技术检测 SMN1 的外显子 7、8 缺失。采用上述方法，可检出 95% 以上的 SMA 患者缺失 SMN1 的外显子 7、8。MLPA 技术和 PCR-SSCP 技术还可用来筛查 SMA 杂合携带者。若未检出 SMN1 的外显子 7、8 缺失，可采用 Sanger 测序技术检测 SMN1 的点突变。

【诊断和鉴别诊断】

1. 诊断

(1) 诊断依据

1) 进行性对称性肢体无力，近端重于远端，舌肌、肢带肌可见肌束颤动，双手有细震颤。

2) EMG 可见异常自发电位，运动单位时限延长，波幅增高，肌活检可见肌纤维成组萎缩及同型肌群化，Ⅰ型肌纤维可有肥大。

3) 95% 以上的患者通过基因检测发现 SMN1 的外显子 7、8 缺失，可确诊。

(2) 排除依据

1) 出现面肌及眼外肌麻痹、膈肌及心肌无力，有神经系统其他部位损害，如 CNS 受累、感觉障碍、听力或视力障碍等。

2) 出现关节畸形。

3) 血清 CK 大于正常值上限 10 倍以上，肌营养不良蛋白(dystrophin)缺失，氨基己糖苷酶(hexosaminidase)缺乏等，运动神经传导速度下降 70%，感觉神经电位波幅异常。

2. 鉴别诊断　本病需注意与 Duchenne 肌营养不良症、先天性肌病鉴别，必要时需依靠基因诊断。

【治疗】

对于多数的 SMA 患者而言，尽管 SMN2 基因仍能表达少量全长有功能的 SMN 蛋白，但仍不足以弥补 SMN1 基因缺失导致的 SMN 蛋白不足。因此如何提升 SMN 蛋白表达成为 SMA 最根本、最有前景的治疗策略。在依赖 SMN 的治疗策略中，主要包括 SMN1 基因替代治疗和增加 SMN2 基因全长转录本的表达等。具体治疗方案分为 3 类：反义寡核苷酸、基因治疗、小分子化合物。这些药物或基因治疗方法价格均十分昂贵。

1. 反义寡核苷酸药物　是一种可以靶向结合内含子或外显子的互补序列，从而增强或破坏剪接事件的治疗性 RNA 分子。SMN2 基因内含子 7 存在与异种核糖核蛋白(hnRNP)A1 相关的内含子剪接沉默子(ISS)，其中内含子剪接沉默子 N1(ISS-N1)是重要的反式作用因子，定位于 SMN2 基因内含子 7 第 10~24 位碱基，包含 2 个 hnRNP A1/A2 结合位点，是影响剪接功能的一个重要结构。因此，设计针对内含子剪接沉默子位点的反义寡核苷酸，可阻止 hnRNP A1/A2 与内含子剪接沉默子结合，使外显子 7 在剪接过程中保留，翻译生成完整的 SMN 蛋白，从而在一定程度上弥补因 SMN1 基因突变导致的 SMN 蛋白不足。这是目前公认的一个治疗靶点(Lorson CL et al,1999)。Nusinersen 作为一种针对 SMN2 ISS-N1 的反义寡核苷酸，经过三期临床试验后，2016 年 12 月 23 日，美国食品药品监督管理局(FDA)批准 Nusinersen 上市，是全球首个治疗 SMA 的药物。2019 年 4 月 28 日，中国国家药品监督管理局(NMPA)批准诺西那生钠注射液在中国上市。

2. 基因增补　SMA 作为一种单基因遗传病，根据其发病机制，用病毒作为基因治疗载体，将正常 SMN cDNA 导入体内，升高体内 SMN 蛋白水平成为治疗 SMA 的最本质和最直接的治疗方法。近期，美国 FDA 批准 AVXS-101 上市，用于治疗 2 岁以内，在 *SMN1* 等位基因上携带突变，*SMN2* 只有 2 个拷贝的患儿，这是目前第一款，也是目前唯一的一款治疗 SMA 的基因疗法。AVXS-101 是一种基因替代疗法，通过一次静脉输送 scAAV9-SMN1 至 SMA 患者体内，使患者体内持续表达 SMN 蛋白。AVXS-101 的批准基于积极的临床试验数据，在Ⅰ期试验 START 中，共 15 例患儿参与，分为高剂量组和低剂量组，经过 24 个月的随访观察，所有 15 例患者均存活且不需要永久性的通气辅助。在高剂量组的 12 例患儿中，有 11 例（92%）能够端坐，2 例（17%）能够独立站立，2 例（17%）能够独立行走（Mendell JR et al，2018）。不久前公布的Ⅲ期临床试验 STR1V 中期数据显示，截至 2018 年 9 月 27 日，在 22 例接受治疗的患者中，有 21 例仍然存活且未出现不良事件，运动功能进步也很明显。尽管基因替代疗法的上市非常令人鼓舞，但仍然存在许多需要探讨的问题，如最佳干预时间，临床效应的持续时间，是否会出现不良反应等，希望更大样本量以及更长时间的随访研究能诠释这些问题。

3. 小分子药物　这种小分子化合物通过调节 SMN 基因外显子 7 的剪接使 SMN2 转录翻译产生全长蛋白，大致分为 2 种类型，一种是以组蛋白去乙酰化酶抑制剂为主的传统小分子化合物，另一种是新型小分子化合物。多种小分子化合物已进入临床试验阶段。

二、成人慢性近端型脊肌萎缩症

除了Ⅰ~Ⅲ型 SMA，还有不到 5% 的 SMA 患者，症状类似于Ⅲ型 SMA，但多在成年后发病，一般在 20 岁或更晚才发病，是病症最轻微的 SMA，又称为Ⅳ型 SMA 或成人慢性近端型脊肌萎缩症（adult chronic proximal spinal muscular atrophy）。人群发病率约为 3.2/10 万。

【病理】

中央前回的神经细胞、延髓疑核细胞以及脊髓前角细胞均减少，残存的细胞表现为变性改变。光镜下病理改变主要是Ⅰ型肌纤维变细，呈角形，萎缩的肌纤维间可见靶样纤维或呈螺旋状构象，肌膜核增生，呈串珠状排列，部分核移向中央，部分纤维肿大，横纹消失。

【临床表现】

发病和进展均较隐袭，亦有报道进行性加重或相对静止的病例。起病年龄多为 17~30 岁，最晚可在 60 岁后发病，平均发病年龄 35 岁，男女比例为 5∶4。患者早期可出现痛性肌痉挛，先于肌无力前数年出现。近端肌无力

常从下肢开始，逐渐波及肩胛带肌、面肌及延髓支配诸肌，下部面肌及舌肌可见肌束颤动，数年后出现吞咽困难及讷吃等。约 1/3 的病例呈常染色体显性遗传，表现为进行性肢体近端肌无力、肌萎缩和肌束震颤，进展速度较快，约 5 年丧失跑步能力。有的病例呈常染色体隐性遗传，表现为较良性病程。肌电图及肌肉病理改变与Ⅲ型 SMA 相似。基因定位与儿童型 SMA 有同质性，亦与 5q13 紧密连锁，患者普遍含有 4~8 拷贝数的 *SMN2* 基因。

【实验室检查】

部分患者血清酶（CK、LDH）升高，还有患者开始时肌酶增高，随后可恢复正常。所有病例的肌电图和肌活检检查均表现为神经源性改变，但病程长的患者可混杂有肌源性损伤的成分。

【预后】

本型预后较好，常终生保持行走能力，发病后仍可存活 20~30 年。

三、慢性进行性远端脊肌萎缩症

慢性进行性远端脊肌萎缩症（chronic distal progressive spinal muscular atrophy）具有遗传异质性，多为常染色体显性遗传，完全或不完全外显，少数为常染色体隐性遗传，也可为 X 连锁隐性遗传。

【病理】

脊髓的颈下段及胸上段的前角细胞，呈变性及坏死，胶质细胞增生，前根可见神经纤维脱髓鞘、萎缩，颈神经干束状变性，颈神经节细胞变性及坏死。肌肉活检病理特点为肌纤维大小不等，萎缩的肌纤维成小角形，呈小群样分布，可见核袋及肌膜下线粒体增多。ATP 酶染色显示Ⅰ型纤维同型肌群化，未见肌纤维坏死，无炎性细胞浸润。

【临床表现】

本病发病可见于两个年龄组。

1. 4~8 岁发病者，首发症状为下肢远端对称性肌萎缩，双手及前臂也逐渐出现肌萎缩，腱反射消失，伴肌束震颤，部分病例有弓形足，临床类似腓骨肌萎缩症。

2. 15~30 岁或更晚发病者，肌无力和肌萎缩先累及双上肢远端，再逐渐扩展至近端、躯干、颈部肌肉，以及下肢远端肌，伴肌束震颤，少数晚期可发生延髓麻痹。

四、肩胛腓骨肌萎缩症

肩胛腓骨肌萎缩症（scapulo-peroneal muscular atrophy）多为常染色体显性遗传，少数为常染色体隐性遗传或 X 连锁隐性遗传，也有散发病例。主要累及下运动神

经元,并以脊髓前角细胞支配的肌肉为主,感觉系统一般不受侵,也可累及脑神经运动核支配的肌肉。

本病多在 30~50 岁起病,首发症状是双侧腓骨肌无力和肌萎缩,逐渐向上扩展至大腿及骨盆等肌群,然后肩胛带肌群及上臂肌肉先后受累,伴肌束震颤。慢性进展,预后较好。诊断时需要与进行性肌营养不良、腓骨肌萎缩症、遗传性运动感觉神经病进行鉴别。

五、X-连锁脊髓延髓肌萎缩症

X-连锁脊髓延髓肌萎缩症(spinal bulbar muscular atrophy,SBMA),1968 年由美国医生 Kennedy 首先描述,故又称为 Kennedy 病(肯尼迪氏症)(Kennedy WR et al,1968)。这是一种迟发的 X-连锁隐性遗传性神经系统变性疾病,主要累及下运动神经元、感觉系统和内分泌系统,可出现下运动神经元、后跟神经节细胞和内分泌系统受累的症状体征,临床表现包括进行性肢体无力、肌萎缩、言语含糊、吞咽困难、乳腺发育和糖尿病等。

【病因和发病机制】

本病是 X 连锁隐性遗传病,由 X 染色体长臂上编码雄激素受体(androgen receptor,AR)的 *AR* 基因外显子 1 上的 CAG 重复序列异常扩增导致。2011 年,欧洲神经病学联盟指南将标准定为 CAG 重复序列数超过 35 即可诊断。CAG 重复序列增多可导致发病年龄提前,与疾病严重程度没有明显相关性。患者几乎都为男性。杂合子女性通常没有临床症状,纯合子女性患者目前报道极少,症状也较轻。核内包涵体(nuclear inclusions)和 AR 蛋白寡聚体的核聚集是该病的病理标志。突变的 AR 蛋白泛素化阳性,逃逸了蛋白酶体的降解从而导致 AR 蛋白异常聚集,从而影响细胞的正常功能。致病蛋白 AR 的毒性作用还依赖配体即睾酮等,这也解释了女性患者症状较轻的原因。

【临床表现】

1. 绝大部分患者 30 岁时才出现肌无力症状,部分患者在此之前会有长达数年的运动诱发的肌肉痉挛和手部震颤。肌无力和肌萎缩首先累及肩及髋部等肢体近端肌,腱反射减弱甚至消失,随后出现构音障碍及吞咽困难等延髓症状,可能伴随颜面部、下巴和舌肌萎缩。90%患者会有特征性的颜面部抽搐,口周和下巴尤其明显。颜面部抽搐可自发出现,也可通过吹哨或者鼓腮的动作引出。病程后期可能会累及远端肢体。除运动系统外,也会累及感觉系统,可出现下肢麻木或刺痛。

2. 75%的男性会有乳房发育,还可有性功能减退如睾丸萎缩、不育、勃起障碍,内分泌疾病如糖尿病等。94%患者血清 CK 水平可升高至正常上限的 2~4 倍或更

高,一般在未出现临床症状前就可检测到。

3. 存在轻度感觉性神经病。90%患者行肌电图检查会发现感觉神经元动作电位(sensory nerve action potential,SNAP)的波幅下降或者消失,提示背根神经节(dorsal root ganglion,DRG)受损。这一特征有助于和运动神经元病相鉴别,因后者一般不累及感觉系统。DRG 神经元细胞核和细胞质中均可见 AR 聚集,并且与 CAG 重复序列有关。神经传导常显示正常的运动活动,但如果肌肉已经萎缩,CMAP 波幅可能会下降。运动神经传导异常率低于感觉神经传导,针极肌电图表现以慢性广泛神经源性损害为主。

【诊断】

基因诊断是诊断该病的金标准。2011 年,欧洲神经病学联盟(EFNS)指南将标准定为 CAG 重复序列数超过 35 次即可诊断。

【治疗】

无特效治疗方案,基本只能对症治疗,主要是抑制雄激素水平。目前用于临床研究的药物主要是醋酸亮丙瑞林、度他雄胺和克伦特罗,但均无显著效果。

【预后】

该病进展非常缓慢,肌力下降每年约 2%,预期寿命与常人无异。

六、进行性延髓性麻痹

进行性延髓性麻痹(progressive bulbar palsy,PBP)是运动神经元病中一种较罕见的类型,临床上较少报道。PBP 主要侵及延髓和脑桥运动神经核,其他运动神经元不受累。多在中年以后发病,最初症状为发音不清,逐渐出现软腭、咽、喉及咀嚼肌萎缩、无力,饮水呛咳,流涎,吞咽困难,鼻音重。检查可见上腭低垂,软腭上抬无力,咽反射消失,咽部唾液存积,伸舌无力,舌肌明显萎缩伴束颤、蠕动。皮质延髓束受累出现下颌反射亢进,后期伴强哭强笑,表现真性与假性延髓性麻痹并存。进展较快,预后不良,多在 1~3 年死于呼吸肌麻痹和肺部感染。

七、遗传性痉挛性截瘫

遗传性痉挛性截瘫(hereditary spastic paraplegia,HSP)是在 1874 年首先被 Seeligmüller 报道,其后德国 Strümpell 和法国 Lorrain 做了详细描述,亦称 Strümpell-Lorrain 病,目前世界各地均有报道。本病遗传模式多样,可呈常染色体显性遗传、常染色体隐性遗传、X 连锁遗传和线粒体遗传,13%~40%的病例是散发的(Shribman S et al,2019)。

【分类】

根据临床表现,HSP 可以分为单纯型和复杂型。单纯型 HSP 的临床表现只有下肢痉挛、无力,伴或不伴有膀胱受累。如出现其他的神经系统或非神经系统表现,比如认知障碍、共济失调、构音障碍、癫痫发作、远端肌肉萎缩、视力障碍等,则为复杂型 HSP。

作为一种单基因神经遗传病,HSP 的遗传分类基于染色体位点和致病基因,分别命名为 SPG1-80(表 3-16-13)。

最常见的常染色体显性遗传的 HSP 亚型是 SPG4(SPAST)、SPG3A(ATL1)和 SPG31(REEP1),其中 SPG4 亚型最常见,占所有 HSP 病例的 1/3,包括 60% 的常染色体显性遗传病例和 15% 的散发病例。常染色体隐性遗传模式常见于 SPG11、SPG15(ZFYVE26)、SPG7 和 SPG5(CYP7B1)亚型,多表现为复杂型 HSP。X 连锁遗传的 HSP 主要有 4 个亚型,SPG1(L1CAM)、SPG2(PLP1)、SPG16 和 SPG32。

表 3-16-13　SPG 亚型

亚型	Locus	基因	主要表型	遗传模式
SPG1	Xq28	L1CAM	复杂型	X-linked
SPG2	Xq22. 2	PLP1	复杂型	X-linked
SPG3A	14q22. 1	ATL1	单纯型	AD
SPG4	2p22. 3	SPAST	单纯型	AD
SPG5A	8q12. 3	CYP7B1	单纯型	AR
SPG6	15q11. 2	NIPA1	单纯型	AD
SPG7	16q24	SPG7	单纯型或复杂型	AR 和 AD
SPG8	8q24. 13	KIAA0196	单纯型	AD
SPG9	10q23. 3-q24. 1	SPG9	复杂型	AD
SPG10	12q13. 3	KIF5A	单纯型	AD
SPG11	15q21. 1	SPG11	复杂型	AR
SPG12	19q13. 32	RTN2	单纯型	AD
SPG13	2q33. 1	HSPD1	单纯型	AD
SPG14	3q27-q28	SPG14	复杂型	AR
SPG15	14q24. 1	ZFYVE26	复杂型	AR
SPG16	Xq11. 2	SPG16	复杂型	X-linked
SPG17	11q12. 3	BSCL2	复杂型	AD
SPG18	8p1123	ERLIN2	复杂型	AR
SPG19	9q	–	单纯型	AD
SPG20	13q13. 3	SPG20	复杂型	AR
SPG21	15q22. 31	ACP33	复杂型	AR
SPG23	1q24-q32	–	复杂型	AR
SPG24	13q14	SPG24	单纯型	AR
SPG25	6q23-q24. 1	SPG25	复杂型	AR
SPG26	12p11. 1-q14	B4GALNT1	复杂型	AR
SPG27	10q22. 1-q24. 1	–	复杂型	AR
SPG28	14q22. 1	DDHD1	单纯型	AR
SPG29	1p31. 1-p21. 1	–	复杂型	AD
SPG30	2q37. 3	KIF1A	单纯型	AR
SPG31	2p11	REEP1	单纯型	AD

续表

亚型	Locus	基因	主要表型	遗传模式
SPG32	14q12-q21	-	复杂型	AR
SPG33	10q24.2	ZFYVE27	单纯型	AD
SPG34	Xq24-q25	-	单纯型	X-linked
SPG35	16q23.1	FA2H	复杂型	AR
SPG36	12q23-q24	-	复杂型	AD
SPG37	8p21.1-q13.3	SPG37	单纯型	AD
SPG38	4p16-p15	SPG38	复杂型	AD
SPG39	19p13.2	PNPLA6	复杂型	AR
SPG41	11p14.1-p11.2	SPG41	单纯型	AD
SPG42	3q25.31	SLC33A1	单纯型	AD
SPG43	19q12	C19ORF12	复杂型	AR
SPG44	1q42.13	GJC2	复杂型	AR
SPG45	10q24.3-q25.1	NT5C2	复杂型	AR
SPG46	9p13.3	GBA2	复杂型	AR
SPG47	1p13.2	AP4B1	复杂型	AR
SPG48	7p22.1	AP5Z1	单纯型	AR
SPG49	14q32.31	TECPR2	复杂型	AR
SPG50	7q22.1	AP4M1	复杂型	AR
SPG51	15q21.2	AP4E1	复杂型	AR
SPG52	14q12	AP4S1	复杂型	AR
SPG53	8p22	VPS37A	复杂型	AR
SPG54	8p11.23	DDHD2	复杂型	AR
SPG55	12q24.31	C12ORF65	复杂型	AR
SPG56	4q25	CYP2U1	复杂型	AR
SPG57	3q12.2	TFG	复杂型	AR
SPG58	17p13.2	KIF1C	复杂型	AR/AD
SPG61	16p12.3	ARL6IP1	复杂型	AR
SPG62	10q24.3	ERLIN1	复杂型	AR
SPG63	1p13.3	AMPD2	复杂型	AR
SPG64	10q24.1	ENTPD1	复杂型	AR
SPG72	5q31.2	REEP2	单纯型	AR/AD
SPG73	19q13.33	CPT1C	单纯型	AD
SPG74	1q42.1	IBA57	复杂型	AR
SPG75	19q13.1	MAG	复杂型	AR
SPG76	11q13.1	CAPN1	复杂型	AR
SPG77	6p25.1	FARS2	单纯型	AR
SPG78	1p36.1	ATP13A2	复杂型	AR
SPG79	4p13	UCHL1	复杂型	AR
SPG80	9p3.3	UBAP1	单纯型	AD

注:AD,常染色体显性遗传;AR,常染色体隐性遗传;X-linked,X染色体连锁遗传。

【病因和发病机制】

HSP 是一组遗传异质性和临床异质性均很高的神经退行性疾病,其共同病理机制是皮质脊髓束轴突的长度依赖性变性(胸段脊髓最严重)和薄束后索轴突的长度依赖性变性(颈段脊髓最严重)。细胞和动物实验表明,HSP 的发病机制多种多样,包括细胞内物质运输障碍(SPG4、SPG3A 等)、轴突运输障碍(SPG10、SPG30 等)、线粒体功能障碍(SPG7、SPG31 等)、鞘维护和组装障碍(SPG1、SPG2 等)、脂质与胆固醇代谢异常(SPG5、SPG9 等)及内体稳态破坏(SPG11、SPG15 等)。

【临床表现】

HSP 是一组疾病,患病率为 4/10 万~10/10 万,其核心表现为双下肢痉挛、反射亢进和病理征阳性。起病隐匿,可在婴儿期、儿童期、青春期或成人期发病,最常见为青春期起病,进展一般缓慢。

1. 单纯型 HSP 患者主要表现为缓慢进展的步态障碍、下肢僵硬无力、剪刀步态,晚期可出现尿频尿急等膀胱刺激征及感觉功能异常。SPG4 亚型患者可呈不完全外显,发病年龄变化很大,从出生到 70 多岁都有,常表现为单纯型,但亦有个别患者伴有共济失调、认知功能受累、锥体外系受累、构音障碍或吞咽困难。SPG3A 亚型与 SPG4 相似,通常表现为单纯型,平均发病年龄为 5.6 岁,明显低于 SPG4,少数患者有远端肌萎缩、胼胝体变薄和认知功能障碍等复杂型表现。SPG31 亚型有两个发病高峰,分别在 10 岁左右和 40 岁左右,也表现为单纯型。

2. 复杂型 HSP 患者在单纯型表型基础上,常合并痴呆、构音障碍、癫痫、帕金森症、周围神经病、听力下降、视神经萎缩、小脑萎缩、胼胝体变薄、脑白质病变、远端肌萎缩、眼球震颤等其他神经系统症状或体征,多见于常染色体隐性遗传及 X 染色体遗传。SPG11 亚型多见于近亲结婚家族中,发病年龄在 4~36 岁,临床表现较为复杂,多数病例表现为记忆力下降,学习成绩差,口齿含糊等,脑 MRI 提示薄胼胝体或脑白质异常,步态异常多在 20 岁左右出现。此外,文献中亦有表现为左旋多巴反应性帕金森病、口下颌肌张力障碍、癫痫和继发性视神经萎缩等表现。SPG15 亚型,临床表现类似于 SPG11,但左旋多巴反应性帕金森病的表现较为常见。SPG7 亚型发病年龄较晚,平均为 41.7 岁,男性比女性更为常见。通常表现为下肢痉挛(可相对较轻)和小脑性共济失调。还有报道称,SPG7 可呈常染色体显性遗传。SPG1 亚型呈 X 染色体遗传,可表现为精神发育迟滞、失语、拖曳步态和拇指内收。

【诊断与鉴别诊断】

1. 诊断 需要在排除其他疾病的基础上,结合患者的家族史、典型临床症状和体征,确诊则需依靠基因检测。

2. 鉴别诊断

(1)继发性痉挛性截瘫:颈椎病、脊髓肿瘤、小脑扁桃体下疝畸形、寰枢椎半脱位、硬脊膜动静脉畸形、多系统萎缩、HTLV1、HIV、神经梅毒、维生素 B_{12} 缺乏、铜缺乏、放射性脊髓病、Lyme 病、红斑狼疮、结节病等。

(2)其他遗传性疾病:脊髓小脑性共济失调、常染色体隐性共济失调、痉挛性共济失调、肾上腺脑白质营养不良、精氨酸酶缺陷、脑腱黄色瘤、多巴反应性肌张力障碍、脑组织铁沉积神经变性以及其他罕见的代谢和神经退行性疾病。

【治疗】

HSP 目前没有特效的治疗方法,主要是对症治疗,如抗痉挛药物、物理治疗、康复锻炼等缓解患者症状。

八、遗传性痉挛性截瘫特殊亚型

遗传性痉挛性截瘫特殊亚型(special subtype of hereditary spastic paraplegia)表现为典型的双下肢痉挛性截瘫合并其他神经系统或非神经系统症状。其中某些综合征在早年发病,表现中度精神发育迟滞,有些病例出生多年后才出现症状,进行性发展。在确定与发病机制有关的生化和基因结果前,鉴别可能仅有疾病分类学意义。

【临床表现】

1. Ferguson-Critchley 综合征 HSP 伴脊髓、小脑及眼部症状,如凝视障碍、视神经萎缩、小脑性共济失调等。40~50 岁开始出现共济失调,伴下肢无力、情绪变化、病态哭笑、构音障碍、复视及神经源性膀胱,查体腱反射亢进、双侧 Babinski 征、肢体远端感觉丧失等,临床颇似多发性硬化。也有些病例家族中几代人表现为明显的锥体外系症状,可与下面的综合征重叠。

2. HSP 伴锥体外系体征(hereditary spastic paraplegia with extrapyramidal signs) 患者表现痉挛性截瘫,伴有动作性或静止性震颤、Parkinson 样强直、舌肌张力障碍及四肢手足徐动等,可见于 SPG21、35 和 56。由于帕金森病常与痉挛性无力及其他皮质脊髓症状并存,临床需注意鉴别。

3. HSP 伴视神经萎缩(hereditary spastic paraplegia with optic atrophy) 亦称 Behr 综合征、视神经萎缩共济失调综合征(optic atrophy-ataxia syndrome),因常合并视神经萎缩及小脑症状而得名,为常染色体隐性遗传,幼年发病,缓慢进展。

4. HSP 伴黄斑变性(hereditary spastic paraplegia with macular degeneration) 亦称 Kjellin 综合征,由 Kjellin(1959)首先描述,多于 10 岁左右发病。表现痉挛性截瘫

伴肌萎缩、智力发育不全(oligophrenia)及视网膜中央变性,精神发育迟滞趋于稳定,痉挛性肌无力和视网膜改变为晚发性,多出现在20多岁,进行性加重,可见于SPG11和SPG15基因突变的患者,合并眼肌麻痹称为Barnard-Scholz综合征。

5. HSP伴精神发育迟滞或痴呆(hereditary spastic paraplegia with mental retardation or dementia) 许多患儿表现为进行性痉挛性截瘫,早期精神发育迟滞或智能衰退,有许多变异型。常染色体隐性遗传Sjögren-Larsson综合征表现为婴儿期发病,下肢痉挛性肌无力伴精神发育迟滞,常合并鱼鳞癣(ichthyosis),易于鉴别。

6. HSP伴多发性神经病(hereditary spastic paraplegia with polyneuropathy) 某些感觉运动性多发性神经病患者可伴肯定的皮质脊髓受损症状,儿童或青春期发病,成年早期患者不能行走,需依靠轮椅。该综合征与肾上腺脑白质营养不良的脊髓神经病(myeloneuropathy of adrenoleukodystrophy)类似。

7. HSP伴远端肌肉萎缩(spastic paraparesis with distal muscle wasting) 也称为Troyer综合征,为常染色体隐性遗传。儿童期发病,伴手部肌萎缩,下肢痉挛及挛缩,可合并轻度小脑症状、手足徐动及耳聋等。

第八节 进行性失明综合征

(袁云)

进行性失明综合征(syndrome of progressive blindness)可发生于儿童、青少年、成人,主要包括两类:进行性视神经病(progressive optic neuropathy)和视网膜变性(retinal degeneration),后者是色素性视网膜炎(retinitis pigmentosa)或视网膜色素层黄斑变性(tapetoretinal macular degeneration)。还有许多先天性异常和视网膜疾病可于婴儿期发病,并导致失明和小眼畸形。

一、莱伯(Leber)遗传性视神经萎缩

莱伯遗传性视神经萎缩(hereditary optic atrophy of Leber)也称为Leber遗传性视神经病(Leber hereditary optic neuropathy,LHON),是患者母亲线粒体DNA缺陷导致双侧视神经萎缩,引起急性或亚急性视力丧失。Leber(1871)首次详细描述了本病,对许多家系追踪调查发现,遗传方式不符合典型的孟德尔规律,大多数家族中男性有明显发病倾向,女性也可受累(约占患者总数14%),不能用X连锁遗传解释,我国女性发病率较高。

【病因和病理】

Nikoskelainen等家系研究发现,如母亲是携带者,女儿均为携带者,这是源于母亲线粒体DNA缺陷遗传所决定的传递方式(Wallace et al,1988)。伦敦国立医院研究组全面综述Leber遗传性视神经萎缩的某些临床变异,所有病例共同点是存在致病性线粒体DNA异常(Riordan-Eva et al,1995),这种异常可能仅累及几个位点中的一个。因此,Leber视神经萎缩已列入线粒体疾病中(见本章第十节线粒体病)。

本病最初的病变为视盘肿胀充血,很快出现萎缩。可有视乳头周围血管病变,包括血管弯曲及动静脉分流,这种改变也见于无症状女性携带者的后代。从视乳头至外侧膝状体视神经中央部可发生变性,据推测可能同时累及轴索及髓鞘,视网膜表层神经细胞丧失,星形胶质细胞及神经内膜结缔组织增生。

【临床表现】

1. 任何年龄均可发病,2~6岁较常见。大多数在18~25岁开始出现视力下降,起病隐袭,多在数周至数月内呈亚急性进展,提示伴发球后视神经炎。患者可有眼及额部疼痛,主观视觉现象,双眼多同时受累,也可单眼先受累,数周或数月后另眼也受累,未受累眼在出现视力损害前可有视觉诱发电位异常,所有的病例双眼发病间隔通常不超过一年。

2. 视觉损害特征是中心视力受损早于外周视力,有双侧看到中心暗点阶段。蓝-黄色觉受累较早,红-绿色觉相对保留,随疾病发展出现完全色盲。瞳孔光反射保存,后期出现视野缩窄。尽管患者常遗留严重中心暗点,但全盲少见。有些患者视觉功能相对稳定,不再发展。视觉症状进展时,荧光血管造影可显示异常血管床分流及乳头黄斑束毛细血管充盈下降。

Leber遗传性视神经萎缩需注意与隐性或显性遗传性视神经萎缩、球后神经炎及营养性视神经病变等鉴别。

二、色素性视网膜炎

色素性视网膜炎(retinitis pigmentosa,RP)也称视网膜色素变性,是视网膜视锥、视杆细胞营养不良。多为常染色体隐性遗传,少数为常染色体显性遗传(20%),发病较晚,病损较轻;也有性连锁隐性遗传者(<10%)发病较早,病损较重;散发病例的个体表现差异较大。男女发病率为2:1~3:1。血缘关系在常染色体隐性遗传病例中起重要作用,可使患病率增加约20倍。据估计美国约有10万人罹患此病。

【病因和发病机制】

与上述Leber视神经萎缩不同,色素性视网膜炎影响视网膜全层,包括神经上皮及色素上皮,且无炎症证据,Leber建议称为视网膜色素层变性(tapetoretinal degeneration）。3号染色体某段基因可编码光敏杆细胞视蛋白，这种蛋白与维生素A结合形成视紫质，光照射正常眼视紫质时，视蛋白释放维生素A，启动一系列变化，激活杆细胞。此段基因异常时，视蛋白中一个脯氨酸被组氨酸替代，使视蛋白及视紫质数量减少，形成色素性视网膜炎，色素沉着是由于视杆细胞变性后视网膜色素层上皮细胞迁移至表层并堆积形成。

【临床表现】

1. 本病通常在儿童及青少年发病，首发症状多为暗视力受损即夜盲，暗光下视野变窄。疾病逐渐进展可发生所有光照强度下永久性视力受损。黄斑周边部常最早受累且严重，出现部分性或完全性环状暗点，中心视力丧失较晚。双眼一般同时受累，色觉丧失相对较晚。由于只有中心凹无色素沉着，患者最后像通过一根狭窄的管子看外界。有些患者视力减退到一定程度不再进展，多数病例最终失明。眼底检查可见特征性色素沉着三联症：骨小体出现、血管变细及视乳头苍白等。

2. 与色素性视网膜炎相关的临床综合征包括：①Bardet-Biedl综合征：表现智力发育不全、肥胖、并指（趾）畸形及性腺功能减退等；②Laurence-Moon综合征：表现生殖腺发育不全、肥胖及精神障碍等；③Friedreich型及其他类型脊髓小脑性和小脑性共济失调；④Laurence-Moon综合征伴痉挛性截瘫或四肢瘫；⑤神经源性肌萎缩、近视及色盲；⑥Refsum病：表现多发性神经病伴耳聋；⑦聋性缄默（deaf mutism）；⑧Cockayne综合征；⑨Bassen-Kornzweig病；⑩某些线粒体疾病，特别是进行性眼外肌麻痹及Kearns-Sayre综合征等。

【诊断和鉴别诊断】

1. 诊断 根据典型的临床症状，如儿童及青少年时发病，早期症状为夜盲及周边视野缺损，视网膜色素沉着特征性眼底等。

2. 鉴别诊断 色素性视网膜炎需与以下疾病鉴别：

（1）Leber视神经萎缩患者的视网膜电图（electroretinogram）视网膜电活动保存，色素性视网膜炎患者视网膜电活动消失。

（2）Pelizaeus-Merzbacher病：也称皮质外中轴发育不良，在婴儿期、儿童期和青春期发病，均为X连锁隐性遗传。详见第十六章神经系统遗传性代谢性疾病。

（3）Gaucher病：又称葡萄糖脑苷脂贮积病，为常染色体隐性遗传病，突变基因位于1号染色体长臂（1q21-q31）上，已发现有多种点突变，主要见于犹太族。临床分为三型：成年型（Ⅰ型）、急性婴儿型（Ⅱ型）、少年型（Ⅲ型），Ⅱ、Ⅲ型有神经系统症状，又称为神经型，预后差，很少活到成年。详见第十六章神经系统遗传代谢性疾病。

（4）各种蜡样脂质病：也称Batten病，是最常见的婴儿和儿童期神经变性病，为脂质贮积病的一种。除少数成年病例，均为常染色体隐性遗传。详见本章第四节儿童早期遗传代谢性疾病中，神经元蜡样脂褐质贮积病。

（5）视网膜感染，如梅毒、原虫病及巨细胞性包涵体病等。

【治疗】

本病可应用皮质类固醇、维生素A及维生素E等阻止病变的进展，疗效不肯定，可考虑试用交感神经切断术。

三、斯塔加特（Stargardt）病

斯塔加特病（Stargardt disease）是对称性缓慢进展的黄斑变性疾病，病变为视网膜色素层视锥细胞选择性变性或萎缩，与色素性视网膜炎不同。由Stargardt首先发现（1909）而得名，多为常染色体隐性遗传。

在某些家族中，无论是常染色体隐性遗传性Stargardt病，还是与之关系密切的视锥-视杆细胞营养不良，都与染色体6P缺陷有关；另一些家族与染色体13q缺陷有关，一些较少见的隐性遗传类型病变位于染色体1P上。在上述类型中，均由于几个基因错误编码光感受器转运蛋白而导致发病。

【临床表现】

1. 多在6~20岁发病，大于20岁者罕见。患者黄斑区呈苍白色或黄褐色，有色素沉着点，视野中央可出现暗点，最终导致中心视力丧失。疾病后期可出现视网膜周边部萎缩。

2. 荧光血管造影可清楚看到病变，脉络膜变暗（dark choroid）有诊断意义。视网膜电图可显示视网膜电活动减少或消失。

3. 此病可能与下列疾病有关：①癫痫；②Refsum综合征；③Kearns-Sayre综合征；④Bassen-Kornzweig综合征；⑤Sjögren-Larsson综合征；⑥脊髓小脑及其他形式的小脑变性病；⑦家族性截瘫。

第九节 进行性耳聋综合征

（袁云）

进行性耳聋综合征（syndrome of progressive deafness）是一组遗传性进行性前庭、耳蜗变性疾病，与神经系统相关部分萎缩及变性有关。

进行性耳聋综合征属神经-耳综合征，常与以下五种主要影响听觉及前庭神经的遗传性疾病同时提及：①显性遗传性进行性神经性耳聋；②显性遗传性低频听力下

降;③显性遗传性中频听力下降;④性连锁遗传性早发性神经性耳聋;⑤遗传性发作性眩晕及听力下降。其中的遗传性发作性眩晕及听力下降,由于既存在平衡障碍、又存在听力受损;因此,神经病学家对其特别感兴趣。

70%的遗传性耳聋患者不伴其他躯体或神经系统异常。迄今为止,已发现与这种无伴随症状的单纯性遗传性耳聋有关的三种独立的常染色体突变。其中,以细胞间隙连接蛋白基因(connexin gene)突变最为常见。Costa Rica报道一个家系,因调节内耳肌动蛋白聚合的基因编码错误而致病,肌动蛋白是内耳毛细胞的主要支架结构。最近发现,这类耳聋与许多线粒体疾病及特征明显的线粒体疾病综合征有关。单纯性耳聋患者听力下降的发病年龄各异,有的可延至成年才发病。

一、遗传性听力丧失伴视网膜病

遗传性听力丧失伴视网膜疾病(hereditary hearing loss with retinal diseases)可分为三个亚组:①伴典型色素性视网膜炎型;②伴Leber视神经萎缩型;③伴其他视网膜病变型。

【临床表现】

1. 伴典型色素性视网膜炎型(typical retinitis pigmentosa) 包括四种综合征:①Usher综合征:色素性视网膜炎伴先天性听力丧失;②Refsum综合征:色素性视网膜炎伴遗传性听力下降,合并多发性神经病;③Alstrom综合征:色素性视网膜炎伴先天性听力丧失,合并性腺功能减退;④Coc-kayne综合征:色素性视网膜炎伴先天性听力丧失,合并侏儒症、精神发育迟滞、早老及光敏性皮炎等。

2. 伴Leber视神经萎缩型(Leber optic atrophy) 包括四种临床综合征:①Sylvester病:表现为显性遗传的视神经萎缩、共济失调和肌萎缩及进行性听力下降;②Rosenberg-Chutorian综合征:表现为隐性遗传的视神经萎缩、多发性神经病及神经性听力下降;③Tunbridge-Paley综合征:表现为视神经萎缩及听力下降、青少年糖尿病;④Nyssen-van Bogaert综合征:视神经及耳蜗神经树突变性伴视神经萎缩、听力下降,以及四肢瘫及精神发育迟滞。

3. 伴其他视网膜病变型(other retinal changes) 主要包括两种综合征:①Norrie病:眼、耳、脑变性,表现为视网膜畸形、听力下降和精神发育迟滞,患儿出生即失明,于透明晶状体后存在白色的血管化视网膜团块,随病情进展晶状体及角膜也变得混浊,眼睛小且虹膜萎缩;②Small病:表现为隐性听力下降、精神发育迟滞、视网膜血管狭窄和肌萎缩,查体可见视乳头血管迂进、毛细血管扩张和视网膜剥脱等,可有进行性全身性肌无力,目前性质不明。

二、遗传性听力丧失伴神经系统疾病

有些情况下,遗传性耳聋可伴其他周围及中枢神经系统变性病。与线粒体性脑病有关的类型前已叙及,伴常染色体遗传性疾病的其他类型将在本节叙述。

(一) 遗传性听力丧失伴癫痫

遗传性听力丧失伴癫痫(hereditary hearing loss with epilepsy)主要包括以下三种疾病,但癫痫发作均主要表现为肌阵挛。①Hermann病:为常染色体显性遗传,表现为光敏性肌阵挛(photomyoclonus)伴精神发育迟滞、听力下降和肾病等;②May-White病:为常染色体显性遗传,表现为肌阵挛和共济失调,伴听力下降;③Latham-Monro病:为常染色体隐性遗传,表现为先天性耳聋,伴轻度慢性癫痫发作。

(二) 遗传性听力丧失伴共济失调

遗传性听力丧失伴共济失调(hereditary hearing loss and ataxia)主要包括五种综合征:①Telfer-Sugar-Jaeger综合征:表现为神经性耳聋,伴斑驳病及共济失调等;②Rosenberg-Bergstrom综合征:听力下降,伴高尿酸血症及共济失调等;③Lichtenstein-Knorr综合征:进行性耳聋及共济失调;④Richards-Rundles综合征:听力下降,伴共济失调、性功能减退及智能障碍等;⑤Jeune-Tommasi综合征:听力下降,伴共济失调、精神发育迟滞及皮肤色素改变等。前两者呈常染色体显性遗传,后三者为常染色体隐性遗传。

(三) 遗传性听力丧失伴其他神经综合征

遗传性听力丧失伴其他神经综合征(hereditary hearing loss and other neurologic syndromes)主要包括五种综合征:①Denny-Brown综合征:常染色体显性遗传性感觉神经根病,可有听力下降;②Flynn-Aird综合征:表现为进行性多发性神经病、脊柱后侧凸畸形、皮肤萎缩、眼部病变、骨囊肿及骨质疏松等,眼部病变可包括近视、白内障及非典型色素性视网膜炎等,可有听力下降;③Lemieux-Neemeh综合征:即慢性多发性神经病合并肾炎,可有听力下降;④Osuntokun综合征:表现为先天性痛觉辨认不能,合并听力丧失;⑤延髓脑桥麻痹(bulbopontine paralysis)伴进行性神经性听力丧失:为常染色体隐性遗传,发病年龄多为10~35岁,表现为面瘫、构音障碍、吞咽困难、舌肌萎缩伴舌肌震颤及听力下降等,逐渐进展,最终死亡。本病除进行性耳聋及前庭反应丧失外,其余症状与Fazio-Londe进行性遗传性延髓麻痹极相似,应注意鉴别。

遗憾的是大多数上述综合征均无有关迷路功能资料,今后应注意检查受损的听力及迷路功能,以提供更多的诊治线索。

第十节 线粒体病

（王朝霞 袁云）

线粒体病（mitochondrial disorders,mitochondriopathy）是由于线粒体 DNA 或核 DNA 编码的基因突变,导致线粒体呼吸链氧化磷酸化（oxidative phosphorylation,OXPHOS）功能缺陷,使细胞 ATP 合成障碍、能量来源不足而引起的一组疾病,也称为线粒体细胞病（mitochondrial cytopathy）。

一、概述

线粒体（mitochondrion）是位于细胞质中的一种细胞器,在人体除了成熟的红细胞不含线粒体,其他所有的细胞都含有数量不等的线粒体。线粒体是双膜结构,有独立的基因组即线粒体 DNA（mitochondrial DNA,mtDNA）,是一种半自主复制的细胞器。在线粒体内可完成多种生物化学反应,包括三羧酸循环和丙酮酸氧化、脂肪酸和固醇代谢以及氧化磷酸化过程。此外线粒体还参与细胞分化、细胞信息传递、细胞内钙离子稳态调节和细胞凋亡等病理生理过程,其中氧化磷酸化是线粒体的主要功能之一。氧化磷酸化是将丙酮酸和脂肪酸等底物氧化成水和二氧化碳的过程,在此过程中产生的三磷酸腺苷（ATP）为细胞活动提供能量。OXPHOS 系统也称为线粒体呼吸链,由 5 个酶复合体（Ⅰ～Ⅴ）组成,位于线粒体内膜上。酶复合体Ⅰ～Ⅴ分别由 47、4、11、13 和 17 个亚单位组成（图 3-16-2）。

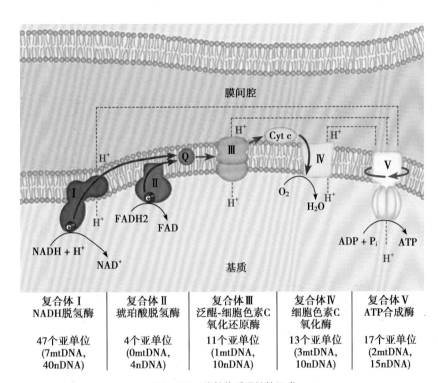

复合体Ⅰ NADH脱氢酶	复合体Ⅱ 琥珀酸脱氢酶	复合体Ⅲ 泛醌-细胞色素C 氧化还原酶	复合体Ⅳ 细胞色素C 氧化酶	复合体Ⅴ ATP合成酶
47个亚单位 (7mtDNA, 40nDNA)	4个亚单位 (0mtDNA, 4nDNA)	11个亚单位 (1mtDNA, 10nDNA)	13个亚单位 (3mtDNA, 10nDNA)	17个亚单位 (2mtDNA, 15nDNA)

图 3-16-2 线粒体呼吸链的组成

线粒体呼吸链由 5 个酶复合体组成（Ⅰ～Ⅴ）,以及两个关键辅助因子—辅酶 Q（CoQ）和细胞色素 c（Cyt C）。每个复合物的亚单位的数量,以及分别由 mtDNA 和 nDNA 编码的亚基的数量。实红线和虚红线分别显示电子流和质子流的方向

【研究史】

线粒体病的概念最早在 20 世纪 60 年代被提出,1962 年 Luft 等首次报道一例线粒体肌病患者,表现骨骼肌极度不能耐受疲劳,生化研究证实由于线粒体氧化磷酸化脱耦联引起。Shy 等（1966）报告一例肌病患儿存在肌肉线粒体形态学异常,在光镜下用改良 Gomori 三色（modified Gomori trichrome,mGT）染色发现,在线粒体聚集的肌细胞内有许多周边明显的红染颗粒,称为蓬毛样红纤维/破碎红纤维（ragged red fiber,RRF）;电镜下也发现线粒体超微结构异常,线粒体明显肿大（megaconial）或数目增多（pleoconial）。20 世纪 70 年代由于生化和酶组织化学技术的发展可以更准确地判断线粒体功能障碍,利氏综合征（Leigh syndrome）和卡恩斯-塞尔综合征（Kearns-Sayre syndrome,KSS）被证明为线粒体病。1988 年发

现 mtDNA 突变可导致人类疾病,是线粒体病研究史上重要的里程碑;同年,Holt 等在线粒体肌病患者发现 mtDNA 片段缺失;Wallace 等在 Leber 遗传性视神经病(LHON)患者发现存在 mtDNA 蛋白编码基因的点突变,为人类遗传病理学开辟了新篇章。其后大量的 mtDNA 突变被陆续报道,迄今已发现几百种 mtDNA 致病性突变。除了 mtDNA 突变,人们相继发现许多核基因突变引起的线粒体病,1995 年 Bourgeron 等报道了核基因突变引起的 Leigh 病。近年来尤其随着新一代高通量测序技术的应用,核基因突变所致线粒体病患者被大量报道(Schapira, 2012;Davis et al,2018),这些发现极大地丰富了我们对线粒体病的认识。

国内对线粒体病的报道始于 20 世纪 80 年代,随着病理检查和基因检测的开展,以及医生对线粒体病认识的提高,已报道了大量不同亚型的线粒体病。

【线粒体病的遗传缺陷】

由于组成 OXPHOS 系统的蛋白质是由线粒体基因组与核基因组共同编码的产物,而 mtDNA 的转录和复制也受核基因产物的控制,所以线粒体病的遗传缺陷包括 mtDNA 和核 DNA 突变。因此,根据致病基因的不同,线

粒体病的遗传方式包括常染色体显性遗传、常染色体隐性遗传、X 连锁遗传,以及母系遗传等,或可为散发性发病。

1. 原发性 mtDNA 突变

(1) mtDNA 的结构:线粒体 DNA 位于线粒体中,约占细胞总 DNA 的 1%。每个线粒体内有 2~10 个拷贝的 mtDNA。线粒体 DNA 为环状分子,由轻重两条链互补而成,只有 16 569 个碱基(图 3-16-3),但结构上非常紧密,共编码 37 个基因,包括 22 个 tRNA 基因、2 个 rRNA 基因(12S 和 16S rRNA)和 13 个蛋白多肽的编码基因。线粒体 DNA 编码的 13 种蛋白质产物均参与组成 OXPHOS 系统,包括酶复合体 Ⅰ(NADH 脱氢酶)的 7 个亚单位(ND1-ND6 和 ND4L)、酶复合体 Ⅲ(细胞色素 C 还原酶)的 1 个亚单位(细胞色素 b)、酶复合体 Ⅳ 即细胞色素 C 氧化酶(cytochrome C oxidase,COX)的 3 个亚单位(COX Ⅰ~Ⅲ)及酶复合体 Ⅴ 即 ATP 合成酶(ATPase)的 2 个亚单位(ATPase8,ATPase 6)。与核 DNA 相比,mtDNA 是裸露的 DNA、无核蛋白保护、本身缺乏有效的损伤修复机制,而线粒体内氧自由基的浓度较高,所以 mtDNA 的突变率比核 DNA 的突变率高 10~17 倍。

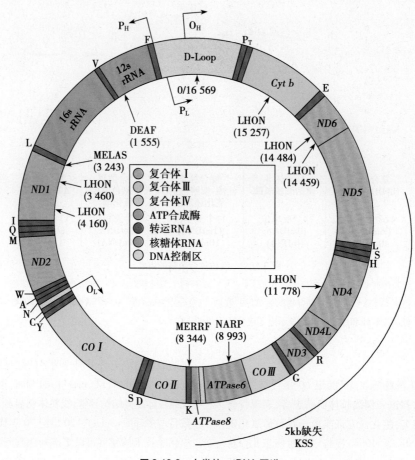

图 3-16-3 人类的 mtDNA 图谱

（2）mtDNA 的遗传特性：与核 DNA 不同，其遗传特性导致临床表现的复杂多样性，mtDNA 遗传具有以下四个特点：①线粒体遗传是母系遗传（maternal inheritance），因受精卵的线粒体全部来自卵细胞，所以母亲可能将 mtDNA 传递到所有的子代，但只有女儿才能将 mtDNA 传递给下一代。②通常情况下，mtDNA 的病理性突变为部分性，而非"全和无"现象，同一个线粒体中可能同时含有正常的和突变的 mtDNA 分子，同一个细胞中也可能同时含有正常线粒体（不含突变 mtDNA 分子）和异常线粒体（含不同数量的突变 mtDNA 分子），该特点被称为 mtDNA 的异胞质性（heteroplasmy）。③突变型 mtDNA 的数量，或突变型与野生型 mtDNA 的相对比例达到一定水平时才能引起线粒体功能障碍，功能障碍的线粒体只有达到一定数量后才能导致组织器官功能异常而出现临床症状（Moslemi et al，1998），亦即阈值效应（threshold effect）。不同的 mtDNA 突变表达所需要的阈值水平不同，不同组织和器官因其对能量依赖程度的不同，阈值水平也不相同。④在细胞分裂过程中，线粒体及 mtDNA 随机分配到子代细胞中，也称为有丝分裂分离（mitotic segregation），结果是子代细胞中突变型与野生型 mtDNA 的比例可能发生变化，导致表现型的改变。例如一女性携带者细胞内突变型 mtDNA 未达到阈值并未发病，但她可将 mtDNA 突变向下一代传递，子女中得到较多的突变型 mtDNA 的个体可能发病，而得到较少的突变型 mtDNA 的个体病情较轻或不发病。综上所述，线粒体 DNA 的突变特征、异胞质性的程度及组织氧化代谢需要等三种因素决定 mtDNA 突变的严重程度（Chinnery et al，1997；White et al，1999）。

（3）mtDNA 的突变类型：包括点突变、缺失和丢失等（见图 3-16-3）（Luft et al，1994）。①点突变（point mutation）：是单一的核苷酸替换，迄今共发现约 400 余种病理性 mtDNA 点突变，以 tRNA 基因最易受影响，所致疾病多为母系遗传，如 m.3243A>G 导致 MELAS、m.8344A>G 导致 MERRF、m.8993T>G/C 导致 Leigh 综合征等。②片段缺失（deletion）：是 mtDNA 部分丧失，丧失长度可多达数千个核苷酸，使 mtDNA 缩短，目前已经发现数百种缺失类型。缺失包括单一缺失和多发性片段缺失，单一片段缺失多为原发性，所致的疾病多为散发、无母系遗传特点，如 CPEO 和 KSS；多发性片段缺失是因核基因突变导致的 mtDNA 继发性改变，可呈常染色体显性或隐性遗传，如家族性 PEO。③丢失（depletion）：是线粒体内 mtDNA 拷贝数量减少，也是因核基因突变导致的继发性改变。

2. 核 DNA 突变 目前发现与线粒体相关的核基因约有 1 500 个，参与组成 OXPHOS 系统、线粒体 DNA 的复制和表达、线粒体分裂和融合、以及协助一些复合物的跨线粒体膜转运等。随着基因检测技术的发展和应用，已发现 300 多个线粒体病相关的核基因，根据其功能分成六类：①呼吸链亚基或组装蛋白的编码基因突变，如复合体 I 中由核基因编码的多个亚单位的基因突变可导致 Leigh 综合征（Kirby et al，1999），参与复合体 IV 亚单位组装的 SURF1 基因突变也可导致 Leigh 综合征（Zhu et al，1998）。②mtDNA 复制和完整性维护相关的蛋白编码基因突变，如 POLG1 基因突变导致常染色体显性或隐性遗传的眼外肌瘫痪、TP 基因突变导致线粒体神经胃肠性脑肌病（mitochondrial neurogastrointestinal encephalomyopathy，MNGIE）（Nishino et al，1999；Van Goethem et al，2001）。③mtDNA 转录、翻译相关的蛋白编码基因突变，如线粒体天冬氨酰 t-RNA 合成酶（DARS2）突变导致白质脑病伴脑干、脊髓受累和乳酸升高（leukoencephalopathy with brain stem and spinal cord involvement and lactate elevation，LBSL）（Scheper et al，2007）。④引起线粒体内膜脂质环境缺陷的突变，如 TAZ 突变引起 Barth 综合征。⑤线粒体分裂/融合相关的基因突变，如 OPA1 基因突变相关的常染色体显性遗传性视神经萎缩。⑥辅酶 Q 合成相关的核基因突变，导致原发性辅酶 Q10 缺乏。

【流行病学】

在近 20 年进行了几项线粒体病的流行病学研究显示，线粒体病并非如人们想象的那样罕见，以往其发病率被显著低估。最早的一项研究在芬兰北部，Majamaa 等对临床疑诊为线粒体病患者进行血液 m.3243A>G 点突变筛查，发现在该地区成人中 m.3243A>G 点突变的携带率为 16.3/10 万（Majamaa et al，1998）。一项在英国北部对新生儿进行 10 种常见的 mtDNA 突变筛查研究表明，新生儿中 10 种常见的致病性 mtDNA 点突变携带率达 1/200，其中 m.3243A>G 点突变阳性率最高，达 0.14%（4/2 810）（Elliott，2008）。日本的一项研究表明，日本 MELAS 综合征患病率为 0.58/10 万（Yatsuga et al，2011）。最近 Gorman 等对英格兰北部的成人（>16 岁）进行线粒体病患病率估算，发现 20/10 万的成年人携带 mtDNA 突变，而携带明确致病基因突变且发病的线粒体病患病率为 9.6/10 万；核基因突变的线粒体病患病率为 2.9/10 万（Gorman et al，2015）。有研究认为线粒体病的患病率约为 1/5 000（Skladal et al，2003）。目前我国尚无线粒体病的流行病学调查资料。

二、临床表现和分型

由于线粒体广泛存在于人体的组织细胞中（成熟红细胞除外），其主要功能是为细胞提供能量。因此，当线粒体功能障碍时,可导致多器官系统出现复杂多样的临床表现,以脑、骨骼肌、心肌等能量需求高的组织受累为主。线粒体病呈显著的临床异质性,其发病年龄可以从婴幼儿到老年,起病形式包括慢性隐袭、亚急性以及急性发病,受累部位可以是单一器官、也可以是多器官/系统。

【线粒体病临床表现】

线粒体病的临床表现极为繁杂多样(表 3-16-14),包括:

表3-16-14 线粒体病的临床表现主要类型

组织器官	临床表现	组织器官	临床表现
脑	脑病 卒中样发作 痴呆 共济失调	心脏	心肌病 传导阻滞 预激综合征
脊髓	痉挛性截瘫	肾脏	肾小管病
周围神经	轴索性周围神经病 感觉神经元神经病	胃肠道	便秘 假性肠梗阻 腹泻
眼	眼外肌瘫痪 视神经病 视网膜色素变性	内分泌腺	糖尿病 甲状旁腺功能减低
耳	感音神经性耳聋	骨骼肌	远端或近端肌病

1. **中枢神经系统表现** 如精神运动发育迟滞,痫性发作,认知障碍,共济失调,偏头痛,脊髓病,急性卒中样表现如失语、偏盲等,以及运动异常如肌阵挛、肌张力障碍等。

2. **肌病** 表现为运动不能耐受,进行性发展的肌无力和骨骼肌溶解等,严重时累及呼吸肌。

3. **眼外肌麻痹** 出现眼球活动受限或上睑下垂等。

4. **眼部表现** 可见色素性视网膜病、视神经病及白内障等。

5. **听力下降/丧失。**

6. **周围神经病** 如感觉神经病和交感神经病等。

7. **其他系统性损害** 诸如身材矮小、发育营养障碍、糖尿病、甲状旁腺功能低下、心肌病、胃肠道症状、肾脏受累、肝衰竭、骨髓发育不良、毛发和皮肤异常等。

【线粒体病的亚型】

线粒体病的临床表现虽繁杂多样,但常见的线粒体病的亚型都有特定的器官受累的组合,使临床医生便于识别其核心症状。根据主要的临床特征对这些线粒体病亚型命名为不同的线粒体综合征,并用首字母作为疾病的缩写,诸如 MERRF、MELAS、PEO 和 KSS 等,如表 3-16-15 所示。除核心症状外,这些患者常伴有其他系统性损害的特点,如身材矮小、内分泌疾病(特别是糖尿病)和乳酸酸中毒等(下文详述),这些特点也有助于临床医生对这类疾病的诊断。有时两种综合征可能在一个患者身上叠加出现,如 KSS 叠加 MELAS 或 MERRF 综合征 PEO 叠加 MERRF,以及 MELAS 叠加 MERRF 综合征等。此外,并非所有的线粒体病患者都表现为多系统受累,有的患者可以仅表现为单个组织或器官的病变,如 LHON。值得注意的是,随着基因检测的普及,报道的新的线粒体病患者逐年增加,有的表型很难归类为某一综合征,被统称为线粒体脑病、线粒体脑白质病、线粒体心肌病等。在此不可能一一列出各种亚型,只介绍相对常见的线粒体病亚型(表 3-16-15、表 3-16-16)。

表3-16-15 线粒体 DNA 突变导致的线粒体疾病的主要类型

综合征	常见的线粒体基因突变	蓬毛样红纤维	乳酸酸中毒
(孤立的)线粒体肌病	3 243、3 250、8 344 等位点的点突变	+	−
进行性眼外肌麻痹(PEO)和 Kearns-Sayre 变异型	单一片段缺失或 3 243 位点的点突变	+	−
母系遗传 Leigh 综合征,致死性乳酸酸中毒,以及神经病、共济失调及色素性视网膜炎(NARP)	8 993 位点的点突变	−	+
肌阵挛性癫痫伴不整边红纤维(MERRF)	8 344 位点突变	+(通常)	±
线粒体脑肌病伴乳酸中毒和卒中样发作(MELAS)	3 243 位点突变	+	+
Leber 遗传性视神经病(LHON)	3 460,4 160 或 11 778 位点的点突变	−	−

注:+代表有;−代表无;±代表轻度。NAPR 是伴肢体近端无力、共济失调及色素性视网膜炎的神经病(neuropathy with proximal weakness,ataxia,and retinitis pigmentosa)。

表 3-16-16 核 DNA 突变导致线粒体疾病的主要类型

综合征	相关的核基因突变
严重致死型线粒体肌病	TK2
常染色体显性遗传性/常染色体隐性遗传性进行性眼外肌麻痹（PEO）	POLG、TWNK
Leigh 综合征	SURF1、PDHA1、NDUFV1 等 80 个核基因
线粒体神经胃肠性脑肌病（MNGIE）	TYMP
Alpers 综合征	POLG
白质脑病伴脑干、脊髓受累和乳酸升高（LBSL）	DARS2

1. 线粒体肌病（mitochondrial myopathy） 主要侵犯骨骼肌，因通常不累及其他系统，也称为单纯的线粒体肌病或孤立的线粒体肌病（isolated mitochondrial myopathy）。本病多在青年期起病，主要表现近端肌无力，常以双上肢为著；超过半数的患者以骨骼肌不能耐受疲劳为主要特征，往往在轻度活动后即感到极度疲乏，休息后好转，症状颇似重症肌无力；也有的患者在成人发病，但若仔细追问病史，通常可发现青少年期可能有乏力、耐力差、劳力性呼吸困难及心动过速等，这些症状较轻微且进展缓慢，患者能相对正常生活数十年。有些患者肌无力呈面-肩-肱或肢带型分布，易误诊为肌营养不良，常伴肌肉酸痛和压痛，偶在剧烈运动后出现肌红蛋白尿，肌肉活检可发现 RRF。也有患者累及呼吸肌出现呼吸衰竭。文献报道的致病性突变包括 mtDNA 细胞色素 b 基因编码突变，线粒体 tRNA$^{Leu(UUR)}$ 的 3250 位点突变、以及 m.3243A>G 和 m.8344A>G 等突变（Goto et al，1992；Andreu et al，1999；Pulkes et al，2000；Lu et al，2018）。婴儿孤立的线粒体肌病有两种类型，严重致死型及良性可逆型，均在生后很快发病，表现严重的全身肌无力、呼吸困难、喂养困难及乳酸酸中毒。肌肉活检可见 COX 缺乏。可逆型的患儿在 5 个月后随血乳酸水平逐渐下降，病情随之改善；严重致死型患儿肌无力持续进展，病情进行性恶化，导致患儿早期夭折；严重致死型线粒体肌病的致病基因为核基因 TK2，该基因突变引起 mtDNA 继发性多发片段缺失（Saada，2001）。

2. 慢性进行性眼外肌瘫痪（chronic progressive external ophthalmoplegia，CPEO）、Kearns-Sayre 综合征（Kearns-Sayre syndrome，KSS）和 Pearson 综合征

（1）慢性进行性眼外肌麻痹（CPEO）多于儿童或青少年期发病，呈散发性，表现上睑下垂及眼外肌麻痹，通常不伴复视、斜视，或只有短暂的复视，眼外肌麻痹进行性发展，最终可导致眼球固定；患者从起病到就诊间隔的时间可能很长，大多数 CPEO 患者症状始终局限于眼外肌，少数患者发病数年后可出现四肢力弱；血乳酸水平一般正常，脑 MRI 常无特殊发现。本病需注意与重症肌无力和眼咽型肌营养不良等鉴别。

（2）卡恩斯-塞尔综合征（Kearns-Sayre syndrome，KSS）由 Kearns 和 Sayre 在 1958 年首次报道，KSS 为多系统病变，包括 20 岁前起病、进行性眼外肌瘫痪（PEO）及视网膜色素变性等三联症，且具有以下三项中至少一项：小脑性共济失调，心脏传导阻滞，CSF 蛋白含量 > 1 000mg/L；此外，智能障碍、神经性耳聋、身材矮小、癫痫、锥体束征、锥体外系症状，以及内分泌异常如甲状旁腺功能减退、性腺功能减退、性成熟延迟等也常见于 KSS 患者；脑脊液和血乳酸水平常增高，脑 MRI 可见双侧半球皮质下白质、苍白球、丘脑及小脑齿状核对称性 T2WI 高信号病变。

（3）皮尔森综合征（Pearson syndrome）主要表现为幼儿起病，全血减少，胰腺外分泌功能障碍和肝功能异常，多在 3 岁内死亡。患者若能存活，以后可发展为 KSS 综合征。

KSS 和散发性 CPEO 患者肌肉活检均可见散在的 RRF、细胞色素 C 氧化酶（COX）阴性的肌纤维，NADH 和 SDH 染色可见深染纤维。与影像学的改变一致，KSS 患者大脑白质、脑干、小脑及脊髓可见空泡样变和海绵样退变，神经元变性也较常见，并伴星形胶质细胞增生及毛细血管增生，大脑皮质、基底节、红核、前庭核及动眼神经核也可受累，小脑蒲肯野细胞常丢失，苍白球和丘脑可见矿物质沉积（Sparaco et al，1993）。分子生物学检测发现，几乎所有的 KSS 患者及半数 CPEO 患者可检测到骨骼肌组织中 mtDNA 的单一大片段缺失（Holt et al，1988），不同患者缺失的区域及大小不同，目前已报道数百种 mtDNA 缺失，其中约 1/3 的患者有共同缺失（common deletion），缺失区域从 mtDNA 第 8 482 位到 13 459 位碱基，共缺失 477bp，缺失类型与临床症状严重程度之间似乎无明显相关性。

3. 线粒体脑肌病、乳酸酸中毒及卒中样发作（mitochondrial encephalomyopathy，lactic acidosis，and stroke-like

episodes, MELAS) Pavlakis 等(1984)首次将一组身材矮小、癫痫及反复偏瘫或偏盲患者命名为 MELAS 综合征。研究发现, MELAS 综合征是最常见的线粒体病之一, MELAS 多为母系遗传, 散发病例也不少见。迄今为止已报道 40 种 mtDNA 突变与 MELAS 相关, 最常见的突变是 mtDNA 上第 3243 位处发生 A→G 的点突变(3243A>G), 此突变位于 tRNA$^{Leu(UUR)}$ 基因, 约 80% 的 MELAS 患者由 A3243G 突变引起(Goto et al, 1990)。值得注意的是, 在同一家系中有的成员表现为 MELAS, 有的成员仅出现耳聋或糖尿病, 还有的成员为无症状的基因突变携带者。

MELAS 多在儿童期起病, 以头痛、呕吐及反复卒中样发作为突出特点。患者婴儿期通常无症状, 之后出现生长缓慢、局灶或全身性癫痫、以及反复发生类似脑梗死的卒中样发作; 卒中样发作表现视野缺损、失语、精神症状、轻偏瘫及偏身感觉障碍等; 脑卒中样发作导致的功能

缺失一般可逐渐恢复, 但随病程延长及发作次数增多, 常导致认知功能减退。部分患者在卒中样发作前有感染或发热诱因, 常被误诊为病毒性脑炎, 部分患者合并神经性耳聋、糖尿病、眼外肌麻痹、乏力或运动不耐受等, 血乳酸含量常明显增高, 脑脊液蛋白正常。

脑影像学检查对 MELAS 诊断有重要价值。脑 CT 常见双侧基底节区对称性钙化。脑 MRI 在 MELAS 的卒中样发作期可见脑内病灶多位于顶、枕、颞叶等脑后部区, 主要局限于大脑皮质, 但不符合脑血管供血分布区是 MELAS 特征性影像学改变(Abe et al, 2004)。此外, 随着病程的演变, 卒中样发作的病灶常表现为进展性、可逆性和游走性。在发作急性期病灶可向周围扩大(图 3-16-4), 或从一个脑叶转移发展到另一脑叶; 在亚急性期皮质肿胀逐渐消退; 在慢性期病灶可以完全消失或遗留不同程度的皮质萎缩、囊变。MELAS 患者脑 MRA 检查显示脑血管无狭窄或闭塞。

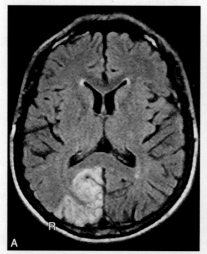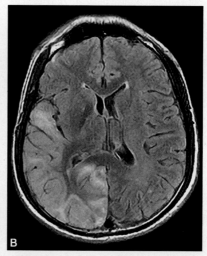

图 3-16-4 一例 MELAS 患者在一次卒中样发作期间的两次脑 MRI 所见

A. 为发病第 3 天, 右侧枕叶皮质病变; B. 为发病第 16 天, 可见发病第 16 天病灶明显扩大, 右侧颞枕叶皮质病变

多数 MELAS 患者肌肉病理检查可发现 RRF, 其 RRF 表现与 CPEO 不同, MELAS 的 RRF 既可表现为 COX 活性缺乏, 也可呈 COX 染色阳性。此外, 在 MELAS 肌肉中常发现 SDH 染色强阳性血管(SSV), SSV 在 COX 染色也呈阳性(Hasegawa et al 1991)。脑病理检查可见蛛网膜下腔及皮质小血管异常增多, 管壁厚薄不均, 脑皮质、皮质下白质、基底节、丘脑、脑干及小脑可见多发的慢性坏死灶、星形细胞增生、胶质纤维增多及小血管增多等, 呈灶状、囊样或层状海绵样改变, 病变范围大小不等。与脑梗死病变不同, 病变范围不符合血管分布特点, 表现为连续或不连续神经细胞夹层性坏死(Hirano et al, 1994), 因此认为是线粒体卒中引起的皮质病变。电镜下发现颅内

血管平滑肌和内皮细胞内线粒体增多, 以软脑膜小动脉及直径 250μm 动脉较明显, 也有学者认为线粒体血管病(mitochondrial angiopathy)也参与卒中样发作(Ohama et al, 1987)。

4. 肌阵挛性癫痫与蓬毛样红纤维(myoclonic-epilepsy and ragged red fibers, MERRF) Fukuhara 等首先详细描述了 MERRF 综合征(Fukuhara et al, 1980)。流行病学调查显示 MERRF 综合征发病率低于 MELAS 综合征。大多数 MERRF 综合征患者有阳性家族史, 表现母系遗传。约 90% 的 MERRF 患者系 mtDNA 上第 8 344 位的 A 被 G 替换(A8344G)所致, 此突变位于 tRNA^{Lys} 基因(Shoffner et al, 1990); 曾报道突变型 mtDNA 数量与起病年龄及疾

病严重程度有一定关系。其他少见的突变形式包括位于 tRNA^Lys 基因的 T8356C、G8363C 以及位于 tRNA^Leu(UUR) 和 tRNA^Ser 区域的点突变。

MERRF 综合征临床主要表现肌阵挛、癫痫发作、共济失调和肌无力（Fukuhara，1995）。儿童期或青少年出现的肌阵挛是其典型特征，惊吓等刺激因素易诱发肌阵挛；癫痫发作包括跌倒发作、局灶性癫痫、强直肌阵挛等，常表现光反射性癫痫。一些患者共济失调进行性恶化，可成为主要症状；肌病通常表现隐匿出现或轻度乏力。MERRF 综合征的其他表现包括耳聋、智力减退、视神经萎缩、眼肌麻痹、颈部脂肪瘤、身材矮小或周围神经病。MERRF 综合征通常在儿童期起病，也有晚至 60 岁发病者，10 岁前起病的往往病情较严重，常在 30 岁之前死亡。晚发患者临床表现较轻，可仅表现为肌阵挛性癫痫。MERRF 综合征须与几种临床类似的疾病，如青少年肌阵挛性癫痫、翁弗里希特-伦德伯格病（Unverricht-Lundborg disease）、Lafora 体病、波罗的海肌阵挛（Baltic myoclonus）和神经元蜡样质脂褐素沉积症等鉴别。

MERRF 综合征的神经影像学检查仅见非特异性改变，如大脑和小脑萎缩、小片状白质信号异常等。MERRF 的肌肉活检可见 RRF，对该病确诊非常重要（Shoffner et al，1990）。脑病理可见齿状核、红核及苍白球发生退行变，下橄榄核、小脑皮质、蓝斑、薄束核、楔束核及脑桥被盖部也发生变性及胶质增生或萎缩；脊髓可见后索薄束及楔束、脊髓小脑束和皮质脊髓束变性，神经胶质细胞增生，脊髓前角细胞常保持完好。

5. Leber 遗传性视神经病（Leber hereditary optic neuropathy，LHON） 为母系遗传。在目前已发现的十余种 mtDNA 突变中，G3460A、G11778A、T14484C 是热点突变（Wallace et al，1988；Howell et al，1991；Johns et al，1992），这三种基因突变导致的 LHON 占所有患者的 95%。LHON 基因突变主要分布在酶复合体 I 的亚单位编码基因上。与导致 MELAS 和 MERRF 综合征的点突变均呈异胞质性不同，LHON 的点突变大部分为同胞质性。

85% 的 Leber 遗传性视神经病患者为男性，发病年龄多在 15~35 岁，双侧视神经萎缩引起急性或亚急性视力丧失，多数病例双眼视力同时丧失，少数先单眼发病，数周或数月后累及另眼，中心视力丧失，周边视力保存，全盲者少见，瞳孔对光反射保存，可伴色觉障碍；以后病情相对稳定。眼底检查急性期可见视网膜毛细血管扩张、充血及视盘水肿，晚期可见视神经和节细胞萎缩，不伴炎性反应（Huoponen et al，2002）。少数患者除了视觉症状，尚有其他神经系统受累表现，如震颤、周围神经病、共济失调、肌张力障碍等；LHON 患者的肌肉病理可完全正常。

6. 利氏病（Leigh disease） 也称为亚急性坏死性脑脊髓病（subacute necrotizing encephalomyelopathy，SNE），是由 Leigh（1951）首次报道。利氏病的致病基因呈明显的异质性，约 20% 的利氏病患者为母系遗传，与 mtDNA 第 8993 位 T→G（T8993G）点突变相关（White et al，1999）。该突变位于 ATP 酶 6 亚单位第 4 个跨膜区，此区域在种系进化上高度保守，突变造成精氨酸被亮氨酸所替换。突变的比例与疾病严重程度相关，低比例突变（<75%）可导致神经病伴近端无力、共济失调及色素性视网膜炎（neuropathy with proximal weakness，ataxia and retinitis pigmentosa NARP）（Holt et al，1990），高水平突变（>95%）可导致利氏病。另外 80% 的利氏病患者与核基因突变相关，迄今已报道约 80 个 Leigh 综合征相关的核基因，包括呼吸链酶复合体 I、II、IV 的亚单位编码基因或组装蛋白的编码基因，核基因突变相关的利氏病可为常染色体隐性遗传、X 连锁遗传或散发性（Lake et al，2016）。

部分利氏病患者起病急骤，称为急性坏死性脑脊髓病（ANE）。利氏病的临床表现复杂多样，以往生前诊断很困难，近年来由于神经影像学和基因检查的普及开展，许多患者可较早得到确诊。根据起病年龄不同，可分为新生儿型、婴儿型、少年型及成人型，其中新生儿型和婴儿型最常见，成人型罕见。①新生儿型生后表现吸吮无力、吞咽障碍、惊厥、肌张力低下、眼球活动异常、呼吸困难及严重运动发育迟滞等，常早期死亡。婴儿型多于出生后 3~4 个月发病，急性或亚急性起病，有时由发热或手术诱发，表现无法控制头部，其他运动能力丧失，以及肌张力低下、吮吸无力、厌食、呕吐、烦躁、持续哭闹、惊厥发作和肌阵挛等，并出现本病特征性呼吸功能紊乱，如过度换气发作、呼吸暂停、气短及安静的抽泣；起病后进展迅速，多于 2 岁内死亡。②少年型少见，患儿逐渐出现眼外肌麻痹、眼球震颤、凝视障碍、吞咽困难及四肢肌张力障碍；有些少年型患儿在症状发作后有一段间歇期，数年后又出现急性或亚急性症状恶化。利氏病患者周围神经也可受累，如腱反射消失、四肢无力、肌萎缩及周围神经传导速度减慢。部分轻型患者主要表现发育迟滞，常被误诊为脑瘫。大部分患者血和脑脊液乳酸显著增高；脑 MRI 有助于利氏病的诊断，典型表现双侧对称的基底节和脑干的 T_1WI 低信号、T_2WI 高信号，尤以壳核为著，脑白质也可受累（Farina et al，2002）。

利氏病患者通常不伴线粒体肌病，肌肉活检无 RRF，但个别患者可见 COX 缺乏的肌纤维。脑病理可见丘脑、中脑、脑桥、延髓和脊髓双侧对称的海绵状坏死灶、髓鞘变性、血管及胶质细胞增生，病变分布与神经影像学改变一致。急性起病的病例可能有轻度出血改变。基底节区病变是其特征,但并非出现在所有的患者中。此外,周围神经可能出现脱髓鞘改变;此病的 CNS 分布及组织学表现类似 Wernicke 脑病(维生素 B_1 缺乏所致),但利氏病的病变范围更广泛,有时涉及纹状体,但乳头体一般不受累。

7. 常染色体显性/隐性遗传性进行性眼外肌瘫痪(ad/ar PEO) 一般为成人发病,除了 PEO 和眼睑下垂症状外,肌无力和运动不耐受也是常见的症状。部分患者可出现周围神经病、共济失调、认知障碍、帕金森综合征、抑郁症、构音障碍、吞咽困难、视网膜色素变性、白内障和性腺功能减退症等。近十余年陆续发现导致 ad/ar PEO 的核基因突变包括 ANT1、POLG1、C10orf2、RRM2B 等,其功能均与 mtDNA 的复制及维护 mtDNA 完整性有关(Kaukonen et al,2000;Spelbrink et al,2001);这些核基因突变后导致 mtDNA 的多发片段缺失。

8. 线粒体神经胃肠性脑肌病(mitochondrial neuro-gastrointestinal encephalomyopathy,MNGIE) 为常染色体隐性遗传,致病基因 TYMP 位于 22q13.32-qter,该基因编码胸腺嘧啶磷酸化酶。目前已发现多种点突变,多数在第 4 或 7 外显子;基因异常导致胸腺嘧啶磷酸化酶功能丧失,引起胸腺嘧啶在血浆中大幅度增高,干扰线粒体内胸腺嘧啶代谢,引起 mtDNA 多发性片段缺失,导致线粒体呼吸链酶复合体 I 和 IV 活性缺乏(Nishino et al,1999,2001)。个别文献报道 POLG 突变也可导致 MNGIE 综合征。

MNGIE 在 5 个月至 43 岁发病,多小于 20 岁,平均 38 岁死亡。临床表现上睑下垂、眼外肌麻痹、胃肠道功能异常、恶病质、周围神经病及脑白质营养不良等;实验室检查可见心电图异常、血乳酸增高、脑脊液蛋白增高(Hirano et al,1998)。肌电图出现神经源性或混合性损害;脑 MRI 检查可见脑白质营养不良改变;生化检查发现白细胞胸腺嘧啶磷酸化酶活性低于正常的 5%。肌肉病理检查可见 RRF;周围神经病理检查发现轴索脱失,有些患者可见脱髓鞘特点;肠道平滑肌细胞和神经节细胞内也存在大量的异常线粒体。

9. Alpers 病(Alpers disease) Alpers 病又称为进行性脑灰质营养不良或婴儿弥漫性大脑变性,Alpers 在 1931 年首先报道,是以大脑灰质受累为主的神经遗传性疾病(Alpers,1931,1960)。Alpers 病为常染色体隐性遗传,致病基因为 POLG1,编码线粒体 DNA 多聚酶 γ,已报道的突变包括纯合突变或复合杂合突变。POLG 突变后影响 mtDNA 的复制与修复,导致 mtDNA 多发性片段缺失或 mtDNA 拷贝数量下降(Naviaux et al,2004)。Uusimaa 等报道,mtDNA 编码 COX II 的基因突变也可导致 Alpers 病(Uusimaa et al,2003)。

本病好发于婴幼儿,多在 5 岁前发病。临床表现为难治性癫痫,皮质盲,精神运动衰退,进行性肝衰竭;共济失调也很常见,因中枢或外周感觉神经受累所致。患儿病情进行性加重,大部分在 3 岁前死亡,主要死因是癫痫持续状态和肝衰竭,尤其应用丙戊酸后诱发的急性肝衰竭。常规血及脑脊液检查无特异性。部分患者可有肝功能异常;脑 MRI 可见枕叶、颞叶、额叶皮质及白质萎缩;MRS 显示高乳酸峰(Smith et al,1996)。脑组织病理显示皮质受累为主,尤以枕叶皮质最常受累,包括神经元丢失、海绵样变性及胶质细胞增生。

10. 共济失调-神经病谱系疾病(ataxia neuropathy spectrum disorders) 是 POLG 基因突变导致的一组疾病,包括线粒体隐性共济失调综合征(MIRAS),感觉性共济失调性神经病、构音障碍和眼肌麻痹(sensory ataxic neuropathy,dysarthria,and ophthalmoparesis,SANDO)综合征,以及脊髓小脑共济失调性神经病伴癫痫(SCAE)。该组疾病多在 10～40 岁发病,约 90% 的患者患有共济失调,70% 的患者有癫痫发作,50% 患者伴眼外肌麻痹;周围神经病可为感觉性、运动性或混合性。其他症状包括认知功能减退,偏头痛,耳聋、视力下降、眼震,肝病和抑郁。

11. 肌阵挛癫痫、肌病、感觉性共济失调综合征(myoclonic epilepsy,myopathy,sensory ataxia,MEMSA) 多在青春期起病,临床特点是难治性肌阵挛癫痫、肌病、感觉性和小脑性共济失调,不伴眼外肌瘫痪。骨骼肌活检无破碎红纤维,可与 MERRF 鉴别。致病基因也为 POLG 基因。

12. 其他核基因突变引起的线粒体病

(1) mtDNA 转录、翻译相关的核基因突变:包括 MRPS16 突变导致的新生儿胼胝体发育不良、异常外貌、致死性乳酸酸中毒,线粒体天冬氨酰 t-RNA 合成酶(DARS2)导致的白质脑病伴脑干、脊髓受累和乳酸升高(leukoencephalopathy with brain stem and spinal cord involvement and lactate elevation,LBSL)、YARS2 突变导致的 Charcot-Marie-Tooth 病 C 型和线粒体肌病-乳酸酸中毒-铁粒幼细胞贫血(mitochondrial myopathy,lactic acidosis and sideroblastic anaemia,MLASA)等。

(2) 线粒体内膜脂质环境缺陷:典型疾病为 TAZ 突变引起的 Barth 综合征,多在 1 岁左右发病,表现为 X-连锁遗传的扩张型心肌病、肌病、中性粒细胞减少三联征,伴 3-甲基戊烯二酸尿症、生长发育迟滞。

(3) 线粒体分裂/融合相关的核基因突变:包括 OPA1 基因突变相关的常染色体显性遗传性视神经萎缩,GDAP1 和 MFN2 基因突变导致的 Charcot-Marie-Tooth。

(4) 辅酶 Q 合成相关的核基因突变:诸如 PDSS1、PDSS2、CoQ2、CoQ3、CoQ6、CoQ7 等基因突变可导致原发性辅酶 Q10 缺乏,相关的临床表现包括脑病、孤立性肌病、心肌病、激素抵抗性肾病综合征等。

三、诊断

线粒体病的诊断依据患者的临床表现、生化检测、电生理检查、影像学检查、肌肉病理活检及分子遗传学检查等综合确定。

1. 线粒体病的临床表现 呈明显的异质性和多样性,给临床诊断造成困难。尽管如此,临床表现仍然是诊断的基石,可为诊断提供重要的线索。线粒体病的神经系统体征包括:①典型的 MERRF 综合征合并共济失调、癫痫发作和肌阵挛;②MELAS 综合征的偏头痛样发作、反复的癫痫及卒中样发作;③Kearns-Sayre 综合征的渐进性眼外肌麻痹、视网膜色素变性、心脏传导阻滞或耳聋;④Leber 遗传性视神经病的视神经萎缩;⑤缓慢渐进或波动的线粒体肌病等;这些线粒体病亚型可合并痴呆、乳酸酸中毒、身材矮小、糖尿病、上睑下垂及多发对称的脂肪瘤等,周围神经受累也较常见,但通常是无症状的。

其他器官或系统的功能障碍也不少见,包括铁粒幼细胞贫血、肾小管缺陷、肝病、心肌病、反复呕吐伴假性肠梗阻,以及内分泌疾病,主要是糖尿病,也包括甲状腺功能减退或生长激素缺乏,糖尿病是早期起病的 MELAS 和 MERRF 的重要标志。此外,对一些无明显病因的孤立的临床表现,如痴呆、肌无力、癫痫、神经性耳聋、偏头痛伴卒中、身材矮小、肌阵挛性癫痫及心肌病也应想到线粒体病的可能。总之,当患者表现为典型的线粒体综合征时,诊断比较容易。而当患者仅表现为单一器官/系统受累,或者线粒体综合征的核心症状尚未显现时,容易延误诊断。

疑诊线粒体病时,家族史调查非常重要,应询问家族中有无儿童罹患不寻常疾病的情况,包括新生儿死亡、原因不明的癫痫以及上述渐进性神经系统障碍。如家族中发现不明原因的耳聋或家族性糖尿病患者也应怀疑线粒体病的可能。当这些特征表明为母系遗传时,更应怀疑线粒体病的诊断。当线粒体病因核基因缺陷所致时,呈孟德尔遗传模式。此外,不论线粒体病与线粒体基因或核基因突变相关,散发性患者均不少见。

2. 生化检测

(1) 肌酶谱:约 30% 的线粒体病患者 CK、LDH、SGOT 增高;尤其当临床无明显肌无力而化验发现肌酶升高时,提示肌肉存在亚临床受累的可能。

(2) 血清及脑脊液乳酸测定:①在安静状态下,血清乳酸正常值为 0.56~2.2mmol/L(5~20mg/L),血清乳酸/丙酮酸比值正常<20;血和脑脊液中乳酸浓度、乳酸/丙酮酸比值升高均提示呼吸链功能异常;某些线粒体病患者首发症状是运动、感染、发热等诱发酮症昏迷;Leigh 综合征和 MELAS 患者乳酸升高尤为明显。②血乳酸/丙酮酸最小运动量试验:运动前抽取患者静脉血 2.5ml,在自行车功量计上运动,功率限制在 15W,时间 15 分钟,运动后即刻和 5 分钟分别采血 2.5ml,分析运动前后乳酸、丙酮酸含量,运动前乳酸、丙酮酸水平高于正常值,或运动后 5 分钟尚不能恢复到正常水平均为异常;乳酸/丙酮酸比值在运动前<7 或>17,运动后<7 或>22 均有诊断意义;幼儿或瘫痪患者也可采用葡萄糖刺激试验:试验前采血检测乳酸,口服葡萄糖 2g/kg 后 90 分钟乳酸升高 2 倍以上为异常;但这种有氧能力测试有局限性,静息和运动诱发后乳酸与丙酮酸浓度正常,并不能除外线粒体病。

(3) 血尿代谢筛查:血氨基酸酰基肉碱谱检测可能发现丙氨酸增高,是因丙酮酸转氨化引起,间接反映了血乳酸增高。血浆丙氨酸增高也可见于其他代谢性疾病中。尿代谢筛查常可发现 3-甲基戊二酸增高,该指标反映了线粒体功能障碍,但应注意排除其他有机酸尿症或代谢障碍(Dimmock et al,2017)。

(4) 线粒体呼吸链酶学检测:从新鲜肌肉标本或培养的成纤维细胞分离线粒体,测定氧化磷酸化过程中各种酶复合体活性也是协助本病诊断的重要依据。明确何种酶复合体缺陷还可为进一步筛查致病基因提供线索。不同的酶复合体缺陷与临床症状无相关性,相同的酶复合体缺陷可有完全不同的临床表现,推测存在某些潜在因素决定临床表型。

3. 电生理检查

(1) 肌电图检查可以发现肌肉有无肌源性损害或神经源性损害,神经传导速度检查有助于发现亚临床的周围神经病。

(2) 诱发电位检查对各种脑病综合征的病变部位有辅助诊断价值,听力图检查可证明神经性耳聋。

(3) 脑电图对线粒体脑病伴癫痫样发作有意义,以皮质损害为主的 MELAS、MERRF、Alpers 病不仅有弥散性全脑异常的脑电图,也可有局灶性改变,可见癫痫脑电图特有的棘慢波综合征、尖慢波综合征等;Leigh 病、KSS 和 Menkes 病的脑电图变化相对较轻,局灶性或特征性改变较少。

(4) 心电图在 KSS 和母系遗传伴成年发病的肌病和心肌病(maternally inherited disorder with adult-onset myopathy and cardiomyopathy, MIMyca)患者中常有阳性发现。

4. 影像学检查 颅脑 CT、MRI 的某些特征性发现对线粒体病的临床诊断有辅助作用,如 MELAS、Leigh、KSS、

MNGIE、LBSL 可见相应的特征性影像学改变(de Beaure-paire,2018)。磁共振波谱(MRS)分析如检测到病灶区或脑脊液乳酸峰增高,对本病诊断也有重要提示价值。

5. 肌肉病理活体检查　是协助诊断本组疾病的重要手段,常取材肱二头肌、三角肌或股四头肌。

(1)光镜检查:常规 HE 染色显示病变轻微是本病的特点,可见少数染色暗或嗜碱性肌纤维和少数轻度萎缩或核内移肌纤维。MGT、SDH 和 COX 染色可观察有无线粒体异常:MGT 染色可见 RRF;SDH 染色可见蓬毛样蓝染肌纤维,称为蓬毛样蓝纤维(ragged blue fiber,RBF);COX 染色可见细胞色素 C 氧化酶缺乏的肌纤维,称为 COX 阴性肌纤维。在评价肌肉病变时应注意:①并非所有的线粒体病都有上述病理改变:mtDNA 片段缺失、丢失及 tRNA 基因点突变相关的疾病如 KSS、MELAS、MERRF 常伴 RRF,而 mtDNA 蛋白编码基因点突变相关的疾病如 Leigh 综合征和 LHON 常不伴 RRF,许多核基因相关的线粒体病也不伴 RRF。②骨骼肌的增龄性改变,即随年龄增加可出现骨骼肌内线粒体增生;年龄>50 岁时 RRF>2%、COX 阴性肌纤维>5%才有诊断意义。③线粒体代谢障碍也可以是其他疾病的继发性改变,如肌营养不良、包涵体肌炎和运动神经元病等也可见少量 RRF 和 COX 阴性肌纤维。

(2)电镜检查:较组织化学染色敏感,用超薄切片及铅铀染色,可见肌膜下和肌原纤维间大量异常线粒体堆积,形态大小不一,线粒体嵴变平或延长,旋绕成同心圆状,线粒体内出现嗜锇小体及类结晶包涵体(paracrystalline inclusion)。该包涵体可分为两型,Ⅰ型呈短棒状结晶样包涵体,排列颇似停车场(parking lot);Ⅱ型呈长条形结晶样包涵体,排列整齐。发现大量脂滴或糖原颗粒堆积对诊断也有重要价值。用胶体金标记抗体的免疫技术可检出酶复合体的缺陷部位。

6. 基因检测　包括 mtDNA 及核基因突变检测。发现致病性基因突变是诊断本组疾病的可靠依据,并可提供疾病分类的证据。在基因检测时代,因为基因检测的无创性、检测方法的可及性以及检测费用的降低,被许多学者推荐为首选的一线检测方法。

(1)mtDNA 突变检测:如前所述,mtDNA 突变包括大片段缺失和点突变,根据检测目的的不同,需要选择合适的检测方法。①大片段缺失:Southern 杂交是检测 mtDNA 大片段缺失最准确诊断方法,但是杂交需要的标本量大,且操作复杂;长程 PCR(long-range PCR)法是将线粒体基因组进行大片段扩增后(8~16kb),利用琼脂糖凝胶电泳进行大片段缺失初步筛查,是目前各实验室普遍采用的方法,但是较低比例的缺失无法检测。值得注意的是,除了 Pearson 综合征可以在外周血中检测到大片

段缺失,CPEO、KSS 综合征等患者均需要对肌肉组织 mtDNA 进行分析。②已知的、常见的 mtDNA 点突变(3243、8993、8344 等位点):PCR-RFLP 法或 ARMS-qPCR 系统,对白细胞、尿液或肌肉组织 mtDNA 进行分析。③当常见突变位点为阴性而临床上高度疑诊线粒体病时可行 mtDNA 全长测序。

线粒体基因组没有内含子,为了避免核基因上假基因的干扰,一般先利用 1~2 对 PCR 引物扩增长片段的 mtDNA 进行富集,然后进行 PCR 产物片段化、文库制备和测序。目前高通量测序技术是最佳的检测方法,它不仅可以检测全部的线粒体基因组,而且可以检测到低比例的突变。对测序发现的新的核苷酸变异,判断其是否为致病突变,可参考以下六条标准(Larsson et al,1995):①在种系发生中具有高度保守性,或此位点在 mtDNA 结构上具有明显的重要性;②突变以杂质性状态存在,是致病性 mtDNA 突变的普遍特点;③在大量正常人群中未发现相同突变;④在来自不同家系、具有类似临床表现的患者中均发现此相同突变;⑤突变型 mtDNA 的比例与临床及生化表型的严重程度呈正相关;⑥使用 ρ0 细胞系(无 mtDNA 的细胞)的细胞融合实验证实,该突变足以引起呼吸链功能缺损(Attardi et al,1995)。

(2)核基因突变检测:目前已发现有 300 多个基因突变与线粒体病相关。检测方法首选高通量测序,包括线粒体相关基因包测序、亚外显子组测序(subexome sequencing,WES)、全外显子组测序(whole exome sequencing,WES)和全基因组测序(whole genome sequencing,WGS)。基因包检测主要是对与线粒体密切相关的 300~1 300 条基因的外显子及相邻±10bp 的内含子进行目标测序;亚外显子组测序是对 OMIM 数据库收录的、与疾病关系明确的 6 000 多条基因的外显子及相邻±10bp 的内含子进行目标测序;全外显子组测序是对所有发现的 2 万多条基因的外显子及相邻±10bp 的内含子进行测序;全基因组测序除了外显子检测外,还对内含子深部进行测序;全外显子组测序和全基因组测序最好采用核心家系的同时测序。一般在进行核基因组检测前,需要先排除线粒体基因组的突变(当患者表型符合某种核基因相关的典型线粒体综合征时除外)(图 3-16-5)。目前高通量测序后根据 ACMG 指南判定变异的致病性,分为致病性变异、可能致病性变异、无法确定性质的变异、可能不致病变异和不致病变异。对于可能致病性变异和无法确定性质的变异可以通过组织活检、线粒体呼吸链酶活性分析、免疫组化等进行进一步的分析。

总之,线粒体病诊断是由临床综合征、家族史、确凿的线粒体病证据或遗传表现构成,但上述辅助检查中某一项阴性,包括肌肉活检,都不能完全排除线粒体病。

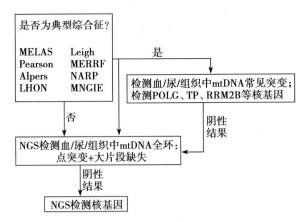

图 3-16-5　线粒体病的基因检测策略

四、治疗

尽管线粒体病的分子病理机制研究已经取得了长足的进展，但迄今为止，除了少数几种特殊的线粒体病有特异性治疗药物外，大部分线粒体病仍无确切的有效疗法，临床上一般采用药物或支持性疗法来缓解症状和减缓疾病的进展。基因诊断技术的发展和应用提高了诊断速度，使线粒体病患者获得早期治疗的机会，提高了治疗效果。目前对线粒体病的治疗主要包括对症治疗、药物治疗和基因治疗等三方面（Chinnery et al,2006;El-Hattab et al,2017;Distelmaier et al,2017;Hirano et al,2018）。

1. 对症治疗　是非常必要的和经常有效的措施。线粒体病是多系统受累的疾病，对不同器官系统的症状可给予相应的对症处理。

（1）中枢神经系统：癫痫是线粒体病的常见症状，目前使用的大部分抗癫痫药可用来控制线粒体病的癫痫，但应慎重使用丙戊酸类，因丙戊酸可抑制肉碱的摄取；在Alpers综合征尤其要避免使用丙戊酸。

（2）骨骼肌：针对骨骼肌运动不耐受，一些研究证明有氧训练可提高线粒体病患者肌肉运动能力、增加肌肉对氧摄取及利用（Cejudo et al,2005）。

（3）眼：上睑下垂明显的患者可行整形手术改善症状，常用方法是额肌悬吊术。

（4）心脏：KSS患者严重的心脏传导阻滞应及时安装起搏器，心肌病变严重时可考虑心脏移植术。

（5）耳：听力丧失患者佩戴助听器或施行人工耳蜗植入术。控制血糖、肠内或肠外营养支持、处理酸中毒、防治肾衰等对患者均可能是挽救生命的治疗。

2. 药物治疗　由于线粒体病是基因突变引起线粒体氧化磷酸化障碍，降低氧摄取、呼吸链电子流和导致线粒体不能产生足够的ATP，同时伴无氧代谢增加，氧自由基产生增加。针对上述代谢紊乱的不同环节，可从以下几个方面改善能量代谢：

（1）补充代谢辅酶或增加旁路电子传递，改善线粒体氧化磷酸化功能（Marriage et al,2004）：包括辅酶Q10、艾地苯醌、琥珀酸盐、维生素K、肌酸、L-肉碱、烟酰胺、亚叶酸、硫胺素（维生素 B_1）、核黄素（维生素 B_2）等（Oguro et al,2004）。

（2）减少体内毒性代谢产物：二氯乙酸曾用来试验性治疗 MELAS 的乳酸酸中毒，尽管降低乳酸效果确切，但因其周围神经毒性而终止临床试验（Barshop et al,2004）。

（3）清除氧自由基：包括辅酶 Q10、艾地苯醌、维生素 C、维生素 E 及 α-硫辛酸等。在临床治疗中经常联合运用多种抗氧化剂和代谢相关辅助因子的"鸡尾酒疗法"。文献报道，给予辅酶 Q10、烟酸（尼克酸）、肉碱、维生素 C、维生素 B_1、维生素 B_2、维生素 E、维生素 K 等联合治疗线粒体病一年，部分患者临床症状改善，淋巴细胞ATP 生成增加。艾地苯醌已经在美国批准用于治疗LHON。

（4）MELAS 卒中样发作的治疗和预防：除了应用上述药物改善能量代谢，还可使用 L-精氨酸、依达拉奉和糖皮质激素。研究表明 L-精氨酸可改善 MELAS 患者血管内皮功能，减少卒中样发作次数及减轻病情严重程度，急性期剂量为 0.5g/（kg·d）静脉滴注（Koga et al,2007），但确切疗效有待大规模临床试验证实。依达拉奉是氧自由基清除剂，可抑制急性期病灶扩大（Katayama et al,2009）。糖皮质激素可减轻卒中样发作急性期脑水肿，但长期使用存在争议（Finsterer,2010）。

（5）可治性线粒体病：应注意到，有几种特殊的线粒体病对特异性药物反应非常好，被称为可治性线粒体病（Distelmaier et al,2017）。诸如辅酶 Q10 合成障碍，核黄素（维生素 B_2）转运和代谢障碍，硫胺素（维生素 B_1）和生酮饮食反应性丙酮酸脱氢酶复合物缺陷，以及由于编码硫胺素转运子的 SLC19A3 基因突变引起的生物素-硫胺素反应性基底节病等。对上述线粒体病给予相应的辅助因子药物，如辅酶 Q10、维生素 B_2、维生素 B_1、生物素等，症状可以得到改善。对 TK2 基因突变患者，补充 dT/dC 或 dTMP/dCMP 均可能改善患者的肌无力症状和实验室指标。

3. 基因治疗

（1）核基因突变所致的线粒体病，基因治疗与其他孟德尔遗传病的基因治疗方法相同，即选择适当的病毒或非病毒载体，将目的基因导入受累组织中表达。

（2）mtDNA 突变导致的线粒体病，目前基因治疗有三种途径：①降低 mtDNA 突变率：通过各种方法使线粒体内突变 mtDNA 降解或停止复制,并促使野生型 mtDNA 拷贝数上调。②异位表达野生型 mtDNA:将野生型 mtD-NA 的功能基因导入细胞核内,核内表达的产物进入线粒体替代缺陷的功能。如重组腺相关病毒-ND4(rAAV2-ND4)治疗 LHON,重组载体包括一段用于核基因密码子编码线粒体蛋白的序列和线粒体目标序列,这种方法在动物模型和人临床试验中都获得很好的效果,目前已进入Ⅲ期临床试验。③直接纠正 mtNDA 突变:线粒体具有两层膜的细胞器,导致对线粒体 DNA 进行基因纠正一直存在很大瓶颈,如 CRISPR 基因编辑技术很难应用于线粒体 DNA。但最近一项动物实验显示 AAV9-mitoTALENs 基因编辑技术可以减少小鼠突变型 mtDNA 分子的含量(Schon et al,2003;Crameri et al,2004;Sato et al,2005;Moraes et al,2018)。

4. 饮食措施 生酮饮食(高脂肪、低碳水化合物)用于治疗丙酮酸脱氢酶复合物缺陷的患者(Mochel et al,2005)。曾报道个别 MELAS 或非综合征线粒体病患者,在服用维生素 B₁、维生素 B₂、维生素 C 和辅酶 Q10 的同时,给予高脂肪饮食,患者症状改善(Panetta et al,2004),但考虑到脂肪代谢障碍在线粒体病中并不少见,长期高脂饮食是心脑血管病的危险因素,生酮饮食在线粒体病治疗中应慎用。

5. 避免诱发因素 对线粒体病患者,感染、过度劳累或精神刺激均可导致机体能量消耗增加而发病。有些药物可导致线粒体功能受损,如布比卡因和 β 受体阻滞剂影响呼吸链功能,他汀类引起内源性辅酶 Q10 降低,巴比妥及氯霉素影响线粒体蛋白合成,双胍类诱发乳酸升高,均应避免应用。患者手术应尽量选择局部麻醉,需全身麻醉的线粒体病患者宜谨慎选用麻醉药,避免过度镇静抑制呼吸、加剧心脏传导阻滞及神经肌肉阻滞药,尽量减少机体能耗,维持内环境稳定。

【预后】

线粒体病的预后与发病年龄、症状多寡、严重程度、基因突变类型及突变比例等多种因素有关。发病年龄愈早,临床症状愈多,预后愈差;如以眼症状为主对生命威胁不大,心脏传导阻滞常可导致猝死,脑损伤症状较多可引起致残、昏迷甚至死亡。

【遗传咨询和产前诊断】

当患者为核 DNA 突变时,遗传咨询和产前诊断与其他单基因病没有区别。而对于 mtDNA 突变引起的线粒体病,因为 mDNA 呈母系遗传,故携带突变的女性其后代有发病风险。但由于线粒体基因突变的异胞质性、不同组织/细胞间突变 mtDNA 分子分布的不均匀性、突变传递的可变性以及临床表现的多样性,造成遗传咨询和产前诊断有很多不确定性。

第十一节 罕见的其他神经遗传性代谢疾病

（王柠）

除前述的神经遗传性代谢疾病外,还有一些更为罕见的,有神经系统症状的遗传性代谢疾病,现分述如下。

一、全羧化酶合成酶缺乏症

全羧化酶合成酶(holocarboxylase synthetase,HLCS)缺乏症是一种罕见的常染色体隐性遗传代谢病,它是多种羧化酶缺乏症的一种,属于其中的早发型。其可引起脂肪酸、糖原异生及氨基酸分解代谢中多环节的代谢障碍。该病以神经系统和皮肤黏膜损害为主要表现,致死率及致残率高。患儿常于新生儿期或婴儿早期发病,表现为吸吮困难、呼吸急促、肌张力低下、嗜睡、昏迷,生物素有较好的治疗效果,早期治疗的患者预后良好。

【病因和发病机制】

本病由编码全羧化酶合成酶的 *HCS* 基因发生突变导致。该基因位于 21q22.1,有 14 个外显子,其中 6～14 号外显子包含了所有的编码序列。至今已有超过 20 种相关基因突变被报道,均为常染色体隐性遗传。日本报道本病发病率为 1/10 万。由于全羧化酶合成酶(HCS)活性下降,不能催化生物素与生物素依赖的多种羧化酶(乙酰 CoA 羧化酶、丙酰 CoA 羧化酶、丙酮酸羧化酶及 3-甲基巴豆酰 CoA 羧化酶)的结合,从而影响生物素以来的羧化酶的活性,使脂肪酸分解、糖原异生及氨基酸分解等代谢过程发生障碍,导致乳酸、3-羟基异戊酸、3-甲基巴豆酰甘氨酸、甲基枸橼酸及 3-羟基丙酸等异常代谢产物在体内蓄积,出现不同程度的皮肤、黏膜及神经系统的损害。

【临床表现】

临床表现轻重不等,多在新生儿期及婴儿期起病,少数见于学龄前期及学龄期。发病初期皮肤表现为头部脂溢性皮炎,受累头发变细、脱落,严重可全秃,睫毛及眉毛亦可脱落。还可伴有多种难治性皮损,如湿疹、全身性红斑、脱屑以及尿布皮炎等。皮损亦可累及口周、鼻周及其他褶皱部位。患儿常伴有呼吸急促或暂停,出现代谢性酸中毒时症状更明显。此外还可有喂养困难、生长发育迟缓、呕吐、骨骼肌张力减退、嗜睡及惊厥发作等,严重者可出现酮症酸中毒性昏迷。患儿血氨轻度升高,尿中有机酸聚积,包括甲基柠檬酸、乳酸、3-羟基异戊酸、3-羟基丙酸及 3-甲基巴豆酰甘氨酸等均升高。

【诊断】

患者的症状及体征缺乏特异性,需根据生化代谢、基因分析等检查确诊。

1. 在新生儿期或婴儿早期出现皮肤黏膜损害(如口腔周围皮炎、湿疹及脱发等)及明显的神经系统损害(如惊厥、肌痉挛等),不能用一种系统性疾病来解释。经新生儿筛查发现的患儿可无症状。

2. 急性发作期生化检查发现酮症酸中毒、乳酸血症、高血氨、低血糖等代谢紊乱。

3. 尿标本的气相色谱/质谱(GC/MS)检查提示乳酸、甲基柠檬酸、3-羟基丙酸、3-羟基异戊酸和3-甲基巴豆酰甘氨酸等有机酸水平异常增高,可提示诊断。

4. 培养的成纤维细胞及血清酶学检测提示全羧化酶合成酶活性缺失。

5. 基因检测发现 HLCS 等位基因突变,有确诊价值。

【治疗】

口服生物素能够消除及预防本病导致的脏器损害,一般服药后数小时症状缓解,血液生化改变恢复正常。对于合并代谢性酸中毒、高氨血症、贫血的患者,应给予左卡尼汀、甲钴胺、维生素 C 等药物,并保证日常营养摄入。对于智力运动落后的患儿,应进行康复治疗,训练中应注意避免疲劳及交叉感染。

二、卡尔曼综合征

卡尔曼综合征(Kallmann syndrome,KS)又名先天性幼稚嗅觉缺失综合征,是特发性低促性腺激素性性腺功能减退症中最常见的类型。其为一种具有临床及遗传异质性的疾病。KS 多见于男性,男性的患病率约是女性的 5 倍。KS 可为家族性起病,也可是散发性,其遗传方式有三种:X 染色体隐性遗传,常染色体显性遗传及常染色体隐性遗传。

【病因和发病机制】

KS 的病因及发病机制目前尚未阐明。在胎儿发育过程中,位于嗅上皮的促性腺激素释放激素(gonadotropin-releasing hormone,GnRH)神经元需要通过嗅束才能迁徙到下丘脑部位,发挥正常的生理作用。由于嗅球和嗅束发育障碍及其他各种原因导致 GnRH 不能正常迁徙、定位于下丘脑,引起下丘脑-垂体-性腺轴功能低下,从而导致一系列的异常,包括不能启动青春期,而表现为青春期发育延迟及第二性征发育缺如等。目前已经明确多种基因的突变与 KS 相关,如 KAL1、FGFRI、FGF8、GN-RHR、PROKR2 及 PROK2。KAL1 的突变以 X 染色体隐性遗传为主,而 FGFRI 及 PROKR2 的突变与以常染色体显性遗传为主。这些基因的功能可能和 GnRH 神经元的正常迁徙、嗅球的发育及 GnRH 神经元轴突向正中隆起的投射过程密切相关。

【临床表现】

1. 性腺功能减退　多数男性患者下部量大于上部量,呈类宦官体形,外生殖器幼稚状态,阴茎短小,睾丸小或隐睾,少精或无精。青春期第二性征发育缺如(无胡须、腋毛、阴毛生长,无变声)。女性患者表现为原发性闭经,内外生殖器均呈幼稚型。青春期时无乳房发育,无腋毛、阴毛生长,无月经来潮。

2. 嗅觉缺失或减退　患者可表现为完全的嗅觉缺失,尤其不能识别芳香气味,但部分患者可能仅表现为嗅觉减退。

3. 相关躯体异常表现　KS 除了 GnRH 缺乏及嗅觉缺失,可伴有各种各样的躯体异常,包括面中线发育缺陷如唇裂、腭裂,掌骨短及肾脏发育异常等。

4. 神经系统表现　包括感觉性听力下降,镜像运动(联带运动),眼球运动异常及小脑共济失调。

【诊断】

目前实验室无法检测外周血 GnRH 的水平,以下检查有助于 KS 的诊断:

1. 生长激素、卵泡刺激素、睾酮及雌二醇的水平均低下,但促性腺激素水平降低或不升高。

2. 甲状腺轴功能、肾上腺轴功能、生长激素轴功能及泌乳素正常。

3. 鞍区 MRI 未见下丘脑及垂体器质性异常。

4. MRI 可发现嗅球、嗅束发育不良或未发育。

5. 嗅觉测试时不能鉴别酒精、白醋、水和香波的气味。

6. 骨龄落后。

7. GnRH 兴奋试验表现为反应延迟。

8. 染色体核型正常。

9. 可用二代基因测序的方法筛查上述基因是否有突变。

【治疗】

目前 KS 尚无根治的方法,仅限于激素替代治疗,早期治疗可以促进青春期启动,使性器官及第二性征发育,并可能获得生育能力。目前常规治疗方法有以下几种:

1. 雄激素　对于暂无生育需求患者,14 岁以后可予雄激素治疗,以促进男性第二性征发育,维持正常性功能、体脂成分、骨密度,同时有助于维持正常的情绪和认知,但是雄激素的治疗不能恢复生育能力。使用雄激素过程中,要监测骨龄情况,避免骨骺早闭,影响患者成年后的终身高;需要提醒注意的是:雄激素治疗 6 个月后,可停药观察,并重新评价下丘脑-垂体-性腺轴的功能,如单侧睾丸体积明显增大到 4ml 以上,内源性睾酮水平明显增高,则应继续停药随诊,考虑有性腺功能逆转恢复正常的可能性。

2. 促性腺激素　促性腺激素治疗有可能恢复患者生育能力,给药方式为 HCG 2 000~5 000U,每周 2 次肌内注射。依据睾酮水平和睾丸生长情况调整用药,当睾酮水平达正常成年男性中值后,再加用 HMG/FSH 75～150U 每周 2~3 次肌内注射。男性乳房发育是 HCG 治疗常见不良反应。若调整 HCG 剂量,使血清睾酮维持在正常值下限以避免生成过多雌激素,可以避免乳房发育。

3. GnRH 脉冲治疗　当腺垂体功能正常时,可考虑行 GnRH 脉冲治疗。使用便携式输注泵,以每 1.5~2 小时脉冲样皮下输注 GnRH,模拟 GnRH 生理分泌模式,促进腺垂体促性腺激素的合成和释放,进而促进睾丸生长发育,分泌睾酮和生成精子。

三、赖氨酸尿蛋白不耐受症

赖氨酸尿蛋白不耐受(lysinuric protein intolerance),曾称为家族性蛋白不耐受症,为常染色体隐性遗传,源于 SLC7A7 基因突变,导致赖氨酸、鸟氨酸、精氨酸等氨基酸转运异常,尿中赖氨酸、精氨酸以及鸟氨酸含量增加。这些氨基酸在小肠的吸收及肾脏的重吸收障碍,体内缺乏赖氨酸、鸟氨酸及精氨酸,发生蛋白质营养不良。精氨酸及鸟氨酸缺乏还可引起尿素循环障碍,血氨增高。

【临床表现】

婴儿期可见拒食、生长障碍、肌张力低下、反复发作的呕吐和腹泻。因乳汁中蛋白量低,喂奶时期婴儿生长尚正常。给予高蛋白食物后,则有高氨血症发作,出现昏迷、轻至中度肝脾大、毛发稀少变脆。随着疾病进展,多系统受累,主要为生长发育不良,合并血液、肾脏疾病,可有骨质疏松症,矮小,易骨折,肌肉萎缩,乏力,面色苍白,易感染,慢性间质性肺病伴有呼吸困难和杵状指等。大约 20% 患者出现中度智力发育延迟。

【检验检查】

1. 体格检查　一些患儿肝大,脾大,营养不良,肌肉松软。

2. 基因检测　SLC7A7 等位基因突变(纯合或复合杂合突变)。

3. 血生化检验　空腹时血氨正常,食用高蛋白食物后血氨升高;血清赖氨酸、精氨酸、鸟氨酸水平降低。

4. 尿氨基酸检测　尿液赖氨酸、精氨酸升高。

5. 尿有机酸检测　常有尿乳酸升高。

6. 口服赖氨酸负荷试验　口服赖氨酸负荷试验提示肠道赖氨酸和肾小管吸收障碍。

【诊断】

1. 部分患者有赖氨酸尿蛋白不耐受症的家族史。

2. 患儿在断奶、进食富含蛋白质的食物后,出现呕吐、腹泻、喂养困难、昏迷等异常。

3. 空腹血氨正常,食用高蛋白食物后血氨升高;血清赖氨酸、精氨酸、鸟氨酸水平降低;尿赖氨酸、精氨酸升高,部分患者尿乳酸升高。

4. 口服赖氨酸负荷试验提示肠道和肾小管存在赖氨酸吸收障碍。

5. 基因检测发现 SLC7A7 等位基因突变(纯合或复合杂合突变),可以确诊。

【治疗】

主要是饮食治疗、药物治疗,控制高氨血症及并发症,保证充足的营养。

1. 饮食治疗

(1) 限制天然蛋白质摄入,增加淀粉及高脂肪类食物,保证生长发育所需营养供应。

(2) 若有血脂异常,先尝试饮食调整和补充鱼油。

2. 药物治疗

(1) 若发生急性高氨血症危象,可以静脉滴注精氨酸、苯甲酸钠、苯丁酸钠等药物,阻断氨的生成。

(2) 病情稳定后,需要服用祛氨药物。

(3) 长期维持治疗,补充瓜氨酸、赖氨酸、左卡尼汀等营养成分。

【预后和预防】

早期诊断和治疗,可降低病死率。若病情反复,可引起智力和运动功能发育延迟,甚至合并呼吸系统损害,危及生命。

赖氨酸尿蛋白不耐受症是常隐遗传病,在先证者及其父、母亲基因确诊的前提下,孕期可以进行产前咨询和产前诊断。

四、长链 3-羟酰基辅酶 A 脱氢酶缺乏症

长链 3-羟酰基辅酶 A 脱氢酶缺乏症(long chain 3-hydroxyacyl-CoA dehydrogenase deficiency, LCHADD),发病率约为 0.65/10 万,属常染色体隐性遗传。症状表现复杂,可在新生儿至成人期发病,临床异质性大,常见无力、喂养困难、昏迷、肌痛等症状,严重者出现肝病、心肌病,甚至猝死。

【病因和病理】

由于编码 LCHAD 的 HADHA 基因突变,导致线粒体长链脂肪代谢障碍,能量生成障碍,引起脑、心脏、肝脏、骨骼肌等大量消耗能量的重要器官供能不足而受损。

【临床表现】

本病分为早发严重型、肝型、肌型,严重程度各不相同。

1. 早发严重型　出生后发病,多脏器损害,死亡率高。常见表现有喂养困难、呕吐、四肢无力、松软儿、饥饿时昏睡、昏迷、呼吸深大、黄疸、肝大等。

2. 肝型　于幼儿后期或儿童期发病,病情相对轻,出现恶心、呕吐、肌无力、运动不耐受、视力异常等表现。

3. 肌型　于青少年或成人期发病,肌无力、肌痛、尿色深,可有反复发热、全身不适、恶心、呕吐等全身症状。

【诊断与鉴别诊断】

1. 渐进性且不可逆的视网膜病变、周围神经病、心肌病、脂肪肝、低酮性低血糖、肌无力、肌痛等表现。

2. 低酮性低血糖、血清肌酸激酶增高、高氨血症、代谢性酸中毒、转氨酶升高、游离脂肪酸升高等。

3. 血液中多种羟酰基肉碱增高,部分患者伴游离肉碱降低。

4. 尿液二羧酸增高或正常。

5. 基因检测 HADHA 等位基因突变(纯合或复合杂合突变)。

【治疗】

主要原则是饮食治疗、对症治疗,积极预防并发症。

1. 饮食治疗　选择高糖类、低长链脂肪酸饮食,适当补充中链三酰甘油,避免长时间空腹,特别要防止夜间睡眠中发生低血糖。

病情稳定时,规律进食。新生儿患者每隔 3 小时喂养一次;<6 月龄的婴儿每隔 4 小时喂养一次;6~12 月龄的婴儿夜间可间隔 6~8 小时喂养一次;1~7 岁的儿童白天可间隔 4 小时进食一次,夜间可间隔 10 小时进食;成人一般每隔 8 小时进食一次。

夜间或紧张活动时,可增加生玉米淀粉,提高空腹耐受力。

2. 对症治疗

(1) 急性期可静脉滴注葡萄糖,纠正代谢性酸中毒,降低血氨,保护大脑、心脏、肝脏等重要器官,减少猝死及后遗症。

(2) 若血液游离肉碱明显降低,可以补充小剂量左卡尼汀。

【预后】

与发病年龄、临床类型、能否早期诊治有关。若能尽早诊断并治疗,可以减少猝死,预防多种并发症。若能坚持治疗,保护心脏和肝脏功能,预后相对较好。

五、中链酰基辅酶 A 脱氢酶缺乏症

中链酰基辅酶 A 脱氢酶缺乏症(medium chain acyl-CoA dehydrogenase deficiency,MCADD)属于线粒体脂肪酸氧化缺陷病之一,病死率及后遗症的发生率高,通过新生儿遗传代谢病筛查进行早期确诊并及时治疗,可得到较为满意的结果。MCADD 属于常染色体隐性遗传病,编码基因 ACADM 位于常染色体 1p31,包含 12 个外显子。

【病因和发病机制】

MCAD 是酰基辅酶 A 脱氢酶家族成员之一,特异性作用于含 6~12 个碳的中链酰基辅酶 A,参与线粒体 β 氧化第一步。MCAD 活性异常导致中链脂肪酸代谢障碍,乙酰辅酶 A 生成减少,继而 ATP 及酮体生成受阻,MCAD 蓄积,能量缺乏导致糖酵解加速,糖异生过程被抑制,如患者未及时补充葡萄糖,可致血糖极低,没有足够的葡萄糖不能生成酮体进入大脑供能。同时机体不能通过脂肪酸 β 氧化提供能量,游离脂肪酸在肝脏被转化成三酰甘油,出现脂肪肝。

【临床表现】

MCADD 患者发病年龄不一,新生儿、婴儿、儿童及成人期均可发病,大多在出生后 3 个月至 3 岁,也有部分患儿终身无特殊表现。临床表现多样化,除了长期饥饿,感染、呕吐等应激状态也容易诱发疾病状态。急性发病的婴幼儿常表现为嗜睡、喂养困难,也表现为抽搐、呼吸暂停,甚至迅速发展为昏迷或死亡。新生儿期发病的 MCADD 患儿可表现为低血糖、高氨血症以及室性心律失常,越早发病的患儿病死率越高,25% 左右患儿第 1 次发病即导致死亡。除低血糖外,常见的发作期表现还有呕吐、肌无力,肝功能异常及肝脏肿大等,常被误诊为 Reye 综合征。

晚发病例常见呕吐、肝功能不全、低血糖、非炎症性脑病、嗜睡、癫痫发作、昏迷和横纹肌溶解症等。发作间歇期往往无明显症状,但约 1/3 急性发作后存活的患者出现后遗症:生长发育及运动发育迟缓,智力障碍、慢性肌无力、癫痫、脑瘫等。

【诊断和鉴别诊断】

MCADD 患儿无特异的临床表现,当出现不明原因的低血糖、嗜睡、肌无力、抽搐等症状时应警惕本病,需要结合实验室检查明确诊断;未发病患儿的诊断需要依赖于新生儿代谢疾病筛查。

1. 生化检测　定量检测血浆酰基肉碱谱和尿液有机酸。串联质谱检测为酰基肉碱谱中 C_6~C_{10} 升高,C_8 显著升高为特征性变化,可用于新生儿筛查以及临床诊断与随访指标;尿气相色谱分析在发病时表现为二羧酸、己二酸、辛二酸、葵二酸等的升高,但发病间歇期正常,故不适合用于新生儿疾病筛查。除此之外,还可出现低血糖、转氨酶升高、血氨升高、代谢性酸中毒。

2. 酶学检查　检测患儿白细胞、成纤维细胞、肝细胞中的还原型异源二聚体电子转运黄素蛋白(ETF),以

测定患者 MCAD 的酶活性。

3. 基因检测 ACADM 等位基因突变,具有确诊价值,并可指导父母下一胎的产前诊断。

MACDD 与一些有机酸尿症、其他脂肪酸代谢障碍(如极长链酰基辅酶 A 脱氢酶缺乏症)、尿素循环障碍、中枢神经系统感染、糖代谢障碍疾病有类似症状,需要通过临床调查及实验室检查进行鉴别。

【治疗】

MCAD 治疗原则为加强生活管理,避免诱因(主要是长期饥饿及剧烈运动),急性发作对症处理,保护脏器,减少后遗症。

1. 饮食控制 婴儿期需要频繁喂奶,避免长时间空腹;出现症状时,可给予含糖饮料、葡萄糖水等,进食困难时及时就诊,静脉点滴葡萄糖。

2. 药物治疗 急性期处理的关键是改善代谢失衡、清除有毒代谢物,以纠正低血糖,补充足量液体及电解质等。对于合并继发性肉碱缺乏症,需小剂量补充左卡尼汀,将血液游离肉碱水平维持在正常范围。

【预后】

与诊断时间及治疗方法有关,及早诊断和正确治疗可改善预后,多数患者可以就学就业,结婚生育。少数患者在首次代谢危象发作时死亡,存活患者可能会出现后遗症。

六、极长链酰基辅酶 A 脱氢酶缺乏症

极长链酰基辅酶 A 脱氢酶(very long-chain acyl-CoA dehydrogenase,VLCAD)缺乏症是一种较罕见的遗传代谢病,由于线粒体内脂肪酸 β 氧化障碍导致能量代谢缺陷,为常染色体隐性遗传病。患者临床表现复杂,可在新生儿至成人期发病,导致心肌病、脂肪肝、脑病、肌病等多系统损害,急性期合并低酮症性低血糖、代谢性酸中毒等代谢紊乱,病死率很高。如能及时诊断,避免饥饿、疲劳及应激状态,可能预防发病,改善预后,提高患者生存率和生活质量。

【病因和病理】

由于编码 VLCAD 的基因 ACADVL 基因突变,导致线粒体极长链酰基辅酶 A 脱氢酶功能缺陷,长链脂肪酸不能被氧化分解,蓄积在细胞内,对心肌、骨骼肌、肝脏等组织产生毒性作用,低血糖、代谢性酸中毒等代谢紊乱导致脏器损害。

【临床表现】

根据临床特点及起病年龄的不同,VLCAD 分为 3 型:

1. 心肌病型(VLCAD-C) 此型发病凶险,患儿病死率高,多在新生儿或婴儿早期发病,表现为低酮症性低血糖、脑病、猝死、心肌酶升高、肥厚型心肌病、心律失常等;

2. 肝型(VLCAD-H) 婴儿晚期或幼儿期起病,以低酮症性低血糖为主,可伴有肝功能异常,症状较轻,少有心脏累及;

3. 肌病型(VLCAD-M) 青少年或成人期起病,表现为运动不耐受、肌无力、肌痛、横纹肌溶解、肌红蛋白尿等。

【诊断和鉴别诊断】

患者临床表现缺乏特异性,需要通过生化代谢和基因检测进行诊断。

1. 患者易发生低血糖,饥饿不耐受,易疲劳,心脏受累,肌无力,肌痛,应高度重视。病史调查中如果有不明原因猝死家族史,应及早检查。

2. 血液肉豆蔻烯酰基肉碱水平升高。

3. 基因检测 ACADVL 等位基因突变(纯合或复合杂合突变),可确诊,有助于遗传咨询。

VLCAD 与多种线粒体内脂肪酸 β 氧化缺陷病,如原发性肉碱缺乏症、肉碱棕榈酰转移酶 II 缺乏症、长链 3-羟基酰基辅酶 A 脱氢酶缺乏症、多种酰基辅酶 A 脱氢酶缺乏症等症状类似,需要通过生化代谢及基因分析鉴别。

【治疗】

主要原则是避免长时间空腹,减少长链脂肪酸的摄入,补充中链甘油三酯,并对症治疗。

1. 避免空腹 婴幼儿期需频繁喂养,是一种简单有效的措施,为机体提供足够的能量,防止过多的脂肪分解,避免长链脂肪酸和酰基肉碱蓄积引起毒性损害。新生儿患者一般间隔 3 小时喂奶 1 次;6 个月以下婴儿间隔 4 小时喂奶 1 次;6~12 个月婴儿夜间可间隔 6~8 小时喂奶;1~7 岁的儿童白天进食间隔不超过 4 小时,夜间可延长 10 小时进食;而成人进食间隔不超过 8 小时为宜。夜间或紧张时补充生玉米淀粉,可加强对空腹的耐受能力。

2. 合理饮食 补充中链甘油三酯,饮食结构应以碳水化合物为主,减少脂肪尤其是长链脂肪酸摄入,但必须保证必需脂肪酸的摄入,同时要提供足够的蛋白质、维生素等营养素。1 岁以内患儿宜选用最富含中链甘油三酯的配方奶,可逆转心肌病型患者的心肌病理改变。

3. 补充左卡尼汀 对于合并继发性肉碱缺乏症的患者,需小剂量补充左卡尼汀,将血液游离肉碱水平维持在正常范围,改善心功能,稳定代谢状况。但是左卡尼汀不宜过量,以免长链酰基肉碱过度生成和蓄积,导致毒性损害。

4. 对症治疗

(1)出现低血糖症状时,立即给予含糖饮料、葡萄糖水等含糖食物。进食困难时给予静脉滴注葡萄糖,纠正

低血糖。

（2）对合并心肌损害的患者，选择合适的抗心律失常药治疗心律失常。

（3）补充水分、碱化尿液以保护肾功能，治疗横纹肌溶解症。

【预后】

严重早发心脏和多脏器衰竭型患者发病早，病情重，病死率高。肝病及晚发。患者如果能得到早期诊断和正确治疗，可长期生存，就学就业，结婚生育。

七、β-酮硫解酶缺乏症

β-酮硫解酶缺乏症（beta-ketothiolase deficiency，BKD）又称线粒体乙酰乙酰基辅酶 A 硫解酶缺乏症，是一种极为罕见的常染色体隐性遗传代谢病，在新生儿中的发病率不到 1/100 万。患者线粒体内异亮氨酸代谢障碍，肝外酮体分解障碍。该病的体征和症状通常出现在 6~24 个月。患病的孩子会出现酮症酸中毒发作，表现为呕吐、脱水、呼吸困难、极度疲倦（嗜睡），以及偶发的癫痫发作，甚至有时会导致昏迷，严重者猝死或残障。

【病因】

由于编码乙酰辅酶 A 乙酰基转移酶-1 的 ACAT1 基因突变，线粒体内乙酰乙酰辅酶 A 硫解酶（acetoacetyl-CoA thiolase，T2）的活性降低或丧失，异亮氨酸的分解代谢和肝外酮体利用受阻，产生大量的酮体及有机酸类中间代谢毒物。这些代谢毒物在血液中累积使得血液过于酸性，从而损害人体的组织和器官，特别是在神经系统。

【临床表现】

患者个体差异较大，稳定期常见生长发育障碍、喂养困难、营养不良，急性期出现呕吐、腹泻、脱水、昏迷、深大呼吸。主要的代谢特征包括酮症酸中毒、高血糖、高氨血症和全血细胞减少症（即酮症高血糖症候群）。大部分患者在 6 个月至 2 岁发生第一次酮症酸中毒，通常由于胃肠炎、发热性疾病（如上呼吸道感染，麻疹，中耳炎等普通疾病）、长时间饥饿、预防接种等应激刺激诱发，导致低血糖脑病、肝病、心肌病，出现呕吐、脱水、呼吸困难、嗜睡、癫痫，甚至昏迷。

【诊断】

对于婴幼儿期酮症酸中毒的患者，应高度警惕，及早进行尿有机酸分析、血氨基酸及酯酰肉碱谱分析和基因检测。患者尿常规常有明显酮尿，血气分析表现为 pH 降低、HCO_3 降低、阴离子间隙增大等酸中毒表现，部分患者生化可有低血糖，少数血糖升高，另一些可出现血氨升高，肝功能损害。特征性表现为尿 2-甲基 3-羟基丁酸、甲

基巴豆酰甘氨酸、乙酰乙酸增高，血液 3-羟基异戊酰肉碱、乙酰肉碱增高，游离肉碱降低，ACAT1 基因检出纯合或复合杂合突变可获得分析诊断。

【鉴别诊断】

β-酮硫解酶缺乏症需要与其他导致 3-羟基异戊酰肉碱增高的有机酸血症鉴别，如 3-甲基巴豆酰辅酶 A 羧化酶缺乏症、3-羟-3-甲基戊二酸尿症、3-甲基戊烯二酸尿症及多种羧化酶缺乏症，尿有机酸分析及基因检测是可靠的鉴别方法。

【治疗】

治疗原则为及时纠正酸中毒，高热量饮食，尽可能减少酮症酸中毒和低血糖发作。

1. 急性发作期　静脉滴注葡萄糖、电解质溶液及左卡尼汀等，保证充足的液体入量，促进有机酸类代谢毒物的排泄，给予充足的热量供给，减少蛋白质分解及酸性物质的产生。根据情况给予碳酸氢盐，严重者需血液透析或血浆置换。左卡尼汀可与有机酸代谢产物形成酰基肉碱，有利于有机酸的排泄。

2. 稳定期治疗　正常进食，少食多餐，避免长时间空腹，避免疲劳，轻微限制蛋白质，以避免摄取过多的异亮氨酸，并需注意避免高脂肪饮食。口服左卡尼汀有助于稳定代谢状况。

【预后和预防】

少食多餐，避免长时间空腹，避免疲劳，轻微限制蛋白质，避免高脂肪饮食。口服左卡尼汀有助于稳定代谢状况。

首次发作时如能得到及时诊断和合理治疗，多数 β-酮硫解酶缺乏症患儿可正常发育。如未能及时诊断和治疗，患儿反复发生酸中毒，严重者死亡，幸存者可能遗留严重的神经系统后遗症。因此，及时合理的治疗和管理对改善预后十分重要。

八、原发性肉碱缺乏症

原发性肉碱缺乏症（primary carnitine deficiency，PCD）是由于肉碱转运蛋白功能缺陷导致严重肉碱缺乏所致的罕见的常染色体隐性遗传病。最常见于婴儿期或儿童早期，症状主要包括严重的脑功能障碍（脑病）、心肌病、精神错乱、呕吐、肌肉无力和低血糖。

【病因】

由于编码肉碱转运蛋白的 SLC22A5 基因缺陷，该基因的缺陷造成了 OCTN2 蛋白缺陷，使得肉碱无法转运到细胞内。肾小管肉碱重吸收障碍，尿肉碱丢失增加，血液、心肌、骨骼肌等多系统肉碱缺乏。肉碱缺乏导致长链脂肪酸不能进入线粒体参与 β 氧化，当机体需要脂肪动

员供能时不能提供足够能量,且脂肪酸蓄积在细胞内。细胞内的肉碱缺乏及细胞内脂肪酸的堆积导致了该病的体征和症状。

【临床表现】

原发性肉碱缺乏症可自新生儿至成年发病,临床表现多样,主要表现为肌肉、肝、心肌损害,可分为肌肉型肉碱缺乏症、全身型肉碱缺乏症、心肌病等。

1. 肌肉型肉碱缺乏症　多在青少年时期起病,表现为运动不耐受、易疲劳、近端肌无力、肌痛、学习困难等,一些患者厌食、呕吐、腹痛、胃食管反流、便秘,免疫功能下降,反复感染,营养不良。

2. 全身型肉碱缺乏症　多在婴幼儿期起病,常表现为喂养困难、无力、肌张力低下、智力运动发育迟缓等。部分患儿食欲减退,恶心,呕吐,呼吸急促,嗜睡,便秘。

3. 心肌病　患者心肌脂肪变性,可出现肥厚型心肌病或扩张型心肌病,呼吸困难,水肿,心悸,心功能不全,常有家族倾向,如不明原因猝死及心肌病史。

【诊断】

患者临床表现缺乏特异性,需通过血液游离肉碱及酰基肉碱谱分析、基因检测确诊。

1. 典型患者有肌肉、肝脏、心脏受累的症状,如肌无力、食欲减退、呼吸困难等。生化检测可见血糖偏低,尿酸、肌酸激酶、转氨酶、游离脂肪酸等指标升高,急性期常有低酮型低血糖、肝功能损害、代谢性酸中毒、高氨血症。超声检查可见脂肪肝、肝脏体积增大,一些患者出现心肌肥厚和心脏扩大。

2. 血液游离肉碱水平显著降低($<10\mu mol/L$),多种酰基肉碱降低。SLC22A5基因突变,有助于确诊。

【治疗】

主要是补充左卡尼汀和饮食干预,针对合并症对症支持治疗。

1. 药物治疗　左卡尼汀能有效治疗原发性肉碱缺乏症,急性期需静脉点滴,稳定后终身服用,根据个体情况调整剂量,将血液游离肉碱浓度维持在理想范围。

2. 饮食治疗

(1) 鼓励红肉类食物,并补充维生素和铁剂,保证自身肉碱合成。

(2) 低脂饮食,尤其是限制长链脂肪酸摄入,有助于改善心肌肥厚。

3. 控制感染　感染等应激状态下体内肉碱消耗增加,需积极控制感染,避免意外事件。

4. 对症支持治疗　出现呼吸困难等症状者,予以吸氧、机械辅助通气等对症支持治疗。

【预后和预防】

早期诊断、尽早干预患者预后良好。患者的父母及兄妹应进行SLC22A5基因分析,父母再生育时应进行产前诊断,如有携带致病突变应在出生后及早治疗。

参考文献

第十七章 神经系统发育异常性疾病
Developmental Diseases of the Nervous System

（王铭维　田书娟）

第一节　概述

神经系统发育异常性疾病(developmental diseases of the nervous system)或称为先天性疾病(congenital diseases),是在胚胎发育期由于多种致病因素导致的获得性神经系统发生或发育缺陷疾病。胚胎期,特别是妊娠前3个月神经系统处于发育旺盛期,胎儿易受到母体内外环境致病因素的侵袭,引起神经系统发育缺陷或迟滞,导致出生后神经组织及其覆盖的被膜和颅骨的各种畸形和异常。

本组疾病种类繁多,Dyken 及 Krawiecki 列出了上百种,但有些疾病非常罕见。主要可分为两大类:第一类包括多元化的基因异常,一些源于生殖细胞系异常,诸如染色体缺失、异位和三倍体,某些可能由多基因异常所致;过去几年已发现多种引起脑畸形的特异性基因缺陷类型。第二类是多种感染或毒性因素作用于胚胎期和围生期不成熟的神经系统所致。本章主要阐述临床较常见的神经系统发育异常性疾病。

【病因和发病机制】

神经系统先天性发育异常的病因和发病机制尚不完全清楚,可能是胎儿早期,特别是胚胎发育期前3个月胎儿受到致畸因素的影响所引起。病因通常可分为四组:①单基因突变,约占活婴的2.25‰;②染色体畸变;③纯外源性因素,如病毒或其他感染性因子、放射线或中毒等;④病因未明,至少占病例总数的一半。

神经系统发育异常的婴儿出生时即出现明显症状,或出生后在神经系统发育过程中逐渐出现症状。若将所有胎儿期已存在的疾病划分为遗传性和非遗传性(先天性),将有助于临床医生和研究者深入认识这类疾病。然而,大多数疾病在胚胎发育早期,脑组织并无特征性病理改变,因此难以分类。例如,神经管未闭合性疾病脊柱裂(rachischisis)在一个家庭中可能连续出现几个病例,但利用目前的技术手段还不能确定是遗传因素起作用,还是在母亲连续妊娠期间受到外源性因素(如叶酸缺乏)影响。

发育异常性疾病的发病率研究显示,单一畸形儿约占新生儿的14%,多无临床意义;两种畸形儿占0.8%,显著损害发生率是正常人群的5倍;三种或以上的畸形儿占新生儿的0.5%,90%以上的病例有一种或多种显著异常,先天性畸形严重影响健康和生活质量。据 Kalter 和 Warkany 报道,严重的先天性畸形发生率更高。绝大多数的严重畸形儿均有神经系统缺陷,约40%生后第一年死亡的婴儿在一定程度上与中枢神经系统(CNS)先天性畸形有关。

胚胎期神经系统结构缺陷可不同程度地影响脑、脊髓、神经和肌肉等组织和器官,常伴发眼、鼻、颅骨、脊柱、耳及心脏等病变,某些非神经组织畸形也可提示神经系统异常为发育障碍所致。有些胚胎期脑组织异常可以不伴其他组织、器官缺陷,可能由于在所有的器官系统中,神经系统发育和成熟所需的时间最长,因而对围生期和分娩时各种因素的影响易感性较高。理论上各种原因所致的发育异常均应在出生时表现出来,但如果异常累及出生时尚未表现出功能的脑组织,胎儿出生后过一定时间才会出现症状。

同代或前几代家庭成员的婴儿畸形常可提示病变为遗传性,但不除外药物等其他因素的不利影响。还有许多可引起畸形的疾病最终因自发性流产未被发现,如染色体畸变见于0.6%的活婴,但妊娠5~12周出现的自发性流产中却有5%为染色体畸变所致。有人认为,真正的畸形是妊娠前半程内源性细胞或组织发育障碍所致,外源性因素主要在妊娠后半程起作用,仅可能破坏脑组织,并不引起畸形。显然,这种说法并不确切,胚胎期外源性病变不仅可破坏脑组织,还可引起正常发育过程中神经元迁移异常。

【常见的致畸因素】

妊娠期常见致畸因素包括:

1. 感染　母体受到细菌、病毒、螺旋体及原虫等感染时,病原体能透过胎盘侵犯胎儿,引起胚胎先天性感染,如风疹病毒可导致多种先天性畸形,包括先天性心脏病、脑发育异常、脑积水、白内障及先天性耳聋等。

2. 某些药物　雄激素、肾上腺皮质激素、苯二氮䓬类及氮芥等是已知的致畸药物,孕妇服用抗甲状腺药或碘剂可引起婴儿甲状腺功能不足,导致呆小症。

3. 辐射　孕妇妊娠前4个月接受下腹部和骨盆放疗或强 γ-射线辐射等,可导致胎儿小头畸形及小脑、眼球发育畸形。

4. 其他因素　孕妇罹患糖尿病、严重贫血或一氧化碳中毒等可导致胎儿神经系统发育畸形;异位胎盘使胎儿营养障碍、羊水过多使宫内压力过高均可导致胎儿窘迫、缺氧及神经系统发育畸形;妊娠期孕妇心境抑郁、焦虑、恐惧和紧张以及酗酒、吸烟等均可对胎儿造成伤害。

先天性因素有时不易与后天性因素如分娩时脑部产伤、窒息及新生儿代谢紊乱等鉴别,先天性缺陷使胎儿更易受到产期和产后不良因素的影响,因此某些疾病如脑性瘫痪、胆红素脑病(核黄疸)等病因可能很复杂。

【分类】

先天性神经系统发育异常包括不同来源的多种独立病理过程,有些源于胚质(germplasm)异常或染色体畸变如三倍体(triplication)缺失及易位等,或源于有毒物质在胚胎期、胎儿期和围生期对未成熟神经系统的毒性作用。

1. 以往将先天性神经系统发育异常分为以下几类:

(1) 颅骨和脊柱畸形:①神经管闭合缺陷:如颅骨裂、脊柱裂(显性和隐性)等;②颅骨和脊柱畸形:如狭颅症、小头畸形、枕大孔区畸形、寰枢椎脱位、寰椎枕化、颈椎融合、小脑延髓下疝及先天性颅骨缺损等;③脑室发育畸形:如中脑导水管闭锁、第Ⅳ脑室正中孔及外侧孔闭锁、脑脊液循环障碍导致先天性脑积水等。

(2) 神经组织发育缺陷:①头颅增大:如脑积水、积水性无脑畸形及巨脑畸形等;②脑皮质发育不全:如脑回增宽、脑回狭小、脑叶萎缩性硬化及神经细胞异位等;③先天性脑穿通畸形(congenital porencephalia):由于局部脑皮质发育缺陷,脑室向表面开放如漏斗状,可双侧对称发生;④无脑畸形:大脑完全缺如,颅盖和头皮也缺失,生后不久即死亡;⑤胼胝体发育不全:胼胝体完全或部分缺失,常伴脑积水、小头畸形及颅内先天性脂肪瘤等,临床可无症状或表现为癫痫或智能低下。

(3) 脑性瘫痪:表现为先天性运动功能异常。

(4) 斑痣性错构瘤病(phakomatosis):也称神经皮肤综合征,为神经外胚层发育不全所致,如结节性硬化、神经纤维瘤病和 Sturge-Weber 综合征等。

2. 目前采用的先天性神经疾病的分类原则见表3-17-1(Ropper AH et al,2019)。

表 3-17-1　先天性神经疾病的分类

Ⅰ. 伴发于颅骨脊柱畸形的神经疾病

　A. 头颅增大(enlarged head)

　　1. 脑积水(hydrocephalus)

　　2. 积水性无脑畸形(hydranencephaly)

　　3. 巨头畸形(macrocephaly)

　B. 狭颅症(craniostenoses)

　　1. 尖头畸形(turricephaly)

　　2. 舟状头畸形(scaphocephaly)

　　3. 短头畸形(brachycephaly)

　C. 神经元形成及移行障碍(disturbances of neuronal formation and migration)

　　1. 无脑畸形(anencephaly)

　　2. 无脑回畸形(lissencephaly)、前脑无裂畸形(holoprosencephaly)、脑回畸形(gyral malfomation)

　D. 小头畸形(microcephaly)

　　1. 原发性(primary/vera)

　　2. 继发于脑疾病的(secondary to cerebral disease)

　E. 联脑、联颅及联体畸形(combination of cerebral, cranial, and other anomalies)

　　1. 并指(趾)颅脑畸形(syndactylic craniocerebral anomalies)

　　2. 其他颅面畸形(other craniofacial anomalies)

　　3. 眼脑缺陷(oculoencephalic defects)

　　4. 眼耳脑畸形(oculoauriculocephalic anomalies)

　　5. 侏儒症(dwarfism)

　　6. 头颅皮肤畸形(dermatocephalic anomalies)

　F. 脊柱裂(rachischisis)

　　1. 脑和脊膜膨出(cephalic and spinal meningocele)、脑膜脑膨出(meningoencephalocele)、Dandy-Walker 综合征、脊膜脊髓膨出(meningomyelocele)

　　2. Chiari 畸形(Chiari malformation)

　　3. 扁平颅底及颈椎异常(platybasia and cervical-spinal anomalies)

　G. 染色体畸变(chromosomal abnormalities)

Ⅱ. 斑痣性错构瘤病(phakomatoses)

    A. 结节性硬化(tuberous sclerosis)

    B. 神经纤维瘤病(neurofibromatosis)

    C. 皮肤血管病伴中枢神经系统异常(cutaneous angiomatosis with CNS abnormalities)

Ⅲ. 神经系统局限性发育异常

    A. 局灶性皮质发育不全(focal cortical dysgenesis)

    B. 双面症和外展麻痹(Möbius 综合征)

    C. 先天性侧视不能(Cogan 动眼失用)(congenital apraxia of gaze)

    D. 其他局限性先天异常,如 Horner 征、上睑下垂(unilateral ptosis)、瞳孔不等(anisocoria)

Ⅳ. 运动功能先天性异常(脑性瘫痪)

    A. 室管膜(基质)下出血[subependymal(matrix)hemorrhage]

    B. 脑性痉挛性双侧瘫痪(cerebral spastic diplegia)

    C. 婴儿偏瘫、双侧偏瘫及四肢瘫(infantile hemiplegia,double hemiplegia,and quadriplegia)

    D. 先天性锥体外系病变(congenital extrapyramidal disorders)如双侧手足徐动症(double athetosis)、胎儿幼红细胞增多症(erythroblastosis fetalis)及胆红素脑病(bilirubin encephalopathy)

    E. 先天性共济失调(congenital ataxias)

    F. 弛缓性瘫痪(the flaccid paralyses)

Ⅴ. 产前及围生期感染(prenatal and paranatal infection)

    A. 风疹(rubella)

    B. 巨细胞包涵体病(cytomegalic inclusion disease)

    C. 先天性神经梅毒(congenital neurosyphilis)

    D. 艾滋病毒感染(HIV infection)

    E. 弓形虫病(toxoplasmosis)

    F. 先天性寨卡病毒感染(Congenital Zika infection)

    G. 其他病毒和细菌感染(other viral and bacterial infections)

Ⅵ. 婴儿和儿童期癫痫(epilepsies of infancy and childhood)

Ⅶ. 发育延迟(developmental delayed)

第二节　与颅脊柱缺损相关的神经疾病

与颅脊柱缺损相关的神经疾病(neurological disorders associated with craniospinal deformities)多为基因突变、染色体畸变及其他未知的因素所致。精神发育迟滞患儿多伴有各种躯体畸形及神经系统异常。Smith 在关于人类畸形的专著(第 3 版)中列举了 345 种畸形综合征,在 Jones 主编的第 4 版(1988)中又补加了许多新病种。实际上,外表看似正常者也可能有遗传、代谢缺陷或发生过产伤。

颅骨的生长、发育与脑的生长、发育关系密切,胚胎期神经管生长最快的部分受中胚层影响或诱导可产生特殊改变,因此,颅骨、眼眶、鼻及脊柱畸形多伴有脑和脊髓发育异常。在胚胎发育早期,颅骨和椎弓包围并保护正在发育的脑和脊髓,脑的快速生长期使颅骨内侧板始终承受压力,并随脑组织增大进行调整,这种调整有赖于膜性囟门,膜性囟门直至脑组织发育基本成熟后才关闭。此外,绝大多数精神发育迟滞患儿有不同程度的体格发育缺陷。因此。检查颅骨和脊柱发育畸形不仅可以发现本身的缺陷,还可能发现潜在的脑和脊髓疾病。

出生时及婴儿早期颅骨畸形是婴儿或幼儿头部大小和形状的特定改变,常提示出生前或婴儿早期脑部病理过程。颅骨大小可反映脑的大小,在神经系统病变患儿,如果未测量头部周径就等于未完成神经系统检查,因此卷尺测量是儿童神经病学诊断的重要手段之一。Nellhaus(1968)测量出生至 18 岁的男、女性头部周径显示,如新生儿头部周径小于同年龄及同性别新生儿的 3% 且囟门闭合晚,可以推断脑部发育异常。出生时头围正常,但与身高增长不同步可反映大脑半球生长及成熟障碍,如小头畸形(microcephaly)和脑过小(microencephaly)等。

一、头颅增大

头颅增大(enlarged head)可因脑积水、积水性无脑畸形及脑组织生长过度所致。

(一)脑积水

脑积水(hydrocephalus)也称为先天性脑积水(congenital hydrocephalus)或婴儿脑积水,是脑脊液(CSF)分泌过多、循环受阻或吸收障碍,CSF 在脑室系统和蛛网膜下腔不断积聚增多,继发脑室扩张、颅内压增高和脑实质萎缩等病变。

【病因和分类】

1. 先天性脑积水的常见病因有 Chiari 畸形Ⅱ型、遗传性导水管狭窄及产后感染如弓形虫病等。

2. 根据脑脊液流通情况分为两类 ①交通性脑积水(communicating hydrocephalus):病因是 CSF 分泌过多或吸收障碍,CSF 能从脑室系统流至蛛网膜下腔,先天性脑积水中 CSF 分泌过多极少见,吸收障碍偶见于胎儿期脑膜炎症;②阻塞性脑积水(obstructive hydrocephalus):系 CSF 在脑室系统循环受阻所致,大多数先天性脑积水属此型,常见的病因是大脑导水管狭窄、分叉及中隔形成,导水管周围胶质增生,室间孔闭锁及第Ⅳ脑室正中孔或侧孔闭锁等,可伴先天性小脑蚓部发育不全(Dandy-Walker 综合征)、小脑扁桃体下疝等,偶有因枕大池被膜膨出、小脑异位、颅底凹陷症及蛛网膜粘连等引起。

1998—2007 年在美国密西西比大学就医的 596 例确诊的先天性脑积水患儿的一项回顾性调查发现,缺乏产前保健、多胎妊娠、母亲糖尿病、母亲长期高血压病、妊娠高血压、妊娠期酗酒均为致病危险因素。12.1% 的患儿

家族中有另一成员被诊断为脑积水。散发性与家族性先天性脑积水,除了多胎妊娠和早孕期不注意保健有差异,其他危险因素在二者间无显著差别(Van Landingham et al,2009)。

【临床表现】

1. 患儿表现为精神萎靡、前额隆起、头发稀少及头皮变薄等,颅内压增高及静脉回流受阻可使头皮静脉明显怒张,若头部过重,颈部难以支持则表现垂头,通常不能坐或站立。婴儿出生后数周至数月头颅迅速增大是脑积水的重要体征,若一段时间内连续测量头围可发现增大明显,前囟门扩大和张力增高,有时后囟、侧囟也开大,甚至出现颅骨缝裂开。

2. "落日征"(setting sun sign)是先天性脑积水的特有体征,表现为眼球习惯性转向下方,以致上睑与虹膜间露出白色巩膜,眼球下部被下眼睑遮盖。因颅骨变薄,叩诊可闻及碎罐音(Macewen 征)。常见外展神经麻痹。晚期可出现视觉和嗅觉障碍、眼球震颤、共济失调及智能发育不全等,重症者出现痉挛性瘫及去脑强直发作。

【辅助检查】

1. 头围测量 通常需要测量三个径:①周径:为最大头围,自眉间至枕外隆突绕头一周的长度;②前后径:自眉间沿矢状线至枕外粗隆连线的长度;③横径:两耳孔经前囟连线的长度。对比患儿与正常同龄婴幼儿间的头围差异。

2. 影像学检查 ①头颅 X 线片显示颅腔扩大,颅骨变薄,板障结构稀少甚至完全消失,血管沟变浅或消失,脑回压迹加深,颅缝分离,前囟增宽,颅与面比例明显增大等;②CT 和 MRI 检查可见脑积水(图 3-17-1),发现畸形结构和脑室系统阻塞部位,脑室周围钙化常提示巨细胞病毒感染,脑内广泛钙化常为弓形虫感染。

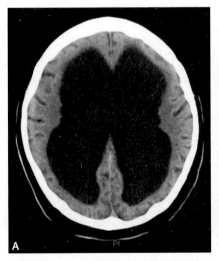
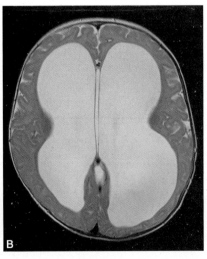

图 3-17-1 CT(A)和 MRI(B)检查显示先天性脑积水

3. CSF 酚红试验　可鉴别梗阻性与交通性脑积水，以及脑室系统内与脑室系统外梗阻。步骤为前囟侧角穿刺，接压力管，测脑室压力；再行腰穿，接压力管测腰池蛛网膜下腔压力。将床头先升高 30°，再放低 30° 分别记录两管压力，注意水柱平面高低是否保持同一水平，脑室与脊髓蛛网膜下腔相通时两管水柱应迅速达到同一水平，部分阻塞时变化缓慢，需较长时间平衡；完全梗阻时两管水柱平面高低不一。再将中性酚红 1ml（6mg）注入侧脑室，观察酚红在腰池出现的时间。正常人或交通性脑积水 2~12 分钟出现，>20 分钟不出现提示梗阻性脑积水。

【诊断】

根据婴儿出生后头围快速增大，特殊头型、"落日征"和叩诊碎罐音，以及头围测量、神经影像学等。

【治疗】

先天性脑积水的治疗包括手术治疗和药物治疗，以手术治疗为主。

1. 手术治疗　包括三类：①病因治疗：解除阻塞病因是理想的疗法，酌情行大脑导水管成形或扩张术，第Ⅳ脑室正中孔切开或成形术，枕大孔先天畸形者做颅后窝及上颈椎椎板切除减压术等；②侧脑室脉络丛切除或电灼术：主要用于治疗交通性脑积水，减少 CSF 形成，因疗效不显著已少用；③CSF 分流术：常采用侧脑室腹腔分流术、脑室窦内静脉分流术及脑室心房分流术等。

2. 药物治疗　暂时减少脑脊液分泌或增加机体水分排出。首选乙酰唑胺（diamox），高渗脱水剂因药效时间短暂不宜长期应用，50% 甘油盐水口服使用方便，可试用，有蛛网膜粘连者可试用泼尼松口服。

（二）积水性无脑畸形

积水性无脑畸形（hydranencephaly）是一种罕见的先天性疾病，表现大部分大脑半球及纹状体被脑脊液和神经胶质组织替代，是脑积水合并部分脑组织缺如或发育不全常伴头颅增大的一组综合征。

【病因和发病机制】

病因不明，可能与子宫内胚胎的双侧颈内动脉闭塞、弓形虫病或巨细胞病毒（CMV）感染等有关。胚胎期胎儿受致病因素影响导致严重的结构缺损，如脑室和软膜表面相通形成脑穿通畸形（porencephaly），继发脑发育障碍出现脑膨凸，形成脑裂畸形（schizencephaly）等大脑皮质局部发育缺陷。病损边缘可有畸形皮质，提示病损的发生时间早于神经元迁移。Levine 等认为，在妊娠最初几周神经元迁移尚未完成时脑组织发育受到不利因素影响如缺血所致。胚胎期胎儿大脑半球部分破坏和组织缺损，抵抗脑室内压力的能力减弱，导致双侧脑室明显扩张，CSF 循环障碍所致的脑积水脑室扩张更明显。

【临床表现】

患儿出生时头围及原始反射如吸吮、吞咽、哭泣、上下肢运动可貌似正常，通常存在脑干反射。数周后婴儿通常变得易激惹，肌张力增高，数月后痫性发作和脑积水表现开始明显，如头颅迅速增大，囟门扩大等；其他症状包括视觉障碍、生长缓慢、耳聋、失明、痉挛性四肢瘫及智能缺陷等。头围测量及神经影像学检查可以确诊。

本病无特殊疗法，预后差，常于 1 岁前夭折（Pant et al，2010）。

（三）巨头畸形

巨头畸形（macrocephaly）是头部增大、脑室正常或轻微扩张综合征。

【病因和病理】

1. 病因　巨头畸形常由某些代谢性疾病引起，例如，Alexander 病、婴儿海绵样变性（spongy degeneration of infancy）和 Tay-Sachs 病晚期等，硬膜下血肿也可使头部增大，伴前额隆起及颅骨缝变宽等。本病还可能与成神经细胞形成期胚胎发育受干扰有关。

2. 病理　可见巨大半球侧脑皮质变薄，神经元增大且结构紊乱，皮质自然分层结构消失。

【临床表现】

1. 患儿常表现为精神发育迟滞、癫痫发作、轻偏瘫、易激惹、淡漠及进食差等。须注意与体质性或家族性大头畸形鉴别，有些患儿头部和脑增大，但其他方面正常，大多数个体是来自大头家族，为常染色体显性遗传病。

2. 产前期和新生儿期超声波检查有助于诊断颅骨增大性疾病，CT 和 MRI 检查可显示脑室大小、硬膜下积血或积液（水囊瘤）等。

（四）胼胝体发育不全

胼胝体发育不全（agenesis of the corpus callosum）是常见的胼胝体先天发育障碍性疾病，少数为常染色体显性遗传。在 Aicardi 综合征、Andermann 综合征和非酮性高甘氨酸血症（nonketotic hyperglycinemia）患儿也可出现胼胝体发育不全。

【临床表现】

1. 患儿常伴脑积水、不同程度智力障碍、视力缺损及痫性发作等。Taylor 及 David 等研究一组 56 例胼胝体发育不全患儿，32 例出现痫性发作，28 例有不同程度精神发育迟滞，可伴精神障碍，仅 9 例未发现明显的神经功能缺失。Marszał 等调查 MRI 检查 135 例中枢神经系统结构缺陷患儿（3 个月~15 岁），发现 7 例典型胼胝体发育不全，其中 4 例患儿病因分别是 13 号染色体部分三体、10 号染色体长臂部分重复、Aicardi 综合征以及外伤导致胎儿期颅内出血；另一例患儿是胼胝体发育不全与 Dandy-Walker 畸形共患，提示遗传因素所致；尽管病因不同，患儿均有胼胝体形态异常、精神运动发育迟滞，其中 6 例有痫性发作，所有患儿神经系统检查均有异常（Marszał

et al,2000)。

2. CT 和 MRI 检查可见脑室呈"蝙蝠翼样"畸形。EEG 检查可见两侧大脑半球电活动不同步。

（五）硬膜下血肿

硬膜下血肿（subdural hematoma）也可导致头颅增大，引起囟门凸起和颅缝分离。

【临床表现】

本病的婴儿通常表现易激惹、萎靡和喂养困难。须注意，罹患多发性神经纤维瘤、成骨不全症、软骨发育不全的婴儿和幼儿也可有头颅增大，可能由于某种程度的脑积水所致。

产前及新生儿期超声波检查可诊断，MRI 和 CT 检查可显示脑室大小和硬膜下血肿或积液的存在。

（六）体质性（家族性）大头畸形

体质性（家族性）大头畸形[constitutional（familial）macrocephaly]是有些个体仅有头颅增大，其他方面无异常。大部分是家族性大头。Schreier 等追踪了几个这样的家族，发现为常染色体显性遗传病。Lorber 和 Priestley 的研究显示，诊断头颅增大的 557 例患儿中，家族性大头占 20%。

（七）半侧巨脑畸形

半侧巨脑畸形（hemimegalencephaly）是由于脑组织发育异常，导致一侧大脑半球明显增大。

该畸形病因不清，但显然与神经细胞形成阶段的胚胎发生异常有关。患儿大脑皮质体积和重量明显增加，小脑、脑干和脊髓大小正常。颅骨可有畸形或增大，也可正常，偶见增大的半球侧面部和躯体增大。大脑皮质增厚和结构紊乱，神经元细胞排列紊乱，有些神经元增大，某些部位皮质的正常分层消失。

【临床表现】

患儿通常表现智能障碍、癫痫发作，以及某种程度的轻偏瘫等；但半侧巨脑畸形偶可在没有智能障碍和神经功能缺失的个体尸检中被发现。

二、狭颅症

狭颅症（craniostenosis）又称为颅狭窄畸形或称为颅缝早闭，是颅缝过早闭合导致的颅脑畸形。发生率约为 1/1 000 新生儿，男婴较常见。

狭颅症主要分为两大类，包括症状性和无症状性。典型无症状性狭颅症只有孤立的狭颅，分类完全按颅缝早闭进行命名。症状性狭颅症通常伴发一些先天性畸形，如面部、骨骼和神经系统发育迟滞等。

【病因和发病机制】

本病是颅骨骨缝的颅骨间膜过早闭合导致的颅脑畸形，表现为垂直于受累骨缝的脑组织生长受限，未闭的骨缝可允许脑组织代偿性扩大。约 1/4 的患儿存在单基因或染色体畸变，最常见为 *FGFR3* 基因异常。Lakin 等总结了 34 篇文献，包括 199 对狭颅症双胞胎，发现孪生子发病率（6.29%）是独生子的 2.62 倍，男孩发病率高于女孩，单卵双生共病率高于双卵双生，表型变异存在于 62% 的单卵双生子中，均有显著性差异。近期研究发现，某些狭颅症人群存在编码纤维母细胞生长因子受体 FGFR-1、FGFR-2、FGFR-3、TWIST 和 MSX2 的基因突变，提示遗传因素可能参与发病（Lakin et al,2012；Ciurea et al,2012）。图 3-17-2 显示狭颅症病因的理论模型。

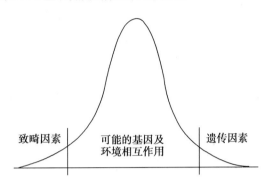

图 3-17-2 病因的理论模型（曲线代表狭颅症的病例）

【临床表现】

1. 患儿表现头颅畸形、颅内压增高、智能障碍，以及眼部症状等，可见多个骨缝过早闭合，通常是冠状缝和矢状缝，导致颅腔容积缩小，颅内压增高，引起头痛、呕吐、视乳头水肿和脑功能受损，可合并精神发育迟滞、腭裂、眼裂畸形，以及泌尿系统畸形等。

2. 临床分型因颅缝早闭的部位及数目不同形成不同的畸形，临床常见：

（1）尖头畸形（oxycephaly）：又称塔头畸形（acrocephaly），是所有颅缝均过早闭合，头颅仅能向上增长而呈尖塔状。患儿常见眼眶浅、眼球突出；颅内压增高出现视乳头水肿、视神经萎缩、眼球斜视、听觉及前庭功能障碍等；脑组织长期受压引起癫痫发作，严重者智能发育障碍；尖头畸形伴并指（趾）畸形或 Apert 综合征时常见精神发育迟滞、耳聋、癫痫发作及视乳头水肿继发视力损害等并发症。X 线片检查显示颅骨变薄。

（2）舟状头畸形（scaphocephaly）：又称长头畸形。矢状缝过早闭合时颅骨只能向垂直于冠状缝方向生长，头颅前后径增大，横径短，头部狭长，前额和枕部凸出，形如覆舟。较常见，男性较多。仅少数患儿颅内压增高，大多数智力正常，少数精神发育迟滞，可有痫性发作，个别患儿出现麻痹性眼斜视和锥体束征等。

（3）短头畸形（brachycephaly）：又称扁头畸形。两侧冠状缝过早闭合，颅骨前后径生长受限，只能向两侧生长，头短且宽。前额和枕骨变平，鼻根宽广，眼眶变浅，眶峰不发育，两眼眶间距离增加，眼球突出明显，常有颅内压增高症状。因鼻腔狭小可反复发生上呼吸道感染。

（4）斜头畸形（plagiocephaly）：是一侧冠状缝与人字缝早闭，使早闭侧头颅生长受限，对侧正常生长或代偿性增大，头颅不对称形成斜头畸形。头颅从上面观呈三角形或三叶草形头颅（clover-shaped skull），常合并脑发育异常，双眼间距变小，额部狭窄，是严重的颅狭窄畸形，神经系统检查一般无异常。

【治疗】

1. 颅缝早闭限制脑发育，手术可重开颅缝和使颅腔扩大，防止颅内压增高，使受压脑组织和神经正常发育。尖头畸形、扁头畸形及其他头颅畸形伴颅内压增高应及早手术。

2. 头颅狭小畸形患儿神经系统正常，如在生后 3~6 个月前确诊，可施行颅缝再造术，形成人工骨缝，使头形变得正常。一旦大脑生长发育结束或已出现视神经萎缩和智能障碍，手术治疗也难以使神经功能完全恢复。

三、神经元移行和皮质发育障碍

神经元移行和皮质发育障碍（disturbances of neuronal migration and cortical development）主要包括无脑畸形和无脑回畸形，双皮质畸形、巨脑回畸形及特殊颅脑与躯体畸形相对少见。

【病因和发病机制】

1. 胚胎期神经系统发育经过如下阶段：成神经细胞形成、成神经细胞迁移、皮质构建、神经元分化及神经元间相互联系建立等。妊娠之初 3 个月为细胞和组织形成阶段，妊娠 4~9 个月为组织生长与分化阶段。胚胎发育初期神经元数目很多，发育过程中有些神经元变性，发生细胞凋亡。神经元或神经胶质发育异常可发生特殊类型肿瘤，诸如神经节瘤、畸胎瘤、神经上皮细胞瘤及低分化星形细胞瘤等，生长缓慢，具有良性特征，某些可能是错构瘤，不是真正的肿瘤。

2. 神经元形成和移行障碍的发病机制可能是：①神经元数目不减少，但不能正常迁移到皮质表面，而以片层状或斑块状散在于皮质区；②多数异常微小脑回呈局灶带状异位于皮质下，称为双皮质畸形，是 X 连锁遗传病，仅见于女性；③皮质不能形成脑沟，导致无脑回或皮质卷曲障碍，形成小脑回和巨脑回畸形；④神经元迁移基本正常，特定区域少量神经元发育落后或异位形成局灶性畸形；⑤皮质结构正常，皮质内或皮质间半球联系结构分化障碍，常见为胼胝体发育不全。大脑发育过程受基因调控，大脑发育异常有遗传因素参与。与神经元移行障碍及皮质发育不良性疾病相关的基因突变见表 3-17-2。此外，应注意先天性代谢异常疾病，诸如泽尔韦格综合征（Zellweger syndrome）（脑肝肾综合征）、苯丙酮尿症（PKU）、高甘氨酸血症，以及丙酮酸脱氢酶缺陷等，可能导致神经元移行障碍和胼胝体发育不全。

表 3-17-2 与神经元移行障碍和皮质发育不良性疾病相关的基因突变

疾病	基因	基因功能
无脑回畸形		
无脑回畸形伴小脑发育不全	RELN（reelin）	细胞外基质蛋白
无脑回畸形（Miller-Dieker）或单纯性无脑回畸形	LIS1	微管调节
X-连锁无脑回畸形伴生殖功能不良（Partington 综合征）	ARX（aristaless）	转录因子
肌肉-眼-脑疾病	POMGNT1	糖基转移酶
Walker-Warburg 型	POMT1	糖基转移酶
前脑无裂畸形	SHH（sonic hedgehog）	转录因子
双皮质畸形		
双皮质或 X-连锁无脑回畸形	DCX（doublecortin）	微管相关蛋白
异位畸形		
室周结节性异位	FLNA（细丝蛋白 A）	Actin-结合蛋白
结节性硬化	TSC1（错构素），TSC2（薯球蛋白）	肿瘤抑制
福山（Fukuyama）肌萎缩症	FMD（fukutin）	可能糖基转移酶
脑裂畸形		
脑裂畸形	EMX2	转录因子
小头畸形		
小头畸形	MCPH1（微脑磷脂）	可疑 DNA 修复障碍
小头畸形	MCPH5ASPM	有丝分裂/减数分裂纺锤体

【临床表现】

1. 多数微小脑回畸形患儿表现精神发育迟滞、说话缓慢和运动障碍等，可导致自发性癫痫和诵读困难等。常见的小头畸形可继发于大脑发育异常，其他畸形如眼、鼻根、上唇、耳及四肢畸形可为原发性发育异常。曾有全部成神经细胞及神经元不能增殖、双侧大脑半球不分离畸形（前脑无裂畸形），以及双侧大脑半球很小（小头畸形）的病例记载。

2. 心脏、肢体、肠道与膀胱联合畸形伴神经系统异常通常可提示致病时间，如心脏畸形发生在胚胎发育第5~6周，膀胱外翻畸形与十二指肠闭锁畸形发生在胚胎发育前30日内，并指畸形发生在胚胎发育6周内，脊膜脊髓膨出畸形、无脑畸形发生在胚胎发育28日内，唇裂畸形发生在胚胎发育36日内，独眼畸形和前脑无裂畸形发生在胚胎发育23日内等。

（一）无脑畸形

无脑畸形（anencephaly）是常见的严重先天性脑畸形，发病率为1/万~7/万新生儿，女婴多见，男、女比为1∶（3~7）。单卵和双卵双生子共病率很低，患儿同胞畸形发生率为人群发病率的数倍。发病通常有特定的地域性如爱尔兰，病因包括染色体畸变、母体高热，以及叶酸、锌、铜缺乏等（Medical Task Force on Anencephaly,1990）。

【临床表现】

1. 无脑畸形常可见头皮、颅骨和大脑皮质及白质大部分或完全缺如，仅见神经、胶质及结缔组织等形成血性瘤状物，脑干、小脑和脊髓可能存在或常有畸形，15%~40%的病例伴心脏及其他器官畸形。无脑儿通常可有肢体运动、自主呼吸、瞳孔光反射、眼球运动及角膜反射，以及逃避反射、觅食反射和哭泣等。约65%死于宫内，出生后1周内几乎全部死亡。

2. 妊娠期检查母体血清甲胎蛋白和乙酰胆碱酯酶水平增高，通常可提示胎儿为无脑畸形，羊膜液检测结果更可靠，超声波检查可发现羊水过多。妊娠最初3周内补充叶酸可显著降低无脑畸形、脑膜脑膨出等畸形的发病率。

（二）无脑回畸形

无脑回畸形（lissencephaly）表现皮质脑回完全缺如。无脑叶及全前脑叶畸形是伴颜面畸形的神经元移行障碍性疾病。某些无脑回畸形表现脑回异常增宽或变窄，出现厚而紊乱的皮质结构，称巨脑回（pachygyria）或小脑回（microgyria）。

【病因和发病机制】

无脑回畸形是全部或部分神经元迁移缺陷导致几种类型的成神经细胞发育障碍，常伴躯体畸形。有些无脑回畸形与17号常染色体畸变有关，有学者认为与先天性风疹病毒及巨细胞病毒感染有关。根据神经元迁移障碍的严重程度可分为神经元形成或迁移至皮质表层障碍型（Bielschowsky型）；除齿状回和海马，皮质、脑膜及眼未正常分化型（Walker-Warburg型）；小灶性皮质迁移紊乱及白质内神经元层状异位型（见表3-17-2）。

一些病例由基因突变引起无脑回畸形，两个具有修饰微管功能的基因LIS1和DCX（doublecortin）与无脑回畸形有关。LIS1染色体整个片段缺失导致Miller-Dieker综合征，无脑回畸形伴特征性面部异常，该染色体局部小缺陷可仅导致单纯性无脑回畸形。无脑回畸形伴小脑发育不全可由人类"reelin"基因（RELN）突变导致，在reelin基因缺陷小鼠亦有类似表现如reeling步态，大脑皮质神经元分层异常。转录因子ARX缺陷与X-连锁无脑回畸形、胼胝体发育不全、生殖功能不良有关。脑室周围结节性异位由X染色体上细丝蛋白A基因缺陷引起。

【临床表现】

1. 无脑回畸形患儿神经功能损害较重，很少长时间存活，偶见智力发育迟滞患儿有癫痫发作、体温调节障碍、营养吸收障碍及呼吸暂停发作等。某些患儿出生时颅骨小，一种是常染色体隐性遗传，表现为轻微颅面畸形，如短鼻、小下颌、耳畸形，常伴先天性心脏病；另一种与家族性先天性肌营养不良有关，症状介于Fukuyama肌萎缩症与Walker-Warburg型之间。

2. 无脑叶和前脑无裂畸形（alobar and lobar holoprosencephaly）是伴颜面畸形的神经元移行障碍性疾病，多发生于妊娠第5~6周。两侧大脑半球全部或部分形成单独的端脑团块，几乎所有病例均表现独眼畸形（cyclopia）或无鼻畸形（arhinia）。

四、小头畸形

小头畸形（microcephaly）可分为原发性小头畸形和继发性小头畸形。成人平均脑重1 100~1 500g，原发性小头畸形简称小头畸形，为常染色体隐性遗传及性连锁遗传，脑重多低于300g，仅有几条主要的沟回，大脑皮质变厚呈非板层结构，神经元极度缺乏。继发性小头畸形继发于各种脑发育障碍性疾病（见本节，二、狭颅症）。

【临床表现】

1. 原发性小头畸形患儿头围明显缩小，成年时头围常<45cm，比平均值小5个标准差。颜面大小与正常人基本相同，前额窄，向后变尖，枕部平坦，身材中度矮小。患儿出生时有类人猿样外貌，学会走路后步伐笨重，智力极度低下，缺乏与人交谈的能力，视、听及皮肤感觉正常，膝腱反射活跃，跖反射可呈伸性反应。颅骨X线片可见颅骨内板颅骨缝呈卷曲状。

2. 偶有报道本病伴小脑发育不全和幼儿肌萎缩，有些轻度小头畸形患儿出现进行性运动神经元病及黑质变性。Evard 等曾描述极少见的特殊类型放射状微脑（radial microbrain），患儿足月产，脑沟形状正常，大脑皮质神经元排列正常，常在出生后 1 个月内死亡，可能为神经元数量减少，并非神经元移行障碍。

五、联脑、联颅及其他畸形

联脑、联颅和躯体异常（combined cerebral, cranial, and somatic abnormalities）等影响大脑发育，导致脑畸形及躯体畸形，如颅面骨、眼、鼻和耳畸形，有些躯体畸形有助于推测大脑结构及功能异常。遗传性或妊娠期获得性疾病引起的发育异常均可导致神经系统改变，根据肢体、面部、眼、耳及皮肤等畸形是否与大脑缺陷有关，进行畸形分类是可行的，可以通过畸形数量及种类更好地认识常见畸形的共性和外表特征。

（一）并指（趾）颅脑畸形

并指（趾）颅脑畸形（syndactylic craniocerebral anomalies）常见颅骨缝早闭伴严重并指畸形，神经系统常有异常。须注意，两个手指或足趾融合畸形或多指（趾）畸形也可见于正常人。

【综合征和临床表现】

尖头并指（趾）畸形的共同特征是颅骨狭小、面部畸形、手指或足趾融合，每型可有独特的眼眶、耳及腭骨等异常。

1. Ⅰ型尖头并指（趾）畸形或称为典型 Apert 综合征，Ⅱ型尖头并指（趾）畸形也称为非典型 Apert 综合征，表现为短塔型颅骨（turribrachycephalic skull）、并指（趾）畸形、中至重度精神发育迟滞等。

2. Ⅲ型尖头并指（趾）畸形也称为 Saethre-Chotzen 综合征，常染色体显性遗传，表现为各种类型的颅骨狭小、手指短小及近端融合、中度精神发育迟滞等。

3. Ⅳ型尖头并指（趾）畸形也称为 Pfeiffer 综合征，常染色体显性遗传，表现为短塔型颅骨、宽而长的手指及足趾、部分弯曲肘部（肱骨关节或尺骨关节处呈放射状）、各种轻度智力发育迟滞等。

4. 尖头多并指畸形也称 Carpenter 综合征，所有的颅骨骨缝均过早融合，伴尖头、鼻梁扁平、内眦向两颞侧移位、多指及并指和轻度智力减低等。

5. 无并指的尖头畸形表现为头颅高、双颞部变平、无足趾或手指并指畸形、中度精神发育迟滞等。

6. 无并指的尖头畸形伴唇腭裂、桡骨发育不全，是颅狭小导致小短头、唇腭裂、桡骨缺如及严重精神发育迟滞等。

7. 软骨发育不良、面部畸形及多并指，表现为平底船形头颅（keel-shaped skull）、额中部脊状凸起，实为额骨骨缝。患儿的手臂和腿很短，可有多指（趾）畸形及短指，以及中度精神发育迟滞等。

某些普通颅脑发育综合征变异型可表现为上述并指（趾）颅脑畸形，患儿有明显的头部畸形、眼及指、趾异常和中重度精神发育迟滞，偶有智力接近正常者，通常不难诊断。

（二）其他颅面畸形

其他颅脑-骨骼畸形（other craniocephalic-skeletal anomalies）是具有明显的颅、面及其他部位异常，但无颅脑狭窄的一组疾病。约 1/3 的颅面骨发育障碍是成纤维细胞生长因子受体遗传缺陷所致，该基因定位于 4 号染色体，与其他畸变无关。

【综合征和临床表现】

1. 面骨发育障碍综合征 也称为 Crouzon 综合征，是常染色体显性遗传病，表现为不同程度的颅缝早闭、前额增宽、前囟明显突出、眼眶浅而眼球突出、面部发育不良、上唇短、耳及耳道异常、腭高且狭窄等，伴有中度精神发育迟滞。

2. 中缝和面部畸形综合征 表现为额、鼻发育不良，眼距及鼻根宽，鼻、腭裂畸形，前发际线呈"V"字形，中至重度精神发育迟滞等，颅中线缺损可导致前额囟门形状异常。

3. 先天钙化性软骨营养不良 也称为 Conradi-Hunerman 综合征、小斑点软骨营养不良，表现为前额隆起、扁平鼻、眼距宽、脊柱后凸侧弯、短颈、皮肤干燥呈鳞片状、瘢痕性脱发及脊柱不规则变形等，也可有严重的肢体短缩，智力障碍少见。

4. 面、指综合征 患者均为女性，腭及舌等器官可出现假裂，颊系带肥大，头发稀少，可有舌错构瘤，50%的患者智力低于正常。

5. 骨密质发育不全 表现为大头、额-枕骨隆起、面骨发育不良，以及小颌骨、牙齿畸形、骨密质发育缺陷，伴有肢体短，指（趾）末端短而宽等，25%的患者有智力障碍。

6. 颅骨和管状骨发育不良伴有骨肥大 包括几种不同的遗传性骨病，以管状骨和颅骨畸形为特点，表现为额及枕骨肥大、面骨过度增生，以及长骨在各关节处增宽。主要临床特征是骨肥大、鼻根宽、鼻塞、癫痫发作、视力障碍、耳聋、凸颌，以及生长迟缓等。

（三）眼脑畸形

眼脑畸形（oculoencephalic defects）也称为颅眼缺损（cranio-ocular deficits），是眼与脑同时发育不全，可由先天性梅毒、风疹及弓形虫等感染引起，表现为眼及脑组织缺损、角膜混浊、骨骼改变及精神运动发育迟滞等。胎儿出生时发生低氧血症可损伤大脑，并导致晶状体后纤维组织形成。

【综合征和临床表现】

1. 无眼畸形伴精神发育迟滞（anophthalmia with mental retardation） 是性连锁隐性遗传方式，表现为眼睛缺如、上颌骨及眼眶发育不全，不累及眼附件，智力较正常差。

2. 诺里病（Norrie disease） 是性连锁隐性遗传病，表现为进行性眼、耳及大脑病变，患儿出生后眼球萎缩和内陷，可有短指、易激惹及幻觉等，可出现精神运动发育迟滞。

3. 眼大脑综合征伴色素减少（oculocerebral syndrome with hypopigmentation） 是常染色体隐性遗传病，表现为皮肤及毛发色素缺失，角膜小、充血浑浊，小眼，明显精神发育迟滞，可有肢体徐动等。

4. 小眼伴有角膜浑浊，瞳孔不等大，痉挛性强直，以及严重精神发育迟滞等。

5. Aicardi综合征伴眼异常 仅见于女性，表现脉络膜及视网膜病变、视网膜裂隙、葡萄肿、视神经缺损、小眼症（microphthalmos），以及智力障碍、婴儿痉挛症和其他癫痫发作等，也可有胼胝体发育不全及皮质异位。MRI检查可见侧脑室、第Ⅲ脑室"蝙蝠翼"样改变。脑电图检查可见不同步的暴发抑制性放电及睡眠纺锤波。

6. 沃克-沃伯格型无脑回畸形（lissencephaly of the Walker-Warburg type） 是常染色体隐性遗传病，表现为多种眼病变，如视网膜发育障碍、小眼症、眼组织缺损、白内障及角膜混浊、脑积水等。MRI检查可见大脑沟回缺少，眼球、眼眶异常，小脑蚓部缺损等。

7. 先天性视网膜变性（congenital tapetoretinal degeneration） 也称为莱伯黑蒙（Leber amaurosis），表现为出生时视力丧失，中、重度智力障碍，视网膜电图显示电位消失。

8. 视神经中隔发育不良（septo-optic dysplasia） 也称为德·莫热综合征（de Morsier syndrome），表现为透明膈消失、视力减弱、视野缩小、青春期提前及垂体功能不全等，需用激素替代治疗。

（四）眼耳脑畸形

眼耳脑畸形（oculoauriculocephalic anomalies）包括：

1. 下颌面骨发育不全（mandibulofacial dysostosis）也称为特雷彻-科林斯综合征（Treacher-Collins syndrome）或Franceschetti-Zwahlen-Klein综合征。

2. 眼耳脊椎发育不全（oculoauriculovertebral dysplasia）也称为戈顿哈尔综合征（Goldenhar syndrome）。

3. 眼下颌颅骨面畸形伴毛发稀少症（oculomandibul-odyscephaly with hypotrichosis）也称为哈勒曼-斯特雷夫综合征（Hallermann-Streiff syndrome）。

本组疾病通常不严重，仅部分患者罹患精神发育迟滞。

六、侏儒症

侏儒症（dwarfism）患者身材异常矮小，身体结构比例明显失调，通常伴有精神发育迟滞。与侏儒（midgets）不同，后者仅为身材异常矮小，智力和身材比例结构均正常。有些成年人身高不足135cm，没有智能障碍则不属于侏儒症。

【综合征和临床表现】

1. 小头侏儒症（nanocephalic dwarfism） 也称为塞克尔鸟头侏儒症（Seckel bird-headed dwarfism），可能为常染色体隐性遗传病。脑组织活检仅见简单的沟回结构，可有类似Pelizaeus-Merzbacher病样髓鞘变性。患者表现为鸟样小头、大眼、尖鼻及下颌发育不全，这种相貌并非本病特有，但与侏儒症并存具有特征性。患儿出生即身材短小，寿命可至青春期或成年期，常伴严重精神发育迟滞。与RAD3相关蛋白的纯合或复合杂合突变，也与共济失调-毛细血管扩张有关。1976年至今已报道约25例小头侏儒症，有些伴有骨骼异常如中指中度弯曲，足趾融合，肘、髋及膝关节脱臼，颅缝早闭和足部畸形，以及泌尿生殖系统异常等。

2. Russell-Silver综合征 可能为常染色体显性遗传，患儿出生时即身材矮小、颅面骨发育不全、短臂及先天性偏侧肥大（一侧上、下肢较对侧大且长），假性脑积水头型（颅骨大小正常而面骨变小）。1/3的患者有先天性发育异常，表现囟门及骨骺闭合延迟，促性腺激素水平增高等。

3. Smith-Lemli-Opitz综合征 是常染色体隐性遗传病伴小头畸形，核型（karyotype）正常，有同胞姐妹共同发病的报道。表现为新生儿活动较少、鼻尖宽大、鼻孔向前、眼距宽、内眦皮折叠、睑下垂、小下颏、耳朵位置低、牙槽骨及上颌骨脊增生、手指皮肤融合，男孩可有尿道下裂；年长儿可丧失语言能力，发生轻截瘫、腱反射亢进和Babinski征（+），常有髋关节脱臼等。

4. Rubinstein-Taybi综合征 属常染色体显性遗传病，由于一种受环磷酸腺苷调控基因表达所必需的核酸蛋白，CREB-结合蛋白破坏所致。表现为小头畸形，无颅骨狭窄，可有智力障碍、身材矮小、下睑倾斜、眉毛粗重、手指弯曲变形、多指、足趾（手指）宽大、头发浓密、尖鼻伴鼻中隔伸至鼻根处、轻度颌退缩、鬼脸微笑（grimacing smile）、斜视及癫痫发作等。查体可见韧带松弛、肌张力减低、僵硬步态、腱反射活跃、白内障及鼻腭管阻塞等,可有胼胝体缺如。

5. Pierre Robin 综合征　可能是常染色体隐性遗传病,伴小头畸形,下颌小及对称性后缩,呈 Andy Gump 样外貌(是一种先天性畸形——译者注),可见舌后坠至咽、腭裂、鼻梁扁平和耳位低,可有精神发育缺陷,50%有先天性心脏病。

6. DeLange 综合征　可能为多基因遗传所致,大多数为散发病例。患者表现宫内发育迟滞,平均身高较同年龄组低3%,颅型小而圆,多毛症,两侧眉毛相连,鼻孔向前,上唇长,骨骼异常如肘部弯曲,足二、三趾交联,小指弯曲及手掌横纹等,均有严重的精神发育迟滞,可伴颅面畸形。

7. Smith-Magenis 综合征　由于 17 号染色体缺失所致。表现为智能障碍,严重的行为异常(暴力和自伤行为),多动症,听力障碍,眼畸形。

七、神经皮肤异常伴发育迟缓

神经皮肤异常伴发育迟缓(neurocutaneous anomalies with developmental delay)的病理基础是皮肤与神经系统都由外胚层分化而来,在组织发生中可共同受损,有些病例在宫内发育早期外胚层就发生畸变,须与神经系统异常叠加后天获得性皮肤疾病鉴别。神经纤维瘤病、结节性硬化和脑面血管瘤病等作为不同的疾病分类,不属本节的内容。皮肤血管瘤是新生儿最常见的皮肤异常,一般为良性,多在出生后 1 个月内自动消退。三叉神经分布区扩张性血管痣常永久存在,也可见于身体的其他部位,经常伴脑损害。

【综合征和临床表现】

1. 基底细胞痣综合征(basal-cell nevus syndrom)　为常染色体显性遗传,患儿表现为手掌及足跖表面凹陷、额顶部突出、面部器官间距过宽和脊柱后凸等,婴儿期和儿童早期头面及颈部可出现固体或囊性肿物,可有认知功能损害。

2. 先天性鳞癣、性腺功能减退,以及精神发育迟滞(congenital ichthyosis, hypogonadism, and mental retardation)　是性连锁隐性遗传,除了以上三主征,没有其他特殊表现。

3. 着色性干皮病(xeroderma pigmentosum)　是常染色体隐性遗传病,认为是 DNA 损伤后修复异常所致。婴幼儿期可见皮肤损害如红斑、水疱及瘢痕等,日光下可出现色素沉着,常在旧皮损上覆有新鳞屑,呈毛细血管扩张或羊毛皮样改变,可继发皮肤癌。约半数的病例有精神发育迟滞。有人描述 2 例成人患者智力减低、脊髓变性

和周围神经病,周围神经病损类似淀粉样变性病、Riley-Day 综合征及 Fabry 病,表现为小纤维缺失,也有其他变异型。

4. Sjögren-Larssen 综合征　是常染色体隐性遗传病,伴先天性鱼鳞癣样红皮病,头发正常或稀少,可有牙釉质发育不全、视网膜色素变性、下肢痉挛,以及精神发育迟滞等。

5. 先天性皮肤异色病(poikiloderma congenitale)　也称为罗特蒙德-汤普森综合征(Rothmund-Thompson syndrome),为常染色体隐性遗传。出生后 3~6 个月出现皮肤改变,粉红色皮肤由脸颊扩展到耳及臀部,随后被混杂萎缩的皮肤、毛细血管扩张及色素沉着的点状或网状病损取代。约半数患者伴毛发稀疏、白内障、小生殖器、手足异常、身材矮小和精神发育迟滞等。

6. 线状脂腺痣综合征(linear sebaceous nevus syndrome)　其遗传规律不清,线状脂痣见于一侧面部及躯干,可有角膜血管网、智力障碍及局灶性癫痫等,EEG 可见棘慢波。

7. 色素失调症(incontinentia pigmenti)　也称为 Bloch-Sulzberger 综合征,病因不明,仅见于女性,出生后 1 周可见大、小水疱的皮肤病损,随后皮肤出现过度角化、条状色素沉着、瘢痕及秃头等,可见出牙异常、轻偏瘫、单瘫、癫痫发作和精神发育迟滞等,50%以上的患者血液嗜酸性粒细胞增多。

8. 局灶性皮肤发育不全(focal dermal hypoplasia)　仅见于女性,病变处可见皮下脂肪突起、色素脱失或沉着,可伴并指(趾)畸形、脊柱侧弯等。患者身材矮小,体形单薄,偶见智力低下。

其他少见的类型包括神经皮肤黑变病(neurocutaneous melanosis)、神经外胚层黑素溶酶体病伴精神发育迟滞(neuroectodermal melanolysosomal disease with mental retardation)、儿童早衰症(progeria)、Cockayne 综合征,以及共济失调性毛细血管扩张症(ataxia telangiectasia)等。

八、脊柱裂

脊柱裂(rachischisis)也称为神经管闭合不全(dysraphism),包括脑(脊髓)膜膨出、脑膜脑膨出、脊膜脊髓膨出、Dandy-Walker 综合征、Chiari 畸形、扁平颅底及颈椎异常等。

胚胎发育第 3 周开始形成神经管,神经管头端发育成脑泡,其余部分发育成脊髓;胚胎第 11 周骨性椎管完全愈合。有害因素如感染、中毒、代谢障碍及气候等可影响神经管闭合及骨性椎管愈合,导致闭合不全畸形,单纯中胚层闭合不全可导致隐性颅骨裂或隐性脊柱裂。早期

闭合不全畸形多表现为严重颅脑畸形,如裂枕露脑畸形、露脑畸形或无脑畸形等,临床常见发生较晚的闭合不全畸形,如颅骨裂和神经管发育障碍引起的脑膜膨出、脑膜脑膨出、脊膜膨出及脊膜脊髓膨出等,统称为神经管畸形。外源性因素如爱尔兰的马铃薯疫病可使脊柱裂和先天无脑畸形发生率增高数倍,妊娠早期叶酸摄入不足与这些畸形发生风险增高有关。妊娠 28 天前已给予叶酸有保护性作用,维生素 A 可能也有一定的保护作用。妊娠期间服用某些抗癫痫药也可能是危险因素,尤其丙戊酸和卡马西平。Mitchell 等总结的流行病学资料提示,母亲患糖尿病及肥胖可能也是危险因素。最大的危险因素是有脊柱裂生育史的孕妇,再发生率增高 30 倍。

与先天无脑畸形类似,该病的诊断可通过检测羊水 α-甲胎蛋白(于妊娠 15~16 周采样),以及宫内超声检查发现畸形。羊水乙酰胆碱酯酶免疫测定是另一种确定神经管缺陷的可靠方法。

(一)脑膜膨出或脑膜脑膨出

脑膜膨出(cephalic meningocele)或脑膜脑膨出(meningoencephalocele)均伴有颅裂。膨出部位可在枕部,位于后囟、枕大孔或枕骨间;或在前额部,位于额骨与筛骨间鼻根部;以及颅底,可突入眼眶、鼻腔、口腔或咽部等。

【临床表现】

膨出可大可小,患儿哭闹张力增高时可触及波动感。膨出的囊基底宽广或呈蒂状,触之质软,常有与心搏一致的搏动感,轻压可使前囟凸出,能回纳小的膨出,可摸到骨裂边缘,膨出囊表皮破损感染可引起脑膜炎。患儿可有智能发育不全、脑性瘫痪及脑积水等,可伴脊柱裂、唇裂及腭裂等畸形。

(二)脊膜膨出或脊膜脊髓膨出

脊膜膨出(spinal meningocele)或脊膜脊髓膨出(meningomyelocele)可由隐性脊柱裂所致,常见于腰骶部。一或数个椎骨椎板未完全闭合,椎管内容物未膨出;也可由脊柱裂所致,可见脊膜膨出及脊膜脊髓膨出。

【临床表现】

1. 隐性脊柱裂(cryptorachischisis) 较常见,发病率约 0.1%。大多数患者终生无症状,偶在腰骶 X 片检查时发现,或表现慢性腰痛和遗尿,少数伴神经损害,腰骶部皮肤色素沉着,呈脐形陷窝,局部多毛或有脂肪瘤等,或局部皮肤无任何异常,椎管内较常见皮样囊肿,可伴发脊柱侧凸、中央管扩张、腰椎移位或椎间盘脱出等畸形。

2. 脊柱裂(rachischisis) 可发生于任何部位,腰部或腰骶部多见,可合并脊膜膨出及脊膜脊髓膨出,膨出内容物可含神经根,脊膜向前膨出进入体腔的脊柱前裂少见。临床症状取决于有无脊膜、脊神经根和脊髓膨出,膨出部位和大小等。

(1)腰骶部脊膜脊髓膨出可见相应节段的神经损害,表现小腿和足部肌肉弛缓性瘫及萎缩,踝反射消失,膝以上肌肉较少受累,足、会阴和下肢后侧皮肤感觉缺失,痛温觉障碍明显,可有不同程度尿失禁,下肢出现青紫、发凉、水肿、溃疡、慢性骨髓炎、营养障碍及足部畸形等自主神经受累表现。有些患儿出生时无神经症状,生长期因膨出囊对神经根的牵拉引起下肢骨骼和肌肉发育障碍。

(2)颈段脊柱裂和脊髓脊膜膨出可引起上肢弛缓性瘫、肌萎缩、感觉障碍和营养障碍,以及下肢痉挛性瘫等,高颈髓出现四肢痉挛性瘫及小脑性共济失调,颈部脊柱裂常与小脑延髓下疝(Arnold-Chiari)畸形并存,有时伴脑积水。

(3)脊柱裂可并发并指(趾)、唇裂、脊柱侧弯或前凸、先天性心脏病和脑积水等先天性畸形。

(三)丹迪-沃克综合征

丹迪-沃克综合征(Dandy-Walker syndrome)是第Ⅳ脑室正中孔及侧孔闭锁,导致第四脑室囊性扩张和继发性脑积水,小脑半球向上移位伴后蚓部发育不全或缺如。

【临床表现】

1. 患儿 2 岁前可出现运动发育迟滞,步态蹒跚,头部控制力差,严重者出现双侧锥体束征,延髓呼吸中枢受影响出现中枢性呼吸障碍,颅内压增高出现头痛、呕吐及兴奋性增强等,脑神经损害常见眼球震颤及外展神经麻痹等。

2. 颅骨 X 线片可见头颅扩大,前后径增大,枕部扩大显著;侧位片颅后窝明显扩大,侧窦沟抬高。CT 可见侧脑室对称性扩张,第Ⅲ脑室扩大,第Ⅳ脑室明显扩张,可至枕骨内板并向下突入椎管内。MRI 影像 T_2 加权成像显示侧脑室及第三脑室扩张,小脑蚓部缺如,T_1 加权成像显示邻近第四脑室的颅后窝囊肿、胼胝体和小脑发育不全(图 3-17-3)。

【治疗】

治疗原则为手术切除囊肿,如术后出现颅内压增高症状,体征仍不能缓解,应行脑脊液分流术。

(四)神经管畸形的防治

神经管畸形的致残率高,预后不良,应积极防治。1997 年我国开始推广产前服用叶酸预防神经管畸形项目,已取得显著效果,使神经管畸形发病率降低约 40%。

1. 本病以手术治疗为主 ①脑膜膨出和脑膜脑膨出患儿应尽早行修补术,1 周岁前施行手术有益于患儿发育,脊膜和/或脊髓、神经根膨出不严重的病例也应 1 周岁前手术,分离脊髓与神经根粘连,使神经组织回纳,截除膨出囊并加固椎板缺损等;②隐性脊柱裂伴上皮窦道的患儿须手术切除,以防脊膜感染,隐性脊柱裂不伴有

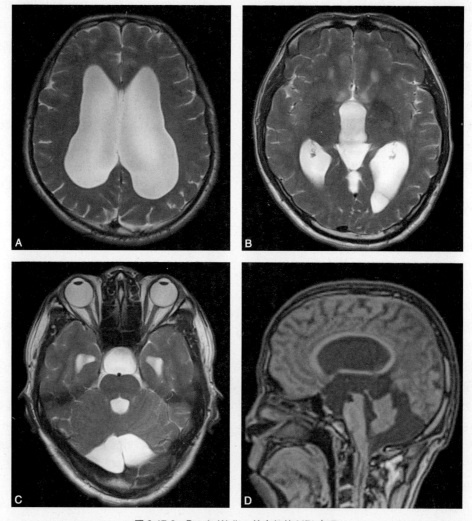

图 3-17-3　Dandy-Walker 综合征的 MRI 表现

A. 侧脑室扩张；B. 第三脑室扩张；C. 小脑蚓缺如；D. 颅后窝囊肿、胼胝体和小脑发育不全

神经功能缺失症状不需要手术；③病变范围过大、膨出物根部过宽、神经组织严重损害及严重脑积水者均不宜手术，伴脑积水且手术后加重者应作脑脊液分流术；④推迟手术或不能手术者应对膨出囊壁慎加保护，防止破溃和感染。

2. 对症治疗　包括尿便障碍的处理、瘫痪的康复治疗等。

九、颅颈区畸形

颅颈区畸形是颅底、枕骨大孔和上位颈椎区畸形，如颅底凹陷症、扁平颅底、小脑扁桃体下疝畸形和颈椎异常（颈椎融合、寰椎枕化、寰枢椎脱位）等，前三种多见，可伴或不伴神经系统损害。

（一）颅底凹陷症

颅底凹陷症（basilar invagination）也称为颅底压迹（basilar impression），是临床常见的颅颈区畸形。

【病因和发病机制】

1. 本病是以枕骨大孔为中心的颅底骨组织和寰椎、枢椎骨质发育畸形，并向颅腔内陷入，寰椎向颅内陷入，枢椎齿状突高出正常水平并进入枕骨大孔，使枕骨大孔变得狭窄，颅后窝变小，引起延髓和小脑受压和牵拉神经根症状，以及椎动脉供血不足表现。

2. 本病分为：①原发性：先天性发育异常，多合并其他畸形，如扁平颅底、中脑导水管闭锁、小脑延髓下疝畸形、脑积水、延髓和/或脊髓空洞症等；②继发性：较少见，多继发于畸形性骨炎、骨软化症、维生素 D 缺乏病（佝偻病）、成骨不全、类风湿关节炎，以及甲状旁腺功能亢进等。

【临床表现】

1. 本病多在成年后起病，缓慢进展，常出现后枕部及颈项部疼痛，颈部活动不灵或受限，感觉迟钝，可见头颈向一侧偏斜、短颈及后发际低等。由于畸形涉及的结构不同可出现:①后组脑神经损害症状:如声音嘶哑、吞咽困难、构音障碍和舌肌萎缩等;②延髓或上位颈髓损害表现:出现锥体束征、四肢轻瘫、病理征和感觉障碍,以及吞咽和呼吸困难;③小脑损害症状:常见眼震和小脑性共济失调等;④颈神经根损害症状:枕项部疼痛和颈强,一侧或双侧上肢麻木、肌无力、肌萎缩和腱反射减弱等;⑤椎基底动脉供血不足症状:表现为体位性头晕、眩晕和呕吐等,较少见;⑥可合并小脑扁桃体下疝畸形、中脑导水管狭窄和脊髓空洞症等。

2. X 线检查在颅颈侧位、张口位测量枢椎齿状突位置,是确诊的依据,测量腭枕线(chamberlain line)即颅骨侧位腭后缘到枕大孔后上缘的连线,正常枢椎齿状突应低于此线,超过此线 3mm 即可确诊。脑 MRI 矢状位可清楚显示,枢椎齿状突超过腭后缘到枕大孔后上缘的连线,向后压迫延髓,以及小脑扁桃体下疝畸形、第Ⅳ脑室被拉长等。

【治疗】

手术是本病的唯一疗法,可解除畸形对延髓、小脑或上位颈髓的压迫,重建脑脊液循环通路,加固不稳定的枕骨脊椎关节等。手术适应证是临床症状严重、X 线片及 MRI 显示明显畸变的病例。如患者临床症状轻微,即使影像学可见畸形也无须手术治疗。

（二）扁平颅底

扁平颅底(platybasia)是颅颈区较常见的先天性骨畸形,如单独存在时一般不表现症状,临床上常与颅底凹陷症并发,表现为后者的症状和体征。

临床诊断主要根据颅骨侧位片测量颅底角(蝶鞍与斜坡形成的角),颅骨侧位片由鼻根至蝶鞍中心连线与蝶鞍中心向枕大孔前缘连线形成的夹角,成人正常值为 109°~145°,平均 132°。本病患者颅中窝、颅前窝底部及颅底斜坡部均向颅内凹陷,使颅底角大于 145°,对扁平颅底有诊断意义。

（三）Arnold-Chiari 畸形

Arnold-Chiari 畸形(Arnold-Chiari malformation)又称为 Chiari 畸形、小脑扁桃体下疝畸形等,是以后脑畸形为主的一组先天性疾病。Chiari 最早(1891)描述本病,分为四型,沿用至今。Chiari Ⅰ 型为小脑延髓畸变不伴脊膜脊髓突出,Chiari Ⅱ 型为小脑延髓畸变伴脊膜脊髓突出,Chiari Ⅲ 型仅有高颈部及枕颈部脊膜脊髓突出伴小脑扁桃体疝,Chiari Ⅳ 型仅有小脑发育不全。

【病因和发病机制】

本病是胚胎期发育异常使延髓下段、第四脑室下部疝入椎管,小脑扁桃体延长,沿延髓与脊髓后方如楔形进入枕大孔或颈椎管内,使舌咽、迷走、副、舌下等后组脑神经及上部颈髓神经根被牵引下移,枕大孔和颈上段椎管被填塞;重症患者部分小脑下蚓部也可疝入椎管内,导致脑脊液循环受阻引起脑积水。本病常伴脊膜脊髓膨出、颈椎裂、小脑发育不全及其他颅颈区畸形等。

【临床表现】

1. 本病出现延髓和上颈髓受压症状,如不同程度轻偏瘫或四肢瘫、腱反射亢进、锥体束征、感觉障碍、尿便障碍及呼吸困难等。下位脑神经受损出现面部麻木、耳鸣、听力障碍、构音障碍及吞咽困难,枕下部疼痛等颈神经根症状,眼震及步态不稳等小脑症状。脑干及上颈段受压变扁,可引起周围蛛网膜粘连、增厚和囊肿。延髓和高颈髓受压缺血或因脑脊液压力影响导致继发性脊髓空洞症,可出现头痛、视乳头水肿等慢性颅内压增高症状。

2. 本病首选 MRI 检查,矢状位可清晰显示小脑扁桃体下疝和继发的囊肿、脊髓空洞症等(图 3-17-4)。CSF 检查通常正常,个别病例可见压力及蛋白含量增高。

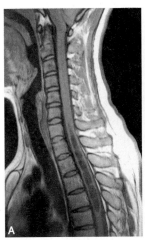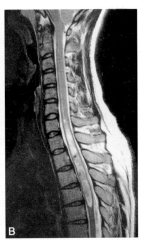

图 3-17-4 MRI 矢状位显示小脑扁桃体下疝畸形合并脊髓空洞症

A. T_1WI;B. T_2WI

【治疗】

手术是 Chiari 畸形唯一的治疗方法。打开硬脊膜处理畸形或切除疝出的小脑扁桃体时可能加重症状,甚至导致死亡,须非常慎重。如临床症状不重,没有明显进展,可不考虑手术。为了缓解难治性头痛而行减压术效果常不理想;如果症状逐渐进展,功能损害日益加重,行上位颈椎板切除术及枕骨大孔扩大术可缓解脑积水,使神经功能缺损症状获得部分缓解。

（四）颈椎异常

颈椎异常(cervical-spinal anomalies)包括寰椎枕化、寰枢椎脱位和颈椎融合等。

Ⅰ. 寰椎枕化

寰椎枕化(occipitalization of the atlas)亦称寰枕融合,由于枕骨与寰椎部分或完全融合,导致寰椎成为枕骨的一部分,引起寰椎旋转或倾斜,颈椎位置上升,枢椎齿状突亦随之上升。

【临床表现】

患者通常不出现临床症状,如合并颅底凹陷症或寰枢椎脱位可出现延髓或颈髓受压的症状、体征。诊断主要依据头颅 X 线片或 MRI 检查。

Ⅱ. 寰枢椎脱位

寰枢椎脱位(atlantoaxial dislocation)是寰椎横韧带发育不健全、枢椎齿状突发育不良或齿状突分离等所致,寰椎与枢椎不稳定,寰椎向前、枢椎向后脱位,导致该处椎管狭窄。

【临床表现】

1. 患者常因颈部过伸及过屈、轻微外伤等使脱位加重,引起延髓和高位颈髓受压,可因血循环障碍引起四肢瘫、呼吸困难甚至死亡。寰枢椎脱位引起头部活动受限,颈肌痉挛及疼痛等。前脱位时寰椎前弓突向咽后壁影响吞咽,单侧前脱位表现为头部姿势异常,头颈偏向脱位侧,下颌转向对侧;寰枢椎脱位使椎管狭窄脊髓受压,出现不同程度的四肢痉挛性瘫及呼吸困难等;脱位压迫椎动脉出现椎基底动脉供血不足的症状。

2. 颈椎张口位 X 线片可见齿状突与寰椎两侧块间距不对称,两侧块与枢椎体关节不对称或一侧关节间隙消失。寰椎前脱位时 X 线侧位片可见寰椎前弓与齿状突前面的距离成人超出 25mm,儿童超出 4.5mm。

Ⅲ. 颈椎融合

颈椎融合(fusion of cervical vertebrae)又称颈椎分节不全、先天性骨性斜颈、短颈畸形或 Klippel-Feil 综合征,是两个或多个颈椎不同程度的融合,使颈椎数目减少。

【临床表现】

1. 患者表现为颈短,几乎无颈项部,好像头部与肩部直接相连,后发际低,两耳与肩接近。头颈向前、后活动尚可,向其他方向活动受限,头部重心前移,引起斜颈、双臂无力和肌萎缩,伴交感神经功能障碍等。

2. 颈椎 X 线片可见颈椎融合,并发颅底凹陷、颈肋、脊柱裂及脊柱侧凸等畸形。

第三节　染色体畸变

染色体畸变(chromosomal abnormalities)也称为染色体发育不全(chromosomal dysgenesis)。染色体是组成细胞核的基本物质,是基因的载体。美籍华人蒋有兴(1956)查明,人类染色体为 46 条,Caspersson 等(1970)首次发表人类染色体显带照片。自 1971 年巴黎国际染色体命名会议以来,已发现人类染色体数目异常和结构畸变有 3 000 余种,目前已确认染色体病综合征 100 余种,染色体病的共同特征是智力低下和生长发育迟滞。

【病因和发病机制】

染色体畸变的发病机制不明,可能由于细胞分裂后期染色体发生不分离或染色体在体内外各种因素影响下发生断裂和重新连接所致。

1. 染色体病通常可分为:①数量畸变:包括整倍体和非整倍体畸变,染色体数目增多、减少和出现三倍体等;②结构畸变:染色体缺失、易位、倒位、插入、重复和环状染色体等。

2. 本病又可分为常染色体畸变,诸如 Down(21-三体)综合征、Patau(13-三体)综合征和 Edward(18-三体)综合征等;以及性染色体畸变,诸如 Turner 综合征(XO)、先天性睾丸发育不全等。

一、唐氏综合征

唐氏综合征(Down syndrome)也称为 21-三体综合征(trisome 21 syndrome)或先天愚型。Seguin(1846)首先报告本病的临床表现,Langdone Down(1866)对本病作了全面的描述,英国学者后来将本病称为唐氏综合征。Lejeune 等(1959)证明,本病是由 21 号染色体三倍体引起,并提倡用 21-三体综合征的名称,在 1970 年丹佛会议上得到承认。这是人类最常见的染色体疾病,新生儿发病率为 1/700~1/600,是儿童精神发育迟滞最常见的原因,约占严重智力发育障碍病例的 10%。

【病理】

唐氏综合征患者脑重约较正常轻 10%,仅有简单的脑回结构,额叶小,颞上回皮质薄,脑白质髓鞘形成晚,皮质神经元发育不全和分化程度低等。40 岁以上患者可见阿尔茨海默病样神经原纤维缠结和老年斑。

【临床表现】

1. Down 综合征患儿出生时即有某些病理特征,随年龄增长症状变得更明显。颅面部表现为圆头,低鼻梁,上颌骨发育不全可致面部扁平,嘴呈微张状,舌体肥大有深裂,常伸出口外,故称为伸舌样痴呆。内眦赘皮常遮盖部分内眦,患者睑裂可轻微向上、向外倾斜,形成蒙古样面容。耳朵位置低,呈卵圆形,耳垂小,可见虹膜灰-白色斑点,即布鲁什菲尔德斑(Brushfield spots),囟门明显,且闭合晚。

2. 患儿出生时较正常新生儿的平均身长略短,随年龄增长差异愈发明显,成年患者身高很少超过正常 10 岁的儿童。手呈短粗状,手掌宽,只有一条横纹,表现为水平掌褶纹(通贯手)及其他特征性皮纹改变,如小指短而内屈,呈单一褶纹(即小指为两节)。肌张力减低,多数患儿3~4岁仍不会走路。婴幼儿Moro反应迟钝或引不出,进食困难。患儿智力及精神发育明显异常,智商IQ为20~70,平均40~50,多在Gaussian曲线以下,90%的患儿5岁时才会说话。大多数表现沉静、温顺、易让人接近,寿命可达40岁。

3. 有些患者可见白内障、先天性心脏病或心脏病继发脑栓塞和脑脓肿,胃肠道异常如十二指肠狭窄等,寰枢关节不稳定,剧烈运动可导致脊髓受压,中幼粒细胞和淋巴细胞白血病发生率高于正常人。患者在40多岁时几乎普遍发生阿尔茨海默病,出现注意力不集中、寡言少语、视空间定向力差、记忆力及判断力下降和癫痫发作等。7%的患儿可见孤独症(Kent L,1999),但与非唐氏综合征患儿相比,确诊孤独症的年龄较晚(Rasmussen P,2001)。有些唐氏综合征患儿在学龄期表现出新发或加重的孤独症状,认知减退甚至痴呆(Worley G,2015)。

【辅助检查】

1. 血清学检查可见血清素降低,白细胞碱性磷酸酶增高,红细胞二磷酸葡萄糖增高,过氧化物歧化酶增高50%,但与患者发育异常及智力低下无关。

2. 染色体检查可用荧光原位杂交技术(fluorescent in situ hybridization),检测患者羊水细胞或染色体,95%患者中可发现21号染色体为三倍体(Jones KL,2006)。

3. 约1/3的患儿母亲在妊娠4~6个月时可有血清甲胎蛋白含量增高,血清绒毛膜促性腺激素含量增高,雌三醇含量降低,可提示胎儿唐氏综合征。检查结果阳性的孕妇可行羊膜囊穿刺,发现羊水细胞染色体畸变可早期筛查本病患儿。近年来,无创DNA产前检测,可通过对母体外周血浆中游离DNA片段(包含胎儿游离DNA)测序,筛查Down综合征和其他非整倍体的染色体异常。无创DNA产前检测可以发现大约99%的Down综合征胎儿,筛查阳性率为0.2%~0.3%(Gil MM,2015)。目前无创DNA产前检测主要作为高危孕妇的次选筛查检测。已有临床研究报道,不论在高危组或低危组孕妇中,无创DNA产前检测均具有较高的敏感性及特异性(Bianchi DW,2014;Norton ME,2015;Zhang H,2015)。

【诊断和鉴别诊断】

1. 诊断　主要根据患儿的特征性症状和体征,检出染色体21三体即可确诊。

2. 鉴别诊断　21三体所致的Down综合征与染色体易位导致Down综合征的临床表现很难鉴别,二者有很强的关联性,与母亲年龄有关。常见的21三体综合征见于高龄母亲的孕产儿,染色体易位在年轻母亲与高龄母亲的孕产儿中发病率都较低。Down综合征亚型如嵌合型,有些细胞的染色体正常,有些异常,嵌合型患儿可有Down综合征的典型表现,但有些患者智力正常。

二、其他染色体发育不全

除Down综合征之外,其他染色体发育不全包括13三体综合征、18三体综合征、猫叫(Cri-du-chat)综合征、脆性X染色体综合征、环状染色体综合征、Klinefelter综合征、Turner综合征、Colpocephaly综合征、Williams综合征、Prader-Willi和Angelman综合征、Rett综合征等。

(一)13三体综合征

13三体综合征(trisomy 13 syndrome)也称Patau综合征,新生儿发病率为1/5 000(Jones KL,2013;Springett A,2015),女性多于男性,患儿母亲平均生育年龄为31岁。

【临床表现】

患儿表现为小头、前额凸出、小眼、虹膜缺损、角膜浑浊、嗅觉缺失、耳位低、唇腭裂、毛细血管瘤、多指(趾)畸形、手指弯曲、足跟后凸、右位心、脐疝、听力缺陷、肌张力过高,以及严重精神发育迟滞等,患儿多死于儿童早期。

(二)18三体综合征

18三体综合征(trisomy 18 syndrome)也称为Edwards综合征,活婴发病率为1/4 000,女性多见,患者母亲平均生育年龄为34岁。

【临床表现】

患儿表现为生长迟缓、上睑下垂、眼睑畸形、耳位低、小嘴、小下颏、皮肤斑点、示指超过中指并握紧拳头、并指(趾)畸形、摇篮脚(rocker-bottom feet)、足趾大而短、室间隔缺损、脐疝或腹股沟疝、胸骨短、小骨盆和肌张力增高,偶有癫痫发作、严重精神发育迟滞等,常死于婴儿早期。

(三)猫叫综合征

猫叫综合征(Cri-du-chat syndrome)是5号染色体短臂缺失引起的。

【临床表现】

患儿生后数周至数月出现小猫叫样哭声,严重精神发育迟滞、眼间距过远、内眦赘皮褶(epicanthal folds)、短头畸形、满月脸、先天愚型样睑裂歪曲、小颌、肌张力减退和斜视等。

(四)脆性X综合征

脆性X综合征(fragile-X syndrome)是X染色体有异常易断裂的脆性部位。Martin和Bell(1943)最先报道一个X-连锁遗传的精神发育迟滞的大家系。Lubs(1969)发现这个家系患者X染色体长臂末端有脆弱位点,证实此位点有不稳定遗传的CGG重复序列。正常人重复序列为43~200个,患者超过200个,多余的序列可灭活编码RNA结合蛋白基因(FMR1),影响蛋白表达而出现症状。

本综合征是导致遗传性精神发育迟滞最常见的原因,估计可使1/1 500的男婴受累。由于女性具有两条X染色体,受累率为50%。据估计,10%以上的男性遗传性精神发育迟滞患儿有异常的脆性X染色体,有时女性也受影响,但病情较轻。Rousseau等描述一种简单敏感的实验方法,采用DNA分析技术在孕期和出生后对患儿进行诊断。由于染色体嵌合,CGG重复基因片段长度与病情程度不直接相关,脆性X染色体改变偶见于智能正常的男性。患者的外孙可能患病。

【临床表现】

1. 患儿表现为典型的三联症,包括精神发育迟滞,特殊容貌(如长脸、大耳、宽额头、鼻大而宽和高腭弓),以及大睾丸等。患儿身高正常,大睾丸一般出现于8~9岁,85%的患儿可有智力低下,多为中等程度。

2. 患儿通常有行为异常,多出现于青春期前,常见自伤性行为、多动及冲动性行为,以及刻板和怪异动作、多动症、多言癖,孤独症患者可有特有的拍手动作。9%~45%的患儿可出现癫痫发作。DNA检查可确诊。

(五)环状染色体

环状染色体(ring chromosomes)患儿表现为精神发育迟滞,伴有各种身体畸形。

(六)克兰菲尔特综合征

克兰菲尔特综合征(Klinefelter syndrome)最常见的异常染色体核型为47,XXY,仅见于男性。

【临床表现】

患者身材高大,表现类似无睾丸者的外表,肩宽、头发及体毛稀疏、音调高、乳房女性化和小睾丸,肌张力减低,通常伴有精神发育迟滞,但程度较轻。本病并发精神病、哮喘和内分泌功能异常,如伴发糖尿病的概率较高。

(七)特纳综合征

特纳综合征(Turner syndrome)的染色体为XO(45X)型,仅见于女性。

【临床表现】

患者身材矮小,颈部有蹼,脸呈三角形,小下颌,乳头间距宽,指(趾)弯曲,肘外翻和指甲发育不全,可伴有五官距离过远,内眦赘皮折叠,可有性发育迟缓,以及中度精神发育迟滞等。

(八)空洞脑综合征

空洞脑综合征(Colpocephaly syndrome)是少见的脑部畸形,病因很多,有些是由于8号染色体三倍体嵌合所致,常误诊为多种类型的脑室扩张伴脑发育异常。

【临床表现】

患者表现精神发育迟滞、痉挛状态和癫痫发作,视神经发育不全导致视觉异常等。侧脑室枕角显著扩张,皮

质灰质边缘重叠增厚,白质变薄。

(九)威廉姆斯综合征

威廉姆斯综合征(Williams syndrome)是7号染色体编码弹性蛋白基因区域存在微小缺失,新生儿发病率为1/20 000,由Williams首先描述。目前还不清楚脑部是否有特征性病变,曾报道一例35岁的患者活检,除了Alzheimer病改变外,没有发现其他脑部异常。

【临床表现】

患者精神发育迟滞较轻,音乐能力早熟,有非凡的音乐才能,对乐谱有惊人的记忆力,听一遍交响乐可全部记住。有些患者可写出大段的描写文字,措辞和内容正确,但不会描绘简单事物。患儿发育迟缓,外貌独特,诸如宽嘴、杏仁眼、鼻孔上翻、耳朵小而尖,称为"小妖精样"外貌。患者性格温和,对听觉刺激敏感,言语交谈能力获得较晚,可有视空间和运动能力缺陷,可有心血管畸形如主动脉瓣狭窄。

(十)普拉德-威利综合征

普拉德-威利综合征的新生儿发病率为1/20 000,两性患病率均等,为15号染色体q11~q13缺失所致,可采用细胞发生分析与DNA分析相结合的方法检测此染色体的缺陷,70%的病例是父系X染色体非遗传性缺失所致。

【临床表现】

患儿表现肌张力降低、腱反射消失、身材矮小、面容变形、生殖器明显发育障碍,出生时可有关节弯曲等,一年后出现明显精神发育迟滞或智力低下,由于过度进食变得肥胖。

(十一)安琪曼综合征

安琪曼综合征(Angelman syndrome)是15号染色体q11~q13缺失所致,与Prader-Willi综合征不同的是本病由母系单基因遗传缺陷所致。

【临床表现】

患儿表现严重精神发育迟滞、小头畸形及早期出现癫痫发作等,抗癫痫药治疗不敏感。出现少见的牵线木偶样姿态和运动障碍,常想大笑或微笑样,旧称"快乐木偶综合征"。

(十二)雷特综合征

雷特综合征(Rett syndrome)是由Rett首先(1966)描述,病因不明,呈X染色体显性遗传。有人推测代谢机制参与致病。发病率为1/15 000~1/10 000,仅见于女性,可存活多年,男性为纯合子,常不能存活。

【临床表现】

患者为女性,出生时及生后早期发育正常,6~15个月时手部自主运动丧失,以后交流能力丧失、身体发育迟滞、头颅增大等。典型症状为手部徐动、搓丸样刻板样运

动,逐渐出现共济失调及下肢强直,最终丧失行走及语言能力。可出现发作性过度换气和屏气、夜间呼吸节律正常和痫性发作等。

本病可误诊为 Kanner 孤独综合征,两者的不同点是 Rett 综合征早期即运动能力丧失,无注意力不集中及眼球联合运动消失。

第四节　神经系统局限性发育异常

神经系统局限性发育异常(restricted developmental abnormalities)多为世代相传的显性遗传病,在此仅阐述典型疾病,其他如遗传性单侧眼睑下垂、遗传性 Horner 综合征、瞳孔不等大、下颌震颤,以及某块肌肉缺如等较少见,故不赘述。

一、双侧面肌和外直肌麻痹综合征

双侧面肌和外直肌麻痹综合征(bifacial and abducens palsies syndrome)也称为默比厄斯综合征(Möbius syndrome),是由于第Ⅵ脑神经和第Ⅶ脑神经发育不良引起的先天性面肌瘫痪、眼球外展障碍,可伴有其他身体畸形(Lueder GT et al,2019)。本病最早由 von Graefe 描述,是一种罕见的疾病,在活产婴儿中发病率为 1/50 000,无性别差异(Kulkarni A et al,2012)。

目前病因尚不清楚,可能与致畸因子、感染、分娩创伤、遗传等因素有关(Kadakia S et al,2015),没有脑干运动神经核细胞丢失的病理证据。

【临床表现】

1. 患者出生时可有面部表情缺乏和全眼闭合,非产伤性部分性面肌萎缩很少见。幼年时嘴常呈开合状态,下唇外翻,以致吸吮困难。患者哭或笑时一侧下唇不动,另一侧下唇向下、向外运动,导致面部明显不对称。大多数患者智力正常,约有 10% 的患者存在认知障碍(Picciolini O et al,2016)。

2. 家族中可有一个以上的病例,为常染色体显性遗传。Henderson 分析了 61 例先天性双侧面肌麻痹综合征,发现常合并其他神经肌肉和中枢神经系统异常,其中外直肌麻痹 45 例,完全性眼外肌麻痹 15 例,舌肌麻痹 18 例,畸形足 17 例,臀部疾病 13 例,精神障碍 6 例,胸肌缺如 8 例。

【诊断和鉴别诊断】

1. 本病的诊断可根据典型临床表现,如先天性双侧面肌麻痹伴内斜视。先天性面肌萎缩很少见。

2. 鉴别诊断　本病需与产钳伤或产伤所致的面瘫鉴别。

二、先天性侧视不能

先天性侧视不能(congenital lack of lateral gaze)也称为 Cogan 动眼运用不能(oculomotor apraxia of Cogan)。特征性表现是眼球水平运动障碍,多出现于婴儿早期(Wente S et al,2016)。本病的病理解剖学基础尚不清楚,目前认为约 10% 的患者有家族史,绝大多数患者为散发性(Salman MS et al,2013)。

【临床表现】

1. 患儿无论自主运动或接受指令,眼睛都不能向两侧转动。从早期开始,患儿倾向于通过剧烈的头部运动和/或眨眼来开始水平扫视(Salman MS et al,2015)。患儿试图向右看时需将头先转向右侧,眼睛并不随之转向右侧,而是停顿片刻后转向左侧,因此必须过度转头,眼球固定后再将头转回原来位置。为弥补眼球运动缺陷,患者在试图注视某物时经常会做出特征性甩头动作。其他相对常见的特征包括发育迟缓、低张力、共济失调或笨拙(Salman MS et al,2015)。

2. 患者在接受迷路热刺激试验时,出现眼球强直运动而不是眼震。眼球运动时也不出现眼震,眼球垂直运动正常。共济失调毛细血管扩张症合并戈谢病(Gaucher disease)时也会出现类似的眼症状。先天性侧视不能患儿走路很慢,Ford 曾观察了一例此病患儿,其同胞有小脑蚓部缺如。

【诊断和鉴别诊断】

1. 诊断　根据患者眼球不能向两侧转动的典型表现,注视某物时有特征性甩头动作,迷路热刺激试验出现眼球强直运动,不出现眼震等。

2. 鉴别诊断　本病与获得性侧视不能不同,不伴有部转动障碍。

第五节　斑痣性错构瘤病

斑痣性错构瘤病(phakomatosis)也称为神经皮肤综合征,是一组源于外胚层组织和器官发育异常的先天性疾病。本病的特征性表现是独特的皮肤损害、畸形和神经系统肿瘤,心脏、肺、肾、胃肠道和骨骼也可受影响,表现为多系统、多器官形态和功能异常。

在胚胎发育早期,外胚层神经板发育为神经嵴,进而转化为神经管,神经管再发育成脑、脊髓等,部分神经嵴发展为周围神经;神经管一部分衍化为视泡,发育为眼球;外胚层余下的表面部分衍化成皮肤。由于胚胎早期细胞增殖衍化活跃,遗传因素引起外胚层细胞发育异常可导致出生后神经系统、皮肤和眼同时受累。来自中胚层和外胚层组织,如心、肺、肾、胃肠等可不同程度受影响。目前已知这组疾病多达40余种,常染色体显性遗传居多,最常见的是神经纤维病、结节性硬化症和脑-面血管畸形等。此外,还有小脑视网膜血管瘤病、干皮病痴呆综合征、色素失禁症、脱色素性色素失禁症。

一、结节性硬化症

结节性硬化症(tuberous sclerosis)多呈常染色体显性遗传,存在可变的外显率,临床表现不同,部分病例为散发性。在各国均有发病,没有种族和性别差异。

【病因和发病机制】

1. 本病是由两个常染色体显性基因决定的,估计发病率为1/300 000~1/200 000。常见的异常基因可能在两个位点之一:称为错构素(TSC 1)的9号染色体长臂,以及称为马铃薯球蛋白(TSC 2)的16号染色体短臂。已报道该病存在多种基因突变,两个等位基因必须同时受到影响(杂合性丢失)才可能致病。约15%的散发病例未发现基因突变,临床表现相对较轻,可能与基因镶嵌性有关。错构素和马铃薯球蛋白作为肿瘤抑制蛋白,相互作用起到抑制细胞生长的作用,可能部分解释何以该病存在各种增生和发生错构瘤的倾向。

2. 目前认为,存在神经移行或过多分泌生长因子,导致这些基因失活而致病的假说。除了皮肤和脑,该病也会影响其他脏器,形式多样,轻者难于诊断,因此发病率难于估计。结节性硬化症患者占智障人群的0.66%,癫痫人群的0.32%,文献也报道过许多智能正常、无痛性发作的患者。

【临床表现】

1. 皮肤损害是本病最具特征性表现。包括:

(1) 面部皮脂腺瘤:见于88%~96%的患者,呈蝶形对称分布于口鼻三角区,亦可分布于额或两耳,为粉红色或淡棕色蜡状丘疹或小结节,质坚、按之稍褪色,4~5岁时开始出现,随年龄增长而增多,青春期发展更快,以后有融合趋势,色泽亦加深。

(2) 鲤鱼皮斑:见于15%~20%的患者,位于背、腰、骶和臀部,局部皮肤增厚粗糙呈鱼皮样,略高出正常皮肤表面,呈灰褐色或微棕色斑块,斑块直径达数毫米至数厘米。

(3) 甲下纤维瘤:又称Koenen肿瘤,见于13%的患者,自指(趾)甲沟处长出,趾甲较常见,多出现于青春期,有时是本病唯一的皮损。

(4) 无色素斑:又称叶状白斑,见于7%的患者,有时为最早出现的皮损,有的患者只有叶状白斑而无皮脂腺瘤,此斑在紫外线下观察尤为明显。

(5) 牛奶咖啡斑:见于少数患者,有时伴神经纤维瘤。

2. 癫痫是本病主要的神经系统损害症状,伴发癫痫的患者在智力正常者约为70%,在智能减退者为100%,多在2~3岁或出生数日发作,最初可为婴儿痉挛症,以后出现全面性发作、复杂部分性发作或单纯部分性发作。癫痫发作伴高峰节律异常脑电图者常有严重智能障碍。不同程度的智力减退可见于55%的患者,早年发生癫痫者易出现智能衰退,44%的智力正常和88%的智力减退者在5岁前出现癫痫发作。

3. 少数患者出现人格改变和行为异常等,常有情绪不稳、易冲动,个别出现幻觉、思维紊乱等精神分裂症样症状,常伴智能减退及早期癫痫发作。10%的患者出现一侧或双侧肢体肌张力减退或增高、腱反射亢进,单瘫、偏瘫和截瘫等,可出现锥体外系症状、体征,如手足徐动、舞蹈动作、震颤、共济失调等。极少数患者由于室管膜下结节阻塞脑脊液循环通路,或因局部巨大结节、并发脑室壁星形细胞瘤等引起颅内压增高。

4. 伴发其他系统病变

(1) 眼部病损:特征性表现是视网膜晶状体瘤,通常位于眼球后极,呈黄白或灰黄色且略带闪光,圆形或椭圆形,表面呈桑椹状隆起,大小为视神经盘的一半到两倍;尚可见小眼球、突眼、青光眼、晶状体混浊、白内障、玻璃体积血、色素性视网膜炎、视网膜出血、原发性或继发性视神经萎缩等。

(2) 骨骼改变:主要是骨质硬化,好发于指、趾骨,骨密度增高,硬化是骨小梁增生所致;以及骨囊肿性改变,是非特异性纤维取代形成假性骨囊肿,周围是新骨反应,全身骨骼均可受累,常无临床症状,X线检查可发现。

(3) 内脏损害:肾肿瘤最常见(肾血管平滑肌脂肪瘤多见),表现为无痛性血尿、蛋白尿、高血压或腹部肿块等;可累及心脏(多发性心肌横纹肌瘤多见),引起心力衰竭而死亡;累及肺部者常见于年龄较大的女性患者,病变晚期出现呼吸困难、自发性气胸、慢性咳嗽、咯血和支气管哮喘等症状,逐渐加重;肺部病变是结缔组织、平滑肌及血管过度生长形成网状结节与多发性小囊性变,多死于肺心病或自发性气胸。

【辅助检查】

1. CT平扫可见室管膜下脑室边缘及大脑皮质表面多个结节状稍低或等密度病灶,部分结节可显示高密度钙化(图3-17-5),病变为双侧多发性。增强CT检查可见结节呈普遍强化,使结节更清晰或发现平扫未显示的结节。脑室和脑沟略增大提示脑萎缩和阻塞性脑积水。头颅 CT 对钙化灶显示清晰,脑 MRI 检查对错构瘤性巨细胞室管膜下、皮质下结构更敏感。

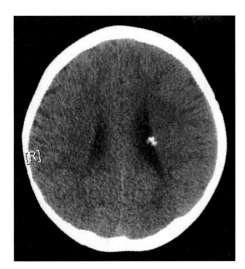

图 3-17-5　CT 显示结节性硬化患者左侧侧脑室的室管膜下脑室边缘高密度钙化灶

2. 头颅 X 线片可见脑内钙化结节和颅高压脑回压迹。腹部 X 线片可见肾血管平滑肌脂肪瘤,肾脏增大,多为单侧,可呈分叶状。胸部 X 线片可见合并肺内结节及小囊状病变,中下肺野较多。合并心脏损害可见心影增大,合并骨骼损害可见多发性结节状骨质硬化灶,颅骨最常见,并可见骨囊性变。

3. 脑电图可见各种痫性放电及高波幅节律。

二、神经纤维瘤病

神经纤维瘤病(neurofibromatosis)是主要累及外胚层的神经皮肤综合征,为常染色体显性遗传病。Crowe 等统计该病发病率为 30/10 万~40/10 万,约半数病例有家族史,家系中的病例呈常染色体显性遗传方式。世界各地各种族均有发病,男女均可受累。本病已知许多类型,最重要的是神经纤维瘤 I 型(NF1)和 II 型(NF2)。

(一)神经纤维瘤病 I 型

神经纤维瘤病(NF1)是常见的常染色体显性遗传病,呈全球性分布,发病率为 30/10 万~40/10 万,新生儿发病率为 1/3 300~1/2 500,约半数患儿亲属有患病者。本病基因变异率很高,原因不明。von Recklinghausen(1882)对本病病理和临床表现作了确切描述,也称冯·雷克林豪森病(von Recklinghausen disease)。

【病因和病理】

1. 病因　NF1 基因位于 17 号染色体长臂,包含至少 56 个大小不同的外显子,跨度为 350kb,转录产物为 11~

13kb,编码一个由 2 458 个氨基酸组成的基因产物(神经纤维素),在第 840~1 200 位氨基酸之间,这个大蛋白质含有一个与 GTP 酶激活蛋白对应的结构域。NF1 的临床表现呈多变性,见于散发病例,同一家族中不同的患者甚至同一患者的不同时期,NF1 变异家族持续传递说明等位基因异质性在临床易变性中起作用。基因影响患者的表现型,临床易变性可能是遗传与非遗传因素随机综合作用的结果。

2. 病理　神经纤维瘤病 I 型及 II 型的病理特征为肿瘤样畸形,具有未分化胚叶成分肿瘤及色素斑,或源自外胚叶血管瘤,累及皮肤、周围神经及中枢神经系统。皮肤肿瘤表现为表皮很薄,真皮胶原及弹性蛋白被疏松排列的结缔组织取代,真皮失去致密性。皮肤可见着色性(café au lait)皮损,是真皮细胞黑素小体过多或异常增大所致。神经肿瘤由成纤维细胞及施万细胞组成,神经纤维瘤和施万细胞瘤的诊断主要取决于哪种细胞占优势。2%~5% 的肿瘤病例可发生恶变,在中枢神经系统可转变为星形细胞瘤,在周围神经组织可转变为肉瘤。神经纤维瘤可能影响体内的任何器官。

【临床表现】

1. NF1 的外显率完全,临床表现极多样易变,几乎所有的患者均可见多数牛奶咖啡斑,可出现在身体任何部位,呈椭圆形,大小从 1mm 至数厘米不等(在青春期后可增长至 1.5cm 以上),颜色为浅棕色、深棕色。有的患者表现为非暴露部位(如腋窝、腹股沟)出现雀斑。许多成年患者出现良性皮肤或皮下神经纤维瘤,丛状神经纤维瘤不常见,多为内在的无症状性肿瘤。眼部视神经胶质瘤可导致失明;常见的骨并发症包括脊柱侧凸、脊椎发育不良、过度生长等;约半数患者有听力障碍。高血压常见,见于任何年龄,嗜铬细胞瘤可引起严重的高血压。血管发育不良可引起肾动脉、主动脉缩窄等。

2. 在特定的年龄段常出现不同的症状、体征。例如,骨皮质变薄为先天性;牛奶咖啡斑常出现在出生时,在数年内逐渐增加;面颈部丛状神经纤维瘤在 1 岁后极少出现,青春期后其他部位的丛状神经纤维瘤也很少发生,生后第 4 年可出现视神经胶质瘤;脊柱侧凸常出现于 6~10 岁,无脊椎病变的轻微病例多见于青春期。皮肤及皮下神经纤维瘤可见于任何年龄,在青春期前少见,其后不断增加,成人可出现数个至成百上千个。恶性周围神经鞘瘤通常发生在青春期或成年期,疼痛是其常见的症状。患者可发生恶性肿瘤,儿童常见视神经胶质瘤、脑肿瘤和白血病等,青春期黄肉芽肿患者罹患慢性骨髓性白血病增多。成年人常伴有恶性周围神经鞘瘤和其他肿瘤,脊髓发育不良较少见,但是较正常人群多见。

3. 患者多为身材矮小、头围增加,但身高与正常值相差 3 个标准差或头围相差 4 个标准差极少见。青春期发育正常,但可早熟,尤其视交叉肿瘤患者。多数患者智力正常,尽管平均智商评分略低,约半数儿童有认知障碍。孕妇发生严重并发症的可能性增加,许多女性妊娠时皮肤及皮下神经纤维瘤的数量及大小快速增加,出现高血压或原有的高血压加重。骨盆或生殖器大纤维瘤可能并发流产,剖宫产似有必要。

4. 本病的主要体征是牛奶咖啡斑,约 95% 数目>5个,直径>2cm(图 3-17-6),多发性神经纤维瘤(>95%)和虹膜 Lisch 结节(90%);15%~20% 的 I 型患者有神经系统表现,3%~5% 的患者发生 CNS 恶性肿瘤,常伴骨骼异常,如脊柱侧弯(30%)、假关节(3%)。约 12% 的患者出现 Noonan 综合征,表现眼裂过宽、眼睑下斜、耳朵低、蹼状颈及肺动脉狭窄等,患者亲属也可有此综合征。体征限于身体某一部分或父母正常,可诊断为部分或区域性神经纤维瘤病。有些病例的体征异常随机分布,其他病例可能代表基因变异的镶嵌性。分子遗传学研究证实,有基因变异镶嵌性的患者症状轻微,并非区域性神经纤维瘤病。

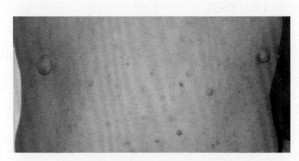

图 3-17-6　神经纤维瘤病 I 型患者皮肤的牛奶咖啡斑

【辅助检查】

1. 对疑似患者应详细询问家族史,检查皮肤、骨、神经系统,进行儿童发育分析等,眼科应行虹膜裂隙镜检查。常规检查包括心理检查、脑 CT、MRI 检查,颅骨、胸部及脊柱 X 线片,脑电图、听力图和脑干诱发电位等。

2. 患者随访包括年度神经系统检查、儿童年度眼科检查、成人筛查记分调查表进展分析、血压监测等,同时须根据临床症状作相应的检查。病理可见海绵状髓鞘病变区,可随年龄增长而消失,成人不常见。

3. MRI 检查可能有助于诊断,常见视通路、基底节、脑干、小脑或皮质下白质 T2WI 高信号或不确定亮物(UBOs),UBOs 的存在、数量、容积和部位等与患儿认知障碍有关。

【诊断和鉴别诊断】

1. 诊断　根据患者有牛奶咖啡斑、神经纤维瘤、神经系统表现,伴骨关节异常等典型症状、体征,常染色体显性遗传家族史等,DNA 检查最可靠,但常规诊断极少采用。

(1) NF1 的诊断目前广泛采用美国国立卫生研究院(NIH,1987)的诊断标准,具有以下 2 项或 2 项以上特征即可诊断:①青春期前 6 个或更多直径 5mm 以上牛奶咖啡色素斑,青春期后直径 15mm 以上;②2 个或 2 个以上任何类型丛状神经纤维瘤;③2 个或 2 个以上着色虹膜色素瘤(Lisch 结节);④腋窝或腹股沟区雀斑;⑤视神经胶质瘤;⑥骨异常,如蝶骨大翼发育不全、长骨皮质变薄,以及有或无假性关节炎;⑦直系亲属患病。

此诊断标准在成人有高度特异性和敏感性,但通常不适合有多个牛奶咖啡斑、无其他体征及无家族史的年幼患儿,随年龄增长这些罕见体征可出现和增加,大多数患儿后来诊断为 NF1。95% 的患儿可见多数牛奶咖啡斑,若无家族史则诊断不充分,可高度怀疑并临床追踪;有明确家族遗传史的患儿仅需再有一项体征即可诊断,常可在 1 年内确诊。应用此标准通常在 4 年内可确诊。

(2) 遗传咨询:半数 NF1 病例是基因突变所致,约 50% 的患者后代携带突变基因,产前检查是有益的。

1) 家族成员发病率:约 50% 的患者父母患病,约 50% 的突变基因是新的基因变异结果;但有 2 个患病后代的正常人多可证实有 NF1 畸变胚系镶嵌性,受累个体将畸变基因传给后代的概率为 50%。

2) 产前检查:包括谱系分析和分子遗传学分析基因标志 NF1 及染色体位点 17q11,NF1 一个内含子至少包含 3 个不正常的其他基因,导致疾病等位基因突变,至少鉴定了 250 个不同的 NF1 点突变,大多数突变为家族特有,仅有几个突变可重复观察到;突变包括氨基酸替代、缺失、插入、基因 3′ 未翻译区变化和全部染色体重排等,约 70% 的变异能引起基因产物严重截断,正常基因蛋白产物称神经纤维瘤蛋白(neurofibromin),约 327kDa,功能不完全清楚,似可激活 GTP 酶、控制细胞增殖及作为肿瘤抑制因子。NF1 是功能缺失突变所致,全部基因缺失可引起典型的严重 NF1;由于基因很大,发生变异的基因较多,对特定患者进行特异基因的鉴定比较困难。蛋白电泳分析可检出 70% 的基因变异,但敏感度及特异性不确定。

2. 鉴别诊断

(1) NF1 需与神经纤维瘤病 II 型(NF2)鉴别,NF2 为双侧听神经鞘瘤,可伴发脑肿瘤和脊髓肿瘤,皮肤表现不常见,二者的鉴别见表 3-17-3。

(2) 患者仅有多数咖啡点,为常染色体显性遗传,不伴其他的特征。

(3) Leopard 综合征:也称为豹状斑综合征(leopard syndrome),为常染色体显性遗传,可出现生长迟缓、发育不全、生殖器畸形和皮肤雀斑等。

表 3-17-3　神经纤维瘤病 I 型与 II 型的
比较（Osborn, 1991）

比较内容	神经纤维瘤病 I 型	神经纤维瘤病 II 型
别名	冯·雷克林豪森病	双侧听神经鞘瘤
发病率	1∶4 000（占 NF 的 90%）	1∶37 000（<10% 的 NF 病例）
染色体畸变	17 号	22 号
皮肤表现	显著	少见
伴发疾病	伴错构瘤、胶质瘤、神经纤维瘤等	伴脑膜瘤和 Schwann 细胞瘤
伴发肿瘤	是否发生脊髓胶质瘤	脊髓室管膜瘤，星形细胞瘤

（4）麦丘恩-奥尔布赖特综合征（McCune-Albright syndrome）：也称纤维性骨发育不良症（osteodystrophia fibrosa），主要表现弥漫性纤维性骨炎、皮肤棕褐色斑和内分泌异常如性早熟等。

（5）Noonan 综合征（Noonan syndrome）：也称先天性侏儒痴呆综合征（congenital dwarfism idiocy syndrome）、Turner 综合征或翼状颈综合征等，表现短小身材、异常面容如眼距宽、上睑下垂、低位耳、小颌、短颈、颈蹼、脊椎侧弯、男性隐睾或女性闭经，以及先天性心脏病如肺动脉狭窄、房间隔缺损、动脉导管未闭等。

（6）2B 型内分泌瘤：表现为黏液神经瘤、黏膜神经瘤、甲状腺髓样癌和马方体型等。

（7）Bannayan-Rliey-Ruvalcaba 综合征（Bannayan-Rliey-Ruvalcaba syndrome）：表现为多数脂肪瘤及血管瘤、巨头畸形、阴茎头斑点色素等。

（8）青少年透明纤维瘤病：表现多数皮下肿瘤、牙龈纤维瘤病等。

（9）先天性广泛纤维瘤病：表现多数皮肤、皮下、脊椎骨、脊柱肌及内脏肿瘤。

（10）克利佩尔-特伦奥奈伊-韦伯综合征（Klippel-Trenaunay-Weber syndrome）：也称为血管扩张性肢体肥大症（hemangiectasia hypertrophicans），表现为偏侧肢体软组织和骨骼局限性肥大，伴该部位血管痣和静脉瘤，脊髓血管畸形可导致间歇性跛行、脊髓半离断征，以及蛛网膜下腔出血等。

（11）怀伯恩-梅森综合征（Wyburn-Mason syndrome）：也称为脑视网膜动静脉瘤，出现脑干动静脉瘤、脊髓血管瘤、视网膜葡萄状血管瘤、面部红色血管痣、毛细血管扩张、癫痫发作和不同程度的智力低下等。

（12）斯特奇-韦伯综合征（Sturge-Weber syndrome）：也称脑-面血管瘤病，为常染色体显性或不完全显性遗传、常染色体隐性遗传和 22-三体型染色体病等。表现为皮肤血管痣、癫痫、智能障碍和眼部病变，出生时有一侧面部三叉神经 I、II 支范围皮肤灰红或紫红色血管痣，亦见于口腔黏膜或躯干，压之不褪色，扁平或略凹陷。90% 的患者有癫痫发作，多为血管痣对侧肢体局灶性发作，以及血管痣对侧肢体中枢性轻偏瘫和智能低下。约半数患者可见青光眼、视网膜血管瘤、脉络膜血管痣和视神经萎缩等，部分患者伴内脏血管瘤、隐睾、下颌前突、脊柱裂等先天畸形。

（13）其他还须注意与线性痣皮脂综合征、基底细胞痣综合征、共济失调-毛细血管扩张症，以及真皮内痣等进行鉴别。

【治疗】

1. NF1 是常染色体显性遗传病，目前尚无有效的方法进行预防或逆转 NF1 病变。重要的是，神经内、外科医生应提高对本病严重性的认识，加强遗传咨询，早期发现、治疗并发症。为了方便 NF 患者的观察治疗，国外有专科诊所并建立防治网，对所有的新发病的患者进行登记，并定期复查。

2. 外科治疗　针对肿瘤造成压迫症状或有恶变征象，肿瘤有包膜、较局限、在皮下与深筋膜生长可手术全切，如无包膜、部位深、侵犯重要组织可大部分切除，肿瘤分叶或分段生长可分期或分段切除。

3. 药物治疗　通过上调神经纤维素 GAP 活性或下调 p21ras 活性控制神经纤维瘤的生长，花生四烯酸、磷脂酸等脂类可抑制神经纤维素 GAP 活性。有报道微管蛋白也能抑制神经纤维素 GAP 活性，有人用肥大细胞膜稳定剂酮替芬治疗 NF，可阻止皮下肿瘤生长，但远期疗效仍在观察中。有研究显示，可对 NF1 相关肿瘤予以肿瘤靶向治疗，如应用伊马替尼、西罗莫司治疗体内丛状神经纤维瘤。

4. 基因治疗　是本病的最佳疗法。首先需完全纠正等位基因上的 NF1 基因突变；其次 NF1 的临床表现多样，病变涉及多种器官，很难把正常基因拷贝导入病变组织，可能只能通过治疗生殖细胞实现。近期研究发现 NF1 基因突变导致神经纤维蛋白严重截断，推测 NF1 可能是正常神经纤维蛋白量不足所致。如果此假说成立，导入正常 NF1 基因拷贝，产生足量正常神经纤维蛋白可获得满意疗效，无须彻底纠正等位基因上的 NF1 突变。一旦发现 NF1 基因突变点和机制，明确 NF1 表型和与基因型的关系，NF1 治疗将有改观。

【预后】

主要取决于肿瘤发生部位，肿瘤位于重要部位、难以手术切除或术后复发则预后不佳；如肿瘤过大和含不成熟成分术后常复发，复发次数愈多恶性度愈高。

（二）神经纤维瘤病Ⅱ型

神经纤维瘤病Ⅱ型（NF2）或称双侧听神经瘤，约占全部听神经瘤的 2.5%，属神经皮肤综合征，是神经纤维瘤病的颅内表现，有时合并脑膜瘤。NF2 较 NF1 少见，发病率约为 1/37 000，无种族特异性。

【病因和病理】

1. 病因　单侧前庭神经鞘瘤合并多个同侧其他肿瘤的患者可疑有镶嵌性，但确定个体有导致疾病的镶嵌性是困难的，因患者无双侧前庭神经鞘瘤，受累组织淋巴细胞 NF2 基因突变分析可能正常。必要时可对肿瘤组织进行分子分析建立 NF2 基因体细胞镶嵌性诊断，通常引起严重的 NF2 体细胞镶嵌也可引起轻微的表现型。家族内部遗传型与表现型间的变化远小于家族间，提示遗传型对表现型有强烈作用。与 NF1 不同，NF2 基因较大缺失可引起轻微表现型，反义及框架移位突变与伴严重疾病相关，插入突变与病情轻重有关。

2. 病理　与单侧听神经瘤不同，双侧听神经瘤源于 Schwann 细胞、纤维结缔组织及神经组织无被膜性增生，是神经束间甚至单根神经上发生多个肿瘤。除了前庭神经鞘瘤，也可发生其他脑神经及周围神经的鞘瘤、脑膜瘤，少数可发生室管膜瘤及星形胶质细胞瘤等，肿瘤的大小、部位和数量可有显著差异。有时呈脑池内型生长，与脑干间紧密粘连，增加切除难度。

【临床表现】

1. NF2 的发病年龄为 2~70 岁，多在成年（18~24 岁）起病，通常在 30 岁前发展成双侧前庭神经鞘瘤；儿童易被忽略，患儿最早出现皮肤肿瘤和结节。最初的症状是耳鸣、听力丧失及平衡失调等，为双侧前庭神经鞘瘤所致，患者常主诉打电话听不清楚，夜间或在不平坦道路上行走不稳，听力丧失可突然发生。前庭肿瘤向中部扩展至脑桥小脑角，压迫脑干及脑室引起脑积水，较少引起面瘫，也可发生其他脑神经及周围神经鞘瘤，感觉较运动神经易受累。Evans 报道 120 例 NF2 患者的临床表现（表 3-17-4）。

2. 约半数患者可发生颅内脑膜瘤，无特定的好发部位，眶部脑膜瘤压迫视神经引起视力丧失，颅底脑膜瘤引起脑神经病变、脑干受压和脑积水。至少 2/3 的患者发生脊髓肿瘤，具有破坏性且难以处理。常见神经鞘瘤起源于椎管内脊神经背根，向中线及侧方发展，呈哑铃型。NF2 患者有 5%~33% 发生髓内肿瘤，如星形胶质细胞瘤或室管膜瘤以及脊髓膜瘤等，大多数患者罹患多种肿瘤。

3. 约 1/3 的患者单眼或双眼视力下降，常见后部囊下晶状体混浊发展成白内障。儿童及青少年晶状体混浊可出现于前庭神经鞘瘤症状之前，视网膜错构瘤发生于 1/3 的患者，颅内及眶内肿瘤可引起视力下降和复视。

【诊断和鉴别诊断】

1. 诊断

（1）诊断标准：采用美国国立卫生研究院（NIH,1987）

表 3-17-4　Evans 研究的 NF-2 型患者（n=120）的临床表现

症状及体征	发生率/%
单侧耳聋	35
面部无力	12
耳鸣	10
双侧耳聋	9
平衡障碍	8
病性发作	8
局部感觉障碍	6
失明	1
无症状，但因双亲患病而检出	11

标准，后经修改。①MRI 经内听道 1.5mm 轴位及冠状位检查或术中发现双侧听神经团块，多呈增强（图 3-17-7）；②患者有一直系亲属患病或手术发现第Ⅷ脑神经肿块，或有脑膜瘤、胶质瘤、神经鞘瘤、青少年晶状体后囊混浊等病变中的两种。

（2）遗传咨询：①常染色体显性遗传方式；②约 50% 的患者的父母有一位患病，50% 的患者是新的基因突变结果，受累者后代携带突变基因的比率为 50%，产前检查是必要的；③NF2 候选基因位点位于 22 号染色体（22q12），基因编码 4.5kb 转录物（神经鞘素 SCH）；④患者父母皆无症状，患者同胞的发病率极低，因家族内发病年龄基本一致；患者将畸变基因传给后代的概率为 50%，体细胞镶嵌或双侧前庭肿瘤患者后代的患病概率为 50%，其他镶嵌表现型的概率不清，高危家庭年轻成员 DNA 检查适于监测。

（3）产前检查：临床主要应用基因（DNA）突变分析和谱系分析，如双侧囊性神经鞘瘤患者基因扫描显示，约 2/3 的患者为突变致病。一个以上家庭成员患病家庭应进行谱系分析，DNA 检查针对高危人群早期检测和对因处理，对已出现症状的个体无意义。

（4）分子遗传学检查包括：①基因标志 NF2；②染色体位点 22q12；③正常等位基因变化；④致病等位基因变化；⑤正常基因产物：NF2 蛋白产物为 merlin。

2. 鉴别诊断

（1）NF1 与 NF2 是不同染色体的不同突变引起的，临床表现不同，须注意鉴别。NF2 患者没有认知障碍，没有显著数量的 Lisch 结节（虹膜错构瘤），很少发生神经纤维瘤恶性变，牛奶咖啡斑数量较少。脊神经根肿瘤呈哑铃型，NF2 为神经鞘瘤，NF1 为神经纤维瘤，初步诊断时偶可被混淆。

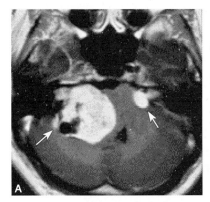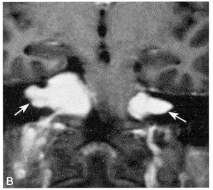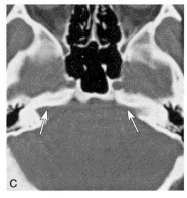

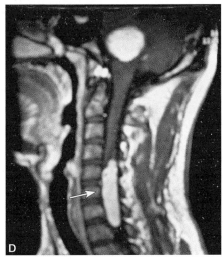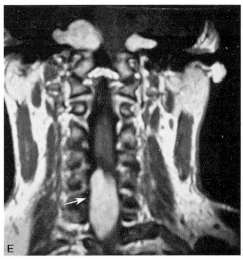

图 3-17-7 神经纤维瘤病 Ⅱ 型（NF-Ⅱ）

A. 脑 MRI 轴位 T_1WI 增强；B. 冠状位 T_1WI 增强，均可见双侧听神经瘤；C. CT 岩骨薄层扫描显示双侧听神经瘤；D. 颈部 MRI 矢状位 T_1WI 增强；E. 冠状位 T_1WI 增强，显示合并 $C_4 \sim T_1$ 神经纤维瘤

（2）单侧前庭神经鞘瘤很常见，占颅内肿瘤的 6%，约占脑桥小脑角肿瘤的 90%，双侧前庭神经鞘瘤占全部前庭神经鞘瘤的 5%，25 岁以下患者发展成双侧肿瘤或 NF2 的比率较高，需注意观察，55 岁以上患者很少发展成 NF2。

【治疗】

1. 单发的颅内及椎管内神经纤维瘤，肢体及躯干生长迅速的压迫邻近组织的神经纤维瘤应尽早手术摘除。蔓状神经纤维瘤血管极丰富，易自发或轻度外伤诱发出血，手术切除病变范围应较广泛，术中可用激光"清扫"，以防复发。肿瘤生长迅速有剧痛时应切除，以防恶变。

2. 有研究报道，抗血管内皮生长因子单克隆抗体贝伐单抗可缩小前庭神经鞘瘤的体积。多发性中枢神经纤维瘤病可进行对症治疗，如癫痫发作应抗癫痫治疗。皮肤色素斑多出现在身体非暴露部位，无须处理，广泛皮肤及皮下肿瘤不需要特殊治疗。

【预后】

尽管该肿瘤并非恶性，但解剖位置和临床表现的多样性可导致高死亡率，平均死亡年龄为 36 岁，确诊后实际生存期为 15 年。

三、皮肤多发性血管瘤病伴中枢神经系统异常

皮肤多发性血管瘤病（cutaneous multiple angiomatosis）伴中枢神经系统异常主要包括：中枢神经系统异常脑膜-面（脑-面）血管瘤病伴大脑钙化、皮肤血管瘤伴脊髓血管畸形、表皮痣综合征及家族性毛细血管扩张症等。

（一）脑膜-面或脑-面血管瘤病伴大脑钙化

脑膜-面或脑-面血管瘤病（meningo-facial or encephalo-facial angiomatosis）伴大脑钙化也称为 Sturge-Weber 综合征或脑三叉神经血管瘤病。

【病因和病理】

1. 病因 遗传方式尚未确定，先后提出常染色体显性或不完全显性遗传、常染色体隐性遗传和 22-三体型染色体病等，男性较多。

2. 病理 病理改变主要累及脑和皮肤。脑部病变为软脑膜血管瘤、静脉内皮细胞增生,常见于枕叶;病变部位脑膜增厚,血管瘤下皮质退行性变,脑皮质可见钙沉着。脑病变同侧有血管痣,是毛细血管扩张而不是真正的血管瘤。

【临床表现】

1. 患者可见一侧面部三叉神经1、2支范围皮肤血管痣,约1/4患者可出现双侧皮肤血管痣,出生时即可出现,呈灰红或紫红色,压之不褪色,边缘清楚,扁平或略凹陷,亦可见于口腔黏膜或躯干。36%～70%的患者可有眼部异常,如眼球突出或青光眼、同向性偏盲、角膜血管翳、视网膜血管瘤、脉络膜血管痣、视神经萎缩等。部分患者伴内脏血管瘤、隐睾、下颌前突及脊柱裂等先天性畸形。

2. 90%的患者出现癫痫发作,多为血管痣对侧肢体局灶性发作,全身强直-阵挛发作少见,偶见复杂部分性发作,30%～50%可有发作侧肢体轻瘫及发育较慢。可有不同程度智能障碍如注意力减退、记忆力下降或智能低下,可伴行为改变。

3. 头颅X线片可见颅内钙化,呈脑回状、线状、树枝状或双轨状,20岁后多见,常位于一侧。CT平扫可见团块状边缘不清的混杂密度病灶、钙化影及局部脑萎缩(图3-17-8),增强扫描可见异常血管强化影。数字减影血管造影(DSA)可发现脑部畸形血管。脑电图异常见于70%～75%的患者,表现为两侧波幅不对称,病侧α波减少或消失、弥散慢波、爆发性慢波及尖-慢波综合等。

(二)皮肤血管瘤伴脊髓血管畸形

皮肤血管瘤伴脊髓血管畸形(dermatomal hemangiomas with spinal vascular malformation)最早由Cobb提出。

【临床表现】

血管痣常见于上肢和躯干,皮肤病损累及上肢或下肢时可有整个肢体或手指增大,伴身体其他部分发育不全,称为克利佩尔-特伦奥奈伊-韦伯综合征(Klippel-Trenaunay-Weber syndrome)。有些血管痣综合征可合并脊髓、视网膜动静脉畸形,伴躯干或面部血管痣,发生脊髓血管瘤的相应皮区很少伴发血管痣。

(三)表皮痣综合征

表皮痣综合征(epidermal nevus syndrome)是先天性神经皮肤综合征,常伴广泛的脑部病变,如单侧脑萎缩、脑穿通囊肿、软脑膜血管瘤、动静脉畸形及脑动静脉闭锁等。

【临床表现】

1. 患者可出现特异性皮损,如表皮痣或线性脂肪痣等,可伴半颅畸形及神经功能异常,颅骨及脑畸形常出现在血管痣同侧,一侧颅骨增厚是典型表现。

2. 本病最常见的神经系统表现是精神发育迟滞、癫痫发作及轻偏瘫等。

(四)家族性毛细血管扩张症

家族性毛细血管扩张症(familial telangiectasia)也称为奥斯勒-朗迪-韦伯综合征(Osler-Rendu-Weber syndrome)。

【病因】

本病是常染色体显性遗传性血管异常,是由于ENG、ACVRL1和SMAD4这三种基因突变导致,患病率在1/10 000～1/5 000。病变血管从针尖大小至直径3mm甚至更大,可能有血管壁缺陷,因血管脆性易导致出血。在压力作用下病变血管可呈鲜红色、紫罗兰色或者发白,散布于全身任何部位的皮肤。

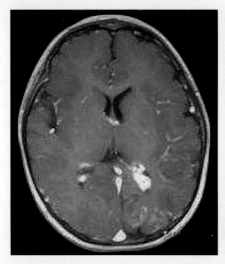
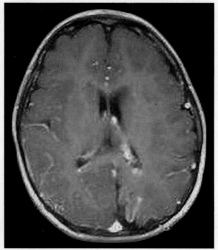

图3-17-8 脑-面血管瘤病患者CT显示双侧脑回状及团块状边缘不清的高密度病灶及局部脑萎缩,左侧显著

【临床表现】

1. 家族性毛细血管扩张症最早出现于儿童期,通常在青春期增大,宛如蜘蛛,类似肝硬化患者的皮肤血管扩张。可累及皮肤、黏膜、胃肠道及泌尿生殖道等,偶可累及神经系统。可有出血倾向,成年后可出现严重反复的鼻出血、胃肠道或泌尿道出血,可引起缺铁性贫血。医生经常忽略皮肤病变,患者出现原因不明的胃肠道、泌尿生殖道、颅内出血时需注意本病的可能性。患者全身血管发育异常可引起肺瘘,是本病的重要体征。

2. 易合并脑脓肿,但发生栓塞性卒中较少,发生于脊髓或脑中的血管瘤较少,脑部的血管瘤可导致脑卒中,血管病变增大或继发小量出血可导致间歇进展的局灶性丘脑综合征。

采用烧灼法可根除出血性病变,但易于形成卫星病灶。

(五)遗传性斑痣性错构瘤病

遗传性斑痣性错构瘤病(genetic phakomatosis)是一种多发性肿瘤的遗传病,成血管细胞瘤较具有特异性,有时为多发。多数病例的肿瘤位于小脑,也可能发生在脑干或脊髓。除了特征性小脑肿瘤伴囊内小结,半数患者可见视网膜成血管细胞瘤,亦有发生肾细胞癌者,偶有发生嗜铬细胞瘤、胰腺瘤或胰腺囊肿,以及膀胱腺瘤等。此外,曾报告几例伴真性红细胞增多症病例。

【病因】

本病是常染色体显性遗传,但外显率多变,高龄妊娠的外显率增高。致病的突变基因是位于3号染色体的肿瘤抑制基因VHL,由于基因突变而失活,可能通过使血管致有丝分裂因子如血管内皮生长因子(VEGF)表达增加而促使肿瘤生长,但确切机制不清。多达60%的病例伴肾细胞癌,尽管多发,初始多为小且低度恶性,但30%的该病患者死于肾细胞癌,其他大部分死于小脑肿瘤并发症。

【临床表现】

典型的小脑成血管细胞瘤发生于约40岁,导致共济失调和头痛。影像学典型表现为囊内壁结节,血管造影显示结节有显著的血管特征。该病可有视网膜血管瘤,该瘤较小、多发且见于双侧,通常早于小脑病灶出现,但直到变得广泛时才出现症状,视网膜脱离是一个特征。诊断需通过眼底镜检查,发现一条大的供养血管形成视网膜上不规则的卵圆形肿物。脑影像学增强有助于诊断。

第六节 脑性瘫痪

一、概述

脑性瘫痪(cerebral palsy,CD)也称为婴儿大脑性瘫痪(infantile cerebral paralysis),是先天性运动功能缺失和姿势异常的临床综合征,目前也采用先天性运动障碍综合征(syndromes of congenital motor disorders)一词。脑性瘫痪的涵盖范围太广,临床不实用,但因该词为公众所熟悉,在美国已成为社会募捐和康复运动的重要口号,因此一直长期沿用。

我国脑性瘫痪专题座谈会(1988)提出脑性瘫痪的定义是:婴儿出生前到出生后1个月内发育期非进行性脑损害综合征,主要表现为中枢性运动障碍和姿势异常。其他原因导致的短暂性运动障碍、脑进行性疾病和脊髓病变等,均不属本病的范围。

【病因和发病机制】

1. 病因 脑性瘫痪的病因复杂,包括遗传性和获得性。获得性又包括出生前、围生期及出生后病因,许多患儿找不到明确的病因。据Ellenberg统计,分娩过程损伤占60%~65%,产前原因占30%~40%,产后原因约占12%。

(1)出生前病因:包括胚胎期脑发育畸形、先天性脑积水、母亲妊娠早期重症感染(特别是病毒感染)、严重营养缺乏、外伤、中毒(如妊娠期高血压疾病)及放射线照射等,遗传因素在发病中的作用不明显。

(2)围生期病因:病例分析表明,早产是脑性瘫痪的确定病因。美国每年约出生50 000个体重不足1 500g的早产儿,在85%的存活者中,5%~15%患脑性瘫痪,25%~30%出现学龄期精神障碍(Volpe,1989)。分娩时间过长、脐带绕颈、胎盘早剥、前置胎盘、羊水栓塞及胎粪吸入等所致的胎儿脑缺氧,难产或过期婴儿产程过长,产钳损伤及颅内出血等均是常见的围生期病因。母子血型不合或其他原因引起的新生儿高胆红素血症,如血清未结合胆红素>340μmol/L可能发展为胆红素脑病而导致脑性瘫痪。

(3)出生后病因:包括各种感染、外伤、中毒、颅内出血及重症窒息等。Russman统计脑性瘫痪的高危因素包括母亲产前患癫痫、甲状腺功能亢进及毒血症等,妊娠末期3个月内出血事件,产期宫缩无力、胎盘早剥、前置胎盘及臀位产等,婴儿早产、出生体重低、产时缺氧窒息及出生时Apgar评分10分钟内<3分等。国内的脑性瘫痪多发生在早产、出生体重低、产时缺氧窒息及产后黄疸的婴儿。

2. 发病机制 人体正常肌张力调节及姿势反射的维持有赖于皮质下行纤维抑制作用与周围Ⅰa类传入纤维易化作用的动态平衡,如皮质下行纤维束受损,下行抑制作用必然减弱,周围传入纤维兴奋作用相对增强,导致痉挛性运动障碍和姿势异常。感知能力如视、听能力受损可使患儿智力低下,基底节受损可导致手足徐动症,小脑受损可发生共济失调等。

【病理】

脑性瘫痪的特殊病理改变有两类:一是出血性损害,

可见室管膜下出血或脑室内出血,多见于妊娠不足 32 周的未成熟儿,可能因为此期脑血流量相对较大,血管较脆弱,血管神经发育不完善,调节脑血流量能力较差所致;二是缺血性损害,如脑白质软化、皮质萎缩或萎缩性脑叶硬化等,多见于缺氧窒息的婴儿。

【病因分类和表现】

近年来国外多采用病因分类,有利于指导治疗。主要分为以下三种:

1. 早产儿基质(室管膜下)出血[matrix(subependymal)hemorrhage in premature infants] 是大脑半球 Monro 孔水平尾状核附近出血,恰位于室管膜下细胞生发基质中,常累及双侧且不对称。室管膜下出血区由豆纹动脉、脉络膜动脉及 Heubner 回返动脉供血,静脉血经深静脉引流入 Galen 静脉。约 25% 的出血在基质内,其余破入侧脑室或邻近脑组织。一组连续 914 例新生儿剖检显示,284 例出现室管膜下出血,占总数的 31%,均为低体重儿。室管膜下出血的病因和机制不清,可能与基质层薄壁静脉压力显著增高、缺乏足够的支持组织有关,血压或静脉压增高可能与早产儿肺部病变有关。

本病常见于胎龄 20~35 周的低体重儿,患儿生后数日迅速出现脑功能障碍,通常先出现透明膜病所致的呼吸窘迫,伴发绀及呼吸困难发作,然后出现脑干自主功能障碍,如不能自主吸吮及吞咽等。查体可见囟门膨出,脑脊液检查呈血性,头 CT 可确诊。轻症病例可存活,有些病例出现脑积水,但临床症状较稳定,可逐步改善,有些病例迅速发展为梗阻性脑积水,需行脑室分流;一旦患儿对周围的事物全无反应,常于数日内死亡,出血较严重的病例常遗留运动和智能障碍。这些患儿也易产生另一种典型脑白质特征性损伤(脑室周围白质软化病),这两种损伤导致的神经功能缺失是可以叠加的。

本病的治疗,主要控制早产儿呼吸窘迫,可减少基质出血和脑室周围白质软化病的发生。有人主张使用吲哚美辛酚磺酸乙胺减少毛细血管血流,出生后前 3 天肌注维生素 E,应用倍他米松或其他皮质激素可能减少脑室周围出血的发生。乙酰唑胺和呋塞米(呋喃苯胺酸)可减少脑脊液形成,广泛用于出血后脑积水,但作用微弱。脑脊液引流可阻滞脑积水恶化。

2. 脑室周围白质软化(periventricular leukomalacia,PVL) 是发生于皮质支与深穿支动脉分水岭区白质的带状坏死,位于侧脑室外侧及后外侧,可涉及枕部视辐射和放射冠感觉运动纤维。瑞典调查报告显示,超过一半的痉挛性双侧瘫早产儿系因室管膜下出血、白质软化病或二者并存,发病机制尚存争议。

这种患儿常患有脑性双侧瘫和智力障碍,运动障碍常重于认知和言语功能障碍,见于约 1/3 的室管膜下出

血病例,也可发生于低血压和呼吸困难的早产儿或足月婴儿。Chaplin 等观察了 20 例出血后脑积水患者,40% 有明显的运动障碍,60% 以上的患儿智商低于 85 分。Victor 等观察了 12 例轻型病例,患儿生后平均体重为 1.8kg,平均孕龄 32.3 周,仅 1 例遗留痉挛性双侧瘫痪,9 例智商处于低于正常水平或正常智商范围内,平均存活年龄 8.5 岁。在一项包含 753 例 28 周内出生的早产儿研究中,宫内感染合并胎膜早破占 22%。存活的婴儿常有脑性瘫痪或双侧瘫,以及不同程度的认知损害,运动异常通常重于认知和语言损害。超声和脑影像学检查可发现较多的这种性质早产儿脑损伤。

3. 缺氧-缺血性脑病(hypoxic-ischemic encephalopathy) 是各种原因的新生儿缺氧和缺血导致脑损害临床综合征。发病率为 1/1 000~6/1 000,占新生儿死亡率的 20%,占存活婴儿神经发育异常的 25%。Little(1862)首先提出由产伤导致的缺血缺氧,近年来概念发生了很大变化。虽然许多新生儿在围生期都有过不同程度窒息,但仅少数出现脑损害。许多脑瘫患儿也可平安度过围生期,说明某些产前、产后致病因素也起重要作用。动物实验证实,婴儿刚出生后一段时间 CNS 耐受缺氧、缺血能力是一生中最强的,只有当动脉氧分压降至正常值的 10%~15% 时才发生脑损伤,其他脏器功能低下也会加剧脑损伤程度,如心肌损伤和心律不齐引起低血压。合理的解释是缺氧-缺血性脑病通常发生在子宫内,婴儿出生后表现出临床症状。

缺氧-缺血性脑病的产前危险因素包括妊娠期高血压疾病、产前子宫出血或发育异常如微型婴儿等。病因主要包括产程异常和产前致病因素如子宫内缺氧、缺血等,以及母亲精神发育异常、出生体重低于 2 000g、致命性畸形及臀位产等。Nelson 和 Ellenberg 观察了 189 例脑性瘫痪患儿,21% 有某种程度窒息,母亲患癫痫、甲状腺功能亢进、产前子痫或子痫、同胞有运动功能障碍、2 个或多个同胞早亡等也与致病有关。足月脑性双侧瘫患儿的致病因素各异,近半数系妊娠期高血压疾病、营养不良性低体重、胎盘梗死及宫内窒息等所致。严重的新生儿窒息是发生在足月或早产儿痉挛性肌张力障碍-共济失调综合征(spastic-dystonic-ataxic syndrome)的重要原因,常伴痫性发作和精神异常。由于围生期并发症在大量脑瘫患儿和正常儿童中均可发生,实际上只有少数患儿是由通常认为的产钳损伤、臀先露、脐带脱垂、胎盘早剥和母亲发热引起,这一问题已成为法医学争论的核心问题。

Cowan 等应用 MRI 检测有产前脑损伤婴儿的新生儿脑病比例。除了先天畸形和染色体畸变,80% 的婴儿无病变及脑萎缩;69% 的新生儿只有癫痫发作而无新生儿

脑病，而 MRI 证实存在产前损伤；血栓形是导致梗死最常见的病因。Bax 等进行的脑瘫患儿 MRI 与临床相关性的欧洲脑瘫研究得出相同的结论，发现早产儿脑室周围白质软化是最常见的 MRI 改变，见于 42% 的患儿，其次是基底节损伤（13%）、皮质-皮质下损伤（9%）和局灶性梗死（7%）。该研究证实应用 MRI 诊断脑病的实用性，证实新生儿脑病很少是产伤所致。此外，尽管过去 30 年胎儿监护器和剖宫产广泛应用使产伤明显减少，但脑瘫患儿发病率未见显著下降。

脑瘫患儿若无缺氧-缺血、基质出血及白质软化等常见病因时，应考虑其他原因。对称性脑穿通畸形脑缺损常位于一侧额叶，可导致先天性偏瘫，如病损位于双侧可有轻偏瘫和严重精神发育障碍；积水性无脑畸形双侧大部分半球被一层膜所取代，仅保留颞叶下部、枕叶、丘脑和基底节，颅骨可完整或增大，患儿可存活数周、数月或几年，可保存脑干基本功能。CT 和 MRI 可确诊。

Fenichel 根据患儿病情严重程度将难产后脑综合征（postpartum dystocia syndrome）分为三组，难产标准是婴儿出生 5 分钟时评分较低，需采取保温措施。

（1）轻度：婴儿出生后 24 小时内症状最明显，表现高度警觉、肢体及下颌颤抖，称为神经紧张婴儿（jittery baby）；Moro 反射（惊跳反射）明显减弱，肌张力正常，头部向后牵张时肌张力轻度增高，腱反射灵敏，可出现踝阵挛，前囟柔软。EEG 正常。可完全恢复。

（2）中度：表现嗜睡、迟钝和肌张力低下，运动正常。新生儿经 48~72 小时可度过紧张不安的高反应期，或逐渐恶化，反应性降低，伴抽搐、脑水肿、低钠血症，以及肝损伤导致高氨血症，EEG 异常，Fenichel 认为痫性电活动，视觉及脑干听觉诱发电位异常均提示预后不良。

（3）重度：生后即呈昏迷状态，呼吸不规则，需机械通气，生后 12 小时内多发生惊厥，肌张力低下，引出 Moro 反射时肢体也无活动，吸吮和吞咽力微弱，瞳孔光反射和眼球运动可存在，昏迷加深时消失。

中重度缺氧-缺血性脑病、呼吸功能不全和代谢异常如能及时纠正，患儿仍可望存活，但可能遗留锥体系、锥体外系、小脑症状，以及精神发育迟滞等，重度缺氧-缺血性脑病如存活可能导致脑及其他器官畸形。

【综合征和临床表现】

脑性瘫痪的临床分型复杂，以往多采用 Minear 临床症状分型，它的特点是定义明确，应用方便。分为：①痉挛型（spastic）：最多见，占脑性瘫痪的 50%~70%，包括双侧瘫（diplegic）下肢为主型、四肢瘫型（quadriplegic）、偏瘫型（hemiplegic）、双侧偏瘫型（double hemiplegic）；②运动障碍型（dyskinetic）：包括多动型（hyperkinetic）或舞蹈手足徐动型（choreoathetoid）、肌张力障碍型（dystonic）；

③共济失调型（ataxic）；④混合型（mixed）。据 Nelson（1978）统计，痉挛性双下肢瘫占 32%，偏瘫占 29%，四肢瘫占 24%，运动障碍型和共济失调型仅占 14%。

脑性瘫痪的临床表现各异，病情轻重不一，严重者出生后数日出现症状，表现吸吮困难、肌肉僵硬，但大多数病例在出生数月后家属试图扶起时才发现。以下根据脑性瘫痪的几组临床综合征为特征，分为脑痉挛性双侧瘫、婴儿偏瘫、截瘫和四肢瘫，先天性锥体外系综合征，先天性共济失调，以及弛缓性瘫等。

二、脑痉挛性双侧瘫

脑痉挛性双侧瘫（cerebral spastic diplegia）由 Ingram（1964）首先提出，Litter（1862）首先提出缺氧-缺血性产伤的概念，亦称为 Litter 病，可影响四肢，下肢较重，可能独立存在，或伴室管膜下出血或脑室周围白质软化病。发病率与早产程度密切相关，自采用新生儿监护后发病率显著下降，遗传因素不可忽视。

【临床表现】

1. 患儿最初常表现为肌张力降低、腱反射减弱，数月后出现明显无力和痉挛，下肢较上肢明显，无力首先累及内收肌，腱反射活跃。患儿腿部运动僵硬笨拙，用双手在腋窝下抱起患儿时无蹬腿动作，仍保持腿部原来的伸直或屈曲状态，大多数患儿跖反射呈伸性反应。患儿学步较晚，表现特征性姿势和步态，迈小步时微屈双腿且僵硬，股内收肌力很强使小腿交叉，迈步呈划弧状或交叉步态，足屈曲内收，足跟不能着地。

2. 青春期或成年后腿部变细而短，无明显肌萎缩，被动运动肢体可感觉伸肌与屈肌强直。上肢轻度受累或不受累，如手指笨拙和强直，可出现无力和痉挛，伸手拿物品时可超越目标，面部可见痉挛样笑容，发音清晰或含糊。约 1/3 的患儿有癫痫发作，有些患儿可出现手足徐动症，面、舌和手不自主运动，共济失调及肌张力减低等。

3. 一种痉挛性双侧瘫亚型伴轻度小头和智力低下，无统一的神经病理学改变，可独立发生于基底膜出血和脑室周围白质软化，也可同时发生。脊柱侧凸很常见，可压迫脊髓、神经根或影响呼吸。患儿很晚才学会自主排尿，但括约肌功能通常不受影响。痉挛性双侧瘫发生率与早产时间密切相关，新生儿重症监护设施应用使发病率显著降低，痉挛性双侧瘫可能与遗传因素有较大的关系。

三、婴儿偏瘫、截瘫和四肢瘫

婴儿偏瘫可分为先天性和获得性。先天性常见于婴儿期和儿童早期,先天性通常认为产期窒息是唯一可能的病因;获得性可能由于动脉或静脉血栓形成,但许多病例未见血管闭塞,血管造影正常,可能源于心源性栓塞,病理表现脑片状出血和坏死。

婴儿截瘫可因脑或脊髓病变所致,常见先天性囊肿、肿瘤和脊柱纵裂,或脐带动脉导管插入术合并症脊髓梗死。

婴儿四肢瘫较少见,多由于双侧脑病变所致,或因臀位分娩时婴儿颈椎骨折脱位导致高位颈髓病变。

【临床表现】

1. 婴儿偏瘫

(1) 先天性婴儿偏瘫(congenital infantile hemiplegia):通常生后父母就观察到患儿两侧肢体活动不同,如只用一侧手取物或抓东西,往往未引起重视,直至4~6个月才意识到问题严重性。下肢受损通常在婴儿学习站立或走步时发现,患儿可自行坐起和行走,但较正常婴儿晚几个月;检查可见患儿腱反射明显亢进,通常 Babinski 征(+),上肢呈屈曲、内收及旋前位,足部呈马蹄内翻位。某些患儿可有感觉障碍及视觉缺损,伴精神障碍比脑性双侧瘫和双侧轻偏瘫少见。可有语言缓慢,应注意有无精神发育迟滞及双侧运动异常。35%~50%的患儿发生抽搐,可持续终生,可为全身性发作,常见偏瘫侧局灶性发作,发作后可有 Todd 麻痹。Gastaut 等曾描述半身抽搐-偏瘫综合征,数月或数年后患者因偏瘫侧肢体骨和肌肉发育迟滞导致偏身肌萎缩和进行性麻痹。在 Hagberg 等收集的681例脑瘫患儿中,244例伴发偏瘫,其中足月婴儿189例,早产儿55例。仅45%的患儿能确定产前的危险因素,主要是早产儿。近半数病例无宫内脑损伤的线索,因而普遍认为围生期窒息只是先天性偏瘫的病因之一。

(2) 获得性婴儿偏瘫(acquired infantile hemiplegia):常为3~18个月正常婴儿在数小时内发生的偏瘫,伴或不伴失语,常以痫性发作起病,发作后可能未意识到发生偏瘫。在 Banker 收集的尸检病例中,某些有动静脉血栓形成,但有些未发现血管闭塞情况,有的可能为心源性,近年来发现与大脑中动脉供血区一致的脑梗死。如果卒中发生在年龄较小者,语言功能恢复可能较完全,但接受教育能力不同程度受损,运动功能恢复程度不尽相同,功能缺损较重时可出现手足徐动、震颤和共济失调等。

2. 婴儿截瘫(infantile paraplegia) 表现下肢肌无力和感觉障碍,有括约肌功能障碍和躯干感觉缺失平面通常提示为脊髓病变。

3. 婴儿四肢瘫(infantile quadriplegia) 很少见,通常是双侧损伤的结果,它与双侧偏瘫的区别是,双侧偏瘫常有延髓肌受累,精神发育迟滞较严重。

四、先天性锥体外系综合征

先天性锥体外系综合征(congenital extrapyramidal syndromes)可由脑性痉挛性双侧瘫逐渐演变而来,根据病理基础和病程可分为产前期-产期锥体外系综合征、后天性或产后期锥体外系综合征。前者通常在生后第一年内出现明显的症状、体征;后者症状出现较晚,包括家族性手足徐动症、变形性肌张力障碍(dystonia musculorum deformans)及遗传性小脑性共济失调等。常见病因为产期严重缺氧、成红细胞增多症伴胆红素脑病等。脑病变最常见为壳核、丘脑及大脑皮质交界区白色大理石样外观,是神经细胞丢失、胶质细胞增生及有髓纤维聚集所致。

(一) 双侧手足徐动症

双侧手足徐动症(double athetosis)又称为运动障碍性脑性瘫痪,是最常见的先天性锥体外系病变。病因为高胆红素血症、Rh 因子不相容、缺血缺氧性脑病等,先天性非溶血性黄疸或葡萄糖-6-磷酸脱氢酶缺乏也偶可引起。

【临床表现】

1. 患者常在生后数月、一年或几年逐渐出现舞蹈-手足徐动样动作,或其他不自主运动,如肌张力障碍、共济失调性震颤、肌阵挛及偏瘫等的随机组合。几乎所有的双侧手足徐动症患者都存在原发性自主运动障碍,无锥体束征。婴儿与儿童手足徐动症病情严重程度差异极大,轻症者异常运动可误认为不安,重症者自主动作时可引发剧烈的不自主运动。个别患者青春期或成年早期仍继续进展,应注意与遗传性代谢性疾病、神经系统变性病或锥体外系疾病等鉴别。

2. 患者早期表现肌张力低下,随之出现运动发育迟滞,常至3~5岁时方可直立行走或完全不能直立,跖反射多为屈性,无感觉障碍,可有智力缺陷或完全正常,少数可接受较高层次教育,有些患者因运动及语言障碍被误认为认知障碍。

3. CT/MRI 检查的诊断意义不大,有些可见轻度脑萎缩和基底节变小,某些严重共济失调患者可见腔隙性病变。除非有痫性发作,脑电图通常对诊断无帮助。

【治疗和预后】

随着患儿的生长发育,姿势和运动能力会有所改善,轻者可从事某些职业,重者不能自主运动或独立生活。曾试用理疗、知觉综合疗法(sensory integrative therapy)等康复措施,渐进式程序性运动可促进神经肌肉发育,但收效甚微。

(二) 胆红素脑病

胆红素脑病(bilirubin encephalopathy)是一种严重的

新生儿疾病,特征为先天性及/或新生儿体质因素导致黄疸和血液中出现大量带核红细胞,是锥体外系疾病的少见病因。血清胆红素含量>25mg/dl,通常可产生中枢神经系统毒性作用,引起神经系统症状。出生时低体重或患透明膜等疾病的婴儿在酸中毒和缺氧等情况下,即使血清胆红素水平很低也可引起胆红素脑病。

【病因和病理】

1. 病因　包括:①溶血:Rh 或 ABO 血型配伍不合,若 Rh(-)母亲曾妊娠 Rh(+)胎儿或输入过 Rh(+)血,血液中可能含足量 Rh 抗体,再次妊娠 Rh(+)胎儿时抗体通过胎盘进入胎儿血液引起溶血;ABO 血型配伍不合如母亲为 O 型,胎儿为 A 型,母体血液中存在大量抗 A 型抗体时可引起溶血;其他溶血性疾病如先天性红细胞异常等也可致病;过度溶血加上新生儿肝脏葡萄糖醛酸转移酶未成熟,胆红素在血液中蓄积,超出临界浓度342μmol/L,因具有脂溶性可进入 CNS 而致病。②生理性黄疸:因胎儿血液中红细胞和血红蛋白含量较高,出生后红细胞破坏使胆红素增加,由于新生儿肝脏葡萄糖醛酸转移酶系统不成熟,不能及时将间接胆红素转化为直接胆红素排泄,或酶缺乏使间接胆红素升高,某些早产儿血清白蛋白偏低,不能与间接胆红素结合,胆红素大量透入 CNS 导致胆红素脑病,也与血脑屏障发育不健全或感染、酸中毒及缺氧等导致血脑屏障破坏有关;遗传性高胆红素血症(Crigler-Najjar 综合征)也因缺乏葡萄糖醛酸转移酶而发病。

2. 病理　在急性期死亡的新生儿可见基底节、脑干和小脑核团独特的黄染,存活者病理显示对称分布的神经细胞丢失,丘脑底核、苍白球、动眼神经核及耳蜗神经核胶质增生,均为高胆红素血症所致。

【临床表现】

临床上可表现为:

1. 轻症胆红素脑病　因各种血型配伍不合及生理性原因所致,常在出生后 24~36 小时出现黄疸及肝、脾肿大,第 4 日后黄疸逐渐消退,不产生明显的神经症状。

2. 重症胆红素脑病　患儿出生时或生后数小时出现黄疸并迅速加重,常有肝、脾肿大及心脏扩张,伴水肿和贫血,皮肤及黏膜出血点等;3~5 天婴儿变得倦怠、吸吮无力及呼吸困难,可有呕吐、昏睡、肌强直、角弓反张、眼球上翻、病性发作及屏气青紫发作,以及舞蹈或手足徐动样动作、指划动作、肌张力障碍等锥体外系症状,部分病例可有痉挛性瘫。若不及时治疗,多数病例可在数日至 2 周内死亡,患儿即使存活也常遗留精神发育迟滞、耳聋和肌张力减低等,不能坐、立和行走,出牙后牙釉质可有绿色素沉着。新生儿若出现锥体外系症状伴双侧耳聋和上视麻痹,应考虑胆红素脑病的可能。

3. 早产儿胆红素脑病　是生理性黄疸所致,症状常见于出生后 2 天,8~10 天达高峰,也可延至出生数周后发病,可见葡萄糖醛酸基转移酶缺乏和高胆红素血症。

实验室检查可见血液大量有核红细胞,白细胞中度增多,血小板及血红蛋白减少;血清总胆红素增高,胆红素定性试验呈间接反应,尿中尿胆原强阳性。母亲与新生儿血型检查有助于诊断。Rh 或其他少见血型配伍不合者直接抗人球蛋白试验(+),ABO 血型配伍不合者直接试验(-)、间接试验(+)。

【治疗】

治疗可用交换输血,适于出生时黄疸的严重病例,新生儿出现呕吐、昏睡、总胆红素水平迅速上升及血红蛋白迅速下降等为交换输血指征,最好用女性血,必要时可重复数次,降低血清未结合胆红素水平。输入血浆白蛋白可使胆红素充分结合。紫外线照射可促进间接胆红素转化,苯巴比妥可增强肝微粒体酶功能,三种方法可酌情综合应用,将足月儿胆红素水平降至<20mg/dl、早产儿<10mg/dl 可避免神经系统损伤。

五、先天性共济失调

先天性共济失调(congenital ataxias)可作为新生儿缺血缺氧性脑病的唯一症状出现。病因不明,可能与遗传因素、子宫内汞中毒、妊娠前 3 个月母亲受射线照射有关。病理可见小脑硬化性病变、先天性小脑萎缩和发育不全,大脑可以受损。

【临床表现】

1. 患儿最初表现肌张力减低和活动减少,患儿长坐、立和行走时出现明显的小脑功能障碍,如坐姿不稳,伸手取物动作不协调,步态笨拙而经常跌倒,走路时躯干不稳伴头部略有节律的运动(蹒跚步态)等。肌力正常,腱反射存在,跖反射屈性或伸性,无肌萎缩。有些病例共济失调伴肌痉挛,无肌张力减低,称痉挛性共济失调性双侧瘫(spastic-ataxic diplegia),患儿随生长发育病情可有好转。大龄患儿可见小脑步态、肢体共济失调、眼震和发音不连贯等,易与肌阵挛、舞蹈病、手足徐动、肌张力障碍及震颤等鉴别。CT 和 MRI 检查可见小脑萎缩。

2. 先天性共济失调须注意与罕见的小脑发育异常伴智能减退的家族性共济失调鉴别,诸如朱伯特综合征(Joubert syndrome)。Joubert 综合征最早报道一个家族 6 姐妹中有 4 例发生小脑蚓部发育不全、智能减退、阵发性呼吸过度和眼球运动异常等,其他报道也可有脉络膜-视网膜缺损,多指趾畸形,隐睾症和凸颏。MRI 可以见到特征性的"臼齿迹象",是小脑蚓部发育不全伴狭窄的小脑半球分离,小脑上脚增厚导致的深凹陷。Gillespie 综合征的特征是无虹膜畸形、小脑性共济失调和智能减退。Paine 综合征表现家族性发育迟缓和智力异常、小头畸形、痉挛、视神经发育不良、肌痉挛性共济失调，推测与小脑发育不全相关。这些小脑发育不全曾被归类为共济失调性脑瘫，影像学证实小脑-大脑畸形。

六、弛缓性瘫

【临床表现】

弛缓性瘫(flaccid paralyses)包括以下类型：

1. 脑型弛缓性瘫(cerebral form of flaccid paralyses) 由 Foerster 首先描述，称脑性无张力性双侧瘫(cerebral atonic diplegia)。患儿是一种罕见的全身无力脑性瘫痪，姿势反射、腱反射保留，可有运动发育迟滞，易与脊髓及周围神经所致的瘫痪、先天性肌营养不良等鉴别。

2. 婴儿脊髓性肌萎缩综合征(syndrome of infantile spinal muscular atrophy) 是典型的下运动神经元性瘫，也称 Werding-Hoffmann 病。母亲妊娠时可感觉宫缩减少，大多数患儿出生后表现明显运动缺陷或出生时关节弯曲畸形。其他类型家族性进展性肌萎缩可在儿童早期或晚期、青春期和成年早期发病，表现肌无力、肌萎缩和反射消失，无感觉障碍。少数疑诊婴儿或儿童期肌萎缩症，追踪观察发现为不爱活动、身体虚弱所致。

3. 臂丛麻痹(brachial plexus palsies) 是双胞胎常见的合并症，因臀先露时用力牵拉胎儿肩部或肩先露时头部处于受牵拉状态和倾斜位所致，有时损伤可持续终生。生后受累肢体发育较小，骨骼发育不全，上臂丛($C_5 \sim C_6$)和下臂丛($C_7 \sim C_8$, T_1)神经根均可受累，上丛神经损伤(Erb 麻痹)受损的概率约为下丛神经损伤(Klumpke 麻痹)的 20 倍，有时整个臂丛受累。

4. 面神经麻痹(facial paralysis) 是常见的新生儿周围神经病变，多累及单侧，系产钳损伤面神经出茎乳孔远端纤维所致。表现一侧闭目不全及吸吮无力，易与先天性双侧面肌麻痹(Möbius 综合征)鉴别，后者常伴外直肌麻痹。大多数病例数周后可恢复，少数终生不愈并遗留面部不对称。

【诊断和鉴别诊断】

1. 诊断 目前脑性瘫痪缺乏特异性诊断指标，主要根据临床症状、体征。我国(1988)小儿脑性瘫痪会议拟订的三条诊断标准是：①婴儿期出现中枢性瘫痪；②伴智力低下、惊厥、行为异常、感知障碍及其他异常；③除外进行性疾病导致的中枢性瘫及正常小儿的一过性运动发育落后。

如有以下情况应高度警惕脑性瘫痪的可能：①早产儿、出生时低体重儿、出生时及新生儿期严重缺氧、惊厥、

颅内出血及胆红素脑病等；②精神发育迟滞、情绪不稳和易惊恐等，运动发育迟缓；③有肢体及躯干肌张力增高和痉挛的典型表现；④锥体外系症状伴双侧耳聋及上视麻痹。

2. 脑性瘫痪应与以下疾病鉴别。

(1) 单纯型遗传性痉挛性截瘫：有家族史，儿童期起病，进展缓慢，表现双下肢肌张力增高、腱反射亢进、病理征(+)，可有弓形足畸形。

(2) 复杂型遗传性痉挛性截瘫：常染色体隐性遗传，病情进展较快，可有上述双下肢锥体束征，以及视神经萎缩、括约肌障碍等，如 Behr 综合征。

(3) 共济失调毛细血管扩张症：也称为路易斯-巴尔综合征(Louis-Barr syndrome)，是常染色体隐性遗传，呈进行性病程，除共济失调、锥体外系症状，可有眼结膜毛细血管扩张、甲胎蛋白显著增高等特征性表现，免疫功能低下常并发支气管炎和肺炎等。

(4) 颅内占位性病变：患者出现头痛、呕吐及视乳头水肿等颅压增高症，可伴有定位体征，CT、MRI 检查可鉴别。

(5) 脑炎后遗症：患者通常有脑炎史，智力减退、易激惹、兴奋、躁动及痫性发作等。

(6) 婴儿肌营养不良、糖原贮积病等可有进行性肌萎缩和肌无力。进行性肌萎缩伴舌体肥大、肝脾及心脏增大应考虑糖原贮积病，可能为骨骼肌异常糖原沉积或导致前角细胞退化所致。

【治疗】

脑瘫迄今尚无有效的疗法，可以采取适当的措施帮助患儿改善运动功能，如物理疗法、康复训练、药物和手术治疗等。痉挛型、运动过度型、手足徐动型、肌张力障碍型及共济失调型应采取物理疗法、康复训练与药物相结合，必要时手术治疗。

1. 控制呼吸窘迫可减少基质出血和脑室周围白质软化病发病率，可用乙酰唑胺(acetazolamide)及呋塞米(furosemide)减少脑脊液生成，减轻出血所致的脑室扩张，但大规模对照研究显示，这些药物不能减少患者接受脑脊液分流术比率。生后 3 日内肌内注射维生素 E 和倍他米松(betamethasone)可能减少脑室旁出血发病率，有人主张用吲哚美辛(indomethacin)、酚磺乙胺(ethamsylate)等。Colver A 等(2014)认为，在过去的几十年里，大量的药物、手术的疗效证据是很微弱的。提高对多胎妊娠在发病机制中的作用、基因环境相互作用以及如何影响脑可塑性的认识，可能对该病的治疗产生重大进展，应通过改善营养、控制感染和预防事故来降低新生儿后脑瘫的发病率。

2. 物理疗法及康复训练 包括：①完善的护理、良

好的卫生及充足的营养;②长期坚持科学的语言、智能和技能训练;③功能训练采用理疗、体疗结合按摩促使肌肉松弛,改善步态姿势和下肢运动功能;④支具和矫正器可控制无目的动作,改善姿势和防止畸形;⑤手指职业训练有利于完善进食、穿衣、写字等生活自理功能。

3. 药物治疗的作用有限,副作用较大,可根据症状适当选择。

(1) 痉挛型可试用:①巴氯芬(baclofen):从小剂量开始,成人 5mg 口服,2 次/d,5 日后改为 3 次/d,每隔 3~5 日增加 5mg,可用 30~40mg/d 维持;儿童初始剂量 0.75~1.5mg/(kg·d),也可鞘内注射,不良反应有嗜睡、恶心、眩晕、呼吸抑制,偶有尿潴留。②苯海索:2~4mg 口服,3 次/d。③氯硝西泮(clonazepam):成人首次 3mg,静脉注射,数分钟奏效,半衰期 22~32 小时,对呼吸及心脏有抑制作用。肉毒杆菌改善痉挛状态已得到广泛支持,应用于儿童早期以防止畸形发生。

(2) 震颤型可试用苯海拉明;多动型试用氟哌啶醇、地西泮及丙戊酸钠;伴发癫痫者应给予抗癫痫药。

4. 手术治疗　包括:①选择性脊神经后根切断术(selective posterior rhizotomy,SPR):痉挛型脑瘫无严重系统疾病、脊柱畸形及尿便障碍,首选 SPR 加康复训练。SPR 是现代显微外科与电生理技术结合,选择性切断脊神经后根内侧部与肌牵张反射有关的 Ⅰa 类肌梭传入纤维,减少调节肌张力与姿势反射的 γ 环路中周围兴奋性传入,纠正皮质病变使下行抑制受损导致肢体痉挛状态。有一定行走能力、智力接近正常和坚持术后系统康复训练是治疗成功的基本条件,在 3~10 岁施行为宜。②矫形外科手术:对内收痉挛、肌腱挛缩和内翻马蹄足可行矫形手术,恢复肌力平衡、松解痉挛软组织和稳定关节。对手足徐动和共济失调患者,SPR 及矫形手术均不适宜。

【预后】

澳大利亚最近一项报告脑瘫患者死亡原因的研究指出,严重脑瘫患者最常见的死因是脑瘫(50%),其次是肺炎(23%)和吸入性肺炎(11%)。在轻至中度脑瘫患者中,死因依次为脑瘫(28%)、意外(18%)、心脏病(15%)、肺炎(12%)。

第七节　婴儿和儿童期癫痫

婴儿和儿童期癫痫(epilepsies of infancy and childhood)已在本章第七节婴儿和儿童期癫痫中详细阐述。癫痫是小儿常见的神经系统疾病,75% 的癫痫病例发生在婴儿至儿童期的高发年龄段,有些独特的癫痫类型是这一年龄段特有的,如良性新生儿抽搐、良性婴儿肌阵挛

性癫痫、原发性获得性热惊厥、失神发作、Lennox-Gastaut 综合征、West 综合征、Rolandic 枕叶发作、其他良性局灶性癫痫,以及幼年肌阵挛性癫痫等。癫痫患儿的死亡率是成人的 10 倍,多为猝死,主要原因是耐药性癫痫,以及频繁发作的强直-阵挛性发作(Donner EJ,2017)。

【临床特征】

1. 新生儿期是小儿的特殊年龄段,癫痫发作可有特殊表现。除强直及阵挛性发作,最常见的形式是微小发作(subtle seizure),肢体不出现强直或阵挛,常表现为眼斜视、眼震、转动和眨眼,瞳孔散大、面肌抽搐、咀嚼、吸吮或吞咽动作等;肢体出现四肢游泳样动作或双下肢踏脚踏车样动作,有时可有短暂肌张力低下或全身松弛状态,伴面色苍白或眼球上翻,呼吸频率改变或暂停。

2. 特发性癫痫主要在儿童期发病,成年后期缓解,病因不清。首发于成人的不明原因癫痫的比率较少。某些儿童期癫痫在一定程度上与年龄相关,如新生儿癫痫主要呈局灶性发作,表现为屈性肌阵挛发作,有时可为伸性。儿童期(4~13 岁)癫痫主要是各型小发作,小儿运动型癫痫常称为肌阵挛,常见失神发作和失张力发作。热惊厥主要见于 6 个月到 6 岁,颞叶或广泛性尖波活动伴良性运动性或复杂部分性癫痫见于 6~16 岁,青少年肌阵挛癫痫出现在青春期中后期。

3. 发作时或发作间期脑电图有痫样放电有助于诊断,但须注意 0.3%~3.0% 的正常人群可出现痫样放电脑电图,但无癫痫发作。如常规脑电图不能诊断,可行视频脑电图检查或 24 小时脑电监测。

【癫痫与小儿发作性疾病鉴别】

发作性是癫痫的临床特征之一,但须与儿童期特有的发作性疾病或正常小儿的特殊动作鉴别。

1. 新生儿期常见的非痫性发作　包括:

(1) 颤抖(jitter):是新生儿唤醒刺激的过度反应,常见于嗜睡或意识迟钝的新生儿被唤醒时,需与微小发作鉴别。颤抖表现下颌及肢体抖动,频率较低、幅度较大,不伴肢体或面肌抽动、眼球异常运动、面色改变及呼吸暂停,轻压抖动肢体可减轻或停止,睡眠唤醒或刺激时出现,发作时脑电图正常。微小发作可发生在眼、面及四肢,常有眼球异常运动,出现面色改变和呼吸暂停,轻压肢体不能减轻或停止,任何时间均可出现,发作时脑电图异常。

(2) 周期性呼吸(periodic breathing):常见于未成熟儿,与神经系统发育不成熟有关。表现呼吸变慢或短暂(3~6 秒),不伴心率、血压改变,睡眠快速眼动期发作频率高。呼吸暂停后可出现呼吸深快,持续 10 余秒。

(3) 非惊厥性呼吸暂停(nonconvulsive apnea):见于早产儿或足月儿,持续 10~19 秒,常伴心率减慢,呼吸暂

停时间愈长心率愈慢,可伴青紫发作、肌张力低下。需与惊厥性呼吸暂停鉴别,后者均伴微小发作或肢体强直,即使呼吸暂停持续时间很长,也不会引起心率减慢,严格区分需脑电图监测。

2. 婴幼儿期常见非痫性发作　包括:

(1) 屏气发作(breath holding sepll):又称呼吸暂停症,多见于 0.5~1.5 岁时,3~5 岁后逐渐减轻,5 岁以下小儿发病率约 4%,6 岁后极少;表现大声啼哭后呼吸停止在呼气相,伴意识丧失、青紫、全身强直和下肢抽动,持续 0.5~1 分钟或 2~3 分钟意识先恢复,再呼吸恢复。屏气发作有明显诱因,清醒时发作,均出现呼吸暂停,先发绀后发作,常见角弓反张,发作时脑电图正常;癫痫发作无诱因,清醒或睡眠均可发作,不一定出现呼吸暂停,发作后出现发绀,偶见角弓反张,多功能描记仪可监测到发作时心动过缓,脑电图无痫样放电。

(2) 非癫痫性强直样发作:婴儿期(2~11 个月,平均 6 月龄)发病,均清醒时发作,出现凝视、瞪眼、咬牙、咧嘴、伸颈或缩颈及头左右摇动等,下肢动作少见,历时短暂,可被语言或姿势诱发,也可被外界刺激中断,发作后立即复原,脑电图正常。随年龄增长而消失,无须治疗。

(3) 情感性交叉擦腿动作:也称习惯性阴部摩擦,多发于 1~3 岁,女孩较多,多在入睡前或醒后清醒状态中,两腿交叉紧夹在一起,做一屈一伸动作,连续 1~2 分钟,可伴面色略红、出汗、两眼发直,意识清楚,两眼可随物转动,能答话,如抱起或改变体位可终止,随年龄增长可自动停止。

3. 学龄前及学龄期常见非痫性发作　包括:

(1) 睡眠肌阵挛:入睡不久肢体或手指出现不自主快速抽动,双侧可不对称,幅度不等,自肢体轻微抖动至全身抖动惊醒,视频脑电图监测无痫性放电,无须治疗。

(2) 梦魇和睡行症需与复杂部分性发作鉴别,睡眠脑电图证实无痫性放电。

(3) 抽动-秽语综合征:2~15 岁男孩,出现表情肌、颈肌、上肢肌不规则快速抽动,挤眼、皱眉、仰颈和提肩,喉部怪声,秽亵言语和行为异常,意志可控制数分钟或更长,在数周或数月内症状可有波动,EEG 可见高波幅慢波、棘波、棘慢综合波等。

(4) 注意力缺陷多动障碍(attention deficit hyperactivity disorder,ADHD):也称儿童多动症,表现为注意力不集中,伴眨眼、努嘴、转颈等,紧张时加重,入睡后消失,智力不受影响,脑电图正常。

(5) 习惯性抽搐:儿童或青年期出现眨眼、咧嘴、转颈等刻板动作。

(6) 手足搐搦症:由缺钙引起的手部特殊抽搐姿势。

第八节　智力障碍或发育延迟

一、概述

智力障碍或发育延迟,亦即以往所说的精神发育迟滞,是指大脑认知能力发育异常的症状,以及与认知能力发育异常密切相关的行为改变。考虑到"精神发育迟滞"一词存在明显的歧视性寓意,我们在本文中采用"智力障碍或发育延迟"代替。2013 年 APA 修订的 DSM-5 中将其定义为:发育阶段出现的障碍,包括智力和适应能力缺陷,表现在概念、社交和实用的领域中。该定义不再把智力障碍或发育迟缓视为个体内在、固有的特质,而是把其视为个体的一种动态变化的功能状态,是个体与环境相互作用的结果。

迄今对大多数智力障碍或发育延迟患儿尚无有效疗法,行为矫正、特殊教育以及鼓励参与社交活动对轻症患者有益。多数 IQ>60,不伴其他功能障碍的患儿经训练可独立生活。特殊学校教育可使其掌握有用的职业技能,应注意寻找和消除不利于患儿成长的社会因素。如患儿 IQ<20,在家庭不能长期监护的条件下,应积极寻求社会福利机构的帮助,为患儿提供更多的医疗、教育和娱乐设施。一般来说,IQ 介于 20~50 的患儿,如性情稳定、社会适应能力较好,可在监督下工作,但很少能独立工作。严重智力障碍或发育延迟患儿须进行卫生、自我照顾等方面的特殊教育。

在建立评估制度时必须十分谨慎,尽管严重的智力障碍或发育延迟患者在一岁或两岁时表现明显,但对于不太严重的病例则很难进行早期评估。如前所述,单独的心理测试并不完全可靠,最好对患者进行一段时间的观察。我们仍可采用 Fernald 提出的评估方法,观察内容包括:①物理、医学和神经病学的观察结果;②家庭背景;③发育史;④教育进度;⑤学业成绩;⑥实践知识;⑦社会行为;⑧产业效率(参与工作的能力);⑨行为抑制,Fernald 时代称之为道德行为;⑩心理测验所测得的智力。

二、家族性智力障碍或发育障碍

Lewis 是最早发现轻度智力障碍或发育延迟患儿的学者,他提出了"亚文化群"的概念,并呼吁学界关注该类患儿人群。这一群体也被称为生理性或家族性智力障碍或发育障碍(physiologic or familial intellectual and developmental disability),因为在许多家庭中,同一代或上下几代均有智力或适应能力下降的患儿。此外,该类人群存在各种类型的遗传性智力障碍或发育迟缓,但在临床或病理上并不能将这些类型完全区分。

【病理特征】

与其他智力障碍或发育延迟患儿常有明显畸形或解剖学异常不同,亚文化群型智力障碍或发育延迟患儿尚未发现脑部异常,其病理基础迄今未明。在5%~10%的该类患儿中,脑组织病理学在宏观与微观上均正常,一些患儿脑组织标本重量较正常减少约10%,但其意义不大。病理学上的区分发展需要新技术方法进一步完善。或许家族性智力障碍或发育延迟与神经元连接有关,如:在丘脑和皮质的神经元数量、树突-轴突的连接或者突触表面结构等存在差异,目前传统组织神经病理学技术无法检测。Huttenlocher 在该类患者的 Golgi-Cox 标本中发现树突状分支显著减少。Purpura 发现该类患儿脑皮质神经元树突缺乏短而粗的棘,并出现一些异常的树突棘。性连锁是某些家族性智力障碍或发育延迟类型的显著特征。Renpenning 等报告了一个加拿大家系,在其祖孙3代中共出现了 21 例头围正常且无任何先天畸形的男性发育延迟者;Turner 等也在一个澳大利亚家族中发现了类似的情况。此外,脆性 X 综合征(fragile-X syndrome, FXS)也是其中的一种,它以男性发病为主,约占男性智力障碍或发育延迟的 10%,这类患者除了睾丸较大之外,其他均正常。其他 X 连锁的智力障碍或发育延迟还包括 Lowe 综合征、Lesch-Nyhan 综合征、Menkes 综合征,以及肾上腺白质萎缩等。

【临床分型和表现】

临床上可以分为两种类型:

1. 第一种类型的基本特征 婴儿从出生后所有方面的发育均滞后,可有睡眠多、厌食、运动少、吸吮无力和反胃等现象,有时父母会错误地称赞孩子有多好,很少哭,也不闹人。数月以后,父母就会发现孩子的每一项阶段性动作都不能按照正常的发育时间完成。患儿通常不笑,不注意周围人或事物,不留意视觉和听觉刺激,以致使人怀疑失明或失聪。正常发育的某个行为(例如看手)可能持续超过6个月,此时这一行为本应被其他行为所取代。口欲(把所有东西都放进嘴里)和流涎本应在1岁以前消失的行为也会持续存在。对玩具的兴趣一过即逝,注意力涣散明显,通常为喉音、爆破音、高调音或弱音。这些婴儿通常比正常婴儿的肌张力更低,其肌力不足以支撑身体进行翻身或独坐,走路也比正常婴儿晚。然而,尽管有这些明显的运动延迟,但却没有瘫痪、共济失调、舞蹈病或手足徐动症。

2. 第二种类型的基本特征 婴儿时期的运动功能,如抬头、翻身、坐、站和走等发育正常,但在学习一般的幼儿园技巧时注意力不集中,速度也很慢,表现为无目的的

过度活动和持续的节律性运动,如磨牙和肌张力减低,且小脑畸形逐渐明显。患儿在周岁时可以学会说几个单词,使检查者误以为其正常,但情况随后恶化。这类患儿在3岁后进行各种试验测试得分随年龄增长而降低,这并不是能力下降的结果,而是这些测试在不同的发育阶段是不可比较的。例如,在早期这些测试侧重于感觉运动能力,之后侧重于感知、记忆和概念的形成。须注意,对语言发育既需要初期听觉和运动器官的成熟,又依赖于后期精确的认知技能的发展。

这两组亚文化群型智力障碍或发育延迟患儿有许多值得注意的医学和社会学特征,例如,眼、面、耳和手轻微先天性异常的发病率较高,体格差或身材矮小;常发生行为异常,如自控力差,有攻击行为,尤其若患儿合并颞叶癫痫则表现的更明显。其他行为障碍还包括烦躁不安、重复活动、暴怒、刻板动作和通过不正常方式寻求感官刺激等(Chess et al,1970)。异食癖常见于2~4岁患儿,Rutter 和 Martin 报道,非智力障碍或发育延迟患儿的发生率为6.6%,智力障碍或发育延迟患儿为28.6%,癫痫性智力障碍或发育延迟患儿为58.3%。许多亚文化群型患儿的父母处于社会经济最底层,常因失业和不能维持稳定的家庭而焦虑、酗酒,也因此放纵、责骂和殴打孩子。这类患儿需安排在特殊班级或学校,采取特殊措施减少孩子逃学、反社会和犯罪行为倾向。

【诊断和鉴别诊断】

1. 诊断 患儿有智能低下的家族史、妊娠时低体重、妊娠早期感染(尤其风疹)和妊娠期高血压疾病时,应考虑婴儿智力障碍或发育延迟的可能。出生后最初数月的某些行为特征对其是否存在智力障碍或发育延迟有预测价值。Prechtl 等发现,低 Apgar 值、松弛、少动及不对称的神经体征是婴儿智能低下的最早指标,对异常声音和视觉刺激定位反应缓慢,出现精细运动缺陷(fine motor deficit)也是早期预兆。1~2岁智力障碍或发育延迟患儿应行智力测试,大多数儿科医生常用一些量表来计算发育商(developmental quotient,DQ),如 Gesell-Amatruda 试验和 Denver 发育筛选量表。对学龄前儿童可用 Wechsler 智能量表。此外,脑电图除了可以发现无症状性癫痫的发作,还可以较灵敏的发现发育迟缓儿童的其他异常。据推测,这可能与患儿脑发育不成熟有关。然而,正常的脑电图也并不少见。

2. 鉴别诊断 轻度智力障碍或发育延迟应与重度营养不良、慢性系统性疾病、听觉及视觉受损、儿童精神病等鉴别。出生后一段时间正常,继而出现进行性迟滞的患儿,应与神经系统遗传性代谢性和变性疾病鉴别。

【治疗】

由于神经系统发育延迟及结构损伤几乎是不可恢复

的,治疗的目标是帮助患儿接受教育,适应社会和职业需求。Voltaire指出,指导比教育更必要。家长必须有贴近现实的态度和期望,心理和社会咨询有助于家庭对患儿保持温和有力的支持,使之获得最大程度的自理与自控,养成良好的生活习惯,形成较健全的人格。多数IQ大于60且无其他障碍的患者经训练能够独立生活。专业性学校教育可以激发这些患者的全部潜能,将社会因素对其造成的不良影响降至最低。在社会帮助下,使他们从事一些力所能及的工作。

三、严重智力障碍或发育延迟

严重发育延迟(severe forms of developmental delay)大多为非家族性,通常伴多种形式的神经病理变化,但也并非绝对,因在某些代谢性和发育性疾病中,虽无躯体或神经上的异常,甚至缺乏明确的神经病理变化,也同样会出现严重的智力障碍或发育延迟。本节将介绍一些常见的重度智力障碍或发育延迟类型。

【病因和发病机制】

病理学研究表明,严重智力障碍或发育延迟患者的大脑约90%存在病变,其中75%有明确病因,余下的10%患者缺乏明确的病因,但脑组织比同龄的正常人轻10%~15%。Penrose认为15%为染色体畸变,7%为单基因疾病,20%为环境因素所致。最近,Knight等研究发现,7%的严重智力障碍或发育迟缓患儿存在染色体端粒及其亚结构的异常。WE. Fernald学校对1 372例患者的病因分析见表3-17-5。此外,值得注意的是,严重智力障碍或发育延迟患者血管性、缺血缺氧性、代谢性及遗传性疾病的发生率与脑瘫患者相同。

还须指出,大多数轻度损伤和少数严重损伤的患者没有可识别的脑组织病理学表现和经典的脑病迹象。虽然轻度的智力障碍或发育迟缓往往是家族性的,但这并非它与严重智力障碍或发育延迟的区别点,其本身也并不能把它们与严重的发育延迟分开。

表3-17-5 1 372例严重和轻型智力障碍或发育延迟患者病因(WE. Fernald School)

疾病类型	患者数目		患者的构成比/%
	IQ<50	IQ>50	
获得性的破坏性病变	278	79	26.0
染色体畸变	247	10	18.7
多发性先天性异常	64	16	5.8
脑发育异常	49	16	4.7
代谢性及内分泌性疾病	38	5	3.1
进行性变性疾病	5	7	0.9
神经皮肤性疾病	4	0	0.3
精神病	7	6	1.0
智力障碍或发育迟缓(原因不明)	385	156	39.5

【分型】

严重智力障碍或发育延迟可分为四型:

1. Ⅰ型 较常见,伴各种躯体畸形的智力障碍或发育迟缓,常见小头畸形。

2. Ⅱ型 为多系统发育迟滞,表现为肝脾肿大、血液系统及皮肤疾病,不伴骨骼畸形。

3. Ⅲ型 无神经系统发育迟滞和躯体畸形,常需根据神经系统体征诊断。

4. Ⅳ型 最难诊断,无伴发疾病,无或仅有轻微躯体、内脏及神经系统异常,须寻找智力障碍或发育迟缓的特殊表现,表3-17-6列出严重的智力障碍或发育迟缓分型(Ropper AH et al,2019)。

表3-17-6 严重的智力障碍或发育延迟分型

Ⅰ. 非神经结构躯体发育异常的畸形缺陷

A. 影响颅骨结构疾病

1. 小头畸形
2. 巨头畸形
3. 脑积水(包括伴Chiari畸形及相关脑异常的脊髓脊膜膨出)
4. Down综合征
5. 呆小症(先天性甲状腺功能低下)
6. 黏多糖病(Hurler、Hunter及Sanfilippo型)
7. 尖头并指(趾)(颅狭小)及其他颅脑和躯体畸形
8. 先天性多发性关节弯曲(某些病例)
9. 罕见的特殊综合征,如De Lange综合征
10. 侏儒症、身材矮小,如Russel-Silver侏儒、Seckel鸟头侏儒、Rubinstein-Taybi侏儒、Cockayne-Neel侏儒等
11. 器官间距过大、面中线裂综合征、胼胝体发育不全等

  B. 影响非骨骼结构疾病
    1. 神经皮肤综合征,如结节性硬化、Sturge-Weber 综合征、神经纤维瘤病等
    2. 先天性风疹综合征(耳聋、失明、先天性心脏病及身材矮小等)
    3. 染色体性疾病,如 Down 综合征、某些 Klinefelter 综合征(XXX)、XYY 综合征病例,偶有 Turner(XO)综合征及其他类型
    4. Laurence-Moon-Biedl 综合征(色素性视网膜炎、肥胖、多指趾)
    5. 眼部疾病,如弓形虫病(脉络膜视网膜炎)、半乳糖缺乏症(白内障)、先天性风疹等
    6. Prader-Willi 综合征(肥胖、生殖腺发育不全)

Ⅱ. 不伴躯体畸形、伴脑及其他神经异常的非畸形精神缺陷
  A. 脑性痉挛性双侧瘫
  B. 脑性偏瘫,单侧或双侧
  C. 先天性舞蹈手足徐动症或共济失调
    1. 胆红素脑病
    2. 大理石状态
  D. 先天性共济失调
  E. 先天性失张力性双侧瘫
  F. 低血糖、创伤、脑膜炎及脑炎引起的综合征
  G. 伴其他神经肌肉异常(肌萎缩、小脑性共济失调等)
  H. 脑变性疾病(脂质沉积症)
  I. 与先天性代谢缺陷相关(苯丙酮尿症、其他氨基酸尿症、有机酸尿症、Lesch-Nyhan 综合征)
  J. 先天性感染(某些先天性梅毒、巨细胞病毒包涵体病的病例)

Ⅲ. 不伴躯体异常及神经系统障碍体征的未确定型遗传性精神缺陷
  婴儿孤独症、Renpenning 综合征、Williams 综合征、脆性 X 染色体综合征及 Rett 综合征等

【临床表现】

1. 重度智力障碍或发育延迟患儿的智力、生活、人格及行为举止等均不同程度地受损,由于解剖学特征、患者的认知体验、感情及行为受累方式不同,患儿间表现可各有不同。多数患儿早期可发现异常,如不会独坐、站立及行走。执行动作常晚于正常儿童或存在执行缺陷,语言表达能力差,仅可理解少数几个单词或短语,个别患儿仅能发出无意义的声音,甚至不能表达饮食、饮水及排尿等生理需求。患者精神涣散,不能与周围人群及物体建立联系,仅有原始的情绪反应,且体格发育迟缓、营养不良、易感染和尿便失禁等。

2. 当患儿的 IQ 值为 20~45 或 45~70 时,其病情较上述患儿轻,可无特定行为缺陷,可以坐、立和走,但常晚于正常儿童。可以根据患儿生后 2~3 年不能讲话,不能与其他儿童游戏等表现疑诊此病。但语言发育迟滞不能作为智力障碍或发育迟缓的标志,因有些儿童仅有语言迟滞,随年龄增长其语言能力可发育正常。智力障碍或发育迟缓的儿童很难进行如厕训练,当然发育正常的儿童也可能会尿床。同样的,耳聋儿童如对声音也反应淡漠,但发育迟滞的患儿则表现的更加明显,其对噪声视而不见,而且也很少发声(如机械重复的牙牙学语)。

3. O'Connor、Hermelin 以及 Pulsifer 等对中度认知障碍的患儿认知功能进行了更深入的分析,他们测量了视觉和听觉感知的效率、沟通的充分性、语言发展和思维之间的关系、跨模态感知编码、警觉性、注意力和记忆力。结论是中度认知障碍患儿这些功能均无明显受损。由于记忆系统和知识储备不足以提供一个分门别类的框架,使新的信息可与之整合,导致这些儿童不能正确地编码新的信息。有些患儿也是由于编码问题,而不能从可感知材料提取一些有助于理解的特征性信息。此外,他们无法像正常儿童一样处理一系列感官体验。这些心理活动的复杂性,我们可以将其归结为统觉和整合过程的失败,Piaget 称其为"同化和适应的失败"。然而,在发育迟滞的人群中,智商相近的患儿,除了认知障碍,还会表现出一些奇怪的行为和性格差异。有些中重度发育迟缓的个体性格开朗、和蔼可亲,社会适应力令人满意,如 Down 综合征和 Williams 综合征患儿性情温和友善;孤独症患儿则与之相反,不能进行正常人际及社会交往,如语言交流;而苯丙酮尿症、代郎日综合征(Delange syndrome)患儿表现为易怒、不友善和毫无感情。

4. 智力障碍或发育延迟的患儿还可表现为行为缓慢、笨拙或运动不能。有些患儿表现为持续活动过强,不停地窥视周围环境,好管闲事,受到威胁或挫折时忍耐力差,有破坏性行为,做事鲁莽,不怕受伤;另一些患儿则出现特有的快感缺乏症,对奖惩反应淡漠;病情严重的患儿出现重复或刻板动作,有节律地摇摆身体、撞头及不停地活动上肢等,不知疲倦,可有喘气、尖叫及其他叫喊声,更容易出现强烈攻击性、自残行为,如抓前额或耳朵,咬手

指及前臂,具有强迫性,但这种重复性动作在正常婴儿也可短期出现。例如,要求中度智力障碍或发育迟缓的患儿完成某项简单任务时(将信封投入信筒),可持续这一行为达数小时。

【诊断和鉴别诊断】

1. 诊断标准

(1) 智力明显低于平均水平,智商(IQ)低于人群均值2个标准差,一般来说,IQ在70(或75)以下。

(2) 存在适应行为缺陷(adaptive behavior deficiency,ABD),表现为个人生活和履行社会职责明显缺陷。

(3) 发育期内(通常指18岁以下)智力功能和适应行为都受损,才能考虑智力障碍或发育迟缓,单有智力功能损害或单有适应行为缺陷不能诊断。

2. 鉴别诊断 临床应检查常见的代谢性、染色体性及感染性疾病,智力障碍或发育迟缓患者异常广泛,不是单纯听力、视力、语言或注意力缺陷,应与以下疾病鉴别:

(1) 轻度发育迟缓患者常无明确的神经系统体征,仅是行为、教育及心理社会调节障碍。

(2) 躯体畸形伴或不伴明显的神经系统体征患者,脑异常可能是由于染色体畸变所致,患者多有严重智力障碍或发育迟缓,为非遗传性,有明确的神经病理改变,可伴多种类型的发育异常。

(3) 某些围生期缺血缺氧、产前或产后感染及创伤患者,多有明显的神经系统体征,智力障碍或发育迟缓的严重程度各异,与神经系统病变的部位及程度有关,多无家族史,仔细询问母亲妊娠、分娩史、产后早期情况可发现神经系统损害的证据。

(4) 某些遗传性疾病既没有躯体异常,也没有局灶性神经系统体征,即使存在也是最轻微的,但可有较严重的智力障碍,如孤独症(自闭症)、Rett-Williams综合征、脆弱X染色体及Renpenning综合征等。其中,除了孤独症,其余都是已知的有遗传基础的疾病,在下文中会再次介绍。

(5) 虽然在严重智力障碍或发育异常病例中脑损伤较为少见,但CT和MRI检查仍对明确发育不良和神经系统疾病有帮助。对于发作性神经功能障碍疾病诊断不清时可作EEG检查,确定有无痫性放电。另外,染色体核型和遗传学研究对伴或不伴有明显神经体征的病患和一少部分的局限于神经系统的异常的疾病是有帮助的。

(6) 代谢性疾病出生后最初数日或数周多无症状,其发病较晚,进展缓慢,常与内脏畸形有关,某些代谢性疾病进展异常缓慢,尤其是晚发型,如异染性脑白质营养不良、迟发型Krabbe脑白质营养不良、成人肾上腺脑白质营养不良及成人氨基己糖苷酶缺乏症等。

四、遗传性发育延迟

遗传性发育延迟(hereditary developmental delays)是指伴有遗传性疾病的智力障碍或发育迟缓,这些遗传性疾病主要包括脆性X染色体综合征、Rett综合征、Partington综合征、Renpenning综合征、Williams综合征,以及Doublecortin突变等。

(一)脆性X综合征

脆性X综合征(fragile-X syndrome)一直备受关注,一些遗传学家认为,在那些无法确定病因的男性发育迟滞的患者中,这种综合征至少在一定程度上是导致其发生的主要原因。1943年,Martin和Bell首次报道了一个大的家族,他们的发育迟滞是通过X-连锁的模式进行遗传的。1969年,Lubs正是在类似的与X染色体发育迟滞有关家族中,发现X染色体的长臂末端存在一个易变的位点,随后,正如前文所述,确认该位点存在不稳定的CGG重复序列,且容易发生断裂。起初,人们认为脆性X综合征只是Renpenning综合征的一类,是一种与X染色体相关的男性遗传性发育迟滞(详见下文),直到有人指出,Renpenning综合征的患儿,身高降低,颅围也降低,但患者的X染色体均正常。正如前文中"其他染色体异常"所提到的,这类患儿的染色体断裂可归因于FMR1基因段的异常扩增的三个核苷酸重复序列和由此导致的蛋白质功能受损。

有研究指出,10%以上的男性发育迟滞患儿属于脆性X综合征,但其他研究中认为这一比例为2%~4%更准确。女性有时也会受到影响,但她们的认知损伤更轻微。这类男性患儿多具有特殊面容(如,长脸、大耳、宽额头和大睾丸),这些特征可能要到青春期才会变得明显,身体的其他部位则多正常。这类患儿还会经常出现各种各样的行为问题。目前被认可的是,Pulsife对发育迟滞患儿的神经心理学方面的评价,他指出自我伤害,过度活跃和冲动行为在此类患儿中最常见。

成人脆性X基因前突变综合征(Fragile X premutation syndrome of adults)是一种特殊的成人进行性共济失调和震颤,不典型病例虽无共济失调和震颤,但晚期出现偏瘫,并均可出现认知功能减低。以前认为其是一种退行性疾病的类型,但目前已被证实是由于脆性X基因的前突变引起(50~200个CGG的重复序列)。其中部分患者的小脑中脚区在MRI的T_2上有特征性的对称性异常信号。来自Grigsby和其同事的一份报告显示,这类男性患者的认知功能可能会减弱,但只有在根据他们的教育水平进行校正后才会显示出来,说明任何关于脆性X基因突变会导致成人痴呆的建议结论都应该谨慎对待。其次,这种基因扩增在女性患者可能表现为卵巢早衰,与导致发育延迟的基因突变相反,这种疾病被认为在某种程度上与过量的信使 RNA 有关。此外,有文章提示,这种基因突变也可能是某些轻度发育延迟和孤独症样行为的原因。

(二)雷特综合征

雷特综合征(Rett syndrome)属于遗传性智力障碍或发育延迟,仅女性受累,迄今无男性病例报道。多呈散发性,家族性发病率较高,双胞胎可同时发病。来自瑞典的研究显示,此病发病率约为万分之一,超过苯丙酮尿症。最近发现,染色体突变 Xq28 显性缺陷可解释该病仅女性发生的原因。女性是突变嵌合体,受累基因 MECP2 在发育关键期对其他基因起抑制作用。严重的基因表达缺失可引起典型的 Rett 综合征,而一些基因不完全表达和镶嵌则可导致众多局部症状。神经病理学发现,部分患儿大脑皮质有大量微小异常,这些异常与出生后脑发育障碍有关,脑体积缩小,额叶明显;有些患儿在十多岁时出现额叶和小脑萎缩。

本病常出现于生后 6~18 个月,逐渐进展,患儿表现孤独症、智力障碍或发育迟缓、痴呆、震颤、共济失调、手部不自主运动、无节律的呼吸及精神异常等,晚期可出现明显的痉挛状态、肌萎缩、脊柱侧凸和下肢畸形等。其特征性表现为手的摆动、扭动和刻板样动作,这与孤独症患儿拍手动作略有不同,且其 MRI 基本正常。

(三)帕廷顿综合征

帕廷顿综合征(Partington syndrome)是 ARX 突变基因所致,其属于与染色体相关的智力障碍或发育迟缓疾病,与调节蛋白质-DNA 相互作用有关。患者表现为智力障碍或发育迟缓,手、足出现明显肌张力障碍或共济失调。如同 Rett 综合征,基因表达变异可引起其他综合征,如肌阵挛性癫痫、West 综合征、孤独症、非特异性发育迟滞、无脑回畸形等。

(四)Renpenning 综合征

Renpenning 综合征是性连锁遗传的智力障碍或发育迟缓类型,由 Renpenning(1962)首先描述。患者的 IQ 值多在 30~40,主要累及男性,与脆性 X 染色体综合征相同,女性也可轻度受累。患者身材矮小,有轻度小头畸形,无其他躯体及神经系统畸形。该综合征的突变基因是 PQBP1,它是一种聚谷氨酰胺结合蛋白,但具体致病机制仍不明确。

(五)威廉姆斯综合征

威廉姆斯综合征(Williams syndrome)由 Williams 首先描述,目前对脑部特征性病变还不清楚,应用高分辨率细胞遗传学技术,在 90% 以上的病例中可发现 7 号染色体编码弹性蛋白 ELN 基因区域缺失。

【临床表现】

1. 患儿表现发育延迟,外貌独特,如大嘴、杏仁眼、鼻子上翘、鼻梁扁平、耳朵小而尖,如"小妖精样"外貌。患儿对听觉刺激通常异常敏感,但由于语言交流能力、视空间和运动技巧缺陷使患儿看似迟钝。患儿有出众的社会亲和力和同理心,与孤独症患儿相反。

2. 患儿有时有惊人的记忆力,特别是超人的音乐才能和乐谱记忆力,音乐听一遍即可完全记住。有的患儿书写能力保留,可完成复杂的书面描述,但几乎不能画出简单的物体。

3. 另一特征性改变是主动脉瓣狭窄,仅有家族性主动脉狭窄不伴发育迟滞的患儿 ELN 基因只发生变异而无缺失,心血管疾病是该病患者死亡的主要原因。

(六)双肾上腺皮质激素突变

双肾上腺皮质激素突变是 X 染色体相关的智力障碍或发育迟缓,然而,在女性携带者中,X 染色体上的双角蛋白基因(DCX)的其他突变可导致轻度的非畸形的发育迟缓和隐源性癫痫。患者可有脑沟异常、无脑回畸形及中带型灰质异位,均可导致严重的精神发育缺陷。

五、孤独症

孤独症(autism)是表现为异常的行为特征的普遍性发育障碍(pervasive developmental disorders,PDD),又称为自闭症、Kanner-Asperger 综合征等,最初由 Kanner(1943)和 Asperger(1944)发现,让医学界引起关注的是英国精神病学家 Lorna Wing 的论文,论文中指出孤独症是一个疾病谱,包含一系列的疾病。Kanner 发现,在发育迟缓的儿童中有一些特殊的儿童,他们似乎不合群,缺乏语言和非语言的交际技巧,但执着于重复的仪式行为,与此同时,其智能方面,如注意力、记忆力、熟练的感觉和运动能力以及视觉空间感知能力往往无异常或超常发展,即这种发育迟缓只存在于心智发展的某些方面。

依据美国《精神障碍诊断及统计手册》第 IV 版(DSM-IV,1994)分类标准,孤独症主要症状包括社会交往、语言及非语言交流、兴趣及活动(如游戏、思维)等范围及各种复杂行为异常,通常伴智力缺陷,但约 1% 的孤独症患儿智商正常,甚至高智商。国外报道孤独症的人群患病率为 45/10 万 ~ 200/10 万,占儿童人群的 20/10 万 ~ 50/10 万。

【病因和发病机制】

孤独症的病因和发病机制迄今不清,神经生物学、遗传学机制仍在探讨中。绝大多数患儿神经系统检查,除了头围大于正常值,体格发育正常,不伴躯体其他畸形,并且这种精神和行为退化是突然出现,无确定的相关环境因素。Weiss 提出的基因微缺失和微复制学说未找到充足证据。无任何原因的病例称为原发性孤独症(primary autism)。DeMyer 发现 11 对单卵双胎中有 4 对孪生同胞均患孤独症,且其兄弟姐妹患孤独症的风险是正常儿童的 50 倍。Bailey 和 LeCouteur 以及他们的同事们发现,对于单卵双胎孤独症患儿,其同胞患孤独症的概率为71%,出现广泛社会交往障碍、刻板症或强迫行为的概率为 92%。DeLong 发现,在一个患孤独症儿童的家系中,其他家庭成员的双相情感障碍的发生率和数学天赋均增加。

Kanner 认为孤独症是一种心理疾病,患儿有孤独的心理,虽有丰富的内心活动或理想世界,却脱离现实生活,发病与心理社会因素如父母冷淡、疏远等有关。Asperger 研究认为,孤独症是一种特殊的代谢障碍疾病,可能与高氨血症有关。还有一些孤独症病例介于严重 Kanner 综合征与较轻 Asperger 综合征之间,病变相似,可能为多病因所致,包括遗传性因素。曾认为孤独症是儿童期精神分裂症,但发育至成年期其表现与精神分裂症不同,孤独症发病更早,且缺乏妄想,最重要的证据是其与儿童期精神分裂症具有不同的遗传方式。

【病理】

Kemper 和 Bauman 总结出孤独症的三个神经病理学特征:边缘系统神经元正常发育的减少,先天性浦肯野细胞数量的减少,与年龄有关的 Broca 斜带(位于额叶基底面中线区)、小脑核和下橄榄核神经元的体积和数量的变化。这些发现与孤独症作为一种神经发育障碍的概念相符,但其只能作为推测该疾病临床特征的来源。许多患者体内都可以检测到血小板内 5-羟色胺浓度升高和血清内 5-羟色胺水平降低,以及血清内催产素水平降低,但不是所有患者。因此,上述这些发现的生物学意义尚不明确。最近,在孤独症的儿童中,发现了大脑的过度生长和脑容量的增加,特别是额叶但又不只是在额叶。这些异常很难或不可能在常规 CT 或 MRI 上发现,但高分辨率成像技术的形态测定和体积分析已经证实了这一点。最近,Stoner 和他的同事进行了一项神经解剖学研究,发现孤独症儿童的大脑皮质有异常的层叠结构,最常见的是脑皮质第 4 层和第 5 层,同时发现前额叶和颞叶存在神经元受损。这些发现再次提示,孤独症是一种神经发育障碍。

【临床表现】

1. 孤独症病情差异颇大,Kanner(1943)描述婴儿早期发病的严重病例有多种心理功能损害,而轻型孤独症的社交及行为异常很轻,更像是性格问题。这些患儿出生时看似正常,18~24 个月发育正常,具备早期正常行为,通常生后 36 个月出现异常退化症状,少数可早在1 岁前出现。母亲常最早发现患儿不正常,如明显孤独状态,早期行为异常,活动能力倒退,很少哭,对环境异常淡漠,对玩具不理睬或紧抓住玩具不放,不让他人抱,运动发育超过正常甚至早熟等,发病偶可与创伤或不良的经历有关。因发病隐匿,常不能及时发现和就诊,病程通常波动性进展,时快时慢,及时给予教育和训练非常重要。成年期后语言及表达能力可接近正常,但遗留某些异常,如不愿与人接触、强迫症状、刻板动作和口吃等,成年患者可自立,但一般都不结婚。

2. 孤独症患儿最显著特征是对人情冷暖表现淡漠,不理睬或无视他人,不能分享他人的欢乐,也不能同情他人痛苦,患者的社交、情感、语言交流及驾驶能力存在广泛缺陷。

(1)社交障碍:患者与他人很少或几乎无目光接触或注视,无表情和手势交流,不交朋友,对他人没兴趣,而对某一件物品的兴趣更大,有困难时不寻求别人帮助,无法对群体情绪发生反应或共鸣。

(2)语言交流障碍:患儿缺少咿呀学语过程,语言发育迟滞,有刻板重复语言、奇特语言和自言自语等,如患儿已有语言能力,多为自发性或模仿性语言,缺少主动连续语言,不能有效交流,语言节律、音调和速度异常。

(3)活动及兴趣异常:表现对某种物品特别依恋或巧妙玩耍,或拒绝玩玩具;有刻板奇特的兴趣,如常作刻板的运动,如旋转身体,拿一件物品在眼前晃动,用脚尖行走,用手作飞翔动作等,旋转玩具或放自来水对患儿有强烈吸引力。具有强迫性或不合时宜的行为,如患儿要求环境布置恒定不变,以至移动某一物品后可使之烦躁不安,直至再放回原处;对某些物体的非主要特征如气味、外形和声音等有特殊执着的兴趣。患儿可能对各种形式的感觉刺激异常敏感,如因食物气味而拒食,或对声音无反应。

3. 孤独症患儿可伴智能低下,75%的患儿 IQ 值<70,部分患儿具有较为特殊的超群天赋,如擅长阅读、计算、绘画或记忆,可使他们在专业领域很成功,但与他人交往困难,多数患儿体育活动笨拙,可有头部反复撞墙和咬伤自己等自残行为。绝大多数患儿除了头围大于正常,不伴有躯体其他畸形,并且其体格发育、神经系统检查多正常,脑 MRI、脑电图、诱发电位均正常。

4. 本病呈非进展性,部分患儿随年龄增长可出现视觉或听觉障碍。Eisenbey 追踪调查了早些年 Kanner 报道的病例,1/3 的患儿从未开口讲话,脱离社会生活;1/3 患儿保留原始语言,无交流能力;1/3 患儿语言能力不同程度受损,语言生硬,内容贫乏,个性古怪、呆板、不快乐,不能适应社会,习惯地避免目光接触。

【诊断和鉴别诊断】

1. 诊断　根据典型的临床表现,包括社交障碍、语言交流障碍、活动及兴趣异常、认知及各种复杂行为异常等核心要素不同程度异常，智力缺陷差异程度颇大。头围可大于正常值，神经系统及辅助检查正常。

按最新版的 DSM-5，孤独症谱系障碍（autism spectrum disorder，ASD）被列为神经发育障碍（neurodevelopmental disorders）这一大类别中的一种，诊断标准较 DSM 之前的版本有所不同，需满足以下 A~E 的五个标准，其中 A 和 B 阐明了孤独症谱系障碍的核心症状：

A. 在多种环境中持续性地显示出社会沟通和社会交往缺陷，包括现在或曾出现过以下表现：

（1）社交与情感的交互性缺陷，如：异常的社交行为模式，无法进行正常的的对话，较少与他人分享兴趣爱好、情感、感受，甚至无法发起或进行社会交往。

（2）社会交往中非言语的交流行为缺陷，如：语言和非语言交流之间缺乏协调性，眼神交流和躯体语言异常，不能理解和正确使用手势，甚至完全缺乏面部表情和非言语交流。

（3）发展、维持和理解人际关系缺陷，如：难以根据不同的社交场合调整行为，难以一起玩假想性游戏，难以交朋友，甚至对同龄人没有兴趣。

B. 存在特定的重复的行为、兴趣或活动，包括现在或曾出现过以下表现：

（1）动作、对物品的使用、或说话有刻板或重复的行为（比如：刻板的简单动作，排列玩具或是翻东西，模仿异常的用词等）。

（2）坚持固化的模式，僵化地遵守固化的做事顺序，或语言/非语言行为有仪式化的模式（比如，很小的改变就造成极度难受，难以从做一件事过渡到做另一件事，僵化的思维方式，仪式化的打招呼方式，每天走同一条路或吃同样的食物）。

（3）非常局限的、执着的兴趣，且其强度或专注对象异乎寻常（比如对不寻常物品的强烈依恋或专注、过分局限的或固执的兴趣）。

（4）对感官刺激反应过度或反应过低，对环境中的某些感官刺激有不寻常的兴趣（比如：对疼痛或温度不敏感，排斥某些特定的声音，过度地嗅或触摸物体，对光亮或运动有视觉上的痴迷）。

C. 这些症状在发育早期就有出现（但是可能直到其社交需求超过了有限的能力时才完全显示，也可能被后天所学习到的技巧所掩盖）。

D. 这些症状会引起社交、职业或目前其他重要功能临床上的显著障碍。

E. 这些症状不能用智力发育缺陷或整体发育迟缓（globe developmental delay）来解释。智力缺陷和孤独症谱系障碍疾病常常并发，只有当其社会交流水平低于其

整体发育水平时，才同时给出孤独症谱系障碍和智力缺陷两个诊断。

2. 鉴别诊断

（1）脆性 X 染色体综合征：患儿为男性，表现智力低下、大耳、特殊面容及大睾丸，家族中有智力低下患者。基因诊断可检出 X 染色体 Xq27.3 脆性位点，证实该区 FMR-1 基因 CGG 异常扩增。

（2）Angleman 综合征：是轻症孤独症，语言及认知功能接近正常，社交能力较好，话也较多。男性较多，发病较晚，进展缓慢，患病率为 5/10 万~15/10 万。

（3）Rett 综合征：均为女性患儿，表现孤独样行为，通常在正常发育 6~18 个月后出现症状，逐渐进展。手摆动、扭动等刻板样动作是本病特征性表现，与孤独症患儿的拍手动作不同。患儿手部有目的性的运动丧失、智力倒退、头围小、癫痫发作及呼吸异常等。

（4）少数的苯丙酮尿症、结节性硬化和个别的 Down 综合征患儿也可有孤独症的部分特征。有人指出额叶结节是结节性硬化伴孤独症的特征，依据其临床特征易与孤独症鉴别。此外，双侧海马硬化伴癫痫患儿经一段时间的正常发育期后，其语言及社交能力发育受阻或丧失，多数患儿 IQ 值<70，可类似原发性孤独症。

【治疗】

孤独症在本质上是无进展的，尽管一些患儿随着年龄的增长，开始表现出额外的视觉或听觉缺陷。

药物治疗方面，少数患儿应用 5-羟色胺再摄取抑制剂（SSRI）后社交能力和受教能力得到改善，但在孤独症的典型病例中无效。氟西汀和西酞普兰有利于控制重复性行为和情绪波动；利培酮可以用于治疗严重的行为改变，如自伤、攻击以及严重的发怒；哌甲酯（利他林）可治疗伴多动症的患儿，也可使少动患儿活跃起来；普萘洛尔（心得安）可减少冲动和攻击行为；阿片受体拮抗剂纳曲酮（naltrexone）1.5mg/（kg·d）具有改善情绪、促进交往、减少刻板动作等作用；这些均代表孤独症治疗的进展。

然而，孤独症的药物治疗与患儿症状的严重程度和症状分类有关，因此，不能指望这些药物对所有孤独症个体都有帮助。

【预后】

孤独症患儿预后通常不佳，语言受损和智能低下程度可预示预后，5 岁时还不能说话患儿可能终生不能学会正常讲话。

第九节　神经发育迟滞

神经发育迟滞（nervous retardation）主要包括运动发

育迟滞和感觉发育迟滞。

（一）运动发育迟滞

运动发育迟滞（motor retardation）常伴精神迟滞，是整个或部分大脑发育不成熟所引起。运动发育迟滞合并痉挛和手足徐动，通常是产前和产后的脑病表现。

1. 评估新生儿和婴儿运动系统发育的姿态和反射性运动 ①Moro反应（Moro response）：是婴儿对惊吓的反应，突然撤除头部支持、使颈部伸展可诱发，大声、拍床或猛拉一条腿也有引起，表现为双上肢高举和内收，在中线位双手聚合，新生儿至4~5个月的婴儿均可出现，Moro反射缺失提示运动系统严重疾病，一侧Moro反射缺失或不充分提示婴儿偏瘫、臂丛神经麻痹或锁骨骨折；②非对称性紧张性颈反射（asymmetrical tonic neck reflex）：婴儿被动转头，转向侧肢体伸直，对侧肢体屈曲，该反射持续存在是锥体系或锥体外系运动异常的表现；③位置反应（placing reaction）：所有正常儿均出现，6个月以下婴儿反应缺失或不对称提示运动障碍；④Landau手法（Landau maneuver）：将婴儿头向下水平悬空，婴儿将背颈伸直，颈被动屈曲时躯干也屈曲，正常6个月时才出现，肌无力、低张力延迟出现；⑤降落伞反应（parachute response）：如将婴儿面部向下水平举起往床上落，引起上肢扩展，如同降落伞阻止下落，9个月时可诱出，如不对称提示单侧运动异常。此外，腱反射和跖反射对发现新生儿或婴儿早期发育迟滞或运动发育异常无显著意义。婴儿不出现上肢反射，正常新生儿可出现踝阵挛，跖反射可疑，触摸足外侧可出现大趾持续伸展、其余足趾扇形散开，1岁以上出现为病理反射。

2. 18月龄皮质脊髓束髓鞘完全形成，此前只是近似自发运动，故早期不能发现脑瘫，先天性偏瘫也是在数月后才能发现，如手总是握拳、摸索东西时手笨拙、不能将东西从一只手转交另一只手，爬行、行走和站立时可见患侧腿不灵活；被动屈膝可诱发下肢肌张力增高，牵张反射、跖反射亢进可能为伸肌受损。双侧瘫可见双侧异常、假性延髓性麻痹、发音迟滞和含糊，以后出现智能受损，40%的偏瘫、70%的四肢瘫患儿智力下降。双侧瘫肌张力渐转为痉挛性，2~3岁时腿痉挛性无力除见于遗传性痉挛性截瘫外，最常见的原因是脑发育不成熟和脑基质出血。

3. 大多数低张力婴儿表现为运动发育迟滞等异常，婴儿被举起或活动肢体时肌肉几乎无反应，松弛使小腿呈青蛙样姿势，膝和髋关节活动度增加。如广泛低张力伴腱反射消失，通常由Werdnig-Hoffmann病所引起。通过腱反射活跃和婴儿被举起时的姿态，有时可看出中枢运动缺陷。正常婴儿腿弯曲，轻度外旋，伴活跃蹬踢运动；运动发育缺陷婴儿伸腿或内旋腿，伴足趾背曲，活动

较少。肌张力减低是锥体外系病变的预兆，头颈向后的僵硬姿态（opisthotonic posturing）也是锥体外系运动疾病的最初表现。5~6个月前通常不出现或仅有轻微的上肢自发舞蹈样运动，随发育成熟上肢舞蹈运动可加重，12个月出现典型舞蹈样动作，常伴震颤，患肢肌张力增加。肌张力减低是大脑运动缺陷的序曲，伸手拿东西时出现明显共济失调，婴儿试图坐起时躯干和头震颤、不规则运动，婴儿试图站立时整个身体不稳。肌营养不良、先天性肌病和多发性神经病也常见肌张力减低，临床可见少数患儿仅表现为肌张力轻度异常、笨拙或手的罕见姿势、震颤和共济失调，为良性运动缺陷（fine motor deficit），常见于男孩。

4. 婴儿运动系统评估须考虑系统性疾病，如先天性心脏病（发绀型）、肝肾疾病、感染及外科手术等引起的运动发育迟滞。25%的先天性心脏病、较多的风疹和B族柯萨奇病毒感染患儿可大脑受累。

（二）感觉发育迟滞

视觉及听觉丧失是影响婴儿和儿童最重要的感觉缺陷，视觉和听觉均受累提示严重的脑缺陷，婴儿稍大时检查发现是大脑病变所致。

1. 眼球运动障碍常提示视觉功能发育异常，任何折光器或视敏中枢损害均可导致眼球浮动、急促运动和视神经萎缩，正常情况下婴儿视乳头较年长儿苍白，先天性视神经发育不良的视乳头很小，检眼镜下可见视网膜和脉络丛缺陷。稍大的婴儿视觉缺陷可变得愈来愈明显，光反射保留而视觉丧失儿童CT和视觉诱发电位（VEP）检查可发现视辐射或枕叶损害。

2. 婴儿听觉功能的评估很困难，敏感的父母可能注意到出生后数周婴儿对大声有惊骇反应。在婴儿背后摇铃可使婴儿转头和视觉搜索，缺乏此反应提示严重听觉障碍，如发现轻度耳聋需特殊检查。周围及中枢病变（如胆红素脑病）均可出现耳聋，脑干听觉诱发电位（BAEP）有助于判定听觉器官病变。听力明显受损可阻碍婴儿的语言学习。

第十节 发音和言语发育障碍

儿童学习障碍（learning disability，LD）是无智力发育迟滞，但听、说、读、写、计算、推理等特殊技能的学习明显困难，并有相应障碍的综合征。学龄儿童表现明显，课本学习能力显著低于总体智能，也称学校功能障碍（school dysfunction）。学习障碍的诊断和治疗是小儿神经病学的重要任务。

临床可通过病史和检查，判定患儿是否因先天性发

育异常导致智力受损,在读、写、计算或注意力方面有影响患儿学习能力的特殊或联合缺陷。确诊 LD 后精神学家与教育专家需联合确定治疗计划,使孩子能最大程度地达到先天赋予的能力,使之恢复自信。儿童至成人期可见各种言语发育障碍,常有家族史,如类似言语缺陷,言语发育障碍较获得性语言障碍(如失语症)常见。语言区局限性病变可能是正常发育过程缓慢,而非获得性疾病所致。言语发育障碍的传统分类包括:言语发育延迟、先天性聋伴说话延迟、腭裂语言、发育性词聋、诵读困难(特殊阅读无能)、丛集性言语、幼稚言语和口吃。除发育性诵读困难之外,这些病例未发现脑损害,但不包括目前普遍接受的言语声律障碍(dysprosody),表现为语言不流利,不能不间断地说出完整句子,缺乏适当重音、变调和韵律等。

(一)言语发育延迟

约 2/3 的婴儿 9~12 个月能说出单词,2 岁前能说词组。上述时间不能达到标准为言语发育延迟(developmental speech delay),可分为两组,一组无明显精神迟滞或神经及听觉功能损害,另一组有明显的病理基础。

1. 第一组包括说话晚的正常儿童(偏离正常年龄值 >2 个标准差),本应讲出单词和词组的阶段,说话延迟者继续停留在发音阶段,至 3~4 岁时只能说出几个可理解的单词。通常有说话晚家族史,3/4 的患儿是男孩。患儿最终开始讲话时可能跳过口语早期阶段,快速发展到说出整个句子和流利语言。说话迟滞期单词理解及总体智力发育正常,能灵巧地通过姿势交流。说话迟的孩子不意味智力落后,据说爱因斯坦直到 4 岁才会说话,9 岁时才说话流利。然而,最终讲话流利并不意味着孩子完全正常,许多这样的孩子(多为男孩)后来出现诵读、书写困难等教育问题,或常染色体显性遗传病,或二者兼有。另一些人开始说话时流利,但有词义扭曲、单词省略和单词杂乱,之后可以恢复正常。

2. 第二组说话迟滞的孩子(18 个月不会讲单词,30 个月不会讲词组)有明显的病理基础,35%~50% 的病例发生于精神发育迟滞和脑瘫患儿。许多病例由于听力损害,小部分由于语言运动区成熟缓慢或获得性损害。少数语言发育迟滞的病例为失语性语言障碍,是脑损害导致语言丧失或障碍。血管性或外伤等获得性损害导致的失语基本上是运动性,可持续数月,伴右侧偏瘫。

(二)先天性耳聋

先天性耳聋(congenital deafness)儿童可以说话晚,听力缺陷严重者导致聋哑,尤其先天性和生后语前聋(在学会语言前发生严重听力缺陷,无法学习语言)。

【病因】

先天性耳聋患儿可以分为遗传性和非遗传性耳聋。

前者多有聋哑家族史,其遗传方式较复杂,多数位常染色体隐性遗传,有高度的遗传异质性。后者可有先天性风疹、胎儿成红细胞增多症、脑膜炎、双耳感染、孕妇或新生儿使用耳毒性药物史等。我国药物中毒性耳聋中,庆大霉素居首位,其次是链霉素、卡那毒素等。上海医科大学耳鼻喉科研究所(1982)对 325 例 10 个月至 12 岁儿童单用或联用氨基糖苷类抗生素后耳聋进行分析,严重耳聋 289 例(88.9%)。耳毒性抗生素引起重度聋 1 岁以下 90.83%,6 岁以下 40%,提示年龄愈小,耳中毒程度愈重。个别特异体质儿童、有家族史的患儿和早产儿,用一次小剂量后即可导致严重耳聋。

【临床表现】

1. 最初难以鉴别周围性(纯音敏丧失)或中枢性(听力图示纯音阈正常)耳聋。3~5 个月时聋孩从哭到咕咕、牙牙学语,6 个月后患儿安静,虽然可说出呀呀儿语,但声音无变化,儿语不能转变为单词。如最初几年耳聋仍发展,儿童会渐渐丧失已获得的讲话能力,讲话声音尖锐,缺乏控制,伴奇怪尖叫、鼻息或抱怨样噪音。

2. 与智力迟滞儿童不同,先天性耳聋患儿的社会及其他功能正常。患儿有沟通愿望,常通过清晰的姿势和手势让人知道他的需求。患儿可通过生动的面部表情、唇动、点头或摇头引起人们的注意。

3. 儿童听力检查与监测方法较多,包括行为测听、反射性反应测听、阻抗测听、声场走向性测听、听力计检查、ABR 及 OAE(耳声反射)等测试与监测。由于测听条件、儿童年龄与合作程度及理解等因素均对听力检查与监测有一定的影响,可应用 CT、MRI 等检查内耳结构。对可疑声反应或听觉障碍儿童可进行自由区域听力测定,听阈在 3~4 岁后才能精确测知。脑干听觉诱发电位和心理电流发射技术测试婴儿对声音的反应(聋哑患儿常无反应),对判定耳聋有帮助。无声音参数的 Leiter 表现量表可证明患儿智能正常。

早期诊断很重要,可早期给孩子戴助听器,给予适当的语言训练,如能及时诊断与科学治疗,大多可康复。

(三)先天性词聋

先天性词聋(congenital word deafness)也称发育性接受语言障碍(developmental receptive dysphasia)、口语听觉失认(verbal auditory agnosia)或中枢聋(central deafness),是少见的先天性言语障碍,常有家族史,与周围性聋难以区分。推测患儿主侧半球颞部皮质听觉接受区不能识别单词听觉信号,不能将此信号与人或物体等视觉符号联系起来。

【临床表现】

尽管词聋患儿的纯音听力完整或听觉正常,但孩子听不懂单词,不能理解别人讲话的意义,不能复述单词。

父母通常注意到孩子对大声、音乐有反应，但不能确定孩子的听力完好，讲话明显晚和费解。患儿可能表现得很快乐，未意识到自己的缺陷。这种口语听觉失认常伴多动、注意力不集中、行为怪异或局灶性脑损害（特别是颞叶）所致的其他认知缺陷。词聋患儿可能不停地说，常采用自己设定的语言，父母渐渐理解孩子要表达的意思，这种特殊的语言方式称作自语症（idioglossia）婴儿样语，也见于明显发音缺陷的孩子。

治疗与聋哑症的原则相同，训练其他感觉途径补救听觉缺陷，如用视觉教以唇读或用触觉教以发音。

（四）先天性言语不清

先天性言语不清（congenital inarticulation）常有家族史，无足够的资料确立遗传类型。儿童发病率为 1/1 000，男孩较女孩多见。

【临床表现】

1. 患儿不能协调口、发音和呼吸器官讲话，吐字不清，讲话前发音可能异常，缺乏充分的牙牙学语，2 岁时试图说话，但发声听起来不像语言。语言及单词理解力正常，可对提问点头、摇头和执行复杂口令，表明患儿能理解句法。通常这样的患儿害羞，但反应快和高兴，无行为障碍。运动、感觉、情绪及社会适应能力与正常年龄组相同，有研究者认为，少数病例在最初数月内脑神经异常，如上睑下垂、面部不对称、新生儿奇怪哭声和变音等。

2. 尚无患儿的脑病理资料，传统神经病理检查不能发现任何异常。脑电偶可发现局灶性改变，CT 显示脑室颞角轻微扩大。

（五）口吃和讷吃

1%~2% 的学龄儿童出现口吃和讷吃，通常在青少年期消失。在某种程度上，轻度口吃是养成或模仿的。口吃和讷吃难以区分，在某些方面相同，都属于发育性语言障碍，但在围绕以发音为中心的范围内有所不同。

【病因和发病机制】

有关口吃病因的理论很多，如眼手优先（hand and eye preference）出现晚、双利手、由左利手强迫转为右利手都是可能的原因。Orton 和 Travis 认为口吃是讲话时出现双侧神经支配，缺乏必要的单侧控制，Fox 和 Ingram 支持主侧半球失控理论。正电子断层扫描（PET）检测口吃患儿的阅读，发现少数患儿右侧半球听和运动区被激活，而非左侧半球。因口吃在情绪紧张时出现，有人提出心理发生机制，Orton 和 Baker 等指出口吃者存在神经质倾向是继发的，许多口吃者害怕说话，因社交障碍产生自卑感，到青年和成年更突出，以致将口吃误认为神经质。精神治疗有助于缓解情绪紧张，帮助患儿适应环境。许多病例有明显的家族史，男性为主，未发现可能的遗传类型。

很难定义口吃的生理学机制，未发现讲话肌肉系统无力或共济失调。口吃与失用的区别在于口吃讲话肌痉挛只发生在讲话时，非讲话动作不诱发。口吃与语言重复也有区别，后者讲一个句子常重复最后一个单词或词组。事实上，口吃与作家职业性痉挛（writer cramp）颇相似，可能代表一种特殊的局灶性肌张力障碍。

部分口吃是语言运动区损害的结果。有人认为，发育性口吃和获得性口吃的区别在于后者累及单词任何音节的发音（不只是第一音节），有语法和单词错误，不伴焦虑和扮鬼脸。获得性口吃的损害位置多变，如右额叶、纹状体、左颞叶和左顶叶等，很难与发育性口吃的理论相调和。另一种获得性口吃有明显的锥体外系疾病表现，出现某些音节延长性重复、清喉及其他发音异常，如帕金森病和进行性核上麻痹患者的发音。

【临床表现】

1. 口吃（stuttering） 是不同原因引起声音、音节或词汇经常性的重复、拖长或停顿/阻塞的言语节律性障碍，当言语表达晦涩时常伴躯体抽搐样动作和面部异常表情，严重者痉挛可涉及面部、颈部甚至上肢肌肉。可表现为：①第一字发音发不出或重复，话语中途某字发音障碍或无意义重复发音等；②患儿说话时伴跺脚、摆手、挤眼、歪嘴、口唇颤抖、躯干摇晃等动作；③口吃累及的肌肉在讲话以外其他活动时无异常；④语感和语义方面无损害；⑤因发音-呼吸器官紧张性痉挛导致语言节奏失调，情绪激动或恐惧时易发生，放松时或自言自语、唱歌、读诗时口吃程度减轻；⑥因口吃影响易引起孤僻、自卑、羞怯等性格，部分患儿易兴奋或激惹，伴情绪不稳和睡眠障碍等。男性口吃是女性的 4 倍，易发生在 2~4 岁言语形成期，以及 6~8 岁言语功能扩展为背诵、大声朗读时，也可更晚出现，读、写也有困难。轻度口吃只情绪紧张时出现，严重口吃可持续一生，年长时可减轻。

2. 讷吃（stammering） 又称发音困难，是发音器官肌萎缩、麻痹、运动协调障碍或痉挛引起的语言字音不准、声韵不均、语流缓慢和节律紊乱等。根据解剖生理改变，临床可分为两类：①麻痹性讷吃（paralytic stammering）：发音机构本身疾病或支配发音肌的下运动神经元损害引起发音肌弛缓无力，导致言语功能障碍，又称弛缓性发音障碍或延髓麻痹；②调节性讷吃（regulatory stammering）：是唇、舌、咽各部调节失灵，使音韵抑扬失调、音节顿挫不匀或音节失当所致。

临床须注意与急促性语言（cluttered speech）鉴别，这是另一种特殊的发音障碍，以语速不能控制为特征，说话简短、无韵律、常不连贯，好像孩子太着急，不能耐心地发好每个音，不能组成句子，出现省略辅音、元音和不恰当重音，常合并其他运动性语言障碍。随年龄增长和讲话治疗(如雄辩术),可恢复正常韵律。

【治疗】

流利语言障碍(speech-fluency disorder)的治疗一直不令人满意。曾提倡用相关肌肉运动法和演戏剧方法讲话,但都是在非自然讲话环境下进行。进行性松弛、催眠、延迟听觉反馈、掩盖讲话声音噪音疗法和镇静药有暂时疗效。抗多巴胺药(氟哌啶醇)对少数严重口吃者效果较好。

很难评价口吃的治疗。所有阻碍流利讲话的障碍均可因环境条件改善,如大声读可使部分口吃者讲话变得流利,也可使一些人加重;打电话时大部分口吃者加重,少部分改善;一些口吃者饮酒后讲话流利,几乎每个口吃者都能流利地唱歌。

(六)其他发音缺陷

其他发音缺陷(other articulatory defects)学龄前常见,发病率约15%。有几种变异,一种是牙语,z、c、s发音不清,如"三"听起来像"山";另一种常见的情况以多个替代或省略辅音为特征,轻者发某一两个辅音困难,严重者讲话难以听懂。孩子似乎未意识到自己讲话与他人不同,因不被理解而沮丧。一些孩子常出现类似的讲话异常,称幼稚症(infantilisms),原因不清。与正常孩子相比,意志薄弱的孩子常出现,伴智力缺陷的孩子也可持续出现许多辅音发音错误。

Worster-Drought描述了先天性痉挛性延髓语言(congenital form of spastic bulbar speech),说话很慢,唇舌运动僵硬,下颌、面反射亢进,有时有轻度吞咽困难和构音困难。与脑瘫不同,肢体不受影响。腭裂导致讲话异常很常见,许多患儿也有唇裂,二病联合使吸吮困难,唇和喉辅音发音困难,带着令人不愉快的鼻音,损害严重常可听见空气从鼻中逸出。

90%以上的发音异常病例8岁时可自发或经演讲治疗痊愈,如5岁仍有发音异常,最好开始演讲治疗。患儿获得运动性言语的正常周期只是被推迟而未停止。

上述讲话发育异常通常与高级语言障碍相关。Rapin和Allen描述了大量例子,其中一种讲话异常表现为不能理解复杂词组和句子,语言流利、句子句法正确而内容缺乏,称语义自负综合征(semantic pragmatic syndrome),与Wernicke失语或经皮质感觉性失语相似。另一种自然讲话严重命名障碍,找词困难,称语义检索-组织综合征(semantic retrieval-organization syndrome)。表达-接受混合障碍(mixed expressive-receptive disorder)也被认为是发育性异常,有许多获得性Broca失语的特征。

(七)先天性词盲或发育性诵读困难

先天性词盲(congenital word blindness)或发育性诵读困难(developmental dyslexia)由Hinshelwood(1896)首先报道,Hynd等称该病是标准智能(measured intelligence)与阅读能力(reading achievement)间的显著差异,占学龄儿童的3%~6%。

基本缺陷是先天性不能理解视觉符号(文字)的意义而视觉无损,较先天性听觉感知不能多见。有些患儿出现词语和视觉记忆缺陷,有学者认为发病与此有关,也有人认为发病为解码听觉信号缺陷。诵读困难有明显的家族史,与常染色体显性遗传或性连锁隐性遗传的规律一致。患儿及其家族成员左利手较多。

【病理】

皮质结构功能异常与左利、免疫缺陷有密切联系。Galaburda等研究4例发育性诵读困难(14~32岁)男性患者的脑组织,均有脑皮质发育异常,如神经元迁移和结构发育不良,主要位于左侧半球外侧裂周围。与通常脑的不对称性(左侧颞平面明显)不同,这4例脑颞平面较对称,另3例诵读困难女性的脑组织也有类似变化。CT检查发现大量诵读困难患者的大脑较对称,Leonard等用MRI检查诵读困难的儿童发现,双侧大脑半球颞平面及相邻顶盖区脑回缺失,另一些脑回增加。

【临床表现】

1. 患儿稍大时家长发现其理解文字含义的能力缺乏,患儿虽能认识字母,但不能读单词,也不能拼写,表现为音位无知(phonemic unawareness),但能明白物体和图片的含义。孩子入学前失读常导致模仿困难、字母颠倒,常有反写(镜写)现象,如"左"写成"式"。

2. 难以说出颜色和数字概念,因形状、构型概念错误和方向失用导致书写障碍,常合并字母表排列顺序错误、一年中月份模糊、运算困难或失计算(acalculia)、不能拼音和读谱等。可有诵读困难、失算、手指失认和不辨左右等,认为是Gestmann综合征的一种类型。一些诵读困难的孩子说话晚,不能清晰发音。

【治疗】

采用Orton语音法对孩子进行长期(每周数小时)训练,能缓慢地克服障碍。不同智能的孩子应分级阅读,成功跟上教学进度。教会用右手指书写单词笔画的动作,鼓励娱乐阅读,学习时不单靠听觉笔录口语,允许他观看旁座同学书写,学校教师应给予照顾,不勉强其学习文字读、写,应鼓励学得新知识和技能,个别患儿在数学等方面可取得优于常人的成绩。

对诵读和书写困难孩子的研究发现,可同时存在其他发育异常。①对空间和形状观察不充分,如搭积木和建造方面表现差;②对大小、距离、时间顺序和节律观察不充分;③极笨拙,不能模仿优美运动序列,对所有的运动和游戏都不熟练,Gubbay等称为笨孩综合征(clumsy-child syndrome),智能正常,仅神经发育的某些方面不适当延迟。这种障碍也见于脑损害儿童,很难区分发育延迟和脑病理过程。

(八)发育性书写困难

发育性书写困难(developmental dysgraphia)见于许多诵读困难儿童,合并计算困难,构成所谓发育性 Gestmann 综合征。

书写困难有两种形式:一种是字母和字母顺序颠倒、排列不齐(机械性书写困难);另一种是书写良好,字母及间隔适当,听写单词有许多错误理解(语言性书写困难)。

(九)发育性失计算

发育性失计算(developmental dyscalculia)常在低年级孩子面临加、减、乘、除运算时才引起注意。一些患儿在数字空间安排上有明显紊乱,推测存在右侧半球异常;另一些患儿存在类似失语的词汇-图解异常,不能命名和读数字名称。

通常学习不能改进书写和计算能力,患儿常合并多动和注意力减退。

(十)阅读和计算早熟

阅读和计算早熟(precocious reading and calculating)是 2~3 岁孩子具有通常成人的阅读技能、灵巧运用数字或生动记忆的能力,称为数学奇才(mathematical prodigies)。如轻度自动症孩子偶尔会出现某一特殊才能(Asperger 综合征),如数学游戏有惊人技巧,但却不能解决简单数学问题或理解数字含义,称白痴学者(idiot savant)。

第十一节　遗尿症

遗尿症(enuresis)是小儿 5 岁后白天或夜间发生不自主排尿。分为夜间遗尿、昼间遗尿和昼夜遗尿三种。夜间遗尿(nocturnal enuresis)多见,是 5 岁或以上儿童白天能控制排尿,但每天夜里几乎都尿床。约 10% 的 4~14 岁儿童出现过这种情况,男孩较女孩多见,有些病例可持续到青年或成年期。

【病因】

1. 器质性病变导致遗尿症的病例不超过 10%,可见于脊柱裂及尿道狭窄等先天性异常、反复泌尿系感染、糖尿病、尿崩症、慢性肾衰竭、癫痫发作、精神发育迟滞和病后虚弱等。不断滴尿常提示脊柱裂,男孩须检查有无膀胱颈梗阻,女孩须检查有无异位输尿管进入阴道。遗尿症患儿可合并精神迟滞,精神发育迟滞患儿获得膀胱括约肌控制明显较晚。

2. 功能性或神经性遗尿症占绝大多数,训练不良或精神因素是导致遗尿的重要原因,患儿常有家族史。由于父母过分溺爱、失去双亲照顾,夜间不及时唤醒儿童,使之不能养成自动控制排尿的习惯,或白天游戏和活动过度疲劳,使睡眠过深失去排尿警觉。神经学家认为,睡眠时脊反射中枢对膀胱控制功能发育延迟也可导致遗尿症。

【诊断】

诊断前需了解最多见的习惯、训练及精神因素,局部激惹性损害,内分泌障碍,神经系统疾病,尿道病变,精神发育状况等,观察患儿的夜间睡眠活动,如翻身、肢体移动、声音反应及眼球活动等。应用睡眠多导仪观察脑电图、心电图、眼电位图等,判定睡眠障碍,区别器质性与功能性病变。

【治疗】

1. 心理治疗可鼓励患儿克服遗尿的信心,使家长和儿童了解遗尿是暂时性神经功能失调,可以恢复。斥责和惩罚使患儿的自尊心受到羞辱,产生自卑和孤独性格缺陷,有害无益。

2. 小儿 2 岁时应开始如厕训练,直到 4 岁时才获得完全膀胱括约肌控制。夜间定时唤醒儿童起床排尿,形成时间条件反射。晚餐以干食为主,睡前 3~5 小时适当减少饮水量,避免日间过度疲劳。

3. 药物可试用丙米嗪(imipramine),有抗胆碱能作用,抑制膀胱排尿。剂量 4~7 岁 12.5mg/d,8~11 岁 25mg/d,12 岁以上 37.5mg/d,有效后需维持用药 2~3 个月。副作用为口干、眩晕、胃肠道反应和白细胞减少等。

参考文献

第十八章　**进行性共济失调综合征**
Progressive Ataxia Syndrome

（顾卫红）

第一节 概述

进行性共济失调综合征(progressive ataxia syndrome)是一组以共济失调为主要临床表现的神经系统变性疾病,病变主要累及脊髓、小脑及脑干,涉及多种病因,包括单基因遗传病、非遗传性散发性神经退行性疾病、获得性疾病,因此,诊断和鉴别诊断比较复杂。本组疾病以小脑性共济失调为主要特征,表现为平衡障碍、进行性肢体协调运动障碍、步态不稳、构音障碍,以及眼运动障碍等,可能伴有复杂的神经系统损害,包括锥体系、锥体外系、视觉、听觉、脊髓及周围神经损害,有时伴大脑皮质功能损害,如认知障碍和/或精神行为异常。遗传性共济失调占神经遗传病的10%~15%,迄今已报道百余种类型。患者大多在中青年起病,呈进行性加重,运动功能逐步退化,患者从辅助行走、坐轮椅,直至卧床不起,生活完全不能自理,严重影响患者的身心健康和正常生活。

【命名和分类】

遗传性共济失调(hereditary ataxias)有多种不同的命名和分类,在相当长的时期内存在命名多样交叉。随着基因学研究的发展,目前基于遗传模式和致病基因进行分类和分型。从遗传模式上分为:①常染色体显性遗传小脑共济失调(autosomal dominant cerebellar ataxia, ADCA),主要是指脊髓小脑性共济失调(spinocerebellar ataxia, SCA),表现为进行性共济失调;此外,发作性共济失调(episodic ataxia, EA)也是常染色体显性遗传方式。②常染色体隐性遗传小脑性共济失调(autosomal recessive cerebellar ataxia, ARCA)。③X-连锁共济失调(X-linked ataxia)。④线粒体异常伴共济失调(mitochondrial disorder with ataxia)。线粒体病将在本篇第十六章第十节中讨论。

【临床表现】

1. 脊髓小脑性共济失调的共同临床特征是,隐匿起病,患者多在症状明显后就诊,通过医师追问,本人和家人回忆推测出大致的发病时间,症状缓慢进行性加重。首发症状多为上下楼和夜间行走不稳,患者感觉下肢无力,如起病年龄早,学走路时即表现为步态不稳和笨拙,以后逐渐出现双手动作不灵活,完成精细动作困难,持物不稳和意向性震颤,言语含糊,语速减慢,严重时出现饮水呛咳。多数病例出现眼球震颤,可伴有慢眼动和平稳追随(smooth pursuit)异常。

2. 由于疾病类型、突变程度和病程不同,同时存在个体差异,可出现不同程度的脊髓、小脑和周围神经受累的组合。有些类型在疾病早期和中期以小脑和锥体束受累为主,表现为腱反射亢进,病理征阳性,到疾病晚期周围神经明显受累,腱反射减弱。有些类型早期出现周围神经受累,腱反射减弱或消失。在疾病晚期,大多数患者出现明显肌萎缩;某些类型可伴智力衰退、精神症状、视神经萎缩、听力下降、脊柱畸形、弓形足、心肌病,以及糖尿病等(Manto et al, 2009)。

3. 脊髓小脑变性具有明显的临床变异性和遗传异质性,临床变异性表现为同一致病基因在不同家系患者,甚至同一家系患者间的表型不同,这种变异有时是疾病发展过程中不同阶段的表现。遗传异质性是指不同致病基因的变异引起类似的临床表型。

【辅助检查】

1. 神经影像学检查 头颅 MRI 检查可显示脑干、小脑和脊髓萎缩,部分类型的脊髓小脑变性患者可见大脑皮质萎缩(图3-18-1)。

2. 基因检测 对遗传性共济失调是最终的诊断手段。临床上表现为共济失调的遗传病种类很多,进行基因检测时,首先须尽可能全面细致采集表型信息,结合现有的遗传病知识,充分考虑表型与致病基因的相关性。其中动态变异类型检测,主要采用荧光标记 PCR 结合毛细管电泳片段分析;大片段插入变异可采用特异引物 PCR 结合酶切法检测;其他致病基因多为点变异,或者小缺失/插入,主要采用高通量测序检测。由于 SCA 家系中动态变异类型占75%~80%,因此建议检测动态变异,二代测序难以检测动态变异。

3. 其他辅助检查 肌电图检查可显示大多数遗传性共济失调类型存在周围神经损害,绝大多数为轴索损害,包括感觉性或感觉运动性神经病等。视觉、听觉、体感和运动诱发电位异常也较常见。遗传性共济失调常有眼球运动异常,眼动电图检查可进一步分析眼动异常的特征。有些脊髓小脑变性疾病如 Friedreich 共济失调可伴有心肌病和糖耐量异常,心电图、超声心动图和血糖检测均有助于诊断。血生化检测有助于发现血脂、血清蛋白、甲胎蛋白等异常,有助于诊断 β 脂蛋白缺乏症和共济失调伴动眼失用症等。

【诊断和鉴别诊断】

共济失调的诊断主要基于详细表型,包括病史和查体、必要的辅助检查等,遗传性共济失调的确诊需要进行基因检测。家族史十分重要,需尽可能追问家族成员患病情况,绘制详细家系图,据此推断遗传模式,根据遗传模式和表型特征选择基因检测方法。诊断过程中应注意以下几个方面:①家族史;②发病年龄;③诱发因素如中毒、感染、免疫介导等;④临床表现中重要的伴发症状;⑤神经影像学检查;⑥生化检测。

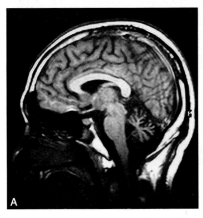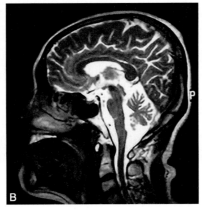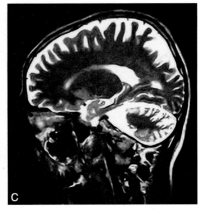

图 3-18-1 脊髓小脑性共济失调的脑 MRI

A. 小脑萎缩;B. 脑干小脑萎缩;C. 小脑萎缩伴大脑皮质萎缩

【治疗】

1. 药物对症治疗

(1) 共济失调治疗:①他替瑞林(taltirelin):是促甲状腺激素释放激素(TRH)类似物,日本已获准治疗脊髓小脑变性疾病,用于改善共济失调步态。共济失调小鼠模型研究显示,共济失调步态与小脑和中脑腹侧被盖区(VTA)有关。TRH 及其类似物主要通过作用于VTA 改善共济失调步态。他替瑞林不仅可促进多巴胺释放,也可刺激单胺系统,这种作用比 TRH 强 10 ~ 30 倍(Nakamura et al,2005)。②4-氨基吡啶(4-aminopyridine,4-AP):用于治疗下跳性眼球震颤和发作性共济失调 2 型,作用机制为非选择性阻断电压门控钾离子通道(主要是 Kv1.5),从而提高小脑浦肯野细胞的兴奋性。临床观察研究发现,4-AP 有改善小脑性共济失调步态作用,推荐剂量 5 ~ 10mg,3 次/d。③乙酰-DL-亮氨酸(acetyl-DL-leucine):临床观察显示,可改善小脑性共济失调,作用机制尚待研究(Kalla et al,2019)。

(2) 帕金森病样表现和肌张力障碍:运动迟缓、震颤和肌张力障碍可见于 SCA2、SCA3 和 SCA17 等,常使用左旋多巴、盐酸苯海索(安坦)、金刚烷胺、氯硝西泮,可能有助于症状改善。

(3) 肌肉痛性痉挛和肌肉僵直:是 SCA 较常见症状,特别是在 SCA3,镁制剂、奎宁、美金刚可缓解部分症状,对严重强直痉挛可用巴氯芬、盐酸替扎尼定或美金刚,可取得一定的效果。

(4) 睡眠障碍:多系统萎缩小脑共济失调型(MSA-C)患者普遍存在快速动眼期睡眠行为障碍,一些 SCAs 患者也会出现,氯硝西泮可改善症状;部分 MSA-C 患者出现呼吸睡眠暂停综合征,须慎用镇静安眠药物,可采用家用无创呼吸器辅助呼吸。

(5) 不宁腿综合征:在 SCA3 较常见,可用普拉克索、氯硝西泮改善症状。

(6) 情感障碍:如抑郁、焦虑在 SCA 患者中十分常见,须予重视,并及时给予抗焦虑、抑郁药物治疗。

2. 康复和心理治疗 进行性共济失调患者需要尽早开始康复训练和心理干预,增强患者对疾病的认识和自信心,改善语言、吞咽、平衡功能,纠正步态和姿势,减少继发性运动障碍,长期坚持可有效地提高生活质量。

3. 针对特定的生化/免疫缺陷治疗 目前,部分类型共济失调相关疾病可针对病因治疗,尽早诊断十分重要。免疫性共济失调采用相应的免疫治疗,其中谷蛋白共济失调患者采用无麸质饮食治疗;共济失调伴维生素 E 缺乏症患者长期补充维生素 E;共济失调伴维生素 B_{12} 缺乏症患者长期补充维生素 B_{12};共济失调伴辅酶 Q10 缺乏症患者长期补充辅酶 Q10;脑腱黄瘤病患者服用鹅去氧胆酸;尼曼匹克病患者服用美格鲁特(miglustat);β 脂蛋白缺乏症患者减低饮食中脂肪摄入并补充维生素 E(de Silva et al,2019)。

第二节 常染色体显性遗传共济失调

常染色体显性遗传共济失调包括脊髓小脑性共济失调(SCA)和发作性共济失调(EA),后者不属于进行性共济失调,将在其他章节讨论。

【分型和病因】

脊髓小脑性共济失调(SCA)系列疾病具有高度的遗

传异质性,近年来随着分子生物学研究的飞速发展,常染色体显性遗传性共济失调以 SCA 系列命名,自 1993 年 SCA1 致病基因定位以来,根据研究者对于致病基因定位的时间顺序,由国际人类基因组组织(Human Genome Organisation,HUGO)基因命名委员会(Gene Nomenclature Committee)进行命名。基于不同种族人群的研究提示,

SCA 主要类型在各人群中比例不同,有些类型可能存在遗传学的建立者效应(founder effect),是指少数个体的基因频率决定其后代的基因频率,是由为数不多的几个个体建立起来的新群体产生的一种极端的遗传漂变作用。SCA 致病基因定位、编码蛋白及相应的临床表型特征见表 3-18-1。

表 3-18-1 常染色体显性遗传性共济失调基因定位、编码蛋白及表型特征

基因名称	基因定位	编码蛋白	表型特征
SCA1	6p22	Ataxin-1;编码区 CAG 重复突变	扫视过度,腱反射亢进,执行功能障碍,运动诱发电位传导时间延长
SCA2	12q24	Ataxin-2;编码区 CAG 重复突变	慢眼动,腱反射减弱,肌阵挛或动作性震颤,蹒跚步态,帕金森综合征
SCA3	14q32	Ataxin-3;编码区 CAG 重复突变	凝视诱发眼球震颤,眼睑后退(突眼征),面舌肌束颤,痉挛,周围神经病,<35 岁发病,共济失调+痉挛;>45 岁发病,共济失调+周围神经病
SCA4	16q22		小脑共济失调,感觉神经病,锥体束征
SCA5	11q13	β-Ⅲ Spectrin	轻度面肌纤维颤搐,凝视诱发眼球震颤,平稳跟踪异常,腱反射亢进,意向性震颤
SCA6	19p13	α1A Ca²⁺ channel;编码区 CAG 重复突变	纯小脑共济失调,发病较晚,某些患者的阴性家族史可归因于此,多不影响寿命,可伴偏瘫型偏头痛,部分家系患者表现为发作性共济失调
SCA7	3p14	Ataxin-7;编码区 CAG 重复突变	视网膜色素变性引起视力下降,可出现听力下降,共济失调
SCA8	13q21	ATXN8OS;CTG 重复突变	表型多样,不完全外显,共济失调,构音障碍,眼动异常表现为平稳跟踪障碍和水平性眼球震颤,腱反射亢进,锥体束征,可伴深感觉减退,成年起病患者发病较慢,先天性 SCA8 患者可出现肌阵挛癫痫和智力发育迟滞
SCA10	22q13	Ataxin-10;ATTCT 重复突变	复杂部分发作癫痫,可出现全面性发作
SCA11	15q14	TTBK2	纯小脑共济失调,腱反射亢进,病程较轻
SCA12	5q31	PPP2R2B;非编码区 CAG 重复突变	头部和上肢震颤,共济失调和构音障碍,慢眼动,平稳跟踪分裂,眼球震颤,腱反射减弱,可伴动作减少,轴性肌张力障碍,面肌束颤,多发性神经病等
SCA13	19q13	KCNC3	发病早,儿童期起病,智能衰退
SCA14	19q13. 4-qter	PRKCG	早发病例伴肌阵挛,认知功能衰退
SCA15,16,29	3p26. 1	ITPR1	纯小脑共济失调,进展慢
SCA17	6q27	TBP;编码区 CAG 重复突变	智力衰退,锥体外系表现如舞蹈,部分家系表现为 Huntington 舞蹈病
SCA18	7q22-q32		肌萎缩,感觉减退
SCA19	1p13. 2	KCND3	轻度认知功能障碍,肌阵挛
SCA20	11q12	Duplication	上腭震颤,发声困难
SCA21	1p36. 3	TMEM240	锥体外系表现

基因名称	基因定位	编码蛋白	表型特征
SCA22	1p13.2	KCND3(同SCA19)	纯小脑症状,进展慢,腱反射减弱
SCA23	20p13	PDYN	感觉减退,锥体束征
SCA25	2p15-p21		感觉神经病,严重小脑萎缩
SCA26	19p13.3	EEF2	纯小脑症状
SCA27	13q33	FGF14	震颤,运动障碍,发作性精神异常
SCA28	18p11.2	AFG3L2	眼肌麻痹,腱反射亢进
SCA30	4q34		纯小脑症状,晚发
SCA31	16q22	BEAN	纯小脑症状,日本家系
SCA32	7q32		精神异常,男性患者无精子症
SCA34	6q14	ELOVL4	
SCA35	20p13	TGM6	上运动神经元受累
SCA36	20p13	NOP56	肌肉束颤无力,晚发
SCA37	1p32	DAB1	晚发,垂直眼球运动异常
SCA38	6p12	ELOVL5	共济失调±神经病
SCA39	11q21		痉挛性共济失调
SCA40	14q32	CCDC88C	痉挛性共济失调
SCA41	4q27	TRPC3	单纯共济失调
SCA42	17q21	CACNA1G	共济失调±痉挛和肌纤维颤搐
SCA43	3q25	MME	共济失调+多发神经病
SCA44	6q24	GRM1	单纯共济失调
SCA45	5q32	FAT2	单纯共济失调
SCA46	19q13	PLD3	单纯感觉性共济失调
SCA47	1p35	PUM1	单纯共济失调
SCA48	16p13	STUB1	认知情感障碍
DRPLA	12p13.31	ATROPHIN 1;编码区CAG重复突变	不同程度的痴呆、语言障碍、共济失调、癫痫和不自主运动(包括舞蹈样动作、震颤和肌阵挛等)

王国相等(1996)首先在国内发现并报道 SCA3(MJD),近年来中日友好医院、中南大学、四川大学华西医学中心、中山大学等通过基因学分析,均确认 SCA 中以 SCA3(MJD)最多见,占遗传性共济失调的 40%~60%,全国各地均有报道,其次是 SCA2、SCA1、SCA7、SCA6 和 SCA12 等(Gu et al,2000 & 2004;Soong et al,2001;Tang et al,2000;Zhou et al,1997 & 1998;陈朴等,2009;王国相等,2011)。王俊岭等应用外显子测序技术定位克隆了 SCA36 致病基因 TGM6(Wang et al,2010)。

SCA 的多种类型属于三核苷酸重复疾病(triplet repeat disease,TRD),又称三核苷酸重复序列动态突变性遗传病,是致病基因内三核苷酸重复序列拷贝数不稳定性异常扩展所致的遗传病。其中三核苷酸为编码序列的疾病称为三联密码重复异常性疾病,目前发现有 CAG 和 GCG 重复扩展疾病,分别对应于编码蛋白中多聚谷氨酰胺链和多聚丙氨酸链。这些三核苷酸重复序列的拷贝数在细胞减数分裂过程中可发生变化,称为动态突变(dynamic mutation)。SCA 系列中有 7 种类型属于多聚谷氨酰胺疾病(polyglutamine disease,polyQ disease),由于基因编码区 CAG 重复扩展导致编码蛋白中多聚谷氨酰胺链延长而致病,包括 SCA1、SCA2、SCA3、SCA6、SCA7、SCA17 和 DRPLA。正常的重复序列变化很少超过一定的范围,从而保持遗传稳定性。当三核苷酸重复扩展超过一定的阈值时,将表现为疾病表型。在大部分三核苷酸重复疾病中,三核苷酸拷贝数在世代相传中呈逐代增多趋势,临床上表现为发病年龄逐代提前,症状逐代加重,即遗传早现(genetic anticipation)现象,父系遗传更为明显。重复次数在很大程度上与发病年龄呈负相关,重复次数越大,发病年龄越小。

【发病机制】

SCAs具有一些共同的病理生理机制(图3-18-2)。至少有7种显性遗传共济失调是由于编码多聚谷氨酰胺链的CAG重复序列扩展而致病,通过几种机制导致疾病。扩展多聚谷氨酰胺链形成特殊的构象从而改变蛋白的结构和功能,引起蛋白之间相互作用,对神经细胞产生毒性作用,倾向于寡聚化,在细胞核内形成包涵体,募集其他蛋白。除了扩展多聚谷氨酰胺链引起蛋白毒性之外,其他类型致病基因突变也可能引起编码蛋白异常折叠,产生非自然构象,引起异常聚集。至少有4种SCAs存在长的非编码重复扩展序列,募集RNA结合蛋白,在细胞核内RNA foci通过干扰剪切,产生RNA毒性。在细胞质(又称胞浆)中,扩展重复相关的非ATG介导翻译(RAN),导致多肽聚集倾向。在部分多聚谷氨酰胺疾病也存在RAN翻译。多种SCAs致病基因编码离子通道或者离子通道相关蛋白,突变引起离子通道功能异常。其他一些SCAs异常蛋白也可间接影响通道功能(图3-18-3)。一些SCAs致病蛋白直接或者间接引起线粒体功能异常,影响细胞能量代谢。多聚谷氨酰胺疾病蛋白倾向于在神经细胞核内形成聚集,提示胞核-胞浆转运异常,引起细胞核完整性破坏。越来越多的证据提示,多种SCAs发病机制包括DNA损伤、染色质乙酰化和转录异常(Klockgether et al,2019)。

【临床特征】

1. 步态异常是大多数SCA患者的首发症状,起初感觉下楼或夜间行走不稳,担心跌倒。约4%的患者出现复视、构音障碍和字迹改变,发作性眩晕可能早于步态异常。疾病进展期逐渐出现言语不清、持物发抖、下肢无力等。不同的SCA类型的表型有一定的差异,取决于受累部位,也存在个体差异。

2. 一些临床特征有助于诊断和鉴别诊断,常染色体显性遗传性共济失调患者出现突眼征和凝视诱发眼球震颤提示SCA3,慢眼动和腱反射减弱提示SCA2,视网膜色素变性和视力下降提示SCA7,头部震颤提示SCA12,智力衰退提示SCA17。此外,SCA具有明显的临床变异性,同一致病基因在不同家系患者甚至同一家系内部的患者间存在表型的不同,这种变异有时是疾病进程中不同阶段的表现,详见表3-18-1。

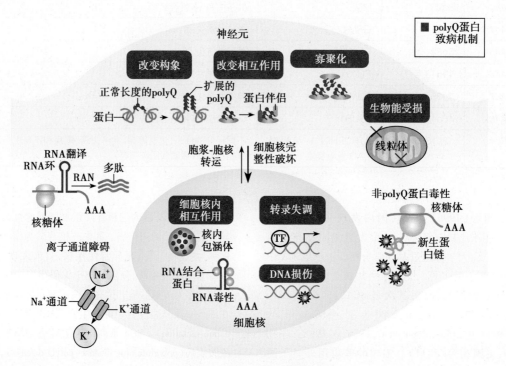

图 3-18-2　SCAs 共有的发病机制

神经元核内:转录异常,RNA 毒性;神经元胞浆:改变蛋白构象,蛋白之间异常相互作用,异常蛋白寡聚化,非 ATG 介导翻译(RAN)引起多肽聚集,影响细胞能量代谢,影响细胞膜离子通道功能

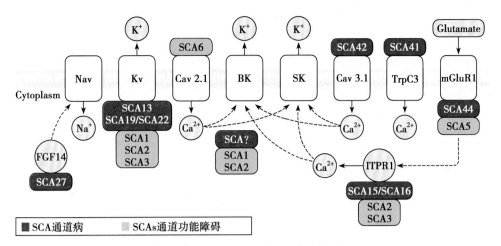

图 3-18-3　SCAs 相关离子通道异常示意

虚线代表蛋白-蛋白或者钙-蛋白相互作用;实线代表通道激活后离子运动方向。BK,大电导钙激活钾离子通道;
Cav,电压门控钙离子通道;FGF14,成纤维细胞生长因子 14;ITPR1,三磷酸肌醇 1 型受体;Kv,电压门控钾离子通
道;Nav,电压门控钠离子通道;SK,小电导钙激活钾离子通道;TrpC3,瞬时受体电位阳离子通道 3 型

3. SCA 具有常染色体显性遗传特点,绝大多数家系可追溯数代患者,同一代中有多个患者,患者后代有 50% 的概率遗传致病等位基因。由于动态突变可引起遗传早现,家系中经常出现后代发病年龄提前,疾病进展较上一代更快。部分患者无明确的家族史,这些患者多数属于隐性遗传性共济失调、线粒体遗传共济失调或 X 连锁共济失调,但部分患者经基因检测最终证实属于 SCA,可能的原因包括:①患者与父母离散,如被收养者;②父母在发病年龄之前亡故;③父母为轻症或中间型患者,不自觉有病(经细致查体及基因检测可明确);④亲代与子代的表型差异较大,被认为不是同一疾病;⑤患者出现了新生突变(de novo mutation)。因此,对于缺乏家族史的共济失调患者不能排除常染色体显性遗传疾病可能性,必要时需进行基因检测,遗传咨询也应慎重。

【基因检测和辅助检查】

1. 基因检测　对遗传性脊髓小脑变性疾病,基因检测是最终的诊断手段,对单一突变的类型更是如此。在 SCA 系列中有多种类型是由单一的动态突变致病,即致病基因区间短串联重复序列扩展突变,包括 SCA1、SCA2、SCA3、SCA6、SCA7、SCA8、SCA10、SCA12、SCA17 和 DRP-LA,可采用荧光标记毛细管电泳片段分析(图 3-18-4)进行检测。重复序列的正常和异常范围参考值见表 3-18-2,需说明的是正常和异常范围来自世界范围内各国家的家系研究报道,随着更多的家系数据积累,该范围也在不断修正中。对扩展重复片段长的类型,可采用三引物 PCR 结合荧光标记毛细管电泳检测,如 SCA10。SCA31 为大片段插入突变,可用特异引物 PCR 结合酶切法检测。

在 SCAs 动态突变检测中须注意以下问题:①家族史:需要仔细追问家族史,有些上一代去世早,或者晚年不明原因卧床、动作慢、不稳、震颤等;②遗传早现:父亲的致病突变遗传给后代时重复序列扩展较为显著,尤其是 SCA2、SCA3、SCA7,有时子女已经发病,而父亲的表型较轻(自觉正常),需要仔细检查,同时做父子(女)基因检测;③正常和异常重复范围的区间小:SCA1、SCA2、SCA6,需要结合上下代检测结果和临床表型进行分析;④SCA6:重复次数可在异常范围下限,需要结合表型分析(单纯小脑萎缩,晚发,病程进展慢);⑤SCA8:异常重复范围待定(>80?),表型变异大;⑥SCA17:中国人正常等位基因重复数目较高,可达到 40 次,需要结合上下代检测结果和临床表型进行分析(共济失调伴智力减退、锥体外系症状、全脑萎缩)。非动态突变类型采用二代测序目标序列捕获(疾病类型致病基因 Panel)、医学外显子测序或全外显子测序进行检测。需要注意的是,SCA 家系中 80% 左右为动态突变疾病,建议首先检测动态突变,或者动态突变检测和二代测序检测同时进行,以免漏诊。确诊 SCA 家系致病基因对于家系后代的生殖干预十分重要。在确诊家系中,建议患者的后代到达婚育年龄检测是否携带致病突变,不建议未成年未发病后代过早检测,以避免由此引起的知情负担。

2. 神经影像学检查　SCA 系列疾病多在一定的病程阶段出现小脑萎缩,但不同类型的特点不同,也存在个体差异。SCA3 在早中期脑干、小脑萎缩不明显,SCA6 主要表现为单纯的小脑萎缩,SCA2 和 SCA7 可见明显的橄榄体脑桥小脑萎缩,SCA17 可见大脑皮质萎缩。然而,SCA 各型之间存在广泛的受累部位交叉,单纯从神经影像学特征难以进行鉴别。

表3-18-2　SCA中三核苷酸正常和异常重复次数参考值

基因名称	正常重复次数	异常重复次数	基因名称	正常重复次数	异常重复次数
SCA1	6~35	41~83	SCA8	15~37	>100
SCA2	14~31	33~77	SCA12	7~32	55~93
SCA3	12~44	51~86	SCA17	25~42	45~66
SCA6	4~18	20~31	DRPLA	3~36	49~93
SCA7	4~27	37~200			

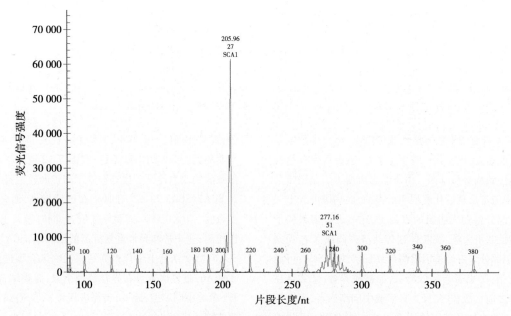

图3-18-4　SCA1患者荧光标记毛细管电泳片段分析

横坐标为片段长度,纵坐标为荧光信号强度。左侧蓝峰为正常等位基因(CAG重复27次),右侧蓝峰为扩展等位基因(CAG重复51次)。红峰为分子内标

【治疗】

共济失调的对症治疗、康复心理治疗和针对特定生化/免疫缺陷的治疗在上文中已提及,遗传性共济失调的治疗策略主要包括两个方面:针对致病基因和发病机制环节的靶向治疗。

1. 致病基因的靶向治疗　RNA靶向干预策略为常染色体显性遗传神经退行性疾病提供了一种有发展前景的基因抑制方式,包括反义寡核苷酸、短干扰RNA、病毒载体介导的短发夹RNA和人造microRNAs。在动物模型研究中,基因抑制技术减少突变基因的表达,具有治疗作用。针对靶向基因的等位基因特异或非特异抑制方法已有长足进步,在小动物和大动物模型研究中,安全性和有效性均显著提高,这种策略可达到精准治疗,但目前给药途径及其成本仍然是存在的问题(Bushart et al,2016)。

2. 针对发病机制环节靶向治疗　在脊髓小脑共济失调(SCA)中,多种类型可能存在共有的发病环节,包括蛋白稳态的破坏、RNA毒性、细胞内钙异常、异常的突触传递、浦肯野细胞膜兴奋性异常等,识别并靶向干预神经元功能障碍的常见机制可能是短期内更有效和现实的治疗策略(Bushart et al,2016)。

(1)针对蛋白稳态异常:SCA系列中有7种类型属于多聚谷氨酰胺病(polyglutamine disease,polyQ disease),包括SCA1、SCA2、SCA3、SCA6、SCA7、SCA17和DRPLA。由于扩增的谷氨酰胺重复序列很容易发生错误折叠,在神经细胞中形成包含多聚谷氨酰胺链的较大的包涵体,以及较小的寡聚蛋白产物,前者可能是细胞蛋白质量控制的副产物,可能是一种保护性反应,而包含多聚谷氨酰胺蛋白质的低聚物可能具有细胞毒性。分子伴侣途径在蛋白质内稳态中起重要作用,多项研究表明Hsp70通路可能对SCA蛋白质的质量控制十分重要,Hsp70激活剂可能是SCA的治疗选择(Pratt et al,2015)。

(2)针对转录异常:多种SCA的发病机制与转录复

合物被破坏导致的基因转录改变相关。有证据表明,组蛋白脱乙酰酶(histone deacetylase,HDAC)活性的改变与几种多聚谷氨酰胺 SCAs 相关。HDAC 抑制剂丁酸钠可改善 SCA3 小鼠的运动功能和存活率(Chou et al,2011)。

(3)针对 RNA 毒性:在多聚谷氨酰胺 SCAs 中,CAG 重复序列转录出的 RNA 产物可能具有单独的细胞毒性,RNA 内的重复序列(包括 CAG 重复序列)倾向于形成不同大小而稳定的发夹结构,这些发夹结构可能在 RNA 链的细胞加工中发挥特定作用,例如募集某些 RNA 结合蛋白以影响翻译或降解(Galka-Marciniak et al,2012)。限制扩增的 CAG 重复序列对于剪接因子和转录因子的募集、限制 RNA 翻译以及异常 miRNA 表达的药物均可能在 SCA 治疗中发挥作用。

(4)针对细胞内钙异常:钙稳态是神经元行使正常功能的重要环节。作为许多细胞过程的介质,细胞质内钙水平受神经元中多种钙缓冲液和转运蛋白的严格调节。浦肯野神经元钙处理的改变是 SCA 动物模型中的明显特征(Chopra et al,2014)。增加钙离子结合蛋白(如 calbindin)表达或抑制细胞内贮存钙离子释放的治疗方法可能改善神经元功能,限制 SCA 中钙介导的神经元毒性。

(5)针对突触的异常:小脑浦肯野神经元平行纤维突触在突触兴奋性输入时表现出可塑性,长时程抑制与小脑学习有关。用 IP3 受体抑制剂丹曲林抑制下游钙释放可提升 SCA2 和 SCA3 小鼠运动能力,也可改善 SCA2 小鼠分子层厚度(Liu et al,2009),提示 SCA 中突触调节异常和细胞内钙水平紧密相关。过量的突触谷氨酸负载,结合浦肯野神经元缓冲细胞内钙浓度的能力下降,使神经元兴奋性增加,可能引起多种 SCA 的兴奋毒性细胞死亡。改善谷氨酸摄取或降低细胞内钙释放的药物可能会改善 SCA 的突触功能。丹曲林和谷氨酸转运激活剂可能具有潜在的治疗能力。

(6)针对浦肯野神经细胞膜兴奋性异常:橄榄-小脑环路的生理功能异常可以导致共济失调。多种小鼠模型研究显示,离子通道基因突变或者表达异常,可通过影响浦肯野神经元放电导致共济失调。小电导钙激活钾离子通道(small-conductance calcium-activated potassium,SK)激活剂,1-EBIO 和氯唑沙宗,均能提升浦肯野神经元放电的规律性,并改善这些小鼠的运动障碍(Alviña et al,2010)。

第三节 常染色体隐性遗传共济失调

常染色体隐性遗传小脑共济失调(autosomal recessive cerebellar ataxia,ARCA)是一组由不同原因导致的神经系统疾病,累及小脑、脑干及脊髓小脑束等,也可累及周围神经,有时伴其他系统和器官损害。本组疾病通常在 20 岁之前发病,表现为平衡异常、不协调、动作性或姿势性震颤和构音障碍等。

由于历史演进的原因,很多疾病具有多种命名和系列名称,造成疾病名称的混乱,需要尽可能了解疾病、表型和基因的对应关系。常染色体隐性遗传小脑共济失调中的部分类型以 SCAR 系列命名(表 3-18-3)。

表 3-18-3 脊髓小脑共济失调隐性遗传型(SCAR)

排序	疾病名称/特征	基因定位	致病基因
SCAR1	共济失调伴眼动失用症 2 型(AOA2)	9q34	Senataxin
SCAR2	小脑共济失调 1 型(CLA1)	9q34	PMPCA
SCAR3	脊髓小脑共济失调伴眼盲和耳聋(SCABD2)	8q24.3	SLC25A2
SCAR4	脊髓小脑共济失调伴快速眼动异常	1p36	VPS13D
SCAR5	先天性痉挛性共济失调伴精神发育迟滞和嗜铬性皮肤血管(GAMOS)	15q23	WDR73
SCAR6	小脑共济失调 3 型	20q11	
SCAR7	小脑共济失调,儿童期起病(CLN2)	11p15	TPP1
SCAR8	纯小脑共济失调(ARCA1)	6q25	SYNE1
SCAR9	小脑共济失调伴癫痫和泛醌缺乏(ARCA2)	1q42	CABC1(COQ8A)
SCAR10	共济失调伴运动神经病 2 型	3p22	ANO10
SCAR11	小脑共济失调伴精神运动发育迟滞	1q32	SYT14
SCAR12	共济失调伴癫痫和精神发育迟滞	16q23	WWOX

续表

排序	疾病名称/特征	基因定位	致病基因
SCAR13	小脑共济失调,隐性遗传,先天性	6q24	GRM1
SCAR14	婴儿期起病脊髓小脑共济失调伴精神运动发育迟滞	11q13	SPTBN2
SCAR15	共济失调伴癫痫,精神发育迟滞	3q29	KIAA0226
SCAR16	共济失调伴或不伴性腺功能减退或者痉挛	16p13	STUB1
SCAR17	先天性共济失调伴精神发育迟滞	10q24	CWF19L1
SCAR18	共济失调,眼动失用,小脑萎缩	4q22	GRID2
SCAR19	共济失调伴耳聋(Lichtenstein-Knorr 综合征)	1p36	SLC9A1
SCAR20	共济失调伴精神发育迟滞	6q14	SNX14
SCAR21	肝脏小脑-神经病	11q13	SCYL1
SCAR22	共济失调伴精神发育迟滞,锥体束征	2q11	VWA3B
SCAR23	共济失调伴癫痫,精神发育迟滞	6p22	TDP2
SCAR24	共济失调伴白内障,儿童期起病	3q22	UBA5
SCAR25	先天性共济失调伴精神发育迟滞	6q21	ATG5
SCAR26	共济失调伴眼动失用和多发神经病	19q13	XRCC1
SCAR27	共济失调伴痉挛和智力障碍	1p12	GDAP2

ARCA 有多种分类方法,从病理生理角度,缺陷基因产物主要在以下环节致病:小脑和脑干发育、线粒体能量生成、中间代谢、DNA 修复和小脑完整性保持。由此,将 ARCA 分为五组:先天性共济失调、线粒体能量代谢相关性共济失调、代谢性共济失调、共济失调伴 DNA 修复缺陷及退行性共济失调。随着病因和发病机制研究进展,对于这类疾病的认识也在不断更新。

一、小脑和/或脑干畸形导致的共济失调

神经影像检查能确定小脑和/或脑干的畸形,主要包括三种疾病。

(一)开曼共济失调

开曼共济失调(Cayman ataxia,CA)仅见于大开曼岛(grand Cayman),由 ATCAY 基因突变所导致,编码的蛋白 caytaxin 参与谷氨酸合成,小脑颗粒细胞和浦肯野细胞突触生成等。

临床特征是发育延迟,早发性肌张力低下,非进展性躯干共济失调,伴眼球震颤、意向性震颤和构音障碍等;MRI 检查提示小脑发育不全。

(二)朱伯特综合征

朱伯特综合征(Joubert syndrome,JS)是一种少见的基因异质性遗传性疾病。迄今已知 34 种基因的致病变异可引起 Joubert 综合征,其中 33 个常染色体隐性遗传,1 个 X 连锁遗传。

临床特征表现是先天性共济失调、肌张力低下和发育延迟,并伴以下特征之一:新生儿呼吸失调、眼运动异常如眼球震颤或眼球运动失用等。部分患者可伴 Leber 先天性黑矇、色素性视网膜病、肾脏和肝脏异常。患者由于小脑中线蚓部发育不全、脚间窝加深、小脑上脚延长,使 MRI 检查在中脑水平轴位像呈特征性"臼齿征"(图 3-18-5)。

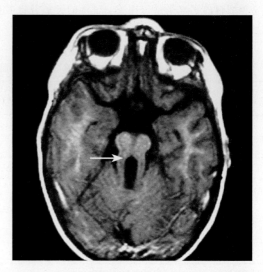

图 3-18-5 脑 MRI 轴位像显示 Joubert 综合征患者的"臼齿征"(箭头所示)

(三)与极低密度脂蛋白(VLDL)受体相关的小脑发育不全

与极低密度脂蛋白(VLDL)受体相关的小脑发育不全

[cerebellar hypoplasia associated with very low density lipo-protein(VLDL) receptor,CHVR]是由编码 VLDL 受体的基因突变所致,VLDL 受体蛋白在小脑和大脑皮质发育中起引导成神经细胞迁移的作用(Türkmen et al,2008)。

临床特征是,严重的发育迟滞,非进展性全小脑共济失调,平足,斜视,中度至重度精神发育迟滞,偶见癫痫和身材矮小。MRI 显示对称性小脑发育不全,尤其在下部,可伴脑干和胼胝体发育不全、皮质脑回平坦等。

二、线粒体能量生成缺陷 导致的共济失调

(一)弗里德赖希共济失调

弗里德赖希共济失调(Friedreich ataxia,FA)是一种常染色体隐性的神经变性病,白种人的发病率为 1/30 000～50 000,携带者频率为 1/60～110。FA 的致病基因定位于9q13-q21.1,编码 frataxin(X25),包含 210 个氨基酸残基,7 个外显子;广泛地表达于心脏、骨骼肌、肝、肾、胰腺和神经系统。Frataxin 为线粒体蛋白,调节铁代谢,介导 Fe-S 亚单位的装配和运输,从而影响复合体Ⅰ、Ⅱ、Ⅲ和顺乌头酸酶功能。蛋白异常主要影响高度有氧代谢器官如心脏和 CNS。基因第 1 个内含子内包含一段 GAA 重复序列,90%以上的 FA 患者表现为 X25 基因 GAA 扩展突变,正常范围为 6～34 次,异常为 67～1 700 次,GAA 重复序列发生扩展后,使 frataxin 表达减少,相应的线粒体酶和复合体减少,出现铁沉积,影响细胞有氧代谢。病理表现为脊髓后索、脊髓小脑束和锥体束脱髓鞘和轴索变性,后根神经节细胞丢失,周围神经感觉轴索变性,小脑皮质和齿状核细胞丢失等。

临床特征是,发病年龄为 2～25 岁,通常小于 20 岁;表现为共济失调,构音障碍,眼球震颤,腱反射减退,下肢无力,病理征,弓形足,可伴脊柱侧弯,肥厚型心肌病以及糖尿病等。

Friedreich 共济失调的治疗主要使用辅酶 Q10(Coenzyme Q10,CoQ10)及其人工合成类似物如艾地苯醌(idebenone),艾地苯醌有心肌保护作用,肥厚型心肌病可用艾地苯醌 5～10mg/(kg·d),长期疗效尚待评价(Gonçalves et al,2008;Cooper et al,2008)。铁离子螯合剂去铁酮(Deferiprone)作为非典型铁离子螯合剂,可减少铁离子在患者线粒体的聚集,避免铁超载,但推荐剂量和治疗效果仍未确定。

(二)共济失调伴辅酶 Q10 缺乏症

辅酶 Q10(coenzyme Q10,CoQ10)也称为泛醌(ubiquinone),它的还原型称为泛醇(ubiquinol)。辅酶 Q广泛存在于生物界,是生物体内脂溶性维生素类物质。

CoQ10 的作用主要包括两方面:①细胞线粒体电子传递链的递氢体,线粒体是细胞的"能量工厂",CoQ10 在能量转化过程中起重要作用。②是细胞自身产生的天然抗氧化剂,可抑制线粒体过氧化,减少氧化应激损伤。在体内主要是还原型辅酶 Q(泛醇),起抗氧化作用。

原发性辅酶 Q10 缺乏症具有遗传异质性和临床变异性,涉及包括中枢神经系统在内的多系统表现。目前分为五种临床亚型:①脑肌病,伴线粒体肌病、复发性肌红蛋白尿和 CNS 症状和体征;②幼婴多系统受累,伴严重的内脏和 CNS 异常;③Leigh 综合征;④单纯的肌病;⑤共济失调。

共济失调亚型是辅酶 Q10 缺乏最常见的临床表现,特征是进行性共济失调、小脑萎缩和肌肉辅酶 Q10 减少,早期症状可有发育延迟、肌张力低下和频繁的跌倒,在青春期前出现全小脑进行性共济失调和构音障碍,可伴痫样发作、肌无力、眼外肌麻痹、眼球震颤、轴索神经病、锥体束征和脊柱侧凸,有时伴有精神发育迟滞或认知衰退等。辅酶 Q10 缺乏症诊断依据是肌肉内辅酶 Q10 含量下降,而血浆内辅酶 Q10 水平一般正常,肌肉组织病理活检正常,脑 MRI 检查显示全小脑萎缩等。

本病治疗可口服辅酶 Q10,剂量应根据治疗反应来调整,可能介于 300～3 000mg/d,疗效可能差异很大,有些患者病情稳定,而有些可能持续进展。治疗反应可能取决于潜在的生化缺陷和疾病病程(Montero et al,2007;Quinzii et al,2008)。

(三)聚合酶 γ 突变导致的共济失调

聚合酶 γ(polymerase gamma,POLG)是核编码基因,其产物在线粒体 DNA 复制中起聚合酶作用,负责保持线粒体 DNA 完整性。

POLG 突变可导致多种临床表型,诸如 Alpers 病、帕金森综合征,以及进行性眼外肌麻痹(Winterhun et al,2005)。

(四)婴儿起病的脊髓小脑性共济失调(infantile-onset spinocerebellar ataxia,IOSCA)

IOSCA 是非特异性感染诱发急性或亚急性小脑病变。特征是约 1 岁时发病,早期症状为手、面部徐动,共济失调、肌张力低下和腱反射消失,随后可出现眼外肌麻痹和感音性神经性耳聋,10 岁后出现触觉、本体觉和振动觉缺失,同时出现严重的远端肌萎缩、弓形足、轻中度认知障碍和视神经萎缩,以及自主神经功能障碍等,女性患者可出现性腺功能减退,难治性癫痫和癫痫持续状态可使神经功能迅速恶化。MRI 检查提示疾病早期小脑半球缩小,随疾病进展出现广泛的橄榄、脑桥及小脑萎缩。IOSCA 是由 C10ORF2 基因突变所导致,该基因编码一种特异的线粒体 DNA 解旋酶 twinkle,对复制和维持线粒体 DNA 十分重要(Nikali et al,2005)。

三、代谢性共济失调

由于代谢性共济失调可以进行针对性治疗，因此早期诊断、早期治疗尤为重要，主要包括共济失调伴维生素 E 缺乏症、无 β 脂蛋白血症或低 β 脂蛋白血症、Refusm 病和脑腱黄瘤病。

（一）共济失调伴维生素 E 缺乏症（ataxia with vitamin E deficiency,AVED）

AVED 又称为家族性单纯的维生素 E 缺乏症。临床特征是共济失调，腱反射减弱或消失，深感觉障碍，构音障碍，以及维生素 E 缺乏等。由于其临床表现与 Friedreich 共济失调（FRDA）相似，曾被误认为是 FRDA 的临床变异型，诊断时易被混淆。AVED 的临床表现变异很大，可以是严重的类 Friedreich 共济失调，也可为轻型病变。患者可在 2~52 岁发病，绝大多数在 20 岁之前，无性别差异。与 FRDA 相同特征包括共济失调、构音障碍、下肢肌无力、音叉振动觉减弱、深反射消失和病理征阳性等，但 FRDA 患者多有心肌病变，10% 的患者有糖尿病，而 AVED 的心肌病变明显很少，未发现糖尿病或糖耐量异常。28% 的 AVED 患者伴头颈运动缓慢，13% 的病例伴肌张力障碍，这两个特征在 FRDA 尚未发现。AVED 患者血浆维生素 E 水平均低于 5μg/ml。目前已知本病为 α-生育酚（维生素 E 的主要形式）转运蛋白（α-TTP）基因突变导致 α-TTP 的转运功能障碍，引起维生素 E 在血和组织中浓度下降，导致一系列神经系统及其他组织损伤。

AVED 治疗包括口服维生素 E 600~2 400mg/d，血清维生素 E 水平可作为剂量调整的依据。α-生育酚原发性缺乏应与小肠脂肪吸收不良和无 β 脂蛋白血症鉴别（Cavalier et al,1998）。

（二）无-β 脂蛋白血症和低-β 脂蛋白血症

无-β 脂蛋白血症（abetalipoproteinemia, ABL）是脂蛋白代谢缺陷导致的多系统疾病，临床继发于脂溶性维生素 A、D、E、K 吸收缺陷。载脂蛋白 B（apolipoprotein B, ApoB）是 VLDL 和 LDL 的主要蛋白，它们的组装依赖于微粒体甘油三酯转运蛋白（microsomal triglyceride transfer protein,MTP），编码 MTP 大亚基（88kD）的基因突变可引起 LDL 和 VLDL 胆固醇降低，从而导致 ABL。

临床特征是棘红细胞增多症、非典型色素性视网膜病，以及脊髓小脑变性等。患者自出生就表现为慢性腹泻和生长迟缓，10 岁后出现神经系统表现，诸如腱反射消失、深浅感觉障碍、肌无力和共济失调，随疾病进展出现非典型色素性视网膜病，表现为视网膜不规则小白斑或小白点，出现夜盲和色盲。实验室检测可发现血清维生素 A、K、E 水平下降，出现贫血、红细胞沉降率增快、纤溶酶原时间延长、肌酸激酶升高等。MTP 缺陷也可导致脂质渗入小肠黏膜和肝脏脂肪变性。神经传导检查提示感觉轴索性神经病。

低-β 脂蛋白血症（hypobetalipoproteinemia,HBL）表现与 ABL 类似，由编码载脂蛋白 B 的 APOB 基因突变引起，APOB 基因杂合突变导致血清 ApoB、VLDL 和 LDL-胆固醇水平低下，而 MTP 杂合突变不导致这些成分减少，只有纯合 MTP 突变才导致脂蛋白成分显著下降（Di et al,2008）。

ABL 治疗主要通过及时补充维生素，如维生素 A 100~400IU/（kg·d），维生素 E 2 400~14 400IU/d，维生素 K 5mg/d，同时建议低脂饮食，补充必需脂肪酸等（Berriot-Varoqueaux et al,2000）。

（三）雷夫叙姆病

雷夫叙姆病（Refsum disease,RD）是一种过氧化物酶疾病，临床特征是色素性视网膜病、小脑共济失调、混合性感觉运动神经病，以及脑脊液蛋白升高等。

本病通常在 20 岁前发病，临床表现为夜盲、视野缩小、视神经萎缩、白内障、玻璃体混浊、眼球震颤，以及嗅觉缺失、耳蜗性耳聋、鱼鳞癣、骨发育异常和心脏异常等。

血清植烷酸水平升高>200mmol/L 提示 RD（参考值<30mmol/L），但并不具有特异性。植烷酸是一种长链分支脂肪酸，自身不能合成，存在于乳制品和红肉中。RD 确诊依据成纤维细胞中植烷酸-CoA 羟化酶活性检测或发现致病基因突变。RD 存在遗传异质性，多数病例由 PHYH 基因（编码植烷酸-CoA 羟化酶）突变导致，其产物是一种过氧化物基质酶，催化分支脂肪酸的氧化。PEX7 基因突变也可导致 RD，该基因编码 peroxin-7，参与输入某些酶，如植烷酸-CoA 羟化酶，PEX7 突变也可导致严重的过氧化物生物合成疾病如斑点状软骨发育异常。

RD 治疗主要是限制植烷酸摄入，必要时血浆交换可降低血清植烷酸水平。治疗可以改善共济失调和鱼鳞癣，但对视网膜病变疗效不确定（Jansen et al,2004）。本病应及早治疗，否则可因心脏疾病导致早亡。

（四）脑腱黄瘤病

脑腱黄瘤病（cerebrotendinousxanthomatosis, CTX）是一种少见的胆汁酸合成疾病。临床主要表现为青少年白内障、慢性腹泻和腱黄瘤，在新生儿期可出现致死性胆汁淤积综合征，20 岁后大多出现进行性神经系统变性，诸如认知衰退、精神症状、小脑性共济失调、进行性痉挛性截瘫和吞咽困难等，个别患者的神经系统表现仅限于脊髓。CTX 具有高度的临床变异度，不伴胆固醇升高的冠心病在成人发病率较高，是重要的死亡原因。

MRI 的 T2WI 和 FLAIR 像显示双侧齿状核及邻近的小脑白质不均一高信号，此外可见小脑、脑干和大脑萎缩，以及大脑白质弥散高信号病灶（图 3-18-6）。CTX 是由 CYP27A1 基因突变导致，该基因编码甾醇 27-羟化酶，主要在肝脏表达，是胆汁酸（包括鹅去氧胆酸）合成所必需的。

增高的血清胆甾烷醇是 CTX 的生物化学标记。通

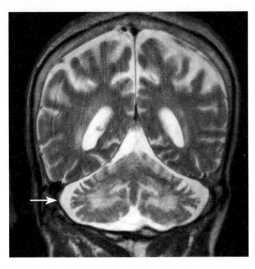

图 3-18-6　脑 MRI 冠状位 T2WI 像

显示脑腱性黄瘤病患者小脑萎缩,齿状核及其邻近的小脑白质呈 T2WI 高信号

过口服鹅去氧胆酸 CTX 可以得到治疗。口服他汀类药物如普伐他汀可抑制 HMG-CoA 还原酶,对 CTX 也有治疗作用(Federico et al,2003)。

四、共济失调伴 DNA 修复缺陷

本组疾病具有共同的发病环节,即 DNA 单链或双链修复缺陷,导致眼外肌麻痹和共济失调。

(一)共济失调-毛细血管扩张症

共济失调-毛细血管扩张症(ataxia-telangiectasia,AT)的多数患者是由于 ATM 基因复合杂合突变所致,已发现大量的序列变异,基因型与表型相关性很复杂。ATM 基因编码的 ATM 丝氨酸/苏氨酸激酶是一个包括 3 056 个氨基酸的蛋白,为磷脂酰-肌醇-3-激酶(PI3-K)复合体的一部分,在细胞周期中负责 DNA 修复。ATM 基因包含 66 个外显子,应用目前的技术进行序列分析很烦琐。

本病大多在 3 岁前起病,表现为进行性共济失调,作为该病标志的毛细血管扩张在 2~8 岁出现,见于 90% 以上的患者,常见于眼结膜(图 3-18-7)、耳、面和颈部。可出现各种眼运动异常,诸如视动性眼球震颤、凝视诱发的眼球震颤、辨距不足或扫视延迟、追踪运动延迟、斜视和眼运动失用。5 岁后出现构音障碍、吞咽困难、面部表情缺乏、全身性肌张力障碍、周围神经病,以及运动障碍如震颤或舞蹈手足徐动,通常在 10 岁以前丧失独立行走能力。认知水平通常正常,严重的构音障碍和不协调会给人留下精神发育迟滞的印象。免疫缺陷(主要是体液免疫缺陷)导致慢性窦肺感染(sinopulmonary infections)和肿瘤易感性增高,是 AT 的另一重要特征,本病的淋巴增

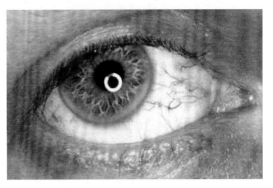

图 3-18-7　显示共济失调-毛细血管扩张症(AT)患者的结膜毛细血管扩张

殖性疾病也显著增高。由于 AT 患者的高放射敏感性和对化疗药物明显副作用,对 AT 诱发的癌症治疗很困难。

实验室检测有助于诊断 AT,如 95% 的患者血清甲胎蛋白(AFP)升高,血清 IgA、IgE 降低,外周血淋巴细胞计数减少,B 淋巴细胞正常或升高。染色体核型分析显示 7 号染色体和 14 号染色体易位,放射敏感性测试可发现染色体具有断裂倾向。AT 患者应避免接受 X 线检查和 CT 扫描。脑 MRI 显示小脑萎缩,自小脑半球和上蚓部开始,发展到广泛小脑萎缩,大脑形态、结构一般正常(Taylor et al,2005;Perlman et al,2003)。

(二)类共济失调-毛细血管扩张症

类共济失调-毛细血管扩张症(ataxia-telangiectasia like,ATL)是由位于 11q21 的 MRE11 基因(与 ATM 相邻)突变所致,基因产物是 MRN 复合体的组成部分,该复合体具有识别 DNA 双链断点的作用(Taylor et al,2004)。

ATL 是一种罕见的慢性进展性共济失调,1~7 岁发病,伴眼运动失用和构音障碍,无明显的认知障碍。与 AT 不同,ATL 不伴眼、面部毛细血管扩张。初期腱反射活跃,随后减退,疾病进展期舌、面运动迟缓,舞蹈-手足徐动症、肌张力障碍等症状提示基底节受累。ATL 进展至青春期,此后较稳定。ATL 的感染或肿瘤风险不增高,也与 AT 不同。脑 MRI 显示小脑萎缩,无特异性实验室检查,通常存在放射敏感性,但要比 AT 程度轻。

(三)共济失调伴动眼运用不能 1 型

共济失调伴动眼运用不能 1 型(ataxia with oculomotor apraxia type 1,AOA1)是由编码 APTX 基因突变所致,基因产物是一种在单链 DNA 修复中起作用的核蛋白 aprataxin,其作用途径与 ATM 蛋白相近。AOA1 最早在日本被报道,是日本最常见的隐性遗传性共济失调类型,世界其他地区也有报道(Le et al,2003)。

AOA1 以不自主运动、舞蹈症、肌张力障碍和/或进行性小脑共济失调、构音障碍、头和手震颤为特征。1~20 岁起病,发育迟缓可在神经症状前出现。随疾病进展,出

现明显的周围神经病表现,如远端肌萎缩、弓形足、深浅感觉障碍、腱反射减弱或消失。AOA1 最与众不同的体征是眼外肌运动异常,如凝视诱发眼球震颤(见于所有的患者)、眼球运动失用(86%的患者)、扫视性追踪运动、辨距不足的扫视运动、凝视不稳定和过度的瞬目等。在疾病晚期,眼球运动失用可能被进行性眼外肌麻痹掩盖。实验室检查可发现低白蛋白血症和高胆固醇血症,肌酸激酶偶可升高。神经传导速度检查显示感觉运动轴索神经病。MRI 可见明显的小脑萎缩、轻度脑干萎缩,晚期可见大脑皮质萎缩。腓神经活检提示有髓纤维减少,无髓纤维保留。

(四)共济失调伴动眼运用不能 2 型

共济失调伴动眼运用不能 2 型(ataxia with oculomotor apraxia type 2,AOA2)是由 *SETX* 基因突变所致,基因产物 senataxin 具有 DNA 和 RNA 解旋酶活性,在 RNA 加工和 DNA 修复中起作用(Le et al,2004)。Senataxin 的一些突变也可引起肌萎缩侧索硬化 4 型(ALS4)(Duquette et al,2005)。

AOA2 多在 8~25 岁起病,以进行性共济失调为特征,构音障碍、运动轴索神经病和眼球运动失用见于 50% 以上的患者,扫视性追踪见于所有患者,凝视诱发眼球震颤见于 89% 的患者,双侧外展受限伴斜视见于 61% 患者。肌张力障碍、头部和肢体姿势性震颤、舞蹈、弓形足和脊柱侧凸偶见。认知功能通常保留,但执行功能障碍有时可观察到。女性患者可出现卵巢功能早衰。疾病进展缓慢,多数患者发病 10 年后需要坐轮椅。实验室检查显示几乎所有患者甲胎蛋白增高,部分患者肌酸激酶、胆固醇和免疫球蛋白 IgG 和 IgA 升高、白蛋白降低。脑 MRI 显示小脑弥散性萎缩,蚓部尤著,个别病例伴脑桥萎缩。神经传导检查显示感觉-运动轴索神经病,神经活检显示大的有髓鞘纤维受损严重。

(五)共济失调伴动眼运用不能 3 型

共济失调伴动眼运用不能 3 型(ataxia with oculomotor apraxia type 3,AOA3)是最近报道的一种常染色体隐性遗传共济失调,致病基因尚未定位,成纤维细胞研究提示 DNA 修复缺陷(Gueven et al,2007)。

AOA3 的表型类似 AT,8 岁之后发病。临床特征包括步态共济失调、构音障碍、眼动失用和大脑萎缩,无毛细血管扩张。

(六)脊髓小脑性共济失调伴轴索神经病 1 型

脊髓小脑性共济失调伴轴索神经病 1 型(spinocerebellar ataxia with axonal neuropathy type 1,SCAN1)首次于 2002 年在沙特阿拉伯一个近亲结婚的大家系中发现,由 *TDP1* 基因突变引起,编码酪氨酰 DNA 磷酸二酯酶(TDP1),参与单链 DNA 修复(Takashima et al,2002)。

SCAN1 发病年龄在 14 岁左右,以中度共济失调、构音障碍、肌无力、远端肌萎缩、弓形足、振动觉及位置觉减退为特征,可出现癫痫,但无认知衰退或眼球运动异常,神经传导研究提示感觉-运动轴索神经病,偶见低白蛋白和胆固醇升高。脑 MRI 检查可见轻度小脑和大脑萎缩。

五、退行性共济失调

退行性共济失调的共同特征是,由于所涉及的蛋白作为分子伴侣在蛋白折叠中起作用,包括以下两种疾病:

(一)夏利华-萨格奈痉挛性共济失调(spastic ataxia of Charlevoix-Saguenay,SACS)

SACS 最早是在加拿大魁北克省 Charlevoix-Saguenay 地区发现的,该地区新生儿的 SACS 发病率约为 1/1 932,每 22 个居民中就有一个基因突变携带者。SACS 在世界各地已陆续被报道,SACS 是由位于 13q11 的 *SACS* 基因突变引起,基因产物 sacsin 为分子伴侣,辅助蛋白折叠,但具体发病机制尚不明确(Bouhlal et al,2011)。

SACS 表现为幼儿运动发育迟缓、频繁摔倒和步态不稳,常被误诊为脑性瘫痪,疾病进展缓慢,在 20 岁前出现步态共济失调、构音障碍和痉挛性截瘫,之后出现下肢周围神经病,锥体束征可能被周围神经病所掩盖,但病理征在疾病后期持续存在。有些患者眼底出现视神经纤维过度髓鞘化,由视盘放射植入到视网膜血管,是 SACS 的独特表现(图 3-18-8)。神经传导速度检查显示轴索神经病伴有轻度脱髓鞘,感觉纤维较运动纤维受损严重。脑 MRI 显示小脑蚓部萎缩,尤其是上蚓部。

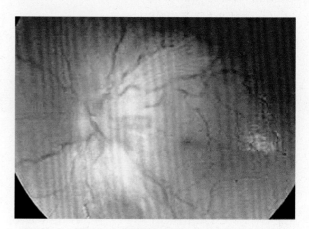

图 3-18-8　夏利华-萨格奈痉挛性共济失调患者显示眼底视神经纤维过度髓鞘化

(二)马里内斯库-舍格伦综合征

马里内斯库-舍格伦综合征(Marinesco-Sjögren syndrome,MSS)是由于 *SIL1* 基因突变所致,它编码热休克蛋白 70 家系成员 HSPA5 的核苷酸交换因子,热休克蛋白 70 家系成员是高度保守的分子伴侣,辅助稳定和折叠新合成的多肽,*SIL1* 基因产物的减少导致内质网蛋白合成减少(Senderek et al,2005)。

MSS是一种累及多个系统的疾病,表现为先天或早发的白内障、发育延迟、小脑共济失调,以及轻到中度精神发育迟滞。小头畸形、眼球震颤、身材矮小、脊柱侧凸、高促性腺激素性的性腺功能减退以及肌病是常见的表现,患者可伴周围神经病、耳聋、视神经萎缩、斜视、痉挛状态和抽搐,疾病进展缓慢。脑MRI检查常显示小脑萎缩或发育不良,其他不常见的表现包括皮质萎缩和白质脑病,血清肌酸激酶常升高,肌活检显示慢性肌病、镶边的肌膜下液泡等。

第四节　散发性共济失调

散发性共济失调的含义比较模糊,较公认的定义是成年起病、进行性加重的共济失调,病因复杂,主要包括获得性共济失调和非遗传性神经退行性共济失调,一些家族史不详的遗传性共济失调或新发突变的个体在临床上也表现为散发性共济失调(Klockgether et al,2010;Lieto et al,2019)。

一、获得性共济失调

获得性共济失调包括中毒性、维生素缺乏性、免疫性、慢性中枢神经系统感染性等原因。

（一）中毒性获得性共济失调

1. 酒精小脑变性(alcoholic cerebellar degeneration,ACD)　这是一种慢性小脑疾病,常见于长期嗜酒的中年男性,是慢性共济失调最常见的类型之一。病变主要累及小脑蚓部及邻近的小脑皮质,有的仅累及锥体束。ACD的发病机制复杂,包括乙醇、乙醛及其高毒性衍生物对神经元的毒性作用,以及继发性维生素B_1缺乏导致的损害。临床症状包括严重的步态和下肢共济失调,而上肢共济失调、发声及眼球运动症状较轻。MRI检查常见小脑蚓部萎缩(Yokota et al,2006)。戒酒和补充维生素B_1可改善共济失调症状。

2. 其他的毒物接触　临床上最常见的包括锂剂、苯妥英钠、甲苯,以及抗肿瘤药物如五氟尿嘧啶和阿糖胞苷等。此外,重金属诸如汞、铅和铊等在体内蓄积也可引起小脑损害。治疗主要是迅速终止和切断有毒物质接触,对急性中毒患者,首选血液透析和血浆置换疗法。

（二）维生素缺乏性获得性共济失调

1. 维生素B_1缺乏　大多与酒精中毒协同引起小脑损害,由于摄入少、吸收障碍以及酒精对维生素B_1依赖酶的直接毒性作用所致。严重的维生素B_1缺乏可导致急性或亚急性韦尼克脑病(Wernicke encephalopathy,

WE),表现为共济失调、复视、周围神经病和癫痫发作,以及意识模糊等临床综合征。大剂量维生素B_1可改善WE的症状。

2. 维生素B_{12}缺乏　常由胃病引起的内因子缺乏导致巨细胞性贫血、运动感觉性多发神经病及亚急性脊髓联合变性等,后者可表现为感觉性共济失调。主要疗法是肌内补充或长期大剂量口服维生素B_{12}。

3. 维生素E缺乏　主要是由于各种胃肠道疾病引起吸收不良所致,包括乳糜泻、胆囊纤维化、短肠综合征等。临床表现为姿势和步态共济失调、构音障碍、感觉神经病及腱反射消失等。治疗可采用长期肌内注射维生素E 100~200mg/d。

（三）免疫介导小脑共济失调

1. 副肿瘤性小脑变性(paraneoplastic cerebellar degeneration,PCD)　这是一组免疫介导的小脑变性疾病,是副肿瘤综合征最常见的神经系统表现之一。早期主要影响小脑蚓部和中线结构,表现为躯干共济失调,少数患者以位置性眩晕、构音障碍或复视为首发症状,大多数伴有体重下降,通常呈亚急性或慢性病程,症状在数周至数月内进展,6个月左右达峰(Shams' ili et al,2003)。其神经病理标志是弥漫性浦肯野细胞丢失,伴下橄榄体继发性变性,是肿瘤异常表达针对神经元抗原的自身抗体引起。目前已知的神经副肿瘤抗体多达30种,以抗Yo和抗Tr抗体最具有诊断特性(Jarius et al,2015)。约84%的小脑共济失调伴神经副肿瘤抗体患者最终可发现癌肿,最常见的是妇科(卵巢、子宫、乳腺)肿瘤,小细胞肺癌以及霍奇金淋巴瘤等(Shams' ili et al,2003)。因此,盆腔和乳腺超声,甚至全身CT扫描应作为常规检查。

本病治疗,以抗肿瘤治疗为基础,包括癌肿切除、放疗或化疗等。对不伴肿瘤或肿瘤治疗后效果不佳的患者,可考虑应用糖皮质激素、静脉注射免疫球蛋白(intravenous immunoglobulin,IVIg)等治疗。然而,由于广泛的神经元丢失,治疗仅能暂时延缓疾病进展,总体预后较差(Mitoma et al,2015)。

2. 抗-GAD共济失调(gluten ataxia,GA)　谷氨酸脱羧酶(glutamic acid decarboxylase,GAD)是CNS抑制性神经递质γ-氨基丁酸(gamma-aminobutyricacid,GABA)合成的限速酶,在CNS-GABA能神经元和胰岛β细胞中以GAD65和GAD67两种构型表达。抗GAD65抗体既可作为神经系统免疫性疾病的生物学标志物,包括僵人综合征、小脑共济失调等,还可以介导1型糖尿病、自身免疫性甲状腺疾病等。接近70%的患者可同时表现为上述一种或多种综合征(McKeon et al,2017)。GAD65-小脑共济失调主要见于中老年女性,亚急性或慢性起病,多表现为进行性小脑共济失调。

本病治疗,目前尚缺乏标准的免疫治疗方案。对亚急性起病的患者,激素、IVIg、血浆置换和利妥昔单抗等可作为急性期诱导治疗,绝大多数患者经过免疫治疗后远期预后良好。缓解期建议重复IVIg、长期口服激素或硫唑嘌呤等免疫抑制剂预防复发,对于慢性型患者,免疫治疗效果有限,大多数患者远期预后不佳(Mitoma et al,2015)。

3. 谷蛋白共济失调(gluten ataxia,GA) 乳糜泻(celiac disease,CD)是一种自身免疫性疾病,也称为麦胶敏感性肠病或谷蛋白病,是具有遗传易感性的个体摄入谷蛋白后导致不同系统产生过度的免疫反应,可累及多个脏器,主要表现为肠病、疱疹样皮炎和神经系统疾病(Sapone et al,2012)。研究显示与人类白细胞抗原(HLA)Ⅱ类分子强烈相关,尤其是HLA.DQ2和HLA.DQ8。谷蛋白共济失调为谷蛋白过敏的血清学标志物(抗麦醇溶蛋白抗体[anti-gliadin antibodies,AGA])阳性的特发性散发共济失调。谷蛋白共济失调是乳糜泻的最常见神经系统损害类型,占欧美人群进行性共济失调患者的25%(Hadjivassiliou et al,2016)。GA的发病被认为是小脑浦肯野细胞上的抗原成分与谷蛋白存在交叉免疫反应(Sapone et al,2012)。GA通常表现为单纯小脑共济失调,通常起病隐匿,进展缓慢,平均发病年龄为53岁,男女均可罹患。GA患者胃肠道症状不足10%。对于进行性GA患者推荐常规进行IgG和IgA型AGA及tTG抗体初筛,再行检测特异度更高的抗肌内膜抗体和抗脱酰胺麦胶肽抗体。

GA的治疗首选无麸质饮食治疗,治疗效果取决于病程长短,因此尽早识别并早治疗显得极为必要。对于无麸质饮食治疗无效的患者可考虑联合IVIg等免疫治疗(Sapone et al,2012)。以往观点认为GA主要在欧美人群中发病,近年来亚洲国家也有病例报道,Guan等采用血清学检测首先发现了中国大陆地区谷蛋白共济失调病例(Guan et al,2013),张伟赫等对1例血清学和十二指肠病理证实的GA患者进行临床、影像、病理学特点及治疗方法的总结(张伟赫等,2019)。

4. 桥本脑病的小脑共济失调型 桥本脑病(Hashimoto encephalopathy,HE)是一种与自身免疫性甲状腺疾病相关的脑病综合征,其临床表现多样,对使用激素治疗敏感。由于HE发病机制不明,又缺乏特异性抗体,HE是否是一种独立疾病一直存在争议。依据受累部位及临床表现不同,HE可分为多种类型,其中约6%的HE患者以小脑共济失调为独立的或主要表现。多国学者(以日本为主)先后报道了18例表现为小脑共济失调的HE患者,临床特征是,急性起病或慢性进展性病程,平均发病年龄53岁,女性略多于男性,血清抗甲状腺抗体(anti-thyroid antibodies,ATA)阳性几乎见于全部患者,部分患者可检测到氨基末端抗α-烯醇化酶抗体。影像学所见与疾病的严重程度不符合,通常正常或仅表现为轻度小脑萎缩。

鉴于HE的可治疗性,对于抗甲状腺抗体(ATA)阳性的脑病/脑炎患者,慎重排除其他病因时诊断HE,并试验性给予激素等免疫治疗是合理的。大剂量激素治疗效果良好,大多可获得临床痊愈。少数患者可能在激素减量过程中复发,需酌情加用免疫抑制剂(Mitoma et al,2015)。

(四)中枢神经系统感染性获得性共济失调

一些慢性神经系统感染性疾病可能导致进展性共济失调,最常见的疾病包括脊髓痨、莱姆病、AIDS、Creutzfeldt-Jakob病,以及一种罕见的慢性感染性疾病,肠源性脂肪代谢障碍惠普尔病(Whipple disease)。

二、遗传性疾病

在散发性共济失调患者中,可能包括一些家族史不详的遗传性共济失调患者,包括以下几种疾病:

(一)成年起病的常染色体隐性遗传病

包括轻型Friedreich共济失调,以及几种可在成年期起病的有共济失调表现的溶酶体病,诸如Krabbe病、Niemann-Pick病和Tay-Sachs病等(Sedel et al,2008)。

(二)家族史不详的常染色体显性遗传病

家族史不详的常染色体显性遗传病可能表现为散发性原因,包括患者与父母离散,或者父母在发病年龄以前亡故;父母为轻症患者或中间型患者,未发觉自己有病;亲代与子代的表型差异颇大,不被认为是同一疾病;患者出现了新生突变等。

(三)脆性X-连锁相关震颤/共济失调综合征

脆性X-连锁相关震颤/共济失调综合征(fragile-X-associated tremor/ataxia syndrome,FXTAS)多见于男性,由脆性X综合征1基因(FMR1)5'非翻译区CGG重复扩展前突变(55~200次)引起,临床表现为进行性小脑共济失调、震颤,常伴认知衰退、帕金森综合征、周围神经病和自主神经功能障碍等(Jacquemont et al,2007)。

三、非遗传性神经退行性共济失调

部分散发病例无法找到遗传性或获得性病因,归于非遗传性神经退行性共济失调,包括多系统萎缩小脑型和散发性成年起病的共济失调,后者也称为特发性晚发小脑共济失调。

(一)多系统萎缩小脑型(MSA-C)

多系统萎缩(multiple system atrophy,MSA)作为一种进行性神经系统变性疾病,是由Graham和Oppenheimer于1969年首先提出,成年起病,多为40~60岁,临床表现复杂多样,主要包括自主神经功能障碍、帕金森综合征、共济失调,以及锥体系统功能障碍等。少突胶质细胞胞质α-突触核蛋白(α-synuclein)阳性包涵体是 MSA 的神经病理特征,因此 MSA 被归类于突触核蛋白病(synucleinopathy)。根据近 10 年对 MSA 的临床研究,Gilman 等(2008)发表了多系统萎缩第二版诊断共识,限定 MSA 为散发的、进展性、成人起病(>30 岁)的神经系统变性疾病。

根据患者临床表型的特点,可分为多系统萎缩帕金森病型(MSA-P)和多系统萎缩小脑型(MSA-C)。MSA-C 经常被临床医生诊断为 OPCA,表现为步态共济失调伴构音障碍,以及肢体共济失调。在不同种族背景的人群中,MSA-P 和 MSA-C 分型比例不同,在欧美国家,MSA-P 型患者约占 MSA 总数的 80%,日本的 MSA-C 型所占比例较大。MRI 检查显示,MSA 患者壳核、小脑中脚和脑干萎缩,在 T2WI 像可见桥脑"十字征"、壳核"裂隙征",以及壳核背外侧低信号等,但这些信号改变缺乏特异性。与散发的晚发性共济失调相比,MSA 的病程进展较快,平均病程 8~9 年,早期出现自主神经功能障碍的患者预后不良。目前治疗包括对症治疗和神经保护治疗,改善患者

的自主神经功能障碍对延缓病情进展颇为重要(Gilman et al,2008;Wenning et al,2009)。

(二) 散发性成年起病的共济失调

散发性成年起病的共济失调(sporadic adult-onset ataxia,SAOA)又称为特发性晚发小脑共济失调(idiopathic late-onset cerebellar ataxia),多为小脑皮质和下橄榄体受累,曾被称为小脑橄榄变性(cerebello-olivary degeneration)。患者大多于 50 岁左右起病,较 MSA-C 进展慢,一般不影响寿命。神经影像学检查显示纯小脑萎缩,但可伴轻度非共济失调表现,如感觉异常、伸性跖反射等。这组患者存在临床变异,随着基因学研究及其他辅助检查技术的发展,这类疾病将可能逐步归于不同的病因。

参考文献

第十九章

运动神经元病
Motor Neuron Diseases

（樊东升）

第一节 神经系统变性疾病概述

（崔丽英）

神经系统变性疾病（neurodegenerative diseases）是指神经系统中某些特定的神经元逐渐发生萎缩、丢失，从而导致相应结构发生病变的一组疾病，多数疾病的病因和发病机制尚不明确。随着分子生物学的进展，部分有家族史的患者检测到特定的基因突变也称为遗传变性疾病。变性疾病的临床特征是，通常起病隐袭，缓慢进展，早期诊断困难，治疗效果有限。

对神经系统变性疾病的认识经历漫长的历史进程，19世纪初叶，人们对神经系统变性的认识和分类主要是通过临床表型，最有代表意义的是 James Parkinson 首次报道了"震颤麻痹"（帕金森病），Jean-Martin Charcot 确认肌萎缩侧索硬化（ALS）为独立疾病，Alois Alzheimer 首次报道了1例51岁女性患者认知功能障碍，病理检查发现皮质神经元缺失和老年斑，命名为阿尔茨海默病。神经系统变性的共同特点是选择性的影响某些解剖部位和具有特定生理功能的神经元，特别是早期这种选择更明显。如 PD 患者黑质多巴胺能神经元、嗅球及迷走神经背核。AD 患者内嗅皮质、海马、蓝斑核等，晚期锥体束和大脑皮质弥漫性受累。Huntington 舞蹈病（HD）患者纹状体 GABA 能神经元受累（图3-19-1）。神经系统变性疾病的晚期可以出现多个系统的损害，或者受累区域在不同的疾病存在重叠现象。FTD、AD 和 HD 均可累及大脑皮质，基底节病变见于 PD、HD、AD 和 FTD 等。临床表现为多种核心症状重叠的特征，如 ALS 合并认知功能损害，ALS 合并 FTD，有学者提出"谱系疾病"的概念。随着分子生物学等各种技术的进步，发现神经系统变性疾病的异常蛋白沉积，纤维缠结中 Tau 蛋白异常磷酸化见于 AD、FTD 和 PSP 等。TDP-43 为 ALS/FTD 神经元泛素胞内包涵体的主要成分，有人提出 TDP-43 蛋白病。家族性 ALS 患者中发现 FUS 基因突变，FTD 患者中也发现 FUS 阳性包涵体。α-突触核蛋白在 AD、家族性 PD 等患者脑组织中。异常蛋白的沉积在神经退行性疾病的发病机制中起到了重要的作用，有学者提出了神经退行性蛋白病的概念。

神经系统变性疾病的治疗也是随着对疾病机制的认识的提高不断提出新的方法和策略。最好的治疗是根据临床表型进行对症治疗，例如治疗 PD 的多巴胺制剂和多巴胺受体激动剂等。随着对病理和发病机制的认识，近年药物的研发侧重于异常蛋白的清除，但是结果并不令人满意。神经保护治疗和抑制炎症损伤等仍是目前治疗研究的重点。

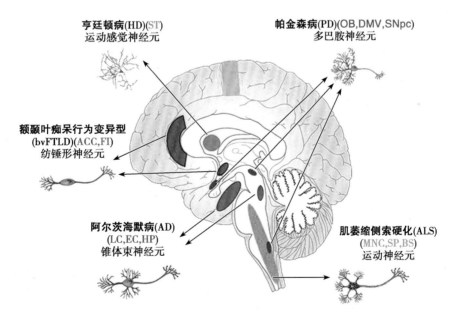

图 3-19-1 神经系统变性疾病的脆弱区域和神经元

在不同的神经系统变性疾病早期受累的区域用不同的颜色表示。病变部位（彩色标注）自左上顺时针分别为：HD：ST（striatum）纹状体；PD：OB（olfactory bulb）嗅球、DMV（dorsal motor nucleus of the vagus）迷走神经背侧运动核，SNpc（substantia nigra pars compacta）黑质致密部；ALS：MNC（motor neocortex）运动新皮质；SP（spinal cord）脊髓；BS（brainstem）：脑干；AD：LC（locus coeruleus）蓝斑；EC（entorhinal cortex）内嗅皮质；HP（hippocampus）海马；bvFTLD：ACC（anterior cingutate cortex）前扣带回皮质；FI（frontal insula）额叶脑岛

【病理】

变性的病理过程主要表现为神经元慢性萎缩及消失,累及神经元的胞体、树突、轴突及髓鞘等,不伴强烈的组织或细胞反应,脑脊液无变化或变化轻微,蛋白含量轻度升高。因变性主要导致组织缺失,影像学检查无明显变化或仅有组织体积减小及相应含脑脊液结构的扩大,影像学检查有助于区别神经源性萎缩性疾病与其他神经系统进行性疾病,如肿瘤、感染及炎症性疾病等。许多变性疾病选择性累及神经元的解剖及生理相关结构,如肌萎缩侧索硬化(ALS)病变限于皮质、脑干及脊髓的运动神经元,某些进行性共济失调仅累及小脑浦肯野(Pukin-je)细胞等。因此,这些变性疾病统称为系统性萎缩或系统性神经元萎缩,其中的许多类型具有遗传特质。某种特定的神经元系统性受累可见于变性疾病及其他疾病,如白喉毒素选择性侵犯脊神经节附近的周围神经髓鞘,磷酸三甲酚酯同时损害皮质脊髓束和脊髓运动神经元等。Alzheimer 病选择性较差,晚期病变呈弥漫性分布。

【分类】

大多数神经变性疾病的病因尚不清楚,无法按病因分类。目前的分类方法主要是根据临床表现与病理结合的方式进行分类(表 3-19-1)。痴呆运动神经元病将在第二十一章讨论;进行性共济失调综合征在本篇第十八章讨论。

表 3-19-1 神经系统变性疾病的分类

Ⅰ. 进行性痴呆综合征,其他神经体征缺失或不明显
(syndrome of progressive dementia,other neurologic signs absent or inconspicuous)
 A. 阿尔茨海默病
 B. 一些路易体病的病例
 C. 额颞叶痴呆-匹克病,包括行为变异、原发性进行性失语症(多种类型)
 D. 后部皮质萎缩(视空间性痴呆)

Ⅱ. 进行性痴呆合并其他神经系统异常综合征
(syndrome of progressive dementia in combination with other neurologic abnormalities)
 A. Huntington 舞蹈病
 B. 路易体病(帕金森病特征)
 C. 皮质基底神经节变性(强直,肌张力障碍)
 D. 皮质-纹状体-脊髓变性(痉挛状态)
 E. 额颞叶痴呆-肌萎缩侧索硬化综合征
 F. 家族性痴呆伴痉挛性截瘫、肌萎缩或肌阵挛
 G. 多聚葡聚糖全身性疾病(神经病)

Ⅲ. 姿势运动障碍综合征
(syndrome of disordered posture and movement)
 A. Parkinson 病
 B. 多系统萎缩,MSA-P(纹状体变性,自主神经功能衰竭)
 C. 进行性核上性麻痹
 D. 变形肌张力障碍
 E. 亨廷顿舞蹈病(舞蹈病)
 F. 神经棘红细胞舞蹈病
 G. 皮质基底神经节变性
 H. 路易体病
 I. 局限性失张力障碍,包括痉挛性斜颈和梅杰综合征

Ⅳ. 进行性共济失调综合征
(syndrome of progressive ataxia)
 A. 脊髓小脑性共济失调
  1. Friedreich 共济失调症
  2. 非 Friedreich 共济失调(保留反射、震颤、性腺功能减退、肌阵挛,以及其他疾病)
 B. 小脑皮质性共济失调
  1. Holmes 型家族性单纯性小脑橄榄体萎缩
  2. 迟发性小脑萎缩
 C. 遗传性和散发性小脑共济失调(晚发性共济失调伴脑干及其他神经系统疾病)
  1. 多系统萎缩(MSA-C)
  2. 齿状核-红核变性(Ramsay Hunt 型)
  3. 齿状核红核苍白球萎缩
  4. Machado-Joseph-Azorean 病,SCA-3(共济失调,基底节特征)
  5. 其他并发常染色体显性遗传性视网膜病变,眼肌麻痹,眼球运动缓慢,多发性神经病变,视神经萎缩,耳聋,锥体外系特征,痴呆

Ⅴ. 慢性进展的肌无力和肌萎缩综合征
（syndrome of slowly developing muscular weakness and atrophy）
  A. 肌萎缩性运动障碍
   1. 肌萎缩侧索硬化症
   2. 进行性脊髓性肌萎缩
   3. 进行性延髓麻痹
   4. 肯尼迪综合征和其他遗传形式的进行性肌萎缩和痉挛性截瘫
   5. 运动神经元病伴额颞叶痴呆
  B. 无肌萎缩痉挛性截瘫
   1. 原发性侧索硬化
   2. 遗传性痉挛性截瘫

Ⅵ. 感觉和感觉运动障碍
（sensory and sensorimotor disorders）
  A. 遗传性感觉运动神经病-腓骨肌萎缩症（Charcot-Marie-Tooth）；肥大性间质性多发性神经病（Déjerine-Sottas）
  B. 纯感觉或感觉为主神经病或运动神经病
  C. Riley-Day 自主神经退化

Ⅶ. 伴或不伴其他神经系统疾病的进行性失明综合征
（syndrome of progressive blindness with or without other neurologic disorders）
  A. 视网膜色素变性
  B. 乙型斯塔格特病
  C. 老年黄斑变性

Ⅷ. 退行性神经感觉性耳聋
（syndromes characterized by degenerative neurosensory deafness）
  A. 纯神经感觉性耳聋
  B. 遗传性伴有视网膜疾病的听力障碍
  C. 遗传性伴神经系统萎缩的听力障碍

【临床表现】

1. 神经系统变性疾病通常起病隐袭，进展缓慢，通常历经十余年或更长时间，在相当长的时间内可维持正常的神经系统功能，这与许多代谢性疾病不同。因此，多数患者及家属无法准确说出发病日期，有时症状突然出现，特别是伴外伤、感染、手术或情绪激动等情况，仔细了解病史可发现症状早已存在，只因轻微未引起注意而已。目前，还不能确定外伤及其他应激事件能否引起或加重变性疾病。

2. 本组疾病常呈家族性发病，有时因家族成员少、居住分散，不了解家系中其他成员的健康状况，或羞于承认神经系统疾病家族史等，临床医生难以了解患者家族的发病情况；有时家族的其他成员病情较轻，很可能未意识到疾病的遗传性。因此，只有详细检查家族其他成员才可能发现并确定疾病的遗传性。然而，家族性发病不一定都是遗传性疾病，也可能是家族成员都暴露于同样的感染或中毒因素与环境所致。

3. 本病的临床表现及病灶常呈对称性分布，据此可与其他许多神经系统疾病鉴别，但这一鉴别原则并非绝对，某些变性疾病如帕金森病、肌萎缩侧索硬化等，在病程早期可只累及单肢或身体一侧，但另一侧迟早会被累及。

4. 目前神经系统变性疾病尚无有效的疗法，但某些疾病可长期处于稳定状态，某些症状经治疗可以缓解。

第二节　神经系统变性疾病病理学

（朱明伟）

神经系统变性疾病（neurodegenerative diseases）是由于脑和脊髓神经细胞变性、坏死或消失而产生的一大组神经系统疾病。

【研究史】

神经系统变性疾病早期的临床病理描述始于 20 世纪初，如 Arnold Pick（1904），Alois Alzheimer（1907），Frederich H Lewy（1913）等采用经典的神经病理组织学方法分别描述了皮克病（Pick disease，PiD）、阿尔茨海默病（Alzheimer disease，AD）和帕金森病（Parkinson disease，PD）的病理组织学特征，由此开创了神经系统变性疾病临床病理研究之先河。在之后的数十年间，对其他一些神经系统变性疾病，诸如运动神经元病、多系统萎缩以及进行性核上性麻痹等也相继得到了认识。

自 20 世纪 90 年代开始，由于神经影像学和分子生物学技术的快速发展与进步,原发性神经系统变性疾病的临床病理研究迎来了新的黄金期。一些家族遗传性神经系统变性疾病的致病基因位点得以确认,如亨廷顿病(Huntington disease,HD)4号染色体的 *Huntingtin* 基因,家族性阿尔茨海默病(fAD)14号染色体的 *PS1* 基因和1号染色体的 *PS2* 基因等。采用免疫组化染色和蛋白质印迹法(Western blot)分析技术,明确了一些常见的散发性神经系统变性疾病的神经细胞特征性包涵体的蛋白质成分如阿尔茨海默病的神经原纤维缠结,帕金森病的路易小体的分别为 tau 和 α-synuclein 异常沉积。研究方法与技术的不断革新,为进一步揭示神经系统变性疾病的发病机制提供了新的路径与平台。

【基本特征和分类】

1. 神经系统变性疾病的共同特征 ①选择性地破坏一个或多个系统的神经元,病灶常对称分布。②病变发展为不可逆性,进行性加重。③临床和病理表现可以典型或不典型,往往呈多样性,不同疾病间可以互有重叠现象。

基本的组织病理改变:①神经细胞萎缩或消失。②胶质细胞反应性增生如星形胶质细胞增生,纤维增多,小胶质细胞增生为棒状细胞。③无炎性细胞反应。

2. 神经系统变性疾病的分类 可参考本章第一节的内容,临床上仍采用传统的临床-组织学分类。该分类法主要依据临床症状特征、组织学改变类型及分布特征。

(1)根据临床表现以认知功能障碍(痴呆)和运动功能障碍两大组症状为主,将神经系统变性疾病大致分类如下:

1)以痴呆为突出表现的疾病:如阿尔茨海默病、皮克病、额颞叶痴呆(frontotemporal demantia,FTD)等。

2)以各种形式的运动症状为突出表现的疾病,包括帕金森病、运动神经元病(motor neuron disorders,MND)、多系统萎缩(multiple system atrophy,MSA)等。

3)临床表现痴呆和运动症状均比较突出的疾病,包括路易体痴呆(dementia with Lewy bodies,DLB)、进行性核上性麻痹(progressive supranuclear palsy,PSP)、皮质基底节变性(corticobasal degeneration,CBD)等。

(2)除了传统的临床-组织学分类外,目前的病理文献还广泛采用蛋白质病理分类。鉴于大多数神经系统变性疾病存在特征性神经细胞包涵体结构或者神经毡特征性组织病变,如阿尔茨海默病的神经原纤维缠结(NFTs)和老年斑(SP),帕金森病的路易小体(Lewy body),皮克病的皮克小体(Pick body),皮质基底节变性的星形细胞斑(astrocytic plaque)等。根据这些特征性细胞内包涵体的主要蛋白质成分,神经系统变性疾病又分为:

1)tau 蛋白病(tauopathies):包括 AD、PiD、PSP、CBD、17 染色体相关伴有帕金森症的额颞叶痴呆(fronto-temporal dementia with Parkinsonism linked to chromosome 17,FTDP-17)、肌萎缩侧索硬化/帕金森症-痴呆综合征(amyotrophic lateralsclerosis /Parkinsonism-dementia complex)、嗜银颗粒痴呆(argyrophilic grain dementia)等。

2)突触核蛋白病(synucleinopathies):包括家族性帕金森病(familial Parkinson disease with αsynuclein mutation)、帕金森病、路易体痴呆、多系统萎缩等。

3)TDP-43 蛋白病(TDP-43 proteinopathies):包括散发和家族性泛素阳性包涵体额颞叶变性(FTLD-U)、肌萎缩侧索硬化等。

4)多谷氨酰胺病(polyglutamine diseases):又称三核苷酸重复扩增病,包括亨廷顿病、齿状核红核苍白球路易体萎缩(dentatorubro-pallidoluysian atrophy,DRPLA)、遗传性脊髓小脑变性(spinocerebellar ataxias,SCAs)等。

5)Prion 病:克-雅病(Creutzfeldt-Jakob disease,CJD)、吉尔斯曼-施特劳斯综合征(Gerstmann-Straussler-Scheinker syndrome,GSS)、家族性致死性失眠症(fatal familial isomnia,FFI)等。有些神经系统变性疾病如脊髓小脑共济失调,与常见的 AD 和 PD 等疾病不同,一般组织学上缺乏特征性蛋白质包涵体,因此,临床上,这类疾病依据基因分析结果和相关临床表型分类更为合理。

本节主要介绍临床上较常见的三大神经系统变性疾病——阿尔茨海默病(AD)、帕金森病(PD)和运动神经元病(MND)的基本病理学特征。

一、阿尔茨海默病临床病理学

阿尔茨海默病(Alzheimer disease,AD)是一种临床上,表现为以进行性认知功能障碍为突出症状的痴呆综合征,其病理改变包括大脑广泛分布的过磷酸化 tau 蛋白聚集导致神经原纤维缠结以及细胞外大量异常折叠 Aβ 蛋白质沉积,形成老年斑结构。该病主要发生在老年人群。我国的流行病学调查结果显示 60 岁以上人群痴呆患病率为 3.46%,65 岁以上人群达 4.61%,阿尔茨海默病已经成为老年人常见的神经精神疾病。

【病理学】

1. 大体改变 外观上显示大脑普遍性萎缩,常见于双侧额、颞、顶叶,表现为脑回变窄,脑沟增宽(图 3-19-2A),最突出的萎缩部位是颞叶内侧面,尤其是海马,海马旁回。运动皮质一般不受累。通常枕叶也相对保留不受累。冠状切面见皮质灰质变薄,脑沟增宽,西尔维氏裂(Sylvian fissure)扩大(图 3-19-2B),侧脑室系统和三脑室对称扩大,尤其是侧脑室颞角,显示为杏仁核,内嗅皮质变薄和海马体积缩小(图 3-19-2C)。大约 1/3 阿尔茨海默病病例的黑质、蓝斑色泽变浅。

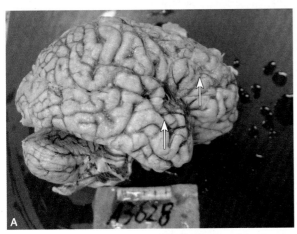
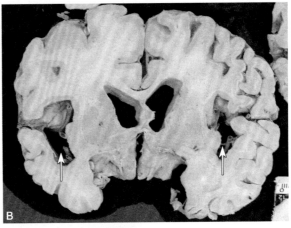
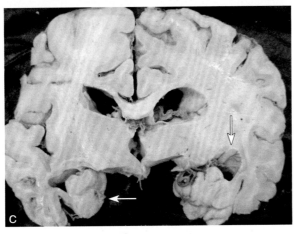

图 3-19-2　AD 患者大脑大体改变

A. 大脑右侧面观,显示额颞叶脑萎缩显著(箭头),脑沟增宽,脑回变窄等;B. 大脑冠状面显示脑室扩大,皮质的灰质变薄,外侧裂增宽(箭头);C. 侧脑室颞角扩大,颞叶内侧及海马显著萎缩(箭头)

2. 镜下改变　阿尔茨海默病具有神经系统变性疾病的共同特点,表现为选择性分布的神经细胞脱失,伴胶质细胞增生。阿尔茨海默病的新皮质如额叶、颞叶、顶叶神经元存在不同程度脱失,同时伴星形胶质增生,皮质浅表层可见微空泡改变或称海绵状态。海马(图 3-19-3A、B)、内嗅皮质、杏仁核、前脑基底核(Meynert 核)、岛叶皮质等古皮质区也存在明显的神经元脱失,伴胶质细胞增生(图 3-19-3C)。

3. 病理诊断标志　组织学上最具有诊断意义的病理标志是神经原纤维缠结和老年斑。

(1) 神经原纤维缠结(neurofibrillary tangles, NFTs):又称为神经元内丝样包涵体,通常位于神经细胞胞体及尖树突部。HE 染色显示细胞内神经原纤维缠结(NFTs)呈火焰状或线团样(skein-like appearance),微嗜碱性(图 3-19-4A);细胞外纤维缠结呈酸性。但采用 Bielschowsky 染色、Gallyas(图 3-19-4B)和 Bodian 银染色探测神经原纤维缠结更为敏感。由于它的主要蛋白成分为磷酸化 tau 蛋白,因此 tau 蛋白抗体如 Alz50、AT8 等也是神经原纤维

缠结理想的检测方法(图 3-19-4C)。海马锥体细胞的神经原纤维缠结多呈火焰状(flame-shaped NFT)(图 3-19-4D),而在 Meynert 核以及脑干的圆形神经细胞内的神经原纤维缠结多呈球形,新皮质区的神经原纤维缠结可以表现为线圈样或月牙形等多种形态。超微结构观察显示 NFTs 由双螺旋丝(PHF)构成,这种双螺旋丝由两条直径约 20nm 纤丝构成,每隔 80nm 呈周期性缩窄,缩窄处约 10nm。阿尔茨海默病 NFTs 中的 tau 包括所有 6 种同源成分,即含有 3R-tau 和 4R-tau 同源蛋白。阿尔茨海默病的神经原纤维缠结有一定分布特点。1991 年,Braak 等根据银染色显示的神经原纤维缠结和神经毡线丝在跨嗅皮质(transentorhinal)/内嗅(entorhinal)皮质到大脑新皮质的进展过程及分布情况,提出将脑内神经原纤维缠结分为 6 个时相(stage)。NFTs 的 Braak 分期与患者临床上的认知功能障碍或痴呆症状相关。

(2) 老年斑(senile plaques):位于神经毡内,直径约 4~200μm,是由复杂的蛋白质成分构成的球状结构。它是阿尔茨海默病又一重要组织病理学标志。HE 和刚果

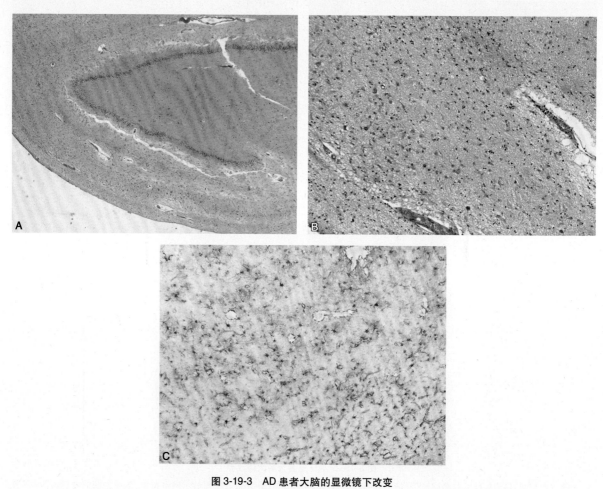

图 3-19-3　AD 患者大脑的显微镜下改变

A. 海马 CA1、CA2 段神经细胞显著脱失,伴胶质细胞增生,HE×40;B. 海马 CA1 神经细胞显著脱失,伴胶质细胞增生,HE×200;C. 内嗅皮质神经细胞脱失区胶质细胞显著增生,GFAP 免疫组化染色×100

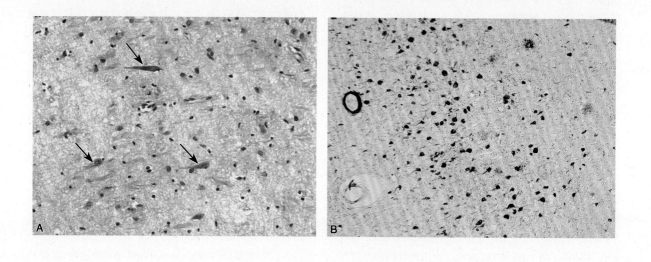

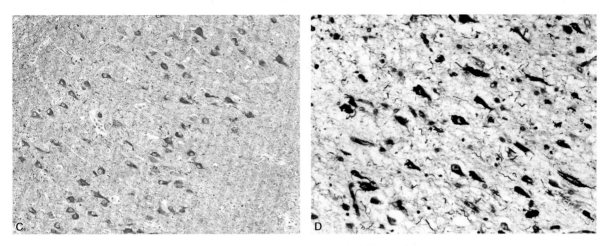

图 3-19-4　AD 患者神经原纤维缠结

A. 海马 CA1 锥体细胞严重脱失，残存的神经细胞体积萎缩，胞浆可见变性神经原纤维缠结(箭头)，HE×400；B. 内嗅皮质大量神经原纤维缠结，Gallyas-Braak 银染色×200；C. 海马 CA1 锥体细胞神经原纤维缠结，AT8 免疫组化染色×200；D. 海马 CA1 锥体细胞内火焰型神经原纤维缠结 Gallyas-Braak 银染色×400

红染色均可以显示老年斑中心的淀粉样物质结构(图 3-19-5A)，但对观察老年斑周围结构不理想。采用修订的 Bielschowsky 染色、Bodian 染色(图 3-19-5B)等观察各种形态的老年斑比较理想。老年斑的主要成分为丝状淀粉样蛋白质沉积所致，这种蛋白是由被称为淀粉样前体蛋白(amyloid precursor protein, APP)水解物 Aβ 肽构成。因此采用 Aβ 抗体免疫组化染色可以更好地观察阿尔茨海默病脑内淀粉样蛋白相关的老年斑(图 3-19-5C)和血管壁病变。目前根据银染色和 Aβ 蛋白抗体免疫组化染色所见老年斑的形态，可分成轴索斑(neuritic plaques)和弥散斑(diffuse plaques)。神经炎斑(neuritic plaques)又称轴索斑。典型的神经炎斑周边为异常肿胀的神经元突起，呈放射状群聚，并环绕其中心淀粉样物质结构，外观似球状(图 3-19-6A，B)，系 Bielschowsky 染色。在其外围

常常有星形细胞和小胶质细胞聚集。电镜下观察见神经炎斑中心的丝状淀粉蛋白呈针尖样放射状排列，周围环绕星形细胞突起或异常轴束成分。弥散斑(diffuse plaques)：是一种缺乏肿胀变性轴束环绕、形态不规则的斑状结构，中心淀粉样蛋白没有清晰的轮廓。超微结构观察发现丝状淀粉蛋白(fibrillar amyloid)成分很少。荧光素染色如 thioflavine S 及一些银染色不容易检测到这型老年斑。由于其 Aβ 抗原表型，特别是 Aβ42-43，与其他类型老年斑相同，因此，采用 Aβ 免疫组化检测弥散斑最为敏感(图 3-19-6C)，系 Aβ 染色。弥散斑常见于许多非痴呆老年人或仅有轻度认知功能损害的老年人脑，也常出现在阿尔茨海默病各阶段，主要见于纹状体和小脑皮质。与神经炎性斑相比，弥散斑的病理诊断意义较小。

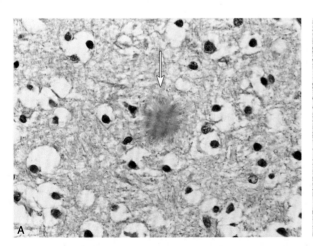

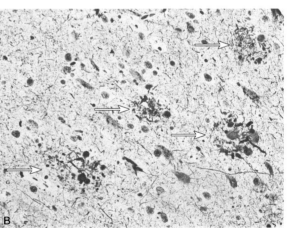

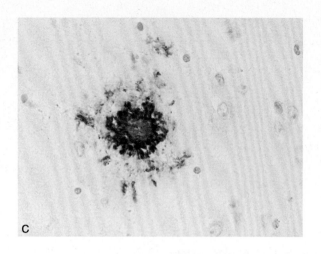

图 3-19-5　AD 患者老年斑病理表现
A. 枕叶皮质的老年斑（箭头），HE×400；B. 海马 CA1 经典型老年斑（箭头），Bodian 银染色×400；C. 额叶皮质典型淀粉样蛋白沉积斑，Aβ 免疫组化染色×400

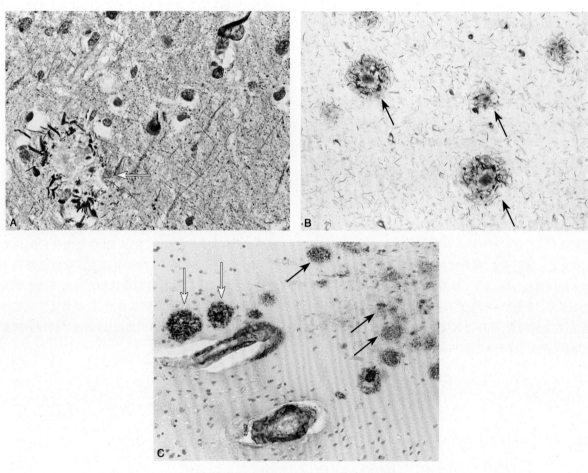

图 3-19-6　AD 患者神经炎斑及弥散斑病理表现
A. 海马 CA1 神经炎斑（白色箭头），Bielschowsky 银染色×400；B. 颞叶皮质神经炎斑（黑色箭头），Gallyas-Braak 银染色×400；C. 颞叶皮质致密斑（白色箭头）及非特异性弥散斑（黑色箭头），Aβ 免疫组化染色×100

（3）大脑淀粉样血管病（CAA）：CAA 是阿尔茨海默病重要组织病理特征。表现为蛛网膜下腔、大脑和小脑皮质中、小动脉管壁均匀粉染刚果红阳性物沉积（图3-19-7A、B）。其蛋白成分主要是 Aβ40，但含有 Aβ42-43 成分（图 3-19-7C）。虽然老年人可以单独发生 CAA，但在阿尔茨海默病患者脑组织更为普遍。除中、小动脉外，毛细血管和小静脉也常常发生淀粉样蛋白沉积，但白质区血管很少累及。CAA 通常好发于枕叶，其严重程度与老年斑和神经原纤维缠结密度缺乏相关性。

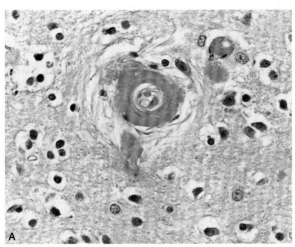
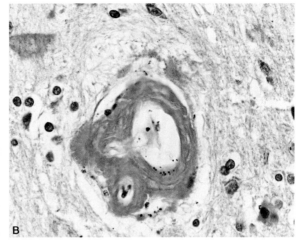
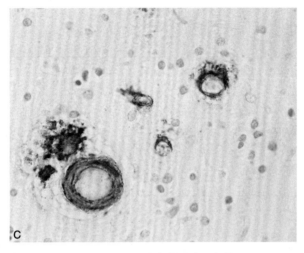

图 3-19-7　AD 患者 CAA 病理表现

A. 顶叶皮质中小血管管壁均匀粉染物质沉积,HE×400;B. 顶叶皮质中小血管管壁刚果红物质阳性,刚果红染色×400;C. 颞叶皮质CAA 血管,Aβ 免疫组化染色×200

（4）其他病理改变:用突触素免疫组化标记显示阿尔茨海默病新皮质及海马突触常明显减少,与同龄老年人比较可减少 30%～50%。阿尔茨海默病存在胶质细胞病理改变,主要表现为反应性星形胶质增生,常发生在神经炎斑周围。神经炎斑周围还存在小胶质活化。此外,大脑白质也存在不同程度的变性,表现为白质体积减小,髓鞘染色常见到不同程度白质髓鞘脱失。皮质下结构的病理改变:纹状体可以出现弥散性淀粉蛋白斑;神经原纤维缠结或神经毡丝可见于脑干的中缝背核、蓝斑等核团。在阿尔茨海默病,Meynert 基底核的神经细胞脱失及神经原纤维缠结变性具有特别的临床意义。

（5）家族遗传性阿尔茨海默病的病理特征:1991年,Goate 等发现 APP 基因的 V717I 突变家系中,有些患者常在 50 岁左右出现痴呆症状。此后,世界各地相继发现了 APP 基因的其他类型突变,以及 Presenilin-1 和 pre-senilin-2 基因突变型痴呆。所有这些 APP,Presenilin-1 和 presenilin-2 基因突变病例的脑病理改变与散发性阿尔茨海默病的细胞骨架病理改变相同,且其 Aβ 肽含有40 或 42 个氨基酸。1998 年,Crook 等报道 presenilin-1 基因的外显子 9 缺失的芬兰家系中,其神经病理检查发现病变组织形态具有独特性。在大脑初级皮质、联络皮质和海马发现大量嗜伊红、圆形、边缘清楚的棉花绒样斑（cotton-wool plaques）。这种斑表达 Aβ42/43,但不含Aβ40,也没有淀粉样蛋白中心,只有少量轴束变性成分。电镜下未观察到丝状淀粉蛋白。

（6）Down 综合征脑病理特征:Down 综合征患者脑组织,存在阿尔茨海默病相同的病理改变,这些病变多开始于中年期,随着年龄增长而加重。与老年人散发型阿尔茨海默病比,Down 综合征脑病理改变有以下特点:大体上表现为双侧颞上回萎缩明显,免疫组化染色显示其淀粉样斑较散发性阿尔茨海默病严重。

【病理诊断标准】

阿尔茨海默病神经病理诊断标准:由于存在与正常老年人和轻度认知功能障碍病例脑组织学改变的部分重叠现象,在20世纪很长一段时间,阿尔茨海默病的病理诊断主要依据新皮质、内嗅皮质、海马和杏仁核大量老年斑和神经原纤维缠结,结合临床痴呆病史进行确诊,这种诊断方法缺乏客观、统一的标准。因观察者间存在各自判断的主观性,不利于各国学者之间进行有效学术交流。Braak等发表了他们的研究报告,提出将神经原纤维缠结(NFTs)分为6级或称6个时相。这种分类强调了NFTs脑内区域发展进程与临床认知功能障碍间存在明显相关性。该分级系统被之后的各国学者接受,认为它适合于临床病理相关性研究,但该方案未反映SP的病理意义。因此,1997年,美国国立老年疾病研究所和里根研究所(NIA-Reagan Institute)召集相关神经病理专家协商,一致提出新的AD病理诊断共识方案。新的方案兼顾到NP和NFT两大组织学标志的病理诊断价值。2011年,新版NIA-AA关于AD神经病理评估共识方案中,对此进行了相应修订。根据新的共识,不再单一强调组织学上的老年斑和神经原纤维缠结半定量改变,而是普遍采用Aβ、tau、α-Synuclein、TDP-43等蛋白质抗体,"套餐"式免疫组化染色,评估脑组织中AD样病理改变(所谓"ABC"评估方案)对认知障碍的贡献度(概率之高低,分类为低、中、高三个等级),同时,观察分析Lewy样病理改变、海马硬化、TDP-43病理改变以及脑动脉硬化,脑梗死及脑淀粉样血管病(CAA)对认知障碍的影响程度,从而为单纯性AD病理改变或者混合性病理改变导致认知障碍的概率作出合理的科学性评估。

二、帕金森病临床病理学

帕金森病(Parkinson disease,PD)是一种至今病因尚不明确的神经系统变性疾病。临床主要表现为逐渐进展的肢体强直,少动,或运动迟缓等症状,可伴有静止性震颤,语言功能和姿势平衡障碍。病理组织学检查发现,其核心病变是中脑黑质多巴胺能神经元脱失,并在神经元胞浆内见特征性细胞包涵体,即路易小体。由于路易小体主要表达α-synuclein蛋白成分,因此,蛋白质病理分类上,它归属于synucleinopathies。帕金森病的发病年龄范围20~80岁,但主要发生在老年人,是老年人临床上以运动症状为主要表现的最常见神经系统变性疾病。

【病理学】

1. 大体改变　没有合并其他疾病时,帕金森病的大脑外观并无明显改变,脑重基本正常,大脑、脑干和小脑一般无明显萎缩。脑干切面上见中脑黑质(图3-19-8A)、脑桥蓝斑存在不同程度的色素脱失,表现为色泽变淡。而苍白球、壳核、尾状核(图3-19-8B)以及丘脑底核,杏仁核等结构基本正常。

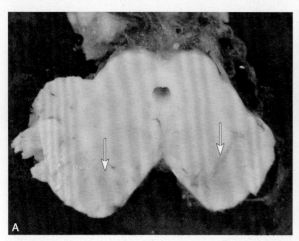
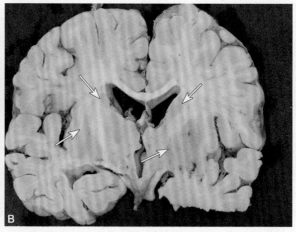

图3-19-8　PD患者脑部大体表现

A.中脑黑质带色泽变淡(箭头);B.纹状体结构外观正常(箭头)

2. 镜下改变

(1) 基本病理改变:黑质及其他脑干色素核团的神经细胞丧失,帕金森病的黑质神经元消失具有特殊分布形式。将黑质致密带分为腹侧和背侧,然后再进一步分为内、外侧,观察发现帕金森病的神经元消失主要发生在腹外侧部(图3-19-9A)正常中脑黑质细胞密度(图3-19-9B),

腹内侧其次,而背侧部较少受累。另外可见到巨噬细胞中色素颗粒聚集,星形胶质细胞增生,残存的神经元中可见路易小体和苍白小体。

(2) 病理标志:路易小体是一种神经元胞浆包涵体。分为两型,即经典型(脑干型)和皮质型。经典型路易小体(classic Lewy bodies),又称脑干型路易小体,呈圆球

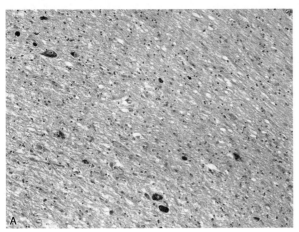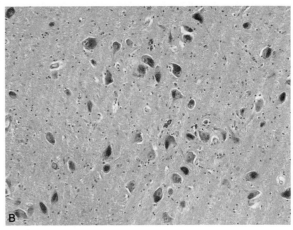

图 3-19-9 PD 患者中脑黑质改变

A. PD 患者中脑黑质腹外侧带色素细胞显著脱失,残留的神经细胞萎缩,色素颗粒外溢,HE×200;B. 正常对照病例的中脑黑质相同区域细胞形态和密度,HE×200

形,中心嗜伊红,周边围绕一个苍白"晕",一个神经元胞浆中可有一个或多个这种包涵体(图 3-19-10A),这种包涵体主要见于黑质、蓝斑、无名质、迷走神经背核、中缝核、脊髓中间内、外侧柱。在外周组织的交感和副交感神经元中也可见路易小体。超微结构研究显示路易小体由 10~14nm 的淀粉样纤丝构成,电镜下表现为中心呈无特定形状的电子密度,周围绕以一个"晕",此晕是由放射状排列的丝状物构成。皮质型路易小体见于大脑的边缘结构,新皮质的神经元胞浆(图 3-19-10B),与脑干型比较缺乏周边环形"晕"样形态,不仔细观察,容易漏诊。两型路易小体主要病理性蛋白成分均是同样构象的 α-synuclein 蛋白(图 3-19-10C),其他如 Ubiquitin、P62 等数十种蛋白也可呈阳性表达。另外,在脑干神经元内还可以观察到一种苍白小体(pale body),它是一种具有较多颗粒样成分的嗜伊红包涵体,缺乏周晕(halo)可能是路易小体的前体结构形式。

(3)黑质外其他结构病理改变:虽然帕金森病的主要临床症状和体征与黑质纹状体系统的病理生理功能异常有密切关系。但脑干其他神经递质系统如中缝核、脑干网状核、无名质以及下丘脑室旁核等相关性路易小体和轴索变性的重要结构,这些结构病变与其非运动症状有密切关联。历史上,纹状体病理研究也是帕金森病的形态学研究的重点对象,然而至今,应用各种病理组织方法并未发现帕金森病纹状体结构存在形态学异常改变。但在神经生化方面,存在神经递质的异常变化如纹状体细胞的多巴胺受体密度减少,多巴胺转运蛋白质浓度降低等,这些生化的异常已成为帕金森病功能显像诊断和疗效观察的基础。

【病理诊断标准】

帕金森病的病理诊断方面,有典型临床表现的病例,

组织学上检查证实有黑质神经细胞脱失和路易小体,病理诊断帕金森病是没有问题的。然而,一些特殊情况如临床上有典型帕金森病特点,组织学检查只发现黑质神经细胞丧失,但未发现路易小体。也有些病例脑干色素细胞内存在路易小体,但没有显著的黑质神经细胞脱失,并且缺乏帕金森病临床特点。目前还没有统一公认的帕金森病病理诊断标准。Douglas 等提出帕金森病简易病理诊断草案,要点包括:①黑质神经细胞丧失伴胶质细胞增生;②至少在黑质或蓝斑存在 1 个以上路易小体(每个区域应该检查 4 张连续切片);③没有其他表现为帕金森综合征的疾病如进行性核上性麻痹、多系统萎缩和皮质基底节变性等的病理改变。

三、运动神经元病临床病理学

运动神经元病(motor neuron disease,MND)是一组由于控制肢体运动、呼吸,言语以及吞咽等肌群自主活动的神经元变性、坏死而发生的进行性神经疾病。肌萎缩侧索硬化(amyotrophic lateral sclerosis,ALS)、进行性延髓麻痹(progressive bulbar palsy,PBP)、原发性侧索硬化(primary lateral sclerosis,PLS)和脊髓型肌萎缩症(spinal muscular atrophy,SMA),通常被认为是同一临床病理综合征的不同变异型。运动神经元病中最常见类型是散发为主的肌萎缩侧索硬化。它是一种由控制自主肌肉运动的中枢神经系统神经元变性而引起的进行性、致死性神经系统变性疾病。该病在北美又称 Lou Gehrig 病。而事实上早在 19 世纪,欧洲已有神经病学家对该病进行了描述,如法国的 Jean-Martin Charcot。因此,早期的欧洲文献中有 Charcot 病名称。本节中,主要介绍肌萎缩侧索硬化的病理组织学特征。

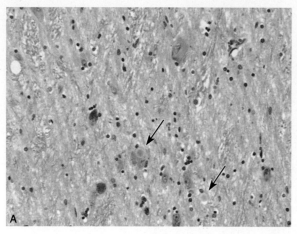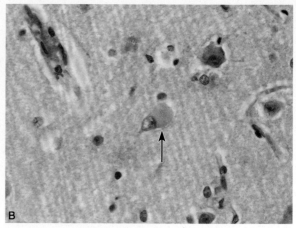

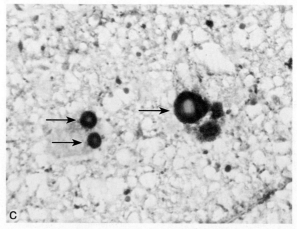

图 3-19-10　PD 患者显微镜下的路易小体表现

A. 中脑黑质色素细胞胞浆内以及游离细胞外呈圆形、外周有环形晕轮的路易小体（箭头），HE×400；B. DLB 扣带回皮质型路易小体（箭头），HE×400；C. 脑桥蓝斑 α-synuclein 阳性的路易小体（箭头），α-synuclein 免疫组化染色×1 000

【病理学】

1. 大体改变　脊髓前根萎缩变细，呈灰色，脊髓颈、腰膨大变细。大脑外观一般正常，但少数病例可见中央前回萎缩，冠状位显示内囊，大脑脚的皮质脊髓束、皮质脑干束不同程度脱髓鞘变性。伴有痴呆者可出现额叶、颞叶萎缩。

2. 镜下改变　基本的病变位于脊髓前角（图 3-19-11A）、脑干下运动神经元核团（图 3-19-11B）和大脑中央前回皮质之上运动神经元，表现为不同程度脱失、坏变，在坏变的神经元部位可见吞噬细胞聚集，伴有星形胶质细胞增生。脊髓和脑干残存的运动神经元胞浆内可出现一些细胞骨架结构异常改变，HE 染色即可见到各种形态的胞浆包涵体。过去，常用泛素蛋白免疫组化染色来观察到这类包涵体。泛素蛋白包涵体包括路易小体样包涵体（Lewy body-like inclusions）（图 3-19-12A）和丝球样包涵体（skein-like inclusions）两种形态。这是肌萎缩侧索硬化最常见、较具特征性的一种包涵体，它主要出现在脊髓和脑干的下运动神经元。在脊髓，主要见于脊髓外侧（支配肢体）、内侧（支配躯干轴旁）运动神经元核群，但

很少见于 Onuf 核。在脑干，则主要见于舌下神经核、面神经核和三叉神经运动核，脑干的 3、4、6 对脑神经核的运动神经元很少受累。

这些包涵体，除泛素蛋白表达外，目前最具特异性病理蛋白是磷酸化 TDP-43 蛋白成分（图 3-19-12B）。此外，在脊髓运动神经元，运动皮质的锥体细胞也可发现神经丝蛋白免疫阳性的透明样堆积包涵体（hyaline conglomerate inclusions）和轴索球状体（axonal spheroids），这也是一种运动神经元病比较特异性的改变。采用 pTDP-43 蛋白免疫组化方法，还在散发性肌萎缩侧索硬化和非 SOD1-家族性肌萎缩侧索硬化中发现 TDP-43 阳性的胶质细胞包涵体。肌萎缩侧索硬化的运动皮质 Betz 细胞存在不同程度的变性、坏死、脱失（图 3-19-13），有时在坏变的锥体细胞或 Betz 细胞周围有吞噬细胞聚集，还伴有星形胶质细胞增生，以及皮质浅层微空泡形成。皮质脊髓束有髓纤维存在髓鞘脱失，以内囊、大脑脚及脊髓前束较为严重。前根以下的神经纤维脱失伴神经内膜纤维化。骨骼肌病理检查呈失神经支配群组化萎缩改变（图 3-19-14）。

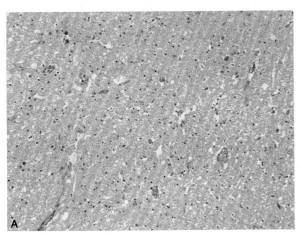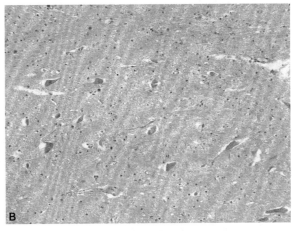

图 3-19-11　ALS 患者脊髓前角和延髓的基本病理改变

A. 脊髓前角神经细胞显著脱失,伴胶质细胞增生,噬神经现象,HE×200;B. 延髓舌下神经核神经细胞变性脱失,HE×200

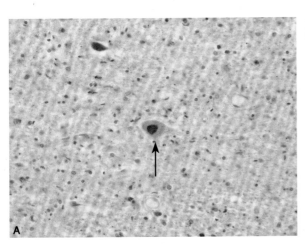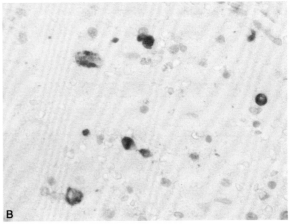

图 3-19-12　ALS 患者 Ub 阳性包涵体和 TDP-43 阳性包涵体病理表现

A. 脊髓前角细胞可见 Ub 阳性包涵体(箭头),Ubiquitin 免疫组化染色×400;B. 脊髓前角神经元胞浆及少突胶质细胞胞浆 TDP-43 阳性包涵体,pTDP-43 免疫组化染色×1 000

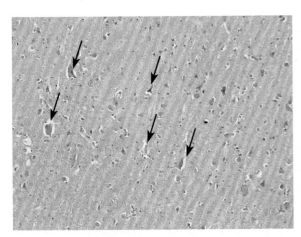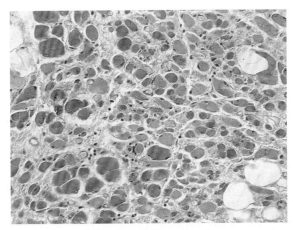

图 3-19-13　ALS 患者额叶中央前回 Betz 细胞及大型锥体细胞萎缩变性(箭头)、脱失,HE×200

图 3-19-14　ALS 患者股四头肌呈失神经支配性萎缩变性(尸检福尔马林固定),HE×400

曾有研究认为，肌萎缩侧索硬化患者残存的脑干和脊髓下运动神经元中，一种名为 Bunina 小体（Bunina bodies）的细胞内结构也对运动神经元病病理诊断具有较高特异性。这种小体在 HE 染色下显示为位于残存神经元胞浆内小的、嗜伊红、透明样小体，呈圆形或不规则形，直径 1~6mm。它主要表达半胱氨酸蛋白酶抑制剂-C。此外，还可以在运动皮质上层神经元以及海马的齿状颗粒细胞见到新月形泛素和 TDP43 阳性包涵体（crescent shaped inclusions）。这种形态的包涵体较常见于运动神经元病伴有痴呆的病例。肌萎缩侧索硬化除运动神经元系统受累外，采用 pTDP43 蛋白质免疫组化方法，发现在运动神经元以外的其他部位也存在不同程度的 TDP43 阳性包涵体，如脊髓的克拉克柱、背根神经节、胸髓的中间外侧核、脑干的网状结构、蓝斑、脑桥被盖核、黑质、红核、大脑半球基底核、丘脑、丘脑底核、小脑的齿状核，以及非运动皮质如颞叶、额叶、岛叶等，这些部位也可有神经元消失，胶质增生。因此，肌萎缩侧索硬化现在又被认为属于多系统变性疾病。

第三节 运动神经元病总论

（樊东升）

运动神经元病（motor neuron disease，MND）是一组中年人群最常见的慢性进行性神经系统退行性疾病，病因尚未明确。本病选择性地侵犯脊髓前角细胞、脑干运动神经核、大脑皮质及锥体束等运动系统，临床上兼有上和/或下运动神经元及传导束受损，表现为肌无力、肌萎缩、腱反射亢进及病理征等。如同其他神经系统退行性疾病一样，运动神经元病的起病也比较隐匿，但其在所有的神经系统退行性疾病中，进展相对较快，病程一般仅 3~5 年，近一半的患者在起病 3 年内死亡，其余约 10% 的患者病程可较长，存活时间可超过 5~10 年。

【病因和病理】

1. 病因 MND 的病因尚不清楚，但是它如同其他的神经系统变性疾病，选择性地累及某些部位特异的神经元结构，如帕金森病主要累及中脑-纹状体系统的多巴胺能神经元，某些进行性共济失调仅累及小脑 Pukinje 细胞等一样，运动神经元病的病变主要累及大脑皮质、脑干及脊髓的运动神经元。因此，这些变性疾病被统称为系统性神经元萎缩，其中许多类型具有很强的遗传性。MND 在临床上须与许多疾病鉴别，表 3-19-2 列出了运动神经元病的病因学和检查方法。

2. 病理 运动神经元病的病理改变主要包括下运动神经元和上运动神经元，下运动神经元是由脊髓前角细胞及其在脑干的同类型支配球部肌的细胞组成的，上运动神经元自运动皮质的第 5 层细胞发出，经锥体束下降，或者直接或间接通过中间神经元与下运动神经元发生突触联系。下、上运动神经元病变表现为慢性萎缩及丢失，可累及神经元的胞体、树突、轴突等。尽管患者在发病之初多数只有选择性影响上或下运动神经元损害，但最终将引起上、下运动神经元进行性丢失。在进行性延髓麻痹和进行性脊肌萎缩症，脑干和脊髓的下运动神经元分别严重受累。与之相反，假性延髓麻痹、原发性侧索硬化等只影响支配脑干和脊髓的上运动神经元。

表 3-19-2 运动神经元病的病因学和检查方法

诊断种类	检查方法
结构损害	
旁矢状位或枕骨大孔处肿瘤 颈椎病 Chiari 畸形或咽鼓管畸形 脊髓动静脉畸形	MRI 扫描—头部（包括枕骨大孔）和颈椎
感染	
细菌：破伤风、Lyme 病 病毒：脊髓灰质炎、带状疱疹、逆转录病毒性脊髓病	脑脊液检查，培养 Lyme 抗体滴度 抗肠道病毒抗体滴度（如肠道病毒） HTLV-1、HTLV-2 滴度
中毒和物理因素	
毒素：铅、铝及其他金属 药物：士的宁、苯妥英钠 电休克、X 线	24 小时尿重金属排泄量，血清和尿铅、铝检查

诊断种类	检查方法
免疫机制	
浆细胞恶病质	全血细胞计数
自身免疫性多发性神经根神经病	红细胞沉降率
伴有传导阻滞的运动神经病	免疫蛋白电泳
	抗-GM1 抗体
副肿瘤性	
副肿瘤	抗-Hu 抗体
淋巴瘤	MRI 检查
	骨髓检查
代谢性	
低血糖症	空腹血糖（FBS），常规生化检查包括血钙
甲状旁腺功能亢进	甲状旁腺激素（PTH）、血钙、磷酸盐
甲状腺功能亢进	甲状腺功能
叶酸、维生素 B_{12}、维生素 E 缺乏	维生素 B_{12}、维生素 E 和叶酸水平
营养吸收障碍	
	24 小时便脂肪、胡萝卜素定量
	凝血酶原时间
线粒体功能障碍	
	空腹血乳酸、丙酮酸及血氨水平，考虑 mtDNA 分析
遗传性生化障碍	
超氧化物歧化酶 1 突变	白细胞 DNA 分析
雄激素受体缺陷（Kenney 病）	雄激素受体基因内异常 CAG 嵌入
氨基己糖苷酶缺乏	溶酶体酶筛查
婴儿α-葡萄糖苷酶缺乏 Pompe 病	脂肪电泳
高脂血症	尿、血氨基酸检查
高甘氨酸尿症	脑脊液氨基酸检查
甲基巴豆酰甘氨酸尿（methylcrotonylglycinuria）	

在上述的每一疾病类型中，受累的运动神经元均经历固缩，并常伴有着色脂肪（脂褐素）沉积，虽然这些脂褐素在正常老化的运动神经元中也可见到。本病运动神经元的细胞骨架在疾病早期就受到影响，具有一定代表性。在运动神经元轴突近端经常可以看到局部的扩大；超微结构显示这些"椭球体"由神经微丝堆积而成。除了一些胶质细胞增生以外，间质和支持组织以及巨噬细胞系统在很大程度上是非活性的，不伴有明显的组织或细胞炎性反应，胶质细胞增生如同在中枢神经系统所有的变性疾病中一样，都不可避免地出现和增多。

患者的脑脊液通常无变化或变化轻微，蛋白含量正常或轻度升高。由于本病主要导致神经组织结构的缺失，影像学检查通常无明显的结构变化或仅有组织体积略缩小，影像学检查对临床诊断意义有限，但有助于与其他神经系统疾病，如肿瘤、感染及炎症性疾病等鉴别。

【分类】

运动神经元病根据病变部位及症状体征，通常被分为肌萎缩侧索硬化、进行性脊肌萎缩、进行性延髓麻痹、原发性侧索硬化、连枷臂（腿）综合征等类型。

肌萎缩侧索硬化（ALS）临床最常见，肌萎缩与腱反射亢进并存；进行性肌萎缩（PMA）较常见，只存在肌无力和肌萎缩，无皮质脊髓束受累的证据；进行性延髓麻痹（PBP）是脑干下部运动核支配肌，如下颌肌、面肌、舌肌和咽喉肌无力和肌萎缩；少见的原发性侧索硬化（PLS）患者主要表现为痉挛性无力、反射亢进及病理征等，没有下运动神经元体征；连枷臂（腿）综合征（FAS/FLS）是 20 世纪 90 年代发现的一个临床亚组，主要见于老年男性，病变相对较长时间局限于上肢（或下肢），预后较良。运动神经元病各亚型是同一疾病的不同临床表现，还是独立的疾病，尚存一定的争议。

此外，运动神经元病在临床上还有许多其他类型的表现。例如，单下肢受累可能出现在双手之前，若只出现足下垂伴胫骨前肌萎缩，可能是腓神经受压所致的假性表现，但当出现腓肠肌及其他肌肉无力时，则提示更广泛的腰骶神经元受累。一般而言，下肢肌萎缩较上肢肌萎缩发生的频率低。另一种变异型为早期出现胸、腹或颈后肌群受累,颈后肌群受累可导致头下垂,躯干前屈(头颈部向前弯)。还有一种类型是早期出现膈肌无力,这些患者可能出现呼吸衰竭,应引起注意。偶可见同侧的上、下肢受累,先表现为痉挛状态,后出现一定程度的肌萎缩,被称为偏瘫或 Mills 变异,须注意与原发进展型多发性硬化(PPMS)鉴别。近年发现约 50% 的 ALS 患者合并不同程度的额颞叶功能减退,其中约 5% 的患者可能合并额颞叶痴呆;还有很少的患者合并帕金森综合征。

另一大类重要的特殊类型是脊髓性肌萎缩症(SMA),主要发生在婴幼儿期,是导致婴儿死亡的一类主要的遗传性疾病,是继囊性纤维化病之后最常见的严重的儿童常染色体显性遗传病。最为人熟知的是 Werdnig-Hoffmann 型婴儿脊肌萎缩症(SMA Ⅰ型),另一些类型是在幼儿、青少年或成人早期起病(SMA Ⅱ型、Ⅲ型,或 Wohlfart-Kugelberg-Welander 型)。虽然遗传性儿童型脊髓性肌萎缩的临床表现不尽相同,但均为运动神经元维存(SMN)基因突变所致。这组早期起病的 SMA 与家族型 ALS 有遗传学上的本质差异。

【临床表现】

1. 运动神经元病通常起病隐袭,多数患者及家属无法准确说出发病日期,但有时症状也会突然出现,特别是伴有外伤、感染、手术或情绪激动等情况时,仔细了解病史可发现症状早已存在,只因轻微而未引起注意而已。目前,还不能完全确定外伤及其他应激事件能否诱发或加重运动神经元病。

2. 5%~10% 的患者可呈家族性发病,有时因家族成员少,居住分散,不了解家系中其他成员的健康状况,或羞于承认神经系统疾病家族史等,临床医生难以了解患者家族的发病情况;家族其他成员病情较轻,很可能也意识不到疾病的遗传性。因此,只有详细检查家族其他成员才可发现并确定遗传性。须注意,家族性发病不一定都是遗传性疾病,也可能是家族成员都暴露于同样的感染或中毒因素和环境中所致。

3. 临床表现及其病灶常自一侧起病,病程早期常可只累及单肢或身体一侧,但会逐渐向其他区域播散,另一侧迟早也会受到影响。最终表现为四肢肌无力和肌萎缩,伴腱反射活跃、亢进及病理征阳性等,最后影响患者的吞咽、语言及呼吸功能。

4. 目前运动神经元病尚无有效的治愈疗法,但通过谷氨酸兴奋毒性的拮抗以及清除自由基,可使患者病情发展得到一定程度的缓解控制。但相比于阿尔茨海默病、帕金森病等其他神经系统退行性疾病而言,运动神经元病的治疗状况更具有迫切性和挑战性。

第四节　肌萎缩侧索硬化

（樊东升）

肌萎缩侧索硬化(amyotrophic lateral sclerosis,ALS)是成人运动神经元病最常见、最典型的类型,其选择性累及脊髓前角细胞、脑干运动神经核及锥体束等。ALS 的临床特征表现为上、下运动神经元(upper/lower motor neurons)损害同时并存,出现自肢体远端开始的非对称性肌无力和肌萎缩(Kiernan et al,2011)。

【研究史】

Bell 早在 1830 年首次对本病患者的临床表现加以描述,1869 年法国神经病学家夏科(Charcot)报道一例典型的患者,在此基础上对本病的临床表现和病理改变进行了深入系统的研究,提出与进行性脊肌萎缩的鉴别,他在 1872—1874 年巴黎举行的一系列著名临床讲座中,对本病的临床及病理表现作了明晰的阐述,1874 年首次将这一疾病确定为一个独立的疾病,因此在法国称为 Charcot 病,英语国家则习惯于使用 Charcot 所提倡的肌萎缩侧索硬化(ALS)。1890 年 Osler 报道了首例家族性 ALS。此外,杜兴(Duchenne)在 1858 年就曾命名了一种唇舌咽麻痹(labioglossolaryngeal paralysis);1864 年瓦克斯穆特(Wachsmuth)改为进行性延髓麻痹(progressive bulbar palsy,PBP);Charcot 在 1869 年注意到 PBP 的病因的脑干核性损害;1882 年德热里纳(Déjerine)确定了 PBP 与 ALS 的联系。多数学者认为,Aran 和 Duchenne 最早描述的进行性脊肌萎缩(progressive spinal muscular atrophy),被误认为属于肌源性疾病。数年后法国病理学家克吕韦耶(Cruveilhier)发现该病患者的脊神经前根纤细,遂将其与 ALS 归为同一类疾病。尽管自从 Charcot 定义 ALS 已经将近 150 年,但有关何种病因、易感因素使患者罹患此病,以及何以 ALS 的临床表现存在很大不同等问题,人们仍然在长期的研究中努力回答这些问题。

曾有许多名人罹患此病,最著名的如美国棒球明星卢·格里克(1903—1941),因此 ALS 也称为卢·格里克病(Lou Gehrig disease)。以一个患者的名字来命名一种疾病,并非常规的做法。他早年以稳定性高、不易受伤而著称,有"铁马"的外号。自 1938 年格里克的表现突然一落千丈,不明原因地感觉很疲倦、无力和动作不灵活。1939 年 6 月他在夫人陪同下来到罗彻斯特的梅奥医院就诊,接待他们的是哈洛德·哈本医生,哈本单凭格里克走路的姿态和步伐就对疾病有了大概的预测,这正是数月前导致哈本医生母亲死亡的疾病肌萎缩侧索硬化,格里克的症状与哈本母亲的表现完全一致。当代著名的理论物理学家、英国剑桥大学教授斯蒂芬·霍金早在上大学之初就罹患了这一疾病。

【流行病学】

ALS 的年发病率为 0.4~1.76/10 万,平均约为 1/10 万,患病率为 4~6/10 万,年死亡率为 2/10 万。男性发病率约为女性的 2 倍,多数患者起病年龄大于 45 岁,且每隔 20 年发病率逐渐增加。我们的研究显示,中国 ALS 患者平均发病年龄为 52.2 岁(标准差为 11 岁),中位数生存期 45.7 个月(95% 可信区间为 35~51 个月)。本病呈全球性分布,多为散发性发病,但在关岛和日本的纪伊半岛等地,ALS 患者呈显著的聚集性发病,且多伴有痴呆和帕金森综合征。

【病因和发病机制】

本病的病因和发病机制迄今不明,可能与以下因素有关:

1. 遗传因素　约 10% 的病例属于家族性肌萎缩侧索硬化(familial amyotrophic lateral sclerosis,FALS),在这些患病的家族中,ALS 主要表现为常染色体显性遗传,但也有其他的遗传模式,如常染色体隐性遗传。约半数的家族性病例是与一些特定遗传基因相关的,除了 FALS,其余 90% 的病例为散发性 ALS(sporadic ALS,SALS)。SALS 和近 50% 的 FALS 的遗传机制都尚不清楚。

在 ALS 的研究中,致病基因的研究对理解病因学提供了重要的突破口。目前,至少 30 种以上的基因发现与 ALS 有强关联性,其中 23 种可定义为致病基因,其中 *C9orf72*、*SOD1*、*FUS*、*TARDBP* 基因是目前在家族和散发性患者中发现的重要致病基因,它们目前也是 ALS 相关诊疗研究的基础。致病基因的研究也扩展了我们对临床表型的认知,如 *C9orf72*、*TARDBP*、*Ubiquilin 2*、*CHCHD10* 等基因研究证实了额颞叶痴呆(FTD)-ALS 疾病谱的遗传基础;而对 *VCP*、*SQSTM1*、*HNRNPA2B1*、*HNRNPA1* 突变的研究则证实了 ALS 可有广泛的肌肉、骨骼等系统受累(表 3-19-3)。

表 3-19-3　遗传性运动神经元病

疾病	位点	蛋白
Ⅰ. 上、下运动神经元(家族性 ALS)		
A. 常染色体显性	21q	超氧化物歧化酶
	22q	神经微丝重亚单位
	X$_{cent}$	不清
B. 常染色体隐性(青少年型)	2q	不清
	15q	不清
C. 线粒体性	mtDNA	细胞色素氧化酶
Ⅱ. 上运动神经元		
A. 家族性痉挛性截瘫(FSP)		
1. 常染色体显性	2q	痉挛蛋白(spastin)
	14q	不清
2. 常染色体隐性	8p	不清
	16q	截瘫蛋白(paraplegin)
3. X-连锁	Xq21	蛋白脂蛋白
	Xq28	L1 CAM
B. 肾上腺髓质神经病	Xq21	肾上腺白质营养不良蛋白
Ⅲ. 下运动神经元		
A. 脊肌萎缩症	5q	运动神经元维存蛋白
B. X-连锁的脊肌萎缩症	Xq	雄激素受体
C. GM2 神经节苷酯累积症		
1. 成人 Tay-Sach 病	15q	氨基己糖苷酶 A
2. Sandhoff 病	5q	氨基己糖苷酶 B
3. AB 变异型	5q	GM2 激动子蛋白
Ⅳ. ALS-综合征		
A. ALS 伴额、颞叶痴呆	9q	不清
B. 肌萎缩伴行为障碍和帕金森样症状	17q	Tau 蛋白

在过去的西方研究中,大约有超过14 000例患者(包括欧洲白种人和亚裔的患者),以及更多的对照者参与到大型的ALS研究中。这些大型研究以欧美人群为基础,发现了与ALS相关的基因或遗传危险因素。尽管在世界范围内,部分致病基因具备共性,如 SOD1、FUS、TARDBP 基因的临床表型在FALS人群中分布比例大致相同等,但相关研究也已提示ALS在不同人群具有种群特异性。研究显示,亚洲人群中如 PFN1、VCP、TUBA4A 和欧美人群有明显不同的发病率,提示不同人群存在不同的基因频率和分布。以 C9orf 72 基因为例,亚洲ALS人群的低频率,提示了在欧美人群遗传机制中占重要地位的奠基者效应并不适用于对亚洲人群发病机制的解释,进而也提示亚洲人群中其他潜在的新的致病基因的可能性。因此,在中国ALS人群中进行系统的遗传学研究的重要性,不仅因为中国作为世界人口大国,有利于研究ALS这种低频率发生的疾病,而且在遗传背景上对此类疾病发病机制的研究将是非常有意义的补充。

2. 免疫因素 ALS发病可能有免疫机制参与的证据是:①患者血清中曾检出多种抗体和免疫复合物,如IgG、IgM抗体、抗甲状腺原抗体和GM1抗体等,外周血及脑脊液可检出抗神经元结构组分抗体,脑脊液中抗体水平高于血清;患者血清对培养的神经元有毒性作用,脊髓及皮质运动神经元有IgG和补体C4及C3过量聚集;ALS患者常伴自身免疫病,Younger等发现ALS患者常伴副蛋白血症。②ALS病例尸检可见脊髓及运动皮质大量小胶质细胞或增生的星形细胞,脊髓前角及血管周围T淋巴细胞浸润,肌肉活检可见T细胞及巨噬细胞激活。③用牛脊髓前角匀浆免疫豚鼠可导致实验性自身免疫性灰质病,表现为上下运动神经元损害症状,肌电图失神经改变,脊髓及运动皮质运动神经元数目减少及散在脱髓鞘,血中可检出高滴度抗运动神经元抗体,神经-肌肉接头处及运动神经元胞浆中存在IgG抗体,类似人类ALS。④Smith等报道48例ALS患者,36例血清检出抗L型电压门控性钙通道(voltage-gated calcium channels,VGCC)抗体,抗体反应与ALS病程进展呈正相关,可导致VGCC电生理改变,VGCC是三种(α、β、γ)亚单位构成的复合体,α亚单位又分为$\alpha 1$及$\alpha 2$,$\alpha 1$亚单位形成的钙通道是最重要结构;抗VGCC抗体IgG具有相对特异性,主要与$\alpha 1$亚单位结合,在Lambert-Eaton综合征VGCC-IgG结合于$\alpha 1$和β亚单位;Llinas研究表明,P型钙通道存在于运动神经元轴突末梢,IgG能通过延长P型钙通道开放时间增加内部电流,导致神经元损伤。然而,目前尚无这些抗体以运动神经元为靶细胞的证据,故MND不属于免疫神经病范畴。

3. 中毒因素 有报道认为本病与植物毒素如木薯中毒,以及重金属中毒有关,曾有铅中毒患者并发脊髓性和根性运动症状的报道,研究显示摄入过多铝、锰、铜、硅等可能影响中枢神经系统细胞正常代谢,引起退行性变,但无重金属如铅、汞、铝等中毒直接导致本病的证据。有学者提出,兴奋性氨基酸毒性、神经营养因子减少、微量元素缺乏或堆积可能参与ALS的发病,但也缺乏直接证据。神经元去极化时间延长或过度去极化可引起兴奋性氨基酸谷氨酸的毒性作用,造成细胞溶解,被认为是诱发ALS的原因之一。近年来分子生物学研究发现某些神经递质生物合成酶活性降低,以及神经细丝和神经元变性、谷氨酸转运异常及线粒体异常等,可能对发病起作用。

4. 慢病毒感染 ALS与急性脊髓灰质炎(acute poliomyelitis)均侵犯脊髓前角运动神经元,少数脊髓灰质炎患者在30~40年后出现进行性肢体无力,即脊髓灰质炎后综合征(PPS),与PMA表现极为相近,因此有人推测ALS与脊髓灰质炎病毒或脊髓灰质炎样病毒慢性感染有关,但ALS患者CSF、血清及神经组织均未发现此病毒或与其相关的抗原及抗体。迄今尚无在灵长类动物接种慢病毒成功复制ALS模型的报道。

5. 其他 有些患者并发恶性肿瘤,在肿瘤好转时ALS症状亦缓解,但机制不清。有报道脊髓局部遭受过严重电击伤者,在很多年后会出现进行性发展的严重手臂肌萎缩。也偶有报道创伤,特别是单肢牵拉损伤可能为本病的诱因,但尚无明确的证据。

【分型】

根据病因ALS或ALS综合征可分为两个临床类型:

1. 散发型ALS综合征 也称为经典型ALS综合征,病因不明,我国90%以上的患者为散发型病例。散发型ALS综合征包括:

(1)经典型或Charcot型ALS(肌萎缩侧索硬化)、进行性脊肌萎缩(PSMA)、进行性延髓麻痹(PBP)和原发性侧索硬化(PLS)。

(2)副肿瘤性ALS综合征。

(3)Madras型ALS。

(4)青年单肢肌萎缩(平山病)。

(5)散发型ALS伴NF基因突变和缺失。

(6)散发性关岛型ALS。

2. 遗传型或家族性ALS综合征 占ALS的5%~10%,包括五种类型:

ALS1:常染色体显性遗传,与21号染色体连锁(SOD1基因突变),基因定位于21q22.1~22.2。

ALS2:常染色体隐性遗传,与2号染色体连锁,基因定位于2q33,是儿童或青少年期发病的青年型。

ALS3:常染色体显性遗传,与21号染色体和SOD1基因突变无关,可能位于其他基因位点,成年期发病。

ALS4:常染色体显性遗传青年型,与 9 号染色体连锁,基因定位于 9q34,病程进展缓慢。

ALS5:常染色体隐性遗传,与 15 号染色体连锁,基因定位于 15q15.1~21.1,为青年型。

此外,家族性关岛型 ALS 也称为 Mariana 型或西太平洋型,1950 年发现关岛上居民 MND 的发病率高于其他地区约 100 倍,除了遗传因素,外源性病因也较明显。

【病理】

ALS 的病理表现主要是脊髓前角细胞和下部脑干运动核如舌下神经核、副神经核、迷走神经核、面神经核及三叉神经运动核运动神经元丢失,眼外肌运动核很少受累。大的 α 运动神经元比小的运动神经元更易丢失,颈髓前角细胞变性显著且早期出现。除了神经元丢失,还可发现星形胶质细胞和小胶质细胞增生。残存的神经元体积变小和皱缩,变性细胞深染固缩,胞浆可见脂褐质沉积。通过特殊染色可显示受累神经元出现线状、束状或呈高密度聚集的泛素阳性包涵体,少数情况下还可见另一种边界不清的胞浆内含物。脊神经前根和脑干运动神经根可见继发性变细,可见轴突变性、继发脱髓鞘及轴突侧支芽生,运动神经大的髓鞘纤维不成比例地丢失。在疾病不同阶段,可出现典型的失神经性肌萎缩。同时,可见大脑皮质运动区锥体细胞(Betz 细胞)的丢失,皮质脊髓束及皮质延髓束弥漫性变性,皮质脊髓束变性在脊髓下部表现最明显,但通过脂肪染色可发现变性范围实际上逐渐向高位脊髓及脑干发展,直至内囊后肢及放射冠。

ALS 伴痴呆的神经病理学研究较少,除普遍的运动神经元病变,可见中央前回及颞叶皮质广泛神经元丢失及胶质细胞增生。特殊染色也可在受累神经元中发现泛素阳性包涵体,但在这些区域并未见到 Alzheimer 病或 Pick 病的组织病理学特点。虽然也观察到了神经元纤维变性,但与关岛型 ALS-帕金森综合征-痴呆复合征相比要轻微很多。

【临床表现】

1. ALS 是运动神经元病最常见的类型,大多数在 50 岁以后发病,其后每 10 年的发病率都增加,30 岁前发病者较少见。男女之比约 2∶1。起病隐袭,缓慢持续进展,偶见亚急性进展。典型患者最早多以一侧肢体远端无力起病,首发症状常见手指活动不灵和力弱,完成精细动作时显得笨拙,手指僵直,两侧上肢症状可同时或先后相隔数月出现;患者也可出现轻度足下垂而易导致绊倒。清晨患者经常在床上辗转反侧,腿部发生痛性痉挛,通常是本病最早的下运动神经元表现,数周至数月后手及上肢也开始出现类似表现,不久后出现手部小肌肉,如大鱼际肌、小鱼际肌、骨间肌和蚓状肌等随之显

著萎缩,手掌屈肌腱间出现沟凹,双手呈鹰爪形,并渐向前臂、上臂及肩胛带肌群进展,这些肌群出现肌萎缩和无力,萎缩肌群可见粗大的肌束颤动。应注意单独的肌束颤动并不能成为 ALS 的特征性表现,但若拇指、前臂、面部和足部等部位持续存在,则增加了 ALS 诊断的可能性。

2. 早期体征可见双上肢肌萎缩和肌力减退,远端重于近端,肌张力可不增高,虽有明显的肌萎缩,但腱反射可相对活跃或异常亢进,出现 Hoffmann 征。上肢腱反射减低或消失提示颈膨大前角细胞严重受损,部分患者肌无力可自上肢近端三角肌、冈上肌和冈下肌开始,导致肩胛下垂、抬肩和举臂无力。下肢僵直、无力、动作不协调及痉挛性轻截瘫等可与上肢症状同时或相继出现,双下肢肌张力增高,膝腱和跟腱反射亢进,出现持续性髌阵挛、踝阵挛及 Babinski 征,剪刀样或痉挛步态等,仍可保持相当的肌力,无肌萎缩或较轻。少数病例肌无力、肌萎缩从下肢起病,渐延及双上肢,甚至可从呼吸肌等躯干肌开始。少数病例在肌无力前先有肌肉痛性痉挛,也可出现疼痛、发冷、麻木等主观感觉异常,但通常不出现客观的感觉障碍或表现极轻微,若出现明显的感觉异常应对诊断提出质疑。

3. 随病程的延长,肌无力和肌萎缩可扩展至躯干及颈部,患者不能转颈、抬头或被迫长期卧床。延髓麻痹通常晚期出现,不能饮水及吞咽,需鼻饲饮食,舌肌明显萎缩,舌体凸凹不平和伸舌困难,眼肌一般不受累。括约肌障碍少见,即使双腿均出现肌无力和痉挛时,括约肌功能仍可较好地保存,但晚期可出现尿急、便急等表现,也可出现呼吸肌受累,表现为呼吸困难、咳嗽无力等,患者多死于肺部感染。通常无意识障碍,但少数病例可出现痴呆。

4. 家族性肌萎缩侧索硬化(FALS)患者的症状、体征及病程与散发性病例无明显的差异,但 FALS 患者起病时间较早,男女患病率相同,生存期略短。

【辅助检查】

1. 血清肌酸磷酸激酶(CK)活性一般正常,但快速进展的肌无力和肌萎缩患者可轻度升高。腰穿压颈试验提示椎管通畅,脑脊液常规、生化检查多正常,或可出现脑脊液蛋白轻度增高。

2. 神经电生理检查颇有价值。脑电图无异常。90%~95%的典型 ALS 病例临床可确诊,但早期误诊率高达 43%,舌肌、胸锁乳突肌、腹直肌、胸段脊旁肌肌电图和/或单纤维肌电图(SFEMG)检查十分必要。

(1) 常规 EMG 检查:对 ALS 有较重要的诊断价值,在可疑病例中,至少在三个肢体出现失神经表现可于确诊前的早期提示 ALS。常规 EMG 表现为肌肉放松时广

泛的纤颤电位和正锐波(失神经反应活跃),以及束颤电位和主动收缩时运动单位电位时限增宽、波幅增大甚至呈巨大电位(代表神经再支配)等典型神经源性改变。常规 EMG 的特点包括:①分布,应包括三个节段以上神经源性损害,如球部、颈段、胸段和腰骶段脊髓;②进行性失神经与慢性失神经共存,即包括自发电位、运动单位电位及大力收缩募集电位改变等。

(2)单纤维肌电图(single fiber electromyography, SFEMG)测定及特征:①SFEMG 并非 ALS 患者的常规检测手段,可用于临床诊断困难者,如同时存在颈椎病、腰椎病的患者;②有助于了解神经再生情况;③评价患者的预后和疗效;④ALS 患者 SFEMG 的主要特点是颤抖(jetter)和阻滞(blocking)增加。

(3)运动神经传导速度(MCV)正常或可轻度减慢,但无局灶性传导阻滞。节段运动神经传导测定(inching 技术):可进一步确定是否存在传导阻滞,有利于排除多灶性运动神经病(MMN)。运动神经复合肌肉动作电位(CMAP)波幅早期正常或轻度下降,但随着病程进展,CMAP 波幅可明显下降。感觉传导速度(SCV)以及感觉神经动作电位(SNAP)正常,若存在明显异常则可排除 ALS 诊断,例如当患者出现 SNAP 波幅下降,通常可能有嵌压性神经病、糖尿病或其他晚发的神经病变。

(4)运动诱发电位(MEP)对 ALS 的诊断意义:①可为 ALS 提供上运动神经元(UMN)受累的客观依据,特别对下运动神经元明显损害掩盖上运动神经元受累体征时更有意义;②异常表现为中枢运动传导时间(CMCT)延长或波形消失。临床有明显皮质脊髓束受累表现的患者,皮质的运动诱发电位易出现延长。体感诱发电位(SEP)多无异常,但部分患者可能出现轻度异常,机制尚不清楚。

3. 神经影像学检查　脑 CT 检查通常无异常。脑 MRI 检查对 ALS 有较重要的诊断与鉴别诊断价值。①脑 MRI 检查常可显示运动皮质轻度萎缩,皮质脊髓束在内囊后肢、大脑脚、脑干和脊髓等处发生华勒变性,选择性出现 T_2WI 高信号和 FLAIR 信号增强等表现(图 3-19-15),这些改变有助于诊断,但有时可能因改变轻微而被忽略;②颈部 MRI 检查可以排除颈椎病。

4. 肌活检有助于明确患者是否有神经源性损害(图 3-19-16),但对诊断无特异性。早期神经源性肌萎缩较明确,但晚期光镜下与肌源性萎缩并不易鉴别。

【诊断和鉴别诊断】

1. 诊断　根据中年后隐袭起病,缓慢进行性加重,上、下运动神经元受累表现如肢体无力、肌肉萎缩及肌束震颤,腱反射亢进(或减退)和病理征,无明显客观感觉障碍等,EMG 可见典型的广泛神经源性改变。但病程早期临床表现多样及缺乏特异性诊断标志物,可使临床早期诊断困难。

迄今为止,国际公认的 ALS 诊断标准共有 3 个,按时间先后顺序依次为 El Escorial 诊断标准、Airlie House 诊断标准(又称修订版 El Escorial 诊断标准)和 Awaji-shima 电生理诊断标准。

1994 年,世界神经病学联盟(World Federation of Neurology,WFN)运动神经元病工作组在西班牙的 El Escorial 制定了第一个 ALS 临床诊断标准(表 3-19-4)。它基于患者的临床表现及疾病累及范围,将 ALS 分为确诊的(definite)、很可能的(probable)、可能的(possible)和疑诊的(suspected)等四个不同等级。El Escorial 诊断标准首次为 ALS 的诊断提供了简单实用的方法,自此诊断标准提出后,ALS 的诊断有了统一的依据,极大地提高了临床诊断的效率和准确性。

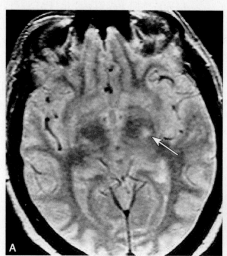
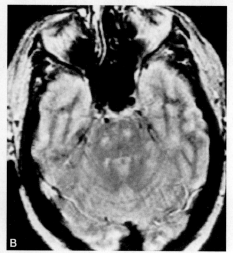

图 3-19-15　ALS 患者的脑 MRI 可见内囊和脑桥水平皮质脊髓束走行部位 T_2WI 异常信号,为皮质脊髓束华勒变性所致

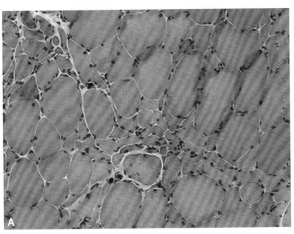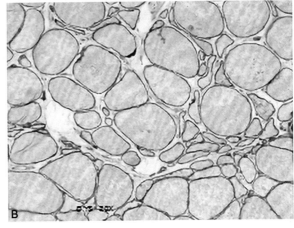

图 3-19-16 ALS 患者的肌活检,可见萎缩的肌纤维呈典型群组化分布表现(A. HE×20;B. DYS 免疫组化染色×20)

表 3-19-4 世界神经病学联盟肌萎缩侧索硬化临床诊断 E1 Escorial 标准(1994)

诊断确定性	临床表现
确诊的(definite)ALS	在延髓与 2 个脊髓部位(颈、胸或腰骶),或 3 个脊髓部位上、下运动神经元体征
拟诊的(probable)ALS	2 个或更多部位上、下运动神经元体征,部位可以不同,但某些上运动神经元体征必须在下运动神经元缺损的头端
可能的(possible)ALS	仅 1 个部位上与下运动神经元体征,或在 2 个或更多部位仅有上运动神经元体征,或下运动神经元体征在上运动神经元体征的头端
疑诊的(suspected)ALS	至少 2 个部位下(而非上)运动神经元体征

4 年后,由于神经电生理技术的发展,为进一步提高 ALS 诊断的敏感性与准确性,WFN 运动神经元病工作组于 1998 年在美国弗吉尼亚 Airlie House 对上述 El Escorial 诊断标准进行了修订,将肌电图作为检测下运动神经元损害的重要手段,在确诊、拟诊(很可能)、可能 3 个等级的基础上,又基于患者的肌电图表现,引入了实验室支持拟诊级 ALS(clinical probable ALS-laboratory-supported)的概念(表 3-19-5),而删除了"疑诊"(suspected)这一等级,该标准被称为 Airlie House 诊断标准(亦称修订版 El Escorial 诊断标准)。

表 3-19-5 世界神经病学联盟肌萎缩侧索硬化临床诊断 Airlie House 标准(1998)

诊断等级	临床表现
确诊的(definite)ALS	根据临床表现,在延髓支配区及至少 2 个脊髓节段(颈髓、胸髓或腰骶髓)或者 3 个脊髓支配区出现上、下运动神经元受累体征
很可能的(probable)ALS	根据临床表现,在至少 2 个节段出现上、下运动神经元受累体征,且部分上运动神经元受累体征所在节段必须在下运动神经元体征所在节段头端
实验室支持拟诊(临床很可能的)(clinical probable laboratory-supported)ALS	临床上仅有 1 个节段出现上、下运动神经元受累体征或仅有 1 个节段出现上运动神经元受累体征,而肌电图在至少 2 个节段发现下运动神经元受累体征,且已经通过神经影像学及实验室检查排除其他病因
可能的(possible)ALS	根据临床表现,仅 1 个部位出现上、下运动神经元受累体征,或在 2 个或更多部位仅有上运动神经元受累体征,或下运动神经元受累体征所在节段在上运动神经元受累体征所在节段头端,应用神经电生理、神经生理学、神经影像学及实验室检查无法达到实验室支持拟诊的 ALS 标准时

随着对 ALS 认识的进一步深入和神经电生理检查的广泛应用,在上述两个诊断标准的基础上,2006 年又在日本制定了 Awaji-shima 电生理诊断标准。该标准认为临床症状、体征与肌电图表现在诊断下运动神经元损害方面具有同等重要的意义,因而又取消了实验室支持拟诊 ALS 这一等级,将 ALS 诊断级别仅分为确诊、拟诊、可能 3 个等级(表 3-19-6)。

目前,临床上应用最为广泛的是 Airlie House 诊断标准,亦即修订版 El Escorial 诊断标准,大部分研究和临床试验均使用这一诊断标准作为患者的入组标准和病情评判依据。

表 3-19-6 肌萎缩侧索硬化临床诊断 Awaji-shima 标准(2006)

诊断等级	临床表现
确诊的(definite)ALS	根据临床或电生理表现,在延髓支配区及至少 2 个脊髓节段(颈髓、胸髓或腰骶髓)或者 3 个脊髓支配区出现上、下运动神经元受累体征
拟诊(很可能的)(probable)ALS	根据临床或电生理表现,在至少 2 个节段出现上、下运动神经元受累体征,且部分上运动神经元体征所在节段必须在下运动神经元体征所在节段之上
可能的(possible)ALS	根据临床或电生理表现,仅 1 个部位出现上、下运动神经元受累体征,或在 2 个或更多部位仅有上运动神经元体征,或下运动神经元受累体征所在节段在上运动神经元受累体征所在节段之上,需应用神经影像学及实验室检查排除其他病因

2. 鉴别诊断 疾病早期或不典型 ALS 应注意与下列疾病鉴别:

(1)颈椎病脊髓型:也称为颈椎病性脊髓病(cervical spondylitic myelopathy),系颈椎骨质增生及椎间盘退行性病变导致脊髓压迫性损伤,发病年龄与 ALS 相似,呈慢性进行性病程,临床表现颇为相似,有时与 ALS 难以鉴别。但颈椎病的肌萎缩通常局限于上肢,只集中在一两个脊髓节段,不像 ALS 那样广泛,且常伴上肢或肩部疼痛、感觉减退及循环障碍等,可出现括约肌功能障碍,肌束震颤少见,一般不出现延髓麻痹症状。颈椎 X 线片或 MRI 显示颈椎骨质增生、椎间孔变窄及椎间盘变性等。肌电图有助于 ALS 与颈椎病脊髓型的鉴别,特别是胸锁乳突肌肌电图在颈椎病多为正常,而在 ALS 的异常阳性率高达 94%。

(2)多灶性运动神经病(multifocal motor neuropathy,MMN):又称多灶性脱髓鞘性运动神经病,表现为慢性进展的区域性下运动神经元损害,肌无力呈不对称分布,以上肢为主,不伴锥体束受损表现,无明显感觉损害。1985—1986 年由 Parry 等和 Roth 等几乎同时报道了 4 例患者,其电生理特征是在神经传导测定中发现存在持续性多灶性传导阻滞(conduction block,CB),对常规电检测未查及 CB 的患者,寸移(inching)技术则可明显提高其检出率。1988 年 Pestronk 等首次报道部分此病患者血清中抗神经节苷酯 GM1 抗体滴度升高,并对免疫球蛋白静脉注射疗效较好,可出现戏剧性改善。到目前为止,全世界报道的 MMN 已超过 300 例。

(3)平山病(Hirayama disease):是青少年起病的局限性、渐进性及非对称性前臂和手部肌萎缩,患者主要为年轻男性,病程发展到一定阶段后可停止。病因可能为椎管腹侧韧带肥厚所致,导致颈段脊髓受压,并可能引起慢性缺血。颈椎过屈位 MRI 动态检查对本病有重要的诊断价值(图 3-19-17)。

(4)脊髓性肌萎缩症(SMA):较常见,是遗传性疾病,可资鉴别。

(5)脊髓空洞症:可出现双手小肌肉萎缩、肌束震颤、锥体束征等,延髓空洞症可出现延髓麻痹,临床进展极为缓慢,常合并其他畸形。患者常表现为节段性对称的或不对称的分离性痛温觉缺失、触觉保存,上肢肌萎缩通常不伴腱反射亢进,MRI 可见脊髓空洞形成。

(6)良性肌束震颤:正常人也可能出现广泛的粗大肌束震颤,但无肌无力和肌萎缩等,肌电图无失神经变化。

(7)多发性硬化(MS):常以下肢强直性无力起病,导致轻偏瘫或单肢轻瘫,在较长时间内与早期 ALS 及原发性侧索硬化可能很难鉴别,但 MS 可能有既往发作史,以及视物模糊、复视、足部感觉异常、振动觉减退和小脑共济失调等症状,可资鉴别。

(8)包涵体肌炎(IBM):临床表现可与 ALS 相似,如早期出现不对称的远端肌无力,通常不伴血清肌酶水平明显升高。在一项包含 70 例 IBM 患者的临床研究中,13% 的病例最初曾被诊断为 ALS。IBM 与 ALS 的鉴别点包括锥体束功能正常,无力的肌肉腱反射存在,手指屈肌力弱;肌电图和肌肉活检可明确诊断。

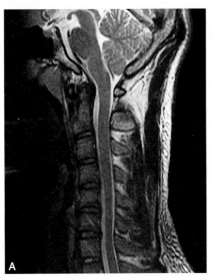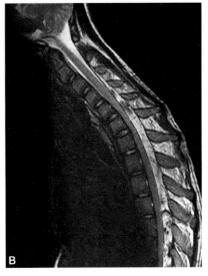

图 3-19-17　平山病患者的颈椎动态 MRI 检查

A. 直立位,显示椎管腹侧韧带肥厚;B. 过屈位,显示颈段脊髓受压

（9）其他：例如,颈髓肿瘤可出现四肢腱反射亢进、病理反射或双上肢肌萎缩等,但常伴神经根痛、传导束型感觉障碍及椎管阻塞等表现,颈髓 MRI 可确诊。慢性莱姆病可表现为以运动为主的神经根症状,有时也需与 ALS 鉴别。在少数情况下,维生素 B₁₂ 缺乏的患者可出现脊髓型和神经根型运动神经受累表现。个别的铅中毒所致的脊髓神经根神经病也可有类似的表现。酸性麦芽糖酶缺陷症(acid maltase deficiency)出现易疲劳和早期呼吸衰竭,有时也可能与 ALS 混淆。

【治疗】

ALS 是一种病因不明的致残性神经系统变性疾病,主要累及运动神经元,虽然近年来对其发病机制研究取得了一定的进展,但自 1996 年美国 FDA 批准利鲁唑应用以来,迄今仍无逆转该病进程的有效药物,治疗仍以延缓和控制病情发展,对症及支持治疗为主,包括保证患者足够的营养、充分的呼吸支持,以及改善全身状况等多元化医疗,对提高患者生活质量、延长生存时间有重要作用(Andrews et al,2009;Morren et al,2012)。

1. 利鲁唑(Riluzole)是最早获得美国 FDA 批准治疗 ALS 的疾病缓和疗法(disease-modifying therapies,DMT)的药物,可减少中枢神经系统内谷氨酸的释放,降低兴奋毒性作用,延缓病情进展和延长患者的存活期,是具有循证医学证据的有一定疗效的药物,但此药并不能逆转病情,也不能改善患者的运动功能和肌力。利鲁唑临床宜早期使用,适用于轻、中症患者,对中晚期患者无明显效果。成人剂量 50mg 口服,2 次/d。不良反应可能包括乏力、恶心、体重减轻和转氨酶增高等,使用时应常规监测肝功能障碍、中性粒细胞减少及其他严重的不良反应(Morren et al,2012)。

2. 依达拉奉(edaravone)作为一种自由基清除剂,可将一个电子传递到脂肪过氧化物或羟基自由基上,将其氧化性中和掉。针对 ALS 发病机制中的氧化应激学说,日本学者经过长达 20 年的临床研究,证实可延缓 ALS 的疾病进程,于 2015 年首先通过日本厚生劳动省的审批,2017 年进一步通过了美国 FDA 的审批,依达拉奉成为继利鲁唑之后第二个用于 ALS 临床治疗的药物。其标准的治疗方案是 6 个月为一疗程:第 1 个月的前 14 天,静脉滴注,60mg/d,其他时间无治疗;在之后的 5 个月中,每个月的前 14 天中须有 10 天静脉滴注,60mg/d,其他时间无治疗。然而,其临床研究结果的适用人群并非所有的 ALS 患者,而是满足以下几个限定条件:①临床确诊或很可能的患者。②病程在 2 年以内,ALSFR 评分≥24,且每个分项都≥2。③肺功能的 FVC≥80%。使用时应常规监测肝肾功能,由于该药主要通过肾脏排出,肾功能不全患者需慎用。

3. 许多经验性药物如肌酸、辅酶 Q10、维生素 E、左旋肉碱、碳酸锂、米诺环素,以及各种神经生长因子及神经营养因子等被用于 ALS 的临床治疗试验,但均未证明对患者有明确的获益。干细胞治疗 ALS 实验和临床研究尚处于探索阶段。

4. 对症治疗可提高患者的生活质量。例如,流涎过多可给予抗胆碱能药如东莨菪碱、阿托品和苯海索等;肌痉挛明显者可试用巴氯芬(beclofen)、替扎尼定等,严重肌痉挛患者通过植入泵向蛛网膜下腔泵注巴氯芬可使极度强直减轻;使用苯二氮䓬类如地西泮或骨骼肌松弛药如丹曲林(dantrolene)也可减轻痉挛。应注意积极预防肺感染。

5. 支持治疗可保证患者的营养和改善全身状况。

越来越多的证据表明，早期呼吸支持和营养支持对提高患者生活质量和延长生存时间有重要作用。定期监测呼吸功能已成为 ALS 治疗中的重要组成部分，通常应每隔 3 个月复查一次肺功能。双水平气道正压呼吸机（BiPAP）的引入可改善患者睡眠质量，减少白天嗜睡的发生，是 ALS 呼吸管理的重要进展。有些患者早期不能耐受呼吸机，通常是由于面罩调整不当或气道压力过高所致，可请经验丰富的医师加以调整。目前认为，不能等到患者出现呼吸困难时才使用呼吸机，应在患者肺功能检查显示用力呼气肺活量（FVC）下降至约 70% 时即早期应用 BiPAP 呼吸机，特别是当患者出现早期 CO_2 潴留征象，诸如睡眠紊乱、噩梦、清晨头痛、日间嗜睡等表现时应立即应用。为了积极预防肺感染，可使用改善患者呼吸道护理的工具"辅助咳痰机"，该设备可将空气吹入肺部，然后迅速施加负压，从而清理呼吸道。手提式"辅助咳痰机"看起来像个玩具笛子，内部装有膜片，在患者呼气时产生振动波以利于咳痰。每天使用 2 次这些设备，可减少膈肌功能减退及肺炎发病率，使气管切开推迟数月或数年之久。当膈肌功能丧失时终需全天使用 BiPAP 呼吸机。若每天使用 BiPAP 呼吸机 20 个小时以上，患者通常必须面对是否气管切开和有创机械通气这一难题，医生应提前把这一问题提出，以便患者及亲属有足够的时间进行决断。欧美国家大多数患者一般不选择气管切开和有创机械通气，日本及中国台湾地区较多地接受气管切开和有创机械通气。

营养支持也是重要的方面。延髓麻痹导致吞咽困难的患者应将食物切成小块食用，避免进食干燥食品如饼干，稠粥等类似食品是较好的选择。最终几乎所有的患者都需要留置胃管鼻饲维持水分和热量的摄取，可有效防止脱水和误吸；腔镜技术和影像学技术的发展使胃造瘘术迅速且几乎无痛，患者在经皮胃镜造瘘术（PEG）后一两日即可开始胃内进食，显著提高生活质量和生存率。由于大多数患者需要使用 BiPAP 呼吸机，如果采用鼻饲可明显影响面罩密闭性，导致 BiPAP 呼吸机无法有效使用，因此 ALS 患者宜采用 PEG 进行营养支持。

6. 被动运动和物理疗法可防止关节固定，作业疗法同样是有益的，可避免手指、肩部和肢体挛缩，有助于保持日常活动。支架或扶车也可提高患者的运动能力，但应避免过度运动导致疲劳和肌痉挛。随着病情进展，患者从使用简单的手杖开始，然后是助步器，最后坐轮椅；家庭用具可安装把手方便患者使用，必要时改建居室的结构以方便轮椅进出，确保患者的安全。

7. 病初在门诊看患者时，既要告知患者病情的严重性，但早期也应避免强调该病最终的不良预后。通常的情况下，患者及家属在随后的随访中逐步询问和了解这些事项，可根据患者的病情和性格特征把相关的情况进行适当的转达，通常还应告诉患者个体的生存期经常比标准生存期长。所有的 ALS 患者都应考虑作遗传病筛查，并进行登记以备进入 ALS 新药的临床试验。

【预后】

ALS 呈进行性和致残性病程，患者最终多死于呼吸肌麻痹或并发的呼吸道感染等，生存期短者可仅数月，长者可达十余年甚至更长的时间。随着医疗及照护水平的不断提高，国内外患者的总体生存时间均明显延长，新近的一项研究显示，患者平均生存时间可达 5 年以上（Dorst et al, 2019）。著名理论物理学家斯蒂芬·霍金（1942—2018）在 21 岁时罹患此病，在创造物理学新篇章的同时，也创造了与 ALS 斗争长达 55 年的奇迹。

第五节 进行性肌萎缩

（丰宏林）

进行性肌萎缩（progressive muscular atrophy, PMA）也称为进行性脊肌萎缩症（progressive spinal muscular atrophy, PSMA），是一种进行性下运动神经元变性疾病，主要累及脊髓前角细胞，或可能影响脑干运动神经核，临床表现为下运动神经元损害的症状和体征。PMA 占运动神经元疾病的 2.5%~11%，其发病率为 0.02/10 万（Teerin Liewluck et al, 2015）。

【研究史】

1850 年，Aran 和 Duchenne 最早使用了 PMA 这一名称，也称为阿伦-杜兴肌萎缩（Aran-Duchenne atrophy），但他们错误地认为本病是肌源性疾病。1853 年，克吕韦耶（Cruveilhier）通过对 Aran 患者的尸检，发现腹侧脊神经根和运动神经萎缩，第一次提出了 PMA 是一种神经源性疾病的证据。在将近 20 年后，夏科（Charcot）指出了 PMA 与 ALS 之间的病理学差异，认为 PMA 只存在下运动神经元变性，而 ALS 的下运动神经元和皮质脊髓束均受累，进而推断 PMA 是一种单纯的下运动神经元综合征。后来人们认识到，许多 PMA 患者在 1~2 年后逐渐出现上运动神经元损害特征而转化为 ALS，或死后经尸检病理证实是存在上运动神经元亚临床损害的 ALS。因此，PMA 与 ALS 都被归类为运动神经元病（MND）。目前，PMA 的概念用于检查时发现单纯下运动神经元损害的散发性运动神经元疾病，随后出现上运动神经元体征的患者，称为下运动神经元起病型 ALS，上运动神经元受累通常发生在症状出现的 2 年内。

【病理】

孤立的前角细胞变性一直被认为是 PMA 的病理学

标志。尸检研究发现，PMA 的病理表现大多与 ALS 重叠，除了下运动神经元内泛素化包涵体形成，更有 50%～85%的 PMA 患者伴有皮质脊髓束变性。最新的一项研究将 PMA 分成三种不同的病理状态：①61.5%的患者出现 ALS 样病理表现，表现为上、下运动神经元变性，伴有 TDP-43 阳性包涵体形成；②23%的患者出现孤立的下运动神经元变性，伴有 TDP-43 阳性包涵体形成；③15.5%的患者出现上、下运动神经元联合变性，伴有 FUS 阳性包涵体形成（Riku Y et al，2014）。

【临床表现】

1. 本病起病隐袭，发病年龄普遍晚于肌萎缩侧索硬化（ALS），平均发病年龄为（63.4±11.7）岁（Teerin Liewluck et al，2015），其中男性多于女性（男：女＝4：1）。在约 90%的患者，病变首先侵犯颈髓膨大，首发症状常为双侧或一侧手部小肌肉及上肢远端肌无力，出现大、小鱼际肌，骨间肌和蚓状肌萎缩，严重者出现爪形手，逐渐累及前臂、上臂及肩胛带等近端肌群。肌萎缩从下肢起病者较少见，最初肌萎缩局限于部分肌肉，历时数月甚至数年后，缓慢或迅速地波及全身。延髓肌通常在发病时不受影响，约 40%的患者在发病 19 个月内受累，延髓受累的患者更有可能进展为 ALS。

2. 查体早期腱反射可亢进，最终出现下运动神经元受损体征，如腱反射减弱和消失、肌张力降低、肌束震颤、痛性痉挛、无病理征等，肌束震颤和痛性痉挛表现不恒定，舌肌肌束震颤罕见，无感觉障碍，括约肌功能不受累。PMA 与 ALS 区别的主要体征是腱反射减弱或消失，无锥体束受累体征等。

【诊断和鉴别诊断】

1. 诊断　要求至少≥2 个节段（延髓、颈髓、胸髓和腰骶髓）出现下运动神经元功能障碍的临床和电生理特征，且疾病呈逐渐进展，并排除其他下运动神经元综合征，提示支持 PMA 诊断。

2. 鉴别诊断　PMA 作为下运动神经元综合征（LMNS）需与其他的 LMNS 鉴别，包括累及运动神经元、运动神经、神经肌肉接头和肌肉的疾病。

（1）脊髓性肌萎缩（spinal muscular atrophy，SMA）：是常染色体隐性遗传病，选择性累及下运动神经元，以脊髓前角细胞为主，主要致病基因定位于 5 号常染色体长臂近端，运动神经元维存（SMN）基因已被克隆，编码蛋白对穿越核膜的 RNA 复合物的形成和运输非常重要。SMA 患者的肌无力和肌萎缩多为对称性近端无力，而 PMA 通常是非对称性远端肌无力。SMA 根据起病年龄不同，可分为婴儿型（Werdnig-Hoffmann 病，SMA-Ⅰ型）、慢性儿童型（SMA-Ⅱ型）、青少年型（Kugelberg-Welander 病，SMA-Ⅲ型），以及成年型（SMA-Ⅳ型）等，婴儿型进展

较快，青少年型和成年型进展缓慢，可存活 20 年以上。目前 FDA 已批准一种反义寡核苷酸药物 Spinraza，是全球首个获批治疗 SMA 的药物，但治疗费用异常昂贵。

（2）脊髓延髓肌萎缩症（spinobulbar muscular atrophy，SBMA）：也称为脊髓延髓神经元病（spinobulbar neuronopathy）或肯尼迪病（Kennedy disease），是 X 连锁隐性遗传（Xq12），患者有阳性家族史，表现为对称性近端肌无力、萎缩和肌阵挛，以及其他的显著特征，如上肢姿势性震颤，延髓受累表现为吞咽困难、构音障碍和咀嚼费力，口周肌束震颤，男性乳腺发育，睾丸萎缩和不育症，以及轻度感觉异常等。CK 水平升高，有时高达 10 倍，电生理检查发现失神经和神经再支配。基因检测发现 X 染色体短臂编码雄激素受体的基因有延长的 CAG 三核苷酸序列即可确诊。

（3）脊髓灰质炎后综合征（post-polio syndrome，PPS）：是某些麻痹性脊髓灰质炎患者在康复后 30 年或 40 年，逐渐出现进行性肌无力，但疾病进展非常缓慢。本病发病机制不明，可能由于随年龄增长，萎缩的前角细胞逐渐发生运动神经元数量显著减少所致。

（4）单肢肌萎缩（monomelic amyotrophy，MMA）：临床上表现为局限于一个肢体的无力和萎缩，通常为手臂，极少数情况见于一侧下肢。平山病（Hirayama disease）是单肢肌萎缩的主要类型，常见于青年男性，主要表现局限性、渐进性及非对称性前臂和手部肌萎缩，小鱼际受累多于大鱼际，寒冷暴露可加重无力，病程进展到一定阶段后可停止。病因可能因椎管腹侧韧带肥厚所致，导致颈段脊髓受压，并可引起慢性缺血。颈椎过屈位 MRI 动态检查对本病有重要的诊断价值。

（5）多灶性运动神经病（multifocal motor neuropathy，MMN）：是免疫介导的慢性运动性周围神经病。典型改变是在多节段运动神经电生理检查时发现多处灶性神经传导阻滞（conduction block，CB）现象，30%～50%的患者出现抗 GM1 抗体滴度升高，静脉注射免疫球蛋白（IVIg）治疗，部分患者可获得戏剧性改善。

（6）腓骨肌萎缩症（Charcot-Marie-Tooth，CMT）：也称为遗传性运动感觉神经病（hereditary motor and sensory neuropathy，HMSN），是最常见的遗传性周围神经病，具有显著的遗传异质性，临床以四肢远端进行性肌无力和肌萎缩伴有感觉障碍为主要特征。PMA 缺少家族史，感觉不受影响，神经传导速度（NCV）减慢等有助于鉴别。

（7）重症肌无力（myasthenia gravis，MG）：部分出现孤立的肢体无力的 MG 患者可能被误诊为 PMA，特别是肌无力在肢体远端或不对称时。针极肌电图提示不存在失神经支配表现，而重复神经电刺激、单纤维肌电图，以及 MG 抗体血清学检测有助于鉴别。

（8）包涵体肌炎（inclusion body myositis，IBM）：通常出现不对称的近端和远端肌无力和萎缩，类似于 PMA，但不存在肌束颤动；IBM 的肌无力主要影响手指屈肌和膝关节伸肌，有助于诊断。针极肌电图通常提示肌病，肌肉活检有助于确诊。此外，还须与多发性肌炎、皮肌炎、肢带型肌营养不良等鉴别。

（9）其他：自足部起病的 PMA 有时可能与糖尿病多发神经病混淆。IgM 单克隆副蛋白血症可出现免疫性运动神经病，可出现 GM1 神经节苷脂特异性抗体，但约半数病例该抗体可为阴性。少数淋巴瘤或恶性肿瘤患者罹患亚急性脊髓灰质炎，可导致肌萎缩，并在数月内死亡。曾观察到一种类型的进行性肌萎缩（PMA）可伴 GM2 神经节苷脂沉积，如在婴儿期发病称为 Tay-Sachs 病（家族黑矇性白痴），易误诊为婴儿型 SMA（Ⅰ型）；此病在青少年晚期和青年早期发病，萎缩性麻痹进行性发展，易误诊为 Kugelberg-Welander 病或 ALS。

【治疗和预后】

1. 治疗　PMA 患者的治疗原则与 ALS 基本一致，由于 PMA 患者被排除在 ALS 临床试验之外，在药物治疗方面目前尚无建树。

2. 预后　进行性肌萎缩（PMA）比 ALS 进展缓慢，病程较长，部分患者生存期可达 15～25 年或甚至更长。晚期患者可出现全身肌无力和肌萎缩，若出现延髓麻痹则存活时间较短，常死于呼吸肌麻痹或肺感染。Chio 等（1985）曾分析 155 例 PMA 患者生存时间的影响因素，发现年轻患者病程进展较年长患者缓慢，50 岁前起病者 5 年生存率为 72%，50 岁后起病者 5 年生存率为 40%。

第六节　进行性延髓麻痹

（丰宏林）

进行性延髓麻痹（progressive bulbar palsy，PBP）是累及颅部肌肉的进行性上、下运动神经元功能障碍性疾病。神经元变性主要侵及脑桥和延髓运动神经核，不影响脊髓前角运动神经元，仅导致脑干运动神经受损症状，临床上表现为下颌肌、面肌、舌肌及咽喉肌的无力和萎缩。临床较罕见，PBP 占运动神经元疾病的 1%～4%（Pinto WB-VR et al，2019）。

1858 年 Duchenne 曾命名了一种唇舌咽麻痹（labio-glossolaryngeal paralysis），1864 年 Wachsmuth 将其更名为进行性延髓麻痹，1882 年 Déjerine 确定了它与 ALS 的关系。PBP 的病变偶可局限于延髓段，但扩散累及其他节段更为常见，这被称为延髓起病型 ALS。目前尚无关于进行性延髓麻痹的特定的病理改变的报道。

【临床表现】

1. 患者多于中年以后发病，发病年龄晚于典型 ALS，平均在 51～60 岁发病率最高，该病常见于老年女性，女：男 = 3∶1（Yedavalli VS et al，2018）。病情进展较迅速。最初症状是发声清晰度下降，特别是发舌音（r、n、l）、唇音（b、m、p、f）、齿音（d、t）、腭音（k、g）时含糊不清。随着病情进展逐渐出现腭、咽、喉及咀嚼肌萎缩和无力，最终发声难以辨别。有些患者发声不清、声音嘶哑或鼻音重是由于舌肌、咽喉肌痉挛引起的，说话如同口中含热的东西。患者同时有咀嚼和吞咽功能受损，大块食物无法咽下而滞留在颊齿之间，咽喉肌不能将食物送入食管，液体和小颗粒食物可能误入气管或鼻腔。面肌尤以口轮匝肌受累最明显。舌也可以受累，早期出现舌肌震颤和局灶性舌组织缺失，最终出现舌肌明显萎缩干瘪。

2. 查体可见软腭抬举无力、咽反射消失、下颌反射亢进、舌肌明显萎缩和震颤。如双侧皮质延髓束同时受损，可在出现咀嚼肌无力和萎缩时，咽反射仍活跃或亢进，以及下颌反射、掌颏反射及噘嘴反射亢进，出现假性延髓麻痹样情绪反应，表现为情感脆弱和不适当的情绪发作如强哭强笑等。有时口咽部肌痉挛性无力可为 PBP 最早期的表现，其意义甚至大于萎缩性肌无力。事实上，PBP 是唯一的真性与假性延髓麻痹并存的疾病，但眼外肌始终不受累。

【诊断和鉴别诊断】

1. 诊断　根据中年以后发病，单纯出现脑干运动神经受损的症状和体征，进展较迅速，通常可作出诊断。

2. 鉴别诊断

（1）肌萎缩侧索硬化（ALS）：ALS 患者也可出现延髓麻痹症状，但很少出现在疾病早期，如出现延髓麻痹症状通常提示已进展至晚期。PBP 则以脑干运动神经受损为唯一的症状和体征。

（2）重症肌无力（MG）：PBP 早期出现延髓麻痹症状主要应与 MG 的咽喉肌麻痹鉴别，MG 通常有眼睑下垂，表现为晨轻暮重。

（3）脊髓延髓肌萎缩症（SBMA）：是一种成年期起病的运动神经元病，表现为肌无力和萎缩伴有延髓体征，首先累及肩胛带、骨盆带等肢体近端肌，常有肌痉挛和抽搐，约半数患者随后出现构音障碍和吞咽困难；面肌束颤和轻度无力是其特征性表现，腱反射减弱或消失，常见轻度感觉神经病。约 2/3 的患者出现男性乳房发育，此特征有利于发现家族中的男性患者，可伴有少精症和糖尿病等。CK 水平升高，有时高达 10 倍，电生理检查发现失神经和神经再支配。本病的遗传缺陷是 CAG 扩增，发生于 X 染色体短臂编码雄激素受体的基因。序列越长，发病年龄越早，但与疾病严重程度无关。基因检测发现延长的 CAG 三核苷酸序列即可确诊,可用于产前诊断和检测女性携带者。目前治疗尚无特效疗法。

（4）炎症性肌病:包括多发性肌炎、皮肌炎和包涵体肌病。这些疾病都可出现肌无力和吞咽困难。诊断这些疾病通常需要进行肌肉活检,电生理检查可见与肌病相符的表现,此外多发性肌炎和皮肌炎通常会导致肌酸激酶显著升高。

（5）其他还须注意与延髓空洞症、肌营养不良等鉴别。

【治疗和预后】

1. 治疗　目前进行性延髓麻痹无法治愈,治疗的重点是缓解球部症状。

2. 预后　PBP 通常较其他类型运动神经元病进展迅速,最终累及呼吸肌导致呼吸困难,吞咽功能完全丧失,预后不良,多在发病后 2~3 年内死于营养不良、呼吸肌麻痹和继发性肺感染等（Karam C et al,2010）。临床上单纯的 PBP 少见,很多患者在 1~2 年后逐渐累及肢体肌,转化为典型的 ALS。约 25% 的 ALS 患者是以球部症状起病的,通常球部症状出现越早,病程越短。

第七节　原发性侧索硬化

（丰宏林）

原发性侧索硬化（primary lateral sclerosis,PLS）是一种进行性上运动神经元功能障碍疾病。病变选择性地损害锥体束,出现上运动神经元病变,临床上表现为进行性强直性截瘫或四肢瘫,以后逐渐出现上肢和咽喉肌受累。本病临床极为罕见,约占运动神经元病的 1%~4%（Statland JM et al,2015）。1875 年 Erb 首次定义了这种疾病。大多数原发性侧索硬化患者在临床病程的晚期会出现下运动神经元体征,被称为上运动神经元起病型的 ALS,下运动神经元受累通常发生在症状出现 3~5 年内。

有限的几例病理尸检研究证实,PLS 患者额叶运动皮质 Betz 细胞数量显著减少,皮质脊髓束明显变性,但脊髓和脑干运动神经元保留。

【临床表现】

1. 本病多于中年或更晚（50~60 岁）时隐袭起病,首发症状经常为一侧下肢的僵硬,逐渐进展影响另一侧,表现为步态缓慢,以痉挛步态为主伴有轻度无力,发病多年后患者仍可拄杖行走,但最终发展为严重的痉挛性截瘫。随着疾病进展,上肢也可受累,出现手指运动减慢和手臂痉挛,最后可出现构音障碍、吞咽困难和强哭强笑等假性延髓麻痹症状。约半数患者最终会出现痉挛性膀胱,表现为尿频或尿急。

2. 查体可见患者四肢肌张力痉挛性增高、腱反射亢进及病理征阳性,尤以下肢明显,无肌萎缩和肌束颤动,无感觉障碍的症状和体征。患者的下肢多较强壮,运动困难主要与肌张力增高和痉挛有关。双侧皮质延髓束受累可见下颌反射及掌颏反射亢进,舌狭长强直,动作受限等。肌电图检查为神经源性损害。

【诊断和鉴别诊断】

1. 诊断　依据患者缓慢进展的痉挛性截瘫,肌张力增高,腱反射亢进,病理征阳性,下肢明显,同时无肌萎缩和肌束颤动,无感觉障碍症状体征,无类似疾病的阳性家族史等,均提示 PLS 的诊断。此外,由于 PLS 是一个排除性诊断,一些实验室检查必须在正常范围内,血化验应包括维生素 B_{12}、血清铜、血 HTLV1/HTLV2,HIV 抗体以及肿瘤系列等,脑脊液检查无异常,脑和脊髓 MRI 检查无明显的结构异常（中央前回萎缩除外）。肌电图检查显示正常,或不符合 EI Escorial 标准的极轻度失神经支配。目前已提出了 PLS 的几种诊断标准,Pringle 标准指出,病程应在 3 年以上未出现下运动神经元受损的症状和体征,才可诊断为 PLS,但目前的共识标准考虑为 4 年或更长时间（Statland JM et al,2015）。

2. 鉴别诊断

（1）脱髓鞘性病变:如多发性硬化（MS）患者最初表现为双侧上运动神经元受累症状,后来出现复发-缓解,以及中枢神经系统的多数病变,可证实为 MS。

（2）结构性病变:如颈髓肿瘤、颈髓脊髓空洞症、脊髓动静脉瘘,以及 Arnold-Chiari 畸形等均可导致慢性脊髓受压,出现上运动神经元受累的症状和体征。

（3）遗传性病变:须与遗传性痉挛性截瘫、脑白质营养不良,以及多葡聚糖体病等鉴别。

（4）感染/炎症性病变:与热带痉挛性截瘫、HIV 脊髓病和梅毒等鉴别。

（5）代谢/中毒性病变:与亚急性联合变性、铜缺乏性脊髓病、罕见的成人起病的苯丙酮尿症或其他氨基酸代谢病等鉴别。

【治疗和预后】

1. 治疗　目前 PLS 尚无法治愈。治疗目标是缓解症状,改善功能。非药物治疗主要包括运动疗法、步态和平衡训练等。改善痉挛的一线口服药包括巴氯芬、替扎尼定或地西泮等,对口服药物的镇静副作用无法耐受的患者,可以通过鞘内注射巴氯芬,随后安置巴氯芬泵。口腔分泌物过多的患者可以先试用口服抗胆碱能药物,口服药治疗无效的流涎,通过颌下腺注射肉毒杆菌毒素可能获益。假性延髓麻痹症状可通过应用右美沙芬和奎尼丁联合治疗得到缓解。

2. 预后　本病进展缓慢,患者可存活较长的时间。

第八节 青少年运动神经元病

（陈晟）

青少年运动神经元病（juvenile motor neuron disease，JMND）是青少年起病的累及脊髓前角运动神经元和锥体束的神经系统变性疾病，仍以肌萎缩侧索硬化（amyotrophic lateral sclerosis，ALS）最为常见。尽管大部分 ALS 是在成人期发病，但有部分 ALS 在青少年期发病，占全部 ALS 的 5%～10%。青少年期起病的运动神经元病具有明显的遗传学和基因学特征。

一、青少年肌萎缩侧索硬化

青少年肌萎缩侧索硬化（juvenile amyotrophic lateral sclerosis，JALS）的临床表现与成人 ALS 基本类似，但两者的基因学背景不同。由于基因的差异导致 ALS 在疾病临床特征，尤其发病年龄、生存期等方面有所不同。

【病因和发病机制】

迄今为止，已有 10 余种基因被发现与 ALS 相关联，这些基因涉及的机制包括氧化应激损伤、RNA 加工、溶酶体转运和细胞信号转导、自噬过程、兴奋性氨基酸毒性作用、蛋白泛素化降解过程异常，以及细胞骨架不稳定等。这些过程异常引起的细胞稳态改变最终均导致运动神经元死亡，颇有殊途同归之意。

在这些致病基因中，部分基因与 JALS 密切相关，包括 ALS2/Alsin、ALS4/SETX、ALS5/SPG11、ALS6/FUS 以及 ALS16/SIGMAR1 等。另有研究表明，UBQLN2（ALS15）和 TARDBP（ALS10）基因突变也可以导致 JALS（Chen S et al，2013；Al-Chalabi A et al，2016）。最近，有研究发现 ATP13A2 突变能够导致 JALS 样临床表型（Spataro R et al，2019）。有学者认为，ALS 发病年龄的早晚是由突变基因决定的，深入研究 JALS 基因有助于疾病的精准分型，为今后的精准治疗奠定基础。

【临床表现】

JALS 的平均发病年龄为 21 岁，男女之比为 1∶1。通常从发病到确诊时间短于经典的 ALS。30% 以上的 JALS 患者有家族史，明显高于经典的 ALS。JALS 临床和基因学特征（Mathis S et al，2019；Chen S et al，2013）见表 3-19-7。

表 3-19-7　与青少年 ALS 相关的基因及其特征

基因亚型	染色体	基因名称	蛋白名称	遗传方式	临床特征	该基因突变导致的其他疾病
ALS2	2q33-2q35	Alsin	Alsin	AR	缓慢进展，上运动神经元受累	PLS IAHSP
ALS4	9q34	SETX	Senataxin	AD	缓慢进展，远端遗传性运动神经病伴锥体束征	AOA2
ALS5	15q15-21	SPG 11	Spatacsin	AR	缓慢进展、生存期长	HSP
ALS6	16p11.2	FUS	Fused in Sarcoma	AD/AR	进展迅速、显著的下运动神经元受累症状	/
ALS15/ALSX	Xp11	UBQLN 2	ubiquilin 2	X 连锁	上运动神经元体征先于下运动神经元体征出现	FTD、HSP
ALS16	9p13.2-21.3	SIGMAR	SIGMAR1	AR	儿童起病经典 ALS 表现	dHMN、银样综合征、FTD

注：PLS，原发性侧索硬化；IAHSP，婴儿起病上升性遗传性痉挛性瘫痪；AOA，共济失调眼失用综合征；HSP，遗传性痉挛性截瘫；FTD，额颞叶痴呆；dHMN，远端遗传性运动神经病。

1. ALS2/AlsinALS2 是一种罕见的常染色体隐性遗传少年发病的运动神经元病，由 Alsin 基因突变所致。平均发病年龄为 6.5 岁。主要临床特征为显著的上运动神经元受累表现，诸如四肢痉挛性瘫痪，痉挛性构音障碍，伴或不伴下运动神经元损害等。

此外，Alsin 基因突变也见于家族性少年型原发性侧索硬化和婴儿起病上升性遗传性痉挛性瘫痪（infantile onset ascending hereditary spastic paralysis，IAHSP）。Alsin 基因定位于染色体 2q33-2q35，是 Rab5 和 Rac1 鸟嘌呤核苷酸交换因子（GEF）的结构域，具有促进神经细胞轴突生长作用。Alsin 突变引起核内体动力学改变可能是导致 ALS 的主要原因。Alsin 也具有保护运动神经元免受突变

SOD1 毒性作用,表明它具有神经保护作用。也有研究认为,*Alsin* 突变只是 ALS 的危险因素而非直接病因,证据是 *Alsin* 敲除的小鼠表现为皮质脊髓束退化但没有明显进行性运动神经元变性,但这些小鼠却对氧化应激损伤的敏感性增加。

2. ALS4/SETX ALS4 是一种罕见的常染色体显性遗传 JALS,发病年龄通常小于 25 岁,以远端肌无力和肌萎缩为特征,伴有锥体束征。通常不影响球部肌和呼吸肌。其病程进展缓慢,通常不影响患者的正常寿命。*ALS4* 基因定位于染色体 9q34,在 2004 年被克隆,称为 Senataxin (SETX)。

此外,该基因突变也被发现可导致共济失调伴眼运用不能 Ⅱ 型(ataxia with ocular apraxia type 2,AOA2)。该基因最常见的是错义突变,其中 *L389S*、*R2136H* 和 *T3I* 与 ALS 相关。*SETX* 基因编码 DNA/RNA 螺旋酶蛋白,参与 DNA 修复、复制、重组、转录、RNA 加工、转录稳定性和翻译的起始等过程。SETX 与其他涉及 RNA 加工的基因相似,如免疫球蛋白结合蛋白 2 基因(IGHMBP2),该基因突变可导致脊髓肌萎缩伴呼吸窘迫(spinal muscular atrophy with respiratory distress)。因此,推测 SETX 突变导致的运动神经元变性机制是源于异常 RNA 加工。

3. ALS5/SPG11 ALS5 是最常见的常染色体隐性遗传 JALS,由 *SPG11* 基因突变引起,该基因编码 Spatacsin 蛋白。通常起病年龄小于 25 岁,病程进展缓慢,生存期长。*SPG11* 基因突变也能导致常染色体隐性遗传痉挛性截瘫伴胼胝体萎缩。*SPG11* 基因定位于染色体 5q14,迄今已经发现 12 种突变,其中 10 种是无义突变或移码突变,提示主要的发病机制是功能缺失。*SPG11* 广泛存在于中枢神经系统中,包括皮质和脊髓运动神经元以及视网膜,参与组成蛋白质运输囊泡、内质网和微管等。Spatacsin 蛋白在无髓鞘轴突中的沉积,提示轴突运输功能紊乱是潜在的致病机制。

4. ALS6/FUS FUS,是肉瘤融合的(fused in sarcoma)基因突变导致的 ALS,发病年龄较宽泛,从儿童到成人均有报道。与 ALS4 等相比,病程通常进展较迅速,平均为 30 个月。主要以显著的下运动神经元受累为临床特征,不伴有球部症状。*FUS* 基因,又称肉瘤融合基因,被定位于染色体 16p11.2,迄今已有超过 50 种 *FUS* 突变被发现,占家族性 ALS(fALS)的 4%,以及散发性 ALS(sALS)的 1%。*FUS* 突变导致的 FUS 蛋白病(FUS proteinopathy),也包括青少年 ALS 患者伴嗜碱性包涵体(juvenile ALS patients with basophilic inclusions)。组织病理学研究发现,*FUS* 突变患者中枢神经系统内可存在 FUS 阳性,TDP-43 阴性包涵体。FUS 基因编码蛋白是一种多功能 DNA/RNA 结合蛋白,该蛋白最早是作为原癌基因融合成分从 1 个有染色体易位的脂肪肉瘤中分离的。

FUS 蛋白可穿梭于细胞内外,参与多过程的基因表达调控,包括 RNA 加工、mRNA 剪接和转运过程。过表达突变 FUS 的小鼠模型会出现进行性运动轴索变性,伴随皮质和海马神经元丢失,提示 FUS 的致病机制是由于毒性功能获得(toxic gain of function)。

5. ALS16/SIGMAR1 ALS16 首先在沙特阿拉伯家系中被发现,由 *SIGMAR1* 基因突变所致。临床特征表现为 JALS,发病年龄多在 10 岁之前,首先出现上运动神经元受损症状,包括痉挛和反射亢进,随着疾病进展,逐步出现下运动神经元受损的体征。其他 SIGMAR1 相关的疾病包括远端遗传性运动神经病(distal hereditary motor neuropathy,dHMN),以及下肢痉挛综合征,也称为银样综合征(silver-like syndrome)。此外,在部分家系研究中发现,*SIGMAR1* 突变可导致 ALS 和额颞叶痴呆(FTD)症状。*SIGMAR1* 基因定位于染色体 9p13.2-21.3,该基因编码 σ1 受体(S1R);S1R 功能复杂,参与多种神经细胞生理功能,包括脂质运输,BDNF、EGF 信号调控,离子通道功能,以及神经递质释放的调控等,但其突变导致运动神经元变性机制仍未明确。

【诊断和鉴别诊断】

1. 诊断 JALS 诊断可以参考成人 ALS 的诊断标准,但对儿童起病的患者,尤其有家族史的患者,需要建议患者进行基因学检查,明确是否由于基因突变导致。

2. 鉴别诊断 JALS 主要应与平山病、脊髓灰质炎等少年好发的疾病相鉴别(樊东升等,2004;陈生弟等,2012)。

(1) 平山病(Hirayama disease):以青少年起病的非对称性前臂和手部肌萎缩为特征,通常为年轻男性,出现非对称性的上臂肌萎缩,远端为主,伸手时可见姿势性震颤,通常不伴上运动神经元受损体征。病变节段局限,病程有自限性特点。颈椎过屈位 MRI 可发现硬脊膜囊前移,脊髓受压等。

(2) 脊髓灰质炎:是脊髓灰质炎病毒感染所致,主要累及儿童,急性起病,出现发热,不对称性弛缓性瘫痪,严重者受累肌肉出现萎缩,神经功能不能恢复,造成受累肢体畸形;部分瘫痪型病例在感染后数十年,发生受累肢体瘫痪进行性加重,称为脊髓灰质炎后综合征(post-polio syndrome,PPS)。在急性期,脑脊液检查可见淋巴细胞增多,对未服用疫苗的患儿,进行血清和脑脊液特异性抗体检测有助于诊断。

【治疗】

目前针对 JALS 尚无特殊疗法,治疗策略可参考成人 ALS。支持治疗宜保证患者的营养支持,改善全身状况,必要时给予呼吸支持,可以提高患者的生活质量和延长生存时间。

二、青少年脊髓性肌萎缩

脊髓性肌萎缩(spinal muscular atrophy,SMA)是一种常染色体隐性遗传的脊髓前角细胞变性病变,临床仅出现下运动神经元受损的症状体征。

【病因】

SMA 最常见的病因是由生存运动神经元 1(survival motor neuron 1,SMN1)基因突变引起,导致 SMN 蛋白缺乏。几乎相同的生存运动神经元 2(SMN2)基因能够产生少量的功能性 SMN 蛋白,而 SMN2 拷贝数被认为是 SMA 表型差异的主要原因。SMA 的发病年龄、严重程度以及亚型间和亚型内的变异性范围广泛。

【临床表现】

1. SMA 主要临床特征是持续的进展性肌无力和肌萎缩,可累及呼吸肌导致呼吸困难,通常无锥体束征。

2. 发病年龄是患者功能能力的一个重要的预测因子。与婴幼儿起病的 SMA(SMA I,SMA II)相比,青少年起病的 SMA(SMA IIIc)有更长的生存期,大部分晚发的患者不影响正常寿命。在 15 岁之后,随着时间的推移,患者的功能相对稳定。归类为 SMA IIIa 的患者在诊断 10 年后行走的比率为 73%,而 SMA IIIb 型患者在诊断 10 年后行走的比例为 97%(表 3-19-8)。

表 3-19-8　脊髓性肌萎缩的临床分型

分型	发病年龄	最大运动里程	运动能力和特征	预后
SMA 0	出生前	无	严重的低张力,无法坐立	出生即出现呼吸衰竭,数周死亡
SMA I	2 周(I a) 3 个月(I b) 6 个月(I c)	无	严重的低张力,无法坐立	2 年内需要机械通气,死亡
SMA II	6~18 个月	坐	近端无力,不能独立行走	存活至成人期
SMA III	<3 岁(IIIa) >3 岁(IIIb) >12 岁(IIIc)	行走	可能失去行走的能力	正常寿命
SMA IV	10~30 岁或>30 岁	正常	轻度运动功能受损	正常寿命

【诊断】

本病的诊断主要根据典型的临床表现,结合神经电生理检查,以及基因检测等,诊断并不困难。

【治疗】

1. 基因治疗是 SMA 治疗的方向,为患者提供了治疗的希望,如 Spinraza 是一种反义寡核苷酸,该药于 2016 年被 FDA 首个批准用于治疗 SMA,其作用机制是通过增加全功能 SMN 蛋白来改善运动功能。Zolgensma 是一种治疗 I 型 SMA 的基因替代疗法,旨在解决 I 型 SMA 的根本遗传原因。通常患者只需接受一次静脉注射,就能够长期表达 SMN,但这些药物目前价格非常昂贵。

2. 对症支持治疗显得尤为重要,能够延长生存期,改善功能。对于呼吸受累的患者,定期疫苗接种,使用气道清理、辅助咳嗽装置,以及及时进行体位引流等对预防呼吸系统感染至关重要。无创通气能够改善呼吸衰竭患者的通气功能,吞咽困难的患者可采用鼻饲营养或经皮胃造瘘。物理治疗、应用辅助行走设备对于维持患者的日常功能有一定的帮助(Serra-Juhe C et al,2019)。

三、Madras 运动神经元病

Madras 运动神经元病(Madras type motor neuron disease,MMND)最早是在印度南部马德拉斯(Madras)的青少年中发现的,是一种具有独特临床表现的运动神经元病,多为散发病例,在青少年期发病,病因不明。认为可能是一种环境因素导致的疾病,与病毒性或自身免疫性因素相关(Nalini A et al,2008;Nalini A et al,2013)。

【临床表现】

1. MMND 很少见,占所有运动神经元病的 0.9%~3.7%。年龄普遍较年轻,多在 10~30 岁发病。临床表现为肢体远端肌无力和肌萎缩,同时伴有感音性神经性耳聋,病变累及桥脑可出现面肌无力,影响延髓出现声带麻痹和构音障碍等症状。此病为慢性良性病程。

2. MMND 在临床上应注意与 Brown-Vialetto-Van Laere 综合征鉴别,后者也表现为青少年起病的肢体无力和肌萎缩,同时伴感音性耳聋,以及声带麻痹所致的构音障碍、吞咽困难等症状,但 Brown-Vialetto-Van Laere 综合征为遗传性疾病,通常是常染色体隐性遗传,也可能兼有常染色体显性与隐性遗传的一种少见的异质性表现。MMND通常为慢性良性病程,生存期较经典ALS长,预后相对较好。

第九节　特殊罕见类型运动神经元病

（李晓光）

一、Mariana型肌萎缩侧索硬化

Mariana型肌萎缩侧索硬化有明显的家族遗传史,1945年最早在西太平洋马里亚纳(Mariana)群岛中关岛上的查莫罗(Chamorro)部族居民中发现,后来发现久居该岛的外族人中也有散发病例(Logroscino G & Piccininni M,2019)。

【病因和病理】

本病的病因不明。1956年美国国立卫生研究院(NIH)神经疾病及卒中研究所在关岛建立了帕金森病-痴呆-肌萎缩侧索硬化复合征登记中心,对全部发病患者的情况进行详细的登记编目,开展了一项人口统计、地理学及家族资料之间关系相关分析的研究。利用该登记系统,研究者通过对疾病的潜伏期、近期危险因素、患病的关键年龄等,试图探寻该病的苏铁(cycad)神经毒学说,以及当地水与土壤中异常低钙和高铝矿物质含量,但深入的流行病学和毒理学研究并不支持这些ALS病例是由于神经毒素引发的假设,环境中毒素也未得到最终的确认。

2015年有研究提示 *PINK1* 基因纯合突变(p.L347P),*DCTN1* 基因杂合突变(p.T54I),*FUS* 基因杂合突变(p.P431L)及 *HTT* 基因CAG重复变异(42次)是这组疾病的致病因素。

病理改变可见大脑、脑干和脊髓前角等部位运动神经元广泛消失,在病变区存活的神经元胞体内,特别是海马组织中可见Alzheimer病神经原纤维缠结。本病的病理学本质仍未明确。

【临床表现】

发病年龄普遍较年轻,女性多于男性,临床症状与ALS相同。部分Mariana型ALS患者可合并帕金森病和痴呆,在关岛的Chamorro族和日本本州的纪伊半岛当地人群中发生的ALS也常合并帕金森病和痴呆,表现为帕金森病-痴呆-肌萎缩侧索硬化复合征。

研究者分析了过去几十年中Mariana型ALS的发病

趋势,发现尽管帕金森病和痴呆的高发病率仍然持续,但关岛的ALS发病率却已迅速下降(图3-19-18)(McGeer PL & Steele JC,2011;Steele JC & McGeer PL,2008)。

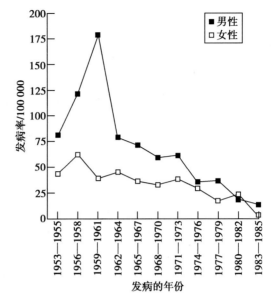

图3-19-18　关岛ALS复合征的发病率演变趋势

二、Mills综合征

1900年Mills报道8例特发性、上升性、缓慢进展性痉挛性偏瘫病例,之后的报道也大多为个例。截至2019年,已有26例报道。据估计,英格兰患病率为0.12/10万。有些病例随访后出现肌萎缩,后诊断为肌萎缩侧索硬化,这表明米尔斯(Mills)综合征可能是运动神经元疾病谱的一部分,但通常认为它是一种独特的疾病学实体,与肌萎缩侧索硬化、以上运动神经元损害突出的肌萎缩侧索硬化和原发性侧索硬化不完全一样。

【病因和病理】

1. Mills综合征的特征是进行性皮质脊髓退行性变,符合神经退行性疾病的规律。但其病因、发病年龄、概念存在争议。在Mills最初10例患者中有2例修改诊断为神经梅毒和多发性硬化,并排除了视神经萎缩和脑神经麻痹。其余病例中,2例诊断为ALS,2例诊断为多发性硬化,1例演变为PLS,并发展为锥体外系综合征,1例归因于腔隙性脑梗死,2例归因于额颞叶痴呆/运动神经元疾病。在另外两个病例中,表现为涉及严重的认知或神经精神异常。

2. Mills最初报道的一位有8年症状的患者死于肺结核,尸检报告显示起源于左侧运动皮质,有交叉和非交叉锥体束的退变,但没有左前中央回的细胞Betz或前角细胞的丢失。

【临床表现】

1. 平均发病年龄为 44 岁，男性居多。症状大多始于腿部，临床表现为特发性、孤立性、进行性、痉挛性偏瘫。Laere 等 2016 年报道了 3 例女性 Mills 综合征表现为从右臂或右腿起始的不对称性纯上运动神经元损害。FDG-PET 在对侧初级运动皮质及周边区域有明显低代谢区域，和 ALS 或 PLS 的表现类似，而三个患者的脑部磁共振都无任何异常。

2. 通常肌电图，体感诱发电位，视觉诱发电位正常。运动诱发电位检查提示皮质脊髓束损害，表现为单侧中枢传导时间延长。

3. 颈部 MRI 显示位于与症状侧同侧颈脊髓的偏心位置局灶性长 T_2 信号。脑 MRI 无异常。运动诱发电位异常，双侧不对称。

三、FOSMN 综合征

2006 年澳大利亚 Vucic 等首次报道了 4 例，临床以面部感觉缺失为首发症状，随后感觉异常侵及颈部、上部躯干及上肢，并逐渐出现构音障碍、吞咽困难等延髓肌麻痹表现，上肢肌群亦出现肌无力、萎缩及肌束震颤，对于免疫抑制治疗均无效。Vucic 等总结了其临床特征，命名为 FOSMN 综合征，并指出其可能为原发神经系统变性疾病。

【病因和病理】

1. 病因　2008 年 Hokonohara 等报道了 1 例非高加索人群的 FOSMN 综合征，该病对血浆置换及静脉注射免疫球蛋白（IVIg）治疗部分有效，提示自身免疫也可能参与了其发病机制。

2. 病理　病理学特征包括选择性侵害脑干-脊髓的特定神经元；中枢神经系统神经元变性、胶质细胞反应性再生，一般无炎性细胞的浸润；少数出现特殊类型包涵体。Vucic 先后报道了 2 例尸检的病理结果，提示在脑干三叉神经运动核、三叉神经脊束核、面神经核、孤束核、舌下神经核、疑核及其传导束存在广泛而显著的神经元的丢失及反应性胶质细胞增生。在脊髓的各个节段上，前角细胞显著丢失，薄楔束及脊髓前后根均出现有髓神经纤维数量的严重减少及胶质增生，伴巨噬细胞吞噬反应；背根神经节处亦出现感觉神经元的显著丢失。2013 年 Sonoda 等在 1 例尸检中发现脑干被盖部合并广泛的神经元及胶质细胞胞质内 TAR-DNA 结合蛋白 43（TDP-43）阳性包涵体，揭示 FOSMN 综合征与肌萎缩侧索硬化、额颞叶变性等神经系统变性疾病之间的联系，也从侧面揭示了其作为神经系统变性疾病的可能性。

【临床表现】

1. 大多数为成年男性，男女比例约 4∶1。起病年龄均为 40 岁以后，病程相对较长，从数年到数十年不等。

2. 少数急性起病，迅速出现延髓肌麻痹。绝大多数隐袭起病，表现为非对称性的面部、口周、鼻周及口腔内感觉异常，包括麻木、感觉减退及口腔内烧灼感，部分甚至出现类似三叉神经痛的发作性电击样疼痛。全部的面部感觉障碍均位于三叉神经支配区域，通常单侧起病后进展至对侧，因此可能被误诊为良性的三叉神经感觉性神经病或特发性三叉神经感觉性神经病。面部三叉神经支配区域浅痛觉减退，角膜反射减弱或消失，部分下颌反射亦消失。上述感觉异常在接下来的 2~6 年缓慢进展，逐渐累及面部、头皮、上部躯干及手臂。

3. 与感觉症状同时或者稍后，脑神经及上肢的运动障碍也缓慢出现，以下运动神经元损害的体征为主，呈自上而下方向进展。包括：非对称性面肌麻痹、咬肌及颞肌无力、软腭瘫痪、构音障碍、吞咽困难、舌肌无力、萎缩及纤颤、咽反射消失，少数亦出现呼吸困难；颈部肌群无力以伸肌为主，以致出现"垂头"现象，上肢肌群无力、萎缩、肌束颤动。病程较长者可出现下肢肌力、共济运动及步态异常；腱反射上肢减弱但下肢一般保留完好。病理征大多阴性，亦无自主神经功能异常。均无眼外肌麻痹。

4. 典型电生理检查表现为瞬目反射异常；神经传导测定提示感觉运动神经病，上肢 SNAP 波幅降低较下肢更重；肌电图提示为进行性的失神经改变。

FOSMN 综合征目前尚无统一的诊断标准，其诊断主要依靠临床症状及体征。

四、FEWDON-MND 综合征

2006 年 Thakore 等首先报道了 3 例运动神经元病综合征合并下视性眼球震颤的病例。2017 年他们再次报道 3 个类似的病例，并总结了这 6 例患者的特点，命名为伸指无力和下视性眼球震颤-运动神经元病综合征（finger extension weakness and downbeat nystagmus motor neuron disease syndrome, FEWDON-MND）。

【病因和发病机制】

FEWDON-MND 综合征是否为一种神经免疫性疾病尚不清楚。支持这一假说的论据是一些患者存在 ANA 滴度升高、GAD 抗体、抗胶质蛋白和抗甲状腺球蛋白/甲状腺过氧化物酶抗体。共济失调与 GAD 抗体相关，可表现为下视性眼球震颤，但只有一例患者有该抗体。脑脊液检查也无证据支持自体免疫假说。基因异常学说不能除外，但尚无基因研究的报道，也无病理研究的报道。

【临床表现】

1. 发病年龄均为成年人。所有患者均以手指伸肌肌无力起病,进行性进展,发展至上肢其他部分,及下肢,最终均有步态异常,均无呼吸肌及球部受累表现,也无假性延髓麻痹及认知功能损害。缓慢进展,无家族遗传病史。

2. 纯运动系统受累,无感觉障碍或疼痛。主要以上肢或下肢远端无力为主,伸肌比屈肌显著。最力弱的肌肉通常先萎缩,并伴束颤,表明下运动神经元受累。许多患者某些反射活跃,有时肌肉张力略增加,但不出现明显的上运动神经元损害造成的痉挛或足底伸肌反应。延髓段未见上、下运动神经元受累迹象。所有患者的感觉检查结果均正常。没有躯干或蚓部共济失调。

3. 在发病早期眼部并无症状,部分患者有轻度复视,之后出现视觉症状。患者均伴有下视性眼球震颤,大多数眼动肌损害表现可归因于小脑功能障碍,包括视觉偏差、内隐斜视、扫视辨距障碍、异常平滑追踪、前庭-眼反射(VOR)抑制受损以及凝视诱发的眼球震颤。

4. 电生理检查显示下运动神经元损害表现。眼动检查可发现下视性眼球震颤。实验室检查可发现某些抗神经抗体阳性。

脑脊液检查无特殊异常。头及脊髓磁共振无异常。

鉴别诊断要考虑远端上肢起病的肌萎缩侧索硬化、脊髓性肌萎缩、多灶性运动神经病(MMN)、远端遗传性运动神经病(dHMN)等。

五、O'Sullivan-McLeod 综合征

O'Sullivan 和 McLeod 在 1978 年首次描述了 6 例手和前臂长期(长达 20 年)缓慢进行性远端无力和肌萎缩的患者。这些患者通过检查发现有前角细胞受损的特征,作者曾将其归为"慢性远端性脊髓性肌萎缩症"。所有这些病例的临床、放射学和电生理表现都与慢性下运动神经元病退行性变的特征一致,下运动神经元损害仅局限于双侧颈段脊髓支配肌肉群,累及上肢远端肌肉群,无传导阻滞。目前称为"O'Sullivan-McLeod 综合征"。

【病因】

通常认为属于神经变性病。多为散发,极少几个家族病例。尚无基因学研究的报道。尚无病理学研究报道。

【临床表现】

1. 该综合征男性居多,男女比例为(2~2.5):1。平均发病年龄为 34.3 岁。大多数病例青少年或成人早期发病,也有人报道有 40 余岁起病的晚发病例。

2. 临床特征是没有感觉症状或锥体束体征,非对称发病,上肢远端(主要是手)缓慢进行性无力和肌萎缩,有时累及前臂。大多患者为右利手,以右侧上肢发病。

3. 神经生理学表现为慢性失神经,正常神经传导速度,且上肢远端肌肉群中很少有急性失神经的表现。

4. 神经影像学表现通常无特征性,有时在 T_2WI 序列显示颈髓前角对称性高强度(即"蛇眼征")和少见颈髓节段局灶性萎缩(图 3-19-19)。

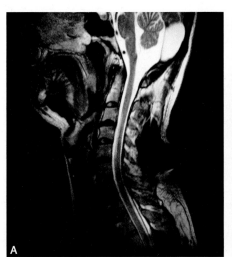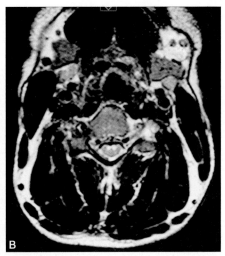

图 3-19-19　MRI 检查

A. T_2WI 序列显示颈髓节段局灶性萎缩;B. 颈髓前角对称性高强度,呈现为"蛇眼征"

主要鉴别诊断包括平山病、远端遗传性运动神经元病（或远端脊髓性肌萎缩症）和多灶性运动神经病变伴传导阻滞。尽管该病在最初的临床表现、神经生理学研究甚至某些病例的神经影像学方面与平山病有一些相似之处，但一般认为这两种疾病代表着不同的神经退行性病变实体，具有不同的病理生理机制，独特的临床表现、病程和预后。

参考文献

第二十章　帕金森病和运动障碍疾病
Parkinson Disease and Movement Disorders

（陈彪　万新华）

第一节　概述

（王维治）

运动障碍疾病（movement disorders）既往又称锥体外系疾病（extraparamidal diseases）。这类疾病主要表现为随意运动调节功能障碍，通常肌力、感觉及小脑功能不受影响。临床上根据临床表现特征分为肌张力增高-运动减少和肌张力降低-运动过多两大类，前者以帕金森综合征为代表，后者主要表现为舞蹈和异动症，较常见的运动障碍表现还包括肌张力障碍和震颤等。本组疾病多为神经变性、遗传和代谢疾病，主要源于基底节核团功能紊乱。

【基底节及其神经环路】

基底节（basal ganglia）是大脑皮质下一组灰质核团，包括尾状核、壳核、苍白球、丘脑底核和黑质。壳核与苍白球合称豆状核，苍白球属于旧纹状体（paleostriatum），尾状核和壳核属于新纹状体（neostriatum），旧纹状体与新纹状体总称纹状体。基底节具有复杂的纤维联系，主要有三个重要的神经环路（图3-20-1）：①皮质-皮质环路：大脑皮质-尾壳核-内侧苍白球-丘脑-大脑皮质；②黑质-纹状体环路：黑质与尾状核、壳核间往返联系纤维；③纹状体-苍白球环路：尾状核、壳核-外侧苍白球-丘脑底核-内侧苍白球。在皮质-皮质环路中有直接通路（纹状体-内侧苍白球/黑质网状部）和间接通路（纹状体-外侧苍白球-丘脑底核-内侧苍白球/黑质网状部），环路是基底节实现运动调节功能的解剖学基础，这两条通路的活动平衡对维持正常运动功能至关重要。

黑质-纹状体多巴胺（dopamine，DA）能通路变性导致

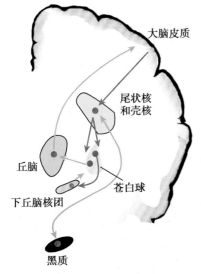

图 3-20-1　基底节的基本神经元环路

基底节输出过多，丘脑-皮质反馈活动受到过度抑制，使皮质运动功能易化作用受到削弱，产生少动性疾病如帕金森病。纹状体神经元变性导致基底节输出减少，丘脑-皮质反馈对皮质运动功能易化作用过强，产生多动性疾病如亨廷顿病。因此，基底节递质生化异常和环路活动紊乱是产生各种运动障碍症状的主要病理基础。运动障碍性疾病的治疗，无论药物或外科治疗其原理都是基于对递质异常和环路活动紊乱的纠正。

【诊断方法】

1. 病史　包括：①发病年龄：常可提示病因，如婴儿或幼儿期起病可能为脑缺氧、产伤、胆红素脑病或遗传因素，少年期出现震颤可能是肝豆状核变性；年龄有助于判定预后，如儿童期起病的原发性扭转痉挛远较成年起病严重，致残率高；相反地，老年发病的迟发性运动障碍较年轻时发病顽固。②起病方式：常可提示病因，如急性起病的儿童或青少年肌张力障碍可能提示药物不良反应，缓慢起病多为原发性扭转痉挛、肝豆状核变性等；急性起病的严重舞蹈症或偏侧投掷症提示可能为血管性病因，缓慢隐袭起病可能为神经系统变性疾病。③病程：对诊断也有帮助，如小舞蹈病通常在起病6个月内缓解，与儿童期起病的其他舞蹈病不同。④药物如吩噻嗪类及丁酰苯类可引起运动障碍。⑤某些疾病诸如风湿热、甲状腺疾病、系统性红斑狼疮、真性红细胞增多症等可伴发舞蹈样动作。⑥家族史：如亨廷顿病、良性家族性舞蹈病、原发性震颤、扭转痉挛、抽动-秽语综合征等均有遗传背景。

2. 体检　可了解运动障碍症状特点，明确有无神经系统其他症状体征，如静止性震颤、铅管样或齿轮样肌强直提示帕金森病，角膜K-F环提示肝豆状核变性，亨廷顿病和肝豆状核变性等除了运动障碍，常伴精神症状和智能障碍。

3. 辅助检查　有助于运动障碍疾病诊断，如肝豆状核变性患者血清铜、尿铜和血清铜蓝蛋白含量测定，CT显示双侧豆状核区低密度灶或MRI显示信号异常；正电子发射体层摄影（PET）或单光子发射计算机体层摄影（SPECT）显示纹状体DA转运载体（DAT）功能降低、DA递质合成减少等对帕金森病诊断有意义；基因分析对确诊某些遗传性运动障碍疾病有重要意义。

【研究史】

帕金森病的研究已经有200年的历史，1817年英国詹姆士·帕金森（James Parkinson）医生首先在他的研究论文中作了描述，他当时将这一疾病称为"震颤麻痹"，并系统地描述本病的临床特点，包括静止性震颤、运动迟缓、慌张步态、吞咽困难等运动症状。1861年，法国内科医生Jean-Martin Charcot提出动作缓慢是本病的核心症

状之一,并将其与肌强直鉴别,在命名上建议用帕金森病(Parkinson Disease,PD)来取代震颤麻痹。

在病理上,Lewy 于 1913 年首次报道在帕金森病患者脑神经元胞浆中发现一种特征性嗜酸性包涵体病理改变,后被命名为"路易小体(Lewy body)"。1997 年发现 α-突触核蛋白(α-synuclein)基因突变可以导致家族性帕金森病,之后研究证实路易小体的主要成分是由聚积的 α-突触核蛋白构成,并且 α-突触核蛋白聚集存在于身体多种器官的神经末梢。2003 年,德国教授 Braak 通过尸解病理研究发现帕金森病病理改变并非起始于中脑黑质,而是从嗅球或肠道开始,逐渐向上发展到延髓,进而累及脑桥被盖、尾状核等,再上升至中脑,后期发展至大脑半球,并据此提出了帕金森病的病理分级。

在病因方面,一直以来认为帕金森病是由于衰老、遗传和环境因素共同作用的结果。1997 年发现第一个导致家族遗传性帕金森病的 α-突触核蛋白基因,至今已克隆近 20 个与家族遗传性帕金森病相关的基因。而 20 世纪 80 年代美国 Langston 教授发现吸食人工合成的可卡因,因混有有毒化合物 1-甲基-4-苯基-1,2,3,6-四氢吡啶(MPTP),通过选择性进入脑内神经元线粒体而导致多巴胺神经元死亡,引发临床上帕金森病症状的产生,证实环境毒素的暴露可能参与发病过程。

在临床表现上,尽管帕金森医生在最初描述帕金森病时就提到非运动症状的存在,但一直未被认为是帕金森病的直接相关临床表现。直到发现 α-突触核蛋白聚集存在于身体多个器官,尤其在嗅球、肠道、脑干核团等,与常见的嗅觉减退、便秘、自主神经症状等非运动症状出现密切相关。21 世纪初起,包括认知功能受损、自主神经功能异常、睡眠障碍等非运动症状逐渐在临床工作中引起注意。2015 年,国际运动障碍病学会(Movement Disorder Society,MDS)制定了第一个官方帕金森病的诊断标准,并提出了帕金森病是一多器官疾病,存在以非运动症状为特色的临床前驱期,逐渐取代 1992 年英国脑库的诊断标准。

在治疗上,1958 年瑞典 Arvid Carlsson 首先发现动物脑纹状体内含有多巴胺(dopamine,DA),提出 DA 是脑内独立存在的神经递质。他因发现 DA 信号传导在运动控制中的作用,成为 2000 年诺贝尔生理学或医学奖的得主之一。随后奥地利 Hornykiewicz(1963)发现帕金森病患者纹状体和黑质部多巴胺神经元显著减少和 DA 含量显著降低,认为 PD 可能由于 DA 缺乏所致。1967 年加拿大 Cotzias 等首次用 DA 前体左旋多巴(L-dopa)口服治疗本病获得良好疗效,之后将多巴脱羧酶抑制剂(苄丝肼和卡比多巴)与左旋多巴合用治疗 PD,不良反应明显减轻,奠定了多巴胺替代对症治疗的方法,成为当今药物治疗 PD

的"金标准"。20 世纪末期逐渐开始应用手术毁损基底节的苍白球或丘脑底核治疗帕金森病的症状,之后在这些核团植入刺激器的脑深部电刺激(deep brain stimulation,DBS)通过纠正基底节环路的紊乱可以有效改善帕金森病的运动症状和药物引起的异动症,开创了非药物替代治疗的脑功能治疗新手段。近些年,利用功能磁共振研究帕金森病状态下脑网络连接的改变,以及利用经颅磁或电刺激来调节脑网络的变化达到改善症状的目的。

【流行病学】

帕金森是第二位常见的老年神经退行性疾病,仅次于老年性痴呆。绝大多数患者在 60 岁后发病,发病率和患病率随着年龄成倍的增加,仅有 15%~20% 的患者在 60 岁之前发病。帕金森病的年发病率在全年龄段为(8~18)/10 万,65 岁以上年龄段为 50/10 万,75 岁以上年龄段为 150/10 万,85 岁以上年龄段为 400/10 万。我国 2005 年调查表明,65 岁以上老年人群帕金森病患病率约为 1.7%,患病总人数约为 199 万例,全球约 410 万例。预期到 2030 年我国帕金森病患病患者数将达到 494 万例,全球约为 867 万例,我国患者数将占到全世界总患者数的 57%。随着人口老龄化,会有越来越多的老年人罹患 PD,给家庭和社会带来沉重的负担。

第二节　帕金森病的临床表现和诊断

（陈彪）

帕金森病(Parkinson disease,PD)也称为震颤麻痹(paralysis agitans,shaking palsy),是一种常见的神经系统变性疾病,临床上特征性表现为静止性震颤、运动迟缓、肌强直及姿势步态异常。病理特征是黑质多巴胺能神经元变性缺失和路易(Lewy)小体形成。

【病因和发病机制】

帕金森病的病因仍不完全清楚,目前认为,PD 是一种由多种遗传和环境危险因素共同作用,在老化影响下产生的一种复杂性、多器官疾病,是多因素作用的结果。衰老是被公认的最重要的 PD 发病危险因素—PD 的发病率和患病率均随年龄的增加而成倍增加。PD 的发病与性别和种族有关,如男性高于女性,白种人发病率最高,其次是黄种人,黑种人发病率最低。

1. 环境因素　20 世纪 80 年代初 Langston 医生发现,美国加州一些吸毒者因误用 MPTP 出现酷似原发性 PD 的某些病理变化、生化改变,症状和药物治疗反应也相似,给猴注射 MPTP 也产生相似效应,提示环境毒素的暴露可能是 PD 发病的危险因素。锰剂和铁剂等也被报道参与了帕金森病的发病。这一假说与流行病学研究发现的一些结果一致，例如，曾经居住在农村，参与农耕，使用农药、杀虫剂、除草剂，或饮用井水，以及工业环境暴露或工业化学毒品接触等可增高罹患帕金森病的风险。鱼藤酮为脂溶性，可穿过血脑屏障，研究表明鱼藤酮可抑制线粒体复合体 I 活性，导致大量氧自由基和凋亡诱导因子产生，使 DA 能神经元变性。与 MPP$^+$ 结构相似的百草枯(paraquat)及其他吡啶类化合物，也被证明与帕金森病发病相关。利用 MPTP 和鱼藤酮制作的动物模型已成为帕金森病实验研究的有效工具。

除了以上因素外，脑外伤、一氧化碳中毒也被认为是 PD 发病的危险因素。此外，也发现了一些可能降低 PD 发病风险的因素，包括吸烟、饮茶及咖啡的摄入，以及长期使用非甾体抗炎药等。

2. 遗传因素　约 10% 的帕金森病患者有家族史，同时发病年龄较早。双生子研究发现，早发 PD(<50 岁)与遗传相关，但晚发患者双胞胎患病一致率无差异。1997 年，随着首个家族性 PD 致病基因的发现，遗传因素与 PD 的关系得到确立。至今已经发现近 20 个 PD 相关基因，包括显性和隐性遗传模式，其中隐性遗传较多见。如与显性遗传相关的基因包括：PARK1 基因(alpha-synuclein)、PARK8 基因(LRRK2)和不完全外显的 GBA 基因；与隐性遗传相关的基因包括：PARK2 基因(Parkin)、PARK6 基因(PINK1)、PARK7 基因(DJ-1)等。家族遗传性 PD 致病基因的发现对研究 PD 的发病机制具有重要意义。有趣的是，部分与家族性 PD 相关的基因多态性位点也可以增高患散发性 PD 的风险。

(1) 常染色体显性遗传性帕金森病致病基因：包括 α-突触核蛋白基因(PARK1/PARK4)、UCH-L1 基因(PARK5)、LRRK2 基因(PARK8)、GIGYF2 基因(PARK11)和 HTRA2/Omi 基因(PARK13)。① α-突触核蛋白(PARK1)基因定位于 4 号染色体长臂 4q21~23，α-突触核蛋白可能增高 DA 能神经细胞对神经毒素的敏感性，α-突触核蛋白基因 Ala53Thr 和 Ala39Pro 突变导致 α-突触核蛋白异常沉积，最终形成路易小体。②富亮氨酸重复序列激酶 2(LRRK2)基因(PARK8)，是目前为止帕金森病患者中突变频率最高的常染色体显性帕金森病致病基因，与晚发性帕金森病相关。③HTRA2 也与晚发性 PD 相关。④泛素蛋白 C 末端羟化酶-L1(UCH-L1)为 PARK5 基因突变，定位于 4 号染色体短臂 4p14。

(2) 常染色体隐性遗传性帕金森病致病基因：包括 Parkin 基因(PARK2)、PINK1 基因(PARK6)、DJ-1 基因(PARK7)和 ATP13A2 基因(PARK9)。

1) Parkin 基因定位于 6 号染色体长臂 6q25.2~27，基因突变常导致 Parkin 蛋白功能障碍，酶活性减弱或消失，造成细胞内异常蛋白质沉积，最终导致 DA 能神经元变性。Parkin 基因突变是早发性常染色体隐性家族性帕金森病的主要病因之一。

2) ATP13A2 基因突变在亚洲人群中较为多见，与常染色体隐性遗传性早发性帕金森病相关，该基因定位在 1 号染色体，包含 29 个编码外显子，编码 1 180 个氨基酸的蛋白质，属于三磷酸腺苷酶的 P 型超家族，主要利用水解三磷酸腺苷释能驱动物质跨膜运，ATP13A2 蛋白的降解途径主要有 2 个：溶酶体通路和蛋白酶体通路。蛋白酶体通路的功能障碍是导致神经退行性病变的因素之一，蛋白酶体通路 E3 连接酶 Parkin 蛋白的突变可以导致 PD 的发生。

3) PINK1 基因最早在 3 个欧洲帕金森病家系中发现，该基因突变分布广泛，在北美、亚洲及中国台湾地区均有报道，该基因与线粒体的融合、分裂密切相关，且与 Parkin、DJ-1 和 Htra2 等帕金森病致病基因间存在相互作用，提示其在帕金森病发病机制中发挥重要作用。

4) DJ-1 蛋白是氢过氧化物反应蛋白，参与机体氧化应激。DJ-1 基因突变后 DJ-1 蛋白功能受损，增加氧化应激反应对神经元的损害。DJ-1 基因突变与散发性早发性帕金森病的发病有关。

(3) 细胞色素 P4502D6 基因和某些线粒体 DNA 突变可能是 PD 发病易感因素之一，可能使 P450 酶活性下降，使肝脏解毒功能受损，易造成 MPTP 等毒素对黑质纹状体损害。

3. 年龄因素　PD 主要发生于中老年，40 岁以前很少发病。研究发现自 30 岁后黑质 DA 能神经元、酪氨酸羟化酶(TH)和多巴脱羧酶(DDC)活力，以及纹状体 DA 递质逐年减少，DA 的 D1 和 D2 受体密度减低。然而，罹患 PD 的老年人毕竟是少数，说明生理性 DA 能神经元退变不足以引起 PD。只有黑质 DA 能神经元减少 50% 以上，纹状体 DA 递质减少 80% 以上，临床才会出现 PD 症状，老龄只是 PD 的促发因素。

目前，大多数学者认同帕金森病并非单一因素引起，是由遗传、环境因素、免疫/炎性因素、线粒体功能衰竭、兴奋性氨基酸毒性、神经细胞自噬及老化等多种因素通过多种机制共同作用所致。

4. 多巴胺神经元变性死亡机制　可能与下列因素有关：

(1) 氧化应激与线粒体功能缺陷：氧化应激是 PD 发病机制的研究热点。自由基可使不饱和脂肪酸发生脂质过氧化(LPO)，后者可氧化损伤蛋白质和 DNA，导致细胞变性死亡。PD 患者由于 B 型单胺氧化酶(MAO-B)活性增高，可产生过量 OH·基，破坏细胞膜。在氧化的同时，黑质细胞内 DA 氧化产物聚合形成神经黑色素，与铁结合产生 Fenton 反应可形成 OH·。在正常情况下细胞内有足够的抗氧化物质,如脑内的谷胱甘肽(GSH)、谷胱甘肽过氧化物酶(GSH-PX)和超氧化物歧化酶(SOD)等,因而 DA 氧化产生自由基不会产生氧化应激,保证免遭自由基损伤。PD 患者黑质部还原型 GSH 降低和 LPO 增加,铁离子(Fe^{2+})浓度增高和铁蛋白含量降低,使黑质成为易受氧化应激侵袭的部位。近年发现线粒体功能缺陷在 PD 发病中起重要作用。对 PD 患者线粒体功能缺陷认识源于对 MPTP 作用机制研究,MPTP 通过抑制黑质线粒体呼吸链复合物 I 活性导致 PD。体外实验证实 MPTP 活性成分 MPP^+ 能造成 MES 23.5 细胞线粒体膜电势($\Delta\Psi m$)下降,氧自由基生成增加。PD 患者黑质线粒体复合物 I 活性可降低 32%~38%,复合物 I 活性降低使黑质细胞对自由基损伤敏感性显著增加。在多系统萎缩及进行性核上性麻痹患者黑质中未发现复合物 I 活性改变,表明 PD 黑质复合物 I 活性降低可能是 PD 相对特异性改变。PD 患者存在线粒体功能缺陷可能与遗传和环境因素有关,研究提示 PD 患者存在线粒体 DNA 突变,复合物 I 是由细胞核和线粒体两个基因组编码翻译,两组基因任何片段缺损都会影响复合物 I 功能。近年来 *PARK1* 基因突变受到普遍重视,它的编码蛋白就位于线粒体内。

(2)免疫及炎性机制:Abramsky(1978)提出 PD 发病与免疫/炎性机制有关。研究发现 PD 患者细胞免疫功能降低,白细胞介素-1(IL-1)活性降低明显。PD 患者脑脊液(CSF)中存在抗 DA 能神经元抗体。细胞培养发现,PD 患者的血浆及 CSF 中的成分可抑制大鼠中脑 DA 能神经元的功能及生长。采用立体定向技术将 PD 患者血 IgG 注入大鼠一侧黑质,黑质酪氨酸羟化酶(TH)及 DA 能神经元明显减少,提示可能有免疫介导性黑质细胞损伤。许多环境因素如 MPTP、鱼藤酮、百草枯、铁剂等诱导的 DA 能神经元变性与小胶质细胞激活有关,小胶质细胞是脑组织主要的免疫细胞,在神经系统变性疾病发生中小胶质细胞不仅是简单的"反应性增生",而且参与了整个病理过程。小胶质细胞活化后可通过产生氧自由基等促炎因子,对神经元产生毒性作用。DA 能神经元对氧化应激十分敏感,而活化的小胶质细胞是氧自由基产生的主要来源。此外,中脑黑质是小胶质细胞分布最为密集的区域,决定了小胶质细胞的活化在帕金森病发生发展中有重要作用。

(3)泛素-蛋白酶体系统功能异常:泛素-蛋白酶体系统(ubiquitin-proteasome system, UPS)可选择性降低细胞内的蛋白质,在细胞周期性增殖及凋亡相关蛋白的降解中发挥重要作用。*Parkin* 基因突变常导致 UPS 功能障碍,不能降解错误折叠的蛋白,错误折叠蛋白的过多异常聚集则对细胞有毒性作用,引起氧化应激增强和线粒体功能损伤。应用蛋白酶体抑制剂已经构建成模拟 PD 的细胞模型。

(4)兴奋性毒性作用:应用微透析及高压液相色谱(HPLC)检测发现,由 MPTP 制备的 PD 猴模型纹状体中兴奋性氨基酸(谷氨酸、天门冬氨酸)含量明显增高。若细胞外间隙谷氨酸浓度异常增高,过度刺激受体可对 CNS 产生明显毒性作用。动物实验发现,脑内注射微量谷氨酸可导致大片神经元坏死,谷氨酸兴奋性神经毒作用是通过 N-甲基-D-天冬氨酸受体(N-methyl-D-aspartic acid receptor, NMDA)介导的,与 DA 能神经元变性有关。谷氨酸可通过激活 NMDA 受体产生一氧化氮(NO)损伤神经细胞,并释放更多的兴奋性氨基酸,进一步加重神经元损伤。

(5)细胞凋亡:PD 发病过程存在细胞凋亡及神经营养因子缺乏等。细胞凋亡是帕金森病患者 DA 能神经元变性的基本形式,许多基因及其产物通过多种机制参与 DA 能神经元变性的凋亡过程。此外,多种迹象表明多巴胺转运体和囊泡转运体的异常表达与 DA 能神经元的变性直接相关。其他如神经细胞自噬、钙稳态失衡可能也参与帕金森病的发病。

【病理】

神经元胞浆中由于 α 突触核蛋白异常聚集形成的嗜酸性包涵体,即路易小体(Lewy body)是帕金森病的特征性病理改变(图 3-20-2)。研究证实,α 突触核蛋白在身体各器官的神经末梢,尤其是脑内神经元的异常聚集是导致 PD 患者神经元变性死亡和临床症状出现的主要原因。德国病理学家 Braak 教授根据 α 突触核蛋白异常聚集的部位和发展过程制定了 PD 的病理分级,提示帕金森病病理改变可能起源于外周的嗅球和肠道神经末梢,逐渐通过视神经通路和迷走神经通路向脑干传播,先后影响迷走神经背核、黑质致密区(SNC)多巴胺能神经元以及大脑半球皮质神经元,从而导致临床的运动和非运动症状发生;当纹状体中的 DA 含量减少超过正常含量的 80% 以上,临床上才出现相关运动症状而发病。由此,提出了 PD 的三阶段分期:临床前期、前驱期和临床期。在

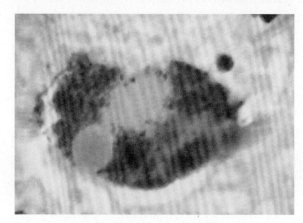

图 3-20-2 路易小体和 α-突触核蛋白染色

临床前期主要仅存在α突触核蛋白和多巴胺神经元丢失的病理改变，缺乏临床症状；而前驱期存在部分非运动症状，主要包括便秘、嗅觉障碍、快速动眼期睡眠行为障碍（RBD）、焦虑抑郁和其他躯体症状；当出现明确的运动症状，包括运动迟缓、静止性震颤或肌张力增高时，患者进入临床期（图3-20-3）。

【临床表现】

帕金森病通常在40~70岁发病，60岁后发病率增高，在30多岁前发病者少见，男性略多。起病隐袭，发展缓慢，主要表现为运动症状，如运动迟缓、静止性震颤、肌张力增高和姿势步态异常等，症状出现孰先孰后可因人而异。首发症状以震颤最多见（60%~70%），其次为步行障碍（12%）、肌强直（10%）和运动迟缓（10%）。症状常自一侧上肢开始，逐渐波及同侧下肢、对侧上肢与下肢，呈"N"字形的进展顺序（65%~70%）；25%~30%的病例可自一侧的下肢开始，两侧下肢同时开始极少见，不少病例疾病晚期症状仍存在左右差异。患者常伴有便秘、嗅觉减退等非运动症状。

PD临床上以动作迟缓、静止性震颤、肌僵直、姿势平衡障碍等运动症状为主要表现，常伴有便秘、嗅觉减退、睡眠障碍、情感和认知障碍以及自主神经功能障碍等非运动症状（non-motor symptoms）。此外，病程上还具有缓慢起病和症状不对称性两个特点。

1. 运动症状（motor symptoms）

（1）运动迟缓（bradykinesia）：即运动缓慢和在持续运动中随意运动幅度或速度的下降（或者逐渐出现迟疑、犹豫或暂停），包括始动困难和运动迟缓。肢体运动迟缓是确立帕金森综合征诊断所必需的。特征性表现包括面具脸、写字过小征、走路摆手幅度减小或消失、语音低沉单调和流涎等。冻结步态也是主要的运动迟缓的表现之一，主要在疾病中后期出现，一般对多巴胺替代治疗有效。

（2）静止性震颤（static tremor）：即肢体处于完全放松状态时出现4~6Hz震颤（运动起始后可被抑制）。常为PD的首发症状，多由一侧上肢远端（手指）开始，逐渐扩展到同侧下肢及对侧肢体。典型表现为拇指与屈曲示指呈搓丸样动作或肢体交替旋前与旋后、屈曲与伸展运动，静止时出现，精神紧张时加重，随意动作时减轻，睡眠时消失。

（3）肌强直（myotonia）：即当患者处于放松体位时，屈肌与伸肌张力同时增高。四肢及颈部主要关节的被动运动缓慢。由于关节被动运动时始终保持阻力增高，似弯曲软铅管，称为"铅管样强直"；如患者伴有震颤，检查者感觉在均匀阻力中出现断续停顿，如同转动齿轮，称为齿轮样强直。

（4）姿势平衡障碍：躯干在抵抗地心引力时前后肌群收缩不协调所致。可表现为头部前倾，躯干俯屈，上肢肘关节屈曲，腕关节伸直，前臂内收，指间关节伸直，拇指对掌的特殊屈曲体姿。中晚期患者不能自然起立，站立时容易前后跌倒，走路时容易出现前冲步态或慌张步态。可以通过后拉试验确定。它在疾病中后期才出现（图3-20-4）。

2. 非运动症状（non-motor symptoms）　主要包括疾病早期常出现的便秘、嗅觉减退、快动眼期睡眠行为障碍、焦虑抑郁、自主神经症状和认知障碍等症状。

（1）便秘：是患者的常见症状，可以在运动症状出现前几年到十几年出现，随疾病进展逐渐加重，具有顽固性、反复性、波动性及难治性等特点。可能与肠系膜神经丛的神经元变性、胃肠道蠕动减弱有关。

（2）嗅觉减退或缺失：多在运动症状出现前1~4年

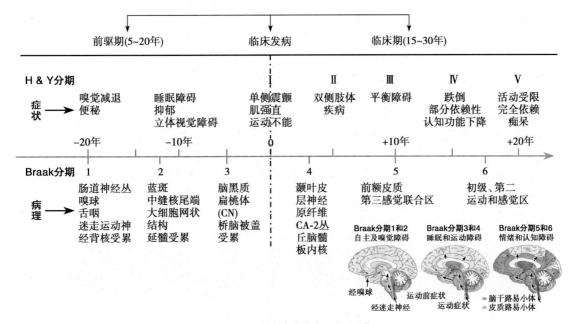

图3-20-3　帕金森病临床和病理分期

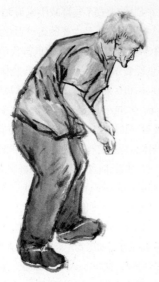

图 3-20-4　帕金森病患者小步态伴身体前倾

出现,随疾病进展逐渐加重。嗅觉检测用来识别高危人群,也可以作为辅助诊断指标帮助确诊帕金森病。

（3）快动眼期睡眠行为障碍（RBD）:表现为深睡眠期出现生动梦境,伴随大声说梦话的肢体抽动。可在运动症状出现之前或之后发生,纵向研究发现原发性 RBD 患者大部分在 15 年内转变为帕金森病、多系统萎缩或路易体痴呆,被认为是帕金森病的临床前驱期。

（4）焦虑抑郁症:是 PD 患者较常见的非运动症状,为疾病本身的表现,往往可以加重患者的运动症状,及时控制可以改善患者的运动症状。同时,运动症状的改善也可使抑郁症状缓解。

（5）自主神经症状:包括直立性低血压、皮脂腺和汗腺分泌亢进、多汗、排尿障碍和性功能障碍等。

（6）认知功能减退或痴呆:主要出现在部分中晚期患者,同时也可以出现视幻觉、淡漠等。

（7）其他:包括感觉障碍,如肢体麻木、疼痛、痉挛、不安腿综合征等。

【辅助检测】

1. 神经影像学检查　PD 患者脑 CT 检查、脑 MRI 检查通常无特征性异常,结合患者临床表现,在 PD 的临床诊断方面可提示为帕金森病,而非帕金森综合征。

然而,近期研究发现利用特殊序列或高磁场 MRI 可以发现黑质的结构变化。帕金森病患者由于背侧黑质致密部（substantia nigra pars compacta,SNc）中神经元大量丢失,导致神经黑色素大量减少,在神经黑色素 MRI 敏感成像（neuromelanin magnetic resonance imaging,NmMRI）上,SNc 的信号强度减弱。另外,蓝斑也有显著的信号衰减,且蓝斑的信号变化与 SNc 外侧部信号变化程度相当,同时在识别早期帕金森病上蓝斑部位图像对比度的敏感性及特异性均高于 SNc,蓝斑部位的信号变化更能直接反映早期的帕金森病。

此外,在多系统萎缩（multiple system atrophy,MSA）、进行性核上性麻痹（progressive supranuclear palsy,PSP）等帕金森病叠加综合征中,可以出现特征性 MRI 改变,因此,MRI 是有待进一步开发的有效的神经影像学辅助诊断工具。

2. 生化检测　高效液相色谱-电化学法（HPLC-EC）检测患者 CSF 和尿中高香草酸（HVA）含量降低,放免法检测 CSF 中生长抑素含量降低。血及脑脊液常规检查无异常。

3. 基因及生物标志物　早发性和家族性 PD 患者做基因筛查,可以明确是否与相关基因突变相关。采用蛋白组学等技术检测血清、CSF、唾液以及肠道活检组织中 α-突触核蛋白等可能有助于确诊。

4. 超声检查可见对侧中脑黑质的高回声（图 3-20-5）。

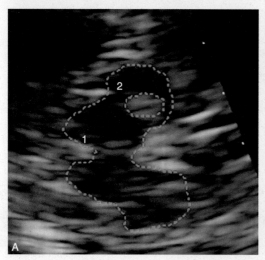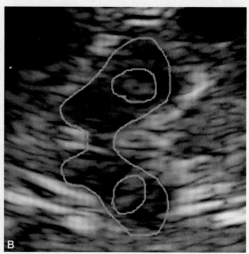

图 3-20-5　帕金森病患者的脑超声检查

A. 偏侧帕金森病对侧中脑黑质出现高回声;B. 双侧帕金森病两侧中脑黑质出现高回声

5. 分子影像学检测

（1）DA 转运体功能显像：纹状体多巴胺神经元突触前膜转运体（dopamine transporter, DAT）数量检测可以反映神经元数量，目前临床上可以应用^{123}I-β-CIT PET 或^{99m}Tc-TRODAT-1 SPECT 来检测 DAT 功能，早期 PD 患者 DAT 功能较正常下降 31%~65%。但因其可能受到突触间隙中 DA 有效浓度的调控，在服用左旋多巴制剂时，外源性生成的 DA 可以影响突触前 DAT 的数量，从而不能准确反映实际突触前神经元的数量。另一种新型分子显像剂 DTZ，能选择性的与纹状体多巴胺神经元突触内的囊泡上的多巴胺转运体 VMAT2 结合，而显示多巴胺神经元数量，其不受服用左旋多巴制剂的影响。可以通过^{18}F-DTZ（AV133）PET 来检测，由于^{18}F 的长半衰期，其影像质量明显高于 DAT SPECT 显像（图 3-20-6）。

（2）DA 受体功能显像：PD 纹状体 DA 受体，主要反映多巴胺神经元突触后 D2 受体的功能改变，帕金森病患者往往 D2 表达增高，PET 和 SPECT 可动态观察 DA 受体数量，用于辅助鉴别诊断。特异性 D2 受体标志物碘-123 Iodobenzamide（^{123}I-IBZM）合成使 SPECT 应用广泛。

（3）多巴胺神经递质代谢功能显像：^{18}F-dopa 透过血脑屏障入脑，多巴脱羧酶将^{18}F-dopa 转化为^{18}F-DA，PD 患者纹状体区^{18}F-dopa 放射性聚集较正常人明显减低，提示多巴脱羧酶活性降低。

6. 左旋多巴试验（levodopa test）　①试验前 24 小时停用左旋多巴、多巴胺受体激动剂、抗胆碱能药、抗组胺药。②试验前和服药后 30、60、120 分钟各进行一次临床评分，以观察患者 UPDRS Ⅲ 评分变化，以评估患者对左旋多巴药物的反映。

【诊断和鉴别诊断】

1. 英国帕金森病协会脑库（UKPDBB）诊断标准　依据中老年发病，缓慢进展性病程，必备运动迟缓及至少具备静止性震颤、肌强直或姿势步态障碍中的一项，结合对左旋多巴治疗敏感即可作出临床诊断（表 3-20-1）。联合嗅觉、经颅多普勒超声及功能影像（PET/SPECT）检查有助于早期发现临床前帕金森病。帕金森病的临床与病理诊断符合率约为 80%。

2. 2015 年国际运动障碍病学会（MDS）制定了第一个由专业学会制定的 PD 国际诊断标准

（1）帕金森综合征（Parkinsonism）诊断标准：首先确定帕金森综合征的诊断是诊断帕金森病的先决条件。诊断帕金森综合征是基于 3 个核心运动症状，即必须存在运动迟缓，同时至少存在静止性震颤或肌僵直 2 项症状其中的 1 项。

（2）帕金森病诊断：一旦患者被明确诊断为帕金森综合征后，可按照以下标准进一步明确帕金森病的诊断。

临床上根据诊断的特异性水平将帕金森病的诊断分为两类：

1）临床确诊的帕金森病：诊断特异性达到 90% 或以上，需要具备：①不存在绝对排除标准（absolute exclusion criteria）；②没有警示征象（red flags）；③至少存在 2 条支持标准（supportive criteria）。

2）临床可能的帕金森病：诊断特异性达到 80%，需要具备：①不存在绝对排除标准。②如果存在警示征象则需要通过支持标准来抵消：如果存在 1 条警示征象，必须需要至少 1 条支持标准抵消；如果存在 2 条警示征象，必须需要至少 2 条支持标准抵消；如果存在 2 条以上警示征象，则诊断不能成立。

（3）支持标准、绝对排除标准和警示征象

1）支持标准：

A. 患者对多巴胺能药物的治疗有明确且显著的疗效。治疗效果随药物剂量增加时症状显著改善，随剂量减少时症状显著加重；或 UPDRS-Ⅲ 评分改善超过 30%；或存在可预测的剂末现象或明确的开/关期症状波动。

B. 出现左旋多巴诱导的异动症。

C. 临床观察到单个肢体的静止性震颤（既往或本次检查）。

D. 存在嗅觉减退或丧失，或心脏间碘苄胍闪烁显像法显示心脏去交感神经支配。

2）绝对排除标准：出现下列任何 1 项即可排除帕金森病的诊断：

A. 存在明确的小脑性共济失调，或者小脑性眼动异常（持续的凝视诱发的眼震、巨大方波跳动、超节律扫视）。

B. 出现向下的垂直性核上性凝视麻痹，或者向下的垂直性扫视选择性减慢。

C. 在发病后 5 年内，患者被诊断为高度怀疑的行为变异型额颞叶痴呆或原发性进行性失语。

D. 发病 3 年后仍局限于下肢的帕金森样症状。

E. 多巴胺受体阻滞剂或多巴胺耗竭剂等药物治疗诱导的帕金森综合征。

F. 尽管病情为中等严重程度（即根据 MDS-UPDRS，评定肌僵直或运动迟缓的计分大于 2 分），但患者对高剂量（不少于 600mg/d）左旋多巴治疗缺乏显著的应答。

G. 存在明确的皮质复合感觉丧失（如失用和深感觉障碍），以及存在明确的肢体观念运动性失用或进行性失语。

H. 分子神经影像学检查突触前多巴胺能系统数量正常。

I. 存在明确可导致帕金森综合征或疑似与患者症状相关的其他疾病；或者基于全面诊断评估，由专业医师判断其可能非帕金森病。

PET   PET/MR融合   MR

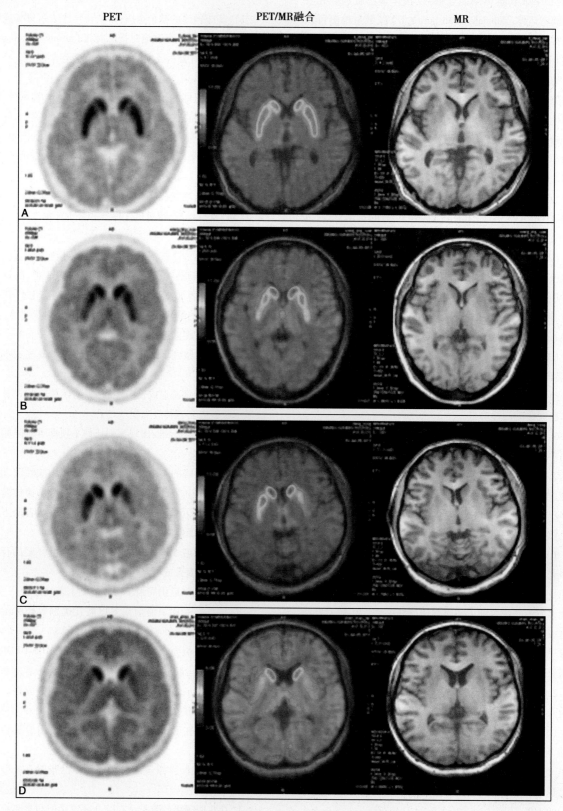

图 3-20-6 ¹⁸F-DTZ(AV133) VMAT2 PET 显像

A. 健康人;B. 轻度患者;C. 单侧发病的患者;D. 中度患者

表 3-20-1　英国 PD 协会脑库（UKPDBB）临床诊断标准

包括标准	排除标准	支持标准
• 运动迟缓（随意运动启动缓慢，伴随重复动作的速度和幅度进行性减少） • 并至少具备以下中的一项：肌强直；4~6Hz 静止性震颤；不是由于视力、前庭或本体感觉障碍导致的姿势不稳	• 反复卒中病史,伴随阶梯型进展的 PD 症状 • 反复脑创伤病史 • 明确的脑炎病史 • 动眼危象 • 在服用抗精神病类药物过程中出现症状 • 一个以上的亲属发病 • 病情持续好转 • 起病 3 年后仍仅表现单侧症状 • 核上性凝视麻痹 • 小脑病变体征 • 疾病早期严重的自主神经功能紊乱 • 早期严重的记忆、语言和行为习惯紊乱的痴呆 • Babinski 征阳性 • CT 显示脑肿瘤或交通性脑积水 • 大剂量左旋多巴治疗无效（排除吸收不良导致的无效） • MPTP 接触史	确诊 PD 需具备以下 3 个或 3 个以上的条件 • 单侧起病 • 静止性震颤 • 疾病逐渐进展 • 持久性的症状不对称,起病侧受累更重 • 左旋多巴治疗有明显疗效（70% ~ 100%） • 严重的左旋多巴诱导的舞蹈症 • 左旋多巴疗效持续 5 年或更长时间 • 临床病程 10 年或更长时间

3）警示征象：

A. 发病后 5 年内出现快速进展的步态障碍,以至于需要经常使用轮椅。

B. 运动症状或体征在发病后 5 年内或 5 年以上完全不进展,除非这种病情的稳定是与治疗相关。

C. 发病后 5 年内出现延髓麻痹症状,表现为严重的发声困难、构音障碍或吞咽困难（需进食较软的食物,或通过鼻胃管、胃造瘘进食）。

D. 发病后 5 年内出现吸气性呼吸功能障碍,即在白天或夜间出现吸气性喘鸣或者频繁的吸气性叹息。

E. 发病后 5 年内出现严重的自主神经功能障碍,包括：①直立性低血压,即在站起后 3 分钟内,收缩压下降至少 30mmHg（1mmHg = 0.133kPa）或舒张压下降至少 20mmHg,并排除脱水、药物或其他可能解释自主神经功能障碍的疾病；②发病后 5 年内出现严重的尿潴留或尿失禁（不包括女性长期存在的低容量压力性尿失禁）,且不是简单的功能性尿失禁（如不能及时如厕）。对于男性患者,尿潴留必须不是由前列腺疾病所致,且伴发勃起障碍。

F. 发病后 3 年内由于平衡障碍导致反复（>1 次/年）跌倒。

G. 发病后 10 年内出现不成比例的颈部前倾或手足挛缩。

H. 发病后 5 年内不出现任何一种常见的非运动症状,包括嗅觉减退、睡眠障碍（睡眠维持性失眠、日间过度嗜睡、快动眼期睡眠行为障碍）、自主神经功能障碍（便秘、日间尿急、症状性直立性低血压）、精神障碍（抑郁、焦虑、幻觉）。

I. 出现其他原因不能解释的锥体束征。

J. 起病或病程中表现为双侧对称性的帕金森综合征症状,没有任何侧别优势,且客观体检亦未观察到明显的侧别性。

3. 鉴别诊断　PD 主要须与其他原因引起的帕金森综合征鉴别（表 3-20-2）。在所有帕金森综合征中,约 75% 为原发性帕金森病,约 25% 为其他原因引起的帕金森综合征。

（1）继发性帕金森综合征：有明确的病因可寻,如感染、药物、中毒、脑动脉硬化、创伤等。继发于甲型脑炎（即昏睡性脑炎）后的帕金森综合征,目前已罕见。多种药物均可导致药物性帕金森综合征,一般是可逆的。在拳击手中偶见头部创伤引起的帕金森综合征。老年人基底节区多发性腔隙性梗死可引起血管性帕金森综合征,患者有高血压、动脉硬化及卒中史,步态障碍较明显,震颤少见,常伴锥体束征。

（2）伴发于其他神经系统变性疾病的帕金森综合征：不少神经系统变性疾病具有帕金森综合征表现。这些神经系统变性疾病各有其特点,有些为遗传性,有些为散发的,除程度不一的帕金森症状外,还有其他症状,如不自主运动、垂直性眼球凝视障碍（见于进行性核上性麻痹）、直立性低血压（Shy-Drager 综合征）、小脑性共济失

表 3-20-2　帕金森病与帕金森综合征的分类

1. 原发性
- 原发性帕金森病
- 少年型帕金森综合征

2. 继发性(后天性、症状性)帕金森综合征
- 感染:脑炎后、慢病毒感染
- 药物:神经安定剂(吩噻嗪类及丁酰苯类)、利血平、甲氧氯普胺、α-甲基多巴、锂剂、氟桂利嗪、桂利嗪
- 毒物:MPTP 及其结构类似的杀虫剂和除草剂、一氧化碳、锰、汞、二硫化碳、甲醇、乙醇
- 血管性:多发性脑梗死、低血压性休克
- 创伤:拳击性脑病
- 其他:甲状旁腺功能异常、甲状腺功能减退、肝脑变性、脑瘤、正常颅压脑积水

3. 遗传变性性帕金森综合征
- 常染色体显性遗传路易体病、亨廷顿病、肝豆状核变性、Hallervorden-Spatz 病、橄榄体脑桥小脑萎缩、脊髓小脑变性、家族性基底节钙化、家族性帕金森综合征伴周围神经病、神经棘红细胞增多症、苍白球黑质变性

4. 帕金森叠加综合征
- 进行性核上性麻痹
- 多系统萎缩
- 皮质基底节变性
- 路易小体痴呆

调(橄榄体脑桥小脑萎缩)、出现较早且严重的痴呆(路易体痴呆)、角膜色素环(肝豆状核变性)、皮质复合感觉缺失、锥体束征和失用、失语(皮质基底节变性)等。此外,所伴发的帕金森病症状,经常以强直、少动为主,静止性震颤很少见,对左旋多巴治疗不敏感。

(3) 早期患者须与原发性震颤、抑郁症、脑血管病鉴别:①原发性震颤较常见,约 1/3 的患者有家族史,在各年龄期均可发病,姿势性或动作性震颤为唯一的表现,无肌强直和运动迟缓,饮酒或用普萘洛尔后震颤可显著减轻。②抑郁症可伴表情贫乏、言语单调、随意运动减少,但无肌强直和震颤,抗抑郁剂治疗有效。③早期帕金森病症状限于一侧肢体,患者常主诉一侧肢体无力或不灵活,若无震颤,易误诊为脑血管病,询问原发病和仔细体检易于鉴别。

第三节　帕金森病的药物治疗和管理

(陈彪)

治疗目的主要包括以下三个方面:①症状性治疗:是指使 PD 相关症状减轻或者消失,达到改善患者生活质量的目的;②神经保护性治疗:是指延缓或阻止疾病的恶化,达到延缓或治愈疾病的目的,目前尚无临床证实有效的药物;③预防性治疗:目前只能是预防和减少各种治疗的并发症(如异动症),未来希望能够预防 PD 疾病本身的发生和发展。

治疗方法主要包括药物、手术和康复治疗等手段;而干细胞和基因等修复治疗以及人工智能功能重建等手段代表了今后的发展方向。

治疗原则目前是改善症状,注重治疗的个体化,预防和减少并发症。对于帕金森病这样一种典型的老年性疾病,必须重视对病(症状)的治疗,更应该关注对人(躯体功能和生活质量)的治疗和管理。治疗的首要目的是改善患者的运动症状,应注重治疗的个体化,预防和减少药物等治疗并发症。其次治疗的目的是神经保护性治疗以延缓疾病的进展,应在疾病发生后的早期就开始使用,但是目前的研究仍不能明确帕金森病的发病机制和靶点,尚无相关的神经保护药物。最后,在疾病临床前期或前驱期诊断后,开始预防和干预性治疗是今后研究的重点。

【药物治疗】

帕金森病的药物替代治疗,亦即多巴胺依赖性治疗。图 3-20-7 显示多巴胺代谢和药物替代治疗机制。

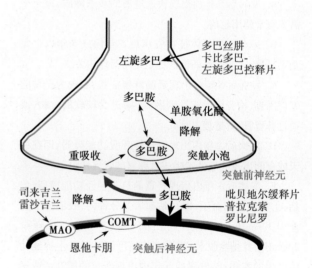

图 3-20-7　多巴胺代谢和药物替代治疗机制
MAO:单胺氧化酶;COMT:儿茶酚胺氧位甲基转移酶

1. 左旋多巴(L-dopa)　L-dop 是 PD 最经典的治疗方法,迄今仍被认为是 PD 治疗的金标准。通过联合应用外周多巴胺脱羧酶抑制剂(DDC-I)苄丝肼或卡比多巴来减少 L-dopa 在外周的降解,更多地进入脑内而发挥作用。然而,由于 L-dopa 转化为多巴胺,以及多巴胺神经递质的重复利用需要一定数量多巴胺神经元才能发挥作用,因此,在疾病中晚期或长期(3～5 年)服用 L-dopa 后会出现疗效减退和剂末现象,出现各种"关期"副作用逐渐增多,

主要包括症状波动、运动障碍和精神症状等。其主要剂型包括标准片多巴丝肼(madopar),由 L-dopa 与苄丝肼按4:1组成;息宁控释片(sinemet CR),由 L-dopa 与卡比多巴按4:1组成。在疾病早期治疗,一般不建议剂量超过每天300mg,中晚期遵循多次而不是单次大剂量,以避免发生脉冲样血药浓度波动。

2. 多巴胺受体激动剂(dopamine agonist) 目前临床上主要使用非麦角类多巴胺受体激动剂。DA 受体激动剂可:①直接刺激纹状体突触后 DA 受体,不依赖于多巴脱羧酶将 L-dopa 转化为 DA 发挥效应。②血浆半衰期(较多巴丝肼)长。③推测可持续而非波动性刺激 DA 受体,预防或延迟运动并发症发生;PD 早期单用 DA 受体激动剂有效,若与多巴丝肼合用,可提高疗效,减少多巴丝肼用量,且可减少或避免症状波动或异动症的发生。

副作用包括精神方面的症状,如精神障碍、睡眠障碍等,当与 L-dopa 合用时,上述副作用更加明显。药物可能会引起直立性低血压,其他的副作用还包括水肿和心脏瓣膜纤维化以及冲动障碍。其在运动症状改善方面不如 L-dopa。早期使用剂量应达到临床症状的缓解,在达到满意疗效后可维持治疗。

目前国内临床上有多种普通、缓释和经皮渗透等剂型,为选择性 D2、D3 受体激动剂,对震颤和抑郁有效。

(1) 普拉克索(pramipexole):开始 0.125mg,3 次/d,每周增加 0.125mg,逐渐加量至 0.5~1.0mg,3 次/d,最大不超过 4.5mg/d。

(2) 罗匹尼罗(ropinirole):用于早期或进展期 PD,开始 0.25mg,3 次/d,逐渐加量至 2~4mg,3 次/d。

(3) 吡贝地尔(缓释片):初始剂量 50mg,1 次/d,第2周增至 50mg,2 次/d,有效剂量 150mg/d,分 3 次口服,最大不超过 250mg/d。

(4) 罗替戈汀(rotigotine):为一种透皮贴剂,有 4.5mg/10cm²、9mg/20cm²、13.5mg/30cm²、18mg/40cm² 等规格;早期使用 4.5mg/10cm²,以后视病情发展及治疗反应可增大剂量,均每日 1 贴。治疗 PD 优势为可连续、持续释放药物,消除首过效应,提供稳态血药水平,避免对 DA 受体脉冲式刺激,减少口服药治疗突然"中断"状态,减少服左旋多巴等药物易引起运动波动、开关现象等。

3. 单胺氧化酶(monoamine oxidase B,MAO-B)抑制剂 目前国内临床主要包括两种 MAO-B 不可逆性抑制剂,其通过抑制 MAO-B 活性,抑制 DA 的降解,增加 DA 的合成和转运,而达到增加脑突触间隙中 DA 浓度,更好地发挥改善 PD 症状的作用。司来吉兰(selegiline)2.5~5mg,2 次/d;雷沙吉兰(rasagiline)1~2mg,1 次/d。临床研究证明它们与 L-dopa 合用能够改善运动不能、开关现

象、症状波动、肌僵直以及步态障碍等运动症状。细胞和动物实验提示其可能具有延缓疾病进展的作用,但仍有待临床试验证实,可以推荐作为早期治疗药物。禁忌与 SSRI 类抗抑郁药合用。

4. 儿茶酚胺氧位甲基转移酶(COMT)抑制剂 目前临床使用的主要是恩他卡朋(entacapone),每次服用 100~200mg,3~4 次/d,与 L-dopa 同时口服,可减少 L-dopa 用量 35% 左右。该类药物可以抑制 L-dopa 转变为 3-氧-甲基多巴(3-OMD),并能减少外周 DA 降解为 3-甲氧基酪胺(3-MT),从而使 L-dopa 血药浓度稳定,更多地进入脑内发挥作用,对剂末现象和运动波动有较好的治疗作用。因发现极少数患者出现严重的肝毒性,肝病为本药的禁忌证,同时用药期间要严密监测肝功能。

5. 其他药物 主要包括抗胆碱能药和 DA 释放促进剂两种。

(1) 抗胆碱能药:苯海索(trihexyphenidyl),即苯海索(artane),能改善患者的震颤,常用 1~2mg 口服,3 次/d;该药改善症状短期效果较明显,但常见口干、便秘和视物模糊等不良反应,偶可见神经精神症状,闭角型青光眼及前列腺肥大患者禁用。

(2) DA 释放促进剂:金刚烷胺(amantadine)具有促进 DA 释放,减少突触间隙 DA 再摄取,加强突触前 DA 的合成,延缓 DA 的代谢的作用,从而改善运动迟缓和肌僵直等症状;起始剂量 50mg,2~3 次/d,1 周后增至 100mg,2~3 次/d,一般不超过 300mg/d,老年人不超过 200mg/d。不良反应包括不安、意识模糊、下肢网状青斑、踝部水肿和心律失常等,肾功能不全、癫痫、严重胃溃疡和肝病患者慎用,哺乳期妇女禁用。老年人使用需要注意其幻觉和认知减退的不良反应。

6. 症状性治疗原则 主要是减轻和减少疾病相关的运动症状,避免和减少药物的不良反应,如有可能尽量减缓和阻止疾病的进程。

决定如何开始症状性治疗要基于以下因素:①年龄:如患者年龄较轻,则不要过早选择左旋多巴制剂,老年患者则尽量不要选择苯海索和金刚烷胺,以避免出现相关副作用。②费用和获益比:应选择能够给患者带来最大治疗益处且价格较合适的药物。③既往的和目前的治疗方案:需要将患者既往的用药史和目前的用药情况及药物疗效结合考虑。④病情的严重程度和某些特殊的运动症状:根据是否合并有异动症、运动波动、开关现象的处理以及步态障碍、情感和认知症状等选择药物。⑤患者对运动症状恢复的期望值:如果患者完全不能耐受运动能力的减退,或者工作需要,则可早期或予以足量药物治疗。⑥是否有痴呆或认知功能障碍:此时不要选用苯海索和金刚烷胺,并可考虑胆碱酯酶抑制药。⑦生活质量

的水平:毕竟 PD 症状性治疗是要改善患者的生活质量,对于病情严重的患者,可以适当增加剂量,以期达到改善患者的生活质量的目的。⑧其他合并疾病或药物治疗:如 PD 伴抑郁的患者要慎用 MAO-B 抑制剂,避免其与 SSRI 抗抑郁药物合用引起的 5-HT 综合征。其次青光眼、前列腺肥大患者慎用苯海索,降压药物的剂量调整等等。

7. 运动并发症治疗 症状波动和异动症是晚期 PD 患者治疗中常见的运动并发症,是本病临床治疗中最棘手的问题。

(1) 症状波动治疗:症状波动(motor fluctuation)有两种形式。①疗效减退或剂末现象(wearing-off):指每次用药的有效作用时间缩短,症状随血液药物浓度发生规律性波动,可增加每日服药次数或增加每次服药剂量或加用其他替代药物。②"开-关"现象(on-off phenomenon):指症状在突然缓解("开期")与加重("关期")之间波动,开期常伴异动症;多见于病情严重者,发生机制不详,与服药时间、血浆药物浓度无关;处理困难,可试用 DA 受体激动剂。③冻结步态(freezing gait):患者行动踌躇,启动困难,走直线或转弯时明显。如冻结步态发生在服用左旋多巴制剂末期,并伴 PD 其他体征,增加多巴丝肼单次剂量可使症状改善;如发生在"开期",减少多巴丝肼剂量,加用 MAO-B 抑制剂或 DA 受体激动剂或许有效,部分患者经过暗示或特殊技巧训练也可改善。

(2) 异动症治疗:异动症(dyskinesia)常表现为舞蹈-手足徐动症样、肌张力障碍样动作,可累及头面部、四肢及躯干。异动症常见的三种形式是:①剂峰异动症(peak-dose dyskinesia):常出现在血药浓度高峰期(用药1~2小时),与用药过量或 DA 受体超敏有关,减少多巴丝肼单次剂量可减轻异动症,晚期患者治疗窗较窄,减少剂量虽有利于控制异动症,但患者往往不能进入"开期",故减少多巴丝肼剂量时需加用 DA 受体激动剂;②双相异动症(biphasic dyskinesia):剂峰和剂末均可出现,机制不清,治疗困难,可尝试增加多巴丝肼每次剂量或服药次数,或加用 DA 受体激动剂;③肌张力障碍(dystonia):常表现为足或小腿痛性痉挛,多发生于清晨服药前,可睡前服用多巴丝肼控释剂或长效 DA 受体激动剂,或起床前服用弥散型多巴丝肼或标准片;发生于剂末或剂峰的肌张力障碍可相应增减多巴丝肼用量。

8. 非运动症状治疗 帕金森病患者的非运动症状通常比其运动症状更早地出现或更严重地影响患者的生活质量,但目前针对帕金森病非运动症状的临床药物试验研究较少。

(1) 便秘治疗宜增加饮水量和高纤维含量食物,对大部分 PD 患者有效,停用抗胆碱能药,必要时应用通便剂,如芦荟胶囊、麻仁丸、多潘立酮或开塞露。

(2) 排尿障碍患者需减少晚餐后摄水量,可试用奥昔布宁、莨菪碱等外周抗胆碱能药。

(3) 睡眠障碍是较常见的非运动症状,主要为失眠和快速眼动期睡眠行为异常(RBD),可应用褪黑素和镇静安眠药。失眠若与夜间帕金森病运动症状相关,睡前需加用多巴丝肼控释片或其他调节。若伴不宁腿综合征(RLS)睡前加用 DA 受体激动剂如普拉克索或多巴丝肼控释片。

(4) 直立性低血压在 PD 的病程中十分常见,与自主神经功能受损有关,表现为直立性低血压、卧位低血压等,其中卧位低血压会影响 50% 以上的 PD 患者,当患者服用抗高血压药物时,以上症状更加明显。直立性低血压患者应增加盐和水摄入量,睡眠时抬高头位,穿弹力裤,从卧位站起宜缓慢,α-肾上腺素能激动剂米多君治疗有效。

(5) 许多 PD 患者合并抑郁症,但目前只有 20% 的患者获得了治疗。约 $\frac{2}{3}$ 的 PD 患者有疲劳感,约半数的患者有抑郁症状,并严重影响了患者的生活质量。选择性 5-羟色胺再吸收抑制剂(SSRIs)和三环类抗抑郁药(TCAs)是 PD 合并抑郁的首选和次选药物,但 SSRIs 不良反应一方面会引起 4%~5% 的患者震颤加重,另一方面当与 MAO-B 抑制剂合用时,会引起 5-HT 综合征,须注意避免。TCAs 是第二种常用的药物,但须注意其副作用,如心律不齐、直立性低血压、认知障碍、幻觉等。PD 治疗药物 DA 受体激动剂、MAO-B 抑制剂等也具有抗抑郁作用。

(6) 痴呆和认知障碍也是 PD 常见的非运动症状,目前多采用胆碱酯酶抑制药安理申、艾司能、美金刚等药物治疗,有研究表明其对 PD 合并痴呆的患者有中度改善作用。

(7) 中药或针灸和康复治疗作为辅助手段,对改善 PD 患者的症状也可起到一定作用。如对患者进行语言、进食、走路及各种日常生活训练和指导,日常生活帮助如设在房间和卫生间的扶手、防滑橡胶桌垫、大把手餐具等,可改善生活质量。适当运动如打太极拳等对改善运动症状和非运动症状可有一定的帮助。教育与心理疏导也是 PD 治疗中不容忽视的辅助措施。

【外科治疗】

PD 的外科治疗属于非多巴胺依赖性治疗,主要包括苍白球毁损术和脑深部电刺激术。正确把握适应证非常重要。外科治疗主要用于那些既往对药物治疗有效,目前药物治疗症状控制不好,且临床确诊的 PD 患者。另外,外科治疗后的确可以改善患者关期的运动症状,使者恢复到"开"期状态,生活质量显著提高。

手术的主要指征包括：①确诊为原发性帕金森病；②经过全面和完整的药物（主要是左旋多巴制剂）治疗，有明确疗效，但疗效减退，出现症状波动或异动症等副作用；③病情为中或重度，Hoehn-Yahr分级三级或以上；④患者在术中能与医生良好合作；⑤没有明显的认知障碍、平衡障碍和步态障碍。需要说明目前外科治疗也仅是症状性治疗手段，只能改善患者的症状并不能阻止疾病的进程，同时外科手术后患者仍需服用药物治疗。

因此，如何将外科治疗与药物治疗很好地结合起来，对于神经内科医生来说，是如何做好术前评估，准确选择适合手术的患者，术后给患者提供最有利于患者病情和生活质量改善的综合治疗方案。对于功能神经外科医生来说，是如何在外科治疗开始前，准确的选择患者和手术方法及靶点，都是非常重要的问题。

第四节　帕金森病的手术治疗

（张建国）

PD的外科治疗是随着神经外科定向技术、医学影像学技术（CT、MRI）以及计算机技术的进步而逐步发展的。在开展立体定向手术治疗PD之前，从中枢到周围神经系统的每一个可以达到的部位，都有人尝试手术治疗。对于PD先后进行的脊髓外侧束切断术、大脑脚切断术、大脑皮质区域切除术、脉络膜前动脉结扎术、内囊毁损术、豆状襻和豆状束破坏等手术，由于手术并发症多，疗效差而逐渐废弃，故本文不再赘述。

一、早期立体定向手术

1873年Dittman介绍了立体定向手术的原理，1906—1908年Clarke和Horsley试制了第一台动物用立体定向仪。1946年Spiegel和Wycis提出了功能性立体定向手术的概念。早期应用乙醇注射到苍白球和丘脑内侧区域治疗锥体外系疾病，奠定了立体定向和功能神经外科的基础。1955年Hassler和Riechert开展丘脑腹外侧核毁损术治疗帕金森病，治疗的有效率较前明显提高。

国内立体定向与功能神经外科工作也在此时开始起步，由于条件所限，最早采用徒手或简单的立体定向设备，通过注入奴佛卡因、酚甘油、乙醇或毁损等方法进行临床治疗。1959年，王忠诚等利用苍白球切开器徒手穿刺，经眶苍白球穿刺，首先注入1%奴佛卡因0.5ml，5分钟后再注入40%碘油0.2~0.5ml以达到治疗目的。早期的立体定向手术在X线引导下进行。当时的定位方式是气脑造影，显示Monros孔及第三脑室，经X线拍片后推算脑内结构的坐标，计算靶点，根据计算结果，调整定向器的坐标角度，进行穿刺，经奴佛卡因封闭、电刺激等方法验证靶点位置、观察效果后进行毁损治疗。

二、立体定向毁损术

PD立体定向手术成功的关键在于准确的靶点定位。CT与MRI扫描设备的问世使靶点定位的准确性较气脑造影显著提高，是目前广泛采用的定位技术。随着计算机技术在神经外科领域的推广和普及，功能神经外科治疗的疾病种类和手术例数大幅增加，毁损术一度是PD外科治疗的主要手术方式。

毁损术治疗PD的靶点多选用丘脑腹外侧核或苍白球。丘脑腹外侧核包括腹嘴前核（Voa）、腹嘴后核（Vop）和腹内侧中间核（Vim），毁损Voa及Vop对僵直有效，毁损Vop及Vim对震颤有效，靠近内侧对上肢效果好，靠近外侧对下肢效果好。Vim是PD毁损手术最主要的靶区之一。Vim核团高度为10mm，前后径为4mm，宽度为10mm。从侧面看，Vim核团在后联合前方4~8mm处，AC-PC垂直线从外向内倾斜20°，向前倾斜20°。

苍白球内侧（GPi）毁损术通过减弱内侧苍白球的过度兴奋或阻断到达腹外侧丘脑的抑制性冲动而实现治疗PD的作用，对PD的主要症状都有明显改善作用，尤其对运动迟缓效果好，它一般对药物无效或"关"期的症状效果明显，对药物引起的症状波动和运动障碍也有很好的效果，对步态障碍也有作用。

STN毁损术有极高的风险，容易出现偏身投掷或偏身异动的副作用。

在进行毁损手术时，首先微电极记录到核团的神经元放电，进行电刺激实验，经确定靶点位置后再进行毁损。由于双侧Vim或GPi毁损易产生嗜睡、言语障碍、吞咽困难、认知障碍等严重并发症，甚至带来不可预测的并发症，因此进行双侧毁损时，对侧应更换靶点或选择脑深部电刺激为宜。

三、脑深部电刺激术

虽然神经核团毁损术曾是治疗帕金森病的热门手段，但由于毁损术是破坏性的和不可逆的，可能出现一些永久性并发症，部分患者的疗效不能够长期维持，且双侧损毁术并发永久性构音障碍和认知功能障碍的概率较高，因此毁损术逐渐被脑深部电刺激术（deep brain stimulation，DBS）所取代。DBS是20世纪70年代发展起来的技术，最早用于疼痛的治疗，1982年，人们应用丘脑深部电刺激治疗顽固性疼痛时，患者合并的帕金森病的震颤症状改善。1987年,Benabid开始应用丘脑电刺激治疗帕金森病,取得较好疗效。脑深部电刺激又称"脑起搏器",由于DBS具有可逆性、可调节性、非破坏性、副作用小和并发症少等优点,通过参数调整达到对症状的最佳控制,长期有效,不存在复发问题,并为患者保留新的治疗方法的机会,现已成为帕金森病外科治疗的首选方法。

1. DBS的作用机制　虽然脑深部电刺激能够缓解PD症状,但是不能治愈疾病,当关闭刺激系统时PD症状会重新出现。STN由兴奋性谷氨酸型神经元构成,兴奋性传入神经元至基底核,传出神经元至黑质网状部(SNr)和苍白球内侧部(GPi)。STN-DBS的机制可能与以下几方面有关:①病理性活动的间接抑制学说:电刺激抑制了STN的过度活动,即抑制了病理性神经元放电,从而在下游结构中产生一种更规则的活动效应,阻止了病理活动在神经运动环路内的传播和放大,使原本不规则的活动被一种更规则的放电模式所取代;②共振效应学说:高频DBS(130Hz)和基底节-丘脑-皮质系统的内在固有活动产生了共振效应;③神经保护作用学说:高频电刺激可能具有神经保护作用,其机制可能是与神经营养因子的释放或者支配SNc的GABA能纤维的激活有关。

2. PD治疗靶点的选择　与毁损术治疗PD的靶点类似,丘脑底核(STN)和苍白球内侧部(GPi)是DBS治疗的两个主要核团。随机对照试验表明两者均能改善PD的运动症状,两者在改善药物波动引起的运动障碍症状和提高生活质量方面同样有效。STN-DBS的优势包括:对震颤和运动迟缓有良好的临床疗效,改善运动障碍和运动波动,在减少多巴胺能药物方面更有效。研究表明GPi对异动的改善可能优于STN,但在减药方面不如STN。以减药为目的可优先考虑STN核团,有认知减退倾向或情绪问题的患者可优先考虑GPi。

与毁损术相比,DBS的优点是显而易见的。DBS仅引起刺激电极周围2~3mm内神经结构的失活,所用电刺激引起的任何作用都可以通过减少、改变或停止刺激来控制。DBS可进行双侧手术,对一侧行毁损手术的患者,另一侧亦同样是DBS治疗的适应证。DBS具有可调整性,即可通过调整刺激参数而达到最佳治疗效果,并长期有效,即使出现不良反应,也可通过调整刺激参数使之最小化。由于刺激手术具有可逆性和可调整性,DBS现已成为PD患者药物治疗之外的首选手段。

STN的解剖位置在前后联合中点向后4mm,旁开11~13mm,向下4~6mm。其内侧边界为脊丘束,外侧边界为皮质脊髓束,其下方为黑质,STN与黑质之间为未定带。

3. 手术适应证和禁忌证

(1) 手术适应证:

1) 具备单侧或双侧症状的原发性帕金森病,病史一般应该在5年以上;病程不足5年,但符合原发性PD临床诊断标准的患者,如果病情符合适应证,病程可以放宽至4年。以震颤为主的PD患者,经规范药物治疗震颤改善不理想,且震颤严重,影响患者的生活质量,经过评估后可放宽至3年。病情严重程度:有开关现象症状波动的PD患者,关期的Hoehn-Yahr分级没有特别限制,开期的Hoehn-Yahr分级≤4级可以考虑手术治疗。

2) 服用左旋多巴类药物有效或曾经有效,但因长期服药,药物用量增加,而疗效减退;或出现药物副作用如异动症、剂末效应、开关反应等。

3) 立体定向毁损术后复发,相关核团结构完好,或一侧毁损术后,对侧仍有症状者。

4) 年龄一般小于75岁,但年龄不是限制手术的标准。

(2) 手术禁忌证:

1) 病情严重的晚期PD,不能配合手术者。

2) 有明显的认知或精神障碍者。

3) 严重的心、肺、肝、肾疾病,不适合或不能耐受外科手术者。

4) 其他如PSP、多系统萎缩、痴呆或血管性帕金森综合征等不适合手术者。

4. 手术步骤　DBS手术器械包括立体定向系统、微电极和电生理记录系统、植入系统(植入电极和刺激器)等。

(1) 术前准备和术前评估:术前对患者进行PD的分期评估,确定诊断。

(2) 安装头架和脑MRI扫描:局麻下安装立体定向头架,安放时使立体定向基架与前后联合线(AC-PC线)平行,以减少计划系统校正引起的误差。采用1.5T或3.0T磁共振,以层厚2mm的薄层连续水平和冠状断层扫描,图像传输至手术计划系统。

(3) 靶点坐标定位:靶点定位采用影像学定位、解剖图谱定位、微电极导向以及术中测试等方法定位。在手术计划工作站,确定前连合(anterior commissure,AC)、后连合(posterior commissure,PC)层面,前连合位于胼胝体下方、丘脑前方,后连合位于胼胝体下方、丘脑后方,将AC-PC线的中点定为大脑原点。通过手术计划工作站将MRI图像的轴位、矢状位和冠状位进行三维重建,确定STN三维靶点坐标(图3-20-8),使电极尽量穿过STN长轴。

(4) 术中微电极功能定位:局麻下于额部中线旁3~4cm作头皮切口,冠状缝前行颅骨钻孔。安装立体定向弧形弓架和导向器后,进行微电极功能定位。

微电极定位是PD术中常用的定位方法,采用微电极

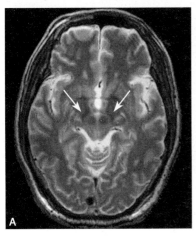
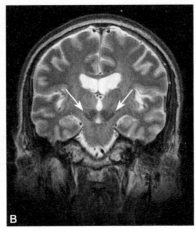
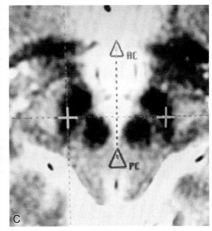

图 3-20-8　靶点定位(STN 为可见靶点)

A. 术前轴位 MRI 图像;B. 术前冠状位 MRI 图像(箭头为 STN 核团);C. 手术计划系统确定 STN 核团位置

和电生理记录系统确认靶点。微电极一般由钨或铂-铱制成,尖端纤细,直径为 2~5μm,微电极阻抗为 300~1 500kΩ。微电极的放大器与微推进器电生理仪相连,可记录到的单个细胞或核团电信号,经放大后可实时显示,可同时将电信号转换成声音输出,并对电信号的放电方式、频率、波幅及背景噪声结合解剖图谱进行分析。通过识别微电极周围的细胞放电可判断脑部电极的位置。其机制是在脑灰质、白质记录到的细胞外动作电位的波形不同,基底节中不同的神经核团及核团内运动区、感觉区具有各自特征性的电信号类型。微电极可以记录到单个细胞和细胞群的电活动,从细胞水平辨认核团结构,根据不同部位细胞的放电形式确定核团的位置。

　　根据 STN 神经元的电生理特征可与周围结构区分。微电极进入 STN 时,细胞密度和背景噪声增高,放电频率显著增高,表现为高频、高幅及背景噪声较为相同的簇状放电,伴有不规则间隙性爆发式细胞放电,也可记录到与肢体震颤节律基本一致的簇状放电节律神经元,即"运动相关神经元"或称"震颤细胞"。此时,STN 的细胞放电可以随着对侧肢体的被动活动有所反应。典型 STN 的电信号长度为 4~6mm,微电极穿过 STN 后进入未定带,放电模式突然改变,背景噪声显著下降。微电极进入黑质(Nigra,Ni)后,背景噪声亦较低,但神经元放电节律规整(图 3-20-9)。

　　(5)电极植入及靶点验证:根据微电极记录结果,确认 STN 核团的上界和下界,定位完成后安放刺激电极。在电极植入后,为进一步确定电极位置,可于术中再行 X 线片或带立体定向头架行脑 CT 或 MRI 检查,进一步确定靶点位置是否准确。由于微电极定位的进步或条件限制,术中 X 线或 CT、MRI 一般应用较少。

　　(6)术中测试:由于 STN 周围有大脑脚、红核等重

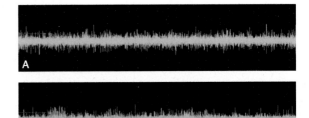
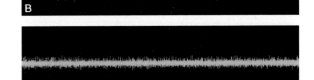

图 3-20-9　PD 手术微电极电信号

A. STN 的细胞电活动,高频、高幅伴有不规则间隙性单个细胞放电;B. STN"震颤细胞",簇状放电节律基本与肢体震颤一致;C. 黑质放电的背景噪声低,神经元放电节律规整

要结构,术中测试可以预测术后的刺激效果,协助判断电极位置,因此术中测试十分重要,必要时根据测试效果调整电极位置。测试所用的刺激参数包括刺激电压、频率、脉宽和触点选择。测试包括震颤控制情况、僵直改善情况以及语言、眼球活动、肢体异动情况及其他不适症状等。电压逐渐增加至 3.5V 以上,观察有无不良反应。STN 外前方与内囊运动相关,内后方与红核感觉相关,下方与黑质相关。根据患者对刺激的反应,可大致判断电极位置(图 3-20-10)。如果出现异动,表明电极位于 STN 核团内;如出现复视、斜视,说明电极偏前内。如出现发声障碍,说明电极偏外;如出现抽搐,说明电极偏前外;如术中患者出现肢体麻木,如为一过性,则不予处理,如持续麻木,电极偏后或偏内;此外,患者也可能出现一些非

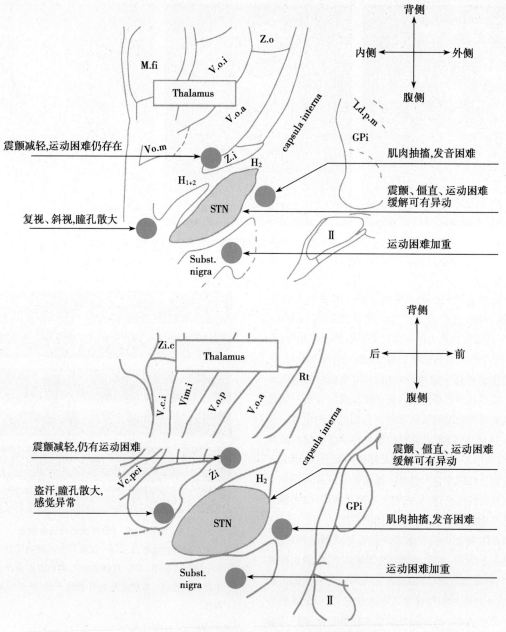

图 3-20-10　根据患者对刺激的反应,可大致判断电极位置

Thalamus:丘脑;Capsula interna:内囊;STN:丘脑底核

特异症状,如头晕、头昏、恶心、胸闷等不适症状。根据测试结果进行电极植入或考虑更换靶点。

(7)刺激器(IPG)植入:全麻下将刺激器植入右侧或左侧锁骨下。

(8)术后程控:通常在手术后1个月开始,目的是排除由于电极植入对核团的机械性毁损所导致的"微毁损效应",且使患者度过围手术期。在第一次程控时,检查并记录设备的电阻值,一般先程控病情重的一侧,再程控较轻的一侧,逐步调整刺激参数以达到最佳治疗效果。STN 的刺激频率一般为 135~185Hz,脉宽 60~90μs,电压

2.0~3.5V,GPi 的刺激脉宽一般为 90~120μs。调试时应注意,尽可能低地设置电压、脉宽和频率,如果刺激电压需要大于 3.6V,可通过降低电压、增加脉宽的方式达到最佳刺激效果,以避免 IPG 产生加倍电流、减少电池寿命。尽可能采用双极刺激模式;可根据需要调节参数,如既可连续 24 小时刺激,也可于夜间关闭 IPG 以节省电量,延长使用时间。

(9)手术疗效:DBS 手术可控制 PD 运动症状如震颤、僵直、运动迟缓等,减少异动持续的时间以及严重程度,减少症状波动,能够长期减少帕金森病的左旋多巴的

服用量,延长开期,对症状控制长期有效,能够提高生活质量,改善患者的日常生活能力。一项研究表明,双侧 STN-DBS 治疗 5 年后,关期震颤评分改善 75%,僵直改善 71%,运动迟缓改善 49%。

(10) 术后进行脑 CT 和 MRI 检查,了解电极位置(图 3-20-11)。对于曾行毁损手术的患者,也可再行 DBS 术,电极位置见图 3-20-12。手术完成后 CR 片见图 3-20-13。

5. DBS 的主要并发症　①立体定向手术并发症:脑内出血、感染、癫痫、气颅、低颅压等。②DBS 硬件并发症:包括皮肤溃烂感染、装置故障、排异反应,以及电极的折断、移位、短路和断路等。③刺激及靶点相关的并发症:感觉异常、肌肉抽搐、头晕、构音障碍、共济障碍、异动症、眼睑下垂、情绪改变和精神症状等。

为了提高手术疗效,减少并发症,应注意以下几个方面:①精确靶点定位是手术成功的关键。在头架安放时应尽量使立体定向基架与 AC-PC 连线平行,左右对称,并采用影像学定位、解剖图谱定位、微电极导向以及术中测试等方法确定靶点坐标,力求靶点精确。②术中测试观察手术疗效,有无手术副作用。③由于患者术中清醒,术前向患者交代手术过程,取得患者理解,减轻患者对手术的恐惧心理,并应做好心电、血压、血氧监测。④穿刺时动作要轻柔、准确,避开脑沟,以减少损伤血管引起颅内出血的概率。

6. DBS 治疗 PD 的发展方向　与其他技术一样,DBS 手术也随着医学影像技术以及计算机技术的进步而发展。随着虚拟现实技术、3D 导航技术、3T MRI 兼容技术、远程程控技术、方向性电极技术、闭环刺激等技术的发展和普及,PD 手术会越来越进步。

(1) 更精确的靶点定位方法:由于磁共振存在影像漂移的问题,因此 CT 与 MRI 融合技术的应用,有助于提高靶点定位的精确性。亦有应用无框架脑深部刺激系统(frameless deep brain stimulation)的报道,可减轻安放头架带来的痛苦。

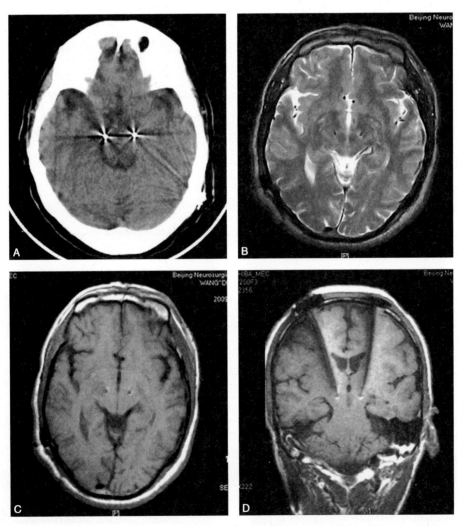

图 3-20-11　术后 CT(A、C)和 MRI(B、D)检查显示电极位置(STN-DBS)

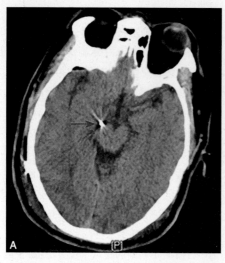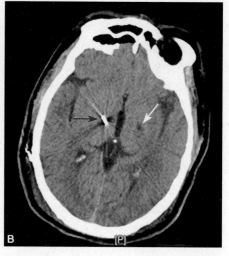

图 3-20-12　帕金森病患者进行一侧毁损术(B)和对侧 DBS(A、B),术后 CT 电极位置(白色箭头示曾行 GPi 毁损术,红色箭头示 DBS 电极植入)

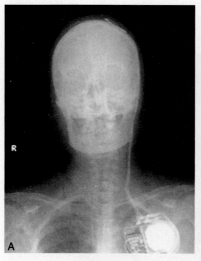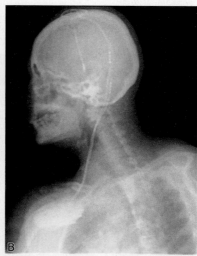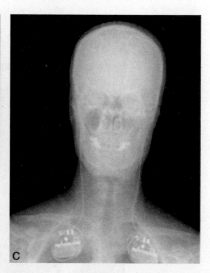

图 3-20-13　DBS 术后 CR 片,示电极、连接线以及刺激器
A. 正位;B. 侧位;C. 国产 DBS 术后,正位

(2) 新靶点的应用:靶点的选择与 PD 治疗的疗效息息相关。STN 并不能解决 PD 的所有症状,如 STN 对 PD 的震颤、僵直等症状有效,但对 PD 的起步困难和姿势不稳疗效不佳。其他靶点如 Vim、GPi 等也存在类似问题,图 3-20-14 为 GPi-DBS 所示电极位置。新近有应用脑桥脚核(pedunculopjtine nucleus,PPN)作为靶点的报道,对 PD 的起步困难和姿势不稳有效(图 3-20-15)。PPN 是一个呈柱形的神经核团,位于中脑被盖下半的腹外侧部、楔形核和楔形下核的腹侧、小脑上脚的外侧、内侧丘系的内侧和背侧,其下方为臂旁核,同纹状体、黑质、GPi、GPe 以及 STN 之间均有纤维投射,参与基底节环路,在运动的起始、加速、减速和终止过程中起作用。亦有选用后丘脑底核区(PSA)的报道,PSA-DBS 可以改善帕金森病的僵直、震颤、运动迟缓、步僵和姿势异常,还可以明显降

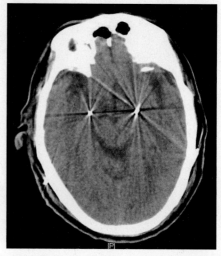

图 3-20-14　术后 CT 和 MRI 检查显示电极位置(GPi-DBS)

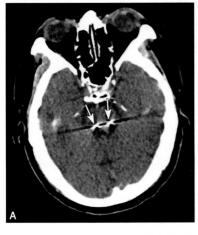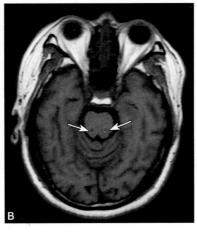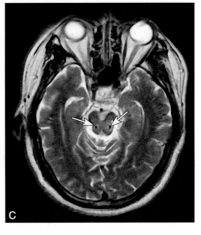

图 3-20-15　术后 CT(A)和 MRI(B、C)检查显示电极位置(PPN-DBS)

低运动波动等症状。亦有应用丘脑下方后部(posterior subthalamic targets)作为靶点,或选用 caudal zona incerta (cZi)区域为靶点的报道,但临床应用均未普及。

(3) DBS 装置的改进:电极固定装置由传统方式的基环方式改进为电极锁,使电极移位减少。其他如缩小刺激器体积,研制寿命更长的可充电电池,设计更细、更柔软延长线等可减少并发症出现的机会。此外,建立更合理的术后程控体系,开发不同方向的刺激电极等,均有望减轻治疗的副作用,提高治疗效果。

(4) 远程程控技术:DBS 治疗离不开术后的治疗参数调整,传统程控方式需要患者回医院进行程控,这给许多外地及行动不便的患者带来困难。远程程控技术通过互联网实现了程控医生与患者的沟通,节省了患者的经济成本和时间成本。虽然该技术尚处于起步阶段,实施起来仍受到许多限制,但其应用价值已得到了广泛的认可。随着网络通信技术的发展,远程程控技术有望成为神经调控治疗的常规技术手段。

(5) 方向可控性电极:目前临床上使用的脑深部植入电极大多为四触点针状电极,可提供球形或椭球形刺激区域。但是众所周知,目标核团形状并不规则,导致即使电极植入位置准确,仍无法达到理想的刺激效果。方向电极将环状触点分为 3~4 个触点,从而控制电流的方向,形成可控的刺激范围,减少副作用的产生,增加治疗窗。方向可控性电极的优势显而易见,但其更高的手术操作要求和更复杂的术后程控参数调整,使其推广在一定程度上受到限制。

(6) 反应性电刺激(adaptive DBS, aDBS)也称闭环式电刺激,是指通过记录电极采集神经元电活动等信号变化,经过反馈分析处理,指导刺激器适时改变刺激参数。与传统的持续性单一刺激模式不同,反应性电刺激可根据患者的症状波动实时调整治疗参数,从而提高刺

激疗效,减少产生的副作用及症状波动,减少患者因反复程控往返医院的不便。稳定且敏感的可随病情变化的生物标志物,与信号特征的提取和算法的改进,是该项技术发展推广的必要条件。

(7) 无创或微创脑深部刺激技术:2017 年美国 MIT 提出基于频率叠加的无创脑刺激术,为无创脑刺激术提供了强大的理论基础。MRI 引导下聚焦超声(magnetic resonance guided focus ultrasound, MRgFUS)技术是在 MRI 引导下,应用超声波聚焦技术对靶区组织进行干预。该技术已在肿瘤外科方面展现出良好的前景,而其在神经调控方面的应用也有望为无创脑深部刺激提供新的思路。

总之,目前正在应用的新技术,以及正在研发之中的新技术,正在改变着 DBS 疗法的应用现状。DBS 不仅能在某些疾病的治疗上取得突破,同时也可以采集到大脑深部的电生理活动信号,通过无线方式(Brain Radio 技术)将数据传输到计算机,是脑科学研究领域的重要工具。目前与 DBS 相关的脑科学研究受到世界各国的高度重视。

DBS 在 PD 治疗上的应用面临广阔的前景,除了需要克服上述技术进展的关键性难题,硬件设备的自主研发也有待进一步突破。尽管困难重重,应用 DBS 使 PD 患者重返正常人的生活将不再是梦想,人类对大脑的认识也将进入全新的时代。

第五节　多系统萎缩

(顾卫红)

多系统萎缩(multiple system atrophy, MSA)是一种中老年期发病的散发性神经退行性疾病,神经变性主要发生在黑质、纹状体、自主神经系统和小脑等神经元。

【研究史】

1964 年，Adams 等报道了一组疾病，当时称为纹状体黑质变性（striatonigral degeneration，SND），后来认识到许多患者的纹状体黑质与橄榄体脑桥小脑变性是联系的，表现为帕金森病和小脑性共济失调症状与体征。他在 4 例中年患者中意外地发现纹状体和小脑等病变，其中 3 例临床表现为帕金森综合征，身体一侧开始出现强直、僵硬和运动不能，然后扩展到另一侧，在 5 年时间里不断进展，但几乎没有特发性帕金森病的特征性震颤，躯干和四肢呈弯曲姿势，动作缓慢，平衡感差，说话含糊不清，站立时有晕倒倾向等，无家族史。第 4 例患者表现为早发的小脑性共济失调，后来帕金森综合征表现更明显。尸检发现，黑质致密带神经元大量丢失，但其余细胞中无路易体或神经原纤维缠结，但壳核呈明显的退行性变，尾状核退行性变程度较轻，继发苍白球萎缩（纹状体苍白球纤维丢失），共济失调患者可见橄榄体脑桥小脑进展性变性。人们发现，纹状体变性的临床和病理特征通常是与橄榄体脑桥小脑萎缩共存的，可能伴或不伴自主神经症状。因此，Bannister 和 Oppenheimer（1972）将这一症状宽泛的综合征命名为多系统萎缩。

后来的研究表明，MSA 的临床表现主要包括帕金森综合征、共济失调与锥体系功能障碍，以及自主神经功能障碍等。MSA 主要分为两种临床类型：帕金森综合征型（MSA-Parkinsonian，MSA-P）和小脑型（MSA-cerebellar，MSA-C），患者通常表现为各种不同症状的重叠组合。

【流行病学】

MSA 通常在 50~60 岁起病，发病率男性高于女性。欧美人群 MSA 的年发病率为（0.6~0.7）/10 万，患病率为（3.4~4.9）/10 万，40 岁以上人群为 7.8/10 万（Fanciulli et al，2015）。

一项来自欧洲 10 个国家 19 个研究中心 437 例患者的临床资料显示，MSA 的临床表现类似，平均发病年龄 57.8 岁，入组时平均病程 5.8 年。根据诊断标准，68% 的患者归于 MSA-P，32% 的患者是 MSA-C。符合很可能诊断标准的患者占 72%，可能诊断占 28%。所有的患者几乎均有自主神经功能障碍，其中排尿障碍占 83%，直立性低血压占 75%；帕金森综合征表现占 87%；小脑性共济失调表现占 64%（Köllensperger et al，2010）。

【病因和发病机制】

1. MSA 的病因迄今不明，可能与遗传和环境因素相关。

（1）遗传因素：MSA 与帕金森病（PD）在病理特征和临床表型上存在重叠。研究表明，遗传因素可能参与 MSA 的发病机制。①MSA 患者亲属罹患帕金森综合征的概率较高（Nee et al，1991；Wenning et al，1993）。②携带 α-突触核蛋白基因 SNCA 二倍体和三倍体的 PD 患者临床表型类似 MSA（Fuchs et al，2007；Gwinn-Hardy et al，2000；Singleton et al，2003）。③MSA 家系表现为常染色体隐性遗传模式（Hara et al，2007；Wullner et al，2004）。日本多系统萎缩研究组 Tsuji 团队对尸检确诊的 MSA 家系和散发病例研究发现，COQ2 基因突变与 MSA 有关，但在欧美病例组未得到验证（Multiple-System Atrophy Research Collaboration，2013）。

（2）环境因素：在 MSA 发病中作用尚不明确。国外几个对照研究表明，职业与发病有一定关联，如接触化学溶剂、塑料、添加剂及农药等有毒物质（Vanacore et al，2005）；但另一些研究不支持（Vidal et al，2008）。

2. 发病机制 p25α 作为维持髓鞘完整性的稳定分子，在 MSA 发生重定位，进入少突胶质细胞，使少突胶质细胞膨胀，异常吸纳 α-突触核蛋白。p25α 和 α-突触核蛋白相互作用触发了磷酸化，突触核蛋白聚集形成不可溶的寡聚体，进而形成少突胶质细胞包涵体，影响其对神经细胞的支持功能，继而激活小胶质细胞。功能丧失的少突胶质细胞将错误折叠的 α-突触核蛋白释放入细胞间隙，被邻近的神经细胞吸纳，形成神经细胞胞浆包涵体。神经炎性反应、少突胶质细胞支持功能丧失、α-突触核蛋白包涵体引起神经元功能异常，这些共同作用导致神经细胞死亡，出现反应性胶质增生。有毒的 α-突触核蛋白（α-synuclein）以类似朊蛋白方式向功能相关的邻近脑区扩散，最终导致多系统神经细胞受损（Fanciulli et al，2015）。

【病理】

MSA 的神经病理改变可见于中枢神经系统的多个部位，如纹状体、黑质致密部、蓝斑、小脑、脑桥核、下橄榄核以及中间外侧柱等。

本病特征性的病理改变是，含有广泛密集分布的 α-突触核蛋白的神经胶质细胞胞质包涵体（glial cytoplasmic inclusion，GCI）是其神经病理学改变的标志性特征（Wenning et al，2005）（图 3-20-16），因此 MSA 被归于突触核蛋白病（synucleinopathy）。α-突触核蛋白的分布密度与神经变性程度及病程相关，在神经变性较严重的脑区，如壳核、黑质、脑桥核、小脑浦肯野细胞、脊髓中间外侧柱等密度较高，在神经变性不显著的脑区也可见到 α-突触核蛋白阳性的神经胶质细胞胞质包涵体（GCIs）。

在 MSA 患者脑实质还可见反应性胶质细胞增生、小胶质细胞活化、铁质沉积及髓鞘变性等。Jellinger 等（2005）提出，依据 GCIs 的分布部位及神经元缺失程度进行 MSA 的病理分级，可量化评价 GCIs 的密度及神经变性程度。MSA 患者的神经元亦可见 α-突触核蛋白聚集，分布于胞质、胞核及轴突（Yoshida et al，2007）（图 3-20-17）。

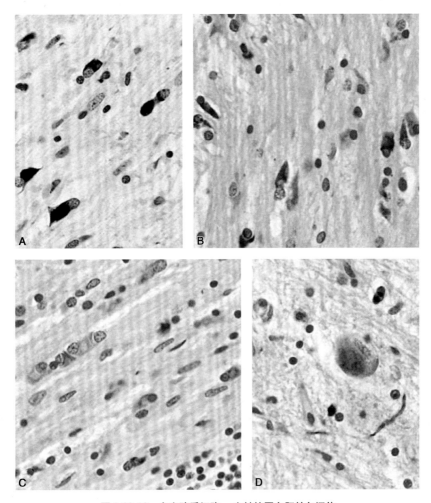

图 3-20-16　少突胶质细胞 α-突触核蛋白阳性包涵体

A. 苍白球(银染)；B. 脑桥基底部(α-突触核蛋白)；C. 额叶白质(抗泛素)；D. 脑桥基底部神经细胞胞浆包涵体和神经突(α-突触核蛋白)。A~D×4 000

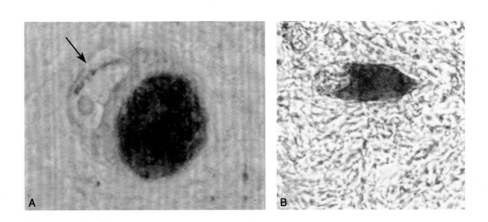

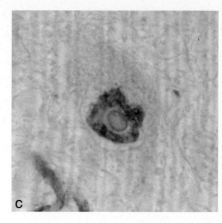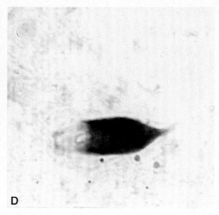

图 3-20-17　MSA 患者的神经病理变化

A.脑桥核神经元胞浆 α-突触核蛋白阳性包涵体,细胞核内镶边状沉积(箭头所示,×550);B.脑桥核
神经细胞核内泛素阳性包涵体(×550);C、D.脑桥基底部神经胶质细胞胞质包涵体(×600),C 为泛素
阳性,D 为 14-3-3 蛋白阳性

【临床表现】

1. 本病临床主要表现为自主神经功能障碍、类帕金森病表现、小脑性共济失调及锥体束征等。越来越多的证据表明,MSA 是全身性疾病(图 3-20-18)(Fanciulli et al,2015)。

2. 自主神经功能障碍是 MSA 各亚型的共同特征。

(1) 直立性低血压(orthostatic hypotension):常因

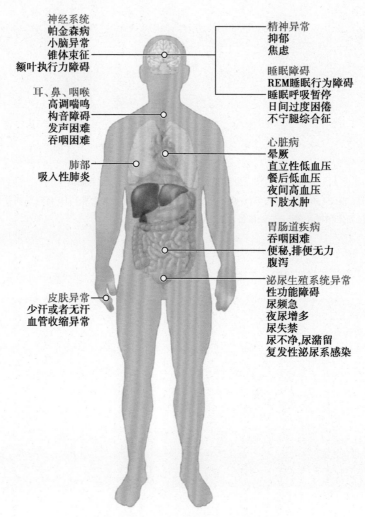

图 3-20-18　MSA 的多系统受累临床表现

胸、腰髓侧角节前交感神经元变性引起,卧位血压通常正常,少数有夜间高血压,站立时血压迅速下降。直立性低血压被定义为站立 3 分钟以内,收缩压下降 20mmHg,舒张压下降 10mmHg 早期偶有代偿性心率加快,一般发作时无心率变化,无晕厥患者常见的苍白、出汗、恶心等症状。感觉站立行走时头晕眼花,可出现视物模糊、认知能力迟钝、强烈疲劳感、枕部头痛等,平卧时症状改善,日间困倦,餐后尤明显。有些严重的患者采用蹲踞缓解头晕,个别患者可出现晕厥,也有个别患者直立性低血压明显,但自觉症状不显著。

（2）泌尿生殖系统功能障碍:是骶髓侧角副交感神经变性所致,主要表现为尿频、尿急、尿失禁及夜尿增多,残余尿量增加。女性患者尿失禁更明显,男性患者有尿不净感,常误诊为前列腺肥大,术后无改善。2/3 的男性患者出现勃起功能障碍,通常早于泌尿系统症状,疾病后期男性患者几乎均受累。

（3）呼吸障碍:可以是自主神经功能障碍的首发症状,表现为深叹息、呼吸困难、不规则或周期性潮式样呼吸、喘鸣,以及睡眠呼吸暂停综合征等。喘鸣是在吸气过程中一种反常的声带关闭,是严重和痛苦的呼吸障碍,见于 13%～69% 的患者,先发生在夜间,以后白天也会出现（Yamaguchi et al,2003）。

（4）排汗异常:患者多感觉排汗减少,尤其下肢皮肤干燥,严重者夏季可出现体温升高。

（5）排便无力:患者常感觉排便无力,但与老年人常见的大便干燥引起的便秘不同。

（6）其他:迷走神经背核受损引起声音嘶哑、吞咽困难,严重时可出现心搏骤停导致猝死。

3. 大多数 MSA 患者在病程某一阶段出现帕金森综合征,表现为运动迟缓、双侧肢体僵直、姿势性震颤、姿势平衡障碍、颅颈部肌张力障碍等,典型的搓丸样震颤极少见,姿势不稳出现早,进展较帕金森病迅速。左旋多巴对 MSA 患者疗效欠佳,约 30% 的患者在疾病早期左旋多巴有一定的疗效,但难以持久。

4. MSA-C 型患者常见行走不稳,常伴肢体共济失调、小脑性构音障碍,进展速度比其他晚发性小脑共济失调快,一般发病 5 年后丧失行走能力。锥体系征可见腱反射亢进、病理征和假性延髓麻痹等,少数患者出现下运动神经元损害和肌萎缩。

5. 快速眼动期行为障碍（REM behavior disorder,RBD）在 MSA 具有早期诊断价值（Köllensperger et al,2010;Geser et al,2006）,大多数 MSA 患者起病前数年出现 RBD,可能是 MSA 的前驱症状（Iranzo et al,2005）,郝红琳等（2010）对 66 例 PD 患者、30 例 MSA 患者及 65 例性别年龄匹配的健康对照者进行睡眠状况调查和夜间多导睡眠监测,结果显示,RBD 在 PD 和 MSA 患者中出现率明显增高。

【辅助检查和评估】

1. 辅助检查

（1）脑 MRI 检查:对 MSA 诊断有重要价值,可显示 MSA 患者壳核、小脑中脚及脑干萎缩,T_2WI 可见脑桥"十字征",壳核"裂隙征"及壳核背外侧低信号,但这些改变缺乏特异性。Horimoto 等（2002）根据不同病程阶段 T_2WI 异常信号的特点提出脑桥"十字征"和壳核"裂隙征"的分期方法（表 3-20-3）。

表 3-20-3　脑桥"十字征"和壳核"裂隙征"T_2WI 异常信号病程分期

T_2WI 显示脑桥"十字征",分成六期

0 期,无改变

Ⅰ 期,T_2WI 垂直高信号开始出现

Ⅱ 期,可见清晰的 T_2WI 垂直高信号

Ⅲ 期,T_2WI 水平高信号继垂直高信号之后开始出现

Ⅳ 期,T_2WI 水平及垂直高信号均清晰可见

Ⅴ 期,脑桥腹侧水平高信号前方出现线性高信号影或脑桥基底部萎缩

T_2WI 壳核"裂隙征",分成四期

0 期,无改变

Ⅰ 期,裂隙状 T_2WI 高信号位于一侧壳核

Ⅱ 期,裂隙状 T_2WI 高信号位于双侧壳核,但一侧比另一侧信号弱

Ⅲ 期,裂隙状 T_2WI 高信号位于双侧壳核,且信号强度相同

夏程等（2007）对 11 例多系统萎缩的临床分型和影像学改变特点进行分析,我们研究组对 143 例符合 Gilman 诊断标准的 MSA 患者进行临床分型和诊断分级,根据 Horimoto 分期对 108 例有明显神经影像改变的患者的脑桥"十字征"和壳核"裂隙征"进行分期（图 3-20-19）（杨斯柳等,2010）。

近来一些 MRI 新技术用于 MSA 的早期诊断和鉴别诊断（Seppi et al,2010;Brooks et al,2009）。基于体素的形态测量法（VBM）用于检测脑干、小脑脚等结构的萎缩程度,作为 MSA 疾病进展的标志。弥散加权像（DWI）显示 MSA-P 患者壳核弥散度增加,后部受累程度较前部严重,小脑中脚弥散度增高可与进行性核上性麻痹（PSP）鉴别。与健康对照者相比,MSA-C 患者脑桥、桥臂、小脑白质及壳核 ADC 值增高。

Nilsson 等（2007）基于弥散张量成像（diffusion tensor imaging,DTI）和弥散张量纤维示踪图像（diffusion tensor tractology,DTT）研究,对 MSA 与 PSP 及 PD 进行对比,显

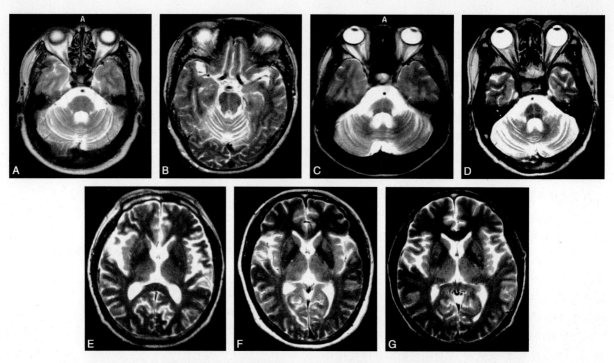

图 3-20-19　多系统萎缩患者不同病程阶段的脑桥"十字征"分期

A~D. 依次显示为Ⅰ期、Ⅱ期、Ⅲ期、Ⅳ期；E~G. 显示壳核"裂隙征"分期，依次为Ⅰ期、Ⅱ期、Ⅲ期

示 MSA 受累部位主要在小脑中脚（桥臂），PSP 主要在小脑上脚，PD 患者这两个部位无明显改变（图 3-20-20）。磁化传递成像（MTI）显示，MSA-P 患者存在基底节异常，分析基底节和黑质的磁化传递比率，可将 MSA、PSP 与 PD、健康对照区分开来。

（2）经颅超声（TCS）：可检测到 80%~90% 的 PD 患者中脑黑质高回声信号，至少 70% 的非典型帕金森综合征如 MSA 和 PSP 患者出现单侧或双侧豆状核高回声信号，而单或双侧豆状核高回声仅见于约 25% 的 PD 患者。

（3）功能影像学氟脱氧葡萄糖 PET（FDG-PET）显示，MSA 患者小脑、脑干、纹状体及额叶皮质局部葡萄糖代谢水平下降。PET 和 SPECT 的突触前及突触后多巴胺能成像有助于 MSA-P 与 PD 鉴别，MSA 患者尾状核受累更严重，D2 受体水平下降，而 PD 患者 D2 受体水平正常或略升高；绝大多数 MSA-C 患者出现亚临床的黑质纹状体功能障碍。

（4）血浆和脑脊液生物标记检测：近年来有多项研究进展（Laurens et al,2015），如血浆去甲肾上腺素水平（Kaufmann et al,2017b）、血浆儿茶酚胺类囊泡贮存水平（Goldstein et al,2015）、血浆和脑脊液神经丝轻链（NfL）蛋白（Hansson et al,2017；Hu et al,2017）、血浆和脑脊液 α-突触核蛋白水平（Sun et al,2014），但其对 MSA 诊断的敏感性和特异性有待进一步研究。

（5）遗传学检测：MSA 患者表型存在差异，临床上须与家族史不详、晚发的遗传性共济失调鉴别，应除外常见的脊髓小脑共济失调致病基因动态突变，如 SCA1、SCA2、SCA3、SCA6、SCA17 等。脆性 X-连锁相关震颤/共济失调综合征（fragile X tremor/ataxia syndrome，FXTAS）表型与 MSA 有相似之处，可通过检测 FMR1 前突变进行鉴别（Garland et al,2004）。

（6）睡眠监测：快速动眼期睡眠行为障碍（RBD）可见于所有 MSA 患者（Palma et al,2015）。视频睡眠监测可确认 RBD 和排除其他睡眠疾病。阻塞性睡眠呼吸暂停比中枢性睡眠呼吸暂停更常见，可见于 40% 的 MSA 患者（Ferini-Strambi et al,2012）。15%~40% 的 MSA 患者可出现喘鸣，为上呼吸道梗阻引起吸气时高调音（Ozawa et al,2016）。声带麻痹和疾病早期出现喘鸣预示 MSA 患者生存期较短（Giannini et al,2016），喉镜检查可发现患者声带运动异常和会咽松弛。

（7）肛门括约肌肌电图：MSA 患者可出现程度不同的神经源性损害，如平均时限延长、自发电位、纤颤电位、正锐波及波幅增高等，是骶髓前角细胞中 Onuf 核弥漫性脱失导致括约肌之横纹肌失神经支配（Vodusek et al,2001）。肛门括约肌 EMG 检查有助于 MSA 诊断，但导致此 EMG 的干扰因素很多，解释异常结果需慎重。对 60 例 PD 患者，68 例主要表现为 PD 症状的多系统萎缩（MSA-P）患者，13 例 PSP 患者的肛门括约肌 EMG 检查显示，肛门括约肌损害在 MSA-P 较常见并程度较重，在 PD 较少见和程度较轻，PSP 介于两者之间（王含等，

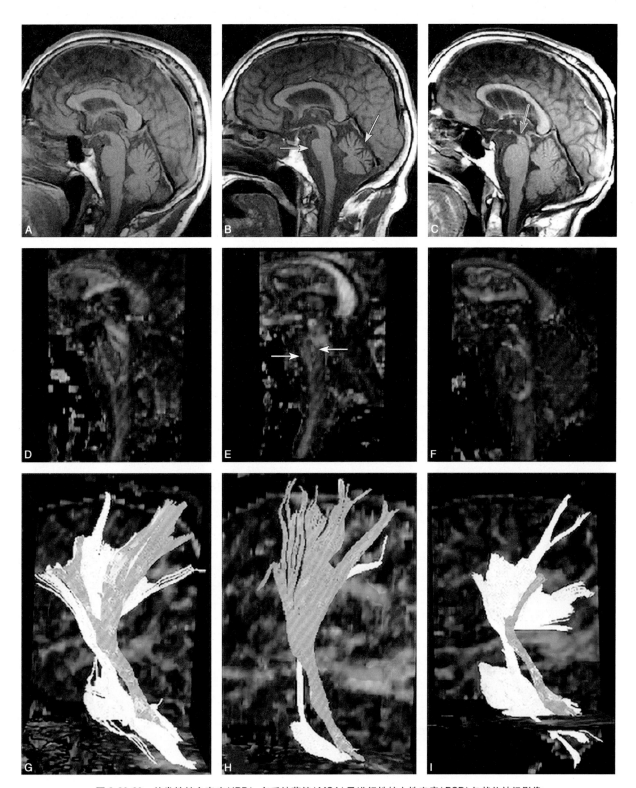

图 3-20-20　特发性帕金森病（IPD）、多系统萎缩（MSA）及进行性核上性麻痹（PSP）矢状位神经影像

A~C. MRI T₁WI；D~F. 弥散张量成像（DTI），红色信号显示水平纤维，蓝色信号显示垂直纤维；G~I. 第三行为弥散张量纤维示踪图像（DTT），黄色信号显示小脑中脚纤维，粉色信号显示小脑上脚纤维

A、D、G 为 IPD 患者影像，未见明显异常；B、E、H 为 MSA 患者影像，MRI 显示脑桥小脑萎缩（箭头），DTI 显示桥横纤维减少（箭头），DTT 显示小脑中脚（黄色）明显萎缩；C、F、I 为 PSP 患者影像，MRI 显示中脑萎缩呈"鸟嘴征"（箭头），DTI 未见明显异常，DTT 显示小脑上脚（粉色）明显萎缩

2011)。

(8) 自主神经检查:可帮助了解心血管、汗腺、排尿等自主神经功能受损。心脏交感神经节后纤维功能成像对了解心血管系统自主神经功能有一定价值。[123]I-间碘苄胍(^{123}I-MIBG)心肌显像有助于区分自主神经功能障碍是交感神经节前或节后病变。大多数研究显示,PD 组患者心肌摄取[123]I-MIBG 能力降低,MSA 组和对照组无变化(Orimo et al,2008)。膀胱功能评价有助于发现早期神经源性膀胱功能障碍,尿动力学试验可检测逼尿肌反射兴奋性升高,尿道括约肌功能减退,疾病后期还可检测到残余尿量增加。膀胱超声检查有助于判断膀胱排空情况,残余尿量>100ml 提示膀胱排空障碍,MSA 患者膀胱排空障碍常呈进行性加重。

(9) 生化检测:24 小时尿去甲肾上腺素及肾上腺素排泄减少,放射性核素标记显示去甲肾上腺素代谢正常,提示患者在正常生理状态下不能释放儿茶酚胺。直立时血浆肾素释放减少,醛固酮分泌亦可减少,肾素-醛固酮系统障碍可能与钠贮存不足有关,个别患者出现低钠血症。

2. 评估量表 欧洲多系统萎缩研究组以帕金森病Hoehn-Yahr 分级、Schwab & England 量表(SES)、UPDRS、ICARS 和复合自主神经系统量表等作为模板,在 2004 年

建立了统一的多系统萎缩评估量表(unified multiple system atrophy rating scale,UMSARS),主要包括病史回顾、运动检查、自主神经功能检查和整体失能程度评分等,每一项目定义了 0 分(正常)到 4 分(严重异常)特征。在欧洲多个神经中心使用后,显示该量表能较好地反映疾病严重程度变化(Wenning et al,2004)。顾卫红等(2007,2008)对一组中国 MSA 患者进行了 UMSARS 与病程相关性分析,显示 UMSARS 评分与 MSA 患者病程进展有明显相关性。

【诊断和鉴别诊断】

确诊 MSA 需要病理证实神经胶质细胞胞质包涵体(GCI),伴黑质纹状体及橄榄桥脑小脑通路变性,因临床难以做脑活检,故生前难以确诊。医生须充分了解 MSA 特征,临床细致询问病史,神经系统查体及影像学检查,对患者长期密切随访,了解疾病自然程等。因其病因未明,应注意可能的危险因素,如长期大量饮酒、毒物接触、CO 中毒史及家族史等。

1. 诊断标准 Gilman 等(1998)根据自主神经功能及排尿功能障碍、帕金森综合征、小脑功能障碍及皮质脊髓束损害等制订了 MSA 诊断标准(表 3-20-4),基于各功能障碍组合及其严重程度,将诊断分为可能的、很可能的及确诊的三级:

表 3-20-4　Gilman 等（1998）诊断标准中 MSA 功能障碍及其特征

功能障碍	特征	标准
自主神经和排尿功能障碍	1. 直立性低血压(收缩压下降 20mmHg 或舒张压下降 10mmHg) 2. 尿失禁或尿不净	直立性低血压(SBP 下降 30mmHg 或 DBP 下降 15mmHg)或尿失禁(持久不自主的部分或全部膀胱排空,男性伴阳痿)或两者同时存在
帕金森综合征	1. 运动迟缓(随意动作减慢伴重复动作速度和幅度进行性减小) 2. 强直 3. 姿势不稳(排除原发视觉、前庭、小脑或本体感觉障碍原因) 4. 震颤(姿势性、静止性或两者均存在)	运动迟缓加 2~4 中的一项
小脑功能障碍	1. 步态共济失调(步基增宽,步距和方向不规则) 2. 构音障碍 3. 肢体共济失调 4. 持续不变的凝视诱发眼震	步态共济失调加 2~4 中的一项
皮质脊髓束损害	伸性跖反射伴腱反射亢进	无须皮质脊髓束损害特征

(1) 可能的(possible)MSA:符合 1 项功能障碍的诊断标准和另外不同功能障碍的 2 个特征,当诊断标准为帕金森综合征时,对多巴胺反应差可作为一个特征,此时仅需要有另一特征即可。

(2) 很可能的(probable)MSA:自主神经功能及排尿

功能障碍诊断标准,加上多巴胺反应差的帕金森综合征或小脑功能障碍特征。

(3) 确诊的(definite)MSA:为病理证实的神经胶质细胞胞质包涵体(GCI),伴黑质纹状体和橄榄体脑桥小脑通路变性病变。

排除标准包括：发病年龄<30岁,有类似的家族史,存在系统性疾病或其他明确原因导致的 MSA 特征,以及与药物无关的幻觉;神经系统检查显示符合痴呆的 DSM 标准,垂直快速扫视明显减慢或垂直性核上性凝视麻痹,局部皮质病变证据如失语、异肢症、顶叶功能障碍等。

2008 年 Gilman 等根据近 10 年对 MSA 临床研究,对诊断标准进行了修订,限定 MSA 为散发性、进展性、成人

起病(>30 岁)的神经变性病。很可能的 MSA 是符合自主神经功能障碍标准伴左旋多巴反应差的帕金森综合征或小脑功能障碍。修订版诊断标准主要增加了"可能的诊断",定义为帕金森综合征或小脑功能障碍合并至少一项自主神经功能障碍和至少一项其他特征(表 3-20-5),同时增加了支持/不支持特征(表 3-20-6)以便进行早期诊断和鉴别诊断。

表 3-20-5　可能的 MSA 的其他特征

可能的 MSA-P 或 MSA-C	可能的 MSA-P	可能的 MSA-C
1. Babinski 征伴腱反射亢进 2. 喘鸣	1. 进展较快的帕金森综合征 2. 左旋多巴反应差 3. 运动功能出现障碍的 3 年内姿势不稳 4. 步态共济失调、小脑性构音障碍、肢体共济失调或者小脑性眼球运动障碍 5. 运动功能出现障碍的 5 年内吞咽困难 6. MRI 显示壳核、小脑中脚、脑桥或小脑出现萎缩 7. FDG-PET 显示壳核、脑干或者小脑代谢下降	1. 帕金森综合征(运动迟缓和强直) 2. MRI 显示壳核、小脑中脚或脑桥出现萎缩 3. FDG-PET 显示壳核代谢下降 4. SPECT 或 PET 显示突触前黑质纹状体多巴胺能神经元去神经支配

表 3-20-6　MSA 支持/不支持的特征

支持的特征	不支持的特征
1. 口面部的肌张力障碍 2. 比例失调的颈项前屈 3. 躯干前屈(严重的脊柱前屈)和/或 Pisa 综合征(严重的脊柱侧弯) 4. 手或脚的挛缩 5. 喘息样呼吸 6. 严重的发声困难 7. 严重的构音障碍 8. 出现打呼噜或者打呼噜加重 9. 手脚冰凉 10. 病理性的强哭或强笑 11. 急动、肌阵挛性姿势性/动作性震颤	1. 具有代表性的搓丸样震颤 2. 其他显著的神经疾病 3. 药物引起的幻觉 4. 75 岁后发病 5. 共济失调或帕金森病家族史 6. 痴呆 7. 提示多发性硬化的脑白质异常

近年来几项前瞻性队列研究提示,MSA 的运动前期特征(Palma et al,2018)。少部分特发性快速动眼期睡眠行为障碍(RBD)患者将发展为 MSA(Postuma et al,2015)。对 RBD 和单纯性自主神经障碍患者随访观察,有助于建立预测性生物标记,为早期神经保护性干预治疗提供线索和依据。

2. 鉴别诊断　不同的 MSA 患者在发病初期可分别表现帕金森病、橄榄体脑桥小脑萎缩或纯自主神经衰竭(pure autonomic failure,PAF),需进行鉴别。病史方面,

快速动眼期睡眠行为障碍在 MSA 较显著,大多出现于发病前,随访对鉴别诊断很重要。研究显示,最初诊断为帕金森病患者中 9% ~ 20% 最终进展为 MSA;29% ~ 33% 散发的晚发性共济失调进展为 MSA(Köllensperger et al,2010)。MSA 需要与以下疾病鉴别:

(1) 帕金森病:MSA-P 发病初期表型类似 PD,但左旋多巴疗效不明显,而自主神经障碍较明显,随病程进展两者表型差异逐渐显现,因此需临床随访观察。鉴别要点是:①MSA-P 患者对左旋多巴反应差。②MSA 进展较快,姿势反射异常出现早。③自主神经功能异常出现早,较显著,包括直立性低血压、出汗异常、尿便障碍等。④神经影像可显示 MSA 患者脑桥、小脑和壳核萎缩。⑤经颅超声可显示 PD 患者黑质高回声区,而 MSA-P 患者黑质区异常回声不明显,可出现单侧或双侧豆状核高回声信号。

(2) 橄榄体脑桥小脑萎缩(OPCA):病理特征是下橄榄体、脑桥基底及小脑中脚变性,后来大量临床及病理研究,根据表型进行分类,逐渐将散发性与遗传性小脑功能异常(尤其常染色体显性遗传)疾病归于 OPCA。目前,广义的 OPCA 包括散发的晚发性共济失调、MSA-C 和 SCA;狭义的 OPCA 仅指散发的晚发性共济失调,与 MSA-C 的主要区别是,MSA-C 除了共济失调,还有明显的自主神经功能异常(Berciano et al,2006)。

(3) 纯自主神经衰竭(PAF):Shy-Drager 综合征是

自主神经功能障碍伴锥体外系或小脑、脑干损害,属于 MSA 的一种表型。Shy-Drager 综合征曾被描述为 PAF,近年研究显示两者有一定的差异,MSA 早期出现排尿异常,继而出现泌汗异常和直立性低血压,呼吸障碍,病程持续进展;PAF 患者早期出现头晕和泌汗异常,继而出现便秘和晕厥,排尿障碍出现晚,无明显呼吸障碍,病程进展较慢(Donadio et al,2010)。

(4)脆性 X 染色体震颤和/或共济失调综合征(FX-TAS):表现为进行性小脑共济失调、震颤、智力衰退、帕金森综合征,以及自主神经异常等,与 MSA 有相似之处,但 FXTAS 表现更明显,可通过基因检测 FMR1 基因前突变进行鉴别。

(5)慢性酒精中毒性共济失调:患者有长期大量饮酒史,表现为步态和下肢共济失调,上肢、语言和眼动症状不明显,自主神经障碍不明显,戒酒后病程进展较 MSA 缓慢。

(6)副肿瘤综合征:亚急性发病,伴有共济失调,患者一般在短时间内体重明显下降,肿瘤相关检测可能有助于鉴别。

【治疗】

目前,MSA 治疗包括对症治疗和神经保护治疗,其早期诊断与干预很重要(Wenning et al,2009;Köllensperger et al,2010)。

1. 对症治疗

(1)直立性低血压:如卧位血压偏低或正常,可试用盐酸米多君 2.5mg,3 次/d,监测卧位、立位血压,以卧位血压<140/90mmHg 为限,调整药量(需参考患者发病前血压水平);部分患者服用米多君后出现尿频,若不能耐受应及时停药,如卧位血压高于正常,不建议服用米多君。直立性低血压亦可试用溴吡斯的明,可缩小卧、立位血压变化(Singer et al,2003)。溴吡斯的明治疗直立性低血压有一定效果,可以减少患者的晕厥。氟氢可的松 50~300μg/d,是二线药物,作为盐皮质激素可增加血浆容量,须监测副作用,如仰卧位高血压、体重增加、水肿、心力衰竭及高钾血症等。中药如生脉饮或生脉胶囊有升压作用,方剂需因人而异,可能引起轻度水钠潴留,部分患者可出现下肢水肿。

部分 MSA 患者存在中枢性低钠,食欲亢进,需增加盐摄入,晨起饮盐水,血钠明显下降时可服用氯化钠胶囊。生活注意少食多餐,避免餐后低血压反应,穿弹力袜,卧位坐起或站立时尽量动作慢些,睡眠时后背倾斜垫高 30°,避免炎热环境等。避免有降压作用的药物,高血压病患者注意降压药用法和用量。因左旋多巴可加重直立性低血压,MSA-P 患者服用时应注意用量,权衡利弊。

(2)排尿障碍:MSA 患者可有尿频、尿失禁、尿不净、夜尿次数增多。尿频可试用艾灸,选择关元、命门穴,每侧灸 20 分钟。尿不净患者必要时可间断导尿,冲洗避免感染。尿失禁可用曲司氯铵(trospium chloride)20mg 口服,2 次/d,或 15mg,3 次/d;也可用奥昔布宁 2.5~5mg,2~3 次/d,需注意该药中枢性不良作用;托特罗定 2mg 口服,2 次/d。排尿不净,残余尿>100ml 是留置尿管的适应证,晚期患者可行耻骨上膀胱造瘘。抗利尿激素类似物去氨加压素可减少夜尿并改善清晨直立性低血压(Alam et al,1995)。

(3)排便无力:可采用中药缓泻剂,按摩腹部,适当增加运动,做提肛运动训练括约肌。

(4)睡眠障碍:REM 睡眠期行为障碍可试用氯硝西泮 0.5mg,睡前服,需注意患者呼吸情况,如有睡眠呼吸暂停应慎用氯硝西泮等,及时到呼吸内科就诊。

(5)睡眠呼吸暂停和喘鸣:可通过非侵入性通气治疗,给予持续气道正压通气(continuous positive airway pressure,CPAP)。

(6)僵直和动作迟缓:MSA-P 患者虽服用多巴丝肼效果不明显,但国外仍推荐增加多巴丝肼剂量,仍有可能有一定疗效,须注意多巴丝肼可能加重直立性低血压,宜因人而异调整剂量。

(7)行走不稳:MSA 患者姿势反射异常,与脑内胆碱能神经递质缺乏有关(Gilman et al,2010),可尝试拟胆碱药治疗;在改善直立性低血压,保证安全前提下进行平衡康复训练。

2. 针对 MSA 的神经保护治疗临床药物试验:

(1)重组人类生长激素(recombinant human growth hormone,r-HGH):基于 UPDRS 和 UMSARS 评分显示,r-HGH 可延缓 MSA 患者运动功能衰退速度,但未达到统计学显著意义(Holmberg et al,2007)。

(2)抗生素米诺环素(Minocycline),研究显示神经保护作用不确定(Stefanova et al,2007;Dodel et al,2010)。利鲁唑(Riluzole)具有拮抗兴奋性氨基酸谷氨酸作用,NNIPPS 研究显示对帕金森综合征包括 MSA 无效(Bensimon et al,2009)。

(3)辅酶 Q10:作为线粒体呼吸链的组成成分,对神经退行性疾病如帕金森病、亨廷顿舞蹈病、阿尔茨海默痴呆、弗里德里希共济失调、运动神经元病等有潜在的治疗作用(Spindler et al,2009)。

【预后】

MSA 病程进展快,平均病程为 8~9 年,早期出现自主神经功能障碍预后不良。随病程进展,MSA 患者大多出现腰部酸痛无法直起,下肢无力,严重姿势反射异常,经常摔倒,导致卧床,晚期因自主神经功能衰竭在睡眠中出现呼吸骤停死亡。Shimohata 等(2008)对 45 例很可能的日本 MSA 患者随访 5 年,10 例死亡,其中 7 例为不明原因猝死,大多在夜间发生,睡眠呼吸暂停可能是主要原因。Watanabe 等(2002)总结 230 例日本 MSA 患者病程和预后,从发病到需辅助行走、坐轮椅、卧床和死亡的中位数年限分别为 3 年、5 年、8 年和 9 年。

第六节　进行性核上性麻痹

(叶钦勇)

进行性核上性麻痹(progressive supranuclear palsy,PSP)是一种少见的神经系统变性疾病,PSP 的临床表现变异较大,特征性临床表现为垂直性核上性眼肌麻痹伴姿势不稳易跌倒,其他则以肌强直、构音障碍、吞咽困难、假性延髓麻痹、额叶认知功能异常、睡眠障碍等为主要临床症状,PSP 的诊断仍以病理诊断为金标准,暂无特效治疗方法。

【研究史】

进行性核上性麻痹是不典型的帕金森综合征,本病 Posey(1904)首先报道,1964 年,加拿大 Steel、Richardson、Olszewski 等基于一组小病例的系列观察首次在 *Archives of Neurology* 上描述了 PSP,它是一种成人发病的快速进行性神经退行性疾病,主要特征是垂直核上性注视麻痹和主要在脑干的神经细胞退化,主要临床特征是姿势不稳、运动障碍、垂直性核上性麻痹、假性延髓性麻痹和轻度痴呆等,把 PSP 作为临床病理的独立疾病,亦称 Steele-Richardson-Olszewski 综合征(PSP-RS)。既往相当长时间里,PSP-RS 被认为是进行性核上性麻痹唯一临床表型,相关临床和病理学诊断标准也是基于 PSP-RS 制定的。近年经尸检病理学证实,约 2/3 患者表现为非典型变异型进行性核上性麻痹(vPSP),并且 PSP 被发现包含其他一系列的临床表型,包括行为、语言和运动异常等(Steele et al,2014)。

【流行病学】

进行性核上性麻痹发病年龄一般在 50~70 岁,平均病程 5~9 年。2016 年,一项来自英国的流行病学调查研究表明,PSP-RS 是一种罕见病,患病率为(5~7)/10 万,患病高峰年龄为 70~74 岁,该年龄段人群患病率约为 18/10 万。同年,来自日本的一项临床研究纳入包括 PSP-RS 在内的所有进行性核上性麻痹临床表型,其患病率高达 18/10 万,与经尸检病理学研究获得的患病率相一致。这一较高的患病率与尸检的估计值一致,表明 PSP 谱系疾病的患病率明显高于仅基于 PSP-RS 病例的患病率估计值(Takigawa et al,2016)。我国以散发为主,目前尚无详细的流行病学资料(侯静等,2010)。

【病因和发病机制】

1. 病因　疾病的原因和性质仍不清楚,主要与遗传、环境等有关。

(1)MAPT 多态性和单倍型:与 PSP 风险最密切相关的微管相关蛋白 Tau(MAPT)的基因。4 项遗传研究,包括全基因组关联研究,已经确定了影响 PSP 风险的倒置多态性和单倍型特异性 MAPT 多态性。在携带 MAPT h1/h1 单倍体的携带者中,PSP 的风险比为 5.5,这高于作为阿尔茨海默病危险因素的 apoEε3/ε4 基因型(-3.0)的风险比。一个罕见的编码 MAPT 变异体(152a→t)改变了微管的组装,是 PSP 和额颞叶痴呆的一个很强的危险因素(Coppola et al,2012)。

(2)MAPT 突变:PSP 是一种散发性疾病,但已有非常罕见的家族性 PSP 的报道(Fujioka et al,2015),在一组 172 例 PSP-RS 患者中有 12 例(7%)符合常染色体显性遗传模式;尽管大多数家族性病例没有发现致病突变,但突变在一些经病理证实的常染色体显性遗传模式的 PSP 家族中,MAPT 基因的变异被鉴定为病理性突变。值得注意的是,这些变异大多数位于外显子 10 及其剪接调控区,不可溶 4R-tau 蛋白沉积是 PSP 病理学的特征,因此 MAPT 外显子 10 剪接的突变可能通过增强 4R-Tau 亚型的产生而促进疾病进展(Schoch et al,2016)。

2. 发病机制　近年来主要的进展是 PSP 被定义为微管相关蛋白 Tau 的脑内聚集,主要涉及 4 个微管结合重复(4R-Tau)的亚型,神经纤维缠结,少突胶质卷曲体,特别是星形细胞簇。研究显示,PSP 患者脂质过氧化反应的 2 个主要产物 4-羟基壬烯醛和硫代巴比妥酸反应物质水平明显高于对照组。蛋白质氧化在 PSP 发病中发挥作用,PSP 患者额叶皮质的氧化损伤、磷酸甘油酸激酶 1 和果糖二磷酸醛缩酶 A 水平明显增加(Martinez et al,2010)。

【病理】

病理研究表明,PSP 是一组以 Tau 蛋白病变为病理基础的神经系统变性疾病。尸检病理发现,在双侧导水管周围灰质、上丘、下丘脑核、红核、苍白质、齿状核和顶盖前核、前庭核可见神经元缺失和神经胶质增生,在一些情况下可发生于动眼神经核。这些核结构的异常主要是有髓纤维束的损害,残余神经元的显著变化是许多的神经纤维变性。神经原纤维缠结很厚,通常由单股组成,呈扭曲或平行排列。一些病例的大脑皮质神经元也发生了类似的病理改变(通过 Tau 蛋白染色显示),但这些变化与痴呆无关。小脑皮质通常不受累。肉眼观察一般外表及冠状切面皆无异常,偶可见脑室系统轻度扩大。病变严重时,苍白球(图 3-20-21A)和丘脑底核等深部灰质团块以及脑干顶盖和被盖部(图 3-20-21B)在肉眼即可辨别出异常。显微特征包括神经元丢失、神经胶质增生、神经纤维缠结(图 3-20-21C)、神经丝、丛状星形胶质细胞(图 3-20-21D)和少突胶质卷曲体。镜下观察胶质细胞和神经元均出现 Tau 病变、神经细胞消失、神经原纤维缠结(NFT)出现,颗粒空泡变性及神经胶质增生,比如黑质 NFT、丘脑底核胶质增生、Tau 免疫组化阳性的 NFT 以及 Tau 免疫组化阳性的星形胶质细胞(Ropper et al,2019)。

PSP 的临床表现各种各样,但其病理改变几乎相同,主要病变部位在苍白球内侧部、丘脑底核、中脑(红核、黑质、上丘)、楔状核、脑桥被盖、下橄榄核、小脑齿状核等、小脑上脚等。PSP 患者的病理改变,首先累及齿状核、丘脑底核和黑质,其次是运动皮质、纹状体、红核、桥核、下橄榄核和齿状核。Tau 病理和神经元丢失的区域分布是 PSP 病理和临床异质性的来源。与运动为主的 PSP 综合征,如 PSP 帕金森综合征型(PSP-P)和 PSP 伴进行性步态冻结(PSP-PGF)相比,部分 PSP 皮质基底节综合征型有更严重和更广泛的皮质 Tau 病理沉积,在临终前出现更严重的皮质症状,如 PSP-CBS、PSP 言语障碍型(PSP-

SL)和 PSP 额叶症状型(PSP-F)。与 PSP 理查森型(PSP-RS)相比,以脑干病变为主的 PSP 综合征(如 PSP-P 和 PSP-PGF)皮质 Tau 病理学较轻,但在苍白球、丘脑下核和黑质的 Tau 病理更严重。

【临床表现】

1. 该病通常在 60 岁左右(45～75 年)发病,伴有平衡困难、突然跌倒、视觉和眼部障碍、口齿不清、吞咽困难,有时还有人格变化,包括忧虑和烦躁,易激惹的抑郁。

2. 临床分期及其分型

(1)症状前期 PSP(presymptomatic PSP phase):或称为前驱期,主要包括没有临床症状但有早期病理改变的特殊人群,他们有出现 PSP 临床症状的风险。有研究提示,大多数 PSP 症状前的个体并未进展到临床期就因其他原因死亡了(Dugger et al,2014b)。

(2)提示性 PSP(suggestive-of-PSP,soPSP)期:是进展到全面症状期的早期症状期,存在 PSP-RS 或 1 种变异型进行性核上性麻痹的 1 个或多个临床特征,患者仅出现少数几个典型临床症状或体征,但尚达不到 PSP 的诊

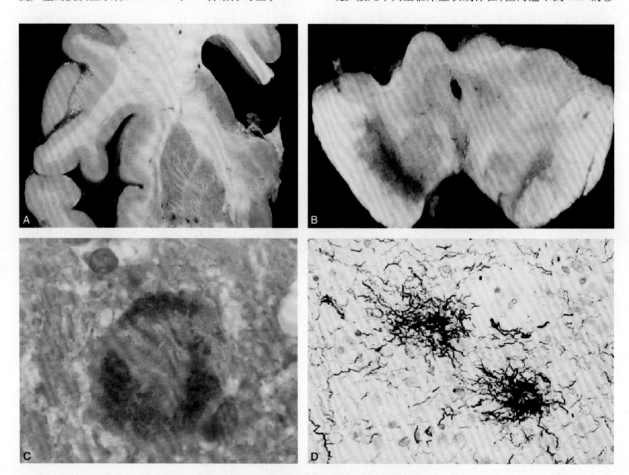

图 3-20-21 进行性核上性麻痹(PSP)的病理改变

A. 经基底节的大脑冠状切面,可见苍白球的灰褐色变,内侧略重于外侧;B. 中脑水平断面,可见顶盖及被盖部的萎缩、灰褐色变,黑质颜色亦变浅;C. 球形的神经原纤维缠结(HE×330);D. 丛状星形胶质细胞,表现为以星形胶质细胞核为中心呈放射状簇集排列的细丝(Gallyas 银染×200)

断标准。PSP 提示期定义中存在进展至 PSP-RS、变异型进行性核上性麻痹或非进行性核上性麻痹的内在不确定性(Respondek et al,2014)。

(3)症状性 PSP 表型(symptomatic PSP phenotypes)期:

1)PSP-理查森综合征(PSP-Richardson syndrome,PSP-RS):PSP-RS 特征性的临床表现是不明原因的跌倒、步态不稳、动作迟缓、轻度性格改变,认知障碍,执行功能障碍、运动迟缓、共济失调、痉挛、构音障碍、吞咽困难以及眼球运动障碍。垂直性核上性凝视麻痹是最具有诊断价值的体征,患者早期垂直扫视减速和减幅的程度比水平扫视更加严重,以及视运动性眼球震颤的减少或缺失,表现为两眼垂直性追随放缓,继而下视麻痹、上视受限,逐渐发展成为完全性垂直凝视麻痹,后者在发病多年后才出现。姿势不稳伴跌倒则更多见且常常发生于病程一年内。但也有临床早期即出现垂直核上性眼肌麻痹,晚期甚至始终未出现姿势不稳者。PSP-RS 的认知功能以额叶功障碍为主,表现为人格行为改变,以及执行功能减退,平均病程 6~8 年(Respondek et al,2018)。

2)PSP-帕金森综合征(PSP-Parkinsonism,PSP-P):PSP-P 脑 Tau 蛋白病理改变的分布范围及严重程度都不如 RS 型患者,临床早期(2 年内)很难与 PD 鉴别,患者通常表现为不对称性震颤发作、运动迟缓、强直、对左旋多巴治疗初始反应中等以及较 PSP-RS 更为缓慢的病程进展。随访 6 年以上临床表现与 RS 型相似。在病程晚期,可能有助于与帕金森病鉴别的是 PSP-P 患者很少出现左旋多巴诱导的运动障碍、自主神经功能障碍以及视幻觉,病程平均 9~12 年,预后较好(Williams et al,2009)。

3)PSP 伴进行性步态冻结(PSP with grogressive gait freezing,PSP-PGF):早期即出现起步踌躇和冻结步态,也可伴有说话或写作启动或完成困难,但跌倒出现较晚,偶尔伴发言语不利和“小写征”。在病程开始 5 年内无震颤、强直、痴呆或眼球运动异常。其病程可超过 13 年,典型的 PSP 症状可能延迟至 9 年出现甚或缺如。

4)PSP 伴皮质基底节综合征(PSP-corticobasal syndrome,PSP-CBS):是指有 PSP 神经病理表现而临床表现为 CBS 特征,主要特点是同时具有皮质和基底节受累表现,多为不对称性肢体肌张力增高、动作迟缓、皮质感觉缺失、肌阵挛、观念运动性失用症和异己肢现象等,早期临床很难与皮质基底节变性(CBD)鉴别,后期可以出现核上性凝视麻痹和跌倒,病理符合 PSP 的诊断,病程与 PSP-理查森综合征(PSP-RS)型相当(Armstrong et al,2013)。

5)PSP-口语表达(PSP-speech language,PSP-SL):是指 PSP 伴口语表达障碍,包括非流利的/语法错乱的原发性进行性失语症(nonfluent/agrammatic primary progressive aphasia,nfvPPA)和进行性言语失用症(progressive apraxia of speech,AOS)。临床早期表现为自发性言语欠流利、言语音律障碍、错语、语法缺失及颜面部失用,后期可以出现典型 PSP 症状,病理上以前额叶萎缩为主,中脑萎缩不明显(Josephs et al,2008)。

6)PSP 伴额叶症状表现(PSP-with frontal presentation,PSP-F):表现为行为异常的额颞叶痴呆(bvFTD),在尸检证实的 PSP 中,5%~20% 是以行为异常和认知功能障碍为主要临床表现,早期出现性格、社交举止、行为和认知异常的进行性损害,往往数年后才出现 PSP-RS 的相关症状,与额颞叶痴呆很难鉴别,病程平均 8 年。

7)PSP-小脑共济失调(PSP-cerebellar ataxia,PSP-C):此型在日本较常见,患者起初主要表现为小脑性共济失调,随后病程中才逐渐出现 PSP-RS 症状,与 MSA-C 比较此发病年龄更晚,更多出现跌倒和凝视麻痹,同时无自主神经异常表现。在没有尸检病理证据的情况下 PSP-C 诊断困难(Kanazawa et al,2009)。

8)PSP-原发性侧索硬化(PSP-primary lateral sclerosis,PSP-PLS):此型临床少见,主要为上运动神经元受累表现,诸如假性延髓麻痹、构音障碍、吞咽困难,以及病理征等,同时伴有行为异常和核上性凝视麻痹。

9)PSP 伴混合性病理(PSP with mixed pathology):尽管 PSP 标志性神经病理特征与临床特征之间存在强关联性,但研究者逐渐认识到部分患者可能同时存在影响临床表型的其他神经病理改变(Dugger et al,2014a)。

10)其他:还包括 PSP-眼球运动障碍(PSP-ocular motor dysfunction,PSP-OM),以及 PSP-姿势不稳(PSP-postural instability,PSP-PI)。

【辅助检查】

1. 外周血和脑脊液生物学标志物检测 PSP 患者 CSF 总 Tau 蛋白(t-Tau)、磷酸化 Tau 蛋白(p-Tau)水平较正常对照组降低或不变。研究显示,外周血和脑脊液神经丝轻链(NfL)是目前唯一具有潜在诊断价值的生物学标志物,与正常对照者、帕金森病患者、帕金森病痴呆(PDD)患者和路易体痴呆患者相比,进行性核上性麻痹患者外周血和脑脊液神经丝轻链水平有显著升高,但上述结果尚未获得病理学研究的证实(Scherling et al,2014)。

2. 脑 MRI 检查 头部正中矢状位 T_1WI 表现为中脑萎缩和小脑上脚萎缩,可以作为进行性核上性麻痹与其他帕金森综合征的鉴别诊断依据。典型表现:在晚期病例中,通过 MRI 可以发现中脑背侧萎缩(上丘,红核),形成“鼠耳”结构(图 3-20-22A),在中位矢状位 T_1 加权像明显的中脑背侧选择性萎缩被称为“蜂鸟征”(图 3-20-22B)

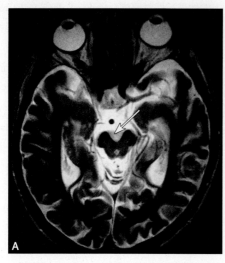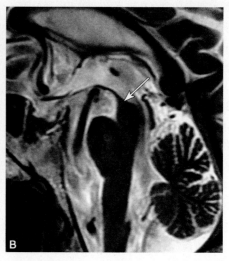

图 3-20-22　PSP 患者的脑 MRI 表现

A. MRI 的 T~2~WI 轴位像显示中脑背侧部萎缩凹陷,脚间窝增宽(箭头所示),导致"鼠耳"状或称为"米老
鼠"外观;B. 正中矢状位像显示中脑背侧萎缩,呈现蜂鸟征(箭头所示)

和轴位 T_2 加权像上中脑萎缩呈"牵牛花征"。磁共振帕金森综合征指数(MRPI)诊断 PSP-RS 的特异度达100%,灵敏度为 99.2%～100.0%,均优于单纯中脑/脑桥比值,MRPI 还能够预测未分类的帕金森综合征中的 PSP-RS 的发展,以及 PSP-P 患者的眼球运动异常(Morelli et al,2011)。

3. PET/CT 检查　^{18}F-氧葡萄糖(^{18}F-FDG)PET/CT 显示,4R-Tau 蛋白相关疾病(包括尸检病理学证实的变异型进行性核上性麻痹)患者额叶、尾状核、中脑和丘脑葡萄糖呈低代谢状态,但其诊断价值需要深入研究。Tau 蛋白 PET 显像(^{18}F-AV1451 PET)的发展为进行性核上性麻痹患者 Tau 蛋白聚集和沉积的在体测量和定量分析提供机会,但其临床应用尚缺乏有力证据。既往研究表明,^{18}F-AV1451 与进行性核上性麻痹患者尸体解剖组织切片中 4R-Tau 蛋白结合力较弱。还有其他几种新型选择性 Tau 蛋白示踪剂(包括^{11}C-PBB3)可以与 Tau 蛋白相结合,但目前证据尚不足以判断其潜在价值(Boxer et al,2017)。

4. 生理标记　PSP-RS 的主要临床特征是,垂直扫视速度减慢和波幅降低程度较水平扫视更加明显。此外,视网膜光学相干断层扫描术(OCT)是另一项潜在的生理标记,但尚处于早期研究阶段(郁金泰等,2018)。

【诊断和鉴别诊断】

1. 诊断　PSP 诊断的金标准是病理诊断,它缺乏客观的生物学标记,由于临床难以开展中脑活检,因此患者生前难以确诊。因此,根据中华医学会神经病学分会帕金森病及运动障碍学组制定的诊断标准,将疾病诊断条件分为了纳入条件、支持条件和排除条件三部分,临床诊

断依据患者具备的条件分层为临床确诊的 PSP-RS、临床拟诊的 PSP-RS、临床拟诊的 PSP-P 及临床疑诊的 PSP(中华医学会神经病学分会帕金森病及运动障碍学组等,2016)。

(1)诊断条件:

1)纳入条件:

A. 隐匿起病,病程逐渐进展。

B. 发病年龄≥30 岁。

C. 临床症状:临床症状为并列条件可以同时具有或单独存在。

a. 姿势不稳:①病程第 1 年出现明显的反复跌倒;②1 年后出现反复跌倒。

b. 病程 2 年内出现:①垂直性核上性向下或向上扫视缓慢;②凝视麻痹。

c. 病程 2 年后出现:①垂直性核上性向下或向上扫视缓慢;②凝视麻痹。

2)支持条件:

A. 中轴性肌强直或其他多巴抵抗的帕金森综合征。

B. 早期的吞咽困难或构音障碍。

C. 存在额叶认知功能障碍、冻结步态、非流利性失语或假性延髓麻痹等无法用排除条件中所列疾病解释的临床表现。

D. 脑 MRI:正中矢状位 T_1WI MRI 成像。

a. 表现为以中脑萎缩为主的特征性征象:中脑背盖上缘平坦及蜂鸟征。

b. 磁共振帕金森综合征指数[MR Parkinsonism index,MRPI＝脑桥与中脑的面积比值(p/m)×小脑中脚/脑上脚宽度(MCP/SCP)]>13.55。

c. 中脑和脑桥长轴的垂直线比值<0.52 或中脑长轴垂直线<9.35mm。

E. 嗅觉检查和心脏间碘苄胍（MIBG）闪烁显像正常。

3）排除条件

A. 有其他帕金森综合征病史。

B. 与多巴胺能药物无关的幻觉和妄想。

C. 严重不对称性帕金森病表现。

D. 采用多巴胺受体阻滞剂或多巴胺耗竭剂治疗，且剂量和时间过程与药物诱导的帕金森综合征一致。

E. 神经影像学有结构损害的依据（如基底核或脑干梗死、占位性病变等）。

F. 阿尔茨海默型皮质性痴呆。

G. 局限性额叶或颞叶萎缩。

H. 早期出现明显小脑共济失调。

I. 早期显著的自主神经功能障碍。

（2）诊断标准：

1）临床确诊的 PSP-RS：必备纳入条件为 A、B、Ca①和 b②及支持条件 D 中的两项；无排除条件。

2）很可能的 PSP-RS：必备纳入条件为 A、B、Ca①和 b①及支持条件 E；无排除条件。

3）很可能的 PSP-P：必备纳入条件为 A、B、Cc①或②和支持条件 A、E；无排除条件。

4）可能的 PSP：必备纳入条件为 A、B、Ca②或 b①或 c①伴有支持条件 A、B、C 其中一项；无排除条件 A～F。

2017 年，国际运动障碍学会进行性核上性麻痹协作组组织专家制定新诊断标准，通过识别进行性核上性麻痹基本特征、核心特征（表 3-20-7）和支持特征（表 3-20-8），分为确诊的、很可能的、可能的和提示性进行性核上性麻痹（Boxer et al, 2017）（表 3-20-9）。

2. 鉴别诊断

（1）原发性帕金森病：PD 的运动症状表现为静止性震颤、肌强直、运动迟缓和姿势反射障碍。PD 患者多从一侧肢体起病，早期对左旋多巴及复方制剂有良好的反应。

（2）多系统萎缩（MSA）：表现为自主神经功能障碍（尿失禁、直立性低血压等）、帕金森病症状、小脑症状（共济失调、小脑性构音障碍等）。脑 MRI 横断面示脑桥"十字征"，矢状位示壳核、脑桥、小脑萎缩。大部分 MSA 患者对左旋多巴治疗反应不敏感，少部分反应灵敏。

（3）路易体痴呆（DLB）：在临床和病理表现上介于 PD 和 AD 之间，表现为波动性认知功能障碍，形象而细节丰富的复发性视幻觉，自发性帕金森运动特征、晕厥、跌倒、睡眠障碍、抑郁等。确诊依靠病理发现大脑皮质及皮质下核团弥散分布的 Lewy 包涵体。头颅 MRI 颞叶萎缩不明显，FDG-PET 可显示枕叶代谢降低。

表 3-20-7　PSP 诊断的核心症状特征

诊断等级	眼球运动障碍 O（ocular motor dysfunction）	姿势不稳 P（postural instability）	运动不能 A（akinesia）	认知功能障碍 C（cognitive dysfunction）
1 级	O1：垂直性核上性凝视麻痹	P1：3 年内反复无诱因跌倒	A1：3 年内出现进行性冻结步态	C1：言语/语言障碍：非流利原发性进行性失语症或进行性言语失用
2 级	O2：垂直扫视速度减慢	P2：3 年内后拉试验倾倒	A2：帕金森样表现、无动性肌强直、突出的轴性肌强直和左旋多巴抵抗	C2：额叶认知障碍和行为障碍
3 级	O3：频繁的粗大方波眼震或睁眼失用	P3：3 年内后拉试验倒退 2 步以上	A3：帕金森样表现，非对称性震颤和/或左旋多巴反应良好	C3：皮质基底节综合征

表 3-20-8　PSP 诊断的支持特征

临床线索（clinical clues, CC）	影像学表现（imaging findings, IF）
CC1　左旋多巴抵抗	IF1　显著中脑萎缩或葡萄糖低代谢
CC2　运动减少性和痉挛性构音障碍	IF2　突触后纹状体多巴胺能神经元变性
CC3　吞咽障碍	
CC4　畏光	

表 3-20-9　PSP 诊断标准

诊断类别	诊断条件	临床亚型
确诊	神经病理诊断	任何临床亚型
很可能的 PSP	(O1 或 O2)+(PI 或 P2)	PSP-RS
	(O1 或 O2)+A1	PSP-PGF
	(O1 或 O2)+(A2 或 A3)	PSP-P
可能的 PSP	O1	PSP-OM
	O2+P3	PSP-RS
	A1	PSP-PGF
	(O1 或 O2)+C1	PSP-SL
	(O1 或 O2)+C3	PSP-CBS
提示性的 PSP	O2 或 O3	PSP-OM
	PI 或 P2	PSP-PI
	O3+(P2 或 P3)	PSP-RS
	(A2 或 A3)+(O3,P1,P2, C1,C2,CC1,CC2,CC3, 或 CC4)	PSP-P PSP-SL
	C1	PSP-F

（4）皮质基底节变性（CBD）：好发于 60~80 岁,不对称性的帕金森样表现,构音障碍和智能减退、失用、异己手（肢）综合征、肌张力不全、肌阵挛、强握反射等。MRI 表现为非对称性皮质萎缩。左旋多巴多数治疗无效（Armstrong et al,2013）。

【治疗】

1. 病因治疗　PSP 的疾病缓和治疗（disease-modifying therapy,DMT）或神经保护治疗以调节异常的 Tau 蛋白功能为目标,包括减少 Tau 蛋白的过度磷酸化、稳定微管等,如 Davunetide 被认为是通过减少 Tau 蛋白过度磷酸化来提高微管稳定性,Tideglusib（GSK-3 抑制剂）减少 Tau 蛋白过度磷酸化,但临床试验均未被证实有效。内质网激酶（PERK）催化剂或内质网激酶过表达都可以减少 Tau 蛋白过磷酸化、Tau 蛋白 4R 异构体,对于该类药物临床是否有效还需要更进一步的研究。另外,通过抗 Tau 蛋白单克隆抗体所获得的被动免疫、抑制可溶性 Tau 的乙酰化及通过反义寡核苷酸或剪接调节剂实现 3RTau 与 4RTau 比例标准化可能是可行的治疗方法（Boxer et al,2017）。

2. 对症治疗　左旋多巴和金刚烷胺可使一些 PSP 患者的帕金森病症状得到适度改善。苯二氮䓬类药物可能对改善肌张力障碍有一定作用。乙酰胆碱酯酶抑制剂和 N-甲基-天门冬氨酸受体拮抗剂也用于改善 PSP 患者的认知功能。抗抑郁药物可能对行为障碍及抑郁有改善

作用。唾液腺内注射肉毒杆菌毒素能改善患者流涎症状,局部肌内注射肉毒杆菌毒素、口服巴氯芬有利于降低肌张力障碍,包括眼睑痉挛,对 PSP 症状改善具有一定疗效。小样本研究现实,辅酶 Q10 有利于改善 PSP 症状。目前,尚不清楚脑深部电刺激术（deep brain stimulation,DBS）能否改善患者的症状,有研究提示脑桥核 DBS 术后（PPN-DBS）患者运动症状可一过性改善。最新一项研究表明,单侧 PPN-DBS 术不能改善 PSP-RS 型患者的临床症状（Boxer et al,2017）。

3. 康复治疗　在尚无有效的药物治疗,且对疾病认识存在局限性的情况下,药物治疗结合康复训练具有重要作用。PSP 治疗应侧重于防治各种并发症和精心护理,尽量保护患者神经功能。

第七节　皮质基底节变性

（叶钦勇　陈丽娜）

皮质基底节变性（corticobasal degeneration,CBD）是一种缓慢进展的神经退行性疾病,特点是进行性非对称性左旋多巴抵抗的帕金森性肌张力障碍、肌痉挛和皮质症状,如运动不能、肢体异己征、皮质感觉丧失等,CBD 是基于病理学改变的诊断,而皮质基底节综合征（coticobasal syndrome,CBS）是基于临床症状和体征作出的临床诊断。CBD 的发病机制尚不清楚,认为 CBD 是一种 4R-Tau 蛋白病,CBD 作为一种病理诊断,表现为皮质及黑质神经元丢失,皮质及基底节区的神经元和胶质细胞中存在广泛分布的过度磷酸化的 Tau 蛋白沉积,其特征性标志为星形细胞斑（胶质细胞中 Tau 蛋白沉积而形成）。

【流行病学】

1967 年 Rebeiz 等首先报道为"神经元染色不良性皮质齿状核黑质变性",以后 Gibb 等报道 7 例并提出 CBD 这一名称。对 CBD 的流行病学知之甚少,现有的研究只能粗略估计其发病率。在一项东欧和亚洲人口研究的基础上,CBD 的患病率为（4.9~7.3）/10 万,年发病率为 2/1 000 万。男女同等受累,几乎全呈散发,从症状发作到死亡平均 8 年（Winter et al,2010）。

【病因和发病机制】

1. 病因　病因尚不明确,皮质基底节细胞变性可能是由功能失调的 Tau 蛋白引起的,因此位于 17q21.31 号染色体上的微管相关蛋白 Tau 基因（MAPT）突变与疾病的发病机制有关。一项对尸检证实的 CBD 病例进行的全基因组关联研究发现,MAPT H1 单倍型（rs242557、rs393152、rs8070723）和 MOBP（髓鞘相关少突胶质细胞碱性蛋白）中存在单核苷酸多态性（SNP:rs1768208）。其他

与 CBD 相关的 MAPT H1 SNP 包括 rs199533、rs1768208、rs2011946、rs7035933(Kouri et al,2015)。

2. 发病机制　目前认为该病与 Tau 蛋白在特定的脑结构中沉积有关,在病理条件下,Tau 蛋白过度磷酸化,降低了其与微管的结合亲和力。因为游离 Tau 比微管结合 Tau 更倾向于聚合,这种变化导致正常微管功能的丧失和/或毒性功能增加。在散发性病例中,导致 Tau 蛋白过度磷酸化的细胞功能障碍目前尚不清楚;一些证据支持小胶质细胞在散发性 CBD 中的作用,通过增强神经炎症环境下神经元中的 Tau 蛋白过酸化,还需要进一步的研究来证实(Bhaskar et al,2010)。

神经炎症被认为是 Tau 蛋白沉积引起的神经元损伤的一种可能机制(Kempuraj et al,2017)。Tau 蛋白沉积可激活小胶质细胞和星形胶质细胞,并可表达炎性细胞因子,特别是白细胞介素 1、白细胞介素 6、肿瘤坏死因子和补体蛋白,导致慢性炎症。YKL-40 是一种新的神经炎症标志物,在各种 Tau 蛋白相关疾病(包括 CBD)的星形胶质细胞中也被发现,它独立于 Tau 沉积。这提出了一个重要的观点,Tau 蛋白相关疾病的神经炎症可能与 Tau 蛋白直接相关,另外,其他神经元损伤的信号通路也可能发挥作用,为疾病的治疗提供潜在的靶点。

【病理】

CBD 的临床前阶段在纹状体和额前区表现出较明显的 Tau 蛋白沉积,早期累及背外侧前额叶皮质和基底神经节网络连接。随着时间推移其潜在进展。晚期 CBD 表现为额、颞、顶叶皮质、纹状体、胼胝体萎缩和 Tau 蛋白免疫反应性病变。Tau 蛋白在星形胶质细胞(星形胶质细胞斑块)、少突胶质细胞(卷曲小体)和神经元(神经纤维缠结)内聚集,分布于新皮质和基底节区,可见肿胀的未染色神经元(图 3-20-23)。临床表现由病理分布决定。

皮质基底节综合征(corticobasal syndrome,CBS)作为一种临床综合征与病理改变有关,CBS 的潜在病理诊断可能有所不同,包括 CBD、阿尔茨海默病、额颞叶变性。另一方面,CBD 同种病理可能表现为多种不同的临床表现,使病理诊断困难。

【临床表现】

CBD 的核心临床症状是进行性非对称性强直和失用症(Boeve et al,2003)。

1. 运动障碍　表现为进行性非对称性起病的帕金森综合征,以左旋多巴抵抗为体征,以及肌张力障碍和肌阵挛等(Armstrong et al,2013)。

(1)肌强直和运动迟缓:肢体强直为最常见的症状(85% 的 CBD 患者有肢体的强直),受累肢体常同时伴有肌张力障碍和失用。另外,在疾病初期约 27% 的 CBD 患者伴有颈部及躯干强直,随疾病发展至 69%。患者常表现为单侧上肢进行性强直、运动迟缓及失用,常持续两年,发展至同侧下肢或对侧上肢,几年后累及全身。

(2)震颤及肌阵挛:可以表现为静止性、姿势性及动作性震颤的混合,与帕金森病的 4~6Hz 的静止性震颤不同,常发展至肌阵挛。患者的肌阵挛通常出现于单侧上肢,也可出现于面部。包括局部肌阵挛、刺激敏感性肌阵挛(受到触觉刺激时肌阵挛频率及振幅增加)或运动性肌阵挛(运动时增加)。早期低频的肌阵挛可与震颤混淆。

(3)肌张力障碍和姿势步态障碍:肌张力障碍是早期常见症状之一。患者肌张力障碍可累及单侧上肢,起病时可能仅在拿东西或行走时出现肌张力障碍,上肢可表现为握拳且一个或几个手指过伸的姿势,而少数以下肢起病的患者可表现为单侧下肢紧张性内旋,行走困难,少数也可由左旋多巴引起。存在姿势不稳或跌倒的 CBD 患者占 73%,但在疾病初期仅为 33%。

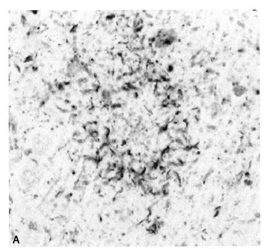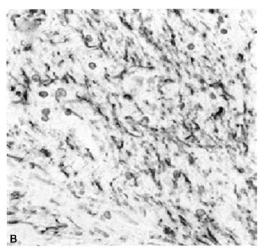

图 3-20-23　应用 Tau 免疫组化技术观察不同组织的病变

A.星形细胞斑块是 CBD 的一个重要标志;B.内囊内可见大量神经递质丝

（4）左旋多巴抵抗：经左旋多巴治疗后，可表现为短暂性轻至中度改善，但持续性改善及左旋多巴引起的异动症罕见。

2. 皮质功能障碍　包括失用、异己肢、皮质感觉缺失、认知障碍、行为障碍和失语（Mathew et al,2012）。

（1）失用症（apraxia）：受累肢体的失用是其核心症状之一。57%的CBD患者有肢体失用。观念运动性失用为最常见的类型，也有部分肢体运动性失用、口部失用、睁眼失用等。

（2）异己肢（alien limb）：表现为复杂无意识的肢体运动，或感觉肢体不是自己的一部分且有其自己的意志，也可仅仅表现为简单的肢体不受控制的抬高（Boeve et al,2003）。

（3）皮质感觉缺失：表现为麻木或刺痛，受累关节位置觉、两点辨别觉、实体感觉缺失，也可出现视觉忽视。

（4）言语障碍：典型症状为非流利性失语。CBD失语可表现为原发性进行性失语（primary progressive aphasia,PPA），其中进行性非流利性失语（progressive nonfluent aphasia,PNFA）为最常见的类型。CBD失语可发展为缄默。言语失用症（apraxia of speech,AOS）可以单独出现也可与失语同时出现。

（5）认知障碍和精神症状：早期较少出现严重认知障碍，患者常有主观的记忆力障碍的主诉，可伴发记忆或非记忆认知功能障碍（如执行或语言功能障碍），认知功能评估主要为执行、言语、视空间功能障碍，而记忆功能相对保留。但CBD也可以出现遗忘型的认知障碍，这常常导致其误诊为阿尔茨海默病（Alzheimer disease,AD）。额叶行为空间综合征（frontal behavioral-spatial syndrome,FBS）可突出表现为行为及执行功能障碍。精神症状常表现为淡漠、抑郁或额叶行为障碍（性格改变、行为异常、易激惹、冲动控制障碍、性欲亢进），很少出现视幻觉。

3. 核上性眼球运动障碍　大约60%的患者可见核上性凝视麻痹，可为垂直性或水平性眼球运动障碍，但以垂直性眼球运动障碍为主。可见意志性扫视运动延迟、范围受限或急跳性追踪运动，但常出现在疾病晚期。

4. 其他可出现锥体束受损体征　如腱反射亢进，Babinski征阳性。部分患者出现膀胱直肠功能障碍症状。

5. 临床分型　CBD通常可分为4种表型（表3-20-10），其中CBS最常见，CBD也可表现为多种表型的混合，约5%的患者是以下表型混合的表现（Armstrong et al,2013）。

表3-20-10　CBD临床分型及其特征

临床表型	临床表现
很可能的CBS	非对称性，满足以下a~c中2个运动症状：a 肢体僵硬或运动困难；b 肢体肌张力障碍；c 肢体肌阵挛；加上以下d~f中2个皮质症状：d 口或肢体失用；e 皮质感觉缺失；f 异己肢
可能的CBS	可以为对称性，满足以下a~c中1个运动症状：a 肢体僵硬或运动困难；b 肢体肌张力障碍；c 肢体肌阵挛；加上以下d~f中1个皮质症状：d 口或肢体失用；e 皮质感觉缺失；f 异己肢
额叶行为空间综合征（FBS）	满足以下2个症状：a 执行功能障碍；b 行为或人格改变；c 视空间功能障碍
非流利性原发性进行性失语症（naPPA）	语法错误加上以下1个症状：a 语法或句子理解障碍而单词理解相对保留；b 言语产生困难（言语失用症）
进行性核上性麻痹综合征（PSPS）	满足以下3个症状：a 躯干或非对称性肢体僵硬或运动困难；b 姿势不稳或跌倒；c 尿失禁；d 行为改变；e 核上性垂直凝视麻痹或垂直扫视速度下降

（1）皮质基底节综合征（CBS）：诊断可分为很可能CBS及可能CBS。

（2）额叶行为空间综合征（frontal behavioral-spatial syndrome,FBS）。

（3）非流利性原发性进行性失语（nonfluent/agrammatic variant of primary progressive aphasia,naPPA）。

（4）进行性核上性麻痹综合征（progressive supranuclear palsy syndrome,PSPS）。

【辅助检查】

1. 脑脊液检查　通常正常，个别可出现Tau蛋白水平轻度增高。

2. 电生理检查　EEG患者早期表现正常，但随着病情发展，部分患者可出现双侧弥漫性慢波，个别可出现局灶慢波。

3. 神经影像学检查

（1）CBD早期在常规影像学无特征性变化，随着疾病进展出现不对称性额顶皮质萎缩及侧脑室扩大，而以认知功能障碍起病的患者，常呈双侧皮质萎缩，额、颞叶受累为著，基于体素的形态学分析（voxel-based morphometry,VBM）表明额颞叶局灶性灰质萎缩，基底节（苍白球)及脑干萎缩提示 CBD 可能性大(Yu et al,2015)。在临床分型的影像学方面,有研究认为,额颞叶萎缩提示 FBS 可能性大,颞顶叶萎缩提示 AD 可能性大(图 3-20-24),运动前区及辅助运动区的局灶性萎缩提示 CBS 及 PSPS 可能性大,尚需进一步证实。

(2)弥散张量成像(diffusion tensor imaging,DTI)显示胼胝体及皮质-脊髓束白质纤维及下丘脑异常。

(3)[18]F-FDG-PET 研究显示,CBS 患者可见额叶后部、顶叶下部、颞叶上部皮质、海马和丘脑等脑区的葡萄糖代谢呈明显不对称性降低,尤其是症状较重侧的对侧。[18]F-DOPA-PET 显示在尾状核和壳核多巴胺吸收

减少。

(4)SPECT 能够显示额叶后部和顶叶的低灌注。个别患者在丘脑、基底节、颞叶皮质、脑桥和小脑等部位也表现为低灌注(Boeve et al,2003)。

(5)近年来,Tau 蛋白特异性配体的发展导致了相关神经影像学的重大进展。[18]F-AV-1451 Tau-PET 扫描表现为皮质、基底节不对称的 Tau 蛋白摄取(图 3-20-25)。皮质基底节变性患者[11]C-PBB3 PET 显像可见 tau 蛋白沉积于辅助运动区、丘脑底部和 Rolandic 区周围区域,且受累范围与症状严重程度相关。研究表明,[18]F-AV-1451 Tau-PET 扫描能有效地区分 CBS-CBD 与 CBS-Alzheimer

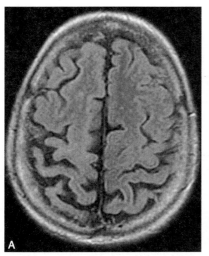
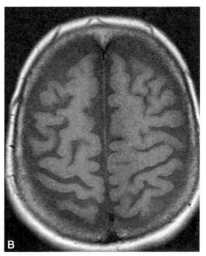

图 3-20-24　脑 MRI 显示双侧额顶叶弥漫性不对称皮质萎缩

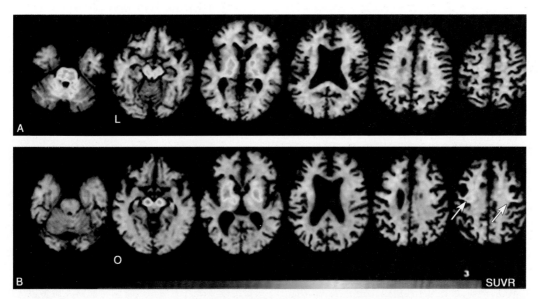

图 3-20-25　CBS 患者 PiB-PET 和 AV-1451 Tau-PET 扫描影像

A. PiB-PET 扫描显示没有皮质摄取,但可见非特异性白质结合异常。B. AV-1451 Tau-PET 扫描显示,双侧前运动皮质中 Tau 配体摄取不对称,以白色箭头标记。PiB:Pittsburg compound B(匹兹堡化合物 B)SUVR:standardized uptake value ratio (标准吸收值比)

病和 CBS-PSP。非 CBS-Alzheimer 病患者表现为运动皮质、皮质脊髓束、基底神经节摄取 ^{18}F-AV-1451，与皮质萎缩或低代谢无关；而 CBS-Alzheimer 病患者表现为弥漫皮质摄取 ^{18}F-AV-1451（Ali et al, 2018；Cho et al, 2017）。

（6）经颅超声（transcranial sonography, TCS）可能显示双侧黑质强回声（Hellwig et al, 2014）。

【诊断和鉴别诊断】

1. 诊断　目前根据以上四种临床表型（CBS、FBS、naPPA 和 PSPS）提出散发性 CBD 的诊断标准，包括很可能的 CBD 和可能的 CBD（表 3-20-11）（Armstrong et al, 2013）。

表 3-20-11　CBD 的诊断标准

	很可能的 CBD	可能的 CBD
表现	隐袭起病，逐渐进展	隐袭起病，逐渐进展
症状持续	至少一年	至少一年
起病年龄	>50	无
家族史（2 个或以上亲属）	排除	允许
可能的表型	①很可能的 CBS 或；②FBS 或 naPPA 加上至少 1 个 CBS 特征（a~f）	①可能的 CBS 或；②FBS 或 naPPA；③PSPS 加上至少 1 个 CBS 特征（b~f）
Tau 蛋白相关基因突变	排除	允许

注：排除标准：①路易体病相关证据：典型的 4~6Hz 静止性震颤，持续左旋多巴反应性或幻觉。②多系统萎缩相关证据：自主神经系统障碍或小脑症状。③肌萎缩侧索硬化相关证据：上下运动神经元同时受累症状。④语义性痴呆或 logopenic 型原发性进行性失语。⑤局部损伤引起的结构性损害。⑥*PGRN* 基因突变；*TDP-43* 基因突变；*FUS* 突变。⑦*AD* 相关证据如：*AD* 相关基因突变等（可能排除部分合并淀粉样变的 CBD，但也可能导致部分 CBD 病例漏诊）。

2. 鉴别诊断

（1）原发性帕金森病：PD 的运动症状表现为静止性震颤、运动迟缓、肌强直和姿势步态反射障碍。PD 患者多从一侧肢体起病，早期对左旋多巴及复方制剂有良好的反应。

（2）阿尔茨海默病：AD 早期表现为认知功能障碍，尤其是记忆缺失；皮质功能，诸如视空间、语言和运用功能障碍，以及轻度运动减少和肌强直等，病程较长。异常的脑脊液生物标记，β 淀粉样蛋白 1-42（Aβ1-42）浓度降低，总 Tau 蛋白浓度升高，或磷酸化 Tau 蛋白浓度升高，PET 功能神经影像的特异性成像，双侧颞、顶叶葡萄糖代谢率减低。

（3）路易体痴呆：DLB 在临床和病理表现上介于 PD 与 AD 之间，表现为形象而细节丰富的视幻觉，反复出现，认知功能呈波动性损害。大部分 DLB 患者都有真性视幻觉，幻觉形象往往鲜明生动。有些 DLB 患者可出现肌阵挛、舞蹈样动作等运动异常。

（4）其他：例如，患者为恶性病程，快速进展，需考虑 *PGRN* 基因突变的 FTD-TDP43 和朊蛋白病等可能；若急性起病，阶梯式加重，应考虑脑血管疾病；早期出现垂直眼肌麻痹，步态障碍及跌倒，需考虑 PSP；*MAPT* 基因突变或 *PGRN* 基因突变应考虑 CBS、FTD 及原发性进行性失语可能。

因此，为了排除上述的疾病，临床疑诊 CBS 的患者如符合以下的三条标准，可不考虑 CBD 诊断：①持续多巴胺治疗有效大于两年；②起病 2 年内出现垂直眼肌麻痹；③病程大于 10 年。

【治疗】

由于本病罕见，以及临床表型的多样性，临床试验受到限制，目前尚无有效的治疗方法，甚至不能延缓其进展，CBD 的治疗主要是支持性和对症的。

对症治疗一般是针对提高患者的运动症状及认知和精神症状，这些治疗大部分是经验性的，为Ⅳ级证据。综合治疗的非药物性治疗和姑息治疗同样是治疗中重要的部分（Marsili et al, 2016）。

（1）帕金森综合征：56% 的病理确诊 CBD 患者服用左旋多巴后有轻度疗效，服用后出现左旋多巴引起的肌张力障碍及舞蹈样动作的患者较为罕见。对左旋多巴反应欠佳的患者，可加量为每日服用多巴丝肼 1.0g，但此剂量持续 2 个月无明显改善需考虑对左旋多巴无效，可考虑停用。不建议使用单胺氧化酶 B 抑制剂、儿茶酚-O-甲基转移酶抑制剂、多巴胺能受体激动剂、抗胆碱能药物（Boeve et al, 2003）。

（2）肌张力障碍：肉毒毒素注射可能有效，可缓解异常姿势、疼痛。也可从小剂量开始应用苯二氮䓬类药物。仅小部分 CBS 患者肌张力障碍应用左旋多巴有效,且左旋多巴可能加重眼睑痉挛及导致左旋多巴引起的肌张力障碍(Boeve et al,2003)。

(3) 肌阵挛:常用左乙拉西坦,或苯二氮䓬类(Armstrong et al,2013)。有研究表明丙戊酸钠、吡拉西坦及加巴喷丁可能有效。

(4) 认知障碍及精神症状:乙酰胆碱酯酶抑制剂 AChEIs 和 NMDA 受体拮抗剂可能有效,尤其是对于潜在的病理机制为 AD 的患者。精神症状如易激惹及攻击行为等症状需抗精神病药物治疗。抑郁症状可应用 5-羟色胺再摄取抑制(SSRIs)。对于焦虑症状,苯二氮䓬类药物可能有效。

(5) 非药物治疗:非药物治疗包括物理治疗、语言治疗、神经心理治疗等。最近研究表明:重复经颅磁刺激(transcranial magnetic stimulation,TMS)可能改善 CBD 患者的生活质量,左侧顶叶的阳极经颅直流电刺激(transcranial direct current stimulation,tDCS)对患者语言功能有改善作用。脑深部电刺激(deep brain stimulation,DBS)无明显获益(Shehata et al,2015)。

(6) 姑息治疗:注意防止压疮,出现严重吞咽困难,给予鼻饲或经皮内镜胃造瘘。

第八节 继发性帕金森综合征

(王含)

继发性帕金森综合征(secondary Parkinsonism)是指由于特定的原因导致的帕金森综合征。尽管临床上并不很常见,但具有这一鉴别诊断的意识很重要。

很多特殊的原因可以导致帕金森综合征,然而,我们并不把它们都归于继发性帕金森综合征里。例如,遗传相关的帕金森病(常染色体显性遗传如 LRRK2、GBA,常染色体隐性遗传如 parkin、DJ-1、PINK1、ATP13A2);可表现为帕金森综合征症状的其他遗传病,例如,亨廷顿舞蹈病,肝豆状核变性,脊髓小脑性共济失调 2、3、17 型,家族性基底节钙化,脑铁沉积,以及线粒体病等;散发性神经退行性疾病,例如,多系统萎缩、进行性核上性麻痹和皮质基底节变性等。通常意义上的继发性帕金森综合征,按照后天获得性疾病的诊断标准,包括以下几类:医源性帕金森综合征、血管性帕金森综合征、感染性帕金森综合征、中毒性帕金森综合征,以及代谢性帕金森综合征等。

一、医源性帕金森综合征

医源性帕金森综合征(iatrogenic Parkinsonism)也被称为药物诱发的帕金森综合征(drug-induced Parkinsonism,DIP),是指因使用了多巴胺能阻断剂或多巴胺耗竭剂等药物后导致的帕金森综合征。

【流行病学】

DIP 被认为是老年人中第二位常见的帕金森综合征,仅次于帕金森病。人群调查结果表明,50~99 岁人群中,年发病率为 22.94/10 万。另一项研究数据提示,64 岁及以上人口的患病率为 3.3%,占各种帕金森综合征的 37%。影响 DIP 的最主要危险因素是药物剂量和作用效能,其他危险因素还包括高龄、女性、认知功能损害、脑外伤、PD 家族史、既往存在锥体外系体征、严重的精神疾病,以及遗传易感性背景等。

【发病机制】

阻断多巴胺受体或消耗突触前多巴胺储存被认为是发生 DIP 的主要原因,这类药物被称为多巴胺受体阻断剂(dopamine-receptor blocking agents,DBAs)或多巴胺耗竭剂。理论上讲,任何在剂量和亲和力方面足够封闭大约 80% 的中枢多巴胺受体(特别是 D_2 受体)的药物都可导致患者发生 DIP。20 世纪 70 年代,在使用 DBAs 的患者中 DIP 的发生率达到 15%~60%,最常见的 DBAs 是抗精神病药物。早在 20 世纪 50 年代就发现 DIP 是抗精神病治疗的常见并发症,首次使用抗精神病药物后出现亚急性起病的帕金森综合征是其最常见的副作用,在常用的抗精神病药物中发生率高达 15% 以上。在一项 17 年内涉及 261 种药物的回顾中发现,导致 DIP 的中枢性多巴胺拮抗剂主要包括甲氧氯普胺(49%)、抗抑郁药(8%)、钙通道拮抗剂(5%)、外周多巴胺拮抗剂(5%)、H1 抗组胺药(5%)。不同的统计方法提供的数据表明,在钙通道拮抗剂中 DIP 发生率为 20%~50%。表 3-20-12 显示常见的可导致或加重 DIP 的药物及其致病风险。

【临床表现】

DIP 多数在接触药物后 3 个月内出现症状,一般表现为强直-少动综合征,很少出现震颤和步态障碍,也可出现语言障碍、小写症、面部表情减少。典型的 DIP 通常是双侧肢体对称性受累,上肢多见。对左旋多巴类无反应或反应轻微。

【诊断和鉴别诊断】

1. 诊断在短期内快速出现的帕金森综合征高度提示继发性帕金森综合征,需要考虑到药物的暴露因素并详细询问。

2. 鉴别诊断

(1) DIP 常被误诊为 PD,单纯的 DIP 通常双侧对称分布,但也可见非对称性分布,多巴胺转运体显像(DatSCAN)结果正常,可资鉴别,对左旋多巴反应不灵敏的口颊舌异动症更支持 DIP 的诊断。

表 3-20-12　可导致或加重 DIP 的药物及其致病风险

疾病	风险	用药
精神障碍	高	• 经典抗精神病药 吩噻嗪类:如氯丙嗪、异丙嗪、氟奋乃静、四苯喹嗪、阿列马嗪、普鲁氯嗪、匹莫齐特、丙嗪、甲硫哒嗪等 丁酰苯类:如氟哌啶醇、氟哌利多、三氟哌多等 噻吨类:如替沃噻吨、珠氯噻醇、氟哌噻吨等 苯胺替代物:如氨磺必利、舒必利 • 非经典抗精神病药:利培酮、奥氮平、齐拉西酮、阿立哌唑
	中	奎硫平、氯氮平、锂盐
止吐药	高	甲氧氯普胺、左舒必利、氯波必利
钙通道拮抗剂	高	氟桂利嗪、桂利嗪
心血管疾病	高	利血平
	中	地尔硫䓬、维拉帕米
	低	胺碘酮、普鲁卡因
癫痫	中	丙戊酸、苯妥英钠、左乙拉西坦(开浦兰)
高脂血症	低	洛伐他汀
抑郁症	低	SSRIs(氟西汀、舍曲林);MAOIs(马氯贝胺、苯乙肼)
免疫抑制剂	低	环磷酰胺、阿糖胞苷、环孢霉素、他克莫司、白消安、长春新碱、多柔比星等
抗病毒	低	阿昔洛韦、阿糖腺苷、抗 HIV 药如拉米夫定、阿巴卡韦
抗真菌	低	两性霉素 B
激素类	低	左甲状腺素、甲羟孕酮、肾上腺素

(2)若 DatSCAN 发现双侧摄取不对称性减低,提示存在临床前帕金森病或其他类型退行性疾病导致的帕金森综合征的可能,接触药物只是加速了临床的转化。例如,路易体痴呆对多巴胺受体阻断剂的副作用仍极为敏感,即使在疾病早期也很容易在服用上述有多巴胺受体阻断作用的药物后出现帕金森综合征的表现。

(3)急性起病的肌张力障碍-帕金森综合征,特别是年轻患者需考虑 ATP13A 基因突变所致。

【治疗和预后】

1. DIP 重在预防,对 50 岁以上的女性患者须慎用抗精神病药,预防性使用抗帕金森病/综合征药物通常也不推荐,或可谨慎地用于 DIP 高危人群。发生 DIP 后,首先考虑减量或换用导致帕金森综合征的药物,例如使用非典型抗精神病(如氯氮平、奎硫平)替代典型抗精神病药。单纯的 DIP 一般在停用相关药物数周后症状完全缓解,但有的需数月甚至一年以上。部分患者即使不停药症状也可自发缓解,可能的解释是逐渐出现了多巴胺受体的超敏感。一旦发生,抗帕金森药治疗通常效果不佳。若需对症治疗,金刚烷胺和抗胆碱药通常效果好于其他类型抗帕金森药物。

2. 约 25% 的患者在停药后症状仍持续不缓解甚至加重,有的症状完全缓解后再次复发,提示患者并非单纯的 DIP。DatSCAN 所见有助于对预后判断,若发现摄取降低则需长期随诊,并给予相应的抗帕金森药物治疗。

二、血管性帕金森综合征

血管性帕金森综合征(vascular Parkinsonism, VP)的概念是由 Critchley 于 1929 年首先提出的,主要临床特征是面具脸、强直和小步态,其他表现包括假性延髓麻痹、锥体束征和小脑体征,以及痴呆和尿失禁等。由于下肢受累突出,也被称为下半身帕金森综合征(lower-body Parkinsonism)。

【流行病学】

VP 占全部帕金森综合征的 2%~12%。大多数患者有脑血管病的危险因素,如高血压、糖尿病、高脂血症、冠状动脉粥样硬化性心脏病、吸烟、高同型半胱氨酸血症、睡眠呼吸暂停综合征,有些患者病前有反复发作的卒中病史。

【病理】

VP 病理学特征是存在血管因素所致的脑病变,以缺血最常见,出血较罕见;病变主要累及皮质下脑白质、基底节区、丘脑和中脑等。目前 VP 的病理学诊断尚缺乏统一标准,与帕金森病的区别是,VP 既无严重的中脑黑质多巴胺能神经元脱失,也没有路易小体(Lewy body)形成。

【临床表现】

1. VP 发病年龄与帕金森病相近或稍高于 PD,男性多于女性。起病形式和病情进展差异较大,临床表现可分为两种形式:

(1) 隐匿起病帕金森病:最常见为步态障碍,表现为步伐变小、缓慢、不稳,冻结(freezing)现象和起步困难,对称性强直,震颤不明显。MRI 显示皮质下白质病变。部分 VP 由于伴便失禁和认知障碍逐渐加重,多巴胺能药物疗效欠佳。

(2) 急性起病帕金森病:相对少见,主要见于中脑黑质或基底节区脑梗死或脑出血,卒中后急性起病或在 1 年内逐渐出现卒中部位对侧肢体的偏侧帕金森综合征,以少动-强直为主要表现,有些可自行好转,有些对左旋多巴治疗反应良好。

2. 肌强直、姿势不稳、跌倒、假性延髓麻痹、膝腱反射活跃、锥体束征等也较常见。双上肢一般正常,行走时双上肢摆动无异常;少数患者双上肢也可受累,表现为腱反射活跃和姿势性震颤,但静止性震颤罕见。也有的患者表现为双侧掌颌反射阳性,认知功能障碍尤其是痴呆和尿失禁是最常见的非运动症状,少数患者甚至需要留置尿管。此外,也可有直立性低血压、便秘、疲劳、睡眠障碍及情感障碍等非运动症状。

【辅助检查】

1. 实验室检查通常能够发现患者血糖、血脂异常。

2. 脑 CT 和 MRI 检查可见脑室周围广泛的白质病变,脑 CT 显示低密度影,脑 MRI 显示 T_1WI 等或偏低信号,FLAIR 序列和 T_2WI 显示高信号病灶,伴有基底节区、丘脑和脑深部白质为主的腔隙,呈脑脊液样信号特征,全部序列均为水信号,可见第三脑室、侧脑室扩大等。

3. ^{123}I-β-CIT 和 ^{99m}Tc-TRODAT-1 纹状体突触前多巴胺转运体(DAT)显像,帕金森病显示示踪剂摄取显著降低,而 VP 通常为正常。

【诊断和鉴别诊断】

1. 诊断　VP 的诊断需具备下列三个核心要素:①帕金森综合征,表现为双下肢步态障碍或偏侧肢体运动障碍;②脑血管病变证据,可以是影像学表现或由卒中引起的局灶性症状和体征;③帕金森综合征与脑血管病损害有因果关系,通过询问病史、体格检查、实验室和脑影像学检查,确定帕金森综合征与脑血管病变有因果关系,并能除外其他原因导致的帕金森综合征。

2. 鉴别诊断

(1) 特发性帕金森病(PD):多为单侧起病,症状呈非对称性,可有典型 4~6Hz 静止性震颤;痴呆、尿失禁和假性延髓麻痹在病程早期少见。多数患者多巴胺能药物治疗有效。脑 MRI 或 CT 检查多无异常或皮质下脑白质病变较 VP 轻。

(2) 正常压力脑积水:临床表现为痴呆、尿失禁和步态障碍三联征,也可引起帕金森综合征。起病缓慢,常继发于蛛网膜下腔出血、颅内感染、脑部手术后,主要是脑脊液吸收障碍所致。脑 CT 和 MRI 检查显示脑室系统明显扩大和弥漫性白质病变,有时与 VP 鉴别很困难,但正常压力脑积水患者帕金森综合征表现相对不突出,认知障碍、尿失禁较 VP 更严重。

(3) 进行性核上性麻痹(PSP):可出现特征性眼球垂直运动障碍,脑 MRI 的突出表现是中脑萎缩,典型者呈"蜂鸟"征或"米老鼠"征。

【治疗】

1. 由于 VP 继发于黑质神经元突触后结构病变,提高突触前 DA 浓度对症状无明显裨益。左旋多巴及其他抗帕金森药物治疗效果不理想,只有约 29% 的患者对左旋多巴有较好反应。

2. 控制疾病进展的关键在于预防脑梗死的再次发生,因此需要控制脑血管病的危险因素,应用抗血小板药物等。平衡训练和康复治疗有助于维持患者运动功能和防止摔倒。对 VP 合并认知功能障碍,必要时可用药物对症治疗,如多奈哌齐、加兰他敏、卡巴拉汀等。

三、感染性帕金森综合征

感染性帕金森综合征(infectious Parkinson syndrome)最早的概念是来自 1917—1928 年的昏睡性脑炎(encephalitis lethargica),40% 的感染者在急性期死亡,人数多达数百万。幸存者在 5 年内 50% 出现脑炎后帕金森综合征,10 年内高达 80%。Von Economo 于 1917 年首先报道了这一现象,也被称为冯·埃科诺莫病,患者对左旋多巴反应敏感,但极易出现舞蹈样异动,以及动眼危象、眼睑痉挛、肌张力障碍、舞蹈症、抽动、呃逆等多动的表现,可见精神行为异常如强迫症。

此后陆续又有很多感染性疾病中出现帕金森综合征的病例报道,如日本 B 型脑炎、西尼罗病毒脑炎、肺炎支原体感染等,近年来 HIV 感染相关性帕金森综合征也有报道(表 3-20-13)。

【流行病学】

本病的流行病学极少,有研究提示 HIV 感染人群中出现帕金森综合征者约占 5%,抗逆转录病毒治疗普及使 AIDS 患者中 HIV 脑病和机会性感染导致神经系统并发症发病率明显降低,推测 HIV 相关性帕金森综合征的比例也有下降趋势。

表 3-20-13　导致感染性帕金森综合征的病原

病原分类	病原或疾病的代表
病毒	HIV/HIV 脑病、日本 B 型脑炎病毒/日本 B 型脑炎、B 型柯萨奇病毒、麻疹病毒/亚急性硬化性全脑炎、脊髓灰质炎病毒、西方马脑炎病毒、西尼罗河病毒、EB 病毒、圣路易斯脑炎病毒、水痘-带状疱疹病毒、虫媒病毒、肠道病毒、流感病毒(如 H1N1)、朊病毒
支原体	肺炎支原体
螺旋体	梅毒螺旋体、伯氏疏螺旋体(莱姆病)
寄生虫	囊虫/神经囊虫病、疟原虫、弓形体
其他	结核杆菌、昏睡性脑炎、隐球菌、毛霉菌病、链球菌

【发病机制和病理】

1. 发病机制　虽然在感染性疾病出现帕金森综合征,但多数没有足够证据证实两者的必然联系。目前认为可能的发病机制是:①病原感染对多巴胺功能的直接影响,如侵犯了多巴胺能通路的相关部位。②由感染引发的自身免疫反应。对于 HIV 感染相关的帕金森综合征,还包括机会性感染的影响,例如弓形体脓肿、脑实质结核瘤、隐球菌脓肿等。由于 HIV 感染人群经常暴露于药物治疗中,药物因素也会共同导致帕金森综合征的发生。

2. 病理　昏睡性脑炎后帕金森综合征的病理发现,急性期可见中脑和脑室周围的炎症,迟发性运动障碍伴随黑质纹状体神经元大量丢失,残存神经元中出现神经原纤维缠结(NFTs),但无病毒学的证据。

【临床表现】

1. 帕金森综合征表现本身无特殊的提示意义,HIV 相关的帕金森综合征通常无静止性震颤,多数伴有痴呆、癫痫、空泡型脊髓病、周围神经病等其他神经系统病变表现;有 HIV 感染首发症状表现类似进行性核上性麻痹的病例报道。

2. 血和脑脊液培养及病毒学检查通常可发现感染病原,若怀疑支原体感染用 PCR 可能有帮助。HIV 感染患者在出现帕金森综合征时 CD4 水平低下,随着症状改善可恢复。

3. 脑 MRI 检查,在日本 B 型脑炎患者可见黑质、纹状体、苍白球、丘脑等部位 T_2WI 低信号。

【诊断和治疗】

1. 诊断　目前无确切的诊断标准。临床上在感染后出现急性帕金森综合征表现,有相应结构受损,或急性帕金森综合征有感染的相关证据,均可疑诊继发于感染的帕金森综合征。

2. 治疗　抗帕金森药物对症治疗通常效果不佳。

四、中毒性帕金森综合征

中毒性帕金森综合征(toxic Parkinson syndrome)的最早认识来自 1-甲基-4-苯基-四氢吡啶(MPTP),它是目前唯一被公认可诱发人类和灵长类动物及小鼠帕金森病(PD)症状的合成毒素,用其诱导的动物模型在神经化学、行为学和组织病理学上的变化非常接近于临床上的 PD 患者。人们对 PD 的发病机制及治疗研究也因此得到了极大的拓展。

【病因】

迄今为止,MPTP 仍是制备帕金森病动物模型的常用毒物,其他常见毒物包括一氧化碳、锰、铁、铜等重金属(表 3-20-14)。与帕金森病主要累及壳核不同,MPTP 可以同时累及壳核和尾状核。

表 3-20-14　可以导致帕金森综合征的毒物

- 锰(矿工、电焊工、汽油中的甲基环戊二烯三羰基锰)
- 毒品:MPTP、海洛因、溶媒吸入剂(甲苯)、致幻剂、麻黄碱和伪麻黄碱
- 有机磷酸酯:百草枯、鱼藤酮
- 脂肪烃:己烷、卤素
- 甲醇、乙醇
- 草甘膦除草剂:甘氨酸衍生物
- 二硫化碳熏蒸消毒剂
- 汞中毒
- 氰化物中毒

锰中毒所致的帕金森综合征首先报道于 1837 年,常见于矿工、电焊工、熔炼工、干电池制造业工人,由于高锰酸钾慢性摄取,以及胃肠外营养剂中锰浓度过高。研究表明,电焊工发生帕金森综合征的平均年龄比其他帕金森病患者早 17 年,提示锰中毒是帕金森病的危险因素。此外,肝衰竭患者血和脑脊液中锰浓度可明显升高至接近锰职业暴露的患者。病理发现锰在黑质的黑色素颗粒

中沉积,导致苍白球和黑质网状带受损。Cotzias 由此开始研究增加神经黑色素的方法,并开始外消旋多巴的治疗应用。脑易感区域氧化应激反应增加导致线粒体毒性作用,可能是本病的发病机制。

【临床表现】

1. 一氧化碳中毒迟发性脑病通常出现于急性中毒后 3 周,也有长达 6 个月后出现者。表现为步态异常、启动困难、冻结现象、僵直以及经典的躯体动作迟缓,也可出现震颤和肌张力障碍。此外,可能出现无动性缄默、谵妄、尿失禁和行为异常。病理上表现为苍白球出血性坏死。MRI 检查可见双侧半卵圆中心对称性白质及胼胝体异常信号,苍白球明显低信号,丘脑和壳核信号轻度减低。多巴胺转运体 SPECT 正常。左旋多巴治疗通常无效,预后尚可。

2. 锰中毒临床表现为帕金森综合征,还可出现肌张力障碍,易向后倾倒,特征性"公鸡"样步态,表现为足尖点地,双肘屈曲,脊柱伸直;震颤通常不明显。多数患者在暴露于危险因素后 1 年左右发病,首先出现健忘、焦虑、幻觉、强迫等精神行为异常,数月后出现帕金森综合征运动障碍。MRI 可见苍白球、黑质 T_1WI 高信号;PET/SPECT 检查提示纹状体突触后多巴胺受损。左旋多巴治疗无效。肝衰竭导致锰中毒性帕金森综合征在肝移植后锰浓度可降至正常,MRI 异常信号可消失。

3. 常染色体隐性遗传锰转运体基因 *SLC30A10* 突变,可导致儿童发病的帕金森-肌张力障碍-肝硬化综合征,红细胞增多、高锰血症和基底节锰沉积的影像学特征具有提示意义。

【治疗】

使用螯合剂 $CaNa_2$ EDTA 治疗,可使临床症状得到持续的改善。

五、代谢性帕金森综合征

由于代谢性疾病导致的帕金森综合征包括肾病、肝病、脑桥中央髓鞘溶解症和内分泌疾病等。

(一)肾病

有研究者随访评估了诊断尿毒症 3 年后发生帕金森综合征的风险,在调整了糖尿病的因素后发现,尿毒症发生帕金森综合征的概率是非尿毒症的 1.8 倍。当尿毒症伴随糖尿病酮症酸中毒出现时,常表现为急性帕金森综合征,伴有意识障碍、步态不稳、言语含糊及运动过多等表现。脑 MRI 的特征性表现是 T_1WI 低信号、T_2WI 高信号病灶。

(二)肝病

获得性肝脑综合征(acquired hepatocerebral degeneration, AHD) 可出现帕金森综合征、共济失调、肌张力障碍、舞蹈病等多种形式的运动障碍。帕金森综合征的临床表现与帕金森病类似,但进展迅速(平均在发病 7 个月后达峰),通常双侧对称起病,早期影响平衡功能。AHD 经常出现震颤,可有经典的帕金森病样静止性震颤,但更多见的是粗大的姿势性和动作性震颤,常有些头颈部。

(三)脑桥中央髓鞘溶解症

脑桥中央髓鞘溶解症是由于过快地纠正低钠血症或血浆渗透压过高所致。多数表现为脑桥中央髓鞘溶解,出现四肢瘫、假性延髓麻痹,严重的甚至出现闭锁综合征。约 $\frac{1}{10}$ 的患者可累及脑桥外,特别是基底节、小脑和外侧膝状体。脑 MRI 可见纹状体 T_2WI 高信号。左旋多巴治疗有效。

(四)内分泌疾病

黏液性水肿有时会被误诊为早期的帕金森病,而帕金森病也容易掩盖甲状腺功能减低症状。尽管甲状腺疾病与帕金森病之间没有确切的因果关联,但甲状腺功能亢进和减低都可能导致帕金森病运动症状的急剧或快速加重。甲状旁腺功能减低偶可见帕金森综合征表现。曾有报道艾迪生病可表现为快速进展地运动迟缓、僵直和步态障碍等。

六、其他伴影像学异常的帕金森综合征

有些帕金森综合征伴有明确的影像学异常,诸如脑积水、脑肿瘤、脑外伤和脑钙化等。

(一)脑积水

影像学显示交通性脑积水患者通常表现为进行性痴呆、步态失用/共济失调综合征、尿失禁等三联征。通常无静止性震颤,左旋多巴治疗无效。

PD 或 PSP 伴脑室扩大易被误诊为正常压力脑积水,脑脊液放液后也可出现短暂的症状改善,需要慎重鉴别。少数报道特发性导水管梗阻导致梗阻性脑积水,出现帕金森综合征及帕里诺(Parinaud)综合征。脑积水导致帕金森综合征的可能机制是,基底节和中脑直接受压或慢性血流动力学损害。

(二)脑肿瘤

最常见的幕上肿瘤是额顶叶脑膜瘤,其他还包括压迫或直接侵犯基底节的星形细胞瘤、动静脉畸形。曾有报道,浸润性非压迫性胶质瘤导致青少年帕金森综合征。这些脑肿瘤在 MRI 检查均可显示占位性病变。

(三)脑外伤

慢性外伤性脑病(chronic traumatic encephalopathy, CTE) 可见于职业拳击手和职业障碍赛马骑师。临床表现与帕金森病类似,但语言、步态和平衡障碍等出现得更早。左旋多巴类药物无效。脑 MRI 常可见第 V 脑室扩大。然而,极少报道在单次严重的闭合性脑外伤后出现

帕金森综合征;慢性硬膜外或硬膜下血肿偶可导致帕金森综合征。

（四）脑钙化

原发性家族性基底节钙化(primary familial brain calcification, PFBC)，在脑 CT 上可见纹状体、苍白球钙化，范围可累及小脑齿状核等部位。临床主要表现为运动障碍、精神症状和认知功能损害的组合。多数患者常以运动障碍为首发症状，表现形式多样，半数以上的患者出现帕金森综合征。详见本章第二十节。

第九节 特发性震颤及其他震颤

（杨新玲　卢晓宇）

震颤(tremor)是最常见的运动障碍性疾病，是指身体的一个或几个部位有节律的不自主运动。震颤可以是神经系统正常时出现的生理性震颤，可能是疾病过程中的唯一和仅有的症状，也可能是疾病众多的症状之一。虽然大多数震颤是病理性的，但是在正常受试者中可以检测到低振幅、高频率的生理性震颤。明显的震颤肉眼可以发现，小幅度的震颤可能需要通过敏感的记录仪测知。其中病理性震颤的临床表现多种多样，病因学及病理生理方面也有所不同，临床结局也可引起致残，药物治疗有所局限，因此精确的立体定向手术对于严重的震颤病例显得尤为重要。

震颤患者的临床检测应侧重于震颤的某些特点，这是鉴别诊断的基础，检测时应详细记录其电活动特点。动作性震颤是肌肉收缩产生的任何震颤，包含了位置性震颤、意向性震颤、等长震颤和任务特异性震颤 4 种。位置性震颤是指肌肉完全随意收缩处于某一位置时出现的

震颤。运动性震颤(意向性)是指肌肉收缩产生任何形式的运动过程中或突然启动随意肌肉收缩时或动作结束时产生的震颤。震颤在整个运动过程中均存在，接近运动目的时显著增强，称为意向性震颤。等长性震颤是指肌肉用力收缩，但不伴有肢体位置变化和震荡时的一种极细微震颤。这种震颤可通过敏感的记录仪来测知(加速度计光谱和肌电图)，震颤三个主要震颤频率为高频(>7Hz)、中频(4~7Hz)、低频(<4Hz)(图 3-20-26)。

一、特发性震颤

特发性震颤(essential tremor, ET)是临床常见的运动障碍性疾病，传统观点认为，特发性震颤是良性家族性的单一症状疾病，以上肢姿势性或动作性震颤为主要特征，也称为家族性震颤或良性特发性震颤。目前认为，特发性震颤是缓慢进展的、可能与家族遗传相关的复杂疾病(complex disease)；除了特征性姿势性或动作性震颤，临床上可有共济失调症状，可能存在认知损害和人格改变。年龄是 ET 重要的危险因素，患病率随年龄而增长，芬兰 40 岁以上人群患病率为 5.55%，70~79 岁为 12.6%；美国密西西比州 70~79 岁人群患病率是 40~69 岁人群的 10 倍。

【病因和发病机制】

1. 遗传学特点　约有半数以上的特发性震颤(ET)患者存在阳性家族史，为常染色体显性遗传性疾病。Gulcher 等(1997)发现致病基因定位于 3q13，称为 *ETM1*；而 Higgins 等(1997)将致病基因定位于 2p24.1，称为 *ETM2*，并认为 ETM 可能为三联体重复序列。近年来在家族性 ET 患者 3q11 染色体 *DRD3* 基因上发现了 G312A 多态性(Lucotte et al, 2004)，导致 9 号密码子(丝

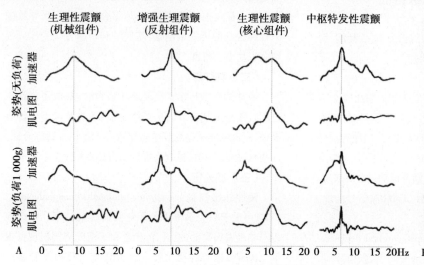
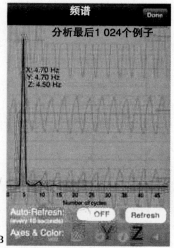

图 3-20-26　四种不同的姿势手震颤的光谱分析及震动频率

氨酸→甘氨酸)改变;在家族性 ET 患者 2p 染色体的 *HS1-BP3* 基因上发现了 C828G 多态性(Higgins et al, 2005),但遗传相关性尚有待进一步确认。有研究显示,同卵双生子 ET 患病一致性仅为 60%;ET 患者一级亲属中仅 4.7% 患病(Louis et al,2001),远低于常染色体显性遗传病一级亲属的患病率(50%)。因此,ET 可能是由多种遗传因素和环境危险因素共同作用而引起的一种复杂疾病,并非单基因遗传性疾病。

2. 环境危险因素 ET 的发病还与一些环境因素相关。β-咔啉生物碱主要存在于食物中,如经长时间高温加热后的肉类食物。研究发现,ET 患者血液中生物碱含量显著高于对照组(Louis et al,2005)。ET 患者血液中铅含量显著高于正常人(Louis et al,2003),铅具有神经毒性,可导致小脑损害,引起震颤。

3. 病理生理机制 基于动物模型研究结果,ET 发病被认为与 CNS 内散在的网状结构或核团异常震荡有关。核团震荡的起搏点仍存在争议,下橄榄核被认为是最有可能的中枢起搏点。骆驼蓬碱(harmaline)诱导的灵长类动物震颤模型与人类 ET 相似,是常用的 ET 动物模型;哈尔明碱(harmine)是骆驼蓬碱 β-咔啉类似物,可使人类产生震颤。动物实验结果显示,二氢骆驼蓬碱通过抑制 γ-氨基丁酸受体而增强下橄榄核小脑神经通路的输出,下橄榄体小脑节律性改变,下橄榄核小脑神经通路振荡通过丘脑和皮质向脊髓传播,最终引起震颤;以乙醇、地西泮(安定)、巴比妥酸盐等物质抑制后,震颤减少。

【临床表现】

1. 起病隐袭,缓慢进展或长期缓解。各年龄均可发病,多见于 40 岁以上的中老年人,也有认为青少年是另一发病高峰。家族性比散发性 ET 患者起病早,多在 20 岁前起病。震颤常是唯一症状,部分躯体和/或肢体一个或数个关节不自主节律性动作,通常不伴其他神经系统症状体征。

2. 震颤表现为姿势性或动作性,身体保持一定姿态或骨骼肌随意收缩时出现。病情严重及老年患者可伴静止性震颤。以 4~12Hz 的姿势性或动作性震颤为主要特征,多数发生于手和前臂,也可累及头部(如颈部)、下肢、声音等,偶尔累及舌、面部、躯干等部位。震颤可以同时累及多部位(如前臂和头部)。日常生活中如书写、倒水、进食等可加重震颤,多数患者饮酒后症状减轻。随着患病年限增加,震颤频率下降而幅度增加,导致较严重的功能障碍。震颤累及部位可逐步增多,一般在上肢受累后数年出现头部震颤,躯干和下肢通常最晚累及。

3. 特发性震颤分为典型特发性震颤、严重性特发性震颤和症状性特发性震颤三种。

(1) 典型特发性震颤:可发生于成人和老年人,但在儿童和青少年有时也可见。此型特发性震颤的振幅大,频率慢,以上肢的位置性震颤为主,偶尔伴有头部震颤,下肢罕见,不伴有静止性震颤。典型特发性震颤可存在一些变异情况,即震颤只影响身体的某一部分。手部为主的特发性震颤 50% 以上可伴有头部摇晃和摆动。偶尔也有家族性头部震颤而没有手部震颤。也有患者呈任务性特异性震颤仅在写字时震颤,而没有上肢的位置性震颤。酒精能减轻大部分 ET 患者的震颤,应用酒精后有 66.7% 症状改善(Jankovic et al,1991)。

(2) 严重性特发性震颤:本型患者大部分均是老年人,有长期的震颤病史,患者在书写、手部持物时震颤十分明显。故穿衣、饮水、进食等都需要别人帮助。下颌和口部的震颤可造成构音不清。

(3) 症状性特发性震颤:本型震颤仍然具有特发性震颤的一些特点,在静息状态下不出现震颤,维持在某种姿势时出现震颤,活动时震颤不会明显。但所不同的是具有各种神经系统疾病的体征。如发生在某些多发性神经炎患者时,可有多发性神经炎的体征。发生在腓骨肌萎缩症时,有腓骨肌萎缩症的体征。10% 的自发性扭转痉挛患者可有症状性特发性震颤表现。

【诊断和鉴别诊断】

1. 震颤临床分级 根据 1996 年美国国立卫生研究院(NIH)特发性震颤研究小组提出震颤临床分级标准:

0=无震颤

1=很轻微的震颤(不易发现)

2=易发现的幅度不到 2cm 的无致残性震颤

3=明显的幅度在 2~4cm 的部分致残性震颤

4=严重的幅度超过 4cm 的致残性震颤

2. 诊断标准

(1) 核心诊断标准:①双手及前臂明显且持续的姿势性和/或动作性震颤;②不伴有其他神经系统体征(齿轮现象和 Froment 征除外);③可仅有头部震颤,但不伴有肌张力障碍。

(2) 支持诊断标准:①病程超过 3 年;②有阳性家族史;③饮酒后震颤减轻。

(3) 排除标准:①其他异常神经系统体征,特别是肌张力障碍;②存在引起生理亢进性震颤的因素,包括目前或最近暴露于震颤药物或存在戒毒状态;③有精神性(心理性)震颤的病史或临床证据;④突然起病或病情呈阶梯式进展恶化;⑤原发性直立性震颤;⑥孤立的声音震颤;⑦孤立的位置特定或任务特定的震颤,包括职业震颤和初级写作震颤;⑧孤立的舌头或下巴震颤,孤立的腿震颤。

3. 鉴别诊断

(1) 帕金森病:特发性震颤患者合并 PD 概率高于普通人群,研究发现,PD 患者亲属发生震颤至少是正常对照组的 2.5 倍,PD 合并特发性震颤患者的亲属发生震颤概率高达 10 倍。说明特发性震颤与 PD 虽是两个独立的疾病,但两者之间可能存在一定联系。PD 震颤以静止

性为主,可合并动作性震颤,常伴动作迟缓、强直、步态异常和表情少等。PD 患者在 PET/CT 上显示多巴胺转运体逐渐减少(图 3-20-27)。

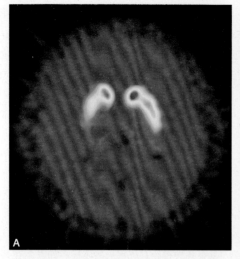 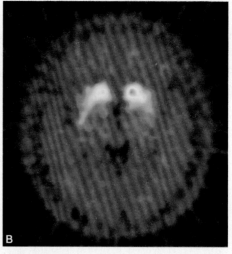

图 3-20-27 PD 患者 PET 功能显像脑多巴胺转运体(A.早期;B.晚期)

(2)甲亢和肾上腺功能亢进:引起生理亢进性震颤,对肢体施加较大惯性负荷时,震颤频率可减少 1 次/s 以上,可伴食欲亢进、多汗、心率加快、体重减轻、神经兴奋性增高和甲状腺肿大等甲亢表现;伴满月脸、向心性肥胖、高血压和多血质等肾上腺功能亢进表现。

(3)直立性震颤:表现为站立时躯干和下肢姿势性震颤,可累及上肢,伴体态不稳和小腿疼挛(肌肉高频强直收缩所致),坐下或仰卧后缓解,行走时减轻。家族性姿势性震颤患者合并直立性震颤概率较高,PET 检查两者都有双侧小脑、对侧豆状核和丘脑功能异常,提示两者可能存在一定联系。与特发性震颤相比,直立性震颤频率(14~18 次/s)更快,用氯硝西泮(clonazepam)、加巴喷丁(gabapentin)可显著缓解。

(4)小脑传出通路病变:主要是小脑底核及结合臂病变,表现为上肢和下肢意向性震颤,常伴其他小脑体征如共济失调等。

(5)中毒或药物引起的震颤:通常为姿势性震颤合并运动性震颤,也可出现静止性震颤和意向性震颤,取决于药物种类和中毒严重程度。多数震颤累及全身,节律不规则,可出现扑翼样震颤,伴肌阵挛。

(6)皮质震颤:为不规则高频(>7 次/s)姿势性和运动性震颤,常伴运动性肌阵挛。电生理检查可发现巨大体感诱发电位及体感反射增强。

(7)红核及中脑性震颤:是静止性、姿势性及意向性震颤的混合体,震颤频率 2~5 次/s。通常由红核附近病变(脑卒中或创伤)引起,影响一侧黑质纹状体及结合臂通路,导致对侧肢体震颤,本病常伴脑干和小脑病变其他体征。

【治疗】

本病包括药物治疗和手术治疗。

1. 治疗原则 ①轻度震颤无须治疗;②轻-中度患者由于工作或社交需要,可选择事前半小时服药以间歇减轻症状;③影响日常生活和工作的中-重度震颤,需要药物治疗;④药物难治性重症患者可考虑手术治疗;⑤头震颤或声音震颤患者可选择 A 型肉毒毒素注射治疗。

根据循证医学的 A、B、C 级推荐水平,结合我国的实际情况,将治疗 ET 的药物分为一线、二线和三线用药。其中一线药物有普萘洛尔、阿罗洛尔、扑米酮;二线药物有加巴喷丁、托吡酯、阿普唑仑、阿替洛尔、索他洛尔、氯硝西泮;三线用药有氯氮平、纳多洛尔、尼莫地平、A 型肉毒毒素。普萘洛尔、阿罗洛尔和扑米酮是治疗 ET 的首选初始用药,当单药治疗无效时可联合应用。

2. 药物治疗(表 3-20-15)

(1)一线推荐药物:

1)普萘洛尔(propranolol):即普萘洛尔,是非选择性肾上腺素 β 受体阻滞剂,为经典的一线药物。①用法:从小剂量 10mg 开始,2 次/d,逐渐加量,每日增加 5mg,直至 30~60mg/d 症状可改善,一般不超过 90mg/d;标准片 3 次/d,控释片 1 次/d,晨服;②疗效:能有效减小 50% 的肢体震颤幅度,但频率不降低,对轴性震颤,如头震颤、声音震颤疗效不佳;③不良反应:常见脉率降低和血压下降,如心率<60 次/min 可考虑减量,<55 次/min 则停药;其他少见不良反应包括疲乏、恶心、腹泻、皮疹、阳痿和抑郁等;④禁忌:不稳定性心功能不全、高度房室传导阻滞、哮喘、胰岛素依赖型糖尿病等。

表 3-20-15 震颤的药物治疗和管理

药物	每日剂量	药效	适应证	禁忌证/不良反应	备注
普萘洛尔	30~320mg 标准:2~3 次/d 长效:1~2 次/d	姿势性/动作性震颤 手震颤+++ 头震颤+	ET(证据级别:ⅠA) PD:db(双盲)研究 小脑性震颤:单一的病例 神经病性震颤:单一的病例	心动过缓,充血性心力衰竭,房室传导阻滞,胃肠道紊乱,低血压,抑郁症疲劳,支气管痉挛,男性阳痿	ET 患者的首选
扑痫酮	62.5~500mg 夜间 1 次	姿势性/动作性震颤 手震颤+++ 头震颤+	ET(证据级别:ⅠA) 神经病性震颤:单一的病例	共济失调,眩晕,复视,镇静,巨幼红细胞贫血,骨质疏松症,疲劳,恶心,抑郁,意识模糊	ET 患者的首选,年龄>60 岁患者优先考虑
普萘洛尔联合扑痫酮	每种最大剂量	姿势性/动作性震颤 手震颤+++ 头震颤+	ET(证据级别:ⅡB)		ET 患者的首选,使用二线或三线药物前试用
加巴喷丁	1 800~2 400mg 3 次/d	动作性震颤	ET:3 组 db 研究结果不一致:一组无效,两组有效(证据级别:ⅡB) 神经病性震颤:单一的病例 原发性体位性震颤:db 研究	头晕,嗜睡,外周水肿	ET 患者的二线选择
托吡酯	<400mg 2~3 次/d	动作性震颤	ET:3 组 db 研究结果不一致:一组无效,两组有效(Ⅱ) 小脑性震颤:开放性研究	感觉异常,体重减轻,嗜睡,厌食,头晕,遗忘症,抑郁,失眠,急或慢性代谢性酸中毒,肾结石,眼压升高	ET 患者的二线选择
氯硝西泮	0.75~6mg 2~3 次/d	主要为运动性震颤	ET(证据级别:ⅡB)小脑性震颤(单一病例) 肌张力障碍性震颤(单一病例)	意识模糊,抑郁症,遗忘症,矛盾性反应(激越,紧张),呼吸抑制	ET 患者的二线选择
酒精	小量 间断治疗	姿势性/动作性震颤 手震颤+++ 头震颤+	ET(证据级别:ⅡB)	中枢神经系统抑制(与镇静药相互作用)	ET 患者的二线选择可谨慎选择
阿普唑仑	0.75~4mg 间断治疗	姿势性/动作性震颤 手震颤++	ET(证据级别:ⅡB)	意识模糊,抑郁症,遗忘症,矛盾性反应(激越,紧张),呼吸抑制	ET 患者的二线选择(针对轻度病例)
肉毒杆菌毒素	Botox 剂量:声带肌:1.25~3.75U;颈肌:40~400U;前臂肌:50~100U;腭帆张肌:4~10U 每 3 个月 1 次		ET(证据级别:ⅡB) 肌张力障碍性震颤(db 研究) EPaT:单一的病例	姿势性/动作性震颤 声音震颤+++头震颤++ 耳咔哒声++ 手震颤+	ET 患者的二线选择 在 EMG 引导下进行注射 U 型肉毒杆菌剂量比肉毒杆菌高 3~5 倍
氯氮平	12.5mg(测试) 25~100mg 夜间 1 次 (早晨可附加剂量)		ET(证据级别:ⅢC) PD:几个小型开放和 db 研究 Holmes 震颤:单一的病例	静止性震颤	ET 患者的三线选择 认为疗效不如 PD(如合并精神障碍是适应证) 在一特定患者氯氮平疗效在单服 12.5mg 后可预测
左旋多巴	可达 1 200mg 标准:4 次/d 长效:3 次/d		PD:丰富的证据证明 Holmes 震颤:单一的病例	静止性震颤	

药物	每日剂量	药效	适应证	禁忌证/不良反应	备注
多巴胺受体激动剂	中到高 标准:3次/d 长效:1~2次/d透皮贴剂(罗替高汀):1次/d		PD:双盲研究 Holmes 震颤:单一的病例	静止性震颤	每日剂量:溴隐亭:5~20mg; 利舒脲:0.1~1.2mg 培高利特:0.15~3.0mg 普拉克索:1.5~4.5mg; 罗匹尼罗:3~24mg; 卡麦角林:1~6mg; 罗替高汀:2~6mg
抗胆碱能药物	苯海索:1~10mg; 波那令:3~12mg; 比哌登:1~12mg; 美噻吨:7.5~60mg 3次/d		苯海索:PD 开放和对照性研究 PD:证据不足 Holmes 震颤:单一的病例 波那普令:2项PD双盲研究	静止性震颤姿势性/动作性震颤	推荐严格的缓慢滴定 突然停药可能会诱发严重的反弹效应

2)扑米酮或扑痫酮(primidone):是常用抗癫痫药。每晚 25mg 开始,逐渐加量 25mg/次,有效剂量在 50~500mg/d,一般 250mg/d 疗效佳且耐受性好,睡前服药可减少嗜睡。对手震颤疗效显著,可减小 50% 震颤幅度。用药早期急性不良反应如眩晕、恶心、呕吐、行走不稳、嗜睡等,发生率较高,大部分不良反应数日后逐渐减弱或可耐受。

3)阿罗洛尔(arotinolol):具有 α 及 β 受体阻断作用(作用比约为 1:8)。口服剂量从 10mg/d 开始,可加量至 10mg,2 次/d,最高剂量不超过 30mg/d。可减少姿势性和动作性震颤幅度,疗效与普萘洛尔相似。阿罗洛尔的 β 受体阻滞活性是其 4~5 倍,不易通过血脑屏障,不会产生 CNS 不良反应。不良反应有心动过缓、眩晕、低血压等。用药期间应密切观察心率和血压变化,如 60 次/min 以下或有明显低血压应减量或停药。

(2)二线推荐药物:

1)加巴喷丁(gabapentin):是 γ-氨基丁酸衍生物。起始剂量 300mg/d,有效剂量 1 200~3 600mg/d,分 3 次口服;单药治疗可缓解症状,疗效可能与普萘洛尔相似;不良反应包括困倦、恶心、头晕、行走不稳等。

2)托吡酯(topiramate):是新型抗癫痫药,有阻滞钠通道、增强 γ-氨基丁酸活性的作用。起始剂量 25mg/d,以 25mg/周递增速度缓慢加量,分 2 次口服,常规治疗剂量为 100~400mg/d;疗效略逊于前四种药物,但一定程度上能改善各类震颤;不良反应如食欲减退、体重减轻、恶心、感觉异常、认知损害,尤其语言能力等。

3)索他洛尔(sotalol):是非选择性 β 受体阻滞剂,治疗剂量 80~240mg/d;疗效仅次于普萘洛尔和阿罗洛尔。阿替洛尔(atenolol)是选择性 β₁ 受体阻滞剂,50~150mg/d,适用于不能使用 β₂ 及非选择性 β 受体阻滞剂的哮喘患者,疗效逊于非选择性受体阻滞剂。

4)苯二氮䓬类:阿普唑仑(alprazolam)为短效制剂,起始剂量为 0.6mg/d,3 次/d 口服,有效治疗剂量 0.6~2.4mg/d;可部分减轻震颤幅度,可用于不能耐受普萘洛尔、阿罗洛尔和扑米酮的老年患者;氯硝西泮(clonazepam)起始剂量 0.5mg/d,有效治疗剂量 1~6mg/d,能有效减小动作性震颤幅度,不良反应有头晕、过度镇静、疲劳及反应迟钝等,长期使用可出现药物依赖性。

(3)三线推荐药物:如非选择性 β 受体阻滞剂纳多洛尔(nadolol)120~240mg/d,钙离子拮抗剂尼莫地平(nimodipine)120mg/d 或非经典抗精神病药物氯氮平(clozapine)25~75mg/d,对改善肢体震颤可能有效。A 型肉毒毒素在治疗头震颤、声音震颤方面更具优势,也可用于肢体震颤,40~400U 可改善头部震颤;尺、桡侧腕伸屈肌多点注射 50~100U 药物可减小上肢震颤幅度,常见不良反应是手指无力、肢体僵硬感;0.6U 软腭注射可治疗声音震颤,但可能出现声嘶和吞咽困难等不良反应。

3. 手术治疗 约 80% 的特发性震颤患者经过正规药物治疗,仍不能完全消除震颤,可尝试外科手术,包括立体定向丘脑毁损术和深部丘脑刺激术(DBS),单侧丘脑毁损术可缓解 90% 以上患者震颤,安全、有效,药物治疗无效的严重偏侧震颤可应用。10% 的 ET 患者术后出现构音障碍、平衡失调、对侧肢体无力、认知障碍及癫痫等,死亡率<0.5%。DBS 具有低创伤性、可逆性、可调控性特点,是药物难治性重症 ET 患者的首选手术治疗方法;不良反应包括感觉异常、局部疼痛、构音障碍、平衡失调等。

二、其他震颤

（一）增强的生理性震颤

正常的生理性震颤（physiologic tremor，PT）是一种动作性震颤，通常是不可见的，只能用敏感的加速度计来测量。幅度的增加会导致可见的增强的生理性震颤（enhanced PT，EPT）。增强的生理性震颤（EPT）主要包括外周性机制（身体区段的机械特性和牵张反射），以及在少于10%的受试者中具有8~10Hz振荡的中枢的成分，大部分EPT是与药物或毒素增加PT的外周的或中枢的病因成分有关。

增强的生理性震颤需要根据病因进行治疗，短暂的情绪性颤抖一般不需治疗，单一剂量的β受体阻滞剂（普萘洛尔、阿替洛尔、美托洛尔等）可以抑制这种震颤。甲亢性震颤推荐使用普萘洛尔。

（二）肌张力障碍性震颤

典型的肌张力障碍性震颤（dystonic tremor，DT）发生在受肌张力障碍影响的身体部位，典型的例子是斜颈的头部震颤、书写痉挛的手震颤，或者口面部肌张力障碍的下颌震颤。DT的发病机制不详，推测可能与引起肌张力障碍本身的中枢神经系统（特别是基底节）异常有关。肌张力障碍性震颤治疗效果差异较大，取决于特定的干预类型和震颤分布，且效果欠佳。抗胆碱能药物、丁苯那嗪、氯硝西泮、β受体阻滞剂和扑米酮等有一定的效果。左旋多巴仅对由多巴反应性肌张力障碍所致的震颤有效，但有时会使震颤加重。肉毒毒素注射对于中线震颤（头部或声带）有显著的改善作用。对于广泛肌张力障碍的严重病例可考虑应用DBS治疗。

（三）原发性书写震颤和其他任务特异性震颤

原发性书写震颤（primary writing tremor，PWT）是发生在书写时的一种震颤，除了轻微的姿势性和末端的意向性震颤，没有其他明显的神经系统体征，可以是任务诱发的（A型）或位置敏感性的（B型）。PWT是许多任务特定的震颤中最常见的变异型，通常与专业运动技能相关，如音乐家震颤或高尔夫球手震颤等。PWT的发病可能与局部性肌张力障碍密切相关。治疗可选择抗胆碱能药，立定定向手术需要权衡风险和获益。

（四）直立性震颤

直立性震颤（orthostatic tremor，OT）是一种独特的震颤综合征，特征是在站立时有一种不稳的主观感觉，严重病例可出现在步态中。有些患者可表现为突然摔倒。患者在坐位和卧位时不出现震颤。OT是唯一具有特殊病征频率的震颤综合征，站立时表面EMG（例如，从股四头肌）出现典型的13~18Hz爆发模式。一半的患者可能表现为手臂震颤（arm tremor），通常在站立时更明显。直立性震颤通常肉眼不可见，因此诊断主要依赖于患者的主

诉而非临床表现。除了扑翼样震颤（asterixis），OT是唯一必须做EMG检查的震颤性疾病。用听诊器在大腿和小腿肌肉上进行听诊就会发现一种重复的砰砰声，类似于一架远处的直升机发出的噪声。

OT的首选药物是加巴喷丁，其次是氯硝西泮。扑米酮也有效。有报道显示腹侧中间核DBS后患者病情改善，特别是行双侧手术的患者。

（五）小脑性震颤综合征

小脑性震颤（cerebellar tremor，CT）是一种意向性震颤，可以发生于单侧或双侧，取决于潜在的小脑异常。震颤频率几乎都是在5Hz以下。患者也可能出现简单的动作性和体位性震颤，但是不发生静止性震颤。蹒跚（titubation）是小脑性疾病的另一种震颤表现，而且是头部和躯干的一种低频率振荡（约3Hz）。当低频率动作性震颤较严重时，由于患者不能完全地放松，有时看起来很像静止性震颤。与大多数其他中枢性震颤的潜在机制不同，小脑意向性震颤的病理生理可能不是由振荡环路产生，而是由正反馈或反馈回路变化的特征所致。

小脑性震颤的治疗困难，效果不佳，小样本研究推荐药物包括：胆碱能物质［毒扁豆碱（physostigmine）、卵磷脂（lecithin）］、5-HTP（5-羟基色氨酸）、普萘洛尔（高达320mg/d）、氯硝西泮、卡马西平、金刚烷胺、四氢大麻酚（tetrahydrocannabinol），以及苯海索（trihexyphenidyl）］等。腹侧中间核DBS或丘脑切开术（thalamotomy）有可能获得好的改善，但术后功能转归差异很大，只有50%缓和有好的结局。

（六）福尔摩斯震颤

福尔摩斯震颤（Holmes tremor，HT）是一种罕见的症状性震颤，由于中脑区域病变所致。临床上，它是一种帕金森病静止性震颤与小脑性震颤的组合，是唯一有典型的静止性、姿势性和意向性震颤成分的震颤，因为干扰患者休息，也是最致残的震颤形式之一。临床特征（不规则性、低频率和伴发帕金森综合征）以及影像学检查［多巴胺转运蛋白（dopamine transporter，DAT）-SPECT］可以帮助识别在这些情况下的福尔摩斯震颤。HT是一种小脑、丘脑和黑质纹状体系统的组合病变。

虽然对于HT震颤尚无普遍接受的治疗方法，它的治疗成功率要比CT患者高。部分患者对左旋多巴、DA激动剂、抗胆碱能药物，或者氯硝西泮有反应，部分患者对左乙拉西坦有戏剧性的效应。功能性神经外科手术对这种震颤综合征的效应还没有得到很好的证明。

（七）周围神经病的震颤综合征

有些周围神经病（peripheral neuropathies）经常出现震颤，通常表现为一种轻微的体位性震颤，也有病例罹患致残性很高的动作性和意向性震颤。对于这一类型的震颤，治疗潜在的神经病可能改善一些患者的震颤。然而，

当神经病得到改善,震颤也可能没减轻甚至加重。普瑞巴林、普萘洛尔、扑米酮或氯硝西泮对一些患者有所帮助,也有患者在 Vim 中成功植入 DBS 电极。

腭震颤(palatal tremor)是罕见的震颤综合征,可分为两种形式。症状性腭震颤(symptomatic palatal tremor, SPaT)是以软腭[腭帆提肌(levator veli palatini)]的节律性运动为特征。这是临床上可见的腭缘的节律性运动。其他的脑干神经支配肌(在眼肌受影响的情况下导致振动幻视)或肢体肌也可能受到影响。

特发性腭震颤(essential palatal tremor,EPaT)出现在没有任何明显的中枢神经病变时,其特征是软腭(腭帆张肌)的节律性运动,通常还伴有耳部的咔哒声,并可能也被检查者听到。张肌的收缩是肉眼可见的,表现为腭顶部的运动。肢体或眼肌未受影响,但是较广泛的咽肌、喉肌受累确实发生。

(八)药物诱发的和中毒性震颤

药物诱发的震颤(drug-induced tremors)可能呈现出震颤所有的临床特征(静止性和动作性震颤),取决于药物以及个体的易感性。对于增强的生理性震颤(EPT)例如在使用拟交感神经药或抗抑郁药后,以及使用抗多巴胺能药,诸如 DA-受体阻断剂或 DA-耗竭剂后的静止性帕金森病震颤。药物诱发的震颤对大多数药物都是对称的,但在药物诱发的帕金森综合征的情况下,患者通常发生单侧的静止性震颤,很少引起特发性 PD 的发病。一种特殊的变异型是与精神安定药的长期使用有关的迟发性震颤(tardive tremor)。造成这种震颤的危险因素并不为人所知,但许多临床医生认为罹患 ET 患者、高龄及女性有发生这种震颤的较高风险。它的频率范围是 3~5Hz,在维持姿势时是最突出的,但是也存在于静止时和目标定向的运动中。

威尔逊病(Wilson disease,WD)的震颤也可以被认为是由铜毒性引起的一种中毒性震颤。震颤是最常见的神经系统表现之一,发生在 30%~50% 的患者身上。静止性、姿势性和运动性震颤都曾有过描述。

药物性震颤的治疗是停用引起震颤的药物。如果不能停药,可试用普萘洛尔和丙戊酸盐。腹侧中间核(Vim)DBS 也可能对这些震颤有效。

(九)功能性震颤(functional tremors,FTs)

也称为"心因性"运动障碍,大多数是动作性震颤,抗抑郁药物可能有效。

(十)罕见震颤综合征

还有震颤未被明确的分类,在此叙述。

遗传性下颏震颤(hereditary chin tremor,HCT)是一种罕见的疾病,又称为"遗传性下颌颤抖""家族性下颌痉挛(familial geniospasm)""遗传性特发性下颏肌痉挛",特征是以颏肌为主的下颏肌肉不自主的振荡的节律性运动发作。症状在成年达到顶峰,并在 40 多岁时逐渐地改

善或甚至消失。发作持续从数秒至数小时,可能被情绪和焦虑引发。振幅是可变的,震颤频率在 2~11Hz。相关病情已有过描述:咬舌、肌阵挛、眼球震颤、夜间磨牙、快速眼动、睡眠行为障碍、耳硬化症、遗传性感觉运动神经病(HSMN),以及帕金森病等。HCT 必须与影响下面部的其他节律性不自主运动相区别,诸如 PD 震颤、特发性震颤、面部肌阵挛和肌纤维颤搐,以及口面部迟发性运动障碍等。遗传性下颏震颤(HCT)是一种有高度外显率的常染色体显性遗传疾病,并且在一个家系中链接了染色体 9q13-q21。然而,该病具有遗传异质性。据报道,苯二氮䓬类、苯妥英钠、氟哌啶醇及其他的镇静剂可缓解HCT,但是 BoNT 注射颏部肌肉似乎是最有效的治疗。

双侧高频同步放电(bilateral high-frequency synchronous discharges)是一种新型的震颤,特征是上肢的一种低频姿势性震颤,伴有由维持上肢伸展诱发的一种 14Hz 频率的高度连贯的震颤发作。曾报道一例成年起病的阵发性头部震颤(paroxysmal head tremor)对乙酰唑胺(acetazolamide)有反应,是由于 CACNA1A 基因的错义突变引起。发作持续 5~60 分钟,每周复发数次,与头部或颈部的任一持续方向性牵拉无关。这一基因的点突变导致了各种各样的有时重叠表现型(sometimes-overlapping phenotypes),包括婴儿的良性阵发性斜颈、成年起病的局灶性和节段性肌张力障碍、2 型发作性共济失调,以及 1 型家族性偏瘫性偏头痛等。这些情况显示临床与 SCA6 的临床重叠,通常是由基因编码区的 CAG 重复扩增引起。

脆性 X-连锁相关震颤/共济失调综合征(fragile X-associated tremor/ataxia syndrome,FXTAS)是一种与 FRM1 基因前突变相关的进展性疾病(55-200 CGG 重复扩增)。FXTAS 包括两个主要的临床特征,小脑性共济失调和/或意向性震颤,并在男性受试者中较常见和严重。表现型通常在 50 多岁时发病,还包括执行认知功能缺陷,不同程度的周围神经病,以及偶发轻度的帕金森综合征,后者是在女性中较常见的表现型。

舌震颤(tongue tremor)有时出现在特发性震颤、帕金森综合征或症状性腭震颤(SPaT)患者身上。然而,"孤立的舌震颤"(isolated tongue tremor,ITT)是一种非常罕见的情况。大多数病例是由于格-莫三角(Guillain-Mollaret triangle)的继发性病变所致。震颤通常影响舌的后部,伴有一种 3~5Hz 频率的节律性交替的伸出-收回动作。当舌头伸出时可能会观察到震颤,震颤是在静止时或静止与伸舌两种情况下均可见到。曾有报道,ITT 在约 6 个月的病程期间具有自限性。

外周的创伤可能引起震颤,经常伴有复杂的区域疼痛综合征、感觉异常,或受影响区域痛觉过敏等。创伤诱发的手震颤被描述出现在肢体或颈部损伤后,尽管震颤可能扩展到身体的其他部位。通常,它是一种非对

称性姿势-运动性震颤,具有中等的频率(5~7Hz)。其他的运动障碍,诸如肌张力障碍或肌阵挛样抽动可能偶尔会有关联。部分服用普萘洛尔或氯硝西泮会有改善。

第十节　小舞蹈病

（刘军）

一、舞蹈样动作及舞蹈病

舞蹈样动作是一种面、躯干、肢体短暂的、不自主的、连续的、突然的、快速的、多变的、不规律的异常运动,在情绪激动时加重,睡眠时消失。受累肌群快速收缩,不协调,呈现无目的的舞蹈般怪异动作。这种运动可无目的地从肢体一部分转移到另一部分。患者可以部分地或短时间控制症状,而且经常会用有意识的运动去掩盖不自主运动,使其成为部分不自主运动(运动倒错)。舞蹈病(chorea)是一组表现为舞蹈样动作的疾病。潜在病因复杂。舞蹈病可能是某种原发性神经遗传性疾病的一种临床表现,也可能是作为某系统疾病、中毒或其他疾病的并发症。舞蹈病有多种病因,任何干扰基底节对丘脑皮质运动通路调节作用的病变均可引起舞蹈动作。按病因可将舞蹈病分为:①原发性舞蹈病:由遗传因素引起,如亨廷顿病、良性遗传性舞蹈病、神经性棘红细胞增生症等;②继发性舞蹈病:由感染引起如小舞蹈病及其他感染性病因,药物引起的舞蹈病,儿童心脏术后舞蹈病,免疫介导的舞蹈病如系统性红斑狼疮出现的舞蹈病;其他如CO中毒、多发性硬化、缺氧性脑病、妊娠舞蹈病(chorea gravidarum)及避孕药引起的舞蹈病等。

【分类】

舞蹈病可能是某种原发性神经遗传性疾病的一种临床表现,也可能是作为一些系统疾病、中毒或其他疾病的并发症。目前关于舞蹈病的患病率和发病率尚不清楚,根据美国宾夕法尼亚州的一项研究,小舞蹈病几乎占了儿童舞蹈病急性病例中的100%(Zomorrodi A et al,2006),而来自澳大利亚的研究证实它是儿童急性舞蹈病的最常见原因之一(Dale RC et al,2010;Smith MT et al,2010)。成年患者中左旋多巴诱发的帕金森病(PD)患者的舞蹈症状是最常见的。近年的一项研究表明三级医院中舞蹈患者致病因素中,卒中占所有病例的50%,$\frac{1}{3}$的患者为药物滥用,其余与艾滋病和其他感染以及代谢性疾病有关(Piccolo I et al,2003)。舞蹈病的鉴别诊断见表3-20-16(陈生弟等,2013)。

表3-20-16　舞蹈病的鉴别诊断

舞蹈病原因	疾病
发育期	婴儿期的生理性舞蹈病、小舞蹈病
原发性	面-口-舌运动障碍及缺齿口部运动障碍、年长或老年性舞蹈病
遗传性	亨廷顿病、良性遗传性舞蹈病、神经棘红细胞增多症、齿状核红核苍白球路易体萎缩、脊髓小脑性共济失调、共济失调性毛细血管扩张症、共济失调伴眼外肌麻痹(1、2型)、结节性硬化、泛酸激酶相关性神经变性病、伴脑内铁沉积的神经变性病、Wilson病、神经铁蛋白病、婴儿期双侧纹状体坏死、Leigh病、线粒体疾病
神经代谢性	Lech-Nyhan综合征、溶酶体贮积病、氨基酸代谢异常、卟啉病、葡萄糖转运蛋白1缺陷综合征
药物源性	神经安定剂(迟发型运动障碍,突然停药导致的症状)、多巴胺能药物、抗胆碱药物等。例如:金刚烷胺、苯丙胺、抗惊厥药(卡马西平、拉莫三嗪、丙戊酸)、钙通道阻滞剂(桂利嗪、氟桂利嗪)、CNS兴奋剂(哌甲酯、匹莫林、赛庚啶)、可卡因、多巴胺激动剂;多巴胺受体阻滞剂、左旋多巴、左氧氟沙星、锂、拟交感神经药、茶碱、三环类抗抑郁药。避孕药引起的舞蹈病
毒素	酒精中毒或戒断、缺氧、一氧化碳中毒、锰、汞、铊、甲苯
代谢内分泌性	电解质异常、糖代谢异常、甲状腺功能异常、妊娠(妊娠舞蹈病)、获得性肝性脑病、肝或肾衰竭、营养不良(如:生酮饮食,糙皮病,维生素B$_1$、B$_{12}$缺乏,婴幼儿期多见)
感染与感染后	Sydenham舞蹈病、流行性脑炎(甲型脑炎);不同病原感染及感染后脑炎、皮质纹状体脊髓变(CJD)、莱姆病、支原体感染,以及艾滋病相关(弓形虫病、进行性多灶性白质脑病、HIV脑炎)、细菌(白喉、猩红热、百日咳)、脑炎(日本脑炎、麻疹、腮腺炎及其他)、寄生虫(神经囊尾蚴病)、原生生物(疟疾、梅毒)
免疫性	系统性红斑狼疮(SLE)、原发中枢神经系统血管炎、Henoch-Schonlein紫癜、获得性免疫缺陷病、急性播散性脑脊髓炎(ADEM)、抗磷脂抗体综合征、副肿瘤综合征、自身免疫性脑炎、多发性硬化、中枢神经系统白塞病、结节性动脉炎、结节病
血管性	梗死或出血、动静脉畸形、烟雾病、真性红细胞增多症、偏头痛、有低体温和体外循环的儿童心脏病术后(舞蹈手足徐动症和口面部肌张力障碍,肌张力低下,假性延髓麻痹,或者CHAP综合征)
其他继发性	肿瘤、外伤、脑瘫(缺氧)、胆红素脑病、发作性运动障碍(舞蹈手足徐动症),家族性运动障碍、面肌颤搐

二、小舞蹈病

小舞蹈病(chorea minor，CM)又称为西德纳姆舞蹈病(Sydenham chorea，SC)、风湿性舞蹈病，1686 年由 Thomas Sydenham 首先描述，现以其名字命名，它有时仍被称为 St Vitus 舞蹈病(chorea 或 dance)。该疾病是风湿热在神经系统常见表现。患者多见于儿童和青少年，临床特征是不自主舞蹈样动作、肌张力降低、肌力减弱、自主运动障碍和/或情绪改变等，另外还包括心脏损害、关节病等。

本病可自愈，但复发者不少见。风湿热流行时，本病见于 30% 以上的风湿热患者；通常见于 10%~20% 的风湿热患者(Ooslerveer DM et al，2010)。随着社会经济的发展、公共卫生条件的改善和青霉素的广泛应用，1960 年后本病发病率随风湿热减少而稳步下降，但仍有流行性和散发病例，仍然是美国等发达国家儿童急性舞蹈病的最常见致病原因；而在一些发展中国家仍是严峻的健康问题(赵博等 2014)。

【病因和病理】

1. 病因　本病与 A 组 β-溶血性链球菌(GABHS)感染有关，女性和出现心肌炎者是疾病持续存在的危险因素。本病好发于围青春期，女性较多，既往有 Sydenham 舞蹈病病史的患者可能于妊娠期或口服避孕药期间复发，称舞蹈病子痫，孕妇流产风险相应增加，提示与内分泌改变有关(Maia DP et al，2012)。约 30% 的病例在风湿热发作或多发性关节炎后 2~3 个月发病。通常无近期咽痛或发热史，部分患者咽拭子培养 GABHS 阳性。该病以抗 GABHS 抗体与基底神经节组织发生免疫交叉反应为主要病理学特征，从而产生风湿性舞蹈病的典型症状，故该抗体又称抗基底神经节抗体。血清和脑脊液可检出该抗体，抗体滴度随着舞蹈症的好转而降低，随着病情加重而升高。Sydenham 病的复发与抗基底节抗体无关(Harrison et al，2004)。

2. 病理　病变主要是在黑质、纹状体、丘脑底部、小脑齿状核及大脑皮质可逆性炎性改变和神经细胞弥漫性变性。有的病例可见散在的动脉炎、微梗死、点状出血等。尸检报道很少，90% 的尸检病例可发现风湿性心脏病证据。

【临床表现】

1. 本病好发于儿童，超过 80% 患儿的发病年龄为 5~15 岁，5 岁以前发病的罕见，15 岁以后首次发病的也很少，除非在 15~25 岁期间妊娠或使用口服避孕药；另外所有种族均可发病。女性较多，男女之比为 1:(1.5~3.2)。病前常有呼吸道感染、咽喉炎等 GABHS 感染史。大多数为亚急性或隐袭起病，少数急性起病。关节炎和心肌炎在链球菌感染后很快就会出现，而舞蹈病和各种

神经行为异常可能在 6 个月或更久之后才会出现，并可能是风湿热的唯一临床表现。在 50 例风湿热患者中，26% 出现了舞蹈病，关节炎在没有舞蹈病的患者中更常见，约为 84%，而在有舞蹈病的患者中关节炎只占 31%(Cardoso et al，1997)。早期表现为情绪激动、行为变化、注意力散漫和学业退步，可有手足活动不协调、字迹歪斜、手持物体易失落、行走摇晃不稳，症状日趋明显，表现为舞蹈样动作和肌张力改变等。

2. 舞蹈样动作可急性或隐袭出现，常为双侧性，约 20% 患者为偏侧或局限性，可累及除眼肌外的任何骨骼肌，以面肌和四肢肌常见，通常呈全身性舞动。表现为挤眉弄眼、噘嘴吐舌和扮鬼脸等，肢体出现极快的不规则无目的的不自主运动，常起于单肢，逐渐累及一侧或对侧肢体，上肢较明显，上肢各关节交替伸直、屈曲和内收等，下肢步态颠簸、行走摇晃、易跌倒，躯干表现为脊柱不停地弯、伸或扭转，呼吸可不规则。伸舌很难维持，舌不停地扭动，软腭或其他咽肌不自主运动可致构音及吞咽障碍。情绪紧张、技巧动作和讲话时症状加重，安静时减轻，睡眠时消失。Sydenham 舞蹈病单个动作可持续 100 毫秒以上，较亨廷顿病(50~100 毫秒)稍长(Hallett et al，1981)。常可在 2~4 周内加重，3~6 个月内自行缓解。

3. 患者肌张力与肌力减退(肢体软弱无力)，与舞蹈样动作、共济失调构成小舞蹈病三联征。患者举臂过头时手掌旋前(旋前肌征)，当手臂前伸时因张力过低而呈屈腕、掌指关节过伸，称舞蹈病手姿(choreic hand)，可伴手指弹钢琴样小幅舞动。若令患者紧握检查者第 2、3 指，可感觉患者手时紧时松，称挤奶妇手法(milkmaid grip)或盈亏征(wax-waning sign)。膝反射减弱或消失。变异型除表现为偏侧小舞蹈病或局限性小舞蹈病外，约有不足 2% 患者因锥体束损害出现肌力减退或瘫痪，称麻痹性舞蹈病(paralytic chorea)。

4. 神经行为症状通常发生于舞蹈病症状出现后的 2~4 周内。患儿可出现失眠、躁动、不安、精神错乱、幻觉、妄想等精神症状，称躁狂性舞蹈病。有些病例精神症状与躯体症状同样明显，随舞蹈样动作消除，精神症状也很快缓解。一项包括 56 例 Sydenham 病患者、50 例风湿热患者和 50 例健康对照的研究发现：Sydenham 病的强迫行为发生率为 19%，强迫观念的发生率为 23.2%，注意力缺乏多动症发生率为 30.4%，均比风湿热组及健康对照组多见。同时常伴有抑郁症(14%)、广泛性焦虑症(16%)、社交恐惧症(24%)(陈生弟等，2013)。

5. 较轻微或不出现全身症状，部分患者在产生舞蹈样动作的前后或同时可出现发热、咽痛、扁桃体炎、关节疼痛等风湿感染的症状。约 30% 的病例可有风湿性心内膜炎、心肌炎、二尖瓣回流或主动脉瓣关闭不全等，心脏

受累时可伴心率加快、心脏扩大和杂音;可有风湿热其他表现如发热、风湿性关节炎和皮下结节等,以及嗜酸性粒细胞比例增加、血清黏蛋白水平升高等。极少数患者可出现增殖性心内膜炎或栓塞性肺炎。本病可自愈,但复发者不少见。

【辅助检查】

1. 典型可见外周血白细胞增加,血沉加快,C 反应蛋白增高,抗链球菌溶血素"O"滴度增加,咽拭子培养检出 A 型溶血性链球菌。但仅少数患者细菌培养呈阳性。

2. 免疫功能检查血清 IgG、IgM、IgA 水平均升高,这些抗神经元抗体在几乎所有 Sydenham 病患者中都能发现,大部分病例可发现对尾状核和丘脑底核有影响的 IgG 抗体。抗基底节抗体(anti basal ganglia antibodie, ABGA)在急性和持续性 Sydenham 病患者中均已被识别,进一步证明该病是一种抗体介导的疾病。脑脊液免疫印迹法检测抗基底神经节抗体阳性,诊断灵敏度达 92.5%,特异度达 94.7%(Ooslerveer DM et al,2010)。此外,血清抗 DNA 酶 B 抗体和抗溶血性链球菌素 O(ASO)水平升高,一般于 GABHS 引起扁桃体炎或咽喉炎后 3 ~ 5 周达峰值水平,此后数周内逐渐降低,而血清抗 DNA 酶 B 抗体在感染后 8 ~ 12 周达峰值水平,并可在数周至数月内维持较高水平。风湿性舞蹈病也可经常观察到风湿病 B 细胞同种异体抗原 D817,但能否用于诊断试验还不明确(Gordon N et al,2009;赵博等,2014)。

3. 29% ~ 85% 的患者 CT 可见尾状核区低密度灶。磁共振(MRI)显示尾状核、壳核、苍白球 T_2WI 高信号(图 3-20-28),临床好转时可消退(Giovanni Castelnovo et al,2012)。87% 单光子发射计算机体层摄影(SPECT)可示尾状核头,尤其壳核脑血流灌注增加(Giorgio et al,2017)(图 3-20-29)。PET 显示纹状体葡萄糖代谢过盛,随症状缓解恢复正常(Linh Ho,2009)(图 3-20-30)。

4. 脑电图检查有 55% ~ 75% 的患者脑电图异常,表现为非特异性轻度弥漫性慢波,仅节律减少,局限性痫样放电或偶尔出现的 14 或 6Hz 正相棘波放电,无特异性。

【诊断和鉴别诊断】

1. 目前,Sydenham 舞蹈病诊断仍采用美国心脏协会(AHA)于 1992 年修订的 Jones 标准。根据起病年龄、风湿热或链球菌感染史、特征性舞蹈样动作、随意运动不协调、肌张力和肌力减低等,如合并有关节炎、扁桃体炎、心脏病及血沉快等急性风湿病表现诊断更加肯定。

2. 鉴别诊断 须注意与其他病因舞蹈病及类似症状的疾病鉴别:

(1) 抽动秽语综合征(Tourette syndrome, TS):男性多见,发病年龄为 2 ~ 20 岁。表现为快速、刻板的反复不规则多发性肌肉抽动,常累及头面部、颈肌群和咽喉肌,还有发怪声或吐脏话。

(2) 先天性舞蹈病:舞蹈样动作可作为脑瘫的一种表现形式,多在 2 岁前发病,较小舞蹈病早,常伴智能障碍、震颤和痉挛性瘫痪等。

(3) 习惯性痉挛:也称习惯性动作,多见于儿童,无风湿病典型症状。特点是动作刻板式重复,局限于同一肌肉或肌群,无肌力、肌张力异常及共济失调等。

(4) 亨廷顿病:多见于中年以上,除舞蹈样动作外,常有遗传史和痴呆,少数儿童期发病者多伴肌强直。

(5) 扭转痉挛:常见于儿童,有时扭转痉挛动作较快速可能被误认为舞蹈样运动。儿童期扭转痉挛常持续存在,无自限性,肢体扭动时肌张力增高,停止时正常。

(6) 由于 Sydenham 舞蹈病和链球菌感染相关性儿童自身免疫性神经精神障碍(PANDAS)均有链球菌前驱感染史,临床表现重叠,因此对不典型病例应注意鉴别诊断(表 3-20-17)。

【治疗】

1. 一般处理 即使无急性风湿热征象亦应卧床休息、镇静和预防性抗生素治疗等。

2. 病因治疗 Sydenham 病患儿(包括仅表现为舞蹈病者)的标准化治疗是用青霉素进行二级预防以降低舞蹈病复发风险,尤其是要降低风湿性心肌炎和永久性瓣膜损伤发生的可能性。目前美国推荐每月肌内注射或每日口服青霉素直至 21 岁。尽管头孢菌素同样有效,但对于 GABHS 感染导致的咽炎仍主张选择青霉素,用法为青霉素 G 500 ~ 1 000mg 口服每日 4 次或苄星青霉素 60 万 ~ 120 万单位肌内注射每天一次。即使经过 10 天的足疗程治疗,细菌学检查的阳性率仍高达 15%,而且部分患者会发展为风湿热。因此,推荐在青霉素治疗的 10 天足疗程的最后 4 天,应用利福平 20mg/kg 口服每日 1 次。也可利福平 10mg/kg 口服每 12 小时一次,连用 8 次,并与苄星青霉素 60 万 ~ 120 万单位肌内注射每天 1 次相配合。还可克林霉素 20mg/(kg·d),10 天内用 3 次。风湿热最好的预防是准确诊断并充分治疗最初的急性咽炎。风湿热发病后至少 10 年对所有患者应用青霉素进行预防仍是可取的。

3. 对症治疗 舞蹈症状可选用地西泮 5mg,硝西泮 2.5mg,氯丙嗪 12.5 ~ 25mg,氟哌啶醇 0.5 ~ 1mg,硫必利 50mg,均为 2 ~ 3 次/d,口服。症状重者可试用卡马西平、多巴胺受体拮抗剂等。

4. 免疫治疗 对于中至重度者,皮质类固醇(如泼尼松)可缩短症状持续时间,症状消失后逐渐减量停药。对于严重的患者,有报道血浆置换、免疫球蛋白静脉注射治疗,以缩短病程及减轻症状(Walker K et al,2012;Latimer M et al,2015)。

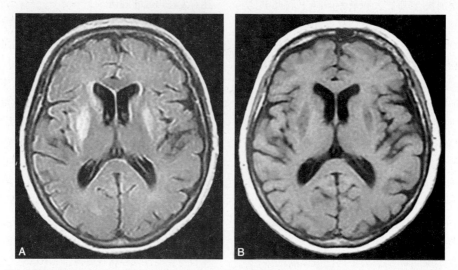

图 3-20-28　MRI 图像（轴视图）显示壳核（和较小程度的尾状核）信号异常、FLAIR 序列上的高信号和 T_1 加权成像的低信号

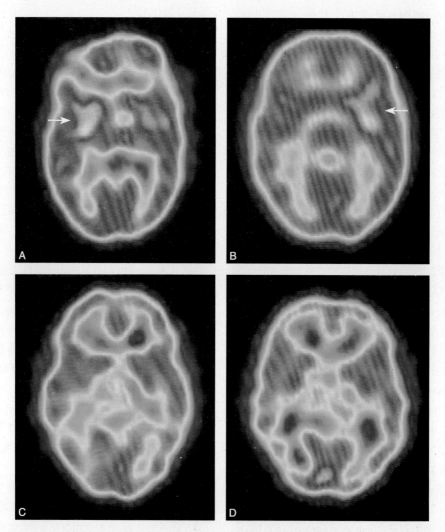

图 3-20-29　脑 SPECT 成像（患者 1 对应 A 和 C；患者 2 对应 B 和 D）显示 Sydenham 舞蹈病急性期右侧（A）和左侧纹状体高灌注（B）（箭头）；在 8~12 个月随访期间（C、D）灌注恢复正常

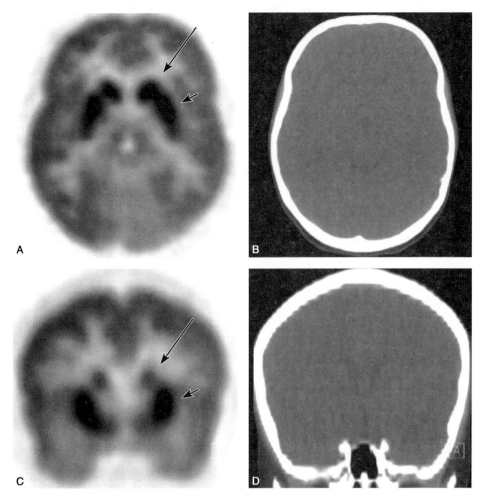

图 3-20-30 FDG PET/CT 图像（A. 轴位 PET；B. 轴位 CT；C. 冠状位 PET；D. 冠状位 CT）显示双侧尾状核（长箭头）和壳核（短箭头）显著和对称地增加 FDG 摄取，最大 SUV 为 12。正常的代谢活动在剩余脑中（最大背景 SUV 大脑 7. 4 和小脑 4. 8）

表 3-20-17　Sydenham 舞蹈病和 PANDAS 鉴别诊断要点

要点	Sydenham 舞蹈病	PANDAS
发病年龄	1~15 岁	3 岁~青春期
性别	女性为主	男：女约为 2. 6：1
病原	GABHS	尚未确定特异性的病原体
不自主运动的性质	功能障碍性舞蹈样动作	无功能障碍的舞蹈样动作
神经症状	舞蹈动作是持续存在的，并伴有肌肉强直性收缩和肌无力以及共济失调、舞蹈病手姿、挤奶妇手法	在症状加重期间，大约 95% 患儿具有舞蹈样动作。舞蹈样动作只能通过紧张姿势引出，而不见于静息时。抽动症状的突然发作往往是几种运动和发声性抽动同时出现，与一般的简单运动或发声抽动明显不同，有突发性、快速、短暂特点
精神症状	失眠、躁动、不安、精神错乱、幻觉、妄想、焦虑/抑郁、强迫症等	强迫症状、情绪不稳定，分离焦虑，夜间恐惧，注意缺陷多动障碍等
ASO 滴度	80% 病例 ASO 滴度增高	症状加重和链球菌感染之间存在一过性联系。症状加重应与当时的链球菌感染有关，如与咽培养阳性和/或升高的 ASO 滴度有关

要点	Sydenham 舞蹈病	PANDAS
持续时间	神经精神症状通常在链球菌感染后6~9个月才出现。大多数情况下,1~6个月症状消失,可能持续2年	神经精神症状在链球菌感染7~14天出现,呈缓解-复发病程
D8/17 单克隆抗体	可在89%病例与17%正常对照发现	可在85%病例与17%正常对照发现
抗基底节抗体(ABGA)	100%急性与69%患有持续性病例可发现3种主要的分子量为40kD、50kD、60kD 的基底神经节自身抗体	60kD ABGA 经常出现
MRI	尾状核、壳核和苍白球的体积增加	尾状核、壳核及苍白球体积增加
SPECT 扫描	SPECT 扫描可见可逆性纹状体代谢活跃和过度灌注	暂缺乏

【治疗】

大多数 Sydenham 舞蹈病患者均呈良性自限性病程,数月至2年不等,约有25%的患者病程迁延,可持续2年或更长时间,称为持续性 Sydenham 舞蹈病。痊愈后一般不遗留严重后遗症,仅少数病例遗留一些轻微的神经体征如突发性随意动作、动作不协调等;有10%~30%的患者可复发。Sydenham 舞蹈病患者的预后主要取决于其心脏并发症的转归。

第十一节　亨廷顿病

（刘军）

亨廷顿病（Huntington disease,HD）也称亨廷顿舞蹈症（Huntington chorea）、遗传性舞蹈病（hereditary chorea）或慢性进行性舞蹈病（chronic progressive chorea）等,是一种以不自主运动、精神异常和进行性痴呆为主要临床特点的显性遗传性神经系统变性疾病。Waters（1842）首先报道,美国医生 George Huntington（1872）系统描述此病。本病呈世界性分布,见于各种族人群,并但分布不一致。在欧美白种人中发病较多,其患病率为（5~7）/10 万,而亚洲人患病率较低,在日本约为 0.5/10 万。委内瑞拉的马拉开波湖流行率高达 700/10 万,苏格兰默里湾流行率为 560/10 万（Harper PS,1992）。在美国（2~10）/10 万,约有3万例患者,3.5 万人具有本病的某些症状,7.5 万人为本病的基因携带者（National Human Genome Research Institute,2011）。本病在东方人中较少见,但会对患者及其家庭的生活质量造成极大影响。目前尚无有效延缓病程进展的治疗措施,仍以经验性对症治疗为主。

HD 的自然病程因人而异,本病好发于 25~50 岁,平均发病年龄为 40 岁。但有 10%患者发病于儿童和青少年（<20 岁）,10%在老年人（>70 岁）。早至5岁,晚到70岁均能发病。男性平均发病年龄为（36.05±0.51）岁,女性为（35.17±0.60）岁。成人 HD 从发病到死亡的平均病程为 15 年,青少年 HD 的病程较之短 4~5 年。青少年（<20 岁）发病者和晚年（>50 岁）起病者的病程最短（图 3-20-31）（Mahant et al,2003;陈生弟等,2013）。

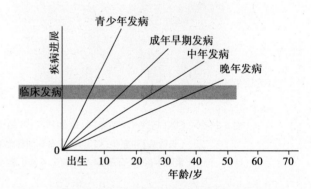

图 3-20-31　年龄依赖的 HD 疾病进展

【病因和发病机制】

HD 可能的发病机制见图 3-20-32。

1. IT15 基因与 CAG　亨廷顿病是影响纹状体和大脑皮质的常染色体显性遗传病,呈完全外显率,受累个体后代 50%发病。1983 年美国 Gusella 等将 HD 基因定位于4号染色体短臂,1993 年他们成功地克隆4号染色体短臂 4p16.3 突变致病相关基因 IT15（intesting transcript 15,IT15）,含有 67 外显子,编码约 3 144 个氨基酸、分子量为 348kD 的 Huntingtin 蛋白命名为亨廷素（Huntingtin,Ht）,其第一外显子含有一段多态性三核苷酸 CAG 重复序列,当 CAG 重复拷贝数>40 次即引起发病（表 3-20-18）。（CAG）n 重复长度与发病年龄及遗传性别研究表明,同一患者不同器官组织携带基因的 CAG 重复拷贝数可有差异,病变严重组织如基底节、大脑皮质 CAG 拷贝数多,病变较轻部位拷贝数少。

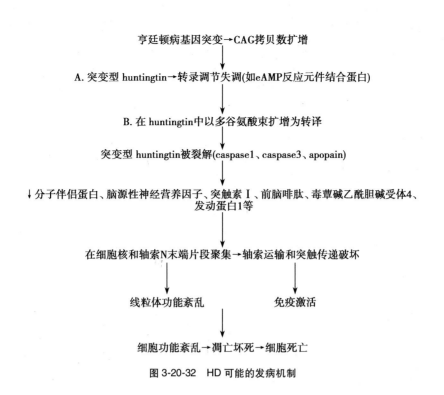

亨廷顿病基因突变→CAG拷贝数扩增

A. 突变型 huntingtin→转录调节失调(如eAMP反应元件结合蛋白)

B. 在 huntingtin中以多谷氨酸束扩增为转译

突变型 huntingtin被裂解(caspase1、caspase3、apopain)

↓分子伴侣蛋白、脑源性神经营养因子、突触素Ⅰ、前脑啡肽、毒蕈碱乙酰胆碱受体4、发动蛋白1等

在细胞核和轴索N末端片段聚集→轴索运输和突触传递破坏

线粒体功能紊乱　　　免疫激活

细胞功能紊乱→凋亡坏死→细胞死亡

图 3-20-32　HD 可能的发病机制

表 3-20-18　Huntington 病中 CAG 重复次数与疾病发生的关系

CAG 重复次数	与疾病发生的关系
≤28	正常范围,不发生疾病
29~35	不造成疾病,但是一个危险因素
36~39	某些人将发生 Huntington 病,但不是全部人,然而是一个严重危险因素
≥40	此时已是患者或将发生 Huntington 病

CAG 重复数目与 HD 发病年龄呈负相关,青少年发病的 HD,CAG 重复数目>50,中年以后发病重复数约为40。CAG 重复长度是 HD 发病年龄的最初决定因素,修饰因素、环境因素也影响发病年龄。父母性别影响 CAG 重复稳定性,母亲遗传者 CAG 重复在相对于母亲的 8 个CAG 重复单位数目内变化,父亲遗传者62%在 10 个重复单位数目内变化,38%在 9~42 个重复单位数目内变化,故父系遗传 HD 患者发病年龄早,有较长的 CAG 重复,青少年型 HD 多来自父系遗传。

IT15 基因编码氨基酸基末端(N 末端)含有多聚谷氨酰胺大分子蛋白质亨廷顿蛋白(Htt),HD 的发病机制是野生型 Htt 功能缺失还是突变型 Htt 毒性功能所致,尚存争论。有研究表明,突变的 Htt 可被蛋白酶体降解并加速神经变性进程。突变的 Htt 可被半胱氨酸蛋白酶剪切,抑制上述剪切过程有助于减轻亨廷顿病转基因小鼠的病情,说明 Htt 片段较全长毒性更大,目前已将抑制 Htt 剪切过程作为治疗 HD 的切入点。纹状体神经元存在突变 Htt 聚集物在青少年患者(38%~52%)较成年患者(3%~6%)更常见。随着病程进展,聚集物亦相应增加,Htt 突变所致聚集物是产生毒性作用或保护作用取决于受累细胞类型和疾病发病阶段,小聚集物甚至单体的毒性作用可能更大,大聚集物则有保护作用。

2. 神经元线粒体功能缺陷　尸体解剖显示,HD 患者大脑皮质神经元线粒体超微结构有组织病理学改变,影像学显示能量代谢缺陷。随着磁共振波谱的应用,发现症状性亨廷顿病患者基底节区和丘脑 N-Z 酰天冬氨酸(NAA)缺失,因神经元富含此种氨基酸,其代谢变化可反映线粒体功能。突变 Htt 主要通过氧化应激,钙调节功能失调等途径导致神经元线粒体功能失调。

3. 转录调控异常的证据显示,编码信号神经肽和神经递质受体的 mRNA 在纹状体神经元中特异性减少,R6/2 系小鼠模型 D1 和 D2 受体 mRNA 转录有异常改变。DNA 微阵列研究表明,在 HD 神经元和动物模型中存在大量的基因表达改变,临床症状出现前即存在基因调控异常,说明转录调控异常在 HD 发病过程中起重要作用。

【病理和病理生理】

1. 病理　外观可见不同程度脑萎缩,脑室普遍扩大。大脑皮质及纹状体细胞丢失,大脑皮质萎缩。与同龄正常对照组相比较,脑体积减小高达 30%。早在确诊发病的多年以前,就可以检测到尾状核的变化和脑体积的减少。脑后部区中等大小含 γ-氨基丁酸(GABA)及脑啡肽的投射至苍白球外侧部的多棘神经元最早受累,尾状核及壳核受累严重,这些变性在丘脑、黑质、上橄榄核、下丘脑、小脑等处也可见。大量神经元变性丢失,小神经节细胞严重破坏,大神经节细胞轻度受侵,伴胶质细胞增生。

2. 病理生理 HD 由于 CAG 编码谷氨酰胺拷贝数增加,谷氨酰胺大量增加,加速神经细胞凋亡。脑内特定部位神经元死亡可能导致纹状体内多巴胺受体密度减少,而多巴胺含量相对增多。基底节中抑制性神经递质 GABA 及其生物合成酶谷氨酸脱羧酶(GAD)、ACh 及生物合成酶胆碱乙酰基转移酶降低,导致肌张力降低、舞蹈样动作。此外,基底节中神经肽如 P 物质、脑啡肽、强啡肽等减少,生长抑素和神经肽 Y 等也参与发病过程。

【临床表现】

本病多在 30~40 岁出现临床症状,男女均发病,儿童和青少年期发病率为 5%～10%。老年期发病率约为 10%。根据发病年龄 HD 可分为青年型(20 岁前发病)及成年型。本病起病隐袭,许多患者出现不典型的临床症状,比如儿童患者多表现为严重发育迟缓,而老年患者的症状可能非常轻微,病情缓慢进行性加重。纯合子与杂合子的临床症状无明显差异,偶见散发病例。本病有遗传早现(genetic anticipation)现象,父系遗传(paternal descent)的早发倾向更明显。

1. 运动障碍 表现为四肢、面、躯干突然、快速地跳动或抽动。舞蹈样不自主运动是本病最突出特征,早期表现为站立不稳、书写字迹潦草和不能胜任细致工作,间断出现短暂的不能控制的装鬼脸、点头和手指屈伸运动。随病情发展,不随意的运动进行性加重,出现典型的抬眉毛和头屈曲,当注视物体时头部跟着转动,患者行走时出现不稳,腾越步态,加上不断变换手的姿势,全身动作像舞蹈。在疾病后期,因全身不自主运动而不能站立和行走。情绪紧张时加重,静坐或静卧时减轻,睡眠时消失。随意运动受损愈益明显,动作笨拙、迟缓、僵直,不能维持复杂的随意运动,出现吞咽困难、讲话吞吞吐吐和构音障碍。在病的晚期呈现四肢不能活动的木僵状态(Novak MJ et al,2010;中华医学会神经病学分会帕金森病及运动障碍学组,2011)。

2. 认知障碍 痴呆在早期具有皮质下痴呆的特征,后期表现为皮质和皮质下混合性痴呆。早期可表现为日常生活和工作中的记忆和计算能力下降,随病情发展,智能减退、记忆力减退及注意力不集中进行性受损,常在舞蹈症后多年变得明显,逐渐出现进行性痴呆。

3. 精神症状 首先出现的精神状态变化为人格行为改变,包括焦虑、紧张、兴奋易怒或闷闷不乐或不整洁以及兴趣减退,出现反社会行为、精神分裂症、偏执狂和幻觉。情感障碍是最多见的精神症状,且多出现在运动障碍发生之前。神经和精神性障碍进行性衰退,最后患者处于呆傻、缄默状态。

4. 青少年型 HD 在 20 岁前起病约 10%,4 岁前起病约 5%。病程进展较快,肌张力障碍是突出表现,还可见帕金森综合征、小脑性共济失调、眼球运动异常、肌阵挛及癫痫发作等,可出现精神衰退及行为异常,部分患者表现为运动过度。少数病例表现为进行性肌强直和运动减少,舞蹈-手足徐动样症状不典型(Westphal 变异型),多见于儿童期或 20 岁以前发病者。癫痫和小脑性共济失调也是青少年型常见特点,伴痴呆和家族史可提示诊断(Phillips W et al,2008;中华医学会神经病学分会帕金森病及运动障碍学组,2011)。

5. 其他 异常眼球运动可为亨廷顿病患者的一个突出表现,尤其是在较年轻的成年患者中。早期眼球意向性扫视运动的启动延迟,眼球扫视速度减慢;晚期眼球跟随运动、自主扫视和再固定全部受损。此外,可合并其他疾病,个别的 HD 患者可发生癫痫、遗传性共济失调及偏头痛等。曾报道 HD 合并进行性肌营养不良(Becker,1953)、红细胞增多症(Doll et al,1922)、神经纤维瘤病(Pearson et al,1954)、畸形性骨炎(Paget 病)(Mackey et al,1906)及远端型神经源性肌萎缩(Bruym et al,1970)等。Schroeder 等(1931)和 Haberl 等(1961)报道 HD 合并肌萎缩侧索硬化。

临床上以出现特征性运动障碍为 HD 起病点。HD 的病程可粗略分为 3 期(Novak MJ et al,2010;Phillips W et al,2008;Rosenblatt A et al,1999;中华医学会神经病学分会帕金森病及运动障碍学组,2011)。早期:症状轻微,以抑郁、易激惹、难以解决复杂问题等轻度认知障碍和精神症状为主,可有轻微的不自主运动,如眼球扫视运动障碍,患者有独立生活能力;中期:出现明显的运动障碍,以舞蹈样症状为主,自主运动障碍进行性加重,可有吞咽困难、平衡障碍、跌倒和体重减轻,认知功能进一步减退,此期患者的社会功能受损,但基本生活能力尚得到保留;晚期:患者多卧床不起,舞蹈样症状可加重,但常被肌强直、肌张力失常和运动迟缓所取代。患者的所有日常生活均需依靠他人料理。精神症状在病程各时期均存在,而在晚期常变得不易识别。HD 患者的疾病进展情况可采用 HD 统一评定量表(UHDRS)进行跟踪随访。临床症状表型见表 3-20-19。

表 3-20-19　亨廷顿病的临床表型

表型	病症	说明
运动	舞蹈动作 肌张力障碍 运动徐缓 步态障碍 体位不稳 肌阵挛 构音障碍 强直	对鉴别诊断其他病因引起的舞蹈病很重要,发病时间和程度不同表现出不同的运动症状
认知	观念性运动失用 持续运动不能 执行功能障碍 一"心"多用思维变慢 丧失时空感觉 排序时有困难	工作和开车困难,日常生活能力受损程度逐渐增加
精神症状	强迫症状 易激惹 性格变化 焦虑 冲动 攻击行为 抑郁 病感缺失 淡漠	常出现在疾病早期 在不同的病程中诱发原因不同 多在疾病晚期 多在疾病晚期
其他	睡眠紊乱 癫痫发作 自主神经系统障碍 体重减轻	更多影响出现在疾病后期 在幼年型 HD 中出现 由于舞蹈样动作、吞咽困难和功能调节受损而引起

【辅助检查】

1. 脑电图　可有弥漫性异常,无特异性。

2. 影像学检查　颅脑 MRI(图 3-20-33、图 3-20-34)示双侧尾状核头及壳核对称性减小,脑室系统轻度扩大,以侧脑室前角及三脑室扩大明显,外侧裂池增宽,局部脑沟增多、增宽;侧脑室前角尾状核区呈球形向外膨起,呈"蝴蝶征"(荣玉涛等,2014)。SPECT 检查可发现尾状核和豆状核区血流明显下降。PET 显示尾状核和豆状核区葡萄糖代谢明显下降(Sebastian Michels et al,2019)(图 3-20-35)。

3. 基因诊断　PCR 检测 *IT5* 基因 CAG 重复拷贝数,正常基因的 CAG 重复次数 ≤26;当 CAG 重复次数为 27~35 时,尚不足以引起临床症状,但基因不稳定,在通过精子传递给下一代时,可出现 CAG 重复次数的扩增;当 CAG 重复次数为 36~39 时,具备不完全外显率,部分携带者可不发病或推迟发病时间;当 CAG 重复次数 ≥40 时,具备完全外显率,所有携带者均发病。CAG 重复次数和发病时间存在负相关。HD 的基因诊断可用于诊断性测试、预测性测试和产前测试(Otter NT et al,2004)。

【诊断和鉴别诊断】

1. 诊断　根据患者的发病年龄、慢性进行性舞蹈样运动、精神症状及痴呆等,结合家族史可诊断本病,基因检测可确诊或发现临床前病例。具体诊断流程见表 3-20-20。

2. 鉴别诊断

(1) 良性家族性舞蹈病:常染色体显性或隐性遗传,儿童期出现舞蹈样动作,成年时不进展,不伴痴呆。

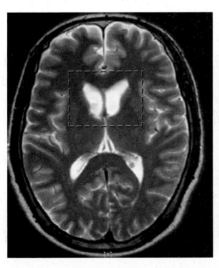
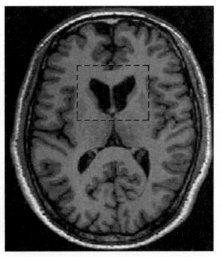

图 3-20-33　亨廷顿患者颅脑 MRI 图像显示双侧尾状核和壳核萎缩,侧脑室前角明显扩大,外侧裂池增宽,局部脑沟增多、增宽

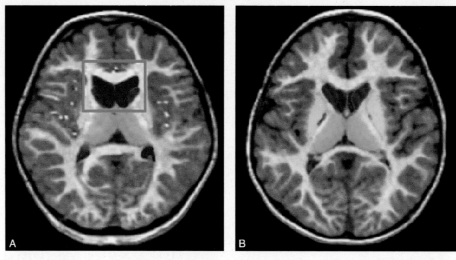

图 3-20-34　脑 MRI 显示一例患有青少年亨廷顿病的 6 岁女孩（A）和一名健康的 6 岁女孩（B）的差异。图 A 绿色方框可见"蝴蝶征"

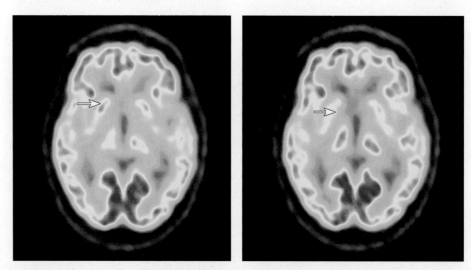

图 3-20-35　^{18}F-FDG PET/CT 扫描显示 HD 患者双侧尾状核和豆状核区葡萄糖代谢明显降低（箭头所示）

表 3-20-20　亨廷顿病的诊断流程

诊断程序	项目
病史	运动、认知及精神症状的发病及病程 其他神经学症状 全身性症状 环境因素（药物、毒素污染等） 家族史 医疗社会等方面
检查	运动障碍 其他神经学症状 临床神经心理学测试 问题导向型的精神治疗探索
神经学诊断	MRI、EEG、诱发电位、神经传导研究、EMG（由具体临床症状决定）
试验检测	血细胞计数、棘红细胞涂片，红细胞沉降率 血生化、肝肾功能参数及肌酸磷酸肌酶 血浆铜蓝蛋白浓度，甲状腺功能，维生素 B_{12}，自身免疫性脑炎抗体，尤其是多巴胺 D2 受体（D2R）抗体测定

（2）小舞蹈病：须与儿童期发病 HD 的 Westphal 变异型鉴别，Westphal 变异型表现为进行性肌强直及运动减少，无舞蹈样动作。最大鉴别点在于小舞蹈病呈现自限性，而 HD 呈持续进展。基因检测有助于两者鉴别。

（3）Wilson 病：呈常染色体隐性遗传，与 HD 的显性遗传不同。此外出现角膜 K-F 环、血清铜及铜蓝蛋白水平降低，*ATP7B* 基因异常等可与 HD 鉴别。

（4）神经性棘红细胞增多症：以口面部不自主运动、肢体舞蹈症为特点，酷似 HD。常表现为进食困难，步态不稳，时有自咬唇、舌等。其他运动障碍有肌张力障碍、帕金森综合征（PDS）等；约半数患者可出现进行性智能减退；约 1/3 患者可出现癫痫发作。还可以出现周围神经病。血清肌酸激酶（CK）活性增高，外周血涂片出现棘红细胞有助于诊断。

（5）齿状核红核苍白球路易体萎缩（DRPLA）：该病系常染色体显性遗传，临床特点为痴呆、语言障碍、共济失调、癫痫和不自主运动（包括舞蹈样动作、震颤和肌阵挛等）。临床特点和 HD 类似，难以鉴别。影像学上，HD 主要以尾状核、壳核萎缩为主，DRPLA 可以出现大脑、小脑、脑干萎缩；有助于鉴别。基因学两者不同；DRPLA 系 *ATN1* 基因上 CAG 重复；HD 系 *IT5* 基因 CAG 重复，系鉴别"金标准"。

【治疗】

1. 治疗原则　迄今为止，尚无任何治疗措施可延缓 HD 病程进展。多项大规模系统回顾显示 HD 现有药物干预效果均不明确，因此国际上有关 HD 治疗仍缺少循证指南依据。目前 HD 临床治疗仍以经验性治疗为主导，主要目标为控制症状、提高生活质量。因 HD 的症状随病程进展而变化，故须适时调整用药方案。多数药物有显著不良反应（尤其对认知功能的影响），应从小剂量滴定，尽量避免多药联合。美国亨廷顿舞蹈病协会（HDSA）的治疗建议是：强调 HD 的综合性治疗，药物治疗应与心理、社会和环境支持相协同，在疾病的不同阶段各有侧重。

（1）早期：此期的重点在于心理教育和社会支持，帮助患者调整心态，接受患病事实，获得对疾病的清楚认识。药物治疗主要针对睡眠问题和精神症状，轻微的运动障碍无须过多干预。

（2）中期：患者的运动障碍日益明显，甚至影响生活，并开始出现人格与行为变化，须借助药物与非药物治疗控制运动与精神症状。

（3）晚期：患者的运动、认知及精神障碍进一步加重，逐渐丧失行走、交谈、进食等各种能力，最终因活动不能、肌无力和营养不良而死亡，典型的直接死因为肺炎和

心力衰竭。此期患者需要全面监护。由于舞蹈样症状减轻，应停用抗舞蹈病药物，以免加重运动迟缓等症状。此时患者情绪识别难度增大，可经验性应用抗抑郁药。睡眠障碍可非常显著，需要安眠药的辅助。吞咽困难常见，可采用经皮内镜下胃造口术（PEG）建立肠内营养通道（中华医学会神经病学分会帕金森病及运动障碍学组，2011）。

2. 对症治疗

（1）对抗多巴胺能药物：

1）DA 受体拮抗剂：常用有氟哌啶醇 1 ~ 4mg，氯丙嗪 12.5 ~ 50mg，奋乃静 2 ~ 4mg，或硫必利 0.1 ~ 0.2g，3 次/d，以及哌咪嗪等。均应从小剂量开始，渐增剂量，用药过程中如出现锥体外系副作用，可予苯海索 2mg，3 次/d。

2）DA 耗竭剂：如利血平 0.1 ~ 0.25mg，或丁苯那嗪（tetrabenazine）25mg，3 次/d。目前临床治疗舞蹈样症状，首选多巴胺耗竭剂丁苯那嗪（tetrabenazine），不良反应比抗精神病药轻，但也可导致帕金森样症状，加重抑郁和自杀倾向。初次剂量为每日清晨 1 次，12.5mg，1 周后增至每日 2 次，每次 12.5mg，后每周增加 12.5mg/d，提高剂量以获得最佳耐受。当剂量达 37.5mg/d 以上时，应分为 3 次服用，最大剂量不超过 100mg/d。患者因抑郁等精神症状严重不能耐受，或用药后疗效不佳，可代之以第二代抗精神病药，其中首推奥氮平。必须注意上述药物应随着病程进展逐渐减量直至停药，因舞蹈样症状在 HD 晚期常消失，继续用药反而会加重其他运动障碍。

（2）增加 GABA 含量药物及 GABA 受体激动剂：

1）异烟肼（INH）：抑制 GABA 降解酶（GABA 转氨酶）活性，使脑中 GABA 含量增加，用量需较治疗结核病多 3 ~ 5 倍才有效。常用量为 11 ~ 21mg/（kg·d）。应加用维生素 B_6 100mg/d 口服。

2）丙戊酸钠：可抑制 GABA 转氨酶与琥珀酸半醛脱氢酶（催化 GABA 代谢产物琥珀酸半醛进一步代谢），阻止 GABA 降解；青少年 HD 伴癫痫者首选丙戊酸盐。

（3）增加乙酰胆碱药物：

1）水杨酸毒扁豆碱（physostigmine）：抑制胆碱酯酶活性，阻止 ACh 降解。1 ~ 2g 口服，2 ~ 3 次/d，或肌内注射 0.5 ~ 1.5mg，1 次/d。有严重副作用可予肌内注射阿托品。

2）二甲基氨基乙醇（dimethylaminoethanol, deanol）：是 ACh 的前体，进入脑内可转变为 ACh。250mg，3 次/d。

（4）抑制 Caspases 活性药物：全长 Htt 被 Caspases 剪切后产生毒性更大的氨基酸片段。第 2 代四环素类药米诺环素可抑制 Caspases-1 和 Caspases-3 活性，临床试验

发现米诺环素治疗 6 个月能改善患者精神症状,治疗 1 年可稳定运动及精神症状,该药长期应用的安全性及远期效果有待进一步验证。

(5)改善线粒体功能药物:肌酸(creatine)结合辅酶 Q10 能有效改善线粒体功能,临床试验对减轻 HD 患者神经症状有一定效果,最佳治疗剂量有待临床试验。

(6)精神障碍的治疗:

1)抑郁:HD 患者的抑郁可采取与其他抑郁症患者相同的药物治疗。首选选择性 SSRI,如两酞普兰、舍曲林、帕罗西汀等。建议从小剂量开始渐增,SSRI 类药物对易激惹、情感淡漠、强迫等精神症状也有一定疗效。其他抗抑郁药有米氮平(mirtazapine)、文拉法辛(venlafax-ine)和萘法唑酮(nefazodone)等。三环类如丙米嗪或阿米替林等也是治疗 HD 患者抑郁的重要药物,因有镇静作用,故常在睡前给药。当抑郁合并妄想、幻觉或显著的情绪激动时,可联合小剂量抗精神病药,如奥氮平和奎硫平等,或劳拉西泮等短效苯二氮䓬类药物治疗。当药物治疗无效时,可采用电休克疗法。

2)躁狂:伴有躁狂的 HD 患者常用心境稳定剂治疗。抗惊厥药,如丙戊酸盐或卡马西平,应从小剂量开始渐增。上述药物可能造成肝功能异常和血白细胞减少,用药期间应注意监控。

3)强迫症状:可用 SSRI 类抗抑郁药治疗,也可使用前述抗精神病药。

4)精神分裂样症状:在 HD 患者少见,一旦发生,可采用前述抗精神病药治疗。

5)谵妄:晚期 HD 易发生谵妄,常见原因有药物不良反应(苯二氮䓬类、抗胆碱能药物、酒精和违禁药品等)、脱水、呼吸道或泌尿道感染以及跌倒造成的硬脑膜下血肿。发现并消除致病因素是治疗的关键,小剂量抗精神病药可暂时控制症状(中华医学会神经病学分会帕金森病及运动障碍学组,2011)。

6)其他症状:对于易激惹的 HD 患者,应识别和消除诱因,创造安静环境和提供情感支持为主,辅以 SSRI 类抗抑郁药、心境稳定剂、小剂量抗精神病药或长效苯二氮䓬类药物(如氯硝西泮)。情感淡漠有时很难和抑郁区分,治疗也可考虑 SSRI 类药物,或者使用精神兴奋药,如哌甲酯(methylphenidate)、匹莫林(pemoline)或右旋苯丙胺(dextroamphetamine),但后一类药物须警惕易激惹症状的加重。焦虑在 HD 患者中很常见,良好的环境支持可减轻症状,药物治疗以 SSRI 类为主,可谨慎辅以苯二氮䓬类药物,注意防止诱发谵妄和跌倒。也可使用非苯二氮䓬类抗焦虑药,如丁螺环酮(buspirone)(陈生弟等,2013)。

【预后】

本病通常持续 10~20 年,患者起病后平均生存期约 15 年,女性患者病程较长。应告知患者避免生育,预防新病儿出生,对患者及家族进行宣传教育,存活后代应接受遗传咨询,可用基因诊断检出症状前 HD。

第十二节 其他舞蹈病

(刘军)

一、妊娠舞蹈病

妊娠舞蹈病(chorea gravidarum)是少见的妊娠并发症,目前认为是由妊娠激发的晚发性小舞蹈病。本病的病因不清,妊娠只是诱因,妊娠高血压综合征、抗磷脂抗体综合征可引起本病,患者无感染或心脏病史,终止妊娠后舞蹈样动作停止。少数作者认为,妊娠舞蹈病可由精神因素、高凝状态、全身毒血症或感染如轻度脑炎诱发。

【临床表现】

1. 多见于 17~23 岁初产妇,再次妊娠可复发,常在妊娠前半期,尤其前 3 个月发病,后半期发病少见,初发于 30 岁以上妇女极少见。临床症状与小舞蹈病类似,舞蹈样动作出现前数周常有头痛和性格改变,全身衰竭症状可能较小舞蹈病更早出现。

2. 有作者报道病死率达 13.1%,胎儿死亡率较正常高 2 倍,患者常发生流产,舞蹈病可于妊娠期中或分娩后 1 个月内自行停止,亦有人工流产后立即停止。

【治疗】

治疗与小舞蹈病同,应尽早终止妊娠,终止妊娠或自然分娩后症状自行消失。轻症患者可先保守治疗,因绝大多数足月出生婴儿是正常的。

二、老年性舞蹈病

老年性舞蹈病(senile chorea)常发生于 60 岁以上老年人,脑病变部位与 Huntington 病相似,尾核及壳核的大、小神经元变性,大脑皮质多不受累。

【临床表现】

本病多由血管性疾病引起,起病急骤,无家族史,多在 60 岁以上发病,舞蹈样动作较轻且为唯一的症状,不伴智能衰退。舞蹈样动作通常累及肢体,有时只见于舌、面及颊肌区,异常运动的程度和范围可缓慢加重。良性病程可与 Huntington 病鉴别,有时与散发性 Huntington 病很难区分。有人认为,老年性舞蹈病是一种老年的遗传性疾病。

【诊断和鉴别诊断】

诊断根据老年期发病,舞蹈样动作轻微,且为唯一症状,无家族史,不伴智能衰退。须注意与老年期发病的 Huntington 病散发病例鉴别。分子遗传学检测发现约一半患者有 HD 基因 CAG 重复序列的扩增,其余的大部分患者随后被诊断为抗磷脂抗体综合征、低钙血症、迟发性运动障碍及基底节钙化,但仍有极少数患者未能确诊,被归于老年性舞蹈病。

【治疗】

治疗参照 Huntington 舞蹈病,如为血管性疾病所致,可改善脑血液循环治疗。

三、半侧舞蹈病

半侧舞蹈病(hemichorea)是局限于一侧肢体的不自主舞蹈样动作,其特征为肢体近端肌肉的大幅度不协调运动,表现为肢体有力而无目的的舞动。可为风湿性舞蹈病或 Huntington 病的一部分,也可以是基底节血管性病变(包括出血或梗死)所致,此外,非酮症性高血糖、丘脑下核的肿瘤或多发性硬化也可引起偏身舞动运动。

【临床表现】

多见于中老年患者,常在偏瘫肢体迅速或间隔一段时间后出现无目的粗大的舞蹈样动作,少数的正常肢体也可逐渐出现舞蹈样动作。通常上肢较重,下肢和面部较轻,情绪紧张时明显,睡眠时消失。偏瘫较完全者,常在偏瘫开始恢复后出现舞蹈样动作。多数患者舞蹈样动作随瘫肢恢复逐渐缓解甚至消失。此种形式的运动障碍由对侧丘脑下核或其连结处的破坏性病灶所致,内囊和基底节的散发性软化灶也可引起。

【治疗】

积极处理原发病,如高血糖引起,需要控制血糖;如脑血管疾病引起,需要积极治疗脑血管病。对症治疗可试用氟哌啶醇、利血平、氯丙嗪或地西泮类药物。

四、Lesch-Nyhan 综合征

遗传性高尿酸血症(hereditary hyperuricemia),也称为列许-尼汉综合征(Lesch-Nyhan syndrome)、自毁容貌综合征,是 X 染色体隐性遗传病,由 Lesch 与 Nyhan(1964)首先报道,出现舞蹈样不自主运动,尿酸明显增加。

【病因和发病机制】

本病发病机制已阐明,Xq26~27.2 基因突变导致患儿体内嘌呤代谢酶,次黄嘌呤-鸟嘌呤磷酸核糖基转移酶活力部分或完全缺乏,导致嘌呤更新代谢加速,体内次黄嘌呤、黄嘌呤和尿酸含量明显增加,患儿 CNS 多巴胺约减少 30%,这些生化改变导致神经系统损害的确切机制仍不清楚。

【临床表现】

1. 患儿全部是男性,女性为基因携带者。临床特征是精神发育迟滞、痉挛性脑瘫、舞蹈样不自主运动和自伤行为等。一般出生 3~4 个月起病,逐渐出现细微的手足徐动或舞蹈样不自主运动,肌张力减低,已能抬头的婴儿又不会竖头,已有端坐能力又丧失,不能行走等,有的患儿表现为肌张力增高、腱反射亢进及下肢剪刀样姿势等。

2. 患儿智能发育迟滞,原来学会的发声、语言、字句又逐渐遗忘,可伴反复呕吐、构音不清、吞咽困难及痫性发作等。2~3 岁时常出现咬舌、咬唇、咬手指及抓捏阴部等自伤行为,咬物、毁坏周围物体而不能自制。随着症状的加重,出现明显的肌张力增高、舞蹈、手足徐动、腱反射亢进、剪刀步态等锥体束损害表现。约半数患者由于低血糖与高血钙造成癫痫样发作。

3. 全身症状表现为痛风性手足关节痛、痛风结节、尿路结石和肾绞痛等,少数合并巨结肠、肛门闭锁、先天性髋关节脱臼和隐睾等先天性畸形。

4. 除上述典型表现外,高尿酸血症还有两型:一种是家族性发病,出现脊髓-小脑性共济失调、耳聋;另一种是缄默症和精神发育迟缓为主的精神表现,血清尿酸水平高于正常,尿中尿酸含量高于正常。患儿血尿酸明显增高(正常值<357μmol/L),尿中尿酸亦明显增加[正常<18mg/(kg·24h)]。CSF 检查正常,CT 检查可发现脑萎缩。

【诊断和鉴别诊断】

根据患儿典型神经系统症状,以及血、尿中尿酸含量明显增高等。须注意单纯血尿酸增高不能作为诊断依据,最可靠的是检测患者红细胞、皮肤或组织细胞培养后的 HGPRT 活性,发现减退或消失即可确诊。须与其他精神发育迟滞、慢性肾病并发脑病等鉴别。

【治疗】

可用别嘌醇(allopurinol)减轻关节及肾脏损害,减少尿酸,对中枢神经系统症状无效。有报道 5-羟色氨酸(5-hydroxytryptophan)合并 L-dopa 可改善临床症状,还可试用谷氨酸钠(sodium glutamate)及羧苯磺胺等。氟奋乃静可改善自伤行为及精神症状。

五、舞蹈病-棘红细胞增多症

舞蹈病-棘红细胞增多症(choreoacanthocytosis)又称

为神经性棘红细胞增多症、巴森-科恩兹威戈综合征（Bassem-Kornzweig syndrome）和莱文-克里奇利综合征（Levine-Critchley syndrome）等，是一种独立的运动障碍疾病。共济失调为主的类型呈常染色体隐性遗传，多动为主的类型呈常染色体显性遗传，偶有散发。本病主要是血中β脂蛋白减少或缺乏，又称无β-脂蛋白血症（abetalipoproteinemia，ABL）。

【临床表现】

多于20~30岁起病，起病方式各异。以舌肌、口唇及咀嚼肌不自主动作为核心症状，影响讲话和进食，逐渐扩散累及躯干或全身的舞蹈。常见突然咬断舌尖或咬破口唇的自啮症，或不断以上肢自击面部等。半数以上有认知障碍和人格改变甚至皮质下痴呆；1/3患者有癫痫；半数以上患者有腱反射减退或消失。有的病例以锥体外系损害为主，表现为舞蹈-手足徐动症、肌张力障碍及构音障碍，发病年龄越早，越容易产生帕金森病症状或肌张力障碍，小脑症状较轻。晚期少数患者有心肌病；周围神经损害十分多见，为轴索性周围神经病；周围神经节传导速度正常，但感觉电位的潜伏期明显延迟。周围神经病理示轴索损害，脱髓鞘和髓鞘再生不明显；血清肌酸激酶（creatine kinase）可升高（刘彩燕等，2005；陈生弟等，2013）。

【辅助检查】

1. 在相差显微镜或扫描电镜下，外周血可见胞浆呈不同形状突出的异常棘红细胞（acanthocyte）超过15%，部分专家认为若湿的血涂片用生理盐水1:1稀释，则更容易发现棘红细胞。

2. 多数患者血清肌酸激酶（CK）略增高。

3. EEG呈痫样发作改变。

4. 有研究显示患者^{18}F-FDG PET/CT检查示双侧纹状体代谢减退，而头颅CT、MRI未见明显异常（López-Mora DA et al，2018；Rubí S et al，2016）（图3-20-36）。

【诊断】

根据患者的家族史、舞蹈-手足徐动症、周围血象发现棘红细胞增多可诊断。本病与McLeod综合征十分类似，需要鉴别（表3-20-21）。

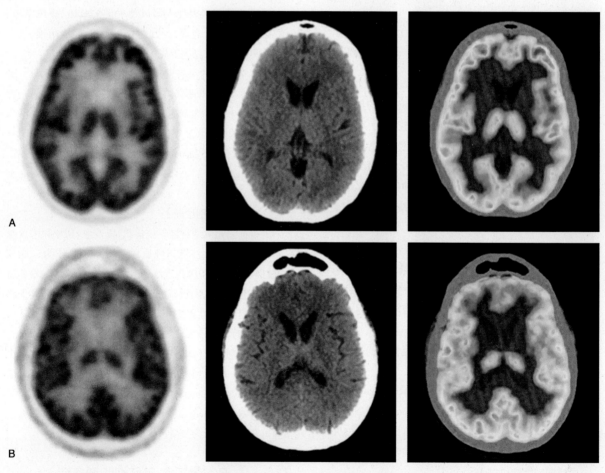

图3-20-36　^{18}F-FDG PET/CT示第一例患者（A）和第二例患者（B）均显示严重的双侧纹状体代谢减退（尾状核和壳核），余未见明显异常

表 3-20-21　舞蹈病-棘红细胞增多症与 McLeod 综合征鉴别诊断

鉴别点	临床资料	MeLeod 综合征的百分率/%	舞蹈病-棘红细胞增多症百分率/%
临床表现	舞蹈	94	85
	肌张力障碍	38	50
	面肌抽动	86	90
	不自主发声抽动	58	62
	舌和唇咬合	8	40
	构音困难	77	88
	吞咽困难	10	62
	帕金森样症状	19	32
	癫痫	50	42
	精神症状	83	60
	认知变化	54	73
	足部振动觉减退	40	13
	肌无力	80	0
	上、下肢腱反射消失	约 60	54~85
	心肌病	65	0
	脾大	38	22
	肝大	42	11
实验室	血 kell 抗原表达减少	100	0
	血棘红细胞	100	88
	血 CPK、LDH、AST、ALT 增高	33~100	50~85
	血结合珠蛋白减少	80	100
	EMG 呈神经源性损害	79	67
	肌活检呈神经源性	64	100
	EMG 呈肌源性损害	14	0
	肌活检呈肌源性	80	0

【治疗】

目前尚无有效疗法。苯海索、溴隐亭及苯二氮䓬类药均无效,左旋多巴及氟哌啶醇亦无肯定疗效。巴氯芬(baclofen)可能减轻多动。

六、良性遗传性舞蹈病

良性遗传性舞蹈病(benign hereditary chorea,BHC)又称为遗传性非进行性舞蹈病(hereditary nonprogressive chorea),是罕见的常染色体显性遗传病,少数为常染色体隐性遗传。研究发现,BHC 也有类似亨廷顿病的 CAG 三核苷酸重复扩展,提示某些良性舞蹈病可能是亨廷顿病的少见的表现型。本病是否为亨廷顿病亚型尚有争论,

有待分子遗传学研究证实。

【临床表现】

1. 多发生在 5 岁以下婴幼儿,青春期后很少发展或加重,与亨廷顿病不同。表现为隐匿起病的舞蹈样运动,通常累及肢体远端、面及躯干;呈慢性病程及非进行性加重,至成年期症状减轻或消失,智能正常,不伴人格改变及痴呆。偶伴共济失调、构音障碍、锥体束征及动作性震颤,其他神经系统体征很少。

2. 国外曾报道一组有血缘关系 BHC 患者均有水平性眼震,可有白内障,在婴儿期发病,成年期消失。

3. 神经功能显像无助于鉴别舞蹈病类型,PET 可见 BHC 患者尾状核代谢降低。

本病呈良性经过,一般不需要治疗。

第十三节 抽动症

（王含）

抽动症（tic disorder）又称为抽动秽语综合征（multiple ticscoprolalia syndrome），Gilles de la Tourette 综合征（GTS）或 Tourette 综合征（Tourette syndrome，TS），慢性多发性抽动（chronic multiple tic）等，典型表现为多发性抽动、不自主发声、言语及行为障碍等。Itard（1825）最早报道，法国神经病学家 Georges Gilles de la Tourette（1885）首先详细描述，后来以其名字命名。

【病因和发病机制】

本病的病因和发病机制不明，尽管全球报道的患病率仅为 0.3%～0.8%，但是流行病学研究结果显示，20%～30%的儿童有抽动的表现，2%～3%表现出 TS 的特征。多数病例为散发，35%～50%的病例有家族史。

尸检发现，纹状体大、小细胞比例是对照组 2 倍，神经胶质无改变，提示纹状体细胞发育未成熟或不完全成熟。Pulst 推测在锥体外系尤其纹状体中可能存在亚显微病灶，病灶可能与遗传、分娩产伤、脑缺氧、脑发育不良或变性等因素有关，这些因素可影响中枢神经递质，如 DA、5-HT 及 NE 在脑内信号传递。

本病发病机制尚不完全清楚，但是神经生理、神经影像和神经生化研究支持皮质-纹状体-丘脑-皮质环路（cortico-striatal-thalamic-cortical，CSTC）假说。容积 MRI 显示 TS 患者基底节的不对称性消失，尾状核体积缩小；PET 提示基底节的葡萄糖代谢降低。多巴胺能拮抗剂可以缓解抽动，而多巴胺能药物加重抽动，提示多巴胺受体超敏与抽动有关。此外，前额叶背外侧环路与执行功能有关，可以解释 ADHD 的症状；外侧眶额环路与人格改变、躁狂、脱抑制、易激惹有关；前扣带回环路与 OCD 等行为障碍有关。神经生化研究提示多巴胺、GABA、5 羟色胺和谷氨酸等多种递质与本病有关。

尽管家族性研究发现抽动症患儿双亲比正常对照组父母有更高的概率出现抽动（父母一方有抽动的为 31%，双方都有抽动的为 24%），但至今尚未发现 TS 特异性基因。近年来全基因组研究发现了一些基因位点，或许与本病的易感性有关。环境因素的作用或许也有参与。

【临床表现】

1. 虽然 DSM-Ⅴ诊断标准要求症状出现在 18 岁前，但是几乎所有患者均在 12 岁以前发病。平均发病年龄 5～11 岁，男性较多。症状呈波动性，数周或数月内可有变化。病程较长，至少持续一年。

2. 抽动是 TS 的典型临床症状，是一种相对短暂且间断出现的运动（运动抽动）和声音（发声抽动）。运动抽动可以单纯累及一组肌肉，引起短暂抽筋样动作（简单运动抽动）；也可以表现为协调有序的一组动作，类似于正常的动作或姿势，但是具有不适当的强度，且定时（复杂运动抽动）。80%的患者在抽动发生前存在前驱感觉症状，患者自觉抽动是对这些感觉作出的反应。这种“故意的”或“无意识的”运动可资与其他多动性运动障碍的鉴别，如肌阵挛或舞蹈。多发性抽动是早期主要症状，一般首发于面部，逐渐向上肢、躯干或下肢发展，表现为眼肌、面肌、颈肌或上肢肌反复迅速的不规则抽动（运动痉挛），如眨眼、噘嘴、皱眉、抽动鼻子、扮鬼脸、甩头、点头、颈部伸展和耸肩等，症状加重出现肢体及躯干暴发性不自主运动，如上肢投掷运动、转圈、踢腿、顿足、躯干弯曲和扭转动作等，抽动频繁每日可达十余次甚至数百次，情绪激动、精神紧张时加重，精神松弛时减轻，睡眠时消失。

3. 发声抽动本质上也是运动抽动，只是累及了呼吸、咽、喉、口和鼻的发声相关肌肉。简单的发声抽动包括抽鼻子、清嗓子、发出咕噜声或吱吱声、尖叫、咳嗽、吹气、咂嘴。复杂的发声抽动可以是说出有语意的话，如说脏话，亦即秽语症（coprolalia）；模仿别人的语句，亦即模仿语言（echolalia）；重复自己的话，特别是重复最后一个音节、词或短语，亦即言语重复（palilalia）。

4. 除了运动症状之外，患者还会有各种行为异常的表现，特别是注意缺陷多动障碍（attention deficit hyperactivity disorder，ADHD）和强迫症（obsessive-compulsive disorder，OCD）等。患病率尚缺乏确切的调查，通常会影响学业、工作和社交，约四分之一的患儿需要在特殊的学校学习。有的患者以行为障碍为首发症状，甚至早于运动症状 3 年。除了 ADHD 和 OCD，TS 患者还可能出现多种其他行为障碍，诸如学习和执行功能障碍、精神分裂和情感障碍、焦虑、惊恐、社交恐怖、广场恐怖、躁狂，以及抑郁等。这些行为和情感障碍可能导致冲动控制障碍、易怒和暴力行为等后果，少数情况下会表现为性攻击行为、反社会行为等违法犯罪行为。此外，高达 53%的患者出现自伤行为（self-injurious behaviors，SIB），例如嘴咬、捶打或拧自己的身体，猛敲头部，撞击硬物，用铅笔刺自己的外耳道，指戳肚脐，掀掉痂皮和挖溃疡，捏手指关节以发出响声，最严重者损伤自己的眼睛而导致失明。极少数患儿有过度挑衅和伤害他人行为。

【辅助检查】

1. 患者血生化检查通常正常。

2. 部分患儿脑电图可有轻度不正常，慢波或棘波增多，但无特异性。多导睡眠仪检查可记录到睡眠中运动和发声抽动，可能发现多种睡眠结构异常，如觉醒改变，慢波睡眠与快速眼动睡眠（REM）比例降低，4 期睡眠可出现发作性事件伴突然醒来、定向障碍和易激惹，不宁腿综合征,睡眠周期性肢动,其他睡眠相关障碍包括睡眠呼吸暂停、遗尿、梦游、噩梦、肌阵挛,以及磨牙等。

3. 脑 MRI 检查可发现两侧基底节体积不对称,双侧尾状核、豆状核平均体积缩小,伴有注意缺陷的 TS 患儿左侧苍白球明显小于右侧。FDG-PET 发现尾状核和丘脑的葡萄糖代谢降低,运动前区、辅助运动区和中脑的代谢增高。SPECT 检查可见颞叶、额叶和基底节局限性血流灌注减低区,Grunwald 等发现在抽动发作期病灶局部血流灌注减少。

【诊断和鉴别诊断】

1. 诊断 主要参照 2013 年 DSM-Ⅴ诊断标准:①病程中出现多种运动抽动以及一种或多种发声抽动,但不要求同时出现;②抽动频率可以波动,但从首次出现持续一年以上;③18 岁之前发病;④症状不能被物质滥用(如可卡因)导致的生理性反应或器质性疾病(如亨廷顿病、病毒性脑炎后遗症)解释。

2. 鉴别诊断

(1) 与儿童期可能出现的运动障碍和抽动疾病相鉴别,主要根据症状学评估,结合病史和临床过程进行鉴别。

1)习惯性痉挛:见于 5~10 岁男孩,通常为不良习惯或模仿他人行为,多动表现单一且局限,持续时间短,可自行消失,无言语障碍及智力减退。

2)小舞蹈病:舞蹈通常为无规律性的多动样症状,变化多端。对无风湿热或关节炎病史、心脏受累证据者,较难鉴别。小舞蹈病一般无发声痉挛,为自限性疾病,常在 3~6 个月消失,抗风湿治疗有效。

3)Wilson 病:据肝脏受累、角膜 K-F 环、血清铜和铜蓝蛋白异常等可鉴别。

4)摆动头综合征(bobble-head syndrome):进行性脑积水患儿出现快速节律性头部摆动。

5)儿童多动障碍:表现为明显的注意力不集中,注意持续时间短暂,活动过度或冲动综合征,男孩多见,症状可见于各种场合。

(2) 与行为障碍的疾病鉴别:复杂部分性发作(运动抽动)有时表现类似于强迫行为,较难鉴别。强迫行为易伴有焦虑或惊恐,并伴有不可抵抗的产生动作或声音的冲动,患者担心若没有及时或正确地做出动作,将会有"不好的事情"发生。

(3) 儿童期出现的抽动症状可延续至成年后,但成年患者的抽动症状极少是在成年后出现的。成年新出现的抽动症状需考虑继发性抽动的病因,包括:①感染,诸如脑炎、CJD、神经梅毒和 Sydenham 舞蹈病等;②药物,例如苯丙胺、左旋多巴、可卡因、苯妥英钠、苯巴比妥、拉莫三嗪、抗精神病药、多巴胺受体阻滞剂导致的迟发性抽动

和迟发性 TS;③中毒,如一氧化碳中毒;④发育障碍,诸如精神发育迟滞、染色体异常和自闭症等;⑤染色体病,如 Down 综合征、脆 X 综合征;⑥其他疾病,如脑外伤、卒中、神经皮肤综合征、精神分裂和神经变性病等。

【治疗】

抽动症虽然是慢性疾病,但预后良好,症状随年龄增长趋向减轻,三分之一到一半的患儿在成年后抽动症状可完全缓解,大多数患者使用药物治疗可控制发作(表3-20-22),约 3%的患者可自行缓解。

表 3-20-22　抽动症治疗的常用药物

药品通用名	日推荐剂量
可乐定(clonidine)	0.1~0.3mg
胍法辛(guanfacine)	1~6mg
四苯喹嗪(tetrabenazine)	12.5~300mg
氟奋乃静(fluphenazine)	1~10mg
托吡酯(topiramate)	50~400mg
利培酮(risperidone)	0.5~6mg
匹莫齐特(pimozide)	1~6mg
氟哌啶醇(haloperidol)	0.5~10mg
替沃噻吨(thiothixene)	1~15mg
阿立哌唑(aripiprazole)	2~30mg
奥氮平(olanzapine)	5~20mg
齐拉西酮(ziprasidone)	20~100mg
丙戊酸(valproic acid)	150~750mg

1. 运动症状治疗 使用多巴胺受体拮抗剂类精神病药最有效,用药目标是抑制发作,并非可彻底消失,如有效需长期服药。药物治疗应从小剂量开始,缓慢增加剂量。如使用单一药物仅部分症状改善或有复杂的伴随症状时可考虑联合用药,但多药治疗应慎用。维持治疗应根据患者具体情况而定,轻症患者需维持 6~12 个月,重症可 1~2 年或更长时间,维持剂量一般为治疗量的 1/2~2/3。

(1) 精神类药物:

1)氟哌啶醇(haloperidol):为选择性中枢多巴胺受体阻滞药,FDA 批准用于抽动的首选药物,疗效可达 60%~90%。主要对运动和发声抽动有效,伴随症状效果不明显。开始剂量 0.25mg 口服,2~3 次/d,或 0.5mg/d 睡前一次;一般每隔 3~5 天加量 1 次,有效量常为 5~10mg/d,症状控制后逐渐减量。不良反应包括镇静、口干、视物模

糊及胃肠道障碍等,大剂量易产生急性锥体外系反应如动眼危象,东莨菪碱(hyoscine)可缓解,出现动作徐缓等不良反应可与苯海索合用。

2)胍法辛(guanfacine):为中枢 α_2 肾上腺能激动剂,初始剂量 1 次 0.5~1mg,1 次/d,睡前服。以后可逐渐增至最大剂量4mg/d。胍法辛较可乐定的镇静不良反应更轻。在 2011 年的治疗推荐中属于一线用药选择。

3)四苯喹嗪/丁苯那嗪(tetrabenazine):多巴胺受体耗竭剂,较多巴胺受体阻断剂似乎更加有效且安全,其中氟奋乃静(fluphenazine)的镇静作用和其他不良反应相对较少。曾有病例回顾研究提示用药长达 16.8 年。在 2011 年的治疗推荐中属于一线用药选择。

4)匹莫齐特(pimozide):也是 FDA 批准用于抽动症的药物。疗效与氟哌啶醇相似,但无镇静作用,现作为二线药物。药物作用时间长,开始剂量 0.5~1mg/d,1 次/d,晨服;以后每周可小量增加直至抽动症状被控制。儿童 2~6mg/d,最大用量 0.2mg/(kg·d),成人 4~12mg/d,维持量 3~6mg。匹莫齐特可以延长 QT 间期伴尖端扭转,后者可能转化为室颤或猝死。由于引起心脏传导阻滞较氟哌啶醇更常见,用药前和治疗过程中每隔 1~2 个月应进行心电图检查,一旦出现 T 波倒置、u 波出现等应停药。

5)利培酮(risperidone):具有多巴胺和 5 羟色胺阻断作用,研究认为可能减少抽动发生的频率和程度。有望取代或部分取代氟哌啶醇及可乐定,成为治疗 TS 的有效药物,TS 患者可能较精神分裂症患者对利培酮敏感,从 0.25mg/d 开始,每隔 2 日递增 1 次,每次递增 0.25~0.5mg,治疗剂量达 1~3mg/d,有效者继续服原治疗剂量 4 周,以后逐渐递减至治疗剂量的 1/3~1/2,作为维持剂量。

6)阿立哌唑(aripiprazole):属于非典型精神病药。副作用是体重增加,也会导致迟发性运动障碍。

7)可乐定(clonidine,catapres):可改善约 50% 的患儿运动痉挛或发声痉挛,起始剂量 2~3μg/(kg·d),2 周后增至 4μg/(kg·d),必要时可增至 5μg/(kg·d),直至抽动得到满意控制而无明显不良反应,最初可引起短暂血压下降,常见不良反应包括镇静、眩晕、头痛、唾液过多或过少和腹泻等;吞服药丸困难的患儿可选择经皮肤吸收给药剂型;可乐定单一用药疗效不佳,可加用吩噻嗪类氟奋乃静(fluphenazine)。

(2)非精神类药物:

1)抗癫痫药:丙戊酸钠可抑制 GABA 转氨酶和谷氨酸脱羧酶,增加脑 GABA 含量,治疗抽动症状有效。小剂量开始,儿童 30~40mg/(kg·d)口服,3 次/d。患者偶对卡马西平反应良好。痉挛严重部位可试用肉毒毒素 A 注

射。托吡酯(topiramate)也有改善症状的报道。

2)氯硝西泮(clonazepam):对于强直性抽动有效。

3)培高利特(pergolide)、罗匹尼罗(ropinirole):多巴胺受体激动剂,作用机制有可能是多巴胺的自受体调整作用,导致内源性多巴胺转化减少。

4)氟他胺(flutamide):乙酰苯胺非甾体类雄激素拮抗剂,可以减少运动抽动,并有轻度 OCD 的改善效果,但对于发声抽动效果不明显。

5)昂丹司琼(ondansetron):选择性 5-HT$_3$ 拮抗剂,可以减轻抽动,剂量为 8~16mg/d。

6)巴氯芬(baclofen),GABA$_B$ 自受体激动剂,有研究显示可以减轻运动和发声抽动。

7)多奈哌齐(donepezil):非竞争性胆碱酯酶抑制剂,也有抑制抽动的报道。

8)大麻素类:梅坎米胺(mecamylamine)、大麻均有报道可以减轻 TS 症状,可能与中枢抗烟碱作用、增加 GABA 能递质、抑制谷氨酸释放有关。

(3)肉毒毒素注射:对于局灶性抽动,例如眨眼、颈肌肌张力障碍性抽动、发声抽动较为有效。与对照组相比,两周内抽动可减少 39%。作用可以持续 3~4 个月,一般无明显不良反应。

(4)脑深部电刺激(DBS):对于药物治疗效果不好的致残性 TS 患者,在严格筛选适应证的前提下,可考虑 DBS 治疗。

2. 行为症状的治疗

(1)注意缺陷多动障碍(ADHD):轻症患者可以通过主动的行为调整、家庭和学校合作等手段加以改善,严重影响人际交往或在校及职业表现的 ADHD 需要药物治疗。主要使用中枢神经系统兴奋剂,例如哌甲酯/利他林(methylphenidate,ritalin),5mg 起始,逐渐增加至 20~60mg/d;以及苯丙胺(amphetamine)等。需注意的是,约 25% 的患者使用这类药物后出现抽动加重,此时需尽量将药物滴定到最低有效剂量。若中枢神经系统兴奋剂不能耐受,可以使用 α_2 激动剂或三环类抗抑郁药,如可乐定或胍法辛。单胺氧化酶 B 抑制剂司来吉兰可改善 ADHD,且不加重抽动,推测作用主要是源于其代谢产物苯丙胺。其他药物包括丙米嗪(imipramine)、去甲替林(nortriptyline)、去郁敏(desipramine)等。

(2)强迫症(OCD)治疗:需采用认知-行为心理治疗,配合 SSRI 类抗抑郁药。也有研究证明 DBS 有效。

【预后】

本病虽为慢性疾病,但预后良好。Erenberg(1987)报道,青春期患者抽动症状好转、消失率为 73%,秽语症也可缓解。18 岁以上患者中约 41% 仍需接受药物治疗。持续至成年阶段的 TS 主要表现为面部、颈部和躯干的抽

动,自伤行为和 ADHD 都趋于改善。

第十四节　肝豆状核变性

（王训）

肝豆状核变性(hepatolenticular degeneration,HLD)又称为威尔逊病(Wilson disease,WD),是一种常染色体隐性遗传的铜代谢障碍疾病。由于铜转运 ATP 酶功能缺陷,导致铜蓝蛋白合成减少、胆道排铜障碍,肝脏、脑、肾和角膜等器官过量铜蓄积,出现进行性肝损害、锥体外系症状、精神症状、角膜色素(K-F)环等。WD 通常在青少年期发病,是迄今少数几种可治疗的神经遗传病之一。

【研究史】

本病的研究可追溯到 Westphal(1883)和 Strümpell(1898)各自描述了假性硬化症,Gower(1906)描述强直样舞蹈病(tetanoid chorea), Kayser(1902)和 Fleischer(1903)描述了角膜色素环,后来被称为 Kayser-Fleischer 角膜环(K-F 环)。1912 年,金尼尔·威尔逊(Kinnear Wilson)首先对本病作了经典的描述,指出这是一种"进行性豆状核变性"(progressive lenticular degeneration)伴有肝硬化的家族性神经病变。Ernesto Ciarla(1916)在意大利神经病理学杂志报道 1 例豆状核渐进性退行性变,首次使用"Wilson 病"的名称。Spielmeyer(1920)和 Hall(1921)重新研究了 Westphal 与 Strümpell 报道的病例,指出假性硬化症与 Wilson 描述的是同一种疾病,Hall(1921)还提出了关于 WD 隐性遗传的证据,并首先使用了"肝豆状核变性"(Dégénérescence Hépato-Lenticulaire)的术语。Siemerling 和 Oloff(1922)报道该病患者可出现向日葵样白内障。1913 年 Rumpell 曾发现本病患者肝脏和脑中铜含量明显增高,但未引起注意,直到 Mandelbrote(1948)偶然发现 Wilson 病患者尿铜量很高,肌内注射金属螯合剂二巯基丙醇(BAL)后尿铜量更高。Scheinberg 和 Gitilin(1952)发现 Wilson 病患者血清中铜蓝蛋白含量普遍降低。

1960 年 Bearn 等确定了 Wilson 病是常染色体隐性遗传,1985 年以色列 Frydman 等提出 WD 基因定位于 13 号染色体,1993 年 Petrukhin 等、Bull 等及 Tanzi 等确定为 13 号染色体长臂上(13q14.3)的 ATP7B 基因,编码 140kD 铜转运 P 型 ATP 酶。1956 年 Walshe 提出青霉胺可能是一种有效的铜螯合剂,1961 年 Schouwink 发现口服锌可显著降低肠道对铜的吸收,1982 年 Walshe 引入曲恩汀(trientine)治疗。Groth 等(1973)和 Sokol 等(1985)引入肝移植术治疗 Wilson 病肝衰竭患者。1986 年 Walshe 亲服了四硫钼酸铵测试安全性,后来用于青霉胺和曲恩汀

不耐受的 WD 患者(Walshe,2017)。

【流行病学】

Wilson 病呈全球性分布,人群发病率为(0.5~3)/10 万,患者同胞患病风险为 1/4;世界范围的患病率为 1/30 000~1/5 000,人群中杂合子或病变基因携带者频率为 1/90,患者阳性家族史达 25%~50%,绝大多数限于一代同胞发病或隔代遗传。由于地域、种族及调查方法不同而结果各异,如 Loudianos 等(1999)根据意大利撒丁岛医院登记资料,新生儿中 WD 发病率为 1/7 000;Garcia 等(2000)报道西班牙大加那利岛 WD 患病率为 1/2 600;Dedoussis 等(2005)报道希腊克里特岛新生儿中 WD 发病率高达 6/90,可能与其封闭的血亲联姻率较高有关。1999—2002 年,日本多个儿科中心采用 ELISA 法测定干血片或尿铜蓝蛋白的 3 个筛选试验,WD 患儿检出率分别为 2/2 789、3/24 165 和 2/48 819;韩国 Hahn 等(2002)应用三明治 ELISA 法测定干血片 CP 含量,在 3 667 例儿童中发现 1 例患儿。美国 Olivarez 等(2001)检测 WD 基因 p. H1069Q 点突变筛查了 2 601 例高加索裔新生儿,患病率估算为 1/55 000。Mak 等(2008)筛查 660 例无血缘关系的中国香港地区汉族人 WD 基因 p. R778L 位点的基因频率,发现 3 例杂合子,推算患病率为 1/5 400。我国一项 153 370 名汉族人角膜 K-F 环筛查,确诊 WD 患者 9 例,推算患病率最低为 1:17 000。一项英国的 1 000 名受试者 ATP7B 整个编码区及相邻剪接位点测序研究表明,WD 患病率可能高达 1/7 021,假设患病率为 1/(10 000~30 000),大约每 90 人中有 1 人携带异常 ATP7B 基因(Coffey et al,2013)。有研究显示 WD 患者男女性别比相同,但女性比男性更可能发生急性肝衰竭(Beinhardt et al,2014);一项 627 例 WD 患者研究显示,WD 患者中男性占 52%,男性患者更易患神经精神症状(75% vs 58%),但肝脏症状较少(25% vs 41%)(Litwin et al,2012)。

【病因和发病机制】

WD 的致病基因 ATP7B 定位于染色体 13q14.3,编码铜转运 P 型 ATP 酶。目前已发现超过 800 种致病基因突变,并不断有新的突变型报道(Li et al,2019)。欧美患者 ATP7B 基因高频突变位点是第 14 号外显子 H1069Q 和第 18 号外显子 Gl266K,处于 ATP7B 基因磷酸化区及 ATP 结合区。中国 WD 患者高频突变点是 8 号外显子 ATP7B 基因跨膜功能区,有 R778L、P992L 和 T935M 等 3 个突变热点,约占所有突变的 60%,其中 R778L 突变率达 28%~38%。ATP7B 通过其巨大的 N 末端功能区与铜离子结合并参与肝细胞内铜转运过程。

正常成人体内铜总量为 70~100mg,每天饮食摄入铜约 1mg,生理需要量约 0.75mg,多余的 0.25mg 须排出体

外。食物中的铜首先被肠黏膜的高亲和力铜转运体（high-affinity copper transporter Ctr1，hCTR1）运至肠上皮细胞，在铜转运 ATP7A 酶（Menkes 病的致病基因）作用下吸收至门脉系统，大部分与白蛋白疏松结合进入肝细胞，肝内位于反式高尔基网（trans Golgi network，TGN）的铜转运 ATP7B 酶将约 10% 的铜离子与原铜蓝蛋白（apoceruloplasmin）结合形成血清全铜蓝蛋白（holoceruloplasmin）释放入血并循环至全身，其余 90% 的铜在位于胆管膜侧的 ATP7B 酶作用下随胆汁排出。WD 患者因 *ATP7B* 基因突变影响了以上两条铜代谢途径，导致铜蓝蛋白（ceruloplasmin，CP）合成障碍，血清 CP 及血清总铜量降低；另外，胆汁中铜泌排障碍，导致铜在肝细胞内聚集，使过量的非血清铜蓝蛋白结合铜溢入血液循环中，血清游离铜（serum free copper）增加且尿排铜增多，过量的铜在肝脏、脑、角膜、肾脏、骨骼及血液等组织沉积导致功能障碍，产生 Wilson 病的病理改变和临床表现（Schilsky，2019）。

铜蓄积导致肝细胞损伤机制尚不清楚。铜在肝细胞内与铜伴侣蛋白（copper chaperones）如金属硫蛋白（metalothionein）结合，当体内蓄积的铜超过了金属硫蛋白的负载能力时引起溶酶体缺陷、自由基生成增加和还原型谷胱甘肽功能降低，引发严重的脂质和 DNA 氧化损伤及线粒体功能障碍，过量铜抑制肝脏蛋白质合成，抑制多种铜结合酶功能，导致肝细胞坏死和凋亡。研究表明，过量铜可引起 X 连锁凋亡抑制蛋白（X-linked inhibitor of apoptosis，XIAP）水平降低，更促发凋亡性肝细胞坏死。血清游离铜增多也是铜蓄积对脑基底节损伤的原因。

【病理】

1. WD 的病理改变主要影响肝脏、脑、肾脏及角膜等，最早的病变出现在肝脏，婴儿期肝脏表面色泽大致正常，随着游离铜蓄积，逐渐导致肝细胞脂肪变性和肝小叶增生，表面呈灰白、光滑和肿胀。铜蓄积达饱和状态时大量向溶酶体内转移，引起肝细胞水肿变性坏死，呈慢性肝炎样改变，常伴轻中度汇管区炎症和纤维化，使肝脏缩小。大多数 WD 患者逐渐演变成坏死后肝硬化，表面和切面呈结节状，结节大小不等，小的直径仅 0.15~0.3cm，大的可达 2~4cm 或更大，多呈大结节肝硬化（图 3-20-37）；部分患者发生小结节性或混合性肝硬化；少数 WD 患者可急骤发生大片肝细胞坏死，导致急性肝性脑病。

在光镜下显示肝损害通常先于临床表现，肝硬化前期可见汇管区肝细胞质脂质增加和细胞核糖原样变性，随病程进展，门脉区肝细胞呈大泡性脂肪变性，轻中度异核性肝细胞、凋亡小体增多，可见不规则大颗粒空泡状沉积物，气球状肝细胞增多，含马洛里-登克小体（Mallory-Denk bodies）；门脉区和隔区可见以淋巴细胞和浆细胞为

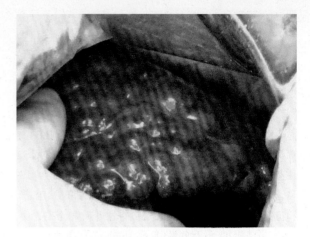

图 3-20-37　显示 WD 患者的大结节肝硬化

主的炎症细胞增多，门脉周围胆管反应和纤维化。WD 肝硬化的镜下特征是结节大小不一，结节实质呈脂肪变性、糖基化核及数量不定的坏死性和凋亡性肝细胞，结节周围散在的含 Mallory-Denk 小体的气球状肝细胞，常见有粒状嗜酸性细胞质的大肝细胞簇（Dienes & Schirmacher，2019）。

2. 早期 WD 患儿脑表观正常，逐渐出现脑萎缩伴脑室扩大，壳核和尾状核可呈棕色缩小；晚期壳核和额叶可形成空洞和囊腔，皮质及皮质下白质海绵状变性，丘脑底核、红核、黑质、丘脑及齿状核亦可受累。组织学检查显示神经元缺失、轴突变性，含色素和脂质的巨噬细胞及胶质细胞增生。严重的 WD 患者脑白质中显示脱髓鞘纤维伴阿尔茨海默（Alzheimer）Ⅱ型胶质增生，大脑皮质和豆状核边界常见特征性欧巴斯基（Opalski）细胞，也可见阿尔茨海默Ⅰ型细胞。Opalski 细胞和阿尔茨海默Ⅰ/Ⅱ型胶质细胞表达铜结合蛋白-金属硫蛋白，对 WD 病理诊断几乎是确定性的。

铜组织化学染色可显示肝脏、脑内及肾小管细胞的铜分布。肝细胞铜分布并不均一，肝硬化阶段溶酶体内含铜明显，肝结节含有大量的铜，多数细胞质内可见不等量的棕色颗粒，经红氨酸染色颗粒呈墨绿色。角膜边缘后弹力层内和内皮细胞质内可见棕黄色细小铜颗粒沉积，严重者角膜中央区及间质细胞中也可见到。

在电子显微镜下，早期可见肝细胞内线粒体致密、线粒体嵴扩张和粗面内质网断裂等，超微结构分析显示致密的铜-金属硫蛋白-溶酶体沉积物（Lackner & Denk，2019）。

【临床表现】

1. WD 可在任何年龄发病，但 5~35 岁多见，40 岁后发病者仅约 3%，有 3 岁起病的肝硬化患儿或 80 岁才出现临床症状者。WD 的症状体征复杂多样，2/3 患者首发为神经症状，少数先出现肝脏症状，极少数患者首发急性

溶血性贫血、皮下出血、鼻出血、肾功能损害和精神症状等。起病缓慢，可因创伤、感染等引起急性发病。按临床症状，WD可分为肝型、脑型、其他类型，以及混合型。

2. 肝脏损害 约80%的患者出现肝脏症状，10~13岁起病者和前症状的个体可出现急性肝炎或暴发性肝衰竭、慢性肝病或肝硬化等；WD婴幼儿和患儿常表现为非特异性慢性肝病综合征。

（1）急性肝炎：患者出现不明原因的黄疸、食欲差、恶心、全身乏力等急性肝炎症状。少数患者可突发急性肝衰竭，伴或不伴溶血性贫血，即使保肝治疗，肝功能仍可能急剧恶化，致死率高达95%。

（2）慢性肝病或肝硬化：慢性肝病缺乏特异性症状，常表现为黄疸、萎靡、腹胀、全身水肿等。肝硬化可为代偿性或失代偿性，表现为肝肿大或缩小、脾肿大及脾功能亢进、腹水、蜘蛛痣、食管静脉曲张破裂出血及肝性脑病等；门脉高压性肝硬化可仅表现孤立性脾肿大或血细胞减少等。

3. 神经精神症状 多见于20~40岁WD患者，也可稍早出现。主要表现为肌张力障碍、震颤、帕金森病样症状、舞蹈症、构音障碍、精神行为异常等。这些症状可几种同时出现，通常比肝症状晚，易误诊为肝性脑病。

（1）肌张力障碍：WD早期可表现为局灶性、节段性或全身性，常见扭转痉挛，影响头面部肌出现苦笑面容、怪异表情、眼睑痉挛和舌异常运动，或见口面部不自主扭动，常伴构音困难、吞咽困难和流涎等。

（2）震颤：可为首发症状，多为姿势性或意向性震颤，也可呈静止性或合并出现，影响四肢、头部及下颌等，粗大不规则震颤尤为多见，也可见细小震颤，姿势性震颤以"扑翼样震颤"更具特征性。

（3）帕金森综合征样症状：表现为肢体僵硬、运动减少、书写困难、写字过小症、手指运动缓慢、行走缓慢、起步困难、屈曲姿势及变换姿势困难等。

（4）舞蹈手足徐动症：①舞蹈样动作，以四肢近端为主，呈无节律、幅度大小不等、较粗大的不自主舞动；②舞蹈手足徐动，以远端为主的舞蹈样运动，伴有徐缓的、蠕动样、奇异的不自主运动，掌指关节过度伸展与诸指不同步扭转可呈"佛手样""餐叉样"等特殊姿势；③扮鬼脸动作，部分患者可见挤眉弄眼、咧嘴弄舌、摇头扭颈、耸肩扭鼻等不自主运动，或表现扭腰摇臀、摆腿踢足、屈趾等。通常伴情绪激动或低落、兴奋易怒、言语增多等，一般肌张力减低，也有呈轻度铅管样增高者。

（5）构音障碍：脑型WD患者常见，表现为共济失调性，或者徐动性言语，发声过弱或痉挛型言语，讲话声音低沉、含糊或嘶哑，缓慢或断续，严重时发声困难，也常见流涎和吞咽困难，是咽喉肌、面肌和舌肌僵直所致。

（6）小脑性共济失调：不是WD独立的神经系统症状，明显的肢体共济失调很少见，患者不能突然改变肌肉活动力量，加速和制动能力也受损，导致辨距不良、协同障碍和节律失调，也可能出现躯干和步态共济失调。

（7）其他神经系统症状：如出现癫痫发作约6%，易发生在驱铜治疗中。很可能出现反射亢进、病理反射和假性延髓麻痹，抽动和不寻常刻板动作。偶有下丘脑损害产生肥胖、发热及血压波动等。

（8）精神行为异常：在约1/3的WD患者中是以首发症状出现，易误诊为精神病，可发生在肝脏损害和神经症状之前。WD患儿可有学习能力下降、人格改变、欣快、易激惹和性冲动等；成年患者可能出现类偏执妄想、分裂症样症状、淡漠、抑郁，以及自杀等，也可出现额叶综合征和皮质下认知障碍（Schilsky et al, 2019）。

4. 肝外其他系统损害 铜离子蓄积在肝外其他系统如眼、肾、骨骼肌肉、心脏等，表现出相应的功能损害。

（1）眼部损害：角膜K-F（Kayser-Fleischer）环是WD的典型特征，见于约98%的神经精神症状患者，约50%的肝脏损害患者，是铜细小颗粒沉积于角膜后弹力层形成的金黄色或褐色环，宽约1.3mm，几乎都见于双眼，很少单眼，有时需要裂隙灯检出，80%~90%的角膜K-F环经驱铜治疗后逐渐消散或消失。然而，K-F环并非WD所特有，慢性胆汁淤积性肝病及新生儿胆汁淤积也可能检出K-F环。有的患者色素沉积在晶状体囊壁可出现向日葵白内障（sunflower cataract）（图3-20-38），少数患者出现晶状体浑浊、暗适应下降及瞳孔对光反应迟钝等。

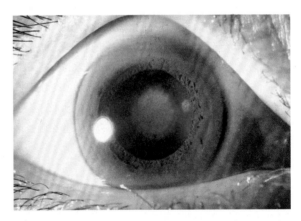

图3-20-38 角膜K-F环（角膜边缘褐色环）和向日葵样白内障（晶状体混浊，呈葵花盘状）

（2）肾脏损害：铜离子在肾小球和近端肾小管沉积，肾小管重吸收障碍，出现肾性糖尿、多种氨基酸尿、磷酸盐尿、尿酸尿、高钙尿及蛋白尿等，少数可发生肾小管性酸中毒、低磷酸盐血症、低钙血症、佝偻病、软骨变性和生长缓慢等范科尼综合征（Fanconi syndrome）的表现，严重者发生肾衰竭。

（3）血液系统损害：以贫血、紫癜、鼻出血等起病者约占 3.5%，极少数青少年患者以急性溶血性贫血发病，大量铜从坏死肝细胞中释放入血液，多为致命性。WD 在妊娠期间发生急性肝炎和溶血，易误诊为 HELLP 综合征［溶血、肝酶升高和低血小板综合征（hemolysis，elevated liver enzymes，and low platelets syndrome）］，部分患者因脾功能亢进导致全血细胞减少。

（4）内分泌和代谢异常：女性 WD 患者常见月经紊乱、闭经、发育迟缓，甚至多次流产、不孕。男性出现性征发育不全、男性乳房发育症等。亦有报道甲状腺功能低下出现黏液水肿，偶有 WD 患者并发巨人症、肾上腺皮质功能亢进、甲状旁腺功能减退等报道。

（5）皮肤损害：我国部分 WD 患者皮肤变黑，白种人患者皮肤呈棕色、黄色及蓝灰色；大多数患者有面部和胫前色素过度沉着、黑棘皮症、鱼鳞癣，部分有毛发稀疏、指纹异常、蓝新月指甲。青霉胺治疗中可出现颈周皮肤早衰、大疱性天疱疮、匐行性穿通性弹力纤维病和弹性假黄瘤等。

（6）骨骼肌肉症状：半数以上的成人 WD 患者出现骨关节症状，如骨质疏松、骨软化、自发性骨折、佝偻病、脊柱骨软骨炎、软骨碎片等。有报道约 5.4% 的 WD 患者出现肌肉痛性痉挛，偶有肌萎缩和无力。

（7）部分患者合并心肌病、心律失常、心电图显示左心室肥大、双室肥大、ST 段压低、T 波倒置，房性或室性期前收缩、房颤、窦房传导阻滞等。有报道 WD 患者存在免疫紊乱，表现为体液免疫亢进、细胞免疫低下，与脾脏淤血肿大有关，脾切除后免疫功能可获得改善。

5. 症状前个体（presymptomatic individuals） 以前称为无症状型（asymptomatic type）或症状前型（presymptomatic type）WD。通常有三种情况：①体检发现转氨酶升高，铜蓝蛋白降低或尿铜增高，临床无症状，但 ATP7B 基因筛查确诊；②体检发现角膜 K-F 环，ATP7B 基因筛查确诊；③WD 先证者的同胞 ATP7B 基因筛查确诊为 WD（吴志英，2019）。

【辅助检查】

疑诊 WD 患者初始评估包括铜生化检查、眼部检查和尿排铜量等铜代谢检查，对 WD 患者早期诊断，以及筛查症状前 WD 或杂合子都极有意义。

1. 铜代谢相关生化检查

（1）血清铜蓝蛋白（CP）测定：患者一般<140mg/L（正常 200～500mg/L），血清 CP<80mg/L 是诊断 WD 的有力证据；但 WD 患者在妊娠期、雌激素治疗时，或同时患有类风湿关节炎、肝炎时，血清 CP 可能>200mg/L。出生后至 2 岁的婴幼儿，20% 以上的 ATP7B 基因杂合突变携带者，慢性肝炎、重症肝炎、慢性严重消耗性疾病患者血清 CP 也可<200mg/L，约 70% 的携带者存在 CP 水平异常。

（2）24 小时尿铜：正常人<100μg/24h，患者≥100μg/24h；症状前或患儿≥40μg/24h 应予重视。疑诊的 WD 患儿可行青霉胺负荷试验，方法是服青霉胺 500mg，12 小时后再服 500mg，当日收集 24 小时尿量测铜，如>1 600μg 对诊断 WD 有价值，成年患者此项试验意义未定。

（3）血清铜测定：正常值 14.7～20.5mmol/L，90% 的 WD 患者血清铜降低，但原发性胆汁性肝硬化、慢性活动性肝炎、肾病综合征及严重营养不良等患者血清铜也可降低。

（4）肝铜量测定：正常肝铜含量<40～55μg/g（干重），患者>250μg/g（干重）。非常规检查，如穿刺肝组织恰为新生的肝硬化结节可出现假阴性。

（5）离体培养皮肤成纤维细胞铜含量和放射性铜测定：非常规检查，对 WD 患者、杂合子测定皮肤成纤维细胞的胞浆内铜含量，示踪观察 ^{64}Cu 或 ^{67}Cu 与铜蓝蛋白转运代谢变化。

2. 肝肾功能检查 肝损害可检测血清总蛋白降低、γ-球蛋白增高、血清转氨酶、胆红素升高和/或白蛋白降低。肾功能损害可测定血清尿素氮、肌酐增高，尿蛋白等。肝硬化伴脾功能亢进时血常规可见血小板、白细胞和/或红细胞减少；尿常规镜下可见血尿、微量蛋白尿等。

3. 角膜 K-F 环 通常需用裂隙灯检查证实，但神经症状明显而 K-F 环阴性者不能除外 WD 诊断。

4. 肝脏 MRI 常显示肝脂质沉积、不规则结节及肝叶萎缩等。肝脾彩超常显示肝实质光点增粗、回声增强，甚至结节状改变，部分患者有脾肿大。B 超引导肝穿刺活检显示脂肪增生和炎症，以及肝硬化改变，目前国内已进行 ATP7B 基因检测，但国内专家不推荐这一有创检查（吴志英，2019）。

5. 神经影像学检查 脑 CT 显示双侧豆状核对称性低密度区，常见侧脑室和第Ⅲ脑室轻度扩大，大脑和小脑沟回变宽，脑干萎缩，红核及齿状核低密度，异常率约 85%。脑 MRI 可见约 85% 的脑型患者、50% 的肝型患者豆状核（尤其壳核）、尾状核、中脑及脑桥、丘脑、小脑和额叶皮质 T_1WI 低信号，T_2WI 高信号，或者 T_2WI 显示壳核和尾状核为高低混杂信号，不同程度的脑沟增宽，脑室扩大等（图 3-20-39）。PET 可显示 WD 患者脑局部葡萄糖代谢率（rCMRG）降低，豆状核明显。rCMRG 改变可早于 CT 改变，对 WD 早期诊断颇有价值。

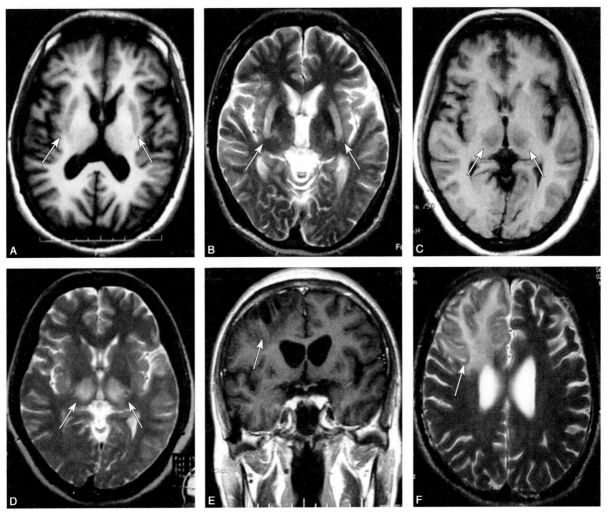

图 3-20-39　WD 患者脑 MRI 特征（箭头所示）

A、B. 分别显示壳核 T_1WI 对称性低信号，T_2WI 对称性高信号；C、D. 分别显示丘脑 T_1WI 对称性低信号，T_2WI 对称性高信号；E、F. 分别显示脑叶 T_1WI 对称性低信号，T_2WI 对称性高信号

6. 神经电生理检查　约 50% 的 WD 患者脑电图异常，多与病变严重程度一致。脑干听觉诱发电位（BAEP）异常率最高，各波潜伏期和波峰间期延长；视觉诱发电位（VEP）表现有 N1、N2、P1 波 PL 延长；体感诱发电位（SEP）也有改变。

7. 基因诊断　对临床证据不足但高度可疑 WD 患者，检测 ATP7B 基因突变对临床诊断有意义，有助于检出症状前诊断及杂合子。

8. 肝活检电镜检查　是早期诊断 WD 的有效手段，因 WD 的线粒体变化出现早，对诊断临床可疑 WD 有意义。

【诊断和鉴别诊断】

1. 诊断　对于原因不明的肝病或神经精神症状，特别是锥体外系症状或精神症状患者须考虑 WD 可能性。

（1）诊断标准：①有神经精神症状：在疑诊脑型 WD 患者治疗前，应先做神经症状评估和脑 MRI 检查；②有肝病史或肝脏损害：原因未明的肝病患者同时伴神经症状或精神症状，须行 WD 的相关排查；③血清铜蓝蛋白<200mg/L，24 小时尿铜>100μg；④角膜 K-F 环阳性（7 岁以下患儿少见）；⑤经家系共分离和基因变异致病性分析，确定患者的两条染色体均携带 ATP7B 基因突变。

符合（①或②）+（③和④）或（①或②）+⑤时均可确诊 WD。符合③+④或⑤，而无明显临床症状可考虑症状前 WD 个体。符合前 4 条中任何 2 条，诊断为"可能 WD"，需进一步追踪观察，建议进行 ATP7B 基因检测，以明确诊断。

（2）WD 的诊断评分系统：2001 年在莱比锡第 8 届 WD 和 Menkes 病国际会议制定了一套 WD 评分系统（Ferenci et al，2003）（表 3-20-23），用于帮助确定是否需要继续进行 WD 诊断性检查，以及判断诊断确定性。

表3-20-23　莱比锡威尔逊病诊断评分

K-F环(2分)
提示威尔逊病的神经精神症状(2分)
Coombs阴性溶血性贫血伴血清铜升高(1分)
无急性肝炎的情况下出现尿铜： • 为正常上限的1~2倍(1分) • 大于正常上限的2倍(2分) • 正常，但使用两剂0.5g D-青霉胺激发后大于正常上限的5倍(2分)
肝铜定量测定： • 正常(−1分) • 不超过正常上限的5倍(1分) • 大于正常上限的5倍(2分)
肝细胞罗丹宁染色呈阳性(如果不能获取肝铜定量测定结果)(1分)
血清铜蓝蛋白(使用比浊分析法,正常值>200mg/L) • 正常(0分) • 100~200mg/L(1分) • <100mg/L(2分)
突变分析 • 两条染色体均发生致病突变(4分) • 一条染色体发生致病突变(1分) • 无致病突变(0分)

注：如果总分≥4分,则高度可能为WD；如果为3分,则很可能为WD,但需要进行更多检查(如,尚未进行肝活检,则行肝活检)；如果≤2分,则不太可能是WD。

2. 鉴别诊断　WD的初发症状和早期临床表现复杂,如患者无神经精神症状和肝损害症状,或首发其他系统症状时临床误诊相当普遍,鉴别应从肝脏和神经系统两方面考虑。

(1)急性或慢性肝病：须注意与病毒性肝炎、自身免疫性肝炎、酒精、缺血、药物、毒素、遗传性血色病和α-1抗胰蛋白酶缺乏等导致肝损害鉴别。WD患者血清ALT多轻中度升高,肝硬化失代偿或急性肝衰竭者,血清ALT通常<2 000U/L,AST/ALT比值>2,常伴Coombs阴性溶血性贫血,尿酸水平偏低。

(2)神经系统病变：须注意与特发性震颤、青年型帕金森病和全身性肌张力障碍,以及小舞蹈病、亨廷顿病、舞蹈病-棘状红细胞增多症和良性家族性舞蹈病、泛酸激酶依赖型神经退行性疾病(Hallervorden-Spatz病)等疾病鉴别。

(3)精神障碍：须注意与抑郁、双相障碍、精神分裂症、痴呆和物质滥用等鉴别,有角膜K-F环有助于鉴别。

(4)其他系统疾病：WD还须与肾炎、肾病综合征、血小板减少性紫癜、溶血性贫血、类风湿关节炎、骨关节病等鉴别。Menkes病及慢性肝病由于蛋白严重缺乏,血

清CP可下降,胆汁性肝硬化也可出现角膜K-F环,须注意鉴别。

【治疗】

WD一经诊断或患者出现神经系统体征前就应进行系统治疗,治疗愈早,预后愈好。治疗目标是减少铜摄入和促进铜排泄,减轻铜对肝脏和脑等重要脏器损害。治疗原则是：①早期治疗,终身治疗,终身监测；②选择合适的治疗方案和个体化给药；③症状前个体的治疗以及治疗有效的患者应用络合剂和/或锌剂维持治疗；④药物治疗监测。

1. 饮食治疗　①避免含铜量高的食物：减少食物含铜量(<1mg/d),如动物内脏和血、贝壳类、豆类和坚果类、巧克力和可可,某些虫蝎类中药等,不使用铜制食具及用具；②适宜的低铜食物：如橄榄油、鱼类、鸡肉、猪肉、牛奶、精米面及绿色蔬果等；③高氨基酸或高蛋白饮食能促进尿铜排泄。

2. 驱铜治疗　包括驱铜药、阻止肠道铜吸收及促进排铜药,但这是一个较缓慢的过程,WD症状不可能短时间缓解,患者应选择一种适宜药物终身服用。

(1)D-青霉胺(D-penicillamine,PCA)：是本病的首选药物,为强效金属络合剂,可络合血液和组织中过量游离铜从尿中排出。青霉素皮试阴性者可服用,宜从小剂量(62.5~125mg/d)开始,逐渐缓慢加量,每周加量250mg,总量达1 000~2 000mg/d；患儿童剂量每日20mg/kg。维持量成人750~1 500mg/d,儿童250mg/d。应餐前1小时服,避免食物影响PCA吸收。疗效监测建议每2~4周测24小时尿铜。不良反应早期如恶心、纳差、呕吐、皮疹、发热等,长期服药可诱发多种自身免疫疾病和血液疾病,过敏反应是严重副作用,应立即停药。10%~30%的患者因各种毒副作用而不能耐受,10%~50%的患者发生短期神经症状加重,部分为不可逆性。因此,神经症状严重的患者,尤其扭转痉挛或重度构音障碍者宜慎用或不用。PCA虽有副作用,但排铜疗效确切,是目前我国治疗WD的主要药物。

(2)二巯丁二酸钠(sodium dimercaptosuccinate,Na-DMS)和二巯丁二酸(dimercaptosuccinic acid,DMSA)：是含双巯基低毒高效的重金属络合剂,能结合血游离铜、组织中与酶系统结合铜离子,形成硫醇化合物经尿排泄。用法：Na-DMS常规用量1g溶于10%葡萄糖液40ml缓慢静脉注射,每日2次,6天为1疗程。儿童用量每次20mg/kg。近年来该药源困难,可选用DMSA胶囊0.75~1.0g口服,每日2次；儿童70mg/(kg·d),分2次服。不良反应包括：约60%的患者出现胃肠道反应,过敏反应如发热、药疹、皮肤黏膜出血、肌肉酸痛等；约20%的患者出现短暂的神经症状加重。推荐用于轻、

中度肝损害和神经精神症状的 WD 患者,尤其对青霉胺过敏或不耐受者。

(3) 二巯丙磺酸(DMPS):是含双巯基低毒高效的重金属络合剂。用法:5mg/kg 溶于 5% 葡萄糖溶液 500ml 中缓慢静脉滴注,每日 1 次,6 天为 1 疗程。不良反应包括食欲减退、恶心、呕吐,部分出现皮疹发热、结膜充血、鼻出血齿龈、转氨酶升高等;约 10.5% 患者出现短暂的神经症状加重。推荐用于有轻、中、重度肝损害和神经精神症状 WD 患者。

(4) 曲恩汀(trientine)又名三乙基四胺(triethylene teramine):对铜络合作用较 D-青霉胺弱,副作用小。1982 年被美国 FDA 指定用于不能耐受 D-青霉胺的 WD 患者。用法:初始治疗剂 900 ~ 2 700mg/d,维持剂量 900 ~ 1 500mg/d,分 2~3 次服用。儿童剂量每日 20mg/kg,一般不超过 250mg/d,分 2~3 次服用。推荐用于有肝脏损害和神经精神症状的 WD 患者以及 D-青霉胺不耐受的患者,但价格昂贵,药源困难,迄今未在国内上市。

(5) 四硫钼酸铵(ammonium tetrathiomolybdate, TM):在肠黏膜中形成含铜及白蛋白的复合物,阻止肠道对铜吸收,并可阻断细胞对铜的摄取。目前 TM 临床 3 期多中心研究已完成,剂量 20mg,6 次/d,3 次在就餐时服用,另 3 次在两餐间服用,最大量可增至每次 60mg;有限临床试验数据表明,TM 逆转 WD 神经症状疗效优于 D-青霉胺和曲恩汀,且安全性较好,副作用较少,如恶心、呕吐、腹泻及食欲减退等,以及可逆性骨髓抑制、转氨酶升高等。

(6) 锌剂:竞争性抑制铜在肠道吸收,常用醋酸锌(zinc acetate),成人 150mg/d,3 次/d;5 岁以下 50mg/d,分 2 次口服;5~15 岁 75mg/d,分 3 次服,餐前 1 小时服用。偶有恶心、呕吐、口唇麻木、血清胆固醇紊乱等不良反应,对胎儿无致畸作用。葡萄糖酸锌、硫酸锌及甘草锌等也可选用。

(7) 硫化钾:使铜在肠道形成不溶性硫化铜排出体外,抑制铜吸收。20~40mg 口服,3 次/d。

(8) 其他络合剂:如二巯基丙醇(BAL)因副作用太大,已摒弃不用。

3. 对症治疗 旨在能够减轻患者痛苦,提高生活质量。

(1) 运动障碍:①震颤者首选苯海索(trihexyphenidyl),如症状缓解不明显,可加多巴丝肼类;意向性或姿势性震颤为主者,可选氯硝西泮(clonazepam)或扑痫酮(primidone);帕金森综合征可用多巴丝肼,或合用多巴胺受体激动剂。②肌张力障碍:轻者单用苯海索,扭转痉挛可选用苯二氮䓬类(benzodiazepines),也可用巴氯芬(baclofen)或乙哌立松(eperisone),局限性肌张力障碍无效者可局部注射 A 型肉毒毒素(botulinum toxin A)。③舞蹈-手足徐动症可用苯二氮䓬类,也可用小剂量氟哌啶醇(haloperidol),逐渐增量。

(2) 精神症状:可选用奋乃静(prochlorperazine)或利培酮(risperidone)等,躁狂可选氯氮平(clozapine)或奥氮平(olanzapine);淡漠、抑郁者可用抗抑郁药。

(3) 肝脏损害:持续肝功能损害或肝硬化患者需长期护肝治疗,急性肝衰竭或失代偿性肝硬化,应及时肝移植治疗。暴发性肝衰竭采用血液透析或血浆置换迅速清除体内沉积的铜,以及桥接肝脏移植术。

(4) 白细胞和血小板减少:给予升白细胞和血小板药物。青霉胺有降低白细胞及血小板副作用,不宜使用,改用其他驱铜药;必要时可行脾切除术。

4. 中医治疗 中医认为本病属肝阴不足,肝风内动,可用中药复方,由大黄、黄连、姜黄、金钱草、泽泻和三七等组成,能促进胆汁、尿及粪的排铜,但排铜作用不如青霉胺和锌剂,单独使用疗效不足。

5. 手术治疗 WD 合并脾功能亢进,白细胞及血小板长期显著减少,易发生出血和感染,宜行脾切除术。严重肝功能障碍者可考虑肝移植,适应证包括:①暴发性肝衰竭;②对络合剂无效的严重肝病者(肝硬化失代偿期),通常采用原位肝移植(orthotopic liver transplantation, OLT)或亲属活体肝移植(living-related liver transplantation,LRLT)。然而,严重神经或精神症状 WD 患者因脑损害已不可逆,肝移植不能使之逆转,甚至会使神经系统症状恶化。

6. 康复和心理治疗 多数 WD 患者治疗后症状减轻,病情稳定,可恢复上学或就业。部分患者因运动、语言障碍或情绪障碍导致社会活动能力下降,应由神经、精神、康复和心理医生一起,进行专科康复护理、心理治疗和专病宣教,鼓励和帮助患者恢复社会功能。

7. 遗传咨询 WD 患者经治疗症状稳定后可结婚和生育,但应告知患者其配偶必须行铜蓝蛋白检测或/和 *ATP7B* 基因筛查,排除携带者。若配偶为携带者,需行产前基因诊断检测。WD 患者的夫妇再次生育时,也需进行产前基因诊断,以免再次生育患儿。女性 WD 患者孕前应尽量排铜达到理想状态,孕期可继续服用锌制剂,最好停用 D-青霉胺至哺乳期后。基因治疗目前仍处在动物实验研究阶段。

【预后】

WD 未经治疗通常是致残或致命的,少数进展迅速者,肝脑损害严重者预后不良。然而,它作为少数可治疗的神经遗传病之一,经规范的排铜治疗甚或肝移植,患者寿命大为延长,早期干预的大部分患者可正常工作和生活。

第十五节　肌张力障碍

（王琳）

肌张力障碍（dystonia）是一种以持续性或间歇性肌肉收缩，引起异常运动和/或异常姿势为特征的运动障碍，常常重复出现。肌张力障碍性运动通常为模式化的扭曲动作，可以呈震颤样，肌张力障碍经常被随意动作诱发或加重，伴有肌肉兴奋的泛化（Albanese A et al，2013）。

1988 年美国明尼苏达地区调查显示，全身型肌张力障碍和局灶型肌张力障碍年发病率分别为 0.2/10 万和 2.4/10 万，患病率分别为 3.4/10 万和 30/10 万。东欧地区年发病率和患病率均约为明尼苏达的 2 倍。我国尚无肌张力障碍的流行病学资料。

【病因和发病机制】

肌张力障碍包括遗传性和特发性两种类型（Albanese A et al，2019）。

1. 遗传性肌张力障碍　其中部分的病因已经明确，如 DYT5 型肌张力障碍，亦称为多巴反应性肌张力不全，是由多巴胺生物合成途径内不同酶的缺陷所致，主要包括三种亚型，即 DYT5a 三磷酸鸟苷环化水解酶 1（GCH1）缺乏、DYT5b 酪氨酸羟化酶（TH）缺乏，以及 DYT5b 墨蝶呤还原酶（SR）缺乏等，其中 GCH1 和 SR 是四氢生物蝶呤（BH4）合成过程中所必需的酶，而 BH4 是苯丙氨酸羟化酶、TH、色氨酸羟化酶必需的辅酶，可以影响儿茶酚胺、多巴胺和 5-羟色胺的合成；TH 缺乏会直接影响酪氨酸向多巴胺的转化。多数遗传性肌张力不全虽然已明确了致病基因，但确切的发病机制尚不清楚，可能在细胞骨架、跨膜转运、能量代谢等方面存在异常而导致肌张力不全的发生。临床上尤以 DYT1 型肌张力障碍较为常见，定位于 9 号常染色体长臂 9q32-34，编码 ATP 结合蛋白扭转蛋白 A（torsin A）。

2. 特发性肌张力障碍　特性病例临床更为常见，环境因素如创伤或过劳等可诱发，如口-下颌肌张力障碍可有病前面部或牙损伤史，一侧肢体过劳诱发书写痉挛、打字员痉挛和运动员肢体痉挛等，是遗传易感性与环境因素共同作用的结果。目前关于肌张力障碍的病理生理学研究主要集中在皮质抑制不足、感觉运动整合异常，以及错误适应的可塑性等方面。

【病理和神经生化】

1. 病理特发性肌张力障碍　可见非特异性病理改变，包括壳核、丘脑及尾状核小神经元变性，基底节脂质和脂色素增多等。

拮抗肌过度地协同性收缩是本病主要的生理学特征，肢体每次收缩通常由近端向远程扩展。肌电图检查发现，肌肉收缩间歇期无不自主运动电位，根据肌电图特点分为三型：①持续 30 秒的肌肉收缩，间隔短时间静息；②重复、节律性收缩和静息状态，收缩期和静息期均为 1~2 秒；③快速、短暂肌肉收缩，持续 100 毫秒，表现类似肌阵挛。脑电图显示不正常睡眠波，睡眠第 2、3 期出现高波幅睡眠纺锤波。电生理变化的机制不清，特发性肌张力障碍可能是中枢性调节障碍，也可能由于周围神经反馈所致。

2. 神经生化肌张力障碍　神经生化资料较少，临床发现肌张力障碍可被多巴胺能药物减轻或激发，提示多巴胺在肌张力障碍中起重要作用。研究发现，肌张力障碍患者脑室内脑脊液多巴胺代谢产物高香草酸、去甲肾上腺素代谢产物 MHPG 浓度降低，腰穿脑脊液中上述代谢产物浓度无明显变化。去甲肾上腺素水平在儿童期发病的广泛性肌张力障碍患儿的下丘脑后外侧、乳头体、下丘脑核、蓝斑核等明显下降，隔核、丘脑、红核、背侧中缝核和四叠体水平增加；5-羟色胺浓度在背侧中缝核、苍白球、下丘脑核、蓝斑明显降低；纹状体多巴胺水平降低，红核多巴胺水平明显增高等，这些变化的病理意义有待进一步诠释。

【分类】

肌张力障碍依据临床特征和病因两条主线进行分类（Albanese A et al，2013）。

1. 根据临床特征分类　诸如依据发病年龄、症状分布、时间模式、诱发因素以及伴随症状等进行分类。

（1）按发病年龄分类：①婴幼儿期（出生至 2 岁）；②儿童期（3~12 岁）；③青少年期（13~20 岁）；④成年早期（21~40 岁）；⑤成年晚期（>40 岁）。

（2）按症状分布分类：①局灶型：只有一个身体区域受累，诸如眼睑痉挛、口下颌肌张力障碍、颈部肌张力障碍（图 3-20-40）、喉部肌张力障碍和书写痉挛

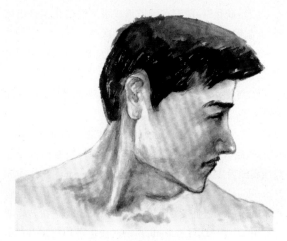

图 3-20-40　颈部肌张力障碍

（图3-20-41）；②节段型：2个或2个以上相邻的身体区域受累，如颅段肌张力障碍（图3-20-42）、双上肢肌张力障碍；③多灶型：2个不相邻或2个以上（相邻或不相邻）的身体区域受累；④全身型：躯干和至少2个其他部位受累（图3-20-43）；⑤偏身型：半侧身体受累，常为对侧半球、特别是基底节损害所致。

（3）按时间模式分类：包括疾病进程和变异性。

1）疾病进程：包括稳定型和进展型。

2）变异性：①持续型，肌张力障碍几乎以同等程度持续存在；②动作特异型，肌张力障碍只在特定的活动或任务中出现；③日间波动型，肌张力障碍的持续时间、严重程度和临床表现在一天之中呈波动性变化；④发作性，突然出现的肌张力障碍动作，通常由某种因素诱发，往往自发缓解。

（4）按诱发因素分类：发作性肌张力障碍依据诱发因素的不同，分为三种主要形式：①发作性运动诱发的运动障碍，由突然的动作诱发；②发作性过度运动诱发的运动障碍，由跑步、游泳等持续运动诱发；③发作性非运动

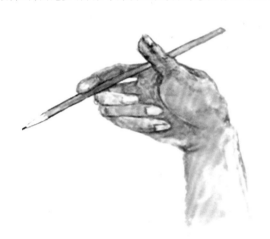

图3-20-41　书写痉挛

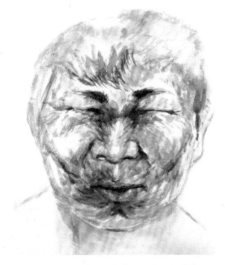

图3-20-42　颅段（表情肌）的肌张力障碍

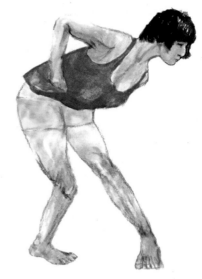

图3-20-43　全身型肌张力障碍

诱发的运动障碍，可因饮用酒、茶、咖啡或饥饿、疲劳、情绪波动等诱发。

（5）按伴随症状分类：①单纯型：肌张力障碍是唯一的运动症状，可伴有肌张力障碍性震颤；②复合型：肌张力障碍合并其他运动障碍，如肌阵挛或帕金森综合征；③复杂型：肌张力障碍合并其他神经系统或全身系统疾病表现。

2. 根据病因分类　组织病理、结构影像和遗传学研究是判断肌张力障碍病因的重要手段，可以相互补充。

（1）组织病理和结构影像证据：①有神经退行性病变证据：如神经元缺失；②有结构性病变证据：如非进展性神经发育异常或获得性病变；③无神经退行性病变或结构性病变证据。

（2）遗传性或获得性：

1）遗传性：已明确致病基因时，①常染色体显性遗传；②常染色体隐性遗传；③X连锁隐性遗传；④线粒体遗传。

2）获得性：已明确致病原因时，①围产期脑损伤；②感染性：病毒性脑炎、昏睡性脑炎、亚急性硬化性全脑炎、HIV感染，其他如结核、梅毒等；③药物性：左旋多巴、多巴胺受体激动剂、神经安定类药物（多巴胺受体阻断剂）、抗惊厥药、钙拮抗剂；④中毒性：锰、钴、氰化物、甲醇等；⑤血管病：脑梗死、脑出血、动静脉畸形（包括动脉瘤）；⑥肿瘤：脑肿瘤、副肿瘤性脑炎；⑦脑损伤：外伤、手术、电击伤；⑧免疫性：系统性免疫病、自身免疫性脑炎；⑨功能性：此处更细分类。

3）特发性：在限定时间和条件下，尚无遗传性和获得性病因证据。包括散发性和家族性。

【临床表现】

1. 肌张力障碍的核心症状是肌张力障碍性运动，包括异常动作和异常姿势。肌张力障碍累及的肌肉范围和

肌肉收缩强度变化很大,因而临床表现各异。肌张力障碍时异常动作的速度可快可慢,可不规则或有节律,在收缩的顶峰状态可有短时的持续,呈现为一种特殊姿势。异常运动的间歇时间不定,但方向和模式几乎不变。肌张力障碍受累的肌群较为恒定,肌力不受影响,易累及头颈部肌肉,诸如眼轮匝肌、口轮匝肌、胸锁乳突肌、头颈夹肌等,以及躯干肌、肢体旋前肌、指腕屈肌、趾伸肌和跖屈

肌等。

2. 临床表现常因精神紧张、生气、疲劳而加重,在休息或睡眠时减轻或消失。在疾病早期,多数患者具有特征性的缓解技巧,也称为感觉诡计(sensory tricks),即用于纠正异常姿势或缓解肌张力障碍性运动的随意动作,通常是涉及受累部位的简单运动,而不是用力对抗肌张力障碍症状(图 3-20-44)。

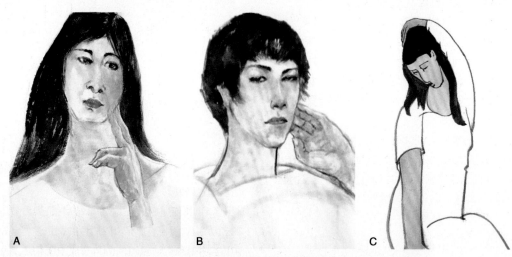

图 3-20-44　颈部肌张力障碍患者常用的缓解技巧(感觉诡计)

A.轻触下颏;B.轻抚面部;C.手扶头颈部

3. 有些患者仅在特定活动或执行特定任务时出现肌张力障碍,例如某些职业性活动(如书写痉挛、音乐家痉挛)或运动,以局灶型肌张力障碍多见,称为动作特异性肌张力障碍。疾病晚期,症状持续、受累肌群广泛,可呈固定的扭曲痉挛畸形。

【辅助检查】

1. 实验室检查　一般实验室检测指标并无特殊提示。感染、肿瘤、免疫筛查中的异常发现有助于对获得性肌张力障碍的诊断。血氨基酸和尿有机酸检查异常提示遗传代谢病的可能。血清铜蓝蛋白、红细胞形态学检查异常对于表现为肌张力障碍的特殊类型的遗传变性病具有诊断价值。

2. 影像学检查　一般无异常发现。对于合并其他神经系统症状或全身多系统受累的患者,以及肌张力不全症状累及范围较广泛的儿童或青少年患者,进行脑影像学筛查或排除获得性肌张力不全是必要的。特征性影像学发现,诸如基底节钙化、铁沉积等对特殊类型的遗传变性病具有诊断价值。对肌张力不全的影像学诊断通常推荐脑 MRI 检查,但如临床怀疑脑钙化,宜行脑 CT 检查。磁敏感加权成像(SWI)或 T_2 对于脑组织铁沉积神经变性病的诊断价值优于常规 MRI(中华医学会神经病学分会帕金森病及运动障碍学组等,2016)。

3. 基因检查　对于肌张力障碍的精准诊治和预后判断有重要意义(马俊等,2018)。基因检查的策略是,首先考虑主要的临床特征,其次考虑起病年龄和遗传方式等因素,综合考虑筛选候选基因进行检测,并针对候选致病基因选取相应的检测技术。随着二代测序技术不断进步,系统的致病基因检测成本显著降低,在遗传因素筛查上越来越具有优势。应结合患者的实际情况,选择性价比高的基因检测手段。

目前已明确的遗传性肌张力障碍及致病基因见表 3-20-24。

【诊断和鉴别诊断】

1. 诊断肌张力障碍的诊断　可分为三步:①明确不自主运动是否为肌张力障碍性运动;②确定肌张力障碍是否为获得性;③确定肌张力障碍是遗传性或特发性。肌张力障碍的诊断流程如图 3-20-45 所示。

2. 鉴别诊断

(1) 器质性假性肌张力障碍:眼睑痉挛应与眼部感染、干眼症和眼睑下垂等鉴别;口-下颌肌张力障碍应与牙关紧闭或颞下颌关节病变鉴别。颈部肌张力障碍应与颈椎骨关节畸形、外伤、疼痛、感染或眩晕所致的强迫头位,先天性肌性斜颈或第Ⅳ脑神经麻痹导致的代偿性姿势等鉴别。手部肌张力障碍应与掌腱膜挛缩、扳机指、低

表 3-20-24　遗传性肌张力障碍的分类、致病基因和遗传方式

临床症状分类		DYT 分类	致病基因	遗传方式
单纯型		DYT1	*TOR1A*	AD
		DYT2	*HPCA*	AR
		DYT4	*TUBB4A*	AD
		DYT6	*THAP1*	AD
		DYT24	*ANO3*	AD
		DYT25	*GNAL*	AD
		DYT27	*COL6A3*	AR
复合型或复杂型	合并肌阵挛	DYT11	*SGCE*	AD
		DYT23	*CACNA1B*	AD
		DYT26	*KCTD17*	AD
	合并帕金森综合征	DYT3	*TAF1*	XR
		DYT5a	*GCH1*	AD
		DYT5b	*TH*	AR
		DYT5b	*SPR*	AR
		DYT12	*ATP1A3*	AD
		DYT16	*PRKRA*	AR
	合并其他神经系统或全身系统症状	DYT28	*KMT2B*	AD
		DYT29	*MECR*	AR
发作性		DYT8	*MR-1*	AD
		DYT9/DYT18	*SLC2A1*	AD
		DYT10	*PRRT2*	AD

注:AD:常染色体显性遗传;AR:常染色体隐性遗传;XR:X 连锁隐性遗传。

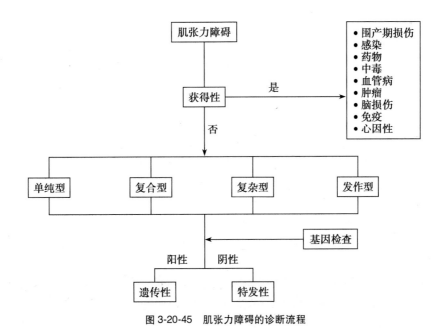

图 3-20-45　肌张力障碍的诊断流程

钙血症等鉴别。其他需鉴别的还有脊柱侧弯、僵人综合征、后颅窝肿瘤、脊髓空洞症、裂孔疝-斜颈（Sandifer）综合征、Satoyoshi综合征、神经肌肉病等表现的异常姿势或动作等。

（2）获得性肌张力障碍：提示获得性肌张力障碍的临床线索包括：①起病突然，病程早期进展迅速；②持续性偏身型肌张力障碍；③儿童期颅段起病；④成人起病的下肢或全身型肌张力障碍；⑤早期出现固定的姿势异常；⑥除肌张力障碍外存在其他神经系统体征；⑦早期出现语言功能障碍，如构音障碍、口吃；⑧混和性运动障碍伴神经系统异常，如痴呆、癫痫、视觉障碍、共济失调、肌无力、肌萎缩、反射消失、感觉缺失、自主神经功能障碍。

（3）功能性肌张力障碍：是功能性运动障碍的一种表现形式，诊断线索包括常与感觉不适同时出现，缺乏感觉诡计，以及动作特异性、假性无力、假性感觉症状、多重的躯体症状、自我伤害、古怪的运动或假性发作、明显的精神疾病，无人观察时好转，暗示下急性加重，应用心理治疗、强烈暗示、安慰剂或物理治疗可好转甚至痊愈等。

【治疗和预后】

目前对于大多数肌张力障碍，尚无有效的病因治疗的方法，主要采用对症治疗。临床治疗的目标包括减少不自主运动、纠正异常姿势、减轻疼痛、改善功能和提高生活质量。

1. 支持治疗和物理康复治疗　首先要进行心理治疗，充分与患者及家属沟通，理解疾病的性质，建立对疗效的合理预期，提高自我控制能力。佩戴墨镜、眼镜支架或颈托，使用矫形器械等可以优化感觉诡计，有助于改善局部症状。强制治疗、感觉训练、感觉运动再训练等治疗方法，对于手部肌张力障碍有一定疗效。重复经颅磁刺激、生物反馈治疗、脊髓刺激治疗也有助于减轻症状，改善功能。

2. 病因治疗　目前仅对一些症状性肌张力障碍采用特异性治疗，如药物诱发的病例可及时停药并应用拮抗剂治疗，由抗精神病药物引起的急性肌张力障碍主要使用抗胆碱能药物。此外与Wilson病相关的肌张力障碍综合征可用D-青霉胺或硫酸锌驱铜治疗改善症状。

3. 药物治疗

（1）口服药物：抗胆碱能药物如苯海索可用于全身型和节段型肌张力障碍，对儿童和青少年更为适合。多巴反应性肌张力障碍可应用左旋多巴长期替代治疗，因而儿童起病的全身型和节段型肌张力障碍患者应首选多巴胺能药物进行诊断性治疗（中华医学会神经病学分会帕金森病及运动障碍学组等，2008）。抗癫痫药如卡马西平、苯妥英钠主要用于治疗发作性运动诱发性肌张力障碍。苯二氮䓬类药物、多巴胺受体拮抗剂、肌松剂虽然有一定临床用药经验，但目前尚缺乏对照研究证据。

（2）肉毒毒素：是厌氧肉毒梭状芽孢杆菌（clostridium botulinum）产生的大分子复合蛋白，具有化学去神经支配作用，可迅速消除或缓解肌肉痉挛，重建主动肌与拮抗肌之间的力量平衡，改善肌肉异常或过度收缩相关的疼痛、震颤、姿势异常、运动障碍等表现。肉毒毒素适用于局灶型和部分节段型肌张力障碍，是颈部肌张力障碍和眼睑痉挛的一线治疗选择，在内收型喉部肌张力障碍、口下颌肌张力障碍和上肢肌张力障碍中的疗效确定（Simpson M et al，2016；肉毒毒素治疗应用专家组等，2018）。表浅肌肉可以徒手定位，应用肌电图、电刺激和超声的引导定位可以提高注射准确性。长期应用肉毒毒素治疗安全有效，需要注意掌握肉毒毒素的剂量和间隔时间以降低中和抗体产生的风险。

4. 手术治疗　脑深部电刺激（DBS）可用于口服药和肉毒毒素治疗效果欠佳的单纯型（特发性或遗传性）、全身型、节段型和颈部肌张力障碍，还可用于治疗中重度药物性迟发性肌张力障碍。对于诊断明确的DYT1全身型或节段型肌张力障碍可以优先考虑DBS手术（中国医师协会神经外科医师分会功能神经外科专家委员会等，2018）。DBS手术前应注意除外多巴反应性肌张力障碍、发作性肌张力障碍等。口服药或肉毒毒素治疗效果欠佳的单纯型（特发性或遗传性）颈部肌张力障碍还可以考虑选择性周围神经切断术（Albanes et al，2011）。

5. 预后　在遗传性和特发性肌张力障碍中，除多巴反应性肌张力障碍和发作性运动诱发性运动障碍预后良好外，其余类型虽然对生存时间影响不大，但致残率高，如果未能及时治疗，绝大多数患者起病后工作能力丧失，日常生活受到严重影响。如果能够早期对此类疾病明确诊断，并根据疾病的严重程度采用相应的治疗方法，可以获得很好的治疗效果，甚至完全康复，回归社会。

第十六节　发作性运动障碍

（孙威）

发作性运动障碍（paroxysmal dyskinesias，PxDs）是临床上比较罕见的一类疾病，主要的临床表现为发作性的异常不自主运动，如肌张力障碍、舞蹈、手足徐动、投掷样动作等，突然发作、持续时间不定，意识无改变。

目前被广泛接受的PxDs分型是由Demirkiran和Jankovic制定的，主要是根据诱发因素的不同而分为三个亚型，即发作性运动诱发性运动障碍（paroxysmal kinesigenic dyskinesias，PKD）、发作性非运动诱发性运动障碍（paroxysmal nonkinesigenic dyskinesia，PNKD）和发作性持续运动诱发性运动障碍(paroxysmal exercise-induced dyskinesia,PED)(Demirkiran M et al,1995)。曾经有另外一种类型被称为夜发性发作性运动障碍(hypnogenic paroxysmal dyskinesia,HPD),最初被包括在 PxDs 分类中,然而,近年来已被认为其是额叶癫痫的一种类型,被称为常染色体显性遗传夜发性额叶癫痫(autosomal dominant nocturnal frontal lobe epilepsy,ADNFE)。

PxDs 可以是遗传性或者获得性的,也可以是其他慢性神经系统疾病的临床表现。PxDs 的遗传学特点和继发性的 PxDs 原因分别见表 3-20-25 和表 3-20-26。

表 3-20-25　发作性运动障碍的遗传学特点

症状学	基因	位点	遗传	备注
PKD	PRRT2	16p11.2	AD/散发性	等位基因同 BFIS、ICCA、偏瘫型偏头痛和其他发作性疾病
PNKD	MR-1	2q35	AD	
PNKD	KCNMA1	10q22	AD	一个家系被报道
PED	SLC2A1	1p34.2	AD/散发性	GLUT1 缺乏综合征的轻度变异型

注:BFIS,良性家族性新生儿惊厥;ICCA,家族性新生儿惊厥伴发作性舞蹈徐动症。

表 3-20-26　继发性发作性运动障碍的病因

- 脱髓鞘,如多发性硬化
- 血管病,如缺血、出血
- 感染性疾病,如脑炎、HIV、CMV、链球菌性咽炎后
- 脑和周围神经系统损伤
- 神经系统变性疾病,如 Huntington 病
- 激素和代谢障碍,如糖尿病、甲状腺功能亢进、甲状旁腺功能减退、Albright 假性甲状旁腺功能减退、抗磷脂综合征、胆红素脑病
- 肿瘤(矢状窦旁脑膜瘤)
- Chiari 畸形、颈髓空洞症
- 围产期缺氧后脑瘫
- 药物所致(哌甲酯治疗)
- 面臂肌张力障碍性发作(LGI-1 抗体)

一、发作性运动诱发性运动障碍

发作性运动诱发性运动障碍(paroxysmal kinesigenic dyskinesia,PKD)的发作由突然运动所触发,1967 年 PKD 首次被 Kertesz 描述为"发作性运动诱发性舞蹈徐动症"(paroxysmal kinesigenic choreoathetosis)。

【病因和发病机制】

1. 病因不清,特发性与遗传有关,多呈常染色体显性遗传,亦可呈常染色体隐性遗传或散发性。部分病例由先天性脑发育不良引起,少数见于丘脑梗死、额叶囊肿、Tourette 综合征、多发性硬化及甲状腺功能亢进等。

目前已确认 PKD 的病因为编码富含脯氨酸跨膜蛋白 2(proline-rich transmembrane protein 2,PRRT2)的基因的杂合突变。目前有研究报道显示,在临床诊断为 PKD 的患者中,PRRT2 突变的患病率约为 30%~80%,提示 PKD 的遗传异质性。在家族内或者甚至在同一患者中发现了家族性 PKD 与良性家族性新生儿惊厥(benign familial infantile convulsions,BFIS)的相关性,6 号染色体臂间区的共同位点的确认提示这两种疾病的等位性。

2. 发病机制与基底节至运动皮质直接及(尤其)间接通路功能障碍有关,亦有认为是癫痫的一种形式,因发作有相似诱因,抗癫痫治疗有效。

【临床表现】

1. 本病通常发生在儿童期或青春期早期,18 岁之后发病非常罕见,平均起病年龄为 8.8 岁,男女发病率约为 2:1。

2. 与 PNKD 相比,PKC 发作持续时间较短,每次 30~60 秒,通常不超过 5 分钟,约半数以上患者每日发作数次至十余次。PKD 发作频率不定,在青春期,频率的高峰每日可多达 100 次发作;20 岁以后,发作频率可降低并可出现缓解。PKD 多被突然运动所诱发,企图移动,运动时速度、幅度、力度的增加,或在持续的稳定运动中突然增加新动作同样被报道是 PKD 的诱因。惊吓、过度换气、声音和图片刺激、紧张、焦虑、咖啡摄入和睡眠剥夺也会导致发作诱发。发作前可有感觉异常或肌肉紧张感的先兆。

3. 发作时主要表现为突发的肌张力障碍,可有舞蹈、投掷、手足徐动样动作,为局灶性或全身性,发作时可伴构音障碍、两眼向上凝视等。8% 的患者出现癫痫发作,部分患者可伴精神症状,如强迫行为或其他异常行为,视幻觉、视物变形等。

4. 发作时脑电图检查可无异常。MRI 检查特发性可无异常,其他病因引起可有相应的影像学表现。SPECT 检查显示发作时对侧基底节区脑血流量降低。

5. PRRT2 阳性者比 PRRT2 阴性者发病早,常见先兆性感觉,并可有其他表现如癫痫发作、书写痉挛、偏头痛(Youn et al,2014;Tan et al,2014)。PRRT2 突变者运动障碍更明显,常为双侧、持续时间更长(Li HF et al,2013)。

【治疗】

PKD 发作通常对抗惊厥药物有奇效,主要是卡马西平,为首选药物。通常,小剂量卡马西平(50~200mg/d)即对发作有效,但某些患者需要更大的剂量。PRRT2 突变携带者对小剂量卡马西平的反应都是完全的,而大多数 PRRT2 阴性者对卡马西平即使是在较大的剂量都没有完全的反应。亦有报道称,奥卡西平、苯妥英钠、乙内酰脲、托吡酯和巴比妥酸盐等亦有效。非特发性者应寻找病因进行治疗。

二、发作性非运动诱发性运动障碍

发作性非运动诱发性运动障碍(paroxysmal nonkinesigenic dyskinesia,PNKD)是另一种类型的 PxDs,发作比 PKD 持续时间更长(通常数小时),通常可被酒精、咖啡、疲劳、情绪紧张诱发,休息和睡眠后改善,不被突然运动诱发。Mount 和 Reback(1940)最先对本病给出了清楚的描述,将一个大家系中五代 28 个受累成员诊断为"家族性发作性舞蹈徐动症"(familial paroxysmal choreoathetosis)。

【病因和发病机制】

该病为常染色体显性遗传,多个家系分析证实基因定位于 2q31-36,外显率不完全。日本发现一个大家族 6 代 17 人患 PDC,基因连锁分析发现致病基因定位于 D2S371 与 D2S339 之间。2004 年,在 PNKD 的几个家系中发现了肌纤生成调节因子基因(myofibrillogenesis regulator gene,MR-1)的杂合突变(Rainier et al,2004)。随后的几篇报道证实了 MR-1 突变是 PNKD 最常见的原因。PNKD 中 MR-1 突变的患病率估计约为 70%,提示本病的遗传异质性。

2005 年在一个大家系中发现了 KCNMA1 基因的一个错义突变,其中 16 个受累者出现了 PNKD、全面性癫痫发作(失神、全面强直-阵挛)(Du et al,2005)。目前为止,没有更进一步的 KCNMA1 基因缺陷患者被报道。

本病机制不明,可能是纹状体多巴胺释放异常所致。

【临床表现】

1. 多在儿童早期起病,也有迟至 22 岁发病的病例,

男性多见。

2. 患者可呈发作性不自主运动,表现为肌张力障碍和舞蹈样动作,可累及四肢及面部,累及面部、咽喉部引起构音障碍。每次发作持续数十分钟至数小时,发作的频率范围从每天数次到一生中一次,发作间期或可相隔数年。发作前少数患者有紧缩感、胸部重压感、无力等先兆。症状可因月经周期、饮酒或饮用含咖啡因饮料、情绪紧张等加重,睡眠时缓解,发作时无意识丧失。随着年龄的增长,发作频率通常下降。

3. 发作间期神经系统检查无异常。脑电图检查无异常,头部 MRI 检查多无异常。

4. Bruno 等(2007)报道了 MR-1 突变的患者有 3 个突出的特点:①婴儿期或儿童早期出现发作;②咖啡因和酒精可诱发发作;③对苯二氮䓬类和睡眠有非常好的反应。不伴 MR-1 突变的 PNKD 患者的发病年龄、诱发因素和药物反应的变异更大。

【治疗】

许多患者不需要治疗,可通过避免诱发因素来控制发作。苯二氮䓬类药物有效,氯硝西泮或地西泮效果较好,但最初的良好反应可能会在数年之后消失。曾认为氟哌啶醇是最有效药物。抗癫痫药可用苯妥英钠、扑痫酮和酰胺咪嗪等,ELISA 测定血苯妥英钠水平(5.2±3.2)mg/ml 可控制发作,较苯妥英钠控制痫性发作所需血药浓度低。丙戊酸也可缓解发作。有报道进食大蒜也可有效地缓解发作次数。

三、发作性持续运动诱发性运动障碍

1977 年,Lance 重新分类并描述发作性持续运动诱发性运动障碍(paroxysmal exercise-induced dyskinesia,PED)为发作性肌张力障碍-舞蹈徐动症中的与 PKD 和 PNKD 不同的"中间型",PED 的发作持续时间介于 PKD 和 PNKD 之间,发作不被突然运动、酒精、紧张或焦虑所诱发,而由持续用力和体力消耗而诱发。

【病因和发病机制】

在家族性病例可见常染色体显性遗传,但散发病例亦见被报道,亦可能是其他慢性神经系统疾病的部分症状。

近年来,在几个 PED 家系和散发性患者中检测到了编码葡萄糖转运蛋白 1(glucose transport protein type 1,GLUT1)的 SLC2A1 基因突变。SLC2A1 基因缺陷存在表现型-基因型相关性,有剪接位点、无义、插入、缺失(即功能丧失性突变)者,与错义突变者相比,起病年龄相对年轻。孤立的 PED 可见于达 $\frac{1}{3}$ 的 SLC2A1 突变病例。

【临床表现】

PED 发病年龄不定,为 1~50 岁,但通常在儿童期发病。发作频率从每日数次到每月一次不定。几乎所有患者表现为舞蹈-肌张力障碍性发作,多为局灶性或单侧受累(下肢>上肢>面部),罕见泛化。

GLUT1 缺乏综合征被认为是 PED 最常见的原因之一,但值得注意的是在这类患者中,发作性运动障碍有显著的异质性。PED 可以是早发型帕金森病(Pakinson disease,PD)患者的临床表现;亦见于由于 GTP 环水解酶 1 基因(GTP cyclohydrolase 1 gene,GCH1)的突变所致的多巴反应性肌张力障碍(dopa-responsive dystonia);另外,基底节病变也可导致 PED。

辅助检查包括脑脊液的葡萄糖、乳酸、蝶呤类化合物和多巴胺代谢物等。脑脊液糖低(hypoglycorrhachia)实际上是 GLUT1 的临床实验室标志,而蝶呤类化合物和多巴胺通路的改变提示 GCH1 缺陷。对早发型 PD 可进行遗传分析及多巴胺通路的功能神经成像(如 DaT-SCAN SPECT)。

PED 可以对生酮饮食有部分反应。可试用左旋多巴、乙酰唑胺等。

第十七节　药物诱发的运动障碍

（张丽梅）

药物诱发的运动障碍(drug-induced movement disorders,DIMD)大多由多巴胺受体阻滞剂(dopamine-receptor-blocking,DBAs)诱发,表现为异常动作和姿势。1952 年法国开发了氯丙嗪,随着氯丙嗪广泛用于精神分裂症的治疗,其副作用也随之出现,如静坐不能(akathisia)、药物诱发的帕金森综合征(drug-induced Parkinsonism,DIP)、急性肌张力障碍(acute dystonia)、急性舞蹈(acute chorea)等。随后发现其他药物如阿片类药物、哌甲酯、卡巴拉汀、阿苯达唑、加巴喷丁、西替利嗪、膦甲酸、奎宁等均可诱发异常运动和姿势。药物诱发的运动障碍根据起病形式分为急性和慢性,急性起病的患者常表现为急性肌张力障碍、急性静坐不能和药物诱发的急性震颤麻痹;慢性患者表现为迟发性运动障碍(tardive movement disorders),如迟发性肌张力障碍、迟发性静坐不能、迟发性震颤和迟发性痉挛等,除此之外,严重的患者可出现神经阻滞剂恶性综合征。

一、急性肌张力障碍

急性肌张力障碍(acute dystonia)发生于首次应用 DBA 后很短时间,偶发于药物加量后。约 50% 的患者在药物摄入 48 小时内出现肌张力障碍的首发症状,90% 的患者在用药 5 天内出现症状(Keepers et al,1983)。应用经典 DBA 更易出现急性肌张力障碍,随着新型 DBA 药物如奥氮平或氯氮平的应用,患病率明显减少。

诱发急性肌张力障碍的药物,如氟哌啶醇、氯丙嗪、奋乃静发生率较高;舒必利、利培酮、氯氮平和奥氮平发生率较低(Vasconcellos et al,2019),发生率与剂量呈正相关。其他药物如 SSRI 类药物、阿米替林、阿片类药物、哌甲酯、卡巴拉汀、阿苯达唑、加巴喷丁、苯妥英钠、苯巴比妥、乙琥胺、卡马西平、丙戊酸、咪达唑仑、地西泮、西替利嗪、氟桂利嗪、普萘洛尔、多潘立酮、膦甲酸、奎宁和全身麻醉药均可以引起急性肌张力障碍(Burkhard et al,2014)。

【发病机制】

1. 危险因素　药物诱发的急性肌张力障碍在年轻男性易出现,男性与女性发生风险比率为 2:1。急性肌张力障碍有家族易感性,应用高效和高剂量的神经安定剂更易发生,并且与患者所患精神病类型(精神分裂症较躁狂症发生率高)、精神发育迟滞、电休克治疗相关。

2. 发病机制　急性肌张力障碍的发病机制不明确。一种假说是多巴胺能功能降低导致胆碱能相对活动过度。在动物模型中,抗胆碱能药比哌立登可使氟哌啶醇或 sigma 配体诱导的肌张力障碍改善,并呈剂量依赖性(Matsumoto et al,1990)。另一种假说认为 DBA 阻滞突触前多巴胺受体,产生反常的多巴胺能功能亢进。随着 DBA 水平下降,突触后膜受体暴露于突触前神经末梢自然释放的多巴胺(Matsumoto et al,1980)。其他的神经递质如 5-HT、组胺、GABA 也参与急性肌张力障碍的发生。

【临床表现】

急性肌张力障碍于用药 3~10 天后出现,所有骨骼肌均可受累,头颈部肌肉多见,表现为痉挛性斜颈,口面肌张力障碍(orofacial dystonia),可伴喉痉挛,严重时危及生命,部分患者可出现"Pisa 综合征",特征是躯干强直性侧屈。肌张力障碍的部位可变并可伴有疼痛。可出现动眼危象(oculogyric crisis,OGC),呈强直共轭眼偏斜,可持续几分钟到数小时,即使停用神经安定剂,症状仍可持续,偶见复发型 OGC。

【治疗】

1. 如不得不用 DBAs,尽量使用非典型抗精神病药物,对高危急性肌张力障碍的患者(年轻患者,可卡因滥用者或艾滋病患者),可预防性应用抗胆碱药如小剂量苯海索。

2. 急性肌张力障碍发病时,可用:①抗胆碱能药如东莨菪碱 0.03mg 肌内注射,或苯海索 6~30mg/d,或比哌立登 2mg/次,每日 3~4 次口服,也可肌内注射或静脉注射;②单独或与抗胆碱药联合应用抗组胺药,苯海拉明(diphenhydramine)50mg 缓慢静脉注射;③地西泮 5～10mg 缓慢静脉注射,可快速缓解症状;④多巴丝肼、巴氯芬和抗癫痫药也可选择应用;⑤严重喉痉挛导致呼吸障碍者需气管切开抢救生命。

二、急性静坐不能

急性静坐不能(acute akathisia)可于开始应用 DBA 或增加剂量或更换 DBA 类型后数小时或数天内发生,多为用药 1～2 周后出现。随着非典型神经安定剂的应用,急性静坐不能的发病率明显降低。应用奎硫平后静坐不能的发生率为 2%,而应用氟哌啶醇的患者,静坐不能的发生率为 8%～15%(Arvanitis et al,1997)。但重症精神分裂症患者快速启动阿立哌唑或利培酮治疗,静坐不能的发生风险增加(Yoshimura et al,2019)。

【发病机制】

静坐不能发病机制不明确,一种假说是急性静坐不能由 DBA 阻断多巴胺 D2 受体所致。应用正电子发射体层摄影(positron emission tomography,PET)证明,纹状体 D2 受体被阻滞与静坐不能相关(Nordstrom et al,1992),并且应用高效 D2 受体拮抗剂的患者可出现静坐不能,并与药物剂量相关。另一种假说是 DBA 拮抗中脑皮质和边缘系统的多巴胺能投射导致静坐不能。胆碱能制剂和 β-肾上腺素对静坐不能治疗有效,提示其他神经递质可能也有关。

【临床表现】

1. 静坐不能有两种。①主观感觉不安定或内心紧张,恐惧焦虑,自觉腿不适有牵拉感者较多;②客观表现为肢体运动,无法维持一种姿势几分钟,站立时反复交换站立腿、原地踏步或站立游走,坐在椅子上不断改变身体姿势,卧位时翻来翻去。患者有自知力,会主动倾诉,但精神病患者报告主观感觉可能有困难。

2. 静坐不能与精神病性焦虑不同,后者更加混乱(chaotic),缺乏条理。与不宁腿综合征(restless legs syndrome,RLS)不同,RLS 主要影响腿部,有明显昼夜节律,傍晚加重,可出现特征性的睡眠周期性肢体运动,而静坐不能患者无此表现。"假性静坐不能"(pseudoakathisia)的患者有静坐不能的客观表现,但无主观主诉。

【治疗】

1. 抗胆碱能制剂最常用,可用苯托品(剂量 0.5～8mg/d)、苯海索(1～15mg/d)、丙环定(7.5～20mg/d)、比哌立登(2～8mg/d)、邻甲苯海明(100～400mg/d)。从小量开始,逐渐滴定到最佳剂量。副作用是便秘、口干、意识模糊和记忆障碍等,特别是老年患者易出现。

2. 抗肾上腺素能药物也较为常用,常用低剂量普萘洛尔,需注意低血压和心动过缓;$α_2$ 肾上腺素能激动剂可乐定也有效,但其不良反应限制了它的应用。

3. 5-HT$_{2A}$ 拮抗剂如低剂量米氮平和普萘洛尔疗效相近,使用剂量更方便,副作用更少。曲唑酮(Trz)有明显 5-羟色胺拮抗性质,也可改善急性静坐不能临床症状。

4. 苯二氮䓬类药物对急性静坐不能有效(Hirjak et al,2019)。加巴喷丁可有效治疗氯氮平诱发的静坐不能,并且氯氮平不需要停用或减量,在治疗精神分裂症的同时控制静坐不能(Takeshima et al,2018)。

三、药物诱发的帕金森综合征

药物诱发的帕金森综合征(drug-induced Parkinsonism,DIP)是抗精神病药物的常见并发症,接受 DBA 治疗的患者有 21%～53%可出现 DIP(Mentzel et al,2017),常被误诊为原发性帕金森病(PD),但应用多巴胺能药物治疗无效。药物性帕金森病的年平均发病率为每 10 万人年 3.3 例,女性发病率较高,且随着年龄的增长而增加。

【病因和发病机制】

1. 遗传易感性 DIP 有家族倾向性,与 DIP 相关的基因包括:PIK3CA(磷酸肌醇-3-激酶),PLA2G4A(磷脂酶 A2,IVA 群),PRKCA(蛋白激酶 C,α),PRKACG(磷脂酰肌醇-4,5-二磷酸-3-激酶 110kD 催化亚基 γ),ERK-1(细胞外信号调节激酶 1),ERK-2(细胞外调节激酶 2),GNAS(鸟嘌呤核苷酸结合蛋白即 G 蛋白,刺激活性多肽 1α),PLCB1(磷脂酶 C,β-1)和 ITPR1(肌醇 1,4,5-三磷酸受体 1 型)(Crisafulli et al,2013)。

2. 阻断突触后多巴胺受体或导致多巴胺耗竭的药物均可诱发帕金森综合征,最常见的致病药(offending drugs)是 DBA,以左旋舒必利出现最多(Byun et al,2019)。非神经安定的 DBA 也可引起 DIP。表 3-20-27 列举了可能引起或加重帕金森综合征的药物,除此之外滥用毒品或乙脑疫苗也可引起 DIP。

3. DBA 药物剂量和效价,给予大剂量的高效 DBA,达到阻滞 80%中枢多巴胺受体,几乎每个人均可出现 DIP(Fade et al,1988)。典型神经安定剂 DIP 的发生率高,非典型神经安定剂如利培酮、奥氮平、阿立哌唑等发生率低并且程度轻,合并用药种类越多,越易出现 DIP。对 PD 患者,即使应用非典型制剂也能加重帕金森综合征,应该避免,其中不包括氯氮平和低剂量的奎硫平。剂量小于 150mg 桂利嗪的患者风险低。

4. 伴有脑萎缩的老年人更易发生 DIP,尸检发现有路易体的老年患者,其 DIP 发病率高,痴呆患者和艾滋病也被认为是 DIP 高危患者。

表 3-20-27 引起或加重帕金森综合征的药物

吩噻嗪类	氯丙嗪、异丙嗪、左美丙嗪、三氟丙嗪、甲硫哒嗪、三氟拉嗪、普鲁氯嗪、奋乃静、氟奋乃静、美索哒嗪、哌嗪、乙酰非那嗪、阿列马嗪、硫乙拉嗪
丁酰苯	氟哌啶醇、氟哌利多、三氟哌多
二苯丁基哌啶	匹莫齐特
吲哚类	吗啉吲酮
苯酰胺替代物	甲氧氯普胺、西沙必利、舒必利、氯波必利、多潘立酮、维拉必利、阿立必利、瑞莫必利、硫必利
苯喹唑啉	丁苯那嗪
萝芙木衍生物	利血平
芳香胺类	普鲁卡因
苯二氮䓬类	洛沙平、艾司唑仑
阿片类药物	吗啡、可待因、哌替啶、芬太尼
噻吨类	氟哌噻吨、氟普噻吨、氨砜噻吨
碘化苯并呋喃衍生物	胺碘酮
非典型抗精神药	利培酮、奥氮平、氯氮平、奎硫平、齐拉西酮、阿立哌唑
钙通道阻滞剂	氟桂利嗪、桂利嗪、地尔硫䓬、维拉帕米、硝苯地平、氨氯地平
抗癫痫剂	丙戊酸、苯妥英钠
抗心绞痛药	曲美他嗪
5-HT 再摄取抑制剂	西酞普兰、氟西汀、帕罗西汀和舍曲林
其他	两性霉素 B、环磷酰胺、环孢霉素、阿糖胞苷、双硫仑、碳酸锂、氟尿嘧啶、阿普林定

【临床表现】

应用神经安定剂或加量 2 周~1 个月出现症状,很少超过 3 个月,表现为肌肉强直、运动迟缓、震颤、平衡障碍和异常步态,但慌张步态和冻结步态不常见,偶有脑创伤后的患者,发生 DIP 时表现为启动犹豫的冻结步态(Yoo et al,2019)。以往认为再发性震颤是帕金森病的特征性症状,但近期有报道舒必利引起 DIP 的患者出现再发性舌震颤,停用舒必利后舌震颤消失(Prasad et al,2019)。大多数 DIP 的症状是对称的,但 30% 的病例可出现不对称的症状。有些患者同时伴发一种运动增多的运动障碍,如口颊舌异动,近期有一例报道患者伴发肚皮舞综合征(belly dancer syndrome, BDS)的患者(Vasconcellos et al,2019),表现为腹壁的局灶性运动障碍,腹部肌肉蠕动和收缩。非运动症状少见。

【治疗】

DBA 只有在绝对必要时才给药,尽可能使用非典型抗精神病药。但确诊 DIP 后建议立即停药,如果不能停用 DBA,尽可能换用非典型制剂如氯氮平、喹硫平。大多数患者在停用 DBA 后 3~10 周症状缓解,半年内恢复。然而有些病例症状持续数月或留后遗症。DBAs 可使潜在的 PD 显露出来,患者停用 DBA 后,症状仍持续存在。

预防性应用抗胆碱能药物尚有争议,DIP 发生后可用抗胆碱药,但可能加重精神问题,并引起思维混乱和记忆困难,其应用还未达成共识。抗组胺药或金刚烷胺可能优于抗胆碱能药,金刚烷胺被认为是治疗 DIP 的首选药(Ward et al,2018)。患药物性帕金森综合征时,多巴脱羧酶被抑制,不建议选用左旋多巴治疗,可试用多巴胺受体激动剂,但有研究显示多巴胺能药物似乎加重精神病症状,还需更多的研究论证。

四、迟发性运动障碍

迟发性运动障碍(tardive dyskinesia,TD)是指长期应用多巴胺受体阻滞剂后出现重复、复杂的口颊舌异常运动和四肢、躯干或骨盆重复刻板运动,表现为运动增多。迟发性综合征(tardive syndrome)泛指所有由长期使用多巴胺受体阻滞剂(DBA)引起的持续性运动增多、运动减少和一些感觉症状,包括刻板症、肌张力障碍、舞蹈症、静坐不能、肌阵挛、震颤、抽动症、步态障碍、帕金森综合征、眼球偏斜、呼吸运动障碍和各种感觉症状。美国精神病学协会定义经典迟发性运动障碍(classic tardive dyskinesia)为应用神经安定剂至少 3 个月出现的异常不自主运动,无其他明确的运动障碍病。DSM-Ⅳ标准规定 60 岁及以上患者暴露于神经安定剂的持续时间可仅为 1 个月。

Kane 和 Smith 对 1959—1979 年的 56 项研究进行综述,报告 TD 的时点患病率为 0.5%~65%,平均时点患病率为 20%(Kane et al,1982)。随着新型抗精神病药的应用,TD 发病率减少,2004—2008 年 12 项研究每年随访 463 925 人次显示,年化 TD 发病率在第二代抗精神病药物中为 3.9%,第一代抗精神病药物为 5.5%(Correll et al,2008)。2010—2016 年法国对 674 例患者的调查显示 TD 患病率为 8.3%(Misdrahi et al,2019)。

【发病机制】

1. TD 危险因素　包括情感障碍,老年,女性,药物累积暴露量,糖尿病,酒精和可卡因滥用,频繁停用或开始服用 DA 受体阻断剂,已患 TD 后仍持续应用神经安定剂,电休克治疗史,高催乳素血症引起性功能障碍和脑器质性损害。年龄增长是 TD 最一致的危险因素,并且年龄和 TD 患病率及严重程度间呈线性相关。

2. 遗传多态研究显示　多巴胺受体 D2 和 D3(DRD2、DRD3)基因,儿茶酚氧位甲基转移酶(COMT),5-HT$_{2A}$ 受体(HTR2A),MnSOD 和细胞色素 P450 基因(CYP2D6),影响 TD 的风险。GABA 能通路(SLCA11,GABRB2,GABRC3),N-甲基-d-天冬氨酸(NMDA)受体(GRIN2A)和氧化应激相关基因(GSTM1,GSTP1,NQO1,NOS3)也影响 TD 的发生(Aquino et al,2014;Koning et al,2012)。

3. TD 的发病机制　尚不明确,主要包括多巴胺受体超敏性、GABA 耗竭、胆碱能缺乏、神经毒性、氧化应激、突触可塑性变化和神经适应信号缺陷等。通常认为多巴胺受体 D2 受体超敏,间接途径激活导致运动缺乏,而 D2 受体过度激活又抑制间接途径导致运动增多(Aquino et al,2014)。另一个假说:D2 受体长期阻滞和随后的超敏化,可能导致纹状体皮质传递中出现不适当的可塑性,出现错误联系,导致直接和间接途径间不平衡产生症状(Teo et al,2012)。经颅磁刺激检测患者大脑皮质和基底神经节的运动兴奋性增加,这可能是由于不适当可塑性引起,导致肌肉募集运动缺乏选择性,产生过多不自主运动(Khedr et al,2019)。

【临床表现】

1. 经典迟发性运动障碍多发生于老年女性,大多发生在服用抗精神病药 1~2 年以上出现症状,最短在用药后 3~6 个月出现。表现为重复的、协调的、看似有目的的不自主运动,称为"迟发性刻板运动"(tardive stereotypy),主要影响口面部,多见口颊舌运动障碍(orobuccolingual dyskinesia),呈口唇和舌重复的、不自主连续刻板咀嚼、吸吮、转舌、舔舌、噘嘴和鼓腮,舌突然伸出口外称为捕蝇舌征(fly-catcher tongue),言语含糊、吞咽障碍,患者可同时有低频率斜颈。年轻患者更易出现身体摇晃、扭转痉挛、耸肩缩背、无目的拍动、两腿不停跳跃和手足徐动等异常姿势和动作,严重者影响站立行走。停药数月或 1~2 年症状可逐渐缓解。

2. 很多 TD 患者表现为组合式运动障碍。一个患者存在多种运动障碍,最常见经典 TD 的刻板运动与手掌、手指、手臂和脚的舞蹈动作相组合,或者与肌张力障碍组合。横膈膜和胸部肌肉异常动作可引进不规则呼吸,腹部和骨盆肌受累产生躯干或骨盆运动,称为"交配运动障碍"(copulatory dyskinasia)。

3. 需除外其他脑部疾病诱发的异常运动,如神经梅毒、基底节区脑血管病、高血糖、系统性红斑狼疮、干燥综合征、老年人的无牙运动和遗传性舞蹈病。

【治疗】

1. 预防 TD 发生是最重要原则之一。即使患者没有

表现 TD 体征,也应每 3~6 个月评估使用 DBA 治疗的必要性,检查患者有无 TD 迹象,如有症状,逐渐停药,如必需用药可换用氯氮平、奥氮平和奎硫平等。抗胆碱能药物加重口颊舌 TD,应停止应用。

2. 没有一种治疗药物总是有效,可能需要更换直至找到适合的药物。

(1) 2017 年美国 FDA 批准 Ingrezza(valbenazine)胶囊和 deutetrabenazine 用于治疗迟发性运动障碍的成年患者。两者是四苯喹嗪类似物,选择性抑制囊泡单胺转运体 2(VMAT2),VMAT2 在突触前神经元包裹和运输单胺类神经递质,抑制 VMAT2 可减少运动脑区多巴胺的分泌,起到治疗作用。副作用是 valbenazine 有嗜睡和心脏节律问题(QT 间期延长),而 deutetrabenazine 对某些患者可增加自杀风险(Factor et al,2019)。

(2) 常用多巴胺耗竭剂,利血平 0.25mg/d,可增到 3~5mg/d;四苯喹嗪起始剂量为 25mg/d,可增到 150mg/d;α-甲基-p-酪氨酸可形成假神经递质,可单用或与利血平联用。

(3) 73% 的患者用普萘洛尔(普萘洛尔)有效。苯二氮䓬类药氯硝西泮对 41% 患者有效,也可用地西泮 2.5~5mg,2~3 次/d。抗组胺药如异丙嗪 25~50mg,2~3 次/d,小剂量碳酸锂 0.25g,1~3 次/d 可使超敏的多巴胺受体逐渐减敏。丙戊酸钠、卡马西平、金刚烷胺、巴氯芬和盐酸多奈哌齐也可能有效。

(4) 非典型抗精神药物可快速与多巴胺受体解离,称为非典型药的快关理论(the fast-off theory),可能改善 TD,利培酮、奥氮平很可能有效,但由于这类药物本身也可产生迟发性运动障碍,不推荐作为治疗症状的主要用药,但可在典型抗精神药物诱发迟发性运动障碍后,作为抗精神药物的替换药物。而氯氮平(clozapine)100~200mg/d,可使 40% 的 TD 症状减轻,可作为治疗选择。

3. 严重的、药物难治的迟发性运动障碍患者可选用外科治疗包括苍白球切开术或苍白球脑深部刺激。

五、迟发性肌张力障碍

迟发性肌张力障碍(tardive dystonia)是迟发性运动障碍的一个变异型,由 Keegan 和 Rajput 于 1973 年首先提出,呈持久的肌肉收缩导致躯体扭动和姿势异常,最常累及手和下颌,年轻患者常见,儿童暴露于 DBA 更可能出现。以往报道男性多见,男女比率为 1.2:1,但也有人认为无性别倾向,男性多见是由于精神分裂症男性多见造成的。

【临床表现】

1. 肌张力障碍可能是局灶性、节段性,罕见全身性

的。大多数在发病时是局灶的,逐渐进展为节段性肌张力障碍。患者表现为颈部、躯干和四肢的某些肌群持久性痉挛,累及颈部时表现为颈后倾、持续性斜颈或前屈;累及躯干时,表现为异常躯干伸展或扭转歪曲,躯干屈曲少见。可能出现躯干侧屈或 Pisa 综合征(侧弓反张)。可与其他类型不自主运动共同存在,如口颊舌异常运动。

反向阻塞性睡眠呼吸暂停综合征(reverse obstructive sleep apnea syndrome)是迟发性肌张力障碍的变异型(Sethi et al,1988),临床少见,患者在白天呼吸阻塞困难,入睡后呼吸通畅进入正常睡眠,这与阻塞性睡眠呼吸暂停综合征相反,严重患者可能会危及生命。

2. 排除其他原因,如特发肌张力障碍很少发生躯干侧屈或 Pisa 综合征。

Wilson 病和基底节局灶病变可导致症状性肌张力障碍(symptomatic dystonia)和遗传性肌张力障碍(inherited dystonia)。

【治疗】

迟发性肌张力障碍是相当顽固的疾病,缓解率可能低至 10%。一旦发生应停用致病药物,如不能停用,可换成其他非典型抗精神病药物。罹患迟发性肌张力障碍的患者对药物的反应多样,为达到治疗效果,常需换药,或者使用两种或以上药物治疗顽固性肌张力障碍。

局灶或节段的尤其是颅颈肌张力障碍,肉毒毒素注射可能是最有效的对症治疗。抗胆碱能药物(如苯海索)可使迟发性肌张力障碍改善。苯二氮䓬类药物地西泮、氯硝西泮对部分患者有效。巴氯芬可有效解除痉挛,多口服治疗,鞘内注射对治疗轴性肌张力障碍更佳,但由于用药途径有创,不能长期应用。多巴胺能耗竭剂利血平和四苯喹嗪可能有效,但不良反应明显。如上述药物反应不佳,也可试用左旋多巴、金刚烷胺、β 受体阻滞剂和抗惊厥药物。

六、迟发的静坐不能

迟发的静坐不能(tardive akathisia, TA)是迟发性运动障碍的一个亚型,表现为持续存在至少 1 个月的持续静坐不能,也有的患者表现为隐匿性和撤药性静坐不能(covert and withdrawal akathisia)。TA 多起病隐袭,几乎所有类型的 DBA 均可引起 TA,发病时间可于用药 2 周后,也有用药 22 年才出现症状。

TA 患者的主观痛苦体验较少,常表现为躯干前后摇晃,坐位摇摆,腿向上和向下或外展/内收等刻板动作,呼吸急促不规则,可伴有呼噜、呻吟或喊叫,大多不出现攻击性或自杀行为,少数患者表现出痛苦、暴力,甚至自杀意念。TA 患者可同时有经典的迟发性运动障碍或迟发

性肌张力障碍,如伴有口面部运动障碍(orofacial dyskinesia)或舞蹈症、手足徐动等。

可能诱发静坐不能的药物有卡马西平、丁螺环酮、地尔硫䓬、碳酸锂、二甲麦角新碱、三环类抗抑郁药(TCAs)、选择性 5-羟色胺再摄取抑制剂(SSRIs)、多巴胺拮抗剂/耗竭剂、前庭神经镇静剂如氟桂利嗪等。

患者对治疗药物反应不同,仅有约 1/3 的患者症状完全缓解。利血平和四苯喹嗪可能有效。有文献报告氟伏沙明对 TA 可能有效(Albayrak et al,2013)。阿片类药物和 β 受体阻滞剂对 TA 效果不佳。

七、其他类型迟发性运动障碍

其他类型的迟发性运动障碍相对较少,包括迟发性抽动秽语、迟发的肌阵挛、迟发的震颤等。也有患者的运动障碍发生于 DBA 停用或减量后称为撤药和隐匿性运动障碍(withdrawal and covert dyskinesias),两者很难区分,隐匿性运动障碍可能较撤药性运动障碍持续时间长。

迟发性抽动秽语(tardive tourettism)是一种罕见的迟发性综合征,可由神经安定剂、抗惊厥药、抗抑郁药和兴奋剂诱发。患者经长期用药后,出现异常运动和发声与经典 Tourette 综合征没有区别。但迟发性抽动秽语患者在儿童时期没有抽动症(tics disorder)。

迟发性肌阵挛(tardive myoclonus)是长期应用神经安定剂治疗的晚期并发症,表现为上肢的姿势性肌阵挛(postural myoclonus)。氯硝西泮可改善迟发性肌阵挛。

迟发性震颤(tardive tremor)是神经安定剂罕见的并发症,其他非神经安定剂也可引起迟发性震颤,主要表现为姿势和动作性震颤,通常不出现帕金森病的其他体征。曾有报道一例迟发性震颤患者出现"感觉诡计",患者自己用手按颈后部,可减轻震颤,且患者表现为频率不规则的静止性震颤和姿势性震颤,当保持某个姿势时,静止性震颤再现时无时间延迟,与帕金森病不同(Shprecher et al,2012)。迟发性震颤对大多数治疗干预措施反应不佳,四苯喹嗪或氯氮平治疗可能有效。但是也有研究不支持四苯喹嗪用于治疗老年精神病患者迟发性震颤(Kertesz et al,2015)。

八、神经安定剂恶性综合征

神经安定剂恶性综合征(neuroleptic malignant syndrome,NMS)是医疗急重症,临床发生率较少,Delay 等于 1960 年首先报道,以高热、运动障碍和精神意识改变为特征。NMS 是对 DBA 最严重的反应,需密切监测,抢救生命。任何神经安定剂均可诱发 NMS,但主要是吩噻嗪类

和丁酰苯类,如氯丙嗪、氟哌啶醇等,多巴胺耗竭药物四苯喹嗪,丙戊酸和拉莫三嗪也能引起 NMS。帕金森患者突然撤除多巴胺能药物可出现帕金森高热综合征(Parkinsonism hyperpyrexia syndrome)。

【临床表现】

NMS 可发生于 DBA 治疗后数小时至 30 天,常于 2 周左右出现,极少数患者在用药数年后发病。年轻男性多见,常呈亚急性起病(24~72 小时),发病后 1~3 天达高峰,平均持续 2 周,病死率高达 20%,但大多数患者可完全恢复。

1. 患者表现为高热,常伴心动过速、心律不齐、血压升高或下降,出汗和呼吸急促等自主神经功能异常。约 70%~80% 有不同程度的意识障碍,表现为嗜睡、意识模糊,严重者出现昏迷。精神状态改变表现为激越、谵妄、木僵等。

2. 运动障碍主要表现为肌强直,还可出现静止性震颤、动作缓慢、肌张力障碍,吞咽困难,也可有舞蹈样动作,可伴肌阵挛,而使肌酸激酶升高。

3. 患者可出现严重并发症如急性肾衰竭、急性心肌梗死、肝功能异常、肺水肿和肺感染、酸中毒等。疾病缓解后部分患者由于不可逆脑损伤导致遗留帕金森综合征、迟发性运动障碍、共济失调和痴呆等后遗症。

4. 实验室检查常见白细胞计数显著增高,肝功能异常,肌酸激酶升高,尿蛋白阳性,尿素和肌酐增高,血钙、血镁降低,凝血功能异常等。

【诊断】

美国精神病学协会诊断标准包括:①主要症状:严重强直和发热;②至少 2 个次要症状:震颤,发汗,精神活动改变,吞咽困难、尿便失禁、心动过速、缄默、心境不稳、血压升高、白细胞增多、肌酸酐磷酸激酶升高。

【治疗】

NMS 死亡率高,一旦出现症状立即停用神经安定药,密切监护,必要时收入 ICU 治疗。采取支持治疗措施控制体温升高,充分供氧和保持正常通气。可选用多巴胺受体激动剂治疗,最常用的药物是溴隐亭 5~15mg,每天 3 次;丹曲林钠可单独或与溴隐亭联合,抑制肌肉收缩,降低体温,首剂 2mg/kg 静脉注射,每天最高剂量 10mg/kg。电休克疗法也可用于 NMS 的治疗,但疗效不确定。

第十八节 副肿瘤性和免疫介导性运动障碍

(王满侠)

副肿瘤性和免疫介导的运动障碍(paraneoplastic and immune-mediated movement disorders)是一组与自身免疫或肿瘤密切相关的运动障碍疾病。近年来,分子免疫技术的发展使某些神经系统退行性病变导致的运动障碍或特发性运动障碍被重新定义(Panzer et al,2011),副肿瘤性和免疫介导性运动障碍即是其一。这类的运动障碍(movement disorders,MDs)表现形式多样,具有急性或亚急性起病、快速进展以及多病灶叠加等不同的临床特征,可单独发生,也可伴发其他脑病,运动障碍可表现为运动减少如帕金森病样症状,或运动异常增多如肌阵挛、舞蹈病和抽搐等,也可为共济失调(McKeon et al,2016)。

当存在感染、肿瘤等诱发因素时,通过分子模拟(molecular mimicry)机制可能激活特异性 $CD8^+ T$ 细胞,产生抗神经元抗体(antineuronal antibodies)(Silber,2016),靶向攻击相关的神经抗原而导致 MDs。大多数免疫介导的副肿瘤性神经疾病(paraneoplastic neurologic disorders,PND)的自身免疫反应以存在高度特异的抗神经元抗体为特征,这些特异性抗体以神经元抗原为靶标,也是副肿瘤标志物(表 3-20-28)(Jankovic et al,2015)。这些抗体既有助于副肿瘤性 MDs 的诊断,对确诊肿瘤也有帮助。由于不同抗体介导的 MDs 对免疫干预治疗反应不同(Poplawska-Domaszewicz et al,2018),早期诊断和治疗对患者预后和原发病治疗也至关重要。

一、副肿瘤性脑脊髓炎相关性舞蹈病

舞蹈病(chorea)与多种疾病,诸如遗传性、代谢性、感染性、神经退行性、自身免疫性或医源性疾病等有关,约占所有副肿瘤疾病患者的 1%,诊断缺乏特异性。副肿瘤性脑脊髓炎(paraneoplastic encephalomyelitis,PEM)相关性舞蹈病表现为 CNS 广泛的功能障碍,可与边缘叶脑炎、小脑共济失调、感觉运动神经病、葡萄膜炎、视神经炎或视网膜炎等并存,血清抗 RMP5 抗体阳性患者通常表现为典型舞蹈症。

【发病机制】

PEM 相关性舞蹈病的发病机制尚不清楚,可能是抗体介导的直接或间接的神经免疫损伤过程,主要攻击胞内抗原,少数为细胞表面抗原。少数 PEM 相关性舞蹈病患者存在尾状核和壳核损伤可导致舞蹈病(O'Toole et al,2013)。

【临床表现】

1. 本病好发于 60 岁以上的老年人,通常亚急性起病,表现为局部舞蹈样症状,如口、舌、面肌舞蹈样运动。全身性舞蹈病多呈双侧对称性发作,典型表现为四肢、躯干和颈部不自主舞蹈样扭曲,症状在休息时消失,紧张时加重。患者常因步态不稳和姿势障碍而不能独自站立。

表 3-20-28　抗神经元抗体及相关的疾病特征

综合征	抗体	一般临床特征	异常运动	相关肿瘤	备注
副肿瘤性脑脊髓炎	Hu,CRMP5	边缘性脑炎、感觉运动神经病、葡萄膜炎、视神经炎，或视网膜炎	舞蹈病（CRMP5）、小脑性共济失调	SCLC、胸腺瘤	突出的舞蹈病可与亨廷顿病、神经棘红细胞增多症和威尔逊病混淆
副肿瘤性感觉神经病	Hu 有时伴 CRMP5	所有形式的感觉均可受累，但通常本体感觉丧失为主	感觉性共济失调，肢体肌张力障碍或假性手足徐动症	SCLC	可孤立发生，但在副肿瘤性脑脊髓炎之前或同时发生较常见
脑干、间脑、边缘性脑炎	Ma2	边缘叶和脑干脑炎；症状通常在嘴端向尾端方向进展	严重的运动减退，语音过低，强直和凝视麻痹（主要是向上和向下凝视）	年轻人<50 岁，伴单侧或双侧睾丸生殖细胞肿瘤；少见于两性老年非 SCLC、乳腺癌或结肠癌，以及淋巴瘤患者	惠普尔病和进行性核上性麻痹及因边缘叶脑炎合并精神状态改变，强直、家族性自主神经异常，可能模仿一种血清素综合征、致死性紧张症或神经安定药恶性综合征
副肿瘤性小脑变性	可见于所有的经典抗体，出现纯或主要小脑症状伴 Yo、Tr（DNER）、mGluR1 VGCC 抗体	急性到亚急性进展起病，进展到一种无能的副小脑综合征伴步态、躯干和肢体共济失调、搜索性构音障碍和垂直性眼球震颤	震颤，共济失调	乳腺、卵巢、妇科肿瘤，小细胞肺癌，霍奇金淋巴瘤	通常作为较广泛症状的一部分出现，如脑脊髓炎，除了患者伴 Tr、Yo 和 VGCC 抗体，它往往有主要或纯小脑症状
抗 NMDA 受体脑炎	NMDAR 的 GluN1 亚单位	患者多有病毒样前驱表现综合征，继以严重精神症状、记忆丧失、癫痫发作、意识降低、运动障碍和自主神经或呼吸不稳	口面部运动障碍、舞蹈病、肌张力障碍、刻板性运动、投掷症、紧张症、肌律活动	卵巢畸胎瘤	反应缓慢，随之需身体和行为康复。未切除肿瘤患者恢复期延长和复发风险增加
单纯疱疹性脑炎后舞蹈手足徐动症	NMDAR 的 GluN1 亚单位，多巴胺受体，其他无特征性神经元细胞表面抗原	易怒、睡眠障碍、激动，攻击性、癫痫发作或意识水平下降	舞蹈病、肌张力障碍或投掷症	无肿瘤相关	NMDAR 抗体患者发生抗 NMDAR 脑炎典型的临床表现
斜视性眼阵挛-肌阵挛-共济失调	癌症成人 Ri 抗体，大多数其他情况是抗体阴性	儿童低血压，行为、认知和睡眠功能障碍，患癌症的成人脑病可能进展到昏迷	肌阵挛，共济失调	儿童神经母细胞瘤，成人乳腺癌、卵巢癌、肺小细胞癌，Ri 抗体主要见于乳腺癌和卵巢癌	一些患者有额外的脑干和脑神经功能障碍。Ri 抗体患者可能会发生喉痉挛
僵人综合征	GAD56、两性蛋白（amphiphysin）、GlyR、GABA（A）	进行性肌肉僵硬、痉挛、疼痛和强直，在脊旁肌和下肢肌最突出	躯干强直和肌肉痉挛	乳腺癌、SCLC（当存在两性蛋白抗体时）	GlyR 抗体患者可能发生 PERM
神经性肌强直	大多数阴性,CASPR2	CASPR2 抗体患者通常发生莫旺（Morvan）综合征	肌纤维颤搐、肌肉松弛延迟	SCLC、胸腺瘤	与自身免疫疾病如重症肌无力并存导致一些患者被诊断为运动神经元综合征

注：CRMP5（collapsin response mediator protein 5）：脑衰反应调节蛋白 5；SCLC（small cell lung cancer）：小细胞肺癌；GAD（glutamic acid decarboxylase）：谷氨酸脱羧酶；DNER（delta/notch-like epidermal growth factor-related receptor）：delta/notch-样表皮生长因子相关受体；GlyR（glycine receptor）：甘氨酸受体；mGluR1（metabotropic glutamate receptor-1）：促代谢型谷氨酸受体-1；VGCC（voltage-gated calcium channel）：电压门控钙通道；NMDAR（N-methyl-d-aspartate receptor）：N-甲基-D-天冬氨酸受体；GABA（A）（γ-amino butyric acid type A）：γ-氨基丁酸 A 型；PERM（progressive encephalomyelitis with rigidity and myoclonus）：进行性脑脊髓炎伴强直和肌阵挛；CASPR2（contactin-associated protein 2）：接触蛋白相关蛋白 2。

2. 舞蹈病可先于其他运动障碍症状独立出现,或与其他运动障碍并发,常见周围神经病,还可见斜视肌阵挛、小脑共济失调、精神症状、边缘性脑炎、视力障碍或Lambert-Eaton样肌无力综合征等。

3. 最常见的相关肿瘤是SCLC和胸腺瘤,部分患者为非霍奇金淋巴瘤、慢性髓性白血病、扁桃体鳞状细胞癌、前列腺癌,以及乳腺癌等;也有少数非小细胞肺癌、肾细胞癌和霍奇金淋巴瘤等导致的舞蹈病案例报道。部分患者舞蹈样运动先于原发肿瘤出现,有时通过随访观察才能发现肿瘤。

【辅助检查】

1. 脑MRI检查,约60%的患者完全正常,部分患者可见边缘系统、纹状体、基底节、脑干以及脑白质T_2WI,FLAIR高信号和T_2WI异常信号,增强扫描多为阴性。

2. 腰椎穿刺脑脊液压力轻度升高或正常,CSF细胞数、蛋白可轻度升高或正常,IgG指数可升高。

3. 副肿瘤相关抗体检测,如抗-CV2/CRMP5抗体阳性约占68%,其次是抗-Hu(ANNA1)抗体和少数抗NMDAR抗体阳性。

【诊断和鉴别诊断】

1. 诊断 PEM相关性舞蹈病的诊断主要根据急性起病,出现局部舞蹈样症状或全身性舞蹈病,副肿瘤相关抗体阳性及脑MRI检查异常,CT、MRI或PET查到原发肿瘤可确诊。然而,副肿瘤相关抗体阴性或缺乏原发肿瘤证据者不能立除本病。

2. 鉴别诊断 本病需与亨廷顿病、肝豆状核变性、神经棘红细胞增多症,以及其他炎性舞蹈病,如系统性红斑狼疮或抗磷脂抗体综合征等鉴别,这些疾病早期可仅表现为舞蹈样症状和精神症状。

【治疗和预后】

1. 治疗 首先须筛查原发肿瘤,并及早治疗。研究表明,早期免疫调节治疗可使患者获益。一线免疫治疗方案是激素冲击治疗或静脉滴注大剂量免疫球蛋白(IVIg),如疗效不理想可考虑血浆置换疗法。二线免疫治疗方案是硫唑嘌呤、环孢霉素。此外,利妥昔单抗、环磷酰胺对部分患者有效(Chirra et al,2019)。

2. 预后 PEM相关性舞蹈病患者生存期主要取决于原发肿瘤,预后一般较差,多为6~18个月不等。

二、副肿瘤性感觉神经病和假性手足徐动症

副肿瘤性感觉神经病(paraneoplastic sensory neuropathy,PSN)是较常见的副肿瘤性神经病,感觉障碍出现通常先于其他神经症状。PSN相关性假性手足徐动症

(pseudoathetoid movements)临床较少见。

【发病机制】

PSN的发病机制尚不清楚,目前认为是脊髓背根神经节内炎症反应,主要是细胞毒性T细胞免疫反应介导的神经元变性,抗肿瘤细胞抗体(主要是Hu抗体)特异性损伤脊髓背根神经节内神经元的同源抗原,导致感觉神经广泛受累。

【临床表现】

1. PSN通常是PEM首发症状,多为双侧不对称性起病,由一侧肢体迅速进展至对侧。通常以本体感觉丧失为主,出现感觉性共济失调,其他感觉也可受累。

2. 患者可出现四肢肌张力障碍,表现为假性手足徐动症状(Antoine et al,2017),典型表现是肢体远端不规则、小幅度、缓慢不自主运动,手部徐动更常见。四肢反射减弱或消失。

3. 约80%的患者罹患SCLC,神经系统症状通常发生在癌症诊断之前。

【辅助检查】

1. 副肿瘤相关抗体,如抗Hu抗体最常见,抗CV2/CRMP5抗体也可阳性。

2. 电生理检查显示感觉电位缺失或幅度减低,运动传导速度正常。

【诊断和鉴别诊断】

1. 诊断 主要结合病史及发病特点,根据感觉系统受累及假性手足徐动症、副肿瘤相关抗体测定、电生理学检查和原发肿瘤筛查等。

2. 鉴别诊断 本病须与其他疾病引起的本体感觉障碍和假性手足徐动症鉴别,如脑血管疾病、多发性硬化、视神经脊髓炎谱系疾病、脊髓炎、麻风病、维生素B_{12}缺乏、脑桥中央髓鞘溶解症、脑外伤、药源性如美西律等。

【治疗和预后】

1. 治疗 应早期发现并治疗原发肿瘤,疾病早期辅以免疫调节治疗,参照PEM相关性舞蹈病治疗,以及感觉神经病对症治疗等。

2. 预后 PSN对肿瘤和免疫治疗反应很差,患者预后欠佳。

三、副肿瘤性运动减少与脑干脑炎

副肿瘤性运动减少(paraneoplastic hypokinesis)在临床不常见,多表现为帕金森病样症状,通常伴有脑干病变,后者有助于诊断副肿瘤性自身免疫疾病。

【发病机制】

细菌、病毒感染及免疫介导性疾病均可导致脑干脑炎,约50%的副肿瘤性运动减少患者伴发脑干脑炎,发病

机制不明。抗 Ma2 抗体阳性的脑干脑炎通常表现为典型帕金森病样运动减少症状,多伴有间脑和边缘系统损害,间脑损害可能与帕金森样运动障碍有关(Blaes,2013)。

【临床表现】

1. 患者大多为<50 岁年轻男性,几乎均患一侧或两侧睾丸生殖细胞肿瘤,少数见于两性人老年患者(可伴有非小细胞肺癌、乳腺癌、结肠癌和淋巴瘤等)。运动减少典型表现是进行性运动迟缓、表情呆板和垂直性凝视麻痹,尤以严重的运动减少、语调低沉和肌强直较常见,震颤少见,患者可有严重的下颌不自主运动,不自主咀嚼动作可导致口唇和舌咬伤。

2. 近半数副肿瘤相关性运动减少患者存在脑干损伤,脑干损伤症状自上而下发展,依次累及脑神经核、小脑及水平性凝视传导路。多数患者伴视力变化、眩晕或头晕、吞咽困难、呼吸和心率变化,以及进行性意识障碍甚至昏迷等脑干症状。影响小脑时出现小脑性共济失调。

【辅助检查】

1. 脑 MRI 检查可见颞叶内侧、下丘脑、丘脑及脑干上部 T_2WI,FLAIR 高信号,抗 Ma2 抗体相关性副肿瘤性自身免疫性脑炎通常在增强序列显示脑干及邻近区域不规则强化。

2. 腰椎穿刺 CFS 压力可轻度升高或正常,蛋白可轻度升高,IgG 指数升高。

3. 副肿瘤抗体检测,可检出抗 Ma2 抗体或 Ma1 和 Ma2 抗体共存;抗 Ma2 抗体阳性通常与年轻男性患者睾丸恶性肿瘤有关。

【诊断和鉴别诊断】

1. 诊断 结合患者病史、临床表现、副肿瘤相关抗体、原发肿瘤及脑 MRI 检查等。须注意,部分原发睾丸肿瘤局限于小管内时,睾丸超声、薄层 CT 或 PET 检出率低,肿瘤标志物也可能阴性,因此不能轻易排除诊断。

2. 鉴别诊断 本病需与惠普尔病(Whipple's disease)、进行性核上性麻痹鉴别。如合并边缘叶脑炎,出现精神障碍、肌强直和自主神经功能障碍时,须与 5-羟色胺综合征或抗精神病药物恶性综合征鉴别。

【治疗和预后】

1. 治疗 应筛查和早期治疗原发肿瘤,疑诊副肿瘤性脑干脑炎导致运动减少,如患者出现进行性神经功能缺失危及生命时,考虑患者发病年龄<50 岁,伴有近期睾丸增大或罹患生殖细胞瘤,排除其他肿瘤后应迅速进行睾丸切除术。疾病早期可辅以免疫调节治疗,如上副肿瘤性脑脊髓炎(PEM)相关性舞蹈病所述。针对帕金森病样症状,可选择多巴胺类药物对症治疗。

2. 预后 副肿瘤性运动减少对免疫治疗效果不佳,

预后较差,但约 35% 的合并原发睾丸肿瘤的患者,对早期免疫治疗和原发肿瘤治疗有效。

四、副肿瘤性小脑变性伴共济失调

副肿瘤性小脑变性(paraneoplastic cerebellar degeneration,PCD)是以亚急性进展性小脑性功能障碍为特征,是副肿瘤性神经综合征中常见类型,约占 24.3%。多在 60 岁左右发病,常见于卵巢癌、宫颈癌、乳腺癌、小细胞肺癌,以及霍奇金淋巴瘤等。PCD 发病率在肿瘤患者中约为万分之一。

【发病机制】

PCD 的发病机制不清,目前认为可能是体液免疫与细胞免疫共同参与的自身免疫过程。目前报道近 30 种自身抗体与 PCD 有关,抗 Yo 抗体与 PCD 关联最强,以及抗 Tr 抗体、抗 Hu 抗体和抗 Ma 抗体等。

【临床表现】

1. PCD 可导致一种致残性全小脑综合征(pancerebellar syndrome),通常呈亚急性或慢性病程,以严重的小脑性共济失调为典型特征,表现为步态、躯干、肢体、言语和眼球运动等共济失调。首发症状多为轻微行走不稳,通常先出现步态共济失调,随后肢体共济失调,姿势性和意向性震颤明显。眩晕、恶心出现在病程早期,一旦病情稳定即消失。患者常伴视觉障碍,表现为复视或振动幻视。疾病在数周至数月内进展,6 个月内达到高峰并逐渐稳定下来。

2. PCD 早期主要累及小脑蚓部和中线结构,后期病变影响整个小脑,大多数患者后期无法独立行走甚至不能独立坐位,70% 以上的患者后期长期卧床。患者通常伴有认知功能障碍,暴发性 PCD 患者可能出现嗜睡甚至昏迷。

【辅助检查】

由于 PCD 通常早于癌症的诊断,早期常规实验室和影像学检查通常正常。

1. 脑脊液检查,发病初期 CSF 可完全正常,部分患者 CSF 淋巴细胞或蛋白轻度增高,鞘内 IgG 合成增加或寡克隆带阳性。

2. 脑 MRI 检查早期多无异常,中晚期永久性神经元丢失,可见弥漫性小脑萎缩;异常信号或强化仅见于极少数进展迅速的患者。

3. 副肿瘤相关抗体检测,在 50%~80% 的 PCD 患者血清中可检测到一种或多种神经副肿瘤抗体,有助于疾病诊断和指导恶性肿瘤筛查。

【诊断和鉴别诊断】

1. 诊断 目前 PCD 诊断主要参考 2004 年欧洲神经

系统副肿瘤综合征协会（Paraneoplastic Neurological Syndrome Euronetwork）提出了副肿瘤综合征（PNS）诊断标准（Graus et al,2004），如满足下列条件之一可诊断为 PCD：①典型的亚急性小脑变性症状（小脑症状持续时间在 12 周以内，除老年生理性小脑萎缩外，无小脑萎缩的 MRI 表现），在其后 5 年内发生肿瘤；②肿瘤患者出现典型亚急性小脑变性症状；③有典型或非典型亚急性小脑变性症状，血清特征性肿瘤神经抗体（抗 Yo、抗 Hu、CV2、Ri、Ma2 等）。患者如有典型亚急性小脑变性症状，无肿瘤神经抗体或癌症，但患者有很高的患病风险，则为可能的 PCD。不论确诊或可能的 PCD，都须排除其他已知的能够解释该神经综合征的病因，即使肿瘤神经抗体检测阳性。

PCD 诊断较复杂，主要因肿瘤、小脑体征和抗体不可能同时检测到。检测血清副肿瘤抗体通常是重要的，若抗体阳性，须使用 MRI 或 PET 积极查找原发肿瘤，如筛查均为阴性，应定期复查。

2. 鉴别诊断　本病须注意与多发性硬化、系统性自身免疫性疾病、韦尼克综合征、Miller-Fisher 综合征等鉴别。

【治疗和预后】

1. 治疗　PCD 的发病率极低，临床缺乏大样本随机对照试验，目前尚无治疗指南，早期诊断和及时治疗至关重要。目前治疗主要包括：①肿瘤手术或化疗；②免疫抑制疗法或静脉滴注免疫球蛋白调节副肿瘤自身免疫反应；③血浆置换去除体内抗体。

2. 预后　取决于原发肿瘤类型。PCD 的死亡原因是神经功能障碍并发症与肿瘤并发症约各占 50%。

五、抗 NMDA 受体脑炎伴多动和刻板动作

抗 NMDA 受体脑炎（anti-NMDA receptor encephalitis）是临床自身免疫性脑炎（autoimmune encephalitis，AE）最常见的类型，约占 AE 的 80%，多见于年轻女性，常伴发肿瘤，年轻女性多为卵巢畸胎瘤，临床症状多样，有潜在的致死性，但及时足量的免疫抑制治疗，预后大多良好。

【发病机制】

目前，抗 NMDA 受体（NMDAR）脑炎的发病机制尚不清楚，可能与抗 NMDA 抗体直接作用于细胞表面 NMDAR，通过抗体抗原间的结合、交联、帽化和内化，导致 NMDAR 水平可逆性降低有关。

【临床表现】

1. 抗 NMDAR 脑炎多急性起病，通常在 2 周至数周内达高峰，70% 的抗 NMDAR 脑炎患者在病前 1~2 周有呼吸道或消化道感染前驱症状，如发热、头痛、咳嗽或腹泻、恶心呕吐等。

2. 精神症状在疾病早期最常见，患者表现为躁动、恐惧、怪异行为、妄想，以及幻听、幻视等。可出现癫痫发作，以全面性强直-阵挛发作最常见，其次为复杂部分性发作，部分患者可出现癫痫持续状态。

3. 80% 的患者可见肌张力障碍，最常见为口-颊-舌面部运动障碍，以及舞蹈-手足徐动症、强直和角弓反张姿势等，也可伴刻板复杂动作，如双腿蹬腿动作，双臂跳舞样动作，双手弹钢琴动作，腹肌节律性收缩，以及骨盆推挤动作等。

4. 部分患者出现自主神经紊乱，如高热、心律失常、瞳孔散大、唾液分泌增多、出汗、呼吸急促、血压升高或降低，以及勃起功能障碍等。

【辅助检查】

1. 脑脊液检查脑压正常或轻度升高。CSF 淋巴细胞数正常或轻度升高，少数>100×10^6/L，脑脊液细胞学多为淋巴细胞增高，蛋白轻度升高，寡克隆带可呈阳性。血清和 CSF 抗 NMDAR 抗体阳性，有助于抗 NMDAR 脑炎的诊断。

2. 脑 MRI 检查表现各异，50% 的患者无明显异常，50% 可出现海马、小脑或大脑皮质、额基底部和岛叶、基底节、脑干 T_2WI 或 FLAIR 高信号，脊髓偶可见病灶。

3. 脑电图呈弥漫或多灶性慢波，偶尔可见癫痫波，异常 δ 刷是该病较特异的 EEG 改变，与病情严重程度及病程相关。

【诊断和鉴别诊断】

1. 诊断　根据抗 NMDAR 脑炎诊断标准（Graus et al,2016），确诊的抗 NMDAR 脑炎需符合以下三个条件：

（1）下列 6 项主要症状中的 1 项或多项：①精神行为异常或认知障碍；②言语障碍；③癫痫发作；④运动障碍/不自主运动；⑤意识水平下降；⑥自主神经功能障碍或中枢性低通气。

（2）抗 NMDAR 抗体阳性，建议以脑脊液 CBA 法抗体阳性为准。

（3）合理地排除其他病因。

2. 鉴别诊断　本病须与病毒性脑炎、急性播散性脑脊髓膜炎、精神分裂症、韦尼克脑病，以及代谢性脑病等鉴别。

【治疗和预后】

1. 治疗　抗 NMDA 受体脑炎的治疗包括免疫治疗、针对精神症状和癫痫发作的对症治疗、支持治疗、康复治疗、合并肿瘤者的肿瘤切除。一线免疫治疗包括糖皮质激素、静脉滴注免疫球蛋白（IVIg）和血浆交换，二线免疫药物包括利妥昔单抗、环磷酰胺等，主要用于一线免疫治疗效果不佳的患者。发现卵巢畸胎瘤患者应尽早切除，

50%的患者切除肿瘤后神经功能明显改善。

2. 预后 约80%的患者功能恢复良好,早期接受免疫治疗和非重症患者预后较好。重症抗NMDAR脑炎患者病死率为2.9%~9.5%,少数患者完全康复需要2年以上。抗NMDAR脑炎的复发率为12.0%~31.4%,在肿瘤阴性患者和未应用二线免疫治疗患者较多见。

六、单纯疱疹病毒性脑炎后舞蹈病

单纯疱疹病毒性脑炎(herpes simplex virus encephalitis,HSVE)是临床最常见的严重病毒性脑炎。HSVE后舞蹈病亦称为HSVE后舞蹈手足徐动症,约有14%~26%的单纯疱疹病毒性脑炎患者在病情好转后发病,常表现为舞蹈病和癫痫性脑病(Mohammad et al,2014)。

【发病机制】

发病机制尚不明确,有研究认为是Toll样受体3(TLR 3)基因突变导致编码蛋白功能异常,机体对HSV易感性增加,病毒恢复复制所引起。也有认为HSVE后舞蹈病是HSV感染后,由于免疫抑制和病毒复制缺失,最终导致自身免疫抗体产生继发免疫反应,产生舞蹈病、肌张力障碍、精神症状、睡眠障碍等临床症状(Benrhouma et al,2015)。NMDAR和多巴胺-2受体(D2R)都是参与运动调控的重要受体,发现少数HSVE患者体内抗NMDAR和抗D2R自身抗体阳性。

【临床表现】

1. HSVE后舞蹈病大多数发生在急性HSE发病4个月内,常见于HSVE患者好转后数周,儿童较成人多见,运动障碍通常影响口面部,最终发展为异常运动,包括舞蹈病、肌张力障碍和投掷症,通常伴有易激惹、睡眠障碍、躁动、癫痫发作或意识障碍等。

2. 儿童多表现为手足徐动症、口面部及肢体不自主运动等,临床症状更严重,潜伏期更短(Nosadini et al,2017)。

【辅助检查】

1. 脑脊液常规无特异改变,CSF检测NMDAR抗体或D2R抗体阳性,HSV聚合酶链反应(HSV-PCR)阴性。

2. 脑MRI检查可见HSVE后舞蹈病有广泛的T_2WI,FLAIR异常信号,无新坏死灶出现,与HSE期间增强MRI相比,可见明显的均匀强化,在免疫疗法和临床症状改善后病变区域减少或消失(图3-20-46)。

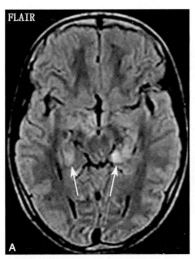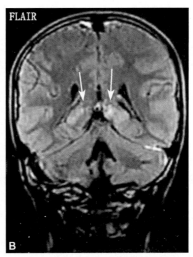

图3-20-46 脑MRI,轴位(A)、冠状位(B)FLAIR像显示,单纯疱疹病毒性脑炎患者双侧颞叶后内侧部、海马、右侧丘脑前部和胼胝体压部异常片状高信号

【诊断和鉴别诊断】

1. 诊断 根据HSVE后数周内出现舞蹈病并伴有急性脑炎相关症状和体征,结合脑MRI显示广泛的T_2WI,FLAIR异常信号,无新坏死灶出现。CSF抗NMDAR或抗D2R抗体阳性,HSV-PCR阴性,单纯抗病毒治疗无效可诊断。

2. 鉴别诊断 HSVE后舞蹈症须与Sydenham舞蹈病、基底节脑炎及其他病毒性脑炎鉴别。

【治疗】

HSVE后舞蹈病单纯抗病毒治疗无效,宜使用糖皮质激素、静脉滴注免疫球蛋白(IVIg)、血浆置换等治疗,疗效不佳可考虑利妥昔单抗或环磷酰胺等二线免疫疗法。

七、基底节脑炎

基底节脑炎(basal ganglia encephalitis,BGE)可能是一组有不同免疫发病机制的疾病,临床较罕见,多见于儿童,主要表现为基底节脑炎和急性运动障碍。

【发病机制】

基底节脑炎(BGE)的发病机制不明,可能与自身免疫和自身抗体有关(Brimberg et al,2012)。2012 年首次发现大多数 BGE 患者 D2R 抗体阳性,用免疫疗法治疗 BGE 有效,支持其可能为免疫介导性病因。

【临床表现】

1. BGE 主要表现为急性肌张力障碍,如肌张力障碍性震颤、帕金森综合征、舞蹈病以及手足徐动症等锥体外系损害症状,同一患者可同时出现。

2. 患者常见精神症状,如焦虑、缄默症和行为异常等。部分患者出现意识障碍、睡眠障碍和脑干功能异常。20%的 D2R 抗体阳性脑炎患者出现癫痫发作。

【辅助检查】

1. CSF 检查无明显异常,大多数患者 D2R 抗体阳性。

2. 多数患者脑电图正常,偶见 EEG 提示基底节区基本电活动变慢。

3. 脑 MRI 检查显示基底节区 T_2WI,FLAIR 异常信号,PET 可见基底节区高代谢改变。

【诊断和鉴别诊断】

1. 诊断 主要根据病史、临床表现、辅助检查等,如急性运动障碍、意识行为异常、精神症状及癫痫发作等。MRI 显示基底节区 T_2WI,FLAIR 异常信号,支持 BGE 诊断。尽管 D2R 抗体致病性尚未证实,但被建议作为 BGE 诊断的生物标志物。

2. 鉴别诊断 BGE 须与 Sydenham 舞蹈病鉴别,BGE 症状复杂多样,与 Sydenham 舞蹈病仅以舞蹈病样表现不同。

【治疗和预后】

BGE 属自身免疫性脑炎,急性期使用糖皮质激素治疗敏感,早期治疗预后良好。可根据病情加用免疫球蛋白(IVIg)、免疫调节治疗等。BGE 复发率约 25%。

八、斜视性眼阵挛-肌阵挛-共济失调

斜视性眼阵挛-肌阵挛-共济失调(opsoclonus-myoclo-nus-ataxia,OMAS)是一种罕见的神经系统自身免疫性疾病,可导致眼阵挛,水平、垂直和扭转性眼球震颤,肌阵挛,以及共济失调等。

【病因和发病机制】

OMAS 病因和发病机制尚不明确,病因包括副肿瘤相关性疾病、传染性疾病、代谢性疾病,以及特发性眼肌阵挛等。副肿瘤性 OMAS 常见于罹患神经母细胞瘤的未成年患者,以及乳腺癌或 SCLC 成人患者。许多自身抗体与副肿瘤性 OMAS 相关,如抗 Ri(ANNA-2)、Hu(ANNA-1)、Yo(PCA-1)、Ma1、Ma2、NMDAR、amphiphysin、CRMP-5/抗CV2、Zic2,以及神经丝等(Oh et al,2018)。

【临床表现】

1. 斜视性眼阵挛和肌阵挛是本病最显著症状,眼阵挛表现为双眼非对称的不自主、无节律、无固定方向的扫视运动,扫视时最明显,眼球注视固定目标后异常运动减轻,在闭眼或睡眠中持续存在,因而 OMAS 被称为"舞蹈眼综合征"。

2. 肌阵挛主要表现为头面部、四肢和躯干不自主抖动,通常以四肢阵挛多见,躯干、颈部次之。肌阵挛是不规律的多部位肌肉大幅度抖动,常伴躯干或四肢运动失调,运动或情绪激动时加重,肌阵挛是非癫痫性,EEG 可予鉴别。

3. 其他可见小脑性共济失调,主要表现为四肢共济失调,下肢较重。部分患者伴睡眠障碍、认知障碍和行为改变,易激惹、冲动易怒等。患者可出现瞳孔光反射异常、构音障碍、排尿障碍、畏光、耳聋等。

【辅助检查】

1. 实验室检查,部分患者可见血清 C 反应蛋白(CRP)升高、IgG 增高、ESR 增快等。CSF 淋巴细胞和蛋白轻度增高。检出许多自身抗体,如抗 Ri、Hu、Yo、Ma1、Ma2、NMDAR、amphiphysin、CRMP-5、Zic2 和神经丝抗体等,但缺乏特异性,部分患者抗体阴性。

2. 电生理检查 EEG 部分呈 α 节律慢波化倾向。脑干诱发电位可见 Ⅲ、Ⅳ 波幅降低,Ⅰ~Ⅱ 顶点潜伏期延长。

3. 脑 CT 可见第三、第四脑室轻度扩大;脑 MRI 可见小脑灰质,尤其蚓部和绒叶小结节,以及偶见脑桥异常。

【诊断和鉴别诊断】

1. 诊断 目前采用 Matthay 等提出的 OMAS 诊断标准(Matthay et al,2005),当存在以下 4 种特征中 3 种时可诊断 OMAS:①斜视性眼阵挛;②肌阵挛或共济失调;③行为改变或睡眠障碍;④伴发肿瘤或抗神经元抗体阳性。

2. 鉴别诊断 OMAS 须与病毒性脑炎、HSE 后手足徐动舞蹈症、癫痫、小脑性共济失调、进行性脑脊髓炎、震颤及其他副肿瘤性疾病鉴别。

【治疗和预后】

1. 治疗 主要治疗目标是确定潜在的肿瘤,糖皮质激素和促肾上腺皮质激素(ACTH)是金标准免疫治疗药物,加用静脉滴注免疫球蛋白(IVIg)是标准的治疗方案。病情严重时应考虑糖皮质激素、IVIg 与利妥昔单抗(抗CD20 单克隆抗体)联合应用。糖皮质激素、IVIg 疗效欠佳的患者可考虑血浆置换。如患者伴发肿瘤宜采取手术、化疗和放疗单独或与联合疗法。

2. 预后 约 75%的患儿在药物减量过程中出现复

发,复发的 OMAS 预后较差,因此应注意治疗的持续时间和药物需缓慢减量。

九、僵人综合征

僵人综合征(stiff-person syndrome,SPS)是一种罕见的 CNS 自身免疫性疾病,临床以脊旁肌和下肢肌渐进性肌肉僵硬、痉挛、疼痛和强直为特征。年发病率约为 1/100 万,20~50 岁多发,女性与男性比例为 5:1(Baizabal et al,2017)。

【病因和发病机制】

本病的病因和发病机制未明,目前倾向与自身免疫反应,以及遗传因素、病毒感染等有关。研究表明,50%~90%的 SPS 患者血清抗谷氨酸脱羧酶(glutamic acid decarboxylase,GAD)抗体阳性,并与人类巨细胞病毒(human cytomegalovirus,HCMV)感染,以及 DQB1*0201 和 DRB1*0301 等位基因突变有关。

【临床表现】

1. 僵人综合征临床主要表现为受累肌肉阵发性或持续性僵硬和疼痛,肌肉变硬影响运动,通常缓慢进展,有波动性,睡眠时症状缓解,在运动和情绪激动时加重。

2. SPS 共同的临床特点是:①身体僵硬多从躯干开始,逐渐发展到腹部、腰部、胸部及面部肌肉,表现为呼吸困难、苦笑、强笑或呆板面容,导致张口困难、言语不清、吞咽困难等;②症状常限制自主活动,患者常采取一种典型腰椎前凸姿势,患者仰卧位时亦保持此种姿势;③噪声、情绪压力、触觉刺激可诱发痛性痉挛,痉挛发作甚至可发生自发性骨折、关节脱臼、腹部疝等,使用地西泮可显著减轻肌肉僵硬和痉挛;④患者智力和感觉多不受损,可有恐惧、焦虑等精神症状;⑤自主神经功能障碍,如大量出汗、心动过速和高血压是其特征之一。

【辅助检查】

1. 血清学可检测 GAD56 自身抗体阳性。

2. 肌电图检查提示肌肉静息状态时持续出现正常运动单位电位,痉挛发作时肌电发放电位明显增强趋势,行神经阻滞或静注地西泮后电位发放显著减弱或停止。运动传导速度及 H-反射正常。

3. 脑 MRI 检查通常无异常。

【诊断和鉴别诊断】

1. 诊断 目前 SPS 尚无统一诊断标准,诊断主要根据典型的肌肉僵硬、痉挛、疼痛和强直等临床表现,噪声或触觉刺激诱发肌肉痛性痉挛,血清 GAD 抗体阳性,肌电图的特征性变化,苯二氮䓬类药物治疗有效等。

2. 鉴别诊断 本病须与破伤风、癔症、帕金森综合征、强直性脊柱炎、神经性肌强直等鉴别。

【治疗和预后】

1. 治疗 苯二氮䓬类是 SPS 的一线治疗药物,巴氯

芬、丙戊酸镁等对减少痉挛也有效。免疫治疗包括静脉滴注免疫球蛋白或血浆置换,免疫抑制剂如利妥昔单抗也成功用于 SPS 患者治疗,有报道小剂量他克莫司长期治疗 SPS 安全有效,尚需进一步验证。

2. 预后 大多数 SPS 患者生存期为 4~20 年,少数 SPS 急性发作患者可在 1 个月内死亡。如未采取有效的治疗措施,可导致患者长期卧床和丧失生活能力。

十、神经性肌强直

神经性肌强直(neuromyotonia,NMT)是由广泛的周围神经兴奋性障碍引起周围神经源性自发连续的肌纤维活动,可出现过度出汗、全身麻痹或全身肌无力等症状。

【病因和发病机制】

神经性肌强直的病因和发病机制尚未明确,目前认为与自身免疫因素密切相关,如脑脊液中 IgG 抗体水平增高,CSF 寡克隆带阳性,以及 NMT 常与重症肌无力等自身免疫性疾病伴发等。抗电压门控钾离子通道抗体、KCAN1 基因突变导致的 Kv1.1α 型钾离子通道功能异常与 NMT 亦有相关性(Tomlinson et al,2010)。NMT 也与肿瘤密切相关,副肿瘤病例约占 10%,最常见为胸腺瘤或小细胞肺癌。

【临床表现】

1. 肌强直抽搐是 NMT 最常见的症状,肌肉抽搐通常可见连续的波浪状肌肉波纹,在腓肠肌、两个大腿和躯干最突出,也可影响其他部位如面颈部,可引起全身肌无力。

2. 疾病初期主要累及四肢肌,出现肌痉挛和强直,之后痉挛强直逐渐向近端发展,影响躯干肌、胸腹肌,手足肌肉持续痉挛强直导致手足畸形,后期胸腹肌、躯干肌也不同程度受累,出现疲劳和运动不耐受等症状。持续性肌收缩可导致肌肉肥大,腓肠肌最多见,其次是前臂肌和手肌。约 1/3 的患者出现感觉异常。

3. 自主神经系统症状发生率约 49%,主要表现为多汗,胸背部最明显。

4. 约 25% 的患者出现中枢神经系统症状,如莫旺综合征(Morvan syndrome),表现意识模糊、情绪改变、睡眠中断,以及幻觉等。部分患者出现钾通道抗体相关性边缘叶脑炎,表现为记忆丧失、神志不清和癫痫等。

【辅助检查】

1. 电生理检查,如肌电图典型表现是自发的、连续的、不规则的运动单位放电,可以是二联、三联或多联运动单位放电,且放电频率波动较大,接受治疗后肌电图异常可有好转,神经传导速度通常不受影响。

2. 脑脊液可见寡克隆带或蛋白含量稍高,40% 的获得性 NMT 患者血清中可检出抗电压门控钾通道抗体,约

半数患者可检测到血清肌酶含量升高。

3. 神经肌肉活检对诊断有一定价值,但变异较大。

【诊断和鉴别诊断】

1. 诊断　根据典型的肌肉抽搐、痉挛、肌肉肥大以及自主神经系统症状,结合肌电图及血清免疫学检查,药物治疗在缓解 NMT 临床症状的同时可消除肌电图异常放电即可诊断。

2. 鉴别诊断　本病须与僵人综合征、先天性肌强直、副肌强直,以及萎缩性肌强直等鉴别。

【治疗】

1. 抗癫痫药如苯妥英钠、卡马西平、丙戊酸、拉莫三嗪、乙酰唑胺等对周围神经高度兴奋症状有控制作用,主要通过与电压门控钠通道相互作用来减少神经元重复放电,抗惊厥药可单独使用或联合免疫调节治疗。

2. 部分严重病例需静脉滴注免疫球蛋白或血浆置换,在短期内缓解症状,必要时考虑长期免疫治疗,泼尼松单独或与硫唑嘌呤联合使用有时有效(Balint et al,2018)。须积极治疗原发肿瘤来缓解症状。

第十九节　脑铁沉积神经变性

（吴云成）

脑铁沉积神经变性(neurodegeneration with brain iron accumulation,NBIA)是一组脑组织铁代谢异常使苍白球铁过度沉积导致的神经退行性疾病。NBIA 综合征的临床表现有高度异质性,主要表现为进行性运动减少和/或运动过度,常伴有不同程度的锥体束、小脑、周围神经、自主神经和视觉功能障碍,以及认知和精神受累等。

【研究史】

20 世纪 20 年代,朱利叶斯·哈勒沃登(Julius Hallervorden)和雨果·斯帕茨(Hugo Spatz)首次报道了 1 例脑铁沉积障碍疾病,该患者在 20 多岁时发病,9 年后死亡,尸检脑组织病理发现脑铁及球状体含量很高,人们将其称为 Hallervorden-Spatz 病。20 世纪 80 年代,高场强 MRI 的出现使临床可应用 T_2WI 和磁敏感加权成像(SWI)无创性检查脑铁积聚。

2001 年,第一个导致 NBIA 的突变基因泛酸激酶 2(*PANK2*)被发现,现采用"突变蛋白相关性神经变性病"来统一命名,将 *PANK2* 基因导致的 NBIA 命名为泛酸激酶相关性神经变性(pantothenate kinase associated neurodegeneration,PKAN)。2006 年发现了 *PLA2G6* 基因,并称为非钙依赖型磷脂酶 A2 相关性神经变性(phospholipase A2 associated neurodegeneration,PLAN)。2011 年发现了 c190rfl2 基因突变可导致 NBIA 的一个亚型,称为线粒体膜蛋白相关性神经变性(mitochondrial membrane protein-associated neurodegeneration,MPAN)。2012 年发现 *WDR45* 基因突变导致的 β-螺旋蛋白相关性变性(beta-propeller protein-associated neurodegeneration,BPAN)。以上四个亚型被认为是最常见的,并可通过不同的症状和相关的基因检测来识别。后来又发现了其他六种罕见的亚型,目前已确定了 10 种亚型的致病基因,仍有约 10% 的 NBIA 患者尚未发现致病基因,被称为特发性或来源不明的 NBIA(Susanne A et al,2015)。

【病因和病理】

1. 病因　脑铁沉积神经变性是一组罕见的遗传性疾病,根据目前已确定的致病基因,将 NBIA 疾病谱系分为 10 种亚型。

(1) 泛酸激酶相关性神经变性(PKAN):约占 50%,是最常见的亚型,由 *PANK2* 基因突变所致,为常染色隐性遗传。PANK2 定位于染色体 20p13,有 7 个外显子,长 1.85kb。突变形式多为错义突变,也有碱基缺失、重复、插入、剪切位点突变等。最常见为点突变 1231G>A 和 1253C>T。PANK2 在辅酶 A 的生物合成中起关键作用。

(2) 磷脂酶 A2 相关性神经变性(PLAN):约占 20%,由 *PLA2G6* 基因突变导致,为常染色体隐性遗传。PLA2G6 位于染色体 22q13,有 17 个外显子,编码非钙依赖型磷脂酶 A2-β 蛋白,参与细胞膜磷脂的转换。PLAN 有 3 个临床亚型,婴儿神经轴索营养不良(infantile neuroaxonal dystrophy,INAD)、不典型 INAD 和 PLA2G6 相关性肌张力障碍-帕金森综合征(PLA266-associated dystonia Parkinsonism,PLAN-DP)。PLAN-DP 的致病基因为 *PARK14* 基因。

(3) 线粒体膜蛋白相关性神经变性(MPAN):约占 10%,由 c190rfl2 基因突变导致,为常染色体隐性遗传,其编码蛋白可能与线粒体功能相关。

(4) β 螺旋蛋白相关性神经变性(BPAN):约占 7%,由 *WDR45* 基因突变所致,为 X 连锁显性遗传,患者多数为女性。WDR45 位于染色体 Xp11.23,编码一种与自噬有关的 β 螺旋蛋白,具体发病机制不明。

(5) Kufor-Rakeb 病(Kufor-Rakeb disease,KRD):也称为 PARK9 相关性帕金森综合征,由 *ATP13A2* 突变所致,为常染色体隐性遗传。

(6) 脂肪酸羟化酶相关性神经变性(fatty acid hydroxylase-associated neurodegeneration,FAHN):是由 *FA2H* 基因突变导致,该基因突变可导致脑白质营养不良和遗传性痉挛性截瘫(HSP35)。FA2H 基因编码的蛋白能催化 2-羟基化脂肪酸,其功能障碍可导致髓鞘生成障碍。近年来发现 FA2H 基因突变导致脑内异常铁沉积,将其归为 NBIA 的一个亚型,称为 FAHN。

（7）Woodhouse-Sakati 综合征（WSS）：由 *DCAF17*（曾称为 *C2orf37*）基因突变所致，为常染色体隐性遗传，多见于中东地区。

（8）血浆铜蓝蛋白缺乏症（aceruloplasminemia，ACP）：是编码铜蓝蛋白的 *CP* 基因突变所致，为常染色体隐性遗传。铜蓝蛋白缺陷导致铁离子贮存和运输障碍，使体内铁离子沉积，可累及肝脏、胰腺和中枢神经系统。

（9）神经铁蛋白病（neuroferritinopathy，NFT）：是 NBIA 疾病谱系中唯一的常染色体显性遗传病，由编码铁蛋白轻链的多肽基因（*FTL*）突变所致，该蛋白异常影响铁的贮存和代谢。

（10）辅酶 A 合成酶蛋白相关性神经变性（COASY protein-associated neurodegeneration，CoPAN）：是由编码辅酶 A 合成酶的 *COASY* 基因突变导致，为常染色体隐性遗传，是继 PKAN 后第二个影响辅酶 A 的 NBIA 亚型。文献报道，罹患肌张力障碍和运动神经元病的白质脑病可能是由 *SCP2* 突变导致的 NBIA 的新亚型；亦有文献表明，发生在编码 GTP 结合蛋白 2 的 *GTPBP* 基因（GTPBP2）中的突变可能会导致 NBIA（吕占云，2015）。

尽管脑铁沉积神经变性的 10 种亚型是由 10 种致病基因所导致，但发病机制有所重叠，各亚型的基因学和发病机制见表 3-20-29。

表 3-20-29 脑铁沉积神经变性（NBIA）的基因学和发病机制

疾病（缩写）	基因	染色体位置	归于该基因突变的 NBIA 的百分比/%	疾病机制
PKAN	*PANK2*	20 号染色体短臂 1 区 3 带	35~50	辅酶 A 合成酶，线粒体功能
PLAN	*PLA2G6*	22 号染色体长臂 1 区 2 带	20	脂质代谢
MPAN	*c19* 或者 *f12*	19 号染色体长臂 1 区 2 带	6~10	线粒体途径
BPAN（SENDA）	*WDR45*	X 染色体短臂 11 区 23 带	1~2	自噬
CoPAN	*COASY*	17 号染色体长臂 1 区 2 带	罕见	辅酶 A 合成
FAHN	*FA2H*	16 号染色体长臂 2 区 3 带	罕见	脂质代谢
Kufor-Rakeb 病	*ATP13A2*	1 号染色体短臂 3 区 6 带	罕见	自噬
WSS	*DCAF17* *C2* 或 *f37*	2 号染色体短臂 2 区 2 带	罕见	泛素化
ACP	*CP*	3 号染色体长臂 2 区 3 带	罕见	铁代谢
NFT	*FTL*	19 号染色体长臂	罕见	铁代谢
特发性晚发病例	可能是杂合子	可能是杂合子	罕见	杂合子

注：ACP，血浆铜蓝蛋白缺乏症（aceruloplasminemia）；CoPAN，辅酶 A 合成酶（COASY）相关蛋白神经变性（COASY-associated neurodegeneration）；CP，血浆铜蓝蛋白（ceruloplasmin）；BPAN，β-螺旋蛋白相关性神经变性（β-propeller associated neurodegeneration）；FA2H，脂肪酸 2 羟化酶（fatty acid 2-hydroxylase）；FTL，铁蛋白轻链（ferritin light chain）；MPAN，线粒体膜相关性神经变性（mitochondrial membrane-associated neurodegeneration）；NBIA，脑铁沉积神经变性（neurodegeneration with brain iron accumulation）；PANK2，泛酸激酶 2（pantothenate kinase 2）；PKAN，泛酸激酶相关性神经变性（pantothenate kinase-associated neurodegeneration）；PLA2G6，磷酸酯酶 A2G6（phospholipase A2）；PLAN，磷酸酯酶 A2G6-相关性神经变性（PLA2G6-associated neurodegeneration）；NFT，神经铁蛋白病（neuroferritinopathy）；SENDA，儿童期静态脑病伴成年期神经变性（static encephalopathy of childhood with neurodegeneration in adulthood）；WSS，Woodhouse-Sakati 综合征（Woodhouse-Sakati syndrome）。

2. 病理 表 3-20-30 显示各亚型的病理学特征。

（1）PKAN 病理显示，在苍白球及其邻近结构的星形胶质细胞和神经元内有 Fe^{3+} 及 Fe^{2+} 沉积，丘脑底核、大脑灰质以及白质局部轴索肿胀，脑干、含色素神经核团、视神经和小脑通常不受累。

（2）PLAN 的婴儿神经轴索营养不良（infantile neuroaxonal dystrophy，INAD）亚型病理特征是轴索营养不良，严重的小脑萎缩，皮质脊髓侧束变性，皮肤和结膜检测发现轴突神经末梢呈球形肿胀。PLAN 的 PLA2G6 相关性肌张力障碍-帕金森综合征（PLAN-DP）亚型病理特征与帕金森病（PD）和阿尔茨海默病（AD）有重叠，如周围和中枢神经轴突肿胀、含 α-突触核蛋白（α-synuclein）的路易小体、tau 蛋白磷酸化、星形胶质细胞及小胶质细胞激活等。

（3）线粒体膜相关性神经变性（MPAN）多有苍白球和黑质铁离子沉积，脑组织内可有轴突肿胀，路易小体和 tau 蛋白阳性。

（4）Kufor-Rakeb 病（KRD）患者腓肠肌活体组织检

查,可能发现与膜结合的折叠的初级溶酶体。

（5）血浆铜蓝蛋白缺乏症（ACP）检测发现铁离子主要存在于血管周围间隙的星形胶质细胞内,也可见小脑浦肯野细胞及深部神经细胞丢失,但无铁离子沉积。

（6）神经铁蛋白病（NFT）苍白球及其周围结构囊性

坏死,前脑和小脑神经元、苍白球小胶质细胞、少突胶质细胞、星形胶质细胞、肾小管上皮细胞、真皮成纤维细胞、肌肉毛细血管内皮细胞内存在大量铁离子和铁蛋白。肌肉活检可以作为一个潜在的诊断方法（Schneider SA et al,2016;Levi S,2015）。

表 3-20-30　脑铁沉积神经变性（NBIA）的病理特征

NBIA 亚型	大体病理	病理组织学特征	备注
PKAN	苍白球褐色,无显著脑萎缩	神经元变性伴苍白球髓鞘和轴突丢失,血管周围铁沉积和苍白球嗜酸性球形体,黑质中程度较轻。部分微胶质浸润,反应性纤维性星形胶质细胞增生。Tau 蛋白阳性的神经原纤维缠结。大和小的球形体淀粉样前体蛋白染色阳性	小脑和脑干相对保留。少突胶质细胞没有铁沉积。没有路易体
PLAN	苍白球褪色,黑质不同程度苍白,弥散性皮质和小脑萎缩	在苍白球（和不同程度的黑质）血管周围和细胞外铁沉积。在脑和外周神经广泛的球形体。广泛的 Tau 蛋白和突触核蛋白病理改变。轻到重度路易体病理改变。浦肯野细胞变性肌肉活检显示,局部的颗粒和膜物质增加,伴肌肉内线粒体含量相对降低。这种电子显微镜所见到的与超微结构异常是可比较的	球形体也存在于皮肤和选择性其他外周结构
MPAN		苍白球中铁沉积、广泛神经元丢失和星形胶质细胞增生。黑质可能受影响。大量球形体。广泛的路易体（比 PLAN 中多 5 倍）和轴索的球形体。过度磷酸化的海马 Tau 蛋白包涵体。Tau 蛋白和突触核蛋白的细胞外沉积。只有很少的 Tau 蛋白阳性束	小脑很大程度地保留。在外周神经有轴索球形体
KRD		NBIA 患者无脑病理学改变。周围神经髓鞘减少。轴突退化、轴突损失、神经和神经内水肿	
BPAN		苍白球和黑质铁沉积伴大量嗜酸性轴索球形体。显著的 Tau 蛋白和突触核蛋白病理。大量的神经元丢失影响苍白球、黑质和皮质区。在皮质脊髓与脊髓小脑束髓鞘丧失和纤维星形细胞增生	小脑相对保留。罕见海马希拉诺体。外周神经也存在球形体
CoPAN	无资料		
NFT	弥漫性小脑萎缩,壳核腔状病变,壳核、苍白球和黑质褪色	壳核和苍白球神经元丢失,伴苍白球细胞内和细胞外铁沉积。齿状核周围白质少突胶质细胞显著丢失,细胞外玻璃样沉积,球形体,囊性腔隙	
ACP		苍白球和壳核神经元丢失。铁沉积（从尾状核、壳核、丘脑和齿状核开始,随后扩散到皮质）。广泛的星状胶质细胞增生,凝块状和泡沫样球形体（起源于星状细胞）	无显著的 Tau 蛋白和突触核蛋白病理表现

【临床表现】

1. 泛酸激酶相关性神经变性（pantothenate kinase associated neurodegeneration,PKAN）　约 90% 的典型 PKAN 在 6 岁前发病,通常表现为步态障碍、锥体束和锥体外系症状,肌张力障碍常表现为口面部和肢体肌张力异常。可出现精神症状,色素性视网膜病变常引起视觉障碍。在成人起病的晚发型表现为非典型 PKAN,运动受累较轻,以认知能力下降和精神症状为主。

2. 磷脂酶 A2 相关性神经变性（phospholipase A2 associated neurodegeneration,PLAN）　是第二位常见的 NI-

BA,有 3 个临床亚型,婴儿神经轴索营养不良（infantile neuroaxonal dystrophy, INAD）、不典型 INAD 和 PLA2G6 相关性肌张力障碍-帕金森综合征（PLAN-DP）。INAD 主要表现为渐进性运动和智力低下,肢体肌张力低,早期出现明显的小脑共济失调、锥体束征等,可有视神经萎缩引起早期视觉障碍（与 PKAN 的视网膜病变对比）;不典型 INAD 表现为肌张力障碍-帕金森综合征伴锥体束征、眼球运动异常、认知功能下降和精神症状。PLAN-DP 的特征主要是静止性震颤、肌强直和严重的运动迟缓,此型无早期儿童型常出现的小脑征和感觉异常。

3. 线粒体膜蛋白相关性神经变性（mitochondrial membrane protein associated neurodegeneration，MPAN） 首发症状通常为锥体束受累导致痉挛步态，认知障碍、构音障碍、视神经萎缩、锥体外系症状、精神行为异常等也很常见，肌张力障碍往往局限于四肢远端。随着疾病进展，还会出现下运动神经元受损征，表现为腱反射减弱或消失、肌无力、肌萎缩，电生理检查提示运动神经元病或运动轴索病样改变。

4. β螺旋蛋白相关性神经变性（beta-propeller protein associated neurodegeneration，BPAN） 主要表现为儿童早期发育迟缓伴神经精神症状，表现类似非典型瑞特综合征（Rett syndrome）或非典型安格尔曼综合征（Angelman syndrome），但早期症状可能不明显，且脑MRI检查正常，可能会延误诊断。BPAN呈慢性进展，成年早期出现突然发病和快速恶化的帕金森病症状，以及肌张力障碍、强直、痉挛、痴呆、自主神经障碍和癫痫发作，脑显像中铁积聚高度提示该病，需做基因检测进一步明确诊断。

5. Kufor-Rakeb病（Kufor-Rakeb disease，KRD） 临床主要表现为多巴反应性帕金森综合征，锥体束病变，可伴眼球运动障碍（核上性凝视麻痹、动眼危象），认知障碍，神经精神症状，自主神经障碍等，部分患者有面部-咽喉-手指肌阵挛和幻视。眼球运动异常伴不完全核上凝视麻痹对该病诊断有提示意义。

6. 脂肪酸羟化酶相关性神经变性（fatty acid hydroxylase-associated neurodegeneration，FAHN） 首发症状是步态障碍，易跌倒，逐渐进展为痉挛性步态、肌张力障碍、小脑性共济失调、构音障碍、吞咽障碍、视神经萎缩引起视力障碍等，大多数患者有不同程度的认知障碍，可伴有癫痫。这一类型与神经轴突营养不良有明显的表型重叠。

7. Woodhouse-Sakati综合征（Woodhouse-Sakati syndrome，WSS） 是一种罕见的神经内分泌疾病，儿童期出现智能发育迟滞，发育畸形（前额高、牙齿错位、咬合不全），青春期出现少毛征（秃头、睫毛稀少），性腺功能减退导致第二性征发育不全，感音性耳聋，糖尿病等，成年期出现进行性加重的肌张力障碍，锥体束征常不明显，可伴癫痫发作、多发性神经病、甲状腺功能不全、圆锥角膜和手足徐动症。50%的病例表现为运动障碍，如局灶性舞蹈病和肌张力障碍，并进展为步态困难和不能行走。75%的患者出现耳聋、认知能力或智力下降。

8. 血浆铜蓝蛋白缺乏症（aceruloplasminemia，ACP） 是编码铜蓝蛋白的CP基因突变所致，为常染色体隐性遗传。铜蓝蛋白缺陷导致铁离子贮存和运输障碍，引起体内铁离子沉积，累及肝脏、胰腺和中枢神经系统。

9. 神经铁蛋白病（neuroferritinopathy，NFT） 在40岁左右发病，通常伴混合性运动障碍，表现类似亨廷顿病，有明显的锥体外系症状，如舞蹈病、刻板动作和肌张力障碍，伴严重的口-舌-下颌运动障碍和眼睑痉挛，约10%的患者有帕金森综合征，约一半的病例有小脑共济失调；通常无锥体束受累，可有认知功能障碍和抑郁等。

10. 辅酶A合成酶蛋白相关性神经变性（COASY protein-associated neurodegeneration，CoPAN） 是一种病理上与PKAN密切相关的疾病，在儿童早期可引起步态困难和学习障碍。在青春期出现全身性肌张力障碍，主要表现为下颌区肌张力障碍引起构音障碍，下肢肌张力障碍性截瘫。随后临床主要表现为痉挛-肌张力障碍，因运动轴索神经病和运动迟缓性僵硬综合征引起下肢远端反射异常，也有精神症状，可出现严重认知损害。检眼镜检查正常，无视网膜病变迹象（Susanne A et al，2015）。

【辅助检查】

1. 基因检测 在临床诊断基础上进行基因检测，分析遗传模式如隐性遗传，有助于选择最合适的测试方式。近年来二代测序已广泛用于遗传病检测，检测前和获得结果后宜为患者提供遗传咨询，包括家庭潜在的发病和复发风险。

2. MRI检查 可见：①异常铁沉积，常见于苍白球、黑质、红核、丘脑等脑深部灰质核团；②MRI显示特征性表现，T_1WI等信号，T_2WI低信号，GRE或SWI低信号。须注意，并非所有的NBIA都在MRI上显示铁沉积，也不是任何有铁沉积的都属于NBIA疾病谱系（Susanne，2015）。NBIA疾病谱系各亚型的影像学特征是：

（1）PKAN：典型征象是"虎眼征"（eye of the tiger），T_2WI可见苍白球低信号的铁沉积，在苍白球前内侧因神经元死亡、胶质增生显示高信号（图3-20-47），极少数PANK2突变型无典型虎眼征，部分晚期患者随着铁沉积加重，T_2WI的中间高信号消失，变成较均一的低信号。视神经、脑干和小脑通常不受累（Salomao R et al，2016）。

（2）PLAN：主要的特征性征象是小脑蚓部和半球萎缩，与PKAN的虎眼不同，异常铁沉积通常在苍白球部位，可伴视神经萎缩，视交叉容量减少，大脑或小脑萎缩，胼胝体特别是压部萎缩变细（图3-20-48，图3-20-49）。

（3）线粒体膜蛋白相关性神经变性（MPAN）：影像学特征为苍白球、黑质部位铁沉积，SWI为低信号；部分患者T_2像苍白球部位低信号，纹状体内侧髓板伴有条状高信号，与PKAN"虎眼征"表现相似，但多数患者并无此影像表现。中晚期病例可见大脑皮质及小脑萎缩（图3-20-50）。

（4）β螺旋蛋白相关性神经变性（BPAN）：黑质是铁沉积最早和最严重部位，苍白球也可受累，T_1WI双侧黑质高信号伴或不伴中央低信号带，是其最特征性表现（图3-20-51）。

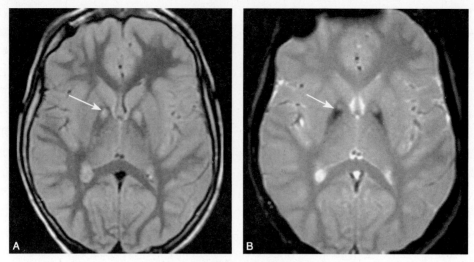

图 3-20-47　泛酸激酶相关神经变性(PKAN)脑 MRI
轴向 FLAIR(A)、T_2WI(B)显示"虎眼征",双侧苍白球内低信号中间有高信号区

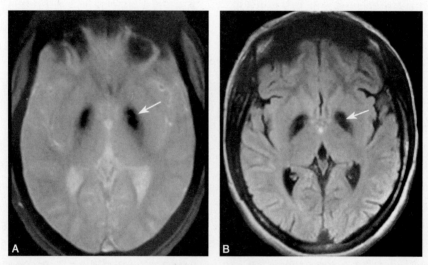

图 3-20-48　磷脂酶 A2 相关性神经变性(PLAN)脑 MRI
轴向 FLAIR(A)、T_2WI(B)显示双侧苍白球内明显的低信号,伴有铁沉积

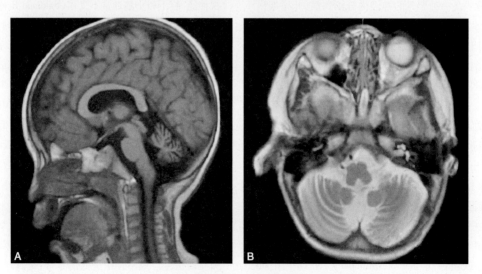

图 3-20-49　婴儿神经轴索营养不良(INAD)的 MRI(A. 矢状位,B. 轴位)表现

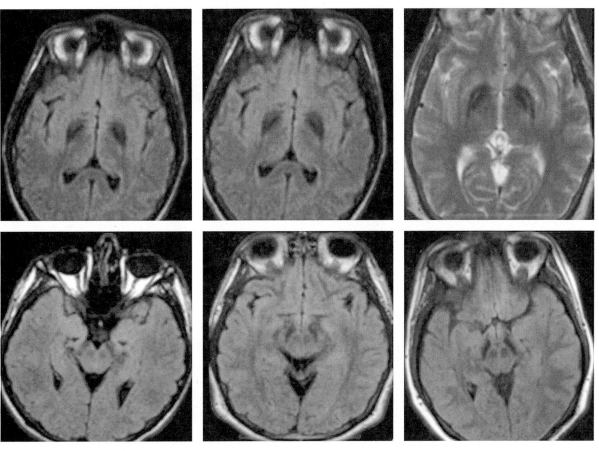

图 3-20-50　线粒体膜蛋白相关性神经变性（MPAN）MRI 表现

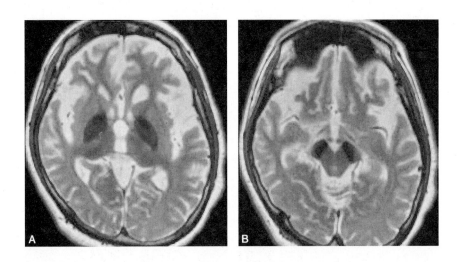

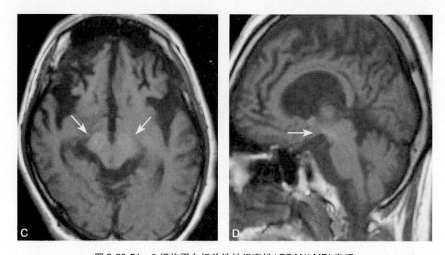

图 3-20-51　β 螺旋蛋白相关性神经变性（BPAN）MRI 表现

A、B. T$_2$WI 显示苍白球及黑质明显低信号；C. T$_1$WI 显示黑质中心带低强度（箭头）；D. T$_1$WI 可见脑萎缩和矢状面黑质高强度（箭头）

（5）Kufor-Rakeb 病（KRD）：MRI 可见弥漫性大脑、小脑萎缩，部分患者可见壳核和尾状核铁离子沉积（图 3-20-52）。

（6）脂肪酸羟化酶相关性神经变性（FAHN）：除了苍白球铁沉积外，还可有脑白质营养不良，在 T$_2$WI 可见白质高信号；胼胝体萎缩变细，小脑、脑桥、延髓等部位萎缩等；一般不影响周围神经（图 3-20-53）。

（7）Woodhouse-Sakati 综合征（WSS）：MRI 可见苍白

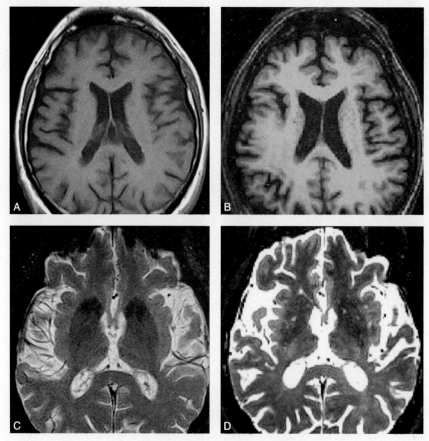

图 3-20-52　Kufor-Rakeb 病（KRD）MRI 表现

A. T$_1$WI 显示全脑萎缩；B. 1 年后无明显变化；C. T$_2$WI 显示，在 T$_1$ 序列（A）形态或信号强度不变的情况下，尾状核和豆状核信号强度降低；D. 1 年后这两个核背侧低信号强度增加

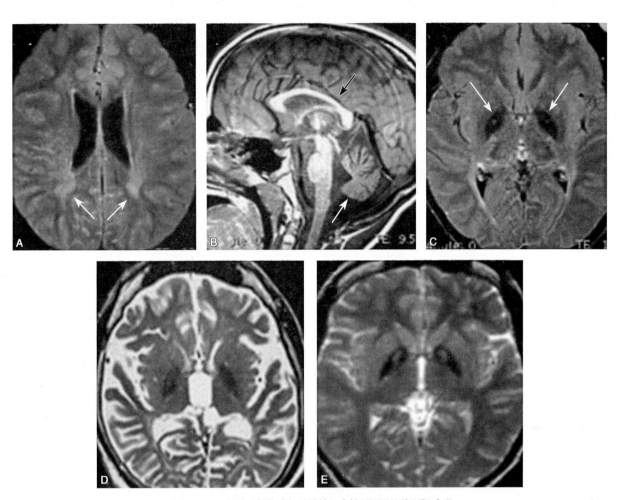

图 3-20-53 脂肪酸羟化酶相关性神经变性(FAHN)脑 MRI 表现

A.弥漫性白质信号异常与脱髓鞘脑白质营养不良一致(箭头);B.矢状位 T_1WI 可见胼胝体薄(箭头)和轻度脑干、小脑萎缩(箭头);

C.球状苍白球边缘钙化(箭头);D.苍白球铁沉积伴弥漫性脑萎缩;E.PKAN 苍白球铁沉积伴中央 T_2 高信号

球、黑质铁离子沉积,常见侧脑室周围、深部脑白质融合性病变,在 T_2WI 显示高信号(图 3-20-54)。

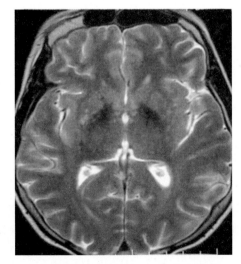

图 3-20-54 Woodhouse-Sakati 综合征(WSS)脑部 MRI 显示基底节,特别是苍白球的 T_2 低信号

(8) 血浆铜蓝蛋白缺乏症(ACP):影像上可见广泛的脑内铁沉积。ACP 是 NBIA 所有亚型中脑铁沉积范围最广的亚型,累及苍白球、壳核、尾状核、丘脑、小脑齿状核、红核等,也常见脑白质病变、大脑皮质及小脑萎缩等(图 3-20-55)。

(9) 神经铁蛋白病(NFT):影像学表现为尾状核、壳核、丘脑、苍白球、黑质、红核、小脑齿状核等部位异常铁沉积,偶见额叶铁沉积;疾病晚期铁沉积部位会出现继发性囊性变,在 T_2WI 表现为高信号,周围是低信号的铁沉积(Kumar N et al,2016)(图 3-20-56)。

(10) 辅酶 A 合成酶相关性神经变性病(CoPAN):可出现类似"虎眼征"表现,在苍白球上出现 T_2WI 低信号伴中间高信号;尾状核、壳核、丘脑肿胀,T_2WI 显示高信号。

3. 其他辅助检查

(1) 眼底和视觉电生理检查:视力障碍是 NBIA 疾病谱系中的常见症状,如视网膜色素变性是 PKAN 及 ACP 常见表现,视神经萎缩见于 PLAN、MPAN、FAHN 等

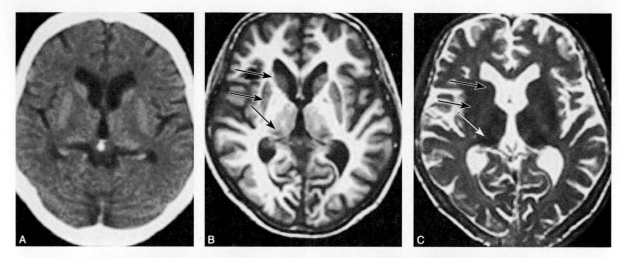

图 3-20-55　脑 CT(A)显示基底节高信号,脑 MRI 在 T₁(B)和 T₂(C)加权像上显示基底神经节(黑色箭头)和丘脑(白色箭头)低信号

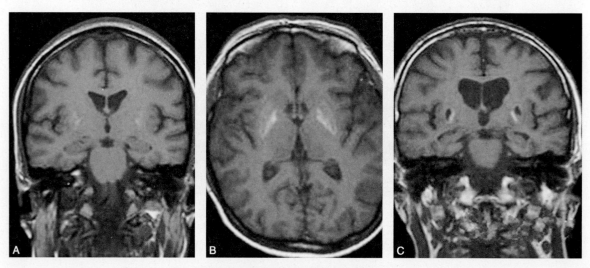

图 3-20-56　神经铁蛋白病(NFT)的 MRI 表现

A. 无症状者;B. 中期患者;C. 晚期患者

亚型。

(2) 铁蛋白、铜蓝蛋白检测:铁蛋白水平对 NFT 诊断,铜蓝蛋白水平对 ACP 诊断有重要意义。

(3) 神经电生理检查:脑电图检查,尤其发现额叶慢波背景上快节律波对 INAD 诊断有意义。肌电图和神经传导速度检查,可分析 INAD 患者周围神经病变证据。少数 PKAN 患者外周血涂片可发现棘红细胞。

【诊断和鉴别诊断】

1. 诊断　在详细询问病史、家族史,全面体检基础上,脑 MRI 检查是目前诊断或排除 NBIA 最有力的手段。诊断程序见图 3-20-57。

(1) 步态异常,进行性加重的锥体外系症状,伴认知障碍、精神行为异常、视神经萎缩或视网膜色素变性等对 NBIA 具有提示意义。

(2) 发病年龄对诊断有重要意义,各亚型中除了

NFI 和 ACP 中年起病,其余各型多为儿童、青少年起病,成年起病少见。

(3) 特征性临床表现有助于诊断,如儿童期全面发育迟滞、成年期出现锥体外系症状的双相临床进程是 BPAN 的特点;少毛征、性腺功能减退、糖尿病、感音性耳聋、进行性加重的锥体外系症状应考虑 WSS 的可能。

(4) 临床疑诊 NBIA 的病例,应行脑 MRI 检查。选择 GRE、SWI 等磁敏感序列或高磁场 MRI 检查,有助于发现铁沉积。但随年龄增长,正常老年脑或其他神经变性病,如多系统萎缩、阿尔茨海默病、帕金森病、进行性核上性麻痹等也可见脑内铁沉积,须注意鉴别。特征性影像表现有助于诊断,如虎眼征高度提示 PKAN;双侧黑质对称性 T₁WI 高信号伴或不伴中间低信号提示 BPAN;铁沉积部位继发囊性变提示神经铁蛋白病(NFT)等。

(5) 其他辅助检查,如上所述的眼底检查、视觉电生

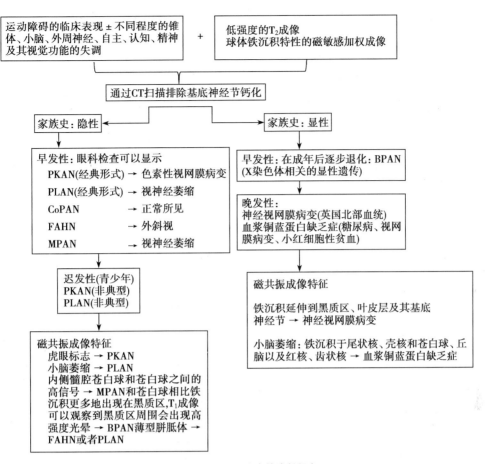

图 3-20-57　NBIA 突变的诊断程序

理检查、铁蛋白水平、铜蓝蛋白水平、脑电图检查、神经电生理检查、外周血涂片等分别对不同亚型有一定的诊断提示作用。

（6）对临床症状不典型的患者,如仅表现为步态障碍、锥体外系症状,影像上未见明显铁沉积征象,在排除其他疾病后,应进行 *PANK2*、*PLA2G6* 基因检测,以确诊或排除这两种最常见的 NBIA 亚型。

2. 鉴别诊断

（1）从症状学特征鉴别,主要表现为锥体外系症状者,需与原发性肌张力障碍或帕金森病、遗传变性病或其他继发性因素导致锥体外系症状等鉴别;主要表现为痉挛性步态的疾病如 MPAN、FAHN,须与遗传性痉挛性截瘫鉴别。以小脑性共济失调为主要表现或不典型的 INAD,须与脊髓小脑性共济失调（SCA）的某些亚型鉴别。

（2）从影像学特征鉴别,NBIA 重要的影像学特征是双侧对称性基底节区病变,T_1WI 低信号显示铁沉积。基底节对称受累的疾病很多,如中毒性（如甲醇、CO）,代谢性（如肝硬化、高氨血症、低血糖、脑桥外髓鞘溶解症、Wernicke 脑病、Fahr 病及 Fahr 综合征等）,遗传代谢性（如戊二酸血症 1 型、Leigh 病等）,遗传变性病（肝豆状核

变性、亨廷顿病等）。NBIA 的影像鉴别要点是 T_2WI 低信号,其他疾病在 T_2WI 上因水肿、胶质增生等显示高信号。须注意肝豆状核变性,在铜离子沉积严重或高磁场 MRI 检查可表现为均一的低信号或高低混杂信号。Fahr 病及 Fahr 综合征双侧基底节对称性钙化病变,也可在 MRI 显示低信号,CT 检查显示高密度钙化灶,可确定之。

（3）临床上须重点鉴别的疾病包括:

1）肝豆状核变性（Wilson disease,WD）:WD 是常染色体隐性遗传的铜代谢障碍疾病,*ATP7B* 为致病基因,好发于青少年。铜离子在脑、肝、肾、角膜等蓄积,引起锥体外系症状进行性加重,以及肝硬化、语言、精神症状、肾损害及角膜色素环（K-F 环）等。实验室检查铜蓝蛋白水平降低。脑 MRI 显示 T_2WI 高信号,在高磁场或铜离子沉积严重病例,T_2WI 可显示低信号或混杂信号。

2）亨廷顿病（Huntington disease,HD）:HD 的基因突变导致常染色体显性遗传性神经变性病。平均发病年龄为 40 岁,青少年和老年也有发病。临床主要表现为不自主舞蹈样运动、精神症状和进行性痴呆等三联征。典型影像学特征是双侧尾状核萎缩,导致侧脑室前角扩大。主要是神经铁蛋白病（NFT）需与之鉴别,两者发病年龄

及临床表现相似,NFT 可出现运动诱发的口面部肌张力障碍,认知障碍出现相对较晚,脑 MRI 上异常铁沉积伴囊性变有助于鉴别。

3)原发性肌张力障碍:由遗传因素导致的肌张力障碍,多在儿童或青少年期起病,也可成年发病,伴或不伴其他症状叠加。临床主要表现为肌张力障碍,或可叠加其他运动障碍,但无明显的认知障碍和精神行为异常,MRI 无神经变性病证据,可与 NBIA 鉴别。

4)早发型帕金森病(young-onset Parkinson disease,YOPD):发病年龄<40 岁,有儿童期发病的患儿。主要表现为肌强直、运动迟缓、动作笨拙和局灶性肌张力障碍,震颤少见,一般不累及认知和自主神经,对左旋多巴效果良好,早期出现运动并发症。在 NBIA 亚型中,PLAN-DP 的致病基因 PIG6,KRD 的致病基因 ATP13A2 也被归为早发型帕金森病的致病基因。早发帕金森病也可由 Parkin、PINK1、DJ-1 等基因突变导致,这些患者通常无明显认知障碍和精神症状,病情进展缓慢,病程长,影像学检查无神经变性依据,确诊依靠基因检测。

5)遗传性痉挛性截瘫(hereditary spastic paraplegia,HSP):是一组临床和遗传学高度异质性遗传变性病。多在儿童、青少年期发病,其他年龄也可见。临床表现为缓慢进展的双下肢痉挛性肌无力、肌张力增高、腱反射亢进及病理征阳性,呈剪刀样步态等。患者可伴锥体外系症状、视网膜色素变性、视神经萎缩、小脑性共济失调、感觉障碍、精神发育迟滞、痴呆、耳聋、肌萎缩、自主神经功能障碍,以及弓形足等。脑 MRI 通常无异常,某些病例可见胼胝体发育不良和大脑、小脑萎缩。HSP 的临床表现、致病基因与 NBIA 均有重叠,如 FA2H 基因既是遗传性痉挛性截瘫 HSP35 的致病基因,也是 FAHN 的致病基因,须注意鉴别。

6)脊髓小脑性共济失调(spinocerebellar ataxia,SCA):多在中年起病,主要表现为小脑性共济失调,可伴锥体外系、认知障碍、锥体束症状等。SCA1、SCA2、SCA3、SCA7、SCA8、SCA12、SCA13、SCA25 等亚型可在儿童期起病,在 NBIA 谱系中 INAD 主要表现为小脑性共济失调,不典型 INAD 病例在发病年龄、临床表现上均与儿童期起病的某些 SCA 亚型相似,须注意鉴别。

7)多系统萎缩(multiple system atrophy,MSA):多在50~60 岁起病,临床分型如 MSA-P 型以帕金森综合征为突出表现,MSA-C 型以小脑性共济失调为特征,在 NBIA 疾病谱中,只有 NFT、ACP 可在这一年龄段发病,根据临床表现、影像学检查、实验室检查,较易于鉴别(中华医学会神经病学分会帕金森病及运动障碍学组,2016)。

【治疗】

NBIA 的治疗目前还缺乏有效的疗法,包括药物治疗、注射肉毒毒素、外科治疗和铁离子螯合剂等。

1. 药物治疗 主要针对运动障碍、痉挛及精神症状等。

(1)治疗肌张力障碍药物:包括抗胆碱能药、巴氯芬、典型和非典型抗精神病药、苯二氮䓬类和左旋多巴等。抗多巴胺药物虽临床可能有效,但不良反应较多,尤其镇静作用。迟发型 PLAN、MPAN 及 BPAN 患者应用左旋多巴,经短期及长期随访,反应良好,但可能有异动症,加重精神症状等风险。在 NBIA 中,应非常谨慎使用多巴胺受体激动剂,特别是有精神症状或认知障碍患者。部分典型 PKAN 患者可在毫无征兆的情况下出现肌张力障碍明显恶化表现,如频繁的扭转痉挛、肌强直等,称为肌张力障碍危象(dystonic crisis)或肌张力障碍风暴(dystonic storm),PKAN 的特征是在睡眠时发作消失,可区别其他神经病导致的强直状态。这些患者须在重症监护中心紧急处理,如不能控制,可考虑静脉微泵苯二氮䓬类药物,咪达唑仑因起效快和半衰期短,作为首选,须注意对呼吸、心跳的抑制作用。

(2)治疗痉挛药物:常用作用于 GABA 能系统的巴氯芬和苯二氮䓬类,以及作用于 α_2 肾上腺素能系统的替扎尼定、丹曲林等。

(3)改善精神症状药物:如苯二氮䓬类、5-羟色胺再摄取抑制剂,以及非典型抗精神病药物如利培酮、奥氮平等,最好有精神科医生参与。

2. 肉毒毒素注射 主要是治疗口面、下颌局部运动障碍,尤其 PKAN 患者。

3. 手术治疗 针对痉挛可鞘内注射巴氯芬。目前应用较多的是 PKAN 患者行脑深部电刺激(deep brain stimulation,DBS),最近一项苍白球 DBS 治疗的多中心研究表明,对 PKAN 患者有明显的临床疗效,但效果不持久,随着时间延长,获益逐渐减少。PKAN 的丘脑底核刺激也可改善运动障碍。

4. 铁离子螯合疗法 近年来仅有零星的治疗报告,如在 5 例 PKAN 患者使用去铁酮治疗 2 年后评估,患者统一帕金森病综合量表评分下降,影像可见苍白球铁离子沉积减少。NFT 应用铁离子螯合剂无效(中华医学会神经病学分会帕金森病及运动障碍学组,2016)。

第二十节 基底节钙化

(王含)

基底节钙化(basal ganglia calcification)也称为特发性基底节钙化(idiopathic basal ganglia calcification,IBGC)或原发性家族性脑钙化(primary familial brain calcification,PFBC)等,是一组以基底节和颅内其他部位钙化为特征的疾病。曾用名很多,反映了对本病认识的过程。

【研究史】

1930 年,德国神经科医生 Fahr 最早报道了本病,因而早期被称为 Fahr 病。1982 年首次使用 Fahr 综合征来描述以脑钙化和神经精神障碍为特征的临床表现,也包括多种原因引起两侧对称性基底节钙化,以区别于原发性的情况。其他常见的命名包括特发性基底节钙化(idiopathic basal ganglia calcification,IBGC)、双侧纹状体苍白球齿状核钙化或钙质沉着(bilateral striatopallidodentate calcification or calcinosis,BSPDC)等。2004 年首次发现本病与基因的关联,提出 PFBC 的概念,将继发于其他原因的钙化排除在外。二代测序技术的发展,以及 2012 年发现本病的第一个致病基因 SLC20A2 后,PFBC 逐渐成为规范的诊断名称。

【病因和病理】

1. 病因 PFBC 是一种罕见的神经系统变性疾病,目前认为属常染色体显性遗传,在基因方面具有异质性。已知主要与四个致病基因突变有关:溶质转运体家族 20 成员 2 基因(SLC20A2)、血小板源性生长因子 β 多肽基因(PDGFB)、血小板源性生长因子受体 β 多肽基因(PDGFRB)以及异性和多向性逆转录病毒受体基因(XPR1)。在一组纳入了 137 例 PFBC 患者的基因研究中,SLC20A2 突变最为多见,约占 55%,PDGFB 和 PDGFRB 基因突变分别占 31% 和 11%。但还有高达 65% 的 PFBC 患者没有发现基因突变,可能的解释是尚有未知的突变。

基因研究的进展表明,本病发病与钙的稳定性和血脑屏障的内皮细胞破坏有关。SLC20A2 基因编码 Ⅲ 型钠依赖的无机磷酸盐转运体 2(PiT$_2$),敲除了该基因的小鼠脑脊液中的无机磷酸盐水平升高。XPR1 基因的功能也与 PiT$_2$ 密切关联。PDGFB 基因和 PDGFRB 基因则与血脑屏障的完整性有关。

2. 病理 大体所见颗粒物质和孤立结节沉积于纹状体、内囊、白质和小脑等。镜下可见小动脉和中等动脉的管壁钙沉积,呈同心圆形分布。钙化沿着毛细血管呈滴状排列,在较大的钙化周围有弥漫的胶质细胞增生。此外,在基底节、皮质及皮质下可见缺血性改变。

【临床表现】

1. 本病尽管在各年龄段均可发病,但以 40~60 岁较多见。PDGFRB 基因突变患者发病年龄最早,平均为 16 岁;XPR1 基因突变患者发病年龄最晚,平均为 55 岁。

2. PFBC 临床主要表现为运动障碍、精神症状和认知功能损害的组合。然而,即使影像学可见明显的钙化,仍有约三分之一的患者可以无症状。多数患者常以运动障碍为首发症状,表现形式多样,半数以上的患者出现帕金森综合征,也可见震颤、舞蹈症、肌张力障碍、肌阵挛、抽动、扭转痉挛、单侧或双侧手足徐动症,以及共济失调等。

3. 约 40% 的患者以精神障碍为首发症状,诸如精神病样症状和情绪障碍。一项 1 942 例 Fahr 病患者的回顾性研究表明,抑郁症是各年龄段患者最常见的精神症状,焦虑症、幻觉、人格障碍、精神分裂型精神病和痴呆等也较常见。谵妄、晚发型双相情感障碍、紧张症、易激惹、攻击行为、妄想、执拗、言语混乱、强迫症、注意力涣散等也均有报道。

4. 在 XPR1 基因突变患者中,约三分之二可合并认知功能损害。认知损害可以从轻度的记忆力和注意力减退到痴呆,有些痴呆患者表现为额叶综合征,语言功能障碍也很常见。

5. 其他神经系统表现,诸如头痛和眩晕,而且可以是患者多年来唯一的临床表现。约三分之一的 PDGFB 基因突变患者会出现头痛。癫痫、晕厥、卒中或卒中样发作也曾有报道。

【辅助检查】

1. 神经影像学检查 脑 CT 可见基底节对称性钙化,是本病最主要病理特征。最常见的受累部位为苍白球,也可累及壳核、尾状核、齿状核、丘脑,相对少见的部位包括内囊、半卵圆中心、脑白质、脑干、小脑和大脑皮质等(图 3-20-58A、B)。然而,钙化与临床表现之间的相关性尚未阐明,钙化的部位和严重程度也可与临床表现不一致。脑 MRI 检查对钙化不敏感,有时仅表现为白质 FLAIR 像的高信号,容易漏诊(图 3-20-58C、D)。

2. 血清钙检查含量正常,甲状旁腺素正常。

【诊断和鉴别诊断】

1. 诊断 原发性家族性脑钙化(PFBC)尚无明确的诊断标准。通常根据患者的运动障碍症状,伴有精神障碍、智能减退等临床表现,CT、MRI 检查显示双侧基底节对称性钙化,以及家族史等,均可怀疑本病。须积极寻找钙化的病因,须完善生化检查,包括碱性磷酸酶、降钙素、甲状旁腺素、炎症及感染指标,以及重金属和 CSF 检查等。进行基因检查,排除内分泌、代谢、感染及其他基因相关性疾病。

2. 鉴别诊断

(1)生理性钙化,在常规 CT 检查中的出现率可高达 20%,在老年人中多见,正常人也可以出现。

(2)PFBC 的鉴别诊断包括其他获得性和基因相关性钙化(表 3-20-31),特别应关注甲状旁腺功能减退、假性甲状旁腺功能减退、假假性甲状旁腺功能减退等颅内钙化的常见病因,钙化可能与甲状旁腺激素不耐受有关。患者血清钙含量减少,并有手足搐搦、惊厥等甲状旁腺功能减退症状,以及明显的骨骼和身体发育障碍。

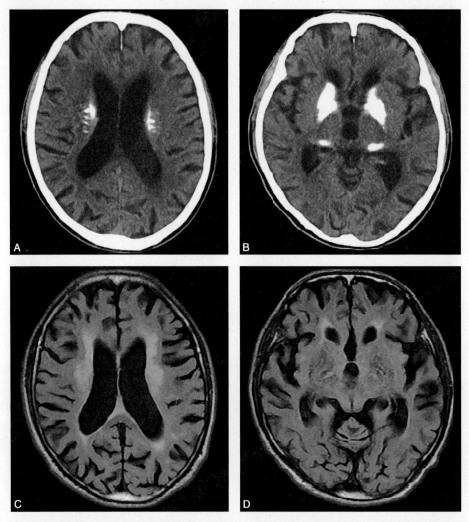

图 3-20-58　原发性家族性脑钙化(PFBC)的脑 CT(A、B)和 MRI(C、D)检查所见

表 3-20-31　获得性和基因相关性钙化

获得性	病因
• 代谢性	• 维生素 D 过量,继发性甲状旁腺功能减退,甲状旁腺功能亢进,甲状腺功能亢进、糖尿病
• 中毒	• CO、铅、铜、放疗
• 感染	• TORCH、CMV、HIV、VZV、弓形体、结核、囊虫
• 自身免疫病	• SLE、白塞病、乳糜泻
• 脑血管病	• 卒中、脑血管畸形
• 肿瘤	• 胶质瘤、星形细胞瘤、错构瘤、转移瘤、脑膜瘤、脂肪瘤
基因相关性	**基因**
• 原发性甲状旁腺功能减退	• *PTH*,*CASR*,*GNA11*,*GCM2*
• 假性甲状旁腺功能减退	• *GNAS*
• 遗传性低磷血症	• *FGF23*,*FAM20C*
• DiGeorge 综合征	• *TBX1*
• Sanjad-Sakati 综合征	• *TBCE*

基因相关性	基因
• Kenny-Caffey 综合征	• *TBCE*,*FAM111A*
• 神经纤维瘤病	• *NF1*,*NF2*
• 结节性硬化	• *TSC1*,*TSC2*
• 简化旋转和多核的带状钙化	• *OCLN*
• Aicardi-Goutières 综合征	• *TREX1*,*SAMHD1*,*ADAR*,*IFIH1*,*RNASEH2C*,*RNASEH2A*
• 脑出血破坏、室管膜下钙化、先天性白内障	• *JAM3*
• 增生性血管病伴积水性无脑-脑积水	• *FLVCR2*
• 眼齿指发育不良	• *GJA1*
• Cockayne 综合征	• *ERCC6*,*ERCC8*
• Tay-Sachs 病	• *HEXA*
• Sandhoff 病	• *HEXB*
• Krabbe 病	• *GALC*
• SCA20	• *11q duplication*
• 齿状核红核苍白球萎缩	• *ATN1*
• 亚历山大病	• *GFAP*
• 异染性脑白质营养不良	• *ARSA*
• X 连锁肾上腺脑白质营养不良	• *ABCD1*
• Wilson 病	• *ATP7B*
• 神经系统变性疾病伴脑铁沉积 (neurodegeneration with brain ironaccumulation,NBIA)	• *PANK2*,*WDR45*,*PLA2G6*,*FTL*,*C19ORF12*,*COASY*
• 血浆铜蓝蛋白缺乏症	• *CP*
• 生物素酶缺乏症	• *BTD*
• 遗传性叶酸吸收不良	• *SLC46A1*
• 中枢性尿崩症	• *AVP*,*WFS1*
• 肾性尿崩症	• *AVPR2*,*AQP2*
• Gitelman 综合征	• *SLC12A3*
• 苯丙酮尿症 二氢蝶啶还原酶缺乏症 (ddihydropiridine reductase deficiency)	• *PAH*
• 碳酸酐酶缺乏	• *QDPR*
• 脑视网膜小血管病伴钙化和囊肿 (cerebroretinal microangiopathy with calcifications and cysts)	• *CA2*
• 自身炎症、脂肪萎缩、皮肤病综合征 (autoinflammation lipodystrophy and dermatosis syndrome)	• *CTC1*
• 自身免疫缺陷伴基底节钙化 (immunodeficiency with basal ganglia calcification)	• *PSMB8*,*ISG15*
• 多囊性脂膜性骨发育不良伴硬化性脑白质营养不良 (polycystic lipomembranousosteodysplasia with sclerosing leukoencephalopathy,Nasu-Hakola disease)	• *TREM2*,*TYROBP*
• 线粒体细胞病	• *POLG*,*MTTS1*,*MTTS2*,*MTTL1*,*MTTF*,*MTTQ*,*MTTH*,*MTTC*,*MTTK*,*MTND1*,*MTND5*,*MTND6*

【治疗】

本病目前尚无特效疗法，主要是对症治疗。例如，针对偏头痛样的头痛、癫痫放电、抑郁症、焦虑症、肌张力障碍、震颤、帕金森综合征等的治疗。骨质疏松治疗使用双膦酸盐，能调节骨的再吸收与合成环路，且能通过血脑屏障，被认为可能有治疗作用。

第二十一节　心因性运动障碍

（王刚）

心因性运动障碍（psychogenic movement disorders，PMDs）也称为功能性运动障碍（functional movement disorders，FMDs），是一种常见的转换障碍。PMDs的临床特征是，患者在无已知器质性病变的情况下出现各种类型的运动障碍症状，或者患者的症状与已知的器质性疾病不相符。PMDs在运动障碍疾病的临床诊断中经常会遇到，许多临床医生对此认识不足而陷于迷茫。PMDs患者约占神经科门诊所有运动障碍患者的16%，我国尚无其发病率的报道。

【研究史】

PMDs最初被定义为"可能源于心理/精神的不自主运动障碍"。对于这类疾病的研究，最早始于癔病（hysteria）的诊治。众所周知，癔病曾经是近代欧洲精神心理学的重要概念，著名的神经病学家让-马丁·夏科（Jean-Martin Charcot）称癔病患者为"最伟大的模仿者"。但这位一直以严谨、广博而闻名的大师在诊治这类患者时却执着于对患者的神经科查体，很少或几乎没有涉及倾听患者的主诉，直到其弟子西格蒙德·弗洛伊德（Sigmund Freud），另一位大师，迈出了关键的一步。弗洛伊德不再只专注于检查患者的脑部损害，而是更聚焦于倾听患者自诉，从此在医师和癔病患者之间不再有"令人费解的沉默"，并提出了影响至今的转换（conversion）概念，即将心理症状转换成躯体症状从而用来处理心理症状的方法。此后，陆续出现了"心因性""医学不能解释的""功能性"等名称描述上述疾病。

直到《精神疾病诊断与统计手册（第Ⅳ版）》（DSM-Ⅳ）的定义及分类，该临床手册将心因性运动障碍归类于转换障碍（conversion disorders，CD），也称为分离性障碍（dissociative disorder）；明确诊断转换障碍需要查明导致症状的心因性压力因素。同时，鉴别诊断转移障碍时，还需注意与两个非器质性情况鉴别：做作性障碍（factitious disorder，FD）和诈病（malinger），前者又称明希豪森综合征（Münchhausen syndrome），也称做作性精神障碍，其特点是自己人为制造症状或疾病；后者则多为了金钱目的等故意装病。因此，CD、FD、诈病分别是不自主产生症状、以假想患病为目的而自主产生症状、为了获取钱财而故意呈现症状，表现形式不尽相同。

近年来，随着PMDs临床实践和研究的逐渐深入，在现实中常遇到两个尴尬的问题：①虽然在多数PMDs患者的病史中都可以寻找到过去和现在曾受到的巨大压力、焦虑和抑郁，但仍有部分患者对此否认，部分原因可能是患者未能或不愿把运动障碍的发作与应激压力相联系，或者尚有其他原因；②部分患者对将其症状归咎于心理原因而本能的抵制（不愿接受存在心理或精神问题的现实），甚至造成医患关系紧张，或患者干脆会直接求助于其他科医生并导致无法延续性诊治。因此，越来越多的临床医师采用"功能性运动障碍（functional movement disorders，FMDs）"来取代PMDs，这种命名的优点在于既不否认症状的真实性，也提出了病因并非结构问题而导致，如同这是"软件问题"而不是"硬件问题"一样，更易被医师和患者所理解和接受。但必须注意的是，包括作者本人在内的许多专科医师认为：并不是说"FMDs"已经完全取代了"PMDs"，学术交流中，"PMDs"更加严谨，而临床实践中，尤其是和患者交流中，"FMDs"更易被接受，两者更像"一体两面"。

【病因和病理】

1. 病因　本病的病因和发病机制尚不明确，多数PMDs患者都有精神压力、焦虑或抑郁等病史，部分患者甚至长期受应激压力影响。基于临床经验，目前认为PMDs与下列三个因素有关：异常的自我关注、对症状不恰当认知和对自身运动的异常感知（难以区分生理情况下和病理情况下分别对应的感觉）。但是无论从心理学角度还是生物医学角度都无法完全解释此类疾病。

2. 绝大多数PMDs的患者无已知的器质性病变。部分PMDs患者可合并器质性疾病，但疾病与患者PMDs相关临床症状不符。

【临床表现】

患者可在各个年龄阶段发病，以儿童和女性中较常见，最小发病年龄6岁，王刚等（2012）报道1例7岁儿童罹患心因性震颤，病史中明确情绪刺激应激史，经治疗后完全缓解。

本病临床特点主要为：

1. 突发突止　发病突然、病程中缓解突然。

2. 表现形式复杂多变　震颤是最常见的症状，约占所有症状的一半；继之是肌张力障碍和肌阵挛，发作频率及方向多变；临床上还可见抽动、步态异常和帕金森综合征等表现（表3-20-32）。患者发作还表现出不一致性和不协调性的特点，且能被暗示诱发或加重。

表 3-20-32 心因性运动障碍各种类型的相对频率

心因性运动障碍	百分比（范围）/%
震颤	40（14～56）
肌张力障碍	31（24～54）
肌阵挛	13（0～19）
步态障碍	10（0～50）
帕金森病	5（0～12）
抽搐	2（0～7）
其他	5（0.4～30）

3. 注意力分散与夹带效应（entrainment effects） 受注意力影响，分散注意力或主动运动对侧肢体时，症状减轻或停止；受累肢体有共激活现象（co-activation），表现为被动运动肢体时阻力增高，若阻力消失则震颤亦消失；神经病学家据此原理设计了如下检查体征：

（1）"夹带实验"（entrainment test）：被用于诊断功能性震颤。嘱患者以特定频率（与震颤频率不同）用肢体敲击物体，阳性反应患者震颤频率转变为与敲击频率一致。

（2）Hoover 征（Hoover sign）：Hoover 征是诊断下肢功能性乏力的经典体征，利用对侧协同运动原理测试下肢肌力。卧位检查时，嘱患者健侧下肢做抗阻力屈曲，阳性反应为患侧下肢出现无意识的伸展（图3-20-59）。

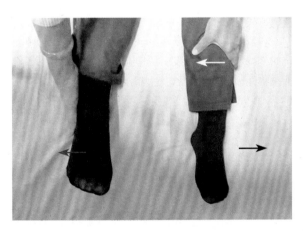

图 3-20-59 Hoover 征

患者健侧下肢（2）做抗阻力屈曲，检查者另一只手置于患侧（1）足底，阳性反应患侧下肢出现无意识的伸展（黑箭头：自主运动；白箭头：检查者施加的阻力；红箭头：无意识运动）

（3）手指外展征（finger abduction sign）：被用于诊断上肢功能性乏力，利用上肢非对抗性运动测试手指肌力。嘱患者健侧手指做抗阻力外展 2 分钟，阳性反应患侧手指出现无意识外展（图3-20-60）。

此外，归属竭力行为障碍（effort-associated behaviors）的气喘呼吁征（huffing and puffing sign）、心因足趾征（psychogenic toe sign）、转椅征（swivel chair sign）等检查都被运用于辅助诊断 PMDs。

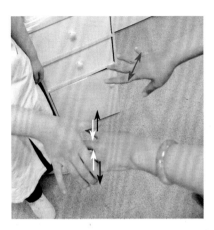

图 3-20-60 手指外展征

患者健侧手指做抗阻力外展 2 分钟，阳性反应为患侧手指出现无意识外展（黑箭头：自主运动；白箭头：检查者施加的阻力；红箭头：无意识运动）

4. 多有心理因素，暗示或安慰剂治疗可能有效。

【辅助检查】

1. 电生理检查 主要为肌电图检查，包括肌电记录、加速度测量技术，以鼓室压力图（tremorogram）为代表的电生理方法客观量化震颤等不自主运动以帮助鉴别诊断和评估治疗，通过负重任务（loading task）、敲击任务（tapping task）、偏身投掷任务（ballistic movement task）等获取包括肌电暴发的模式、震颤频率和振幅、频率（功率谱）分析、相关性分析、震颤曲线的波形分析等一系列参数，从而进行客观分析。

2. 神经测评量表 目前国际上已有两个相对成熟且经临床效度检验的量表可以评估 PMDs 的类型和严重程度，包括：评估运动分离障碍患者治疗结果的运动转化症状的视频评定量表（video rating scale for motor conversion symptoms, VRMC）；另一个为 PMD 评估量表（psychogenic movement disorders rating scale, PMDRS），是采集多种类型的运动症状信息从而得到一个整体得分，包括运动现象、解剖分布、严重程度、持续时间、运动功能的影响和运动功能的丧失。但我国目前还罕见应用，更无临床信效度研究数据报道。

本病的诊断需要排除其他症状相似的器质性疾病。因此，虽然此病无法通过现有辅助检查确诊，但脑电图、神经影像学检查和脑脊液检查等也被用于 PMDs 的鉴别诊断。

【诊断及鉴别诊断】

1. 诊断 本病诊断主要依据患者临床病史与体征

的支持,发作时的视频资料对于诊断有很大帮助。神经测评量表及电生理检查对于确诊有一定的帮助。目前主要采用 Fahn 和 Williams 制定的 FMDs 诊断标准(表3-20-33),该标准起初设计用于诊断功能性乏力,后来被运用于 FMDs 各个亚型的诊断。

**表3-20-33 Fahn 和 Williams 制定的
FMDs 诊断标准**

把握度	临床特点
可直接确诊	心理治疗(暗示治疗、服用安慰剂)后症状可持续缓解
可临床确诊	患者发作症状与已知的运动障碍典型症状不一致,每次发作症状不一致,以及出现下列情况之一:其他心理问题、多种躯体化症状或明显精神异常
很可能确诊	患者发作症状与已知的运动障碍典型症状不一致,但无上述的其他特征
有可能确诊	患者已经存在心理障碍,且患者症状可能是心因性

2. 鉴别诊断　本病需要与其他两种形式的非器质性转换障碍以及与各类症状相似的器质性疾病相鉴别。

(1) 做作性障碍(factitious disorder, FD):又称 Münchhausen 综合征,也译"造作性障碍"。患此障碍的个体的行为具有欺骗性并在他人面前表现出自己患病,但不受任何外部犒赏的驱动。反而,患者所追求的犒赏全部来自内部,即获得医生诊疗时情感上的满足。患者既不是为了取得赔偿、照顾或摆脱窘境,也不是为了诈病,持久而反复地故意伪装躯体和/或精神症状,乃至不惜自残自伤以求产生精神症状,谋求患者身份。做作性障碍的核心特征是:以假想患病为目的而产生自主症状;诈病(为了金钱及其他目的而故意表现出症状)。

(2) 诈病(malingering):为了逃避外界某种不利于个人的情境,摆脱某种责任或获得某种个人利益,故意模拟或夸大躯体或精神障碍或伤残的行为。诈病的核心特征是为了金钱及其他目的而故意表现出症状。

(3) 帕金森病(PD):心因性帕金森综合征需要与原发性 PD 鉴别,原发性 PD 患者主要表现为静止性震颤、肌强直、运动迟缓及步态姿势异常,SPECT 配体 β-CIT(DAT 扫描)检查提示脑内多巴胺转运体功能降低、多巴胺递质合成减少,左旋多巴治疗有效。而心因性 PD 患者 DAT 扫描多无异常,对左旋多巴反应差。

【治疗】

目前对于 PMDs 无特效疗法,主要是针对共病(焦虑、抑郁等)的药物治疗,包括 5-羟色胺再摄取抑制剂类药物(SSRIs)西酞普兰或帕罗西汀等治疗;此外,非药物治疗也在 PMDs 的治疗中占据重要作用,包括:①心理行为治疗(包括策略行为治疗等);②重复经颅磁刺激治疗(repeated transcranial magnetic stimulation, rTMS);③认知行为治疗(cognitive behavioral therapy, CBT);④催眠;⑤患者教育等。神经科、精神科、心理科医师共同参与的多学科、多模式干预将是未来 PMDs 诊疗的主流趋势。

【预后】

PMDs 患者预后较差,50%以上的患者持续存在此类症状,其生活质量受到明显影响。研究发现,较小的年龄和较短的病程通常预后较好,部分患者需要长期的随访,甚至一直迁延不愈。

第二十二节　儿童运动障碍

（朱延梅）

儿童期运动障碍(childhood movement disorders)与成年期的运动障碍有相似之处,也与之不同。儿童期运动障碍主要分为四大类:短暂发育性、阵发性、非遗传继发性,以及遗传代谢性。

一、短暂发育性运动障碍

短暂发育性运动障碍(transient developmental movement disorders)典型地发生在其他方面健康的婴幼儿,没有结构性脑部异常或代谢性病因的证据。其特征是异常的运动形式、无进展性、残疾最小化、缺乏特定的实验室标志物、发育标准、神经系统功能正常,以及可完全消除。药物治疗几乎没有作用,治疗应集中在对父母的教育上(表3-20-34)。

(一)舞蹈症和肌张力障碍

1. 生理性　许多新生儿和婴儿表现出各种各样的运动障碍性动作,它们往往持续时间很短和没有明显的病理性后果。缩拢和吮吸嘴唇、头部和颈部伸展、身体和四肢的扭曲、转身和姿势等都是被称为"生理舞蹈症"或"肌张力障碍"的许多动作中的一部分。

2. 发热诱发的肌张力障碍　曾有患儿被报道罹患一种由发热引起的肌张力障碍综合征。发作时表现为下肢肌张力障碍伴有足内翻和大趾背屈。发作随着年龄增长而减少。代谢和影像学检查是正常的。可以有家族史。

表 3-20-34　短暂性发育障碍及其鉴别诊断

症状	鉴别诊断
抖动	原发性抖动 继发性抖动：母亲使用选择性五羟色胺再摄取抑制剂（SSRI）或药物戒断、代谢紊乱、缺氧缺血性脑病（HIE）
肌张力障碍	生理性 发热诱发 良性特发性肌张力障碍
肌阵挛	良性新生儿肌阵挛 良性婴儿早期肌阵挛 新生儿癫痫、婴儿痉挛症 过度惊骇 斜视性眼阵挛肌阵挛（opsoclonus myoclonus）
颤抖	原发性颤抖发作 "湿狗样抖动（wet dog shakes）" 原发性抖动 药物诱发的 婴儿早期良性肌阵挛
斜颈	良性阵发性斜颈 Sandifer 综合征 点头痉挛 颈部肌张力障碍 眼性斜颈 位置性斜颈/斜头畸形 药物诱发的 感染/炎症 颅内压增高（ICP）
点头	周期性点头 点头痉挛 轻摇玩偶头综合征（bobble-head doll syndrome） 刻板症 Sandifer 综合征 菱脑突触（rhombencephalosynapsis）

3. 婴儿良性特发性肌张力障碍　曾有正常儿童被描述有短暂的肌张力障碍性姿势，通常是肩部外展、前臂旋前和腕部屈曲等，在出生后的前几个月出现，呈短暂的进展性，然后在 3 个月到 5 年之后缓解。上肢、身体或躯干的姿势可以是间断的或持续的，在静止时出现，而在随意运动时消失。神经系统检查是正常的，发育的结局良好。

（二）肌阵挛

1. 良性新生儿肌阵挛（benign neonatal myoclonus）　其特征是新生儿期起病和肌阵挛性抽动，多为重复性，对称、成簇地出现，持续数分钟，自发终止。肌阵挛性运动主要限于睡眠时，在安静状态下最频繁，在快速眼动（rapid eye movement，REM）睡眠期很少出现。通常在 2~4 个月的时间里缓解，尽管高达三分之一以上可能会持续 3 个月以上。几乎所有的患儿都在 1 岁时缓解。该病的临床表现需要与癫痫鉴别，其脑电图是正常的。家族性病例已有报道，并遵循常染色体显性遗传模式，但与良性家族性新生儿癫痫（benign familial neonatal seizures，BFNC）的相关基因突变（*KCNQ2* 或 *KCNQ3*）并无联系（Afawi Z et al，2012）。

2. 婴儿早期良性肌阵挛（benign myoclonus of early infancy）　该病时常被误诊为婴儿痉挛症（infantile spasms）（Maydell BV et al，2001），然而脑电图是正常的。肌阵挛可能每天出现数次，在清醒时和睡眠中出现，进食或玩耍时明显。除肌阵挛外，还可能同时存在成簇的颈部、上肢和躯干肌肉的阵挛性非痫性运动，包括强直性痉挛、失张力或负性肌阵挛、颤抖，或者不同运动的组合。发作通常在 3~9 个月开始，而在 6~30 个月缓解。预后通常良好，无长期的认知问题。

（三）抖动

新生儿抖动（neonatal jitteriness）的特征是累及下颌和肢体的低振幅和高频率震颤。运动往往对刺激敏感且可因哭闹或惊吓而加重。抖动的病因可能还不清楚，但继发性原因可能包括药物戒断、代谢紊乱，以及缺氧缺血性脑病等。$\frac{1}{3}$ 以上的接触选择性 5-羟色胺再摄取抑制剂（selective serotonin reuptake inhibitor，SSRI）的婴儿可出现抖动的临床体征，但大多数是轻微的并可自行缓解（Leibovitch L et al，2013）。在没有继发性抖动危险因素的患儿中，$\frac{3}{4}$ 在 9 月龄时有改善，所有的患儿在 2 岁前痊愈。

（四）颤抖发作

颤抖（jitter）或颤抖发作（shivering attacks）是一种良性的运动障碍，以头部、肩部或手臂的快速周期性颤抖为特征。发作是短暂的，每天可能出现多达数百次，不伴意识丧失。发作在婴儿期或幼儿期开始，并在 10 岁之内消失。由于具有明显的特发性震颤（essential tremor，ET）的家族史，因此可能是特发性震颤的前驱症状。

（五）斜颈

1. 良性阵发性斜颈（benign paroxysmal torticollis）通常发生在生后的前 12 个月以内。发作没有已知特定的触发点，包括头部向任意一侧倾斜，有时伴有易激惹、骨盆扭转、呕吐、苍白或眩晕/共济失调等。斜颈的偏侧性有时可以交替出现。发作的频率不同，持续时间可以从数分钟到数周不等。通常 2 岁时会有改善，3 岁时症状会消失。该病与阵发性眩晕有明显的关联，偏头痛家族史可为阳性，许多患儿后续发展为偏头痛。一些偏瘫性偏头痛（hemiplegic migraine）的相关基因（*CACNA1A* 和

PRRT2 等）可能也与该病有关（Dale RC et al,2012）。对于该病尚无好的对症治疗方法。

2. Sandifer 综合征　与胃食管反流相关,临床表现包括头和颈部的肌张力障碍性运动、颈后倾、身体姿势异常或角弓反张等。在较大的患儿中也曾描述为重复的一侧到另一侧的头部运动（Wasserman JK, 2010）。发作通常与进食有关,也可能发生在餐后。诊断是用 pH 探针来记录反流做出的。随着胃肠的干预症状经常会消失。

3. 点头痉挛（spasmus nutans）　是以点头（水平的或垂直的）、快速的不对称性低波幅眼球震颤（单眼的或双眼的）,以及斜颈等三主征为特征。它通常在 3~12 月龄出现,并在 3~5 岁时消失。伴多种眼部异常,诸如视神经苍白、屈光不正、斜视、视杆/视锥发育不良,以及颅内的病变诸如视神经发育不全、视神经和视交叉胶质瘤,以及小脑扁桃体下疝畸形Ⅰ型（Chiari Ⅰ malformation）等。

（六）点头

周期性点头（periodic head nodding）或重复的屈颈,在垂直的、水平的或斜面上均可能出现,常见于其他方面正常的儿童。动作可能在数月内自发地消除,或者呈持续性。曾在有特发性震颤、婴儿内斜视以及菱脑突触家族史的儿童中有过报道。发育的转归通常良好。

（七）婴儿的阵发性强直性向上凝视

婴儿的阵发性强直性向上凝视（paroxysmal tonic upgaze of infancy）其特点是眼球的强直性持续性向上偏斜的反复发作,伴有代偿性颈部屈曲,持续数小时至数日。水平性眼球运动是正常的,但通常在尝试向下凝视时出现向下的眼球快速扫视。发作因发热或疾病而恶化,并随着睡眠而改善。有时伴有共济失调,但其他神经系统检查通常是正常的。神经影像通常是正常的。半数的病例有良好的转归,而另一半可能有遗留的共济失调、认知障碍或眼球运动异常。应用左旋多巴（L-dopa）治疗可能有效。

二、阵发性运动障碍

阵发性运动障碍（paroxysmal movement disorders）是儿童神经科医生所遇到的最常见的运动异常。非癫痫性阵发性运动障碍的列表较为广泛,可根据运动障碍的类型来区分不同的情况（表 3-20-35）。

（一）共济失调

已经发现几种家族性发作性共济失调类型,每一种代表一种不同的遗传性疾病。

（二）舞蹈手足徐动症或肌张力障碍

舞蹈手足徐动症或肌张力障碍（choreoathetosis or dystonia）包括四种变异型:阵发性运动诱发性运动障碍

表 3-20-35　阵发性运动障碍

症状	鉴别诊断
共济失调	发作性共济失调不伴肌纤维颤搐 发作性共济失调伴肌纤维颤搐 发作性共济失调伴阵发性舞蹈手足徐动症 阵发性强直性上视伴共济失调 家族性周期性共济失调
运动障碍	阵发性张力障碍性舞蹈手足徐动症 阵发性睡眠诱发的运动障碍 继发性阵发性运动障碍 阵发性运动诱发的运动障碍 阵发性非运动诱发的运动障碍 中度的或劳累性运动障碍
抽动症	暂时性抽动症 慢性运动或发声抽动障碍 图雷特综合征 继发性抽动症
刻板症	原发性:发育正常 继发性:自闭症、Rett 综合征
惊吓	过度惊骇 惊吓性癫痫 脑干网状反射肌阵挛
自慰时的姿势	
不宁腿	
下颌颤抖	

（paroxysmal kinesigenic dyskinesia,PKD）、阵发性非运动诱发性运动障碍（paroxysmal nonkinesigenic dyskinesia, PNKD）、阵发性中间型或劳累性运动障碍（paroxysmal intermediate or exertional dyskinesia, PED）,以及阵发性睡眠诱发性运动障碍（paroxysmal hypnogenic dyskinesia, PHD）。其中,PKD 与 16 号染色体上的 *PRRT2* 基因突变有关,PNKD 与 2 号染色体的 *MR-1* 基因突变有关（Mink JW,2007）。

（三）GLUT1 缺乏综合征

GLUT1 缺乏综合征（GLUT1 deficiency syndrome）患儿通常在早年出现痫性发作、认知问题,以及发育迟滞。腰椎穿刺发现葡萄糖水平偏低有诊断意义。GLUT1 缺乏的临床表现包括多种运动障碍,诸如共济失调、舞蹈症、肌张力障碍和肌阵挛等（Pons R et al,2010）。生酮饮食治疗可能有效。

（四）抽动症

抽动障碍（tic disorders）是儿科医生最常见到的运动障碍。每 1 000 名儿童和青少年中图雷特综合征（TS）患者为 1~10 人。TS 在孤独症谱系疾病（autistic spectrum disorders）患儿中很常见,但它的存在与孤独症症状的严重程度无关。

（五）刻板症

运动刻板动作（motor stereotypies）是节律性、重复的动作，多为持久性，分散注意力时停止。复杂的运动刻板动作（complex motor stereotypies，CMSs）包括手臂和手拍打、挥手或摆动，原发性 CMS 通常开始于 3 岁之前，贯穿于整个儿童期，并随着时间的推移严重程度逐渐减轻。运动可由兴奋、压力或全神贯注于活动而诱发。典型的持续时间是数秒。该病有可能与遗传有关，但基因研究的结果尚未确定。尚缺乏好的治疗药物，行为疗法可能有益。

（六）手淫时的姿势

婴儿手淫（infantile masturbation）（或满足行为）的特征是刻板的行为发作（如采取下肢压迫会阴的姿势等），没有意识变化，伴出汗、咕哝等，分散注意力时终止，其他方面评估均正常。易被误诊为癫痫、肌张力障碍或运动障碍等。

（七）惊吓

过度惊骇（hyperekplexia）的特征是新生儿的肌张力过高，对听觉或触觉刺激夸张的惊吓反应以及呼吸暂停。头部和四肢向躯干屈曲可能缓解发作的症状。与突触后甘氨酸受体亚基 GLRA1 和 GLRB（Chung SK et al，2013），以及突触前甘氨酸转运基因 *SLC6A5* 的突变有关。通常为显性遗传，但隐性形式也存在。氯硝西泮（clonazepam）治疗有效。

（八）下颌颤抖

遗传性下颌颤抖（hereditary chin trembling）（或遗传性的颏肌痉挛）是一种罕见的常染色体显性遗传疾病，以下颌和下唇的阵发性动作为特征。发作可能是被压力或情绪激发的。发病是在婴儿期或幼儿期，随着年龄的增长，颤抖会逐渐减少。与第 9 号染色体的长臂上（9q13~21）的一个标记基因有关（Jarman PR et al，1997）。肉毒毒素（botulinum toxin）治疗有效。

三、非遗传继发性运动障碍

运动障碍的非遗传性继发性病因可能由多种类型的神经系统病变或损伤所致（表 3-20-36）。

（一）脑性瘫痪（cerebral palsy，CP）

在生命早期出现的一种大脑起源的非进行性疾病，伴随对运动和姿势的控制异常。患病率为每 2~3.5/1 000（Colver A et al，2014）。病因包括产前、围产期和产后。产前原因通常与严重的颅脑畸形相关，如无脑回畸形（lissencephaly）或脑裂畸形（schizencephaly）。在妊娠中期的损伤通常是白质损伤，特别是脑室周围白质软化

（PVL）。妊娠晚期或围产期损伤包括卒中、缺氧缺血性脑病、感染等。产后的事件，诸如感染、创伤或卒中等也可能导致 CP。

表 3-20-36　儿童期运动障碍的继发性非遗传性病因

分类	举例
围产期损伤	缺氧缺血性损伤 围产期卒中 胆红素脑病
结构性病变	肿瘤 创伤
血管性	缺血性卒中 出血性梗死
感染性	脑炎（流感、麻疹、亚急性硬化性全脑炎、水痘、柯萨奇病毒、艾滋病病毒）
自身免疫性/炎症性	链球菌感染后（PANDAS，西登哈姆综合征） 急性播散性脑脊髓炎（ADEM） 系统性红斑狼疮 抗磷脂综合征（antiphospholipid syndrome） 抗 NMDA 受体抗体（anti-NMDA-receptor antibodies）
药物相关性	多巴胺能：神经安定剂、甲氧氯普胺、利血平、左旋多巴 抗癫痫药：丙戊酸、苯妥英钠、氨己烯酸 化疗药：长春新碱、阿糖胞苷、多柔比星 毒物：锰、一氧化碳、氰化物、甲醇 精神病类：5-羟色胺再摄取抑制剂、锂剂、丁螺环酮
内分泌性	甲状腺功能低下 阿迪森病 甲状旁腺功能减退 假性甲状旁腺功能减退

1. 痉挛型（spastic type）　患者伴肌张力增高、腱反射亢进、阵挛和跖反射异常等。患儿更容易出现早期挛缩，更频繁地出现骨科问题。根据损伤的分布，痉挛型可进一步分为以下亚型。

（1）偏瘫亚型（hemiplegic subtype）：是痉挛型 CP 最常见的亚型。其表现局限于一个肢体，通常上肢受累要比下肢受累多。通常与产前或围生期卒中有关，也可继发于大脑发育不全（cerebral dysgenesis）。痫性发作的发生率接近 70%。

（2）双侧瘫亚型（diplegic subtype）：在早产儿中是最常见的，并与存在 PVL 有关。上肢往往是损伤轻微，而下肢受损较重。

（3）四肢瘫亚型（quadriplegic subtype）：是最严重的类型，所有的四肢都显著受累，伴有运动功能严重受损。可能是产前损伤、脑部畸形，或者围产期窒息的后果。可有多种伴随症状，包括智力残疾、癫痫以及小头畸形等。

2. 运动障碍（舞蹈手足徐动症、锥体外系）型　运动障碍型（dyskinetic type）CP 以不自主运动为特征，诸如舞蹈症、手足徐动症以及肌张力障碍等。这些运动通常在 2 岁后开始，并可能缓慢进展数年，通常会持续到成年期。异常运动通常影响所有的四肢，而上肢的受累要比下肢重。常见病因包括围生期缺氧缺血性脑病、早期和中期妊娠病变、胆红素脑病等（Himmelmann K et al，2013）。

3. 共济失调型　共济失调或小脑型（ataxic or cerebellar type）的表现包括躯干蹒跚、辨距不良，以及眼球运动异常等。患儿通常有产前的病因，诸如小脑发育异常。神经影像可能正常或显示幕下或双侧顶叶病变。

（二）链球菌感染及感染后疾病

1. 西德纳姆舞蹈病（Sydenham chorea，SC）　是风湿热的神经系统表现，是最常见的免疫舞蹈病形式。发病年龄为 5~15 岁，女性多于男性。患者通常在感染 A 组 β-溶血性链球菌（Group A β-hemolytic streptococci，GABHS）咽炎后 4~8 周发生 SC。

舞蹈病通常在时间上先于神经精神症状出现，包括强迫性行为、人格改变、情绪不稳、注意力分散、焦虑、年龄退化性行为，以及厌食症等。其他的临床症状包括运动保持困难（吐舌、盈亏征和旋前征）、辨距不良性扫视、肌张力降低、抽动症、扮鬼脸、笨拙、构音障碍，以及无力等。还可伴心脏及关节受累。大多数症状在 1~6 个月会消失，约 25% 患者病程可长达数年。约 $\frac{1}{3}$ 病例出现复发。诱因包括 GABHS 或其他感染、口服避孕药、怀孕以及未知原因等。

2. 儿科的链球菌感染相关的自身免疫性神经精神疾病（pediatric autoimmune neuropsychiatric disorder associated with streptococcus infection，PANDAS）　与 SC 相似，被认为是一种 A 组 β-溶血性链球菌（GABHS）诱发的自身免疫性疾病。诊断需满足五条特定的标准：青春期前发病，强迫症（OCD）和/或一种抽动障碍，症状的戏剧性暴发式起病，症状的复发和缓解病程与 GABHS 感染在时间上相关，以及存在其他的神经精神异常（多动症、情绪不稳、焦虑或钢琴演奏舞蹈病样动作等）。多种感染性因子可引起 PANDAS 的急性神经精神症状，包括伯氏疏螺

旋体（Borrelia burgdorferi）、单纯疱疹病毒、水痘带状疱疹病毒、人类免疫缺陷病毒、肺炎支原体（Mycoplasma pneumoniae），以及普通感冒病毒等。IVIg 治疗改善强迫症状，但对抽动无效，而血浆交换对两者均可能改善。

3. 急性播散性脑脊髓炎（ADEM）　在临床上罹患 GABHS 实验室证据的咽炎后，有部分患儿出现行为改变、嗜睡、昏睡及一种运动障碍，包括强直、肌张力障碍性姿势或偏身肌张力障碍等。抽动症或舞蹈病未见报道。MRI 显示在基底节 T_2 高信号病灶，脑脊液淋巴细胞数增多，血清抗基底节抗体（anti-basal ganglia antibodies）滴度增高（Dale RC et al，2001）。

4. 抗 NMDA 受体性脑炎　抗 NMDA 受体脑炎（anti-NMDA receptor encephalitis）可能在多个年龄组出现，但是在儿童的表现可能与成人不同。运动障碍是该病的一个特征，出现的其他症状包括精神症状、癫痫发作以及自主神经的改变等。儿童的典型表现可能包括舞蹈病、肌张力障碍、肌肉律动（myorhythmia）、口舌运动障碍或刻板性动作等，其中一些表现为多种异常运动（Baizabal-Carvalb JF et al，2013）。该病与恶性肿瘤有关，特别是卵巢畸胎瘤；然而，较年轻的患者更可能有前驱感染，而不是伴发肿瘤。

四、遗传代谢性运动障碍

儿童的运动异常多与遗传代谢疾病有关（图 3-20-61）。

（一）小儿的神经递质疾病

小儿的神经递质疾病（pediatric neurotransmitter disease）主要涉及的神经递质包括单胺类 5-羟色胺、多巴胺、去甲肾上腺素以及 GABA（氨基丁酸）等（图 3-20-62）。

1. 四氢生物蝶呤代谢　四氢生物蝶呤（BH4）是神经递质合成酶，诸如苯丙氨酸羟化酶（phenylalanine hydroxylase）、酪氨酸羟化酶（TH），以及色氨酸羟化酶（tryptophan hydroxylase）所必需的辅助因子。

（1）四氢生物蝶呤缺乏伴高苯丙氨酸血症：包括常染色体隐性的鸟苷三磷酸环化水解酶（GTPCH）缺失、6-丙酮酰四氢蝶呤合成酶（6-PTS）缺乏和双氢喋啶还原酶（DHPR）缺陷（见图 3-20-62），都减少单胺类的合成，因此临床体征可能重叠。在新生儿期可能出现肌张力减低、吮吸不良、运动减少及小头畸形等。几个月以后，可能出现的症状包括吞咽困难、眼动危象、运动减少或运动过度、自主神经不稳定、癫痫发作，以及认知功能损害等。这些疾病通常在筛查新生儿苯丙酮尿症（phenylketonuria，PKU）时被检出。治疗包括纠正苯丙氨酸代谢、中枢性单胺类缺乏，以及预防叶酸缺乏等。

（2）四氢生物蝶呤缺乏不伴高苯丙氨酸血症：

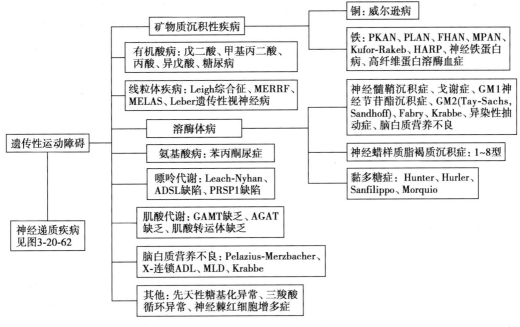

图 3-20-61　儿童遗传性运动障碍

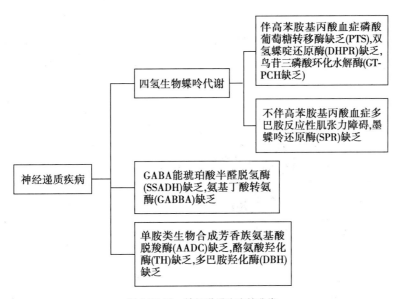

图 3-20-62　神经递质疾病的分类

1）多巴反应性肌张力障碍（dopa-responsive dystonia）：也称为瀬川病（Segawa disease）、遗传性进行性肌张力障碍（hereditary progressive dystonia）或 DYT5，是一种由于 *GTPCH* 基因突变引起的常染色体显性遗传病。症状常在儿童中期（5~6 岁）出现，表现为下肢或足的肌张力障碍姿势，影响步态，并有昼夜变化。症状可进行性加重，患者可能发生痉挛状态。患者对小剂量左旋多巴呈戏剧性反应。抗胆碱能药物也已被使用，但通常不会获得完全缓解（Segawa M，2012）。

2）墨蝶呤还原酶（SPR）缺乏症：是常染色体隐性遗传病，症状包括肌张力障碍、肌张力减退、过度嗜睡、运动障碍、手足徐动、发育迟滞、动眼危象，以及症状的昼夜波动等。其他特征可能包括帕金森综合征、行为改变和腱反射亢进。左旋多巴/卡比多巴、5-羟色胺前体（5-HTP）、多巴胺激动剂可能有效（Marecos C et al，2014）。

2. GABA 相关性神经递质疾病　琥珀酸半醛脱氢酶（succinic semialdehyde dehydrogenase，SSADH）缺乏症的基因缺陷被定位在染色体 6p32 上。症状包括发育迟缓伴有不成比例的语言功能障碍、肌张力减低、共济失调、行为问题，以及约半数患者有痫性发作。一种较严重的表型包括较早期出现的舞蹈手足徐动症、痫性发作、肌阵挛，以及肌张力障碍伴早期死亡。诊断是通过确认脑脊液 GABA 和 4-羟基丁酸(4-hydroxybutyric acid,GHB)水平增高。血浆和尿液中也出现 GHB 增高。在 MRI 上苍白球 T_2 高信号可以很明显。对症治疗包括氨己烯酸(vigabatrin)、各种 GABA 拮抗剂、L-环丝氨酸(L-cycloserine),以及牛磺酸(taurine)等(Vogel KR et al,2013)。

3. 单胺生物合成缺陷

(1) 酪氨酸羟化酶(TH)缺乏症:是一种常染色体隐性遗传病,该基因位于染色体 11p15.5 上。有两种表型:一种是婴儿或儿童期起病的肌张力障碍和运动减少-肌强直型,而另一种是较严重的新生儿脑病(neonatal encephalopathy)。影像学检查通常是正常的。治疗包括小剂量左旋多巴、左旋多巴/卡比多巴加用一种单胺氧化酶-B 抑制剂(MAO-B)和抗胆碱能制剂等。

(2) 芳香族 L-氨基酸脱羧酶(AADC)缺乏症:一种定位于染色体 7p12.1-12.3 的常染色体隐性遗传病。患儿在出生 6 个月内出现日间症状,包括阵发性上下肢伸展和肢体肌张力障碍、动眼危象、口面肌张力障碍、肌阵挛、自主神经功能紊乱、体温不稳定、易激惹,以及睡眠模式异常等。治疗包括大剂量维生素 B_6、多巴胺激动剂和MAO 抑制剂等。

(二) 矿物质累积疾病

1. 威尔逊病(Wilson disease,WD) 是一种常染色体隐性遗传病。该基因定位于染色体 13q14.3 上,编码一种铜转运 P 型 ATP 酶(copper-transporting P-type ATPase,ATP7B)。

在儿童中,肝脏功能障碍是最常见的表现,从无症状的肝肿大到急性一过性肝炎再到暴发性肝衰竭。出现症状的平均年龄为 12 岁,但神经系统症状发病的平均年龄为 15~21 岁。最常见的神经症状是构音障碍,其次是步态异常、肌张力障碍、强直,以及一种动作性或"扑翼样"震颤。

威尔逊病的诊断依赖于血清铜蓝蛋白减少、24 小时尿铜增高、脑 MRI 异常,以及裂隙灯检查 K-F 环等的支持。肝活检是有诊断意义的。威尔逊病的治疗包括避免含铜饮食、减少铜吸收的制剂(锌或四硫钼酸盐),以及螯合剂(青霉胺或曲恩汀)。

2. 脑铁沉积神经变性 泛酸激酶相关性神经变性(pantothenate kinase-associated neurodegeneration,PKAN)是最常见的脑铁沉积神经变性(neurodegeneration with brain iron accumulation,NBIA)疾病,该病曾被称为哈勒沃登-施帕茨综合征(Hallervorden-Spatz syndrome)。

PKAN 是一种罕见的常染色体隐性遗传病,其基因位点在 20p12.3-p13。PKAN 有不同的表现类型,包括一种经典的和一种晚发的(或非典型的)变异型。典型的表现通常出现在 3~6 岁,但范围可以从 6 个月到 12 岁。症状包括步态异常、痉挛状态、认知能力下降以及构音障碍

等。口下颌肌张力障碍可能是突出的表现,而患者经常有视力障碍和色素性视网膜炎。晚发型出现在青少年期或成年早期,言语困难以及精神症状通常是早期的表现。锥体外系症状往往在病程晚期出现,而肌张力障碍通常没有经典型严重。

PKAN 经典的 MRI 表现是虎眼征(eye of the tiger sign),即苍白球 T_2 低信号,伴双侧低信号内的高信号区(Delgado RF et al,2012)。

使用螯合剂去铁铜(deferiprone)可能会有一些临床的和 MRI 的改善(Cossu G et al,2014)。苍白球的脑深部电刺激(deep brain stimulation,DBS)对于肌张力障碍的缓解有对症性获益。

3. 溶酶体病(lysosomal disorders)

(1) 神经元贮积病(neuronal storage diseases):如 GM1 和 GM2 神经节苷脂沉积病(gangliosidoses)、戈谢病(Gaucher disease)和尼曼-匹克病(Niemann-Pick disease)。一般特征是在婴儿期出现进行性认知和运动功能退化,痫性发作,视网膜病,以及有时伴器官肿大等。慢性进行性变异型伴部分酶缺乏,往往有锥体外系症状。GM1 神经节苷脂沉积病 3 型在青春期时出现,并通常包括步态困难、全身或面部的肌张力障碍,以及言语困难伴认知功能下降等。年长时发病的 GM2 神经节苷脂沉积病通常有共济失调和小脑萎缩。青少年型则表现为肌张力障碍和强直。尼曼-匹克病 C 型表现为认知能力下降、构音障碍、肌张力障碍、共济失调,以及核上性凝视麻痹等。

(2) 神经元蜡样质脂褐质沉积症(neuronal ceroid lipofuscinosis,NCL):也称为巴滕病(Batten disease),是常染色体隐性遗传病,特征是自体荧光物质在脑中沉积,影像学和尸体解剖中显示神经元明显丢失。NCL 根据发病年龄、临床症状,以及包涵体的超微结构特点等可分为四型:婴儿型(NCL1)(Santavuori-Haltia 病),晚发婴儿型(NCL2)(Jansky-Bielschowsky 病),青少年型(NCL3)(Batten-Spielmeyer-Vogt 病),以及成人型(NCL4)(Kufs 病)。NCL1 在出生第 1 年内发病,伴有技能和视力的衰退、难治性痫性发作和在 7 岁前死亡。NCL2 在 2~4 岁起病,出现癫痫、肌阵挛、共济失调、认知功能衰退、视力丧失,通常在十几岁时死亡。NCL3 是典型的青少年型,伴有进行性癫痫、视力丧失、锥体外系症状和小脑的表现等(Bennett M et al,2013)。诊断是基于临床表现、自体荧光的病理表现,或者 DNA 检测。NCL 尚无有效的治疗方法。

4. 白质(脱髓鞘)疾病 溶酶体酶失调也可导致脑白质营养不良或白质脑病的临床表现。特别是球形细胞脑白质营养不良(globoid cell leukodystrophy)[克拉伯病(Krabbe disease)]伴半乳糖脑苷酶(galactocerebrosidase)缺乏,表现在婴儿的易激惹和进行性痉挛状态,同时伴有

周围神经病和视神经萎缩。异染性脑白质营养不良（metachromatic leukodystrophy）或称芳基硫酸酯酶（aryl-sulfatase）A缺乏，当其出现于儿童早期，以步态困难、共济失调，以及进行性痉挛状态导致四肢瘫痪为特征（Kohlschütter A et al,2010）。

（三）有机酸疾病

1. 戊二酸尿症Ⅰ型（glutaric aciduria type Ⅰ,GA1）是一种常染色体隐性遗传病，由编码戊二酸单酰辅酶A脱氢酶的基因缺陷所致。患儿出生时常有巨头畸形，后期可出现严重的肌张力障碍和帕金森综合征。治疗包括低赖氨酸饮食并补充肉毒碱（carnitine）。针对肌张力障碍可行苍白球切开术（Kölker S et al,2011）。

2. 甲基丙二酸尿症（methylmalonic aciduria,MMA）患儿在出生第一周内就会出现肌张力减低、昏睡、呕吐，以及酸中毒等。通常会遗留一定程度的肌张力障碍。通过测试尿有机酸可做出诊断。维生素 B_{12} 治疗有效。

（四）氨基酸疾病

苯丙酮尿症（phenylketonuria,PKU）是一种常染色体隐性疾病，继发于定位在染色体 12q24.1 的苯丙氨酸羟化酶（phenylalanine hydroxylase）基因突变。患者可出现严重的智力障碍、痫性发作、震颤以及肌张力增高等。年龄较大的患者通常有不规则的小幅度的手震颤和不典型的舞蹈手足徐动症。早期诊断和用不含苯丙氨酸的饮食治疗可预防神经系统和认知方面的后果。

（五）线粒体疾病

利氏综合征（Leigh syndrome）或称为亚急性坏死性脑病（subacute necrotizing encephalopathy），代表一组渐进性疾病，其最常见的是细胞色素C氧化酶（cytochrome C oxidase）缺陷。本病在婴儿期或儿童早期出现，表现为肌张力减低和发育延迟，伴晚期的共济失调、眼肌麻痹，以及呼吸道症状等表现。其他神经系统症状可能包括肌张力障碍、舞蹈手足徐动症和肌阵挛等。MRI显示累及基底节的对称性坏死性病变。

（六）嘌呤代谢疾病

莱施-尼汉病（Lesch-Nyhan disease,LND）是一种X-连锁隐性遗传疾病，与位于 Xq26-27 的次黄嘌呤-鸟嘌呤转磷酸核糖转移酶（hypoxanthine-guanine phosphoribosyl transferase,HPRT）基因突变有关。临床上，LND的三个主要特征是高尿酸血症（hyperuricemia）、自伤性行为（self-injurious behaviors）（啃咬、头部撞击、戳眼睛、手臂投掷等），以及神经系统问题。后者包括发育迟滞、肌张力减低，以及不自主运动，主要是肌张力障碍，但也有舞蹈手足徐动症或投掷症。有严重的酶缺乏患者眼球运动也可能受到限制。诊断主要依据临床表现以及血清和尿液的尿酸水平升高。24小时尿液尿酸测定可能更敏感。可

能需要遗传学检测来确诊。高尿酸血症的治疗包括水化和别嘌醇（allopurinol）。左旋多巴等尚未发现对伴发的运动异常有益。

（七）肌酸代谢疾病

胍基乙酸甲基转移酶缺乏症（guanidinoacetate methyltransferase deficiency）是一种常染色体隐性疾病，定位于染色体 19p13.3，表现为婴儿的发育停滞、难治性癫痫、行为异常、言语延迟、肌张力减低，以及进行性肌张力障碍和运动障碍等。MRI显示双侧苍白球T2高信号。诊断可通过磁共振波谱分析（magnetic resonance spectroscopy,MRS）显示肌酸和磷酸肌酸的峰值降低，尿液或脑脊液中肌酸减少，或者低血浆肌酐等。血浆胍基乙酸水平和尿肌酸:肌酐比值被证明具有高灵敏性。治疗是口服补充肌酸和限制精氨酸（arginine）及鸟氨酸（ornithine）饮食（Stockler-Ipsiroglu S et al,2014）。

（八）辅因子疾病

钼辅因子缺乏（molybdenum cofactor deficiency,MOCOD）是一种罕见的常染色体隐性疾病，它典型地表现为早发的难治性癫痫和新生儿脑病。临床表现还包括轴性肌张力减低、外周的肌张力增高、肌张力障碍，以及晶体脱位等。影像学提示弥漫性皮质梗死，苍白球和下丘脑区对称性受累，以及白质损伤等。诊断性筛查包括出现阳性的尿亚硫酸盐和血浆尿酸盐降低。应用单磷酸环吡啶（cPMP）早期治疗可能有效（Hitzert MM,et al,2012）。

第二十三节　A型肉毒毒素在运动障碍疾病中的临床应用

（万新华）

肉毒毒素（botulinum neurotoxin,BoNT）是由肉毒梭菌产生的细菌外毒素。由于其强效的神经阻滞作用，现在已被广泛运用于神经、康复及整形等临床治疗领域。

【肉毒毒素分子结构和作用机制】

BoNT分子量为150kD，由50kD轻链及100kD重链组成。重链识别并与神经末梢突触前膜上的特异性受体结合；轻链作为锌钛链内切酶水解 N-乙基马来酰胺-敏感因子附着蛋白受体（soluble N-ethyl-maleimide-sensitive factor attachment protein receptor,SNARE）复合体，从而影响突触囊泡与突触前膜融合，阻滞乙酰胆碱等神经递质的释放，导致肌肉松弛、腺体分泌障碍等化学性去神经作用。据抗原性不同，目前已知有八种血清型（A-H）BoNT，已经进入商品化运用的是A型和B型BoNT，其中我国上市的两种BoNT均为A型。不同血清型的毒素，其裂解SNARE复合体中的底物蛋白有所不同，其中A型作用于

突触小体相关蛋白 25(SNAP-25),B 型作用于突触相关膜蛋白(VAMP)。不同品牌及不同血清型 BoNT 的效力均采用单位(MouseUnit,U)计量,由于不同生产厂家评价毒素效力的实验条件不同,即使相同血清型的不同品牌 BoNT 剂量也不能进行简单换算。以下文中所用剂量均为 BoNT-A(Botox®)参考剂量。BoNT 注射后 3~14 天起效,作用通常持续 3~6 个月,随神经末梢处的神经芽生,递质传递功能恢复,BoNT 的神经阻滞作用逐渐消失。(Arnon SS et al,2001)

【头部注射引导技术】

BoNT 剂型除 Rimabotulinum Toxin(BoNT-B)为液体外,其余剂型均为冻干粉剂,不同 BoNT 制剂辅料略有不同。BoNT 属医疗用毒性生物制剂,须严格按照药品说明书要求进行运输、保存和管理。临床使用前根据不同注射部位及适应证需求采用 0.9%氯化钠溶液进行配制,常用浓度范围为 2.0~5.0U/0.1ml,相同剂量 BoNT 作用效果可能会受到配置浓度影响。配制过程中应避免剧烈震荡影响毒素效力,配制后 4 小时内使用。使用过程中应备有肾上腺素和其他抗过敏措施。

影响 BoNT 注射效果的因素很多,其中以靶肌肉或腺体组织的正确识别和精确定位最为重要。相同剂量的 BoNT 注射到靶肌肉的运动终板集中区域时效力最强。目前国内外常用的注射定位方法有四种:①徒手定位;②电刺激定位;③肌电图引导;④超声引导。

在当前的临床实践中,常见运动障碍病的简单类型对有经验的注射医生通常不需要设备引导。徒手定位是 BoNT 注射治疗的基本方法,注射者必需熟练掌握注射局部的肌肉骨骼解剖、肌肉生理功能及常见痉挛模式等。徒手定位法包括反向牵张法及连线定位法等,操作方便,不需要辅助设备,尤其适用于表浅大肌肉。该方法易受肥胖、肌肉萎缩、局部瘢痕等情况的影响,且难以精细区分复杂解剖结构,亦不能准确识别运动终板集中区域。对于深层结构及小肌肉可在徒手定位的基础上联合肌电图、电刺激或超声引导来精准定位。

电刺激定位法常用于肢体肌肉的注射导引,有助于通过运动模式比对识别造成运动功能障碍的责任肌肉。与 EMG 相比,电刺激的优势是可以提供直观的肌肉收缩反应,但也存在因容积传导导致肌肉识别错误的现象。当刺激引起多个肌肉或者非靶肌肉收缩时,医生应调整针头的位置以便明确靶肌肉。

EMG 引导可检测靶肌肉主动活动时的同步肌电发放情况,即可用于判断针尖位置的准确性,也可用于痉挛责任肌肉的判定及确定运动终板集中的区域。EMG 引导的缺点是共同收缩模式可能导致选择注射到非责任肌肉而产生一定的不良反应,患者不能主动收缩时也难以定位责任肌肉。在患者出现 BoNT 治疗疗效减退时,通过分析肌肉肌电活动有助于判断是否发生痉挛模式转变。另外,EMG 还有助于早期 BoNT 中毒的诊断。

超声定位方法适用于体积较小、位置较深的肌肉,也可用于腺体等非肌肉组织注射的精确导引,可以提供注射靶肌肉及邻近结构的直观影像,引导并证实注射的部位。技术的关键是超声探头方向需与注射针穿刺方向协同配合。其缺点是不能直接反应靶肌肉的兴奋性。

不同定位方式在实际应用中各具优势及局限,多种方式联合运用可以提高注射引导的精确性,但同时增加治疗所需设施、时间及其他成本。

【头部治疗适应证】

理论上讲,BoNT 注射对与肌肉过度收缩相关的异常运动或姿势,疼痛,肌肉肥大,或自主神经功能亢进的相关问题,都可能是行之有效的对症治疗方法。BoNT 的应用已经从运动障碍病扩展到肢体痉挛、疼痛、自主神经功能障碍等领域,并有尝试用于抑郁症、雷诺综合征等。近年美国神经病学会(American Academy of Neurology,AAN)先后两次将 BoNT 治疗的疾病进行了证据更新,同时,BoNT 超适应证的应用研究也有较大进展(Simpson M et al,2016;肉毒毒素治疗应用专家组等,2018)(表 3-20-37)。

表 3-20-37　BoNT 治疗领域适应证证据级别

适应证	证据级别
眼睑痉挛	B 级
偏侧面肌痉挛	B 级
颈部肌张力障碍	A 级
喉肌肌张力障碍	B 级
上肢局灶性肌张力障碍	B 级
原发性手部震颤	B 级
头部震颤	C 级[※]
运动性抽动	C 级
口下颌肌张力障碍	C 级
上运动神经元损害所致上肢痉挛状态	A 级
脑性瘫痪后上肢痉挛状态	A 级
上运动神经元损害所致下肢痉挛状态	A 级
流涎症	B 级
腋窝多汗症	A 级
手掌多汗症	B 级
味汗症	C 级
神经源性膀胱过度活动症	A 级
特发性膀胱过度活动症	A 级
逼尿肌-括约肌协同失调	B 级
慢性偏头痛	A 级

注:[※]为我国专家组推荐。

【头部治疗注意事项】

1. 明确治疗目标和优化方案 首先,选择明确的治疗目标,如消除肌肉过度收缩、矫正异常姿势,增加关节活动范围、减轻疼痛、易化护理,改善书写或发声功能,减少泌汗或流涎,降低功能残疾、提高生活质量等。注射前明确诊断与评估、注射时规范操作、注射后系统随访是保障疗效的重要步骤。BoNT 的疗效及不良反应受患者身体状况、基础疾病、注射剂量、稀释浓度、注射位点、弥散范围等多种因素影响,必须遵照个体化原则制订合理的治疗目标及合适的治疗方案。应以切实的功能改善为目的,注意权衡注射治疗后靶肌肉松弛或靶组织功能抑制的利弊影响,避免矫枉过正或出现明显的不良反应。注意强调 BoNT 注射为对症治疗,而非治愈手段,对一些复杂的运动功能障碍很难完全恢复正常,避免患者及家属对注射治疗不切实际的过分期许,至少在首次注射前签署书面的知情同意书。

2. 肉毒毒素治疗的禁忌证 BoNT 用于治疗时对其安全性的考虑至关重要。猴子静脉或肌肉内注射 BoNT-A 的半数致死量约为 40U/kg。一般治疗不会发生远隔部位的肌肉无力,但即使低剂量的 BoNT-A 注射,在远离注射部位的肌肉也发现了广泛的单纤维肌电图异常,反映了 BoNT 对全身神经肌肉接头传递的抑制性影响。故当患者应用某些损害神经肌肉接头的药物如奎宁、氨基糖苷类抗生素、吗啡等,或合并某些神经肌肉病变如重症肌无力、Lambert-Eaton 综合征、运动神经元病等,BoNT 的注射可能加重神经肌肉接头异常,诱发临床上远隔部位的肌无力症状,应该慎用。对于 BoNT 制品中任何成分过敏者应禁忌注射,不建议对孕妇及哺乳期妇女使用。

3. 肉毒毒素中毒的识别和处理 临床上治疗用(100U)BoNT-A 仅为注射中毒剂量的 3%~5%;头颈部肌张力障碍单次治疗多在 300U 以内,肢体痉挛一般不超过 600U/次,远低于中毒剂量(约 3 000U)。因存在假药,有接受 BoNT 注射后出现中毒症状的病例报道。BoNT 中毒常表现为急性、对称性、下行性弛缓性瘫痪,可表现为复视、构音障碍、发声困难和吞咽困难等。疑似中毒患者应密切监护生命体征,尽早做好营养和呼吸支持治疗。最好在暴露毒素 24 小时以内使用抗毒素,病程超过 48 小时抗毒素效果减退,但仍应尽早使用。抗毒素可采用马源性七价抗毒素血清等,使用前需行血清敏感实验,过敏者需脱敏处理。若无继发感染,不推荐使用抗生素。胆碱酯酶抑制剂可能有效。

4. 肉毒毒素注射的长期疗效和免疫耐受 少数患者在 BoNT 治疗后,临床症状的缓解可以长达数年,甚至完全消失,但是绝大多数患者在单次治疗数月后疗效减退,需要再次注射以维持疗效。一项长期随诊研究观察

了每年至少治疗一次、至少连续治疗 12 年的患者,在多次治疗后,患者的总体疗效、最佳疗效及最佳疗效的持续时间均优于首次治疗;疗效的潜伏期、持续时间和不良反应也有改善。其他的多项研究也证实了 BoNT 长期治疗的安全性和有效性。少数患者长期治疗后出现疗效减退情况,首先应确定治疗方案是否恰当、肌肉选择是否准确、注射剂量是否充分。在排除上述影响因素后要考虑继发性无应答的可能。BoNT 中和性抗体的产生是导致继发性无效的重要原因。BoNT 本质为异体蛋白,具有免疫原性;用 BoNT 类毒素免疫人可产生特异性抗毒素,在部分接受 BoNT 重复注射的患者可以检测到抗体。目前认为大剂量、频繁注射是产生抗体的主要危险因素,长期治疗中应合理延长治疗间隔(原则上治疗间隔不应短于 3 个月)(万新华等,2013)。

【BoNT 治疗运动障碍疾病】

A 型肉毒毒素在神经科的治疗应用主要侧重在运动障碍病领域,可迅速消除或缓解肌肉痉挛,重建主动肌与拮抗肌之间的力量平衡,改善肌肉异常或过度收缩相关的不自主运动、异常姿势、震颤、疼痛等表现,明显提高患者的生活质量。对肌张力障碍(dystonia)治疗,BoNT 在临床实践中疗效的同比优势尤为突出。对于颅段、颈部和喉部等局灶型肌张力障碍,BoNT 治疗被认为是一线选项。BoNT 不仅可以提供安全和有效的症状缓解,并且可能使患者长期获益,有利于修饰肌张力障碍的自然病程。

1. 眼睑痉挛(blepharospasm) 是由眼轮匝肌的不自主收缩所引起,通常伴有周围肌肉如降眉间肌(procerus)和皱眉肌(corrugator)的过度激活。单纯型也称为"良性特发性眼睑痉挛"(benign essential blepharospasm);当其伴有口下颌肌张力障碍(oromandibular dystonia)时,称为梅杰综合征(Meige syndrome)。眼睑的过度(间歇性或持续性)不自主闭合通常呈双侧性,尽管有时可能在发病时为一侧或有明显不对称。随着时间的推移,痉挛可能变得更加频繁和连续,导致持续性眼睑闭合和功能盲。

BoNTs 在眼睑痉挛的疗效已有超过 50 项开放性研究(2 500 多例患者)和部分双盲对照研究所证实。注射部位主要位于眼轮匝肌、降眉间肌、皱眉肌,眼轮匝肌通常选择 4~5 点,其余每个肌肉 1~2 点,每点 1.25~5U。从注射到开始改善的平均潜伏期为 3~5 天,绝大部分患者可观察到持续 2~3 个月的疗效。不到 10% 接受治疗的患者出现不良反应,包括眼睑下垂、视物模糊、复视、流泪,以及局部血肿等,但通常在 2 周内消失。对 BoNT 疗效不满意的患者,调整注射的靶肌肉,如采用眶部与睑板前部联合注射可能提高疗效。已有多项研究报道 BoNT-A 对眼睑痉挛长期反复治疗的观察数据,结果显示疗效在长时期内保持稳定并可预期。

2. 颈部肌张力障碍(cervical dystonia) 是临床成人型肌张力障碍的最常见形式。一般中青年起病居多,女性多于男性。颈部的深浅肌肉均可受累,但以胸锁乳突肌、头颈夹肌、斜方肌、斜角肌的异常收缩最为常见。初始可表现为间断性头颈部摇晃或震颤,继而持续扭向一方。可分为扭转、侧倾、后仰、前屈和混合型。患肌可发生肥大,常伴有头颈部肌肉疼痛,30%继发颈椎关节病、颈神经根病。对部分患者,继发的软组织和骨骼改变也是姿势异常的附加原因。当患者试图矫正或维持头颈正常姿势时,大多有头部肌张力障碍性震颤(dystonic tremor)。10%~15%的斜颈患者发病后1年内可有一过性缓解,持续数天或数月,但大多数复发。约1/3成人发病的斜颈患者可在数年内进展、扩散为节段性肌张力障碍,以上肢肌张力障碍、书写痉挛及口下颌肌张力障碍多见。多数患者常保持局灶型,但长期肌肉痉挛可致肌肉挛缩畸形。注意鉴别可能引起颈部姿势异常的其他原因(假性肌张力障碍)。

颈部肌张力障碍肉毒毒素注射治疗的适应证包括:①明显的头颈姿势异常或肌肉痉挛;②局部疼痛;③影响日常生活或工作能力;④颈椎有继发性改变;⑤自信心损害及反应性抑郁。

注射肌肉的选择一般基于以下四方面的考虑:①头位扭转或倾斜的解剖生理分析(表3-20-38);②颈肌肥大或僵硬的部位;③颈肌疼痛或牵扯的部位;④肌电图、超声等引导提示。

表3-20-38 维持头部姿势的主要颈肌及其作用

肌肉	对头部姿势的作用
胸锁乳突肌	向对侧扭转,同侧屈曲及前屈(与对侧胸锁乳突肌协同)
头、颈夹肌	向同侧扭转,同侧屈曲及后仰(与对侧夹肌协同)
头下斜肌	向同侧扭转
斜方肌	向对侧扭转,同侧屈曲,后仰(与对侧斜方肌协同)及同侧提肩胛
肩胛提肌	向同侧扭转,同侧屈曲及同侧提肩胛
斜角肌	向对侧扭转,同侧屈曲
颈深部伸肌	后仰,同侧扭转及同侧屈曲

有多项1~2级证据研究证明BoNT显著改善颈部肌张力障碍的严重程度,减轻头部的扭转、侧倾、前屈后伸等异常运动,缓解颈部肌张力障碍相关性震颤,提高健康相关生活质量,是颈部肌张力障碍治疗的一线选择。与其他局灶型肌张力障碍不同,疼痛是颈部肌张力障碍的突出症状,超过$\frac{2}{3}$的患者可伴有疼痛,其中90%的患者在应用BoNT-A治疗后疼痛得到缓解。细致的运动模式分析有助于提高颈部肌张力障碍的治疗效果,区分颈部和头部的相对运动有助于提高异常运动责任肌肉的检出率。常用注射肌肉包括头颈夹肌、胸锁乳突肌、斜方肌、肩胛提肌、斜角肌、头最长肌、头下斜肌等,要根据异常运动模式及痉挛程度选择合适的肌肉及注射剂量,单一靶肌肉BoNT注射量通常不超过100U,首次治疗总剂量通常不超过300U,重复治疗时需评估痉挛模式的变化并进行治疗方案优化(Kongsaengdao S et al,2017)。

常见颈部肌张力障碍的注射肌肉及注射剂量可参考相关指南及专家共识推荐。临床上相似的斜颈姿势可能是不同肌肉与其拮抗肌收缩组合的结果。多数患者肌电图异常活动范围远比临床表现要广泛复杂,与此相印证的观察是固定的BoNT剂量和刻板的肌肉选择标准不会获得最佳疗效。这也部分解释了选择性切断相关神经或/和肌肉治疗颈部肌张力障碍效果欠佳的原因。大约15%的患者对首次注射反应不佳,其中约1/2经过调整剂量和/或改变注射部位后可产生疗效;对于这种患者十分需要EMG监视以便准确注射。对肉毒毒素注射反应不好的其他原因包括:肌肉选择不当、深部颈肌的强直性兴奋不能为常规的注射技术所及、抗体形成、中枢运动程序的改变等。

颈部不自主前屈是颈部肌张力障碍的一种亚型,有两种形式。一种为双侧胸锁乳突肌不自主收缩引起单纯的头前屈,虽然双侧胸锁乳突肌注射肉毒毒素后常常引起吞咽困难故要慎重掌握注射剂量,但这种形式的姿势异常对肉毒毒素治疗反应良好。另一种为颈部前屈和头过伸的联合运动,这是由于椎骨前颈屈肌和头颈伸肌共同收缩所致。由于注射椎骨前颈屈肌在治疗技术上难以实行,所以这类患者通常治疗效果不好。此外,对于姿势异常复杂、颈部短、皮肤及皮下组织肥厚以及既往有手术史的颈部肌张力障碍患者,因靶肌肉定位相对困难,肉毒毒素注射治疗也较困难。

颈部肌张力障碍注射后的常见不良反应包括注射部位或其邻近组织的疼痛、颈肌无力、张口受限、吞咽不适、口干和体重下降等,个别患者尚有过敏性皮疹。这些不良反应多一般程度不重,并在数周内自行好转。其中最引人关注的是程度不等的吞咽困难,占20%~30%,大多为吞咽不适或哽噎感,很少需要鼻饲。吞咽困难主要因为BoNT通过血液循环及其他的外周和中枢机制向咽肌的扩散渗透所致,与BoNT的剂量及食道肌肉终板对毒素阻滞效应和特殊敏感性有关。女性患者、颈瘦小者,宜减少胸锁乳突肌的注射剂量,以避免发生吞咽困难(Hallett M et al,2013)。

3. 喉部张力障碍(laryngeal dystonia) 包括几种临床表现类型,以喉部肌肉的异常活动为特征。最常见类型是内收型或外展型痉挛性发声障碍(spasmodic dysphonia),而不太常见的类型包括喉部呼吸性肌张力障碍(laryngeal breathing dystonia)和歌唱家肌张力障碍(singer dystonia)。在内收型痉挛性发声障碍(adductor type spasmodic dysphonia)中,讲话时声带有不规则的过度内收,产生紧张窒息样声音。在外展型痉挛性发声障碍(abductor spasmodic dysphonia)中,讲话时有不规则及不适当的外展肌痉挛,产生吸气样中断或低语。这两种是任务-特异性肌张力障碍,通常在讲话时出现喉部肌肉痉挛并导致间歇性声音中断。喉部肌张力障碍须与肌紧张发声困难(muscle tension dysphonia)相鉴别,后者有多块喉部肌肉的普遍收缩,导致一种紧张的声音,不能随言语的不同而变化。许多喉部肌张力障碍患者可能有肌紧张发声困难的特征,这可能是对发声无力或不稳定的一种行为代偿。喉部肌张力障碍可以采用BoNT治疗,而肌紧张发声困难可以应用语音疗法纠正。

一项1级证据研究表明BoNT能够明显改善内收型痉挛性构音障碍(Troung D et al,1991)。几项开放性研究,共超过900例患者,证实BoNT/A治疗内收型和外展型喉部肌张力障碍的有效性和安全性。目前BoNT治疗痉挛性发声障碍有三种方法:①单侧EMG引导注射;②双侧EMG引导注射;③通过间接喉镜注射。经过BoNT治疗,语音障碍指数可以明显改善,提高患者的发声功能(减少微扰、基频,改善声谱特征),改善讲话流利程度,延长发声最长时间等。内收型痉挛性构音障碍多采用单侧或双侧甲杓肌注射,外展型痉挛性构音障碍多采用单侧环杓后肌注射,BoNT用于痉挛性发声障碍的剂量取决于肉毒毒素制剂和注射技术的不同,常用初始剂量为1~3U/侧。常见的不良反应包括一过性声音嘶哑、吞咽及呼吸困难。

4. 口下颌肌张力障碍(oromandibular dystonia) 影响咀嚼肌、舌肌和咽部肌肉,可能表现为局灶性或节段性地产生下颌闭合、下颌张开、下颌偏斜等异常运动的组合。不自主的舌和口周的动作,咬舌、颊或嘴唇,以致说话和咀嚼困难产生社交窘迫和功能受损。采用BoNT长期治疗可能发生风险可控的并发症,疗效亦不如其他局灶型肌张力障碍满意。有必要对注射剂量和部位采取探索、进步式策略,以功能改善为主要目标。

下颌闭合型肌张力障碍常选择注射咬肌和颞肌,下颌张开型肌张力障碍常选择注射颏下肌和翼外肌。伸舌样肌张力障碍(tongue-protrusion dystonia)可能从颏舌肌(genioglossus muscle)注射中获益。一项2级证据的研究表明,BoNT-A可改善口下颌肌张力障碍的严重程度。临床疗效常取决于症状类型、确切病因及痉挛程度等,为避免严重影响注射部位的功能,其注射剂量受限,较难达到症状完全缓解。不良反应可见头痛、喉痛、吞咽困难和构音障碍等。在一项大样本观察中,68%的患者获得功能改善,而31.5%发生不良事件,其中最常见的是构音障碍和吞咽困难。

5. 上肢肌张力障碍(upper-limb dystonia) 通常表现为一种职业性痉挛,发生在书写、演奏乐器,或者上肢进行专业动作的时候。上肢肌张力障碍影响的肌肉数量可能很多,特别是远端受累的患者。因为控制手部动作有23块肌肉,手部肌张力障碍的症状学变化丰富。

多项证据研究表明,BoNT注射可考虑用于治疗书写痉挛等上肢局灶性肌张力障碍疾病。BoNT-A可改善书写痉挛的严重程度、书写速度、书写模式和准确度等。BoNT治疗任务相关性肌张力障碍的难点是解除肌肉痉挛的同时避免靶肌肉过度麻痹,需要根据异常运动模式进行个体化治疗方案调整。BoNT注射诱发的无力可能损害执行熟练的专业任务所需要的精细运动,例如音乐家痉挛治疗也可能发生新的功能障碍。注射肌肉需要根据痉挛动作累及范围确定,通常注射剂量远小于卒中后上肢痉挛的常规剂量。不良反应包括暂时性无力、注射部位疼痛(Truong D et al,2012)。

下肢张力障碍常表现为足内翻、踇趾背伸及足趾屈曲,BoNT治疗有助于改善症状,不良反应较少。

6. 偏侧面肌痉挛(hemifacial spasm) 特征是一侧受面神经支配肌肉的短暂或持续的不自主收缩,偶尔也可能出现双侧的。常从眼轮匝肌开始,逐渐地扩展到同侧的其他肌肉,并且经常影响额肌和颈阔肌(platysma)。病因多源自面神经与一个脑动脉,如基底动脉的直接接触受压,微血管减压术(microvascular decompression)为其病因治疗。症状影响患者容貌,可能引起失眠,少有自发缓解,大多数患者需要重复注射BoNT以维持疗效。

多项证据研究证明,BoNT-A治疗偏侧面肌痉挛疗效显著,由于疗效确切,后续缺乏大样本随机双盲对照研究提升证据级别,中国专家共识认为BoNT是偏侧面肌痉挛的一线治疗选择。注射后痉挛发作频率和强度均显著缓解,同时可改善耳鸣、面部紧绷感等非运动症状。治疗时通常需要处理眼轮匝肌,根据痉挛是否累及皱眉肌、额肌、颧肌、笑肌、口轮匝肌、颈阔肌等制订个体化方案。BoNT-A治疗偏侧面肌痉挛最常见的不良反应为面部表情不对称和面肌无力(包括口角下垂、闭目无力等),其他常见的不良反应如流泪、眼睑下垂、局部水肿、视物模糊、干眼等,多在短期内可以自行缓解。

7. 其他的运动障碍疾病

（1）震颤（tremor）：两项2级证据研究证实，BoNT-A可以显著改善原发性手部震颤，应该考虑用于口服药物治疗疗效欠佳患者。注射治疗主要减轻震颤的幅度，姿势性震颤的改善较运动性震颤更为显著。一项2级证据研究也显示BoNT-A治疗头部震颤有效，可考虑用于口服药物效果不佳的患者。BoNT治疗发声性震颤的疗效还缺乏严格的临床试验证据。根据震颤累及部位及严重程度选择注射肌肉并确定注射剂量。不良反应主要为注射肌肉无力。

（2）抽动障碍（tics）：一项2级证据研究表明，BoNT可减少运动性抽动的抽动频率和抽动意向。多项开放性研究发现BoNT-A治疗还可以降低运动性抽动的强度，减轻感觉先兆。BoNT治疗发声性抽动还缺乏严格的临床试验证据。注射治疗选择显著抽动动作的主要责任肌肉作为靶肌肉，注射剂量比照同部位肌张力障碍治疗剂量。不良反应主要为注射肌肉无力，治疗发声性抽动时可出现吞咽困难及构音障碍等。

通过选择合适的注射部位和治疗剂量，BoNT-A还可以用于治疗面部联带动作、腭部肌阵挛（palatal myoclonus）、面肌颤搐、肌阵挛、不宁腿综合征、磨牙症、膈肌阵挛、帕金森病及其他神经系统变性疾病导致的肌张力障碍和异常姿势等。

（3）痉挛状态（spasticity）：

1）上运动神经元损害所致上肢痉挛状态：对脑卒中导致的上肢痉挛状态，针对局部靶肌肉的BoNT-A注射具有充分的循证依据，是主要的治疗方法。多项1级证据研究证明BoNT-A治疗可降低累及腕指屈肌的肌张力或痉挛状态程度，减轻残疾程度，并可以从活动和护理层面（如卫生、梳洗、穿衣等），改善生活质量。尚无充分证据显示BoNT-A注射对上肢主动功能的明确影响，但有证据显示，对痉挛肌肉的注射，可改善其拮抗肌的活动。注射前后需配合物理/作业治疗（包括强制性使用）、支具或肌内效贴，以使疗效最大化。需根据痉挛模式及程度确定注射方案，单一责任肌内注射剂量一般不超过100U，单次总剂量一般不超过600U。国产BoNT-A治疗脑卒中后上肢痉挛的安全性和疗效评价也有证实（杨英麦等，2018）。

不良反应可见注射部位疼痛、无力等。对脑性瘫痪的上肢痉挛状态，注射BoNT-A可在短期内改善上肢功能，但远期功能改善还需要更充分的研究依据。注射前后需配合作业治疗，以使疗效最大化。一般上肢肌内注射的不良反应轻微。

2）上运动神经元损害所致下肢痉挛状态：多项1级证据研究表明，BoNT可降低成人上运动神经元损伤继发下肢痉挛的程度，降低肌张力，减少多发性硬化所致下肢痛性痉挛，改善被动功能。对于步行速度的改善尚有争议。对于脑瘫后下肢痉挛，BoNT注射有助于改善下肢功能（步态、踝关节背屈），降低痉挛状态，采用运动终板注射可更大程度改善肌电图的电压变化。治疗原则同上肢痉挛，不良反应可见注射部位疼痛无力、姿势不稳及跌倒增加等。选择注射的靶肌群和注射剂量取决于针对功能目标的多学科评估。对于上肢，典型的功能目标是减轻痉挛状态，增加运动范围和残余肌力的最大化，改善护理、卫生和空间控制。对于下肢，典型的功能目标包括减少异常姿势、增加运动范围，以及改善步态等，可以应用步态分析仪器进行评估。一般来说，用于痉挛状态的BoNT剂量高于用在治疗其他运动障碍的剂量。

8. 对帕金森病患者的综合处理　BoNT为帕金森病（PD）和其他帕金森综合征中出现的一些运动和非运动症状提供了一种补充性治疗。适合BoNT治疗的运动症状包括肌张力障碍和挛缩，非运动症状包括流涎、膀胱反射亢进、出口型便秘，以及良性前列腺增生等。

（1）关期肌张力障碍：运动障碍（dyskinesias）是帕金森综合征的一种常见表现，其中关期肌张力障碍（off-period dystonia）是与多巴胺替代不足相关的常见问题。睁眼困难常见于帕金森病和其他帕金森综合征患者，特别是进行性核上性麻痹，经常表现为"张睑失用"（eyelid-opening apraxia）。关期肢体肌张力障碍常以痛性固定的肌肉挛缩（painful fixed contractures）为特征，出现在夜间药物失效后的清晨[清晨肌张力障碍（early morning dystonia）]或整个白天。在过度活动的肢体肌肉中注射BoNT-A，对关期肌张力障碍有效，可以根据检查和疼痛部位来选择注射肌肉。在这种情况下，肌张力障碍及相关疼痛对BoNT注射同样有效，但是与肌张力障碍无关的疼痛则反应欠佳。采用的治疗方法与影响同一区域的特发性和遗传性肌张力障碍相同。

对多巴胺能药物治疗反应不佳的帕金森综合征常可能合并特定的颈部或头部姿势异常，在经典的PD中较少见。突出的颈前屈（头部前屈）多认为是多系统萎缩的一个典型表现，而僵直的颈后伸（向后屈曲）常见于进行性核上性麻痹。如合并颌颅性挛缩会损害口腔卫生和咀嚼功能，BoNT对这些并发症的治疗和管理有部分经验报道，可有助于一定程度地缓解症状。与特发性或遗传性颈部肌张力障碍相似，颈前屈更难以治疗，因为局部参与头部屈曲的肌肉涉及语言、吞咽等重要功能，而较大剂量注射颈前部肌肉时可能会导致难以耐受的风险。

（2）慢性便秘（chronic constipation）：在PD患者极为常见，主要由于疾病进展或多巴胺能的药物治疗加重外周自主神经功能障碍引起结肠转运迟缓。少数PD患者在紧张状态下不能排泄粪便,与耻骨直肠肌(puborectalis muscle)松弛不能有关,导致出口型便秘。在用力排便时耻骨直肠肌松弛失败(或反而是矛盾性收缩)被认为是局灶型肌张力障碍的一种表现。可依据观察在试图排出钡剂期间肛管直肠的角度异常,以及用力时耻骨直肠肌的 EMG 兴奋来证实出口型便秘的诊断。

BoNT-A 注射到耻骨直肠肌可以改善出口型便秘患者的排便。注射总量 30~100U 至耻骨直肠肌,是一种简单且通常耐受良好的治疗,疗效持续约 2 个月,可以重复注射,但大多数患者仍对持续存在的慢性转运型便秘失望。副作用主要包括轻度、短暂性排便失禁。

(3)流涎(salorrhea):常与帕金森病及其他帕金森综合征相关,由于吞咽功能受损和频率减少、屈曲的头部姿势和唇闭合不全所致。虽然流涎并不危及生命,但造成的身体和社会心理后果可能对患者和护理人员的生活质量产生重大的负面影响。BoNT 注射到唾液腺减少唾液的产生,从而减少流涎。吞咽减少也出现于其他神经系统疾病,如运动神经元病、脑性瘫痪、脑病和卒中等。唾液分泌增加也可能由于口腔病变或异物、狂犬病毒感染、汞中毒引起,或者因为抗癫痫药物或非典型抗精神病药物(如氯氮平)的一种不良反应。流涎的传统治疗是使用抗胆碱能药物、唾液腺切除术或放射治疗、排泄管转位,或者鼓索神经切除术(tympanic neurectomy)。这些方法效果有限,不良反应常不可逆。

BoNT 对流涎是一种临床上有效的治疗方法,可以减轻流涎的严重程度。腮腺分泌占唾液总产量的 20% 左右,而颌下腺产生约 70%。应用 BoNT 的优点是微创、简便、不良反应有限,可以根据患者需要量身定制剂量和注射方案。BoNT 注射经皮进行,通常采用超声引导,可提高疗效和安全性,并有助于避开血管和神经以及咬肌等结构。一般推荐从小剂量开始,每侧腮腺可注射 5~40U,颌下腺剂量为 5~15U,单独颌下腺注射不如联合治疗有效。疗效持续时间为 3~30 周。一些患者经历了局部的不良反应,诸如过度口干、吞咽困难加重、咀嚼困难、下颌脱位、邻近肌肉无力、注射部位局部疼痛或血肿等。如果治疗时间过长,唾液流量的减少可能增加龋齿风险。

(4)排尿障碍(micturition disturbances):泌尿系统症状也是 PD 患者的常见表现,常表现为膀胱过度活动伴尿急。非典型帕金森综合征可能出现较严重的症状,尤其是多系统萎缩,尿急、尿等待、尿失禁或者尿潴留以致需要导尿均常见。多系统萎缩的泌尿系统症状是由于逼尿肌过度活动和括约肌无力所致。在后期,逼尿肌可能变为低张力,产生排尿困难。

在逼尿肌注射 BoNT-A 认为是 PD 膀胱过度活动症的一线治疗,具有有效、简便易行、不良反应小、局部作用模式的优势,需要更大规模的安慰剂对照研究及更长时间观察以充分评估重复注射的疗效和长期耐受性。对神经源性逼尿肌过度活动症(neurogenic detrusor overactivity),BoNT-A 注射到逼尿肌(200~400U)可降低逼尿肌最大排尿压,并增加膀胱最大容量。该操作需在镇静和局部麻醉下借助膀胱镜注射完成,在膀胱的两个侧壁、底部和后壁的输尿管间嵴以上部位注射,避免注射到穹顶部。

新近一项开放性研究评估低剂量 BoNT-A100U 膀胱注射对 PD 伴尿失禁患者的疗效和安全性。在治疗 3 个月后,60% 的患者尿失禁减少 50%。没有出现尿潴留需要留置导尿的情况。低剂量 BoNT-A 治疗对于 PD 伴尿失禁患者可能是合适的管理策略。

BoNT 作用机制明确,在选择适当靶组织和适当剂量的条件下,可明显缓解肌肉过度收缩及自主神经功能亢进等相关症状,提高患者的生活质量。长期临床观察表明,BoNT 注射是一种安全、有效的治疗,建议医生充分关注患者的临床诉求,深入了解相关疾病的诊断、治疗全貌,细致掌握 BoNT 的作用机制及特性,在治疗过程中遵循规范、个体化原则,以谋求最佳疗效。同时,了解 BoNT 是人类已知最强力的生物毒素之一,具有免疫原性,易被滥用,且存在假药,临床应用中应重视防范可能的风险。

参考文献

第二十一章　痴呆和认知障碍
Demantia and Cognitive Disorder

（陈晓春）

第一节　概述

（陈晓春）

痴呆（dementia）是一种获得性、进行性的智能障碍综合征。痴呆的智能障碍是以认知功能损害为核心，导致患者的日常生活、社会交往和工作能力明显减退。认知功能损害涉及记忆、学习、定向、理解、判断、计算、语言、视空间功能和分析，以及解决问题能力等，在病程的某一阶段常伴有精神、行为和人格异常。

【发病率和病因分类】

痴呆的发病率和患病率随着年龄增长而增加，伴随人口的老龄化，痴呆的绝对及相对发病率明显增加，患病率也快速上升。流行病学调查显示，目前全球每年新发的痴呆患者约有460万，预计每20年翻一倍。痴呆的全球患病率在60岁以上人群中估计为3.9%，其中，亚洲1.64%，拉丁美洲4.6%，西欧5.4%，北美6.4%。我国通过横断面调查加前瞻性随访的研究模式，进行了阿尔茨海默病（AD）和血管性痴呆（VaD）的研究（Zhang ZX et al，2005；Dong MJ et al，2007），结果显示我国65岁以上老年人AD患病率为5.9%，VaD患病率为1.3%。痴呆的高患病率、高致残率、长期病程以及高治疗费用，给患者家庭和社会带来沉重的负担，已成为现代社会突出的公共卫生问题。

引起痴呆的病因通常包括变性病和非变性病性，前者主要包括Alzheimer病、路易体痴呆、额颞叶变性等，后者包括血管性痴呆、感染性疾病所致的痴呆、脑肿瘤或占位病变所致的痴呆、代谢或中毒性脑病，以及脑外伤性痴呆等（表3-21-1）。

表3-21-1　临床常见的引起痴呆的疾病

变性病性痴呆（degenerative dementing disorders）	非变性病性痴呆（nondegenerative dementing disorders）
Alzheimer病（Alzheimer disease，AD） 　典型AD 　非典型AD，包括：后部变异型（枕颞叶变异亚型和双侧顶叶变异亚型）；少词性进行性失语变异型：额叶变异型：唐氏综合征变异型	血管性痴呆（vascular dementia，VaD） 　脑缺血性痴呆：①脑大血管性：大脑皮质或皮质下梗死、关键部位脑梗死。②脑小血管病：多发腔隙性脑梗死或广泛白质病变或两者并存；遗传性：常染色体显性遗传性脑动脉病伴皮质下梗死和白质脑病（CADASIL）。③低灌注性 　脑出血性痴呆：脑实质出血、蛛网膜下腔出血、硬膜下血肿等 　其他脑血管性：如脑静脉窦血栓形成、脑动静脉畸形 　脑血管病合并AD
额颞叶变性（frontotemporal dementia，FTLD） 　行为变异型额颞叶痴呆（behavioral variant of frontotemporal dementia，bvFTD） 　语义性痴呆（semantic dementia，SD）； 　进行性非流利性失语症（progressive nonfluent aphasia，PNFA） 　额颞叶变性叠加进行性核上性麻痹（progressive supranuclear palsy，PSP） 　额颞叶变性叠加皮质基底节综合征（corticobasal syndrome，CBS） 　额颞叶变性叠加肌萎缩性侧索硬化（amyotrophic lateral sclerosis，ALS）	正常颅压脑积水（intracranial normal pressure hydrocephalus，iNPH）
	感染性疾病所致的痴呆（dementia caused by infectious diseases） 　神经梅毒、神经钩端螺旋体病、莱姆病等 　艾滋病-痴呆综合征 　病毒性脑炎 　朊蛋白病（prion disease） 　真菌和细菌性脑膜炎/脑炎后 　进行性多灶性白质脑病（PML）
路易体病（Lewy body disease） 　弥漫性路易体病（diffuse Lewy body disease） 　路易体痴呆（Lewy body dementia） 　Alzheimer病的路易体变异型（Lewy body variant of Alzheimer disease）	脑肿瘤或占位病变所致的痴呆（dementia caused by brain tumor or occupying lesion） 　脑内原发或转移性肿瘤 　慢性硬膜下血肿
帕金森病合并痴呆（Parkinson disease with dementia） 　关岛型帕金森病-肌萎缩侧索硬化痴呆症（Guam-type Parkinson disease-amyotrophic lateral sclerosis with dementia） 　皮质基底节变性（corticobasal degeneration，CDG） 　苍白球黑质红核色素变性（Hallervorden-Spatz disease） 　亨廷顿病（Huntington disease） 　肝豆状核变性（Wilson disease）	代谢性或中毒性脑病所致的痴呆（dementia caused by metabolic or toxic encephalopathy） 　心肺衰竭 　慢性肝性脑病 　慢性尿毒症性脑病 　贫血 　慢性电解质紊乱 　维生素 B_{12} 缺乏、叶酸缺乏 　药物、酒精或毒品中毒 　重金属中毒
	脑创伤性痴呆（Brain traumatic dementia）

【痴呆临床诊断思路】

痴呆是一种临床综合征,其诊断通常分三步骤进行。

首先,根据痴呆的定义和诊断标准明确是否为痴呆。对既往智能正常,之后出现获得性认知能力下降(记忆障碍,并有失语、失用、失认和抽象思维或判断力中至少一项障碍),妨碍患者的社会活动或日常生活,可拟诊痴呆(建议认知功能损害需由神经心理评估客观证实)。最后应在排除意识障碍、谵妄、(抑郁等引起的)假性痴呆,以及短暂的意识模糊和(药物、毒物等导致的)智能下降后方可确立诊断。

其次,确定痴呆类型(病因诊断),即结合患者认知障碍起病形式、各认知域和精神行为损害的先后顺序、病程发展特点以及既往病史和体格检查提供的线索,对痴呆的病因作出初步判断,然后选择合适的辅助检查,最终确定痴呆综合征的病因。

痴呆的病因学诊断步骤包括:①区分皮质性抑或皮质下特征;②确定有无多发性缺血发作特征;③有无运动障碍;④有无明显的情感障碍;⑤有无脑积水等。根据上述痴呆诊断步骤,可确定大多数痴呆患者的病因。各型痴呆应根据相应的国际通用诊断标准进行诊断。

依据患者的病史、体格检查、神经心理量表以及辅助检查的结果可进一步区分为变性病与非变性病性痴呆。进一步以认知功能(语言与非语言)或以行为异常症状为主的表现来区分 Alzheimer 病(AD)、路易体痴呆(DLB)、语义性痴呆(SD)、进行性非流利性失语症(PNFA)和行为变异型额颞叶痴呆(bvFTD);以是否叠加锥体外系症状来区分帕金森病痴呆(PDD)、路易体痴呆(DLB)、进行性核上性麻痹(PSP)、皮质基底节综合征(CBS);或者区分叠加运动神经元损害的(FTLD-ALS)。非变性病性痴呆多起病较急,进展相对快,根据有无血管损伤及其与认知障碍的因果关联,以及其他诱导痴呆的病因来区分血管性痴呆与非血管性痴呆,诸如克雅病(CJD)、边缘性脑炎等(图 3-21-1)。

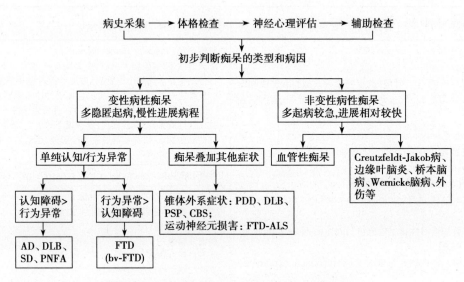

图 3-21-1 变性病和非变性病性痴呆的病因学诊断流程

最后,依据患者的临床表现、日常生活能力受损情况、认知功能评估等确定痴呆的严重程度。常用临床痴呆评定量表(clinical dementia rating,CDR)或总体衰退量表(global deterioration scale,GDS)作出严重程度的诊断。

随着基础和临床研究的极大进展,痴呆的病因诊断可逐步得以明确。认知功能障碍继发于某种全身性疾病的诊断较简单。无神经系统损害症状、体征,仅有认知障碍,或患者合并神经系统损害症状而无特异性,诊断较困难。目前痴呆的治疗仍然是全球最富有挑战性的问题。

第二节 阿尔茨海默病

(陈晓春 潘晓东)

阿尔茨海默病(Alzheimer disease,AD)是一种与年龄相关的慢性进行性中枢神经系统变性疾病,以渐进性认知功能障碍和人格精神异常为主要临床特征,是最常见的老年期痴呆类型。神经原纤维缠结(neurofibrillary tangles,NFTs)、淀粉样神经炎性斑块(β-amyloid neurite plaques,ANPs)、神经突触和神经元脱失(loss of synapse and neuron)等是 AD 的特征性神经病理改变。

【研究史】

德国病理学家和医生阿洛伊斯·阿尔茨海默（Alois Alzheimer）1906 年在图宾根（Tabingen）举行的第 37 届德国西南精神病学年会上，首次报道了一例 56 岁女性患者的病理检查所见，她有 5 年的严重记忆障碍和进行性痴呆病史，脑组织银染法检查发现大脑皮质存在大量老年斑（SPs），即神经炎性斑（NPs）和神经原纤维缠结（NFTs）等；德国著名的精神病学家 Kraepelin 在 4 年之后将这一病理改变引起的临床症状和体征命名为 Alzheimer 病。到 20 世纪 20 年代，发现阿尔茨海默病的特征性大脑斑块的核心物质是淀粉样蛋白。1932 年 Schottky 首次报道了常染色体显性遗传性 Alzheimer 病的病例，提出 AD 的家族遗传性，Van Bogaert（1940）、Essen-Moller（1946）相继报道家族性 Alzheimer 病的病例。20 世纪 50 年代科学家开始关注 Alzheimer 病患者大脑斑块和纤维缠结的生物结构，Blessed、Tomlinson 和 Roth 的研究证实（1968），80 岁以上的老年性痴呆患者的病理改变与 Alzheimer 描述的 55 岁妇女的病变相同，但近年的研究也发现，当年报道的一些 Alzheimer 病例中可能混入了额颞叶痴呆、克雅病等其他痴呆。1970 年代，美国国立老龄研究所（National Institute on Aging）成立，并开始引领 Alzheimer 病的研究。简易智能精神测试量表（MMSE）问世成为 Alzheimer 病的临床研究工具。确定了 Alzheimer 病与 21 号染色体和 β-淀粉样蛋白的关系。20 世纪 90 年代遗传学、神经病理学研究均取得重大突破，发现了与淀粉样前体蛋白 APP 相关基因突变，确认了神经原纤维结中异常 tau 蛋白，tau 蛋白基因突变是某些 17 号染色体相关的额颞叶痴呆的致病原因。

自 20 世纪 90 年代至今，生物医学的进步带动了 Alzheimer 病的病因学、病理学、诊断及治疗的全面进展。这一时期的主要研究包括：定位克隆了家族性 Alzheimer 病的突变基因，建立了转基因动物模型，确立了遗传因素在 Alzheimer 病发病中的作用；明确了胆碱能缺陷、氧化应激和兴奋性氨基酸毒性在 Alzheimer 病发病机制中的作用，研制开发了胆碱酯酶抑制剂和谷氨酸受体阻断剂等改善症状的药物；以 PET、SPECT 和 fMRI 为代表的功能影像学诊断技术的进展，推动了 Alzheimer 病早期诊断和鉴别、病情进展预测与评价研究；开展了 Aβ 主动免疫治疗 Alzheimer 病的临床试验；提出了轻度认知障碍（MCI）的概念，《美国精神障碍诊断与统计手册（第 4 版）》（DSM-Ⅳ）和美国国立精神病学、语言障碍和卒中研究所-阿尔茨海默病及相关疾病协会（NINCDS-ADRDA）制定了 Alzheimer 病诊断标准；随后国际工作组（IWG）和美国国家衰老研究所与阿尔茨海默病学会（NIA-AA）先后推出了 AD 科研诊断标准并不断更新完善，越来越关注生物学标志物在 AD 临床诊断的价值和作用，也为 AD 的早期识别和诊断提供了客观依据；同时大量新药的临床试验研究广泛开展，深入探讨不同类型胆碱酯酶抑制剂的疗效和以 β 淀粉样蛋白为靶点免疫治疗药物的作用。

【流行病学】

随着全球人口老龄化，AD 的发病率呈逐年显著上升的趋势。AD 占所有类型痴呆的 50%~70%（Qiu CX and Fratiglioni L，2009）。目前在世界范围内约有 2 500 万人罹患 AD，65 岁以上老年人中 AD 发病率以每年 0.5% 的速度稳定增加，85 岁以上老年人则以每年 8% 的速度增长。65 岁以上老年人中每年新发病例 1 275 例/10 万人，85 岁以上老年人超过 1/3 的人群罹患 AD。据推测 2020 年的全球 AD 患者将达到 4 000 万。AD 严重危害老年人的身心健康并影响生存质量，给患者造成严重的痛苦，给家庭及社会带来沉重的负担，已成为严重的社会公共卫生问题，引起各国政府和医学界的普遍关注，美国每年用于 AD 的财政花费高达 600 亿美元。

美国在对 15 000 例 60 岁以上老年人的 17 个系列研究发现，中-重度痴呆的平均发病率为 4.8%。AD 的发病率随年龄而增高，年发病率在 60 岁前约为 3/10 万，60 岁后为 125/10 万；患病率在 60~69 岁为 300/10 万，70~79 岁为 3 200/10 万，80 岁以上为 10 800/10 万。多数资料显示，65 岁以上人群 AD 患病率约为 5%，85 岁以上为 20%，妇女患病率约为男性的 3 倍。中国痴呆患病率在 65 岁以上人群为 4.8%，与西方国家相似。

流行病学研究提示，AD 的发生受到环境因素的影响，文化程度低、吸烟、脑创伤和重金属接触史、母亲怀孕时年龄小，以及一级亲属罹患 Down 综合征等均可增加患病风险；高血压、糖尿病、高胆固醇血症、动脉粥样硬化、冠心病、吸烟、肥胖症等也是普遍受人关注的危险因素。饮食中摄入与高胱氨酸相关的维生素（维生素 B_{12} 和叶酸）、抗氧化剂（维生素 C 和维生素 E）、不饱和脂肪酸可能会减少 AD 的患病风险（Yaffe K et al，2004）。AD 的危险因子包括 Down 综合征家族史和头部外伤史等，AD 患者常出现精神疾病表现，约 20% 的患者住进精神病院。家族性 Alzheimer 病（FAD）约占 AD 患者的 5% 以下，为常染色体显性遗传，患者的一级亲属尤其女性患病风险高，常在 70 岁前发生 AD；对双胞胎患病的研究发现一方罹患 AD，若为单卵双生，另一方 AD 患病率为 90%，若为双卵双生，另一方患病率只有 45%。各种病因假说对 AD 风险及预测价值如表 3-21-2 所示。

表 3-21-2　各种病因假说对阿尔茨海默病风险和预测的价值

流行病学假说	风险或保护因子	流行病学证据强度
遗传易感性	载脂蛋白 Eε4(ApoE ε4)等位基因和 AD 家族史； 髓细胞触发受体 2(TREM2)、凝集素(CLU)、补体受体(CR1)、CD33、分拣蛋白相关受体-1(SORL1)	很强 中度,证据充分
血管性因素	危险因素:高血压、糖尿病、高胆固醇血症、卒中、脑白质病变、吸烟、酗酒 保护因素:少量饮酒、合理调整血压治疗	中度,证据充分
精神-社会因素	危险因素:低教育程度、抑郁症、精神压力 保护因素:社会活动和社会交往丰富、体力运动	中度,证据充分
摄入的营养成分	饮食摄入鱼类(富含 ω-3 脂肪酸不饱和脂肪酸)、蔬菜及与高胱氨酸相关的维生素(维生素 B_{12} 和叶酸)、抗氧化剂(维生素 A、E 和维生素 C)的保护作用	有限,证据不充分
其他如神经毒性和炎症假说	颅脑外伤和职业中毒物、重金属接触或电磁场暴露史、长期激素替代以及非甾体抗炎药的风险作用	有限,证据不充分

【病因和发病机制】

Alzheimer 病是一种复杂的异质性疾病,病因迄今不明,多种因素可能参与致病,主要与遗传和环境因素有关。AD 的发病机制还不十分明确,其中 Aβ 级联反应学说、免疫功能异常学说、氧化应激和线粒体功能衰竭、神经递质功能障碍学说受到广泛重视。

1. 病因

(1) 遗传素质和基因突变:10%的 AD 患者有明确的家族史,尤其 65 岁前发病的患者。有人认为 AD 的一级亲属在 80~90 岁时约 50%发病,风险为无家族史 AD 患者的 2~4 倍。家族性 AD(FAD)多呈常染色体显性遗传,相对少见,占 AD 患者的 5%以下。通过基因分析已确定有三种导致早发型 FAD 发病的基因,它们是分别位于 14 号染色体上的早老素 1(presenilin 1, PS1)基因(PSEN1),位于 1 号染色体上的早老素 2(presenilin 2, PS2)基因(PSEN2),以及位于 21 号染色体上淀粉样前体蛋白(amyloid precursor protein, APP)基因;而位于 19 号染色体上载脂蛋白 Eε4(apolipoprotein E ε4, ApoE ε4)等位基因显著增加了晚发 FAD 或 60 岁以上散发性 AD 的风险(表 3-21-3)。ApoE 有三个等位基因:ε2、ε3、ε4,可组成 ε4/ε4、ε4/ε3、ε4/ε2、ε3/ε3、ε3/ε2 和 ε2/ε2 基因型,ε4 增加 AD 的发病风险和使发病年龄提前,ε2 减少 AD 的发病风险和使发病年龄延迟,ApoE ε4/ε4 基因型在 80 岁后发生 AD 风险是非 ε4 基因型的 3 倍,常在 60~70 岁发病。最近大量研究证实,髓细胞触发受体 2(TREM2)增加 AD 发病风险。TREM2 的功能表现为 TREM2 与淀粉样蛋白结合后,可激活小胶质细胞降解淀粉样蛋白。TREM2 受体活动的增加可增强小胶质细胞应答水平,从而缓解 AD 症状(Lee CYD et al,2018)。还有一些基因,诸如分拣蛋白相关受体-1 基因(sortilin-related receptor 1 gene,SORL1)、低密度脂蛋白受体相关蛋白(low-density lipoprotein receptor-related protein,LRP)也增加晚发型 AD 患病风险。SORL1 参与 APP 的加工剪切过程。

表 3-21-3　与 Alzheimer 病发生的相关基因及其作用

基因	基因位点	蛋白	基因型	表现型
APP	21q21.3-q22.05	βA4 类淀粉样前体蛋白	各种错义突变	常染色体显性遗传 FAD
PS1	14q24.3	早老素 1(PS1)	各种错义突变	常染色体显性遗传 FAD 伴早发(35~55 岁)
PS2	1q31-q42	早老素 2(PS2)	各种错义突变	常染色体显性遗传 FAD,见于伏尔加河流域德国人
ApoE	19q13.2	载脂蛋白 E	APOE4 多态性	对 Alzheimer 病易感性增加
多倍体	21	未知	21 三体或染色体 21-14 或 21-21 易位	Down 综合征(早发性 Alzheimer 病)

（2）年龄和环境因素：年龄是 AD 重要的危险因素，60 岁后 AD 患病率每 5 年增长 1 倍，60～64 岁患病率约 1%，65～69 岁增至约 2%，70～74 岁约 4%，75～79 岁约 8%，80～84 岁约为 16%，85 岁以上约 35%～40%，发病率也有相似的增加。AD 患者女性较多，可能与女性寿命较长有关。头颅小，大脑组织含神经元和突触较少，可能是 AD 的危险因素。AD 的发生也受环境因素影响，相关因素及风险估计参见表 3-21-2。

2. 发病机制　目前的研究发现，AD 的致病基因或遗传易感因素均与 APP 代谢、Tau 代谢、免疫反应、脂质代谢等关键通路有关（Querfurth HW and LaFerla FM. 2010），尽管 Aβ 很可能是 AD 病理生理的始作俑者，但遗传易感因素介导的机体对 Aβ 反应，如能量代谢、免疫反应、自噬溶酶体反应等也是 AD 病理生理过程的重要促发因素，并有望成为 AD 干预的新靶点。

（1）Aβ 级联反应学说：AD 发病机制虽尚未完全阐明，但 Aβ 级联反应学说已为大多数学者所接受，成为 AD 致病机制的核心和主流学说。该学说认为，各种原因导致的 Aβ 生成和清除代谢失衡引起 Aβ 在脑组织中异常积聚，进而触发了与 AD 病理生理、生化相关的级联反应。Aβ 是由淀粉样前体蛋白（amyloid precursor protein, APP）经 β 和 γ 分泌酶异常剪切而来，*PS1*、*PS2* 和 *APP* 等基因的异常突变均导致 Aβ 生成增多，APP 被异常剪切首先产生 Aβ 单体，由于 Aβ 具有自发聚集倾向，Aβ 单体很快形成 2～6 个肽的可溶性 Aβ 寡聚体（soluble oligomers），进而形成纤丝体（fibrils）和最终形成斑块。大量研究证实，可溶性 Aβ 寡聚体是最具神经毒性的 Aβ 聚合形式。除了 Aβ 纤丝体外，Aβ 寡聚体生成增多和细胞内积聚能够增强氧化应激反应，损害线粒体的功能，促进 tau 蛋白过度磷酸化，并诱导神经元的凋亡；Aβ 寡聚体也诱导神经突触的可塑性障碍、抑制长时程增强的形成和破坏学习记忆过程；Aβ 寡聚体不但直接造成神经元和突触的毒性损伤，也导致小胶质细胞吞噬清除能力障碍。

（2）免疫异常学说：免疫系统激活可能是 AD 病理变化的机制之一，如 AD 脑组织 B 淋巴细胞聚集，以及血清脑反应抗体、抗 NFT 抗体、人脑 S100 蛋白抗体、β-AP 抗体和髓鞘碱性蛋白（MBP）抗体增高。AD 患者 CD4$^+$/CD8$^+$ 细胞比值增加，提示免疫调节性 T 细胞缺损。AD 患者 IL-1、IL-2 和 IL-6 生成增加，外周血 MBP 和含脂质蛋白（PLP）反应性 IFN-γ 分泌性 T 细胞显著增高，CSF 中 MBP 反应性 IFN-γ 分泌性 T 细胞是外周血的 180 倍。AD 免疫异常学说实际上也是 Aβ 级联学说的补充，AD 脑内免疫功能异常主要表现为小胶质细胞和星形胶质细胞过度激活，以及特定脑区炎症细胞因子水平增高。小胶质细胞通过细胞表面受体，包括髓细胞触发受体 2（TREM2）、糖基化终末产物受体（RAGE）、甲酰肽受体（FRP）等介导炎症和氧化应激信号，并释放大量的细胞因子、趋化因子和补体等介质，介导炎症级联反应并引起神经毒性（Pan XD et al, 2011）。

Aβ 在细胞内的内质网、高尔基体和内吞体形成，它通过低密度脂蛋白相关受体进入多种细胞。ApoE 和 α2-巨球蛋白（macroglobulins, α2-M）作为伴侣蛋白参与细胞外炎性斑块的形成。小胶质细胞介导吞噬 Aβ 的反应，星形胶质细胞也通过受体介导的内吞作用参与 Aβ 清除。炎症环境触发神经炎性病理形成和血脑屏障破坏。此外，Aβ 主要通过脑啡肽酶（neprilysin, NEP）和胰岛素溶酶（insulin-degrading enzyme, IDE）等酶水解方式被胶质细胞清除。早期的 Aβ 寡聚体破坏了细胞内蛋白酶的功能，促进细胞内 tau 蛋白过度磷酸化和 Aβ 纤丝体的形成和积聚。Aβ 寡聚体也可以直接损害小胶质细胞的吞噬功能。

（3）氧化应激和线粒体功能衰竭：Aβ 能够诱导神经细胞内活性氧（reactive oxygen species, ROS）和活性氮（reactive nitrogen species, RNS）生成增多，这些过氧化物攻击细胞和组织的脂膜，产生线粒体毒性作用。氧化损伤导致膜依赖的离子特异性 ATP 酶损伤和钙内流机制，如谷氨酸/N-甲基-D-天冬氨[NMDA]受体（glutamate/N-methyl-d-aspartate[NMDA]receptors）、补体膜攻击复合物（membrane-attack complex, MAC）等，引起细胞内和线粒体钙超载。Aβ 也直接破坏细胞电子传递链的复合酶Ⅳ（细胞色素 C 氧化酶）以及 Kreb 循环的关键酶（α-酮戊二酸和丙酮酸脱氢酶），损害线粒体 DNA（mtDNA）并导致其片段化。脂质过氧化促进 tau 蛋白磷酸化和聚集。由于线粒体膜电位被破坏、渗透转换孔（ψm）开放和 caspase 蛋白被激活，导致大量 ROS 和 RNS 产生。Aβ 也诱导应激活化蛋白 p38 和 c-jun N-末端激酶（c-jun N-terminal kinase, JNK）和 P53 蛋白活化，进而促进细胞凋亡。

（4）神经递质障碍学说：皮质和海马神经元乙酰胆碱水平异常降低和谷氨酸水平持续升高是 AD 最具特征性的神经递质变化。AD 患者海马和新皮质的乙酰胆碱（ACh）与胆碱乙酰转移酶（ChAT）显著减少，皮质胆碱能神经元递质功能紊乱被认为是记忆障碍及其他认知障碍的原因之一。迈内特（Meynert）基底核是新皮质胆碱能纤维的主要来源，AD 早期此区胆碱能神经元减少及 ACh 合成明显不足，是 AD 早期损害的主要部位。此外，AD 引起的能量缺乏导致细胞膜电位随 Na$^+$/K$^+$-ATP 酶及其他泵活性降低、谷氨酸释放增加、摄取减少，加速了去极化过程。谷氨酸水平升高和去极化使通过 NMDA 受体的 Ca^{2+} 内流增加，增加的细胞内 Ca^{2+} 启动神经元退变程序，产生神经兴奋毒性作用。AD 患者脑内毒蕈碱 M2 受体和烟碱受体显著减少,M1 受体数相对保留,但功能不全,与 G 蛋白第二信使系统结合减少。AD 患者脑内 5-羟色胺(5-HT)、γ-氨基丁酸(GABA)减少、生长抑素(somatostatin)、去甲肾上腺素(norepinephrine)以及 5-HT 受体、生长抑素受体均减少,但这些改变为原发性抑或继发于神经元减少尚未确定。

【病理】

Alzheimer 病可见前额叶、颞叶等新大脑皮质和海马、杏仁核等的神经原纤维缠结和神经炎性斑是诊断 AD 的金指标,脑皮质萎缩、各脑区神经元减少、血管 β-淀粉样肽(Aβ)沉积和颗粒空泡变性,以及 Meynert 基底核神经元减少、突触及树突减少,皮质 ACh 含量减少、星形细胞及小胶质细胞反应等也是 AD 的重要病理特征。

1. 神经炎性斑(neuritic plaques,NP) 也称为老年斑(senile plaques,SP),是 AD 的特征性病理改变,是位于细胞外约 50~200μm 的球形结构,银染色易显示(图3-21-2)。病变核心由类淀粉前体蛋白(APP)断裂后形成的细丝状成束排列的 Aβ 肽组成,核心周围是变性轴索、树突及增生的小胶质细胞和星形胶质细胞,神经突起含双股螺旋形细丝(paired helical filaments,PHFs)结构,PHFs 由大量异常磷酸化的 tau 蛋白组成。神经炎斑银染色可分为三型:①原始型:或称早期斑或弥漫性斑,不含淀粉样肽核心,边界不规则,Aβ 肽免疫反应阳性,是淀粉样蛋白早期沉积的表现,见于大脑半球,临床常无症状。②经典型神经炎性斑块:或称成熟斑,直径 50~200μm 球形结构,含 Aβ 免疫反应阳性核心,周围是双股螺旋细丝组成的变性轴突,斑块周围可见胶质细胞突起及异常溶酶体等细胞器,以及反应性星形胶质细胞和小胶质细胞。③燃尽(burnt out)型:或称致密斑,由单独致密淀粉样核心组成,Aβ 存在于新皮质、海马、视丘、杏仁核、尾状核、豆状核、Meynert 基底核、中脑、脑桥、延髓、小脑皮质和脊

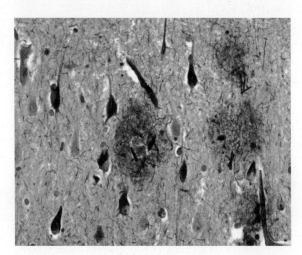

图 3-21-2　光镜显示神经炎性斑和神经原纤维缠结

髓等,神经炎性斑块附近可见激活小胶质细胞反应和大量胶质细胞增生。

2. 神经原纤维缠结(neurofibrillary tangles,NFTs) 是神经元异常细胞骨架的组成结构,由双股螺旋细丝组成,含过度磷酸化 tau 蛋白,是微管相关糖蛋白的主要成分。双股螺旋细丝可与蛋白酶 nexin-1、微管组合蛋白-5(MAP-5)和泛素(ubiquitin)发生免疫反应。HE 染色组织切片可见 NFTs,用银染或刚果红染色在偏振光显微镜下观察,神经丝网含双股螺旋细丝状突起,含 NFTs 的锥体细胞树突先出现。NFTs 的分布有规律性,由嗅皮质进展到边缘皮质,最后抵达新皮质。NFTs 也见于正常老年人及其他神经系统变性疾病,多见于颞叶。AD 的 NFTs 数量多,遍及整个大脑,常见于海马和内嗅皮质。NFTs 引起非 AD 神经系统变性疾病神经细胞死亡,包括进行性核上性麻痹、脑炎后帕金森病、拳击性痴呆、亚急性硬化性全脑炎,以及难治性早发癫痫等。

3. 神经元丢失(loss of neurons) 在脑皮质表浅的较大胆碱能神经元较显著,年轻患者明显,常伴神经胶质细胞增生。AD 神经元突触较正常人减少 36%~46%,多见于神经炎性斑块部位,神经元及突触缺失与认知功能障碍关系密切。

4. 颗粒空泡变性(granulovacuolar degeneration) 是细胞质内的空泡结构,由一个或多个直径 3.5μm 的空泡组成,每个空泡中心都有一个致密颗粒,一个细胞可见几个空泡。颗粒成分与抗微管蛋白(tubulin)、抗 tau 蛋白有关的 A125-50 蛋白、抗泛素和抗神经细丝抗体呈阳性反应。颗粒空泡见于 AD,主要存在于海马锥体细胞中,正常老年人少见。

5. 脑淀粉样血管病(cerebral amyloid angiopathy,CAA) 是 β-淀粉样蛋白(Aβ)在脑血管内皮细胞沉积,刚果红染色在偏振光显微镜下观察,脑血管壁上 Aβ 呈苹果绿色光,称为嗜刚果红血管病或脑淀粉样血管病,病变影响软脑膜和皮质表浅小动脉。常染色体显性 Dutch 病临床出现脑出血和痴呆,脑实质可见严重 Aβ 免疫反应脑淀粉样血管病,但神经炎性斑块相对缺如。

6. 脑萎缩 见于 AD 后期,呈弥漫性脑萎缩,脑重减少约 20%,脑回狭窄,脑沟扩大,侧脑室和第Ⅲ脑室对称性扩大,脑萎缩常累及额、颞和顶叶,萎缩程度有较大差异,海马极度萎缩,镜下可见脑皮质神经元广泛丢失,Meynert 基底前核及蓝斑神经元减少,其余神经元体积变小,脑皮质Ⅲ、Ⅴ层星形细胞增生修复过程活跃。

【临床表现】

1. 患者起病隐袭,智能改变较隐匿,早期不易被他人觉察,常常说不清发病的确切日期,偶因发热性疾病、感染、手术、轻度头外伤或服药后患者出现异常精神混乱

而引起注意。

2. 逐渐发生记忆障碍（memory impairment）或遗忘，是 AD 的重要特征或首发症状。患者表现近记忆障碍明显，不能记忆当天发生的日常琐事，记不得刚做过的事或讲过的话，忘记少用的名词、约会或贵重物件放在何处，易忘记不常用的名字，常重复发问，以前熟悉的名字易搞混，词汇减少。情景记忆障碍是 AD 特征性记忆损害的表现。远事记忆可相对保留，但早年不常用的词也会失去记忆。

可出现 Korsakoff 遗忘状态，表现为近事遗忘，对 1~2 分钟前讲过的事情可完全不能记忆，易遗忘近期接触过的人名、地点和数字。患者为了填补记忆空白，常无意地编造情节或远事近移，出现错构和虚构。学习和记忆新知识困难，需数周或数月重复才能记住自己的床位和医生或护士姓名。检查时重复一系列数字或词，即时记忆常可保持，短时和长时记忆不完整。

3. 认知障碍（cognitive impairment）是 AD 的特征性表现，随病情进展逐渐表现明显，包括：

（1）语言功能障碍：特点是命名不能和听与理解障碍的流利性失语，口语由于找词困难而渐渐停顿，使语言或书写中断或表现为口语空洞、缺乏实质词或喋喋不休；如果找不到所需的词汇则采用迂回说法或留下未完成的句子。早期复述无困难，后期困难。早期保持语言理解力，渐渐显出不理解和不能执行较复杂指令，口语量减少，出现错语症，交谈能力减退，阅读理解受损，朗读可相对保留，最后出现完全性失语。检查方法是让受检者在 1 分钟内说出尽可能多的蔬菜、车辆、工具和衣服名称，AD 患者常少于 50 个。

少词型失语症（logopenic aphasia，LPA）是 AD 语言功能障碍的一种特殊类型，也称为少词变异型原发性进行性失语症（lvPPA），具有 AD 病理学改变，不属于额颞叶变性痴呆（FTLD）。临床表现以命名障碍和语法障碍为主，找词困难和重复困难。患者可表现为重复句子或短语。与其他 FTD 亚型不同，lvPPA 通常直到疾病的晚期才会出现行为或性格改变。影像学显示脑萎缩主要影响优势半球顶叶下部和颞叶上部。

（2）视空间功能受损：可早期出现，表现为定向力严重障碍，在熟悉的环境中迷路或不认家门，不会看街路地图，不能区别左、右；在房间里找不到自己的床，辨别不清上衣和裤子以及衣服的上下与内外，穿外套时手伸不进袖子。不能独自去以前常去的熟悉场所。后期连最简单的几何图形也不能描画，不会使用常用物品或工具如筷子、汤匙等。这些症状是由于顶-枕叶功能障碍导致躯体与周围环境空间关系障碍，或一侧视路内刺激忽略所致。

非典型 AD 中的视觉变异型 AD，又称后部皮质萎缩（PCA），以选择性顶叶、枕叶皮质萎缩为特征。其中，枕颞叶变异亚型 AD 临床上早期出现显著的视觉功能障碍，特别是视空间和视觉感知能力障碍，表现为早期、突出及进展的对物体、符号、单词或面容的视觉感知或视觉辨认能力异常。

（3）失认和失用：可出现视失认和面容失认，不能认识亲人和熟人的面孔，也可出现自我认识受损，产生镜子征，患者对着镜子里自己的影子说话。可出现意向性失用，每天晨起仍可自行刷牙，但不能按指令做刷牙动作；以及观念性失用，不能正确地完成连续复杂的运用动作，如叼纸烟、划火柴和点烟等。AD 的双侧顶叶变异亚型表现为早期、突出的、进展的空间障碍，Gerstmann 综合征，Balint 综合征，以及肢体失用或忽视。

（4）计算力障碍：常弄错物品的价格、算错账或付错钱，不能平衡银行账户，最后连最简单的计算也不能完成。

4. 精神障碍包括

（1）抑郁心境、情感淡漠、焦虑不安、兴奋、欣快和失控等，主动性减少，注意力涣散，白天自言自语或大声说话，害怕单独留在家中，少数患者出现不适当或频繁发笑。

（2）部分患者出现思维和行为障碍等，如幻觉、错觉、妄想、虚构、古怪行为、攻击倾向及个性改变等，如怀疑配偶有外遇，怀疑子女偷自己的钱物，把不值钱的物品当作财宝藏匿，认为家人作密探而产生敌意。忧虑、紧张和激惹，拒绝老朋友来访，言行失控，冒失的风险投资或色情行为等。

（3）早期患者仍保持平常仪表，遗忘、失语等症状较轻时其活动、行为及社会交往无明显异常；严重时表现为不安、易激惹或少动，不注意衣着，不修边幅，个人卫生不佳。后期仍可保留习惯性自主活动，但不能执行指令动作。可有贪食行为或常忽略进食，多数患者有失眠或出现夜间谵妄。

（4）额叶变异型 AD 出现早期、突出及进展的行为改变，包括相关的淡漠或行为脱抑制，或认知测试发现突出的执行功能受损害，其行为改变与额颞叶变性型痴呆（bvFTD）十分相似。此外，唐氏综合征变异型 AD 患者也以早期行为改变和执行功能损害为特征。

5. 典型的 AD 患者通常无锥体束征和感觉障碍，视力、视野相对完整。如病程中出现偏瘫或同向偏盲，应注意是否合并脑卒中、肿瘤或硬膜下血肿等。AD 早期可以出现步态异常，疾病中、晚期可见四肢僵直、锥体束征、小步态、平衡障碍及尿便失禁等，约 5% 的患者出现癫痫发作和帕金森综合征，伴帕金森综合征的患者往往不能站立和行走，整日卧床，生活完全依靠护理。

【辅助检查】

1. 实验室检查

（1）血液学检测：首次就诊的患者进行血液学检测，以排除非 AD 性认知障碍的病因或发现伴随疾病，包括甲状腺功能、甲状旁腺功能、肾上腺功能、肝肾功能、乳酸、血脂、电解质、血糖、叶酸、维生素 B_{12}、维生素 B_1、同型半胱氨酸、红细胞计数、血红蛋白、血沉、HIV、梅毒螺旋体抗体、重金属、药物或毒物检测水平。神经丝轻链（neurofilament light，NfL）是细胞骨架的一个组成部分，主要表达于大直径有髓鞘轴突。最近发现 AD 突变携带者血清 NfL 浓度升高，升高程度与疾病分期和症状严重程度相关，血清 NfL 可能是早期 AD 神经变性可行的生物标志物（Preische et al，2019）。

（2）脑脊液检测：目前对大多数患者不建议常规脑脊液检查，少数病例需检测脑脊液排除其他导致痴呆的病因，包括脑脊液压力、细胞学、蛋白、寡克隆带，以及梅毒、莱姆病、HIV 病毒等。脑脊液的 AD 标志物检测包括：

1）脑脊液 Aβ 多肽：$Aβ_{1-42}$ 与神经炎性斑块形成有关，直接反映 AD 的病理生理进程。在 AD 人群中脑脊液 $Aβ_{1-42}$ 水平异常降低，荟萃分析表明，采用 ELISA 法检测 $Aβ_{1-42}$ 的敏感性为 80%，特异性达 90%，但这一方法区分 AD 与非 AD 型痴呆的特异性只有 59%。

2）脑脊液总 tau 蛋白（t-tau）和磷酸化 tau 蛋白（p-tau）：采用 ELISA 法检测 AD 患者脑脊液总 tau 蛋白和磷酸化 tau 蛋白升高，脑脊液 tau 蛋白诊断敏感性和特异性分别为 80% 和 90%。临床上用于检测 tau 蛋白磷酸化位点主要是 181 位点 $p-Tau_{181}$。在血管性痴呆（VaD）、额颞叶痴呆（FTD）、CJD、路易体痴呆（DLB）及急性缺血性卒中也可增高。AD 患者脑脊液 tau 蛋白磷酸化水平显著高于对照组、非 AD 型痴呆及不表现痴呆的其他神经疾病，有助于 AD 与 FTD、VaD、DLB、PD、ALS、重度抑郁、精神分裂症等鉴别。

3）脑脊液 $Aβ_{1-42}$ 与 p-Tau 联合检测：诊断 AD 敏感性为 80%~90%，对 AD 与非 AD 型痴呆鉴别诊断的特异性为 80%~90%，是目前 AD 与非 AD 痴呆早期鉴别最有效的生物标志物。这些标志物可反映 AD 的病理生理变化和早期诊断 AD，随着病程进展，CSF $Aβ_{1-42}$ 进行性下降，可能反映疾病的进展阶段，而 t-Tau 和 p-Tau 反映疾病的进展强度，CSF 水平越高，预示疾病进展越快。

（3）分子遗传学标志物检测：PCR-RFLP 技术检测 APP、PS-1 和 PS-2 基因突变有助于确诊早发家族性 AD，ApoEε4 基因显著增加的携带者可能为散发性 AD。APOEε4 杂合子发生 AD 的相对风险是 3.2，APOE ε4 纯合子发病的相对风险是 11.6，而 APOEε2 等位基因降低 AD 发病风险。APOE 和 AD 的关联度与人种、年龄、性别均有关。55~65 岁人群发病的相对风险高，APOEε4 携带者女性比男性发病风险高。由于轻度认知障碍（MCI）和非痴呆性认知功能损害进展为痴呆的风险极高，建议将 APOE 等位基因分析纳入痴呆的转化风险预测模型。

2. 神经心理学检查　临床神经心理评估主要针对认知功能障碍、社会和日常能力减退、精神行为症状等内容进行。神经心理学测验在痴呆早期诊断中用于：①帮助确定痴呆的诊断：认知功能障碍导致社会和日常生活功能均有障碍时才可诊断为痴呆；②与其他类型痴呆鉴别：如 Hachinski 缺血量表用于血管性痴呆与 AD 的鉴别；③帮助确定痴呆严重程度，如临床痴呆量表（CDR）等。AD 型痴呆在以下认知域中至少 2 项受损（其中记忆损害必不可少）：定向、记忆、语言、运用、视知觉和解决问题能力等。AD 早期出现记忆、语言及结构障碍，随之出现失语、失用和失认，最后表现为智能全面衰退、人格障碍等。

（1）评价认知功能障碍量表：在临床研究中多选用成套的神经心理学测验，包括定向、注意、记忆、计算及视空间功能等方面对痴呆患者进行评估，常用的量表包括：

1）简明精神状态检查（mini-mental state examination，MMSE）：方法简单，应用广泛。该表包括定向力、记忆力、注意及计算力、回忆和语言 5 个方面检测。划界分为 24 分。我国根据受试者不同文化水平，将划界分为文盲 ≤17 分，小学 ≤20 分，初中及以上 ≤24 分提示认知功能缺损。适用于老年人群，可作为流行病学大样本调查的筛查工具，也用来区分痴呆严重性。检测痴呆的敏感性多在 80%~90%，特异为 70%~80%。

2）蒙特利尔认知评估（Montreal cognitive assessment，MoCA）量表：加拿大的 Nasreddine 等根据临床经验及参考 MMSE 评分制订，包括注意与集中、执行功能、记忆、语言、视结构技能、抽象思维、计算及定向力等 8 个认知域的 11 个检查项目。量表总分 30 分，MoCA 评分 11.4~21.0 分为痴呆，19.0~25.2 分为 MCI，两者间有一定的重叠，受教育年限 ≤12 年加 1 分，最高分 30 分，≥26 分属于正常。MoCA 敏感性较高，覆盖重要的认知域，信度和效度优于 MMSE。对于文盲的受试者，可以采用 MoCA 基础版（MoCA-B）。

3）阿尔茨海默病评估量表（Alzheimer disease assessment scale，ADAS）：Rosen 等（1984）编制，包括阿尔茨海默病评定量表-认知分量表（Alzheimer Disease Assessment Scale-Cognitive section，ADAS-cog）和 AD 非认知分量表（ADAS-noncog）两部分。认知功能测定包括词语回忆、物品及手指命名、指令、结构性运用、观念性运用、定向力、言语能力、语言理解、找词困难、记忆再现。共 11 题，费时约 15~30 分钟，满分 70 分。ADAS-cog 是用于轻中度痴呆治疗药物疗效评估的最常用量表，通常将改善 4 分作为治疗显效的判定标准，是目前应用最广泛的抗痴呆药物临床试验的疗效评价工具。

4）严重障碍成套测验（severe impairment battery，SIB）：包括定向力、注意力、记忆力、语言、视知觉和结构等，并包括详细的行为评估，耗时约30分钟。总分范围为0~100，评分愈低，说明痴呆程度越重。重测信度0.87，测验者之间信度0.99。SIB适用于严重痴呆，能有效区分MMSE 0~5分组与6~11分组，不能区分6~11分组、12~17分组与>17分组，是评价中重度至重度AD药物疗效的最常用量表，有中文版本，信度和效度良好。

（2）评定日常和社会功能量表：从认知功能下降到日常生活能力受损才能诊断痴呆。日常能力包括两方面：基本日常生活能力（basic activities of daily living，BADL）和工具性日常生活能力（instrumental activities of daily living，IADL），前者指独立生活必需的基本功能，诸如穿衣、吃饭、如厕等，后者包括复杂的日常或社会活动能力，如出访、工作、家务能力等，需要更多认知功能的参与。

常用的评价日常生活能力和社会功能量表包括阿尔茨海默病协作研究日常能力量表（Alzheimer disease cooperative study ADL，ADCS-ADL）、社会功能活动问卷（functional activities questionnaire，FAQ）等。其中FAQ和工具性日常生活能力量表涉及复杂的社会功能和日常活动，适用于较轻患者的评价。重度痴呆患者应另选相应的评定量表，如阿尔茨海默病协作研究重度患者日常能力量表（ADCS-ADL-severe）。

（3）评定痴呆的精神行为症状（behavior and psychological symptom of dementia，BPSD）量表：评估精神行为症状有利于痴呆的鉴别诊断及疗效评价，也有利于对痴呆患者的综合管理。AD患者淡漠、抑郁和焦虑出现较早，幻觉和激越出现在病程中晚期。评估BPSD常应用AD行为病理评定量表（behavioral pathology in Alzheimer disease rating scale，BEHAVE-AD）、Cohen-Mansfield激越问卷（Cohen-Mansfield agitation inventory，CMAI）和神经精神问卷（neuropsychiatric inventory，NPI），通常需要依赖知情者提供的信息进行评测。这些量表不仅能发现有无症状，还能评价症状的频率、严重程度，以及对照料者造成的负担，重复评估还能监测治疗和干预的效果。

（4）总体评价量表：

1）临床痴呆评定量表（clinical dementia rating，CDR）：可评价受试者的总体或各部分水平，现已成为痴呆临床试验总体评价的标准之一，CDR对痴呆患者认知功能和社会生活功能损害严重程度进行临床分级。采用临床半定量式访谈患者和知情者获得信息，评估受试者6方面表现（记忆、定向、解决问题、社区事务、家庭生活、生活自理），各部分单独进行，由临床医生集合相关的信息，得出总积分。按严重程度分为5级，即健康、可疑痴呆、轻度痴呆、中度痴呆和重度痴呆，分别记为0、0.5、1、2、3分。

2）总体衰退量表（global deterioration scale，GDS）：也是评价痴呆严重程度或分期最常用的量表。内容涉及记忆（即刻记忆、近期及远期记忆）、日常生活能力、人格和情绪几方面。量表通过对患者和照料者进行访谈并进行评分分期。将正常人到严重痴呆分为1~7分，其中2~4分为痴呆前驱期，5~7分为痴呆期。更确切的划分：GDS-1为正常健康人群，完全能够行使所有的认知功能；GDS-2代表患者主诉的主观认知损害，临床未观察到客观记忆障碍的证据即SCI；GDS-3代表临床观察发现有轻度认知功能损害（MCI），该阶段患者可能表现为轻微的社会和职业活动能力损害，但日常生活能力完全正常。

（5）相关的鉴别量表：如应用Hachinski缺血积分（HIS）量表对血管性痴呆与AD进行鉴别；汉密尔顿抑郁量表（HAMD）可帮助评估抑郁状态。

3. 神经电生理检查　AD患者早期脑电图正常，随病程进展出现非特异性改变，如慢活动增加至弥漫性慢波，病程后期可见α波节律变慢、α波减少、波幅降低或θ波、δ波增多。建议将EEG用作AD的鉴别诊断。EEG可提供CJD的早期证据，或提示可能存在中毒-代谢异常、暂时性癫痫性失忆或其他癫痫疾病。此外，AD患者的视觉、听觉诱发电位潜伏期延长，事件相关电位（P300）潜伏期明显延长，波幅降低。

4. 神经影像学检查　是AD诊断和鉴别诊断以及排除其他可治性痴呆的重要手段。

（1）CT检查：早期可正常，后期可见脑萎缩，特别是额、颞叶皮质萎缩，脑沟、外侧裂池增宽和侧脑室增大；薄层CT可能识别海马萎缩。

（2）脑MRI检查：在冠状切面可见海马萎缩，语言区皮质局限性萎缩，同时可排除硬膜下血肿、多梗死性痴呆、梗阻性脑积水和脑瘤等器质性痴呆；AD的颞叶结构测量以海马和内嗅皮质最重要。还有比较常用的全脑皮质萎缩（global cortical atrophy，GCA）量表和顶叶萎缩量表（Koedam scale）。

海马萎缩（hippocampal atrophy）被认为是AD的早期标志。海马测量方法包括：①目测法：主要通过MRI冠状位对海马萎缩进行定性分级（从正常到严重萎缩分0~4级）；②线性法：主要指标包括颞中叶厚度、双额指数，颞角宽度及海马高度（图3-21-3）；③体积测量：可测量整个颞叶、海马及杏仁核等结构体积，但需结合受试者颅脑体积加以校正。

全脑萎缩量表（GCA）是对整个大脑的皮质萎缩进行评估（Brutto OHD et al，2014）。主要通过颅脑MRI T_1WI横断位对全脑萎缩进行定性分级（从正常到严重萎缩分0~3级）：0级：没有皮质萎缩；1级：轻度皮质萎缩，脑沟增宽；2级：中度皮质萎缩，脑回缩小3级：重度皮质萎缩，呈现"刀刃样萎缩"（图3-21-4）。

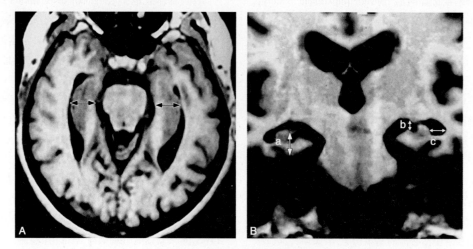

图 3-21-3　线性法测量海马萎缩程度

A. 显示最小颞中叶厚度；B. 显示海马高度（a）、脉络膜裂宽度（b）、颞角宽度（c）

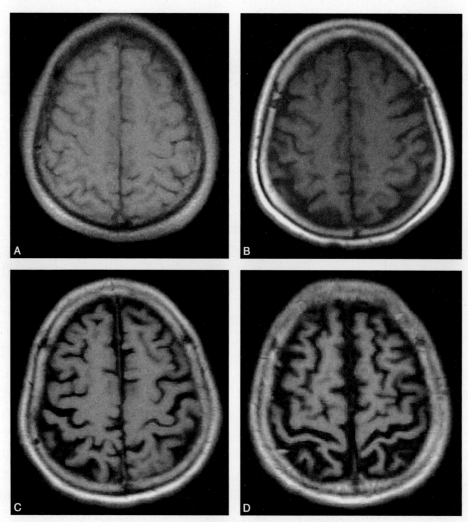

图 3-21-4　全脑萎缩视觉评定（GCA）（横断位）

A. 0 分　无萎缩；B. 1 分　轻度萎缩；C. 2 分　中度萎缩；D. 3 分　严重萎缩

Koedam 量表用于评估后脑顶叶萎缩（Koedam EL et al,2011），其 4 分评定模式（0~3 分）基于所选解剖区域的矢状、轴向和冠状方向的萎缩：包括后扣带沟、楔前叶、顶枕沟和顶叶皮质。0 级：无顶叶或楔前叶萎缩；1 级：轻度皮质萎缩：后扣带沟和顶枕沟轻度增宽；2 级：中度皮质萎缩：脑回体积缩小，顶叶脑沟广泛增宽；3 级：重度皮质萎缩：刀刃样萎缩，后扣带沟和顶枕沟明显增宽（图 3-21-5）。该量表显示良好的观察者间一致性和区分

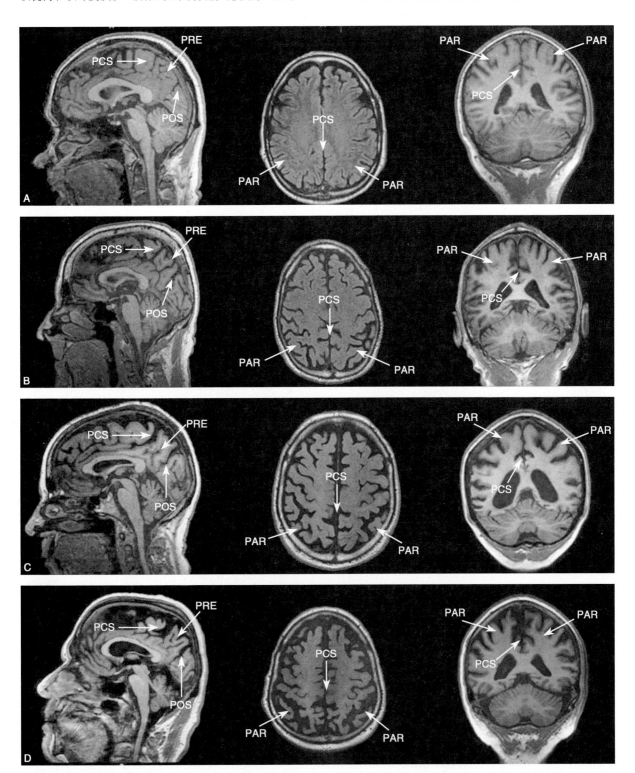

图 3-21-5　顶叶萎缩视觉评定量表（矢状位、横断位、冠状位）

A.0 分　无萎缩；B.1 分　轻度萎缩；C.2 分　中度萎缩；D.3 分　严重萎缩。矢状位：后扣带沟（PCS）和顶-枕沟（POS）的扩大和楔前叶（PRE）的萎缩；横断位：后扣带沟（PCS）扩大和顶叶后沟（PAR）扩张；冠状位：顶叶后扣带沟（PCS）扩大和顶叶后沟（PAR）扩张

AD,敏感性、特异性分别为58%和95%；该量表能够区分AD与健康对照和AD及额颞叶痴呆患者的能力。后皮质萎缩(posterior cortical atrophy,PCA)型AD相对保留内侧颞叶,表现为非典型AD的临床表现,可以用该量表辅助诊断。

功能MRI(fMRI)显示AD患者颞顶叶相对血流量显著降低,进行命名和字母流畅性测试时颞叶激活降低,完成视觉搜索任务时顶叶激活减少,伴前扣带回和额叶功能不良。fMRI不被推荐作为痴呆的常规诊断检测项目。

(3) 单光子发射计算机断层摄影(SPECT):经济简便,评估脑血流灌注,显示AD患者海马及颞、顶和额叶皮质区脑血流量普遍减少,与痴呆严重程度相关;SPECT多巴胺能影像能够区分AD与DLB。

(4) 正电子发射体层摄影(PET):可检测痴呆患者脑血流、葡萄糖代谢改变,以及脑内Aβ沉积。[18]F-FDG PET是最常用于探测体内葡萄糖代谢的示踪剂,显示AD特异性颞顶和上颞/后颞区、后扣带回皮质和楔前叶及额叶外侧皮质葡萄糖代谢降低。[11]C-PIB-PET研究显示,AD患者额叶、顶叶、颞叶、部分枕叶和纹状体Aβ摄取明显增加。[18]F-FDDNP能与Aβ和神经纤维缠结结合,作为诊断AD的另一种特异性新型分子探针。目前国内获批准的分子探针还有用于检测Aβ的[18]F-AV45(图3-21-6),用于检测Tau蛋白的[18]F-PBB3、[18]F-THK523和[18]F-THK5351,这些探针对于确诊AD和非AD型痴呆具有重要意义。

【诊断和鉴别诊断】

1. 诊断 根据详尽的病史及临床症状、体征,结合神经心理量表、神经影像学检查及实验室资料,AD临床诊断的准确性可达85%~90%。自1984年以来临床广泛应用NINCDS-ADRDA诊断标准,其由美国国立神经疾病语言障碍卒中研究所(NINCDS)和Alzheimer病及相关疾病协会(ADRDA)建立的NINCDS-ADRDA专题工作组(1984)推荐。诊断标准内容如下:

(1) 很可能的Alzheimer病(probable Alzheimer disease):①临床检查确认痴呆,神经心理测试MMSE及Blessed痴呆量表支持;②必须有2种或2种以上认知功能障碍;③进行性加重的记忆力及其他智能障碍;④无意识障碍,可伴精神和行为异常;⑤发病年龄40~90岁,多见于65岁后;⑥排除其他可导致进行性记忆和认知功能障碍的脑疾病。

(2) 可能的Alzheimer病(possible Alzheimer disease):①特殊认知功能障碍进行性加重,如语言(失语)、运动技能(失用)和知觉(失认);②日常生活能力减退和

行为异常;③类似疾病家族史,并有神经病理证据;④实验室检查:腰穿常规检查,EEG呈非特异性改变如慢活动增加,CT显示脑萎缩,必要时可复查。

(3) 排除导致痴呆的其他脑疾病,Alzheimer病的临床特点是:①疾病进展过程中可有稳定期;②合并症状包括抑郁、失眠、尿失禁、妄想、错觉、幻觉、感情或行为失控、体重减轻等;③某些患者有神经系统体征,尤其疾病后期,如肌张力改变、肌阵挛或步态失调等;④疾病后期可能有抽搐发作;⑤CT检查脑为正常范围。

(4) 不支持可能的Alzheimer病的临床特征是:①突发卒中样起病;②局灶性神经系统体征如偏瘫、感觉缺失、视野缺损和共济失调,尤其疾病早期发生;③病程早期出现抽搐发作和步态障碍。

(5) 可考虑为Alzheimer病的临床症状是:①患者有痴呆综合征表现,但缺乏足以引起痴呆的神经、精神或躯体疾病证据;②患者可伴躯体或脑疾病,但不能导致痴呆;③患者表现为单一认知功能障碍,有进行性加重病程,缺乏明显的病因。

(6) 确诊的Alzheimer病(definite Alzheimer disease):①符合很可能的Alzheimer病的临床诊断标准;②尸检或脑活检组织病理改变符合Alzheimer病的特征表现。

随着对AD神经心理学特征、影像学特征及生物标志物的研究,2010年《柳叶刀-神经病学》杂志发表关于"AD定义修订的专家组意见",指出AD并不局限于痴呆综合征,而是涵盖了疾病临床相的谱系变化,从出现首发症状开始,包括痴呆的临床前阶段、有症状的痴呆前期和痴呆阶段。其中,生物学标志物是诊断的必要条件。典型AD的临床表型必须存在情景记忆损害,对不存在情景记忆损害的个体,可能的诊断为非典型AD痴呆、轻度认知障碍(MCI)或AD的临床前阶段。2011年美国国立老化研究所和阿尔茨海默病协会(NIA-AA)发布了AD诊断标准。2014年国际工作组(IWG)又推出了AD科研诊断标准(表3-21-4、表3-21-5),关注生物学标志物在AD临床诊断的价值,为AD早期识别和诊断提供了客观依据(Dubois B et al,2014)。

2018年美国国家衰老研究院-阿尔茨海默协会(NIA-AA)发布了对AD生物学定义的研究框架(Jack CR Jr et al,2018),提出了用生物学方法检出淀粉样蛋白沉积(Aβ)和Tau的异常来定义AD,在统一的生物学框架下研究痴呆及痴呆出现之前的疾病谱变化(表3-21-6)。将特征性生物标志定义为AT(N):A即Aβ、T为病理性tau蛋白、(N)为神经变性。强调痴呆病理本质的多样性。

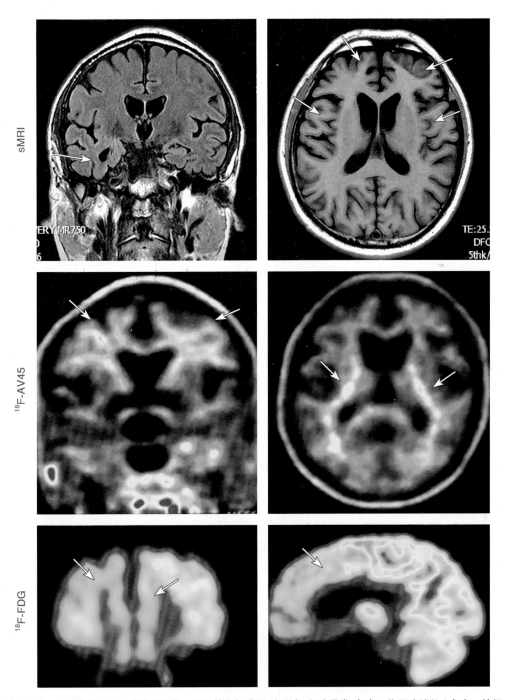

图 3-21-6　患者男性,44 岁,影像科医师。进行性记忆减退、言语多、行为异常,复杂工作无法胜任 1 年多。神经量表 ACE-R 92 分;ADAS-Cog 5 分;FIB 16 分;NPI:18 分;HAMD 4 分。提示额叶功能异常。脑结构 MRI 显示前额叶、颞叶、海马萎缩(白色箭头)(上幅);PET 显示:区域特异性的额颞叶 ^{18}F-FDG 代谢明显减低,右侧尤为显著(白色箭头)(中幅);双额颞、顶叶皮质 ^{18}F-AV45 摄取增加,提示 Aβ 淀粉样蛋白沉积增加(下幅)。诊断非典型 AD(额叶变异型)

表 3-21-4　2014 年阿尔茨海默病研究用诊断标准（IWG-2 标准）：
典型阿尔茨海默病诊断及排除标准（任何阶段 A+B）

典型 AD 的诊断标准	A. 特异的临床表型 存在早期及显著的情景记忆障碍（孤立的或伴随有其他认知和行为改变，提示为轻度认知功能损害或痴呆综合征）且包括下述特点： ①患者或知情者诉有超过 6 个月的逐渐进展的记忆能力下降； ②海马型遗忘综合征的客观证据*，基于 AD 特异性检测方法——通过线索回忆和控制编码测试等发现情景记忆显著下降 B. 阿尔茨海默病病理的在体证据（下述之一） ①CSF 中 $A\beta_{1-42}$ 水平下降及 T-tau 或 P-tau 水平上升； ②淀粉样蛋白 PET 成像中示踪剂滞留增加； ③存在 AD 常染色体显性遗传突变（_PSEN1_、_PSEN2_ 或 _APP_ 突变）
典型 AD 的排除标准[#]	①病史 a. 突然发病； b. 早期出现下述症状：步态障碍，癫痫，严重和普遍的行为改变 ②临床特征 a. 局灶性神经特征； b. 早期锥体外系体征； c. 早期幻觉； d. 认知波动 ③其他足以导致记忆及相关症状的情况 a. 非 AD 痴呆； b. 重度抑郁； c. 脑血管疾病； d. 中毒、炎症或代谢紊乱，均需特异的检查； e. 与感染或血管性损伤一致的内侧颞叶的 MRIFLAIR 或 T2 信号改变

注：*：在中-重度痴呆阶段，海马遗忘综合征可能难以鉴定，但在有痴呆综合征的情况下结合阿尔茨海默病理的在体证据就足以诊断；[#]：补充检查包括血液检查和脑 MRI 等，以排除其他导致认知障碍或痴呆的疾病或伴随疾病（血管性病变）。

表 3-21-5　2014 年阿尔茨海默病研究用诊断标准（IWG-2 标准）：
不典型阿尔茨海默病诊断及排除标准（任何阶段 A+B）

A. 特异临床表型（右述之一）	①AD 的后部变异型（包括）： a. 枕颞叶变异亚型：定义为出现早期、突出及进展的对物体、符号、单词或面容的视觉感知或视觉辨认能力异常； b. 双侧顶叶变异亚型：定义为早期、突出及进展的视空间能力障碍，表现为 Gerstmann 综合征、Balint 综合征、肢体失用或忽视 ②AD 的少词性进行性失语变异型：定义为在保留语义性、语法性和运动性语言能力的情况下，出现早期、突出及进展的单词检索或句子重复能力受损 ③AD 的额叶变异型：定义为出现早期、突出及进展的行为改变，包括相关的淡漠或行为脱抑制，或认知测试发现突出的执行功能受损 ④AD 的唐氏综合征变异型：定义为唐氏综合征患者发生的早期行为改变和执行功能损害为特征的痴呆
B. 阿尔茨海默病在人体中的病理改变证据（右述之一）	①CSF 中 $A\beta_{1-42}$ 水平下降及 T-tau 或 P-tau 水平上升； ②淀粉样蛋白 PET 成像中示踪剂滞留增加； ③存在 AD 常染色体显性遗传突变（_PSEN1_、_PSEN2_ 或 _APP_ 突变）
不典型阿尔茨海默病的排除标准	①病史： a. 突然发病； b. 早期和普遍的情景记忆障碍 ②其他足以导致记忆及相关症状的情况*： a. 重度抑郁； b. 脑血管病； c. 中毒、炎症和代谢紊乱

注：* 补充检查应包括血液检查和脑 MRI 等，以排除其他导致认知障碍或痴呆的疾病或伴随疾病（如血管性病变）

表 3-21-6　AD 生物标志表型和分类

AT(N) 表型	生物标志分类	
A−T−(N)−	AD 生物标志正常	
A+T−(N)−	AD 病理改变	阿尔茨海默疾病谱
A+T+(N)−	AD	
A+T+(N)+	AD	
A+T−(N)+	AD 和共病可疑非 AD 病理改变	
A−T+(N)−	非 AD 病理改变	
A−T−(N)+	非 AD 病理改变	
A−T+(N)+	非 AD 病理改变	

注：A：β 淀粉样蛋白沉积；T：病理性 Tau 蛋白；（N）：神经变性。
−：无异常；+：有异常。

2. 鉴别诊断　Alzheimer 病应注意与以下疾病鉴别：

（1）抑郁症：DSM-Ⅳ 提出抑郁症状包括抑郁心境，主诉情绪沮丧，对各种事物缺乏兴趣和高兴感、有罪或无用感；食欲改变或体重明显减轻；睡眠障碍如失眠或睡眠过度；活动减少，易疲劳或体力下降；难以集中思维或优柔寡断；反复想到死亡或自杀。临床诊断抑郁心境至少要有一个症状，诊断重度抑郁要有 5 个以上的症状，持续超过 2 周。

（2）行为变异性额颞叶痴呆（bvFTD）：起病隐袭，表现为情感失控、冲动行为或退缩，不适当的待人接物和礼仪举止，贪食、异食、食欲亢进，模仿行为等，记忆力减退较轻。需要与不典型 AD 中的额叶型 AD 鉴别。两者不但在临床表现上很相似，MRI 也显示额、颞叶萎缩以及额颞叶区的葡萄糖代谢（FDG）水平下降。然而，Aβ 分子影像（^{18}F-AV45 PET/CT）显示 AD 患者有明显特异性的 Aβ 显像异常沉积，而 FTLD 没有。此外，FTLD 基因检测可以有异常发现如 *MAPT*、*PGRN* 等的基因突变，病理可见新皮质或海马神经元胞浆内出现银染包涵体（Pick 小体）。

（3）Logopenic 失语与语义型痴呆（SD）和进行性非流利性失语 PNFA 鉴别：三者归属原发性进行性失语（PPA）。但三者 MRI 显示脑萎缩的部位不同，语言障碍的临床特征也不同。分子影像显示，Logopenic 失语属于 Aβ 病理异常沉积，临床以找词困难和重复困难为主，表现为重复句子或短语。MRI 表现为颞顶叶不对称萎缩。SD 存在词汇含义记忆、事物符号和事件联系记忆的损害，患者病初说话流利，检查发现存在命名障碍和单词理解障碍。病理上发现 SD 通常与 TDP-43 包涵体相关，MRI 脑萎缩多累及颞叶前部、下部。进行性非流利性失语（PNFA）表现出言语不流利，单词理解和命名能力相对

完好。患者难以构建有语法意义的句子，讲话时多使用缺乏连词的简单短语，随病情发展，出现会话性语言理解障碍。病理上 PNFA 多与 tau 蛋白异常沉积相关。MRI 表现为一侧或两侧额叶及岛叶的萎缩。

（4）血管性痴呆（VD）：有卒中史，认知障碍发生在脑血管事件后 3 个月内，痴呆可突然发生或呈阶梯样缓慢进展，神经系统检查可见局灶性体征；特殊部位如双侧丘脑、角回梗死可引起痴呆，CT 或 MRI 检查可显示多发梗死灶，除外其他可能病因（见本章第四节"血管性痴呆"）。

（5）帕金森病（PD）痴呆：PD 患者的痴呆发病率可高达 30%，表现为近事记忆稍好，执行功能差，但不具有特异性，神经影像学无鉴别价值。须注意 AD 患者中约 10% 可发现 Lewy 小体，20%~30% 可见老年斑和神经原纤维缠结。

（6）路易体痴呆（dementia with Lewy bodies，DLB）：表现为帕金森病症状、视幻觉、波动性认知功能障碍，伴注意力、警觉异常，运动症状通常出现于精神障碍后的一年以上，患者易跌倒，容易出现快速眼动期睡眠障碍并对神经安定药高度敏感。病理特点是神经细胞中可见 Lewy 小体。

（7）正常颅压脑积水（iNPH）：多发生于脑疾病，诸如蛛网膜下腔出血、缺血性卒中、脑外伤和脑感染后，或可为特发性。出现痴呆、步态障碍和排尿障碍等典型三联症，痴呆表现以皮质下型为主，轻度认知功能减退，自发性活动减少，后期情感反应迟钝、记忆障碍、虚构和定向力障碍等，可出现焦虑、攻击行为和妄想。早期尿失禁、尿频，后期排尿不完全，有尿后滴尿现象。CT 可见脑室扩大，Evan 指数大于 0.3，腰穿脑脊液压力正常。脑脊液放液试验（tap test）后步态、认知功能和排尿障碍明显改善，可以鉴别。

（8）AD 尚需与酒精性痴呆、颅内肿瘤、慢性药物中毒、肝衰竭、恶性贫血、甲状腺功能减退或亢进、Huntington 舞蹈病、肌萎缩侧索硬化、神经梅毒、CJD 等引起的痴呆综合征鉴别。

【治疗】

由于 AD 的病因和发病机制未十分明确，治疗尚无特效疗法。针对痴呆的治疗药物，除改善认知功能的疗效外，更重视对患者生活质量的影响。

1. 药物治疗　以最大程度地延缓痴呆进程为原则，改善患者和照料者的生活质量为目标。治疗药物主要包括胆碱酯酶抑制剂、兴奋性氨基酸受体拮抗剂、脑代谢增强剂及抗精神病药等。

（1）胆碱酯酶抑制剂：研究发现，记忆与脑内的乙酰胆碱（acetylcholine，ACh）和丁酰胆碱（butyrylcholine）含

量有关。AD 患者脑中胆碱能神经元变性、ACh 水平降低，AD 脑内丁酰胆碱酯酶活性增加进一步加重了 AD 脑中胆碱能缺失。因此通过抑制胆碱酯酶活性，可增加突触间隙 ACh 含量、改善神经递质传递，提高认知功能。

1）多奈哌齐（donepezil）：是第二代胆碱酯酶抑制剂，是一种选择性、可逆性 AChE 抑制剂，可显著改善认知障碍。不良反应以腹泻常见。肝脏毒副作用低，可有恶心、呕吐和腹泻等胃肠道反应，可出现失眠，外周抗胆碱酯酶作用很小，血浆半衰期（70 小时）较长，5~10mg/d，1 次/d，耐受性较好。

2）重酒石酸卡巴拉汀（rivastigmine）/艾斯能：为乙酰胆碱酯酶和丁酰胆碱酯酶双重抑制剂。常用治疗量为 3~6mg/d 和 6~12mg/d，35%的患者出现恶心、呕吐、腹泻或消化不良和体重下降等副作用。卡巴拉汀透皮贴剂可增加患者的治疗依从性。

3）加兰他敏（galanthamine）：有抑制胆碱酯酶和调节突触前膜烟碱受体变构的作用，减少乙酰胆碱重摄取，增加突触间隙内乙酰胆碱含量作用。不良反应常见呕吐。常用治疗量为 24mg/d 或 32mg/d，最高剂量 36mg/d。加兰他敏最常见的不良反应为厌食，少见的不良反应为眩晕。

4）石杉碱甲：也称哈伯因（huperzine A），是我国从中草药千层塔中提取的 AChE 抑制剂，作用较强，对 AChE 有选择性。可改善认知功能，用量 50~100μg/d，副作用较小。

以上四种 AChE 抑制剂作用机制和药物活性存在一些差异，因此 AChE 抑制剂之间可相互转换治疗，如使用一种 AChE 抑制剂治疗无效或不能耐受药物不良反应，换用另一种 AChE 抑制剂仍可能获得一定疗效。

（2）兴奋性氨基酸受体拮抗剂：N-甲基-D-天冬氨酸（NMDA）受体开放是完成记忆-长时程效应的一个重要环节。AD 患者 NMDA 受体处于持续轻度激活状态，导致记忆-长时程效应失效、认知功能受损，同时引发钙离子超载、细胞凋亡等兴奋性氨基酸毒性。

盐酸美金刚是具有非选择性、非竞争性、电压依赖性的中亲和力 NMDA 受体拮抗剂，是 FDA 批准用于治疗中、重度痴呆的治疗药物。美金刚（20mg/d）治疗中、重度 AD 可改善认知功能、日常生活能力及整体全面能力。美金刚对中-重度患者的妄想、激越等精神行为症状有一定的治疗作用。AD 患者对美金刚治疗均有较好的耐受性，少数患者出现恶心、眩晕、腹泻等不良反应。由于美金刚与 AChE 抑制剂作用机制互补，研究证实两者合用能有效改善中-重度 AD 患者认知功能及日常生活能力，与单用 AChE 抑制剂相比，不增加不良反应的发生率。

（3）针对痴呆精神和行为症状的药物：使用改善认知功能药物后，精神行为症状仍得不到改善时可酌情使用抗精神病药。抗精神行为异常药物使用应遵循起始剂量低、缓慢增量直至症状改善的原则。应根据行为异常的种类、患者具体情况、是否合并其他疾病和服用其他药物等采取个体化治疗。治疗痴呆精神行为症状的药物主要包括抗抑郁药、抗焦虑药及镇静催眠药和非典型抗精神病药。

1）抑郁状态：5%~8%的 AD 患者存在抑郁症状，25%的患者在记忆减退早期有抑郁心境。有效的抗抑郁治疗能改善患者的生活质量。治疗应使用选择性 5-羟色胺再摄取抑制剂（SSRIs）。三环类和四环类抗抑郁药，如阿米替林、多虑平等常有明显的抗胆碱和心血管系统不良反应，包括视物模糊、口干、心悸、尿潴留和麻痹性肠梗阻，加重或诱发老年患者闭角型青光眼、直立性低血压、心脏传导阻滞等。SSRIs 的不良反应显著少于三环及四环类，其不良反应主要有恶心、呕吐、腹泻、激越、失眠、静坐不能、震颤、性功能障碍和体重减轻等。使用 SSRIs 应考虑对肝脏 P450 酶的影响。舍曲林和西酞普兰对肝脏 P450 酶影响较小、安全性较好。有效剂量为：西酞普兰（citalopram）10~20mg/d；舍曲林（sertraline）25~50mg/d。

2）精神和行为症状管理：首先应仔细查找致病因素和诱因，如可能应首先使用非药物治疗。抗精神病药可治疗幻觉、妄想、冲动攻击等行为症状。传统抗精神病药包括氯丙嗪、氟哌啶醇、舒必利等，新型抗精神病药包括氯氮平、利培酮、奥氮平和奎硫平等。传统抗精神病药不良反应较多，治疗痴呆的精神和行为症状存在风险，死亡率增高约 1.5 倍，主要原因是增加心脑血管事件等严重不良事件发生。此外，多数传统抗精神病药可引起锥体外系症状和迟发性运动障碍、过度镇静、直立性低血压、抗胆碱能副作用，加重患者的失用和帕金森综合征症状；过度镇静、直立性低血压易使患者跌倒及骨折；抗胆碱副作用加重认知功能损害。新型抗精神病药除氯氮平外副作用相对较少，适于老年痴呆患者。氯氮平镇静、抗胆碱能副作用较严重，且可引起致命的白细胞缺乏症，老年人慎用。临床常用利培酮 0.5~1mg/d，奥氮平 2.5~5mg/d，奎硫平 12.5~50mg/d，可根据病情及患者耐受性选药并缓慢调整剂量。使用抗精神病药前应与家人讨论药物作用及副作用，权衡利弊，谨慎调整剂量。

3）睡眠障碍：AD 患者快速眼动期与非快速眼动期睡眠逐步减少，觉醒时间增加，睡眠障碍与谵妄有关，谵妄多发生在夜晚，白天减轻或消失。治疗痴呆患者睡眠障碍是为了减少失眠、易醒，减轻家属和照料者的痛苦。抗焦虑及镇静催眠药主要是苯二氮䓬类，但多数加重认知功能损害，引起跌倒发作和骨折。选药可根据患者症状而定，若有精神症状可在睡前给予抗精神病药如奥氮平、奎硫平等;如合并抑郁状态,可睡前给予有镇静作用的抗抑郁药如曲唑酮;如果患者只有睡眠障碍及焦虑激越可用苯二氮䓬类。

(4) 脑代谢增强药:脑血流减少和糖代谢减低是 AD 的重要病理变化,血管扩张药可增加脑血流,脑细胞代谢药可提高脑对葡萄糖摄取和利用,改善症状或延缓疾病进展。常用药物包括银杏叶提取物、γ-氨基丁酸(GA-BA)、吡拉西坦、奥拉西坦、茴拉西坦等。神经营养因子、神经节苷脂可促进神经系统发育和维持神经系统功能,但只有几个小样本试验提示脑代谢增强药对痴呆治疗有效。

(5) 免疫治疗:目前许多针对 Aβ 靶向性抗体药物的免疫治疗均以失败告终。有研究证实静脉输注丙种球蛋白(IVIg)治疗 AD 源型 MCI 比仅针对 Aβ 的单克隆抗体治疗更有效且作用广泛(Kile S et al,2017)。此外,血浆置换可通过清除外周血中 Aβ 和/或 AD 患者体内其他异常抗体、年轻供者的蛋白因子、外周免疫调节和内环境稳定等发挥作用(Middeldorp J et al,2016;Xiang Y et al,2015)。针对 tau 蛋白的疫苗已进入临床试验 Ⅱ 期;针对 tau 蛋白的免疫治疗仍是未来研发的重要方向。

2. 康复治疗及社会参与 对于轻到中度 AD 患者可考虑给予认知刺激或康复训练。职业治疗可改善患者日常活动功能,减少对非正式看护的依赖。①改善患者社会生活环境,鼓励参与各种日常社会活动,增加家庭教育项目,让患者维持一定的社会活动和生活能力,加强家庭和社会对患者的照顾、帮助和训练;设立痴呆患者护理治疗服务咨询机构,帮助患者家属合理指导患者生活,提高患者的生存质量,减轻社会及家庭负担。②满足照料和护理 AD 患者的医护人员和设施需求的不断增长,解决家庭和医护人员需要面对的 AD 患者的行为、社会关系、经济、法律和生活环境问题。③AD 患者可能从家中或医疗保健中心走失,改变患者所处的自然环境如隐藏通道门,在护理人员监督下活动可减少和防止走失,建立"安全返回"全国性网络,患者佩戴"安全返回"标志,走失患者被他人发现后可通过电话联络让患者安全返回家中;定向和视空间能力障碍患者应尽量减少外出,以防意外。

【预后】

AD 患者病情通常以不可逆方式进展和恶化,患者可在几年内丧失独立生活的能力。老年 AD 人群有很高的死亡风险,多死于心血管疾病、肺感染、骨折和压疮等或衰竭。研究显示,AD 患者死亡风险比无 AD 人群增加 2~5 倍,中位生存时间为 AD 诊断后 3~10 年,生存时间取决于发病年龄及其他人口学特征。高龄、男性、低教育水平、合并多种并发症及生活能力障碍是导致痴呆生存时间缩短的常见因素。

第三节 额颞叶变性

(贾建军)

额颞叶变性(frontotemporal lobar degeneration,FTLD)在临床上表现为额颞叶痴呆(frontotemporal dementia,FTD),是一组以进行性精神行为异常、执行功能障碍和语言损害为主要临床特征的痴呆综合征,病理特征是选择性额叶和/或颞叶进行性萎缩。

【研究史】

关于额颞叶变性的最早描述见于捷克精神病学家 Pick,他自 1892 年连续报道了数例表现为进行性失语和早老性痴呆的患者,尸检发现局限的非对称性额颞叶萎缩(Pick 1892)。1911 年 Alzheimer 描述了与 FTD 相关的特征性神经元内包涵体,即 Pick 小体(Alzheimer 1911)。1925 年 Gans 首次用荷兰语将具有该病理特征的病命名为 Pick 病。

1982 年 Mesulam 描述了一系列患者表现为"缓慢进行性失语",后被命名为原发性进行性失语症(primary progressive aphasia,PPA)(Mesulam et al,1992)。1989 年 Snowden 等首次以语义性痴呆(semantic dementia,SD)命名了以进行性语义记忆减退为主要表现的临床综合征。后来 Hodges 等对 SD 的特点进行了全面描述;Grossman 等(1996)又描述另一类语言障碍——进行性非流利性失语(progressive nonfluent aphasia,PNFA)。

1994 年,隆德-曼彻斯特工作组首次以额颞叶痴呆(FTD)概括了具有 Pick 病临床特征的神经系统变性疾病,并将其归纳为三种类型:额叶变性型(frontal lobe degeneration type)、皮克病型(Pick type)和运动神经元病(MND)型(Englund et al,1994),但这一分类未纳入 PPA 相关概念。Neary 等(1999)以额颞叶变性(FTLD)命名一组以额叶和颞叶损害为主要特征的神经系统变性疾病,并将 FTLD 进一步分为三种类型:额颞叶痴呆行为变异型(behavioral variant of frontotemporal dementia,bvFTD)、进行性非流利性失语(PNFA)以及语义性痴呆(SD)等。McKhann 等(2001)重新将此类患者统称为 FTD,更结合病理如微管相关蛋白、Tau 蛋白、泛素等改变,对 FTD 进行了 5 类亚组分型。2007 年 Cairns 等在 McKhann 诊断标准的基础上,将 TDP-43 蛋白病、分子遗传学首次纳入 FTLD 的诊断标准;2011 年发表了 bvFTD 和 PPA 修订版的共识标准,纳入了影像学、病理学和遗传学方面的重要进展,旨在提高早期诊断的准确性。

【流行病学】

FTLD 是早发型痴呆的主要原因之一,在年龄<65 岁的患者中,FTLD 是神经退行性变导致痴呆的第 2 位的常见原因,仅次于阿尔茨海默病(AD)(Hogan et al,2016)。

目前,关于 FTLD 的全球流行病学研究不多,FTLD 的患病率约为 10.8/10 万,年发病率为 1.61/10 万(Coylegilchrist et al,2016),我国尚无 FTLD 的流行病学数据。然而,由于 FTLD 易被漏诊和误诊,上述统计数据可能要低于实际患病率。FTLD 的发病年龄为 40~80 岁,既往认为以 45~64 岁发病最常见,但近年来根据新诊断标准的流行病学研究表明,65 岁以上发病的患者亦不少;其中,bvFTD 诊断的高峰年龄最小(60~64 岁),其次是进行性核上性麻痹(PSP)(70~74 岁)、皮质基底节综合征(CBS)和 PNFA(75~79 岁)等(Coylegilchrist et al,2016;Hernandez et al,2017)。FTLD 的两性患病率相当(Seltman et al,2012)。

【病因和病理】

1. 病因　FTLD 的病因尚不清楚,临床、病理和遗传方面均具有异质性,基因突变是迄今唯一可确定的危险因素,FTLD 有显著的家族遗传倾向,家族性 FTLD 约占 30%~40%;bvFTD 的遗传异质性最强,高达 47% 的 FTD 患者有阳性家族史,至少 10%~27% 的 FTD 患者符合常染色体显性遗传(Van Mossevelde et al,2018)。

目前已知至少有 10 余个位点与 FTLD 发病相关,尤以微管相关 tau 蛋白(microtubule-associated protein tau,MAPT)、颗粒蛋白前体(progranulin,GRN)、9 号染色体开放阅读框 72(chromosome 9 open reading frame 72,C9orf72),以及 TANK 结合激酶 1(TANK-binding kinase 1,TBK1)基因突变最为常见。此外,较少见的基因突变包括 TARDBP、VCP、CHMP2B、FUS、UBQLN2、TREM2 和 SQSTM1 等。从病理的角度看,MAPT 基因突变几乎都表现为 FTLD-tau 病变;GRN、C9orf72、TBK1 或 VCP 等其他基因突变表现为 FTLD-TDP 病变(表 3-21-7)。FTD 与肌萎缩侧索硬化(amyotrophic lateral sclerosis,ALS)(FTD-ALS)同时存在多由 C9orf72 基因突变引起,但也可见于 VCP 和 TBK1 基因突变(Van Mossevelde et al,2018)。

表 3-21-7　FTLD 的病理分型、主要病理亚型及相关基因和临床表型

病理分型	病理表现	病理亚型	临床亚型	相关基因
FTLD-Tau(~40%)	Tau 蛋白(+)	Pick 病(3R)	bvFTD	MAPT
		CBD(4R)	PNFA	
		PSP(4R)	PNFA+PK	
		AGD(4R)	bvFTD	
		NFT-dementia(3R&4R)	bvFTD	
		MSTD(4R)	bvFTD	
FTLD-U (~60%)	FTLD-TDP (80%~90%)			
	泛素(+),TDP-43(+),NCI,DN	A 型	bvFTD PNFA	GRN TBK1 C9orf72(少见)
	泛素(+),TDP-43(+),p62(+)NCI,DN	B 型	bvFTD FTD-MND	C9orf72 TBK1
	泛素(+),TDP-43(+)NCI,DN	C 型	SD bvFTD	/
	泛素(+),TDP-43(+)NCI,NII,DN	D 型	家族性 IBMPFD	VCP
	泛素(+),TDP-43(+)	/	ALS	TARDBP
	FTLD-FUS (10%~20%) 泛素(+),TDP-43(−)NCI,NII	NIFID BIBD aFTLD-U	bvFTD	FUS
	FTLD-其他 (~10%) 泛素(+),TDP-43(−)NCI	FTLD-ni FTLD-UPS	bvFTD	CHMP2B

注:病理分型:FTLD-Tau:含有 tau 蛋白包涵体的额颞叶变性;FTLD-U:泛素-蛋白酶体系统异常的额颞叶变性;FTLD-TDP:含有 TDP-43 蛋白包涵体的额颞叶变性;FTLD-FUS:含有 FUS 蛋白包涵体的额颞叶变性;FTLD-其他:不含 tau、TDP 和 FUS 蛋白包涵体的额颞叶变性;NCI:神经元细胞质包涵体;DN:营养不良性神经突起;NII:神经元核内包涵体;CBD:皮质基底节变性;PSP:进行性核上性麻痹;AGD:嗜银颗粒病;NFT-dementia:神经原纤维缠结痴呆;MSTD:散发性多系统 tau 蛋白病;NIFID:神经元中间丝包涵体病;BIBD:嗜碱性包涵体病;aFTLD-U:含有泛素化包涵体的非典型额颞叶变性;FTLD-UPS:tau、TDP、FUS 蛋白阴性、泛素化包涵体阳性的额颞叶变性;bvFTD:行为变异型额颞叶痴呆;PNFA:原发型非流利性进行性失语症;PNFA+PK:进行性非流利性失语症伴帕金森症;MND:运动神经元病;SD:语义性痴呆;IBMPFD:包涵体肌病伴早发性 Paget 病和额颞叶痴呆。

（1）*C9orf72* 重复扩增：是 FTLD 和 ALS 最常见的致病基因，可见于 4%～29% FTD、11% ALS、17%～28% 的 FTD-ALS 患者中。在阳性家族史患者中突变频率更高，可见于 29% FTD，38% ALS，以及高达 88% FTD-ALS（Van Mosseyelde et al，2018）。在临床诊断为 FTD 的 *C9orf72* 重复扩增携带者中，超过 65% 表现为 bvFTD（Van Mosse-velde et al，2018），但临床表现有高度的异质性。

（2）*MAPT*：现已知有 70 余种 MAPT 致病突变可导致 tau 蛋白病变，占家族性 FTLD 的 5%～20%（Van Mosseyelde et al，2018）。临床主要表现为 bvFTD，少数患者表现为 PNFA、17 号染色体连锁的额颞叶痴呆合并帕金森综合征（frontotemporal dementia with Parkinsonism linked to chromosome 17，FTDP-17）。*MAPT* 基因突变的典型病理改变是不可溶性 tau 蛋白聚集沉积在大脑皮质和其他脑区神经元和胶质细胞内。Lynch 等首先在一例额颞叶痴呆伴锥体外系症状的大家族中将 *FTDP*-17 基因定位于 17 号染色体上，证实了 tau 蛋白病变与 *MAPT* 基因突变的关联（Lynch et al，1994）。

（3）*GRN* 基因：有 70 余种致病突变，致病性 *GRN* 基因突变可见于 1%～12% FTD，4%～26% 家族性 FTD（Van Mosseyelde et al 2018）。GRN 编码的颗粒蛋白前体是一种分泌性蛋白，参与创伤修复、轴突生长、炎症调节和肿瘤等。*GRN* 基因突变相关的临床表型异质性很大，大部分携带者临床被诊断为 FTD，且比言语变异型、bvFTD（50%～75%）更常见（Van Mosseyelde et al，2018），临床亦可表现为 PNFA 或 CBS 等。

（4）*TBK1* 基因：其致病突变有近 60 种，在细胞自噬、神经炎症和多种基质如视神经蛋白、p62 的磷酸化过程中发挥重要作用。*TBK1* 功能缺失突变见于 0.4%～3.4% 的 ALS，0.2%～1.3% 的 FTD，以及 3.3%～4.5% 的 FTD-ALS 患者（Van Mosseyelde et al，2018）。临床表现为 FTD 的 *TBK1* 基因突变携带者，超过 60% 表现为 bvFTD，少部分表现为 PNFA。

2. 病理　FTLD 是一组神经病理表现异质性的疾病，病理特征是不同程度的额叶和/或颞叶皮质萎缩，临床表型在很大程度上取决于细胞内异常蛋白的聚集。不同组织结构的异常与额叶和/或颞叶不同形态的包涵体相关，诸如神经元胞质内包涵体（neuronal cytoplasmatic inclusions，NCI）、营养不良性神经突（dystrophic neurites，DN）、神经元核内包涵体（neuronal intranuclear inclusions，NII），以及异常蛋白如 tau、TDP-43、FUS、UPS 沉积等。

FTLD 的异常蛋白沉积可分为两大类：微管相关蛋白 tau（FTLD-tau）和泛素蛋白（ubiquitin protein，FTLD-U）。FTLD-tau 病理表现是神经元和胶质细胞存在高度磷酸化 tau 蛋白，它约占所有的 FTLD 病变的 40%（Hernandez et al，2017）；其余 60% 的 FTLD 病变是 tau 蛋白阴性、泛素蛋白染色阳性，被归类为 FTLD-U。在 FTLD-U 中，80% 为 TDP-43 蛋白异常聚集，称之为 FTLD-TDP；剩余 10% 为肉瘤融合蛋白（fused in sarcoma protein，FUS）沉积，称为 FTLD-FUS；以及约 10% 的 FTLD-U 病变原因不明，但包涵体泛素阳性、tau 蛋白、TDP-43 和 FUS 蛋白阴性，称为 FTLD-泛素蛋白酶体系（FTLD-ubiquitin proteasome system，FTLD-UPS）（Hernandez et al，2017；Mackenzie et al，2009）。因此，FTLD 的主要病理改变可以分为 FTLD-tau、FTLD-TDP、FTLD-FUS 和 FTLD-UPS。然而，单一的病理改变与每一种 FTLD 临床表型之间没有绝对的对应关系，且在既往研究中 FTLD 各临床表型表现出特定病理改变的概率差异很大，因此 FTLD 各临床亚型的临床表现也有较大的差异（表 3-21-7）。

从疾病分类的角度，近 50% bvFTD 患者存在 FTLD-tau 蛋白病变（Liu et al，2019）。大部分 PNFA 患者存在 FTLD-tau 蛋白病理改变（50%～100%），4R-tau 病变是最常见的亚型，少部分出现 TDP-43 蛋白或同时存在 AD 相关的病理改变（Graffradford et al，2012；Marshall et al，2018）；近 90% 的 SD 患者存在 FTLD-TDP C 型病理改变（Spinelli et al，2017）（表 3-21-7）。

（1）FTLD-tau：Tau 蛋白是一种高度可溶的微管相关的磷酸化蛋白，在中枢神经系统的神经元中非常丰富，非神经元细胞（星形胶质细胞和少突胶质细胞等）中表达相对较低。Tau 蛋白主要作用于轴突远端，促进微管的聚集并维持其稳定性，同时可调控神经细胞生长发育、参与轴突生长，并在轴突的通信传导和神经系统的形成中有着至关重要的作用。选择性剪切 *MAPT* 基因外显子 2、3 和 10，可产生 6 种 tau 蛋白同种型。根据 tau 蛋白的氨基酸 C 末端微管结合重复区数目差异，可以将 6 种同种型分为具有 3 个重复区的 tau 蛋白（3R tau）、具有 4 个重复区的 tau 蛋白（4R tau）或同等比例 3R：4R tau。在正常情况下，tau 蛋白通常以同等比例的 3R：4R tau 存在；而 bvFTD、PNFA 以 3R tau 蛋白病变为主，PSP、CBS 为 4R tau 蛋白病变。过度磷酸化的 tau 蛋白易发生错误折叠和聚集，形成病理性 tau 蛋白，导致微管系统解体，tau 蛋白的异常聚集促使神经元发生退行性变，约 40% FTLD 患者可见 FTLD-tau 病变。Tau 蛋白可以以单体、寡聚体、丝状体或聚集形成包涵体的形式存在，表现为不同的独特的病理形态。在约 50% 的 tau 蛋白阳性患者中可见 Pick 小体，其余的 tau 蛋白阳性患者多表现为 AD 患者常见的神经纤维缠结。

Pick 病组织病理学特征是，部分神经元胞浆内含有 Pick 小体，部分神经元可见膨胀变性的 Pick 细胞。Pick 小体为界限清楚的致密圆形或卵圆形细胞质包涵体，呈弱 HE 染色和强嗜银性,约见于 30% 的 FTLD-tau 蛋白病变(图 3-21-7A)。PSP 可见神经元的球状神经纤维缠结,簇状星形胶质细胞和少突胶质细胞卷曲小体等,见于 30% 的 FTLD-tau 蛋白病变(图 3-21-7B)。CBS 可见星形胶质细胞斑块和线样神经纤维缠结,见于 35% 的 FTLD-tau 蛋白病变(Liu et al,2019)(图 3-21-7C)。

(2) FTLD-TDP:是 FTLD 最常见的病理改变,近 50% 的 FTLD 患者可见异常 TDP-43 蛋白沉积。TDP-43 蛋白主要作用于转录抑制、调节基因剪切和核酸代谢等。TDP-43 蛋白异常聚集是泛素阳性、tau 蛋白阴性和 α-突触核蛋白阴性包涵体的主要成分,主要见于 SD、FTLD-MND 和 bvFTD。TDP-43 蛋白主要存在于细胞核,但在病理状态下异常聚集的 TDP-43 蛋白主要存在于细胞质。根据包涵体的形态和病变分布,FTLD-TDP 可分为四种病理亚型,其中 ABC 三种亚型与 FTLD 密切相关。A 型富含 NCI 和短 DN,主要见于新皮质Ⅱ;少量 NII 也常见于 A 型,但非持续存在的特点。B 型病理改变以全皮质大量 NCI、少量 DN 为特点,无 NII。C 型病理改变以新皮质(主要为第Ⅱ层)大量长 DN、少量 NCI 为主要特点,无 NII。D 型相对罕见,其组织学特点是新皮质富含晶体状 NII 和短 DN,少量 NCI(Van Mossevelde et al,2018;Mackenzie et al,2011)(图 3-21-7D、E、F、G)。

(3) FTLD-FUS:其病变特征是,FUS 阳性、TDP-43 染色阴性包涵体(图 3-21-7H)。FUS 蛋白由 *FUS* 基因编码,是 RNA 结合蛋白,主要参与 mRNA 的剪切和出核转运(Liu et al,2019)。FUS 阳性包涵体多呈束状分布于前角神经元和轴突的细胞核和胞浆。根据 NCI 和 NII 的不同位置,FTLD-FUS 可分为 3 种临床病理亚型:

1) 神经元中间丝包涵体病(neuronal intermediate filament inclusion disease,NIFID):表现为非对称额颞叶皮质和新纹状体萎缩,病理特点为 NII、NCI 和 FUS 染色阳性,合并少量Ⅳ型中间丝、中连蛋白抗体和神经丝染色阳性。

2) 碱性包涵体病(basophilic inclusion body disease,BIBD):表现为额叶皮质、基底节和脑干碱性染色的 NCI(Josephs et al,2011)。

3) 含泛素阳性包涵体的非典型 FTLD(atypical FTLD with ubiquitin-only immunoreactive changes,aFTLD-U):HE 染色和中间丝免疫反应均无法检验出 NCI 和 NII。aFTLD-U 是 FTLD-FUS 最常见的病理亚型,约占 7%~20%。影像学特征是尾状核和额颞叶皮质显著萎缩,病理可见新皮质、小脑齿状核、纹状体、丘脑和导水管周围灰质 NCI 和非典型蠕状 NII,但小脑皮质不受累(Hernandez et al,2017)。所有 FTLD-FUS 蛋白病变患者临床均表现为 bvFTD,伴或不伴 MND。根据 FTLD-FUS 的不同病理亚型,bvFTD 临床表现多样。

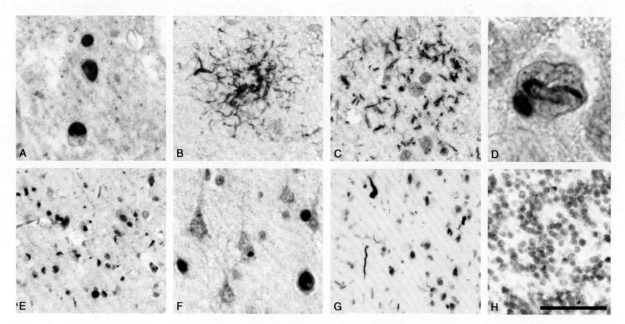

图 3-21-7 FTLD-tau 和 FTLD-TDP 神经病理改变

A. Pick 病可见 Pick 小体(FTLD-tau);B. PSP 可见簇状星形胶质细胞(FTLD-tau);C. CBS 可见星形胶质细胞斑块(FTLD-tau);D. FUS 染色阳性,tau 蛋白、TDP-43 染色阴性包涵体,齿状回颗粒细胞可见蠕状神经核包涵体(FTLD-FUS);E. FTLD-TDP A 型病变(FTLD-TDP)可见小形紧实的或新月形神经元胞质内包涵体和短的纤维网样;F. FTLD-TDP B 型病变可见弥漫性或颗粒样神经元胞质内包涵体(FTLD-TDP);G. FTLD-TDP C 型病变可见长且迂曲的营养不良性轴突;H. 在携带 C9orf72 异常扩增基因的患者,可见泛素阳性,TDP 阴性包涵体

【临床表现】

FTLD 根据临床特点,主要分为三种临床亚型:bvFTD 主要表现为早期行为改变和执行功能障碍;SD 主要表现为语言流畅但内容空洞、命名障碍;PNFA 主要表现为进行性非流畅性语言、语法、单词输出障碍;其中 SD 和 PN-FA 可归为 PPA。随着 FTLD 的进展,由于疾病初期大脑局部神经退行性变逐渐扩散至更广泛的额颞叶区域,3 种临床亚型症状也会逐渐融合。此外,在临床、病理和遗传方面,FTLD 可与 PSP、CBS 或 MND/ALS 等神经退行性运动障碍合并存在,可成为 FTLD 的特殊临床亚型(Seltman et al,2012)。

1. 额颞叶痴呆行为变异型(bvFTD) 是一种以人格、社会行为和认知功能进行性恶化为特征的临床综合征,约占 FTLD 的 50%(Hernandez et al,2017),是 FTLD 中病理异质性最强、遗传性最强的亚型(贾建军等,2017)。临床表现为进行性加重的行为异常,人际沟通能力和/或执行能力下降,伴情感反应缺失、自主神经功能减退等。其中,行为异常最为显著,包括去抑制行为、动力缺失、强迫性行为、仪式性行为、刻板运动和口欲亢进等。bvFTD 的表现型变化多样,不同患者的临床表现差异较大。

2. 原发性进行性失语症(PPA) 起病隐匿,特征是早期出现显著的语言障碍,以逐渐加重的语言生成、命名、语句组织或词语理解障碍为突出表现。失语症是疾病早期以及体检时最显著的认知障碍,之后其他认知功能也可受到累及。

PPA 的诊断标准中(Gorno-Tempini et al,2011),以下 3 项必须为肯定:最突出的临床特征是语言障碍;出现由语言障碍引起的相关日常生活功能受损;失语症是出现症状时和疾病早期最显著的认知障碍。且以下 4 项均为否定:其他非神经系统变性或内科疾病可更好地解释认知障碍;精神疾病可更好地解释认知障碍;疾病早期显著的情景记忆、视觉记忆或视知觉障碍;疾病早期显著的行为障碍。

PPA 包括三种亚型:SD、PNFA 和 logopenic 型进行性失语。其中 SD 和 PNFA 属于 FTLD,logopenic 型进行性失语归类为 AD,因其病理改变更倾向于 AD 样改变,临床表现以自发语言中单词提取困难和语句及短语复述能力受损为主。

(1)语义性痴呆(SD):也称为语义变异型 PPA,是一种临床表现较一致的综合征。典型表现是进行性流畅性失语,初期以命名障碍、单词理解障碍(尤以低频词汇理解障碍)为主要表现;患者言语流畅但内容空洞,缺乏词汇,可伴表层失读(可按照发声来读词,但不能阅读拼写不规则的词)和失写。重症和晚期患者可出现更广泛的非语言功能受损,少数患者可出现面部失认症和物体失认症。SD 发病机制与选择性、非对称性颞叶前下部萎缩有关,多以左侧优势半球颞叶受累为主(左侧型)。此外,少数 SD 患者表现为以右侧半球颞叶前部萎缩为主,右侧型 SD 较少见,患者主要表现为情感和精神行为异常,如人格改变、缺乏同理心和脱抑制行为等,语言缺陷较少见,语义记忆缺损更易表现为面部失认症。右侧型 SD 与 bvFTD 在临床上更难鉴别。发病 3 年以上的 SD 患者,左侧和右侧型临床症状逐渐开始重叠,左侧型患者开始出现行为症状,右侧型患者也会出现广泛性语义和语言障碍。

(2)进行性非流利性失语(PNFA):也称为语法错乱变异型 PPA,在各种类型 PPA 中是临床表现最多样的。疾病早期,患者主要表现为进行性非流畅性自发语言障碍,语速缓慢、费力、迟疑且言语失真(Marshall et al,2018);包括以语法词使用不正确或省略为特征的语法障碍,以发声为基础的语音障碍和命名性失语等。单词理解能力和智能一般保留,但会表现出不同程度的执行功能障碍,且常伴有精神行为异常如淡漠、易冲动、抑郁等。随着疾病进展,很多 PNFA 患者后期会出现帕金森综合征,进展为 PSP 或 CBS 导致诊断改变(Hernandez et al,2017;Graffradford et al,2012)。

3. FTLD 合并神经退行性运动障碍相关疾病 主要包括 PSP、CBS、FTLD-MND。高达 15% 的 FTLD 同时合并运动神经元病(MND)(Olney et al,2017),20% 表现出帕金森综合征,最常见于 bvFTD,其次是 PNFA(详见本章第七节"其他神经变性病痴呆")。

【辅助检查】

1. 实验室检查

(1)分子遗传学标志物检测:对痴呆人群不加选择地进行突变基因筛查,阳性率低,花费高。对明确的痴呆家族史患者、早发的散发性病例及特殊临床表型病例,根据临床表型对候选基因进行筛查有助于提高检出率。MAPT 或 GRN 基因缺陷常见于常染色体显性遗传的 bvFTD;怀疑家族性 PNFA 患者可进行 GRN 基因筛查;SD 患者进行基因筛查意义较小,因只有小部分患者可能存在 MAPT 基因突变或 C9orf72 六核苷酸重复扩增。理想的情况,应对患者及其家庭成员均进行基因筛查。

(2)脑脊液检测:主要用于 FTLD 与 AD 的鉴别,详见本章第二节。

2. 神经心理学检查 临床神经心理评估应用原则可参考本章第二节,临床宜侧重于评估执行功能、语言功能和精神行为异常。为更准确地诊断 SD 和 PNFA,在语言评估方面,需重点收集和评估患者起病初期表现最突出的语言障碍特点,同时注意综合考虑方言、教育程度、职业、是否有视听障碍等因素的影响。此外,患者就诊时病史长短对明确诊断亦十分重要,因 PPA 患者随着疾病进展各种语言障碍症状常融合重叠。

3. 神经影像学检查

(1)脑 MRI 检查:额叶和/或颞叶萎缩是 FTLD 的典型影像学表现,是诊断 FTLD 的支持证据。建议进行脑 MRI 冠状位扫描,更易评估额颞叶萎缩。患者出现症状初期的 MRI 对鉴别诊断更重要,每年复查 MRI 动态观察脑萎缩变化有助于提高诊断的准确性(Marshall et al, 2018)。

由于潜在的分子病理差异,bvFTD 的脑 MRI 萎缩模式异质性较大,以前额叶和颞叶前部萎缩为主,尤以右侧大脑半球萎缩为著(Sivasathiaseelan et al,2019)。通常表现为内侧颞叶、眶回-岛叶和颞叶前部皮质萎缩,在 T₁WI

冠状位上表现为"刀切征"(knife-edge atrophy);内侧颞叶受累以前部为主,即杏仁核受累而海马常常保留,但这一特征并非必须出现(中国痴呆与认知障碍诊治指南写作组等,2018)(图 3-21-9)。PPA 以局限性左侧额颞叶非对称性萎缩为主,语言环路相关皮质萎缩明显(张冰等,2012)。SD 患者早期萎缩局限于左侧颞极,随病情进展,可累及右侧颞极、左侧额叶和顶叶皮质;通常 MRI 萎缩程度较患者临床认知功能下降程度更重,患者 MRI 萎缩模式一致性较高(Marshall et al,2018)。PNFA 的 MRI 表现多为左半球大脑前外侧裂周围的额岛皮质萎缩,以左侧额下回(Broca 区)、岛叶、前颞上回萎缩为主,但在不同患者中萎缩模式差异较大(图 3-21-8,图 3-21-9)。SD 的萎缩在 MRI 较为突出,但 PNFA 和 Logopenic 失语 MRI 萎缩相对轻微不易辨认,因此缺乏上述 MRI 特点不能作为排除诊断的依据。

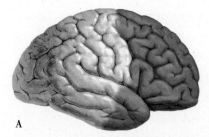 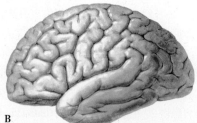 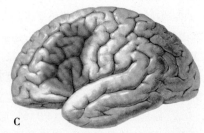

图 3-21-8　FTLD 临床亚型脑萎缩模式

A. bvFTD,右侧大脑半球;B. SD,左侧大脑半球;C. PNFA,左侧大脑半球

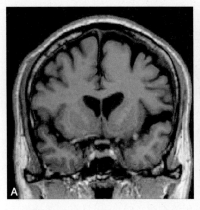 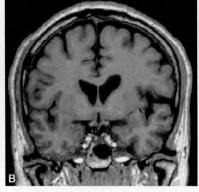 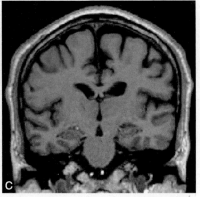

图 3-21-9　脑 MRI T₁WI 冠状位显示典型 PPA 脑萎缩特点

A. PNFA 典型表现为左侧外侧裂增宽,以非对称性左侧额下回、岛叶、前颞上回萎缩为著;B. SD 表现为以左侧为著的颞叶内侧和前下方萎缩,包括杏仁核和海马前部;C. Logopenic 失语以左侧颞顶交界区萎缩为著(颞上回后部和顶叶皮质下部)

(2)其他神经影像检查:FDG-PET、SPECT 可提示局限性额叶和/或颞叶糖代谢或脑灌注异常,有助于 FTLD 的早期诊断和鉴别诊断。AD 患者 FDG-PET 多表现为弥散性后部颞顶叶低代谢。此外,PET 分子影像有助于鉴别 AD 与 FTLD,淀粉样蛋白示踪剂(PIB,AV-1,AV-45)标记的淀粉样蛋白沉积是 AD 的病理特点,FTLD 则无这

些神经病理改变。

【诊断和鉴别诊断】

1. 诊断　FTLD 主要是临床诊断,目前尚缺乏特异的生物标志物。诊断需根据详尽的病史(特别是家族史)、早期临床表现特点、体征,结合神经心理量表、神经影像学检查,以及实验室资料综合考虑。bvFTD 在 FTLD

中最常见,正确识别很重要,但由于 bvFTD 临床、病理及遗传的异质性最高,给诊断带来很大的挑战。根据 2011 年国际 bvFTD 标准联盟的诊断标准(表 3-21-8)(Katya et al,2011),根据患者临床表现、影像学表现、神经病理学证据或致病基因可进一步将 bvFTD 分为疑似的 bvFTD、可能的 bvFTD,以及病理确诊的 bvFTD。

SD 和 PNFA 的诊断标准分别见表 3-21-9,表 3-21-10。此外,推荐应用 Marshall 等提出的 PPA 诊断路线图(图 3-21-10)辅助鉴别以语言障碍为突出表现的 PPA。

表 3-21-8　bvFTD 的国际诊断标准(Rascovsky et al,2011)

Ⅰ. 神经系统退行性病变

必须存在行为和/或认知功能进行性恶化才符合 bvFTD 的标准

Ⅱ. 疑似 bvFTD

必须存在以下行为/认知表现(A~F)中的至少 3 项,且为持续性或复发性,而非单一或罕见事件

A. 早期去抑制行为[至少存在下列症状(A1~3)中的 1 个][a]:
 A1. 不恰当的社会行为
 A2. 缺乏礼仪,或者社会尊严感缺失
 A3. 冲动鲁莽或粗心大意

B. 早期出现冷漠和/或迟钝[a]

C. 早期出现缺乏同情/移情[至少存在下列症状(C1~2)中的 1 个][a]:
 C1. 对他人的需求和感觉缺乏反应
 C2. 缺乏兴趣、人际关系或个人情感

D. 早期出现持续性/强迫性/刻板性行为[至少存在下列症状(D1~3)中的 1 个][a]:
 D1. 简单重复的动作
 D2. 复杂强迫性/刻板性行为
 D3. 刻板语言

E. 口欲亢进和饮食习惯改变[至少存在下列症状(E1~3)中的 1 个]:
 E1. 饮食好恶改变
 E2. 饮食过量,烟酒摄入量增加
 E3. 异食癖

F. 神经心理表现:执行障碍合并相对较轻的记忆及视觉功能障碍[至少存在下列症状(F1~3)中的 1 个]:
 F1. 执行功能障碍
 F2. 相对较轻的情境记忆障碍
 F3. 相对较轻的视觉功能障碍

Ⅲ. 可能为 bvFTD

必须存在下列所有症状(A~C)才符合标准

A. 符合疑似 bvFTD 的标准
B. 生活或社会功能受损(照料者证据,或临床痴呆评定量表或功能性活动问卷评分证据)
C. 影像学表现符合 bvFTD[至少存在下列(C1~2)中的 1 个]:
 C1. CT 或 MRI 显示额叶和/或前颞叶萎缩
 C2. PET 或 SPECT 显示额叶和/或前颞叶低灌注或低代谢

Ⅳ. 病理确诊为 bvFTD

必须存在下列 A 标准与 B 或 C 标准中的 1 项:

A. 符合疑似 bvFTD 或可能的 bvFTD
B. 活体组织检查或实体组织检查有额颞叶变性的组织病理学证据
C. 存在已知的致病基因突变

Ⅴ. bvFTD 的排除标准

诊断 bvFTD 时下列 3 项(A~C)均必须为否定;疑似 bvFTD 诊断时,C 可为肯定

A. 症状更有可能是由其他神经系统非退行性疾病或内科疾病引起
B. 行为异常更符合精神病学诊断
C. 生物标志物强烈提示阿尔茨海默病或其他神经退行性病变

注:[a] 作为一般指南,"早期"指症状出现后的 3 年内。

表 3-21-9　SD 的诊断标准
诊断标准

Ⅰ. SD 的临床诊断

必须同时具有下列核心特征：
1. 命名障碍
2. 词汇理解障碍
3. 必须具有下列其他诊断特征中的至少 3 项：
    a. 客体的语义知识障碍（低频率或低熟悉度的物品尤为明显）
    b. 表层失读或失写
    c. 复述功能保留
    d. 言语生成（语法或口语）功能保留

Ⅱ. 有影像学结果支持的 SD 的诊断

必须同时具有下列核心特征：
1. SD 的临床诊断
2. 影像学检查显示以下结果中的至少一项：
    a. 显著的前颞叶萎缩
    b. SPECT 或 PET 显示有显著的前颞叶低灌注或代谢低下

Ⅲ. 具有明确病理证据的 SD

应符合下列 1 以及 2 或 3：
1. SD 的临床诊断
2. 特定的神经退行性病变的病理组织学证据（例如 FTLD-TAU、FTLD-TDP、阿尔茨海默病或其他相关的病理改变）
3. 存在已知的致病基因

表 3-21-10　PNFA 的诊断标准
诊断标准

Ⅰ. PNFA 的临床诊断

1. 至少具有下列核心特征之一：
    a. 语言生成中的语法缺失
    b. 说话费力、断断续续、带有不一致的语音错误和失真（言语失用）
2. 至少具有下列其他特征中的 2 个及以上：
    a. 对语法较复杂句子的理解障碍
    b. 对词汇的理解保留
    c. 对客体的语义知识保留

Ⅱ. 有影像学检查支持的 PNFA 的诊断

应具有下列 2 项：
1. 符合 PNFA 的临床诊断
2. 影像学检查必须至少具有以下 1 个及以上：
    a. MRI 显示明显的左侧额叶后部和岛叶萎缩
    b. SPECT 或 PET 显示明显的左侧额叶后部和岛叶低灌注或代谢低下

Ⅲ. 具有明确病理证据的 PNFA

应符合下列 1 以及 2 或 3：
1. 符合 PNFA 的临床诊断
2. 特定的神经退行性病变的病理组织学证据（例如 FTLD-TAU、FTLD-TDP、阿尔茨海默病或其他相关的病理改变）
3. 存在已知的致病基因突变

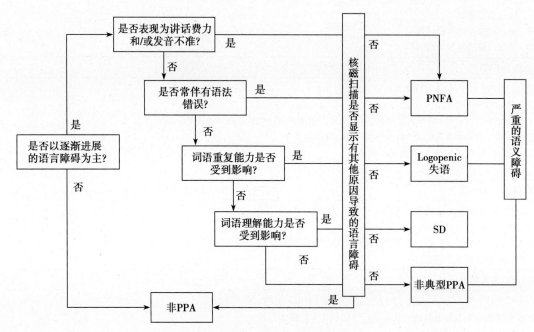

图 3-21-10　临床 PPA 诊断路线

该图综合了病史和检查关键特征，根据患者逐渐进展的语言障碍，是否存在讲话费力/发声不准、语法错误、复述能力下降和理解能力受损等特点，结合脑 MRI 进行 PPA 分类诊断

2. 鉴别诊断

（1）精神疾病：在 bvFTD 患者中，因其突出的行为异常表现，易被误诊为原发性精神疾病如抑郁、精神分裂症、双向情感障碍和边缘型人格障碍等。虽然幻觉、妄想等精神症状在 bvFTD 相对罕见，但既往在携带 *C9orf72* 异常扩增基因患者中亦有报道（Liu et al，2019）。

（2）AD：FTLD 主要应与 AD 鉴别，两者均隐袭发病，进展缓慢，临床上有许多共同点。进行性痴呆症状在病程中出现的时间顺序最具鉴别意义，典型 AD 早期出现近记忆力减退、视空间能力受损等认知障碍，社交能力和个人礼仪相对保留；典型 FTLD 早期表现为人格改变、言语障碍和行为障碍，空间定向力和记忆力保存较好。然而，额叶变异型 AD 可表现突出的执行功能障碍和行为改变，使其临床表现与 FTLD 很难鉴别。脑脊液或 Aβ-PET 神经影像检查有助于寻找 AD 的生物标志物诊断 AD，尤其是在年轻的患者。

【治疗】

1. 非药物治疗　目前 FTLD 尚无有效的疾病修饰治疗药物，如综合考虑药物治疗的副作用，整体来说非药物治疗优于药物治疗。非药物治疗需要多学科联合协作，包括语言训练、认知训练、心理支持、针对患者能力和兴趣改善环境等。FTLD 患者的攻击性、去抑制和运动障碍，使患者自身及照料者均存在受伤风险，因此需要针对患者的特定需求，采用个体化的安全改善措施。

FTLD 照料者的身心健康也非常重要，由于患者存在显著的行为障碍和自知力缺失，且发病年龄较轻，其照料者经常会面临沉重的情感、经济和体力负担。与 AD 患者相比，FTLD 患者的照料者中抑郁和应激更常见，总体经济、情感负担也更高，应给予照料者更多的教育和支持（中华医学会老年医学分会老年神经病学组额颞叶变性专家，2014）。

2. 药物治疗　FTLD 的药物治疗主要是针对行为、运动和认知障碍等的对症治疗，许多广泛用于治疗其他类型痴呆和神经退行性疾病的药物常被用于 FTLD 的对症治疗，但其疗效不一，且非典型抗精神病药物副作用较多，并会增加患者死亡风险。常用药物包括胆碱酯酶抑制剂（ChEIs）、N-甲基-D-天冬氨酸受体拮抗剂（如美金刚）和选择性 5-羟色胺再摄取抑制剂、非典型抗精神病药物如利培酮、奥氮平、奎硫平等（中华医学会老年医学分会老年神经病学组额颞叶变性专家，2014；Marshall et al，2018），但亦有报道 ChEIs 无效。

【预后】

FTLD 患者的生存期差异较大，从出现症状到死亡平均 5~12 年（Coylegilchrist et al，2016；Seltman et al，2012）。由于早期症状不典型且临床异质性大，FTLD 患

者早期确诊率低。在确诊后 PSP 的平均生存期 3 年，bvFTD、CBS 平均生存期 4.5 年，SD 的生存期在 9 年左右，PNFA 的生存期在 5 年左右（Coylegilchrist et al，2016；Spinelli et al，2017）。患者多死于肺感染、泌尿系感染和压疮等合并症。

第四节　血管性痴呆

（徐运）

一、概述

血管性痴呆（vasculer dementia，VaD）是指脑血管病变及其危险因素引起的脑损害导致的痴呆。它在各种老年期痴呆的病因中仅次于阿尔茨海默病（AD），VaD 约占老年期痴呆患者的 20%。然而，VaD 不是单一的疾病实体而是一大类疾病的总称，临床表现可因血管病变的性质、数量、大小以及部位不同而复杂多样。目前将 VaD 分为以下四种类型：①卒中后痴呆；②皮质下缺血性血管性痴呆；③多发梗死性痴呆；④混合型痴呆。

【研究史】

VaD 的概念和术语经历了不断的演变，Thomas Willis（1672）首次描述了卒中后患者表现出的思维迟钝和健忘，是关于血管性痴呆最早的临床记录，Hachinski 等（1974）提出多发梗死性痴呆（MID），但这一定义不能涵盖其他类型的血管性痴呆。Loeb（1985）提出适用广泛的 VaD 概念。WHO（1992）颁布的"ICD-10 精神及行为障碍分类"中统一了 VaD 的命名，VaD 是涵盖脑血管疾病导致的各种临床及病理学表现的一个病因诊断，它包含缺血性卒中、出血性卒中以及病理上不符合梗死标准的脑组织缺血性改变导致的痴呆（Moorhouse and Rockwood，2008）。2006 年美国国立神经疾病和卒中研究院-加拿大卒中网（National Institute for Neurological Disorders and Stroke and Canadian Stroke Network，NINDS-CSN）和 2011 年美国心脏协会/美国卒中协会（American Heart Association/American Stroke Association，AHA/ASA）明确总结了血管性认知障碍（vascular cognitive impairment，VCI）的概念：由于脑血管病变及其危险因素导致的认知损害症状由轻度到重度的一系列综合征。这一概念囊括了 VaD。

【流行病学】

VaD 的患病率随年龄增长呈指数上升，男性高于女性。65 岁以上人群的患病率为 1.1%，卒中人群的年患病率为 8.5%；70 岁以上人群 VaD 年患病率为 1.5%~4.8%。加拿大健康和老龄研究中心的调查显示，在 65

岁以上人群中 VaD 患病率为 1.5%,占所有痴呆的 19%。一项美国的研究报告 VaD 年发病率约 3.18%,VaD 发病率在 65~69 岁人群是 0.3%~1.36%,85 岁以上人群增高到 9.3%。我国的流行病学调查指出,65 岁以上老年人群中,VaD 的患病率为 1.50%,是仅次于 AD 的常见痴呆类型。

一般认为 VaD 的危险因素与脑血管病的危险因素相同,包括高血压、糖尿病、高胆固醇血症、心房颤动、冠心病、心力衰竭和吸烟等。年龄增加、低教育背景以及某些遗传因素也增加 VaD 的发生。VaD 的发病机制包括血管性机制、神经生化、分子机制与遗传机制等多方面。脑血管病变导致脑组织毁损,神经突触可塑性变化,脑缺血及缺血再灌注损伤产生的级联反应,包括能量衰竭、兴奋性氨基酸(EAA)毒性、炎性反应及细胞凋亡等均参与认知功能损伤。

二、卒中后痴呆

卒中后痴呆(poststroke dementia,PSD)是指卒中后出现痴呆症状,至少持续 6 个月。其发病率约 5%~48%,是 VaD 最主要的类型。首次卒中后痴呆发病率约 1/10,多次卒中后痴呆发病率可达 33%。卒中后痴呆的发生取决于卒中的位置、体积、数量、神经受损的严重程度、卒中前是否已存在认知功能的减退或其他血管病理等。缺血性卒中后痴呆遗传因素占 38%,其中累及大血管占 40%,心源性占 33%,小血管病占 16%。

【病因和发病机制】

由于缺血性卒中发生率以及生存率均高于出血性卒中,所以临床更多见缺血性卒中后痴呆患者。PSD 直接原因是缺血性或出血性卒中。根据梗死部位,一般分为三型:I 型(10%~20%),大血管病变(阻塞);颈内动脉或大脑中动脉主干等大血管动脉粥样硬化、动脉狭窄、血栓形成,以及动脉硬化斑块脱落,或心源性栓子,阻塞血管或血管破裂导致缺血性或出血性卒中。II 型(40%~50%),小血管病变,见于皮质下梗死、深部腔隙性梗死;机制系梗死病灶累及重要的皮质或皮质/皮质下神经环路介导了痴呆,如损伤前额叶-皮质下环路可致执行功能的障碍。额叶还包括处理速度、反应时间、工作记忆等功能。III 型,关键部位梗死(strategic infarcts),占 10%~15%,如丘脑、海马。累及角回、额中回、颞叶的中下部。优势半球额叶、丘脑、角回、枕叶、基底前脑部、海马、颞叶内侧、边缘系统等结构与人类的学习、语言、认知等功能密切相关,梗死后极易发生痴呆。海马、内侧颞叶涉及记忆储存,损伤可导致严重记忆障碍;若梗死灶破坏前额叶皮质与纹状体回路以及与海马、纹状体间的联系也易产生痴呆。胆碱能传导通路受损可引起胆碱能递质功能缺陷,导致学习记忆功能障碍。

【病理】

大体病理可见腔隙性梗死或不同面积梗死灶或出血病灶。局灶性或大脑萎缩,脑室扩大。I 型可见颈内动脉、颅内大动脉粥样硬化,管腔狭窄、内膜增厚,可见血栓形成或粥样硬化斑块脱落形成的栓子。II 型可见小动脉硬化、玻璃样变、血管壁淀粉样蛋白的沉积、胶原血管病、白质脱髓鞘或变性、微出血等;III 型可见栓子或小血管病的病理。

【临床表现】

1. 卒中症状和体征 通常 50 岁以上,急性起病有高血压、糖尿病、高脂血症或房颤等血管高危因素,具有卒中病变血管所支配的部位相关的症状和体征,如皮质区受累可出现各种失语症、失用症、失认症、失计算、视空间与结构障碍;累及大脑、脑干出现偏瘫或交叉性瘫痪、偏身或交叉性感觉障碍;累及丘脑可出现丘脑痛等等。累及小脑临床表现为共济失调。

2. 认知功能障碍 患者在卒中后出现情绪障碍、焦虑、表情淡漠、少语、抑郁或欣快,常早期出现执行功能障碍如自我整理、计划、精细运动的协同作业等功能受损。缺乏主动性,抽象思维能力减退,然后近记忆力与计算力减退,不能胜任以往熟悉的工作,不能进行正常交往,进行性加重,外出迷路,不认家门,穿错衣裤,最终生活不能自理。卒中后认知功能减退,渐加重至少持续 6 个月方能考虑卒中后痴呆。

【辅助检查】

1. MRI 脑梗死病灶 DWI 高信号(新鲜病灶),T_2WI 高信号,T_1WI 低信号。I 型,大血管病变,梗死常在皮质;II 型,小血管病,表现为腔隙性梗死,其病灶直径 3~15mm。常伴有脑室周围或深部白质高信号(T_2WI 和 FLAIR 高信号)、微出血(SWI 低信号);III 型,小梗死灶,常伴有小血管病的影像特征。T_1WI 可见脑萎缩,海马萎缩在早期常为单侧萎缩,AD 常为双侧对称性萎缩。脑小血管病常为局灶性萎缩。

2. 神经心理学评估 常规采用 MocA、MMSE、各认知域功能评估量表、Hachinski 缺血量表以及汉密尔顿抑郁和焦虑量表。四个认知域常常最先受损,执行或注意、记忆、语言和视空间功能,两个认知域同时受损方能诊断。

【诊断】

1. 卒中是先决条件,具有临床和影像证据。常伴血管危险因素,如高血压、糖尿病等。

2. 符合血管性痴呆诊断标准,且卒中后痴呆表现需 6 个月以上。

3. 执行或注意、记忆、语言和视空间功能四项核心认知域中,至少两个认知域同时受损。随着病情进展,出现脑萎缩和海马萎缩。

【治疗】

PSD 对卒中预后具有不良的影响,须对卒中患者及时进行认知功能评估,及早采取综合干预措施是提高卒中患者康复管理质量的重要环节(Mijajlović MD et al, 2017)。

1. 防治卒中复发 卒中二级预防,控制脑血管疾病的危险因素,如高血压、糖尿病、高脂血症等;动脉粥样硬化性血栓形成使用抗血小板治疗,心源性卒中使用抗凝治疗等。

2. 改善认知药物治疗 卒中后认知障碍可用胆碱酯酶抑制剂如多奈哌齐、加兰他敏治疗,改善患者认知功能和日常生活能力(A 级证据,Ⅰ 级推荐)。非竞争性 N-甲基-D-天冬氨酸受体拮抗剂美金刚安全性和耐受性较好,但认知改善不显著(B 级证据,Ⅱa 级推荐)。针对 PSD 的缺血机制,宜使用改善循环的药物,如脑细胞代谢药银杏酮酯(ginkgo biloba extract)可减少脑血管阻力,增加血流量,提高脑的葡萄糖摄取利用,改善脑功能和认知能力,增强记忆力;也可使用尼麦角林、尼莫地平等。伴有抑郁症可用选择性 5-羟色胺再摄取抑制剂治疗。

3. 无创脑刺激治疗 包括重复经颅磁刺激、直接电流刺激,可能通过调控相应的皮质环路改善卒中后认知功能,有待进一步临床研究评价。

4. 康复治疗 如自我照料、家庭和经济管理、休闲、驾车以及重归工作岗位等。康复训练需要个体化,长期坚持。

三、皮质下缺血性血管痴呆

小血管性痴呆主要包括腔隙状态、脑淀粉样血管病(cerebral amyloid angiopathy,CAA)、皮质下动脉硬化性白质脑病(Binswanger 病)、CADASIL 及 CARASIL 等导致的痴呆。

小血管性痴呆起病隐袭、进展缓慢和逐渐加重。额叶皮质的多发性腔隙性梗死可产生痴呆综合征伴额叶体征;基底节和脑桥的多发性腔隙性梗死可出现偏身感觉、运动障碍,运动迟缓和肌强直,平衡障碍和共济失调,尿频、尿失禁和假性延髓麻痹;皮质下缺血性痴呆常与 Binswanger 病和腔隙状态重叠存在。脑淀粉样血管病(CAA)以脑叶出血为主要特点,部分伴痴呆、精神症状和脑缺血事件,多为散发,少数为常染色体显性遗传。

小血管性痴呆的认知障碍特点是:①执行功能,如时间管理、计划能力、组织能力、任务起始、适应能力和信息加工能力等损害突出,测查时应重点关注信息处理速度、词语流畅性和延迟回忆,但执行功能损害在本型痴呆并无特异性。②记忆障碍相对较轻,回忆损害明显,再认(recognition)和线索提示再认(cue recognition)功能相对保留。③行为异常和精神症状,表现为抑郁、人格改变、情绪不稳、反应迟钝、二便失禁和精神运动迟缓。

临床可仅有 TIA 或无明确的缺血性事件,不遗留或仅有轻微的神经症状,影像学检查可见多发腔隙性梗死和深部白质病变,影像学检查对本型痴呆诊断起重要作用。MRI 可清晰显示病变,弥散张量成像(diffusion tensor imaging,DTI)检测白质病变较 T_2WI 更敏感。应用 DTI 检测轻度认知障碍、AD、VaD、额颞叶痴呆患者及健康志愿者的多个脑白质区域发现,内囊膝部、双侧额叶皮质下及脑室前区扩散率改变与皮质下痴呆密切相关。对脑白质病变患者,胼胝体萎缩可能是预测全脑认知功能损害的重要指标。

(一)皮质下动脉硬化性白质脑病

皮质下动脉硬化性白质脑病(subcortical arteriosclerotic leukoencephalopathy)又称为 Binswanger 病(Binswanger disease),是以高血压、卒中和慢性进行性痴呆为主要表现的一种综合征,是小血管性痴呆中最常见的类型。Binswanger(1894)首次报道一例 54 岁女性患者,表现为进行性智能障碍、语言障碍、双下肢无力伴双手震颤,病理改变描述为脑动脉硬化、双侧脑室明显增大、白质萎缩和多处室管膜增厚等。1902 年 Alzheimer 正式提出此病,并用他的老师 Binswanger 的名字命名,描述伴高血压病、小血管动脉硬化和多发性卒中的广泛白质病变。

1. 病因和发病机制 本病的病因和发病机制尚不清楚。Fisher(1989)在 72 例病理确诊的皮质下动脉硬化性白质脑病患者中发现,94% 的患者有高血压病史,提出高血压导致脑小动脉和深穿支动脉硬化、管壁增厚及透明变性。研究证明本病是长期缺血性病变的累积效应,以深部白质变性为特征。有学者认为本病可能与基因有关,可能与高血压基因具有相关性,ApoE 和超氧化酶基因可能是脑白质病变的危险因素。

2. 病理 主要病理改变是脑室周围白质大片的或斑片状脱髓鞘,肉眼可见白质萎缩、变薄、似橡皮样坚硬,双侧脑室扩大,脑室旁白质可有多发腔隙性梗死病灶,有时可见胼胝体变薄,皮质和皮质下 U 形纤维保留。镜下可见大脑、脑桥、基底节等小动脉丰富处的白质空泡样变性,少突胶质细胞减少,伴星形胶质细胞增生,有髓纤维数量减少。可见中重度动脉粥样硬化,深穿支动脉壁变薄,深部白质小动脉特别是穿髓小动脉玻璃样变性,内膜纤维增生,内弹力膜断裂,外膜纤维化。

3. 临床表现

(1)多数 Binswanger 病患者有长期高血压病史,中老年起病,隐袭起病,多为亚急性或慢性病程,出现慢性进行性痴呆、步态不稳、尿失禁等典型临床特征。常伴局灶性神经体征,诸如轻偏瘫、假性延髓麻痹和帕金森综合征等,但很少出现完全性偏瘫。症状可颇似正常颅压脑积水的表现,通常无皮质损害症状如失用症或失认症。

(2)许多患者以认知障碍为首发症状,出现执行能力、视空间功能及学习能力减退,进展为记忆力减退、定向力障碍和抑郁等,逐渐至生活不能自理。常见明显的精神症状,如激越、易激惹、抑郁、欣快、情感失禁、注意力不集中和精神运动迟缓等。

(3)神经影像学检查:CT 可见脑皮质轻度萎缩,不同程度的脑室扩张,双侧脑室前角、后角及体部两侧出现边界模糊的斑片状低密度影,可伴基底节、丘脑及脑桥等穿髓小动脉丰富区的多发腔隙性梗死。MRI 可见侧脑室扩大,脑沟、脑池增宽;双侧脑室旁、皮质下、半卵圆中心散在的斑片状 T_1WI 低信号、T_2WI 高信号病灶,白质病变呈融合状,常不对称,可伴基底节区多发性腔隙性梗死。

4. 诊断和鉴别诊断

(1)诊断:根据长期高血压病史,中老年发病,亚急性或慢性认知功能障碍、假性延髓麻痹、步态障碍和尿失禁,而肢体运动障碍相对较轻等进行诊断,神经影像学显示脑白质萎缩、脑室旁白质疏松伴多发腔隙性梗死。需注意如 MRI 显示脑室周围呈晕状低密度脑白质疏松,患者有高血压等危险因素,无慢性进行性痴呆、步态不稳、尿失禁三主征,可能诊断脑动脉硬化而非本病。

(2)鉴别诊断

1)正常颅压脑积水:因脑脊液分泌或回吸收障碍及 CSF 循环通路受阻导致脑室扩大,表现为进行性步态不稳、尿失禁和痴呆三联症,与本病相似。起病隐匿,病前可有脑外伤、蛛网膜下腔出血或脑膜炎等病史,无卒中史,发病年龄较轻。腰穿颅内压正常,CT 显示双侧脑室对称性扩大,第三、第四脑室及中脑导水管明显扩张,通常无脑梗死病灶。

2)多发性硬化:MS 患者发病年龄较轻。MRI 显示侧脑室体旁散在多发的白质脱髓鞘病变,呈 T_1WI 低信号、T_2WI 高信号,散在分布,通常不连续,病灶较小,卵圆形或线形,长轴与侧脑室体垂直紧邻,胼胝体常可见道森指征;病变还可累及 CNS 其他部位如脊髓、视神经、脑

干和小脑。病程缓解-复发,常见 CSF 淋巴细胞增高、IgG 指数增高和寡克隆带阳性。

3)Alzheimer 病:主要表现为记忆和认知功能障碍,通常无高血压和卒中史。MRI 显示 AD 脑皮质明显萎缩,早期可见颞叶及海马显著萎缩;本病典型特征为白质异常伴腔隙性梗死,但需注意 AD 可与血管性痴呆并存,确诊需脑组织活检。

5. 治疗 治疗原则是控制高血压,防治动脉硬化,预防卒中发作和治疗痴呆。早期治疗预后较好。

(二)CADASIL

CADASIL 是常染色体显性遗传性脑动脉病伴皮质下梗死及白质脑病(cerebral autosomal dominant arteriopathy with subcortical infarcts and leukoencephalopathy)的简称。本病是在成年期发病的一种遗传性脑血管疾病,临床表现为反复发作的卒中和慢性进行性痴呆(Herve et al,2010)。

法国学者范·博加特(Van Bogaert)1955 年曾描述两姐妹中年发病,如同快速进展的 Binswanger 皮质下脑病,表现为痴呆、步态不稳、假性延髓麻痹、癫痫和局灶性神经功能缺失等,家族中其他两姐妹因进行性痴呆分别在 36 岁和 43 岁死亡。Sourander 等(1977)以遗传性多梗死性痴呆(hereditary multi-infarct dementia),Stevens 等以慢性家族性血管性脑病(chronic familial vascular encephalopathy)分别报道不明病因的常染色体显性遗传的脑卒中家族,首次描述家族性脑血管疾病,主要表现为软脑膜和脑深部小动脉受损,血管壁增厚引起血流减少和闭塞。此后有学者以不同名称报道此类疾病,Tournier-Lasserve(1993)在两个法国家系分析中将此病的基因定位于 19 号染色体短臂,并将此病命名为 CADASIL;次年在巴黎召开第一届国际 CADASIL 会议,从此 CADASIL 得到广泛的认同。CADASIL 家系已在许多国家报道,芬兰、法国、德国、爱尔兰、意大利、日本、荷兰、瑞典、瑞士、英国和美国等先后报道数百例患者,提示为世界性分布。目前国内发现的 CADASIL 家系已达 20 余个,约 100 多例患者。

1. 病因和发病机制 Tournier-Lasserve 等(1993)对两个不相关家系的基因连锁分析发现,本病遗传基因定位于染色体 19q12 位点。用微卫星标志物将基因位点局限到 2cm 区域(Ducros et al,1996;Kalaria et al,2004),确认 CADASIL 病因主要是 *Notch3* 基因第 4 外显子突变(Joutel et al,1996)。*Notch3* 基因是编码一种兼有受体和信号传导功能的跨膜蛋白,包含 33 个外显子,编码一个含 2 321 个氨基酸的跨膜蛋白,其细胞外的结构域包含 34 个表皮生长因子重复序列,主要在血管平滑肌和外膜细胞表达。基因突变使 Notch3 蛋白构象发生改变,引起

血管平滑肌细胞(vascular smooth muscle cell, VSMC)变性,肌性动脉丧失维持血压的收缩功能,导致局部脑血流肌源性调节障碍和低灌注状态,出现腔隙性梗死和大脑白质缺血性脱髓鞘病变。上皮细胞内颗粒性电子密集嗜锇物质(GOM)大量沉积可能导致血管狭窄,并妨碍上皮细胞正常渗透性及细胞内外物质交换,在 CADASIL 发病机制中也起重要作用。

2. 病理 脑部病理特点为广泛性脑白质脱髓鞘改变和多发性腔隙性梗死,主要位于侧脑室周围、基底节、丘脑和脑干。脑白质脱髓鞘病变早期为小片状,疾病后期融合成大片状。白质、基底节及丘脑的穿通支小动脉广泛受累,病变既非动脉硬化性,也非淀粉样变性,主要累及直径 $200 \sim 400\mu m$ 小动脉和微小动脉,内膜下纤维增生及透明样变性,导致小动脉壁向心性增厚,伴动脉中层广泛嗜酸性粒细胞浸润和壁间水肿。特征性病理改变是电镜下观察到微小动脉平滑肌细胞表面出现特征性颗粒性电子密集嗜锇物质(GOM)。

CADASIL 除了主要损害 CNS,也报道心肌缺血和梗死,视网膜损害导致急性视力丧失,以及周围神经病变等。

3. 临床表现

(1) 本病有明显的家族遗传倾向,中年发病,平均发病年龄 45 岁,无性别差异,无脑卒中危险因素。病程特点通常是在 20~30 岁时出现有先兆的偏头痛,40~50 岁开始反复发作 TIA 或卒中,50~60 岁时出现痴呆,65 岁左右死亡。

(2) 30%患者出现有先兆的偏头痛发作,是最早出现的症状,多发生在 30 余岁,但我国患者中不常见。20%~40%的患者发作前有典型视觉或感觉先兆,之后出现持续数小时的头痛,发作频率在不同家系和患者中不同。

(3) 中年期反复发作的短暂性缺血发作或脑梗死是其特征性表现。脑卒中主要发生在皮质下,以颞叶、顶叶及额叶白质,内囊、基底节和丘脑为主,表现为各种腔隙性综合征,如运动性轻偏瘫、共济失调性轻偏瘫、构音不良-手笨拙综合征、纯感觉性卒中、感觉运动卒中等,反复的卒中终将导致痴呆和假性延髓麻痹。

(4) 认知障碍以额叶功能为主,表现注意力下降、动作缓慢、反应迟钝,以及近记忆力下降和视空间能力障碍。认知功能呈阶梯式下降,最终进展为皮质下型 VaD。约 20%的患者伴精神异常,如重度抑郁、躁狂,严重者可有自杀行为或倾向;许多患者淡漠表现,动力缺失和自主行为减少,且与抑郁无关。

(5) 个别病例可出现癫痫、神经性耳聋、脑出血、急性脑炎样昏迷及冠心病。

4. 辅助检查

(1) MRI 典型表现为皮质下白质、脑室周围的 T_1WI 低信号、T_2WI 高信号,不累及弓形纤维;早期为散在的斑片状,大小不一,逐渐融合为大片状,对称或不对称。基底节区、脑干常见腔隙性梗死灶,小脑一般不受累。研究认为外囊、胼胝体和双侧颞极白质病变是 CADASIL 的特征性表现,对其诊断有较高的敏感性和特异性;但报道我国 CADASIL 患者颞极白质受累率较低。由于 CADASIL 多累及小动脉,MRA 显示大血管通常完好。单光子发射计算机体层显像(SPECT)可发现额叶、颞叶和基底节血流灌注不足,是本病最早的影像学改变。

(2) 免疫病理检查可见血管壁 Notch3 蛋白沉积,肌肉和/或皮肤活检超微病理检查可发现外周微小动脉平滑肌表面的 GOM,是诊断 CADASIL 的敏感方法。

(3) 基因检查是诊断 CADASIL 的金标准,绝大部分 *Notch3* 基因突变发生在第 3 和第 4 号外显子。

5. 诊断和鉴别诊断

(1) 诊断:根据患者在中年前期发病,明确的脑血管疾病及痴呆家族史,反复发作的 TIA 或卒中史,早期伴偏头痛发作,局灶性脑缺血症状、体征伴进行性痴呆,不伴高血压病、糖尿病等卒中危险因素;MRI 显示皮质下白质萎缩、脑白质疏松和多发性梗死;*Notch3* 基因突变检查及皮肤活检发现 GOM 可确诊。

Davous 和 Bequet(1995)提出的诊断标准和排除标准如下:

1) 很可能的(probable)CADASIL:①50 岁以前发病。②至少出现下列临床表现中的 2 条:卒中样发作伴持久的体征,偏头痛,显著情感异常,皮质下痴呆。③无脑血管病危险因素。④有常染色体显性遗传证据。⑤MRI 显示脑白质异常,而无脑皮质梗死灶。

2) 确诊的(definite)CADASIL:符合很可能的 CADASIL 诊断标准,存在 *Notch3* 基因突变证据和/或病理证实 GOM 沉积为特征的小动脉病。

3) 可能的(possible)CADASIL:①50 岁以前发病。②无持久性体征的卒中样发作,轻度情感异常,全面性痴呆。③有轻度脑血管病危险因素,如轻度高血压、轻度高脂血症、吸烟、口服避孕药等。④家族遗传史不明或不完全性家族遗传史。⑤MRI 显示非典型的白质改变。

4) 排除性(exclusive)标准:①70 岁以后发病;②严重高血压或伴心脏病或全身性血管病;③家族中无类似发病者;④年龄>35 岁,MRI 正常者。

(2) 鉴别诊断:神经科医生具有 CADASIL 的意识是避免临床误诊的关键,应对有先兆的偏头痛发作的脑梗死和痴呆的中年病例进行筛查。

1）Binswanger 病：多在 60 岁以上发病，多伴高血压病，有脑卒中病史，表现为慢性进行性痴呆、步态不稳和尿便失禁等，一般为散发性、无家族史；MRI 可见脑室周围白质弥漫性损害，以及基底节、丘脑、脑干腔隙性梗死，但一般无双侧颞极白质损害；病理检查外周血管平滑肌细胞表面无 GOM。还应注意与白质疏松鉴别，后者常见于 60 岁以上无症状的人群，常有高血压病等危险因素，但无认知障碍或慢性进行性痴呆。

2）需注意排除所有的脑缺血遗传性因素导致的家族性脑卒中，如凝血病、异常脂蛋白血症、Fabry 病、脑淀粉样血管病、高胱氨酸尿症和线粒体脑肌病的 MELAS 综合征（乳酸酸中毒和卒中样发作）等，这些疾病各有典型临床表现和特异性检查。

3）需注意影像学类似表现的疾病鉴别，例如，多发性硬化（MS）在青中年期发病，MRI 可见侧脑室周围多发性 T_1WI 低信号、T_2WI 高信号白质脱髓鞘病灶，临床病程可有缓解-复发，症状、体征累及中枢神经系统多个部位，神经、脊髓、脑干和小脑等；MRI 进展期病灶具有强化效应，一般不出现双侧颞极白质损害，外周血管无异常改变。脑血管炎可引起卒中、认知障碍及癫痫等表现，MRI 可见脑室旁病变及多发性缺血病灶，但可伴强化改变，多数患者存在外周血管受累证据，常合并自身免疫性疾病；血管造影可见血管串珠样节段性狭窄。

6. 治疗 目前本病尚无特殊治疗方法，控制血管病危险因素和应用阿司匹林二级预防。抗凝和抗血小板聚集治疗均未获肯定疗效，本病可发生脑内出血、抗凝治疗风险较大，应避免使用抗凝药物。合并高血压可降压治疗，但需注意脑灌注降低；合并高胆固醇血症可应用他汀类。伴有先兆的偏头痛发作频率低，通常无需预防治疗；可用盐酸洛美利嗪治疗，并可能改善 CADASIL 的脑缺血。认知障碍治疗目前唯一有对照研究证据的是多奈哌齐，结果显示对主要疗效指标认知功能评分无改善，但亚组分析显示对执行功能障碍有益。

CADASIL 的病程差异颇大，同一家系患者也可不同，一般可长达 10~30 年。

（三）CARASIL

CARASIL 是常染色体隐性遗传性脑动脉病伴皮质下梗死及白质脑病（cerebral autosomal recessive arteriopathy with subcortical infarcts and leukoencephalopathy）的简称，也称为青年发病的 Binswanger 样白质脑病伴秃头和腰痛（福武 1998）。该病的主要临床表现为脱发、脊柱强直、进行性运动及认知功能下降，影像学可见类似 CADASIL 的脑白质疏松和腔隙性梗死。

Nemoto（1960）最早报道 1 例 30 岁男性患者，频繁发作抽搐后 18 个月死亡，曾行脑血管造影和尸检；次年他详细描述此例患者及另一家族 2 例有相似表现的同胞兄弟的临床及病理学特征，Maeda 和 Nemoto（1965）描述为脑动脉炎引起白质多发性软化。福武（1985）报道一个家系三兄弟青年发病的类似 Binswanger 病症状及影像体征，复习自 1965 年日本发表的 4 个病例，缺乏脑卒中危险因素，均有秃头及腰痛，指出可能是常染色体隐性遗传综合征。Bowler 和 Hachinski（1994）鉴于国际上已存在 CADASIL 这一病名，它与本病在临床表现、影像学及病理等的相似性，本病符合隐性遗传特征而将其命名为 CARASIL（Fukutake，2011）。目前报道的病例绝大多数来自日本，至 2009 年底日本已报道 32 个家系近 50 例患者。我国报道 2 例同胞兄弟患者是首次出现在日本以外的病例报道（Zheng et al，2009）。

1. 病因和发病机制 本病的病因和发病机制不明。对日本报道的 32 个家系分析，发现 17 个家系的双亲系近亲结婚，发病规律符合常染色体隐性遗传特点。Hara 等（2009）指出位于 10q25 的 HTRA1 基因突变是本病的致病基因，目前已发现四种致病性 HTRA1 基因突变。该基因突变使丝氨酸蛋白酶活性下降，失去对转化生长因子-β（transforming growth factor-β，TGF-β）家族的信号传导抑制。TGF-β 家族信号在血管内皮和平滑肌细胞生成与重塑中发挥多重作用，CARASIL 发生动脉病变可能与 TGF-β 家族信号增强有关。

2. 病理 本病的病理表现与非遗传性缺血性小血管病类似，即小动脉出现动脉粥样硬化伴内膜增厚和胶原纤维沉积，平滑肌缺乏和中膜中层玻璃样变性。主要病变是脑白质广泛脱髓鞘，U 形纤维保存，少突胶质细胞及星形胶质细胞减少。病变可位于额叶、额顶及枕叶或颞顶叶，胼胝体亦可见萎缩及多数梗死灶，在基底节、大脑脚、脑桥基底部和丘脑可见多发散在小梗死灶。组织病理学可见深部穿通动脉（直径 100~400μm 小动脉及细小动脉）内膜纤维化、玻璃样变、内弹力层断裂、管径狭窄及闭塞等，无 GOM 或淀粉样物质沉积。

3. 临床表现

（1）起病年龄 20~44 岁，平均 32 岁，早于 CADASIL（平均 45 岁），男性多见。10~20 岁即出现脱发，腰痛出现在脑病症状前后。首发症状多为步行障碍和一侧下肢无力，或以性格改变、记忆障碍和前庭症状发病。半数患者隐袭起病，呈慢性病程和阶段性加重，另半数患者以卒中形式起病，但血压正常。

（2）脑病症状类似 Binswanger 病，主要表现为痴呆、锥体束征、锥体外系症状和假性延髓麻痹等。多以遗忘起病，逐渐出现计算力下降、定向力障碍、性格改变和感情失控，后期表现为无言或无动、去脑强直发作，无失语、失认、失用和昼夜颠倒等。与 CADASIL 不同的是,早期可出现性格改变,如易怒、不礼貌、情感易变、否认有病和固执等,抑郁很少见;疾病晚期人格仍保存,能表达感情,渐出现对周围事物不关心,缺乏自发性活动。全部病例均可见一侧或两侧锥体束征,常见假性延髓麻痹、肌张力增高,30%患者出现脑干症状如眼运动障碍、眩晕、眼震及共济失调,个别患者发生脑出血。

(3)青少年期脱发和秃头是本病的显著特征之一,见于90%的患者。分布于前额、头顶,头发稀疏或秃头,周身汗毛正常或轻度减少,可见皮肤角化、溃疡、干皮症和色素斑等。80%的患者有急性腰痛,多见于20~40岁,多因变形性脊椎病或腰椎间盘突出,下胸椎和上腰椎多见,较通常椎间盘变性或椎间盘突出的部位高;也常见颈、胸椎间盘变性、驼背、项韧带硬化及肘、膝骨关节炎等骨病改变。

4. 辅助检查

(1)MRI检查 T₂WI及FLAIR像可见脑白质广泛融合的斑片状异常高信号及脑室周围白质疏松,白质病变累及颞极、外囊,基底节、脑桥及大脑脚常见小的散在高信号病灶,可有不同程度脑室扩大,脑沟增宽,U形纤维及胼胝体不受累。半数以上患者DSA无异常,其余病例可见小动脉壁蛇行,大动脉亦可见动脉硬化。Yanagawa等(2011)应用磁共振波谱(MRS)检测一例患者白质病变区显示,N-乙酰天门冬酸(N-acetylaspartate,NAA)峰正常,胆碱(choline,CoA)峰增高。

(2)基因检查 第10号染色体的*HTRA1*基因突变,有助于确诊。

5. 诊断和鉴别诊断

(1)诊断:本病诊断主要依据青年期发病,秃发,发作性腰痛(变形性脊椎病/腰椎间盘突出),反复缺血性卒中发作,进行性痴呆,呈常染色体隐性遗传;影像学显示脑白质疏松及基底节、丘脑为主的多发腔隙性梗死。

Fukutake(1992)提出CARASIL的诊断标准,2006年又进行修订,目前多采用此标准:①40岁前发病,临床呈进行性智能衰退(可有短暂停顿)、锥体束征、锥体外系症状和假性延髓麻痹等,影像学(包括病理学)病变以弥漫性皮质下白质为主;②早年(10~20岁)出现脱发,以头顶型为主;③急性反复腰痛,伴变形性脊椎病或椎间盘突出;④血压<140/90mmHg,未服过降压药;⑤无肾上腺白质营养不良等其他脑白质疾病。

如具备以上5项为确诊(definite)病例;②或④一项不明者,具备其他4项为很可能的(probable)病例;确诊病例的同胞,且双亲为近亲结婚,有脑病表现或有②、③两项为可能的(possible)病例。以下几项可作为诊断参考:①双亲或祖父母近亲结婚的遗传背景;②卒中或阶段性恶化进展方式;③CT/MRI显示弥漫性脑白质病变,基底节及大脑白质腔隙性梗死;④DSA、SPECT或PET提示动脉硬化性血管病变和血流灌注减低。

(2)鉴别诊断:主要应与存在广泛白质病变的其他血管性疾病或非血管性进行性脑病鉴别。

1)CADASIL:两者临床上均有认知障碍、精神症状、神经系统体征如假性延髓麻痹、步态不稳和锥体束征等,无脑卒中危险因素,不伴高血压病,MRI均主要表现为弥漫性白质病变,颇多相似之处。鉴别要点见表3-21-11。

表3-21-11 CADASIL与CARASIL的鉴别要点

疾病	CADASIL	CARASIL
病因	常染色体显性遗传,基因位点19q12	常染色体隐性遗传
发病年龄	中年前期发病,平均45岁,无性别差异	平均发病年龄31岁(20~40岁),男性多见
分布	世界范围内	目前病例绝大部分为日本人
首发症状	约85%为反复TIA或脑卒中,痴呆30%~90%,约30%病例有先兆性偏头痛	步行障碍、一侧下肢无力、性格改变和遗忘,隐袭或卒中样起病,无先兆症状
痴呆及精神症状	卒中反复发作伴认知障碍,明显的抑郁、躁狂、自杀倾向或行为障碍	遗忘、定向障碍、易怒、固执等,抑郁很少见,后期无言无动
运动障碍及脑干症状	无或少见	约1/3患者出现
秃头和腰痛	无	秃头早期(10~20岁)出现,急性反复发生腰痛,伴变形性脊椎病和椎间盘突出
MRI	侧脑室及半卵园中心广泛的白质疏松及多发腔隙性梗死	侧脑室旁点状、斑片状融合的高信号
基因突变及皮肤活检	*Notch3*基因突变是确诊指标,皮肤活检可发现GOM	无特异方法

2）Binswanger病：55~65岁发病，有脑卒中危险因素如高血压、糖尿病、心肌梗死、淀粉样血管病、抗磷脂抗体综合征等，临床表现为进行性痴呆、步态不稳和尿便失禁等；秃头和腰痛症状，MRI显示白质病变累及颞极CARASIL的诊断。

3）Nasu病：是遗传性脂质代谢异常疾病，常染色体隐性遗传，约20岁发病，可有四肢疼痛及病理性骨折，30~40岁出现脑症状。MRI显示白质弥漫性脱髓鞘，与CARASIL类似，Nasu病患者骨X线片可见多发性囊肿阴影，是诊断Nasu病的重要依据，可以确诊。

4）肾上腺白质营养不良：是一种过氧化物酶体病，儿童或青年期发病者为X连锁隐性遗传，新生儿型为常染色体隐性遗传。小儿多见，极少数成年期起病者也可有秃头，但临床主要表现为痉挛性截瘫，病理无血管病变，生化检查血极长链脂肪酸增高。

6. 治疗和预后 本病无特异疗法，药物治疗主要针对痴呆治疗和卒中二级预防，抗血小板聚集无肯定疗效。一般在出现脑病症状10年内死亡，平均病程7.6年，也有生存期长达20年的报道，病程后期良好护理及营养支持非常重要。

四、多发梗死性痴呆

多发梗死性痴呆（multi-infarct dementia，MID）由Hachinski（1974）提出，是指反复发生的卒中引起脑皮质、白质、基底节等多部位梗死，使得病灶逐渐累积并增大所导致的痴呆。MID是VaD最常见的类型，约占VaD的39.4%。

【病因和发病机制】

颈内动脉或大脑中动脉主干等大血管病变，如动脉粥样硬化、动脉狭窄和血栓形成，以及动脉硬化斑块反复脱落均可反复导致脑梗死或腔隙性梗死。随着病灶的累积或增大，脑缺血缺氧逐渐加重，当脑梗死组织容积超过80~150ml时可能导致记忆或智能障碍。血管病变部位在致病中也起关键性作用，与认知及心理功能关联的大脑特定结构，诸如Papez回路、前额叶皮质与纹状体回路等是认知、情感和行为控制的神经传导通路，其病变是导致认知障碍或痴呆的重要病理生理机制。此外，脑血管病变导致自动调节及血管-神经功能损害，使脑组织灌流量降低及神经细胞兴奋性下降，对痴呆发生也起重要作用。

【病理】

主要病理特点是双侧的多发腔隙性梗死或大面积梗死灶，以及颈内动脉、大脑中动脉主干和皮质支等大动脉粥样硬化病变导致管腔狭窄、内膜增厚，可见血栓形成或粥样硬化斑块脱落形成的栓子。多发性梗死病灶累积可导致脑萎缩，脑白质萎缩可见双侧侧脑室扩张。

【临床表现】

1. MID的临床表现无特异性，患者通常有高血压、动脉硬化以及反复多次的缺血性卒中事件病史，典型表现为局灶性神经症状及定位体征，如中枢性面舌瘫、偏瘫、偏身感觉障碍、肌张力增高、锥体束征、假性延髓麻痹、强哭强笑和尿便失禁等；皮质区受累可出现失语症、失用症、失认症、失计算、视空间与结构障碍。每次卒中后遗留一定程度神经和精神症状，逐渐累积最终发展为全面性智能衰退与痴呆。临床表现可因梗死灶部位不同而异。

2. MID可急性起病，阶段性或波动性进展，认知损害经常呈斑片状缺损，精神活动障碍与血管病变及脑组织受累部位和体积有直接关系。认知障碍表现为缺乏主动性、抽象思维能力减退，近记忆力与计算力减退，不能胜任以往熟悉的工作，不能进行正常交往，表情淡漠、焦虑、少语、抑郁或欣快，外出迷路，不认家门，穿错衣裤，最终生活不能自理。

3. 与AD相比，VD的早期记忆障碍不突出，在时间与地点定向、短篇故事即刻与延迟回忆、命名和复述等方面损害较轻，但执行功能如自我整理、计划、精细运动的协同作业等损害较重。不同的血管病变引起的临床表现有所不同（表3-21-12）。

【辅助检查】

1. 神经心理学检查可帮助评估患者认知功能受损程度、特征及日常生活能力。经常应用蒙特利尔认知评估量表（MocA）、简易智能状态检查（MMSE）、Hachinski缺血量表、纸牌分类、连线测查、画钟测查、词语流畅性和数字跨度、神经精神问卷（NPI）等。

2. 神经影像学检查可提供脑梗死证据，显示梗死面积、部位及脑组织形态变化，对无症状性脑梗死尤为重要，可为VD诊断提供证据。CT可显示双侧半球多发低密度梗死灶、脑室旁脑白质疏松及不同程度的脑萎缩。MRI可见双侧基底节、脑皮质及白质内多发的T_1WI低信号、T_2WI高信号病变；陈旧病灶边界清晰，无占位效应，新鲜病灶界限不清，信号强度不明显；可见病灶周围局限性脑萎缩或全脑萎缩。SPECT/PET显示局灶性或斑片状血流灌注或代谢减低。

【诊断和鉴别诊断】

1. 诊断根据 反复多次的缺血性卒中病史，具有高血压、糖尿病及脑动脉硬化等危险因素，局灶性神经系统症状和体征，突然发作的以及阶梯式和/或波动性进展的认知障碍，典型的影像学表现等通常可以明确诊断。MID的临床诊断标准包括：①痴呆伴随脑血管事件突然

表 3-21-12 脑梗死性痴呆的临床表现与病变部位的关系

病变部位	临床表现
多发性梗死	起病急、阶段性进展,可出现局灶性神经心理和神经病理损害,如记忆障碍、偏瘫、偏身感觉障碍和锥体束征等
单一的大动脉梗死	
颈内动脉	失语(优势半球梗死)、患侧一过性黑矇或 Horner 征、对侧偏瘫和偏身感觉障碍
大脑前动脉	意志缺失、失用、经皮质性 Broca 失语、记忆力减退、对侧下肢瘫痪及感觉障碍、尿失禁
大脑中动脉	严重失语(优势半球受损)、失读、失写及计算障碍,对侧偏瘫、偏身感觉障碍及视野缺损,对侧锥体束征
大脑后动脉	记忆力障碍、失认、失读,但无失写,有视野缺损及脑干受损症状
丘脑区分支	失语(优势半球受损)、注意力和记忆力减退、不同程度的运动及感觉障碍
低灌注阴影区	经皮质性失语、记忆减退、失用、视空间觉障碍
小动脉病变	
腔隙性梗死	通常有高血压病史,表现为记忆减退、精神运动性动作缓慢、情感淡漠、抑郁、多灶性运动障碍、帕金森综合征及假性延髓麻痹
皮质下小动脉	如 Binswanger 病,表现为慢性进行性痴呆、步态不稳、尿失禁等三主症,记忆、执行能力、定向力和视空间功能减退,精神症状如激越、欣快、抑郁,假性延髓麻痹及帕金森综合征(多无震颤)
优势侧静脉窦	失语、失读、失写、词语记忆障碍、视空间觉障碍、左右辨别不能、手指失认、计算障碍

或缓慢发生的认知功能障碍和抑郁等情绪改变;②病情呈阶段式进展,伴失语、偏瘫、感觉障碍、偏盲及锥体束征等皮质及皮质下功能障碍体征,局灶性神经功能缺失体征可呈零星分布,每次卒中后症状加重;③CT 或 MRI 检查显示多发性梗死病变。

2. 鉴别诊断

(1)Binswanger 病:或称为皮质下动脉硬化性白质脑病(subcortical arteriosclerotic encephalopathy),是大脑前部皮质下白质缺血性损害,导致慢性进展性认知能力低下、步态不稳及尿便失禁等,颇似正常颅压性脑积水的表现,与 MID 也可相似。影像学显示脑室旁弥漫性融合的脑白质脱髓鞘病变。

(2)正常颅压脑积水:主要表现为步态障碍、尿便失禁及认知障碍,MID 患者反复发生卒中后可能出现类似症状。正常颅压脑积水起病隐匿,无卒中史,发病年龄相对较轻,影像检查可见双侧脑室对称性扩大,第三、第四脑室及中脑导水管明显扩张,无脑梗死证据。

(3)CADASIL:也以反复发生的 TIA 和卒中事件,阶梯式或进展性痴呆为特征,但通常有家族遗传史,中年期起病,早于 MID;无高血压病史,病程早期常有典型偏头痛病史。影像学除可见多发梗死灶,深部脑白质弥漫性损害突出,累及颞极与外囊是本病的特征性表现。病理和基因检查可帮助鉴别,脑或皮肤活检可见特征性血管壁变厚、血管平滑肌中层细胞嗜锇颗粒沉积。

(4)AD 伴脑卒中:AD 认知障碍呈缓慢进展,可伴

高血压、糖尿病等卒中危险因素,影像学显示脑梗死及脑萎缩,皮质萎缩明显。

五、混合性痴呆

指同时存在血管性痴呆和神经变性疾病(AD),临床兼有 VaD 和 AD 的临床特征。具有血管危险因素和以进行性记忆功能障碍为特征的 AD 临床表现。治疗也是综合治疗。

六、血管性痴呆的诊断和鉴别诊断

血管性痴呆的诊断除了依据临床病程、症状和体征,还要借助于神经影像学、神经心理学评估、实验室检查和基因诊断等。

【辅助检查】

1. 神经心理学评估 是识别和诊断 VaD 的重要手段。VaD 具有异质性,不同类型 VaD 的神经心理学特征各不相同。研究表明 VaD 包括多认知域损害,以额叶-皮质下功能损害为主,包括抽象思维、概念形成及转换、信息处理速度等执行功能损害,以及记忆力损害。因此,应进行全面的神经心理学评估,可选用蒙特利尔认知评估量表(MocA)、简易智能状态检查(MMSE)、各认知域功能评估量表、Hachinski 缺血量表以及汉密尔顿抑郁和焦虑量表等。

蒙特利尔认知评估（Montreal cognitive assessment, MoCA）覆盖注意力、执行功能、记忆力、语言、视空间结构技能、抽象思维、计算力和定向力等认知域，是筛查认知障碍的敏感工具。《2019 年中国血管性认知障碍诊治指南》推荐采用适合国人的测验，对 VaD 患者进行多认知功能评估，至少评估注意/执行功能（如连线试验-A 和连线试验-B）、记忆（如霍普金斯语言学习测试）、语言（如波士顿命名测试）和视空间功能（如画钟试验）等四个核心认知域。

2. 神经影像学　CT 及 MRI 检查可发现关键部位或广泛的脑梗死灶、皮质下白质及脑室周围散在的斑片状或融合为大片状的脑白质高信号，以及多发腔隙性梗死；排除炎症、肿瘤、脑积水等其他病变。一些新型的结构和功能影像技术在 VaD 的临床研究中发挥推动作用，如弥散张量成像（DTI）揭示了 VaD 患者的脑白质纤维束超微结构损害，T2 梯度回波和磁敏感成像（SWI）有助于发现脑微出血，动脉自旋标记（ASL）和 SPECT 发现 VaD 患者局部脑区低灌注。但这些新型影像技术尚未在临床常规应用。

3. 实验室检查　其对病因诊断及鉴别有意义，包括血糖、血脂、血电解质、肝肾功能，以及维生素 B_{12}、甲状腺素功能、梅毒血清学、HIV、伯氏疏螺旋体等。Notch3 基因突变检查及皮肤活检发现 GOM 有助于确诊 CADASIL，检查第 10 号染色体 HTRA1 基因突变有助于确诊 CARA-SIL。

【诊断和鉴别诊断】

1. 美国心脏病协会/美国卒中协会（AHA/ASA）制定的血管性痴呆的国际诊断标准（2014）

首先明确痴呆：①认知功能进行性下降，伴至少 2 个认知域缺损，且功能缺损妨碍日常生活能力；②痴呆的诊断必须进行认知功能测试，至少评估 4 项认知域：执行功能/注意力、记忆、语言功能和视空间功能；③日常生活能力的下降并非由脑血管疾病引起的运动或感觉系统后遗症导致。

（1）很可能的（probable）VaD：①同时存在痴呆和影像学证实的脑血管病，且满足以下条件中至少 1 项：血管性事件与认知障碍的发生存在显著的时间关联；认知障碍的严重程度及模式与广泛的皮质下血管性病理存在显著关联。②排除卒中发病前或发病后出现的逐步进展性认知障碍，这些认知障碍可能提示非血管神经退行性疾病。

（2）可能的（possible）VaD：同时存在痴呆和影像学证实的脑血管病，但出现以下情形中至少 1 项：①脑血管疾病（如无症状性脑梗死、皮质下小血管病）与认知障碍间无明确关联（如时间、严重程度及认知损害模式等方

面）。②没有足够的临床信息支持诊断 VaD（如临床症状提示存在脑血管性疾病，但无 CT 或 MRI 资料）。③严重的失语阻碍了认知功能评估，但患者在失语相关的血管性事件发生前有明确记载的正常认知功能（如既往的年度认知功能评估）。④存在其他神经退行性疾病的证据，且可能影响认知功能，如：a. 其他神经退行性疾病病史（帕金森病、进行性核上性麻痹、路易体痴呆等）；b. 经生物标志物（如 PET 或脑脊液）或遗传学（如 PS1 基因退变等）证实存在 AD；c. 活动性肿瘤、精神疾病或代谢疾病病史，且可能影响认知功能。

2. 中国医师协会神经内科医师分会修订的血管性痴呆诊断标准（2019）

VCI 诊断需要具备的 3 个核心要素：①存在认知损害：主诉或知情者报告或有经验临床医师判断存在认知障碍，而且神经心理学检测也有认知障碍的证据，和/或客观检查证实认知功能较以往减退，并至少存在 1 个认知域的损害。②存在血管性脑损伤的证据：包括血管危险因素、卒中病史、脑血管病的神经损伤症候、影像学显示的脑血管病变证据，以上各项不一定同时具备。③明确血管性脑损害在认知损害中占主导地位：明确血管性脑损伤在认知障碍中是否起主要作用是诊断 VCI 的重要环节，尤其是合并有 AD 病理表现时，应根据认知障碍和脑血管病的临床表现结合神经影像表现，判断血管性脑损伤对认知障碍的影响。

临床特征需要符合下列之一：①认知障碍的发生在时间上与 1 个或多个脑血管事件相关（认知障碍的发生往往是突发的，并随着多次类似脑血管事件的发生而表现为阶梯式进展或波动性，并且认知障碍在脑血管事件发生后 3 个月仍然持续存在）。②如果没有卒中事件的病史，那么需要受损的认知域主要是信息处理速度、复杂注意力，和/或额叶执行功能，以下特征可作为支持点：a. 早期出现的步态异常，包括行走不平衡感或反复的跌倒；b. 早期出现尿频、尿急或其他不能用泌尿系统疾病解释的症状；c. 人格或情绪改变，如意志力丧失、抑郁或情绪失禁。

VaD 诊断的排除因素：主要包括：①早期出现并进行性恶化的记忆缺陷、早期突出的帕金森病特征、原发性神经系统疾病（如多发性硬化、脑炎等）特征；②神经影像学检查中缺乏血管性损伤病变；③其他可解释认知损害的疾病如脑肿瘤、多发性硬化、脑炎、抑郁症、中毒，以及明显影响认知功能的系统性疾病及代谢异常等。此外，首次诊断认知障碍前 3 个月内的药物或酒精的滥用/依赖也需排除。

3. 鉴别诊断

（1）AD：临床上 VaD 主要与 AD 鉴别，AD 作为变性病性痴呆，起病隐袭，进展缓慢，表现为渐进性记忆障碍

及认知障碍;VaD 可突然发生或阶梯样进展,呈波动性病程,伴随脑血管病事件发生,有局灶性神经体征。神经心理学、电生理及影像学检查可为 AD 与 VaD 鉴别提供依据(表 3-21-13)。

表 3-21-13　Alzheimer 型痴呆与血管性痴呆的鉴别

疾病	AD	VaD
基本病因	是多种因素如遗传、神经递质、免疫和环境等所致的异质性疾病	主要因缺血性卒中如多发性梗死、大面积脑梗死、Binswanger 病、脑淀粉样血管病及出血性卒中导致痴呆
遗传性病因	家族性 AD(FAD)为常染色体显性遗传,与 *APP*、*PS1*、*PS2* 基因突变及 *ApoE4* 等位基因有关	CADASIL 为常染色体显性遗传,19q12 的 *Notch3* 基因突变,CARASIL 为常染色体隐性遗传
病理特征	额颞叶皮质萎缩,老年斑、神经原纤维缠结、神经元减少、颗粒空泡变性及血管-淀粉样蛋白沉积	脑室旁白质脱髓鞘和萎缩,脑室扩大,伴多发腔隙性梗死
危险因素	年龄、性别、脑外伤史、文化程度低、重金属和铝接触史	年龄、高血压、糖尿病、高脂血症、卒中史、冠心病、心律失常等
发病年龄	多于 60 岁后发病,女性患病率 3 倍于男性	多于 60~70 岁以后发病,性别无差异
痴呆、精神症状及神经症状	起病隐袭,渐进性记忆、认知障碍,如人格改变、视空间功能受损、语言障碍、失认、失用,抑郁、妄想、幻觉和行为障碍	起病急,阶段性进展,局灶性神经功能缺失如偏瘫和锥体束征,以及斑片状智能损害、记忆障碍等
神经心理检查	简易精神状态检查(MMSE)、韦氏成人智力量表(WAIS-RC)、临床痴呆评定量表(CDR)和 Blessed 行为量表(BBS)	MMSE 及 Hachinski 缺血积分(HIS)量表
神经电生理检查	脑电图弥漫性慢波,α 节律变慢,波幅降低或 δ 波。VEP、BAEP 潜伏期延长,P300 潜伏期明显延长、波幅降低,无特异性	EEG α 节律减慢至 8~9Hz 以下,双额颞区和中央区弥漫性 θ 波,局灶性阵发高波幅 δ 节律,诱发电位检查同 AD
MRI 检查	显示额颞叶皮质萎缩,外侧裂池及脑沟增宽,侧脑室增大	脑室旁白质疏松,伴多发性脑缺血病变
临床确诊	组织病理学检查发现老年斑及神经原纤维缠结	卒中史,局灶性神经体征,MRI 证实,脑血管病事件后 3 个月内发生痴呆,确诊需病理或脑活检证实

Hachinskin(1975)缺血量表是 AD 与 VaD 鉴别的有用工具,1978 年进行修订(表 3-21-14)。≥5 分可诊断 VaD,3~4 分为可疑 VaD,≤2 分可排除 VaD;其操作方便,可信度较高,临床上被广泛应用。

表 3-21-14　Hachinski 缺血量表(1978 年修订版)

临床特征	评分/分
急性起病	2
卒中病史	1
神经系统局灶性症状	1
神经系统局灶性体征	1
脑局灶性病灶	
孤立性	2
多发性	3

(2)路易体痴呆(DLB):三大核心症状,即波动性的认知障碍、反复生动的视幻觉、锥体外系症状。DLB 伴有短暂的意识障碍、反复跌倒以及晕厥可被误诊为 VaD,但影像学上无梗死灶,神经系统检查无定位体征。

(3)帕金森病痴呆(PDD):帕金森病痴呆早期出现锥体外系受累症状如静止性震颤、肌强直、运动迟缓等表现。认知功能的损害一般出现在晚期,而且以注意力、计算力、视空间、记忆力等受损为主。一般无卒中病史,无局灶性神经系统定位体征,影像学上无梗死、出血及白质病变等。

(4)额颞叶痴呆:是以额颞叶萎缩为特征的一组神经系统变性疾病,临床上以行为、人格改变为早期症状,而记忆、视空间症状不明显,或者以进行性语言障碍为特征。CT 或 MRI 表现:脑萎缩主要局限于额叶和颞叶、颞极萎缩,对称或不对称性额颞叶萎缩,侧脑室可扩大,部分患者可见尾状核头部萎缩。

七、血管性痴呆的防治

VaD 是目前唯一可防治的痴呆类型,主要通过控制脑血管疾病的各种危险因素,治疗脑血管疾病和预防卒中的复发。

1. VaD 的一级防治　健康的生活方式,如锻炼、健康饮食和戒烟等,可能降低 VaD 风险。控制脑血管疾病的危险因素,诸如降压治疗、血糖管理和调脂治疗,减少卒中的发生,对预防 VaD 有益。

2. VaD 的二级防治　重点是早期诊断、尽早治疗 VaD。在严格控制各种危险因素基础上,及时进行合理的药物治疗。

(1) 胆碱酯酶抑制剂:如多奈哌齐、卡巴拉汀、加兰他敏和他克林。①多奈哌齐:选择性乙酰胆碱酯酶抑制剂,临床循证医学证据最多。起始剂量 5mg,1 次/d,4 周后可增至 10mg,1 次/d,建议睡前服,如患者有失眠可早餐前服。②卡巴拉汀:乙酰胆碱酯酶和丁酰胆碱酯酶双向抑制剂,起始剂量 1.5mg,2 次/d;至少 4 周后如耐受良好,可增至 3mg,2 次/d;再至少 4 周后可增量至 4.5mg,直至 6mg,2 次/d。此类药物较安全,仅少数患者服药中可出现恶心、食欲下降等胃肠道反应。

(2) 非竞争性 N-甲基-D-天冬氨酸(NMDA)受体拮抗剂:美金刚治疗轻至中度 VaD 疗效和耐受性较好,对小血管疾病疗效更突出。起始剂量 5mg 晨服,1 次/d;第 2 周增至 2 次/d;第 3 周早 10mg,下午服 5mg;第 4 周开始服用推荐的维持剂量 10mg,2 次/d,最大剂量为 20mg/d,可空腹服用,也可随食物同服。本药较安全,偶有幻觉、意识混沌、头晕、头痛和疲倦,以及焦虑、肌张力增高、呕吐、膀胱炎和性欲增加等。

(3) 改善脑循环:可用丁苯肽、银杏酮酯、尼莫地平、阿米三嗪/萝巴新、尼麦角林、二氢麦角碱、己酮可可碱等,减少脑血管阻力,增加血流量或降低血液黏滞度,提高氧利用率。他汀类可预防卒中,治疗 VaD 安全性好,并能改善患者认知功能,但证据级别较低。

(4) 脑保护剂:VaD 与脑缺血关系密切,针对脑缺血的一系列病理生理机制,如缺血半暗带、细胞内钙超载、兴奋性氨基酸、自由基损伤等可选用相应的神经保护剂,如钙离子拮抗剂(尼莫地平)、兴奋性氨基酸受体拮抗剂(硫酸镁)、自由基清除剂(维生素 E、维生素 C)等,但缺乏循证医学证据。

(5) 脑代谢增强药:促进脑细胞摄氧能力,促进脑细胞对氨基酸、磷脂及葡萄糖利用,改善脑功能,增强记忆力。可选用银杏叶制剂、奥拉西坦、吡拉西坦、胞二磷胆碱等,以及脑活素、细胞色素 C、ATP、辅酶 A 等。

(6) 精神行为症状治疗:VaD 易出现精神行为症状如抑郁、焦虑、幻觉、妄想、激越、睡眠倒错、冲动攻击行为等,程度可较重。首选非药物治疗,包括环境和社会心理干预。药物治疗应充分进行临床评估,谨慎调整剂量;坚持个体化用药原则,首选口服药;自小剂量起始,缓慢增量,直至症状改善;首选非典型抗精神病药。①选择非典型抗精神病药,如利培酮、奥氮平和奎硫平等,副作用较少,安全性好。②抗抑郁药:选用选择性 5-羟色胺再摄取抑制剂(SSRIs),如舍曲林、西酞普兰、帕罗西汀和氟伏沙明等,副作用少,服用方便,较适合老年患者。③抗焦虑及镇静催眠药:主要是苯二氮䓬类,用于治疗焦虑、易激惹和睡眠障碍,如地西泮、氯硝西泮、阿普唑仑、劳拉西泮等。

(7) 康复治疗:提高患者的生活能力及防治并发症,降低致残率和病死率。以护理和心理支持为主,在药物治疗前提下,制订个体化护理方案,鼓励患者多与外界接触,参加社交活动,加强语言、肢体功能训练,尽可能保留社会功能。采取措施防止患者走失。可建立家庭病房,医务人员定期指导训练和家庭护理。

第五节　路易体痴呆

（郁金泰）

路易体痴呆(dementia with Lewy bodies,DLB)是一种常见的神经系统变性疾病,以波动性认知功能障碍、视幻觉和帕金森综合征为突出的临床特征,以弥漫性分布于大脑皮质和脑干的路易小体为主要病理特征(中国微循环学会神经变性病专业委员会,2015)。

【研究史】

Lewy 体是 Lewy 在 1912 年首先描述的,典型分布于脑干黑质和蓝斑核,以及迷走神经背核、迈内特(Meynert)基底核及下丘脑核等单胺类神经元。见于大脑皮质的 Lewy 体无明显的致密颗粒核心,核心周围纤维排列不规则,称为苍白体,可能是 Lewy 体的前身,皮质的 Lewy 体主要分布在边缘系统、颞叶杏仁核、旁海马区和扣带回等。1961 年,Okazak 等首先描述了 DLB,因本病的临床表现和病理特征与其他类型痴呆有明显的不同,提出本病已构成了独立的疾病。20 世纪 90 年代初开始,实验技术的进步使研究人员能够很容易地识别脑组织中的 Lewy 体。同期日本和英国的报道证实,帕金森病患者中存在认知功能和运动功能均受损的临床模式。1995 年,第一次 DLB 国际会议在英国举行,这次会议促成了 DLB 诊断标准的发布,在随后的会议上这些标准被不断更新。

【病因和发病机制】

DLB 的病因和发病机制迄今尚未明了。研究证实,

DLB 患者胆碱能和单胺类神经递质系统均有损伤,大脑皮质、前脑 Meynert 核和尾状核等乙酰胆碱转移酶(ChAT)水平显著下降,基底节的多巴胺及代谢物高香草酸(HVA)浓度降低,多巴胺受体异常,多巴胺神经元丢失,壳核 5-HT 及去甲肾上腺素浓度显著减低,以及路易体形成等,均会导致神经元死亡。这些神经递质系统异常可能与 DLB 的认知功能减退和锥体外系运动障碍有关。

研究发现,神经系统 α-突触核蛋白(α-synuclein)和泛素(ubiquitin)等是 Lewy 体结构的主要成分,部分 DLB 和家族性帕金森病患者存在 α-突触核蛋白基因突变,使 α-突触核蛋白由可溶性转变为不溶性,导致异常聚集,推测可能与 DLB 及家族性 PD 发病有关,但 DLB 通常很少有家族遗传倾向。

【病理】

1. 病理特征　本病主要的组织病理学特征是大脑皮质和脑干弥散性分布的 Lewy 体和轴索改变,可伴老年斑、神经原纤维缠结、海绵状空泡变性,以及黑质、蓝斑和 Meynert 核神经元脱失等。

在常规 HE 染色,Lewy 体显示为直径 3~25μm 的圆形或椭圆形,胞浆内呈均匀嗜伊红的致密颗粒杂乱排列构成 1~10nm 的核心(Outeiro et al,2019)(图 3-21-11)。电镜下可见中心部为嗜锇颗粒混有螺旋管或双螺旋丝,核心周围包绕均匀疏松排列的纤维成分(Forno et al,1976)(图 3-21-12)。突触中的 Lewy 体被称为突触内路易体,Lewy 体多位于神经细胞质内,亦可见于轴突内,是细胞外 Lewy 体(extracellular Lewy body),无典型晕圈。免疫组化显示,Lewy 体含有大量的泛素、α-突触核蛋白、补体蛋白、微管和微丝蛋白等,无 tau 蛋白和类淀粉蛋白。在所有 Lewy 体相关性痴呆中,大脑皮质萎缩不明显,可见轻度额叶萎缩。在 Alzheimer 病的路易体也可见较明显的颞叶中部萎缩,并有较多的淀粉样老年斑和神经原纤维缠结;而 DLB 患者可见中脑黑质色素细胞丢失,无老年斑和神经原纤维缠结,tau 蛋白抗体染色有助于区别这两类不同的病变。

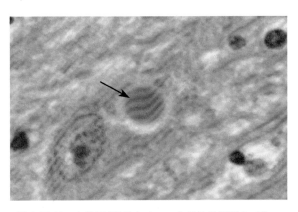

图 3-21-11　在常规 HE 染色,Lewy 体显示为直径 3~25μm 的圆形或椭圆形(箭头)

2. 组织病理学分型有两种方法

(1)根据 Lewy 体的分布分为脑干型、弥散型和过渡型。①脑干型:Lewy 体主要局限于脑干,相当于 Parkinson 病;②弥散型:Lewy 体广泛累及大脑皮质,光镜下观察前额叶、扣带回、颞叶及岛叶等,在 100 倍视野内发现 Lewy 体>5 个才可以诊断此型;③过渡型:在 100 倍视野内 Lewy 体<5 个。然而,欧美学者对此条件掌握较灵活。

(2)根据合并 AD 病理改变分为普通型和纯粹型。①普通型:除大量的 Lewy 体,尚合并老年斑、神经原纤维缠结等,皮质萎缩及神经元脱失不严重;②纯粹型:仅有 Lewy 体,不伴 AD 样改变。临床与病理对照研究表明,约 75% 的普通型 DLB 患者以记忆障碍、精神症状起病,随之痴呆进行性加重,其余 25% 的患者以帕金森综合征或

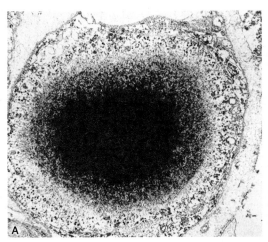

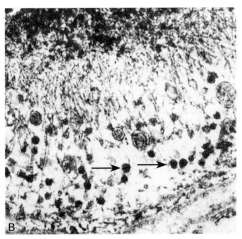

图 3-21-12　嗜锇颗粒的电镜表现

A. 在电镜下可见中心核被致密颗粒包围,×11 000;B. 核周可见细丝(箭头),×25 000

Shy-Drager 综合征起病。纯粹型 DLB 的起病年龄较轻，早期有明显的帕金森综合征表现，随后出现痴呆。

【临床表现】

路易体痴呆多于 50~85 岁起病，仅少数为中青年患者，平均发病年龄与阿尔茨海默病相近。病程 1~20 年，缓慢进展，男女发病率近于 1:1，男性略高。DLB 诊断标准（2017 修订版）将临床表现分为核心临床特征和支持性临床特征。

1. 核心临床特征

（1）波动性认知功能障碍：早期出现，逐渐进展，可影响日常生活和工作，早期发生率约 58%，随病情进展可达 75%。波动性变化可出现在数周内甚至 1 天中，持续数分钟至数小时，异常与正常状态交替。早期出现严重的认知功能减退多见于病理上 AD/LB 变异型，多伴 AD 的病理特征。DLB 认知功能全面减退，与 AD 均属皮质性痴呆，常以记忆力减退、定向力缺失起病，但与 AD 相比，DLB 早期记忆障碍较轻，有波动性，可出现失语、失用和失认等（Bradshaw JSM et al, 2004）。临床上单凭认知功能损害特征鉴别 DLB 与 AD 很困难。部分患者有皮质下痴呆特点，如白天困倦、无精打采、注意力不集中、警觉性减退及语言欠流利等，皮质和皮质下认知损害可见注意力、执行能力、视空间功能障碍。

（2）视幻觉：见于 80% 的患者，DLB 的视幻觉生动、鲜明、完整，常为安静的人、物体和动物等具体图像，患者可绘声绘色描述所见景物，并坚信不疑。患者可有妄想、谵妄、躁动等精神异常，可重复出现，见于疾病早期，并持续到病程晚期，是诊断 DLB 的重要提示。DLB 对神经安定剂及抗精神病药非常敏感是其区别于其他类型痴呆的特征，临床须注意区分抗 PD 药物不良反应导致的幻觉。脑功能成像可显示 DLB 视皮质血流量和功能异常。有作者观察到颞叶前内侧 Lewy 体数量增加与视幻觉有一定的联系（Harding et al, 2002）。

（3）帕金森综合征：并非由多巴胺能药物或卒中引起，在 DLB 患者很常见，发生率超过 85%。多表现为肌强直、动作减少和运动迟缓等，静止性震颤少见。锥体外系症状可与认知障碍同时或先后发生，如两组症状在一年内相继出现，有诊断意义，左旋多巴治疗通常反应差。早期出现严重的锥体外系症状多见于病理单纯型。与 PD 相比，DLB 通常同时出现两侧症状，轴性强直和面具脸较 PD 严重。如帕金森病症状模棱两可时，可通过多巴胺转运蛋白（DAT）摄取检测来辅助判断。

（4）快速眼动期异常行为（RBD）：以快速眼动睡眠中肌肉松弛间断缺失为特点，表现为躯体活动和痉挛增多，可有复杂剧烈的肢体或躯干运动，如系扣、摆臂，伴梦境回忆，多导睡眠图显示睡眠期颏部或肢体肌张力增高。RBD 一般发生于痴呆出现前几年，也是其他 α-突触核蛋白病的常见特征。RBD 被列为 DLB 的核心临床特征是因尸检确诊的病例研究显示，RBD 在 DLB 中非常常见（DLB vs 非 DLB：76% vs 4%）。由于痴呆患者经常伴有类 RBD 表现，如精神错乱的觉醒（confusional awakenings）、严重的阻塞性睡眠呼吸暂停、周期性肢动等，须仔细鉴别。如对睡眠障碍是否为 RBD 引起存有疑问时，可借助多导睡眠图协助诊断。

2. 支持性临床特征　主要包括：①对抗精神病药物高度敏感；②姿势不稳；③反复摔倒；④晕厥或其他短暂性意识丧失；⑤严重自主神经功能障碍，包括便秘、直立性低血压和尿失禁等；⑥嗜睡；⑦嗅觉减退；⑧其他类型的幻觉；⑨系统化妄想；⑩淡漠；⑪焦虑和抑郁。这些症状在 DLB 中经常出现，有时可早期出现，虽然缺乏诊断特异性，但痴呆患者出现这些症状可提示 DLB 诊断，特别是持续性或合并存在时。

【辅助检查】

1. 脑 MRI 检查　部分病例可见轻度弥漫性脑萎缩或局灶性额叶萎缩，无特征性。冠状扫描有助于 DLB 与 AD 鉴别，AD 可见颞叶内侧萎缩，DLB 不明显（图 3-21-13）。

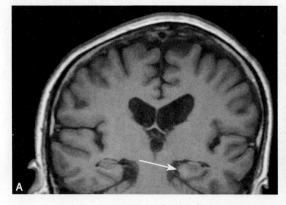
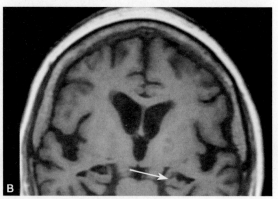

图 3-21-13　脑 MRI 冠状位显示路易体痴呆与 Alzheimer 病的海马影像对比

A. 海马 T₁WI 提示，路易体痴呆的海马萎缩不明显（箭头）；B. Alzheimer 病海马可见明显的萎缩（箭头）

DLB 与帕金森病痴呆（PDD）的 MRI 表现相似，萎缩主要累及皮质下结构，颞中回相对保存，与临床表现和认知功能特点相符（Watson et al，2009）。

2. SPECT 和 PET 检查　DAT 摄取影像检测可很好地区分 DLB 与 AD，敏感性 78%，特异性 90%（图 3-21-14A）。当痴呆患者仅伴 DLB 一个核心症状如帕金森综合征时，如可以排除进行性核上性麻痹（PSP）、皮质基底节变性（CBD）、多系统萎缩（MSA）和额颞叶痴呆（FTD）等，基底节区 DAT 摄取下降，即可确定为很可能 DLB 的诊断。正常的 DAT 摄取也见于部分尸检确诊的 DLB 患者，主要因脑干受累较轻和黑质神经元丢失有限，或者整个纹状体区域多巴胺丢失较均衡，而不是主要累及壳核。FDG-PET 显示，枕叶皮质葡萄糖代谢率降低（图 3-21-14B、C），较 AD 严重，可能与 DLB 视空间障碍、视幻觉有关，但后扣带回区域代谢通常保留（Lim SM et al，2009）。AD 主要是颞叶和后扣带回葡萄糖代谢率降低。50% 以上的 DLB 患者 Amyloid PET 检测发现 Aβ 沉积阳性。

3. ^{123}I-MIBG 心肌扫描成像　可用于定量交感神经节后心脏神经支配，在 DLB 中异常下降。成像异常对很可能 DLB 和很可能 AD 鉴别诊断的敏感性和特异性分别为 69% 和 87%，对轻度患者（MMSE>21）敏感性和特异性可提高到 77% 和 94%。须注意，心脏病、糖尿病、周围神经病等伴发疾病和相关药物对结果的影响（Yoshita M et al，2015）。

4. 多导睡眠图　如证实患者快速眼动期肌肉失弛缓，对路易体相关病理改变具有高特异性预测价值。痴呆与 RBD 共病的患者，如多导睡眠图证实快速眼动期肌肉失弛缓，罹患突触核蛋白病（synucleinopathy）的可能为 90%，在无其他任何核心临床症状或生物标记的情况下，也足以作出很可能 DLB 的诊断。

5. 脑电图　早期多为正常，少数表现背景波幅降

低，可见 2~4Hz 周期性放电，基本节律慢化，较多的患者可见颞叶区 α 波减少和短暂性慢波，可出现短暂的额、颞叶暴发活动。DLB 脑电图的典型改变是，显著的后枕部慢波伴周期性 pre-α/θ 节律改变，是指在弥漫 θ 节律背景下，后枕部更显著的 θ 或 δ 波（Bonanni L et al，2008）。

6. 目前未发现 DLB 患者脑脊液或分子生物学的生物标志物。

【诊断和鉴别诊断】

1. 诊断　临床上波动性认知障碍、视幻觉及帕金森综合征运动障碍患者应考虑 DLB 的可能，确诊需依靠尸检。2017 年国际 DLB 联盟更新了 DLB 诊断标准（McKeith IG et al，2017），新诊断标准明确地区分了临床特征和生物标志物，根据不同临床特征和生物标志物分为很可能的 DLB 和可能的 DLB。

诊断 DLB 的必要条件是，出现痴呆，即渐进性认知功能减退，严重程度足以影响患者正常社会和职业功能以及日常生活活动能力；在疾病早期不一定出现显著或持续的记忆障碍，但随疾病进展会变得明显，注意力、执行功能和视觉功能损害可能特别显著，可早期出现。

（1）核心临床特征：前三者可能早期出现，持续于整个病程中。

1）波动性认知功能障碍，伴注意力和警觉性显著变化。

2）反复出现的视幻觉，通常十分详细、生动和完整。

3）快速动眼期（REM）睡眠行为障碍，可能在认知功能下降前出现。

4）出现一或多种帕金森综合征核心症状，如运动迟缓、静止性震颤或肌强直。

（2）支持性临床特征：

1）对抗精神病药物高度敏感。

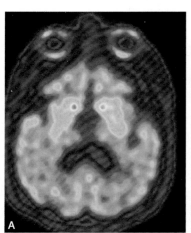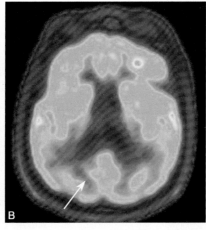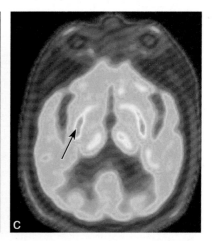

图 3-21-14　路易体痴呆 PET/CT 影像特点

A. DAT PET 显示双侧壳核、尾状核多巴胺转运体分布减低；B、C. ^{18}F-FDG PET 显示双侧额、颞、顶、枕叶代谢减低（白色箭头），壳核代谢增高（黑色箭头）

2）姿势不稳。

3）反复摔倒。

4）晕厥或其他短暂性意识丧失。

5）严重自主神经功能障碍（包括便秘、直立性低血压、尿失禁等）。

6）嗜睡。

7）嗅觉减退。

8）其他类型的幻觉。

9）系统化妄想。

10）淡漠。

11）焦虑和抑郁。

（3）提示性生物标志物：

1）通过 SPECT/PET 显示的基底节多巴胺转运体摄取下降。

2）^{123}I-MIBG 心肌扫描成像异常（摄取减低）。

3）多导睡眠图证实快速眼动期肌肉失弛缓。

（4）支持性生物标志物：

1）脑 CT/MRI 检查显示，内侧颞叶结构相对保留。

2）SPECT/PET 灌注成像/代谢扫描显示，普遍低灌注或低代谢；FDG-PET 成像显示枕叶代谢下降，伴或不伴扣带回岛征（Graff-Radford J et al,2014）。

3）EEG 出现显著的后头部慢波伴周期性 pre-α/θ 节律改变。

（5）很可能的 DLB 诊断标准：

1）出现两项或两项以上 DLB 核心临床特征，伴或不伴提示性生物标志物阳性；或

2）仅出现一项 DLB 核心临床特征，但伴有一项或一项以上的提示性生物标志物阳性。

（6）仅基于生物标志物而不能诊断为很可能的 DLB。

（7）可能的 DLB 诊断标准：

1）仅出现一项 DLB 的核心临床特征，无提示性生物标志物；或

2）出现一项或多项提示性生物标志物，但缺乏核心的临床特征。

（8）符合以下标准，则不支持 DLB 诊断：

1）出现其他任何躯体疾病或脑部疾病包括脑血管病，足以部分或全部解释患者的临床症状。在这种情况下，即使不能完全排除 DLB 诊断，也需要考虑混合性或多发性病变的可能性；或

2）帕金森综合征是唯一的核心临床特征，并且在严重痴呆阶段首次出现。

此外，DLB 是指痴呆在帕金森综合征之前或与之同时出现。而帕金森痴呆（PDD）是指在已有帕金森病患者中出现的痴呆。在临床不能明确区分时，采用路易体病这一通用术语来描述两者。

2. 鉴别诊断

（1）Alzheimer 病（AD）：主要表现为进行性认知功能减退，常因遗忘、虚构使幻觉描述含糊不清，精神行为异常，中晚期患者可有锥体外系症状，不易与 DLB 区分。DLB 认知障碍呈波动性，视幻觉具体生动，患者可形象描述和深信不疑；视空间位置觉明显受损，锥体外系表现较早出现，MRI 显示弥漫性皮质萎缩。

（2）帕金森病（PD）：部分 PD 患者晚期出现痴呆，药物治疗中可产生视幻觉，与 DLB 较难区别，但 PDD 多在发病数年后出现，以皮质下痴呆为特点，运动障碍突出，左旋多巴治疗有效。DLB 患者早期出现波动性认知障碍，运动障碍表现为强直、运动减少，很少出现典型静止性震颤；左旋多巴治疗反应较差。

（3）血管性痴呆：常有明确的卒中史及神经功能缺失体征，认知障碍呈阶梯性进展，脑 CT 或 MRI 显示缺血或出血性病灶，易与 DLB 鉴别。

（4）CJD：以痴呆和锥体外系症状为特征，病情进展较快，锥体外系体征多样，可有肌阵挛和癫痫发作，典型 EEG 改变有助于诊断。

（5）进行性核上性麻痹（PSP）：表现为皮质下痴呆，症状无波动，视幻觉少见，可与 DLB 鉴别；但 PSP 在出现眼运动障碍前与 DLB 有时较难鉴别。

【治疗】

目前 DLB 尚无特效治疗，主要针对认知、精神、运动和非运动症状等进行对症治疗，治疗原则与 AD 类似，宜采取非药物和药物联合治疗。

1. 非药物治疗 包括减少患者发生危险因素，以及心理治疗、适度体育锻炼，注意预防继发感染、脱水和代谢紊乱等。研究显示，锻炼、认知功能训练有一定的效果，针对看护者的教育有助于患者精神症状的改善。

2. 药物治疗 主要治疗运动障碍、精神症状及认知功能障碍，但三组症状治疗会有相互影响，如服用多巴丝肼（美多芭）治疗帕金森综合征会产生视幻觉；使用神经安定药治疗视幻觉可加重帕金森综合征，并增加死亡风险；少数患者应用胆碱酯酶抑制药（AChE）导致锥体外系症状加重，须注意不宜过度治疗某一症状（Walker Z et al,2015）。

（1）抗类 PD 运动症状：宜小剂量开始，慎重加量，避免引起谵妄和幻觉加重。首选最小有效剂量左旋多巴单药治疗，如果锥体外系症状不影响日常生活或工作，通常不建议使用左旋多巴。应避免应用抗胆碱能药。左旋多巴治疗 DLB 远比 PD 疗效差，可引起注意力下降和幻觉。如患者服用抗 PD 药治疗中出现幻觉，应将左旋多巴减至最小有效剂量，停药顺序依次是，抗胆碱能药、司来吉兰、金刚烷胺、多巴胺受体激动剂、儿茶酚-氧位-甲基转移酶（COMT）抑制剂，最后是左旋多巴，严格监控减药过程。

（2）抗痴呆药物：DLB 患者脑内乙酰胆碱浓度下降，使用胆碱酯酶抑制剂（AChE）效果较好，减少患者认知波动，提高警觉性，改善记忆等。AChE 如多奈哌齐和利凡斯的明（艾斯能）治疗 DLB 的精神症状和认知障碍安全有效，可延缓症状恶化（McKeith IG et al，2000）。突然停用抗痴呆药物可能出现神经精神状反跳现象，因此 AChE 治疗有效的患者不要轻易停药或换用其他 AChE。患者通常对 AChE 耐受良好，不良反应主要是胃肠道症状如恶心、呕吐和腹泻等，宜采用药物剂量滴定法或与食物同服。美金刚能改善 DLB 认知功能和神经精神症状，但治疗 DLB 临床资料较少，疗效有待进一步评价（Wang HF et al，2015）。

（3）抗精神症状：开放药物研究证实，AChE 能改善 DLB 精神症状，临床选用非典型抗精神病药物，喹硫平相对安全（Kurlan R et al，2007）。通常忌用典型抗精神病药物，因不良反应较多，有些患者有超敏反应。氯氮平对 PD 患者精神症状有效，但它对 DLB 疗效和耐受性还不清楚。如患者出现幻觉和妄想，应考虑多巴胺药物不良反应之可能，可逐渐减量（Boot BP et al，2015）。

（4）情绪和睡眠障碍：DLB 患者抑郁症很常见，可用选择性 5-HT 再摄取抑制剂如舍曲林、氟西汀等，以及多受体抗抑郁药，忌用三环类抗抑郁药。睡眠障碍如快速眼动相关睡眠行为异常可睡前服用氯硝西泮 0.25mg，宜逐渐加量，并监测疗效和不良反应。

【预后】

本病预后较差，病程 2~20 年，平均病程 5~10 年。若以全面认知功能变化来评估，病情进展速度一般为 MMSE 评分每年减少 4~5 分。患者多死于并发症。

第六节 帕金森病痴呆

（马秋兰）

帕金森病痴呆（Parkinson disease dementia，PDD）是临床确诊的帕金森病（PD）患者在病程中出现的痴呆。根据《精神疾病诊断与统计手册》（DSM-Ⅳ-TR）的诊断标准，PDD 必须是直接由 PD 的病理生理改变所致，但目前对此还很难确定，也可能与阿尔茨海默病（AD）或路易体痴呆（DLB）同时存在而形成共病，其中 PDD 与 DLB 最难区分。

【流行病学】

流行病学研究关于 PDD 患病率报道不等，差异颇大。2005 年一篇综述系统总结了 20 项 PD/PDD 患病率的研究（包括 1 767 名患者）和 24 项痴呆亚型患病率的研究（包括 4 711 名患者）后报道 PDD 的患病率约占 65 岁和 65 岁以上正常人群的 0.2%~0.5%，约占所有痴呆患者的 3%~4%（Aarsland et al，2005）。PDD 在 PD 中发病

率较高。1988 年一篇综述报道包括 27 项回顾性调查研究显示，在 4 336 例 PD 患者中，PDD 平均患病率为 40%，是一般人群的 4~6 倍（Cummings，1988）。2005 年国际运动障碍病协会首次系统综述性报道，包括对 13 项研究 1 832 例 PD 患者的回顾性调查研究显示，PDD 患病率占 PD 的 31.5%（Aarsland et al，2005）。其他研究报道 PDD 患病率范围约占 PD 的 22%~48%（Hobson et al，2004；Aarsland et al，2005；Athey et al，2005；Emre et al，2007）。PDD 患病率与年龄老化和病程长短显著相关。50 岁以下患者 PDD 患病率几乎为 0，80 岁以上患者高达 65%。Reid 等调查发现，PD 患者发病 3 年、5 年、15 年和 20 年后 PDD 累计患病率分别为 26%、28%、48% 和 83%，约 75% 的 PD 患者在疾病晚期进展为 PDD（Reid et al，1996；Aarsland et al，2007）。另外一项前瞻性纵向研究发现，随访 4 年时 PDD 在 PD 中患病率比正常人群高近 3 倍，而随访 8 年时 PDD 患病率占 PD 的 78%（Aarsland et al，2003）。PDD 年发病率约占 PD 的 10%（Aarsland et al，2001）。

目前多数较一致的流行病学纵向研究发现，PDD 的发病危险因素主要与高龄、PD 运动障碍类型、病情严重程度、病程长短、发病前有精神症状，如幻听幻视（hallucination）症状或发病时伴有轻度认知障碍等有关（Aarsland et al，2007）。病情重即指 PD 统一评定量表（UPDRS）＞25 分，临床表现为严重运动障碍，特别是强直、姿势不稳和步态异常者，而以震颤为主的患者较少发生痴呆。其他相关报道的但尚不确定的 PDD 发病危险因素包括起病时年龄、性别为男性、受教育水平、生活水平状况、抑郁及某些不典型的临床特征，如较早发生自主神经障碍，视幻觉和多巴胺类药物治疗反应等。有研究提出吸烟可抗 PD 发病，但亦证实有吸烟史者，尤其正在吸烟者可使 PD 发生痴呆的风险增加（Emre et al，2007）。

遗传因素作为 PDD 发病的危险因素主要与有家族遗传 PD 病史的患者有关。研究报道家族性 PD 出现痴呆者多呈 *Park1* 和 *Park8* 基因型突变，*Park2*、*Park6* 和 *Park7* 突变较少见。载脂蛋白 E4 等位基因可能是散发性 PDD 发病的易感基因，但研究尚有争议（Harhangi et al，2000；Inzelberg et al，1998）。α-突触核蛋白基因（α-synuclein，SNCA）突变或异常表达可能与家族性和散发性 PDD 发病相关（Kurz et al，2003；Emre et al，2007）。

【病因和发病机制】

PDD 的病因和发病机制仍不清楚，目前研究认为，PDD 的发病机制是异质性的，与脑内形成路易小体（Lewy body）、神经原纤维缠结（neurofibrillary tangles，NFTs）、老年斑（senile plaques）、小血管疾病（microvascular disease），以及嗜银包涵体（argyrophilic inclusions）有关，路易小体可能是导致 PDD 最重要的因素。PDD 可能与多巴胺含量不断下降有关，去甲肾上腺素和 5-羟色胺

通路损害导致 PD 的认知损害。有研究显示，当给予小剂量抗胆碱能药东莨菪碱，将导致不伴痴呆的 PD 患者记忆损害，但对正常对照组无影响，提示未发生痴呆的 PD 患者存在阈下的胆碱能缺乏。由此推测多巴胺神经元受损对执行障碍起作用，胆碱能神经元损害可致记忆力及额叶功能受损，去甲肾上腺素神经元损害可致注意力受损，5-羟色胺神经元受损可能导致抑郁。最近研究(2019)发现，黑质中铁沉积可能为 PDD 发病机制之一(Tambasco et al,2019)。

PDD 以基底节病变为主，基底节(basal ganglia)参与情感和认知功能，其主要组成是纹状体(尾状核和壳核)、苍白球、黑质、伏隔核(nucleus accumbens)，以及丘脑底核等。它们接受来自所有皮质区域的输入，并通过丘脑，投射到额叶区域，如前额叶、运动前区和辅助运动区，它参与运动规划。参与决策和注意力的前额叶皮质发出投射到尾状核和壳核，因此这些环路调节大脑皮质，为运动反应提供信息，强化有用的行为和抑制无用的行为。因此，累及额叶纹状体连接的病变可能影响目标定向行为(goal-oriented behaviors)，导致许多行为改变，诸如精神功能迟钝、记忆损害、淡漠和抑郁等。因此，基底节、皮质和纹状体病变构成了 PDD 的病理学基础(Del Tiedic et al,2013;Halliday et al,2014)。

【临床表现】

PDD 患者临床主要表现为运动症状、波动性认知功能障碍及精神症状，认知障碍并无特征性症状。

1. 运动症状　与 PD 患者比较，PDD 患者以姿势不稳、步态障碍等中轴性运动症状更常见；主要表现为震颤的 PD 患者发生痴呆相对较少；PDD 患者运动症状对多巴胺类药物治疗反应性较差，易出现幻觉等精神症状不良反应。

2. PDD 的认知障碍多以皮质下痴呆为特征，突出表现为执行功能、注意力及视空间能力减退，记忆力障碍及词汇表达流畅性下降，语言功能、定向力相对保留；而与 AD 的皮质性痴呆，即疾病早期出现明显的记忆储存、定向、语言障碍不同。认知障碍的波动性通常是诊断 PDD 的重要依据，主要是注意力和醒觉状态损害的波动性，尤其在紧张时明显。

PDD 的认知障碍的主要表现是：

(1) 29% 的 PDD 患者存在注意力波动，路易体痴呆(DLB)患者更高达 42%。出现注意力减退及警觉性下降，不能专注于信息及加工过程，如数字顺背及倒背、完成两个连续指令测验等，较阿尔茨海默病(AD)患者速度慢和错误多。

(2) 约 67% 的 PDD、94%DLB 及 100% 的 AD 患者出现记忆障碍，PDD 主要为检索性记忆障碍，患者可形成并贮存信息，但难以回忆；而 AD 表现为记忆形成与贮存困难，两者的记忆障碍类型不同。疾病早期 PDD 患者即刻记忆受损明显，表现为陈述性记忆检索和程序性记忆缺陷，视空间工作记忆、言语工作记忆障碍，长时记忆相对保存，但对回忆内容与时间联系发生分离现象，回忆中给予提示有助于准确回答。

(3) PDD 患者视空间能力明显受损，视觉信息处理障碍，即使在疾病早期智能正常时也可出现，表现为发现问题、长时视觉及图像记忆能力下降，缺乏预见和计划性；PDD 患者执行能力下降，在词语流畅性(属于执行功能)、连线测验、伦敦塔测验、Wisconsin 卡片分类等测验中表现为执行功能启动、维持、转换能力及解决问题能力下降。早中期 PDD 患者发声障碍较多见。

(4) 执行功能障碍表现为不能按要求完成较复杂的任务，如伦敦塔测验。

(5) PDD 患者可表现为词汇流畅性构音异常，说话音调降低，语调单一，语速慢且有停顿；多以简单语法语句表达，对较长的复杂语句、语调性语句的理解能力降低。

3. 精神症状　行为异常和神经精神症状在 PDD 中常见。45%~65% 的 PDD 患者可出现幻觉，25%~40% 的 PD 患者出现视幻觉，低于 DLB(60%~80%)，高于 AD(4%~10%)。出现幻觉是预测 PDD 的重要指征，幻觉表现复杂，色彩生动，动物或人物形象鲜明，与 DLB 相似。25%~30% 的 PDD 患者出现错觉，多伴幻觉发生，多疑或有被害妄想，如感觉陌生人住在自己房间。PDD 患者可出现精神症状，包括抑郁(13%)、情感淡漠(25%~54%)、快速眼动睡眠障碍(50%)、焦虑(30%~49%)、易激惹和躁狂等(Emre et al,2007;Garcia-Ptacek et al,2016)。

【辅助检查】

迄今尚无特征性检查推荐用于 PDD 的诊断。

1. 脑电图检查　PDD 患者通常正常。事件相关电位可出现 P300 潜伏期延长和波幅下降，潜伏期延长早于波幅降低，有助于评估患者认知功能。

2. 影像学检查　早期 PDD 患者 CT 或 MRI 检查通常无明显异常，仅有年龄相关性脑萎缩或白质高信号征象。MRI 扩散张量成像(DTI)检测 PD 患者黑质部分各向异性(fractional anisotropy,FA)值明显降低，特别是黑质尾部尤为显著，对 PD 诊断有较高敏感性和特异性。新近研究发现，与没有痴呆的 PD 患者和健康人群相比，PDD 患者进展性出现内嗅皮质、中颞叶、海马、海马旁回、扣带回、杏仁核等结构萎缩(Song et al,2011;Melzer et al,2012)。磁共振波谱(MRS)分析显示，PD 患者枕区 N-乙酰门冬氨酸水平降低，可能有助于预测 PDD。

3. 其他辅助检查　PDD 患者 SPECT 检查显示，脑皮质血流灌注降低；PET 检查可发现枕叶视皮质葡萄糖代谢降低；但与 AD 患者相比均缺乏特异性。

【诊断和鉴别诊断】

1. 诊断　国际运动障碍协会特别小组(the task force of the Movement Disorder Society,MDS-TF) 2007 年制定了

PDD 的临床症状及临床诊断标准（表 3-21-15A、B）（Emre et al，2007）。2011 年的一项研究对 290 例 PD 患者采用 MDS 制定的诊断标准和 DSM-Ⅳ 分别对 PDD 患者进行诊断，大部分诊断结果一致，但 DSM-Ⅳ 未诊断出其中 22 例符合 MDS 临床诊断标准的 PDD 患者（Martinez-Martin et al，2011）。可见与 DSM-Ⅳ 相比，MDS 的 PDD 诊断标准更具有敏感性。

表 3-21-15A 运动障碍协会（MDS）的帕金森病痴呆的临床症状

1. 核心症状

①按照英国脑库标准确诊的原发性 PD
②在此基础上，出现隐匿起病、缓慢进展的认知障碍
　ⅰ. 至少一项以上认知功能障碍（注意力、记忆力、执行和视空间功能）
　ⅱ. 认知功能水平低于发病前
　ⅲ. 排除运动或自主神经症状后，认知障碍严重程度足以影响日常生活
　　（如社交、工作和生活自理能力等）

2. 相关的临床症状

①认知障碍
　ⅰ. 注意力：注意力波动、自发注意力及集中注意力功能障碍
　ⅱ. 执行能力：对目标任务的发动、计划、概念形成、线索寻找、定势转换障碍、思维迟钝
　ⅲ. 视空间功能：视觉空间的定位、感知、重构障碍
　ⅳ. 记忆力：自由回忆或近记忆力障碍、学习新知识能力下降，提供线索后记忆能力可改善。认知能力通常比自由回忆能力好
　ⅴ. 语言：核心功能保留；找词困难；复杂句子理解能力减退
②行为学特征
　ⅰ. 情感淡漠：丧失目标、缺乏积极性、缺少动力
　ⅱ. 性格和情绪改变：抑郁、焦虑
　ⅲ. 幻觉：视幻觉常见、复杂，以幻像人、动物、物体常见
　ⅳ. 错觉：常多疑，如不信任感或幻觉不受欢迎的客人寄宿在家中
　ⅴ. 日间过度睡眠

3. 可疑症状

　ⅰ. PD 患者运动症状与认知功能障碍间隔时间不明
　ⅱ. 合并其他可疑引起认知功能障碍的疾病，但经鉴别并非认知功能障碍的病因

4. 不支持 PDD 的症状

　ⅰ. 存在脑卒中的神经系统局灶体征及神经影像学证据，且符合临床可能的血管性痴呆诊断
　ⅱ. 卒中后 3 个月内出现的认知障碍，或者认知障碍急剧恶化或呈阶梯样进展
　ⅲ. 认知障碍可由明确的内科（系统性疾病、药物中毒等）或神经系统其他疾病解释
　ⅳ. 主要临床表现为抑郁症

表 3-21-15B 运动障碍协会（MDS）的帕金森病痴呆临床诊断标准（2007）

很可能的 PDD

A. 核心症状：两项兼备
B. 相关症状：存在至少两项认知功能障碍（注意力、记忆力、执行和视空间功能障碍。注意力障碍可呈波动性，回忆力治疗后可能有好转）；存在至少一项行为学异常（淡漠、抑郁、焦虑、幻觉、错觉、日间过度睡眠）
C. 无可疑症状
D. 无不支持 PDD 症状

可能的 PDD

A. 核心症状：两项兼备
B. 相关症状：存在至少一项认知功能障碍；行为学异常可能出现，亦可能不出现
C. 存在一项或多项可疑症状
D. 无不支持 PDD 症状

2. **认知功能评估** 准确评估 PD 患者的认知功能是正确诊断 PDD 的关键。由于 PDD 患者记忆力相对保存，采用评估 AD 认知功能的 MMSE 量表对评估 PD 患者认知功能可能不敏感，建议采用更敏感实用的 PD 认知量表（scales for outcomes of Parkinson's disease cognition，SCOPA-COG）进行评估。帕金森病学组推荐应用蒙特利尔认知评价量表（MoCA），其评价的认知域包括注意力（数字广度顺背及倒背、警觉性、连续减 7）、记忆力（即刻回忆、延迟回忆）、视空间能力（描摹立方体）及执行能力（连线测验、画钟表、词语流畅性）等方面，与 MMSE 比较可能更具有可行性和适用性。

3. **PDD 鉴别诊断** 研究发现，94% 的 PDD 患者大脑皮质出现 AD 样神经病理改变。

（1）路易体痴呆（DLB）：进行性痴呆合并波动性认知障碍、反复发作的视幻觉和自发性锥体外系功能障碍是 DLB 的临床三主征，由于 PDD 与 DLB 的临床和病理相似性，有学者认为是同一疾病的不同亚型。目前多依据锥体外系症状后 1 年出现痴呆诊断为 PDD，而痴呆后 1 年出现锥体外系症状则诊断为 DLB，但"一年"鉴别原则在操作上仍有困难。DLB 患者用左旋多巴治疗运动症状效果不佳，亦可作为鉴别的参考。

（2）阿尔茨海默病：AD 属于皮质痴呆，以记忆损害（信息贮存障碍）为主要临床特征，以及高级皮质功能障碍如失语、失用、失读、失认等，注意力和执行功能损害较轻，晚期可见帕金森病样症状。PDD 属于皮质下痴呆，主要表现为注意力减退、视空间能力及执行能力下降，视空间能力及执行能力下降突出；PDD 的记忆障碍为回忆困难，而非信息存贮困难，经提示常可准确回答。

（3）血管性痴呆：多发生于卒中后 3 个月内，认知障

碍特点是急剧恶化或呈阶梯样进展。临床表现及影像学证据有助于鉴别。

（4）额颞叶痴呆：早期出现额叶功能障碍，如人格改变、记忆和执行功能退化，以及刻板和持续行为异常等精神症状，常伴进行性语言表达功能和行为改变，早期认知功能相对正常，一般无神经系统体征。随病情进展可出现运动不能、肌强直等帕金森综合征表现，一般对左旋多巴治疗反应差，甚至使症状加重（Irwin et al，2012）。

【治疗】

目前对 PDD 治疗尚无特效药物，多采用对症治疗。

1. PDD 患者锥体外系症状治疗与原发性 PD 相同，多巴胺受体激动剂类药物为一线药物，但 PDD 患者对多巴胺类治疗反应较差，不良反应多，易导致幻觉等精神症状。单胺氧化酶-B（monoamine oxidase，MAO-B）抑制剂及儿茶酚胺-O-甲基转移酶（catechol-O-Methyltransferase，COMT）抑制剂也可诱发精神症状，均应慎用。由于多巴胺疗法与抗精神病治疗相左，应尽可能用最低剂量的多巴胺类药物和抗精神病类药。抗胆碱能药和苯二氮䓬类药物常可引起 PDD 患者谵妄，并加重认知障碍，若出现此症状，应立即停用，并给予胆碱酯酶抑制剂。

2. 认知障碍治疗

（1）针对 PDD 胆碱能神经元缺失的机制，首选胆碱酯酶抑制剂卡巴拉汀。卡巴拉汀（rivastigmine）是美国 FDA 唯一批准用于 PDD 治疗的胆碱酯酶抑制剂。2006 年一项针对 50 岁以上轻到中度痴呆（MMSE 评分在 20 ~ 24 之间）的 PDD 患者，进行为期两年的多中心随机双盲对照临床试验显示，卡巴拉汀 3 ~ 12mg/d，可显著改善 PDD 患者的注意力、执行功能和记忆力，远期疗效证实对患者日常生活活动能力（ADI）和神经精神症状均有不同程度改善；但因这一临床试验标本量小（PDD 患者治疗组 = 362，非治疗组 = 179），尚无重复的临床试验证实，目前对卡巴拉汀治疗 PDD 尚无肯定的结论。卡巴拉汀推荐治疗剂量为 6 ~ 12mg/d（Willan et al，2006）。

（2）PDD 使用多奈哌齐（donepezil）治疗后，患者的 MMSE 评分可有一定程度的改善，且无锥体外系症状加重的不良反应，但部分患者可出现明显的胃肠道不良反应。推荐治疗剂量为 5 ~ 10mg/d，强调从小剂量开始，逐渐加量至有效治疗剂量。

3. PDD 患者如出现幻视、错觉时，应依次考虑减量或停用金刚烷胺、多巴胺受体激动剂及单胺氧化酶-B 抑制剂等，如果症状仍没有改善，则逐渐减量左旋多巴；若仍有症状宜选择新型抗精神病药物如氯氮平、利培酮和奥氮平等，从最小的治疗剂量开始。临床试验显示，氯氮平能有效地改善 PDD 患者的精神症状，极少引起锥体外系不良反应。利培酮和奥氮平可能加重锥体外系不良反

应，应用上受到限制。此外，PDD 患者出现抑郁时可酌情使用氟西汀、帕罗西汀、舍曲林等选择性 5-羟色胺再摄取抑制剂（SSRIs）。快速眼动期睡眠障碍可能导致夜间发生伤害性行为，宜每晚服用氯氮平治疗。

4. PDD 患者易于出现自主神经受损，通常出现神经源性直立性低血压和跌倒，可酌情选用屈昔多巴治疗（Francois et al，2016；Wang et al，2019）。

第七节 其他神经变性病痴呆

（王延江）

其他神经变性病痴呆主要包括皮质基底节变性和额颞叶痴呆-运动神经元病。

一、皮质基底节变性

皮质基底节变性（corticobasal degeneration，CBD）是神经元色素缺失的皮质-齿状核-黑质变性疾病。由 Jean J. Rebeiz 及其同事于 1968 年最早报道，该病临床症状与进行性核上性麻痹和额颞叶痴呆相似，与 Pick 病或额颞叶痴呆存在共同的病理特征（Rebeiz JJ et al，1968；Kertesz A et al，1999）。该病病因不明，家族遗传倾向的证据较少；少数有家族史的患者与 17 号染色体 tau 基因突变（如 P301S）有关（Bugiani O et al，1999；Casseron W et al，2005）。

【病理】

本病的大脑皮质额叶、顶叶萎缩及神经元丢失，丘脑、豆状核、丘脑下核、红核、中脑背盖、黑质与蓝斑神经元丢失和神经胶质增生，黑质区出现含 tau 蛋白的神经纤维缠结的球形包涵体，类似进行性核上性麻痹，有特征性皮质气球样神经元（ballooned neurons）、tau 蛋白染色增强神经元、胶质细胞包涵体及 tau 神经纤维缠结等。少数患者可伴颞叶萎缩。病理性 tau 蛋白异常聚集造成广泛的细胞骨架破坏，导致神经丝过度磷酸化、轴浆运输受阻和远端轴突损伤。部分患者脑内可同时存在 Pick 病、进行性核上性麻痹或阿尔茨海默病的病理改变。

【临床表现】

1. 本病多在中年晚期发病，呈进行性加重，一般从发病到死亡的时间为 4 ~ 6 年，患者多死于吸入性肺炎、尿脓毒症等并发症。早期表现为规律性不对称的运动异常，局限性肌张力障碍伴肌阵挛，一侧上肢出现异己手征（alien hand sign），活动或刺激可出现特征性肌阵挛；经常出现皮质性感觉受损（关节位置觉和轻触觉缺失）、失语、失用、核上性麻痹及构音障碍，以及共济失调、舞蹈样动

作、眼睑痉挛和锥体束征等。失用表现为不能模仿特定的手势,患者抱怨无法控制自己的手。

2. 半数以上的病例可出现痴呆,开始为顶叶型认知障碍,表现为肢体及结构失用、计算力差和视空间障碍等。随病情进展逐渐出现智能减退、言语障碍和额叶功能损害,出现强握反射等。表现为非流利性失语的患者多与tau蛋白沉积有关(Kertesz A et al,2005;Josephs KA et al,2006)。

3. 血、尿常规及生化检查、脑脊液检查均正常。MRI检查显示侧脑室不对称扩大和额顶叶沟回增宽等。

【诊断】

本病诊断根据中年晚期发病,典型临床症状体征,如局限性肌张力障碍伴肌阵挛,表现为肢体与结构失用、视空间障碍的顶叶型认知障碍,失语症及核上性麻痹等,MRI可见额顶叶非对称皮质萎缩或双侧皮质萎缩,SPECT所示灌注下降范围常较MRI所示萎缩范围更广。

【治疗】

本病尚无特效疗法,主要是对症治疗。左旋多巴治疗通常无效,对部分存在帕金森综合征表现的患者或可有效;其他抗帕金森药物无效。肉毒杆菌毒素注射可改善肢体肌张力障碍;氯硝西泮可用于治疗肌阵挛,但需注意其镇静作用所导致的平衡和认知功能恶化。在药物治疗同时应辅以物理疗法、作业疗法及语言训练。

二、额颞叶痴呆-运动神经元病

近二十余年研究发现,额颞叶痴呆(frontotemporal lobe dementia,FTLD)患者中约10%~15%可出现肌萎缩侧索硬化(amyotrophic lateral sclerosis,ALS);而ALS患者中约有三分之一可出现类似FTLD的认知障碍,在以延髓麻痹起病的ALS患者中发生FTLD的比例更高(Portet F et al,2001)。而后越来越多的证据表明,43kD反式响应DNA结合蛋白(transactive response DNA-binding protein 43,TDP-43)相关病理改变是FTLD和运动神经元病(motor neuron disease,MND)共同的病理特征,而9号染色体开放阅读框(chromosome 9 open reading frame,C9ORF)72基因中的非编码GGGGCC六核苷酸重复扩增是导致大多数遗传性FTLD和ALS的共同原因。近期研究表明,C9ORF72基因突变与额叶萎缩的影像学表征相关,可伴有前颞叶、顶叶和小脑受累。

基于FTLD和MND在临床表现、病理特征和遗传因素的共同特点,在近10年提出了FTLD-MND的概念。在疾病分类学上是否应严格地将FTLD、MND及FTLD合并MND(FTLD-MND)区分开来尚存在争议。一部分学者认为FTLD-MND是一种独立的疾病,而另一部分学者则认为上述三种情况只是同种疾病不同时期的临床表现。因为不具备特异性病理改变,在病理表现上无法将三者进行区分。目前本病被认为是一种不容忽视的痴呆综合征,其诊断和治疗给医务人员带来了巨大挑战。

【病理】

大多数患者表现为主要累及表浅皮质和皮质下白质的神经元丢失、胶质增生、微小空泡形成或海绵样变等。神经变性通常在额颞叶区域最为显著,偶可见于外侧裂周围语言功能区。基底核不受累,皮质的胆碱乙酰基转移酶、生长激素抑制素水平正常。其他区域如杏仁核、海马、丘脑、尾状核及黑质可表现出不同程度的变性。

FTLD-MND的病理学特征是TDP-43相关病理改变。病理性TDP-43蛋白是泛素化和过度磷酸化,且其N末端部分缺失。在携带C9ORF72基因突变的患者中,TDP-43相关病理改变包括致密和颗粒状的神经元胞浆包涵体(neuronal cytoplasmic inclusions,NCI)、轴突失营养、胶质细胞胞浆包涵体(glial cytoplasmic inclusions,GCI)和神经元核内包涵体(neuronal intranuclear inclusions,NII)(Ng AS et al,2015)。TDP-43病理改变可出现在额颞叶皮质(FTLD和FTLD-ALS携带者)、锥体系(ALS携带者),也可出现在其他区域如边缘系统(海马、杏仁核)、脑干(中脑/黑质),以及皮质下结构(纹状体和丘脑)。

【临床表现】

1. 约75%的MND患者可出现行为障碍。认知功能,尤其执行功能障碍与MND的不良预后相关,且FTLD-MND病情的进展速度较不伴有痴呆的MND更快。延髓麻痹起病和低教育水平是MND患者发生认知障碍的主要危险因素(Montuschi A et al,2015)。

2. FTLD进展为FTLD-MND的研究相对较少。一项临床研究发现约15%的FTLD患者可发生MND,有时在痴呆发病的数年后才出现;有30%~40%的FTLD患者存在轻微运动系统受累的临床或神经生理表现(Burrell JR et al,2011)。

3. FTLD-MND患者存在执行功能和语言功能障碍,前者包括决策、抑制性控制等能力受损,后者则与语义性痴呆、进行性非流利型失语患者的表现类似。同时也存在社会认知、心智理论、情感信息处理等方面能力受损,表现为淡漠、脱抑制、刻板行为、缺乏同情心、激越等。患者在疾病早期可出现幻觉、妄想等精神症状,尤其在C9ORF72重复扩增突变携带者中更为常见。

4. 本病神经影像学上表现为皮质萎缩和白质变性,其中皮质萎缩常累及眶额叶、背外侧前额叶皮质和颞极,白质变性一般累及运动神经传导束(如锥体束)(Burrell JR et al,2016)。脑脊液和脑电图常无特异性改变。

【诊断和鉴别诊断】

1. 诊断 本病的诊断必须同时满足运动神经元病

和认知障碍两方面的诊断标准。对于 MND 而言,肌电图是最为重要的客观证据,但非决定性,尤其是针对仅存在延髓麻痹的患者。除前述章节对 MND 评估方法以外,乙酰胆碱受体抗体、肌酸磷酸激酶检查对于排除重症肌无力、肌病等具有一定价值。而对于认知障碍而言,应进行全面的神经心理评估,并应侧重于额叶执行功能和语言功能方面的评估。

2. 鉴别诊断 部分 FTLD-MND 进展迅速,1 年内即可出现构音障碍,2 年内可导致死亡。鉴于其病情严重、进展迅速且有时缺乏明显肢体功能障碍,需与 CJD 相鉴别。在快速进展的患者中,癌性脑膜炎也可以导致脑病及多发性神经根病变,此时易与 FTLD-MND 混淆,可借助 CSF 中相关指标(如脱落细胞学等)予以鉴别。头颈部肿瘤,尤其是舌后部恶性肿瘤合并 CNS 转移时可导致严重的构音障碍和精神异常,可通过影像学检查鉴别。ALS、重症肌无力、酸性麦芽糖酶缺乏症、强直性肌营养不良及其他足以影响通气量的疾病可能造成缺氧性脑病,在病史不详时也可与 FTLD-MND 混淆,对于这部分患者完善动脉血气分析十分必要。

【治疗】

本病无特殊治疗方法。对症治疗可参考 FTLD 和 MND 章节。因 FTLD 无胆碱能神经递质代谢异常,故胆碱酯酶抑制剂一般无效,甚至可能导致精神症状恶化。NMDA 受体拮抗剂(如美金刚)、5-羟色胺再摄取抑制剂(如氟伏沙明、舍曲林)、小剂量的非典型抗精神病药物(如利培酮、阿立哌唑和奥氮平)可能改善 FTLD 患者的行为障碍和精神症状。对 MND 唯一批准的治疗用药是利鲁唑(riluzole),但其价格昂贵,且仅能使患者的生存期短暂延长。对于 FTLD-MND 患者的照料和护理建议可参考阿尔茨海默病章节相关内容。此类患者同时患有神经肌肉损伤、延髓麻痹、认知功能障碍,因此在治疗和管理方面非常棘手。

第八节 感染和免疫相关性痴呆

(张杰文)

感染和免疫相关性痴呆(infectious and autoimmune dementia)是非神经变性痴呆的常见原因。感染相关痴呆包括特异性颅内感染(如病毒性、细菌性、真菌性脑膜脑炎)、人类免疫缺陷病毒相关痴呆和人类朊蛋白病等。自身免疫相关痴呆是一类病因及临床表现复杂多样,以自身免疫为发病基础的认知障碍。部分感染或自身免疫相关痴呆为可逆可治的,而有些如朊蛋白病则无有效治疗,一旦发病则快速进展至死亡。因此,加强对这类痴呆的

识别利于我们明确痴呆病因并指导治疗和预后。因颅内感染和自身免疫性脑炎等内容前已详述,本节将侧重于人类朊蛋白病和人类免疫缺陷病毒相关痴呆,并概述自身免疫性痴呆的常见病因。

一、克雅病

克雅病(Creutzfeldt-Jakob disease,CJD)是最常见的人类朊蛋白病(prion diseases),是以异常朊蛋白(PrP^{SC})异常沉积为病理标志的罕见的具快速致死性的传染性中枢神经系统变性疾病。因潜在传染性和无任何有效疗法,一直受到全球临床实践和公共卫生领域的高度重视。散发型克雅病(sCJD)占克雅病绝大多数,本节重点描述 sCJD。

【病因和病理】

1. 病因及发病机制 朊蛋白(PrP)有两种异构体:正常型或细胞型朊蛋白(PrP^C)和异常型或瘙痒型朊蛋白(PrP^{SC})。正常型朊蛋白(PrP^C)为细胞内膜结合蛋白,无致病性。异常型朊蛋白(PrP^{SC}),由 PrP^C 变构而成,即由 α 螺旋为主变成更多 β 折叠,具有感染性、聚集性、致病性。对于散发型克雅病(sCJD),目前尚不清楚何种原因诱发了 PrP^C 到 PrP^{SC} 的转换,有学者认为是蛋白稳态受到破坏所致。目前研究认为正常型朊蛋白(PrP^C)的生理功能并不太重要。朊蛋白病的上游始动机制不是 PrP^C 的功能缺失,也并不简单是 PrP^{SC} 的传播沉积,仍需进一步研究(Watts JC et al,2018)。

2. 病理 sCJD 主要累及大脑皮质、壳核、尾状核、丘脑及小脑等,大脑皮质最为明显。病理上表现为海绵样变性、神经元丢失、广泛的反应性星形细胞增生,免疫组化见 PrP^{SC} 沉积或淀粉样斑块形成,无炎症反应(图 3-21-15)。

【临床表现】

sCJD 起病年龄以 40~70 岁为主,60~69 岁起病者最多,符合神经系统变性疾病的特点。起病形式上主要为亚急性起病,快速进展病程。最常见的首发症状为快速进展性痴呆、视觉障碍和小脑症状。疾病中后期的临床表现更加复杂多样。仍以快速进展性痴呆为主,其他如锥体系/锥体外系症状、小脑共济失调、肌阵挛、无动性缄默、视觉障碍、情感异常、自主神经功能障碍、睡眠障碍等。sCJD 的临床症状非常多样化,但阳性症状很少见(如精神症状、癫痫),这点有助于和一些以精神行为异常为主要表现的痴呆进行鉴别。

【辅助检查】

辅助检查在 sCJD 的诊断中扮演着重要角色,以头颅 MRI、脑脊液 CSF14-3-3 蛋白和脑电图(EEG)检查最具价

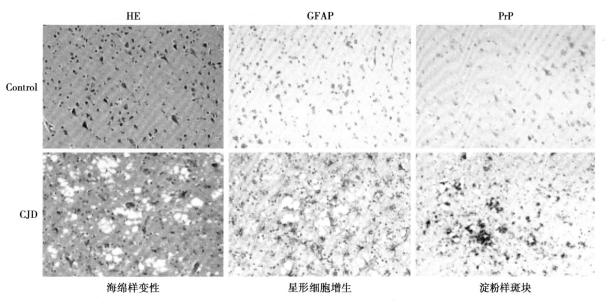

| HE | GFAP | PrP |

Control

CJD

海绵样变性　　　　　　　星形细胞增生　　　　　　　淀粉样斑块

图 3-21-15　散发型克雅病(sCJD)的病理显示海绵样变性、星形细胞增生及淀粉样斑块形成

值。MRI-DWI 或 FLAIR 序列上所见的皮质或深部灰质核团异常高信号在 sCJD 诊断中具有极高的价值。非对称性的广泛皮质 DWI 高信号,呈"缎带征"或"花边征",对应 ADC 序列为低信号,无强化效应(图 3-21-16)。FLAIR 序列显示稍差。基底节区病变,常以尾状核头与壳核明显(Fragoso DC et al,2017)。CSF 14-3-3 蛋白阳性对于 sCJD 诊断的敏感性大致相同(约90%),而特异性不甚理想(约80%)。EEG 典型表现为 1~2Hz 周期性发放的尖慢复合波(或三相波),国外报道阳性率约60%(Geschwind MD et al,2015)。该脑电图异常也可出现在多种代谢性脑病及桥本脑病中,应注意结合临床鉴别。

【诊断和鉴别诊断】

1. 诊断流程和标准　国内因脑组织病理获取困难,sCJD 诊断基本都是临床诊断。一旦怀疑,应尽快完善头颅 MRI、脑电图检查和鉴别诊断相关的其他检查。脑脊液 14-3-3 蛋白和基因检测可送中国疾病预防控制中心完成。

临床上 sCJD 可参考中国疾病预防控制中心推荐的诊断标准进行临床诊断。

(1)病史:进行性痴呆,临床病程短于 2 年;常规检查未提示其他诊断。

(2)临床表现:具备以下 4 种临床表现中的至少 2种:①肌阵挛;②视觉或小脑障碍;③锥体或锥体外系功能障碍;④无动性缄默。

(3)辅助检查:至少一项阳性:①在病程中的任何时期出现的典型的周期性尖慢复合波脑电图改变;②脑脊液 14-3-3 蛋白阳性;③MRI-DWI 像或 FLAIR 像上存在两个以上皮质异常高信号"缎带征"和/或尾状核/壳核异常高信号。

2. 鉴别诊断　主要和快速进展性痴呆疾病及类似影像异常的鉴别。包括病毒性脑炎、自身免疫性脑炎、桥本脑病、代谢性脑病、线粒体脑病、皮质静脉血栓形成、副肿瘤综合征、中枢神经系统淋巴瘤及其他脑肿瘤等。

【治疗和预后】

目前尚无有效治疗方法,存活期多在 1 年以内,应注意陪护人员和医务人员的相应防护。

二、人类免疫缺陷病毒相关性认知障碍

获得性免疫缺陷综合征(acquired immunodeficiency syndrome,AIDS)是由人类免疫缺陷病毒(human immuno-deficiency virus,HIV)感染所致的慢性传染性疾病。HIV 不但攻击外周免疫系统,而且会入侵中枢神经系统引起神经认知功能障碍,临床上称为 HIV 相关性神经认知障碍(HIV-associated neurocognitive disorder,HAND)。高效抗逆转录病毒治疗(highly active antiretroviral therapy,HAART)的出现显著降低了 AIDS 死亡率,但随着患者生存期的延长,HAND 的整体患病率并无下降,成为艾滋病治疗中严峻的挑战。

依据认知障碍的严重程度,通常将 HAND 分为无症状神经认知功能损害(asymptomatic neurocognitive impair-ment,ANI)、轻度神经认知功能损害(mild neurocognitive disorder,MND)和 HIV 相关痴呆(HIV associated dementia,HAD)三类(Antinori et al,2007)。在 HARRT 出现前,HAD 是 HAND 最常见和最严重的表现形式。在 HARRT 时代,HAND 的分布、病理生理学及临床特征都发生了很大改变。HARRT 时代 HAND 患病率研究的结果差异较大,多在 20%~50%。目前 HAND 主要以 ANI 和 MND 为

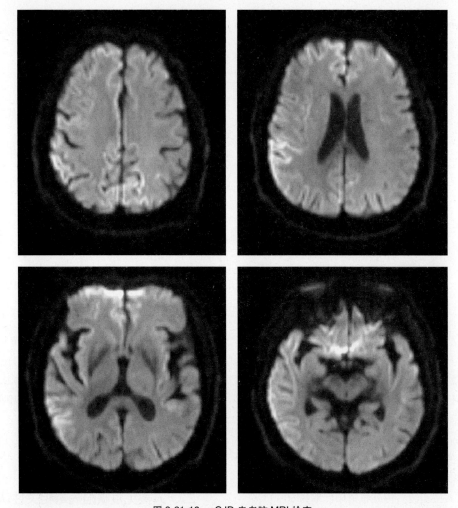

图 3-21-16　sCJD 患者脑 MRI 检查

患者女性,54 岁,以快速进展性痴呆为首发和主要的临床表现,病程 10 个月;首诊时 DWI-MRI 可见不
对称性广泛皮质高信号病变

主,两者占 HAND 的绝大部分。ANI 和 MND 患病率约为
20%~30% 和 15%~30%,较 HARRT 前时代稍有上升,而
HAD 患病率已降至 5% 左右(Nightingale S et al,2014)。

【病因和发病机制】

1. 发病机制　尚不完全清楚,一般认为有三点。
①病毒因素:HIV 通过血脑屏障进入中枢神经系统引起
神经系统的直接损伤;②神经免疫损伤:HIV 在脑内持续
低水平复制激活单核/巨噬细胞和/或神经胶质细胞等导
致免疫损伤;③抗病毒药物的毒副作用。

2. 危险因素　①合并症,如心脑血管疾病、丙型肝
炎、糖尿病;②年龄是 HAND 不可控的危险因素;③最低
CD4$^+$T 淋巴细胞计数≤200cells/μl;④抑郁等。

【临床表现】

艾滋病相关认知损害起病隐匿,早期临床表现轻微
或不典型。随着病情进展,大多数患者可逐渐出现认知、
运动和行为异常。HAND 的临床表现随着 HARRT 的出

现已发生明显变化。在 HARRT 出现之前,认知障碍的典
型表现是与白质和基底节受累相关的皮质下痴呆,以执
行功能下降和运动迟缓为核心。如注意力难以集中、执
行复杂任务困难、行走不稳、双手笨拙、持物掉落、书写困
难等。记忆障碍一般为提取性记忆困难。也可出现震
颤、肌张力障碍等运动障碍。而在 HARRT 时代,皮质性
认知障碍更加明显,如语言和运用障碍等,有时会类似阿
尔茨海默病(AD),单从临床难以与之鉴别。有研究发
现,HAART 治疗之后患者的运动技巧、认知处理速度和
言语流畅性可以改善,而学习和记忆可以恶化。除非是
认知障碍晚期,患者的自知力一般是保留的。

【辅助检查】

神经影像是较为重要的辅助检查,对于 HAND 并不
特异。主要作用是排除其他诊断,尤其是机会感染和其
他合并症(如脑血管病)。较为严重的 HAND,如 HAD,
头颅 MRI 上通常还是有所发现。常见的结构影像异常包

括:①灰质萎缩,如前扣带回、外侧颞叶、感觉运动皮质、额顶叶等;②深部白质萎缩和信号异常;③基底节区萎缩;④晚期可以出现连续的、对称的白质病变,以侧脑室旁和半卵圆中心的深部白质为著(Haziot MEJ et al,2015)。

MRS 较常规 MRI 敏感,通常分析 NAA 峰(神经元标志)、Cho 峰(细胞增殖和炎性反应)和 mI 峰(胶质细胞标志)。Cho 峰和 mI 峰增高几乎见于每个 AIDS 患者。在 HAART 出现之前,研究发现 HAND 患者的 NAA/Cr 比值下降,而 Cho/Cr 比值升高。经过 HAART 治疗后,以上参数可发生变化。NAA 峰或 NAA/Cr 比值变化与认知损伤程度相关,因此 MRS 适合随访及观察药效。

【诊断】

1. 筛查　对于确诊 HIV 感染且具有认知损害高危因素的患者,可行量表筛查 HAND。常用的如 HIV 痴呆量表、国际 HIV 痴呆量表或整体量表(如 MMSE、MoCA)。HIV 痴呆量表主要适用于 HAD 的筛查,得分<10 分需要进行全套规范化的神经心理测试。但对于轻度 HAND 的筛查效能变差,有研究建议划界分为 14 分用以提高 HAND 筛查的敏感性。国际 HIV 痴呆量表,分考察记忆、运动速度和心理灵活性三部分,具有很高的敏感性特异性。以上量表在国人应用的划界分尚需研究。

2. 诊断　艾滋病相关神经认知损伤的诊断应在综合危险因素、临床表现、头颅影像学、认知初筛的基础上,应用全套量表对认知、运动和日常行为能力进行详细评估,并排除其他疾病后方能做出。此外还应对严重程度进行分期。随着 HAART 治疗的广泛应用,HAND 中严重认知功能障碍者减少,而轻微认知功能损害者增多。因此 2007 年美国神经病学分会 AIDS 工作组重新修订 HIV 相关神经认知障碍的诊断标准(Frascati 标准),旨在提高对轻微认知障碍的甄别,介绍如下(Antinori A et al,2007)。

(1) HAND 诊断:根据 Frascati 标准,认知功能成套量表需包含 6 个认知域(言语/语言、注意力/工作记忆、抽象/执行能力、学习记忆、信息处理速度、感知觉/运动能力),每个认知域选用 2 个量表。用低于均值至少 1 个 SD 来定义单个认知域受损,HAND 诊断要求至少 2 个认知域受损。HIV 之外确切原因所致认知功能障碍者、酗酒者、使用毒品或其他认知功能损害药物者、重症抑郁症发作期的患者不适用。

(2) HAND 分类(严重程度分级):根据 Frascati 标准,量表得分低于 1 个 SD、至少 2 个认知域受累、无日常生活能力受损被定义为无症状神经认知障碍(ANI);认知功能量表得分低于 1 个 SD、至少 2 个认知域受累、合并日常生活能力受损被定义为轻度神经认知功能障碍

(MNI);认知功能量表得分低于 2 个 SD、至少 2 个认知域受累、日常生活能力明显受损被定义为 HIV 相关痴呆(HAD)。

【治疗】

HAND 的治疗仍以 HARRT 为基石,目前并无有效改善认知障碍的非抗病毒治疗手段或药物。对于未治疗的 AIDS 患者,如果合并 HAND 可以参考相关指南启用标准 HARRT,有些抗病毒药物如依非韦仑对认知影响较大,应注意避免。对于正在接受 HARRT 治疗的 AIDS 患者出现 HAND 者,应考虑药物耐药、药物神经毒性和合并症问题。此时可以检验外周血和脑脊液中的 HIV RNA 水平,如外周血 HIV RNA 水平高则需要结合耐药基因突变检测,考虑调整治疗方案。对于外周血 HIV RNA 水平正常者,有条件的可以做超敏的脑脊液 HIV RNA 检测,根据结果决定是否需要调整 HARRT 方案,比如参考药物中枢渗透性。抗逆转录病毒药物的中枢渗透性是否重要仍有争议。有研究显示,高渗透率抗病毒药物可降低脑脊液中病毒载量,但也有研究结果发现高渗透率抗病毒药物可使 HAND 的风险增加 74%。也有研究发现,药物中枢神经系统渗透性对认知功能无影响。这表明选择 HARRT 方案时并不是血脑屏障通透性越高越好(Nightingale et al,2017)。

【展望】

由于 HAND 早期起病隐匿,及时诊断是当下的研究热点,特异性生物标志物和敏感的神经心理测试将是诊断 HAND 的重要参考。虽然 HAART 的广泛应用使 HAD 的发病率已大大下降,但目前为止尚无哪一种治疗方案能够逆转 HAND。随着 AIDS 患者寿命的延长,共病出现的阿尔茨海默病等变性痴呆的临床鉴别和处理仍是一大难点。

三、自身免疫性痴呆

自身免疫性痴呆是一类由自身免疫因素参与或介导的认知障碍,是快速进展性痴呆最常见的病因之一。早在 1960 年和 1968 年学术界就已经报道了桥本脑病和副肿瘤性边缘叶脑炎这两种经典的自身免疫性认知障碍。近年来随着自身免疫性脑炎/脑病相关抗体不断被发现,自身免疫性痴呆的病因及临床表现更加复杂多样。虽无确切发病率的数据,目前认为自身免疫性脑炎的发病率可能与感染性脑炎相当。鉴于其可治可逆性,早期识别自身免疫性痴呆非常重要。

作为一个宽泛的概念,当前我们所认识的自身免疫性痴呆主要包括两大类。第一类是边缘叶脑炎(LE)或自身免疫性脑炎范畴,主要针对两大类抗原:神经元胞内

抗原[ANNA-1(Hu)、ANNA-2(Ri)、CRMP5(CV2)、Ma2(Ta)、Amphiphysin、GAD-65、GFAP、AK5、NfL、PCA-2/MAP1B等]和细胞表面抗原(NMDAR、AMPAR、CASPR2、DPPX、GABA$_A$R、GABA$_B$R、mGluR5、GlyRα1、IgLON5、LGI1、MOG、Neurexin 3α等)。该类自身免疫性痴呆患者经常伴发精神行为异常和癫痫发作。诊断需要综合患者的临床表现、脑脊液检查、神经影像学和脑电图检查等结果,抗神经元抗体阳性是确诊的主要依据。因该类自身免疫性痴呆部分合并肿瘤,临床上需要注意筛查肿瘤。

另一类自身免疫性痴呆包括结缔组织病继发的中枢神经系统病变以及非抗体直接介导的原发性中枢神经系统免疫病。如桥本脑病、脑淀粉样血管病合并炎症、狼疮脑病、神经白塞病、干燥综合征伴中枢神经系统损害、乳糜泻、多发性硬化性痴呆等,以下简要介绍。

(一)桥本脑病

桥本脑病是与桥本甲状腺炎相关的自身免疫性疾病,女性多发,平均起病年龄45~55岁。神经系统症状包括认知障碍、精神症状、震颤、肌阵挛、共济失调、癫痫、睡眠障碍和头痛等,大约95%的患者都会出现症状波动。精神症状常见,一般先出现抑郁、人格改变后发展成认知障碍。重要的诊断指标为血清抗甲状腺过氧化物酶抗体(TPO-Ab)升高,但TPO-Ab并非其致病性抗体。影像学检查无特异性,脑脊液检查可见脑脊液蛋白轻度升高,脑电图表现为弥漫慢波或三相波。该病患者临床症状多样及缺乏特异的诊断标准,诊断为排除性诊断,需排除其他病因所致脑病样表现。目前糖皮质激素是首选治疗方法。

(二)脑淀粉样血管病相关炎症(CAA-RI)

脑淀粉样血管病相关炎症是近年来逐渐认识和重视的脑淀粉样血管病相关的起病相对较急的认知障碍亚型。发病机制尚不完全明确,推测可能是由自身抗Aβ抗体介导的、对血管壁Aβ沉积产生的主动自身免疫反应所致。其临床表现主要为亚急性认知减退,头颅MRI上具有独特的白质异常信号,并对免疫抑制治疗反应较好,因此提高对它的识别十分重要。

典型的脑淀粉样血管病相关炎症主要影响老年人,临床表现为急性至亚急性的认知功能减退、头痛、行为改变、癫痫及局灶神经功能症状。有研究总结了来自67篇文献中155例脑淀粉样血管病相关炎症患者的临床资料,得出以下结果:CAA-RI平均起病年龄66.9岁,男性患者占53%。起病形式上包括慢性起病(65.4%)、亚急性起病(24.4%)和急性起病(10.3%)。最常见的临床表现:认知障碍(48.0%)、头痛(38.7%)、癫痫(36.7%)、轻瘫/偏麻(20.0%)、意识模糊(18.0%)、失语(16.7%)、视

觉障碍(14.7%)、行为人格改变(12.0%)(Caldas C et al,2015)。

典型的MRI表现为脑白质病变同时合并CAA相关出血特征。脑白质病灶可单发或多发,非对称性并延伸至皮质下白质(U型纤维)。病灶在T$_2$WI、Flair上为高信号,DWI常为等高,ADC常为高信号,符合血管源性水肿。可伴或不伴软脑膜及脑实质强化(Auriel E et al,2015)。患者临床表现常轻于影像学表现,临床症状多样化,对于诊断特异性不高。脑MRI上特征性白质病变合并CAA相关出血影像特征为诊断核心。

(三)狼疮脑病

在系统性红斑狼疮中,60%~75%的患者出现神经和/或精神疾病,称之为狼疮脑病或神经精神狼疮。神经精神症状有认知障碍、精神症状、卒中或癫痫。脑活检可见中枢神经系统血管炎,脑血管造影可无异常。抗Sm抗体、抗dsDNA抗体等特异性抗体可辅助诊断。

(四)干燥综合征

干燥综合征是一种好发于中老年女性的系统性自身免疫疾病,20%的患者可出现神经系统受累,周围神经如感觉神经病常比中枢神经系统更易受累。干燥综合征脑病可表现为快速进展性痴呆、行为改变和脑膜炎,有时出现复发-缓解病程。脑MRI常有白质病变,类似于多发性硬化表现。自身抗体谱、泪液唾液相关分泌实验及口唇活检可确诊。

(五)神经白塞病

神经白塞病神经系统损害常出现在脑干,也见于脊髓、大脑半球、小脑和脑脊膜,可以出现脑萎缩。认知障碍可快速进展,常见记忆和额叶执行功能损害。MRI可见基底节、丘脑、上部脑干、内侧颞叶的异常信号。

(六)乳糜泻

乳糜泻是由小麦、大麦和黑麦中的麸质所引发的自身免疫病。可累及多个脏器,主要受累部位是胃肠道,神经系统也较常累及,如共济失调、周围神经病、精神症状、癫痫、痴呆等。其血清学中可以检测到抗麦胶蛋白抗体,抗脱酰胺麦胶蛋白肽和抗肌内膜抗体等等的IgA和IgG。治疗首选禁食谷蛋白,效果不理想者可给予激素、血浆置换或免疫抑制剂治疗。

临床上对自身免疫性痴呆的识别,要从病史、症状体征入手。①起病形式(急性-亚急性起病,通常<3个月);②症状:认知障碍、精神情感行为异常、癫痫、肢体运动(不自主运动、平衡系统)等;③免疫背景:如中枢或系统性自身免疫疾病、免疫病家族史;④肿瘤因素(体重减轻、咳嗽、不明原因骨折、黑便、吸烟史、肿瘤家族史等);⑤感染因素(鉴别感染性脑炎,如询问旅行史、动物接触、免疫抑制状态、冶游史等)。

自身免疫性痴呆的诊断通常需要结合临床病史查体、相关抗体检测、脑脊液检查、头颅 MRI、脑电图及对免疫抑制治疗的反应综合判断。治疗原则主要为免疫抑制疗法,需要根据患者的临床综合征、疾病严重程度、药物起效所需时间以及抗体的不同来确定具体治疗方案。一般分为急性期治疗和缓解期维持治疗。急性期治疗常用的一线免疫疗法包括:静脉给予甲泼尼龙、静脉注射免疫球蛋白(IVIg)、血浆置换等。缓解期维持治疗常用的药物包括硫唑嘌呤、吗替麦考酚酯、利妥昔单抗、环磷酰胺等。

第九节　其他非变性病痴呆

（杜怡峰）

一些非变性疾病也可导致痴呆,这些包括维生素缺乏、内分泌疾病、中毒、电解质紊乱、脑外伤、脑肿瘤、肝性脑病、肺性脑病,以及慢性肾衰竭等。

一、维生素缺乏与痴呆

（一）维生素 B_{12} 缺乏引起的痴呆

维生素 B_{12} 的化学结构极其复杂,不能靠人体自行合成,大部分依靠食物补充,最主要来自于动物蛋白。维生素 B_{12} 含有以钴离子为中心的咕啉环,是目前所知唯一含有金属元素的维生素,又称钴胺素。维生素 B_{12} 是体内多种化合物合成过程中所必需的辅酶,如果缺乏可引起神经系统病理改变。

【病因】

维生素 B_{12} 缺乏的常见原因包括:①摄入不足:主要见于长期严格素食者和全胃或胃大部分切除后的吸收障碍,恶性贫血,先天性内因子合成不足,小肠部分切除术后,回肠炎,慢性胰腺疾病导致蛋白酶缺乏,大量应用硝酸盐和新霉素等药物均可出现。②生理需要增加和消耗增加:寄生虫或细菌夺取维生素 B_{12},如裂头绦虫病,外科手术后盲袢综合征等。③丢失增多:如长期慢性腹泻患者。

【临床表现】

1. 认知障碍　好发于中老年人,亚急性或慢性起病。主要表现为淡漠、反应迟钝、智能减退、定向力障碍、思维能力低下、记忆力进行性减退,逐渐发展为痴呆;常伴情绪不稳、抑郁、易激动、多疑、妄想及轻度狂躁等。

2. 神经系统　首先表现为全身无力和感觉异常,多数为对称性手足麻木和感觉异常,随病情发展会出现四肢无力,走路不稳,严重时不能行走。锥体束受损时出现

肌张力增高和肌力减弱,腱反射亢进,并出现病理反射。少数患者可见双侧视神经萎缩、视力障碍和眼球震颤。

3. 其他表现　可有巨幼细胞性贫血,严重者可出现呼吸急促、全身消瘦、皮肤苍白、心脏扩大和杂音,下肢水肿等。消化道症状可有食欲减退、肠胀气、腹泻和舌炎等。

【辅助检查】

1. 血清维生素 B_{12} 含量测定<150pmol/L。

2. 脑电图检查呈现弥漫性、暴发性或局限性 δ 波及 θ 波。肌电图可见感觉神经传导速度减慢和波幅降低。

3. 脑 MRI 可见白质脱髓鞘改变;脊髓 MRI T_2WI 可显示后索的异常信号。

【诊断和治疗】

1. 诊断　根据既往胃或肠道疾病史、饮食习惯,伴神经系统损害和记忆力减退,血清维生素 B_{12} 含量<150pmol/L,可临床诊断。

2. 治疗

（1）病因治疗,改善营养,治疗原发病,停用相关的致病药物等。

（2）补充维生素 B_{12},剂量为 1 000μg 肌内注射,1次/d,连续 2 周,以后改为每周 1 次,以后作为维持量,每月肌内注射 1 次,或改为口服。

（3）神经细胞营养剂给予吡拉西坦、双氢麦角胺、胞二磷胆碱等治疗。

（二）叶酸缺乏引起的痴呆

叶酸是 B 族维生素的一种,人体不能直接合成,一般广泛存在于食物中。

【病因和发病机制】

1. 病因　叶酸缺乏可见于长期营养不良、小肠切除术后、甲状腺功能亢进、妊娠、慢性腹泻,和长期服用氨甲蝶呤、异烟肼等。多项研究表明,叶酸水平降低与痴呆及大脑萎缩有关。

2. 发病机制　叶酸是合成 DNA 与 RNA 必要的辅酶,叶酸缺乏使 DNA 和 RNA 合成障碍,影响神经细胞的分裂;减少 dTMP 合成,引起 DNA 断裂和异常复制,损害海马神经元 DNA 修复,最终导致脑、脊髓、外周神经广泛脱髓鞘和脑白质变性,不伴胶质细胞增生。

【临床表现】

1. 患者表现为认知功能衰退,理解力差,反应迟钝,记忆力进行性减退,计算力下降,对时间、地点和人物定向力减退,严重可发展为痴呆,常伴有情绪低落、感情淡漠,严重可出现器质性精神障碍。

2. 神经系统主要表现为营养不良性周围神经病,呈肢体远端手套、袜套样感觉减退,腱反射减弱,肢体远端出现麻木、刺痛等感觉障碍,有时伴有脊髓损害,表现为

四肢无力、下肢深感觉丧失、腱反射亢进和病理征阳性，可合并小脑受损的表现。

3. 其他表现，诸如巨幼细胞性贫血、腹泻、胃炎，孕妇叶酸缺乏可导致胎儿中枢神经系统发育畸形。

【诊断和治疗】

1. 诊断　根据可引起叶酸缺乏的病史，以及临床症状，结合血清叶酸含量降低（一般<6.8mmol/L）。肌电图显示神经源性损害，感觉神经和运动神经传导速度降低等。

2. 治疗　积极治疗原发病，对症治疗包括改善营养，调整饮食，多摄入蔬菜、水果、牛肉等食物；同时给予叶酸5～10mg 口服，2～3 次/d，如改善不显著可加用维生素 B_{12} 和维生素 C 辅助治疗；还可用胞二磷胆碱等神经细胞营养剂。

（三）烟酸缺乏引起的痴呆

烟酸又称为尼克酸（nicotinic acid），是维生素 PP 的一种，是人体所必需的有机营养素之一。烟酸缺乏症是由烟酸类维生素缺乏所引起的疾病，患者通常同时缺乏叶酸、维生素 B_1 和维生素 B_2。

【病理】

烟酸缺乏产生的最明显的组织学改变是神经元中心染色质溶解，尤以大锥体细胞和脑干神经核团为著。在电镜下，RNA 颗粒和脂褐素沉积物被挤到胞浆周边，胞浆的中心位置被线粒体、溶酶体和扩大的小泡占据。

【临床表现】

烟酸缺乏的典型表现是皮炎、腹泻和痴呆三联症。临床症状多不典型，可呈现一种或多种表现形式。

1. 认知障碍　早期类似神经衰弱表现，随着病情进展，可出现记忆障碍、反应迟钝、理解困难、判断能力差，对周围环境淡漠不关心，近事遗忘，常伴有情绪不稳、抑郁、易激动、多疑等症状。

2. 神经系统表现　为下肢无力、强直、腱反射亢进、锥体束征，深感觉障碍，和共济失调等。少见的表现包括对称性周围神经病，以肢体疼痛为主，伴肢体远端力弱、麻木等多发性神经病症状。脑神经症状有视力减退、复视、构音障碍，可有耳鸣、眩晕和面神经麻痹，也可出现惊厥或肌阵挛。

3. 其他表现　可见皮肤损害，常见手、足伸侧和易摩擦部位发生对称性皮炎，最初皮肤充血、发红、发痒，以后皮肤增厚、变粗，表面有黑色痂皮或色素沉着。消化系统症状以慢性腹泻为主，厌食、食欲减退、消化不良和腹痛等也有发生。

【诊断和治疗】

1. 诊断　主要根据病史、临床表现和诊断性治疗。

2. 治疗　可予补充烟酸，烟酰胺50～100mg 口服，3 次/d；重症患者可肌内注射烟酰胺，症状多在短期内缓解或消失。认知障碍的患者可适当补充神经细胞营养剂，如双氢麦角胺、吡拉西坦等。

二、中毒性痴呆

（一）慢性酒精中毒伴发痴呆

慢性酒精中毒伴发痴呆（chronic alcoholism associated with dementia）简称为酒精性痴呆，是慢性酒精中毒引起的脑器质性痴呆，多在饮酒10～15 年后发生，逐渐出现记忆力下降、理解力、计算力、定向力丧失，常伴人格改变、情绪障碍，约占慢性酒精中毒患者的2%，被认为是慢性酒精中毒的最严重的并发症。

【病因和病理】

1. 病因　慢性酒精中毒性痴呆的发病机制尚不完全清楚，可能由于酒精对脑组织的直接毒性作用，酒精中毒导致维生素（尤其维生素 B_1）显著缺乏，以及代谢障碍和肝脏疾病对大脑综合损害的结果。

2. 病理　酒精性痴呆患者脑部病变广泛，肉眼可见大脑和小脑萎缩，脑沟增宽，以额叶最明显，侧脑室和第三脑室扩大。镜下显示大脑皮质，尤其前额皮质神经元脱失，小脑尤其蚓部可见浦肯野细胞严重脱失、颗粒细胞斑点状脱失，伴胶质细胞增生。此外，常见周围神经病变，表现为轴索变性和髓鞘脱失。

【临床表现】

1. 酒精性痴呆常见于50～60 岁，男性居多，多发生于饮酒10～15 年后，起病隐匿，最初表现为头痛、头晕、注意力不集中、记忆力减退等，病情缓慢进展，逐渐进展为中度到重度痴呆。

2. 慢性酒精中毒影响大脑、小脑、脑干和脊髓等，引起 Wernicke 脑病，表现为眼球运动异常（眼肌瘫痪、眼球震颤），共济失调步态和意识浑浊三联征；小脑变性主要局限于小脑蚓部，表现为下肢和躯干共济失调，上肢受累较轻；胼胝体变性、脑桥中央髓鞘溶解等较罕见。

3. 引起周围神经系统损伤，表现为四肢末端手套和袜套样感觉减退，可伴灼痛、麻木、蚁走感，严重者出现四肢对称性弛缓性瘫痪。视神经受累可出现视力下降或视物模糊等。

4. 酒精性痴呆通常累及记忆、定向和语言等多个认知域，其中以记忆障碍最常见，以近记忆下降为主，可有逆行性遗忘，远期记忆相对保存。定向力障碍以时间定向受损最明显，可伴有语言、理解、判断等认知功能下降。患者可出现幻觉、妄想、情感障碍、行为和人格改变等多种精神症状。

【诊断和治疗】

1. 诊断　依据长期大量饮酒史和酒精依赖症状，结合全面智能衰退临床表现,脑 CT 或 MRI 显示脑萎缩,脑沟变宽和侧脑室及第三脑室扩大,符合 WHO《国际疾病分类》第 10 版修订版(ICD-10R)或美国精神病学会《精神障碍诊断和统计手册(第 5 版)》修订版(DSM-V-R)痴呆诊断标准,需排除其他可能引起痴呆的原因。

2. 治疗　酒精性痴呆治疗的关键是早期发现,在可逆性改变的早期,及时治疗可获得较好的疗效,晚期疗效较差。

(1) 戒酒是治疗的关键,包括一次性戒酒和递减戒酒,可根据患者的情况和对酒依赖的严重程度进行选择,同时使用镇静催眠药、戒酒硫和行为疗法配合治疗,在治疗期间密切观察患者情况,及时处理戒断反应。

(2) 营养神经及支持治疗,在戒酒期间应补充大量维生素,尤其维生素 B 族,同时补充热量,维持水电解质平衡。改善认知功能可给予脑代谢活化剂。

(3) 对症和康复治疗,控制幻觉、妄想等精神症状,同时给予患者心理和社会支持,提高生活质量,改善预后。

(二) CO 中毒

CO(carbon monoxide)是由含碳物质(煤炭、汽油、煤油和天然气等)不完全燃烧产生,是一种无色、无味和无刺激性气体。人体吸入过量 CO 后使血液碳氧血红蛋白(carboxyhemoglobin,Hb-CO)浓度升高,出现组织不同程度的缺氧表现称为急性 CO 中毒,是我国北方有毒气体中毒致死的主要原因。

【病因和发病机制】

1865 年,Bernard 首先阐述 CO 中毒机制。CO 与血红蛋白的亲和力大约为氧的 230~260 倍,HbCO 解离速度是 HbO_2 的 1/3 600。吸入 CO 取代氧气与血红蛋白结合形成 HbCO,较低浓度 CO 即可产生大量 HbCO,HbCO 不能携氧。CO 中毒后,血液携氧能力降低,妨碍 HbO_2 氧释放,氧解离曲线左移,导致并加重组织细胞缺氧。此外,CO 还可与肌球蛋白和线粒体还原型细胞色素氧化酶二价铁结合,抑制细胞呼吸,影响氧的利用,直接引起细胞缺氧。

慢性阻塞性肺疾病和冠心病患者对血 HbCO 浓度升高敏感性增强,更易于发生中毒。脑和心肌组织对缺氧极敏感,首先出现缺氧损害。急性 CO 中毒后迟发性脑病除与缺氧有关外,再灌注损伤、脂质过氧化反应和有害神经递质释放也起到重要作用。

【临床表现】

1. 急性 CO 中毒(acute carbon monoxide poisoning)　主要是组织缺氧和直接细胞毒引起,病情严重程度与吸入 CO 浓度和暴露时间密切相关,及时获取血 HbCO 浓度有助于了解病情。急性 CO 中毒分为轻、中、重度三种。

(1) 轻度:血 HbCO 浓度 10%~20%;患者表现为剧烈头痛、头昏、恶心、呕吐,意识障碍或浅昏迷。

(2) 中度:血 HbCO 浓度 20%~30%;除上述症状外,还可见运动失调、幻觉、视力减退、判断力减低、、轻至中度昏迷,皮肤、黏膜呈樱桃红色。

(3) 重度:血 HbCO 浓度 30%~50%;患者表现为深昏迷,瞳孔缩小,对光反射正常或迟钝,四肢肌张力增高,浅反射消失,腱反射存在或迟钝,可出现呼吸衰竭或心脏停搏;脑缺氧严重者可发生去皮质综合征或植物状态。

2. 迟发性脑病(delayed encephalopathy)　约 3%~10% 的重度 CO 中毒患者经过 2~60 天的"假愈期",发生表情淡漠、反应迟钝、记忆障碍,以及幻觉、行为改变等精神症状,称为急性 CO 中毒迟发性脑病。帕金森综合征多见,表现为四肢肌张力增高、动作缓慢和静止性震颤等;锥体系损害可见单侧或双侧瘫痪,上肢屈曲强直,腱反射亢进,其他可出现癫痫发作、失认和失用等。

【诊断和治疗】

1. 诊断　根据接触 CO 病史和急性 CO 中毒的临床表现,结合血中碳氧血红蛋白测定,即可诊断。CT 检查通常在迟发性脑病出现症状 2 周后,可显示双侧皮质下白质、苍白球或内囊出现对称性低密度区,后期可见脑室扩大或脑沟增宽。MRI T_2WI 及 T_2WI FLAIR 早期可显示大脑深部白质异常增高信号,有助于与其他神经系统疾病鉴别。部分急性 CO 中毒患者出现异常脑电图。

2. 治疗　目的是迅速降低血 HbCO 浓度和改善脑缺氧状态,预防迟发性脑病。

(1) 撤离中毒环境:发现中毒患者立即撤离中毒现场,转移到空气清新环境。

(2) 氧疗:氧疗是治疗 CO 中毒的最佳方法,能加速血 HbCO 解离和 CO 排出。

1) 面罩吸氧:神志清醒患者,应用密闭重复呼吸面罩持续吸入纯氧(氧流量 10L/min)。症状消失及血 HbCO 浓度<10% 时停止纯氧治疗,血 HbCO 浓度<5% 时可停止吸氧。

2) 高压氧治疗:用于中、重度 CO 中毒,或出现神经精神、心血管症状和血 HbCO 浓度≥25% 者,老年人或妊娠妇女首选高压氧治疗。目前高压氧治疗通常每次 1~2 小时,每日一次,至脑电图恢复正常为止。

(3) 脑水肿治疗:重度中毒患者 24~48 小时脑水肿达高峰,应积极降低颅内压和恢复脑功能。昏迷患者应予松开衣领,保持呼吸道通畅;注意保暖;监测意识状态、呼吸、血压和心(率)律。

(三) 某些药物和毒物引起的痴呆

一些药物如抗精神病药物、抗胆碱能药物、抗肿瘤药物、抗生素、抗惊厥药等服用过量或在特异性人群个体也会引起认知障碍。另外,人体长期接触某些金属和有毒矿物质也可引起痴呆,如铅、汞、锰、砷、铊、铋等,以及长期接触许多工业化合物如三氯乙烯、四氯乙烯、甲苯、二硫化碳、甲醇等也会引起脑病,导致认知功能下降。

患者若出现相应的神经精神表现,如嗜睡、谵妄、注意力不集中、定向障碍、记忆力明显下降、反应迟钝、肌肉震颤等症状,结合长期或过量药物使用史以及有毒物质接触史,可减药或停药以及立即终止与有毒物质接触以查清病因,改善症状并明确诊断,再给予相应对症治疗。

三、内分泌疾病与痴呆

(一)甲状腺功能减退症

甲状腺功能减退症(hypothyroidism)简称为甲减,是多种原因引起的甲状腺激素合成、分泌或生物效应不足所致的以机体代谢率降低为特征的临床综合征,按起病年龄可分为三型:起病于胎儿或新生儿者称为呆小病,起病于青春期发育前者称为幼年型甲减,起病于成年期称为成年型甲减,重症患者可引起黏液性水肿。成年型甲减又分为原发性甲减、中枢性甲减(包括垂体性甲减和下丘脑性甲减),以及甲状腺激素不敏感综合征等。

【病理】

原发性甲减是甲状腺滤泡被纤维组织取代,残余滤泡矮小、萎缩、扁平,泡腔内充满胶质。除呆小病者甲状腺腺体肥大外,其他类型的甲减均呈甲状腺萎缩改变。原发性甲减由于对垂体的反馈抑制减弱而使 TSH 细胞增生肥大、垂体增大,中枢性甲减则可有垂体纤维化、出血和坏死。呆小病患者的脑体积较小,神经细胞数量减少。黏液性水肿可见大脑退行性变和水肿,小脑退行性变,神经细胞减少;内脏、肌肉组织等也可有病理改变。

【临床表现】

1. 呆小病在出生后数周或数月发病,患儿体格、智力发育迟缓,表情呆滞,声音低哑,面色苍白,眶周水肿,眼距增宽,鼻梁塌陷,舌大外伸,前后囟增大和闭合延迟,出牙、换牙和骨龄延迟,四肢粗短,行走蹒跚呈鸭步,心率慢,腹部膨隆,常见脐疝等。

2. 幼年型甲减患儿表现为智力低下,发育不良,呈矮小侏儒体型,上半身长于下半身,临床表现介于呆小病与成年型甲减之间。

3. 成年型甲减多见于 40~60 岁,起病隐匿,发展缓慢,女性居多。机体各系统均可出现代谢减低导致的临床表现。轻者表现为易疲劳、嗜睡,少语懒言、表情淡漠、反应迟钝,以及记忆力、注意力、计算力和理解力减退,对周围事物兴趣降低,重者表现为呆坐不语、情绪抑郁、昏睡,甚至出现木僵、幻觉、妄想等精神症状;也可引起肌病、周围神经病,常有肌肉乏力,手足麻木、烧灼痛等。由

于代谢降低,患者体温低,畏寒,面容虚肿苍白,皮肤角化过度,毛发干燥、稀疏和脱落,指甲脆厚有裂纹,眼裂狭窄,鼻唇舌增厚,发声不清、音调低哑,听力下降,神经性和传导性耳聋均可出现。心动过缓、心音低弱,心排出量减少,心脏扩大,常伴心包积液。常有厌食、腹胀、便秘、性欲减退,男性阳痿,女性月经过多、经期延长。严重者可出现黏液性水肿昏迷。

【诊断和治疗】

1. 诊断 患者起病隐匿,进展缓慢,除了甲状腺功能减退的一系列症状,常伴神经系统损害表现,如智力减退、反应迟钝,记忆力、理解力差,对周围事物淡漠,表现为抑郁、淡漠、焦虑、幻觉、妄想等精神症状。跟腱反射迟钝,恢复期延长(常 >350ms)有诊断意义。基础代谢率低,轻型甲减和甲减初期以 FT_4 下降为主,较重者 FT_4 和 FT_3 均降低。原发性甲减者血 TSH 升高,中枢性甲减者 TSH 正常或降低。24 小时甲状腺摄 I^{131} 率低,血胆固醇增高。脑电图显示节律慢、波幅降低。脑脊液检查蛋白含量常增高。

2. 治疗 外源性甲状腺激素替代治疗是治疗甲减的基本疗法,主要根据患者病情及有无合并症来选择用药,治疗后可使病情恢复正常。

(1)甲状腺素片,甲状腺激素含量不稳定,疗效欠佳,小剂量(15~30mg/d)起始,每周增加 15~30mg,维持量 90~180mg/d。

(2)左旋甲状腺素钠(L-T_4),作用较慢而持久,服药后 1 个月疗效稳定。起始剂量 25~50μg/d,每 1~2 周增加 50μg,一般维持剂量 100~150μg/d,最高维持剂量 200~300μg/d,根据 TSH 水平确定最佳治疗剂量。

(3)左旋三碘甲状腺原氨酸(L-T_3),作用快,持续时间短,适用于黏液性水肿昏迷的抢救,替代剂量为 60~100μg/d。

(二)桥本脑病

桥本脑病(Hashimoto encephalopathy,HE)是一种与自身免疫性甲状腺疾病相关的脑病,特征是抗甲状腺抗体增高,甲状腺功能可为正常、亢进或低下。本病呈复发-缓解或进展性病程,应用激素后可有显著疗效,被称为自身免疫性甲状腺炎相关的类固醇反应性脑病(steroid-responsive encephalopathy associated with autoimmune thyroiditis,SREAT)(Ryan et al,2012)。

【病因和病理】

1. 病因 目前 HE 的发病机制尚不清楚,多数研究认为它与免疫系统的过度激活有关:①自身免疫反应介导微血管病变导致脑内低灌注;②促甲状腺激素过度释放引起的毒性效应;③自身免疫性复合物攻击髓磷脂碱基蛋白(MBP),触发脑血管性炎症导致脑水肿;④甲状腺

组织与神经组织有共同的抗原决定簇,因此在病理状态下产生的自身抗体可同时对正常神经细胞或 α-烯醇化酶产生免疫杀伤作用。

2. 病理　主要是脑实质内毛细血管周围、动静脉、脑膜血管周围,特别是以静脉为中心的淋巴细胞浸润,以及髓鞘和/或轴突损害。

【临床表现】

1. 本病多为急性或亚急性起病,少数慢性起病,中年女性多见。根据发病类型可分为两类:一类是以局灶症状为主的卒中样发作型,为本病特异症状之一,病程呈复发-缓解形式,临床表现锥体束症状如偏瘫、四肢瘫,可出现失语,失用、失读、小脑性共济失调、感觉障碍等;另一类是持续进展型,多表现为精神症状,以听幻觉常见,有激越、易怒、不安等兴奋症状,亦可出现抑郁、淡漠、意志缺乏、认知功能低下,或有妄想、人格改变和行为异常等。

2. 意识障碍发生率较高,程度可从轻度嗜睡到昏迷,意识内容改变以意识模糊多见。还可有锥体外系改变,如不随意运动、肌阵挛、震颤。少数出现斜视、眼阵挛、舞蹈病样运动、肌阵挛、上腭震颤和眼睑阵挛。癫痫发作以全面性发作较多,多呈强直-阵挛性发作,也可呈复杂部分性发作。还可伴睡眠障碍、听觉过敏、偏头痛、神经痛性肌萎缩以及脱髓鞘性周围神经病等。

【辅助检查】

1. 血液学检查　抗甲状腺过氧化物酶抗体阳性,可高出正常几倍或几百倍。部分患者抗甲状腺球蛋白抗体、血清抗 α-烯醇化酶抗体阳性。

2. 脑脊液检查　60%~85%的患者可有蛋白轻度升高,淋巴细胞增多,寡克隆带阳性,糖含量一般正常。

3. 神经电生理　85%~98%的患者脑电图显示轻至重度全面性慢波,其他改变包括典型或非典型的三相波,前额间歇性节律性 δ 活动以及痫样放电等。以全身性多发症状为主要表现的患者,很少有癫痫样改变的脑电图表现,可能为本病的特征之一。

4. 神经影像学　脑 CT 和 MRI 检查通常无特异性改变,MRI 显示非特异性大脑皮质下白质区 T_2WI、FLAIR高信号,随着病情好转,白质区高信号可以恢复正常。DSA 检查通常正常,但也有报道存在局部血管炎。SPECT 可以是正常的(18%),约 9%和 73%的患者可见全脑或局部低灌注,主要发生在额叶,其次是颞叶、顶叶、枕叶和小脑半球;治疗后常可恢复。

【诊断和治疗】

1. 诊断　因其发病率低,临床表现多样,发病机制不明,目前尚无公认完善的诊断标准,诊断是排除性的,抗甲状腺抗体检测对诊断非常重要。通常根据神经系统受累的临床表现,血清抗甲状腺抗体增高,脑脊液蛋白增

高,影像学无特异性改变,排除其他类脑病,即可诊断。

由于 HE 无特异性临床表现和特异性生物标志物,常需与自身免疫性脑炎、朊蛋白病、癫痫、代谢性及中毒性脑病、中枢神经系统血管炎等鉴别。影像上局灶的或融合性白质病变可类似脑肿瘤、肉芽肿、感染、脑梗死,以及退行性病变等(Zhou et al,2016)。

2. 治疗　目前糖皮质激素为首选治疗药物,剂量为泼尼松 50~100mg/d,给药后 1~2 天多数患者开始出现明显疗效,在 2 年内逐渐减量,对症状出现反复者可重复用药。静脉注射免疫球蛋白和血浆置换也能改善症状。

此外,其他免疫抑制剂如环磷酰胺、硫唑嘌呤亦可用于无法耐受糖皮质激素或复发的患者(Tzakas et al,2011)。

四、电解质紊乱与痴呆

低钠血症(hyponatremia)是指血清钠离子浓度低于135mmol/L。临床上分为低渗性低钠血症和假性低钠血症。

【病因和病理】

1. 病因　目前低钠血症引起认知障碍的具体机制尚未阐明,可能发生低钠血症时,脑组织与血液之间形成渗透压梯度,造成低渗性脑水肿。脑内发生一系列代偿反应,细胞内钠、钾、氯及有机溶剂移到细胞外,从而降低细胞内渗透浓度。若低钠血症长期存在,则细胞内丢失大量电解质和有机溶剂,造成神经胶质细胞坏死,神经系统结构破坏而导致认知障碍。

2. 病理　光镜下可见血管周围、神经细胞及胶质细胞周围空隙增宽,脑白质结构疏松、神经纤维离断。电镜下可见胶质细胞呈絮状,线粒体肿胀,嵴变模糊,足突明显肿胀;在水肿晚期,神经元坏死,出现裸核。

【临床表现】

1. 患者表现原发疾病的特征性症状体征,老年人对低钠血症比较敏感,易引起明显的神经精神症状。

2. 神经系统表现为软弱无力、嗜睡或昏迷、腱反射减弱或消失,可出现病理反射。也可表现为表情淡漠,反应迟钝,人物、时间及地点定向障碍,记忆力及计算力下降等,晚期可发展为痴呆。部分患者可有眼球运动障碍,肌力、肌张力改变,和脑膜刺激征等。低钠性脑病可引起脑疝。低钠血症严重程度取决于细胞外液渗透压下降程度和速度,若低钠血症发展迅速,超出脑细胞的调节范围,可导致严重脑水肿;反之,慢性低钠血症,即使血钠严重降低,由于脑细胞代偿,也可无脑水肿表现。

【辅助检查】

血生化检查发现血清钠离子浓度低于正常。脑电图检查显示背景节律减慢,有高电压慢波。脑 MRI T_2WI 显示脑水肿呈高信号。

【诊断和治疗】

1. 诊断 血生化检查血清钠离子浓度<135mmol/L，可确诊低钠血症。

2. 治疗 积极针对原发病治疗，轻度者和老年人首选经胃肠道补钠。昏迷、不能进食的患者可留置胃管，重症患者需在严密监测下给予静脉补钠，但速度不宜过快，浓度不宜过大，以免引起脑桥中央髓鞘溶解症等。

五、脑外伤与痴呆

脑外伤（brain trauma）是神经外科最常见的疾病之一，分为原发性脑损伤和继发性脑损伤。原发性脑损伤是暴力作用于头部直接造成的脑损伤，如脑挫裂伤，弥漫性脑损伤如脑干损伤、弥漫性轴索损伤等。继发性脑外伤是指在一定时间后在原发性损伤基础上出现的脑病变，包括慢性硬膜下血肿、继发性脑积水和慢性创伤性脑病等，脑外伤性痴呆约占痴呆的2%。

【病因和发病机制】

脑外伤为致伤性外部因素导致头颅及脑组织机械性病变，是导致认知损害和痴呆的重要原因之一。导致脑外伤后认知障碍和痴呆的发病机制迄今不明，可能是大脑功能结构受损所致。有研究认为，脑外伤触发了与AD发生相关的分子机制、弥漫性轴索损伤机制、突触可塑性损伤机制等。

【临床表现】

1. 脑外伤后短期内以急性神经功能缺失为主，远期主要表现为神经精神障碍，包括行为异常、性格改变及痴呆等。

2. 脑挫裂伤的表现与受损部位和严重程度相关，额叶、颞叶损伤出现神经精神症状，表现为精神错乱、情绪波动、情感异常等。额叶后部损伤出现对侧偏瘫和感觉障碍，损伤优势半球可出现各种失语症。

3. 弥漫性轴索损伤是在特殊外力作用下的脑实质损伤，如脑内神经轴索断裂和毛细血管损伤。伤后早期临床症状不明显，表现为意识障碍、昏迷逐渐加重，常导致患者植物状态和严重神经功能障碍。CT和MRI显示放射冠白质疏松和广泛脱髓鞘改变，脑室扩大，脑沟变浅。通常难以恢复，致残率和病死率高。

4. 慢性硬膜下血肿的特点是嗜睡，反应迟钝，记忆减退，严重者出现全面性痴呆症状。脑CT和MRI是诊断慢性硬膜下血肿的可靠手段，CT显示血肿早期为高密度影，随后变为等密度，2~6周后变为低密度。

5. 创伤性脑积水患者常表现为头痛、呕吐、记忆力下降，以及情绪改变等症状。

【诊断和治疗】

1. 诊断 患者认知障碍的发生发展与脑外伤的范围和程度密切相关，通常认知障碍和精神症状紧随外伤后出现，经历一定时程逐渐改善，诊断一般不难。

2. 治疗 创伤后痴呆的治疗，首先针对创伤正确处理，避免发生继发性损害。慢性硬膜下血肿引发的认知障碍是可逆的，手术可改善患者认知功能。创伤性脑积水患者脑室腹腔分流术效果显著。

六、脑肿瘤与痴呆

脑肿瘤（brain tumor）包括原发性脑肿瘤和脑转移瘤。原发性脑肿瘤是源于颅内各种组织的脑肿瘤，约半数为恶性肿瘤，以胶质瘤最常见，约占中枢神经系统肿瘤的40%。脑转移瘤以幕上皮髓质交界区多见，常位于顶枕区，多来自肺癌、乳腺癌、前列腺癌、胃癌、肾癌和甲状腺癌等原发灶经血行转移。脑肿瘤患者常伴认知功能障碍，发生率为19%~83%，主要表现在记忆力、语言功能、视空间能力、注意力等方面（van Loon et al，2015）。

【病因和发病机制】

目前脑肿瘤导致认知功能损害的机制尚不清楚，肿瘤可能通过占位效应、直接对脑组织浸润生长破坏、影响内分泌代谢途径，以及改变大脑皮质结构等影响脑认知功能（Derks et al，2014），也有学者认为肿瘤相关性炎症反应与认知功能障碍密切相关。

【临床表现】

1. 首发脑肿瘤患者在延迟记忆、视空间、执行能力、抽象能力、注意力、语言功能、命名能力、定向力多方面受损。脑肿瘤所致的精神症状和痴呆出现的频率和程度与脑肿瘤所在的部位有关，以额叶、丘脑和颞叶肿瘤精神症状及痴呆出现最多。额叶肿瘤对时间和空间认知有轻度非选择性损害；颞叶肿瘤损害命名和图片回忆；丘脑肿瘤，以颅咽管瘤为例，术后虽一般认知功能尚保持完整，但回忆信息较困难。

2. 脑肿瘤可见头痛、呕吐、视乳头水肿等颅内压增高的相关症状，以及癫痫、肢体运动感觉障碍、精神障碍、视力视野受损等。

【诊断和治疗】

1. 诊断 根据脑肿瘤引起的痴呆表现，脑肿瘤的常见症状如头痛、恶心、呕吐及偏侧肢体麻木或活动障碍；适当检查可明确肿瘤诊断；适当的治疗尤其针对原发病治疗，痴呆可能逆转。并可通过脑CT和MRI、正电子发射体层摄影（PET）、活检等技术与脑部炎症、变性疾病或脑血管疾病导致的痴呆等鉴别。

2. 治疗

（1）内科治疗：降低颅内压，以及对症治疗等。

（2）外科治疗：手术切除肿瘤，降低颅内压，减轻压迫。

（3）放射治疗：作为恶性肿瘤部分切除后辅助治疗；可进行瘤内放射治疗和立体定向放射治疗。放射治疗已作为有些脑肿瘤唯一有效的治疗方法，广泛应用于临床，但很多研究表明放疗可降低患者的认知水平。

（4）化学药物治疗：采用丙卡巴肼、卡莫司汀及顺铂等治疗。

七、肝性脑病与痴呆

肝性脑病（hepatic encephalopathy，HE）是指在肝硬化的基础上，因肝功能不全和/或门-体分流引起的以代谢紊乱为基础的中枢神经系统功能失调综合征。

【病因和病理】

1. 病因　肝性脑病最常见的病因是肝硬化，约50%的肝硬化患者有脑水肿，病程长者大脑皮质变薄，神经元及神经纤维减少；其他病因包括感染、中毒、缺血缺氧和代谢障碍等。

2. 病理　急性肝性脑病的主要脑部病理病变是弥漫性神经元变性坏死、细胞肿胀、尼氏小体消失、核浓缩或溶解等，并伴星形胶质细胞增生，核大而圆、空且透亮，染色质极细。慢性病变表现为弥漫性片状大脑皮质坏死，皮髓质交界处出现腔隙。镜下可见神经细胞、胶质变性，弥漫性原浆型星形胶质细胞增生，可见细胞核内包涵体。

【临床表现】

1. 肝性脑病患者表现为记忆力减退和痴呆、行为异常、人格改变与心境障碍，记忆力减退以情节性记忆力障碍为主要特征。

2. 肝性脑病临床分期

（1）潜伏期（0期）：无行为、性格的异常，无神经系统病理征，脑电图正常，只在心理测试或智力测试时有轻微异常。

（2）前驱期（1期）：轻度性格改变和行为异常，如欣快感、焦虑、淡漠、睡眠倒错和健忘等，可出现扑翼样震颤；脑电图有特征性改变。

（3）昏迷前期（2期）：表现以意识错乱、睡眠障碍和行为异常为主，有扑翼样震颤，以及明显的神经系统体征。

（4）昏睡期（3期）：表现以昏睡和精神错乱为主，可唤醒，醒时尚能应答，常有幻觉，各种神经系统体征持续出现或有加重，有扑翼样震颤。肌张力增高、腱反射亢进，锥体束征常阳性。脑电图有异常波形。

（5）昏迷期（4期）：神志完全丧失，不能唤醒，已没有扑击样震颤。深昏迷时各种反射消失，肌张力降低。脑电图明显异常。

【辅助检查】

1. 患者可伴血氨增高，急性肝性脑病血氨可正常。

2. 脑电图表现为节律变慢，2~3期患者表现为δ波或三相波，每秒4~7次，昏迷时表现为高波幅δ波，每秒<4次，脑电图改变特异性不强，不作为肝性脑病早期诊断指标。

3. 诱发电位多用于轻微肝性脑病的诊断研究，表现为P300潜伏期延长。

4. 脑CT或MRI检查可发现急性肝性脑病患者有脑水肿，慢性肝性脑病患者有不同程度脑萎缩，也可观察是否合并脑出血。

【诊断和鉴别诊断】

1. 诊断　诊断标准是：①存在原发性肝病；②有肝性脑病的诱因；③有明显肝功能损害表现；④神经精神改变、昏睡或昏迷；⑤扑翼样震颤和肝臭；⑥血氨增高；⑦2期及以上的肝性脑病患者脑电图可见明显异常。

其中，①~④是主要诊断条件，⑤~⑥有重要参考价值。

2. 鉴别诊断　肝性脑病诊断应排除其他疾病的可能。

（1）肝性脑病以精神症状为唯一表现，易被误诊为精神病。

（2）应与引起昏迷的其他疾病鉴别，例如，代谢性脑病，包括糖尿病酮症酸中毒、低血糖、尿毒症高钠血症、低钠血症等；中毒性疾病如酒精、药物、重金属中毒等；以及脑卒中、颅内肿瘤和感染等鉴别。

【治疗】

1. 及早纠正或去除诱因，如及时控制消化道出血和清除肠道积血；急性期患者禁蛋白饮食；预防或纠正水、电解质和酸碱平衡失调；积极控制感染等。

2. 减少肠道氨的生成和吸收

（1）清洁肠道：清除结肠内的积血或积粪，以减少氨的吸收。口服或鼻饲缓泻剂，如乳果糖、乳梨醇、25%硫酸镁；用生理盐水或弱酸液灌肠。

（2）抗生素：口服肠道不易吸收的抗生素如氨苄西林、小檗碱（黄连素）、甲硝唑等，能有效抑制肠道产尿素酶的细菌，减少氨的生成。

（3）口服不吸收的双糖：乳果糖（β-半乳糖果糖）是首选治疗，使肠道内pH降低、氨形成及吸收减少。

3. 去氨药物治疗，常用的去氨药物包括谷氨酸、乙酰谷氨酰胺、精氨酸和门冬氨酸钾镁等。

4. 改善和恢复脑细胞功能

（1）支链氨基酸的应用：作为替代或新增药物，用于治疗对常规治疗无反应的患者。

（2）左旋多巴及卡比多巴应用：左旋多巴能通过血脑屏障进入脑内转化为多巴胺，代替假性神经递质羟苯乙醇胺的作用,可使肝性脑病患者意识转清。

（3）细胞活性药物:如细胞色素 C 与乙酰辅酶 A 等。

5. 肝移植 反复发作的难治性显性肝性脑病伴肝衰竭患者是肝移植的指征。

6. 对症治疗 对暴发性肝衰竭患者,应针对多器官功能衰竭和肝功能损伤进行对症支持治疗。继发于脑水肿的颅内压增高,是 Ⅲ、Ⅳ 期 HE 患者常见并发症,可导致患者死亡或不可逆性脑损伤,须注意早期识别和处理。

八、肺性脑病与痴呆

肺性脑病(pulmonary encephalopathy)是由于各种慢性肺胸疾病伴发呼吸功能不全引起的一组综合征,导致高碳酸血症、低氧血症及动脉血 pH 下降,以及神经精神症状等。

【发病机制】

肺性脑病发病机制尚未完全阐明,目前认为低氧血症、CO_2 潴留和酸中毒三者共同损伤脑血管和脑细胞所致:①缺氧和酸中毒可引起脑血管扩张、毛细血管通透性增加,导致脑间质水肿,线粒体破坏,释放水解酶,引起细胞坏死和自溶;由于 Na^+-K^+ 泵功能障碍形成脑水肿;②脑组织充血水肿,压迫脑血管,进一步加重脑缺血缺氧,形成恶性循环;③酸中毒引起抑制性神经递质-γ 氨基丁酸生成增多,非蛋白氮增高也可加重神经精神症状。

【临床表现】

1. 前驱症状可有精神萎靡、头痛、多汗,患者突然多语或沉默、易怒或易笑,嗜好改变,定向力、计算力障碍,以及球结膜充血水肿等。

2. 临床类型

（1）兴奋型:多由烦躁不安开始,伴腹胀呕吐、言语混乱,严重时出现偏瘫、痛性发作和病理反射,随后进入深昏迷。

（2）抑制型:先为表情淡漠、精神委靡,逐渐进入嗜睡、浅昏迷状态,呼吸不规则,瞳孔改变,随之进入深昏迷。

（3）不定型:交替出现兴奋和抑制症状,最后进入深昏迷。

【诊断和治疗】

1. 诊断 ①慢性肺部疾病伴呼吸衰竭,出现缺氧及 CO_2 潴留;②血气分析 $PaO_2<60mmHg$、$PaCO_2>50mmHg$,并伴 pH 异常和/或电解质紊乱等;③患者有意识障碍、精神神经症状或体征,排除其他原因所致。

2. 治疗

（1）去除诱因,纠正水电解质及酸碱平衡紊乱,如应用抗菌药物及祛痰剂,保持呼吸道通畅等。

（2）处理呼吸衰竭宜用低流量持续吸氧,必要时行机械通气,可酌情使用呼吸中枢兴奋剂。

（3）防治脑水肿,促进脑细胞功能恢复。

（4）镇静剂应用,肺性脑病禁用吗啡、哌替啶等呼吸中枢抑制剂,并尽可能不使用镇静剂。对烦躁严重或抽搐者,应首先找出原因(特别注意是否有碱中毒与呼吸道阻塞),予以处理,必要时使用水合氯醛灌肠或小剂量地西泮肌内注射,严密观察神志和呼吸变化。

九、慢性肾衰竭与痴呆

慢性肾衰竭(chronic renal failure,CRF)是指各种原因引起慢性进行性肾实质损害,使肾脏不能维持基本功能,临床出现以代谢产物潴留,水、电解质、酸碱平衡失调,全身各系统受累为主要表现的临床综合征。

【病因和发病机制】

1. 病因 慢性肾衰竭可引起不同程度的精神障碍,在老年肾衰竭患者中痴呆发生率显著增高,与慢性肾功能不全所致脑萎缩关系密切。

2. 病理 约65%的慢性肾衰竭患者出现神经系统损害,可能与各种代谢产物积聚,水、电解质紊乱,酸碱平衡失调,渗透压改变等多种因素有关。

【临床表现】

1. 精神症状 患者早期常出现情感及认知功能轻度障碍,表现为淡漠、困倦、易疲劳、易激惹、注意力和感知力降低,以及记忆力减退等。随病情加重可伴定向力障碍及谵妄、幻觉和强迫状态等。

2. 意识障碍 随着肾功能不全的加重,可见嗜睡、昏睡或昏迷等意识障碍,严重者可出现去大脑强直状态。继发于肾功能不全的水、电解质紊乱和代谢性酸中毒可加速其发生。

3. 肌阵挛和癫痫发作 脑兴奋性增高可使约 1/3 的患者出现反射亢进、阵挛性肌肉抽动,以及局限性或全身性癫痫发作,可表现为强直性痉挛、精神运动性发作、猝倒样发作等。在尿毒症高峰期可合并颞叶癫痫发作,表现为知觉障碍,情感失调,发作性味觉、视觉和触觉障碍,以及各种幻觉等。

4. 不自主运动 几乎所有出现意识障碍的肾衰竭患者均可伴发扑翼样震颤,其他可见四肢投掷样运动、震颤麻痹综合征、手足徐动症和面部表情肌不自主运动等。

5. 头痛和脑膜刺激征 慢性肾衰竭出现尿毒症时可发生头痛,约 1/4~1/3 的患者可出现脑膜刺激征。

6. 脑神经和脑干症状 视神经损害最为常见,还可出现眼球震颤、瞳孔缩小、复视、嗅觉减退、头晕、听力减退、吞咽乏力等其他多组脑神经受损表现。

7. 自主神经功能障碍 晚期可出现唾液分泌减少、心动过速或徐缓、进食后呕吐或腹泻、皮肤苍白、体温过低等症状。

【辅助检查】

1. 生化检查　血清尿素氮、肌酐、血钾升高及代谢性酸中毒,严重程度与神经系统损害程度无相关性。

2. 脑电图　EEG 的低频波成分(<5～7Hz)明显增加,较正常人增加 20 倍以上,并可呈弥漫性慢波、三向波、阵发性棘波或尖波等。

3. 脑 MRI 检查　可见脑沟、脑池、脑裂增宽,脑室扩大等萎缩性改变,部分可继发脑梗死或脑出血。

【诊断和治疗】

1. 诊断　主要根据慢性肾衰竭患者出现情感和认知功能障碍,表现为感知力降低,记忆力减退及定向力障碍等,以及嗜睡、昏睡或昏迷等意识障碍,伴有水、电解质、酸碱平衡失调等。

2. 治疗

(1) 一般治疗:注意纠正肾衰竭伴发的内环境紊乱,纠正低血压、低血容量和水电解质平衡失调,积极控制感染,改善中毒症状等,避免使用肾毒性药物。

(2) 透析疗法:可使多数患者的神经精神症状渐趋稳定或逐步改善,轻者可以完全恢复。但对昏迷患者来说,透析可引起脑水肿或心血管功能不全,长期透析易发生透析性脑病。

(3) 肾移植:经充分透析治疗仍难以恢复或恢复缓慢者,肾移植常能收到良好效果。

第十节　轻度认知功能障碍

（徐俊）

轻度认知功能障碍(mild cognitive impairment,MCI)

的概念由 Petersen 于 1999 年提出,是指多种病因导致的一个或多个认知域存在认知障碍,但尚未明显影响日常生活能力,即未达到痴呆的诊断标准的认知障碍临床综合征。早期识别和治疗 MCI 具有重要意义,对于可逆性病因(如代谢性、血管性、系统性疾病或者精神病)相关的轻度认知改变或者帕金森病-MCI 或者血管性认知障碍本节不展开叙述,本节主要讨论原发性或者神经退行性 MCI,尤其是与 AD 相关的 MCI。

【流行病学】

MCI 患病率随着年龄的增长而升高。多项国际流行病学调查评估 60 岁以上人群 MCI 的患病率为 12%～18%(Petersen RC et al,2010)。60～64 岁为 6.7%,65～69 岁为 8.4%,70～74 岁为 10.1%,75～79 岁为 14.8%,80～84 岁为 25.2%。MCI 患病率与患者的受教育程度呈负相关。中国 MCI 的患病率的研究很少为多中心和大规模的研究。2009～2015 年,6 项使用不同诊断标准的研究显示中国轻度认知损害患病率为 9.70%～23.30%(Jia LF et al,2019)。一项中国 MCI 荟萃分析显示女性 MCI 风险更高:65 岁以上城市女性患病率 3.54%,男性 1.27%,而在农村性别差距上升为女性患病率 6.30%,男性 1.95%(Jia J et al,2015)。也有研究显示 MCI 的基线患病率不存在性别差异(Petersen RC,2018)。

【病因和病理】

广义上讲,不同病因导致认知功能下降程度比基于年龄或教育程度所出现的自然衰减要严重,但又未达到诊断痴呆综合征条件的均是 MCI 的范围。MCI 是一个具有多种病因导致的、认知障碍的发展速度和方向不确定性的动态集合。故其具有异质性特点。

MCI 的病因分类见图 3-21-17。

MCI 的异质性特点使其病理的阐述带来了一定挑

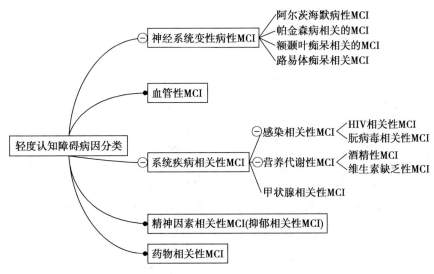

图 3-21-17　轻度认知功能障碍的病因分类

战。大体病理标本中,MCI 可以表现为脑沟变宽,如侧裂的腹侧支以及颞极前端的钝化。在遗忘型 MCI(amnestic MCI,aMCI)中颞叶内侧萎缩和海马突触变性更突出,这些大体形态变化在阿尔茨海默病(Alzheimer disease,AD)晚期被放大并延伸到其他皮质区域。神经原纤维缠结、Tau 蛋白的磷酸化或构象状态的改变及神经元丢失均与 MCI 有关。

【临床表现和分型】

1. 认知功能减退　需纵向对比自身认知功能的变化,横向明确认知功能减退的广度和类型。对于记忆力领域,应关注在最近 6 个月到一年内出现的相对较新的健忘情况。对于认知功能减退除关注记忆力外,还应关注其他认知域,如注意力障碍、语言受损、视空间障碍、执行功能障碍等。

(1)了解患者认知域受损的类型有利于进一步的病因诊断。如果患者出现典型的遗忘症综合征导致 MCI,首要考虑 AD 的诊断。如果患者注意力、专注力和视觉空间障碍,则需要考虑路易体痴呆。如果患者出现行为改变、不适当的行为、冷漠、缺乏洞察力以及注意力和专注力受损,则需要考虑额颞叶变性。

(2)复杂的生活功能下降:日常生活能力包括两个方面:基本日常生活能力(basic activities of daily living,BADL)和工具性日常生活能力(instrumental activities of daily living,IADL)。MCI 患者日常生活能力保留,而复杂工具性生活能力下降。BADL 主要包括如厕、进食、穿脱衣、梳洗、行走和洗澡。IADL 主要包括使用电话、购物、备餐、做家务、洗衣、独自搭公交车、遵嘱服药和经济自理。

(3)精神行为症状:①需要紧急精神药物治疗的症状,如可能伤害患者、他人及其周围环境的攻击行为、激越等;②仅在需要时在非药物干预基础上联合短期精神药物干预的症状:妄想、幻觉、抑郁、焦虑、睡眠紊乱、脱抑制等;③仅需非药物干预的症状:错认、游荡、淡漠、进食行为改变等。

2. MCI 的临床分型　根据记忆力是否受累分为遗忘型 MCI(amnestic MCI,aMCI)和非遗忘型 MCI(non-amnestic MCI,NaMCI),根据认知域受累的多寡分为 4 型,即单认知域遗忘型 MCI、多认知域遗忘型 MCI、单认知域非遗忘型 MCI 和多认知非遗忘型 MCI(表 3-21-16)。遗忘型 MCI 比非遗忘型 MCI 更常见,其比例约为 2:1。遗忘型 MCI 与 AD 的关系密切,发展为 AD 的风险高。非遗忘型 MCI 可能是非 AD 的痴呆前阶段,如额颞叶痴呆、路易体痴呆、帕金森病性痴呆、血管性痴呆。

【诊断标准和流程】

1. 诊断标准历史演变　MCI 这个概念最早出现在

表 3-21-16　轻度认知功能障碍的临床表现分型

序号	分型	表现
1	遗忘型 MCI	仅有记忆力损害的 MCI
2	单认知域非遗忘型 MCI	无记忆力损害,同时仅有 1 项其他认知域受损,如注意力障碍、语言受损、视空间障碍、执行功能障碍的 MCI
3	多认知域遗忘型 MCI	记忆力损害同时合并其他一项或多项认知域受损的 MCI
4	多认知域非遗忘型 MCI	多于 1 项认知域受损,而记忆力保留的 MCI

1988 年 Reisberg 等发表的文献中,被用于等同于认知功能测定全面衰退量表(GDS)中的第三阶段。在 1999 年由梅奥诊所 Petersen RC 等提出 MCI 的诊断标准,指表现有轻度认知损害但尚未达到痴呆的标准。2004 年国际工作组提出了更广泛的 MCI 的诊断标准及分类(Winblad B et al,2004)。该标准是目前广泛应用的 MCI 诊断标准,提出了 aMCI 和 NaMCI。此后美国国家老年研究所和阿尔茨海默病协会(National Institute of Aging-Alzheimer Association,NIA-AA)2011 年 MCI 标准、2013 年《精神疾病诊断与统计手册(第 5 版)》(DSM-5)的 MCI 标准均与此标准一致。NIA-AA 的 MCI 标准针对 AD 的谱系疾病,其 MCI 的标准更指向 AD 源性 MCI。在此标准中引入了潜在 AD 病理的生物标志物(Albert MS et al,2011)。

2007 年国际工作组(IWG)提出的 AD 科研诊断标准,建议把生物标志物纳入 AD 诊断标准,并认为 AD 是从临床前期、痴呆前期到痴呆期连续的疾病谱。2014 年发布的 IWG-2 进一步将生物标志物分为诊断标志物和进展标志物,前者包括 β-淀粉样蛋白(Aβ)42 联合 tau 水平、amyloid-PET 及 AD 致病基因等,可反映 AD 的病理生理机制;后者包括 MRI 上的颞叶萎缩,PET 上的葡萄糖代谢降低等,这些指标用于诊断 AD 的作用较弱,但是可以用来评价 AD 的进展。另外 IWG-2 提出了非典型 AD 和混合型 AD 的诊断标准(Dubois B et al,2014)。

2018 年 NIA-AA 提出的 AD 的 ATN 研究作为诊断标准,极大提高了对 MCI 的诊断重视程度。该标准通过神经病理学变化对 AD 进行生物学定义,并将认知障碍视为疾病的临床症状,而不是疾病的定义(Jack C R et al,2018)。FDA 强烈推荐今后的 AD 临床试验应以 ATN 标准为入选指标,树立了 AD 临床研究的群体标准化指标。MCI 及 AD 的临床前期的诊断标准时间轴见图 3-21-18。

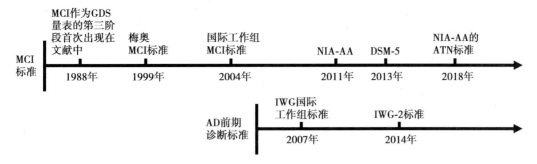

图 3-21-18　轻度认知功能障碍及阿尔茨海默病前期的诊断标准时间轴

MCI,轻度认知障碍;AD,阿尔茨海默病;GDS,全面衰退量表;NIA-AA,美国国家老年研究所和阿尔茨海默病协会;DSM-5,
《精神疾病诊断与统计手册(第 5 版)》;IWG,国际工作小组

　　MCI 广泛应用的诊断标准为:①患者或知情者报告,或有经验的临床医师发现认知的损害;②存在一个或多个认知功能域损害的客观证据(来自认知测验);③复杂的工具性日常能力可以有轻微损害,但保持独立的日常生活能力;④尚未达到痴呆的诊断(Albert MS et al, 2011)。

　　2. 诊断流程

　　明确是否为 MCI,可遵循以下流程(图 3-21-19,

Knodel J,2014):

　　(1) 病史采集:详细采集认知障碍的起病时间、起病形式、具体表现(各认知域的损害情况)、进展方式、诊治经过及转归;认知障碍是否对日常能力和社会功能产生影响;是否伴有精神和行为症状,精神行为症状的具体表现(如抑郁、焦虑、行为及人格改变)以及与认知障碍发生的先后顺序;认知障碍可能的诱发因素或事件;伴随的肢体功能异常或其他系统疾病的症状体征。

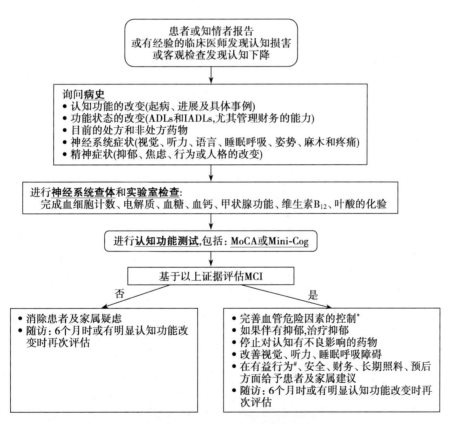

图 3-21-19　MCI 的临床诊断和管理流程

ADLs:日常生活能力量表;IADLs:工具性生活能力量表;MoCA:蒙特利尔认知评估量表;Mini-Cog:简易智力状态评估量表。* 控制血管病危险因素 = 控制高血压、糖尿病、他汀类药物使用和房颤的管理;# 有益行为包括戒烟、放弃酗酒或毒品、参加身体锻炼和脑力活动

（2）体格检查和实验室检查：

1）体格检查：应当对 MCI 患者进行一般查体和神经系统查体，为 MCI 的病因诊断提供依据，同时明确伴发的疾病。特别注意：视力和听力问题，睡眠呼吸紊乱，行为或性格改变（可能表明抑郁症，甲状腺疾病或额颞叶性痴呆，视觉幻觉（路易体痴呆，精神病性抑郁症），四肢麻木或刺痛（神经病），站立时头晕（直立性低血压），言语变化（中风，帕金森病），步态的变化（中风，正常压力脑积水，帕金森病）。有些体格检查，如步态、嗅觉、听力等结合神经心理学测试可以用于协助早期识别 MCI 及预测 MCI 进展（图 3-21-19）。

2）实验室检查：全血细胞计数、电解质、葡萄糖、钙、甲状腺功能、维生素 B_{12} 和叶酸的实验室检测建议用于鉴定可能可逆的 MCI。由可逆性原因引起的痴呆病例的比例约为 9%。虽然研究表明生物标志物的水平在脑脊液（例如 Aβ42 和 tau 蛋白）可能有助于识别更有可能进展为 AD 的 MCI 患者，通常不推荐腰椎穿刺术用于临床评估。

（3）量表评估：分为行为认知功能评估、日常生活能力、精神行为症状评估。

3. MCI 病因诊断 结合 MCI 的起病和发展情况、认知损害特征，有或无神经系统原发疾病、精神疾病（或应激事件）或系统性疾病的病史和体征以及必要的辅助检查，做出 MCI 的病因学诊断。随着 AD 及 MC 诊断标准的不断更迭，生物标志物在病因诊断中起到决定性作用。参考 2018 年 NIA-AA 的 ATN 标准 AD 生物标志物包括：A 代表 Aβ 累积或相关的病理状态，包括 CSF Aβ42、Amyloid PET 等；T 代表为 Tau 累积或相关的病理状态，包括 CSF P-tau、Tau-PET 等；N 代表为神经受累，包括结构 MRI、FDG-PET 及 CSF 总 Tau 等。根据生物标志物的病因诊断分为 5 类，见图 3-21-20。

【辅助检查】

1. 神经心理评估 神经心理检查可以明确认知障碍的特征，进行分类和病因诊断；监测认知功能的变化。神经心理评估包括以下 3 部分内容：认知功能、日常和社会能力、精神行为症状。

（1）认知功能评估：对于总体认知功能筛查，简易精神状态检查表（mini-mental state examination，MMSE）应用广泛，但在鉴别 MCI 与 AD 或正常人时敏感性差。比较 MoCA 和 MMSE，发现 MoCA 对于准确区分 MCI 患者和正常认知患者更敏感。MoCA 涵盖的认知域较 MMSE 广，包括注意与集中、执行功能、记忆、语言、视空间结构、抽象思维、计算和定向力，其在识别 MCI 时有较高的敏感度（80%~100%）和特异度（50%~76%）。MMSE 的灵敏度为 45%~60%，检测特异性为 65%~90%。根据知情者提供信息完成的量表如老年认知减退知情者问卷（informant questionnaire on cognitive decline in the elderly，IQCODE）对 MCI 的筛选具有较高的参考价值（Ⅰ级证据），区分正常老年人和 MCI 的准确率为 79.9%。

（2）日常和社会能力的评估：日常能力包括基本日常能力（BADL）和工具性日常能力（IADL），前者指独立生活所需的最基本的能力，如穿衣、吃饭、洗澡等，后者指复杂的日常或社会活动能力，如理财、购物、出行等。MCI 的诊断要求患者基本日常生活能力正常，工具性日常生活能力或社会功能有轻度损害。在 MCI 分类中，遗忘型 MCI 比非遗忘型 MCI 易出现日常能力损害，多认知域受损的 MCI 比单一认知域受损的 MCI 易出现日常能力损害。应当对所有 MCI 患者进行工具性日常能力或社会功能的检查。

（3）精神行为症状的评估：精神行为症状最常见的症状为淡漠、抑郁、焦虑和夜间行为紊乱。随访研究发现精神行为症状是 MCI 向痴呆转化的危险因素，而且，即使是轻度的精神行为症状也增加 MCI 向痴呆或 AD 转化的风险。精神行为症状数目越多，程度越重，MCI 转化为痴呆的风险越高，恶化的速度越快。如临床症状提示有精神行为症状，应当对 MCI 患者进行精神行为症状评估，指导诊断和治疗。

2. 体液检测 实验室体液检查对 MCI 的病因诊断和鉴别诊断具有重要作用。

（1）血液检查：认知障碍可由代谢、感染、中毒等因素所导致，相关检查可帮助诊断。欧洲"AD 和其他痴呆疾病指南"建议对所有首次就诊的痴呆患者进行以下血液学检测以揭示痴呆的病因或伴随疾病：红细胞沉降率、全血细胞计数、电解质、血钙、血糖、肝肾功能和甲状腺素水平，有些患者还需要进行更多的检测，如维生素 B_{12}、梅毒血清学检测、艾滋病相关检测。对 MCI 患者可以借鉴，也可以根据临床提示进行选择性检查。

（2）脑脊液检查：CSF 中 Tau 蛋白能够反映脑内神经元和轴突变性，Aβ42 降低则反映了类淀粉蛋白的沉积，两者都与 AD 的特征性病理变化有关。MCI 患者的这 2 项指标介于 AD 和健康对照之间，88% 的 MCI 患者脑脊液中 Tau 蛋白增加，Aβ42 降低，基线期和随访期这一变化持续存在。MCI 患者脑脊液中 Aβ42 降低及 Tau 蛋白升高同时出现，其进展为 AD 的可能性极大。此两个指标联合预示 AD 转化的敏感度和特异度分别为 83% 和 72%。遗忘型 MCI 患者脑脊液异常磷酸化 Tau 蛋白是诊断 MCI 的有效指标，对区别正常对照和 MCI 的敏感度和特异度分别为 79.6% 和 83.9%，对预示 MCI 进展的敏感度和特异度为 81.1% 和 65.3%。

3. 影像学检查

（1）脑 MRI 检查：应用自动 MRI 测量分析方法，

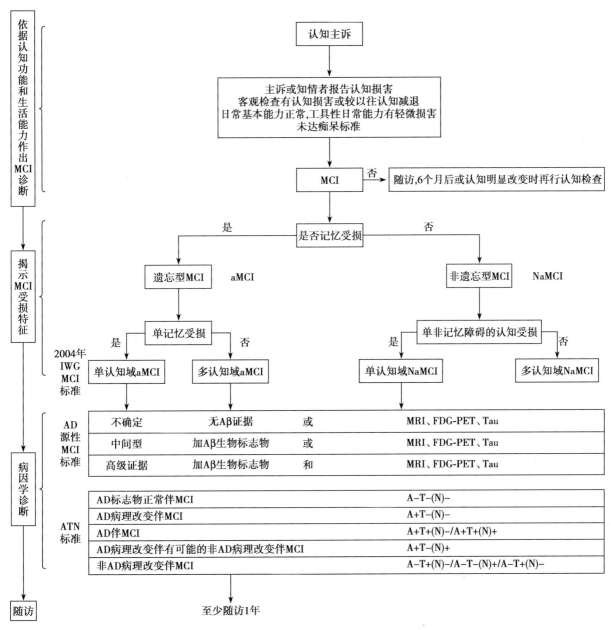

图 3-21-20　AD 相关轻度认知功能障碍的诊断标准及流程

图中 AD 源性 MCI 标准(参考 Albert MS et al,2011 年 NIA-AA 标准):Aβ 生物标志物=脑脊液 Aβ42 降低或者淀粉样蛋白 PET;MRI=
结构 MRI 海马或颞叶内侧萎缩;FDG-PET=氟脱氧葡萄糖正电子发射断层显像;Tau=脑脊液中 Tau 或磷酸化 Tau 升高。ATN 标准
(参考 Jack C R et al,2018 年 NIA-AA 标准):A 代表为 Aβ 累积或相关的病理状态,包括 CSF Aβ42 、Amyloid PET 等;T 代表为 Tau 累
积或相关的病理状态,包括 CSF P-tau、Tau-PET 等;N 代表为神经受累,包括结构 MRI、FDG-PET 及 CSF 总 Tau 等

MCI 患者头颅 MRI 的内嗅皮质萎缩程度和海马体积,识别 MCI 的敏感度和特异度分别为 74% ~ 90% 和 91% ~ 94%,能够反映潜在的病理变化,也是预示遗忘型 MCI 向 AD 转化的可靠指标。MCI 患者大脑其他变化包括皮质灰质减少、脑室增大、MRI 白质高信号增多,但缺乏特异性,临床意义不如海马和内嗅皮质的测量。基于结构 MRI 的内侧颞叶视觉评分与年龄相关,MTA 的年龄校正值是<75 岁者 2 分或以上,≥75 岁者 3 分或以上,其诊断

AD 的敏感度和特异度分别为 81% 和 67%,且与记忆减退显著相关。

（2）PET 和 SPECT 检查:2018 年 NIA-AA 阿尔茨海默病生物学定义的研究框提出用生物学方法检出 Aβ 和 tau 的异常定义 AD,与此同时 MCI 的定义也可以不同于由症状、体征认识疾病的临床过程,而是可以用生物学方法定义疾病过程。Aβ-PET 和 tau-PET 显示阳性是该框架中核心生物标志物之一,在 MCI 的生物学诊断具有重

要意义(Jack C R et al,2018)。

^{11}C-匹兹堡化合物 B-PET(PiB-PET)可以在 MRI 未发现神经变性脑萎缩时显示 AD 脑内 Aβ 沉积,以额、颞、顶叶和纹状体最为突出。PiB 摄取增多与 AD 病理分布一致,其在 AD 早期即达到峰值,在 AD 进展过程中没有明显变化。

Tau 蛋白靶向 PET 显示的新皮质 tau 沉积增加与其诱导的内侧颞叶结构和 Aβ 扫描阳性率、从正常老化到痴呆的临床特征密切相关,通常 AD 阳性(A+)出现最早,其后是 Tau 阳性(r)或内侧颞叶结构萎缩等神经变性(N+)。

FDG-PET 提示颞顶叶低葡萄糖代谢是预示遗忘型 MCI 转化成 AD 的可靠指标。

【治疗】

1. 评估 MCI 潜在可逆危险因素并加以干预 部分 MCI 患者存在导致认知功能障碍的可逆原因,如药物不良反应、睡眠呼吸暂停、抑郁和其他内科疾病,通过停止服用损害认知功能的药物去除可逆危险因素,可能成为 MCI 管理的第一步。临床医生应该对 MCI 患者潜在的可改变的危险因素进行医学评估;应该建议尽可能地对可逆的危险因素进行治疗。

2. 药物治疗 尚无高质量证据显示药物对 MCI 患者改善认知或延缓进展有效,并且目前没有任何药物获得了 FDA 批准用于此目的。经典的 AD 治疗药物抗胆碱能药物分别服用 3 年以上、2 年以上、4 年以上多奈哌齐、加兰他敏、利凡斯的明均无助于降低 MCI 发展为痴呆的概率。维生素类药物中维生素 B(降同型半胱氨酸)、维生素 E、维生素 E 加维生素 C 方案均无助于防止 MCI 患者进展为 AD。另外吡贝地尔、替莫瑞林、V0191、经皮尼古丁贴剂、含类黄铜饮料均没有高级别证据支持其在 MCI 中的疗效。

3. 非药物治疗

(1)运动锻炼:2018 年年底美国神经病学学会(American Academy of Neurology,AAN)发布了 MCI 的临床实践指南,首次将锻炼纳入治疗建议。为期 6 个月的研究显示,每周 2 次的锻炼可能有助于改善 MCI 患者的认知状况。因此,临床医师应建议 MCI 患者锻炼身体(2

次/周)作为 MCI 患者整体治疗的一部分。

(2)重视行为及神经精神症状(BPSD)的治疗:包括感知觉、情感及思维行为的异常或紊乱,包括幻觉、错觉、妄想、焦虑、抑郁、淡漠、易激惹、冲动行为及脱抑制行为等。《中国认知障碍患者照料管理专家共识》建议将非药物照料干预作为行为及神经精神症状的首选方案,在非药物干预效果不佳时,建议采用药物治疗与非药物干预相结合的方式,必要时可酌情短期使用抗精神药物、抗抑郁药和苯二氮䓬类药物。

4. 认知功能训练 认知功能训练建议 5~6 次/周,1h/次,强调以患者为主体,时间和强度遵循个体化原则,主要包括记忆力训练、定向力训练、语言交流能力训练和视空间执行功能训练等。AAN 的 MCI 的临床实践指南肯定了认知功能训练的作用,首次推荐 MCI 患者进行认知功能训练,这对改善患者认知功能是有益的尝试。

【预后】

与未患有 MCI 的同龄群体相比,MCI 患者存在较高的发展为痴呆的风险。65 岁以上的 MCI 患者在 2 年后的痴呆累计发病率为 14.9%。认知损害患者发生 AD 性痴呆的风险是年龄匹配的对照组的 3 倍。且恢复正常认知功能的 MCI 人群比未获得 MCI 诊断的正常人群具有更高的 MCI 或痴呆转化风险(Petersen RC,2018)。

MCI 患者的认知状况可能保持稳定,可能恢复正常,也可能进一步发展为痴呆,现已有很多研究证实 MCI 进展的预测因素如下:①颞叶内侧的头颅核磁提示萎缩或该部位 FDG-PET 提示葡萄糖低代谢;②Aβ-PET 检查阳性;③携带 *APOE4* 基因;④脑脊液中低 Aβ$_{42}$ 水平和高总 Tau 及磷酸化 Tau 水平;⑤Tau-PET 扫描显示 Tau 在内侧颞叶外扩散到外侧颞叶结构预示着预后较差。

参考文献

第二十二章　**椎管狭窄性脊髓和脊神经根病变**

Spinal Cord and Spinal Nerve Root Lesions
Caused by Spinal Stenosis

（王志成　闫景龙　王光熙）

第一节 概述

椎管狭窄症(spinal stenosis)是由于椎管直径变小或椎管容积缩小,导致脊髓、神经根及血管慢性受压和刺激引起的临床综合征。

正常成年人椎管的平均前后径为17~18mm,<9mm可出现神经根和脊髓受压症状。椎管先天性发育异常、脊椎骨退行性变、椎间盘突出、颈椎后纵韧带骨化、黄韧带肥厚或骨化等均可导致椎管狭窄,出现神经根和脊髓压迫症状,或影响脊髓血液供应。正常颈椎管宽度以C_4、C_5处最小,而C_2处椎管最宽大,正常成人颈椎管前后径应>13mm,如果<13mm即称为颈椎管狭窄。一般而言,男性比女性宽1~2mm。Edward和La Rocca(1985)指出,颈椎管直径<10mm必然出现脊髓受压,10~13mm脊髓容易受压,13~17mm脊髓可能受压,>17mm很少出现脊髓症状(Edward WC & LaRocca SH,

1985)。Katoh等(1995)回顾性分析了118例颈椎后纵韧带骨化症(OPLL)患者,27例有轻微外伤史,其中13例出现脊髓受压症状,7例已存在脊髓瘫痪表现。如果椎管显著狭窄,小外伤即可能引起脊髓压迫,OPLL患者由于椎管明显狭窄,随时都处于脊髓受压的风险之中(Katoh S et al,1995)。

【解剖和生理】

1. 颈椎 颈椎(cervical vertebra)是躯干中轴的重要组成部分,支撑头颅和悬垂上肢,承担的负荷很重,可动域较大,是外伤和退行性变的好发部位。在7个颈椎中,寰椎和枢椎具有独一无二的构造,并向前弯曲,与屈曲、伸展和旋转运动有关。

(1)寰椎(atlas)(图3-22-1):即第1颈椎(C_1),呈环状,与颅骨之枕骨髁(occipital condyle)和侧块(lateral mass)形成环枕关节(atlanto-occipital joint),颈椎约1/2的屈曲和伸展运动靠此关节;寰椎侧块是脊柱最大的侧方关节突,关节面接近水平,呈30°角。

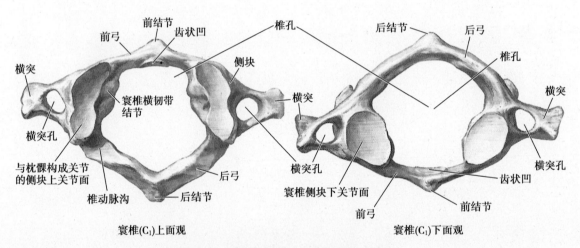

前结节　齿状凹　椎孔　后结节　后弓
前弓　　　　　　　　　　　　　　　椎孔
横突　　　　　侧块　　　　　　　　横突
寰椎横韧带结节　　　　　　横突
与枕髁构成关节的侧块上关节面　横突孔
横突孔　　　　　　　　　　寰椎侧块下关节面
后弓　　齿状凹
椎动脉沟　后结节　　　　前弓　前结节

寰椎(C_1)上面观　　　　　寰椎(C_1)下面观

图3-22-1 分别显示寰椎上面观和下面观之骨结构

(2)枢椎(axis)(图3-22-2):即第2颈椎(C_2),它的垂直的齿状突(odontoid process)靠后方强大的横韧带支持,与寰椎前弓后方密切接触,横韧带可防止寰枢椎脱位,并承担颈椎1/2的旋转运动;翼状韧带(alar ligament)附于齿状突,并与枕骨髁突联系,由顶端韧带(apical ligament)将齿状突尖端与枕骨大孔相连,增强其稳定性,阻止滑移脱位。

(3)第3至第7颈椎(C_3~C_7)(图3-22-3):构造相似,有一定的屈曲、伸展、侧方倾斜及旋转运动功能,各椎体间盘由髓核和环绕的纤维环构成,中年以后可发生退行性变,成为结构粗糙的组织。C_3以下颈椎管横切面呈钝三角形,脊髓占据其中1/2。椎管的大小虽存在个体差异,但C_5、C_6平面前后径11~13mm以下时引起瘫痪概率就会增加。两侧的椎动脉通过C_6至C_1的横突孔(trans-

verse foramen)到达颅底入颅合成基底动脉。

(4)8支颈神经根由前方的运动神经根与后方的感觉神经根组成,C_1神经根自枕骨与寰椎间发出,C_2神经根由C_2上方发出,C_8神经根由C_7与T_1间发出,即各颈神经均由相应颈椎上方发出。

(5)椎间关节(facet joint):是由上下关节突形成,成45°角。在椎间关节间形成一个孔道称为椎间孔(intervertebral foramen),神经根经此穿出椎管。椎体后外侧面较突出,称为卢施卡(Luschka)突起或钩状突起(uncinate process),与上位椎体间形成Luschka关节或钩椎关节。此关节仅是裂隙而已,与具有关节囊的真正关节不同,但此部分却构成椎间孔的前壁,有重要临床意义。伴随椎间盘变性和突出,椎间隙变窄和椎体后缘形成骨赘(osteophyte),使椎间孔变小,成为脊髓及神经根受压和

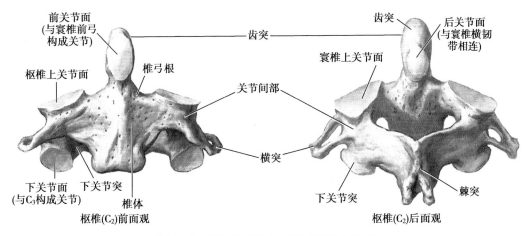

图 3-22-2　分别显示枢椎上面观和下面观之骨结构

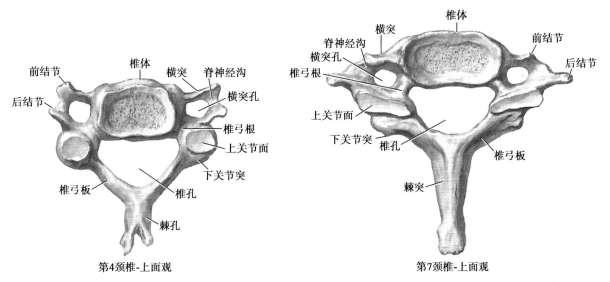

图 3-22-3　分别显示第 4 颈椎和第 7 颈椎上面观之骨结构

循环障碍的原因。

2. 胸椎　胸椎管内径远较颈椎管和腰椎管窄,胸脊髓的储备间隙很小,一旦出现压迫,疾病进展较快,对手术操作也提出了更高的要求。

(1)胸椎通常有 20°~40° 的后突,胸脊髓贴附在椎管前壁,容易遭受来自脊髓腹侧的压迫。如椎间盘突出、骨赘、后纵韧带骨化等,对来自腹侧的压迫,单纯的后方减压手术往往不能达到脊髓充分减压的目的,反而因脊椎后柱的破坏可能导致的脊柱后凸增加,加重神经压迫。

(2)胸髓是全脊髓的薄弱区,尤其在 T_4~T_{10} 髓节,血液供应主要依靠相应椎体节段血管的分支吻合而成,极易造成缺血,严重的胸椎管狭窄压迫进入椎管的节段血管,有时会造成疾病的迅速进展。

(3)由于胸廓的保护和胸椎本身的结构特点,导致胸椎的活动度很小,因而在颈胸椎交界处和胸腰椎交界处形成应力集中点,成为容易引起病损的区域。

3. 腰椎　腰椎管形态各异,前后径的正常测量范围

是 15~25mm,其内容物主要包括脊髓及马尾、脊神经根、硬膜囊、硬膜外腔及其内的结缔组织和椎内静脉丛、蛛网膜下腔及其内的脑脊液。椎管由于多种原因发生骨性和纤维性结构异常,导致一处或多处椎管狭窄,压迫脊髓、马尾及神经根。腰部脊神经根走行于腰椎管的侧隐窝和盘黄间隙内,椎间盘突出、黄韧带肥厚、关节突关节退变增生,均可压迫腰脊神经根,引起腰腿痛。

第二节　颈椎病

颈椎病(cervical spondylosis)是中年以后颈椎退行性变综合征,是由颈椎骨关节退行性改变导致脊髓、神经和血管损害的疾病。随着年龄的增长,可发生椎间盘变性及椎间关节反应性骨质增生,压迫脊髓和神经根,由神经根受压引起的临床综合征称为神经根型颈椎病,由脊髓受压引起临床综合征称为脊髓型颈椎病,两者并存者称

为混合型颈椎病。

【研究史】

颈椎退行性变导致脊髓受压的最初的描述见于1838年，Van Luschka（1858）更精确地描述了椎间盘及其胚胎学，成为人们了解颈椎病和颈椎间盘突出症的解剖学基础。后来一些学者相继对椎间盘的生理学、椎间盘突出的病理学进行研究，他们注意到椎管狭窄症与疾病的关系，一般而言，男性椎管比女性宽1~2mm。实际上，椎间关节退行性变、椎间盘突出、血管变化和椎管狭窄等均与颈椎病有关。研究者注意到，颈椎管的宽度在各节段不同，椎管在C_4、C_5节段最窄，而在C_2节段最宽大，颈椎退变最早出现在C_5、C_6两个节段，颈椎退变后出现的颈椎管狭窄一般以C_4~C_6节段最为多见。正常成人的颈椎管直径应大于13mm，小于11mm者通常可诊断为颈椎管狭窄。

在20世纪上半叶，神经根性症状和脊髓受压均被归因于脊椎关节炎，后来才逐渐认识到有些是颈椎病所导致，1940年Stookey报道颈段椎间盘突出可引起脊髓和神经根受压，其后才有颈部综合征（cervical syndrome）、颈椎综合征（cervical spine syndrome）和颈椎病（cervical spondylosis）等命名。颈椎病最初的手术治疗只是采取后路全椎板切除减压术，后来Cloward（1958）、Robinson（1962）相继报道了前路手术方法，为颈椎病的手术提供了一个全新的路径和方法。

Giles（2000）发现椎管和神经根管内神经血管受压可因骨和软组织增生而导致狭窄，骨赘、椎间盘突出、后纵韧带骨化、黄韧带肥厚和骨化等也可引起椎管及神经根管狭窄，导致神经、血管受压而出现临床症状。因而，揭示了颈椎病是由综合性因素作用所致，这一观点为多数学者所认同。Mihara（2000）对18例颈椎病导致瘫痪的老年患者（平均年龄73.5岁）进行静态与动态X线分析，18例较年轻的患者（平均42.4岁）与30例无症状的志愿者（平均73.4岁）进行对照，发现两个颈椎病组患者的颈椎管明显狭小，并伴有C_3、C_4关节紊乱和成角，证明因颈椎退行性变导致的颈椎管狭窄是颈椎病的主要成因。

【病理】

由椎间盘变性、钩椎关节及椎间关节反应性骨质增生，导致神经根或脊髓受压，或骨与椎间盘混合突出物同时压迫脊髓和神经根可产生相应的症状。颈椎退行性椎关节病多发于C_5~C_6椎间和C_6~C_7椎间，其次是C_4~C_5、C_3~C_4（Henderson et al，1983）。椎间盘变性同时产生椎间隙变窄，椎体边缘骨质增生，进而关节突关节增生，使椎间孔变小压迫神经根。由于骨赘的形成、突出的椎间盘和肥厚的黄韧带均突向椎管，可引起椎管狭窄而导致不同程度的脊髓受压。如有先天性颈椎管狭小（<10~

13mm），更易使脊髓受压。除了机械性压迫外，血行障碍也可引起脊髓压迫症状，严重血行障碍更可导致脊髓软化，是脊髓功能不能完全恢复的原因之一。

【颈椎病和颈性瘫痪分型】

1. 颈椎病分型　颈椎病根据临床症状通常可分为7种类型：①颈型；②神经根型；③脊髓型；④椎动脉型；⑤交感神经型；⑥食管型；⑦混合型。颈型是最常见的轻型颈椎病，无须特殊治疗。神经根型、脊髓型或混合型的临床症状明显，通常需要外科干预。

2. 颈性瘫痪分型　Crandall根据病变受累的部位和程度，将颈性瘫痪区分为5型：

（1）脊髓中央型（central cord syndrome）：脊髓中心部受损，以上肢症状为主。

（2）横贯性损伤综合征（transverse lesion syndrome）：是最多见的类型，出现横贯性运动、感觉受损。

（3）半横贯性损伤综合征（Brown-Sequard syndrome）：受压侧运动麻痹及对侧感觉麻痹。

（4）运动障碍型（dyskinesia，dyskinetic type）：只出现运动麻痹，几乎无感觉障碍，少见。

（5）根髓综合征（root and cord syndrome）：上肢疼痛伴下肢痉挛性麻痹。

【临床表现】

颈椎病通常发生于中年以后，男性多于女性，起病缓慢，一般无外伤史。临床表现复杂多样，随病变的部位、受压组织及压迫轻重而不同。颈椎病最常影响C_5~C_6椎间和C_6~C_7椎间，C_4~C_5次之。

1. 常见的颈椎水平定位症状

（1）C_6~C_7水平：例如，椎间盘突出可累及C_7神经根，疼痛区域为肩胛区、胸部、腋窝内侧、上臂后外侧、肘及前臂背侧、示指和中指，有时可以是全部手指。检查可发现T_3~T_4棘突相对的肩胛骨内侧、锁骨上区和肱三头肌触痛最明显，示指和中指感觉异常和感觉缺失明显，也可影响全部指尖；前臂伸肌出现无力，有时腕部伸肌也无力，手握力偶可减弱；肱三头肌反射减弱或消失，肱二头肌和旋后肌反射存在。

（2）C_5~C_6水平：椎间盘向侧方突出产生C_6神经根受压症状，引起斜方肌隆起和肩峰区疼痛，并放散至上肢前上部、前臂桡侧，常到拇指，有时可到示指外侧；导致该区域感觉异常和感觉减退，肩胛冈上区、锁骨上和肱二头肌区触痛；前臂屈曲无力，肱二头肌和旋后肌反射减弱或消失，肱三头肌反射保留或亢进。

（3）C_4~C_5水平：受压引起C_5神经根综合征，典型表现为肩部和斜方肌区疼痛，冈上肌和冈下肌无力，上肢不能外展和肩部内收时上肢不能外旋。

（4）C_7~T_1水平：受压引起C_8神经根受累，出现类似尺神经麻痹症状,如前臂内侧疼痛,前臂内侧皮神经及手部尺神经分布区感觉缺失,尺神经支配肌无力等。

上述颈椎受压通常只表现为一项或几项典型症状,呈不完全性。须注意,颈椎间盘侧位脱出可表现为单纯无力不伴疼痛,特别是 $C_5 \sim C_6$ 椎间盘脱出。颈椎间盘突出或脊椎关节强直性神经根受压,除了累及相应的神经根,均有颈部活动范围受限以及活动后疼痛加剧,尤其在过伸时,咳嗽、喷嚏,以及在过伸位向下压迫头部可导致疼痛加剧,手法牵引可能使疼痛减轻。神经传导速度、F反射和肌电图可确定神经根受压的水平,区分根性疼痛与臂丛神经痛。

2. 各型颈椎病的表现

(1) 颈型颈椎病(neck type cervical spondylosis):是颈椎病中最多见和症状最轻的类型。表现为颈肩部不适、酸胀、疼痛、僵硬感,以及活动受限;晨起、劳累、姿势不正及寒冷刺激后可加重,可有阵发性加剧。检查可见患者颈部肌肉强直,活动受限,可伴椎旁和肩背部压痛,无感觉障碍,肌力和腱反射正常。牵引头颈时疼痛可减轻。

(2) 神经根型颈椎病(cervical spondylotic radiculopathy):临床较多见,是颈神经根受压所致。早期表现为颈肩部和手臂不适、酸麻和钝痛,严重者出现剧烈的根性痛或麻木,可因变动头颈位置或增加腹压等动作而加剧,休息后症状减轻。急性损伤后发病者常有典型刀割样疼痛,咳嗽、喷嚏、屏气和用力等增加腹压动作可加剧,慢性病例则多为钝痛。主要症状在颈、肩、臂和手指等范围内。

$C_3 \sim C_4$ 椎间隙以上的病变:出现颈、项和枕部疼痛。

$C_3 \sim C_4$ 椎间隙病变:压迫 C_4 神经根出现肩部疼痛及感觉减退。

$C_4 \sim C_5$ 椎间隙病变:损害 C_5 神经根,出现颈、肩、上臂外侧和前臂桡侧放射性疼痛及钝麻感,冈上肌区可有压痛,三角肌、冈上肌、冈下肌肌力减弱,腱反射多无异常。

$C_5 \sim C_6$ 椎间隙病变:损害 C_6 神经根,疼痛沿患肢桡侧放射至拇指,拇指或拇指+示指痛觉减退,肱二头肌力减弱,肱二头肌反射减弱或消失。

$C_6 \sim C_7$ 椎间隙病变:损害 C_7 神经根,疼痛放散到中指,肩胛间区、胸大肌可有压痛,中指或中指+示指感觉减退,肱三头肌力减弱,肱三头肌反射减弱或消失。

$C_7 \sim T_1$ 椎间隙病变:损害 C_8 神经根,疼痛放射至前臂尺侧和4~5指,环指与小指痛觉减退,手内肌可萎缩,腱反射多无异常。上述为单一神经根损害的表现,临床上以多节段损害居多,感觉及运动障碍范围相应扩大,出现多节段受损的症状和体征。如为混合型颈椎病则同时

压迫脊髓,出现上运动神经元症状和体征,受损肌群肌力减弱,腱反射亢进,出现病理反射。

有时病变位于 $C_5 \sim C_6$ 椎间隙,却出现尺神经刺激症状,可能由于反射性前斜角肌痉挛,使臂丛受压,疼痛放射部位不一定与颈椎病变部位相符。检查可发现颈部僵硬,向某一方向活动受限,颈部活动可使疼痛加重。感觉异常多为麻木感或针刺感。部位因受压部位不同而异,可表现1~2指、2~3指、4~5指,或全手感觉障碍,并累及前臂桡侧或尺侧。上肢腱反射可减弱或消失,慢性病例则表现为上肢及手肌无力和萎缩。

(3) 脊髓型颈椎病(cervical spondylotic myelopathy,CSM):Aljuboori 等(2019)对颈椎病和后纵韧带骨化症的自然病史进行了综述,提出 CSM 是一种慢性、缓慢恶化的颈椎疾病,其病理生理学是多因素的,包括脊髓受压和重复性脊髓血管损伤。而颈椎的后纵韧带也是渐进性骨化,起病较缓慢,症状逐渐加重,也可因外伤等突然加重,病程较长,是引起脊髓型颈椎病的主要原因之一。

OPLL 的病理生理机制尚不清楚。多项研究表明遗传是潜在的病因。日本的脊柱韧带骨化调查委员会对8对单卵双胞胎和2对双卵双胞胎 OPLL 的研究表明,75%的单卵双生子有 OPLL,表明有遗传因素参与(Akune T et al,2001)。Karasugi 等对 214 对日本受影响的兄弟姐妹的全基因组连锁研究表明,染色体 1p,2p,7q,16q,20p 上的几个位点与 OPLL 相关。此外,流行病学研究表明,成人开始肥胖和 2 型糖尿病(DM)是 OPLL 的独立危险因素,高盐低蛋白饮食也与 OPLL 有关(Kobashi G et al,2004)。OPLL 引起的脊髓受压,病变主要累及灰质,在最大压缩区有明显的神经元丢失。早期症状为颈、肩、上肢疼痛或麻木感,手的握力减弱,活动不灵活,甚至不能写字、持筷子进餐等。继之出现下腰部软弱无力,下肢沉重感,逐渐出现下肢无力、共济失调性步态或括约肌功能障碍等,可伴上升性麻痹和感觉异常。检查可见下肢肌张力增高,腱反射亢进,腹壁反射减弱或消失并出现病理征;患者常有躯干至下肢深、浅感觉减退;感觉障碍平面可不明确或平面与病变水平不符,有时两侧感觉障碍平面及程度不一致,有些病例感觉障碍平面呈多节段性分布。总之,此型表现以锥体束征最明显,感觉障碍次之,脊髓严重受压时出现括约肌功能障碍,由于脊髓受压的部位、范围和程度不同而有明显的差异。

提示脊髓受压的体征包括:①受压水平以下上运动神经元损害,受压水平相应节段下运动神经元损害;②受压节段根性刺激症状;③确定或不确定的感觉障碍平面;④伴或不伴膀胱、直肠功能障碍;⑤颈椎 X 线侧位片显示椎体后缘骨质增生,椎管矢状径小于 12mm;⑥腰穿压颈试验椎管不通畅或正常,脑脊液蛋白含量可增高,脊髓造

影显示椎管不同程度梗阻;⑦CT 可见椎间盘突出、骨质增生及/或后纵韧带骨化以及黄韧带肥厚引起的椎管狭窄;⑧CT 脊髓造影(CTM)可显示脊髓受压程度;⑨MRI 对颈椎病有重要诊断价值,可全面清晰显示脊髓不同节段受压程度及脊髓本身改变。

(4) 椎动脉型颈椎病(vertebral artery type cervical spondylopathy,VACS):椎动脉起自锁骨下动脉,第一段自分支后至 C_6;第二段自 C_6 至 C_2 横突孔;第三段自寰椎向后进入枕大孔;此后与对侧形成基底动脉,为第四段。第二、三段在外伤或退行性变时最常受累。椎动脉型颈椎病是椎动脉第二段受压,引起椎-基底动脉供血不全综合征。椎动脉第二段行走在横突孔内,受骨性横突孔的限制,一旦横突孔狭窄可引起椎动脉血流受阻。颈椎病时椎间盘退行性变,钩椎关节退变增生,均可使椎动脉受压扭曲或刺激椎动脉痉挛,导致椎动脉供血不全,也称颈性眩晕、颈性偏头痛或 Barre-Lieou 综合征等。表现为眩晕、头痛、视力模糊等,有时因颈部位置变动突然猝倒。Jansen(1999)讨论了颈源性头痛(cervicogenic headache,CeH)的治疗,可采取椎管腹侧减压术及相邻的两个节段固定,作者做了 8 例椎板切除术(laminectomy)和椎板成形术(laminoplasty),椎板切除后用微型钢板和螺钉固定,6 例头痛消失,2 例改善。他认为腹侧减压和固定,松解所有受侵犯组织,如椎间盘、背侧韧带、小关节囊、神经根和硬脊膜等,而背侧椎板成形术仅解除硬脊膜压迫,并未松解所有的受压组织。

椎动脉型颈椎病诊断依据是:①椎基底动脉供血不全的发作症状和体征;②颈椎 X 线片显示椎体、椎间盘、钩突关节退变和项韧带钙化,颈椎生理曲度变直等;③伴颈椎病其他类型,尤其颈型或神经根型的临床表现;④经颅超声血流图(TCD)显示椎基底动脉血流量减少;⑤除外其他原因引起的眩晕。

(5) 交感型颈椎病(sympathetic cervical spondylosis):是增生突出物在椎间孔和横突孔处刺激或压迫交感神经所致。临床上此型颈椎病很少单独存在,多与椎动脉型并存,表现为交感神经兴奋或抑制症状,如枕部或顶枕部头痛,多为一侧性,呈钝痛或跳痛,伴烧灼感;可有病侧眼球后部疼痛,眼睑无力,视物不清或流泪等,或耳鸣、耳闭塞感和咽部刺痛感、异物感;伴恶心、呕吐、出汗、流涎等自主神经症状。有时出现心前区疼痛,硝酸甘油等血管扩张剂不能解除症状,故又称为假性心绞痛。出现症状的原因是因交感神经干 $C_3 \sim T_5$ 节段发出的交感神经纤维与迷走神经分支组成神经丛,支配心脏、冠状动脉及主动脉血管运动和营养。

(6) 食管型颈椎病(esophageal type cervical spondylosis):极少见,椎体前缘骨质增生较常见,但椎体前有疏松结缔组织间隙,椎体与食管间有一个疏松间隙,一般不会出现食管刺激或压迫症状。但若骨赘过大,则可压迫食管或引起食管炎症,或刺激食管神经引起食管痉挛,表现为咽部及胸骨后异样感或刺痛,严重者产生不同程度吞咽困难,增生骨赘过大,对食管的机械性压迫同样可出现食管梗阻症状,头部后仰时更为明显。检查者一般容易触到。食管钡餐检查显示食管受压部位变窄。Kodama 等(1995)报道 1 例,经前路手术切除后取得极好疗效;Mizuno(1998)等报道 2 例前纵韧带骨化引起吞咽困难病例;Epstein 等(1999)报道 1 例前纵韧带骨化 OALL 所致吞咽困难,经前路手术切除而愈。

(7) 混合型颈椎病(mixed type cervical spondylosis):临床上出现两型或两型以上的颈椎病症状和体征者。

【辅助检查】

1. X 线片 是最基本的辅助检查手段,初期仅见生理前凸消失,甚至反屈曲,逐渐出现椎间隙变窄、椎间盘突出及骨赘增生等。

2. CT 检查 可见突出椎间盘压迫脊髓,或者增生骨质突入椎管。但 CT 不能全面反映脊髓受压和病变的程度和范围。CT 脊髓造影(CT-M)可更清楚地反映病变情况,但也有局限性,只能显示所扫描平面的改变。

3. MRI 检查 可使脊髓受压和脊髓本身病变一目了然(图 3-22-4),是理想的诊断方法。可见椎间隙不同程度狭窄,椎间盘向椎管内突出,T2W 显示病变相应平面脊髓局限性信号增高,可提示脊髓水肿或变性。

【诊断和鉴别诊断】

1. 诊断 主要根据病史、临床症状、体征,以及 MRI 检查等综合判定。

2. 鉴别诊断

(1) 胸出口综合征(thoracic outlet syndrome):包括颈肋(cervical rib)及前斜角肌综合征(scalenus anticus syndrome)、肋锁综合征(costoclavicular syndrome)和过外展综合征(hyperabduction syndrome)等。下列试验有助于明确诊断:①Morley 试验:医生用拇指压迫患者锁骨上窝部,患者主诉局部疼痛并向末梢放射;②Adson 试验:患者坐位,令患者向疼痛侧旋转头部并深呼吸,患侧桡动脉搏动消失或减弱;③Wright 试验或过外展试验(hyperabduction test):患者两上肢外展、外旋时患侧桡动脉搏动减弱或消失。颈肋 X 线可见 C_7 多一个肋骨,并有前臂、手的尺侧疼痛,可与之区别。

(2) 枕大孔区病变(肿瘤):患者表现为枕部疼痛、颈部活动受限及上肢肌萎缩,可有四肢锥体束征和感觉障碍等,与颈椎病鉴别点是病程进展较快,常有强迫头位,后组脑神经、延髓及小脑体征,伴头痛、呕吐及视乳头水肿等颅内压增高症状(图 3-22-5~图 3-22-7)。

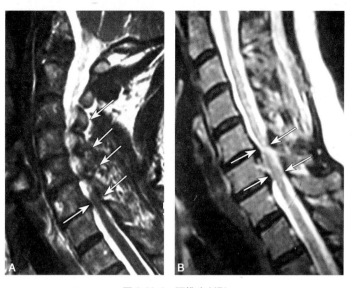

图 3-22-4　颈椎病 MRI

A. $C_3 \sim C_7$ 椎间盘突出、黄韧带肥厚脊髓呈串珠状,明显受压;B. $C_{5/6}$ 椎间盘突出,黄韧带肥厚,$C_{6/7}$ 椎间盘突出脊髓受压

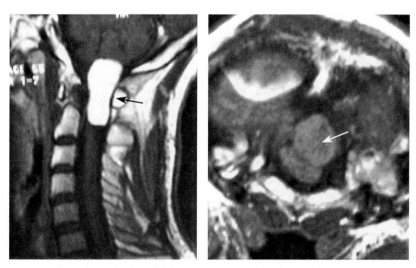

图 3-22-5　患者男性,34 岁,上肢麻木无力 1 年,近 1 个月加重,现在上肢肌力右 2 级,左 3~4 级,下肢肌力 4~5 级,Hoffmann 征(+)。MRI 显示高位颈椎管内肿瘤,经手术椎管内肿瘤完整切除,症状完全恢复

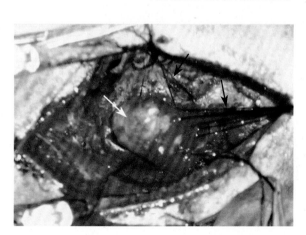

图 3-22-6　术中图像,手术在局部麻醉下进行,先显露肿瘤下极,在可见瘤体(白色箭头)部缝牵拉支持线(黑色箭头),并在牵拉下逐次在缝线上方添加缝线,并逐渐向下牵拉瘤体,用牵拉法直至将肿瘤上极"娩出",完全不激惹脊髓,肿瘤切除后,患者立即述说轻松感,手握力增强

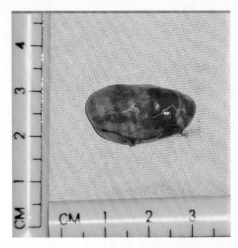

图 3-22-7 切除完整标本，病理诊断为神经鞘瘤

（3）颈肩筋膜炎（neck and shoulder fasciitis）：表现为颈部及肩部疼痛，无颈椎改变，可与颈型颈椎病区别。

（4）颈椎间盘突出症（cervical disc herniation，CDH）：仅有颈椎间盘突出，无颈椎退行性变或不明显（图3-22-8）。

（5）颈椎及颅底畸形：X 线、CT 或 MRI 检查可与颈椎病鉴别。须注意，有时颈椎病与颅底畸形并存（图3-22-9，图3-22-10）。

（6）颈椎后纵韧带骨化症（OPLL）：临床表现与颈椎病几乎相同，影像学有明显差别，X 线侧位片可见椎体后缘有条索状骨化影，CT 见椎体后缘块状隆起物，如蘑菇状或丘陵状高密度骨化影突入椎管，使椎管明显狭窄甚至只剩月牙状间隙（图 3-22-11），而颈椎病仅有椎体后缘增生性骨赘。MRI 成像显示椎体后缘骨化影。

【治疗】

1. 保守治疗　多数患者采用非手术疗法，可使症状缓解和改善，但较易复发，常需反复治疗。常用的保守治疗措施主要包括：①卧床休息。睡矮枕，卧床休息后症状可得到不同程度的缓解。②牵引疗法。严重颈肌痉挛引起疼痛、麻木等可行颈椎牵引，轻症者可间断牵引，也可使症状得到不同程度的缓解，有时经牵引症状反而加重，是因牵引后使病变局部压迫加重，应立即停止牵引，改用手术疗法。③服用止痛剂和肌肉松弛剂。④推拿、按摩等疗法有时可加重病情，应慎重，有明显症状和体征者不宜选用。

2. 手术治疗　经非手术疗法无效者可手术治疗。手术入路应以病情而定。通过对美国骨科手术委员会数据库的回顾，有资质的骨科医师 1 025 人，共进行了 5 068 例颈椎手术，包括前路和后路、融合与非融合。探讨了单节段和多节段颈椎管狭窄症治疗的趋势。除手术数量急剧上升外，不同手术方式的应用比例，从 2004 年到 2011 年，普遍施行的多是后路手术，2011 年后，前路切除和融合手术大量开展，后路手术则呈急剧的下降趋势。关于运动保持技术，从 2003 年开展了全椎间盘置换术（TDR），2005 年到 2007 年曾短暂增长，至 2014 年下降到5%。前路手术中的全椎间盘置换术（TDR）、椎体次全切（corpectomy, corpectomies）目前在很大程度上已被 ACDFs（多平面前路颈椎间盘切除椎间植骨融合术）所取代。从历史上看，后路减压仍是解决多节段椎管狭窄的最有效的方法，至今仍被应用（Alfredo Arrojias et al, 2017）。Li等（2015）收集和观察了 91 例广泛椎板切除术患者，平均随访时间 12.1 年，影像学显示脊髓有明显的向后漂移，提示减压完成；用 JOA 评分法和 VAS 评分，症状改善，轴性痛较轻，认为这一术式取得良好的临床效果。但目前后方入路全椎板切除减压已被椎管扩大成形术替代。椎

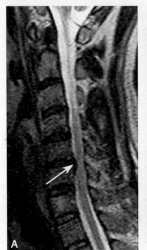
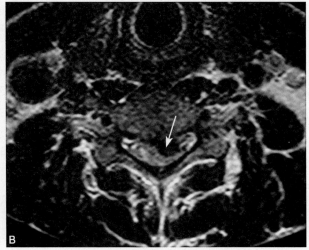

图 3-22-8　患者男性，43 岁，颈部疼痛及不适感伴双手麻木 4 个月，在 MRI 矢状位和轴位 T2WI 显示颈椎间盘突出，使得脊髓受压

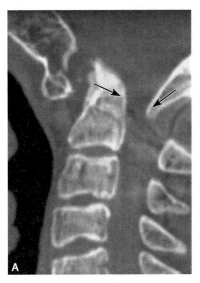
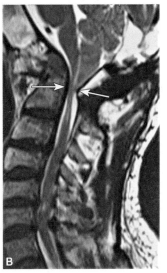

图 3-22-9　患者女性,51 岁,四肢无力多年,一年来加重,从行走不稳至近期不能行走
A. CT 扫描,显示齿状突凸入枕大孔;B. MRI 显示齿状突凸入枕大孔内达延髓区,脊髓
明显受压;C$_{3/4}$、C$_{5/6}$、C$_{6/7}$ 椎间盘突出及黄韧带肥厚,压迫脊髓,颅底凹陷症与颈椎病
并存

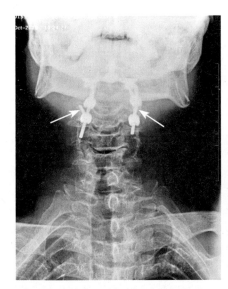
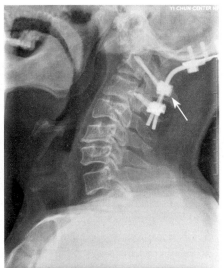

图 3-22-10　该患者枕颈融合固定术后 X 线正、侧位片,用枕颈植骨融合固定术维持枕颈部稳定。术后
患者症状好转

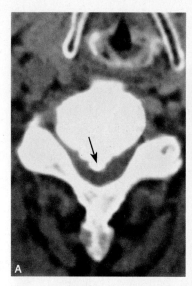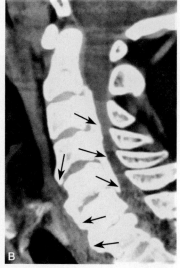

图 3-22-11　患者男性,60 岁,摔倒后颈背部疼痛伴四肢麻木无力 2 日(摔倒前无明显症状)

A. CT 轴位断层扫描可见椎体后缘块状隆起物,如丘陵状突入椎管,脊髓明显受压;

B. CT 矢状位断层扫描见 $C_2 \sim C_6$ 椎体后缘连续性骨化块椎管狭小;C_4 前缘骨赘,$C_{5/6}$、$C_{6/7}$ 骨桥相连

管扩大成形术可在全麻或局麻下进行,取俯卧位。术后不必进行牵引,不需特殊固定,可在用颈部围领条件下离床活动约 3 周。术后应特殊注意勿受外伤。椎管扩大成形术有多种术式,王志成等(1998)采取棘突悬吊式颈椎管扩大成形术治疗这种疾病,与其他术式比较,不仅可充分扩大椎管,安全可靠,保留了椎板对脊髓的覆盖保护,保留了棘间韧带和基本保留了颈部肌肉与骨骼的互利关系,可使颈椎基本维持在正常生理状态,维持正常颈椎活动,效果良好。

棘突悬吊式颈椎管扩大成形术的主要优点是:①可以做到颈椎管的充分减压。②保留了棘突及其附丽肌肉,因棘突具有正常血运,不仅有利于骨愈合,且当棘突与椎板愈合后,得以保留颈椎后柱稳定的基本结构,有利于颈椎功能的恢复。③因保留了棘突韧带复合体,在将切断的 C_2 和 T_1 棘突缝合之后,掀开的椎板将被悬吊起来,得以避免了"关门""塌陷"等不良后果。④切断的 C_2 和 T_1 棘突在重新缝合之后属骨性融合,确切、牢固。⑤我们的经验是,后路棘突悬吊式颈椎管扩大成形术均能满足治疗要求,不需另加任何内固定物,不仅效果良好,而且节省了大量医疗资源(图 3-22-12)。近年来,颈椎后路椎板成形术内固定系统(centerpiece)被开发利用,以保证椎板开门后的稳定,也被手术医师选用。

后方入路手术适于 3 个以上椎体病变,全椎板切除减压在早年曾是颈椎病治疗的主要术式,目前已被椎管扩大成形术替代。手术可在全麻或局麻下进行,取俯卧

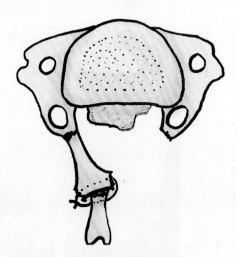

图 3-22-12　棘突悬吊式颈椎管扩大成形术模式图

位。术后不必进行牵引,不需特殊固定,可在用颈部围领条件下离床活动约 3 周。术后应特殊注意勿受外伤。椎管扩大成形术有多种术式,作者等自 20 世纪 90 年代末采取棘突悬吊式颈椎管扩大成形术治疗这种疾病,与其他术式比较,不仅可充分扩大椎管,安全可靠,保留了椎板对脊髓的覆盖保护,保留了棘间韧带和基本保留了颈部肌肉与骨骼的互利关系,可使颈椎基本维持在正常生理状态,维持正常颈椎活动,效果良好。

至于前路手术,Alfredo A 等(2017)统计分析表明,颈前路椎间盘切除融合术(ACDF),一直是颈椎前路减压的"金标准",至 2013 年,ACDF 达到了最高的利用率,占所有前路手术的 74%。高分辨率磁共振的应用,使初级

保健医师,改善了诊断和增加了转诊;在麻醉、外科手术前、后的护理技术等方面均有提高,让患者可更安全地接受颈椎手术,预期寿命的提高也增加了接受颈椎手术患者的数量。术中患者的体位也是手术医师乐于选用前路手术的原因,因仰卧位较俯卧位风险较低。

关于手术方式如何选择,应以患者的病情作为主要依据,其他因素只能作为参考。Cloward(1958)、Rob-inson(1962)相继介绍前路手术,适于1~2个椎体节段病变,包括前路椎间盘切除、椎间植骨及钢板内固定术等。手术可在全麻或局麻下进行,切除病变椎间盘或椎体次全切除,以解除压迫,并植骨或植入钛笼(cage)、钛网及钢板内固定,需彻底切除骨赘和突入椎管内的椎间盘组织,以达到减压目的,但应注意避免脊髓损伤(图3-22-13)。

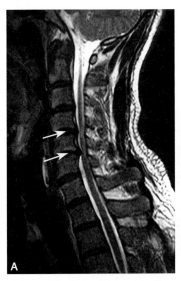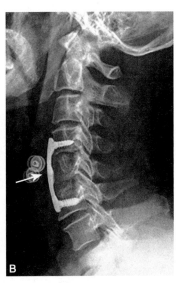

图 3-22-13　患者男性,50 岁,颈椎病,行颈前路 ACDFs 减压及椎间植骨钢板内固定术

第三节　颈椎间盘突出症

颈椎间盘突出症(cervical disk herniation,CDH)是颈椎间盘突出导致颈段脊神经或脊髓受压的综合征。与颈椎病症状颇多相似之处,临床上常将两者混淆。多数学者将两者统称颈椎病。颈椎间盘突出症多发生单节段或双节段颈椎间盘突出,无明显椎体退变和黄韧带肥厚,或因外伤导致急性椎间盘突出等。

Stookey(1928)报道 7 例脊髓压迫症,认为系颈椎髓外软骨瘤所致,Peet、Echals(1934)指出软骨瘤实际是脱出的椎间盘组织,Stookey(1940)报道颈椎髓核疝引起脊髓及神经根受压。

【病因和发病机制】

颈椎间盘突出通常是椎间盘退行性变的结果,伴或不伴有外伤史,椎间盘退行性变后可逐渐破裂突出,亦可因外伤发生急性突出。颈椎退行性变与年龄有关,Boden等(1990)用 MRI 检查 74 例无症状志愿者发现椎间盘突出占 10%~15%,年长者发病率显著高于年轻者。颈椎间盘退变、狭窄和骨刺等在 40 岁以下组占 25%,40 岁以上组占 60%;椎间孔狭窄 40 岁以下组占 7%,40 岁以上组占 23%。颈椎间盘突出好发部位与颈椎病完全相同,依次是 C_5~C_6、C_6~C_7、C_4~C_5 和 C_3~C_4。突出椎间盘可压迫脊髓或神经根而引起相应症状,如仅压迫后纵韧带则仅有颈部疼痛。2019 年,Siccoli 等首次报道了 16 例颈椎和腰椎同时有需要外科干预的椎间盘突出,称之为腰、颈并发椎间盘突出症(tandem disc herniation of the lumbar and cervical spine)。这些病例是由其登记的 3 156 例椎间盘突出症患者中发现的,他们估计发病率为 0.51%。他们回顾了相关文献,认为从遗传学、病理生理学和流行病学角度来看,椎间盘突出并非通常的椎间盘退变的结果。相反,退变和椎间盘突出似乎是作为两个独立的、截然不同的过程而存在,其病理生理机制尚不清楚,需进一步深入研究。

【临床表现】

颈椎间盘突出症具有与颈椎病基本相同的脊髓和/或神经根受压症状和体征。

1. 主要症状　出现颈部疼痛,向上臂、前臂及手部放散,颈部活动受限,手麻木、感觉障碍和持物无力等。神经根症状表现为一侧或两侧肩胛周围疼痛,上肢疼痛自肩向手放散,伴麻木感、肌力减弱和肌萎缩。脊髓压迫症状:出现自足尖向上至躯干和上肢感觉障碍(多至乳头或第二肋间水平)、肌力减弱、步行障碍(上下楼梯困难)和括约肌功能障碍等。

2. 局部体征　急性期颈椎各方向运动受限,伸展位向患侧转动尤其明显,上肢及肩关节活动正常。椎间孔压缩试验(foraminal compression test)及压肩试验(shoulder depression test)阳性,前者做法为头倾向患侧,向下压头;后者头倾向健侧,向下压肩。

3. 神经根受压体征　出现上肢肌萎缩、感觉障碍和反射异常。$C_4 \sim C_5$ 病损时 C_5 神经根受压,三角肌、肱二头肌力弱,肱二头肌腱反射减退,上臂外侧感觉障碍;$C_5 \sim C_6$ 病损时 C_6 神经根受压,肱二头肌和伸腕肌力弱,肱桡肌腱反射减弱,前臂外侧、拇指和示指感觉障碍;

$C_6 \sim C_7$ 病损时 C_7 神经根受压,屈腕无力,肱三头肌腱反射减弱,中指感觉障碍;$C_7 \sim T_1$ 病损时 C_8 神经根受压,屈指无力及环指、小指及前臂尺侧感觉障碍;$T_1 \sim T_2$ 病损时 T_1 神经根受压,出现分指运动障碍,上臂尺侧感觉障碍。

4. 脊髓受压体征　上肢和下肢腱反射亢进,出现自下肢至躯干感觉障碍,上肢麻木或感觉障碍等,亦可出现括约肌功能障碍及上下肢肌力减弱、病理反射等。

5. 影像学检查　X线片可显示生理前凸消失,病变椎间隙变窄及骨赘增生等。CT检查在相应间隙可见突出的椎间盘压迫脊髓,增生骨赘突入椎管等。MRI检查可清楚显示椎间盘突出和脊髓受压(图 3-22-14),是理想的检查手段,对本病诊断有明显优势。

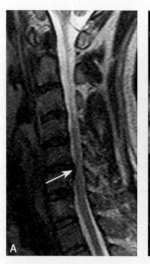
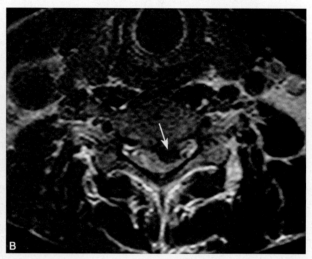

图 3-22-14　患者男性,43 岁,颈部疼痛及不适感伴双手麻木 4 个月,MRI 矢状位及轴位 T2WI 显示颈椎间盘突出,压迫脊髓

【诊断和鉴别诊断】

1. 诊断　主要根据患者的症状、体征及 MRI 等影像学检查。

2. 鉴别诊断　主要包括:

(1) 胸出口综合征:参见本章第二节"颈椎病"。

(2) 腕管综合征(carpal tunnel syndrome):表现为正中神经受损,引起手部疼痛和麻木,休息、理疗可缓解,须与椎间盘突出引起神经根受压症状鉴别。

(3) 肩关节周围炎:50 岁以上多见,肩部疼痛和肩关节运动受限。

(4) 颈椎结核:有结核病史及结核体征,影像学可见骨质破坏,椎前阴影增宽(寒性脓肿)。

(5) 颈椎及颈椎管内肿瘤:可引起神经根或脊髓受压症状,通过 MRI 可明确诊断。

【治疗】

1. 保守疗法　包括:①局部固定,枕头高度适宜,避免长时间低头或仰头等;②牵引疗法;③药物治疗:可用消炎镇痛剂、肌肉松弛剂等缓解部分症状。

2. 手术疗法　前路手术(ACDF)适于 1~2 个节段的椎间盘病变。Nakai 等(2000)报道 24 例颈椎间盘突出症前路手术效果良好,无椎管狭窄的较大椎间盘突出疗效较好。Reinhardt 等报道 68 例颈椎后路手术结果,其中 24 例为软性颈椎间盘突出引起神经根压迫,25 例为颈椎退行性变引起硬性颈椎间盘突出,19 例为颈椎管狭窄引起颈椎脊髓症。经 1~4 年随访,手术优良率软性椎间盘为 90%,硬性椎间盘为 80%,椎管狭窄为 40%(Reinhardt HF et al,1983)。由于颈椎间盘突出主要来自前方突向椎管的病变椎间盘组织,前路减压加植骨融合(ACDF)是最佳选择。有时后方的黄韧带肥厚或骨化也可使脊髓受压,如压迫来自脊髓前后方(环形压迫)时给手术选择带来困难,也影响疗效,可根据情况同时或分次进行前、后路减压术,有人称为环形减压术。

特殊病例是硬膜内椎间盘突出(IDH),是罕见的,特别是在颈椎,占不到所有椎间盘突出的5%。Brogna等报道了硬膜内颈椎间盘突出的个案及文献复习。这类患者由于骨化/钙化的后纵韧带(OPLL)常与硬脊膜粘连,增加了切除这些病变的复杂性。这种疾病的治疗须采用ACDF切除突出至硬膜内的椎间盘组织,因OPLL与骨化之硬膜囊粘连,进入过程中可导致硬膜的缺损和脑脊液漏,脊柱外科医生应有进行创口腹膜分流术(WP)和腰大肌腹膜分流术(LP)的准备。因此,尽量保持蛛网膜的完整性是非常必要的。如虽有硬脊膜缺损,但蛛网膜完整,无脑脊液漏,则不需要硬膜修补或做脑脊液分流手术。Brogna等完成了这一手术,骨化之后纵韧带及与之粘连的硬膜囊虽被切除,但蛛网膜完整,并未施行任何分流手术,术后患者恢复良好(Brogna C et al,2018)。

第四节　颈椎后纵韧带骨化症

颈椎后纵韧带骨化症(ossification of the posterior longitudinal ligament,OPLL)是后纵韧带的异位骨质增生和骨化等多因素引起的退行性疾病,由颈椎后纵韧带异位骨化引起椎管和神经根管狭窄,压迫脊髓、神经根,导致严重的脊髓和神经根受损。OPLL多发于颈椎,胸椎较少,腰椎罕见。

本病病因不明,40岁以上多见,临床易与脊髓型颈椎病混淆。Tsukimoto(1960)经尸体解剖首次报道1例颈椎后纵韧带骨化导致脊髓性瘫痪病例,Teragawa(1964)正式命名为后纵韧带骨化症。Soo(1971)指出,有临床症状的OPLL是一种少见疾病,同时伴有神经根型或脊髓型颈椎病者占5%。本病日本多见;Onji(1967)报道约占颈椎病患者1.7%,Matsunaga(1997)报道,门诊成人患者OPLL的X线检出率为1.5%~2.4%。根据宫阪统计,日本成人OPLL发病率为1.6%,其中13%出现脊髓症状。Matsunaga等(2011)报道日本OPLL的发病率在30岁以上的人群中为1.9%~4.3%。近年来各国报道日渐增多,东南亚地区也广泛分布,意大利等欧洲国家及北美也有报道。我国学者报道占颈椎疾病的0.54%~1.35%。

【病因和发病机制】

OPLL的发病机制尚不清楚。一些人认为是弥漫性特发性骨质增生的一种变异。OPLL病因包括全身因素和局部因素,前者如内分泌、代谢异常、感染、遗传、糖尿病、甲状腺功能减退和抗维生素D性佝偻病等。OPLL发病有明显遗传倾向,遗传方式不明。古屋等(1990)认为OPLL是成人以后的迟发性疾病,与环境因素的影响有关。Koga等(1998)分析53个OPLL家系,罹患同胞对(affected sib-pair)91对,证明OPLL基因位于6号染色体短臂,认为OPLL是由遗传发病的群体,Abiola R等指出,OPLL是由后纵韧带异位性骨质增生和钙化引起的多因素性疾病,发病与遗传和环境因素有关。家族遗传和遗传因素一直是OPL病因学涉猎的主要问题,家族遗传基因包括BMP4,BMP9和COL6A1。最近的全基因组关联研究比较了1 130例OPLL患者和7 135例对照组发现了6个基因座(6 HAO1A)。它是一种在肝脏和胰腺中普遍表达的基因。对基因座的进一步分析表明HAO1,RSPO2和CCDC91可能通过软骨内化骨促进后纵韧带的骨化,与此同时,RSPH9和STK38L基因的表达也有可能通过膜内骨化促进OPLL的发生和发展。通常认为OPLL的遗传方式并非显性遗传,但有家族聚集性,其中同卵双生子较异卵双生子发病率高,可能是由遗传基因与环境因素相互作用而发病,属于多基因遗传。随着年龄的增长,遗传因素的影响逐渐减弱,环境因素的作用会逐渐增强(Abiola R et al,2016)。

【临床表现】

1. 分型　以X线为基础,将本病分为四型(或五型):连续型、节段型、混合型、局部型(和局限型)。Tetreault等综述了Medline等数据库和Cochrane Central对照试验,系统回顾了OPLL的分类系统,指出最常用的分类方法是由日本厚生劳动省OPLL调查委员会提出的,将OPLL分为连续型、节段型、混合型和局部或其他型(局限型)四种。简单明了,被普遍应用。连续型是指跨越多个椎体和椎间盘背侧的骨化灶;节段型是指位于单个椎体背侧的钙化灶;混合型是指连续型和节段型混合存在;局部或其他型(局限型)是指骨化局限于椎间盘后缘局部而不涉及椎体。对颈椎OPLL术中黄韧带的研究显示,不同类型OPLL骨化机制是有差异的,即BMP-2在连续型和混合型中表达增加,而在节段型和其他型中的表达则较少(Tetreault L et al,2019)。OPLL可导致颈椎管或椎间孔狭窄,引起脊髓型颈椎病或神经根型颈椎病,并增加外伤后脊髓损伤(SCI)的风险(图3-22-15)。后纵韧带骨化占据椎管的40%以上,由颈髓受压而引起瘫痪的概率明显增加。如患者男性,60岁,本无特殊症状。在2天前因摔倒而致四肢麻木无力,双上肢肌力0~2级,双下肢肌力3级,病理征(+),呈不完全性四肢瘫痪(图3-22-16)。说明外伤对病症发展和预后关联的严重性,和给治疗带来的复杂性。在OPLL各类型中,连续型者有时可延续至胸椎上、中部,因此判定病变范围时应包括胸

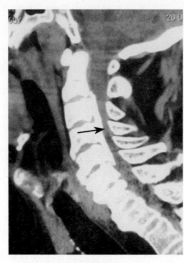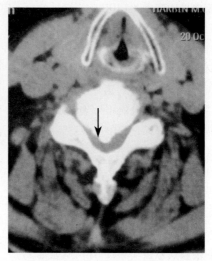

图 3-22-15　患者男性,60 岁,矢状位和轴位 CT,椎管明显狭窄,骨化块如山峰状突入椎管,
导致椎管只残留月牙状间隙

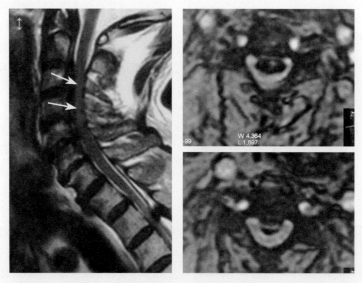

图 3-22-16　患者男性,60 岁,矢状位及轴位 MRI,连续型后纵韧带骨化,明显压迫
脊髓,使脊髓变细,呈条索状。另见 $T_{2/3}$ 黄韧带骨化,脊髓受压

椎,以免遗漏。

2. 本病进展缓慢,病程长达数年或数十年,轻微外伤可使症状突然加重,且发病多与外伤无关。最初出现手指麻木、酸胀、伸屈不便和活动不灵等症状,疼痛不明显或限于颈肩部,症状多在颈椎过度活动时出现。可扩展到颈、肩和上臂等处或出现双上肢症状,如无力、持物困难等;进而双下肢麻木、无力、沉重或僵硬,步履艰难,四肢肌张力增高,可出现阵挛,严重者卧床不起、翻身困难和二便障碍等。检查可见四肢不完全性痉挛性瘫、出现腱反射亢进和病理征,感觉障碍不规则或弥散,无确切感觉缺失平面,颈部伸屈受限,活动时可引起疼痛。

【影像学诊断】

颈椎的影像学检查是该病的主要诊断依据。

1. X 线片　在侧位片上可见颈椎椎体后缘有条索状骨化影(图 3-22-17),可自 C_2 以下波及多个椎体,有时延至上位胸椎。椎管比值<0.75 为椎管狭窄。

2. CT 检查　在轴位片可判断致压物的大小和形状,见椎体后缘高密度骨性隆起突入椎管,椎管明显狭窄或呈月牙状间隙,骨化后纵韧带为蘑菇状或丘陵状(图 3-22-18)。CT 扫描的矢状位序列可以帮助确定 OPLL 的分类及类型,其可靠性高于 X 线片。有些研究使用三维 CT 来量化 OPLL 的体积以及分类。CT 扫描的骨窗可以帮助检测硬脊膜是否同时也有骨化,对预测术中硬脊膜损伤、破裂的风险很有帮助。

3. MRI 检查　对 OPLL 的诊断最有优势,可清晰显示 OPLL 所致脊髓受压及程度(图 3-22-19)。MRI 也有

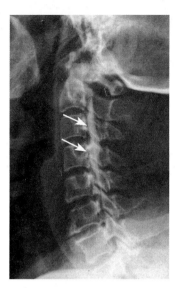

图 3-22-17　患者男性,51 岁,颈椎后纵韧带骨化症 X 线所见

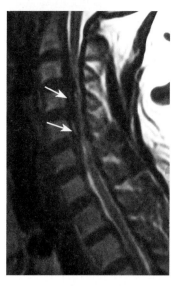

图 3-22-19　患者男性,51 岁,颈痛十余年,上肢麻木无力 3 个月。T2WI 可见肥厚的后纵韧带呈条状低信号,相应的椎管狭窄,脊髓受压变细

助于评估椎间孔狭窄。

【治疗】

1. 治疗原则　后纵韧带骨化若无临床症状无须进行医疗干预,但需要观察,如有根性或髓性症状,应随时就诊。有轻微症状但无脊髓压迫症状者可进行观察和保守治疗,以缓解症状,观察病情发展。Phamey 等对 480 例 OPLL 患者进行了非手术治疗的 11 项研究,除脊髓型颈椎病外,病情多无进展。因此,不建议进行预防性手术。Matsunaga 等通过队列研究,对 450 例患者进行了前瞻性评估,经 Meier 分析,预测 71% 的患者 30 年内不会引起脊髓型颈椎病。经随访,在这个队列中,发病者占 19.71%。最重要的危险因素是>60% 的椎管狭窄。狭窄率>40%,症状加重,可手术治疗(Aljuboori Z et al,2019);但手术指征不应只根据椎管狭窄程度,应以患者临床症状体征为依据,一旦出现脊髓受压征应及早手术治疗。

2. 手术方法　OPLL 一旦出现脊髓受压症状,手术是唯一有效的治疗方法。包括前路手术和后路手术两种基本术式。前路手术可切除病变,适合较少节段病变,要求特定的手术设备和较高的手术技巧;Fujiyoshi(1976,2008)提出,用 K 线作为选择手术方式的根据。即在颈椎 X 线中性侧位片上选 C_2 和 C_7 水平椎管中点,划一条相连的直线,称为 K 线。他提出 OPLL 骨化块未超过 K 线者为阳性,超过 K 线者为阴性(图 3-22-20)。

因后路手术不是切除致压物,而只是扩大椎管,让脊髓后移,以解除压迫,故如致压物超过 K 线,理论上,后路手术后扩大的椎管不能满足完全解除脊髓压迫的目的,所以后路手术效果不佳,应首选前路手术,从前方将致压物切除以解除脊髓压迫。但临床实践证明,前路手术的

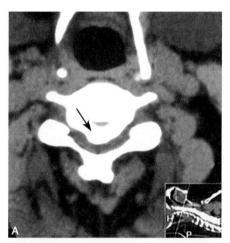

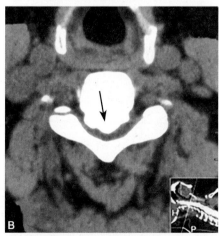

图 3-22-18　患者男性,51 岁,颈椎后纵韧带骨化症,CT 显示颈椎管明显狭窄残留月牙状间隙,骨化的后纵韧带为蘑菇或丘陵状,脊髓严重受压

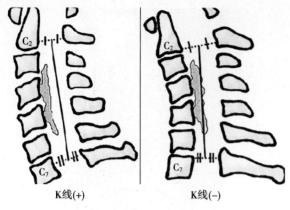

K线(+)　　　　K线(-)

图 3-22-20　K线的示意

风险远高于后路手术,根据编者的经验,认为此种手术的选择应综合判断,如病变比较局限,易于切除及易于术后稳定性的重建,则应选择前路手术,而如连续型的多节段病变,还是先选择后路手术,术后视患者症状改善的程度再决定是否需要再追加前路手术。目前普遍推崇者为后路手术。后路手术虽包括椎板切除术、椎板切除术+融合术、椎管扩大成形术(包括多种开门术)等,而椎管扩大成形术更科学和有效。

颈椎 OPLL 的术后并发症:Lindsay 等(2019)在对1 558 例患者的回顾研究发现,术后并发症发生率为21.8%,其中脑脊液渗漏 40 例(5.1%),植入物并发症(3.5%),声音嘶哑、呼吸困难和吞咽困难(0.3%);而后路手术更常见于 C_5 神经麻痹(4.2%)和轴性疼痛(3.5%)。

胸段和胸腰段的后纵韧带骨化常同时合并黄韧带骨化(ossification of yellow ligament,OYL):因致压物从前方(OPLL)和后方(OYL)使椎管形成环形狭窄,压迫脊髓,使减压手术难度显著增加。

第五节　胸椎管狭窄症

胸椎管狭窄症(thoracic spinal stenosis,TSS)是由发育性因素或后天退行性疾病导致胸椎管或神经根管狭窄,引起相应节段脊髓、神经根受压的病。先天性疾病少见,后天性疾病以黄韧带肥厚、骨化、椎间盘突出和后纵韧带骨化居多。由于胸椎管和胸髓的特殊解剖和生理特点,使胸椎管狭窄症的致瘫率远高于颈椎管狭窄及腰椎管狭窄。该病治疗以手术为主,手术难度及风险也远大于颈、腰段椎管狭窄。

【病因和发病机制】

引起胸椎管狭窄症的常见病因是黄韧带骨化、胸椎间盘突出和后纵韧带骨化等,这三者既相对独立又常并存;弥漫性特发性骨肥厚症、氟骨症等是少见的病因。

1. 胸椎黄韧带骨化症(OLF)　是导致胸椎管狭窄症最常见的原因,约占所有胸椎管狭窄症的 80% ~ 85% 以上,病因不明,该病属退行性疾病,其主要原因可能是局部应力集中,由机体的保护机制而致黄韧带增生肥厚,进而骨化。该病起病隐匿,但临床症状进展常较迅速(图3-22-21)。

2. 胸椎间盘突出症(TDH)　是导致胸椎管狭窄症的另一原因,约占15%,大多数发生在下胸椎,多见于年轻患者;而对于年长患者,TDH 多合并有胸椎椎体后缘骨赘及小关节增生或黄韧带肥厚/骨化等脊柱退行性改变。此外,研究表明,患胸腰段椎间盘突出者相应及邻近节段的脊柱后凸角度常大于正常人群,这可能是导致局部应力增加、加速椎间盘退变的因素。

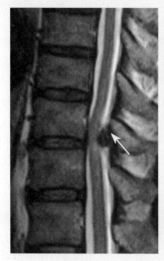
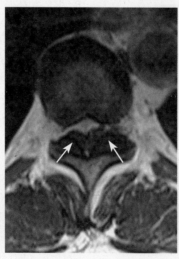
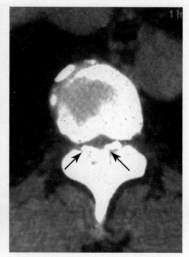

图 3-22-21　患者男性,61 岁,双下肢麻木无力 2 个月,20 天前站立不稳,需扶拐杖站立及行走。MRI 和 CT 检查显示 $T_{10/11}$ 黄韧带骨化,导致椎管狭窄

3. 后纵韧带骨化症（OPLL） 相对少见，约占5%，但却是治疗难度最大的病因。OPLL是引起亚洲人颈椎病的常见病因，出现在胸椎者相对少见。临床上胸椎后纵韧带骨化症常与颈椎后纵韧带骨化症并存，可为连续型或节段型。因为OPLL是引起脊髓腹侧的压迫，胸椎后突使得传统的后方减压难以达到脊髓充分减压的效果。特别是连续性的多节段压迫，使手术难度明显增加。

【临床表现】

1. 该病主要表现为脊髓受压的上运动神经元受损症状，隐匿起病，逐渐加重。早期仅在行走一段距离后有下肢乏力、沉重感、不灵活等，一般无明显的下肢疼痛，休息片刻又可继续行走，称之为脊髓源性间歇性跛行，与腰椎管狭窄症常见的以疼痛、麻木为主要特征的神经根性间歇性跛行明显不同。

2. 随病情进展，出现踩棉花感、下肢活动僵硬、站立不稳、行走困难、躯干及下肢麻木与束带感，大小便困难、尿潴留或失禁，性功能障碍等，严重者则出现下肢瘫痪。有一部分患者压迫位于胸腰段，可表现为下运动神经元受损的体征，如下肢肌肉萎缩、无力、感觉丧失等。

须注意，许多胸椎管狭窄症患者同时合并颈椎病或腰椎退行性疾病，常可造成疾病的漏诊或误诊。

【辅助检查】

1. 胸椎X线片 由于复杂的胸椎结构，仅能发现不到50%的OLF或OPLL病变。但是作为一项基本检查仍能提供许多重要信息

2. MRI检查 可清楚显示整个胸椎病变部位、病因、压迫程度、脊髓受损情况等，是确诊胸椎管狭窄症最有效的辅助检查方法（图3-22-22，图3-22-23）。

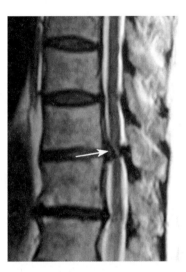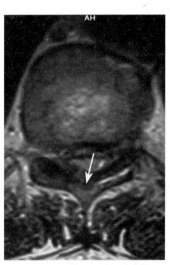

图3-22-22 患者男性，70岁，双下肢麻木无力2个月余，1个月前不能行走
MRI显示$T_{9/10}$黄韧带肥厚、椎间盘突出以及椎管明显狭窄

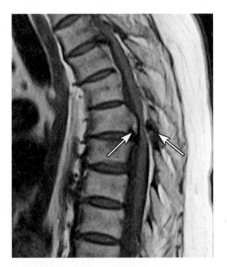

图3-22-23 患者女性，66岁，双下肢无力3个月，不能行走2个月。MRI显示$T_{6/7}$黄韧带肥厚骨化、后纵韧带骨化，脊髓明显受压

3. CT检查 可以清晰显示骨性椎管及骨化韧带的结构特点及程度，为制订手术治疗方案提供有效信息（图3-22-24，图3-22-25）。

【诊断】

胸椎管狭窄症诊断须结合临床表现与影像学检查结果综合判断，首先通过询问病史和症状，确定问题来源是胸脊髓受损，然后通过相应的影像学检查（如X线片、MRI和CT）确定病变的类别、部位、范围及其程度，分析临床表现与影像学所见是否相符。须注意与颈椎及腰椎管狭窄性疾病鉴别，有时几种疾病并存，应确定主要责任病变部位，以制订手术治疗的先后顺序和整体方案。

【治疗】

一经确诊胸椎管狭窄症伴胸髓损害表现，减压手术是唯一有效的疗法。

1. 胸椎黄韧带骨化症（OLF） 宜行后路椎管后壁切

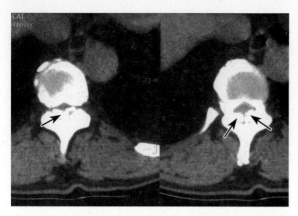

图 3-22-24 患者男性,61 岁,双下肢麻木无力 2 个月,20 天前站立不稳,需扶拐站立及行走。CT 显示 $T_{10/11}$ 黄韧带骨化,椎管明显狭窄,导致脊髓受压

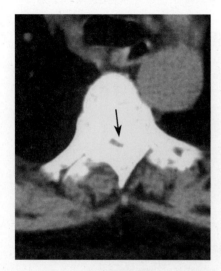

图 3-22-25 患者女性,63 岁,双下肢无力 3 个月,不能行走 2 个月。CT 显示 $T_{6/7}$ 黄韧带肥厚,后纵韧带骨化,椎管明显狭窄,脊髓严重受压

除椎管减压术。由于黄韧带骨化,病变椎板往往很厚,椎管明显狭小,脊髓严重受压,手术器械对脊髓的轻微触碰,有时即可使脊髓损害加重,增加了手术的难度。

2. 胸椎间盘突出症(TSH) 由于压迫来自脊髓腹侧,如突出物较大,后路手术往往达不到减压目的,侧前方减压术是可靠方法,后侧或侧前方入路,切除突出的椎间盘组织,如突出椎间盘已骨化,最好用超声骨刀切除已骨化之突出物,切忌激惹脊髓。

3. 胸椎间盘突出症和局限性后纵韧带骨化症(OPLL) 两者主要压迫脊髓腹侧,采用后路或侧前方入路切除突出的椎间盘和/或骨化的后纵韧带,可取得良好的疗效,但手术易伤及脊髓,须分外谨慎。

4. 上胸椎后纵韧带骨化症(OPLL)合并黄韧带骨化症(OFL) 此型呈环形压迫,上胸椎有生理性后凸,单纯行后方减压,前方压迫依然存在,难以取得疗效;此段属

缺血区,易发生脊髓缺血和脊髓功能受损,理想方法是行 360° 环形减压术。一组 31 例患者的回顾性治疗研究,分为三组:后路减压组(13 例)、环形减压组(7 例)、后路减压融合组(11 例),结果显示后路减压及融合获得了相当大程度的脊髓功能恢复。术后瘫痪的风险相对较低。作者提出后路融合只做原位固定,不矫正后凸,认为局部的稳定有利于损伤脊髓的恢复。与其他两组相较,术后并发症的发生率也低,而环形脊髓减压手术则增加了手术的风险(Li M et al,2012)。

5. 胸椎管狭窄症合并脊髓型颈椎病 如果病变部位局限或与颈椎接近,可以一期同时手术,如果病变部位广泛,也可以分期手术;应仔细评估引发症状的主要责任节段,本着先重后轻的原则,先解决对脊髓损害较重的胸椎或颈椎的问题,二期再解决另外部位的问题。

6. 胸椎管狭窄症合并腰椎管狭窄症 原则上应该先解决胸椎管的狭窄,再解决腰椎管狭窄,手术可同时或分次进行。

【预后】

胸椎管狭窄症的致残率较高,临床进行性加重,严重者可导致下肢瘫痪。胸椎管狭窄症漏诊、误诊率较高,手术风险高,术后致残率可达 10%~30%。

第六节 腰椎间盘突出症

腰椎间盘突出症(lumbar disc herniation,LDH)是指腰椎间盘退变、破裂,部分髓核、纤维环突出至椎管内,压迫神经根或马尾神经所产生的综合征。

【病因和发病机制】

病因是腰椎间盘发生退行性变,继而破裂、突出,有明确外伤史者只占少数。椎间盘由邻近椎体的上下软骨终板、纤维环及位于其间的髓核构成,髓核呈胶冻状,椎间盘作为联系上下椎体的盘状衬垫,起可动关节和缓冲震荡的作用。髓核含水量 10 岁前为 80%,随年龄增加逐渐减少,70 岁时为 60%。在此生理变化基础上,不同程度的外力可发生纤维环破裂引起腰椎间盘突出。

坐位前屈姿势和抬举重物时椎间盘内压急剧上升,如纤维环松弛或破裂,髓核可由薄弱部分向椎管内突出。髓核如向上或向下突入椎体骨松质内,可形成椎体内结节(Schmorl 结节),向椎体前方或侧方突出不会引起神经组织受压,只有向椎体后方突出才产生神经根或马尾神经受压症状。后纵韧带两侧恰是力学结构最薄弱部分,纤维环松弛、破裂时突出的髓核可压迫后纵韧带和纤维环外层,引起腰痛,随着突出程度的加大可压迫神经根,产生不同程度神经根损害,出现坐骨神经痛症状。

受损神经根通常位于突出间盘后外侧,突出的椎间盘组织压迫的是下一椎间孔发出的神经根,即 $L_4 \sim L_5$ 椎间盘突出压迫 L_5 神经根,$L_5 \sim S_1$ 突出压迫 S_1 神经根,但 4~5 椎间盘突出不仅压迫 L_5 神经根,亦可同时压迫 S_1 神经根,且两个椎间盘突出者并非少见。某些后方中央型巨大腰椎间盘突出病例,可突破后纵韧带进入主椎管,压迫病变以远的多数马尾神经根,引起马尾综合征。腰椎间盘突出的症状可反复发作,时轻时重,但随时间的推移,突出的椎间盘组织可因水分的丢失而逐渐缩小、退缩和纤维化,有些病例可趋向自然治愈。上下椎体纤维环附着部形成的骨赘也可压迫神经根导致神经根症状,同样是引起腰痛的原因。

腰椎间盘突出症也可发生于青少年,Schindler 和 Fairbank(1996)报道一例 19 岁男性,有减速损伤史,发生 2 个腰椎间盘突出。Matsui 等(1992)研究显示,青少年腰椎间盘突出症有家族易患性倾向(Matsui H et al,1992)。先天发育缺陷如腰椎小关节不对称是青少年容易发生腰椎间盘突出症的另一个因素。Revuelta 等(2000)报道一例 27 个月幼儿由摇篮中坠落引起腰椎间盘突出症,是迄今年龄最小的腰椎间盘突出症病例,伤后 2 周出现吵闹、下腰痛、步行困难、椎旁肌痉挛和右侧 Lasegue 征阳性,X 线显示 $L_4 \sim L_5$ 间隙变窄,MRI 见 $L_4 \sim L_5$ 间盘突出及右侧神经根受压。显微手术发现骨膜下渗血、右侧 L_5 神经根受压、切除突出的椎间盘碎片、神经根减压,经 7 年观察完全康复。

【临床表现】

1. 急性期腰背肌紧张,腰椎生理前凸消失,呈疼痛性腰部侧弯姿势,腰椎活动受限,棘突旁压痛,也常有坐骨神经出口及臀上神经压痛。

2. 感觉障碍有助于定位诊断,腰椎间盘突出常发生于 $L_4 \sim L_5$、$L_5 \sim S_1$ 和 $L_3 \sim L_4$ 等处,感觉障碍区域与受压神经根有关,$L_4 \sim L_5$ 椎间盘压迫 L_5 神经根感觉障碍见于小腿外侧、足背内侧;$L_5 \sim S_1$ 间盘突出压迫 S_1 神经根,感觉障碍区在足跟及足背外侧,$L_3 \sim L_4$ 椎间盘突出压迫 L_4 神经根,感觉障碍见于小腿前内侧。

3. 运动障碍及反射异常,$L_4 \sim L_5$ 椎间盘突出累及 L_5 神经根表现为第一足趾背伸力减弱,反射常无异常;S_1 神经根受压表现为腓骨长短肌肌力减弱,跟腱反射减弱,或不能引出;$L_3 \sim L_4$ 椎间盘突出 L_4 神经根受压,表现为股四头肌肌力减弱,膝跳反射减弱。

4. 牵拉征试验(tensile test)阳性 例如:①直腿抬高试验(straight-leg-raising test)或拉塞格征(Lasegue sign):膝关节伸直,抬高下肢,出现坐骨神经牵拉痛及腰痛。②Bonnet 试验(Bonnet test):下肢抬高、内旋时坐骨神经痛增强。③Bragard 加强试验(Bragard test):下肢抬高并使足背屈疼痛加重。④Brudzinski 颈部试验(Brudzinski neck sign):过度向胸部屈颈,引起坐骨神经痛。

5. 极外侧型腰椎间盘突出(far lateral lumbar disc herniation,FLLDH) 在 CT 和 MRI 应用之前,因脊髓造影难以发现极外侧型突出的椎间盘,很少被诊断。腰椎间盘突出好发于 $L_4 \sim L_5$ 或 $L_5 \sim S_1$,下腰痛和感觉障碍由大腿后外侧向下放散至足,但 FLLDH 影响上一腰椎水平,产生大腿前外侧剧烈疼痛和感觉迟钝,是神经根或脊神经节在椎间孔或孔外受压所致。FLLDH 特征性表现剧烈腿疼导致特殊步态、大腿前外侧疼痛或感觉迟钝,MRI 检查可以确诊,可清晰显示椎间孔和孔外神经根和脊神经节,脊神经节矢状面薄层扫描可显示椎间孔区,直接看到神经根被 FLLDH 压迫。

【辅助检查】

1. X 线片 通常无变化,陈旧病例可见椎间隙变窄、椎体边缘硬化和骨赘增生等。通过 X 线片可辨认腰骶部移行椎,对腰椎间盘突出症的节段定位有帮助。椎管造影可发现由突出椎间盘压迫形成的硬膜囊压痕,根袖消失等,由于 MRI 的广泛应用,现在需要做椎管造影的情况很少。

2. CT 检查 临床常用,可清楚判断椎间盘突出及大小神经根受压程度等(图 3-22-26)。CT 还可发现关节突关节退行性变和腰椎间盘膨出导致的椎管狭窄,是下腰痛常见原因。

3. MRI 检查 MRI 作为腰椎间盘突出症的常规检查手段,它不仅可以确定突出椎间盘位置及硬膜囊受压程度,还可排除脊柱其他病变(图 3-22-27,图 3-22-28)。Greenberg 等(1991)对 66 例无症状者进行腰椎 MRI 检查,发现 12 例(18%)椎间盘突出,26 例(39%)有退行性椎间盘病,还发现腰椎管狭窄、骨赘和多发性骨髓瘤等。提示退行性椎间盘病在无症状的成人中常见,发病率随年龄增长而增加。Thornton 等(1999)观察 100 例患者,比较 MRI 与磁共振脊髓造影(magnetic resonance myelography,MRM)的效果,常规 MRI 发现椎间盘突出 110 例,MRM 检出 93 例(84.5%),MRM 仅在 63.8%的患者中显示神经根受压。

【诊断和鉴别诊断】

1. 诊断 根据患者腰腿痛并有反复发作的病史、具有相应体征及 CT、MRI 检查结果等即可确定诊断。

2. 鉴别诊断

(1)腰椎结核:腰椎结核病灶波及椎管或神经根,出现类似腰椎间盘突出的症状,但患者同时有衰弱、低热等结核中毒症状,血沉加快,椎体破坏、椎间隙变窄及寒性脓肿等即可区别(图 3-22-29)。

(2)强直性脊柱炎(ankylosing spondylitis,AS):虽也

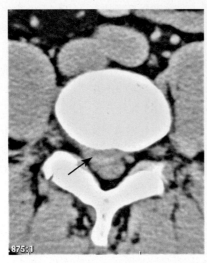
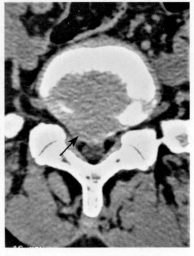

图 3-22-26　患者女性,33 岁,腰痛伴右下肢痛 3 个月,加重 1 个月。CT 检查显示左 $L_{4/5}$ 椎间盘右侧明显突出压迫硬膜囊,L_5/S_1 显示中央型巨大椎间盘突出

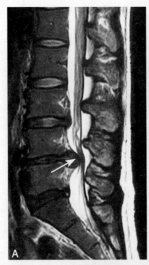
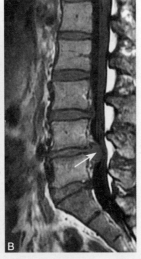

图 3-22-27　患者女性,36 岁,腰腿痛 2 个月

A、B. MRI 显示 $L_4 \sim L_5$ 巨大腰椎间盘突出

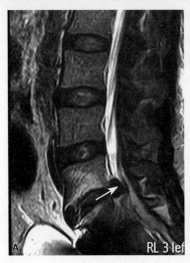
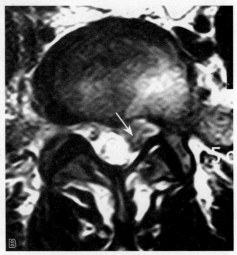

图 3-22-28　患者女性,39 岁,腰腿痛 3 个月

A、B. MRI 显示 $L_5 \sim S_1$ 巨大腰椎间盘左侧突出,压迫硬膜囊

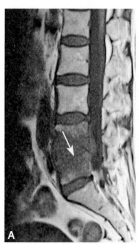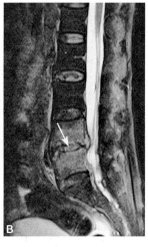

图 3-22-29　患者女性,59 岁,腰痛 1 个月。MRI T1WI(A)、T2WI(B)显示:$L_{4/5}$ 椎间隙狭窄,椎板破坏形状不整,椎体和椎管内信号改变,提示 $L_{4/5}$ 炎性改变,椎间和椎管内有脓液。经病灶清除手术及病理证明为腰椎结核

表现为腰痛、腰背僵硬和腰部活动受限等,但 X 线可见骶髂关节间隙模糊、变窄、硬化和强直征象,椎体周围韧带钙化,形成竹节样脊柱(bamboo spine),HLA-B27 检查阳性等与腰椎间盘突出症完全不同(图 3-22-30)。

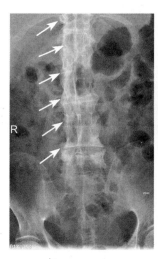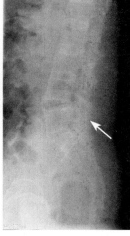

图 3-22-30　患者男性,60 岁,腰痛及活动受限多年。X 线正、侧位片,显示双侧骶髂关节融合,各腰椎有骨桥相连,呈竹节样脊柱,提示为强直性脊柱炎

（3）腰椎管内肿瘤:可有神经根压迫、马尾综合征等症状和体征,少数出现单侧下肢症状易与腰椎间盘突出症混淆,通过 MRI 检查可显示椎管内占位,即可明确诊断(图 3-22-31)。

（4）脊椎肿瘤:腰椎是转移癌的好发部位,中老年患者出现剧烈腰背疼痛者需引起注意。与腰椎间盘突出症

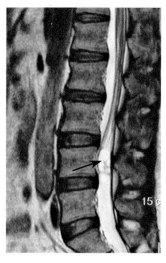

图 3-22-31　患者男性,43 岁,腰腿痛 4 年,加重 1 年。MRI T2 显示 L_4 水平椎管内占位。经手术证实为神经鞘瘤

不同,原发或继发性肿瘤均出现椎体及其附件的破坏,椎体可明显变窄,但椎间隙无变化。ECT 显示核素异常浓聚,MRI 可见骨质的低信号影,易于区别(图 3-22-32)。

（5）骨质疏松症:也可引起腰痛,发生病理性骨折时疼痛明显,病理性骨折可单发或多发,疼痛范围广泛,可涉及整个腰背部及双腿,严重者卧床不起。因病理性骨折压迫脊髓或神经根时可出现相应神经系统体征。骨密度检查可确诊。但有时需与转移癌鉴别(图 3-22-33)。

【治疗】

1. 保守治疗

（1）卧床休息:是最主要方法,轻症患者卧床休息一周左右多可好转。

（2）牵引疗法:可缓解症状,但严重脱出病例无效,须严格选择适应证。

（3）推拿、按摩等手法治疗(manipulation)有效,但如手法过重有时可加重病情,应慎重。

（4）物理治疗:温热疗法等可缓解症状。

（5）药物治疗:尚无特效药物,非甾体抗炎药剂及肌松药有利于缓解疼痛。

（6）类固醇激素硬脊膜外腔注射:可消除神经根周围炎症,缓解症状。Weiner 等(1997)报道,局麻药与皮质类固醇椎间孔注射治疗腰椎间盘突出症患者 30 例,观察 1~10 年(平均 3.4 年),25 例注射后症状立即消失,3 例因复发而手术,2 例失去追踪。一组对腰椎管狭窄症的硬膜外腔皮质类固醇注射(ESI)和物理疗法(PT)的疗效观察,选 60 例患者随机分组,在为期 10 周时间内,其中 54 例接受了 1~3 次 ESI 和宣教,31 例同时接受了 ESI 和 PT 两种疗法;结果表明,ESI 作为非手术法疗在短期

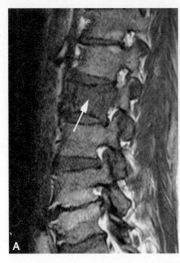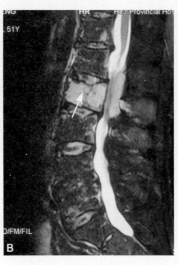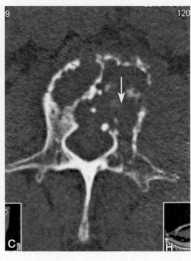

图 3-22-32　患者男性,50 岁,腰痛及双下肢剧烈疼痛 1 周。MRI 矢状位 T1(A)、MRI 矢状位 T2(B)、CT(C)显示 L_2 椎体破坏性病变,波及椎体附件及椎管内。经手术证实为浆细胞骨髓瘤

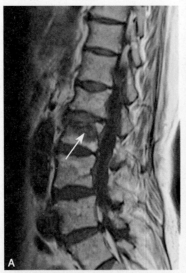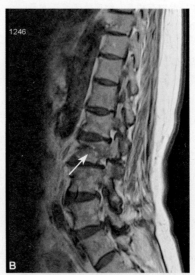

图 3-22-33　MRI T1(A)、T2(B)显示 L_3 椎体轻度变窄、断裂,骨小梁不连续及信号改变。提示 L_3 压缩性骨折

(6~12 个月)内可显著缓解患者疼痛,ESI 配合 PT 并不优于单独 ESI 疗法。

2. 介入手术

(1)髓核化学溶解术:因适应证选择和手术技巧未得到广泛应用。应用木瓜酶(chymopapain)施行髓核溶解术,105 例腰椎间盘突出症患者均注射一个椎间盘,观察 10~15.3 年(平均 12.2 年),追踪观察 87 例,疗效优良 58 例(66.7%),好转 4 例(4.6%),但有轻残;25 例(28.7%)失败,其中 21 例在 3 周~12 个月内(平均 5.2 个月)手术(Poynton AR et al,1998)。

(2)经皮激光减压术(percutaneous laser disc decompression,PLDD):激光器因小型化、安全和高效特点,使椎间盘介入治疗达到新水平。Choy(1998)总结用该法治

疗 518 例(752 个椎间盘)患者 12 年观察结果,成功率 75%~89%,合并症小于 1%。只需局部麻醉,可在门诊施术,缩短康复时间,可重复进行,必要时行开放手术(Choy DS,1998)。

(3)椎间盘镜手术:1997 年第一代后方入路椎间盘镜(microendoscopic discectomy,MED I)问世,椎间盘镜可完成各种类型椎间盘手术;1999 年第二代改进型椎间盘镜 METRX(MED II)用于临床,如开放直视手术一样可彻底切除突出椎间盘组织。

(4)经椎间孔内镜腰椎间盘切除术(TELD):1983 年 Kambin 和 Gellman 引入经椎间孔内镜切除突出腰椎间盘的方法,Kambin P 等于 20 世纪 90 年代发展出后外侧入路全内镜入路。自 20 世纪 90 年代末以来,Ruetten 等

经侧方入路完成全内镜经孔手术，一直沿用至今。与MED手术相较，TELD具有超微创脊柱手术的优点，包括切口小、恢复快、一般不需要止痛药、失血少，与传统开放式手术相比，仍能达到同样疗效。TELD不影响脊柱稳定性，形成最小的瘢痕粘连。此外，内镜可视化仪器的进步也为这项技术做出了贡献。

Thomas等（2018）报道TELD术后复发率为6%~12.5%；最近一些评估经孔内镜技术的研究报道再疝率低至0.5%。在一组1 900例接受TELD治疗的患者中，显示209例复发（11.0%），其中27例（12.9%）在术后24小时内复发，最常发生在2~30天内（$n=76$）；突出物越小越容易早复发，可能手术时未能发现椎间盘碎片和减压不彻底，较年轻的男性患者也是复发的危险因素，但与性别、体重指数、糖尿病等无关（Park CH et al，2019）。

3. 常规手术疗法　腰椎间盘突出症的手术治疗，经历了漫长的历史演变，自1933年Mixter与Barr用椎板切除术和经硬膜囊切除突出椎间盘开始，术式不断改进。Love于1937年介绍硬膜外椎板内入路，Caspar和Yasargil于1977年开始应用显微外科技术。

手术适应证：有明显的腰椎间盘突出症状、体征，经影像学资料确认，诊断为腰椎间盘突出症，经保守治疗无效者，可选取手术治疗方法。对伴有腰椎管狭窄、脊椎滑脱等应同时一并解决。应严格选择适应证，具备娴熟的手术技巧和进行良好的术后处理，包括与患者的沟通，思想交流，增强康复信心等，都是手术成功的必要条件。

手术方法：

（1）后路椎间盘切除术：最常用，且常采用椎间开窗法，如无必要，尽量不采用半椎板切除和全椎板切除等方法。开窗法损伤最小，临床最常用。关节突关节（facet joint）介于上下腰椎之间，关节冠状面能抵御侧方弯曲和旋转力，矢状面可因作用于椎间盘的剪切力而不稳，因此，腰椎间盘突出症的各种手术方法，均应保留此关节，以免造成术后腰椎不稳。因手术需要，必须伤及此关节，以完成椎间融合固定者例外。

（2）后路椎间盘切除术加内固定或加椎体间植骨融合：单纯腰椎间盘突出症不需要加内固定或加椎体间植骨融合，这种手术只适于有明显腰椎不稳者。关于椎间盘切除减压术后是否需要同时做融合、内固定手术，目前观点并未统一，已有些人在做观察、分析，如Forsth等（2016）的随机对照试验显示，减压术附加融合手术的临床效果并未优于单纯减压术。挪威、瑞典和丹麦等三国的脊柱注册中心数据分析表明（Lønne G et al，2019），纳入14 223例患者（挪威3 173例，瑞典7 389例，丹麦3 661例），认为是世界最大数据的观察，结果显示，额外的关节融合术并未取得更好的疗效，这表明腰椎手术方

案仍在探讨验证。稳定的心理状态是手术成功的另一因素，吸烟、久坐及肥胖等对康复可产生负面影响。

（3）前方手术：由前方切除病变椎间盘，包括突出至椎管内的椎间盘组织，椎管减压，并前方椎体间植骨融合术。编者曾以此法处理腰椎间盘突出症手术失败病例，该患术后椎管内严重粘连，神经根与瘢痕组织成一团块，症状重，患者迫切要求进一步治疗。因后路无法进入，解除压迫。编者由前路进入，将病变椎间盘完全切除，由前路松解，椎间植骨固定，术后患者康复，效果满意，但此种手术侵袭远大于后路手术，因此只适用于少数特殊病例。

（4）极外侧入路：适用于极外侧型腰椎间盘突出症。

（5）80岁以上的老年患者：术前应充分了解患者全身状态和预处理。老年人通常是多节段病变，术式应尽量针对性明确，侵袭小，切除病变组织和彻底减压，一般不做植骨融合内固定手术。

（6）微创腰椎手术：已证明有减少失血、并发症和缩短住院时间优势，可达到与传统手术相同的疗效，但须注意它独特的并发症（Weissl H et al，2019）。

第七节　腰椎管狭窄症

腰椎管狭窄症（lumbar spinal stenosis，LSS）是腰椎管先天性发育性骨性狭窄和后天性退变性骨性或纤维性结构异常，造成一处或多处椎管狭窄，使马尾神经及神经根慢性受压的综合征，是以腰腿痛和间歇性跛行为主要特征的疾病。

本病发病率较高，自1949年Verbiest报道并作为独立疾病后，逐渐引起人们重视；腰椎管狭窄是致残和丧失劳动能力的主要原因之一。

【病因和发病机制】

腰椎管狭窄可为脊椎中央管狭窄或神经根管狭窄，以后者为主。Epstein将与椎间盘突出和与下关节突无关的侧隐窝狭窄引起的神经根卡压症状称为上关节突综合征（superior facet syndrome）（Epstein JA et al，1972）。侧隐窝位于上关节突基底部内侧的腰椎外侧陷窝，由于小关节面关节囊松弛、肥厚，黄韧带肥厚/骨化，小关节面关节退变增生，使腰椎侧隐窝、神经根管及主椎管变窄，压迫马尾神经及神经根而引起症状。后来多数学者相继报道腰椎管狭窄引起神经根受压的主要部位是侧隐窝。Ivanov等（1998）指出，腰椎管狭窄可为骨性，也可为软组织性，这种狭窄包括椎管和硬膜囊。正常腰椎管直径15~25mm，<12mm为狭窄，侧隐窝高度<3mm提示狭窄可能，<2mm可诊断狭窄。

【分类】

根据 Arnoldiet 等（1976）的分类：

1. 先天性发育性狭窄（congenital developmental stenosis）①特发性狭窄（idiopathic stenosis）；②软骨发育不全性狭窄（achondroplastic stenosis）。

2. 后天性狭窄（acquired stenosis）

（1）退行性变性狭窄（degenerative stenosis）：①中央管狭窄（central portion stenosis）。②外周部狭窄（peripheral portion stenosis）：即侧隐窝及神经根管狭窄（leteral recess and nerve-root canals stenosis）。③退变性腰椎滑脱（degenerative spondylolisthesis）。

（2）混合性狭窄：①先天性狭窄+退变性狭窄+椎间盘突出。②退变性狭窄+椎间盘突出。③先天性狭窄+退变性狭窄。

（3）脊椎分离（spondylolysis）、脊椎滑脱（spondylolisthesis）。

（4）医源性狭窄（iatrogenic stenosis）：任何腰椎术后引起的腰椎管狭窄的总称。包括：①椎板切除术后狭窄（post laminectomy stenosis）；②脊椎融合术后狭窄（post fusion stenosis）（前路/后路）；③椎间盘突出术后狭窄（stenosis after surgery for herniated discs）等。

（5）外伤性狭窄（post traumatic stenosis）。

（6）其他：Paget 病、氟骨症（fluorosis of bone）等。

【临床表现】

1. 中年以后出现腰痛，步行或过久站立后疼痛加重，严重者出现特有的间歇性跛行（intermittent limping），走数米或数十米即感到疼痛难忍，弯腰或下蹲休息后缓解，才可继续行走。患者对某些不弯腰活动如骑自行车仍可胜任。病变发展缓慢，病程较长。

2. 可出现坐骨神经痛，多为单侧性，是椎管狭窄压迫马尾神经，引起一侧或双侧下肢根性疼痛及感觉障碍，休息时多无症状，直立或走路时腰臀部和大腿后部疼痛。

3. 查体时常无明显客观体征。

【辅助检查】

1. X 线片 可显示椎体后缘骨赘形成，椎间隙变窄，椎弓根间距离缩短和椎间孔狭小等。椎管造影：检查狭窄部造影剂充盈缺损。Coulier（2000）采取直立位弯曲-伸展脊髓造影（flexion-extension myelography，FEM），指出患者仰卧不能显示最明显椎管狭窄，作者比较 50 例患者 FEM 较仰卧位 CTM 更能发现椎管狭窄。

2. CT 检查 可判定腰椎管狭窄及其程度（图 3-22-34）。

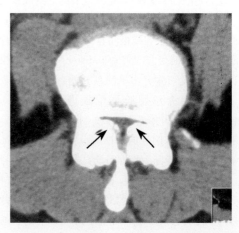

图 3-22-34 患者女性，48 岁，间歇性跛行 4 年余。CT 显示关节突关节增生、内聚，黄韧带骨化，椎管严重狭窄

3. MRI 检查 可清楚显示椎管腔变小和对硬膜囊的压迫，可发现各种狭窄，如神经根管、侧隐窝和中央管狭窄（图 3-22-35，图 3-22-36），是理想的无创检查方法。

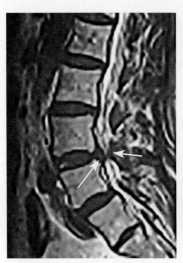 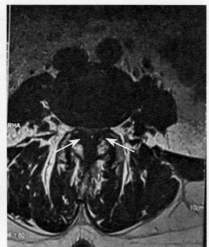 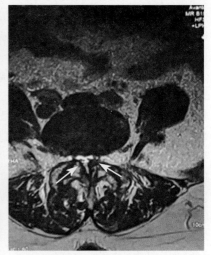

图 3-22-35 患者女性，68 岁，腰痛 20 年，双下肢麻木疼痛 2 个月。MRI 显示 $L_{4/5}$、L_5/S_1 明显狭窄，硬膜囊及神经根受压

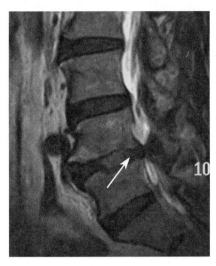
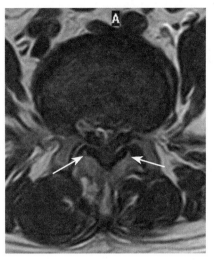

图 3-22-36　患者女性,67 岁,腰痛伴双下肢麻木疼痛 20 年,加重并间歇性跛行 1 年。MRI 显示 L$_{4/5}$ 明显狭窄,硬膜囊及神经根受压

【诊断和鉴别诊断】

1. 诊断　根据患者特有的间歇性跛行等症状和体征以及 CT、MRI 检查结果,容易确诊。但有些病例无明显体征,有些病例多节段退变、狭窄,并伴有腰椎间盘突出,须注意辨别病变椎间隙及其程度,以确定治疗方案。

有作者提出,将胫骨神经压迫试验(TNCT)作为筛查腰椎管狭窄症(LSS)的一个物理诊断手段。他们的研究结果显示 LSS 组阳性率明显高于对照组(92.6%［100/108］)。胫骨神经压迫点恰在腘窝部腘动脉外侧深面。检查时使膝关节轻微屈曲,以放松筋膜,使胫骨神经易于受压。用拇指按压出现疼痛即为阳性(Adachi S et al,2018)。

2. 鉴别诊断　腰椎管狭窄症的间歇性跛行症状与血栓闭塞性脉管炎相似,但后者足部青紫,足背动脉搏动减弱或消失,疼痛持续存在。通过多普勒超声检查即可明确诊断。本病足部无血液循环障碍,疼痛症状的出现与走路多或久站密切相关。

【治疗】

1. 保守治疗　包括休息、使用围腰、物理治疗、药物治疗、泼尼松龙硬脊膜外腔注射等可缓解症状。但对病情严重的腰椎管狭窄症,非手术疗法虽可少许减轻疼痛,增加步行距离,改善功能,提高生活质量,但其疗效均不如手术治疗,包括单纯椎管减压术或同时做脊柱融合术。但是,Zaina 等(2016)报道了腰椎管狭窄症的手术与非手术治疗对比的回顾性研究,主要结果包括生活质量、残疾、功能、疼痛和并发症的发生率,并评估短期、中期和长期结果(6 个月、6 个月至 2 年、5 年或更长时间),两者无显著差异,但手术治疗副作用为 10%～24%,保守治疗无任何副作用,提示临床医生选择治疗方案和告知患者时须非常谨慎。

2. 手术治疗　可直接解除对神经的压迫,对病变明确的患者是最有效的治疗方法,被认为是腰椎管狭窄症治疗的金标准。常用的手术包括椎板切除及椎管减压、神经根管减压等。对椎管狭窄伴腰椎不稳或由减压范围大而导致腰椎不稳者,应同时施行内固定及脊椎关节融合术,椎管减压后是否需要同时施行内固定及融合手术,仍存在争议。Forsth 等(2016)通过随机对照试验,对 247 例 50～80 岁腰椎管狭窄症患者不同手术方式的疗效进行了观察分析,经 2 年和 5 年的对比,在伴有或不伴有退行性滑脱的腰椎管狭窄症患者中,椎管减压加融合手术并没有取得优于单纯减压手术的临床效果。

另外,还应该强调,在选取手术治疗方案时,要注意明确责任病变部位,在责任病变部位施行椎管减压术是最有效的治疗方法。因此,术前对患者的全面检查不可或缺。曾报道 1 例胸椎硬膜外脊髓血管脂肪瘤伴腰椎管狭窄症患者,65 岁女性,发现神经源性跛行,在 MRI 造影检查后诊断为腰椎管狭窄症,施行了减压手术,症状得到了缓解,但手术后 3 个月她又因急性瘫痪就诊。经胸椎 MRI 检查,在 T$_8$ 和 T$_{10}$ 之间显示有占位病变,经手术切除,病理诊断脊髓血管脂肪瘤。术后完全康复(Lønne G et al,2019)。实际上,腰椎管狭窄症合并有胸段病变者,并非个案,须引起重视,以免漏诊和贻误治疗。

参考文献

第二十三章　神经系统获得性代谢性疾病

Acquired Metabolic Diseases of the Nervous System

（赵玉武　安中平）

神经系统获得性代谢性疾病(acquired metabolic diseases of the nervous system)是神经系统疾病的重要组成部分,它除了代谢性脑病(metabolic encephalopathy),诸如缺氧性脑病、高原脑病和一氧化碳中毒性脑病等,很多疾病与全身性疾病密切相关,如心血管、肺、肝、肾或内分泌腺等功能障碍导致广泛性大脑功能紊乱,因此也经常求治于综合性医院的各科。了解神经系统症状和体征对诊断和治疗这些疾病非常重要,因为神经系统表现可能是这一内科疾病的首发症状,对疾病诊断颇为重要;其次,如果系统性疾病能够早期得到有效的控制,大部分神经系统损伤可以逆转。不仅如此,获得性代谢性疾病将为研究大脑化学、神经病理提供新的视角。

表 3-23-1 列出了临床常见的成人神经系统获得性代谢性疾病分类及其主要的临床表现。

表 3-23-1 成人神经系统获得性代谢性疾病的分类及其主要临床表现

Ⅰ. 临床主要表现为意识模糊、木僵或昏迷等意识障碍的代谢性疾病

1. 缺血-缺氧
2. 高碳酸血症
3. 低糖血症
4. 高糖血症
5. 肝衰竭
6. Reye 综合征
7. 氮质血症
8. 钠、水及渗透压失衡
9. 高钙血症
10. 其他代谢性脑病:糖尿病或肾衰所致酸中毒;Addison 病
11. 桥本激素反应性脑病
12. 黏液性水肿

Ⅱ. 临床主要表现为锥体外系症状体征的代谢性疾病

1. 获得性肝脑变性
2. 高胆红素血症及胆红素脑病
3. 甲状旁腺功能减退

Ⅲ. 临床主要表现为小脑性共济失调的代谢性疾病

1. 甲状腺功能减退
2. 高热
3. 乳糜泻

Ⅳ. 临床主要表现为精神障碍或痴呆的代谢性疾病

1. Cushing 病及类固醇性脑病
2. 甲亢性精神病及甲状腺功能减退症(黏液性水肿)
3. 甲状旁腺功能亢进
4. 胰性脑病

第一节 缺氧性脑病

(吴世政)

缺氧性脑病(hypoxic encephalopathy)是由于急性或慢性缺氧导致脑组织代谢所需的最低耗氧量不足时,造成脑循环和脑功能障碍,临床上出现一系列神经系统异常表现。严重脑缺氧可导致中枢神经系统功能、代谢及形态改变,甚至可以危及生命。

缺氧(hypoxia)通常发生在全身缺血、缺氧的基础上,是组织和细胞得不到充足的氧或不能充分地利用氧,导致组织和细胞代谢、功能及形态结构发生异常的病理过程。人体在基础状态下,正常成人的耗氧量约为每分钟250ml,但体内储存的全部氧气约为 1 550ml,因此仅能维持机体正常代谢 6 分钟左右。脑是全身代谢率最高的器官之一,脑重量约占体重的 2%,但安静状态下脑血流量约占心输出量的 15%,耗氧量约占全身的 20%。因此,脑组织对缺血缺氧极为敏感,对缺氧耐受性很差,如果脑组织缺氧 10 秒,储存的氧将耗尽,脑缺血缺氧 2 分钟储存的葡萄糖耗尽,此时能量代谢骤减(Choi et al,2003)。在缺氧的情况下,机体对低氧可进行内在的自身调节,使脑血流量增加,脑组织氧传递和氧利用率维持在正常水平,一般不引起缺氧性脑损伤。当缺氧程度超过自身调节能力范围时,就会发生脑循环障碍,脑组织代谢紊乱,极易导致脑功能改变。

缺氧通常包含三层含义:①缺氧是组织供氧不足,或组织和细胞对氧的利用障碍;②组织、细胞代谢、功能和形态结构发生异常变化;③缺氧可以是多种疾病共有的病理过程,而非独立的疾病。

【病因和分类】

1. 根据发病急缓,可分为急性、慢性缺氧性脑病。急性缺氧性脑病多见于急性大量失血、严重心力衰竭、肺气肿、心跳或呼吸骤停,以及低氧血症等,导致一系列神经精神症状。慢性缺氧性脑病多见于某些先天性发绀性心脏病,因长期持久性缺氧导致脑功能障碍。

2. 根据缺氧的病因和体征,可分为低张性缺氧、血液性缺氧、循环性缺氧、组织性缺氧四种类型,前三种主要因供氧不足引起缺氧,组织性缺氧是组织利用氧的功能障碍导致缺氧。

(1) 低张性缺氧(hypotonic hypoxia):因动脉血氧分压(PaO_2)明显降低导致脑组织供氧不足,当 $PaO_2 < 8kPa$(60mmHg)时,可直接引起正常动脉血氧含量(CaO_2)和血氧饱和度(SaO_2)明显降低,因此,也称为低张性低氧血症。常见的原因包括吸入氧分压过低,如高山病、环境通风不良、在高原居住等;肺通气功能障碍,如呕吐物、血块

或肿物引起呼吸道阻塞;呼吸肌麻痹,如 Guillain-Barré 综合征、重症肌无力等;呼吸中枢衰竭,如过量镇静药、麻醉药以及外伤性脑损伤、脑卒中等;肺部疾病导致肺通气不足,如急性肺水肿、呼吸窘迫综合征等。在低张性缺氧状态下,血氧变化的特点是过低的 PaO_2 导致 CaO_2 和 SaO_2 降低。

(2)血液性缺氧(hemic hypoxia):是血红蛋白含量减少或性质改变导致血液携氧功能减弱,引起脑组织供氧减少。在血液性缺氧时,外呼吸功能正常,PaO_2 及 SaO_2 也正常,因此,又称等张性缺氧,主要见于严重贫血、一氧化碳(CO)中毒、高铁血红蛋白血症等。

(3)循环性缺氧(circulatory hypoxia):是脑血流量减少使脑组织供氧量减少引起的缺氧,又称为低动力性缺氧。它可以分为缺血性缺氧和淤血性缺氧。缺血性缺氧是由于动脉供血不足引起,淤血性缺氧是因静脉回流受阻所致。常见于各种休克(如心肌梗死、心律不齐、失血性休克和感染性休克),心力衰竭,心搏骤停和心输出量不足等。

(4)组织性缺氧(histogenous hypoxia):是脑组织细胞利用氧障碍导致的缺氧,常见于酒精中毒、氰化物中毒、细菌毒素损伤线粒体和呼吸链,以及辅酶缺乏或活性障碍等。可能由于抑制细胞氧化磷酸化,抑制细胞色素氧化酶活性,阻止细胞氧化过程,抑制电子从细胞色素 b 向细胞色素 c 传递,阻断呼吸链导致组织中毒性缺氧;或由于线粒体损伤,导致组织细胞利用氧障碍和 ATP 生成减少;或因呼吸酶合成障碍,导致组织细胞利用氧和 ATP 生成障碍。

【病理和病理生理】

1. 病理　在急性缺氧早期,脑血管高度充血扩张引起脑水肿,在大脑切面上可见散在的点状出血,大脑皮质可见假分层性坏死。镜下显示神经细胞呈局部缺血改变,胞体轻度缩小,胞浆尼氏体消失,胞核固缩,局灶性神经细胞消失,胶质细胞增生。小血管尤其小静脉血流缓慢、血栓形成,可能是迟发性脑白质大片状脱髓鞘的基础。

缺氧缺血性病变在尸检可见大脑白质大片状脱髓鞘和软化,皮质可见与表面平行的带状坏死,重者液化为空洞,形成多囊及散在的点状出血坏死,广泛性脑萎缩等;脑干主要表现为神经核或血管末梢白质区软化坏死,严重时可见脑干萎缩;小脑表现为小叶萎缩,纹状体可见继发性髓鞘增生出现花纹状,称为大理石状态。

神经细胞缺氧病灶呈选择性或规律性分布,如发生在脑皮质某一细胞层、海马某一段、小脑皮质 Purkinje 细胞或苍白球等。不同部位脑组织对缺氧缺血的易感性不同,细胞丰富、代谢率高的区域需氧量高,对缺氧缺血更敏感。脑动脉末梢边缘区由于血压低、供血少,成为缺氧的敏感区。

2. 病理生理

(1)缺氧性脑病:缺氧时细胞发生对缺氧状态的适应性反应,急性严重缺氧时细胞线粒体发生能量代谢障碍,严重缺氧出现一系列失代偿性变化,表现为细胞膜、线粒体及溶酶体损伤。缺氧性脑病的病理生理过程可分为三个阶段:第一阶段动脉压下降,导致脑血流量减少和脑缺血损伤;第二阶段细胞转化为厌氧代谢,导致乳酸聚集;第三阶段有害物质进一步加重脑损伤。

2019 年诺贝尔生理学或医学奖颁发给威廉·凯林(William Kaelin)、彼得·拉特克利夫(Peter Ratcliffe)和格雷格·塞门扎(Gregg Semenza),表彰他们发现氧感知通路机制,也为缺氧性脑病的病理生理提供了科学依据。在常氧条件下,缺氧诱导因子 1(hypoxia inducible factor 1,HIF-1)易被添加羟基(-OH),而被冯希佩尔-林道(von Hippel-Lindau)蛋白识别形成复合物,以氧依赖方式在蛋白酶体中降解。在缺氧的条件下,缺氧诱导因子表达增加,亚基 HIF-1α 在细胞核内聚集,胞浆中的 HIF-1β 转移至核内与 HIF-1α 结合形成活性 HIF-1 复合物,与缺氧反应元件(hypoxia responsible element,HRE)结合形成转录起始因子,介导多种基因表达,调节红细胞生成、线粒体能量代谢、血管舒张和血管生成等过程中的关键基因,启动减慢降解速度,改变细胞运行机制,减少细胞凋亡,为新药研发和新治疗方法的研究奠定了基础。

缺氧导致:①细胞膜变化:由于细胞膜离子通透性增高,导致细胞膜电位降低,继而出现钠内流、钾外流、钙内流和细胞水肿等一系列改变;严重缺氧时由于 ATP 生成减少,细胞膜上钠泵(Na^+-K^+-ATP 酶)能量不足,细胞内 Na^+ 增多、K^+ 减少,细胞内乳酸增多使 pH 降低,细胞内渗透压升高,发生细胞水肿,导致细胞功能障碍。急性严重缺氧缺血时,细胞膜对 Ca^{2+} 通透性增高,Ca^{2+} 内流增多,Ca^{2+} 可抑制线粒体的呼吸功能,激活磷脂酶,使膜磷脂分解(Kataoka et al,1995;Nicotera et al,1997)。②缺氧损伤线粒体,线粒体损伤又导致缺氧,两者互为因果。严重缺氧可显著抑制线粒体呼吸功能和氧化磷酸化过程,使 ATP 生成更少,导致线粒体损伤;慢性缺氧缺血可使线粒体数量增多,表面积增大,从而有利于氧的弥散,线粒体中呼吸链的酶,如细胞色素氧化酶含量增多,琥珀酸脱氢酶活性增强,可起到一定的代偿作用。③溶酶体变化:缺氧时因糖酵解增强,使乳酸生成增多和脂肪氧化不全,引起酮体增多和导致酸中毒。pH 降低和细胞质内钙增加使磷脂酶活性增高,使溶酶体膜的磷脂被分解,膜通透性增高,溶酶体肿胀、破裂和释出大量溶酶体酶,进而导致细胞及其周围组织溶解和坏死。细胞内水肿、自由基的作用也参与溶酶体的损伤机制。

(2)缺氧时器官功能和代谢变化:与缺氧程度、发生速度、持续时间和机体功能代谢状态等有关。①呼吸系统变化:缺氧可引起肺水肿,表现为呼吸困难、咳嗽、血性泡沫痰、肺部湿性啰音,皮肤黏膜发绀等。发病机制与缺氧引起外周血管收缩,回心血量增加和肺血量增多,缺氧性肺血管收缩反应使肺血流阻力增加,导致肺动脉高压,引起压力性肺水肿;肺内血压增高和流速加快对微血管的切应力(流动血液作用于血管的力在管壁平行方向的分力)增高;肺微血管壁通透性增高,补体 C3a、白三烯(LTB4)和血栓素 B2(TXB2)等血管活性物质可导致微血管内皮细胞损伤及通透性增高。肺水肿影响肺换气功能,使 PaO_2 进一步下降而加重缺氧。PaO_2 过低可直接抑制呼吸中枢,引起呼吸抑制,肺通气量减少,导致呼吸衰竭。②循环系统变化:缺氧可引起心输出量增加,缺氧使交感神经兴奋和儿茶酚胺释放增多,作用心脏 β 肾上腺素能受体,使心率加快;缺氧时胸廓运动和心脏活动增强,胸腔内负压增大,静脉回流增加和心输出量增加;肺血管对缺氧反应恰与体部血管相反,急性缺氧时交感神经兴奋性可作用于肺血管 α_1 受体,引起血管收缩反应。慢性缺氧时肺内血管平滑肌出现受体分布改变,α_1 受体增加,β 受体密度降低,导致肺血管收缩增强;肺组织内肥大细胞、肺泡巨噬细胞、血管内皮细胞以及血管平滑肌细胞等能释放各种血管活性物质,如肥大细胞脱颗粒释放组胺,以及 VEC 释放 PGI2、ET 增加均可引起肺血管收缩。

(3)血液系统变化:缺氧时导致红细胞、循环血红蛋白增加,同时红细胞破坏也相应增加,红细胞生成活性的调节机制对缺氧很敏感,由于缺氧,人血液中血红蛋白浓度增加,增加组织的氧量,可使骨髓造血增强和氧合血红蛋白解离曲线右移。

【临床表现】

1. 缺氧性脑病的临床表现复杂多样,以精神症状如欣快、淡漠、嗜睡、反应迟钝、认知功能障碍等起病多见。急性缺氧可出现头痛、情绪激动,思维、记忆和判断力下降或丧失,以及运动不协调等。脑血管扩张、脑细胞及脑间质水肿可使颅内压增高,引起头痛、呕吐、烦躁不安、惊厥和昏迷,甚至死亡。慢性缺氧则易出现疲劳、嗜睡、注意力不集中等症状。这些症状常发生在缺氧数分钟内,与严重缺氧引起脑细胞肿胀、变性坏死,以及缺氧和酸中毒使脑微血管通透性增高导致脑间质水肿有关。慢性缺氧则易出现疲劳、嗜睡、注意力不集中等症状。

2. 缺氧性脑病的临床症状可分为三期

(1)昏迷期:因大脑皮质广泛受损,导致患者意识丧失,昏迷期可为数日至数周。由于皮质下中枢及脑干不同程度的受累,使各种反射如瞳孔对光反射、角膜反射、腹壁反射、踝反射及各种深反射皆可减弱或消失,对疼痛刺激的反应变迟钝或消失,尿便失禁或潴留,经常出现肢体瘫痪或癫痫大发作。严重的患者在数小时或数日内因脑干生命中枢麻痹,呼吸停止和循环衰竭而死亡。昏迷期的特点是,大脑皮质与皮质下各区域皆处于抑制状态,引起条件反射(在有意识的状态下)及非条件反射均丧失。

(2)去皮质综合征期:可持续数周至数月,部分脑损害较轻的患者从昏迷中苏醒过来即恢复正常,多数患者经长短不一的昏迷期而逐渐进入去皮质综合征期。此期患者皮质下中枢及脑干损害都较轻而恢复,大脑皮质因受损较重仍处于抑制状态。患者双眼睁开,但意识并未恢复;安静地睡卧而无任何自发动作,对外界刺激无任何反应,呼之不应,不能凝视事物;尿便失禁,可被动进食。由于脑干功能已经恢复,瞳孔对光反射、角膜反射等较灵敏。在正常成年人已不复存在的原始反射,如吮吸反射、强握反射、强直性颈反射等又可重新出现,原始反射的出现提示大脑皮质仍受到抑制,而使脑干反射被释放出来。患者亦可有偏瘫或四肢瘫,脑电图有时可见弥散性慢波。其与昏迷的不同点是,大脑皮质下各区的功能已开始恢复,许多反射性活动重新出现。

(3)恢复期:去皮质综合征期过后,大脑皮质残存的神经细胞功能逐渐恢复,患者的意识活动也相应出现,脑电图可能出现正常的 α 波。恢复较好的患者日常生活能够自理。然而,部分患者由于脑皮质弥散性损害,遗留后遗症,如认知障碍、Korsakoff 记忆缺失,近记忆障碍,伴或不伴锥体外系症状、视觉障碍、小脑性共济失调、动作性或意向性肌阵挛,患者的智力不能完全恢复,只是出现认知障碍的程度不同而已,有些患者经过一段时间耐心的训练,智力可能有部分恢复。CO 中毒的除了损伤大脑皮质,常引起双侧苍白球及纹状体改变。因此,亦可出现锥体外系症状如僵硬、舞蹈病及手足徐动等不自主运动。这些后遗症很少单独出现,常为几种重叠或其中之一占主导地位。也有少数患者从昏迷状态中苏醒后,一切都恢复如常,但经过 1~4 周,有时 3 个月后发生继发性脑白质脱髓鞘,患者再次昏迷甚至死亡。

3. 缺氧性脑病的脑损害程度及临床表现主要取决于脑组织对缺氧的敏感性。大脑不同部位对缺氧的敏感性不同,临床出现的症状次序不同。大脑灰质对缺氧较白质敏感,额叶及颞叶海马最为敏感,其次是顶叶、基底节和小脑,脑干核团(尤以延髓)和脊髓对缺氧的耐受性最强。因此,脑缺氧后首先出现皮质损害症状,额叶功能如判断力、思维、情绪及精神障碍突出,尔后逐渐出现意识障碍、去皮质强直发作、瞳孔改变及脑干反射消失等,最后出现延髓生命中枢功能丧失。

【辅助检查】

1. 血氧分压及氧饱和度测定 对缺氧的诊断具有直接的价值。血气分析及化学检验可了解缺氧及酸中毒的情况,血糖、血电解质、心肌酶谱、肝肾功能等检测可判断代谢紊乱及多脏器损害。

2. 血浆神经元特异性烯醇化酶(NSE) NSE 特异性地分布于神经细胞中,NSE 释放量与神经细胞死亡数量呈显著正相关,与胶质细胞等无关,认为 NSE 是一种可靠的特异性神经细胞损伤的定量生化指标。当机体缺血缺氧引起神经组织损伤时,NSE 从缺血坏死的细胞释放最迅速,其含量变化与缺血性脑损伤程度相关,测定血浆浓度可以作为判断脑实质损害的敏感指标(Butterworth et al,1996;Greinecker et al,1998)。血和脑脊液中 NSE 增加不仅是由于细胞破坏的结果,同时还有 NSE 产量的增加,这可能是由于缺氧缺血后继发细胞能量代谢障碍所致,诱导了 NSE 基因表达,以维持细胞的正常功能(Koenig et al,1990)。当 NSE 浓度>33μg/L(正常值<12.5μg/L)时,提示患者可能持久昏迷,但低于此值不能说明可完全恢复,该方法灵敏度为 80%(Fogel et al,1997)。脑脊液泛素的水平是早期判断脑缺血缺氧预后的标志物之一,缺血细胞保护性反应与受损组织释放水平增高,与神经元特异性烯醇化酶相比,与病情的严重程度有显著的相关性(Kurimura et al,1997)。

3. 脑脊液检查 CSF 可以正常或轻度异常,如压力、蛋白质或白细胞增高等。在大脑脱髓鞘疾病筛查研究中发现,单克隆抗体可与某些病毒抗原发生反应,也可检测到病毒抗原与脑的脱髓抗体的交叉反应,它在特定的活动性 CNS 脱髓鞘疾病中有较高的表达。各抗原决定簇依

赖于一个或多个 50 千道尔顿(kD)、70kD 和 115kD 蛋白的磷酸化作用,也可在不同病毒诱导的活动性炎性脑病中表达,但在急性缺血性白质损害中表达更显著和持久。各种抗原决定簇可被释放到 CSF 中,检测 CSF 中抗原决定簇可作为诊断急性缺血缺氧性脑病的指标之一。

4. 脑 CT 检查 可见脑白质内有异常密度改变,根据脑白质低密度分布范围可分为轻、中、重三度,CT 分度与临床分级并不完全一致。轻度:散在的局灶性低密度病灶分布于 2 个脑叶内;中度:低密度病灶超过 2 个脑叶,白质灰质对比模糊;重度:弥漫性低密度病灶,灰质白质界限消失,基底节、小脑的密度正常。CT 的检出率相对较低。

5. 脑 MRI 检查 能够敏感地反映出微小病变,可清楚准确地显示脱髓鞘病变范围、大小及程度,检出率高,根据病变分布不同可能提供病因诊断的依据。早期显示炎症病变呈蝶翼状,伴局灶性水肿,脑后部病变重于前部;中期表现局灶坏死的新病灶与对称性片状脱髓鞘老病灶并存;晚期可见硬化斑形成的等信号影像。MRI 增强检查可显示弥漫性白质信号改变(Gottfried,1997)(图 3-23-1~图 3-23-3)。

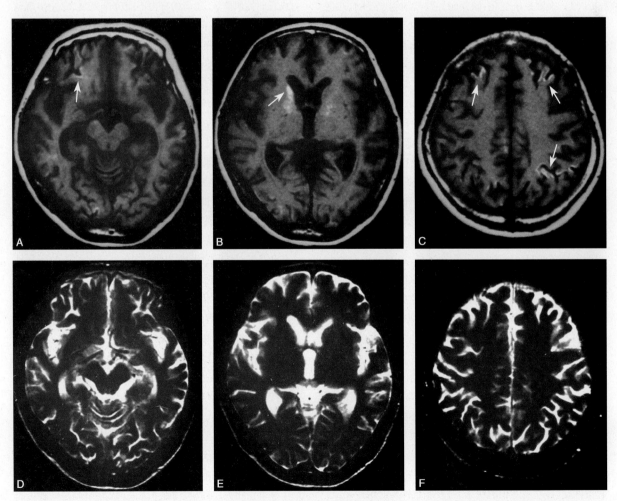

图 3-23-1 缺氧性脑病患者头部 MRI 扫描,显示双侧大脑大小不一的斑点状不规则 T₁WI 低信号和 T₂WI 高信号脱髓鞘病灶

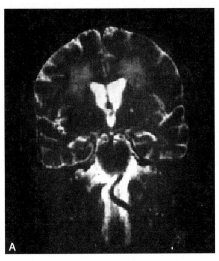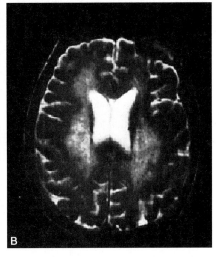

图 3-23-2　显示 T₂WI 冠状位(A)和轴位(B)放射冠和半卵圆中心广泛的脱髓鞘病变

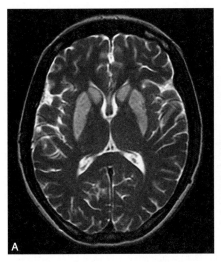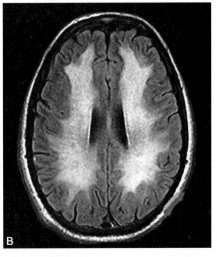

图 3-23-3　窒息后长时间缺氧患者

A. 脑 MRI 的 T₂WI 像显示双侧新纹状体(壳核及尾状核)高信号异常病灶,苍白球未受损;B. 显示溺水
患者经抢救恢复 2 周后,病情恶化,MRI FLAIR 序列显示迟发性脑白质损害

6. 磁共振波谱(MRS)检查　MRS 是一种无创性检测脑内化学成分如 ATP、磷酸肌酸、乳酸素的方法。近年来一项无创性诊断方法近红外光谱测定技术(NIRS)也备受关注。利用氧合血红蛋白、脱氧血红蛋白及其他物质在特定光区对近红外光吸收不同的原理,可实时监测脑内氧合及细胞代谢状况,比 MRI 可更早期敏感地反映缺氧缺血脑损伤的程度。磁共振波谱检查发现受损脑白质中胆碱、乳酸升高,N-乙酰-天冬氨酸降低(Brown and Brieriley,1997),N-乙酰-天冬氨酸是正常神经元的标志物,其减少提示神经元损伤或减少。质子磁共振波谱(¹H-MRS)可定量测定脑组织代谢物质的变化,如跟踪 N-乙酰-天冬氨酸(NAA)、胆碱(Cho)、肌酸(Cr)等的变化趋势可以了解脑组织缺血缺氧的过程,能早于形态学改变发现异常,为诊断早期缺血缺氧性脑病提供有意义

的信息,为后期治疗和预后评价提供一种新的方法。

7. 经颅多普勒检查　可显示脑实质内广泛均匀分布的轻度回声增强,伴脑室、脑沟及半球裂隙变窄或消失,脑动脉搏动减弱,提示有脑水肿;基底节和丘脑呈双侧对称性强回声反射,提示基底节和丘脑损伤。在脑动脉分布区可见局限性强回声反射,提示大的脑动脉及其分支闭塞;在冠状切面可见侧脑室前角外上方呈倒三角形双侧对称性强回声区,矢状切面中沿侧脑室外上方呈不规则分布强回声区,提示脑室周围白质软化。

8. 脑血流图检查　脑血流动力学检查应用彩色多普勒超声可有效地测定大脑前动脉、中动脉、后动脉血流速度、血管阻力,评价脑血流动力学变化。

9. 脑电图　大多数患者可有不同程度 EEG 异常,出现棘波、尖(棘)-慢波等,出现持续性异常,如等电位、低

电位、快波、暴发抑制波形等,尤其周期性、多灶性或弥漫性改变者可能是发生神经系统后遗症的信号。脑干诱发电位对判断昏迷程度及预后有意义。体感诱发电位的潜伏时间和波幅改变可以作为慢性缺氧性脑病早期诊断及预后的重要参考指标之一(马宏杰,2017)。

10. 病理活检　病灶局部脑组织活检可见白质脱髓鞘,髓鞘染色可见广泛性髓鞘缺失,单个核细胞、淋巴细胞浸润形成血管套,伴血管反应及泡沫细胞增生,神经细胞慢性变性等。病理活检是确诊脱髓鞘脑病的重要手段,临床表现不典型、影像学及实验室检查仍不能确诊时可考虑活检,以免耽误病情。

【诊断和鉴别诊断】

1. 诊断　缺氧性脑病的诊断主要依据患者的病史、临床症状和体征、神经影像学显示脑部病灶的分布及数目、脑电图异常、实验室检查和病理活检等。临床表现常见头痛、呕吐、烦躁不安、惊厥和昏迷等颅内压增高症状,以及精神症状、嗜睡、反应迟钝和认知障碍等。

低血压-低氧血症脑病可根据患者低血压、脑灌注不足或缺氧病史,出现脑缺血缺氧的临床表现,结合氧分压、血氧饱和度的测定,以及 MRI、EEG 异常可作出诊断。缺氧后迟发性脑病可根据脑缺血-缺氧病史,缺氧纠正 1~4 周后再次出现神经精神症状体征,呈典型双相病程可以确诊。如有肾脏损害如无尿、心肌缺血的 ECG 表现可作为缺血的证据。

2. 鉴别诊断　本病须注意与引起脑功能障碍的其他疾病,如脑卒中、肝性脑病、中毒性脑病、脑外伤、癫痫和脑炎等鉴别。

【治疗】

缺氧性脑病的治疗一直是临床上的难题。长期以来,研究大多集中在氧利用的下游事件,即缺氧缺血后引起的代谢改变,如细胞内 Ca^{2+} 超载、兴奋性氨基酸、自由基神经毒性作用等,而针对这些病理机制的钙通道阻滞剂、兴奋性氨基酸拮抗剂、自由基清除剂等神经保护治疗的临床应用效果并不理想。

治疗原则主要是迅速消除引起缺血缺氧的病因,防止进一步缺血和缺氧损害,抢救宜迅速,尽快将缺血缺氧损害降至最低程度。因此,早期确诊和尽早治疗对改善预后有较大的意义。治疗主要包括:

(1) 病因治疗:解除呼吸道阻塞,必要时行气管插管或切开;尽早脱离缺氧环境,持续或加压给氧,CO 中毒和严重高山反应可采用高压氧治疗。不同原因的缺氧,给氧方法及疗效不同,例如,氧疗对低张性缺氧疗效较好,窒息导致的缺氧应首先使呼吸道通畅,低血压脑灌注不足应以补液扩容为主;心脏骤停导致的缺氧性脑病可行心脏按压及人工心肺复苏,维持脑灌注压,使平均动脉压维持在 80mmHg 以上,但应注意血压不能急剧升高。血糖超过 10mmol/L 即应控制,但应注意避免发生低血糖。

(2) 纠正酸中毒:解除 CO_2 潴留,控制脑水肿和降低颅内压,稳定血压,用低分子右旋糖酐等降低血液黏滞度,改善脑血液循环。

(3) 亚低温疗法:降低脑代谢率和耗氧量,增加对缺氧的耐受性,防止自由基损伤。通常维持 3~7 日,直至病情稳定。巴比妥类可降低体温和脑代谢,预防迟发性脑病,常用硫喷妥钠 10~20mg/kg,静脉滴注,须注意呼吸抑制。重症缺氧性脑病患者合用低温疗法疗效更佳。心搏骤停者早期用低温配合改善脑循环措施(如提高血压、血液稀释)及钙通道阻滞剂,可延长脑复苏的治疗时间窗。在患者生命体征平稳后可应用促进脑功能恢复药物,如胞二磷胆碱、能量合剂、B 族维生素等,辅以高压氧治疗,防止和减轻后遗症。

(4) 高压氧治疗:缺氧缺血性脑损伤的细胞死亡形式以凋亡为主,凋亡是一种持续时间较长、进展较缓慢的可逆过程,及时阻断细胞凋亡可防止神经细胞迟发性死亡,减轻神经系统后遗症(邵肖梅,1997)。高压氧(hyperbaric oxygenation,HBO)疗法应用超过一个大气压的纯氧增加组织氧合,可增加血氧含量,使脑组织和脑脊液的氧分压升高,组织储氧量增加,氧的弥散范围扩大,促进脑侧支循环建立和疏通微循环,改善脑组织能量代谢,加速受损脑组织修复和脑功能恢复。

HBO 设备是高压氧舱,高压氧疗法的压力一般为 2~3 个大气压,包括全舱给氧疗法和面罩给氧法两种。前者是用纯氧洗舱,冲淡舱内空气一定次数后,向舱内冲纯氧到一定的压力,患者直接吸舱内氧气。早期进行 HBO 治疗可减少脑性瘫痪发生率或减轻脑性瘫痪程度(高春锦等,2008)。宜在生命体征平稳后尽早开始治疗,高压氧舱停留时间为每次数小时,每日一次,连续 5~10 次,少数患者可治疗 30~60 次。

(5) 对症支持疗法:包括控制癫痫发作、预防感染、维持内环境稳定和保证营养,加强护理等。

(6) 药物治疗:

1) 脑细胞代谢激活剂:可能辅助脑功能的恢复。1,6-二磷酸果糖(FDP)可跨越细胞膜和血脑屏障,促进脑细胞代谢调节;胞二磷胆碱可促进卵磷脂合成,提高细胞膜抗自由基功能、线粒体呼吸功能和改善脑代谢;脑活素可通过血脑屏障,直接进入脑细胞中,可改善脑代谢,具有抗缺氧的保护作用。

2) 中枢神经修复药物:单唾液酸四己糖神经节苷脂注射液可有效地控制缺氧缺血所致的脑水肿,抑制兴奋性氨基酸神经毒性及神经细胞凋亡,降低因缺氧缺血所致的继发性损害,修复受损的神经细胞。

3）兴奋性氨基酸抑制剂:脑组织缺氧缺血过程中,神经元末端会产生兴奋性氨基酸,到达神经突触,产生神经毒性坏死。兴奋性氨基酸抑制剂如 5-(2,3,5-三氯苯)-2,4-二氨嘧啶能够减轻脑组织损伤程度。

4）氧自由基抑制剂和清除剂:可预防脑血流量降低,防止窒息时氧消耗,减少神经组织损伤。常用药物包括环氧化酶抑制剂如吲哚美辛,黄嘌呤氧化物抑制剂如羟吡唑嘧啶,复方丹参注射液、维生素 C 及维生素 E,以及人参、黄芪、川芎、红花、银杏叶、灵芝、三七等中药;NO抑制剂如 NG-硝基-L-精氨酸等。

5）神经生长因子(NGF):缺氧缺血后神经营养因子分泌不足,使神经元细胞受损,外源性神经营养因子可使受损神经元得以修复。动物试验显示 NGF 能减少脑组织白细胞介素-6 的分泌,对缺氧缺血脑损伤可能有康复作用(陈敬国等,2006)。

6）糖皮质激素:大剂量糖皮质激素有稳定细胞膜、降低毛细血管通透性、清除自由基、减轻脑水肿和提高颅内压顺应性作用,但经大量对照研究发现,传统的皮质激素并不能改善脑复苏的预后,还可因增高血糖、增加兴奋性氨基酸的释放而加重脑缺血性损害。目前对全脑缺血后脑复苏并不主张常规应用皮质激素,其缺乏临床疗效的循证医学依据(赵丽云等,2003)。

7）正压通气高浓度给氧治疗:是利用呼吸机间断给予高浓度含氧气流,辅以正压通气,可快速、大幅提高组织氧含量,增加血氧弥散量及有效弥散距离,促进昏迷觉醒,改善生命功能活动。有类似于高压氧的作用。因可在病房内进行,故对病情危重,生命体征不稳定的患者也可使用(王思荣等,2008)。

8）康复治疗:早期积极系统、有针对性的综合康复治疗能够在一定程度上提高患者的生活质量和生活能力(高飞等,2018)。

【预后】

目前认为,未导致意识丧失的缺氧性脑病不会造成神经系统永久性损害,大部分患者临床症状可基本消失或好转。脑干功能完整(瞳孔对光反射、头眼反射、睫脊反射和眼前庭反射正常)的缺氧性脑病患者,意识及神经功能恢复往往较好。但对于脑缺氧严重或时间过长,或延误治疗及出现迟发性脑病者,预后仍差。如排除中毒所致瞳孔改变,缺氧性脑病患者出现瞳孔散大、固定及动眼不能持续 24~48 小时,并伴有疼痛反应消失,通常意味着已发生不可逆脑损伤,这类患者很少能完全恢复,但不同个体的生存时间往往难以确定,也可表现为皮质死亡、不可逆昏迷或植物状态等。EEG 及诱发电位动态观察对判断患者损伤程度及预后有较高的临床价值。

第二节　高原脑病

（吴世政）

高原脑病(highland encephalopathy)为特殊的低张性脑缺氧,因高原(海拔3 000 米以上)地区高寒、低压及低氧分压等环境因素,导致急进高原人群出现中枢神经系统功能障碍和结构损伤的疾病。其特点为发病急,临床表现严重时以剧烈头痛、呕吐、共济失调、进行性意识障碍为特征。若治疗不当,常危及生命。

【病因和发病机制】

正常健康人在海平面时,大气压为 760mmHg,氧分压 159mmHg,正常人肺泡气氧分压 105mmHg,动脉血氧分压 100mmHg。海拔增高至 3 000 米,大气压降至 526mmHg,氧分压 110mmHg,肺泡氧分压 62mmHg,此时动脉血氧饱和度尚能维持在 90%。海拔 5 000 米时大气压降至 405mmHg,氧分压 85mmHg,肺泡氧分压降至 40mmHg,动脉血氧饱和度降至 70%,可出现缺氧表现。中枢神经系统缺氧可使小血管痉挛继而扩张、通透性增加,发生神经细胞变性、坏死及灶性出血。病理改变主要有脑组织缺血或缺氧性损伤,脑循环障碍,因而发生血管源性和细胞毒性脑水肿,颅内压增高。

急进高原者机体对缺氧可产生适应性变化,维持肺泡内、毛细血管内氧分压及血液与组织间必需的氧压力差。低氧直接刺激外周颈动脉体与主动脉弓化学感受器,间接刺激呼吸中枢引起呼吸加深加快、心率增加、心输出量增加,机体吸入更多氧气进行代偿,是人体对高原低氧的适应过程,1~3 个月可逐渐过渡至稳定适应或称习服(acclimatization)。但个体的适应能力有一定限度和个体差异,当适应不能或机体对缺氧反应迟钝时可产生缺氧的临床表现,即高原病或称高山适应不能。海拔上升的速度及劳动强度影响适应能力,精神紧张、疲劳、感染、营养不良、低温等因素对发病也有影响。

【临床表现】

1. 急性高原病　平原地区人群急进高原地区,或者高原地区人群在平原地区生活一段时间后重返高原均可发生,主要表现为急性高原反应和高原脑水肿。

（1）急性高原反应:急进高原易发生缺氧反应,中枢神经系统对缺氧最为敏感,首先出现搏动性或爆裂样头痛、头晕、心悸、胸闷、气短和疲乏无力,重者食欲减退、恶心、呕吐、记忆力和思维能力减退,伴失眠、多梦、口唇发绀等。低氧血症常在夜间或劳累后加重,一般 1~3 日症状明显,以后减轻,1~2 周适应后症状可缓解,再次上升高度时症状反复出现。睡眠时,特别是呼吸睡眠暂停综合征者症状加剧,同时患者可能出现肺水肿导致肺通气量减少,出现严重缺氧反应。

（2）急性高原脑水肿:发病率约为 0.05%～2%,随着海拔的增高及劳动强度的增强,发病率增高。急性高原反应症状进行性加重,可发展为高原脑水肿,又称高原昏迷,常见于急进高原地区(4000 米以上)缺氧耐受性差者,海拔高于 4800 英尺(1 英尺＝0.3 米),50%的人可出现无症状性球结膜水肿、眼底静脉扩张、视网膜出血,视乳头水肿,大脑白质水肿,点片状出血。表现为剧烈头痛、呕吐等颅内压增高症状,可有神志恍惚、行为异常、震颤、共济失调、抑郁或兴奋、烦躁、谵妄、幻觉,严重者出现抽搐、尿便失禁,嗜睡、昏睡以至昏迷。

2. 慢性高原适应不全　是急性高原反应症状迁延不愈,持续超过 3 个月。患者出现记忆力减退、抑郁、焦虑和癔症样发作等神经症表现。发生于长期居住在高海拔地区的居民中的慢性高原病又称为 Monge 病(Monge disease),移居者发病率显著高于世居者,由于长期缺氧,外周化学感受器对缺氧的敏感性降低,导致肺泡换气功能下降,动脉血氧饱和度下降,继发红细胞增多、肺动脉高压和肺源性心脏病,通常伴高碳酸血症。可表现为轻度精神迟滞、反应迟钝、乏力、夜间头痛和视乳头水肿。Thomas 等曾描述过秘鲁高海拔区的烧灼手和足综合征。

【诊断和鉴别诊断】

1. 诊断　①患者急进高原或由低海拔区进入高海拔区后发病,或世居者出现慢性高原适应不全症状;②出现神经精神症状、体征,并随海拔增高而加重,回到低海拔区可缓解,氧疗有效。

2. 鉴别诊断　需注意与具有类似症状的其他疾病,如脑卒中、脑外伤、癫痫、感染、中毒及内科疾病导致的意识障碍鉴别。

【治疗】

1. 及早发现病情并治疗,危重患者就地抢救,高流量吸氧或面罩给氧是首要措施,有条件者最好行高压氧治疗,并给予对症支持治疗,若无医疗条件,应迅速将患者转向低海拔地区。

2. 发生高原脑水肿应积极降颅压,如脱水、改善脑部微循环和脑氧代谢、亚低温疗法等,并积极处理并发症如肺水肿、心脏病和高血压等。

3. 避免降低高海拔耐受性的诱因,如呼吸道感染、疲劳、镇静药、酒精,以及血 PCO_2 轻微增高等,老年体弱、婴幼儿和有心肺疾病者不宜进入高原地区。防止高原脑病最有效的方法是在海拔 1600～2300 米的地区停留 2～7 日,实行阶梯上升,逐步适应。碳酸酐酶抑制剂(如乙酰唑胺)和泼尼松,可降低急性高原病的发生率及严重程度。

【预后】

发病时间短、及时治疗后 1～2 日内清醒者,一般不遗留后遗症。并发广泛脑白质出血、昏迷时间长者死亡率高,死因多为诊断不及时、早期未进行有效处理。个别病例治疗后一度清醒再次发生昏迷者预后不良。

第三节　一氧化碳中毒性脑病

（江泓）

一氧化碳(CO)中毒被认为是特殊类型的缺氧,CO 与血红蛋白(Hb)有高度亲和力,过量 CO 进入血液循环与 Hb 结合,Hb 携氧能力明显下降,缺氧导致一氧化碳中毒性脑病(carbon monoxide poisioning encephalopathy)和 CO 中毒迟发性脑病。

【病因和发病机制】

CO 是外源性毒物,为无色无味气体,是含碳物质的不完全燃烧产物,比空气略轻,属于亲血红蛋白毒物,在空气中浓度超过 30mg/m³ 即可引起中毒。工业生产中产生 CO,防护措施不当易产生 CO 中毒,在 CO 聚积的车库或车内睡眠可引起 CO 中毒,家用煤炉和煤气是引起生活中 CO 中毒最常见的原因。一氧化碳在生理量上起神经递质的作用,低水平可能有助于调节炎症反应。然而,暴露的持续时间和高浓度 CO 增加其对机体的毒性(Mannaioniet al,2006)。目前认为,中毒机制是由于 CO 进入体内主要以 Hb 结合形式存在,CO 与 Hb 的亲和力较 O_2 大 200～300 倍,CO 可从氧合血红蛋白(HbO_2)将 O_2 排挤掉,形成 HbCO。空气中 0.06%的 CO 足以阻延 50%的 Hb 与 O_2 结合,HbCO 的解离能力仅为 HbO_2 解离能力的 1/3600,使 Hb 丧失携 O_2 能力,导致组织缺氧(图 3-23-4,图 3-23-5)。CO 与 O_2 竞争使细胞色素 C3 氧化酶减少,

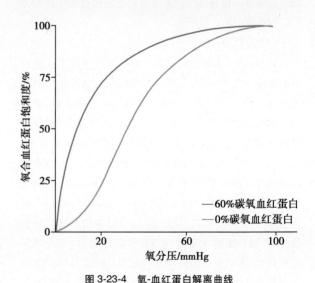

图 3-23-4　氧-血红蛋白解离曲线
碳氧血红蛋白的存在使曲线向左侧移动,导致组织缺氧

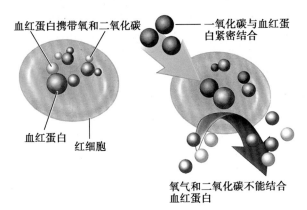

血红蛋白携带氧和二氧化碳
一氧化碳与血红蛋白紧密结合
血红蛋白
红细胞
氧气和二氧化碳不能结合血红蛋白

图 3-23-5　图示 CO 与血红蛋白结合导致缺氧的机制

与细胞色素 P450、a3 结合,破坏细胞色素氧化酶传递电子的功能,阻碍细胞对氧的利用,抑制能量代谢,造成细胞内窒息。在组织内,CO 还与其他含血红素的蛋白质结合,例如骨骼肌和心肌肌红蛋白等。CO 与肌球蛋白结合,影响细胞内氧向线粒体弥散,引起线粒体功能障碍。其他可能损伤机制包括:"氧化应激"增加和氧自由基的形成,导致神经元坏死,损伤细胞内呼吸以及炎症反应的传播(Thom et al,2006)。

CO 中毒引起缺氧和酸中毒导致脑功能障碍,缺氧性脑水肿最常见,在血管内皮损伤的基础上继发点状出血、血栓形成,伴神经细胞变性、坏死及皮质下广泛脱髓鞘,周围神经元退行性变和脱髓鞘。中毒引起的脑功能障碍主要是由于 CO 过量吸入后继发心肌受损,心搏骤停,导致脑组织供血不足缺氧所致。部分患者急性期后意识恢复,经一段清醒期或假愈期(1~3 周)出现精神障碍和痴呆,称 CO 中毒迟发性脑病,可能由于脑缺氧引起继发性血管病变、内皮细胞变性及闭塞性动脉内膜炎等,经一段时间出现脱髓鞘和广泛软化坏死。

【病理】

脑部早期病变以灰质为主,大脑皮质和苍白球最严重,海马回和小脑较轻。肉眼可见血管周围弥散性病灶,小血管充血和点状出血。镜下可见病灶中心神经细胞变性坏死,大量吞噬类脂及含铁血黄素的格子细胞,胶质增生,继发脑血栓形成,皮质下白质广泛脱髓鞘,皮质和基底节局灶性软化,周围神经脱髓鞘。

【临床表现】

1. CO 中毒性脑病的临床表现与吸入 CO 的浓度、时间和患者的体质有关,紧张、疲劳、贫血、饥饿、营养不良可增加机体对 CO 的敏感性。中毒症状随 HbCO 水平分为三度(表 3-23-2)。

表 3-23-2　CO 中毒性脑病的临床表现

临床分级	血液 HbCO 含量	临床症状
轻度中毒	10%~30%	出现头昏、搏动性头痛、乏力、心悸、胸闷、气促、耳鸣、眼花恶心和呕吐、行动笨拙等,意识清楚,少数有短暂晕厥或意识模糊。若迅速脱离现场,吸入新鲜空气或吸氧,症状在数小时至一日内可完全消失
中度中毒	30%~50%	主要表现为意识障碍和乏力。患者可出现颜面潮红,口唇黏膜呈特征性樱桃红色,皮肤发绀最为常见。还可出现烦躁不安、谵妄、失明、视野缺损或视乳头水肿、昏睡甚至昏迷。患者如搬离中毒现场,经抢救可在数小时内清醒,数日康复,一般不留后遗症
重度中毒	>50%	表现为昏迷、去大脑或去皮质状态,部分患者可出现癫痫发作和脑电图节律的全面减慢。昏迷持续数小时至数日,浅昏迷者瞳孔等大、光反射正常或迟钝、四肢肌张力增高,可有阵发性肌阵挛及病理征,面红、脉快、呼吸增快、血压偏低和体温升高等 深昏迷者面色苍白、四肢厥冷、全身出汗,瞳孔小、不对称或散大、光反射迟钝,肌张力低下,呼吸浅而不规则、血压明显下降,伴水、电解质及酸碱平衡失调、急性肺水肿、心律失常、心肌损害、少尿或无尿、氮质血症等,病情加重发生脑疝、呼吸循环衰竭,危及生命。可出现周身皮肤小水疱或烫伤样病变

2. CO 迟发性脑病(carbon monoxide delayed encephalopathy)　急性 CO 中毒患者意识障碍恢复后,经一段时间假愈期后发病,起病急,3~5 日可达高峰。出现前额叶和基底节症状,如遗忘和精神障碍,表现为木僵、躁狂、幻觉和妄想、急性痴呆状态等,可发生去皮质状态;以及 Parkinson 综合征或其他锥体外系症状,如舞蹈病、肌张力障碍和手足徐动症等,单瘫、偏瘫或截瘫,感觉障碍、失语、皮质盲、失听,癫痫发作等。其中,以锥体外系症状最为常见,主要表现为帕金森步态和运动迟缓(Yamazaki et al,2008)。Choi 等统计 242 例 CO 中毒迟发性脑病患者,肌张力障碍平均潜伏期 51 周,CT 显示病变部位与临床症状无显著相关。迟发性脑病的危险因素包括老年、脑

力劳动、高血压病史、昏迷持续 2~3 日、意识恢复后仍有长时间头昏与疲乏感、恢复过程中精神刺激等。

3. 长期接触低浓度 CO 可有头痛、头昏、失眠、易怒、记忆力减退、周身无力、消化不良等神经症表现或癔症、病毒感染样症状(Olson et al,1984)。

【辅助检查】

1. 血 HbCO 测定可确诊和判断 CO 中毒的程度。较实用的方法是取患者一滴血加至 4ml 蒸馏水中混匀,用正常血样作对照,两个试管各加入 2 滴 10% NaOH,封闭管口迅速混合,正常血立即变为草黄色。患者血样约 15、30、50、80 秒后变为草黄色分别相当于 10%、25%、50%、75% HbCO 含量。须注意不能用加草酸盐抗凝剂的血样。血液 COHb 的测定对于 CO 中毒是非常有意义的指标,但采集标本需早,因为 COHb 在脱离现场环境数小时后会逐渐消失。

2. 脑电图检查 EEG 可见弥漫性轻、中、重度异常,两侧半球弥漫性 δ 和 θ 波活动,有时以局部慢波为主,临床症状与 EEG 异常呈平行关系,EEG 恢复正常可作为康复标准之一。急性 CO 中毒清醒后测定视觉和体感诱发电位持续异常,提示发生迟发性脑病的可能。

3. 影像学检查早期 CO 中毒患者脑 CT 扫描可以正常,或见轻度脑水肿。重症患者可见脑白质和双侧苍白球、内囊、胼胝体密度减低,急性期后不同程度的脑萎缩,急性期 CT 异常者迟发性脑病的发生率高。若患者出现心搏骤停,脑灌注不足可出现分水岭脑缺血影像表现。MRI 检查可见脑室周围白质、苍白球等对称性融合病灶,T_1WI 低信号,T_2WI 高信号,病灶波及胼胝体、皮质下和内、外囊(图 3-23-6)。迟发性脑病患者 MRI 随访,5 个月后临床症状改善,18 个月 T_2WI 高信号仍存在,壳核 T_2WI

低信号提示铁沉积。MRI 显示白质受损患者可能发生迟发性脑病。随病情好转 T_2WI 高信号消退,提示脱髓鞘是可逆的。由于神经元坏死和细胞凋亡,CO 中毒患者晚期影像学一般呈弥漫性脑萎缩。Sun TK 等在对 95 例中、重度急性 CO 中毒的患者回顾性分析其影像学表现后,发现较常规颅脑 CT、MRI 而言,磁共振扩散张量成像(DTI)扫描能更早期、更准确地评估 CO 中毒后迟发性脑病患者的脑组织损伤程度(Sun et al,2018)。

4. 神经心理学检查如记忆力、理解力、空间定向力、精神运动控制和视觉配合等,对评价 CO 中毒迟发性脑病的神经功能有帮助。

【诊断和鉴别诊断】

1. 诊断

(1)一氧化碳中毒性脑病:根据患者吸入高浓度 CO 史、群体居住集体发病、急性缺氧性脑损害表现、血液 HbCO 阳性及定量>10% 即可诊断。

(2)CO 中毒迟发性脑病:急性 CO 中毒患者意识障碍恢复后,经一段时间假愈期出现痴呆、精神症状、帕金森综合征、大局灶性功能障碍表现,CT、MRI 显示脑室周围广泛性白质损害。

2. 鉴别诊断 需注意与引起急性意识障碍的其他疾病鉴别,如脑卒中、癫痫、脑外伤、糖尿病酮症酸中毒昏迷及其他缺氧性脑病等。CO 中毒性迟发性脑病应与多发性硬化等脱髓鞘疾病鉴别。

【治疗】

1. 在发病现场及时采取抢救措施,纠正缺氧状态,包括立即开门通风,将患者置于空气流通的地方,保持呼吸道通畅,注意保暖。呼吸心搏停止者立即进行人工心肺复苏和吸氧,尽快转送医院处理,并严密监测生命体征

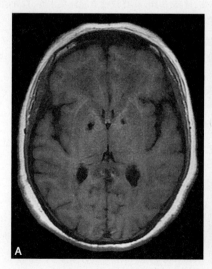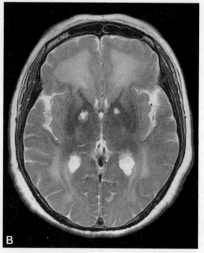

图 3-23-6　59 岁 CO 中毒女性,脑 MRI 显示双侧苍白球 T_1(A)低信号,T_2(B)对称性高信号,周围有低信号环绕,出现"虎眼征"

以及呼吸功能。

2. CO是非蓄积性毒物，吸收与排出取决于空气中CO分压和血液HbCO饱和度，动脉血氧分压愈高，CO排出速度愈快。氧疗可加速HbCO解离，宜用高浓度大流量面罩吸氧，有条件者在中毒6小时内应积极给予高压氧治疗（Chang et al, 2010）。对于中、重度中毒患者应采用多阶段长疗程治疗，尤其是昏迷时间较长的患者，同时辅以降颅压和控制脑水肿，严重中毒者脑水肿可在24~48小时到达高峰，可用20%甘露醇静脉滴注，或注射呋塞米脱水。

3. 低温疗法可维持生命体征稳定，保护重要脏器，维持体内水、电解质及酸碱平衡。

4. 给予对症及支持治疗，恢复期用改善脑细胞代谢药物，如三磷腺苷、辅酶A、细胞色素C等，病情严重可考虑输血或换血治疗。

5. CO中毒迟发性脑病可用血管扩张剂、脑细胞活化剂、高压氧和试用激素治疗，合并帕金森综合征、不自主运动、癫痫和精神症状可对症处理。

第四节 肺病所致的高碳酸血症（低氧血症）脑病

（江泓）

肺性脑病（pulmonary encephalopathy）是肺疾病导致的高碳酸血症（低氧血症）脑病，是各种慢性肺胸疾病伴发呼吸功能衰竭导致的高碳酸血症和低氧血症，引起脑组织损害及脑循环障碍，出现各种神经精神症状。本病是慢性阻塞性肺疾病常见的严重并发症，是肺心病的主要死亡原因，病死率为30%~45.6%。

【病因和发病机制】

肺性脑病的发病机制目前尚未阐明，导致呼吸衰竭的各种慢性阻塞性通气障碍性肺胸疾病都可引起肺性脑病。例如：①呼吸道疾病：以慢性支气管炎、肺气肿最常见，其次为重症肺结核、慢性肺纤维化、支气管哮喘和肺癌等；②影响胸廓活动与肺扩张的胸廓胸腔疾病：如胸膜结核、粘连及大量胸腔积液等；③脑炎、脑干损伤及血管疾病等引起呼吸中枢功能不全；④周围神经和肌肉疾病：如Guillain-Barré综合征、重症肌无力使胸廓与肺呼吸运动无力；⑤肺血管病变：如肺血管栓塞，肺血管炎引起肺泡通气/血流比例失调较少见。

某些诱因可导致肺功能恶化，加重缺氧、CO_2潴留及水、电解质失调，诱发肺性脑病，如急性呼吸道感染，不适当应用吗啡、苯巴比妥、氯丙嗪、异丙嗪和地西泮等抑制呼吸中枢（梁名吉, 2018），吸入高浓度氧以致降低颈动脉体对缺氧的敏感性，利尿剂应用不当，一次性大剂量应用激素等。

呼吸衰竭导致体内CO_2潴留，脑脊液CO_2分压较血液高10mmHg，CO_2对大脑起抑制作用，降低皮质兴奋性，过高浓度的CO_2可使人完全处于麻醉状态。短时间内CO_2急剧潴留可很快诱发肺性脑病，CO_2缓慢潴留极少发生。此外CO_2具有直接扩张脑血管的作用，从而导致脑血流量增加引起头痛、视乳头水肿等症状（李桂源, 2015）。肺性脑病的神经精神症状与动脉血$PaCO_2$，尤其脑内$PaCO_2$密切相关，但其神经精神症状的严重程度并不与$PaCO_2$升高程度成正比（梁名吉, 2018）。

缺氧时糖无氧酵解增加，乳酸和丙酮酸堆积，引起代谢性酸中毒；ATP生成减少，K^+、Na^+、Cl^-转运异常，Na^+内流，造成细胞内酸中毒、高钾血症及低钠血症；神经递质失调，例如乙酰胆碱的合成减少，多巴胺递质重摄取减少等。此外，缺氧还可导致海马、脑深部核团等缺氧敏感部位的神经元损伤，甚至导致选择性大脑皮质神经元损伤（Ropper et al, 2019）。电镜发现脑血管周围星形胶质细胞对缺氧极敏感，可发生肿胀压迫微循环，CO_2严重潴留、缺氧和呼吸性酸中毒使毛细血管内皮细胞肿胀变性，脑微循环障碍导致间质性水肿，从而出现相关神经症状。

此外，由于缺氧和CO_2潴留可导致非蛋白氮升高，而非蛋白氮的增高亦加重肺性脑病的进展。电解质紊乱、心功能不全、肝损害和肾功能不全等均对肺性脑病的发生有一定的影响。

【临床表现】

1. 肺性脑病早期患者神志清楚，出现头痛、头昏、反应迟钝，常为额、枕部头痛，可很强烈，持续存在，夜间疼痛明显。50%的患者早期精神倦怠、淡漠、无力、烦躁不安、性格改变，记忆力、定向力障碍，可有幻视、幻听和多疑等，晚期出现躁狂、谵妄或表现木僵。意识障碍的发生率为62.3%~90.0%。意识障碍与精神症状同时或交替出现，常有波动，与病程中缺氧和CO_2潴留程度波动有关。

2. 弥漫性或局灶性神经系统损害症状、体征，如全面性癫痫发作，尤其肌阵挛，少数为局灶性或局灶性发展为全面性发作。自主动作时出现高频率无节律震颤，可误认为意向性震颤，有时为典型扑翼样震颤。肌肉运动潜力短暂下降，不能维持固定姿势和完成自主动作，腱反射活跃。5%的患者出现偏瘫或单瘫，有时发生失语和感觉障碍。大部分患者出现头痛、呕吐、视乳头水肿等颅内压增高症状，视乳头水肿多为双侧，周边视力正常，视野完整，可伴视盘出血。10%~15%的患者因持续颅内压增高出现脑疝，昏迷加深死亡。

3. 依据神经精神系统症状的轻重及并发症,临床上肺性脑病可分为轻、中、重度3型,如表3-23-3所示。

表3-23-3　肺性脑病临床分级

临床分级	临床症状
轻度	仅出现神志恍惚、表情淡漠、嗜睡、精神轻度异常和兴奋、多语等表现,无神经系统异常体征
中度	临床出现浅昏迷、谵妄、躁动、肌肉轻度抽动或语无伦次等神经精神系统症状,伴有球结膜充血、水肿,瞳孔缩小,对光反射迟钝或消失,但尚无消化道应激性溃疡和弥散性血管内凝血等并发症
重度	深昏迷、抽搐或癫痫样发作,同时伴球结膜充血、水肿,瞳孔扩大,对光反射消失,眼底视盘水肿,对各种刺激无反应或出现神经系统异常体征,可合并消化道应激性溃疡和弥散性血管内凝血等

【辅助检查】

1. 血气分析及电解质检查　可判断患者缺氧、CO_2潴留、水电解质及酸碱平衡紊乱等。血气分析 $PaCO_2$ 增高,CO_2 结合力增高,标准碳酸氢盐(SB)和剩余碱(BE)含量增高,血液 pH 降低。呼吸性酸中毒合并代谢性酸中毒时 $PaCO_2$ 升高,CO_2 结合力、SB、BE 正常或降低;合并代谢性碱中毒时 $PaCO_2$ 升高,CO_2 结合力、SB 及 BE 均明显升高,pH 增高,血钾明显降低,还可出现氮质血症、低血氯及高血钾。

2. 血常规　可见红细胞及血红蛋白增高。

3. 脑脊液检查　颅内压不同程度的增高,红细胞数增多,蛋白稍高,白细胞及生化正常。脑脊液 $PaCO_2$ 可增高,pH 值可降至 7.15~7.25。

4. EEG　不同程度的异常,在正常背景节律上出现少量低波幅 θ 波或中至重度弥漫性双侧同步 δ 波与 θ 波。

5. 影像学检查　CT 及 MRI 检查有助于判断脑损害部位、性质和程度(图3-23-7)。

【诊断和鉴别诊断】

1. 诊断　在慢性肺病的基础上伴发呼吸衰竭(PaO_2 <60mmHg,$PaCO_2$>50mmHg),出现缺氧、CO_2 潴留。具有意识障碍、神经精神症状或体征,需排除其他原因导致的脑功能障碍。视乳头水肿、肌阵挛和扑翼样震颤是肺性脑病特征性的临床表现。肺性脑病的治疗困难,应强调及早发现和处理,慢性肺病患者出现轻微神经、精神症

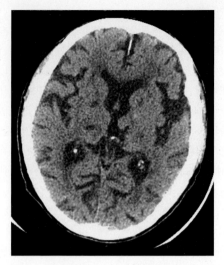

图3-23-7　患者男性,82 岁,肺性脑病,脑 CT 显示脑内多发低密度影,脑沟、脑池加深加宽

状,如头痛、头晕、失眠、晨起嗜睡、淡漠、神志恍惚、记忆力减退、兴奋、性格改变、多汗、四肢麻木和手持物困难等,应高度警惕。

2. 鉴别诊断　肺性脑病的各种神经、精神症状也见于其他代谢性及中毒性脑病,如肝性脑病、尿毒症性脑病、感染中毒性脑病及水、电解质紊乱所致的脑病、酒精中毒、癫症等,须注意鉴别。

【治疗和预防】

1. 治疗　肺性脑病强调早期诊断,及早进行综合性治疗。

(1) 保证足够通气量:①保证呼吸道畅通,必要时行气管切开;②持续低流量(1~2L/min)给氧,使 PaO_2 达到 55~60mmHg,SaO_2>85%~90%;③在正确氧疗的前提下应用呼吸兴奋剂;④无创正压机械通气可作为治疗持续性高碳酸血症呼吸衰竭的一种选择(Goldman et al,2016)。呼吸将停止时施行机械通气,注意勿使 $PaCO_2$ 骤降至 60mmHg 以下,pH>7.45。

(2) 积极控制呼吸道感染:肺性脑病发病的常见主要诱因是感染,因此抗感染治疗是重要环节。抗生素选择一般应以病原学检查为依据,但由于病原学检查周期长,而这类患者病情危重,治疗刻不容缓。因此,发病初期应在积极进行病原学检查的同时,尽快凭经验判断并选择对应抗生素进行治疗,待病原学检查结果出来后结合临床再进行调整。治疗原则是大剂量、联合用药、静脉给药。

(3) 纠正水、电解质及酸碱平衡紊乱:肺性脑病的酸碱失衡约 1/4 是呼吸性酸中毒,改善通气、纠正缺氧及 CO_2 潴留可有效纠正呼吸性酸中毒。呼吸性酸中毒时 HCO_3^- 代偿性增加,如 HCO_3^- 下降、K^+ 升高、pH 明显下降

为呼吸性酸中毒合并代谢性酸中毒,只有当 pH<2.0 时才给予补碱,不宜纠正酸中毒过快,"宁酸勿碱",防止氧离曲线左移加重组织缺氧。补碱、应用排 K^+ 及 Cl^- 利尿剂可导致低 K^+、低 Cl^-,用激素常导致呼吸性酸中毒合并代谢性碱中毒,pH>7.4,$PaCO_2$ 增高,血 K^+、Cl^- 降低,血 HCO_3^- 明显增高,血 Ca^{2+} 降低,患者呼吸性酸中毒得到纠正、病情缓解时再次出现兴奋、躁动、谵妄、肌肉震颤及手足抽搐,应纠正碱中毒,静脉补充 10% KCl,明显低 Cl^- 可给予 20% 盐酸精氨酸,手足抽搐给予 10% 葡萄糖酸钙。

(4)利尿剂的应用:利尿应缓慢温和,不用呋塞米、利尿酸,常短时间合用小剂量氢氯噻嗪与氨苯蝶啶;禁用碳酸酐酶抑制剂乙酰唑胺,防止抑制脑细胞及脑血管平滑肌细胞内碳酸酐酶,使脑细胞内 $PaCO_2$ 迅速提高,pH 急剧下降。

(5)脑水肿的治疗:肺性脑病出现颅内压增高及视乳头水肿可用 20% 甘露醇 125ml,静脉滴注,须慎重,剂量宜小。可配合应用小剂量利尿剂或激素,须注意激素的副作用。

(6)血管扩张剂如酚妥拉明可降低肺动脉压,增加尿量,减轻心脏前后负荷,纠正心功能不全。抗凝剂肝素、低分子右旋糖酐可解除微循环痉挛,降低血液黏滞度,防止微血栓形成及 DIC,改善肝、肾及脑血液循环。

(7)对症治疗:合并癫痫可口服抗癫痫药,精神障碍可选用利培酮等,一般不宜用镇静剂,可抑制呼吸或诱发意识障碍。对于精神症患者极度兴奋、躁动不安时,可适量选用对呼吸中枢抑制作用微弱的镇静剂或安定剂,如 10% 水合氯醛 15~20ml 保留灌肠,或奋乃静 4mg,地西泮 2.5~5mg 口服,但必须严密观察神志和呼吸变化。加强护理,防止肺功能不全引起并发症,如肺心病心力衰竭、肝肾功能不全和消化道出血等。

2. 预防　主要是消除诱因,显著减少肺性脑病的发生。①预防呼吸道感染,保证呼吸道通畅;②禁用吗啡、哌替啶,不用异丙嗪、氯丙嗪、异戊巴比妥、苯巴比妥、氯普噻吨,慎用地西泮等镇静剂,通常选用 10% 水合氯醛,用药后密切观察呼吸状况;③正确使用氧疗,因低氧是肺心病患者维持呼吸中枢兴奋的唯一因素,突然纠正低氧血症使呼吸中枢的兴奋性降低,减弱换气冲动导致呼吸停止,病情恶化死亡,应采用持续低流量吸氧,配合呼吸兴奋剂,加强通气;④合理使用利尿剂,防止大量利尿后血液浓缩,痰液黏稠阻塞气道,使 $PaCO_2$ 急剧升高,防止利尿引起低钠和低渗性脑水肿;⑤及早纠正肺源性休克,防止脑灌注不足导致脑功能损害。

【预后】

肺性脑病的死亡率高,常因持续高碳酸血症、CO_2 潴留、缺氧、酸中毒、继发性肾衰竭、消化道大出血、休克、DIC、脑疝和败血症等导致死亡。因此,一经诊断应及早救治。

第五节　肝性或门脉系统性脑病

(江泓)

肝性或门脉系统性脑病(hepatic or portal-systemic encephalopathy)是急、慢性肝病导致肝功能不全及/或血液门-体分流引起机体代谢紊乱,导致中枢神经系统功能障碍,出现一系列精神、意识和行为异常。严重肝性脑病患者在第一年的死亡率可超过 50%(Wijdicks,2016)。

【病因和发病机制】

1. 肝性脑病的基本病因　分为两类:①急性、亚急性、慢性(病毒性、药物性如阿帕替尼、中毒性)重症肝炎、肝硬化(肝炎后、血吸虫病、酒精性、心源性),以及肝癌、急性妊娠脂肪肝、严重胆道感染等严重肝细胞损害,各种内外源性毒物导致肝衰竭。②血液门-体分流,如肝硬化合并侧支循环和门-体分流术。

2. 肝性脑病的常见诱因　包括上消化道出血、高蛋白饮食、大量放腹水、应用大量排钾利尿剂、感染、手术、便秘、尿毒症、缺氧、电解质及酸碱平衡紊乱(如代谢性碱中毒),以及使用安眠镇静剂、麻醉剂或含氮药物等。

3. 肝性脑病发病机制　有多种假说,一般认为是多种因素共同作用的结果。

(1)氨代谢异常假说:体内氨动态平衡主要依靠肝内鸟氨酸循环将氨合成尿素,肝功能不全则氨清除不足及产生过多,80%~90% 的肝性脑病患者血氨浓度显著增高,门-体分流使肠道吸收氨未经肝脏解毒直接进入体循环导致血氨升高,进食大量蛋白质使血氨升高。血氨增高导致大脑功能障碍的可能机制:干扰葡萄糖的正常生物氧化,导致 ATP 生成及能量供应不足,不能维持脑兴奋活动;破坏兴奋性神经递质的相对平衡;影响神经元的膜电位活动,干扰神经传导。

(2)假性神经递质学说:Haeger 研究了褪黑素对肝纤维化模型中空间记忆获取和运动技能的影响,发现褪黑素可以改善肝纤维化模型中的认知和运动技能(Haeger et al,2019)。Parkes 报道,用左旋多巴治疗急性重型肝炎昏迷患者,其神志迅速恢复。Fischer 提出假性神经递质学说,认为正常神经递质含量降低或被假性神经递质取代,导致神经传导障碍,脑干网状上行激动系统的功能抑制,使皮质不能处于清醒状态发生昏迷。目前公认的假性神经递质是苯乙醇胺和羟苯乙醇胺,取代正常神经递质去甲肾上腺素和多巴胺。

(3)氨基酸失衡学说:肝性脑病血浆及 CSF 芳香氨

基酸(AAA:苯丙氨基酸、酪氨酸、色氨酸)升高,支链氨基酸(BCAA:亮氨酸、异亮氨酸)下降。BCAA/AAA 正常比值为 3~3.5,肝性脑病为 0.6~1.2,中性氨基酸混合液纠正比值到 3~3.5 可改善脑功能。

(4)GABA-苯二氮䓬理论:肝性脑病的发生与抑制性神经递质 GABA 活性增高有关。GABA 由肠内细菌作用于蛋白质生成,肝功能不全时脑内 GABA 水平升高,苯二氮䓬类受体在突触后膜与 GABA 受体偶联,GABA 水平升高时可抑制内源性苯二氮䓬类与受体结合,GABA 又可通过偶联受体的作用使患者逐渐昏迷。应用苯二氮䓬类受体拮抗剂可使许多患者暂时清醒(Albercht et al,1999)。

(5)其他因素也可能参与肝性脑病的发生,如酚类与短链脂肪酸增多对神经元与突触有直接毒性,低血糖、脑缺氧缺血、酸碱失调及电解质紊乱可增加脑组织对氨的敏感性,诱发和加重肝性脑病。亦有研究发现锰可能作为一种潜在的神经毒素参与了肝性脑病的发生(Kreiger et al,1995;Simon et al,2018)。

【病理】

急性病例表现为脑水肿,弥漫性神经细胞变性坏死、胞体肿胀、尼氏体消失、核浓缩或溶解,大脑皮质深部形成多数微小间隙,即肉眼可见的假分层坏死。基底节可见类似改变,中脑、黑质、脑桥和小脑受累较多。星形胶质细胞可见特异性改变,胞体增大、核圆而大、空而透亮、染色质极细,糖原染色可见细胞质特异性糖原沉积,形成 Alzheimer Ⅱ型细胞,见于大脑皮质深层、豆状核、丘脑、黑质、小脑皮质、红核及脑桥核,可见少突胶质细胞有髓神经纤维变性。

慢性病例表现为皮质弥漫性片状坏死,皮质与髓质交界处出现腔隙状态;镜检可见神经细胞及纤维变性,弥漫性原浆型星形胶质细胞增生等。

【临床表现】

1. 肝性脑病的临床表现多样,病因、肝功能损害的程度及诱因不同,表现为不同的起病形式、病程特点、临床症状及预后等。

(1)精神症状:几乎见于所有的患者。①谵妄型:表现为兴奋躁动,有丰富幻觉;②躁狂-抑郁型:情绪兴奋、欣快、夸大妄想、言语滔滔不绝,或郁郁寡欢、情绪低落、厌食、失眠等,也可交替出现;③类精神分裂症型:行为混乱、哭笑无常、思维内容杂乱、生动的幻觉和妄想,具有冲动性。

(2)运动异常:发生昏迷前模糊状态时常伴特征性扑翼样震颤,可出现意向性震颤、共济失调、轻度手足徐动及舞蹈样动作、无目的摸索等,躯体和肢体强直、面肌不自主运动、闭眼时努嘴伸舌、局部或全身性抽搐、腱反射亢进或不对称、Babinski 征、吸吮及拥抱反射等。

(3)脑水肿症状:重症肝炎常见脑水肿,暴发性肝衰竭(fulminant hepatic failure)时脑水肿是突出症状,出现头痛、呕吐、淡漠、记忆力与智力减退、嗜睡、颈强直和 Babinski 征,颅内压增高,CSF 常规及生化正常,出现于肝脏症状前诊断困难。

(4)可出现轻微情绪、人格及智力异常,持续数月或数年,慢性可逆性精神失常,缓慢进展为轻度痴呆、言语缓慢、发声含糊单调等。

(5)可出现嗅觉功能下降,部分研究强调肝性脑病可能会影响嗅觉神经活动,这取决于通过客观诊断程序评估肝性脑病的严重程度。Heiser 使用"Sniffin′Sticks"测试系统、临界闪烁融合频率和临床 West Haven 标准进行了研究,结果表明嗅觉测试作为肝性脑病的筛查工具,可以促进肝性脑病严重程度的分级(Heiser et al,2018)。

2. 肝性脑病的分型

(1)急性(肝昏迷)型:常见于暴发型肝衰竭、严重肝炎或肝硬化晚期,常有某种诱因,患者出现短期兴奋、躁动,很快昏迷。

(2)可逆型:多见于慢性肝病晚期,症状反复,意识时而清醒时而模糊,或昏迷后再次清醒,精神及运动症状时轻时重。

(3)慢性型:痴呆缓慢进展,伴震颤、舞蹈症及共济失调等,最终发展为去大脑状态及昏迷。

3. 根据意识障碍的程度、神经系统症状及 EEG 改变,肝性脑病可分为四期:

Ⅰ期(前驱期):仅有轻度性格与行为改变,或激动欣快,或抑郁淡漠,行为异常、随地便溺、定向力和判断力减退、睡眠习惯改变和扑翼样震颤,EEG 多为正常。

Ⅱ期(昏迷前期):精神错乱、躁狂、兴奋不安等精神症状进行性加重,定向力、理解力、计算力明显减退,出现视听幻觉,睡眠倒错,部分患者呈抑郁状态,明显扑翼样震颤、肌张力增高、腱反射亢进和病理征等,以及 EEG 异常。

Ⅲ期(昏睡期):患者由躁狂转入昏睡,能唤醒,可见肌张力增高、病理征和扑翼样震颤,EEG 异常。

Ⅳ期(昏迷期):呈浅昏迷至深昏迷,抽搐、颈强直、腱反射亢进及病理征,EEG 明显异常。

4. 肝性脑病的 West Haven 和 FOUR 评分(full outline of unresponsiveness score,FOUR)(表 3-23-4),可提示疾病的严重程度。

5. 一旦肝性脑病进展为脑水肿,颅内压增高的管理就迫在眉睫。静脉氨水平为 150~200μmol/L(255~340μg/dl),被普遍认为是暴发性肝衰竭患者颅内压增高的危险因素。

表 3-23-4　肝性脑病的分级标准：West Haven 与 FOUR 评分的比较

West Haven		FOUR 评分				
分级	特征	分数/分	眼部反应	运动反应	脑干反射	呼吸功能
0	无异常表现	4	眼睑可打开或手动打开；可跟踪指令或眨眼	可按指令跷拇指、握拳或做和平手势	瞳孔和角膜反射存在	正常呼吸,不需要插管
1	意识障碍(轻微),兴奋或焦虑、注意力持续时间缩短、计算能力受损、嗜睡或冷漠	3	眼睑能打开但没有跟踪反应	痛觉刺激有局部反应	一侧瞳孔扩大并固定	潮式呼吸-不需要插管
2	时间定向力障碍,明显的性格变化,不恰当的行为	2	眼睑闭合但是强声音刺激可睁开	对疼痛刺激有弯曲反应	瞳孔或角膜反应消失	呼吸不规则,不需要插管
3	嗜睡到木僵,对刺激有反应,昏迷,定向力障碍,怪异行为	1	眼睑闭合但是有疼痛刺激能睁开	对疼痛刺激有伸展反应	瞳孔和角膜反应消失	呼吸频率超过呼吸机频率
4	昏迷	0	眼睑持续闭合对疼痛无反应	对疼痛刺激无反应或全身肌阵挛状态	瞳孔、角膜和咳嗽反射均消失	呼吸全依赖呼吸机频率或呼吸暂停

注:患有轻微肝性脑病的患者(West Haven 标准的 1 级)将被归类为隐性肝性脑病患者。West Haven 2 级或更高级别脑病的患者将被归类为患有明显肝性脑病的患者。临床分级量表的"无反应评分"的四个组成部分考虑了神经功能的四个组成部分。分数范围从 0 到 16 分,分数越低表示意识水平越低。

6. 最轻肝性脑病(minimal hepatic encephalopathy, MHE)是肝硬化和门体分流的主要神经系统并发症。虽然 MHE 患者在短期注意力、工作记忆和执行功能领域产生一系列认知障碍,但它通常不会在常规评估中出现明显的临床表现。

【辅助检查】

1. 血氨浓度测定　慢性肝病患者血氨明显增高(动脉血氨浓度>200mg/dl),门-体分流性脑病患者血氨增高更明显,急性肝性脑病患者血氨增高或正常。血氨水平与神经系统症状及 EEG 异常基本一致。经治疗临床症状改善前血氨浓度即可下降。

2. 肝性脑病患者脑脊液中谷氨酰胺浓度升高。患者昏迷常发生于 CSF 谷氨酰胺浓度高于 50mg/dl 时,但部分患者昏迷时 CSF 谷氨酰胺浓度也可低至 35mg/dl (Simon et al,2018)。

3. 肝功能检查　可见明显肝功能损害,胆酶分离、凝血酶原时间延长。血支链/芳香氨基酸比值明显下降,1~1.5 以下提示病情严重,将出现肝性脑病。血钾、镁、血糖可降低,尿素氮、丙酮、乳酸和非蛋白氮可升高。

4. EEG 检查　昏迷前期常见阵发性两侧同步高电压慢波,意识障碍加深可见对称性弥漫性高电压 θ 波及 δ 波,有些患者可见典型三相波,小部分患者仅出现偶发高电压不同步慢波,异常记录中均见 α 波减少或消失。

5. CT 检查　显示暴发性肝衰竭患者脑水肿。MRI 检查在慢性门脉系统性脑病患者中可见双侧苍白球长 T1 信号灶,可能与锰沉积有关(图 3-23-8);在急性门脉系统性脑病患者中,大脑半球可见弥漫的长 T2 信号灶,常见于岛叶,丘脑和扣带回(Ropper et al,2019)。

6. 对于最轻肝性脑病(MHE)的诊断建议使用纸笔心理测试,例如心理测量肝性脑病评分和用于评估神经心理状态的可重复电池。然而,在实践中这些测试缺乏实用性。为了便于在临床和随访中进行重复测试,计算机辅助心理测试,例如扫描测试、认知药物研究评估电池、抑制性控制测试、临界闪烁频率等,已被用于筛选 MHE 肝硬化患者(Luo et al,2019)。

7. 其他神经系统监测,涉及神经系统查体,影像学检查如 TCD,视频脑电图监测,以及侵入性监测如颅内压、视神经鞘直径、颈静脉血氧饱和度测量等,对临床工作有指导作用(Reynolds et al,2019)。

【诊断和鉴别诊断】

1. 诊断　依据严重肝脏疾病、肝功能不全或门-体分流病史,出现中枢神经系统症状、体征,实验室证据支持肝功能异常、血氨增高、支/芳比降低及 EEG 异常。如诊断困难可行氨耐受性试验,患者口服 NH$_4$Cl 6.0g 后血氨浓度升高,有时发生轻微肝性脑病症状,正常人服此剂量不引起血氨升高。

2. 鉴别诊断　需注意与其他可引起精神、神经症状的疾病鉴别,如神经症、精神分裂症、情感性精神病、锥体外系病变、痴呆综合征、颅内感染、脑肿瘤和代谢性脑病等。详细查体及实验室检查有助于鉴别。

【治疗】

肝性脑病的治疗包括积极处理原发病,消除各种诱

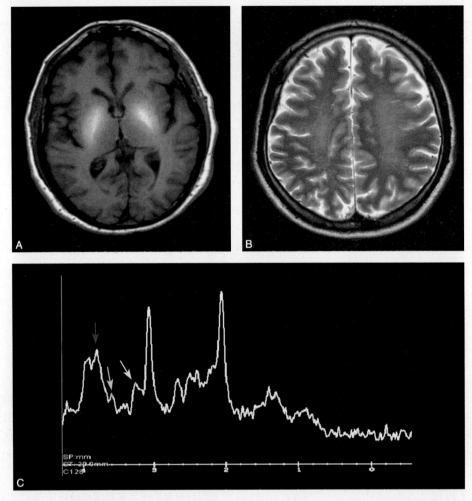

图 3-23-8　47 岁肝性脑病患者，$T_1WI(A)$ 显示双侧基底神经节对称高信号。$T_2WI(B)$ 显示放射冠高信号及其
MR 波谱曲线（C）。肌醇（蓝色箭头）及胆碱峰降低（红色箭头），谷氨酰胺峰（黄色箭头）升高

发因素，纠正代谢紊乱，保持内环境稳定和维持大脑功能等。

1. 药物和对症治疗是肝性脑病的一线治疗。包括：

（1）预防及消除各种诱因：如限制蛋白质的过量摄入，以植物性蛋白为主，摄入量应控制在 40~70g/d。预防及积极控制感染、尿毒症、消化道出血。放腹水、手术、麻醉、镇静、应用利尿剂等治疗须慎重，纠正缺氧及内环境紊乱，防止便秘。避免药物使用不当诱发昏迷，禁用氯丙嗪、氯化铵、乙酰唑胺等药物。当患者狂躁不安或有抽搐时，禁用吗啡及其衍生物、副醛、水合氯醛、哌替啶及速效巴比妥类，可减量使用（常量的 1/2 或 1/3）地西泮、东莨菪碱，并减少给药次数。异丙嗪、氯苯那敏等抗组胺药有时可作为安定药代用。

（2）减少肠内毒物产生和吸收，加强护肝，补充足够热量及多种维生素，必要时输白蛋白及新鲜血浆，防止肝功损害。口服不吸收双糖（如乳果糖 25ml，每天 2 次）或抗生素（如新霉素或卡那霉素等）抑制肠道内产尿素酶细菌繁殖，酸化及清洁肠道。研究表明益生菌（如乳酸杆菌或酵母菌酸奶）可延缓肝性脑病的进展并降低血氨浓度，为肝性脑病治疗提供了新的思路（Dalal et al, 2017）。

（3）清除体内氨：①谷氨酸盐：与氨结合形成谷氨酰胺起作用，难以通过血脑屏障，仅对轻型慢性肝性脑病有效，对急性型和深昏迷无效，代谢性碱中毒时促使氨进入脑，加重病情。②精氨酸：是鸟氨酸循环合成尿素的主要氨基酸，一次鸟氨酸循环可清除 2 个克分子氨，严重肝损害时肝内鸟氨酸循环酶不足，精氨酸作用受影响，对重症及急性肝性脑病无效，仅适于慢性反复发作性门-体分流性脑病。③乙酰谷氨酰胺：常与谷氨酸合用，维持神经应激性。④门冬氨酸钾镁：与氨结合形成门冬酰胺。⑤L-鸟氨酸-L-天冬氨酸（LOLA）：通过为尿素循环提供替代底物来降低氨水平，在对乳果糖没有反应的患者中可考虑其应用（Buyeverov et al, 2019）。

（4）左旋多巴和多巴丝肼进入脑内转化为多巴胺，

与假性神经递质竞争使患者意识转清,但不能改善肝功能及降低动脉血氨。多巴胺受体激动剂溴隐亭可促进多巴胺作用。

（5）苯二氮䓬受体拮抗剂氟马西尼(flumazenil)可暂时改善肝性脑病患者的意识状态,使 EEG 恢复正常。胰高糖素-胰岛素疗法可促进肝细胞再生,降低血浆 AAA 及氨水平。近期有研究发现神经甾体四氢孕酮(allopreg-nanolone)可激活 GABA A 型(GABAA)受体,通过开放氯通道发挥抑制作用,使得拮抗 GABAA 受体增强神经甾体的药物研发成为可能(Wijdicks,2016)。

（6）适当应用脱水剂,暴发性肝衰竭出现神经、精神症状前,早期发现脑水肿、控制颅内压可明显降低死亡率,为肝移植创造时机。血浆交换疗法效果较好,亦可用腹膜透析、血液透析。肝细胞生长因子或胎肝悬液可促进肝细胞再生,肝移植是最终选择的方法。

（7）对症治疗如纠正体内水、电解质、酸碱平衡紊乱,特别是纠正碱中毒,防治肝衰竭的其他并发症如低血糖、上消化道出血、急性肾功能不全和 DIC 等。

2. 手术治疗　是肝性脑病的二线治疗。肝性脑病和肝硬化患者采用一线治疗没有反应时,可考虑大型门体分流术。

此外,还可以考虑肝移植:终末期肝病可以作为肝移植的指征,并且在近十年中,已经改进了用于分配移植的系统。终末期肝病模型(MELD)用于确定疾病严重程度。MELD 评分计算如下:3.78×ln(血清胆红素,mg/dl)+11.2×ln(INR)+9.57×ln(血清肌酐,mg/dl)+6.43,其中ln 是自然对数,INR 是凝血酶原时间的国际标准化比率。分数范围从 6 到 40,分数越高表明疾病越严重。一旦患者出现主要指标并发症(如腹水,肝性脑病或静脉曲张出血)或 MELD 评分高于 15,则考虑移植。目前的分配制度使用 MELD 分数加钠水平(Wijdicks,2016)。

【预后】

肝性脑病预后与诱因、脑病分期、肝肾功能、Child 分级及有无并发症等密切相关。诱因明确且容易消除者(例如出血、缺钾等)的预后较好。肝功能较好,做过分流手术,由于进食高蛋白而引起的门体分流性脑病预后较好。有腹水、黄疸、出血倾向的患者提示肝功能很差,其预后也差。暴发性肝衰竭所致的肝性脑病预后最差。持续肝昏迷患者死亡率达 50%。

第六节　瑞伊(Reye)综合征

（江泓）

瑞伊综合征(Reye syndrome)又称为 Reye-Johnson 综合征,由澳大利亚的 Reye 于 1963 年首先进行系统描述,又称内脏脂肪变性脑病,是非黄疸性脑病,好发于儿童期与青春期,以急性非炎症性脑水肿,以及内脏尤其肝脏脂肪浸润为特征。

【病因和发病机制】

病因和发病机制不清,可能与一些特异性病毒感染流行相关,如 B 型流感病毒、水痘病毒、A 型流感病毒、ECHO 病毒、麻疹病毒、风疹病毒、单纯疱疹病毒、EB 病毒、柯萨奇病毒、巨细胞病毒、轮状病毒、副肠弧病毒等。此外,部分支原体、衣原体,也参与了该病的发生发展(Pugliese et al,2008)。该病曾有暴发性出现倾向,后来认为病毒感染时使用的阿司匹林在发病中起了重要作用,可能系后者干扰线粒体的功能所致(Schrör,2007)。如今,仅有偶发病例,可能与因已知阿司匹林的应用与本病发病的关系、目前病毒感染患儿禁用阿司匹林有关。报道称该病发生尚与环境(如有机磷农药、黄曲霉毒素中毒)、免疫和遗传(如中链酰基辅酶 A 脱氢酶缺乏症)等多种因素有关。目前认为,本病主要因线粒体功能受损导致脂代谢异常、内脏脂肪贮积、短中链脂肪酸增加和凝血因子合成障碍,鸟氨酸循环酶异常引起血氨升高诱发脑病,线粒体功能异常导致 ATP 合成障碍,脑供能减少诱发脑水肿等(图 3-23-9)。

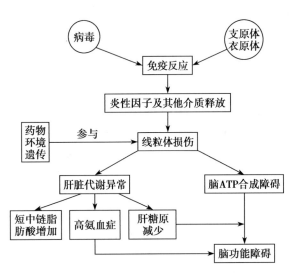

图 3-23-9　Reye 综合征发病机制示意

【病理】

主要病变是脑细胞水肿,常伴小脑疝,以及肝脏脂肪变性,无炎性改变。肾小管、心肌、骨骼肌、胰腺和脾脏也有少量脂肪浸润。电镜下可见星形胶质细胞肿胀,脑、肝、肌肉线粒体肿胀、变性、基质扩张破裂,致密体变性丢失,细胞质内粗面内质网扩张,糖原丢失等(Ropper et al,2019)。

【临床表现】

1. 多为 5~14 岁患儿发病,男女发病率相等,偶累及婴儿和成人。多数患者发病前数天至一周有病毒感染史,如上呼吸道感染、发热、频繁呕吐等,很快出现脑部症状如视幻觉、精神混乱等,数小时可进展为木僵及昏迷。临床分为5期(表3-23-5)。

表 3-23-5 Reye综合征临床分期

分期	临床表现
I 期	持续呕吐,嗜睡,淡漠
II 期	神志模糊,谵妄,不安,通气过度,心动过速,腱反射亢进,巴宾斯基征阳性,痛觉反应存在或消失,瞳孔对光反应迟钝
III 期	昏迷,去皮质强直
IV 期	深昏迷,去大脑强直,瞳孔散大,对光反射迟钝或瞳孔固定
V 期	癫痫,弛缓性瘫痪,腱反射消失,瞳孔对光反射消失,直至呼吸停止,死亡

大部分患者有局灶性或全面性癫痫发作、四肢肌张力增高、腱反射亢进和病理征等,交感神经兴奋,表现为呼吸气促、心动过速、瞳孔扩大等。肝脏可明显增大,是重要的诊断依据之一,早期较轻,后期明显,可抵骨盆,质坚韧,黄疸较少见。

2. 婴儿发病者与儿童不同,主要表现为呼吸道症状如呼吸不规则或过度换气、气促、窒息、发绀等,另可伴有呕吐、腹泻,癫痫发作。查体肝脏可见明显肿大。儿童常见脑受累较轻的病例,表现为突发精神错乱、缄默、恐惧,不伴肝大,仅血清谷草转氨酶、血氨轻度增高,数日后可完全恢复。

3. 白细胞计数显著增高,平均血小板体积值显著降低(Sert et al,2015)。血清转氨酶多数增高,血氨早期可增高,凝血酶原时间明显延长,血糖降低,血乳酸、丙酮酸、羟丁酸、肌酶、淀粉酶增高。病初以代谢性酸中毒为主,随后出现呼吸性碱中毒。脑脊液压力增高或正常,细胞数正常,糖含量降低提示低血糖。EEG特点是无节律弥漫性δ波,可见阵发性癫痫样波。CT检查通常正常,广泛低密度提示脑水肿。MRI检查可出现脑干、双侧丘脑、内侧颞叶、旁矢状皮质、小脑和皮质下白质的弥漫性脑水肿信号;在丘脑、中脑、小脑白质、皮质下白质和旁矢状位皮质的分水岭区域可观察到弥散受限(Singh et al,2011)。

【诊断和鉴别诊断】

1. 诊断 根据患儿病前病毒感染史,出现急性脑病、肝大、肝功能损害和血氨增高等。成人型 Reye 综合征少见,较难诊断,病毒感染后出现无法解释的行为改变要考虑此病,肝穿刺活检可确诊(Kamienski,2003)。

2. 鉴别诊断

(1)病毒性脑膜脑炎:脑脊液呈炎性改变,细胞数增高,糖及氯正常,可有脑膜刺激征,无肝脏损害及血氨增高。

(2)急性重型肝炎及肝性脑病:常有明显黄疸及肝病的其他表现,肝活检有助于鉴别。

【治疗】

Reye 综合征疾病进展迅速,治疗方式主要依靠对症支持治疗,同时需要密切观察临床指标。

1. 物理降温,经鼻气管插管控制血 PCO_2 在 32mmHg 以下,维持内环境稳定,纠正低血糖(维持在 150~200mg/dl)、水电解质紊乱,防止出血。

2. 减少氨产生,限制蛋白质摄入,禁服含氮、含氨药物,可口服乳果糖及使用新霉素灌肠等降低血氨浓度;肝衰竭时可采用透析、血浆置换或进行肝移植。

3. 治疗脑水肿可用高渗脱水剂甘露醇,合用利尿剂和激素。有报道患儿生存率与维持合适的脑灌注压有一定关系,脑灌注压不足患儿常遗留大脑后遗症。

【预后】

患儿如进入昏迷状态,死亡几乎不可避免,早期诊断和治疗可明显降低死亡率(5%~10%),恢复后一般不遗留脑功能障碍,部分患儿可遗留神经系统功能缺陷。

第七节 脑桥中央髓鞘溶解症

(杨丽)

脑桥中央髓鞘溶解症(central pontine myelinolysis,CPM)是一种罕见的可致死性脱髓鞘疾病,以脑桥基底部对称性脱髓鞘病变为病理特征。CPM 通常是由于过快纠正低钠血症(hyponatremia)导致的一种渗透性脱髓鞘综合征(osmotic demyelination syndrome)。

【研究史】

Adams、Victor 和 Mancall 在 1950 年描述了一例年轻酗酒者,因酒精戒断出现谵妄性震颤,并罹患肺炎,表现为迅速进展的弛缓性四肢瘫、腱反射亢进和假性延髓麻痹,但瞳孔光反射、角膜反射、眼球运动和面部感觉保留,临床酷似基底动脉闭塞,于数周后死亡,尸检发现占据脑桥基底大部分的对称性脱髓鞘病灶。在随后的 5 年中作者又对 3 例患者,包括 2 例酒精中毒和 1 例硬皮病患者进行了临床和病理研究,1959 年 Adams 等以"脑桥中央髓鞘溶解症"的术语报道了这 4 例患者(Adams et al,1959)。CPM 的准确发病率不明,在一项历经 12 年的回顾性研究中,对 3 247 例成人和儿童连续尸检发现 CPM 的典型病变有 15 例,发生率为 0.5%(Newell et al, 1996)。

【病因和发病机制】

CPM 确切的病因和发病机制尚未完全阐明,但临床上发现,绝大多数的 CPM 患者存在严重的基础疾病,最常见为慢性酒精中毒,其次是肝硬化,以及肝移植、营养不良、肾衰竭等。在急性低钠血症(发生在 24~48 小时内)中,病因包括心因性烦渴、运动及服用摇头丸等,由于细胞外液低渗透压,液体内流入细胞会产生脑肿胀;如果未予纠正,可能导致脑疝甚至死亡。

电解质紊乱和脱水在 CPM 发病机制中备受关注,Arieff 等(1976)曾报道,血清钠水平与低钠血症的神经系统表现之间存在关联,神经系统并发症通常发生在血清钠水平低于 120mmol/L 时。例如,血钠在 120mmol/L 水平可出现意识模糊,在 115mmol/L 水平可见昏睡,在 110mmol/L 水平可出现昏迷和癫痫发作;以上症状也可能见于血钠迅速降至 130mmol/L 后;相反地,慢性低钠血症中血钠水平低至 110mmol/L 也可能没有症状。

临床上过快纠正低钠血症或脱水患者过量补液都可能引起 CPM,称为渗透性脱髓鞘综合征。Singh 等(2014)报道,大约 78% 的 CPM 患者伴发低钠血症,但也要注意,血清钠正常时也可能发生 CPM。在慢性酒精中毒、电解质紊乱、肝移植或其他慢性疾病患者中,出现明显的精神状态改变和脑干症状时,即使 MRI 检查阴性,也应考虑到 CPM 的可能性。

与 CPM 相关的疾病及其发病率见表 3-23-6。

表 3-23-6　与 CPM 相关的疾病及其发生率

疾病	发病率/%
酒精中毒,主要是慢性酒精中毒	52.6
肝硬化	14.6
营养不良	13.5
肝移植	13.5
肾衰竭	9.4
肿瘤	6.3

Laureno(1983)报道,向严重低钠(100~115mmol/L)和电解质紊乱的实验狗快速输注 3% 高渗盐水纠正低钠时,可导致动物痉挛性四肢瘫和脑桥病变,病变分布及组织病理学特征与人类 CPM 相似。单独低钠血症或缓慢地纠正低钠血症(在最初 24 小时纠正<15mmol/dl)不引起 CPM,认为 CPM 与脑内渗透压平衡失调有关,推测低钠血症期间脑组织处于低渗状态,细胞为保持体积不变,丢失一部分有机溶质分子如肌醇等,在快速纠正低钠血症的过程中,电解质的校正速度快于有机溶质分子的矫正速度,导致脑组织脱水、血脑屏障破坏,以及脱髓鞘病变(Silver et al,2006)。

【病理】

CPM 特征性病理改变是脑桥基底部对称性分布的脱髓鞘病变,病变初期神经细胞和轴索相对完好,可见吞噬细胞和星形细胞反应,没有少突胶质细胞反应和炎性浸润,后期可出现轴索肿胀变性,甚至坏死。病灶边界清楚,小者仅数毫米,大者占据脑桥基底部,周围通常围绕正常脑干组织,病变可延伸至中脑,但很少波及延髓。广泛对称性脱髓鞘病变也可波及丘脑和下丘脑核团、纹状体、内囊、杏仁核、外侧膝状体、大脑和小脑白质,称为脑桥外髓鞘溶解症(extrapontine myelinolysis,EPM),约占 CPM 病例的 30%(Singh et al,2014)。

【临床表现】

1. CPM 通常为散发,可见于任何年龄,男女皆可发病。半数以上的患者为慢性酒精中毒晚期、严重烧伤患者,患儿也可罹患(McKee et al,1988)。CPM 患者大多数伴发低钠血症,可表现出头痛、意识模糊、昏睡、虚弱、肌肉痉挛、恶心和呕吐等症状;神经体征可见视乳头水肿、震颤或扑翼样震颤、强直状态、伸性跖反射、局灶性或全面性癫痫发作,以及偶发的局灶性神经功能缺失等。

2. CPM 发病以突发意识模糊状态,轻截瘫或四肢轻瘫,构音障碍、吞咽困难及言语障碍,反射亢进或减弱,以及伸性跖反射为特征,有些可见眼球震颤、眼球凝视障碍。患者通常有严重的电解质紊乱、营养不良等潜在疾病,首发症状常见声音嘶哑和发声困难。如病灶影响到中脑,可出现瞳孔对光反射消失、眼运动障碍,严重病例可能导致完全或不完全性闭锁综合征(locked-in syndrome),表现为缄默和四肢瘫,意识清楚,感觉正常。

3. 脑桥病变较小时可没有临床症状,仅在尸检时偶然被发现。较大的病变也可能没有四肢瘫和延髓麻痹等典型症状。Strub 等(1999)报道一例 43 岁女性酒精中毒患者,出现进行性步态障碍 1 年多,检查可见粗大的眼震,步态失调,不伴有脑神经功能缺失和锥体束征,无昏迷、肝衰竭及谵妄,血清钠水平正常,脑干听觉诱发电位及运动诱发电位正常,但 MRI 检查发现典型的 CPM 病灶。

4. CPM 临床变异型较多见,例如,Adams 曾报道两例老年 CPM 患者,一例表现为意识模糊,持续数月的严重构音障碍、共济失调,但没有四肢瘫痪、锥体束征及假性延髓麻痹,血清钠 99mmol/dl,MRI 检查并未发现脑干和小脑病变。另一例患者血清钠 104mmol/dl，快速纠正低钠血症后出现典型闭锁综合征表现，MRI 显示额叶皮质及皮质下白质大片的对称性病灶，但脑桥未发现异常病变。

【辅助检查】

1. 影像学检查　MRI 可能显示脑桥和脑桥以外的白质病变，脑桥通常显示对称性分布的 T_1WI 低信号、T_2WI 高信号病灶，无强化效应（图 3-23-10）。弥散加权成像（DWI）在 24 小时内可能显示异常，同时伴表观扩散系数（ADC）减小。MRI 轴位像显示脑桥基底部对称的三角形或蝴蝶形，矢状位呈卵圆形，显示病变清晰，定位准确；冠状位呈特征性蝙蝠翼（bat wing）样病灶。本病的 MRI 所见可能晚于临床症状，有些病例甚至可能晚数周。

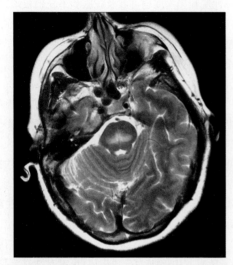

图 3-23-10　低钠血症患者脑桥中央髓鞘溶解症 MRI 轴位像显示，脑桥基底部对称的蝴蝶形 T_2WI 高信号病灶

2. 脑干听觉诱发电位（BAEP）　典型表现 I 2 V 波或Ⅲ 2 V 波间潜伏期显著延长，有助于确定脑桥病变，但不能确定病灶范围。

3. 脑电图检查　可见弥漫性低波幅慢波，没有特征性。

4. 脑脊液检查　蛋白及髓鞘碱性蛋白可增高。

5. 血离子检测　主要检查血钠、血钾和血磷等。

【诊断和鉴别诊断】

1. 诊断　慢性酒精中毒、严重的全身性疾病，以及低钠血症纠正过快的患者突然出现轻截瘫或弛缓性四肢轻瘫、假性延髓麻痹，数日内迅速进展为闭锁综合征，应高度怀疑 CPM 可能，脑 MRI 检查有助于确诊，未出现病灶的患者须延期复查。

2. 鉴别诊断　由于本病的 MRI 表现无特异性，临床上须与脑桥基底部梗死、脑干脑炎、多发性硬化以及脑桥肿瘤等鉴别。病灶对称，无显著占位效应，可与脑干肿瘤

鉴别。病灶不符合血管分布特征，T_1WI 低信号、T_2WI 高信号病灶可随病情好转而消失，可与卒中鉴别。根据感染史，精神行为障碍的表现，以及腰穿脑脊液检查也可与脑干脑炎区分。

【治疗】

目前对渗透性脱髓鞘病变尚缺乏有效的疗法，CPM 以支持和对症治疗为主，正确逐步纠正低钠血症是关键性预防措施。

1. 治疗　通过输注高渗（3%）盐水纠正低钠血症，发生在 24~48 小时内急性低钠血症，通常以每日不超过 4~6mmol/dl 速度将血钠浓度提高到 125~130mmol/dl 水平。慢性低钠血症（发生在 48 小时以上），通常不使用高渗盐水，而使用生理盐水逐渐纠正，并限制液体入量，症状控制后应减少钠的输入。应每间隔 2 小时监测一次血清钠（王维治等，2019）。

2. 急性期可用利尿药如呋塞米（furosemide）20mg，静脉注射；脱水剂如甘露醇有助于控制脑水肿，早期应用大剂量糖皮质激素冲击疗法对抑制本病进展与康复可能有利。加压素受体拮抗剂，诸如托伐普坦（tolvaptan）、考尼伐坦（conivaptan）在急性或严重的症状性低钠血症治疗中的效应还没有确定。

3. 慢性酒精中毒患者须戒酒并口服维生素 B_1，如有营养不良可适当补充营养，感染者应用抗生素，严重全身性疾病或全身衰竭患者给予静脉补液和能量支持疗法，预防并发症等。

【预后】

CPM 病情进展迅速，如未及时治疗可在数周内死亡，少数存活者会遗留痉挛性瘫等严重后遗症。有经验的医生根据临床症状和 MRI 影像学证据，稳妥地纠正低钠血症，可使约半数以上的 CPM 患者症状改善甚至完全恢复。临床预后与急性期神经功能缺失严重程度，以及 MRI 成像显示的病变大小无关，而与规范治疗，预防并发症，诸如吸入性肺炎、尿道感染和败血症等有关。

第八节　其他代谢性脑病

（赵玉武）

一、低血糖性脑病

低血糖性脑病（hypoglycemic encephalopathy）是多种原因引起的糖代谢紊乱、血糖浓度严重降低导致的一系列交感神经兴奋和中枢神经系统功能紊乱综合征。通常以血糖低于 2.8mmol/L 并出现神经精神症状作为诊断标

准。血糖浓度低至 1.67mmol/L 时患者出现神经精神紊乱、癫痫发作。低至 0.56mmol/L 时可导致深昏迷,不及时用葡萄糖治疗会造成大脑不可逆损伤。脑功能障碍的程度还与血糖降低的速度、持续时间及患者的机体反应性密切相关。

【病因和发病机制】

1. 病因　引起低血糖的原因很多,按发生时间分为空腹和餐后低血糖,临床较实用,有助于查询病因和鉴别诊断;按病程进展分为急性、亚急性和慢性。

(1) 空腹低血糖症:又称吸收后低血糖,低血糖症状常出现于空腹过夜或较长时间禁食后;运动可加重加速症状的发生,反复发生常提示器质性疾病。病因包括:①药源性:不适当使用降糖药如胰岛素、磺脲类或 β 受体阻滞剂、抗组胺类和水杨酸类等。②胰岛 β 细胞瘤。③拮抗胰岛素作用的激素分泌过少:如腺垂体功能减退、肾上腺皮质功能减退、儿茶酚胺缺乏和胰高血糖素不足等。④肝源性与肾源性:如肝糖原储备与输出减少、胰岛素灭活减少,见于重症肝炎、肝硬化、肝淤血和尿毒症等。⑤自身免疫相关性低血糖:体内存在胰岛素或胰岛素受体的自身抗体。⑥胰外恶性肿瘤。⑦严重营养不良:能量代谢底物缺乏。⑧糖代谢酶缺乏:如婴儿糖原累积症、半乳糖血症等。

(2) 餐后低血糖症:又称为反应性低血糖症,为餐后胰岛素释放过多所致,多为功能性。原因包括:①功能性低血糖症:是低血糖急症最常见的病因,常见于情绪不稳、体质虚弱或神经质者,中青年女性多见;可能为神经体液对胰岛分泌及糖代谢调节欠稳定所致。②乙醇性低血糖症:大量饮酒不进食可出现空腹性低血糖症,易误诊为乙醇中毒。③早期糖尿病(2 型)性反应性低血糖症。④滋养性低血糖症:胃大部分切除术后倾倒综合征。⑤糖代谢酶缺乏:如糖不耐受性低血糖症。⑥特发性低血糖症:原因不明。

2. 发病机制　脑细胞所需的能量几乎完全来自葡萄糖,不能利用循环中游离脂肪酸。正常大脑有 1~2g 葡萄糖储备(每 100g 组织 30mmol),大部分以糖原形式存在,大脑对糖利用的速度为 60~80mg/min,储备葡萄糖只能维持 30 分钟。血糖下降时大脑虽可利用非葡萄糖底物如酮体及葡萄糖代谢中间产物如乳酸、丙戊酸,但不足以维持神经元功能与结构完整。低血糖引起的脑功能障碍与氧化应激反应有着密切相关性。严重低血糖发生时,血脑屏障功能、脑组织的电解质转运及神经递质代谢障碍。低血糖性应激试验显示,脑组织出现自由基清除系统的功能损害,谷胱甘肽、谷胱甘肽过氧化物酶、谷胱甘肽 S 转换酶、谷胱甘肽还原酶、过氧化氢酶、超氧化物歧化酶、线粒体电子转移链复合物均有明显变化(Bhard-

waj et al,1998)。同时,研究发现低血糖性脑病的发生机制还包括兴奋性氨基酸损伤、ROS、Zn^{2+} 释放、多聚腺苷二磷酸核糖聚合酶-1 过度激活、线粒体膜通透性转变等(Suh et al,2007)。

【病理和病理生理】

1. 病理　短暂性低血糖性脑病通常无明显病理改变,反复发作、历时较久可在早期出现脑组织充血,多发出血点;后期细胞水肿和散在的局灶性或分层性坏死,大脑皮质最明显,基底核、海马次之,小脑皮质损害较轻。若病情进一步发展,则波及皮质下中枢、中脑、延髓等。小胶质细胞与星形胶质细胞增生;晚期神经细胞变性、坏死和消失,脑组织软化。

2. 病理生理　在生理情况下,人的正常空腹血糖一般在 4.6~6.1mmol/L。当血糖低于 4.6mmol/L 时,内源性胰岛素分泌减少;当低于 3.8mmol/L 时,胰高血糖素和肾上腺素的分泌被激活;当血糖低于 3.0mmol/L 时就会激发交感神经系统,表现为低血糖症状,使机体产生饥饿感,所有这些都提示机体内启动了代偿性升血糖机制。如果血糖继续降低,低于 2.7mmol/L 就会发生脑功能障碍。

影响低血糖临床表现的因素包括:①患者的年龄。②血糖下降的程度。③低血糖持续时间。④急性严重低血糖发作或慢性反复低血糖发作有不同的特征。⑤机体对低血糖的反应性;例如血糖下降速度过快,即使血糖不低亦可出现低血糖症状。老年人反复低血糖发作时可无症状。

【临床表现】

1. 低血糖的临床表现包括交感神经兴奋和中枢神经功能障碍综合征。

(1) 交感神经与肾上腺髓质兴奋症状在血糖迅速下降时最明显;血糖迅速降低刺激交感-肾上腺髓质释放大量肾上腺素,引起大汗、心悸、手足震颤、饥饿感、软弱、面色苍白、血压偏高和反射亢进等。

(2) 脑功能障碍出现于血糖缓慢下降时,患者无明显交感神经症状,称为亚急性或慢性低血糖症。初期表现为大脑皮质功能抑制,继而皮质下结构如边缘系统、网状结构、下丘脑及自主神经中枢、中脑及延髓受损,发生不可逆性损伤。①早期表现为头昏、健忘、注意力不集中、思维与语言迟钝、视物模糊,可出现明显精神症状如躁狂、行为异常等。②后期可出现癫痫发作,意识障碍加深出现深昏迷、去大脑强直、各种反射消失、呼吸循环衰竭。

2. 发作缓慢的轻度低血糖可导致两种不同的综合征　①亚急性低血糖症:表现为嗜睡、昏睡、心理活动减少,社会行为失常与精神错乱;口服或静脉注射葡萄糖症状可迅速减轻。②慢性低血糖症:表现为智力逐步下降,甚至痴呆,有时伴震颤、舞蹈病、强直、小脑性共济失调,很少发生下运动神经元受损症状。

3. 在急诊室中,易被误诊的低血糖性脑病的临床表现(赵飞等,2013)。

(1) 低血糖性昏迷:是糖尿病患者降糖过程中极易被误诊的急性并发症,急诊常难以与心脑血管意外,如脑出血、脑梗死、心肌梗死等鉴别。低血糖性昏迷在影像学上显示脑损伤部位不同于缺血缺氧,缺血缺氧主要累及后脑,而低血糖引起大脑皮质尤其颞叶损伤,很少累及脊髓,几乎不累及小脑和脑干。因此,院前急救时常规配备快速血糖检测仪,可与心脑血管事件快速鉴别,减少误诊。

(2) 低血糖性偏瘫:低血糖对健康年轻人的脑血管影响是暂时的,不会产生明显的不良后果;但对中老年脑血管病的高危人群,低血糖性偏瘫与卒中的临床表现相似,少数患者仅以偏瘫为主要表现,缺乏典型的低血糖症状,如多汗、心慌、手抖等,临床上常被误诊为缺血性脑血管病。

(3) 低血糖性癫痫样发作:在低血糖引起的神经系统并发症中,癫痫样发作是最常见的,以全面性强直性阵挛发作多见。颞叶和海马组织是发生癫痫的常见部位。由于低血糖性癫痫样发作缺乏特异性临床表现,因此,在排除原发性癫痫以及外伤、感染、中毒、颅内占位等引起的癫痫后,应考虑低血糖性癫痫,并及时持续进行血糖监测。

(4) 低血糖性舞蹈病:反复低血糖发作可导致舞蹈病和运动功能亢进。舞蹈病症状可以是暂时性的也可以

演变为永久性。主要表现为嘴唇、手指、腿部、脸部或者身体出现不自主运动,部分患者还可表现为情绪异常,变得冷漠、易怒、忧郁等,与亨廷顿舞蹈病很难鉴别。有研究认为低血糖性脑损伤部位主要发生在基底节和丘脑,MRI 的 T_2WI 会显示明显的信号改变(Guerrero et al,2012)。

【辅助检查】

1. 血糖检测 血糖测定用快速血糖仪法(葡萄糖氧化酶试验)可在 1 分钟内完成,应多次检查。空腹血糖和发作时血糖更有价值,72 小时血糖监测有助于发现隐匿性低血糖及夜间低血糖;禁食试验、口服葡萄糖耐量试验、空腹或发作时血浆胰岛素或 C 肽释放试验、胰岛素释放指数及各种激发试验等有助于查找低血糖的原因。

2. 脑电图 血糖下降时 EEG 常呈弥漫性 θ 与 δ 慢波,癫痫发作者出现棘-慢波或尖-慢波。

3. 影像学检查 低血糖昏迷患者脑 CT 可见低密度影像。MRI 可见双侧基底核、大脑皮质、黑质及海马 T_2WI 持续高信号、T_1WI 持续低信号,DWI 序列持续高信号(图 3-23-11)(Kuriyama et al,2015),提示这些区域对低血糖敏感,与缺氧性脑病的区别是前者无局灶性出血,后者常有(Fujioka et al,1997)。若低血糖纠正后而症状缓解不明显者,应及早行 DWI 检查协助判断预后。研究证实 DWI 成像比常规的 MRI 更能清晰显示低血糖引起脑损伤的病变范围以及更早地检测出脑组织损伤(Finelli et al,2001)。

【诊断和鉴别诊断】

1. 诊断 根据典型交感-肾上腺髓质兴奋及脑功能障碍症状,发作时测定血糖降低,输注葡萄糖后症状迅速

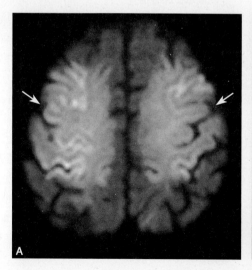
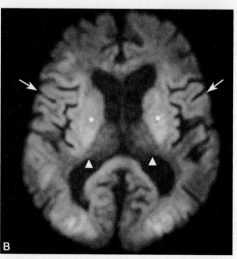

图 3-23-11 低血糖性昏迷患者大脑的弥散加权磁共振成像(DWI)

A. 双侧大脑皮质(箭头)高信号;B. 双侧大脑皮质(箭头)和基底神经节(星号)高信号,胼胝体压部(三角号)轻度高信号

缓解。

2. 鉴别诊断

（1）低血糖引起的意识障碍需与急性脑血管病、糖尿病酮症酸中毒、非酮症高渗性昏迷、尿毒症昏迷、肝性脑病、药物或毒物中毒昏迷、乙醇中毒、脑卒中和癫痫等鉴别，这些原因导致昏迷血糖一般不低于 2.8mmol/L，补充葡萄糖无效。

（2）亚急性或慢性低血糖脑病低血糖反复发作需与神经症、癔症及各种原因引起的痴呆、运动障碍和癫痫区别，可反复测血糖，确定症状与低血糖的关系。

【治疗】

1. 尽快补充葡萄糖，意识清的轻型患者口服糖水或糖果即可，意识不清的患者应立即静脉注射 50% 葡萄糖 40~100ml，多数病例 5~20 分钟内恢复，必要时可重复注射至患者清醒。为了防止低血糖反复发作可用 10% 葡萄糖液持续静脉滴注，根据病因、患者血糖水平处理。

2. 补充葡萄糖液后患者意识恢复延迟，提示中枢神经系统损害较重，应给予吸氧、脱水剂如甘露醇及激素、脑保护等治疗；亚低温疗法可改善低血糖昏迷患者的预后；昏迷时间长者可行高压氧治疗。

3. 无法及时建立静脉通路者可用胰高血糖素 0.5~1mg 皮下或肌内注射，用药数分钟后多能缓解症状；肝病、营养不良、长期饥饿、糖原储备不足所致低血糖的患者不宜使用，胰高血糖素作用快速，但持续时间较短（1~1.5 小时），清醒后应及时补充葡萄糖，防止低血糖复发。顽固性低血糖者可用氢化可的松 100~200mg 或 ACTH 25~50mg 静脉滴注。

4. 针对病因治疗以期根治，不能根治可通过消除诱因和及时自救避免严重后果。

【预后】

短暂的轻度低血糖反复发作，及时纠正后预后良好；如严重血糖骤降并持续长时间者，可导致永久性智力损害及其他神经系统损害症状。有研究显示，低血糖后过快过高地升血糖可引起葡萄糖再灌注性脑损伤（Chu et al，2014）。

二、高血糖性脑病

糖尿病急性代谢性神经系统并发症主要包括糖尿病酮症酸中毒和高渗性高血糖状态，是糖尿病致死和致残的主要原因。两者均属于内科急症，可引起不同程度的神经系统损害，早期识别、全面评估和有效诊治是成功救治的关键。

（一）糖尿病酮症酸中毒

糖尿病酮症酸中毒（diabetic ketoacidosis，KA）是由于胰岛素活性重度缺乏及升糖激素升高，引起各种代谢紊乱和水、电解质、酸碱失衡，出现以高血糖、酮症和代谢性酸中毒为主要表现的临床综合征。

糖尿病酮症酸中毒多见于年轻的 1 型糖尿病患者，18~25 岁发病率最高，可以是未经诊断的 1 型糖尿病的首发表现，总发病率为 1%~5%，死亡率达 3%~9%；研究表明，女性、非白种人、高糖化血红蛋白的糖尿病患者更易发生酮症酸中毒（David M et al，2015）。糖尿病酮症酸中毒在 2 型糖尿病患者相对少见，但在应激状态时也可能发生。

【病因和发病机制】

1. 常见诱因　糖尿病患者发生酮症酸中毒的常见诱因包括感染、胰岛素治疗中断等，一些影响糖代谢的药物亦可诱发酮症酸中毒，包括糖皮质激素、拟交感药物、抗精神病药物和钠-葡萄糖协同转运蛋白 2（sodium-dependent glucose transporters 2，SGLT-2）抑制剂（Umpierrez G et al，2016）；其他因素包括急性外伤、手术、心肌梗死、脑卒中、胰腺炎、酗酒等也可促发酮症酸中毒的发生，部分肥胖型 2 型糖尿病患者好发酮症酸中毒。

2. 胰岛素作用缺乏是糖尿病酮症酸中毒的基本原因。1 型糖尿病患者胰岛素绝对缺乏，2 型糖尿病患者胰岛素低于正常水平或胰岛素抵抗，应激状态时升糖激素释放增加可拮抗胰岛素。胰岛素缺乏导致代谢紊乱，周围组织葡萄糖利用障碍、肝糖原分解、糖异生增加，引起高血糖。脂肪动员与分解加速，大量脂肪酸入肝，酮体生成增加，酮体中乙酰乙酸、β-羟丁酸等酸性代谢产物引起酮症酸中毒。血糖与血酮浓度增高，血浆渗透压增高，细胞内液向细胞外转移，渗透性利尿、水电解质丢失和其他代谢产物排出时带出水分，导致严重的水、电解质紊乱。酸中毒、严重失水可导致血压下降、血黏滞度升高及周围循环衰竭。

3. 高血糖和酮症酸中毒可导致炎症反应和氧化应激。严重高血糖时，促炎性细胞因子包括 TNFα、IL-6、IL-β 和 C 反应蛋白生成增加，进一步减少胰岛素分泌、降低胰岛素敏感性。游离脂肪酸导致内皮功能障碍和损伤（Rains JL et al，2011；Li J et al，2014；Shen T et al，2012）。

【临床表现】

发病早期机体有一定的代偿能力，症状不重，随代谢紊乱加重而失代偿，分三个阶段：

1. 前驱期　仅表现为糖尿病症状加重，口渴、多尿、多饮和无力等，精神委靡，多食不明显，持续数小时至数日。

2. 典型期　食欲减退、恶心、呕吐，多尿多饮明显，尿量显著增多，呼吸加深加快，呼气有丙酮（烂苹果）味，伴头痛、烦躁、嗜睡和定向力障碍。

3. 昏迷期　严重失水，多尿转为少尿，皮肤黏膜干燥、眼球下陷、声音嘶哑、血压下降、脉细和四肢厥冷,呼吸由深大转为浅弱,意识障碍进行性加深。

【辅助检查】

1. 血糖多>13.9mmol/L(250mg/dl),部分患者血糖正常或仅轻度升高,见于妊娠、饥饿、饮酒和服用SGLT-2抑制剂的糖尿病患者,称为"正常血糖性酮症酸中毒"(Peters AL et al,2015;Leonid Barski et al,2019)。酮血症(血β-羟丁酸≥3mmol/L),尿酮呈强阳性,碳酸氢根<18mmol/L或血pH<7.3。

2. 急性期脑CT检查可见脑水肿表现,包括脑白质弥漫性低密度影,脑沟消失,脑室受压甚至早期脑疝征象。可见继发性动脉供血区皮质、皮质下低密度改变(图3-23-12)。脑MRI检查可发现继发于脑水肿的梗死改变(图3-23-13)。

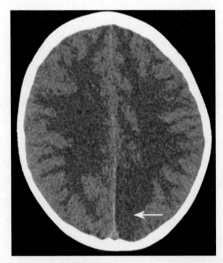

图3-23-12 急性期脑CT轴位像显示广泛脑沟消失,脑室受压。另可见左侧大脑后动脉供血区低密度改变(箭头)

【诊断和鉴别诊断】

1. 诊断 意识障碍患者伴脱水、酸中毒、休克、深大呼吸有酮味,应高度警惕本病;确诊应查血糖、尿糖、酮体、pH及电解质等。

根据酸中毒的程度,将DKA的严重程度分为以下三个等级:①轻度:7.25<pH<7.30,血清碳酸氢根浓度15~18mmol/L,意识清醒;②中度:7.0<pH<7.24,血清碳酸氢根浓度10~15mmol/L,嗜睡或昏睡;③重度:pH<7.0,血清碳酸氢根浓度<10mmol/L,昏迷。

2. 鉴别诊断 本病应与其他原因导致的意识障碍鉴别,如高渗性高血糖状态、低血糖、乳酸酸中毒,以及糖尿病并发其他脏器损害如尿毒症、心脑血管意外等导致的昏迷鉴别。

【治疗】

本病的治疗原则是补液,纠正组织脱水和酸中毒;利用小剂量胰岛素抑制脂肪分解和肝糖原释放,增加组织对糖的利用,纠正高血糖,减少酮体产生;补充丢失的电解质如钾、钠等;消除诱因和治疗并发症(Guillermo E et al,2018)。

1. 补液 根据患者的失水程度补液是治疗糖尿病酮症酸中毒的关键。通常使用生理盐水,补液量可按照100ml/kg体重估算;轻、中度失水最初2小时内给予500~1000ml/h,而后减少至250~500ml/h;扩充细胞外容量后仍血Na$^+$>155mmol/L、血渗透压>330mOsm/L,可给予0.45% NaCl低渗液;老年人或心功能不全患者补液不宜过多过快,最好监测中心静脉压(CVP)。第1日补液量一般为3 000~8 000ml,4 000~5 000ml通常可纠正脱水。治疗初期一般不补葡萄糖液,血糖降至13.9mmol/L(250mg/dl)时改用5%葡萄糖液,同时加入适量胰岛素(3~4g葡萄糖加1IU普通胰岛素),直至患者进食,防止

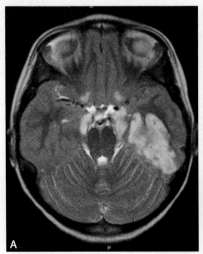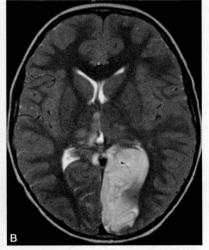

图3-23-13 T2轴位像高信号,双丘脑内侧、左侧颞叶脑组织受压后改变

低血糖的发生。

2. 胰岛素治疗　一般用小剂量速效胰岛素持续静脉补给，通常首次负荷剂量胰岛素（0.1U/kg），继以0.1U/（kg·h）静脉滴注，使胰岛素维持较高均匀水平；治疗开始后每小时测血糖1次，血糖降至13.9mmol/L时，改输5%葡萄糖（按照上述比例加入胰岛素），直到酮症酸中毒完全消除（血糖<13.9mmol/L，碳酸氢根>18mmol/L，血pH>7.3）。应密切监测血糖，防止低血糖发生；患者开始进食后胰岛素改为皮下注射；过早、过快减少胰岛素用量可使酸中毒恶化。

3. 纠正酸碱失衡及水电解质紊乱　防止在纠正过程中水电解质、渗透压急剧改变引起肺水肿或脑水肿。认真记录病情、液体出入量、胰岛素用量，每1~2小时查血和尿糖、尿酮、K^+、Na^+、pH、HCO_3^- 或 CO_2 结合力，根据病情变化及时调整治疗。治疗前血 K^+ 水平偏低或正常、尿量40ml/h以上者治疗开始即应补 K^+；血钾低于3.3mmol/L时，应暂停胰岛素输入；每小时尿量<30ml/h或血 K^+ 高于正常者暂不补钾，以后根据尿量及血钾水平在ECG监护下决定或调节补钾量和速度。补钾一般10~20mmol/h相当于KCl 0.75~1.5g/h，以维持血 K^+ 4~5mmol/L为宜，酮症酸中毒纠正后仍需继续补 K^+ 5~7日。纠正酸中毒主要用胰岛素抑制酮体生成，促进酮体氧化及补液促进酮体排出。只有严重酸中毒（pH<6.9）时才给予 $NaHCO_3$，当pH≥6.9时立即停止补碱，同时注意补 K^+。

4. 查找诱因及处理并发症，给予相应的治疗。治疗过程中常出现低血糖、低氧血症、脑水肿和高血氯症等并发症。低血糖和脑水肿常为致死原因。加强血糖监测，防止未察觉低血糖的发生。脑水肿发生机制尚不清楚，一般认为与渗透压改变、酸中毒、酮症、缺氧和低灌注有关。患者在经过治疗后意识状态一直未恢复，或前期症状改善后再次出现呼吸抑制、意识障碍或昏迷加重，给予脑CT检查有助于及时发现病情，甘露醇、白蛋白和糖皮质激素疗效尚不明确。

（二）高渗性高血糖状态

高渗性高血糖状态（hyperosmolar hyperglycemic state，HHS）是糖尿病的急性代谢性紊乱状态，以严重脱水、不同程度的精神症状和高血糖（>33.3mmol/L）、高血浆渗透压（>350mOsm/L）为特点，无明显酮症及代谢性酸中毒，通常合并意识障碍。相较于酮症酸中毒，其神经系统症状更加突出，死亡率更高（Adebayo A et al，2019）。高渗性高血糖状态主要见于年老的2型糖尿病患者，其死亡率为5%~16%，大约是酮症酸中毒的10倍。

【病因和发病机制】

高渗性高血糖状态常见诱因是：①感染、手术、创伤、急性脑卒中、心肌梗死等；②摄水不足和失水：胃肠道疾病引起呕吐、腹泻、高热，严重烧伤，血液或腹膜透析，使用脱水剂、利尿剂等引起脱水；③摄入糖增多，如口服大量含糖饮料或输注葡萄糖液；④应用影响糖尿病控制的药物，如苯妥英钠、糖皮质激素、免疫抑制剂和噻嗪类利尿剂等。

与酮症酸中毒类似，本病也与胰岛素作用不足和胰岛素抵抗有关，只是胰岛素作用不足较酮症酸中毒轻，虽不能抑制糖原分解和糖异生，但能抑制脂肪分解和酮体生成，不出现酮症、酸中毒或仅有轻度酮症；血糖明显增高导致渗透性利尿、失水及血容量不足，失水大于失钠使血钠增高，血浆渗透压增高、细胞内脱水。与酮症酸中毒比较，其血糖水平更高，脱水更加明显。脑细胞脱水及严重失水、血容量不足、血液黏滞度增加，可导致脑循环障碍和缺血性脑梗死。

【临床表现】

高渗性高血糖状态起病多隐匿，从发病到出现典型的临床表现一般为1~2周，偶尔急性起病。

1. 前驱期　此期表现为多尿、烦渴、多饮、倦怠乏力等糖尿病症状出现或加重，可伴有恶心、呕吐、食欲减退、反应迟钝，表情淡漠等。

2. 典型期　以脱水和进行性意识障碍为特征性症状。患者严重脱水、体重下降、皮肤和口唇黏膜干燥、皮肤弹性差、眼球下陷、体温升高、心率加快、低血压甚至休克，晚期少尿或无尿。神经系统表现主要为反应迟钝、淡漠、嗜睡、昏睡、木僵直至昏迷。意识障碍与血糖和血渗透压升高程度成正比，常为诱发疾病及伴随症状所掩盖，可出现幻觉、躁动不安、胡言乱语、震颤、失语、瘫痪、偏身麻木、癫痫发作和病理征等。

【辅助检查】

1. 血糖　常>33.3mmol/L（600mg/dl），有时高达55.5mmol/L（1 000mg/dl）；尿糖呈强阳性，尿酮阴性或弱阳性。

2. 血浆渗透压　通常>330mmol/L，有时可达450mmol/L。可直接测定，亦可用公式计算：血浆渗透压（mmol/L）= 2[Na^+（mmol/L）+K^+（mmol/L）]+血浆葡萄糖（mmol/L）+BUN（mmol/L）（不将BUN计算在内为有效渗透压）。

3. 血生化检查　血钾多正常或偏低，血钠常>145mmol/L，有时高达180mmol/L，亦可正常或偏低。血pH多数正常或稍低于7.35，血 HCO_3^- 稍低或正常。血酮大多正常，可伴轻度酮症，特别是有酸中毒者。血尿素氮常中度增高，可伴有血液浓缩。

4. 影像学改变　脑CT可见基底节区非对称性高密度改变，脑MRI显示相应部位 T_1WI 高信号改变为其特点,正常解剖结构清晰,未见明显肿胀;这种影像学改变在纠正高血糖后可恢复正常,其发生的机制尚不明确(图3-23-14)。

【诊断和鉴别诊断】

1. 诊断 中年以上患者,不论有无糖尿病史,出现进行性意识障碍或无其他原因可解释的中枢神经系统症状、体征,以及多尿、脱水或休克时应考虑本病的可能。①血糖>33.3mmol/L。②血浆有效渗透压≥320mOsm/L。③血 pH≥7.3、血 HCO_3^->18mmol/L。④尿糖强阳性,酮体阴性或弱阳性;①③④缺乏或不完全符合时不能否定高血糖高渗状态的诊断。2 型糖尿患者如平时症状不重,易忽视与漏诊。

2. 鉴别诊断 出现意识障碍及神经系统定位体征者易误诊为脑卒中;脑卒中应激反应也可引起血糖升高,但不显著,症状不因纠正血糖及内环境紊乱而改善;高渗性昏迷的神经症状为暂时性,纠正内环境紊乱可迅速缓解,CT 及 MRI 可鉴别;须注意两者可并存,脑卒中可诱发本症,本症也可并发脑梗死。须根据病史、血生化检查与脑炎、脑肿瘤、癫痫发作及糖尿病其他并发症如酮症酸中毒、乳酸酸中毒、低血糖昏迷等鉴别。

【治疗】

本病治疗原则与酮症酸中毒类似,包括尽早补液、补液后开始持续胰岛素治疗、纠正电解质紊乱、消除诱因和防治并发症(Guillermo E et al,2018)。

1. 纠正失水、低血容量及高渗状态。补液量不宜过多、纠正血浆渗透压不宜过快,以防脑水肿。补液量一般按照 100~200ml/kg(体重)计算。最初 1~2 小时输入等渗 NaCl 液 1 000ml/h,以后减速,第 1 日补液量约为估计失水量的一半左右(失水量一般为原体重的 10%~15%),其余在以后 1~2 日内补足。老年人及心脏患者最好在 CVP 监测下补液,不宜过快。休克应尽快输入等张盐水与胶体溶液,患者无休克、血糖>33.3mmol/L、血钠

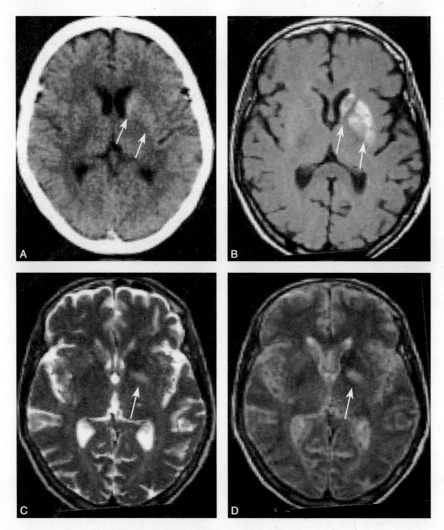

图 3-23-14 脑 CT(A)提示左侧基底节区高密度改变,脑 MRI 检查 T_1WI(B)、T_2WI(C)、FLAIR(D)提示相应纹状体高信号表现

>155mmol/L或血浆渗透压明显升高时可输注0.45%盐水,随时监测血浆渗透压,血浆渗透压<310mOsm/L改用生理盐水。血糖与血钠浓度相关,血糖浓度下降时血钠升高,如血钠增高或血浆渗透压增高应改用低张盐水或5%葡萄糖液。

2. 应用小剂量胰岛素[0.1IU/(kg·h)]降血糖,一般不用负荷剂量,血糖降低过快可导致血渗透压急剧下降,血容量下降使病情恶化。当血糖低于16.7mmol/L(300mg/dl)时应改用5%葡萄糖液加适量胰岛素与钾盐,降至13.9mmol/L时胰岛素应减量或暂停观察,直到高渗性高血糖状态完全解除(意识清醒,血糖<13.9mmol/L,有效血浆渗透压<310mOsm/L)。

3. 纠正电解质紊乱及酸碱平衡失调。补钾是治疗成功的关键,补液时通常开始补钾0.5~1.0g/h,以后根据血钾水平调整,防止补钾不足或过量。病情好转后口服补钾5~7日,除非患者高血钾(>5.2mmol/L)、尿少和无尿。

4. 处理诱因及防止并发症,治疗中血糖下降过快可能导致低血糖,血浆渗透压下降过快可能出现脑水肿,应及时调整补液方案,如有血栓形成可给予抗凝治疗,注意防治心衰、心律失常、肾衰竭和休克等致命并发症。

三、尿毒症及治疗所致的脑病

急性或慢性肾衰竭患者出现尿毒症及透析或肾移植治疗后,可引起中枢神经系统损害,出现精神异常、意识障碍、震颤、癫痫发作等症状。主要包括尿毒症性脑病、透析失衡综合征、透析性痴呆和肾移植后神经系统并发症等。

(一)尿毒症性脑病

尿毒症性脑病(uremic encephalopathy)又称为肾性脑病,是肾衰竭的严重并发症,指急、慢性肾脏疾病所致肾衰竭引起的波动性神经精神症状为主要临床表现的一种综合征。由Addison在1832年首次描述(Allan H et al,2019)。通常在肾小球滤过率降低至正常的10%时发生,透析或肾移植等可改善。

【病因和发病机制】

尿毒症性脑病的病因实际上也就是肾衰竭的病因,常见的病因有急性或慢性肾小球肾炎、高血压肾病、糖尿病肾病、梗阻性肾病等。感染、发热、严重呕吐、腹泻、中毒、手术或创伤急性应激状态等为尿毒症的诱发因素。

尿毒症性脑病的发病机制不明,可能与多种因素有关。如代谢产物的毒性作用。当肾衰竭时,经肾排泄的代谢产物大部分蓄积于体内,包括血肌酐、尿素、胍类等小分子物质及β_2微球蛋白与甲状旁腺素等中、大分子物质。由于尿毒症毒素的作用积累,兴奋和抑制神经递质的平衡可能会被破坏,特别是胍基复合物在尿毒症患者脑脊液中的含量明显升高,这些复合物通过兴奋N-甲基-D-天冬氨酸受体,同时抑制γ-氨基丁酸A型受体引起大脑皮质兴奋性增强,从而导致神经精神症状(De Deyn PP et al,2009)。甲状旁腺素被认为是一种重要的大分子尿毒素,动物模型发现切除甲状旁腺可防止尿毒症性脑病的发生,正常动物给予甲状旁腺素可出现类似本病的临床表现、EEG异常及脑内钙含量增高;原发性和继发性甲状旁腺亢进伴急性肾衰竭和尿毒症性脑病患者出现精神障碍和EEG异常,药物治疗或切除甲状旁腺后临床症状和EEG改善,可能系甲状旁腺功能亢进导致血钙增高,脑内外钙比例失调(脑内钙离子含量达正常人的2倍),与钙离子有关酶的功能和细胞活动障碍,钙通道受阻,干扰神经递质在突触前释放,导致脑功能障碍;甲状旁腺素还通过抑制线粒体的氧化磷酸化过程来影响组织的能量代谢,是引起尿毒症性脑病的一个重要因素(Seifter et al,2011)。

除了上述因素以外,尿毒症性脑病还与水、电解质紊乱和酸碱平衡失调,微量元素(铝)中毒、氧化应激、炎症、血脑屏障受损和药物蓄积等多种因素有关(Jabbari B et al,2018)。

【病理】

尿毒症性脑病的病理改变缺乏特异性。外观可见脑膜轻度增厚,脑表面苍白,弥漫性脑水肿,点状出血,白质瘢痕形成。镜下可见广泛的灶性和血管性周围坏死,伴有胶质结节形成和脱髓鞘改变;神经元损害可见于大脑皮质、皮质下核团、脑干、小脑甚至脊髓的神经核团(吴江等,2015),神经元的病理改变有嗜铬细胞增多、色素沉着、空泡形成、基膜肿胀弯曲、染色质消失等特点。在某些病例中,并未发现脑水肿,脑或脊髓仅有原浆性星形胶质细胞轻度增生(Allan H et al,2019)。

【临床表现】

临床主要表现有精神异常、意识障碍、癫痫发作及运动障碍等,典型病例症状波动,每日甚至每小时症状均可不同,个体差异大。

1. 精神异常及意识障碍与肾衰竭发生的快慢和严重程度有关。表现可从易疲劳、注意力不集中、失眠、忧虑、冷漠、情绪多变到出现错觉幻觉、定向力障碍、精神错乱、谵妄和木僵;可从出现嗜睡、昏睡进展到昏迷,甚至去大脑强直状态。在慢性肾衰竭中,患者起病隐匿且症状轻微,可持续数周,常由家人观察到其注意力不集中、健忘和性格改变。在急性肾衰竭和失代偿性慢性肾病中,症状严重程度与尿毒症毒素积累的程度和速度有关,特别是那些无尿患者,可能会突然出现症状,然后迅速发展到昏迷状态。

2. 癫痫　约1/3的尿毒症脑病患者可出现癫痫发作,为局灶性或全身性发作、痉挛性或非痉挛性发作;可发生于睡眠或清醒时,也可以表现为一次性发作或多次反复发作;若同时伴有低钠血症等严重代谢紊乱,癫痫则很难控制。约35%的病例死亡前出现癫痫发作。

3. 运动障碍　肾衰竭患者一旦出现意识障碍,几乎都会出现扑翼样震颤,是诊断尿毒症脑病的重要指标。但它非尿毒症性脑病所特有,也可见于其他代谢性脑病,特别是肝性脑病。除扑翼样震颤,还可出现不自主震颤、无规律肌束颤、多灶性肌阵挛等运动障碍,常统称抽搐-痉挛综合征(twitch convulsive syndrome)。这些运动障碍通常是无节律的或非同步的,但也可能会变得有节律,在这种情况下,需要通过脑电图来与癫痫发作鉴别。极少数情况下,由于累及基底节,可以出现帕金森综合征和舞蹈样动作。

【辅助检查】

1. 实验室检查　除尿毒症的生化异常外,可有血钙异常,甲状旁腺素增高。脑脊液压力正常,若患者同时伴有尿毒症周围神经病或糖尿病周围神经病,脑脊液中可有蛋白升高(Allan H et al,2019)。

2. 电生理检查　脑电图改变常早于临床表现,为非特征性弥漫性慢波,前额多见,与病情程度无关。急性脑病发生48小时内即有EEG异常,慢性病例在透析治疗好转后6个月仍有异常。合并癫痫发作和14%的无癫痫发作患者EEG可有癫痫样放电。诱发电位可见皮质电位异常,听觉诱发电位P300波幅降低、潜伏期延长。

3. 影像学检查　CT、MRI检查大多正常,慢性病例可见轻度脑萎缩。CT可见脑实质密度降低。MRI显示基底节、脑室旁白质和内囊等T_1WI低信号、T_2WI高信号,透析治疗后可恢复。累及基底节,MRI上可出现豆状核"餐叉征"(lentiform fork sign,图3-23-15),但透析失衡综合征及甲醇中毒等其他原因导致的代谢性酸中毒也可能出现"餐叉征",因此在鉴别诊断中应考虑这些情况(Godinho MV et al,2018)。DWI/ADC表现为血管源性水肿,部分病例在病灶中心尤其是双侧苍白球会出现不可逆的细胞毒性水肿(Kim DM et al,2016)。

【诊断和鉴别诊断】

1. 诊断　急性或慢性肾功能不全的患者,在尿毒症期间出现神经精神症状,要考虑此病的可能。排除透析性脑病、肝性脑病、其他代谢性脑病及其他原因引起的中枢神经系统疾病。

2. 鉴别诊断

(1) 尿毒症性脑病有时与肝性脑病并存,需注意鉴别;尿毒症患者常合并高血压,需与高血压脑病鉴别,后

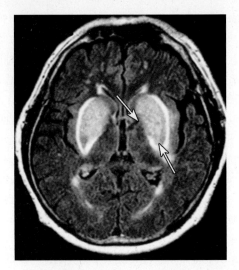

图3-23-15　患者男性,60岁,表现为快速进展的帕金森病及尿毒症脑病症状。FLARE示双侧基底节区对称高信号,豆状核边缘出现线形更高信号,呈"餐叉征"

者无抽搐-痉挛综合征的发生;尿毒症患者还常合并凝血障碍,需与并发硬膜下、颅内出血等鉴别。

(2) 抽搐-痉挛综合征与手足抽搐症相似,特别是尿毒症患者血钙和血镁浓度降低,用钙盐和镁盐治疗后有效可供鉴别。其他导致抽搐-痉挛综合征的疾病包括肿瘤播散、谵妄性震颤,糖尿病和红斑狼疮伴坏死性肾盂肾炎,这些疾病血尿素氮浓度仅轻微升高。

【治疗】

1. 透析治疗　透析是治疗尿毒症脑病的有效措施。如原发病不可逆转和进行性发展,及早进行血液或腹膜透析不仅可使神经症状完全消失,延长生命,还可改善患者的生活质量。大多数患者在开始透析后几天至几周内病情有所好转。

2. 肾移植　有时尿毒症性脑病虽经透析治疗后仍难以恢复或恢复缓慢,此时肾移植治疗有效。大量肾移植病例表明,肾移植成功以后,肾功能可在较短的时间内得到恢复,血液中毒性代谢产物明显减少,神经精神症状减轻甚至消失。

3. 对症支持疗法　纠正营养不良及酸碱、水电解质紊乱;尿毒症患者常有低钙并继发甲状旁腺功能亢进,应注意钙的补充。积极控制感染。癫痫发作应予镇静及抗癫痫药物处理,可应用地西泮静脉注射,并同时口服长效抗癫痫药以防复发。

4. 避免药物毒性　避免使用肾毒性和易蓄积中毒的药物,已知一些头孢类抗生素及喹诺酮类抗生素可以引起癫痫发作,故应慎用;用药时应根据肾功能情况减量或调整剂量,以免药物潴留中毒引起神经系统并发症。

（二）透析所致的脑病

透析是治疗急慢性肾衰竭的一种常用、有效的方法，主要包括血液透析、腹膜透析。但在透析过程中或透析结束后可出现以神经系统功能障碍为主的并发症，包括透析失衡综合征、透析性痴呆、Wernicke 脑病和尿毒症性脑萎缩，脑血管病变如颅内出血、硬膜外血肿、TIA 和高血压脑病等。既往因缺乏经验，这些并发症不少见，随着透析技术及条件的日臻完善，并发症显著减少。

Ⅰ. 透析失衡综合征

透析失衡综合征（dialysis disequilibrium syndrome）是接受透析的患者突发出现神经功能恶化的临床综合征，轻者出现烦躁不安、头痛，重者出现抽搐、昏迷甚至死亡。由 Kennedy 等于 1962 年提出。确切发病率不详，目前少见。

常见于初次血液透析期间或之后，特别是严重急性或慢性肾衰竭透析过多过快时，也见于慢性肾衰竭多次透析后。还可能发生在需要持续肾脏替代疗法的急性肾损伤患者中。腹膜透析者不会出现此综合征（Mistry K，2019）。

【病因和发病机制】

主要病变是脑水肿，确切机制不明。一种假说是反向尿素（the reverse urea effect）假说，认为可能是透析期间血液中尿素浓度的下降速度快于脑组织中尿素浓度的下降速度，形成了渗透梯度，促进水从血液进入脑组织，导致脑水肿及其相关的表现。在慢性肾衰竭动物模型中，发现脑组织尿素转运体表达的减少及水通道（AQP4 和 AQP9）表达的增加，为反向尿素假说提供了证据（Trinh-Trang-Tan MM et al，2005）。另一种是特发性渗透物质（idiogenic osmoles）假说，认为在快速透析过程中，脑内产生新的递质，在脑和血液之间产生渗透梯度导致细胞毒性水肿的发生。此外，还有学者认为与有机酸生成增多导致脑皮质细胞内酸中毒引起脑水肿有关（Hocker SE，2017）。

【临床表现】

1. 各年龄组均可发病，儿童和老年人居多，既往有脑卒中、脑外伤等神经系统基础疾病者相对多见。

2. 症状和体征随着脑水肿的发生而出现，与透析过程有时间相关性。一般出现于透析早期，特别是透析开始后 3~4 小时，有时出现在透析结束后 8~48 小时。轻者常表现为一些非特异性的临床症状，如头痛、恶心、呕吐、乏力等，70% 的患者会出现头痛，类似普通偏头痛的双侧搏动性疼痛，随着脑水肿加重及颅内压升高，症状逐渐加重，出现幻觉、谵妄等精神症状、定向力障碍、癫痫发作、意识障碍乃至死亡，可因心律失常猝死。

3. 脑电图检查可见 α 节律消失，阵发性高波幅慢波及痫性放电。CT 和 MRI 检查可发现脑水肿。

【诊断和鉴别诊断】

1. 诊断 根据肾衰竭及透析史（初次透析或透析过多过快史）和辅助检查等。

2. 鉴别诊断 应注意与透析导致的高血压脑病、颅内出血和硬膜外血肿、系统性感染等鉴别。

【治疗】

1. 对症治疗 症状轻微患者不必终止透析，可减慢血泵流量及对症处理；症状明显患者应终止透析，积极处理脑水肿和对症治疗，抽搐或昏迷者注意保持呼吸道通畅，给予相应处理，24 小时后症状可逐渐消失。同时防治高血压、心律失常和癫痫发作等并发症。

2. 控制透析速度 首次透析避免速度过快，时间不应超过 3 小时，对血中尿素氮和肌酐水平较高者，增加透析次数，使血液透析前后血尿素氮下降控制在 30% 左右。有诱因或失衡综合征患者可换用血液滤过法，或用缓慢移动腹膜透析（CAPD）即小流量腹膜透析。

3. 提高透析液浓度 在透析液中加入渗透活性溶质，不宜用大面积和高效透析器。

Ⅱ. 透析性脑病

透析性脑病（dialysis encephalopathy）或透析性痴呆（dialysis dementia）是长期血液透析过程中最严重的，致命的并发症。表现为长期反复透析（包括血液透析和腹膜透析）治疗后患者出现进行性智力下降、神经精神异常。常发生于透析后 14~36 个月。本病预后差，未治疗者多在病后 9~12 个月内死亡。由于纯化透析用水和清除透析液铝，本病近年已少见。

【病因和病理】

Miyahara 等于 1972 年首次报道后，世界各地血液透析中心均陆续有报道，占透析患者的 0.6%~1%。主要病因是铝中毒，铝可能来自透析液或口服铝凝胶，铝在脑组织内沉积，脑灰质铝含量明显增多，过量铝离子干扰神经细胞 DNA 复制和 RNA 转录，抑制己糖激酶活性，突触后胆碱能神经递质传导障碍引起症状。其他微量元素及重金属如镁、锰、锑蓄积，维生素缺乏和慢病毒感染等也可能与本病有关。

本病病理表现为轻微弥漫性病变，大脑皮质浅表部位可见腔隙灶，常发现大脑左侧比右侧重，左侧额叶、颞叶和岛叶最重，可解释语言能力受损严重。

【临床表现】

本病亚急性起病，进行性发展，常发生于透析 1 年后。诱因包括手术、低磷血症和应用皮质激素等。临床表现多样，病情进展迅速，大部分患者生存期仅 1~15 个月（平均 6 个月），有的患者症状时好时坏，可维持数年。

1. 言语障碍往往为首发症状，静脉注射安定类药物后出现短暂的语言改善是该病最典型的临床表现之一。最早表现为言语不清及口吃，继而有言语混乱、语法缺失等，最后出现持续和永久的缄默和失语。

2. 认知障碍包括定向障碍和记忆障碍，早期仅表现为注意力不集中、健忘等，随着疾病进展，出现逆行性遗忘，最终完全丧失智力。

3. 癫痫发生率约占63%，初期往往呈局限性发作，后发展至全身性发作。

4. 运动功能损害包括肌阵挛、震颤、扑翼样震颤、步态异常等。其中肌阵挛是最常见的运动障碍。

5. 精神障碍和行为异常，包括易怒、敌意、暴力、抑郁、淡漠、意志力缺乏、偏执、妄想、幻觉和怪异行为等。情绪波动最先出现，然后一些患者逐渐表现出更多的暴力行为，而另一些患者逐渐变得冷漠或抑郁，最后表现出混乱、幻觉、妄想等。

6. 儿童透析性脑病主要表现为发育迟滞、小头畸形、低血压、癫痫发作、运动障碍和营养不良等。

【辅助检查】

1. 实验室检查　血铝含量增高，一般大于50μg/L。脑脊液检查正常，偶见蛋白增高。

2. 电生理检查　患者脑电图可有明显异常，表现为发作性、有时为周期性尖-慢或棘-慢复合波（高达500μV，持续1~20秒），混有大量θ波和δ波活动。脑电图异常有可能先于临床出现数月，对早期诊断有很大意义。

3. CT及MRI影像学检查可发现脑萎缩和脑水肿。

【诊断和鉴别诊断】

1. 诊断　根据长期透析病史，进行性发展的言语障碍、运动障碍、肌阵挛和痴呆等典型表现，结合明显的脑电图异常、血铝含量增高等。

2. 鉴别诊断　应注意与透析失衡综合征、尿毒症性脑病、药物性脑病、脑动脉硬化或脑萎缩等鉴别。

【治疗】

1. 病因治疗　减少铝的来源，包括减少透析液中的铝浓度，将透析液中铝浓度控制在4μg/L以下，避免长期使用口服含铝药物（Chen Y et al，2018）；增加铝的排泄，包括驱铝药去铁胺（0.5g或30mg/kg静脉滴注）和肾移植。

2. 对症治疗　氟哌啶醇可用于改善躁狂、妄想等精神症状。近些年来，非典型抗精神病药物如奥氮平、利培酮已逐渐作为改善精神症状的首选药物。癫痫发作可用抗痫药控制。脑水肿可用20%甘露醇125ml静脉滴注。

Ⅲ. Wernicke脑病

Wernicke脑病（Wernicke encephalopathy）是由于维生素 B_1 缺乏所致（具体见相关章节），在肾衰竭透析患者中，由于营养不良和透析过程中维生素 B_1 的丢失而发病。典型的临床表现是意识模糊、共济失调和眼肌麻痹，患者还可能会出现舞蹈症、周围神经病变和肌阵挛等非典型症状。目前还没有可用的生化检测方法来帮助诊断。因此临床医生应警惕透析患者有出现这种可逆性疾病的可能，并在有怀疑该病的情况下，经验给予肠外维生素替代治疗。

（三）肾移植后神经系统并发症

肾移植（renal transplantation）是晚期肾衰竭最有效的疗法。全球每年有数万例以上的肾移植。尽管围手术期护理、手术和术后管理方面的进步降低了接受肾移植者并发症的发病率和死亡率，仍有约30%的患者出现神经系统并发症，是重要的死亡原因之一。常见并发症包括机会性中枢神经系统感染、免疫抑制剂的神经毒性、可逆性后部白质脑病、原发性CNS淋巴瘤、脑血管病等（Potluri K，2014；Karunaratne K et al，2018）。偶见并发脑桥中央髓鞘溶解症和Wernicke-Korsakoff综合征等。

大多数移植后神经系统并发症与免疫抑制药物有关。机会性中枢神经系统感染是肾移植患者发病和死亡的主要原因，尤其是在移植后的前12个月，包括细菌、真菌、寄生虫及病毒感染。接受肾移植和长期免疫抑制剂治疗患者的尸检发现，45%有全身真菌感染，其中1/3有CNS感染；李斯特菌、曲霉菌、隐球菌、念珠菌、诺卡菌和组织胞浆菌感染常见，还可见弓形虫病和巨细胞病毒包涵病。肾移植患者出现头痛、发热、意识模糊和局灶性损害应考虑颅内感染的可能，脑脊液细胞数、免疫学及微生物学检查、CT或MRI检查、病变部位脑活检等可明确诊断。

移植后使用的每一种免疫抑制药物都有潜在的神经毒性作用。他克莫司等钙神经蛋白抑制剂是目前肾移植术后的主要免疫抑制剂，有报道钙神经蛋白抑制剂引起的脑病为肾移植后最常见的并发症（杜传福等，2002；Lee YJ et al，2017）。钙神经蛋白抑制剂所致的脑神经毒性具有大脑后部白质血管源性水肿为特点的影像学改变，亦被称为可逆性后部白质脑病或后部可逆性脑病综合征（PRES）。临床表现为头痛、意识改变、视觉障碍和癫痫发作，其可能的机制为钙神经蛋白抑制剂对血管内皮细胞的直接毒性作用。但该综合征影像学并不特异，还可在高血压性脑病、子痫、鞘内氨甲蝶呤给药及其他情况下发生。钙神经蛋白抑制剂可以在治疗血清药物浓度，没有高血压情况下导致PRES。早期识别PRES，减少或终止免疫抑制治疗，控制高血压等其他加重因素，通常可以防止永久性神经功能缺陷。

四、高钙性脑病

成人血清钙正常值为2.25~2.75mmol/L，当进入细胞外液的钙超过了排出的钙,血清钙高于 2.75mmol/L 即为高钙血症。由于通常所测定的是总钙,而不是离子钙,因此必须注意影响离子钙的因素;血清白蛋白是血液循环中最主要的钙结合蛋白,在血清白蛋白正常的情况下,血钙浓度高于 3mmol/L 才会出现神经系统症状;然而,在血清白蛋白较低的情况下(如恶性肿瘤患者),钙以非结合或离子形式存在的比例增加,血钙浓度升高至 2.5mmol/L 即可出现症状。酸碱度也影响血清钙与蛋白质的结合,碱中毒可使离子钙浓度降低,而酸中毒可使之升高。大约 40%的高钙血症患者出现神经系统症状,其临床表现为嗜睡、食欲减退、恶心、注意力下降、木僵甚至昏迷,严重可致高血钙危象(血钙水平≥3.75mmol/L),称为高钙性脑病。重症患者死亡率高,临床不少见。

【病因和发病机制】

一般人群中高钙血症的患病率约为 1%~2%,约 90%的高钙血症患者继发于原发性甲状旁腺功能亢进和恶性肿瘤。人群中原发性甲状旁腺功能亢进的患病率在 0.2%~0.8%,并随年龄增长而增加;2%的肿瘤与高钙血症有关。在儿科中,肿瘤所致高钙血症的患病率约为 0.4%~1.3%(Catalano et al,2018);年轻人中,最常见的高钙血症原因是甲状旁腺腺瘤;老年人常见的为乳腺癌、肺癌、肾癌、甲状腺癌、前列腺癌、多发性骨髓瘤、上皮细胞样肺癌等。其他少见的引起高钙血症的病因包括维生素 D 中毒、维生素 A 中毒、长期的制动、甲状腺功能亢进、结节病、肢端肥大症和钙排出减少(噻嗪类利尿药、肾衰竭)。

钙是人体内重要的离子,脑细胞内、外钙比例适当是维持神经细胞兴奋性的条件,血钙过高、脑细胞内外比例失调可导致神经兴奋性降低,神经传导障碍(Juvarra et al,1985)。

【临床表现】

1. 患者神经系统的症状可首先表现为头痛、肌肉疲劳、肌张力减低、焦虑、抑郁、躁动、失眠、认知功能障碍等,继而出现表情淡漠和注意力下降等症状;血钙严重升高可出现嗜睡、精神错乱、定向力障碍、谵妄、木僵甚至昏迷;偶见抽搐、弥漫性肌阵挛和肌强直。神经系统的症状与高钙血症的严重程度直接相关,钙水平超过 3.5mmol/L 时更常见。神经精神症状的发生主要是由于高钙对脑细胞的毒性,可干扰脑细胞的电生理活动。所有神经系统症状均可通过治疗逆转。

2. 患者常伴有消化、心血管、骨骼、泌尿、血液等系统的伴随症状。消化系统可表现为厌食、恶心、呕吐、腹胀、便秘、消化道出血、麻痹性肠梗阻、急性胰腺炎等;心血管系统可表现为高血压和各种心律失常(如 Q-T 间期缩短,ST-T 段改变等);骨骼系统可伴有骨骼疼痛、椎体压缩、骨骼畸形,易发生病理性骨折;泌尿系统可表现为口干、多饮、多尿、双侧尿路结石或肾实质钙盐沉着,常继发尿路感染,反复发作可引起肾功能损害;在血液系统,因钙离子可激活凝血因子,故可导致广泛性血栓形成;高钙血症易发生异位钙沉着,可沉着于血管壁、角膜、结合膜、鼓膜、关节周围和软骨,引起肌肉萎缩、角膜病、红眼综合征、听力减退和关节功能障碍等。

3. 血常规、血电解质(镁和磷)、血碱性磷酸酶、甲状腺功能、甲状旁腺激素(PTH)、肾功能、肿瘤标志物、粪隐血、25-羟维生素 D、尿钙等实验室检查指标,以及心电图、脑电图等检查可有异常;脑脊液蛋白水平可升高。脑 CT、MRI 检查无特征性表现,可表现为皮质下水肿及可逆性后部白质脑病。颈部超声、CT、MRI 和核素扫描可发现导致高血钙的主要病因,如甲状旁腺瘤、癌肿或增生等。胸部、腹部和骨盆影像学检查可发现肿瘤、paget 骨病等。

【诊断】

甲状旁腺疾病、甲状腺疾病、转移性肿瘤病变或其他基础疾病的患者出现脑病表现,血钙高于 2.75mmol/L 即可诊断。应注意多次测定血浆中钙浓度,并同时测定血清白蛋白、血 pH。

【治疗】

1. 本病的治疗主要是降血钙的对症治疗及针对原发病的治疗。应控制钙摄入、减少钙吸收和加速钙排泄。轻症患者(血钙<2.88mmol/L)只需要识别潜在疾病,增加液体摄入量,并随访血钙水平。病情轻者可采用 25%硫酸镁 10ml 肌内注射,1~2 次/d。危重患者(血钙>3.75mmol/L)可静脉滴注硫酸镁、EDTA-Na、硫代硫酸钠或西咪替丁等,大量输注等渗糖盐水,静脉注射呋塞米,肌内注射降钙素等。等渗液静脉补液扩容、促进尿钙排泄是降钙治疗的主要方法;开始 24~48 小时,每日持续静脉滴注等渗液 3 000~4 000ml,可使血钙降低 0.25~0.75mmol/L。血液透析是在危及生命的情况下,快速降低心力衰竭或肾功能不全患者血清钙水平的首选治疗方法。应谨慎使用袢利尿剂,虽有增强肾脏的钙排泄作用,但由于增加骨吸收,可能会引起反常的高钙血症。(Carrick et al,2018)

2. 高血钙患者应积极寻找原发病或高血钙的病因,早期诊断,并相应地进行治疗;甲状旁腺瘤或癌及其他部位肿瘤应尽早切除。双膦酸盐,如依替膦酸盐、帕米膦酸盐和阿仑膦酸盐,抑制破骨细胞的活性,是治疗恶性肿瘤高钙血症的首选药物。皮质类固醇和酮康唑通过抑制 α-羟化酶活性,可治疗与维生素 D 摄入过量相关的高钙血症(Walker et al,2015)。

【预后】

预后取决于引起高钙血症的病因。甲状旁腺功能亢进引起的一般比较轻,轻度高钙血症不会导致死亡;恶性病因导致的高钙血症状较重,预后不良(Reid et al,2018;Mhaskar et al,2017),有可能在几个月内(50%在30天内)死亡。

五、败血症性脑病及烧伤后脑病

(一)败血症性脑病

败血症性脑病(septic encephalopathy)是败血症并发的急性脑功能障碍,主要表现为急性起病的可逆性嗜睡和精神混乱状态,严重者可导致昏迷,须排除颅内感染及其他导致脑功能障碍的情况(低血糖症及代谢性脑病等)。

【病理生理】

本病由严重败血症直接引起,见于各种革兰氏阳性或阴性细菌感染性败血症。确切的病理生理机制未明,目前认为其主要机制可能与多种因素有关,包括弥漫性神经炎症导致血脑屏障功能受损,脑细胞功能障碍及神经细胞凋亡,脑血管调节功能受损及神经递质失衡(Bozza FA et al,2013)。脑组织损伤以大脑皮质多见,最常见的病理改变是缺血性损害及脑水肿,大脑、小脑白质毛细血管周围出血和坏死带,可见血管周围水肿、星形细胞尾足肿胀和细胞凋亡征象。

【临床表现】

可发生在败血症的任何阶段,有时可为败血症的首发临床表现(Cotena S et al,2012)。大部分患者严重感染后数小时内即可出现定向力障碍和精神错乱,少数可发展为木僵和昏迷,也可以表现为幻觉、睡眠节律紊乱和激越。另外可能出现快速的体液失衡,导致渗透性脱髓鞘。既往认为该病为急性可逆性综合征,近年报道有部分患者可遗留长期神经功能受损症状如记忆障碍、抑郁、焦虑

及认知障碍(Semmler A et al,2013)。通常不出现扑翼样震颤、肌阵挛或大脑局部定位体征,颅神经受损及偏侧症状少见,如出现须进一步排除其他神经系统疾病。

【辅助检查】

1. 脑脊液检测常显示蛋白轻度增高,但缺乏特异性。

2. 脑电图异常率较高,部分临床症状不明显的患者即可表现为慢波。脑电图背景以δ波为主或脑电图外界刺激无反应与死亡率增高相关,脑电监测有助于非惊厥性癫痫持续状态的发现。

3. 脑CT及MRI缺乏特异性改变,但在部分昏迷患者脑MRI可发现血管源性水肿或严重的白质脑病(图3-23-16),另外脑MRI检查有助于同可逆性后部白质脑病、多发性脑梗死等疾病鉴别。

4. 研究显示血中NSE及S100β水平的升高与预后不良相关。

【诊断和鉴别诊断】

1. 诊断 根据严重败血症患者发生精神障碍和意识障碍,结合血生化、脑脊液、脑CT及MRI检查等可诊断。

2. 鉴别诊断 本病鉴别诊断较复杂,主要包括:

(1)临床常见的为尿毒症性脑病,该病为尿毒症患者体内尿素、肌酐等代谢产物蓄积导致中枢神经系统功能受损而产生神经及精神症状,肾功能检测及病史可有助明确;严重肝功能受损患者可出现肝性脑病,病史、血氨及血生化检测可助鉴别;慢性呼吸衰竭患者由于二氧化碳潴留也可出现精神症状,血气分析结果有助于鉴别;低血糖症可通过快速血糖检测鉴别。

(2)Wernick脑病可表现为眼外肌麻痹、共济失调及精神障碍;脑MRI可有特征性表现;结合患者慢性酒精中毒或营养不良等导致硫胺缺乏的病史可有助于鉴别。

(3)部分药物成瘾者由于戒断可出现类似急性脑

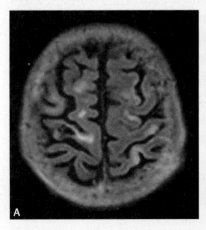
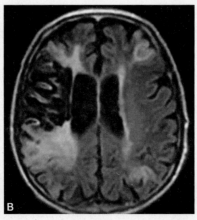
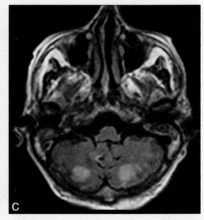

图3-23-16 一例72岁老年患者,由于肺部感染后败血症出现意识障碍,A、B、C图显示脑MRI多处FLAIR像白质高信号,该患者同时右侧大脑中动脉支配区陈旧性梗死灶(B)

病的精神症状,如苯二氮䓬类及鸦片类药物,抗胆碱能及抗组胺类药物在初始治疗患者可能出现精神症状;另外,对于败血症患者,临床上须警惕氟喹诺酮类药物及大环内酯类药物导致的精神症状。

【治疗】

本病缺乏特异性治疗,关键是败血症的尽早控制和器官功能衰竭的恢复,如足量敏感抗生素的使用,水、电解质平衡及营养支持。镇静药物的尽早撤除有助于减少意识障碍的发生,不推荐预防性使用抗癫痫药物,但在昏迷及使用镇静药物的患者,应注意进行脑电监测;有癫痫发作时应及时予以抗癫痫治疗。有文献报道提示 α_2 肾上腺素受体激动剂右美托咪定有一定的神经保护作用,能缩短意识障碍的病程及降低死亡率(Pandharipande et al,2010),其机制可能是抑制神经细胞凋亡及减轻败血症相关炎症反应(Zhang et al,2018)。

【预后】

严重败血症患者败血症性脑病的发生率高达70%,死亡率高达39%,是败血症不伴脑病患者死亡率的2倍。部分患者可遗留长期功能障碍包括认知受损、焦虑及抑郁。

（二）烧伤后脑病

烧伤后脑病(burn encephalopathy)是严重皮肤烧伤患者出现以意识水平下降、精神错乱和震颤为主要临床特征的脑病,可有癫痫发作。约30%的严重烧伤患者出现中枢神经系统并发症,最常见的为烧伤后脑病,常由于脑水肿所致,50%的患者可因此死亡。

【发病机制】

严重烧伤产生过度炎症反应,组织细胞释放大量的炎症介质、细胞毒性蛋白酶、活性氮族和活性氧族,可导致脑微血管通透性增加,血脑屏障受损,大分子物质如白蛋白及炎症细胞进入脑组织,导致神经元损伤及脑水肿。

【临床表现】

严重烧伤患者表现为失眠、情绪激越、幻觉、震颤,进一步恶化可昏迷;在烧伤治疗的初始阶段,患者的精神症状容易被镇静药物的使用所掩盖。部分患者可在烧伤后数周发热及代谢异常改善后发生。

【诊断和鉴别诊断】

烧伤后患者发生意识水平下降及精神障碍,结合血生化及脑 CT 与脑 MRI 可诊断。重症患者意识障碍筛查工具如 CAM-ICU(confusion assessment method in the intensive care unit)及 ICDSC(intensive care delirium screening checklist)的使用有助于尽早发现重度烧伤后患者的意识障碍。须注意与烧伤后细菌感染引起的脑膜炎、脑微脓肿、败血症性脑梗死、脑出血、癫痫、缺血缺氧性脑病,多器官功能衰竭所致脑病等鉴别。

【治疗】

烧伤后脑病重在预防,严重烧伤应及时给予20%甘露醇静脉滴注,降低颅压和控制脑水肿的进展。有研究显示急性期苯二氮䓬类药物的使用可能导致意识障碍发生率增加,而适当的使用鸦片类镇痛药物如芬太尼、吗啡有助于降低意识障碍的发生率(Agarwal V et al,2010)。

六、钠、钾和体液平衡失调性脑病

除高钙血症、低钙血症、高磷血症、高镁血症等可以导致相关神经系统损害之外,临床上较常见的还有钠、钾和体液平衡失调所导致的神经系统疾病。

（一）低钠血症和低钠血症脑病

低钠血症(hyponatremia)指血清钠离子水平低于135mmol/L,是最常见的水、电解质紊乱,占住院患者的1.0%~2.5%。血清钠离子是影响血浆渗透压最主要的因素,因此,常依据血钠下降的机制将低钠血症分为三种类型:等渗性、高渗性及低渗性低钠血症,其中以低渗性最为常见。低钠血症脑病(hyponatremic encephalopathy)是指由于血清钠离子浓度明显减低(多指钠离子浓度小于120mmol/L)而导致的一系列中枢神经系统症状。但临床上可见假性低钠血症,例如高脂血症或高蛋白血症所致低钠血症(等渗性);高血糖或甘露醇所致低钠血症(高渗性);也可见水中毒,可伴随全身低血容量(血液丢失、盐耗竭)、高血容量(水肿状态,例如肾脏、肝脏或心脏衰竭)或等血容量状态(自由水滞留)。

【病因和发病机制】

1. 低钠血症及其病因　①缺钠性低钠血症:钠丢失多于水丢失。如呕吐、腹泻导致大量胃肠道消化液丢失,利尿药导致肾排钠增加,大量出汗或烧伤,大量放胸、腹水和大型手术后等。②稀释性低钠血症:水潴留多于钠潴留,抗利尿激素分泌异常综合征(syndrome of inappropriate secretion of antidiuretic hormone,SIADH)为常见原因。SIADH 常发生于脑外伤、细菌性脑膜炎或脑炎、脑梗死或蛛网膜下腔出血、中枢神经系统肿瘤或其他系统肿瘤、吉兰-巴雷综合征等情况;也可能和利用某些药物有关;SIADH 引起低钠的直接原因为排出高渗透压尿液。另外,可见于过量饮水(见于精神疾病和嗜啤酒狂)和输低钠液过多,充血性心力衰竭和肾衰竭造成排尿量过少等。③消耗性低钠血症:见于结核、肝硬化、糖尿病、癌症、艾滋病等慢性消耗性疾病(Achinger et al,2017)。

2. 低钠血症引起脑病的机制　低钠血症造成体循环与中枢神经系统渗透压差,促使水通过水通道蛋白-4(aquaporin-4,AQP-4)途径进入星形胶质细胞,造成细胞体积增大及脑容量增加;这一效应可以通过胶质细胞的钠-钾-ATP 泵主动转运功能得到一定的代偿。另外，脑脊液循环的分流增加也可以起到一部分的代偿作用。当这些机制失代偿的时候，低钠血症最终造成细胞水肿和颅内压增高，引起低钠血症性脑病。同时，也有学说认为低钠血症除可以通过渗透压改变造成相关脑损害之外，钠供给不足本身也可以直接对神经细胞产生损害，如增加细胞氧化应激反应，改变活性等（Giuliani et al，2014）。育龄期女性易发生低钠血症脑病，可能由于雌激素直接抑制钠-钾-ATP 酶活性或促使抗利尿激素分泌增加（Soupart et al，1996）所致。

【病理】

低钠血症死亡患者的脑病理改变包括三种类型：①呼吸停止于短期内的死亡患者可见脑组织弥漫性水肿及肉眼可见的脑疝；②脑白质局灶性或者弥漫性脱髓鞘，也可能出现大脑皮质或皮质下核团的局灶性损害，部分可合并弥漫性脑水肿及大脑中动脉区脑梗死；③脑组织弥漫性脱髓鞘合并脑垂体缺血坏死及动眼神经损害，可见基底节、脑室旁白质、大脑皮质和丘脑局灶性病变，偶见于脑桥（Arieff et al，1993）。

【临床表现】

1. 原发病的临床表现　大多数低钠血症继发于其他原发性疾病，因此，对原发性疾病临床症状的识别非常重要，有助于判断低钠血症的原因，以及有针对性的控制低钠血症。例如，由于体液丢失引起的低钠血症，可出现血压低、脉搏细速和循环衰竭，同时有失水的体征。而SIADH 引发的低钠血症则常有水肿，需注意是否伴有中枢神经系统疾病，如肿瘤，蛛网膜下腔出血等。

2. 不同程度的低钠血症引起的临床症状不同，并且与原发病和患者自身的耐受程度相关：①轻度低钠血症一般不会引起明显的临床症状，或仅表现为口渴、疲乏、头昏、恶心、厌食等。②严重低钠血症则会引起低钠血症脑病，急性起病者可表现为头痛、呕吐等颅高压症状，肌肉颤动和抽搐等，可迅速发展至昏迷。③部分慢性起病者也可呈渐进性加重的病程，表现为一般的头痛、腹痛或其他全身不适症状，继而发展为不同程度的意识障碍和精神症状，可有谵妄、幻觉、抽搐发作等，最终进展为昏迷状态；抽搐发作在小儿多见，多为全身性发作。低钠血症脑病常见的死亡原因为脑疝、呼吸和循环衰竭。

3. 神经系统体检可发现视乳头水肿、偏瘫、失语、假性延髓麻痹、共济失调以及病理征等表现，重症者可有去皮质状态表现。部分有局灶性病理损害患者，可出现相应脑功能区的神经功能损害表现，例如大脑中动脉供血区脑梗死所导致的偏身运动感觉和语言障碍等。

【辅助检查】

1. 血液化验检查　可发现不同程度的钠离子浓度降低，表现为脑病者静脉血血清钠离子浓度常低于120mmol/L；同时可伴有其他电解质紊乱表现，如低钾血症、低钙血症等。

2. 影像学检查　轻度低钠血症脑病者头 CT 或 MRI 可无明显特异性改变，中-重度者可发现不同程度的脑水肿，以及脑室结构变小等颅高压表现；发生脑梗死者可见典型的 CT 低密度灶或磁共振 DWI 序列高信号，以大脑中动脉供血区脑梗死较常见。

【诊断】

在低钠血症基础上，出现明显的其他疾病无法解释的神经精神症状者，可临床诊断为低钠血症脑病。同时需注意引起低钠血症的原发病的诊断。

【治疗】

1. 无症状患者的治疗

（1）积极处理低钠血症的原因。无症状或轻度患者去除病因可达到治疗目的，如停用利尿药物、纠正甲状腺功能低下和肾上腺皮质功能不全的激素水平等。

（2）一般应控制水摄入。特别是在 SIADH 情况下，血钠<120mmol/L 时液体量通常应限制在 500ml/24h，如果<130mmol/L，液体量应限制在 1 000ml/24h 以内；即使>130mmol/L 水摄入量不应超过 1 500ml/24h。无症状患者严格控制水摄入在 800ml/24h，钠离子浓度可每日回升1.5mmol/L，数日可恢复正常。

但并非所有低钠血症患者都存在 SIADH，过度利尿、肾上腺皮质功能不全或盐丢失也可引起尿钠增多，从而导致低血容量性低钠血症。例如脑耗盐综合征出现肾性失盐是由于心脏或大脑中的一种多肽——心钠素分泌增加所致。鉴别 SIADH 及脑耗盐综合征非常重要，限制脑耗盐综合征患者的液体摄入可能会非常危险，特别是蛛网膜下腔出血后出现血管痉挛的患者。

（3）脱水明显者可静脉补充生理盐水，不宜补高渗盐水。地美环素（四环素类抗生素）600mg/d 可产生肾性多尿，用于治疗 SIADH。

2. 低钠血症脑病的治疗（Overgaard-Steensen et al，2013）

（1）除以上处理外，需抗脑水肿及对症治疗，应注意补液方法和速度。由于大多数低钠血症发展慢，可通过从细胞内获得渗透物质，以维持大脑容积；这种情况下，快速纠正血钠可能会导致渗透梯度逆转，致大脑容积下降，从而引起中枢神经系统脱髓鞘（"渗透性脱髓鞘"及脑桥中央髓鞘溶解综合征）。除非患者血钠浓度极低或出现昏迷和惊厥，一般不宜快速补充高渗盐水。应用高张液体时应每 2 小时监测一次血清钠，使升钠速度控制在 1mmol/（L·h），最初 24 小时内血清钠升高应<10mmol/L。

（2）输入盐水量可根据现有血清钠浓度和目标浓度计算，以输入钠盐可分布于全身体液及人的体液占体重的 60% 为前提，即［目标钠浓度－起始钠浓度］×0.6×体重（kg）＝输入钠负荷（mmol/L）。根据生理盐水浓度是 154mmol/L 和 3% 盐水渗透浓度是 513mmol/L，可计算所需生理盐水的体积。如果给予高渗盐水，通常需同步输入呋塞米以降低静脉内容积，开始以 0.5mg/kg 剂量，然后增加剂量直到发生利尿作用（可按照 3% 盐水 300～500ml，快速静脉输入，可升高血钠浓度约 1mmol/（L·h），维持作用 4 小时来进行计算）。

【预防】

有失钠原因的患者应监测血、尿钠浓度和血浆及尿渗透压，发现异常及时纠正。尤其育龄期女性和儿童手术时使用利尿药、心肾衰竭的患者，应注意防治低钠血症脑病。

（二）高钠血症和高钠血症脑病

高钠血症（hypernatremia）是血清钠离子浓度高于 145mmol/L；因高钠血症而导致一系列神经精神症状称为高钠血症脑病（hypernatremic encephalopathy）。

【病因和发病机制】

1. 高钠血症 在神经系统常见疾病治疗中的医源性原因，如蛛网膜下腔出血或脑出血的脱水治疗过程中；用高渗液治疗脑水肿常导致轻至中度高钠血症（150～155mmol/L），脑水肿消退后给予低渗盐水很易纠正。严重高渗性脱水见于糖尿病、非酮症酸中毒性昏迷、长期腹泻的婴儿和长期未补液的昏迷患者；慢性脑积水患者下丘脑渴觉中枢兴奋性降低，引起自主饮水减少，可发生严重高钠血症、木僵和昏迷。

2. 高钠血症脑病 一般情况下，脑组织对高钠血症造成的高渗透压状态具有很强的代偿能力，主要是通过葡萄糖及葡萄糖代谢产物、氨基酸等异源性渗透压机制来调节。但一旦该机制失代偿，则可能造成神经细胞皱缩，以及突出连接改变，进而造成一系列神经精神症状；同时，如果脑容量明显减低，脑皮质与硬膜脱离，从而可以造成皮质桥静脉撕裂，进而形成硬膜下血肿（Satpathy Diggikar et al，2014）。

【临床表现】

中枢神经功能受损的严重程度与血钠浓度改变的程度及速度有关，血钠缓慢升至 170mmol/L 的患者能很好地耐受，快速上升可导致大脑萎缩（Machino et al，2006），婴儿可引起硬膜下出血。血钠极度增高可造成知觉丧失、扑翼样震颤、肌阵挛、癫痫发作和舞蹈样动作，也可发生肌无力、横纹肌溶解和肌红蛋白尿等。

【辅助检查】

1. 血液化验检查 血清钠离子浓度不同程度升高；同时，因脱水药物使用造成的高钠血症可伴有其他电解质紊乱表现，如低钾血症。

2. 影像学检查 除原发病表现外，脑 CT 或 MRI 可无明显其他异常或轻度脑萎缩，部分患者可见因桥静脉破裂所造成的硬膜下血肿。

【诊断】

在高钠血症基础上，出现明显的其他疾病无法解释的神经精神症状者，可临床诊断为高钠血症脑病。

【预防和治疗】

治疗上首先要注意原发病的诊治，除此之外，一般情况下，高钠血症及高脑血症脑病需要通过补充低渗溶液或增加水摄入来治疗。在使用高渗液体治疗或脱水治疗的情况下，应注意检测电解质，避免医源性高钠血症的发生。

（三）低钾血症

低钾血症（hypokalemia）是血清钾浓度低于 3.5mmol/L 时出现的一系列症状。低钾血症大多数情况下仅累及周围神经系统，引起中枢神经系统症状的情况少见。

【临床表现】

1. 低钾血症主要表现为肌无力，下肢症状突出，特别是股四头肌，站立不稳、行走无力和登楼困难，上肢症状多相对较轻，严重时可波及呼吸肌甚至呼吸衰竭。肌无力多呈对称性；查体可见肌力减退甚至完全瘫痪，腱反射减弱或消失；有时患者腹胀、便秘和麻痹性肠梗阻，严重者可出现精神错乱。

2. 低钾血症可引发各种心律失常，如房性或室性期前收缩、窦性心动过缓、阵发性房性及交界性心动过速，严重时出现心室颤动；心电图对低钾的诊断有特殊意义，早期出现 ST 段下降，T 波降低，出现 U 波，QT 间期明显延长。

【治疗】

本病的治疗以补钾为主，轻度低钾可鼓励进食富含钾的食物如橘子、香蕉和咖啡等。可口服氯化钾 3～6g/d，或缓慢静脉滴注。

（四）高钾血症

高钾血症（hyperkalemia）是血清钾浓度高于 5.5mmol/L 时出现的一系列症状。高钾血症引起的神经系统症状与低钾血症类似，也以周围神经为主，少数情况下可出现精神症状。

【临床表现】

高钾血症患者临床也表现为肌无力和精神错乱。可引起各种心律失常，心电图早期出现 T 波高尖，QT 间期缩短，随后 T 波改变明显，QRS 波逐渐变宽，波幅下降，P 波消失；高钾血症的主要危险是导致心搏骤停。

【治疗】

1. 高钾血症的治疗可用 10% 葡萄糖酸钙溶液 10～

20ml,直接或与50%葡萄糖液稀释后静脉注射,1~3分钟见效,持续时间短,仅30~60分钟,可直接对抗血钾过高对细胞膜极化状态的影响,使阈电位恢复正常。

2. 5% NaHCO₃溶液快速静脉滴注或10~20ml静脉注射,5~10分钟起作用,可持续到滴完后2小时,可纠正高血钾和酸中毒。

3. 10%葡萄糖液500ml(50g)加胰岛素10U静脉滴注,约1小时滴完。胰岛素可促进细胞对钾的再吸收,使血钾下降;注射开始后30分钟起作用,持续4~6小时。

4. 呋塞米可促进钾从肾脏排出,40~80mg静脉注射,肾功能障碍时疗效较差。

七、少见的代谢性脑病

局灶性或全脑性脑水肿、毒性代谢物的积累、毛细血管后微静脉导致的血管源性水肿以及能量代谢障碍等因素,共同参与了代谢性脑病的发生发展过程,这些不同的发病机制也反映了病因的异质性。因此,有观点认为代谢性脑病是一个临床的疾病状态。本章已经较为全面地阐述了血糖水平变化、电解质失衡、肝性或肾性等原因导致的代谢性脑病的临床特点。除此之外,临床还存在部分少见的代谢性脑病类型;其中药物、麻醉导致的代谢性脑病已经得到比较深入的研究,在此节做一简述。

(一)药物引起的代谢性脑病

药物引起的代谢性脑病(drug-induce metabolic encephalopathies):异烟肼诱发的脑病是最早描述的药物诱发的脑病。药物引起的代谢性脑病通常不会导致脑组织结构的改变,主要症状为急性或慢性的意识障碍及行为改变,同时可伴有肌阵挛、肌肉麻痹以及癫痫发作等神经系统症状(Angel et al,2011)。药物引起的代谢性脑病其临床症状取决于药物类型以及脑病的严重程度;例如,丙戊酸导致的脑病急性期可表现为行为改变,癫痫持续性发作等,这些症状在减少丙戊酸的用量之后可以得到彻底缓解。

【病因和发病机制】

已经有一系列研究报道可导致代谢性脑病的药物,包括麻醉/镇痛类药物如吗啡、丙泊酚;抗生素如头孢他啶、头孢曲辛、甲硝唑等;抗病毒药如阿昔洛韦;抗抑郁药如阿米替林;抗癫痫药物如卡马西平、丙戊酸钠、苯妥英钠、加巴喷丁、拉莫三嗪、左乙拉西坦等;肿瘤药物和化疗药物如卡培他滨、环磷酰胺等;免疫抑制剂他克莫司;镇静药如锂剂。具体的药物、剂量以及停药后症状的恢复情况见表3-23-7(Niels H,1989)。虽然药物引发代谢性脑病的机制并未十分明确,但目前研究认为药物导致的

细胞毒性、电解质紊乱、肝脏代谢障碍、脑组织中抑制性受体如GABA受体激活以及血管源性或细胞毒性水肿共同导致代谢性脑病的发生。

【治疗和预后】

对于药物导致的代谢性脑病,治疗方面最为关键的是立即停止可能引发脑病的疑似药物。除此之外,短期的血液透析通常也有助于逆转脑组织的症状。一般来说,药物导致的代谢性脑病在停药之后预后良好(表3-23-7)。

表3-23-7 常见导致代谢性脑病的药物、剂量以及停药后症状的恢复情况

药物名称	剂量/d	停药后的症状恢复情况
镇痛/麻醉类		
吗啡	0.5mg	10天后症状恢复
丙泊酚	150mg	10天后症状恢复
抗生素		
头孢他啶	4g	几天内恢复正常
头孢哌酮	2g	72小时后症状和EEG恢复正常
甲硝唑	45.5g	6~7天后症状恢复
吉米沙星	320mg	2天后症状恢复
抗癫痫药物		
奥卡西平	1 800mg	10天后症状和EEG恢复正常
丙戊酸钠	2 400mg	症状和EEG可恢复正常
卡马西平	1 200mg	2周后症状和EEG恢复正常
苯妥英钠	300mg	症状和EEG可恢复正常
拉莫三嗪	400mg	4周后症状恢复
加巴喷丁	900mg	2周后症状恢复
左乙拉西坦	3 000mg	症状可恢复时间不定
氨己烯酸	3 000mg	2周后症状恢复
扑米酮	600mg	2周后症状恢复
抗病毒药物		
阿昔洛韦	常规剂量	72小时后恢复正常
肿瘤化疗药		
卡培他滨	2 000mg/m²	停药后症状不改善
免疫抑制剂		
他克莫司	0.1mg/kg	4个月后症状恢复
地塞米松	4m 口服	4天后症状恢复
镇静药物		
锂剂	400mg	1周后症状恢复

（二）可逆性后部脑病综合征

可逆性后部脑病综合征（posterior reversible encephalopathy syndrome，PRES）：一般认为 PRES 本质是一种可逆性的血管源性水肿，常伴有急性神经系统症状，脑病是最常见的症状（Fugate et al，2015）。轻者仅有轻度意识模糊，重者可重度昏迷；此外，多数患者可有癫痫发作，但癫痫持续状态相对少见；其他常见的临床症状包括头痛和视觉障碍等。PRES 临床上常见的病因为高血压、先兆子痫、肾衰竭、自身免疫性疾病以及免疫抑制剂等细胞毒性药物使用。肾衰竭是导致 PRES 最相关的疾病之一，可能与肾衰竭并发的高血压或是自身免疫系统异常有关。约半数的 PRES 患者既往有自身免疫性疾病病史，常见的疾病有 SLE、多动脉炎、韦格纳肉芽肿、溃疡性结肠炎等。此外，器官移植或者化疗使用免疫抑制剂和细胞毒性药物也是 PRES 常见的诱发因素。目前研究认为 PRES 的发病与脑血管自动调节功能障碍和内皮损伤导致的血管源性水肿密切相关，血管内皮损伤在疾病的发展中起重要作用。治疗方面主要是降低血压以及控制癫痫发作，本病在临床上通常是可逆的，包括影像学和临床症状，预后多数良好。

（三）其他罕见的代谢性脑病

1. 乳糜泻导致的代谢性脑病　乳糜泻是一种慢性肠道吸收不良综合征，主要原因是患者肠道对小麦中的谷蛋白过敏，从而导致慢性肠道黏膜萎缩性改变。其典型的临床表现是腹泻和吸收不良，在神经系统最常表现为周围神经损伤和小脑共济失调，但在少部分患者中会表现出脊髓病变或进行性认知功能障碍（脑病）或精神症状。

2. Addison 病或肾上腺功能不足所致的脑病　可出现精神错乱发作、木僵和昏迷等非特异性症状。感染或手术可加速脑病的发生；代谢紊乱易合并低血压、脑循环血量下降和低血糖症；纠正这些状态可治疗肾上腺危象。

3. 霍乱伴严重腹泻偶可引起脑病　儿童多见，表现为易激惹、虚弱、头痛、癫痫、木僵和昏迷，持续 2~3 天，治疗不及时预后不良。伤寒病程较长，约半数患者可发生谵妄，少数患者发生假性脑脊膜炎，表现为昏迷、下肢强直、反射亢进，伴扭转痉挛，均为暂时性；本病是水、电解质丧失所致，可通过补充水和电解质治疗。

4. 血液黏滞度显著增高也可导致脑病和昏迷　见于极度增高的高脂血症、瓦尔登斯特伦巨球蛋白血症和真性红细胞增多症等。

第九节　表现为进行性锥体外系综合征的代谢性疾病

（安中平）

代谢性疾病伴进行性锥体外系综合征（metabolic dis-

ease with progressive extrapyramidal syndrome）包括基底节和小脑症状，以不同的方式组合，临床表现多样，可见于慢性获得性肝脑变性、慢性甲状旁腺功能减退症、缺氧或低血糖性脑病后遗症，以及胆红素脑病等。重度缺氧脑病和低血糖脑病引起基底节-小脑症状见本章；胆红素脑病是先天性舞蹈手足徐动症的常见原因，现已较少见，见本篇第十七章第六节脑性瘫痪；慢性甲状旁腺功能不足引起基底节病变见本章第十一节。

一、慢性获得性肝脑变性

慢性获得性肝脑变性（acquired hepatocerebral degeneration，AHCD）是肝病引起的脑功能障碍，病因是慢性肝功能障碍和/或门-体分流，以代谢紊乱为基础，表现为慢性不可逆性中枢神经系统功能失调综合征。

Van Woerkom（1914）首次报道了慢性 AHCD，一例非 Wilson 病患者表现为 Wilson 病特有的海绵状变性与神经胶质细胞增生共存。自从 1965 年 Victor 等发表了详细的病例报告后，慢性 AHCD 被内科医生进一步认知。本病可见于所有的慢性肝病患者，大多发生于数次发生肝性脑病的患者。门-体分流使含毒性物质的门脉血液未经肝脏处理进入体循环直达脑部，导致不可逆性脑损害。Eck 瘘（在门静脉与腔静脉间的人造通道）手术，以及门静脉血栓等非肝源性疾病引起的门脉分流也可导致慢性 AHCD。

【病因和发病机制】

慢性 AHCD 的发病机制迄今尚未完全阐明，可能是多因素共同作用的结果，一些物质如氨、锰可能是神经功能障碍的致病因素，最可能与氮代谢异常有关，肠道中含脲酶的微生物对膳食蛋白质作用形成氨，经门脉循环被带到肝脏，但由于肝细胞疾病、门脉系统血液分流或两者皆有而未能转化为尿素，过量的 NH_3 到达了体循环，导致大脑功能紊乱。此外，在慢性肝病和自发性或手术导致门体分流患者中，锰在血清和大脑，尤其在苍白球中积累。急性短暂性肝性脑病（肝昏迷）与绝大多数慢性不可逆肝脑变性的关系密切，慢性 AHCD 多发生于反复的肝性脑病患者，很难区分可逆性肝性脑病或持久性肝脑变性，有时二者同时存在。肝性脑病通常是短暂性血氨增高，AHCD 是持久性肝脑病变。虽然降低血氨水平对急性肝性脑病行之有效，但不能完全逆转 AHCD 的神经功能异常，然而改善临床症状仍有可能，提示 AHCD 与肝性脑病有相似的发病机制，多数学者认为多因素综合作用导致慢性 AHCD（参见本章第五节肝性或门脉系统性脑病）。

【病理】

慢性 AHCD 病变与 Wilson 病颇为相似，但并非大量铜蓄积所致。脑不同部位的代谢活性可能不同,门脉血液毒性作用亦有差异,灰质和基底节受累最重。主要病理改变是星形胶质细胞增生形成 Alzheimer Ⅱ 型细胞,核大而圆,空而透亮,染色质较细,有些细胞核内含有 PAS 染色阳性糖原颗粒,镜下可见大脑皮质深部、小脑皮质、丘脑、豆状核和脑干核中 Alzheimer Ⅱ 型细胞,其次是海绵状变性,与动脉血液供应关系密切,皮质受累较重,分水岭区明显,类似缺氧性损害,但 AHCD 通常不累及海马、苍白球、小脑叶深部等缺氧性脑病的好发部位。坏死区可见有髓纤维和神经细胞坏死,纤维神经胶质细胞增生,皮质与髓质交界区、纹状体(尤其壳核)和小脑白质可见多发性小腔隙,一些神经细胞肿胀、染色质溶解,形成 Opalski 细胞(通常与 Wilson 病相关)。

【临床表现】

1. 慢性肝病如肝硬化、黄疸、腹水和食管静脉曲张,经历一次或数次肝性脑病的患者可遗留神经系统异常,如意向性震颤、共济失调、舞蹈样手足徐动症和痴呆等,反复发作可使症状加重。少数慢性肝病患者表现为持续的神经功能障碍,以及不间断发作的肝性脑病。

2. 慢性 AHCD 的首发症状通常是扑翼样震颤,让患者上肢平举、手指分开时明显,腕和掌指关节屈伸交替,手指分开合拢,严重时可见肘和肩部屈伸交替动作,面部和肢体可有转瞬即逝的发作性颤搐,如同肌阵挛或舞蹈样动作,轻微的步态不稳和运动性震颤等。随着病情进展常出现构音障碍、共济失调、步态不稳和阔基底等,以及舞蹈样手足徐动症,多见于面、颈和肩部。可出现轻度锥体束征、肌强直、抓握反射、意向性震颤、眼球震颤和运动性肌阵挛较少见,可有智能缓慢减退,如表现出对疾病漠不关心。

3. 肝功能异常可见血氨增高,出现慢性神经并发症时常高于 $200\mu g/dl$。AHCD 患者可见弥散性脑电图异常,如频率对称性减慢和波幅增高,昏迷患者出现对称性高幅 δ 波,疾病早期可出现三相波,昏迷时消失。

【诊断和鉴别诊断】

1. 诊断 慢性 AHCD 的临床诊断主要根据慢性肝病患者出现不可逆的 CNS 症状体征,诸如扑翼样震颤、构音障碍、共济失调、智能下降、锥体束征、肌强直和肌阵挛等,并有肝功能异常、血氨增高和 EEG 异常等。如有星形胶质细胞增生、海绵状变性等特征性病理损害可确诊。

2. 鉴别诊断

(1) 肝性脑病:从本质上说,急性肝性脑病的神经系统异常可以是慢性 AHCD 的部分表现,唯一的区别是肝性脑病历时较短暂,AHCD 是不可逆的进行性加重的过程。

(2) Wilson 病:多有家族史,可查出角膜 K-F 环,血

清铜蓝蛋白减少,以及肝铜和尿铜增加等生化异常。

【治疗】

AHCD 的治疗与肝性脑病相同,采取对症和支持治疗,降低血氨水平。

1. 减少氨产生 ①限制蛋白质饮食,预防消化道出血,避免使用含氨药物。②应用抗生素如新霉素、卡那霉素、氨苄西林或甲硝唑等以抑制肠道内细菌,减少氨的来源,由于口服新霉素有肾损害和耳毒性风险,因此已被利福昔明(rifaximin)所取代,利福昔明是一种微量吸收的风险较小的抗生素。可选用脲酶抑制剂(urease inhibitor)抑制肠道内脲酶活性,减少氨的产生。③口服乳果糖(lactulose),由于不被肠吸收,在结肠内分解成乳酸和醋酸,促进乳酸杆菌生成,可降低结肠 pH,减少氨吸收和抑制氨生成,乳酸的渗透作用可造成轻度腹泻,促进有害物质排出,但乳果糖在肠道内形成大量气体可引起饱胀、腹痛等副作用。④乳梨醇是乳果糖的同类药,易于保存,对血糖和血胰岛素水平无影响。

2. 导泻和灌肠 用生理盐水或弱酸性溶液如稀释的食醋灌肠,或使用缓泻剂,清洁肠道内蛋白质和积存血液,酸性环境可减少氨的吸收。

3. 降血氨药清除有毒物质 ①谷氨酸钠或谷氨酸钾:促进氨代谢,可补充离子,根据血清钠、钾浓度调整两者的比例,碱中毒者禁用。②精氨酸:弱酸性,适于碱中毒患者,促进尿素合成,使 pH 下降,不利于氨通过血脑屏障。③γ-酪氨酸:适于早期躁动、兴奋的患者。

4. 调节氨基酸代谢失调 输入以支链氨基酸为主的混合液,如六合氨基酸(亮氨酸、异亮氨酸、缬氨酸、天门冬氨酸、谷氨酸及精氨酸)等,可与芳香族氨基酸竞争性进入脑内,使假性神经递质形成减少。支链氨基酸经肠道吸收主要贮存于肌肉内,可刺激肌肉蛋白合成,减少蛋白分解,减少氨的生成。

5. 左旋多巴 通过血脑屏障取代脑内假性神经递质,恢复脑功能。增加肝及心肾血流量,改善心肾功能,增加氨的排泄,但伴消化道出血者不宜使用,可引起肝功能损害。

6. 肝移植 是目前治疗晚期肝病的有效方法。

二、甲状旁腺功能减退

甲状旁腺功能减退(hypoparathyroidism)是甲状旁腺素(PTH)分泌过少或效应不足引起的一组临床综合征,可分为特发性和继发性,临床主要症状是由低钙血症引起的神经系统兴奋性增高。

【病因和发病机制】

虽然有特发性病例,但甲状旁腺功能减退通常发生

在甲状腺次全切除术后,是误切甲状旁腺或手术引起甲状旁腺血供受阻和水肿所致。目前外科技术的改进以及放疗和药物治疗在甲状腺疾病的广泛应用,由手术导致者明显减少,由药物或放射性碘疗等引起者增多。

儿童出现甲状旁腺功能减退,可能由于先天性胸腺发育不全也称为迪格奥尔格综合征(DiGeorge syndrome)所致,血液中甲状旁腺激素含量测不出。

本病可由肠道吸收障碍、胰腺功能不全和维生素 D 缺乏引起,也可见于自身免疫障碍导致的家族性疾病,患者有甲状腺、卵巢及肾上腺功能不足,以及恶性贫血等表现。慢性低钙成人由于钙在基底节、齿状核和小脑皮质沉积,可出现锥体外系症状。

【临床表现】

1. 患者可出现感觉异常,如口周、手足麻木和刺痛感,病情严重时有面肌、喉、支气管痉挛和癫痫大发作等。可见帕金森病症状如静止性震颤、运动减少、肌强直和屈曲样姿势,可有舞蹈样手足徐动症、肢体共济失调和步态不稳等。

2. 有精神症状的患儿多表现为易激惹和个性改变,成人表现为情绪不稳、焦虑、易疲劳、失眠、妄想、谵妄和抑郁等,严重的病例有智能障碍和人格衰退。

3. 体征　①Chvostek 征(面神经叩击试验):用手或叩诊锤叩击耳前的面神经引起同侧上唇抽搐;②Trousseau 征(束臂加压试验):用血压计袖带包绕上臂,充气至收缩压与舒张压之间引起手和上臂抽搐。这两种体征提示神经肌肉兴奋性增高,轻症患者也可引出。

4. 常见血钙降低(< 2.0mmol/L),血磷增高(>2.0mmol/L),血清甲状旁腺素(PTH)降低。如果 PTH 增高、血钙降低,可除外甲状旁腺功能减退症。

5. 脑 CT 检查可见尾状核、苍白球等钙化(图 3-23-17)。癫痫发作时可出现异常脑电图。

【诊断和鉴别诊断】

1. 诊断　甲状旁腺功能减退的诊断主要依据病史、临床表现、血清 PTH 与钙的水平。由于甲状腺手术、放疗、药物治疗引起的甲状旁腺功能减退不难诊断,但须注意低血钙患者可无任何症状,术后血钙测定很重要。术后 1~2 日如有临床症状,检测血钙正常,不能排除本病,需要定期复查。

2. 鉴别诊断

(1) 假性甲状旁腺功能减退:由于靶腺组织对甲状旁腺素(PTH)缺乏反应,患者除了甲状旁腺功能减退的临床和生化特征,还有骨骺过早闭合引起的特征性体态,如身材矮小、粗壮、脸圆、颈短、掌骨、跖骨、指骨和趾骨短小,以及血 PTH 明显增高等。

(2) 假-假性甲状旁腺功能减退是指仅有体态变化,而无生化异常。

(3) 与血钙过低的内科疾病鉴别,诸如维生素 D 缺乏、慢性肾衰竭、急性胰腺炎、慢性腹泻和小肠吸收不良综合征等;以及与血磷过高内科疾病鉴别,诸如慢性肾衰竭、活动性肢端肥大症、维生素 D 过多和继发性骨癌等。

【治疗】

1. 永久性甲状旁腺功能减退患者,可尝试药物替代治疗,如特立帕肽(teriparatide),是一种合成的 34 肽,人类 PTH 的 1~34 氨基酸片段。急性期治疗,抽搐发作可用 10% 葡萄糖酸钙 10ml 静脉注射,必要时 4~6 小时重复注射,直至症状缓解。严重者加用抗癫痫药如苯妥英钠等控制发作,精神症状可给予安定剂。

2. 间歇期治疗　①限制高磷饮食,如乳制品、肉类

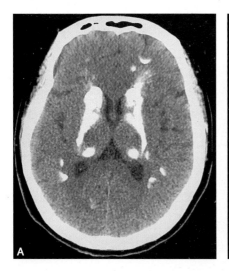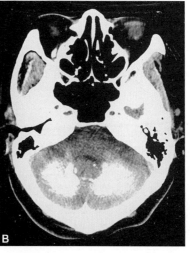

图 3-23-17　尾状核、小脑半球钙化的脑 CT 检查

A. 脑 CT 显示尾状核、丘脑钙化;B. 脑 CT 显示双侧小脑半球钙化

和蛋黄等；②10%葡萄糖酸钙 6~12g/d，或乳酸钙 4~8g/d，分次口服；③维生素 D$_2$，2 万~15 万 U/d，小剂量开始逐渐加量，促进钙自肠道吸收；④双氢速固醇（AT-10），有类似 PTH 的作用，3ml(3.75mg)/d，待血钙接近正常、尿液含钙后改为每日或隔日 1ml。

第十节 表现为小脑性共济失调的代谢性疾病

（安中平）

一、黏液性水肿伴小脑性共济失调

黏液性水肿伴小脑性共济失调(cerebellar ataxia with myxedema)临床报道不多。19 世纪后叶有学者报道了黏液性水肿(myxedema)与小脑性共济失调的关系。Jellinek 和 Kelly 描述了 6 例均表现为步态共济失调。克里默与其同事通过对 24 例原发性或继发性甲状腺功能减退患者的研究报道了类似的临床经验。黏液性水肿患者的步态不稳和共济失调，是否由小脑病变引起至今仍无定论。

【病理】

黏液性水肿并发小脑性共济失调的病理报道甚少，Price 和 Netsky(1966)在一例步态不稳和下肢共济失调的黏液性水肿患者中发现，小脑分子层尤其是小脑蚓部分子层 Purkinje 细胞丧失和神经胶质细胞增生，因该患者嗜酒，不能除外酒精中毒和营养不良所致，但在神经系统出现散在的少见的含糖原体(glycogen-containing bodies)，Price 和 Netsky 将其命名为黏液水肿体(myxedema bodies)；而在另一例黏液性水肿患者小脑白质也发现此黏液水肿体，但无其他神经病理改变，患者终身未出现共济失调，因此，目前还很难确定这种特殊的黏液水肿体的临床意义。甲状腺药物可有效地纠正患者的运动协调障碍，提示本病的小脑性共济失调可能存在亚细胞机制。

【临床表现】

Jellinek 和 Kelly(1960)综述的 6 例黏液性水肿患者，均有步态共济失调，其中 4 例有不同程度的上肢共济失调和构音障碍，2 例有眼球震颤。

Cremer 等(1969)在 24 例原发性或继发性甲状腺功能减退患者中也发现类似的表现。最常见为共济失调，表现为眼球震颤、暴发性语言、运动性震颤、手动作笨拙，以及步态不稳等。

【治疗】

黏液性水肿伴小脑性共济失调的治疗关键是早期诊断黏液性水肿，并进行早期干预。诊断一旦明确，立即启动甲状腺激素替代治疗。Jellinek 和 Kelly 报道的 6 例黏液性水肿患者中，有 2 例患者经过左旋甲状腺素试验性治疗后症状显著改善。如原来已服用甲状腺激素者，宜改用其他剂型。

二、高热导致的小脑损害

高热(hyperthermia)与缺氧一样，可以产生弥散性脑功能损害，特别是高热对小脑的损害更严重。

【病理】

Malamud(1946)等对高热的病理作用进行了广泛研究，观察 125 例致死性热休克患者，发现存活不到 24 小时的患者病变主要是部分 Purkinje 细胞消失，残存的 Purkinje 细胞肿胀、核固缩和细胞崩解；存活 24 小时以上的患者 Purkinje 细胞几乎完全变性，小脑皮质神经胶质细胞增生和齿状核变性，小脑半球、蚓部皮质的病变同样明显。病变是由单独高温引起，或高温与缺氧、缺血共同作用所致尚不确定。然而，在感染性发热、恶性高热和抗精神病药所致的恶性综合征幸存者中却未发现这些神经病理改变或小脑综合征，这仍是待解之谜。

【临床表现】

1. 高热之初，患者常有意识模糊、痉挛性瘫痪和假性延髓麻痹等广泛脑损害征象，随病情好转可逐渐消退，最后遗留不同程度的小脑功能障碍。

2. 急性重症高热患者常有昏迷和惊厥，伴有休克和肾衰竭等。

三、低体温状态损害

低体温(hypothermia)是指体温低于 32℃，人类对低体温的耐受性比高热强。低体温通常由酒精及其他药物中毒的综合作用所致，或由于暴露于寒冷环境中，少见的原因包括低血糖、肾上腺功能不全、甲状腺功能低下、吩噻嗪类药物中毒，以及间脑病变等，Wernicke 脑病时也可发生。

【临床表现】

在体温低于 32℃时，患者可表现为临床死亡征象，无反应，瞳孔散大、固定，肢体强直，呼吸停止和脉搏消失等。

【治疗】

患者应在 ICU 监护下采取缓慢复温，若能成功纠正低体温状态的主要合并症，如心律失常、脱水和乳酸酸中毒等，患者可完全恢复。

四、小脑综合征合并乳糜泻

乳糜泻(celiac disease,CD)是一种慢性肠道吸收不良综合征,主要由于肠道对麸质中的谷蛋白成分过敏引起。典型临床表现是腹泻和吸收不良,但许多患者没有临床表现或仅表现为肠道外症状。

小脑综合征合并乳糜泻(cerebellar syndromes with celiac disease-sprue)的发病机制不清。曾有报道,进行性小脑性共济失调与多发性肌阵挛和谷蛋白敏感性肠病(gluten-sensitive enteropathy)有关。本病的基础病变是肠黏膜绒毛萎缩,在几例尸检患者中发现严重的小脑萎缩,大脑皮质正常。

【病理】

本病的肠黏膜活检可有阳性发现,轻者表现为轻度炎性改变,上皮内淋巴细胞增多,重者表现为绒毛完全萎缩、隐窝增生等(Scanlon,2011)。上皮内淋巴细胞或浆细胞浸润(>25/100个肠细胞)(Robert et al,2018)。Hadjivassiliou等(1998)报道1例乳糜泻患者,发现小脑皮质淋巴细胞浸润和血管周围袖套改变。

【临床表现】

1. 10%～22.5%的乳糜泻患者可出现神经系统症状。小脑性共济失调也被称为谷蛋白共济失调(gluten ataxia,GA),是最常见的神经系统表现之一,平均发病年龄53岁,男女均可患病。通常隐袭起病,缓慢进展。Hadjivassiliou等(2003)报道一组68例谷蛋白共济失调患者,出现共济失调的平均年龄为48岁(14～81岁),眼征和构音障碍发生率分别为84%和66%,上肢、下肢及步态共济失调发生率分别为75%、90%和100%。谷蛋白共济失调通常表现为纯小脑性,偶可合并肌阵挛、腭肌震颤、斜视性眼阵挛或舞蹈症等。

2. 本病的神经系统损害还包括周围神经病、脑病、肌病、脊髓病、僵人综合征、神经性肌强直,以及癫痫发作等。

3. 此外,肥胖患者行空回肠分流术后,除了引起慢性关节病、神经病和血管炎性皮肤损害等,还可引起发作性意识模糊和小脑性共济失调,与乳酸酸中毒和丙酮酸盐代谢异常有关。饮食过多和过快可能是诱发因素(Dahlquist et al,1984)。

【辅助检查】

1. 血清学检查可发现抗麦醇溶蛋白(antigliadin)、抗肌内膜抗体(antiendomysial antibody)和抗组织型转谷氨酰胺酶(tissue transglutaminase)抗体阳性。肠黏膜活检可见黏膜的膜绒毛萎缩和炎性改变等。

2. 脑MRI检查显示,约60%的谷蛋白共济失调(GA)患者有小脑萎缩和白质高信号(Hadjivassilioua et al,2002),但全部患者均存在以小脑蚓部为主的磁共振波谱(MRS)异常(N-乙酰天冬氨酸/肌酸比例显著下降),提示GA患者在发生小脑结构性病变之前已存在功能异常(Wilkinson et al,2005)。尸检可发现小脑皮质、脊髓后索和周围神经淋巴细胞浸润和血管周围套袖形成。

【治疗】

无谷蛋白膳食(gluten-free diet)是乳糜泻患者的标准疗法,但疗效却取决于GA病程的长短,因小脑浦肯野细胞丢失是不可逆性损害(Sapone et al,2012)。因此,尽早识别并早期治疗显得极为必要。谷蛋白酶降解法、抑制小肠渗透性、组织转谷氨酰胺酶(TTG)抑制剂,以及肠道免疫系统调节治疗等是治疗乳糜泻的新疗法。

第十一节 表现为精神病和痴呆的代谢性疾病

(安中平)

一、概述

Bonhoeffer(1912,1917)发现伤寒、尿毒症和一些急性感染性疾病患者可表现为相同的精神障碍,Schneider(1967)提出躯体疾病可导致精神障碍,即症状性精神病(symptomatic psychosis)或外源反应型精神病(psychosis of exogenous reaction type)。

【病因和发病机制】

某些内科疾病或外科术后患者出现持续数日或数周的意识模糊状态,有时与痴呆难以鉴别,但与常见的痴呆类型不同,获得性代谢疾病往往伴嗜睡、注意力不集中和警惕性下降。此时应高度怀疑代谢性疾病如慢性肝性脑病、慢性低血糖综合征、透析性脑病、慢性高钙综合征(见于多发性骨髓瘤、癌肿转移和肉样瘤病等),以及低钠/高钠血症等。

如各种检查排除了上述疾病又不能很好地解释临床表现时,应考虑药物、发热、中毒及非特异性代谢性疾病共同作用所致,诸如败血症脑病、内分泌性脑病等。后者的意识模糊状态可伴激惹、幻觉、妄想、焦虑和抑郁等,病程可长达数周至数月。人的智能及情感活动易受代谢紊乱的影响,代谢疾病长期干扰或反复使用影响代谢的药物可影响脑细胞的功能,导致智能障碍。

【临床表现】

1. 急性代谢疾病可见注意力不集中、反应迟钝、定向障碍、心境变化和幻觉等,持续数小时至数日,可表现为急性意识错乱或谵妄状态,治疗预后颇佳,智能可完全恢复。

2. 缓慢或隐匿发生的代谢紊乱导致缓慢出现进行性认知障碍或痴呆,多有皮质下痴呆特征,表现为精神运动迟滞、注意力下降、记忆障碍、认知受损、心境变化及觉醒受损等,可有找词困难和命名错误,无失语症、失认症等皮质损害,常伴显著的运动功能障碍,多呈双侧对称性体征,如震颤、肌阵挛、舞蹈症、手足徐动症和肌张力改变等。

二、Cushing 病与皮质类固醇性精神病

皮质醇增多症(hypercortisolism)或库欣综合征(Cushing syndrome)是由多种原因引起的以高皮质醇血症为特征的临床综合征,由 Cushing(1912)首先描述,于1932 年公开发表。库欣病(Cushing disease)是垂体促肾上腺皮质激素(ACTH)腺瘤或 ACTH 细胞增生,分泌过多 ACTH 引起肾上腺皮质增生所致。

【病因和发病机制】

库欣综合征的病因可分为内源性和外源性,外源性以长期服用糖皮质激素治疗最常见,是医源性精神病的主要类型,可能与大量皮质类固醇使抑制性神经递质 γ-氨基丁酸的浓度降低有关。内源性是人体分泌过多的糖皮质激素,如肾上腺或嗜碱性垂体肿瘤等。患者的兴奋状态与激素对神经系统的直接作用及高血压、动脉硬化与失钾等有关。

【临床表现】

1. 约 2/3 的库欣病患者出现神经精神症状,轻者表现为失眠、情绪不稳、淡漠、烦躁易怒、焦虑、抑郁、注意力不集中、欣快感、轻躁狂和记忆力减退等,少数重症患者发生精神变态、类偏执狂、幻觉和妄想等,可疑诊精神分裂或躁狂-抑郁症。

2. 垂体巨大腺瘤压迫导致头痛、视力减退、视野缺损等症状体征。

3. 可出现多系统症状,内分泌症状如内脏肥大、胰岛素抵抗伴葡萄糖不耐受和糖尿病、血脂异常等;心血管并发症如高血压、动脉粥样硬化、动脉血栓等,骨并发症如骨质疏松和骨关节炎,以及感染性并发症等。

4. 各种内科及神经系统疾病患者用 ACTH 或泼尼松治疗观察发现,小剂量对患者精神无影响,无疲劳感;大剂量如 ACTH 80U/d 或泼尼松 60~100mg/d,10%~15%的患者出现兴奋性明显增高、情绪不稳和难以入睡,若不及时减量,情绪变化进展常出现欣快和轻躁狂,有时发展为抑郁、情感淡漠、注意力不集中和轻度意识模糊等。

5. Momose(1971)发现,Cushing 病和长期(数年)服

用糖皮质激素治疗的患者,影像学显示脑萎缩(脑室扩大),原因不清。大部分患者停药后症状消失,CT 显示脑室缩小;脑电图检查可见波幅调节较差,出现慢波。

【治疗】

停用糖皮质激素通常可使症状缓解,完全恢复需数日至数周。短期(<6 周)服用激素一般不引起肾上腺明显抑制症状,可突然停药,长期应用需在医师指导下逐渐停药。精神症状可采用吩噻嗪类药物治疗,三环类抗抑郁药可使精神症状加重。对亚急性期激素导致的精神症状可使用利培酮或奥氮平治疗。氟哌啶醇由于给药途径多样方便,广泛用于急性和亚急性期精神症状控制(Sirois,2003)。有报道锂剂预防治疗可能有效,但激素可诱发钠离子紊乱,可增加锂中毒风险。

三、甲状腺性脑病

甲状腺疾病可引起精神障碍,甲状腺功能亢进(甲亢)与甲状腺功能减退(甲减)病因不同,但可表现为共同的精神综合征,但程度不等,表现不同。

(一)甲状腺功能亢进

甲状腺功能亢进(hyperthyroidism)的典型特征是高代谢综合征、甲状腺肿和眼征等。甲亢可伴发神经症状,Graves(1835)指出,甲状腺肿大患者常有神经过敏症。

【病因和发病机制】

1. 本病是典型的自身免疫性疾病,发病机制未完全阐明,伴发精神障碍与内分泌代谢障碍及患者病前特殊个性有关。

2. 甲状腺危象以往多见于术前甲亢症状未充分控制、术中挤压甲状腺和手术应激患者,近年来术前充分应用抗甲状腺药物很好地控制甲亢症状,手术诱发的危象明显下降,多发生于病程长和近期明显恶化的严重病例、患内外科疾病未经充分治疗的甲亢患者。感染是常见的诱因,精神刺激、放射性碘疗、过劳及过度挤压甲状腺也可诱发甲状腺危象。

【临床表现】

1. 约 50% 的甲亢患者并发神经精神症状,表现为神经过敏、紧张、易激动、多虑、情绪不稳、焦虑、多疑、失眠、多梦、注意力不集中和记忆力减退等,严重者有智能减退、痫性发作、躁狂、妄想、幻觉和抑郁发作,少数患者尤其老年人可见寡言、淡漠和反应迟钝等。

2. 甲亢常并发震颤,手指伸直外展时易出现,震颤轻微而有节律,偶呈全身性震颤。部分年轻患者四肢可出现迅速的不规则、不随意和无目的的舞蹈样动作,易误诊为舞蹈病,可伴肌无力、肌萎缩和周期性瘫痪、腱反射活跃等。

3. 甲状腺危象(thyroid crisis)是甲亢的症状体征突然加重的临床表现,如极度躁动、心动过速、发热、呕吐和腹泻,导致谵妄或昏迷。过去因甲状腺手术准备不足导致者并不罕见,目前主要见于未治疗或治疗不充分的甲状腺毒症患者,并伴有严重的内科或外科疾病。

4. 40%~70%的甲亢患者 EEG 可见发作性快波、阵发性 β 波,以及弥散性慢波、棘波或棘慢波综合;部分患者视觉和体感诱发电位波幅增大,提示皮质兴奋性增高。

【治疗】

1. 甲亢的神经精神症状经治疗可逐渐恢复正常,几乎不遗留任何后遗症。

2. 甲状腺危象治疗。①抗甲状腺药物:减少甲状腺素合成,丙硫氧嘧啶(propylthiouracil,PTU)首剂 600~800mg 口服,以后 200mg/6h;甲巯咪唑(thiamazole)首剂 60~80mg,以后 20mg/6h。②减少甲状腺素释放药物:服用抗甲状腺药物 1~2 小时后口服复方碘溶液,首剂 30~60 滴,以后 5~10 滴/6~8h,病情好转后逐渐减量。③降低周围组织对甲状腺素反应,普萘洛尔 20~80mg 口服,1 次/6~8h。④用肾上腺皮质激素拮抗应激反应,氢化可的松 100mg,静脉滴注,1 次/6~8h。⑤血浆交换:可迅速逆转甲状腺昏迷和锥体束征,同时可降低 T_3 和 T_4 水平。

（二）桥本脑病

桥本脑病(Hashimoto encephalopathy,HE)或称为桥本病(Hashimoto disease),是 Brain 等在 1966 年首次描述,是与桥本甲状腺炎有关的神经系统自身免疫性脑病。由于对类固醇激素反应良好,被称为类固醇反应性脑病(steroid-responsive encephalopathy)。

【病因和发病机制】

本病的病因尚不明确,可能与自身免疫和炎性反应有关。

1. 患者存在特异性循环抗体,如抗甲状腺抗体,尤其抗甲状腺过氧化物酶抗体。Yoneda 等(2007)发现 α-烯醇化酶是本病的自身抗原之一,糖皮质激素、免疫球蛋白及血浆交换等免疫调节治疗有效,与副肿瘤综合征的边缘叶脑炎(limbic encephalitis)相似,可能类似红斑狼疮或胸腺瘤、卵巢畸胎瘤患者的罕见脑病。

2. 尸检可发现脑干静脉和小静脉淋巴细胞浸润,弥漫性神经胶质细胞增生,后者在灰质较白质多见,提示炎性反应可能是本病的发病机制之一。

【临床表现】

1. 本病发病率约为 2.1/10 万,女性多见,男女比例约为 1:4,平均发病年龄 44 岁。最常见症状是精神混乱或昏迷伴多灶性肌阵挛,其他症状依次为震颤、短暂性失语症、肌阵挛、共济失调和癫痫发作等。个别病例有非惊厥性癫痫持续状态和腭震颤。许多患者有肝功能异常,

五分之一的患者脑脊液呈炎症反应。

2. 肌阵挛作为此类脑病的特征性表现,常可以提示本病的诊断,但肌阵挛最初常被误诊为 Crentzfeldt-Jacob 病(亚急性海绵状脑病)。

3. 大多数患者血清抗甲状腺过氧化物酶抗体、抗甲状腺球蛋白抗体滴度增高,但与疾病严重程度不成比例。脑脊液可见淋巴细胞增多,蛋白增高。

4. 脑 MRI 可显示脑炎改变,SPECT 可见局部或全脑低灌注,DSA 正常。脑电图呈弥漫性慢波,或额叶间歇性节律性 δ 活动。显著的三相波、局灶性慢波、癫痫样波也可能出现,治疗后可消失。

【治疗】

本病糖皮质激素疗效良好,可改善脑病症状,降低抗甲状腺抗体滴度(Chong et al,2003)。Newcomer 等报道,血浆交换治疗甲状腺毒性昏迷和锥体束征有效,并降低 T_3 和 T_4 水平。对激素治疗失败者,可选用硫唑嘌呤、环磷酰胺、氨甲蝶呤等免疫抑制剂。

（三）甲状腺功能减退

甲状腺功能减退(hypothyroidism)通常指成年期发病,发育前儿童称幼年型甲状腺功能减退,患者表现为代谢减慢、物质代谢紊乱和内分泌障碍等,可导致精神、神经症状,可能与脑细胞对氧和葡萄糖代谢降低有关。

【临床表现】

1. 明显的甲状腺功能减退患者经常可见思维和言语迟钝,注意力下降和冷漠等,可能会与抑郁症混淆。严重的患者很少出现躁动和明显的精神病,但对甲减的情绪变化的个体易感性可能不同。

2. 患者可见认知功能障碍,如智能减退、理解力和记忆力下降,记忆最常受影响,知觉功能、语言和执行功能等均可受损,以及反应迟钝、精神运动活动减少、幻觉和妄想,晚期可出现痴呆、木僵和昏睡等。

3. 老年及长期接受治疗患者可发生昏迷,约 1/4 的患者昏迷前出现癫痫大发作,昏迷时四肢瘫软、反射消失、体温降低、呼吸浅而慢、心率减慢和血压降低。曾报道 2 例昏睡状态的甲减患者,不能维持足够长的清醒时间来进食或接受检查,可处于低体温和木僵状态,但未发现其他神经系统异常,经用甲状腺药物治疗数日后恢复。

4. 甲状腺功能减退患者的脑电图变化与甲亢患者相反,表现为慢波化、α 波减少或消失、低电压,对声、光刺激反应不显著等。

【治疗】

1. 甲状腺功能减退患者经甲状腺素治疗症状改善时,神经精神症状和脑电图变化可减轻或消失。

2. 本病精神障碍治疗可用抗焦虑药,但须注意,甲状腺功能减退患者对一般镇静药、催眠药、麻醉药和抗精

神病药均很敏感,易诱发昏迷,应慎用或禁用,亦有经用甲状腺素治疗后反而出现精神症状者。

（四）先天性甲状腺功能减退

先天性甲状腺功能减退（congenital hypothyroidism）以往称为呆小病或克汀病（cretinism），主要发生于孕期（母亲和胎儿甲状腺功能减退）或产后。

【病因和发病机制】

本病可分为散发性和地方性两类。

1. 先天性甲状腺发育不良或甲状腺素合成途径中酶缺陷所致的甲状腺素合成障碍大多数为散发性,少数有家族史,国内发病率约为1/7 000。

2. 地方性多见于甲状腺肿流行的山区,为地区性水及食物中碘缺乏所致,随着我国广泛使用碘化食盐防治,发病率已显著下降。此外,地方性呆小病发病区过多地摄食木薯也是原因之一,因木薯含有致甲状腺肿毒性物质,可抑制甲状腺对碘的摄取。

【临床表现】

根据病因不同,呆小病分为地方性、散发性和甲状腺肿性三型。精神障碍可表现为冷漠,缺乏社会交往、警觉与合作等,高级思维和语言能力表现迟钝。

1. 地方性呆小病 多见于发展中国家,因孕妇缺碘或罹患缺碘性甲状腺肿,妊娠后碘缺乏加重使胎儿碘不足以及甲状腺激素合成不足,胎儿神经系统发育所必需的酶生成受抑或活性降低,导致胎儿大脑及听觉中枢不可逆性损伤。根据碘缺乏的时间、期限和严重性不同,可分为神经型、黏液水肿型和混合型三型。

（1）神经型地方性呆小病:在胚胎发育的1~4个月,胎儿体内不需要碘或甲状腺素,该阶段缺碘可不影响胎儿正常发育,脑大体形态正常。妊娠3~6个月是耳蜗、大脑皮质和基底节等神经结构形成的重要时期,此期缺碘可导致这些结构无法弥补的损害。临床表现:①患儿表现为不同程度的聋-哑、构音障碍、肢体近端及躯干僵硬-强直性运动障碍（主要影响下肢）,以及特征性智能缺陷,有的仅表现为轻度听力丧失,多数重症患儿可见斜视、脊柱后凸、下肢肌肉发育不良和额叶释放征等;②患儿骨龄、头颅大小和身高发育正常,无黏液水肿型呆小病的特殊面容;③患儿智力严重低下,长到成年后生活仍不能自理;④约半数患者甲状腺肿大或可触及,约半数患者甲状腺萎缩;⑤脑活检可见脑体积变小,但基本结构完整。有作者发现神经细胞数减少,尤其皮质第五层细胞,但未被其他研究证实,高尔基和银染色显示未成熟皮质神经细胞间距离缩短、神经髓蛋白缺失。

（2）新生儿黏液性水肿（neonatal myxedema）:妊娠末期缺碘引起甲状腺功能减退大多为黏液水肿型,神经精神发育障碍较神经型轻。患儿呈特殊面容和体态,如身材矮小、头颅小和面部粗大,典型病例脸色苍白水肿,皮肤干燥,头发粗、稀疏而干燥,眼睑厚,口唇粗重,部分病例伴舌肥大、前额低、鼻基底部增宽,小头畸形是其明显的特征。患儿神经系统表现为运动发育迟缓、智能发育低下、表情呆板或淡漠、腱反射迟钝,但无耳聋和肢体痉挛性强直。生理功能低下表现为精神和食欲差、不喜活动、体温低、怕冷、安静少哭、对周围事物反应少、嗜睡、声音低哑等,脉搏和呼吸均缓慢,心音低钝,全身肌张力较低,肠蠕动减慢,常出现腹胀和便秘,心电图呈低电压、P-R间期延长、T波平坦等改变。锁骨上窝和腋窝脂肪肥厚,腹部隆凸,常伴脐疝。

（3）混合型地方性呆小病:典型的神经型和黏液水肿型呆小病临床上易于鉴别,如两型的临床特点同时存在于同一患儿即为混合型。

2. 散发性呆小病 偶见于发达国家,多见于伴有甲状腺先天性代谢或结构异常的患儿。由于罹患甲状腺疾病母亲血中抗甲状腺自身抗体破坏胎儿的甲状腺组织,妊娠期服用抗甲状腺药使胎儿甲状腺先天性发育不全等。患儿出生时,甲状腺缺如或被囊状组织替代。甲状腺体发育异常的程度决定症状出现的早晚与轻重,多在出生6个月后症状变得明显。

临床表现:①患儿生长及精神运动发育迟滞,表现为吸吮无力、少哭、表情呆滞、体温低、肢体冷而发绀、睡眠多,患儿坐、立和行走均较正常儿童晚,动作缓慢,腱反射反应缓慢或引不出,四肢短小,前囟闭合晚（6~7岁）。②X线检查可见骨骺发育落后,骨化中心出现延迟;心电图QRS复合波低电压;脑电图较正常儿童有较多慢活动,α波活动减少。③脑脊液蛋白含量增高（0.5~1.5g/L）,血清T_3、T_4碘结合蛋白和放射性碘摄取均减低,血清胆固醇增高（300~600mg/dl）。

3. 甲状腺肿性呆小病 多见于有家族史和遗传基因缺陷者,甲状腺激素合成和代谢过程中某一环节障碍使甲状腺激素不足,反馈作用使促甲状腺激素产生增多,导致甲状腺肿大。

患者的病情取决于各种酶缺乏的程度,临床表现轻重不等,可表现为身材矮小、智力低下和黏液性水肿,少数患者有先天性神经性聋-哑,有的仅出现甲状腺功能低下症状和甲状腺肿大,智力影响较轻。

【诊断和鉴别诊断】

1. 诊断 先天性甲状腺功能不足的症状、体征在胎儿出生时通常难以识别,数周才变得明显,应细致观察生长、发育、面容、皮肤、饮食、睡眠等情况,将血清甲状腺激素及促甲状腺激素（TSH）作为新生儿常规检测项目。大多数病例的确诊时间是出生后6~12个月。若胎儿出生后出现较重且较长时间（3个月以上）的生理性黄疸,同时伴有后囟增宽和花斑色皮肤,应高度怀疑呆小病。

2. 鉴别诊断　轻症新生儿黏液性水肿及不典型病例需注意与贫血、肥胖、水肿、肾病综合征,以及腺垂体功能减退症等鉴别。

【治疗】

1. 无论何种原因引起的甲状腺功能减退均需甲状腺素终身治疗,维持正常生理功能。神经型和黏液水肿型呆小病用甲状腺药物治疗不能改善身材和智能发育,散发性病例若早期诊断,坚持给予充足的甲状腺激素治疗,有可能使身材和智能发育达到或接近正常水平,恢复程度取决于先天甲状腺功能减退的严重程度和持续时间,大多数患者可能遗留不同程度的智能缺陷。

2. 新生儿呆小病最初可用三碘甲状腺原氨酸(T$_3$)口服,5μg/次,1 次/8h。L-甲状腺素钠(T4)25μg/d,以后 T$_4$ 逐渐加量到 50μg/d,T$_3$ 逐渐减停。也可单用 T$_4$ 治疗,25μg/d,每周增加 25μg,3~4 周达 100μg/d,以后增量缓慢,维持 T$_4$ 在正常范围内。根据患儿临床症状改善情况以及 T$_4$ 和促甲状腺激素水平评估疗效,并应终身维持治疗。

3. 预防　呆小病是全球最常见的可预防和治疗的代谢性智能缺陷疾病,已有充分的证据表明,甲状腺功能减退妇女妊娠前和妊娠前期 3 个月服用碘油可以预防呆小病发生,妊娠 3~6 个月开始治疗可在某种程度上保护胎儿脑组织,妊娠 6 个月后开始治疗仅能轻度改善胎儿的头颅生长和身材发育,不能改善神经症状。

四、胰性脑病

胰性脑病(pancreatic encephalopathy,PE)是急性胰腺炎(acute pancreatitis)或慢性复发性胰腺炎急性加重期出现的脑病症状,主要表现为谵妄或意识模糊状态等,多发生在出现胰腺症状后数日,也可发生在急性胰腺炎趋于恢复期,常伴有各种神经症状和广泛的脑电图异常。

急性胰腺炎神经系统并发症的发病率为 10%~25%,男性高于女性。Rothermich 和 von Hamm(1941)在描述一组急腹症胰腺炎患者神经精神症状时,首次应用了胰性脑病这一术语。

【病因和病理】

1. 病因　胰腺炎引起神经系统并发症的发病机制不清,可能与胰酶、细菌和真菌感染、电解质紊乱、酒精中毒、低氧血症、炎性介质及维生素缺乏等多种因素有关,其中胰酶是引起胰性脑病最主要的原因之一。磷脂酶 A2(PLA2)可促使脑磷脂和卵磷脂转变为溶血性脑磷脂和溶血性卵磷脂,后者可直接破坏细胞膜的磷脂层,改变细胞膜通透性,破坏血脑屏障。此外,胰蛋白酶、糜蛋白酶、纤维蛋白溶酶、胰舒血管素和激肽等进入血液引起脑损害,如中毒、脑水肿及脱髓鞘等病变。全身多脏器,包括颅内血管的脂肪栓塞也被认为与胰性脑病发病有关(Guardia et al,1989)。

然而,在急性胰腺炎恢复期,神经并发症通常是韦尼克脑病,是由于长期禁食、呕吐和全肠外营养(TPN)缺乏硫胺素(维生素 B$_1$)所致。此外,胰腺癌患者在胰腺症状尚不明显时出现的胰性脑病的神经精神症状也很常见。

2. 病理　脑病理检查可见小灶性坏死、水肿、斑片状出血,以及散布于大脑、脑干、小脑内的脱髓鞘病变,有的可见脑桥中央髓鞘溶解。

【临床表现】

胰性脑病有两个高峰,早期常在胰腺炎急性期 1 周左右,在急性胰腺炎趋于恢复期时(2 周后)称为迟发性胰性脑病(delayed pancreatic encephalopathy,DPE)。少数患者也可在急性胰腺炎潜伏期出现,有些病例表现出明显的神经症状,可掩盖典型的胰腺炎表现。

1. 急性胰腺炎或慢性复发性胰腺炎恶化期,患者可出现头痛、呕吐、眼球运动疼痛、颈强直和 Kernig 征等,往往提示病情加重。神经系统体征包括角膜反射消失、水平性眼球震颤、面神经麻痹、听力丧失、构音障碍、吞咽困难、失语、无动性缄默、平衡障碍、意向性震颤、肌张力增高、下肢痉挛性瘫痪、强直及病理征等,可出现传导束型感觉障碍、去大脑强直或痫性发作;还可伴发精神症状,表现感觉迟钝、易怒、定向力丧失及带有明显被害性质的幻觉,可持续数小时或长达数周,还可见意识障碍如意识模糊和昏迷。

2. 慢性复发性胰腺炎患者常出现神经症表现,如衰弱、疲倦、头痛及睡眠障碍,常伴心动过速、多汗、血压不稳等自主神经症状。

3. 部分胰腺炎和胰腺肿瘤患者在胰腺症状之前数月,无明显诱因出现不安、抑郁、失眠、情绪不稳、食欲减退、躯体或精神易疲劳和背部疼痛等,也属于胰性脑病的表现,但易误诊为神经症和脊柱炎等。文献报道,胰腺癌术前有精神症状者占 76%。

【辅助检查】

1. 血生化检查多无异常或缺乏特异性,血淀粉酶增高或正常,迟发性胰性脑病患者血淀粉酶正常。血清髓鞘碱性蛋白(MBP)可显著增高。

2. 脑脊液压力和常规多为正常,少数患者可有蛋白升高,糖、氯化物降低。

3. 脑电图主要表现为轻度、中度广泛性慢波伴同步性 θ 波或 δ 波,但无特异性,胰腺炎治愈后 EEG 也恢复正常。

4. 脑 CT 和 MRI 检查可发现脑组织灶性坏死、多发性软化灶和小灶性出血灶,可见脑膜强化及脱髓鞘征象,但均无特异性。

【诊断和鉴别诊断】

1. 诊断　主要根据胰腺炎伴有神经精神症状,应用抑肽酶抑制胰腺分泌,神经精神症状随着胰腺炎好转而消失,可作为胰腺性脑病的诊断依据。

2. 鉴别诊断　在诊断胰腺性脑病前,应首先除外震颤性谵妄(酒精戒断综合征)、休克、肾衰竭、低血糖、糖尿病性酸中毒、高渗综合征、低钾、低钙和高钙等并发的神经精神症状。还须注意排除多器官功能衰竭性脑病。迟发性胰性脑病应注意与 Wernike 脑病鉴别。

【治疗】

1. 原发病治疗　积极治疗原发病,包括抑制胰腺分泌和阻断胰腺酶活性、引流、抗感染、纠正电解质紊乱,以及提供充足的能量等,可使本病的神经精神症状减轻或消失,抑肽酶可抑制胰蛋白酶和糜蛋白酶,阻止胰腺中其他活性蛋白酶原激活和胰蛋白酶原的自身激活。抑肽酶用法为,第 1、2 天,8 万~12 万 U/d,首剂用量可大些,缓慢静脉注射,每分钟不超过 2ml;维持剂量为 2 万~4 万 U/d,分 4 次静脉滴注。

2. 针对 PE 治疗　①降低颅内压:可用甘露醇、甘油、地塞米松等。②脑细胞保护治疗:使用冰帽、冬眠疗法等减少脑耗氧,保护脑细胞,可给予中枢神经营养药物。

3. 精神症状严重时可选用抗精神病药物对症治疗。

4. 手术治疗　发病 14 天内除非有特定的指征,原则上不推荐手术治疗(Toouli et al,2002)。

【预防】

积极治疗胰腺炎,减少诱发因素如感染、电解质紊乱、营养缺乏等可有效地预防 PE 发生。Lu 等(2010)对比了常规治疗与常规治疗+低分子肝素治疗急性胰腺炎患者,发现后者能有效预防 PE 发生,提高急性胰腺炎患者生存率。由于维生素及营养缺乏可能是迟发性胰性脑病(DPE)的原因,尽早给予充足的营养和维生素 B_1 可有效预防 PE 发生(Ding et al,2004)。

参考文献

第二十四章　神经系统营养障碍性疾病
Nutritional Deficiency Disorders of the Nervous System

（杨春晓　王维治）

神经系统营养障碍性疾病（nutritional deficiency disorders of the nervous system）是多种病因引起的营养缺乏或吸收障碍导致的慢性进行性神经疾病。通常是由必需的食品短缺、偏食、配膳不当、胃肠道疾病、代谢障碍、消耗过多，以及某些特殊治疗等因素所致，综合性因素导致的多种营养成分缺乏，可使其临床症状变得更加复杂。

在营养素的缺乏中，最重要的是维生素，更确切地说是 B 族维生素，主要是硫胺素（维生素 B_1）、烟酸、维生素 B_6、泛酸、核黄素、叶酸和钴胺素（维生素 B_{12}）的缺乏。有些营养缺乏性疾病不仅与单一的维生素缺乏有关，而是伴有多种维生素缺乏。此外，神经系统营养障碍性疾病不仅是维生素缺乏问题，营养不良所伴发的循环异常、皮下脂肪和肌肉大量丢失，以及酗酒等都是引起神经系统营养障碍性疾病的重要因素。

第一节 营养障碍性多发性神经病

营养障碍性多发性神经病（nutritional disturbance polyneuropathy）是多发性神经病中较常见的类型，是由营养缺乏或代谢障碍所致，临床以四肢远端对称性感觉障碍、下运动神经元瘫痪和自主神经障碍为特征。

【病因和病理】

1. 病因　主要是由于营养缺乏，例如，慢性酒精中毒、妊娠、慢性胃肠道疾病和手术后等引起的 B 族维生素缺乏，脚气病是维生素 B_1 缺乏引起的典型疾病，有人认为维生素 B_6 及泛酸缺乏也可导致周围神经变性。代谢障碍性疾病，诸如糖尿病、尿毒症、血卟啉病、黏液性水肿、肢端肥大症、淀粉样变性，以及恶病质等均可继发营养障碍，引起多发性神经病。

2. 病理　本病的基本病变是周围神经的轴索变性，伴有节段性脱髓鞘病变，足部最长的有髓纤维的病变通常最为明显，其次是臂部的有髓纤维。晚期脱髓鞘病变可能扩展到神经根，也可累及迷走神经、膈神经和椎旁交感神经干。前角细胞及背根神经节细胞可出现尼氏体溶解，提示轴索损坏。部分病例可见后柱变性，可能继发于脊髓后根病变。

【临床表现】

1. 患者最常见的主诉是运动障碍，表现为无力以及感觉异常和疼痛等，通常起病隐袭，进展缓慢，偶可在数日内迅速加重。症状多始于肢体远端，如不经治疗可缓慢地累及近端，下肢症状通常较上肢出现得早且严重，表现为足部或下肢持续性钝痛，类似脊髓痨的短暂撕裂痛

或刺痛，足或腓肠肌压榨感或紧箍感，双下肢束带感等。患者感觉双足冰冷或足底、足背灼热感，足底症状频率比足背高。感觉异常呈波动性，被触及可能加重是特征性表现，有的患者因无法忍受衣物摩擦的疼痛而不敢行走。患者感觉缺失类型不确定，受累部位与正常部位的界限不清。

2. 体检可见运动、感觉及反射异常，体征多呈对称性，下肢较重，且远端重于近端，可伴有足下垂或腕下垂，有时可出现近端肌无力，表现为蹲位起立困难，完全性下肢瘫很少见，有时可见膝、踝挛缩导致运动不能。出现腓肠肌和足部深压痛也是特异性体征，下肢腱反射消失较早，轻度肌无力时即可能出现。少数患者以感觉异常和疼痛为主，膝反射及踝反射可保留。周围交感神经受累征象包括足底、足背及手掌汗液分泌过多，是酒精性营养障碍性神经病的常见表现，以及直立性低血压等，多数患者仅表现为肢体受累，胸、腹部和延髓肌正常，病程晚期迷走神经受累可出现声嘶及吞咽障碍等。

3. 严重者下肢出现淤滞性水肿（stasis edema）、色素沉积和皮肤变薄等，足底穿通性溃疡和足部骨关节无痛性破坏少见，称为溃疡-溶骨性神经病（ulcero-osteolytic neuropathy）或 Charcot 前趾（Charcot forefeet）。神经病性关节病（neuropathic arthropathy）主要由于感觉迟钝部位反复出现创伤及合并感染所致。部分无症状患者需查体或肌电图检查才能发现周围神经病证据，如下肢肌肉压痛、肌容积减小、腱反射减弱或消失等体征。

4. 脑脊液检查无异常，少数患者 CSF 蛋白轻度增高。肌电图可见轻至中度运动、感觉传导速度减慢，感觉动作电位波幅显著降低，近端神经运动传导速度正常、远端减慢，失神经支配肌肉可出现纤颤电位等。

【治疗】

1. 营养障碍性多发性神经病最重要的治疗措施是均衡饮食，保证足够的营养，补充维生素 B 族等。患者如有频繁呕吐或胃肠道并发症不能进食，应给予肠道外营养，经肌肉或静脉补充足够的 B 族维生素。

2. 患者如有双足疼痛或感觉过敏，在下肢可放置支架以减缓衣物的压力和摩擦。肢体长期不能运动也是导致疼痛的原因，应予被动活动肢体。如有痛觉过敏，可给予乙酰氨基酚或阿司匹林，必要时给予可待因 $15 \sim 30mg$ 或美沙酮。一些重症患者可短期应用芬太尼贴剂。

3. 周围神经再生通常需要数月，可辅助进行理疗。为了避免肌肉和关节挛缩，重症者可用夹板固定足底、下肢、上肢及手等，保持固定位置，避免肌腱短缩。营养障碍性多发性神经病恢复通常较慢，轻症患者运动恢复需要数周，重症者需数月，恢复期患者应予戒酒。

第二节 维生素 B₁ 缺乏症

维生素 B₁ 缺乏症(vitamin B₁ deficiency)也称干性脚气病(atrophic beriberi),是由食物缺乏维生素 B₁ 引起的多发性神经病。维生素 B₁ 即硫胺素(thiamin),主要的生化作用是作为焦磷酸硫胺素的前体,焦磷酸硫胺素是 α-酮酸氧化脱羟转变为醛必需的辅酶,参与能量代谢。硫胺素在周围神经冲动传导中发挥作用,易溶于水,在酸性环境中较稳定,在碱性环境和高温时易破坏。富含硫胺素的食物包括全麸谷物、豆类、酵母、瘦猪肉、牛肉、蛋黄、动物器官、坚果等,精米和精谷物中几乎不含硫胺素,硫胺素缺乏在严重依赖大米的饮食文化地区最为常见。茶、咖啡、生鱼和贝类含有硫胺素酶,因此,从理论上讲,大量饮用茶或咖啡可以降低硫胺素在体内储存。硫胺素的成人日推荐量(RDA),男性为 1.2~1.5mg,女性 1.0~1.1mg。

【病因和发病机制】

1. 食物中维生素 B₁ 缺乏,如不食糙米,精加工的米面麸皮被除去,内胚层丢失可使硫胺素损失 80%;硫胺素易溶于水,淘米次数过多易导致大量的硫胺素丢失,煮粥加碱也可使硫胺素损失。

2. 维生素 B₁ 与碳水化合物及蛋白质比例失调造成的维生素 B₁ 相对摄入不足。

3. 过度的体力活动、代谢率增高、摄食量增加和妊娠等使人体需要更多维生素 B₁ 参与糖酵解和戊糖磷酸化代谢,而出现消耗量多于摄入量的相对不足。

4. 慢性胃肠道疾病,诸如溃疡性结肠炎、幽门梗阻、胃或肠道切除、脂肪痢、长期腹泻、糖尿病和癌症等,长期胃肠道外营养或使用不含硫胺素的静脉补液者。

5. 酗酒、慢性酒精中毒和慢性肝病等影响维生素 B₁ 吸收或贮存,也是硫胺素缺乏的常见原因。乙醇影响硫胺素的吸收,酗酒继发慢性肝病会使硫胺素转化为焦磷酸硫胺素减少。

一、神经病性脚气病

神经病性脚气病(neuropathic beriberi)是严重的硫胺素缺乏导致心血管系统(湿性脚气病或脚气病性心脏病)和神经系统(干性脚气病)受累。患者进食不足大约 3 个月时即可能出现硫胺素缺乏症状,表现为早期厌食、易激惹及体重减轻,后期可见心脏增大、心动过速、高输出性充血性心力衰竭、周围水肿,以及周围神经病等。

【临床表现】

1. 干性脚气病的主要表现是多发性神经病,典型为对称性运动、感觉及反射改变,下肢多见,患者常有从蹲位站起困难,开始时肌力和感觉异常同时发生,后者更明显,表现为感觉过敏和灼痛,伴有针刺和蚁走感,呈袜套样分布,夜间尤为明显,以后过敏带逐渐上升,原来感觉过敏部位变为感觉迟钝。肌力减弱,伴有肌肉酸痛,腓肠肌显著,腱反射消失,晚期可出现远端肌萎缩,卧床不起,咽喉肌、膈肌受累,胃肠道功能障碍等。

2. 脚气病性心脏病患者可见心脏增大,伴有窦性心动过速、周围性水肿、非特异性 ST 段及 T 波改变等。

3. 酒精中毒性周围神经病被认为是营养障碍性疾病,补充维生素 B₁ 和酵母可改善周围神经症状。表 3-24-1 显示 189 例酒精营养障碍性多发性神经病患者反射、感觉异常和运动缺失的发病率,仅 66 例(35%)出现周围神经病的全部表现,即对称性腱反射及感觉缺失,下肢肌力受累较重,肢体远端重于近端,其余患者仅表现为运动、反射及感觉受影响的不同组合。

表 3-24-1 酒精营养障碍性多发性神经病的临床表现

异常表现	下肢(189 例)	上肢(57 例)
仅有反射的缺失	45(24)[a]	6(10)[b]
仅有感觉的缺失	10(5)	10(18)
仅有无力	—	5(9)
无力和感觉缺失	2(1)	10(18)
反射和感觉缺失	40(21)	2(3)
感觉、运动和反射缺失	66(35)	17(30)
数据不完整	26(14)	7(12)

注:[a] 括号中表示占 189 例患者百分比;[b] 括号中表示占 57 例患者百分比。

4. 小儿韦尼克(Wernicke)脚气病也称为婴幼儿急性维生素 B₁ 缺乏症,个别病例可为急性致死性。此病在以大米为主食的远东地区仍较常见,主要影响出生后第 2 个月到第 5 个月母乳喂养的婴儿,表现为急性心脏病症状,但在许多情况下还会出现神经系统症状,诸如失音、斜视、眼球震颤、面部肌肉痉挛性抽搐等。通过补充维生素 B₁ 可大幅度逆转。小儿脚气病与母亲脚气病之间并没有必然的联系,母亲有明显的脚气病,其婴儿却可以正常;母亲无脚气病而婴儿患病可能是母乳毒性因子作用的结果,母亲乳汁中维生素 B₁ 水平尚不可知。然而,婴儿期脚气病表现为遗传性(常染色体隐性遗传)维生素 B₁ 依赖,持续给予大剂量维生素 B₁ 治疗有效。

二、韦尼克脑病和韦尼克-科萨科夫综合征

韦尼克脑病(Wernicke encephalopathy, WE)呈急性或亚急性病程,临床表现以中脑和下丘脑损害为主。有人将 Wernicke 病合并 Korsakoff 精神病称为 Wernicke-Korsakoff(韦尼克-科萨科夫)综合征,典型的 Korsakoff 综合征主要表现为近事记忆遗忘、持久学习障碍、学习能力下降及虚构等(参见本篇第二十五章)。

【研究史】

Wernicke 病和科萨科夫综合征(Korsakoff syndrome)在 19 世纪 80 年代已被人们认识,1881 年 Carl Wernicke 首先描述一例以眼球运动麻痹、步态共济失调及精神混乱为特征的突发疾病。他观察了 3 例患者,其中 2 例是酗酒者,1 例是食入硫酸后反复呕吐的年轻女子,这些患者均逐渐进入木僵状态和昏迷,最终死亡,病理变化是脑的点状出血,第三和第四脑室周围灰质及导水管受累,Wernicke 认为这些病变是炎症性,局限于灰质,而定义为"出血性脑上部灰质炎"。1875 年 Gâyet 描述了一种相同的疾病,Gâyet-Wernicke 一词经常被法国学者使用,但 Gâyet 描述的患者与 Wernicke 描述的临床症状和病理变化在某些细节上有所不同。Wernicke 描述了本病临床特点的三主征,包括眼肌麻痹或眼球震颤、共济失调、精神及意识混乱等。

俄罗斯精神病学家科萨科夫(Korsakoff)是第一个对这一疾病进行全面阐述的,他在 1887—1891 年发表了一系列论文,强调"神经炎"(当时用于所有类型周围神经病的术语)与特征性酒精性记忆障碍之间的关系,认为是同一疾病的两个方面,并称之为多神经炎性精神病,他同时也提出神经炎不一定伴发遗忘综合征的观点,这两种疾病可能影响嗜酒者和非嗜酒者,他的临床描述非常完整,迄今也没有被超越。Korsakoff 精神病(Korsakoff sychosis)或 Korsakoff 遗忘状态是一种精神障碍性疾病,在不同程度的警觉与应答能力缺失的患者中,记忆功能相对于其他认知功能不成比例地受损,最多见于酗酒和营养不良引起的硫胺素缺乏者,可能是以颞叶、丘脑内侧或海马损伤为基础的多种疾病导致的一种综合征,例如,大脑后动脉分支区梗死、心脏骤停后的海马损伤、第三脑室肿瘤、单纯疱疹病毒性脑炎等。Korsakoff 型记忆保持的瞬间损伤可能是颞叶癫痫、震荡性脑损伤、短暂性全面遗忘症的突出表现。有趣的是,Wernicke 病与 Korsakoff 神经炎性精神病之间的关系,不是由 Wernicke 也不是由 Korsakoff 阐释的,Murawieff 在 1897 年首先假设两者归因于同一种病因。Bonhoeffer(1904)提出它们紧密的临床联系,指出所有 Wernicke 病患者均可发现神经炎和遗忘性精神病。

【临床表现】

1. Wernicke 病通常在 30~70 岁(平均 42.9 岁)发病,男性略多。本病通常由硫胺素缺乏所致,在酗酒者中多见。临床表现为突发的神经系统功能障碍。本病的特征是眼球震颤、外展及共轭性凝视麻痹、步态共济失调,以及精神错乱、进行性智力衰退,最终昏迷和死亡。患者通常以共济失调起病,随后数日或数周出现精神错乱,或与共济失调同时出现眼球震颤、眼肌麻痹,伴或不伴有意识模糊状态。症状呈急性或亚急性进展,也可单独出现,但更多是合并存在。

2. 在酗酒及营养缺乏患者中,Korsakoff 遗忘综合征通常与 Wernicke 病相关联,且紧随其后出现。Wernicke 病或 Wernicke 脑病通常是指眼球震颤、眼肌麻痹、共济失调、急性精神萎靡或意识模糊综合征。如果学习和记忆缺陷持续存在,称为 Wernicke-Korsakoff 综合征。Wernicke-Korsakoff 综合征的主要特征是:

(1) 眼球活动异常:Wernicke 病最容易以眼征为特征作出诊断,临床常见水平和垂直性眼震,可由凝视诱发;可见外直肌麻痹,可为双侧,但不一定对称,伴复视和内斜视,以及共轭性凝视麻痹,同向性凝视麻痹多见,偶有孤立的向下凝视麻痹。疾病晚期眼球运动可完全丧失,出现瞳孔缩小和光反射消失。

(2) 共济失调:急性期可非常严重,以致患者在没有支撑的条件下不能站立或行走,轻者呈宽基底站立位或缓慢的短距步态。构音障碍及小脑性吟诗样语言比较少见。

(3) 意识和精神障碍:见于约 10% 的患者,全面性精神混乱状态最多见,患者表现为淡漠、注意力不集中、对周围环境漠不关心,自发性言语很少,很少回答问题,有时中止谈话而入睡,但易被唤醒。患者空间定向力障碍,记忆和学习能力受损。约 15% 的患者表现为酒精戒断性幻觉、思维混乱、情绪激动、震颤和自主神经功能亢进,嗜睡是 Wernicke 精神混乱状态的特征,木僵及昏迷在疾病早期罕见。

(4) 遗忘状态:表现为学习能力下降即顺行性遗忘,以及过去的记忆丧失(逆行性遗忘),前者尤为严重。虚构是 Korsakoff 精神病的特征性症状,与 Wernicke-Korsakoff 综合征的两个阶段相关,疾病早期深度全面的意识模糊状态占主导,恢复阶段患者以一种扭曲的方式回忆过去的片段(Victor et al,1959)。

(5) 其他异常:约 80% 的 Wernicke-Korsakoff 综合征患者存在周围神经病,多数比较轻微,没有步态障碍,少数严重者不能站立和行走。球后视神经病变少见。可见心动过速、呼吸困难、直立性低血压和轻微心电图异常。

Wernicke病常见直立性低血压和晕厥,与自主神经系统,主要是交感神经传出通路受累有关。患者偶可见低体温、性欲减退和阳痿。Korsakoff遗忘状态患者可有显著的嗅觉下降,可能为丘脑背内侧核及其联系纤维受损所致(Mair et al,1980)。

(6)脑MRI检查:在FLAIR序列可见中脑导水管周围或侧脑室周围,以及双侧丘脑对称性高信号病变,DWI显示双侧丘脑内侧对称性高信号,增强未见强化灶;可显示脑室系统扩大,脑沟增宽(图3-24-1)。

【诊断】

Wernicke病和Wernicke-Korsakoff综合征的临床诊断主要依据病史、临床表现,以及脑MRI检查的典型改变。由于Wernicke病的典型三组症状并不常见,临床易被漏诊和误诊,临床遇到慢性酒精中毒或营养不良伴有意识障碍患者应进行脑MRI检查,确定或排除本病的可能性。

【治疗和预防】

1. 治疗 Wernicke病患者伴有硫胺素缺乏须尽快使用大剂量硫胺素治疗,最初通常用50~100mg,肌内注射,1次/d;症状恢复后改为维生素 B_1 20mg口服,3次/d。对急性硫胺素缺乏并存在心血管或神经系统症状患者,硫胺素200mg静脉滴注,3次/d,直至急性症状不再加重,随后给予口服硫胺素,直至完全恢复,通常心血管和眼肌麻痹症状在24小时内改善。Wernicke-Korsakoff综合征的精神症状可能永久性或持续存在数月,因此要充分逆转Wernicke病,防止进展为Korsakoff综合征,硫胺素初始剂量应为200~500mg,静脉滴注。约0.1%患者可出现过敏反应,1%有轻微不适。应及时纠正患者其他的营养不足,同时给予治疗剂量的其他水溶性维生素。

2. 预防 本病应多食糙米或含麸皮食品以及其他富含硫胺素的食物,注意不要过度淘米和注意蒸煮方法。各种慢性胃肠道疾病应及时治疗,慢性酒精中毒者须戒

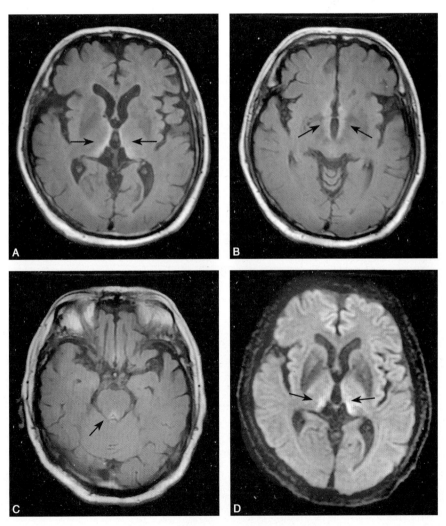

图3-24-1 低血糖性昏迷患者脑MRI表现

A~C. FLAIR像可见中脑导水管周围或侧脑室周围,以及双侧丘脑对称性高信号病变(箭头);D. DWI像可见双侧丘脑内侧对称性高信号(箭头)

酒。某些淡水鱼以及茶叶、咖啡、槟榔、红甘蓝等含有硫胺素酶,能分解硫胺素,大量摄入后也可会导致硫胺素缺乏。

第三节 烟酸缺乏性疾病

烟酸(niacin)(维生素 B_3)缺乏性疾病包括糙皮病、烟酸缺乏性脑病和疼痛足等。

一、糙皮病

糙皮病(pellagra)是烟酸缺乏所致的疾病的典型代表。早在 1900 年左右,糙皮病曾在美国南部及世界许多地区流行,多见于大城市中酗酒人群,自从 1940 年开始广泛食用富含烟酸的面包,发病率显著下降。本病在 1949 年前我国河南、山东等地亦不少见,这种地方性流行病通常与过多摄入玉米和高粱有关,又称为蜀黍红斑(pellagra)。目前本病在我国已显著减少,但在素食者中,以及发展中国家食用玉米为主的人群和南美黑种人中,糙皮病仍然是常见的疾病,本病在发达国家仅局限于酗酒者。

【病因和病理】

1. 病因 烟酸是尼克酰胺腺嘌呤二核苷酸(NAD)和尼克酰胺腺嘌呤二核苷酸磷酸(NADP)两种辅酶的前体,参与机体多种氧化-还原反应。现已知糙皮病可能是由于烟酸或色氨酸缺乏所导致。色氨酸是烟酸的前体,1mg 烟酸是由 60mg 色氨酸形成的,正常情况下食物中色氨酸约 1.5% 转化为烟酸,几乎全部在胃和小肠吸收,存在于所有细胞中,代谢产物从尿中排出。此过程必须有维生素 B_6 的参与。成年人烟酸日推荐量(RDA)男性为 15~19mg,女性为 13~15mg。本病主要因过多食用玉米和高粱等导致长期烟酸缺乏,酗酒使营养素摄入不足,药物如异烟肼及某些抗癌药可干扰烟酸代谢,使烟酸缺乏。胃肠道疾病如长期腹泻、幽门梗阻、慢性肠梗阻、肠结核、胃及小肠癌部分切除或大肠切除等使烟酸吸收不良,长期发热等使烟酸消耗增多(Mason et al,2008)。

2. 病理 糙皮病的病变见于大脑皮质神经元、基底节细胞、脑干运动核、小脑齿状核,以及脊髓前角细胞等,运动皮质 Betz 细胞受累最明显。细胞水肿变圆,伴尼氏体缺失和偏心核等。脊髓可见对称性后柱(薄束)及皮质脊髓束变性,后柱病变可继发于后根神经节细胞和后根变性。

【临床表现】

典型糙皮病的临床特征可以用 4D 来描述:皮炎(dermatitis)、腹泻(diarrhea)、痴呆(dementia),以及最后导致死亡(death)。

1. 糙皮病患者的早期症状包括食欲减退、全身无力、易怒、腹痛和呕吐,可出现严重腹泻,伴吸收不良,与腺体萎缩有关,治疗困难。随后发生舌炎,呈鲜红色,接着出现典型的皮疹,尤其是暴露在阳光的皮肤区域出现色素沉着和鳞屑。晚期病例皮疹多位于颈部皮肤,与周围皮肤有明显的颜色分界,被形象地称为颈蜀黍红疹(casal necklace)。

2. 患者在病初神经精神症状较轻微,可有乏力、烦躁、焦虑、抑郁、健忘、失眠、精神不集中和工作能力减退等,少数患者有性格改变。后期可发展为狂躁、猜疑、精神错乱、定向障碍、癫痫发作、幻觉,甚至出现明显的精神障碍和痴呆,精神错乱通常是主要的死亡原因。脊髓损害可累及后侧索或侧索,主要是前侧索,类似亚急性联合变性,出现下肢及足趾振动觉和位置觉消失、腱反射亢进和病理征等,肌张力增高不明显。周围神经损害出现下肢疼痛或手套袜套样感觉减退,腱反射消失等。

3. 测定尿中烟酸代谢产物 N-甲基烟酰胺,水平降低提示烟酸缺乏。可作尼克酰胺试验,口服尼克酰胺 50mg,4 小时后尿中 N-甲基烟酰胺排出量<1.5g 为缺乏,1.5~2.5g 为不足。

【诊断和鉴别诊断】

1. 诊断 糙皮病诊断主要根据典型的皮炎、舌炎、口炎、皮肤及周围神经症状,腹泻,精神障碍及痴呆等。早期诊断较困难,通过测定尿烟酸代谢产物 N-甲基烟酰胺减少可帮助诊断。

2. 鉴别诊断 糙皮病无皮肤症状时须注意与脊髓亚急性联合变性鉴别。血 NAD 及 NADP 浓度的降低也可发生于其他与烟酸摄入无关的严重的全身性疾病,不完全提示烟酸缺乏。

【治疗和预防】

1. 治疗 糙皮病治疗使用烟酰胺或烟酸 100~200mg 口服,3 次/d,或用烟酰胺 100mg,肌内注射,1~2 次/d,数日后症状可明显改善。应摄入富含烟酸的食物,补充缺乏的其他营养素,纠正腹泻引起的电解质紊乱,通常预后良好。

2. 预防 本病预防主要是增加动物性和豆类食品,合理调配膳食和使食物多样化。在玉米为主食的地区,煮玉米加碱可提高游离尼克酸释放,但加碱会破坏其他维生素,可培育和食用高色氨酸玉米。

二、烟酸缺乏性脑病

烟酸缺乏性脑病(nicotinic acid deficiency encephalopathy）由 Jolliffe（1940）首先描述一例酒精中毒的急性脑病综合征患者，表现为意识模糊，肢体末端锥体外系肌强直及震颤，呈逐渐进展，出现抓握及吸吮反射，甚至昏迷等。

本病患者多数有明确的营养缺乏性疾病，诸如 Wernicke 病、糙皮病、维生素 C 缺乏病，以及多发性神经病等，脑病实际上是烟酸缺乏综合征的急性表现。

临床的突出特征是精神错乱状态、伸展过度性强直、共济失调，以及多发肌阵挛等，不存在皮肤损害。

治疗通常静脉输注葡萄糖、盐水，给予大剂量烟酸，饮食中提供少量 B 族维生素可缓解症状。本病与糙皮病的关系不明。Serdaru 等（1988）在 22 例假定为此综合征的嗜酒人群尸检后发现神经细胞类似糙皮病样改变。

三、疼痛足

疼痛足（painful foot）通常被认为是烟酸缺乏所致的综合征，可合并维生素 B_1 及泛酸缺乏等。

本病临床表现是足部灼烧样疼痛，活动及夜晚加重，可影响睡眠，伴有双足痛觉过敏和不规则的痛觉敏感区，双足出汗过多，阴囊皮肤角化过度和瘙痒等。

双足疼痛也可见于药物中毒性神经病，诸如呋喃妥因、呋喃唑酮和呋喃西林中毒等，糖尿病性多发性神经病、卟啉病等也较常见，临床须注意鉴别。

治疗可补充烟酰胺或烟酸，100～200mg 口服，3 次/d，以及维生素 B_1 等。

第四节　维生素 B_{12} 缺乏的神经系统表现

维生素 B_{12} 缺乏（vitamine B_{12} deficiency）的神经系统表现常见脊髓、脑、视神经及周围神经广泛受累，脊髓病变出现较早且明显，引起的脊髓病变被称为亚急性联合变性（subacute combined degeneration，SCD）。

临床须注意，SCD 与其他类型的脊髓后、侧索联合病变不同，后者统称为联合系统疾病（combined system disease）。详见本篇第三章第十节。

第五节　B 族维生素缺乏所致的其他神经病

一、吡哆醇缺乏

吡哆醇（维生素 B_6）缺乏〔pyridoxine（vitamine B_6）de-

ficiency〕可导致周围神经病。维生素 B_6 包括吡哆醇、吡哆胺及吡哆醛等相关复合物及其磷酸衍生物，最重要的是 5'-磷酸吡哆醛，它不仅是氨基酸中间代谢过程中的主要辅酶，还参与某些维生素代谢，以及血红素和鞘氨醇的合成。维生素 B_6 广泛存在于各种食物，尤其瘦肉、肝、蔬菜和谷类食品中。植物含有维生素 B_6 的形式为吡哆醇，动物组织含有磷酸吡哆醛（PLP）和磷酸吡哆醇胺。植物中所含的维生素 B_6 的生物利用度低于动物组织。成人维生素 B_6 日推荐量（RDA）：男性为 2.0mg，女性为 1.6mg。

【病因和发病机制】

维生素 B_6 广泛存在于食物中，只有食物中吡哆醇被破坏或转化为利用度较低的蛋白结合形式时，才偶尔发生膳食中维生素 B_6 不足。吡哆醇缺乏常见的原因是长期使用某些拮抗吡哆醇作用的药物：①异烟肼可与吡哆醛及吡哆醛磷酸盐结合，抑制某些酶活性，使尿中吡哆醇排泄增加，导致缺乏；②环丝氨酸可与吡哆醛磷酸盐结合成复合物，参与脱辅基酶蛋白辅助因子竞争，使维生素 B_6 在尿中排泄增加；③青霉胺与吡哆醛磷酸盐形成噻唑类衍生物后成为拮抗剂；④乙醇主要作用是加速吡哆醛磷酸盐分解代谢，酗酒可发生吡哆醇缺乏；⑤长期服用左旋多巴会引起维生素 B_6 缺乏。

【临床表现】

1. 维生素 B_6 缺乏无特征性临床表现，伴其他 B 族维生素缺乏可出现皮炎、舌炎、唇口炎等，明显缺乏时出现易激惹、虚弱、抑郁、脑电图异常和头晕等，成人可引起周围神经病变和腹泻，婴儿和儿童维生素 B_6 缺乏可表现为贫血、腹泻及癫痫发作。一些病例报告可诱发血小板功能障碍。

2. 药物诱发维生素 B_6 缺乏的速度取决于膳食摄入维生素 B_6 量、药物剂量及疗程等，异烟肼导致的周围神经病表现为双下肢感觉异常、灼性痛、肌无力及腱反射消失等，继续用药可影响双手。

3. 维生素 B_6 代谢异常患者必须每日供给足够剂量的维生素 B_6，称依赖综合征。①吡哆醇依赖性惊厥：患者体内有谷氨酸脱羧酶的脱辅基酶蛋白，使吡哆醛磷酸盐结合力降低，不能形成正常数量的生理性神经传导抑制剂 γ-氨基丁酸。②吡哆醇反应性慢性贫血：是低色素小细胞性贫血，常与缺铁性贫血混淆，其血清铁含量升高，伴有转铁蛋白饱和度增高和肠道铁吸收增加。患者可有铁负荷过多的证据，如骨髓、肝脏及其他器官含铁血黄素沉积，补充吡哆醇可迅速改善症状，铁剂治疗可加重贫血。

4. 饮食或维生素添加剂中吡哆醇摄入过多可导致周围神经病，表现为共济失调和单纯感觉障碍，是吡哆醇对后根神经节细胞的直接毒性作用所致。

【诊断】

1. 本病的临床表现通常只能提示维生素 B 族缺乏，须测定血清维生素 B_6 水平或检测尿中主要代谢产物 4-吡哆酸<1.0mg/d，才能确诊吡哆醇缺乏。体外测定在有或无吡哆醛磷酸盐时酶活性，当天门冬氨酸氨基转移酶和丙氨酸氨基转移酶活性系数（有/无吡哆醛磷酸盐时酶活性比值）分别>1.5 和 1.2 时，提示吡哆醇缺乏。直接测定血吡哆醛磷酸盐浓度可反映维生素 B_6 的营养状态。

2. 维生素 B_6 缺乏的实验室诊断通常基于血浆 PLP 值（<20nmol/L）。

3. 吡哆醇治疗后临床症状的改善也有助于诊断。

【治疗】

1. 食物摄入不足者口服维生素 B_6，10~50mg/d，可明显改善症状。药物引起的吡哆醇缺乏需用较大剂量的维生素 B_6，100~200mg/d。开始使用维生素 B_6 拮抗药如异烟肼治疗时，特别是疗程较长应常规使用维生素 B_6 预防副作用发生。治疗吡哆醇依赖综合征需用大剂量维生素 B_6，300~500mg/d 口服。

2. 大剂量维生素 B_6 可影响左旋多巴的效能，帕金森病患者使用左旋多巴治疗时，禁用大剂量维生素 B_6。大剂量维生素 B_6 已被用于治疗腕管综合征、经前综合征、精神分裂症、孤独症和糖尿病神经病等，尚未发现不良反应。

二、泛酸缺乏

泛酸缺乏（pantothenic acid deficiency）主要导致感觉性神经病。泛酸（维生素 B_5）是辅酶 A（coenzyme A）的成分，是脂肪、糖类及蛋白质相互代谢的中继站，以及合成类固醇、卟啉、乙酰胆碱等所必需。泛酸日推荐量（RDA）未作规定，成人每日摄入 4~7mg，儿童 3~4mg 为宜。几乎所有动植物组织都含泛酸，肠内细菌也可产生，吸收可满足机体需要，自发性泛酸缺乏在临床罕见，除非伴其他 B 族维生素缺乏如脚气病、糙皮病及酒精中毒等。

【临床表现】

泛酸缺乏主要表现为感觉性神经病，起病隐袭，最初为持续性麻木、足底烧灼感、针刺感及刀割样痛，常局限于足部及小腿部，踝反射减弱或消失，膝腱反射也可消失，夜间可明显加重。

【诊断】

泛酸缺乏均为非特异性症状，包括胃肠紊乱、抑郁、肌肉痉挛、感觉异常、共济失调和低血糖等。泛酸缺乏被认为是导致第二次世界大战期间战俘出现的灼足综合征（burning foot syndrome）的原因。泛酸缺乏症临床仅能通过实验饲喂低泛酸日粮（daily ration）或给予特定的泛酸拮抗剂来证实。

【治疗】

使用泛酸治疗可部分缓解患者灼足综合征的痛性感觉异常。这种维生素尚无毒性反应报告。

三、核黄素缺乏

核黄素缺乏（riboflavin deficiency）能否引起神经系统症状仍存有争议。核黄素（维生素 B_2）以黄素单核苷酸（5'-磷酸核黄素，FMN）和黄素腺苷二核苷酸（FAD）两种辅酶的形式参与机体一系列氧化-还原反应。核黄素通过特异性可饱和转运过程从上消化道吸收，FAD 是食物核黄素的主要形式，需首先降解为 FMN 才能被吸收。许多金属如铜、锌、铁，以及色氨酸、维生素 C 和某些药物可与食物中核黄素结合成复合物或螯合物，影响核黄素的生物利用度。甲状腺素和肾上腺素可增加 FMN 及 FAD 合成。推测核黄素代谢紊乱导致 B 脂肪酸和 I、II 型呼吸链损伤。血清磷酸肌酸正常，但肉碱减少。成人核黄素日推荐量（RDA），男性为 1.4~1.7mg，女性 1.2~1.3mg，核黄素主要来源是动物性食物，诸如肝、肾、奶、蛋类及豆类等，绿色蔬菜也含一定量的核黄素。

【病因和发病机制】

核黄素缺乏可因食物中摄入不足引起，如烹煮方法不当，大米淘洗过度、蔬菜切后泡于水中或长时间暴晒，均可使核黄素丢失。激素、药物或疾病也可影响核黄素吸收。在动物实验中，抗精神病药物氯丙嗪、丙米嗪、阿米替林等，抗肿瘤药物及抗疟疾药物均可减少核黄素向其活性辅酶衍生物 FMN 和 FAD 转化。乙醇可减少食源性核黄素在小肠吸收及其生物利用度。严重外伤、烧伤、手术、慢性消耗性疾病、透析及严重长期腹泻等也可导致核黄素缺乏。

【临床表现】

1. 核黄素缺乏早期表现为口腔溃疡、眼睛烧灼感、痒感，以及性格改变等。严重核黄素缺乏可引起口角炎（口角湿白和开裂）；唇炎（唇肿胀、脱屑及色素沉着）；舌炎（舌痛、乳头肥大、舌肿胀，重者呈青紫色，出现裂纹，长期缺乏引起舌乳头消失）；以及脂溢性皮炎、阴囊皮炎、角膜血管增生、巩膜出血、贫血和精神发育迟滞等，但这些症状体征无特异性，如维生素 B_6 缺乏也常出现唇炎和口角炎。

2. Antozzi 等认为核黄素缺乏可出现类似 Reye 综合征，单独补充核黄素可以缓解。核黄素缺乏婴儿可出现低血糖、肌张力减低、发作性无力和反应迟钝等，核黄素缺乏或吸收障碍可引起儿童和成人脂质贮积性多发性肌病(lipid storage polymyopathy)。

【诊断】

根据患者的典型临床表现,尿、血浆和红细胞核黄素浓度下降,或通过测定红细胞谷胱甘肽还原酶活性(含或不含 FAD)等。

【治疗和预防】

1. 治疗主要通过调整饮食,摄入富含核黄素食物,核黄素 10~15mg/d 口服,肉碱 4g 也可缓解症状。

2. 预防主要通过合理的膳食调配,选择富含核黄素食物,烹调时不加碱并避免加热过度。

第六节 脂溶性维生素缺乏引起的疾病

脂溶性维生素缺乏引起的疾病(disorders due to deficiencies of fat-soluble vitamine)包括维生素 E 缺乏、维生素 A 缺乏及维生素 D 缺乏等。

一、维生素 E 缺乏

维生素 E 缺乏(vitamine E deficiency)可导致神经系统损害。维生素 E 包括 8 种结构相似的化合物,如生育酚、生育烯三醇,其中活性最强的是 α-生育酚。

维生素 E 可作为抗氧化剂,保护细胞膜不饱和脂肪酸及其他细胞结构免受自由基损害,维生素 E 缺乏使细胞膜和细胞结构易受到臭氧、二氧化氮及高压氧的损害。有些营养素如微量元素硒及维生素 C 参与调节和预防组织产生氧化损害,食物中硒可减少机体对维生素 E 的需求量。维生素 E 预防重金属铅、汞中毒作用与其抗氧化功能有关,预防四氯化碳、苯、甲酚和各种药物对肝的毒性与抗自由基功能有关。维生素 E 广泛存在于植物油及谷类胚芽中,食物中维生素 E 在小肠吸收有赖于机体对脂肪的正常消化和吸收。血中维生素 E 可与所有脂蛋白结合,部分通过红细胞转运,主要储存在脂肪、肝脏和肌肉中。成人维生素 E 的日推荐量(RDA):男性为 10mg,女性为 8mg。

【病因和病理】

1. 病因 膳食平衡的健康人可摄入足够的维生素 E,维生素 E 缺乏通常见于严重吸收不良患者,脂肪痢、胰腺炎、肝硬化、胆道闭锁和囊性纤维化等疾病可引起维生素 E 缺乏。家族性单纯维生素 E 缺乏是先天性维生素 E 代谢异常疾病,尽管患者摄入量充足,无维生素 E 吸收不良证据,仍表现为维生素 E 缺乏,是由于 α 生育酚运输蛋白质缺陷所致。这种缺陷可能是由于患者不能将来源于

食物中的维生素 E 整合为极低密度脂蛋白,使血浆中维生素 E 被清除所致。罹患无 β 脂蛋白血症的患儿不能吸收或运输维生素 E,会很快发生维生素 E 缺乏。维生素 E 缺乏导致大的有髓鞘的轴突变性,导致后索和脊髓小脑症状。周围神经病的最初特征是反射消失,逐渐发展为共济失调步态,并出现振动觉和位置觉缺失。眼肌麻痹、骨骼肌病变和色素沉着性视网膜病变也可能是维生素 E 缺乏的特征。

2. 病理 可见外周神经粗大,髓鞘轴突选择性丢失,薄束核、楔束核、Clark 柱、脊髓小脑束,以及感觉神经根变性等。

【临床表现】

1. 在早产儿,维生素 E 缺乏伴有溶血性贫血、血小板增多、水肿、脑室内出血,以及晶状体后纤维组织形成、肺支气管发育不良时风险增加,后两者均与氧中毒有关。

2. 儿童期出现脊髓小脑变性、多发性神经病及色素性视网膜病变,常见共济失调、眼肌麻痹、近端肌无力、步态异常、腱反射消失、本体觉及振动觉减退、血清肌酸激酶升高等。

3. 近年来,有许多报道说明一种脊髓小脑变性的形式是由于一种遗传的但是有条件性的维生素 E 代谢异常引起,与 Friedreich 共济失调(家族独立性维生素 E 缺乏症)相似。在这些患者中,肝脏维生素 E 的吸收及运输是正常的,与肝脏结合的维生素 E(维生素 E 的活跃形式)变成低密度脂蛋白的维生素 E 是缺乏的(Traber et al 1990)。异常应该追溯到维生素 E 转运蛋白的一个突变基因(Gotoda et al 1995)。从某种意义上说,这是基因突变条件下的维生素缺乏症。长期口服大剂量的维生素 E 可以阻止甚至逆转共济失调的进展。

【诊断】

根据患者临床表现及血浆维生素 E 的水平降低(正常 0.5~0.7mg/dl)。但须注意血浆维生素 E 水平与血胆固醇和总脂质相关,糖尿病及原发性脂代谢紊乱时血浆维生素 E 水平亦可升高。镰状红细胞性贫血等溶血性贫血时血浆维生素 E 水平往往偏低。

【治疗和预防】

1. 早期口服维生素 E 可使症状改善,用维生素 E 治疗早产儿溶血性贫血通常疗效良好,可使晶状体后纤维组织形成减轻,但发生率未见降低。应用维生素 E 可降低早产儿脑室内出血的发生率。大剂量维生素 E 可减少胆汁淤积性肝病和囊性纤维化等疾病的神经系统并发症。

2. 合理膳食能预防维生素 E 缺乏,不饱和脂肪酸摄入量增加时,维生素 E 的需要量亦增加。大剂量维生素 E(>800mg/d)可降低血小板聚集和干扰维生素 K 的代

谢,因此是服用华法林和抗血小板药物,如阿司匹林或氯吡格雷的禁忌。

二、维生素 A 缺乏

维生素 A 缺乏(vitamine A deficiency)可导致神经系统损害。维生素 A 是指视黄醇,视黄醇类是天然及合成的维生素 A 的异构体及其衍生物。视黄醇可氧化为视黄醛(维生素 A 醛),主要氧化代谢产物是视黄酸(维生素 A 酸)。能在体内裂解产生视黄醇的胡萝卜素类,称为维生素 A 原,其中最重要的是 β-胡萝卜素。

维生素 A 的作用主要是维持视觉功能和上皮细胞正常分化,视黄醛是所有感光视觉色素再合成基团,对视力至关重要。维生素 A 也为生长、生殖和维持生命所必需。胡萝卜素主要来源于植物性食物,如胡萝卜、红薯、黄色南瓜、深绿叶蔬菜、黄玉米和番茄等,一些水果中也含丰富的胡萝卜素。现成的维生素 A 来源于动物性食物,如动物肝、乳制品和鱼类均是其良好来源,鱼肝油中维生素 A 浓度特别高。适度烹饪蔬菜可以促进类胡萝卜素释放,供肠道吸收。成年人维生素 A 日推荐量(RDA),男性为 1 000μg,女性为 800μg。维生素 A 对酸、碱均较稳定,但高温下易被氧化或被紫外线破坏。

【病因和发病机制】

维生素 A 缺乏主要见于摄入维生素 A 不足、酗酒、胃肠吸收障碍、肝脏先天性利用及储存维生素 A 原功能障碍者。酒精中毒时,乙醇脱氢酶与乙醇作用,使视黄醇转变为视黄醛减少。锌缺乏常与酒精中毒共存,妨碍维生素 A 的动员利用。慢性酒精中毒所致的吸收不良使膳食中胡萝卜素及维生素 A 在粪便中丢失量增加。长期服用液状石蜡可因维生素 A 的脂溶性使之缺乏,其他导泻剂使食物快速通过肠道,在肠道吸收减少,引起维生素 A 缺乏,另外矿物油、新霉素、考来烯胺也可干扰维生素 A 吸收。如果哺乳母亲维生素 A 摄入量不足,可使纯母乳喂养婴儿维生素 A 缺乏。

【临床表现】

1. 早期症状是夜盲,由光亮处进入低照度环境后分辨物体时间延长,严重者在黑暗中完全看不见物体,称为夜盲症。慢性酒精中毒者夜间经常发生摔倒和交通事故,可能与潜在的夜盲症有关。长期严重维生素 A 缺乏,使上皮细胞过度角化,出现一系列影响上皮组织正常发育的症状,如皮肤干燥、眼结膜干燥,严重者[血清视黄醇<0.70μmol/L(20μg/dl)]角膜干燥,发生眼干燥症。球结膜颞侧有 Bitot 斑形成,是角化细胞置换结膜上皮分泌黏液的杯状细胞及正常上皮细胞所致。维生素 A 缺乏是某些发展中国家青少年失明的主要原因。黏膜上皮细胞

过度角化可表现为泪腺、唾液腺及胃腺等分泌功能下降。β-胡萝卜素及富含维生素 A 食物摄入减少,可能与上皮癌特别是吸烟者肺癌患病率增加有关。患者可有脑发育迟滞,以及肌病、多发性神经病或嗜睡等,婴儿维生素 A 缺乏可产生良性颅内压增高。

2. 维生素 A 过多症(一次性摄入维生素 A 成人 150mg,儿童 100mg)常在过量摄入动物肝脏、鱼肝油、含维生素 A 的糖果或药片后发病,急性毒性表现为颅内压增高、眩晕、复视、儿童囟门膨出、癫痫和剥脱性皮炎,严重可致死亡。慢性毒性反应包括皮肤干燥、唇裂、舌炎、呕吐、脱发、疼痛、高钙血症、淋巴结肿大、高脂血症、闭经,以及伴脑假瘤特征如颅内压增高和乳头水肿等。慢性维生素 A 中毒也可导致肝纤维化合并门静脉高压。

3. 孕妇过量摄入维生素 A 可导致自然流产和胎儿先天性畸形,包括颅面畸形和瓣膜心脏病。孕期维生素 A 摄入量每日不应超过 3mg。

【诊断】

诊断应调查膳食中维生素 A 摄入情况,腹泻(如乳糜泻、短肠综合征)、感染等会增加维生素 A 消耗,影响患者症状体征及暗适应(dark adaptation)反应等。暗适应产生快慢与进入暗处前照射光波长短、强度及照射时间有关,如将这几项条件固定,暗适应时间长短与体内维生素 A 营养状况呈负相关,愈缺乏维生素 A,暗适应时间愈长。

维生素 A 状态评估通常通过测量血清视黄醇,正常范围是 1.05~3.50μmol/L(30~100μg/dl)。摄入不足使血清视黄醇水平下降时,肝脏视黄醇储备几乎完全耗竭。结膜印模细胞学是早期发现角膜组织学异常的新技术。

【治疗和预防】

1. 治疗 维生素 A 缺乏一旦确诊,应短期内应用大剂量维生素 A 治疗,并去除可能的病因。实施系统性预防计划有助于解决发展中国家维生素 A 缺乏引起的眼病,每 4~6 个月注射大剂量维生素 A(50 000~100 000IU)可很好地耐受,疗效较好。

2. 预防 一种常见的预防方法是,在高危地区每 4~6 个月向 6 个月至 5 岁的幼儿(包含艾滋病病毒阳性和艾滋病病毒阴性)提供维生素 A 补充剂。其中,6~11 个月大的婴儿应服用 30mg 维生素 A;12~59 个月儿童,60mg。尽管原因尚不明确,但新生儿早期补充维生素 A 可能降低婴儿死亡率,但在 1~5 个月大时服用维生素 A,并没有证据证明在高风险环境中能有效提高存活率。

维生素 A 以酯化形式(如乙酸酯、棕榈酸酯)比其他形式更稳定。任何阶段的干眼症都应该用在油性溶媒(如在硫氧化物凝胶胶囊中)的 60mg(或 RAE)或 20 万国际单位的维生素 A 治疗。同样的剂量在 1 天和 14 天

后重复应用。6~11个月大的患儿,剂量应减半。患有夜盲症或Bitot斑的母亲应至少在3个月内每天口服维生素A 3mg。以上方案有效,比注射水溶性维生素A廉价且更易获得。

低出生体重(<1 000g)婴儿可能是维生素缺乏的高危人群,应补充1 500μg(或RAE),每周3次,连续4周。严重麻疹也可能导致继发性维生素A缺乏,因麻疹住院的儿童应连续两天接受两次60mg剂量的维生素A治疗。

三、维生素D缺乏

维生素D缺乏(vitamine D deficiency)常导致神经系统损害,婴儿和儿童尤易发生。人体皮肤含7-脱氢胆固醇,经阳光紫外线照射可转变成维生素D_3,合成量与日照强度、时间长短及皮肤色素有关,深色皮肤维生素D_3合成量少。维生素D可由食物提供,主要在空肠以乳糜微粒方式吸收,经淋巴进入血液循环,与内源性维生素D_3一起被肝细胞摄取。在肝脏被激活,经维生素D25羟化酶作用转化为25-OH-D_3,在肾脏进一步代谢成为1,25-$(OH)_2D_3$,与甲状旁腺一起发挥调节钙、磷代谢的作用。血清钙降低时,甲状旁腺激素的分泌增加,作用于肾脏调节1,25-$(OH)_2D_3$产生。1,25-$(OH)_2D_3$在靶组织中诱导产生钙结合蛋白-D,增进小肠对钙的吸收,促进骨钙及肾小管对磷酸盐的重吸收,维持血钙浓度,使细胞内外钙浓度恒定。

【病因和发病机制】

维生素D缺乏可由以下原因引起:①日光照射不足,多见于多雾多雨地区、北纬地区的城市居民,老年人和缺少户外活动者,接受紫外线不足,多在冬春季,皮肤产生维生素D减少;②食物中营养性维生素D缺乏,见于婴幼儿喂养不当、生长迅速或需要量增加的幼儿;③吸收障碍,诸如胆道、胰腺及小肠疾病使脂肪吸收不良,影响维生素D吸收,肝细胞损害使维生素D不能羟化成25-OH-D_3等。以上原因引起维生素D缺乏,导致钙磷代谢障碍,引起佝偻病和骨软化。

【临床表现】

1. 婴儿和儿童缺乏维生素D引起佝偻病,神经精神症状表现为患儿不活泼、食欲减退、易激惹、睡眠不安、夜惊、多汗、对周围事物不感兴趣等。

2. 婴儿和儿童骨骼变化与维生素D缺乏程度有关,主要特征是骨钙化不良。血钙降低时出现神经-肌肉兴奋性增高,如面部肌肉颤动、手足搐搦、暴发性哭泣、蝉鸣样喉痉挛、全身性惊厥,严重惊厥甚至引起窒息而死亡。

3. 成人维生素D缺乏可引起骨软化,主要症状是肌无力和骨痛,多胎妇女骨盆畸形与维生素D缺乏有关。

【诊断】

根据患者病史、症状体征以及放射学检查等。X线的典型变化为长骨骨骺端增宽,骨骺与干骺端连接处边缘不规则,长骨呈弓状,长骨皮质变得模糊;假骨折也称为Looser带或Milkman骨折,是佝偻病和骨软化症的特征性改变。维生素D严重缺乏者可见血清钙降低、碱性磷酸酶活性增高及血清25-OH-D_3水平降低等。

【治疗和预防】

1. 治疗　营养性维生素D缺乏可口服维生素D 2 000~4 000IU/d,1~2个月后改为预防剂量。吸收障碍者可用大剂量维生素D口服,25 000~100 000IU/d或胃肠外给予维生素D。流行病学和实验数据表明,保证骨骼健康25(OH)维生素D水平应>20ng/ml(≥50nmol/L)。美国国家科学院建议,大多数成年北美人应该得到600IU维生素D/d[日推荐量(RDA)=15μg/d或600IU/d]。然而,>70岁的人,RDA是20μg/d(800IU/d)。对于维生素D缺乏的风险人群,应鼓励食用强化食品以及阳光紫外线照射。维生素D缺乏症的口服治疗剂量为50 000IU/周,持续6~8周,待血清水平恢复后维持剂量为800IU/d(20μg/d)。长期摄入时,维生素D_2和维生素D_3的生理作用是相似的。

2. 预防　维生素D缺乏宜多晒太阳,选择富含维生素D的食物,如动物肝脏、鱼肝油和蛋类等。生长发育较快的婴儿、户外活动较少的老人、孕妇和乳母、冬季等须注意另外从膳食中补充维生素D。

第七节　营养过度综合征

高营养支持综合征(hyperalimentation syndrome)是长期经静脉导管胃肠外营养的患者出现低磷酸盐血症、高血氨症及高渗性血症等,并可出现脑病、周围神经病及肌病等神经肌肉系统损害。

对这类患者须注意及时补液和计算热卡、电解质等,并予以纠正。

第八节　不确定病因的营养综合征

一、营养性脊肌痉挛及共济失调综合征

营养性脊肌痉挛及共济失调综合征(nutritional spinal spastic and ataxic syndrome)偶见于营养不良的酗酒

者,常与其他营养障碍性疾病如周围神经病、视神经病及Wernicke脑病等有关。战时集中营见到的痉挛性麻痹综合征(spastic palsy syndrome)常伴精神、情绪改变及视觉模糊,有时出现肌强直、意识模糊、昏迷,甚至死亡。由于对痉挛综合征未进行过病理学研究,其与糙皮病是否为同一疾病还不清楚。

【临床表现】

1. 本病主要表现为双下肢痉挛性无力,伴腹壁反射消失、腱反射亢进、踝阵挛、位置觉及振动觉丧失,病理反射等。

2. 获得性痉挛性截瘫综合征在热带地区远较温带地区多,与人类嗜T-淋巴细胞病毒Ⅰ型(HTLV-Ⅰ)感染有关,部分患者血清中可检出HTLV-Ⅰ抗体;山黧豆中毒的毒物可能是β-N-乙二酰基氨基丙氨酸转氨酶(BOAA),两者均可导致痉挛性截瘫,可急性或慢性起病,呈散发或流行。急性起病者开始表现为肢体疼痛,数小时或数日后出现双下肢无力,常伴构音障碍及视觉障碍。多数可恢复,常不完全。

3. 尼日利亚共济失调性神经病(ataxic neuropathy of Nigeria)是可引起周围神经病变的慢性热带病,由不适当摄取未解毒的木薯引起。

二、营养缺乏性弱视

营养缺乏性弱视(deficiency amblyopia)又称营养障碍性视神经病(nutritional optic neuropathy)或烟-酒性弱视(tobacco-alcohol amblyopia),是营养缺乏特别是维生素B族缺乏引起的特征性视觉障碍,并非角膜等屈光机制异常,是视神经(乳头黄斑束)损害所致。视觉障碍可能为酒精、烟草或两者共同毒性所致,故又称烟-酒性弱视。

【病因和发病机制】

主要病因为营养缺乏,已证明人类和动物缺乏一种或多种B族维生素,如硫胺素、维生素B_{12}及核黄素等均可引起视神经变性。本病曾发生于第二次世界大战及朝鲜战争期间长期囚禁的战俘中,也见于严重营养不良的婴儿,西方主要见于酗酒者。Fisher描述4例患者视神经损害均为脱髓鞘及轴突缺失,其中3例伴脊髓后索脱髓鞘。

【临床表现】

典型病例患者主诉视物模糊,数日至数周逐渐进展。检查可见中心暗点引起的视敏度下降,某些病例出现颞侧视乳头苍白。双侧病变基本对称,不治疗可逐渐进展为不可逆的视神经萎缩以至失明。

【诊断和鉴别诊断】

1. 诊断 主要根据长期营养不良人群、酗酒者及大量吸烟者出现进行性视力减退。

2. 鉴别诊断 本病临床表现与Leber遗传性视神经萎缩相似,后者通过线粒体DNA检测可确诊。营养性或中毒性视神经病变若伴发周围性病变应考虑Strachan综合征。

【治疗】

补充营养及富含维生素饮食,大多数病例症状可得到改善和恢复,恢复程度及速度取决于弱视严重程度及开始治疗时间。

三、弱视、痛性神经病和口生殖器皮炎综合征

弱视、痛性神经病和口生殖器皮炎综合征(syndrome of amblyopia, painful neuropathy, and orogenital dermatitis)最早由Strachan(1897)在牙买加甘蔗园工人中发现,也称Strachan综合征(Strachan syndrome),慢性肝病患者中也可发生。

【病因和病理】

病因未确定,可能为营养源性疾病造成的脊髓后索、脊神经节及感觉神经元变性,表现与神经病性脚气病和糙皮病等典型营养缺乏性疾病不同。1991年末至1993年在古巴暴发性流行,约5万余人患病,普遍与饮食严重不足有关,B族维生素治疗可缓解视神经及周围神经症状,提示该病与营养因素有关。

本病除视神经乳头黄斑束改变,常见中线附近薄束有髓纤维缺失,Fisher认为是后根神经节双极感觉神经元变性所致,主要病变在感觉神经元。

【临床表现】

核心障碍是视神经及周围神经病变合并出现。主要表现为感觉综合征,周围神经受累出现四肢末端疼痛、麻木及感觉缺失、感觉异常、共济失调步态、肌无力、腱反射消失等;视神经受累呈亚急性进展的视力减退,不经治疗可致全盲及视盘苍白,偶可发生眩晕、耳聋等。可伴发不同程度的口炎、舌炎、角膜溃疡及生殖器附近皮炎等,但皮肤黏膜改变与糙皮病及核黄素缺乏不同。

四、酒精中毒性小脑变性

酒精中毒性小脑变性以及下述的原发性胼胝体变性、蛋白质-卡路里性营养障碍及精神发育迟滞、继发于胃肠道疾病的营养障碍、遗传性维生素反应性神经病等均可能是营养源性神经系统疾病(disease of the nervous system of nutritional origin)。酒精中毒性小脑变性(alcoholic cerebellar degeneration, ACD)在嗜酒者常见,是营

养缺乏而非酒精中毒所致(见本篇第二十二章第五节)。

五、原发性胼胝体变性

原发性胼胝体变性(primary degeneration of the corpus callosum)是意大利病理学家 Marchiafava 和 Bignami(1903)首先报道的 3 例嗜酒患者胼胝体独特病变,脑标本冠状切面可见胼胝体中部呈灰粉红色,贯穿胼胝体全长。镜下可见病变局限于约占胼胝体厚度 2/3 的中层(middle lamina),其中可见边界清楚的脱髓鞘区,轴索相对保存,病变区大量巨噬细胞聚集,伴星形胶质细胞增生,无炎性改变。Bignami(1907)又描述一例胼胝体病变伴前连合中部相似病变的病例。本病也称 Marchiafava-Bignami 病。

【病因和病理】

本病病因不清,多见于长期嗜酒者,可能主要因营养缺乏,与酒精中毒有关。

病变累及胼胝体中部,自胼胝体前部向后部发展,前部、中线区病变重于周边部;胼胝体中层对称性脱髓鞘,大体表现稀疏或凹陷,依年龄不同呈现微粉红色或灰黄色。大脑白质(额叶)、视神经、视交叉、视束、大脑脚及桥臂等可见广泛髓鞘脱失,内囊、放射冠、皮质下弓状纤维及小脑等通常不受累(图 3-24-2)。

【临床表现】

1. 本病好发于 40~50 岁男性,多有长期酗酒史,慢性或亚急性起病,进行性加重。临床表现通常无固定模式,以精神紊乱及认知障碍为特征,如淡漠、精神活动迟缓、违拗、强握及吸吮反射等,有些患者有抑郁、躁动、妄想及幻觉,可有暴力、道德观念倒错及异常性行为等精神症状,可见记忆力减退,判断力障碍,甚至木僵、痴呆及昏迷状态等。慢性进行性痴呆患者病程达 3~6 年。

2. 可出现口齿不清、步态障碍及行动迟缓不稳、共济失调、抽搐发作、肢体麻痹、僵直、锥体束征及视神经萎缩,短暂括约肌障碍、偏瘫、运用不能及言语不能等。可

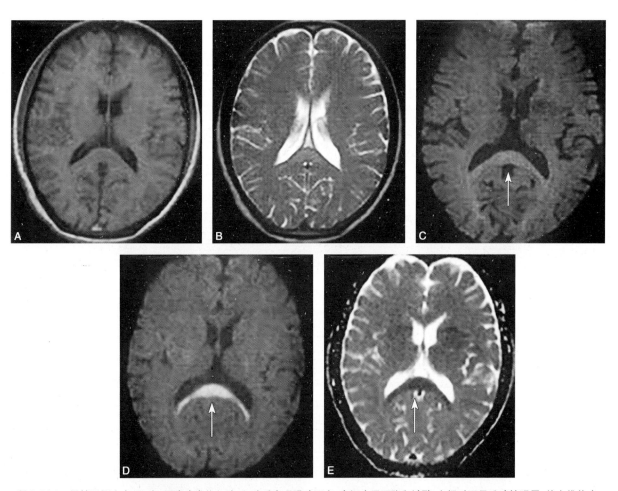

图 3-24-2　男性酗酒患者 48 岁,因癫痫发作入院,入院后出现躁动不安、意识水平下降和缄默,上视时可见跳动性眼震,伴有锥体束及共济失调

MRI A:T1 像无明显病变;B:T2 像胼胝体压部疑似稍高信号影;C:FLAIR 像可见胼胝体压部稍高信号病变(箭头);D:DWI 像可见胼胝体压部高信号病变(箭头);E:ADC 像可见胼胝体压部低信号病变(箭头)

见慢性酩酊及酒精戒断症状,如震颤、癫痫发作、幻觉、震颤性谵妄等,部分患者戒断症状消退后随营养状态的改善,神经系统症状体征亦趋向恢复。

【诊断】

本病临床表现多样,慢性酩酊及酒精性神经病变使精神神经症状异常复杂化,患者生前很难确诊。病理诊断较临床诊断相对容易,慢性酗酒史患者出现额叶症状,病程中有缓解常可提示此病可能性。

第九节 蛋白质-卡路里营养障碍

蛋白质-卡路里营养障碍(protein-calorie malnutrition,PCM)是蛋白质及热量摄取不足导致的营养障碍性疾病。有证据表明,大脑发育关键阶段严重缺乏营养可导致永久性大脑功能障碍及精神发育迟滞。

PCM可延缓身体增长,相比之下,脑重量只有轻度减低。婴儿早期营养不良可延迟树突状细胞分支,但出生8个月内PCM仍会对大脑产生类似影响。

【临床表现】

1. PCM婴儿和儿童可出现两种症候群。①低蛋白营养缺乏症:以蛋白质缺乏为主的重度营养不良,常见于断乳婴儿,表现为水肿或腹水、头发稀疏脱色及生长迟缓等,患儿可有低白蛋白血症、血氨基酸异常及脂肪肝,可

有核黄素缺乏或糙皮病皮肤改变,恢复早期部分患儿出现不明原因震颤及强直等;②重度消瘦型营养不良:以热量缺乏为主的重度营养不良,特点是婴儿早期出现严重恶病质及生长停滞,多为断乳很早或无母乳喂养所致。两组患儿都表现为对外界环境冷漠,活动减少,被动运动易激惹等。随访发现多数严重营养不良婴儿及儿童可康复,仅部分遗留学习能力不足和智能迟钝。

2. 电生理检查显示运动神经传导速度减慢及感觉传导异常。腓肠神经活检可见严重PCM患儿仅有很少的有髓纤维,可见髓鞘化迟滞及节段性脱髓鞘。

【治疗】

治疗主要通过及时补充富含营养的食品、多种维生素及充足热量,恢复正常的生长发育。

第十节 胃肠道疾病导致的营养障碍

胃肠道疾病导致的营养障碍(nutritional deficiencies due to diseases of the gastrointestinal tract)临床很多见,可导致神经系统病变。

机体不能合成维持周围及中枢神经系统正常功能所必需的维生素,其作为饮食基本成分在胃肠道特定部位吸收,与肠道功能异常相关的吸收不良性疾病见表3-24-2。

表3-24-2 与吸收不良相关的神经系统疾病

胃肠道疾病	吸收障碍的营养素	相关的神经系统疾病
胃局部病变		
恶性贫血	维生素 B_{12}	脊髓病,视神经病等
先天性内因子缺乏	维生素 B_{12}	脊髓病,神经病等
胃部分切除	维生素 B_{12}	脊髓病,神经病等
	维生素 D	骨质软化性肌病
小肠病变		
主要在近端	水溶性维生素	维生素 B 缺乏症
	维生素 D	骨质软化性肌病
	叶酸	可能无
主要在远端	维生素 B_{12}	神经病,脊髓病等
弥漫性		肌阵挛,共济失调等
小肠细菌感染(空肠憩室病、盲袢综合征、小肠狭窄)	维生素 B_{12}	神经病,脊髓病等

胃肠道疾病	吸收障碍的营养素	相关的神经系统疾病
先天性吸收障碍	"中性"氨基酸	肾小管、肠道中性氨基酸吸收障碍病
	色氨酸	"蓝尿布"(blue diaper)综合征
	蛋氨酸	"烘干窑"(oast-house)尿病
	叶酸	智能迟滞,癫痫发作,共济失调,舞蹈手足徐动症
	维生素 B_{12}	神经病,脊髓病等
与脂肪痢相关的经黏膜转运障碍	脂溶性维生素	眼干燥症
内分泌因素		角膜软化症
接受放射后		骨质软化性肌病
药物因素		
乳糜微粒合成障碍伴有长期的肠道吸收不良	维生素 E(载脂蛋白不在肝脏内合成)	巴-科病(Bassen-Kornzweig 病):脊髓小脑变性伴多发性神经病
绒毛孔渗入障碍	脂肪(乳糜微粒释放缺陷)	肠源性脂肪代谢障碍性脑病(Whipple 病)
竞争基本营养素(如鱼绦虫)	维生素 B_{12}	神经病,脊髓病等

【临床表现】

口炎性腹泻(celiac sprue),也称麸质性或谷胶性肠病(gluten enteropathy),临床常见,可出现对称性感觉性多发性神经病,进行性小脑综合征伴皮质、齿状核及橄榄核细胞缺失。小脑改变可与脊髓后柱对称性脱髓鞘病变并存,与维生素 E 缺乏引起的脊髓小脑病相似。成人口炎性腹泻患者抑郁及精神障碍发病率较高,可发生不明原因的癫痫发作。胃切除术后数年部分患者出现多发性神经病及脊髓亚急性联合变性。脂肪吸收不良导致维生素 E 缺乏,引起神经系统症状,多见于幼儿。

本病须与遗传性维生素反应性神经病鉴别,维生素经肠道吸收和血浆转运,在细胞器激活为辅酶,与特定的脱辅基酶蛋白作用,经过一系列生化反应得以利用。遗传异常可引起维生素的利用障碍,如遗传因素使维生素

E 不能与脂蛋白结合。

第十一节　遗传性维生素-敏感性神经系统疾病

虽然人体缺乏合成必需维生素的能力,但是其仍然能够利用维生素参与一系列涉及肠道吸收的化学反应,在血浆中运输,进入多种器官的细胞器,将维生素活化变成辅酶,最后它们与特定的脱辅基蛋白相互作用。在这些情况下,维生素缺乏的表现不是由于饮食中维生素缺乏引起,而是由于遗传因素导致控制机制障碍。

遗传性维生素-敏感性神经系统疾病在临床上种类较多,其病因、神经系统表现及治疗见表 3-24-3。

表 3-24-3　遗传性维生素-敏感性神经系统疾病的病因、神经系统表现和治疗

维生素	疾病	治疗剂量	酶缺乏	神经系统表现
硫胺素(thiamine, Vit B_1)	支链酮酸尿症	5~20mg	支链酮酸脱羧酶	昏睡、昏迷
	乳酸中毒症	5~20mg	丙酮酸羧酶	精神发育迟滞
	丙酮酸血症	5~20mg	丙酮酸脱氢酶	小脑性共济失调
	贫血症	50mg		与婴儿和儿童的硫胺素缺乏性脚气病相同
吡多醇(pyridoxine, Vit B_6)	高胱氨酸尿症	>25mg	胱硫醚合成酶	精神发育迟滞、脑血管意外、精神病
	新生儿惊厥	10~50mg	谷氨酸脱羧酶	癫痫发作
	磺脲烯酸尿症	5~10mg	犬尿氨酸酶	精神发育迟滞

维生素	疾病	治疗剂量	酶缺乏	神经系统表现
钴胺素（cobalamin，Vit B₁₂）	甲基丙二酸尿症	1 000g	甲基丙二酰辅酶A酶变位酶脱辅基酶	昏睡、昏迷、精神运动发育迟缓
	甲基丙二酸尿症及高胱氨酸尿症	>500g	腺苷钴胺素和甲基钴胺素	发育停滞、小脑性共济失调
叶酸（folic acid）	巨幼红细胞贫血	<0.05mg	叶酸盐缺乏	精神发育迟滞
	亚胺甲基转移酶缺乏症	>5mg	亚胺甲基转移酶的肠吸收不良	精神发育迟滞
	高胱氨酸尿症和低蛋氨酸血症	>10mg	N5，N10-甲基四氢叶酸还原酶	精神分裂综合征
生物素（biotin）	甲基巴豆酰基	↑5~10mg	甲基巴豆酰基	精神发育迟滞
	甘氨酸尿症	↑5~10mg	辅酶A羧酶	昏睡、昏迷
	丙酸血症		丙酰辅酶A羧酶	
尼克酰胺（nicotinamide）	色氨酸转运障碍性氨基酸病（Hartnup病）	>400mg	色氨酸小肠吸收不良	小脑性共济失调

参考文献

第二十五章 酒精中毒及相关的神经精神障碍
Alcoholism and Related Neurologic or Psychiatric Disorders

（胡建　白静波）

第一节 概述

饮酒是历史久远的世界性文化现象,人们用粮食和浆果酿造美酒,又在饮酒中品味生活、表达欢乐或寄托幽思。可以设想,假如生活中没有美酒,人类会失去多少欢乐和激情,生活会缺少多少色彩。然而,酒精中毒和酒精依赖在许多国家都是严重的公共卫生问题,饮酒可导致许多健康问题,引起各种急慢性疾病,还涉及各种社会问题,如高离婚率、子女不能得到良好教育、酒精中毒或酒后驾车肇事和暴力犯罪等,受到社会各界的广泛关注。因此,饮酒与疾病的关联和治疗对策是临床各科医生和社会工作者需要共同面对的问题。

【流行病学】

国家与民族的历史传统、文化背景和社会风俗都一定程度地影响饮酒的习俗和方式。例如,法国人习惯饮葡萄酒,认为饮酒对健康有益;意大利人也喜饮葡萄酒,但鄙视整日大量饮酒,酒精中毒发病率远低于法国。中国人、犹太人酒精依赖和酒精中毒的发病率均低于欧美各国,与其各自的文化、生活及饮酒习惯有密切关系。中国传统文化讲究饮酒时慢酌细品,佐以菜肴,但我国某些少数民族,如云南傣族、延边朝鲜族和黑龙江鄂伦春族等则以豪饮性格著称,酒精依赖和酒精中毒的患病率较高。

Robins 等(1984)的美国城市流行病学调查发现,人群酒精滥用和酒精依赖的终生平均患病率为 13.6%,男性是女性的 3 倍。据报道美国有 1 400 万人酗酒成瘾,美国 35% 的急诊患者、10% 的门诊患者与酒精中毒有关。美国每年因饮酒导致的死亡约达 10 万人,其医疗和社会负担造成的经济损失约 100 亿美元(Secretary of Health and Human Services,1997)。美国、德国、英国、瑞士、瑞典和丹麦等国慢性酒精中毒的终生患病率,男性约为 5%,女性为 0.1% ~ 1%(Thun MJ et al,1997;Goodwin DW,1989)。日本酒精依赖者占全国人口的 16.9‰。

我国酒精依赖等饮酒相关障碍也不容乐观,郝伟等(1998)对全国六个地区 23 513 名受试者(18~25 岁)的饮酒相关障碍调查显示,16% 的男性和 2.5% 的女性每日饮酒,男女性酒精依赖总的时点患病率为 3.43%,急性酒精中毒的半年患病率为 2.64%。2001 年由世界卫生组织(WHO)资助的中国五个地区调查表明,15 岁以上人群中,男性、女性及总体 3 个月饮酒率分别为 63.8%、18.3% 和 43.8%。与国外不同,饮酒率随年龄而上升,男性在 41~50 岁上升至峰值,女性是 36~40 岁,随后饮酒率随年龄而下降。目前,全球酒精消费发展的总体趋势是西方发达国家人均年饮酒量大幅度下降,发展中国家人均年饮酒量逐步上升(Global Status Report on Alcohol and Health,2014)。WHO 最新发表的 2018 年全球酒精与健康状况报告指出,在全球饮酒趋势普遍下降的情况下,中国是个例外。

此外,家庭及婚姻状况、社会经济发展水平对酒精依赖和酒精中毒也有明显的影响。近年来随着我国的开放和西方文化的影响,人民生活日益富足,酒生产量及人均消耗量均显著增加。酒精依赖还与职业、社会阶层和受教育程度等有关。1989 年北京大学精神卫生研究所对 9 个城市 4 种不同职业人群(共 44 926 人)的发生酒精依赖情况进行调查,结果显示酒精依赖的患病率以重体力劳动者最高,患病率为 6.89%。轻体力劳动者次之,再次为行政人员,科技人员最低。1990 年,全国 10 家单位共同对城市科技人员、行政干部和轻、重体力劳动工人的饮酒相关障碍流行病学进行调查,酒精依赖的时点患病率达 37.27‰,男性高达 57.89‰,女性为 0.19‰;慢性酒精中毒终身患病率为 3.7‰,其中重体力劳动工人饮酒相关障碍平均患病率为 68.89‰,轻体力劳动工人为 33.25‰,行政干部为 24.91‰,科技人员为 17.69‰。

【饮酒与健康】

在饮酒及其相关障碍的研究中,我们曾认为小量或适度饮酒与不饮酒相比对健康有益,可以减少总死亡率和心、脑血管疾病发病率,但最近《柳叶刀》发表的一项历时 10 年、涉及 51 万成年人的随访研究显示,饮酒非但不能防病,还会增加高血压和脑卒中的风险,位列全球过早死亡和残疾前十大诱因(GBD 2016 Alcohol Collaborators,2018)。

2018 年 8 月,《柳叶刀》所刊载的这份研究,最先推翻了"适量饮酒,无损健康"的说法。这份由全球 40 多国超过 500 名研究者参与的研究,花费近 30 年时间,追踪全球 195 国 2 800 万人的数据发现,无论喝多喝少,只要饮酒,就有危害。研究发现,饮酒与心脏病、癌症、肝硬化、结核病等 23 种健康风险相关。与滴酒不沾相比,每天饮用一杯酒(相当于 500ml 啤酒、25g 白酒或 100ml 红酒),健康风险上升 0.5%,若每日饮酒量分别为 2 杯和 5 杯时,该数字将分别升至 7% 和 37%(GBD 2016 Alcohol Collaborators,2018)。

2019 年,牛津大学、北京大学和中国中医科学院的学者合作开展了一项针对中国 50 万人的大型系列研究,通过问卷调查受访者饮酒量,并对其中超过 16 万人进行基因测序,观察部分基因变异对饮酒量的影响。经过近 10 年的随访发现,进行基因测序的饮酒男士中,约有 1 万人罹患卒中,2 000 人罹患心脏病。且饮酒越多,血压升高越快,卒中风险越高。适量饮酒不仅没有保护作用,还会增加卒中发作的风险。牛津大学纳费尔德人口健康系教授陈铮鸣称,平均每天每多饮 100g 白酒或 600ml 啤酒,卒中风险将增加35%,即使是适量饮酒者,卒中风险也将增加10%~15%(Millwood IY et al,2019)。

目前,饮酒已被证实与超过200种疾病和伤害相关,其中近30种直接由酒精造成。各类癌症即属此类。饮酒不仅有可能引发胃癌和胰腺癌、口腔癌、喉癌、鼻咽癌、食管癌、结直肠癌、乳腺癌等也均与酒精有关。后来研究者们发现,即便只是小酌一杯,患癌风险也会增加,女性更为明显。以乳腺癌为例,每天饮一杯酒会增加4%的患癌风险,一旦过量饮酒,患癌风险将增至40%~50%(Zhao J et al,2017)。

【对问题饮酒者的评估】

1. 标准饮用量(standard drink)(以下简称标准量)

目前美国将一个标准量定为14g纯乙醇,相当于乙醇含量5%的普通听装啤酒350ml或乙醇含量12%的佐餐红酒150ml或乙醇含量40%的威士忌、龙舌兰、伏特加等烈酒44ml。

2. 饮酒的分类和诊断标准　包括美国国家酒精滥用和酒精中毒协会(National Institute on Alcohol Abuse and Alcoholism, NIAAA)、美国心理学会(APA)和WHO的饮酒分类标准(O'Connor PG et al,1998)。这些标准可统一划分为四类:中度饮酒、危险饮酒、酒精滥用和酒精依赖。NIAAA与WHO关于危险饮酒的概念基本一致,WHO关于有害饮酒的概念与APA的酒精滥用也近似。表3-25-1列出美国NIAAA的饮酒分类标准。

表 3-25-1　美国国家酒精滥用和酒精中毒协会(NIAAA)的饮酒分类标准

分类	诊断标准
中度饮酒(NIAAA) (moderate drinking)	男性≤2个标准量/d 女性≤1个标准量/d 65岁以上≤1个标准量/d
危险饮酒(NIAAA) (at risk drinking)	男性>14个标准量/周,或>4个标准量/d 女性>7个标准量/周,或>3个标准量/d
酒精滥用(APA) (alcohol abuse)	过量饮酒导致明显的临床损害和痛苦,12个月内有以下一种或几种表现: 不能胜任工作、学习和家务等 出现身体损害的危险仍反复饮用 饮酒引起法律问题 无视饮酒造成的社会和人际关系问题而继续 症状尚未达到酒精依赖的标准
酒精依赖(APA) (alcohol dependence)	过量饮酒导致明显临床损害和痛苦,12个月内有以下三种或更多种表现: 耐受(或需增加饮用量,或饮用相同量反应减低) 戒断(出现的戒断症状需靠饮酒缓解或避免) 大量长期饮酒 饮酒的欲望持续而强烈,难以戒酒或控制饮用 饮酒时间长,从醉酒中恢复也需要很长时间 放弃或减少重要的社交、职业和娱乐活动 了解酒精带来的健康及心理问题而仍然饮用
危险饮酒(WHO) (hazardous use)	饮酒有导致不良后果的危险
有害饮酒(WHO) (harmful use)	饮酒导致身心损害

3. 对问题饮酒者的评估　美国酒精流行病学调查显示,44%的成年人目前饮酒,22%以前曾饮酒,34%终生不饮酒。酒精滥用和酒精依赖的年发生率为7.4%~9.7%,男性较高,过量饮酒与年龄、收入和教育程度成反比,无任何社会人口学因素对此有保护作用。尽管问题饮酒率如此之高,但并未引起医生的充分重视,对问题饮酒的评估率在国外仅为1/4~1/3(Moore et al,1989)。对问题饮酒的评估,可通过详细询问病史提供有价值的资料,由患者本人和家人共同提供较可靠,病史采集可采取以下四个步骤(图3-25-1):

(1)询问患者现在及过去的饮酒史,应注意遗传背景和家庭环境因素影响。

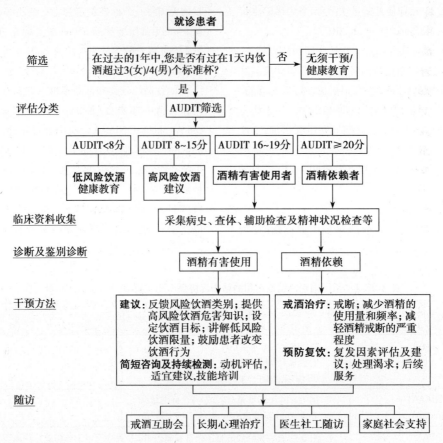

图 3-25-1 酒精有害使用与酒精依赖规范化治疗程序

（2）详细询问饮酒量、频率和种类。

（3）使用饮酒问题调查量表：可应用 CAGE 结构四题标准问卷（Buchsbaum et al,1991），包括饮酒能否减量判定患者的自我控制力，被人指责后的激怒程度和负疚感以判定是否饮酒不计后果，晨饮（eye-opener drink in morning）评估酒精依赖这四项内容等。该问卷筛查终生饮酒者敏感性为 60%~95%，特异性为 40%~95%，对 60 岁以上人群和妊娠妇女的准确性较差。酒精使用障碍鉴定测验（alcohol use-disorder identification test，AUDIT）也是较好的筛查工具（Issacson et al,1994；Kitchens,1994），包括目前饮酒量和频率等 3 项问题，既往饮酒等 7 项问题，检测敏感性为 95%，特异性 85%，亦即仅有 5% 假阴性率和 15% 假阳性率，漏诊和误诊的概率较低。此表为自评量表，评估时间节点是既往一年中被测试对象的饮酒情况，而非对终生饮酒进行评估。全科医生可用这两项量表诊断潜在的酒精滥用者、酒精依赖者和危险饮酒者。

（4）根据筛查结果，对已知的和可疑的问题饮酒者询问特定问题，寻找饮酒导致的身心和行为方面并发症，确定先期的治疗方案。

还须注意酒精滥用和酒精依赖者经常伴有烟草或毒品滥用，烟草依赖常预示潜在的饮酒问题，酒精可增加吸烟者罹患头颈部癌症及肺癌的风险和死亡率。患者体格检查和实验室检查通常无特异性改变，但检测转铁蛋白是否缺乏有助于检出重度饮酒、酒精滥用患者或监测酒精依赖。

【酒精中毒导致的躯体和社会心理损害】

酒精是中枢神经系统抑制剂，过量饮酒可导致血-脑屏障通透性增高，以及神经系统的明显损害。

1. 常见的神经系统损害包括周围神经病、癫痫、小脑变性及脑萎缩等，少见的并发症可能包括视神经萎缩、脑桥中央髓鞘溶解症，以及 Marchiafava-Bignami 综合征等。酒精依赖者过量饮酒后易发生意外伤害，酗酒经常导致交通肇事和受伤，外伤性脑损伤较常见，在德国每年发生的 14 000 起交通事故中，35.7% 的肇事者是由于酗酒；美国统计每年约 15 万人因与酗酒有关的交通事故致残。

2. 过量饮酒的躯体并发症以营养障碍性疾病多见，可伴发胃炎、消化性溃疡、心肌炎和急慢性胆囊炎等。酒精性肝损害最常见，如肝脂肪浸润、肝炎、肝硬化和肝癌等，据统计酒精中毒导致肝硬化风险较一般人群大 10 倍（Williams R et al,1977），约 10% 的慢性酒精中毒患者发展为肝硬化，是致死的重要原因之一。酒精中毒者通常饮食质量很差,蛋白质与B族维生素摄入不足,对感染易感性高,易发生贫血、心肌病变、发作性低血糖和结核病等,因此,原发性酒精中毒的死亡率高于正常对照组3倍。

3. 酗酒经常引起人格改变,诸如自我为中心倾向,表现只对酒感兴趣,不关心家庭,工作懒怠,不负责任(Roman K et al,2010),以及控制冲动能力受损(Baldacchino A et al,2015)等。此外,由于工作效率下降,导致经济收入减少。酒精依赖者很常见与焦虑障碍和抑郁障碍共病现象,有研究显示,酒精依赖者一年内共患焦虑障碍和心境障碍发病率分别为36.9%和29.2%,重度饮酒和戒断期间发病率更高,自杀风险增加。有报道指出6%~20%的慢性酒精中毒者有自杀行为(Ritson,1968),慢性酒精中毒患者的自杀率是一般人群的9~22倍。

4. 酗酒引起性功能障碍常导致夫妻关系紧张和破裂,西方国家酒精中毒者离婚率明显增高,酗酒者的妻子也常出现焦虑、抑郁和不合群,频繁口角和打架的家庭气氛对孩子成长十分不利,酗酒家长是孩子极坏的榜样,酒精中毒者的子女易出现神经质、行为障碍和学习成绩不良等多种社会心理问题。酒精依赖被认为是一种"家庭疾病",造成家人身体和情绪困扰及经济负担,对他人生活产生不良的影响(Platt,1985)。犯罪同样与酗酒关系密切,英国统计20%~40%的罪犯存在酒精滥用问题,伦敦监狱188名服刑犯中,60人(31.91%)的犯罪行为发生在酒后,包括偷窃、性犯罪、诈骗、吸毒、放火和严重暴力伤害等。

5. 酒精对胎儿的影响显著,酗酒者的下一代可发生胎儿酒精综合征(fetal alcohol syndrome),表现为初生儿低体重、低智能和生长发育迟滞(Denny et al,2017)。父母滥用酒精对后代可产生不利影响,Sullivan报道酗酒母亲所育子女的死亡率是非饮酒母亲的3倍,严重酗酒母亲生的婴儿可出现身高与体重较小、头围小、双眼(内外眦)距小、内眦赘皮、上颌骨发育不良、下颌过小、人中模糊、手指屈曲畸形、关节活动受限、心脏异常(多为间隔缺失)、外生殖器异常,以及唇、腭裂等。新生儿表现吸吮和睡眠差,易怒,活动过多和震颤等,类似酒精戒断综合征的症状。

【酒精的吸收、分布和代谢】

酒精又称为乙醇(alcohol),是嗜神经类脂性物质,易通过血-脑屏障并与脑组织卵磷脂结合,脑组织对酒精损害较敏感。动物实验和人类研究表明,酒精对大脑具有直接神经毒性,可使神经细胞活动抑制,脑皮质神经元萎缩死亡。酒精效应不取决于饮酒量,而取决于吸收入血的酒精量。酒精耐受性的个体差异很大,不耐受者少量饮酒也可出现明显的反应。

1. 酒精吸收和分布 酒精是以不变化的形式,约25%从胃部吸收,其余自小肠上部吸收,吸收5分钟内即可测得血液酒精浓度,30~90分钟达最高浓度。水可以促进酒精吸收,牛奶和脂肪食物可阻止吸收。胃切除术后酒精吸收率增加,可很快达峰值。习惯饮酒者较不饮酒者血酒精浓度升高快;女性胃黏膜乙醇脱氢酶活性较男性低,饮用同等量酒精时女性更易达到较高的血液酒精浓度。酒精主要经氧化代谢,约10%不发生化学变化,经尿液、出汗和呼吸排出。酒精氧化释放能量,如同碳水化合物释放的能量可被完全利用,但不能提供蛋白质用于组织修复,因而慢性酒精中毒者常见消瘦。

2. 酒精代谢 酒精除在胃壁由乙醇脱氢酶(ADH)代谢,也由携带系统运送到肝脏,肝脏ADH及其同工酶可利用烟酰胺腺嘌呤二核苷酸(NAD,辅酶Ⅰ)作为辅助因子,单独把乙醇氧化为乙醛;过氧化氢酶和微粒体乙醇氧化系统(MEOS)可加速乙醇代谢。酒精的成瘾成分是乙醇本身,而不是代谢产物。胰岛素、氨基酸和果糖苷能促进乙醇代谢,但治疗酒精中毒无实际价值。

乙醛代谢由乙醛脱氢酶(ALDH)把乙醛转化为乙酸,此反应在肝细胞线粒体内完成,也需要NAD即辅酶Ⅰ作为辅助因子。乙醇也可转化为乙酰辅酶A(CoA),再转化为乙酸,最终释放出二氧化碳和水。乙醛有许多独特的生化作用,据推测乙醛可能与乙醇的毒性及成瘾性有关。乙醛的氧化速度与乙醛在组织中浓度呈正相关。中国人、日本人及其他亚洲人饮酒后易脸红,与不易脸红的欧美人种的差异就在于ALDH活性缺乏。东方人酒精中毒的比率低也与脸红反应有关,因脸红在一定程度上对饮酒者起到警示作用。北美印第安人尽管也有脸红反应,但民族习惯不限制饮酒,是酒精中毒的高发人群。

【酒精对中枢神经系统作用】

酒精不是中枢神经系统兴奋剂,而是抑制剂,酒精早期毒性作用表现如喋喋不休、攻击行为、过度活动及大脑皮质电兴奋性增高,提示大脑兴奋是皮质下结构特别是脑干网状结构抑制所致,随酒精量增加抑制作用扩展到皮质、脑干和脊髓神经元。各种运动功能,包括保持站姿、语速控制、眼运动,以及复杂有序的运动均受到酒精的影响,运动不仅变得缓慢,且错误和随机性增加。

1. 随着血液酒精浓度的递增,对大脑的作用分为三个阶段:①欣快和行为轻度障碍期:对情绪约束力受损,表现变得健谈。②运动功能障碍期:表现步态不稳,动作不准,自我控制力显著受损。③意识障碍期:从深睡眠过渡到昏迷,延髓中枢损害可引起呼吸衰竭致死。脑功能损害与血液酒精浓度相关,酒精浓度以每100ml血液中的酒精量来表示(酒精mg/dl血液)。血液酒精浓度在饮酒后 2 小时内稳定增加，无酒精耐受的人群饮酒 1~2 个标准杯，血液酒精浓度达 20~30mg/dl，可出现轻度心理、认知和行为障碍，表现轻度欣快，思考能力下降；50mg/dl 时出现轻度运动失调；80mg/dl 为醉酒的法定标准，可出现认知障碍、活动不协调、说话含糊不清、动作笨拙；200~300mg/dl 时可出现眼球震颤，口齿不清，精神活动减少，认知严重损害；300mg/dl 时饮酒者可处于浅昏迷；超过 400mg/dl 时饮酒者处深昏迷，可导致死亡。

2. 酒精耐受性　酒精浓度水平对慢性酒精中毒者影响不大，因为长期饮酒可出现耐受性，机体的神经元对酒精产生适应，适应机制可能是神经细胞膜增加了对酒精作用的抵抗和细胞膜钙离子通道数目增加，使血液酒精浓度缓慢升高，达到很高水平也不出现症状；相反地，如血液酒精浓度很快达到高峰，中毒表现就会很严重。酒精对细胞膜的生化作用是类脂双层溶解，膜结构"液化"产生毒性作用，随着耐受性的增加，神经细胞膜可阻止被酒精液化；酒精还通过对膜受体的作用调节氯、钙等离子通道。急性酒精中毒反应可能与抑制性神经介质 γ-氨基丁酸（GABA）及相关的氯离子通道受体有关。苯二氮䓬类药物（benzodiazepine）拮抗剂可抑制酒精对 γ-氨基丁酸-氯离子通道的强化作用。长期饮酒可增加神经细胞膜的钙通道数目，慢性酒精中毒期间给予钙通道阻滞剂，可以阻止钙通道增加，提高酒精的耐受性。

【酒精中毒的影响因素】

1. 遗传因素　酒精中毒的家族聚集性很明显，嗜酒者子女的酒精中毒风险是不饮酒子女的 3~4 倍；双亲酒精中毒愈重，子女患病风险愈大。家系中有酒精中毒者，家庭成员酒精依赖的发生年龄一般在 20 岁左右，酒精中毒表现严重并需要治疗。双生子研究表明，同卵双生子酒精中毒的同病率明显高于异卵双生子，酒精中毒愈重，差异愈显著。调查发现，寄养子嗜酒与血缘父母密切相关，与寄养父母无关。神经心理学研究显示，嗜酒者后代多具有特征性神经心理缺陷，如冲动、过于自信、活动过多和回避伤害能力差等，易发展为酒精中毒。移民调查表明，酒精中毒高患病率的种族移民（如爱尔兰人）与低患病率种族移民（如中国人、犹太人）相比，后代嗜酒行为和酒精中毒患病率具有显著差异，可能与遗传基因和家族传统有关。

2. 生化因素　酒精能引起大脑多巴胺（DA）系统功能异常，实验动物给予 DA 拮抗剂可引起嗜酒增加，化学损毁 DA 神经元能强化动物的觅酒行为，提示实验动物需摄取酒精代偿 DA 功能不足。还有研究发现酒精依赖与 5-HT 系统异常有关，嗜酒鼠额叶皮质、纹状体和海马等脑区 5-HT 及代谢产物 5-羟吲哚乙酸含量较对照组显著下降，免疫染色可见嗜酒鼠 5-HT 神经元数量减少，引起 5-HT1A 和 5-HT3 受体数量代偿性增多。东方人少量饮酒即出现潮红反应，以及头昏、头痛、嗜睡、呕吐和心率加快等表现，可能是因为先天性缺乏乙醛脱氢酶（ALDH），乙醛在体内聚集释放胺类物质，引起血管扩张和低血压反应所致。

3. 神经内分泌因素　Marchesi 研究发现，慢性酒精中毒患者下丘脑-垂体-肾上腺（HPA）轴功能异常，戒酒 4 周内患者组血中肾上腺皮质激素水平明显低于正常对照组，戒酒 1 年以上时两组无显著差异，表明长期戒酒后 HPA 轴功能恢复正常。

4. 受体学说　研究发现人类摄入酒精引起内源性阿片物质释放。Mayers 等发现，将四氢异喹啉（TIQ）注入猫脑中，可使猫大量饮酒，停止喂酒出现戒断症状。给予阿片受体拮抗剂纳洛酮（naloxone）可减轻动物的嗜酒行为，抑制酒精依赖动物戒断后惊厥发作。

5. 社会环境因素　不少患者患病前曾试图用饮酒缓解应激性紧张和焦虑，使饮酒行为不断强化。社会文化因素也起到很大作用，北美和许多欧洲国家慢性酒精中毒的患病率远高于中国、日本和以色列等亚洲国家。我国有些少数民族地区慢性酒精中毒的发病率高，是因为其独特的饮酒习俗。此外，长期生活在寒冷和潮湿地区的人群、从事体力劳动者的患病率较高。

6. 心理因素　人类学家 Horton 认为饮酒的主要功能是减少焦虑，导致酒精中毒的个人心理动机常为借酒浇愁，饮酒可缓解现实困境与心理矛盾引起的焦虑。酒精中毒者的精神障碍常与酒精中毒并存，Hosselbrook 调查发现，77% 的住院酒精依赖患者同时存在一种或多种精神障碍，其中抑郁、焦虑和反社会人格最常见。Weissman 和 Myers 的研究显示，55% 的酒精中毒者同时患有抑郁障碍，而 60% 的人在酒精中毒前即存在抑郁症状。有报道男性酗酒者中 50% 的人曾被诊断为反社会人格，年轻酗酒者尤为多见。

第二节　酒精中毒所致的神经系统并发症

酒精中毒所致的神经系统并发症包括酒精中毒性小脑变性、慢性酒精中毒性多发性神经病、急性和慢性酒精中毒性肌病、脑桥中央髓鞘溶解症、胼胝体变性，以及酒精导致的脑外伤等。

一、酒精中毒性小脑变性

酒精中毒性小脑变性（alcoholic cerebellar degeneration, ACD)是嗜酒者常见的神经系统并发症，发病率约为Wernicke脑病的2倍。有报道提供了55例慢性酒精中毒神经系统并发症的病理资料，ACD有6例（其中3例无临床症状），占10.8%（Yokota O et al，2006）。脑CT和MRI研究表明，慢性酒精中毒患者几乎都有小脑萎缩，小脑蚓部上端萎缩较重，小脑蚓部上端血流量减少和糖代谢率下降明显；尸检发现酒精依赖患者小脑变性高达27%。

【病因和病理】

1. 病因　本病是慢性酒精中毒引起的营养缺乏所致，是营养障碍性神经系统疾病，而非酒精中毒或其他因素所致。ACD的发病机制尚不清楚，但ACD与Wernicke脑病表现相同的步态和共济失调，小脑病变也相同，认为ACD可能是维生素B₁（硫胺素）缺乏所致，而且ACD小脑功能障碍程度与多发性神经病无关。

2. 病理　病理检查发现，小脑皮质神经元，尤其Purkinje细胞变性，小脑蚓部前上部改变明显，严重者累及小脑前叶前部，神经元树突分支减少。

【临床表现】

1. ACD患者通常有10年以上的饮酒史，约半数患者伴周围神经病，男性比女性更常见，呈亚急性或缓慢起病，小脑体征明显，主要表现下肢和躯干的小脑性共济失调，阔基底站姿和步态，行走不稳，步态蹒跚，直行时明显，不能急转弯，突然站起困难。神经系统检查跟膝胫试验不准，上肢轻度动作笨拙，可有意向性震颤，肢体保持固定姿势时可出现类帕金森综合征样手指震颤，躯干可按前后方向呈特异性节律摆动，少数患者伴有轻度构音障碍和眼震等。

2. 多数病例的小脑症状进展数周或数月后可多年趋于稳定，个别患者小脑症状呈跳跃式进展，震颤性谵妄发作或严重感染性疾病可使症状加重。本病可表现以下的特殊类型：①患者只表现姿势和步态不稳，肢体运动不受累，病理改变局限于小脑蚓部前上部；②临床表现与普通型相似，但有急性短暂和可逆性特点，可能主要是生化功能改变，结构性病变较轻。

3. 脑CT或MRI检查显示明显的小脑萎缩，小脑蚓部上端萎缩较明显。

【诊断和鉴别诊断】

1. 诊断　根据慢性酒精中毒的典型病史，小脑共济失调的症状体征，脑CT或MRI显示小脑蚓部上端萎缩，排除其他原因所致的小脑萎缩以及小脑变性家族史，诊断即可成立。

2. 鉴别诊断　本病的病理和临床表现易与Wernicke脑病混淆，ACD只表现小脑症状，而小脑症状伴眼外肌麻痹和记忆障碍通常提示Wernicke脑病。

二、慢性酒精中毒性多发性神经病

慢性酒精中毒性多发性神经病（chronic alcoholic polyneuropathy，CAPN）是慢性酒精中毒较常见的并发症，以下肢的运动、感觉和自主神经功能障碍为特征。CAPN通常发生于认知障碍后10年左右，发病率约占慢性酒精中毒患者的34%。

【病因和病理】

1. 病因　主要由于酒精的神经毒性作用以及维生素B₁缺乏，维生素B₂、维生素B₆、维生素B₁₂、叶酸、烟酸和泛酸等缺乏及代谢障碍也与发病有关。

2. 病理　CAPN主要是周围神经轴突变性、脱髓鞘病变，以及神经纤维缺失等。

【临床表现】

1. 本病缓慢起病，感觉、运动神经同时受累，典型症状由四肢末端，通常自下肢开始，双足症状最早出现，逐渐由远端向近端对称性进展，上肢很少受到累及。

2. 感觉异常　表现末梢对称性手套袜子型麻木、感觉迟钝和疼痛，运动神经受累可见下肢远端无力、腱反射减弱，自主神经受影响出现直立性低血压、阴茎勃起障碍、尿便障碍和瞳孔改变等，偶可发生突然死亡。

三、急性和慢性酒精中毒性肌病

急性和慢性酒精中毒性肌病（alcoholic myopathy）是酒精毒性作用导致的肌肉病变，严重程度与饮酒量有关。

【发病机制】

本病导致肌肉病变的发病机制不明，可能与下列因素有关：①酒精和乙醛降低糖酵解活性，抑制糖类代谢；酒精和乙醛对肌细胞的毒性作用，使肌鞘膜和线粒体受损，线粒体功能紊乱或阻止肌动蛋白和肌红蛋白激酶，阻止肌钙蛋白合成，因而破坏细胞结构，影响细胞运输，导致肌细胞损伤；②导致骨骼肌的主要氧化基质游离脂肪酸减少，出现低钾血症、低钠血症、低磷血症、低钙血症和低镁血症等代谢异常，以及B族维生素缺乏，导致神经肌肉继发性损伤；③酒精中毒患者如有癫痫发作、震颤、谵妄和高热等，均可增加躯体活动和肌细胞代谢，引起肌细胞损伤。

【临床表现】

1. 急性酒精中毒性肌病可威胁生命，常见于长期饮酒的慢性酒精中毒患者，通常在一次超量饮酒后急性发病，出现肌肉疼痛、痉挛、肿胀和触痛，以及近端肌无力等，可为全身性或局限于一个肢体，伴腱反射减弱或消失。急性酒精中毒性肌病患者如戒酒和及时治疗，1～3

周可恢复正常,但重症可因大量肌肉坏死导致急性肾衰竭、高钾血症而死亡。

2. 慢性酒精中毒性肌病通常合并周围神经病,表现慢性无痛性肌肉病变,可见两侧对称性肌无力和肌萎缩,后期可有肌肉疼痛。如心肌受累导致心律不齐、低血压和心源性休克。戒酒后 2~3 个月常有改善,治疗以康复训练,加强活动和改善营养为主,尤其补充 B 族维生素。

【诊断】

急性和慢性酒精中毒性肌病主要根据病史、症状体征诊断,测定血清心肌酶水平和肌电图检查有助于确诊,肌酸激酶(CK)升高是肌损伤敏感的特异性指标。肌细胞损伤释放肌蛋白很快从肾脏清除,肌蛋白尿仅持续数小时,因此测定肌蛋白尿不能作为诊断肌损伤的指标。

四、脑桥中央髓鞘溶解症

脑桥中央髓鞘溶解症(central pontine myelinolysis, CPM)以脑桥基底部对称性脱髓鞘作为其病理特征,见于长期饮酒、营养不良或恶病质者。由 Adams 和 Victor 报告,他们根据病变部位及典型病理特征命名本病。患者通常有电解质紊乱,特别是低血钠、低血钾等代谢异常,以及低血压等。详见第三篇第二十三章第七节"脑桥中央髓鞘溶解症"。

【临床表现】

1. 本病呈亚急性或急性起病,表现假性延髓性麻痹症状,如吞咽困难、构音障碍和强哭强笑等,可有面肌和舌肌麻痹、锥体束征以及共济失调。严重病例突然出现四肢迟缓性瘫痪、假性延髓性麻痹,数日内进展为完全或不完全性闭锁综合征(locked-in syndrome),甚至出现去脑强直发作或昏迷等。

2. 脑 MRI 检查可见,脑桥基底特征性蝙蝠翅样(bat wing)病灶呈对称性 T_1WI 低信号,T_2WI 高信号,无增强效应。

3. 本病预后差,死亡率高,可在发病后数日至数周内死亡。

五、胼胝体变性

胼胝体变性(corpus callosum degeneration)或称为马尔基亚法瓦-比纳米病(Marchiafava-Bignami disease),病因不清,多见于长期嗜酒者。推测由于血液高浓度酒精的直接毒性作用,以及长期维生素 B_1 缺乏导致神经营养不良。该综合征的病理表现是胼胝体、视神经及大脑脚广泛的脱髓鞘病变,尤以胼胝体脱髓鞘病变明显,可发生坏死,大脑白质也可发生脱髓鞘病变。详见第三篇第二十四章第二节"维生素 B_1 缺乏症"。

【临床表现】

1. 胼胝体变性根据临床发病形式的不同,可分为急性、亚急性和慢性三种类型,呈进行性加重的病程,主要症状如口齿不清、共济失调、癫痫、痴呆、肢体麻痹和意识障碍等。

2. 急性起病通常累及胼胝体压部和膝部(图 3-25-2),患者出现精神障碍、癫痫发作、意识障碍等,可导致昏迷和死亡。

3. 亚急性起病可见构音障碍、四肢肌张力增高、智能减退,也可引起痴呆。慢性起病者常发生失用症、认知障碍,以及进行性痴呆等。

六、酒精性脑损伤

酒精性脑损伤(alcoholic induced brain injury)在酒精相关问题中较为常见,包括单纯急性酒精中毒,在慢性酒精中毒基础上突然中断饮酒引起严重的戒断症状,如抽搐发作、谵妄等,或在一次大量饮酒出现醉酒状态下可因意外事故导致脑外伤等,症状主要取决于脑组织损害是在某一特定区域(局灶性),抑或呈弥散性分布,局灶性症状包括运动、感觉、言语、视觉异常等,弥散性脑损伤常影响记忆、睡眠或导致意识模糊和昏迷。

七、酒精中毒性神经系统
并发症的治疗和预后

首先应戒酒,大量维生素 B_1 口服,或水溶性维生素 B_1 肌内注射,改善患者营养状态,配合康复训练等。本病恢复较慢,需长期治疗。

治疗宜戒酒,治疗酒精依赖,并预防戒断反应。大量维生素 B_1 口服,或水溶性维生素 B_1 肌内注射,改善患者营养状态,配合康复训练等。

随着戒酒、改善营养和补充维生素,慢性酒精中毒所致的小脑功能障碍、多发性周围神经病和肌病等可缓慢恢复。周围神经病恢复很慢,常需数月或数年,重者不能完全恢复。急性酒精中毒性肌病在戒酒后数日至数周可恢复,近端肌无力可持续较长的时间;慢性酒精中毒性肌病常需数月或更长时间恢复。急性和慢性酒精中毒性肌病均有死亡危险,死因多为急性肾衰竭、电解质异常如高钾血症和心律失常、血压过低、心源性休克和心力衰竭等。慢性酒精中毒性痴呆,长期戒酒也难以恢复。

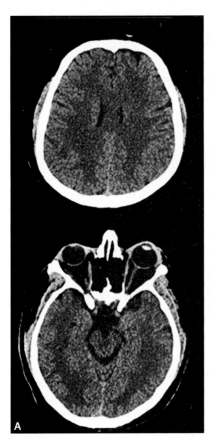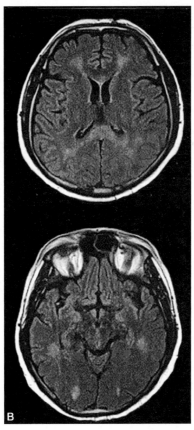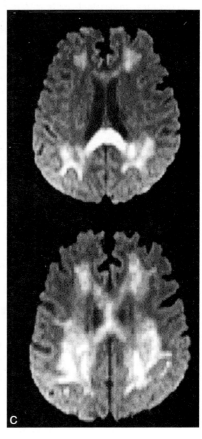

图 3-25-2　一例胼胝体变性患者脑 CT 和 MRI 检查

A. 轴位 CT 显示对称性低密度白质病变；B. FLAIR 相显示病变主要累及胼胝体压部的白质，呈高信号；C. MRI 的弥散加权像（DWI）显示弥散受限，乳头体和导水管周围区域正常

第三节　酒精性痴呆综合征

酒精性痴呆综合征（alcoholic dementia syndrome，ADS）是长期大量饮酒引起的脑器质性损害，是慢性酒精中毒最严重的状态，表现为震颤、谵妄、痉挛发作、急性或慢性人格改变、智力低下、记忆力障碍等，约占慢性酒精中毒患者的 2%，较柯萨可夫综合征和酒精中毒性幻觉症少见。

【病因和发病机制】

酒精对大脑损害的影响因素很多，如饮酒方式和时间、酒的质量、饮食方式、头外伤史，伴发肝病、营养不良和药物滥用等。酒精的神经毒性作用及长期饮酒导致的维生素 B_1 缺乏，是酒精对大脑损害的两种主要因素。慢性酒精中毒引起脑萎缩的机制还不清楚，多数认为酒精的神经毒性作用使脑皮质神经元变性、坏死和缺失，神经细胞胞体萎缩、脑细胞脱水和突触减少。

1. 遗传因素　酒精中毒的发生率在一级亲属中较一般人群高 7 倍。酒精对大脑损害的敏感性也受遗传因

素的影响，神经影像学检查和神经心理测验表明，某些酒精中毒患者有明显脑萎缩和脑功能异常，而另一些酒精中毒者尽管饮酒时间和量相近，却无明显脑萎缩和脑功能异常。酒精的神经毒性和维生素 B_1 缺乏对不同部位脑损害的差异与遗传易感性有关，酒精的神经毒性通常损害皮质和基底核，维生素 B_1 缺乏对基底核、间脑、脑干上端和乳头体等损害较重。酒精神经毒性高度易感的个体易发生脑萎缩和认知功能障碍，维生素 B_1 缺乏易感性个体易发展为 Wernicke-Korsakoff 综合征，也有少数人对酒精的神经毒性和维生素 B_1 缺乏有双重易感性。

2. 神经生化及代谢　①毒性产物：乙醇的代谢产物乙醛为毒性物质，能与各种蛋白质结合，酒精能激活某些特殊的外源酶，产生异常毒物如磷脂酰乙醇和脂肪酸乙酯，可引起脑细胞中毒和死亡。②代谢异常：酒精抑制蛋白质合成，影响细胞膜类脂和蛋白质的结构，改变神经细胞膜流动性、三磷酸腺苷活性和阻碍钙运输，引起神经细胞功能障碍，导致神经细胞死亡；酒精中毒导致维生素 B_1 缺乏，使转酮酶活性降低，类脂和蛋白质合成减少，影响细胞内钙调节，导致神经细胞死亡。③递质合成障碍：酒

精的神经毒性和维生素 B_1 缺乏可干扰神经递质的合成、摄取和释放,导致基底核损伤,使乙酰胆碱和去甲肾上腺素合成减少,Korsakoff 综合征记忆障碍和痴呆可能与乙酰胆碱显著减少有关。

3. 神经影像学和神经病理学研究表明,慢性酒精中毒患者大脑结构异常是神经心理损害的基础。额叶皮质对酒精损害最敏感,慢性酒精中毒患者可出现认知功能和记忆障碍,与额叶有关的操作较差。慢性酒精中毒患者常有视觉运动协调、视空间定位、视觉调整和记忆等损害,与右侧半球功能障碍有关。慢性酒精中毒多为弥漫性脑损害,酒精抑制海马 N-甲基-D-天门冬氨酸受体,后者对学习记忆起重要作用。

【病理】

慢性酒精中毒患者可见脑萎缩、脑室扩大、脑重量减轻,皮质神经元变性、缺失,神经细胞数目减少、胞体萎缩,轴突和树突减少,脑白质水含量增加、类脂和磷脂含量减少。

【临床表现】

1. 酒精性痴呆综合征常隐袭起病,呈慢性病程,初期表现倦怠感,对事物不关心,情感淡漠、焦虑、烦躁,衣着污垢,不讲卫生和失去礼仪等。约经一年多时间逐渐出现认知功能障碍,如定向力、记忆障碍,随后出现学习、抽象思维、注意力、视空间、视觉运动协调及空间知觉等下降,可有夸大,缺乏理性及自知之明,无语言和阅读障碍。随着酒精中毒加重出现记忆力丧失,表现不认识亲人、周围环境及事物,不识归途等严重的认知功能障碍。

2. 患者的个人生活能力丧失,明显人格衰退,对饮酒的需求超过一切,变得自私,以自我为中心,对家庭或工作全无责任感。道德标准下降,为获得酒不择手段,甚至偷窃、诈骗和强抢等,自我控制力丧失,行为粗暴、残忍。病程持续数年,患者可合并 Korsakoff 综合征、Wernicke 脑病、慢性酒精中毒性周围神经病等,晚期语言功能受损,仅能说片言只语,最后卧床不起,出现尿失禁,多因严重并发症死亡。

【诊断和鉴别诊断】

1. 诊断 根据 ICD-10 诊断标准:①存在慢性(尤其是高剂量)使用酒精的病史或客观依据;②以慢性进行性的智能损害为主要表现,包括记忆、思维、定向、理解、计算、学习能力、语言和判断功能等损害;③无意识障碍;④日常生活能力或社会功能受损;⑤上述症状的存在和功能损害至少已经 6 个月;⑥排除其他原因导致的器质性智能损害(阿尔茨海默病和血管性痴呆)、精神发育迟滞、假性痴呆(如抑郁性痴呆等)、归因于社会环境极度贫乏和教育机会受限的认知功能低下、服药导致的医源性认知功能低下等。

2. 鉴别诊断 本病须与其他原因引起的脑器质性痴呆、慢性酒精中毒戒断出现的意识改变鉴别。

第四节 酒精中毒性精神障碍

酒精中毒(alcoholism)是大量饮酒导致的精神和躯体障碍,是长期反复过度饮酒达到影响健康、人际关系和生活方式的程度,属于慢性行为障碍疾病。药理学中的定义是对酒精依赖。酒精中毒一词在文献中长期使用,但含义不确切,每提及酒精中毒或酒精依赖者常有贬义。酒精中毒通常是以下四种情况的不同组合:①超量饮酒:指每日或每周饮酒量超过特殊定量;②与酒精有关的病残:即超量饮酒导致精神、躯体或社会性病残;③问题饮酒:指超量饮酒导致与酒精有关的病残,但未发展到酒精依赖的程度;④酒精依赖:一旦停止饮酒或戒断会出现精神和躯体综合征。

一、急性酒精中毒

急性酒精中毒(acute alcohol intoxication)又称为醉酒,是短时间大量饮酒或酒类饮料急骤出现的精神障碍症状,严重程度常与血液酒精浓度呈正相关,但存在个体差异,一般短时间可完全恢复正常,不残留后遗症状。按精神病理性质及严重程度可分为单纯性醉酒及异常醉酒。异常醉酒又分为两类:与单纯性醉酒只有量的差异为复杂性醉酒,与单纯性醉酒只有质的差异为病理性醉酒。

(一)单纯性醉酒

单纯性醉酒(simple drunkenness)又称为普通醉酒状态,是一次过量饮酒出现的急性中毒状态。绝大多数醉酒状态属此种情况,为正常反应,有共同的临床特征,是酒精作用于中枢神经系统所致,症状与血液酒精含量和代谢速度密切相关。

【临床表现】

1. 兴奋期 自饮酒开始逐渐出现情绪兴奋、欣快、无疲劳感、爱交际、说话滔滔不绝,对陌生人无拘束,或喜或怒,或悲或忧,有时出现敌对或攻击情绪或行为异常,如原有性格改变、判断力受损,以致自信能力增强;少数表现为激情与抑郁混合,发泄平时的压抑情绪和不满,在愤怒发作的同时可出现悲哀、伤感和厌世等。伴心率加快、颜面和全身皮肤潮红,呼吸急促及反射亢进等。此期血酒精浓度一般在 500~1 000mg/L。

2. 共济失调期 患者出现动作笨拙,不能保持身体平衡,步态蹒跚,言语含糊,语无伦次,可伴有眼球震颤、复视、视物模糊，以及恶心、呕吐等。此时血酒精浓度一般在1 500~2 000mg/L，若开车极可能发生危险。

3. 抑制和昏迷期 当血酒精浓度达到2 500~4 000mg/L，患者即进入抑制期。患者情绪变得温和，对周围不关心，活动欲望降低，定向力可保持到入睡，醉酒者大体记忆当时的情况，极少数由于意识混浊有明显的记忆缺失或完全遗忘(Wetherill et al,2011)。醉酒程度加深可转入嗜睡、昏睡或昏迷，患者面色苍白、皮肤湿冷、口唇微紫，瞳孔散大或正常，呼吸缓慢有鼾声，脉搏快，可呈木僵和昏迷状态，若延髓中枢受抑制可致呼吸麻痹死亡。除重症者一般能自然恢复，无后遗症。

急性中毒后尚可有较长时间的不适，称为延续效应。乙醇对脑和胃有强烈的毒性，醛类化合物的毒性作用更强。一次醉酒之后有较长时间的头痛、头晕、失眠、震颤、胃部不适和恶心，有时伴精神迟钝和轻度共济失调。这些症状一般历时短暂，严重者可持续较长时间。

【涉法特点及法律能力评定】

酒精中毒造成的社会危害严重，目前世界各国对酒精中毒导致的肇事、违法行为都从严处理。每种类型皆有特殊的临床特征，涉法方式及特点也迥然不一，法律能力评定也不相同。单纯性醉酒常在人一生中出现多次，因饮酒是社会允许的公开行为，在社交场合因压力被迫饮酒颇多见。因饮酒前意识清楚，饮酒前当事人对醉酒行为的后果有充分的预见性，实施危害行为多属现实动机，辨认能力往往正常，控制能力稍减弱，因此单纯性醉酒者的犯罪行为应评定为完全责任能力。

（二）复杂性醉酒

复杂性醉酒(complex drunkenness)通常在脑器质性损害或严重脑功能障碍的基础上发生，由于对酒精耐受下降出现急性酒精中毒反应，饮酒量一般不大，但意识障碍明显，病程短暂，常遗忘发病情况。复杂性醉酒是介于单纯性醉酒与病理性醉酒之间的中间状态，与单纯性醉酒相比是"量的异常"，饮酒过程较单纯性醉酒激烈，患者多有饮酒史或单纯性醉酒史，一般均有脑器质性疾病史，或患影响酒精代谢的躯体疾病如癫痫、脑血管病、颅脑外伤、脑炎和肝病等。

【临床表现】

1. 发生复杂性醉酒的饮酒量超过以往醉酒量，随饮酒量逐渐增多，意识障碍迅速加深，急速出现强烈的精神运动性兴奋，持续时间较长。麻痹期延长，正常礼仪紊乱，不像单纯性醉酒可"保持自我"。与单纯性醉酒的区别是症状强烈、时间持久、礼仪丧失，与平时的性格或行为判若两人，对环境保持粗略定向力，多可保持概括记忆。

2. 复杂性醉酒兴奋与单纯性醉酒欣快性精神运动兴奋不同，是在不愉快情绪背景上出现的严重运动性兴奋，易激惹和冲动，多见激惹性报复行为。患者处于较深的意识混浊状态和强烈的运动性兴奋，可有因妄想而伤人，攻击和破坏行为多见，偶见无目的重复或刻板动作。严重麻痹期出现口齿不清，步态蹒跚，可因环境刺激再兴奋，与单纯性醉酒进入麻痹期后兴奋即刻消失有明显区别。也可见极端抑郁状态，频繁出现号啕大哭或激烈的绝望暴怒发作，自责自罪，易有自杀行为，但与单纯性醉酒的醉前准备自杀不同。发作常持续数小时，醒来后患者对经过部分或全部遗忘。

【涉法特点及法律能力评定】

复杂性醉酒除控制能力障碍，辨认能力也经常不完全。目前对复杂性醉酒的责任能力评定，绝大多数司法精神病鉴定专家的意见是，初次出现复杂性醉酒可评定为部分责任能力，再次出现应从严评定，作为完全责任能力处理。

（三）病理性醉酒

病理性醉酒(pathological drunkenness)是酒精引起的特异质反应，主要发生于酒精耐受性很低的人，往往在少量饮酒后突然出现意识障碍、极度兴奋、攻击和危害行为等，被害妄想也较常见。发作一般持续数小时或一日，常在深睡后结束发作，醒后对发作经过完全不能回忆。

【病因和发病机制】

病理性醉酒仅见于极少数人，多认为特异性体质导致的酒精过敏反应，与单纯性醉酒相比是"质的异常"。多数患者以往从不饮酒，饮少量酒就感到极不舒服，但从无醉酒史。

【临床表现】

1. 病理性醉酒是小量饮酒引起的精神病性发作，大多数人饮用此量不会发生中毒反应，患者对酒精耐受性极低，过度疲劳或长期严重失眠可促使病理性醉酒的发生。

2. 与单纯性醉酒不同，患者无言语增多、欣快及明显中毒性神经系统症状。患者表现为饮酒后急骤出现环境意识障碍及自我意识障碍，多伴片断恐怖性幻觉和被害妄想，表现为高度兴奋，极度紧张惊恐，患者在幻觉及妄想支配下常突然出现攻击性暴力行为，如毁物、自伤或攻击他人等。醉酒状态一般持续数分钟、数小时甚至一天，随患者进入酣睡状态结束发作，清醒后患者对发作过程不能回忆。

3. 病理性醉酒的常见类型为朦胧型和谵妄型。①朦胧型：意识范围显著缩小和狭窄，伴意识清晰度降低，自我意识几乎完全消失，但内在精神活动存在某些联系，对外部刺激可有部分感知和反应，内在行为协调性存在，如简单寒暄、通过障碍物等；可有较严重的意识和定向力障碍,可伴妄想、幻觉等体验,常有焦虑不安和抑郁,运动性兴奋带有激惹紧张性,行为无目的且不可理解;多出现完全性遗忘或岛性记忆,瞳孔光反射迟钝或消失、腱反射减低或消失等;②谵妄型:患者表现为震颤、谵妄,内在精神活动完全崩溃,丧失关联性,出现强烈而杂乱无章的运动性兴奋,事后完全遗忘。

【涉法特点及法律能力评定】

病理性醉酒见于极少数人,是个体对酒精的过敏反应,并非过量饮酒所致。饮酒者在饮酒前往往不知道自己对酒精过敏,不能预料自己饮酒后的行为,病理性醉酒后意识障碍的程度较深。在此情况下实施的危害行为由于缺乏明确的目的、动机,丧失对自己行为的辨认及控制能力;或在病理性醉酒状态下,行为受幻觉、妄想等支配出现冲动破坏行为,应评定为无责任能力。对既往有过病理性醉酒史的患者,再度自愿饮酒出现同样的病理性醉酒症状,引起危害后果应从严掌握,评为部分责任能力。

(四)酒精所致遗忘

酒精所致遗忘(alcoholic induced amnesia)是指一种短暂的遗忘状态,多发生在醉酒状态后,当时没有明显的意识障碍,但次日酒醒后对饮酒时的言行完全或部分遗忘,遗忘的片段可能是几个小时,甚至更长时间。

二、慢性酒精中毒

慢性酒精中毒(chronic alcoholism)着重强调长期过量饮酒所导致的器质性精神障碍,包括社交功能、职业功能和社会适应能力严重受损。酒精滥用、酒精依赖和慢性酒精中毒是全球性社会问题,美国有1 300万人酗酒成瘾,慢性酒精中毒在许多西方国家和俄罗斯都是突出的社会问题,引起人们的普遍关注。

(一)酒精滥用

酒精滥用(alcohol abuse)属行为障碍,是部分人逃避不能承受的压力和责任的一种方法。这是遍及世界各国的重要社会问题之一,在西方国家中,10%～20%的人有酒精问题,导致高离婚率、高自杀率,以及交通事故及暴力犯罪增加。

酒精滥用的预防及治疗,目前多采用综合疗法,主要以药物戒酒,加上心理辅导和康复支持疗法。由于酒瘾者对酒精的强烈心理和躯体依赖,戒酒相当困难。因此,预防和健康教育至为重要。

(二)酒精依赖

酒精依赖(alcohol dependence)是一个生物医学概念,是长期过量饮酒引起的特殊心理状态,属于慢性酒精中毒。酒精依赖综合征(alcohol dependence syndrome)首先是由Victor和Adams(1953)描述,是在完全或部分停止饮酒后出现的一组症状,诸如震颤、一过性幻觉、痫性发作和谵妄等。世界卫生组织建议,采用酒精依赖综合征的名称描述嗜酒成癖者的特征性表现和停饮导致的症状。酒精依赖患者的饮酒史多在10年以上,女性的进展过程较男性快,青少年机体未发育成熟,出现酒精依赖的进程更短,最快者连续饮酒2年即可能形成。

酒精依赖在许多国家是严重的公共卫生问题。1998年,日本人均酒精消费达6.6L,据测算日本酒精依赖者约有240万人,约占成年人口的2%。美国35%的急诊、10%的门诊患者与酒精中毒有关。1990年全国10单位对城市科技人员、行政干部和轻、重体力劳动工人的流行病学调查,酒精依赖的患病率达37.27‰,男性高达57.87‰,女性为0.19‰。

酒精依赖者对酒的体验多表现为饮酒初期心情愉快,酒后喜欢交往,缓和紧张。逐渐形成每日饮一定量酒的习惯,保持一定的体力,既适应社会正常活动的需要,也满足个人的饮酒愿望,这种保持饮酒量长期均衡的饮酒称为习惯性饮酒或稳定嗜酒癖,但这种状态往往不被视为酒精依赖。

【病因和发病机制】

酒精依赖的确切病因和发病机制尚未完全阐明,一般认为是生物、心理、社会文化等多种因素协同作用的结果。

1. 遗传因素 家系调查证实,酒精依赖者的子女较不饮酒者子女酒精依赖的发生率高4～5倍,发生早且严重。国内10单位协作调查酒精依赖患者的亲属中,酒精中毒的比例很高,一级亲属为44.7%,二级亲属12.6%,显示有显著的遗传倾向。双生子研究提示,同卵双生子发生酒精依赖的患病率较异卵双生子高。

2. 生物化学因素 乙醇脱氢酶和乙醛脱氢酶是酒精在体内代谢的主要催化剂,乙醛脱氢酶活性是影响饮酒的重要生物学因素。嗜酒者血小板单胺氧化酶活性降低,被推测是酒精滥用素质的因素之一;多巴胺β-羟化酶活性降低,发生酒精中毒的风险增加;酒精可使γ-氨基丁酸活性降低,使CNS对酒精的耐受增加,可能与酒精中毒和戒断症状的发生有关。

3. 心理因素 心理机制支配饮酒行为,饮酒行为自省假说认为,饮酒者的饮酒行为与成功或失败的自我评价有关。成功时常作出正性自我评价,乐意进行自省,饮酒较少;失败时力图避免作负性自省,饮酒可中断负性自省,饮酒增加。人格特征对酒精依赖有重要的影响,酒精依赖者年幼时通常就有怪癖的表现,如活动过多、不合群、逃学、具有攻击性等,成年后表现为反社会人格或不成熟人格,应付困难和自控力较差,故发生酒精依赖的比率较高。

4. 社会文化因素　不同的民族、社会及文化背景、家庭和婚姻状况、社会经济发展水平等对酒精依赖均有重要影响。

【临床表现】

1. 患者常有10年左右的长期大量饮酒史，每日饮酒量（以普通白酒折算）多在250g以上，常有普通醉酒史。表现为无法控制对酒的渴求，不间断饮酒的强迫感，缩小饮酒模式（narrowing of the drinking repertoire），必须在固定的时间饮酒而不顾场合，需依赖饮酒支持精神生活和身体的良好感受，缓解戒断症状。酒成为生活中的必需品，不可一日或缺，饮酒已成为一切活动的中心，明显地影响工作、家庭生活及社交活动。成瘾不久或程度较轻者一旦停饮，感到若有所失、空虚惆怅，饮酒后心情愉快、精神振奋，心理获得满足。增加对酒精的耐受性是依赖性加重的重要标志，但在依赖形成后期耐受性下降，少量饮酒也会导致身体损害。

2. 停止或减少饮酒及延长饮酒间隔，因体内酒精浓度下降反复出现戒断症状，常见手、足、四肢和躯干震颤，共济失调，情绪急躁，易激惹，常有惊跳反应，或心情郁闷、思维停滞、反应迟钝和不想说话，可有全身无力、胃部不适、心慌、多汗、食欲减退、失眠多梦、恶心呕吐等，并可出现短暂错觉、幻觉和视物变形，发音不清，如及时饮酒则戒断症状迅速消失。严重者相对或绝对戒断后可出现痫性发作、意识混浊、震颤和谵妄，经一夜睡眠血液酒精浓度明显下降，故戒断症状多出现于清晨，多数患者需"晨饮"缓解戒断症状引起的不适，晨饮对酒精依赖的诊断有重要意义。

3. 酒精依赖常呈复发与缓解模式，停止饮酒表现为心理和生理戒断症状，近半数酒精滥用或依赖者有精神异常，最常见的包括焦虑障碍（终生患病率19.4%）、反社会人格（14.3%）和心境障碍（13.4%）等。酒精依赖较轻者经戒断治疗和改变生活习惯往往能够控制，严重酒精依赖患者经过一段时间戒断后如重新饮酒，可在数日内恢复酗酒状态，会比以前更快地出现酒精依赖症状。

【酒精依赖的某些临床问题】

1. 精神依赖性（psychological dependence）　是指早期对酒的一般渴望到出现明显躯体依赖，此期为轻度精神依赖；发展为严重躯体依赖时，患者恐惧戒断症状，出现强烈的饮酒要求，不可遏制地搜寻酒的行为，戒酒誓言化为乌有。

2. 躯体依赖性（physical dependence）　是反复饮酒使CNS发生某种生理、生化变化，以致体内需有酒精持续存在，避免发生戒断综合征。

3. 耐受性（tolerance）　是饮用原有酒量达不到期待

效果而必须增加用量，患者常表述"以前喝醉的量现在不醉了"。酒精依赖者对酒精的耐受性增加缓慢，最多不过是初期酒量的几倍，耐受性一般在青壮年达到平均高水平，以后随着中毒加重及年龄增长耐受性降低，至中老年期继续下降，这时酒精依赖者无"陶醉"感，为追求"真的醉感"而连续饮酒。

4. 常见的饮酒方式　酒精依赖者通常不分时间、地点在短时间内大量饮酒，满足对酒的渴求心理和解除戒断症状，饮酒时往往不需任何佐菜，喝酒如喝白水一样，酒量持续每日达纯酒精150g以上。患者可连续数日饮酒，不吃、不喝、不洗漱，与外界隔绝，直到身体脱水，喝水也要呕吐，不能再饮酒而终止。以后数日处于严重的戒断状态，不久又陷于醉酒状态，这种反复饮酒称为连续饮酒发作。另外，酒精依赖患者可表现为饮酒→醉酒→入睡→清醒→饮酒→醉酒→入睡的饮酒周期反复，称为"山型"饮酒。连续饮酒和"山型"饮酒是酒精依赖患者饮酒方式达到的极端状态。

5. 酒精依赖的症状轻重取决于饮酒量、种类、饮酒时间、饮酒方式、种族及个体素质等。判定酒精依赖者应结合文化背景，某些不受酒量、时间和场合限制均可饮酒的国家的人们易出现依赖。

【诊断和鉴别诊断】

酒精依赖根据ICD-10诊断标准：通常需要在过去一年的某些时间内体验过或表现出下列至少三条：①对饮酒的强烈渴望或冲动感；②对饮酒行为的开始、结束及剂量难以控制；③当饮酒被终止或减少时出现生理戒断状态；④因饮酒行动而逐渐忽视其他的快乐或兴趣，在获取、使用酒或从其作用中恢复过来所花费的时间逐渐增加；⑤耐受的依据，例如必须使用较高剂量的酒才能获得过去较低剂量的效应；⑥固执地饮酒而不顾其明显的危害性后果，如过度饮酒对肝的损害、周期性大量饮酒导致的抑郁心境或与酒有关的认知功能损害。

《中国精神障碍分类与诊断标准（第3版）》认为ADS的诊断标准为反复使用酒精1年，并至少有下列2项：①有使用酒精的强烈欲望；②对饮酒行为的开始、结束及剂量难以控制；③明知该物质有害，但仍使用，主观希望停用或减少使用，但总是失败；④对酒精的耐受增高；⑤使用时体验到快感或必须用同一物质消除停止应用导致的戒断反应；⑥减少或停用后出现戒断症状；⑦使用酒精放弃其他活动及爱好。

【涉法特点及法律能力评定】

酒精依赖患者出现违法犯罪行为时，责任能力评定应从严掌握。多数司法精神病学专家主张，单纯酒精依赖患者违法应评定完全责任能力，如伴显著智能障碍，导致辨认能力和控制能力明显削弱时可评定部分责任能力。

（三）慢性酒精中毒综合征

慢性酒精中毒（chronic alcoholism）是长期（数年至数十年,通常在 10 年以上）酗酒出现多种躯体和精神障碍,甚至导致不可逆的病理损害,如酒精中毒性心肌炎、肝功能损害或肝硬化、多发性周围神经病、中枢神经系统变性疾病,以及脑萎缩等。欧洲国家慢性酒精中毒男性终生患病率为 3%～5%,美国的一般人群终生患病率高达 16%。我国的情况同样不乐观,近年来酒精依赖患者的人数正在快速增加。来自中国心理卫生机构的数据显示:20 世纪 80 年代,中国酒精依赖性精神病的患病率仅有 0.03%,近年来,已经接近 1%,也就是说,30 年间上升了至少 30 倍,患病总数超过 1 000 万人,应引起足够的重视。

【临床表现】

慢性酒精中毒患者表现震颤、谵妄、幻觉、嫉妒妄想、柯萨可夫综合征和痴呆等,如出现精神症状,称为慢性酒精中毒性精神障碍。停止饮酒后精神病样症状可较快或缓慢地消失,躯体症状往往难以痊愈。但慢性酒精中毒也可不伴有酒精依赖。曾报道一例慢性酒精中毒后出现可逆性后部白质脑病综合征（posterior reversible encephalopathy syndrome,PRES）,患者出现皮质盲和急性精神症状,脑 MRI 可见枕叶 T_2WI 出现双侧对称的轻度高信号病灶,DWI 显示病灶信号增强（Kimura R et al,2010）。因此,在诊断意识混乱的酗酒患者时应考虑到 PRES 的可能。我国的慢性酒精中毒概念着重强调长期过度饮酒导致器质性精神障碍,社交功能、职业功能和社会适应能力严重损害。另外,滥用酒精对人体许多器官系统均有很大的损害作用,已证实酒精中毒可引起严重心律失常、充血性心力衰竭、心脏附壁血栓形成、心肌病、心肌梗死、高血压,以及血小板增多、凝集功能增加和纤维蛋白自发性溶解时间延长等。

（四）戒断综合征

戒断综合征（withdrawal syndrome）是指对酒精形成的躯体依赖,一旦戒断、减少酒量或延长饮酒间隔,由于体内酒精浓度下降可出现躯体和精神症状,如震颤、幻觉、癫痫发作、意识混乱和精神活动增多,经常以组合方式发生。由于精神和生化状态的变化,患者对轻微戒断症状也极敏感,晚上痛饮后翌日晨起血酒精浓度降低也可出现戒断症状,患者通常饮用相当于纯酒精 50g 的酒后,约 30～60 分钟后戒断症状可减轻或消除。

【临床表现】

1. 早期戒断症状 患者出现焦虑、抑郁情绪,伴恶心、呕吐、食欲不振、恶寒、出汗、心悸、心律不齐和高血压等,可有睡眠障碍如噩梦、睡眠浅和入睡困难等,震颤是酒精戒断的典型症状,常见于停酒后 7～8 小时,慢性酒精中毒患者常晨起时手指及眼睑震颤,活动或情绪激动时加重,安静时减少,饮一定量的酒数分钟后减轻或消失,是与其他震颤的鉴别点;严重者不能咀嚼和站立不稳,需要晨饮。

2. 后期戒断症状 表现为震颤性谵妄（delirium tremens）,又称戒断性谵妄,是短暂中毒性意识障碍状态,常见于长期持续大量饮酒突然停饮或减少酒量 48 小时后出现,72～96 小时达到极期,或由躯体疾病或精神刺激所诱发;发作前数日多有失眠、焦虑、紧张、情绪低落和食欲减少等前驱症状;发作早期意识混浊,对外界刺激有反应,但因注意力涣散出现时间、地点定向力障碍。可出现视幻觉,内容丰富,常有大量恐怖性幻视或形象多变的错觉,如看到从不同方向出现巨大动物或丑陋面孔,或小动物和各种昆虫爬行,或被小动物、小人物包围（小人国幻觉）,患者有身临其境之感;可有幻听,内容生动,如听到喊叫声、射击声和威胁言语;或有幻触,感觉被触摸或刀割、针刺等;受幻觉体验支配可出现精神运动兴奋、恐怖等,患者在强烈不安、躁动和幻觉影响下可出现攻击行为,幻觉明显时知觉可由暗示增强是另一特征。患者可出现职业性谵妄,如患者是司机可出现驾驶动作等。谵妄可因明亮的光线或护理者细心照顾而减轻,在暗处或深夜加重。

体格检查可见躯干、手、舌及全身粗大震颤,以及发热、大汗、心动过速、血压升高、瞳孔散大、腹泻或便秘、恶心和颜面潮红等自主神经功能亢进症状。严重时出现癫痫大发作,称为酒精性癫痫（alcoholic seizures）,多发生在大量饮酒或戒酒 24～48 小时后,大约 30% 的酒精依赖患者在酒精戒断期间出现癫痫样痉挛发作,表现为意识丧失,四肢抽搐,两眼上翻,角弓反张,口吐白沫等,持续时间不等,一般在 5～15 分钟恢复意识。发作前可有震颤、出汗、谵妄等戒断症状。在多数情况下,癫痫发作每天 2～6 次,偶可更多;患者对刺激敏感,出现广泛肌阵挛或抽搐发作;在癫痫发作活动期,脑电图通常异常,即使患者继续进展为震颤性谵妄,但是数日内仍会转为正常。静脉注射地西泮对治疗反复的酒精性癫痫发作非常有效。震颤性谵妄发病急骤,昼轻夜重,持续 3～5 日,常有脱水和电解质紊乱,常在酣睡后症状消失,发作严重或处理不及时可有伤人或自伤危险,患者可因极度精神运动性兴奋导致心力或体力衰竭死亡。检查白细胞可升高、血沉加快、肝功能异常;大多数患者出现不同程度的低镁、低 PCO_2、动脉血 pH 增高等;1/4 的患者出现血清钙和钾降低。据报道,震颤性谵妄经治疗的病死率达 10%～15%,未获治疗者病死率达 25%～50%,近年来使用抗精神病药或苯二氮䓬类药物,死亡率降低至 5%。

【诊断】

根据 DSM-V 戒断综合征的诊断标准:①曾大量长期饮酒,现停止或减少饮酒。②停饮或减少饮酒后数小时或数日出现下列 2 项以上:自主神经功能亢进,如出汗或心率>100 次/min;手震颤加重;失眠;恶心或呕吐;一过性视幻觉、触幻觉或听幻觉或错觉;精神运动性激越;焦虑;癫痫大发作。③由于②的症状产生了临床上明显的痛苦烦恼或在社交、职业或其他重要方面的功能缺损。④这些体征或症状不能归结于其他躯体疾病,也不能用其他精神障碍来解释,包括其他物质中毒或戒断。

震颤性谵妄的诊断标准:①有酒精依赖史;②酒精戒断或饮酒量显著减少或躯体疾病数日后出现;③意识清晰度下降;④错觉或幻觉或感知综合障碍;⑤片断被害妄想或惊恐、激动或冲动性行为;⑥肢体粗大震颤,可伴发热、瞳孔扩大、心率增快、共济失调等躯体症状、体征;⑦病情恢复后对病中的情况全部或部分遗忘。

【涉法特点及法律能力评定】

慢性酒精中毒的震颤性谵妄患者发病时可出现违法或危害社会行为,但由于此时患者处于谵妄状态,辨认能力和控制能力丧失,因此评定为无责任能力。

(五)酒精中毒性幻觉

酒精中毒性幻觉(alcoholic hallucinosis)是长期饮酒引起的幻觉状态,由 Marcel(1847)首先报告。大多数患者在突然减少或停止饮酒 1~2 日内出现大量丰富鲜明的幻觉,但不包括醉酒状态下由于意识状态的改变所产生的错觉、幻觉或妄想。由于其他戒断症状的掩盖,幻觉常被推迟发现,也可能作为一个独立的症状持续几个小时后消失。

【临床表现及分型】

1. 临床表现 慢性酒精中毒患者在意识清晰状态下可出现幻觉,可视幻觉、听幻觉、触幻觉、嗅幻觉和视物变形等,以幻听最多见,可持续数日、数周、数月消失,超过半年以上者极少。幻听开始可为单纯敲击物体声或说话声,具有原始的器质性幻听特征,如拉枪栓"咔、咔"声或枪射击声,最常见是人的声音,清晰且很真实,常被患者形象化,如声音来自暖气片和门后、门廊,或通过墙壁、窗户和地板传出来,患者可与之对话。幻觉不会持续长时间,但经常使患者感到不安或被威胁,言语性幻听的内容充满不愉快和敌意,如斥责、诽谤、侮辱和威胁等。患者受幻听的影响,常有强烈情感及言行反应,表现恐惧、焦虑不安,紧闭大门,到处躲藏,设栅防止入侵者或找警察保护,严重者为躲避声音威胁甚至自杀。幻听到夜晚时严重,由四面八方围攻患者,故有"包围性幻听"之称。患者可在幻觉或继发性妄想的支配下,对幻觉、妄想中的对象发起攻击,导致刑事犯罪。

2. 临床分型 根据酒精中毒性幻觉症的临床特征分为以下四型:

(1)原始性幻觉型:饮酒中断后数小时出现一过性听幻觉体验,持续数分钟,为枪声、敲门声等,导致被威胁感和焦虑不安,声音逐渐变成耳鸣而消失或发展成谵妄状态。

(2)急性幻觉型:饮酒减少或中断后先出现不眠、出汗、震颤等戒断症状,继而出现幻觉,持续数周消失。

(3)慢性幻觉型:多发生于震颤性谵妄后,幻听可持续 3 个月以上,病前无精神分裂症样人格,初期有类似症状,缓解后多留下记忆力、计算力减退,不能恢复病前的社会及职业功能。MRI 检查常见显著皮质萎缩和脑室扩大。

(4)症状性幻觉型:具有精神分裂症样人格的慢性酒精中毒患者,常有命令性幻听和被控制的体验,大量饮酒后幻听变化不明显,多在停止饮酒 1 个月左右症状明显,需与精神分裂症鉴别。

【诊断】

根据 ICD-10 诊断标准:①有长期饮酒史;②有大量幻觉,如单纯性或言语性幻听,原始性幻觉或各种小动物幻视;③意识清晰,无自主神经功能亢进;④病程不超过 6 个月;⑤排除精神分裂症或躯体疾病所致的精神障碍。

【涉法特点及法律能力评定】

酒精中毒性幻觉患者发病期间行为受到病理性幻觉驱使,对自身行为的辨认能力或控制能力丧失,对冲动、伤人、破坏等危害行为应评定为无责任能力。

(六)酒精中毒性妄想症

酒精中毒性妄想症(alcoholic delusiveness)是长期饮酒引起的妄想状态。以往也称作酒精中毒性嫉妒妄想(alcoholic delusion of jealousy),是酒精中毒性精神障碍常见的临床类型。有学者认为,与长期饮酒引起性功能降低、阳痿、性生活不能满足有关;也有研究发现,嫉妒妄想患者并非都有性功能低下,仅 76% 的性功能低下患者有嫉妒妄想,也被认为与患者病前的人格及夫妻关系不平衡等因素有关。

【临床表现】

慢性酒精中毒的妄想状态是患者在意识清晰状态下出现嫉妒或被害妄想,前者多见。患者无端怀疑配偶不贞,常引起夫妻矛盾,与精神疾病的嫉妒妄想类似,男性多见。早期患者与妻子或想象中的第三者保持相持状态,正常进行社会活动,症状严重时对妻子进行盯梢、控告和打骂,可有强烈攻击或暴力行为。晚期随着脑器质病变的加重,嫉妒妄想更加荒谬,如怀疑妻子与父亲甚至少年儿童相爱等。

【诊断】

根据 ICD-10 诊断标准:①有长期饮酒史;②持久性妄想,如嫉妒妄想等;③意识清晰,无自主神经功能亢进症状;④排除精神分裂症或躯体疾病所致的精神障碍。

【涉法特点及法律能力评定】

酒精中毒性妄想症患者发病期间,由于受到病理性妄想的驱使,对行为的辨认能力或控制能力丧失,对冲动、伤人和破坏等危害行为应评定为无责任能力。

(七) 科萨科夫综合征

科萨科夫综合征(Korsakoff syndrome)又称为酒精中毒性遗忘综合征,是由 Korsakoff(1887)首先报告。多数患者在一次或多次震颤性谵妄后发生,可以是酒精中毒性幻觉症的后遗症,通常在饮酒 10 年以上营养缺乏的基础上缓慢起病。病因为严重的维生素 B_1 缺乏引起间脑损伤和语言回忆及记忆障碍,酒精的直接神经毒性作用导致广泛脑皮质和皮质下萎缩,造成全面智能损害。

【临床表现】

科萨科夫综合征主要表现为严重近记忆障碍、遗忘、错构及虚构和定向力障碍等。本病呈慢性病程,常经久不愈,也有患者在数月中完全恢复正常。

1. 顺行性遗忘主要表现为近事记忆障碍,特别是容易遗忘近期接触过的人名、地点和数字,为填补记忆空白,患者常无意地编造经历与情节或远事近移,出现错构和虚构。患者学习和记忆新知识困难,需经过数周或数月重复指导,才能记住自己的床位和医生或护士的姓名。也可发生逆行性遗忘,可能为继发性。

2. 患者意识清晰、思维明显障碍,可有欣快、情感活跃和感觉运动性失调等。视知觉及解决问题能力缺损,表现为数字-符号替换、在图中辨认事物或概念形成测验成绩明显下降。患者可伴程度不等的多发性神经炎、肌萎缩或肌无力、腱反射减弱,多数患者无明显的即刻记忆障碍、意识障碍及广泛认知功能损害。

【诊断】

根据 ICD-10,科萨科夫综合征的诊断要点如下:①存在慢性(尤其是高剂量)使用酒精的病史或客观依据;②存在近记忆障碍,学习新资料能力受损;③时间感受障碍,可表现为错构或虚构(并非诊断的必需条件);④情感欣快或淡漠,缺乏始动性和倾向于自我忽视的继发性人格改变(并非诊断的必需条件);⑤无即刻回忆损害、意识障碍及广泛的认知损害;⑥应排除其他以记忆损害为突出表现的器质性综合征(如痴呆或谵妄)、分离性遗忘症、伴记忆损害的抑郁障碍以及以记忆丧失为主诉的诈病等;⑦社会功能受损。

【涉法特点及法律能力评定】

科萨科夫综合征患者一般无冲动危害行为,可因记忆或严重智能障碍产生法律纠纷。司法鉴定应评定为无责任与无行为能力,患者的虚构言词应认为无效或无作证能力。

(八) 急性和慢性酒精中毒鉴别诊断

1. 急性酒精中毒应与以下情况鉴别:①某些脑器质性疾病急性发作,如癫痫、脑卒中、颅脑外伤及低血糖等引起的意识障碍。②躯体疾病引起的谵妄状态。③精神活性物质所致的精神障碍。④情感性精神障碍的躁狂发作。详细追问患者的饮酒史,确定饮酒与症状的关系是鉴别的要点。

2. 慢性酒精中毒性精神障碍的鉴别:①震颤性谵妄须与各种症状性谵妄,如感染中毒引起的谵妄状态鉴别。②酒精中毒性幻觉症须与精神分裂症区别,前者常发生于酒精依赖患者戒酒后不久,病程短暂,预后良好,极少见单纯性幻觉为主者应追踪观察,根据病程变化鉴别。③酒精中毒性痉挛发作应与原发性、外伤性癫痫等鉴别。④酒精中毒性妄想症应与精神分裂症、更年期偏执性精神病鉴别。⑤科萨科夫综合征应与重症感染中毒、代谢障碍、脑创伤及脑血管疾病等器质性疾病引起的类似综合征鉴别。⑥酒精中毒性痴呆及人格改变应与其他原因引起的认知功能障碍鉴别。前者有酒精依赖或戒断史是鉴别的要点。

(九) 急性及慢性酒精中毒的治疗对策和预防

许多酒精损害患者可能由于症状较轻或仅有亚临床症状,未引起家人的充分注意而不来就诊,就诊者多为酒精依赖、慢性酒精中毒出现躯体症状或戒断症状者。

【治疗对策】

1. 重视社区全科医生在改变饮酒行为中的作用 如向酒精依赖者提供忠告和简单的医疗干预,进行治疗及观察治疗反应等。Prochaska 等描述的戒断过程 6 阶段模式可评估患者的状态:①拒绝:尽管医生循循善诱,患者仍拒绝接受诊断;②观望:对干预治疗不感兴趣;③观察:通过医生的接触,帮助患者克服抵触心理,开始考虑自身行为的严重性;④决定:患者接受忠告和支持,决心戒酒;⑤行动:开始戒酒,需监护患者生理症状和心理体验,给予必要的处理;⑥维持:戒酒成功,需监测复发的表现。这一评估对采取针对性阶段性干预是有益的。

2. 危险饮酒的简短干预措施 FRAMES 策略包括:①反馈(feedback):对于患者的饮酒情况,提供反馈意见,强调潜在的危险;②责任(responsibility):强调患者在戒酒或减少饮酒相关危害中的责任;③建议(advice):劝导患者戒酒或减少饮酒量;④方法(menu):提供帮助患者的具体方法;⑤移情(empathy):将心比心,充分理解患者想法与感觉;⑥自我效用(self-efficacy):向患者逐步灌输解决戒酒问题的信心,增加自我效能(Secretary of Health and Human Services,1997)。

3. 酒精依赖的强化治疗 虽然戒酒是最佳目标,但酒精依赖者完全和持久的戒断并非易事,达到戒断、减量、健康及社会能力改善均属好的结果。治疗可能需持续数年,一旦症状复发须给予强化治疗,但高达78%的终生酒精依赖者未经正规治疗获得缓解,一旦戒酒应给予必要的心理及药物治疗,预防复发,对某些人可建议继续中度或少量饮酒。

4. 急性酒精中毒的治疗

(1) 饮酒量较大的昏睡患者可用1%碳酸氢钠溶液或盐水洗胃。

(2) 目前尚无迅速降低血液中乙醇浓度的有效办法,以对症和支持疗法为主,采用保温、静脉输液等;呼吸抑制者吸入含5%CO_2的氧气,肌注尼可刹米0.375g或洛贝林10mg;休克者应抗休克治疗;严重中毒可静脉注射50%葡萄糖液100ml和胰岛素20单位,肌注维生素B_6和烟酸各100mg,加速乙醇氧化和促进患者清醒。用盐酸纳洛酮(naloxone)可缩短病程,促进清醒,降低死亡率。兴奋和攻击行为者可用苯二氮䓬类药物或小量抗精神病药控制。恢复后建议终止饮酒,防止再发。

5. 慢性酒精中毒的治疗

(1) 戒酒是慢性酒精中毒唯一的治疗方法和成功的关键,轻微戒断症状(如清晨震颤)的患者通常无须治疗,轻-中度症状的患者可门诊治疗,中-重度症状宜住院治疗,住院期间应杜绝酒的来源。目的是预防和处理严重戒断症状如痫性发作和谵妄,促使戒断成功,取得较好的远期预后。可采用修订的临床学会酒精戒断评估(revised Clinical Institute Withdrawal Assessment for Alcohol, CIWA-AR)来评估戒断症状的严重性、症状进展和治疗反应。评估包括恶心和呕吐、震颤、出汗、触觉障碍、听觉异常、视觉异常、焦虑、激越、头部不适、以及定向障碍10个症状,每个症状按严重程度评为0~7分。合计总分<8分

为轻度,9~14分为中度,>15分为重度;重度评分时有震颤、谵妄和癫痫发作的危险。CIWA-AR应在入院24~48小时内开始评估,每隔4小时评估一次,如果最初24小时内出现一次评分10分或更高时,则每隔2小时评估一次;如果评分大于15分,则1小时评估一次;如果两次独立评分大于15分,或者一次评分大于20分,则建议药物治疗;CIWA-AR总分连续低于10分,评分终止。根据患者酒精依赖的严重程度,灵活掌握戒酒的进度。轻者可尝试一次性戒酒,重症者可用与酒精交叉依赖的镇静药或抗焦虑药如苯二氮䓬类药物替代,然后再递减替代药,以免替代药物依赖;地西泮的药效短,由肾脏排出,适宜于伴肝病的患者。递减戒断法适于慢性酒精中毒伴严重躯体症状者,避免出现严重的戒断症状。临床均应密切观察监护,尤其戒酒后第1周,注意患者的体温、脉搏、血压、意识状态和定向力,及时处理可能发生的戒断反应。

(2) 药物治疗

1) 苯二氮䓬类药物:是治疗酒精戒断症状最安全有效的药物(Secretary of Health and Human Services, 1997; O'Connor PG et al, 1998),临床常用的药物见表3-25-2。该药可减少癫痫和谵妄性震颤的发生率,氯氮䓬(chlordiazepoxide)、地西泮(diazepam)、劳拉西泮(lorazepam)和奥沙西泮(oxazepam)等是美国住院治疗患者最常用的药物。长效苯二氮䓬类药物可使戒断缓和进行,有效预防痫性发作。短效制剂对肝功能障碍者较安全。采用固定剂量、负荷剂量和个体症状激发疗法服药均有效。地西泮的负荷剂量为20mg,必要时可追加剂量,每20~30分钟重复1次或2次,直至患者安静。

表3-25-2 酒精戒断症状及复发预防的药物疗法

治疗期及药物种类	举例	作用
酒精戒断症状		
苯二氮䓬类药物	氯氮䓬(利眠宁) 地西泮(安定)* 奥沙西泮(去甲羟基安定)* 劳拉西泮(氯羟安定)	减轻戒断症状的严重程度,稳定生命体征,预防痫性发作和谵妄性震颤
β受体阻滞剂	阿替洛尔 普萘洛尔	改善生命体征,减轻上瘾
α受体激动剂	可乐定	减轻戒断症状
抗癫痫药	卡马西平	减轻戒断症状严重性,预防痫性发作
复发的预防		
酒精致敏物	戒酒硫*	减少复发患者的饮酒量
阿片类拮抗药	纳曲酮*	增强戒酒,减少每日的饮酒次数
Homotaurine衍生物	阿坎酸(Acamprosate)	增强戒酒

注:*为已获美国FDA批准用于此用途。

2）目前尚无有效的戒酒药，临床试用纳洛酮（naloxone）和纳曲酮（naltrexone）可能有效，作为常规使用仍需积累资料。作用于去甲肾上腺素和5-羟色胺系统的戒酒药还处于研制阶段。

3）戒断的辅助治疗：可用β受体阻滞剂阿替洛尔（atenolol），可明显改善戒断症状，也可用可乐定和卡马西平。有报道戒断症状明显者，冬眠疗法可取得较好疗效，小剂量氯丙嗪25～50mg，合并异丙嗪25～50mg肌内注射，2次/d，14天为一疗程。

4）防止复发：以心理治疗为主，药物治疗为辅。心理治疗可用换位条件反射疗法，让患者把嗜酒不良癖好与自己经历过或耳闻目睹的事件相联系，如酒后驾车遭致车祸的惨状，弱化或纠正不良癖好，警戒自己，抑制嗜酒欲望。目前美国FDA已批准两种药物：①双硫仑（disulfiram）：又称戒酒硫，1948年丹麦学者介绍使用，迄今仍在心理治疗或行为疗法中采用，最后一次饮酒后24小时开始口服250mg或500mg，1次/d，3～5日为宜，不可长期使用；可抑制乙醇脱氢酶，减轻脸红、恶心、呕吐和腹泻等不良反应，如服药期间饮酒，数分钟可使乙醛在体内聚集，引起恶心、头痛、焦虑、胸闷和心率加快等，建立对饮酒的厌恶反射，一般服药1次约5天左右不能饮酒，应提醒大量饮酒产生严重乙醛综合征有生命危险；由于该药有一定毒性，应在监护下服药，心脏病、严重肝病、急性中毒状态禁用，宜在认真选择的能接受忠告的患者中使用。②纳曲酮（环丙甲羟二氢吗啡酮）：每日50mg可阻断酒精依赖者的酒精快感和成瘾性，减少酒量摄入，帮助成功戒断，需配合心理治疗；已报告存在剂量依赖性和肝毒性，急性肝炎和肝衰竭患者不宜使用。③Voegtlin（1940）用阿扑吗啡和催吐剂进行厌恶疗法，约2/3的人戒酒有效，皮下注射阿扑吗啡后让患者闻酒味，产生恶心欲吐时立即给患者饮一杯酒，如此每日1次或隔日1次，连续10～30次后形成对酒的呕吐反射，对酒产生厌恶导致戒酒。

（3）支持疗法：慢性酒精依赖患者常以酒代餐，导致营养不良和维生素缺乏，应大量补充营养和B族维生素，维持水、电解质平衡，每天至少应用生理盐水1 500～2 000ml，根据实验室指标给予相应的电解质，同时给予促神经营养药。如血清钠水平极低，在补充血清钠时需警惕发生脑桥中央髓鞘溶解症。合并胃炎或肝功能障碍者可用胃黏膜保护剂、质子泵抑制剂和保肝药。胰岛素低血糖疗法对改善酒精依赖者的营养，减轻中毒及戒断症状有较好的疗效。

（4）对症治疗：及时治疗戒断症状及慢性酒精中毒的躯体及神经系统合并症。①酒精中毒性幻觉症及妄想症可给予小剂量抗精神病药，无效时改用苯二氮䓬类药物可能有效。②抑郁状态可用抗抑郁药如西酞普兰（citalopram）20～40mg/d、舍曲林（sertraline）50～100mg/

等，紧张、焦虑、恐怖和失眠等可用抗焦虑药如丁螺环酮（buspirone）和地西泮（diazepam）20～30mg/d等口服。③戒断所致的痉挛发作可用地西泮10～20mg，缓慢静脉注射，每2～4小时重复给药。④震颤性谵妄患者应使之安静，给予流质饮食，补充多种维生素，纠正水和电解质紊乱等。⑤幻觉、妄想患者迁延为慢性经过，可以短期使用小剂量抗精神病药物。

（5）康复治疗：是避免复发的重要措施，患者回归社会后应消除借酒消愁的不利因素，改善环境，鼓励参与各种社会活动，激发其戒酒愿望，促进社会适应和职业康复。可参加多种形式的戒酒组织，包括：①以医生为主导的集体治疗：对约10名酒精依赖者进行讲解和指导，参加者自由讨论，促进戒酒动机和决心，每周约2小时。②以戒酒者为主导的集体治疗：戒酒成功的依赖者把亲身体验和经验教训介绍给参加者，增加支持、友好和激励气氛，达到戒酒目的。1935年美国建立嗜酒者互助协会，通过交流、鼓励，已有200万人参加戒酒；首都医科大学附属北京安定医院的中国药物依赖治疗中心2000年也成立了互助治疗协会。③戒酒会：如美国酒精依赖者匿名戒酒协会（Alcoholic Anonymous，AA），酒精依赖者以自愿和匿名方式，在牧师面前坦白、忏悔自己的饮酒行为，以求宽恕；日本的戒酒会以行政为主体或酒精依赖者为主的集体治疗，从住院开始，出院后继续参加，家属也参与，通常每周一次活动，逐渐增加酒精依赖者的戒酒决心和信心，加强人际交流，促进社会功能康复，坚持参加约2年活动通常可巩固戒酒效果。

总之，酒精依赖是生物、心理及社会等复杂因素导致的后果，戒除酒瘾无特效疗法，治疗酒精依赖仅靠单纯生物学治疗很难取得满意效果，须采取药物治疗、心理支持和社会干预等综合措施，经不懈努力才能取得疗效。

【预防】

宣传酒精对人体的危害，提高全民族的文化素质，严格执行未成年人法，严禁未成年人饮酒，加强法律监督。重视和加强酒的精神卫生宣传，宣传文明饮酒，不劝酒、不酗酒、不空腹饮酒，治疗躯体或精神疾病，避免以酒代药。提倡用饮料代酒，减少职业原因导致的酒精依赖。提倡生产低度酒，控制和禁止生产烈性酒，严厉打击非法造假酒的不法行为。

第五节　韦尼克脑病

韦尼克脑病（Wernicke encephalopathy，WE）或称为Wernicke-Korsakoff综合征是慢性酒精中毒常见的代谢性脑病，是维生素B₁（硫胺素）缺乏导致的急症。发病率很难估计，有人统计60万居民WE的发病率为6.5/10万。

在中国精神疾病分类方案中,WE 归类于酒精中毒所致的精神障碍,但目前缺乏明确的诊断标准。及时诊断和治疗的患者可完全恢复,WE 的病死率为 10%~20%(Wijnia et al,2012)。

【病因和发病机制】

WE 的病因是维生素 B_1 缺乏缺乏,维生素 B_1 缺乏缺乏的原因包括孕妇呕吐、营养不良、神经性厌食、肝病、胃全部切除、空肠切除、胃癌、恶性肿瘤、恶性贫血、慢性腹泻、长期肾透析、非肠道营养缺乏维生素 B_1 等。动物实验表明,慢性酒精中毒可导致营养不良,主要是维生素 B_1 缺乏,后者又可加重慢性酒精中毒。

维生素 B_1 主要是从饮食摄取,嗜酒者常以酒代餐,甚至数日不进食,长期嗜酒引起胃肠功能紊乱及小肠黏膜病变使吸收不良,慢性肝病发生率增加,使维生素 B_1 贮存、维生素 B_1 转化成活性焦磷酸硫胺素的能力下降,导致维生素 B_1 摄入不足。焦磷酸硫胺素是细胞代谢中的重要辅酶,使丙酮酸脱氢酶、α-酮戊二酸脱氢酶和转酮酶发挥作用,使丙酮酸脱羧转化成乙酰辅酶 A,将无氧糖酵解与三羧酸循环联系起来;使 α-酮戊二酸转化成丁二酸,后者也是三羧酸循环的重要环节。维生素 B_1 或焦磷酸硫胺素缺乏使三羧酸循环不能正常进行,不能靠葡萄糖氧化产生的 ATP 作为能源,代谢障碍引起脑组织乳酸堆积和酸中毒,干扰神经递质合成、释放和摄取,导致中枢神经系统功能障碍,产生 Wernicke 脑病。

【病理】

Wernicke(1881)首次描述本病的病理改变是第三、四脑室及中脑导水管处灰质有很多点状损伤。研究发现,WE 患者有多部位脑病变,如乳头体、脑干、第三脑室、导水管周围、丘脑、下丘脑、小脑蚓部上端和前庭神经核等,以中脑、脑桥、延髓和大脑病变明显。

WE 的大脑病理组织学研究发现,典型的组织学特征是神经元变性、坏死和缺失,髓鞘变性和脱失,星形胶质细胞、少突胶质细胞和毛细血管增生,细胞水肿和斑点状出血等。图 3-25-3 为 1 例 Wernicke 综合征患者的脑部

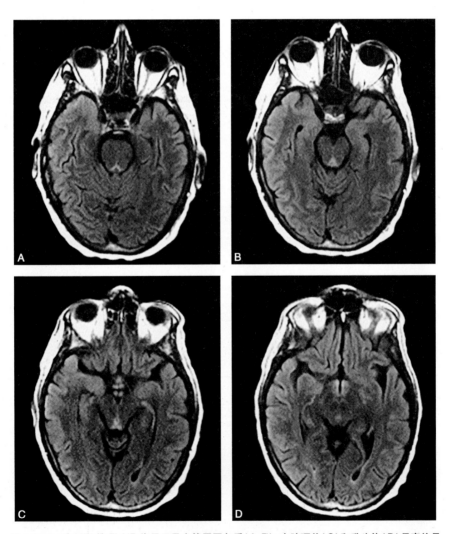

图 3-25-3　脑 MRI 的 FLAIR 像显示导水管周围灰质(A、B)、中脑顶盖(C)和乳头体(D)呈高信号

MRI(Noble et al,2014)。

【临床表现】

1. WE 的发病年龄为 30~70 岁,平均 42.9 岁,男性稍多。主要表现为突然发作的神经系统功能障碍,典型出现为眼外肌麻痹、精神异常及共济失调三组特征性症状。①眼外肌麻痹常见双侧展神经麻痹和复视,其他眼症状可有眼球震颤、上睑下垂、视乳头水肿、视网膜出血及瞳孔光反射迟钝或消失,眼震早期出现,以水平和垂直性为主,常伴前庭功能试验异常,眼肌麻痹如及时治疗常在 24 小时内恢复,眼震需 1~2 周恢复。②精神异常表现注意力、记忆力和定向力障碍,精神涣散、易激惹、情感淡漠和痴呆等,有时与戒酒状态难以区别,常称为泛发的混浊状态;常伴 Korsakoff 综合征,以近事遗忘、学习不能、虚构、淡漠和定向力障碍为特点,多伴意识模糊、嗜睡或昏迷。③共济失调以躯干和下肢为主,上肢较少见,站立、行走困难,需 2 周或更长时间才能恢复。

2. 仅 10%~16.5% 的患者出现三组症状,有研究表明 66% 的患者有精神异常,73% 有眼部症状,82% 有共济失调。大多数患者伴低血温、低血压和心动过速,部分患者伴肝病、心力衰竭、胰腺炎和周围神经病等合并症。眼肌麻痹恢复较快,精神症状的恢复常需数周至数月。

【辅助检查】

CT 可见双侧丘脑及脑干低密度或高密度病变,25% 的患者可见中脑导水管周围低密度区。MRI 早期诊断较敏感,是诊断 WE 的理想工具,可见双侧丘脑及脑干对称性病变,急性期典型为第三脑室和导水管周围对称的 T_2WI 高信号病变,在 6~12 个月后恢复期高信号降低或消失;乳头体萎缩是 WE 的特征性神经病理异常,乳头体容积明显缩小是维生素 B_1 缺乏的特殊标志,也是 WE 与阿尔茨海默病的鉴别特征。

【诊断】

WE 的诊断主要依据病史、临床表现及头部 MRI 检查典型改变。尸检研究发现,WE 的临床诊断率(0.2%~0.5%)较病理诊断率(1%~3%)约低 80%。由于 WE 典型的三组症状不常见,即使出现也很难辨认,易漏诊和误诊,临床遇到伴意识障碍的慢性酒精中毒或营养不良患者,应注意 WE 的可能性,以便及早治疗。

【治疗】

1. 病因治疗最重要,慢性酒精中毒患者胃肠吸收不良,B 族维生素口服或肌内注射作用不大,应立即静脉滴注维生素 B_1 100mg,持续 2 周或至患者能进食为止,开始治疗的 12 小时内维生素 B_1 静脉滴注的安全剂量可达 1g。人体内维生素 B_1 约 30mg,血清正常参考浓度为 1.5~6.0ng/L。在 WE 的发病初期,快速非肠道补充维生素 B_1 可完全恢复。大量补充维生素 B_1 可使眼球的症状很快消失,但记忆障碍的恢复却较为困难。

2. 体内维生素 B_1 贮备不足时,补充大量碳水化合物可诱发典型的 WE 发作,是葡萄糖代谢耗尽体内的维生素 B_1 所致。伴意识障碍的慢性酒精中毒、营养不良、低血糖和肝病等患者,静脉输入葡萄糖前应通过非肠道补充维生素 B_1,防止可能诱发 WE。慢性酒精中毒所致的 WE 患者可伴镁缺乏,在依赖维生素 B_1 代谢的几个生化过程中镁是辅助因子,镁缺乏可降低维生素 B_1 的作用,使维生素 B_1 缺乏的病情恶化,应适当补镁。

【预后】

如不及时治疗,WE 的自然病程可能继续进展,患者出现昏迷、休克及心血管功能衰竭等经常提示预后不良。有报道尸检诊断的 17 例 WE 患者,12 例死于食管静脉曲张破裂出血、急性胰腺炎及心力衰竭。约 80% 存活的 WE 患者因治疗不当或不及时而出现 Korsakoff 综合征,其中约 20% 可恢复,25% 可变成永久性损害,其余患者未完全恢复,但有所改善。

参考文献

第二十六章 自主神经系统疾病
Disorders of the Autonomic Nervous System

（陈立杰　贾志荣　王维治）

第一节 概述

（贾志荣）

一、解剖学基础

自主神经系统（autonomic nervous system，ANS）又称为植物神经系统（vegetative system），是整个神经系统的重要组成部分，它由来自脊髓胸、腰段的交感神经以及脑干、骶髓的副交感神经两部分组成（图 3-26-1）。自主神经系统在大脑皮质调节下通过下丘脑、脑干和脊髓各节段支配心肌、平滑肌和内脏活动，以及腺体分泌等。交感神经与副交感神经相互拮抗和协调，配合全身的躯体神经，调节人体正常的生理功能，维持机体内环境平衡。自主神经系统由中枢神经和周围神经两部分组成，并有各自的传入和传出通路。其中，周围神经的传出通路分为节前纤维与节后纤维两部分。节前纤维从脑干或脊髓相应的神经核团发出，与相应的自主神经节相连；而节后纤维从自主神经节发出，支配相应的平滑肌、心肌或腺体等。

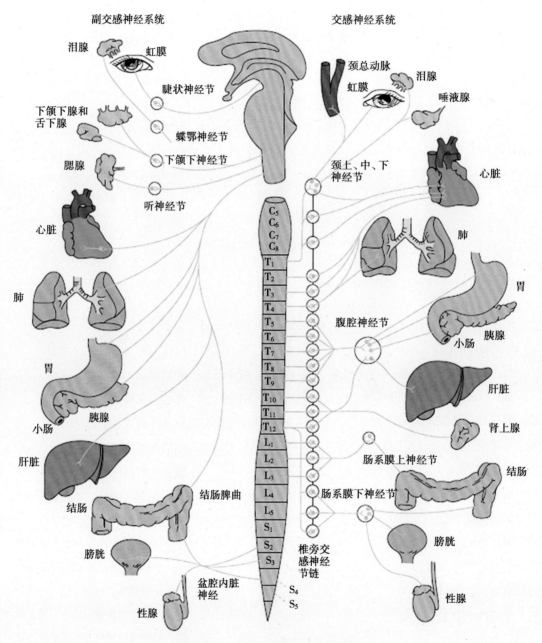

图 3-26-1 自主神经系统解剖分布示意

显示支配的腺体和器官，左侧示副交感神经部分，发自第Ⅲ、Ⅷ、Ⅸ和Ⅹ对脑神经，以及来自骶髓 $S_2 \sim S_4$ 节段。右侧示交感神经部分，起自胸髓 T_1 至腰髓 L_2 节段

【中枢自主神经系统】

中枢自主神经系统（central autonomic nervous system）包括大脑皮质、下丘脑及脑干，大脑皮质和脑干是调控自主神经的主要部位。

1. 大脑皮质（cerebral cortex） 各功能区都有自主神经的代表区，位置在相应的皮质运动功能区附近或与之重叠，如旁中央小叶有膀胱及肛门括约肌调节中枢，边缘叶（扣带回、穹隆回峡、海马旁回及海马沟等）及额叶后眶回、前岛叶有与心血管、呼吸、消化系统等有关的自主神经中枢，刺激眼区可见流泪，刺激舌运动区及面区可见流涎，刺激额极第8区可见瞳孔散大，刺激枕部第19区可见瞳孔缩小等，切断锥体束并不影响上述反应。前额叶内侧参与自主神经与情感反应，刺激一侧前额叶可以引起对侧上下肢出汗异常增多。岛叶整合传入的内脏感觉可投射到杏仁核，与其他皮质广泛联系。卒中患者累及岛叶时可导致高血压和致死性心律失常。

2. 下丘脑（hypothalamus） 是自主神经系统重要的皮质下中枢，它与大脑皮质各功能区、脑干网状结构、脊髓自主神经中枢和垂体等有密切联系，调节交感与副交感神经活动，使之互相协调，是调节维持机体内环境稳定的重要组成部分。下丘脑的上位支配主要包括前额叶、岛叶和杏仁核三大结构。下丘脑前内侧区（包括视上区、视前区及灰结节的脑室部）控制副交感神经活动，下丘脑后外侧区控制交感神经活动。视前区病变主要表现自主神经功能紊乱及体温调节障碍，视前区为散热中枢，兴奋时血管扩张、大量出汗，破坏时出现中枢性高热。如果正中隆起受累可出现内分泌功能障碍，累及结节核附近可引起唾液分泌、胃肠张力及运动紊乱等症状。下丘脑后区功能与交感神经活动、睡眠及意识、产热调节等有关，受累时出现相应症状。

下丘脑通过两种途径调节自主神经系统。首先，下丘脑投射纤维至脑干及脊髓的有关核团，该核团通过控制体温、心率、血压及呼吸的自主神经节前神经元而起作用，这一途径被称为直接调节；其次，下丘脑也作用于内分泌系统释放激素，通过控制自身的特殊受体调节机体的自主活动，保持机体内环境稳定，这一途径被称为间接调节。此外，下丘脑控制机体的各种代谢活动，影响垂体-内分泌系统，与水、电解质、碳水化合物、脂肪代谢，以及体温、睡眠、摄食、呼吸及血压等调节功能密切相关，对大脑皮质亦有潜在的影响。

3. 脑干（brainstem） 是自主神经系统的重要中枢以及上行与下行传导通路，网状结构上行激活系统与人类觉醒状态关系密切，延髓有心搏和呼吸等生命中枢。孤束核是脑干的主要自主神经传入神经核团，孤束核的尾部核团接受来自内脏压力或化学感受器的传入纤维，心血管、呼吸和消化系统的信号传入大多经过此途径加工处理，将信号向下丘脑、杏仁核和小脑等结构传递，参

与调控呼吸节律和心血管系统的心率、血压，同时调节呕吐、排尿和胃肠运动等基础生理活动。

【周围自主神经系统】

英国生理学家 Langley 根据周围自主神经系统（peripheral autonomic system）神经末梢解剖、生理及药理学不同，将其划分为交感神经系统与副交感神经系统。周围自主神经系统包括脑干自主神经核和脊髓各节段侧角区，以及交感和副交感神经纤维（见图3-26-1）。

1. 传入通路既往认为自主神经只包括支配特殊内脏活动的传出神经纤维，并不包括传入神经部分。实际上，自主神经属于混合神经，包括传入神经与传出神经两个部分。交感神经与副交感神经的传入通路相同，主要靠小的有髓纤维和无髓纤维传入各内脏器官感受器传导的感觉冲动，经过相应节段脊神经后根，一部分轴突与脊髓侧角细胞形成突触，参与内脏反射；另一部分在脊髓灰质后角形成突触，传递或调节有意识的感觉冲动。第二级神经元将感觉冲动传递至脑干某些核团（特别是孤束核），通过脊髓同侧或对侧脊髓丘脑侧束内上方及薄束，经内侧丘系等多突触联系传递至丘脑，再投射至中央后回。

2. 传出通路交感神经和副交感神经传出纤维均由节前和节后两级神经元组成。

（1）交感神经系统（sympathetic nervous system）（图3-26-2）

1）节前神经元：交感神经部分的节前神经元起自 $C_8 \sim L_2$ 节段脊髓侧角自主神经细胞，发出直径小的有髓神经纤维，主要神经递质为乙酰胆碱。这些轴突经脊神经前根聚集在一起，形成白交通支，到达脊椎旁的交感神经节及腹腔神经节内。交感神经节依部位不同分为椎旁节及椎前节。交感神经节细胞轴突直径小但无髓鞘。包括：①椎旁节：位于脊椎两旁，共有22~24对，其中颈节3对（分上、中、下颈节），胸节10~12对，腰节3~4对，骶节4~5对，尾部可有不成对的神经节1个；下颈节常与第1胸节合并成星状神经节；节前有神经纤维相连，构成交感神经链；②椎前节：位于腹腔与盆腔脊椎之前，包括腹腔节、肠系膜上神经节、主动脉肾节、膈神经节及肠系膜下神经节。

白交通支纤维进入椎旁节后可有三种去路：①一部分纤维与神经节内细胞发生突触，交换神经元后，节后纤维经同节段灰交通支进入脊神经，支配皮肤内汗腺、血管及立毛肌；②另有部分纤维进入节内沿交感神经链上升或下降，再与神经节内细胞发生突触，节后纤维至头面部汗腺、血管、瞳孔散大肌及唾液腺；还有一部分纤维组成神经丛，如心神经丛、肺神经丛及食管神经丛等，分布至心脏、肺及食管等；③小部分纤维通过交感神经链，经大、小内脏神经至腹腔各神经丛，终止于椎前神经节，再发出节后纤维分布至腹腔与盆腔内脏器官及血管。也有极少数纤维穿过椎前神经节直至所支配的脏器内部，构成内脏神经节。

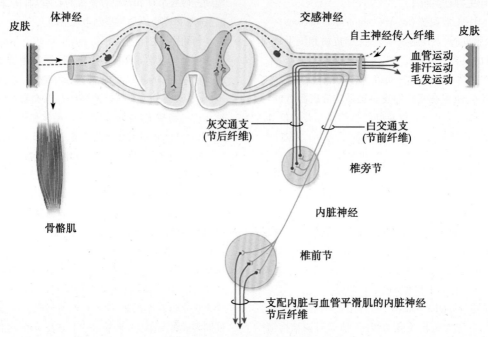

图 3-26-2　交感神经从脊髓发出节前和节后纤维的解剖分布示意
节前纤维为蓝色,节后纤维为紫色

2) 节后神经元:起自交感神经链,经灰交通支分布至各内脏器官。主要神经递质为去甲肾上腺素(汗腺除外,神经递质为乙酰胆碱)。交感神经功能包括:传递内脏痛觉(如痉挛)、部分胀痛及压觉,但由于该纤维的解剖特点,其离开脊髓后不仅终止于本节段交感神经节,且广泛地分布于其他节段,而节后纤维在各种神经丛间又有广泛的联系,所以交感神经冲动常表现弥散的无明确定位的特点,内脏疼痛还可引起体表牵涉痛。交感神经兴奋可引起末梢去甲肾上腺素分泌,因此交感神经亦称为肾上腺素能神经,兴奋时引起支配器官广泛的功能紧张性高,表现瞳孔散大、眼裂增宽、眼球突出、心搏加快、内脏及皮肤血管收缩、血压升高、凝血时间缩短、脾脏收缩及周围血容量增加等一系列反应,机体通过这些作用在紧急情况下做出反应。

(2) 副交感神经系统(parasympathetic nervous system)

1) 节前神经元:主要神经递质为乙酰胆碱。因位置不同可分为三部分。①中脑组:该组神经元位于中脑艾韦(Edinger-Westphal)核内,节前纤维经动眼神经终止于眶内睫状神经节(ciliary ganglia),此神经节细胞再发出纤维至瞳孔括约肌及睫状肌。②延髓组:延髓上涎核发出节前纤维与面神经部分纤维构成鼓索神经至颌下神经节,发出节后纤维分布于下颌下腺及舌下腺;上涎核发出节前纤维经岩浅大神经至蝶腭神经节(sphenomaxillary ganglia),节后纤维分布至泪腺及软腭、鼻腔黏膜腺等;延髓下涎核发出纤维经舌咽神经及岩浅小神经至耳神经节,发出节后纤维终止于腮腺;延髓迷走神经运动背核纤维经过迷走神经终止于心脏、气管、支气管及胃肠等内脏终端神经节,迷走神经神经节均位于各终末器官内,因此其节前纤维甚长,节后纤维极短。③骶髓组:自 $S_2 \sim S_4$ 节段侧角细胞发出的节前纤维经前根构成盆神经-盆神经丛,终止于膀胱、直肠、生殖器内或邻近神经细胞。因此,副交感神经通过两级神经元支配有关内脏,有些神经元可位于内脏以外,如睫状神经节;有些位于内脏以内,如胃肠、膀胱等壁内终端神经节。

2) 节后神经元:起自副交感神经节,发出灰交通支支配的各内脏器官。副交感神经较交感神经具有相对专一性,副交感神经兴奋时神经末梢分泌乙酰胆碱,因此是胆碱能神经的一部分。该神经兴奋可引起所支配脏器的保护作用及功能的抑制,表现瞳孔缩小、唾液分泌增加、心搏减慢、血管扩张、血压降低、胃肠蠕动及消化腺分泌增加,增强吸收功能,使膀胱及直肠收缩,促进废物排泄等。

人体的任何器官的功能均由交感神经与副交感神经这两个相互对立作用的系统维持和调节,任何一方面的过剩或不足均可引起机体功能紊乱。整个交感神经及肾上腺系统可作为整体被动员起来,参与机体的应激反应。副交感神经系统作用与之相反,主要促进消化、聚集能量及加快排泄等。当机体活动时交感神经系统起主要作用,休息时副交感神经系统起主要作用。大部分情况下,交感神经与副交感神经通过相互拮抗保持平衡,以维持正常生理活动,例如,心脏窦房结依靠迷走神经的低张力发放维持窦性心律,外周血管依靠交感神经的低张力发放维持相对稳定的循环血压。因此,在大脑皮质影响下,自主神经系统对调节及维持机体功能完整性与协调性有重要意义。自主神经对人体主要生理活动调节功能详见表 3-26-1。

表 3-26-1　自主神经对人体基本生理功能调节

	交感神经	副交感神经
心率	增快	减慢
血压	升高	轻度降低
膀胱	潴尿	排空
消化道	降低胃肠动力	增加胃肠蠕动
肺	支气管扩张	支气管收缩
汗腺	排汗	—
瞳孔	瞳孔散大	瞳孔缩小
肾上腺	儿茶酚胺释放	—
生殖系统	性高潮,射精	勃起
泪腺	—	流泪
唾液腺	—	分泌唾液

二、生理与药理学联系

自主神经系统调节内脏器官的功能具有高度的独立性。当自主神经被中断,器官可继续保留功能(生物生存),但其不再有效地维持内环境稳定和适应内环境变化及外界应激要求。内脏接受交感神经与副交感神经双重神经支配,一般来说,二者作用相反,如心脏交感神经系统是兴奋作用,副交感神经系统为抑制;但一些结构如汗腺、皮肤血管及毛囊只接受交感神经节后纤维,而肾上腺只有交感神经节前纤维支配。

【神经递质传递】

所有的自主神经功能都是通过释放化学递质介导的,神经递质的概念始于 20 世纪早期。Loewi(1921)发现刺激迷走神经可释放一种迷走神经素(vagusstoff)的化学物质,可以减慢心率,后来 Dale 将这种物质命名为乙酰胆碱(acetylcholine,ACh)。Dale 发现 ACh 具有与刺激副交感神经相似的药理作用,称为拟副交感神经作用。Cannon(1920)报道刺激交感神经干可释放一种肾上腺素样物质,增加心率、血压,他将该物质命名为交感神经素,后称之为去甲肾上腺素(noradrenaline,NE)。ACh 和 NE 是最重要

的自主神经递质。ACh 在轴突末梢合成,存储在突触前囊泡,神经冲动到达后引起释放。ACh 在所有的交感神经及副交感神经节节前纤维末梢释放,亦在所有的副交感神经及一些特定的交感神经节后纤维末梢释放,主要支配汗腺的纤维。副交感神经节后功能通过两种截然不同的 ACh 受体,烟碱样(nicotinic)及毒蕈碱样(muscarinic)受体介导。副交感神经节后神经节在器官内的受体是毒蕈碱样受体,可被阿托品拮抗;位于神经节内的受体是烟碱样受体,可被筒箭毒碱阻断,但有别于神经肌肉接头的烟碱样受体,其跨膜蛋白结构中存在 α3 亚单位。

在神经节水平参与神经传递的不只是 ACh,很多的多肽,如 P 物质、脑啡肽、生长抑素、血管活性肠肽、三磷酸腺苷及一氧化氮,已被确认存在于自主神经节内,这否定了 Dale 认为的一种神经元只合成一种神经递质的观点。肾上腺素能受体有两种类型,最初由 Ahlquist 分为 α 及 β 受体。一般来说,α 受体介导血管收缩、肠道松弛及瞳孔扩张;β 受体介导血管(尤其是肌肉内血管)舒张,支气管扩张,增加心率及心脏收缩力。各受体又被分为两种亚型。α1 受体在突触后膜,α2 受体在突触前膜,受刺激时递质释放减少。β1 受体局限于心脏,激活时增加心率及收缩力;β2 受体受到刺激时,放松支气管及其他许多器官的平滑肌,包括骨骼肌血管平滑肌。

【血压调节】

血压取决于血容量、体循环阻力及心输出量。自主神经系统及内分泌系统影响肌肉、皮肤及肠系膜(内脏)血管床,心率及心脏每搏输出量。反射弧的传入部分是压力感受器,可感受大血管壁的压力梯度,颈动脉窦及主动脉弓的压力感受器对脉压减少很敏感,颈动脉窦压力感受器反射应答较快;位于右心室及肺血管的压力感受器对血容量改变反应较灵敏。这些感受器发出直径小而薄的有髓神经纤维,随第Ⅸ、Ⅹ 对脑神经终止于孤束核,感受器受到刺激,延髓中枢使迷走神经传出活动减少,导致反射性心动过速,通过孤束核及迷走神经运动背核间的多突触联系实现,多突触联系投射至窦房结、房室结及左心室肌。迷走神经活动增强导致心率减慢,心肌收缩力减弱(负性肌力)。例如,晕血症患者看到血液时,大脑受到刺激,迷走神经张力增强、交感神经张力减弱,可引起心动过缓和低血压。

当改变体位,特别是直立位时,循环血液由于重力作用约有 20% 蓄积于腹腔和下肢,使回心血量减少,导致心脏每搏输出量下降,可激活颈动脉窦和主动脉弓的压力感受器,通过激活升压反射,兴奋外周动脉和心脏交感肾上腺素能神经元,维持立位血压较卧位血压保持相对稳定,保证脑及主要脏器血流灌注。升压反射是维持直立位早期(通常 1~3 分钟内)血压和脑灌注的主要生理机

制,而长时间站立(站立时间>3 分钟)时血压及脑灌注主要依靠肾素-血管紧张素-醛固酮系统(RAAS)。

【应激和惊恐反应】

自主神经和肾上腺一直被视为所有本能及情感行为的神经与体液的基础,除了神经调节外,还与体液调节密切相关。强烈的情感反应诸如愤怒或恐惧,通过促皮质素释放因子(corticotropin-releasing factor,CRF)及促肾上腺皮质激素(adrenocorticotropic hormone,ACTH)兴奋交感神经系统及肾上腺皮质,引起短暂的维持动物争斗或逃逸反应。丧失肾上腺皮质的动物及艾迪生病患者不能耐受应激,因其不能调动肾上腺功能。持续性应激反应及 ACTH 生成可激活所有的肾上腺激素,如糖皮质激素、盐皮质激素等,统称为皮质类固醇。皮质类固醇属于升糖激素,其释放可调动机体分解代谢,启动能量释放和利用,与交感肾上腺素能神经元激活的生理作用相叠加,调动生理性应激反应。

三、自主神经系统的临床试验

神经科临床经常需要结合多种试验评估自主神经系统功能,某些试验对交感神经功能异常特别敏感,某些试验对副交感神经或压力感受器传入功能敏感(表 3-26-2)。

表 3-26-2 自主神经功能的临床试验

试验	正常反应	反射弧主要被检测部分
无创的床旁试验		
直立或倾斜试验的血压反应	血压下降≤20/10mmHg	交感神经传入及传出支
直立的心率反应	增加 11~30 次/min,30:15 比率≥1.04	迷走神经传入和传出支
等长运动	舒张压增加 15mmHg	交感神经传出支
呼吸的心率变异	最大-最小心率≥15 次/min,E:I 比率为 1.2*	迷走神经传入和传出支
瓦尔萨瓦比值	≥2.0*	传入和传出支
发汗试验	全部身体或肢体出汗	交感神经传出支
轴突反射	局部立毛,出汗	交感神经节后传出支
血浆去甲肾上腺素水平	从平卧位至直立时增加	交感神经传出支
血浆抗利尿激素水平	诱发低血压时增加	传入支
有创性试验		
瓦尔萨瓦动作(内置动脉导管或连续无创的血压测量观察血压反应)	第 1 阶段:血压上升 第 2 阶段:血压逐渐下降至平台期,心动过速 第 3 阶段:血压下降 第 4 阶段:血压过低,心动过缓*	交感神经传入及传出支
压力反射敏感性	诱发血压上升*使心率减慢 血压上升和下降的平衡状态	副交感神经传入和传出支传入和传出神经
注射升压药	血压上升 心率减慢	肾上腺素能受体 副交感神经传入和传出支
血管舒缩控制的其他试验		
躯干辐射加热	手血流增加	交感神经传出支
手浸入热水	对侧手血流增加	交感神经传出支
冷加压试验	血流减少,血压上升	交感神经传出支
情绪压力	血压上升	交感神经传出支
瞳孔神经支配试验		
4%可卡因	瞳孔扩大	交感神经支配
0.1%肾上腺素	无反应	交感神经节后支配
1%氢溴酸羟基苯丙胺	瞳孔扩大	交感神经节后支配
2.5%醋甲胆碱、0.125 毛果芸香碱	无反应	副交感神经支配
0.5%安普乐定	霍纳征时瞳孔扩大,上睑下垂缓解	副交感神经支配

注:*年龄依赖性反应;E:I 为呼气-吸气比率。

1. 姿势和呼吸变化引起血压和心率变化是最简单、最重要的自主神经功能试验。McLeod 和 Tuck 指出,从平卧位变为直立位收缩压下降>30mmHg、舒张压下降>15mmHg 即为异常。2018 年美国与欧洲晕厥指南的直立性低血压定义,将直立位收缩压下降>20mmHg,舒张压>10mmHg,或立位收缩压<90mmHg 定义为异常。值得注意的是,很多研究者提出,在测量立位血压时,应该尽量保证束缚袖带的手臂维持水平位,以免手臂下垂引起的静水压升高掩盖立位的血压下降。直立位血压下降的主要原因是血容量减少或交感神经功能不全,晕厥时血压过度下降是交感神经张力减低,导致外周血管收缩活动不充分所致。

直立倾斜试验(upright tilt-table testing)是诱发直立位血压改变最敏感的方法,也可发现心脏反射过度敏感导致血管舒张产生的反射性晕厥(神经心脏性晕厥/血管迷走性晕厥)。血管迷走性晕厥在直立倾斜试验中可以表现为三种血流动力学模式:单纯血管张力丧失(血管抑制型血管迷走性晕厥)、心动过缓同时合并血压下降(混合型血管迷走性晕厥)及单纯的心动过缓(心脏抑制型血管迷走性晕厥),其中以混合型最为常见,但该检查在晕厥诊断中的地位存在争议。直立倾斜试验诱发出血管迷走性晕厥的患者如果不能解释晕厥相应症状还需要考虑存在心源性晕厥的可能。体位性心动过速综合征指直立倾斜试验 10 分钟以内血压下降不明显而心率较平卧增加大于 30 次/min,或立位心率大于 120 次/min,其发病机制包括自主神经病变引起的下肢小血管收缩功能障碍等。容量不足继发的血压下降通常伴心率增加,直立位血压下降不引起相应的心率代偿性增加是交感神经功能障碍最简单的床旁指标。此外,直立位时心率最初增加,跳动 15 次后心率减慢,跳动到 30 次达到稳态。与第 30 次、第 15 次心搏一致的心电图上 R-R 期间比率(30∶15比率)是衡量迷走神经抑制窦房结完整性的一种更敏感的方法。60 岁以下的成年人比率小于 1.07 通常是异常的,表示迷走神经张力丧失。年龄越小,该比率数值越大,比如 40 岁人群的 30∶15 比率通常大于 1.1,而 30 岁人群的 30∶15 比率通常大于 1.12。

另一个衡量迷走神经功能的方法是测量深呼吸时心律变异(呼吸性窦性心律不齐)。患者以 6 次/min 频率规律地呼吸时记录心电图,通常吸气与呼气之间心率变化多达 10 次/min,甚至更多。呼吸运动引起的心率变异通常随年龄增加而呈递减趋势,对 50~59 岁人群,深呼吸心率差异<9 次/min 为异常,而对 60~69 岁人群,深呼吸心率差异<7 次为异常。更准确的迷走神经功能试验方法是测量缓慢用力呼气时最长 R-R 间期和缓慢用力吸气时最短 R-R 间期的比率,可得出呼气-吸气比率(E∶I)。

经验证明这是测量心率最准确的方法,40 岁以下人群的E∶I<1.2(误差 20% 有意义)是异常的。E∶I 也会随着年龄增长而呈现下降的趋势,这种表现同样见于糖尿病性周围神经病患者。

瓦尔萨瓦手法(Valsalvamanoeuvre)过程中出现的心率变化也是反映心血管副交感神经功能的重要指标。瓦尔萨瓦比值是在瓦尔萨瓦动作中 30 秒内最大心率与最小心率的比值,在测量过程中需要让患者坚持瓦尔萨瓦动作至少 10 秒。在屏气过程中,由于胸腔内压力升高,导致回心血量锐减,刺激压力感受器引起反射性心动过速及外周血管的轻微收缩;而当呼气后,由于胸腔内压力下降,静脉回心血量、每搏输出量和血压会升高到正常值以上水平(超射现象),并反射性兴奋副交感神经,引起心动过缓。在屏气期心率无增快提示交感神经功能障碍,在呼气后的超射期无心率减慢提示副交感神经功能障碍。对于自主神经功能衰竭患者,血压在屏气期的最后几秒钟会继续下降,并且在呼气后并不出现超射现象。

此外,24 小时动态血压监测(ambulatory blood pressure monitoring,ABPM)在自主神经系统疾病中的重要意义为人们所重视。通过昼夜血压节律改变、三餐后血压下降幅度及日间血压变异率,可以为临床医师提供大量有诊断意义的信息,帮助了解是否存在直立性低血压、平卧位高血压及餐后低血压,也有助于了解低血压事件的发生与日间活动的关系及其严重程度对生活的影响。

2. 血管运动反应试验皮肤温度是反映血管运动功能的有意义指标。血管运动神经麻痹导致皮肤血管舒张、皮温上升,或血管收缩、皮温下降。当室温为 26~27℃时,正常皮肤温度是 31~33℃。在标准条件下可用体温计比较受影响区域与正常区域的体温。血管收缩紧张度也可在单手或双手浸入冷水前后,通过测量远隔部位皮肤温度下降来测试。通常应结合冷加压试验、紧握试验、心算试验来测试。①冷加压试验(cold pressor test)的基础是血管收缩引起血压升高,正常人将一只手浸入冰水中 1~5 分钟可使收缩压上升 15~20mmHg,舒张压上升 10~15mmHg。②紧握试验是用力握拳时前臂肌群持续等长收缩(isometric contraction)5 分钟使心率增加,收缩压及舒张压增加>15mmHg;当交感神经反射弧,尤其传出支病变可使这些试验反应减弱或消失,但这两种试验均不能被量化或证实。③心算(mental arithmetic)试验是在嘈杂及分散注意力的环境下产生的压力可刺激脉搏及血压轻度增加,这些反应不依赖于交感神经反射弧的传出支,而是通过皮质-下丘脑机制。如瓦尔萨瓦动作出现异常反应,冷加压试验反应正常,病变可能位于压力感受器或传入神经,这种表现可见于糖尿病及脊髓病患者;如心算时心率和血压不增加,瓦尔萨瓦动作异常提示交感神经中枢或外周传出部分病变。

3. 泌汗试验可评价支配汗腺的胆碱能交感神经传出通路的完整性。国内传统方法是用淀粉和碘剂作为显像剂完成发汗试验,国外使用茜素红作为显像剂。分为温度调节的发汗试验(thermoregulatory sweat test,TST)和定量发汗轴索反射试验(quantitative sudomotor axon reflex test,QSART)。前者用于观察躯体排汗异常部位的分布,要求使皮肤温度升高至 38.5~39.5℃,发汗时间不少于30 分钟;后者通过排汗轴索反射的潜伏期与波幅变化鉴别病变部位位于节前还是节后,具有定位意义。在国内,通常用毛果芸香碱试验替代泌汗轴索反射,如果局部注射毛果芸香碱后可引起排汗,提示节前病变。

4. Schirmer 泪腺试验将一条宽 5mm、长 25mm 的薄滤纸条一端插入下结膜囊,另一端悬垂在下眼睑外以粗略估计泪腺功能。眼泪湿润滤纸条,产生一条湿线,5 分钟后正常人湿润区域延伸约 15mm,延长<10mm 提示泪液减少(hypolacrima)。该试验主要用于发现干燥综合征的干眼症(干燥性角膜结膜炎),也有助于研究各种自主神经病。

5. 膀胱、胃肠道及阴茎勃起功能试验通过膀胱内压力测量图评估膀胱功能,确诊膀胱弛缓的简单方法是在自行排尿后立即通过插入膀胱的导管测量残余尿。胃肠道运动障碍可通过放射线检查证明,钡餐造影可发现食管失张力扩张、胃弛缓症及胃扩张、胃排空时间延迟。食管测压的方法也可能量化监测食管下括约肌张力改变,

对于食管失弛缓与胃动力障碍有重要意义。睡眠实验室记录夜间阴茎勃起,可评价骶自主神经(副交感神经)功能。

第二节 自主神经功能失调综合征

（贾志荣）

自主神经功能失调综合征(autonomic imbalance syndrome)是由于自主神经功能障碍导致全身器官功能失调的一组综合征,如引起腺体、血管功能异常,糖、水盐及脂肪代谢障碍,以及体温、睡眠及血压调节异常等多方面表现。因此,自主神经功能失调可影响全身各个系统,出现全身系统性症状。

该综合征根据病因可分为三类:

1. 家族性自主神经功能不全是家族性自主神经功能异常,如 Riley-Day 病。

2. 获得性自主神经功能不全是指各种疾病伴发自主神经功能不全,如在糖尿病、Guillain-Barré 综合征、家族性类淀粉样变性、系统性红斑狼疮、多系统萎缩、间歇性卟啉病,以及应用某些药物出现的。

3. 特发性自主神经功能不全是急性或亚急性全自主神经失调。

这三类疾病的鉴别见表 3-26-3。

表 3-26-3 自主神经功能失调综合征的鉴别

内容	家族性自主神经功能不全	获得性自主神经功能不全	特发性自主神经功能不全
发病年龄	出生后	任何年龄	中青年
性别	男、女性无差别	男、女性无差别	男性多于女性
起病方式	缓慢进展	因病因而定	急性或亚急性
躯体症状	常有	常有	无或极轻
发育异常	常有	无	无
自主神经功能不全	不完全	不完全	完全
舌蕈状乳头	无	有	有
家族遗传史	常染色体隐性遗传	无	无
预后	通常不良	可恢复	部分可恢复,部分持续进展,后期发展为神经变性病
实验室检查	病理示交感神经节发育不良,致病基因位于 9 号染色体短臂 31~33 区带	可有与原发病相关的实验室检查结果的异常	神经活检部分患者可见炎性脱髓鞘改变或无髓纤维丢失
治疗	对症治疗,无特殊疗法	治疗原发病,对症治疗	部分患者皮质类固醇有一定的疗效

自主神经系统疾病包括中枢和周围自主神经系统损害或功能障碍,本章将介绍常见的自主神经系统疾病和综合征,诸如雷诺病及雷诺现象、红斑肢痛症、面偏侧萎缩症、面偏侧肥大症、发汗异常、间脑综合征、血管神经性水肿、原发性直立性低血压和进行性脂肪营养不良等。

第三节　雷诺病

（陈立杰）

雷诺病(Raynaud disease,RD)又称为肢端动脉痉挛病,主要表现阵发性肢端对称性小动脉痉挛引起皮肤苍白、发绀,继之痉挛的血管扩张充血导致皮肤发红,伴感觉异常为特点的疾病。

【研究史】

本病是由法国医生 Raynaud (1862) 首先描述,Hutchinson(1896)发现,许多原因都可以引起这种血管痉挛,建议称为雷诺现象(Raynaud phenomenon),也有人称为凉手综合征(cold hands syndrome)。Allen 和 Brown (1932)提出了特发性雷诺病(idiopathic RD),以区别于某些病因引起的继发性雷诺现象。

【病因和发病机制】

雷诺病的病因和发病机制不明,可能是支配肢端血管的交感神经功能紊乱引起的局部缺血所致,本病多见于青年女性,寒冷、情绪激动常为其诱因,其发生可能与下列因素有关:

1. 交感神经系统功能紊乱　研究发现,患者周围交感神经系统中 α-肾上腺素能受体敏感性及密度均增高,周围血管神经末梢上 β-突触前受体反应性也增高。有时一侧手的局部振动可引起另一侧手的血管痉挛,阻断近端神经后该现象可消失。躯体寒冷刺激也可引起指(趾)血管痉挛,说明中枢交感神经系统也参与其发病过程。同时患者肢端周围血管对寒冷刺激的敏感性也增加,寒冷刺激后腕部静脉血中肾上腺素及去甲肾上腺素浓度明显高于对照组。交感神经功能紊乱引起肢端血管痉挛及缺血,肢端小动脉痉挛时毛细血管无血流进入,导致皮肤苍白;当毛细血管扩张时引起局部血流淤滞,导致皮肤发绀。

2. 血流动力学改变外周血红细胞聚集、纤维蛋白原水平及血液黏滞度增高可引起血流不畅;血管收缩物质如血栓烷 A2、5-羟色胺、自由基等的增多,具有血管扩张作用的一氧化氮(NO)的减少,均可使血流减慢。

3. 遗传因素　部分患者有家族史。

4. 炎症和免疫因素肿瘤坏死因子(TNF)及淋巴毒素可能参与雷诺现象的血管损伤过程;此外,转化生长因子-b(TGF-b)及血小板衍化生长因子等亦可能参与疾病的发生发展,其作用机制尚待阐明。

【病理】

雷诺病早期指(趾)端动脉壁可无病理改变,随着病情进展出现营养紊乱时可有小动脉内膜增生、肌层纤维化、血管壁狭窄和闭塞以及血栓形成等,严重者可出现指(趾)端溃疡,偶可发生坏死。继之静脉扩张充血,血管腔逐渐闭塞。雷诺病还可能是静脉血栓栓塞的一个风险因素,尤其在女性患者中更为显著(Joanna et al,2019)。

【临床表现】

1. 雷诺病临床较少见,多发生于女性,男女比例为1:5,发病年龄多为 20~40 岁。多在冬季发病,寒冷是最重要的诱发因素,某些患者亦可由情感变化诱发。本病起病隐袭,但可突然发作,每日可发作 3 次以上,每次持续 1 分钟至数小时不等。一般情况下发作会自行终止,回到温暖环境、将患处浸入温水中或揉搓、挥动患肢亦可终止发作。

2. 临床主要表现为遇寒冷刺激或精神紧张时手指和/或足趾皮肤苍白、发绀、潮红,指趾末端出现发凉、刺痛和麻木等感觉障碍。大多数患者仅累及手指,不足 1/2 的患者同时累及足趾,但仅影响足趾者极少,有些病例可累及鼻尖、外耳郭、面颊、胸部、舌、口唇和乳头等。约13%的患者发生肢端溃疡、慢性甲沟炎、坏死、瘢痕及手指裂痕等,约 12%的患者出现指(趾)硬皮病,极少数患者晚期指尖发生坏疽,肌肉和骨质轻度萎缩,可见皮温降低,轻度感觉减退,有时可见手部多汗,但桡动脉、尺动脉、足背动脉及胫后动脉搏动均存在。雷诺现象经常发生在患有偏头痛或变异性心绞痛患者身上,表明可能存在血管痉挛常见的诱发因素。

3. 典型的临床发作可分为三期

(1) 缺血期:遇冷后或情绪激动时,双手指或足趾、鼻尖、外耳郭可发生对称性小动脉痉挛,毛细血管也随之痉挛,指(趾)从末端开始发白、发凉,肢端皮温降低,皮肤出冷汗,伴有感觉麻木、减退、蚁走感和疼痛等(图 3-26-3)。

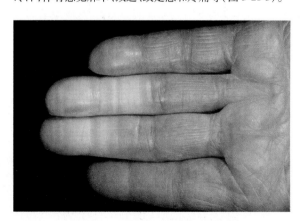

图 3-26-3　雷诺病患者的指端苍白缺血

（2）缺氧期：毛细血管扩张淤血，肢端呈青紫色，界限分明，受压时消失，且伴有疼痛，延续数小时至数日，随后消退或转入充血期。

（3）充血期：动脉充血，皮温升高，皮色潮红，而后恢复正常，发作结束后指（趾）可有搏动感和麻木感。

4. 雷诺现象的 Taylor-Pelmear 分期见表 3-26-4。

表 3-26-4　雷诺现象的 Taylor-Pelmear 分期和分级

分期	分级	临床表现
0		无发作
1	轻	偶发，累及一个或多个指尖
2	中	偶发，累及一个或多个指尖或指中部（极少累及指底部）
3	重	常发，累及大多数手指的全部
4	极重	同 3 期，伴有指尖皮肤损害，可发生坏疽

【辅助检查】

1. 血管无创性检查包括彩色多普勒血流测定，应变计体积描记法和在寒冷刺激时测定手指收缩压等。

2. 激发试验

（1）冷水试验：将指（趾）浸入 4℃ 冷水中 1 分钟，可诱发上述发作性肤色变化，发生率约 75%。将全身暴露于寒冷环境，并将手浸于 10～15℃ 水中，发作阳性率更高。

（2）握拳试验：两手握拳 1.5 分钟，松开后部分患者可出现发作时的皮肤颜色改变。

（3）手指湿度恢复时间测定：室内温 20℃，先测量手指皮温，再将手指浸于 4℃ 凉水中 2 分钟，观察手指恢复至原皮温所需要的时间，超过 30 分钟即为阳性，此试验可与冷水试验结合应用。

3. 指动脉造影分别在冷刺激的前、后做指动脉造影，如发现血管痉挛，可于动脉内注射盐酸妥拉唑林后再次造影，了解血管痉挛是否缓解。造影可显示动脉管腔变小，严重者可见动脉内膜粗糙及管腔狭窄，偶见动脉闭塞者。

4. 微循环检查可用显微镜或检眼镜观察甲皱毛细血管，原发性者可正常，继发性者可见毛细血管数目减少，管径及形态均异常，乳头层下静脉丛较明显。检查异常者提示为继发性雷诺现象，正常时无诊断意义，仅支持有原发性可能。

5. 其他检查红细胞沉降率（血沉）应作为常规检查项目，如异常则支持继发性雷诺现象，并应查找原因。另

外，尚有 C 反应蛋白、抗链 "O"、抗核抗体、类风湿因子、补体、抗 DNA 抗体、免疫球蛋白、冷球蛋白及 Coomb 试验等检查。测定上肢神经传导速度有助于发现腕管综合征，手部 X 线检查可发现类风湿关节炎。

雷诺现象检查手段较多，但结果差异较大，难于诱发，由于受到固有因素及环境因素的影响，尚无可作为金标准的检查方法。目前，应变计体积描记法测定寒冷刺激时手指的收缩压价值较大。

【诊断和鉴别诊断】

1. 诊断　主要根据患者特征性临床表现，如发病年龄、性别特征，寒冷刺激诱因，发作性出现一个或多个指（趾）或末梢器官的界限分明的苍白、青紫及潮红等不同时期的特征性变化，也可仅出现一种或两种颜色变化，双侧对称，病史 2 年以上，测定应变计体积描记法和在寒冷刺激时测定手指收缩压等辅助检查有助于诊断，同时需排除引起血管痉挛发作的其他躯体疾病或神经系统疾病即可诊断雷诺病。

2. 鉴别诊断

（1）雷诺现象（Raynaud phenomenon）：是继发于多种其他疾病的肢端动脉痉挛现象。雷诺现象的常见病因包括：①肢体闭塞性血管病变：如血栓闭塞性脉管炎可不对称地发生于下肢，足背动脉搏动减弱或消失。②硬皮病（dermatosclerosis）及其他自身免疫病：雷诺现象可早于硬皮病多年出现，或为其晚期并发症，也可见于系统性红斑狼疮、多发性肌炎及类风湿关节炎等。③职业性损伤及振动伤：如气锤工具作业的矿工、采石工和筑路工、打字员、钢琴家等反复造成手指振动伤。④神经系统疾病：脑部疾病如视丘下肿瘤、脑卒中等；脊髓疾病如脊髓肿瘤、脊髓炎、脊髓空洞症等；周围神经损害如腕管综合征、复杂区域疼痛综合征。⑤药物及化学物质：麦角类及其他抗痉挛剂、β 受体阻滞剂、避孕药、环孢素、博来霉素、长春碱、顺铂、吉西他滨、重金属盐、氯乙烯、可卡因、吸烟等。⑥其他疾病：如胸廓出口综合征、冻疮（bugantia）、冷凝集血症和冷球蛋白血症、遗传性冷指病、低温纤维蛋白原血症、骨髓增生性疾病、浆细胞性淋巴瘤、甲状腺功能低下、慢性肾衰竭、恶性肿瘤和肺源性高血压等（表 3-26-5）。

（2）肢端发绀症（acrocyanosis）：又称手足发绀，由于肢端小动脉痉挛，毛细血管及远端小静脉扩张，以及血液在毛细血管床内存留时间过长、氧耗较多所致。表现双手和/或双足肢端发绀，遇冷时发绀明显，局部皮温降低，无疼痛及麻木，精神紧张、情绪激动时可加重，在温暖环境中可稍减轻，但不能完全消退；手指或足趾虽发绀，但无界限分明的苍白、青紫及潮红等颜色变化，也不会发生缺血性坏死。

表 3-26-5　特发性与继发性雷诺现象的比较

特征	原发性	继发性
起病	10~20 岁或以上	30~40 岁
性别	75%~90%为女性	多数为女性,男性发病较原发性者少
严重程度	较轻	疼痛,较严重
组织坏死	罕见	常见
分布	对称,双手和双足	非对称
甲皱毛细血管	正常	扩张,管腔不规则,毛细血管袢增大
病因	不明确	见于结缔组织病、血管性及神经血管性疾病、高凝状态、血液病、肿瘤、药物、损伤及职业性疾病等

（3）红斑肢痛症（erythromelalgia）：由 Mitchell（1878）最早描述,是长时间暴露在温暖环境时出现的足和下肢变红及疼痛的一种状态。

【治疗】

1. 注意保暖对预防发作尤为重要,不仅是手足保暖,而是要注意全身保暖,避免暴露于寒冷环境。经常做手部按摩,改善肢端循环及营养状况,常把手高举过头,并旋转双手以加速血液循环。保护皮肤,用乳膏防止皮肤干裂,使用去污剂或刺激性化学物时应戴手套。有条件时可作患处理疗、冷、热水交替治疗,以及光疗、直流电按摩等。吸烟者须绝对戒烟,避免精神紧张、情绪激动及操作振动机器等诱发因素。禁用血管收缩药,如麦角碱、拟交感神经药、可乐定、5-羟色胺受体激动剂等。这些预防措施有助于减少或避免发作。

2. 血管痉挛期治疗

（1）钙离子拮抗剂：扩张血管,增加血流量,是目前最常用药物。①硝苯地平是治疗雷诺现象的首选药物,可使周围血管扩张,并有抗血小板及白细胞作用。20mg 口服,3 次/d。指（趾）溃疡患者疗效较差,不良反应较多,使用缓释剂可减轻,因此停药者,在严重血管痉挛发作时可舌下含服。②地尔硫䓬 30~120mg 口服,3 次/d,连用 2 周,不良反应轻,但疗效较差。③尹拉地平（isradipine）和氨氯地平（amlodipine）也可试用,或口服氟桂利嗪 10mg,1 次/d。④维拉帕米（verapamile）45~90mg 口服,4 次/d,连用 2 周,可用于出现不良反应时不能使用硝苯地平缓释剂者。因不良反应而减量时,钙通道拮抗剂可与其他血管扩张剂合用,二者剂量可减少,疗效较好。

（2）前列腺素（prostacyclin,PGI2）和前列地尔（al-prostadil,PGE1）有较强的扩张血管和抗血小板聚集作用,对难治性患者疗效较好,缺点是需经静脉注射给药,且不稳定,因而使用受到限制。尹洛前列素（iloprost）是 PGI2 的同类药,用法 0.5~2ng/（kg·min）,静脉滴注,需持续 6 小时,3 次/d,3~5 天为 1 个疗程;大多数患者疗效可持续 6 周至半年,减少发作的疗效与硝苯地平一致,是目前次选的治疗药物。cicaprost 也是 PGI2 同类药,但口服疗效不佳。limaprost 为 PGE2 同类药,口服疗效较好,但尚需更多的研究证实。

（3）其他扩血管药：长期以来一直是雷诺现象治疗的主要选择药物,包括:①草酸萘呋胺（naftidrofuryl）为 5-羟色胺受体拮抗剂,有轻度周围血管扩张作用,0.2g 口服,3 次/d,可缩短发作持续时间及减轻疼痛。②肌醇烟酸酯（inositol niacinate）4.0g/d,可缩短发作持续时间及减少发作次数,但服药 3 个月后疗效才明显;也可用烟酸 100~200mg 口服,3 次/d,或静脉滴注。③利血平（reserpine）0.125~0.5mg/d 口服,1 次/d。④盐酸胍乙啶（guanethidine hydrochloride）10~50mg/d 口服,1 次/d。⑤盐酸酚苄明（phenoxybenzamine hydrochloride）10~20mg 口服,3~4 次/d。⑥盐酸妥拉唑林（tolazoline hydrochloride）,25~50mg 口服,3 次/d,为 α-受体阻滞剂,直接松弛血管平滑肌,扩张小动脉及毛细血管,改善微循环。不良反应可引起直立性低血压,溃疡病和冠心病者忌用。⑦罂粟碱（papaverine）30~60mg 口服,3 次/d;或 60~90mg 静脉滴注,1 次/d,7~10 次为一疗程。⑧己酮可可碱（pentoxifylline）0.4g 口服,3 次/d,可改善血液流变学及症状,不作为常规治疗用药。⑨局部使用硝酸甘油软膏。这些药物对特发性疗效较好,尤其前两种药物,病情较重的患者疗效较差。

（4）儿茶酚胺耗竭剂：曾有试用利血平 0.25mg 口服,3 次/d,可合用利福平 0.1g 口服,3 次/d。

（5）目前正在试用药物诸如 ketanserin、降钙素基因相关肽、defibrotide、L-肉毒碱和松弛肽（relaxin）等,磷酸二酯酶 5 型抑制剂如西地那非,他达拉非和伐地那非可改善继发性雷诺现象症状。

3. 充血期治疗　此期以调整自主神经功能为主。常用药物包括维生素 B 族、小剂量甲状腺素等,可采用中药治疗,以活血助阳为主,可用温经回阳通瘀汤、复方丹参注射液及毛冬青等。

4. 条件反射和生物反馈疗法　患者双手置于 43℃ 水中,身体暴露于 0℃ 环境下,每日约 30 分钟。治疗后患者在暴露于寒冷环境时手指温度明显高于正常人,且主观感觉症状改善,疗效可持续 9~12 个月。多种生物反馈疗法可用于治疗雷诺现象,均可使病情有所改善。这两种疗法对某些病例有较好的疗效,无不良反应。

5. 血浆交换严重的雷诺病或雷诺现象病例可考虑血浆交换治疗。

6. 手术治疗 严重的雷诺病或保守治疗无效的患者可采用手术治疗。星状神经节与臂丛神经交替阻滞治疗雷诺病。上肢病变的重症雷诺病可行胸腔镜上胸交感神经根切断术,有效率为 50%～60%,但常于 6 个月到 2 年内复发,目前已不主张应用。下肢病变可行腰交感神经根切断术,有效率约为 80%,疗效持续时间较长。此外,可施行指(趾)交感神经切断术,疗效尚待观察。

7. 中医和中西药联合治疗 包括中药或中西医结合的补阳还五汤合当归四逆汤,当归四逆汤联合硝苯地平片,桂枝汤合四逆汤,通脉四逆汤加味等中医中药疗法可获明显疗效;也可试用电针夹脊穴刺激,部分病例也可获得疗效。

8. 微波治疗 对于病变相应部位的肢体可以采用微波治疗的方式,如远红外线热波治疗可取得较好的疗效。

【预后】

原发性雷诺病通常是良性经过,预后较好。约 80% 的患者经内科治疗好转或缓解,溃疡及浅表坏疽病例较少,一般不会引起肢体残疾和危及生命。少数患者随着病程延长,病情可有进展或影响更多的指趾,最后达到静止期。一项对 307 例雷诺病患者的长期随访表明,38% 病情稳定,36% 有所改善,10% 发作消失,16% 病情加重。继发性雷诺病的预后可因原发病而异。

第四节 红斑肢痛症

（陈立杰）

红斑肢痛症(erythromelalgia)是少见的病因不明的阵发性血管扩张性周围性自主神经疾病。英文源于 3 个希腊字,erythros(红色)、melos(肢端)和 algos(疼痛)。本病特征是肢端阵发性非感染及炎症性皮温升高,皮肤潮红和肿胀,导致剧烈的灼热痛,尤以足趾、足底最显著,环境温度升高可使灼痛加剧。

【研究史】

本病是在 1878 年由米歇尔(Mitchell)首先报道,他描述了肢端红、肿及烧灼样疼痛等主要症状。1938 年 Smith 和 Allen 引入红热肢痛症(erythermalgia)的概念;1994 年 Drenth 和 Michiels 建议将红斑肢痛症分为红斑肢痛症(或称为血小板增高性红斑肢痛症)、原发性红斑肢痛症和继发性红斑肢痛症三个不同的疾病。实际上,红斑肢痛症与红热肢痛症经常被混用。本病在马来西亚和北美曾有过流行,我国南方地区在 1954—1987 年也曾有过 4 次流行。

【病因和发病机制】

本病的病因不明,其发病机制可能与下列因素有关:

1. 血小板增多及自主神经功能紊乱本病可能由血小板增多、血管炎症反应和血栓形成等引起,如不伴有血小板增高,但影响自主神经支配的血管可导致相似的临床症状。Michiels 等发现,本病患者血小板生存时间较正常组明显缩短,治疗后血小板数量仍下降,但血小板生存时间可恢复正常。中枢神经、自主神经功能紊乱使末梢血管运动功能失调,肢端小动脉极度扩张,也可导致局部血流障碍、充血和血管张力增高,使得邻近的神经末梢受到压迫或刺激。

2. 遗传因素特发性红热肢痛症是常染色体显性遗传性疾病,有家族遗传倾向。目前认为本病与电压门控钠离子通道亚型 Nav1.7、Nav1.8 和 Nav1.9 的编码基因 *SCN9A*、*SCN10A* 和 *SCN11A* 突变有关。*SCN9A* 主要在背根神经节、周围神经的感觉和交感神经中表达,与痛觉感受有关。位于 2q24.3 上的 Nav1.7 编码基因 *SCN9A* 突变,使 α 亚单位出现蛋白质构象变化,导致钠离子通道功能异常,使产生动作电位的总体阈值降低,患者对痛觉敏感性增强,痛阈降低,呈现持续兴奋而导致长时间的剧痛(Peter Franz et al,2018)。

3. 继发于其他疾病红斑肢痛症常继发于骨髓增生性疾病,诸如真性红细胞增多症和原发性血小板增多症等;应用某些药物如溴隐亭、钙通道阻滞剂和培高利特等;中毒如误食毒蘑菇和汞中毒等;以及副肿瘤性疾病、自身免疫性神经病、糖尿病、风湿病和感染性疾病等。研究显示,测定患者血清 IgG、IgA、IgM 含量及补体结合试验阳性率明显增高,推测本病也可能由某种生物病原体引起的感染所致。多种原因均可引起肢端发红和疼痛,但皮温升高十分重要,Lewis 提出皮温 32～36℃ 为临界点,超过临界点时肢端发红及疼痛持续存在,低于临界点时肢端发红和疼痛消失。

【病理】

患者的皮肤活检可见非特异性炎症背景下相对特异性变化,如小血管或小动脉肌纤维增生和血栓性闭塞。

【临床表现】

1. 红斑肢痛症多见于中青年,部分病例有家族史,一般在夏季发作加重,冬季减轻。表现为肢端,尤其足趾、足底对称性红、热、肿、痛等,常为烧灼样剧痛,可呈阵发性或持续性,发作历时数分钟、数小时或数日不等,反复发作,也可连续数年或持续终身发作。患者夜间发作次数较多,双足症状最明显。温热、活动、肢端下垂或长时间站立均可引起疼痛发作或加剧,冷水浸足、休息或将患肢抬高可能使灼痛减轻或缓解。

2. 检查时发现患肢皮肤变红,压之红色可暂时消失,以及皮肤温度升高、血管扩张、足背动脉及胫后动脉搏动增强,轻度肿胀及多汗等(图 3-26-4)。

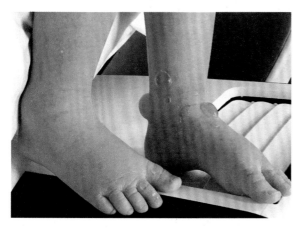

图 3-26-4　红斑肢痛症患者的足部损害

3. 极少数患者晚期可因营养障碍而出现溃疡或坏疽,病变部位可有痛觉、触觉过敏,但通常无感觉减退及运动障碍。

4. 临床上红斑肢痛症依其类型可分为原发性和继发性,各自的特征见表 3-26-6(Mann et al,2019)。

表 3-26-6　不同类型红斑肢痛症的特征

特征	红斑肢痛症类型	
	原发性	继发性
基因	SCN9A 基因	未确定
疾病相关性	无	与多种疾病关联
分布	多对称性分布	多不对称性分布
发病年龄	较小	较大
治疗	标准治疗加靶向治疗,如美西律(mexiletine),试验中的新型选择性 Nav1.7 调节剂	标准治疗加相关疾病的治疗

【辅助检查】

1. 血 5-HT 检测可见 5-HT 含量增高。

2. 肢端微循环检查可见肢端微血管对温热反应增强,毛细血管内压增高,管腔明显的扩张,甲皱血管襻模糊不清。

3. 皮肤临界温度试验将手或足浸泡在 32 ~ 36℃ 水中,若有症状出现或加重即为阳性。此外,热成像检查也可发现异常。

【诊断和鉴别诊断】

1. 诊断

(1) 主要根据成年期发病,表现肢端阵发性红、热、肿、痛等症状,无局部感染和炎症反应,站立、运动及受热时可使疼痛加剧,休息、抬高肢端或冷敷后疼痛减轻,肢端感觉异常如足趾和手指麻刺感及麻木感等通常先于烧灼样疼痛出现。

(2) 小剂量或单一剂量阿司匹林能够特异快速地减轻或消除血小板增高性红斑肢痛症的疼痛症状,可作为本病的辅助诊断特征。

2. 鉴别诊断

(1) 雷诺病:是交感神经功能紊乱引起的阵发性肢端对称性小动脉痉挛,青年女性多见。寒冷是主要诱因,恰与本病温热使疼痛加剧或发作相反。临床主要表现发作性出现一个或多个指(趾)界限分明的苍白、青紫及潮红等颜色变化,局部皮温低。

(2) 血栓闭塞性脉管炎:绝大多数为中青年男性患者,主要表现足部症状,可分局部缺血期、营养障碍期及坏疽期三期,相应地出现间歇性跛行、皮肤苍白发绀,以及足背动脉搏动减弱或消失、足部干性坏疽、溃疡等。

(3) 小腿红斑病:寒冷为发病的诱因,红斑以小腿为主,但没有明显的疼痛。

(4) 法布里(Fabry)病:是 α-半乳糖苷酶 A 缺乏病,为 X 连锁隐性遗传,常累及多器官、多系统损害,约有 72% 的患者出现剧烈的发作性肢端神经性疼痛,可出现严重的自主神经功能损害,也可伴有皮肤、心、肾、呼吸、骨骼、眼和胃肠道症状。

(5) 蜂窝织炎:发生于皮肤和皮下组织的急性弥漫性炎症感染,表现为肢体的红肿热痛感染征象,多伴有发热、畏寒、淋巴结肿大和全身不适,血白细胞增高有助于诊断。

【治疗】

1. 一般治疗急性期应卧床休息,抬高患肢;局部冷敷,以减轻疼痛。缓解期须避免过热及其他引起局部血管扩张的刺激。

2. 药物治疗

(1) 阿司匹林(aspirin):通常用 100mg/d 以下剂量,口服。

(2) β 受体阻滞剂:普萘洛尔(propranolol),20 ~ 40mg,3 次/d 口服,可使大部分患者疼痛减轻,部分患者停止发作。低血压、心力衰竭史患者禁用。

(3) 利血平与氯丙嗪合用:利血平 0.25mg 和氯丙嗪 25 ~ 50mg 口服,3 次/d,可控制发作。作用可能与镇静止痛作用有关,用时须注意监测血压。

(4) 0.15% 普鲁卡因(procaine):500 ~ 1 000ml,静脉

滴注,1次/d,5次为一疗程。

（5）血管收缩剂：可用麻黄碱、肾上腺素、甲基麦角酸丁醇酰胺，以及α1肾上腺能受体激动剂米多君治疗，通过收缩血管作用来缓解症状。

（6）赛庚啶(cyproheptadine)和苯噻啶(pizotyline)：具有5-HT及组胺的拮抗作用，对于原发性红热痛症可能有较好的效果。

（7）硝普钠(sodium nitroprusside)：有些青少年患者可能对阿司匹林无效，但对硝普钠十分敏感。

（8）调节自主神经和维生素类药物：使用5-HT及去甲肾上腺素再摄取抑制剂，如文拉法辛，部分患者对此药极为敏感；三环类抗抑郁药如阿米替林、丙米嗪；其他药物如加巴喷丁、氯硝西泮、维生素C、维生素B_1及维生素B_{12}类药物可作辅助治疗。

（9）激素治疗：糖皮质激素短期应用或冲击疗法有时可控制或减轻症状。

（10）低分子右旋糖酐加氯喹疗法：低分子右旋糖酐500ml，静脉滴注，1次/d，连用10日后改为隔日1次；同时服用氯喹0.5g/次，3次/d，1周后改0.25g/次，3次/d，共用3~4周。

（11）钠离子通道阻滞剂：利多卡因、卡马西平、美西律对原发性红斑性肢痛可获得止痛效果，基于Nav1.7的选择性，新型药物如PF-05089771和TV-45070可望改善疼痛症状(Zhaoliet al,2015)。

（12）中药治疗：方剂较多，以加味龙胆泻肝汤、解毒化淤汤加减为主。

3. 物理疗法可用超声波或超短波治疗。近年来用短波紫外线照射方法，给予Ⅰ~Ⅱ级红斑量照射局部患处及相应节段如腰骶椎或颈椎区，每日或隔日1次，共3~5次。治疗时间短，见效快。

4. 封闭疗法 0.5%普鲁卡因20~30ml于踝上作环状封闭，或行骶部硬膜外封闭，可能起到止痛作用；或可用腰交感神经节封闭疗法。2%利多卡因10ml加0.25%布比卡因5ml及醋酸泼尼松龙注射液2ml，或再加维生素B_{12} 200mg。亦可用2%利多卡因3~5ml加维生素B_1 100mg及维生素B_{12} 250mg，曲安奈德20mg，生理盐水10~15ml，取局部红斑压痛最显著处多点皮下浸润注射，单肢用5~10ml，稍后再行频谱照射患处20分钟，效果较显著。

5. 外科治疗 有少数患者采用各种治疗均无效，可考虑交感神经切除术或局部神经切除术（如踝部神经），可起到缓解或根除疼痛症状的作用。

【预后】

本病容易复发，晚期皮肤指甲变厚，甚至形成溃疡而预后不良，部分良性型的预后较好。

第五节 面偏侧萎缩症

（陈立杰）

面偏侧萎缩症(facial hemiatrophy)是一种病因未明的营养障碍性疾病，临床表现为一侧面部的慢性进行性组织萎缩。本病由Parry（1825）首先报道，Romberg（1846）作了详尽的描述，又称Romberg或Parry-Romberg病。如果累及范围扩大至躯干及肢体称为进行性偏身萎缩症(progressive hemiatrophy)。

【病因和发病机制】

本病的病因和发病机制不明，由于部分病例伴有颈交感神经症状如Horner征，一般认为与中枢性和周围性自主神经系统损害有关。有些患者发病前有外伤史、全身或局部感染史，某些病例发病与硬皮病、脂肪性营养不良症、三叉神经炎等有关。有人认为，患者可能存在某种特定控制交感神经的基因缺陷，待到一定年龄时此种缺陷基因表达，引起交感神经受损而导致面部组织发生神经营养不良性改变，出现面部组织萎缩。

胚胎学认为，因神经嵴发育为脑神经、副交感神经节、颅内血管、面部骨骼及颅骨、真皮、脂肪和平滑肌等，神经嵴发育不良可引起单侧上述组织发育不良，导致患侧皮肤萎缩和骨质菲薄等。近年来研究发现，患者血清中ANA、dsDNA、AECA、ACA等自身抗体阳性，CSF检出寡克隆带，脑组织和面部组织病理发现本病引起免疫细胞增加，部分病例经免疫调节治疗有效，本病与自身免疫的关系须进一步证实。

【病理】

面部结缔组织，尤其皮下脂肪最先受累，随后影响皮肤、毛发及汗腺，严重者侵犯软骨和骨骼，受损部位肌肉可因所含结缔组织消失而缩小。局部组织活检镜下可见皮肤各层，尤其乳头层萎缩，结缔组织减少，肌纤维变细，横纹减少等，但肌纤维数量不减少。面部以外的皮肤和皮下组织，舌部、软腭、声带及内脏等亦偶可受影响，部分病例伴同侧、对侧或双侧大脑半球萎缩，个别的患者伴偏身萎缩症。个别病例脑组织病理发现齿状回神经元丢失、胶质增生和小胶质细胞激活现象。面部组织病理发现，皮肤出现炎症变化及皮下组织血管周围T淋巴细胞浸润等免疫相关性改变。

【临床表现】

1. 起病隐袭，多于20岁前发病，女性多见。病初患侧面部可有感觉异常、感觉迟钝或疼痛等感觉障碍。多数患者病变始于眶部、颧部，渐渐出现萎缩凹陷，扩展至半侧面部和颈部，与对侧分界清楚，多为条状并与中线平行，表现皮肤皱缩，毛发脱落，称为刀痕样萎缩，是本病的特征。有时病变可停止进展。

2. 早期可见患侧颊部、下腭出现白色或褐色皮肤色素改变，患侧皮肤菲薄、干燥、光滑，汗腺分泌减少，毛发脱落及皮下组织消失。因肌肉受累较轻，肌纤维尚保持完好，肌力多为正常。后期病变可影响舌肌、喉肌及软腭，严重者也会影响患侧面部骨骼，患侧有时可见肢体麻木、腱反射亢进，甚至大脑半球也出现萎缩，严重病例发展为偏身萎缩。少数病例可出现眼部症状，如 Horner 征、视力下降、瞳孔散大、对光反射消失、眼球运动障碍、复视、角膜损害及视乳头萎缩，也可出现听力下降及耳鸣。

3. 本病可能与硬皮病、进行性脂肪营养不良和癫痫等疾病有关，或可并存。本病通常呈自限性，病情发展到一定程度后不再进展，通常不会发展成一侧面部或一侧躯体极度萎缩。

【辅助检查】

1. X 线片可见病变侧骨质变薄、缩小和缩短。CT 和 MRI 检查提示，病变侧皮下结缔组织、骨骼、脑及其他脏器萎缩，B 超也可发现病变侧脏器变小。Uhrhan 等（2017）报道一例 PRS 患者 FDG-PET/CT 检查发现，左扣带回和中央后回、左小脑和右基底神经节部位低代谢，有助于早期诊断。

2. 肌电图检查可见面部或肢体多相电位、少量短棘波及少量纤颤或正锐波，NCV 显示传导减慢，肌电图、脑 CT 和 MRI 均有助于面偏侧萎缩症的辅助诊断。

【诊断和鉴别诊断】

1. 诊断　面偏侧萎缩症主要是临床诊断，目前尚无通用的诊断标准。本病诊断主要依据患者面部形态的特殊变化，如典型的偏侧面部皮肤、皮下结缔组织或骨骼萎缩，肌力不受影响。对疑似患者的评估包括四方面：①询问完整的病史，包括症状进展和全身性疾病；②头颈部详细体格检查，注意面部不对称特征，尤其上颌骨、颧骨和眼眶区；③注意与局限性硬皮病鉴别，二者发病年龄和进展过程可有相似，均表现广泛单侧软组织萎缩伴皮肤菲薄，之前无炎症或硬结者应考虑本病；④须关注患者的心理变化，对治疗丧失信心，感到沮丧和焦虑等（Kelly et al,2018）。

2. 鉴别诊断

（1）正常的两侧不对称性，正常人两侧面部、肢体或躯体并非完全对称，但差别通常较小，皮肤、皮下组织和骨骼不会出现萎缩现象，影像学检查无异常。

（2）以往罹患面部疾病，诸如面神经炎、外伤、下颌关节炎的后遗症，在治愈数年或数十年后，偶然发现病侧面部略变小。根据既往病史，发现萎缩后观察若干年仍无进展可考虑后遗症所致。

（3）局限性或系统性硬皮病均可出现面部皮肤及皮下结缔组织萎缩，但硬皮病患者皮肤有明显的色泽变化和皮肤变硬，皮肤病理检查可予确诊。

（4）面肩肱型肌营养不良早期可出现面肌萎缩，双侧可不对称，检查可发现肌无力，血清肌酶增高。

（5）轻度面偏侧肥大症也会出现面部不对称，需仔细观察面部皮肤改变，定时复查面部不对称性变化，判定是否面偏侧肥大所致。

【治疗和预后】

目前该病尚无有效的治疗方法，如有癫痫发作、偏头痛、三叉神经痛等应对症处理。整形手术可能限制疾病进展，并为患者提供功能和美学方面的改善，但它不能完全修复萎缩的组织。手术处理常根据病情轻重，采取综合填充物注射、脂肪移植、正颌手术、游离组织移植等综合治疗（Kelly et al,2018）。

本病预后良好，大多数患者病情发展数年后不再进展。

第六节　面偏侧肥大症

（陈立杰）

面偏侧肥大症（hemifacial hypertrophy，HFH）是表现一侧颜面进行性肥大的疾病。本病较罕见，以婴幼儿期发病，缓慢进展，至青年期自行停止进展为特征。

【研究史】

本病由 Friedreich（1862）和 Curitiu（1925）首先报道，因此也称 Friedreich 病或 Curitiu 综合征，如肥大累及半侧躯体和肢体称为偏身肥大症（hemihypertrophy）。Rowe（1962）将偏侧肥大症分为真性 HFH 和部分性 HFH，真性 HFH 伴有一侧的内脏和颅骨增大，部分性 HFH 并非所有偏身结构均增大。

【病因和病理】

1. 本病的病因和发病机制不明，可能与自主神经或内分泌功能障碍有关，也可能与其他疾病有关，如肢端肥大症或神经皮肤病变有关。

2. 病理　在镜下可见皮肤、皮下组织和骨骼组织等增生，但无水肿、炎性反应和炎性增生等。

【临床表现】

1. 患者的一侧面部不同程度的肥大，轻者须仔细观察对比才能发现，明显者面部变形，影响面容。颜面肥大主要侵犯软组织，也可影响骨骼，如乳突、上颌骨或下颌骨、颧弓和额骨等。肥大部位的皮肤变厚、色素沉着、毛发增多、出汗增多、毛细血管扩张出现潮红，病变侧口唇、口腔黏膜及腭垂（悬雍垂）肥大，牙齿增大并排列不齐，舌肌肥大等。病变侧躯体和肢体也可见骨骼增生肥大，严重者呈巨指症、并指、多指、脊柱侧弯、骨盆异常,以及弓形足等。病侧肾和肾上腺可出现肥大,有的患者伴肾上腺皮质肿瘤或癌变、隐睾和尿道下裂等。

2. 患者的神经系统通常不受损,少数因骨骼增生肥大压迫神经干出现症状,如骨盆增生压迫坐骨神经引起坐骨神经痛,上肢腕骨增生导致腕管综合征。15%～20%的人出现中枢神经系统缺陷,诸如脑萎缩、癫痫发作、斜视和精神发育迟滞,个别病例出现病侧瞳孔扩大。

【辅助检查】

1. X线片可显示病变侧骨质或牙齿增粗(Islam et al,2007)(图3-26-5)。脑CT和MRI检查显示病侧皮下结缔组织、骨骼及其他脏器均呈肥大改变(Bou-Haidar et al,2010)(图3-26-6)。

2. B超可协助发现病侧脏器变大。

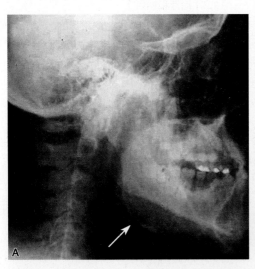
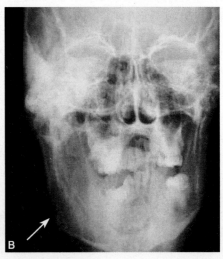

图 3-26-5　面偏侧肥大症患者颅骨 X 线片

A. 头颅和下颌骨侧位像,显示右髁、冠状突和下颌体明显的骨性增大;B. 前后位像,箭头显示下颌骨畸形区

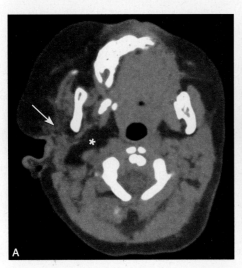
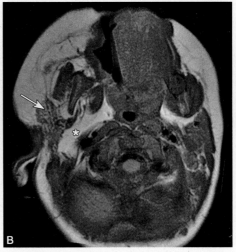

图 3-26-6　面偏侧肥大症患者脑 CT、MRI 表现

A. 脑 CT 轴位像;B. 脑 MRI 的 T₁WI 像。可见右侧腮腺和咀嚼肌(箭头)脂肪瘤浸润及相应的大理石纹,以及右侧咽旁间隙扩张(星号)

【诊断和鉴别诊断】

1. 诊断　根据婴幼儿期发病,病侧颜面缓慢进行性肥大,或伴病侧肢体肥大,通常在青少年期病情进展自行停止,结合 X 线和 MRI 检查显示颜面肥大侧骨质明显增粗,可以确诊。

2. 鉴别诊断

(1) 正常人出现两侧面部不对称,较大侧面部未发现骨骼肥大现象,影像学检查未提示异常。

(2) 面偏侧萎缩症早期出现一侧面部萎缩,易误认为正常侧面部肥大,其主要根据局部皮肤改变,X 线显示骨质改变，以及动态观察面部不对称变化等加以鉴别。

（3）后天性颅骨不对称，诸如良性纤维组织增生、发育异常性病变，以及骨肉瘤和软骨肉瘤等恶性病变。垂体功能亢进或巨人症、神经纤维瘤病、象皮病等均为双侧病变表现，结合临床特征、影像学表现和实验室检查等可资鉴别。

【治疗和预后】

1. 本病目前尚无特效疗法，骨质过度肥大产生压迫症状或涉及美容方面考虑可行矫形术，包括重建手术，如骨切除术或软组织切除术，保留神经肌肉功能。

2. 本病通常预后良好。青春期结束时病情稳定，面部肥大不再进展，但由于面部畸形，可使患者存在自卑等心理障碍。

第七节　多汗症和无汗症

（陈立杰）

多汗症（hyperhidrosis）是多种病因导致的自发性多汗，表现阵发性局限性或全身性出汗增多，通常为两侧对称性，但也可见偏身多汗。无汗症是指皮肤表面少汗或完全无汗，可由汗腺功能障碍及神经系统疾病引起。

【病因和发病机制】

1. 病因　可分为原发性多汗症和继发性多汗症。原发性多汗症病因不明，多与精神心理因素有关，如神经症、焦虑状态，也可因自主神经功能不稳定出现局部或全身性多汗。继发性多汗症可见于内囊、丘脑、纹状体、脑干、小脑、脊髓、神经节、神经干以及交感神经系统病变。此外，全身系统性疾病，诸如甲状腺功能亢进、结核病及其他慢性消耗性疾病、传染病等也可出现全身多汗。某些遗传性疾病可出现先天性多汗症。无汗症可见于下丘脑、脊髓支配汗腺的神经通路损害所致，也可见于麻风、酒精中毒性神经病、糖尿病、痛风等造成的自主神经功能障碍。先天性外胚叶发育不良致汗腺发育障碍表现先天性少汗（hypohidrosis）和无汗症（anhidrosis）。有些无汗症是遗传性疾病，为性连锁隐性遗传方式。其他罕见的出汗疾病尚有 Ross 综合征、Adie 瞳孔、伴其他部位代偿性多发性水肿的反射性节段性无汗症，以及以荨麻疹、全身性无汗和 IgE 升高为特征的特发性单纯性泌汗障碍（Allan et al，2019）。

2. 发病机制　多汗症是由于泌汗神经纤维过度活跃所致，可见于某些周围神经病，如砷或铊所致的早期兴奋期，随后出现无汗症，是反射性交感神经营养障碍疼痛综合征的表现，也是痛性单神经病的表现（灼痛），或是痛性多发性神经病的表现（烧灼足综合征）。脊髓性截瘫患者可出现非体温调节性多汗症，如上胸髓横贯性损伤患者出现面部及上部躯干过度出汗。无汗症多由激活汗腺的神经通路功能障碍所引起，如脊髓损害可引起同侧节段性或损害平面以下部位的暂时性少汗或无汗，全身性无汗可能是由皮层对下丘脑的抑制增强所引起。

【临床表现】

1. 患者多表现阵发性全身多汗，也可见于局限性或偏侧性多汗。多汗症状通常自少年期开始，青年期明显加重，情绪激动、环境温度上升或活动后出汗增多，重者可大汗淋漓而影响工作。手掌多汗常让人窘迫和难以忍受，也经常是焦虑或神经症的表现，此类患者手掌寒冷、湿黏，这可与甲状腺功能亢进所致的湿润温暖的多汗状态相区别。先天性多汗症可能与遗传有关，表现手掌、足底和腋部多汗，常见于遗传性综合征，如 Spanlang-Tappeiner 综合征、Riley-Day 综合征等。

2. 多汗症根据部位可分为：①全身型：多为功能性或躯体病变引起。②偏身型：通常是中枢性病变，尤其间脑病变所致。③节段型：多为脊髓侧角或交感干病变所致。④末梢型：常见于手掌、足底和腋下等。⑤局部型：多为反射性，如食用刺激性食物，局部多汗症也可以是先天性。

3. 无汗症患者皮肤干燥、脱屑，不能耐受高热环境，外部气温升高可导致体温升高，心率加快或痉挛发作，甚至死亡。皮肤局限性无汗症是周围神经病的常见表现，是交感神经节后纤维中断所致，其边界可通过发汗试验绘出，无汗区相当于感觉缺失区域。一种罕见的感染后无汗综合征可伴有直立性低血压，也可以是"单纯性全自主神经失调症"的一种特殊形式，皮质类固醇治疗可能有效。

【诊断】

多汗症主要根据多汗的病史和典型的临床表现，结合客观检查通常不难诊断。中国中西医结合学会皮肤性病分会（2017）提出的原发性多汗症的诊断标准：①局部的可见的大量出汗，持续 6 个月或以上；②无明显的继发因素；③同时满足以下 2 种或 2 种以上的特征：双侧相对对称分布；发病年龄小于 25 岁；有家族史；睡眠时停止出汗；每周至少发作 1 次；影响日常生活。

无汗症的诊断主要根据少汗或无汗的病史和临床表现不难诊断，同时可辅以发汗试验即可确诊。

【治疗】

1. 一般治疗　原发性多汗者应注意避免诱因，精神紧张患者尽量使其保持情绪稳定，可用安定、氯丙嗪等；体弱患者可行全身强壮治疗，服用中药如玉屏风散，戒食辛辣食物，配合应用调整自主神经功能药物。继发性多汗者以去除病因，治疗原发病为主。

2. 药物治疗

（1）局限性多汗者轻症可用爽身粉，有收敛性作用。用3%~5%福尔马林涂搽局部，并注意皮肤清洁；局部注射肉毒毒素治疗有效；使用3%~25%氯化铝或5%~10%枯矾等收敛剂局部敷用，效果较好；局部应用45%丁香油脂质体，每日2次，持续2周，可使特发性手掌多汗症患者手掌出汗率下降（Ibrahimet al,2018）；3%奥昔布宁凝胶也可减轻原发性局灶性多汗症的症状（Nguyenet al,2018）。

（2）全身性多汗者：一线治疗可用阿托品0.3~0.5mg口服，3次/d，或用颠茄合剂等抑制多汗。强效抗胆碱能药物格隆溴铵1~2mg口服，3次/d，或奥昔布宁5mg口服，2次/d，可获得较好疗效（Jameson et al,2018）。

3. 手术治疗　针对腋窝多汗者可行局部汗腺切除术、刮除术等，重症多汗患者可行颈交感神经封闭，或行胸2~3交感神经切除或消融术，该方法疗效好，安全性高，术后患者心肺功能变化小。

4. 物理疗法　①放射治疗，手足掌多汗可试用深部X线治疗，每次100R，每周2次，总量800~1 000R；②离子电渗疗法，治疗掌跖多汗症安全有效，可与局部止汗剂和肉毒毒素注射联合应用；③其他如微波热疗、激光治疗和聚焦超声等正在成为难治性多汗症的安全有效的疗法（Wechter et al,2019）。

5. 中药治疗　可用黄芪、牡蛎、麻黄根等固汗，也可用当归六黄汤。针灸治疗可取穴大椎、行间、复溜或灸气海等。

6. 无汗症治疗积极治疗引起无汗症的各种原发病，口服或注射毛果芸香碱可刺激汗腺分泌，口服维生素A和甲状腺片。先天性外胚层发育不良无法治疗。对症治疗针对全身性无汗引起的体温升高，可采取物理降温，局部无汗所致的皮肤干燥和粗糙可涂擦润肤软膏保护皮肤，也可试用中医中药治疗。

第八节　血管神经性水肿

（陈立杰）

血管神经性水肿（angioneurotic edema）亦称为急性血管神经性水肿或Quinche水肿，主要以发作性局限性皮肤或黏膜水肿，无疼痛、瘙痒和皮色改变等为临床特征的一种疾病。

【病因和病理】

1. 病因　本病的病因和发病机制不清，可能与以下因素有关：

（1）自主神经功能障碍：在精神和物理因素作用下，发生中枢及周围自主神经功能紊乱，表现交感神经功能减退或副交感神经功能亢进。不同部位水肿与相应节段的自主神经平面有关，全身性水肿可能与下丘脑功能紊乱有关。

（2）过敏反应：例如，食物、药物或环境中某些物质过敏所致，血管紧张素转化酶抑制剂（ACEI）如卡托普利、依那普利等可在0.2%~0.7%的患者中引起类似反应，黑种人、器官移植、女性、吸烟和年龄增长等可能是ACEI相关的血管神经性水肿的已知危险因素。

（3）遗传因素：某些患者有家族遗传倾向，遗传性血管性水肿（hereditary angioedema，HAE）是常染色体显性遗传，大多数致病变异位于SERPING1基因，由补体C1抑制物（C1INH）缺乏所引起。临床可分为三型，约85%的患者为1型（C1INH缺乏），其余为2型（C1INH的非功能性蛋白缺乏）和少见的3型（与正常水平补体蛋白和XII因子基因突变有关）。

2. 病理　不论何种原因引起的血管神经性水肿，最后的病理生理机制均可因血管通透性增高，血管内液体过度渗出而发病。在血管神经性水肿病变处可见皮下或黏膜下小血管扩张，血管周围疏松结缔组织水肿等。

【临床表现】

1. 本病可见于任何年龄，以青年居多。发病前可出现周身不适、寒战或发热等前驱症状。急性起病，在数分钟或数十分钟内达到高峰，持续数日或数十日，通常可反复发作，但也可长期不复发，间歇期无任何症状体征，不经治疗也可自行缓解。

2. 血管神经性水肿通常发生在单一部位，也可同时出现在多个部位，常见于面部、颈部、头部、上肢或下肢，也可发生于眼结膜、视网膜、咽喉、口腔、生殖器、消化道和肾脏等。水肿的皮肤及皮下组织增厚，边界不清，压之较硬，但无指压痕，皮肤色泽和温度正常，感觉有肿胀或热感，一般无疼痛、发痒等，发作时间较长者局部可见毛发脱落。发生在重要部位，如咽喉部黏膜可出现呼吸困难、吞咽困难，喉部黏膜严重水肿可导致窒息死亡。

3. 慢性血管神经性水肿常有家族遗传性，HAE的患病率约为1/50 000，多在幼儿期或成人早期发病，呈反复性进行性加重。临床表现反复发作的面、颈、躯干及四肢局限性皮下水肿，局部不痛不痒，无明显潮红，皮下水肿多持续48~72小时后自行缓解。严重病例常累及呼吸道和消化道，由于短暂的喉头水肿，上呼吸道血管性水肿可因窒息危及生命，影响胃肠道可伴腹部绞痛、腹泻、恶心、呕吐，易误诊为急腹症而行不必要的手术。

【诊断和鉴别诊断】

1. 诊断　根据病史及典型临床表现通常可作出诊断。皮肤测试或血清过敏原特异性IgE测定，检测嗜酸性粒细胞、红细胞沉降率和促甲状腺素水平有助于病情评估。皮肤活检评估病理改变与荨麻疹血管炎一致的细胞浸润,核碎片和小静脉纤维蛋白样坏死。慢性血管性水肿须评估补体水平。

遗传性血管性水肿(HAE)诊断除了家族史以外,还表现反复发作的胃肠道绞痛及喉头水肿。通过测定C1INH抗原(1型)或非功能性蛋白(2型)缺乏可支持诊断。获得性C1INH缺乏症患者缺乏家族性因素,其血清表现C1功能和C1q蛋白以及C1INH,C4和C2减少。先天性C1INH缺乏与ACEI引起的血管性水肿和缓激肽水平升高有关。3型HAE与正常水平补体蛋白和XII因子基因突变相关。

2. 鉴别诊断 本病应与硬皮病、肾性水肿、皮肤恶性网状细胞增生症等鉴别,还须与其他可引起神经性水肿的少见疾病鉴别,诸如家族性冷荨麻疹、C3b抑制剂缺乏症、Muckle-Wells综合征、Schnitzler综合征、嗜酸性粒细胞增多症、Gleich综合征,以及POEMS综合征等。

【治疗】

1. 急性期治疗可用泼尼松30mg口服,晨起顿服;由过敏反应引起者,停止接触过敏原及相应药物,症状可自行缓解或消失;严重者需用地塞米松20mg,静脉滴注,1次/d;持续3~7天。出现喉头水肿引起呼吸困难者应立即皮下注射肾上腺素,同时立即行气管切开,避免发生窒息。

2. 针对遗传性血管性水肿(HAE),有报道应用各种补体C1抑制剂浓缩物有利于促进患者补体C1抑制剂水平恢复,预防本病的发生(Marcel et al,2019)。治疗HAE急性发作可同时使用缓激肽2受体拮抗剂艾替班特(icatibant)和激肽释放酶抑制剂艾卡拉肽(ecallantide)。在急性发作时不能获得这些新药,可使用新鲜冰冻血浆输注。对获得性C1INH缺乏,应同时治疗潜在的血液系统恶性肿瘤。

3. 我国对本病的长期预防可选择达那唑(danazol)和氨甲环酸(tranexamic acid),刺激正常基因表达功能性C1INH,从而抑制C1的自发活化。大多数患者对达那唑表现良好疗效和耐受性,应用剂量≤200mg/d时,约80%的患者可有效地预防水肿发作(Shuang et al,2019)。

【预后】

本病常反复发作,每次发作持续数日至数十日,间歇期可无任何症状或体征,有的患者可长期无复发而预后良好。HAE患者可因喉头水肿而窒息,若不治疗死亡率可高达28%。

第九节 家族性自主神经异常

(贾志荣)

家族性自主神经异常(familial dysautonomia)又称遗传性感觉自主神经病III型(hereditary sensory and autonomic neuropathy III,HSAN III),或称Riley-Day综合征,是一种少见的常染色体隐性遗传病,以家族性多种自主神经功能不全为特征。

该病由Riley与Day(1949)首先报道,通常婴儿期起病,主要发生在东欧犹太家族及其他种族小儿,在患者近亲中基因携带者约为1/50。

【病因和发病机制】

病因迄今不明。近年来研究表明,本病为常染色体隐性遗传性周围神经病,所有的患者均有两个复制基因缺陷,致病基因为IKBKAP或ELP1,位于9号染色体短臂31-33区。本病为自主神经系统先天性异常,患儿感觉神经节、交感神经节及副交感神经节中神经元显著减少,这些神经元在患者一生中可不断丢失。交感神经末梢数量减少,导致患者血循环中去甲肾上腺素、多巴胺、β-羟化酶含量降低。由于外周组织交感神经支配减少,导致肾上腺能受体过敏,肾上腺髓质释放儿茶酚胺可引起过度应激反应。虽有些症状提示影响中枢神经系统,但CNS未见类似的病变,智力属正常范围。

遗传性自主神经功能不全疾病还包括小纤维神经病变Fabry病,即α-半乳糖苷酶缺乏症,自主神经症状是其突出的特征,常表现为双下肢烧灼样疼痛伴随少汗,也可伴有腹泻、便秘、呕吐等消化道症状,是神经酰胺(ceramide)在下丘脑及中间外侧柱神经元积累的结果。

【临床表现】

1. 患儿出生时体重低于正常婴儿,哭声小而短促,吸吮力弱,吞咽功能差,可伴顽固性呕吐,吞咽困难和呕吐易导致吸入性肺炎,婴儿期发育缓慢。

2. 患儿多自出生后即有感觉缺失,以及交感神经功能障碍,无性别差异,进展缓慢,常伴发作性呕吐、腹泻或便秘,肌痉挛,运动功能障碍,共济失调,智能低下,Charcot病理关节和口腔溃疡等。哭时泪水极少或无泪是本病的特征。

3. 检查患儿可见肌张力低,腱反射减弱或消失;角膜反射消失,结膜干燥易导致溃疡,舌尖光滑,舌蕈状乳头缺失;痛温觉丧失,对疼痛刺激无反应,痛觉丧失常导致反复外伤或骨折;年长患儿可出现音叉振动觉和关节位置觉受累;可见皮肤红斑、远端血管过度收缩导致肢体发绀发凉、异常多汗、流涎或缺乏唾液,味觉障碍,以及病性发作等。

4. 幼儿期可出现自主神经危象,通常由中枢性自主神经功能衰竭引起,表现情绪不稳,易激惹、自闭、行为减少、体温易变、心率及呼吸频率不稳定。血管运动障碍是本病特征之一,目前认为与升压反射衰竭有关,表现血压波动不稳,常出现直立性低血压和平卧位高血压。

5. 学龄期患儿身材矮小,行走不稳,说话带鼻音,脊柱侧弯。至青春期发作性呕吐减轻,但共济运动差,常可见排尿性或吞咽性晕厥,情感不稳,不能参加体育活动。约40%的患者有抽搐发作,伴发热及缺氧等。

6. 患儿常因肺炎夭折,或因心搏骤停或睡眠猝死。对患者进行细致周到的照顾和护理可生存到30~40岁,患者也能生育正常的婴儿。

【诊断和鉴别诊断】

1. 诊断 本病诊断主要根据家族史,婴幼儿期发病,自主神经症状较多变,尿中高香草酸(homovanillic acid,HVA)显著增高。

Axelrod(2008)提出的诊断标准包括以下五条:①患儿哭时无泪。②舌蕈状乳头缺失。③膝腱反射减弱。④前臂皮内注射1:1 000磷酸组胺(histamine phosphate)后患儿没有痛感,局部无红晕区。⑤眼内使用0.062 5%毛果芸香碱(pilocarpine)滴眼,5分钟滴1次,共滴4次,可见患儿上睑下垂。

2. 鉴别诊断 自主神经失调症按病因分为家族性、获得性及特发性三类。家族性自主神经异常须与获得性及特发性两种疾病鉴别(见表3-26-3)。

【治疗】

本病尚无特殊的药物治疗,以对症治疗为主。吞咽困难的患者可给予鼻饲,肺部感染可适当应用抗生素,多汗、流涎可服用阿托品类药物,各种维生素、镇静剂及抗癫痫药等已证实有一定的疗效,明显的脊柱畸形可考虑手术矫形。

第十节 进行性脂肪营养不良

(陈立杰)

进行性脂肪营养不良(progressive lipodystrophy)是罕见的、以脂肪组织代谢障碍为特征的自主神经系统疾病,临床及组织学特征为缓慢进行性皮下脂肪组织萎缩或消失,双侧分布基本对称,边界清楚,有时合并局限的脂肪组织增生、肥大。根据萎缩的范围不同,可分为局限性脂肪营养不良(Simons症或头胸部脂肪营养不良)和全身性脂肪营养不良(Seip-Laurence综合征)。

【病因和发病机制】

本病的病因不清楚,一般认为与下丘脑病变、与脊神经并行的节后交感神经病变有关,导致自主神经性脂肪代谢异常。下丘脑对促性腺激素、促甲状腺激素及其他内分泌腺起调节作用,与节后交感神经纤维有密切的解剖联系。本病脂肪组织消失区与正常区之间有一条界线,该界线与脊髓节段有一定关系。有研究认为,下丘脑与垂体组成代谢调节控制系统,脂肪的消失与该系统产生的脂肪转移因子的促进作用有关。起病前可有急性发

热史,或合并间脑炎、内分泌疾病如甲状腺功能亢进症、垂体功能低下等,损伤、精神因素、月经及妊娠均可为诱因,目前对遗传因素作用尚未确定。

【临床表现】

1. 多数患者在5~10岁起病,女孩较常见,起病和进展均较缓慢。初期患儿多见面部或上肢脂肪组织消失,以后向下扩展,累及臀部和股部,呈大致对称性分布。病程持续2~6年可自行停止。患者面部表现两侧颊部及颞部凹陷,皮肤松弛,失去正常弹性,面颊、眼眶周围脂肪消失使患者呈特殊面容。部分患者臀部、髋部出现明显的皮下组织增生、肥大,但手足常不受影响。

2. 患者可能有脂肪组织消失、特殊肥胖及正常脂肪组织三者并存,以不同方式结合是本病的特征。通常以L_1~L_2为界把身体分为上半身和下半身两部分,临床可见上半身消瘦型、下半身消瘦型以及全身消瘦型等。

3. 患者可合并自主神经功能紊乱表现,如皮肤湿度改变、发汗异常、多尿、糖耐量降低、心动过速、血管运动不稳定、血管性头痛、腹痛、呕吐、皮肤及指甲营养性障碍等,个别病例合并内分泌功能障碍,如生殖器官发育不良、甲状腺功能异常、肢端肥大症及月经失调等。通常发病5~10年后症状渐趋稳定,肌肉、骨质、毛发、乳腺及汗腺通常正常,体力多不受影响,病程进展期躯体及精神发育也不受影响。曾报道脂肪营养不良可伴发于霍奇金病、硬皮病。

4. 新生儿或婴幼儿病孩通常出现先天性全身性脂肪营养不良,并有多脏器病变,累及头部、面部、颈部、躯干及四肢的全身皮下和内脏周围脂肪组织,可伴有高血脂、糖尿病、肝脾肿大、皮肤色素沉着、心脏和肌肉肥大等。

【辅助检查】

1. 皮肤活检正常,但皮下脂肪组织萎缩。

2. 血生化血脂偏低,肌酶正常。

3. B超可发现受累脏器萎缩变小,肌电图显示肌肉及神经正常。

【诊断和鉴别诊断】

1. 诊断 根据皮下脂肪组织消失,肌肉及骨质正常,活体组织检查脂肪组织消失,出现皮下脂肪消失、增多及正常三种情况以不同方式结合可确诊。

2. 鉴别诊断

(1)面偏侧萎缩症表现为一侧面部进行性萎缩,皮肤、皮下组织和骨质全部受影响。

(2)面-肩-肱型肌营养不良症表现面肌消瘦并伴肌力减弱,肌电图提示肌肉受损,皮下脂肪仍然保留。

(3)各种病因导致的过度消瘦,大多数病例可查出恶性肿瘤、慢性感染或长期胃肠功能不良等病因。

【治疗】

1. 目前本病尚无特效疗法,可试用纯胰岛素针剂直接注入萎缩区,有些患者可逐渐出现局部脂肪组织增长,

恢复正常形态。

2. 如病变较局限或由于职业需要,可行局部脂肪埋植或注射填充剂等整形术。有些患者适当注意休息并加强营养,按摩和体疗后可重新获得失去的脂肪。

第十一节　痛性肥胖症

（陈立杰）

痛性肥胖症(adiposis dolorosa)是一种少见的自主神经系统疾病,表现躯体某部位皮下脂肪异常堆积,伴该部位的自发性疼痛。本病由 Dercum(1892)首先描述,又称为德卡姆病(Dercum disease)。

【病因和发病机制】

本病的病因和发病机制不明,部分与遗传有关,可能是线粒体基因 A8344 A 到 G 的突变引起;HLA 抗原可能也与痛性肥胖症的发生有关,但均尚未定论(Emma et al,2011)。有报道使用托珠单抗(tocilizumab)治疗类风湿关节炎的患者发生非典型性关节旁德卡姆病(Pauline et al,2018)。其他原因包括内分泌失调、感染、免疫功能紊乱、过敏反应,以及自主神经系统调节的血管舒缩功能障碍等。由于脂肪异常堆积,对皮神经拉伸和压迫可引起局部疼痛,皮神经变性导致痛觉减退。

【临床表现】

1. 本病多为育龄期妇女(30~50岁),常伴有过早停经、性功能减退等。可急性起病,也可呈慢性进行性进展病程。

2. Roux 和 Vitaut(1901)提出痛性肥胖症的四个核心症状:①多发疼痛,脂肪组织肿块;②广泛性肥胖;③无力和易疲劳;④精神症状如情绪不稳、抑郁,以及癫痫发作、

意识障碍和痴呆等。通常在广泛肥胖基础上出现痛性脂肪结节或脂肪块,大小不等,早期柔软,晚期较硬。脂肪沉积可发生在除头部以外的任何部位,弥漫性或局限性对称性分布,多见于躯干、四肢(尤其膝关节周围)、颈部、腋部和腰臀部等,痛性肥胖症的典型疼痛分布区见图3-26-7。

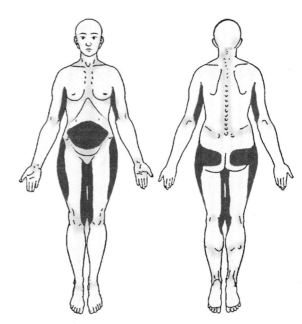

图 3-26-7　痛性肥胖症的典型疼痛分布区示意

3. 在多发脂肪结节周围呈阵发性或持续性、针刺样或刀割样剧痛,沿神经干可有压痛,常有关节痛或全身衰弱表现。随着脂肪结节增大,疼痛也随之加重,并出现麻木、无力和发汗障碍等,也可出现痛觉过敏,肢端肿胀、青紫和毛细血管扩张(图3-26-8)。疾病后期出现精神智力症状,如抑郁、智力减退,精神衰退,甚至痴呆等。

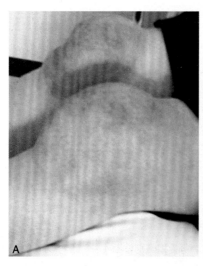
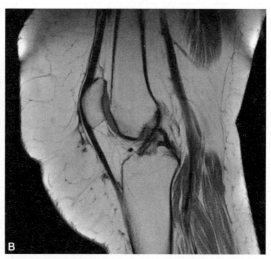

图 3-26-8　痛性肥胖症患者表现

A. 膝部损害,由于托珠单抗(tocilizumab)治疗类风湿关节炎导致非典型性关节旁德卡姆病;B. 膝部 MRI 的 T_1WI 像显示多发性皮下肿块

【诊断和鉴别诊断】

1. 诊断　目前本病尚无统一的诊断标准,主要根据发病年龄、性别及临床表现,在肥胖基础上出现特有的疼痛性脂肪结节,结合影像学特征,排除某些继发性原因即可诊断。

2. 鉴别诊断

(1) 结节性发热性非化脓性脂膜炎(nodular febrile nonsuppurative panniculitis):呈慢性病程,反复发作,全身散在皮下结节,无自发性疼痛,皮肤颜色正常或呈红色、褐色或紫红色,绝大部分患者有发热,常伴有皮损同时发生。病理表现皮下脂肪炎性反应,以及脂肪变性、坏死等。

(2) 多发性神经纤维瘤:患者皮肤常可见许多牛奶咖啡样斑,组织病理学活检证实为神经纤维瘤即可确诊。

(3) 多发性血管脂肪瘤:表现为触痛明显,很少有自发性疼痛,根据脂肪瘤组织病理学活检即可明确诊断。

【治疗和预后】

1. 治疗　目前本病尚无特效疗法,以对症治疗为主,如针对疼痛、衰弱及精神症状治疗。对异常堆积的脂肪可用吸脂术减轻疼痛,也可局部注射利多卡因(lidocaine),或口服非甾体抗炎药,以及美西律(mexitil)止痛。对神经病性疼痛可用英夫利昔单抗(infliximab),钙通道阻滞剂如普瑞巴林(pregabalin)和奥卡西平(oxcarbazepine)等。类风湿关节炎合并痛性肥胖症应用托珠单抗(tocilizumab)可能有效。

2. 预后　本病预后研究甚少,有报道5年随访发现,一些患者疼痛持续存在。本病呈慢性进展,晚期可发展为精神智力障碍。

第十二节　唇舌水肿和面瘫综合征

(陈立杰)

唇舌水肿和面瘫综合征(labiolingual hydrops and facial paralysis syndrome)也称为梅柯森-罗森思尔综合征(Melkersson-Rosenthelsyndrome,MRS),是一种罕见的神经系统疾病。梅-罗综合征的发病率约为0.08%,任何年龄均可发病,在20~30岁人群中多见,无性别差异。

由 Melkersson(1928)首先描述,之后 Rosenthel(1930)发现除了面、唇部肿胀伴面肌麻痹外,尚有舌面纵向裂沟,似阴囊皮肤皱褶。通常呈缓解-复发病程。

【病因和发病机制】

本病的病因和发病机制不明。有些是家族性发病,有报道为常染色体显性遗传伴不同表达方式,基因定位于9p11(Baochun et al,2015)。Kesler等报道,肿胀的唇部组织病理证实为非特异性棘皮症和上皮下慢性炎症,属于肉芽肿,疑为某些病原体感染所致。有人认为与免疫因素有关,或受机械刺激导致血管神经性水肿。周围性面神经瘫痪可能由于面神经在面神经管受压所致。

【病理】

病变组织活检,镜下显示组织水肿和淋巴管扩张,血管周围可见淋巴细胞、浆细胞及组织细胞浸润,组织纤维化和朗汉斯巨细胞。非干酪样类上皮细胞肉芽肿是该病的典型病理改变,多位于固有层和黏膜下,有时可见于腺体和肌层内;也可见非特征性肉芽肿,表现间质和血管炎性细胞浸润等(图3-26-9)。肉芽肿并非出现于所有的患者且并非MRS所特有,如出现也须排除克罗恩病(Crohn's disease)(Babita et al,2013)。对MRS患者30年随访发现,MRS与炎症性肠病关系密切,11.1%的患者会发展为炎症性肠病,包括Crohn病和溃疡性结肠炎(AnuHaaramo et al,2019)。

【临床表现】

1. 多在青少年发病,无性别差异,起病较迅速。MRS典型的三主征是反复发作的周围性面瘫、口面部肿胀和皱襞舌等,但临床上仅8%~25%出现经典MRS。

2. 颜面部间歇性肿胀是非凹陷性水肿,常从口唇肿胀开始,有时扩展到面颊、头皮,无疼痛感,类似血管神经性水肿,可自行消退,但有反复发作倾向,水肿也见于手背、足背和骶尾部,咽部和呼吸道也可累及。

3. 约57%的患者出现肿胀侧面肌瘫痪,有时伴味觉减退及听觉过敏。面瘫可同时累及双侧或两侧交替出现,通常持续数日,面舌肿胀可自然消退,周围性面神经麻痹也可逐渐好转,症状可在数周、数月后再次出现,复发的病变便不定。

4. 30%~80%的MRS患者出现皱襞舌,表现舌面纵向裂沟,多为先天性,可能与遗传因素有关。面瘫好转后舌面纵向皱襞仍将存在,这些症状可在数周、数月后再次出现。检查时除周围性面神经麻痹和口唇肿胀外,常可见舌面肿起或舌体有较深的纵向裂沟,这种皱襞舌是本综合征的特征性表现(图3-26-10)。

【辅助检查】

神经电生理检查,包括运动神经传导和针电极肌电图,可反映面神经和面部肌肉受损的程度,与疾病严重程度和预后密切相关。MRS患者如CMAP潜伏期轻度延长、没有失神经电位,预后较好,反之预后较差。

【诊断和鉴别诊断】

1. 诊断　本病诊断主要根据反复发生的唇舌肿胀、面神经麻痹、舌体纵向裂沟等典型临床表现进行诊断,神经电生理检查有助于判断疾病的严重程度和预后。

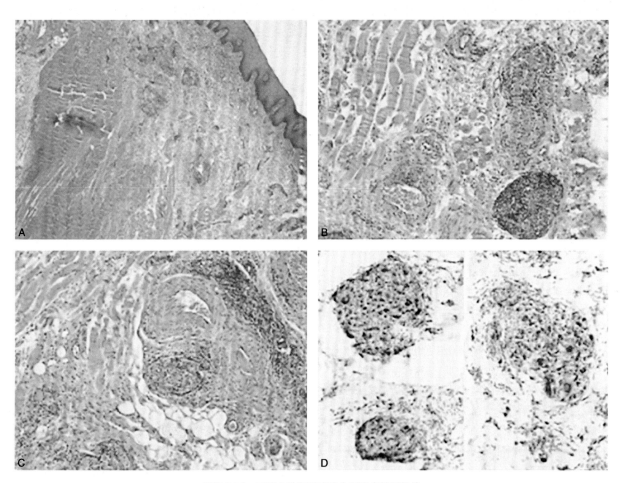

图 3-26-9 唇舌水肿和面瘫综合征患者的唇活检

A.唇活检显示(HE×25)黏膜下层有大量肉芽组织和炎细胞浸润;B.高倍镜显示(HE×80)肉芽组织集中在黏膜下层深层,有巨细胞和淋巴浆细胞浸润,未见非干酪样坏死;C.巨细胞来源于巨噬细胞;D.巨细胞起源于巨噬细胞(经抗巨噬细胞抗体 CD68 染色,×80)

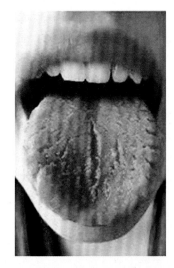

图 3-26-10 唇舌水肿和面瘫综合征患者皱襞舌的纵向裂沟

2. 鉴别诊断 本病须与外伤、炎症及肿瘤等引起面瘫、唇舌肿胀相鉴别。

【治疗和预后】

1. 治疗 本病目前尚无根治性疗法,早期治疗主要包括去除各种感染和刺激因素。近年来国外报道,急性期应用大剂量甲泼尼龙 1.0g/d,静脉滴注,连续 5~7 日,面部肿胀及周围性面神经麻痹可迅速好转,可维持较长时间不复发,疗效较好。病情严重和一般药物治疗无效的 MRS 患者,丙种球蛋白治疗可能有效(Fantacci et al,2018)。

复发性或进展性面瘫患者可行面神经部分减压术,以减少复发的风险。面唇肿胀治疗可给予糖皮质激素、氨苯砜、柳氮磺胺吡啶、羟氯喹、甲氨蝶呤、抗生素、雷尼替丁、苯海拉明等药物。MRS 患者的裂纹舌通常无症状,良性者无须治疗,如舌裂较宽影响日常生活,可行外科手术缝合修补。

2. 预后 本病预后良好,症状可自行消退,不影响寿命和日常生活。

第十三节　交感神经链综合征

（贾志荣）

交感神经链综合征（sympathetic chain syndrome）是多种病因导致长期隐性存在的交感神经节损害综合征。当神经节损害严重和代偿不足时则会出现典型症状，临床上常被延误诊治，多在尸检中被偶然发现。

【病因和病理】

1. 病因　本病的病因较多，如各种感染、中毒及外伤，脊柱退行性疾病、肿瘤、血管性疾病和慢性刺激性病变等。

2. 病理　病理改变可因原发病而异，感染性炎症引起可见细胞内空泡形成及脂肪变性，伴神经节间质及周围组织充血、水肿和浸润，中毒及败血症引起可见神经节细胞坏死。

【临床表现】

1. 本病可发生于任何年龄，男女均可发病，临床上并非少见，因晚期才出现典型症状，临床诊断率较低。多为亚急性或慢性起病，亦可急性起病，病程通常转为慢性迁延、反复波动的趋势。局部交感神经链病变以节段性不对称性及强烈的扩散性和周期性加重为特征，有共同的临床症状，但因受损的交感神经节不同，临床表现不尽相同。

2. 疼痛呈发作性或持续性，伴发作性加剧，夜间较重，情绪波动、体力劳动、天气变化及寒冷刺激等因素均可使疼痛加重，范围较弥散，有广泛扩散趋势。受损交感神经节的体表投射区可出现压痛，发现压痛点常有助于定位诊断。可出现麻木、蚁走样感等感觉异常，多为痛觉异常，客观感觉障碍较主观症状轻。

3. 皮肤及附属器病变常出现皮肤刺激症状，如出汗增多、立毛反射亢进；亦可表现功能缺失症状，如皮肤导电性能减低、出汗减少及立毛反射减弱等。此外，皮肤还可出现营养障碍，表现干燥萎缩、毛发脱落及指（趾）甲变脆等。

4. 血管功能障碍主要表现小动脉及毛细血管痉挛，亦可出现血管张力减退，甚至发生麻痹及躯体神经功能障碍。

【诊断和鉴别诊断】

1. 诊断　根据某一侧交感神经支配区内出现发作性或持续性疼痛，或交感神经投射区有明显的压痛，可考虑本病。

2. 鉴别诊断　通过颈部影像学检查，排除局部椎间盘突出、炎症、占位等常见继发性因素，完善神经传导速度及 H 反射等相关电生理检查排除周围神经及神经根病变。本病还须注意与脊髓空洞症、心绞痛、血栓闭塞性脉管炎等鉴别。

【治疗】

1. 急性期及慢性期急性发作患者需卧床休息，受损部位应避免较多的活动，可针对致病因素尽早采取相应措施。

2. 药物治疗主要是对症治疗，以及改善新陈代谢。交感神经节封闭疗法是治疗本病最有效的方法之一，可用于急性及亚急性期。大剂量维生素 B_{12}，如 1 000μg/d，肌内注射，可缓解疼痛。

第十四节　网状青斑

（陈立杰）

网状青斑（livedo reticularis）是皮肤呈青紫网络状变化的现象，可以单独出现，也可合并多种系统性疾病，包括特发性和继发性。生理性网状青斑是人体皮肤对寒冷的一种生理性反应，被称为大理石样皮肤，在温度降低时出现，随着受冷肢体的变暖可完全消退。

【病因和发病机制】

病理性网状青斑须经皮肤病理或全身检查证实。病因和发病机制可能包括：

1. 小血管壁损害　如抗磷脂抗体综合征或司内登（Sneddon）综合征，因皮肤小动脉内皮增生导致管腔严重狭窄，出现网状青斑。皮肤小血管非特异性炎症通常继发于结缔组织病，如系统性红斑狼疮、结节性多动脉炎及干燥综合征等，也可因韦格纳（Wegener）肉芽肿引起。由链球菌、结核分枝杆菌、肝炎病毒、梅毒、支原体、立克次体、布鲁菌等引起小血管过敏性改变，或由细小病毒（Parvovirus B19）直接引起的小血管壁改变均有报道，某些病原体也可引起皮肤小血管壁肉芽肿样病变，导致管腔狭窄。

2. 血栓形成　①小血管血栓形成常见于结缔组织病或异常免疫球蛋白抗体阳性患者，抗磷脂抗体综合征较多见，包括抗心肌磷脂抗体（anti-cardiolipin antibodies）、抗狼疮抗体及抗 β2 糖蛋白 1 抗体，这些抗体阳性者半数以上有皮肤网状青斑。②小血管内多发性栓塞多因经股动脉导管造影或介入手术，导致主动脉、锁骨下动脉等动脉粥样硬化斑块破裂脱落，肾衰竭患者出现原发性高草酸尿症，草酸结晶可栓堵微血管导致网状青斑。③药物过敏导致的皮肤网状青斑经皮肤活检证实为血栓形成，已知药物如治疗痤疮的米诺环素（minocycline），治疗偏头痛的麦角胺，各种 b 受体阻滞剂，肿瘤化疗药吉西他滨等，以及苯海拉明合并二乙吡啶二酮、金刚烷胺、某些催眠药、儿茶酚胺、奎尼丁、铋剂引起网状青斑的个别报道,多发性硬化患者使用干扰素β可诱导雷诺现象、网状青斑、肢体远端坏死,红霉素和洛伐他汀之间相互作用可引起网状青斑和多器官损害。

3. 血液成分异常　诸如:①凝血因子异常最多见,如 Sneddon 综合征为凝血因子 V 异常,常合并脑动静脉血栓形成。②血中蛋白 C 缺乏、补体 1 抑制物缺乏导致副蛋白血症(paraproteinemia),也可出现巨球蛋白血症(macroglobulinemia)、先天性低丙种球蛋白血症、冷球蛋白血症(cryoglobulinemia)、家族性抗血栓素 Ⅲ 缺乏、特发性血小板增多症(idiopathic thrombocytosis)。

4. 系统性疾病婴儿出生后即有皮肤网状青斑为先天性网状青斑,经长期(8~21年)观察均可发现其他系统性疾病,如脑梗死、高血压、青光眼和肾损害等,原因不明。

5. 自主神经功能障碍导致皮肤微血管高度痉挛出现网状青斑,见于创伤后、置入静脉导管、1 型糖尿病和恶性贫血等。

本病的病理生理改变是皮肤微血管闭塞或高度狭窄使皮肤供血不良,引起小静脉扩张淤血或血液黏稠度增加,浅表毛细血管血流缓慢,导致皮肤颜色呈青紫色网状样斑,持久的功能性血管改变可发展成血管器质性病变,严重时发生皮肤溃疡(Sajjan et al,2015)。

【临床表现】

1. 本病的发病年龄较轻,20~40 岁居多,也可出现于婴儿期或老年期,无性别差异,一般无明显不适感或仅有轻微不适。

2. 原发性网状青斑表现皮肤逐渐出现片状、条纹网状或斑片状条纹,纹络清楚,有的稍高于皮面,可发生于躯干和肢体任何部位,下肢最多见。局部皮肤青紫,可有发凉或麻木等感觉异常,程度较轻,通常无疼痛,有时汗液增多。在寒冷环境中、站立位或肢体下垂时皮肤青紫网状斑明显,温暖环境或抬高患肢略有好转,但不完全消失,严重时可出现溃疡,因血运较差而不易愈合(图 3-26-11)。相应部位的主干动脉,如上肢肱动脉、桡动脉,下肢股动脉、腘动脉、足背动脉及胫后动脉等均搏动良好,且无全身系统性疾病表现。

3. 继发性网状青斑须明确病因,包括全身状态及免疫功能,进行相关的血液检查等,并询问用药史以及股动脉介入术史。Sneddon 综合征是一种罕见的非炎性血栓形成的血管性病变,以脑血管疾病和网状青斑为特征。皮肤葡萄状青斑可在其他临床症状数年前发生。卒中常见于大脑中动脉供血区,导致偏瘫、感觉障碍和失语。网状青斑可发生于脑卒中前数年,位于四肢(100%)、躯干(84%~98%)、臀部(68%~74%)、手或足(53%~59%)、

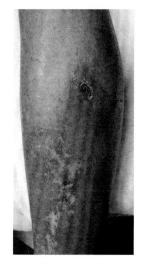

图 3-26-11　网状青斑患者的皮肤溃疡

面部(15%~16%),所有的患者几乎均有躯干和/或臀部受累,一半以上的患者在脑血管事件前就已出现皮肤网状青斑。

【辅助检查】

皮肤活检对网状青斑诊断尤为重要,病理可见深部网状真皮和脂肪组织中中等大小血管的血管炎,与正常组织界限分明(Trey et al,2012)(图 3-26-12)。

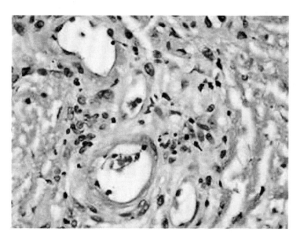

图 3-26-12　网状青斑患者皮肤病理显示,血管壁增厚和红细胞外渗,内膜透明化(HE,×60)

【诊断和鉴别诊断】

1. 诊断　本病主要根据青壮年期发病,躯体特别是下肢皮肤出现条纹状或斑片状青紫的网状青斑,可伴发凉、麻木等感觉异常,寒冷状态或肢体下垂可使症状加重,温暖环境或抬高患肢可使青紫减轻,但不消失,相应部位主干动脉搏动良好,无全身系统性疾病,通常可诊断。

2. 鉴别诊断　注意原发性与继发性网状青斑鉴别,可根据患者全身状态、各系统功能、相关血液检查、用药

以及介入治疗等病史加以鉴别。

【治疗和预后】

1. 原发性网状青斑仅需给予一般的对症处理,如注意皮肤保暖,避免将患者暴露于寒冷环境,防止患部形成皮肤溃疡等。应用血管扩张药,如山莨菪碱、烟草酸、肌醇烟酸酯、低分子右旋糖酐和脉络宁等,也可应用活血化瘀类中药,诸如丹参、红花、川芎等改善症状。原发性网状青斑患者预后较好,病程一般持续数月或数年可自行缓解。

2. 继发性网状青斑强调去除原发病的病因尤为重要,同时给予改善皮肤微循环药物,局部保暖等对症治疗。

第十五节 间脑癫痫

（陈立杰）

间脑癫痫(diencephalic epilepsy)是由不同病因下丘脑病变引起的周期性发作的自主神经功能紊乱综合征,又称为自主神经性癫痫、内脏性癫痫等。该综合征由Penfield(1929)首先描述,称为间脑自主性癫痫,临床表现阵发性烦躁不安、发作性血压升高、流泪、流涎、出汗、瞳孔散大或缩小及心动过速等。在癫痫国际分类中并未将其归为独立的类型,而是将发作性自主神经症状癫痫列为单纯部分性发作的一种类型(参见第十一章"癫痫和痫性发作疾病")。

【病因和发病机制】

间脑癫痫病因不一。下丘脑的毛细血管网丰富,但血-脑屏障结构不健全,毛细血管通透性较脑的其他部位高,使之对缺氧、感染、中毒、外伤及颅内压增高等均较敏感,易产生水肿、炎症及出血等病变,这些均可能成为间脑癫痫的病理学基础。仅少数的原发性间脑癫痫患者有家族史,继发性间脑癫痫病因为各种脑炎、脑瘤(特别是第三脑室底肿瘤)、寄生虫病、颅脑外伤、脑血管疾病、中毒、变性病、代谢障碍,以及高热等。

间脑癫痫主要表现下丘脑发作性功能紊乱,下丘脑是 CNS 整合与控制自主神经功能的中枢,调节交感与副交感神经活动,维持机体内环境平衡。当视丘部异常电兴奋沿下丘脑神经纤维环行传播时可出现自主神经紊乱的各种表现,用基底电极脑电图证实兴奋起点位于下丘脑。当下丘脑异常放电扩散,阻断中脑网状结构上行径路对大脑皮质的影响时可产生意识障碍。异常放电影响到网状结构下行径路时可使脊髓牵张反射增强,产生强直性抽搐。此外,自主神经的更高级中枢如岛回、扣带回及杏仁核等部位病灶也可引起自主神经发作。

研究表明,以发作性腹痛为突出症状的间脑癫痫可能由涉及杏仁核的颞叶引起的异常脑电活动所致,杏仁核将密集的冲动直接投射到迷走神经背运动核,继而兴奋胃肠道。

【临床表现】

根据自主神经发作中最突出的症状及是否伴发非自主神经症状,可分为单纯型及混合型,单纯型又分为六个亚型。间脑癫痫患者可有以下一种或几种症状,每次发作时出现症状及顺序基本相同。

1. 单纯型仅表现发作性自主神经症状。

(1) 血管运动障碍:主要表现皮肤及黏膜血管运动功能紊乱,皮肤显著苍白或充血潮红,也可由苍白转变为充血,伴局部发热感,头颈部皮肤尤明显,皮肤充血呈弥漫性发红,亦可呈块状或大片状红斑、皮疹、风团;另一种典型的皮肤苍白表现位于口鼻三角区,其余面部显著发红,界线分明,眼结膜及黏膜亦可充血。

(2) 外分泌腺分泌异常:表现局部或全身出汗过多、唾液分泌过多或减少,以及流泪、流涎等。

(3) 内脏功能障碍:表现内脏器官功能紊乱,如心悸、胸闷、心前区疼痛,心率、节律及动脉血压改变,呼吸过快、过度换气、呼吸暂停及发作性喘憋等呼吸功能紊乱,胃气上升感、恶心、呕吐、腹泻或腹痛等消化系统症状,以及多尿、尿失禁、强迫性排尿和排便等。

(4) 体温调节障碍:多数表现体温升高,部分伴有寒战,少数体温降低。

(5) 饮食障碍:表现贪食症、烦渴及多饮,少数食欲减退。

(6) 睡眠障碍:表现发作性嗜睡、打呵欠、昏睡,少数出现连续不眠状态。

2. 混合型除了发作性自主神经症状,可伴轻度意识障碍、发作性肌无力、局限性强直痉挛,以及发作性感觉异常等。

3. 反复发作性自主神经功能紊乱无其他原因可解释时,须进行动态或视频脑电监测,患者发作时有放电表现方能诊断间脑癫痫。Gibbs(1951)指出,间脑癫痫可有14Hz、6Hz 正相棘波,但此类棘波在儿童发育过程中、正常儿童困倦时、行为异常及头痛等情况下均可能出现,并非癫痫的特异性表现。

【诊断和鉴别诊断】

1. 诊断 主要根据是:①反复发作性自主神经症状,每次发作有相对的刻板性,即每次发作的表现和症状出现顺序基本类同,发作后可照常活动,无残留症状,部分病例可伴意识朦胧或一过性意识丧失,发作后可有嗜睡;②脑电图可出现棘波等痫样放电,如 14Hz、6Hz 正相棘波;③部分患者可发现下丘脑或第三脑室底部病变;

④抗癫痫治疗有效;⑤可有癫痫家族史。

由于间脑癫痫表现复杂多样的自主神经症状,易被误诊为其他系统疾病,应做 EEG 或视频 EEG 检查,或试用抗癫痫治疗观察疗效,提高间脑癫痫诊断率。

2. 鉴别诊断

(1)儿童偏头痛:偏头痛发作前可有先兆症状,成人发作时间(未经治疗)可持续 4~72 小时,儿童偏头痛发作持续时间常较成人短,且症状不典型,偏头痛均无意识丧失或发作后状态。国外早已取消了头痛性癫痫的诊断,国内也倾向于不再诊断头痛性癫痫;头痛可为癫痫伴随症状或前驱症状,是癫痫发作的一部分,头痛作为癫痫始终唯一的症状者极为罕见。

(2)发作性腹痛:许多疾病可能导致发作性胃肠道症状,如腹型偏头痛、家族性地中海热、卟啉病和周期性呕吐等(Yunuset al,2016)。一项涉及 150 例慢性复发性腹痛儿童的研究发现,其中 74% 的患儿有癫痫(Kshirsagaret al,2012)。在单纯以发作性腹痛伴呕吐为唯一表现的患儿中,7%~76% 有阵发性 EEG 改变,约 40% 有发作性头痛,约 20% 的患儿抗偏头痛治疗有效,因而此类患儿不应轻易诊断为腹痛性癫痫。腹型偏头痛还需与功能性消化不良鉴别,二者都可能对抗癫痫药有良好反应,故无论脑电图是否阳性,均可限制性使用抗癫痫药治疗(Bonaventura et al,2016)。

(3)需与其他发作性疾病鉴别,如发作性睡病、冠心病心绞痛、低血糖发作、良性发作性眩晕、皮肤过敏性疾病或荨麻疹、癔症等。

【治疗】

1. 本病应首先查找病因,进行病因治疗。

2. 对症治疗可选用卡马西平、丙戊酸、苯妥英钠等抗癫痫药。

(1)卡马西平(carbamazepine):初始剂量成人为 5mg/(kg·d),儿童 5~10mg/(kg·d),逐渐加量,有效维持量成人为 600~1 500mg/d,儿童 10~30mg/(kg·d)。有效血药浓度 4~10mg/ml,药物达到稳定状态时间为 5~14 天。主要副作用为皮疹、白细胞减少,偶有再生障碍性贫血、剥脱性皮炎等严重副作用。

(2)丙戊酸(valproate):初始剂量 15mg/(kg·d),有效维持量 15~40mg/(kg·d),有效血药浓度为 50~100mg/ml,药物达到稳定状态时间为 3~6 天。主要副作用为恶心、呕吐等胃肠道反应,皮疹、共济失调及体重增加等,严重副作用为肝损害及血小板减少等。

(3)苯妥英钠(phenytoin):常用剂量 200~350mg/d,儿童 5~8mg/(kg·d),有效血药浓度为 10~25mg/ml,<7mg/ml 可每日增加剂量 100mg,7~12mg/ml 则每日增加剂量 50mg,≥12mg/ml 则每日增加剂量 30mg。药物达

到稳定状态时间为 14~28 天。主要副作用为皮疹、复视、共济失调、齿龈增生及低血钙、抑制胰岛素分泌等,偶见剥脱性皮炎、淋巴结肿大及系统性红斑狼疮等严重副作用。

第十六节　急性自主神经危象

（贾志荣）

急性自主神经危象(acute crisis of autonomic nervous system)又称为急性全自主神经失调症(acute pandysautonomia)或交感发作,呈自限性。本病由 Young 及其同事在 1975 年报道,是一种较少见的自主神经功能失调。

【病因和病理】

1. 本病的病因和发病机制不清,已发现可发生于呼吸道感染或系统性感染,如感染性单核细胞增多症和痢疾后,部分病例与 Epsten-Barr 病毒感染有关,可能与病毒感染后异常免疫反应有关。可能不是单一的病因引起,最常见与免疫性周围神经病相关,如免疫性自主神经节神经病,约半数特发性急性自主神经病和约 1/4 副肿瘤性自主神经病患者血清中可检出抗神经节乙酰胆碱 α3 亚单位抗体(gnAChR-Ab)。此外,急性副交感神经病、Guillain-Barré 综合征、肉毒中毒、卟啉病,以及药物中毒等均可表现急性自主神经病。

药物如可卡因和苯丙醇胺可使交感神经及副交感神经功能过度活跃,导致严重高血压、瞳孔扩大,伴 CNS 兴奋症状,有时出现抽搐发作。三环类抗抑郁药过量也可产生自主神经作用,如胆碱能阻滞导致口干、面红、无汗和瞳孔扩大,以及室性心律失常。严重的创伤性脑损伤和高血压脑出血患者可出现极度高血压、大汗及瞳孔扩大,通常出现伸肌强直姿势发作,可持续数分钟。

2. 病理　病理改变可见于周围或中枢自主神经系统。腓神经活检在发病期间通常大纤维无异常,部分患者在半薄切片可见无髓纤维广泛丢失,提示自主神经节病变。发病数年的自主神经功能不全患者可见无髓鞘神经纤维数量比正常增加,伴再生改变。

【临床表现】

1. 通常急性起病,成人和儿童均可发病,表现自主神经不全的麻痹症状,如视力模糊,瞳孔对光及调节反应异常,瞳孔不等大,出汗少,无眼泪。常见尿潴留,以及阳痿和直立性低血压等,直立性低血压可引起晕厥。胃肠动力障碍表现餐后腹胀、肠梗阻及便秘。皮肤排汗功能和血管运动功能异常可导致体温调节异常,通常表现皮肤潮红或不耐热现象。

2. 少数患者可伴轻度周围神经运动和感觉障碍,部分患儿和极少数成人患者表现副交感神经功能障碍伴疼痛或感觉异常。少数患者表现睡眠呼吸暂停综合征或由于抗利尿激素分泌异常综合征(SIADH)出现低钠血症。

3. 不伴直立性低血压的患者起病相对缓慢,多数病例在数周或数月后自行恢复,部分患者预后较差。

4. 患者脑脊液蛋白可正常或轻度升高。

【诊断和鉴别诊断】

1. 诊断 主要依据急性自主神经功能不全症状,如瞳孔反应异常、出汗少、无眼泪、阳痿、尿潴留,以及直立性低血压等。

2. 鉴别诊断 本病应与 Guillain-Barré 综合征、糖尿病、酒精中毒性神经病、家族性自主神经异常等鉴别,与Guillain-Barré 综合征鉴别需要腰椎穿刺,排除蛋白-细胞分离现象。免疫性自主神经病常合并系统性自身免疫性疾病或与副肿瘤综合征相关,需检查抗核抗体谱及肿瘤标志物等相关检查。

【治疗】

1. 急性自主神经危象发作时应及时对症处理,排尿不畅可用碳酰胆碱 25mg 皮下注射,2~3 次/d,严重者可留置导尿;瞳孔扩大、对光反应迟钝可用 5.5%醋甲胆碱滴眼;严重直立性低血压可用盐酸米多君、溴吡斯的明、氟氢可的松等药物对症治疗;平卧位高血压或发作性高血压建议使用短效降压药如卡托普利等;胃肠动力障碍可使用甲氧氯普胺、巴氯芬等药物对症处理;无汗或少汗、口干可用毛果芸香碱等。

2. 诊断为免疫性自主神经病者,急性期可用糖皮质激素冲击治疗,甲泼尼龙 1g/d,静脉滴注,每周连续 3~5天,连续 6 周;或 IVIG 每日 0.4g/kg,每周 3~5 天,连续 6周。部分患者如使用激素和 IVIG 疗效不佳,推荐应用血浆置换,隔日一次,治疗 10~14 天;重症患者可使用激素联合血浆置换。应用维生素 B_1、B_{12} 等肌内注射,以及中医、针刺疗法等辅助治疗。缓解期治疗可间断使用 IVIG及口服泼尼松 6~8 个月,并加用硫唑嘌呤或吗替麦考酚酯等免疫抑制剂。

第十七节 特发性直立性低血压

(贾志荣)

特发性直立性低血压(idiopathic orthostatic hypotension)通常称为 Shy-Drager 综合征或纯自主神经功能衰竭(pure autonomic failure,PAF),是少见的原因不明的自主神经功能失调性变性疾病。患者处于直立位时,由于血压降低出现全脑供血不足症状,表现晕厥、眩晕、视力模糊和全身无力等,可伴其他自主神经及中枢神经系统症状,中年男性多见。本病由 Bradburg 和 Eggtestoton(1925)首先报道,Shy(1961)和 Drager(1962)分别作了病理描述。

【病因和发病机制】

本病的病因和发病机制不明,可能是一种特发性多系统变性疾病,病变主要累及节后交感神经元,脊髓胸段节前侧角神经元变性,副交感神经系统相对保留,CNS 不受累。Christopher(1995)把直立性低血压分为非神经源性和神经源性两大类。神经源性直立性低血压又分为Shy-Drager 综合征(约占直立性低血压的 11%)和特发性直立性低血压。特发性直立性低血压仅表现卧立位血压改变,无神经系统受累的其他表现。

Kontos 等证实,特发性直立性低血压是节后交感神经元病变,不能正常释放去甲肾上腺素(NE);Shy-Drager综合征是节前交感神经元变性,这两种不同的低血压可通过临床及药理反应鉴别。特发性直立性低血压临床可无 CNS 受累,血浆 NE 水平很低,静脉给予 NE 反应敏感,可引起血压异常升高;Shy-Drager 综合征血浆 NE 水平正常,对 NE 呈正常反应。

【病理】

本病的病变部位广泛,可累及自主神经节、脊髓侧角细胞,以及脑干、小脑、大脑皮质和基底核,特别是壳核背侧和黑质尾端、蓝斑核、下橄榄核、迷走神经背侧核病变显著。主要病变是神经多系统变性萎缩,神经细胞丢失和反应性神经胶质增生,染色体溶解,细胞固缩空泡形成。交感神经节以及脑内黑质、迷走神经背侧核中可出现 Lewy 样小体。

病理研究发现,中枢型自主神经病变包括两类:其一,Adams 称为纹状体黑质变性(striatonigral degeneration),自主神经功能障碍与帕金森综合征有关,交感神经元内经常出现细胞质内包涵体;其二,累及纹状体、小脑、桥脑,称为橄榄体脑桥小脑变性(olivopontocerebellar degeneration),在神经胶质细胞及神经元细胞质内都有包涵体。两者广义地称为多系统萎缩(multiple system atrophy,MSA),自主神经功能障碍归因于胸髓侧角细胞变性,也有迷走神经核、孤束核、蓝斑核,以及骶部自主神经核的神经细胞变性。

【临床表现】

1. 本病多见于 50 岁以上的中年男性,隐匿起病,进展十分缓慢,神经系统损害症状体征较广泛。直立性低血压是本病的特征性症状,患者卧位时血压正常,站立后 3 分钟内收缩压下降 30mmHg,舒张压下降 15mmHg 以上,出现头昏、眩晕、视物模糊、全身无力、共济失调和晕厥等,可伴有抽搐发作,发音含糊,甚至不能说话。一般疾病早期伴心率代偿性增快,后期可出现固定心率(fixed heart rate),患者常呈现苍白、出汗及恶心等先兆症状,站立时及晕倒前常感觉后颈部疼痛(coat-hanger ache)。所有症状可在平卧1分钟内缓解,但直立性低血压持续存在。患者早期症状较轻,长时间直立或在闷热环境、饱食或入量不足等诱因下才出现症状,逐渐加重后则不能连续站立1~2小时,严重者直立时立即出现晕厥,需要长期卧床。

2. 在发生低血压前数年可先出现其他自主神经功能损害症状,如男性患者阳痿常为首发症状,皮肤温度异常,局部或全身出汗障碍,以及便秘或顽固性腹泻、尿失禁或尿潴留等膀胱直肠功能失调等,这些症状常与体位改变无关。

3. 大部分早期患者可出现快速动眼期睡眠障碍,表现睡眠中大声喊叫或肢体活动。许多患者可出现小脑症状,起病数年后出现眼球震颤、意向性震颤、步态不稳、小脑性语言及共济失调等。锥体外系表现为帕金森样症状,如静止性震颤、表情呆板等;可见腱反射亢进、病理征等锥体束征,以及延髓性麻痹、构音障碍、全身乏力及精神异常等。个别的晚期患者出现智能减退或波动性认知障碍、视幻觉等,极少数患者可有感觉受累。喉部肌肉痉挛导致夜间发作性喘鸣是一些患者的特征性表现。

【诊断和鉴别诊断】

1. 诊断 主要根据男性中年期隐匿起病,缓慢进展。卧位变为直立位时测量收缩压下降20mmHg,舒张压下降10mmHg以上。患者起床时或站立过久频繁发生晕厥,可伴阳痿、皮温异常、出汗障碍,以及大小便功能失调等。

2. 鉴别诊断

(1) 交感张力性直立性低血压:患者交感神经对体位变化反应正常,但去甲肾上腺素效应器官功能障碍,站立时心率每分钟增快30次以上,并有血压下降。

(2) 其他引起晕厥疾病:晕厥患者应与其他神经源性及非神经源性疾病鉴别,如心源性晕厥、血管迷走性晕厥、糖尿病性自主神经病等。

(3) 家族性自主神经功能不全:多见于犹太人,有家族史,幼年起病。患者除直立性低血压等症状常伴泪液分泌减少、舌乳头缺失、顽固性呕吐等自主神经功能不全症状,常伴痛温觉缺失和发育异常。

(4) 帕金森病:帕金森病伴自主神经功能不全的病变部位在节后交感神经。特点是严重的直立性低血压、餐后低血压,对DA极敏感,应用多巴胺类有效是重要的鉴别诊断指征。

(5) 橄榄体脑桥小脑萎缩(oliver-ponto-cerebellar atrophy,OPCA):亦即多系统萎缩的小脑型(MSA-C),病变主要在小脑,小脑半球病变比蚓部明显,桥脑腹侧萎缩,橄榄核变小。约半数患者可有锥体束征和括约肌功能障碍,患者可智能受损,甚至达到痴呆程度。脑MRI检查典型可见小脑萎缩和桥脑“十字征”。

(6) 纹状体黑质变性(striatonigral degeneration):亦即多系统萎缩帕金森型(MSA-P),病理改变主要在壳核、苍白球,尾状核及小脑,皮质不受累,无Lewy小体。CT可见双侧壳核低密度改变,MRI显示壳核和苍白球T$_2$WI高信号。

(7) 路易体痴呆(dementia with Lewy bodies,DLB):以波动性认知功能障碍、早期反复发作的视幻觉,以及帕金森综合征为特征的神经变性疾病,神经元胞质内路易小体是其病理特征。疾病早期常以直立性低血压导致反复发作的晕厥作为首发症状。

【治疗】

1. 本病应查找病因进行病因治疗,但病因大多不清,可对症和综合治疗为主。患者睡眠时可将床头抬高20~30cm,起立下床时动作应缓慢,直立后进行全身肌肉运动可促使静脉血液回流,预防晕厥发生。患者应多食盐(每天至少8g),多饮水(每天至少1.5L),少量多餐,增加血容量。下部躯体包括腹部穿弹性紧束衣裤,交叉双腿的站立姿势增加静脉回流量。注意营养,可服用强壮剂及各种维生素,并适当体育锻炼,增强下肢肌肉收缩力。

2. 药物治疗

(1) 盐酸米多君(midodrine):是目前治疗神经源性直立性低血压的一线药物,可选择性兴奋外周α1受体,增加周围血管阻力,促进肢体血液回流,提高直立位的血压,对尿失禁也有一定疗效。起始剂量2.5mg,每4小时一次,缓慢加量至每次5mg,末次服药晚7点后不应再服用,避免发生夜间平卧位高血压。

(2) 屈昔多巴(droxidopa):是交感神经的主要神经递质去甲肾上腺素的前体,可同时作用于中枢和外周。起始量100mg口服,3次/d,睡前3小时内勿服药,避免平卧位高血压不良反应,宜逐渐滴定加量,每1~2天增量100mg,至每日最大剂量600mg,3次/d。

(3) 氟氢可的松(fludrocortisone):从0.1mg,1次/d开始,晨起顿服,缓慢滴定,数周加量1次,逐渐增至0.9mg,1次/d。氟氢可的松起效较慢,通常2周后才能见效,不宜加量过快。使用时须警惕低钾血症,对严重平卧位高血压患者建议谨慎使用。

(4) 溴吡斯的明(pyridostigmine):主要作用机制是激动交感神经节,用量30~60mg,2~3次/d。其升压效果比氟氢可的松和盐酸米多君弱,但发生平卧位高血压副作用少见,它对自主神经病变引起的便秘有一定的疗效。

第十八节 周围神经病伴继发性直立性低血压

（贾志荣）

自主神经功能损害通常是急性和慢性周围神经病变的一部分，直立性低血压是最严重的自主神经功能损害特征，可见于糖尿病、酒精-营养障碍性疾病、淀粉样变性、Guillain-Barré 综合征、卟啉病，以及重金属中毒等。详见第三篇第一章周围神经病。

Duchen 等认为，自主神经功能障碍是由于交感神经节的神经元空泡化，细胞坏死及炎症，迷走神经及白交通支有髓神经纤维丢失，脊髓侧角细胞减少等。

【临床表现】

1. 糖尿病性神经病伴自主神经障碍在临床常见，尤以心血管自主神经病最常见。病程 15 年以上的糖尿病患者，约 60% 会出现心血管自主神经病，通常表现为直立性低血压，以及其他自主神经功能障碍，如阳痿、便秘或腹泻（尤其在夜间），膀胱张力下降，胃轻瘫等症状的不同组合。感觉性多发性神经病表现肢体远端振动觉和痛温觉缺失，踝反射减弱或消失。糖尿病性心血管自主神经病可导致无症状性低血糖事件发生，显著地增加心律失常和猝死风险。

2. Guillain-Barré 综合征的自主神经功能障碍发生率约为 65%，20% 的患者自主神经症状很严重，最常见为窦性心动过速，直立性低血压合并平卧位低血压。大多数患者因下肢瘫痪不能站立，直立性低血压通常在疾病早期不易被发现。急性炎症性脱髓鞘性多发性神经病（AIDP）患者的自主性神经病通常较重，心血管事件特别是恶性心律失常发生率显著增高，可导致心源性猝死。急性运动轴索型神经病（AMAN）患者自主神经病变多限于皮肤血管及汗腺，症状通常较轻。

3. 家族性淀粉样变性的多发性神经病，自主神经病变较突出。该病是常染色体显性遗传，通常因 *TTR* 基因突变所致，其中 *Val30Met* 突变占 50%。临床以感觉自主神经受累为主，部分患者首发症状是顽固性直立性低血压引起反复晕厥，常伴腹泻症状，部分心肌受累患者可因恶性心律失常导致猝死。

第十九节 老年人自主神经功能衰竭

（贾志荣）

直立性低血压在老年人中很普遍，可能由于交感神经节的神经细胞数量随年龄的增长而减少所致。此外，老年人的交感神经功能减退早于副交感神经，故老年人副交感神经功能相对占优势，导致心动过缓、低血压的发生率显著增加。

【临床表现】

1. 年龄超过 65 岁的家居的老年人，在站立时收缩压下降 20mmHg 约占 24%，下降 30mmHg 占 9%；下降 40mmHg 占 5%，但由于脑血流自动调节功能的存在，其中只有约 10% 的患者表现症状性直立性低血压，故常在饱食、容量不足或体位快速改变等加重直立性低血压的因素影响下，才表现出头晕、黑蒙、颈痛、乏力等低灌注症状。

2. 老年人也易出现体温调节障碍，可经常出现低体温，当暴露于高温环境时易出现高热。如有身体下半部无汗，头部及上肢出汗增多可能是老年性神经病或神经元病的表现。

3. 阳痿和尿失禁也常随年龄而增加，但尿失禁需要排除因严重的脑萎缩或皮质下动脉硬化性脑病所致者。

第二十节 部分自主神经综合征

（贾志荣）

一、Horner 综合征

Horner 综合征（Horner syndrome）也称星状神经节综合征（stellate ganglion syndrome），是自下丘脑（瞳孔散大中枢），经脑干、颈髓至 $C_8 \sim T_1$ 睫状体脊髓中枢，$C_8 \sim T_1$ 前根、星状神经节、颈中神经节、颈上神经节及颈内动脉丛等，这一较长路径的交感神经纤维破坏所致。交感神经节后纤维沿颈内动脉任何一点中断或颈上神经节病变均可导致瞳孔缩小、上睑下垂、一侧面部无汗等。

支配瞳孔散大的交感神经纤维传导可分为三级神经元：Ⅰ级神经元为中枢神经元，即下丘脑至睫状体脊髓中枢（$C_8 \sim T_1$ 侧角）；Ⅱ级神经元为节前神经元，即睫状体脊髓中枢至颈上交感神经节；Ⅲ级神经元为节后神经元，颈上交感神经节至虹膜。三级神经元损害均可导致 Horner 综合征。

【病因】

1. 常见的病因是肿瘤或颈部淋巴结或臂丛近段的炎症，颈部结构手术或其他类型的创伤，如颈静脉导管术、颈动脉切开术、第 1 和第 2 胸髓脊髓空洞症或创伤性病变，延髓外侧梗死（Wallenberg 综合征）等。星状神经节病变如肺上沟瘤压迫，出现 Horner 综合征及肢体交感神经反射麻痹(一侧手与上肢干热)组合。由于交感神经与颈内动脉伴行,故颈动脉夹层也可引起 Horner 综合征。

2. 有时可为遗传性病变所致,如 Horner 综合征早年出现,病变侧虹膜色素脱失,残留蓝色或斑驳的灰-棕色(虹膜异色症)。

【临床表现】

Horner 综合征的临床特征通常被称为 Horner 三主征,即瞳孔缩小、眼裂变小以及眼球内陷,也可伴有同侧的面部少汗、皮温增高及眼压降低等。其中瞳孔缩小和睑裂变小是诊断 Horner 综合征的必备体征。

二、四肢瘫或截瘫患者交感神经和副交感神经麻痹

四肢瘫(quadriplegia)或截瘫(paraplegia)患者交感神经及副交感神经麻痹是脊髓节段性自主神经中枢及传导束病变引起的自主神经症状体征。临床表现血管运动功能障碍、立毛及出汗反射障碍、盆腔器官功能障碍、内脏器官活动障碍、营养障碍,以及性功能障碍等。

【病因】

四肢瘫或截瘫患者交感神经和副交感神经麻痹是由于各种原因的脊髓病变引起脊髓节段性自主神经中枢及其传导束病变所致,如脊髓炎症、中毒、外伤、压迫、血管性、变性疾病及肿瘤等,脊髓横贯性病变、脊髓内播散性病变,累及脊髓侧角和自主神经传导束病变均可引起。

【临床表现】

四肢瘫或截瘫患者交感神经及副交感神经麻痹的临床表现是:

1. 血管运动障碍 急性期表现脊髓血管抑制,特别是血管收缩功能抑制,出现皮肤血管性瘫痪,皮温升高,血管壁发生炎性硬结,可引起下肢水肿,腹腔淤血和肺水肿等,还可导致大便或尿液中带血。慢性期毛细血管处于痉挛收缩状态,血压升高,截瘫的下肢要比上肢动脉血压高 20~59mmHg。四肢瘫时血压下降。

2. 立毛及出汗反射障碍 其反射中枢位于脊髓侧角,均属交感神经反射。病灶水平以下脊髓中枢未受损,则局部反射保存,脊髓横断性损害晚期呈屈曲痉挛性瘫,刺激瘫痪的任何部位都会引起屈性痉挛,伴病灶水平以下出汗及立毛反射中断。

3. 盆腔器官功能紊乱 可表现大小便潴留或失禁,病变在脊髓排尿中枢以上,脊髓休克期早期表现麻痹性膀胱,脊髓休克过后形成反射性排尿,患者无尿意及膀胱膨胀感。排便与排尿功能一样,在高位脊髓病变时可发生大小便潴留、便秘,低位病变出现大小便失禁。

4. 内脏器官活动紊乱 主要表现发作性心动过速、卧位高血压、心绞痛发作、肺淤血、肺水肿、支气管性肺炎,以及胃肠运动功能异常等。

5. 营养紊乱 一般表现皮肤及其附属器轻度营养不良,严重时出现大面积营养障碍、水肿及大块压疮,也可出现骨骼营养不良。

6. 性功能障碍 男性表现阴茎异常勃起、不能射精或射精异常,女性表现性冷淡及缺乏快感等。

三、膀胱功能障碍

膀胱功能障碍(bladder dysfunction)主要涉及副交感神经系统,源自骶髓2~4节段的周围神经和躯体感觉运动纤维,来自胸髓的交感神经涉及较小。大脑皮质旁中央小叶、脑干排尿中枢和储尿中枢也可能与之有关。

【临床表现】

神经性膀胱功能障碍主要分以下几种类型:

1. 无抑制性膀胱是由双侧锥体束损伤所致,多见于大脑半球、脑干或某些脊髓病变,常见病因包括急性脑血管病、颅脑肿瘤等表现不能控制的急而紧迫排尿,膀胱张力及感觉正常,容量轻度减少,无残余尿。

2. 反射性膀胱是由骶髓中枢以上的感觉和运动神经纤维完全中断所致,多见于脊髓横断性损伤、大脑弥漫性病变等,常见内科病因包括急性横贯性脊髓炎、心肺复苏后缺血缺氧性脑病等。表现定位不明的胀感,排尿时可出现腹肌收缩、面部潮红、立毛现象及出汗等症状。排尿不随意、排尿困难,呈反射性急速排尿,容量减少,且有少量的尿液残余。

3. 自主性膀胱可因骶髓、圆锥、马尾、骶2~4神经的运动和感觉根以及周围神经病变引起,常见病因包括炎性脱髓鞘病等。排尿过程靠膀胱壁内反射弧完成。表现膀胱胀感消失,容量增大,小腹部球形膨起,形成充盈性尿失禁,且有大量残余尿。

4. 无张力性膀胱由于骶髓反射弧的传入及传出纤维病变所致,可见于圆锥、马尾病变。表现为膀胱胀感消失,容量增大,排尿及排空均困难,常有大量的残余尿。

四、排便障碍和先天性巨结肠

排便(defecation)是一种反射活动,直肠及肛门内括约肌接受不随意的盆神经(骶2~4,副交感神经)和腹下神经(交感神经)支配,肛门外括约肌接受阴部神经(骶2~4,躯体神经)支配。当盆神经兴奋时直肠收缩及肛门内括约肌松弛,进行排便;当腹下神经兴奋时直肠松弛及肛门内括约肌收缩,阴部神经兴奋时肛门外括约肌收缩以蓄便。

【临床表现】

1. 骶髓以上的急性脊髓病变出现直肠和括约肌失张力,大便干时出现便秘,大便稀时出现大便失禁;当直肠和括约肌呈高张力时常出现便秘,排便呈自动性。

2. 骶髓及其神经根损伤导致直肠和括约肌松弛,大便干时引起便秘,大便稀时出现顽固性腹泻。

3. 肠动力障碍如肠梗阻可能是免疫性神经病的突出特征,如 Guillain-Barré 综合征、全自主神经功能不全,以及严重的糖尿病性自主神经病等;肌强直性营养不良和硬皮病可能导致内括约肌功能障碍;多发性肌炎和重症肌无力可能损害外括约肌功能。5-HT 受体激动剂西沙必利已被用于神经性便秘,如 Guillain-Barré 综合征早期,以及儿科肠道疾病。在部分帕金森病患者中,便秘可能是其最早的临床表现之一。

4. 先天性巨结肠是一种罕见的主要影响男婴和儿童的疾病,因先天性缺乏肠肌层神经丛的神经节细胞所导致,肛门内括约肌和直肠、乙状结肠经常受累,肠道不能节段性收缩,不能松弛,使得粪便滞留,在无神经节细胞节段之上的结肠呈现扩张。

五、性功能障碍

性功能障碍(sexual dysfunction)在罹患神经病的男性中并不少见。勃起功能障碍(erectile dysfunction,ED)是阴茎不能达到和/或维持足够的勃起以获得满意的性生活(性交)。美国曾在普通人群中调查,其发病率在成年男性中占8%;我国估计约占10%。大约50%的40~70岁男性存在某种程度的 ED,患病率随年龄而增加。

【性生理】

1. 性交过程通常是由三个步骤组成:①性冲动:是被称为性欲(libido)的内驱力或欲望;②阴茎勃起:使阴茎具有能够进行性交的能力;③前列腺通过尿道射精。

2. 性冲动有各种刺激可唤起男性与女性的性欲,通常是精神性的。性对新皮质的影响涉及边缘系统,并传导至下丘脑和脊髓中枢。上位节段的传导通路经过脊髓侧束,邻近皮质脊髓束,到达交感神经及副交感神经中枢节段。

3. 阴茎勃起阴茎勃起是受骶部(S_3、S_4)副交感神经运动神经元、勃起神经及阴部神经的影响。也有证据表明,骶髓完全性损伤患者胸腰节段(来自 T_{12}~L_1)的交感神经,经肠系膜下静脉丛及下腹静脉丛传出可调控心因性勃起。这些节段的中枢兴奋使阴部动脉的小动脉分支间的血管通道开放,阴茎海绵体及尿道海绵体(勃起组织)的血管空间开放,导致阴茎肿大,当静脉通道广泛开放时勃起消退。

4. 射精兴奋传入的影响始于阴茎头,到达 S_3 及 S_4 副交感神经中枢(反射性勃起),引起包括前列腺节律性收缩,尿道、球海绵体及坐骨海绵体肌肉压迫等,完成射精动作,是受交感神经与副交感神经中枢控制的;类似的神经支配也存在于女性。

【病因】

1. 性功能的不同方面可以单独受累。性欲丧失可能源自于精神或躯体因素,通常可由心理或精神因素引起。

2. 如出现性欲但阴茎勃起不能或不持久,可能由于勃起功能障碍导致阳痿,最常见的原因是抑制状态,诸如抑郁、紧张、焦虑及情境因素均可导致勃起功能障碍(ED)。

3. 前列腺切除术引起 ED,主要是破坏了前列腺体内固有的副交感神经所致。神经性 ED 最常见于自主神经病和周围神经病,如糖尿病性周围神经病等。缺少正常的夜间勃起及晨醒时勃起提示是器质性原因。

4. 中枢神经系统疾病,诸如脑炎、肿瘤累及间脑或颞叶,中枢神经系统变性疾病如多系统萎缩、痴呆,以及药物如左旋多巴等,皆可以表现性功能障碍。

【临床表现】

1. 主要表现男性在有性欲的情况下,阴茎不能勃起或勃起不坚硬,不能进行性交活动,发生性交困难。如偶尔发生阴茎勃起不能,下一次性生活时完全正常,可能是一时紧张或劳累所致,不属于病态。

2. 早泄(prospermia)是最常见的射精功能障碍,通常是指性交之始即行排精,甚至性交前即泄精,不能进行正常性生活,发病率占成年男子的1/3以上。

3. 如阴茎勃起不能虽频繁发生,但在清晨或自慰时阴茎可以勃起并可维持一段时间,多是由心理因素引起。

【治疗】

1. 性功能障碍如为器质性疾病所致,需要适当治疗,如有抑郁症可用药物治疗,性腺功能减退男性应用睾酮疗法可增强勃起功能。

2. 对所有的患者,包括其性伴侣均要使之安心和接受有资格的性治疗专家的咨询,帮助改善与性伴侣的交流,减少行为压力以及 ED 促发的人际冲突。

参考文献

第二十七章　理化因子和中毒性神经系统损伤

Neurologic Injuries Caused by Physic-Chemical Agents and Intoxications

（李树强）

第一节 食物中毒

（张雁林）

一、毒蕈中毒

毒蕈（amanita virosa）又称毒蘑菇、毒菌、毒茸等，属真菌植物。世界上约有5 000多种蘑菇，其中有毒的蘑菇约有百余种。我国的野生蘑菇资源丰富，分布广泛，约有300多种，其中毒蘑约80余种，而对人危害较大的不过20~30种，极毒的有10种左右。含毒蘑菇通常外观比较艳丽，但也有些品种外观上与可食用的无毒蘑菇相似，易被误采，人们经常由于不能正确辨别有毒蘑菇导致误食中毒（Tavassoli et al, 2019）。

【病因和发病机制】

我国常见的有毒蘑菇包括毒伞（amanita phalloides）、白毒伞（amanita verna）、鳞柄白毒伞（amanita virosa），分布较广，毒性极大，成人误食50g即可致死。褐鳞小伞（lepiotahelveola）、肉褐鳞小伞（lepiotabrunneo-incarnata）、秋生盔孢伞（galerinaautumnalis）等毒性也极大，食后死亡率达40%~50%或以上。其他毒性较大的蕈类有毒蝇伞（amanita muscaria）、豹斑毒伞（amanita pantherina）、残托斑毒伞（amanita kwangsiensis）、毒粉褶菌（rhodophyllussinuatus）、稀褶黑菇（russula nigricans）、密褶黑菇（russuladensifolia）和鹿花蕈（gyromitra esculenta）等。各种有毒蘑菇均含有不同种类的毒素，有时一种毒蘑菇可含有多种毒素，亦有多种蘑菇都含有同一种毒素（邢茜等, 2017）。常见的毒素类别主要包括：

1. 神经精神类毒素　主要包括毒蝇碱、色胺类化合物和异噁唑衍生物等。

（1）毒蝇碱（muscarine）：具有抗胆碱能作用，其毒理作用与毛果芸香碱相似。在毒伞属中的毒蝇伞（A. muscaria）、豹斑毒伞（A. pantherina），牛肝菌属的红网牛肝（B. luridus）、丝盖伞属的发红毛锈伞（I. patauillardii）、杯伞属的白霜杯伞（C. dealbta）等都含有毒蝇碱。毒蝇碱能兴奋副交感神经系统，可增强胃肠平滑肌蠕动，引起腹痛、呕吐和腹泻；增加腺体分泌，使汗腺、唾液腺和泪腺及气道黏液等分泌增多；可降低血压，减慢心率，使瞳孔缩小；可引起支气管平滑肌收缩时可出现呼吸困难。皮下注射毒蝇碱3~5mg或口服0.5g，可致人死亡。

（2）色胺类化合物：包括蟾蜍素和光盖伞素。蟾蜍素（bufotenine）又称蟾毒色胺，静脉注射数毫克即可引起头痛、恶心、呼吸困难、皮肤潮红、出汗、瞳孔散大、眼球震颤、幻视等中毒表现。毒伞属中的柠檬黄伞（A. citrna）、

褐云斑伞（A. porphyriu）等均含有蟾蜍素。光盖伞素（psilocybin）作用于中枢神经系统可产生明显的错觉，表现为视觉、听觉和味觉异常；还可出现情绪的交替变化，如欣快与焦虑、淡漠与紧张等。其他效应包括引起瞳孔散大、心动过速、血压上升、体温升高等交感神经兴奋症状。含有光盖伞素的毒菌包括花褶伞属的花褶伞（P. retirugis）、钟形花褶伞（P. campanulatus）等。

（3）异噁唑衍生物：包括毒蝇母（muscimol，又称蝇蕈醇）和蜡子树酸（ibotenic acid，又称鹅膏蕈氨酸）等。毒蝇母主要作用于中枢神经系统，纯晶毒绳母可引起精神错乱、幻觉和色觉紊乱等。

2. 原浆毒素　主要包括毒伞肽（amatoxins）和毒肽（phasllotoxins）两大类。两类毒肽毒性稳定，耐高温，耐干燥。毒伞肽的毒性比毒肽类的毒性高10~20倍。含有原浆毒素的毒蕈包括毒伞属的毒伞（A. phalloides）、白毒伞（A. verna）、鳞柄白毒伞（A. virosa）、纹缘毒伞（A. sprela）、片磷托柄伞（A. aglutinata），环杯属的褐鳞小伞（L. helverola），盔孢伞属的秋生盔孢伞（G. autumnalis），包脚黑褶伞属的包脚黑褶伞（C. pequinii），红菇属中的亚稀褶黑菇（R. gricanshohgo）等。毒伞肽包括α-毒伞肽（α-amanitin），β-毒伞肽，γ-毒伞肽，ε-毒伞肽、二羟毒伞肽、一羟毒伞肽酰胺等，半数致死量（LD_{50}）（小白鼠口服）为0.15~0.3mg/kg。毒肽包括二羟毒肽（phalloidin）、一羟毒肽（phalloin）、羧基毒肽（phallacidin）、三羟毒肽（phallisin）、苄基毒肽（phallin B）等，LD_{50}为2~15mg/kg。毒肽主要作用于肝脏，损害肝细胞的内网质；毒伞肽类能同时损害心、肝、肾、脑等实质脏器，主要作用于肝脏细胞核，能显著减少肝糖原而导致肝细胞坏死。

3. 胃肠毒素　存在于多种毒蕈中，包含的化学种类较多，常依据毒素的毒性大小进行分类。毒性大的毒素中毒表现很严重，偶可致死，如粉褶菌属中的毒粉褶菌（R. sinuatus）、蜡伞属中的变黑蜡伞（H. conicus）、红菇属中的毒红菇（R. emetica）、白蘑属中的虎斑蘑（T. rigrinum）、毒伞属中的橙红毒伞（A. bingensis）、韧伞属中的簇生黄韧伞（N. fasciculare）等。毒性中等的毒素中毒表现相对较轻，且无死亡，如粉褶菌属中的褐盖粉褶菌（R. rhodopolius）、红菇属中的臭黄菇（R. foens）等。毒性小的毒素中毒表现比较轻微，如乳菇属中的毛头乳菇（L. torminosus）、红褐乳菇（L. rufus）、白乳菇（L. piperatus）、窝柄黄乳菇（L. scribiculatus）、环纹苦乳菇（L. insulsus）等。

4. 血液毒素　鹿花菌（gyromitra esculenta）具有明显的血液毒性，鹿花菌中含有鹿花菌素（gyromitrin）。鹿花菌素为一种甲基肼化合物，可使红细胞大量破坏，出现溶血危象，表现为贫血、黄疸、血红蛋白尿、肝肿大、急性肾衰竭等。

5. 其他毒素 毒蕈中还包含其他多种刺激物如树脂样物质、石炭酸、甲酚样物质、胍啶和蘑菇酸等,均对胃肠道有刺激作用。

【临床表现】

根据误食毒蕈的种类与食入量不同,临床表现有明显差别,常以某一系统的症状为主,兼有其他系统的症状。根据其临床特点,主要表现为以下几种类型:

1. 神经精神型 误食毒蝇伞、豹斑毒伞、角鳞灰毒伞、白霜杯伞、毒杯伞、裂丝盖伞、黄丝盖伞、大花褶伞和红网牛肝菌等含有毒蝇碱的毒蕈时,常出现以副交感神经兴奋为主的临床表现。发病潜伏期为30分钟至6小时,除了胃肠炎症状,可见流涎、大汗、流泪、瞳孔缩小、脉缓、血压下降,严重时可见呼吸困难、急性肺水肿等表现。误食花褶伞、钟形花褶伞、橘黄裸伞等含有光盖伞素、异噁唑衍生物等的毒蕈时,常出现以精神症状为主的临床表现。潜伏期过后,可出现幻视、幻听、幻觉、妄想、谵语、无故哭笑、忧虑、焦躁、行动不稳、精神错乱、意识障碍、昏迷等表现。可同时伴有瞳孔散大、心动过速、血压升高、体温上升等交感神经兴奋症状。

2. 胃肠炎型 误食含有胃肠毒素的毒蕈后,表现为胃肠道功能紊乱为主的临床表现。大约30多种毒蕈能引起急性胃肠炎,其中常见于毒粉褶蕈、黄粘盖牛肝蕈、毛头乳菇、毒红菇、虎斑蘑、毛头鬼伞与墨汁鬼伞等。潜伏期为10分钟至6小时,轻者可有恶心、呕吐、腹痛、腹泻,持续时间比较短,预后较好。较重者常因剧烈的呕吐和腹泻引起严重脱水及电解质紊乱,可造成血容量不足、血压下降,甚至休克、昏迷、急性肾衰竭,预后不良。

3. 多脏器损害型 误食白毒伞、毒伞、鳞柄白毒伞、秋生盔孢伞、褐鳞小伞等含毒肽或毒伞肽类的毒蕈时,可出现多脏器损害的临床表现。潜伏期约在10~24小时,也有长达数日者。大多数患者可见典型的下列表现:潜伏期一般无明显症状。肠胃炎期可有吐泻,但多不严重,常在一天内自愈。假愈期内多无症状或仅感轻微乏力、食欲减退等,但此时肝脏损害已经开始。内脏损害期内,肝、脑、心、肾等器官可有损害,尤以肝脏的损害最严重。可出现肝大、压痛、黄疸及肝功能异常等表现;肝脏病理显示肝细胞大片坏死,肝小叶结构破坏,肝窦扩张,星状细胞增生及肝细胞脂肪性变等。少数病例可有心律失常、蛋白尿、血尿、管型、少尿、氮质血症等表现。危重者可因休克、消化道大出血、中毒性心肌炎、中毒性脑病、呼吸衰竭、肾衰竭、肝性脑病(肝昏迷)等多种原因而死亡,多发生于中毒后第4~7日。如经过积极治疗,一般在2~3周后进入恢复期,各种症状体征逐渐减轻,部分病例可痊愈。

4. 溶血型 误食鹿花蕈、褐鹿花蕈和赭鹿花蕈后,可表现为溶血为主的临床表现。潜伏期比较长,约6~12小时。除了胃肠炎外,表现为酱油色尿、黄疸、急性贫血、肝脾肿大,大量溶血可引起急性肾脏损害、急性肾衰竭,出现少尿或无尿,严重时可死亡。

5. 皮炎型 误食含胶陀螺的毒蕈时,可出现类似日光性皮炎的症状。在身体暴露部位,如颜面等处出现明显肿胀、疼痛,嘴唇可肿胀外翻,形如猪唇,还可伴有指尖疼痛、指甲根部出血等。

【诊断和鉴别诊断】

1. 诊断 主要根据患者食用野生毒蕈史,同餐者同时发病,出现急性胃肠炎症状,伴神经精神症状、肝肾损害或溶血表现者可高度怀疑毒蕈中毒。对毒蕈进行形态学鉴定,毒蕈毒素化验分析或动物毒性实验是临床确诊的客观依据。

2. 鉴别诊断 本病应注意与一般性胃肠炎、非毒蕈类食物或毒物中毒、病毒性肝炎、慢性肾炎、中枢神经系统感染及精神疾病等鉴别。

【治疗】

1. 尽早进行催吐、洗胃、导泻。如用手指刺激咽部或口服吐根糖浆15~20ml,或用阿扑吗啡5mg皮下注射催吐;可用1:5 000高锰酸钾溶液、0.5%活性炭悬浮液或温开水彻底洗胃;可从胃管注入或口服50%硫酸镁40ml导泻,或温肥皂水高位灌肠以排除肠内毒物。

2. 针对中毒毒蕈种类给予针对性治疗。

(1) 阿托品:适用于毒蕈碱类毒蕈中毒出现副交感神经兴奋症状者。一般每次用量0.5~1mg,皮下或静脉注射,根据病情可间隔15分钟至6小时重复给药,直至病情好转或出现轻度阿托品化症状如瞳孔扩大、对光反射迟钝、心率增快等。阿托品也可缓解腹痛、吐泻等胃肠道症状,以及中毒性心肌炎所致的房室传导阻滞。

(2) 巯基类解毒药:适用于肝肾内脏损害型的毒蕈中毒者。药物中巯基可与毒蕈毒素结合,可使其毒力减弱,保护体内含巯基酶的活力。常用二巯丁二钠(DMS-Na)0.5~1g/次,用注射用水10~20ml溶解后静注,每6小时1次;症状缓解后改为2次/d,一个疗程可用5~7天。二巯丁二酸(DMSA)为口服巯基类药,0.5g/次,3~4次/d,根据病情使用3~5天。

(3) 皮质类固醇适用于严重中毒病例,特别是溶血型毒蕈中毒、伴中毒性心肌炎、中毒性脑病、严重肝肾损害及出血倾向者。

3. 对症治疗 应注意及时补液,纠正脱水、酸中毒与电解质紊乱。积极处理肝、肾和心肌损伤,防治脑水肿、肺水肿、休克和肾衰竭等。有精神症状者给予镇静或抗惊厥药物;有溶血表现者除了给予肾上腺皮质激素还应碱化尿液,注意保护肾脏功能,必要时换血、输血;有类日光性皮炎者,可口服氯苯那敏、苯海拉明等抗过敏药物。

二、河豚中毒

河豚中毒(puffer fish poisoning)系误食河豚中河豚毒素(tetrodotoxin,TTX)引起,临床主要表现神经中毒症状,如运动神经麻痹、脑干麻痹,可导致呼吸、循环衰竭而致死(刘贵真等,2005)。

【病因和发病机制】

河豚也称气泡鱼、肺鱼等,世界上有 200 多种,我国有 70 多种。河豚是最有代表性的有毒鱼种,属鲀科,以东方鲀属最重要,在我国的沿海,北起鸭绿江,南至长江、珠江均有分布,因其肉质鲜美、营养丰富,易误食中毒。河豚毒素包括河豚毒、河豚酸、肝毒素和卵巢毒素等,主要存在于鱼的卵巢、肝、脾、睾丸、肠、眼、鳃和皮肤等组织及血液中。河豚肉基本无毒,但如食用时加工处理不当,受内脏和血液污染,食后亦可中毒;还有些河豚如双斑圆豚、豹圆豚等,其鱼肉、皮肤也含较强的河豚毒素。

TTX 是氨基醛氢喹啉化合物,分子式 $C_{11}H_{17}N_3O_8$,属非蛋白质神经性毒素,具有箭毒样作用,对中枢神经系统和末梢神经均有麻痹作用。TTX 对热稳定,加热 100℃ 经 30 分钟仅约 20% 被破坏,对日晒、盐腌都很稳定;但加热 100℃ 4 小时、120℃ 20~60 分钟或 200℃ 10 分钟可破坏毒素;其对碱不稳定,在 4% NaOH 溶液中 20 分钟可完全被破坏。据报道 TTX 的毒性小鼠经口 LD_{50} 为 435μg/kg,人致死量约 7μg/kg,0.5mg TTX 即可毒死 70kg 体重的人。TTX 可通过选择性阻断神经轴索去极化过程中的钠离子转运,阻断神经传导,先引起感觉神经麻痹,后引起运动神经麻痹,并导致周围血管扩张和血压下降;严重者导致脑干麻痹,抑制呼吸中枢使呼吸衰竭。TTX 还能抑制心肌细胞的兴奋性,导致心律失常;对胃肠道也有局部刺激作用。

【临床表现】

进食河豚后可在 10 分钟至 3 小时内迅速发病,最早出现上腹部不适、恶心、呕吐、腹痛和腹泻等胃肠炎症状。随后很快出现神经症状,如口唇、舌尖、肢端、全身麻木,皮肤感觉、味觉和听觉迟钝,上睑下垂、四肢无力乃至瘫痪、腱反射减低或消失,可伴有吞咽困难、言语不清、眼球运动迟缓、呼吸表浅或不规则、心动过缓、发绀,严重者出现呼吸麻痹、血压下降、休克、昏迷、心搏骤停而死亡,通常发生于病后 4~6h。

【诊断】

根据食用河豚史,经较短的潜伏期及嗣后出现的急性胃肠炎和神经中毒症状可诊断。本病应注意与一般胃肠炎及其他中毒鉴别。

【治疗】

1. 促进毒物排出体外。立即催吐,可以用 1%~3% 碳酸氢钠溶液或清水充分洗胃,灌入活性炭悬液吸附毒素;再予口服 50% 硫酸镁 40ml 导泻;并行补液、利尿以促进毒物排出体外,如用维生素 C 5~10g 加入 10% 葡萄糖液 500ml 中静脉滴注。

2. 尽早使用肾上腺皮质类固醇,可减轻毒素反应,改善机体的功能状态。

3. 针对毒素进行治疗。肌肉麻痹者可用硝酸士的宁 2mg(肌内注射,每 6h 1 次)拮抗河豚毒素,给予阿托品 0.5~2mg(静脉注射,每 30 分钟 1 次)能拮抗河豚毒素对心脏的毒性作用。

4. 对症治疗,如呼吸障碍者应及时吸氧,酌情应用尼可刹米等呼吸兴奋剂,出现呼吸肌麻痹者需及时采用呼吸机辅助呼吸。血压下降时给予多巴胺或去甲肾上腺素等,纠正血压下降、防治循环衰竭。腹泻不止者,应予补液并补充钾盐纠正水电解质紊乱。莨菪碱类药可改善机体微循环,并有细胞保护作用,可减轻神经毒作用,常用山莨菪碱(654-2),10~40mg/次,或阿托品 0.5~2mg/次,每隔 15~30 分钟重复给药,直至病情稳定逐渐减量。

三、鱼肉毒素中毒

鱼肉毒素鱼类(fish of muscle toxin)主要分布于我国广东省和台湾省沿海地区,约 30 多种,分别属于海鳝科、鲀科、鲭科、鲹科和鲷科等。肌肉毒鱼的外形与一般食用鱼类相似,其所含有毒成分为鱼肉毒素(ciguatoxin),也称为雪卡毒素(赵峰等,2015)。

【病因和发病机制】

雪卡毒素并非鱼类本身所固有,而是属于获得性毒素。含有雪卡毒素的海洋生物是双鞭类海藻,可以通过食物链而使鱼类被毒化,其中多数为底栖鱼类和珊瑚礁鱼类,雪卡毒素主要存在于鱼肉、内脏和生殖腺中。雪卡毒素由 13 个连接成阶梯状的醚环组成,相对分子量为 1 112,无色、耐热、极易被氧化,能溶于极性有机溶剂,但不溶于苯和水。雪卡毒素是一种脂溶性神经毒素,有的具有极强的神经毒素食入 200g 鱼肉即可致死,如黄边裸胸鳝、斑点裸胸鳝、大鲀、点线鳃棘鲈和单列齿鲷等,能使人产生运动麻痹致死。雪卡毒素是一个很强的钠通道激活剂,能增强神经、肌肉、心肌等细胞膜对钠离子通透性,产生强烈的去极化,引起神经肌肉兴奋性传导发生改变,如使机体释放大量去甲肾上腺素,或促进自主神经介质释放,影响机体对温度的感觉,或使中枢神经对体温的调节不敏感(Mines et al,1997)。

【临床表现】

患者食用毒鱼后经1~6小时潜伏期通常才出现临床症状,病情轻重与进食鱼的种类、大小、部位、捕捞时间、进食量、进食次数、饮酒、个体易感性等有关。早期常有腹部不适、恶心、呕吐、腹痛和腹泻等急性胃肠炎症状,可伴头痛、关节痛、肌肉痛及皮疹等。随后出现本病特征性表现,即表现温度觉异常,如冷热觉倒错,触冷犹如触电感,可出现口唇和舌发麻,四肢或全身肌肉麻痹。严重者出现语言障碍、行走困难、抽搐发作和昏迷等,可因呼吸肌麻痹死亡。通常病程2~3周,神经症状持续时间长短不一,长者可达数月或数年之久。

【诊断和鉴别诊断】

诊断主要是根据患者有进食深海鱼如珊瑚鱼,出现胃肠道症状,以及特异性温度感觉倒错等。应注意与一般的胃肠炎、食物或毒物中毒、中枢神经系统感染,以及精神疾病等鉴别。

【治疗】

中毒后应尽早洗胃、催吐和导泻,并给予输液等对症治疗。神经系统症状明显者可静脉注射钙剂;20%甘露醇能竞争性阻断钠通道的开放,缓解神经系统症状。口服或皮下注射新斯的明有一定的疗效,特别是鲟鱼中毒(Stewart et al,1991)。

四、亚硝酸盐中毒

亚硝酸盐中毒(nitrite poisoning)又称为肠源性发绀,常见于进食含亚硝酸盐过量的腌制菜蔬、熟肉及其肉制品,或误将亚硝酸盐当作食盐食用导致中毒。临床主要表现为高铁血红蛋白血症及其引起的血液循环障碍和缺氧。

【病因和发病机制】

亚硝酸盐是一种食品添加剂,可作为肉制品着色剂和抑菌剂。亚硝酸盐的颜色、气味、水溶性等物理性质与食盐相似,易被当作食盐或面碱使用。亚硝酸盐属剧毒类物质,大鼠经口的LD_{50}为0.18g/kg,人类中毒剂量为0.3~0.5g,致死量为3.0g。亚硝酸盐为氧化剂,人食入亚硝酸盐后,大部分亚硝酸盐吸收后进入血液循环与血红蛋白结合,将血红蛋白的二价铁氧化成三价铁,形成高铁血红蛋白而使其失去携氧和释氧功能,造成全身组织缺氧。中枢神经系统对缺氧最敏感,常导致一系列神经精神症状。小部分亚硝酸盐在胃酸作用下转换成亚硝酸,亚硝酸可使血管平滑肌舒张、血压下降,甚至出现休克;亚硝酸还可分解释放出一氧化氮,引起恶心、呕吐等胃肠道症状。

除直接摄入亚硝酸盐外,亚硝酸盐也可由体内生成。

在胃肠功能紊乱、贫血、肠道寄生虫病及胃酸浓度下降等情况下,胃肠道内硝酸盐还原菌大量繁殖。食用含硝酸盐较高的蔬菜后,硝酸盐还原菌使肠道内的硝酸盐还原为亚硝酸盐,当机体不能充分分解亚硝酸盐时可导致中毒,常见于儿童。

【临床表现】

1. 发病潜伏期因食入亚硝酸盐量不同而异,误食亚硝酸盐潜伏期为十余分钟,大量食用含亚硝酸盐青菜潜伏期为1~3小时(长者20小时)。主要症状为口唇、甲床及全身皮肤黏膜发绀;伴不同程度缺氧表现,如头痛、头晕、心悸、嗜睡、恶心、呕吐、腹痛、腹泻等。严重者出现呼吸急促、烦躁不安、心律失常、意识障碍、昏迷、惊厥、抽搐和脑水肿,可因呼吸麻痹死亡。出现循环障碍时尚有四肢厥冷、血压下降、休克或肺水肿。

2. 血中高铁血红蛋白含量增高,通常含量达到10%时皮肤黏膜出现发绀,20%~30%时可出现缺氧症状,50%~60%时出现严重精神神经症状,大于60%时可出现昏迷、呼吸循环衰竭,并导致死亡。

【诊断和鉴别诊断】

根据患者食用腌菜、卤制品或误用亚硝酸盐史,临床出现明显的发绀及缺氧症状,血中高铁血红蛋白显著增高等通常可诊断。

注意与肺部感染、间质性肺病、急性肺水肿、冠心病等导致呼吸、循环衰竭的疾病鉴别,与脑血管病及中枢神经系统感染等疾病鉴别。

【治疗】

1. 尽快清除胃肠道内的毒物,用生理盐水彻底洗胃,并催吐、导泻;给予吸氧缓解缺氧症状,如有气道梗阻,可行气管切开。

2. 使用特效解毒剂亚甲蓝,常用低剂量(1~2mg/kg)亚甲蓝来还原高铁血红蛋白(Fe^{3+})成亚铁血红蛋白(Fe^{2+})。成人一般用量为1%溶液5~10ml加入10%~25%葡萄糖液20ml,缓慢静脉注射,30min后症状可见缓解,必要时可重复使用1~2次。维生素C也是一种还原剂,可将维生素C 2~4g加入葡萄糖液中静脉注射或静脉滴注。

3. 对症支持治疗。注意维持水、电解质和酸碱平衡,给予能量合剂、还原型谷胱甘肽,保护肝、肾和脑功能。防治休克、呼吸衰竭、脑水肿、感染等;如血压下降,可给予多巴胺和间羟胺等血管活性药物;如有呼吸衰竭,可给予呼吸兴奋药,必要时进行机械通气治疗。

五、细菌或真菌毒素性食物中毒

(一)肉毒中毒

肉毒中毒(botulism)是厌氧革兰氏阳性肉毒梭状芽

孢杆菌(clostridium botulinum)的肉毒毒素(又称肉毒杆菌毒素)引起的神经肌肉麻痹性疾病。肉毒杆菌呈世界性分布,北半球北纬30°区域发病较多,我国青海省、甘肃省、新疆维吾尔自治区、宁夏回族自治区、黑龙江省、吉林省等地区发病较高。临床常见食物传播型、婴儿型及创伤型等三型。

【病因和发病机制】

肉毒杆菌是一种腐物寄生菌,广泛分布于自然界,常在土壤、家畜、动物粪便、海产品中繁殖和产生肉毒毒素(botulinum toxin)。肉毒杆菌也可附着于水果、蔬菜、谷物、豆制品(臭豆腐、豆豉等)、面食(发酵馒头、面酱等)上,但最易受污染的是火腿、腊肠和罐头等食品。在缺氧的情况下,细菌可大量繁殖而产生肉毒毒素,人食用含肉毒毒素的食物后可出现肉毒中毒。发病季节性不太明显,发酵制品引起者多见于晚春和初夏,肉类中毒者多见于夏秋季。

肉毒毒素是一种嗜神经外毒素,毒性极强,成人致死量为0.008 4~0.01mg,是已知外毒素中毒性最强的毒素。肉毒杆菌依据其抗原性不同,分为A、B、C、D、E、F、G、H等8种,每种菌株可产生其中一种肉毒毒素,引起人体中毒主要是A、B和E型,少数为F、G型,后者常导致婴儿肉毒中毒。A、B型芽孢在土壤中分布多,抗热性较强,在沸水中可生存5~22h,干热时180℃存活5~10分钟(Woodruff et al,1992)。肉毒毒素不耐热,在80℃ 30分钟或煮沸10分钟即可被破坏,暴露于日光下数小时可失去毒性;而毒素在密封、阴暗条件下可保存多年。食用被污染的罐头、火腿、腊肠等肉制品以及发酵食品(如家制臭豆腐、豆瓣酱、面酱、豆豉等)可引起中毒(食物传播型);幼儿食入被污染的蜂蜜可发病(婴儿型);肉毒毒素也可由破损伤口或通过毒品注射而进入体内致病(创伤型)。肉毒毒素通过消化道吸收或直接进入血液后,可作用于脑神经核、神经肌肉接头及神经末梢,通过抑制神经介质乙酰胆碱的释放,使神经肌肉接头的突触功能产生障碍,导致肌肉不能收缩而发生弛缓性瘫痪。主要病理变化包括脑及脑膜的充血、水肿、小灶性出血及血栓形成;脑脊液通常无明显改变。

【临床表现】

1. 潜伏期多为6~36小时,最短2小时,最长可8~10天,潜伏期愈短,病情愈重。起病时先出现胃肠道症状如恶心、呕吐、腹痛、腹泻等表现,可伴有乏力、头晕、头痛、食欲减退等症状;继而出现神经系统麻痹症状,包括脑神经和周围神经受损症状。可先出现舌体发麻、舌根发硬、颈肌无力、头下垂、四肢无力、复视、斜视、上睑下垂、视物不清;随着病情发展,可出现言语不清、失语、吞咽困难、面肌麻痹、眼球震颤、神经反射迟钝、共济失调、四肢瘫痪;严重者可因呼吸肌麻痹、呼吸衰竭而死亡。但患者神志始终比较清醒,知觉无明显异常。

2. 胆碱能自主神经受损可引起唾液分泌减少而致口干、胃肠平滑肌麻痹所致腹胀、肠鸣音消失、肠梗阻,以及尿潴留等;患者体温一般正常或呈低热;脑脊液检查正常(兰娟等2018)。

【诊断和鉴别诊断】

1. 诊断 根据患者进食可疑污染食品(罐头及发酵食品)史,临床出现脑神经或运动神经麻痹伴胃肠症状,但感觉正常、意识清楚,应考虑本病的可能性。确诊需检查可疑病例的血液、粪便和胃内容物,进行肉毒杆菌分离或毒素鉴定;将样品注射到小鼠腹腔,出现四肢麻痹和死亡为阳性;另可用各型抗毒血清在动物体内进行中和试验判定毒素的类型。

2. 鉴别诊断 本病需与重症肌无力、Guillain-Barré综合征、乙型脑炎、脊髓灰质炎,以及其他神经毒物中毒如有机磷农药、毒蕈和河豚中毒等鉴别。

【治疗】

1. 促进毒物排出 用压舌板刺激咽后壁催吐;摄入污染食物中毒者,6h内可用1:5 000高锰酸钾或5%碳酸氢钠溶液洗胃;若食入时间过久,可用导泻剂硫酸镁15~30g导泻排除毒物,同时用药用活性炭25~30g吸附毒素。

2. 抗毒血清治疗 早期使用肉毒抗毒血清,未确定中毒类型前可用A、B、E三型联合足量应用,实验室鉴定出毒素类型后再改用单价抗毒血清。抗毒血清总用量重症者平均10万U,轻症2万~5万U,宜在确诊后24~48小时内分次皮下、肌内注射或静注(须注意在皮下和肌内注射无异常反应时方可静脉注射)。首次量1万~2万U,以后每5~10小时重复使用,用药前先作皮肤过敏试验,抗血清稀释10倍分次皮下注射,首量0.2ml,以后适当加量,共3次,未出现不良反应可全量注射(陈长春等,2014)。

3. 防治急性脑水肿 若患者神志、瞳孔有改变,即使眼底乳头未见水肿,也不能排除脑水肿,可给予呋塞米20~40mg及地塞米松5~10mg静脉注射,亦可用20%甘露醇250ml静脉滴注以降低颅压。

4. 对症治疗 尤其注意补液、维持水和电解质平衡;必要时给予吸氧、气管切开,呼吸肌麻痹可呼吸机辅助呼吸;吞咽困难给予鼻饲或静脉营养;有感染迹象或并发肺炎时及时使用抗菌药物,而且大剂量青霉素静脉滴注有助于抑制肠内肉毒杆菌增殖。

(二)酵米面黄杆菌中毒

本病是酵米面黄杆菌(flavobacterium farinofermentans)外毒素引起的中枢神经系统及肝、肾损害疾病。在我国北方食酵(臭)米面以及食变质银耳后可引发中毒，常见于北方农村地区，好发于夏秋季节。

【病因和发病机制】

酵米面又称臭米面，是我国北方农村的一种食品，玉米、小米、高粱米等粗粮用水浸泡发酵 10~30 天后，水磨去液制得湿粉，再加工制成面条、饼、包子等食品。在酵米面制作过程中，天气炎热潮湿易污染酵米面黄杆菌，人食后可发生中毒。酵米面黄杆菌也称椰毒假单胞菌酵米面亚种(pseudomonas cocovenenans subspfarinofermentans)，属假单胞菌科假单胞菌属的一种。该菌为革兰氏阴性短杆菌，专性需氧，分布广泛，生长条件与真菌相似，最适生长温度为 30℃。酵米面黄杆菌本身无致病性，但能产生米酵菌酸(bongkrekic acid)和毒黄素(toxoflavin)两种外毒素。其中米酵菌酸也曾被称为黄杆菌毒素 A，分子式为 $C_{28}H_{38}O_7$，呈淡黄色，耐高温、高压，120℃不被破坏。米酵菌酸对人及动物有强烈的毒性作用，进入胃肠道可刺激胃肠道黏膜，引起充血、水肿；该毒素吸收迅速，很快进入全身器官包括中枢神经系统，选择性作用于细胞线粒体内膜，与 ADP 载体形成复合物，破坏线粒体功能，还可使巯基酶失去活性，主要引起中枢神经细胞肿胀、肝细胞坏死，心肌及肾脏亦可受损。毒黄素主要作用于呼吸系统，通过氧自由基而产生细胞毒性作用。

【临床表现】

食入被污染的食品后 2~24 小时(一般 5~8 小时)发病，中毒者一般先出现胃肠道症状，如胃部不适、恶心呕吐，吐物初为胃内容物，后为黏液甚至咖啡色样物。伴腹胀、腹痛及腹泻。1~2 天后可出现单一或多个下述系统损害症状。神经系统受损主要表现头痛、头晕、烦躁不安、嗜睡、谵妄、抽搐和昏迷等，眼底可见视乳头水肿等颅高压表现。肝受损表现如皮肤黄染、肝大和肝功能异常，重者出现肝性脑病。肾损害表现为尿中出现红、白细胞，蛋白质及管型，少尿、无尿甚至因肾衰竭而死亡。呼吸系统损害表现为发绀、呼吸困难、也可出现中枢性呼吸衰竭。消化道黏膜、皮肤、脑、肝、肾均可发生出血表现。

【诊断和鉴别诊断】

根据患者进食酵米面食物史，急性胃肠炎症状伴中枢神经系统及肝脏等受损表现，同食者同时发病等，提示本病可能性；若从食物及胃内容物检出酵米面黄杆菌，即可确诊。需注意与其他食物中毒鉴别。

【治疗】

1. 应尽早和彻底排除毒物 食后 8 小时内应催吐，食后 12 小时内应洗胃，且越早越好；用温水充分洗胃后，再给予导泻剂(硫酸镁或硫酸钠)及吸附剂(10%活性炭悬液)，还可进行血液灌流以清除血中毒素。

2. 对症治疗 重点是防治脑水肿，保护与治疗肝、

肾损害、防治休克。可用维生素 E、还原型谷胱甘肽、巯基乙醇等对抗毒黄素及米酵菌酸的部分毒性，减轻其危害。

(三) 霉变甘蔗中毒

霉变甘蔗中毒(deteriorated sugarcane poisoning)是食入霉变甘蔗后引起以中枢神经损害为主的中毒性疾病。甘蔗又名薯蔗、糖梗，属于禾本科多年生草本植物，分布于我国广东、广西、福建、台湾、安徽、浙江、湖南、湖北、四川、云南等地。其茎、茎皮及茎节间生长的嫩芽均可入药。甘蔗易受霉菌、串珠镰刀菌及圆弧青霉菌污染产生霉变。

【病因和发病机制】

甘蔗因在不良条件下越冬，微生物大量生长繁殖而引起霉变，若为未成熟甘蔗则更容易霉变。霉变甘蔗中毒多发生于我国北方地区(如河北、河南、山东、辽宁、内蒙古、陕西、山西等省/自治区)，多发生于 2~4 月份；而南方的广西、福建、江苏、贵州等地较少。据报道 1972—1985 年我国共发生中毒病例 726 人，死亡 64 人，重症及死亡者以儿童居多。霉变甘蔗中可分离出节菱孢霉菌(arthriniumphaeospermum)、串珠镰刀菌、梨孢镰孢菌、芽枝霉菌及圆弧青霉菌等多种霉菌及其毒素，其中节菱孢霉菌是主要的中毒病原菌，在中毒甘蔗中节菱孢霉菌的检出率为 58.7%~65.6%。节菱孢霉菌能产生神经毒素 3-硝基丙酸(3-nitropropinic acid，3-NPA)，该化合物为白色结晶，是主要致毒物质，主要损害中枢神经，也可累及消化系统。雄性小鼠经口 LD_{50} 为 100mg/kg，雌性小鼠为 68.1mg/kg。

【病理】

节菱孢霉菌所产生的 3-硝基丙酸的主要靶器官为中枢神经和消化系统，重症病例也可出现肺水肿及血尿。中枢神经系统为弥漫性损害，主要损伤双侧苍白球，可累及双侧壳核及尾状核头部。中毒患者尸检可见脑水肿、脑神经细胞、神经胶质细胞受累，部分神经细胞皱缩，纹状体区可见神经细胞灶性液化坏死，脑水肿和小血管周围腔隙扩大。

【临床表现】

1. 因摄入量不同，发病潜伏期从 10 分钟到 24 小时不等，一般 2~3 小时。摄入量越大，潜伏期越短，病情越重。常首先出现胃肠道症状，随后出现神经系统表现。轻度中毒首先表现为恶心、呕吐、腹痛、腹泻、血便等消化道症状，随后出现头昏、头痛、视物不清、复视、嗜睡等神经中毒症状，可较快恢复。重度中毒则在轻度中毒症状基础上，出现频繁呕吐、剧烈腹痛、大量血便，以致发生低血压休克；很快出现中枢神经抑制症状，表现为神志淡漠、黑矇乃至昏迷；阵发痉挛性抽搐，每次发作 1~2 分钟，

发作时两眼球偏向一侧,瞳孔散大,牙关紧闭,四肢屈曲强直,可反复发作,严重者呈癫痫持续状态。昏迷后有的可出现狂躁,有的呈强迫体位或瘫痪,还可伴发肺水肿、呼吸衰竭、血尿、尿便失禁等。死亡者常死于呼吸衰竭或癫痫持续状态。

2. 部分重症患者中毒后 2 周到 2 个月可出现迟发性锥体外系损害表现,如肌张力增高、手足徐动、轮替动作笨拙、肢体扭转痉挛、站立不稳、行走困难等。

3. 脑脊液检查多正常,重症患者或迟发性肌张力障碍患者可见脑电图异常。脑 CT 可见脑水肿或双侧豆状核-壳核及苍白球区对称性低密度。

【诊断和鉴别诊断】

1. 诊断 根据患者进食霉变甘蔗史,急性胃肠道合并神经系统损害表现,可提示本病的诊断。

2. 鉴别诊断 应与细菌性急性胃肠炎、中枢神经系统感染如脑炎、脑膜炎等鉴别,并注意与其他中毒和锥体外系疾病鉴别。

【治疗】

1. 尽早清除胃肠道内的毒物,常规进行催吐、洗胃与导泻处理;可用清水、生理盐水、1∶5 000 高锰酸钾或 0.5% 活性炭悬浊液洗胃,用硫酸镁导泻。

2. 本病无特效解毒药,只能对症处理,重点是要平稳维持循环血压,防治脑水肿、肺水肿,治疗抽搐,避免出现肝肾功能损害。适当补液,给予大剂量维生素 C 和维生素 B,注意防治水、电解质失衡和继发感染;可用利尿剂(如呋塞米 20~40mg)促进毒物排泄。有神经系统功能障碍者应给予能量合剂;脑水肿患者应限制入液量,应用脱水剂如 20% 甘露醇 250ml,静脉注射,每 4~6 小时 1 次,并使用足量皮质类固醇。如抽搐患者应及时给予镇静剂(苯二氮䓬类或巴比妥类药物)。

六、蚕蛹中毒

蚕蛹中毒(silkworms chrysalis poisoning)是进食未充分加热或变质的蚕蛹后,出现以中枢神经系统、消化系统损害为主要表现的疾病,也称蚕蛹性脑病。蚕蛹是缫丝后的剩余产品,富含蛋白质和脂肪,也含有肽类、胆碱及酶类等,是我国不少地区人们喜爱的食品。柞蚕主要产于我国辽宁、山东、河南等地,遍布 16 个省,辽宁省产量最多,约占全国总产量的 70%;患者亦以辽宁和山东居多,每年 10 月到次年 3 月中毒病例较多(Hu et al,2016)。

【病因和发病机制】

本病的病因与蚕蛹所含的蛋白质、肽类、胆碱及酶类等有关。发病机制尚不明确,根据发病呈散发性、病情轻重与食入量不相关,同食者仅少数人发病,以及毒物的嗜

神经性,故推测蚕蛹含一种或数种毒蛋白成分,可引起相应的变态反应,导致中枢神经系统脱髓鞘病变。

【临床表现】

1. 蚕蛹中毒的潜伏期为数小时至 1 周不等,通常在进食蚕蛹 2~4 小时后发病。起病时患者出现恶心、呕吐、腹痛、腹泻等症状,可伴有乏力、头晕、头痛,类似食物中毒表现;继而出现眩晕、口周及四肢发麻、手套及袜套样感觉减退、步态蹒跚、站立不稳等小脑性共济失调表现;部分患者可发生失语、上睑下垂、斜视、扭转痉挛、尿便失禁和尿潴留。严重者可出现躁动不安、幻听、幻视等精神症状乃至昏迷及抽搐,表现为眼球及舌肌震颤、四肢肌肉震颤、病理反射阳性等;抽搐呈阵发性,发作时手足痉挛,苦笑面容,眼球固定,瞳孔缩小,每次约 15~30min 缓解,数小时后可再次发作。

2. 脑脊液和头颅 CT 检查一般正常,脑电图检查可呈高度或中度异常。经过 5~20 天疗程的治疗后,脑电图仍可见广泛异常。

【诊断和鉴别诊断】

根据患者食用未充分加热或变质的蚕蛹,出现急性胃肠炎及中枢神经系统症状,可提示蚕蛹中毒可能。应注意与病毒性脑炎、脑血管疾病、内耳性眩晕及其他中毒性疾病鉴别。

【治疗】

1. 进食蚕蛹数小时至 1 天内发病者应予催吐、洗胃和导泻,以尽快排出体内的毒物。

2. 蚕蛹中毒无特效解毒治疗,主要为对症和支持治疗。消化道刺激症状可给阿托品 0.5~1mg 作皮下或肌内注射,可重复使用。防治抽搐是对症治疗中的关键,必要时给予镇静剂(苯二氮䓬类或巴比妥类药物)治疗。如发病与变态反应因素相关,可短期使用大剂量糖皮质激素治疗。

3. 注意补液、利尿、维持水和电解质平衡,以促进毒物排出;呼吸困难者给予吸氧,进食困难者给予鼻饲或静脉营养;必要时可给予抗生素防治感染、神经营养药辅助代谢治疗。一般预后良好。

第二节 动物咬蜇伤中毒

(张雁林)

一、毒蛇咬伤

目前地球上已知蛇类有 2 200 多种,其中毒蛇 500 多种;我国境内毒蛇有 49 种,分布于 27 个省,以广东、广

西、福建、云南、湖南、湖北、贵州、四川、江西、浙江、江苏和台湾等省(自治区)多见。其中以蝮蛇分布最广,遍及长江南北和东北、西南、华南、西北等平原及丘陵地区。人们在生产或生活中易遭毒蛇攻击,多在夏、秋季发生,被咬部位以四肢裸露部位居多。危害大的主要毒蛇种类包括金环蛇(bungarusfasciatus)、银环蛇(bungarusmulticinctus)、眼镜蛇(naja)、眼镜王蛇(ophiophagushannah,属眼镜蛇科)、海蛇(hydrophis,属海蛇科)、蝮蛇(agkistrodonhalys)、尖吻蝮蛇(agkistrodonacutus)、竹叶青(trimeresurusstejnegeri,属蝮蛇科)与蝰蛇(viperarussellisiamensis,属蝰科)等(Sullivan et al,1995)。

【病因和发病机制】

各种毒蛇头部均有毒腺、排毒导管和毒牙,毒腺位于头侧面、眼后下方的皮肤下。咬人时,蛇的头部肌肉收缩压迫毒腺,毒液由毒腺经排毒导管、毒牙注入人体组织内,再由淋巴管或血液循环扩散至全身,引起局部和全身中毒症状。蛇毒是一种黏稠的半透明液体,有特殊腥味,颜色有乳白色(五步蛇毒、圆斑蛇毒等)、淡黄色(眼镜蛇毒)、灰白色(银环蛇毒)、金黄色(金环蛇毒)或黄绿色(竹叶青蛇毒)等。蛇毒成分复杂,不同种的毒蛇含有不同成分和性质的毒素,但同一种属毒蛇的毒素成分及毒作用则有很多共同点。蛇毒中蛋白质约占90%,致死成分往往是不具酶活性的多肽类物质。蛇毒毒素可概括为神经毒素、血液毒素、心肌毒素和酶类物质。

1. 神经毒素 神经毒素为多肽类或小分子蛋白质类,可选择性损害中枢神经、周围神经和运动神经-骨骼肌传导系统。通过抑制呼吸中枢、阻断神经肌肉传导,引起呼吸肌、横纹肌弛缓性麻痹,导致死亡。神经毒素主要存在于眼镜蛇科、海蛇科、响尾蛇科的蛇毒中,蝰科蛇毒亦存在。迄今已分离提纯神经毒110多种小分子多肽,可分为两类:①作用于突触后膜的神经毒:具有箭毒样作用,可阻断 N_2 胆碱受体,使乙酰胆碱(ACh)不能传递,引起全身肌肉瘫痪、呼吸肌麻痹,可以致死;②作用于突触前膜的神经毒:具有肉毒毒素样作用,可干扰突触前膜 ACh 释放影响神经传导;动物实验显示,该毒素作用初期运动神经末梢微终板电位发放频率增加(提示神经递质 ACh 释放增加),随后 ACh 释放抑制,最终完全消失;突触超微结构显示运动神经末梢内突触囊泡减少,突触前膜空泡增多,神经细胞线粒体肿胀等。

2. 血液毒素 血液毒素可引起溶血及凝血障碍,导致局部及全身出血或心血管损害。

(1)大多数蛇毒中含溶血毒素,包括:①蛇毒的直接溶解因子可直接溶解红细胞;②间接溶血成分即磷脂酶A,可催化卵磷脂或脑磷脂水解变成溶血卵磷脂或溶血脑磷脂,溶解红细胞,作用较慢。

(2)许多蛇毒都影响凝血过程,蛇毒含有凝血和抗凝血成分,可激活或抑制凝血过程,但最终效果取决于两种成分的比例和活性。有些蛇毒的凝血酶既可使纤维蛋白原变成纤维蛋白,也可激活 X 因子,在钙离子、磷脂参与下使凝血酶原变成凝血酶,引起凝血,最终导致纤维蛋白及凝血酶系统消耗性凝血障碍,进而发展为播散性血管内凝血。也有些凝血成分虽使血液中纤维蛋白原变成纤维蛋白,但不能活化XII因子,因此纤维蛋白不能形成凝块,可很快被血中纤溶系统溶解,最终使血纤维蛋白原逐渐被耗竭,形成去纤状态。引起凝血障碍的蛇毒包括红口蝮蛇、尖吻蛇、棕点竹叶青和蝰蛇等。

(3)响尾蛇科及蝰蛇科毒素含有出血毒素,可引起局部组织出血及坏死,与毒素中所含蛋白水解酶、磷脂酶 A2 作用有关。如除去蛇毒中 Ca^{2+}、Mg^{2+}、Zn^{2+} 等离子,毒素的出血作用可消失。出血毒素可使血管内皮细胞间隙扩大,红细胞漏出血管,从而导致心、肺、胃肠道、肾脏等出血。

3. 心脏毒素 眼镜蛇科蛇毒含心脏毒素,心脏毒素为细胞溶解因子、细胞毒等碱性多肽,可引起细胞膜不可逆性除极化,使细胞发生功能障碍及结构改变。心脏毒素不仅可使心肌短暂兴奋后转为抑制,还导致心肌变性、坏死,临床上表现为心律失常、心脏停搏、心力衰竭、休克等。

4. 酶类物质 多种毒蛇的蛇毒中含有酶类物质,可加重损伤。磷脂酶 A2 可催化花生四烯酸(AA)合成与释放,形成白三烯、血栓素及前列腺素等炎症介质;磷酸二酯酶可产生大量腺苷类物质,两者均可引起血管扩张、血管壁通透性增加、血浆外渗、血容量减低和血压下降导致休克。蛋白水解酶不仅能溶解蛋白,促使蛇咬伤局部发生水肿、出血、坏死,还可影响纤维蛋白原转为纤维蛋白及凝血酶原转为凝血酶,直接导致凝血功能异常。三磷酸腺苷酶可使三磷酸腺苷缺乏,影响机体的能量,也使乙酰胆碱的合成受阻,对神经系统、心脏、肝脏均有损害。透明质酸酶则水解透明质酸,使细胞和纤维间的屏障损伤,通透性增加,促使毒物吸收入血并扩散,加重中毒表现。

【临床表现】

1. 毒蛇咬伤后一般于1~6小时内出现非特异性全身症状,表现为头晕、头痛、乏力、恶心、呕吐、出汗;继之出现神经、血液或循环等系统中毒症状。

2. 神经系统为主的中毒表现 神经毒型蛇毒中毒主要由银环蛇、金环蛇及海蛇咬伤所引起。临床特点是中毒局部症状轻微,但蛇毒吸收快,可于1~2小时内致死,故危险性很大。局部症状不明显,仅有麻痒感或麻木感,不红、不肿、无疼痛,一般无液体渗出。全身症状一般在咬伤后 10~15 分钟出现,麻木感从咬伤处向全身扩展,逐渐发展为横纹肌弛缓性瘫痪。首先为头面部肌受累,表现为眼肌麻痹、上睑下垂及复视、咽腭麻痹、张口困难、吞咽障碍、声音嘶哑、语言不清;继之向躯体发展,引起呼吸肌及四肢肌肉麻痹,甚至呼吸运动停止。与此同时还可有头昏、嗜睡、流涎、恶心、呕吐、惊厥、昏迷、大小便失禁及循环衰竭等严重中毒表现。

3. 血液系统为主的中毒表现 血液毒型蛇毒中毒常为蝰蛇、竹叶青、尖吻蝮及烙铁头等毒蛇咬伤所致。特点是局部症状重,全身中毒症状明显,发病急。咬伤局部疼痛剧烈,肿胀严重,且迅速蔓延至整个肢体,局部可有出血、瘀斑、坏死,并可有已溶解的血液自咬痕处不断流出,附近淋巴结肿痛及/或淋巴管炎,可继发感染。全身症状有胸闷、气促、心悸、烦躁不安、发热、谵妄及全身多发性出血,如咯血、呕血、鼻血、便血、血尿,甚至肺出血、颅内出血等。严重者出现黄疸、少尿或无尿、心律失常、DIC、循环衰竭和肾衰竭。

4. 混合中毒 兼有神经毒和血液循环毒两种表现,但可因蛇种不同而有所偏重。如眼镜蛇、眼镜王蛇的混合毒以神经毒为主,蝮蛇、五步蛇的混合毒则以血液循环毒为主。临床表现特点为发病急,局部与全身症状均明显。

5. 心脏为主的中毒表现 心脏受损呈中毒性心肌病表现,可出现心律失常(传导阻滞及 Q-T 间期延长等)、心肌缺血及心力衰竭,甚至发生心室颤动。此类毒素损伤作用持续时间长,危险期也较长,甚至 5~7 天后仍有致死的危险。

6. 实验室检查 可见血白细胞升高,尿中有红细胞、血红蛋白、白蛋白、病理管型,尿、便潜血阳性,凝血时间延长,凝血因子、纤维蛋白原减少,肝功能、肾功能及心肌酶异常等。

【诊断和鉴别诊断】

1. 根据明确的蛇咬伤史和局部牙痕可确诊 蛇咬伤可通过如下方法鉴别毒蛇与无毒蛇:①辨别打死的蛇标本的形态学特征;②辨别牙痕形状及症状,如有四行或两行锯齿状浅表细小牙痕,局部仅出现轻微疼痛或少许出血又很快自然消失,无全身中毒症状,系无毒蛇咬伤;如局部可见两个针头大牙痕,并有麻木、疼痛、伤口流血、患肢肿胀,伴全身中毒症状,为毒蛇咬伤。

2. 判断哪类毒蛇咬伤 ①局部咬伤不明显,全身神经系统症状明显,多为神经毒类毒蛇如银环蛇、金环蛇、海蛇等;②局部疼痛剧烈,肿胀明显,伤口流血不止,病情发展快,多为血液循环毒类如尖吻蝮、蝰蛇、竹叶青等;③如局部及全身神经症状均明显多为混合毒类,如眼镜蛇、眼镜王蛇和蝮蛇等;④也可用血清学方法早期确诊。

【治疗】

1. 处理局部伤口 主要包括①局部结扎:蛇咬后 30 分钟内在伤口近心端用橡皮带或绷带扎紧,阻断静脉及淋巴回流,每 20~30 分钟松解 2~3 分钟,以免组织坏死,并尽快给予全身解毒治疗。②扩创排毒:以牙痕为中心作“一”字形或“十”字形深 1cm 切口,口腔黏膜无破损、无龋齿时,可用口吮吸或用拔火罐方法吸出毒液,并用清水、盐水或 1:5 000 高锰酸钾液、5%依地酸二钠等清洗。在野外无医疗条件时,可用火柴或其他点燃物瞬间烧灼伤口,以破坏蛇毒。③降解蛇毒:用 1 000~4 000U 胰蛋白酶(4~20ml 0.5%普鲁卡因稀释),于伤口局部或近旁进行环形封闭,可水解破坏蛇毒中的蛋白质及多肽成分。④外敷中药:可将蛇药敷于创口周围 2cm 处(勿敷于伤口上),并在肿胀上方涂一圈。如南通蛇药、上海蛇药、群生蛇药用于蝮蛇伤,湛江蛇药用于眼镜蛇、银环蛇伤,红卫蛇药用于五步蛇伤等(曾凡杰等,2017)。

2. 抗蛇毒血清 提取蛇毒免疫动物产生的特异性抗体,对蛇毒具有特效解毒作用。目前国产抗毒血清包括:①精制抗蝮蛇毒血清,每次剂量 6 000~12 000U;②精制抗银环蛇毒血清,每次剂量 10 000U;③精制抗五步蛇毒血清,每次剂量 4 000~8 000U;④精制抗眼镜蛇毒血清,每次剂量 2 000U;⑤抗金环蛇毒血清,每次剂量 5 000U;⑥抗蝰蛇毒血清,每次剂量 5 000U。抗蛇毒血清注射前用 20 倍稀释液进行过敏皮试,有过敏反应者应先行脱敏,给予抗过敏药或皮质激素;然后用 25%~50%葡萄糖或生理盐水 40ml 稀释后静脉缓慢注射。某些抗蛇毒血清具有交叉中和蛇毒作用,如抗蝮蛇毒血清对同属蝮亚科不同产地的蝮蛇、尖吻腹、烙铁头和竹叶青蛇毒等有较强的交叉中和作用,抗银环蛇毒血清对金环蛇毒有交叉中和作用(Dart et al,1997)。

3. 糖皮质激素治疗 重症全身中毒患者应及时给予大量皮质激素,对减轻中毒反应和组织损害有较好作用。糖皮质激素适用于局部组织反应严重者,对中毒性心肌病、休克、溶血、出血和脑水肿等情况也有一定治疗作用。可早期用氢化可的松 200~400mg 或地塞米松 20mg 静脉滴注。

4. 全身对症支持治疗 一般卧床休息,吸氧,补充足够的能量和维生素,注意维持水、电解质、酸碱平衡,加速毒素排出。出现凝血障碍及 DIC,除及早使用抗毒血清终止全身中毒外,可小量多次输注冷凝蛋白或新鲜血液及血液成分,改善病情。对神经毒中毒引起的呼吸中枢麻痹及神经肌肉麻痹所致呼吸衰竭,应当使用呼吸机辅助通气治疗。对于急性肾衰竭,应及早给予腹膜透析或血液透析治疗。如因肢体重度水肿压迫肌肉而出现急性肌膜间隙综合征,应及早手术减压。

二、蜂蜇伤

蜂蜇伤(bee sting)后可导致人体蜂毒中毒。蜂类主要有蜜蜂、黄蜂、胡蜂等,其中黄蜂、胡蜂的毒力更强。除雄黄蜂无毒刺外,其他蜂的尾端均有蜇针并与毒腺相通。蜂蜇人后毒液经蜇针注入人体,而蜇针也留在人体(Ledford,2019)。

【病因和发病机制】

蜂毒(bee venom)的化学成分复杂,主要是多肽与酶类,如蜂毒肽(melittin)、蜂毒明肽(apamin)、蜂毒心肽(cardiopep)、肥大细胞脱颗粒肽、磷脂酶 A2、透明质酸酶、组胺、多巴胺、去甲肾上腺素、游离氨基酸、脂类、碳水化合物、多种其他抗原物质等。以上诸物质使被蜂蜇伤者不仅发生局部皮肤反应,而且全身也出现不同程度的症状,严重者发生出血、溶血、肝肾损害、意识障碍。此外蜂毒尚可引起过敏反应,导致过敏性休克(谷晓玲等,2018)。

蜂毒的主要毒作用表现为:

1. 蜂毒可阻断 N_2 胆碱受体,使神经-肌肉接头不能传导神经冲动,产生箭毒样作用。如蜂毒肽可使交感神经节 N-胆碱受体对乙酰胆碱敏感性降低,阻断 CNS 突触传导;蜂毒明肽可透过血脑屏障直接作用于 CNS,使脊髓多突触反射增强,多突触兴奋性后电位增大。

2. 蜂毒可损伤细胞引起血管通透性增加、组织水肿、溶血、横纹肌溶解及凝血障碍,继发肾小管坏死及急性肾衰竭。

3. 蜂毒及组分 PLA2 可直接作用于血管平滑肌或通过促进组胺释放,使血压下降、心律失常和发生房室传导阻滞等。

4. MCDP 可使靶细胞释放组胺,可达正常体内组胺含量的 10~100 倍,它与 5-羟色胺等介质是导致局部疼痛及炎性反应的主要物质;PLA2 及透明质酸酶亦可成为致敏原,引起过敏反应。

【临床表现】

1. 蜂蜇后 5~15 分钟可发生局部及全身症状,轻重取决于蜂蜇的程度。单蜂蜇伤主要为局部疼痛,发生全身中毒或过敏者较少;群蜂首次蜇伤 200 次,除局部症状可出现全身性中毒症状,蜇刺 500 次可出现明显的全身中毒症状。

2. 轻度中毒常出现局部症状,表现为剧烈烧灼痛或刺痛,稍后出现充血、水肿、丘疹和淋巴结炎,严重者出现水疱、淤血、皮肤变色甚至坏死。

3. 全身中毒症状包括头晕、头痛、乏力、恶心、呕吐、腹痛、腹泻、胸闷、躁动不安、肌肉痉挛等。对蜂毒过敏时可出现皮肤荨麻疹、鼻黏膜水肿、口唇及眼睑肿胀、喉头水肿、支气管哮喘。重度中毒者出现溶血、凝血障碍、急性肾衰竭、眼肌麻痹、视神经脱髓鞘病变、中毒性脑病、过敏性休克、昏迷,甚至死亡。

【诊断】

有被蜂蜇伤史,部分蜇伤的局部留有蜂的蜇针。单个蜂蜇伤多仅有局部明显红肿及刺痛症状。若遭群蜂多处蜇伤,则常出现全身中毒症状,且身体局部的肿胀也较重。

【治疗】

1. 蜇伤后应立即拔除蜂刺和毒囊,或用小拔火罐拔吸毒液;一般伤处可用 5%碳酸氢钠、肥皂水或 3%氨水冲洗,黄蜂蜇伤时可用食醋等酸性溶液冲洗,并用冷敷以减少毒素的扩散。

2. 口服季德胜蛇药片,首次剂量 20 片,以后每 6 小时服 10 片;或局部涂敷该药直至局部肿痛及全身症状消失。过敏者给予肾上腺素、皮质激素及抗组胺药治疗。

3. 全身对症支持治疗注意休息,补充足够的能量和维生素,注意维持水、电解质、酸碱平衡,加速毒素排出。如出现局部肌肉痉挛,可用 10%葡萄糖酸钙 10ml,缓慢静脉注射止痛。针对溶血及凝血障碍、急性肾衰竭、哮喘、过敏性休克和中毒性脑病等对症处理。

三、蝎蜇伤

蝎蜇伤(scorpion sting)后可导致人体蝎毒中毒。全世界有几百种蝎子,我国毒蝎主要有两种,其一是问荆蝎(也叫全蝎),另一种是钳蝎(也叫东北蝎)。蝎分布于温暖而干燥的地区,为夜行肉食动物,有时也会藏匿于室内鞋靴、衣服或墙缝中。蝎蜇伤多为误触而遭蜇中毒,养蝎或捉拿蝎者接触机会多,常常被蜇。蝎的尾部末节有一根向上弯曲呈钩状的毒刺与毒腺相连通,人若被蝎蜇伤,其毒液经毒刺注入人体,对局部和全身均有一定毒性损伤。

【病因和发病机制】

蝎毒液也称蝎毒素,蝎毒中的有毒蛋白质是由 50~80 个氨基酸组成的多肽,含神经毒素、溶血毒素、出血毒素、凝血酶、心脏毒素及血管收缩毒素等;非蛋白组分有磷脂、游离氨基酸、组胺、5-羟色胺及氨基葡聚糖等。

蝎毒入血可麻痹呼吸中枢,对心血管中枢则表现为先兴奋后抑制。蝎毒可兴奋迷走神经,引起神经-肌肉接头、副交感神经末梢、脑组织中乙酰胆碱释放,对小肠、膀胱、骨骼肌有兴奋作用。蝎毒可刺激组织释放儿茶酚胺,临床见蜇伤者尿中有大量儿茶酚胺及代谢产物。溶血毒素可作用于细胞表面,使红细胞膜破裂,产生溶血;出血毒素使血管壁通透性增加,毛细血管脆性增加;心血管毒素可使心肌细胞受损,出现心肌收缩无力、心动过缓、低血压或休克。

【临床表现】

1. 蝎蜇伤常见于手足,局部有毒蝎蜇伤斑点,里面可存有毒刺,周围红肿灼热,有的可见水疱、组织坏死,伴麻木、疼痛或感觉异常。附近的淋巴管有炎症反应并向周围蔓延,局部淋巴结肿大,多在数小时或 1~2 天内好转。

2. 蜇伤较重时出现全身症状,如头晕、头痛、恶心、呕吐、语言障碍、嗜睡。脑神经功能障碍者可出现视力模糊、眼球转动困难、舌肌强直收缩、咽肌痉挛导致的呼吸困难。神经肌肉兴奋过度表现为四肢肌肉痉挛、疼痛、抽搐。交感神经、副交感神经过度兴奋表现为烦躁不安、心动过速、血压升高、口内流涎、双目流泪、体温上升等。幼儿严重毒蝎蜇伤者可发生消化道出血、颅内出血。全身中毒表现危重者可呈昏迷状态,也可发生急性肺水肿、呼吸衰竭、循环衰竭。伤后 2~4 小时内症状迅速恶化者常为预后不良的征兆。

【诊断】

有被蝎蜇伤史,蜇伤局部红肿灼痛,中心有斑点,内有钩状毒刺。

【治疗】

1. 局部处理　首先拔除蜇伤部位的毒刺,局部进行冷敷,在蜇伤近心端束缚止血带,每隔 15 分钟放松 1 分钟。口腔无黏膜破损时,可吸吮清除毒液;或切开伤处皮肤吸出毒液,用 0.1% 高锰酸钾液冲洗。也可以在伤口周围涂抹蛇药。

2. 全身治疗　严重的蝎毒中毒者可口服季德胜蛇药片解毒治疗,首剂 5~15 片,每 6 小时 1 次,直至症状消失;或者予抗蝎毒血清治疗,用前应作皮试。用破伤风抗毒血清与抗生素预防或控制感染。全身反应强烈者可用肾上腺皮质激素、抗组胺类药物综合治疗。

3. 对症及支持治疗　休息,可持续性低流量吸氧(2~3L/min)。补充足够的能量,注意维持水、电解质、酸碱平衡,适当利尿加速毒素排出。肌肉强直可用 10% 葡萄糖酸钙 10ml 稀释后静脉注射或用地西泮 5~10mg 静脉注射;可用地西泮或巴比妥类药物控制抽搐。如出现急性心衰及肺水肿,可强心利尿,呋塞米 20mg 缓慢静脉注射,氨茶碱 250~500mg 加 5% 葡萄糖溶液 500ml 静脉滴注。呼吸衰竭者可使用呼吸机辅助通气。

第三节　感染性细菌毒素中毒

(张雁林)

一、破伤风

破伤风(tetanus)是破伤风梭状芽孢杆菌(clostridium tetanus)经人体破损处进入人体,感染、繁殖产生破伤风毒素而导致的急性疾病,临床表现为牙关紧闭、肌肉强直性痉挛、呼吸麻痹,主要累及的肌群包括咬肌、背肌、腹肌和四肢肌等(Yen et al,2019)。

【病因和发病机制】

破伤风杆菌是厌氧革兰氏阳性菌,长 2~3μm,宽约 0.5μm,广泛分布于土壤、畜类粪便中。芽孢抵抗力强,能耐煮沸 15~90 分钟;在不受日光照射时可在土壤中生存数年之久;但在 5% 苯酚及 2% 过氧化氢中,可在 24 小时内被杀灭。破伤风杆菌可产生两种外毒素,一种是毒性极强的破伤风痉挛毒素(tetanospasmin),另一种是溶血毒素(tetanolysin)。痉挛毒素包含两条肽链,分子量约 150 000,一条 55 000,另一条 105 000,两条肽链通过二硫键连接;如果两条链分开,则毒性消失,重新连接则毒性恢复。

破伤风毒素通常由入侵伤口的破伤风杆菌产生,常见新生儿脐带感染、产妇流产、分娩感染、外伤感染及吸毒者注射器具感染等。伤口发生坏死和缺氧时厌氧梭状芽孢杆菌才能生长和产生毒素,毒素进入血液循环分布于各器官,可与外周神经末梢结合,导致运动神经强直性麻痹;与胆碱能纤维细胞膜结合,通过吸附性胞饮进入细胞内,经逆行轴浆运输到脊髓神经元胞体及树突,越过突触间隙进入运动神经元抑制性纤维末梢,阻断抑制性递质如甘氨酸等释放,运动神经元产生无节制的兴奋传出,导致肌挛缩或强直,甚至呼吸肌痉挛性麻痹。破伤风痉挛毒素与神经组织的结合非常牢固,一经结合,抗毒素即不能中和。破伤风毒素还可作用于交感神经系统,使出现交感神经功能亢进的症状(中国创伤救治联盟,2018;聂时南等,2018)。

【病理】

病理检查可见脑及脊髓充血或出血,偶有脑水肿,大脑有广泛散在的血管周脱髓鞘改变和神经胶质增多;运动神经细胞水肿,核周染色质溶解;肝细胞也可见混浊肿胀,肾充血,心包及胃肠道黏膜出血等。病理变化一般无特异性。

【临床表现】

1. 破伤风的潜伏期因伤口部位、感染轻重和机体免疫状态而异,一般为1~2周,可短至1~2天,也可长达2个月,新生儿多为5~7天。典型临床表现为两组症状:神经系统持续兴奋的表现和自主神经功能失调的表现。

2. 神经系统持续兴奋的前驱症状包括全身乏力、头晕、头痛、咀嚼无力、局部肌肉发紧、反射亢进等。而后出现肌强直和肌痉挛,肌强直表现为咀嚼及张口困难,牙关紧闭,面肌痉挛呈特征性苦笑面容,背肌痉挛呈角弓反张,腹肌痉挛坚如木板,膈肌受影响后发作时面唇青紫,通气困难,可有呼吸暂停。肌痉挛呈阵发性,每日数次小发作或频繁大发作,全身肌群均可受累,可自发出现,也可由外界刺激而加重。肢体肌受累表现双手握拳、手臂屈曲内收和小腿伸展;咽肌和胸肌受累出现吞咽困难、饮水呛咳、喉痉挛、呼吸困难和发绀等;肛门和膀胱括约肌痉挛常引起顽固性便秘和尿潴留。肌痉挛可引起骨折、吸入性肺炎、肺不张和肺栓塞。全身剧烈痉挛常伴全身抽搐,可因窒息而死。

3. 自主神经失调表现主要为交感神经功能亢进的症状,如高血压、心动过速、心律失常、周围血管收缩、尿潴留、大汗、发热、肢端发冷等。

4. 除重症外,患者的神志始终保持清醒,体温正常或仅轻度升高。多数患者病程3~4周,如积极治疗,发作可逐步减轻,但肌紧张及反射亢进可继续一段时间。恢复期尚可出现精神症状如幻觉、言语错乱等,但多能自行恢复。

【诊断和鉴别诊断】

根据患者的外伤史、伤口污染或婴儿旧法接生等,典型的肌肉持续性强直收缩及阵发性抽搐表现,不难诊断。创伤分泌物培养也有助于确诊。

需注意与神经系统感染如化脓性脑膜炎、脑炎、脑卒中特别是蛛网膜下腔出血,手足搐搦症、狂犬病、马钱子碱中毒等鉴别。

【治疗】

1. 及时彻底清创 去除一切坏死组织、异物和碎骨片等。用3%过氧化氢或1:4 000高锰酸钾液湿敷,伤口不宜缝合或包扎;如伤口深者,可在伤口周围用1万~2万单位抗毒素浸润后再行清创。

2. 尽早使用抗毒素 抗毒素可中和未进入神经元的毒素,如破伤风马免疫球蛋白,其预防剂量通常为1 500~3 000IU(先行肌内或皮下注射,无异常反应可静脉注射);治疗剂量第一次为5万~20万IU,静脉注射,以后视病情决定间隔时间和用量。注射抗毒素前应做过敏试验,本人或直系亲属有过敏史应慎用,一旦出现过敏反应应及时用1:1 000肾上腺素救治。

3. 抗菌治疗 伤口未愈者应给予抗生素杀灭细菌,如青霉素用量每日1 000万~1 200万IU,静滴或分次肌

内注射,疗程10天。也可使用头孢菌素、四环素、碳青霉烯类、大环内酯类抗生素。

4. 控制强直性肌痉挛 地西泮可增强突触前抑制,阻断神经元传导,有抗肌痉挛和中枢性骨骼肌松弛作用,可用40~60mg/d,分4~6次肌内注射;重者可加量至100~400mg,分次静脉滴注。也可选用劳拉西泮、咪达唑仑、苯巴比妥、氯丙嗪、丙泊酚等。病室应保持安静、温暖、避免风、强光、声响等刺激。

5. 对症处理 患者牙关紧闭、喉头痉挛会影响通气,必要时需气管插管或气管切开;吞咽困难而容易营养不良,必要时可鼻饲或静脉高营养支持,保持水、电解质和酸碱平衡;如患者为重型伴高热、心肌炎等,可用肾上腺皮质激素每日200~300mg;处理伴发的心律失常、尿潴留等。

二、白喉

白喉(diphtheria)是白喉杆菌感染导致的急性呼吸道传染病,临床特征是咽、喉和鼻部黏膜充血、水肿伴灰白色假膜形成,可伴发热、乏力等全身性中毒症状、心肌炎及中毒性神经损害。世界各地均有该病发生,任何年龄都可发病,儿童易感。近年来由于实行计划免疫,发病年龄后移,70%发生于15岁,成人中亦有流行,多见于秋冬季和初春(Sanghi et al,2014;何思然等,2017)。

【病因和发病机制】

白喉杆菌为革兰氏染色阳性、无鞭毛、无荚膜的棒状杆菌,长约3~4μm,宽0.5~1μm,细长微弯,一端或两端稍肥大呈棒状。白喉杆菌侵袭性不强,主要在黏膜及皮肤的损伤部位进行繁殖并产生白喉外毒素。白喉杆菌可通过飞沫进行呼吸道传播,在上呼吸道黏膜繁殖产生外毒素;也可通过直接接触被污染的手、文具、衣被等经口、鼻传播;偶见经破损的皮肤、黏膜传播。外毒素渗入局部及周围组织抑制细胞蛋白合成,导致上皮细胞坏死,渗出液含纤维蛋白,纤维蛋白凝固于坏死组织表面,形成坚韧污浊的灰白色假膜,膜下可见中性粒细胞浸润伴组织充血、水肿。白喉外毒素可经周围淋巴管和血液吸收至全身组织,心肌和周围神经最易受累。心肌损伤可出现心肌水肿、脂肪变性、多发性或灶性坏死、细胞浸润及心肌纤维断裂等;周围神经损伤以运动神经为主,可出现髓鞘脂肪变性、神经轴索肿胀断裂等,最常见于眼、腭、咽、喉等部位。肾脏、肾上腺、肝脏亦可受累,表现为局部水肿、出血、坏死和炎症细胞浸润等。

【临床表现】

1. 白喉潜伏期一般为2~4天,根据病变部位,临床分为四型:咽白喉、喉白喉、鼻白喉及其他部位白喉(眼、

口腔、外耳道、脐带、阴道、皮肤、手术切口）。其中以咽白喉居多，喉白喉次之，鼻白喉较少见，其他部位白喉更少。各型均有局部症状，如病变部位水肿、渗出、红肿、疼痛、形成灰白色假膜，局部淋巴结肿痛，甚至可出现呼吸道阻塞症状。全身中毒症状如发热、乏力、食欲减退、恶心、呕吐、烦躁不安、呼吸急促和血压下降等。喉白喉可出现明显的喉部症状和喉梗阻表现，如声音嘶哑、哮吼性咳嗽、呼吸困难伴吸气性三凹征、口唇皮肤青紫，严重者可发生窒息、昏迷甚至死亡。

2. 白喉的并发症多见于疾病后期，心肌炎常见，多发生于病程第 2 周，表现呼吸困难、心脏扩大、心音低弱和心律失常，心电图示 ST 段及 T 波变化、束支和房室传导阻滞等。周围神经损害多见于病程第 3~4 周，软腭瘫痪最常见，语言呈鼻音，吞咽困难，易呛，腭垂（悬雍垂）反射消失；此外有眼肌瘫痪，可出现斜视、上睑下垂、瞳孔扩大、视力模糊等，还可出现口角歪斜，但四肢瘫较少见，脑脊液检查一般无异常。

【诊断和鉴别诊断】

1. 诊断　根据流行病学资料，患者咽喉部假膜性炎症典型表现，咽喉涂片细菌学检查检出革兰氏阳性棒状杆菌等，诊断并不困难。

2. 鉴别诊断　注意与急性扁桃体炎、溃疡性咽炎、喉炎、鹅口疮、呼吸道病毒感染、血管神经性喉水肿、气道内异物等鉴别。

【治疗】

1. 一般治疗　白喉患者应及早住院隔离治疗，卧床休息，做好口腔护理，避免干燥。注意观察呼吸情况，谨防喉梗阻，缺氧严重时，尽早行气管切开和机械辅助通气治疗。给予能量支持，保持水、电解质、酸碱平衡。

2. 抗生素治疗　抗生素能抑制白喉杆菌生长，从而阻止毒素的产生。首选使用青霉素每日 360 万 U，分 3~4 次注射，也可口服阿莫西林 40mg/（kg·d）或红霉素 40~50mg/（kg·d），疗程 7~14 天。

3. 白喉抗毒素　白喉类毒素免疫球蛋白能中和未进入细胞的外毒素，不能中和已与细胞结合的毒素，应尽早使用，在病发 3 天内应用效果最好。早期使用可减少心肌及神经组织病变，降低死亡率。预防用量为 1 000~2 000U/次，治疗用量根据病情可增至 2 万~6 万 U/次，先行皮下或肌内注射，无反应可静脉注射。用前需做过敏试验，阳性者需要脱敏注射，有过敏史者慎用。

4. 并发症的治疗　并发心肌炎时，应严格卧床休息，避免增加心脏负荷，可选用 1,6-二磷酸果糖、维生素 C、E、复合维生素 B 及辅酶 Q 等辅助心肌代谢，严重者加用糖皮质激素，慎用洋地黄类药物。并发咽肌麻痹导致呛咳、吞咽困难时，应鼻饲或静脉高营养支持，预防吸入

性肺炎。并发呼吸肌麻痹时，应机械辅助通气治疗，神经系统损害可用维生素 B_1、维生素 B_{12} 等。

第四节　药物中毒

（赵赞梅）

一、阿片类药物

麻醉镇痛药品（narcotic analgesics）能使人产生药物依赖（drug dependence，旧称成瘾，addiction），滥用后即成为毒品（narcotics）。此类药品包括阿片（opium，鸦片）类、可卡因类（cocaine）和大麻类（cannabis）（林果为等 2017）。

阿片由植物罂粟未成熟果实流出的乳状物风干而成，含 20 余种生物碱。某些内源性化合物如内啡肽（endorphin）和脑啡肽（enkephalin）等也具有阿片类物质作用。阿片类镇痛药主要包括可待因、双氢可待因、氢吗啡酮、羟考酮、美沙酮、吗啡、芬太尼和哌替啶（度冷丁）等。可卡因类和大麻类将在致幻剂中讲述（Bolla et al, 2007）。

【作用机制】

阿片类药物作用于 CNS 的不同阿片受体，例如，吗啡类物质激动 μ 阿片受体，出现镇痛、欣快感、呼吸抑制、瞳孔缩小和便秘等；喷他佐辛等药物激动 κ 阿片受体，引起镇痛、镇静和瞳孔缩小等，还可激动 σ 阿片受体，导致烦躁不安、妄想和幻觉等；内源性类阿片肽，如内啡肽可激动 δ 阿片受体，发挥镇痛作用，还可通过黑质-纹状体释放多巴胺调节运动。阿片类药物的不良反应和毒性作用主要源于药理作用的扩大（Shadnia et al, 2007）。

【临床表现】

1. 药物滥用（drug abuse）　是反复、大量、非医疗目的使用有依赖性药物，导致药物依赖及其他行为异常，甚至引发严重的公共卫生和社会问题。

2. 药物依赖（drug dependence）　是因滥用对药物产生耐受性，需加大用药量才能得到欣快感，每日至少用 2~3 次。注射海洛因者皮肤有新旧注射痕迹，静脉变粗。患者停药、戒断或用拮抗药时发生戒断综合征，说明已产生药物依赖。

3. 戒断综合征（withdrawal syndrome）　长期使用大量成瘾性药物者在停药或减量后 8~12 小时出现流泪、流涕、出汗，12~16 小时后出现思睡、烦躁，以至瞳孔扩大、起鸡皮疙瘩、寒战、喷嚏、腹泻、血压上升、心率加快、呵欠、体温升高、失眠、全身软弱和疼痛，有时出现肌肉抽动、食欲减退、恶心、呕吐、腹痛和腹泻；持续时间随药物

种类和戒断方法不同而异,极期多发生在第 3 天,以后开始好转,7~10 天后症状消失,但可遗有许多慢性症状如失眠、疼痛、焦虑和抑郁等。哌替啶戒断综合征发生和停止较快,美沙酮戒断综合征来去较慢。

4. 急性中毒 用量过大或隐藏在体内的药包破裂被吸收可引起急性中毒,1~2 小时内出现症状,典型表现"三联征"为瞳孔缩小、呼吸抑制和昏迷。部分海洛因、美沙酮中毒患者可发生肺水肿;哌替啶中毒可引起烦躁不安、激越和惊厥、瞳孔扩大,常发生肾功能障碍;哌替啶、可待因中毒可引起心律失常和痉挛发作。

【诊断和鉴别诊断】

1. 诊断 依据药物滥用史、典型临床表现、血或尿液毒物或代谢物分析等可以诊断。注射纳洛酮 0.2~0.4mg 戒断症状缓解亦提示阿片类中毒可能。

2. 鉴别诊断 应与 CNS 其他疾病,如脑外伤、脑卒中、癫痫、感染和代谢性疾病鉴别,并与中枢神经抑制药过量、急性有机磷农药中毒等鉴别。

【治疗】

1. 中毒

(1) 终止药物接触并尽力清除体内药物:口服阿片类药物 1 小时、量大者可洗胃;催吐有加重呼吸抑制和误吸风险,应慎重选择;活性炭 50g 灌胃或口服可以吸附残存药物,配合泻药可使消化道内药物加速排出体外;对于地芬诺酯、丙氧酚等有肝肠循环的药物,应多次给予活性炭;腹部 X 线透视检查可发现肠内藏匿药包并取出。强化利尿的排毒作用不大,血液透析因表观分布容积(Vd)大(1.5~4.0L/kg)、血浆蛋白结合率较高(25%~35%)而无效(汪镜静等,2018)。

(2) 监护心肺功能:昏迷患者应注意维持呼吸道通畅,吸氧,必要时给予气管插管和机械辅助呼吸;血容量不足导致血压下降时给予静脉输液。

(3) 尽快应用解毒药:纳洛酮(naloxone)是有效的阿片类解毒药,能与 μ 阿片受体结合阻断激动作用,逆转昏迷和呼吸循环抑制,在 3~4 分钟内显效。即使症状并非由阿片类引起,由于纳洛酮半衰期短,无不良反应,不至使病情恶化。纳洛酮对呼吸抑制、缺氧引起的低血压、心动过缓和肺水肿也有良好反应。首剂 0.4~0.8mg,静脉、皮下或肌内注射,其半减期($T_{1/2}$)较短,每 5~10 分钟可重复 1 次,至呼吸恢复或总量达到 10~20mg。

(4) 对症支持治疗:呼吸衰竭者行气管插管和呼吸机辅助通气;肺水肿者,予吸氧、血管扩张药物和袢利尿剂,禁用氨茶碱;低血压者可取头低脚高位,并静脉补液,给予升压药。

2. 药物依赖和戒断综合征 主要是心理治疗,症状严重者可选用可乐定或美沙酮作为替代品进行脱瘾治疗。

(1) 阿片类药物替代递减法:美沙酮也是 μ 阿片受体激动剂,镇痛作用持续时间与吗啡相当,但耐受性、成瘾性发生慢且轻,并易于治疗,副作用为便秘、出汗和镇静等。用法:美沙酮 10mg 可替代海洛因 2mg、吗啡 4mg、哌替啶 20mg;重度海洛因依赖时美沙酮替代量为 30~40mg/d,轻度依赖为 10mg/d,1 次或分 2 次服用,1~3 个月内减完,先快后慢,每日递减 20% 左右多能耐受。

(2) 可乐定(clonidine)脱瘾法:该药是中枢性 α_2 受体激动药,可减少神经末梢去甲肾上腺素的释放,一般 10 天内可缓解成瘾者戒断综合征的交感神经不良症状。用法:可乐定第 1~4 天用量为 1mg/d,分 3 次服;第 5 天开始逐日递减,第 9~10 天用量 0.2~0.3mg/d,共用药 10 天。此外,中西药合剂如脱毒舒胶囊,中药制剂如益安回生口服液、济泰片等脱瘾也有一定的效果。

二、镇静催眠药

镇静催眠药(sedative-hypnotics)具有镇静、催眠和消除躁动情绪的作用,包括苯二氮䓬类、巴比妥类和水合氯醛、甲丙氨酯(眠尔通)、格鲁米特(导眠能)、甲喹酮(安眠酮)、佐匹克隆、唑吡坦、扎来普隆等非巴比妥非苯二氮䓬类药物。非巴比妥非苯二氮䓬类药物是 20 世纪 50~60 年代较为常用,后因其毒性反应大,逐渐被苯二氮䓬类取代(Sharma et al,2018;Santos et al,2017)。

(一) 苯二氮䓬类

苯二氮䓬类(benzodiazepines,BZDs)发展迅速,目前已有 2 000 余种衍生物,临床应用的有 30 多种,是目前最常用的镇静、催眠及抗焦虑药,也用作抗癫痫、肌肉松弛、酒精戒断和全身麻醉药。急性过量常见,但一般不产生严重毒性,很少致死。按半衰期可分为:①长效($T_{1/2}$>30 小时):如地西泮(diazepam)、氟西泮(flurazepam)、硝西泮(nitrazepam)、氯硝西泮(clonazepam)、氟硝西泮(flunitrazepam)和艾司唑仑(estazolam)等;②中效($T_{1/2}$ 6~30 小时):如阿普唑仑(alprazolam)和劳拉西泮(lorazepam)等;③短效($T_{1/2}$<10 小时):如三唑仑(triazolam)和咪达唑仑(midazolam)等。口服和注射都可吸收,且较完全,脂溶性强的更易吸收,分布于脑和脂肪组织,血浆蛋白结合率约 85%,在肝脏代谢,由肾脏排出。

【作用机制】

苯二氮䓬类药理作用是增强中枢神经系统的 γ-氨基丁酸(GABA)抑制作用,GABA 与其受体结合后形成 GABA 受体-氯通道复合体,导致突触膜下氯通道开放,促进氯离子内流和细胞膜超极化,使 GABA 作用增强,出现 CNS 抑制。

【临床表现】

1. 中毒 大多为轻度中毒,表现头晕、思睡、健忘、言语含糊不清、共济失调、反射减弱或浅昏迷,血压、呼吸、心率无显著变化,老年人可表现反常兴奋。重度中毒者出现轻度血压下降、呼吸抑制,同时服用其他中枢神经抑制药或饮酒,或原有心肺疾病以及老年人,可发生较长时间深昏迷、呼吸抑制、循环衰竭。注射速度过快、剂量过大也可引起呼吸抑制。

2. 戒断综合征 长期服用大剂量苯二氮䓬类可产生耐受性和躯体依赖,突然大量减药或停药可出现戒断综合征,表现焦虑不安、易激动、震颤;重症患者可出现精神错乱、幻觉、谵妄和惊厥。

【诊断和鉴别诊断】

根据患者过量用药史和长时间浅昏迷应考虑苯二氮䓬类中毒,如有呼吸、循环抑制应考虑同时服用其他中枢神经抑制药或饮酒。检测血、尿药物定性测定有助于诊断,尿或分泌物中药物浓度与病情严重程度和预后无关。

出现深昏迷、严重低血压和呼吸抑制者应除外酒精、阿片类或三环抗抑郁药等中毒。

【治疗】

1. 解毒药 氟马西尼(flumazenil)0.2~0.3mg 静脉注射,以后每 2 分钟 0.2mg,直至出现药效或总量达到 2mg,通常 0.6~2.5mg 见效。该药与苯二氮䓬类竞争受体结合,逆转或减轻 CNS 抑制作用,其 $T_{1/2}$ 较短,需每 1~2 小时用 0.2mg 以免复发。苯二氮䓬类及其代谢物最终均与葡萄糖醛酸结合而失活,使用葡萄糖醛酸也有一定的解毒作用。纳洛酮有对抗地西泮中毒的呼吸和循环抑制的作用,轻度中毒 0.4~0.8mg/h,中度 0.8~1.2mg/h,重度 1.2~1.4mg/h,静脉注射(Scott,2007)。

2. 对症支持 治疗重症患者应监测生命体征,保持气道通畅,吸氧。低血压时静脉输液,少数患者血压仍低时可加用多巴胺静脉滴注。洗胃清除药物、利尿和血液透析无效(詹敏等,2018)。

(二) 巴比妥类

巴比妥类(barbiturates)有明显的中枢神经系统抑制作用,用于治疗焦虑、失眠和惊厥,也可用于诱导全身麻醉。巴比妥类按药物作用时间可分为:①长效类(10~12 小时),如巴比妥(barbital)、苯巴比妥(phenobarbital);②中效类(6~8 小时),如戊巴比妥(pentobarbital)、异戊巴比妥(amobarbital,阿米妥,Amytal);③短效类(3~4 小时):司可巴比妥(secobarbital,速可眠,Seconal);④超短效类,如硫喷妥(thiopental)等。巴比妥类的起效时间与中枢神经系统摄取药物的速度有关,脂溶性高者易通过血脑屏障,起效快。多数巴比妥类在肝脏代谢而失活,由肾脏排出(Wesson et al,2008)。

【作用机制】

血巴比妥类浓度升高直接开放氯离子通道复合体结合,呈现拟 GABA 效应。同时,巴比妥类可抑制自主神经节冲动传递和神经效应器以及骨骼肌的神经-肌肉接头处的乙酰胆碱反应。巴比妥类中毒程度与剂量直接相关。

【临床表现】

1. 轻度或中度中毒 表现为注意力、记忆力和判断力减退、情绪不稳、言语含糊不清、共济失调、眼球震颤、头痛和意识混浊、嗜睡;重度中毒者意识障碍程度加深,表现为昏迷、瞳孔缩小或正常、去皮层强直,继而延髓抑制、腱反射消失,并可出现休克、周围血管扩张和心肌收缩力减弱,另可见体温下降、皮肤水疱。巴比妥类中毒早期多死于呼吸停止和休克,后期主要死于急性肾衰竭、肺炎、肺水肿和脑水肿。

2. 戒断综合征 长期服用高剂量巴比妥类催眠药,由于肝酶诱导迅速发生耐受性,易产生依赖。突然停药可出现戒断综合征,一般于停药后 2~3 天症状达到高峰。所用药量越大,发病越快,症状越重。患者发生烦躁不安、恶心、呕吐、食欲减退、直立性低血压、衰弱、震颤和焦虑等,重症患者可出现癫痫样发作,少数患者出现高热、谵妄。一般 2~3 周内恢复。

【诊断和鉴别诊断】

根据过量应用本药的病史;临床出现昏迷、呼吸抑制、血压下降;血液及尿液巴比妥类定性阳性可作出诊断。尿或分泌物中药物浓度与病情严重程度和预后无关。

需与其他镇静安眠药中毒、脑血管意外等进行鉴别。

【治疗】

1. 稳定患者生命体征 昏迷患者应保持呼吸道通畅,必要时气管插管,进行机械辅助呼吸,充分吸氧。低血压患者静脉输注生理盐水;心肌抑制引起的低血压在扩充血容量无效时,可给予多巴胺静脉滴注。

2. 减少吸收和加速排出 中毒 1 小时内者应用 1:4 000 高锰酸钾洗胃,服药量较大者即使超过 4~6 小时仍须反复洗胃,昏迷患者洗胃时应注意避免误吸。可用泻药促排,经胃管灌入活性炭悬液,可按 1g/kg 或 50~100g 给予,以后每 4 小时给予半量,直至病情好转。用碳酸氢钠使尿碱化(pH 7.5~8.0),可增加长效巴比妥类的排出。支持疗法无效的患者可采用血液净化疗法,长效巴比妥类可用血液透析,短效巴比妥类可用血液灌流清除。

3. 对症支持疗法 维持水、电解质平衡和酸碱平衡,及时发现和治疗并发症。戒断综合征撤药要逐渐减量,可用苯二氮䓬类替代递减法。

(三) 非巴比妥类非苯二氮䓬类

Ⅰ. 水合氯醛

水合氯醛(chloral hydrate)是三氯乙醛的水合物,是古老的催眠药,对中枢神经系统具有和巴比妥类相似的作用。

常用量为 0.5~1.0g,口服超过 3g 可发生急性中毒,致死量约为 5~10g。水合氯醛具有特殊的气味和刺激性,脂溶性较强,容易吸收和通过血-脑屏障,1 小时即达峰值,维持 4~8 小时;血浆蛋白结合率为 70%~80%,$T_{1/2}$ 约为 8 小时。在肝、肾、红细胞中被迅速还原为三氯乙醇和三氯乙酸,前者的脂溶性较强,可能是发挥药理作用的主要成分;继在肝脏与葡萄糖醛酸结合,经由肾脏排出。

【临床表现】

大量服用可引起精神错乱、头晕、困倦、严重嗜睡、共济失调、癫痫发作等神经系统症状;可因胃炎导致顽固性恶心、呕吐,以及食管出血和穿孔;因其增强心肌儿茶酚胺敏感性,可以出现持续性心律失常,如室性心动过速、心室颤动和尖端扭转型室性心动过速等;可伴有低血压、呼吸短促或困难、严重乏力、瞳孔缩小等;常有肝、肾功能异常。

【治疗】

1. 对症支持治疗重点是维持呼吸和循环功能,如室性心律失常可用利多卡因,首剂 1~2mg/kg,静脉注射,10 分钟后可重复给药一次,并以 1~4mg/min 的速度静脉滴注维持。氟马西尼有助于改善呼吸、促醒、恢复呼吸频率及血压,并有扩瞳作用。

2. 保持充足的尿量有助于解毒。重症患者可行血液透析或血液灌流。

Ⅱ. 甲丙氨酯

甲丙氨酯(meprobamate)或称眠尔通(Miltown),是氨基甲酸酯化合物,胃肠吸收迅速,$T_{1/2}$ 约 11 小时,血浆蛋白结合率为 20%;在肝代谢失活,由肾排出。药理作用类似巴比妥类。

【临床表现】

1. 中毒　可引起眩晕、共济失调、言语含糊和昏睡;重者出现昏迷、呼吸抑制、抽搐、低血压、肺水肿和心律失常等;服药量超过 12g 可致死。单纯甲丙氨酯中毒很少引起死亡,死亡多由于多种药物混合中毒。

2. 戒断综合征　滥用甲丙氨酯超过 2.4g/d,数周后突然停药可引起较明显的戒断综合征,出现焦虑、失眠、震颤和胃肠症状,常有幻觉;10% 的患者可有全身抽搐。长期用药量虽低至 1.6g/d,有时停药仍可发生轻度戒断症状。

【治疗】

以对症支持疗法为主。甲丙氨酯中毒导致的昏迷时间较长效巴比妥类中毒短,如患者的意识状态和生命体征长时间波动,应考虑胃内可能有药物结块形成,可在胃镜下击碎取出。口服活性炭有解毒作用;及时洗胃、输液

并用呋塞米(速尿)可减少药物继续吸收或促进药物排出;重症患者可用血液透析或血液灌流清除毒物。

Ⅲ. 甲喹酮

甲喹酮(methaqualone)也称安眠酮(hyminal),是喹唑酮衍生物,为高脂溶性,胃肠道吸收迅速完全,催眠作用出现快,血药浓度 1~2h 达峰值,可持续 6~8 小时,血浆蛋白结合率为 70%~90%。在肝代谢,与葡萄糖醛酸结合,由尿排出。有肝肠循环,$T_{1/2}$ 为 20~40 小时。中枢神经系统抑制作用与巴比妥类相似,催眠剂量 0.15~0.3g,>2.5g 可致昏迷。

【临床表现】

长期服药者在停药 1~2 天后可出现"戒断症状"。轻者表现为情绪不稳定、虚弱、注意力不集中、道德观念、控制力减弱、工作能力和社会能力减退,重者可出现痉挛发作、意识混沌、谵妄及幻觉等。

轻度中毒出现头晕、疲乏、迟钝、嗜睡、共济失调、四肢麻木和震颤等,腱反射减弱或消失,常伴恶心、呕吐,眼球固定等。重症中毒可有昏睡、昏迷和呼吸抑制,也可出现谵妄、肌张力增强、肌阵挛、反射亢进、癫痫发作和心动过速等。

【治疗】

采用对症支持疗法,长期昏迷者应监护生命体征;反复癫痫发作者可用地西泮 10mg 静脉注射;注意防治呼吸、泌尿道感染和肺水肿等并发症。葡萄糖醛酸有助于解毒;重症患者可用血液透析或血液灌流清除毒物。

Ⅳ. 格鲁米特

格鲁米特(glutethimide)也称导眠能、苯乙哌啶酮、多睡丹、新安宁、道力顿,是哌啶二酮衍生物。脂溶性强,由胃肠吸收,但吸收量不稳定,吸收后贮存于含脂肪的组织,血浆蛋白结合率约 50%。在肝脏代谢,有些代谢产物的毒性强,有肝肠循环,$T_{1/2}$ 为 6~10 小时,服用大剂量时可达 40 小时。以上多种因素可以解释临床上 CNS 抑制的周期性改变。

【临床表现】

1. 中毒　成人服用 3g 以上格鲁米特可发生急性中毒,症状类似巴比妥类中毒,可有深昏迷和呼吸停止。出现抗毒蕈碱作用,如口干、肠梗阻、尿潴留、瞳孔扩大和发热等,患者清醒后仍可持续数小时。皮肤呈蓝色;有些患者偶尔出现阵发肌痉挛、颤搐,甚至惊厥。服用 5g 足以发生严重中毒,10~20g 可导致死亡。

2. 戒断综合征　长期服用大剂量格鲁米特可产生耐受性、精神依赖性和躯体依赖性,突然撤药后产生震颤、恶心、心动过速、发热、肌紧张性痉挛及全身性惊厥。

【治疗】

同巴比妥类中毒。

三、抗精神病药

抗精神病药主要用于治疗精神分裂症。此类药物按化学结构可分为吩噻嗪类、硫杂蒽类、丁酰苯类、苯酰胺类、二苯氧氮平类、苯异唑类等。从临床观点可分为两类,治疗剂量>100mg/d 的高剂量、低效价类,以及低剂量、高效价类。前者的特点是镇静作用强,心、肝毒性作用较大,锥体外系反应较小,以吩噻嗪类的氯丙嗪和硫杂蒽类的氯普噻吨等为代表;后者的特点是镇静作用小,锥体外系反应强,对各器官的毒性作用较少,以丁酰苯类的氟哌啶醇等为代表。

(一) 吩噻嗪类

吩噻嗪类(phenothiazines)主要包括氯丙嗪(chloropromazine)、奋乃静(perphenazine)、氟奋乃静(fluphenazine)、三氟拉嗪(trifluoperazine)、硫利达嗪(thioridazine)。第一个抗精神病药氯丙嗪(冬眠灵)于 1952 年开始用于临床,改变了精神分裂症患者预后,其发现具有里程碑式意义;其治疗指数较高,单独使用很少引起死亡,但与其他镇静催眠药、环类抗抑郁症药合用过量可增强毒性;急性中毒可出现类似抗抑郁药中毒的心脏、神经、抗胆碱毒性症状,程度不严重,致死量约为 150mg/kg。

【作用机制】

氯丙嗪可通过阻断多种神经递质受体发挥药理作用:①阻断中枢神经系统多巴胺受体 D1、D2、D4,作用于中脑边缘系统可改善精神分裂症症状,作用于黑质-纹状体通路可产生锥体外系症状,作用于结节-漏斗系统增加乳汁分泌;②阻断组胺(H_1)受体及网状结构上行激活系统的 α-肾上腺素能受体,具镇静作用,引起嗜睡、直立性低血压和反射性心动过速;③阻断毒蕈碱(M)受体在 CNS 可引起精神错乱,在周围自主神经引起口干、视力模糊、心动过速、便秘和尿潴留等;④阻断 α_1 受体,导致直立性低血压,对心肌有奎尼丁样作用,可引起 QT 延长和心律失常。不良反应和中毒症状通常是药理作用的扩大。

【临床表现】

1. 急性中毒 一次服用大量氯丙嗪可抑制 CNS,出现过度镇静、思睡、共济失调,以及直立性低血压、瞳孔缩小、口干、视力模糊和尿潴留等自主神经症状;重度中毒出现意识障碍、言语含糊不清、抽搐、低体温、低血压、心动过速和心律失常等。

2. 不良反应 可发生于治疗剂量,早期或后期发生,与剂量有关。包括:①行为改变如思睡、表情忧郁,后者可能由于帕金森综合征所致;②锥体外系症状,例如,帕金森综合征、静坐不能(患者坐卧不宁,不能控制地走来走去)、急性肌张力障碍(增加药量后突然发生局部或全身肌肉痉挛,面、颈、唇和舌肌多见)、迟发性运动障碍(用药数月至数年发生,表现口、面、舌多动和舞蹈、手足徐动等);③自主神经症状:直立性低血压、口干、恶心、呕吐、便秘和肠麻痹等;④心血管系统症状:常见非特异心电图改变,重者出现 QT 延长、ST-T 改变和 U 波出现,可发生心律失常,多与剂量有关;⑤肝损害:用药 1 个月内发生肝损害,血清 ALT 升高,过敏者可出现胆汁淤积性肝炎;⑥造血系统症状:偶见粒细胞减少或缺乏症、溶血性贫血,多发生于用药数周内;⑦皮肤症状:少数患者发生药疹或剥脱性皮炎,服药总量多在 10g 以内,长期用药可出现皮肤色素沉着。

【治疗】

1. 急救措施 对昏迷患者施行监测,稳定生命体征,保持气道通畅,呼吸抑制行气管插管、辅助呼吸、吸氧和应用呼吸兴奋剂等,并处理心律失常,控制癫痫发作(西地泮)。

2. 洗胃可以减少吸收,加速排出;由于 Vd 较大(7~20L/kg),血浆蛋白结合率高(90%),血液透析常无效,可试用血液灌流。

3. 对症治疗 血压低者可扩充血容量,选用 α 受体激动剂如去甲肾上腺素、间羟胺,因吩噻嗪类阻断 α 受体,疗效较多巴胺好。可用苯海索(安坦)、东莨菪碱等治疗锥体外系反应;黄疸、肝大或过敏性皮炎时,可给予皮质激素。该类药物不能有效地经血液透析或血液灌流清除。

(二) 丁酰苯类

丁酰苯类(butyrophenones)的化学结构与吩噻嗪迥异,但药理作用和临床用途相似,区别在于丁酰苯类阻断 D2 受体的作用强,阻断 5-HT$_2$ 受体、对 α_1 受体的作用弱,对毒蕈碱受体和组胺(H_1)受体无阻断作用,故此类药物的抗精神病作用强、疗效好、奏效快和毒性反应小,缺点是长期用药时锥体外系反应强。

氟哌啶醇(haloperidol)于 1958 年合成,是第一个合成的丁酰苯类药物,也是本类药物的代表。口服吸收良好,2~6 小时血药浓度达峰值,血浆蛋白结合率 92%,$T_{1/2}$ 13~40 小时,分布全身脂肪组织内,然后缓慢释放,有一定蓄积作用。作用与氯丙嗪相似,有较强的多巴胺受体拮抗作用。在等同剂量时,其拮抗多巴胺受体的作用为氯丙嗪的 20~40 倍,因此属于强效低剂量的抗精神病药。

【临床表现】

1. 中毒 与氯丙嗪类似,表现严重的 CNS 抑制、木僵状态、痉挛性斜颈、语言不清、思睡和低血压等;静注氟哌啶醇有导致心脏停搏的报告。

2. 不良反应 常见锥体外系表现,症状较重。用药后 1~5 天可发生急性肌张力障碍,5~30 天可发生帕金森综合征,5~60天可发生静坐不能。抗精神病药恶性综合征发生于数周后,但较罕见,易发生于对抗精神病药锥体外系效应极敏感的患者,表现明显肌紧张,出汗少,如在用抗胆碱药期间可有高热,自主神经不稳定,血压和脉率波动。血清肌酸磷酸激酶常可升高,反映肌肉损伤,不能及时控制可发生肌红蛋白尿、肾小管坏死和肾衰竭。长期服药数月、数年后可发生迟发性运动障碍,可见颈、舌、咀嚼肌不自主运动,停药后可消退。此外,尚有无力、口干、便秘、视力模糊、思睡和食欲减退等,心血管系统影响轻微。

【治疗】

可参见氯丙嗪治疗原则,亦以对症支持治疗为主。例如,帕金森综合征可用抗帕金森病药;急性肌张力障碍可用抗胆碱药苯海索(安坦)或苯海拉明;静坐不能可用β受体阻断药普萘洛尔(心得安,propranolol)或地西泮;抗精神病药恶性综合征可采取物理降温、地西泮,也可用中枢多巴胺受体激动剂溴隐亭(bromocriptine)等。

四、抗躁狂症药

碳酸锂(lithium carbonate)于1949年即用于治疗躁狂性精神病患者,1970年才被普遍接受。锂治疗指数低,有许多不良反应和毒性,主要影响CNS和肾脏,多发生于长期用药者。严重中毒可引起永久性神经损伤、肾功能异常,但中毒大多可以预防,早期识别中毒症状十分重要。

锂是一价阳离子,为水溶性,口服吸收迅速,分布于体内含水部位,进入CNS和其他组织缓慢,5~6日后血清锂浓度才达峰值,8~10日后血清与脑中浓度才达到平衡,出现疗效。锂不与蛋白质结合,75%由肾小球滤过,初尿中锂约80%由近端小管重吸收,其余由尿排出。锂的排出与肾处理钠和水相同,缺钠、脱水可引起体内锂潴留。

【作用机制】

锂对磷脂酰肌醇代谢和第二信使信号系统产生作用,正常情况下,肌醇由表面激活剂激活后与G蛋白作用,刺激磷脂酶C(PLC),使细胞内二磷酸磷脂酰肌醇(PIP_2)分解为细胞内重要的第二信使——二酰基甘油(DAG)和三磷酸肌醇(IP_3),前者是蛋白激酶C活化剂,后者直接刺激释放细胞内钙。推测锂可抑制一磷酸肌醇酶,导致脑内缺乏肌醇、PIP_2,产生疗效和不良反应。

【临床表现】

1. 急性中毒　一次服用过量锂剂可引起胃肠症状如恶心、呕吐和腹泻,由于脱水可继发头晕和直立性低血压,心电图可出现非特异性T波改变,但很少发生恶性心律失常。开始时神经症状只有轻微手震颤,随后出现反射亢进、激越,以至肌束震颤、肌肉易激惹、舞蹈-手足徐动和肌阵挛;意识由思睡到昏迷,也可出现癫痫发作、构音障碍、眼球震颤和共济失调。由于锂盐在脑内分布慢,血锂浓度不一定与临床表现平行,但血清锂<1.5mmol/L时很少出现中毒症状,>2.0mmol/L往往威胁生命。

2. 慢性中毒　多见于长期服用锂剂者,可由于用药量错误或锂排出量减少,后者可能由肾功能异常或用利尿剂、脱水和低钠等引起。此时如一次过量可引起胃肠症状,可伴神经系统症状。长期用药出现头晕、无力、震颤、思睡,可发生意识障碍、抽搐,也可出现帕金森综合征、记忆力缺陷和人格改变。心电图可出现ST-T改变;偶尔发生甲状腺功能低下和/或肾性尿崩症,两者均属良性,停服锂剂后可恢复。

【诊断】

长期服用锂剂的患者临床出现上述症状,检测血清锂>1.5mmol/L,可作出锂剂中毒的诊断。

【治疗】

1. 加速排锂　立即停药,服用过量时应迅速洗胃,用活性炭、泻药清除胃肠道内药物。利尿剂作用不大,有的病例甚至可引起尿潴留;只有在血容量不足、肾小球滤过率下降时,输入氯化钠溶液才有利尿作用。

2. 对症支持治疗　如维持水、电解质平衡,因锂中毒患者常先有失钠和脱水;出现肾性尿崩症宜用低张溶液(生理盐水易引起高钠血症)。

3. 血液净化治疗　血锂浓度高>4.0mmol/L、肾衰竭或严重神经功能异常者,应尽快进行血液透析;锂是小分子,血浆蛋白结合率低,能迅速透析排出;为避免血锂浓度反跳,透析后6小时应复查锂浓度。

五、抗抑郁症药

(一)　单胺氧化酶抑制药

1958年发现抗结核病药异烟肼(isoniazid)能提高情绪,有抑制单胺氧化酶(monoamine oxidase,MAO)的作用,遂将其用于治疗精神病,继而又开发了苯乙肼(phenelzine)和异卡波肼(isocarboxazid),被称为单胺氧化酶抑制药(monoamine oxidase inhibitor,MAOI)。但后来发现第一代肼类MAOI有肝脏毒性,且与多种药物或含酪胺食物合用可产生严重的毒性反应,且对MAO的抑制作用是不可逆的、对MAO亚型(MAO-A,MAO-B)无选择性,因此目前已被三环类和选择性5-HT再摄取抑制剂(SSRI)抗抑郁药取代。第二代MAOI如马氯贝胺(moclobemide)是可逆性MAOI,作用位点较单一,缺乏引起不良反应的作用位点(如乙酰胆碱受体、快速钠离子通道等),因此抗胆碱能作用弱、对心血管系统影响较小,抗抑郁效果与第一代相当。

【作用机制】

20 世纪 80 年代发现 MAO 有 MAO-A 和 MAO-B 两型，MAO-A 选择性使 NE、5-HT 脱胺，MAO-B 优先使苯乙胺脱胺，两型 MAO 共同使酪胺、色胺和 DA 脱胺，可防止肠内交感胺和酪胺进入血液循环。抑制 MAO 活性可使单胺类递质降解减少，突触间隙 5-HT 和 NE 水平上升，发挥治疗作用。抗抑郁症效应与 MAO-A 抑制有密切关系；MAOI 过量时脑内 5-HT 明显增多，出现精神和肌肉过度兴奋。肼类 MAOI 可抑制两型 MAO，过量时亦引起组胺水平增高而出现嗜睡；MAOI 与 SSRI 并用时可出现 5-羟色胺综合征。

【临床表现】

1. 不良反应　一般治疗剂量可发生头痛、头晕、失眠、易激惹、乏力、多汗、直立性低血压和震颤等；MAOI 虽无抗胆碱作用，但可出现口干和排尿困难。肼类 MAOI 有肝毒性，易发生药物相互作用，如服用拟交感神经胺类药（苯丙胺、麻黄素等），以及食用富含酪胺食物（如奶油、干酪、啤酒等）均可引起周围交感神经末梢释放 NE，导致高血压危象。

2. 急性中毒　服用 MAOI 超过 2～3mg/kg 或与 SSRI、锂剂等合用可发生急性中毒。潜伏期较长，服药后 12 小时方出头痛、高血压、心动过速、谵妄、麻木感、眼震、眼球浮动、反射亢进、震颤、肌阵挛、昏迷、抽搐、发冷、颜面潮红、大量出汗、呼吸加速、休克等；重症患者可发生酸中毒、肺水肿、室性心律失常、传导阻滞、溶血、DIC、横纹肌溶解症、肌红蛋白尿和肾衰竭等。

【治疗】

1. 对症支持治疗　维持水、电解质和酸碱平衡，昏迷患者应监护生命体征，保持气道通畅，充分供氧，建立静脉通道等；兴奋症状可用地西泮，高血压危象可用酚妥拉明或硝普钠，室性心律失常可用利多卡因等，高热可采用物理降温。

2. 减少药物吸收和加速排出　可采取洗胃、导泻、活性炭灌胃等措施；血液透析或血液灌流的疗效不明显。

（二）三环类抗抑郁药

1957 年首先发现丙米嗪（imipramine）具有抗抑郁症功效，后又开发出同类化学结构药物，统称三环类抗抑郁药（tricyclic antidepressants，TCA）。吩噻嗪类抗精神病药虽也有近似三环结构，但功能不同。TCA 药理作用相似，按结构分为：①咪嗪类：如曲米帕明（trimipramine）、氯米帕明（chlorimipramine）、洛弗咪嗪（lofepramine）等；②替林类：如阿米替林（amitriptyline）、去甲替林（nortriptyline）、普罗替林（protriptyline）等；③二苯并类：如多塞平（doxepin）；④其他：阿莫沙平（amoxapine），吗普替林（ma-

protiline）等。

【作用机制】

TCA 的不良反应机制：①抑制神经元 NE 和 5-HT 再摄取，增加突触 NE 和 5-HT 浓度可振奋情绪。②阻断 H_1 受体引起镇静、倦睡；阻断 M 受体引起口干、瞳孔扩大、视力模糊、窦性心动过速、便秘和尿潴留等；阻断 α_1 肾上腺素受体引起直立性低血压、头晕和反射性心动过速等；阻断 D_2 受体引起锥体外系反应。③阻滞钠通道，延长心室除极过程，易诱发心律失常，导致室性心动过速。

【临床表现】

1. TCA 不良反应较多，如头晕、无力、恶心、呕吐、肝功能异常、嗜睡、失眠、震颤、视力模糊、便秘、尿潴留、直立性低血压、传导阻滞和心律失常等，严重者可有精神错乱、昏迷和癫痫发作。长期服用大剂量 TCA 的患者突然停药可出现焦虑、失眠、恶心、呕吐和兴奋，一般症状较轻。

2. 急性中毒　如一次吞服 1.25g（最高治疗量的 5 倍）可致死，中毒表现为心血管和 CNS 症状，轻度中毒可见窦性心动过速等周围抗胆碱症状，重症患者迅速出现：①心脏传导减慢使 QT 延长，QRS 增宽，QRS>0.10 秒有抽搐风险，>0.16 秒有室性心律失常风险；以及房性早搏、房室交界性心动过速、室上性心动过速、室性心动过速；心律失常、抽搐患者常伴低血压。②神经系统症状早期可见惊厥，与剂量有关；中枢抗胆碱症状如呼吸抑制、激越、思睡、幻觉、癫痫发作和昏迷，周围抗胆碱症状如低血压、胃肠蠕动减弱、尿潴留、窦性心动过速等。

【治疗】

急性 TCA 中毒与急性抗精神病药中毒症状相似，治疗方法可参照后者执行。由于本类药物可使胃排空延迟，故摄入后 12 小时仍应积极洗胃和灌肠。无特效解毒药，以对症支持治疗为主。恶性心律失常可迅速发生，所以有心律失常这均应进行心电监护。一旦出现 QRS 增宽（>0.10 秒），室性心律失常和低血压，给予碳酸氢钠按 1mmol/kg（相当于 5% 溶液 1.6ml/kg）剂量缓慢静脉注射，必要时可重复，维持血液 pH 在 7.54～7.55。对严重心律失常根据心律失常类型给予相应的药物，或者进行电复律、电除颤。

昏迷患者应保持呼吸道通畅，建立静脉通道，给氧，并控制抽搐、高热、缺氧和酸中毒。

（三）选择性 5-羟色胺再摄取抑制剂

选择性 5-羟色胺再摄取抑制剂（selective serotonin reuptake inhibitors，SSRI）是目前临床普遍应用的新型抗抑郁药，目前临床上有 5 种 SSRIs：氟西汀（fluoxetine）、帕罗西汀（paroxetine）、舍曲林（sertraline）、氟伏沙明（fluvoxamine）和西酞普兰（citalopram）。

【作用机制】

SSRI的精神药理学作用是特异性抑制突触前膜神经元摄取5-HT,不作用于肾上腺素能、胆碱能、GABA等其他受体及钠通道,避免了TCA的抗胆碱能副作用和心脏毒性。SSRI的毒性作用与其用药剂量呈正相关,SSRI过量能过度激活5-HT能神经系统,产生失眠、恶心、腹泻、性功能障碍等症状。大剂量SSRI可诱发癫痫。

【临床表现】

1. 急性中毒 患者出现恶心、呕吐、头晕和视力模糊,以及较少见的中枢抑制症状和窦性心动过速;大量时偶可引起癫痫发作。

2. 5-羟色胺综合征 通常合用其他5-HT药时可发生5-羟色胺综合征,表现激越、谵妄、昏迷、瞳孔扩大、出汗、发热、心动过速、血压不稳、震颤、肌强直、肌阵挛和癫痫发作等,不经治疗可发生酸中毒、横纹肌溶解症、肌红蛋白尿、肝肾功能异常、弥散性血管内凝血或急性呼吸窘迫综合征。机制未明,可能由于特异性反应,或因大量5-HT过度兴奋5-HT$_{1A}$受体所致。

3. 其他非典型抗抑郁症药中毒 ①万拉法辛:可出现恶心、呕吐、头晕、高热、中枢抑制、自限性癫痫发作等;②曲唑酮:服用过量常发生中枢抑制,以及直立性低血压等;③安非他酮:服用大量可发生思睡、震颤和癫痫发作等。

【治疗】

1. 主要是对症支持疗法,如监护呼吸和循环,保持呼吸道通畅;心电图检查,但SSRI中毒很少引起心脏症状。多次灌服活性炭,了解是否服用过其他抗抑郁症药。

2. 5-羟色胺综合征采取支持疗法,肌强直可能是高热和死亡的原因,可物理降温,应用苯二氮䓬类药物。如高热不退可考虑使用肌肉松弛剂。5-羟色胺综合征患者症状多在停药24h内消退。

六、中枢兴奋剂

中枢兴奋药为拟交感胺,一般剂量即可兴奋大脑皮质,用药者精神焕发、心情愉快、消除疲劳、不知困倦,故易被滥用,因有依赖性,易成瘾,1971年已被列入国际公约管制范围。主要的药物有:

(一) 苯丙胺类

苯丙胺类(amphetamines)主要包括苯丙胺(amphetamine),亦称安非他明(benzedrine)或非那明(phenamine),为非儿茶酚胺类的拟交感神经胺化合物,除具有拟交感神经胺的周围作用,可使大脑释放儿茶酚胺,兴奋去甲肾上腺素及多巴胺受体,导致心率增快、心律失常和血压升高等。

【临床表现】

1. 该药最大的问题是成瘾性(addiction),易产生依赖,应用1~2次较大剂量的苯丙胺可发生急性中毒性精神病,出现幻视、焦虑、发抖、心动过速、血压升高、出汗、瞳孔散大、激动不安、肌肉抽动及代谢性酸中毒。严重中毒可出现癫痫样发作、体温过高,持续或严重高血压可引起颅内出血和心肌梗死等。

2. 长期用药可引起精神抑郁、头晕、震颤、失眠、疲劳、紧张、易激动、多语和反射亢进,出现口干、多汗、恶心、呕吐、腹泻、腹痛、焦虑、谵语、幻觉、惊慌和精神异常,可有自杀或杀人举动。有报告长期大量用苯丙胺可引起永久性脑损害,患者常可因剧烈抽搐、昏迷及颅内出血死亡。停用后可引起严重抑郁状态,诱发精神病。

3. 尿中检出苯丙胺类有利于诊断,血液筛检对本病的敏感性不足。

【治疗】

1. 本品中毒治疗的关键是及早中断用药无特殊解毒方法。大量口服者应立即充分洗胃,再灌服60g活性炭(20%甘露醇60ml稀释)以减少吸收;有条件可使用血液透析或血液灌流。

2. 癫痫发作可缓慢静脉注射地西泮2~3mg,或咪达唑仑(midazolam)5~10mg肌内注射;如发作持续不止,可用苯巴比妥15~20mg/kg或苯妥英(phenytoin)15mg/kg,缓慢静脉注射(最大输注速率不应超过50mg/min)。烦躁不安及精神病症状可用地西泮10mg静脉注射或劳拉西泮2~3mg静脉注射,必要时可重复使用。

3. 对症治疗 高血压可用血管扩张剂如酚妥拉明(phentolamine)1~5mg静脉注射,或硝苯地平(nifedipine)10~20mg口服;或α、β肾上腺素受体拮抗药如拉贝洛尔(labetalol)100~200mg静脉注射;心动过速或快速型心律失常可用短效β$_1$受体拮抗药如艾司洛尔(esmolol)25~100μg/(kg·min)静脉滴注;注意维持呼吸道通畅,必要时可辅助通气。

(二) 哌甲酯

哌甲酯(methylphenidate)又称利他林(ritalin),属哌啶类衍生物,结构与苯丙胺相似,中枢神经兴奋作用较轻,成瘾性较弱。

【临床表现】

一般仅有口干、食欲减退、恶心、失眠、头晕、心悸或血压升高等不良作用,大剂量时可引起中枢兴奋,导致舞蹈-手足徐动症,甚至惊厥。主要机制是促使中枢DA和NE递质释放和阻断其回收,使在突触部积累,增强作用效果。

本品无特殊解毒方法,急性大量口服应立即洗胃,灌服活性炭;严重者可给予速效巴比妥类药缓解症状。

七、致幻剂

致幻剂(hallucinogens)可产生知觉、思维和情绪改变,但不影响意识,早年多来源于植物成分,近年有人工合成品问世,常见如大麻、可卡因、仙人球毒碱、麦角酰二乙胺、赛洛西宾、苯环己哌啶等。

(一) 大麻

大麻(cannabis,hemp,marihuana,marijuana)产自热带或亚热带地区,有效成分为四氢大麻酚,现已从吸食茎、叶逐渐转至滥用其合成品如玛利华纳等。本品主要制成烟叶吸食,也可将提纯品置于锡纸上加热后吸散出的轻烟,或制成小丸吞服。吸食作用甚快,10~30分钟达高潮,3h后作用消失;吞服时0.5~2小时起效,3小时达高峰,可持续4~6小时。

【临床表现】

1. 不良反应为心率加快,达140次/min,为剂量相关性;可引起口干、恶心、呕吐、腹泻、咳嗽、直立性低血压、呼吸抑制、协调及反应能力下降等。

2. 剂量过大可引起中毒性谵妄,表现意识不清、烦躁不安,可伴错觉、幻觉及思维障碍,有时陷入抑郁状态,悲观失望和自杀企图;可有严重焦虑和恐惧,伴灾难感或濒死感,可发生冲动行为,很少因过量引起死亡。

3. 长期吸食可引起支气管炎、哮喘、直立性低血压,严重者导致个性异常,表情呆板、不知垢洁、不修边幅,注意力、记忆力、计算和判断能力明显下降;青少年易发生"动机缺乏综合征",表现表情淡漠、缺乏向上精神、人格和道德沦丧。

4. 长期吸食突然戒断可发生激动不安、食欲减退、失眠、体温降低,甚至寒战、发热、震颤等症状,4~5天后可逐渐消失。小量吸食者可不出现戒断症状。

【治疗】

治疗关键在于戒除吸食习惯。由于戒断症状不重,本品较易戒除,必要时给予一般对症支持治疗即可。

(二) 可卡因

可卡因(cocaine)亦称古柯碱,是南美的古柯树叶提取的生物碱,小剂量有减轻饥饿和疲劳功效,并给人健康感和幸福感,具有局部麻醉作用,多用于眼科手术。可卡因具有明显的成瘾性,戒断症状较强,是最早被列为国际公约管制的麻醉药。

【临床表现】

1. 急性中毒 多为用量过大所致,初期出现焦虑不安、言语增多、面色苍白、反射增强、头痛、出汗、心悸、胸闷;尔后发生寒战、恶心、呕吐、腹痛、排尿困难、瞳孔散大,眼球突出和震颤,肌肉强直性抽搐,呼吸抑制甚至停止,心率增快,血压先升高后下降,心肌损害及心力衰竭,甚至发生颅内出血、脑栓塞、横纹肌溶解、急性肾衰竭、急

性肝功能不全和弥散性血管内凝血,严重者可因休克、昏迷死亡。可卡因过量可损害体温调节中枢,同时使血管收缩、散热减少,所以高热是可卡因中毒的重要指征。

2. 慢性中毒 反应较轻,仅有失眠、食欲减退、易激惹、注意力涣散等轻微症状。戒断症状仅出现焦虑、抑郁、偏执意念或知觉异常(常见假性幻觉),2~4天达到高峰,数月后逐渐消失,很少发展为重症精神异常。

【治疗】

本品作用时间短暂,急性过量一般无须治疗。长期吸食者应尽快戒除。①对症支持治疗:急性可卡因中毒无特殊解毒疗法,对症支持措施可参见苯丙胺,如维持呼吸功能、防治癫痫发作、保护重要脏器功能、物理降温等;②普萘洛尔等β受体拮抗药可作为可卡因特殊的拟交感胺拮抗剂使用,1mg/min,静脉注射,共8分钟,改善严重可卡因中毒症状作用不明显,不能对抗致死量可卡因中毒。

(三) 仙人球毒碱

仙人球毒碱(mescaline)化学名为三甲氧苯乙胺,是从墨西哥仙人掌科植物提取的生物碱,印第安人发现食用该物可产生色彩鲜明、栩栩如生的幻觉,引起时间错觉和空间错觉,解除疲劳和饥饿感。1971年被列为国际公约严格管制药物。作用与吲哚烷基胺类麦角衍生物麦角酰二乙胺、吲哚烷基胺类色胺衍生物赛洛西宾相似,很快产生耐受性,三者间有交互耐受性,一旦停药,耐受性迅速消失,生理依赖性不强,易戒断。该类药物结构类似苯丙胺类,口服50~60分钟起效,持续1~2小时消失。

【临床表现】

1. 小剂量服用产生异常感觉和拟精神作用,通常为视幻觉,如明亮色彩、几何图形和动物形象等,真性幻觉不常见,多是错觉或假性幻觉。

2. 大剂量服用可出现焦虑及类精神分裂症表现,可有一过性智能损害,出现抗胆碱能性症状,如皮肤潮红、黏膜干燥、瞳孔散大、尿潴留、心动过速、血压升高、腱反射亢进和静止性震颤等。

【治疗】

本药无特殊解毒疗法,主要是对症支持措施,嗜毒者应及早戒除,以绝后患。

急性中毒者应注意维持呼吸道通畅,必要时给予辅助呼吸。积极治疗昏迷、抽搐。刚服用不久可令其口服或经胃管灌入活性炭,出现抗胆碱能性谵妄患者给予毒扁豆碱(physostigmine)可减轻症状。

(四) 麦角酰二乙胺

麦角酰二乙胺(lysergic acid diethylamide,LSD)属吲哚烷基胺类麦角衍生物,其他尚有色胺类衍生物,如α-甲

基色胺（alphamethyltryptamine，AMT）、二甲基色胺（dimethyltryptamine，DMT）、二乙基色胺（diethyltryptamine，DET）、赛洛西宾或叔胺吲哚磷脂、蟾蜍色胺或5-羟二甲基色胺、脱磷酸裸盖菇素或二甲-4-羟色胺等。

LSD是麦角酸的衍生物，麦角是麦角菌的块茎，这种真菌能在许多谷物特别是黑麦和小麦中生存。食用被麦角菌污染的麦类制成的食品，可产生神经精神症状，证实为其中的生物碱成分LSD所致，LSD可与5-HT竞争受体，产生毒性反应。LSD可为粉剂、片剂、胶囊和溶液，一般口服，也可静脉、皮下注射或随香烟吸入，口服后30~40分钟起效，约维持8~12小时。

【临床表现】

本药可引起兴奋、酩酊感、欣快感或抑郁感，并伴有幻觉、人格解体、精神分裂状态等，如感觉周围物体色彩瑰丽，有形状和距离变化，自身形体也在变化，甚至某一部位变形消失。加大剂量时各种感觉可倒错融合，可听见色彩、看到声音、触及梦幻般仙境等；剂量再大则出现恐怖幻境，患者极度紧张和焦虑，可出现攻击或自杀行为。LSD还影响锥体系和锥体外系，引起震颤、共济失调、痉挛性麻痹等，并影响交感和副交感神经，引起瞳孔散大、心动过速和呼吸抑制等。

【治疗】

本品中毒无特殊解毒疗法，以对症和支持治疗为主，嗜食者应及早戒断。中毒引起烦躁不安、激动及精神异常状态可用苯二氮䓬类如地西泮10~15mg口服或10mg静脉注射，或氟哌啶醇（haloperidol）2~5mg口服或静脉注射。

（五）赛洛西宾

赛洛西宾（psilocybin）系从含羞草叶茎和种子中提取，多口服用药，起效较快，口服后15分钟出现幻觉，90分钟达高峰，维持5~6小时。

赛洛西宾的毒性表现及治疗与LSD相似。

（六）苯环己哌啶

苯环己哌啶（phencyclidine，PCP）亦称为苯环利定，为合成品。1964年进入临床作为麻醉品试用，除了镇痛作用，尚有中枢兴奋和致幻作用，故予放弃。20世纪70年代开始在美国作为致幻剂滥用，称为天使尘（angel dust）、超级可乐（super cola）、虚雾（dummy mist）和喷气机（jet）等。本品为粉末状，可口服、静脉注射或置入香烟中吸入，起效迅速，小剂量具有大多数抑制剂相似的镇静效果，中剂量则产生感觉障碍，表现为痛觉缺失或感觉缺失现象，大剂量服用将产生幻觉和惊厥、昏迷甚至死亡等急性中毒症状。口服后30~40分钟出现幻觉，作用时间4~6小时，易引起中毒，甚至过量死亡。

【临床表现】

1. 中毒程度取决于用药剂量和用药者的敏感性，用药者易发生激越冲动，由于判断力受损，又有错觉、幻觉和妄想支配，常出现不可预测的攻击或自残、自杀行为；此时可见患者意识模糊、心率增快、血压升高、共济失调、言语不清、肌张力增强、腱反射亢进、垂直和水平性眼球震颤、瞳孔缩小、听觉过敏和痛觉迟钝，常有频繁呕吐、大汗、发热，并可出现癫痫样发作。有时不伴精神症状，仅见意识模糊和恐怖性幻觉，称为苯环己哌啶中毒性谵妄，多发生于中毒后1~7日内，可延续数日，并可转为器质性脑综合征。

2. 轻度中毒者多可于数小时内恢复，中、重度中毒需数日至数周才能恢复；如发生以痴呆为特征的器质性脑综合征病程可长达数月，甚至终生难愈。

【治疗】

本品中毒无特殊解毒疗法，主要是对症支持治疗。①口服者应尽快洗胃，灌服活性炭（可参见苯丙胺节）。②注意控制血压，避免脑出血和肾皮质坏死；注意维持呼吸功能，避免喉头、气管痉挛引起窒息；进行物理降温，维持心、肝和肾脏功能。③患者激越躁动可安置于静室，必要时可固定于床上，尽可能不用氯丙嗪、氟哌啶醇等抗精神病药，因可加重抗胆碱症状，延缓苯环己哌啶排泄。④可用氯化铵、维生素C酸化尿液，有利于本品排出。⑤出现精神症状可用抗精神病药，此时苯环己哌啶大部分从体内排出，已无用药禁忌。

八、抗肿瘤药和免疫调节药

抗肿瘤药（antineoplastic）有杀伤肿瘤细胞作用，临床常用的神经毒性抗肿瘤药包括：①抗代谢药如甲氨蝶呤、阿糖胞苷、氟尿嘧啶；②烷化剂（alkylating agent）如异环磷酰胺、亚硝脲、顺铂、丙卡巴肼；③抗有丝分裂药如长春花生物碱、紫杉醇；④酶类如门冬酰胺酶（asparaginase）；⑤生物反应调节药：干扰素、白介素-2。其中抗代谢药通过干扰核酸代谢，烷化剂和抗肿瘤抗生素通过破坏DNA结构和功能，门冬酰胺酶通过抑制蛋白质合成，抗肿瘤植物药如长春碱类通过抑制细胞有丝分裂。免疫调节剂（immunomodulator）可通过增强人体免疫力、杀伤肿瘤细胞等实现抗肿瘤作用。

【作用机制】

部分患者化疗时可发生其他器官损害，①肺损害：如急性间质性肺炎、慢性肺纤维化见于博来霉素、亚硝脲、氟尿嘧啶、丝裂霉素、甲氨蝶呤和丙卡巴肼等。②心肌损害：见于多柔比星、托蒽醌等蒽醌类化合物；紫杉醇常引起心律失常，蒽环类抗生素引起室性心律失常。③肝损害：标准剂量较少发生，多数抗肿瘤药可引起一过性肝功能异常，巯嘌呤、甲睾酮可引起胆汁淤积性黄疸。④泌尿系损害：顺铂和异环磷酰胺常引起严重的急慢性肾衰竭；大剂量甲氨蝶呤、阿糖胞苷、丝裂霉素可引起急性肾衰竭；顺铂可引起肾小管功能损害导致肾小管坏死，卡铂的肾毒性比顺铂轻；异环磷酰胺可引起范可尼综合征和肾小管酸中毒；长春新碱和环磷酰胺可引起抗利尿激素分泌失调综合征（SIADH）；异环磷酰胺和高剂量环磷酰胺代谢产物丙烯醛由尿排出，可引起出血性膀胱炎。

抗肿瘤药致神经毒性机制包括：①损伤血-脑屏障（BBB）：大剂量静脉注射能增加脑毛细血管通透性，颈动脉注射可开放血-脑屏障，鞘内注射能绕过 BBB 进入脑脊液，神经毒性最大，颅脑放疗、渗透性利尿药、脱水药可开放 BBB，长春碱生物碱不能通过 BBB，毒性主要影响周围神经。②用药剂量：大剂量静脉注射、颈动脉注射和鞘内注射都能增加 CNS 毒性，一次过大剂量能引起急性中毒，慢性中毒与累积剂量有关。③代谢产物：大多数抗肿瘤药毒性可用代谢产物毒性解释。

【临床表现】

抗肿瘤药引起的神经系统并发症包括：

1. 急性脑病　可出现意识障碍、精神症状和癫痫发作，见于应用大剂量阿糖胞苷、依托泊苷、亚硝脲、丙卡巴肼、长春新碱、门冬酰胺酶、干扰素和白介素-2；静脉或鞘内注射甲氨蝶呤、异环磷酰胺等。

2. 白质脑病　出现痴呆或慢性进行性认知障碍，多见于长期用药和累积剂量超量者，鞘内注射甲氨蝶呤、阿糖胞苷、噻替哌和顺铂多见，颅脑放疗可明显增加发病风险。

3. 脑神经病变　如听神经病见于顺铂；视神经病见于大剂量阿糖胞苷、氟尿嘧啶、顺铂、长春新碱和干扰素等。

4. 小脑功能失调　出现共济失调、眼震，见于大剂量阿糖胞苷、氟尿嘧啶。

5. 脊髓病　可为局灶性脊髓病变，可出现截瘫，见于鞘内注射甲氨蝶呤、阿糖胞苷及噻替哌。

6. 化学性脑膜炎　鞘内注射甲氨蝶呤或阿糖胞苷后发生发热、头痛、颈强直、脑脊液白细胞增多，数日后可自愈。

7. 周围神经病　出现轻度刺痛、严重运动感觉功能异常、腱反射减退，常见于长春碱、紫杉醇、顺铂及异环磷酰胺。

8. 自主神经病　出现腹胀、腹痛、便秘、肠麻痹、膀胱无力和直立性低血压，主要见于长春新碱。

9. 肌病　表现肌痛、肌无力，见于使用大量皮质激素、长春新碱和干扰素。

【治疗】

1. 密切监护　一旦出现抗肿瘤药过量反应，应立即减量或停药。患者发生意识障碍及生命体征异常时，应保持呼吸道通畅、吸氧，必要时用辅助呼吸。

2. 加速药物排出　口服药物应早期洗胃，但应注意防止误吸；灌服活性炭可吸附毒物和终止肝肠循环。铂盐过量可用生理盐水水化，并加用渗透性利尿药如甘露醇促使排出。血液透析因多数抗肿瘤药的表观分布容积（Vd）大、血浆蛋白结合率高以及代谢产物多，很难奏效。甲氨蝶呤（MTX）可用血液灌流，铂盐可用血浆置换，长春新碱可用换血疗法排出毒物。

3. 解毒药常应用　①美司钠（mesna），化学名 2-巯基乙基磺酸钠，含 SH 基，可与环磷酰胺和异环磷酰胺的代谢产物丙烯醛结合成为无毒的化合物，解救丙烯醛引起的出血性膀胱炎，但本品也有神经毒性。②亚叶酸（folinic acid），能补充或替代 MTX 减少的内源性四氢叶酸，解除 MTX 阻断胸腺嘧啶核苷酸（dTMP）导致的 NDA、RNA 和蛋白质合成受阻；临床上可逆转 MTX 引起的急性脑病，缩短长春新碱抑制二氢叶酸还原酶和胸苷合成酶引起的周围神经病和骨髓抑制。③别嘌呤（allopurinol），通过代谢产物氧嘌呤阻止氟尿嘧啶形成三磷酸尿苷（FUTP）；但该物能掺入 RNA，产生细胞毒性。④硫代硫酸钠（sodium thiosulfate），能与铂结合，解除顺铂的肾脏毒性。⑤二乙二硫代氨基甲酸酯（DDTC），能与铂络合，解除顺铂的肾脏毒性。⑥自由基清除剂：维生素 C、E 可用于治疗博来霉素和蒽环类抗生素过量。

4. 对症治疗　①昏迷：保持呼吸道通畅，吸氧和输液，必要时行气管插管。②惊厥：可静脉注射地西泮 10~20mg/次。③周围神经病：停药，急性期用皮质激素、维生素 B₁₂ 和加兰他敏。④脑膜炎：多由鞘内注药引起，可清洗脑脊液以降低药物浓度，恶心、呕吐可用止吐药如甲氧氯普胺（胃复安）、昂丹司琼（枢复宁）等预防和治疗。⑤骨髓抑制：白细胞减少可用鲨肝醇、碳酸锂或集落刺激因子（CSF）如 GM-CSF。⑥水、电解质平衡紊乱：纠正脱水和电解质钠、钾、钙、镁失衡，抗利尿激素分泌过多时应限制液体入量。⑦间质性肺炎：可用皮质激素、抗生素和 γ-干扰素。⑧心肌损害：选用三磷酸腺苷、辅酶 A、辅酶 Q10、细胞色素 C 和肌苷等改善心肌代谢，纠正心律失常，控制心力衰竭。⑨肝损害：可用葡醛内酯、肌苷等护肝。⑩肾损害：停药，用利尿剂保持一定尿量，肾衰竭可行血液净化疗法。

上述不良反应多与剂量有关，常累及多个器官，应注意尽量不要超量，密切观察全身反应，及时发现，迅速处理。

（一）异环磷酰胺

异环磷酰胺（ifosfamide，IFO）是环磷酰胺（CTX）的同分异构体，但二者的抗肿瘤谱和毒性不同，它主要用于治疗实体瘤和软组织肉瘤,分布广(Vd 32~40L/kg),$T_{1/2}$为6~16小时,在肝脏代谢为氯乙醛和氯乙酸,由肾排出。

【临床表现】

1. 膀胱毒性 较明显,可引起出血性膀胱炎,用美司钠可明显减轻膀胱毒性。

2. 骨髓毒性 较 CTX 轻,与长春新碱一样,可引起抗利尿激素(ADH)分泌过多,导致低钠血症。

3. 神经毒性 可表现为脑病、小脑性共济失调、帕金森综合征、谵妄、抽搐,30%的患者有昏睡。用药约24小时起病,停药后3~4天神经系统症状消失;个别患者发生周围神经病。神经毒性多由于用量大,往往每日超过5mg/m²,静脉滴注过快或时间过长,肝肾功能减退。严重脑病静脉注射亚甲蓝可减少持续时间,机制不清楚;不良反应可使用白蛋白、硫胺素,以及血液透析。

（二）亚硝脲类

亚硝脲类(nitrosoureas)包括卡莫司汀(carmustine,BCNU)、洛莫司汀(lomustine,CCNU)和司莫司汀(semustine,me-CCNU)等。BCNU、CCNU 用于治疗脑瘤,Me-CCNU 用于治疗胃肠瘤。三者脂溶性强,能透过血-脑屏障。亚硝脲类进入体内后,分子中的氨甲酰部分变为异氰酸酯或再转化为氨甲酸,发挥氨甲酰化作用(carbamylation),主要与蛋白质起反应,此作用与抗肿瘤、骨髓毒性及神经毒性有关。

【临床表现】

1. 亚硝脲类可产生严重的恶心和呕吐,多见于用药后4~6小时。骨髓抑制明显,白细胞和血小板减少发生较迟,约在药后3~4周出现。少数患者有脱发、轻度肝肾功能异常,长疗程可发生肺间质纤维化。

2. 静脉注射常规剂量亚硝脲无神经毒性,大剂量(600~800mg/m² 以上)可引起急性脑病,出现精神错乱和癫痫发作;颈动脉注射 BCNU 可引起视网膜炎和失明;完成疗程1~2个月后可发生白质脑病,出现进行性认知减退,MRI 可见广泛脑白质病变。

（三）顺铂类

Ⅰ. 顺铂

顺铂(cisplatin,DDP)是无机配位化合物,1965 年开始用于治疗肿瘤,抗肿瘤谱广,用于治疗睾丸癌、乳腺癌和脑瘤等。

【临床表现】

1. 过量可引起急性反应,如恶心、呕吐、腹泻,可很严重;最常见肾功能异常,剂量>50mg/m² 可引起肾衰竭,细胞内谷胱甘肽缺乏导致近端肾小管坏死;骨髓抑制较轻,出现较晚,多在治疗后3~5周。

2. 神经毒性常见,与累积剂量有关,剂量<300mg/m² 时发病率为15%,剂量>300mg/m² 时发病率可达85%;

听力丧失和耳鸣则与一次剂量有关;眼毒性出现视力模糊、视神经炎和视乳头水肿。周围神经病主要引起感觉性周围神经病,尤以深感觉受累较重,由远端向近端发展,腱反射减弱,轻度无力,共济失调,自主神经症状,一般少见,停药后症状仍可进展,恢复较慢。病理检查可见周围神经和后根轴突变性及脱髓鞘,该处铂蓄积量较多。大剂量顺铂尚可引起脑病,出现精神错乱和癫痫发作,可能源于顺铂引起水和电解质紊乱。有人用顺铂治疗脑瘤引起脑疝,出现剧烈头痛、轻偏瘫、癫痫发作和昏迷,导致死亡;颈动脉注射顺铂可增加发生脑病和脑神经病的风险。

Ⅱ. 卡铂

卡铂(carboplatin,CBP)是有机铂配位化合物,与顺铂相比,恶心、呕吐较轻,肾毒性较小,神经毒性更少,但骨髓抑制较多。

（四）丙卡巴肼

丙卡巴肼(procarbazine,PCB)又名甲苄肼(procarbazine,PCZ),用于治疗霍奇金病。它在肝脏代谢,氧化为偶氮丙卡巴肼,反应生成 H_2O_2 和 OH 自由基,有细胞毒性。PCB 是肼的衍生物,也是单胺氧化酶抑制剂,能通透血脑屏障进入脑内,改变内源性儿茶酚胺代谢;肼类还能引起维生素 B_6 缺乏;导致 CNS 毒性。

【临床表现】

1. 丙卡巴肼过量早期出现恶心、呕吐。同时饮酒可出现戒酒硫(disulfiram)样反应,如颜面潮红、头痛、头晕、疲乏、不安、震颤。同时进食含酪胺食物,可与单胺氧化酶抑制药相互作用,发生肾上腺素反应,出现高血压、发热、躁动不安和抽搐,也可出现下肢感觉异常、腱反射消失和肌肉麻痹等周围神经病症状,与维生素 B_6 缺乏有关。

2. 骨髓抑制一般出现较晚,多在用药后4~6周出现,停药后可恢复。

（五）甲氨蝶呤

甲氨蝶呤(methotrexate,MTX)是抗叶酸剂,抑制二氢叶酸还原酶(DHFR),使四氢叶酸减少,导致 DNA、RNA 合成抑制而有抗肿瘤作用,用于治疗急性淋巴细胞白血病和绒毛膜上皮癌。四氢叶酸是苯丙氨酸、酪氨酸、色氨酸羟化的辅酶,四氢叶酸缺乏导致单胺神经递质合成减少而引起精神作用。MTX 损伤内皮细胞,与脑卒中和白质脑病发生有关。

【临床表现】

MTX 中毒症状主要有消化道黏膜炎、肾衰竭和骨髓抑制,可出现肝、肺和神经系统症状。

1. 大剂量用药2~4小时后出现恶心、呕吐,持续6~12小时。1~2周后出现口腔炎、腹泻,持续4~7天,严重时出现胃肠出血，可见肝功能异常。大量用药2周内出现全血细胞减少，可发生出血和感染，可用亚叶酸解救。MTX用量超过100mg/kg可发生严重肾损害，MTX沉积于肾小管出现肾衰竭。偶尔引起肺损害，肺活体检查显示嗜酸性粒细胞浸润，考虑为过敏性肺炎。

2. 口服或静脉注射常用量MTX很少出现神经毒性，常因大剂量静脉注射MTX发病，7~9天后发生急性脑病，表现行为改变、轻偏瘫、惊厥、昏迷，为一时性，可以恢复，有时用药后数周至数月发生白质脑病，表现认知功能减退、局部癫痫发作、肌紧张、轻偏瘫、人格改变、意识障碍以至痴呆。鞘内注射MTX可发生急性、亚急性和慢性神经病变，鞘内注射数小时可发生化学性脑膜炎，可能与药物保存剂苯甲醇有关，出现发热、头痛、颈强和脑脊液白细胞一过性增多，症状在数日内消退。脊髓病变表现可逆性截瘫，可呈上升性麻痹导致死亡，也可发生迟发性白质脑病，累积剂量高和颅脑放疗使血-脑屏障通透性增加，可加重病情。

（六）阿糖胞苷

阿糖胞苷（cytarabine, cytosine arabinoside, Ara-C）属抗代谢性抗肿瘤药，进入机体后，先在细胞内脱氧胞苷酶作用下磷酸化为活性阿糖胞苷酸（ara-CMP），再转化为二磷酸和三磷酸阿糖胞苷，与三磷酸脱氧胞苷竞争，抑制DNA多聚酶，干扰核苷酸掺入DNA；此活化产物还抑制核苷酸还原酶，阻止核苷酸转变为脱氧核苷酸，阻止癌细胞增殖。主要治疗各类急性白血病，特别是成人急性非淋巴细胞白血病，对少数实体瘤也有效。口服吸收少，静脉注射后迅速由血液内消失，可通过血-脑屏障，在肝内脱氨转化为无活性代谢产物阿糖尿苷由尿排出。

【临床表现】

1. Ara-C早期不良反应常见食欲减退、恶心、呕吐、腹泻、发热和皮疹等，骨髓抑制是Ara-C的主要毒性，可引起全血减少。

2. Ara-C常用量100~200mg/m²，静脉注射，2次/d，1~7天，很少发生神经毒性症状；如大剂量3 000mg/m²静脉注射，2次/d，连用数日，神经功能异常发生率为6%~47%，表现可逆或不可逆性小脑综合征，出现眼震、躯干共济失调、构音困难、辨距不准和轮替运动障碍等，多见于年长者。较大剂量易引起肺水肿、心脏扩大、肝静脉闭塞、黄疸、肝大、肝功能异常和腹水等。曾报告发生大脑病变者，出现意识障碍、定向力丧失、识别功能障碍、记忆力丧失、癫痫发作和白质脑病等，停药后可恢复，但需数周至数月才能治愈。鞘内注射偶可发生无菌性脑膜炎、脊髓病和白质脑病，也可发生周围神经病。

3. 可出现眼症状，如眼痛、流泪和视力模糊，持续约1周。

本品毒性反应无特殊疗法，应及时停药，给予对症支持治疗，保护重要脏器功能。

（七）5-氟尿嘧啶

5-氟尿嘧啶（5-fluorouracil, 5-FU）是目前应用最广的抗嘧啶类药，对胃肠癌、肝癌、乳腺癌和卵巢癌有一定疗效。同时用α干扰素、顺铂或亚叶酸可加重5-FU神经毒性。5-FU与左旋咪唑联合治疗或单独服用左旋咪唑可发生进行性多灶性白质脑病。

【临床表现】

1. 高剂量时胃肠反应严重，出现恶心、呕吐、腹泻，以后发生口腔、胃肠溃疡和出血，骨髓抑制严重，用药7~14天后出现白细胞减少和血小板减少，停药2~3周恢复。

2. 少数患者（5%）发生神经毒性，主要是急性小脑功能异常，发病急，表现眼震、复视、肢体共济失调和构音障碍，一般停药后1~6周可恢复。有时发生脑病，出现头痛、精神错乱、定向力障碍、思睡和癫痫发作，偶见周围神经病。

（八）长春新碱

长春新碱（vincristine, VCR）是夹竹桃科植物长春花中提取出的生物碱，与微管蛋白特异性结合影响聚合成微管，阻碍纺锤体形成，使细胞分裂停止在中期。其作为抗有丝分裂剂，在联合化疗中广泛应用，治疗急性淋巴细胞白血病、霍奇金病、恶性淋巴瘤、乳癌和肺癌等。

【临床表现】

1. 长春新碱是起疱剂，静脉注射药液外溢可引起皮肤溃疡，恶心、呕吐、黏膜炎和骨髓抑制较少，可发生便秘。

2. 中枢神经系统毒性不常见，因长春新碱不易通透血-脑屏障，但药物排出缓慢、血-脑屏障损伤和药量过大可出现症状。用药1~7天后可出现抑郁、失眠，偶尔发生抽搐。主要神经毒性是周围神经病，多发生于超量用药后第2周，表现跟腱反射消失，演进为反射完全消失，可见肌无力、垂足和肌萎缩；远端对称性感觉缺失，浅感觉缺失较深感觉重。偶可发生视神经病、复视和面神经麻痹。自主神经病可见便秘、尿潴留和直立性低血压。VCR刺激下丘脑可引起抗利尿激素分泌过多出现低钠血症。单次注射后有时很快发生下颌痛或腿痛，可持续数小时至数日。神经病变经6~7周一般可恢复，合用顺铂、紫杉醇等化疗药可加重周围神经病。鞘内注射可发生上升性脊髓病和脑病，终可导致死亡。病理可见广泛性轴索消失、脱髓鞘和坏死。中毒机制似与VCR抑制微管合成和$T_{1/2}$长达85小时，导致轴索变性和轴索运输障碍有关。

其他长春花生物碱如长春碱、长春地辛的神经毒性比长春新碱低。

（九） 紫杉醇

紫杉醇（paclitaxel，taxol）是抗有丝分裂药，与长春花生物碱不同，能促进微管蛋白装配成微管，抑制微管解聚，导致微管束排列异常，妨碍纺锤体形成，阻止细胞分裂。紫杉醇用于治疗卵巢癌、乳腺癌、肺癌和头颈部肿瘤，静脉注射后分布于各种组织，Vd 40~160L/kg，血浆蛋白结合率 95%~98%，主要由肾排出。

【临床表现】

1. 用药开始可有恶心、呕吐、腹泻和过敏反应，出现呼吸困难、胸闷和低血压，是药液中油类载体所致。骨髓抑制主要影响粒细胞，用药后第 10~12 日达最低值，17~21 日恢复；化疗和放疗患者易发生，减少药量或用粒细胞集落刺激因子（G-CSF）可缓解。并有脱发、心血管副作用，包括轻度低血压和心动过速。

2. 主要中毒症状是远端对称性感觉型周围神经病，深浅感觉受累，远端瘙痒感为显著症状。神经毒性为剂量依赖性，一次剂量>175mg/m² 或静脉滴注时间短至 1h 内可发病，增加累积剂量易发病且严重。注射发生意外渗漏可引起迟发性局部周围神经病。中枢神经系统症状罕见，与 CNS 药浓度低有关。

（十） 门冬酰胺酶

门冬酰胺酶（asparaginase，ASP）水解门冬酰胺，导致依赖细胞外门冬酰胺合成蛋白质生长繁殖的肿瘤细胞死亡。用于治疗急性淋巴细胞白血病有效，与其他抗肿瘤药不同是不抑制骨髓，对消化道上皮细胞和毛囊等快速增殖细胞毒性小。

【临床表现】

1. 早期约 1/3 的患者出现恶心、食欲减退，50%的患者可有肝功能障碍，血清转氨酶升高，白蛋白降低，凝血因子Ⅶ、凝血因子Ⅷ、凝血因子Ⅸ、凝血酶原和纤维蛋白原下降。门冬酰胺酶是外源性蛋白质，用药数日后可产生过敏反应，如荨麻疹、发热及过敏性休克。抑制蛋白质合成导致胰岛素缺乏，可出现高糖血症。

2. 约 30%的患者出现 CNS 症状，如抑制和过度兴奋，轻度至严重嗜睡、惊厥、类酒精中毒性谵妄、昏迷。用药第 1 周发生颅内出血是少见的严重并发症，与凝血障碍有关。

（十一） 干扰素

干扰素（interferon，IFN）具有抗病毒和调节机体免疫功能，增强自然杀伤（NK）细胞、K 细胞、细胞毒性 T 细胞活性，有抗肿瘤作用。单独注射或合用其他抗肿瘤药，治疗毛细胞白血病、多发性骨髓瘤、淋巴瘤、黑色素瘤和肾细胞癌等。

【临床表现】

1. 最常见不良反应是流感样综合征，如发冷、发热、全身不适、疲乏、恶心、食欲减退和肌痛等。部分患者白细胞和血小板减少，多发生于用药半个月，停药可恢复，偶有肝脏毒性，与剂量有关。

2. 约 1/3 的患者有神经系统症状，大剂量可出现急性可逆性神经毒性症状或脑病，表现头痛、精神错乱、思睡、幻觉，重症者意识障碍，甚至惊厥和昏迷。可发生运动迟缓、面具脸、震颤等帕金森综合征表现，以及感觉异常和轻度远端感觉运动型周围神经病。CT 和 MRI 有时可见脑白质病变。

（十二） 白细胞介素-2

白细胞介素-2（interleukin-2，IL-2）是活化 T 细胞分泌的细胞因子（cytokine），IL-2 与反应细胞的 IL-2 受体结合，诱导辅助性 T 细胞（Th 细胞）和细胞毒性 T 细胞（CTL）增殖，激活 B 细胞产生抗体，活化巨噬细胞，增强 NK 细胞及淋巴因子激活的杀伤细胞（LAK）活性，诱导干扰素产生等，具有广泛的免疫增强和调节功能，增强抗肿瘤免疫力，用于治疗恶性黑色素瘤、膀胱癌、胃癌和毛细胞白血病等。

【临床表现】

1. IL-2 常见的不良反应是流感样综合征，注射 3~4 小时后发生，诱导内源性致热原所致，可出现胃肠反应如恶心、呕吐、腹泻和食欲减退。皮肤反应可见弥漫性红斑，伴灼热或痒感，严重不良反应是血管渗漏现象，可能与被激活细胞因子损伤血管内皮细胞有关，出现广泛水肿、体重增加、血压下降、心肌炎、心绞痛和心肌梗死，必要时应停药；IL-2 也可影响肝、肾和造血功能。

2. 可发生神经精神功能障碍、肌肉痛和骨痛。IL-2 单用或与 LAK 细胞合用常引起严重急性脑病，与剂量有关，可发生脑水肿、定向力障碍、精神错乱、惊厥和谵妄，有时嗜睡或昏迷。病情虽重，但多数可恢复。白质脑病罕见。

（十三） 环孢素和 FK-506

环孢素（cyclosporine）、他克莫司（tacrolimus）和 FK-506 均属免疫抑制药，主要用于防治移植排斥反应和治疗自身免疫性疾病、过敏反应和再生障碍性贫血等。

【临床表现】

1. 常见胃肠不良反应如恶心、呕吐、厌食等，肝脏损害如转氨酶升高、黄疸、肝小叶坏死、肝衰竭，甚至因此致死；肾脏损害如肾血流减少，肾小球滤过率下降，长期使用还使肾内血栓素 A2 合成增加，导致肾小动脉收缩、肾间质纤维化、慢性肾衰竭和高血压。可增加感染的可能性等。

2. 可引起类似高血压性脑病，出现头痛、呕吐、意识模糊、抽搐及视力丧失等，CT 及 MRI 检查颇似高血压性脑病，可能与损伤血-脑屏障，导致脑内液体超载有关。

本品不良作用尚无特殊疗法,应尽快停药,以对症支持疗法为主,注意保护重要器官功能。

（十四）沙利度胺

沙利度胺（thalidomide）或酞胺哌啶酮,为镇静安眠药,虽无抗麻风杆菌作用,但对各型麻风反应如发热、结节红斑、关节痛、神经痛和淋巴结肿大等有一定疗效,常用于麻风病治疗。本品有免疫抑制作用,可用于结节性红斑、艾滋病口腔溃疡及白塞病治疗,也用于抗移植排斥反应及抑制血管肿瘤增殖反应。

本药不良反应是口干、头晕、倦怠、恶心、腹痛和面部水肿等,有明显致畸作用,可引起感觉性神经病,与剂量有关。

本品不良反应无特殊疗法,采取对症治疗,注意控制剂量,定期作神经和肌电图检查,及时发现周围神经病变和及早停药。孕妇禁用本品,以防出现畸胎。

九、抗菌药物

抗生素（antibiotics）一般在高倍稀释下仍对病原微生物有杀灭或抑制作用,属于微生物产物及其人工合成品。抗菌药物包括范围甚广,除抗生素还包括其他杀灭或抑制致病性微生物的合成化学品,如磺胺类、咪唑类、喹诺酮类、硝基呋喃类、抗疟药和抗结核药等,其中许多药物有较强的神经毒性。

（一）硝基呋喃类

硝基呋喃类（nitrofurans）是人工合成抗菌药,具有广谱抗菌作用,口服后大部分在体内迅速分解,少部分以原形从尿中排出,血中浓度较低,达不到有效杀菌浓度,临床主要治疗尿路、肠道感染或局部消毒剂。常用呋喃妥因（nitrofurantoin,又称硝呋妥因、呋喃坦啶）、呋喃唑酮（furazolidone,又称痢特灵）,呋喃西林（furancilin）神经毒性甚强,已不再应用。

【不良反应】

1. 胃肠道不良反应　较多见,程度不重。偶有过敏性皮炎、过敏性肺炎、药物热和过敏性休克等。

2. 神经系统损害　大剂量或长时间用药、肾功能不全或年老体弱者易出现神经系统损害,主要是周围神经病,诱发癫痫及精神症状,与该药干扰糖代谢酶类、阻碍糖代谢有关,因神经系统能量主要依靠糖代谢。症状一般见于用药后 9~45 天,最早为 3 天,日剂量超过 0.4g 易出现周围神经损害;表现类似急性砷中毒及维生素 B_1 缺乏性神经病,早期四肢末端麻木、刺痛或烧灼感,持续性疼痛,阵发性加剧,冷热、触摸和活动均可加重;腓肠肌压痛,膝、肘以下深浅感觉对称性减退,远端消失,肌力减退伴肌萎缩,肢端皮肤干燥、无汗、脱屑粗糙、指甲脆薄。严

重者出现脊髓损害,表现背部麻木疼痛或胸腹束带感,胸髓以下传导束型深浅感觉减退,双下肢肌张力增高、腱反射亢进及病理反射。有发生球后视神经炎的报告。

【治疗】

本品引起的神经系统损伤无特效疗法,主要对症治疗,与周围神经病或脊髓病变治疗原则相同。B 族维生素可促进病变恢复,维生素 B_6 有助于本品从肾脏排出。

（二）青霉素类

青霉素类（penicillins）是从青霉菌培养液中提取,半合成青霉素是在中间体 6-氨基青霉烷酸（6-APA）侧链上加入不同基团制成,属杀菌性抗生素,临床应用广泛,作用为干扰细菌细胞壁合成,哺乳类动物细胞无细胞壁,故对人体毒性很低。过敏反应常见,发生率达 5%,严重者发生休克。过敏反应可表现哮喘发作、过敏性肺炎、肺部嗜酸性粒细胞浸润和间质性肾炎,以及皮肤过敏,包括剥脱性皮炎、毒性表皮坏死溶解等严重反应。

【神经系统不良反应】

1. 青霉素类对神经组织有一定的毒性,肌内注射部位不当可引起周围神经损伤,严重时可导致肢体瘫痪;大剂量用药在老人或肾功能不全患者可导致脑病,引起意识障碍、幻觉、昏迷和癫痫样发作等,儿童偶可引起横贯性脊髓炎。

2. 个别患者在注射常规剂量青霉素即刻或 3~5 天后出现精神症状,如幻觉、濒死感、意识障碍和定向力丧失等,多见于老人及妇女,持续时间不长,数分钟至数日消失,少数患者的抑郁状态、幻觉可维持较长时间。

【治疗】

青霉素引起的神经系统损害无特殊疗法,可参照周围神经病或脑病的一般治疗原则。重度患者可用皮质激素、维生素类、神经代谢剂等改善症状,血液净化疗法可加速排出;有条件时,老人或肾功能不全患者应监测脑脊液青霉素浓度,若不超过 10 万 U/ml,可显著减少青霉素中毒性脑病发生。

（三）氨基糖苷类

氨基糖苷类（aminoglycosides）的化学结构十分相似,是由氨基糖与氨基环醇通过配糖链的氧桥连接而成的苷类抗生素,分子中均有 2 或 3 个氨基糖分子和脂环族,可抑制细菌蛋白质合成全过程,具杀菌作用。包括链霉菌产生的链霉素（streptomycin）、新霉素（neomycin）、巴龙霉素（paromycin）、利维霉素（lividomycin）、卡那霉素（kanamycin）、妥布霉素（tobramycin）、核糖霉素（ribomycin）等;小单孢菌产生的庆大霉素（gentamycin）、西索米星（sisomicin,又称西梭霉素）、小诺霉素（micronomicin,又称沙加霉素）等。上述药物的抗菌谱、抗菌机制和毒性等有许多共同点,如引起过敏反应、近端肾小管损害、心肌抑制

和呼吸衰竭等,最突出的是耳神经毒性,导致耳蜗神经损害、前庭功能失调等,下面以链霉素为例。

【神经系统不良反应】

1. 链霉素急性毒性反应 发生率可达30%,出现于用药10日左右,最短在注射20min后出现,表现口周麻木、头晕、耳鸣等,持续数小时至24小时,严重时合并头面部及四肢麻木,舌颤和四肢抽动,并有头痛、乏力、眼部感觉失调、视力障碍、运动失调、呕吐、大汗、颜面潮红、震颤和意识障碍等。

2. 前庭神经损害 用药时间较长,尤其老人及肾功能不全者易发生,用药剂量愈大,症状出现愈早,主要表现眩晕,急骤动作时出现恶心、呕吐,停药后可逐渐恢复,少数患者可持续长时间或长期存在。

3. 耳蜗神经损害 发生较迟,多在连续用药数月后或停药后发生,高频听力先受损且严重,完全性耳聋多见于结核性脑膜炎鞘内注射治疗时。持续性耳鸣、耳部饱胀感有时为耳聋的前兆,及时停药或可防其发生,继续用药易导致永久性部分或完全性耳聋。

本类药物皆可引起前庭或耳蜗损害,链霉素、庆大霉素、妥布霉素易引起前庭功能失调,新霉素、卡那霉素、巴龙霉素、阿米卡星易导致耳蜗损害。通常剂量下自觉症状不明显,仪器测试可显示前庭功能或听力损伤,这种亚临床型耳毒性发生率为10%~20%;随剂量增加,听力损害的发生率增高,曾报告某些敏感者仅用0.2~3g链霉素即引起听力减退。耳毒性机制不明,可能与内耳淋巴液药物浓度持续过高,影响内耳柯蒂器、外毛细胞糖代谢及能量,导致细胞膜钾/钠离子运转系统障碍,不能保持细胞内外钾、钠正常浓度梯度,使毛细胞功能受损。

【治疗】

氨基糖苷类的耳毒反应尚无特效疗法,可按听神经损害一般治疗原则处理,提高警惕性,尽早发现,尽早停药。早期口麻、头晕可口服维生素 B_6、地西泮等;震颤可用镇静剂;听力减退可用维生素 A,2.5万 U,3次/d;前列地尔(alprostadil)成人用量5~10μg,加入10ml生理盐水或5%葡萄糖液缓慢静脉注射,1~2次/d。

(四) 异烟肼

异烟肼(isoniazid)亦称雷米封(rimifon,INH),是结核病最常用的治疗药物,大剂量不良作用发生率达20%,为剂量相关性。常见糖代谢紊乱、粒细胞和血小板减少、贫血、药疹、药物热、肝肾损伤、结节性脉管炎、内分泌紊乱、性欲减退和出血倾向等。

其明显的神经毒性可能与引起体内烟酸缺乏有关,烟酸是体内氧化-还原反应的重要酶类,辅酶Ⅰ和辅酶Ⅱ的必需组成成分,异烟肼与烟酸的化学结构十分相似,可竞争进入辅酶结构使之功能障碍,引起类烟酸缺乏性周

围神经病、脑病和精神病等。此外,异烟肼与维生素 B_6 结构也颇相似,可加速维生素 B_6 排泄,并与维生素 B_6 结合成吡哆醛异烟腙,降低维生素 B_6 利用,导致维生素 B_6 缺乏,引起周围和中枢神经症状。癫痫发作机制可能与异烟肼与谷氨酸脱羟酶辅酶维生素 B_6 形成复合物,使该酶活性减低,不能将谷氨酸转化为γ-氨基丁酸(GABA),导致抑制性神经递质 GABA 减少。

【神经系统不良反应】

1. 周围神经症状 长期应用异烟肼可发生周围神经病,剂量4~8mg/kg发生率为7%,16~24mg/kg时达44%。多见于用药后第3周,以感觉障碍为主,如麻木、感觉过敏、足底烧灼感等,四肢末端对称分布。可见膝腱反射、跟腱反射减弱或消失,严重时可有肌萎缩、瘫痪、皮肤营养不良、皮温低、出汗异常,甚至手、足挛缩畸形。

2. 中枢神经症状 早期为头痛、眩晕、恶心、呕吐、兴奋、失眠、记忆力减退、淡漠、手足震颤、共济失调、无力,以及肢体疼痛、排尿困难、便秘、心悸、胸闷等;药量过大时可引起昏迷、癫痫发作或持续状态。

3. 精神症状 以中枢性谵妄多见,表现定向力不全、意识模糊、紧张恐惧、行为异常,伴恐怖性幻觉、威胁性幻听及被害妄想,言语模糊凌乱,惶惶然如大祸临头,天黑后加重,易发生自伤及伤人;患者原有癫痫、脑外伤、酒精中毒史等是发生本组症状的高危因素。

【治疗】

1. 促进药物排出大量 服用异烟肼时应尽快洗胃,灌服活性炭60g加入20%甘露醇70ml稀释,充分补液利尿,输注碱性液体如5%碳酸氢钠,最初6小时可输注250~500ml,加速异烟肼排出和消除酸中毒;有条件可尽快用血液透析。

2. 大剂量维生素 B_6 可对抗异烟肼的毒性(两者用量为1:1),急性期1~4g/d,以后0.2~0.4g/d;还可用20%泛酸钙(2ml肌内注射)及烟酸或烟酰胺(500mg/d)、B族维生素和维生素 C 等。

3. 对症支持治疗 癫痫持续状态可用地西泮10~20mg缓慢静脉注射,直至控制发作,或每6~8小时1次;60mg加入10%葡萄糖液500ml中缓慢滴注等,后加用苯巴比妥钠(0.1~0.2g肌内注射)或苯妥英钠(0.25~0.5g缓慢静脉注射),必要时可4~6小时重复给药1次;精神症状可给氯丙嗪、氟哌啶醇肌内注射,或用氯氮䓬、地西泮、硝西泮口服等。

(五) 氯喹

氯喹(chloroquine)亦称磷酸氯化喹啉(chloroquine phosphate),可杀灭疟原虫的红内期裂殖体,是广泛应用治疗疟疾发作的有效药物,但不属抗菌药,神经毒性较强。

【不良反应】

1. 本药常规治疗剂量的不良反应很少，用于治疗类风湿关节炎、红斑狼疮时剂量较大、用药时间长，常导致不良反应，如传导阻滞、心律失常、休克、阿-斯综合征等，以及白细胞减少、血小板减少、溶血、再障、光敏性皮炎、剥脱性皮炎、银屑病、角膜混浊、视网膜水肿及色素沉着、视网膜脱离等。

2. 剂量较大时可产生神经系统损伤，表现站立不稳、视力模糊、听力下降，停药不及时可导致不可逆损伤；儿童及青年可见锥体外系症状，如不自主运动、牙关紧闭、斜颈、眼球运动异常和扭转性肌张力障碍等。

3. 长期用药可引起周围神经损害。肌病较少见，表现缓慢进展的肌无力，首先侵犯下肢近端肌，后渐波及其他肌群，肌电图表现典型神经纤维病及肌病，肌活检证实肌纤维空泡变，尤见于Ⅰ型肌纤维。尚可引起精神失常，如性格改变、抑郁、躁动不安、谵妄，严重可有自杀倾向，多见于总剂量2g以上时，停药一周后症状即见缓解，再次用药时精神症状可再复发。

【治疗】

本品的不良反应无特效疗法，以对症治疗为主，必要时可用血液净化，加速药物排出。

第五节　农药中毒

（关里）

农药（pesticides）是主要用于防治农作物生长中和农产品贮存中病、虫、鼠和草害的一类化学物质，也包括植物生长调节剂、脱叶剂、增效剂等化学品，广泛用于农、林和牧业生产及果园、粮库管理。目前农药对保障农业生产仍不可缺少，我国农药使用总量已达180万吨以上，农药的单位面积使用量也处于较高水平，约为世界平均水平的2.50倍。其中使用量最大的是山东省，最低的是西藏自治区，山东省使用量约是西藏自治区的150倍；施用强度最大的是海南省，最低的为西藏自治区，海南省施用强度约为西藏自治区的90倍（王佳新等，2017）。许多农药尤其杀虫剂和杀鼠剂有很强的毒性，不注意采取预防措施，常引起人、畜中毒甚至死亡，危害极大。2015年中华人民共和国农业部制定《到2020年农药使用量零增长行动方案》力争实现农药使用量零增长，遏制农药危害。

多数农药具有较强的神经毒性，杀虫剂多为脂溶性，与神经组织的亲和力较强，多表现神经系统毒性，程度可因农药的剂量及品种而异。有机磷、有机氯、有机氟、有机汞、氨基甲酸酯和卤代烃等作用最强，常导致中毒性脑病、脑水肿和周围神经病等。

一、有机磷类农药中毒

有机磷类农药中毒（organophosphate pesticides poisoning）临床最常见，有机磷类农药（organophosphate pesticides，Ops）主要用作杀虫剂，有的用作杀菌剂、杀鼠剂、除草剂和植物生长调节剂等，是目前我国使用最广、用量最大的农药，市场出售约百种。据世界卫生组织（WHO）估计每年全球有数百万人发生急性有机磷农药中毒（acute organophosphates pesticides poisoning，AOPP），其中约20万人死亡，且大多数发生在发展中国家。我国每年发生的中毒病例中AOPP占20%～50%，病死率3%～40%。AOPP起病急、进展快，及时、规范的干预及救治可明显降低AOPP的死亡率（杨立山等，2016）。

本类物质多为油状液体，有蒜臭味，挥发性较强，不易溶解于水，遇碱迅速分解。按结构分为七大类：①磷酸酯类：如敌敌畏、杀螟畏等；②硫代磷酸酯类：如对硫磷（1605）、内吸磷（1059）等；③二硫代磷酸酯类：如乐果、马拉硫磷等；④膦酸酯类：敌百虫、丁酯磷等；⑤氟磷酸酯类：如甲氟磷、丙胺氟磷等；⑥酰胺基磷酸酯类：如育畜胺磷、八甲磷等；⑦焦磷酸酯类：如特普、双硫磷等。

有机磷中毒的原因和途径包括：①生产设备不密闭或发生故障，设备检修、农药分装、运输装卸、供销保管或使用时缺乏个人防护，不遵守安全操作规程，如逆风喷洒、任意加大浓度、双手直接接触农药或用嘴吹吸喷药器材，工作中随意进食、吸烟，工作后不洗手、不洗浴、不更衣等，导致大量有机磷蒸气吸入或液体污染皮肤，引起急性中毒；②生活中急性有机磷中毒十分常见，如自杀、投毒或误服误用，食用喷洒有机磷不久的蔬菜水果或有机磷毒死的禽畜，用装过有机磷的瓶罐盛装酱油、醋等，涂抹有机磷农药治疗皮肤病或浸泡衣物及床上用品等；③某些有机磷化合物如沙林、梭曼、塔崩等被用作化学战剂。长期接触有机磷是否引起慢性中毒尚无定论，实际上，慢性中毒可能属于亚急性中毒或多次轻度急性中毒的累积（张建余等，2002）。

【发病机制】

有机磷中毒导致神经系统损伤主要有如下三个方面：

1. 急性胆碱能危象（acute cholinergic crisis，ACC）AOPP的经典机制是乙酰胆碱酯酶（AChE）的活性位点，丝氨酸羟基磷酸化，使起神经传递作用的AChE失活，导致胆碱能受体位点的乙酰胆碱大量堆积，引起胆碱能神经的持续兴奋，产生急性胆碱能危象症状，影响细胞代谢及胞膜传递功能，此时CT、MRI及病理检查等均无阳性发现。血浆丁酰胆碱酯酶（BuChE）很快抑制，可作为有机磷过量接触的早期指标，但与临床严重程度相关性较差。红细胞AChE与临床相关性较好，但出现抑制时间稍晚,不能早期诊断。目前国内多检测全血胆碱酯酶(ChE)活力,轻度、中度及严重中毒的 ChE 活力分别维持在正常水平的 50% 以上、约 30% 和低于 30%。

大量有机磷进入体内引起明显的毒蕈碱样反应,呼吸困难、肺水肿导致机体缺氧,对缺氧最敏感的脑细胞因 ATP 生成减少、水钠潴留,发生以星形胶质细胞肿胀为主的细胞内水肿,导致意识障碍、昏迷和抽搐发作,通常不引起喷射样呕吐、视盘水肿等急性颅内压增高的典型表现。严重缺氧得不到纠正可引起细胞内钙超载、脑组织大量自由基生成、乳酸堆积和 pH 下降,进一步损伤脑细胞,血管内皮细胞损伤使大量水分、血浆成分漏出血管外,形成血管源性脑水肿,与细胞性脑水肿共存。

2. 中间综合征(intermediate syndrome, IMS) 有机磷中毒的急性胆碱能危象消失后 1 周内(一般 1~4 日)可突发肌无力,发生率约 8%。中间综合征得名于发病时间介于急性期(胆碱能危象期)与迟发性神经病发病之间,也称为中间型肌无力综合征(intermediate myasthenia syndrome),多见于对硫磷、甲胺磷、乐果、氧化乐果、倍硫磷、久效磷和敌敌畏等中毒,早期发现 IMS 可改善预后。IMS 的肌无力可能是 OPs 引起神经-肌肉接头,主要是突触后膜功能障碍(He et al, 1998)。

3. 迟发性神经病(delayed neuropathy) 急性胆碱能危象消失后可出现周围神经病变,潜伏期长达 1~5 周,故称为有机磷导致迟发性神经病(organophosphate induced delayed neuropathy, OPIDN)。引起 OPIDN 的主要 OPs 是丙胺氟磷、丙氟磷、马拉硫磷、对硫磷、敌百虫、敌敌畏、三硫磷、苯硫磷、乐果、内吸磷、溴苯磷、甲胺磷、依皮恩、毒死蜱和壤虫磷等,其他有机磷类很少引起 OPIDN。发生机制与有机磷抑制 AChE 效应无关,可能与 OPIDN 的靶分子,与神经元细胞膜紧密结合的蛋白神经病靶点酯酶(neuropathy target esterase, NTE)受抑制有关。

【病理】

1. 急性胆碱能危象 病理可见血管周围间隙扩大,白质不同程度髓鞘脱失,细胞外间隙增大,积聚富含蛋白质水肿液,神经元变性、细胞固缩、尼氏体消失、核深染及核内微结构消失。

2. 中间综合征 实验发现大鼠膈肌、胸锁乳突肌和腓肠肌等肌肉组织,可见肌膜肿胀、肌纹消失及局部嗜酸性粒细胞浸润,随之中性粒细胞浸润、肌膜细胞核凝缩或破碎和肌细胞坏死,坏死多从神经终板开始,1~3 日为高峰,第 7 日开始恢复。

3. 迟发性神经病 可见周围神经及脊髓长束轴索变性,电镜下可见轴索内聚集管囊样物质;继之脱髓鞘,长而粗的轴索易受损,远端较重,属远端型轴索病。

【临床表现】

1. 急性胆碱能危象 主要表现为:

(1)毒蕈碱样症状(muscarine-like symptoms):胆碱能传出纤维与效应器接点的 ACh 堆积所致,可见腺体分泌亢进如多汗、流涎、气道分泌增加和肺水肿等,平滑肌痉挛出现呼吸困难、恶心、呕吐、腹痛、腹泻和尿便失禁等,瞳孔缩小,心血管功能抑制出现心动过缓、血压降低等。

(2)烟碱样症状(nicotine-like symptoms):是自主神经节、肾上腺髓质及横纹肌运动终板 ACh 堆积,引起血压升高、心动过速、肌束震颤、肌痉挛和肌无力。

(3)中枢神经系统症状:脑神经元接点 ACh 大量堆积,出现头晕、头痛、倦怠、烦躁不安、言语不清和意识障碍等;严重者进展为脑水肿,出现颅压增高甚至脑疝形成,临床可见剧烈头痛、躁动不安、频繁呕吐、反复抽搐、双侧瞳孔缩小、脉搏呼吸变慢和昏迷等;若发生深昏迷,伴眼球固定、瞳孔不等大或散大、光反射消失、去脑强直状态、呼吸不规则或停止等,提示脑疝形成。

2. 中间综合征 患者在神志已清楚、急性中毒症状基本消失时,出现颈屈肌、四肢近端肌群、第Ⅲ~Ⅶ和Ⅸ~Ⅻ对脑神经支配肌,以及呼吸肌等肌力减弱或麻痹。早期四肢无力、饮水呛咳、转颈、耸肩和抬头困难、腱反射减弱或消失;随之出现胸闷气憋、声音嘶哑、睁眼困难、复视,不能张口、伸舌、咀嚼及吞咽困难,四肢肌力降至Ⅱ~Ⅲ级,不伴感觉障碍,正中神经或尺神经高频重复电刺激(20Hz 和 50Hz)可见波幅进行性递减现象,颇似重症肌无力;严重时吸气无力和发绀,甚至呼吸停止。早年对中间综合征缺乏认识,病死率颇高,使用机械通气度过呼吸肌麻痹期后,患者可在 10~23 天恢复自主呼吸并康复。

3. 迟发性神经病 多在有机磷急性中毒后 1~2 周起病,部分患者延迟到 3~5 周发病,多见于重度中毒患者。最初表现为腓肠肌酸痛伴压痛,数日后下肢无力,呈弛缓性麻痹,远端重,跟腱反射消失,继而波及上肢,伴肢体远端手套袜套样感觉障碍,1~2 个月后逐渐出现肢体远端肌萎缩及自主神经功能障碍。严重病例在弛缓性瘫恢复过程中出现双下肢肌张力增高、膝反射亢进、踝阵挛和 Babinski 征,为双侧脊髓侧索损害,常可持续多年。

【诊断】

1. 急性有机磷中毒诊断 ①患者有确切的有机磷化合物接触史,如吸入有机磷化合物蒸气、皮肤衣物沾染液体、误服或有意服用等。②患者的衣物、皮肤、呼出气和呕吐物等带有大蒜样臭味。③经一定潜伏期出现典型急性胆碱能危象,如多汗、流涎、肺水肿、瞳孔缩小和肌束震颤等,不断加重,出现症状时口服为十余分至数十分钟,皮肤污染多在 6 小时内,吸入气体根据浓度可为数十分钟至数小时。④测定全血或红细胞 ChE 明显降低为急性有机磷中毒可靠证据,可提示中毒严重性。⑤阿托品

1~2mg 肌内注射或静脉注射试验性治疗有效,毒蕈碱样症状减轻,若不是有机磷中毒则出现口干、皮肤潮红、心率加快和瞳孔散大等;还可用氯解磷定 0.5g 肌内注射,观察症状有无改善,以助确诊。⑥应注意与急性胃肠炎、安眠药中毒、毒蕈中毒等鉴别。

2. 中间综合征诊断 急性有机磷中毒后 1~7 天患者清醒后出现肌无力,应警惕 IMS 可能;肌力明显减退、腱反射减弱,周围神经高频重复电刺激波幅递减可提示 IMS。

3. 迟发性神经病诊断 急性有机磷中毒后经 1~5 周潜伏期,出现以下肢为主的弛缓性麻痹,伴感觉障碍,应想到 OPIDN 可能。肌电图可见自发性失神经电位、多相电位增多及神经传导速度减慢、末端潜伏时间延长等。注意与慢性酒中毒、糖尿病、结缔组织疾病、放射损伤、药物、化学物质引起的周围神经病鉴别。

【治疗】

1. 有机磷中毒的治疗

(1) 阻止吸收及清除毒物:①患者脱离中毒现场,在空气新鲜处进行抢救,脱除污染衣物,用肥皂及清水反复清洗受污染的皮肤、毛发。②眼部污染用流水冲洗至少 20 分钟。③口服者用 4% 碳酸氢钠、清水及生理盐水反复洗胃,直至洗出物清亮无味,洗胃液至少 10 000ml;尔后灌入活性炭 50g,用 20% 甘露醇 60ml 稀释,吸附残余有机磷从肠道排出。④补足血容量,适当用利尿剂,血液透析和血液灌流均有助于排出血中有机磷。⑤重症患者可输注新鲜血以补充 ChE。

(2) 解毒治疗:①阿托品:最常用,可解除恶心、呕吐、流涎、便失禁、呼吸困难、昏迷、抽搐、瞳孔缩小等毒蕈碱样症状。在 30 分钟内快速阿托品化效果最佳,目前阿托品用量普遍偏大。建议首剂:轻度中毒 1~2mg 肌内注射,中度中毒 3~5mg 静注,重度中毒 6~10mg 静注;20~30 分钟用半量重复一次,直至阿托品化;阿托品化后改用 1mg 肌内注射,每 4~6 小时 1 次。阿托品化一般至少维持 1~2 天,危重患者酌情延长,改为 0.6mg 口服,2~3 次/d,直至症状完全消失。山莨菪碱(anisodamine)、樟柳碱(anisodine)也是作用较强的外周抗胆碱剂,东莨菪碱(scopolamine)、苯那辛(benaetyzine)、苯扎托品(benzatropine)、丙环定(procyclidine)等为中枢性抗胆碱药,对惊厥、昏迷等中枢症状效果明显。②胆碱酯酶复能剂:国内常用氯解磷定和碘解磷定,可对抗肌震颤、肌痉挛和肌无力等烟碱样症状。目前使用肟类化合物用量多不足,疗程太短。用药原则为早期(愈早愈好,中毒 1~2 小时使用效果最佳)、首剂足量、重复(肟类化合物半衰期仅 1~1.5 小时)、长程(需肌震颤完全消失、病情稳定至少需 48h 后方宜停药)。氯解磷定或碘解磷定首次剂量轻度中毒为 0.5~0.75g,中度中毒 0.75~1.5g,重度中毒 1.5~2.5g,均静脉注射,1~2 小时重复半量或改用 0.25~0.5g/h 静滴,至少维持 24 小时(剂量 10g/d 以内多较安全);尔后剂量逐日减半,3 天后改用小剂量(0.25g 肌内注射,1~2 次/d),至症状消失、全血 ChE 活性稳定 48 小时以上方可停药。

2. 脑水肿的防治 脑水肿是本病重要的死因,细胞内水肿为本病的病理基础,除了抗脑水肿药物,强调早期足量应用皮质激素,补充能量合剂或 ATP。

3. 中间综合征的治疗 无特异疗法,对症支持治疗为主,持续足量应用胆碱酯酶复能剂氯解磷定和碘解磷定。密切观察病情,出现呼吸肌麻痹应立即气管插管或气管切开,维持机械通气(2~3 周后可恢复自主呼吸),防治呼吸道感染。

4. 迟发性神经病的治疗 对症治疗为主,如 B 族维生素、ATP、地巴唑等;辅以电疗、蜡疗、红外线热疗、针灸、按摩和运动疗法等。早期使用泼尼松 5mg 口服,3 次/d;病情缓解后逐渐减量,疗程约 1 个月,有助于恢复。

【预防】

1. 生产过程应密闭化,完善通排风系统,严格执行操作规程,加强个人防护和卫生措施。发生事故或有机磷污染环境应立即上报主管的行政、医疗和公安部门,作好抢救、疏散等,严防事态扩大。

2. 专车、专船运输,不可与食品、蔬菜、肉类等混装或同库存放,装卸搬运应做好个人防护,装药容器有警告标志,盛过有机磷农药的容器不准再作他用。做好施药员安全操作及防毒知识教育,合理配制施药浓度,拌药后未用完的种粮须严格保管,不得改作饲料或食用。加强销售管理,建立顾客登记制度,减少人为犯罪。

【预后】

急性胆碱能危象、轻度脑水肿和严重脑水肿及时治疗多能完全康复,不留后遗症。未能及时解毒治疗和采取抗脑缺氧措施,可因呼吸、循环骤停或脑细胞长时间中毒和缺氧遗留不同程度后遗症,轻者如神经症,重者如痴呆或植物状态等。

二、氨基甲酸酯类农药中毒

氨基甲酸酯类(carbamates)是继有机氯、有机磷之后开发的新农药,具有快起效、多途径(内吸、触杀皆可)、低残留、人畜毒性较低等优点,得到了广泛应用。目前全世界已有上千种此类产品,常见如涕灭威、灭害威、西维因、二嗪威、呋喃丹、速灭威、叶蝉散等。本类产品多为白色结晶,不易蒸发,难溶于水,可溶于有机溶剂,遇碱易分解;口服途径中毒为主,经呼吸道吸收中毒甚少。

【发病机制】

该药进入体内可抑制 AChE 活性,毒性类似有机磷中毒,但不需代谢转化,原形直接与 AChE 结合可抑制其活性,毒性作用发生较快。这类农药与 AChE 结合不牢,可很快解离,口服数分钟可发病,血 AChE 活性迅速下降;数分钟后即开始回升,数小时内可完全恢复(张泉三等,2007)。

【临床表现】

急性氨基甲酸酯类中毒的临床表现与有机磷相似,但发病较快,持续时间较短,程度较轻,也可引起急性胆碱能危象及脑水肿,未见 IMS 的病例报告,一般不引起迟发性神经病。近年报告口服西维因、速灭威 3~6 日后也可出现典型的周围神经病。

【治疗】

治疗原则与有机磷中毒相同,但无须使用胆碱酯酶复能剂,阿托品用量也远较有机磷中毒小。

三、拟除虫菊酯类农药中毒

本类化合物为模拟天然除虫菊素(pyrethrin)的人工合成农药,故称为拟除虫菊酯(pyrethroids),自 1949 年问世以来已合成了上千种新化合物。该药对多种害虫有高效广谱杀灭效果,有低毒和低残留特点。我国自 1980 年代开始进口使用此类农药,现已自行生产,成为仅次于有机磷和氨基甲酸酯类使用最广泛的农药。常见的品种如敌杀死(凯素灵)、速灭杀丁(氰戊菊酯)、安绿宝(兴棉宝、灭百可)、功夫菊酯、马扑立克、天王星(虫满灵)、保好鸿(氟氰菊酯)等。

【发病机制】

该类化合物多含氰基,难溶于水,可溶于甲苯、丙酮等有机溶剂,遇光不稳定,遇碱易分解。可经呼吸道、皮肤及胃肠道吸收,迅速分布至全身组织器官;代谢排出较快,停止接触 12 小时血和尿中很难测出原形,一周后血液、尿液及组织中难以测出代谢物,未见慢性中毒的报道。

本品属神经毒物,选择性作用于神经细胞膜钠离子通道,使去极化钠通道 m 闸门延缓关闭,可产生周围神经兴奋作用。中枢神经兴奋作用机制不清,除可延长神经细胞膜钠通道开放,可能与直接兴奋脊髓中间神经元、改变脑内多巴胺水平和干扰神经细胞钙稳态有关。

【临床表现】

1. 生产性中毒 多因皮肤吸收引起,摄入量不大,为轻度中毒,潜伏期 4~6 小时,首发症状为面部烧灼感、针刺感或蚁走感,停止接触数小时后逐渐减轻消失;继续接触可出现头痛、头晕、乏力、萎靡、恶心等症状,并有流涎、肌束震颤;多于 1 周内恢复。

2. 重度中毒 多由口服引起,潜伏期 10~60 分钟,出现胃肠道症状、胸闷、心悸、视物模糊、多汗、肢端麻木及粗大的肌束震颤,面部烧灼感不明显;严重者很快出现意识障碍甚至昏迷,常有频繁的阵发性全身强直痉挛,每日达数十次,各种镇静剂均无效。部分患者可出现糜烂性胃炎、肺水肿。本病预后较好,死亡率很低,多能完全康复。

【诊断】

拟除虫菊酯类农药中毒的诊断主要根据确切的接触史或口服史、神经兴奋症状为主的临床特征;及时测定患者血或尿中此类化合物原形或代谢产物有助于诊断,但测定较复杂,需在专业机构进行。

【治疗】

本病无特殊疗法,主要是对症支持治疗,与有机磷农药混用时以抢救有机磷中毒为主。预防参见有机磷节的相关内容。

四、有机汞类农药中毒

有机汞类农药(mercuric hydrocarbon pesticides)主要为杀真菌剂,多用于拌种、浸种或田间撒布。由于毒性较大、易污染环境和不易消除,我国已于 1971 年禁止生产、进口和使用,但因种种原因,各地有机汞中毒报道从未中断。

【发病机制】

有机汞类农药多为二价汞,根据结构特点分为三类:①烷基汞(alkyl mercury):如氯化乙基汞(商品西力生,为 2%~2.5%溶液)、磷酸乙基汞(商品谷仁乐生,为 5%溶液)、甲基汞、二乙基汞等;多为白色结晶,溶于酒精,挥发性较强。②苯基汞(phenylmercurials):亦称芳基汞,如醋酸苯汞(商品赛力散,为 2.5%溶液)、磺胺苯汞(商品富民隆,为 2%~5%溶液)等;亦为白色结晶,难溶于水,挥发性较弱。③烷氧基汞(alkoxyl mercury):如氯化甲氧乙基汞等,为白色粉末,微溶于水,挥发性弱。

烷基汞可通过呼吸道、消化道及皮肤吸收;另两类有机汞化合物挥发性较弱,多为消化道及皮肤侵入途径。烷基汞在血中 90%以上与红细胞结合,仅少量与血浆蛋白结合,可透过血-脑屏障;分子中碳汞键十分稳定,不易分解,每日在体内转化为无机汞不足 1%,在体内存留时间甚长,总半衰期约 70 天,脑中半衰期达 240 天,芳基汞及烷氧基汞在血中最初主要与红细胞结合,但很快降解为无机汞,使血浆中汞含量渐增,故代谢、排出和毒性与无机汞相似。中毒严重程度与有机汞的种类、剂量及侵入途径有关,烷基汞毒性最强,对 CNS 损害明显;另两类有机汞化合物在体内很快转化为无机汞,以无机汞毒性作用占优势。

【临床表现】

1. 烷基汞急性及亚急性中毒病理可见大脑皮质神经细胞变性,细胞核固缩或自溶,尼氏体溶解,细胞质呈均质状,神经细胞减少,胶质细胞增生;枕叶矩状裂、基底核和颞上回等部位 Purkinje 细胞变性;脊髓前角细胞变性明显,小脑颗粒层细胞减少,周围神经感觉纤维肿胀变性。

中毒主要由口服引起,服后数十分钟至数小时出现头晕及胃肠道症状,症状根据中毒剂量可持续数日至十余日,神经系统受损潜伏期约 2 周(10 天至 2 个月),潜伏期愈短,病情愈重;开始出现急躁易怒,继之四肢麻木、下肢无力渐波及上肢,伴尿潴留或尿失禁。检查可见四肢不同程度上、下运动神经元损害,严重者发生中毒性脑病或脊髓病,出现不同程度意识障碍、精神症状、共济失调及脑神经损害。向心性视野缩小是其特征性表现,常见听力下降。急性中毒者可见皮疹,严重者出现剥脱性皮炎;可引起急性肾小管坏死,出现少尿、无尿及急性肾衰竭;苯基汞可引起明显的肝脏损害。

2. 慢性中毒病理检查可见大、小脑皮质水肿、出血和萎缩,大脑神经细胞变性消失,胶质细胞增生,锥体束脱髓鞘,小脑颗粒层细胞减少,齿状核神经细胞变性萎缩,矩状裂神经细胞减少甚至完全消失;下丘脑、中脑和基底核病变较轻。长期过量(数月或数年)接触有机汞可见神经症样表现及食欲减退、恶心、流涎等,自主神经障碍表现明显多汗;严重者出现精神异常及中毒性脑病表现。

3. 水俣病(Minamata disease) 多因长期食用甲基汞污染地区的鱼类和贝类所致,英国学者 Hunter 和 Russell(1940)提出运动失调、语言障碍及视野缩小是中毒的三大特征;20 世纪 60 年代日本曾发生大批甲基汞中毒,最初集中于九州水俣市,故名之。此病尚有听力、感觉障碍及精神症状,初期可有肢体麻木、四肢无力、持物及行走困难、肢体震颤、共济失调和言语障碍;继之出现视力障碍、听力减退和精神异常;最后出现全身麻痹、肢体挛缩畸形、吞咽困难、惊厥和昏迷,以致死亡。甲基汞可通过胎盘进入胎儿体内,即使母亲无中毒征象,亦可发生先天性水俣病,表现智力低下、失语、多涎、肢体畸形、生长停滞和小脑症状,以及脑性瘫痪或病理征。

【诊断】

1. 急性中毒的诊断 ①服用有机汞化合物病史,如怀疑误服应留取可疑粮食、食物、饮料、药物或胃内容物进行毒物鉴定;②常以家庭发病,病情与进食数量密切相关;③首发症状为胃肠炎表现,经一定潜伏期出现脊髓-周围神经病或脑脊髓病表现,向心性视野缩小具有提示意义;④尿汞升高(冷原子吸收法>0.025mg/24h)有提示作用,血汞水平与烷基汞半衰期平行,明显升高可为中毒提供可靠依据,血汞超过 1μmol/L(200μg/L)可引起中毒症状。

2. 慢性中毒诊断较困难 ①有明确长期接触有机汞化合物病史;②逐渐出现类神经症、自主神经障碍表现如多汗及神经精神异常;③尿汞升高是唯一可靠的提示指标,如检查结果阴性,可用二巯丙磺钠或二巯丁二钠作驱排试验,确定体内过量的汞蓄积。

3. 水俣病的诊断 ①长期食用有机汞污染的鱼类、贝类、粮食、蔬菜等病史,潜伏期较长;②以居民点或地区为发病单位,该地区畸形儿、痴呆儿出生率高有提示意义;③神经-精神症状主要表现感觉-运动障碍、语言障碍、视野缩小、听力下降和精神异常等;④该地区尿汞水平明显高于其他地区,典型患者死后尸检证明脑、肝、肾的有机汞含量明显增高。

【治疗和预防】

1. 驱汞治疗 苯基汞及烷氧基汞在体内很快分解为无机汞,中毒后应积极驱汞,方法同汞治疗,驱汞后症状明显减轻,驱排药物常用二巯丁二钠。烷基汞在体内解离为无机汞甚慢,可透过血-脑屏障入脑,不宜常规方法驱汞,宜小剂量多次用药效果较好,如二巯丁二酸胶囊 0.25g 口服,2 次/d,3 天为一疗程,10 天后开始下一疗程;直至尿汞无明显增加,提示体内汞量接近正常,可停止驱汞。

2. 对症支持治疗 可有效缓解和消除症状。①B 族维生素、维生素 C、维生素 E、能量合剂或 ATP、细胞色素 C、辅酶 Q、胞磷胆碱、脑蛋白水解物及其他脑细胞赋活剂;②维持水电解质平衡,纠正低血钾;③晚期患者可针灸、按摩及运动锻炼,以利康复;④治疗皮肤损伤,病情较重者可应用皮质激素。

3. 预防 ①加强宣传教育,严格遵守国家有关规定,杜绝生产、出售和使用此类农药。②严禁人、畜食用有机汞处理过的粮食及有机汞毒死的禽畜。③严格执行环境保护法规,含汞的废水必须经过净化处理方可排放;定期测定周围地区水产品含汞量,严禁超标产品上市。

五、有机氟类农药中毒

有机氟类农药(organofluorine pesticides)最常见为氟乙酰胺,其次为甘氟,后者的体内代谢产物与氟乙酰胺相同,毒性相近。氟乙酰胺(fluoroacetamide)为白色结晶,易溶于水和有机溶剂,性质稳定,可耐高温、高压。该物具内吸和触杀作用,可有效杀灭农业害虫及鼠类,对人、畜亦有很强的毒性。我国已于 20 世纪 70 年代禁止生产、销售及使用本品,因其生产较易,成本低廉,迄今仍有违法生产、使用和中毒报道。

【发病机制】

本品较少经呼吸道吸收,多为胃肠道及皮肤吸收引起中毒;分解和代谢较慢,易在体内蓄积,用于果树、谷物灭虫,残留毒性可保留 30~40 天之久。体内的主要毒性机制是形成氟乙酸,它与乙酰辅酶 A 生成氟化乙酰辅酶 A,后者与草酰乙酸缩合为与柠檬酸结构相似的氟柠檬酸,强烈抑制乌头酸酶,使草酰琥珀酸不能生成,三羧酸循环中断,体内能量生成障碍,故将氟柠檬酸生成称为"致死合成"。丙酮酸、乳酸及氟柠檬酸堆积可直接导致细胞,尤其有氧代谢的神经细胞功能障碍及结构损伤。

中毒死亡动物病理检查可见心、肺、肝、脾和脑等脏器出现不同程度的水肿、出血,细胞变性、坏死,无特异性;心脏病变较突出,表现心外膜点状出血、心壁及乳头肌纤维断裂、间质充血等。

【临床表现】

氟乙酰胺主要为急性中毒,潜伏期长短与侵入途径及摄入量有关,皮肤吸收一般为 10~15 小时,口服数十分钟至数小时后发病,中毒主要临床表现为:

1. 神经系统症状　是中毒的最早表现,轻者头晕、头痛、乏力、倦怠、易激动、四肢麻木等;病情加重后出现烦躁不安、肌肉震颤及肢体阵发性抽搐,部分患者语无伦次、谵妄和精神失常,严重者可意识障碍和尿便失禁。癫痫是有机氟中毒的突出表现,来势凶猛,反复发作,进行性加重,常导致呼吸衰竭和死亡。检查可见光反射迟钝或消失、膝反射亢进、四肢肌张力增高、视乳头水肿,以及脑膜刺激征。脑电图可无明显异常,重者出现低电压、不规则慢波,严重病例脑波消失或近于平坦。国内病例多为"神经型"有机氟中毒。

2. 心血管系统症状　出现较早,出现心悸,心电图显示窦性心动过速,严重者明显心律失常,甚至心室颤动及心搏骤停;心电图示 QRS 低电压、QT 间期延长、ST 段减低,并出现 U 波。国外病例常以心血管症状为主,称为"心脏型"有机氟中毒,近年国内亦发现伴明显的心脏损害。

3. 消化系统症状　较常见,口服有机氟引起化学性胃肠炎,表现口渴、恶心、呕吐、腹部烧灼痛、血性呕吐物、腹泻等,可见血清转氨酶升高。潜伏期末可有体温下降,部分患者出现皮疹、皮肤及黏膜出血,严重者肾脏损害。

【诊断】

根据患者使用或口服有机氟化合物史,临床表现反复癫痫发作伴心律失常,急查血及尿氟增高常可诊断。服毒史不详应考虑投毒可能。

【治疗】

1. 阻止毒物吸收　如沾染皮肤应脱去污染衣物,洗净污染皮肤;口服者需反复洗胃(参阅本章第五节农药中毒)。

2. 解毒治疗　常用的解毒剂:①乙酰胺(acetamide):亦称解氟灵,是氟乙酰胺的特效解毒剂,可延长潜伏期,减轻症状,预防发病。它在体内可水解成乙酸,与氟乙酰胺在体内生成的氟乙酸竞争活性基团,阻碍氟柠檬酸形成,保护三羧酸循环。成人 2.5~5.0g 肌内注射,首次 5.0~10.0g,2~4 次/d,连用 5~7 天;使用时可加用普鲁卡因 20~40mg,减轻注射疼痛。②乙醇:在体内也可氧化为乙酸,可作为乙酰胺的代用品。无水乙醇 5ml 溶于 10% 葡萄糖液 100ml 静脉滴注,2~4 次/d;轻度患者口服白酒亦有助于缓解病情;有报告醋精(乙酸)也可用作氟乙酰胺解毒剂。目前已有血液灌流抢救急性氟乙酰胺中毒的成功报告。

3. 对症治疗　主要控制癫痫发作,可用地西泮、巴比妥等;保护心脏功能可给予维生素 C、肌苷、CTP 等代谢剂及 GIK 等极化液,酌情使用抗心律失常药、强心药等,输注葡萄糖、能量合剂等;早期应用皮质激素防治脑水肿。

4. 被本品毒死的畜禽必须焚灭,严禁食用。

六、有机氯类农药中毒

有机氯类农药(chloroinated hydrocarbon pesticides)是最早合成的杀虫剂之一,20 世纪 60 年代前曾广泛用作农业及家庭杀虫剂。一类是以苯为基本原料的化合物,如滴滴涕(DDT)、六六六、林丹、乙滴涕等;另一类是以石油裂解产物为基本原料的化合物,如氯丹、七氯化茚、狄氏剂、艾氏剂、毒杀芬等。这些农药杀虫效果虽好,但残留期甚长,对人类健康和生态环境构成严重威胁,发达国家早已淘汰,我国于 1983 年已停止生产、进口和使用,但近年仍有零星的中毒病例发生。

【发病机制】

有机氯农药一般为结晶或黏稠液体,不溶于水,易溶于各种有机溶剂、油类及动物脂肪中,性质十分稳定,在外界环境及体内均不易破坏。可经呼吸道、皮肤及消化道侵入体内,随血液迅速分布于全身各组织器官,脂肪组织含量最高,其次为骨髓、肾上腺、卵巢、脑、肝和肾等器官,有蓄积性。六六六类化合物 80% 以上经尿排出,狄氏剂类 90% 以上经粪便排出;一次摄入后 2~3 天内可排出多半,尔后排泄较慢。

该类化合物有较强的神经毒性,可导致中枢神经兴奋性增高、自主神经功能紊乱;可能与有机氯激活糖原异生酶类,引起糖代谢紊乱和 GABA 受体功能障碍有关。有机氯对消化、血液、内分泌、泌尿生殖系统及皮肤也有较强的毒性,近年研究此类化合物有明显的致癌、致畸和致突变作用。

病理检查可见实验动物脑细胞、脊髓和周围神经细胞水肿、空泡形成,并出现斑状溶解等改变。

【临床表现】

不同的有机氯化合物的毒性作用不完全相同,呼吸道及皮肤吸收摄入量较少,症状较轻,多表现头晕、头痛、恶心、呕吐、易激动、出汗、视物模糊、面部及舌唇麻木(严重时可波及四肢),可出现不自主肌肉震颤、抽搐;吸入中毒可引起呼吸道刺激症状及呼吸困难,但不严重,皮肤接触导致接触性皮炎,对眼睛刺激较强。口服可引起严重中毒,初期除了上述症状,尚有明显视力障碍、高热、多汗、肢体和面部肌肉强直痉挛,反复发作的全身性癫痫,后期可出现无力和严重的肝、肾损害。

【诊断】

根据明确的接触史或服用史,结合神经系统症状可诊断。应与有类似表现的有机氟中毒、毒鼠强中毒等鉴别。

【治疗】

无特效疗法,以对症治疗为主。皮肤污染部位应彻底除污,用肥皂反复清洗。清洗人员应穿防护服装和戴防护手套,因有机氯杀虫剂可透过正常皮肤吸收。口服者洗胃及灌服活性炭,口服大剂量重复给予活性炭常能奏效;因随时可发生全身强直性发作,不要催吐,以免误咽窒息。出现癫痫发作可用地西泮 10mg 缓慢静脉注射。慎用肾上腺素类,以免诱发室颤。

预防应严格遵守国家有关法规法令,严禁生产、销售和使用本品。

七、毒鼠强中毒

毒鼠强(tetramine)的化学名为四亚甲基二砜四胺,又名没鼠命、四二四、三步倒,为白色粉末,无味,微溶于水、酸和碱,不溶于甲醇和乙醇,挥发性极低。胃肠道为本品的主要侵入途径,吸入亦可引起中毒,但经皮肤不易吸收。进入人体很少分解,以原形从尿中排出,临床病例报告中毒后 10 天尿中仍可检出本品,但无蓄积作用。本品为强中枢神经系统刺激剂,可与 γ-氨基丁酸(γ-aminobutyric acid,GABA)受体通过三个氢键结合,直接阻断 GABA 与对应受体的结合,从而降低与 GABA 受体偶联的离子载体的最大去极化幅度,令其介导的抑制性作用减弱,进而致使神经元过度兴奋,表现出强惊厥作用,有可逆性,非致死剂量可较快恢复。

【临床表现】

口服中毒潜伏期很短,仅 10~30 分钟;轻度中毒主要表现头痛、头晕、胸闷、乏力、心悸、呕吐、口唇麻木、躁狂;严重中毒可突然意识丧失,出现癫痫发作、全身强直性抽搐、口吐白沫和尿失禁,剧烈抽搐可导致呼吸衰竭和死亡。不少患者有不同程度的心动过缓、ST-T 改变、心肌酶升高、肝脏肿大和压痛等,经抢救多能完全康复。

【治疗】

1. 本品中毒尚无可靠的特异性解毒治疗,以对症疗法为主。吸入中毒应立即脱离事故现场抢救,脱除污染衣物,洗净污染皮肤;口服者应尽快洗胃,灌服 60g 活性炭(20% 甘露醇 70ml 配制),3~4 小时可重复一次。血液灌流疗效显著。

2. 防治癫痫发作可用地西泮 10mg 静脉注射,辅用苯巴比妥 0.2g 肌内注射。有报告按抢救急性砷中毒常规使用二巯丙磺钠或二巯丁二钠,可防治毒鼠强引起的癫痫发作,推测此类药物可与毒鼠强竞争 GABA 受体,恢复 GABA 的生理功能。应注意保护心、肝、肾等重要器官功能,早期短程用大剂量皮质类固醇可加强保护作用。

我国已禁止毒鼠强作为杀鼠剂使用,应严格遵守,杜绝急性中毒。

第六节 金属中毒

(关里)

一、铅中毒

铅(lead)为灰白色、质软的重金属,原子量 207.19,熔点 327.5℃,沸点 1 740℃;不溶于水,可溶于热浓硝酸、硫酸、盐酸等;加热至 400℃ 以上时有大量铅蒸气逸出,并在空气中迅速氧化为各种铅氧化物。常见的铅无机化合物有一氧化铅、四氧化三铅、硫酸铅、醋酸铅、硝酸铅和砷酸铅等。

【发病机制】

职业性铅接触主要见于铅矿的开采及冶炼、蓄电池行业、金属铸造、电力电子、军火、颜料等行业。生活中接触铅主要见于误服含铅化合物或药物,如儿童啃咬喷涂含铅油漆的玩具等亦可引起中毒。铅及其无机化合物主要通过呼吸道与消化道吸收,一般不能透过正常的皮肤。进入血液的铅 90% 以上进入红细胞与血红蛋白结合,数周后大部分以磷酸铅形式沉积于骨骼。铅主要损害神经、造血、肾脏、肝脏、消化及心血管系统,通过抑制 δ-氨基乙酰丙酸脱水酶(δ-aminolevulinic acid dehydrase,AL-

AD)、粪卟啉原氧化酶(coproporphyrinogen oxidase)和亚铁螯合酶(ferrochelatase)影响血红蛋白合成,引起贫血(Wills et al,2010)。

【临床表现】

1. 急性铅中毒主要因消化道吸收引起,中毒后口内有金属味,恶心、呕吐、腹胀、食欲缺乏、便秘或腹泻、阵发性腹绞痛,伴头痛、头昏、乏力、血压升高、苍白面容及中毒性肝肾损害,严重者出现痉挛、抽搐,谵妄和昏迷等。

2. 慢性铅中毒

(1)中枢神经系统症状:早期主要表现头痛、头昏、乏力、失眠、多梦、健忘、焦虑、抑郁、动作反应迟缓等神经症表现。儿童对铅特别敏感,4~6岁儿童高水平铅暴露后,其学习、记忆、思维、语言提炼、视觉运动整合功能、模仿能力均有受损,7~14岁少年儿童高水平铅暴露后,其智力测定的各项评分与对照组差异无显著性,上述结果提示铅对低龄儿童智力发育有多方面损害作用;重症患儿可发生铅中毒性脑病,表现呕吐、视物模糊、智力减退、精神障碍、嗜睡、谵妄、癫痫样抽搐,可有生长发育迟缓、免疫力低下、运动不协调、性格改变、易激惹、攻击性行为、贫血、腹绞痛、高血压、心律失常等,甚至瘫痪、昏迷死亡。

(2)周围神经病(peripheral neuropathy):多为运动神经功能受损,伸肌,尤其使用最多的肌肉表现更明显,常伴关节肌肉疼痛、肢体远端对称性感觉障碍,以及局部性自主神经障碍;严重时发生肌肉麻痹,亦称为铅麻痹(lead paralysis),多见桡神经支配的手指和腕伸肌无力,导致腕下垂(垂腕症),或腓神经支配的腓骨肌、伸趾总肌、伸跗趾肌无力使足下垂(垂足症)。此外,铅尚可影响视觉和听觉功能,在一些铅污染区可发现儿童听阈下降。

(3)患者可有食欲减退、口内金属异味、腹胀、恶心、便秘、腹部不定部位隐痛等症状,口腔卫生不良时齿龈边缘处可出现蓝灰色"铅线"。腹绞痛是铅中毒的突出症状,常在腹胀和顽固性便秘的基础上突然发作,呈持续性脐周疼痛伴阵发性加剧,可伴恶心、呕吐、面色苍白、焦虑、冷汗、暂时性血压升高,持续数分钟到数小时,一般止痛药不易缓解,按压腹部稍感缓解,检查见腹部平坦柔软,无固定压痛点,无反跳痛。

(4)贫血是慢性铅中毒最常见的症状之一,多为轻度低色素正常细胞型贫血,网织红细胞、碱粒和点彩红细胞增多,白细胞和血小板一般正常。还可损伤近曲肾小管,导致肾小管重吸收降低,早期治疗可能恢复;如未治疗可导致慢性肾功能不全。女性对铅较敏感,特别是孕妇和哺乳期妇女,可引起不育、流产、早产、畸胎及死胎等;铅亦可引起男性精子数目减少、活动度减低及畸形精子增多;铅可通过胎盘进入胎儿体内,或通过乳汁引起婴儿中毒。

3. 实验室检查 ①尿铅:是反映长期铅接触水平的敏感指标,生物接触限值为0.34μmol/L(0.07mg/L),诊断值为0.58μmol/L(0.12mg/L);②血铅可反映近期铅接触,生物接触限值为1.9μmol/L(400μg/L),诊断值为2.9μmol/L(600μg/L);③游离红细胞原卟啉(free erythrocyte protoporphyrin,FEP)及锌原卟啉(zinc protoporphyrin,ZPP)均为铅性贫血的敏感指标,也作为筛检铅中毒的首选指标,FEP诊断值为3.56μmol/L(2 000μg/L),ZPP为2.91mol/L(13μg/gHb);④近年使用X射线荧光法测定骨铅有助于慢性铅中毒诊断,儿童长期接触铅,X线片可见长骨骨骺端的骨铅线;⑤神经传导速度减慢、波幅降低,肌电图符合神经源性损害,但与血铅浓度间缺乏相关性。

【诊断】

1. 急性铅中毒诊断 依据服用含铅化合物或药物史,出现头痛、头昏、乏力、血压升高、抽搐,谵妄等神经系统症状,伴腹绞痛,血铅、尿铅含量增高。注意排除急腹症、食物中毒等。

2. 慢性铅中毒诊断 根据确切的铅接触史,临床出现神经症、周围神经病、腹绞痛和贫血等症状,以及血铅、尿铅含量增高。

【治疗】

1. 急性铅中毒治疗

(1)终止毒物接触:经呼吸道吸入者,应立即脱离有毒环境,换洗衣服,清洗皮肤;经消化道急性中毒者,应立即洗胃,导泻,保护胃黏膜。

(2)驱铅治疗:常用CaNa₂-EDTA 1.5g加入5%葡萄糖500ml,静脉滴注,1次/d,3天为一疗程;或用二巯丁二钠(DMS-Na)1g稀释后静脉注射,1~2次/d,连用3~5天为一疗程。

(3)腹绞痛:剧烈时可用10%葡萄糖酸钙10ml,静脉注射,或阿托品、山莨菪碱(654-2)等缓解,但出现肠麻痹性梗阻、腹胀、顽固性便秘时慎用;驱铅治疗常有效。

(4)其他:保护肝、肾和心肌功能,营养神经,纠正贫血,治疗脑水肿。

2. 慢性铅中毒 脱离铅接触,适当休息,营养支持,必要时给予维生素类,对症治疗。驱铅治疗常用药物为CaNa₂-EDTA 1.0g,静脉滴注,1次/d,3天为一疗程;二巯丁二酸(DMSA)0.25g口服,2~3次/d,3天为一疗程,效果很好。根据病情及尿铅排出情况决定疗程数,每疗程间隔至少3~5天。如多次排铅应注意补充微量元素,尤其是锌、铁等。

二、四乙基铅中毒

四乙基铅(tetraethyl lead,TEL)为无色黏稠液体,有苹果样特殊气味。分子量 323.44,熔点 1.65℃,沸点 195℃;135℃时铅与乙基开始分解,400℃时完全分解;易挥发,0℃时即可产生大量蒸气;不溶于水,溶于有机溶剂。

【发病机制】

主要用作汽油抗爆剂,在航空和交通运输业广泛使用。在合成、混料、装卸、储藏、运输过程中可接触到本品。目前我国禁止向汽车用汽油内加烷基铅,但在某些地区仍有使用。TEL 挥发性高,主要经呼吸道侵入,消化道或皮肤也可吸收。TEL 进入体内主要分布于含脂量较高的脑、肝、肾中,经肝脏微粒体氧化酶作用,逐渐降解为三乙基铅、二乙基铅和无机铅,最后由尿排出。TEL 的毒性主要由其代谢产物三乙基铅引起,其毒性比 TEL 约强100 倍,三乙基铅与中枢神经组织有高度亲和力,可与硫辛酰脱氢酶的巯基结合,阻抑三羧酸循环,干扰脑内葡萄糖及丙酮酸代谢,影响脑能量代谢;还可抑制多巴胺、δ氨基丁酸及谷氨酸摄取,导致多巴胺类过度的神经肌肉运动效应。

病理变化主要在大脑边缘系统和额叶皮质,可见神经元减少、髓鞘溶解、白质海绵样变;脑干、中脑、脑桥、基底核及脊髓可见细胞核坏死;有研究显示骨组织累积的铅剂量与脑白质损伤及脑容积减少密切相关。TEL 还可损害心脏、肝、肾、骨髓等器官。有研究认为 TEL 是一个基因毒性因子和染色体断裂剂。

【临床表现】

1. 急性中毒　潜伏期为数小时至数日,接触量小可长达 2~3 周。轻度中毒表现头晕、头痛、乏力、焦虑、健忘、恐惧、失眠等,以及易兴奋、急躁、易怒、焦虑不安等轻度精神症状。重度中毒表现中毒性精神病或中毒性脑病,患者出现精神运动性兴奋(psychomotor excitement),如躁动、精神错乱、幻觉、人格改变和被害妄想,甚至暴力行为,可有意识障碍如谵妄状态或昏迷;可出现癫痫样发作或癫痫持续状态,最后因呼吸循环衰竭致死。重症患者恢复缓慢,部分患者可较长时间遗留神经精神症状。

2. 慢性中毒　主要表现神经症和自主神经功能紊乱,如头晕、头痛、失眠、焦虑、抑郁、记忆力减退、多汗等,以及体温低、血压低和脉搏减慢;病情较重可出现间脑综合征,如心前区压迫感、心慌、多汗、体温波动和发作性晕厥等。

由于四乙基铅代谢、排泄较快,血铅及尿铅含量测定的诊断价值不大。

【诊断和鉴别诊断】

1. 急性中毒诊断　根据明确的四乙基铅接触史,典型的神经精神症状及"三低征",重症出现急性脑病及精神障碍表现可以确诊。四乙基铅慢性中毒不易与神经症鉴别,接触史并结合患者作业现场状况尤为重要。

2. 鉴别诊断　重症患者出现昏迷、高热应与脑炎鉴别,以及与其他神经毒物如汞、砷、铊、汽油、二硫化碳等中毒鉴别。

【治疗】

1. 急性中毒　应尽速脱离接触,脱除污染衣物,皮肤用肥皂水及清水洗净,应注意清洗毛发、指甲;口服者清水或盐水洗胃,然后灌入活性炭及硫酸钠吸附并排出残余毒物。血液净化疗法疗效不佳,除非合并急性肾衰竭和严重水电解质酸碱失衡。

由于有机铅毒性为有机分子的作用,TEL 的中毒剂量甚小,金属驱排治疗的意义不大。金属络合剂治疗曾用巯乙胺 200~400mg,加入 5% 葡萄糖液 250ml 中静脉滴注,1 次/d,5~7 天为一疗程;或用 $CaNa_2$-EDTA、二巯丁二钠等治疗。对症治疗如防治脑水肿,使用镇静安眠药防治躁动、抽搐等也很重要。

2. 慢性中毒　尚无特殊疗法,以对症治疗为主。

三、汞中毒

汞(mercury,Hg)又称水银,是唯一在常温下呈液态的金属。在常温下即可挥发,金属汞不溶于水及有机溶剂,也不溶于冷的稀硫酸和盐酸,但能溶于硝酸和王水。汞的化学性质稳定,不易与氧起作用,但它可溶解多种金属形成合金——汞齐(amalgam),加热此种汞合金使汞蒸发,即可得另一纯净金属,是贵金属重要的提取方法之一。汞易于流动,蒸气易吸附于衣物、墙壁,成为汞污染不可忽视的途径。

【发病机制】

汞广泛用于化工、仪表、农药、贵金属提炼等行业,在开采和冶炼汞矿、生产和使用中可接触到汞,如口腔科用汞齐补牙。环境污染如工业废水沉积在河底污泥中,在厌氧菌作用下的甲基化反应转化为甲基汞,导致水系和水生动物污染。汞吸收入血后在红细胞中被氧化为 Hg^{2+} 再进入血浆与蛋白质结合,可逐渐解离成低分子汞化合物输送到各组织器官,逐渐向肾脏以及肝、脑集中。汞的生物半衰期 $T_{1/2}$ 约 70 天,小部分汞可以元素形式溶解在血脂中,易通过血脑屏障及胎盘屏障,在脑内进一步氧化为 Hg^{2+} 而长期储存,故金属汞较无机汞盐易引起中枢神经损害。汞排泄缓慢,主要经肾由尿排出,小部分经粪便、唾液、乳汁、汗液排出。烷氧基汞、苯基汞等有机化合物的体内过程与无机汞相似,烷基汞类不易分解,多以整个分子形式发挥毒性,具有与无机汞不同的代谢动力学及毒性特点。

【临床表现】

1. 急性中毒　空气中汞浓度超过 $1mg/m^3$ 时,在短时间吸入可导致急性中毒。①起病急骤，出现头痛、头晕、乏力、发热、寒战、情绪激动、易兴奋和失眠等；②常见牙龈肿痛出血，口腔黏膜糜烂、牙齿松动，伴恶心、食欲减退、腹痛和腹泻等消化症状，重者出现肝功能异常及肝大；③口服大量无机汞盐（氯化汞）主要表现化学性坏死性胃肠炎伴严重肾小管坏死，可见腹痛，腹泻（水样便、血便），脱水、休克和急性肾衰竭；④部分病例发生汞毒性皮炎，起病1~3日内皮肤出现散在的红色斑丘疹，严重者发生剥脱性皮炎；⑤吸入高浓度汞蒸气可产生化学性肺炎和中毒性肺水肿，多见于中毒1~2日内，表现呼吸困难、咳嗽和胸痛等；⑥元素汞很少引起变应性接触性皮炎，通常是持续接触有机汞化合物所致，如20世纪与补牙相关的汞过敏反应（例如口腔炎和/或皮炎），还不能排除补牙的填充物和金属器械含有的其他金属具有的潜在致敏作用，例如铜、金、镍、钴和铬等。

2. 慢性中毒　神经系统症状较突出。①早期出现头晕、头痛、失眠、记忆力减退、多梦等神经症状，常伴自主神经紊乱如多汗、面红、性欲减退、皮肤划痕阳性也是慢性汞中毒早期体征；②情绪和性格改变，如急躁、易激动、胆怯、孤僻、抑郁、好哭、注意力不集中，甚至幻觉，是慢性汞中毒特征性临床表现，可提示诊断；③意向性震颤常见于眼睑、舌尖及上肢，特别是手指细震颤，严重时发展为粗大震颤等，常为慢性汞中毒的特征；④口腔炎比急性中毒轻，齿龈可见深蓝色汞线，口腔黏膜糜烂，齿龈充血肿胀和牙齿松动；⑤肾脏损害表现近端肾小管功能障碍，如蛋白尿甚至导致肾病综合征，肝大及肝功能异常等；⑥中毒性周围神经病，出现肢体刺痛、烧灼痛、麻木或痛觉过敏，伴肌无力，可有肌萎缩，神经传导速度减慢，波幅降低，潜伏期延长，提示神经源性损害。

3. 尿汞水平与脑内汞沉积量无明显关系，只能反映近期汞接触水平。我国尿汞正常参考值≤2.25μmol/mol肌酐（4μg/g肌酐），长期从事汞作业尿汞劳动者增高，其生物接触限值为20μmol/mol肌酐（35μg/g肌酐）。血中汞半减期为2~4天，一次摄入后1周在血中已很难检出，故血汞仅宜作为汞的早期接触指标。正常人血汞水平不应高于0.125μmol/L（25μg/L）。

【诊断】

1. 急性汞中毒诊断　根据患者短期内大量汞接触史，出现消化系统、肾脏及皮肤改变等症状，结合尿汞含量明显增高，排除口腔炎、急性胃肠炎等。

2. 慢性汞中毒诊断　根据长期汞接触史，临床表现易兴奋、口腔炎和震颤三主征，结合作业环境调查和尿汞测定。

【治疗】

1. 口服汞盐　应及早用温盐水及0.2%活性炭交替洗胃，灌入牛奶或蛋清和活性炭20g，补液利尿；早期血液净化治疗，防治肾功能不全。摄入大量汞盐需卧床休息，防止肠穿孔、肠扭转；口服鸡蛋清、牛奶或氢氧化镁乳剂等保护胃黏膜，X线观察追踪汞移动情况。

2. 驱汞治疗　①急性中毒：二巯丙磺钠（Na-DMPS）125~250mg，肌内注射，每4~6小时1次，2天后改为125mg，1次/d；或用二巯丁二钠（Na-DMS）1.0g，稀释后静脉注射，2~3次/d，2天后改为1~2次/d，疗程视病情而定。②慢性中毒：二巯丙磺钠125~250mg，肌内注射，1次/d，连续3天，停4天为一疗程，一般用药3~4个疗程；也可口服二巯丁二酸0.25g~0.5g，2~3次/d，连服3天为一疗程。出现肾损害，尿量<400ml/d不宜使用，必要时可血液透析配合进行药物驱汞。

3. 对症治疗　如口腔炎应给予0.2%雷夫奴尔溶液，0.02%氯己定漱口液含漱；应用抗生素预防继发感染；过敏性皮炎可给予皮质类固醇治疗。可给予镇静安眠，脑代谢促进剂如吡拉西坦、胞磷胆碱等，汞性疼痛驱汞治疗可明显缓解。

四、锰中毒

锰（manganese，Mn）属黑色金属，原子量54.94，熔点1 244℃，沸点1 962℃；化学活性与铁相近，在空气中易被氧化，高温时遇氧或空气可燃烧，遇水可缓慢生成氢氧化锰；加热时可与卤素，硫、氮等作用；可溶于稀酸而释出氢气。常见的锰化合物有二氧化锰、四氧化三锰、氯化锰、硫酸锰、碳化锰等。

【发病机制】

锰用途广泛，用于与其他金属制造优质合金，生产电焊条、焊药、干电池，还用于玻璃脱色剂、消毒剂、杀菌剂、染料以及汽油抗爆剂等。农业上醋酸锰可用作肥料，代森锰用于防治多种农作物锈病、马铃薯疫病及萝卜、白菜黑斑病。在冶炼锰矿石及钢铁，制造合金时可产生高浓度锰烟。呼吸道为职业接触锰的主要吸收途径，胃肠道吸收很少。锰主要由粪便排出，经尿排出不足10%，故尿锰测定临床意义不大。

锰在体内贮存在各器官中，肝、胰、肾、肠、心、脑含量较高，骨骼含量占全身总量43%以上。锰慢性神经毒性主要引起中枢神经细胞变性，在神经细胞线粒体内过量蓄积，抑制线粒体ATP合成，导致神经细胞能量代谢障碍及功能紊乱，破坏突触传导功能。锰在脑内纹状体蓄积最多，导致多巴胺神经元变性，多巴胺明显减少，使乙酰胆碱释放增多，兴奋尾状核内，氨基丁酸能神经元，苍白球投向丘脑腹外侧核和腹前核运动兴奋性神经纤维受抑制，出现运动不能和肌强直等帕金森综合征表现。

【临床表现】

1. 急性锰中毒　少见,多见于口服高锰酸钾,因强烈的氧化性可致腐蚀性口腔炎及胃肠炎,引起口腔、食管、胃部烧灼感,口腔黏膜肿胀、糜烂,恶心、呕吐;5%浓度口服后口唇黏膜呈棕黑色、肿胀糜烂、剧烈腹痛、呕吐、血便和休克,腐蚀性致死量为 5~19g。锰矿冶炼、电焊操作时吸入大量氧化锰烟雾可致金属烟雾热(metal fume fiver),出现头痛、头晕、寒战、高热、咽痛、咳嗽、气憋等症状,持续数小时至十余小时,热退时全身大量出汗,预后良好。

2. 慢性锰中毒　多见于锰铁冶炼、焊条制作及电焊等职业中毒,起病缓慢,工龄多在 5~10 年以上。早期出现神经症和自主神经障碍,如头痛、头晕、乏力、萎靡、嗜睡、健忘、失眠、四肢酸痛、易兴奋、多语、多汗、心悸、下肢无力,可有食欲减退、恶心、流涎和上腹部不适感。查体可见眼睑、舌和手指震颤,腱反射亢进。病情进展可见肌张力增高、闭目难立征、轮替和连续动作不能等,晚期出现静止性震颤、小步态等典型帕金森综合征表现。

3. 尿锰测定　正常值上限为 0.03mg/L,尿锰不是锰的主要排出途径,与临床症状无关,不宜用作诊断指标;驱锰试验排锰量明显增多有助于证实锰中毒诊断。

4. 脑 MRI　在慢性锰中毒和长期锰接触者 T_1WI 可显示双侧苍白球对称高信号,由于锰的强磁性导致 T_1 弛豫时间缩短,可佐证脑内金属积累。

【诊断和鉴别诊断】

1. 口服高锰酸钾急性锰中毒　主要根据接触史、腐蚀性口腔炎特征性症状,诊断多不困难;呕吐物、排泄物测出大量锰可证实诊断。应注意与食物中毒或胃肠炎鉴别。

2. 慢性锰中毒　根据密切长期接触史、锥体外系为主的神经系统症状,参考作业环境空气中锰浓度测定等。

【治疗】

1. 口服高锰酸钾急性中毒者应立即用温水及 0.5% 活性炭交替洗胃,并用硫酸镁导泻,尔后口服蛋清、牛乳、氢氧化铝凝胶等保护黏膜。金属烟雾热脱离环境后症状很快消失,可对症处理如大量饮水、注意休息、口服阿司匹林或清热解表中药等。

2. 慢性锰中毒者应驱锰治疗,多用 CaNa$_2$EDTA 1.0g 加入 5% 葡萄糖液 500ml,静脉滴注,1 次/d,3~5 天为一疗程;也可用二巯丁二钠 1~2g,加生理盐水静脉注射,1 次/d,疗程同前。有报道对氨基水杨酸钠改善锰中毒有一定疗效,8~12g/d,分 3 次口服,3~4 周为一疗程;也可 6g 加入 10% 葡萄糖液静脉滴注,3 天为一疗程,间隔 4 天后开始下一疗程,一般需 4~5 个疗程。对症治疗如常用抗乙酰胆碱药苯海索 2~4mg,3 次/d,减轻震颤;但青光眼禁用,老年人慎用。左旋多巴对慢性锰中毒疗效不满意,用 5-羟色胺前体 5-羟色氨酸 3g/d,可能有效。

五、砷中毒

砷(arsenic,As),为银灰色晶体,具有金属光泽,属两性元素。原子量 74.92,熔点 818℃,沸点 615℃。金属砷除灰砷外,尚有黑砷与黄砷,为三种同素异形体。砷质硬而脆,有良好导电性。常温下可缓慢氧化,加热时迅速燃烧成三氧化二砷(As$_2$O$_3$),又名砒霜,有大蒜臭味。砷的化学性质与磷、锑、钼相似,在高温下能与硫结合,还能直接与卤族元素及多种金属结合。砷不溶于水,可溶于硝酸和王水,生成砷酸。

【发病机制】

砷及其化合物用途广泛,与铅、铜可制造合金,高纯度砷是制取半导体砷化镓、砷化铟的原料,砷酸钠可作为木料防腐剂和金属除锈剂,用砷化物可制成鲜艳的颜料,砷化合物还用来制造抗癌药、抗梅毒药,以及农药杀虫剂。在冶炼含砷矿物和使用砷及砷化物过程中可发生中毒,日常生活中食用砷污染的食品、饮水和含砷药物可引起砷中毒。土壤或水源中含砷量过高(>0.1mg/L)及燃煤中含砷量高,有引起地方性砷中毒病例的报道。三价砷化物如 As$_2$O$_3$、亚砷酸盐及五价砷化物如砷酸盐均可经呼吸道、皮肤及消化道吸收。职业中毒主要通过呼吸道吸收,非职业中毒多经口中毒。砷进入体内迅速与血红蛋白的珠蛋白结合,在 24 小时内分布于肝、肾、肺等器官。五价砷在骨骼中可蓄积数年之久,三价砷易与巯基结合,可长期蓄积于富含巯基的毛发和指甲的角蛋白中。砷可通过胎盘屏障,进入胎儿体内。无机砷在体内主要经甲基化进行解毒,大部分生成二甲胂酸、甲胂酸,与少量原形砷主要经尿排出,粪便、汗液,乳汁、呼气、毛发及皮肤脱屑也能排出少量砷(Xu et al,2008)。

砷化合物中以三氧化二砷毒性最强,其次为五氧化砷、二氯化砷等,元素砷基本无毒。砷可使体内大量含巯基酶类失活,如 6-磷酸葡萄糖脱氢酶,细胞色素氧化酶等,阻断细胞生化代谢,特别是氧化还原及能量生成过程,导致神经细胞、心、肝、肾受损;砷与巯基酶反应使其失活,导致神经丝蛋白变性,最终使轴索变性,引起周围神经病(Pimparkar et al,2010)。

【临床表现】

1. 急性中毒　多因自服三氧化二砷或误服砷化物污染的食品或饮水,As$_2$O$_3$ 易溶于胃液,迅速被消化道吸收,口服急性中毒剂量为 0.01~0.05g,致死量 0.06~0.6g。大量口服后咽喉及食管烧灼感,数分钟至 1 小时出现恶心、呕吐和腹痛,腹泻米汤样便或血样便,吐泻剧烈可引起脱水或休克,可极度衰弱、无力、口渴、尿少和皮肤弹性差,出现腓肠肌痉挛,体温下降,可因中毒性心肌炎导致休克、传导阻滞及各种心律失常致死。重度中毒患者可发生中毒性脑病,出现谵妄、抽搐、兴奋、躁动、体温升高和昏迷等。中毒后1周四肢和躯干皮肤出现糠秕样脱屑,色素沉着,手足掌皮肤角化和脱屑,存活1~3周可逐渐恢复,但出现迟发性周围神经病,肢体麻木或针刺样感觉异常,肢体力弱,下肢多见,足部痛觉过敏、腓肠肌痉挛疼痛、手足多汗或踝部水肿,对称性手套或袜套样感觉减退,振动觉易受损,重者肢体远端肌萎缩、垂足或垂腕。中毒40~60天后指(趾)甲出现1~2mm宽横纹,称为米氏纹(Mees line)。

2. 慢性中毒 多为砷矿冶炼或三氧化二砷生产工人、长期饮用含砷酒或药物,饮水中含砷量较高地区居民。突出表现为多样性皮肤损害,伴色素沉着、角化过度或疣状增生等,色素沉着可发生于身体任何部位,呈雨点状或花斑状,手掌及足底皮肤角化显著。常在手掌尺侧外缘、手指及足跟部有许多小米粒或豆粒样坚硬角化隆起,俗称"砒疔"。常伴神经症、胃肠功能紊乱和肝大。检查可有肝功能异常、心电图ST段及T波异常,尿砷和发砷含量增高。长期接触砷和砷化物有引起皮肤癌和肺癌的报告。临床常见周围神经病,起病隐袭,随体内砷蓄积症状逐渐加重,不易恢复,以四肢远端感觉型损害为主,或为混合型;可引起嗅神经、视神经、展神经等广泛脑神经损害。其他如头痛、头晕、乏力、消化不良、腹泻、消瘦、肝脾肿大、骨髓造血功能抑制、外周血管疾病等表现。

3. 尿砷测定 正常值<2mol/L(<0.15mg/L),急性中毒数小时至12小时明显增高,排泄快,停止接触2周后尿砷可下降75%。发砷测定正常值1g/g(0.1mg/100g),急性中毒多于2周左右增高。可有神经传导速度减慢和潜伏期延长,肌电图多表现失神经电位和多相波。

【诊断和鉴别诊断】

1. 急性砷中毒诊断 根据明确的砷接触史、典型急性中毒性胃肠炎、脱水或休克等急性中毒症状和迟发性神经病表现,尿砷或发砷含量增高等。若毒物接触史不明,应与食物中毒、急性细菌性胃肠炎鉴别;多脏器损害需排除系统性红斑狼疮等结缔组织疾病。

2. 慢性砷中毒诊断 根据长期砷接触史,结合皮炎、皮肤过度角化、色素沉着等改变,胃肠功能障碍及肝脏损害,肌电图检查和尿砷、发砷定量等。

【治疗】

1. 经口急性砷中毒者应及早用温水或生理盐水或1%碳酸氢钠溶液洗胃,随后灌服牛奶、蛋清或活性炭30g。可用新配制氢氧化铁解毒剂(硫酸亚铁100份+水300份)与(氧化镁20份+水100份),两者分别保存,用

时等量混合,每隔5~10min灌服一次,使与砷形成不溶性化合物砷酸铁,再给予硫酸钠20~30g导泻。

2. 二巯丙磺钠(Na-DMPS)和二巯丁二钠(Na-DMS)对砷中毒有较好驱砷效果。Na-DMPS 0.25g,肌内注射,2次/d。Na-DMS用量0.5~1.0g,静脉滴注,1~2次/d。急性肾衰竭时不宜作常规驱砷治疗,可应用血液透析。

3. 对症治疗注意纠正脱水、休克及电解质紊乱,出现周围神经病可肌内注射维生素B_6及维生素B_{12},服用扩张血管药如烟酸、地巴唑等,配合针灸、理疗等。

4. 皮肤角化过度可用5%~10%水杨酸溶液或20%醋酸浸泡,可交替使用5%二巯丙醇油膏和可的松类软膏。砷性皮肤癌进展较慢,转移较晚,可手术切除,为防止复发与转移,应配合局部放疗。

六、铊中毒

铊(thallium,Tl)为蓝灰色软性金属,原子量204.39,熔点303.5℃,沸点1457℃。室温下易氧化,易溶于水、硝酸和硫酸。铊水溶液无色、无味、无臭。铊盐为三价化合物,遇碱或水可变为一价亚铊盐。常见的化合物有醋酸铊、硫酸铊、溴化铊和碘化铊,有机铊化合物如丙二酸铊。

【发病机制】

铊常与铁、锌、铅、铜的硫化矿共生,主要从这些矿石焙烧的烟尘中回收提炼。铊主要用于制造合金、光电管及铊化合物,后者用于制造特种玻璃、颜料、催化剂、杀虫剂和杀鼠剂等,生产或使用过程均有接触机会,环境污染可能是非职业性铊接触的主要来源。铊及其化合物可经呼吸道、消化道和皮肤吸收,吸收量与水溶性有直接关系。吸收入体内的铊在血清中呈游离状态,不与血清蛋白结合,多以离子状态迅速转运至全身各组织器官,肝、肾、脑含量最高,骨骼、皮肤、毛发也有少量蓄积。铊主要经尿排出,其次为粪便,汗液和乳汁排出少量。铊具有蓄积性,排出速率缓慢,中毒后数月尿中仍可检出,钾离子有助于铊排出。铊为强神经毒物,有肝、肾和心肌毒性,是WHO重点限制的主要危险废物之一,已被我国列入优先控制的污染物名单。毒性机制是竞争性将钾排出细胞外,替代钾与钾-钠ATP酶结合,使活性减低;与巯基结合抑制巯基酶活性,干扰体内氧化-还原反应,阻滞氧化磷酸化过程;消耗大量还原型谷胱甘肽,使组织抗过氧化能力下降,脂质过氧化损伤增强;干扰角质蛋白质合成,引起毛发脱落。

【临床表现】

1. 急性铊中毒 多因误服或使用含铊药物或化合物引起,通常发病缓慢,潜伏期长短与剂量有关,一般约

12 小时出现症状,可晚至 48 小时后。经口摄入铊盐数小时后即可见口腔刺激症状,并有口周、舌部麻木、味觉丧失及食欲减退、恶心等表现;剂量较大时可出现口腔炎,并有较明显的胃肠道刺激症状,如阵发性腹绞痛、呕吐、腹泻,严重时可有胃肠道出血、麻痹性肠梗阻、便秘,部分病例可在数日后发生急性中毒性肝损害。中毒后 3~5 天出现明显神经系统症状,常在发病第 2~3 周达到极点,之后逐渐恢复,但重者症状常迁延较久。周围神经病是急性铊中毒最突出的表现,患者常诉双下肢酸胀麻木、蚁走感,足趾和足跟烧灼样痛,轻触皮肤即感疼痛难忍,严重时甚至被单触及皮肤亦会引起剧烈疼痛,双足踏地时疼痛更为剧烈,以致不能站立、行走,此症状称为"烧灼足综合征(burning foot syndrome)"。脑神经也常受累,表现为上睑下垂、眼肌麻痹、视力减退、视神经萎缩、构音障碍、吞咽困难、周围性面瘫等,双侧迷走神经麻痹时尚可引起心动过速和循环紊乱,可因心功能不全导致死亡。

铊还可以引起大脑损伤,轻者表现为头痛、睡眠障碍、焦虑不安、心律失常、血压升高、发热、多汗、流涎、尿潴留等,重者可出现惊厥、昏迷、呼吸麻痹、精神失常、幻觉、痴呆等,并可因严重脑水肿导致死亡。

脱发一般于中毒后 1~3 周出现,为本病特征性表现之一:先为头发成片脱落,轻抹即随之而下,2~3 周可脱光,且伴胡须、眉毛、腋毛、阴毛脱落;脱毛后一周左右又可再生,2~3 月可完全恢复。

中毒后 3~4 周,亦见指(趾)甲变脆,根部出现宽度约 2~3mm 的白色横纹,颇似急性砷中毒时出现的米氏纹(Mees line),亦为急性铊中毒的特征性表现。皮肤干燥、脱屑,并可出现皮疹、痤疮、色素沉着,手掌、足底角化过度。眼部受损可出现视野缩小、视力降低、球后神经炎、中心或旁中心暗点等;有报告指出急性铊中毒大约有 25% 患者有视神经受损,反复多次中毒者视神经几乎全部受累。

急性重度铊中毒若未得及时救治,常遗留神经或精神方面后遗症,如失眠、记忆力下降、视觉障碍、下肢轻瘫、震颤、共济失调、精神异常等;儿童尚可有精神发育迟钝、智力障碍、精神病等。

2. 慢性铊中毒 多为职业性中毒,与急性中毒症状相似,起病隐袭,早期症状不典型,患者可无明显的主观症状,直至出现脱发或明显神经系统异常才就诊。主要症状包括头痛、头晕、脱发、无力、嗜睡、失眠、记忆力减退、心悸、易激动,以及厌食、呕吐、腹痛、腹泻等,还可出现肢体麻木或疼痛、肌力减退、感觉及运动障碍。可见视神经病及视网膜病,早期表现双眼视力下降、周边视野缺损、中心暗点、视网膜水肿和渗出等,严重者出现视神经萎缩。可有心动过缓和一过性血压增高等自主神经障碍。

3. 辅助检查 ①检测尿铊增高,正常人尿铊<5μg/L(原子吸收光谱法),生物接触限值为 20μg/L;②肌电图为神经源性改变,安静时出现正锐波或纤颤电位,小力收缩时运动单位平均时限延长,感觉与运动传导速度减慢,远端潜伏期延长。

【诊断】

1. 急性铊中毒诊断 根据明确的短期内大量铊接触史或口服史,出现中枢神经系统损害症状、痛觉过敏、疼痛等周围神经病表现,以及脱发、尿铊明显增高等。注意排除 Guillain-Barra 综合征、血卟啉病等。

2. 慢性铊中毒诊断 根据长期从事铊作业职业史或环境污染接触史,具有类神经症、周围神经病表现,并有脱发、进行性视力减退,尿铊持续偏高,结合现场卫生学调查资料,排除其他病因引起的周围神经及视神经病变方可作出诊断。尿铊含量>20μg/L 有诊断意义。

【治疗】

1. 口服急性中毒 应立即用清水、2% 硫代硫酸钠或 1% 碘化钠溶液洗胃,再灌服甘露醇配制的活性炭 30~50g,给予 50% 硫酸镁 40~60ml 口服导泻,吸附和排出残余铊化合物。无特效驱排药物,可用二巯丁二钠(Na-DMS)0.5g 缓慢静脉注射,2 次/d,3~5 天为一疗程。普鲁士蓝(Prussian blue)疗效较满意,该药与钾可置换铊,形成普鲁士蓝铊络合物随粪便排出体外,用法 250mg/(kg·d),溶入 20% 甘露醇溶液 200ml 中,分 4 次口服,无明显副作用。重症患者如中毒性脑病可考虑尽早给予甲泼尼龙 500mg,静脉滴注。注意补液、利尿、神经营养剂等对症支持治疗。

2. 慢性中毒 脱离铊接触环境。尿铊过高可使用二巯丁二酸 0.25g 口服,2 次/d,3 天为一疗程,两疗程间隔不应少于一周。还可应用硒化合物、谷胱甘肽、半胱氨酸、B 族维生素等,配合体疗和营养疗法。

七、有机锡中毒

有机锡类(organotins)化合物多数为挥发性固体或油状液体,具有腐败青草气味和强烈的刺激性,常温下可挥发,难溶于水,易溶于有机溶剂。常见的有机锡类有二烃基锡(dialkyltin)、三烃基锡(trialkyltin)、四烃基锡(tetralkyltin)等化合物。三甲基氯化锡(trimethyltinchloride,TMT)是甲基锡稳定剂的主要杂质之一,也是引起职业中毒的主要原因。

【发病机制】

有机锡化合物用途广泛,如用作塑料稳定剂,在生产、使用这些化合物过程中,违章操作、防护不周、设备故障等造成泄漏可引起中毒。有机锡可通过呼吸道和完整皮肤进入人体,消化道吸收较少。进入血液后,三甲基锡和三乙基锡主要分布在红细胞内,其次分布于肝、肾和脑中。有机锡化合物在体内大部分由肝微粒体酶去烷基化,降解为二烷基锡和一烷基锡,由肾和肠道排出。

有机锡化合物中短链烷基如甲基、乙基锡毒性较长链烷基锡毒性大,烷基数增加毒性也增大,如三乙基锡毒性较一乙基锡大 10 倍,二烷基锡毒性主要损害肝胆系统,引起肝细胞坏死,中毒机制是二烷基锡蓄积于肝细胞线粒体,与邻近二巯基结合影响线粒体功能,使肝细胞变性坏死。三烷基锡、四烷基锡主要引起神经系统损害。三乙基锡属中枢神经髓鞘毒,能引起大脑白质水肿。三甲基锡最明显的神经病变在边缘系统,对海马的毒性可引起精神过度兴奋。三苯基锡除了神经毒性,也有肝脏毒性,并导致神经元细胞凋亡及轴索变性。

【临床表现】

1. 急性中毒 潜伏期与接触剂量有关,一般为数小时至数日,神经系统和消化系统症状出现最早。神经系统症状主要是三烷基锡、四烷基锡化合物中毒所致,早期出现剧烈头痛,可由阵发性转为持续性,可伴频繁呕吐、视乳头水肿等颅内压增高症状,甚至发生脑疝、呼吸抑制及病理反射阳性。患者表现全身乏力、头晕、手脚麻木、精神萎靡、腓肠肌疼痛,可伴恶心、呕吐、食欲减退、腹胀、便秘等,进而出现定向力障碍、共济失调、癫痫、近记忆障碍,以及思维缓慢、淡漠、抑郁、焦虑、烦躁、易怒等情感异常,甚至幻觉、妄想、精神错乱、性欲亢进、行为异常等精神病样症状。可出现胸闷、心悸、心律失常(以窦性心律不齐及窦性心动过缓为主),心电图可见 U 波、ST-T 段改变、QT 间期延长等。低钾血症是中毒早期的临床表现之一,常持续 1 周以上,但与病情严重程度不平行。病情恢复后患者可有较长时间的近记忆力减退、肌无力和活动时疼痛、步态不稳、言语障碍和攻击行为等。严重者可出现昏迷、癫痫持续状态,甚至死亡。

2. 慢性中毒 长期接触低浓度有机锡化合物常出现头痛、头晕和乏力等症状,以及眼及上呼吸道刺激症状,接触性皮炎、湿疹等皮肤损害。

【诊断和鉴别诊断】

1. 急性锡中毒诊断 根据大量三烷基锡化合物等接触史,较快出现中枢神经系统损害表现及尿锡测定常可确定。可疑中毒患者应密切观察,注意发现脑水肿征象。早期症状无特异性,常因头晕、头痛误诊为感冒,或因过度兴奋、行为失常误诊为癔症。

2. 慢性锡中毒诊断 主要根据锡化合物长期接触史,中枢神经系统症状,以及接触性皮炎、湿疹等皮肤损害。

【治疗】

患者应立即脱离现场,皮肤或眼受污染者应立即用清水彻底冲洗。早期强调卧床休息,密切观察病情变化,积极预防及治疗脑水肿。无特效解毒剂,可试用巯基类络合剂如二巯丙磺钠、二巯丁二钠。主要采取对症支持治疗,如低血钾可静脉和口服补钾。保护心、肝、肾等重要脏器。

第七节 其他化合物中毒

(关里)

一、二硫化碳中毒

二硫化碳(carbon disulfide,CS_2)纯品为无色透明带芳香甜味易挥发的液体,工业品呈微黄色,有烂萝卜气味。分子量 76.14,冰点 111.6℃,沸点 46.3℃。室温下易挥发,蒸气比空气重 2.62 倍,与空气形成易爆混合物。CS_2 液体为易燃、易爆化学品,在 130~140℃时可自燃;易溶于酒精、苯与醚类,微溶于水。

【发病机制】

CS_2 在工业用途广泛,可生产粘胶纤维、玻璃纸、制造四氯化碳、防水胶、谷物熏蒸、橡胶硫化、石油加工等,作为脂肪、清漆、树脂等的溶剂,生产中可接触 CS_2。CS_2 主要以蒸气经呼吸道吸入,高浓度可经皮肤吸收,意外口服经消化道吸收。CS_2 与富含脂肪组织有高亲和力,进入体内后迅速蓄积于肝、脑、肾及周围神经,经过 1~2 小时达稳态。在体内通过细胞色素 P-450 酶代谢,主要代谢产物是 2-硫代噻唑烷-4-羧酸(TTCA),10%~30%的 CS_2 在 1 小时内由呼吸排出,约 10%的 TTCA 与谷胱甘肽结合由尿液排出,测定尿中 TTCA 含量可作为接触指标。CS_2 导致中枢与周围神经系统中毒机制不明,可能与蛋白和氨基酸中氨基、巯基等发生反应,干扰神经细胞的氨基酸利用及能量代谢,导致细胞变性坏死;CS_2 能与吡哆胺反应生成吡哆胺二硫代氨基甲酸,减弱维生素 B_6 依赖酶活性,导致神经髓鞘及轴索损伤和诱发多发性神经病。

【临床表现】

1. 急性中毒 多因生产中意外事故、违规操作或人为破坏等情况,短时间内吸入高浓度 CS_2。轻度中毒主要表现头晕、头痛、恶心、乏力,眼、咽喉刺激症状,醉酒感,步态不稳,无明显异常体征。严重中毒病例出现意识障碍、谵妄、抽搐甚至昏迷,并有脑水肿征象,如频繁呕吐、瞳孔缩小、呼吸抑制、血压升高和病理征等。皮肤接触者局部皮肤有红肿或烧伤样改变。

2. 慢性中毒 长期接触低浓度 CS_2 可出现中枢及周围神经系统、心血管系统症状。①轻度中毒:表现头晕、头痛、失眠、乏力、注意力不集中、记忆力减退等;周围神经病症状不明显。②重度中毒:出现精神症状如恐惧、抑郁、易怒、易激动等,部分患者表现帕金森综合征、假性延髓性麻痹或锥体束损害,脑电图慢波增加,CT 检查可见脑萎缩。多数患者出现四肢远端肌无力、麻木和腱反射迟钝,手套袜套样分布感觉减退,肌电图可见失神经电位,神经传导速度减慢;可见视神经萎缩、球后视神经炎、中心性视网膜炎和眼底微血管瘤等,男性可有睾丸萎缩、性功能低下,女性月经失调、流产和子代出生缺陷发生率增高。CS$_2$ 接触者冠心病死亡率、心绞痛和高血压的发病率均见增高,但具体结论仍有待于进一步的流行病学研究证实。

【诊断和鉴别诊断】

1. 诊断　主要依据长期 CS$_2$ 接触史,中枢及周围神经系统受损的表现,排除其他可能的神经系统和内科疾病,CS$_2$ 的主要代谢产物 2-硫代噻唑烷-4-羧酸(TTCA)尿含量增高(正常值<0.03mg/L 或 0.02mg/L 肌酐)可作为近期接触 CS$_2$ 的指标。

2. 鉴别诊断　急性中毒需与脑炎、糖尿病酮症酸中毒等鉴别;慢性中毒需与神经症及其他病因的周围神经病鉴别。毒物接触史、现场环境调查、同工种同事发病等均有重要鉴别价值。

【治疗】

CS$_2$ 中毒无特效解毒药,急性中毒应防治脑水肿,吸氧和对症治疗。慢性中毒可用 B 族维生素和理疗等,重度中毒者可使用神经营养药。

二、丙烯酰胺中毒

丙烯酰胺(acrylamide)为白色透明片状晶体,分子量 71.08,熔点 85℃,沸点 125℃;室温下稳定,不易挥发,易溶于水、甲醇、乙醇和丙酮,易聚合和共聚,遇酸或碱可水解成丙烯酸。

【发病机制】

目前多采用金属催化剂催化丙烯腈水合制造丙烯酰胺。丙烯酰胺是一种用途广泛的有机化工原料,主要用途是生产聚丙烯酰胺,该物稳定无毒,常作为高分子絮凝剂广泛用于石油和矿山开采、隧道建筑、纸浆加工、管道内涂层、饮水净化及污水处理,也用作化妆品添加剂、整形外科用软组织填充剂等。生产、使用丙烯酰胺单体的作业,尤其是在通风不良和缺乏个人防护时均易引起过量接触。

日常生活中,丙烯酰胺主要来源于饮水及油炸和烧烤的淀粉类食品(如炸薯条、炸土豆片等),后者的含量甚至超过饮水中最大允许限量 500 多倍。此外,使用化妆品、吸烟亦有一定程度接触。

丙烯酰胺易溶于水,可经皮肤、黏膜、呼吸道及消化道吸收,经皮肤吸收量可达消化道 200 倍。丙烯酰胺吸收后迅速分布至全身各组织,可通过血-脑屏障及胎盘屏障。吸收后仅<10%以原形从尿液排泄,其余代谢后与谷胱甘肽等巯基化合物结合排出。丙烯酰胺的血浆 $T_{1/2}$ 为 2.5 小时,红细胞 $T_{1/2}$ 为 10~13 天。中毒可能与神经细胞和神经纤维中蛋白质巯基结合,抑制轴索与轴浆运输有关的酶,使远离胞体的轴索营养供应障碍发生变性。

【临床表现】

1. 急性或亚急性中毒　短期接触大量丙烯酰胺者可出现中毒性脑病,表现不同程度的意识障碍、精神症状及小脑性共济失调,患者言语迟缓、动作笨拙、持物不稳和走路摇晃。检查可见双侧水平性眼震,四肢肌张力降低,手部震颤、轮替动作不能、指鼻试验不准和酒醉步态等。约经 1 月可出现多发性神经病。

2. 慢性中毒　多见于职业性中毒,起病缓慢,一般接触后数月至数年逐渐发病,发病快慢及严重程度与接触丙烯酰胺浓度、剂量有关。早期有头晕、头痛、疲乏、无力、嗜睡、食欲减退、消瘦,继而出现周围神经病,四肢远端麻木、刺痛、感觉迟钝,伴肢体无力,双侧腓肠肌疼痛、痉挛,腱反射减低,四肢远端手套袜套样感觉减退(Kim et al,2010)。

3. 接触性皮炎　皮肤直接接触丙烯酰胺溶液可发生接触性皮炎,手掌及足底皮肤潮红、多汗、湿冷、脱皮及红斑。停止接触后 1~2 周皮损逐渐消退,不遗留瘢痕及色素沉着。

4. 肌电图检查　可见轴索变性改变,出现纤颤波或正锐波,肌肉运动单位时限延长,多相电位增多,神经传导速度正常或轻度减慢。丙烯酰胺的代谢产物尿巯基尿酸-乙酰丙酰胺半胱氨酸(APC)含量增高可作为近期接触的指标。

【诊断和鉴别诊断】

1. 诊断　根据切接触史,周围神经病和脑病的临床表现,肌电图显示神经源性损害,排除脑病和其他病因的围神经病可确诊。

2. 鉴别诊断　如遗传性 Friedreich 共济失调、Charcot-Marie-Tooth 综合征,某些药物如硝基呋喃类、异烟肼、长春新碱及工业毒物如砷、铊、二硫化碳等引起的周围神经病,感染及代谢性疾病如 Guillain-Barré 综合征、麻风、糖尿病所致的周围神经病,结缔组织病如系统性红斑狼疮、结节性动脉周围炎及类风湿关节炎等。

【治疗】

目前尚无特效解毒药物,主要采用对症支持疗法。慢性中毒患者应尽早脱离接触,积极治疗可逐步恢复功能,预后较好。

三、甲醇中毒

甲醇(methanol)分子量32,常温下为无色澄清、易挥发、易燃的液体,略带酒精气味,能与水、乙醇、乙醚、苯、丙酮及其他大多数有机溶剂混溶。

【发病机制】

急性甲醇中毒主要见于甲醇生产、运输,以及以甲醇为原料和溶剂的工业、医药及日用化妆品生产行业,如生产甲醛、甲胺、卤代甲烷、纤维素、树脂、染料、橡胶和喷漆溶剂等,还用于防冻剂、复印液、汽车燃料等。甲醇可经呼吸道、消化道和皮肤吸收。经呼吸道吸入的甲醇蒸气约60%被吸收,经胃肠道吸收高峰时间为30~60分钟。甲醇吸收入血可迅速分布到各脏器,分布容积为0.6L/kg,分布量与组织中含水量成正比,如眼房水、玻璃体、脑脊液含量最高。摄入大剂量(>1g/kg)时半减期为24小时以上,小剂量(<0.1g/kg)时约3小时,90%~95%经代谢后呼和尿排出,其余以原形经肾脏排出。

甲醇经肝脏醇脱氢酶(alcohol dehydrogenase,ADH)代谢为甲醛,甲醛的生物半减期为1~2分钟,在甲醛脱氢酶作用下很快代谢为甲酸,甲酸代谢较缓慢,进一步分解为水和CO_2。甲醇的毒性不大,仅对CNS有轻度抑制作用;甲醛代谢迅速,无蓄积。甲醇中毒主要是甲酸所致,因人体内叶酸盐库较小,易造成甲酸蓄积,引起代谢性酸中毒,病情严重程度和死亡率与血清甲酸浓度直接相关;甲酸的主要毒性机制是抑制线粒体细胞色素氧化酶,导致组织缺氧和乳酸堆积。

【临床表现】

1. 急性甲醇中毒 多因口服大量甲醇或短期吸入高浓度甲醇蒸气所致,表现中枢神经系统麻醉、视神经及视网膜病变、代谢性酸中毒等。可见眼和上呼吸道轻度刺激症状,口服有胃肠道刺激症状。经8~36小时潜伏期出现中枢神经系统症状,如头痛、头晕、乏力、嗜睡、酒醉感、步态蹒跚,重者可见手指和舌震颤、共济失调、视力模糊和复视,视力急剧下降或失明,以及谵妄、多疑、恐惧、幻觉或抑郁等精神症状,可发生谵妄,甚至昏迷。检查瞳孔扩大或可缩小,光反射迟钝,眼底视网膜充血、出血、视乳头水肿、苍白及视神经萎缩。代谢性酸中毒轻者仅CO_2结合力降低常在30%以下,临床症状不明显,重者出现深快库斯莫尔呼吸(Kussmaul respiration);少数患者有心、肝和肾脏损害。慢性甲醇中毒尚未见报道,可能表现神经症、自主神经功能障碍、皮肤湿疹、皮炎及视力减退等。

2. 辅助检查 ①检测血液以下指标,正常值:甲醇<0.016mmol/L(0.5mg/L),甲酸0.07~0.4mmol/L(3~9mg/L);如血甲醇>6.24mmol/L(200mg/L)可出现中枢神经系统症状,血甲醇>31.0mmol/L(1 000mg/L)可出现眼部症状;血液甲醇>4.34mmol/L(200mg/L)常提示视神经损伤和出现酸中毒。②中毒早期视野检查可见中心暗点,晚期周边视野缩小;视觉诱发电位(VEP)异常是甲醇视神经损害的早期敏感指标。

【诊断和鉴别诊断】

1. 急性甲醇中毒诊断 根据大量甲醇接触或摄入史,临床出现中枢神经系统症状,以及代谢性酸中毒、视神经损害等,血液中甲醇浓度测定可确诊。

2. 鉴别诊断 需注意与糖尿病酮症酸中毒,以及急性异丙醇、氯甲烷和乙二醇中毒鉴别,可检测血糖、尿酮体、血液甲醇浓度、尿中甲醇等。

【治疗】

1. 口服者应尽早催吐、洗胃;皮肤接触者应脱去污染衣物,清水彻底冲洗皮肤。根据血气分析或二氧化碳结合力测定结果,及早给予碳酸氢钠溶液纠正酸中毒。甲醇致死与酸中毒程度有关,积极治疗酸中毒可降低死亡率。

2. 乙醇是传统的甲醇解毒剂,乙醇与醇脱氢酶亲和力约为甲醇的10倍,通过与甲醇竞争该酶位点,抑制甲醇代谢为甲醛。当血甲醇>6.24mmol/L(200mg/L)时可给予10%乙醇葡萄糖液7mg/kg,口服或静脉注射,维持量1mg/kg,静脉滴注;血清乙醇有效治疗浓度为1 000~1 500mg/L,可1~2小时监测一次;如患者处于昏迷状态宜慎用,以免加深呼吸抑制。

3. 血液透析是急性甲醇中毒的首选治疗之一,可使甲醇排泄速度提高5~10倍,在重度中毒和并发肾衰竭或严重代谢性酸中毒患者应及早进行。透析指征是血液甲醇浓度>15.6mmol/L或甲酸>4.34mmol/L。

4. 4-甲基吡唑(4-methylpyrazole)可抑制醇脱氢酶,阻止甲醇代谢为甲酸。首剂为15mg/kg,加入生理盐水或葡萄糖溶液缓慢静脉滴注,以后每12小时给予10mg/kg,直至症状消失。副作用为头痛、恶心、乏力和食欲减退、低血压、皮疹及暂时肝酶升高。

5. 对症支持治疗 降低颅内压及防治脑水肿可早期、短程给予糖皮质激素、甘露醇等静脉滴注;视神经损害可用B族维生素等。

四、一氧化碳中毒

一氧化碳(carbon monoxide,CO)俗称煤气,分子量28.01,冰点−207℃,熔点−205.1℃,沸点−191.5℃,相对密度0.967g/L,为无色、无臭、无味、无刺激性的气体,几乎不溶于水,易溶于氨水,与酸碱不起反应。与空气混合达 12.5% 时有爆炸性。

【发病机制】

一氧化碳在工业生产中十分常见,含碳物质燃烧不完全均可产生。常见的接触与中毒包括冶金工业炼钢、炼铁和炼焦,机械铸造和锻造,建筑材料、陶瓷、电器绝缘材料等行业使用的窑炉,煤气发生站和热电站。化学工业氨、甲醛、甲醇、丙酮等的合成均用 CO 作为原料,工业燃料煤气含不等量 CO,汽车、机车发动机废气,火药爆炸后气体均含 CO。冬季在密闭居室中用煤炉或火炉取暖,通风不良或排烟不畅可发生急性 CO 中毒。

CO 经呼吸道吸入后进入肺泡和血液循环,迅速与血红蛋白分子中原卟啉的 Fe^{2+} 结合形成碳氧血红蛋白(HbCO),肺泡内 CO 分压越高,血中 HbCO 饱和度越大,到达饱和的时间也愈短。如空气中 CO 浓度为 $115mg/m^3$ 时,接触 1 小时,血中 HbCO 仅为 3.6%;空气中 CO 浓度如达 10%,则接触 1 分钟可使 60% Hb 转化为 HbCO。另有 10%~15% CO 在体内与含铁的蛋白结合;极少量(<1%)可以溶解于血中;CO 还可通过弥散作用透过胎盘进入胎儿体内。HbCO 的形成不仅使血液失去带氧能力,还妨碍 HbO_2 的正常解离,导致组织和细胞缺氧。CO 还可与体内的含铁蛋白,如细胞色素蛋白、肌球蛋白等以及氧化还原酶类发生非特异结合,进一步干预细胞的生理功能。急性 CO 中毒程度取决于血液中 HbCO 含量,含量越高,机体缺氧越重,中毒程度越重。CO 全部呼出需要数小时甚至 24 小时以上,HbCO 完全解离需较长的时间。提高吸入气的氧分压,可明显缩短 CO 的半减期,如吸入 1 个大气压的纯氧,可使体内 CO 平均半减期缩短为 80 分钟,而吸入 3 个大气压的纯氧时,CO 平均半减期可缩短为 24 分钟。

【病理】

急性 CO 中毒数小时内死亡者皮肤、肌肉、血液及内脏呈樱桃红色,脏器明显充血,出现点状或大片出血灶,心肌呈缺血性损害。脑明显充血水肿,苍白球出现软化灶,双侧可不对称,双侧苍白球软化坏死被视为急性 CO 中毒特征性病理表现。大脑皮质分层坏死,大脑白质血管周围髓鞘脱失,皮质下白质有融合与不融合的脱髓鞘斑,白质损害程度与临床症状可不一致。

【临床表现】

1. 急性中毒 根据临床症状严重程度及血 HbCO 含量可分为四种类型。①轻度中毒:出现头痛、头晕或眩晕、嗜睡、无力、耳鸣、眼花、恶心、呕吐和心悸等,偶可出现短暂性晕厥;体检无异常,血 HbCO 含量 10%~30%;此时如及时脱离中毒环境,吸入新鲜空气,症状较快消失。②中度中毒:上述症状加重,全身疲软无力,常出现浅昏迷,面色潮红,口唇呈樱桃红色,脉快、多汗、躁动不安及

尿便失禁;血 HbCO 含量 30%~40%;如脱离中毒环境,积极抢救,数小时可清醒,一般无并发症与后遗症。③重度中毒:出现深昏迷、抽搐、呼吸困难和休克,可发生消化道出血、中枢性高热、横纹肌溶解、急性肾衰竭等严重并发症,可因脑水肿、呼吸循环衰竭、心肌损害、肺水肿等危及生命,常遗留神经-精神后遗症。④CO 中毒迟发性脑病(delayed encephalopathy after carbon monoxide poisoning, DEACMP):部分急性 CO 中毒患者昏迷苏醒后,经数日至数周的假愈期再次出现神经精神症状,表现突然发生定向力丧失、表情淡漠、反应迟钝、记忆障碍、尿便失禁、语无伦次与行为失常,如同急性痴呆木僵型精神病,可出现局灶性脑损害,如帕金森综合征、假性延髓性麻痹、运动性失语、皮质性失明和癫痫发作等(Hu et al,2011)。

2. 长期接触低浓度 CO 可引起头晕、头痛、耳鸣、乏力、失眠、多梦和记忆力减退等神经症表现,可出现心律失常、ST 段下降及血压波动。

【辅助检查】

1. 血 HbCO 测定 定性测定(加碱法),取患者血 3~5 滴,用等量蒸馏水稀释后,加入 10% NaOH 1~2 滴,正常血呈棕绿色,如血液 HbCO>10%,血液保持淡红色不变。定性试验快速简便,欠精确。定量测定采用分光光度计双波长分光光度法(432/420mm),不吸烟正常人 HbCO<5%,吸烟者 HbCO<10%(Thom et al,2010)。

2. CT 检查 急性重度 CO 中毒早期可见双侧皮质下白质、苍白球或内囊出现对称的密度减低区。

3. 诱发电位检查 迟发性脑病患者可见视觉诱发电位 VEP 100 潜伏期延长,脑干听觉诱发电位(BAEP)异常,对意识障碍程度动态观察有意义。

【诊断和鉴别诊断】

1. 急性 CO 中毒诊断 根据 CO 吸入史、发病环境和现场、神经系统损害表现特别是昏迷,皮肤口唇呈樱桃红色,血 HbCO 测定阳性等。

2. 鉴别诊断 昏迷患者需与其他原因导致的昏迷鉴别。①脑卒中:多为老年人,急性发病的偏瘫等;②急性有机磷中毒:口腔及呼出气体大蒜样臭味,瞳孔缩小、肌束震颤、血胆碱酯酶活力降低;③急性安眠药中毒:服安眠药史、血 HbCO(-),呕吐物及尿中安眠药分析(+)。

【治疗】

1. 将患者立即撤离现场,移至空气流通处,密闭居室应立即打开门窗,注意保暖,松开患者领口,保持呼吸道通畅。呼吸停止应立即行人工呼吸或气管插管,加压给氧,注射呼吸兴奋剂。一般认为高压应用控制在 3d 左右为宜。

2. 昏迷或 HbCO>25% 的患者是高浓度氧或高压氧治疗适应证,可加速 HbCO 解离和 CO 排出,宜早用,中毒

超过 36h 效果甚微。高浓度氧(>60%)面罩给氧或鼻导管给氧,流量 8~10L/min;高浓度给氧一般不超过 24 小时,以防氧中毒和 CO_2 贮留。高压氧治疗压力 2~3atm(绝对大气压单位),1~2 次/d,每次 1~2 小时,以 3 天为宜。

3. 防治脑水肿 严重中毒后 24~48 小时脑水肿发展至高峰,可采取脑部降温、人工冬眠及控制液体入量,适当给予脱水利尿剂,如 20% 甘露醇 250ml 静脉快速滴注,必要时可用人 5% 血浆白蛋白静脉滴注,地塞米松 10~20mg/d 静脉滴注等。如有频繁抽搐发作可用地西泮 10~20mg 静脉注射(Sun et al,2011)。

4. 改善脑微循环及代谢 6% 低分子右旋糖酐 500ml 静脉滴注,1 次/d;或罂粟碱 90~120mg 加入生理盐水或 5% 葡萄糖 500ml 静脉滴注,1 次/d,一疗程均为 7~10 天。细胞色素 C 30~60mg 或脑活素 20ml 静脉滴注,1 次/d,改善脑组织代谢。

5. 输血或换血重症昏迷、血压稳定的患者可放血 200~400ml,在严格无菌操作条件下,充氧后再输入。如无上述条件或不宜放血可输入新鲜血 200~400ml,改善缺氧。

6. 重症昏迷患者加强口腔及全身护理,防止肺部、尿路感染和压疮发生。

第八节 神经系统放射性损伤

(王磊)

放射性损伤(radiation injury)是机体受到电离辐射后产生的损伤。根据照射方式可分为外照射放射损伤和内照射放射损伤;根据受照剂量和发病急缓可分为急性放射损伤和慢性放射损伤;根据受照范围、部位不同可分为全身性放射损伤和局部性放射损伤;根据是否伴有其他致病因素导致的损伤分为单纯性放射损伤和放射性复合伤;根据发病与职业关系分为职业性放射损伤和非职业性放射损伤等。本节主要讨论全身或局部放射照射引起的神经系统损伤。

【病因和发病机制】

急性放射损伤主要由 γ 射线、X 射线、中子及电子束等引起,主要发生在:①核武器袭击,如 1945 年美国向日本广岛、长崎投下的原子弹,导致放射损伤和死亡数以万计。②核事故,如 1986 年苏联切尔诺贝利核电站事故导致大量放射性物质泄漏,成为核电时代以来一场严重的核灾难,导致事故后 3 个月内 31 人死亡,之后 15 年内有 6 万~8 万人死亡,13.4 万人罹患不同程度的辐射疾病或致残,因放射线的影响不断有畸形胎儿出生;2011 年日本里氏 9.0 级地震导致福岛核电站发生放射性物质泄漏,后续的 WHO 研究报告显示,某些特定人群癌症发病率可能上升。③放射事故,由于放射源丢失或工作不慎被误

照,造成放射伤亡。④放疗照射:用 γ 射线、X 射线及电子束等放射线治疗头颈部肿瘤、鼻咽癌、脊髓肿瘤、乳腺癌,导致脑、脊髓和脑神经、脑血管的放射损伤。

放射损伤因素主要包括:①射线性质:如中子照射比 g 射线、X 射线生物效应强,组织损伤严重;②辐射剂量:与损伤成正比;③分次照射:同一剂量照射分次给予生物效应较小;④照射部位:当照射剂量相同时,生物效应严重程度依次为腹部>盆腔>头颈>胸部>四肢;⑤照射面积:照射条件相同时,受照射的面积愈大,生物效应愈明显;⑥照射方式:在照射条件相同时,多向照射生物效应大于单向照射;⑦机体健康状况:病态、过劳、饥饿、营养不良等会增加机体对射线敏感性。

神经系统放射性损伤的发病机制目前尚无定论,多被认为是多因素综合作用的结果,包括放射线直接作用、继发性血管损伤、自由基损伤和免疫反应等(刘树铮,2006)。放射线直接作用导致神经细胞脱髓鞘、变性甚至死亡。继发血管损伤引起血管内皮细胞肿胀、变性、血管弹性下降、管腔狭窄或闭塞,造成神经细胞缺血、缺氧,最终导致神经元坏死、液化。免疫损伤机制是由于放射线作用于神经细胞,使细胞蛋白或类脂质发生结构改变,由于新的抗原性产生自身免疫反应,引起神经细胞水肿、脱髓鞘或坏死等。

【病理】

放射损伤病理过程复杂,至今机制尚不完全清楚。

1. 急性放射性脑损伤 主要由于血-脑屏障受损,导致脑水肿、颅内压增高,少突胶质细胞脱髓鞘病变伴轴索水肿等。

2. 晚期放射性脑损伤 病理改变包括:①局限性放射性脑损伤:主要是神经细胞凝固性坏死、溶解或消失、空洞形成伴反应性胶质细胞增生,白质损伤较灰质严重,局部血管壁增厚、玻璃样变和管腔闭塞;②弥散性放射性脑坏死:主要是血管内皮损伤、毛细血管通透性增加,导致血管源性水肿,以及脑白质广泛脱髓鞘、反应性胶质增生、神经元变性、坏死融合成大片坏死区,有时可见脑萎缩(彭瑞云 等,2008)。

3. 放射性脊髓损伤 主要影响白质,早期脊髓充血、水肿、脱髓鞘和神经细胞变性,血管壁增厚、管腔变小、血管内血栓形成和血管周围淋巴细胞浸润;晚期脊髓出现坏死、液化、囊变和继发性萎缩等。

【临床表现】

1. 放射性脑损伤(radiation-induced brain injury) 是超过脑组织阈剂量的电离辐射引起脑水肿、颅内压增高、认知功能障碍,以及神经系统局灶性体征。可分为三期:

(1)急性期:发生在照射后数日至 1 个月,患者表现头痛、恶心、呕吐、体温升高,精神和意识改变,局灶性神经症状或癫痫发作等。如果一次或数日内分次受到 >50Gy 剂量的全身照射,可能引起频繁呕吐和腹泻、休克、共济失

调、肌张力增高、震颤、定向力减退、抽搐和昏迷等。

（2）早迟发反应期：发生在照射后1~6个月，表现嗜睡、头痛、恶心、呕吐、易怒、食欲减退、兴奋性增高、疲劳感、记忆力减退等，治疗后症状可逐渐减轻。

（3）晚迟发反应期：发生在照射6个月至数年，表现以大脑症状为主，诸如头痛、认知障碍、幻觉、情绪异常，或颅内压增高、抽搐和昏迷。或表现脑干症状为主，如头晕、复视、视物旋转、言语不清、行走不稳、交叉性瘫痪，以及饮水呛、面部感觉异常、耸肩无力、舌肌萎缩、共济失调及锥体束征等。或表现小脑症状为主，如共济失调、构音障碍和眼球震颤等。放射嗜眠综合征通常被认为是放射性脑损伤后延迟效应，常见于儿童全脑放疗后，表现不可抑制的睡眠，如在说话、吃饭或驾车时突然进入睡眠状态。放射性脑损伤患者还会出现焦虑或抑郁，认知功能下降，与长期生存质量下降有关（Yamei Tang et al，2012）。

2. 放射性脊髓损伤（radiation-induced spinal cord injury） 表现脊髓相应部位疼痛，运动、感觉及括约肌功能障碍等。放射性脊髓损伤潜伏期长短不一，大多在接触放射后1~2年出现，最长20年才发病。临床上分为：

（1）急性放射性脊髓损伤：受照射后数小时或数日内发展为截瘫或四肢瘫，肌张力增高，腱反射亢进，病理征阳性，可伴损伤平面以下深感觉障碍，病情静止，通常是由放射性脊髓梗死所致。

（2）短暂放射性脊髓损伤：或者出现感觉异常和典型的Lhermitte征，多见于放射治疗后1~6个月，休息和药物治疗后可完全消失，个别严重病例发展为慢性进行性脊髓损伤。

（3）慢性进行性放射性脊髓损伤：是最常见的类型，潜伏期3个月至5年，起病隐匿，常见一侧或双侧下肢麻木、刺痛、触电感、烧灼感和无力等，可以是脊髓半切损伤或完全横贯性损伤。

（4）肌萎缩型放射性脊髓损伤：少见，因脊髓前角细胞损伤所致，表现双下肢弛缓性瘫，无明显感觉障碍和括约肌功能障碍。

3. 放射性脑神经损伤（radioctive cranial nerve injury） 出现神经支配部位疼痛和功能障碍，潜伏期较长，通常在1年以上。视神经损伤表现视野缺损如中心暗点、象限盲或颞侧偏盲，或突发无痛性单眼视力丧失，眼周及眶后疼痛。眼外肌运动神经损伤引起上睑下垂、复视或斜视。三叉神经损伤出现面部感觉异常、咀嚼无力。后组脑神经损伤表现软腭及咽后壁感觉缺失、饮水呛和声音嘶哑。副神经损伤出现耸肩及转颈无力。舌下神经损伤导致舌肌瘫痪。

4. 放射性脑血管损伤（radiation-induced cerebral artery lesions） 发生在头颈部肿瘤放射治疗患者中，颈动脉闭塞、颅内动脉闭塞的病例已有较多报道（Zhou et al，2016）。研究显示，接受头颈部放疗者发生颈动脉狭窄高达18%~38%，而非放疗患者约为0~9.2%（Fernández-Alvarez et al，2018）。

【辅助检查】

1. 放射性脑损伤早期CT没有阳性所见，后期可见脑白质内均匀的"指状"低密度灶，提示脑水肿，晚期脑室扩大，囊性病变伴有中心液化坏死。MRI在早期显示脑水肿为DWI高信号、ADC低信号；在水肿坏死、液化囊变过程中常见T_1WI低信号、T_2WI高信号坏死区；MRI增强可见花环状、斑片状强化；晚期出现脑萎缩、脑软化等。放射性脑损伤在MRI上缺乏特征性表现，不能区分肿瘤复发与放射治疗后炎症或坏死性病变。然而，如增强MRI呈现"肥皂泡（soap bubbles）样"或"瑞士干酪样（Swiss cheese-like）"强化病变，更提示放射性损伤（图3-27-1）（Sundgren，2009）。头颈部肿瘤放射治疗患者可能发生颈动脉、颅内动脉闭塞（图3-27-2）。

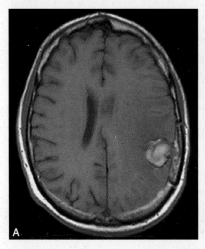
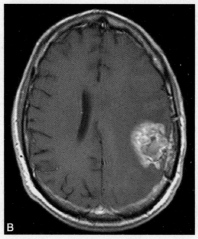
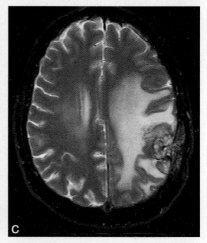

图3-27-1 脑胶质母细胞瘤患者手术和放疗后18个月MRI轴位像

A. T_1WI显示左顶叶出血性病变；B. T_1WI增强显示出血病灶周边包绕着边缘柔和的"瑞士干酪样"增强信号，提示放射性损伤；C. T_2WI显示病变区域左侧大脑半球弥漫性水肿

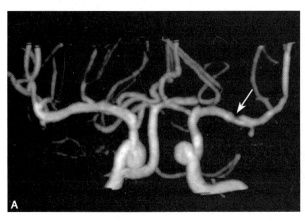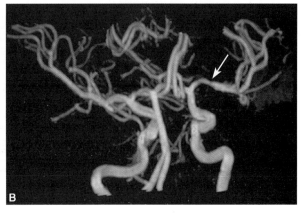

图 3-27-2　曾接受放射性治疗的鼻咽癌患者随访增强 MRA 成像示左侧大脑中动脉 M1 段狭窄（箭头所示）

A. 7 年前接受放射性治疗的患者；B. 6 年前接受放射性治疗的患者

2. 由于放射性损伤的病灶内多为坏死脑组织，缺乏血液供应和能量代谢，脑血流量和葡萄糖代谢率相应减低，不能正常结合[18]F-FDG，不能有效地摄取和应用葡萄糖。PET 显示，放射性损伤组织与正常脑组织或肿瘤组织相比为明显低代谢区，因此对放射性脑损伤早期诊断，以及作为肿瘤患者放疗后监测手段是重要的。

3. 放射性脊髓损伤的 MRI 特点主要表现：①脊柱椎体骨髓脂肪重新分布，相应椎体 T_1WI 信号增强，正常与异常椎体之间出现"分界线"；②脊髓病变呈连续性多节段，轻重程度不同；③轴位和/或矢状位 T_1WI 早期脊髓增粗，边缘不整齐，T_1WI 呈低信号、T_2WI 条状或斑片状高信号，慢性期脊髓大小正常或萎缩变细，蛛网膜下腔增宽；④增强 MRI 显示斑点状或环状强化，如有脊髓水肿、液化或囊变则不强化（Wang et al, 1998）。

【诊断】

放射性损伤根据受照射病史、受照剂量和部位，临床表现，实验室检查，以及影像学检查等综合分析作出初步诊断。

1. 患者有短时间内或较长一段时间连续或间断受到较大剂量照射的受照史。受照射剂量需要对 α 粒子、β 射线、γ 射线或 X 射线、中子等进行综合评估。外照射需要根据环境监测量和个人监测量综合评定；内照射需要通过体外直接测量、排泄物分析法、空气采样分析等进行测定。一次或数日内接受 >50Gy 的全身均匀或较均匀的电离辐射，或受照射剂量为 50～100Gy，病程为 2 天左右，受照射后出现共济失调、认知功能障碍、眼球震颤、肢体发抖、强直性抽搐和角弓反张等征象，可明确急性放射性脑损伤诊断。如受照剂量 >100Gy，受照射后意识丧失，瞳孔散大，尿便失禁，休克，昏迷，很快死亡，病程经过仅为数小时。如脊髓有放射暴露史，TD≥40～45Gy，潜伏期大于 6 个月，脊髓受损的症状体征与病变脊髓 MRI 改变范围基本一致，考虑为放射性脊髓损伤诊断。

2. 患者临床表现的严重程度、症状特点与受照射剂量大小、照射量率、受照射部位、受照射范围以及个体的身体状况有关。急性脑型放射病患者淋巴细胞绝对数最低值 <$0.3×10^9$/L，甚至测不出。

3. 影像学检查显示病变部位与照射野范围一致，病灶主要分布在颞叶、脑干、小脑，CT、MRI、PET 出现典型的影像学表现，急性期以水肿为主，慢性期以坏死为主，还可有脱髓鞘、出血、囊变、钙化、萎缩等。明显的影像学异常与较轻的临床表现通常是早期放射性脑损伤最突出的特征（郭韬，2002）。

【治疗】

放射性神经损伤往往是不可逆的，目前尚无有效的疗法，重在避免辐射暴露、提高放疗技术，减少放疗后损伤。

1. 急性放射性脑损伤　病情凶险，进展迅速，可在数日内死亡。主要采取对症支持疗法，如脱水降低颅内压增高，激素抗炎减轻水肿，改善微循环，以及抗凝治疗等。临床研究显示，贝伐珠单抗（bevacizumab）治疗后，放射性脑损伤病灶在 T_2 FLAIR 影像上缩小 59%，T_1 增强上缩小 63%（Levin，2011）。多数患者通过高压氧或药物治疗可取得明显的疗效，但以下情况需考虑手术治疗，诸如药物控制不佳的颅内压增高、大量急性脑出血、进行性神经功能障碍、持续性大量皮下坏死物质、肿瘤复发与放射性脑损伤难以鉴别、放疗后继发其他肿瘤等（翁维吉等，2016）。放射性脑损伤导致的认知功能障碍，可尝试第二代可逆性乙酰胆碱酯酶抑制剂多奈哌齐（donepezil）。一项随机、双盲、安慰剂对照的Ⅲ期临床试验将 198 例脑肿瘤局部或全脑放射患者随机分组，实验组服用多奈哌齐，5mg/d 服用 6 周，之后续接 20mg/d 服用 18 周，结果发现实验组患者整体认知评估与对照组无显著差异，但在记忆、运动速度及灵活性分项评分均有显著获益（Rapp，2015）。

2. 放射性脊髓损伤　应加强护理，注意营养支持，预防压疮及尿路感染等并发症。上运动神经元损伤所致的肢体痉挛性瘫、肌张力增高可小剂量口服巴氯芬并逐渐增量。口服药物或物理疗法无效的难治性痉挛状态或伴剧烈疼痛者，可鞘内注射巴氯芬改善患者生活质量（Penn et al，1989），或采用选择性脊神经后根切断术治疗。此外，应康复治疗，如被动牵伸、放松疗法、踏车练习，改善软组织伸展性，避免不适当用力，控制痉挛进展。

3. 放射性脑神经损伤　可用 B 族维生素（如维生素 B_1、维生素 B_{12}）。有研究报道静脉输注大剂量甲泼尼龙改善放射性舌下神经麻痹，但无明确的剂量循证依据（McDowell，2017；Rigamonti，2018）。

4. 放射性脑血管损伤　应积极进行抗动脉粥样硬化和减轻炎症反应治疗，对诱发颈动脉狭窄患者建议采用颈动脉血管成形术和支架植入术等介入微创手术，避免开放性手术导致继发感染或神经损伤等术后并发症（Trojanowski，2019；Giannopoulos，2018）。

第九节　其他物理性损伤

（赵赞梅）

一、减压病

减压病（decompression sickness，DCS）或称潜涵病（caisson disease）是指由于高气压环境作业后减压不当，体内原已溶解的气体超过了过饱和极限，在血管内外及组织中形成气泡所致的全身性疾病，常见的有潜水减压病（DDS）和高空减压病（ADS）。在减压过程中或在减压后短时间内发生者为急性减压病；缓慢演变的缺血性骨或骨关节损害为减压性骨坏死，主要病变发生在肱骨、股骨、胫骨及其骨关节。为把不同环境所引起的减压病相区别，可按其高压环境的作业性质，分为为空气潜水减压病、氦氧潜水减压病、潜艇艇员脱险（引起的）减压病、高空减压病、饱和潜水减压病和沉箱（隧道）减压病等（赵金垣等，2017）。

【病因和发病机制】

减压病绝大部分是由于高气压环境作业后减压不当而发生的，也与个体的年龄、体质、肥胖程度、体位、情绪、睡眠状况、劳动强度大，以及环境因素如温度等有一定的关系。减压病通常发生在：①潜水作业：如水下工程、海底电缆铺设、海难救助、沉船打捞、潜艇人员紧急上浮等；

②高气压作业：如沉箱、水下隧道施工，科研及医疗用高压氧舱等；③高空作业：如飞行人员从地面迅速升空高达 8 000m 以上，或增压座舱密闭性在高空突然受损（Webb et al，2011）。

关于减压病的发病机制曾有不少学说，但近年育"气泡学说"最为大家接受，并不断获得实验研究结果的证实。其对减压病发生的基本解释如下：机体暴露于高压环境时，环境中高分压气体（主要是惰性气体氮和氦）会通过呼吸和循环系统逐步溶解于体内各类组织中，这是气体的"饱和（saturation）"过程；此时如突然转入低压环境，溶解于血液和组织中的气体便成为"过饱和（oversaturation）"状态；如减压速度过快，血液和组织中气体张力与外界气压的比值大于过饱和的安全系数时，溶解状态的气体可在几秒至几分钟时间内游离为气态，以气泡（bubble）形式出现在体内；血管内的气泡可以阻塞血液循环并引起血管痉挛，导致组织缺血、缺氧，引起血管内气泡栓塞病（aeroembolism）；气泡多时可引起心肺气栓；部分气泡尚可经过肺内动静脉短路等进入体循环，形成动脉气泡，造成动脉栓塞；血管外组织中的气泡，如果在循环条件不好的情况下可以长期存在于组织，产生压迫症状；减压愈快，症状出现愈早，病情也愈重（James et al，2017）。

【临床表现】

急性减压病多在减压后 6 小时内出现，90% 以上出现在 24 小时内，超过 36 小时后发生的肌肉关节痛，基本可以排除急性减压病的可能。轻者仅有皮肤瘙痒、关节痛，重者引起肢体瘫痪、休克和死亡。减压性骨坏死患者前期常无自觉症状，主要依据影像学检查进行诊断（Murphy et al，2018；中华人民共和国国家卫生和计划生育委员会，2017）。具体临床表现如下：

1. 神经系统症状　神经组织富含类脂质，能溶解大量氮气，且组织比较致密、容易受压变形、侧支循环不良，因此对空气栓塞特别敏感，容易发生不可逆的变化。症状广泛而多样，轻者表现为头痛、失眠、呕吐、困倦、虚弱等；严重者有眩晕、定向障碍、运动失调、失语、休克、昏迷、抽搐、偏瘫等；有时可留下持久的后遗症；脊髓受累可发生截瘫，多见于胸段下部和腰部，导致下肢感觉和运动功能障碍、肢体麻痹，以及直肠、膀胱麻痹等；特殊感觉器官受累如前庭损伤，可出现眩晕、空间定向障碍、恶心、呕吐、面色苍白、耳鸣等；视觉器官受损，可出现眼震颤、复视、失明等。

2. 皮肤　以皮肤瘙痒（skin itch）最为多见，也出现最早，主要系皮下疏松结缔组织及汗腺内血管外小气泡形成，刺激感觉神经末梢所致，表现为皮肤深层阵阵瘙痒，并有蚁走感、灼热感、出汗，抓时如隔靴。常见颜面、耳、腕部和手部的一过性瘙痒;胸廓下部、腹部和肩背部皮肤有剧痒,皮肤血流瘀滞区与继发血管扩张区相间,形成"大理石样"斑块;腮腺、颈上和腋下淋巴结内由于气泡梗阻可以导致皮肤水肿;气体在皮下积聚可形成无痛性"皮下气肿(subcutaneous emphysema)"。

3. 肌肉和关节 四肢关节痛是急性减压病最为常见和典型的症状,70%~90%的患者有此症状。疼痛常发生在一个或多个关节及弯曲运动的部位,部位因作业环境稍有差异,空气潜水减压病中上肢疼痛为下肢的3倍;氦氧潜水减压病中,下股疼痛为上肢的3倍;膝和肩关节是好发部位,但多为非对称性。发病初期多表现为局部劳累后或静止时肌肉酸胀、麻木;随着时间是延长,可发展为跳痛、针刺样、刀割样剧痛等,肢体移动时,疼痛加重,患者为减轻疼痛常采用半曲屈姿态,故又名"屈肢症"(bends)。引起疼痛的原因是气泡阻塞血管,引起局部缺血缺氧、血管痉挛、肌肉痉挛、神经受压及关节受损等,加热和按摩能暂时减轻疼痛,但不能使之消除。

4. 减压性骨坏死(decompression osteonecrosis,DON)为无菌性骨坏死(aseptic bone necrosis),多见于长期从事潜水、沉箱工作的老工人。病变主要累及肱骨头及肱骨上段;其次为髋、股和膝,尤其是股骨上、中、下段,胫骨上段等特定部位。发病率不仅与于高气压暴露病史、急性减压病病史成正比。

辅助检查主要是骨骼的影像学检查,包括X线平片或CT检查,可发现较特征性的骨质破坏表现;X射线检查阴性但有关节疼痛症状者或X线检查可疑阳性者应CT检查或MRI检查;CT具有高分辨性能,能较早发现细微的病变但对骨髓水肿的检出不敏感,MRI能较早发现血流改变,是肱骨或股骨头坏死诊断的金标准;放射性核素骨扫描可早期显示骨坏死病灶,但不能显示陈旧的钙化或形成空腔的病灶,因此,仅对部分阳性病例有诊断意义。

5. 循环系统 表现为脉搏细弱频速、血压下降、心前区紧缩感、全身发绀、四肢发凉等,严重者可引起休克;腹腔血管受累可表现为腹痛、恶心、呕吐、腹泻等;脑终末动脉、冠状动脉栓塞时,可发生猝死等。

6. 呼吸系统 可出现呼吸困难,呼吸迫促、干咳、呛咳、剧咳、咯血和发绀等,并有上腹约束感和胸骨后吸气痛,称为"气哽"(chokes)。

【诊断和鉴别诊断】

根据高气压作业史、减压时未按规章减压或发生事故、减压结束后36h内,出现因体内游离气泡所致的神经系统、皮肤、骨关节及循环系统和呼吸系统等临床表现可以诊断急性减压病。

有高气压环境作业史,影像学检查见到主要发生于肱骨、股骨及/或胫骨或骨关节坏死表现,排除骨岛等正常变异和其他骨病后,可诊断减压性骨坏死。

急性减压病应与氮高压综合征、急性缺氧症、一氧化碳中毒等进行鉴别,另外,腹痛应与阑尾炎、脾破裂、胃及肠腔内胀气等鉴别;肌肉酸痛应与劳损疾病及关节、韧带、肌腱、关节盘的损伤相鉴别;呼吸道症状应与急性肺损伤,包括肺梗死、急性呼吸窘迫综合征、急性肺水肿等相鉴别;心血管症状应与原发性心脏疾病、心功能不全相鉴别等。

减压性骨坏死应与一般骨关节疾病和其他原因引起的缺血性骨坏死进行鉴别。

【治疗】

根据患者的具体情况进行高压氧加压治疗及其他综合疗法,也可选用物理疗法和中药活血化瘀辅助治疗(郑晓惠等,2018)。

二、中暑

中暑(heat illness)也称为热损伤(heat-injury)或急性热致疾病(acute heat illness),是在高温影响下,机体体温调节中枢功能障碍导致的一组急性疾病。根据发病机制及临床表现分为三型:热射病(heat apoplexy)或日射病(heliosis),热痉挛(heat cramp),以及热衰竭(heat exhaustion)等。一般以单一类型出现,亦可几种类型同时出现。

【病因和发病机制】

在高温环境(温度超过35℃或辐射热强度超过0.5kcal/(cm²·min)的环境条件)下工作或劳动易发生中暑。有时气温虽未达到高温,但湿度高、通风不良和从事重体力劳动亦可发生。先天性汗腺缺乏,老人、体弱、疲劳、糖尿病、穿衣不当、服用抗胆碱药等常为中暑的诱因。

正常人体腋窝温度维持在36~37.4℃左右,下丘脑体温中枢调节产热与散热达到平衡。在常温下(15~25℃)人体散热主要靠辐射,其次为蒸发和对流,少量为传导。当周围环境温度超过皮肤温度时人体散热仅靠出汗和蒸发。人体通过热环境适应来处理热应激,健康人热环境适应需要7~14天。热环境未适应者在高温环境中长时间剧烈活动会由于机体产热增加或散热受阻、体内热蓄积过量引起器官组织功能损伤,体温调节功能紊乱而发生中暑。

1. 热射病 亦称中暑性高热(high fever with summer heat),是一种致命性急症,死亡率10%~50%。系由于高温或体内产热过多,引起体内蓄热,体温不断增高,致使下丘脑体温调节功能障碍而引起。头部受日光直接暴晒引起者称为日射病,是热射病的一种。热直接作用于细胞或细胞结构、血管内皮细胞,导致全身广泛出血及凝血异常,脑弥漫性点状出血是致命性热射病的典型变化。热作用导致神经细胞损伤,如 Purkinje 细胞变性、核浓缩、染色质溶解和树突肿胀等,小脑最显著。患者有不同程度肾损伤,肾血流减少、失水、失盐及高热状态引起肾缺氧。高热时组织耗氧量显著增加,休克可导致无氧代谢,产生代谢性酸中毒。

2. 热痉挛 是水和电解质平衡失调所致,高温情况下大量出汗,使水、盐丢失过多,引起腓肠肌或腹部肌群痛性痉挛。

3. 热衰竭 是人体对热环境不适应引起周围血管扩张和大量失水,导致循环血量和颅内供血不足,继而发生虚脱或暂时晕厥,后者又称热晕厥(heat syncope)。

【临床表现】

1. 热射病 一般为急性起病,少数有数小时至数十小时的潜伏期,其间仅有无力、头痛、头晕、恶心、呕吐、多尿等症状。典型表现为急骤高热(肛温常达41℃以上,腋温40℃以上)、无汗和意识障碍,表现为嗜睡、谵妄、昏迷、抽搐等,另外还可出现皮肤潮红或苍白,脉快、血压降低、脉压增宽,呼吸浅快等体征。常伴随有白细胞及中性粒细胞增高,血 pH、血 Na^+ 降低、血糖增高,肝肾功能异常、蛋白尿和管型尿。心电图可出现心律失常及心肌损伤表现。体温超过41℃,且持续时间较长时,可合并多脏器功能衰竭和弥散性血管内凝血,预后恶劣。

2. 热痉挛 常发生于高热下进行强体力劳动和大量出汗者,表现明显肌痉挛伴收缩痛,多见于四肢肌、咀嚼肌和腹肌等常活动的肌肉,腓肠肌明显。痉挛为对称性,时而发作,时而缓解。轻者不影响工作,重者疼痛甚剧。患者体温正常,血 Na^+、Cl^- 降低,尿肌酸增高。

3. 热衰竭 通常起病急,多见于老年人或心血管疾病患者。表现头昏、头痛、恶心、呕吐,随之口渴、胸闷、面色苍白、冷汗淋漓、脉细而缓,继而晕厥、血压下降,并手足抽搐,重者周围循环衰竭,体温多不增高。血 Na^+、K^+ 水平降低。

【诊断和鉴别诊断】

1. 诊断 根据明确的高温环境接触史(主要指工作时的气象条件),有体温升高、肌痉挛或晕厥等特征性临床表现,排除其他类似的疾病后,即可作出中暑的诊断。

2. 鉴别诊断 热射病应与脑炎、有机磷农药中毒、中毒性肺炎、痢疾、疟疾等鉴别;热痉挛伴腹痛应与各种急腹症鉴别;热衰竭应与消化道出血、异位妊娠和低血糖等鉴别。

【治疗】

1. 热痉挛和热衰竭患者应迅速转移到通风阴凉处,口服凉盐水、清凉含盐饮料。循环衰竭者静脉滴注生理盐水、葡萄糖液、氯化钾等,经治疗一般 30min 至数小时可恢复。

2. 热射病患者病情危急,死亡率达 5%~30%,应立即采取以下急救措施。

(1)物理降温:将患者浸入 4℃水中,按摩四肢皮肤,使皮肤血管扩张和加速血液循环,促进散热。随时观察和记录肛温,待肛温降至 38.5℃时立即停止降温,将患者转移到 25℃室温中继续观察。如体温回升可再浸入 4℃水中,并在额部、腋窝、腹股沟处放置冰袋,吹风加速散热。老人、体弱及心血管病患者不宜用 4℃水浸浴,以免发生肌肉抖动产热、加重心脏负担导致心力衰竭。

(2)药物降温:如氯丙嗪 25~50mg 加入 10%葡萄糖盐水 500ml 中,于 1~2 小时静脉滴注,必要时重复使用。严密观察血压变化,血压下降时减慢滴速或停药。本药调节体温中枢、扩张血管、松弛肌肉及降低耗氧量。可用盐酸哌替啶或地西泮控制寒战。

(3)对症治疗:保持呼吸道通畅,给氧,严密观察生命体征变化;用多巴胺、去乙酰毛花苷(西地兰)等治疗休克和心力衰竭。脑水肿可用甘露醇,应注意肾功能。

三、手臂振动病

手臂振动病(hand-arm vibration disease,HAVS)是长期从事手传振动作业而引起的手部末梢循环障碍和/或手臂神经功能障碍为主的疾病,并能引起手臂骨、关节-肌肉系统的损伤,其典型表现是"振动性白指(vibration-induced white finger,VWF)"。手臂振动病是一种慢性进行性全身性疾病,涉及循环、神经和骨关节-肌肉系统。神经系统障碍的主要表现为指端感觉减退和周围神经功能异常的"振动性神经病(vibratioin-induced neuropathy,VN)";手臂的骨关节-肌肉系统障碍表现营养不良、退行性变和手臂运动障碍;振动性白指与振动性神经病可并存或单独存在(Wagrowska-Koski et al,2011)。

【病因和发病机制】

从事手振动作业和使用振动工具是本病主要的病因,常见的有凿岩工、固定砂轮和手持砂轮磨工、铆钉工、风铲工、捣固工、油锯工、电锯工、锻工、铣工、抻拔工等。国外报道,骑摩托车的邮递员、长期使用牙钻的医生等,也会出现手臂振动病的症状。

本病的发病机制至今未明。动物实验与活组织检查病理显示,疾病早期可出现指端小动脉生理性痉挛;随着病情进展,可出现小动脉平滑肌增厚,平滑肌细胞胞浆空胞形成,胞核增大;血管内皮肿胀、增生,管腔狭窄;之后出现神经纤维变性及脱髓鞘变化。研究表明,手部长期接触振动和握持工具,可使局部组织压力增加,并影响血管内皮细胞功能,引起局部血管收缩和血管内膜增厚、管腔狭窄甚至阻塞;刺激振动感受器(Pacini 小体等)可通过躯体感觉-交感神经反射使手指血管运动神经元兴奋性增强、血管平滑肌细胞对去甲肾上腺素(NA)的反应性提高、振动可损伤存在于血管平滑肌中的肾上腺素能受体,导致血管舒张功能减退;同时,振动使血液黏度增加,对引起振动性白指也可能有一定作用。

【临床表现】

1. 振动性神经病　早期出现间歇性或持续性手麻,以及手疼痛、胀痛、僵硬和多汗等,常见腕、肘、肩关节酸痛。特点是常影响整个上肢,夜间尤为明显,活动可暂时缓解。可伴运动功能障碍,如书写受影响、精细操作不灵活、持物易掉等。检查可见指端振动觉、痛觉等减退、阈值升高,正中神经感觉及运动神经传导速度降低、远端潜伏时延长,肌电图显示神经源性损害(neurogenic damage)。

2. 振动性白指　或称职业性雷诺现象(occupational Raynoud phenomenon),是手臂振动病的典型临床表现。其发作具有一过性和时相性特点,一般受冷后出现,患指麻、胀、痛感,由灰白变苍白,由远端向近端发展,界限分明,可持续数分至数十分钟,再逐渐由苍白、灰白变为潮红,恢复至常色。振动性白指发作常见于示指、中指和环指远端指节,严重者累及近端指节,甚至整个手指变白,通常不累及拇指和足趾。轻者仅在寒冷季节偶发,重者四季频繁发作。

3. 骨-关节和肌肉系统症状　可见手指关节肿胀、变形,手肌萎缩等,指-掌关节、腕关节疼痛也较多见。手、腕和肘关节 X 线检查可见退行性和增生性改变,如骨质疏松、骨刺形成等,但无特异性。

【诊断和鉴别诊断】

1. 诊断　根据长期从事手传振动作业的职业史,出现手臂振动病的主要症状和体征,结合末梢循环功能、周围神经功能检查,参考作业环境的劳动卫生学调查资料,排除其他病因所致的类似疾病。

2. 鉴别诊断　应注意与雷诺病(Raynaus disease)或称肢端动脉痉挛病(acroarteriospasm)、血栓闭塞性脉管炎(thromboangiitis obliterans, TO)、肢端发绀症(acrocyanosis)等鉴别。

【治疗】

目前尚无特效疗法,特别是振动性白指一旦发病,治疗和恢复均较困难;少数患者即使脱离振动作业仍继续发展,因此强调早期发现,早期处理。应开展健康教育,增强自我保健意识。

对症治疗可采取:①超短波照射、温泉浴等物理疗法,以及徒手体操、太极拳、等运动疗法;②试用外周血管扩张药,诸如 α 受体阻滞剂盐酸妥拉唑林、β 受体兴奋剂异丙基肾上腺素,血管平滑肌扩张剂烟酸、地巴唑等,缓激肽拮抗剂吡卡酯等;③使用维生素 B 族、维生素 C、ATP 等药物促进神经功能恢复;④中药如四妙勇安汤加减、独活寄生汤加减等活血化瘀、舒筋活络,或应用针灸、按摩等治疗;⑤必要时试用交感神经节阻断治疗。

参考文献

第二十八章 系统性疾病所致的神经系统并发症

The Complications of the Nervous System Caused by Systemic Diseases

（矫毓娟 王维治）

第一节　概述

神经系统调整机体各系统和器官的功能,以适应内外界环境的变化。神经系统病变必然影响各系统和器官的功能,反之,其他系统和器官发生病变时也会影响神经系统,导致相应的症状体征。

【发病机制】

系统性疾病(systemic diseases)的种类繁多,其导致神经系统并发症的发病机制十分复杂,有时可能有数种因素参与。例如:

1. 代谢性疾病　严重代谢性疾病引起机体代谢紊乱和代谢产物潴留,可导致神经系统并发症。例如:①肾衰竭患者及其进行腹膜透析、血液透析时,可发生水、电解质和酸碱平衡紊乱,体内代谢产物潴留和渗透压改变等;②糖尿病由于胰岛素分泌不足和高血糖导致神经组织内山梨醇和果糖大量堆积,细胞内渗透压增高,引起神经纤维节段性脱髓鞘病变,乙酰胆碱(ACh)合成减少等;③原发性醛固酮增多症导致血钾过低,引起发作性肌无力,血钙减少出现手足搐搦;④维生素 B_{12} 缺乏引起亚急性联合变性等。

2. 中毒性疾病　各种生物毒素及代谢毒素可直接侵害神经系统。例如,肝脏病变可因氨中毒产生肝性脑病,肾衰竭可因氮质代谢产物蓄积引发神经损害,白喉或破伤风时,白喉杆菌、破伤风杆菌具有的嗜神经生物毒素可使神经系统受损。

3. 血管性疾病　糖尿病患者的神经营养血管可发生基底膜增厚、血管内皮细胞增生、血管壁内脂肪及多糖类沉积而引起管腔狭窄,导致神经营养障碍、脑梗死。白血病患者因血小板减少、纤维蛋白原溶解、肝素样抗凝物质作用及脑血管通透性增加等,可并发脑出血或蛛网膜下腔出血。真性红细胞增多症患者由于红细胞、白细胞及血小板不同程度地增多,血容量增加、血黏度提高,导致血栓形成。

4. 变态反应性疾病　如猩红热、传染性单核细胞增多症等均可因病原体感染引起变态反应,钩端螺旋体病可因过敏性血管内膜炎导致神经系统并发症。

5. 浸润压迫性疾病　白血病细胞、多发性骨髓瘤的恶性增殖及淋巴瘤等,可直接浸润压迫脑神经、脑膜与脊髓等。

6. 病原体直接入侵　如化脓性脑膜炎、病毒性脑炎、布鲁氏菌性脑病、神经梅毒以及神经艾滋病等。

【临床表现】

系统性疾病导致神经系统并发症的临床表现复杂多样,其共同特点包括:

1. 脑损害症状

(1) 神经症样表现:如头痛、头昏、失眠、焦虑、耳鸣、眼花、记忆力减退及注意力不集中等。

(2) 局灶性神经功能缺失症状:如脑梗死、脑栓塞、白血病等可导致轻偏瘫、失语等。

(3) 痫性发作:见于脑膜脑炎、脑血管病变、脑肿瘤、急性心源性脑缺血综合征等。

(4) 精神症状:各种脑炎和脑病可出现烦躁不安、谵妄、淡漠、焦虑、定向力障碍、认知功能减退及不同程度意识障碍等。

2. 脊髓损害症状

(1) 急性横贯性损害:如病毒感染和免疫介导的炎症性反应可引起急性脊髓炎。

(2) 慢性脊髓压迫症:白血病、淋巴瘤和骨髓瘤的浸润压迫,导致神经根痛、传导束型感觉障碍、轻截瘫等。

(3) 亚急性或慢性脊髓变性:如糖尿病引起脊髓后索变性,恶性贫血导致亚急性联合变性。

3. 周围神经损害症状　如糖尿病、慢性肾衰竭合并多发性神经病,糖尿病也可引起非对称性单神经病或神经丛病。细菌毒血症或外毒素(如白喉杆菌、布鲁氏菌病)引起感染性多发性神经病、单神经病及多发脑神经炎等。白血病、淋巴瘤及骨髓瘤浸润引起多数脑神经受损等。

4. 自主神经功能紊乱　糖尿病性自主神经病可表现肢体血管舒缩功能失调,引起肢端苍白或发绀,以及胃肠道蠕动能力下降、阳痿早泄、少汗或多汗、直立性低血压等。

5. 肌肉和运动系统功能障碍　肝性脑病可出现扑翼样震颤;尿毒症可出现肌痉挛、肌强直、肌束颤动、扑翼样震颤以及肌阵挛发作、尿毒症性肌病等。甲状腺功能亢进可出现慢性甲状腺中毒性肌病、周期性瘫痪、重症肌无力和眼肌瘫痪型突眼等。甲状腺功能减退可出现假性肌强直症,破伤风引起肌强直性痉挛与抽搐,肿瘤患者可合并各种神经副肿瘤综合征等。

【诊断】

首先应根据神经系统的临床特征进行分析,并对相关的内科疾病进一步检查。根据神经系统症状出现的时间、急缓及表现等,判断与系统性疾病的关系。

【治疗】

临床须兼顾原发病的病因治疗与神经系统并发症的对症治疗。

1. 病因治疗　例如,先天性心脏病患者择期手术可预防脑栓塞,尽早改善肝脏功能可预防肝性脑病发生,控制血糖是治疗糖尿病周围神经病的关键等。

2. 对症治疗　目的是减轻症状、促进神经功能恢复。

第二节 心脏与血管疾病的神经系统并发症

脑本身不具备贮存氧、葡萄糖与糖原的能力,必须依赖心血管系统维持正常的代谢活动,心脏及血管严重病变影响脑部血液及氧的供应,引起脑功能损害,临床上出现一系列神经精神症状和体征。

一、先天性心血管疾病的神经系统并发症

先天性心血管病(congenital cardiovascular diseases)在婴儿中的发病率为 3‰~6‰,临床可分为无发绀型与发绀型两类。前者包括房间隔缺损、室间隔缺损、动脉导管未闭及肺动脉瓣狭窄等,后者包括法洛四联症(tetralogy of Fallot)、法洛三联症及肺动脉高压性右向左分流综合征。约25%的先天性心血管病患者可出现神经系统损害,其中发绀型引起的较多。

【发病机制】

发病机制可能包括:

1. 神经系统发育不良 如伴小头畸形(24%)、神经脊柱裂(16%)等;先天性心脏病患者婴儿期脑容积平均较正常少21%(Mebius et al,2017)。

2. 血液异常分流 大动脉移位、动脉导管未闭、心瓣膜狭窄及手术损伤心肌等,室间隔或房间隔缺损,均易导致血栓形成或脑栓塞。

3. 低氧血症 大量血液右向左分流,导致低氧血症,长期脑缺氧可影响脑发育或致神经变性。血氧含量降低可使红细胞数代偿性增多,易引起脑动脉、静脉或静脉窦血栓形成。

4. 心功能不全、心搏出量减少 导致脑供血不足;也可使静脉回流受阻及脑静脉系统淤血,加重脑血液循环障碍或引起静脉窦血栓形成;缺氧可使四肢末端的代谢产物淤积,引起多发性神经病等。

5. 感染机会增加 因异常分流或涡流的血液可冲击心内膜,使心内膜表面易受细菌等侵入发生感染性心内膜炎,带菌栓子入脑可引起脑脓肿。

【临床表现】

1. 晕厥、抽搐及意识丧失发作 一般认为,动脉血氧浓度降低6%时可引起晕厥或抽搐。一般在2~3岁发病,患儿哭闹时面色青紫与哮喘样呼吸,有时进食、排便或用力可诱发。持续时间与缺氧程度有关,处理不及时可致死亡。低氧血症常在4岁以后减轻,与侧支循环建立或贫血改善有关。12%~50%脑卒中的患儿将发生继发性癫痫。

2. 脑卒中 是先天性心血管病的常见并发症,脑栓塞最常见,其次为脑血栓形成、静脉窦血栓形成等。右向左分流患者中约5%~8%有栓塞的表现,儿童患者约6%~38%在术前的脑 MRI 上显示脑室周围白质软化(periventricular leukomalacia,PVL)(Mebius et al,2017)。

(1)脑栓塞和脑血栓形成:均多见于大脑中动脉供血区,其次为大脑前动脉、大脑后动脉供血区。1~2岁的婴儿处于脑生长发育期,极易受到低氧血症的伤害,脑卒中发生率高,3~10岁时发病率逐渐减少;以后可因出现继发性红细胞增多、感染性心内膜炎等,脑卒中发生率再度增高。

(2)颅内静脉窦血栓形成:多见于上矢状窦,表现为头痛、呕吐、抽搐、肢体瘫痪及意识丧失等;其次为海绵窦,表现为患侧眼球外突、眼结膜高度水肿,以及第Ⅲ、Ⅳ、Ⅴ、Ⅵ对脑神经的第一支等损害征象。

3. 脑脓肿 约5%的先天性心脏血管畸形患者可合并 CNS 感染和脑脓肿。多发于4~7岁患儿及20岁左右青年,可能与牙齿发育及继发于齿龈感染和菌血症有关。脑脓肿可单发或多发,可与化脓性脑膜炎并存。起病较缓慢,初始可有发热、头痛、乏力、精神萎靡及外周血白细胞增高,有些病例可无明显发热,易误诊。脓肿形成后则主要表现为颅内占位性病变的症状。局灶症状体征与脓肿部位有关,可出现失语、失认及癫痫发作等,但较少发生偏瘫或意识障碍。

4. 认知障碍 较严重的先天性心脏血管畸形患者中,高达50%有精神发育迟滞(Mebius et al,2017),可以表现为轻度认知功能减低、精细或大肌肉运动功能障碍,执行功能、视空间、感知、注意力、社交能力或沟通能力障碍等。2岁以下的婴儿发生脑卒中偏瘫者中约20%遗留精神运动发育迟滞。

【辅助检查】

1. 原发病的相关检查 心电图、X线片、超声心动图、MRI、心肌核素扫描与心血管造影等,可显示心脏血管畸形和各项指标。动脉血氧含量、氧分压、血氧饱和度明显降低,外周血检查可有红细胞代偿性增多。

2. 神经系统并发症的相关检查 CT 或 MRI 检查对脑结构异常、脑卒中及脑脓肿的定位与定性价值较大,胎儿 MRI 及脑实质超声检查对部分脑发育不全的产前诊断有帮助。60%以上脑发育异常的患儿 EEG 表现异常。脑脓肿患者脑脊液压力可增高,CSF 白细胞数增多,脓肿邻近脑表面或脑室蛋白含量增高明显,糖及氯化物正常,有时 CSF 检查完全正常。

【诊断和鉴别诊断】

1. 诊断 在先天性心血管病的基础上,出现神经系

统受损的临床表现,结合血氧含量、影像学及脑脊液检查通常可以确诊。

2. 鉴别诊断 临床表现不典型的病例应注意与脑肿瘤和脑炎等鉴别。

【治疗】

1. 原发病治疗 手术是根治方法,适龄择期手术是成功的关键。学龄前期是施行手术的最佳年龄,发绀型和缺氧严重的严重病例应争取尽早手术(Warnes et al,2008),可先行姑息性手术,再行根治术。暂不宜手术者应积极防治低氧血症,避免持续啼哭及剧烈运动,适当限制进水量,避免暴食暴饮及长时间下蹲等;可间歇吸氧,如右心功能不全应酌情使用抗心力衰竭、利尿药物等;合并感染性心内膜炎者需应用足量有效的抗生素。21世纪以来快速发展的球囊扩张及瓣膜置换、血管支架技术也逐步进入介入儿科和先天性心脏病领域,为一些患者带来新的治疗选择。

2. 神经系统并发症的防治 脑梗死的防治可按常规进行,如脑栓塞由细菌栓子引起,应合用抗感染药物,脑脓肿可根据数目及大小确定保守或手术治疗;预防脑栓塞方面,由于疾病的异质性强,儿童及成年先天性心脏病患者抗凝策略的安全性、选择和持续时间需要根据患者性别、年龄、是否有充血性心力衰竭、高血压、糖尿病等条件,制定个体化方案(Warnes et al,2008);脑发育障碍者可试用神经营养药物及康复治疗。

二、主动脉狭窄的神经系统并发症

主动脉狭窄(aortic stenosis,aorta angusta)是较常见的大血管畸形,约占先天性心血管病的22%,男女比例为4:1~5:1。广义的主动脉狭窄包括主动脉瓣膜上、瓣膜下及主动脉瓣的狭窄,可以是先天性疾病,也可由感染、赘生物、心脏或瓣膜手术导致;狭义的主动脉狭窄为发生在从主动脉弓中部至腹主动脉分叉处之间的任何部位的局部性缩窄,在主动脉弓末端及降主动脉起始部多见。

【发病机制】

主动脉狭窄段的近心端血压增高,头部及上肢血液供应相对增加,血管扩张,导致脑血液循环障碍;脑部毛细血管渗透性增加,血浆渗出可引起脑水肿或点状出血;部分患者主动脉狭窄处因血流冲击破溃,易形成无菌性动脉炎、炎性赘生物。另外,主动脉狭窄段的远心端血流减少和血压下降,下肢血供不足和缺血、缺氧,可导致代谢产物淤积,引起多发性神经病,因此在狭窄段周围多出现侧支循环,下半身血液部分由肋间动脉和乳房动脉供应。

【临床表现】

约50%的主动脉狭窄患者并发神经系统损害,狭窄段较长者,常伴其他先天性心脏畸形,婴儿期症状即很明显,患儿多在儿童期死亡;小段主动脉狭窄者,通常不伴心脏畸形,可直到成年才出现临床症状(Michelle et al,2018)。

1. 脑部血液循环障碍 除高血压症状外,约25%的主动脉狭窄患者可并发高血压性脑出血而死亡。主动脉炎性赘块脱落可引起脑栓塞。

2. 动脉瘤 4%~5%的患者可并发基底动脉环动脉瘤或脊髓动脉瘤,前者多见。动脉瘤压迫邻近结构可出现相应的临床症状、体征,如引起动眼神经麻痹,动脉瘤破裂可导致蛛网膜下腔出血或脊髓出血。

3. 心血管特殊征象 临床常有高血压性心脏病的症状、体征,可闻及心脏杂音,另外上肢血压增高,脉搏有力,下肢血压降低,脉搏减弱;下肢出现易疲劳、束缚感、麻木、发冷、疼痛及间歇性跛行等缺血症状,活动时症状加剧。患者心腔内压力增高,易发生心律失常、心源性晕厥。

4. 脊髓病 如主动脉狭窄明显,可影响脊髓供血出现不典型脊髓病的表现。

【辅助检查】

1. 胸部X线片 左前斜位可见狭窄的主动脉及狭窄后升主动脉扩张和左心室增大。

2. 心导管检查 可直接发现主动脉狭窄的部位、长度及严重程度。

3. 脑CT或脑MRI 可显示脑出血、脑梗死,脑和脊髓CTA检查或数字减影血管造影(DSA)可显示动脉瘤。

【诊断】

青年高血压病患者上肢血压高,下肢血压低,下肢动脉搏动减弱或不能触及,心浊音界增大、相应心脏杂音,结合辅助检查可确诊。突然发生脑卒中或出现截瘫者,结合CT、MRI及DSA等影像学检查可诊断。

【治疗】

1. 原发病治疗 主要是手术治疗,切除主动脉狭窄段并端端吻合,如狭窄段过长,不能作端端吻合术,可移植同种异体或人造血管,有些病例可进行主动脉瓣置换(Michelle et al,2018)。

2. 合并症治疗 对高血压、脊髓病变及周围神经缺血的治疗,主要处理原发病,脑出血、蛛网膜下腔出血及脑栓塞等治疗可参照本篇第五章卒中和"脑血管疾病"。

三、感染性心内膜炎的神经系统并发症

感染性心内膜炎(infective endocarditis)是一种潜在致命性系统性疾病,临床表现多样,缺乏特异性。患者多有风湿性或先天性心脏病,有人工瓣膜或其他心脏装置

手术史的患者的比例逐渐升高,在发达国家已经超过风湿性心脏病。此病的神经系统并发症十分常见,但漏诊率和死亡率较高。

【发病机制】

随着心脏手术广泛开展,感染性心内膜炎的病原菌发生变异,发病高峰年龄已由 20 世纪 50 年代的 45 岁转变为现在的 70 岁,老年人罹患感染性心内膜炎风险是一般成年人的 5 倍(Ursi et al,2019)。

感染性心内膜炎主要由草绿色链球菌、牛链球菌、HACEK 细菌组(一组革兰氏阴性菌,H 代表嗜血杆菌属,A 代表放线杆菌属,C 代表人心杆菌属,E 代表艾肯菌属、K 代表金杆菌属)、金黄色葡萄球菌、社区获得性肠球菌、真菌、伯纳特立克次氏体等引起(Baddour et al,2015;Yang,2018)。心脏损伤后形成赘生物,导致细菌性栓子形成、感染性动脉瘤及动脉炎等,进而形成多灶性脑脓肿、弥漫性化脓性脑膜炎、化脓性脊髓炎,还可直接致血管闭塞或血栓形成、脑出血或蛛网膜下腔出血。

【临床表现】

感染性心内膜炎可能有感染的全身症状,如发热、进行性贫血、杵状指、脾肿大等,以及心脏杂音和神经系统外栓塞的表现。神经系统并发症包括:

1. 脑栓塞 临床很常见,多见于颈动脉系统。

2. 出血性卒中 因感染性动脉瘤多位于脑表面,破裂可引起蛛网膜下腔出血,脑内小动脉瘤破裂也可发生脑内血肿,多位于额叶及颞叶。

3. 脑脓肿 若栓子内细菌毒力强,小动脉周围脑组织可形成多发性小脓肿,细菌毒力弱可发展为单发性脓肿。

4. 化脓性脑膜炎 脑表面或软脑膜血管内散在的细菌性栓子引起,临床表现为颅高压、脑膜刺激征及脑局灶性损害症状。

5. 其他 尚可发生感染性中毒性脑病、脊髓炎病变及周围神经病变等。

【辅助检查】

1. 血液检查 绝大多数患者外周血白细胞增多、核左移,进行性贫血,血细胞沉降率(简称血沉)明显增快;50%~80% 患者血培养可获阳性结果,聚合酶链反应(PCR)也可以检测病原菌。外周血涂片有时可见吞噬单核细胞,细胞质中可含有细菌或退变的红细胞。病程超过数周的病例约半数类风湿因子阳性。约 90% 患者血中循环免疫复合物阳性,常超过 100mg/L,可作为与非感染性心内膜炎的败血症患者鉴别点之一。

2. 脑脊液检查 化脓性脑膜炎、脑脓肿的患者腰穿压力可增高,白细胞增多,蛋白增高,糖及氯化物降低。CSF 二代测序能够帮助病原菌的确定。

3. 成像技术 经胸壁及经食管超声心动、3D 超声心动图、心脏 MRI 检查,可发现原发性心脏病及瓣膜的赘生物。放射性核素镓-67(^{67}Ga)心脏扫描可显示心脏炎症和赘生物的核素浓聚。

4. 影像学检查 脑 CT 或 MRI 检查、脑血管造影可见脑内梗死灶、出血灶、脓肿灶及动脉瘤等。

【诊断和鉴别诊断】

1. 感染性心内膜炎的诊断标准

(1)主要诊断条件包括:①瓣膜手术获取的病理诊断;②感染性心内膜炎相关细菌血液培养阳性;③成像技术提示心内膜炎。

(2)次要诊断条件包括:①持续性发热、体温超过 38℃;②大动脉栓塞、化脓性肺梗死、真菌感染性动脉瘤、颅内出血等血管征象;③肾小球肾炎、Osler 结节(Osler node)、Roth 斑(中心白点视网膜出血)和血类风湿因子阳性等免疫征象;④血培养阳性,但不符合感染性心内膜炎相关的主要微生物(Yang,2018)。

2. 并发神经系统损害的诊断 感染性心内膜炎患者如出现神经精神症状、体征,并有脑脊液、CT 或 MRI 等辅助检查依据者可以诊断。

3. 鉴别诊断 需要和细菌性、结核性、真菌性脑膜脑炎和癌性脑膜炎相鉴别。

【治疗】

1. 感染性心内膜炎的治疗 在过去的十年里,新的共识指南修改了抗生素治疗和预防的方法。治疗的原则是早期、足量、足疗程的敏感抗生素应用。随着凝固酶阴性葡萄球菌及院内感染增加,青霉素类药物的疗效往往差强人意,如效果不佳应尽快改用头孢曲松、万古霉素、达托霉素(daptomycin)等其他抗生素(Baddour et al,2015;Yang,2018)。另外应重视补充营养、纠正贫血及低蛋白血症等对症治疗。几乎一半的患者需要手术治疗,伴有心力衰竭、瓣膜周围脓肿形成、感染难以控制,以及赘生物体积及活动性大等,是常见的手术适应证(Baddour et al,2015)。

2. 神经系统并发症的治疗 根据病变性质及特点采取相应的治疗措施。不建议对心内膜炎脑栓塞患者行溶栓治疗。脑脓肿体积较大时应及时行脓肿抽吸或手术切除,颅内感染性动脉瘤巨大、扩张或破裂,建议行神经外科手术或血管内治疗。

3. 原发性心脏病的治疗 应及时纠正心房颤动、心功能不全,择期心脏瓣膜功能不全修正手术。

4. 感染性心内膜炎的预防 植入起搏器、人工瓣膜或用人工材料修补心脏瓣膜、有感染性心内膜炎病史、任何类型的发绀型先天性心脏病等高危患者等,在心血管手术、处理牙龈、根尖周围组织时需预防性应用抗生素

（Baddour et al,2015）。

四、心肌梗死的神经系统并发症

心肌梗死（myocardial infarction）导致各种神经系统并发症的发病率为9%~37%,脑循环障碍最常见,可引起脑、脑干、脊髓、周围神经以及自主神经等不同部位的损害。肩-手综合征是其中一种特殊的并发症。

【发病机制】

心肌梗死时发生脑或脊髓血液循环障碍的机制可能包括:①心肌收缩力降低、血压下降,导致脑血流量下降,狭窄严重的脑动脉支配区或交界区可明显缺血缺氧;②脑血管因缺氧发生痉挛,或出现严重心律失常使有效脑血流下降;③心内膜受损时可发生附壁血栓,脱落可引起脑栓塞;④常规治疗心脏病的抗血小板药物和抗凝剂会增加出血性卒中的风险（Haque et al,2014）。

肩-手综合征的发病机制尚不清楚,虽然有理论认为可能是心脏交感神经纤维受刺激导致。

【临床表现】

心肌梗死引起的脑循环障碍,可出现于心肌梗死各期。

1. 脑栓塞及脑血栓形成　两者出现在心肌梗死时常较难区别,常见偏瘫、失语、偏盲、复视、意识障碍及抽搐等。脑栓塞多起病急骤,患者多有心律失常、抽搐发作;脑血栓形成常伴明显的低血压或休克,偏瘫多呈进展性。

2. 晕厥　可以发生在心前区疼痛之前或之后,也可无疼痛症状,多为数秒钟,可出现抽搐、面色苍白或发绀、心律不齐。

3. 短暂性缺血发作（TIA）　约1/3的心肌梗死病例可发生,多为颈内动脉型,个别可为椎-基底动脉型。

4. 脑出血　心肌梗死合并脑出血较少见,可呈大片状或弥漫性点状出血。临床表现局灶性症状,或与头痛、头晕、呕吐、意识障碍、抽搐等全脑症状并存,可伴脑膜刺激征。因治疗上存在矛盾,多数预后不良。

5. 脊髓缺血或梗死　较少见,多发生于患严重动脉硬化的患者。脊髓前动脉供血区较易受累。发病较急,常在数分钟至数小时内出现双下肢截瘫与感觉障碍、括约肌功能障碍等。

6. 肩-手综合征　又称反射性交感神经营养不良综合征（reflex sympathetic dystrophy,RSD）（Harrisons et al,2018）。约5%的心肌梗死患者病后数周或数月,可出现一侧（多为左侧,个别可双侧）肩或手的疼痛、肿胀,肩关节周围炎性或营养性改变,继而发生上肢和手的挛缩、肌萎缩,可伴血管-自主神经功能障碍,如手发绀及出汗障碍等。症状可持续数月甚至更久。肩-手综合征也可由脑卒中、颈椎病、上肢外伤、烧伤等引起。

【辅助检查】

1. 心电图　可显示心肌梗死的图形与演变过程。

2. 血清酶学检查　心肌酶活力及肌钙蛋白含量升高。

3. 脑CT及脑MRI　等可显示脑梗死或脑出血部位及病变程度。X线或MRI检查可见肩关节营养障碍性改变、肌肉萎缩等。

【诊断】

心肌梗死患者如出现局部脑血管病的症状和体征即可诊断。老年患者脑循环障碍有时可作为心肌梗死的主要表现,易误诊。及时作心电图及CT或MRI检查有助于诊断。脊髓病变或肩手综合征可根据临床特征确诊。

【治疗】

1. 心肌梗死的治疗　原则是挽救濒死的心肌、缩小梗死面积、保护心脏功能,积极防治心力衰竭、低血压、严重心律失常等并发症。时间窗内尽早应用重组组织型纤溶酶原激活剂（rt-PA）溶栓治疗,或经皮腔内冠状动脉成形术（PTCA）恢复心肌供血。抗凝有使大面积脑梗死继发出血的风险,应慎用（Haque et al,2014）。

2. 防治脑血液循环障碍　在心功能允许的条件下适当扩容、保障脑供血有积极作用,脑梗死如符合溶栓适应证可用尿激酶、rt-PA等溶栓,继以抗血小板聚集剂口服。脑水肿严重可用脱水剂,但甘露醇可能加重心脏负担。脑代谢剂、脑细胞活化剂可适当选用。血管扩张剂须慎用。

3. 肩-手综合征的治疗　通常经止痛剂、物理治疗、局部麻醉及交感神经节封闭等,症状可有改善。

五、心律失常导致的神经系统并发症

心律失常（arrhythmia）导致的神经系统并发症较为常见。严重的心律失常可引发晕厥、抽搐等症状,称为急性心源性脑缺血综合征（acute cardiogenic anencephalemia syndrome）,即Adams-Stokes综合征。心房颤动（简称房颤）是心源性脑卒中的首要原因,随着年龄的增长,患病率由0.5%逐渐增加至75岁以上人群的10%。缺血性脑卒中的年发病率,非瓣膜病房颤患者约为无房颤患者的5倍,而瓣膜病房颤患者是无房颤患者的17倍（Liao et al,2018）。

【发病机制】

频发房性与室性期前收缩,脑血流量可分别下降8%与12%;室上性心动过速下降14%~23%;室性心动过速心室率极快时可下降40%~75%。若存在脑血管狭窄,上述血流动力学足以导致脑供血不足或脑梗死。另外,非瓣膜性房颤患者易合并高血压、高脂血症、糖尿病等疾病,容易形成动脉粥样硬化性缺血性脑血管病。

急性心源性脑缺血综合征的直接原因是心排血量突然减少导致急性严重脑缺血,机制主要包括:①完全性房室传导阻滞、窦性停搏和室性心动过速、室颤等严重心律失常,可导致心室率突然减慢或心室暂停收缩;②心腔内占位性病变或心瓣膜扩张受限,引起心脏排血的急性机械性梗阻;③急性心肌炎时心肌弥漫性水肿变性、心脏收缩无力。

房颤患者形成心脏内血栓的机制主要包括:①心房不规则运动使血液形成涡流,可对心房和血管内皮细胞造成机械性损伤,使内皮细胞合成和分泌的血管活性物质发生改变,从而影响凝血功能、血管舒缩功能;②可能因为血液流变学改变、凝血酶增加、血小板功能异常等因素,而存在高凝状态;③房颤患者心房失去有效的收缩,重构增大、向心室排血受阻、左房内压升高、血流减慢及涡流等,都容易引起附壁血栓形成,一旦脱落,就会引起脑栓塞(约80%)。

【临床表现】

1. 脑动脉供血不足　可表现为头晕、乏力、视物模糊,或TIA症状。

2. 急性心源性脑缺血综合征　①患者可先有晕厥先兆,为短暂的意识模糊,伴恶心、苍白、出冷汗、眩晕和站立不稳等;也可无任何先兆突然发生(如左心房黏液瘤所致);也可以仅有晕厥样感觉而不发生真正的晕厥。②晕厥,一般心脏停搏5~10s便可出现意识丧失,历时数秒至十余分钟,可伴面色苍白、大汗、心音及脉搏微弱或消失、血压降低或测不到、全身肌张力松弛、瞳孔散大、对光反射明显减弱或消失、双侧病理反射阳性及尿便失禁等。如果心脏停搏时间短,意识有可能在几十分钟内恢复;倘若停搏>5分钟,可发生不可逆性脑损害。③痫性发作,心脏停搏、意识丧失15~20秒以上可发生抽搐,多为强直性发作,持续数秒至数十秒钟。抽搐时间长表明病情严重、预后欠佳。

3. 脑栓塞　房颤的致残率和致死率主要由血栓栓塞事件导致,不同类型房颤(阵发性、持续性、永久性)的脑栓塞风险类似,表现:①急骤起病,症状常在数秒或数分钟之内达高峰。②多为完全性卒中,大脑中动脉栓塞最常见,可引起对侧偏瘫、偏身感觉障碍和偏盲,优势半球受累可有失语等,可有癫痫发作;基底动脉栓塞常见症状为眩晕、眼球震颤、复视、交叉性瘫痪或四肢瘫,甚至昏迷等;几乎少有大脑前动脉或大脑后动脉栓塞。③有些患者的症状在数小时内明显好转,是栓子溶解、破碎并向远端移位的结果;少数患者病情逐渐进展,可能是脑栓塞

后逆行性血栓形成导致。④再通时,原阻塞部位的血管管壁通透性增高,血液成分渗出血管可形成出血性脑梗死。

【诊断】

严重心律失常、心腔内占位性病变或心瓣膜扩张受限、急性心肌炎患者,如突然出现晕厥、抽搐等症状,即可诊断急性心源性脑缺血综合征。

阵发性或持续性房颤患者,突然出现意识障碍或癫痫,伴有脑卒中症状,应首先考虑脑栓塞。有些患者仅有短暂房颤发作,难以捕捉到,进行心电图监测或24小时动态心电图Holter检查,以及经食管超声发现左心附壁血栓,有助于诊断。

【治疗】

1. 严重心律失常的治疗　可视具体情况作相应的处理,并针对病因进行治疗。

2. 急性心源性脑缺血发作的治疗　出现发作先兆时立即令患者平卧、保暖、饮温水,可能会避免发作;发作时可针刺人中、合谷等穴位。晕厥持续时间长和恢复较慢者应紧急送医院救治,尽快纠正低血压和改善脑循环等。如治疗及时症状可迅速缓解,反复发作可能遗留脑功能障碍。

3. 脑栓塞的治疗　抗凝可以降低房颤患者脑卒中风险,抗凝前应充分评估获益与风险。通过CHA2DS2-VASc评分(表3-28-1)将房颤患者发生卒中的危险分为低危(0分)、中危(1分)和高危(≥2分)三个层次,推荐中高危患者进行抗凝治疗。可应用华法林等维生素K拮抗剂预防脑卒中和其他部位栓塞(January et al,2014)。近年来,阿哌沙班和达比加群等非维生素K拮抗剂的任何出血或大出血、死亡的风险显著低于华法林,故欧洲指南建议可作为非瓣膜性房颤患者的一线抗凝药(Lip et al,2019)。

表3-28-1　房颤患者CHA2DS2-VASc评分量表

危险因素	分值
心力衰竭	1分
高血压	1分
年龄≥75岁	2分
糖尿病	1分
卒中/TIA/血栓史	2分
年龄65~74岁	1分
血管病变	1分
性别(女性)	1分
总分	9分

六、充血性心力衰竭的神经系统并发症

充血性心力衰竭(congestive heart failure,CHF)是各种心脏代偿功能不全的共同表现,早期可分为左心衰竭或右心衰竭,后期则常为全心衰竭,临床上易合并神经系统损害。

【发病机制】

充血性心力衰竭时心肌收缩力减低、心腔内压力增高、静脉回流受阻、全身各部组织器官血液淤积,可引起脑动脉与静脉系统血栓形成;另外,身体各组织器官的血供减少,组织内酸性产物增多,可在动脉粥样硬化的基础上发生脑缺血或脑血栓形成;心力衰竭时左心房易形成附壁血栓,脱落后可引起脑栓塞。

【临床表现】

1. 脑缺血发作 发绀是心力衰竭患者的首要体征,表明脑组织已有缺血缺氧。患者可有头晕、头痛、疲乏无力及失眠等,严重者可发生晕厥或癫痫。

2. 脑血栓形成与脑栓塞 临床表现取决于受损血管的部位,大脑中动脉供血区较易发生。

3. 喉返神经损害 左心衰竭时左肺动脉扩张可压迫左侧喉返神经,导致声音嘶哑。

4. 精神症状 患者可出现梦样状态、意识模糊、情绪紧张或谵妄,可有幻听、幻视、妄想及精神运动性发作等,夜间症状较重。

【诊断】

充血性心力衰竭患者如出现晕厥及精神症状应考虑到脑缺血,如发生偏瘫、失语及偏身感觉障碍等应考虑脑血栓形成或脑栓塞,如发生颅内压增高症状、体征应考虑颅内静脉窦血栓形成。心电图、X线检查、超声心动、血浆脑钠肽(brain natriuretic peptide,BNP)、CT或MRI等检查,有助于诊断和病情评估。

【治疗】

1. 治疗原则 主要是控制心力衰竭和改善脑部血液循环(Jameson et al,2018)。

(1) 控制心力衰竭:减轻心脏负荷及加强心肌收缩力,以减轻全身及脑部水肿、淤血;也要防止因利尿过度导致水、电解质紊乱和心律失常。

(2) 缺血性卒中:一般治疗原则相同,但因脑部淤血、缺氧,扩血管药应慎用,一般不用溶栓及抗凝药。应用甘露醇脱水须注意可能加重心脏负担,进一步加重心力衰竭。

2. 精神症状 是脑缺氧的表现,轻者通过纠正心力衰竭、吸氧可得到缓解,重者可酌情使用抗精神病药物。

七、血栓闭塞性脉管炎的神经系统并发症

血栓闭塞性脉管炎(thromboangiitis obliterans)又称为伯格病(Buerger disease),是一种慢性闭塞性血管炎。病变可侵及全身中、小动脉甚至静脉,主要影响四肢的周围血管,以下肢动脉受累多见,可导致相应的组织、器官缺血,甚至坏死,约2%的病例累及脑血管。

【病因和病理】

1. 病因 病因不明,但因几乎所有的患者都吸烟,病变组织可见到胶原抗体和对Ⅰ型和Ⅲ型胶原蛋白的细胞免疫反应,因而多倾向于血管对烟草成分过敏性炎症反应学说。其他可能的机制包括内皮细胞紊乱,遗传易感性等。

2. 病理 小血管内膜多形核白细胞浸润、内膜和中膜弹力层相对保留良好,管壁增厚、管腔狭窄等,可继发血管内血栓形成,血栓内肉芽肿是一个显著特征,严重者出现节段性血管闭塞。

【临床表现】

1. 一般情况 呈渐进性起病,好发于20~40岁的男性青壮年,男女比例为75∶1~90∶1。

2. 肢体血管缺血表现 约60%患者早期出现周围血管损害,表现间歇性跛行、雷诺现象和移行性浅静脉血栓性静脉炎,可伴下肢无力、麻木及疼痛,远端动脉搏动减弱或消失,远端皮肤呈紫褐色甚至出现缺血性溃疡、坏疽。病程晚期可继发缺血性神经病变,出现活动时加剧、甚至休息时也有肢体疼痛,并可出现肢体痛触觉减退。少数可因腹主动脉受累致脊髓缺血性损害。

3. 脑部症状 一般晚于肢体症状几年后出现,但少数病例可在肢体症状出现时前或与之同出现。早期可有阵发性头痛、易疲劳、记忆力减退与失眠等。随着疾病进展,约50%的患者出现眩晕发作、短暂性偏盲、偏身麻木及无力、言语障碍,或痫样发作等,类似TIA或RIND,脑血栓形成后,神经系统缺损的症状、体征可持续存在或留有后遗症。

4. 精神症状及认知损害 皮质的中、小动脉受损,出现渐进性记忆障碍、反应迟钝、情绪性格改变、认知功能减退等。部分患者有妄想、强哭、强笑等类似假性延髓性麻痹症状。

5. 脑假瘤样症状 约30%的患者出现,常突然起病,症状渐进性加重,有局限性神经功能受损或抽搐、认知功能减退、精神异常等,伴有颅内压增高症状,颇似颅内占位性病变。

【辅助检查】

1. 超声检查 多普勒监听器可发现病变动脉搏动降低或消失。节段性测压可明确病变部位及缺血的严重程度。实时超声可显示动脉的形态、直径与流速等。

2. 肢体血流图检查 电阻抗及光电血流仪显示峰值幅度降低,降支下降速度减慢。提示血流量减少、流出阻力增加,改变与病变的严重程度相关。

3. CTA、MRA及动脉造影检查 多发性远侧小动脉

平滑的、节段性狭窄或闭塞是血栓闭塞性脉管炎的典型影像学征象,周围侧支循环血管也呈类似改变。

4. 影像学检查 CT 或 MRI 可显示脑梗死灶,多位于颈内动脉支配区,亦可为广泛的皮质或皮质下散在病灶。

【诊断和鉴别诊断】

1. 诊断 青、中年男性有吸烟史,在肢体慢性缺血症状的基础上出现局灶性神经定位症状,排除其他类型血管炎可诊断,动脉造影是确诊的重要依据。

2. 鉴别诊断 注意与多发性大动脉炎、SLE、硬皮病、结节性多动脉炎、动脉粥样硬化性闭塞及糖尿病性坏疽等鉴别。

【治疗】

1. 一般处理 除戒烟以外没有特殊治疗。确诊后继续吸烟的患者中 42%需要截肢,而戒烟患者中只有 5%的需要截肢。防止受冷、受潮和外伤,也要避免过热,以免组织需氧量增加。应重视对疼痛的治疗。建议进行患肢锻炼,以促使侧支循环建立。

2. 药物治疗 目前缺乏有效的治疗。

(1)扩血管药物:如伊洛前列素(iloprost)有扩血管作用,可以减轻部分患者的缺血性溃疡和休息时疼痛。

(2)抗血小板聚集及抗凝剂:包括阿司匹林、氯吡格雷及潘生丁等,可能有防止血栓形成的作用。

(3)免疫抑制剂:虽然病理上有肯定的炎症改变,但目前没有证据支持皮质类固醇或免疫抑制剂有效。

(4)中医中药:可能有一定的抗凝、消炎和止痛作用。

3. 手术治疗 双侧颈交感神经链切除术或颈动脉周围交感神经剥离术,可能减轻或缓解部分脑部血栓闭塞性脉管炎症状。腰交感神经切除术的作用不如伊洛前列素静脉注射。如周围血管缺血明显,造影确定较大的血管闭塞者,可择期进行动脉旁路移植术或经皮腔内血管成形术。

八、心血管病手术的神经系统并发症

神经系统并发症是心脏血管病外科手术最严重的并发症,也是选择手术时机和术式时必须考虑的,这些方面至今仍存有许多争议。

20 世纪 40 年代后心脏导管检查和心血管造影等诊断技术日益进步,50 年代心肺分流(cardiopulmonary bypass),70 年代深低温停循环技术(deep hypothermic circulatory arrest,DHCA)的发展,使很多复杂的先天性心脏病和大血管病变能及时诊断,并可在婴儿期接受手术。此外,随着全社会老龄化,冠状动脉搭桥(coronary artery bypass graft surgery,CABG)、主动脉瘤修补、心脏瓣膜移植、左心室辅助装置(left ventricular assist device,LVAD)植入

等手术日益增多。虽然深低温停循环、脑逆灌注(cerebral retrograde perfusion)、间断顺行脑灌注(intermittent antegrade cerebral perfusion)等先进技术的出现和完善,使这些高风险手术死亡率和并发症明显下降,但术中和术后仍有 6%~28%伴发一定程度近期或远期神经系统并发症。此外,静脉溶栓和机械取栓等围术期卒中治疗的应用,也增加了患者心脏手术的机会。

【发病机制】

1. 栓塞 心血管手术中发生动脉粥样硬化斑块、血块、空气、脂肪、血小板栓子等脱落,加上术中的低血压和低灌注,是导致脑动脉栓塞的主要原因。目前认为,决定术后脑损伤程度的重要因素是栓子成分而非栓子数量,约 90%的 CABG 术后死亡患者尸检脑病理发现,毛细血管与小动脉扩张(small capillary and arteriolar dilatation,SCAD),SCAD 被认为是脂肪微栓塞的继发改变。有高血压、糖尿病、脑卒中或 TIA 病史、围术期发生房颤、高龄、颈动脉狭窄、主动脉弓动脉粥样硬化及周围血管疾病等病史的患者,更易发生围术期卒中。

2. 缺血、缺氧 随着术中停止循环、体外循环时间延长,脑缺血与缺氧可逐渐加重,脑组织低灌注与再灌注损伤均可导致皮质及皮质下缺血、梗死及脑室周围白质软化(periventricular leukomalacia,PVL)等,低灌注对儿童尤易造成影响。

3. 出血 各种心血管手术后发生出血事件的风险均增加,主要与围术期及术后长期抗凝或阿司匹林和氯吡格雷双重抗血小板治疗有关。

4. 造影剂引起的神经毒性(contrast-induced neurotoxicity,CIN) 机制尚不完全明确,可能与血脑屏障破坏、通透性增加和脑自我调节功能障碍有关。

5. 周围神经损伤 术中和术后的血压监测、血肿压迫、肢体固定、穿刺损伤等,可以损伤周围神经。

实际上大多数患者可能是多因素所致。

【临床表现】

1. 缺血性脑卒中 是心脏血管手术后急性期的重要合并症,包括脑栓塞、轻微的 PVL 及脑梗死。可表现为意识水平下降、失语(多为 Wernicke 流利性失语)、偏盲、手无力或精细动作笨拙等。术后短期内症状性脑卒中或 TIA 的发生率,经导管主动脉瓣置换术、冠状动脉旁路移植术等心血管手术为 1%~5%,经导管冠状动脉造影和支架植入术仅为 0.1%~0.3%,心脏移植可高达9%。心脏术后合并神经系统并发症患者病死率高达38%,发生急性双侧分水岭梗死患者预后较差。

2. 昏迷和一过性脑病 表现术后意识恢复延迟或清醒程度下降,发生率为 18%~28%,脑病表现也可以是脑卒中的早期征兆。心脏移植术后应用免疫抑制剂可导致可逆性后部白质脑病(reversible posterior leukoencephalopathy)。

3. 颅内出血（ICH）　CABG 术后 ICH 发生率约 0.5%，LVAD 植入后发生率高达 8%~11%，其中一半发生致死性颅内出血。肾功能不全可进一步增加 CABG 后 ICH 的风险。

4. CIN　发生率为 1%~2%，与经导管检查或治疗时使用碘造影剂有关，临床表现多种多样，包括头痛、癫痫、复视、脑病，很少昏迷，短暂性皮质盲是一种独特的表现。多数患者的症状在几天内会完全消失。

5. 周围神经损伤　导管检查或治疗可引起桡神经、正中神经、股神经损伤，发生率为 4/10 万~0.5%。喉返神经可以在 CABG 等心脏手术中因牵拉或切断等损伤，发生率约 1%，一侧喉返神经损伤表现声音嘶哑，双侧损伤罕见，但可能造成呼吸衰竭。

6. 其他　许多成年患者心血管外科术后出现记忆障碍，多见于心肺分流术的患者。癫痫发作是婴幼儿心脏外科手术最常见的并发症，发生率约 9%~32%，其中 2/3 病因不明，也称为"停搏性"癫痫，多出现于术后 24~48 小时，预后相对较好。舞蹈、手足徐动症多出现于儿童心脏术后 2~7 天，还可出现口部运动障碍、眼球运动性失用等。轻症患者在数周至数月内可渐缓解。

【辅助检查】

1. TCD　可帮助术中及术后对脑血管的栓子监测。

2. 脑 MRI　弥散加权像（DWI）显示，患者术后新发梗死率可达 43%，多为双侧大脑中动脉供血区散在的缺血病灶，尤以栓塞为主，MRI 也可辅助诊断分水岭梗死、脑内出血等。

3. 神经电图和 EEG　能帮助判断神经损伤和癫痫。

4. 术中监测　包括 TCD、脑电图、脑组织氧含量、脑灌注和神经影像学监测可为大难度心外科手术提供保障。

【防治】

1. 处置建议　手术影响神经系统并发症的类型和治疗建议，具体见表 3-28-2。

表 3-28-2　不同心脏手术常见的神经并发症和治疗建议

手术操作	并发症	治疗建议
心脏导管	造影剂心脏毒性	对症支持治疗
	缺血性卒中	rt-PA 静脉溶栓或机械取栓
	颅内出血	控制收缩压 <140mmHg，对症支持治疗，脑外科会诊
	腰骶神经丛与股神经损伤（股动脉入路）	对症支持治疗
	桡神经损伤（桡动脉入路）	对症支持治疗
桡动脉穿刺	桡神经损伤	对症支持治疗
冠状动脉旁路移植术	缺血性卒中	权衡 rt-PA 静脉溶栓与手术部位出血的利弊，进行机械取栓评估
	颅内出血	控制收缩压 <140mmHg
	喉返神经损伤	单侧损伤可对症支持治疗，双侧损伤可能需要呼吸支持
瓣膜置换（经导管及开胸主动脉瓣置换术）	早期缺血性卒中	与外科医生讨论 rt-PA 静脉溶栓的可行性，进行机械取栓评估
	由于抗凝或抗血小板治疗导致的颅内出血	在出血急性期应暂停抗凝药物，停用时间根据具体情况而定，一般为 3 天至 10 周
左心室辅助装置（LVAD）放置	缺血性卒中	继续抗凝治疗
	颅内出血	控制收缩压 <140mmHg，在出血急性期应暂停抗凝药物，停用时间根据具体情况而定
主动脉瘤修复	脊髓缺血	可应用脑脊液引流装置预防脊髓缺血
主动脉缩窄修复	脊髓缺血	可应用脑脊液引流装置预防脊髓缺血
心脏复律	心房栓子脱落	进行 rt-PA 静脉溶栓和机械取栓利弊评估
	房颤复发	根据具体情况决定
经食管超声心动图	缺血性卒中	进行 rt-PA 静脉溶栓和机械取栓利弊评估
	喉返神经损伤	单侧损伤可对症支持治疗，双侧损伤可能需要呼吸支持

2. 抗血小板治疗 冠状动脉再通操作前和经导管主动脉瓣置换术后治疗 3~6 个月,双重抗血小板治疗可降低围术期和术后缺血性卒中的风险(Nishimura et al,2014)。然而,有荟萃分析显示,双重抗血小板与单药抗血小板治疗相比,并没有降低术后 30 天内卒中的发生率,却明显升高了出血率(分别为 17% 和 7%)(Aryal et al,2015)。

3. 术中及术后需注意的因素 术中深低温停循环可增加远期认知功能障碍的发生风险,因而有作者推崇心脏不停跳非体外循环冠状动脉旁路移植术(off-bump CABG)、选择性脑灌注(selective cerebral perfusion,SCP)等术式,但这些措施在病死率、远期生活质量、卒中发生率及认知功能等方面的优越性尚待证实。此外,还应避免术后低血压、高脂血症、体温升高等加重或诱发神经系统受损的因素。

第三节 肺性脑病的神经系统并发症

肺性脑病(pulmonary encephalopathy)是指由于各种原因引起的肺通气和/或换气功能严重障碍,导致缺氧和二氧化碳潴留,从而引起脑部弥漫性损害。晚期死亡率高达 60%。肺性脑病常继发于慢性阻塞性肺疾病(chronic obstructive pulmonary disease,COPD),占全部病例的 78%~86.4%,其他病因包括重症肺结核、支气管炎、肺源性心脏病及肺间质纤维化、胸廓胸膜病变、CNS 疾病及呼吸肌疾病等。

【发病机制】

在慢性呼吸衰竭的患者中,呼吸道感染、水与电解质平衡紊乱、应用镇静剂,二氧化碳潴留时吸入高浓度氧等因素常可诱发肺性脑病。肺性脑病的发病机制主要包括:

1. 缺氧 脑组织几乎无能量储备,对缺血、缺氧损害十分敏感,缺氧可引起毛细血管通透性增加及脑水肿,最终引起脑细胞死亡。肺性脑病在 I 型呼吸衰竭(非通气不足型)较少见,只有出现严重低氧血症时才会引起;II 型呼吸衰竭时,脑细胞在缺氧状态下代谢可加重酸中毒,易引起肺性脑病。

2. CO_2 潴留 呼吸衰竭时体内 CO_2 潴留,CO_2 可很快弥散到脑内与水结合形成 H^+ 和 HCO_3^-,使脑组织 pH 降低,影响脑细胞代谢和兴奋性,同时引起脑血管扩张及血管壁通透性增加、间质性脑水肿,这是肺性脑病发生的重要病理生理机制。

3. 酸碱失衡与电解质紊乱 严重低氧可抑制三羧酸循环、氧化磷酸化及有关酶的活动,产生乳酸和无机磷,引起代谢性酸中毒、细胞内酸中毒、高钾血症及低钠血症等。

4. 其他 呼吸衰竭还可导致肾脏、肝脏及心脏等多脏器功能损害,这些均可不同程度地参与肺性脑病的发生与发展。

【临床表现】

临床上,肺性脑病的神经精神症状与动脉血 $PaCO_2$,尤其脑内 $PaCO_2$ 的高低密切相关。

1. 精神症状及意识障碍 约 50% 的肺性脑病患者出现精神症状,常与意识障碍伴发。轻度 CO_2 增加可提高皮质兴奋性,患者表现头痛、头晕、耳鸣、恶心、呕吐、轻度兴奋、反应迟钝、注意力不集中及视力减退等。若 CO_2 继续升高,皮质下层受抑制,出现烦躁不安、记忆力、定向力障碍,甚至精神错乱、谵妄或嗜睡等。

2. 震颤及其他不自主运动 早期常出现以双上肢为主的快速、粗大、不规则的静止性震颤或扑翼样震颤,也可见肌束震颤。少数病例有肌阵挛、手足徐动等。

3. 脑卒中 COPD 患者的全因性卒中发生率显著增加,缺血性卒中、颅内出血、蛛网膜下腔出血的发生率均明显升高(Söderholm et al,2016);COPD 急性加重时卒中的风险增加高达 6 倍以上(Portegies et al,2016)。总体上,4%~5% 的患者出现偏瘫或单瘫,也可表现一过性轻偏瘫,优势半球受累可出现失语。

4. 癫痫 高浓度的 CO_2 可以导致部分或全身性癫痫发作等。

5. 其他神经系统损害症状 10%~25% 的患者可有视乳头水肿,约 1/3 的病例有一过性或较持续的视力减退。如果颅内压增高明显,可见球结膜充血水肿。继发脑干损害的患者可见瞳孔改变、眼球震颤以及面神经,舌咽、迷走与舌下神经损害症状。部分患者有多汗、水肿等自主神经症状。

6. 其他系统损害症状 如红细胞增生、血液黏滞性增加,上消化道出血,血尿素氮升高,尿蛋白、红细胞与管型增多,还可导致肺动脉高压及右心衰竭等。

【辅助检查】

1. 血象及动脉血气分析 常见红细胞计数及血红蛋白增高,血 $PaCO_2$ 升高、pH 降低,呼吸性酸中毒合并代谢性酸中毒或代谢性碱中毒,可伴血清钾明显降低。

2. 脑脊液检查 颅压通常增高(200mmH$_2$O 以上),CSF 红细胞增多[一般(200~400)×10^6/L]、白细胞及葡萄糖、氯化物正常或轻度增高,可有脑脊液 CO_2 增高及 pH 降低。

3. 脑电图检查 可见不同程度的弥漫性异常,与脑缺氧严重程度一致。一般分为四型:①在正常基本节律基础上出现少量低波幅;②α 波呈弥散性不规则改变;③在 α 波中间杂有少量高波幅 2~3c/s 波,以额、顶部多见;④弥散性 θ 波或 δ 波。后两型最见。有癫痫样发作患者可见尖波、棘波和棘-慢综合波等。

4. 脑 CT 及 MRI 检查　可帮助显示脑病变的部位、性质和程度等。

【诊断】

全国第三次肺源性心脏病专业会议(1980)修订的肺性脑病诊断标准是:

(1) 有慢性肺部疾病伴呼吸衰竭,出现发绀等缺氧和二氧化碳潴留的临床表现。

(2) 有意识障碍、精神症状、神经症状和某些神经系统定位体征。

(3) 可以排除其他原因引起的神经精神障碍,如酒中毒、感染中毒性脑病、癔症等。

(4) 血气分析支持肺功能不全和高碳酸血症、呼吸性酸中毒等。

前三项是诊断肺性脑病的主要临床标准。

【治疗】

1. 病因治疗　积极治疗原发病,避免和消除肺性脑病的诱发因素,如肺感染,迅速有效地控制肺感染是抢救肺性脑病的关键之一。

2. 改善缺氧

(1) 保持呼吸道通畅:吸痰,必要时可考虑气管插管并给以加压辅助呼吸来增加通气量。

(2) 解除支气管痉挛:可采用支气管解痉药,首选氨茶碱,扩张支气管的同时还可兴奋呼吸中枢、降低肺动脉压及强心利尿;其次可选用 β₂ 受体激动剂,如异丙肾上腺素、特布他林、硫酸沙丁胺醇等口服或气雾剂。

(3) 氧疗:Ⅰ 型呼吸衰竭患者给氧浓度不限,Ⅱ 型呼吸衰竭应限制给氧,宜采用低流量、低浓度、持续鼻导管吸氧,流量以 1~2L/min、浓度以 25%~30% 为宜。

(4) 中枢性呼吸兴奋剂:常用尼可刹米静脉注射,必要时合用山梗菜碱、哌甲酯等。

(5) 改善细胞内缺氧:可试用光量子自体血充氧回输疗法提高红细胞携氧量。

3. 纠正酸碱失衡及电解质紊乱　二者既是肺性脑病的重要诱因,也是主要并发症与致死原因。

(1) 补碱:轻症高碳酸血症与失代偿性呼吸性酸中毒经抗感染等综合治疗一般可改善,不必应用碱性药物。严重失代偿呼吸性酸中毒或合并代谢性酸中毒患者,补充 5% 碳酸氢钠虽可使 pH 暂时升高,但可使通气量减少而加重二氧化碳潴留,因而补充碱性药物要适量和不宜过快。

(2) 通气:在肺性脑病治疗中,应尽量避免过度通气产生呼吸性碱中毒。

(3) 纠正离子紊乱:应注意快速利尿可导致低钾、低氯性碱中毒。在尿量不少于 500ml/d 时可适当口服或静脉补钾。如有低血钙或低血镁导致手足搐搦,可给予 10% 葡萄糖酸钙或 10% 硫酸镁 10ml,肌内注射,此时忌用碱性药物。

4. 控制脑水肿　对高颅压症状明显或视乳头水肿患者,需用甘露醇等脱水剂降低颅内压。用药过程应注意肾功能变化及避免加重心脏负荷。皮质类固醇只在合并严重感染及毒血症或中毒性休克,以及肾上腺皮质功能不全、严重支气管痉挛合并肺水肿、顽固性右心衰竭,而一般平喘药无效情况下适量应用。

5. 对症治疗　肺性脑病有频繁抽搐发作或癫痫持续状态,可用氯硝西泮静脉注射控制发作,并给予丙戊酸钠持续静脉滴注;有精神症状者一般不宜用镇静剂,因可抑制呼吸并加重或诱发意识障碍,可选用小剂量奥氮平(olanzapine)口服;对高血压、房颤、脑梗死及多脏器损害也应积极治疗(Portegies et al,2016;Söderholm et al,2016)。

第四节　肝脏疾病的神经系统并发症

(矫毓娟　张伟赫)

肝脏疾病可并发多种神经系统并发症,包括肝性脑病、获得性(非 Wilson 病)肝脑变性及肝性脊髓病。

一、肝性脑病

肝性脑病(hepatic encephalopathy,HE)是由急、慢性肝衰竭或各种门-体静脉分流(porto-systemic venous shunting)引起的中枢神经系统功能失调综合征。这一综合征具有潜在的可逆性,临床上以神经精神症状为主,表现为行为智能改变及意识障碍等,是慢性肝病常见的并发症和死亡原因(Swaminathan et al,2018)。

【临床表现和分期】

HE 的临床表现与原发肝病、肝细胞受损的程度和缓急等因素有关,但缺乏特征性。世界消化病协会(WCOG)将 HE 分为 A 型(急性肝衰竭)、B 型(严重的门-体静脉分流)、C 型(慢性肝病/肝硬化)三种类型(Ferenci et al,2002)。A 型多见于急性重型肝炎(暴发性肝炎)、严重中毒性肝炎及晚期肝癌,常无前驱期,起病后数日迅速进入昏迷、死亡。B 型 HE 又称门-体静脉分流性脑病,患者多存在明显的门-体静脉分流,我国极为罕见。C 型则多与慢性肝损伤或肝硬化伴门腔分流有关,为最常见类型;临床表现为慢性反复发作的性格行为异常、木僵、昏迷等特征,常伴有肌张力增高、腱反射亢进、扑翼样震颤及病理征阳性等体征。该型可自发,停药或进食蛋白等原因亦可诱发。根据患者意识障碍程度、临床及电生理表现,可将 HE 分为 0~4 期,但各期可相互重叠和转化,参见表 3-28-3。

表 3-28-3 肝性脑病的临床分期

脑病分期	意识、认知及行为异常程度	神经系统体征	脑电图改变
0 期(轻型 HE)	无行为、性格异常,仅心理测试时有轻微异常	无	正常
1 期(前驱期)	可有轻度性格改变,如情绪低落、淡漠寡言、欣快激动、举止反常、无目的游荡和扮鬼脸等儿童样幼稚动作,睡眠颠倒。定向力、判断力及理解力等轻度障碍,应答尚准确,吐字不清	扑翼样震颤、肌肉不协调、书写受损	不规则背景活动(α 和 θ 节律)
2 期(昏迷前期)	以意识错乱、行为失常、睡眠障碍及智能障碍为主征,表现为定向力、理解力明显减退,不能完成简单计算和智力测试(如搭积木),言语不清、书写障碍及行为失常较严重。睡眠颠倒更明显,出现幻觉、狂躁和大吵大闹,易被误诊为精神病	锥体束征,扑翼样震颤明显。偶伴脑神经损害及脑膜刺激征	大量、持续的慢波活动(持续 θ 波,偶有 δ 波)
3 期(昏睡期)	以昏睡和精神错乱为主,强刺激可唤醒,醒后可含糊回答简单的提问,应答不一定正确。常有神志不清、精神错乱、幻觉及躁动等	仍有扑翼样震颤、锥体束征阳性	普通的 θ 波,一过性含有棘波和慢波的综合波
4 期(昏迷期)	意识完全丧失,不能唤醒	锥体束征逐渐消失,眼球无目的浮动,瞳孔散大;偶有抽搐发作,扑翼样震颤消失	持续 δ 波,大量含棘波和慢波的综合波

【辅助检查】

1. 血氨测定 正常空腹血氨为 40~70μg/dl。血氨升高与疾病严重程度并不平行,C 型 HE 多有血氨增高,A 型血氨多正常。

2. 脑电图检查 具有诊断和判定预后的意义。典型改变为节律变慢,出现普遍 4~7 次/s θ 波或三相波,也可出现 1~3 次/s δ 波,δ 波接近平坦时病情不易再恢复。临床无明显意识障碍出现 δ 波称潜伏性昏迷,积极治疗可恢复。

3. 影像学检查 脑 CT 或 MRI 可帮助排除其他结构性病变所致的脑病综合征。脑 MRI-T$_1$ 像基底核(尤其是苍白球)对称性高信号被认为是 HE 特征性的影像表现(Kulisevsky et al,1992),见于约 70%~80% 的慢性肝病患者,由顺磁性物质锰的沉积引起。存在门-腔静脉分流型 HE 患者可见轻度脑萎缩。

4. 血浆氨基酸测定 芳香族氨基酸(AAA)浓度可增高,支链氨基酸(BCAA)浓度减低。

5. 心理智能测验 诊断早期肝性脑病包括亚临床型肝性脑病最有价值的手段。常规使用数字连接试验和符号数字试验,结果易于计算,便于随访。

【治疗】

1. 消除激发因素 避免并有效消除可能加重肝性脑病的激发因素,如麻醉和应用安眠、镇静及镇痛药、蛋白过度摄入及便秘等;另外,避免大量快速放腹水,使用利尿剂时注意电解质及酸碱平衡;发现氮质血症、低钾血症立即停用利尿剂并予处理;及时有效地控制上消化道出血和各种感染等。

2. 饮食与营养 肝性脑病开始数日应完全禁食蛋白质,热量不少于 5.0~6.7kJ/d,以碳水化合物为主,适当补充多种维生素(维生素 C、维生素 B、维生素 K),辅以少量脂肪,减少内源性氨的产生,不能口服者应鼻饲。慢性肝性脑病发作期,蛋白质摄入量应限制在 20g/d 以下,待脑症状改善,根据临床症状及血氨水平调整蛋白质的摄入。植物蛋白芳香族氨基酸含量较少并含较多食用纤维素,可使 BCAA/AAA 比值增高,适于预防肝性脑病。

3. 高氨血症的治疗

(1)饮食:HE 患者急性期应限制蛋白质的摄入,饮食以碳水化合物、足量维生素为主。可给予葡萄糖、支链氨基酸及新鲜血浆等以降低体内分解代谢,治疗过程中需警惕低钾血症、心力衰竭及脑水肿。

（2）灌肠和导泻：常用生理盐水或弱酸性溶液如1%白醋，1次/d，保留灌肠，保持肠道呈弱酸性环境，利于血液中 NH_3 从肠黏膜逸入肠腔，形成 NH_4^+ 从粪便中排出。对急性门-体分流性脑病昏迷的患者，可首选66.7%乳果糖500ml灌肠。便秘者可用硫酸镁20g口服或50%甘油60ml灌肠。

（3）调整肠道菌群状态：肝性脑病常发生肠道菌群失调，双歧杆菌明显减少，大肠埃希菌（大肠杆菌）明显增多。使氨等有毒物质生成增加，故口服乳酶生等嗜酸性乳酸杆菌或双歧杆菌活菌制剂，可调整肠道内菌群的生态平衡，减少氨的生成和吸收。另外，临床常用新霉素2~4g/d，分次口服，或1%新霉素溶液100ml，保留灌肠，从而抑制菌群的生长，抑制氨等有毒物质的生成。

（4）口服抗生素：口服新霉素（2~4g/d）可抑制厌氧菌和类杆菌的生长，减少内源性氨的生成。新霉素与乳果糖合用可增强疗效，但长期使用新霉素可出现前庭蜗神经及肾损害，故一般连续口服不宜超过1周。其他抗生素如甲硝唑、万古霉素及利福平衍生物亦有效。

4. 促进有毒物质清除，纠正氨基酸代谢紊乱

（1）谷氨酸制剂：与血中过多氨结合生成无毒的谷氨酰胺，从肾排出。常选用谷氨酸钾（6.3g/20ml）18.9g/次，或谷氨酸钠（5.75g/20ml）11.5g/次（一日不超过23g），加入5%葡萄糖液静脉缓慢滴注，1~2次/d。为维持电解质平衡，可将谷氨酸钾与谷氨酸钠以1:3或1:2混合应用。另外，谷氨酸在体内与氨结合生成谷氨酰胺需要ATP和镁离子，可给予适量ATP及硫酸镁。

（2）γ-氨基丁酸（GABA）/苯二氮䓬（BZ）复合受体拮抗剂：GABA的受体拮抗剂为荷包牡丹碱，但因其副作用大，故不适用于临床。BZ受体拮抗剂为氟马西尼，常用剂量1~2mg，静脉注射，可迅速改善肝性脑病的昏睡、昏迷等症状，但作用时间很短，常少于4小时。

（3）苯甲酸钠/苯乙酸钠：苯甲酸钠可与甘氨酸结合生成马尿酸，苯乙酸可与谷氨酰胺结合生成苯乙酸谷氨酰胺，二者从尿中排出，能降低血氨浓度。临床常用苯甲酸钠7~15g加入10%葡萄糖中，1次/d，静脉滴注，也可以10g/d，口服，疗效与乳果糖相似。

（4）纠正BCAA/AAA比例失调：国产的BCAA溶液有六合氨基酸、14氨基酸注射液-800及19复合氨基酸等，六合氨基酸含有亮氨酸、异亮氨酸、缬氨酸、天门冬氨酸、谷氨酸及精氨酸；14氨基酸和19氨基酸是在上述6种氨基酸中再加入一些必需氨基酸和 Na^+、Mg^{2+} 和 Cl^- 等离子，以兼顾电解质和酸碱平衡。临床常用六合氨基酸250ml与等量10%葡萄糖液混合，2~4次/d，静脉滴注。

5. 拮抗假性神经递质 曾有建议可用左旋多巴或DA受体激动剂溴隐亭治疗肝性脑病，以增强CNS的DA作用，常用左旋多巴0.25g/次，3次/d，口服；理论上可能有助于大脑恢复正常的生理功能，但对此仍需要更大样本的RCT试验证实。

6. 对症疗法 包括纠正水、电解质和酸碱平衡失调，保护脑细胞的功能，保持呼吸道通畅及防治脑水肿等。

7. 其他 葡萄糖酸锌200mg/次，3次/d，口服；前列腺素E1 100~200μg加入10%葡萄糖液中，1次/d，静脉滴注；普通胰岛素10~12U和胰高糖素1mg加入10%葡萄糖液250~500ml，1次/d，缓慢静脉滴注，均有辅助降低血氨作用。血浆交换疗法可用于部分急性型患者。人工肝及肝脏移植正在积极开展中。

二、获得性肝脑变性

获得性肝脑变性（acquired hepatocerebral degeneration，AHCD）是一种少见且多不可逆的神经系统损害综合征，由肝功能异常和门-体分流引起的慢性脑功能障碍，常见于肝炎后肝硬化、酒精性肝硬化等患者。40~60岁多发，也有儿童病例的报道，其典型表现包括构音障碍、共济失调、震颤、不自主运动和精神状态改变等（Khan et al，2004）。

【临床表现】

AHCD的典型临床表现包括精神神经症状和锥体外系综合征，其在出现典型表现前常经历数次肝性脑病发作。精神神经改变包括情感淡漠、嗜睡、反应迟钝、注意力不集中及认知能力障碍，而语言功能、记忆力、应用功能相对保留；锥体外系综合征主要包括震颤、舞蹈徐动症、肌阵挛、张力障碍、强直、构音障碍、共济失调。部分患者可出现睡眠障碍，如失眠、早醒、跌倒发作、睡眠节律紊乱等。

【辅助检查】

1. 肝功能检查 多数患者血清转氨酶及胆红素轻度-中度升高，且与疾病严重程度不平行。γ-球蛋白水平升高，白蛋白/球蛋白比值倒置。

2. 血氨测定 大部分患者可出现不同程度的血氨升高，常为早期诊断的重要参考指标，其水平高低与脑电图改变存在平行关系。

3. 脑电图 AHCD的脑电图表现符合代谢性脑病的改变。典型表现为弥漫性慢波，正常α节律消失，出现三相波节律。

4. 影像学检查 脑CT一般很难发现病灶。脑MRI可类似于HE表现，常包括对称性分布的豆状核、尾状核、中脑红核 T_1WI 高信号病灶，丘脑底部、垂体及小脑脚亦可累及，T_2WI 多正常，可能与顺磁性物质如锰的沉积

有关,且其信号轻度与血氨水平呈正相关。少数患者可出现以额顶区为主的皮层萎缩。

【治疗】

AHCD 治疗上以保肝、降血氨、营养神经等治疗为主,详见肝性脑病的治疗。病情严重或难以控制者可考虑行肝移植治疗。

三、肝性脊髓病

肝性脊髓病(hepatic myelopathy,HM)主要病理改变为颈髓以下脊髓侧索脱髓鞘病变,临床以双下肢慢性进行性、对称性、痉挛性截瘫为特征,偶可累及感觉和括约肌功能。因绝大多数患者为肝硬化晚期,且有外科分流或自发分流的证据,故又称门腔分流性脊髓病。发病年龄 30~60 岁,男性多于女性,发病率为 0.25%~0.27%,占肝病的 2%~4%(Nardone et al,2014)。

【临床表现】

肝硬化分流术患者一般于分流术后 4 年出现脊髓症状,自然分流患者在发生黄疸、腹痛、肝功能不全症状后 5 年左右出现脊髓症状,也有少数脊髓症状出现在肝功能不全发生前的 5 个月至 5 年。患者早期表现为双下肢沉重感,走路费劲,呈剪刀样或痉挛步态,逐渐发展成痉挛性截瘫,少数发生痉挛性四肢瘫,但仍以下肢为重。肢体症状多对称存在,近端较远端明显。偶有深感觉障碍,少数伴有视力改变,罕见感觉平面、括约肌功能障碍及肌萎缩。

【辅助检查】

1. 血液学检查 多数患者有转氨酶、胆红素异常及白蛋白下降。肝硬化并发 HM 血氨可升高,但其水平与病情并不平行。可有氨基酸代谢异常。

2. 脑脊液 大多正常,部分患者蛋白可见轻度或中度升高。

3. 电生理检查 肌电图呈现上运动神经元损害表现。脑电图呈轻中度弥漫性异常。

4. 脊髓 MRI 大多数脊髓 MRI 无异常,少数患者可在脊髓内发现长条状长 T_1 长 T_2 信号病灶。脑 MRI 可见豆状核、中脑黑质以及桥脑对称分布的 T_1WI 高信号病灶。

【诊断】

1. 急、慢性肝病及肝硬化病史。

2. 门-体静脉吻合术、TIPS 术或有广泛体内自然侧支形成等肝病体征。

3. 慢性脑病和上运动神经元损害症状和体征,病程缓慢起病,进行性加重的双下肢痉挛性截瘫,并反复出现意识和精神障碍等肝性脑病表现者应高度怀疑 HM。

4. 排除肝豆状核变性、肌萎缩侧索硬化、遗传性痉挛性截瘫及亚急性联合变性等疾病。

【治疗】

HM 目前尚无特效疗法,需综合以下治疗措施。

1. 治疗病因 积极治疗原发肝病,控制门脉压力。

2. 肝性脑病的治疗 参见上文肝性脑病的治疗。

3. 脊髓病的治疗 大剂量 B 族维生素营养神经。同时应用辅酶 A、ATP、肌苷、前列腺素、丹参等促进神经功能的恢复。

4. 肝移植 尽早进行原位肝移植可能是目前唯一有效的治疗措施,可为治愈 HM 提供良好的机会。

5. 其他治疗 在西医治疗无效时,且不适合进行肝移植的患者,可考虑给予中医中药治疗,如活血化瘀、温补脾肾、清热利湿退黄方或四物汤加减方等。

第五节 肾衰竭的神经系统并发症

(矫毓娟 张伟赫)

肾衰竭(renal failure,RF)是由肾脏本身或肾外原因引起肾脏排泄功能降低,出现氮质血症、水电解质及酸碱平衡紊乱等一组临床综合征,分为急性和慢性肾衰竭。RF 时各种因素可导致神经系统损害,为肾衰竭的严重并发症之一。在未经透析的尿毒症患者中,82%可并发神经系统并发症,多在肾损害两年内发生。

【发病机制】

肾衰竭导致神经系统损害的发病机制迄今仍未完全阐明,多数学者认为是多种因素相互作用的结果。RF 时肾小球滤过率下降,体内毒素贮积,抑制细胞代谢酶系统及钠-钾 ATP 酶活性,减慢神经传导速度等作用致病。慢性 RF 患者内环境紊乱及多种营养物质缺乏也与神经系统病变有关。此外,药物蓄积中毒也会引起肾衰竭患者神经系统损害。

【临床表现】

尿毒症患者未经透析治疗,约 82%可并发神经系统并发症,多发生在肾功能损害 2 年内,主要影响脑、周围神经和肌肉等。

1. 尿毒症性脑病 尿毒症患者出现神经精神异常时称为尿毒症脑病。其临床表现多样,可累及精神行为、思维、记忆、语言、运动、感觉等多个方面。精神异常常为最早出现的症状,表现为倦怠、嗜睡、易怒、焦虑、定向障碍、意识模糊等。随着病情进一步恶化,患者可出现扑翼样震颤、反射亢进、踝阵挛、癫痫发作等,甚至昏迷。而慢性病程则以认知功能障碍更为突出,表现为对周围环境的注意力和感知力降低及近记忆力减退等,幻觉以视听错觉、幻觉多见。部分患者应用抗生素后可导致抗生素脑病,以头孢类抗生素最为多见,早期表现为头痛、头晕,病情进展可致严重精神异常和意识障碍(Bhattacharyya et al,2016)。

2. 脑卒中

(1)出血性脑卒中:RF 患者多伴有高血压,且在透析过程中肝素的应用进一步增加出血的风险,主要包括脑实质内出血、蛛网膜下腔出血及硬膜下血肿,为尿毒症患者死亡的重要原因之一。RF 患者一旦发生出血性卒中,治疗上极为棘手,以对症支持治疗为主,血液透析时尽量减少肝素用量或采取无肝素透析,必要时可手术治疗。

(2)缺血性卒中:主要由于 RF 患者贫血、氧化应激、高同型半胱氨酸血症、动脉硬化等因素增加缺血性卒中发生风险。此外,透析过程中血压下降可引起颅内血流灌注降低,从而发生分水岭脑梗死。

(3)颅内静脉及静脉窦血栓:儿童肾病综合征患者易发生颅内静脉系统血栓形成,治疗上多采取足量足疗程抗凝治疗或神经介入治疗。

3. 尿毒症性周围神经病 是终末期肾病的常见并发症,一般在肾小球滤过率低于 12ml/min 后才会发生,男性多于女性,儿童罕见。典型特点为四肢对称性末梢型病变,远端重于近端,下肢重于上肢。临床表现为四肢末端麻木、刺痛、蚁行感及烧灼感等,尤以小腿明显,夜间加重,需经活动或按摩捶击腿部后症状才可缓解或消失,类似于不宁腿综合征表现。随着病情加重可出现自主神经损害,如直立性低血压、发汗异常、肠胀气、膀胱直肠括约肌功能异常等,10%的患者足部轻度水肿、血管扩张,出现灼痛,即烧灼足综合征。

4. 尿毒症性肌病 以肌萎缩及肌张力降低为特点,主要临床表现为肌力弱,肌疲劳和运动后痛性肌痉挛,发生率不到4%,常与肾性骨病并存。

5. 透析性脑病 常见于血液透析,称为透析性脑病,其临床表现复杂,病情危重,主要表现为剧烈头痛、恶心、呕吐、构音障碍、记忆力下降、人格改变、精神行为异常、嗜睡、头部不自主运动、肌肉抽搐,严重者可有意识不清、癫痫样大发作、昏迷、甚至死亡(Toyoda et al,2014)。

【辅助检查】

1. 腰穿检查 尿毒症脑病时压力可轻度增高,蛋白增高,多在 0.32~1.08g/L,脑脊液尿素值与血清相等,脑脊液与血清溴化物的比值增高。

2. 脑电图检查 脑电图的变化与临床表现平行,早期脑电图可正常或轻度异常,当尿素氮超过 21.42mmol/L 或肌酐超过 176.8μmol/L 时,脑电图可不正常。脑波的基本节律及波幅改变情况常可反映昏迷程度的深浅,提示 RF 预后。

【诊断】

应首先明确 RF 的诊断,在此基础上若有神经系统症状及体征异常,结合辅助检查可明确诊断。

【治疗】

1. 治疗原则 积极治疗基础疾病,避免一切可诱发或加重神经精神症状的诱因。

2. 透析疗法 早期及时应用透析疗法,可改善症状并延缓病情进展。一般当患者血尿素氮达 35.7mmol/L、肌酐达 884.02μmol/L 时即应进行透析,若血钾高达 6.5mmol/L 以上或有急性肺水肿时也应立即透析,但透析不能使尿素氮过快降低,以免引起透析脑病。

3. 其他治疗 透析无效时可考虑肾移植,成功的肾移植对改善神经症状大有神益。抽搐者可给予地西泮、苯巴比妥及苯妥英钠等抗惊厥药,有自主神经症状者可给予谷维素、B 族维生素等治疗。

第六节 胰性脑病的神经系统并发症

胰性脑病(pancreatic encephalopathy,PE)是出现在 9%~20% 重症急性胰腺炎病程中的严重并发症,也可发生在轻型胰腺炎或慢性胰腺炎的急性发作,病死率高达 40%~67%。因急性胰腺炎时也常同时存在其他严重代谢障碍或器官衰竭,如低血糖、酒中毒、手术创伤、糖尿病酸中毒、肾功能不全等,因而也有学者对是否有胰性脑病这一独立状态持保留意见(Ropper et al,2019)。

【发病机制】

胰性脑病的发病机制尚不完全清楚。早期研究集中于胰酶所致的中枢神经系统脱髓鞘病变,后来发现细菌与真菌感染、细胞因子和氧自由基作用、营养缺乏以及代谢紊乱等都参与脑功能损害。

【临床表现】

1. 一般症状 常出现腹痛、腹胀、发热、全身乏力、疲倦及睡眠障碍等,还可出现心率、泌汗及血压异常等自主神经症状。

2. 脑膜刺激征 常见于胰腺坏死及化脓性胰腺炎,提示病情危重,多伴发精神运动性症状。

3. 颅内压增高 常见于急性胰腺炎,也可与脑膜刺激征相伴出现。胰腺炎经手术治疗后高颅压及视乳头水肿可消失。

4. 精神症状 见于慢性胰腺炎的急性恶化期,患者出现谵妄状态、精神错乱、意识障碍、定向力丧失及迫害性幻觉,以视幻觉或视幻觉与听幻觉并存多见。症状可持续一日至数周,与胰腺炎病情程度呈正相关,手术治疗后精神症状大多很快消失。

5. 神经系统局灶 症状眼震、平衡障碍、意向性震颤、肌阵挛、面神经麻痹、耳聋、延髓麻痹、失语、痉挛截瘫及传导束型感觉障碍等,有的可出现无动性缄默、去脑强直或癫痫大发作。

【诊断】

PE 主要为临床诊断,目前尚无统一的诊断标准,缺少可靠的实验室及影像学检查指标,早期确诊较困难。

对近 15 年的中文文献回顾(张鸿彦等,2005),认为具备以下条件的 2~3 项可考虑诊断 PE:①患有急性胰腺炎(特别是重症急性胰腺炎);②早期或恢复期出现神经精神症状和体征,并排除其他因素所致异常;③血清髓鞘碱性蛋白水平升高;④脑电图出现轻至中度广泛性慢波,同步性 θ 波及 δ 波,中长程 δ 波阵发出现;⑤脑 MRI 有较多的 CNS 脱髓鞘表现。其中前两条是诊断 PE 的必要条件。

【治疗】

1. 治疗原发病 是 PE 治疗的关键,脑病症状可随胰腺炎症状好转而缓解。抑制胰腺分泌、阻断胰酶活性、纠正贫血、电解质紊乱、低蛋白血症、预防感染是治疗的重点。早期应用生长抑素,如生长抑素(施他宁)或奥曲肽抑制胰腺分泌,防止胰酶对周围组织进一步破坏;抑肽酶可抑制胰酶活性。

2. 对症治疗 冰帽、冬眠疗法等减轻脑氧耗,可适当给予降颅压、改善中枢神经代谢、脑保护类药物。精神症状明显时,可用地西泮及抗精神病药物如奥氮平等。

3. 手术治疗 原则上不推荐早期手术。但当并发严重的腹腔室隔综合征、急性梗阻性化脓性胆管炎或腹腔感染时,手术治疗可有助于 CNS 功能的恢复。

第七节 内分泌疾病的神经系统并发症

(矫毓娟 张伟赫)

一、糖尿病性神经病变

糖尿病性神经病(diabetic neuropathy,DN)是糖尿病最为常见的慢性神经系统并发症,多见于病情严重、病程长及血糖控制不佳的糖尿病患者,一般来讲病史大于 20 年的糖尿病患者中有超过 50% 的患者合并周围神经病变。DN 主要累及脑神经、脊神经及自主神经,临床表现多变,诊治困难,严重影响患者的生活质量。

【发病机制】

DN 的发病机制尚未完全明了,有学者认为其发生与代谢紊乱、微血管病变、神经生长因子减少和生物机械因素等多种因素有关。

【临床表现】

1. 周围神经损害(DPN) 多达 50% 的糖尿病患者并发周围神经病变(Feldman et al,2019)。依据受累部位主要包括多发性神经病及单或多发单神经病。依据临床症状分为感觉型、运动型及共济失调型。其中以感觉型最多见,易出现深感觉减退及感觉性共济失调,较少出现浅感觉减退或消失是本型的特征之一。病变通常双侧对称,进展缓慢,下肢多见。临床上早期可出现主观感觉异常,如烧灼感、冷感、蚁走感及异称感等,小纤维受累者疼痛明显(以钝痛或刺痛多见),分布如袜子或手套状,常于寒冷、夜间安静时加重,但客观体征较少见。此类患者常可发现营养性障碍,如脚底溃疡等。后期可出现运动神经受累,表现为肌力差、肌张力减低以至肌萎缩和瘫痪,查体可发现早期腱反射亢进,后期腱反射减弱或消失。

2. 脑神经损害 较少见,动眼神经最易受累,其次为展神经,有自发缓解趋势。眼肌麻痹常可引起复视,有时甚至为糖尿病的初发症状。视神经萎缩、糖尿病性弱视等亦有发生,面神经麻痹偶见于老年糖尿病患者。

3. 脑血管病 糖尿病可引起颅内大中动脉粥样硬化及微小血管病变,从而易引发缺血性脑血管病(Chen et al,2016),具体参见脑血管病一章。

4. 脊髓损害 较少见,约占糖尿病患者的 0.2%。临床分为:①脊髓前角细胞损害型;②类脊髓痨型,后根及后柱变性,又称假性脊髓痨病;③后柱变性并有轻度侧柱变性型;④肌萎缩型,主要表现为缓慢进展的非对称性以下肢为主的肌肉疼痛、无力及萎缩,少数可累及上肢,查体可见患肌肌张力低下,腱反射减弱或消失,可出现肌束颤动,偶可见下肢病理征。

5. 自主神经损害 见于约 88% 的糖尿病患者,可表现为胃、肠功能紊乱,以及膀胱功能障碍、阳痿、性功能低下、直立性低血压、泌汗异常及血管舒缩功能不稳等。

【辅助检查】

1. 神经电生理 DPN 患者电生理检查可有以下表现:

(1)神经传导速度减慢和潜伏期延长,提示脱髓鞘损害。

(2)肌电图检查显示动作电位波幅明显下降,提示轴索受损。

(3)F 波可反映近端神经根病变。

(4)皮肤交感反射可提示自主神经损害。

2. 脑脊液检查 DPN 患者脑脊液蛋白升高,0.5~1.5g/L,以球蛋白升高为主。

3. 影像学表现 脑 CT 或 MRI 可明确糖尿病并发脑血管病患者的病变部位。糖尿病脊髓病变多无异常病灶。

4. 神经超声检查 近年来,随着超声技术的进步,神经超声已逐渐成为 DPN 的重要检查手段,可表现为受累神经肿大、增粗,内部回声减低,神经内平行线状结构消失(Hobson-Webb et al,2013)。

5. 组织活检 必要时行神经、肌肉或皮肤活检,可帮助排除其他原因所致周围神经病变。

【诊断】

目前尚无统一的诊断标准,美国糖尿病学会(ADA)及神经病学会 1988 年圣安东尼会议,糖尿病周围神经病的诊断包括:临床症状、临床体征、电生理诊断、量化感觉评测和自主神经功能评测。在糖尿病的基础上其中至少 1 个方面异常方可诊断糖尿病性周围神经病变。但需排除淀粉样变、麻风病、维生素 B_{12} 缺乏、恶性肿瘤浸润、干燥综合征、马尾综合征等疾病。

【治疗】

对于 DN 的治疗,可分为内科治疗和外科治疗两部分。

1. 内科治疗 主要包括原发病的治疗,纠正代谢紊乱,改善微循环,营养神经,止痛,调节自主神经功能紊乱等治疗。

(1) 控制原发病:是治疗神经损害的关键,应采用个体化、综合治疗原则。

(2) 纠正代谢紊乱:醛糖还原酶抑制剂是最理想的药物,可提高患者神经传导速度,改善感觉和运动神经功能,同时改善麻木、自发性疼痛等症状。主要药物有托瑞司他、依帕司他、AS-3201 和菲达瑞斯。

(3) 改善微循环:前列腺素 E1 及其类似物可通过扩张外周血管、抗血小板聚集等作用提高神经内膜血流,促进神经修复。胰激肽原酶肠溶片也有扩张血管、改善微循环的作用,可有效改善 DN 的神经症状。此外,血管紧张素转换酶抑制剂和钙离子拮抗剂也有改善神经缺血、缺氧的功能。川芎、丹参、葛根等中药也可辅助改善患者症状。

(4) 营养神经治疗:B 族维生素是最常用的药物,包括维生素 B_1、维生素 B_{12}、叶酸等。目前研究较多的鼠神经生长因子是具有逆转神经元萎缩与凋亡趋势、加速神经定向再生和促进神经修复等多重功效的神经营养因子,应用方法为:每次 1 支(20~30μg),1 次/d,肌内注射,4 周为一疗程,可依据情况适当增加疗程。

(5) 止痛:DPN 的急性疼痛多为自限性,轻度疼痛

可应用非甾体抗炎药治疗。抗癫痫药物是治疗严重神经病理性疼痛的一线药物,临床常用卡马西平 100mg/次,每日 3 次口服,亦可应用加巴喷丁、普瑞巴林或拉莫三嗪。三环类抗抑郁药物(阿米替林等)和双重选择性的 5-羟色胺和去甲肾上腺素再摄取抑制剂(度洛西汀和文拉法辛)等药物均可有效缓解疼痛。此外,对于重度患者还可应用阿片类镇痛药物(曲马朵或羟考酮等),但因其不良反应和成瘾性仅作为二线药物。

(6) 调节自主神经功能紊乱:盐酸米多君 2.5mg/次,2~3 次/d 有助于直立性低血压的改善,亦可用氟氢可的松,0.1~0.4mg/d,但有研究者认为会因加重糖尿病而使症状恶化。碳酰胆碱可改善膀胱排空功能,定时进行排尿训练,控制尿路感染均可有助于膀胱功能障碍的改善。对严重患者可行导尿或经尿道的膀胱颈切除术。糖尿病性胃轻瘫可用促进胃肠动力药物多潘立酮或西沙必利等。

2. 外科治疗 对于内科治疗效果不佳的难治性疼痛的患者可采用外科治疗,外周神经阻滞以及周围神经减压术可明显改善患者的疼痛症状。

二、糖尿病酮症酸中毒

糖尿病酮症酸中毒(DKA),为常见的糖尿病急性代谢并发症,最常发生在 1 型糖尿病患者(每年每 100 例 1 型糖尿病患者中发生约 2.5 例)。2 型糖尿病在某些诱发因素状态下亦可发生 DKA(王辰等,2019)。DKA 临床表现多样,部分患者以神经系统症状为主诉,误诊率极高。

【发病机制】

DKA 发病机制为胰岛素缺乏或胰岛素拮抗激素水平升高联合作用所致。

【临床表现】

DKA 首发表现多样,突发意识障碍、头痛、眩晕、肢体无力均有报道。早期除原有症状加重或仅有感染等并发症外,常无明显表现。随着病情进展,患者出现一系列症状。初感疲乏软弱,四肢无力,多尿、烦渴多饮,随后出现食欲减退、恶心呕吐,常伴头痛、眩晕、嗜睡、烦躁、呼吸深快(Kussmaul 呼吸),呼气中可闻到由丙酮造成的烂苹果味。当 pH<7.2 时,中枢神经系统受到抑制出现倦怠、嗜睡、全身疼痛、意识模糊,终至昏迷。

【诊断标准】

1. 血糖水平升高(>250mg/dl)。

2. 中重度的酮血症(β-羟丁酸>5mmol/L)或酮体测定试纸 Ketostix 测定的酮体水平阳性(血浆稀释到 1∶2 或更高比例)。

3. 酸中毒(pH<7.3 或血浆碳酸氢盐<1.5mmol/L)。

4. 需注意尿酮体测定可能会误导诊断,在饥饿状态下尿酮体也可能呈现阳性。

【治疗】

DKA 属内科急症,为威胁生命的疾病状态,一旦发生应立即救治。

1. 预防 首先强调预防,有效消除诱发因素,及时防治感染等并发症,是减少 DKA 发生的主要措施。主要包括严格控制血糖、及早防治各种诱因、避免情绪激动等措施。

2. 治疗 应根据病情轻重而定,早期症状较轻时,仅需给予足量胰岛素 10~20IU,每4~6小时一次,鼓励多饮水,监测血糖、尿常规及 CO_2 结合力,随时调整胰岛素用量。对于中度和重症患者因采取以下措施:

(1)补液:是抢救 DKA 首要、关键的措施。通常使用生理盐水,补液量按原体重10%估计。

(2)胰岛素治疗:研究证实小剂量(短效)胰岛素(每小时每千克体重0.1IU)简便、安全。血糖下降速度一般以每小时约降低 3.9~6.1mmol/L 为宜,当血糖降至 13.9mmol/L 左右时改输 5% 葡萄糖加胰岛素溶液,治疗过程中需每1~2小时监测血糖、电解质以及尿酮体等指标。

(3)纠正电解质紊乱和酸碱平衡:DKA 患者可有不同程度的低钾,一般主张初用每小时补氯化钾1g,当血钾降至3mmol/L时则每小时补 1.5~2.0g 钾,但当尿量少而血钾升高至 5.5mmol/L 时应暂停补钾。血钾恢复正常后可改口服补钾,须持续5~7天方能纠正钾代谢紊乱。

(4)处理并发症:除进行以上抢救措施外,还是处理 DKA 可能出现的并发症:休克、心律失常、心力衰竭、脑水肿、肾衰竭、胃肠道症状等。

三、糖尿病非酮症酸中毒

糖尿病非酮症酸中毒(diabeticnonketoacidosis)又称高渗性非酮症糖尿病昏迷(hyperosmolar nonketonic diabetic coma,HNDC),简称高渗性昏迷,是由血和体液的高渗状态引起的糖尿病急性重症并发症的另一特殊类型。本病多见于老年2型糖尿病,好发年龄为50~70岁,男女发病率大致相同,本病病情进展迅速,死亡率高达40%(王辰 等,2019)。

【发病机制】

HNDC 的基本病因与糖尿病酮症酸中毒(DKA)相同。

【临床表现】

HNDC 缺乏特异性临床表现,在出现神经系统症状和进入昏迷前常有数天至数周的前驱期,表现为原有糖尿病症逐渐加重,如多尿、烦渴、多饮、乏力、头晕、头痛、思睡、反应迟钝、表情淡漠、食欲下降和呕吐等。随后进入脱水期,表现为皮肤干燥和弹性减少、眼窝凹陷、眼压降低、唇舌干裂、脉搏细以及血压下降等。病情进一步加重出现神经精神异常:损害程度不一,可由烦躁、嗜睡、神志模糊至昏迷,程度较轻者可出现神经系统局灶体征,表现为肢体无力、腱反射亢进、Barbinski 征(+)、肌颤、眼球震颤等。

【治疗】

HNDC 一旦发病,病情危重,死亡率高,故强调早期诊断和治疗。治疗上大致与 DKA 相近,可参见 DKA 治疗。对于重度失水者补液量可酌情增加。

四、甲状腺功能亢进的神经系统并发症

甲状腺功能亢进(hyperthyroidism)简称甲亢,多见于青年及中年女性,近年来其发病率有上升的趋势。甲状腺激素与神经系统的生长发育、功能活动密切相关,甲状腺素分泌过多可出现明显的神经系统症状,多为可逆性,随疾病好转而缓解或消失。

【发病机制】

发病机制尚未明了,有以下学说:

1. 急性甲亢性肌病 甲状腺激素产生过多,线粒体氧化过程加速,消耗大量能量,引起肌肉收缩和维持肌张力必需的高能磷酸键供应不足,以及肌酸磷酸化功能减退所致。

2. 慢性甲亢性肌病 发病机制说法不一,病变部位可能在神经-肌肉接头;也可能因肌纤维本身代谢障碍;但较为公认的看法是由于甲状腺激素的直接作用。

3. 甲亢合并重症肌无力(MG) 两者均属自身免疫性疾病,均与人类组织相关抗原 DR3(HLA-DR3)有关,均可出现自身抗体,临床表现与病理变化也有某些相似点,提示甲亢与 MG 可合并发生,但两病针对的自身抗原不同。

4. 甲亢合并周期性瘫痪 可能由于钠、钾及钙的肌膜通道异常,交感神经系统过度兴奋,异常糖原沉积,生成醛固酮或类醛固酮物质及摄入碳水化合物过多介导胰岛素释放增加所致。

5. 甲状腺突眼性眼肌麻痹 可能与自身免疫因素有关。

【临床表现】

1. 甲状腺毒性脑病 亦称甲状腺危象,目前已不常见,死亡率为 20%~50%。患者常有明显的甲状腺毒性症状,如高热、心律失常、呕吐、腹泻及电解质紊乱。神经系

统表现以阳性精神症状为主,情绪高涨、欣快、过度活动、躁狂状态及易激动等;少数患者情感淡漠、恐惧、焦虑或抑郁;部分可发生听幻觉、视幻觉、迫害妄想及自罪妄想等类精神分裂症,不足5%的患者可出现严重精神错乱等急性精神病。部分患者可同时并发延髓肌、四肢肌肉麻痹,称为甲状腺毒性脑肌病。长期严重甲亢患者可出现记忆障碍及智能障碍,如患者出现谵妄及亚急性谵妄等意识障碍,常预示发生甲状腺危象(Chiha et al,2015)。

2. 甲亢性神经病 较甲减性神经病少见,约14%患者表现为麻木及感觉异常,19%伴肢体远端感觉障碍及踝反射减退。

3. 急性甲亢性肌病 较少见,合并甲亢危象。一般急性起病,常在数周内出现吞咽困难、发音不清,可并发延髓肌麻痹,导致呼吸肌麻痹甚至危及生命。少数患者可侵犯眼肌及其他脑神经支配肌,查体可见肌无力和肌萎缩,腱反射减弱或消失,一侧咽反射消失对急性甲亢性肌病有诊断意义。

4. 慢性甲亢性肌病 较常见,发病年龄22~62岁,多见于中年以上患者,男性多于女性,主要表现为轻重程度不等的肌无力或肌萎缩。肌肉症状多与甲亢症状同时出现或在其后出现,仅约5%的病例发生在高代谢症状之前,因而不易早期诊断。肌无力常呈进行性发展、以近端为著,如不控制原发病则肌无力可逐渐缓慢发展到完全性瘫痪。肌萎缩通常为对称性,最易影响肩胛带肌,其次为骨盆带肌、髂腰肌和股四头肌等近端肌肉,严重病例可有明显的手及前臂肌群萎缩,偶见肌肉痛性痉挛现象,一般无感觉障碍。多数腱反射正常,较重者腱反射减弱或消失,10%~40%的患者可出现肌束震颤。慢性甲亢性肌病患者的手指震颤往往较一般甲亢患者明显,有时出现明显的粗大肌束震颤或腓肠肌痉挛,但甲亢的其他症状可不明显。

5. 甲亢合并重症肌无力 有甲亢及MG的双重症状,可同时出现或在几个月内相继出现,偶有相隔几年。起病缓慢,发病年龄多在20~50岁,以青壮年女性为多。患者可有典型的甲亢表现,MG症状在休息后减轻,疲劳后加重是本病的特征。临床以眼肌型为主,表现为一侧或双侧眼睑交替性下垂、复视、斜视,严重者眼球可完全固定;其次为延髓型,表现为咀嚼及吞咽困难、饮水呛咳及发音困难等;全身型较少见,表现为四肢无力,提腿抬臂困难,严重者可出现呼吸困难,即重症肌无力危象。甲亢合并重症肌无力罕有抗乙酰胆碱受体抗体阳性,约44%伴有胸腺增生。

6. 甲亢合并周期性瘫痪 东方甲亢患者人群中约2%伴有周期性瘫痪,多在20~40岁发病,大多数为男性。诱因可为高碳水化合物饮食、劳累、精神紧张、寒冷、注射葡萄糖、合用胰岛素或皮质类固醇等。主要表现为肢体近端及躯干对称性弛缓性瘫痪发作,瘫痪始于下肢,向上发展,颈部较少受累,颜面肌肉一般不累及。每次发作瘫痪的程度不一,严重时可累及呼吸肌,甚至危及生命。每次发作一般持续6~24小时,可长达1周。发作时神志清楚,检查可有完全或不完全性瘫痪,肌张力明显减低,腱反射减低或消失,无感觉障碍,不出现病理反射(Salih et al,2017)。

7. 甲状腺突眼性眼肌麻痹 多在40岁以后发病,男性多于女性。主要表现为伴有眼痛的眼球突出及眼外肌麻痹。突眼一般分为非浸润型(良性突眼)和浸润型(恶性突眼),大多为前者,突眼不明显,仅有眼裂增宽、上睑挛缩及凝视等症状,甲亢控制后突眼逐渐恢复;浸润型突眼占本病的5%~10%,突眼度>19mm,男性多发,一般亚急性起病,逐渐进展。眼肌麻痹一般以上直肌及外直肌最易受累,表现为眼球活动受限及复视等。

8. 自主神经症状 多汗、心悸、心动过速、顽固性腹泻、性欲减退、阳痿及月经失调等,体检常可发现双手轻微震颤、皮肤红斑、慢性荨麻疹及皮肤划痕症等。

9. 其他 甲亢合并缺血性脑血管病逐渐得到关注,且多见于青年人。甲亢可通过增强颅内血管对交感神经兴奋性、诱发脑动脉炎(部分表现为烟雾血管病)、动脉粥样硬化以及凝血异常、心律失常所致心源性卒中等多种因素诱导缺血性脑血管病;甲亢患者的高凝状态亦可促进颅内静脉血栓的发生(Yang et al,2015)。少数患者可有癫痫发作(Vergely et al,2009),常同时出现或在甲亢症状出现不久发生,偶有在甲亢控制后出现。大多研究者认为甲状腺功能亢进并非癫痫发作的真正原因,而仅起到扳机点作用。甲亢患者经治疗至基础代谢率恢复正常后,癫痫的发病亦相应减少或消失,机制尚有待研究。此外,约70%的甲亢患者表现为持久细小(8~12Hz)的手部震颤,静止和运动时均可出现,伸臂及伸指时加剧;偶有甲亢并发偏瘫、中脑损害及假性延髓性麻痹报告。

【辅助检查】

1. 血生化检查 甲亢伴周期性瘫痪者可出现血清钾降低,甲亢性肌病患者血清肌酶谱升高。

2. 腰椎穿刺 合并脑病的患者可伴有颅内压升高,最高可达450mmH$_2$O,蛋白轻-中度升高,糖和氯化物多正常。

3. 心电图检查 甲亢伴周期性瘫痪者可示ST段及T波低下,Q-T间期延长及出现高大U波等低钾改变。

4. 肌电图检查 甲亢性肌病患者一般可出现平均动作电位时限明显缩短、动作电位电压及多相电位增多等肌病型改变;甲亢合并重症肌无力患者可出现动作电位衰减现象,开始检测时电位正常,以后波幅与频率渐减低,提示神经-肌肉接头处病变。

5. 肌肉活检　慢性甲亢性肌病患者的肌肉超微结构改变主要是线粒体失去正常形态,可见到巨大线粒体,内含不平行排列的嵴,横管扩张,肌纤维内微管聚集等。

6. 新斯的明试验　甲亢合并 MG 的患者可见肌无力症状明显缓解,而甲亢伴周期性瘫痪患者对此试验无反应。

【诊断】

目前尚无一致的诊断标准。在明确甲亢诊断的基础上,合并神经系统表现时即应考虑次诊断,再结合血液学、肌电图等辅助检查结果可进一步明确诊断。

【治疗】

1. 治疗原发病　应用抗甲状腺激素药物,必要时使用碘剂可减轻甲状腺激素过多的症状。

2. 对症治疗　合并精神症状者可适当选用镇静剂,如苯二氮䓬类药物;对吞咽困难者应注意补液及纠正水、电解质紊乱;有呼吸麻痹者应及早使用辅助呼吸设备。

（1）甲亢合并重症肌无力:一般采用皮质类固醇治疗,必要时可用甲基泼尼松龙冲击疗法(IVMP)或丙种球蛋白静脉注射疗法(IVIG)。

（2）甲亢伴周期性瘫痪:原则上口服氯化钾,对重症可静脉滴注联合口服补钾,并监测血清钾浓度和心电图。

（3）甲亢伴浸润性突眼:目前尚无满意的治疗方法。值得注意的是,严重突眼者不宜进行甲状腺手术治疗,选用放射性^{131}I 治疗也须谨慎。可试用皮质类固醇、免疫抑制剂等药物治疗、眶后放射治疗等。其他还应注意低盐饮食,戴墨镜避免强光刺激,用抗菌消炎眼药及利尿剂等。

五、甲状腺功能减退的神经系统并发症

甲状腺功能减退(hypothyroidism)简称甲减,其体内的物质与能量代谢过程减慢和紊乱,并存在其他内分泌功能障碍,在此基础上可引起机体发生一系列继发性变化,包括神经系统损害。

【发病机制】

神经系统损害的机制不清,可能与机体蛋白合成减慢、酶系统及代谢活动减弱有关。

【临床表现】

1. 一般症状　表现为智力低下、记忆力差、反应迟钝、易疲劳及嗜睡等,重者可出现痴呆、晕厥、昏睡及癫痫等,常有慢性头痛,有研究者认为系眶下水肿所致。

2. 黏液性水肿昏迷　为黏液性水肿的罕见且致死性并发症,其危险性不亚于糖尿病性昏迷。临床上以老年女性多见,约半数发生在 60~70 岁。肺部感染及心力衰竭为常见诱因,前驱症状为不耐冷、易疲劳及嗜睡。绝大多数患者昏迷时表现为严重甲减体征、低体温、低血压休克等。部分患者疾病早期表现为认知障碍、精神异常、共济失调及癫痫发作等脑部症状(Ono et al,2017)。

3. 精神障碍　有人将甲减引起的精神障碍称为黏液水肿性癫狂,可见于 5%~37% 的病例。表现形式多种多样,最常见的为淡漠、缺乏主动性、以抑郁为主的情绪低落和焦虑等,多伴有失眠、困倦、食欲减退、性欲减退和怕冷等。慢性严重病例可出现人格改变、精神错乱、谵状态、妄想和幻觉等,幻觉以人物形象多见,幻听较少,妄想多为系统固定的迫害、跟踪等内容。

4. 脑神经损害　视神经较常见,如视力减退、视野缺损及球后视神经炎等,视神经萎缩可导致视力丧失。通常认为可能因继发性垂体代偿性肿大压迫视神经所致。听力障碍是本病的特征性症状之一,神经性、传导性及混合性耳聋均可出现,混合性耳聋占 15%~31%。神经性耳聋可能与神经活动性减低有关,传导性耳聋是因半规管黏膜的黏液性水肿样变化所致,亦有学者推测可能与听神经、迷路或小脑损害有关。少数病例可出现三叉神经病及面神经麻痹等。

5. 周围神经病变　表现为四肢末端异样发麻感、针刺感或烧灼感等,约半数患者可见四肢末端感觉减退,约25%患者可累及正中神经出现腕管综合征。

6. 小脑损害　常发生在黏液性水肿之前,导致甲减性小脑性共济失调,表现为眼震、暴发样或吟诗样语言、小脑性步态、手动作笨拙及意向性震颤等。

7. 甲减性肌病　可发生于任何年龄,大部分患者的肌肉症状以四肢近端为主,肌肥大以臀、腿及舌肌较明显,肌萎缩不明显。症状缓慢进展,可持续数月之久。根据症状可分为甲减性肌无力、甲减性假性肌强直及混合型。肌无力可见于 30%~40% 的甲减患者,一般与甲状腺功能减退的程度密切相关,表现为肌肥大、肌力减退及动作缓慢等。儿童期起病的甲减性肌病称为 Kocher-Deber-Seme-Laigne 综合征,成人期称为 Hoffmann 综合征。这两种综合征一般都具有肌肥大、动作缓慢、肌力减退及甲状腺制剂治疗有效等特点,但 Hoffmann 综合征患者常出现痛性痉挛及假性肌强直,假性肌强直可见于约 25% 的成人患者,表现为肌肉收缩后松弛延缓,叩击肌肉时可出现肌球,跟腱反射迟缓时间明显延长对本病有重要的诊断价值,这在 Kocher-Deber-Seme-Laigne 综合征患者中很少见(Sindoni et al,2016)。

【辅助检查】

1. 甲状腺功能检查　基础代谢率、血清甲状腺激素水平及甲状腺吸^{131}I 率降低,血清促甲状腺激素及胆固醇升高。

2. 肌电图检查 可显示静止状态下电活动消失、动作电位时程缩短、运动单位电位幅度减小及多相波增加，肌肉强收缩时电位幅度迅速降低；运动传导速度减低，其减低程度与肌肉受累的程度有关。

3. 肌活检 可见肌纤维变性、硬化及萎缩等，并伴部分肌纤维代偿性肥大。

【诊断】

具有甲状腺功能减退的临床表现及实验室证据，出现抑郁、淡漠、焦虑、人格改变及谵妄状态等精神症状，出现神经系统损害的临床表现，结合辅助检查不难诊断，其中跟腱反射迟钝、恢复期延长有重要的诊断意义。

精神分裂症伴营养不良性水肿及基础代谢率低下患者易与甲减引起的精神障碍者混淆，可测定血清甲状腺激素、促甲状腺激素及甲状腺吸^{131}I率来鉴别诊断。

【治疗】

积极治疗原发病，选用甲状腺干粉制剂或左甲状腺素片，症状越重，起始剂量要越小。如在甲状腺素治疗初期出现精神异常，应立即停药，待病情稳定后重新从小剂量开始替代，对兴奋不安者可给予地西泮。

六、原发性醛固酮增多症的神经系统并发症

原发性醛固酮增多症（primary aldosteronism，PA）是指由于肾上腺皮质本身病变导致醛固酮分泌过多，水钠潴留、血容量扩张、肾素-血管紧张素系统活性受抑制所产生的综合征。目前统计资料显示PA的发生率为0.5%~16%，平均10%，是继发性高血压中最常见的病因（王辰等，2019）。

【临床表现】

1. 高血压症群 为最早和最常见的症群，可出现于本病的任何阶段，临床表现为头晕、头痛、头胀、耳鸣、眼花、乏力、厌食、烦躁及睡眠障碍等。当血压突然增高可出现高血压脑病，表现为剧烈头痛、恶心、呕吐、视物模糊及痫性发作等，严重时可出现意识障碍。若经积极恰当的处置，症状通常可在数小时内缓解；但如血压始终保持在较高水平，可发生脑卒中，引起神经系统定位症状及体征。

2. 神经肌肉功能障碍 周期性瘫痪较常见，可有劳累或服用排钾利尿剂等诱因。临床表现为四肢弛缓性瘫痪，程度可轻可重，肌无力常由双下肢开始，后延及双上肢，两侧对称，以近端为重。通常血钾越低，肌肉受累越明显。病情严重时也可发生呼吸及吞咽困难，但较少见。每次发作一般持续6~24小时，也可长达一周。补钾治疗有效，但易复发。约1/3患者可发生阵发性手足搐搦及

肌肉痉挛，伴有束臂加压征（Trousseau征）及面神经叩击征（Chvostek征）阳性，可持续数日至数周，可与周期性瘫痪交替出现，发作时各种反射亢进。

【诊断】

对同时存在高血压和低钾血症的患者应疑诊PA，如采用螺内酯试验能纠正代谢紊乱和降低血压，同时证实醛固酮分泌增高和血浆肾素-血管紧张素活性下降则可确诊。诊断确立后可根据患者的神经系统症状、体征，结合辅助检查考虑原发性醛固酮增多症神经系统并发症的可能。

【治疗】

患者的治疗既要控制高血压、纠正低血钾，又要消除高醛固酮血症对靶器官的损害，保护重要脏器功能。

1. 药物治疗 螺内酯是目前最常用的非选择性醛固酮受体拮抗剂，是内科治疗的主要手段，但因其不良反应大，不易长期应用。依普利酮（eplerenone）是高选择性的醛固酮拮抗剂，可能成为治疗PA的理想药物。除此之外钙离子拮抗剂也有辅助治疗作用。

2. 外科治疗 对于皮质腺瘤或癌的患者，早期手术切除是本病的根治疗法。增生者手术效果差，仅能纠正血钾而不能满意降压。

3. 对症治疗 积极控制血压，出现周期性瘫痪可补钾，发生手足搐搦者给予补钙及纠正碱中毒。

七、血卟啉病的神经系统并发症

血卟啉病（porphyria）又称为血紫质病，系由血红蛋白生物合成途径中特异酶缺乏所致的一种卟啉代谢紊乱、卟啉的产生和排泄增多，致组织中蓄积的代谢病（Stölzel et al，2019）。临床主要是皮肤症状、腹部症状及神经系统症状三组表现。

【发病机制】

卟啉前体可能为导致腹痛和神经精神综合征的物质基础。

【临床表现】

血卟啉病的神经系统症状多为一过性，不遗留后遗症，间歇期多由药物（特别是巴比妥类和磺胺类药物）、饮酒、饥饿、低血糖、感染、创伤、精神刺激等诱发。主要见于肝性血卟啉病的急性间歇型，其次为混合型。

1. 精神症状 较常见，主要表现为神经症样症状，如头痛、头晕、失眠及乏力等；情绪异常，如歇斯底里发作、哭笑无常、焦虑及抑郁等；精神失常，如躁狂、幻觉、谵妄、妄想及精神运动兴奋等；有时还可出现Korsakoff综合征，甚至昏迷。精神症状常易误诊为癔症发作、神经症及精神分裂症等。

2. 周围神经症状 类似 Guillain-Barré 综合征,双侧对称,可累及四肢,上肢重于下肢、远端重于近端,严重者可致弛缓性瘫痪,较早出现肌萎缩。少数病例出现似 Landry 上升性瘫痪,提示预后不佳,可因呼吸肌麻痹死亡。也可有肌痛或神经痛症状;深感觉障碍较多见,多无浅感觉障碍。少数患者出现腰背部疼痛、神经干压痛及直腿抬高试验阳性等坐骨神经痛的表现。

3. CNS 症状 癫痫发作较为常见,且传统抗癫痫药效果不佳。脑干症状表现为上睑下垂、复视、吞咽困难、声音嘶哑及一过性黑蒙等,通常仅见于并发四肢瘫的病例。亦可表现为震颤、肌强直,舞蹈及手足徐动等不自主运动以及眼震、小脑性共济失调、偏瘫、失语和偏盲等局灶性症状。

4. 自主神经症状 可有高血压、心动过速、多汗及胃肠平滑肌痉挛引起的剧烈腹痛等,查体不伴有肌紧张或固定压痛,与卟啉的毒性作用有关。尚有皮肤疱疹、溃烂、结痂后瘢痕、畸形和色素沉着等。

【辅助检查】

1. 尿液检查 尿外观呈红色,或排出时无色,阳光照射后变为紫红色(葡萄酒色),系由无色的卟胆原变成有色的卟啉。尿卟胆原阳性为诊断肝性血卟啉病间歇急性型的有力证据。可有蛋白尿。

2. 血生化检查 肝功多异常,肾功亦可有改变。

3. 脑脊液检查 大多无异常变化,少数病例 CSF 蛋白、细胞数轻度增加。

4. 脑电图检查 可呈普遍性慢波化,痫性发作者可见尖波或棘波。

【诊断和鉴别诊断】

1. 诊断 根据原因不明的发作性腹痛、皮肤病变及精神神经症状等,应考虑血卟啉病的可能,结合尿卟啉检查可确诊。

2. 鉴别诊断 临床上铅、砷及酒精等中毒、血液病、皮肤病和炎症疾病等引起尿卟啉排泄增多,原发疾病也有神经系统损害,易与血卟啉病混淆。为区别起见,临床将这组疾病称为卟啉尿症。

【治疗】

在发作期主要以支持治疗为主,维持体液平衡和纠正电解质紊乱,特别是低钠血症和低镁血症,缓解腹痛,改善精神及神经症状(中华医学会血液学分会红细胞疾病学组,2020)。

1. 避免诱因 如过劳、饮酒及精神刺激,防治感染,避免服用可引起症状性卟啉尿的药物,如巴比妥类、磺胺类、苯妥英钠、麦角衍生物及氯霉素等。

2. 静脉输注氯高铁血红素 急性卟啉病发作的首选治疗,抑制 ALAS1 减少血红素前体及其副产物的累积。及时给药通常能在 4~5 天内迅速缓解发作。给药方案是使用 25% 人白蛋白溶解,中心静脉导管给予 3~4 mg/kg,1 次/d,连用 4 天。如果未观察到完全缓解,可延长治疗时间。可安全用于妊娠期。

3. 碳水化合物负荷治疗 在未获得血红素时,应给予葡萄糖等碳水化合物进行负荷治疗,以减少卟啉前体的排泄。口服或静脉葡萄糖的剂量为 300~400g/d,推荐口服为主,静脉应用可能因血容量增加而加重低钠血症。

4. 对症治疗 轻度疼痛可口服对乙酰氨基酚,严重疼痛需用吗啡、氢吗啡酮或芬太尼等阿片类镇痛药,但哌替啶有诱发癫痫的风险,不推荐。恶心、呕吐可使用氯丙嗪、昂丹司琼等止吐药,禁用甲氧氯普胺。急性癫痫发作持续 2 分钟以上,可给予苯二氮䓬类药物(如力月西或地西泮)或左乙拉西坦治疗。自主神经系统受损引起的心动过速和高血压,可用酒石酸美托洛尔或盐酸普萘洛尔控制。

八、桥本脑病

桥本脑病(Hashimoto encephalopathy,HE)是一种与自身免疫性甲状腺疾病相关、临床表现多样、对激素治疗有效的脑病综合征。自 Brain 等于 1966 年首次报道以来(Brain et al,1966),由于发病机制不明且缺乏特异性生物标记物,HE 是否为独立疾病实体备受争议,名称也几经更迭。尤其是近年来自身免疫性脑炎的强势崛起,更是给 HE 的存在与否带来了不小的冲击。

【发病机制】

桥本脑病的发病机制不明,多认为是自身免疫性反应所致。Fujii 和 Yoneda 在 HE 患者脑脊液和血清中发现一种抗神经元抗体——氨基末端抗 α-烯醇化酶抗体(NAE),被认为是 CNS 和甲状腺组织存在共有抗原发生自身免疫反应所致(Yoneda et al,2007)。

【临床表现】

HE 好发于女性,年龄 8~86 岁,平均 46 岁,临床表现复杂多变,可急性起病,亦可隐袭起病与慢性进展,癫痫样/卒中样发作和智能精神异常是典型症状。此外,Yoneda 总结日本病例指出 HE 还可分为边缘叶脑炎、小脑共济失调及克雅病三种变异型。

1. 意识障碍 发生率约为 54%,包括意识水平与意识内容变化,可伴幻觉、行为异常与躁动。部分患者表现焦虑、抑郁、兴趣下降、记忆力下降等。

2. 癫痫发作 约占 66.1%,表现为复杂部分发作、局灶性运动发作、肌阵挛发作、强直发作以及全身强直阵挛发作。最常见为复杂部分发作后继发全身强直阵挛发作。

3. 脑卒中 约 26% 的患者出现反复的脑卒中样发作,表现偏瘫、失语、偏身感觉减退等症状。

4. 锥体外系症状 以不自主运动多见,最常见为肌阵挛,其次是震颤,见于双上肢远端。少数患者出现斜视性眼阵挛、节律性肌阵挛、软腭震颤和眼睑痉挛。

5. 共济失调 约6%的 HE 患者以小脑共济失调为独立或主要表现,临床主要表现为躯干共济失调、眼球震颤、构音障碍、肢体共济失调等。

6. 其他 少数患者出现发热、听觉过敏、神经痛性肌萎缩及脱髓鞘性周围神经病。

【辅助检查】

1. 实验室检查 血清 TPO/TG 阳性几乎见于全部患者,日本研究提示部分患者血中可检测到 NAE。甲状腺功能可正常、减低和亢进。CSF 压力一般正常,蛋白多增高,细胞数正常,部分可检出寡克隆区带。

2. 脑电图 约90%以上的 HE 患者脑电图异常,多为非特异性表现,如弥漫性或局灶性慢波,额叶和颞叶为主,尤其颞叶内侧可出现三相波、痫性波。脑电图异常常与疾病的临床过程相关,可反映疾病的进展。

3. 影像学 脑 MRI 检查并无特异性,病变可累及皮质、皮质下、基底核、脑干和脊髓。多侵及颞叶内侧为主的边缘系统。磁共振波谱可表现 NAA 峰和 mI 峰下降,Lac、Lip 与 Cho 峰升高。

【诊断和鉴别诊断】

因 HE 发病率低,目前尚缺乏可靠的诊断标准,临床普遍采用 Peschen 等提出的诊断标准(Peschen-Rosin et al,1999):对难以解释的反复发作肌阵挛、癫痫大发作、神经心理精神异常,至少有下列5项中的3项可诊断桥本脑病:①脑电图异常;②甲状腺自身抗体升高;③脑脊液蛋白升高或出现寡克隆区带;④类固醇激素治疗有效;⑤不明原因的脑 MRI 异常。

临床上,需注意谨慎排除自身免疫性脑炎、Creutzfeldt-Jakob 病、脑血管疾病及 CNS 感染性疾病。

【治疗】

桥本脑病是一种神经系统自身免疫性疾病,主要的治疗为免疫调节。目前较为公认的一线治疗是类固醇皮质激素,多数患者疗效显著。急性期时治疗类似多发性硬化(MS),减量速度应比 MS 慢,一般在半年内将激素减完。不能应用激素或疗效不佳的患者可用丙种球蛋白或血浆置换,亦可试用硫唑嘌呤、环磷酰胺等免疫抑制剂。

第八节 血液病的神经系统并发症

一、白血病的神经系统并发症

白血病(leukemia)是起源于造血或淋巴干细胞的恶性增生性疾病,中枢神经系统白血病(leukemia of the central nervous system,CNSL)是白血病的并发症之一,发生率8%~52%。CNSL 可发生于任何类型白血病的任何时期,甚至可发生于白血病治疗缓解多年后,以急性淋巴细胞白血病发生率最高,白血病可累及神经系统的任何部位。其发生率随着白血病缓解率的逐渐提高而增高。

【病因和发病机制】

白血病细胞进入 CNS 可由血流播散、颅骨骨髓白血病细胞的浸润或颅内点状出血所致。CNSL 是髓外白血病,随着化疗药物及方案的完善,患者的生存时间得以延长,而化疗药物不能透过血-脑屏障,白血病细胞在 CNS 不断繁殖导致了 CNSL。

引起急性白血病脑出血的原因十分复杂,除白血病细胞浸润血管壁、血小板数量减少及功能异常等因素外,多数患者是因白血病细胞(尤其白血病性早幼粒细胞)释放促凝物质引起弥散性血管内凝血(DIC),或释放纤溶激活剂引起纤维蛋白溶解(纤溶亢进)及凝血因子异常等所致。

【临床表现】

1. 神经系统症状 CNSL 可以有神经系统症状,如颅内压增高及神经系统局部受累症状、体征;也可以没有神经系统症状和体征,多在 CSF 检查时发现。

2. 受累部位不同临床表现也不同 如脑实质受浸润可类似脑肿瘤表现,但较少见;脑膜受浸润类似脑膜炎;脑神经受浸润出现视力障碍、面肌麻痹等。此外,脊髓亦可受累,有时与视神经脊髓炎难以鉴别。神经根及周围神经损害极为罕见。

3. 颅内出血 是白血病脑损害的主要表现,约占全部患者的一半。

【治疗】

控制 CNS 病情是白血病所有治疗的关键组成部分,少量白血病细胞在免疫豁免的 CNS 的潜伏也是白血病复发的原因之一(Inaba H et al,2013)。

1. DIC 继发的脑出血建议采取以下疗法(Wada H et al,2014):

(1)替代治疗:根据情况输注血小板、新鲜冰冻血浆、纤维蛋白原浓缩剂或凝血酶原复合物浓缩剂。

(2)推荐使用合成的蛋白酶抑制剂。

(3)推荐抗纤溶治疗:可应用氨甲环酸等抗纤溶剂,但必须在纤溶酶原激活抑制物1(PAI-1)和其他内源性抗纤溶成分升高之前的早期阶段。而对于器官衰竭型 DIC 患者,不推荐抗纤溶治疗,可使用天然蛋白酶抑制剂。

(4)不推荐抗凝治疗:常用于 DIC 治疗的肝素、低分子肝素在白血病患者脑出血时不建议使用。

（5）不推荐活性凝血因子Ⅹa。

（6）推荐抗凝血酶制剂。

2. 脑实质、脑膜与脊髓受累时的治疗

（1）急淋性 CNSL 治疗：①应尽早鞘内注射化疗药物，目前主张每周 1～2 次鞘内注射，直至确定 CSF 中无原始细胞后减少鞘内注射频率，同时采用全身化疗；②应用激素，虽然最佳剂量和疗程尚无共识，但研究表明地塞米松比泼尼松或泼尼松龙能更好地控制 CNSL（Inaba et al,2013）。

（2）急性非淋巴细胞性 CNSL：发病率较低，如确定颅内占位性病变者建议行颅脑放疗，之后序贯以鞘内注射。

3. CNSL 的预防

（1）不建议常规预防治疗：因为预防性鞘内注射不能降低 CNSL 发生率与复发率，也不能延长生存时间。

（2）预防性颅脑照射（12～18Gy）：能有效控制疾病，但可能出现急性神经毒性，以及继发认知障碍、内分泌疾病或恶性肿瘤等副作用，近年已基本不再使用。而代之以甲氨蝶呤-氢化可的松和阿糖胞苷三药联合鞘内化疗（Pieters R et al,2016）。

二、缺铁性贫血的神经系统并发症

缺铁性贫血（iron-deficiency anemia,IDA）是贮存铁缺乏，血红蛋白合成量减少导致小细胞低色素性贫血。缺铁可引起神经、内分泌及免疫等多系统受损。1970 年以来，IDA 导致脑动脉和脑静脉系统血栓形成的报道逐渐引起人们的重视，多数病例经脑血管造影证实为动脉缺血性病变，静脉系统血栓形成病例很少。

【病因和发病机制】

中重度 IDA 与血小板增高是两个重要血液学特征，但 IDA 导致脑动脉血栓形成的机制不清。可能由于：①铁缺乏刺激骨髓干细胞向巨核细胞转化，导致血小板生成显著增加，血小板计数可高达（550～850）×10^9/L；②严重贫血时血黏度下降、血流速增加，大动脉常因血液湍流损害血管内皮，促使增多的血小板聚集；③血小板数量异常增高，及慢性持久失血可导致血液高凝状态，可能与 IDA 导致脑静脉系统血栓形成有关（Huang et al,2010）。

【临床表现】

IDA 导致的脑动脉血栓形成的临床症状与动脉硬化性脑血栓形成相同，导致的脑静脉系统血栓形成与脑静脉和脑静脉窦血栓的症状相同，但有以下特点：

1. IDA 导致的脑动脉血栓形成　好发于中青年妇女或儿童期。卒中之前无脑血管疾病常见的危险因素，如高血压、心脏病、糖尿病及口服避孕药等。

2. 脑卒中　发生脑卒中时血红蛋白多低于 60g/L，几乎每例发病者都伴血小板计数增高。

3. 脑静脉系统血栓形成　可发生于上矢状窦、横窦等以及皮质静脉，临床表现头痛、癫痫、颅内压增高、视乳头水肿、双眼外展麻痹及相应的中枢性运动和/或感觉障碍等。患者的血小板计数多在正常范围。

【辅助检查】

1. 实验室检查　周围血象为缺铁性或小细胞低色素性贫血，血清铁（SI）下降、血浆转铁蛋白饱和度（TS）下降及总铁结合力（TIBC）升高等。多数 IDA 的脑动脉血栓形成患者发病时血小板计数常>600×10^9/L。

2. 神经影像学检查　脑 CT 或脑 MRI 显示的病灶应与脑卒中的神经功能缺失一致，脑静脉血栓形成可见出血性梗死灶，多数患者 DSA 显示颈动脉闭塞性病变，MRV 能清晰地显示静脉窦与大静脉闭塞。

【诊断】

IDA 及脑梗死的诊断不难，但应注意关注二者的相互关联。

【治疗】

IDA 脑卒中后一般采取综合治疗措施，如吸氧、补铁、纠正营养不良、去除贫血原因等，根据病情降低颅内压、抗血小板聚集等，如为脑静脉血栓形成，建议低分子肝素抗凝治疗后华法林等口服抗凝治疗，但合并颅内出血的患者应谨慎抗凝。预后良好。

三、真性红细胞增多症的神经系统并发症

真性红细胞增多症（polycythemia vera,PV）是以红细胞增高为主、三系细胞均增高的慢性克隆性骨髓增殖性疾病（myeloproliferative disorders,MPD）。与继发性红细胞增多症不同，PV 存在细胞内缺陷，当血氧饱和度正常、红细胞生成素（EPO）分泌受抑制时，红细胞仍过度增生。

PV 的并发症很多，可分为血液性与血管性两类，前者主要是急性白血病和骨髓纤维化，一般为疾病晚期表现；后者多为脑梗死，偶见出血，发生率20%～80%。本节主要讨论 PV 的血管并发症。

【病因和发病机制】

PV 患者的血栓形成与血液黏稠度增高引起的脑血流减少有关，还与血小板增多与功能缺陷、白细胞增多及自然抗凝物质缺乏等有关。甚至对于 60 岁以下患者，白细胞计数大于 12.4×10^9/L 是血栓复发的独立危险因素。PV 患者的出血主要因血小板功能异常导致。

【临床表现】

1. 动脉血栓形成　超过20%的 PV 患者以 TIA 及脑

梗死为首发表现(Ren et al,2018),动脉血栓还包括微血管血栓及血管舒缩功能失调,表现为雷诺现象(Raynaud phenomenon)、红斑及肢体疼痛等。无菌性海绵窦血栓形成相对罕见。PV患者的血栓风险与高血压、高血脂、吸烟及糖尿病等无明显关系,而与年龄呈正相关。60~70岁或以上的PV患者发病率明显增高,但年轻患者也可发生致死性血栓。

2. 出血 PV患者的出血发病率较低,年发生率<1%,主要表现为黏膜出血,如鼻出血及牙龈出血等,偶有脑出血、胃肠道出血等。

3. 部分患者出现头晕、耳鸣、视觉障碍、认知功能障碍及周围神经损害等。

【辅助检查】

1. 骨髓检查 多显示三系细胞均增高,以红细胞增高为主。

2. 基因检测 大多数PV患者JAK2基因存在V617F突变,临床上对PV高度怀疑的患者不仅应进行血液学和骨髓检查,还应进行基因检测,以进一步证实诊断(Tefferi et al,2017)。

【治疗】

PV患者的10年生存率、白血病转化率分别为>75%和<5%,而血栓事件的发生率>20%(Jameson et al,2018)。因而,目前PV的治疗主要目的是预防血栓和出血并发症,早期诊断和治疗可明显改善患者预后。另外,治疗方案应根据该患者的血栓和出血风险,遵循个体化原则。

1. 静脉放血 目前建议所有PV患者均可采取静脉放血疗法,不管是否进行药物治疗,将血细胞比容控制在<45%都可以降低血栓形成的概率(Tefferi et al,2017)。一般情况下,静脉放血使患者达到缺铁状态后,可间隔3个月再进行静脉放血(Jameson et al,2018)。

2. 阿司匹林 如无禁忌,对于血栓风险较低的所有PV患者,建议服用低剂量阿司匹林,40~100mg每日一次口服,不必使用减少血小板的药物或肝素疗法。低剂量的阿司匹林被证明还能有效地减轻异常的血管舒缩功能,因而可有效缓解PV患者的微循环障碍。阿司匹林抵抗的患者,建议采用每日两次的给药方案,而不是换用或合用其他抗血小板药物,也可以改用羟基脲(Tefferi et al,2017)。但血小板极度增多>1 000×10^9/L的PV患者要慎用,因阿司匹林可能促发获得性血管性血友病(acquired von Willebrand disease,vWD),而增加出血的风险。

3. 羟基脲(hydroxyurea,HU)和白消安(busulfan)应用广泛,适应证是血栓风险较高的PV患者,例如需要高频率静脉放血或有血栓病史者。到目前为止设计严谨的大样本对照试验并未发现羟基脲有致白血病风险,而

是能够降低血栓形成及白血病转化的风险。白消安能使约1/3羟基脲抵抗患者的全血指标明显改善。

4. 干扰素(IFN-α) 可控制PV患者血小板与白细胞增高和使脾脏缩小。然而,约15%~20%的患者IFN治疗无效,而且90%以上的患者会出现不同程度副作用,20%以上患者因副作用需终止治疗。因而,尚需进一步的对照研究来衡量IFN-α和羟基脲治疗PV的优劣(Tefferi et al,2017)。

5. JAK抑制剂 绝大多数羟基脲难治性PV患者的病情可被白消安或IFN-α有效地控制,有学者认为几乎不需要应用JAK抑制剂。

6. 安瑞利达(anagrelide) 可抗血小板聚集和减少血小板数目,但因增加动脉血栓形成、大出血和骨髓纤维化进展的风险,不推荐使用(Tefferi et al,2017)。

四、镰状细胞贫血的神经系统并发症

镰状细胞贫血(sickle cell anemia,SCA)又称镰状细胞病(sickle cell disease,SCD),是一种常染色体显性遗传病,因β-肽链第6位氨基酸谷氨酸被缬氨酸代替,形成镰状血红蛋白取代正常血红蛋白。本病多见于非洲、美洲黑种人,我国较罕见。临床表现为慢性溶血性贫血、易感染和周期性疼痛危象,以及慢性局部缺血导致器官组织损害。脑卒中是SCD最常见的神经系统并发症,常见发病年龄为2岁前和50岁后,多因烟雾病和脑静脉血栓形成而出现缺血性和出血性卒中。

【病因和发病机制】

镰状细胞贫血是因红细胞内含镰状血红蛋白,在低氧张力下使红细胞形成镰刀状。镰变红细胞可使血液黏滞性增加,血流缓慢,加之变形性差,易阻塞毛细血管引起局部组织器官缺氧,缺氧使更多的红细胞镰变,导致多发性肺、肾、肝、周围神经、脑血管缺血,及慢性溶血等严重合并症。

【临床表现】

1. 脑梗死 可有偏瘫、失语、癫痫发作、意识障碍等,更常见的是无症状脑梗死,但多次发生后可导致认知功能障碍。

2. 颅内出血 多因较大的动脉瘤及烟雾病所致,儿童常见蛛网膜下腔出血,成人多为脑实质内出血。脑卒中时可出现精神异常,可能与疼痛性危象以及脑缺氧导致脑功能紊乱有关。

3. 感觉、运动神经受累 可出现四肢及全身疼痛,骨关节游走性或持续性疼痛,四肢乏力和感觉异常。累及自主神经可见腹痛、恶心、呕吐、便秘、心率异常、高血压或低血压。

【治疗】

1. 输血治疗　可以降低卒中风险,但不能提高认知。推荐脑梗死后输血治疗至少持续 5 年或至 18 岁,高风险患者可用 TCD 筛选适应证及治疗时机。通常血清铁蛋白水平达到 5 618pmol/L(2 500μg/L)时需用去铁胺皮下注射治疗。

2. 羟基脲　能提高血红蛋白含量,增加红细胞变形性,减少不可逆镰状细胞碎片,还可减少疼痛危象和需要输血的次数。

3. 骨髓移植　生存率达 90%,大多数患者脑血管病呈稳定状态。无症状性脑梗死伴认知损害或形成烟雾病的患儿,应考虑骨髓移植。

4. 其他治疗　抗血小板、抗凝、神经保护剂、纠正高同型半胱氨酸血症及血管内治疗等,与一般脑血管疾病相同,疗效尚待证实。注意预防 SCD 患脑血管病的危险因素,如避免感冒、脱水、创伤和失血等。

五、阵发性睡眠性血红蛋白尿的神经系统并发症

阵发性睡眠性血红蛋白尿(paroxysmal nocturnal hemoglobinuria,PNH)是一种后天获得性多能造血干细胞疾病,由于体细胞的磷脂酰肌醇聚糖互补组 A(phosphotidyl inositol glycan complementation group A,PIG-A)基因突变造成的非恶性、造血干细胞克隆性疾病(Parker,2016),患者睡眠时常出现发作性血红蛋白尿。2018 年 5 月被列入我国第一批罕见病目录。PNH 患者血栓发生率可高达 23%～50%,占 PNH 患者死因的 50%,以肝静脉或门静脉血栓形成导致 Budd-Chiari 综合征为多,神经系统受累以矢状窦血栓为主。

【病因和发病机制】

目前,PNH 并发血栓的机制尚不完全清楚,可能是化学品、放射线或病毒感染等致病因素导致干细胞株 PIG-A 基因突变,其增殖分化生成的红细胞、粒细胞和血小板都有 CD55、CD59 等膜蛋白的共同缺陷。CD55 是细胞膜上的补体,C3 转化酶衰变加速因子;CD59 可以阻止 C9 掺入 C5b-8 复合物中,而阻止膜攻击单位形成,这些膜蛋白的缺陷使得患者易出现血栓前状态(prethrombotic state)、血管内溶血、凝血功能亢进、纤溶活性降低、内皮细胞损伤等,以上的多种因素可使血流缓慢的静脉中的血小板易发生聚集,促使血栓形成(Parker,2016)。

【临床表现】

1. 一般情况　本病在北方多于南方,20～40 岁多见,个别可发生在 10 岁以下及 70 岁以上。男性多于女性。中国人的临床表现与欧美病例不同,起病多隐袭缓慢,多以贫血、出血为首发症状,以血红蛋白尿起病较少。个别以感染、血栓形成或再生障碍为表现的病例可急骤起病。

2. 静脉血栓及栓塞　PNH 并发血栓形成可发生在门静脉、肠系膜静脉,以及肝、脑及肢体末梢血管,静脉血栓脱落导致多部位血管栓塞,以肝静脉和矢状窦血栓形成为主,严重者可危及生命;部分患者为多部位栓塞或反复发作。

【诊断和治疗】

1. 诊断　静脉窦血栓可行脑血管造影确诊,门静脉血栓形成需要做肝静脉造影证实。

2. 治疗　PNH 并发血栓的主要治疗原则是积极治疗原发病,采取包括肝素化及助纤溶等抗凝疗法。对发生过血栓的 PNH 患者,即使进行了人源型抗补体 C5 单克隆抗体(eculizumab)治疗抑制补体复合物活化,仍建议终身抗凝治疗(Parker,2016)。

六、骨髓疾病的神经系统并发症

骨髓是复杂而重要的造血器官,正常人骨髓每天生成 1 000 亿个细胞,绝大多数是多能造血干细胞,为外周血细胞的分化提供内环境,骨髓还促进 B 细胞分化和原始 T 细胞向成熟 T 细胞转化。有些骨髓疾病易累及神经系统。

(一) 多发性骨髓瘤的神经系统并发症

多发性骨髓瘤(multiple myeloma,MM)是最常见的浆细胞恶性肿瘤,因浆细胞是 B 淋巴细胞发育到最终阶段的细胞,目前 WHO 将其归为 B 细胞淋巴瘤的一种,称为浆细胞骨髓瘤或浆细胞瘤。

【病因和发病机制】

骨髓瘤细胞分泌破骨细胞活动因子,可引起溶骨性破坏。受侵犯塌陷的椎骨及浆细胞瘤肿块也可直接压迫脊髓或神经根,另外,MM 常侵犯颅骨,骨性穹隆内的病损可造成脑组织受累,骨髓瘤体偶可直接侵及脑组织和/或脑膜,引起相应的症状与体征。

【临床表现】

1. 疼痛　MM 最常见的症状是骨痛,见于 80% 的病例,多位于下背部,尤其腰骶部;20% 的患者出现根痛,20% 有脊髓或神经根受压,IgA 型 MM 最常见,胸髓最易受累。

2. 脑及脑神经　颅内骨髓瘤的症状、体征取决于病灶部位,可表现颅高压、视乳头水肿及意识障碍等。若骨髓瘤侵犯颅底脑神经孔、蝶骨或岩骨等可压迫展神经、视神经、三叉神经、面神经及听神经等脑神经。

3. 多发性神经病(polyneuropathy,PN)　MM 周围神

经病变是指 MM 患者在疾病过程中出现的因骨髓瘤本身或药物治疗相关的感觉、运动及自主神经病变（中国医师协会血液科医师分会多发性骨髓瘤专业委员会，2015）。MM 本身导致的 PN 不常见（约 1%～20%），但 30% 以上患者的神经电生理异常，而药物治疗相关性 PN 发生率高，可达 25%～75%。感觉运动性 PN 最常见，也有纯感觉性 PN。多逐渐发病，也可急性或亚急性起病，也有缓解复发型者。上肢较下肢多见，偶累及脑神经。

【辅助检查】

1. 脑脊液检查　脑膜受累可见 CSF 细胞数和蛋白显著增高。

2. 神经传导速度和神经活检　可发现轴索变性，偶有脱髓鞘，组织活检可见受累神经呈浆细胞浸润或淀粉样变。

3. 脑 MRI 检查　可早期确诊脊髓受压部位及程度，有助于早期治疗。

【治疗和预后】

1. 原发病治疗　治疗主要针对原发病，多种 MM 治疗药物，如沙利度胺（thalidomide）和硼替佐米（bortezomib）等的神经毒性增加了 MM 患者 PN 病变的风险，新一代的来那度胺（lenalidomide）、伊沙佐米（ixazomib）等药物的神经损害作用较小。

2. 药物相关性 PN　无特异性治疗，调整药物剂量、给药时间和给药方式的预防措施仍是最有效的。可适当给予维生素（B_1、B_6、B_{12}、E、叶酸等）、钾镁、鱼油、月见草等营养补充剂，应用阿米福汀（氨磷汀），加强手足及四肢的护理等（中国医师协会血液科医师分会多发性骨髓瘤专业委员会 2015）。

3. 预后　脑膜受累导致意识障碍或脑神经体征者，提示预后不良。

（二）骨硬化性骨髓瘤的神经系统并发症

骨硬化性骨髓瘤（osteosclerotic myeloma）中约半数患者（约占全部骨髓瘤病例的 2%）早期可出现 PN 症状，大多最后诊断 POEMS 综合征（POEMS syndrome），疾病名称来源于几个主要临床表现，包括多发性神经病（polyneuropathy）、脏器肿大（organomegaly）、内分泌紊乱（endocrinopathy）、M 蛋白血症（M proteinemia）与皮肤改变（skin changes）等。POEMS 综合征也可见于硬化与溶骨混合性和溶骨性骨髓瘤。约 1/3 的 POEMS 综合征患者仅有 M 蛋白而无骨髓瘤。

【病因和病理】

1. 病因　POEMS 综合征的病因、发病机制尚不清楚，目前认为可能与骨硬化性骨髓瘤细胞分泌对周围神经及其他器官的毒性物质，血管内皮生长因子（vascular endothelial growth factor，VEGF）、促炎症性细胞因子（pro-inflammatory cytokines）、基质金属蛋白酶（MMP）以及与 HHV-8 感染等因素有关（Dispenzieri，2017）。

2. 病理　神经活检呈节段性脱髓鞘，伴或不伴轴突变性，电镜呈非致密板层样结构，即施万细胞质呈岛样堆集。淋巴结活检血管增生及浆细胞浸润，与原因未明的反应性淋巴结病（Castleman 病）的改变相似。

【临床表现】

1. 本病多见于中年男性，表现缓慢进展的运动性或感觉运动性神经病，由远端对称性发展，进行性加重，特点是长度依赖性或多神经根神经病，常被误认为 CIDP，半数以上的患者因严重无力不能行走，脑神经通常不受累。

2. POEMS 综合征的皮肤病变　为广泛皮肤色素沉着、多毛及粗糙等，半数患者合并杵状指。内分泌改变表现为男性乳房增生和阳痿，女性闭经。还会表现全身水肿，下肢呈指凹性水肿，有时合并腹水和胸膜渗出。肝脏肿大和全身淋巴结很常见，1/3 的患者脾脏亦肿大，约半数患者有视乳头水肿，部分可有低热和多汗。

【辅助检查】

1. 实验室检查　目前认为 VEGF 是与疾病活动最相关的细胞因子，血清 VEGF 水平升高、IL-1、IL-6 及 TNF-α 含量增高，约 75% 的患者血清和尿中可出现 M 蛋白。

2. CSF 检查　细胞数多正常，而蛋白增高。

3. 肌电图　显示运动神经及感觉神经脱髓鞘和轴索病变，较慢性炎性脱髓鞘多神经根病变（CIDP）和远端获得性脱髓鞘性对称性周围神经病伴 M 蛋白血症（distal acquired demyelinating symmetric neuropathy with M protein，DADS-M）的轴索损害更严重。

4. 病理检查　腓肠神经活检可见节段性脱髓鞘与轴索变性交错存在。

5. 影像学　骨骼放射线、CT、MRI 检查极具诊断价值，可见骨硬化性病变或硬化及溶骨性混合病变。

【治疗】

1. 放疗　推荐仅有 1～3 个孤立性骨病变的患者放疗，可使大部分患者的骨髓瘤和神经系统症状明显好转甚至治愈；一旦骨髓广泛受累，可以先采取化疗，如果有大的骨髓瘤病灶可结合局部放疗，或第一步采取放疗，6～12 个月后根据临床症状、血清 M 蛋白和 VEGF 水平评估是否进一步化疗（Dispenzieri，2017）。

2. 化疗　基于病例系列研究的结果提示，单纯激素治疗的疗效不持久，美法仑（melphalan）或环磷酰胺与地塞米松的联合治疗方案可使至少 50%～80% 患者明显改善。

3. 贝伐珠单抗（bevacizumab）　是 VEGF 的单克隆抗体，对 POEMS 的疗效尚缺乏一致性结论，单纯降低血清 VEGF 水平不一定能使病情好转(Dispenzieri,2017)。

4. 干细胞移植　大剂量化疗联合外周血干细胞移植可使近乎 100%患者的神经系统症状有不同程度的改善(Dispenzieri,2017)。

疗效评估需要注意的是,神经系统症状的好转明显滞后于放疗或化疗,往往在治疗结束后 6 个月才有较明显的改善,2~3 年后才能展现最大疗效。

（三）单克隆丙种球蛋白病的神经系统并发症

单克隆丙种球蛋白病(monoclonal gammopathies)是一系列克隆性浆细胞疾病,目前被认为是多发性骨髓瘤(MM)的癌前病变(van de Donk NW et al 2014)。包括意义未明的单克隆丙种球蛋白病(monoclonal gammopathy of undetermined significance,MGUS)、MM 和 Waldenstrom 巨球蛋白血症(Waldenstrom macroglobulinemia,WM)。这些疾病的共同特征是分泌单克隆(monoclonal)免疫球蛋白,称为 M 蛋白,即单克隆蛋白。虽然众所周知这类病最常见的并发症是周围神经病(PN),但临床上,单克隆丙种球蛋白病与其他原因导致的 PN 很难区分;另外,一部分正常人血中也可检测到 M 蛋白,阳性率随年龄的增长而增加。因此,目前这一类疾病的诊断和治疗仍存在很多挑战。

【临床表现】

IgM 型与 IgG/IgA 型单克隆丙种球蛋白病相似,但也存在一些差异:

1. IgM 型单克隆丙种球蛋白病相关的 PN　表现为缓慢进展的 DADS-M,被认为是 CIDP 的一个变异型。多见于 60~90 岁的男性,病程有时表现为缓解复发型。主要影响大的感觉神经纤维,引起感觉性共济失调;运动神经可以受累,通常是轻微的、远端型;脑神经很少受累。约 50%患者抗髓鞘相关糖蛋白(myelin-associated glycoprotein,MAG)抗体阳性,但无论有无抗 MAG 抗体,PN 的严重程度和类型上都没有区别(Chaudhry et al,2017)。

2. 非 IgM 型单克隆丙种球蛋白病相关的 PN　可表现为各种类型的 PN。IgG 型和 IgA 型 MGUS 的临床表现无明显差异;IgG 型 MGUS 可以在没有临床表现时检出抗神经节细胞抗体;而表现 CIDP 的患者,无论是否存在 M 蛋白,治疗效果都相似。因而,除非是 POEMS 或免疫球蛋白轻链淀粉样变性(immunoglobulin light chain amyloidosis,AL amyloidosis),目前多认为 IgG 或 IgA 型 M 蛋白与 PN 的发病基本无关(Chaudhry et al,2017)。

3. MGUS　是 MM 的癌前病变,50 岁以上人群中 3%~4%患有 MGUS。根据分泌 M 蛋白的类型,MGUS 主要有三种,IgM 型易进展为 WM;非 IgM(包括 IgG 和 IgA)型易进展为 MM;轻链型是一种新发现的疾病,容易进展为轻链型 MM;所有类型的 MGUS 都可进展成 AL amy-loidosis。MGUS 的主要临床后果是发展为恶性肿瘤,概率为每年 1%。MGUS 的另一个主要后果是具有免疫原性的 M 蛋白可导致器官损伤,引起周围神经病、膜性增生性肾小球肾炎(MPGN)和坏死性黄色肉芽肿(necrobiotic xanthogranuloma)。

【诊断】

原因不明的 PN 患者血中检测到 M 蛋白时,应考虑单克隆丙种球蛋白病的可能。

1. 首先应明确 M 蛋白和 PN 是否存在因果关系　虽然没有特异性指标,但年轻的患者、IgM 型 M 蛋白与 PN 的因果关系更大;同时,要尽可能排除可导致 PN 的其他情况,如遗传、糖尿病、酗酒、药物等。

2. 必须确定潜在的病因　虽然大多数 M 蛋白阳性的患者是 MGUS,应根据骨髓穿刺确定克隆细胞的比例,通过影像学检查确定是否存在溶骨性病变、淋巴结病或器官肿大等,明确是否有 MM 或 WM。

【鉴别诊断】

需要与以下两种有严格诊断标准、已明确 M 蛋白对 PN 致病性的浆细胞病进行鉴别:

1. POEMS 综合征　详见本节"骨硬化性骨髓瘤的神经系统并发症"部分。

2. AL 型淀粉样变性(amyloidosis)　15%~20%的 AL 型淀粉样变性患者伴有周围神经病变,但其中仅有 1/4 患者出现临床症状,表现肢体烧灼感、疼痛和麻木,自主神经功能也可受损。淀粉样蛋白在周围神经的沉积,可以直接压迫或造成神经缺血。神经病变往往是长度依赖性的,但由于常叠加腕管综合征,因而上肢受累也多见。AL 型淀粉样变性的 PN 轴索损害突出,而 IgM 型单克隆丙种球蛋白病的 PN 则以脱髓鞘为主。另外,相对于 MGUS 的 PN 可能有较长稳定期,AL 型淀粉样变性的 PN 往往缓慢进行性加重。

【治疗】

单克隆丙种球蛋白病伴 PN 的治疗,目前尚无指南或专家共识。建议充分衡量病因治疗的利弊,制定个体化治疗方案。

1. 表现为 CIDP、非 IgM 型丙种球蛋白病的 PN　按照 CIDP 治疗,根据情况给予血浆置换、IVIG、泼尼松等治疗。

2. 无 CIDP 特征、非 IgM 型丙种球蛋白病的 PN　M 蛋白与 PN 的因果关系可能不大,建议积极查找其他导致 PN 的可能病因,并做相应治疗。

3. M 蛋白与 PN 因果关系可能性非常大、PN 症状较重的患者　进行病因治疗,可试用 IVIG、血浆置换、氟达拉滨(fludarabine)、利妥昔单抗等。

4. 明确为 WM 或 MM 的患者　无论 PN 的严重程度

如何,都应对潜在的恶性肿瘤进行系统治疗。应谨慎选择治疗药物,尽量避免使用已知有神经毒性的药物(van de Donk et al,2016)。

5. 应详细记录治疗前后 PN 患者症状及体征,结合肌电图的指标,评价疗效。抗肿瘤治疗后如果 PN 有所改善,则更支持 M 蛋白与 PN 存在因果关系,并建议后续治疗。

【预后】

经治疗,大多数患者预后较好。IgM 型 M 蛋白相关 PN 患者发病 5 年、10 年和 15 年的致残率分别为 16%、24% 和 50%(Chaudhry et al,2017)。

(四) Waldenstrom 巨球蛋白血症的神经系统并发症

巨球蛋白血症(macroglobulinemia)是淋巴细胞和浆细胞失控性增生,产生过多的循环单克隆 IgM,骨髓呈广泛的淋巴细胞和浆细胞浸润。近年研究发现大多数患者有髓样分化因子 88(myeloid differentiation factor 88,MYD88)的 L265P 体细胞基因突变(Kapoor et al,2016)。

【临床表现】

1. 本病可表现虚弱乏力、口鼻出血、视觉损害、精神错乱及多发性神经病(如 PN)等,呼吸困难、充血性心力衰竭可很明显,并有肝、脾及淋巴结肿大。

2. 神经系统并发症包括:

(1) 颅内出血:因 M 蛋白干扰凝血机制及血小板形成障碍,患者可有出血倾向,突然发生局灶性脑出血或蛛网膜下腔出血(SAH)。

(2) 脑病-高黏综合征:表现眩晕、头痛、听力丧失、共济失调、震颤、锥体束征、昏睡、器质性精神病及昏迷等症状,许多病例出现视肿、渗出等乳头水、视网膜病变,研究发现与高黏滞综合征及血管通透性改变有关。

(3) 脊髓病:较少见,表现痉挛性截瘫或四肢瘫,可能与高黏滞综合征及脊髓骨性压迫或细胞浸润有关。

(4) 感觉运动性神经病:较常见,症状、体征及实验室检查与 IgM 型单克隆丙种球蛋白病的 PN 相同(Chaudhry et al,2017)。

【治疗】

血浆置换或血浆置换联合化疗适于治疗高粘综合征,但改善 PN 症状不确定。

(五) 冷球蛋白血症的神经系统并发症

冷球蛋白是遇冷沉淀、加热后又溶解的血清免疫球蛋白,见于特发性冷球蛋白血症(idiopathic cryoglobulinaemia),大多数患者的病因是丙型肝炎病毒(HCV)感染,也可能继发于淋巴细胞增生症、慢性炎症或感染性疾病等。

【病因和发病机制】

Ⅰ型冷球蛋白血症通常血液循环中存在 M 蛋白,多

见于 MM 或 WM,也可出现在 MGUS 或其他淋巴增生性疾病。Ⅱ型冷球蛋白血症多与干燥综合征等系统性自身免疫性疾病、丙型肝炎(HCV)等病毒感染有关。Ⅲ型冷球蛋白血症与 HCV、HBV、HIV、疱疹病毒及分枝杆菌等慢性感染,自身免疫性疾病,如干燥综合征、类风湿关节炎、系统性红斑狼疮、炎症性肠病等关系密切(Damoiseaux et al,2014)。

【临床表现】

1. Ⅰ型冷球蛋白血症 以雷诺综合征(Raynaud syndrome)、肢端发绀、末梢坏疽和网状青斑为特征,遇冷加重。常见感觉性神经病,伴对称性显著疼痛和感觉减退,脑神经偶可受累,病程呈缓慢进展,有的患者表现为季节性缓解-复发的特点。感觉传导速度轻度减慢,病变主要表现轴索变性伴或不伴节段性脱髓鞘。

2. Ⅱ型冷球蛋白血症 有典型的小血管炎表现,如皮肤血管炎(紫癜或小腿溃疡)、膜性增生性肾小球肾炎和周围神经病变。CNS 并发症可见 TIA 症状,如一过性意识障碍、视物不清、轻偏瘫等,也可发生视网膜出血、血管内血栓性闭塞、血管周围出血或多发性脑梗死等。

3. Ⅲ型冷球蛋白血症 常无症状,但免疫复合物在小血管的沉积也可导致与Ⅱ型冷球蛋白血症相似的症状。

【治疗】

冷球蛋白血症治疗的目标是尽可能防止器官损伤。其血管炎的治疗主要针对潜在病因;当病因未知或潜在疾病无法治疗时,应根据疾病严重程度制订个体化方案:

1. 轻度至中度血管炎 可使用非甾体抗炎药、秋水仙碱或短期肾上腺皮质激素。

2. 严重的血管炎 可先以大剂量激素冲击、血浆置换和环磷酰胺联合诱导 3~6 个月后,继而用硫唑嘌呤或吗替麦考酚酯维持治疗 18~24 个月。近年来,更多建议用利妥昔单抗(rituximab)代替环磷酰胺进行前期诱导(Damoiseaux J et al,2014)。

3. HCV 相关的冷球蛋白血症 建议至少聚乙二醇IFN-α 和利巴韦林的联合抗病毒治疗,另外还有一些新药仍在临床试验中。对轻至中度患者,抗病毒治疗不应与大剂量激素或免疫抑制剂联合使用;重症患者,可在抗病毒前使用一个疗程的利妥昔单抗,必要时结合短期激素冲击和血浆置换(Damoiseaux et al,2014)。

4. 特发性冷球蛋白血症 治疗尚未确定。

(六) 恶性淋巴瘤的神经系统并发症

恶性淋巴瘤(malignant lymphoma)是起源于淋巴组织的恶性肿瘤,包括霍奇金病(Hodgkin disease,HD)和非霍奇金淋巴瘤(non-Hodgkin lymphoma,NHL)。神经系统并发症多出现于肿瘤进展期或复发时,也常见于转化为

白血病或伯基特淋巴瘤（Burkitt lymphoma）时，瘤组织最常侵犯软脑膜，其次是脑实质、脊髓或神经根。HD 和 NHL 很少引起神经副肿瘤神经综合征（具体参照本章第十一节）。

【临床表现】

1. 软脑膜淋巴瘤 多由未分化型 NHL 所致，组织学上弥漫型较结节型易发生。瘤细胞经血行侵入脑膜，可波及蛛网膜下腔并通过 CSF 扩散。

（1）临床表现：颅内压增高、侵犯颅底及神经根的症状、体征和痫性发作等，第Ⅶ、Ⅵ和Ⅲ对脑神经最易受累，累及脊神经根可引起根痛、感觉障碍及力弱等，腰骶神经根受损，引起括约肌障碍和阳痿。

（2）CSF 检查：可发现恶性细胞，MRI 如发现脑膜增强或神经根增强结节可支持诊断。

2. 硬膜外及硬膜下淋巴瘤 发生率不足 HD 和 NHL 的 10%，可发生于半球，颅底更多见。不同部位可引起相应的临床症状，如轻偏瘫、言语困难、认知障碍、痫性发作及颅高压等。颅底淋巴瘤可压迫脑神经或累及垂体和下丘脑，肿瘤沿神经根生长可侵犯脊髓，引起相应节段的根痛。应做 MRI 和 CSF 检查。

3. 颅内损害 多见于 NHL 患者，发生率低。多由脑膜浸润，也有血行转移。临床表现因病灶部位而异，确诊需 MRI 或立体定向活检。

4. 周围神经病 临床检出率约 8%，神经电生理检出率约 35%。临床类型包括：

（1）感觉运动性神经病（SMN）：多见于 NHL，临床表现类似典型 GBS，由淋巴瘤浸润周围神经或神经根所致。淋巴瘤导致的 PN 极少缓解复发，常表现为慢性进行性病程，病理呈巨噬细胞介导的脱髓鞘及轴索丧失。

（2）亚急性运动性神经病：前角细胞变性和运动神经根脱髓鞘，无肿瘤浸润或炎性改变，大多属于神经副肿瘤综合征。多侵犯下肢，呈对称性下运动神经元损害，少数可自行缓解。

（3）感觉性神经病：罕见，HD 的纵隔淋巴结肿大可压迫喉返神经、膈神经和交感神经链。

5. 血管炎和皮肌炎肉芽肿性血管炎 是 HD 相关的一种特殊形式的副肿瘤综合征，组织病理学特征是小动脉和小静脉的坏死性血管炎，软脑膜血管容易受累。另外，HD 和 NHL 患者都可出现多发性肌炎、皮肌炎，在 NHL 中相对更常见（Graus et al，2014）。

【治疗】

治疗软脑膜淋巴瘤及其他颅内损害可采用皮质类固醇、鞘内化疗及局部放疗等方法。

（七）骨髓移植的神经系统表现

骨髓移植（bone marrow transplantation）即造血干细胞移植（hematopoietic stem cell transplantation，HSCT），是通过静脉输注骨髓、外周血、脐带血等来源的自体或异体造血干细胞，重建患者正常造血与免疫系统，以达到治疗恶性和非恶性血液疾病的方法。HSCT 神经系统并发症的发生率和严重程度在不同报道中有很大差异，从 15% 到 50% 不等，整体上，并发症的发生率随着时间的推移而降低（Dowling，2018），大多发生在移植后早期（3 个月内）。毫无疑问的是神经系统并发症是影响术后发病率和死亡率的一个重要因素，尤其 CNS 并发症与预后不良密切相关，其临床处理也极具挑战性。

【病因和发病机制】

神经并发症的发生率似乎与人类白细胞抗原（HLA）分型有关。HCT 发生神经系统并发症的原因很多，包括感染、代谢性脑病、脑血管疾病、免疫介导性疾病，以及免疫抑制剂和抗生素的毒副作用等（Maffini et al，2017）。

【临床表现】

不同因素导致的并发症往往在病程的不同时间出现。例如，移植前、移植后早期的并发症通常与创造移植条件、抗排异反应的免疫抑制剂及防治感染的抗生素的毒性作用有关；而移植后晚期并发症通常是免疫介导所致。几种常见的神经系统并发症包括：

1. 代谢性脑病 最多见，可以发生在移植前和移植后的各个时期，可因多器官功能障碍、败血症、药物毒性作用，或多因素的共同作用导致。有些患者在移植后继发了肝性脑病、肾性脑病；移植后使用的免疫抑制剂，如钙调神经磷酸酶抑制剂（calcineurin Inhibitors，CNI）可以引起震颤、意识模糊、皮质盲、癫痫发作、共济失调、幻觉等神经系统副作用；喹诺酮类抗生素可引起癫痫、脑病、肌阵挛和精神障碍；甲硝唑也可导致小脑病变。机械通气患者中，与脓毒症相关的脑病常常被忽视或误诊。

2. 脑血管病 往往是严重的 CNS 并发症，致残性和致死率均很高。3%~5% 的 HSCT 患者在移植后 3~5 年内可能发生出血性或缺血性卒中。和普通人群的危险因素不同，部分 HSCT 患者的脑血管病是因 CNS 感染（尤其是曲霉属真菌）所致（Dowling et al，2018）。

3. 后部可逆性脑病（posterior reversible encephalopathy syndrome，PRES） 6%~9% 移植后服用环孢素（cyclosporin）或他克莫司（tacrolimus）等 CNI 类药物的患者会发生 PRES（Maffini et al，2017）。通常以癫痫为首发症状，典型的表现有头痛、嗜睡、意识模糊以及视觉改变等。MRI 检查显示枕叶白质的大片状长 T_2 病变，偶可影响小脑、脑干、基底核等其他部位。如能及早诊断并停用 CNI 类药物，大部分症状可在数周内明显改善。

4. CNS 感染 弓形虫和曲霉属真菌感染是移植患者 CNS 感染最常见的病因，细菌性、病毒性脑炎和脑膜炎的比例较低。常有不同程度意识改变、癫痫、神经系统局灶性定位症状或体征等。

5. 脑神经和周围神经病　碳青霉烯类抗生素（培南类药物），尤其亚胺培南西司他汀（imipenem cilastatin），可以诱发视神经病变，在与5-羟色胺再摄取抑制剂一同使用时，致痛性周围神经病的风险明显增加。甲硝唑可以导致感觉运动周围神经病变、视神经病变和自主神经功能障碍。

6. 免疫介导性疾病　异体 HSCT 的患者更容易发生，可导致慢性神经、肌肉和神经肌肉接头病变。

（1）慢性移植物抗宿主病（chronic graft versus-host disease，GVHD）：主要包括三种临床表现，①因中小动脉血管炎导致的脑血管疾病（确诊需要脑活检）；②可累及视神经、脑白质和脊髓的复发缓解性脱髓鞘病变；③免疫介导的脑炎。

（2）细胞因子释放综合征（cytokine release syndrome，CRS）：是一种潜在的威胁生命的并发症，属于系统性炎症反应，免疫特点是血中有高水平的 IL-6、IL-2、IFN-γ 和肿瘤坏死因子（TNF）。如果处理不当，CRS 可导致多器官衰竭。

（3）肌炎：2%~3%患者出现中重度的近端肌肉无力伴肌酶明显升高，与慢性 GVHD 相关。

（4）重症肌无力（MG）：很少见，发生率小于1%。一般在 HSCT 后几个月出现，但多数在慢性 GVHD 发生后才诊断。主要表现为上睑下垂、复视、吞咽困难、构音障碍、面部、肢体和躯干肌疲劳性无力。虽然大部分患者乙酰胆碱受体抗体（AChR-Ab）阳性，但约40%无 MG 表现的 HSCT 患者也能检测到 AChR-Ab，此抗体对这部分患者的意义尚不明确，对诊断的帮助也不大。有趣的是，所有 HSCT 出现 MG 表现的患者均无伴发胸腺瘤的病例（Maffini et al，2017）。

（5）吉兰-巴雷样急性脱髓鞘性多发性周围神经病：发生率约1%，多在 HSCT 后3个月内出现，可伴有急性GVHD。临床特点是进行性对称上升性肢体无力、反射减低和肢体麻木，易出现呼吸功能不全，多达25%的病例需要人工通气（Maffini et al，2017）。病前可以有感染史。神经传导减慢或阻滞的电生理表现是诊断的关键。推荐血浆置换或 IVIG 治疗。

（6）移植相关血栓性微血管病（transplantation-associated thrombotic microangiopathy，TA-TMA）：是一种内皮损伤和小动脉血栓形成的疾病（Maffini et al，2017），不同于经典的溶血性尿毒症综合征（hemolytic uremic syndrome）和血栓性血小板减少性紫癜，估计发病率为10%~35%。病理特征包括广泛的内皮功能障碍、血管内血小板活化和微循环内血栓的形成、微血管病性溶血性贫血伴新生血小板减少、乳酸脱氢酶升高，外周血中>5%的裂隙细胞（schistocyte），无明显凝血功能异常。临床症状、体征取决于肾脏、胃肠道、肝、肺和 CNS 等器官的受累程度。

【诊断和鉴别诊断】

1. 诊断　骨髓移植前后患者的病情及治疗中可能出现的感染、凝血功能异常、免疫抑制、药物治疗等多种情况，均可参与或加重神经系统功能损害，使得移植相关的神经系统并发症的诊断非常困难和复杂。需要充分结合病史，仔细分辨神经系统症状和体征与 HSCT 病程时间、药物使用等，结合多种实验室化验和电生理、影像学检查等，必要时需进行神经、肌肉或脑组织活检帮助确诊。

2. 鉴别诊断　移植相关神经系统并发症的临床表现大多缺乏特异性，需要除外临床常见的神经系统疾病，并排除可能的移植后淋巴增殖性疾病、血液疾病的 CNS复发等。

【治疗】

治疗主要需要针对病因。考虑是药物副作用导致者，应尽快停用可疑药物或减量。免疫介导的慢性GVHD、MG、CIDP 和多发性肌炎等，均可试用激素、IVIG或血浆置换，或免疫抑制剂治疗。

第九节　传染性疾病的神经系统并发症

（矫毓娟　张伟赫）

一、白喉的神经系统并发症

白喉（diphtheria）是由白喉杆菌引起的急性呼吸道传染病，其神经系统并发症是白喉杆菌外毒素直接侵犯神经的结果，发生率与感染严重程度呈正相关。我国自1987年实施计划免疫以后，白喉的发病率大幅度下降，但由于认知不足，难于及时诊断和治疗，一旦发病，死亡率仍居高不下。

【临床表现】

1. 多发性神经病　常见于严重中毒的病例，多在白喉发病第3~7周出现。多发性神经病的病例不一定先有软腭麻痹，发病后常伴咽喉感觉缺失、运动障碍、声带麻痹及声音嘶哑等。临床可分为两型：

（1）麻痹型：也称肌萎缩型，开始四肢肌无力，经7~10天出现四肢迟缓性瘫，远端肌萎缩，下肢重于上肢，远端重于近端。腱反射消失，四肢肌肉及神经干有压痛，四肢远端不同程度的深、浅感觉障碍,婴儿可侵犯颈部肌肉导致颈肌无力或瘫痪。重症病例出现呼吸肌麻痹,甚至呼吸衰竭。

(2) 共济失调型或假脊髓痨型:以下肢感觉障碍及共济失调为主,下肢腱反射消失,也可能发生瘫痪。

2. 单神经病　白喉可单独侵犯尺神经、胸长神经或腓神经等,出现相应的症状。尺神经受累出现第4、5指运动障碍、感觉障碍及手肌萎缩;胸长神经受累表现翼状肩胛;腓神经损害导致足和趾背屈不能,足下垂等。

3. 脑神经损害　白喉可侵犯多组脑神经出现相应的症状,常见的有:

(1) 舌咽及迷走神经损害:常发生在起病后2~3周内,也可于数日内出现一侧或两侧软腭麻痹,以双侧较多,表现咽反射消失、讲话带鼻音、吞咽困难及饮水呛咳等。

(2) 面神经麻痹:常见于病程第5周,表现麻痹侧鼻唇沟变浅或消失,口角向健侧偏斜,患侧的额肌上举不能,闭眼、鼓腮力弱或不能。

(3) 眼肌麻痹:以外直肌多见,还在第3~4周可能出现近视力模糊,瞳孔不等大,光反射及调节反射异常等。

4. 脑损害　由于白喉外毒素可损害脑血管内壁,引起脑血管病。临床表现为偏瘫、失语、偏身感觉缺失及意识障碍等。白喉性脑膜炎在重症白喉急性期并不罕见,颈强直或角弓反张可与肢体强硬并存,称为强直型白喉。

【辅助检查】

1. 脑脊液　蛋白含量可能轻度增高,细胞数一般正常。

2. 脑CT或脑MRI　可能显示脑梗死或出血病灶。

【诊断】

根据流行病学资料,咽、喉、鼻腔拭子涂片检查及培养查到白喉杆菌,毒力试验阳性等,可确诊为白喉。恢复期若出现后组脑神经或周围神经麻痹症状,可以诊断为白喉神经系统并发症。

【治疗】

1. 病原治疗　白喉抗毒素为治疗特效药,但只能中和血循环中的游离外毒素,不能中和已与细胞结合的外毒素,应尽早应用。发病3日内注射白喉抗毒素疗效最佳,若在1小时内应用可以防止神经中毒;若已发生神经系统症状,抗毒素疗效显著降低。

2. 抗菌治疗　青霉素为首选药物,疗程7~10天;头孢类抗生素亦可应用。对青霉素过敏者可选用红霉素。

3. 对症治疗　卧床休息3周以上,重症需4~6周。对已并发神经系统症状的患者应精心治疗和护理,白喉神经系统并发症的预后良好,若未并发心肌炎和肺炎,一般经3~6周软腭麻痹消失,数月后肢体瘫痪可完全恢复,极少残留软腭麻痹的后遗症。

二、破伤风的神经系统并发症

破伤风(tetanus)是由经皮肤或黏膜侵入人体的破伤风梭菌(clostridium tetani)分泌的神经毒素引起的,在缺氧环境下生长繁殖,产生外毒素引起以肌肉阵发性抽搐与强直性收缩为特征的全身性疾病,病程中可见明显的神经系统症状(张炜等,2018)。

【临床表现】

1. 前驱症状及肌痉挛　病前常表现乏力、头晕、头痛、咀嚼肌紧张酸胀、烦躁不安等前驱症状,持续12~24小时后出现咀嚼肌痉挛、牙关紧闭、张口困难,面部表情肌紧缩使脸部呈"苦笑面容"。严重时呈现角弓反张、喉痉挛、呼吸困难,甚至窒息死亡。近期接种过破伤风类毒素或感染较轻的患者可能出现局限性肌阵挛,也可发生局部或单肢抽搐。

2. 脑神经麻痹　3%~4%头部伤口感染可导致面神经麻痹,伴对侧面肌痉挛,偶有动眼、展神经同时受累者。

3. 自主神经功能障碍　表现心悸、出汗、体温升高、肢体远端苍白及血压增高(收缩压为著)等,可有睡眠障碍及直立性低血压等,上述症状、体征可能与交感神经功能亢进有关,毒素累及脑干和脊髓时更明显。

4. 患者尿中儿茶酚胺排泄增多,血糖偏高。约半数以上患者出现脑电活动异常。

【诊断和鉴别诊断】

1. 诊断　根据患者近期创伤感染史,出现牙关紧闭、角弓反张及苦笑面容等强直性抽搐症状,强直发作常伴喉鸣,声音刺激可能诱发等特点。

2. 鉴别诊断　临床上本病须注意与狂犬病、化脓性脑膜炎及脑干脑炎等鉴别。

【治疗】

破伤风的治疗原则是消除毒素来源,中和游离毒素,控制解除痉挛,防治并发症等。

1. 一般治疗　首先应处理伤口,注射抗毒血清及在控制痉挛的情况下彻底手术清创。早期应用大剂量破伤风抗毒素5万~10万U,静脉或肌内注射,适当选用抗生素预防感染。

2. 神经系统损害的治疗　抽搐可导致循环衰竭和全身衰竭,及时控制发作是治疗的关键。应将患者置于避光房间,减少刺激,氯丙嗪肌注或地西泮静脉滴注,必要时可用箭毒松弛全身肌肉。若有喉头痉挛应尽早气管切开,延髓麻痹者应行鼻饲。

3. 预防破伤风治疗　虽有很大进展,但病死率仍较高,应重视预防工作,及时处理伤口和注射破伤风抗毒素是预防的关键。神经系统症状一般为暂时性,也有迁延者,故治疗破伤风全身症状之后,仍需继续治疗神经系统症状。

三、猩红热的神经系统并发症

猩红热(scarlet fever)是由 A 组 β 溶血性链球菌引起的急性传染病。主要病变是毒血症性症状和化脓性损害,严重者病程中可并发神经系统损害。自从青霉素广泛应用以来,多数病例的临床表现已不严重,神经系统并发症少见。

【临床表现】

1. 猩红热通常分为轻型、中毒型和脓毒型,后两型易并发神经系统损害,但目前已少见。可能出现:

(1) 脑血管病变:如脑出血、脑梗死等,常见突然起病的偏瘫与失语。

(2) 脑脊髓炎:表现高热、癫痫发作、意识障碍、脑神经麻痹、视神经炎、不同程度的截瘫或四肢瘫、尿潴留等。

(3) 多发性神经病:较多见,为四肢远端无力及手套袜子型感觉障碍,有时伴面神经麻痹。

(4) 中毒性脑病:起病急,轻者头痛、呕吐、烦躁不安或精神萎靡,重者谵妄、惊厥、嗜睡、神志不清和视乳头水肿等,可见脑膜刺激征,偶有瘫痪、失语、共济失调及舞蹈样动作。

(5) 猩红热继发中耳炎:可并发细菌性脑膜炎、脑脓肿,出现相应的症状、体征。

2. 皮肤可见典型猩红色弥漫的细小斑丘疹,压之变白,去压后数秒钟恢复充血,皮疹多在 1 周内消退,1~2 周开始脱皮。咽拭子、鼻咽拭子或血液细菌培养均有诊断意义。颅内感染或中毒性脑病作脑脊液、脑电图及 MRI 检查有助于诊断。

【诊断和鉴别诊断】

1. 诊断 猩红热患者出现颅内压增高、局部性脑损害症状体征、意识改变等。脑脊液除压力增高外,偶见蛋白轻度增高,其余无明显异常。脑电图常显示弥漫性病变。可诊断猩红热并发神经系统损害。

2. 鉴别诊断 需与病毒性脑炎、其他细菌性脑膜炎及脑脓肿等鉴别。

【治疗】

本病应行病因治疗和对症治疗,可首选青霉素,A 组链球菌高度敏感,剂量不必太大,如及时处理通常可预防神经系统并发症,即使发生,预后大多良好。血管性病变引起的偏瘫常较持久,为清除带菌状态需较长的疗程。

四、布鲁氏菌病的神经系统并发症

布鲁氏菌病(brucellosis)亦称波状热,是由布鲁氏菌引起的人畜共患的急性或慢性传染病,为自然疫源性疾病。人体多因接触污染布鲁氏菌的牛、羊、猪及实验动物或未经消毒的牛奶、肉类等,通过破损的皮肤、黏膜感染。

本病见于世界各地,我国内蒙古、西北及东北等牧区多见。男性青壮年发病率较高,可能与职业因素有关。本病可累及全身任何器官,神经系统损害发生率约为 5%,称为神经型布鲁氏菌病。神经型布鲁氏菌病常表现为脑膜炎、脑膜脑炎、神经根炎、脊髓炎、脑血管病及脱髓鞘疾病等(矫黎东等,2017;曹宇泽等,2019)。

【病因和发病机制】

布鲁氏菌引起中枢神经系统损害的机制尚不清楚。自皮肤或黏膜进入人体后被吞噬细胞吞噬,当机体免疫力低下时大量繁殖,进入淋巴液和血液循环至全身。布鲁氏菌主要寄生在巨噬细胞内,引起神经系统变态反应性炎症。亦有学者认为慢性神经型布病为免疫介导的脱髓鞘改变。

【临床表现】

1. 布鲁氏菌病的潜伏期一般为 2~3 周,病程通常 1~4 个月,也可长达 1 年以上。急性期主要表现发热、多汗及关节酸痛,慢性期常呈反复发作;神经系统症状可发生于各期,表现多变。

2. 一般症状 表现为头痛、失眠、易怒或欣快等,见于各型布病。

(1) 中枢神经系统损害:约占 16%,可为布鲁氏菌性脑炎(Brucellar encephalitis)、脑膜炎、脊髓炎、脑血管炎等,临床常见头痛、颈强直、嗜睡、癫痫发作、偏瘫、截瘫及共济失调等,疾病晚期可因长期颅内压增高、炎症及血管阻塞,导致脑弥漫性病变或局灶性萎缩及脑功能减退。病情严重可出现类似感染性精神病的症状。

(2) 周围神经损害:约占 81.8%,表现脑神经病、多发性神经病、单神经病及神经痛等,坐骨神经痛和腰骶神经根炎最常见。

(3) 自主神经功能障碍:可有多汗、心律不齐、性功能减退及括约肌功能障碍等,是下丘脑、脑干或脊髓交感或副交感纤维受累所致。

【辅助检查】

血清凝集试验、ELISA 和补体结合试验有诊断价值。脑脊液压力可增高、CSF 黄变,蛋白增高、细胞数增多(淋巴细胞为主)、糖及氯化物降低等。

【诊断和鉴别诊断】

1. 诊断 脑脊液中培养出布鲁氏菌或脑脊液布鲁氏菌抗体阳性为金标准。因存在阳性率低且培养时间较长的缺点,故神经型布鲁氏菌病的诊断主要依靠试管凝集试验和酶联免疫吸附试验检测,结合职业暴露史、临床表现等综合诊断(梁晨等,2016)。

2. 鉴别诊断　应与梅毒性脑膜炎、结核性脑膜炎及不明原因的神经痛、周围神经损害鉴别。

【治疗】

确诊后应立即给予足量抗生素控制感染,首选易通过血脑屏障的抗菌药物,可使用复方磺胺甲噁唑+多西环素+利福平组成三联方案,儿童(<8岁)患者可采用头孢曲松钠,疗程8~12周。神经症状应对症治疗,明显脑水肿及脑脊液循环障碍应予脱水,晚期已形成交通性脑积水或正常颅压脑积水可行脑脊液分流术。

五、钩端螺旋体病的神经系统并发症

钩端螺旋体病(leptospirosis)是各种不同血清型钩端螺旋体引起的急性传染病,为自然疫源性疾病。鼠类和猪类是主要的传染源。世界各地均有流行,热带和亚热带地区最常见,国内多见于西南和南方各省。临床分为五型:①流感伤寒型;②肺出血型;③脑膜脑炎型;④黄疸出血型;⑤肾衰竭型。

【病因和发病机制】

国内已证实流行的钩端螺旋体包括18种血清群和70个血清型,以波摩拿型易引起神经系统损害。钩端螺旋体为需氧菌,进入人体后经淋巴管和小血管进入血循环及内脏迅速繁殖,可透过血-脑屏障在颅内繁殖。早期引起中毒症状,恢复期因免疫病理反应引起中枢神经系统继发性损害。

【临床表现】

本病好发于农村饲养员及男性青壮年,其次为学生,15~34岁居多。好发于夏秋季(7~10月份),洪水后可有流行趋势。典型临床表现可归纳为三个症状(发热、肌肉酸痛、乏力)和三个体征(结膜充血、腓肠肌压痛、淋巴结肿大)。神经系统并发症发病率为0.86%~20%,临床上可分为两类:

1. 急性期神经系统损害

(1)全身症状型:表现寒战、高热、头痛、全身肌肉酸痛、乏力、球结膜充血、腓肠肌压痛、浅表淋巴结肿大伴压痛及肝肾损害等全身中毒症状。多由流感伤寒型钩端螺旋体所引起,表现颇似流感,须注意鉴别。

(2)脑炎型或脑膜脑炎型:多由波摩拿型钩端螺旋体引起,常在洪水后流行,表现头痛、呕吐、腹泻、烦躁、嗜睡、精神异常及脑膜刺激征等,轻者表现为无菌性脑膜炎,重者可有瘫痪、抽搐、昏迷、脑疝及呼吸衰竭等脑炎症状,多无神经系统定位体征。

2. 远期神经系统损害　可为唯一的临床表现,患者多无明确的急性期病史,如有急性病史,多在急性期后半个月至9个月出现神经系统损害症状。

(1)闭塞性脑动脉炎:最常见,约占80%,为烟雾病的致病因素之一。各年龄组均可发病,儿童多见。病初出现头痛、呕吐、低热、发作性肢体麻木或无力、精神萎靡、烦躁、性格改变、抽搐及精神异常等,随之出现偏瘫、失语或反复短暂肢体瘫痪,随病情进展常出现智能减退。偶见嗜睡、昏睡、去皮质状态,以致昏迷。少数患者眼动脉血栓形成导致失明;钩端螺旋体脑动脉炎合并烟雾病可出现偏瘫、失语及抽搐等,晚期小血管破裂导致蛛网膜下腔出血或脑出血(Matsushima et al,1997)。

(2)脊髓炎:约占13.9%,主要表现脊髓横贯性损害,病变水平以下轻截瘫、传导束性感觉障碍、尿便障碍及腱反射亢进等。

(3)周围神经病变:占5%~10%,脑神经损害如视神经炎,动眼、外展、面神经及舌咽、迷走神经麻痹和听神经障碍等,也可出现多发性神经病、臂丛神经炎、桡神经、尺神经、膈神经麻痹及坐骨神经炎等。

【辅助检查】

1. 实验室检查　外周血白细胞和中性粒细胞轻度增高或正常,嗜酸性粒细胞增高。急性期血沉常持续增高。血清补体结合试验及凝集溶解试验阳性。乳胶凝集抑制试验、反向血凝试验及间接荧光抗体染色试验等有助于早期诊断。CSF白细胞轻、中度增高,蛋白轻度增高,糖、氯化物正常。

2. 影像学检查　脑动脉炎患者脑MRA可显示血管阻塞与狭窄。脑MRI检查有助于CNS病变定位与定性。

【诊断】

诊断根据在流行区、流行季节及易感人群中出现寒热、肌肉酸痛、乏力、眼红、腿痛及淋巴结肿大等典型临床表现,合并神经系统损害,血清学检查阳性等,须注意区分钩端螺旋体病急性期感染或远期引起的神经系统损害。

【治疗】

1. 钩端螺旋体病的治疗　原则是"三早一就",即早发现、早诊断、早治疗和就地治疗。治疗药物为青霉素、激素及复方氨基比林。为预防赫氏反应发生,建议首剂用小剂量如20万~40万U青霉素治疗,或应用青霉素前或同时应用激素可预防或减轻赫氏反应发生。6~8小时后如未发生赫氏反应,可根据病情将青霉素增加之40万~160万U。若出现神经系统合并症宜较大剂量,成人240万~300万U/d,重症可用800万~1000万U/d,疗程10天,可加用泼尼松30~60mg/d口服。

2. 脑动脉炎引起脑梗死的治疗　可参照脑梗死的

一般治疗原则,早期诊断与治疗预后良好,如出现晚期神经系统并发症如双侧脑血管病变预后较差。

六、传染性单核细胞增多症的神经系统并发症

传染性单核细胞增多症(infectious mononucleosis, IM)是由 EB 病毒引起的急性单核-巨噬系统增生性疾病,多见于儿童或青年人,该病多为自限性疾病。约 2% 的患者合并神经系统损害,大多发生于起病 1~3 周内(Grywalska et al,2015)。

【病因和病理】

目前认为本病由病毒感染或变态反应引起,可能与 EB 病毒感染有关。可能因病毒直接侵犯神经系统或引起变态反应。病理上主要病变是脑、脑膜及神经根等淋巴细胞浸润,神经纤维脱髓鞘,脊髓灰质及脑神经核神经细胞变性等。

【临床表现】

本病四季均可发生,男性略多,临床表现复杂和不典型,常因高热和咽痛首诊于耳鼻喉科,通常出现 8~10 日不规则发热、全身淋巴结肿大及肝、脾肿大等。神经系统并发症多出现在全身症状 2 周后,60% 的患者可完全恢复,病程约 2.5 周至 5 个月(平均 2.25 个月),极少残留后遗症。

(1)脑膜炎及脑膜脑炎:脑膜炎是最常见的并发症,表现头痛、恶心、呕吐及颈强直等脑膜刺激征,脑膜脑炎可有眼球震颤、复视、嗜睡、精神症状、谵妄、惊厥、偏瘫及昏迷等症状。

(2)脑脊髓炎:病变损害大脑、小脑、脑干与脊髓,可能表现意识障碍、抽搐发作;偏瘫、失语等局限性脑功能障碍,延髓麻痹、眼球震颤等脑干受损征象,小脑病损如共济失调,脊髓病变如截瘫及尿便障碍等。

(3)急性感染性多发性神经病:表现双侧对称的肢体弛缓性瘫和脑神经麻痹,可有末梢性感觉障碍,呼吸麻痹、延髓麻痹及心肌炎等并发症可导致死亡。脑神经损害以面神经麻痹多见,少数有视神经炎,动眼、滑车及展神经等损害少见,常先于或伴单核细胞增多症出现;也可出现单神经病。

【辅助检查】

可检测 EB 病毒抗体,检出 IgM 抗体可证实近期感染。脑脊液可见淋巴细胞轻度增多、蛋白中度增高或蛋白-细胞分离现象,可见异常淋巴细胞及嗜异性凝集素。脑电图可有不同程度的弥漫性慢波或局限性异常。

【诊断】

本病根据流行情况、接触史、特异病史和体征、血液淋巴细胞升高、血清嗜异性凝集试验阳性等,即可诊断。

【治疗】

本病主要是对症治疗,一般无须特殊治疗即可自愈,以对症治疗为主,预后大多良好。重症者可应用皮质类固醇和抗病毒药物治疗。合并细菌感染的患者可给予敏感抗生素应用。对脑膜炎、脑膜脑炎、脑脊髓炎及感染性多发性神经病等,可作相应的处理。

七、流行性出血热的神经系统并发症

流行性出血热(epidemic hemorrhagic fever, EHF)的主要致病源是汉坦病毒(hantaan virus, HTV),临床以短暂发热、继之低血压休克、出血及急性肾衰竭等为特征。EHF 并发的神经系统损害是 HTV 直接侵犯或机体免疫反应所致。

【临床表现】

1. 临床分期　多数病例临床可见五期:发热期、低血压休克期、少尿期、多尿期及恢复期,重症病例发热期、低血压休克期及少尿期可三期交叉重叠,轻症可以越期。

2. 临床表现　本病神经系统并发症发生率较高,临床表现复杂多样。

(1)脑、脊髓弥漫性出血导致弥漫性脑损害症状,表现头痛、头晕、恶心、呕吐及脑膜刺激征等;也可产生脑脊髓炎症状,如烦躁不安、谵妄、嗜睡、昏迷、抽搐、偏瘫及截瘫等;脑脊液可呈血性,压力增高。

(2)少尿期:由于急性肾衰竭产生中毒性脑病,表现软弱无力、恶心、呕吐、头痛加剧,以及淡漠、嗜睡、注意力不集中及迟钝等,严重时出现谵妄、惊厥及躁动不安,也有视物模糊、视乳头充血、视网膜水肿和出血,可出现周围神经病、肢体麻木、肌肉压痛等。

(3)多尿期:出现电解质紊乱、酸碱平衡失调等,引起谵妄、抽搐及昏迷。

【辅助检查】

外周血白细胞增高,出现异型淋巴细胞,血小板减少,血清特异性 IgM 抗体阳性(滴度 1:40 或更高)。

【诊断】

依据本病的流行病学资料、典型临床表现及神经系统损害症状,血清特异性抗体检查等可确诊。

【治疗】

流行性出血热的神经系统并发症是可以预防和治愈的,早期抗病毒治疗、合理的液体疗法及有效防治 DIC 等并发症是减少其发生的关键。本病的治疗原则是"三早一就",即早诊断,早休息,早治疗,就近治疗。把好休克、肾衰、出血、感染等四关,主要采取支持与对症疗法。

1. 对症治疗　包括绝对卧床休息,补充多种维生

素,如维生素 C 和 B 族维生素等),降温(物理降温、解热镇痛药物等),镇静(苯二氮䓬类药物)、止痛(非甾体抗炎药)、镇吐以及通便等对症治疗。

2. 液体疗法　发热期由于血容量急剧减少及内环境紊乱,易发生低血容量休克和肾功能损害,应充分扩容,采用晶体液和胶体液联合,并密切监测生命体征,根据血压情况调整入量。并纠正酸碱平衡和电解质紊乱。

3. 皮质类固醇　中重度患者应尽早应用皮质类固醇,可选用地塞米松 10mg 静脉滴注。亦可选用环磷酰胺及转移因子等免疫治疗。

4. 抗病毒治疗　利巴韦林(病毒唑、三氮唑核苷)750mg 或 1 000mg/d,加入葡萄糖液 200ml 内静脉滴注,连用 3d。大剂量可引起贫血、白细胞减少等,停药后恢复。

第十节　风湿免疫疾病的神经系统并发症

风湿免疫病主要包括类风湿关节炎、强直性脊柱炎、系统性红斑狼疮、原发性干燥综合征等,可累及多脏器、多系统,神经系统也是常受累之一。

一、风湿热的神经系统并发症

风湿热(rheumatic fever)重点累及心脏、关节、CNS、皮肤和皮下组织。任何年龄均可发病,最常见于 5~15 岁的儿童和青少年。神经系统受累最常表现为舞蹈病。近 30 年来,随着细菌感染后抗生素的及时使用,风湿热的发病率已显著下降。

【病因和发病机制】

风湿热累及 CNS 的主要机制是,A 组链球菌的主要抗原 N-乙酰-β-D 氨基葡萄糖(Glc-NAc)的自身抗体,能够与神经细胞表面的神经节苷脂和多巴胺受体结合,使神经元发放信号,进而导致行为异常和不自主运动(Dean et al,2017)。

【临床表现】

风湿病可引起神经系统各部位损害。

1. 脑血管疾病　风湿热患者心脏瓣膜炎性赘生物引起脑栓塞,风湿性脑动脉炎可导致脑血栓形成、脑出血和蛛网膜下腔出血等。

2. 风湿性脑病

(1) 小舞蹈病(Sydenham chorea):约 30% 风湿热患者会出现,多发生于 5~12 岁儿童,女性多于男性,可单独出现,也可伴有心脏炎等其他表现,但不与关节炎同时出现。链球菌感染后 2~6 个月出现神经精神症状,表现:①情绪不稳、易激动、理解力和记忆力减退等;②挤眉弄眼、摇头转颈、肢体无规律的屈伸、旋转、投掷等不自主动作;③四肢肌张力减低、腱反射减弱或消失;④重症者步态蹒跚、坐立不稳、吞咽咀嚼困难。

(2) 风湿性脑膜脑炎、脑蛛网膜炎:蛛网膜、软脑膜粘连或形成囊肿,阻塞脑脊液循环通路或压迫神经组织。

(3) 帕金森综合征:少见,病情较轻,抗风湿及抗帕金森病药物治疗可缓解症状。

3. 其他周围血管炎　可引起风湿性脊髓病、多发性神经根炎、多发性神经炎、多发性神经节炎,或为单神经病变等。

【辅助检查】

1. 链球菌感染证据　咽拭子培养 A 组链球菌阳性,血清抗链球菌溶血素"O"(ASO)增高,或呈动态变化。

2. 风湿热炎症活动证据　血沉、C 反应蛋白等血清非特异性指标改变;血免疫学指标改变,如循环免疫复合物检测阳性、血清总补体和补体 C3 降低、免疫球蛋白 IgM、IgG、IgA 增高;抗心肌抗体几年内持续阳性、外周血淋巴细胞促凝血活性试验(PCA)阳性等。

3. 风湿性心肌炎、心内膜炎、心包炎证据　听诊杂音、心电图改变、超声心动发现瓣膜狭窄或关闭不全、心包积液等征象。

【诊断】

有病前链球菌感染证据、提示风湿热活动的多项特异性及非特异性指标异常,临床出现小舞蹈病的典型症状即可确诊风湿性舞蹈病,但风湿性脊髓病、脑血管病和周围神经病等,有时难与其他病因导致者鉴别。

需要与能够同时引起心脏炎、关节炎、CNS 受累症状的疾病,如莱姆(Lyme)病、系统性红斑狼疮等进行鉴别。

【治疗】

1. 一般治疗　风湿热活动期要卧床休息,避免强光和噪声刺激,进食有营养、易消化的食物。

2. 抗风湿热治疗　①青霉素治疗;②对青霉素过敏的患者可用红霉素或根据药敏试验选择敏感抗生素;③常用药物还有水杨酸制剂;④心肌受累时应加用肾上腺皮质激素;⑤合并心脏炎并有永久性瓣膜病变者,需用抗生素预防风湿热复发,至末次风湿热发作后至少 10 年或终身预防用药(Dean et al,2017)。

3. 舞蹈症的治疗　有自限性,多于数周至数月内自行好转,通常无明显神经系统后遗症。首选丙戊酸钠、多巴胺受体拮抗剂氟哌啶醇或利培酮;无效或不能耐受者,可激素冲击,序贯以泼尼松口服治疗。

二、系统性红斑狼疮的神经系统并发症

系统性红斑狼疮（systemic lupus erythematosus，SLE）是一种累及多脏器的自身免疫性结缔组织病，可损伤皮肤、关节、肾脏、心血管和胸膜等，神经系统损害也相当常见。

【病因和发病机制】

绝大多数 SLE 并发症的确切病理生理机制仍不清楚，有些可能由多种机制导致：①脑卒中形成的机制与抗磷脂抗体（ACL）引起高凝状态、动脉粥样硬化和 CNS 血管炎有关，心内膜炎也可导致心源性栓塞；②后部可逆性脑病综合征（posterior reversible encephalopathy syndrome，PRES）可能与血流自动调节功能障碍和血-脑屏障通透性增加有关；③一些自身抗体与基底核富含脂质的区域结合，可导致神经元去极化或神经元损伤，引起舞蹈症等运动障碍；④癫痫可因微梗死、脑膜含铁血黄素沉着或自身抗体的直接神经毒作用引起，也可继发于脑静脉窦血栓形成和 PRES 等并发症；⑤抗磷脂抗体造成神经元、星形胶质细胞、组成血-脑屏障的内皮细胞损伤，引起 CNS 免疫性脱髓鞘、微血管血栓形成和脑容积减少等，导致认知功能障碍，还可能和抗谷氨酸受体中 N-甲基-D-天冬氨酸受体（NMDA-R）抗体有关（Gerosa et al，2016）；⑥周围神经病变，部分可直接归因于 SLE 的弥漫性微血管炎，或与糖尿病、维生素缺乏或药物毒副作用等其他常见的伴随病情有关。

【临床表现和治疗】

SLE 导致的神经系统并发症种类繁多，CNS 受累更多见。可以出现在 SLE 非活动期，甚至可以作为 SLE 的首发症状出现，容易被误诊或漏诊。较常见的并发症包括（Shaban et al，2019）：

1. CNS 并发症

（1）急性缺血性卒中：发生率 3%～20%，在 SLE 确诊后 5 年内的发生率最高，每种类型的脑梗死均可发生。应积极治疗原发病、降低复发风险，同时进行脑梗死的二级预防。

（2）脑静脉窦血栓形成：发生率 0.4%～6.6%，大多发生在 SLE 活动期或伴有抗磷脂综合征（APS）的患者。最常见的临床表现是单纯的头痛，也可出现局灶性神经症状、癫痫和精神症状等。急性期建议肝素或低分子肝素抗凝，序贯以华法林口服，目标国际标准化比值（INR）为 2～3。

（3）后部可逆性脑病综合征（PRES）：发生率 0.4%～1.8%，危险因素包括女性、病情活动度高、肾脏受累和高血压，发生 PRES 的 SLE 患者死亡率更高。可表现脑病、头痛、癫痫、视觉改变、缺血性或出血性卒中等。

脑 MRI 显示血管源性水肿主要发生在大脑后循环供血区。PRES 出现在 SLE 活动期时，建议激素冲击等免疫治疗，但也有吗替麦考酚酯治疗的 SLE 患者发生 PRES 的个案报道。

（4）CNS 脱髓鞘：实际上，与多发性硬化（MS）或临床孤立综合征（clinically isolated syndrome，CIS）很难鉴别，也有学者认为两种疾病存在重叠。目前还没有任何临床、检验或影像学指标能可靠地鉴别 SLE 相关性脱髓鞘改变和 MS。

（5）横贯性脊髓炎：发生率 1%～1.5%，与 APS 密切相关。脊髓炎可能是 SLE 的 CNS 受累表现，也可能是 MS 或视神经脊髓炎谱系疾病（NMOSD）的一次临床发作。大多数专家推荐急性期激素冲击治疗，恢复期可以应用硫唑嘌呤、甲氨蝶呤、吗替麦考酚酯或环孢素等免疫抑制剂预防复发。

（6）视神经病变：发生率约 1%，表现单眼或双眼的中央暗点、不同程度视力下降甚至失明，可伴眼球或眼眶疼痛。目前认为缺血性视神经病变更多见，也可能是合并的 MS 或 NMOSD 的视神经炎表现。

（7）进行性多灶性白质脑病（progressive multifocal leukoencephalopathy，PML）：SLE 患者常接受免疫抑制治疗，因此存在乳头多瘤空泡病毒（JCV）再激活引起 PML 的风险。发生率 1/10 万～2.4/10 万，与预后不良有关。虽然确诊需要脑活检，但若在血清和 CSF 中查到 JCV 或其抗体，可以帮助诊断。

（8）舞蹈病和运动障碍：舞蹈病是 SLE 特殊临床表现之一，通常与 APS 有关。发生率 1.2%～2%，实际上，很多 SLE 患者可能都会经历一次舞蹈病发作，一般可在几天到几个月内好转，部分会有复发。积极治疗原发病，同时用氟哌啶醇等抗多巴胺能药物可减轻症状。

（9）癫痫：发生率 2%～12%，儿童多发。多见于 ACL 和抗核糖体 P 蛋白抗体（Rib-P）阳性的患者。表现全面性强直阵挛发作，或部分性发作，可以是 SLE 的首发症状。抗癫痫药物对症治疗的同时，注意 SLE 及其并发症的病因治疗。

（10）特发性颅内压增高：发生率 0.7%～1.5%，机制不清。临床表现为体位性头痛、视乳头水肿、暗点或闪亮感等视觉改变、展神经麻痹等。可应用乙酰唑胺对症治疗，对是否进行激素治疗尚有争议。

（11）无菌性脑膜炎：发生率约 0.2%，表现为发热、头痛。可有 CSF 淋巴细胞或多形核白细胞增多，微生物检查阴性，不除外部分为自身免疫性脑膜脑炎。

（12）头痛：狼疮性头痛的概念存在争议，因而发生率在文献中差异很大，从 24%～72% 不等，多用来描述缺乏继发性原因的严重头痛。慢性头痛最常见，其次是偏

头痛、紧张性头痛,丛集性头痛少见。另外,SLE 患者颅内压升高、脑静脉窦血栓形成、PRES、无菌性脑膜炎等情况时均可伴有头痛。

(13)痴呆:17%~90%的 SLE 患者存在不同程度的认知障碍。目前尚无明确的治疗方法,美金刚可能无效。

2. 周围神经系统并发症

(1)周围神经病:发生率 3%~8%,多出现于病程早期,疾病活动度高的患者更易发生。最常见的形式是感觉-运动性和纯感觉性多发性神经病,轴索和髓鞘均可受累。

(2)多发性单神经炎:发生率约 1%,病理上最突出的改变是血管炎,认为与 SLE 直接相关,很少由其他并发症导致。临床表现为感觉运动障碍或纯感觉障碍,下肢受累程度较重。建议及时诊断和免疫抑制剂治疗。

(3)脑神经病变:1%~3%发生单个或多个脑神经病变,最常累及的是第Ⅲ、Ⅴ、Ⅵ和Ⅶ对脑神经。

(4)炎症性脱髓鞘性多发性神经病(inflammatory demyelinating polyneuropathy,IDP):少见,SLE 患者发生急性(AIDP)或慢性(CIDP)炎症性脱髓鞘性多发性神经病的概率小于 1%。病情较重的 SLE 患者患重症 CIDP 可能大。虽然推荐 IVIG 或血浆置换治疗,但因发病率低、异质性强,临床也有使用激素和免疫抑制剂治疗。

(5)重症肌无力(MG):SLE 患者约 0.1%~0.2%伴发 MG。MG 可在 SLE 发病前诊断,也可以在 SLE 之后诊断。

(6)自主神经病:在 10 万 SLE 患者中有 40~100 例报告了自主神经受损相关的症状,包括鼻干或流涕、腹泻或便秘、四肢发热、发冷、出汗障碍和阳痿等。

(7)坏死性自身免疫性肌病(necrotizing autoimmune myopathy,NAM):NAM 很罕见,而其中大部分病例均与他汀类药物或抗信号识别颗粒(signal recognition particle,SRP)抗体有关,仅 21%的 NAM 患者罹患 SLE。这些患者缺乏肌炎特异性抗体,血清 CK 升高常超过 5 000U/ml,多表现为对称的近端肌无力,可伴肌痛、肌萎缩,类似多发性肌炎。病程为数周至数月。肌电图和肌肉 MRI 对诊断有所帮助。

三、白塞病的神经系统并发症

白塞病(Behcet disease,BD)临床典型表现有口腔、生殖器痛性溃疡和眼炎三大特征,具有完善的诊断标准。但神经白塞病(Neuro-Behçet disease,NBD)尚缺乏精确的定义,因为 BD 患者的神经系统症状和体征不一定都是由 NBD 引起,还可能是脑卒中、偏头痛、感染或恶性肿瘤,以及药物副作用等导致。

【病因和病理】

主要是中、小动脉和静脉的广泛血管炎导致神经系统的多部位损害。

【临床表现】

5%~50%的 BD 病例有神经系统受累表现。多见于青壮年,男性多于女性。NBD 主要分为两型(Kalra et al,2014):

(1)脑实质型:最易累及脑干,可向上波及中脑、基底核和间脑,大脑、小脑、脊髓、视神经等均可受累,但很少脊髓单独受累。表现眼肌麻痹、偏瘫、偏身感觉障碍、失语、癫痫、认知功能障碍和精神异常等。可有慢性头痛。

(2)非实质型:主要包括:①脑静脉或静脉窦血栓形成,较多见,可引起颅内高压、脑梗死和脑实质出血;②颅高压综合征(假瘤样病变);③急性脑膜综合征,急性或亚急性起病,出现认知功能障碍、情感异常和精神障碍、意识障碍、癫痫等,有时伴有严重的焦虑和疲劳。

另外,BD 患者的周围神经病、肌病、肌炎很少见,目前还未确定是否由 BD 所致。

【辅助检查】

1. 血清炎症标志物 虽然 BD 患者的血沉等一些免疫指标异常,但尚未发现任何血清标志物与 NBD 的复发或加重相关。

2. CSF 检查 腰穿压力不同程度增高,70%左右实质型 NBD 患者的 CSF 异常,多有蛋白增高,白细胞数增多[大多(10~100)×10^6/L],可见淋巴细胞和中性粒细胞,IL-6 水平增高,糖、氯化物正常,但几乎不出现寡克隆区带。静脉血栓形成、颅高压综合征患者的 CSF 大多正常。

3. 脑 MRI 显示等 T_1 或长 T_1、长 T_2 信号的病灶,扩散加权成像(DWI)一般也表现高信号,增强扫描可见病灶和软脑膜部分强化。慢性期病灶不再强化,部分病灶可消失,易出现脑干萎缩。可有非特异的白质病变。

4. 电生理检查 缺乏特异性。EEG 多呈弥漫性慢波,有时可见棘波、棘-慢综合波。肌电图可显示周围神经病变范围及程度。

【诊断和鉴别诊断】

1. 诊断标准 2014 年的 NBD 诊治国际共识(Kalra et al,2014)将诊断分为临床确诊的 NBD 和很可能的 NBD。

(1)确诊 NBD 需满足以下三项条件:①符合 1990 年国际研究小组(International Study Group)提出的或任何其他被认可的 BD 诊断标准;②神经系统症状(需有确切的异常体征)被认为由 BD 直接导致,并在 MRI 等神经影像学及/或 CSF 检查中有相对特异性的表现;③对神经系统病变没有更好的解释。

（2）符合以下两个标准之一，且对神经系统病变缺乏更好的解释，考虑为很可能的 NBD：①神经系统症状、体征符合 NBD 表现，有 BD 的一些特点，但尚不能满足 BD 国际研究小组的诊断标准；②符合国际研究小组诊断标准的 BD 患者，有非特异性的神经综合征。

2. 鉴别诊断 需要和 CNS 感染、SLE、原发性干燥综合征等系统性自身免疫病，动脉粥样硬化性脑梗死以及原发 CNS 淋巴瘤相鉴别。

【治疗和预后】

1. 激素及免疫抑制剂 首次发生的脑静脉系统血栓形成以及脑实质受累的急性期，建议使用大剂量激素冲击治疗，随后逐渐减量，并联合免疫抑制剂治疗。曾报道有效的药物包括硫唑嘌呤、吗替麦考酚酯、甲氨蝶呤、苯丁酸氮芥、环磷酰胺等。虽然环孢素 A 可用于治疗 BD 的眼炎，但可能促使 NBD 复发或加重，故应该避免使用（Kalra et al，2014）。

2. 抗凝治疗 静脉或静脉窦血栓形成可短疗程抗凝治疗。

3. 单克隆抗体类药物 肿瘤坏死因子（TNF-α）的单克隆抗体，英夫利西单抗（infliximab），可考虑作为严重患者的一线治疗药物或在难治性病例中应用。

4. 预后 NBD 病程迁延，常有缓解和恶化，多次发作后常有神经损害的后遗症。

四、干燥综合征的神经系统并发症

干燥综合征（Sjögren syndrome，SS）是一种主要累及外分泌腺体的慢性炎症性自身免疫病，约 20% 出现神经系统症状。患者常有特定形式的神经病变，如小纤维神经病和感觉性共济失调神经节病。

【病因和病理】

小纤维感觉神经病和感觉神经元病在病理上都表现背根神经节炎，神经节内神经细胞减少，有显著的 $CD8^+$ 淋巴细胞浸润，主要区别在于是小纤维还是大纤维感觉神经元受累为主。

【临床表现】

SS 的神经系统受累以周围神经损害为著，有时可因神经系统症状就诊，全面检查后确诊为 SS。主要的临床症状包括（McCoy et al，2017）：

1. 周围神经病变

（1）小纤维感觉神经病（small-fiber sensory neuropathy）：典型的表现是难以忍受的烧灼感、电击样或针刺样疼痛。多从趾或指的远端开始，逐渐向肢体近端发展，呈对称性、长度依赖性特点；有时也可呈非长度依赖性分布，出现面部、头皮、躯干或近端肢体的斑片状感觉障碍或疼痛。自主神经可受累。查体可发现针刺觉和温度觉消失，常伴有痛觉超敏（allodynia）和痛觉过敏（hyperalgesia），而运动、轻触觉、音叉振动觉等本体感觉和腱反射等大神经纤维传导的功能相对保留。

（2）共济失调性感觉神经元病（sensory ataxic neuronopathy）：又称感觉神经节病（sensory ganglionopathy），罕见，患者肌力正常，主要表现非对称性、非长度依赖性的关节运动觉等本体感觉明显减退或消失，导致共济失调和精细运动困难；痛温觉可轻度受损，还可有 Adie 瞳孔、心动过速、少汗或无汗、直立性低血压等自主神经功能不全症状。出现神经系统症状时通常尚未诊断 SS。这一类型的患者应进行肿瘤和 HIV 感染的排查。

（3）感觉轴索性或感觉运动轴索性神经病（axonal sensory/sensorimotor neuropathy）：特征是大神经纤维受损导致神经传导异常。典型症状是对称性、下肢远端为主的感觉异常。查体表现肢体远端轻触觉、和深感觉受损。长度依赖性感觉轴索性神经病，应与结节病、副蛋白血症、糖尿病、甲状腺和肾脏损害、毒素和感染等导致的周围神经病鉴别。

（4）多数性单神经病（multiple mononeuropathy/mononeuritis multiplex）：有些表面上类似远端感觉运动性多发性神经病的，实际上是血管炎导致的多数性单神经病。严重的疼痛、迅速进行性加重，电生理检查发现神经病变的不对称性，存在其他器官（如肾脏或皮肤）血管炎的证据时，都要考虑本病的可能。确诊有时可能需要神经活检。应尽早免疫抑制治疗。

（5）SS 的其他神经病变：包括三叉神经和其他脑神经病变、神经根神经病、CIDP、肌病、自主神经病变和运动神经元病等。

2. CNS 并发症 将 CNS 病变归因于 SS 时，需要仔细评估，以排除感染、同时并存的 MS 或 NMOSD 等疾病、其他风湿免疫病（如 SLE）的神经系统并发症、高血压及高脂血症相关的脑小血管病以及药物的不良反应等。另外，还需要排除常被误诊为 SS、同样可以影响唾液腺和 CNS 的疾病，如 IgG4 相关疾病和结节病（sarcoidosis）。

（1）CNS 广泛受累：表现精神改变、脑病、无菌性脑膜炎、认知障碍等。许多 SS 患者主诉有轻微的认知困难，但客观神经心理量表检查缺乏一致性的结果。其病理生理基础尚不明确，但推测可能与疼痛、抑郁以及免疫介导的血管内皮炎症等多种因素有关。实际上，SS 患者中痴呆的发生率非常低。

（2）脑和脊髓的局灶性或多发性病灶：部分 SS 患者 MRI 可发现脑内多发 T_2 高信号病灶，这些病灶是 SS 血管炎导致、还是合并 MS 或 NMOSD，目前仍存在争议。有研究发现同时患有 SS 和脊髓炎的患者,血清 NMOSD 特异性抗体(Lennon et al,2004),即 AQP4-IgG 的阳性率为50%,而复发性 CNS 病灶的 SS 患者,AQP4-IgG 的阳性率高达75%,且所有患者均有 NMOSD 的特征性脑部病灶。提示传统概念上的 SS 伴发的 CNS 损害,很大部分都是NMOSD(McCoy et al,2017)。另外,约7%的 MS 患者抗SSA 抗体阳性,而其中 2/3 患者的唇腺病理结果为阴性,因而,还要理解血清学异常和确诊疾病之间的距离。

【辅助检查】

1. 电生理检查　小纤维感觉神经病时,常规神经电图检查正常,除非同时存在大纤维神经病变。共济失调性感觉神经元病时,受累肢体的感觉神经动作电位的波幅减低或不能引出,运动神经传导正常或轻度异常。

2. 钻孔皮肤活检(punch skin biopsies)　分析表皮内的神经纤维密度和形态,判断是否存在小纤维神经病变,另外,在同一肢体的近端和远端皮肤活检中,神经纤维密度的分布有助于区分长度依赖性和非长度依赖性神经病。

3. 影像学　高分辨率 MRI 周围神经成像技术(high-resolution magnetic resonance neurography)可显示背根神经节炎,感觉神经元病患者脊髓后索可能有 T_2WI 高信号病灶,CNS 受累时,MRI 病灶的部位及脊髓病灶的纵向长度有助于鉴别并存的 MS 或 NMOSD。

4. 其他检查　定量感觉检查(quantitative sensory testing)、交感皮肤反应(sympathetic skin response)、激光诱发电位(laser evoked potentials)和电化学皮肤电导测试(electrochemical skin conductance)等。

【治疗】

主要是支持对症治疗,对进行性加重的患者,建议使用免疫抑制剂或免疫调节疗法。但系统性免疫抑制治疗,对 SS 相关性周围神经或 CNS 病变的疗效,尚无临床试验评估。

五、抗磷脂综合征神经系统损害

抗磷脂综合征(antiphospholipid syndrome,APS)是一种自身免疫性疾病,以反复静脉和动脉血栓形成、自发性流产、血小板减少,以及持续的血清抗磷脂抗体(antiphospholipid antibodies,APL)阳性为主要特征。若 APS 不是继发于 SLE、类风湿关节炎等自身免疫病,称为原发性 APS。神经系统受累是导致 APS 高死亡率的主要原因。

【病因和病理】

APL 是指狼疮抗凝物质(lupus anticoagulant,LA)、抗心磷脂抗体(anticardiolipin antibody,ACL)、抗 β2-糖蛋白Ⅰ抗体(anti-β2-glycoprotein-Ⅰ,anti-β2-GPⅠ),或针对其他磷脂或磷脂复合物的一组自身抗体。APL 与血管内皮细胞的 β2-GPⅠ结合后,可上调促凝血细胞黏附分子、降低抗凝蛋白 C 的活性、激活补体,引起凝血机制异常,进而导致反复、多发的血栓形成和栓塞事件。另外,免疫介导也发挥对神经系统的直接损伤作用,包括 anti-NMDAR 抗体和 APL 可能在导致 APS 患者认知障碍方面存在协同作用(Gerosa et al,2016)。

【临床表现】

APS 患者可以表现出几乎所有已知的神经系统症状,常见的神经系统疾病或症状包括(Fleetwood et al,2018):

(1)脑血管病:APS 患者缺血性脑卒中的发生率接近20%,包括大面积脑梗死、白质缺血、小的皮质梗死和腔隙性脑梗死等各种类型,TIA 的发生率11%左右,脑静脉血栓形成约1%。另外,年龄小于45岁的脑卒中患者中,约20%与 APS 相关。

(2)头痛:尤其偏头痛,是 APS 患者最常见的神经症状,发生率约为20%。

(3)癫痫:发生率约8%,APS 患者可发生所有形式的癫痫,有的仅有脑电图异常放电而无临床症状。约20%的特发性青少年癫痫可能与 APL 有关。

(4)运动障碍:发生率1%~5%,可以是 APS 的首发症状。舞蹈症状最多见,其他症状包括帕金森综合征、肌张力障碍、颤搐、发作性运动障碍、震颤、痉挛、肌阵挛、小脑共济失调等。

(5)类 MS 病变:APS 也可表现与多发性硬化(MS)相似的症状,包括视觉、感觉或运动功能障碍,并有复发-缓解的病程,影像学有类似的 MRI 长 T_2 病灶。MS、APS 和 APL 阳性的 SLE 的临床表现和实验室检查均有重叠,缺乏特异性的生物标志,因而鉴别诊断标准以及抗核抗体(ANA)和 APL 的作用仍存在争议。

(6)横贯性脊髓炎:发生率0.4%~4%。病因方面,血管炎和动脉血栓形成可导致缺血性脊髓坏死,还可能因伴发 NMOSD 而出现脊髓症状。

(7)认知功能障碍:高达42%~80%的 APS 患者有一定程度的认知障碍,通常表现皮质下梗死认知障碍的特点。痴呆的发生率约为2.5%,APL 阳性的老年患者表现变性性病性痴呆而非多梗死性痴呆,提示 APL 对认知可能有直接影响。

(8)精神心理障碍:APS 患者可表现精神错乱、躁狂、抑郁、双相情感障碍、强迫症和精神分裂症等精神症状。

(9)周围神经病:最常见的症状是感觉运动性神经病和孤立性腕管综合征。大部分患者无症状,甚至神经系统查体也无异常。

（10）自主神经病：表现体位性心动过速综合征、神经心源性晕厥、窦性心动过速、血压不稳定、复杂的区域疼痛综合征、严重的胃肠运动障碍和神经源性膀胱，近一半的患者有一种以上的异常表现。钻孔皮肤活检发现大部分患者的自主神经和小纤维感觉神经明显减少。

【诊断】

APS 的诊断基于临床表现和实验室检查结果。有上述各种神经系统症状的原发性 APS 患者应高度疑诊 APS 导致神经系统损害。

值得注意的是，APL 的出现不一定就是 APS，也并不一定发生血栓。约 12% 的健康人可以呈 ACL 抗体阳性。梅毒、艾滋病、Lyme 病、传染性单核细胞增多症、结核等传染疾病和黑色素瘤、肾肾细胞癌、肺癌、淋巴瘤和白血病等恶性肿瘤患者均可有较高的 APL 阳性率。一些药物如普鲁卡因胺、氯丙嗪、苯妥英钠、奎宁、普萘洛尔和口服避孕药等也可以诱导出 APL。

【治疗】

目前 APS 尚无标准化治疗方案，研究公认 APS 患者血栓形成和缺血性脑卒中的风险远远超过抗凝引起的出血风险。因此，首要治疗为长期抗血小板或抗凝治疗，阿司匹林和华法林仍然是 APS 治疗的一线药物。对患者个体化的治疗方案应当依据血栓栓塞事件的严重程度、其他的高凝因素、潜在的出血并发症等危险因素而综合考虑。

1. 抗血小板　虽然阿司匹林已经被广泛使用，但其对 APS 患者卒中二级预防的价值仍存在争议。

2. 抗凝　对栓塞复发风险高危的患者，美国心脏病协会（AHA）卒中防治指南建议抗凝治疗，如应用华法林口服，目标 INR 为 2~3。

第十一节　神经副肿瘤综合征

（矫毓娟　张伟赫）

副肿瘤综合征（paraneoplastic syndrome，PNS）是原发或复发的恶性肿瘤在 CNS 和周围神经、肌肉系统出现的远隔效应（remote effects），是一组针对神经系统某些靶抗原的自身免疫性疾病（Leypoldt et al，2014）。

【流行病学】

PNS 相对少见，仅见于约 0.1% 的肿瘤患者。男女患病比例约为 1:2。任何类型的肿瘤均可导致 PNS，包括肺癌［尤其是小细胞肺癌（small-cell carcinoma of the lung，SCLC）］、乳癌、输卵管癌、精原细胞瘤、胸腺瘤及霍奇金淋巴瘤等。儿童多为神经母细胞瘤。临床上某些特殊类型的 PNS 常与某种或几种肿瘤密切相关。值得注意的是，约 15% 的 PNS 患者可能并存另一种不相关的肿瘤，如前列腺癌、结肠癌、直肠癌、肾癌、皮肤基底细胞癌和鳞癌、黑色素瘤、慢性淋巴细胞性白血病及非 Hodgkin 淋巴瘤等。常见的 PNS 及肿瘤伴发概率参见表 3-28-4。

表 3-28-4　常见的副肿瘤综合征或临床
症状伴发肿瘤的概率

PNS	主要伴发癌肿	伴发肿瘤的概率/%
Lambert-Eaton 肌无力综合征（LEMS）	小细胞肺癌	60
副肿瘤小脑变性	卵巢癌、乳腺癌、霍奇金淋巴瘤	50
斜视性眼阵挛-肌阵挛（儿童）	神经母细胞瘤	50
斜视性眼阵挛-肌阵挛（成人）	乳腺癌、肺癌	20
亚急性感觉神经元病	小细胞肺癌	20
重症肌无力（>40 岁）	胸腺瘤	20
皮肌炎（>40 岁）	肺癌、多发性骨髓瘤等	20
感觉运动型周围神经病（>50 岁）	肺癌、乳腺癌、血液系统肿瘤	10
脑脊髓炎	小细胞肺癌、乳腺癌等	10

【病因和发病机制】

1. 目前认为，机体针对肿瘤的免疫攻击实际上启动了 PNS。肿瘤细胞表达某种类似于神经元、胶质细胞或骨骼肌细胞表达的抗原，机体发动针对肿瘤"靶抗原"的免疫反应时产生了针对这些抗原的自身抗体，同时对神经肌肉组织产生免疫攻击。许多 PNS 患者血清或 CSF 可检测到针对神经元特异性抗原的抗体，部分患者 CSF 或神经组织内还可检测到抗原特异性细胞毒性 T 细胞。肿瘤和神经组织可发现血管周围 CD4$^+$T 细胞和 CD19/20$^+$B 细胞炎性浸润，细胞间质中也可有 CD8$^+$T 细胞、单核巨噬细胞浸润等表现。

PNS 可能存在两种不同的免疫机制。其一为非炎症性损伤机制，SCLC 相关的 LEMS 便是个很好的例子，由针对神经肌肉接头突触前膜的 P/Q 型电压门控钙离子通道的 IgG 型抗体直接介导。另一种便是针对肿瘤多肽的特异性 CD8$^+$细胞毒性 T 细胞介导的炎性免疫反应，如卵巢癌相关的小脑变性。

2. 近 20 年来，陆续发现很多可作为 PNS 标志物的自身抗体，谓之神经系统副肿瘤自身抗体（onconeural antibodies，ONAs）（Höftberger et al，2015）。按照靶抗原的细胞定位,ONAs 分为三类,即抗细胞核抗原抗体(anti-neuronal nuclear antibody,ANNA)、抗细胞质抗原抗体及抗细胞膜抗原抗体。2007 年,Dalmau 等发现一类由细胞表面抗体(抗 NMDA 受体抗体)介导、对免疫治疗反应良好的脑炎综合征,此后 10 余年间相继发现十余种抗细胞表面(细胞膜结构蛋白或离子通道)抗体。此类脑炎通常不伴或极少伴恶性肿瘤,对免疫治疗较为敏感,预后相对良好,有别于传统的由细胞内抗体介导的 PNS,被称为自身免疫性脑炎(具体内容参见自身免疫性脑炎一节)(Graus et al,2015)。虽然多数抗细胞内抗体的致病性仍需进一步证实,ONAs 对诊断 PNS 和临床寻找相关的肿瘤均很有帮助。表 3-28-5 汇总了与 PNS 关系密切的肿瘤及其相关 ONAs。

表 3-28-5　与 PNS 关系密切的肿瘤及其相关 ONAs

PNS 高发性肿瘤	相关自身抗体
肺癌(小细胞型)	ANNA-1,ANNA-2,ANNA-3,抗神经胶质细胞核抗体,脑衰蛋白反应-介质蛋白-5(CRMP-5)抗体,神经元突触双栖小泡(amphiphysin)抗体,PCA-2,striational 抗体,recoverin 抗体,Zic4 抗体,神经元电压门钙离子通道(VGCC)N-型和 P/Q-型抗体,神经节型和肌肉型乙酰胆碱受体(AChR)抗体
肺癌(非小细胞型)	VGCC(N-型)抗体,striational 抗体,肌肉型 AChR 抗体
胸腺瘤	肌肉型 AChR 抗体,striational 抗体,谷氨酸脱羧酶 65(GAD65)抗体,CRMP-5 抗体,神经元电压门钾离子通道(VGKC)相关抗体,神经节型 AChR 抗体,ANNA-1
乳癌	ANNA-2,amphiphysin 抗体,PCA-1,VGCC(N-型)抗体,肌肉型 AChR 抗体
卵巢/输卵管癌	Purkinje 细胞浆自身抗体-1,VGCC(N-型>P/Q-型)抗体,肌肉型 AChR 抗体,EFA6A(畸胎瘤)
睾丸癌	抗 Ma2 抗体
Hodgkin 淋巴瘤	PCA-Tr,抗 mGluR1 抗体
神经成母细胞瘤	ANNA-1,肌肉型 AChR 抗体,VGCC(N-型)抗体,striational 抗体

目前已公认以下的 ONAs 是导致 PNS 的直接病因:①伴 SCLC 的 Lambert-Eaton 肌无力综合征患者的 VGCC 抗体;②边缘叶脑炎和 Morvan 综合征患者的 VGKC 相关抗体;③伴胸腺瘤 MG 患者的抗 AChR 抗体;④自身免疫性脑炎患者的抗 NMDA 受体抗体;⑤伴淋巴组织增生性疾病的周围神经病患者 MAG 抗体(Raspotnig et al,2015)。

此外,有必要更正以往对 PNS 有限的认识或错误结论。首先,以往认为 PNS 仅表现为某单一综合征。实际上,绝大多数 PNS 为神经系统多维度、多病灶的病损。其次,PNS 和 ONAs 并非一一对应,某种 ONA 往往对应几种肿瘤和多种神经功能障碍,某一 PNS 患者可能同时存在多种 ONAs。

【临床表现】

PNS 可累及神经系统任何部位,如脑、脊髓、周围神经、神经-肌肉接头以及肌肉。受累部位不同,PNS 可表现为不同的临床综合征,其中经典的 PNS 多达 10 余种(表 3-28-6)(Gromadzka et al,2013)。

表 3-28-6　PNS 经典和非经典综合征

经典综合征	非经典综合征
中枢神经系统	
脑脊髓炎	脑干脑炎
边缘叶脑炎	视神经炎
亚急性小脑变性	脊髓炎/坏死性脊髓病
眼阵挛肌阵挛综合征	僵人综合征及其变异型
周围神经系统	
亚急性感觉神经元病	远端对称性感觉运动神经病
慢性假性肠梗阻	多发性神经根神经病(急性/慢性)
	多发性单神经病
	纯自主神经病
神经肌肉接头和肌肉疾病	
Lambert-Eaton 肌无力综合征	重症肌无力
皮肌炎	神经肌强直

1. PNS 共同的临床特点

(1)多数 PNS 症状出现于肿瘤发现之前,多于几年后才发现相关肿瘤。

(2)多亚急性起病、慢性病程,一般数周至数月发展至高峰,而后趋于稳定或呈渐进性加重。

(3)多数患者血清或 CSF 中可检测到一种或几种 ONAs。

(4)CSF 细胞数可增多,蛋白和 IgG 水平升高,神经电生理检查可见相应的周围神经或肌肉病变。

2. 大脑皮质和边缘叶系统受累 副肿瘤性边缘叶脑炎(paraneoplastic limbic encephalitis,PLE)为 PNS 经典综合征之一,其特征性表现为进行性记忆障碍,癫痫和精神行为异常"三主征"。最常见的伴发肿瘤是 SCLC(约占70%),部分女性患者可查出卵巢畸胎瘤。血清和 CSF 可检测到多种 ONAs,以 ANNA-1 抗体最常见。近来研究提示,如果检测到 ADP 核糖基化因子6转化因子自身抗体(EFA6A)对诊断很有帮助。

3. 间脑受损 表现为下丘脑功能障碍,如类似发作性睡病的白天嗜睡或过度睡眠,约30%的抗 Ma2 抗体阳性的患者可有猝倒发作和睡前幻觉。与原发性发作性睡病的区别在于患者常伴有边缘叶、脑干和内分泌系统受损的症状。脑脊液中下丘泌素(hypocretin)水平显著下降或测不出可为下丘脑受累的准确证据。

4. 基底核和锥体外系受损 副肿瘤性舞蹈症是典型的表现之一,最常见于 SCLC 伴 CRMP-5 抗体阳性的患者,影像学通常有尾状核/豆状核异常。患者还常伴视觉、味觉或嗅觉障碍,以及周围神经病、LE 等临床症状。另外,肌阵挛(myoclonus)可能是最常见的副肿瘤性运动障碍。其次,还可出现手足徐动、Parkinson 综合征、偏侧舞蹈、震颤、肌张力障碍和眼睑痉挛等临床表现。

5. 小脑受损 亚急性小脑变性为 PNS 另一个经典综合征,通常是多灶性 PNS 的主要表现之一,最常见于 PCA-1 抗体(抗 Yo 抗体)和 PCA-Tr 抗体阳性的患者。PCA-1 抗体见于99%女性患者,是卵巢癌和乳腺癌的标志物,几乎不与其他 ONAs 共存;反过来,若其他 ONAs 阳性,对诊断很有意义。值得一提的是,约10%的 PCA-1 抗体阳性患者表现为周围神经病病变,纯运动性神经病多于感觉性神经病,而自主神经极少受累(Venkatraman et al,2016)。

6. 脑干受损 中脑和脑桥受累可表现为眼肌麻痹、凝视麻痹和/或 Parkinson 样震颤、强直、肌张力障碍、斜视性眼阵挛(opsoclonus)、肌阵挛等;而眩晕、呕吐、眼震、共济失调及延髓性麻痹等提示延髓受累。约71%的抗 ANNA-2 抗体阳性和73%的抗 Ma2 抗体阳性的患者有脑干受累的表现,其他抗体阳性的患者脑干受累几率低于以上两种抗体。此外,副肿瘤性僵人综合征(stiff-person syndrome,SPS)是一组进行性加重的、肌肉极度僵硬并伴疼痛的疾病,主要累及躯干及下肢近端肌群;变异型 SPS 常伴乳腺癌和 SCLC。抗 amphiphysin 抗体是 SPS 最具特异性的标志性抗体,其中27%的患者同时伴有较低滴度(<20nmol/L)的抗 GAD65 抗体;而血清高滴度抗 GAD65 抗体通常见于经典型僵人综合征(Moersch-Woltmann syndrome),虽然可以伴有胸腺瘤,但这通常是一种原因不明的原发性疾病。抗 GAD65 抗体也是胸腺瘤最常伴发的神经元性自身抗体(McKeon et al,2017)。值得注意的是,伴强直症状的进行性脑脊髓炎虽然少见,但通常是一种致死性临床综合征,以弥漫性脑和脑干炎性病变为特征,常与 SCLC 有关。

7. 脑神经受损

(1)视神经和视网膜:与 SCLC 相关的副肿瘤性视觉障碍的特征性临床表现是同时出现视神经炎和视网膜炎,还可伴有玻璃体和神经鞘内炎症,其最常见的血清标志物为 CRMP-5 抗体。其他报道的副肿瘤性视觉障碍的发病率实际上很低,包括癌性(主要指 SCLC)和黑色素瘤相关性视网膜病,前者与抗 recoverin(一种分子量为23kDa 的视网膜蛋白)抗体密切相关,后者的标志性抗体尚不明确。

(2)其他脑神经病:副肿瘤性脑神经病大多表现多发性脑神经病,可表现为嗅觉或味觉异常、眼运动障碍、面肌瘫痪、面部麻木或疼痛、耳鸣、前庭功能障碍及吞咽困难等。

8. 脊髓受损 为 PNS 常见表现之一,可伴多种 ONAs。临床上常为亚急性发病,主要特点为运动功能受累。需与脊髓转移癌、放射性脊髓病及病因不明的原发性脊髓病鉴别;尤其值得一提的是,副肿瘤性脊髓病可同时伴有视神经炎(CRMP-5 抗体介导),此时最需要与视神经脊髓炎鉴别。当运动神经元受累时,临床症状和体征可以与肌萎缩侧索硬化相似,前者的主要特点是运动传导通路中多个层次或水平的神经元受累。

9. 周围神经及自主神经系统

(1)神经根、神经节和周围神经:周围神经病是 PNS 最常见的临床表现,虽然亚急性感觉神经元病(subacute sensory neuronopathy,SSN)是最早被公认的 SCLC 相关性副肿瘤病变,实际上最常见的临床类型是感觉运动性神经病。作为经典综合征,SSN 见于约40%的 ANNA-1 阳性患者,被认为是 ANNA-1 自身免疫综合征的主要表现之一(Dalmau et al,1992)。此外,约10%的 Waldenstrom 巨球蛋白血症患者可出现感觉神经元病。与副肿瘤性神经病关系密切的自身抗体还包括 CRMP-5 抗体、VGCC(N-型)抗体和神经节型 AChR 自身抗体等。运动神经元和自主神经的神经细胞(包括神经突触)也可单独受累,或与感觉神经元病同时并存。

(2)单神经病、神经丛病、多发性神经根神经病和小纤维神经病:可以单发,也可以多灶性病损的形式出现。

其中急性起病、迅速进展的感觉运动性多神经病多伴发 SCLC 或 Hodgkin 淋巴瘤,在临床上与 Guillain-Barré 综合征很难鉴别,甚至可以与 Miller-Fisher 变异型极其相似。慢性进行性感觉运动性神经病可以见于约 10% 的多发性骨髓瘤患者。此外,50% 左右的骨硬化性骨髓瘤患者伴有运动神经病,与 CIDP 相似。部分淋巴瘤、白血病、前列腺癌、肾癌、肺癌和子宫内膜癌等患者可出现一种仅限于周围神经和肌肉内血管的血管炎,表现为对称性或非对称性、痛性感觉运动性神经病,以及肢体近端肌无力,肌肉活检显示微血管炎,以及周围神经活检显示血管壁内及血管周围炎性细胞浸润可帮助确诊。

(3)自主神经系统:往往是与 SCLC 或胸腺瘤密切相关的副肿瘤性多灶性神经病变的一部分,也有合并胰腺癌、睾丸癌、卵巢癌、类癌以及淋巴癌的报道,但不多见。交感神经功能障碍的表现包括严重的直立性低血压和无汗;副交感神经功能障碍的表现有口干、阳痿、瞳孔对光反射和调节反射异常,以及心率固定不变等。自身免疫性胃肠动力障碍(慢性假性胃肠梗阻)和直立性低血压并不少见,但尚未受到充分重视,为导致 PNS 患者残障和死亡的常见原因之一。此外,厌食、餐后腹痛及呕吐等均是胃轻瘫的表现,便秘亦可造成假性肠梗阻,有时主要表现为腹泻,还可出现单纯性贲门失弛缓症(achalasia)、吞咽困难、幽门梗阻和肛门痉挛等症状。ONAs 阳性对诊断副肿瘤性自主神经病颇有意义,目前得到充分证实的是抗神经节型 AChR 抗体。其他支持诊断的抗体包括肌肉型 AChR 抗体、抗横纹肌抗体、ANNA-1、CRMP-5 IgG 抗体、神经元型 VGCC 抗体(多为 N-型)和 VGKC 抗体等。

10. 神经肌肉接头和肌肉受损 可参见第三篇第十三章重症肌无力及其他神经肌肉接头疾病。

(1)Lambert-Eaton 肌无力综合征(Lambert-Eaton myasthenic syndrome,LEMS):是神经肌肉接头突触前膜胆碱能受体病变导致的传递障碍性疾病,最初由 Lambert,Eaton 和 Rooke 于 1956 年报道,为 PNS 累及周围神经系统的另一经典综合征。LEMS 表现为隐袭起病的近端肌无力,患者的受累肢体进行几秒钟的随意运动后反而出现肌力增强现象,典型的肌电图表现低频神经重复电刺激引出的肌肉动作电位波幅降低,高频重复电刺激或短时间(15 秒或稍长)强力自主收缩后动作电位波幅增高,90% 的患者血清 P/Q 型 VGCC 自身抗体阳性。约 60% 的 LEMS 患者伴发 SCLC;反之,SCLC 患者中约 1%~2% 伴 LEMS。LEMS 患者典型的自主神经功能障碍表现为泪腺、唾液腺、汗腺受损(口干、无泪、无汗)及阳痿等症状;若出现其他的自主神经功能障碍(如胃肠道动力障碍、直立性低血压)或感觉异常(如下背部、臀部和大腿疼痛)时,往往提示 LEMS 患者同时伴有副肿瘤性自主神经病或神经根神经病,血中除 P/Q 型 VGCC 抗体外,常常还可检出 ANNA-1、amphiphysin 抗体以及 AGNA 或 CRMP-5 抗体,N 型 VGCC 自身抗体可同时存在(Zalewski et al,2016)。

(2)MG:是另一种神经肌肉接头疾病,由针对突触后膜肌肉型 AChR 细胞外区域的自身抗体介导,通常表现四肢骨骼肌和眼外肌病态疲劳。约 15% 的 MG 患者伴胸腺瘤,提示患者有胸腺瘤而不是 SCLC 的血清学标志是 VGCC 抗体阴性。

(3)神经性肌强直、波纹肌肉病和强直束颤综合征:是一类特殊的获得性突触前膜疾病,以肌肉高度易激惹和肌纤维持续活动为特点,常伴发胸腺瘤和 SCLC。

(4)骨骼肌:9%~15% 多发性肌炎(polymyositis,PM)或皮肌炎(dermatomyositis,DM)患者伴有内脏肿瘤,副肿瘤性和非副肿瘤性皮肌炎的临床表现相似,表现为对称性近端肌无力、疼痛和触痛,特征性皮肤损害为眶周不同程度的紫红色水肿斑,四肢肘、膝和手指等关节伸面紫红色丘疹,坏死性皮肤溃疡,常出现在肌无力症状之前,可伴肺间质疾病。血清肌酸激酶升高、肌炎抗体谱阳性,以及典型的肌电图表现有助于诊断。

急性坏死性肌病以近端骨骼肌疼痛、无力为主要表现,咽喉肌或呼吸肌无力可导致死亡。可伴肺癌、乳癌、肾癌、胃癌、结肠癌、胰腺癌或前列腺癌等。根据典型临床表现、血清肌酶增高、肌活检证实坏死性病变可确诊。其他报道较少的罕见的副肿瘤肌病包括类癌和恶病质伴发的肌病。

【诊断】

1. 病史采集 患者出现亚急性多灶性神经功能障碍,既往有肿瘤或自身免疫性的病史或相关家族史、吸烟史或其他致癌物质(尤其石棉)接触史,均提示患者有 PNS 患病的可能。此时 ONAs 的检测对明确诊断意义重大,应尽早进行。

2. ONAs 检测 建议进行全部已知 ONAs 系列的检测,单纯检测一种或几种经典抗体常导致诊断的延误或漏诊,也不利于对可能伴发肿瘤的部位进行判断或追踪。当然,ONAs 阴性并不能除外 PNS 的诊断。首先,新的 ONAs 在不断被发现;其次,一些疾病早期抗体阴性,随着病程进展而显示抗体阳性。所以,如果临床高度怀疑 PNS,而抗体检测阴性、肿瘤筛查也未找到证据,建议 4~6 个月重复 ONAs 系列的检测。

3. 搜索肿瘤 大多数 PNS 的神经系统症状早于肿瘤发现,有些患者在临床疑诊 PNS 后进行细致深入的肿瘤排查才能发现原位癌或很早期的肿瘤,甚至只有尸检时才能肯定罹患了某种肿瘤。因此,建议将肺、腹腔和盆腔 CT 作为一线检查。对纵隔淋巴结进行检查时还应该选择 PET/CT,全身 PET/CT 扫描对寻找部位不明确的肿瘤亦有帮助。如果胸部或淋巴结发现性质不明的病变,建议病理确认。乳腺钼靶检查是乳腺癌诊断的金标准,常规自检、乳腺超声和 MRI 也有帮助。盆腔 CT 和超声检查可在一定程度上互补,提高对妇科肿瘤检出率。值得注意的是,一些 PCA-1 阳性的患者,在乳腺和盆腔的临床和影像学检查及血清 CA125 均阴性情况下,开腹探查常能证实妇科肿瘤。对表现亚急性脑干脑炎的男性患者,不管抗 Ma2 抗体是否阳性,睾丸超声都是最重要的检查(Grativvol et al,2018)。

4. 其他辅助检查 尽管 PNS 患者往往缺乏肿瘤的全身表现,如血沉增快、贫血、胸腹腔积液、肝酶异常等,仍应对患者进行系统的全身体检,有时可发现低钠血症等线索。实际上,甲状腺功能减低、1 型糖尿病和非神经系统自身抗体(包括器官特异性及非器官特异性抗体)阳性等,均为自身免疫性疾病易患性的提示。脑电图、神经传导、肌电图、MRI 等影像学检查、脑脊液检测等对诊断和鉴别诊断也很有意义。值得注意的是,有些患者脑脊液 ONAs 阳性,而血清抗体可为阴性。

此外,一些典型的 PNS 也可不伴发肿瘤,这一方面由于其他病因也可导致类似表现,另一方面也可能患者生前尚不能检测到潜在肿瘤。

【治疗】

近些年来,细胞表面或突触蛋白抗体(B 细胞)介导 PNS 的涌现颠覆了以往对 PNS 预后较差的传统认识,这一新型的 PNS 大多对免疫治疗疗效斐然。然而,由细胞内结构(T 细胞介导)相关抗体(ONAs)介导的传统 PNS 的治疗手段仍停滞不前。总的来说,PNS 的治疗依旧沿用既往提出的方案,包括肿瘤治疗、免疫抑制治疗及对症支持治疗。

1. 肿瘤治疗 无论是传统 PNS 还是新型 PNS,均以肿瘤治疗为基石。目前提倡对肿瘤采取标准的化疗结合手术或放射治疗以达到根除的目的。单纯的肿瘤治疗对某些患者的神经系统症状也有缓解作用。伴有卵巢畸胎瘤的抗 NMDA 受体抗体脑炎患者切除肿瘤并联合免疫治疗可使绝大多数患者获得临床痊愈。此外,根据部分病例的观察,梅奥医院(Mayo Clinic)的研究者发现,如果应用顺铂及一种拓扑异构酶抑制剂依托泊苷(etoposide)等骨髓抑制剂治疗肿瘤,可能对机体的肿瘤免疫功能造成打击,影响 ONAs 阳性患者的预后。在某些患者可发现影像学跟踪多年相对稳定的肿瘤,在接受

强力免疫抑制治疗后反而出现肿瘤增大或扩散现象。因此,PNS 患者采用环孢素等免疫抑制作用相对较弱的药物似乎更有利,但这尚需大样本、设计严谨的临床试验证实。

2. 免疫抑制治疗 虽然目前对 PNS 的认识已经显著提高,但迄今尚无 PNS 的治疗指南,多数治疗建议仍基于个案报道或回顾性研究得出的有限结论。PNS 急性期治疗包括大剂量糖皮质激素冲击和/或 IVIG 治疗,前者的用药方案为甲泼尼龙(methylprednisolone)静脉滴注,1g/d,连续 5 天,之后口服泼尼松(prednisone)逐渐减量。梅奥医院的经验表明,如果在首次应用以上两种治疗方案无效时,重复应用同样的治疗多无明显收益,对这些患者可以试用血浆交换(plasmapheresis)疗法,对一些 ONAs 阳性的患者甚至可取得非常满意的疗效。然后,应根据患者对急性期治疗反应选择后续的维持治疗,如应用硫唑嘌呤、吗替麦考酚酯、环磷酰胺等免疫抑制剂。一些新型药物,如利妥昔单抗(rituximab)(一种针对 B 细胞 CD20 抗原的人源化单克隆抗体)、他克莫司(也称 FK506)等也可能有较好的疗效。免疫调节剂一般对神经元或炎症性脑实质综合征(inflammatory parenchymal syndromes)无效,如脑脊髓炎、ANNA-1 阳性的感觉神经元神经病、PCA-1 阳性的小脑变性等,但也有治疗有效甚至疗效显著的病例报道。目前认为,VGKC 复合体(LGI1)抗体相关的 LE、VGCC(P/Q-型)抗体相关的 LEMS、各种阳离子通道抗体相关性小脑变性似乎对激素、IVIG 或血浆置换的反应较好。一般来说,伴多种 ONAs 阳性 PNS 患者的治疗选择及预后判断更为困难。值得一提的是,目前尚无证据表明免疫抑制治疗可刺激原发肿瘤的生长。

3. 对症支持治疗 包括对不适症状的对症治疗、康复治疗、护理和对并发症防治。对 PNS 的神经系统症状可用药物对症治疗,如应用溴吡斯的明(pyridostigmine bromide)和 3,4-二氨基吡啶(3,4-diaminopyridine)治疗 LEMS,用大剂量苯二氮䓬类药物治疗僵人综合征,用丙戊酸钠、氯硝西泮及左乙拉西坦等抗癫痫药物治疗斜视性眼阵挛-肌阵挛综合征和癫痫等。对于认知功能受损的患者可酌情给予胆碱酯酶抑制剂。PNS 患者的精神症状大多对精神类药物无反应,而激素和神经松弛类药物往往有显著疗效。疼痛是 PNS 的常见症状,无论中枢性或周围性疼痛大多属于难治性症状,但小剂量的三环类抗抑郁药、加巴喷丁(gabapentin)或阿片类(opiates)对部分患者有效。

表 3-28-7 列出目前已知的副肿瘤性自身抗体的肿瘤学、血清学特性、神经系统表现及对治疗的反应等。

表 3-28-7 副肿瘤性自身抗体的肿瘤学、血清学特性、神经系统表现及治疗反应

自身抗体	靶抗原	相关肿瘤	可并存的其他 ONAs 及概率	临床综合征或神经系统表现	对治疗的反应
抗神经细胞核抗体					
ANNA-1 (Hu)	HuD	85% 肺癌，SCLC 最多见，儿童多为神经成母细胞瘤	43%（CRMP-5 > VGCC > 肌肉型 AChR = 神经节 AChR=striational =VGKC）	80% 为各种周围神经病（感觉运动性、纯感觉性或自主神经为主），纯运动性罕见），25% 为胃肠动力障碍，其次为边缘叶脑炎、亚急性小脑变性、脑病及神经根炎	多数治疗反应差，边缘叶脑炎患者切除肿瘤后仍可病情进展，激素和 IVIG 似乎均不能阻止病情进展
ANNA-2 (Ri)	NOVA 1	SCLC，乳腺癌，卵巢癌	35%（ANNA-1>CRMP-5>VGCC> 神经节型 AChR）	眼阵挛/肌阵挛综合征，脑干脑炎，小脑变性，脊髓病，颈肌张力障碍、喉痉挛	差异较大，多数对肿瘤治疗和免疫抑制剂反应好于 ANNA-1 阳性的 PNS
ANNA-3	不明确（170kDa）	SCLC	30%（CRMP-5>ANNA-1 = PCA-2 =VGCC）	纯感觉性或感觉运动性周围神经病、小脑变性、边缘叶脑炎	差异大
Zic4	ZIC1-4	SCLC	82%（ANNA-1>CRMP-5）	小脑变性	尚不明确
Ta/Ma2 Ma1	MA 蛋白	睾丸癌，乳腺癌，肺癌	尚不明确	边缘叶和脑干脑炎，间脑综合征（睡眠障碍），男性>女性	不管是否应用激素、血浆置换或 IVIG，在肿瘤治疗后均改善
SOX-1 (AGNA)	SOX-1	SCLC	43%（VGCC）	无特殊相关综合征，可表现为 LEMS，小脑变性，边缘叶脑炎及感觉运动性周围神经病	尚不明确
抗神经细胞、胶质细胞肉和肌细胞浆抗体					
Amphiphysin	Amphiphysin	乳腺癌，SCLC	38%（CRMP-5>VGCC>ANNA-1 = PCA-2>VGKC=神经节型 AChR = 肌肉型 AChR =striational）	僵人综合征，边缘叶脑炎，脑干脑炎，小脑变性，多发性周围神经病	差异大，早期治疗预后最佳
CV2/CRMP-5	CRMP-5	SCLC,胸腺癌，甲状腺或肾脏肉瘤,淋巴瘤	57%（ANNA-1>VGCC>PCA-2>肌肉型 AChR > VGKC = striational > am-phiphysin=神经节型 AChR）	脑脊髓炎，多发性周围神经病，视神经炎，边缘叶脑炎，其次为自主神经病，基底节神经炎（舞蹈病 > Parkinson 综合征 > 单侧肢体抽搐），小脑变性	对肿瘤治疗、激素、环磷酰胺、血浆置换或 IVIG 的反应差异很大
GAD65	GAD65	胸腺瘤，肾癌，乳腺癌或结肠腺癌	尚不明确，但 GAD65 是 1 型糖尿病的特异性血清标志物	僵人综合征，小脑变性，癫痫，边缘叶脑炎，脑干脑炎，眼肌麻痹，Par-kinson 综合征，脊髓病	对包括血浆置换在内的免疫治疗无反应，预后差，多死于呼吸衰竭
PCA-1 (Yo)	CDR2,CDR62	卵巢癌,输卵管浆液性表面乳头状癌,子宫内膜癌,乳腺癌	9%（神经节型 AChR>VGCC = 肌肉型 AChR>VGKC）	90% 为小脑变性，另 10% 为单纯上运动神经元病变或纯运动性（感觉运动性>纯运动性>自主神经病）	通常对治疗无反应或疗效差
PCA-2	不明确（280kDa）	SCLC	63%（CRMP-5>VGCC> ANNA-1> VGKC>amphiphysin >ANNA-3 = 肌肉型 AChR=striational）	脑干脑炎或边缘叶脑炎，Lambert-Eaton 肌无力综合征，小脑变性及多发性周围神经病	差异大，一般预后差

自身抗体	靶抗原	相关肿瘤	可并存的其他 ONAs 及概率	临床综合征或神经系统表现	对治疗的反应
PCA-Tr	DNER	Hodgkin 和非 Hodgkin 淋巴瘤	尚不明确	小脑变性	激素或 IVIG 效果较好
Recoverin	Recoverin	SCLC	尚不明确	视神经病:无痛性或渐进性视觉障碍,视锥、视杆细胞功能障碍(视网膜电图证实的)	差异大
部分抗神经细胞膜结构或离子通道抗体					
NMDA 受体抗体	NMDA 受体	卵巢畸胎瘤	少数合并细胞内抗体	抗 NMDA 受体脑炎	激素、IVIG 或 PLEX 等免疫治疗效果好,但疗效迁延
LGI1 抗体	VGKC-LGI1 蛋白	胸腺瘤,罕见 SCLC	少见	LE,低钠血症,面臂肌张力障碍性癫痫	激素等免疫治疗效好,易复发
Caspr2 抗体	VGKC-Caspr2 蛋白	胸腺瘤	AChR 抗体	脑炎,Morvan 综合征,神经性肌强直	激素等免疫治疗有效,较 LGI1 抗体脑炎差
AMPA 受体抗体	AMPA 受体	胸腺瘤、肺癌、乳腺癌	尚不明确	边缘叶脑炎、癫痫、眼震等小脑症状或体征	激素或 IVIG 效果较好
GABA-B 受体抗体	GABA-B 受体	50%SCLC,其他神经内分泌肿瘤	47%(N-型 VGCC,GAD65 >AG-NA)	边缘叶脑炎,口舌运动障碍	差异大
P/Q-型 VGCC 与其抗体	VGCC	小细胞肺癌,乳腺癌,卵巢癌	尚不明确	LEMS>脑脊髓神经根病	激素、硫唑嘌呤、环孢素、IVIG 和血浆置换均可使病情部分改善
N-型 VGCC 与其抗体	VGCC	肺癌、卵巢癌、乳腺癌	尚不明确	伴发肺癌的 LEMS>不伴发肿瘤的 LEMS>伴其他类型肿瘤的 LEMS,也可见脑脊髓神经根病,获得性小脑性共济失调,自主神经病变(包括胃肠道动力障碍)	差异大
肌肉型 AChR 及其抗体	AChR	胸腺瘤,小细胞肺癌	尚不明确	MG,LEMS,自身免疫性自主神经病,周围神经病,脑脊髓炎,自身免疫性肝病(抗体滴度极高)>获得性神经肌肉兴奋性增高综合征	MG 和 LEMS 对激素、硫唑嘌呤、环孢素、IVIG 和血浆置换的反应较好;对症治疗依酚氯铵较对两者均有效,3,4-二氨基吡啶对 LEMS 有效
神经元型(神经节型)AChR 及其抗体	AChR	腺癌,小细胞肺癌,胸腺瘤	尚不明确	局限性自主神经病>脑病>自主神经病,自主神经根病,自主神经肌兴奋性增高综合征	激素、IVIG 和血浆置换有效
抗 Striational(横纹肌抗原)抗体	连接素(Titin)、兰尼定碱受体(RyR)	小细胞肺癌,胸腺腺癌、乳腺癌	尚不明确	多数表现副肿瘤性重症肌无力,也可见脑脊髓神经根病,自主神经、感觉和运动性周围神经病	差异大

注:PNS:paraneoplastic syndromes,副肿瘤综合征;ANNA:anti-neuronal nuclear antibody,抗神经元核抗体;CRMP:collapsin response-mediator protein,脑衰蛋白反应介导蛋白;VGCC:neuronal voltage-gated calcium channel,神经元电压门控钙离子通道;VGKC:neuronal voltage-gated potassium channel,神经元电压门控钾离子通道;PCA:Purkinje cell cytoplasmic autoantibody,Purkinje 细胞质自身抗体;AChR:acetylcholine receptor,乙酰胆碱受体;PLEX:Plasma exchange,血浆置换;SCLC:small-cell carcinoma of the lung,小细胞肺癌;IgG:immunoglobulin G,免疫球蛋白 G;IVIG:intravenous immunoglobulin G,静脉注射免疫球蛋白 G;LE:Limbic encephalitis,边缘叶脑炎;LEMS:Lambert-Eaton myasthenia syndrome,Lambert-Eaton 肌无力综合征;MG:myasthenia gravis,重症肌无力。

参考文献

第二十九章

神经系统疾病的基因诊断和基因治疗

The Genetic Diagnosis and Genetic Therapy of Neurological Diseases

（吴志英）

第一节　神经系统疾病
的基因诊断

基因诊断(genetic diagnosis)是指利用分子生物学技术,从 DNA 或 RNA 水平检测基因缺陷,分析基因结构及其表达水平是否正常,从而对疾病进行诊断。它是继形态学、生物化学及免疫学三大实验诊断技术之后的第四代诊断技术,具有直接明确病因、早期诊断疾病、灵敏度及特异度高、诊断范围广、标本来源广和用量少等独特的技术优势。目前,基因诊断越来越广泛地应用于神经系统疾病的临床检验中,包括遗传性致病基因的检测,对隐性遗传病的杂合子筛查,对具有遗传倾向疾病进行相关基因的连锁分析及开展有效的遗传咨询等。基因诊断使许多遗传病在症状前、早期和产前能被准确发现并及时得到相应的处理。

一、常用的基因诊断技术

基因诊断建立在一系列分子生物学技术的基础上。在 20 世纪 80 年代以前,基因诊断主要以检测遗传病为主,采用核酸杂交技术检测样品的基因型,这种方法需要大量的样本,技术步骤繁复,且在当时探针多需要同位素标记,对人体造成伤害。随着聚合酶链反应(polymerase chain reaction,PCR)技术的建立与完善,基因诊断取得了突破性进展。PCR 技术具有快速、简便、稳定和准确等优点,基于这一技术建立的一系列基因检测方法极大拓展了基因诊断的应用范围(冯作化,2005)。近年来发展起来的基因芯片技术、全基因组关联分析(genome wide association study,GWAS)技术、全基因组测序(whole genome sequencing,WGS)技术等具有精密准确、自动化和高效率的优点,使基因诊断的应用更为广泛。

1. 核酸杂交技术　Southern 印迹杂交是经典的基因诊断技术,在 PCR 技术发明之前,它是最常用的分子诊断技术。该技术可检测基因大片段插入、基因重复、缺失或动态突变,可进行基因限制性内切酶图谱分析及限制性片段长度多态性(restriction fragment length polymorphism,RFLP)连锁分析等。随着 PCR 技术的建立与完善,其使用率逐渐降低,但在诊断一些由于 DNA 大片段缺失导致的疾病如面肩肱型肌营养不良(facioscapulo-humeral muscular dystrophy,FSHD)时,该技术仍占优势地位。

该技术利用硝酸纤维或尼龙滤膜对单链 DNA 的吸附能力,电泳后的凝胶经过 DNA 变性处理后,覆以上述滤膜,并于其上方压上多层干燥的吸水纸,借助它对深盐溶液的上吸作用,凝胶上的单链 DNA 逐渐转移到滤膜上。转移是原位的,即 DNA 片段的位置保持不变。转移结束后,经过 80℃烘烤的 DNA,将原位固定于膜上。当含有特定基因的片段原位转移至膜上后,即可与同位素标记的探针进行杂交,通过放射自显影可将杂交的信号显示出来。杂交通常在专用的耐高温杂交筒中进行,将上述杂交滤膜卷入筒中,加入含有变性探针的杂交溶液后,在一定的温度下,单链探针 DNA 与固定于膜上的单链基因组 DNA 将按碱基互补原理充分结合,这种结合是特异的。杂交后,洗去膜上未被结合的探针,将 X 光胶片覆于膜上数小时或数十小时,然后在暗室中放射自显影。结合了同位素标记探针的 DNA 片段所在的位置将显示黑色的杂交带,根据显示出的杂交带型可判定 DNA 片段的缺失、重复、易位等。当某个酶切片段完全缺失时,Southern 印迹杂交结果显示 DNA 片段的消失;当某个酶切片段内部分 DNA 缺失,Southern 印迹杂交结果则显示 DNA 片段缩短;当动态突变导致 DNA 扩增至超大片段时,Southern 印迹杂交结果为一增强的杂交信号。近期,由于杂交技术的进步,使用地高辛等生物制剂代替同位素标记探针,也能达到同样的效果,从而减少了同位素的污染。

Northern 印迹杂交是对 RNA 样品进行印迹杂交。原理与 Southern 印迹杂交相同,能对组织或细胞内总 RNA 或 mRNA 进行定性定量分析。

2. PCR 技术及其相关技术　PCR 技术由 Mullis 在 1983 年发明,是一种快速、准确地从微量样品中扩增出特异 DNA 片段的方法,可使特定的 DNA 片段在 1~2 小时内体外扩增数十万至百万倍。其原理是模拟 DNA 天然复制过程,在模板 DNA、引物和 4 种脱氧核糖核苷酸存在的条件下,由 DNA 聚合酶催化,按碱基配对原则,经变性、退火及延伸为主要步骤组成的循环,使目的 DNA 片段迅速扩增。理论上,20 次循环即可使 DNA 含量扩增 2^n 倍,即约 100 万倍(图 3-29-1)。PCR 技术灵敏度及特异度高、重复性好、操作简便又省时,但是在 PCR 操作中要注意一些问题。由于 PCR 反应过程中会产生模板之间或模板与环境之间的交叉污染,需要设立阴性对照及阳性对照。由于 DNA 聚合酶(Taq 酶)缺乏 3'→5'核酸外切酶的即时校正机制,碱基配对出错率为 1/9 000,如果是对扩增片段序列正确性要求较高的实验,需注意结果的真实性。PCR 是基因检测的基础,可直接用于基因诊断,或扩增出已知片段,再用其他方法作进一步分析。

(1) PCR 技术:该方法主要根据特异性扩增片段是否出现或扩增片段的分子量大小是否异常来判断。前者

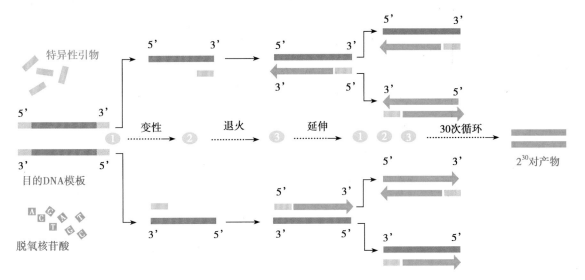

特异性引物

5' 3'
目的DNA模板
3' 5'

脱氧核苷酸

① 变性 → ② 退火 → ③ 延伸 → ①②③ 30次循环 → 2³⁰对产物

图 3-29-1　PCR 技术原理示意

可判断基因片段缺失,如采用多重 PCR 对假肥大型肌营养不良症(Duchenne/Becker muscular dystrophy,DMD/BMD)的 Dystrophin 基因的 79 对外显子进行扩增,可判定是否存在外显子缺失(Cossu et al,2007);后者多用于检测动态突变导致 DNA 片段扩增的疾病,如亨廷顿病(Huntington disease,HD)、脊髓小脑性共济失调(spinocerebellar ataxia,SCA)等,若有异常扩增片段时,PCR 产物的分子量明显大于正常对照上限片段的分子量。

(2)PCR-RFLP 分析法:基因突变导致基因的碱基组成或顺序发生变化,在基因结构中原有的酶切位点消失或产生新的酶切位点,因此包含该突变的 PCR 产物经过相应的限制性内切酶酶切后产生的条带数量或大小发生变化,以此判断突变是否存在,即 PCR-RFLP 分析法。如脊肌萎缩症(spinal muscular atrophy,SMA)患者的 SMN1 基因第 7、8 号外显子缺失检测即可采用此法。这一方法具有简便快速、经济实惠的优点,但受限制性内切酶活性的影响,在 PCR 产物酶切消化不够彻底时,可能出现假阳性或假阴性结果。因此,每次检测时应设立阳性与阴性对照。

(3)等位基因特异性 PCR(allele specific PCR,AS-PCR):一般用于检测基因突变。将突变碱基设计在引物 3' 末端,当模板相应序列含有该突变,则引物能顺利延伸,片段得到扩增,而在正常模板中引物无法延伸,则检测不到片段。一个反应体系中可加入一对或多对引物,根据条带是否出现及条带的分子量大小进行基因诊断。

(4)甲基化特异性 PCR(methylation specific PCR,MS-PCR):未甲基化的胞嘧啶经过甲基化后转变成尿嘧啶,在 PCR 扩增时与引物中 A 碱基配对,而 CpG 岛上甲基化的胞嘧啶则不受影响,PCR 扩增时仍与引物中 G 配对。基于上述差异,可进行甲基化特异性 PCR。设计两对特异性引物,甲基化引物中 G 结合模板中的 C、非甲基化引物中 A 结合模板中的 U,通过 PCR 扩增就可检出甲基化等位基因化学修饰的 DNA 序列和非甲基化等位基因序列,可用于脆性 X 综合征(fragile X syndrome,FXS)等疾病的基因诊断。

(5)PCR 结合等位基因特异性寡核苷酸探针斑点杂交方法(PCR-allele specific oligonucleotide,PCR-ASO):主要用于检测 PCR 扩增的片段是否含有突变以及突变为纯合还是杂合。针对 PCR 产物上的每一种突变分别合成一对寡核苷酸片段作为探针,其中一个为正常序列,另一个为带有突变碱基的序列,该寡核苷酸片段上带一放射性标记、酶标或荧光标记物用于显示信号。突变碱基及其对应的正常碱基均位于寡核苷酸片段中央。实验中严格控制杂交及洗脱条件,使只有与被测 DNA 序列完全互补的探针才能显示杂交信号,而与被测 DNA 序列不匹配的探针则被洗脱不显示杂交信号。如果正常探针和突变探针均可以杂交,提示是杂合突变,如果只有突变探针可以杂交,提示为纯合突变,若只能与相应的正常探针杂交,提示不存在该种突变。若与正常和突变探针均不杂交,提示可能为一种新突变。

(6)定量 PCR:上述 PCR 方法只能对结果定性,即有或无。但随着研究的深入,特别是阐明疾病发生发展的分子机制时,对基因及其转录产物的定量分析则尤为重要。定量 PCR 指通过检测 PCR 过程中扩增效率及指数增长期扩增的含量来精确定量起始模板数。其方法有很多,包括对 PCR 产物直接定量、极限稀释法定量、靶基因与参照基因同时扩增以及目前使用较多的荧光定量 PCR(fluorescence quantitative PCR,FQ-PCR)。荧光定量

PCR 技术能实时监测 PCR 扩增反应中每一个循环产物荧光强度从而对起始模板进行定量。在 PCR 反应体系中加入荧光基团,随着反应的进行,PCR 产物不断累积,荧光信号强度也不断增加,从而获得一条循环数-荧光强度曲线,通过指数增长期模板及对照荧光强度的变化对起始模板进行定量分析。荧光定量 PCR 准确,重复性好,实现了 PCR 从定性到定量的飞跃,目前已广泛应用于基因表达检测、点突变检测、验证基因芯片等诸多领域。其中,逆转录 PCR(reverse transcription PCR,RT-PCR)通过逆转录酶将 mRNA 逆转录为 cDNA,后者可再作为模板进行 FQ-PCR,可用于定量检测特定基因的转录情况。

(7) 重复引物 PCR 技术:最初称为三引物 PCR 法(triplet repeat-primed PCR,TP-PCR)。TP-PCR 法有别于传统 PCR,其反应中加入 3 个引物,分别为荧光标记的上游引物 P1,与人类无同源性的 21 个碱基组成的通用引物 P3(又称 tail,P3 尾)以及由 5 个 CAG 重复加上通用引物 P3 组成的引物 P4,3 个引物以一定比例加入反应体系,具体反应过程为:引物 P1 与 P4 首先扩增出长度相差 3bp 的一组 PCR 产物,这些产物随后被引物 P1 和 P3 再次扩增至循环晚期,由于加入体系的量少,引物 P4 首先被耗尽,保证了循环早期产生的相差 3bp 的 PCR 产物能够充分扩增,最后采用荧光毛细管电泳检测 PCR 终产物(图 3-29-2)。重复引物 PCR 技术具有成本低、效率高、方法简便等优点,在超大片段动态突变疾病,如强直性肌营养不良(myotonic dystrophy,MD)、弗里德赖希共济失调(Friedreich ataxia,FA)、SCA10 型以及 C9orf72 基因突变引起的肌萎缩侧索硬化(amyotrophic lateral sclerosis,ALS)或额颞叶痴呆(frontotemporal dementia,FTD)等疾病的基因诊断中广泛应用(陈晟等 2014)。

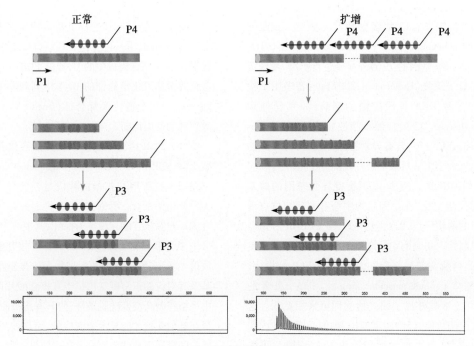

图 3-29-2　TP-PCR 技术原理示意

3. 单链构象多态性分析技术　是一种利用单链 DNA 构象差别检测点突变的方法。单链 DNA 由于碱基间相互作用在中性条件下形成立体构象。相同长度的单链 DNA 由于碱基组成和排列不同,形成不同构象,即单链构象多态性(single strand conformation polymorphism,SSCP)。长度相同而构象不同的单链 DNA 在非变性聚丙烯酰胺凝胶电泳中的电泳迁移率不同,从而可检出 DNA 中单个碱基的替换、微小的缺失等。用 SSCP 法检测基因突变时,通常在疑有突变的 DNA 片段附近设计一对引物进行 PCR 扩增,然后将扩增产物采用甲酰胺等变性为单链,并进行非变性聚丙烯酰胺凝胶电泳,突变所引起的 DNA 构象差异将表现为电泳带位置的差异,据之可作出诊断。该方法可检测已知或未知的 DNA 变异,敏感性较高,操作较简便,检测费用低,可用于大样本筛查。但将近 30% 的样品可能出现假阴性结果,筛查出的阳性样品需结合 DNA 序列分析才能明确 DNA 序列变异情况。

4. 变性高效液相色谱分析(denaturing high performance liquid chromatography,DHPLC)　该技术是 1992 年由美国斯坦福大学 Peter Oefner 和 Peter Underhill 发明,是一种新兴的检测 DNA 突变技术。它是在高效液相色谱分析(HPLC)的基础上发展而来,工作原理是通过使用特殊的耐高温液相色谱分离柱同时采用温度调控的方式,对核苷酸片段分子进行分离和分析。

色谱分离柱使用疏水性的烷化 C18 作为固相基质,DNA 片段因带有负电荷不能直接被固相基质吸附,而三乙胺醋酸盐(triethylammonium acetate,TEAA)可同时通过疏水作用及带正电荷的氨基与固相基质 C18 结合及带负电荷的 DNA 片段结合,使 DNA 片段吸附到色谱分离柱上。流动相中乙腈的作用是使固相基质与桥分子之间的作用减弱,使 DNA 片段被洗脱。根据不同大小或不同序列的核苷酸片段分子在固定相上移动的速率不同,达到分离片段的目的,选定不同的温度及改变缓冲液成分可使各种不同的 DNA 片段分离开来。洗脱的 DNA 片段被系统的紫外探测器检测、转换成数字信号存储于计算机中,结果以波谱的形式显示,即一系列波峰对应不同的 DNA 片段。

DNA 分子的双螺旋结构随温度升高逐渐解链,因此在 DHPLC 分析中,温度是关键因素。根据温度范围不同,其分离原理和应用范围也不同。当温度低于 50℃ 时,DNA 分子处于完全双链状态,碱基对数量决定了洗脱顺序,当乙腈浓度升高时,核酸片段会根据分子量从小到大的顺序被洗脱。非变性的 DHPLC 可用于双链 DNA 片段长度鉴定、PCR 产量检测和产物纯化及定量分析。当温度在 52~75℃ 时,DNA 分子处于部分变性的条件下,核酸片段分离是根据碱基对数量和序列来实现的。当单核苷酸变异为杂合时,包含目的序列的 PCR 产物中野生型和突变型 DNA 含量相等,将 PCR 产物加热变性,在退火过程中两种单链杂交形成同源双链和异源双链。当单核苷酸变异为纯合时,包含纯合变异点的 PCR 产物需与等量野生型 DNA 扩增的 PCR 产物混合并杂交,才能产生异源和同源双链的混合物。部分变性的 DHPLC 可用于突变检测及单核苷酸多态性(single nucleotide polymorphism,SNP)研究,如 SMA 的快速基因诊断及产前诊断(Deng et al,2002)。当温度在 75~80℃ 时,DNA 分子完全变性,分离是根据片段大小和序列来实现的。与非变性 DHPLC 原理相似,单链 DNA 根据分子量从小到大的顺序被洗脱。不同的流动相也可以将碱基数目相同而序列不同的单链 DNA 分离,这主要利用不同碱基与色谱柱固定相的分子作用力不同(C<G<A<T),即富含 T 的单链 DNA 要比富含 C 的单链 DNA 保留时间长。DHPLC 在完全变性条件下对单链 DNA 的纯化效果很高,可用于鉴定单链 DNA 片段长度、RNA 分析及寡核苷酸分析和纯化(叶建伟,2003)。

DHPLC 敏感性及准确性高、重复性好、操作简便快速,为高通量检测,价格相对低廉,可用于检测单碱基替换、小片段缺失和插入等多种基因序列变异。特定位点 DNA 甲基化状态异常等遗传功能改变,甚至多个特异基因突变的同步微列测定也可采用基于 DHPLC 建立的方法检测。最近 DHPLC 被用于 mRNA 检测中,如对 mRNA 的可变剪接或转录产物的编辑进行检测;将 DHPLC 与差异显示 mRNA 法(differential mRNA display method)的原理结合,可用于鉴定差异表达的基因(Matin et al,2002;Gallo et al,2002)。DHPLC 这一高效、准确、经济的基因筛查技术极大地促进了新变异位点的发现,并在研究疾病的发病机制和药物研发等方面发挥重要作用(李鸿彪,2007)。

5. 多重连接依赖性探针扩增(multiplex ligation-dependent probe amplification,MLPA) 该技术是 2002 年由 Schouten 等建立,是一种针对 DNA 序列进行定性与半定量分析的新技术。该技术原理如下:针对目标片段设计几十对探针,每对探针包括两个荧光标记的寡核苷酸片段,每个片段都包括一段引物序列和一段特异性序列。在 MLPA 反应过程中,各对探针的两个寡核苷酸与相应 DNA 片段杂交,之后用连接酶连接这两个寡核苷酸。只有当两个寡核苷酸与相应的 DNA 序列完全杂交,连接酶才能将两段寡核苷酸连接成一条完整的核苷酸单链,如果两者不完全互补,即使仅有一个碱基的差别,都会导致连接反应失败。连接反应完成后,用一对通用引物扩增所有已连接成完整片段的探针;每个探针扩增的产物长度都不同。最后用毛细管电泳分离扩增后的 PCR 产物,输出峰形、峰面积等数据,再根据众多的内对照和正常外对照,可精确计算出各目的片段的拷贝数。如果检测的靶序列发生点突变、缺失或扩增突变,那么相应探针的扩增峰便会缺失、降低或增加。因此,根据扩增峰的改变就可判断靶序列是否有拷贝数的异常或点突变存在(图 3-29-3)。

MLPA 可用于检测染色体亚端粒的基因重排、染色体的非整倍性改变、SNP 和基因突变,包括点突变、缺失或扩增突变等。优点主要为高效性,一次反应可同时检测多达 45 个不同的核苷酸序列拷贝数变化。MLPA 还有特异性、检测快速简便等优点。其局限性包括需要精确测量 DNA 浓度、样品易被污染、不能用于单个细胞检测、不适合检测未知的点突变类型、不能检测染色体的平衡易位等。MLPA 试剂盒能对多种智力低下综合征进行诊断,如 MLPA-P096 可检测的疾病包括沃尔夫-希尔施豪恩综合征(Wolf-Hirschhorn syndrome)、猫叫综合征(Cri-du-chat sydrome)、11p 缺失(WAGR)综合征、唐氏(Down)综合征等。

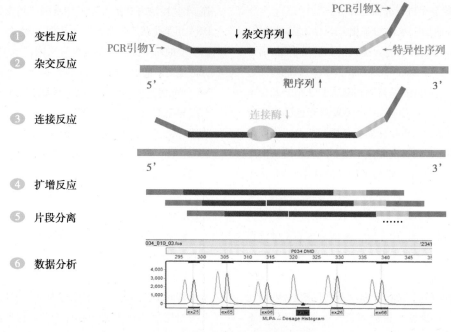

① 变性反应

② 杂交反应

③ 连接反应

④ 扩增反应

⑤ 片段分离

⑥ 数据分析

PCR引物X→

↓ 杂交序列 ↓

PCR引物Y→ ←特异性序列

5' 靶序列↑ 3'

连接酶↓

5' 3'

……

图 3-29-3　MLPA 技术原理示意

在神经系统疾病中,MLPA 主要应用于 DMD/BMD 的基因诊断。传统的 DMD/BMD 基因诊断方法是多重 PCR,与之相比,MLPA 的优势是:①MLPA 在扩增阶段只采用一对通用引物,很好地解决了多重 PCR 过程中因引物过多导致体系不稳定及假阴性结果等问题;②MLPA 在两个反应管内即可覆盖 *Dystrophin* 基因的 79 个外显子,又可准确定量其拷贝数,提高了基因检测效率和敏感性;③MLPA 结果可明确 *Dystrophin* 基因突变的具体范围,有助于分析基因型与表型的关系,同时也为基因治疗奠定基础,这是多重 PCR 方法难以做到的。检测 DMD/BMD 携带者,与传统的实时荧光定量 PCR 等定量方法相比也有明显优势,主要表现在:①MLPA 内含众多内对照所需的 DNA 模板,不需要精确定量;②MLPA 两个反应管内可同时定量检测 79 个外显子,提高检测效率,结果尚可与先证者的突变位点相印证,保证结果的可靠性。此外,MLPA 也应用于检测 SMA 患者及携带者。

MLPA 技术在 DMD/BMD 诊断上也有不足。首先,它不能检测出 *Dystrophin* 基因的微小突变,对此类患者的女性亲属也难以进行携带者筛查。有学者认为,此时 DHPLC 可以作为 MLPA 的有力补充,用于检测微小突变。亦有学者认为在先证者基因突变未知且有家族史情况下,也可考虑使用 STR 连锁分析进行家系检测。其次,应用 MLPA 检测 DMD/BMD 患者时应注意单个外显子缺失的情况,必须结合其他方法进一步验证。对 MLPA 检测结果为单个外显子缺失的样本,有可能由于邻近探针

连接点的微小突变或多态性影响了探针杂交的稳定性及探针连接,导致扩增失败,出现假阳性结果。对于多个外显子连续缺失的样本,相邻外显子检测结果可以用于相互印证,因此连续外显子缺失的 MLPA 检测结果是可信的。总之,在分析 MLPA 单个外显子缺失结果时必须慎重,需要通过单对引物 PCR 进一步验证。

6. DNA 序列测定(DNA sequencing)技术　该技术测定 DNA 分子的核苷酸排列顺序,是基因诊断最直接最准确的技术。Sanger 在 1977 年首次用双脱氧链末端终止法对 DNA 进行测序,即 Sanger 测序,是第一代测序技术(Sanger et al,1977;Maxam,1977)。该方法用放射性核素标记引物,用双脱氧核苷酸(ddNTP)随机终止 DNA 序列延伸,得到一组长短不等的有共同起始点的 DNA 片段,再通过高分辨率变性聚丙烯酰胺凝胶电泳分离这些片段,放射自显影读取结果。20 世纪 80 年代中期,随着自动测序仪的发明,自动测序代替了同位素测序。该方法采用毛细管电泳技术,应用四色荧光染料标记的 ddNTP,通过单引物 PCR 测序反应,生成各片段间相差 1 个碱基的单链 DNA 混合物,由于各片段分子量不同引起的迁移率不同,按大小依次通过读数窗口时,由激光激活荧光检测标记,读取荧光信息,确定 DNA 序列。该方法因其自动化程度高,操作简便、省时、直观,准确度高等优点,目前广泛应用于疾病的基因诊断,尤其是单基因突变导致的疾病,如常染色体显性遗传性脑动脉病伴皮质下梗死及白质脑病(cerebral autosomal dominant arteriopathy with subcortical infarcts and leukoencephalopathy, CADA-

SIL)和肝豆状核变性(Wilson disease,WD)等。目前热门的全外显子测序和全基因组测序都是在此基础上迅速发展起来的(Droege et al,2008)。

7. 全外显子测序及全基因组测序技术　第一代测序技术(Sanger 测序)的主要特点是测序读长可达1 000bp,准确性高达 99.999%,但具有测序成本高、通量低等缺点。第二代测序(next-generation sequencing,NGS)技术则大大降低了测序成本,同时大幅提高了测序速度,并且保持了高准确性(Zhang et al,2011)。全外显子测序(whole exome sequencing,WES)及 WGS 均是 NGS。

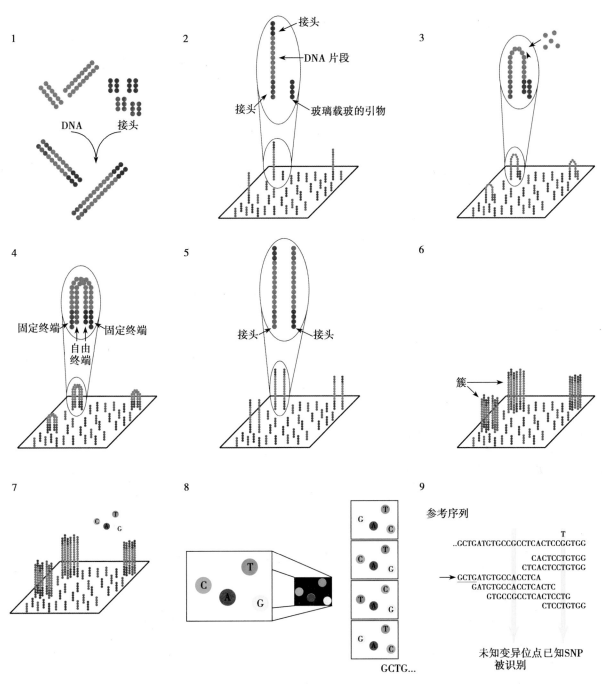

图 3-29-4　全外显子测序流程示意

1. 准备样品,打碎 DNA 并在两端加上接头 Adapter;2. Flowcell 表面上有固定的引物,可以随机固定带有连接头的 DNA 片段;3. 加入 dNTP 和酶,起始固相桥型扩增;4. 单链桥型待测片段通过不断循环被扩增成双链桥片段;5. 通过变性,释放出互补的单链,锚定到附近的固相表面;6. 通过不断循环,Flowcell 的固相表面上获得上百万条成簇分布的双链待测片段;7~9. 加入 DNA 聚合酶和四种有阻滞剂和荧光标记的单核苷酸和接头引物进行扩增,在每一个测序簇延伸互补链时,每加入一个被荧光标记的 dNTP 就能释放出相应的荧光,测序仪捕获荧光信号,通过计算机软件将荧光信号转化为测序峰,获得待测片段的序列信息

WES 技术(图 3-29-4)是 2009 年兴起的一门新技术,利用目标序列捕获技术将基因组全部外显子区域 DNA 捕获后进行高通量测序(Choi et al,2009;Tewhey et al,2009)。由于外显子长度只占人类基因组序列的 1%,花费较低。目标序列捕获方法有固相捕获、液相捕获和聚合酶调节捕获三种方法。固相捕获是将设计好的探针序列偶联到固相载体芯片上,利用这些序列捕获外显子区域。被打断的基因组 DNA 片段与探针杂交,未杂交的片段被清洗掉,最后富集的 DNA 片段被洗脱进行测序分析。该方法优点是特异性高、覆盖度高、捕获区域可按需设计。液相捕获的原理是将打断的基因组 DNA 与生物素标记的 RNA 诱饵共同孵育,再加入含有链霉亲和素标记的磁珠,用以钓出 RNA 诱饵与 DNA 杂合体,然后洗脱磁珠,降解 RNA 诱饵,富集目的区域再进行高通量测序。该方法操作简单,成本较低,反应需要的 DNA 量低,特异性、均一性和重复性均较好。聚合酶调节捕获是基于聚合酶链反应设计的一种引物延伸捕获(primer extension capture,PEC)。PEC 利用携带探针的生物素标记的引物,直接扩增目的片段。有公司利用微流体发展了此项技术,从而可在一个管中同时进行上千个独立的反应以富集目标区域。

WES 的应用范围主要是单基因病和复杂疾病。WES 对罕见变异高度敏感,能测到外显子区大部分疾病的相关变异,因此在孟德尔遗传病上有独特的优势(Wang et al,2010;Worthey et al,2011;Myers et al,2011)。虽然复杂疾病的研究方式主要是 GWAS,但低频和稀有的突变也可能在复杂疾病的发病中起重要作用,因此 WES 在复杂疾病的研究中对 GWAS 是一个补充。但 WES 技术也有如下缺点:①无法检测非编码区变异,这可以通过 WGS 检测来弥补;②对目标区域捕获时存在捕获不均、捕获偏差等现象,可通过增加测序深度,获取更多序列信息来弥补;③研究常见疾病的罕见突变时需要的样本量大,测序

费用增加;④数据分析方法仍不够完善,难以从海量的数据中迅速发现具有重大价值的信息(Bick et al,2011;Pareek et al,2011)。

WGS 是对基因组序列已知的物种进行基因组测序,在此基础上对个体或群体进行差异性分析,通过序列比对,可以找到大量的插入缺失(insertion/deletion,InDel)和结构变异(structure variation,SV)位点。原理是将随机打断的基因组 DNA,用设计好的探针序列偶联到固相载体上,被打断的基因组 DNA 片段与探针杂交,最后富集的 DNA 片段被同时进行测序,用相应的仪器进行阅读,通过生物信息手段,分析不同个体基因组间的结构差异。目前 WGS 主要用于寻找疾病的致病基因(辜清泉等2011)。

8. 第三代测序(next-next-generation sequencing)技术 这是单分子测序技术。DNA 测序时,不需要经过 PCR 扩增,实现了对每一条 DNA 分子的单独测序。第三代测序技术主要有单分子荧光测序技术和单分子纳米孔测序技术。单分子测序技术和单分子实时(single molecule real time,SMRT)测序技术均为单分子荧光测序技术。脱氧核苷酸用荧光标记,显微镜可以实时记录荧光的强度变化(图 3-29-5)。当荧光标记的脱氧核苷酸连接到 DNA 链时,其荧光能同时在 DNA 链上被探测到。当它与 DNA 链以化学键结合时,其荧光基团易被 DNA 聚合酶切除,导致荧光消失。这种荧光标记的脱氧核苷酸不会影响 DNA 聚合酶的活性,在荧光被切除之后,合成的 DNA 链和天然的 DNA 链完全一样。单分子纳米孔测序技术是采用电泳技术,借助电泳驱动单个分子逐一通过纳米孔来实现测序的。由于纳米孔的直径非常细小,仅允许单个核苷酸聚合物通过,而 ATCG 单个碱基的带电性质各异,通过电信号的差异能明确碱基类别,从而实现测序。与传统的测序技术相比,它有以下特点:①实现了 DNA 聚合酶内在反应速度,每秒可测 10 个碱基,测序速度是

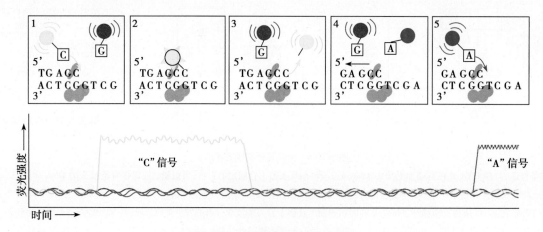

图 3-29-5 单分子荧光测序技术示意

化学法测序的 2 万倍。②实现了 DNA 聚合酶内在自身延续性,一个反应可测定较长序列,约为数千碱基。③它的精度非常高,达到 99.999 9%。④直接测 RNA 的序列。RNA 的直接测序将大大降低体外逆转录产生的系统误差。⑤可直接测定甲基化的 DNA 序列。ATCG 甲基化与 DNA 聚合酶复制速度密切相关,据此可判断参与模板的碱基是否甲基化。目前第三代测序技术主要应用在基因组测序、甲基化研究、突变鉴定这三个方面。

9. DNA 芯片(DNA chip)技术 又称为基因芯片(gene chip)技术、DNA 微阵列(DNA microarray)技术,是近年来国际上迅速发展的高新技术,具有广阔的应用前景。该技术集成了探针固相原位合成技术、照相平版印刷技术、高分子合成技术、精密控制技术和激光共聚焦显微技术。它以反相点杂交为基本原理,将许多 DNA 寡核苷酸或 cDNA 片段有序地固定在固相支持物表面,形成二维 DNA 探针阵列,然后与荧光标记样品按碱基配对原则杂交,通过激光共聚焦荧光扫描或电荷偶联摄影机检测荧光信号强度,对杂交结果进行解读及量化分析,获得待测样品大量基因序列信息,可用于基因表达谱分析、基因突变及多态性检测、基因测序和基因组文库作图等研究。基因芯片诊断技术以其处理样品能力强、自动化程度高、结果分析准确可靠等特色,对突变类型较多的遗传疾病和复杂疾病遗传易感因素的研究起推动作用。

10. 全基因组关联分析(GWAS)技术 传统的关联研究大多仅检测单个或几个基因的数个多态位点,易造成结果的偏倚,假阳性率较高,可重复性较低。随着国际人类基因组计划(human genome project,HGP)和国际人类基因组单体型作图计划(the international hapmap project)的完成以及高通量生物芯片技术的开发,GWAS 技术已成为令人瞩目的关联分析新方法。GWAS 采用分阶段研究、重复验证的策略,借助高通量芯片技术,以及大规模数据处理方法,在全基因组范围内筛选与复杂疾病关联的 SNP 和拷贝数变异(copy number variation,CNV),从中筛选出与复杂疾病相关的 SNPs 或 CNVs。其优势是:①高通量,一个反应检测成千上百个 SNPs;②不仅检测"候选基因",也可检测"未知基因";③GWAS 研究在研究之前不需要构建任何假设。随着人类基因组计划的实施及基因芯片技术的发展,目前通过 GWAS 方法已发现并鉴定了一系列与人类复杂疾病(complex diseases)发生、进展及治疗相关联的遗传变异,为人类复杂疾病的遗传特征提供重要线索。

GWAS 是关联研究的重大突破,能高效快速地对全基因组进行筛查,显著提高了研究效率;它的多重验证策略也使得阳性结果可信度大大提升,对阳性结果的反复确认与验证,正是 GWAS 得到国际认可的关键因素之一,

但这并不等于复杂疾病遗传机制的所有问题就因此迎刃而解。GWAS 对稀有变异不敏感,无法涵盖复杂疾病所有的基因变异,人类基因组中还有许多与疾病相关的低频 SNPs 或罕见变异有可能被遗漏;GWAS 只研究统计上与疾病最显著相关的基因位点,如果位点遗传效应微弱而相互作用较强时,GWAS 就可能因忽略了基因-基因相互影响而低估基因网络的作用;GWAS 发现的与疾病相关联的 SNPs 多位于基因间或内含子上,位于外显子或 5' UTR 区的较少;GWAS 未能对基因-环境相互影响进行很好地分析,有可能忽略环境因素的影响,从而过高估计遗传因素在发病机制中的作用。此外,我们还需认识到 GWAS 只是寻找复杂疾病遗传病因的一种新的研究策略和技术手段,并不能直接阐明确切的病理生理机制,GWAS 阳性结果还应从基因转录调控、蛋白翻译与表达等层面进行系统全面的功能验证,才能真正做到对功能变异的精细定位。目前发表的很多采用 GWAS 方法进行的研究结果不尽相同,甚至在相同人种也有截然不同的发现,因此绝大多数 GWAS 结果无法直接用于指导临床诊断和治疗,仍有待进一步研究与甄别。

二、基因诊断在不同疾病中的运用策略

1. 致病基因和发病机制明确的疾病 神经遗传病中部分致病基因及分子机制已经基本明确的疾病,其致病基因、遗传方式及基因克隆时间详见表 3-29-1,直接检测致病基因即可获得基因诊断(Rosenberg 2003)。

(1)点突变所致的疾病:如 WD、CADASIL、发作性运动诱发性运动障碍(paroxysmal kinesigenic dyskinesia,PKD)等神经遗传病,只有一个致病基因,而且主要由相关致病基因的点突变引起,可直接采用 Sanger 测序方法检测基因突变,也可用 PCR-RFLP、PCR-ASO 杂交法检测已知的突变,或采用 PCR-SSCP 筛选某一基因或基因片段是否存在点突变。

(2)基因片段缺失或重复所致的疾病:如 DMD/BMD,约 70% 患者携带 *Dystrophin* 基因缺失或重复突变,可直接采用 PCR 方法检测片段有无或片段大小来确诊患者,或应用 MLPA 方法来确诊患者及筛查携带者,也可用 Southern 印迹杂交和 PCR-ASO 探针法检测。但 FSHD 必须采用脉冲电泳技术结合 Southern 印迹杂交技术检测。

(3)核苷酸重复序列扩增所致的疾病:如 HD 及部分 SCAs 等疾病,重复序列异常扩增次数较少,可用 PCR 方法检测重复序列是否有异常扩增,并采用测序方法检测重复次数。而糖尿病、脆性 X 综合征等疾病其重复序列异常扩增次数较多,可采用 TP-PCR 方法检测(Bonnefond et al,2010)。

（4）含有多个致病基因的疾病：如脊髓小脑性共济失调（spinocercbellar ataxia，SCA）、多巴反应性肌张力障碍（dopa-responsive dystonia，DRD）、遗传性痉挛性截瘫（hereditary spastic paraplegia，HSP）等神经遗传病，临床上有多种亚型，致病基因亦有数个或数十个，若逐个筛查这些致病基因，不仅费时长而且费用高。随着二代测序技术的出现，目前一般采用靶向测序、WES 或 WGS 技术筛查这类疾病的致病基因变异（Montenegro et al,2011）。目前还有很多疾病的致病基因尚未克隆。因此，仅靠直接检测致病基因的方法进行基因诊断是不够的，还需要依赖其他方法。

表 3-29-1　部分神经系统疾病的致病基因、遗传方式及基因克隆时间

疾病	遗传方式	遗传位点	基因	基因产物	克隆时间
周围神经病					
腓骨肌萎缩症显性中间型 G;腓骨肌萎缩症 1F;腓骨肌萎缩症 2E	AD,AR	8p21.2	NEFL	神经丝轻链蛋白	1987 年
腓骨肌萎缩症 1D	AD	10q21.3	EGR2	早期生长反应蛋白 2	1988 年
腓骨肌萎缩症显性中间型 D;腓骨肌萎缩症 1B;腓骨肌萎缩症 2I,2J	AD	1q23.3	MPZ	髓鞘蛋白 0	1991 年
腓骨肌萎缩症 1A 型	AD	17p11.2	PMP22	周围神经髓鞘蛋白 22	1991 年
X 连锁腓骨肌萎缩症	XLD	Xq13.1	Cx32	髓鞘间隙连接蛋白 Cx32	1993 年
腓骨肌萎缩症 1C	AD	16p13.13	LITAF	脂多糖诱导的肿瘤坏死因子 α	1995 年
腓骨肌萎缩症 2A2A;腓骨肌萎缩症 2A2B	AD/AR	1p36.22	MFN2	线粒体融合蛋白 2	1996 年
腓骨肌萎缩症 2K;腓骨肌萎缩症隐性中间型 A;腓骨肌萎缩症 4A	AD,AR	8q21.11	GDAP1	神经节苷脂诱导分化相关蛋白 1	1999 年
遗传性压迫易感性神经病	AD	17p11.2	PMP22	周围神经髓鞘蛋白 22	1991 年
植烷酸贮积病	AR	10p11.2	PHYH	植烷酸-辅酶 A-α-羟化酶	1997 年
遗传性感觉自主神经病 1A	AD	9q22.31	SPTLC1	SPTLC1 蛋白、丝氨酸棕榈酰转移酶长链碱性亚基 1	1997 年
遗传性感觉自主神经病 1C	AD	14q24.3	SPTLC2	丝氨酸棕榈酰转移酶长链碱性亚基 2	1997 年
遗传性感觉自主神经病 7	AD	3p22.2	SCN11A	钠通道蛋白 11α 亚基	1998 年
家族性淀粉样变性周围神经病	AD	18q11.2~12.1	TTR	转甲状腺素蛋白	2001 年
肌肉疾病					
糖原贮积病 II 型	AR	17q25.3	GAA	酸性 α-葡糖苷酶	1986 年
Duchenne 型肌营养不良症	XLR	Xp21.2	Dystrophin	抗肌萎缩蛋白	1987 年
先天性肌强直	AD/AR	7q35	CLCN1	电压门控性氯通道	1992 年
戊二酸血症 II C 型	AR	4q32.1	ETFDH	电子转移黄素蛋白脱氢酶	1993 年
强直性肌营养不良 1 型	AD	19q13.2	DMPK	萎缩性肌强直蛋白激酶	1992 年
强直性肌营养不良 2 型	AD	3q13	ZNF9	锌指蛋白 9	2001 年
肢带型肌营养不良 1I/2A 型	AD/AR	15q15.1	CAPN3	钙蛋白酶-3	1995 年
肢带型肌营养不良 2B 型;Miyoshi 远端肌病;前胫骨发病远端肌病	AR	2p13.2	DYSF	Dysferlin 蛋白	1998 年
杆状体肌病 II 型	AR	2q23.3	NEB	伴肌动蛋白	1999 年
伴镶边空泡的远端型肌病	AR	9p13.3	GNE	尿苷二磷酸-N-乙酰葡糖胺 2-表异位酶/N-乙酰甘露糖胺激酶	2003 年

疾病	遗传方式	遗传位点	基因	基因产物	克隆时间
Emery-Dreifuss 肌营养不良 Ⅰ 型	XLR	Xq28	EMD	emerin	1993 年
眼咽型肌营养不良	AD/AR	14q11.2	PABP2	多聚腺苷酸结合蛋白 2	1998 年
肢带型肌营养不良 2D	AR	17q21.33	SGCA	a-肌糖蛋白	1994 年
肢带型肌营养不良 2C	AR	4q12	SGCB	β-肌糖蛋白	1995 年
X 连锁隐性遗传中央核肌病	XLR	Xq28	MTM1	肌管素 1	1996 年
中央轴空病	AD/AR	19q13.2	RYR1	Ryanodine 受体	1993 年
先天性肌强直 Thomsen 型	AD	7q34	CLCN1	氯离子通道 1	1993 年
先天性副肌强直	AD	17q23.3	SCN4A	骨骼肌钠通道 a 亚单位	1992 年
神经皮肤综合征					
周围神经纤维瘤病	AD	17q11.2	NF1	神经纤维瘤蛋白	1990 年
双侧听神经瘤病	AD	22q11-13.1	NF2	神经膜蛋白	1993 年
结节性硬化症	AD	16p13.3	TSC2	马铃薯球蛋白	1993 年
	AD	9q34	TSC1	错构瘤蛋白	1997 年
智力缺陷综合征					
脆性 X 综合征	XLR	Xq27.3	FMR1	Frataxin	1991 年
Rett 综合征	XLD	Xq28	MECP2	甲基 CpG 结合蛋白 2	1999 年
科妮莉亚德兰格综合征 1	AD	5p13.2	NIPBL	delangin	2004 年
科妮莉亚德兰格综合征 2	XLD	Xp11.22	SMC1A	染色体结构维护蛋白 1A	2005 年
科妮莉亚德兰格综合征 3	AD	10q25.2	SMC3	染色体结构维护蛋白 3	1998 年
科妮莉亚德兰格综合征 4	AD	8q24.11	SCC1	姐妹染色单体粘连蛋白 1	1996 年
科妮莉亚德兰格综合征 5	XLD	Xq13.1	HDAC8	组蛋白脱乙酰化酶 8	2000 年
科芬-劳里综合征	XLD	Xp22.12	RPS6KA3	核糖体蛋白 S6 激酶 3	1995 年
糖原贮积病 Ⅰ a	AR	17q21.31	G6PC	葡萄糖-6-磷酸酶	1993 年
糖原贮积病 Ⅰ b/ Ⅰ c	AR	11q23.3	SLC37A4	溶质运载蛋白家族 37A4	1999 年
糖原贮积病 Ⅱ	AR	17q25.3	GAA	葡萄糖苷酶 A	1986 年
糖原贮积病 Ⅲ a/b	AR	1p21.2	AGL	糖原脱支酶	1992 年
糖原贮积病 Ⅳ	AR	3p12.2	GBE1	糖原分支酶	1993 年
糖原贮积病 Ⅴ	AR	11q13.1	PYGM	肌糖原磷酸化酶	1987 年
糖原贮积病 Ⅵ	AR	14q22.1	PYGL	肝糖原磷酸化酶	1986 年
糖原贮积病 Ⅶ	AR	12q13.11	PFKM	肌磷酸果糖激酶	1969 年
糖原贮积病 Ⅷ/Ⅸ a1/Ⅸ a2	XLR	Xp22.13	PHKA2	肝磷酸化酶激酶 α 亚基	1992 年
糖原贮积病 Ⅸ b	AR	16q12.1	PHKB	磷酸化酶激酶 β 亚基	1988 年
糖原贮积病 Ⅹ	AR	7p13	PGAM2	磷酸甘油酸变位酶 2	1987 年
糖原贮积病 Ⅺ	AR	11p15.1	LDHA	乳酸脱氢酶 α 亚基	1985 年
糖原贮积病 Ⅻ	AR	16p11.2	ALDOA	果糖-1,6-二磷酸醛缩酶	1985 年
自毁容貌综合征	XLR	Xq26.2~q26.3	HPRT1	次黄嘌呤转磷酸核糖激酶	1983 年
门克斯(Menkes)病	XLR	Xq21.1	ATP7A	跨膜铜转运 P 型 ATP 酶	1993 年
黏多糖贮积症 Ⅱ	XLR	Xq28	IDS	艾杜糖醛酸-2-硫酸酯酶	1990 年
黏多糖贮积症 ⅢC	AR	8p11.2~p11.1	HGSNAT	α-氨基葡萄糖苷 N-乙酰转移酶	2006 年

续表

疾病	遗传方式	遗传位点	基因	基因产物	克隆时间
黏多糖贮积症Ⅶ	AR	7q11.21	GUSB	β-葡萄糖醛酸酶	1985 年
黏多糖贮积症Ⅸ	AR	3p21.31	HYAL1	透明质酸酶 1	1997 年
丙酮酸脱氢酶复合体缺陷综合征	XLD	Xp22.12	PDHA1	丙酮酸脱氢酶 α1	1988 年
	AR	11p13	PDHX	丙酮酸脱氢酶复合体组分 X	1997 年
	AR	3p14.3	PDHB	丙酮酸脱氢酶 β 亚基	1988 年
	AR	11q23.1	DLAT	二氢硫辛酰胺 S-乙酰基转移酶	1987 年
	AR	8q22.1	PDP1	丙酮酸脱氢酶磷酸酶催化亚基 1	1993 年
	AR	4p14	LIAS	硫辛酸合酶	2001 年
普拉德-威利综合征	AD	15q11.2	NDN	抑蛋白	1997 年
	AD	15q11.2	SNRPN	小核核糖核蛋白多肽 N	1988 年
鲁宾斯坦-泰比综合征	AD	16p13.3	CREBBP	CREB 结合蛋白	1993 年
脑血管疾病					
常染色体显性遗传脑动脉病伴皮质下梗死和白质脑病(CADASIL)	AD	19p13.2	NOTCH3	Notch3	1996 年
常染色体隐性遗传脑动脉病伴皮质下梗死和白质脑病(CARASIL)	AR	10q26.13	HTRA1	HTRA 丝氨酸肽酶 1	2009 年
大脑淀粉样血管病	AD	21q21.3	APP	淀粉样 βA4 前体蛋白	1987 年
	AD	20p13	PRNP	朊病毒相关蛋白	1985 年
	AD	20p11.21	CST3	半胱氨酸蛋白酶抑制剂 3	1982 年
	AD	13q14.2	ITM2B	跨膜整合蛋白 2B	1999 年
	AD	9q33.2	GSN	凝溶胶蛋白	1988 年
法布里病	XL	Xq22.1	GLA	α 半乳糖苷酶	1985 年
脑白质营养不良					
肾上腺脑白质营养不良	XLR	Xq28	ABCD1	三磷酸腺苷结合核蛋白亚家族 D	1993 年
白质消融性白质脑病	AR	3q27.1	EIF2B5	真核翻译起始因子亚单位 2B(EIF2B)	2002 年
	AR	2p23.3	EIF2B4		1994 年
	AR	1p34.1	EIF2B3		2000 年
	AR	14q24.3	EIF2B2		1997 年
	AR	12q24.31	EIF2B1		2002 年
异染性脑白质营养不良	AR	22q13.33	ARSA	芳基硫酸酯酶 A	1989 年
	AR	10q22.1	PSAP	激活蛋白原	1986 年
球形细胞脑白质营养不良	AR	14q31.3	GALC	半乳糖脑苷脂酶	1993 年
海绵状脑白质营养不良	AR	17p13.2	ASPA	天冬酰转移酶	1993 年
遗传性弥漫性脑白质病伴球样体	AD	5q32	CSF1R	集落刺激因子受体 1	1996 年
进行性脑白质营养不良伴卵巢衰竭	AR	6p21.1	AARS2	丙氨酰-tRNA 合成酶 2	1999 年
佩-梅病	XLR1	Xq22.2	PLP1	含蛋白脂质蛋白 1	1986 年
佩-梅样病	AR	1q42.13	GJC2	GAP 结合蛋白 γ2	2004 年
髓鞘形成不良脑白质营养不良 3	AR	4q24	AIMP1	氨基酰 tRNA 合成酶复合体相互作用多功能蛋白 1	1994 年
髓鞘形成不良脑白质营养不良 4	AR	2q33.1	HSPD1	热休克蛋白 60kD 蛋白 1	1990 年

疾病	遗传方式	遗传位点	基因	基因产物	克隆时间
髓鞘形成不良脑白质营养不良 5	AR	7p15.3	FAM126A	DRCTNNB1A	2000 年
髓鞘形成不良脑白质营养不良 6	AD	19p13.3	TUBB4A	微管蛋白 β4	1983 年
髓鞘形成不良脑白质营养不良 7	AR	10q22.3	POLR3A	RNA 聚合酶 3A	1997 年
髓鞘形成不良脑白质营养不良 8	AR	12q23.3	POLR3B	RNA 聚合酶 3B	2002 年
髓鞘形成不良脑白质营养不良 9	AR	5q34	RARS	精氨酸 tRNA 合成酶	1995 年
髓鞘形成不良脑白质营养不良 10	AR	1q42.12	PYCR2	二氢化吡咯-5-羧化还原酶 2	2012 年
髓鞘形成不良脑白质营养不良 11	AR	6p21.1	POLR1C	RNA 聚合酶 1C	1998 年
髓鞘形成不良脑白质营养不良 12	AR	11q23.3	VPS11	空泡蛋白分选 11	2001 年
髓鞘形成不良脑白质营养不良 13	AR	11q14.2	HIKESHI	热休克蛋白入核因子	2012 年
髓鞘形成不良脑白质营养不良 14	AR	13q13.3	UFM1	泛素折叠修饰蛋白 1	2004 年
髓鞘形成不良脑白质营养不良 15	AR	1q41	EPRS	谷酰基-脯酰基-tRNA 合成酶	1991 年
髓鞘形成不良脑白质营养不良 16	AR	7p21.3	TMEM106B	跨膜蛋白 106B	2010 年
髓鞘形成不良脑白质营养不良 17	AR	7p22.1	AIMP2	氨基酰 tRNA 合成酶复合体相互作用多功能蛋白 2	1995 年
髓鞘形成不良脑白质营养不良 18	AR	1q42.11	DEGS1	δ 去饱和酶鞘磷脂 1	1997 年
伴皮质下囊肿的巨脑性脑白质病 1 型	AR	22q13.33	MLC1	钠钾泵 β1 亚基相关蛋白复合体	1994 年
巨脑性白质脑病伴皮质下囊肿 2A/2B 型	AR	11q24.2	HEPACAM	肝细胞粘连分子	2005 年
常染色体显性成人起病脱髓鞘脑白质营养不良	AD	5q23.2	LMNB1	核纤层蛋白	1990 年
伴脑白质营养不良视网膜血管病	AD	3p21.31	TREX1	3'修复核酸外切酶 1	1999 年
Aicardi Goutieres 综合征 1 型	AD,AR	3p21.31	TREX1	3'修复核酸外切酶 1	1999 年
Aicardi Goutieres 综合征 3 型	AR	11q13.1	RNASEH2C	核糖核酸酶 H2 亚基 C	2006 年
Aicardi Goutieres 综合征 4 型	AR	19p13.13	RNASEH2A	核糖核酸酶 H2 亚基 A	1998 年
Aicardi Goutieres 综合征 5 型	AR	20q11.23	SAMHD1	包含 SAM 结构域和 HD 结构域蛋白 1	2000 年
Aicardi Goutieres 综合征 6 型	AR	1q21.3	ADAR	RNA 特异腺苷脱氨酶	1994 年
Aicardi Goutieres 综合征 7 型	AD	2q24.2	IFIH1	包含干扰素介导解旋酶 C 结构域包含蛋白 1	2002 年
过氧化物酶体生物发生缺陷 1B 型	AR	7q21.2	PEX1	过氧化物酶体合成因子 1	1997 年
亚历山大病	AD	17q21.31	GFAP	胶质纤维酸性蛋白	1989 年
脑腱黄瘤病	AR	2q35	CYP27A1	细胞色素 P450 亚家族 XXⅦA 多肽 1	1991 年
脑白质病伴脊髓和脑干受累及乳酸升高	AR	1q25.1	DARS2	天门冬氨酰-tRNA 合成酶 2	2005 年
脑白质病伴肌张力障碍和运动神经病	AR	1p32.3	SCP2	甾醇载体蛋白 2	1991 年
脑白质病伴钙化和囊肿	AR	17p13.1	SNORD118	小核仁 RNA C/D 盒 118	1985 年

续表

疾病	遗传方式	遗传位点	基因	基因产物	克隆时间
神经变性病					
脊髓小脑性共济失调 1 型	AD	6p23	ATXN1	Ataxin 1	1993 年
脊髓小脑性共济失调 2 型	AD	12q24	ATXN2	Ataxin 2	1996 年
脊髓小脑性共济失调 3 型	AD	14q32.1	MJD1	MJD1	1994 年
脊髓小脑性共济失调 5 型	AD	19p13	SPTBN2	β-Ⅲ血影蛋白	1998 年
脊髓小脑性共济失调 6 型	AD	19p13	CACNA1A	电压门控性钙通道	1997 年
脊髓小脑性共济失调 7 型	AD	3p21	ATXN7	Ataxin-7	1997 年
脊髓小脑性共济失调 8 型	AD	13q21	ATXN8OS	RAN 蛋白	1999 年
脊髓小脑性共济失调 10 型	AD	22q13	ATXN10	Ataxin-10	2000 年
脊髓小脑性共济失调 12 型	AD	5q31	PPP2R2B	蛋白质磷酸酶 2A-B55	1999 年
脊髓小脑性共济失调 13 型	AD	19q13.33	KCNC3	Kv3.3 电压门控钾离子通道	1992 年
脊髓小脑性共济失调 14 型	AD	19q13.42	PRKCG	蛋白激酶 Cγ	2003 年
脊髓小脑性共济失调 17 型	AD	6q27	TBP	TATA 结合蛋白	1990 年
维生素 E 缺乏性共济失调	AR	8q12.3	TTPA	α-生育酚转运蛋白	1995 年
共济失调性毛细血管扩张症	AR	11q22.3	ATM	共济失调性毛细血管扩张症突变蛋白	1995 年
Friedreich 共济失调	AR	9q13~21.1	FRDA	Frataxin	1996 年
SCAR8	AR	6q25	SYNE1	核膜血影重复蛋白 1	2000 年
SCAR9	AR	1q42	COQ8A/ ADCK3/ CABC1	伴侣蛋白 bc1 同源复合体	2008 年
SCAR10	AR	3p22	ANO10	Anoctamin-10	2010 年
SCAR12	AR	16q23	WWOX	包含氧化还原酶的 WW 结构域	2000 年
SCAR14	AR	11q13	SPTBN2	β-Ⅲ血影蛋白	1998 年
SCAR15	AR	3q29	KIAA0226	Rubicon	1996 年
伴眼球运动不能共济失调 1 型	AR	9p21	APTX	Aprataxin	2001 年
伴眼球运动不能共济失调 2 型	AR	9q34.13	SETX	Senataxin	2004 年
痉挛性截瘫 4 型	AD	2p22.3	SPAST	Spastin	1999 年
痉挛性截瘫 3A 型	AD	14q22.1	ATL1	Atlastin GTPase 1	2001 年
痉挛性截瘫 5A 型	AR	8q12.3	CYP7B1	25-羟基胆固醇 7-alpha-羟化酶	2008 年
痉挛性截瘫 6 型	AD	15q11.2	NIPA1	NIPA 镁转运蛋白 1	2003 年
痉挛性截瘫 7 型	AR	16q24.3	SPG7	Paraplegin	1998 年
痉挛性截瘫 11 型	AR	15q14	SPG11	Spatacsin	2007 年
痉挛性截瘫 15 型	AR	14q24.1	ZFYVE26	Spastizin	2008 年
痉挛性截瘫 31 型	AD	2p11.2	REEP1	受体表达增强蛋白 1	2006 年
痉挛性截瘫 35 型	AR	16q23.1	FA2H	脂肪酸-2-羟基化酶	2008 年
痉挛性截瘫 76 型	AR	11q13.1	CAPN1	Calpain 1	2016 年
亨廷顿病	AD	4p16.3	HTT	亨廷顿蛋白	1993 年
帕金森病	AD	4q21	SNCA	α 突触核蛋白	1997 年
	AR	6q25	PARK2	Parkin	1998 年
	AR	1p36	DJ1	DJ1	2003 年
	AD	12q12	LRRK2	Dardarin	2004 年

疾病	遗传方式	遗传位点	基因	基因产物	克隆时间
帕金森病	AR	1p36.12	PINK1 (PARK6)	PINK1	2004 年
早发性阿尔茨海默病	AD	21q21	APP	淀粉样蛋白前体蛋白	1991 年
	AD	14q23.3	PS1	早老素 1	1995 年
	AD	1q31-42	PS2	早老素 2	1995 年
脊髓性肌萎缩症	AR	5q12.2-13.3	SMN	运动神经元生存蛋白	
X-连锁隐性遗传性脊髓延髓肌萎缩(Kennedy 病)	XLR	Xq11-12	AR	雄激素受体蛋白	1991 年
ALS1	AD,AR	21q22	SOD1	铜锌超氧化物歧化酶	1993 年
ALS2	AR	2q33.1	ALS2	Alsin	2001 年
ALS10	AD	1p36	TARDBP	TAR DNA 结合蛋白	2006 年
ALS6	AD	16p11	FUS	RNA 结合蛋白	2009 年
ALS20	AD	12q13.13	HNRNPA1	核内核糖核蛋白微粒 A1	2013 年
FTD/ALS1	AD	9p21	C9orf72	染色体 9 开放阅读框 72(内囊运输相关蛋白)	2011 年
FTD/ALS3	AD	5q35.3	SQSTM1	泛素结合蛋白	2011 年
额颞叶痴呆	AD	17q21.2	MAPT	微管相关蛋白	1998 年
	AD	17q21.31	GRN	颗粒蛋白前体	2006 年
	AD	9p13.3	VCP	染色体 9 开放阅读框 72(内囊运输相关蛋白)	2010 年
	AD	3p11.2	CHMP2B	含缬酪肽蛋白	2005 年
	AD	1p36.22	TARDBP	染色质修饰蛋白 2B	2006 年
	AD	16p11.2	FUS	TAR DNA 结合蛋白	2009 年
	AD	12q14.2	TBK1	RNA 结合蛋白	1999 年
锥体外系疾病					
肝豆状核变性	AR	13q14.3	ATP7B	铜转运 P 型 ATP 酶	1993 年
多巴反应性肌张力障碍	AR	11p15.5	TH	酪氨酸羟化酶	1993 年
	AD/AR	14q22.1~22.2	GCH1	三磷酸鸟苷环化水解酶 I	1994 年
	AD/AR	2p13.2	SPR	墨蝶呤还原酶	1991 年
特发性基地神经节钙化 1 型	AD	8p11.21	SLC20A2	磷酸盐转运蛋白	2012 年
特发性基地神经节钙化 4 型	AD	5q32	PDGFRB	血小板衍生生长因子受体 β	2013 年
特发性基地神经节钙化 5 型	AD	22q13.1	PDGFB	血小板衍生生长因子	2013 年
特发性基地神经节钙化 6 型	AD	1q25.3	XPR1	异嗜性和多嗜性鼠病毒受体	2015 年
特发性基地神经节钙化 7 型	AR	9p13.3	MYORG	肌细胞生成调节糖苷酶	2018 年
脑组织铁沉积神经变性病 1 型	AR	20p13	PANK2	泛酸激酶 II	2001 年
脑组织铁沉积神经变性病 2B 型	AR	22q13.1	PLA2G6	磷脂酶 A2,VI 型	1997 年
脑组织铁沉积神经变性病 4 型	AR	19q12	C19orf12	染色体 19 开放阅读框 12	2011 年
脑组织铁沉积神经变性病 5 型	XLD	Xp11.23	WDR45	WD40 重复蛋白 45	2004 年
遗传性痉挛性截瘫 35 型与脑组织铁沉积神经变性病	AR	16q23.1	FA2H	脂肪酸 2-羟化酶	2004 年
脑组织铁沉积神经变性病 3 型	AD	19q13.33	FTL	铁蛋白轻链	1983 年

疾病	遗传方式	遗传位点	基因	基因产物	克隆时间
遗传性痉挛性截瘫 78 型与脑组织铁沉积神经变性病	AR	1p36.13	ATP13A2	ATP 酶,13A2 型	2004 年
脑组织铁沉积神经变性病	AR	1p36.13	DCAF17	DDB1 和 CUL4 相关因子 17	2004 年
脑组织铁沉积神经变性病 6 型	AR	17q21.2	COASY	辅酶 A 合成酶	2002 年
癫痫					
全面性癫痫伴热性惊厥附加症	AD	2q24	SCNA1	电压门控性钠通道	2000 年
	AD	2q24	SCN2A1	电压门控性钠通道	2004 年
	AD	5q34	GABRG2	GABA 受体亚基	2001 年
	AD	19q13.11	SCN1B	电压门控性钠通道	1998 年
良性新生儿家族性惊厥	AD	20q13.3	KCNQ2	电压门控性钾通道	1998 年
	AD	2q24.3	SCN2A	电压门控性钠通道	2004 年
	AD	8q24.22	KCNQ3	电压门控性钾通道	1998 年
	AD	16p11.2	PRRT2	富脯氨酸跨膜蛋白 2	2011 年
青少年肌阵挛性癫痫	AD	5q34-q35	GABRA1	Gaba A 受体亚单位	2002 年
	AD	6p12.2	EFHC1	EF 手形蛋白 1	2004 年
离子通道病					
高钾性周期性麻痹	AD	17q23	SCN4A	电压门控性钠通道	1991 年
偏瘫性偏头痛 1 型	AD	19p13	CACNA1A	电压门控性钙通道	1996 年
	AD	1q23.2	ATP1A2	钠/钾离子转运 ATP 酶	2003 年
	AD	2q24	SCN1A	电压门控性钠通道	2000 年
运动诱发肌张力障碍	AD	16p11.2	PRRT2	丰富脯氨酸跨膜蛋白	2011 年
自主神经病					
红斑性肢痛病	AD	2q24	SCN9A	电压门控性钠通道	2004 年
线粒体病					
线粒体脑肌病(MELAS)	线粒体遗传	A3243G	mtDNA	tRNALeu	1988 年
Leber 遗传性视神经病	线粒体遗传	G11778A T14484C G3460A	mtDNA	酶复合体 I	1995 年
伴有破碎红纤维的肌阵挛型癫痫(MERRF)	线粒体遗传	A8344G	mtDNA	tRNALys	1990 年
Leigh 综合征(LS)	线粒体遗传	T8993G T8993C T9176C A8344G	mtDNA	ATP 酶 6	1998 年
进行性眼外肌麻痹	AR/AD	15q26.1	POLG	DNAγ-聚合酶	1997 年
线粒体复合体 I 缺乏 1 型	AR	5q11.2	NDUFS4	NADH-泛醌氧化还原酶 Fe-S 蛋白 4	1999 年
线粒体复合体 I 缺乏 2 型	AR	11q13.2	NDUFS8	NADH-泛醌氧化还原酶 Fe-S 蛋白 8	1998 年
线粒体复合体 I 缺乏 3 型	AR	19p13.3	NDUFS7	NADH-泛醌氧化还原酶 Fe-S 蛋白 7	1999 年

疾病	遗传方式	遗传位点	基因	基因产物	克隆时间
线粒体复合体Ⅱ缺乏	AR	5p15.33	SDHA	琥珀酸脱氢酶复合物,亚单位A	1995年
线粒体复合体Ⅲ缺乏1型	AR	2q35	BCS1L	泛素-细胞色素C还原酶复合物伴侣	2001年
线粒体复合体Ⅲ缺乏2型	AR	17p12	TTC19	四肽重复域蛋白	2011年
线粒体复合体Ⅲ缺乏3型	AR	8q22.1	UQCRB	泛素-细胞色素c还原结合蛋白	2003年
线粒体复合体Ⅳ缺乏	AR	17p12	COX10	细胞色素c氧化酶组装因子10	2000年
线粒体复合体Ⅴ缺乏1型	AR	17p11.2	ATPAF2	线粒体F1复合体装配因子2	2004年
线粒体复合体Ⅴ缺乏2型	AR	8q21.11	TMEM70	跨膜蛋白70	2008年

注:AD,常染色体显性遗传;AR,常染色体隐性遗传;XLD,X连锁显性遗传;XLR,X连锁隐性遗传;mtDNA,线粒体DNA;IC,独立的病例(isolated cases);SMu,体细胞突变。

2. 基因未确定的疾病　一些遗传病的基因虽未确定,但已定位在染色体某一具体位置上。由于同一染色体上相邻基因或遗传标记在遗传过程中分离概率很低,常一起遗传,形成连锁,因此可通过检测染色体上与致病基因连锁的遗传标记进行基因诊断。目前多使用可变数目串联重复序列(variable number tandem repeat,VNTR)、短串联重复序列(short tandem repeat,STR)和SNPs等作为遗传标记。连锁分析还能确定致病基因或疾病相关基因在染色体上的大致位置,利用距离该基因最近的遗传标记筛选基因文库,找到目的基因。如在患者的DNA上发现该基因变异,则需在一定数量的正常人中验证,并建立细胞和动物模型或直接利用患者样本,阐明基因产物的生理功能和异常基因产物的病理作用,从而确定该基因异常确实与疾病发生有关,可作为诊断的靶点。

采用传统的连锁方法寻找遗传病的致病基因需要足够的病例及完整家系,但许多遗传病无法找到足够的病例或完整家系。第二代测序技术出现后,全外显子测序方法可以鉴定孟德尔遗传病的致病基因,而对发生在非编码区的遗传变异、基因组内较大的SVs及CNVs可以用全基因组测序进行深度扫描。对于前期连锁分析等方法已获得足量目标基因变异信息或定位信息的前提下,可采用目标区域测序,也可在全基因组筛选的基础上对特定基因或区域进行深度分析。近年来,随着三代测序技术的出现,长读下一代测序技术(long-read NGS,LR-NGS)由于其超长读序列的测序能力,可以跨越SV断裂点或者整个SV区域,在检测较大的基因组缺失、重复和重排时具有高可信度比对。此外,LR-NGS还非常适合检测超长的、富含GC的重复扩增序列,不仅可以直接获得动态扩增长度,还能检测扩增序列内部的变异(Bao et al,2011)。

3. 多因素致病的复杂疾病　临床上较常见的神经系统复杂疾病,如脑卒中、癫痫、帕金森病(PD)、阿尔茨海默病(AD)等疾病的发病与多个基因及基因的相互作用、基因与环境相互作用均有关。常见疾病、常见变异与"微效基因"共同作用是这类复杂疾病的主要特征,亦即这些疾病不存在主基因效应,通常是由一些具有微弱遗传效应的常见变异共同影响疾病的发生发展过程(Mcclellan et al,2007)。由于复杂疾病不遵循经典的孟德尔模式遗传,受基因-基因、基因-环境交互作用的影响,对这些复杂疾病,不能采取直接检测致病基因或连锁遗传标志检测法,目前主要采用表型克隆方法进行基因诊断。表型克隆是将表型与基因结构或表达的特征结合起来,直接分离该表型的相关基因。通过分析正常和异常基因组的相同与差异,分离和鉴定与疾病相关的多个基因,确定导致疾病的分子缺陷,其本质是对疾病相关的一组基因的克隆。该组基因可制作成探针用于诊断相应的疾病。这种策略既不用事先知道基因的生化功能或图谱定位,也不受基因数目及其相互作用方式的影响。可采用基因芯片、GWAS、WGS等多种技术研究这类复杂疾病(Mcclellan et al,2010)。

4. 转录水平异常的疾病　某些疾病主要是基因的转录水平异常,而非基因结构异常,使蛋白功能改变或丧失导致发病,因此需要检测转录水平作出诊断。需要从患者血样或组织中提取mRNA,运用RT-PCR或FQ-PCR,分析患者与正常对照mRNA含量的差异,从而作出基因诊断。

三、基因诊断存在的问题

1. 遗传咨询的意义　遗传病的诊断不仅给患者带来困扰,对家庭成员亦造成一定的负面影响,此时遗传咨询是非常必要的。遗传咨询的内容包括解释遗传病的病因、遗传方式、发病风险、预后情况、如何预防、疾病的诊断和可能的治疗方法,帮助患者及携带致病基因的家庭成员调整未来的工作目标和生活方式等。可由临床医师或遗传学工作者为他们提供必要的指导和建议,让他们自己选择对策。

2. 基因诊断中的伦理问题 基因诊断不仅涉及分子生物学技术,还涉及伦理、法律及心理问题等。每个人的基因信息均为其个人隐私,携带的致病基因或易感基因若被泄露出去,可能引起基因歧视,使携带者在工作和生活等方面遭到不公正的对待,对其心理产生巨大的压力。因此,对患者的基因检测结果必须保密。对一些无症状的家庭成员,是否要进行基因检测,以及阳性结果是否告知亦值得深思。有些患者被建议不宜生育或必须行产前基因检测,发现胎儿有问题时可能被建议流产,这些都是需要考虑的伦理问题。

3. 基因诊断的局限性 基因诊断有助于确诊疾病,但需要了解疾病发生的分子机制,包括相关的基因结构、基因表达水平及其与疾病发生发展的关系。就目前对于神经系统疾病机制的认识和检测技术而言,能真正采用基因诊断确诊的病种仍局限于一些遗传病。复杂疾病如AD、PD 等,与衰老、遗传和环境等多种因素有关,发病机制不明,相关易感基因较多,且易感基因对疾病的影响程度还存在争议,这些疾病目前尚无法进行基因诊断。基因诊断对仪器设备及实验环境的稳定性要求高,由于反应体系易受污染可能出现假阳性结果,或操作不当可能出现假阴性结果,因此应由受过训练的专业人员进行操作。此外,基因检测所用的试剂较贵,研究成本亦较高。随着分子生物学技术的进步和对疾病致病基因研究的深入,将为更多的疾病作出基因诊断。

第二节 神经系统疾病的基因治疗

一、一般治疗

神经遗传病治疗困难,常缺少有效的方法。随着医学的进步,越来越多的遗传病被早期诊断。这些疾病的致病基因突变常造成其编码的产物缺乏或丧失某些功能,引起代谢紊乱,或毒物堆积,或必需物质缺乏,最终出现临床症状。针对这些疾病特点的一般治疗主要有:控制饮食、药物治疗、康复治疗及护理、手术治疗等。某些治疗效果较好的神经遗传病见表 3-29-2。

表 3-29-2 某些治疗效果较好的神经遗传病

疾病	治疗方法	疗效
肝豆状核变性	减少铜摄入,减少铜吸收,促进铜排出	早期治疗效果好
多巴反应性肌张力障碍	小剂量左旋多巴或美多巴口服	1~3 天症状可消失
发作性运动诱发性运动障碍	小剂量卡马西平口服	1~3 天症状可消失或改善
糖原贮积病	葡萄糖、淀粉为主,限制蔗糖、乳糖,低蛋白饮食	疗效较好
苯丙酮尿症	低或无苯丙氨酸饮食,药物减少苯丙氨酸吸收	出生后几周内开始治疗效果好

1. 控制饮食 其原则是禁其所忌,主要针对由于突变引起酶活性降低或丧失,导致底物或前驱物或其转化产物在体内堆积而发病的遗传病。根据各种疾病蓄积底物的不同制订相应的食谱,尽量减少该物质的摄入。例如 WD 患者应避免进食含铜量高的食物,如动物内脏、贝壳类、豆类及坚果类等;苯丙酮尿症(phenylketonuria, PKU)患者则需给予低苯丙氨酸饮食,使用特殊配制的低或无苯丙氨酸奶粉来摄取生长所需的蛋白质;Refsum 病患者需低植烷酸或低植醇饮食,避免摄入某些肉类或鱼类中的极长链脂肪酸。除了限制相应食物外,减少患者所忌物质的吸收也是一种重要方法,如 WD 患者使用锌制剂如葡萄糖酸锌,阻止肠道对铜的吸收;PKU 患者口服苯丙氨酸水解酶肠溶胶囊,后者在肠道内溶解,释放的酶将苯丙氨酸转化为苯丙烯酸从而减少其吸收。

2. 药物治疗 原则是补其所缺,去其所余,对症治疗。"补其所缺"是针对突变引起酶缺陷,重要的酶促反应产物不足引起的遗传病,需要补充相应的物质。如维生素 B_2 依赖型癫痫的胎儿,给孕妇服用维生素 B_2,胎儿出生后可不出现癫痫;给戈谢病(Gaucher disease)患者注射 β-葡萄糖苷酶制剂以降低肝和血液中的脑苷脂而使症状缓解。酶疗法是为具有酶缺陷的患者补充正常酶,分为酶诱导治疗及酶补充治疗。前者用于酶表达功能"关闭"情况下酶活性不足时,可使用药物、激素或营养物质使其"开启",诱导其合成相应的酶,如用苯巴比妥诱导肝细胞滑面内质网合成葡萄糖醛酸尿苷转移酶,治疗新生儿非溶血性高胆红素血症Ⅰ型。后者是直接给患者体内输入纯化酶制剂,如通过输入正常人细胞,利用其中正常的酶治疗黏多糖贮积症Ⅰ型与Ⅱ型患者,促进其尿中黏多糖排出。"去其所余"是使体内堆积的毒物排出体外,可使用螯合剂、促排泄剂、血浆置换或血浆过滤等方法。"对症治疗"是对患者出现的症状做相应的处理,包括药物及康复治疗等。如 HSP 患者使用左旋多巴、巴氯芬、乙哌立松等减轻肌张力增高;HD 患者的精神症状可给予相应抗精神病药物等。

3. 康复治疗及护理 如共济失调患者可给予患者平衡训练,有足部畸形者如腓骨肌萎缩症(Charcot-Marie-Tooth,CMT)可穿矫形鞋纠正等。加强患者日常生活的护理,特别是晚期患者的护理可以减少各类意外伤害和并发症。

4. 手术治疗 对各类畸形可用手术矫正。WD 患者严重脾功能亢进时可行脾切除,晚期可行肝移植;双侧听神经瘤病(neurofibromatosis,NF)若纤维瘤压迫颅内结构或引起颅内高压,应尽早切除;脑面血管瘤病患者可行面部整容手术等。

二、基因治疗

神经系统疾病在发病后针对某些发病机制加以干预,通常可部分改善症状、延缓病程和防止复发等。但仍有很多疾病,特别是遗传病和变性病等疗效不尽如人意。基因治疗(gene therapy)可以从病因入手,逆转基因突变,纠正转录异常或蛋白表达异常(Waxman,2007;Fischer et al,2008)。从理论上说,基因治疗有望治愈疾病和预防疾病发生,但由于技术的局限性及医学伦理问题目前无法广泛应用于临床。近年来,基因治疗与细胞移植治疗相结合显著改善了神经系统疾病的预后(Alexander et al,2007)。

【基因治疗】

1. 基因治疗策略 基因治疗是将目的基因导入靶细胞内,替代或补偿缺陷基因的功能,或抑制基因的过度表达,从而达到预防或治疗疾病的作用。就目前的分子生物学发展水平而言,可将外源性基因导入病变细胞,替代或与缺陷基因共存,产生基因正常表达产物以补充缺失或失去正常功能的产物,或将特定基因导入正常或异常细胞,在体内表达该细胞原本不表达或表达量少的产物,或抑制细胞内过度表达的基因,使相应产物减少,达到治疗疾病的目的。相应的策略包括:①基因置换(gene

replacement)是将特定的目的基因导入靶细胞,通过定位重组,以导入的正常基因置换基因组内原有的缺陷基因。②基因修饰(gene augmentation)是指通过导入外源基因使靶细胞表达原先不表达的基因,主要有两种方法,一种是针对缺陷基因导入其相应的正常基因,后者表达产物补偿缺陷基因的功能,另一种是向靶细胞内导入靶细胞不表达的基因,通过表达产物达到治疗疾病的目的。还可以导入外源基因使靶细胞表达原先表达量少的基因。③基因干预(gene interference)是用特定方式抑制某个基因表达,或破坏某个基因结构使之不能表达,通常使用翻译技术或 RNA 干扰技术等。此外还可导入自杀基因诱发细胞自杀效应,导入外源基因而使某些细胞具有新的生物学特性,利用这些特性达到治疗疾病的目的。

2. 基因治疗技术 主要包括基因转移技术和基因干预技术。

(1)基因转移技术:

1)基因转移途径:目的基因的转移(transfer)是指向细菌或细胞等受体宿主导入目的基因的过程,主要有 ex vivo 和 in vivo 两种转移途径。ex vivo 为先体外后体内途径,是将需要进行基因治疗的细胞取出,在体外导入含外源基因的载体,然后细胞经扩增、筛选、药物处理或其他操作后输回人体。该途径可以选择治疗相关的细胞,操作简单安全,疗效易控制,但对于复杂细胞无法进行,且不易于推广。in vivo 为体内途径,是将外源基因装配于特定的真核细胞表达载体直接导入体内,此途径可用于复杂细胞,易于推广,但存在疗效短、免疫排斥及安全性等问题。由于无法在体外扩增细胞,需要载体的高效转移,但 in vivo 途径仍是目前基因转移的重要途径。

2)介导基因转移的载体:基因转移系统根据载体分为病毒介导和非病毒介导两大类型。病毒载体介导的基因转移效率高、效果好,是目前使用最多的基因治疗载体。病毒进入细胞后,病毒基因组利用细胞的相关蛋白复制自身 DNA 或 RNA,同时产生包被蛋白,包裹复制的基因组成为新的病毒颗粒,通过芽生或溶解细胞的方式破出细胞,再入侵其他细胞。根据此生活周期,设计病毒载体时,应突出其对目的基因的运输和表达功能,而消除对细胞的损害作用。也就是说,病毒载体应敲除病毒基因组中病毒复制及致病作用相关的基因,保留复制目的基因的相关基因,而载体的复制应在体外完成。目前的病毒载体主要包括:①逆转录病毒(retrovirus)载体。逆转录病毒为 RNA 病毒,其分子结构和生活周期已明确,载体设计容易,能感染多种细胞,感染效率高;目前主要有两种,一种是致肿瘤 RNA 病毒(oncornavirus),其介导的基因转移需要通过细胞复制,才能使遗传物质得到稳定的整合,所以对已分化完成的神经元和神经胶质细胞感染效率低;另一种是慢病毒载体(lenti-viral vector,LV),对于非分裂细胞的感染效率高,但受体基因组可能整合入细胞基因组,形成插入突变,导致肿瘤发生。目前已构建出非整合的 LV,可更好地用于神经细胞及骨髓干细胞的转导。②腺病毒(adenovirus,AV)载体。AV 为 DNA 病毒,其分子结构和生活周期亦明确,基因转导效率高,目的基因产物表达量高,能感染神经元和胶质细胞,且可口服或喷雾吸入给药。该载体最大的缺点是可诱导机体免疫反应产生细胞因子,清除载体基因组,使外源性基因不能稳定表达,且免疫反应产生过多的细胞因子可能对人体造成伤害。③腺病毒相关病毒(adenovirus associated virus,AAV)载体。AAV是一类单链线状 DNA 缺陷型病毒,其基因组 DNA 小于5kb,可以进入很多不同组织,对人类无致病性,不能独立复制,可定点整合于 19 号染色体 19q13.4 中。这种

靶向整合可以避免随机整合可能带来的发生肿瘤的风险,且外源基因可持续稳定表达,并受到周围基因调控;但 AAV 载体存在外源基因容量小、感染效率要比逆转录病毒低、可能引起免疫排斥等缺点。④单纯疱疹病毒(herpes simplex virus,HSV)载体。HSV 为 DNA 病毒,对神经元有亲和力,可被感觉神经末梢摄取,沿着轴索转运至脊髓后根神经节(dorsal root ganglia,DRG)或三叉神经节(trigeminal ganglion)潜伏。它不与细胞 DNA 整合,而是以附加体形式存在于细胞核内。HSV 的感染与潜伏不需要细胞分裂。该载体携带片段的容量大,可同时携带多个基因转移,且不影响病毒包装能力。HSV 在体外可达很高的滴度,可作为病毒储备。切除 HSV 中某些基因可阻碍其在体内的复制。HSV 的缺点在于可能对其感染的细胞产生毒性。几种病毒载体特点的比较详见表 3-29-3。

表 3-29-3　几种病毒载体特点的比较

病毒载体	病毒基因组类型	病毒基因组大小/kb	包装容量/kb	靶细胞要求	与宿主基因组整合	与宿主细胞一起复制	毒性作用
慢病毒载体	RNA	9	7	静止期	是	是	插入突变
腺病毒载体	DNA	30	30	分裂期或静止期	否	否	炎症反应
腺病毒相关病毒载体	DNA	4.5	5	分裂期或静止期	是	是	插入突变
单纯疱疹病毒载体	DNA	150	150	分裂期或静止期	否	否	细胞毒性

非病毒载体介导的基因转移方法包括脂质体介导基因转移、细胞表面受体介导基因转移以及直接注射基因转移等。①脂质体也是基因治疗中应用较多的基因传递载体,原理是阳离子脂质体单体与 DNA 混合后,可自动形成包埋外源 DNA 的脂质体,后者与细胞共同孵育时,细胞内吞作用将外源 DNA 转移至细胞内;②细胞表面受体介导的基因转移将目的基因与配体连接,通过配体与细胞表面特异性受体结合,以受体介导的内吞作用将目的基因转入细胞;③直接注射法主要采用对流增强传送(convection enhanced delivery,CED),可直接将含外源基因的载体团注射于脑实质血管周围,有利于目的基因更好地扩散。其他方法还有电穿孔法、微粒子轰击法、细胞显微注射、DEAE-葡聚糖法等多种物理和化学方法,在基因治疗中使用较少。非病毒载体转导的系统简单,所带基因的长度不受限制,能静脉注射,靶向明确,使用安全,目前已受到越来越多的关注,但其效率低,基因表达产物量不稳定且疗效短,需要进一步改进。

(2)基因干预技术:

1)反义寡核苷酸(antisense oligonucleotide,ASO)技术(图 3-29-6):包括反义 RNA(antisense RNA)和反义

DNA。反义 RNA 指与 mRNA 互补的 RNA 分子,由于核糖体不能翻译双链 RNA,因此反义 RNA 与 mRNA 结合后,抑制该 mRNA 翻译。反义 RNA 给药途径有两种,一种为在体外合成反义 RNA,直接作用于培养细胞,另一种途径是构建能转录反义 RNA 的质粒,将质粒转入细胞内,转录出反义 RNA 而发挥作用。反义 DNA 与反义 RNA 相似,只是结合互补的 DNA 片段,封闭基因的表达。

2)RNA 干扰(RNA interference,RNAi)技术:是在植物和动物中发现的天然机制,是宿主对细胞内病原体的防御反应,能沉默特定序列。长约 30nt 的双链 RNA 在哺乳动物细胞中抑制基因表达时会激活蛋白激酶而诱发对蛋白质合成的非特异抑制。小干扰 RNA(short interfering RNA,siRNA)长约 22 个核苷酸,一般不会在哺乳类细胞中产生上述非特异性作用,可避免抑制不相关的基因。人工合成的 siRNA 可特异性地抑制哺乳动物细胞中外源性或内源性基因的表达,且 siRNA 诱发的基因抑制具有高度特异性。用病毒载体运送的小干扰 RNA 在 SCA1 小鼠模型实验中可防止病理进展从而改善行为症状,也可在家族性 AD 的小鼠模型中防止 Aβ 聚集。

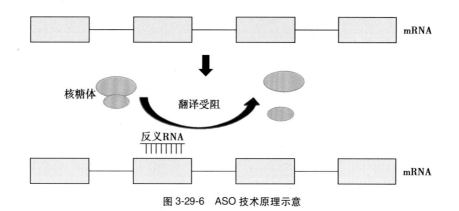

图 3-29-6　ASO 技术原理示意

3）核酶（ribozyme）：是一组具有内切酶活性的 RNA。1989 年核酶的发现打破了酶都是蛋白质的传统观念。目前至少发现了 9 种核酶。作为单链 RNA 的核酶，通过序列互补结合到靶 RNA 分子的相应部位，结合后形成锤头状的二级结构和核酶的核心序列（13 或 11 个保守核苷酸序列），然后将靶 RNA 分子切断，核酶从杂交链上脱落下来，可继续切割其他 RNA。核酶的结构较稳定，不易受 RNA 酶的降解。

4）靶细胞的选择：由于神经元和神经胶质细胞都属于分裂缓慢细胞，病毒改建的载体对这类细胞感染率很低。除了寻找以神经元和神经胶质细胞作为靶细胞的有效基因转移法，还要探索其他非神经细胞作为靶细胞的可能性，因此神经系统疾病基因治疗的靶细胞包括神经细胞和非神经细胞两大类。作为基因治疗靶细胞的神经细胞包括神经元、神经胶质细胞等，还包括非神经系统靶细胞如淋巴母细胞、造血干细胞、成纤维细胞及淋巴细胞等。

【细胞移植治疗】

许多神经系统疾病，包括 PD、AD、HD 等神经变性病，脑梗死或急性脊髓损伤等均存在急性或慢性的神经细胞死亡或变性，由于神经细胞的不可再生性，治疗的手段及效果均有限（Dunnett et al，2007）。干细胞或祖细胞能分化成各类细胞，可诱导其定向分化为神经细胞移植入脑内，维持神经细胞的数量和功能，还可导入含外源基因的载体，细胞经处理后再移植入脑内发挥相应的功能（Gogel et al，2011）。因此，神经细胞移植是一种充满前景的疗法。可用于神经系统移植的细胞有胚胎干细胞（embryonic stem cell，ESC）、胚胎或成人的神经干细胞（neural stem cells，NSC）、间充质细胞（mesenchymal stem cell，MSC）和骨髓细胞（Keene et al，2007；Keene et al，2009；Tedesco，2011）。①ESC 是由于其未分化性，可能导致肿瘤的发生，因此需在体外定向诱导分化为神经祖细胞后再用于移植。②NSC 体外培养不需要加神经外胚层诱导剂，但分裂缓慢；胎儿 NSC 在体外培养过程中可能会分化为胶质细胞而非神经元，降低了治疗效能。③MSC 可从多种人体组织中提取，如脐带血、骨髓、胎肝、胎肺和牙蕾等。④骨髓细胞在治疗血液系统疾病中经常使用，其分离及应用在技术上相对成熟。上述细胞可通过外科手术直接植入特定部位，也可通过外周血管给药。此外，人皮肤成纤维细胞可先被诱导为多能干细胞，进而诱导分化为相关的神经细胞（Takahashi et al，2007）。这一技术可利用患者自身皮肤成纤维细胞诱导移植细胞，用于治疗神经变性病或急性神经系统损害（Yu et al，2007）。

细胞移植与基因转移的 ex vivo 途径有部分交叉，前者可用其他来源而并非患者本身的细胞，多为可继续分化的细胞，导入或不导入含外源基因的载体，而后者则强调采用患者自身的细胞，在体外经过基因导入后再回输。

【基因治疗和细胞移植在神经系统疾病中的应用】

1. 中枢神经系统疾病　中枢神经系统由于血脑屏障的存在，脑容量的局限性及外科手术可能引起损伤出血等并发症，给基因治疗带来诸多困难。目前常用方法是直接注射或病毒载体携带某些基因片段转移入神经细胞。对于神经系统细胞移植来说，在移植前必须证实移植后有足量细胞存活，移植的细胞能长期稳定地融入宿主神经系统，目标脑区突触分布正常且有正常功能，移植细胞有正确的形态分化，且移植后有相关功能得到修复的证据（Krystkowiak et al，2007）。

（1）帕金森病（Parkinson disease，PD）：是中老年常见的中枢神经系统变性疾病。患者出现震颤、僵直、运动障碍、认知及睡眠障碍等症状。病理改变主要是中脑黑质-纹状体多巴胺神经元变性，引起尾状核、壳核多巴胺递质显著减少。PD 的基因治疗主要是在病变区（黑质、尾状核和纹状体）补充神经营养因子，如胶质细胞来源神经营养因子（glial cell-derived neurotrophic factor，GDNF）和 Neurturin 神经营养因子（trophic factor neurturin，NTN）等，减缓多巴胺能神经元变性（Gill et al，2003；Maciaczyk et al，2008）。基因治疗途径是将上述神经营养因子直接注射或用病毒载体介导相应基因转移至颅内特定部位

（Dass et al,2006）。最早的临床试验将 GDNF 直接注入 PD 患者脑室内，由于 GDNF 未到达黑质等病变部位，症状无明显改善，并因 GDNF 弥散后作用于脑内其他靶点，患者出现眩晕、厌食、呕吐、幻觉、头痛及运动障碍等不良反应。有两个非盲法临床试验均将 GDNF 用微泵缓慢注入后连合壳核（postcommissural putamen），该部位多巴胺丢失最多，且与运动皮质相连。经过一年随访，两个试验均观察到患者症状改善，壳核多巴胺储存增多，相应的运动输出改善，且未观察到副作用（Gill et al,2003;Slevin et al,2005）。上述临床试验提示,GDNF 给药方式及给药部位是治疗成功的关键，特定区域 GDNF 直接注射可能是安全有效的。但有一组双盲对照研究也将 GDNF 注射入豆状核，未见到明显的症状改善，且 10% 的患者出现 GDNF 的自身免疫反应。用病毒载体介导的基因转移方法在 PD 动物模型中有较多研究（Kordower et al,2000;Kirik et al,2000a）。这些研究都旨在寻找最佳病毒载体、最合适的运送部位，达到最好的神经保护和神经元重储神经营养因子的效果。目前用病毒载体介导 GDNF 基因治疗 PD 的动物研究提示纹状体是最佳的运送部位，AAV 载体是最安全有效的载体（Palfi et al,2002;Samaranch et al, 2017）。一些动物实验已证明,GDNF 可有效地挽救受损的多巴胺能神经元，改善运动症状，降低死亡细胞数（Kirik et al,2000b;Wang et al,2002;Natsume et al,2001）。AAV 载体介导其他基因转移的一些临床试验也正在进行中。

由于 PD 患者受累的神经元种类较单一，为多巴胺能神经元，且病变部位较局限，因此有人提出 PD 多巴胺能神经元的细胞替代治疗。20 世纪 70 年代，有研究把胎儿中脑腹侧细胞移植到 PD 动物模型，发现移植物可与主体融合，产生突触联系，动物的 PD 症状明显改善。因此在 20 世纪 80 年代细胞移植已应用到临床。目前全世界已有数百例 PD 患者接受了胎儿细胞移植，非盲法试验结果显示移植物存活率高，症状可持续性缓解;但之后的双盲临床试验未发现患者运动症状明显改善。可靠的细胞来源、严格的患者选择、手术方式（如移植部位和穿刺针的粗细等）、细胞存活率及数量均可能影响移植效果。最近有些研究小组发现用体外诱导的方式，仅 15% 的 NCS 可分化成多巴胺神经元。因此目前 PD 中枢神经系统移植的研究方向是诱导 ESC 或多能干细胞（pluripotent stem cell,PSC）分化成多巴胺神经元作为移植细胞（Lindvall et al,2009）。

（2）阿尔茨海默病（Alzheimer disease, AD）:是中枢神经系统变性病。多起病于老年期，隐袭起病，以进行性认知功能下降为主要症状。病理改变为皮质弥漫性萎缩，神经元大量减少，可见 β 淀粉样蛋白（β amyloid pep-

tide,Aβ）、神经纤维缠结（neurofibrillary tangle, NFT）和颗粒性空泡小体。由于 AD 患者发病机制复杂，且大脑病变较广泛，无论基因治疗或细胞移植均有一定的困难。Meynert 基底核的胆碱能神经元有纤维投射到不同皮质及皮质下脑区,AD 患者该区域胆碱能神经元明显变性及萎缩。动物实验提示神经生长因子（nerve growth factor, NGF）可防止基底前脑胆碱能（basal forebrain cholinergic, BFC）神经元萎缩。在表达 NGF 抗体的小鼠脑内出现类似 AD 的神经病理改变，包括 Aβ 沉积、NFT 及 BFC 神经元萎缩（Tuszynski et al, 1996; Tuszynski et al, 1998; Tuszynski,2004）。上述结果提示 NGF 可能是胆碱能系统相关的因子。研究还发现 NGF 经鼻给药可改善 AD 小鼠的认知障碍，但在 AD 患者脑室中直接注射 NGF 的临床试验因患者严重的背部疼痛及体重减轻等不良反应而被终止（Eriksdotter et al,1998）。AD 基因治疗还有 ex vivo 途径，用分子生物学技术使患者成纤维细胞表达 NGF 后移植入该患者的 Meynert 基底核，结果发现患者皮质神经元葡萄糖摄取增多，认知下降程度减缓,NGF 含量高的区域胆碱能神经元轴突重新生长（Tuszynski et al,2005）。该试验结果令人振奋。然而其远期疗效、NGF 表达的调控以及 AAV-NGF 脑内注射的可行性等问题均有待进一步解决。

（3）亨廷顿病（Huntington disease, HD）:是一种常染色体显性遗传变性病，致病基因是位于 4p16.3 的 HTT 基因，其开放阅读框的胞嘧啶-腺嘌呤-鸟嘌呤（CAG）重复次数明显增多（≥36）。表达异常的 huntingtin 蛋白，导致纹状体 GABA 能神经元的中型棘突神经元（medium spiny neuron,MSN）进行性萎缩，后出现大脑皮质、海马等广泛神经元变性（Cicchetti et al,2009）。患者一般中年起病，主要表现为舞蹈样动作、进行性认知障碍和精神异常，发病后生存期 10~20 年。HD 最根本的治疗是基因治疗，目前的治疗策略有以下几种:ASO、RNAi、小分子化合物以及 CRISPR 基因编辑技术（Wild et al,2017）。

ASO 是人工合成的单链 DNA 或 RNA，可特异性地与 mRNA 结合，使其被核糖核酸酶 H（RNaseH）降解。目前，第二代修饰 ASO（IONIS-HTTR$_x$），通过靶向人 HTT mRNA 来降低 mHTT 蛋白表达，已用于 HD 的临床试验。该药物的 I 期临床试验表明，入组的早期 HD 患者接受为期 3~4 个月、每月 1 次的鞘内给药，并未观察到有严重不良反应，说明该药物的耐受性良好（Tabrizi et al, 2019）。此外，该药能够降低 HD 患者脑脊液中 mHTT 的含量，且随着药物剂量的增大 mHTT 递减。相关的 Ⅲ 期临床试验目前正在进行中。

RNAi 通过向细胞中引入特定 RNA 序列，包括 siR-NA、shRNA（short hairpin RNA）以及 miRNA（microRNA），

在细胞中形成核糖核酸酶沉默复合物而与特定序列 mR-NA 互补结合,导致其降解(Zhang et al,2010;Zhang et al,2011;Difiglia et al,2007)。由于双链结构 RNA 在大脑中的扩散范围相对局限,目前多通过脑内定位注射病毒载体来实现治疗效果。目前,相应的药物 AMT-130 即将开展临床试验。

等位基因特异性沉默治疗能特异性降低突变 HTT(mHTT)基因表达,不会影响野生型 HTT(wtHTT)基因表达(Gagnon et al,2010)。因此,探索和研发等位基因特异性的基因治疗将是未来发展的趋势。目前,人们已设计出新一代的 ASO,能够分别识别在 mHTT 存在的 2 个高频 SNP 变异,从而特异性降低 mHTT 蛋白的表达。该药物预计能治疗约 2/3 的 HD 患者。目前该药物已在欧洲、加拿大和美国的 HD 患者中测试,评价其安全性。

小分子化合物是另一类实现靶向降低 mHTT 蛋白表达从而达到治疗作用的潜在新型药物。该药物可口服,体内吸收后能穿过血脑屏障到达脑内。而 CRISPR/Cas9 基因编辑技术能直接修正基因组 DNA 致病突变或剔除突变基因,从而达到根治疾病效果。但由于技术水平限制,HD 基因编辑目前仍处于前期实验阶段。

(4)脑梗死(cerebral infarction):是脑血液循环障碍、缺血缺氧所致的局限性脑组织缺血性坏死或软化,引起相应的运动、感觉或认知功能异常。目前最为有效的治疗是溶栓和取栓,但治疗时间窗要求很高,很多患者丧失最佳治疗时机。

脑梗死基因治疗是通过载体介导将目的基因导入梗死区域脑组织中,通过目的基因表达阻断脑缺血后病理生理过程,达到减轻损伤、促进神经功能恢复的目的(Vila,2004)。动物研究发现,将带有目的基因的载体通过局部注射的方法在脑缺血前 24 小时到缺血前 5 天或脑缺血后 5 小时内注入脑梗死动物模型的皮质、纹状体、侧脑室、小脑延髓池等部位,发现可抑制细胞死亡,缩小梗死体积。被转导的目的基因有抗氧抗氧化抗凋亡基因,如白介素-1-受体拮抗剂(interleukin-1 receptor antagonist,IL-1RA),B 细胞淋巴瘤 2(B-cell lymphoma 2,bcl-2)等;促血管生成基因,如血管内皮生长因子(vascular endothelial growth factor,VEGF)、血管紧张素 1(angiotensin 1,Ang-1)等;神经元支持营养因子基因,如 NGF、脑来源神经营养因子(brain-derived neurotrophic factor,BDNF)、GDNF、上皮生长因子(epidermal growth factor,EGF)等(Lee et al,2007)。载体主要为 AV、HSV、脂质体等。脑梗死基因治疗在动物模型上取得较大进展,但应用于临床还需要相当时日,还有很多问题尚未解决,如安全性、基因表达稳定性及表达的调控,以及目的基因运送至病变部位及蛋白表达的速度等。

在细胞移植方面,由于移植的细胞种类较为单一,而脑梗死损伤的细胞包括神经元、胶质细胞等多种类型的神经细胞,理论上细胞移植不适合用于脑梗死的治疗(Savitz et al,2005)。有人推测仅有一小部分神经连接重建即可明显改善患者功能,但移植入多少神经细胞才能替代丢失的神经元或使功能恢复目前尚未可知。由于微环境对于移植细胞很重要,因此在局部缺血环境下,需有细胞因子存在或同时植入过表达神经元支持营养因子如 BDNF、NGF 和 VEGF,以及胶质细胞来源的 GDNF。动物实验发现营养因子对于脑梗死恢复期的疗效可能优于细胞数量的补充,因此,细胞因子刺激内源性神经形成结合干细胞移植技术可能是未来治疗脑梗死的方向。

(5)脊髓损伤(spinal cord injury,SCI):一般为创伤所致。根据损伤部位不同,临床症状差异较大。SCI 的一般治疗包括脊柱制动、对症支持和控制炎性反应,保护残存的轴突和神经元不受二次损伤,恢复期如功能受影响则需进行康复治疗。

基因治疗策略主要通过转基因技术提供合适的有利于中枢神经再生的微环境,这类基因主要是神经营养因子,如 NGF、BDNF、睫状神经营养因子(ciliary neurotrophic factor,CNTF)、神经营养素 3(neurotrophic factor 3,NT3)、神经营养素 4/5(neurotrophic factor 4/5,NT4/5)、GDNF、神经突蛋白以及具有保护神经元和促细胞分裂的碱性成纤维细胞生长因子(basicity fibroblast growth factor,bFGF)等,这些因子具有中枢神经系统营养作用,并参与中枢神经系统损伤后修复(Eggers et al,2008;Wu et al,2008;Bo et al,2011)。转运以病毒载体介导为主,如 AAV 和 LV(Samaranch et al,2017)。构建病毒载体后转导受体细胞,进行 ex vivo 基因治疗。受体细胞应满足的标准是:①易获取和繁殖;②转基因处理后移植到脊髓仍具有成活和分裂能力;③在脊髓内不会浸润生长或形成肿瘤;④在体内能长期持续表达所携带的目的基因;⑤免疫原性小,植入机体后不会产生免疫反应;⑥能分泌某些细胞外基质;⑦能进入神经胶质界膜受损部位,促进轴突再生。目前在 SCI 的基因治疗研究中使用的细胞包括神经干细胞、嗅鞘细胞、施万细胞、成纤维细胞和骨髓间充质干细胞等。嗅鞘细胞、小鼠胚胎成纤维细胞等可产生神经营养物质如 NGF、BDNF、GNF、FGF 等,可引导轴突再生。SCI 的基因治疗目前仍停留在动物模型研究阶段,有很多问题尚未解决,如中枢神经系统的免疫排斥、移植的细胞在宿主体内无法长期存活、基因转染的细胞移植后基因表达随时间延长而下降及致癌性等。

2. 周围神经系统疾病　外周神经的基因治疗与中枢神经系统相比又遇到新的困难。外周神经轴突很长,细胞体却在背根神经节、三叉神经节或中枢神经系统内。

装有目的基因的载体如何运送到目标神经元尚无系统方法。目前使用最多的是将基因片段在外周轴突中接种，利用轴突逆运输进入胞体，转导脊髓背根神经节。HSV对神经元有亲和力，是较好的载体。

（1）慢性疼痛：是指无持续存在的病理变化而迁延超过正常病程的疼痛，不是伴随急性创伤出现的疼痛，往往持续一个月以上，一般疗法或药物不能满意地缓解或控制。患者十分痛苦，可能继发睡眠障碍、食欲缺乏和焦虑抑郁等。目前治疗慢性疼痛有许多手段，但仍有部分患者疼痛无法缓解。药物治疗的局限性在于其受体不仅仅分布于疼痛的神经传导通路，也分布于其他组织器官，药物剂量受到副作用的限制。如阿片类药物，其受体不仅分布于大脑皮质、丘脑内侧、脑室及导水管周围灰质、脊髓胶状质、周围神经感觉神经元，还分布于膀胱、肠道和炎性细胞。尽管止痛效果好，但因受体分布广泛，长期大量应用可导致副作用及潜在成瘾性。要抑制疼痛的神经传导又要对其他组织器官不产生影响，基因治疗是很好的途径。目前较关注的治疗靶点是感觉传入的第一级神经元，即 DRG 神经元（Peng et al，2006）。皮下注射 HSV-前脑啡肽将基因转移至 DRG，在炎性疼痛的动物模型、神经病理性疼痛动物模型和骨肿瘤疼痛动物模型均发现可减轻动物疼痛相关行为（Goss et al，2002；Goss et al，2001；Hao et al，2003a）。HSV-谷氨酸脱羧酶（glutamic acid decarboxylase，GAD）转移至 DRG 神经元表达 γ-氨基丁酸在动物模型上可缓解慢性疼痛。用 HSV-GDNF、HSV-白介素 4、HSV-可溶性肿瘤坏死因子受体转移至 DRG 神经元也达到相同的效果（Hao et al，2003b；Hao et al，2006）。使用 HSV-前脑啡肽进行慢性疼痛基因治疗的临床试验，其安全性已在动物实验中证实并在终末期肿瘤疼痛药物疗效不明显的患者中进行（Wolfe et al，2009）。该临床试验将是基因治疗迈向疼痛和多发性神经病治疗的第一步。

（2）多发性神经病（polyneuropathy，PN）：由不同病因引起，如代谢及内分泌障碍、营养障碍、结缔组织病等，表现为四肢远端对称性或非对称性的运动、感觉及自主神经功能障碍性疾病。NGF 可能是受累神经元的营养支持因子。离体实验发现 NGF 可以保护神经元不受外来损伤（Chattopadhyay et al，2003）。皮下注射 HSV-NGF 可以防止糖尿病周围神经病及化疗药物引起的周围神经病的进展（Goins et al，2001；Goss et al，2002）。使用 HSV-VEGF 也能观察到神经保护作用。

（3）脊肌萎缩症（spinal muscular atrophy，SMA）：由于运动神经元生存（survival motor neuron，SMN）基因缺失引起的一种常见的神经系统常染色体隐性遗传病，以脊髓前角细胞变性为病理特征，临床主要表现为肢体近端进行性、对称性肌肉无力和萎缩，是婴幼儿最常见的致死性疾病之一。根据其发病年龄和病情进展速度，临床上可分为四种不同的亚型，其中 SMA1 型是最严重的亚型（重型），一般在出生 6 个月内发病，多因呼吸衰竭而于 2 岁之内死亡。人类 SMN 基因分为 SMN1 基因和 SMN2 基因，其中 SMN1 基因转录后可产生全长 mRNA，表达完整 SMN 蛋白质。SMN2 基因与 SMN1 基因只有 5 个碱基的差异，但由于 SMN2 基因 7 号外显子被跳跃性剪接，最终编码出 7 号外显子缺失的不稳定、易被降解的截短蛋白。对于多数的 SMA 患者而言，尽管 SMN2 基因仍能表达少量全长有功能的 SMN 蛋白，但其不足以弥补 SMN1 基因缺失而导致的 SMN 蛋白异常。因此，如何提升 SMN 蛋白表达成为 SMA 最根本、最有前景的治疗策略。在依赖 SMN 的治疗策略中，主要包括 SMN1 基因替代治疗和增加 SMN2 基因全长转录本的表达等。具体治疗方案大致分为 3 类：ASO、基因治疗和小分子化合物。

ASO 可以靶向结合内含子或外显子的互补序列，从而增强或破坏剪接事件。SMN2 基因 7 号内含子存在与异种核糖核蛋白（heterogeneous nuclear，hnRNP）A1 相关的内含子剪接沉默子（intron splicing silencer，ISS），其中内含子剪接沉默子 N1（intron splicing silencer-N1，ISS-N1）是重要的反式作用因子，定位于 SMN2 基因 7 号内含子第 10~24 位碱基，包含 2 个 hnRNP A1/A2 结合位点，是影响剪接功能的一个重要结构。因此，设计针对 ISS 位点的 ASO 可以阻止 hnRNP A1/A2 与 ISS 结合，使 7 号外显子在剪接过程中保留，翻译生成完整的 SMN 蛋白，从而在一定程度上弥补因 SMN1 基因突变导致的 SMN 蛋白不足（图 3-29-7）。SMN2 ISS-N1 位点是公认的治疗靶点（Singh et al，2015）。Nusinersen 作为一种针对 SMN2 ISS-N1 的 ASO，经过 3 个阶段的临床试验后，于 2016 年被美国 FDA 批准作为首个治疗 SMA 的药物。2019 年 4 月 28 日，中国国家药品监督管理局（NMPA）批准诺西那生钠（nusinersen）注射液在中国上市。

SMA 作为一种单基因疾病，根据其发病机制，用病毒作为基因治疗载体，将正常 SMN 基因的 cDNA 导入体内，升高体内 SMN 蛋白水平成为治疗 SMA 最本质、最直接的治疗方法。2018 年底，美国 FDA 批准 AVXS-101 上市，用于治疗 2 岁以内、在 SMN1 基因上携带突变且 SMN2 基因只有 2 个拷贝的患儿，这是目前唯一一种治疗 SMA 的基因疗法。AVXS-101 通过一次静脉输送 scAAV9-SMN1 至 SMA 患者体内，使患者持续表达 SMN 蛋白（Mendell，2018）。AVXS-101 的批准基于积极的临床试验数据。在 I 期试验 START 中，共有 15 例患儿参与，分为高剂量组和低剂量组。经过 24 个月的随访观察，所有 15 例患儿均存活，且不需要永久性的通气辅助。

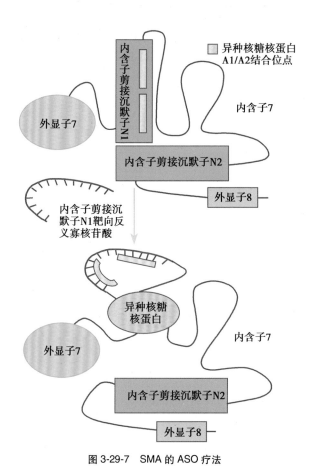

图 3-29-7　SMA 的 ASO 疗法

在高剂量组的 12 例患儿中,11 例(92%)能够端坐,2 例(17%)能够独立站立,2 例(17%)能够独立行走。不久前公布的Ⅲ期临床试验 STR1V 中期数据显示:截至 2018 年 9 月 27 日,在 22 名接受治疗的患者中有 21 名仍存活且未出现不良事件,运动功能的进步也很明显。尽管基因疗法的干预效果非常让人鼓舞,但仍然存在一些问题:如最佳干预时间、临床效应的持续时间、是否会出现不良反应,昂贵的价格也阻碍其在临床上的应用推广,希望更大样本量、更长时间的临床试验能给我们一些启迪。

小分子药物通过调节 SMN2 基因 7 号外显子的剪接,使 SMN2 基因转录翻译产生全长蛋白,大致分为 2 种类型:一种是以组蛋白去乙酰化酶抑制剂为主的传统小分子化合物;另一种是新型小分子化合物,目前尚在临床试验阶段。

3. 肌肉疾病　肌肉组织的特点使得肌肉疾病的基因治疗亦遇到挑战。肌肉体积大,占体重比例高,且分布广泛。肌细胞为多核细胞,许多治疗相关的蛋白分子量大,合成后传输的范围小。因此目的基因需同时转导肌细胞内多个核才能达到治疗作用,且肌肉内需要同时转导大量肌纤维才能恢复肌肉功能。肌肉基底层的存在使很多病毒载体无法有效转导细胞,因此要采用多点接种

方法作为转导大量肌细胞的给药途径。另一种使载体大量进入肌肉的方法是血管内给药,用药物、增加流体静水压或降低渗透压等方法可增加进入肌肉的载体数量。肌肉基因转导最好的载体是 AAV,研究发现 AAV6 有肌肉趋向性,但 AAV 的复制能力较低。

肌营养不良(muscular dystrophy)是一组与遗传有关的肌肉疾病,由于编码骨骼肌骨架蛋白的基因缺陷,引起肌肉中重要蛋白缺乏。其临床表现为进行性发展的对称性肌无力和肌萎缩,不伴明显的失神经支配或感觉丧失等。DMD/BMD 是最常见的类型,为 X-连锁隐性遗传,均由 Xp21.1 上的抗肌萎缩蛋白(dystrophin)基因缺陷引起抗肌萎缩蛋白缺乏所致。抗肌萎缩蛋白缺乏可引起肌膜在收缩和松弛过程中的不稳定,过多 Ca^{2+} 内流,最终导致肌细胞变性坏死。DMD 几乎均见于男性儿童,临床表现为进行性肌萎缩。此病预后差,患者多数在 20 岁前不能行走,进而卧床,最后死于肺感染、压疮和营养不良等。BMD 症状程度较轻,常在 10 岁以后起病,进展缓慢,存活期长。Dystrophin 基因含有 79 个外显子,是已知的人类最大的基因(2.4 Mb)。其突变类型多样,包括大片段缺失(60%)或重复(10%)、点突变(20%)及微小突变(10%)(Bladen et al,2015)。根据突变类型的不同,DMD 的基因治疗方法也有所不同,目前主要有外显子跳跃疗法、无义通读疗法、基因替代治疗和上调抗肌萎缩蛋白相关蛋白等。另外,基因编辑技术也在探索之中(中华医学会神经病学分会神经肌肉病学组等,2016)。

(1)外显子跳跃疗法:通过引入 ASO,靶向破坏剪切位点或外显子增强子区,使靶向外显子被跳跃,将移码突变类型修改为整码突变类型,从而产生截短但有部分功能的抗肌萎缩蛋白,使 DMD 转变为症状较轻的 BMD(图 3-29-8)(Echigoya et al,2018)。2016 年 9 月 19 日,美国 FDA 批准 Eteplirsen 注射剂治疗 51 号外显子突变的 DMD 患者,这是第一个获得批准用于 DMD 治疗的药物。由于 Eteplirsen 靶向针对 51 号外显子,只有大约 14% 的患儿适用于这一疗法(Lim et al,2017)。外显子跳跃治疗是 DMD 治疗的热点研究方向,目前针对 45、53 号外显子跳跃的多种药物已进入临床试验阶段,而多重外显子跳跃治疗药物(45~55 号外显子)在理论上将适用于更多的 DMD 患者,目前还在临床前试验阶段(Aslesh et al,2018)。

(2)无义通读疗法:一些药物可通过降低核糖体对终止密码子的敏感性,造成所谓"终止密码子通读"。这种疗法主要针对大约 10% 发生无义突变的 DMD 患者。2014 年,欧洲药品管理局和欧洲委员会批准 Ataluren 用于治疗无义突变的 DMD 患者(Peltz et al,2013)。在

2017年7月公布的Ⅲ期临床试验数据中,在接受Ataluren治疗后的DMD患者中,部分症状无显著改善,只有基线6分钟步行测试在300~400m之间的患者,治疗显示出显著效果(Mcdonald et al,2017)。由于在Ⅲ期临床试验未达到预期效果,美国FDA拒绝其上市。

(3)基因替代治疗:病毒载体介导的基因治疗补充

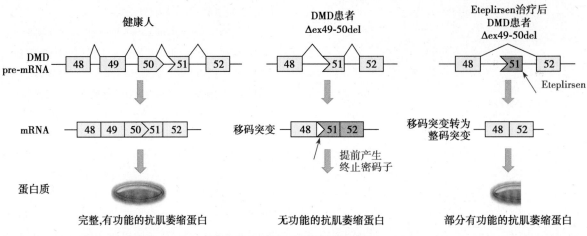

图3-29-8　DMD的外显子跳跃疗法

缺失蛋白是治疗这类疾病的重要措施。由于抗肌萎缩蛋白基因很长(cDNA>10kb),用AAV将保留最关键功能区域的mini或micro-dystrophin基因导入患者体内是最佳方案。这一类治疗的优势是不受抗肌萎缩蛋白基因突变类型的影响,适用于所有患者。但宿主针对AAV产生的自身免疫反应,AAV的容载问题也限制了其使用。目前AAV介导的3项基因替代的临床试验正在进行中(Duan et al,2018)。

(4)上调抗肌萎缩蛋白相关蛋白:抗肌萎缩蛋白相关蛋白(utrophin)是由UTRN基因编码的一种抗肌萎缩蛋白的同系物,其与抗肌萎缩蛋白有相似的组织结构和蛋白质结合性质。上调抗肌萎缩蛋白相关蛋白的方法在很早之前就首先考虑用于治疗DMD。在小鼠模型中,抗肌萎缩蛋白-抗肌萎缩蛋白相关蛋白基因双突变的小鼠表型较仅有抗肌萎缩蛋白基因突变的小鼠表型重,而过表达抗肌萎缩蛋白相关蛋白能够阻止肌营养不良的发生。Ezutromid具有上调抗肌萎缩蛋白相关蛋白表达的作用,在Ⅰ期临床试验中,虽证明了其在健康志愿者中的安全性和耐受性,但在随后公布的Ⅱ期临床数据结果中却没有带来明显的疗效(NCT02858362,Ricotta et al,2016)。另一种上调抗肌萎缩蛋白相关蛋白表达的途径是将AAV病毒介导的GALGT2基因输入患者体内,过表达GALGT2蛋白能够上调包括抗肌萎缩蛋白相关蛋白在内的多种突触相关蛋白。这一方法目前正在进行临床试验中(NCT03333590,Romero et al,2004)。

(5)基因编辑技术:运用CRISPR/Cas9基因编辑技术对缺陷基因进行编辑是目前的研究热点。成簇规律间隔的短回文重复序列(clustered regularly interspaced short palindromic repeat sequences,CRISPR)是广泛分布于细菌和古菌中的一种获得性免疫系统。2012年,埃曼纽尔·卡彭蒂耶(Emmanulle Charpentier)和詹妮弗·杜德纳(Jennifer Doudna)发现化脓链球菌的spCas9蛋白的CRISPR系统并首次应用该技术成功编辑了大肠杆菌基因(Jinek et al,2012)。Cas9酶则是能够切割DNA链的"剪刀"。该酶可以在特定位点对DNA进行切割,从而进行DNA插入和编辑。2013年,华人科学家张锋首次成功将CRISPR/Cas9基因编辑技术应用于哺乳动物和人类细胞,掀起了动物基因编辑的风潮。CRISPR/Cas9技术大大降低了基因编辑的成本和技术门槛,为遗传病的基因治疗研究打开了大门。目前,CRISPR/Cas9技术也已应用于人类细胞的基因编辑治疗当中。Charpentier和Doudna因在该领域的突出贡献获得了2020年诺贝尔化学奖。

由于存在脱靶效应、低效率免疫原性等许多亟待解决的问题,使得这一技术目前还只能在动物模型和人类细胞上进行研究,但其展现出的巨大潜力仍值得关注(Cossu et al,2007)。

此外,强直性肌营养不良(myotonic dystrophy,MD)也是较常见的遗传性肌病,为常染色体显性遗传。DM1为19q13.2上萎缩性强直蛋白激酶(dystrophia myotonica protein kinase,DMPK)基因3'非翻译区三核苷酸重复序列扩增引起,异常的mRNA滞留在肌细胞核内,干扰正常mRNA的输出。基因治疗需使用针对核内RNA的策略,包括 RNAi、定向进入肌细胞核的核酶以及反义 RNA。对 DM1 患者成纤维细胞的研究发现，反义 RNA 可降低突变 DMPK 的转录，重建成肌细胞的融合和葡萄糖摄取。在患者的成肌细胞中，核内锤头状核酶互补结合到 DMPK RNA 的 3' 非翻译区异常区域，有效地降低 RNA 含量，阻止 DMPK 的异常 mRNA 核滞留（Langlois et al，2003）。

第三十章　**循证医学在神经系统疾病的应用**
The Application of Evidence-based Medicine in Neuro-
logical Diseases

（吴　波）

第一节　循证医学的定义及其发展史

循证医学（evidence-based medicine，EBM），顾名思义，是遵循证据的医学，是指医生在为患者作出诊断、治疗、预防、康复及其他决策时，均应建立在循证医学三要素基础上（Sackett，2000）。

【循证医学的三要素】

循证医学三要素包括：

1. 当前最佳的临床研究证据　是指与临床密切相关的研究，包括对诊断性试验准确性与精确性的研究，对预后因素预测强度的研究，对治疗、康复和预防措施效果及安全性的研究等。医学研究非常活跃，研究结果日新月异，知识的半衰期越来越短，对疾病的认识越来越深入，因而新的临床证据经常会推翻和代替以前的证据。临床医生必须坚持终生学习，不断地更新知识，了解本领域最新的研究进展，才能适应现代医学对临床医生的要求，提高医疗和服务质量。

2. 临床医师的专业技能与经验　是指医生应用临床技能和经验迅速判断患者的疾病症状、体征，以及各种辅助检查的结果，并建立诊断以及判断患者对干预措施可能获得的效益与风险比的能力，亦即对患者进行正确的个体化处理的能力。医生在应用最好的临床证据时，也必须依据患者的病情和病程而异，加以个体化的灵活运用。

3. 患者的需求与意愿　是指患者对接受诊治措施后病情改善的期望值、价值观和偏好等。循证医学提倡以患者为中心的医疗模式，体现于医生在作出医疗决策时宜从患者的角度出发，充分征询和倾听患者的意见。

总之，循证医学是将临床证据、医生经验与患者意愿三者有机地结合起来，以获取使患者满意的最佳医疗结果。

【循证医学的渊源演进】

David Sackett 在其专著《循证医学：怎样实践和教授循证医学》（*Evidence-based medicine*：*how to practice and teach EBM*）（2000）中指出，最早的循证医学思想起源于中国的乾隆时期。

当代循证医学概念的正式形成，是以加拿大麦克马斯特大学循证医学工作组（1992）发表在 *JAMA* 上的第一篇循证医学论文为标志。同年，英国牛津 Iain Chalmer 及其同事正式创建了英国 Cochrane 中心，次年成立了国际 Cochrane 协作网，正式开始为循证医学实践提供可靠的证据，即系统评价（systematic review，SR）或 Meta 分析的研究工作。然而，循证医学的出现并非偶然，早在20世纪70年代和80年代，临床流行病学的发展及其对提高临床科研和医疗质量的贡献为循证医学的兴起奠定了重要的基础。循证医学是临床流行病学的应用和发展的必然结果，它在临床流行病学的基础上更加注重临床研究证据在临床实践中的正确应用，以及研究证据质量的评价和提高。Archie Cochrane 等始于20世纪70年代的系统评价实践，以及卫生技术评估（health technology assessment，HTA）和管理医疗（managed care）等的出现均对循证医学的迅速兴起和发展起到推波助澜的作用。

第二节　循证医学临床应用的必要性和方法

临床神经科医生经常会面临许多临床疑难问题，以往常用的解决方式是，根据既往的经验或请教高年资的医生，或查询教科书，或根据推理或动物实验结果，当意见不统一时，由多名医生讨论，形成相对一致的意见等，这些方法行之有效，长期以来帮助我们解决了不少临床问题。

【循证医学临床应用必要性】

1. 循证医学在临床医学应用的必要性　进入21世纪后，随着知识更新的加快，计算机和互联网的普及，患者和家属知识水平的提高，医疗纠纷的增加等，上述的习惯方式常常表现出明显的局限性，因这样获取的知识或经验可能是片面的或过时的。人们从网上获得的信息可能会与我们的习惯处理方法有所不同，某些疗法何以被选择应用受到质疑，有时可能会令医生感到十分尴尬。面对这种挑战，学习循证医学，掌握更新临床知识的方法是一种明智的选择。

目前，循证医学已在很多临床学科受到重视和普及，已被公认为21世纪临床医学发展的必然趋势之一，临床医生如果不具备循证医学知识，可能会面临落伍和被淘汰的可能。目前，发达国家已在各层次的医学教育中纳入循证医学内容，国内四川大学华西临床医学院已在医学生中开设了循证医学课程。

2. 循证医学在神经病学应用的必要性　循证医学在神经疾病领域主要针对以下问题：

（1）某些医疗模式：诸如脑卒中单元（stroke unit）、静脉溶栓、大血管闭塞性脑卒中的机械取栓、房颤相关性脑卒中的抗凝治疗等，虽然有证据证明有效，但未得到及时推广应用；然而，一些尚无证据证明有效的干预措施却被继续广泛使用，如在缺血性脑卒中急性期经常静脉使用肝素、尼莫地平、中成药以及神经保护剂等。

（2）在神经疾病的治疗中，以患者为中心的、大样本高质量的临床试验或研究证据不多，临床研究质量也有待进一步提高。

（3）第一线临床医生解读最新最佳的研究证据有困难，面对当今众多的疾病诊治指南和共识应如何判断质量以及如何选择等。

因此，临床神经科医生和研究者有责任进行高质量的研究，为神经疾病的临床决策提供真实可靠的科学依据，并使之容易获得。临床神经科医生也有责任应用高质量的研究结果，使自己为患者作出的各种治疗决策更科学合理、有效、安全和经济等。

【循证医学临床应用的方法】

在神经疾病领域应用循证医学方法，宜首先阐明和认识以下问题：

1. 证据和证据质量　证据是循证医学的基础，证据质量是循证医学获取可靠结论的保证。然而，在临床实践中由于受到试验对象均衡性和研究方法科学性的局限，目前神经病学领域中有足够临床试验证据的疗法仍然不多。循证医学承认这些局限性，正确审视目前医学发展的现状，倡导"当前最好原则"，即临床研究者应提供当前最高质量的研究证据，临床医生应使用当前可以得到的最佳研究证据。亦即，在循证医学发展的不同阶段，证据在影响临床决策诸因素中所占的比重有所不同。在科学研究不发达时期，研究证据较少，证据在影响临床决策各因素中所占的比重较小，而应用经验、推理和直觉的比重相对较大。随着科学技术的进步和临床研究方法学的改进，高质量的临床研究证据会越来越多，在影响临床决策诸因素中所占的比重将会越来越大。

2. 什么是高质量的证据　高质量的证据是指采用了足够的防止偏倚的措施，保证结果的真实性，并以患者为中心的临床研究证据。它包括病因、诊断、预防、治疗、康复和预后等各方面研究。动物实验等基础研究证据固然重要，但它的主要作用是为进一步的临床研究提供依据和提出假说。临床试验研究的作用是证实动物实验提出的假说，为临床决策提供真实可靠的证据。关于治疗性临床研究证据的分级，目前有多种大同小异的版本。

一般来讲，针对治疗性研究证据，按质量和可靠程度可以简要地分为五级。①一级证据：是基于所有的高质量随机对照试验（randomized controlled trial，RCT）的系统评价或 Meta 分析，多个 RCT 或 1 个样本量足够的高质量 RCT；②二级证据：是基于单个的样本量足够的高质量 RCT；③三级证据：是设有对照组，但未采用随机方法分组的研究；④四级证据：是无对照组的系列病例观察；⑤五级证据：是专家意见。国际公认 RCT 的系统评价或 RCT 的结果是证明某种疗法有效性和安全性最可靠的依据或金标准。在没有这些金标准的情况下，可依次使用其他级别的证据，但须明确它的可靠性降低，当以后出现了更高级别的证据时则应及时使用更佳的证据（刘鸣，1999，2001）。

3. 为何系统评价和大样本 RCT 证据是最可靠的证据　样本量越大越能代表总体的真实情况，但大样本是相对的，没有绝对的定义和统一的规定。研究不同的治疗方法用于不同疾病时对样本量的要求也有所不同，原则是首先确定你不希望漏掉的、对患者有意义的最小疗效差异，然后根据相应的公式，采用统计软件计算样本量。拟验证的疗效越小，事件发生率越低，所需要的样本量越大，例如，证实阿司匹林对降低急性缺血性脑卒中死亡和残疾率效果使用了数万例样本。研究在 4.5 小时内静脉溶栓疗法降低急性缺血性脑卒中死亡和残疾率效果大约需要数千病例。总之，如果研究目的是为了帮助临床决策，改变临床实践，推广性好，就需要较大的样本。例如脑血管病等多因素疾病，针对某一或某些发病因素或机制的单一治疗措施不可能取得青霉素那样神奇的疗效。然而，某种措施只要有适当程度的疗效，并利大于弊，就具有临床意义并值得推广。要证实这种疗效，小样本的临床试验是不可靠的，需要具有足够检验效能的大样本随机对照试验，如大型试验（mega trial）由一个单位往往难以完成，因此自 20 世纪 80 年代后期出现了跨国的多中心临床试验研究。

然而，由于条件限制，目前多数的单个 RCT 样本量较小而难以对某一干预措施的疗效和安全性得出可靠的结论，其结果还往往互相冲突，难以应用。然而，把这些小样本 RCT 联合起来进行综合分析，就增大了样本含量，减少了偏倚，增强了研究结果的可靠性，类似于一个大样本的多中心临床试验。例如，1995 年以前，世界上研究脑卒中单元疗效的临床试验共有 10 多个，每一单独的试验均不能证明是否有效，后来将所有这 10 余个临床试验收集起来进行系统评价，才得以证明它的有效性而在世界范围推广。系统评价是全面收集所有相关的 RCT 并进行科学的评价分析或定量合成，从而得出综合可靠的结论（包括有效、无效、或尚需进一步研究）的过程。当系统评价使用了定量合成的统计学方法时也称为荟萃分析（meta-analysis）（刘鸣，2001）。

4. 可靠证据的产生　Cochrane 协作网是提供系统评价证据的国际协作组织。目前包括 54 个专业协作组，几乎涵盖整个临床医学领域，主要产出系统评价。在 Cochrane 协作网中，与神经系统疾病有关的组织包括 Cochrane 脑卒中组、癫痫组、神经肌肉疾病组、多发性硬化和中枢神经系统罕见病组、运动障碍组、痴呆及认知障碍组、背部和颈部病组，以及创伤组等。Cochrane 神经疾病网络（Cochrane neurological network）已在意大利建成，目的是为神经疾病的临床实践提供最佳的证据。其中最有成效的 Cochrane 脑卒中组(The Cochrane Stroke Review Group)设立于英国爱丁堡大学神经内科,已发表了 200 余个有关脑卒中预防与治疗的系统评价,涵盖了当前热点问题,为脑卒中防治提供了高质量研究证据,并被写进众多的临床诊治指南。这些治疗研究证据可在 Cochrane 协作网出版的电子期刊《Cochrane 图书馆》(The Cochrane Library)上查到。临床研究人员可通过参加临床研究方法学培训班、参加高质量的多中心临床试验或参加 Cochrane 协作网中有关专业协作组的协作,学习提供高质量 RCT 和系统评价证据的方法。

5. 可靠证据的来源

(1)《Cochrane 图书馆》(ISSN 1465—1858):是以互联网形式发表的一种电子出版物,包含各种类型的高质量、独立的指导健康决策的数据库,国际 Cochrane 协作网的产品(www. thecochranelibrary.com)是临床医学各专业防治方法的系统评价和临床对照试验的资料库,是治疗性研究证据最新和最好的信息来源。它的内容还包括 Cochrane 系统评价工作手册、术语词典、Cochrane 协作网内各实体组织(如专业组)的情况介绍及联络信息,以及循证医学的有关网址等。

(2)证据的其他来源:《最佳证据》(Best Evidence)是另一种电子期刊,包括病因、诊断、预防、治疗、康复和预后方面经评价后的研究结果。Medline 是世界上最大的生物医学研究资料库,可在网上免费查阅(www. ncbi. nlm. nih. gov/pubmed);互联网上还有各种临床实践指南库;纸质期刊包括《循证医学》(Evidence Based Medicine)、《循证卫生保健》(Evidence Based Health Care),以及《临床证据》(Clinical Evidence)等,也是临床研究证据的重要来源。

6. 循证指南 循证医学提倡在临床实践中,尽可能使用当前可以得到的最佳证据,结合医生的临床经验与患者的意愿进行诊治方案的选择。一个好的、以证据为基础的临床指南已经完成了对当前证据的收集和评价,并将证据与具体实践相结合,对临床实践提出具体和实际的指导意见。对某一临床问题,即使当前尚无可使用的研究证据,指南也会根据共识提出相应的处理建议。因此,遇到一个需要解决的临床问题时,最好先寻找和使用临床指南。然而,须注意临床指南的质量良莠不齐,以循证指南最为科学、合理和可靠。循证指南是将推荐意见与相关的证据质量明确地联系起来,依据对现有证据进行评价的结果来确定推荐意见和制定指南。中华医学会神经病学分会自 2010 年以来积极推动所属的各专业组循证指南的制定,并及时根据最新的高质量的研究证据进行指南修订;迄今为止,脑血管病学组已经发表急性缺血性脑卒中诊治、一级预防、二级预防、血管内介入诊疗、颈部动脉夹层、颅内静脉系统血栓形成诊治、蛛网膜下腔出血诊治,以及脑血管病影像应用等循证指南。

7. 循证医学临床应用的基本步骤 包括:①针对具体患者提出的临床问题;②全面收集有关的研究证据;③严格评价证据质量;④将研究结果用于指导具体患者的处理;⑤进行后效评价,总结经验和教训等。

以下是应用循证医学的临床实例。

实例 1. 急性缺血性脑卒中的循证治疗

患者女性,70 岁,因右侧半身无力、说话不清 4 小时收入某医院神经内科。既往高血压病史 15 年。查体:血压 165/105mmHg,意识清楚,不完全运动性失语,右侧上运动神经元性面舌瘫,右侧上下肢肌力Ⅱ级,生活不能自理。即时脑 CT 检查未显示出血及其他异常密度病灶,脑 CTA 检查提示左侧大脑中动脉(middle cerebral artery, MCA)闭塞。初步诊断:急性缺血性脑卒中;左侧 MCA 闭塞;高血压病 2 级,极高危。这一患者的循证治疗根据上述原则主要分为五步。

步骤一:提出问题。对患者、家属及其主治医生均提出问题:①能否使用溶栓药来降低患者死亡和残疾风险?是否桥接取栓治疗?②对该患者是否应积极进行降压治疗,以及何时使用降压药?③是否可以和如何选择其他疗法?

步骤二:寻找证据。该患者诊断急性缺血性脑卒中,应尽可能根据我国最新的循证指南《中国急性缺血性脑卒中诊治指南 2018》(以下称 2018 年指南)作为参考进行治疗,也可参照如 2018 年欧洲"缺血性脑卒中和短暂性缺血发作处理指南 2018"和美国"2018 年急性缺血性脑卒中早期管理指南"等。

(1)关于溶栓:因溶栓时间窗很短,对这一患者应快速决定是否进行溶栓。我国 2018 年指南推荐对发病 4.5 小时内的缺血性脑卒中患者使用 rt-PA 静脉溶栓(Ⅰ级推荐),与欧美的指南一致。主管医生应将该患者情况逐条对照指南中溶栓适应证和禁忌证,确定适合进行溶栓治疗。尽管指南都推荐发病 4.5 小时内的患者静脉使用 rt-PA,仍需与患者及其家属沟通使用 rt-PA 后早期颅内出血和死亡风险,以及费用等问题,并签署知情同意书。

(2)关于动脉取栓:2018 年指南对发病 6 小时内的前循环大血管闭塞性缺血性脑卒中也推荐了静脉溶栓桥接动脉取栓(Ⅰ级推荐)。准备桥接血管内取栓者,血压应控制在收缩压<180mmHg、舒张压<100mmHg。对未接受静脉溶栓而计划进行动脉内治疗的患者血压管理可参照该标准,根据血管开通的情况控制术后血压水平,避免过度灌注或低灌注,具体目标有待进一步研究。

(3)关于血压处理:我国 2018 年指南建议,血压持续升高至收缩压≥200mmHg 或舒张压≥110mmHg,或伴严重心功能不全、主动脉夹层、高血压脑病,可给予谨慎的降压治疗。准备溶栓者,应使收缩压<180mmHg、舒张压<100mmHg。欧美指南与我国指南的标准大同小异,但在血压标准方面欧美指南建议,血压持续>220/120mmHg时可用降压药谨慎降压;有溶栓指征的患者,血压应降至≤185/110mmHg;此外,我国和美国指南均建议有高血压病史且病前正在服用降压药者,可于起病后数日开始恢复使用降压药。目前,关于急性期血压处理问题由于缺乏充分的随机对照试验证据,上述国内外指南推荐意见均主要基于观察性研究和专家共识。临床医生可参考我国指南推荐,结合临床经验及患者的具体情况进行处理。

(4)关于其他常用措施:将国内外最新指南的推荐意见大致归纳如下:①证据充分,应广泛使用的,如脑卒中单元,阿司匹林150~300mg/d,大脑中动脉恶性梗死的去骨瓣减压术,早期康复等;②证据欠充分,应限制性使用的,如肝素限用于少数再栓塞风险很大的患者;③目前不推荐使用的,如各种类型抗凝剂无选择地广泛使用、血液稀释疗法等。

步骤三:评价证据。对指南可以进行评价,以确定其推荐意见的可靠程度。已对原始研究证据进行了质量评价的循证指南相对更为可靠。对指南真实性(validity)和可靠性(reliability),以及临床意义和实用性进行评价的要点如下:

(1)指南真实性和可靠性:①指南是否收集了所有最新的有关证据,并进行了分析、评价和对其真实性进行了分级。最新的我国、欧洲和美国指南都大致分为三个部分,首先介绍了制定指南的目的、参加制定指南的人员情况及制定指南的方法,并给出了大同小异的证据水平和推荐意见强度的对照表;对处理措施的当前有关研究证据进行了全面分析和评价,并在指南中进行了报告,列出了相应的参考文献;最后在这些证据的基础上形成推荐意见,并标记了推荐意见强度和证据水平,将推荐意见与相应支持证据紧密联系起来。②是否对每一条推荐意见标注了它依据的证据级别及相关文献出处。我国、欧洲和美国最新的指南均对推荐意见标注了其依据的证据级别和相关文献出处。

(2)指南推荐意见的临床意义和实用性,执行指南意见带来的益处是否大于风险。(见步骤二)

(3)指南推荐意见是否适用于你所面对的患者。(见步骤二)

步骤四:具体应用证据。归纳对该患者的处理要点为:立即静脉使用rt-PA,并密切观察病情变化,左侧大脑中动脉闭塞应考虑静脉溶栓桥接取栓治疗,病情平稳24小时后开始口服阿司匹林150~300mg/d,急性期后可改为预防剂量(50~300mg/d)(Ⅰ级推荐)。如果患者方面不同意溶栓或取栓治疗,就应立即使用阿司匹林,对症、

支持、康复和防止并发症及复发等措施。该患者的血压不太高且病情稳定,暂时不急于使用降压药,可考虑在病情平稳数天后开始恢复原用的降压药。有条件应进入脑卒中单元(Ⅰ级推荐)。

步骤五:后效评价。患者应用上述治疗后病情稳定,出院时血压稳定为140/80mmHg,右侧肢体肌力恢复到Ⅴ级,仍有轻度运动性失语,复查脑CT显示左额叶斑片状低密度病灶,未见出血。提示应用当前治疗策略效果尚佳,出院后应定期随访。

实例2. 循证医学在预后估计中的应用(Evidence-Based Medicine Group,1992)

一名在教学医院工作的住院医生,遇到一例75岁男性患者,因癫痫大发作就诊。过去从无类似发作,既往无头部创伤史。饮酒每周1~2次,发病当日未饮酒。脑MRI检查正常,脑电图仅显示非特异性改变。患者比较担心药物不良反应,很想知道是否应该服药,服药或不服药对自己死亡的风险有多大。

过去的方法:根据上级医生的意见,这位住院医生告诉患者,存在复发的风险,但不知道风险有多大,不要开车,应继续服药,门诊随访。患者对再发的可能性仍然迷茫。

循证医学的方法是:

(1)提出问题:住院医生对自己提出问题,是否知道首发癫痫的预后?认识到自己不能回答。

(2)收集有关的研究证据:在互联网上作了Medline检索,用主题词"癫痫""预后""再发"检索,查到了45篇可能有关的临床试验,其中1篇直接有关。结果显示,该类患者接受药物治疗后1年的存活可能性为100%,5年为97%,10年为94%,20年为91%;而未接受药物治疗的患者1年、5年、10年、20年的存活可能性分别为100%,98%,97%和89%,只有存在病理因素的痫性发作患者死亡率较高(HR 3.4,95% CI 2.5%~4.3%)。首次全面强直阵挛发作后立即用药或在癫痫复发后才开始药物治疗,并不影响患者后20年的生存(Leone,2011)。

(3)严格评价研究证据:将这篇论文用临床流行病学的预后研究质量评价标准进行评价,论文真实性和可靠性较好。

(4)将研究结果用于具体患者:该论文研究的患者与这名医生遇到的患者相似,此研究结果可以用于这一患者。医生将这些研究结果告诉患者,患者的疑问得到了满意的回答,患者选择暂不服药,嘱其继续密切观察、戒酒、保持健康生活方式并定期复诊,若再次发作可立即就诊,医生可能为其选用抗癫痫药物,患者对自己预后就清楚多了。

为了在我国开展和普及循证医学,四川大学华西医

院于 1996 年筹建中国循证医学/Cochrane 中心,1997 年卫生部正式批准建立,1999 年被国际 Cochrane 协作网正式批准注册为全世界 13 个 Cochrane 中心之一,成为亚洲和中国第一个循证医学/Cochrane 中心。

目前已建立中文临床研究资料库(包括神经疾病),致力于系统评价和卫生技术评估的开展与实施,倡导国内研究者开展高质量的临床试验,为我国临床实践和政府卫生决策提供可靠的临床研究证据;定期举办循证医学培训班,普及和推广循证医学知识,培养高质量临床研究证据的提供者和应用者,并于 2004 年建立中国临床试验注册中心(Chinese Clinical Trial Registry,ChiCTR),

2007 年加入 WHO 国际临床试验注册平台(WHO IC-TRP)。目前该中心已完成临床试验注册共计 25 595 项,将大大提高我国的临床试验研究质量及水平(中国临床试验注册中心网址:http://www.chictr.org.cn)。

参考文献

第三十一章　　**神经康复**

Neurological Rehabilitation

（张通　陈立嘉）

第一节　概述

神经康复(neurorehabilitation)是神经病学与康复医学相结合的一门新兴学科,专门研究由神经系统疾病所致患者的身心功能、身体结构,活动参与等三个水平的状况,同时明确环境因素及个人因素的作用,全面、系统、规范地进行康复评定与治疗,最大限度改善生活质量,促进参与社会活动。具体表现是因各种神经系统损伤导致的功能障碍,如运动瘫痪、言语障碍、吞咽障碍和尿便功能障碍等。可以应用康复医学的措施来预防功能障碍的发生,特别是预防继发性障碍的发生,针对已经产生的功能障碍予以恢复,充分调动与发挥患者的神经残存功能和潜在能力,提高其生活质量,使其享有生活尊严(张通等,2017)。随着时代的进步,保健及医疗水平不断提升,经济状况改善,老龄化社会到来,神经康复的社会需求正在逐渐扩大。

【神经康复的基本理论】

中枢神经系统损伤后,除了嗅受体细胞外,其他神经细胞功能是不能自愈和不能恢复的,因为中枢神经系统的神经细胞一旦死亡是不能再生的。然而,现实生活与动物实验中,中枢神经系统损伤后功能恢复的现象比比皆是,可能有恢复程度大小、好坏差别及快慢的不同。由此 Bach(1930)提出脑的可塑性理论,认为脑通过学习和训练,可以恢复它因病变损伤而丧失的功能,但脑必须具有重新获得的形态学基础。Kennard 和 Luria(1938)倡导脑功能重组论,认为借助功能重组才能恢复脑损伤后失去的功能。这两个学说直至 20 世纪最后 10 年,才被正电子发射断层成像(PET)、经颅磁刺激(TMS)等先进技术和临床试验证实,被广泛公认与接受。神经可塑性(neural plasticity)与功能重组(functional reorganization)的学说成为神经康复的重要理论,其中远隔功能抑制论、替代论、发芽论及突触调整论为这一理论提供重要的支持证据。

1. 远隔功能抑制论　脑的结构是相互连接、相互依赖的,疾病损伤与功能障碍也是紧密关联的。在脑损伤后,远隔功能抑制可能导致立即发生的神经系统功能缺失现象,例如猫和鼠的皮质感觉运动区损伤引起偏瘫,与它联系的远隔的对侧小脑部分,功能也可受到抑制。如设法使该抑制消除,肢体的运动功能即可能加速恢复。同样,在周围神经损伤时也可观察到远隔功能抑制现象。

2. 替代论　中枢神经系统中可能存在许多中枢,诸如运动中枢、言语中枢等,但损伤后的恢复过程远远超过一时性的抑制消失,在缺少神经细胞复制或转换下,所剩余的神经组织难以大量再组,因此其费时、费力。然而,这并非功能绝不能再恢复。事实上,通过一种替代(substitution)机制,它还是可以恢复或部分恢复的。Glees(1980)年曾发现,切除猴的拇指运动区后,猴瘫痪的拇指运动功能可以通过训练迅速恢复,这可能是一种来自病灶周围组织的替代。如果再次损伤病灶周围的皮质,运动缺失现象又可能重现,这证实最初病损的周围组织已在恢复与替代已失去的肢体运动功能。此外,动物实验证实一种来自对侧半球的替代,当切除一侧大脑运动区后,会逐渐出现健侧半球支配同侧肢体的现象。

3. 发芽论　发芽(sprouting)是未损伤神经元的一种反应,是指未损伤神经元轴索发芽走向损伤区域以代替退变的轴索。它发生于中枢神经系统与周围神经系统,通常发芽可能恢复已失去的功能并建立新的连接,是一种不良适应过程。发芽可分为:

(1) 再生性发芽(regenerative sprouting):是指发芽取代已失去的轴索,即损伤近端的轴索再生和再支配适当的支配区,主要见于周围神经系统。

(2) 代偿性发芽(compensatory sprouting):发芽见于远端,是由同一神经元轴索的未损伤分支长出,延伸以支配目标,这一过程对神经恢复是有益的。

(3) 侧支/反应性发芽(collateral/reactive sprouting):完好的神经元轴索终末端在邻近另一神经元轴索损伤时发芽,并与之形成连接,以代替退变轴索。

(4) 内生长(ingrowth):也是一种损伤神经的反应,扩伸的轴索因对远处的神经生长因子的反应而走向支配远处的组织。

4. 突触调整论　突触调整在功能上表现为所含递质的合成与释放,在结构上是突触受体数的增加或减少。在脑发育过程中神经元细胞存在着广泛的突触连接,这些连接大多数是被抑制的。脑一旦发生损伤,这些被抑制的突触连接就会重现,显示其功能。例如人类在脑卒中后皮质某些功能的再组在数小时即可发生,因时间太短,这不能以形成新连接来解释,只能是先前存在的环路、潜在的突触活化或重现,或者功能性重组由调节或增加环路内突触强度所致。

第二节　神经康复治疗技术

神经系统疾病的临床诊断通常从定位、定性作出诊断。神经康复的评定侧重于身体功能和结构、活动、参与方面的评定,以确定个体的损伤、活动受限、参与局限的程度。根据诊断及评定结果制订康复治疗目标、治疗计划及判断预后。评定的内容和种类很多,主要包括运动功能评定、言语功能评定、认知功能评定、尿便功能评定、神经心理评定、日常生活活动能力评定和生活质量评定等。

【康复治疗技术】

康复治疗专业主要包括：由运动疗法（kinesiotherapy）与物理因子疗法构成的物理治疗（physical therapy，PT）、作业治疗（OT）、言语语言治疗（ST）、心理治疗（psychological therapy）、认知障碍治疗、文体治疗、康复护理（rehabilitation nursing，RN）、康复工程（rehabilitation engineering，RE）、社会康复（social rehabilitation）、职业康复（vocational rehabilitation）以及传统中医治疗等。具体康复治疗技术有：

1. Bobath 治疗法　国际 Bobath 指导者协会（international Bobath instructors training association，IBITA）的定义：针对因中枢神经损伤出现姿势紧张、运动及功能障碍者进行评定与治疗，从而解决问题的方法。以感觉运动再体验（sensorimotor reexperience）为基础，寻求脑和肌肉等非神经源性要素最大限度的可塑性，在与环境相关的过程中完成实际的任务。Bobath 治疗主要应用于脑卒中等中枢神经系统疾病患者。

2. Brunnstrom 技术　应用联合反应和紧张性反射，来促通正常运动的恢复和促进姿势稳定，主要用于中枢性偏瘫的康复。

3. PNF 技术　通过刺激本体感受器和牵张反射来加强某些特定运动模式中的肌肉反应，从而使动作易于完成，适用于多种神经肌肉系统疾病的治疗。

4. Rood 方法　又称为多感觉刺激法，利用各种感觉刺激来诱发肌梭运动反射，以促通或抑制肌肉的收缩活动，主要用于小儿脑瘫和发育迟滞。

5. 运动再学习技术　是 20 世纪 80 年代初由澳大利亚学者 J. Carr 等提出的一种运动疗法，它把中枢神经系统损伤后运动功能的恢复训练视为一种再学习或再训练过程。以生物力学、运动科学、神经科学和认知心理学等为理论基础，以作业与功能为导向，在强调患者主观参与和认知重要性的前提下，按照科学的运动学习方法对患者进行再教育，以恢复其运动功能的一套治疗方法。

6. 强制性运动疗法（constraint-induced movement therapy，CIMT）　通过限制健肢使用和强制患肢使用并在日常生活活动能力中应用，以达到强化改善患肢功能的目的（Shalesh Rohatgi et al，2019）。主要是适用于脑损伤、脊髓损伤、小儿脑瘫等。理念也可用于失语症康复。

7. 减重平板车步行训练　是专为恢复步行能力而设计的一种训练装置。它以传统实践为依据，利用悬吊装置不同程度地减少上身体重对下肢的负荷，使患者处于直立状态，易于在治疗师的辅助下进行步行周期全套动作的练习。

8. 运动想象治疗（mental imagery）　指运动活动在内心反复地模拟、排练，而不伴有明显的身体运动，即在暗示的指导下，在头脑中反复想象某种运动动作或运动情境，从而提高运动技能和情绪控制能力（Yanna Tong et al，2017）。研究显示，运动想象时虽然没有明显的身体动作，但想象时脑部的生理变化、脑电波活动通路和区域与实际动作时大部分相似，或重叠在实际动作时的动作表征系统。在进行运动想象时可以获得与实际运动相同的大脑局部定位的兴奋，产生与运动时相似的神经活性；可以改善脑损伤患者上、下肢的运动功能和日常生活活动能力。

9. 文体治疗　通过体育、娱乐活动可以使残疾患者的运动功能得到改善，例如，利用偏瘫体操可以使患者的运动能力得到提高。

10. 音乐治疗（music therapy）　音乐治疗是以音乐来达到恢复、维持及改善心灵与身体健康的治疗方法，是通过精心选择的音乐使不舒适的、不健康的生理和心理状态转变为较为合意的状态的一种治疗，是艺术和科学的结合，是医学心理学、物理学译音乐等多学科相互结合交叉的产物。

11. 物理因子疗法（physical agents therapy）　使用电、光、声、磁、水、蜡等物理因子治疗手段，促进患者的康复。其应用物理因子作用于人体，达到疾病的治疗、康复与保健目的。

12. 经颅磁刺激（transcranial magnetic stimulation，TMS）技术　利用脉冲磁场作用于中枢神经系统，主要是大脑，改变皮质神经细胞膜电位，使之产生感应电流，影响脑内代谢和神经电活动，从而引起一系列生理生化反应。对脊髓损伤、帕金森病、癫痫、脑损伤、外周神经损伤后康复均有较好的效果。

13. 作业治疗（occupational therapy，OT）　采用有目的性的、经过选择的作业活动，对由于躯体、精神及发育方面功能障碍、不同程度丧失生活自理能力和劳动能力的患者进行评价、治疗和训练，有助于患者的功能恢复，提高生活自理能力，促进患者回归家庭和社会。

14. 言语语言治疗（speech therapy，ST）　针对脑卒中、外伤性脑损伤、小儿脑瘫、头颈部肿瘤，以及某些先天缺陷患者的交流能力障碍和口语发声障碍等进行评定、训练和矫治的方法。可对临床较常见的失语症和构音障碍进行康复治疗，对儿童语言发育迟缓、发声障碍和口吃等也可进行康复训练。

（1）失语症治疗：Schuell 刺激疗法是多年来应用最广泛的方法之一，此方法强调对损害的语言信号系统应用强的、控制下的听觉刺激为基础，最大程度地促进失语症患者的语言重建和恢复。选择常用的词和短句反复刺激来提高其反应性,并在听觉刺激的同时结合视觉、触觉、嗅觉和味觉等刺激强化语言的形成。另一种方法以促进实用交流能力为目的,这一方法比较重视以日常交流活动为训练内容,重视信息传递及日常交流以提高患者的语言功能。此外,还必须根据失语症的类别调整训练方法。

(2)构音障碍治疗:主要针对发音器官运动障碍进行,例如改善构音的训练包括唇舌运动训练、发音训练、减慢语速训练和变音训练等。此外还需要进行克服鼻音化训练、克服费力音训练、克服气息音训练、语调训练和音量训练等。

15. 吞咽障碍康复治疗 主要包括基础训练,诸如舌肌、唇等吞咽肌的功能训练等;摄食训练;理疗刺激,包括咽部冷刺激法、针刺疗法和低频脉冲电治疗等。临床常用的评定方法包括床旁评估,例如洼田饮水试验、修订饮水试验、反复唾液吞咽试验等。功能检查通常进行吞咽X线造影录像检查、吞咽光纤内镜检查等。

16. 心理康复治疗 心理治疗是对有心理功能障碍的康复对象,运用各种心理学技术与方法使之得到不同程度的补偿、减轻,或者消除症状、改善情绪和调整心理状态,以达到全面康复的目标。常用的心理疗法包括支持心理疗法、认知治疗、集体心理治疗、家庭心理治疗等。

17. 认知康复治疗 针对患者认知障碍的表现,诸如注意障碍、记忆障碍、失计算、思维障碍、执行功能障碍及知觉障碍等,在认知评定的基础上制订有针对性、专业性、连续性和循序渐进的训练方法。应用计算机辅助认知康复训练显著提高了训练效果,并节省了大量的人力资源。

18. 康复护理 在治疗护理的基础上,采用与日常生活活动有密切联系的训练方法帮助患者在病房中进行生活自理的训练。利用床上良好体位的摆放,预防患者关节肌肉的挛缩畸形;通过对患者进行肢体的被动运动防止患者出现肌肉萎缩和关节僵直;通过教给患者定时翻身和变换体位预防压疮的发生;利用自助具,训练患者在病房中练习进食、穿衣等动作,加强患者的生活自理能力;通过进行膀胱护理和再训练,改善膀胱的功能。总之,这些训练的目的是使患者从被动接受他人的照顾,转变为自己照料自己的自我照顾等。

19. 康复工程(rehabilitation engineering,RE) 是应用现代化工程学的原理和方法,恢复或重建患者功能的科学。其是利用现代工程技术对患者进行评估和测量,然后按照代偿和/或适应的原则,通过产品设计、生产、适配、信息咨询等一系列技术服务,辅助残疾人减轻残疾,克服障碍,改善独立生活、学习、工作以及参与和回归社会的能力。这是一门需要多学科密切合作的边缘性学科,是生物学工程的重要分支。

20. 康复机器人(rehabilitation robotics) 通过机器人技术使康复效果得以更好体现,是智能康复技术(intelligent rehabilitation technologies,IRTs)的集中体现。它包括对不同感觉运动功能障碍的辅助、计划各种康复方案等,康复机器人已经成为神经康复中非常重要的手段,目前广泛地应用于康复护理、假肢和康复治疗等方面。康复机器人主要分为康复治疗型和辅助型,康复治疗型机器人主要是帮助患者完成各种主-被动康复治疗,减轻服务人员的劳动强度,解决人工帮助治疗达不到全身所有肌肉和关节长时间活动的问题,如行走训练、手臂运动训练、脊椎运动训练、颈部运动训练等。辅助型康复机器人主要是用来帮助肢体运动有困难的患者完成各种动作,如智能假肢、智能轮椅、导盲机器人、服务机器人等。

21. 虚拟现实技术(virtual reality,VR) 虚拟现实技术是借助计算机和传感技术构建一个与现实环境相似的虚拟环境,通过语言、手势等自然的方式安全地进行功能性的交互运动训练,并可通过CPS系统(cyber-physics-system)及时给予患者评估和反馈(金玲等,2015);降低对治疗师及场地的依赖程度;提供精确、稳定、个性化的训练模式和定量化的训练效果评估指标,激发患者参与的积极性,使被动治疗变为主动治疗。

利用虚拟现实系统进行运动康复训练,即是让患者在虚拟环境中扮演一个角色,通过训练动作与之进行交互,虚拟环境及时给予患者评估和反馈。使治疗过程能根据患者的障碍调整(虚拟)环境使之相适应,并通过传感和游戏使此过程更具趣味性和互动性。

22. 传统中医治疗 诸如针灸、按摩在神经系统疾病康复中应用广泛,对改善运动功能、认知功能、言语功能等均有较好的疗效。传统中医学缺乏相对客观的评价方法,可在神经康复的评定基础上展开中医治疗。

第三节 神经系统疾病的康复管理

神经系统疾病的康复管理主要包括三级康复流程和神经康复工作等。

【三级康复流程】

三级康复流程是由综合医院神经内科、康复医院(中心)或综合医院康复科,以及社区医疗机构或家庭康复组成的三级医疗康复网络所组成(张通,2014)。

1. 一级康复 指患者早期在医院急诊室或神经内科的常规治疗及早期康复治疗。在神经系统疾病急性期最重要的是展开治疗,预防各种并发症,重新开始生活自理活动的康复治疗,并给予患者及其家属精神支持。首先组成康复治疗团队,展开初期评定,着重对患者的身心功能、身体结构、活动方面进行评定,进行病情严重程度的评定、并发症评定、意识和认知功能评定、吞咽功能评定、深静脉血栓(DVT)危险性评定和情绪评定等。对并发症的评和预防包括是否存在吞咽及呼吸障碍、营养不良和脱水、皮肤破溃、深静脉血栓、尿便障碍、是否有疼痛、骨质疏松、癫痫发作以及预防摔倒等。根据评定结果,制订康复计划并实施。此阶段多从卧床状态开始,主要进行良肢位摆放、关节被动活动、早期床边坐位保持和坐位平衡训练、动作转移训练以及基本日常生活活动训练;可进行床边的促醒、呼吸、排痰、吞咽、构音、言语、心理等康复治疗;也可采用中医治疗、物理因子治疗及适宜的治疗仪器等。如果患者能够痊愈,或者出院后只需康复指导即可在家庭或社区进行康复训练,就可以直接出院回家。如果患者日常生活大部分需要他人帮助,或者出院后得不到康复指导或社区康复训练,患者可转移至康复医学科或专门的康复医院(中心)继续进行康复治疗。

2. 二级康复 是指患者在康复病房或康复医院(中心)进行的康复治疗。患者转入康复医院(中心)或综合医院的康复医学科后,首先由康复医生对患者在运动、感觉、交流、认知、日常生活活动及社会支持度等方面进行全面的检查和评定,根据结果,决定康复治疗团队的成员。团队成员分别对患者进一步检查和评定,确定其障碍的性质和程度。康复团队召开评定会,综合患者的情况,制订康复计划并开始实施治疗。此阶段的治疗内容主要是坐位平衡、移乘、站立、重心转移、跨步、进食、更衣、排泄等以及全身协调性训练、立位平衡、实用步行、手杖使用及上下楼梯等;可进行有关呼吸、排痰、吞咽、构音、言语、心理等的康复治疗;也可采用中医治疗、物理因子治疗及适宜的治疗仪器等。经过一段时间的训练,再对患者康复效果进行评定。如果效果不好,需要查找无效原因,以便决定下一步措施。如果患者治疗有效且为进入社区康复做好了准备,就可以进入社区进行康复。如果不能回归社区生活,建议继续住院康复治疗。患者经过一段时间专业康复后,如果可以进行社区生活,就可以考虑让患者出院回归生活。康复医生应当准备一份患者诊治经过的总结,并明确出院后的康复治疗计划。

3. 三级康复 是指在社区或家中的继续康复治疗。社区康复医生在患者二级康复的基础上,根据患者居住环境制订康复计划并负责实施训练。如果患者功能恢复达到平台期,可以对患者及其家属进行康复宣教,使患者可以在家中进行常规的锻炼以维持功能。如果患者功能仍有改善的空间,建议重新评定患者的功能,制订新的康复计划并继续康复治疗。

可利用社区资源进行适当训练和娱乐活动,正确运用辅助器具;有条件者还可以开展适当的社会康复和职业康复。

【神经康复工作特点】

1. 团队模式(team work) 指多学科和多专业合作,共同致力于患者的康复工作。由于康复医学由多个专业和跨学科的人员组成,为解决患者的功能恢复常采用多专业跨学科研究形式(interdisciplinary approach),即组成康复团队模式,实现全面康复的目标。可针对患者制订全面的康复治疗方案,优选治疗技术,效率较高。缺点是分工过细,需要专业人员太多,康复事业落后地区或国家难以做到。世界卫生组织对发展中国家提倡培养一专多能的康复治疗师,以解决分工过细、编制过多的问题。

神经康复团队的领导为神经康复医师(physiatrist),成员包括物理治疗师(physical therapist,PT)、作业治疗师(occupational therapist,OT)、语言治疗师(speech therapist,ST)、康复工程师(rehabilitation engineer)或假肢/矫形技师(prosthetist & orthotist,P&O)、康复护士(rehabilitation nurse,RN)、康复心理师(psychologist)、社会工作者(social worker,SW)等。

2. 团队会议(team meeting) 也称为康复评定会。一般由康复医师负责召集主持,由物理治疗师、作业治疗师、言语治疗师、康复护士、心理治疗师、假肢/矫形技师、社会工作者等组成。神经康复医师负责召集主持团队会议。各专业和学科从各自专业角度,对患者功能障碍性质、部位、严重程度、发展趋势、预后、转归充分发表意见,并提出各自领域的康复计划及目标。神经康复医师归纳总结,制订出完整的治疗计划及目标,具体实施。康复治疗期间,定期召开团队会议,对患者康复治疗效果进行评定,并对患者治疗方案进行修改、补充。患者康复出院前,再次召开会议对患者的康复效果进行总结,并为患者出院后的康复提出计划(Winstein CJ et al,2016)。

第四节 神经重症康复

神经重症患者是指因神经系统疾病导致危及生命状态,经抢救、手术等治疗后有所好转,病情有缓解但仍有各种临床问题不能转入普通病房而需持续监护治疗的患者。属于早期康复治疗范围。

可组成重症康复团队在重症监护病房(ICU)或新生儿重症监护病房(NICU)开展康复治疗。在早期系统性临床治疗基础上,只要颅内压稳定及呼吸相对稳定、心血管功能相对稳定、没有不稳定性骨折,即使患者有意识障

第四篇

精神障碍
Mental Disorders

第一章　概论

概论
Introduction

（于欣）

第一节　精神障碍诊疗历史与现状

根据《2016 中国卫生和计划生育统计年鉴》，截至 2015 年底，我国各类综合性医院，包括中医及中西医结合医院 20 000 余家，其中约有 1 200 家开设精神科，这表明综合医院中有精神卫生服务的比率不足 6%。中国的精神卫生服务以专科医院为主，这一局面的形成有历史的原因。

一、对精神障碍的诊疗历史

精神病学的发展历程反映了我们人类对精神障碍的几种认知方式，包括：①精神障碍的自然观：精神异常是身体与自然界的平衡失调的结果；②精神障碍的天谴论：认为精神异常是背离上帝、魔鬼作祟的结果；③精神障碍的道德观：认为精神异常是患者道德上不思进取、听凭自我放纵的结果；④精神障碍的医学观：认为精神行为异常是大脑或者躯体疾病的结果。虽然上述对精神障碍的认识方式是随着人类社会的发展渐次出现的，但这并不意味着这些观点的出现相互排斥，恰恰相反，在历史的许多阶段，这些看似不相容的观点在许多社会同时存在。甚至直到今天，我们依然可以在形形色色的真实案例中，窥见这些观点的影子。由于许多精神障碍的病因和发病机制仍然不完全清楚，且精神障碍是以精神活动和行为的异常为表现的，主要损害的是患者的生活、社交和工作能力，因此对精神障碍的释义往往带有各式各样偏见，这些偏见会在政府制定精神卫生政策、规划精神卫生服务、动员社会大众、提供医疗康复等诸多环节上造成障碍，同时也会在某种程度上制约精神卫生学科的发展。

我国第一家正规意义上的精神病院是惠爱医癫院，它最初是由嘉约翰（John Kerr）医生提议在广州的博济医院中设立的精神科病房，用以收治无家可归的精神病患者，但是广州传道会及慈善家和美国长老会对此并无兴趣，嘉约翰医生便自掏腰包，单独建立了该院（李洁，2015）。此后，国外一些基金会或教会支持我国的综合医院开设了精神科，如 1914 年华西协合大学医科成立神经精神病学教学组，北京协和医院于 1921 年由安德鲁·伍兹开设了神经精神科，1934 年凌敏猷先生创建了湘雅神经精神病学科，1943 年太平洋战争爆发，日本占领军关闭了北京协和医院，时任北京协和医院神经精神主任的许英魁教授，来到北大医院创立了神经精神科。我国多数精神病院仍然以独立成院的方式存在，如 1933 年北平市社会局将疯人收容所改组为精神病疗养院（首都医科大学附属北京安定医院的前身），同时也成为北京协和医学院神经精神学科教学医院，1935 年慈善家陆伯鸿在上海创立普慈疗养院（上海市精神卫生中心的前身），1947 年民国政府成立第一家国立神经精神病院——南京脑科医院。

中华人民共和国成立后，为了迅速满足广大精神病患者的救治需求和复退病残军人的安置，大量精神病专科医院纷纷建立，逐渐形成了我国精神专科医院占主体的精神卫生服务格局。

二、精神科在临床医学中的地位

精神科与临床医学的疏离，在起源上也有医学教育的问题。美国的医学生在医学院要学习 500 小时左右的行为医学课程，其中涉及了医患沟通技巧、生活方式与健康和疾病的互动、心理评估与心理咨询等内容，也有以授课联合实习的形式开展精神病学教学，而我国医学院校的相关课程不仅课时短，而且很多没有实习或见习。这样培养出来的医学生，走入临床科室后，对精神病学一知半解，如果其所在机构中也没有设置精神科，缺乏同行互动，继续教育课程中也不安排相关内容，几年的临床工作之后，精神病学就被完全排除在了他的临床大医学领域的知识体系之外。

1977 年 George Libman Engel 提出了生物-心理-社会医学模式，自此以后，该模式开始以"心身医学"的面目在我国得以实践。不同临床学科的医生，自觉或不自觉地意识到在患者的疾病发生、发展过程中，心理和社会因素会在不同阶段，起到促发、加重或塑性的作用；同时，在疾病干预策略中，如果能够考虑到患者的个性特征、心理状态和所处的社会环境，也会显著地影响到疾病的干预结局。

实际上，精神病学既是一门临床医学之下独立的二级学科，也是一门工具学科。它可以以临床学科的方式，与其他二级学科交叉融合，如与心脏病学交叉孕育出心脏心理学或俗称的"双心医学"，与肿瘤学交叉形成心理肿瘤学，与皮肤病学形成交汇形成皮肤精神病学等。同时，它又可以以工具学科的方式，渗透到各个临床科室，影响我们的世界观和方法论。我们将在下一节对此做更加详细的论述。

第二节　精神病学的概念和任务

精神病学（psychiatry）是临床医学的一个分支学科，是研究精神障碍的病因、发病机制、临床表现、疾病发展规律,以及治疗和预防的一门临床学科。

精神障碍(mental disorders),是指一类以精神活动、情绪和行为紊乱为特征的疾病,可伴有心理痛苦和/或社会及生活功能的不同程度的损害。精神障碍可以是年龄偏向的,如主要起病于儿童期的发育性障碍,即"孤独谱系障碍",或主要见于老年期的"痴呆";也可以是跨年龄段的,如抑郁障碍。精神障碍可以有明确的致病因素,如精神活性物质所致精神障碍,也可以是大脑或躯体疾病伴发状况,如脑卒中后抑郁或糖尿病伴发的焦虑。

由于精神障碍本身的特点和复杂性,精神病学又划分出多个亚专科,如根据服务对象年龄不同,划分为儿童精神病学、老年精神病学、成人精神病学。根据服务对象性别不同,有专门针对女性群体的妇女精神病学。根据服务场所的不同,划分为急诊精神病学、医院精神病学、社区精神病学。精神病学与法律接壤,衍生出司法精神病学,主要评估或鉴定精神病患者违法行为的责任能力。跨界到临床大医学,有会诊-联络精神病学,帮助各个临床专科识别处理伴有精神行为问题的就诊患者。如果聚焦在精神活性物质滥用的人群,有成瘾精神病学,研究成瘾相关精神障碍的发病机制、治疗、预防、康复。

从研究角度,精神病学的范畴更加宽广。例如,以神经科学为基础,以大脑的结构和功能为主要研究对象的生物精神病学,既可以在细胞或动物模型上进行神经生物学研究,也可以在人体上进行神经生理学研究;与遗传学相结合,研究精神障碍的遗传规律的精神遗传学;研究神经精神药物的中枢作用机制、人体代谢、临床疗效和安全性的神经精神药理学;以及以人群为对象,研究精神障碍发生与发展规律的社会精神病学,和偏重文化对心理发育与精神障碍塑形作用研究的文化精神病学。总之,精神病学既是一个临床二级学科,有自己独特的疾患者群需要提供预防、治疗和康复服务,同时,又因为与不同临床医学专业和其他学科的交叉,具有极大的服务和研究的领域。

第三节 精神障碍的分类体系和诊断思路

大多数精神障碍病因和病理机制不明,因此精神障碍的诊断和分类无法贯彻病因病理学分类的原则。世界卫生组织(WHO)组织编写的《国际疾病分类(第11版)》(ICD-11)基本上遵循病因病理学分类和症状学分类兼顾的原则,但美国的《精神障碍诊断与统计手册(第5版)》(DSM-5)主要按照症状学分类原则进行。从ICD-10和DSM-Ⅳ起,两大分类体系有逐渐融合的趋势,一般临床研究多采用DSM系统,而卫生行政部门要求医院的病历信息登记编码均采用ICD体系。

无论是ICD或DSM,都会在使用10年左右开始启动更新。这一方面说明我们对精神障碍的认识在不断深入,同时也说明精神病学仍是一门相对年轻的学科,最基本的疾病分类框架还处于不断完善当中。

从目前对这两类精神障碍诊断分类系统的解读中,我们可以体会到一些共同的变化:将精神障碍的发生发展纳入整个生命周期来考量,取消了既往的所谓"通常在婴儿、儿童及青少年中诊断的精神障碍"这一类别,将其插入各个相关章节;强迫障碍单独成章;"痴呆"这一名词弃之不用,替换为"神经认知障碍"。ICD-11精神障碍诊断分类中,睡眠觉醒障碍单独成章,反映了全球范围内睡眠医学的快速发展。

精神障碍的诊断思路一般采用SSD路径:精神障碍的诊断必须首先确认症状(symptoms,S),然后从症状构筑综合征(syndrome,S),由综合征引出各种可能疾病的假定诊断(hypothesis diagnoses,D1),通过鉴别和排除的鉴别诊断(differentiated diagnoses,D2),最终做出疾病分类学诊断(nosology diagnosis,D3)。在实际工作中要避免先入为主地认定某个诊断,然后寻找症状和其他信息来证明这个诊断的做法。

第四节 精神障碍的检查与评估

对精神活动、情绪和行为的异常最为敏感和可靠的工具,就是人的大脑。因此,尽管神经科学发展迅猛,为我们带来了神经影像学、神经电生理学、神经心理学和生物标记物等一系列可以用于精神科临床的检查手段,但是到目前为止,仍无法替代受过良好训练的精神科医生。换而言之,在某些临床科室或某些疾病,实验室指标是最为重要的诊断依据,但是在精神科,诊断"金标准"仍然是精神科医生依据公认的诊断标准作出的临床判断;而精神科医生诊断所依据的基本素材,来自知情人提供的病史和精神科医生自己实施的精神检查。

病史采集的注意要点不再赘述。本节重点讨论精神科检查的要点。精神科检查与其他临床学科并无本质区别,它同样是一门实践技能,需要在有经验的临床医生督导下,经过不断练习才能掌握。但是,精神科的检查有两点是比较独特的:一是精神检查的发现很多都是主观报告的,如患者的情绪低落的体验;二是要做好精神障碍的检查,不仅需要具备丰富的临床知识,对患者宽容接纳的人文主义精神也非常重要。精神检查的目的包括:①获取必要信息以便确立诊断;②从完整的"人"的角度了解患者;③了解患者所处的环境;④形成良好的医患治疗关系;⑤向患者进行初步的精神卫生知识宣教,让患者了解自己的病情。精神检查分为开始、深入和结束三个阶段,每个阶段都有各自不同的任务,但是贯穿始终的是让患者感到安全、被尊重、被理解、被支持,建立互信、平等的医患关系。当然,在精神检查的过程中,各种心理技术如非言语沟通、澄清、重构、代述等的使用可以使检查过程更为流畅和高效。

当然,精神科也开发了相当数量的自评和他评的心理测量工具,用于定式的、量化的获得患者某一方面的信息。这些测量工具以一般以量表或问卷的方式呈现。在非精神科环境中,一些自评工具更受青睐,如评估抑郁情绪的PHQ-9或贝克抑郁问卷、评估焦虑症状的GAD-7和评估抑郁焦虑情绪的HAD、评估人格障碍的PDQ-4plus等。

第五节 神经系统疾病诊断中精神科会诊

神经病学与精神病学原本是一家,精神病学的奠基人之一特奥尔多·迈内特(Theodor Meynert)也是一位卓有成就的神经病理学家,他的学生西格蒙德·弗洛伊德(Sigmund Freud)在成为精神科医生之前,一直从事神经药理学研究。法国的夏科(Jean-Martin Charcot)最早确认了肌萎缩性侧索硬化的病理改变,同时也是癔症研究的开创者。在临床实践领域中,神经科与精神科截然分开始于20世纪40年代。我国在1993年神经病学与精神病学在学术组织上分离,中华医学会神经精神病学分会宣告解散,分头成立了神经病学分会和精神病学分会。

然而,在神经科与精神科各自发展若干年后,一门交叉临床学科——神经精神病学开始悄然兴起。美国于1998年开始认证神经精神科医生,在完成神经科或精神科培训后,经过两年的神经精神科培训,培训内容主要包括:结构与功能神经解剖、神经精神科评估、神经精神科治疗以及神经行为与神经精神综合征等,考试合格后取得神经精神科医生的执业资格。在我国,神经精神科尚未成为临床二级学科,鉴于大多数综合医院未开设正规的精神科,目前在神经科中从事精神科相关工作的神经科医生并未接受过完整的精神科培训。因此,在神经科临床实践中,面对疑似存在精神行为问题的患者,最恰当的处置方式就是请求精神科会诊。

请求精神科会诊,可以在下列状况下考虑:

1. 患者既往有明确的精神障碍史或目前正在服用精神药物 国内精神障碍流行病学调查显示,在成年人口中,任何一种精神障碍的终身患病率约为15%(Huang et al,2019)。同时有研究提示(Scott et al,2016),精神障碍特别是心境障碍和焦虑障碍,会增加躯体疾病如糖尿病、哮喘、高血压、卒中和慢性疼痛等的发病风险。显然,在普通神经科初诊的患者中,会有一定比例的患者已有过精神障碍的诊断或治疗史。由于对精神障碍的病耻感,可能会有患者或家属不愿意向医生透露自己罹患精神障碍的信息,这需要接诊医生本着同情、理解和保护隐私的态度询问相关的情况,并向患者及其家属阐明获得既往疾病包括精神障碍信息对本次诊疗的重要性。精神科会诊可以更好地评估既往或现患精神障碍,包括正在服用的精神药物,对本次诊疗行为可能的影响,并对接诊医生的进一步应对提供咨询建议。

2. 可疑的意识障碍 在急骤起病、脑损害部位比较关键或比较广泛、高龄、既往躯体状况较差、留置在急诊室或重症监护室的患者中,谵妄的发生风险较高,如果出现某些可疑症状(如突发的定向力障碍、注意障碍等),建议请精神科会诊,谵妄的出现往往是预后不良的指征,及时识别和处置至关重要。

3. 可疑的精神病发作 幻觉和妄想作为神经科疾病的伴发症状的情况并非少见。如果接诊医生存在显著的言谈内容离奇或交谈中有明显的走神,同时伴有自言自语等现象,建议请精神科医生会诊,除外精神病性障碍。

4. 可疑的情绪障碍 自然抑郁或焦虑既可以是病前诊断,也可能是本次神经科疾病的伴发状况。接诊医生只要肯花时间同患者做比较深入的交流,并注重了解患者的内心体验,应该不难识别患者是否存在着显著的情绪低落、悲观或紧张、焦虑。如果医生判断患者目前的情绪障碍超出了在神经科范围内能够识别和处置的范畴,建议请精神科会诊。

5. 兴奋、攻击与暴力行为 在没有可理解的心因背景下,出现的敌对和激越行为,可能的病理生理机制比较复杂,既可能是谵妄的外在表现,也可能是急性精神病状态的症状之一,也有可能是躁狂或轻躁狂发作。在安抚患者的同时,也要保护医护人员和其他患者不受伤害,建议请精神科会诊以明确诊断。

6. 可疑的自杀 尽管缺乏在综合医院住院患者群体中自杀的流行病学数据,但现有文献仍提示在综合医院住院患者中,自杀并非罕见。初步研究提示中年女性、罹患癌症、社会支持度差(离异或社会经济水平低)等,可能是自杀的高危因素。当然,合并抑郁是自杀发生的最重要危险因素。及时筛查抑郁、关注高危人群,对可疑患者邀请精神科医生进行自杀风险评估,都可以起到对自杀行为的预防。

7. 对疾病的过度担忧　如果发现患者对自己的神经科疾病有超出寻常的担心、对疾病性质有扭曲的认识、对医生的诊疗过程流露出过分的忧虑,建议请精神科会诊,以除外躯体症状障碍。

8. 无法从现有疾病学知识解释的神经科症状　神经科有为数众多的罕见病,临床现象十分复杂。但如果一个患者呈现出以下特征,如反复在各大医院神经科就诊,均无明确诊断;症状表现形式多变,不符合一般疾病的演变规律;化验检查结果常常自相矛盾;尽管症状丰富甚至有一定功能残疾,但患者本人对此安之若素,甚至愿意重复接受有创性的检查。此时,接诊医生应考虑精神科会诊。

9. 由于强烈的个性特征以致导致医患沟通困难　如果接诊医生发现患者存在鲜明的人格特点,容易引发人际冲突,干扰了正常的诊疗过程,建议请精神科会诊。

10. 在神经系统某些疾病单元中,特别是传统上认为是神经精神障碍的类别中,如变性病痴呆、帕金森病、亨廷顿舞蹈病、卒中、朊蛋白病、颅脑感染、脑肿瘤、多发性硬化、外伤性脑损伤、一氧化碳中毒、局限性肌张力障碍以及癫痫等,可能要考虑多学科团队的合作,而非一时一事的精神科会诊可以解决。

参考文献

第二章　　谵妄
Delirium

（孙新宇）

第一节　概述

谵妄(delirium)是注意力和认知功能的急性损害。患者通常表现为意识障碍和注意力损害,有知觉、思维、记忆、精神运动、情绪以及睡眠-觉醒周期功能紊乱,通常急性起病(数小时或数天),波动性病程(一天之中病情可有变化),通常在夜间恶化。谵妄常见于脑卒中、脑炎和创伤性脑损伤,也可见于系统性疾病导致急性脑功能紊乱,由于其非特异性病因,也曾称为急性脑病综合征。

【研究史】

谵妄的概念经历了一个不断演化的过程,较早的观点强调谵妄是一种意识异常状态,在非特异性病因基础上出现意识障碍,并表现为明显的精神活动异常。意识障碍是一个连续的谱系,其一端是警觉性和意识水平正常,中间是不同程度的觉醒程度下降,另一端是昏睡甚至昏迷。其后,谵妄的核心开始逐渐转向注意力和警觉程度下降,谵妄的核心损害被看作是注意力损害,但并非所有注意力损害都是谵妄,如注意涣散、随境转移等可能是某些精神障碍的特征性表现。近年,谵妄开始被归于认知功能障碍疾病,强调认知功能损害是谵妄的核心表现。谵妄概念和分类的演化,揭示了对谵妄的认识在不断深化,但遗憾的是,迄今谵妄仍停留在现象谱系诊断范畴中,对谵妄的认识还较为浅显,特别是病因学相关的特异性治疗非常缺乏,有很大的研究空间。

谵妄在急性疾病、手术或住院后、老年人群中较常见,在各种神经系统疾病的诊断、鉴别和处理中不容忽视。谵妄可能引发一系列事件,最终导致患者预后不良、死亡率增加以及提升医疗成本,对个人、家庭、社区和整个卫生保健系统具有重要意义。

【流行病学】

谵妄的流行病学研究因人群、疾病来源、所处疾病阶段及诊断评估方法不同差异很大,目前发病率和患病率研究多来源于老年人和综合医院患者。谵妄并没有得到充分的认识,识别率也较低。Fann 等对大多数前瞻性研究回顾发现,被送到医院治疗的患者中谵妄的发病率为 3%~42%,患病率为 5%~44%。

随年龄增加谵妄的发病率和患病率呈上升趋势。高桥等报道谵妄在不同年龄组中发病率为:20~29 岁为 1.8%,30~39 岁为 1.4%,40~49 岁为 2.7%,50 岁以上为 10.7%。Folstein 等在社区流行病学研究中发现,人群中谵妄患病率 18 岁以上为 0.4%,55 岁以上为 1.1%,85 岁以上为 13.6%。

谵妄在患躯体疾病的老年患者中发病率很高。一般住院患者占 11%~16%,髋关节术后患者占 4%~53%,老年住院患者占 16%~50%,养老机构中占 60% 以上,ICU 中>65 岁伴内科疾病或手术后患者为 70%~87%,临终前患者可达 83%。

谵妄出现在躯体疾病的急性期或病情严重时,有时可以作为疾病恶化的指征之一。这类患者住院治疗期间死亡率占 22%~76%,3~6 个月死亡率为 20%~30%,1 年死亡率高达 50%。校正了年龄、性别、躯体疾病严重度等影响因素后,谵妄显著增加死亡风险。术后伴有谵妄的老年患者出院 30 天后仍有较显著的认知功能损害。谵妄中症状不能完全缓解的关联因素为病前认知损害,纵向研究也发现症状的持续和进展更多归因于潜在的痴呆。痴呆与谵妄的共病很常见,痴呆患者中谵妄的发生率是非痴呆患者的 2.5~3 倍。

总之,谵妄可发生于任何年龄,常见于老年患者和伴有严重躯体疾病的患者,谵妄可能带来较高的死亡率、住院时间延长、医疗消耗增加以及更加持续严重的认知功能损害。

【病因和发病机制】

1. 病因　多因素综合作用构成谵妄的病因学基础,目前较为公认的是"应激-易感模型"(陆林,2018),该模型认为谵妄的发生涉及来自患者自身易感因素和外界促发因素的相互作用。在一种或多种易感因素存在的情况下,大脑储备下降,功能削弱。如果有促发因素影响大脑内环境,导致脑内神经递质、神经内分泌和神经免疫损害的急性变化就可能引起谵妄。当基线易感性低,即使明显暴露于促发因素中也很难发生谵妄;反之,患者易感性很高时,促发因素很微弱谵妄也会出现。

谵妄易感因素包括:高龄、认知功能损害、严重躯体疾病或脏器功能失代偿、视听障碍、营养不良、水电解质失衡、酒/药依赖等,如痴呆患者更容易出现谵妄。谵妄的促发因素包括:手术、外伤、重大生活事件、疲劳、睡眠不足、外界刺激过少或过多、环境恐怖单调、酒/药戒断等,如脑外伤后谵妄。某些药物使用如镇痛药、抗生素、抗胆碱能药、抗惊厥药、抗帕金森药、镇静催眠药、抗精神病药、抗抑郁药、中枢兴奋剂、皮质醇激素、抗肿瘤药等也可称为谵妄发生的重要影响因素。

2. 发病机制　包括神经递质改变、中毒、应激、信息输入障碍等假说。有较多证据支持胆碱能低下-多巴胺能过度活动假说,即多种病理生理因素转化为神经环路的功能活动异常,引发一系列临床症状。缺氧、维生素 B 族缺乏、电解质紊乱、低血糖等都可以影响氧化代谢过程使乙酰胆碱合成减少,与年龄相关的胆碱功能降低也会增加患谵妄的可能性,使用抗胆碱能活性的药物加重谵妄;多巴胺的过度活动、γ-氨基丁酸和 5-羟色胺的水平变化也与谵妄发生有关。其他病理机制可能直接或间接地影响脑功能,如脓毒血症可能会产生神经炎性反应,可以导致小胶质细胞活化以及神经元损伤,内皮细胞损伤又会破坏血脑屏障等。

第二节　临床现象学

谵妄的现象学表现具有共性,目前对谵妄症状特征的认识,更倾向于在注意障碍和意识改变基础上的广泛认知过程受损,突出特点是波动性,可在一天甚至数小时中出现明显不同。谵妄可出现包括感知觉、思维、行为、情绪、精神运动和睡眠觉醒等所有精神活动领域的异常表现。

【临床特征】

1. 谵妄的临床特征

(1) 注意和意识障碍:是谵妄的核心症状,患者对环境的感知清晰度下降,可从轻度混浊到浅昏迷转化,注意的指向、集中、维持和转换困难,检查可发现患者有随境转移或无法唤起注意,数字广度测验、划销测验等注意测查明显受损。

(2) 记忆损害:累计短时和长期记忆,可因谵妄程度不同而有差异,一般即刻和短时记忆与注意损害关系更为密切。

(3) 定向障碍:患者不能辨识周围环境、人物甚至自我。轻度谵妄时,时间地点定向损害较人物和自我定向损害更突出。

(4) 语言障碍:包括命名性失语、言语错乱、理解力受损、书写和找词困难等,极端病例中出现言语流畅性困难、言语不连贯。

(5) 思维过程异常:从接触性离题、病理性赘述到思维破裂等。

(6) 睡眠-觉醒周期紊乱:可以从白天打盹和夜间紊乱到24小时睡眠觉醒周期的瓦解。

(7) 运动异常:可以表现为行为抑制或明显的紊乱性兴奋。

(8) 感知觉障碍:兴奋型患者可有大量生动逼真的、鲜明的、形象性错觉和幻觉,伴有恐惧、紧张、兴奋、冲动等反应;抑制型患者幻觉妄想不突出。

(9) 妄想:被害妄想,不系统,呈片段性多变,可与幻觉关联。

(10) 情感改变:情绪稳定性差,可以有焦虑、淡漠、愤怒、烦躁不安、恐惧等多种情绪反应,情绪转换没有明显关联性,不能自控。

2. 谵妄的精神活动类型　可分为三种:活动过度型(高活动型)、活动减少型(低活动型)和混合型。

(1) 高活动型:通常活动水平增高,兴奋、丧失对行为的控制,警觉性增高,言语量多,幻觉妄想多见。

(2) 低活动型:通常活动水平降低,反应迟缓、淡漠,言语少,嗜睡较多,容易被忽视。

(3) 混合型:有以上两种类型交替或混合表现。

第三节　诊断和处理

谵妄是临床急症,需要迅速诊断和及时进行处理。

【诊断】

谵妄的诊断需根据病史特点、躯体检查、精神检查及相关辅助检查,首先明确谵妄综合征诊断,进一步查找可能的诱发和促发因素,建立病因学诊断。

1. ICD-10 标准诊断要点

(1) 意识模糊即对环境的感知清晰度下降,伴有集中、保持或转移注意的能力减退。

(2) 认知紊乱,表现为以下两项:①即刻回忆和近期记忆损害,远期记忆相对完整;②时间、地点或人物定向障碍。

(3) 至少存在下列精神运动性障碍中的一项:①迅速,不可预知地从活动减少转变到活动过多;②反应时间延长;③语流增加或减少;④惊跳反应增强。

(4) 睡眠或睡眠-觉醒周期障碍,至少表现出下列中的一条:①失眠(严重时睡眠可完全缺失,白天可出现也可不出现瞌睡)或睡眠-觉醒周期颠倒;②症状在夜间加重;③令人苦恼的梦和梦魇,可延续为觉醒后的幻觉和错觉。

(5) 症状发生急,并有昼夜波动。

(6) 病史、躯体和神经系统检查或实验室测验的客观依据,说明存在大脑或全身性疾病(与精神活性物质无关),并推断它与(1)~(4)各项的临床表现有关。

2. DSM-5 诊断标准要点(American Psychiatric Association,2013)

(1) 注意(即指向、聚焦、维持和转移注意的能力减弱)和意识(对环境的定向减弱)障碍。

(2) 该障碍在较短的时间内发生(通常为数小时到数天)。表现为与基线注意和意识相比的变化,以及在一天的病程中严重程度的波动。

(3) 额外的认知障碍(如记忆力缺损、定向不良、语言、视空间能力或知觉)。

(4) 诊断要点(1)和(3)中的障碍不能用其他先前存在的、已经确立的或正在进行的神经认知障碍更好解释,也不出现在觉醒水平严重减低的背景下,如昏迷。

(5) 病史、躯体检查或实验室检查发现的证据表明,该障碍是其他躯体疾病,物质中毒或戒断(即由于滥用毒品或药物),或接触毒素,或多种病因的直接的生理性结果。

临床常用的谵妄评估量表见表4-2-1。

表4-2-1 临床常用的谵妄评估量表

名称	中文名称	敏感性	特异性	特点及适用人群
CAM	意识错乱评估方法	76.0%	100%	基于DSM-3R制定;已在中国人群进行验证
CAM-ICU	意识错乱评估方法-ICU	81.8%~93.4%	87.7%~90.8%	基于DSM-IV制定;已在中国人群进行验证;可用于气管插管患者
3D-CAM	3D-意识错乱评估方法	95.0%	94.0%	尚未在中国人群进行验证;适用于老年和合并痴呆患者
DRS-98	谵妄等级评估表-98	—	—	基于DSM-ⅢR设计;尚未在中国人群进行验证;可用于谵妄严重程度分级
Nu-DESC	护理谵妄筛选表格	80.0%	92.0%	已在中国人群验证;可用于谵妄筛查
MDAS	认知谵妄评估量表	91.8%	99.0%	已在中国人群验证;可用于谵妄筛查

谵妄生物标记物的重要性越来越高,它们可能有助于识别罹患谵妄风险较高的患者,并为潜在的病理生理机制提供线索。由于谵妄可由不同的病因引起,最近的研究集中在炎症标志物上,包括白细胞介素和C反应蛋白,但尚未被证实用于临床谵妄的诊断或监测(Esther S et al,2017)。

脑电图是谵妄诊断和鉴别中重要的辅助检查手段,谵妄的脑电图特点为优势后节律变慢或缺失,θ或δ波弥散、背景节律结构差以及睁闭眼反应消失等。目前脑电图的新用途是帮助鉴别谵妄与非惊厥性癫痫持续状态、局灶性认知障碍发作或其他精神异常状态。

谵妄伴有明显幻觉妄想、言语行为紊乱及情感紊乱,需要鉴别精神分裂症和伴有精神病性症状的情感障碍;谵妄表现为明显的认知功能损害,需要鉴别阿尔茨海默病和其他类型的痴呆;谵妄起病急,并有恐惧紧张等情绪反应以及意识状态改变,需要鉴别急性应激反应。表4-2-2列出了老年期最为常见的谵妄、痴呆和抑郁的鉴别要点。

表4-2-2 老年期谵妄与痴呆、抑郁的鉴别要点

要点	谵妄	痴呆	抑郁
起病	突然	隐袭	相对缓慢
病程	波动性,数天	渐进性,数年	持续性,数月
首发症状	注意力不集中,意识障碍	记忆力、语言、视空间能力下降等	抑郁情绪或快感缺失
家族史	无	可能痴呆家族史	可能情感障碍家族史
主观认知损害	不存在	不一定	存在
记忆障碍	受注意力影响	存在	不一致
精神病性症状	多见	可见,与认知损害有关	较少见,与情绪体验有关

【治疗和处理】

谵妄的治疗涉及针对病因学的处理、精神症状治疗以及危险因素控制等多个侧面,治疗措施包括非药物和药物干预,治疗措施包括非药物和药物干预(陆林,2018)。

1. 预防策略 跨学科团队的整体干预过程,采取定

向指导、治疗认知损害、减少精神药物使用、增加活动、促进睡眠、保持营养以及水电平衡、提供视觉听觉辅助等措施,控制谵妄危险因素。建立老年健康咨询,有针对性的健康教育也会减少伴有躯体疾病老年患者谵妄的发生,改善谵妄造成的功能损害。

2. 治疗

(1) 病因治疗:是谵妄的根本性治疗措施。积极找寻素质性和诱发因素,针对这些因素采取处理措施非常重要,如电解质紊乱的纠正,感染性疾病的感染控制,药源性谵妄的药物减停等。同时还要积极加强支持治疗,并防止新的诱发因素出现。如果谵妄状态与心理社会因素有关,应去除心理及环境等因素,加强心理干预。

(2) 对症治疗:对行为紊乱突出的活动增多型谵妄患者可以尝试使用抗精神病药改善谵妄症状。氟哌啶醇是治疗谵妄最常用的药物,它的多巴胺阻滞作用有助于控制精神症状,用量在 1.5~10mg。非典型抗精神病药也用于谵妄的治疗,但氯氮平因其较强的抗胆碱能作用不推荐使用。癫痫发作相关的谵妄,尽量避免使用抗精神病药物,以免增加癫痫发作的风险。苯二氮䓬类药物一般只用于酒精和镇静催眠药戒断所致的谵妄。活动减低型谵妄的治疗以病因和支持治疗为主。

(3) 照护:尽量保持周围环境安全,环境刺激最优化以及减少感觉障碍的不良影响,运用定向技术、给予情感支持,减少和防范伤害行为等都有助于谵妄的恢复。在治疗谵妄状态的同时,要向家属解释病情及性质、危险等,使家属能保持镇静情绪,更好地照顾患者,特别是保证患者安全,防止发生意外,鼓励患者在短暂的神志清醒期间进行适当的交流等。

参考文献

第三章　　**精神活性物质所致的精神障碍**

Mental Disorders due to Psychoactive Substances

（朱刚）

第一节 概述

精神活性物质的滥用是全球性重大社会问题和公共卫生问题,对任何国家而言,都是一项严峻的工程。中华人民共和国成立后政府即向全国下达了《关于严禁阿片烟毒的通令》,使中国终止了持续200多年的阿片毒害。中国历届政府为禁毒都作了不懈的努力,但精神活性物质滥用问题发展蔓延的总体趋势尚未得到根本扭转。截至2014年底,我国精神活性物质依赖登记人口已达295万人,实际的精神活性物质依赖人口往往更多且逐年上升,且精神活性物质的种类也在不断增多(陆林等,2018)。中国的精神活性物质依赖者每年消耗高达2 000亿元人民币,因毒品所致传染疾病及偷盗抢劫等案件更是逐年增多。

物质成瘾中吸烟与饮酒是全球范围内使用最为普遍的物质,所造成的健康问题同样不容忽视。据统计,我国吸烟者达3.01亿人次,15岁以上人群吸烟率占28.1%,以男性居多。酒精的有害使用是发展中国家死亡和致疾的主要原因,是发达国家患病和死亡的主要危险因素之一。每年因酒精所致死亡的人数为世界总死亡人数的4%,占全球疾病负担的4.6%。

一、基本概念

1. 精神活性物质(psychoactive substance) 是指能影响人类的情绪和行为,改变人的意识状态,并导致依赖作用的一类化学物质,人们使用这些物质来取得或保持某种特殊的心理和生理状态。

2. 依赖(dependence) 是一组认知、行为和生理症状群,使用者明白滥用成瘾物质会带来问题,但仍继续使用。自我用药结果导致耐受性增加、戒断症状和强迫性觅药行为。强迫性觅药指使用者冲动性使用药物,不顾一切后果,是自我失去控制的表现,不一定是人们常理解的意志薄弱、道德败坏的问题。

传统上依赖可分为躯体依赖(physical dependence)和心理依赖(psychological dependence)。躯体依赖也叫生理依赖,是由于反复用药所致的病理性适应状态,主要表现为耐受性的增加及戒断症状。心理依赖又称精神依赖,使吸食者产生愉悦感或欣快的感觉,为寻求这种感觉使得吸食者反复用药。

3. 耐受性(tolerance) 是指在大部分精神活性物质在反复使用后,使用者必须加大使用剂量才能获得所需效果,或使用原剂量不能满足使用者所追求的效果的状态。改变物质的使用途径也是耐受性的表现,如从吸入逐渐变成肌内注射、静脉注射等。

4. 滥用(abuse) 是一种适应不良方式,由于反复使用药物导致了躯体或心理方面明显的不良后果,如不能完成重要的工作、学习,损害了躯体、心理健康,导致法律上的问题等。这里的滥用强调的是不良后果,滥用者没有明显的耐受性增加或戒断状态,反之则是依赖状态。DSM-5将滥用与依赖合并,称为物质使用障碍,认为依赖与滥用难以分开,只是严重程度不同。

5. 戒断状态(withdrawal state) 指停止使用药物、减少使用剂量或使用拮抗剂占据受体后所出现的特殊的心理生理症状群。机制是由于长期用药后,突然停药引起的适应性反跳(rebound),此过程称为反适应(counter adaptations)。症状及严重程度与所用物质和剂量有关,一般表现为与所用药物的药理作用相反的症状。

6. 强化(reinforce) 物质的强化作用可分为正性强化(positive reinforce)和负性强化(negative reinforce)。正性强化作用是指增加正性情绪,使用物质后的快感和社会性强化作用;负性强化是指对抗负性情绪的作用,特别是在依赖形成后,由于戒断症状导致无法自拔,必须反复使用物质才能解除戒断症状,是最强烈的负性强化。

7. 复发(relapse) 是指物质依赖者在脱毒治疗结束后,保持了一段时间的戒断状态,后因各种原因恢复使用治疗前滥用的物质,并再次发展成依赖的过程。

8. 戒断综合征(withdrawal syndrome) 指突然停止或减少用量,导致机体已经形成的适应性状态发生改变,吸食者会相继出现严重的精神和躯体症状,呈现痛苦的感受及明显的生理功能紊乱,甚至危及生命。

二、精神活性物质分类及
相关障碍影响因素

1. 精神活性物质分类 主要根据其药理特性,分为以下种类(表4-3-1):

表4-3-1 精神活性物质种类

种类	举例
CNS抑制剂	巴比妥类、苯二氮䓬类、酒精等
CNS兴奋剂	苯丙胺类、咖啡因、可卡因等
大麻	大麻
致幻剂	麦角酸二乙酰胺(LSD)、仙人掌毒素、氯胺酮、苯环立定(PCP)
阿片样	海洛因、吗啡、鸦片、美沙酮、哌替啶、二氢埃托啡等
吸入剂	丙酮、四氯化碳等
尼古丁	香烟及其他烟草制品

2. 精神物质相关障碍的影响因素　精神活性物质依赖的发生和发展与社会、心理及生理因素等共同作用有关，这些因素决定了个体在尝试过具有成瘾性药物后是否会无法克制进而继续使用，从而产生依赖或成瘾。长期使用具有成瘾性药物会导致脑结构和功能异常。

（1）社会因素：社会文化背景决定人们接受一些精神活性物质，包括：①可获得性：不管药物成瘾性有多强，如难以获得，则滥用的机会少。中华人民共和国成立后，政府颁布禁止鸦片的通令，严厉打击走私、贩卖、种植、生产鸦片，中国结束了历经百年的鸦片灾难，鸦片类物质成瘾的机会则明显减少。②家庭因素：家庭的氛围、家庭的残缺及家庭的教育等，均是物质滥用的危险因素。③同伴的影响、文化背景、社会环境、社会压力等。

（2）心理因素：个体使用成瘾性物质的动机是源于使用成瘾物质所带来的愉快感，成瘾性物质戒断会使个体产生不愉快的感觉。成瘾物质使用后的欣快感主要与脑内犒赏系统，特别是伏隔核（NAc）的多巴胺（DA）信号增强，与条件化学习过程及刺激敏感化等多方面因素有关。

（3）性格特征：精神活性物质滥用易感者是否具有人格缺陷，目前尚有争议，至今无法确定是否是特定的性格导致成瘾行为，还是成瘾的行为诱发人格的改变。临床研究发现，具有反社会人格的类型的个体与成瘾行为有关，如冲动、好奇、本能欲望要求立刻满足等。此外，一些具有明显的焦虑、抑郁型人格特点的人群，习惯采用活性药物来缓解自己的不良情绪，亦容易导致成瘾。

（4）生物学因素：精神活性物质可激活脑犒赏系统，主要涉及两大系统，即中脑边缘多巴胺系统和内源性阿片肽系统，前者激活生物体产生趋向性行为，后者与行为后的满足愉悦相关。精神活性物质如兴奋剂、阿片样药物、电刺激所产生的犒赏机制均与中脑边缘多巴胺系统（mesolimbic dopamine system，MLDS）相关。MLDS奖赏环路起源于腹外侧被盖区投射至伏隔核、杏仁核、前额叶皮质、嗅结节等。

脑内与成瘾密切相关的是μ、δ、κ型阿片受体。不同的阿片受体在成瘾过程中所起的作用不同，如μ、δ型阿片受体激动剂可产生精神依赖，其机制为μ、δ型阿片受体解除γ-氨基丁酸神经元对多巴胺的抑制作用，间接促使多巴胺的释放。κ型受体的激活可引起伏隔核的DA释放减少，减弱奖赏效应对抗依赖。长期使用阿片样物质后，μ型阿片受体数量减少，对阿片样物质的亲和力下降，致使用者需使用更大的剂量才能维持精神与躯体的适应性。

特异性的多巴胺能系统介导精神活性物质引起机体进一步获取这类物质，而另一些神经递质也可影响精神活性物质的强化行为。其中，5-HT的研究较为广泛。研究发现，前脑内侧束的5-HT能系统的神经传递可能影响一些脑区的功能，包括奖赏通路有关脑区的多巴胺能神经元的功能。另外，γ-氨基丁酸在介导精神活性物质的强化效应中发挥着重要的作用。其结合位点位于一种形成Cl⁻通道的多蛋白复合体上，通过促进Cl⁻内流去极化进而抑制神经激活。苯二氮䓬类药物、巴比妥类药物和酒精可产生镇静、欣快、减轻焦虑等效应，可能与增强Cl⁻内流对神经元的抑制作用有关。有研究证实，精神兴奋剂、烟、酒等活性物质滥用可增加肾上腺糖皮质激素的分泌，进而强化奖赏效应，促进依赖物质的应用，这些作用主要是通过影响脑内多巴胺系统而完成的。

三、精神活性物质所致的精神障碍治疗原则

1. 个体化治疗原则　需针对物质依赖者拟定个体化治疗方案，并不是每种的治疗方法对个体都有效。定制适合物质依赖者的治疗方案，对其及早恢复社会功能有极大的帮助。

2. 治疗方便性与可及性　部分物质依赖者会对治疗存在矛盾心理，在实施中需考虑治疗方案的便利性和可及性，给予依赖者信心。

3. 综合性治疗　物质成瘾是一系列因素所导致的问题，与社会、人格、生物学、遗传学相关，可导致社会、职业、法律等相关问题，所以需采用综合性治疗对最终康复显得尤为重要。

4. 重视心理行为治疗　物质成瘾可致一系列心理行为后果，可让物质依赖者学习应对成瘾物质的渴求技巧，帮助依赖者解决问题、提高应对能力、及早回归社会与生活。

5. 积极采取药物脱毒治疗　为了迅速清除体内成瘾物质，成瘾者需接受脱毒治疗，根据各种精神活性物质的特点，目前有许多有效的药物可对其进行干预治疗，脱毒治疗可分为替代治疗和非替代治疗。美沙酮作为一种μ型阿片受体激动剂，与吗啡有相似的作用，因半衰期长、生物利用度稳定等特点作为替代治疗的常用药物；非替代治疗如可乐定和洛非西定，在控制戒断症状的作用上比美沙酮弱。

6. 积极治疗共患精神障碍　物质依赖合并精神障碍较为常见，包含情绪问题，如抑郁、焦虑等症状，还包括幻觉、妄想、谵妄及行为异常等，一经发现需及时诊断与治疗。

7. 治疗长期性原则 物质依赖治疗是一个漫长的过程,脱毒治疗是治疗中的一部分。治疗包括脱毒、康复、预防复发回归社会三个阶段。在治疗期间甚至治疗戒断成功后都会有复吸的可能。因此,积极参加自助项目训练,防复吸就显得尤为重要。

第二节 阿片样物质

阿片样物质(opioid)包括天然阿片即鸦片,俗称大烟,为烧煮发酵后的罂粟蒴果乳汁(图 4-3-1),其他阿片样物质包括提纯自鸦片的生物碱吗啡、可待因,以及人工半合成衍生物海洛因、羟考酮、丁丙诺啡,还有合成的类似物美沙酮、哌替啶、喷他佐辛、地佐辛和芬太尼等。

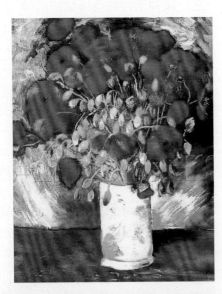

图 4-3-1 文森特·梵高《罂粟花》(poppy flower)

【药理作用】
阿片样物质可激动人体细胞膜上的内源性阿片肽受体,特别是 CNS 的 μ 型受体,在丘脑及脊髓水平上产生镇痛、镇静效应;同时在中脑(腹侧被盖区 VTA)-边缘系统(伏隔核 NAc 等)抑制中间神经元释放 GABA,进而使犒赏通路的 DA 脱抑制释放,导致欣快感;并与 M 受体活动有复杂交互;另外,其还有抑制咳嗽和呼吸中枢、抑制胃肠蠕动及兴奋呕吐中枢(初期明显)等药理、毒理作用。反复使用阿片样物质可通过长时程增强/抑制(LTP/D)改变突触可塑性,引起觅药、耐受、依赖、戒断等现象。

【临床表现和诊断】
阿片样物质使用所致障碍的临床表现,除了有害性使用、依赖和阿片样物质所致谵妄、精神病性、心境、焦虑障碍外,DSM-5 还收录了阿片样物质所致睡眠及性功能障碍。本节重点讨论有特异性表现的阿片样物质中毒与

戒断。接诊时须注意保护患者隐私,以非歧视和中性态度进行,查体时特别关注其营养状况、皮肤注射瘢痕及感染体征,还应提防其共病 HIV、HCV、梅毒等感染。

1. 阿片样物质中毒 典型的三联征为 CNS 抑制、呼吸抑制(≤8 次/min)和针尖样瞳孔。CNS 抑制可随个体摄入量的增加,呈现出从高级皮层功能抑制继发的欣快、烦躁到全脑紊乱而谵妄、昏迷等各种精神状况。呼吸频率和/或深度下降较有特征,如低至 4~6 次/min 意味着中至重度中毒,重者可数分钟内死亡。伴随的低氧血症可致发绀,出现粉红色泡沫痰和支气管痉挛则是急性肺损伤的预兆。其他表现有下颌松弛及舌后坠、皮肤湿冷、体温及心率低、休克等。

诊断须结合阿片样物质新近滥用的病史或证据,根据表现特征如心境改变(如欣快继而情感淡漠和烦躁)、言语含糊、注意判断及记忆受损、少动、嗜睡、昏迷、呼吸抑制,须注意缩瞳在病危或哌替啶等合成型阿片样物质中毒时可缺如。

确诊性辅助检查主要依靠尿检,对肾功能不全者行血液毒物分析可消除假阴性。

2. 阿片样物质戒断 一般依所用阿片样物质半衰期不同,短效如吗啡、海洛因停药 8~12 小时出现戒断,高峰在 48~72 小时,持续 7~10 天;长效如美沙酮停药 1~3天出现,高峰在 3~8 天,可持续数周。用拮抗剂后戒断症状可即刻出现,持续数小时到 1 天,主要取决于拮抗剂半衰期。急性戒断状态消退数月乃至数年后,部分患者仍残留睡眠或情绪问题、心理渴求、乏力、疼痛、消化道不适等体验,统称稽延性戒断症状,是引发复吸的重要原因之一。

诊断须结合新近减停阿片样物质的病史或证据,根据表现特征如焦虑和烦躁心境、睡眠增加(特别是初期)或失眠、呵欠、渴求阿片样物质、恶心/呕吐/腹泻、腹绞痛、肌痛、出汗、忽冷忽热、流泪、流涕及竖毛。

其他症状与体征还可有疲乏、食欲缺乏、喷嚏、气急/气促、骨关节痛、震颤、扩瞳(>4mm)、脉搏加快(>80 次/min)、血压或体温升高、男性自发泄精及女性性兴奋等。尿/血药检可资确诊。

【治疗】
阿片样物质使用所致障碍的治疗应由受过专门训练的临床医师、心理治疗师、职业治疗师、社会工作者等协作,实施生物、心理、社会综合干预。目的是以科学、有效的戒毒治疗,促进身心全面康复和最终回归社会。而此过程是连续、循环与长期的,须遵循个体化和目标导向的原则和程序。

1. 阿片样物质中毒的治疗
(1)内科支持治疗:心电血压血氧监护;保持气道通

畅和氧供,必要时气管插管机械通气;开两路静脉通道分别用于对症支持药物和解毒剂,维持体温、水盐酸碱平衡及尿量;积极诊治低血压、心动过缓、肺水肿和颅内压升高等危重并发症;病情平稳后持续监护至少 24 小时。

(2) 特异性解毒:及早、足量、足程注射非选择性阿片受体竞争性拮抗剂纳洛酮。无意识障碍者首剂为 0.4mg,意识障碍但无明显呼吸抑制者首剂为 0.4~0.8mg,静脉注射;意识障碍伴呼吸抑制者首剂为 2mg,静脉注射;若无反应,则原量间隔 2~3 分钟重复注射至好转或总量达 20mg 时。丁丙诺啡对阿片受体亲和力更强,一旦呼吸抑制,则需纳洛酮 10mg 才能逆转。若超 20mg 仍无效,须考虑诊断有无其他问题如缺氧、缺血性脑损伤或合并其他物质中毒。纳洛酮在成人的半衰期短至 30~81 分钟,速效但可能不足以覆盖各种阿片样物质的作用时长,为防拮抗不足时病情反复,应视滥用的阿片样物质特性,以 0.004mg/ml 配液持续静脉滴注 24 小时或每 2~3 小时重复注射 0.4mg 到症状完全缓解,再续观 24~48 小时确认。注意纳洛酮突然逆转阿片样效应时可诱发部分患者强烈戒断症状,应加强护理并灵活调整剂量。

2. 阿片样物质戒断和依赖治疗　须在政府特殊监管的戒毒场所进行,而非普通医疗机构,此仅概述一般治疗原则。

(1) 脱毒治疗:是以药物减缓急性戒断症状,预防骤停阿片样物质引起的躯体问题。其是后续戒毒的基础,分同类药替代递减和非同类药对症治疗。

同类替代主要用美沙酮或丁丙诺啡或二者序贯。美沙酮是人工合成的阿片 μ 型受体纯激动剂,半衰期长,每日一次口服或注射即可有效控制戒断症状 12~24 小时,但可能延长心脏 QTc 间期致死,还有数百种药物相互作用,禁用于肺炎、支气管哮喘、肝炎活动期及癫痫等。替代时最高日剂量为 60mg,原则为"有效控制症状、逐日递减、先快后慢、只减不加、停药坚决"。通常 21 天内结束,随后 24~72 小时可出现轻度戒断症状,宜用非同类药来对症缓解。

(复方)丁丙诺啡系 μ 型受体部分激动剂,注射用于镇痛,舌下含服可脱毒控制戒断症状 24 小时以上,但因兼具一定拮抗阿片样物质的作用,如体内有外源性阿片样物质作用,可逆转戒断反应,替代时有天花板效应,不易中毒且停药戒断症状轻;禁用于严重呼吸功能或肝功能受损及怀孕哺乳患者,也须注意严重的药物相互作用,特别是合用镇静剂、阿片受体配体及 CYP3A4 酶底物时。从 4mg 诱导量开始滴定至 12~16mg/d 再缓慢减停,一般共用时为 14~19 天。

非同类药对症主要用中枢 α₂ 受体激动剂(可乐定、洛非西定)及某些中成药等非阿片样物质,极量也仅能短时缓解自主神经亢进症状而不良反应明显,故目前多用于轻中度阿片样物质依赖患者而非急性脱毒。

(2) 稽延性戒断症状主要是非阿片样物质对症治疗,可通过抗抑郁药如曲唑酮、米氮平、文拉法辛等缓解应激反应及共病的相关精神障碍。但应注意避免长期或大剂量使用苯二氮䓬类,以防产生新的依赖。

(3) 脱毒完成后的康复期,宜在家庭社会支持及监督下开展纳曲酮防复发治疗。纳曲酮类似纳洛酮,无滥用危险,但口服后可长效阻断阿片样物质正性强化效应,防止阿片样物质躯体依赖。疗程至少半年。治疗期间要注意监测肝损害风险及根据肾功能调整剂量,同时须警告患者此时少量阿片样物质不会带来快感,而增大剂量则反转纳曲酮作用,引起严重甚至致命的阿片样物质中毒。

(4) 对戒毒治疗后屡次复吸的阿片样物质依赖者,出于"两害相权取其轻"的考虑,为了降低阿片样物质依赖患者死亡率、减少物质滥用、HIV 传播及涉毒违法犯罪,应进行社区药物维持治疗,有计划地长期使用合法阿片样药物替代阿片样毒品,包括丁丙诺啡(可以复方纳洛酮,防肠外滥用)或美沙酮维持治疗。剂量要个体化,疗程至少 1 年,大部分此类个体需长期甚至终生维持。同时必须综合患者管理、心理行为干预和社会支持等方法,逐步恢复阿片样物质依赖者的个人、家庭、职业和社会功能。维持中如需两药互换,须隔 24 小时;若最终决心停药,参照脱毒过程。

3. 阿片样物质有害性使用的治疗　主要采取心理治疗,常组合使用简短干预、认知行为治疗、动机强化治疗、社区强化治疗、人际关系治疗以及针对青少年的系统家庭治疗等。严重时,可处方精神科药物对症辅助。

第三节　镇静催眠类药物

镇静催眠类药物(sedatives hypnotics)是指我国的第二类精神药物,主要包括巴比妥类、苯二氮䓬类及非苯二氮䓬类。临床上主要用于治疗焦虑症状及睡眠障碍等疾病,其临床应用广泛,但均需在医生的指导及给予处方下使用。若未在医生指导下使用或自行超剂量服用极易带来不良反应,如依赖的风险,过量时还可出现呼吸抑制、意识障碍等,严重时甚至可危及生命。

【药理作用】

该类药物机制可能与脑内 GABA 功能的促进相关,通过对 GABA-Cl⁻ 受体复合物的激动作用,增强 Cl⁻ 内流致细胞超极化,产生 GABA 介导的神经元抑制作用。当持续使用时,苯二氮䓬类受体和 GABA 的敏感性发生适应性变化,会抵消药物对 GABA 神经递质的促进作用形成耐受。个体需要增加剂量才能达到相同的药理作用。

【临床表现】

1. 巴比妥类药物在 20 世纪中期是临床上使用最为广泛的镇静催眠药,其短效及中效制剂主要用于改善失眠症状,因此滥用的可能性大。巴比妥类药物能缩短快动眼睡眠,服药后做梦时长减少,长期服用后一旦突然减药或停药后,即会引起反跳效应,即多梦、噩梦频繁,严重影响睡眠质量,导致个体不得不再次服用逐步形成依赖。值得注意的是,巴比妥类药物的治疗剂量会较快出现耐受,但其致死量并没有改变,因此个体会为了追求之前的药理效果逐渐提高剂量,增加致死风险。巴比妥类药物在突然停药的 12~24 小时内陆续出现焦虑、厌食、乏力、失眠、肢体粗大震颤等戒断症状;停药 2~3 天,戒断反应可达高峰,可出现恶心/呕吐、心悸、血压下降或不稳、四肢震颤加重、全身肌肉抽搐,有时有高热震颤。

2. 苯二氮䓬类药物的药理作用有抗焦虑、抗惊厥、镇静、肌松的作用。该类药物相对于巴比妥类药物安全性高,过量致死风险较巴比妥类药物少,是目前滥用较多的药物。其依赖的风险因素为:持续超过 4 周使用、大剂量使用及有滥用物质史。其戒断症状有焦虑、易激惹、出汗、震颤、睡眠障碍等;感知觉的改变,如异常的躯体改变、感觉过敏;相对少见的谵妄、抽搐等。

【治疗】

1. 巴比妥类药物依赖患者通常病程较长,治疗时可用苯二氮䓬类进行替换或改用长效巴比妥类替代短效巴比妥类药物。治疗时逐步减量,以戊巴比妥为例,减量不超过 0.1g/d,减药时间往往需要 2~3 周或更长时间。

2. 苯二氮䓬类药物治疗原则宜缓慢减量直至停药,疗程根据个体化而定,一般不超过 1 年,大多数苯二氮䓬类药物最初可快速减药,后面减药速度逐渐减缓,如撤药过程中出现戒断反应,可适当加量或放慢减药。支持性心理治疗可贯穿整个治疗过程,告知患者如何正确应对减轻焦虑,帮助患者及早恢复社会功能。

第四节　苯丙胺类兴奋剂

苯丙胺类兴奋剂(amphetamine-type stimulants,ATS)系人工合成的苯丙胺及其同类化合物,常见的包括苯丙胺(安非他明),甲基苯丙胺(去氧麻黄碱、冰毒、MA),甲卡西酮(土冰)、麻黄碱、伪麻黄碱,以及哌甲酯(利他林)等。

【药理作用】

本类别不包括咖啡因、可卡因、合成卡西酮以及 3,4-亚甲二氧基/替甲基苯丙胺(摇头丸、MDMA)。食源性咖啡因滥用所致的公共卫生问题日益凸显,已从其他兴奋剂中分列出来;合成卡西酮,即俗称的"浴盐""丧尸药""植物肥料"等,属近年国际上流行的新精神活性物质(new psychoactive substances,NPS)或"策划药""实验室毒品",这类物质亦被单列;由于 MDMA 使用所致障碍临床表现特殊,故而单列。然而非法市售禁药多系复杂成分混合而成。我国以地下制毒的 MA 为主,欧美国家由于管控较松,以及注意缺陷多动障碍治疗更为积极,年轻人同时还较易滥用兴奋剂类处方药。

ATS 与突触前的囊泡单胺转运体(VMAT)、DA、NE、5-HT 再摄取转运体(DAT、NET、SERT)非选择性结合,通过"开源节流",强烈地升高突触间隙单胺类神经递质浓度,在 CNS 产生注意力增强、精力旺盛、亢奋、冲动激越乃至精神病性症状,特别是促进 NAc 等部位的 DA 释放于犒赏通路,造成欣快感;在外周主要引发交感亢进的一系列表现。这种脉冲式单胺释放与耗竭还导致神经毒性。此外,反复使用 ATS 可产生敏化或交叉耐受的神经适应性改变等。

【临床表现】

兴奋剂使用所致障碍临床表现,除了各论引言所述的兴奋剂有害性使用、依赖和兴奋剂所致谵妄、精神病性、心境、焦虑、强迫或相关冲动控制障碍以外,DSM-5 还收录了兴奋剂所致睡眠及性功能障碍。特别的对于精神病性表现,应具体诊断为:

兴奋剂所致精神病性障碍伴幻觉/妄想/混合性精神病性症状,意指仅表现为幻觉/妄想,或者以幻觉妄想为主伴有多种精神病性症状,并可判为 ATS 使用的直接后果,且不止发生于半睡半醒状态,也不能用其他精神障碍(如精神分裂症)及躯体状况(如癫痫伴视觉症状)更好解释。

下面重点介绍有特异性表现的兴奋剂中毒与戒断。接诊要用非歧视和中性态度进行、保证安全性和隐私性,以增加患者依从性,并注意其是否还使用其他精神活性物质。

1. 兴奋剂中毒的诊断须结合 ATS 新近滥用的病史或证据,根据表现特征如焦虑、愤怒、过度警觉、注意受损、精神运动性激越、偏执观念(常达妄想强度)、幻听、定向障碍及社交性改变,还可有出汗、寒战、恶心、呕吐、心悸、心动过速、血压升高、扩瞳、运动障碍、肌张力增高或明显皮损的症状和体征。

其他表现可有类躁狂状态、口渴、头痛、咬牙、心律失常、发热;少见情况下,通常是重度中毒可致循环衰竭、凝血功能障碍或出血、横纹肌溶解伴肾衰竭、痫性发作、昏迷甚至死亡。48 小时内尿/血药检可资确诊。

2. 兴奋剂戒断的诊断须结合发作前 4~24 小时减停 ATS 的病史或证据,根据表现特征如烦躁心境、易激惹、疲劳、失眠或(更常见的)睡眠增加、食欲亢进、精神运动性激越或迟滞和渴求 ATS 及相关兴奋剂。

此外,可出现头晕、昏沉、噩梦、焦虑、抑郁、多疑、动力及注意力差等其他与中毒相反的精神症状,而躯体症状较轻,病程一般 1~2 周。

【治疗】

与其他非法精神活性物质类似,兴奋剂使用所致障碍治疗和康复是一个长期过程,须在政府特殊监管下由专门人员依法依规采取生物、心理、社会综合干预模式。

1. 兴奋剂中毒治疗 在安静环境下行心电血压血氧监护;保持气道通畅;静脉大量补液维持水电解质平衡与保护肾功能。为促进兴奋剂排泄,可在服药 4 小时内洗胃或用活性炭,并在无严重并发症时每 3~4 小时口服氯化铵 0.5g 酸化尿液至 pH<6.6。焦虑激越表现的患者首选苯二氮䓬类口服;无效或出现精神病性症状者用小剂量非典型抗精神病药如奥氮平、利培酮,严重者肌内注射齐拉西酮或氟哌啶醇,幻觉、妄想消失即渐停;尽量不约束肢体,防止增加横纹肌溶解与高热的风险。以肌松药丹曲林和物理降温治疗高热;防治横纹肌溶解、癫痫发作、高血压、急性冠脉综合征等并发症;注意禁用 β 受体阻断剂,以免剩留 α_1 受体被增多的儿茶酚胺类(CA)递质过度激动,加重血管收缩与血压升高。

2. 兴奋剂戒断治疗 躯体戒断反应一般较轻,无需特殊处理,也尚无确切的替代疗法;但须积极诊治可能出现的严重焦虑、抑郁,防自杀。口服选择性 SERT 抑制剂(SSRIs)及 SERT/NET 抑制剂(SNRIs)等抗抑郁药可更温和地提高突出间隙 5-HT 及 NE 水平而无依赖性,利于戒断者情绪适应和恢复。SSRIs 具体选择有氟西汀或帕罗西汀 20~40mg/d、舍曲林 50~150mg/d,SNRIs 中循证证据较充分的为文拉法辛 75~150mg/d,失眠严重者可睡前予小剂量曲唑酮、米氮平、喹硫平等,如用苯二氮䓬类则疗程尽量短,以免产生新的依赖。

3. 兴奋剂依赖及有害性使用治疗 目前国内外的基础与临床研究尚未发现能确切减轻 ATS 心理依赖或防复发的药物,其他干预措施可参照本章第二节阿片样物质有害性使用的治疗。

第五节 氯胺酮

氯胺酮(ketamine)俗称 K 粉,Stevens 于 1962 年合成的苯环己哌啶的衍生物。氯胺酮是一种致幻性麻醉物质,研究显示氯胺酮具有作用时间短、对呼吸中枢抑制少和拟精神病样反应轻的作用。1970 年美国 FDA 批准氯胺酮作为麻醉药品上市并用于临床。同样,1970 年后,氯胺酮作为娱乐品也开始风靡全球。全球氯胺酮滥用人口数大约是全球滥用精神活性物质人口的 0.3%,约 9 000 万人,且亚洲地区氯胺酮滥用人口日益增加。氯胺酮滥用方式常见有鼻吸方式、口服、溶入饮品中、香烟掺入、注射等方式。

【药理作用】

氯胺酮是苯环己哌啶的衍生物,属于 N-甲基-D-天门冬氨酸受体拮抗剂,氯胺酮通过抑制丘脑-新皮质系统,选择性阻断痛觉。静脉注射 30 秒(肌内注射 3~4 分钟)即可产生麻醉效应。麻醉特点是镇痛、意识模糊但不是完全丧失,呈浅睡眠状态,对周围环境刺激反应迟钝,是一种意识和感觉分离状态,称为"分离性麻醉"。另外,氯胺酮可刺激大脑边缘系统产生快感及性冲动,故又称其为"迷奸粉"。

【临床表现】

1. 急性中毒是在使用过程中或使用后很快发生,表现为行为增多、兴奋、话多、冲动、自我评价过高、理解力判断力障碍等,以及焦虑、紧张、惊恐、烦躁不安和濒死感等。剂量大者可出现意识清晰度降低,并出现以谵妄为主的症状。躯体症状包括心悸、气急、大汗淋漓、血压增高等。中枢神经系统可表现为眼球震颤、肌肉僵硬强直、共济失调、对疼痛反应刺激降低,严重者可出现高热、抽搐发作、颅内出血、呼吸循环抑制,甚至死亡等。

2. 精神症状 氯胺酮滥用者常出现精神病性症状。主要表现有幻觉、妄想、易激惹、行为异常、记忆障碍等问题。其中,幻觉以生动的视幻觉为主,妄想多以关系妄想、被害妄想、夸大妄想等为主,行为异常以冲动、攻击及自伤等,部分患者可出现淡漠、退缩和意志减退等症状;亦可出现感知综合障碍等。

3. 认知功能损害 表现为学习能力下降、执行任务困难、注意力不集中、记忆力下降等,长期使用者可致慢性认知功能损害,一般较难逆转。

4. 躯体症状 主要是泌尿系统损害,如排尿困难、尿频、尿急、尿痛、血尿、夜尿增多及急迫性尿失禁等,可伴憋尿时耻骨上膀胱区疼痛,机制不明。因氯胺酮多以鼻吸方式摄入,可导致慢性鼻炎、鼻中隔穿孔等鼻部并发症。

【治疗】

应以预防为主,采用个体化和综合治疗。氯胺酮戒断症状主要是对症处理,可使用镇静催眠类药,抗焦虑、抗抑郁药等,同时辅以支持疗法。

1. 戒断症状 间断性服用氯胺酮者通常很少出现躯体戒断症状,轻微症状如失眠、焦虑可用小剂量抗焦虑药如苯二氮䓬类。若焦虑持续存在,可选用 SSRI 类或非苯二氮䓬类药物治疗。

2. 精神病性症状 出现幻觉、妄想等精神病性症状,推荐选用第二代抗精神病药物,如奥氮平、喹硫平、利培酮等口服。若出现冲动行为、谵妄状态者,可使用氟哌啶醇(2.5~10mg)肌内注射,必要时可重复使用,一般每天最大剂量不超过 20mg,必要时行保护性约束措施。

3. 焦虑、抑郁症状 症状轻微可给予支持性心理治疗,症状明显者可给予 SSRI、SNRI 类等药物。

4. 心理治疗 主要强化患者治疗动机,改变患者对药物滥用的错误认知,提高滥用者适应社会能力,建立健康的生活方式等。常用的方法如认知行为治疗、放松疗法、家庭治疗以及预防复吸训练等。

第六节 尼古丁和烟草

吸烟导致依赖的主要精神活性物质是尼古丁(nicotine),又称为烟碱。吸烟起源于美洲土著民,经欧洲流传至全球。

【药理作用】

烟碱是钙离子通道偶联胆碱 N 受体的特异性激动剂。在外周,小剂量可短暂去极化所有自主神经节后纤维和肾上腺髓质,产生广泛而复杂的效应,以 CA 释放和心血管交感毒性为主。在 CNS,尼古丁激动 VTA-Nac 通路 DA 神经元上的 $\alpha_4\beta_2$ 亚型 N 受体,直接刺激 DA 释放到犒赏通路;同时激动皮层下行谷氨酸神经元的 α_7 亚型 N 受体,通过释放兴奋性神经递质谷氨酸于 DA 神经元,间接提升犒赏通路 DA 水平,引起快感和依赖。

烟草燃烧产生的多环芳烃、亚硝胺等焦油成分毒性更大,是强烈的呼吸道致癌物,还诱导 CYP1A2 活性,影响经其代谢的各种药物药效;烟雾中的 CO 则降低血红蛋白携氧能力,进一步增加心、肺负担。

目前尼古丁滥用方式渐多,电子烟等非传统香烟兴起,故 WHO 现明确称之为尼古丁使用所致障碍。

【临床表现与诊断】

询问尼古丁使用所致障碍的临床表现时,应询问记录吸烟指数(包年),计算方法为每日吸烟量(包)×吸烟时间(年)。

1. 尼古丁中毒的诊断 须结合新近初尝或超出惯常尼古丁用量的病史或证据,根据表现特征如坐卧不宁、焦虑、精神运动性激越、感觉减退、定向障碍、失眠、怪异梦境、冷汗、头痛、心悸、恶心/呕吐、腹绞痛、口腔烧灼感和流涎。少见情况下,可有偏执观念、感知障碍、搐搦或昏迷。

2. 尼古丁戒断的诊断 须结合发作前 24 小时内减停尼古丁(特别是烟草)的病史或证据,根据表现特征如焦虑、烦躁或抑郁心境、易激惹、愤怒、坐卧不宁、注意困难、失眠、虚弱、心动过缓、食欲体重增加、渴求烟草(或其他含尼古丁产品)。其他躯体症状可有咳嗽或唾液增多、口腔溃疡及头痛。

3. 戒断症状约 14 天后渐轻,病程多为 4 周左右,但食欲增加可能残存 10 周以上,部分患者的吸烟渴求超过 1 年。

【治疗】

尼古丁中毒呈自限性且很快缓解,几乎无需特殊处置,严重者可予内科对症支持。临床主要应干预尼古丁依赖及有害性使用,特别是烟草,并处理治疗过程中的尼古丁戒断。医务工作者是帮助戒烟的最佳人选,应在提供卫生服务时,明确建议烟民戒烟。

1. 对于尼古丁依赖严重并愿意戒烟者,强化戒烟干预特别是药物戒烟治疗的获益最大。强化戒烟应由专业戒烟机构经过培训的临床医师实施,方法包括联合多种心理药物干预、至少 6 个月 6 次以上的戒烟门诊复诊或电话随访其戒烟情况、增加每次干预时长、多名医生共同干预等。

2. 为增强烟民戒烟动机、解除犹豫心理、促发强烈戒烟意愿和行动,临床医生应明确指出吸烟可导致多种疾病,低焦油或中草药卷烟同样危害健康,偶尔吸也有害健康,任何年龄戒烟均获益,且越早越好;并说明吸烟与目前症状、健康关切、经济花费、二手烟对家人的不良影响等,强烈建议戒烟,并提供戒烟咨询等帮助。

3. 对于怀孕哺乳者、未成年人、非燃烧尼古丁产品用户以外的烟民,戒烟门诊医师应向每位想戒烟的就诊者介绍可减缓戒断症状、提高戒烟成功率的有效药物。目前国内已获批戒烟适应证的非处方药是尼古丁贴剂和咀嚼胶,用于尼古丁替代疗法(nicotine replacement therapy,NRT),处方药有 $\alpha_4\beta_2$ 尼古丁型乙酰胆碱受体部分激动剂伐尼克兰,以及 NE 和 DA 转运体抑制剂(NDRIs)盐酸安非他酮。各种烟弹式电子烟除了潜在的二手烟暴露外,其对公共卫生的最大威胁是淡化大众尤其青少年对吸烟的负面意识。

第七节 致幻剂

1938 年,瑞士化学家合成了致幻剂(hallucinogen)——麦角酰二乙胺(LSD),成为人工现代致幻剂的代表。LSD 仅需很小的剂量便能完全产生致幻效果,其行为效应是使人们处在类似梦幻般的状态。自然界中,某些品种的蘑菇等也具有致幻作用,致幻剂主要包括麦角酰二乙胺(LSD)、苯环利定(苯环己哌啶)、仙人掌毒素、二甲基色胺等。致幻剂的定义有多种不同的版本,以 Hollister 提出的定义较为客观,致幻剂需要满足的标准为:药效以改变思维、感知和情绪为主;没有或仅有轻微的智力损害;在产生上述药理效应的剂量下不应出现神志淡漠或昏迷;没有或仅有轻微的自主神经系统不良反应;不应产生成瘾性渴求。

【药理作用】

麦角酰二乙胺属于吲哚烷胺类,结构类似于 5-HT,它能直接或间接作用于 5-HT 和多巴胺传导系统,但并不能认为其提供了内源性精神障碍发病的机制,LSD 实际是中缝核神经元 5-HT 突触前受体激动剂。LSD 激活突触前膜 5-HT 受体,减少 5-HT 释放,因此,LSD 的作用就是降低脑内弥散性 5-HT 调控系统的输出,虽能已知 LSD 作用与 5-HT 能系统有关,但 LSD 通过干扰 5-HT 能系统致幻觉的具体机制目前尚不清楚。

【临床表现】

1. 躯体症状　LSD 作用于躯体时可有自主神经系统影响,表现为面色潮红、震颤、心率加快、血压升高、瞳孔散大、反射增强、体温升高等症状。值得注意的是,LSD 的超量并不会引起严重的躯体反应,但对易感个体,致幻剂所导致的高血压效应也会引起严重的心血管反应。一般在使用致幻剂 2 小时内产生并且持续 8~14 小时。

2. 感知觉症状　LSD 可致感知觉障碍,其中以错觉和幻觉最为常见。幻觉常见为视幻觉,可为有形的,如人和物,也可为无形的,如色彩斑斓的光圈等。使用者也可能会存在视物模糊或视物鲜明,听力变得迟钝亦或敏感。有时感觉身轻如燕、飘飘欲仙,有时感觉身体沉重、寸步难行。服用 15~30 分钟即可出现,有非常典型的情景性和期待性依赖效果,可持续约 6 小时。其中,个体最敏感的体验是感知觉的扭曲或增强,感觉形式的紊乱,如声音刺激会被吸食者感觉为一种听到的视觉或运动体验,或是将静止的物体看成运动的物体;也会出现客观事物与其他事物相混淆,感觉时间变慢,事物被赋予有复杂的意义等。

3. 精神症状　因使用者产生的躯体感觉会被其自身理解为一种痛苦的体验,他们会感觉到自己游离于躯体之外,这种体验会使其因担心而产生惊恐,严重的会引发妄想、自杀观念、冲动伤人或自杀行为等。主要表现为:①人格解体与现实解体:以体象障碍较为常见,如对自己身体部位的存在、空间位置和各部分之间的关系认识障碍;②急性惊恐发作:产生的焦虑情绪重者可达致惊恐程度,吸食者会有敌对、偏执状态;③急性抑郁反应:有时在大量滥用后有一过性的抑郁发作、悲观绝望、自杀观

念,严重者甚至会有自杀行为,伴随记忆力、注意力、判断力下降等。

【治疗】

致幻剂相关障碍的治疗,首先应给予支持性心理治疗,应告知患者这些异常的思维及感觉都是由药物引起的,这可以帮助患者应付致幻剂所致的急性不良反应,对于大量服用致幻剂者,最常用的治疗方法是缓慢撤药。

致幻剂的急性中毒可采取支持性和对症治疗,尿液的测定有利于明确吸食的种类和剂量。发生致幻剂急性中毒时,可常规使用氯化铵酸化尿液,加速排泄,可保留灌肠,维持水电解质平衡。出现幻觉的发作期患者,需安置在安全环境中,严密监护,防自杀、伤人等危险发生。癫痫发作时可给予苯二氮䓬类控制症状,躁动不安时可使用肌内注射氟哌啶醇控制症状,发作期的幻觉可根据病情给予第二代抗精神病性药物。

针对出现抑郁、焦虑症状的患者,根据病情的严重标准可给予抗抑郁药物、抗焦虑药对症治疗,如 SSRI 类药物、苯二氮䓬类药物等。致幻剂引发的慢性中毒可引起的认知功能损害,可采取心理治疗、营养神经、康复训练方式治疗。

第八节　大麻

大麻(cannabis sativa)是一种强韧、耐寒的草本植物,遍及世界,其主要的精神活性成分是四氢大麻酚(tetrahydrocannabinol,THC)。大麻作为全球滥用频度最高的非法性精神活性物质,严重危害社会及公众健康,据 2015 年世界毒品报告显示,全球使用大麻的人数为 1.28 亿~2.32 亿人,占 15~64 岁人口数的 2.7%~4.9%。各国对大麻使用是否合法规定不一,在加拿大、澳大利亚、西班牙及美国部分洲等医用大麻是合法化的,其弊端即为增加了物质滥用的风险。大麻在中国未见广泛的流行及泛滥。

【发病机制】

1. 精神效应　吸食大麻会使滥用者意识状态发生改变,如轻度欣快、松弛、感觉失真,时间和空间感觉变形,认知能力、短时记忆受损,运动技巧和时间反应能力下降等。初次使用大麻还会出现精神和情感上的不适反应,主要表现为焦虑、紧张、恐惧等。少数吸食者还会导致谵妄和幻觉等症状。

2. 心血管效应　使用大麻后会发生明显的心率增快、血管扩张等不良反应,一般在几分钟后便可出现。个别会出现梗死等严重的心血管不良反应,对于具有不同程度的冠状动脉或脑血管疾病的个体,由于大麻可增加

儿茶酚胺水平和心脏负荷,因此更容易出现严重的不良反应。但对 THC 耐受的青年吸食者,一般仅为心脏轻度的应激反应。

3. 精神运动效应与操作能力改变 使用大麻后个体的注意力、反应时间、短期记忆、协调能力、空间距离的判读能力都会受损,进而导致操作能力受损。个体操作时,信息处理速度及时间反应减慢、觉察力下降、反应迟缓。

大麻的其他效应还包括呼吸道功能受损,如慢性支气管炎、咳嗽、咳痰等;还能致口干、结膜充血、眼压降低、肢体感觉异常,部分吸食者吸食大麻后还能引起食欲增加。

【临床表现】

1. 耐受性 大麻使用障碍主要表现为耐受性的增加及停止使用后的戒断症状出现,较其他成瘾物质而言,大麻的成瘾性相对较低。少量、断续使用大麻通常不会像其他物质一样容易产生耐受性,也不需要增加剂量;但长期、大剂量使用大麻就易产生耐受性。大麻耐受性的产生可能由于个体化中枢性神经系统对药物的药代动力学起了适应性变化。

2. 戒断症状 大麻的戒断症状通常较轻,戒断症状一般在停用大麻 2 天后出现,2~6 天出现高峰,根据吸食的剂量不同,持续时间也不尽相同,一般为 7~14 天,主要戒断症状包括强烈的心理渴求、睡眠障碍、焦虑/抑郁、食欲减退、体重下降、易激惹、精神紧张等。

3. 心理行为 大麻滥用最常见的心理行为改变是人格改变,即长期使用后外表显得呆板、不修边幅、反应迟钝等。另外,还会致记忆力、计算力和判断力下降。青少年使用后容易形成一种称为"无动机综合征"的情况,表现为情感淡漠、缺乏进取精神、人格与道德沦丧,导致上述变化的原因可能是由于大麻蓄积慢性中毒后导致的心理和行为表现。

【治疗】

大麻成瘾者对社会工作和生活的影响很大,因此在治疗过程中需进行生物-心理-社会综合性干预。目前暂无公认的、有效的或长期的治疗药物,对于急性中毒者给予对症处理,监测生命体征,维持水电解质平衡。对于兴奋躁动的患者可给予抗精神病药物对症治疗,对有焦虑或抑郁情绪的吸食者可给予抗抑郁药如 SSRI 类药物及抗焦虑药如苯二氮䓬类药物对症治疗。采用个体化的干预措施,评估患者的需求,为急性中毒者及戒断者提供治疗方案,及时进行社会心理干预等。

参考文献

第四章 精神病性障碍
Psychotic Disorders

（邓红）

第一节　概述

精神病性障碍(psychotic disorders)是一组涉及精神活动的严重精神障碍,它可以影响到个体的思维清晰度、正常判断、情感反应、有效交流、对现实的理解以及适切的行为。严重时,患者与现实的接触出现障碍,且不能应对日常生活。然而即便严重的精神障碍也是可以被有效治疗的。

精神病性障碍的原因主要涉及遗传与环境两个方面。环境方面的因素可能涉及各类环境心理应激、物质滥用、成瘾行为、母孕期贫困、营养不良或患病、某些感染、父母年龄等。而从遗传方面来看,会涉及一系列常见或罕见的基因变异。

疾病的诊断主要依赖于对患者的行为观察、患者本人对其经历的报告以及与患者熟悉人的报告,患者的文化背景因素也应考虑其中。以"精神分裂症"为主的一类精神病性障碍并非简单的人格分裂或分离性身份障碍等公众易混淆的概念。"精神分裂症"一词对大众来说,也饱含耻感的联想。因而中国香港和中国台湾地区的业界近年来试图推行"思觉失调"的名称,来减少"精神分裂症"带来的耻感。

治疗方面,主要是以抗精神病药物为主的药物治疗,并且辅以家庭心理、职业康复等社会心理治疗。近20多年来抗精神病药物有了长足发展,目前临床大致可分为第一代传统的典型抗精神病药物以及第二代新型的非典型抗精神病药物。新型抗精神病药物在改善阴性症状、认知障碍以及更轻微的锥体外系不良反应方面似乎更具优势。在各类药物疗效比较的研究中,氯氮平往往居于首位,可用于难治性或冲动自杀风险高的患者。

精神病性障碍的年发病率为 26.9/10 万,终生患病率为 2.47%(Jongsma HE, et al, 2019),精神分裂症为 1.25%,妄想性障碍为 0.15%,未另行规定的精神病为 0.38%,伴有精神病症状的双相障碍为 0.31%,精神病性抑郁症为 0.33%(Chang WC et al,2017)。精神分裂症谱系障碍与精神病家族史、吸烟和社会经济不利因素相关。受害经历与情感性精神病和其他非情感性精神病显著相关(Chang WC et al, 2017)。大约 20% 的人最终康复良好,少数人完全康复(American Psychiatric Association, 2013)。大约 50% 的人有终身残疾(Lawrence RE et al, 2015)。长期失业、贫困和无家可归等社会问题很常见。患有这种疾病的人的平均预期寿命比普通人少 10~25 岁(Laursen TM et al, 2015),这是身体健康问题增加的结果。他们有较多躯体问题和较高的自杀率(约 5%)。2015 年,估计全世界有 17 000 人死于与精神分裂症有关

或由精神分裂症引起的行为(GBD, 2015; Mortality and Causes of Death Collaborators,2016)。

在美国精神障碍诊断与统计手册第 5 版(DSM-5)中,精神分裂症谱系及其他精神病性障碍包括精神分裂症、妄想障碍、短暂性精神病障碍、分裂情感障碍、紧张症、物质/药物或其他医学情况所致的精神病性障碍等。

第二节　精神分裂症

精神分裂症(schizophrenia)是一种重性精神障碍,其特征是行为异常、言语怪异、理解现实的能力下降,其他症状可能包括错误的信仰、思维不清或混乱、听到不存在的声音、社交参与度降低和情感表达降低以及动机缺乏。精神分裂症患者通常伴有其他的心理健康问题,如焦虑、抑郁或物质使用障碍。精神分裂症多数青年期起病,大约 80% 的患者起病在 15~30 岁,自然病程慢性迁延,致残率高,在美国无家可归者中约有 2/3 为慢性精神分裂症患者。新近研究表明,对首次发作的精神病患者给予全面的药物与社会心理康复可以明显提高社会功能并显著改善疾病预后,而且精神病未治疗期(duration of untreated psychosis,DUP)越短的患者效果越好。

【病因】

总体来看,精神分裂症是一类有生物学改变的脑部疾病,然而其病因非常复杂,并有广泛的异质性,疾病的发生可能涉及生物、心理及社会等不同层面因素,并涉及不同因素之间的相互影响。

1. 遗传因素　精神分裂症为复杂遗传病,其遗传度为 60%~80%。家系研究发现,精神分裂症具有家族聚集性,且家系中随着亲属级别的疏远其家庭成员对精神分裂症的再发风险陡然下降,如表 4-4-1(Gottesman,1991)。

表 4-4-1　精神分裂症先证者亲属发生精神
分裂症的终生风险

关系	再发风险/%
父母	4.4
全同胞	8.5
同胞(有一位精神分裂症父母)	13.8
子女	12.3
子女(两位父母患病)	36.4
半同胞	3.2
侄子与外甥	2.2

众多的研究发现精神分裂症涉及多至百余基因,许多单个基因的效应微小且传递与表达不清楚。将这些基因的效应加在一个多基因的风险评估中,至少可以解释7%的精神分裂症易感性。约5%的精神分裂症患者至少部分归因于罕见的拷贝数变异(copy number variants,CNVs),包括22q11、1q21和16p11。这些罕见的CNVs使患病风险增加了20倍,并经常与孤独症和智力障碍共病,是导致精神分裂症和双相情感障碍的常见变异,与智力呈负遗传相关,与免疫疾病无遗传相关。

2. 环境因素　包括与精神分裂症发病相关的生活环境、药物使用以及孕产期应激等。母孕期间的压力与精神分裂症风险性的关系可能与颤蛋白有关。母亲营养不良、肥胖也被确认为精神分裂症可能的风险因素。研究发现,母孕期间的感染通过促炎蛋白如IL-8和TNF影响胎儿的神经发育。虽然父母的教养方式似乎对疾病的发生不起主导效应,但是具有支持性方式的父母比严苛敌对性的父母更好。儿童期创伤、父母死亡、被霸凌或物质滥用等均可增加精神病风险。其他起重要作用的因素包括与社会逆境、种族歧视、家庭功能障碍、失业和住房条件差有关的社会隔离和移民。

3. 物质使用　约半数的精神分裂症患者有药物或酒精过度使用问题。苯丙胺、可卡因和酒精可导致短暂性精神病。另外,精神分裂症患者中的吸烟者也高于一般群体。酒精滥用可通过点燃机制导致物质相关性精神障碍。大麻可以使处于风险状况的个体发病风险增加,是非大麻群体的2倍。

4. 发育因素　胎儿发育过程中的不利因素可以增加成年后精神分裂症的风险。母孕期期间的压力、缺血、营养不良,母孕产期与出生后的感染,如弓形体、衣原体等病原体血清阳性、儿童期大脑病毒感染均与成年后精神病风险升高有关。

【临床表现】

1. 前驱期精神分裂症多在青壮年起病,半数患者在20~30岁起病,16~35岁起病约占80%。80%~90%的患者在出现典型精神分裂症表现之前有1~5年的前驱期,表现为焦虑、脱离社会、犹豫不决等。40%~60%有前驱期或高危倾向的个体可能在1~2年转化为精神分裂症。

2. 临床症状　表现复杂多样,典型症状可归纳为以下五组:

(1)阳性症状:是在意识状态正常时出现的一些异常精神活动,包括:

1)幻觉(hallucination):是指感觉器官在无现实刺激时产生相应的知觉体验。幻觉内容可为声音、视像、气味、口味和触觉,以言语性听幻觉最常见,多为令人不快

的内容,如嘲笑、讽刺、谩骂和威胁;某些类型的听幻觉可以是精神分裂症的特征性症状,如命令性幻听、评论性幻听或思维鸣响。其幻觉症状也可为幻触、幻视、幻嗅和幻味等。若这类幻觉单独出现,应考虑可能为脑器质性或症状性精神障碍,如幻嗅应考虑颞叶癫痫的可能,幻触、幻视可能与戒断症状有关。

2)妄想(delusion):是指一类与现实不符的病理信念。这些信念可有一定的客观事实或以患者的经验为基础,但被患者歪曲地理解或推断,患者对其病理观念坚信不疑,不能被说服。有的患者感到自己被监视、受到阴谋迫害或嘲笑;有的妄想带有援引性质,即感到环境中原本与自己无关的事与自己有关联,如认为广播、电视的内容是针对他的。妄想可有以下特征:①坚信性:患者对自己的病理信念坚信不疑。②广泛性:将自己的病理信念扩大到周围的人和事。③影响力:可影响患者的行为或妨碍对其他问题的判断能力。④荒谬性:歪曲现实的病理信念,有些可能有一定的事实基础,如怀疑配偶是否忠诚;另一些则毫无依据和荒谬,如坚信自己的头脑已换成了国王的头脑。⑤系统性:可将一系列歪曲的信念串联在一起,形成系统的妄想。

3)瓦解症状:包括瓦解性言语、瓦解性情绪和瓦解性行为。

A. 瓦解言语:是思维松弛、思维破裂、思维不连贯或语词杂拌等阳性思维障碍的语言表现,是一类不同程度的思维结构障碍,常影响患者与周围人的交流;患者的思维脱离主题或最终离题越来越远,表现为不能切题地回答问题,使晤谈困难,被形容为"思维出轨";有些患者思维倾向于不必要的枝节,经过繁琐的叙述最后才回到主题,被称为病理性赘述;思维出轨和病理性赘述均为精神分裂症的常见症状。

B. 瓦解情绪:主要表现为情感不适切或情感倒错,患者哭笑无常,或独自发笑,或无端发怒,其情绪与思想、行为及周围环境不相适应。

C. 瓦解行为:表现为无目的地徘徊,难以维持基本的日常生活,如洗澡、洗衣等,或重复呆板的动作,也可表现为行为不符合社会规范,如在公共场合手淫或自语、喧哗等。瓦解行为也表现为一些愚蠢、幼稚行为或无目的、无意义、令人难以理解的行为。紧张综合征是另一类瓦解症状,包括精神运动性抑制,如木僵、蜡样屈曲、缄默、违拗、刻板行为、模仿和作态等;以及精神运动性兴奋,如激越、冲动、伤人和毁物等。

(2)阴性症状:是精神分裂症更普遍的一类功能减退症状,包括:

1)思维贫乏:因联想缺乏,患者感觉脑海里一片空白,以至于无话可说。自发性言语减少,对问话仅能简单

作答。由于谈话内容贫乏，很难了解患者在想些什么，使信息交流障碍。

2) 情感淡漠或迟钝：指患者内心缺乏深刻的情感体验，或对周围环境刺激缺乏正常的情感反应或反应迟钝，不只面部缺乏表情或表情呆滞，患者对周围事物漠不关心，对亲人冷淡，视若路人。

3) 行为退缩：患者不愿与周围人接触，不愿见外人，常闭门独处，或门窗紧闭、蒙头大睡，或虽处大庭广众之中，却蜷缩于一角，呆坐不语，不与人交往。严重者对周围发生的一切都无动于衷、视若无睹，甚至身处异地而不知身在何处，岁月变迁而不知现为何年何月，与现实生活严重脱离，整日陷于自我封闭之中。

（3）认知障碍：主要表现为注意涣散，主动注意和被动注意均减弱，与之交谈常心不在焉、茫然以对。患者记忆不佳，主要表现为工作记忆（working memory）障碍，现实经历不能在脑子里留下深刻印象，病中发生的事件常不能回忆。学习困难，不易接收新知识。执行功能障碍，理解与判断能力减弱，难于把自己的意愿转化为有效的行动。

（4）人格改变：疾病早期即可出现生活懒散，不注意个人卫生；不遵守纪律，经常迟到、早退或任意缺席；情绪变得易激惹，任意打骂父母、子女或配偶等。病程中人格改变继续存在，治疗后不少患者处于不完全缓解状态，常遗留人格改变，迁延难愈。

（5）神经系统异常：精神分裂症与正常人群相比，有更多的神经系统的"软体征"，包括实体觉缺失、图形觉缺失、反射减退或亢进、协调性缺失、平衡障碍、舞蹈样运动、偶发或多发性运动障碍、瞳孔不等大、内斜视及视听觉统合错误等。约50%的精神分裂症患者具有此类软体征，且与认知障碍程度有关。约半数患者出现眼跟踪运动障碍，患者的某些亲属也可发现类似的障碍。约1/3的精神分裂症患者有轻度脑电图异常，多发生在有阳性家族史的患者中，常伴脑室扩大。神经心理测验显示，20%~30%的精神分裂症患者表现轻度智能和记忆异常，主要是完成连续性任务时保持注意的能力下降。在急性精神分裂症患者，语言记忆障碍重于视觉记忆障碍，与影像学及电生理研究的左侧脑功能减退一致。慢性精神分裂症患者则有双侧脑功能损害表现。

（6）非特异性症状：患者常有睡眠障碍，夜间不易入睡或睡眠不深，易醒或整夜不眠。有的患者诉说头痛、头昏或其他躯体不适，出现强迫观念和强迫动作，也可出现焦虑、抑郁情绪和疑病观念。这类症状常需与神经症或抑郁症鉴别。精神分裂症患者有较高的自杀风险，约10%的患者死于自杀。自杀常发生于与家庭分离的年轻患者，缘于恐惧、失望及感到独立生存困难，有时出于对

幻觉及妄想症状的恐惧，或在幻觉或妄想支配下自杀，偶可在幻觉和妄想支配下出现难以预测的杀人或伤害行为。

3. 临床类型　按传统分型，主要根据临床表现分为如下类型：

（1）单纯型：多在青少年期缓慢起病，早期往往不被注意，直到病情明显才被发现。主要表现为联想松弛、概念混乱，可有古怪的词汇及语言，以及情感淡漠、社会退缩、言语及活动减少，但无幻觉、妄想。此型的临床疗效较差，预后不佳。

（2）紧张型：多在青壮年急性起病，临床表现为不同程度的精神运动性抑制，如少语少动、活动缓慢（亚木僵状态），肢体常固定于某种姿势，表现为不食、不语、不动，对外界缺乏反应，呈现缄默、违拗、刻板、重复或模仿言语或动作等（木僵状态）。此种紧张性木僵可突然转变为短暂的紧张性兴奋，出现激越、冲动，以及伤人、毁物和自伤行为。此型临床疗效较好，可自发缓解。

（3）青春型：又称瓦解型，多于青春期急性起病。临床主要表现为思维破裂，概念不连贯，情感不适切，哭笑无常，以及片段幻觉、妄想等；可有做怪相、刻板动作及其他怪异行为。若及时治疗，此型临床疗效较好。

（4）偏执型：又称妄想型，是最常见的类型，约占所有精神分裂症的一半。起病年龄较上述几种类型较晚，起病较缓慢，主要表现为一种或多种妄想，可同时伴幻听及其他病理性信念，妄想和幻觉内容多为被害，但也可以是宗教、嫉妒、罪恶或夸大等性质的妄想。因受妄想的影响，患者往往表现出对人冷淡、孤傲、漠不关心或过分担心等。此型临床疗效相对较好。

（5）混合型：上述4种临床类型虽各有不同的典型特征，但许多患者可同时表现不止一种类型的临床症状，或随病程进展表现出不同类型的临床症状，称为混合型。

（6）其他类型：除上述的传统临床类型，尚可见如下类型：

1) 残留型精神分裂症：在精神分裂症一次或多次发作后，不再有精神病性症状，而残留人格改变、严重睡眠障碍及其他社会功能障碍，难以恢复原来的学习和工作，实际上属于精神分裂症的不完全缓解状态。

2) 急性精神分裂症：患者在短期内迅速发病，出现鲜明的精神病性症状，表现为严重的思维紊乱、情绪激动或兴奋不安等，可有片段幻觉、妄想，甚至短暂的意识模糊。有学者将其作为一个单独的疾病单元看待。此类发作可能是躁狂发作，也可能是中毒或症状性精神障碍的一种表现；此外，少数精神分裂症患者也可以此类方式突然起病。

3) 儿童精神分裂症：儿童期在发育和适应障碍的基

础上,出现精神病性症状,如兴奋、抑郁、幻觉及古怪观念等。此型进一步发展,则成为成年精神分裂症。

【诊断和鉴别诊断】

1. 诊断 精神分裂症的临床表现复杂多样。克雷丕林和布鲁勒均认为该病常伴有人格障碍。布鲁勒认为该病的基本症状是判断力、精神活力及创造力减弱,情感迟钝、精神活动内在的统一性松弛,以及思维活动与情感表达间缺乏协调性,即人格分裂是本病的基本特征,在此基础上可伴幻觉、妄想等精神病性症状。

施奈德(Kurt Schneider)归纳了11种症状:思维化声(思维鸣响),争论性幻听,评议性幻听,躯体影响妄想,思维被夺,思维被插入,思想扩散或被广播,被强加的情感,被强加的意志,冲动,妄想性知觉。以上症状是精神分裂症的一级(first rank)症状,为精神分裂症患者所特有,在其他疾病较少见。只要明确存在任何一种一级症状,无躯体或其他原因可以解释,即可作出精神分裂症的诊断。然而,并非临床看到的每一位精神分裂症患者都有一级症状,抑郁症、躁狂症等非精神分裂症也可出现一级症状,因此,很难只根据一级症状下精神分裂症诊断。

目前精神分裂症的诊断仍建立在临床症状的基础上。国内采用《中国精神障碍分类与诊断标准(第3版)》(CCMD-3),国外常采用美国《精神障碍诊断和统计手册(第5版)》(*Diagnostic and Statistical Manual for Mental Disorders*,DSM-5)以及《国际疾病分类(第11版)》(*International Classification of Diseases*,ICD-11)中精神、行为或神经发育障碍的分类和诊断标准。

DSM-5精神分裂症诊断标准是:

(1) 存在2项(或更多)下列症状,每一项症状均在1个月中,相当显著的一段时间里存在(如经成功治疗,则时间可以更短),至少其中一项必须是1)、2)或3)。

1) 妄想。

2) 幻觉。

3) 言语紊乱(如频繁地离题或不连贯)。

4) 明显紊乱的或紧张症的行为。

5) 阴性症状(即情绪表达减少或动力缺乏)。

(2) 自障碍发生以来的明显时间段内,1个或更多的重要方面的功能水平,如工作、人际关系或自我照顾,明显低于障碍发生前具有的水平(当障碍发生于儿童或青少年时,则人际关系、学业或职业功能未能达到预期的发展水平)。

(3) 这种障碍的体征至少持续6个月。此6个月应包括至少1个月(如经成功的治疗,则时间可以更短)符合诊断标准A的症状(即活动期症状),可包括前驱期或残留期症状。在前驱或残留期中,该障碍的体征可表现为仅有阴性症状或轻微的诊断标准A所列的2项或更多

的症状(如奇特的信念、不寻常的知觉体验)。

(4) 分裂情感性障碍和抑郁或双相障碍伴精神病性特征已经被排除,因为:①没有与活动期症状同时出现的重性抑郁或躁狂发作;②如果心境发作出现在症状活动期,则他们只是存在此疾病的活动期和残留期整个病程的小部分时间内。

(5) 这种障碍不能归因于某种物质(如滥用的毒品、药物)的生理效应或其他躯体疾病。

(6) 如有孤独症(自闭症)谱系障碍或儿童期发生的交流障碍的病史,除了精神分裂症的其他症状外,还需有显著的妄想或幻觉,且存在至少1个月(如经成功治疗,则时间可以更短),才能作出精神分裂症的额外诊断。

【治疗和预后】

1. 治疗 治疗目标是控制精神症状,改善思维障碍及兴趣缺乏,预防复发,争取恢复最大限度的社会功能,提高患者的生活质量。

一旦确定诊断或病情复发,均需要正规治疗。如果患者同时伴有伤人或自杀风险或家庭管理困难,则需住院治疗。以往的住院目的主要是保护患者安全、减轻家庭负担及保证药物使用。目前的住院目的已经远不止看管作用。精神分裂症患者尤其较慢性患者需要在半家庭式环境中实施一套职业及环境疗法。通过防止病情恶化的药物治疗,患者需要返回家庭和社区。与家庭及社区的频繁接触有利于保持患者的社会活动能力。

(1) 药物治疗:现代精神分裂症的治疗始于1952年,随着第一个抗精神病药物氯丙嗪的问世,抗精神病药的诞生导致了精神分裂症治疗的巨大进步。以氯丙嗪为代表的传统抗精神病药的药理作用主要与阻断多巴胺(DA)受体有关,如其中的主要种类吩噻嗪类、丁酰苯类等均是如此。不良反应主要是:①锥体外系不良反应:急性肌张力障碍、帕金森综合征、静坐不能及迟发性运动障碍等。②抗胆碱能不良反应。③内分泌改变:闭经、泌乳、体重增加。④恶性综合征。目前临床还在使用的第一代经典抗精神病药物包括氟哌啶醇、奋乃静、氯丙嗪、舒必利等。

新一代非典型抗精神病药的作用机制是同时拮抗多巴胺和5-羟色胺能系统。近年来广泛用于临床的药物有奥氮平、利培酮、氯氮平、阿立哌唑、氨磺必利、布南色林等。约半数传统抗精神病药物治疗无效的患者采用新一代药物治疗可取得疗效。

利培酮(risperidone)与其他抗精神病药相比,特点是对阴性症状有一定作用,但有泌乳素升高、影响月经及中等程度的锥体外系不良反应;治疗剂量范围为4~6mg/d。

奥氮平(olanzapine)的锥体外系不良反应小,长期应用有体重增加、高脂血症、胰岛素抵抗的风险;治疗剂量

为 10~20mg/d。

氯氮平(clozapine)治疗阳性症状疗效好,改善阴性症状亦有一定的作用,因与纹状体多巴胺受体亲和力低,无锥体外系不良反应,约 1%的患者出现粒细胞减少;治疗剂量为 300~600mg/d。

阿立哌唑(aripiprazole)作为 DA 受体部分激动剂,对阳性和阴性症状都有效,没有内分泌方面不良反应,不影响体重、月经;治疗剂量为 10~20mg/d。

氨磺必利(amsulpride)大剂量时对阳性症状有效,小剂量(<400mg/d)时对阴性症状有效,锥体外系不良反应小,有引起泌乳素升高不良反应;治疗剂量为 40~800mg/d。

布南色林(blonanserin)于 2018 年在国内上市,机制是强阻断 D2、D3 和 5-HT2A 受体,有效改善阳性症状和认知功能,代谢及锥体外系不良反应均较轻;治疗剂量为 8~24mg/d。

鲁拉西酮(lurasidone)于 2019 年国内上市,主要机制涉及 D2,5-HT2A 与 5-HT7 高度拮抗,作用涉及改善阴性症状、认知与情感症状;治疗剂量为 40~80mg/d。

抗精神病药物的主要临床作用是消除精神病性症状,如幻觉、妄想、思维和行为紊乱等,使患者安静,保持情绪稳定,减少攻击和冲动行为,使认知功能相对保持完整。抗精神病药对阴性症状疗效较阳性症状差,10%~20%的患者对药物治疗无效。为减少复发,一旦明确精神分裂症的诊断,抗精神病药应持续使用。急性精神障碍理想的治疗剂量为:第一代抗精神病药如氟哌啶醇 10~20mg/d,氯丙嗪 300~600mg/d;新一代非典型抗精神病药如奥氮平 10~20mg/d,利培酮 4~6mg/d,氯氮平 300~600mg/d。急性期症状控制后应继续治疗剂量,进入巩固期。巩固期(1~1.5 年)药量与急性期相同。然后进入维持期,维持剂量一般为治疗剂量的 1/2~2/3,需因人而异,通常为最低有效治疗量。伴情感障碍的精神分裂症患者可用抗抑郁药或锂盐配合治疗。

(2)电休克治疗:自从大量抗精神病药临床应用以来,已经较少使用,但改良的电休克治疗仍在国内外临床广泛应用。主要适应证是精神分裂症紧张型、精神分裂症伴显著兴奋躁动症状或抑郁消极行为者,特别是有严重的拒食、自伤及自杀企图的患者,电休克治疗可迅速取得疗效。

(3)不良反应处理:对不同形式的锥体外系不良反应采取不同的处理措施。

1)急性肌张力障碍:即刻肌内注射抗胆碱能药物东莨菪碱 0.3mg,常可迅速缓解症状。

2)帕金森综合征及静坐不能:用抗胆碱能药物苯海索 2~4mg/次口服,2~3 次/d,或配合地西泮及普萘洛尔等药对症处理。

3)迟发性运动障碍:见于约 20%的长期使用经典抗精神病药患者,目前无特效疗法,可停用相关药物,试用氯氮平。

(4)支持性心理治疗:包括解释、保证与鼓励,对任何慢性疾病患者及家庭来说,支持性心理治疗都是必要的。目的是帮助患者面对现实、增强自信,坚持药物治疗。

2. 预后　精神分裂症的病程进展速度不一,自然病程有慢性衰退趋势。现代抗精神病药物的应用使本病的预后有了显著改进,约 60%的患者得到充分的恢复,并能够重返家庭,具有一定的社会活动能力,其中半数患者能够从事某种职业。约 30%的患者表现出较严重的残疾,约 10%的人需长期住院治疗。影响疾病预后的因素包括起病缓慢、起病年龄早、病前个性有明显缺陷、阳性家族史、病程间断性或持续性、是否早期干预、治疗措施是否得当及有无社会、家庭的支持等。

第三节　妄想障碍

妄想障碍(delusional disorder)又称为偏执障碍,是一种严重的精神病性障碍。这类患者无法分辨现实与想象。妄想障碍以各种妄想为主要症状,表现为对一些不真实的事件抱以不可动摇的信念,而这些信念往往并非完全脱离现实,而是可能在片段现实基础之上的过度的夸大、引申。这类患者除了妄想之外,通常还保持基本的社会功能,担当生活工作中的相应角色,而且通常不会表现出奇怪的行为方式。这与其他的精神病患者不同。有时患者的妄想症状非常突出,患者会因专注于妄想症状而打乱生活。妄想障碍的终生患病率为 0.15%~0.2%,最常见的亚型为被害型。嫉妒型妄想障碍是男性多于女性,但是妄想障碍总体发病率中没有显著性别差异。

【病因和发病机制】

本病的病因和发病机制不明,与其他精神障碍类似,可能与以下因素有关:

1. 遗传　妄想障碍有一定的遗传倾向。事实上,妄想障碍在有偏执个性或精神分裂症家庭成员的人中更常见,这表明基因可能参与其中。与其他精神障碍一样,妄想障碍的倾向可能会从父母传给子女。

2. 生物学　研究人员正在针对妄想症是如何发生的进行研究。控制感知和思考的大脑异常区域可能与妄想症状有关。

3. 环境/心理　有证据表明,压力会引发妄想症。酗酒和吸毒也可能会导致这种情况。被孤立的人,如移民或视力和听力差的人,似乎更有可能患有妄想症。

多数学者认为本病是在个性缺陷的基础上,在精神诱因作用下逐渐发病。患者性格特点为多疑、敏感、固执、好争辩、强烈的自我中心、容易害羞和耻辱感重等。Meyer 曾描述这些人的特点为具有终生的偏激观念倾向,过于周密地策划实施一些无关紧要的事情。这种行为好像是个性中怀疑成分的夸张化,由于某事件发生、超负荷工作、感情问题或抑郁反应等导致其自知力丧失,观念不能再适应现实生活,逐渐表现出偏执性精神障碍症状。

【临床表现】

1. 患者表现为高度猜疑,敏感,又非常自负,碰到挫折时往往对事实加以曲解,常认为别人有意与自己过不去,把一些本来无关的细节赋予意义,感到周围人有意迫害自己,以致形成了偏执观念。患者的妄想集中反映在与其体验有关的内容,不涉及与体验无关的事;妄想内容具有一定的现实性。被害妄想最多见,其他还有夸大妄想、钟情妄想、诉讼或宗教妄想等。

2. 妄想障碍患者多为郁郁不乐、不易相处的中年人,性格固执多疑,自我中心的表现越来越强烈,或仿佛感觉总有人与自己过不去。随着妄想的增长变得越来越主观,怀疑别人,工作越来越缺乏效率。喜欢将别人的每句话、每个姿势理解为与自己有关。通常只有当患者的行为明显的古怪、异常或影响到他人时才会被送来就诊。

3. 患者的妄想观念有逻辑性,是在一定事实基础的片面理解与夸张。患者坚信自己的妄想观念,无法以合理的事实说服。患者对妄想观念之外的其他问题上也较敏感,可能表现为爱抱怨,反复写信告状,表达一些没有实际价值的观点。随着时间推移,少数患者出现幻觉,最终发展为精神分裂症。这一发展趋势支持布鲁勒关于该病可能是精神分裂症的另一种形式的观点。

4. 根据妄想内容的不同,妄想障碍可以分为不同的亚型,包括钟情型、夸大型、被害型、躯体型、混合型与未特定型。

【诊断和鉴别诊断】

1. 诊断　根据妄想障碍的临床表现作出诊断并不困难。CCMD-3、DSM-5 及 ICD-11 将过去的偏执狂(妄想狂)和偏执状态(类偏执狂)合并为一个诊断。

DSM-5 中对妄想障碍的诊断标准如下:

A. 存在 1 个(或多个)妄想,时间持续 1 个月或更长。

B. 从不符合精神分裂症的诊断标准 A。

注:如果存在幻觉,则不突出,并且与妄想的主题相关(例如,与昆虫大批出没有关的被昆虫寄生的感觉)。

C. 除了妄想或其结果的影响,功能没有明显损害,行为没有明显的离奇或古怪。

D. 如果出现躁狂或重型抑郁发作,则这些发作对于妄想的病程而言是短暂的。

E. 这种障碍不能归因于某种物质的生理效应或其他躯体疾病,且不能用其他精神障碍来更好解释,如躯体变形障碍或者强迫症。

2. 鉴别诊断

(1)精神分裂症偏执型:妄想的内容相对荒谬、缺乏系统性,多数伴有幻觉,精神活动的其他方面如情感反应及意志行为等发生紊乱和不协调。

(2)情感性精神障碍:躁狂状态时患者可伴夸大妄想,抑郁状态时可出现罪恶妄想;但情感性精神障碍的病程为发作性,情绪症状先于妄想症状。经治疗情绪症状缓解后,妄想症状也将随之好转。

(3)器质性精神障碍:脑器质性疾病、某些躯体疾病及服用精神活性物质时可出现偏执症状,详细询问及检查后可发现器质性疾病史或服药史。偏执症状片段、缺乏系统性,且多伴幻觉,症状随原发病缓解而缓解。

【治疗和预后】

传统观念认为,妄想障碍缺乏有效的治疗,近年来研究表明该病治疗效果较为乐观。总体来看,经过精神病药物治疗 81% ~ 90% 的患者有望全面或部分恢复。有研究报道,用哌咪嗪(pimozide)治疗该病的全面缓解率达 68%,部分缓解率达 22%。包括氯氮平在内,二代抗精神病药物以及一代抗精神病药物均可用于本病治疗。另外,SSRI 类等抗抑郁药物对于本病的治疗也有部分效果。对于治疗依从性差的患者,可考虑长效针剂治疗。

在非药物治疗方面,强调良好的治疗关系对于本病治疗的作用。另外,支持性治疗有助于减轻妄想引起的焦虑及心境恶劣。在接纳的基础上,认知治疗有益处。而对妄想信念的对质往往无效,甚至使患者更加疏离。

第四节　短暂精神病性障碍

短暂精神病性障碍(brief psychotic disorder)的主要特征是精神病性障碍,症状持续时间至少 1 天,但少于 1 个月。发病可伴有显著的社会心理应激事件或在产后 4 周内。如果出现症状与其他躯体疾病或物质使用有关,应予排除;如果精神病性症状时间长于规定,也应排除。在美国,短暂精神病性障碍占首发精神病的 9%。

【病因】

短暂精神病性障碍可由明显的应激事件或分娩引起,也可完全没有明显的原因。有证据表明,该病与心境障碍有关,但仍有争议。产前暴露于压力会增加产后患病风险,与患者精神症状史相关。有些人可能有遗传易感性,患者的家庭成员易于患病。本病与多巴胺的失调和精神分裂症的病理生理相关。因发病率较低,很难研究。一些数据表明,产后精神病是双相情感障碍的明显表现,与分娩后出现的激素显著变化一致。

【临床表现】

短暂精神病性障碍是一类突然发生的精神行为紊乱,主要症状涉及:妄想(可能是片段没有现实基础的妄想);幻觉,如听幻觉、看到或感知到不存在的东西;言语紊乱,以及严重的瓦解或者紧张性行为。

【诊断和鉴别诊断】

1. 诊断　DSM-5 中对短暂精神病性障碍的诊断如下:

A. 存在 1 项(或更多项)下列症状,至少其中 1 项必须是(1)、(2)或(3):

(1) 妄想;

(2) 幻觉;

(3) 言语紊乱(例如,频繁地思维脱轨或联想松弛);

(4) 明显紊乱等或紧张症等行为。

注:不包括文化认可的反应性的症状。

B. 这种障碍的发作持续至少 1 天,但少于 1 个月,最终能完全恢复到发病前的功能水平。

C. 这种障碍不能更好地用重性抑郁障碍或双相障碍伴精神病性特征或其他精神病性障碍如精神分裂症或紧张症来解释,也不能归因于某种物质(如滥用的毒品、药物)的生理效应或其他躯体疾病。

标注如果是:①伴显著的应激源(短暂反应性精神病):患者的症状是对单一或复合时间的反应,该事件在患者所处的文化中和在相同环境下,对几乎所有的人都是显著的应激;②无显著应激源:患者的症状不是对单一或复合事件的反应,该事件在患者所处的文化中及在相同环境下,对几乎所有的人都是显著的应激;③伴产后起病:如果发生于怀孕期间或者产后 4 周之内。

2. 鉴别诊断　由于短暂精神病性障碍有严格的时间限定,临床上往往作为过渡性诊断使用。同时,须注意与其他一些常见的情况鉴别。

(1) 精神分裂症:短暂精神病性障碍临床也表现为精神病性症状,但是时间界定为 1 个月之内,如果长于此时间,则诊断精神分裂症。

(2) 急性应激反应:由于异乎寻常的强烈的应激事件引起,主要表现有其特征性的侵入性症状、负性心境、分离、回避、唤醒等症状,而非以精神病性症状为主。

(3) 与医学情况或物质使用有关的精神病性障碍:上述情况在 DSM-5 中将其分别放置于症状性精神障碍或者精神活性物质所致的精神障碍的诊断分类之中。

【治疗和预后】

出于全面评估与安全的考虑,短暂性精神病障碍的治疗往往需要短期住院治疗。抗精神病药物是主要的治疗药物,通常会合并苯二氮䓬类。长期的药物治疗往往不必要,应当注意避免。如果需要长期用药维持,则疾病诊断需要调整。新型抗精神病药由于不良反应较轻而优于传统抗精神病药物的使用。

心理治疗也是必要的,主要用于帮助患者重新整合精神病过程的经历,同时也尽可能地处理创伤。治疗的形式可以根据需要,采取个别、家庭、小组等不同形式。许多患者需要帮助去学习应对自尊与自信的丧失。

第五节　分裂情感障碍

分裂情感障碍(schizoaffective disorder)是一类在疾病发展期同时达到精神分裂症和情感障碍诊断要求的疾病,精神分裂症与情感障碍的症状可以同时出现,也可以相隔几天。典型的精神分裂症症状与典型的抑郁发作症状或躁狂发作症状或混合发作症状相伴出现。症状持续至少 1 个月。分裂情感障碍的患病率约为精神分裂的 1/3,终生患病率为 0.3%~0.8%。

【病因】

确切病因不清。近年来研究提示,分裂情感障碍的躁狂型与抑郁型之间,分裂情感障碍与精神分裂症之间存在病因学上的部分重叠。有研究提示,精神分裂症与情感障碍具有遗传相关性,如 1 号染色体长臂(1q42)的 DISC1 基因与分裂情感障碍、精神分裂症及情感障碍均有关。总体来看,分裂情感障碍预后好于精神分裂症而差于情感障碍。分裂情感性精神障碍与精神分裂症相比较少恶化病程,且对锂盐疗效更好。

【临床表现】

分裂情感性精神障碍的疾病发作期表现为精神分裂症与情感性精神障碍的两组症状同时存在、同样突出,这两组症状可以同时出现,或者间隔几天出现。DSM-5 将其分为两种类型,即双相型与抑郁型。ICD-11 将其分为如下三种类型:

1. 躁狂型　在疾病发作的过程中,表现为精神分裂症与躁狂症的两类症状同时出现。例如,患者兴奋夸大、情绪高涨等躁狂症状的同时,表现出冲动激惹情绪不稳、被害妄想、被控制体验、幻听等精神病性症状。

2. 抑郁型　在疾病发作的过程中,表现为精神分裂症与抑郁症两类症状的同时出现。患者可以在情绪低落、消极、迟滞等抑郁症状的同时,表现出被动体验、妄想、幻觉、瓦解紊乱等精神分裂症症状。

3. 混合型　在疾病发作的过程中,表现为精神分裂症与双相障碍混合型的症状同时出现。

【诊断和鉴别诊断】

1. 诊断　DSM-5 对分裂情感障碍的标准如下:

在一个不间断的疾病周期中,有主要心境发作(重性抑郁或躁狂),同时存在符合精神分裂症标准 A 的症状。

注:重性抑郁发作必须包括诊断标准 A1:抑郁心境。

在此疾病的全程中,在缺少主要心境发作(抑郁或躁狂)的情况下,存在持续 2 周或更长时间的妄想或幻觉。

在此疾病的活动期和残留期的整个病程短大部分时间内,存在符合主要心境发作诊断标准的症状。

这种障碍不能归因于某种物质(如滥用的毒品、药物)的生理效应或其他躯体疾病。

标注是否是:①F25.0 双相型:如果临床表现的一部分是躁狂发作,则适用此亚型,重性抑郁发作也可以出现;②F25.1 抑郁型:如果临床表现的一部分仅仅是典型的抑郁发作,则适用此亚型。

2. 鉴别诊断

(1) 伴有精神病性症状的双相障碍:双相障碍可以在疾病的某些阶段伴有少量片段的精神分裂症症状,但是精神病性症状不是占主导。只有在两类症状同时存在并同样突出的情况下,才诊断分裂情感障碍。

(2) 物质或躯体疾病所致的分裂情感障碍:精神活性物质与癫痫等躯体疾病可能诱发精神分裂症或和情感障碍症状,通过复习了解病史可以鉴别。

【治疗和预后】

1. 治疗

(1) 药物治疗:分裂情感障碍的药物治疗方面主要涉及情绪稳定剂、抗抑郁药物以及抗精神病药物。根据患者表现出的症状情况严重程度,给予相应治疗。心境稳定剂(锂盐、丙戊酸盐、拉莫三嗪、卡马西平)是本病治疗的经典方案。情绪稳定剂与抗精神病药物联合使用的趋势逐步发展,近年来抗精神病药物对此病的作用亦获得强调。至于抗抑郁药物是否或者何时与前述两种药物联合使用,需要根据患者的不同情况判断。

1) 抗精神病药物:相比一代抗精神病药物,二代抗精神病药物更倾向于与情绪稳定剂联合用于分裂情感障碍。常用的药物涉及奥氮平、喹硫平、氯氮平、利培酮、齐拉西酮等。

2) 情绪稳定剂:丙戊酸盐可以有效治疗分裂情感性精神障碍等躁狂症状。碳酸锂与氯丙嗪或者氟哌啶醇等抗精神病药物合并治疗效果优于抗精神病药物单独治疗。常用的情绪稳定剂涉及锂盐、丙戊酸盐、拉莫三嗪、卡马西平。

3) 抗抑郁剂:二代抗精神病药物可以作为同时具有抑郁症状与精神病性阴性症状患者的抗抑郁剂。然而,有些患者的抑郁症状对于联合使用抗精神病药与情绪稳定剂的治疗仍然无效。这时仍然需要加用抗抑郁剂,SSRI 类抗抑郁剂广泛用于此类情况。许多研究提示,加用抗抑郁剂有助于治疗分裂情感障碍患者抑郁症状的改善。

(2) 物理治疗:药物治疗反应不足时,ECT 治疗也是有效的选择之一。

(3) 心理社会治疗:由于分裂情感障碍具有精神分裂症的症状特点,所以多数针对精神分裂症的社会心理治疗方案也可用于分裂情感障碍。包括个别支持性治疗、家庭治疗、团体治疗、认知行为治疗、社会技能训练等在内的各类社会心理治疗都能够使患者获益。主动社区模式(assertive community treatment, ACT)的社会心理康复模式也对患者病情保持持续稳定有意义。基于复原水平的不同,有些患者还需要康复服务去帮助其发展职业技能、保持工作发展。

2. 预后　由于其定义的分裂情感障碍的概念具有一定不稳定性,对其治疗和预后的文献评估亦有难度。

第六节　紧张症

紧张症(catatonia),DSM-5 认为,不是一个独立的类别,而是在一系列精神障碍和/或其他疾病背景下发生的一类特别的精神运动行为的特殊异常症状。紧张症所涉及的疾病背景包括神经发育性、精神病性、双相障碍、抑郁障碍及其他躯体疾病,如脑叶酸缺乏症、罕见的自身免疫性和副肿瘤性疾病等。紧张症以显著的精神运动紊乱为特征,可能涉及运动活动减少,在体格检查或访谈中参与度降低,或过度的和特殊的运动活动。

【病因】

紧张症的病因不清。如上所述,紧张症既可为多种精神障碍的相关表现,如精神分裂症、双相障碍、抑郁症、PTSD、神经发育障碍,也可以是多种躯体疾病的表现,例如:感染(如脑炎)、严重的躯体感染,各种脑部疾病如脑血管疾病、肿瘤、变性病及头部损伤,自身免疫性疾病,局灶性神经病变包括卒中、酒精或物质滥用或戒断、药物不良反应、代谢紊乱,以及代谢性疾病如同型半胱氨酸尿症、糖尿病酮症酸中毒、肝性脑病、高钙血症等。

【临床表现】

紧张症的主要临床表现是精神运动性抑制,有时亦可伴有精神运动性兴奋的交替发作。精神运动性抑制可表现为保持僵硬的姿势(木僵)、无法说话(缄默)以及蜡样屈曲。缄默可能是部分的,他们可能重复一些毫无意义的短语,或者只是重复别人说的话。患有昏迷性紧张症的人也可能表现出刻板的、重复的动作(刻板的)。精神运动性兴奋的特点是奇异的、非目标导向的多动和冲动。

紧张症的临床表现令人困惑,因精神运动性紊乱范围可以从显著的无反应到显著的激越。运动减少可以是非常严重的木僵或是中度的僵住和蜡样屈曲。类似地,参与度降低可以是非常严重的缄默或中度的违拗。过度和特殊的运动行为可以是复杂的,如刻板运动,或简单的激越,也可能包括模仿言语和模仿动作。在极端的案例中,同一个体或可以在运动活动减少与增加之间来回变换。

【诊断和鉴别诊断】

1. 诊断 DSM-5 紧张症诊断标准:

症状标准:临床表现主要包括 3 项(或更多的)下列症状。

(1) 木僵,即无精神运动性活动,无主动与环境联系。

(2) 僵住,即被动地还原为对抗力的姿势。

(3) 蜡样屈曲,即对检查者摆放的姿势几乎无抵抗。

(4) 缄默,即没有或几乎没有言语反应(须排除失语症)。

(5) 违拗,即对指令或外部刺激抗拒或没有反应。

(6) 作态,即自发地、主动地维持对抗重力的姿势。

(7) 装相,即奇怪地、矫揉造作地模仿正常的行为。

(8) 刻板运动,即重复的、异常频繁的、非目标导向的运动。

(9) 不受外界刺激影响的激越。

(10) 扮鬼脸。

(11) 言语模仿,即模仿他人的言语。

(12) 动作模仿,即模仿他人的行为。

2. 鉴别诊断 在评估上述紧张症症状的同时,评估症状背后的精神与躯体的背景,从而鉴别紧张症的性质,是精神病性、抑郁症性,抑或躯体疾病、其他医学情况等相关的紧张症。

【治疗和预后】

1. 药物治疗 以苯二氮䓬类作为首选,通常需要大剂量,肌内注射劳拉西泮可在半小时内显著地改善症状。当一线治疗方案失败时,可考虑使用金刚烷胺或美金刚等 NMDA 受体拮抗剂。托吡酯是治疗紧张症的另一种选择,它通过调节 AMPA 受体产生谷氨酸拮抗的作用来产生治疗效果。

2. 电休克治疗(ECT)是治疗紧张症的一种有效方法。

3. 抗精神病药物使用需慎重,使用不当会使紧张症

恶化,甚至出现恶性综合征。

第七节 物质及其他医学情况引起的精神病性障碍

物质所致的精神病性障碍是指因物质的直接作用或在无精神错乱的情况下从物质撤药过程中产生幻觉和/或妄想。物质性精神病发作在急诊科和危机干预中心很常见。这些物质主要涉及精神活性物质或某些药物,包括酒精、苯丙胺、大麻、可卡因、致幻剂、类阿片、苯环定(PCP)和镇静/催眠药等。第一次精神病性发作的个体中,有 7%～25% 是物质/药物所致的精神病性障碍。

由于其他医学情况引起的精神病障碍是指由另一种疾病引起的幻觉、妄想、紊乱等精神病性症状。估计这类障碍的终生患病率为 0.21%～0.54%。65 岁以上的个体患病率较高,达 0.74%。在癫痫患者中,发生精神病性症状者占 2%～7%。

【病因】

物质/药物所致的精神病性障碍的原因在于一系列精神活性物质或者某些药物、毒物的作用。相关的精神活性物质包括酒精、大麻、致幻剂(苯环利啶和相关物质)、吸入剂等;涉及的药物包括镇静剂、催眠药、抗焦虑药、麻醉药、抗胆碱药物、抗癫痫药、抗组胺药、抗高血压和心血管药、抗生素、抗帕金森药物、化疗药物、激素类、胃肠道药物、非甾体抗炎药等。

由于其他医学情况引起的精神病障碍的病因为各类躯体疾病的病理状态所致。例如,精神行为或嗅幻觉,有时与颞叶癫痫和对侧忽视综合征有关,有时由顶叶病变引起。其他可能引起精神病的医学疾病包括中枢神经系统肿瘤和感染、卒中、偏头痛和各种内分泌疾病。如果患者对因躯体(如重症监护室精神病)、药物、戒毒引起的精神病或因医疗状况引起的精神错乱有心理介导的反应,则不使用该诊断。必须在躯体和精神障碍之间建立一种时间关系(即它们同时开始和结束)。治疗这种疾病通常会降低精神病症状的严重程度,但有些患者也需要对精神病症状进行特殊的治疗。

【临床表现】

物质/药物所致的精神病性障碍的症状主要表现为短暂的妄想、幻觉等精神病性症状,在清除致病因素后很快就会消失。由苯丙胺、可卡因或多氯联苯引发的精神病可能会持续数周。由于一些患有前驱症状或早期精神分裂症的年轻人使用的物质会导致精神病,因此有必要获得一个完整的病史,特别是在断定急性精神病是由物质使用引起之前,寻找先前精神症状的证据。

由于其他医学情况引起的精神病障碍的临床表现为错觉、幻觉、思维和言语混乱、怪异和不适当的运动行为（包括紧张症）等，这些症状表明患者的现实检验能力出现障碍。当精神病是由某种疾病的生理效应引起时，这种诊断就适用了。

【诊断和鉴别诊断】

1. 诊断 物质/药物所致的精神病性障碍的诊断要点：妄想、幻觉等精神症状是在物质中毒或者戒断过程中或不久后，或接触某种药物之后出现的。如果中断物质/药物之后症状持续相当长（如1个月以上），则不做此诊断。

由于其他医学情况引起的精神病性障碍的诊断要点：显著的幻觉或妄想等精神病症状是躯体疾病等直接病理生理性结果，而且不能用其他精神障碍更好地解释。

2. 鉴别诊断 主要须注意两个方面，一是这类障碍的精神症状发生与物质/药物或躯体疾病有时间上的对应关系，二是有些患者在接触物质/药物或发生躯体疾病之前就有潜在的精神症状，或者在诱发症状加重的因素去除后很久症状仍持续。这些情况的精神病性障碍不属

于此类，需要全面收集病史，并观察随访患者的长期病情转归，以兹鉴别。

【治疗和预后】

1. 物质/药物所致的精神病性障碍治疗 须停用或逐步戒断诱发精神病性症状等物质或药物，停药过程中给予必要的替代治疗，针对精神症状抗精神病治疗。

2. 其他医学情况引起的精神病障碍治疗 针对病因的治疗主要是积极治疗和改善原发病的情况，而对于显著影响生活和治疗配合的精神病性症状，也应给予以抗精神病治疗为主的对症处理。

3. 在治疗过程中，对重症患者应特别注意生命体征和电解质平衡，并给予适当的对症支持和神经营养治疗等。

参考文献

第五章

双相障碍
Bipolar Disorder

（王刚）

第一节　双相障碍

双相障碍(bipolar disorder)亦即双相情感障碍,过去被称为躁郁症(manic-depressive psychosis),是指既有躁狂或轻躁狂发作,又有抑郁发作,或2次及以上的躁狂、轻躁狂发作的一类心境障碍。典型躁狂发作时,患者表现为情感高涨、思维奔逸和意志行为增强的"三高"症状,典型抑郁发作时,患者出现情绪低落、思维迟缓和意志行为减退的"三低"症状;病情严重的患者可伴有幻觉、妄想。

【研究史】

看起来完全相反的症状会发生在同一个患者身上,古代人就有认识和记载。早在公元前1世纪,希腊医生Soranus发现患者在一次发作中同时存在躁狂和抑郁,而且这些不同的情绪会交替发作。我国明朝著名戏曲作家高濂在其养生著作《遵生八笺》中也记录了躁郁症患者的表现。1896年克雷丕林将该病命名为躁狂抑郁性精神病,1957年德国医生Leonhard提出了单相(仅有抑郁发作)、双相情感障碍的概念。1980年,双相情感障碍取代躁狂抑郁症,写入了美国《精神障碍诊断和统计手册(第3版)》(DSM-Ⅲ)中。

【流行病学】

双相障碍是一类严重的精神障碍,影响大约4%的世界人口,成为导致青少年和青年人致残的第四大疾病。中国精神卫生调查显示,双相障碍12个月患病率为0.5%,终生患病率为0.6%(黄悦勤等,2019)。患者一生中往往面临多次发作,躁狂或抑郁交替反复出现,在疾病间歇期,有的患者能完全缓解如常人,有的患者则残留各种症状。超过50%的患者在首次发作4~5年内出现疾病复发,终生复发率达90%以上。双相障碍患者自杀风险较一般人群高15倍,约15%的患者死于自杀(Walker ER et al,2015)。在世界卫生组织报告的精神与物质使用障碍的疾病负担排名中(Ferrari AJ et al,2016),双相障碍位居第六。

【病因和发病机制】

双相障碍的病因和发病机制尚不清楚。目前认为遗传与心理社会因素均有重要作用,其中遗传因素的影响更为突出。这些因素可能通过影响中枢神经信息传递等过程,导致躁狂或抑郁症状。

家系研究表明,双相障碍患者子代的患病风险是25%,如双亲均患双相障碍,则子代的患病风险高达50%~75%。单卵双生子双相障碍的同病率为80%,双卵双生子为24%,患有双相障碍的亲生父母所生寄养子的患病率高于正常亲生父母所生寄养子的患病率。上述说明,遗传因素在双相障碍发病中的影响远甚于环境因素。

神经生化机制研究表明,多种神经递质(5-HT、NE、DA、GABA、ACh等)及相应受体功能紊乱与双相障碍发病有关,其中5-HT和NE与双相障碍关系最为密切。无论抑郁还是躁狂,5-HT都呈现缺乏状态,但仅有5-HT缺乏并不一定导致疾病,需有NE异常才会表现出临床症状。NE异常可能是双相障碍的状态标记,NE不足出现抑郁症状,亢进则出现躁狂症状。但也存在与上述观点矛盾的研究报道。线粒体功能失调与双相障碍发病有关。双相障碍患者的下丘脑-垂体-肾上腺轴(HPA轴)呈现过度活跃状态。影像学改变主要涉及额叶、基底节区、扣带回、杏仁核、海马等与认知和情感调节关系较密切的神经环路损害,也涉及这些脑功能区皮质下白质的微观结构变化,从而出现皮质和皮质下连接损害及脑功能连接损害。

此外,神经免疫炎症反应说、肠道菌群说在近年来均得到广泛研究。双相障碍患者存在免疫相关基因多态性、基因表达、促炎症因子上升、抗炎因子下降等改变。目前有脑-肠轴的神经交互通路、脑-肠轴的神经内分泌-HPA轴途径等假说。

应激和负性生活事件,如离婚、失业、严重躯体疾病以及社会经济状况差等心理社会因素在双相障碍的发生、发展中起到了重要作用。

【临床表现】

要了解双相障碍的临床表现,需掌握3种主要的发作表现形式:躁狂发作、轻躁狂发作和抑郁发作。临床上也有相当部分的患者呈现混合发作,即一次发作中同时存在躁狂和抑郁症状。在DSM-5和ICD-11诊断标准中,还将常见的双相障碍表现分为双相Ⅰ型和双相Ⅱ型,这两个概念在临床和科研中经常使用。这两种类型的区别是双相Ⅰ型的患者有典型的躁狂发作和抑郁发作,也可能反复发作躁狂;而双相Ⅱ型患者的主要发作形式是抑郁,躁狂程度较轻仅符合轻躁狂诊断标准。一旦出现躁狂发作,则应变更为双相Ⅰ型。

1. 躁狂发作　通常急性或亚急性起病,基本特征是异常且持久的心境高涨或易激惹,活动或精力持续增多,这种现象在几乎每天大部分时间都存在,持续至少1周(必须要入院治疗的可以少于1周时间)。患者表现为:

(1)情感高涨:患者表现为表情丰富、兴高采烈、乐观热情,具有很强的感染力。谈到伤心处会痛哭流涕,但转瞬又喜笑颜开。当要求得不到满足时,患者会表现为易激惹,因一点小事大发雷霆。

(2)思维奔逸:患者思维联想加速,语量多、语调高、语速快,讲起话来滔滔不绝,难以打断,常感到说话速度远远跟不上思维速度。患者自我感觉良好、言语夸大,其至达妄想程度,如认为自己是世界首富、要当联合国主席等。患者注意力增强但不能持久,很容易被周围事物吸引转移注意力。

(3) 意志行为增强:患者表现为活动明显增多,不断有新的计划,整天忙碌,做事虎头蛇尾,不顾后果。爱管闲事,容易冲动,常有攻击性或威胁性。好打扮,花钱大手大脚。

(4) 伴随症状:躁狂患者交感神经功能兴奋,表现为面色红润、双目有神、心率加快和瞳孔轻度扩大等。精力旺盛,不知疲倦,睡眠需求减少,性欲亢进,可能发生危险性行为。由于患者精力和体力过度消耗,入量不足,出现体重下降、虚脱甚至衰竭。部分急性严重患者常伴有意识障碍,称为谵妄性躁狂。

2. 轻躁狂发作 患者表现为情绪增高或易激惹,持续时间超过4天,可伴有明显的社会功能改变,但未严重到产生社交或职业功能的显著缺损,或严重到需要住院的程度,并且无精神病性表现,达不到躁狂发作标准。轻躁狂常缺乏自知力,也不易被常人识别,但家属往往感到患者与正常状态存在明显差别。

3. 抑郁发作 双相障碍的抑郁发作(又称双相抑郁)表现与单纯的抑郁发作(又称单相抑郁)相同,详见第六章描述。

4. 混合发作 是指患者符合躁狂或轻躁狂发作诊断标准时的大多数日子里,存在3条及以上的抑郁症状;或在符合抑郁发作诊断标准的大多数日子里,存在3条及以上的躁狂/轻躁狂症状。特征是兴奋心境、易激惹、愤怒、惊恐发作、言语压力感、激越、自杀意念、严重失眠、夸大等症状同时存在。

5. 快速循环 如患者一年内有4次或以上的发作符合躁狂、轻躁狂或抑郁发作的诊断标准,称为快速循环型。

6. 双相Ⅰ型障碍 在双相Ⅰ型障碍中,躁狂、轻躁狂或抑郁发作的首次发病年龄平均约18岁。首次发作可以是躁狂发作,也可以是抑郁发作或混合发作。发作的常见形式多为轻度抑郁或轻躁狂开始,在数周或数月后转相为躁狂发作。有些患者在反复发作抑郁数年后才出现首次躁狂发作,早期难以被识别为双相障碍。

7. 双相Ⅱ型障碍 特征是反复出现的心境障碍发作,包含一次或多次抑郁发作和至少一次轻躁狂发作。平均发病年龄是25岁左右,略晚于双相Ⅰ型障碍,与双相Ⅰ型障碍相比,双相Ⅱ型障碍更易慢性化,抑郁发作的时间更长和症状更加严重,对社会功能影响更大。抑郁障碍在其自然病程或治疗过程中,有可能会转变为躁狂或轻躁狂发作。5%~15%的双相Ⅱ型障碍最终会出现躁狂发作,需更改诊断为双相Ⅰ型障碍。

【诊断和鉴别诊断】

1. 诊断 应根据详细全面的病史采集和精神检查,结合体格检查和实验室检查,按照国际通行的诊断标准(DSM-5或ICD-10)作出。迄今为止,双相障碍的临床诊断依然有赖于医生对临床现象学的把握。典型躁狂及抑郁交替发作的患者临床诊断并不困难,但双相障碍疾病现象十分复杂,症状有时不典型,且常共病其他精神心理障碍如焦虑障碍、ADHD、人格障碍等。相当多的患者都在抑郁状态下就诊,这时如不做详细病史采集和精神检查,既往的轻躁狂甚至躁狂发作易被忽视。有69%的双相患者在确诊前曾被误诊为单相抑郁、焦虑障碍、精神分裂症等疾病,从发病到确诊平均经历8~10年。

(1) 目前国内通行的ICD-10诊断标准中,对各类型发作的诊断要点作了如下描述。

1) 轻躁狂(F30.0):存在持续的(一般至少4天)心境高涨、精力和活动增高、自我感觉良好,以及觉得身体和精神活动富有效率。社交活动增多,说话滔滔不绝,与人过分熟悉,性欲望增强,睡眠需要减少,注意集中能力受损和轻度挥霍等表现也常见。有时易激惹、自负自傲、行为莽撞的表现替代了较多见的欣快的交往。上述症状的严重程度不致造成工作严重受损或引起社会拒绝。

2) 躁狂,不伴有精神病性症状(F30.1):心境的高涨与个体所处的环境不协调,表现可从无忧无虑的高兴到不可控制的兴奋。同时伴有精力增加、活动过多、言语迫促和睡眠需要减少。正常的社会抑制消失,注意不能持久,常有显著的随境转移。自我评价膨胀,随意表露夸大或者过分乐观的观念。可有知觉障碍,如觉得色彩特别生动(往往是美的);主观感到听觉敏锐。患者可能着手过分和不切实际的计划,挥金如土,或变得攻击性强、好色,在不恰当的场合开玩笑。在某些躁狂发作中,可不出现心境高涨,而代之以易激惹和多疑。

发作应至少持续一周,严重程度达到完全扰乱日常工作和社会活动。心境改变应伴有精力增加和上述几条症状(特别是言语迫促、睡眠减少、夸大和过分乐观)。

3) 躁狂,伴精神病性症状(F30.2):这是较F30.1描述的躁狂更为严重的一种躁狂的临床表现形式,患者膨胀的自我评价和夸大观念可达到妄想程度,易激惹和多疑可发展为被害妄想。严重者有关身份、角色的夸大或宗教的妄想可占优势。思维奔逸和言语迫促可使患者无从被人理解。严重而持久的躯体活动与兴奋可致攻击或暴力。对饮食及个人卫生的忽视可致脱水和自我忽视的风险。若有必要,可进一步标明幻觉或妄想与心境是否"协调","不协调"应包含不带感情色彩的妄想或幻觉。

4) 抑郁发作(详见抑郁障碍章节)。

5）混合发作:指抑郁心境伴以连续数日至数周的活动过度和言语迫促,以及躁狂心境和夸大状态下伴有激越、精力和本能驱力下降。此外,抑郁症状与躁狂或轻躁狂症状也可以快速转换,每天不同,甚至因时而异。如果在目前的疾病发作中,两套症状在大部分时间里都很突出且持续时间至少两周,则可作出诊断。

6）双相情感障碍(F31):本病的特点是反复(至少两次)出现心境和活动水平明显紊乱的发作,发作间期通常完全缓解。要作出本病的诊断,要求本次发作符合上述某种发作的诊断标准,既往至少有过一次其它情感发作。其中,如果本次为某种类型的抑郁发作,则既往需要至少一次轻躁狂、躁狂或混合性情感障碍发作。双相情感障碍的具体分类如下:

A. 双相情感障碍,目前为轻躁狂发作(F31.0)。

B. 双相情感障碍,目前为不伴有精神病性症状的躁狂发作(F31.1)。

C. 双相情感障碍,目前为伴有精神病性症状的躁狂发作(F31.2)。

D. 双相情感障碍,目前为轻度或中度抑郁发作(F31.3)。

E. 双相情感障碍,目前为重度抑郁发作,不伴精神病性症状(F31.4)。

F. 双相情感障碍,目前为重度抑郁发作,伴精神病性症状(F31.5)。

G. 双相情感障碍,目前为混合发作(F31.6)。

H. 双相情感障碍,目前为缓解状态(F31.7)。

I. 其它双相情感障碍(F31.8)。

J. 双相情感障碍,未特定(F31.9)。

(2) DSM-5 双相障碍的诊断标准:DSM-5 中对双相Ⅰ型障碍和双相Ⅱ型障碍进行了定义和相关标注。双相Ⅰ型障碍需至少一次符合躁狂发作的诊断标准;双相Ⅱ型障碍需至少一次符合轻躁狂发作和至少一次抑郁发作的诊断标准,且从未有过躁狂发作。不管何种类型的发作,均不能用分裂情感性障碍、精神分裂症、精神分裂症样障碍、妄想障碍或其他精神分裂症谱系及其他精神病性障碍来更好地解释。DSM-5 还使用了"伴焦虑困扰特征、伴混合特征、伴快速循环、伴忧郁特征、伴非典型特征、伴精神病性特征、伴紧张症、伴围产期发生、伴季节性模式"等亚型标注。

2. 鉴别诊断

(1) 双相抑郁与单相抑郁:双相障碍患者多以抑郁发作方式起病,经反复多次抑郁发作后才出现躁狂或轻躁狂发作。尤其是轻躁狂发作时,因持续时间短、症状程度轻、对社会功能影响小,难以察觉和引起重视,使那些本质上属双相Ⅱ型的患者,因轻躁狂发作漏诊而误诊为单相抑郁,仅给予抗抑郁药物治疗,造成心境反复不稳定,迁延不愈。

实际上,临床中有诸多线索值得重视,线索越多,越提示患者可能为双相障碍或者未来进展为双相障碍,包括:青少年起病,情感旺盛人格,抑郁发作频繁,好转速度快,伴精神病性症状,伴不典型症状(如灌铅样麻痹、睡眠偏多、体重增加、暴饮暴食等),易激惹或阈下躁狂症状,病程迁延,难治性抑郁,产后抑郁,季节性抑郁,抗抑郁药物治疗后有快感体验,共病物质滥用或边缘性人格障碍,以及双相障碍家族史等。

需要注意的是,即使患者具备较多上述特征,但没有获得躁狂或轻躁狂的确切证据之前,患者也是不能被诊断为双相障碍的。掌握这些疾病特征,可帮助医生提高双相障碍的识别率。

(2) 焦虑障碍:焦虑患者的思维反刍可能会被误认为思维奔逸,紧张情绪可能被误认为是易激惹,减轻焦虑的行为可能被误认为是冲动行为。在鉴别诊断时,要仔细完善病史,评估症状的发作性质和激发因素,鉴别焦虑障碍是原发疾病还是共病。

(3) 躯体疾病所致的双相障碍:一些躯体疾病,尤其神经系统疾病可能出现躁狂或轻躁狂发作表现,但此类患者通常没有心境高涨、愉快的特点,而以情绪不稳定、欣快、焦虑、紧张为主,有时可能伴意识障碍、智能减退和人格改变。情绪变化常与原发病的病情共消长。详细的体格检查和辅助检查有助于鉴别。在本章第二节中对与躁狂状态有关的神经系统疾病进行介绍。其他可见到躁狂状态的躯体疾病有甲状腺功能亢进、Cushing 病、感染或术后等。

(4) 物质/药物所致的双相障碍:许多精神活性物质、药物可能诱发轻躁狂或躁狂症状。原发双相障碍的诊断,必须基于不再使用物质/药物后残留的症状仍然满足诊断标准时才可做出。依靠病史和尿液药物筛查可以进行鉴别,一旦患者住院后药物所致的状态一般很快消失。在本章第三节中对可能导致躁狂状态的药物进行介绍。

(5) 精神分裂症:双相障碍患者发作期可能伴幻觉、妄想等精神病性症状,需与精神分裂症相鉴别。双相障碍通常为发作性病程;而精神分裂症多为慢性持续病程。双相障碍的精神病性症状与情绪相协调,具有一定的现实性,且持续时间不长,经过治疗可以很快消失;精神分裂症的心境症状继发于思维障碍,且与思维和意志行为通常不相协调。双相障碍患者间歇期社会功能多保持完好;而精神分裂症的社会功能往往持续显著受损。其他方面的区别还包括伴随症状和家族史可供参考。

(6) 分裂情感性障碍:分裂情感性障碍的分裂性症

状与心境症状在整个病程中多同时存在,但在缺少主要心境发作(躁狂、抑郁)的情况下,需存在持续 2 周或更长时间的妄想或幻觉。

(7) 注意缺陷多动障碍:ADHD 与双相障碍都有言语速度快、活动增多、行为冲动、注意力不集中、睡眠需求减少等表现。二者主要区别在于 ADHD 多起病于儿童期,双相障碍起病于青壮年;ADHD 病程为慢性,而双相障碍为发作性;ADHD 极少出现精神病性症状或自杀。但 ADHD 可从儿童期延续至成人期,与双相障碍共病率较高。

(8) 人格障碍:双相障碍与人格障碍共病率高,症状相互影响。人格障碍起病于儿童期或青春期,缓慢逐渐起病,病程为持续性。其中共病率最高的是边缘性人格障碍,但其情感变化只持续数小时,很少见情感高涨,冲动行为慢性持续,自杀行为更多受到内外诱因的影响,自残多见。

【治疗】

双相障碍是一种慢性、高复发性的精神障碍,因此在各国指南中,均强调全病程综合治疗和疾病管理。综合治疗手段包括药物治疗、物理治疗和心理社会干预。构建良好的医方-患者-家属治疗联盟,共同参与治疗,有利于患者康复。2015 年《中国双相障碍防止指南(第 2 版)》中全病程治疗理念如表 4-5-1 所示。

表 4-5-1 双相障碍全病程治疗目标、疗程和要点

分期	治疗目标	疗程	要点
急性治疗期	控制症状,缩短病程	6~8 周(难治性除外)	药物治疗为主,充分治疗并完全缓解,以免症状复燃或恶化
巩固治疗期	防止症状复燃,促使社会功能恢复	抑郁发作 4~6 个月,躁狂或混合发作 2~3 个月	主要治疗药物剂量应维持急性期治疗水平不变;配合心理治疗
维持治疗期	防止复发,维持良好社会功能,提高生活质量	尚无定论,多次发作者可考虑在病情稳定达到既往发作 2~3 个循环的间歇期或 2~3 年	确诊患者在第 2 次发作缓解后即可开始维持治疗,密切观察下适当调整药物剂量,去除潜在社会心理不良因素,给予心理治疗,更能有效提高抗复发效果

1. 药物治疗 是双相障碍的主要治疗手段。心境稳定剂是各类型双相障碍的基础用药,使用应贯穿全病程。目前临床使用最广泛的是碳酸锂和丙戊酸盐,对双相躁狂、双相抑郁、巩固维持治疗均有效。拉莫三嗪对双相抑郁和巩固维持治疗有效。卡马西平也是经典的心境稳定剂,但因不良反应和药物相互作用较多,目前临床使用很少。两种心境稳定剂联用如碳酸锂+丙戊酸盐或碳酸锂+拉莫三嗪的组合也比较常见。

非典型(第二代)抗精神病药物是最常用的联合用药,包括利培酮、喹硫平、奥氮平、阿立哌唑、齐拉西酮等。尽管单一用药也有一定的疗效,但通常在心境稳定剂基础上联用,不推荐联用两种抗精神病药物。这类药物起效快,广泛而独特的作用机制对情绪症状和精神病性症状均有疗效。

抗抑郁药在双相障碍中使用则应谨慎,因易导致抑郁转相为躁狂,使心境不稳定,疾病迁延和复杂化。本节治疗推荐均以 2015 年《中国双相障碍防治指南(第 2 版)》为准。

(1) 双相躁狂的药物治疗:推荐以心境稳定剂(锂盐和丙戊酸盐)、非典型抗精神病药物(奥氮平、利培酮、喹硫平、阿立哌唑、齐拉西酮、阿塞那平和帕潘立酮)和部分典型抗精神病药物(氟哌啶醇和氯丙嗪)作为双相躁狂的一线治疗。上述药物可以单用,也可以联用,如一种心境稳定剂联用一种非典型抗精神病药物,或者两种心境稳定剂联用。典型抗精神病药物因不良反应明显,仅建议短期使用。苯二氮䓬类药物可用于急性躁狂期的辅助治疗。

(2) 双相抑郁的药物治疗:双相 I 型抑郁推荐以心境稳定剂(锂盐、丙戊酸盐和拉莫三嗪)、非典型抗精神病药物(奥氮平、喹硫平)单药或联合治疗为一线治疗,奥氮平和抗抑郁药氟西汀联用、锂盐/丙戊酸盐和抗抑郁药安非他酮联用也属于一线治疗。

双相 II 型抑郁首选喹硫平单药治疗,其次心境稳定剂(锂盐、丙戊酸盐和拉莫三嗪)单药或联用 SSRI 类抗抑郁药物、拉莫三嗪联合喹硫平、非典型抗精神病药物联用抗抑郁药物都有效。

抗抑郁药物不适用于快速循环发作、混合发作或有严重躁狂发作病史的患者,除非首选治疗方案经反复调整仍治疗无效者。急性期已经使用抗抑郁药物,进入巩固/维持期阶段建议逐步减量。

（3）双相障碍巩固维持期药物治疗：锂盐、拉莫三嗪和喹硫平都被作为双相Ⅰ型和双相Ⅱ型障碍巩固维持期的首选推荐。对于双相Ⅰ型障碍，还有部分非典型抗精神病药或者心境稳定剂联合抗精神病药被作为首选推荐。

2. 物理治疗　电休克治疗（ECT）/改良电休克治疗（MECT）在双相障碍患者中广泛使用，适合极度兴奋躁动、冲动伤人、有高度自杀风险、木僵、拒食、不能耐受药物及难治性的双相患者。一般6~12次为一个疗程，快速控制症状后转入药物治疗。

近年来，以脑刺激等神经调控技术为代表的物理治疗方法在双相障碍中得到了越来越多的验证和应用。主要包括经颅磁刺激（TMS）、经颅直流电刺激（tDCS）、迷走神经刺激术（VNS）和深部脑刺激技术（DBS）。

3. 心理社会干预　在双相急性期和巩固维持期，药物治疗与心理治疗的结合可作为最佳管理措施。附加心理治疗的主要目标为患者教育，如果可能的话，对照料者

进行有关压力管理策略的教育，识别和干预复发的早期迹象，保持有规律的生活方式。此外，由于对药物不依从的比例很高（急性发作后高达60%），心理社会治疗还需强调对药物治疗的配合。

以证据为基础的心理治疗模式包括认知行为疗法、以家庭为中心的疗法、人际和社会节律疗法、群体心理教育和系统护理管理。这些心理社会干预方法可以有效降低双相障碍的复发率、减少住院次数，提高药物依从性，改善患者社会功能。

第二节　神经系统疾病与躁狂

躁狂状态（manic state）最常见的原因是精神异常，然而临床上有很多躯体疾病、药物或物质摄入可能导致出现躁狂状态。在诊断躁狂发作时，要首先排除上述原因导致的继发性躁狂。中枢神经系统疾病引发的脑损伤或神经外科手术是最常见的原因（表4-5-2）。

表4-5-2　可能导致继发性躁狂的疾病

分类	亚类	常见疾病
神经系统	肿瘤	额叶脑膜瘤、颞叶胶质瘤、丘脑转移瘤、脑干肿瘤
	外伤	外伤性脑损伤
	血管	缺血性卒中、脑出血
	感染	神经梅毒、艾滋病、朊病毒病、病毒性脑炎
	神经变性和退行变	额颞叶痴呆、亨廷顿病、多发性硬化、基底节钙化
	其他	癫痫、神经外科术后（右侧颞叶切除术、丘脑切开术、苍白球切开术）、小脑萎缩、脑缺氧
非神经系统	内分泌系统	库欣综合征、甲状腺功能亢进、类癌综合征
	代谢系统	维生素B_{12}缺乏、烟酸缺乏症、肝豆状核变性
	感染	流感、昆士兰热
	其他	血液透析

1. 脑血管疾病　脑卒中后最常见的精神症状是抑郁和焦虑，不太常见的精神后遗症包括情绪不稳定、人格障碍和精神病；躁狂相对较少，估计发生率低于2%。对脑血管疾病后躁狂的病例回顾发现，大多数患者为男性，77%为右侧卒中，其中92%的患者以情感高涨为首发症状。患者常出现右侧额叶和基底神经节病变，最常受影响的皮质区域是右腹侧前额叶皮质（PFC）和右内侧额叶。右基底神经节梗死，尤其是在尾状核和丘脑，通常也与躁狂有关。脑桥卒中在少数病例中有报道。也有报道称，只有左侧病变的患者存在躁狂。有些病例涉及大面

积、多灶性或双侧梗死，因此很难将躁狂症状归因于单一受影响的结构或通路。

锂盐、抗精神病药物、苯二氮䓬类药物等常用于这类患者的治疗，但应进行详细和谨慎的观察。

2. 脑外伤　大约9%的创伤性脑损伤（TBI）患者罹患躁狂。此外，新诊断为双相Ⅰ型的患者在过去5年中头部受伤的可能性是普通人群的1.5倍。癫痫发作和创伤后长期失忆是闭合性头部创伤后躁狂的危险因素。脑外伤继发性躁狂的病理生理机制尚不明确，认为主要由于脑外伤的异质性病理，如脑挫伤、出血和弥漫性轴索损

伤等所致,其他机制包括谷氨酸兴奋性毒性、胆碱能和多巴胺能活性降低以及 5-HT 能活性增加。闭合性头部损伤常累及额叶和颞叶,创伤后躁狂患者常出现腹侧前额叶皮质和颞叶皮质损伤。

丙戊酸盐对脑外伤所致躁狂有效,是一线疗法。锂盐可能损害认知功能,降低癫痫发作阈值,不建议作为脑外伤患者躁狂的初始治疗。卡马西平的疗效不定。

3. 脑肿瘤　超过 50% 的脑肿瘤患者有精神症状,但以精神症状为主诉的隐匿性肿瘤很罕见。有精神症状的脑肿瘤患者中,有 15% 表现出躁狂症状,其中大部分肿瘤(81%)位于额叶、颞叶或皮质下边缘结构,右脑受累占优势;75% 的肿瘤在右侧,6% 为双侧,13% 影响中线结构,只有 6% 局限于左半球。患者临床表现为典型的躁狂症状或混合症状,但约有一半患者是 40 岁以后发病,这和典型的双相 I 型在 15~30 岁起病有很大区别。心境稳定剂和抗精神病药物可用于治疗。

4. 多发性硬化(MS)　继发于 MS 的双相障碍并不少见,加拿大的一项研究显示,MS 患者的双相障碍患病率为 4.7%,而一般人群为 2.3%。MS 患者的精神症状更容易表现为躁狂或轻躁狂,抑郁少见。值得注意的是,皮质类固醇和其他药物的使用在某些情况下与躁狂症状有关联,特别是在类固醇治疗开始后立即出现的躁狂。研究显示,MS 继发性躁狂与双相 I 型白质变化的发生频率相一致。然而,对 MS 斑块病变位置与躁狂症状之间的关系还缺乏系统研究,这可能是由于 MS 斑块位置与神经功能缺损之间的关系不一致。不过即使没有其他明确的继发性躁狂原因(如近期药物改变),MS 患者中出现首次躁狂症状时也不一定会发现新的脑部病灶。尽管在 MS 患者中继发性躁狂/轻躁狂的患病率较高,但在这一人群中还没有关于心境稳定剂或抗精神病药物的临床研究结果。

与原发性双相 I 型患者的躁狂相似,MS 患者的躁狂通常可使用锂盐或抗惊厥药治疗。然而,由于药物的利尿(特别是神经源性膀胱)和镇静作用(特别是易跌倒的患者),一些患者对锂盐的耐受性可能较差。如果是 MS 的治疗药物引起躁狂,建议尽可能停止或减少使用剂量。

5. 神经退行性疾病　额叶、颞叶和基底神经节的某些退行性疾病与躁狂密切相关,包括额颞叶痴呆(FTD)、亨廷顿病(HD)和基底节钙化(BGC)等。由于神经退行性疾病的多系统参与,这些疾病产生的继发性躁狂症状的解剖和病因尚不清楚。

FTD 涉及额叶和颞叶的病理变化,因此可能与继发性躁狂有关。FTD 患者被诊断为 BD 的可能性是其他类型痴呆患者的 2 倍,并且在神经心理测试中表现出更大

的兴奋和脱抑制。FTD 患者的躁狂症状可能是进行性和持续性的,而双相障碍为发作性的。

HD 最突出的是尾状核萎缩,这也是躁狂相关梗死的常见部位。心境障碍是一种公认的 HD 共病,常先于舞蹈和其他运动特征出现。一项荟萃分析(Mendez et al,1994)显示,HD 患者中躁狂的发生率为 4.8%。即使在没有明显躁狂症状的 HD 患者中,兴奋(31%)和脱抑制(35%)症状也是常见的。

BGC 是与躁狂密切相关的皮质下神经退行性疾病。40% 的 BGC 患者出现精神症状,31% 的慢性 BGC 患者出现单纯躁狂或躁狂与抑郁交替的症状(Satzer D et al,2016)。

目前还没有神经退行性疾病所致躁狂的药物治疗报道,这些患者的精神症状的治疗反应通常很差。

6. 癫痫　癫痫相关的躁狂并不常见,通常表现为癫痫发作后躁狂或颞叶切除术后躁狂。在一项 117 例癫痫患者(67% 为颞叶癫痫患者)的连续病例观察研究中,15% 的患者符合躁狂或轻躁狂发作的诊断标准。基于与躁狂相关的右侧大脑结构损伤,癫痫相关躁狂在理论上应表现为 3 种方式之一:左侧癫痫样高活动性引起的发作性躁狂、右侧癫痫手术切除引起的发作性躁狂以及右侧半球的发作后反弹性低活动性。

治疗首选作为心境稳定剂的抗癫痫药物,如丙戊酸钠或卡马西平,但相关治疗指导性证据尚缺乏。

7. 功能性外科手术　有报道表明,皮质下大脑结构立体定向消融后出现躁狂。深部脑刺激(DBS)术后也可能出现躁狂,4% 接受下丘脑核刺激(STN)的患者出现新发性躁狂或轻躁狂,可能与腹内侧边缘区的刺激有关。用于治疗强迫症的腹侧囊/腹侧纹状体(VC/VS)DBS 也可能诱发躁狂或轻躁狂,考虑可能与伏隔核和边缘系统之间的丰富连接有关。

在 DBS 相关性躁狂中,改变刺激目标或参数常常带来躁狂症状的缓解。抗精神病药和心境稳定剂在一些病例中也有效,尤其是在面临权衡精神和运动症状之间的治疗时,但改变刺激参数仍然是必要的。

第三节　物质和药物所致的躁狂

临床上物质滥用常与双相障碍共病,且双相患者发作时有可能过度使用精神活性物质。物质/药物所致躁狂患者的躁狂症状出现在物质中毒、戒断中或不久后以及接触某种药物之后,通常在数小时或最多数天内发生,与剂量相关。当患者已停用这些物质或药物,但躁狂症状仍持续存在,且症状持续到物质/药物的生理效应之外

时,应诊断为双相障碍。

如果医疗上有可替代措施,处理物质/药物所致躁狂最重要的措施是中断或减少可疑药物的剂量,以及使用心境稳定剂和抗精神病药物控制躁狂症状。表4-5-3显示临床上可能诱发躁狂的药物或物质。

表4-5-3 可能诱发躁狂的药物或物质

药物增量过程中诱发	抗抑郁药、左旋多巴、皮质类固醇、拟交感药、卡托普利、普罗帕酮、普鲁卡因胺、西咪替丁、环苯扎林、赛庚啶、戒酒硫、异烟肼、非尔氨酯、谷氨酰胺、L-色氨酸、甲泛葡胺、甲氧氯普胺、甲状腺素、阿普唑仑、三唑仑、托美丁、育亨宾、丙卡巴肼、齐多夫定
药物减量过程中诱发	可乐定、地尔硫草、阿替洛尔、普萘洛尔
精神兴奋物质	酒精、苯环己哌啶、麦角酸二乙胺、哌甲酯

1. **抗抑郁药物** 尽管在防治指南中,抗抑郁药物只推荐用于双相抑郁急性期短期治疗,但在临床实践中抗抑郁药的实际使用率仍较高。在双相障碍中应用抗抑郁药治疗,至少有3种独立的负面作用:诱发躁狂;诱发快速循环;与抗抑郁药相关的慢性激越性心境恶劣(Gitlin MJ et al,2018)。从药物种类来说,三环类(TCAs)药物的转躁率最高,5-HT再摄取抑制剂(SSRIs)和安非他酮的转躁率最低。5-HT和NE再摄取抑制剂(SNRIs)的转躁率高于SSRIs和安非他酮。

2. **皮质类固醇** 多达10%的住院患者接受类固醇治疗,2%~3%的普通人群正接受长期的糖皮质激素治疗。据估计,约20%接受大剂量皮质类固醇治疗的患者(被定义为>40mg泼尼松或其等效物)会出现精神障碍,如躁狂、精神病或抑郁,其中躁狂的发病率是普通人群的4倍以上,严重程度足以需要接受精神药物治疗。

躁狂发作是皮质类固醇诱导的神经精神障碍

(CIPD)最常见的表现,约占所有精神障碍转诊的一半,约占神经精神症状患者的40%或更多。30%~40%的患者出现精神病性症状,且症状明显,被害妄想、幻听和行为紊乱普遍存在。患者通常表现出明显的躁狂症状,包括兴奋、言语迫促、多动和易怒。女性较男性更易出现精神症状。精神症状的发生与皮质类固醇剂量呈依赖关系,在每天少于40mg泼尼松或其等效物的剂量下只有不到2%的患者出现精神症状,在每天40~80mg剂量的患者中,约5%的患者会受到影响,而每天服用80mg或以上剂量的患者中,有近20%会受到影响。

治疗任何皮质类固醇诱导的精神症状,第一步是将药物剂量减少到每天少于40mg泼尼松或其等效物的剂量,并且如果可能的话,停止使用药物。约90%的患者精神症状会在停药后2~6周内缓解。卡马西平、拉莫三嗪和丙戊酸盐、抗精神病药物对皮质类固醇诱发的精神病和/或躁狂有疗效(Gable M et al,2015)。

3. **多巴替代治疗(dopamine replacement treatment, DRT)** 大量文献描述了帕金森病患者出现目标导向活动的增加,这可被认为是躁狂症状(Maier F et al,2014)。短暂的轻躁狂状态在PD中被描述为多巴胺失调综合征(DDS)和冲动控制障碍的一部分。一项研究表明,与DRT相关的轻躁狂和躁狂的患病率为16.7%。单独的多巴胺激动剂治疗与DRT相关轻躁狂无关,而多巴胺的总量和每日左旋多巴当量起重要作用。高多巴胺水平、认知障碍、生理和病理神经退行性变的共同作用可能导致某些PD患者情绪失调。

4. **抗生素** 抗生素使用与急性躁狂发作有关的机制(Robert Y et al,2016):①细菌感染导致免疫激活引发躁狂;②心境障碍患者自身免疫水平下降,导致细菌感染率高;③抗生素的使用导致微生物群的变化,增加情绪改变的风险。

参考文献

第六章

抑郁障碍与自杀
Depressive Disorder and Suicide

（王刚）

第一节 抑郁障碍

抑郁障碍(depressive disorder)是最常见的精神障碍之一,是指各种原因引起的以显著而持久的心境低落为主要临床特征的一类心境障碍。临床上主要表现为心境低落,与其处境不相称,可以从闷闷不乐到悲痛欲绝,甚至发生木僵,部分患者会出现明显的焦虑和运动性激越,严重者可以出现幻觉、妄想等精神病性症状。部分患者有自伤、自杀行为。

抑郁障碍包括单次抑郁发作、复发性抑郁、持续性心境障碍(恶劣心境)等抑郁谱系疾病。通常抑郁症这个概念指的是较为常见的单次抑郁发作和复发性抑郁。

【研究史】

人类很早就认识到抑郁的存在。古希腊医学家 Hippocrates 认为人体中有 4 种液体,其中黑胆汁与人的抑郁气质有关。17 世纪英国学者 Robert Burton 在《忧郁的解剖》一书中详细描述了自身的忧郁体验,"如果人间有地狱,那在忧郁症患者心中就可以找到"。1980 年,major depressive disorder(重性抑郁障碍,又被称为抑郁症)的词条写入 DSM-Ⅲ 中,从此"抑郁症"这个概念被广泛应用和接受。

抑郁发作至少持续 2 周或以上,常病程迁延,反复发作,每次发作大多数可以缓解,部分可有残留症状或转为慢性,可造成严重的社会功能损害。抑郁障碍又称为单相抑郁,在整个病程中,不出现符合躁狂、轻躁狂发作诊断标准的症状群,一旦出现,就应诊断为双相障碍。

【流行病学】

抑郁障碍的终生患病率为 3%~16.9%,国内流行病学调查显示 12 个月患病率为 3.6%,终生患病率为 6.8%(黄悦勤等,2019),内科患者中抑郁障碍患病率为 5%~30%,住院患者的患病率明显高于门诊患者。抑郁障碍平均起病年龄为 20~30 岁,女性多于男性(约 2:1),从起病到就医接受治疗的时间平均为 3 年。抑郁发作的平均病程为 16 周,若不治疗,病程一般会持续 6 个月或更长。经抗抑郁治疗,大部分患者抑郁症状会缓解或得到显著减轻,约 15% 者达不到临床治愈。首次抑郁发作缓解后约半数患者不再复发,但 3 次发作、未接受维持治疗的患者,则今后的复发风险几乎是 100%。抑郁障碍与自杀关系密切,研究显示自杀率为 4%~10.6%。

根据 WHO 全球疾病负担的研究报告(GBD,2017),2007—2017 年 354 种疾病或伤害导致的健康损失生命年(years lived with disability,YLD)排名中,抑郁障碍排在第三位,预计到 2030 年抑郁障碍导致的全球疾病负担将上升至首位。

【病因和危险因素】

抑郁障碍发病危险因素涉及生物、心理和社会多方面。

1. 生物学因素

(1)遗传因素:抑郁症患者的亲属,特别是一级亲属,罹患抑郁障碍的危险性明显高于一般人群,患病风险是一般人群的 2~10 倍;早发(发病年龄<30 岁或更低龄)和反复发作的抑郁症患者,呈现出明显的家族聚集性;而双生子研究进一步发现抑郁障碍患者同胞的患病率高达 40%~50%。基因型赋予个体对环境因素的敏感性或者易感性,环境也能够影响基因的表达。大量基因研究表明,抑郁障碍是一种由多个微小作用基因共同影响的复杂疾病,尚无法明确任何单个候选基因与抑郁障碍的关系。

(2)神经生化:如 5-HT、NE、DA 等单胺类递质主导的功能改变是抑郁障碍发病机制的经典假说。5-HT 假说指的是大脑 5-HT 缺乏或功能低下、突触前膜 5-HT1A 受体超敏上调和突触后膜 5-HT1A 受体低敏下调与抑郁发作有关,即由于突触前膜 5-HT1A 自身受体数量增多(超敏上调),加强了对 5-HT 的合成及释放的抑制,使突触间隙中 5-HT 含量明显下降,低于神经传递所需数量;而突触后膜 5-HT1A 受体对 5-HT 不敏感,受体数目少(低敏下调),信息传导速度减慢,从而引起抑郁障碍。关于 DA 系统假说的相关研究发现,抑郁患者脑脊液和尿中的 DA 主要降解产物高香草酸(HVA)水平下降,中枢 D2 和 D3 受体的表达和功能下调。抗抑郁治疗可能增加活性状态的 D2、D3 的密度,加强 D2、D3 的表达和 DA 的释放,从而缓解抑郁症状。NE 系统假说认为抑郁患者神经突触前膜 α2 受体超敏,导致突触间隙 NE 释放减少。以上神经递质系统假说均有相应证据,而且这三个神经递质系统互相联系,通过多种配体-受体之间的作用相互影响。目前市场上主流的抗抑郁药物都是基于单胺类神经递质系统功能而发挥治疗作用,如临床广泛使用的 SSRI 类(5-HT 再摄取抑制剂)抗抑郁药物通过调节 5-HT1A 受体功能,提升突触间隙 5-HT 水平而发挥疗效。其他如 GABA 系统、谷氨酸能等神经递质系统也是近年来的研究热点,中国学者最新发现大脑"反奖赏中心"——外侧缰核中神经元细胞的簇状放电是导致抑郁症状的机制之一(Yang Y et al,2018)。

(3)神经内分泌:下丘脑-垂体-肾上腺轴(HPA 轴)、下丘脑-垂体-甲状腺轴(HPT 轴)、下丘脑-垂体-性腺轴(HPG 轴)等的功能改变也是抑郁障碍经典的发病机制,尤其是 HPA 轴的功能异常在多数抑郁患者中可有发现。褪黑素分泌异常与季节性抑郁关系密切。

(4)神经免疫:应激导致的免疫功能异常可能是抑

郁障碍的病因。抑郁状态下,各类细胞因子如 IL、TNF、IFN 等的水平出现升高,通过一系列分子信号传导启动神经细胞的凋亡。神经免疫系统和神经生化、神经内分泌系统构成复杂的网络,相互影响与制约。

(5) 肠道菌群:研究表明,肠道菌群通过微生物-肠-脑轴系统参与调控脑发育、应激反应、焦虑、抑郁、认知功能等中枢神经系统的活动。与健康人群相比较,拟杆菌、变形菌、放线菌在抑郁症患者的肠道菌群中比例明显增高,而厚壁菌比例则显著降低。

(6) 神经影像:针对中枢神经系统结构和功能障碍进行研究。抑郁患者主要出现调控情绪的额叶-丘脑-边缘系统环路结构异常;功能影像研究提示多个脑区功能变化,涉及内侧前额叶皮质、扣带回前部、杏仁核、海马、丘脑与下丘脑等脑区,近年的研究热点还关注前额叶皮质与边缘系统各区域的连接,以及这些连接的功能异常。

(7) 神经电生理:抑郁患者慢波睡眠减少,快速眼动睡眠(REM)潜伏期缩短,出现频率增加。抑郁程度越重,REM 潜伏期越短,且可预测治疗反应。脑电图研究发现,左右脑半球平均整合振幅与抑郁严重程度呈负相关,且 EEG 异常有"偏化现象"(70%在右侧)。抑郁发作时脑诱发电位(BEP)波幅较小,并与抑郁的严重程度相关;视觉诱发电位(VEP)潜伏期较短;药物治疗前,右侧 VEP 大于左侧;体感诱发电位(SEP)波幅恢复较慢,潜伏期恢复较快;伴随负变化(CNV)波幅较低,负性电位延长。

2. 心理社会因素　应激性生活事件是抑郁障碍的主要危险因素。负性生活事件,如丧偶、离婚、婚姻不和谐、失业、严重躯体疾病、家庭成员患重病或突然病故均可是抑郁障碍的促发因素。经济状况差、社会阶层低下者也易患本病。

精神分析理论强调,童年不良经历如亲子分离、丧亲、受虐待、不当养育等均与成年期抑郁有关。学习理论采用"习得性无助"解释抑郁的发生。认知理论认为患者存在负性认知偏向。神经质和消极人格特征与抑郁关系密切。

一般认为,遗传因素在抑郁障碍的发生中可能导致了易感素质的产生,如某种神经递质系统或其他生理功能的不稳定,在一定环境因素的诱发下发病。易感素质呈现过渡状态,较为易感的人在较轻的环境因素影响下便可能发病,而不易感的人在极重大的环境因素影响下仍可能不发病。

【临床表现】

1. 抑郁发作　表现为核心症状及其他相关症状,核心症状主要是情绪低落、兴趣减退以及快感缺失等(图4-6-1)。患者通常伴有其他认知、生理及行为症状,如注意力不集中、失眠、反应迟钝、行为活动减少以及疲乏感。核心症状群、心理症状群和躯体症状群共同构成抑郁综合征。根据症状的数量、类型及严重程度,抑郁发作又分为轻度、中度和重度。

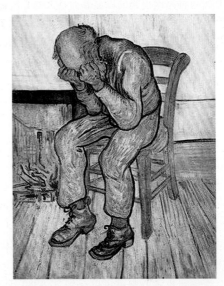

图 4-6-1　文森特·梵高《悲伤的老人》(sorrowing old man)

本画是根据 1890 年 5 月在法国修道院中精神病院疗养院的一位老人描绘的

(1) 核心症状群:

1) 情绪低落:患者每天的大部分时间都心情低落,感到悲伤、空虚和无望,常常显露出悲伤的表情,甚至频繁哭泣。典型抑郁患者的情绪低落具有晨重暮轻的特点。

2) 兴趣减退:患者对各种以前喜爱的活动或事物兴趣下降或缺乏,对任何事物无论好坏都缺乏兴趣,离群索居,不愿见人。

3) 快感缺失:患者丧失了体验快乐的能力,感觉麻木,不能从平日从事的活动中获得乐趣。即使从事自己以前喜欢的事情,如看书、看电视也是为了消磨时间,或者希望能从悲观失望中摆脱出来。有的患者不认为自己情绪不好或者没有任何情感体验,但就是对周围事物不感兴趣。

(2) 心理症状群:包括心理学伴随症状,如焦虑、自责自罪、精神病性症状、认知损害症状、自杀观念和行为、缺乏自知力等;以及精神运动性症状,如精神运动性迟滞或激越等。有时这些体验比抑郁心境更突出,可能掩盖抑郁心境,导致漏诊或误诊。

1) 焦虑:常与抑郁伴发,是抑郁障碍的主要症状之一。表现为心烦、紧张、过度担心、注意力不能集中,有些患者出现易激惹、冲动。伴发的躯体症状如胸闷、心慌、尿频、出汗可掩盖主观焦虑而成为临床主诉。

2）思维迟缓：患者思维联想速度变慢，思维联想活动的量减少，常感到脑子变慢了或者反应变迟钝。在交谈中，患者往往语量减少，语速缓慢，严重者交流困难。

3）认知症状：主要表现为近记忆力下降、注意力障碍、抽象思维能力差、学习困难、空间知觉、眼手协调及思维灵活性等能力减退。老年抑郁患者情绪与症状可不典型，以认知损害为特征，严重时可达痴呆程度，容易被误诊。

4）自责自罪：在悲观失望基础上，患者会过分贬低自己，对既往一些轻微过失或错误痛加责备，认为自己给别人带来巨大负担，严重时患者认为自己罪孽深重，必须受到社会的惩罚，甚至达到自罪妄想程度。

5）自杀观念和行为：严重抑郁常出现消极自杀的观念和行为。患者感到生活中的一切都没有意义，认为自己是多余的，思考自杀方法，或发展为自杀行为，并反复寻求自杀。自杀行为是抑郁障碍最严重和最危险的症状，有10%~15%的抑郁患者最终死于自杀。有些患者可能出现"扩大性自杀"，即认为被自己照顾的亲人也非常痛苦，在杀死亲人后再自杀。

6）精神运动性迟滞或激越：迟滞的患者表现为思维和行为持久的缓慢或抑制。生活被动，整日卧床，回避社交。严重者个人卫生都懒得料理，甚至出现不语不动不食的木僵状态。激越的患者表现相反，大脑持续处于紧张状态，无法集中注意力，思维无条理，效率下降。行为上表现为烦躁不安、紧张、坐立不安。

7）精神病性症状：严重抑郁患者可出现幻觉或妄想，如自罪妄想、疑病妄想、灾难妄想、评论性幻听等；也可出现与心境不相称的被害妄想和关系妄想。

8）自知力：大部分抑郁患者对自己的症状有自知力，能主动求治。但严重的抑郁患者自知力不完整甚至缺乏，不能正确认知疾病症状，失去求治愿望。

（3）躯体症状群：

1）睡眠障碍：在抑郁患者中是常见主诉。多表现为早段失眠（入睡困难，比平时延时半小时以上）、中段失眠（睡眠轻浅、多梦）、末段失眠（早醒，比平时早醒2~3小时且醒后不能再次入睡）、睡眠感缺失等。以早段失眠最多见，末段失眠最具特征性。有些不典型抑郁患者可表现为睡眠过多。

2）饮食和体重障碍：主要表现为食欲减退和体重下降，严重者不愿进食，体重明显下降甚至出现营养不良。有些不典型抑郁患者出现食欲亢进和体重增加。

3）精力丧失：表现为无精打采、疲劳乏力、缺乏动力、做事启动困难。约50%的患者有昼夜节律变化，即患者的抑郁情绪晨起后最严重，午后开始逐渐减轻，晚间接

近正常。也有患者情绪变化规律表现相反，下午和晚间加重。

4）性功能障碍：性欲减退或完全丧失，性功能障碍，快感缺乏。女性患者可能出现月经紊乱或闭经。

5）其他非特异躯体症状：有的抑郁患者以各系统的躯体不适作为主诉，长期在综合医院反复就诊，尤以心内科、消化科、神经内科多见。当躯体症状掩盖了情绪症状，被称为"隐匿性抑郁"。

2. 持续性抑郁 是一种慢性和轻度抑郁障碍，症状不足以达到抑郁障碍的严重程度，不易引起足够注意。

恶劣心境（dysthymia）是主要的代表类型，是以持久的心境低落为主的轻度抑郁，从不出现躁狂。患者在大部分时间里感到心情压抑、兴趣下降、缺乏自信，常有精力不足、效率下降等体验，多伴有焦虑和躯体不适，但程度较轻，社会功能不受严重影响。一般无明显的早醒、晨重暮轻、食欲性欲减退、体重减轻等生物学症状。症状常持续2年以上，期间无明显缓解或缓解时间不超过2个月。恶劣心境常由不良社会心理应激因素诱发，并存在一定的性格基础，过去也被称为"神经症性抑郁"。

【诊断】

目前对抑郁障碍尚不能作病因学诊断，临床使用的诊断与分类标准都是根据临床症状群与病程演变建立，并付诸实践的。鉴别诊断也依据临床特征，尤其着重于症状组合的不同形式来判别。全面收集客观、可靠的病史资料，周密、细致的心理生理检查是正确诊断的基础。体格检查和部分实验室检查有助于诊断和鉴别诊断。

以下是ICD-10抑郁障碍的分型及诊断要点。

1. 抑郁发作 抑郁发作通常有心境低落、兴趣和愉快感丧失，导致劳累增加和活动减少的精力降低三大典型症状。此外，其他常见症状包括：①集中注意和注意的能力降低；②自我评价和自信降低；③自罪观念和无价值感（即使在轻度发作中也有）；④认为前途暗淡悲观；⑤自伤或自杀的观念或行为；⑥睡眠障碍；⑦食欲下降。

根据抑郁发作的严重程度，将其分为轻度、中度和重度3种类型。对于这3种不同严重程度抑郁的诊断均要求至少持续2周，但是如果症状格外严重或起病急骤，时间标准可以适当缩短。

1）轻度抑郁发作（F32.0）：心境低落、兴趣与愉快感丧失、易疲劳这几条通常为最典型的抑郁症状。正确诊断应该至少2条典型症状，加上至少上述2条附加症状。所有症状都不应达到重度。轻度抑郁发作的患者通常为症状困扰，继续进行日常的工作和社交活动有一定困难，但患者的社会功能仍相对保存。

2）中度抑郁发作（F32.1）：至少存在轻度抑郁发作中给出的3条典型抑郁症状中的2条，加上至少3条以

上的其他症状。通常,中度抑郁患者继续进行工作、社交或家务活动有相当困难。

3) 重度抑郁发作,不伴精神病性症状(F32.2):三条典型症状都应存在,并加上至少四条其它症状,其中某些症状应达到重度。但是,如激越和迟滞这类主要症状十分明显时。患者可能不愿或不能描述许多其它症状,此时,从总体上评为重度发作也是适宜的。此外,抑郁发作一般持续2周,但在症状极为严重或起病非常急骤时,症状不足2周的病程作这一诊断也是合理的。重度抑郁患者除了在极有限的范围内,几乎不可能继续进行社交、工作或家务活动。

4) 重度抑郁发作,伴精神病性症状(F32.3):符合重度抑郁发作的标准,并且存在妄想、幻觉或抑郁性木僵。妄想一般涉及自罪、贫穷或灾难迫在眉睫的观念,患者自认对灾难降临负有责任。听幻觉常为诋毁或指责性的声音;嗅幻觉多为污物腐肉的气味。严重的精神运动迟滞可发展为木僵。若有必要,妄想或幻觉可进一步标明为与心境协调或与心境不协调。

2. 复发性抑郁障碍(F33) 反复出现抑郁发作,包括:轻度(F32.0)、中度(F32.1)和重度(F32.2;F32.3)中所标明的抑郁发作历史,不存在符合躁狂标准的心境高涨和活动过度的独立发作。

1) 复发性抑郁障碍,目前为轻度发作(F33.0):应符合复发性抑郁障碍(F33)的标准,目前发作应符合轻度抑郁发作(F32.0)的标准;应至少2次发作,每次持续时间至少2周,两次发作之间应有几个月无明显心境紊乱。

2) 复发性抑郁障碍,目前为中度发作(F33.1):应符合复发性抑郁障碍(F33)的标准,目前发作应符合轻度抑郁发作(F32.1)的标准;应至少2次发作,每次持续时间至少2周,两次发作之间应有几个月无明显心境紊乱。

3) 复发性抑郁障碍,目前为不伴精神病性症状的重度发作(F33.2):应符合复发性抑郁障碍(F33)的标准,目前发作应符合不伴精神病性症状的重度抑郁发作(F32.2)的标准;应至少两次发作,每次持续时间至少两周,两次发作之间应有几个月无明显心境紊乱。

4) 复发性抑郁障碍,目前为伴精神病性症状的重度发作(F33.3):应符合复发性抑郁障碍(F33)的标准,目前发作应符合伴精神病性症状的重度抑郁发作(F32.3)的标准;应至少2次发作,每次持续时间至少2周,两次发作之间应有几个月无明显心境紊乱。

5) 复发性抑郁障碍,目前为缓解状态(F33.4):既往应符合复发性抑郁障碍(F33)的标准,目前不应符合任何严重程度抑郁发作或F30~F39中任何其他障碍的

标准;应至少2次发作,每次持续时间至少2周,两次发作之间应有几个月无明显心境紊乱。否则,诊断应为其他复发性心境障碍(F38.1)。如果患者为减少复发危险在继续接受治疗仍可采用本类别。

3. 持续性心境障碍(F34) 表现为持续性并常有起伏的心境障碍,每次发作极少(即或有的话)严重到足以描述为轻躁狂,甚至不足以达到轻度抑郁。一次持续数年,有时甚至占据个体一生中的大部分时间,因而造成相当程度的主观痛苦和功能残缺。在某些情况下,反复和单次发作的躁狂以及轻度或重度的抑郁发作可叠加在持续的心境障碍之上。

1) 环性心境(F34.0):心境持续不稳定,包括多发的轻度低落和高涨期,不稳定开始于成年早期,为慢性病程,偶有正常心境状态,一次可稳定数月。由于心境波动幅度相对较小,心境高涨期患者体会到愉快,需要对患者经过长时间观察及了解否则很难做出正确诊断。诊断要点是心境持续不稳定,包括轻度低落和轻度高涨的多个周期,没有任何一次发作在严重程度或持续时间上符合双相情感障碍(F31)或复发性抑郁障碍的(F33)标准。内容包括情感性人格障碍、环性人格和环性人格障碍。

2) 恶劣心境(F34.1):基本特征是相当长时间存在低落心境,无论从严重程度还是一次发作的持续时间,目前均不符合轻度(F33.0)或中度(F33.1)复发性抑郁发作的标准,但过去(尤其开始发病时)可以曾符合轻度抑郁发作的标准。通常始于成年早期,持续数年,有时终生。患者往往有数日至数周的时间自述感觉不错,但多数时间(通常一次数月)感到疲惫、抑郁、睡眠不佳和自感能力不足等,但通常尚能应付日常生活中基本事务。若在晚年发病,通常为一次独立抑郁发作的后果,与居丧或其他明显的应激有关。

【鉴别诊断】

1. 继发性抑郁 脑器质性疾病、躯体疾病、某些药物和精神活性物质等均可引起继发性抑郁障碍。需要详细了解病史及进行躯体、神经系统检查,有助于鉴别诊断。

继发性与原发性抑郁障碍的鉴别要点:①前者有明确的器质性疾病,或有服用某种药物或使用精神活性物质史,体格检查有阳性体征,实验室及其他辅助检查有相应指标的改变;②前者可出现意识障碍、遗忘综合征及智能障碍,后者一般没有;③器质性和药源性抑郁障碍的症状随原发疾病的病情消长而波动,原发疾病好转,或在有关药物停用后,情感症状相应好转或消失;④前者既往无心境障碍的发作史,而后者可有类似的发作史。

2. 精神分裂症 伴有精神病性症状的抑郁发作或抑郁性木僵需与精神分裂症鉴别。鉴别要点:①原发症

状:抑郁障碍以心境低落为原发症状,精神病性症状是继发的;精神分裂症通常以思维障碍和情感淡漠、不协调为原发症状,而抑郁症状是继发的。②协调性:抑郁障碍患者的思维、情感和意志行为等精神活动之间通常呈协调性,精神分裂症患者的精神活动之间缺乏这种协调性。③病程:抑郁障碍多为间歇性病程,间歇期基本正常;而精神分裂症的病程多数为发作进展或持续进展,缓解期常有残留精神症状或人格的缺损。④病前性格、家族史、预后和药物治疗反应等均可有助于鉴别。

3. 焦虑障碍 抑郁障碍患者共病焦虑障碍的比例超过50%。两种疾病常共存几种症状,如躯体不适、注意力集中困难、睡眠紊乱和疲劳等,需要根据症状的主次及其出现的先后顺序来进行鉴别。焦虑障碍患者的情感表达以焦虑、脆弱为主,有明显的自主神经功能失调及运动性不安,患者自知力良好,症状波动性大,求治心切,病前往往有明显的精神因素。而抑郁障碍尽管常出现头晕、头疼、无力和失眠等躯体化主诉或者躯体化焦虑的临床现象,但是以心境低落为主要临床相,精神运动性迟滞、持续烦躁不安、早醒、无望感和自杀观念等现象提示抑郁障碍可能性更大。

4. 躯体形式障碍 患者以躯体症状为主要表现,持续时间长,求治欲望强烈,反复就医反复检查,常伴有不同程度的抑郁情绪,甚至有些患者在一定条件下出现自杀倾向。如果伴随的抑郁症状在时间和严重程度上已经达到了抑郁障碍的诊断标准,应考虑诊断为抑郁障碍。40岁以后发病的多种躯体症状为主诉的患者,其躯体症状很可能是原发性抑郁障碍的早期表现。

5. 双相障碍 详见第五章鉴别诊断部分"双相抑郁与单相抑郁"。

6. 居丧反应 亲属死亡的应激事件导致抑郁、悲伤或悲痛状态称为居丧反应。一般生活能自理,工作和社交活动能进行,持续时间一般不超过6个月。有25%的个体在丧亲后2~7个月内表现符合抑郁发作标准。

【治疗】

抑郁障碍的治疗目标在于尽可能早期诊断,及时规范治疗,控制症状,提高临床治愈率,最大限度减少病残率和自杀率,防止复燃及复发。

治疗的前提是建立共同致力于患者健康的联盟,治疗联盟本身就是基本的治疗措施之一,包括对患者及其家属进行疾病相关知识的教育,告知治疗目标、各种治疗方法的利弊及起效所需时间,可能发生的不良反应及对策。

抑郁障碍需采用综合治疗手段,包括药物治疗、心理治疗和物理治疗等。治疗应遵从全病程治疗原则(表4-6-1)(李凌江等,2015)。治疗前和治疗中应对疾病进行充分

的量化评估,包括症状、疗效、社会功能、生活质量、药物不良反应、安全性等方面,采用自评和他评精神科量表、实验室检查等方法进行。

表4-6-1 抑郁障碍的全病程治疗原则

治疗分期	时间	基本原则
急性期治疗	8~12周	控制症状,尽量达到临床治愈。促进功能恢复到病前水平,提高患者生活质量
巩固期治疗	4~9个月	在此期间患者病情不稳定,复燃风险大,继续使用急性期治疗有效的药物,强调治疗方案、药物剂量、使用方法保持不变
维持期治疗	一般倾向至少2~3年,多次复发(≥3次)以及有明显残留症状者主张长期维持治疗	持续、规范的治疗可以有效地降低抑郁症的复燃/复发率 维持治疗结束后,病情稳定,可缓慢减药直至终止治疗

1. 急性期治疗 首先是对症状进行评估,评估症状严重程度和进展,以及既往药物和其他治疗方式及疗效的全面回顾。在此基础上采取综合治疗方式。治疗中监测项目包括:症状严重程度,是否有残留症状,社会功能及生活质量;对自己或他人的"危险"程度,转为躁狂的线索;其他精神障碍共病如酒依赖或其他物质依赖;躯体状况;不良反应和依从性。

(1)药物治疗:

1)药物治疗原则:治疗前向患者加强宣教,争取患者主动配合,保证依从性;对患者疾病特点、影响用药的生理、心理社会因素进行充分评估,定期进行疗效、耐受性、安全性的量化监测;轻度患者应在2周内进一步评估以决定是否用药。中重度患者应尽早开始药物治疗;进行个体化用药选择。

抗抑郁药物应尽可能单一使用,对难治性病例可以联合用药以增加疗效,伴有精神病性症状时,抗抑郁药和抗精神病药物合并治疗;积极治疗躯体与精神共病。

结合耐受性选择适宜起始剂量,通常在1~2周内加量至有效剂量。服药2~4周根据疗效和耐受性决定是否进行剂量调整;足量治疗4周无效时,可考虑换药;换药无效时,可考虑2种作用机制不同的抗抑郁药联合使用,一般不主张联用2种以上抗抑郁药。

对再次发作风险很低的患者,维持期治疗结束后在数周内逐渐停药,如果存在残留症状,最好不停药。停药期间坚持随访,仔细观察停药反应或复发迹象,在需要时可快速回到原有药物的有效治疗剂量治疗。

2) 抗抑郁药物选择:对中度及以上程度的抑郁障碍,应首选抗抑郁药治疗。疗程比心理治疗短,比电休克治疗较少引起恐惧与不安。

选药时需充分考虑患者的症状特点、年龄、共病、抗抑郁药的药理作用(半衰期、P450 酶作用、药物耐受性、潜在的药物间作用等)、既往治疗、患者对药物的偏好以及治疗成本等因素。

A. 急性期 A 级推荐药物:

选择性 5-羟色胺再摄取抑制剂(SSRIs):选择性抑制 5-HT 运载体对突触间隙 5-HT 的再摄取,提高突触间隙 5-HT 浓度。与传统三环类抗抑郁剂相比,具有适应证更广、不良反应更小的优势。如氟西汀,20~60mg/d;舍曲林,50~200mg/d;帕罗西汀,20~50mg/d;氟伏沙明,100~300mg/d;西酞普兰,20~60mg/d,以及艾司西酞普兰,10~20mg/d。

5-羟色胺和去甲肾上腺素再摄取抑制剂(SNRIs):代表药物文拉法辛(75~225mg/d)、度洛西汀(60~120mg/d)和米那普仑(100~200mg/d)。文拉法辛在低剂量时主要抑制 5-HT 的再摄取,高剂量时 NE 的再摄取抑制则占主导地位;此外,对 DA 的再摄取也有抑制作用。

去甲肾上腺素能和 5-羟色胺能抗抑郁剂(NaSSA):米氮平(15~45mg/d)。为中枢性 α_2-NE 能自受体和异受体阻断剂,以及突触后 5-HT$_2$、5-HT$_3$ 受体阻断剂。米氮平在低剂量时有较强的抗组胺作用,可促进睡眠。

去甲肾上腺素与多巴胺再摄取抑制剂(NDRI):安非他酮(日剂量 150~450mg/d)。因对 5-HT 系统无影响,故不产生 SSRIs 易引起的性功能障碍,易于耐受,其常见不良反应为激越,罕见不良反应为抽搐发作。

褪黑素 MT$_1$/MT$_2$ 受体激动剂和 5-HT$_{2c}$ 受体拮抗剂:阿戈美拉汀(25~50mg/d)。该药整体疗效与舍曲林、氟西汀、艾司西酞普兰和文拉法辛相当。使用阿戈美拉汀前必须进行基线肝功能检查,血清氨基转移酶超过正常上限 3 倍者不应使用该药治疗。治疗期间,必须在第 3、6、12 和 24 周监测肝功能。

B. B 级和 C 级推荐药物:B 级推荐药物主要包括三环类(TCAs)和四环类药物、曲唑酮、噻奈普汀和瑞波西汀。三环类和四环类药物有阿米替林、氯米帕明、丙咪嗪、多塞平、马普替林和米安色林。作为 C 级推荐药物,国内仅有吗氯贝胺,是单胺氧化酶抑制剂(MAOIs),因其安全性和耐受性问题,药物对饮食的限制问题,需要有经验的医生使用。

其他药物,如氟哌噻吨美利曲辛是抗精神病药物氟哌噻吨和抗抑郁剂美利曲辛的复方制剂,没有获得抑郁症治疗适应证,在国内常用于对症治疗某些抑郁、焦虑症状。但由于其疗效不持久,撤药反应大,还有可能引起严重的不良反应(如迟发性运动障碍),缺乏严谨的循证证据,不推荐作为治疗抑郁症的常规药物。

植物药,目前我国批准用于治疗轻中度抑郁症的中草药,包括圣·约翰草提取物片、舒肝解郁胶囊和巴戟天寡糖胶囊等。

(2) 心理治疗:对抑郁障碍患者可采用的心理治疗种类较多,常用的包括支持性心理治疗、认知治疗、行为治疗、精神动力治疗、人际心理治疗、婚姻家庭治疗等。对轻度抑郁障碍患者心理治疗可单独使用,中、重度抑郁症患者推荐联合药物治疗。若首选单一心理治疗,则需定期监测和评估患者的症状反应。轻度抑郁症患者急性期单用心理治疗 6 周后无疗效或 12 周后症状缓解不完全,则应联合药物治疗。

(3) 物理治疗:改良电休克治疗(MECT)可快速缓解症状,适应证包括重度抑郁特别是有强烈自伤、自杀行为或明显自责、自罪患者,难治性抑郁,伴有妄想的抑郁症以及因躯体疾病不能给予药物治疗的患者。MECT 一个疗程通常需治疗 6~12 次。

经颅磁刺激(rTMS):可缓解部分抑郁症状。急性期选择 rTMS 治疗的支持性证据较少。

2. 巩固期治疗　在巩固治疗期,患者病情通常没有达到完全稳定的状态,为了降低复发风险,对于首次发作并已经在急性期使用抗抑郁药治愈的患者,推荐继续巩固治疗 4~9 个月,原则上应继续使用急性期治疗有效的药物,治疗剂量不变。心理治疗如认知行为疗法可作为合并治疗,有效降低复燃及复发风险。在急性期电休克治疗有效的患者,应该继续使用药物治疗。那些使用药物和心理治疗进行维持治疗无效的患者建议继续给予电休克治疗。

3. 维持期治疗　在痊愈后 6 个月,有 20% 的患者可能复发,50%~85% 的抑郁症患者一生中至少有一次复发。为了降低复发风险,在巩固期疗程结束后,应该进入维持期的治疗。既往有 3 次及以上的抑郁发作或者慢性抑郁障碍的患者,如果存在复发风险的附加因素,如存在残留症状、早年起病、有持续的心理社会应激、有心境障碍家族史等因素时,则需维持治疗。

如果急性期和巩固期治疗时应用过心理治疗,维持治疗可以考虑使用,但可减少频率。如果在急性期和巩固期药物治疗无效,但是电休克治疗有效,维持期可以继续考虑使用电休克治疗。

有关维持治疗的时间意见不一。WHO 推荐仅单次发作、症状轻、间歇期长（≥5 年）者，一般可不维持治疗。维持的时间尚未有充分研究，一般至少 2~3 年，多次复发者主张长期维持治疗。

4. 终止治疗　一般建议患者尽量不在假期前，重大的事件（如结婚）和应激性事件发生时结束治疗。为了降低撤药反应，需要在几周内逐步减药。停止治疗之前，应告知患者存在抑郁症状复发的潜在危险，并确定复发后寻求治疗的计划。复发概率最高的时间是在结束治疗后的 2 个月内。停药后，仍应对患者进行数月的监督随访，若症状复发，患者应该再次接受一个完整疗程的急性期治疗。

第二节　神经系统疾病与抑郁障碍

神经系统疾病可以改变中枢神经系统的结构和功能，由于 CNS 控制人类情感、行为和认知功能，因此 CNS 疾病可以引起与原发精神障碍相似的神经精神症状，其中抑郁症状较常见。

（一）帕金森病

帕金森病抑郁（PD with depression）是帕金森病最常见的非运动症状，可先于运动症状出现，发生率为 40%~50%。抑郁症状可贯穿于 PD 的整个病程，在疾病各期均有较高的抑郁发生率，随着 PD 病情进展，抑郁发生率也随之增加。PD 患者的部分症状与抑郁症状相重叠，如睡眠差、动作迟缓，同时因药物不良反应、开关现象等因素的干扰，抑郁症状容易被忽视。研究发现，大多数帕金森病抑郁患者的抑郁症状不完全符合原发性抑郁发作的表现。帕金森病抑郁患者主观体验自责、罪恶感、自杀等症状不如抑郁症患者明显，而注意力集中困难、疲乏的程度则比抑郁症患者更严重。

帕金森病抑郁的发病机制尚不完全明确，目前比较公认的是 PD 患者中脑腹侧被盖区多巴胺能神经元的丢失，对调节情绪和记忆功能的边缘系统也产生了影响。中脑边缘系统的多巴胺能通路的损害导致快感缺失，动机行为减少，社会隔离以及精神运动迟滞等核心 PD 抑郁精神病理症状。另有一些研究发现，5-HT 和 NE 系统对帕金森病抑郁的发生可能也存在作用（Schrag A et al, 2017）。

2019 年 1 月更新的 MDS 循证医学报告指出，普拉克索、文拉法辛是目前具有充分证据可以有效改善帕金森病抑郁的药物，其他抗抑郁药如三环类（去甲替林、地昔帕明、阿米替林），新型抗抑郁药如西酞普兰、舍曲林、帕罗西汀及氟西汀等可能有效；非药物治疗如 rTMS、认知行为治疗也有一定的疗效（Seppi K et al, 2019）。

（二）脑卒中

脑卒中后抑郁（post stroke depression, PSD），是脑卒中后患者出现不同程度的认知和语言功能障碍以及情感行为变化，是脑血管病常见的并发症之一。约 1/3 的卒中患者会在卒中后的某一时刻发生 PSD，而且发病后的第 1 年内患病率最高（约 1/3），此后逐渐降低。卒中病灶会影响神经递质释放而出现抑郁症状，而且脑卒中时机体发生应激反应，大量炎性细胞因子释放，神经内分泌 HPT 轴受到抑制，皮质醇分泌增多，诱发抑郁症状。还有研究发现，卒中部位在左侧大脑半球与 PSD 的发生有关。

SSRIs 是 PSD 药物预防和治疗的首选药物，但证据并不充分，而且由于 SSRIs 具有抗血栓活性，对于出血性卒中也应谨慎评估使用（Villa RF et al, 2018）。

（三）神经认知障碍

在痴呆的所有阶段都可能出现抑郁，30%~50% 的阿尔茨海默病（AD）患者有抑郁症状，尤其在痴呆早期；明显的抑郁可见于超过 10% 的 AD 患者，大部分出现在痴呆早期到中期阶段；50% 的血管性痴呆（VD）患者也可见明显的抑郁症状，约一半的路易体痴呆患者有抑郁症状。同时轻度认知功能障碍（MCI）并发抑郁的患者，较无抑郁的 MCI 患者来说更有可能发生痴呆，特别是 VD。抑郁障碍患者到老年期发生痴呆的风险较高，抑郁是痴呆的独立危险因素，晚发型抑郁可能是痴呆的前驱症状。

研究发现，抑郁障碍通过不同的机制如增加血管疾病、炎症、糖皮质激素升高以及淀粉样蛋白沉积和神经原纤维形成等造成神经元损伤，每一种变化都可能导致海马以及其他大脑区域损伤。

由于老年期痴呆和抑郁在临床表现、病理机制等方面存在一定的相似性，同时痴呆会掩盖抑郁的临床表现。抑郁在痴呆患者与在非痴呆患者中具体症状不同，痴呆患者较少表现出抑郁的核心症状如情绪低落、绝望自责等，更多表现为淡漠、焦虑和幻觉（Ford AH et al, 2017）。

痴呆伴发的抑郁，可采用抗抑郁药物治疗，常用的有舍曲林、西酞普兰等。不过由于缺乏较高质量的研究证据，抗抑郁药的使用应谨慎限制在最有可能受益的人群（Bennett S et al, 2014）。

（四）癫痫

抑郁是癫痫最常见的共病，荟萃分析显示癫痫患者合并抑郁障碍的比例是 22.9%，在三级医院中，此比例可达 50%。癫痫共病抑郁可分为以下四类：①发作前期抑郁，痫性发作之前的 2 天内；②发作期抑郁，急性痫性发作时的表现；③发作后期抑郁，痫性发作后的 5 天内；④发作间期抑郁，除急性痫性发作以外，最常见，占 70%。对于癫痫合并抑郁患者，尽量采用具有心境稳定作用的抗癫痫药物进行抗癫痫治疗,排查是否用了有引起抑郁的抗癫痫药物。药物治疗与认知行为治疗协同进行。SSRI 和 SNRI 类药物仍为治疗的首选用药,但存在增加癫痫发作频率风险,与抗癫痫药物存在相互作用,建议尽量低剂量使用,尽量采用药物间相互作用较小的药物。

(五)颅内肿瘤

因颅内肿瘤的位置、大小、性质、患者的个体差异以及社会环境和患者心理因素的不同,而表现出不同程度的非特异性表现。有研究认为,在这些非特异性的临床表现中,肿瘤相关性抑郁的发生率位居第一位。国内报道,20%~40%颅内肿瘤患者出现抑郁等精神症状。情绪和行为症状可能是由于肿瘤侵犯到患者脑部,引起脑水肿或治疗药物的神经毒性导致。

脑瘤患者在经肿瘤切除或减量手术后,脑水肿减轻,

精神症状常有所改善。不过,手术也可能导致相应脑功能区的改变。SSRIs 可用于缓解患者的抑郁症状,三环类药物和安非他酮应尽量避免使用,原因是可能降低癫痫发作阈值。

第三节　药物所致的抑郁

药物所致抑郁是指使用某种治疗性药物后导致患者出现的抑郁症状,又称为药源性抑郁。药源性抑郁的发生可能与药物影响了抑郁症的相关神经递质有关。

(一)可能导致抑郁的药物

临床上多种药物均有报道可能诱发抑郁现象,其中心血管系统用药、抗微生物药、精神科药物、神经系统药物导致抑郁的报道较常见(表 4-6-2)。

表 4-6-2　可能导致抑郁症状的药物

药物种类	药物名称
心血管系统药物	利血平,洋地黄,地高辛,可乐定,普鲁卡因,胍乙啶,甲基多巴,利多卡因,普萘洛尔,美托洛尔,贝那普利,硝苯地平,氨氯地平,倍他尼定,哌唑嗪,肼屈嗪,藜芦属,氧烯洛尔,美索舍平,普伐他汀
激素类药物	皮质醇,口服避孕药,泼尼松龙,炔诺酮,达那唑,曲安西龙
精神活性物质	苯丙胺,芬氟拉明,苯丙胺,芬美曲嗪,苯环己哌啶,大麻,可卡因,阿片类
抗精神病药物	氯丙嗪,奋乃静,三氟拉嗪,氟哌啶醇,利培酮、舒必利
镇静催眠药物	巴比妥类,苯二氮䓬类,水合氯醛,乙醇,氯胺丁酯,氯美噻唑
神经系统药物	金刚烷胺,巴氯芬,溴隐亭,卡马西平,奥卡西平,多巴丝肼,左旋多巴,丁苯那嗪,苯妥英钠,多奈哌齐,重酒石酸卡拉汀,利鲁唑,替扎尼定
镇痛药物	非那西汀,阿片类,非诺洛芬,布洛芬,保泰松,吲哚美辛,喷他佐辛,苄达明
抗微生物药物	氨苄西林,灰黄霉素,磺胺甲噁唑,甲硝唑,克霉唑,呋喃妥因,环丝氨酸,萘啶酸,氨苯砜,磺胺类,乙硫异烟胺,链霉素,四环素,二苯基硫脲,环丙沙星,氧氟沙星,加替沙星,头孢拉定,舒巴坦钠
抗肿瘤药物	C 天冬氨酰酶,普卡霉素,博来霉素,长春新碱,甲氧苄啶,阿扎尿苷,齐多夫定
其他药物	乙酰唑胺,抗胆碱酯酶类,胆碱,西咪替丁,雷尼替丁,赛庚啶,地芬诺酯,双硫仑,麦角二乙胺,美西麦角,甲苯凡林,美克洛嗪,沙丁胺醇,西咪替丁,甲氧氯普胺,苯噻啶,胸腺素,干扰素

(二)药源性抑郁的识别和处理

1. 药源性抑郁的识别　其一般特征是抑郁症状出现在用药之后,随着药量加大、用药时间延长,抑郁症状逐渐加重,减停药物后抑郁可缓解,再次使用该药时抑郁症状再现;患者出现抑郁症状时常伴有焦虑、静坐不能。

临床上有时很难区分抑郁症状究竟是原发性还是继发于某种药物,在某种药物治疗期间出现抑郁症状,并非就是该药所致;2 种及以上能导致抑郁的药物合用时,还可能有累积效应。药物相互作用、撤药反应均有可能造

成抑郁与焦虑。药源性抑郁严重时可导致患者自杀。

2. 处理　当患者表现出抑郁症状时,应详细询问病史和用药史,必要时可临时减药或停药观察,如患者在减停药物之后情绪恢复正常,应考虑为药源性抑郁。对女性、老年、有心血管系统及中枢神经系统疾病、既往有抑郁病史或药源性抑郁家族史的患者应给予重点关注。临床医师和药师应该共同讨论,并采取相应处理措施。对已发生药源性抑郁的患者,要及时告知患者和患者家属继续使用该类药物可能导致的后果,征得同意后采取逐

渐停药及进一步的治疗方案,尽可能减少药源性抑郁的发生,并及时做好不良反应的上报和分析工作。

第四节　自杀

有意采取致死性手段伤害自己并以结束自己生命为目的的行为称为自杀行为,由此导致的死亡结局称为自杀(suicide)。目前,自杀死亡已成为全球前十位的死因之一,引起越来越多的关注。抑郁障碍是与自杀关系最为密切的精神障碍,自杀是抑郁障碍最严重的后果,10%~15%的抑郁障碍患者最终死于自杀。

【流行病学】

据 WHO 2014 年发布的自杀预防报告指出,平均每40 秒就有一人自杀身亡。据估计,自杀未遂率是自杀死亡率的 10~20 倍。仅在美国,每年自杀造成大约 44 000例死亡事件,有 50 万人次因自杀行为在急诊进行处理。2014 年中国死因监测数据显示,自杀是我国全人群第三位伤害死亡原因,仅次于道路安全事故和意外跌落。1990 年和 1995 年,女性自杀死亡率高于男性,随着时间推移,2000 年及此后,女性自杀死亡率低于男性。2013年我国≥10 岁人群自杀疾病负担各项指标均为男性高于女性。标化自杀死亡率为 9.08/10 万,男性为 10.53/10 万,女性为 7.64/10 万。随年龄增加而升高,≥80 岁组自杀死亡率为 73.39/10 万,约为全人群的 8 倍(Jiang H et al,2018)。

研究发现,一个自杀身亡者通常会造成他周围 6 个人的心理创伤。自杀不仅仅是公共卫生和精神卫生问题,已成为具有重要影响的社会问题。

【概念和分类】

1. 概念　作为严谨的科学术语,自杀仍无统一的定义。狭义的自杀是指个体蓄意或自愿以各种手段结束自己生命的行为;广义的自杀包括所有危害身体健康的一切行为,如将吸烟、酗酒等归入"慢性自杀"中。

2. 分类　目前国内最多采用的自杀分类是 1970 年美国精神卫生研究院自杀预防研究中心提出的分类法,该分类将自杀行为分为三大类:

(1) 自杀死亡(completed suicide,CS):蓄意采取自我毁灭行为并导致死亡。

(2) 自杀未遂(suicide attempt,SA):指各种故意自我伤害行为并未引起个体的死亡。此分类倾向于非特异性,包括自杀姿态、矛盾企图以及完全性自杀的短暂企图,它不能界定非完全性自杀的故意性或致死性的程度。

(3) 自杀观念(suicide ideas,SI):包括个体通过直接或间接方式表达自我结束生命的意愿,但并未采取实现此意愿的任何外显的自伤行为。

【风险因素】

自杀是困惑人类的一个古老又现实的问题。对人类行为研究者而言,时至今日仍不能完全解释人类的自杀行为。目前研究认为,自杀可能是心理、社会及生物等多种因素相互作用的结果。

1. 社会文化因素　社会关系和谐程度、社会文化对自杀的态度、社会政治经济体系稳定性等都与自杀相关。大多数宗教和文化都不能容忍自杀这种亵渎生命的罪行。佛教认为自杀是杀生,是不道德的行为;基督教视自杀为一种罪恶,自杀会受到谴责,自杀者不能上天堂;伊斯兰教义中明确规定自杀是一种罪行,自杀者无法得到真主的宽恕。因此,在佛教、基督教及伊斯兰教盛行的国家或地区自杀率较低。日本的自杀率较高可能与其文化中的武士道精神有关,自杀被推崇为武士尽忠的精神和义务。中国文化对自杀的态度较复杂,受佛教和儒家的影响,信奉身体受之父母不能伤害,但传统文化并未把自杀当作不可原谅的行为。中国的美丽神话娥皇、女英是讲述自杀的,最动人的爱情故事如梁山伯与祝英台化为彩蝶双飞舞,孔雀东南飞也是为爱情殉情,楚霸王乌江自刎是英雄的长风悲歌,爱国诗人屈原怀石自沉汨罗江更是千古绝唱,杀身成仁、舍生取义是最高的政治道德原则。

社会文化因素还影响对自杀手段的选择,如剖腹自杀就是仅存于日本的独特现象。美国主要是开枪自杀,我国农村地区 72% 自杀者采用服毒方式。在全球范围,男性自杀率高于女性,平均男女自杀比为 4∶1,俄罗斯达到 6∶1,韩国、日本接近 3∶1。而我国自 2000 年以后,女性自杀率开始低于男性。从 1990—2013 年,我国自杀死亡率下降了 61.23%,特别是女性下降了 68.97%,可能是随着城镇化脚步的迈进,女性的婚姻自由、工作权利不断提高,信息交流途径不断扩展,从而处理负性生活事件的资源增加,减少了自杀的发生(高欣等,2017)。自 2006年以来,全国自杀率的下降速度有所放缓,男性的自杀率越来越高。近年来,农村自杀率大约是城市自杀率的2 倍。

老年、贫困、失业、离异、独居、童年创伤、长期被霸凌等均是自杀的危险因素,同性或双性性取向并伴有耻感、容易获取自杀工具也是自杀率高的影响因素。

2. 遗传因素　研究显示,自杀行为具有家族聚集性,此聚集性并非仅是遗传的作用,相同的环境因素不可忽视。有自杀家族史的个体自杀风险提高 2.5 倍。自杀的遗传易感性是独立于精神障碍而单独传递。自杀者在自杀前脑脊液、血清及血小板的生化改变主要为 5-羟色胺含量减少。神经影像学研究发现自杀身亡者眶额叶皮质及脑干背侧中缝核的结构及化学组成的变异,调节人类情绪的重要神经递质 5-羟色胺神经元比正常人多30%,各种甲基化比率高出其他原因死亡者的 10 倍。自杀者的多巴胺、去甲肾上腺素、γ-氨基丁酸等神经递质及单胺氧化酶存在代谢异常。

3. 心理学观点　1920 年精神分析学派创始人弗洛伊德建立了"死本能"理论,认为死的本能随时会使人对自己产生敌意并采取攻击和破坏,强烈时就会导致个体死亡,即自杀是受人的本能驱使。后来一些精神分析学家认为,自杀者从小就不善于表达自己对他人的敌意和愤怒,形成强烈的自卑感或依赖个性,其理想自我与现实自我之间存在明显的距离,企图通过自杀求得精神上的再生。

行为主义学派发展了自杀的社会学习理论,如父母、家庭其他成员或关系密切的朋友有过自杀行为,个体自杀的可能性就会增加;电影、电视、小说或媒体报道的自杀行为亦有人模仿。

4. 疾病与自杀　自杀可能与某些疾病有直接或间接关系。

(1) 躯体疾病与自杀:70%的自杀者死前受一种或多种慢性疾病的折磨。在自杀未遂的研究中,1/3 以上的人在采取自杀行为时有活动性疾病;90%以上的自杀未遂者受疾病的影响。综合医院躯体疾病患者的自杀诱因多为大手术前紧张、恐怖焦虑、截肢、毁容、顽固性疼痛,以及病程迁延、死亡恐怖、患癌症绝望感、家庭负担沉重,易导致绝望和自杀。

(2) 精神障碍与自杀:二者的关系较躯体疾病更密切。在美国 90%以上的自杀与精神障碍和/或物质滥用有关。英国 50%的自杀案例存在精神障碍的诊断。国内调查精神障碍患者自杀率远高于一般人群。与自杀有关的最常见的精神障碍类型包括:

1) 心境障碍:精神障碍中与自杀关系最密切的是心境障碍,自杀未遂者中 65% 为抑郁症患者。90%以上的抑郁症患者在自杀行为前 12 个月内曾经就诊,45%的自杀成功者在 4 周内和初级卫生机构有过接触。

2) 神经症:与自杀无直接联系,但自杀率仍为一般人群的 14 倍,可能与神经症患者的人格特质有关。

3) 精神分裂症:妄想型自杀率高于其他型,精神分裂症患者多在缓解期自杀,其中约 70%有中至重度抑郁,认为精神分裂症患者的自杀与抑郁情绪有关。

4) 人格障碍:边缘型人格障碍、反社会型人格障碍有较高的自杀风险。

5) 器质性精神障碍:颞叶病变可出现情绪不稳及攻击行为,也可致癫痫发作,易致精神分裂样精神病而出现自杀。

6) 物质滥用所致的精神障碍:药物依赖和酒精中毒者易出现自杀。国外报道,1/4 的酒精中毒者死于自杀。

5. 药物与自杀

(1) 抗抑郁药物:2004 年,根据一系列荟萃分析研究结果,美国 FDA 针对抗抑郁药物发布一项黑框警告,指出这些药物与儿童及 18 岁以下青少年的自杀想法、感觉及行为的风险增加相关。2007 年将这一警告扩展到年轻成人(即 18~24 岁)的初始治疗(通常是第一到第二个月)中。同年发布的修订指出,抑郁症本身与自杀风险增加相关。黑框警告后数年内的抗抑郁药处方量和抑郁症诊断率明显下降,青少年和年轻成人自杀率上升,引起了广泛争议。在这些群体使用抗抑郁药时,应综合考虑黑框警告与抑郁症不治疗的自杀风险,开始药物治疗后进行密切监测。

(2) 抗癫痫药物:2008 年 FDA 发布信息,要求抗癫痫药生产企业在药品处方信息或说明书中添加关于此类药物会增加自杀新发和自杀行为的风险警告。此项措施适用于所有抗癫痫药物。

(3) 止痛药:止痛药曲马多也有自残的风险。2010 年,FDA 在标签上增加了一个警告,称该药物有可能导致自残。

(4) 戒烟药物:最新的抗吸烟药物 varenicline 也与自残行为有关,不建议将其作为想戒烟或有精神病史的人的一线治疗。

(5) 糖皮质激素:自杀观念和自杀行为是与糖皮质激素使用相关的精神系统严重不良反应,在口服糖皮质激素治疗期间,女性患抑郁的风险高于男性,18~50 岁的个体出现自杀行为的风险最高。既往存在抑郁和自杀未遂史的患者在糖皮质激素治疗期间复发风险升高。

【评估和预防】

1. 自杀的风险评估　可通过晤谈或量表方式对自杀风险进行评估,主要包括:①对个人评估:包括对自杀行为严重度评估,如处于想到死但害怕死亡,想到如何死,做好了自杀准备或已采取了自杀的外显行动,以及对自杀方式的选择,都能反映求死的决心;对情绪行为控制能力评估,评估自杀的诱因和保护因素,何以引发自杀,什么是他活下来的理由,如宗教信仰、害怕疼痛、未尽的责任等。②对环境评估:包括其遭受的长期或近期的压力,以及其家庭、社会支持系统等。

常用的临床筛查和评估量表有自杀风险筛查问卷(Suicide Risk Screen Questionnaire)、患者健康问卷(The Patient Health Questionnaire,PHQ-9)、哥伦比亚自杀严重程度量表(The Columbia-Suicide Severity Rating Scale,C-SSRS)等。要注意的是,没有哪个量表能做到完全筛查和准确评估。

综合以上各项评估后,对有自杀高风险的患者应及时与其亲友沟通,尽量使患者入院治疗。对中度风险的患者,应不断评估其住院需要及多次进行风险评估;联络家人照顾患者,严防患者自杀,有条件的患者最好入院治疗;对自杀低度风险患者,应视需要进行重复评估。

2. 自杀的三级预防

(1)一级预防:促进健康,预防自杀。针对普通人群开展精神卫生宣传教育,加强相关的社会管理,建立完善的心理咨询和心理保健系统,建立预防自杀的专门机构等。

(2)二级预防:早发现,早介入,防止自杀行为发生。筛选自杀高危人群,早期介入,有的放矢地进行干预。约80%的自杀未遂者曾有言语或行为迹象。言语线索如谈论死亡事件时说"死了还好些",询问药物致死量等;行为线索如写遗言、给引起挫折的人写攻击信、赠送私人存款等;情境线索如配偶突然亡故、离婚、失业和患恶性肿瘤等。这些线索可帮助发现有潜在自杀危险的人。

(3)三级预防:危机管理,预防再发。对自杀未遂和自杀身亡事件,进行危机应变及事后处置。在自杀行为发生后,挽救生命是首要任务。对成功抢救的自杀未遂者和受自杀者影响的家人或朋友予以最快捷、有效的心理支持与心理重建。预防自杀未遂者再次自杀以及预防家人或朋友模仿自杀。

参考文献

第七章　焦虑障碍
Anxiety Disorder

（司天梅）

第一节 概述

焦虑障碍(anxiety disorder)是神经科常见心理问题之一。绝大多数焦虑障碍患者曾以躯体不适症状在综合医院就诊,或因躯体疾病继发焦虑障碍,使躯体疾病预后不良。综合医院的许多医生缺乏识别以躯体症状为主诉的焦虑障碍或共患焦虑障碍的经验,常导致漏诊和误诊,延误治疗和浪费医疗资源。

焦虑(anxiety)是一种常见的情绪,人们通常都体验过不同程度的焦虑,并力图预防和减轻焦虑,这是一种保护性反应。当焦虑的严重程度与客观事件或处境不相称或持续时间过长时则称为病理性焦虑(pathological anxiety),出现不同程度的情绪症状和躯体症状。情绪症状表现为持续的无具体原因的提心吊胆、恐惧和忧虑等内心体验,伴紧张不安,或预感到灾难、威胁或大祸临头感,却无现实依据。躯体症状是在精神症状基础上伴有自主神经功能亢进或紊乱症状,如心悸、气短、胸闷、口干、出汗、肌紧张性震颤、颤抖或脸面潮红、苍白等,同时出现运动性不安。病理性焦虑程度通常与现实的威胁不符或无现实依据,常导致个体主观痛苦感和自我效能下降,预感到灾难和不幸的痛苦体验和恐惧,持续时间较长,个体可能有一定的人格特征。

焦虑障碍是一组以焦虑为主要临床相的精神障碍,表现为过度的恐惧、焦虑或躯体症状及相关的行为紊乱,症状严重常导致显著的痛苦,或导致个人、家庭、社交、学业、职业或其他重要功能显著受损。恐惧与焦虑两者关系十分密切,恐惧是对当下感知到的、紧迫威胁的反应,焦虑则是对未来预期性威胁的反应。在国际疾病分类第11版(ICD-11)和精神障碍诊断与统计手册第5版(DSM-5)中,这两组障碍被归类在焦虑障碍及恐惧相关障碍中。

【流行病学】

焦虑障碍是最常见的精神障碍,患病率高。根据中国精神障碍疾病负担及卫生服务利用研究数据,在18岁以上人群中,焦虑障碍患病率最高,加权后终生患病率为7.57%,12个月患病率为4.98%。焦虑障碍表现为慢性病程,且常与其他精神障碍,如抑郁症、酒精滥用/依赖等合并存在,各种焦虑障碍也可能共存,使诊断和治疗更困难。遗传素质、性格特征以及心理社会因素等在焦虑障碍的发病中起重要作用。焦虑障碍的治疗包括药物治疗和心理行为治疗,患者预后很大程度与个体素质和临床类型有关。病程长短、症状严重程度、个体病前社会适应能力、社会心理应激、个性特征等,均可能影响患者的预后。

【病因和风险因素】

焦虑障碍的病因未明。近年来随着在遗传学、神经影像学、神经生化等新研究技术的应用以及心理学的研究进展,逐渐发现一些与焦虑障碍的发生、发展相关的危险因素和致病因素,而且不同焦虑障碍亚型的主要病理机制并非完全相同,但是详细的致病机制尚未搞清。

1. 遗传因素 焦虑障碍被认为是一类遗传因素与环境因素相互作用所致的精神障碍。遗传流行病调查发现,焦虑障碍有中等程度的家族聚集性,估计遗传度在30%~50%,其中惊恐障碍约为48%,广泛性焦虑障碍为32%~38%,社交焦虑障碍为39%~56%,广场恐惧症为67%,特殊恐惧症为25%~59%,分离性焦虑障碍为43%~73%。来自家系和双生子研究显示,遗传素质对焦虑障碍的发病具有中度影响,与一般人群相比,惊恐障碍、广泛性焦虑障碍以及社交焦虑障碍患者的亲属中患同类焦虑障碍的风险约为30%,高出一般人群的10倍。遗传学研究发现了一些焦虑障碍的易感基因位点,以及一些可能与焦虑障碍发病相关的候选基因,如与惊恐障碍相关的候选基因包括单胺氧化酶A、胆囊收缩素及其受体、腺苷受体2A、儿茶酚胺氧位甲基转氨酶以及5-羟色胺(5-HT)受体2A等基因。关于广泛性焦虑障碍和社交焦虑障碍的遗传学研究较少,部分结果提示多巴胺(DA)3受体、5-HT及DA转运体基因及单胺氧化酶A基因多态性可能与广泛性焦虑障碍的发病相关,5-HT2A受体、5-HT转运体等基因的多态性可能与社交焦虑障碍的发生相关。然而,遗传学发现的这些基因位点可重复性差。

一些研究发现,个体的行为抑制性格特征可能受到遗传学影响,成为焦虑障碍发病的重要危险因素,精神应激尤其个体在早年生长发育过程中经历的精神应激对个体的性格特征和行为方式起重要作用,个体的遗传学特征与精神应激因素的交互作用,促成了个体罹患各种焦虑障碍的易感性。

2. 心理因素 流行病学研究数据显示,焦虑障碍患者较健康人遭受了更多的生活事件和创伤性经历。儿童时期的被虐待、体罚、父母有精神障碍、社会经济地位较低、过分保护或过分粗暴的养育方式均与焦虑障碍发生风险增加有关。此外,焦虑的发生还存在着"家庭因素",家庭成员中的显著焦虑,缺乏足够的社交情景暴露、家庭过分保护、控制性和批判性的教养方式、社交焦虑行为的示范效应和关于社交场合恐惧信息的传递等,均可能在个体早年生长发育过程中,通过各种机制对个体的性格特征和行为方式产生不良影响。个体可以通过后天习得方式获得焦虑样行为方式。如父母的社交焦虑是青少年社交焦虑的强危险因素。21岁以前的创伤次数和惊恐障碍、广泛性焦虑障碍的风险成正比。

3. 生物学病理假说 近年来的神经生化、神经影像学技术不断用于研究焦虑障碍的病理机制,根据研究结果提出了焦虑障碍发病的生物学病理假说,包括:①基于杏仁核的条件性恐惧网络的过度敏感和激活假说。以焦虑与恐惧情绪的调节中枢杏仁核为核心,杏仁核的过度高激活状态、前(眶)额叶皮层-杏仁核-丘脑环路、杏仁核-海马、杏仁核-边缘系统等脑环路的功能和结构异常可能是焦虑与恐惧情绪产生的重要脑神经生物学机制,眶额叶皮质和尾状核代谢活动增强可能使个体表现出慢性焦虑样反应等。②γ-氨基丁酸(GABA)-苯二氮䓬类受体异常假说。③去甲肾上腺素(NE)能激活假说。④DA 能调节异常假说。⑤5-HT 能功能异常假说。此外,对于惊恐障碍的发生,目前提出了蓝斑过度激活以及脑干二氧化碳化学受体敏感性增强假说。这些病理假说对于理解各种焦虑情绪和行为的生物基础,以及选择适宜的治疗决策产生了重要的影响。

4. 心理学病理理论 ①精神动力学病理理论:精神动力学理论解释焦虑源自潜意识中禁忌的性驱力被前意识所压抑。即当本我的冲动与超我发生冲突时,自我如果不能运用理性机制来调节它们的冲突以缓解冲突所致的焦虑,就必须采用一些心理防御机制来应对,如压抑、投射等。由于本我要寻求表现的本能冲动处于潜意识领域,自我就难以意识到其冲突的真正对象,而体验到莫名的恐惧和焦虑。随着精神动力学理论的发展,逐渐形成各种心理学焦虑模型成为给患者及家庭实施心理治疗的重要理论依据。②学习理论:行为或学习理论认为,焦虑是以对某些环境刺激的恐惧为条件的,焦虑发作是对可怕情景的条件反射。③认知心理学理论:认知心理学强调情绪和行为的产生一定要通过认知的中介作用,如一个人路上碰到一条蛇,感到恐惧,然而在动物园看到笼中的蛇,则不会害怕。正常的认知方式产生正常的情绪反应,异常的认知则产生异常的情绪,如焦虑或抑郁等。认知心理学理论认为,由于焦虑患者的个体易感素质,常常做出不现实的评估和负性认知,以致出现不合理、不恰当的反应,这种反应超过一定限度与频度,则发展为焦虑障碍。

综上所述,焦虑障碍是一组以过度焦虑、恐惧及相关的行为紊乱为主要临床相的精神障碍。在 ICD-11 的焦虑障碍及恐惧相关障碍中,包含了广泛性焦虑障碍、惊恐障碍、场所恐惧症、特定恐惧症、社交焦虑障碍、分离焦虑障碍和选择性缄默症等。DMS-5 分类与 ICD-11 类似,称为焦虑障碍或焦虑谱系障碍。在神经系统疾病患者的人群中,常见的焦虑障碍包括广泛性焦虑障碍、惊恐障碍、特定恐惧症和社交焦虑障碍等,下面分述这四种焦虑谱系障碍的临床特征和诊断。

第二节 广泛性焦虑障碍

广泛性焦虑障碍(generalised anxiety disorder,GAD),是最常见的一种焦虑障碍。一种以持续的显著紧张与不安、对日常生活事件或想法持续担忧和焦虑为特征的综合征,患者往往能够认识到这些担忧是过度和不恰当的,但不能控制。GAD 的起病见于各个年龄阶段,多呈慢性病程,尽管部分患者可自行缓解,但多表现为反复发作,症状反复迁延可长达 10 年之久。反复发作或不断恶化者可出现人格改变,给患者功能、职业和生活质量造成明显损害,导致患者社会功能下降。

【临床特征】

1. 过度担忧 约13%的 GAD 患者以焦虑为主诉,患者常常处于心烦意乱、有祸事降临的担心和忧虑之中。这种担忧难以控制,往往没有特定原因或明确对象,可涉及生活的各个方面,持续时间较长;有些患者似乎有些原因,但其担忧程度远超出现实。

2. 多系统的躯体症状 GAD 患者通常有明显的躯体症状,尤以疼痛、疲劳较常见,躯体症状可涉呼吸、心血管、消化、神经、泌尿等全身各系统,主要由交感神经活动增强所致。临床表现为心慌、胸闷、气急、头晕、多汗、面部潮红或苍白、口干、吞咽梗阻感、胃部不适、恶心、腹痛、腹胀、腹泻、尿频,各处疼痛、肌紧张等。有的患者可出现阳痿、早泄、月经紊乱和性欲缺乏等性功能障碍。

3. 运动性不安 患者常表现为坐立不安、搓手顿足、不停地来回走动、无目的性小动作增多等,有的患者表现为唇、舌或肢体震颤,甚至语音发颤、行走困难。

4. 敏感性增高 患者常对外界刺激反应过分警觉,对小事易激惹、好发脾气抱怨,做事注意力不集中而自觉记忆减退。睡眠障碍较为突出,一些患者以睡眠障碍为主诉来诊,常表现为入睡困难、眠浅易醒、多梦、易惊醒,甚至出现梦魇。

5. 抑郁 大约 2/3 的患者合并抑郁,GAD 通常被认为是抑郁的危险因素,合并抑郁的患者自杀风险明显增高,这种现象在中老年人中相对多见。

6. GAD 的共病现象较常见,例如,与其他焦虑障碍如惊恐障碍、酒和物质依赖共病,以及与躯体疾病如消化性溃疡、高血压、糖尿病等共病,共病患者往往有更多的社会功能损害,需要寻求更多的医疗帮助,对治疗反应较差,是医疗资源的高消耗人群。

【临床评估和评估工具】

对广泛性焦虑障碍的临床评估目的在于:明确广泛性焦虑障碍的相关症状及其严重程度;掌握广泛性焦虑障碍的症状表现、持续时间和病程特点;了解症状对患者社会功能的影响;探询可能的社会、心理或躯体危险因素,从而为诊断和制定治疗方案提供依据。

临床实践和研究中,也常常辅助于一些量化的客观评价工具,用于标准化的诊断和评估症状严重程度。诊断量表根据不同的诊断体系,配套了标准化的诊断工具,以辅助疾病诊断,需经过专门培训后才能使用,更多用于研究。针对 GAD 症状严重程度的量表包括:焦虑自评量表(Self-Rating Anxiety Scale,SAS)、汉密尔顿焦虑量表(Hamilton Anxiety Scale,HAMA)、医院焦虑抑郁量表(Hospital Anxiety and Depression Scale,HAD)、状态-特质焦虑调查表(State-Trait Anxiety Inventory,STAI)和贝克焦虑量表(Beck Anxiety Inventory)。这些量表条目不多,直观地反映焦虑患者的焦虑程度、主观感受和躯体不适严重程度。使用前需要经过一致性评价,已广泛地用于我国临床实践和临床研究中。

【诊断和鉴别诊断】

1. 诊断 患者在至少 6 个月内的多数时间里表现出难以控制的、至少与下述 3 种症状相关的过分焦虑和担心,如坐立不安或感到激动或紧张、容易疲倦、注意力难以集中或头脑一片空白、易怒、肌肉紧张及睡眠障碍,且造成患者表现出具有临床意义的痛苦,或者社交、职业或其他重要功能损害,排除其他物质使用或躯体和精神障碍后,可确定诊断。

2. 鉴别诊断

(1)焦虑可以是许多精神障碍的突出症状,或许多神经系统疾病的伴发症状,广泛性焦虑障碍与其他精神障碍症状可有重叠,如 GAD 与抑郁症有许多症状重叠,有时鉴别较困难。医生须注意发现二者在生物学方面差异,如食欲增加与降低、失眠与睡眠过多、动作迟滞与坐立不安等,可根据抑郁症状的严重性,出现顺序,是否绝望、自杀意念等帮助诊断。

(2)痴呆:焦虑有时是痴呆患者的早期症状,进行系统的认知功能检查,尤其记忆功能检查,脑 MRI 检查对明确诊断有帮助。

(3)躯体疾病:一些躯体疾病如急性心肌梗死、冠心病、高血压、甲状腺功能亢进、低血糖、嗜铬细胞瘤等均可能有焦虑症状,须针对相关疾病进行相关的实验室和临床检查,以明确诊断。

(4)饮酒和其他精神活性物质戒断:患者有明确的饮酒史,精神活性物质滥用史,这些物质突然中断引起,恢复使用类似物质可使焦虑症状很快缓解。

(5)其他焦虑障碍:担忧持续存在,且担忧对象明确,GAD 患者社会功能受损远低于其他焦虑障碍。

(6)精神分裂症:精神分裂症患者有时也会出现明显的焦虑,问清楚焦虑对象,患者对焦虑症状引起的原因,如患者因受到威胁而焦虑,有助于鉴别诊断。

第三节 惊恐障碍

惊恐障碍(panic disorder)又称急性焦虑障碍,以不可预测的、突然发作的惊恐发作为主要临床特征,伴预期性焦虑情绪、求助和回避行为,以及继发的抑郁情绪等。惊恐障碍是一种慢性复发性疾病,伴有显著的功能损害,它与活性物质或酒精依赖/滥用、躯体疾病及其他精神障碍如抑郁障碍共病率较高,共病更不利于患者的转归。惊恐障碍患者中自杀意念和自杀企图的风险是罹患其他精神障碍患者的 2 倍,几乎是无精神障碍者的 20 倍。

患者常起病于成年期,首次发作可能发生在日常活动过程中,部分患者发病是在威胁生命的疾病或意外情况下、丧失至亲或密友后。患者起初表现为某一特定情境下发作一次或几次惊恐发作,或在数周内完全缓解。随着疾病进展,部分患者病期超过 6 个月进入慢性波动病程。继发广场恐惧症患者,复发率高且预后不佳,约 7% 的患者有自杀未遂史,半数以上的患者合并抑郁症。

【临床特征】

惊恐障碍的主要临床特征包括:

(1)惊恐发作:是一种突如其来的惊恐体验,伴有濒死感或失控感,通常伴有严重的自主神经功能紊乱症状,如胸闷、心动过速、心搏不规则、呼吸困难或过度换气、头痛、头昏、眩晕、四肢麻木和感觉异常、出汗、肉跳、全身发抖或无力等。在惊恐发作期间,患者始终意识清晰,高度警觉。惊恐发作可反复出现,突然发作,不可预测,伴强烈的惊恐体验,或者常体会濒临灾难性结局,有濒死感。惊恐发作通常发作急骤,终止也迅速,一般历时 5~20 分钟,很少超过 1 小时。

(2)预期焦虑:患者发作时伴有很特异、很强烈的心脏和神经系统症状,让他们非常担忧。在发作后的间歇期仍心有余悸,对再次发作的持续性焦虑和关注,担心再发,惴惴不安,也可以出现一些自主神经活动亢进症状。如果发作继续,患者可能会发展出一种持久的、恐惧下一次发作的预期性焦虑。

(3)求助和回避:患者可出现与发作相关的显著行为改变,如回避工作或学习场所等。部分患者置身于某些地方或处境,可能会诱发惊恐发作。60% 的惊恐障碍患者,对可能导致发作时难以逃离或无法获得帮助的情景产生回避行为,如使用公共交通、在人群中或离家旅行等,因而患者不敢单独出门离家、不敢单独过桥或乘坐交通工具、不敢到人多热闹的场所等,而发展为广场恐惧症。因此,惊恐障碍又被分为伴有广场恐惧症或不伴有广场恐惧症。

（4）广场恐惧（agoraphobia）：表现为对多个可能难以逃脱、求助的情境有明显过度的担心与焦虑，这些情境如使用公共交通工具，在拥挤的人群中，独自离家外出如在购物、电影院或排队中。个体的持续性焦虑是因害怕这些情境会造成特定的不良后果，如惊恐发作、一些失能或无力解决的情况以及令人难堪的躯体症状等。个体会主动回避这些情境；或只有在特定情况下进入这些情境，如有信任的同伴陪同；或不得不带着强烈恐惧或焦虑进入和忍受这些情境。症状持续至少数月，且足够严重以导致显著的痛苦，或导致个人、家庭、社交、学业、职业或其他重要领域功能的显著损害。

（5）抑郁症状：惊恐障碍患者常伴有抑郁症状。

【评估工具】

针对惊恐障碍疾病严重程度的他评量表是惊恐障碍严重度量表（Panic Disorder Severity Scale，PDSS）和惊恐相关症状量表（Panic-Associate Symptom Scale，PASS）。

惊恐障碍严重度量表（PDSS）是由 Shear 等（1992）编制的，专门用于评定惊恐障碍患者症状严重程度的量表，需 10~15 分钟。PDSS 包含 7 个条目，每个条目分 5 级评分，从"0＝无"到"4＝极度，广泛、几乎持续的症状，且残疾/失能"。评定时间范围一般为 1 个月，也可根据需要自行规定，但每个条目的评定时间范围必须一致。

惊恐相关症状量表（PASS）是临床医生用的评定量表，用来评估 DSM-IV 中所定义的惊恐障碍的核心症状。量表包括 5 个核心症状——情景性惊恐发作、自发的惊恐发作、有限症状的发作、预期性焦虑和恐惧性回避等，分 9 个条目分别评定上述核心症状的频度和强度。这 5 个核心症状的得分比例按 1∶1∶0.5∶1∶1.5 设计，以符合患者的临床特征。国内尚无常模。量表原作者测试了 1 168 例诊断惊恐障碍的患者，得分呈正态分布，具有较好的重复信度和效度。

【诊断和鉴别诊断】

1. 诊断 惊恐发作是惊恐障碍的核心特征，如果满足下列条件，则判断为惊恐发作：①发作无明显诱因、无相关的特定情境，发作不可预测。②在发作间歇期，除害怕再发作外，无明显症状。③发作时表现为强烈的恐惧、焦虑及明显的自主神经症状，并常有人格解体、现实解体、濒死恐惧或失控感等痛苦体验。④发作突然，迅速达到高峰，发作时意识清晰，事后能回忆。一个月内至少有 3 次惊恐发作，或首次发作后继发害怕再发的焦虑持续 1 个月。患者因难以忍受却又无法解脱，因而感到痛苦。考虑惊恐障碍的诊断。

2. 鉴别诊断 惊恐障碍首先应与以下的躯体疾病鉴别，如癫痫发作、心脏病发作、嗜铬细胞瘤、甲亢或自发

性低血糖。通过询问患者的躯体状况、过去用药史（包括精神活性物质使用史），进行相应的血液学检查，如甲状腺功能、血糖、电解质、血脂水平、肝肾功能、重要的微量元素含量，以及对疑有活性物质使用的患者，进行血或尿活性物质水平检测，有助于鉴别。

第四节 社交焦虑障碍

社交焦虑障碍（social anxiety disorder）是焦虑障碍的一个重要亚型，主要表现为在一个或多个社交情境中一致出现的、明显而过度的恐惧或焦虑。这类社交情境包括社交互动（如与他人谈话）、被他人观察的情境（如吃饭或喝酒中）或在他人面前表演时（如发表演讲时）。个体担忧自己的行为举止或焦虑症状会导致他人负面的评价。个体抑制地回避这类社交情境，或不得不带着强烈的恐惧或焦虑进入、忍受这些情境。症状持续至少数个月，且足够严重以导致显著的痛苦，或导致个人、家庭、社交、学业、职业或其他重要领域功能的显著损害。社交焦虑障碍的起病年龄在 13~24 岁，平均 20 岁左右，常无明显诱因突然起病，女性和男性发病率几乎相同，慢性病程，导致患者持续存在焦虑情绪，造成患者生活质量明显下降，社会功能受到明显影响。

【临床特征】

社交焦虑障碍的临床表现多样，轻者为与人接触交往时表现为腼腆、害羞、不自然、紧张，不能充分发挥应有的交际能力；显著者表现为操作性社交恐惧，核心症状围绕着害怕在小团体中被人审视，害怕做出令人尴尬的行为，一旦发现别人注意自己就不自然，不敢抬头、不敢与人对视，甚至觉得无地自容，不敢在公共场合演讲，集会不敢坐在前面，故回避社交；在极端情形下可导致社会隔离。常见的恐惧对象是异性、严厉的上司和未婚夫（妻）的父母亲等，也可以是熟人。可伴有自我评价低和害怕被批评，可有脸红、手抖、恶心或尿急等症状，症状可发展到惊恐发作的程度。患者的临床表现可孤立局限于如公共场合进食、公开讲话、遇到异性，也可泛化到涉及家庭以外的几乎所有情景。部分患者常可能伴有突出的广场恐惧与抑郁障碍；一部分患者可能通过物质滥用来缓解焦虑而最终导致物质依赖，特别是酒精依赖。

大部分社交焦虑障碍患者表现为在很多社交场合都焦虑，包括社交场合操作性焦虑和与人交往的焦虑，操作性焦虑通常指对操作性事件的恐惧，例如面对公众讲话、在他人的注视下签署重要文件或支票、怕在公共场合吃东西等。与人交往的焦虑指怕赴约会、参加聚会等需要与人接触的社交场合的焦虑。少部分患者可能仅表现为

单纯的社交场合操作性焦虑,在非正式的社交场合很自在,但要在公共场合讲话或操作时就会感到窘迫或产生严重的焦虑。

【评估工具】

常用的有两个针对社交焦虑障碍疾病严重度评估的量表,即 Liebowitz 社交焦虑量表(Liebowitzs Social Anxiety Scale,LSAS)和儿童社交焦虑量表(Social Anxiety Scale for Children,SASC)。Liebowitz 社交焦虑量表评价在 11 个社交情境(如对权威人士讲话)和 13 个操作情境(如在被注意的情况下走路)下的恐惧和回避,可分为 4 个分量表:操作恐惧,操作回避,社交恐惧,社交回避。可以计算恐惧总分和回避总分。将所有 24 个条目的恐惧和回避分数相加得到总体严重程度分,总分≥38 分作为分界值。SASC 主要用于筛查儿童社交焦虑障碍症状,也可作为辅助临床诊断、科研及流行病学调查的筛查工具。

【诊断和鉴别诊断】

1. 诊断　在至少 6 个月时间内,患者持续由于面对可能被他人审视的一种或多种社交情景而产生显著的担心或焦虑;这些社交情景几乎总是能促发患者害怕或焦虑;患者害怕自己的言行或焦虑表现给自己造成负面评价;而主动回避或带着焦虑和害怕去忍受这些社交情景;这些害怕或焦虑与社交情况和社会文化环境所造成的实际威胁并不相称;害怕、焦虑和回避给患者带来具有临床意义的主观痛苦或造成社交、职业或其他重要功能损害,并排除其他物质使用或精神及躯体疾病解释,可确定诊断。

2. 鉴别诊断

(1)癫痫复杂部分发作:可表现为阵发性恐惧,但其恐惧并无具体对象,发作时的意识障碍、脑电图改变及神经系统体征可资鉴别。

(2)正常恐惧:人们一般都会经历短暂的社交羞怯和焦虑,这是正常发育阶段的特征,比如遇到陌生人后,年幼儿童常会经历一段时间的焦虑,青少年总是关注别人对自己的社交评价。而儿童社交焦虑障碍不是短暂的,常持续整个青春期。病理性的焦虑不会随时间的延长而逐渐缓解。

(3)其他类型焦虑障碍:所有类型的焦虑障碍都以焦虑症状为核心症状,但社交焦虑障碍的焦虑症状由特定的对象或处境引起,呈境遇性和发作性,而广泛性焦虑障碍的焦虑常没有明确的对象,常持续存在;强迫障碍的焦虑源于自己内心的某些思想或观念,怕的是失去自我控制,并非对外界事物恐惧。

(4)抑郁障碍:某些抑郁障碍伴有暂时的恐惧,某些恐惧特别是广场恐惧也伴有抑郁心境,恐惧症与抑郁并存可加重恐惧。诊断则根据当时每一个障碍是否达到诊断标准。若恐惧症状出现之前已经符合抑郁障碍的标准,抑郁障碍的诊断应优先考虑。

第五节　特定恐惧症

特定恐惧症(specific phobia)也是焦虑障碍谱系中最常见的一类,最近的中国卫生经济调查数据显示,在焦虑障碍谱系中,终生患病率最高的为特定恐惧症(2.64%)。特定恐惧症是指对特定物体、场景或活动的局限性恐惧。当暴露于或接触这些物体、情境或活动时,反复出现的、明显而过度的恐惧或焦虑(如接近某种动物、乘坐飞机、站在高处、处于幽闭的空间、看到血或损伤)明显超出这类物体或情境的实际危险性。特定恐惧症患者的恐惧可由三部分组成:可能要面对恐惧刺激带来的预期焦虑;恐惧本身;以及患者为减少焦虑的回避行为。对于特定恐惧症,患者恐惧通常不是物体本身,而是患者所相信的与物体接触后可能产生的可怕后果,如有驾驶恐惧症的个体,害怕交通事故;对蛇恐惧的个体,害怕他们会被蛇咬伤;有幽闭恐惧症的个体,害怕他们会在一个封闭的空间内窒息或被囚禁。

【临床特征】

特定恐惧症的主要临床特征是:①对特定物体、场景或活动所产生的、过分的、不合理的和持久的恐惧,这些情景、物体或活动可能是日常生活中常接触或所处的;②当暴露于这些场景或活动等恐惧刺激时,一致性地引起场景捆绑式或场景易感性的焦虑反应,甚至惊恐发作;③严重的预期焦虑,对于可能身临其境的情形产生严重焦虑;④为了缓解焦虑和痛苦,患者对这些恐怖场景采取回避行为;⑤对恐怖场景的回避行为、预期焦虑或痛苦显著干扰了患者的日常生活、社会功能(工作或学习)或人际交往,或者给患者带来极大的痛苦。

在 DSM-Ⅳ 中,首次采用特定恐惧症的分类:自然环境(如暴风雨)、动物(如昆虫)、血-损伤-注射;场景(如轿车、电梯、桥)以及其他(如窒息、呕吐)等。这些不同的分类的考虑因素包括:患者的发病年龄、发作方式、家族聚集性以及对恐惧刺激的生理反应。如对动物的恐惧,常常始于童年早期,而场景恐惧症可能始于青春期或成年早期,症状持续至少数个月,且足够严重以导致显著的痛苦,或导致个人、家庭、社交、学业、职业或其他重要领域功能的显著损害。有些的长期随访研究数据显示,即使初次治疗有效获得痊愈的患者,仍然有超过 50% 的患者持续存在临床特征,一部分未治疗患者的症状可能趋于好转。特定恐惧症患者可能对治疗有抵触,或者不接受治疗。

【诊断和鉴别诊断】

当患者出现对一个或多个情景、活动或物体产生明显的焦虑、恐惧，并给患者明显的痛苦或影响其社会功能或人际交往，排除其他疾病或精神障碍，可以考虑特定恐惧症。

诊断特定恐惧症，最常需要鉴别的是正常恐惧和人格障碍。正常人对某些事物或场合也会有恐惧心理，如毒蛇、猛兽、黑暗而静寂的环境等。关键依据这种恐惧的合理性、发生的频率、恐惧的程度、是否伴有自主神经症状、是否明显影响社会功能、是否有回避行为等来综合考虑。同时，个体在社交活动中的恐惧在程度和持续时间上不应该超过其所属群体在面对同样情景时所产生恐惧反应的范围。此外，患者对其产生恐惧的认知在诊断中非常重要，即患者往往能够意识到病理性恐惧的不合理性，但没有办法控制。

第六节　焦虑障碍的治疗和不良反应处置

焦虑障碍的治疗目标是：缓解或消除焦虑症状及伴随症状，提高临床治疗率，最大限度减少病残率和自杀率，降低复发风险，提高生存质量，恢复社会功能。

焦虑障碍的治疗应采取综合的、个体化治疗和长期（全程）治疗策略，包括急性期、巩固期和维持期治疗，以减少复发风险。此外，还需要针对患者及家庭进行疾病和治疗教育，以及合并症或共患病的筛查。疾病和治疗知识的教育有助于增加治疗依从性。重视共患病患者的焦虑症状或躯体疾病症状改善也是改善焦虑障碍的重要评价指标，也有助于改善神经系统疾病的预后。

【治疗】

焦虑障碍的治疗包括药物治疗、心理治疗和物理治疗等。治疗方案的选择是由医生根据患者的具体症状特征，如症状性质和严重程度、共患的精神障碍和神经系统疾病性质及治疗、心理治疗资源的可获得性、患者当前的药物治疗、承受能力及其个人治疗意愿等个体化确定的。对于轻度焦虑障碍、不愿意采用药物治疗而有意愿接受心理治疗的患者，可以考虑将心理治疗作为初始疗法。心理治疗的方法需要根据患者的病情特点和治疗医生对治疗方法的熟悉程度。中度以上的焦虑障碍患者、不愿或不能配合心理治疗、先前对药物治疗反应良好的患者，可选择药物治疗或者药物联合心理治疗。

1. 药物治疗　目前治疗焦虑障碍的药物包括苯二氮䓬类、5-HT1A 受体部分激动剂以及有抗焦虑作用的抗抑郁药，如选择性 5-HT 再摄取抑制剂（selective serotonin reuptake inhibitors，SSRIs）、5-HT 和去甲肾上腺素再摄取抑制剂（serotonin and noradrenergic reuptake inhibitors，SNRIs），以及三环类抗抑郁剂（tricyclic antidepressants，TCAs）和杂环类药等。

我国 CFDA 批准有 GAD 适应证的药物为文拉法辛和度洛西汀。丁螺环酮、传统三环类抗抑郁药多塞平适用于治疗各种焦虑障碍；坦度螺酮为各种神经症所致的焦虑状态，如广泛性焦虑症，原发性高血压、消化性溃疡等躯体疾病伴发的焦虑状态；曲唑酮治疗伴有抑郁症状的焦虑障碍。因此，丁螺环酮、坦度螺酮、曲唑酮和多塞平也适用于治疗焦虑障碍。有惊恐障碍治疗适应证的药物包括帕罗西汀、艾司西酞普兰和氯米帕明。有 SAD 适应证的药物是帕罗西汀。但在临床实践中，医生可能会根据患者的临床表现、研究证据以及个人经验选择一些未在中国批准该适应证的抗抑郁药物。

（1）苯二氮䓬类药：是经典的抗焦虑药物，因具有抗焦虑、起效快、疗效好、不良反应轻、安全可靠等特点，是目前临床应用最广泛的药物。苯二氮䓬类的作用靶点是抑制性神经递质γ-氨基丁酸（GABA）-苯二氮䓬类受体复合物，苯二氮䓬类药物和受体结合后可通过增强内源性 GABA 和受体的结合，增加氯离子通道开放的频率和数量，降低细胞兴奋性而发挥效应。因受体在脑内分布的脑区不同，可产生不同的临床效果，如苯二氮䓬类药物增强小脑 GABA 神经元的作用，使个体表现出共济失调；通过对网状结构神经元的作用，发挥其镇静效应；通过对海马神经元的作用，影响记忆；通过对脊髓内神经元的作用，表现出肌肉松弛的作用。

苯二氮䓬类药物在焦虑障碍中的用法用量分别是：阿普唑仑起始剂量为 0.4mg/次，3 次/d，用量按需递增，最大日剂量为 4mg/d；氯硝西泮应从小剂量开始，1mg/次，2~3 次/d，最大剂量不超过 12mg/d；地西泮为 2.5~10mg/次，2~4 次/d；劳拉西泮大部分患者的初始剂量是 2~3mg/d，分次服用，老年或体弱患者，推荐剂量为 1~2mg/d，分次服用，最大剂量可在睡前给予，剂量范围为 1~10mg/d。处于惊恐发作期的患者由于对疗效的迫切需要，常在发作期或治疗初期需要合并苯二氮䓬类药。

临床使用苯二氮䓬类药最常见的不良反应包括：①中枢性不良反应：镇静、白天困倦、药物过量时出现共济失调或言语不清，长期使用引起记忆减退。适当调整服药时间和剂量，可以减轻或使上述不良反应消失。避免服用苯二氮䓬类药物后操作重型机械；需要长期用药时，应当监测个体的注意和记忆。②苯二氮䓬类药最大的关注点是长期应用潜在的依赖风险，包括精神依赖和躯体依赖，估计连续用药>6 个月者产生依赖的概率为 5%~50%，因而临床中更多用于急性的，或严重焦虑（惊恐）发作，或存在躯体医疗情况需要尽快控制焦虑症状，或短期用于抗抑郁药初始治疗阶段的辅助治疗。尽可能避免单一药物长期使用，不超过 3~4 周，及早减药，直至停药。应避免处方镇静性抗组胺药或抗精神病药治疗惊恐障碍患者。③部分患者突然停药可能出现戒断症状，大多表现为原来症状复发或波动，如焦虑失眠等，程度为轻中度，可以耐受，但是突然停用较大剂量的苯二氮䓬类药物时，可能会发生癫痫发作，建议患者应缓慢减药直至停药。目前在国内常用的药物有氯硝西泮、地西泮、劳拉西泮、奥沙西泮、阿普唑仑、艾司唑仑和咪达唑仑表。

（2）5-HT1A 受体部分激动剂：包括丁螺环酮（buspirone）和坦度螺酮（tandospirone），其抗焦虑作用主要与激活突触前 5-HT1A 受体的抑制神经元放电，继而调整 5-HT 能系统的神经活动有关。这类抗焦虑药物的优点是镇静作用轻，不易引起运动障碍，无呼吸抑制，对认知功能影响小，无耐受性、依赖性，停药后无戒断反应，与其他 BDZ 无交叉耐受现象；但起效相对较慢，需 2~4 周，持续治疗可增加疗效。

丁螺环酮成人起始剂量为 10~15mg/d，分 2~3 次口服；第 2 周可增至 20~30mg/d，分 2~3 次服用；常用治疗剂量为 20~40mg/d。坦度螺酮成人通常 10mg/次口服，3 次/d，可根据临床疗效和安全性增加剂量，最大剂量为 60mg/d。常见的不良反应有头晕、头痛、恶心和不安等，通常较轻微，继续用药可减轻或消失。忌与单胺氧化酶抑制剂合用。

（3）有抗焦虑效应的抗抑郁药：一些常用的抗抑郁药同时具有抗焦虑效果，如文拉法辛、度洛西汀、帕罗西汀、艾司西酞普兰、曲唑酮以及 TCAs 多塞平等均有显著的抗焦虑效果。与三环类药物相比，SSRI、SNRI 类药物的不良反应较少，目前已成为焦虑障碍的治疗一线用药。

SNRI 类药物的代表药物包括文拉法辛（venlafaxine）和度洛西汀（duloxetine），抗焦虑作用与其对 5-HT 和 NE 转运体的重摄取抑制作用有关，药物对 M_1、H_1、α_1 受体作用轻微。对于多数患者，文拉法辛的起始剂量为 75mg/d，缓释剂型在早晨或晚间一个相对固定时间和食物同服；普通剂型的每日剂量分为 2 次服用，最大剂量为 225mg/d。一些首发患者，甚至需要从 37.5mg/d 起始，4~7 天后，增加到 75mg/d，建议加药间隔最短 4 天。度洛西汀的成人起始剂量为 60mg/d，一些患者需要 30mg/d，1 周后增加到 60mg/d，最高剂量为 120mg/d。老年人的起始剂量为 30mg/d，2 周后可考虑将目标剂量增至 60mg/d，剂量递增同成年人，最大剂量为 120mg/d。

常见不良反应有恶心、口干、出汗、乏力、焦虑、震颤、阳痿和射精障碍。不良反应为剂量相关性，大剂量时血压可能轻度升高。禁与 MAOIs 和其他 5-HT 激活药联

用。未经治疗的窄角型青光眼患者应避免使用度洛西汀。

SSRI 类药物的抗焦虑机制与其阻断 5-HT 转运体的再摄取作用有关，包括氟西汀、帕罗西汀、舍曲林、氟伏沙明、西酞普兰和艾司西酞普兰。我国有明确焦虑谱系障碍治疗适应证的药物有帕罗西汀和艾司西酞普兰，美国食品药品监督管理局（FDA）已批准 SSRI 类药物有多种焦虑谱系适应证，目前 SSRI 类药物已经成为焦虑障碍最常见的治疗之一。帕罗西汀的起始剂量为 10~20mg/d，最大可增至 60mg/d。艾司西酞普兰的起始剂量为 10mg/d，治疗剂量为 10~20mg/d。

SSRI 类药物常见的不良反应包括胃肠道不良反应，如恶心、口干和便秘；以及中枢神经系统不良反应，如镇静、失眠、头晕和震颤。多出现在治疗初期，与剂量相关，缓慢加量或者药物与食物同服，可降低其发生率。必要时短期联合小剂量苯二氮䓬类减轻焦虑和失眠的发生。长期治疗部分患者可能会出现性功能障碍，包括男性射精延迟、女性性高潮延迟或缺乏、性欲减退，体重增加及心电图改变。需要联合心理治疗，鼓励患者选择健康的生活方式，定期监测心电图。SSRIs 不是成瘾性药物，但是长期治疗突然停药可能会发生撤药反应。不良反应的发生与患者的个体耐受性有关，也与不同药物的次级药理学特点有关。帕罗西汀对毒蕈碱样胆碱能受体的亲和性最强，少数敏感患者可出现口干、便秘、视物模糊或排尿困难。大剂量帕罗西汀治疗的患者，建议应逐渐减药，以减少撤药反应。此外，SSRI 类药物治疗的患者，有异常出血或瘀斑、低钠血症的报道。异常出血可能是 SSRI 类药物抑制了血小板聚集；低钠血症可能是继发于抗利尿激素分泌异常综合征，危险人群包括老年患者、合并利尿剂治疗的患者和血容量衰竭的患者。

TCAs 为经典的抗抑郁药，包括丙咪嗪（imipramine）、阿米替林（amitriptyline）、氯米帕明（clomipramine）和多塞平（doxepin）及四环类马普替林（maprotiline）。主要药理作用是对 NE 和/或 5-HT 转运体再摄取的抑制，提高神经活动。传统的 TCAs 还有抗胆碱能、抗 α1 肾上腺素和抗组胺的作用。多塞平的起始剂量为 50~75mg/d，分次服用，可增至 100~250mg/d，最高剂量不超过 300mg/d。不良反应较常见，包括：①中枢神经系统的镇静，记忆力减退；②心血管系统的直立性低血压，心动过速，传导阻滞；③抗胆碱能不良反应为口干、视物模糊、便秘、排尿困难；④突然停药可能出现胆碱能活动过度，引起失眠、焦虑、易激惹、胃肠道症状、抽动等；⑤过量致死风险等。很多患者因此导致剂量达不到有效治疗水平。目前临床中使用频率不足 10%，多用于伴有疼痛、失眠或严重抑郁的患者，治疗中需要密切监测病情变化和不良反应。

（4）其他治疗焦虑障碍药物：如米氮平、曲唑酮和氟哌噻吨美利曲辛片等。一些研究也显示，抗惊厥药和第二代抗精神病药具有增效治疗焦虑障碍作用。

米氮平（mirtazapine）是一种 NE 和选择性的 5-HT 能受体拮抗剂，常用于焦虑增效治疗。胃肠道不良反应和性功能障碍的发生可能少于 SSRIs 和 SNRIs，常见不良反应为镇静、嗜睡、头晕、疲乏、食欲和体重增加。

曲唑酮的治疗作用主要来源于对 5-HT$_2$ 受体的拮抗。成人初始剂量为 50~100mg/d，分次服用，每 3~4 天增加 50mg/d，最高剂量为 400mg/d，分次服用。常见不良反应为镇静，快速加药常导致明显镇静，影响治疗依从性。少数个体有引起阴茎异常勃起的报道。常用于焦虑和睡眠障碍的增效治疗。

氟哌噻吨/美利曲辛每片含相当于 0.5mg 氟哌噻吨（flupentixol）的二盐酸氟哌噻吨以及 10mg 四甲蒽丙胺，具有抗焦虑、抗抑郁和兴奋特性。在长期使用注意锥体外系反应的发生，尤其在老年人应用时应该密切观察。

抗惊厥药普瑞巴林和丙戊酸盐抗焦虑效果的研究证据较多，单药或增效剂治疗 GAD，疗效优于安慰剂。抗精神病药中喹硫平缓释剂型（XR）治疗 GAD 的证据较多，疗效优于安慰剂。但是，体重增加、过度镇静的发生率较高。第二代抗精神病药仅用于患者对各种抗焦虑治疗无效时，而且剂量低于治疗精神病性障碍剂量，需密切监测锥体外系不良反应和代谢综合征等。

2. 心理治疗　最初心理治疗主要针对神经症患者，其中相当一部分患者是焦虑障碍，尤其是在精神药物出现（20 世纪 50 年代）之前，心理治疗是焦虑障碍的主要疗法。如精神动力学治疗、行为治疗、认知治疗、生物反馈等，临床应用最广、使用简便和有效的方法仍然是行为与认知治疗。基于目前的安慰剂、药物和其他心理治疗对照的循证研究数据显示，药物、认知行为治疗以及药物联合心理治疗均能有效治疗焦虑障碍。常用的心理治疗方法包括支持性心理治疗、认知行为治疗、短程精神动力学心理治疗，而且可针对焦虑患者不同的症状表现选用放松、暴露（克服回避行为）、改变不恰当的焦虑认知、生物反馈、缓解患者的焦虑症状、减轻恐惧，理解其焦虑，学会"透过症状表象来了解真实内心体验或冲突"等。具体的治疗方案选择则视焦虑障碍亚型而定。

为惊恐障碍患者选择心理治疗要考虑患者的因素，如受教育水平、人格特点、领悟能力、对心理治疗的了解程度、自己的喜好和治疗期望的不同，以及可获得的心理治疗方法。其中认知行为治疗（CBT）研究证据最多，药物联合 CBT 治疗效果更优。其他心理治疗方法包括精神动力性心理治疗（psychodynamic psychotherapy，PPT）、家庭治疗、人际关系疗法等。

社交焦虑障碍心理治疗的目的是通过揭示患者存在的功能不良的认知行为模式，帮助患者树立治疗信心，确定治疗目标，学习良好的社交和人际交流技能，掌握新的人际交往技能，使社交焦虑的症状得到持久的缓解和改善，改善患者对自身社交行为的错误认知，减轻期待性焦虑和减少恐怖性回避行为，改善和提高患者的社会功能，提高患者的生活质量。为 SAD 患者进行心理治疗，应采用个体化和综合的治疗方法，个别治疗与团体治疗相互补充，多种心理治疗理论和技能、控制和缓解症状和促进自我人格发展相结合。常用的心理治疗方法包括认知行为治疗、社交行为训练和完善自我集体心理治疗等，心理治疗联合药物治疗以达到最佳的治疗效果。

特定恐惧症以心理行为治疗或者心理行为联合药物治疗为主。最常选择的治疗方法为暴露治疗，以消除对恐惧刺激的恐惧反应。暴露疗法可根据患者暴露于恐惧刺激是"实景刺激"还是"想象刺激"分为两类，实景暴露包括患者在真实场景中与恐惧刺激接触，想象暴露是通过治疗师对恐惧刺激的描述以及患者对其的想象。目前随着技术的进步，已经开发出基于互联网技术的自我帮助暴露程序和虚拟现实暴露技术，后者可以在临床设置中使用虚拟暴露，极大地促进了很多实景形式暴露的施行。

第七节　神经系统疾病 与焦虑障碍

神经系统疾病伴发焦虑障碍非常多见。由于低识别率和有效治疗率，导致焦虑障碍成为慢性迁延性疾病，对神经系统疾病的发生、发展及预后产生不良影响。

【神经疾病伴发焦虑障碍的特点】

神经疾病的焦虑障碍基本可分为两类，一是与神经科疾病共患的，符合疾病诊断标准的各型焦虑障碍；二是因躯体疾病而继发的，达到疾病诊断标准的焦虑障碍。两类焦虑障碍的病因及病理机制均与生物学机制和环境因素及神经系统疾病的病理基础交互作用有关。神经系统疾病的发生，可能成为个体罹患焦虑障碍的应激因素，即心理因素；同时，神经系统疾病的病理改变，也可能会导致个体出现焦虑情绪及相关的行为异常，即焦虑为神经系统疾病的一组症状表现；此外，焦虑障碍还对神经系统疾病的病程、临床症状的复杂度、治疗的痊愈率和预后产生不良影响。如在神经系统疾病患者群中，常常共患社交焦虑障碍。在有神经系统疾病历史作为背景的情况下，可导致患者的躯体疾病症状感受加重；而没有神经系统疾病作为背景的情况下，也可成为许多神经系统疾病发生的危险因素。研究一致提示，与不伴神经系统疾病的焦虑障碍相比，共患神经科疾病的患者，焦虑障碍和躯体疾病的临床治疗的有效率和缓解率更低，焦虑障碍的复发风险更高。各国指南一致推荐：①对患躯体疾病的患者，应该高度考虑其可能患焦虑或抑郁障碍的风险；②对共患神经系统疾病的焦虑障碍患者，应采取更积极的抗焦虑治疗策略。

在神经系统疾病患者中，常见的焦虑障碍为广泛性焦虑障碍、惊恐障碍、特定恐惧症以及社交焦虑障碍，前四节中已经介绍了这四种焦虑亚型的临床特征、诊断和鉴别诊断，适用于神经系统疾病患者群中筛查和识别各型的焦虑障碍，为进一步确定治疗方案提供依据。

【神经疾病伴发焦虑障碍的药物治疗】

1. 自杀与儿童青少年使用抗抑郁药 2004年FDA发布了一项警告，"抗抑郁药短期治疗儿童青少年抑郁症和其他精神障碍研究中，增加了自杀观念和行为的风险"。目前儿童青少年焦虑障碍也很常见，一些神经系统疾病患者可能共患或继发如惊恐障碍等发生，这类患者的自杀观念和自杀企图风险高于一般人群，因此建议使用抗抑郁药治疗时，特别是开始治疗或剂量滴定时，注意监测患者的自杀观念和行为。这类药物在儿童青少年中使用，应严格评价疗效与风险后决定，并且治疗期间，仔细监测。

2. 药物不良反应及药物相互作用 神经科见到的焦虑障碍或共患焦虑障碍的患者，往往存在一些神经系统疾病的器质性基础，对药物的耐受性差，或者接受了其他药物治疗，有潜在的药物相互作用发生风险，包括药效学和药代动力学过程中的相互作用。

常用的抗抑郁药，均有可能降低癫痫发作阈值，对于癫痫发作伴发的焦虑障碍，常常需要选择作用靶点比较单一的抗焦虑药物，或者联合苯二氮䓬类药物治疗。并且治疗过程中，需要监测脑电图等。此外，一些抗焦虑药物如苯二氮䓬类药物、曲唑酮等，可加强包括酒精、巴比妥类药物、阿片类物质和抗组胺药物的中枢抑制作用，一些神经系统疾病患者请谨慎使用这些具有中枢抑制作用的药物。

抗焦虑药物和神经科常常使用的药物可能发生药效学的相互作用，曲唑酮等不宜和中枢性作用机制的降压药、其他5-HT能药联用，禁与MAOIs联用，可能引起5-HT综合征。来自健康受试者的研究发现，一些药物如米氮平可能会加强苯二氮䓬类药物的精神运动性行为损害（对于认知和运动功能具有主观和客观的相加作用，受试者为健康志愿者）。

药物代谢过程中的相互作用可能发生在药物分布、代谢和排泄等过程中。具有高蛋白结合率的SSRI类药物，与其他蛋白结合率高的药物合并使用时，可能出现置换作用，使血浆中游离型药浓度升高，药物作用增强，特别是治疗指数低的药物如华法林、洋地黄毒苷，应特别注意，这是药物分布过程中的相互作用。一些有抗焦虑作用的抗抑郁药如帕罗西汀、氟西汀等，具有CYP1A2、2D6或3A4同工酶抑制作用，与经上述酶代谢的药物联合使用，可能会升高经上述酶代谢的药物血清浓度，继而增加不良反应发生风险。而一些药物如苯妥英或卡马西平，具有CYP450酶诱导的作用，可能会增加SSRI类药物的清除率，降低SSRI类药物的血药浓度，从而影响其抗焦虑效应。

【疾病管理】

神经科中对焦虑障碍患者的管理非常重要。治疗方案实施前，详细了解患者的年龄、既往治疗反应、是否可能发生药物过量服用或自伤的风险、患者的耐受性、患者的个人选择偏好以及药物费用对患者的负担等。药物治疗前向患者及家人阐明药物性质、作用和可能发生的不良反应及对策，停药的风险及对策，争取他们的主动配合，能遵嘱按时按量服药，可以提高治疗依从性。在药物治疗基础上辅以心理治疗，可望取得更佳效果。初次开始治疗的焦虑障碍患者治疗依从情况往往不理想，因此需要告诫患者：①每天按时用药；②某些药物可能几周后才会起效（非苯二氮䓬类）；③症状改善后需要继续服药；④不要自行停药；⑤指导如何处理不良反应和其他相关问题；⑥安排日常活动或自己喜欢的运动。一般情况下，抗抑郁药物治疗焦虑障碍4～12周有效。完成急性期治疗后，应当在原剂量基础上，继续治疗6个月。BDZs起效较抗抑郁药物快，早期应用，有助于帮助患者改善睡眠和减少抗抑郁药早期出现的不耐受。但是，BDZs不建议使用超过2～4周。如服用4～12周后效果仍不明显，可考虑换药，换用同类另一种药物或作用机制不同的另一类药。应充分注意药物的相互作用带来的影响。焦虑严重时或当换药治疗无效时，可考虑两种不同作用机制的药物联合使用。治疗期间密切观察病情变化和不良反应并及时处理。积极治疗，患者往往会有较好的疗效和预后。

参考文献

第八章　强迫及相关障碍
Obsessive-Compulsive and Related Disorders

（张宁）

第一节　强迫障碍

强迫障碍(obsessive-compulsive disorder)是一组以强迫思维和/或强迫行为为主要表现的精神障碍,曾在精神障碍分类系统中多次变更归属,与以往的疾病分类系统不同,DSM-5 和 ICD-11 中将强迫障碍从焦虑障碍中拆分出来,并将强迫障碍、囤积障碍、抓痕障碍、拔毛障碍、躯体变形障碍等疾病归入强迫及相关障碍。修订的主要依据首先是,两组疾病的临床症状的侧重点不同,焦虑障碍主要是对日常生活中不固定的事件的过分担心,强迫障碍主要以强迫观念和强迫行为为主,多伴有焦虑症状,这种焦虑具有强迫观念性质。其次,遗传学、神经影像学、神经生化、内分泌证据表明两者具有不同的病理机制。最后,两组疾病在治疗上也存在差异,强迫障碍药物治疗推荐剂量较焦虑障碍更大,且疗程较长,目前认为认知行为治疗联合药物治疗对强迫障碍患者疗效更好(American Psychiatric Association,2013)。表 4-8-1 主要描述 ICD-10、ICD-11、DSM-5 三大疾病分类系统的分类异同。

表 4-8-1　ICD-10、ICD-11、DSM-5 中强迫及相关障碍分类的异同

诊断标准	分类
ICD-10	①以强迫思维或穷思竭虑为主 ②以强迫动作(仪式)为主 ③混合性强迫思维和行为 ④其他强迫障碍 ⑤强迫障碍,未特定
ICD-11	①强迫障碍 ②躯体变形障碍 ③嗅觉牵连障碍 ④疑病症 ⑤囤积障碍 ⑥躯体为中心的重复行为障碍 ⑦其他强迫及相关障碍 ⑧未特定的强迫及相关障碍
DSM-5	①强迫障碍 ②躯体变形障碍 ③囤积障碍 ④拔毛癖 ⑤抓痕障碍 ⑥物质/药品导致的强迫及相关障碍 ⑦由其他躯体问题引起的强迫及相关障碍 ⑧其他特定的强迫及相关障碍 ⑨未特定的强迫及相关障碍

【研究史】

早于 1838 年,Esquirol 将患者表现出来的对行为和思维的怀疑性称为单狂(monomania)。1861 年 Morel 首次提出"强迫观察""情绪性妄想""强迫障碍"等,并将这种疾病称为"情感性疾病"。1872 年德国人提出"强迫思维是违背意愿的、闯入正常人大脑的思维过程或想法",这种想法是寄生性的。1878 年 Westphal 将强迫从情感障碍中独立出来。1893 年 Janet 将强迫观念归入精神衰弱中。1895 年 Freud 将强迫障碍归入神经症中,提出了强迫障碍是退行到肛欲期的假说。1985 年 Foa 提出强迫观念是激起焦虑的想法、想象和冲动,强迫行为是用来缓解焦虑的行为和认知反应。1925 年 Schneider 认为强迫障碍是一种意识的内容,出现时主观上受强迫的体验,患者无法摆脱,平静时又认识到是毫无意义的(陆林,2018)。

【流行病学】

强迫障碍的全球终生患病率为 0.8% ~ 3.0%。研究表明,强迫障碍患者多起病于青春期,10 ~ 40 岁患病率高达 80%,随着年龄的增长,患病率有所下降,青年患病率是老年人的 2 倍。女性患病率高于男性,但起病年龄晚于男性。城市患病率高于农村。在我国最新的流行病学调查数据显示强迫障碍终生患病率为 2.4%,12 个月患病率为 1.6%。男女患病率、各年龄段患病率以及城市与农村患病率均大致相当(陆林,2018;Huang et al,2019)。

【病因和发病机制】

1. 遗传因素　既往家系研究发现,强迫障碍具有较高的家族遗传性。2005 年的一项研究显示,强迫障碍先证者亲属(一级以及二级亲属)中强迫障碍和阈下强迫的发生率(分别为 22.5% 和 2.6%)明显高于一般人群的亲属(分别为 1.9% 和 2.0%)。国内杨彦春等的研究显示,强迫障碍患者一级亲属中强迫障碍、亚临床强迫障碍、广泛性焦虑及其他神经症性障碍的患病率分别为 47.6%、35.7%、23.8%,均高于健康对照组,约 51% 的先证者的一、二级亲属具有精神异常家族史,而健康对照组中约 13.0%。

目前认为,强迫障碍是多基因遗传,强调多基因背景下主要基因的作用,也有研究认为不能排除常染色体显性遗传或隐性遗传。网络分析表明,在核心网 57 个基因中,只有 19 个基因与强迫障碍有关联。探索候选基因的研究集显示,血清素基因、多巴胺能通路、5-羟色胺转运体相关基因、谷氨酸转运体基因等不具有全基因组意义或实验结论缺乏可重复性(Bozorgmehr et al,2017)。

2. 神经影像学　强迫障碍患者神经影像研究显示,前额叶皮质(主要是眶额皮质)、扣带回前皮质和尾状核等过度活跃,推测强迫障碍与皮质-纹状体-丘脑-皮质环

路（CSTC 模型）密切相关。通过整合 1 905 例患者和 1 760 名健康对照者的皮质厚度和表面积数据，神经影像学和遗传学的 Meta 分析结果显示：颞横皮质的表面积下降和顶叶下皮质变薄，这些脑区与 CSTC 模型中存在的区域不同。此外，强迫障碍患者在广泛的联合网络中存在异常，包括边缘区（如杏仁核）、小脑、凸显网络以及默认网络等，但目前研究尚缺乏可重复性。

3. 心理学理论　精神分析理论认为，强迫障碍是心理冲突与防御机制相互作用的结果。前意识无法协调潜意识中不能容忍的内容（大多与性有关），进而产生了意识层面的混乱，这种被压抑的潜意识通过转移、置换等心理防御机制而转化成为强迫症状。强迫症状形成的心理机制包括固着、退行、孤立、解除、反应形成以及对不容许的性和攻击冲动的置换。认知理论认为，不合理信念（夸大的责任感和自责）是强迫障碍产生和维持的关键因素，为了减轻这种信念，逐渐产生了强迫行为。行为理论认为，强迫障碍的心理问题是通过学习产生的，患者通过经典条件反射减轻特定情境引起的焦虑情绪，产生回避等行为反应，再通过操作性条件反射使这类回避等行为重复出现。

4. 其他因素　目前强迫障碍药物治疗主要依赖于 SSRI 类以及氯米帕明，其主要作用于 5-羟色胺（5-HT）系统，而缺乏 5-HT 再摄取抑制作用的药物对强迫障碍的疗效欠佳。研究发现，强迫症状缓解后，其血小板 5-HT 含量和脑脊液 5-羟吲哚醋酸含量较治疗前下降，提示强迫障碍的发生、发展可能与 5-HT 系统异常有关。另外，去甲肾上腺素、多巴胺、谷氨酸等在强迫障碍都可能存在不同程度的异常，目前尚缺乏充分证据。神经内分泌相关研究发现，强迫障碍患者在基础或刺激状态下丘脑下部-垂体激素水平异常，脑脊液中抗利尿激素水平以及生长激素、促肾上腺皮质激素释放因子、白细胞介素-6 浓度异常。

【临床表现】

强迫障碍的临床表现以强迫思维或强迫行为基本症状，表现形式多种多样。

1. 强迫思维　是指在某些时间段内，患者感受到反复的持续性、侵入性和不必要的想法、冲动或表象，大多数个体会引起显著的焦虑或痛苦，个体试图忽略或压抑此类想法、冲动或表象，或用其他一些想法或行为来中和，如通过某种强迫行为。常见的形式包括强迫表象、强迫联想、强迫回忆、强迫怀疑、强迫性穷思竭虑、强迫对立思维和强迫意向等。

2. 强迫行为　表现为重复行为，如洗手、排序和核对等，或者精神活动，如祈祷、计数、反复默诵字词等。个体感到重复行为或精神活动是作为强迫思维或根据必须严格执行的规则被迫执行的，重复行为或精神活动的目的是防止或减少焦虑或痛苦，防止某些可怕的事件或情况。然而，这些重复行为或精神活动与所设计的中和或预防事件或情况缺乏现实的连接，或显然是过度的。常见的形式包括强迫洗涤、强迫检查、强迫计数、强迫仪式动作和强迫性注视等。

【诊断和鉴别诊断】

1. 诊断标准（ICD-10）

A. 必须被看作是患者自己的思维或冲动。

B. 必须至少有一种思想或动作仍在被患者徒劳地加以抵制，即使患者不再对其他症状加以抵制。

C. 实施动作的想法本身应该是令人不愉快的（单纯为缓解紧张或焦虑不视为这种意义上的愉快）。

D. 想法、表象或冲动必须是令人不快地一再出现。

E. 必须在连续 2 周中的大多数日子里存在强迫症状或强迫动作，或两者并存。这些症状引起痛苦或妨碍活动。强迫症状具备以上 A～D 症状。

2. 鉴别诊断

（1）广泛焦虑障碍：主要表现为对日常生活中的事件过分担心，担心的内容多有不固定性，较少有强迫障碍患者的自我抵抗、强烈摆脱特点。伴焦虑的强迫障碍患者与焦虑障碍的鉴别关键是担心、焦虑、紧张的体验是否具有强迫观念的性质。

（2）精神分裂症：当患者出现强迫障碍内容荒谬时，应注意追溯发生的根源，精神分裂症患者的强迫内容大多是不能理解的，而强迫障碍患者的强迫内容是可以被理解的，精神分裂症患者通常对强迫症状报以无所谓的态度，而强迫障碍患者会为此感到痛苦。

（3）抑郁障碍：强迫障碍患者通常共病抑郁体验，注意鉴别这种抑郁体验是原发的还是继发于强迫障碍基础上的。如抑郁临床症状在整个病程中占主要地位，应诊断为抑郁症，抑郁症与强迫症状均达到临床诊断标准时应包括两种诊断。

（4）强迫型人格障碍：是人格或性格上的特征，是随着性格形成发展出来的，强迫障碍具有明确的病程界限和特征性临床表现。

【治疗】

1. 治疗目标　是临床治愈［强迫症状消失（耶鲁布朗量表≤8 分）］，社会功能恢复，能够有效地应对压力，防止复发；临床症状减轻到对社会功能和生活质量影响较小，能够应对压力，防止症状有大波动。对难治性患者应最大限度地减少症状的频率和程度，尽可能让患者接受带着症状生活，尽量减少疾病对生活质量和社会功能的影响，患者愿意接受持续治疗。

2. 药物治疗　主张单一用药原则，小剂量起始，逐渐加至治疗量,当足量、足疗程的单药治疗方案效果不佳时,必要时联合其他药物增加疗效。

目前舍曲林、氟西汀、氟伏沙明、帕罗西汀是美国FDA批准的治疗强迫障碍的一线药物,氯米帕明作为二线药物(表4-8-2)。研究发现,SSRI类联合抗精神病药可以增加疗效,常用阿立哌唑(5~20mg/d)、奥氮平(5~10mg/d)、喹硫平(150~450mg/d)、利培酮(0.5~6mg/d)和氟哌啶醇等。SSRI类联合氟伏沙明疗效较佳,但安全风险高;联合苯二氮䓬类药、丁螺环酮、普萘洛尔、利鲁唑等有一定的疗效,但是疗效证据欠充分。

表4-8-2 药物治疗强迫障碍的剂量

药物	起始剂量和增加剂量/(mg·d⁻¹)	常用目标剂量/(mg·d⁻¹)	最大剂量/(mg·d⁻¹)
舍曲林	50	200	200
氟伏沙明	50	200	300
氟西汀	20	40~60	80
帕罗西汀	20	40~60	60
氯米帕明	25	100~250	250

3. 心理治疗 认知行为治疗是强迫障碍一线心理治疗,主要是暴露和反应预防。其他包括支持心理治疗、精神分析疗法、森田疗法、厌恶疗法、家庭疗法、认识领悟疗法、催眠治疗、正念治疗、内观疗法、集体疗法等对强迫障碍均有一定疗效。

4. 其他治疗 如改良电休克治疗、重复经颅磁刺激、脑深部电刺激、迷走神经刺激、神经外科手术等方案对治疗强迫障碍有一定效果。

【预后】

强迫障碍是一种慢性疾病,病程可为持续性(54%~61%)或波动性(24%~33%)。有的患者在几年内波动,也可稳定数年后复发或自然消失。研究表明,起病年龄越早、病程较长、阳性家族史、合并其他疾病的患者预后较差,复发率较高。

第二节 躯体变形障碍

躯体变形障碍(body dysmorphic disorder,BDD)的临床表现为患者对轻微的或自己想象出的外表缺陷予以过分的关注,这种先占观念给患者造成巨大的痛苦和不同程度的社会功能损害。

【研究史】

畸形恐惧一词来源于希腊语 dysmorphia,意为"变形",尤其是面部。Enrico Morselli(1891)引入了"畸形恐怖"一词来描述"一种丑陋或身体缺陷的主观感觉",使患者"相信自己尽管外表正常,但仍存在可被别人观察到的丑陋或身体缺陷"。随后 Pierre Janet 将这类疾病描述为"对身体羞耻的痴迷",Kraepelin 认为这种紊乱源于强迫性神经症。Jaspers 认为,患者的专注可以采取不同的形式,可成为一种痴迷、一种流行的想法或是一种次要的妄想。1980 年畸形恐惧症在《精神障碍诊断和统计手册(第3版)》(DSM-Ⅲ)中首次成为一个独特的诊断类别,之后"畸形恐惧症"一词被抛弃,而倾向于"躯体畸形障碍",并将其归类于躯体形式障碍。DSM-5 将躯体变形障碍归入强迫及相关障碍中(Pavan et al,2008)。

【流行病学】

BDD 是一种相对常见的疾病。通常始于童年或青春期。BDD 在社区中的加权患病率约 2%,但在整形外科和皮肤科中患病率可达 3.2%~53.6%。BDD 患者通常合并抑郁障碍、酒精或精神活性物质滥用、社交焦虑障碍以及强迫障碍等,甚至导致自杀。

【病因和发病机制】

1. 病因 在英国登记的 1 074 对双胞胎中,同卵双生子 BDD 的共患率高于异卵双生子,估计遗传度为43%。64%的强迫障碍与 BDD 之间的表型相关性可以通过共同的遗传因素来解释。在检查特定强迫障碍症状维度(使用强迫障碍量表清单修订版)时,82%的对称/有序症状与困扰维度之间的相关性是由共同的遗传因素解释的。这些证据说明,BDD 与强迫障碍之间可能存在共同的遗传背景(Monzani et al,2014)。

2. 发病机制 神经影像学研究发现,BDD 患者额叶-纹状体、颞顶枕通路、边缘区以及视觉系统结构及功能连接可能存在异常,但研究结果缺乏可重复性。认知行为理论认为,BDD 患者的认知行为模型是基于对负面身体相关信息的过度自我关注,他们对外表有一种不切实际的理想,且未能达到自己的审美标准。总之,认知的相关研究表明,异常知觉和情绪加工缺陷在 BDD 发生、发展中起重要作用,但需进一步验证。此外,基于抗抑郁药对 BDD 治疗有效的证据推测,BDD 发生、发展应与5-羟色胺系统及其受体有关。

【临床表现】

尽管躯体变形障碍患者的外表正常或近似正常,他们主观上认为其外表的某些地方是丑陋的,例如,认为自己耳朵太低,或发际线太高,或有青春痘、黑头等。患者为此感到苦恼,并花费大量时间进行重复行为,如照镜子检查自己、用化妆品进行伪装修饰等。患者常希望自己能和想象中的样子一样,或为此到皮肤科或整形科进行手术,导致患者的生活质量和社会心理功能明显下降。

【诊断和鉴别诊断】

1. 诊断标准(DSM-5)

A. 具有一个或多个感知到的或他人看起来微小或观察不到的外貌方面的缺陷或瑕疵的先占观念。

B. 在此障碍病程的某些时间段内,作为对关注外貌的反应,个体表现为重复行为(例如,照镜子、过度修饰、皮肤搔抓、寻求肯定)或精神活动(例如,对比自己与他人的外貌)。

C. 这种先占观念引起具有临床意义的痛苦,或导致社交、职业或其他重要功能方面损害。

D. 外貌先占观念不能用符合进食障碍诊断标准的个体对身体脂肪和体重的关注症状来更好的解释。

2. 鉴别诊断

(1) 正常担心外貌和显而易见的其他缺陷:正常人群对外貌及缺陷的关注程度、相关重复行为及痛苦程度与 BDD 患者不同。

(2) 广泛性焦虑障碍:有些 GAD 患者担心自己的外表,但很少伴有妄想,也很少出现与躯体变形障碍相关的重复检查行为。

【治疗和预后】

1. 治疗 抗抑郁药,如 SSRI 类、三环类和文拉法辛等药物对 BDD 患者有效。对伴有妄想症状患者,使用抗精神病药物治疗发现与安慰剂并无显著差异。52.9%的患者对左乙拉西坦有效,但仍需验证。认知行为治疗(cognitive behavioral therapy,CBT)可改变患者的不合理信念,CBT 联合药物对 BDD 疗效更好。

2. 预后 BDD 患者起病时间早、病程长、共病其他疾病者预后较差。药物治疗和心理治疗对躯体变形障碍患者均有效,治疗后 1 年的完全缓解率为 9%~25%,部分缓解率为 21%~33%;治疗后 4 年的完全缓解率为 20%~58.2%,部分缓解率为 25%~56%,治愈后复发率差异较大,在 14%~42%。

第三节　囤积障碍

囤积障碍(hoarding disorder,HD)是一类以持续的难以丢弃大量看似无用或没有价值的物品为主要表现的精神障碍,囤积性症状首先被认为是强迫性人格障碍的诊断标准或强迫障碍的症状维度之一。在之后的研究中,发现囤积症状与强迫症状之间的相关性很弱,近几年因其在情绪体验、认知行为特点以及神经生物学等方面与强迫障碍存在显著的差异,因此将其从强迫障碍中独立

出来(Maria Suño et al,2019)。

【流行病学】

根据 DSM-5 疾病分类标准进行的流行病学调查显示,囤积障碍的患病率约为 1.5%,有些研究结果显示囤积障碍可能影响到了 2%~5.8%的人口,其中老年人群(55~94 岁)患病率是中青年(34~44 岁)的 3 倍。国内目前缺少相应的流行病学调查,但中国人群中囤积症状及囤积信念显著高于美国人群。

【病因】

目前的证据表明,多种因素与囤积障碍有关,包括遗传学,神经认知功能,对财产的依附、信念、回避,人格因素和环境因素等。Frost 和 Hartl 提出囤积的认知行为模型,认为囤积的病因是信息处理缺陷、情感依恋问题、行为回避和对财产性质的信念之间的相互作用。依恋问题、回避行为和对物品的信念可能是遗传与环境因素影响的中介因素。之后 Steketee 和 Frost 在原始概念化的基础上认为基因脆弱性是诱发因素,并提出强化在维持囤积症状中的作用,但目前关于病因学仍不清楚(Dozier ME et al,2017)。

【临床表现】

囤积障碍主要包括三个核心症状,即持续的难以丢弃大量看似无用或没有价值的物品,最常见为囤积报纸、旧衣服、包、书等;因囤积感到显著的痛苦,并导致社会功能的损害;居住的地方堆满了物品,以至于这些空间不能发挥正常的功用。

【诊断和鉴别诊断】

1. 诊断标准(DSM-5)

A. 持续的难以丢弃或放弃物品,不管他们的实际价值如何。

B. 这种困难是由于感觉到积攒物品的需要及与丢弃它们有关的痛苦。

C. 难以丢弃物品导致物品堆积,导致使用过程中生活区域的拥挤和杂乱,显著影响其用途。如果生活区域不杂乱,则只是因为第三方的干预,如家庭成员、清洁工、权威人士。

D. 这种囤积引起具有临床意义的痛苦,或导致社交、职业或其他重要功能方面的损害(包括为自己和他人保持一个安全的环境)。

E. 这种囤积不能归因于其他躯体疾病,如脑损害、肌张力减退-智力减退-性腺功能减退与肥胖综合征。

F. 这种囤积症状不能用其他精神障碍来更好地解释。

2. 鉴别诊断

(1) 继发于躯体疾病的囤积障碍:脑外伤、脑肿瘤切除术后、脑血管疾病、中枢神经系统感染、痴呆等疾病可

能导致囤积症状,尤其前腹内侧前额叶和扣带回皮质损伤与囤积症状相关。这些人群囤积症状的发生与躯体疾病有明确的时间联系,其中一些人看起来对他们收集的物品并无兴趣,可以轻易对其丢弃,也不愿轻易丢弃任何物品者。

(2)神经发育障碍:孤独症谱系障碍或智力障碍患者可因兴趣狭窄或认知功能缺损表现为刻板的囤积行为,鉴别点是孤独症患者同时有语言发育障碍、社交障碍、智力障碍等。

(3)强迫障碍:两组疾病主要的鉴别点是,囤积障碍患者没有强迫障碍的典型强迫思维及强迫行为,囤积者通常对自己的行为缺乏认识,可能不会产生痛苦体验。

(4)正常收藏:是有一定的计划性,能给自己带来心理收益的活动形式,尽管收藏者可能也会有难以丢弃等心理,但他们的物品摆放更有条理。

【治疗和预后】

1. 治疗 首先是认知行为治疗,在建立良好的治疗关系后共同制定治疗目标,采用逐级暴露的方法帮助患者处理分类以及丢弃带来的焦虑和对囤积错误的认知。目前认为,SSRIs 和 SNRIs 对囤积障碍患者有部分疗效,但研究结果尚不一致。

2. 预后 研究表明,囤积障碍患者随着年龄的增加,囤积症状越严重,如果患有共病,强迫障碍治疗更困难;若不加干预,囤积障碍呈慢性迁延性病程,预后较差。

第四节 拔毛癖

拔毛癖(trichotillomania,TTM)是以反复拔除自己或他人的毛发为主要表现的一种强迫相关障碍。患者常因此导致斑秃或脱发,感到焦虑和痛苦,并干扰了正常的社会功能。

国外流行病学资料显示,拔毛症的患病率为 0.6%~3%(Luis C et al,2019),起病年龄较早,平均年龄在 10.7~13 岁。目前国内缺乏大样本的流行病学研究,但 1988 年后开始有报道此类案例,多为儿童,且女性占多数。

【病因和发病机制】

1. 遗传学研究表明,拔毛症患者的一级亲属的终身患病率高达 5%,且具有较高的强迫障碍和冲动性疾病患病率。同卵双生子(38.1%)的同病率显著大于异卵双生子(0),其遗传度估计为 76%。目前研究发现 SLITRK1 (Slit and Trk-like 1)基因、SAP 90/PSD 95 相关蛋白 3 (Sapap 3)基因与拔毛症相关,但目前研究结果缺乏一定的可重复性。

2. 神经生化因素,目前研究表明 5-羟色胺(5-HT)、多巴胺(DA)、谷氨酸、激素等神经递质的改变与拔毛症的发生存在关联。

3. 神经影像学研究表明,TTM 患者的脑功能和形态学存在异常。TTM 患者的左侧壳核、小脑,右侧额中回、额下回、右舌回、左颞叶皮质、左侧楔前叶、纹状体、左侧杏仁核、海马、额叶、扣带回、伏隔核等存在异常,但目前研究仍然缺乏可重复性结果。

4. 心理学假说,行为学理论表明,通过经典的和操作性条件反射过程,内部和外部的情境因素的相互作用会引起拔毛的冲动,并随时间的推移而保持无意识的、"自动的"拔毛症状。情绪调节假说认为,患有 TTM 的人易受情绪失调的影响。精神分析理论认为,拔毛行为是对潜意识冲突或糟糕的人际关系的象征性表达。

【临床表现】

1. 拔毛症的核心症状为反复的搔抓皮肤造成皮损,常见的部位包括面部、手臂及手,搔抓部位原本可能有瑕疵,可能是以前搔抓过的部位,也可以是正常皮肤。

2. 拔毛症的严重程度以及持续性是波动的,症状轻时并不引起注意,症状严重时导致个体斑秃、脱发,甚至伴有其他躯体症状。

【诊断和鉴别诊断】

1. 诊断标准(DSM-5)

A. 反复拔自己的毛发而导致毛发减少。

B. 重复性试图减少或停止拔毛发。

C. 拔毛发引起具有临床意义的痛苦,或导致社交、职业或其他重要功能方面的损害。

D. 拔毛发或脱发不能归因于其他躯体疾病。

E. 拔毛发不能用其他精神障碍的症状来更好地解释。

2. 鉴别诊断

(1)正常的毛发处理:正常的毛发处理基本不存在痛苦体验。

(2)强迫障碍:与拔毛症患者一样,强迫障碍患者进行重复的、非生产性的仪式,这些仪式往往是隐藏的,或者是因羞愧而经历的。然而,强迫障碍和拔毛症的内在体验似乎不同,强迫障碍通常是为了缓解焦虑或对可怕的强迫思维作出反应,而拔毛则是对冲动或强烈欲望的反应。

(3)皮炎或其他皮肤病:皮肤活检或皮肤镜检可以辅助诊断。

【治疗和预后】

1. 治疗 目前认为,认知行为治疗以及习惯逆转训练在拔毛症的治疗中显示有较好的疗效。研究表明,联合 SSRI 类、氯米帕明、抗精神病药以及多巴胺能药物可以改善部分症状。

2. 预后　预后与起病年龄、症状严重程度、治疗依从性有关。目前64%~100%的BDD患者对习惯逆转训练治疗有较好的反应,但随访追踪患者复发率较高,为50%~67%。

第五节　抓挠皮肤障碍

抓挠皮肤障碍(skin-picking disorder,SPD)患者常以反复搔抓皮肤而造成皮损,患者因此感到痛苦,并试图停止搔抓。

1875年,Erasmus Wilson在一组神经症患者中首次使用"神经症性抓痕"一词。之后Broq在1889年用"少女人工痤疮"描述自我伤害或病理性皮肤搔抓行为导致的皮肤抓痕。尽管早期在医学上,SPD被认为是一种冲动性疾病,直到DSM-5疾病分类系统才把它纳入精神病学的分类系统。在DSM-5和ICD-10疾病分类中,SPD被归类为"强迫及相关疾病"(Mohammad Jafferany et al, 2019)。流行病学研究发现,SPD患病率为1.25%~5.4%,约75%为女性患者。

【病因】

遗传学研究表明,SPD具有较高的家族遗传性,目前研究发现 *SLITRK1*(Slit and Trk-Like 1)基因、*HOXB8*基因、*SAP 90/PSD 95*相关蛋白3(*Sapap 3*)基因与抓痕症相关,但目前研究结果缺乏一定的可重复性。

神经影像学研究发现,抓痕障碍患者在前额叶-纹状体环路存在异常,但该结果还需验证。此外,研究表明压力、焦虑、创伤等社会心理因素可诱发搔抓行为,童年的不良遭遇可能是抓痕症的预测因素之一。

【临床表现】

搔抓行为一般只发生在独自一人或只有家人在场的环境下,核心症状是反复的搔抓皮肤造成皮损,常见部位为面部、手臂及手,搔抓部位可能原来就有瑕疵,可能是以前搔抓过的部位,也可以是正常皮肤。这种搔抓可以是无意识的。搔抓前常伴有仪式动作,这些行为通常在一天中间断发作,以夜间为重,有时甚至在睡眠时也会发生。常与情绪障碍、焦虑、进食障碍及物质使用障碍共病。

【诊断和鉴别诊断】

1. 诊断标准(DSM-5)

A. 反复搔抓皮肤而导致皮肤受损。

B. 重复性地试图减少或停止搔抓皮肤。

C. 搔抓皮肤引起具有临床意义的痛苦,或导致社交、职业或其他重要功能方面的损害。

D. 搔抓皮肤不能归因于某种物质的生理效应或其他疾病。

E. 搔抓皮肤不能用其他精神障碍的症状来更好地解释。

2. 鉴别诊断

(1)精神病性障碍:精神分裂症患者可在妄想及幻触的支配下发生搔抓行为,但患者对搔抓症状没有苦恼的体验,对症状没有自知力。

(2)非自杀性自伤行为:这类患者在无自杀意念的情况下反复、故意伤害自己的身体,而抓痕障碍患者并不以伤害自己为目的。

【治疗和预后】

1. 治疗　心理治疗是目前较有效的方法,如习惯逆转训练,主要分四个阶段:心理健康教育阶段、认知干预阶段、行为干预阶段以及预防复发阶段等。目前认为,SSRI类药物、拉莫三嗪对抓痕障碍有效,但研究结果尚不一致。

2. 预后　未经干预的抓痕障碍患者的病程具有慢性迁延的特点,其严重程度具有波动性,目前缺乏有关抓痕障碍的长期自然随访研究。

参考文献

第九章　　**应激和分离障碍**
Stress and Dissociative Disorders

（张燕）

精神应激与人类和疾病的关系至为密切。从宏观的角度看,适度的精神应激可提高个体的警觉水平,激发机体的活力,有利于个体的生存与发展;另一方面,超出个体承受能力的精神应激则会带来创伤,成为导致某些疾病的直接病因,或影响某些疾病的发展和预后,或对个体的生理、心理发育产生深远影响。应激相关障碍(disorders specifically associated with stress)是一类与应激源(精神应激或精神创伤)有明显因果关系的精神障碍,它发生的时序、症状表现、病程及预后等均与应激因素密切相关。本章以 DSM-5(精神障碍诊断和统计手册,第 5 版)为诊断标准,讨论应激相关障碍的三个常见临床综合征:急性应激障碍(ASD)、创伤后应激障碍(PTSD)和适应障碍。

分离性障碍以个体在感知觉、思想、记忆、情感、行为、自我(身份)意识及环境意识等方面,正常整合过程中,出现非自主扰乱或中断为特征。例如,自我身份不连续、失去的记忆不能用病理生理性遗忘解释、躯体功能障碍而无相应生理改变等。这些分离障碍的症状不是由药物或物质戒断引起的,不能用另一种精神、行为或神经发育障碍、睡眠觉醒障碍、神经系统疾病来解释,也不是公认的文化和生活方式的一种。分离症状可导致患者的家庭、社会、教育、职业或其他重要功能明显损害。在 ICD-11 中,分离障碍主要包括:①分离性神经症状障碍;②分离性遗忘;③人格解体-现实解体障碍;④恍惚障碍;⑤附体性恍惚障碍;⑥复杂分离性侵入障碍;⑦分离性身份障碍;⑧其他特定或未特定的分离障碍。本章主要讨论分离障碍的四个常见临床综合征,即分离性神经症状障碍、分离性遗忘、人格解体-现实解体障碍和分离性身份障碍。

第一节　急性应激障碍

急性应激障碍(acute stress disorder, ASD)的基本特征是在个体接触一个或多个创伤性事件后 3 天到 1 个月之间发生的特征性症状,且该诊断只能在创伤事件后 1 个月内做出。

【流行病学】

急性应激障碍的发生率在接触创伤 1 个月内随事件性质而变化。美国交通事故后急性应激障碍的发生率为 13%~21%,严重烧伤后发生率为 10%,工业事故后发生率为 6%~12%,人为创伤事件后(如被攻击、被强奸和目击群体性枪杀事件)发生率为 20%~50%。

【临床表现】

1. 侵入性症状　个体通常有对创伤事件的侵入性痛苦记忆,并反复地、不自主地发生,这些记忆可为自发

的,也可被对创伤经历提示物的刺激源所激发,如汽车爆胎声激发了对枪声的记忆。伤者反复做与创伤性事件相关的噩梦等。

2. 负性心境　伤者持续地不能体验到快乐情绪、满足或爱的感觉。

3. 分离症状　分离性反应(例如,闪回)可能持续数秒到数小时,甚至数日。个体的感觉或举动好像创伤性事件重复出现,这种反应可能连续出现,最极端的表现是对目前的环境完全丧失意识。意识上的改变可以包括人格解体,脱离自身的感觉(例如,从房间的另一边看到自己)或现实解体,对自身环境的扭曲看法(例如,感受到东西在慢速移动)。由于分离性遗忘症,个体不能想起创伤性事件的某个重要方面。

4. 回避症状　个体尽量回避创伤性事件或与其高度相关的痛苦记忆、思想或感觉及其外部提示的人、地点、对话、活动、物体和情景。

5. 唤起症状　如睡眠障碍,难以入睡或保持睡眠或睡眠不充分;易激惹的行为和愤怒(在很少或无挑衅的情况下),典型表现为对人或物体的言语或身体攻击;过度警觉,过分惊跳反应,对巨大声响或未预期的举动表现出强烈的惊跳反应或神经过敏;难以参与需集中注意力的任务,甚至难以记住日常事件。

【诊断和鉴别诊断】

1. 诊断要点

(1) 以下述一种(或多种)方式接触了实际的或被威胁的死亡、严重创伤或性暴力:①直接经历创伤性事件;②亲眼看见发生在他人身上的创伤性事件;③获悉亲密的家庭成员或亲密的朋友身上发生了创伤性事件;④反复经历或极端接触于创伤性事件的令人作呕的细节中(例如,急救员收集人体遗骸;警察反复接触虐待儿童的细节)。

(2) 在以上属于侵入性、负性心境、分离、回避和唤起这 5 个类别的任一类别中多个症状,在创伤性事件发生后开始或加重。

(3) 这种障碍的持续时间为创伤后的 3 天至 1 个月。

(4) 这种障碍引起临床上明显的痛苦,或导致社交、职业或其他重要功能方面的损害。

(5) 这种障碍不能归因于某种物质(例如,药物或酒精)的生理效应或其他躯体疾病(例如,轻度的创伤性脑损伤)。

2. 鉴别诊断　须注意与创伤性脑损伤鉴别,重现和回避是急性应激障碍的特征,而非创伤性脑损伤的反应,与急性应激障碍相比,持续性的定向障碍和意识模糊对创伤性脑损伤来说更特异(神经认知反应)。急性应激障

碍的症状在接触创伤后持续最多 1 个月,这有助于进行鉴别诊断。

【治疗】

急性应激障碍的基本处理措施:尽快摆脱创伤环境;建立良好的医患关系,建立自我应对方式;在客观危险结束和主观恐惧减轻后允许个体情绪宣泄;加强社会支持;必要时药物对症治疗;灾难发生后 24~72 小时是理想的干预时间。

第二节 创伤后应激障碍

创伤后应激障碍(posttraumatic stress disorder,PTSD)是由于个体受到异乎寻常的威胁性、灾难性精神创伤,导致个体出现的精神障碍。

【流行病学】

PTSD 最初来源于退伍军人、战俘以及集中营的幸存者,其在经历战争性创伤事件后的一系列精神症状。在美国成年人中,12 个月的患病率约为 3.5%。在欧洲和大部分亚洲、非洲和拉丁美洲国家中 12 个月的患病率为 0.5%~1.0%。临床研究显示,PTSD 是一种与其他精神障碍共病率很高的疾病,常见的共病有抑郁障碍、酒精滥用等。PTSD 的慢性迁延性和反复发作使其成为临床症状最严重、预后最差的应激相关障碍。PTSD 患者的自杀率是普通人群的 6 倍,早期及时的干预和治疗对良好的预后具有重要意义。

【临床表现】

1. 创伤侵入性综合征 在重大创伤性事件发生后,患者通常会出现反复的、非自主的、对事件的侵入性的创伤体验重现。常见的创伤性体验的症状是痛苦的梦境(梦魇)。患者频频出现内容清晰、与创伤性事件明确关联的梦境。患者反复出现分离性反应,通常包括感觉、错觉、幻觉、情绪或生理行为构成的创伤性事件的重新体验,称为闪回(flashback),患者仿佛又身临创伤性事件发生时的情景,重新闪现事件发生时的各种痛苦情感。闪回通常是短暂的,与持久的痛苦和高度唤醒有关。当个体接触到与创伤性事件相似或象征创伤性事件的激发事件时,如飓风之后有风的天气、看到某个与肇事者相似的人等,经常出现强烈的心理痛苦或生理反应。激发事件也可以是躯体感觉(例如,脑损伤幸存者的眩晕、有过创伤儿童的心跳加速),特别是那些有高度躯体化表现的个体易被躯体感觉激发。创伤性体验的反复侵入是 PTSD 最常见,也是最具特征性的症状。

2. 持续性回避 在创伤性事件发生后,患者对与创伤有关的事物采取持续主动回避。回避的内容包括创伤性事件或与其高度相关的痛苦记忆、思想、感觉,以及能唤起这些痛苦的情景、人、对话、地点、活动、物品等。

3. 认知和心境的负性改变 在遭遇创伤事件后,许多患者出现与创伤事件有关的认知和心境方面的负性改变,如患者表现出遗忘创伤性事件的重要部分;患者对创伤性事件的原因或结果出现认知歪曲,导致责备自己或他人(例如,我叔叔虐待我,都是我自己的错);患者对自己、他人或世界出现持续放大的负性信念和预期(例如,"世界是绝对危险的""没有人可以信任");患者会出现持续的负性情绪状态(例如,害怕、恐惧、愤怒、内疚或愧疚等);患者对曾经喜欢的活动参与性显著减少,与他人脱离或疏远,或持续地感受不到正性情绪(例如,不能体验快乐、满足或爱的感觉)。

4. 警觉性增高 患者表现为过度警觉,惊跳反应增强,注意力不集中,易激惹的行为和愤怒的暴发,自我毁灭行为(例如,危险驾驶、过度使用酒精或毒品、自伤或自杀行为等),部分患者会出现睡眠障碍。多数患者在创伤性事件后的数天至 6 个月内发病,病程至少持续 1 个月以上。

【诊断和鉴别诊断】

1. 诊断

(1) 遭受异乎寻常的创伤性事件或处境(如天灾人祸)。

(2) 创伤性事件反复的、非自愿的和侵入性的痛苦记忆;反复出现有创伤性内容的噩梦;分离性反应(闪回)、反复出现触景生情的精神痛苦;面临与创伤事件相关联或类似的事件、情景、线索时,产生强烈或持久的心理痛苦和生理反应。

(3) 对创伤相似或有关的情景回避,表现为极力不想有关创伤性经历的人与事,避免参加引起痛苦回忆的活动,或回避会引起痛苦回忆的地方等。

(4) 与创伤性事件有关的认知和心境方面的负性改变,对未来失去希望和信心,内疚和自责,疏远他人,兴趣爱好范围变窄,持续地不能体验到正性情绪。

(5) 持续的警觉性增高,可出现入睡困难或睡眠不深、易激惹和愤怒的暴发、注意集中困难、过分地担惊受怕。

(6) 症状的持续时间超过 1 个月。

(7) 引起临床上明显的痛苦,或导致社交、职业或其他重要功能方面的损害。

(8) 症状不是某种物质(例如,药物、酒精)的生理效应或其他躯体疾病引起。

(9) 在遭受创伤后数日至少 6 个月发生。如果直到创伤后事件后至少 6 个月后才发生,考虑 PTSD 伴延迟性表达。

2. 鉴别诊断

(1) 抑郁症：抑郁症发生之前可能有，也可能没有创伤性事件，具备抑郁症核心症状。如果缺少 PTSD 的特征性创伤性事件相关的侵入性症状、回避症状等其他症状，则应诊断为抑郁症。

(2) 适应障碍：应激源主要是生活环境或社会地位的改变，患者的人格基础起一定的作用，临床表现为抑郁、焦虑、害怕等，而 PTSD 的应激源几乎对每一个人来说是严重的、异乎寻常的，临床表现也主要是与创伤性事件相关的四大核心症状。

【治疗】

1. 治疗原则

(1) 治疗前首先应该确定患者的所有疾病诊断及收集所有必要的相关背景信息，制定个性化的治疗方案。及时处理自杀、自伤、冲动、共病等。

(2) 在最大可能远离创伤源的安全环境中，尽量在不远离患者创伤性事件前的社会文化下开始治疗。

(3) 根据病情需要选择药物治疗，可以尽快进行早期支持性心理治疗、心理教育。但如暴露治疗等，需要注意时机。药物与心理治疗相结合的综合治理模式，并遵循其各自的治疗原则，建立良好的医患治疗同盟。

2. PTSD 的治疗目标

(1) 最大限度地减轻或消除 PTSD 的核心症状，减轻患者的痛苦体验。

(2) 提高患者的心理应付能力，让患者心理达到安全及信任状态，最终帮助患者达到创伤前的社会功能水平。

(3) 预防 PTSD 症状慢性化和复发。

(4) 促进创伤后的人格成长和职业发展。

3. 药物治疗 当个体确诊为 PTSD 患者后，选择药物对症治疗。选择性 5-羟色胺再摄取抑制剂(SSRIs)中被推荐为 PTSD 的一线用药有舍曲林、帕罗西汀、氟西汀(李凌江，2010)。也有证据表明，选择性 5-羟色胺和去甲肾上腺素再摄取抑制剂(SNRIs)类药物文拉法辛对 PTSD 有较好的疗效，但应注意高血压等。米氮平也有报道有效。如果因费用限制，三环类如丙咪嗪或阿米替林可以作首选药物，不过要注意心血管系统不良反应、癫痫风险、抗胆碱能不良反应等。抗焦虑剂能降低 PTSD 患者的警觉度、改善恐惧症状和抑制记忆再现。此外，指南建议苯二氮䓬类药物应慎用于并发惊恐障碍患者；但新型非苯二氮䓬类抗焦虑剂，如丁螺环酮、坦度螺酮等在抗焦虑的同时避免过度镇静、肌肉松弛等不良反应。临床上根据 PTSD 的症状以及共患病情况，改善睡眠和噩梦可首选哌唑嗪；心境稳定剂可控制攻击性和激惹行为；非典型抗精神病药改善伴随的精神病性症状。

药物治疗对 PTSD 起效是相对较慢的，一般用药 4~6 周时出现症状减轻，8 周或更长的疗程才能有疗效。在用抗抑郁剂治疗 PTSD 时，药物剂量及疗程与治疗抑郁障碍相同，治疗时间和剂量都应充分。建议患者症状缓解后，还应给予患者 1 年药物维持治疗，直到痊愈。

4. 心理治疗 目前的研究证据提示，心理治疗对于治疗 PTSD 患者是有效的，但针对 PTSD 的不同病程，采用合适的心理治疗方法很重要，需要经过培训的专业人员实施。对于 PTSD 患者常用的心理治疗方法有认知行为治疗、眼动脱敏再处理以及团体心理治疗等。

(1) 认知行为治疗(cognitive behavioral therapy, CBT)：对急性和慢性 PTSD 患者的核心症状有确切的疗效。PTSD 的 CBT 治疗包括正常应激反应的教育，处理焦虑训练，对病理信念的认知治疗，对创伤事件的想象和情境暴露，以及预防复发。

(2) 眼动脱敏再处理(eye movement desensitization and reprocessing, EMDR)：PTSD 患者的 EMDR 中有认知治疗成分加眼球运动。有学者认为，EMDR 之所以有效，是因为可能与再暴露或修复创伤记忆时，治疗师给予的正性反馈和指导有关。

(3) 团体心理治疗：患者可在相互理解的基础上建立人际关系，患者可以在小组中学习处理羞耻、罪恶感、愤怒、害怕等情绪。小组成员一起分享有助于患者建立自尊和信心。

第三节 适应障碍

适应障碍(adjustment disorder)是指在可确定的严重生活压力应激源出现的 1 个月内，个体对应激源出现情绪或者行为上的变化。例如，疾病、家庭或伴侣问题、工作相关问题或经济困难。

适应障碍是常见的，尽管其患病率可能根据所研究的人群和使用的方法不同而变异很大。美国在精神卫生门诊治疗的个体中，主要诊断为适应障碍的比例为 5%~20%。在医院的精神科会诊中，适应障碍通常是最常见的诊断，一般高达 50%。

【临床表现】

患者临床表现出抑郁情绪，流泪或无望感，焦虑情绪、紧张、担心或烦恼等，感到应对当前生活有困难，无从计划未来，失眠、应激相关的躯体功能障碍，如头痛、腹部不适、胸闷、心慌等，有些患者可出现暴力行为等行为紊乱，社会功能或工作受到影响。

【诊断和鉴别诊断】

1. 诊断

（1）在可确定的生活压力应激源出现的 1 个月内，出现两个特点：一是个体对压力应激源或其后果的担忧，反复出现令人痛苦的想法；二是个体未能适应而出现广泛的压力反应，例如睡眠障碍或注意力不集中。

（2）以抑郁、焦虑等情感症状和适应不良的行为障碍为主。

（3）导致社会、人际关系、职业、教育或其他重要职能领域受到显著损害。

（4）这种与应激相关的症状不符合其他精神障碍的诊断标准，且不是先前存在的某种精神障碍的加重。

（5）适应障碍在严重生活压力应激源出现的 1 个月内开始，应激因素消除后，通常在 6 个月内自行解决。除非压力源的持续时间更长，适应障碍可能继而变成持续型。

2. 鉴别诊断

（1）重性抑郁障碍：如果个体对应激源的反应症状符合重性抑郁障碍的诊断标准，那么适应障碍的诊断就不再适用了。

（2）正常的应激反应：当应激事件发生时，大多数人会感到不安。只有当痛苦的程度，例如心境、焦虑或行为的改变，超过正常的预期时，才诊断适应障碍。

【治疗】

1. 适应障碍的病程一般不超过 6 个月，随着时间的推移，适应障碍可自行缓解，或者转化为特定的更为严重的其他精神障碍。因此，适应障碍治疗的根本目的是帮助患者提高处理生活压力应激事件的能力，恢复到病前的功能水平，防止病程恶化或慢性化。

2. 治疗重点以心理治疗为主，支持性心理治疗、认知行为治疗、家庭治疗等都可酌情选用。由专业人员实施。药物治疗的作用是对症治疗、加快症状的缓解，为心理治疗做好准备。

第四节　分离性神经症状障碍

分离性神经症状障碍（dissociative neurological symptom disorder）既往称为分离性运动和感觉障碍（dissociative motor and sensory disorders），是"转换"障碍的主要综合征，主要临床特征是以运动障碍、感觉障碍及认知功能等神经症为主诉，但症状与神经解剖特征不相符，类似神经系统损伤，但查无实据。这一类患者常常就诊于综合医院，神经科医生多不予干预，认为随着时间可以自愈。然而纵向研究表明，这些分离性神经症状会持续多年，严重影响患者的社会功能。

【流行病学】

分离性神经症状障碍十分常见，在农村地区、低教育人群或低社会经济发展水平区域容易发生，在学生中可有群体性发作。心理社会因素导致的应激是发作最重要的诱因，战争中的士兵也是高发人群，这类患者可能存在儿童期创伤史。非癫痫性发作在 30 多岁高发，而运动症状在 40 多岁高发。这些症状可以是短暂的，也可以是长期的。儿童的预后优于青少年和成年人。

【临床表现】

1. 以视觉症状为特征，如失明、管窥（tunnel vision）、弱视、复视、视觉畸变或幻觉，常突然发生，也可经过治疗突然恢复正常。患者虽有视觉丧失的主诉，但却惊人地保留着完好的活动能力。患者视觉诱发电位正常可作为视觉正常的标准。

2. 听觉症状多表现为听力突然丧失或幻觉，纯音听阈测定和听觉诱发电位检查均正常。

3. 眩晕的特征是静止时的旋转感。

4. 癫痫发作和惊厥（seizures 和 convulsions）　患者表现的抽搐和痉挛既往称假性癫痫发作（pseudoseizures），是一种类似于癫痫发作的状态，但没有癫痫发作的临床特征和相应的 EEG 改变。常于情绪激动或受到暗示时突然发病，发作时患者缓慢倒地或卧于床上，呼之不应，全身强直，肢体一阵阵抖动，或在床上翻滚，或呈角弓反张，呼吸时急时停，可有揪衣服、抓头发、捶胸、咬人等动作，有的表情痛苦，双眼噙泪，但无咬破舌头或大小便失禁，如有跌倒也会避开危险；大多历时数十分钟后症状缓解，发作后没有神情呆滞、睡眠，但可呈木僵或意识状态改变。在有人围观的情况下，发作更为严重。

5. 语言障碍　患者感到有语言障碍而表现为缄默；或想说话，但发出的声音让别人听不懂，构音不清；或只能用耳语或嘶哑的声音交谈，表现出发声困难，说话能力丧失（失语症）。检查神经系统和发音器官无器质性病变，也无其他神经系统损害的证据。

6. 轻瘫或虚弱　患者表现为部分或者全部失去躯体随意运动的能力，或不能进行协调运动；如出现肢体瘫痪，可表现为单瘫、截瘫或偏瘫，伴有肌张力增高或降低。肌张力增高者常固定于某种姿势，被动活动时出现明显抵抗。慢性患者可有肢体挛缩或呈失用性肌萎缩。检查不能发现相应的神经系统损害证据。

7. 步态障碍（gait disorder）　患者可表现为类似共济失调步态、怪异步态、没有帮助不能站稳等症状。这些症状不能用神经系统病变或其他与健康相关因素来解释。尽管有这些看似几乎无法行走或站立的姿势，但患者几乎不会跌倒或跌伤，有的患者在某些时间可正常行走，如没有注意别人是否关注自己时、逃离危险环境时，有患者在暗示下无法行走但能跑或跳舞。

8. 运动障碍(movement disorder) 患者出现不规则的、非重复的、短暂的、急促的运动。肌阵挛特征是突然的快速抽搐,可以是局部的,也可以是全身性的。肌张力障碍特征是持续的肌肉收缩,经常导致扭曲和重复运动。震颤的特征是身体某一部位的不自主振荡。面肌痉挛特征是不自主的肌肉收缩或面部抽搐。类帕金森综合征的分离性神经症状障碍的特征是在没有确诊的帕金森病的情况下出现类似帕金森综合征的症状。检查未发现相应神经系统受损的生物学证据,如肌电图的改变。

9. 吞咽症状(swallowing symptoms) 患者可表现为喉咽部异物感、梗阻感或喉部肌肉挛缩感,导致患者感到吞咽困难,并怀疑自己是否患有喉咽部占位病变,为此焦虑不安。既往将其称为癔症球(globus hystericus)。但应注意与茎突过长引起的茎突综合征鉴别,后者可通过咽部触摸或 X 线片加以证实。

10. 意识改变(alteration of consciousness) 患者的意识改变的特征是,表现为恍惚、昏睡和其他意识改变。

11. 认知症状(cognitive symptoms) 患者认知功能改变特点可表现在记忆、言语及其他认知领域的认知功能下降,如患者表现为"童样痴呆",给人的感觉是整个认知活动和人格均退回到童年。患者能理解问题,但回答错误。即使极简单的问题也是如此,给人以故意答错的印象,因此称为"假性痴呆"。这些认知功能障碍导致患者家庭、社会、教育、职业及其他重要领域功能障碍。

【诊断和鉴别诊断】

1. 诊断 患者出现上述神经系统症状,并同时满足以下条件可以诊断:

(1)患者在起病前常常有明确的心理社会因素。

(2)一个或多个自主运动或感觉功能改变的症状。

(3)临床检查结果提供了其症状与公认的神经疾病或躯体疾病之间不匹配,本疾病的诊断应基于全面的临床表现而不是单一的临床发现。

(4)对神经系统症状相关的神经电生理、神经影像检查无异常发现。

2. 鉴别诊断

(1)神经系统疾病:主要的鉴别诊断是,在全面的神经系统评估后,有器质性改变,且解释该症状的神经系统疾病。

(2)做作性障碍和诈病:存在明确的伪装的证据(例如,检查时患者功能丧失,但在家则有功能)。如果个体是为了成为"患者"的角色,则是做作性障碍;或如果其目标是为了获得利益,例如钱财,则是诈病。

【治疗和预后】

1. 治疗

(1)早期积极治疗对防止症状反复发作和疾病慢性

化十分重要。在接诊时,对患者的关心、对心理社会因素的关注和对症状的接纳是必要的。首先,要建立和维持良好的医患关系,体现对患者积极的和一视同仁的关心,但这种关心不能过度,以免促成患者"继发获益"。其次,个性化治疗。在治疗过程中,心理治疗主要是让患者改变认知,要让患者认识到其所面临的心理社会因素与疾病的关系,要将分离症状与神经系统功能相联系,以及展示没有神经系统结构损伤的证据,让患者认识到功能康复训练可以促进症状康复。

(2)暗示治疗:对患者分离性神经症状有较好的疗效,可分为觉醒时暗示(也称直接暗示)和催眠暗示两种。觉醒时暗示治疗开始时,医生应向患者说明检查的结果,然后用简短、明确的语言向患者解释他的疾病是一种短暂的神经功能障碍,通过治疗可以完全恢复正常,从而激发患者对治疗结局产生期望和信心。然后通过语言暗示,或配合适当理疗、针刺或按摩,即可取得良好效果。对有运动和感觉障碍的患者,可选用 10% 葡萄糖酸钙10ml 静脉推注,或用感应电刺激患病部位,同时配合语言、按摩和被动运动,鼓励患者运用其存在并不断改善的功能,随即用语言强化,使患者相信在治疗的帮助下,失去的功能正在恢复并最终完全康复;同时,进一步鼓励患者进行相应的正常活动。

催眠暗示治疗开始前先进行催眠感受性检验,患者具有一定催眠感受性,可选用语言催眠,在患者进入催眠状态下进行暗示治疗;如果患者催眠感受性不强,或医生对语言催眠缺乏经验,则可使用 2.5% 的硫喷妥钠或5%~10% 的阿米妥钠 0.5g,溶于 20ml 注射用水中缓慢静脉注射,在求治者进入半睡眠状态时,可导入催眠状态。使患者进入轻度意识模糊状态,然后按上述觉醒时暗示的方法,用语言进行暗示或配合电刺激、按摩、被动运动等方式进行暗示治疗。对患者伴随的其他症状如失眠、抑郁、焦虑等,可用药物给予对症治疗。

2. 预后 分离性神经症状障碍的病程取决于是否有持续的心理社会因素存在、患者的康复意愿、相关人员的态度和治疗的效果等。在急性期获得恰当治疗的患者通常病程短暂,预后良好;少数治疗不及时或持续存在心理社会因素的患者预后不佳。

第五节 分离性遗忘

分离性遗忘(dissociative amnesia)通常是患者经历创伤性或应激性事件之后,不能回忆重要的个人信息。通常具有对特定事件的局部的选择性遗忘,或对身份和生活史的普遍性遗忘。如被强奸、自杀或暴力打击等,患者表现为无法回忆特定时间段相关事件或全部事件,甚至表现为无法回忆起一生的全部事情;或无法回忆与家人或某人相关的所有信息。分离性遗忘无法用正常的遗忘来解释,且不是由精神活性物质、神经系统及其他疾病的直接生理作用导致的。

【临床表现】

1. 分离性遗忘症的基本特征是,没有能力回忆起重要的自我经历的信息,这些信息成功储存在记忆中,且通常是容易回忆起来的。分离性遗忘症不同于因神经生物学损害或中毒所致的永久性遗忘,这些会妨碍记忆的存储或提取。分离性遗忘症的遗忘通常是可逆转的,因为记忆是被成功存储的。

2. 临床中将分离性遗忘按照是否伴有分离性神游(dissociative fugue)分为两类,伴分离性神游的患者除具有分离性遗忘的特征外,还有突然发生地、似乎有目的地离开家或工作场地一段时间(数日或数周);或遗忘身份或其他重要的个人信息,漫无目的地游荡。

【诊断和鉴别诊断】

1. 诊断

(1) 患者病前无器质性遗忘的病程,也无认知功能减退的临床表现。

(2) 广泛性遗忘症通常是突发的。

(3) 患者对遗忘内容之外的其他记忆保持相对完整。

(4) 临床表现不能用神经系统疾病或精神活性物质使用来解释。

2. 鉴别诊断

(1) 正常并与年龄相关的记忆改变:在重度和轻度的神经认知障碍中,记忆衰退不同于那些有分离性遗忘症的个体,后者通常与应激性事件有关,且更特异、广泛和/或复杂。

(2) 神经认知障碍:在神经认知障碍中,有关个人信息的记忆丧失通常包含在认知、语言、情感、注意力和行为紊乱中。在分离性遗忘症中,记忆的缺陷主要是自我经历的信息,而智力和认知能力是被保留的。

(3) 脑损伤所致的创伤后遗忘:当头部受到撞击,可能出现在创伤性脑损伤的背景下的遗忘。创伤性脑损伤的其他特征包括意识丧失、定向障碍或出现神经性体征(例如,神经影像异常,新发生的惊厥,或先前存在的惊厥障碍显著加重,视野缺损、嗅觉缺失)。脑损伤所致的创伤后遗忘必须有脑损伤的客观证据,遗忘在脑损伤后出现。创伤性脑损伤后出现的神经认知障碍的认知表现存在多变,包括在复杂注意力、执行功能、学习和记忆领域的困难,以及信息加工速度的减慢和社会认知的紊乱。这些特征可以帮助与分离性遗忘症相鉴别。

(4) 惊厥障碍:有惊厥障碍的个体在发作期间或过后可能出现复杂的行为,伴随后续的遗忘。动态脑电图检查做依据。分离性和癫痫性遗忘可以共存。

(5) 与物质使用相关的遗忘:各种物质滥用都涉及遗忘的发生,常见的包括酒精、巴比妥、氯胺酮和致幻剂等,需要相关病史和实验室检查排除。

(6) 做作性障碍与诈病:没有单项测评、系列测评和成套测评程序来区分分离性遗忘症与假装的遗忘症。即使在催眠或巴比妥类药物协助的访谈中,仍然发现有做作性障碍或诈病的个体继续他们的欺骗。因此,需要评估继发性获益的情况。

【治疗】

1. 主要以心理治疗为主,认知疗法可能帮助患者识别创伤基础上的认知扭曲,为失忆患者提供进入自己记忆的可能。催眠治疗可以治疗分离性遗忘,尤其催眠便于唤回分离性记忆,同时在催眠中唤起患者既往的优势资源,给患者提供心理支持和自我强化,最终促进分离性记忆整合到现实中。

2. 异戊巴比妥钠、硫喷妥钠、苯二氮䓬类药物等药物可用于促进催眠。对患者伴随的其他精神症状如失眠、抑郁、焦虑等,可用药物对症治疗。

第六节 人格解体-现实解体障碍

人格解体-现实解体障碍(depersonalization-derealization disorder)是持续或反复出现人格解体和/或现实解体的分离性障碍。人格解体-现实解体障碍的基本特征是持久或反复发作的人格解体、现实解体或两者皆有。

【临床表现】

1. 人格解体的发作特征 表现为不真实的感觉,或与完整的自我或自我的某个方面脱离,或感到陌生。如患者说"我行走时感到身体不能跟上我的腿,好像分开一样";与自己的情感分离,自己体验不到自己的情感,或者体验到的情感是虚假的,如"我知道我有感觉,但我却感觉不到",也可能出现控制感减弱,如感觉自己很机械,像个"机器人";人格解体有时被体验为自己置身于自我之外看自己,观察者和被观察者,是通常所说的"灵魂出窍体验"最极端的形式。人格解体的患者往往很难表达他们的感受,试图用平凡的词语表达自己的主观痛苦,如"我觉得死了""我感受不到喜怒哀乐"或"我站在我自己外面"。

2. 现实解体的发作特征 表现为不真实的感觉,或与世界相脱离或变得陌生,例如从个体、无生命的物体或周围环境中脱离。个体可能感觉他好像在雾里、梦里或气泡里,或是感觉似乎在个体和周围世界之间有一层纱或一面玻璃墙。周围可能被体验为人造的、无色的或无生命的。现实解体通常伴有主观视觉扭曲,例如模糊、高度敏锐、变宽或变窄的视野等。

【诊断和鉴别诊断】

1. 诊断 患者在清醒状态下出现以下情况,应考虑本病的诊断。

(1)持续或反复发作的人格解体、现实解体或二者皆存在的状态。

(2)人格解体是对个体的思维、情感、感觉、躯体或行动的不真实的、分离的体验,或感到自己就像一个旁观者,从外部来审视自我。

(3)现实解体对环境的不真实的或分离的体验,例如,感觉个体或物体是不真实的、梦样的、模糊的、恍若隔世或视觉上扭曲的。

(4)在人格解体或现实解体的体验中,其现实体验仍然是完整的。

(5)患者非常苦恼,症状常常导致患者在个人、家庭、社会、教育、职业等方面的功能受损。

2. 鉴别诊断

(1)重性抑郁障碍:麻木感、无生气、冷漠和感觉在梦中,在重性抑郁发作中也很常见。然而,在人格解体-现实解体障碍中,这些症状与该障碍进一步的症状有关。如果人格解体-现实解体明确地发生在重性抑郁障碍之前,或明确地在重性抑郁障碍痊愈之后持续,就可给予人格解体-现实解体障碍的诊断。

(2)精神病性障碍:针对人格解体-现实解体症状,存在完整的现实体验能力,是鉴别人格解体-现实解体症状与精神病性障碍的关键。

【治疗】

1. 人格解体-现实解体可能与许多临床问题相关,因此,在诊断过程中要对患者进行完整评估,包括相关的实验室检查、脑电图和指定的药物筛选,如排除大麻、可卡因等精神兴奋剂所致;此外,要与惊恐发作、恐惧症、急性应激障碍或创伤后应激障碍、精神分裂症、其他分离障碍进行鉴别;一些神经系统疾病,包括癫痫发作、脑肿瘤、脑震荡后遗症、偏头痛、眩晕和梅尼埃病等可能也与人格解体-现实解体相关,相关的病史和实验室阳性发现可鉴别。

2. 人格解体-现实解体治疗困难,SSRI 类抗抑郁药如氟西汀可能对人格解体-现实解体的患者有效。精神分析治疗、认知行为疗法、催眠、支持性心理治疗等均对人格解体-现实解体有一定疗效。

第七节 分离性身份障碍

分离性身份障碍(dissociative identity disorder)既往被称为多重人格障碍,患者身上存在有两种或两种以上不同的身份或人格,每一种都表现出一种独特的自我体验,有独特的与自身、他人和世界的关系模式。在患者日常生活中,至少有两种分离的身份能够发挥作用,并反复对个人的意识和心理进行控制,所有其他的分离性症状都可出现在患者身上,如遗忘、神游、人格解体、现实解体等。这些症状不能用其他精神障碍或躯体疾病解释,并导致个人、家庭、社会、教育、职业或其他重要领域中的功能受到严重损害。

【流行病学】

人群中分离性身份障碍的患病率大约为2%,女性多见,有报道85%~97%的患者发病与个体经历严重童年创伤密切相关,身体虐待和性虐待最为常见。分离性身份障碍最主要的临床特征是患者存在两种或两种以上的不同人格,但症状异质性非常大,诊断不易,很容易误诊为精神分裂症、边缘性人格障碍,或是诈病,因此,细致的精神状态检查对诊断至关重要。

【临床表现】

1. 记忆的分离 患者有一段时间记忆缺失,这种缺失不是遗忘,因为当患者进入到另一种身份时可能回忆起在其他身份中缺失的记忆片段;由于这种缺失不完整,进入一种身份时可能会受到另一身份相关片段记忆的干扰,患者为此感到非常困惑。

2. 分离性身份的改变 患者常常在不同的时间体验不同的精神活动,有两种或两种以上相对独立的人格特征及行为,不同时间的不同人格特征彼此独立,没有联系,常交替出现。

3. 其他症状 患者常常伴有抑郁心境,大多数分离性身份障碍的患者符合抑郁症的诊断标准。患者常常有频繁、快速的情绪波动,但常由创伤后和分离症状所引起,与双相障碍中抑郁躁狂交替发作不一致。有些患者可能出现 PTSD 相关的症状,如焦虑、睡眠障碍、烦躁不安、心境障碍等症状。

强迫性人格特征在分离性身份障碍中是常见的,也可并发强迫症状,如患者重复检查以确保没有人进入自己的房间,强迫洗涤来消除被虐待时肮脏的体验,重复计数或心唱来分散被虐待的焦虑等。

【诊断和鉴别诊断】

1. 诊断

(1)患者存在两个或更多以截然不同的人格状态为特征的身份,这可能在某些文化中被描述为一种附体体验。每一种身份有自己相对持久的感知、思维及与环境作用和自身的行为方式。

（2）回忆日常事件、重要的个人信息和/或创伤事件时，存在空隙，它们与普通的健忘不同。

（3）这些障碍不是由于物质直接的生理作用所致（如酒精中毒时暂时的意识丧失或混乱行为）或医学情况（如癫痫复杂部分发作）所致。

2. 鉴别诊断

（1）分离性身份障碍需要与诈病相鉴别。诈病者常常夸大、撒谎，利用症状来解释反社会行为；而分离性身份障碍患者通常会感到困惑、矛盾、羞愧，并因其症状和创伤史而苦恼。

（2）此外，情感障碍、焦虑障碍、创伤后应激障碍、人格障碍、神经认知障碍、癫痫、躯体忧虑障碍、做作性障碍、诈病等均要与分离性身份障碍进行鉴别。

【治疗】

1. 分离性障碍的症状多与心理因素有关，心理治疗是对分离性身份障碍的主要治疗方法，治疗的成功需要临床医生熟悉一系列心理干预方法，并进行积极的治疗。这些方式包括暗示治疗、系统脱敏疗法、精神分析、认知行为治疗、催眠治疗、家庭治疗等；恰当的家庭治疗和系统理论有助于主观将自我体验与家庭、同伴关系复杂化的患者。

2. 目前尚无治疗分离性障碍的特效药物，主要是采用对症治疗。对于伴有精神症状或兴奋躁动的患者可给予抗精神病药物治疗，或给予地西泮注射液 10~20mg 静脉注射或肌内注射。患者伴有抑郁、焦虑症状时，可给予相应的抗抑郁药和抗焦虑药治疗。抗抑郁药物有减轻抑郁和稳定情绪的作用。SSRI/SNRI 类药物、三环类和单胺氧化酶抑制剂（MAO）等抗抑郁药、β 受体阻滞剂、抗惊厥药和苯二氮䓬类药物都可以减少分离性身份障碍患者的侵入性症状、警觉性增高和焦虑。肾上腺素能拮抗剂盐酸哌唑嗪可能有助于减少创伤后应激障碍者的噩梦。对一些脑电图异常的患者，卡马西平可能减少攻击行为。有强迫症状的患者可能会对抗强迫与抗抑郁药有效。治疗需要在详细的评估下，个体化对症治疗。

参考文献

第十章

躯体症状及相关障碍
Somatic Symptom and Related Disorders

（魏镜）

第一节 躯体症状障碍

躯体症状障碍(somatic symptom disorder)是在临床上常遇会到一些患者,他们主诉躯体症状,这些症状显著影响自身的功能,也会流露出这些症状所引发的强烈痛苦。然而,多方就医和进行全面的临床检查和检验后却不能解释这些症状,相关的专业医生治疗也无效果。这类患者通常辗转于各科求诊,消耗了大量医疗资源,治疗效果往往不令人满意。英国的资料显示,这些患者比一般患者就诊次数高50%,医疗花费高33%。有研究发现,医生在处理此类患者时易表现出消极情绪,甚至比患者更容易感到受打击、感到无助或被苛责。研究表明,医生评价对这类患者的处置难度是一般患者的4倍,甚至比处理一般患者伴有突出情绪问题的难度还大。

因而,临床医生需要更好地理解这一组疾病,在实践中给予患者合宜的检查和诊断,需要掌握相关的沟通技能,对病情给予解释,需要进行适宜的和有针对性的治疗,给予患者和家人建设性的忠告,也需要提升面对这类患者时的临床医疗和服务水平,改善患者的就医体验,同时防范医患纠纷,预防职业耗竭。

【流行病学】

1. 流行病学 国外资料显示,普通人群中躯体症状相关问题的患病率为4%~10%;在初级医疗机构就诊的患者中,有10%~30%存在这类症状;在某些特殊躯体疾病专科门诊中,这一比例高达50%,女性所占比例更高。中国尚缺乏本定义疾病的流行病学资料。有调查结果显示,普通人群中符合躯体形式障碍诊断者占6.92%。综合医院内科和神经科门诊中约占18.2%;综合医院住院患者中占4.15%。

2. 危险因素 如果仅以人在心理应激下会出现或轻或重的生理反应如出汗、失眠、心悸、腹泻或麻木、疼痛等现象来理解和认识这组疾病的发病因素,那显然是不够的。目前的认识进展认为,这类疾病的形成是生物-生理-心理-行为-人际-社会因素复杂的相互作用的过程和结局。也就是说,躯体症状及相关障碍是受多因素影响的。影响因素可划分为易感因素、诱发因素、加重和/或维持因素等。

(1)易感因素:目前未发现明确的易感基因,遗传因素似乎较小。童年时期有过功能性症状、父母健康状况差、父母对躯体症状过度关注等因素与患者成年后出现躯体症状问题相关。其次是人格因素,例如认知模式和依恋模式可能影响患者的不良患病行为。

(2)诱发因素:包括罹患躯体疾病、发生意外、急慢性生活事件及压力,广泛的心理社会应激,周围人出现症状,媒体报道某种疾病等。

(3)维持因素:包括躯体疾病共病、精神障碍共病、患者持续的躯体疾病归因以及其他因素如继发性获益等。此外须注意的是,医生的行为也可能成为维持和加重因素,例如医生在已经初步判断没有充分证据支持躯体疾病诊断的情况下,仍继续进行更多的躯体检查而忽视了心理社会线索,即医生"躯体化"地对待患者症状。表4-10-1列出了常见的医源性危险因素。

表 4-10-1 医生在不同接诊环节可能成为
躯体症状维持或加重因素

接诊阶段	医源性因素
看法	单一的心理机制解释 缺少对患者症状痛苦的理解和接受 以"心理阻抗"来看待患者表达躯体症状
诊断	过早给出"没病"诊断 过度强调和依赖排除性检查 忽略患者的社会因素,如继发获益
谈话	激活了患者的耻感,如说"别老想着它" 缺少对躯体症状与精神心理关系的适当解释 忽略了患者对疾病的病因和治疗目标的看法
治疗方案	未与患者共同商定治疗的阶段性目标 未与患者共同制定药物和非药物治疗方案
治疗	措施和方法过于单一而非多模式 治疗者之间缺乏沟通和一致性 忽略心理社会因素的干预
药物	忽视用药史和疗效规律 忽视患者自身健康信念 单纯针对症状本身使用药物治疗

【临床表现】

1. 躯体症状 往往是慢性、波动的躯体症状或身体不适,体格检查及必要的实验室检查难以找到对应的疾病证据,或者器质性改变不足以解释这些症状。躯体症状真实存在并影响患者正常的生活、工作、人际能力,影响生活质量。患者情绪症状可以不突出,患者可能流露,也可能否认情绪问题。

2. 过度的情绪和行为 无法找到相应的病因令患者忧虑和苦恼,导致反复就医、重复检查(所谓"厚病历"患者)。患者对自己健康状态采取适应不良性监测评估、情绪唤起和行为应对,如对症状高警觉、过度担心症状结局、要求"立竿见影"的治疗、要求不必要的检查(所谓"逛医生")。患者往往难以接受医生关于并未找到病理改变证据的解释,医生往往也即使有积极的意愿帮助患者,但总感收效甚微。

【诊断和鉴别诊断】

1. 诊断　本章在 ICD 系统中调整和改变较大,ICD-11 尚未正式发布诊断标准内容,本章疾病的术语、定义和描述与 DSM-5 接近,根据 DSM-5 躯体症状障碍诊断应包含三个方面:

A. 存在一种或多种导致痛苦和日常功能损害的躯体症状;

B. 伴有与躯体症状或健康相关的过度想法、感受和行为;

C. 慢性化(症状一般持续 6 个月以上)。

2. 鉴别诊断

(1) 一般躯体症状或躯体疾病:与前者的鉴别要点是,虽存在躯体症状,但患者并未表现出与躯体症状相关的过度思维、情感或行为,不足以诊断躯体症状障碍。与存在躯体疾病时的鉴别要点为,如果患者符合躯体症状障碍的所有诊断标准,即使存在可导致患者症状的躯体疾病,也不排除共病躯体症状障碍的诊断。

(2) 疾病焦虑障碍:也称健康焦虑障碍,鉴别要点是患者的苦恼主要由担心所致,而非躯体症状本身。

(3) 其他精神障碍:躯体症状障碍的症状可能与其他精神障碍症状重叠。躯体症状障碍的鉴别包括适应障碍、躯体变形障碍、转换障碍、妄想性障碍(涉及躯体)、抑郁障碍、广泛性焦虑障碍、强迫性障碍和惊恐障碍等。

【治疗和预后】

1. 治疗原则　治疗过程中对躯体疾病和精神心理诊断和治疗保持谨慎的判断和处置,对共病给予适当的治疗。治疗任务分阶段制定:

(1) 治疗初期:建立相互接纳和信任的医患关系。

(2) 治疗中期:建立对症状及其心身联系的理解。

(3) 治疗后期:建立回归日常生活活动的信心。

2. 治疗策略

(1) 建立相互接纳和信任的治疗关系:创造并维持一个包容、共情的,以患者为中心的医患关系,制定合理的治疗目标是成功的基础。

在与患者的接触中,医生需要具备的基本态度和沟通技能包括:

1) 接纳:认可症状的真实性,认可症状带来的痛苦。

2) 共情:对患者的情绪状态以及心理社会因素表达共情。

3) 包容:以患者为中心的方式关注患者认为重要的问题。

4) 专业的医学态度,如"目前没有发现××科的疾病"等交谈,向患者解释,建议和推荐合理的治疗目标。

5) 避免过度检查和一味追求彻底消除症状的治疗。

(2) 心身并重的基本处置:

1) 了解患者的担心,一起回顾躯体检查,纠正患者对疾病的错误认知。

2) 开展心理教育,解释症状的功能性,可借助肌肉紧张、高通气等生理现象帮助其理解躯体症状。

3) 引入心理生理反应的概念,使患者了解在心理社会因素应激下的躯体反应。

4) 逐渐引入心理社会话题,由患者建立心理社会因素与躯体的联系。

5) 关注症状改善,提供可能的应对策略,如放松、锻炼和必要的药物治疗。

6) 减少当前的症状维持因素,提升患者的自我效能。

7) 减少不良行为,如长期卧床、熬夜饮酒、过度检查、过度治疗等。

8) 鼓励社交活动,鼓励心理治疗改善心理社会压力或焦虑、恐惧、抑郁等。

9) 持续的动机激励,鼓励讨论应对波动与复发。

10) 关注患者的心理社会特质,包括成长史和人格因素。

(3) 药物治疗:针对躯体症状采用药物治疗,是许多患者容易接受的治疗方式。可供选择的药物类型包括抗抑郁药、抗精神病药、抗癫痫药及植物制剂、中药。药物治疗应在充分权衡利弊之后使用,目前各国的指南中并不推荐单纯使用药物来进行治疗,而更推荐药物联合社会心理干预的治疗策略。

第二节　疾病焦虑障碍

疾病焦虑障碍(disease anxiety disorder)的特征是过度担心自己患有或出现某种严重的、未经诊断的躯体疾病。患者的痛苦主要源于对罹患某种疾病的恐惧,而不是源于躯体症状本身和其影响。这种恐惧并没有事实根据,即使相应体格检查和实验室检测结果为阴性,该恐惧依然持续存在。疾病焦虑障碍患者没有躯体症状,或者仅有轻微症状,且这些症状通常是对正常躯体感觉的曲解。疾病焦虑障碍通常是一种慢性疾病,作为 DSM-5 中的一个诊断,它在概念上与 DSM-Ⅳ-TR 中的疑病症重叠。

【流行病学】

2013 年出版的 DSM-5 首次引入该诊断,疾病焦虑障碍患病率的数据不多。疾病焦虑障碍部分来源于疑病症,据估计,在诊断为疑病症的患者中,大约 25% 符合疾病焦虑障碍的诊断标准。此外,健康焦虑是一个宽泛的概念,与疾病焦虑障碍处于同一谱系但患病率可能更高,通过一些纳入了有健康焦虑症状,如持续地、不切实际地担心或确信自己患有某种疾病个体的研究,可以估计疾病焦虑障碍的患病率。

疾病焦虑障碍的估计患病率取决于研究样本和所处场所,相比其他场所,疾病焦虑障碍/健康焦虑更常见于普通内科门诊:对 12 项研究的荟萃分析发现疑病症的患病率为 3%,据此在家庭医学诊所和初级保健机构等内科门诊中,疾病焦虑障碍的患病率约为 0.75%。门诊内科患者中健康焦虑症状发生率为 5%~30%。对 7 项社区调查的一项荟萃分析发现,一般人群中疑病症的患病率为 0.4%,提示疾病焦虑障碍的患病率大约为 0.1%;对 7 项社区调查的另一个分析显示,社区成年居民中健康焦虑症状的发生率为 2%~13%。

在认知-行为模式中,疑病症的危险因素同时也可能是疾病焦虑障碍的危险因素,包括功能失调性臆测严重疾病的流行性和传染性、躯体症状的意义、疾病的病程和治疗等。

【临床表现】

1. 疑病观念　患者对健康过分关注,对身体感觉过敏。任何微小的功能变化如心跳、腹胀等都会引起患者注意,产生疑病观念。甚至在普通人或患者病前看来微不足道的变化均特别关注,并加以夸大或曲解,成为自己判断罹患严重疾病的证据。即使就医后检查结果正常,患者也认为可能有误或不可靠。有的患者疑病观念较突出,躯体不适及心境变化不显著(观念性疑病症);有的患者怀疑的疾病较模糊或广泛,有的则为单一的疑病症状,部位具体而明确(单症状疑病症),但未达到荒谬的妄想程度。

2. 病理性焦虑　患者担心忧虑、焦虑紧张、痛苦烦恼。常常辗转于各医院或者反复要求各种检查或治疗。患者的注意力全部或大部集中于健康和生命安全上,以致明显影响学习、工作、日常生活和人际交往。多数患者知道自己患病的证据不充分,因而希望通过反复检查寻找证据。

3. 躯体症状　患者几乎没有症状,即便有,也往往是正常感觉(如直立性头晕)或是良性、自限性症状(如短暂的耳鸣)。痛苦的原因并不是症状本身,而是症状背后的疾病危险。有时症状可以广泛多样、涉及身体不同部位。疼痛是最常见的症状,患者对疼痛部位及性质描述不清,有的诉说全身疼痛。消化系统症状也较常见,如口腔异味、恶心、吞咽困难、反酸、胀气和腹痛,患者怀疑罹患胃肠道绝症。有心悸、胸痛、胸闷的患者怀疑罹患严重心脏或肺部疾病。有体味或易出汗的患者怀疑自己罹患罕见的内分泌代谢系统疾病等。

【诊断和鉴别诊断】

1. 诊断　根据美国精神病学会的 DSM-5,疾病焦虑障碍的诊断需要满足以下所有标准:

A. 患有或获得某种严重疾病的先占观念。

B. 躯体症状很轻微,或不存在。如果存在一般躯体疾病风险(如明显家族史),其先占观念也显然是过度的。

C. 对健康状况有明显的焦虑。

D. 具有以下条目中的任何一条:①个体有过度的健康相关行为,如反复自我检查有无疾病的征兆;②适应不良性地回避某些情境(如避免去看望患病的家庭成员,回避与医生的预约或回避医院)或者回避自认为对健康有威胁的活动(如锻炼)。

E. 疾病的先占观念已存在至少 6 个月。

F. 疾病先占观念不能用其他精神障碍更好地解释,如躯体症状障碍、广泛性焦虑障碍或躯体型妄想障碍。

DSM-5 列出了疾病焦虑障碍的两种亚型:

(1) 寻求服务型:患者频繁使用医疗服务,包括就医、接受诊断性检查和医疗操作。

(2) 回避服务型:患者回避医疗服务,通常仅在其他一些问题迫使其寻求治疗时才去普通内科或精神科就诊。

2. 鉴别诊断　因疑病症状也可见于其他精神病,应注意与下列疾病鉴别:

(1) 焦虑症和分离转换障碍均可有疑病症状,但均为继发性,而疑病性神经症的疑病症状为原发性或首发,诊断取决于以什么症状为主及发生的先后顺序。

(2) 抑郁症也常伴疑病症状,如为抑郁症,尚有一些生物学方面症状,如早醒性失眠、体重减轻、精神运动迟滞、自责自罪、昼重夜轻的昼夜节律改变等可资鉴别。隐匿性抑郁症应特别注意与疑病症鉴别,它以躯体症状掩盖抑郁症本质,抗抑郁治疗常能获得明显疗效,而疑病症则难于出现相应的疗效。

【治疗】

1. 治疗性医患关系　建立良好的治疗关系对取得疗效有积极意义。应注意,医生迁就患者可保持表面的或暂时的和谐,更应该以同情与关切之心耐心倾听患者的叙述。注意在最初的交谈中对症状不宜作过多追究和解释,以免医源性地加强患者的症状体验和疾病归因。

2. 心理治疗　对疾病焦虑障碍应采取积极的心理治疗,在患者的生活领域寻找能够深入交谈的切入点,随着交谈的进行全面了解患者的精神生活,包括其人格特质。在治疗过程中,对患者的每一点进步,即使对一件小事的态度改变、过去从未采取的新行动都要给予肯定和鼓励,加深治疗关系,使心理治疗顺利进行。通过以有限目标为特征的短程心理治疗,促进患者回到现实中体验生活的意义,逐渐消除其全心纠缠躯体的症状。

3. 药物治疗 对有明显的焦虑、抑郁的患者,应酌情应用抗焦虑药和抗抑郁药,但需要警惕药物会强化患者的疾病心理。药物可能的不良反应也容易使病情复杂化。长期用药有可能导致药物依赖。

第三节 转换障碍

转换障碍(conversion disorder)亦即功能性神经症状障碍,特征是患者存在无力、异常运动或非痫性发作等神经系统症状,这些症状不符合神经系统疾病的诊断标准,然而是真实的,可导致患者的痛苦和/或心理社会损害。

【流行病学】

转换障碍(功能性神经症状障碍)在临床环境中比在普通人群更高的患病率。普通人群中转换障碍的发病率为每年每 10 万人中 4~12 人,基于病例登记的社区转换障碍的患病率为每年每 10 万人中 50 人(0.05%)。

在医疗环境中转换症状的时点患病率范围为 2%~6%。一项对 157 例内科住院患者的前瞻性研究发现,2% 存在转换障碍。一项针对 3781 例神经内科门诊患者的前瞻性研究发现,6%存在转换障碍。一项回顾性研究发现,7 836 例门诊患者中 4%存在转换障碍。

转换障碍在所有年龄段(从儿童早期到老年)都有报道,但在 10 岁前很少见。一项对 50 例转换障碍患者的前瞻性研究发现,与非癫痫性发作相比,精神源性虚弱和运动障碍的平均发病年龄较晚。然而,也有报道称非痫性癫痫发作年龄较大。许多研究发现,转换障碍更可能发生在女性。

【临床表现】

转换障碍主要表现为感觉功能和随意运动障碍,症状和体征不符合神经系统的解剖特征,被认为是患者不能解决的内心冲突和愿望具有象征意义的转换(conversion)。有以下的常见类型:

1. 感觉障碍 可表现为躯体感觉缺失、感觉过敏、感觉异常及特殊感觉障碍。

(1)感觉缺失:如局部或全身皮肤感觉缺失,可为痛觉、触觉、温觉和冷觉缺失以及偏身麻木。可自诉从头至足的偏身感觉缺失,并严格以正中线为界,不符合神经解剖分布。有时呈现的手套样、袜套样感觉缺失,范围也与神经分布不一致。

(2)感觉过敏:表现为局部皮肤对触摸特别敏感,轻微抚摸即可引起剧烈疼痛。

(3)感觉异常:如患者常感觉咽部异物感或梗阻感,咽喉检查无异常,称为癔症球(globus hystericus)。应注意与茎突过长引起的茎突综合征(styloid syndrome)鉴别,后者可通过咽部触摸或 X 线摄片证实。

(4)视觉障碍:可表现为双目失明或弱视,或视野同心性缩小,称为管窥(tunnel vision);可出现单眼复视。视觉障碍常突然发生,经暗示可突然恢复正常。患者无眼部器质性疾病证据,检查光反应良好,眼底正常,视觉诱发电位正常。

(5)听觉障碍:多在强烈的精神诱因后突然出现听力丧失,但来自背后的声音可引起瞬目反应,睡眠中可被唤醒。无器质性耳聋的证据,电测听及听觉诱发电位正常,暗示治疗有效,为癔症性耳聋。

2. 运动障碍 可表现为动作减少、增多或运动异常。

(1)站立-步行不能(astasia-abasia):双下肢虽然可以活动,但不能自行站立,需人扶持支撑,否则向一侧倾倒,不能起步行走,或行走时双足并拢,呈雀跃状跳跃前行。

(2)肢体瘫痪:可表现为单瘫、截瘫或偏瘫,可伴肌张力增高或弛缓。肌张力增高者常固定于某种姿势,被动活动出现明显抵抗。慢性病例也可出现肢体挛缩或失用性肌萎缩。检查无相应的神经系统损害体征及病理反射,电变性反应正常。

(3)肢体震颤、抽动和肌阵挛:表现为肢体的粗大颤动或不规则抽动,或一群肌肉快速抖动,类似舞蹈样动作。当注意力集中或别人注意时症状明显加剧,注意力分散时症状减轻。

(4)缄默症和失声症:缄默症患者保持不语,常用书写或手势进行表达。失声症患者想说话而发不出声音,或只能用耳语或嘶哑的声音交谈。神经系统及声带等检查并无器质性病变,且患者可以正常咳嗽,也无其他精神病性症状存在。

(5)痉挛发作:常在情绪激动或受到暗示后突然发生,多表现为缓慢倒地或全身强直地跌卧于床上,呈角弓反张姿势,四肢不规则抖动,呼吸时急时停,呼之不应,发作时无舌咬伤或尿失禁(癔症性痉挛)。发作时可见表情痛苦,双目噙泪,多历时数十分钟,随周围环境的暗示而缓解。发作结束后呈昏睡状,双目紧闭,如强行分开眼睑,可见眼球向上或左、右转动。一日中可多次发作。

【诊断和鉴别诊断】

1. 诊断 在 DSM-5 中,转换障碍的诊断不要求临床医生识别出与转换症状有关的心理因素(但临床医生应继续寻找有意义的心理因素)。此外,临床医生不再需要确定症状的真实性。DSM-5 将转换障碍归类为躯体症状及相关障碍中,这类障碍的标志是躯体症状伴痛苦和心理社会损害。

ICD-11 已将转换障碍纳入分离障碍一并归类,以具

体症状区分描述。鉴于其诊断标准尚未发布,本章诊断也根据 DSM-5。诊断转换障碍需满足如下每条标准:

A. 一个或多个自主运动或感觉功能改变的症状。

B. 临床发现显示,症状与公认的神经系统疾病或一般躯体疾病不相符。

C. 症状或缺陷不能用其他躯体疾病或精神障碍更好地解释。

D. 症状或缺陷导致患者出现明显的痛苦、心理社会损害或需进行医学评估。

DSM-5 介绍了几种基于主诉症状或缺陷的转换障碍亚型:

(1) 癫痫发作:又称心因性非痫性发作,其特征是异常的广泛性肢体震颤及类似于痫性发作或昏厥(晕厥)的意识明显受损或意识丧失。

(2) 无力或麻痹。

(3) 异常运动:包括肌张力障碍运动、步态障碍、肌阵挛和震颤。

(4) 感觉麻木或感觉丧失:包括触觉或痛觉丧失等症状。

(5) 特殊的感觉症状:包括视觉[例如复视、失明或管状视野(管状视)]、听觉(例如耳聋)或嗅觉紊乱。

(6) 吞咽症状:该症状又称癔球症或咽球症,其特点是咽喉部有肿块感。

(7) 言语症状:包括发声障碍和言语不清。

(8) 混合症状:存在 2 种或 3 种不同亚型的症状(例如麻痹加失明)。

更常见的转换障碍亚型包括:心因性非痫性发作、感觉丧失、无力和麻痹、异常运动。

然而,不能因为患者存在其他精神障碍的病史(如重性抑郁或人格障碍),或因为患者的神经系统检查和实验室检查结果正常就诊断为转换障碍。临床医生必须确保患者的症状不能由神经系统疾病或其他一般躯体疾病更好地解释,并且应牢记:我们在神经系统疾病、解剖学和生理学方面的知识并不完备。鉴别诊断中包括的神经系统疾病和一般躯体疾病将单独讨论。然而,对于合并神经系统疾病的患者,如果有证据表明该病不能更好地解释转换症状,可诊断为转换障碍。

诊断转换障碍不需要临床医生确认症状不是故意制造的。然而,如果有证据表明症状是假的,不应诊断为转换障碍。如下证据提示转换障碍患者不是假装的:患者在如何报告自己症状方面是一致的,患者的共病和体格检查证据(如鞋磨损异常、失用性萎缩和挛缩)具有相同模式,以及在随访检查中观察到痛苦和失能。还值得注意的是,患者对正在发生的事情的意识可能不是"全或无";更确切地说,这可能是一个连续的意识渐变过程,患者的意识水平可能随时间的推移而改变。

暴露于共同的诱发因素,可能导致一群人出现相同的转换症状,所谓"集体癔症"。只有对那些表现出明显痛苦或损害的个体,才诊断为转换障碍。

2. 鉴别诊断 临床上需与癔症鉴别的常见疾病包括癫痫、应激相关精神障碍和诈病等。

(1) 癫痫大发作:表现为意识完全丧失、瞳孔散大和光反应消失;发作包括三期,即强直期、痉挛期和恢复期;痉挛期四肢呈节律性抽搐,常伴跌伤、舌咬伤或尿失禁;发作后完全不能回忆。EEG 特征性痫性放电可资鉴别。须注意癫痫患者可合并转换性痉挛发作或癔症性癫痫发作(hystero-epilepsy),即痫性发作与转换发作并存,切勿漏诊。

(2) 应激相关精神障碍:不具有癔症患者暗示性强、戏剧性情感色彩及表演或夸大的人格特征,无反复发作史。癔症症状可有完全缓解的间歇期,应激相关精神障碍的病程持续时间较长。

(3) 诈病:由于癔症患者夸张或表演色彩,易给人伪装的印象而误认为诈病。诈病者常有明确的目的,为获得疾病诊断或取得患者身份,往往要忍受各种痛苦的检查和治疗,包括反复的手术,其表现的症状受意志控制,可因人、因时及因地而异,无确定的疾病过程和规律。癔症患者既不追求特殊利益,也不逃避任何法律责任,症状受无意识机制支配,与原发性或继发性获益有关,症状并非故意伪造,与诈病不同。

(4) 精神分裂症和心境障碍患者有时也可见转换症状,如在病程中出现精神分裂症和情感性精神障碍症状,应首先考虑这两种诊断。

(5) 需要注意与多种躯体疾病鉴别,某些躯体疾病早期常呈现不典型表现,应谨防漏诊、误诊。躯体化障碍患者常有病程较长、症状多变、涉及多个系统,以及用单一的躯体疾病难以解释等。

【治疗和预后】

对患者进行及时、充分的治疗,防止症状复发和疾病慢性化很重要。

1. 心理治疗 是转换障碍的主要疗法。应注意在基本确诊后应尽量避免不必要的反复检查,使病情复杂化。询问病史或检查时避免不恰当的提示,使患者出现新症状和体征,接触患者或治疗过程中应避免环境中不良暗示,如许多人围观,对病情发展表现出强烈关注与不安,均可使患者寻求注意的倾向增强和病情恶化。

(1) 暗示疗法:是消除转换障碍最有效的措施,特别适用于感觉障碍如失听、失明、失声以及运动障碍如瘫痪等,尤适宜急性起病的患者。暗示疗法可分为觉醒暗示和催眠暗示两种,对情绪障碍突出的患者可收到良好效果。对迫切要求治疗的患者,在觉醒状态下通过语言暗示或配合适当的物理治疗、针刺或按摩,往往可取得戏剧性疗效。病程较长、病因不甚明确的病例常需要药物治疗,消除患者的心理阻力,才能取得较疗效。

1)觉醒暗示:治疗开始时医生应向患者说明检查结果,然后用明确的语言向患者说明即将采取的治疗方法,通过治疗可使失去的功能完全恢复正常,使患者对治疗有高度信心和迫切治愈的要求。有运动和感觉障碍的患者可用葡萄糖酸钙 10ml 静脉推注,或用感应电刺激患病部位,同时配合语言、按摩和被动运动,鼓励患者运用其功能,并用语言进行强化,使患者相信治疗正在显现效果,失去的功能正在恢复,以至于最后完全恢复,然后让患者完成相应的功能活动。

2)催眠暗示:治疗前对患者进行暗示性检验,以确定其是否适于语言催眠。例如,让患者背向医生,双足并立,医生以手托其枕部,嘱其头部后仰。此时告诉患者,当医生的手离开他的枕部后,他就会向后跌倒。若医生的手拿开后,患者立即向后倾倒即表示患者有一定的催眠暗示性;可选用语言催眠,在患者进入催眠状态时进行暗示治疗。如果患者的催眠暗示性不强,或医生对语言催眠缺乏经验,可选用 2.5%硫喷妥钠(sodium pentothal)或 2.5%异戊巴比妥钠(sodium amytal)10~20ml 缓慢静脉注射,使患者进入轻度意识模糊状态,然后按上述觉醒时暗示的方法,用语言进行暗示或配合电刺激、按摩及被动运动等方式进行暗示。在催眠或觉醒状态下引导患者倾诉内心的苦闷,宣泄被压抑的情绪,这一疗法称为疏泄疗法(catharsis)。

(2)催眠疗法:可增强暗示的感受性以消除转换症状,并可用于治疗分离性遗忘症、多重人格、缄默症和木僵状态等,以及情绪受伤害或压抑的患者。在催眠状态下可使被遗忘的创伤性体验重现,受到压抑的情绪获得释放以消除症状。

(3)解释性心理治疗:适用于除癔症性精神病发病期之外的各种类型,尤其对初发者要进行合理的解释,引导患者认识和了解病因以及病因与治疗的关系。当涉及病因时允许其尽情宣泄不良情绪,应让患者了解精神因素与人格缺陷在疾病发生、发展中的作用,以及促进人格发展的途径与方法。

(4)分析性心理治疗:主要适用于分离性遗忘、多重人格和各种转换障碍。治疗目的是探寻患者的无意识动机,引导其认识无意识动机对疾病发生的影响并加以消除,可采用精神分析技术或领悟疗法。

(5)行为治疗:适用于暗示治疗无效、肢体或言语有功能障碍的慢性病例,主要采用循序渐进、逐步强化的方法对患者进行功能训练。

(6)家庭治疗:当疾病影响到患者家庭成员之间的关系或治疗需要家庭成员配合时,宜采用这一疗法,取得家庭成员的支持、改善患者的治疗环境。

2. 药物治疗 当患者处于癔症性精神病状态或痉挛发作时,很难接受系统性心理治疗,此时最好以药物治疗作为紧急处理。可采用:①盐酸氯丙嗪 25~50mg 肌内注射,或地西泮 10mg 静脉注射,使患者尽快地镇静入睡;有些患者醒后症状即消失。②急性期过后精神症状仍明显者可用盐酸氯丙嗪 25~50mg/次口服,1~3 次/d。③遗留头昏、头痛和失眠等症状者可给予阿普唑仑 0.4~0.8mg/次、3 次/d,或罗拉西泮 0.5~1mg/次、3 次/d,或艾司唑仑 1~2mg、每晚睡前服,历时 2~3 周。④处于昏睡状态的患者可用氨水刺激鼻黏膜促使患者苏醒,但刺激时间不能过长,以防鼻黏膜灼伤。

3. 物理治疗 对转换性瘫痪、耳聋、失明、失声或肢体抽动等功能障碍,采用针刺或电兴奋治疗可取得良好的疗效,治疗过程中应同时配合语言暗示。对转换性木僵状态患者给予大强度针刺或电兴奋治疗,可使患者意识状态恢复正常。

4. 预防复发 由于转换障碍易于复发,及时消除病因,使患者对所患疾病性质有正确的认识,正视自身存在的人格缺陷,改善人际关系,有助于预防疾病复发。应注意患者长期居家休养或住院、对患者的非适应性行为经常不适当地强化或总是予以迁就,均不利于疾病的康复。

病因明确且能及时、合理地针对病因进行干预性治疗的患者,以及病程短、治疗及时、病前无明显人格缺陷及复发次数少者一般预后良好。由于患癔症后心理冲突得以缓和,不再出现焦虑症状给患者带来的好处称为原发性获益;而疾病使患者又从外界环境得到更多好处,如受到亲友的关怀与照顾、免除繁重工作负担和责任等,属于继发性获益。这两种"获益"尽管给予患者眼前的利益,但却不利于症状的消除,以致经久难愈,病程迁延。

第四节　做作性障碍

做作性障碍(factitious disorders)具有隐秘性,因此很难估计它的患病率;而且患者在被面质时常否认存在此病,并转去他处寻求治疗。

据意大利的一项社区研究估计,一般人群中做作性障碍的终生患病率为 0.1%,在临床人群中做作性障碍的患病率计为 1%。做作性障碍通常首次出现在 20 多岁或 30 多岁,但在儿童中也发现了该病。做作性障碍往往在患者因一般躯体疾病或精神障碍住院后发病,且似乎是逐渐发生的。

做作性障碍更可能见于以下人群:女性、未婚者以及医疗保健工作者(过去或现在从事)。

【临床表现】

临床上包括对自身的做作性障碍患者和对他人的做作性障碍患者。

1. 患者通过一些欺骗行为来伪造症状或诱导伤害,表现出患病或受伤的状态,即使没有明显的外部获益(如获得经济利益、避免工作或刑事起诉),也要这样做。该病可造成心理痛苦和功能损害,病情可轻可重。

2. 最常伪装的症状和疾病包括腹痛、关节痛、胸痛、凝血功能障碍、腹泻、血尿、皮质醇增多症、甲状腺功能亢进、低血糖、感染、癫痫发作、未愈合的皮肤伤口、呕吐、无力等。最常伪装的精神科症状和疾病包括丧痛、抑郁、精神病以及自杀意念和行为等。

3. 欺骗是做作性障碍的关键特征,患者可能通过以下方式来伪造症状和疾病,如夸大或编造症状和/或病史,自我加重或诱导体征、生理紊乱或疾病,通过自我污染伤口、故意撕裂伤口或自行制造创伤来延迟伤口愈合,或者吞下或注入血液,通过不遵从医嘱使真实存在的现有疾病加重,将良性体征呈现为病理性的,改动医疗仪器、检测或实验室标本,伪造病历,指使他人向医生提供与病史或症状相关的虚假信息等。在做作性障碍发作期间,患者可能会使用不止一种方法来伪造症状或疾病。虽然欺骗行为本身不具有危害性,但做作性行为的持久性特质却可能导致严重的并发症和死亡。

4. 做作性障碍患者会破坏医生的标准实践以及"离间"治疗团队,使不同医生之间相互诘难。对自身的做作性障碍患者常合并抑郁障碍、物质使用障碍和人格障碍(包括边缘型人格障碍)。一项针对做作性障碍患者的回顾性研究(n=93)发现,30% 以上的患者有精神科共病,20% 以上的患者报告有躯体虐待史或性虐待史。

【诊断和鉴别诊断】

1. 诊断 根据 DSM-5 标准来诊断:

(1) 针对自身的做作性障碍,需要满足以下所有条件:

A. 假装躯体上或心理上的体征或症状,或者自我诱导损伤或疾病,与确定的欺骗有关。

B. 在他人面前表现出自己生病、受损害或受伤。

C. 存在明显的欺骗行为,即使没有明显的外部犒赏也要这样做。

D. 这种行为不能用其他精神障碍来更好地解释,如妄想障碍或其他精神病性障碍。

做作性障碍的诊断需要客观地识别出装病行为和欺骗证据,而不是推断其意图或可能的根本动机。

(2) DSM-5,对他人的做作性障碍的诊断标准:

A. 伪造他人躯体上或心理上的体征或症状,或者诱导产生损伤或疾病,与确定的欺骗有关。

B. 使另一个人(受害者)在他人面前表现出生病、受损害或受伤。

C. 存在明显的欺骗行为,即使没有明显的外部犒赏也要这样做。

D. 这种行为不能用其他精神障碍来更好地解释,如妄想障碍或其他精神病性障碍。

对他人的做作性障碍的诊断适用于加害者而不是受害者。DSM-5 强调客观识别出伪造疾病的行为,而不是推断其意图或可能的根本动机。

(3) 关于病程,DSM-5 说明如下:

A. 单次发作。

B. 反复发作。

2. 鉴别诊断 对自身的做作性障碍的鉴别包括诈病和以下的疾病。

(1) 诈病:诈病和做作性障碍的特征都是采取欺骗行为来假装有病。然而,诈病定义为装病以获得明显的外部利益,而做作性障碍患者的欺骗行为则不能完全由外部犒赏来解释。此外,诈病患者会回避诊断性和治疗性操作(尤其是疼痛或侵入性的操作),而做作性障碍患者则乐于接受这些操作。

(2) 一般躯体疾病和精神障碍:对自身的做作性障碍与真正的一般躯体疾病和精神障碍的区别在于,做作性障碍的特征是存在以欺骗行为来假装症状或疾病的证据。

【治疗和预后】

1. 治疗 目前主要根据观察性研究来指导做作性障碍的治疗。

(1) 一般方法:应由一名医生监督患者的治疗,以免被伪造的症状或诱导的疾病所误导。作为精神科医生,应向患者的多学科治疗团队所有成员告知做作性障碍的诊断和治疗计划,协助评估自杀风险,监测患者(如持续观察)以防止自我伤害行为。对患者的诊断性和治疗性干预应基于客观的临床表现,避免忽视或忽略真正的躯体疾病。以支持患者的方式与其讨论做作性障碍的诊断,并评估和治疗合并的精神障碍。提供持续的一般性医疗服务,始终警惕反移情(医生关于患者的感受和想法)。

（2）讨论诊断：与患者讨论对自身的做作性障碍的诊断有时称为面质。在这一过程中，医生应就临床情况向患者提供富有同情心的反馈和推荐意见，应强调患者需要帮助；避免表达愤怒、扮演审判角色和采取惩罚或报复性举动；向患者保证他们能获得一般性医疗服务和支持；最大限度地减少耻辱感，帮助患者"保全面子"；多关注患者所面临的应激源，少关注其欺骗和装病行为；在损伤和死亡率较低的情况下，可以提供精神科治疗来缓解压力。

（3）心理治疗：是对自身的做作性障碍的标准治疗，治疗方法与人格障碍的治疗类似。目前缺乏高质量研究比较不同的心理治疗，通常建议采用支持性心理治疗或认知行为治疗。合并焦虑障碍、抑郁障碍、精神病性障碍或人格障碍的做作性障碍患者可能对这些共病的标准治疗有反应，如抗抑郁药治疗焦虑和抑郁障碍，抗精神病药治疗精神病，以及辨证行为疗法治疗边缘型人格障碍。此外，有创伤史的做作性障碍患者可能对创伤的循证治疗有反应，如聚焦于创伤的认知行为治疗。

2. 预后 做作性障碍预后较差，疾病康复的情况似乎少见，尤其病程晚期才得以发现的患者。合并焦虑障碍、抑郁障碍或物质使用障碍的做作性障碍患者可能预后较好，合并人格障碍的患者病情更顽固。

第五节 影响其他躯体疾病的心理因素

影响其他躯体疾病的心理因素（PFAOMC）是指一般躯体疾病受到心理或行为因素的不利影响时所诊断的疾病情况；这些因素可能加速或加重病情，干扰治疗，或增加发病率和死亡率。此外，这些因素并非另一种精神障碍所致。

影响其他躯体疾病的心理因素描述了广泛的心理特征、状态和行为与广泛的一般疾病医疗之间的许多可能的相互作用。推测患病率可能很高。

【临床表现】

1. 本质特征是心理因素（如痛苦）或行为（如不遵守评估等不适应健康行为）对一般医学症状或疾病诊疗产生不利影响。表现为：

（1）构成疾病的危险因素（例如，冠心病患者吸烟或糖尿病患者暴饮暴食）。

（2）影响医学疾病的潜在病理生理学（例如，婚姻冲突导致冠心病患者心绞痛或哮喘患者支气管痉挛）。

（3）对病程或治疗产生不利影响（例如，加剧哮喘

的焦虑，或忽视使用胰岛素减肥）PFAOMC 的不良反应包括增加患癌、致残或死亡的风险。这些影响可以发展为急性（如应激性心肌病）或慢性（如时间紧迫、不耐烦或敌意导致高血压）。

2. 心理和行为因素影响各种医疗情况，包括已确定的疾病（如冠心病、癌症或糖尿病）、功能综合征（如偏头痛、肠易激综合征或纤维肌痛）、临床症状（如疼痛、疲劳或头晕）。

3. 不同类型心理因素包括退行、焦虑、抑郁、否认、愤怒、人格特点、依恋类型以及应对方式等。

【诊断和鉴别诊断】

1. 诊断

（1）根据 DSM-5 诊断标准：

A. 存在一种躯体症状或疾病（而不是精神障碍）。

B. 心理或行为因素通过下列方式之一影响躯体疾病：①心理因素影响了躯体疾病的病程，表现为心理因素和躯体疾病的发展、加重或延迟康复之间，在时间上高度相关；②这些因素干扰了躯体疾病的治疗，例如不良的依从性；③这些因素对个体构成了额外的明确的健康风险；④这些因素影响了潜在的病理生理，促发或加重症状或需要医疗关注。

C. 诊断标准 B 中的心理和行为因素不能用其他精神障碍来更好地解释（例如惊恐障碍、抑郁症、创伤后应激障碍）。

（2）严重程度可为：

1）轻度：增加医疗风险（如降压治疗依从性差）。

2）中度：加重躯体疾病病情（如焦虑加重哮喘）。

3）严重：导致急诊或住院。

4）极重：威胁生命（如忽视心肌梗死症状）。

2. 鉴别诊断 PFAOMC 的鉴别包括适应障碍、转换障碍、疾病焦虑障碍、因其他疾病引起的精神障碍、躯体症状障碍等。

【治疗】

对这类心理因素的干预治疗以增强患者对诊疗的依从性为原则。

注意以下要素：

1. 直接询问患者的依从性，同时保持一种非评判的态度。

2. 医患交流应确保患者已经被充分告知了有关其疾病和治疗的信息。

3. 识别患者对疾病和诊疗认知上的不足与错误。

4. 及时发现潜在的心理社会因素并明确记录，在时机适当时加以干预。

5. 及时诊断和处理共病精神障碍。

6. 尽可能减少导致依从性差的因素,如药物不良反应、高花费和复杂性。

7. 尽早识别、了解和讨论由于社会文化因素造成的不依从。

8. 避免羞辱、责骂或者吓唬患者。

9. 应用动机访谈技术,使用正性强化促进患者治疗依从动机。

10. 关注和发现家庭成员对患者治疗依从性的影响。

11. 关注医患关系,建立和保持有效的治疗联系。

参考文献

第十一章 **进食障碍**
Eating Disorders

（陈珏）

第一节 概述

进食障碍（eating disorders，ED）是指以反常的进食行为和心理紊乱为特征，伴有显著体重改变和/或生理、社会功能紊乱的一组疾病，属于精神障碍中"与心理因素相关的生理障碍"。主要包括神经性厌食症（AN）、神经性贪食症（BN）和暴食障碍（BED）等（陈珏，2013）。

【研究史】

将神经性厌食症作为一疾病诊断始于19世纪末，而神经性贪食症在1979年才正式被列为临床诊断。暴食障碍在2000年出版的《精神障碍诊断与统计手册（第4版修订版）》（DSM-Ⅳ-TR）中是作为未加标明的进食障碍（eating disorder not otherwise specified，EDNOS）的一个暂时分类，直到在2013年出版的《精神障碍诊断与统计手册（第5版）》（DSM-5）中，暴食障碍才成为一个独立的疾病，与神经性厌食症、神经性贪食症并列作为进食障碍的主要疾病分类之一（王向群等，2015）。

【流行病学】

目前，有关进食障碍的流行病学数据多来自欧美国家（王向群等，2015）。女性明显多于男性，成人女性和男性神经性厌食症的终身患病率分别为0.9%和0.3%，神经性贪食症的终身患病率分别为1.5%和0.5%，暴食障碍的终身患病率分别为3.5%和2.0%。临床中首诊为神经性厌食症的患者中女性和男性比例约为11:1，首诊为神经性贪食症的女性和男性比例约为13:1。

神经性厌食症发病年龄早，为13~20岁，中位数为16岁，发病的两个高峰年龄分别是13~14岁和17~18岁；神经性贪食症发病年龄常较神经性厌食症晚，发生在青少年晚期和成年早期，发病年龄跨度较神经性厌食更大，为12~35岁，中位数为18岁；暴食障碍发病年龄更晚，中位数为23岁。

中国精神卫生调查2019年公布的数据显示我国成年人中进食障碍的终身患病率为0.1%，12个月患病率低于0.1%（Huang YQ，2019）；在上海儿童青少年（4~18岁）中开展的流行病学研究（2011—2012）显示，进食障碍的患病率为1.4%；均明显低于欧美国家。

一般认为，我国的进食障碍的患病率低于欧美国家。但现有的调查数据提示我国进食障碍发病率呈逐年上升趋势，严重影响着年轻女性的健康甚至是生命，值得引起足够的重视。

【病因和发病机制】

进食障碍是复杂的多因素疾病，目前其病因虽然仍未完全阐明，但可以肯定其病因与生物、心理和社会文化因素密切相关。同时，也需考虑到发生进食障碍的素质因素、诱发因素及维持因素（王向群等，2015）。目前认为进食障碍是遗传和环境因素相互作用的产物。

1. 素质因素

（1）性格特征：是进食障碍的高危因素之一，其中两个最重要的特征是低自尊及完美主义。进食障碍患者常共患者格障碍，报道称神经性贪食症与B及C型人格（尤其是边缘型人格障碍及回避型人格障碍）有关，神经性厌食症与C型人格（尤其是回避型人格及强迫型人格障碍）有关。

（2）遗传因素：性格的形成是先天遗传因素和后天环境（如围生期、家庭环境等）相互作用的产物。双生子及家系研究发现，进食障碍是复杂的遗传性疾病，遗传度在50%~83%，其中，神经性厌食症的遗传倾向较神经性贪食症明显，研究得更多，目前认为神经性厌食症的发生受到多个基因的调控，候选基因主要集中在：①神经递质和神经发育系统，如5-羟色胺（5-HT）受体、5-HT转运体（5-HTT）、色氨酸羟化酶（TPH）、阿片类受体（OPR）、大麻素受体（CBR）、多巴胺（DA）受体及脑源性神经营养因子（BDNF）；②食欲调节肽类及其受体，如瘦素、生长素、豚鼠相关蛋白（AGRP）、胆囊收缩素（CCK）、神经肽Y；③能量平衡系统，如解偶联蛋白；④性激素，如雌激素受体（ESR），以及肥胖相关基因。通过全基因组关联分析，发现1q41和11q22区域与神经性厌食发病相关，10p14与神经性贪食相关。

（3）其他生物学因素：进食障碍的神经生化研究提示，神经递质及神经肽与进食及体重的调节有关，前者包括5-羟色胺（5-HT）、多巴胺（DA）、去甲肾上腺素（NE）和乙酰胆碱（Ach），后者包括神经肽Y（NPY）、脑源性神经营养因子（BDNF）、瘦素、胃饥饿素、阿片肽、催产素等。脑电生理学技术的事件相关电位研究提示，神经性厌食症患者的认知功能受损。脑影像技术如磁共振成像（magnetic resonance imaging，MRI）技术，通过对进食障碍患者的脑结构及脑功能进行成像，发现进食障碍患者存在认知控制、犒赏、情绪调节等广泛脑区的功能或结构异常。

2. 诱发因素

（1）早年环境因素：儿童期虐待，包括躯体虐待、心理虐待、性虐待以及被忽视，会导致表观遗传学的改变，对发育中的大脑生理结构以及神经生化反应会造成显著的影响。此外，也有研究发现进食障碍与其他因素有关，例如与母亲抽烟、产科及围生期并发症如母亲贫血、早产儿（<32周）等多种因素有关。

（2）病前应激因素：减肥作为社会时尚，受到公众的推崇，而这种"以瘦为美"的审美取向对人们尤其青少年和年轻女性所起的导向作用是巨大的。过去因体形、体重受到过嘲讽,学习、感情上受挫,家庭成员重病或死亡、生活环境变迁等负性生活事件,如果让青少年和年轻人产生失控感、感觉自己不够好、感到有压力、担心、独自承受却无法疏泄时,这些应激因素将成为进食障碍发病的直接诱因。

3. 维持因素

(1) 家庭因素:家庭被认为是进食障碍产生和维持的因素,在进食障碍的发生与发展中所起的作用非常重要。Minuchin 等认为,患者家庭存在一种特定的关系模式,被描述为"缠结、过度保护、僵化以及缺乏解决冲突的能力"。另有研究发现,神经性厌食症患者的家庭环境具有低亲密度、低情感表达、低娱乐性和高矛盾性等特征。

(2) 社会文化因素:学校、社会的减肥风潮不仅是环境诱因,也可能助长了该病的维持,尤其减肥后周围人的赞美和羡慕,容易强化减肥行为。

【治疗】

进食障碍是一组涉及生理和心理紊乱的精神障碍,与其他精神障碍所不同的是,其生理紊乱所致的躯体并发症可累及全身各大系统、器官,因此在确定治疗方案前有必要对患者进行全面评估。

1. 治疗原则

(1) 多学科协作治疗的原则:精神科医生和护士、内科医生或儿科医生、营养师、心理治疗师、心理咨询师和社会工作者等。

(2) 全面评估:躯体状况、精神状况、进食相关的症状和行为的评估与监测。

(3) 综合治疗:营养治疗、躯体治疗、精神药物治疗和社会心理干预。

2. 治疗目标

(1) 尽可能地去除严重影响躯体健康的异常进食相关行为,恢复躯体健康。

(2) 治疗躯体并发症。

(3) 提供关于健康营养和饮食模式方面的教育。

(4) 帮助患者重新评估和改变关于进食障碍核心的歪曲认知、态度、动机、冲突及感受,促进患者主动配合和参与治疗。

(5) 治疗相关的精神问题,包括情绪低落、情绪不稳、冲动控制力下降、强迫观念和行为、焦虑、自伤自杀等行为障碍。

(6) 通过提供照料者指导和家庭治疗来争取家庭的支持。

(7) 防止复发和恶化。

3. 治疗方法　主要包括营养治疗、躯体治疗、心理治疗及药物治疗等,诊断不同,治疗方法侧重点也有所不同,详见各论。

第二节　神经性厌食症

神经性厌食症(anorexia nervosa,AN)简称厌食症,是一类患者自己有意严格限制进食,导致体重明显下降并低于正常,身体功能损害为特征的疾病(王向群等,2015)。该病多见于 13～20 岁的青少年和年轻女性,国外曾有报道该病死亡率高达 5%～20%,被认为是最致命的精神障碍。

目前,无论是美国还是国际诊断体系,均按照患者"有无规律的暴食或清除行为"将 AN 分为两个亚型,即限制型(restricting type,AN-R)和暴食/清除型(binge/purging type,AN-BP)(American Psychiatric Association,2013)。

【临床表现】

1. 心理和行为障碍

(1) 对苗条的病理性追求:厌食症患者对"肥胖"的强烈恐惧和对体形、体重的过度关注是临床核心症状,故意限制进食常常是首发症状。30%～50%的患者会出现阵发性暴饮暴食行为,通常这些暴食行为发生在限制进食后的 18 个月内。为减轻体重,患者常常有过度运动、催吐、导泻、滥用减肥药、利尿药、抑制食欲的药物。

(2) 体象障碍:厌食症患者对自己的体形、体重存在不正确的认知,对身体的胖瘦或某些部位的粗细、大小等存在感知障碍,即使已经明显消瘦,仍感觉自己很胖,故常伴有强烈的焦虑、恐惧情绪。

(3) 对食物的兴趣增加:患者为了苗条在行为上过度限制自己进食,对食物的兴趣不减反增,常专注于食物及与食物相关的活动。例如,强迫亲人吃东西,看与食物或与吃有关的电视节目或视频等。

(4) 否认病情:厌食症患者常常否认病情,否认饥饿感、疲劳感,部分患者否认自己想要减肥,将进食少归因为"没胃口""胃胀""胃难受""便秘"等躯体问题。

(5) 情感症状:在营养不良和饥饿状态下,患者出现严重的情绪问题,主要为情感淡漠和情绪不稳,拒绝、回避社交活动。抑郁情绪在厌食症患者中也很常见,严重时患者出现自杀倾向或自伤自杀行为。

(6) 强迫症状:在营养不良和饥饿状态下,厌食症患者变得更加刻板、固执,表现出进食相关的强迫症状,或原有强迫症状的加重。例如,患者脑海里反复出现食物画面,控制不住地反复思考吃什么等。强迫性的计算食物热量、照镜子、称重、运动、站立等。此外,强迫性洗涤、强迫性检查等症状在厌食症患者中也很常见。

2. 生理障碍

(1) 中枢神经系统并发症:由于营养不良导致大脑

萎缩,脑功能异常,从而出现一系列改变,包括反应迟钝、精神萎靡,思维及学习能力下降,情绪调节障碍(详见上述),癫痫发作甚至持久的意识障碍等。多数患者随着饮食状况的好转,这些表现是可以恢复的。但一些严重的改变可能不能恢复。

(2) 与营养不良有关的其他并发症:厌食症患者因严重营养不良导致的生理紊乱及并发症可累及全身每一个器官、系统,包括低体温、心动过缓、低血压及直立性低血压;贫血、白细胞低下甚至全血细胞减少;低蛋白血症;胃肠道活动减弱,导致胃排空延迟、便秘;肝功能异常、胰腺病变也很常见;青春前期患者可有性心理发育迟缓和第二性征发育停滞,女性患者可出现停经或月经紊乱;性功能障碍也多见,出现性欲减退或勃起功能障碍;严重的慢性并发症有骨质疏松、肾衰竭等。

(3) 与行为问题有关的并发症:厌食症患者有催吐或滥用减肥药、泻药、利尿剂、灌肠剂等行为,因为这些行为导致体内液体流失、血容量下降,从而使血尿素氮水平明显高于肌酐水平。最常见的电解质异常是低钾、低钠、低氯。呕吐和滥用利尿剂可导致代谢性碱中毒,滥用泻药可导致代谢性酸中毒。

再喂养综合征(refeeding syndrome,RFS):是指机体经过长期饥饿或营养不良,重新摄入营养物质导致磷急速转移进入细胞参与糖和蛋白质合成过程中的磷酸化作用,从而使血磷降低,引起心肌功能紊乱和神经系统并发症及由此而产生的一系列症状。低磷血症是 RFS 的主要病理生理特征,低钾血症是 RFS 致死的主要原因,同时还有低镁血症、维生素 B_1 缺乏等表现。因此,营养不良患者在再喂养初的几天里需要监测血浆磷水平。一旦发现血磷降低,应立即采用口服方法补充(Yager J,2007)。

【诊断和鉴别诊断】

1. 诊断 根据 DSM-5 的诊断标准(American Psychiatric Association,2013),神经性厌食症的诊断需符合以下 3 条:

(1) 限制能量摄入,明显的低体重状态——体重低于最低标准体重(例如,成年人体重指数 $\leq 18.5 kg/m^2$),或对于儿童和青少年而言,体重低于其年龄相应的最低预期体重(例如,低于与其年龄相对应 BMI 百分位数的 5 个百分位点)。

(2) 即使体重明显减轻,患者仍然强烈恐惧体重增加或变胖,或者持续进行妨碍体重增加的行为。

(3) 患者对自己体重或体形的体验紊乱,对体重或体形的自我评价不恰当,或者对目前低体重的严重性持续缺乏认识。

神经性厌食症可以分为两个特殊亚型:①限制型:在最近 3 个月中,无反复发作的暴饮暴食或清除行为(如自

我诱导呕吐或滥用泻药、利尿剂或灌肠剂)发作。该亚型患者的体重减轻主要是通过节食、禁食和/或过度运动实现的。②暴食/清除型:在最近 3 个月中,存在反复发作的暴饮暴食或清除行为(即自我诱导呕吐或滥用泻药、利尿剂或灌肠剂)。

2. 鉴别诊断

(1) 躯体疾病:神经性厌食症主要与某些躯体疾病引起的体重减轻相鉴别,但躯体疾病患者很少有怕胖的超价观念及体象障碍,进一步的躯体检查也可帮助鉴别。

(2) 抑郁症:神经性厌食症患者常会伴发轻至中度抑郁,部分患者病前先有抑郁情绪。抑郁症患者没有对体重增加的过分恐惧,其体重减轻通常不会到营养不良的程度;神经性厌食症患者伴发的抑郁属于神经性厌食症症状的一部分,不需要另作诊断。

(3) 焦虑障碍:患者对进食、体重增加感到焦虑不安,会回避社交,但这些均为神经性厌食症症状的一部分,不另作诊断。只有当神经性厌食症病前符合焦虑障碍诊断且与神经性厌食症无关,才考虑焦虑障碍诊断。

(4) 强迫障碍:患者可对食物、体重、体形存在强迫性思维,并有强迫性称重、运动、催吐、服用泻药等强迫行为,但这些均为神经性厌食症症状的一部分,不另作诊断,尤其营养越差,强迫症状越严重。只有当神经性厌食症病前符合强迫障碍诊断且与神经性厌食症无关,才考虑强迫障碍诊断。

(5) 神经性贪食症:部分神经性厌食症患者,即暴食/清除型神经性厌食症,可有间歇性暴食、催吐等清除性行为。鉴别点是神经性厌食症患者为低体重,而神经性贪食症的体重基本正常或轻微超重。

【治疗】

厌食症治疗成功的核心指标是体重恢复,治疗主要包括营养治疗、躯体治疗和心理治疗,对于初始使用营养治疗和心理治疗后体重仍未增加的急性期患者,可以考虑辅助药物治疗。

1. 营养治疗 营养治疗(包括饮食监管及禁止暴食和呕吐行为)被各国指南一致推荐作为促进厌食症患者体重增加的一线治疗,是厌食症最主要、最紧急、最基本的治疗。营养治疗的目的是恢复正常的饮食习惯、恢复体重、纠正营养不良,通过体重恢复可以纠正厌食症导致的多种生理问题。一般遵循经口进食、起始少量、逐渐增加的原则。每周体重增加 0.5~1.0kg 为宜,目标体重临床上通常取正常体重低限,如 BMI 为 $18.5 kg/m^2$ 或 $19 kg/m^2$,对儿童青少年人群应用 BMI 百分位数更为准确。肠内/肠外营养只是用于严重病例抢救生命的短期治疗方法。

再喂养如果过快或过迅猛可能会引起有潜在致命危

险的再喂养综合征,在营养治疗过程中需小心监测。

2. 躯体治疗 造成躯体症状的原因有营养不良、营养不良的病理生理后果、导致体重降低的行为、自伤行为和医源性原因等。治疗方式以支持治疗及处理各种并发症为主,可以请内科医生、儿科医生、营养学家协助治疗。

3. 心理治疗 主要有家庭治疗、认知行为治疗(cognitive behavioral therapy,CBT)和精神动力性心理治疗等。家庭治疗是青少年厌食症的首选心理治疗;对于成人厌食症,尚无证据表明某一种治疗优于其他治疗。治疗的选择基于可获得性、患者年龄、患者偏好及费用。

(1)家庭治疗:家庭治疗探索引发或维持厌食症的家庭互动模式,在家庭成员都能认可的基础上调整家庭互动模式,从而改变患者症状。家庭治疗对于起病较早(≤18岁)、病期较短(≤3年)的青少年厌食症患者效果较好、有最多的循证依据。

(2)认知行为治疗(cognitive behavior therapy,CBT):聚焦于改变患者对于体重、体形的歪曲认知,纠正或改善异常的进食行为。CBT适合年龄较大、营养状况得到一定改善的厌食症患者。

(3)精神动力性治疗:精神动力性治疗的目标是帮助患者理解厌食症状背后的潜意识动机、冲突、防御方式等,帮助患者发展更加灵活及具有适应性的应对方式。精神动力性治疗适合在有一定内省力、能与治疗师建立工作联盟的厌食症患者中进行。

4. 药物治疗 尚无循证证据证明药物治疗的有效性。对于严重病患可作为辅助治疗手段,帮助改善认知歪曲、情绪问题及治疗躯体并发症。

(1)抗抑郁剂:不宜单独用于治疗厌食症。如果厌食症患者在体重恢复正常后仍有贪食、抑郁、焦虑或强迫症状,可以考虑应用选择性5-羟色胺再摄取抑制剂(SSRIs)。其中应用报道较多的SSRIs是氟西汀(20~60mg/d)、西酞普兰(20~60mg/d),青少年患者可选用舍曲林(50~150mg/d)、氟伏沙明(50~200mg/d)。

(2)非典型抗精神病药:对于具有体象障碍、认知偏差等症状的患者,可小剂量应用非典型抗精神病药物。

(3)其他药物:如抗焦虑药、抗癫痫药、促胃动力药、锌剂也可对症使用。闭经超过6个月的患者,需咨询妇科医生,必要时采用人工周期1个疗程,而后停药观察,因为营养治疗仍是闭经患者最根本的治疗。

【病程和预后】

厌食症病程常以慢性和复发性为特征(Treasure J,2010)。约有50%的患者预后良好,可获痊愈;约25%的患者预后中等,仅躯体症状改善,但仍有进食或心理方面残留症状;约25%的患者预后较差,发展为慢性。5%~20%患者死于极度营养不良导致的多器官衰竭,或情绪

障碍所致的自杀等。

第三节 神经性贪食症

神经性贪食症(bulimia nervosa,BN)简称贪食症,是一类以反复发作性暴食及强烈控制体重的先占观念为特征的疾病。主要表现为反复发作、不可控制、冲动性地暴食,继之采取防止增重的不恰当的代偿行为,如禁食、过度运动、诱导呕吐、滥用泻药、利尿剂等,这些行为与其对自身体重和体形的过度关注和不客观的评价有关。30%~80%的贪食症患者有厌食症病史,与厌食症患者体重过低不同,贪食症患者大多体重正常或轻微超重。

【临床表现】

1. 行为障碍 贪食症的行为特征主要为暴食-清除循环,即反复发作的暴食及暴食后的代偿性行为。

(1)反复发作的暴食:暴食为冲动性进食行为,表现为在有限的时间里进食远超大多数人在相似时间内、相似情况下的会吃的食物量,常伴有进食时的失控感。

(2)代偿性行为:在暴食之后采取的,用以防止体重增加的行为。常用的代偿性行为有用手指等抠吐或自发呕吐、过度运动、禁食,滥用泻药、灌肠剂、利尿剂、减肥药等。

(3)暴食-清除循环:由于贪食症患者对体形和体重存在持续的不恰当的自我评价,暴食后随即采取各种代偿性行为,继而又促发暴食,形成反复恶性循环。

2. 心理障碍

(1)过度关注体形和体重:贪食症患者过度关注他们的外形和体重,对自己的体形和体重有不恰当的自我评价,总感到不满意,这成为他们不断节食减肥以及暴食后代偿行为的心理基础。

(2)情绪障碍:患者在暴食时通常先有满足感,继而出现自责、深感痛苦,最后因罪恶感或躯体不适而终止暴食行为。吃完后会因自己未控制住暴食而深感内疚、自我厌恶、自我否定,外加对于暴食清除行为的羞耻感,患者逐渐地出现社交退缩、不愿和他人交往,并影响社会功能。这些都可能导致患者出现严重抑郁情绪,甚至实施自残、自杀行为。贪食症共病抑郁症远高于厌食症,共病其他心境障碍、焦虑障碍、物质滥用、边缘型人格障碍比例也较高。

3. 生理障碍

(1)与暴食有关的生理障碍:贪食症患者常有恶心、腹痛、腹胀、消化不良和体重增加等与暴食有关的躯体不适,少数患者可出现急性胃扩张、胃破裂。

(2)与反复清除行为有关的生理障碍:反复呕吐者

常因胃酸反流导致牙齿腐蚀、龋齿、牙齿过敏,腮腺和唾液腺肿胀,并容易出现反流性食管炎、食管贲门黏膜撕裂综合征、胰腺炎等消化系统并发症。如果患者用手指来抠吐,手背示指关节处被牙齿咬伤,而出现瘢痕(称为Russell 氏征)。反复呕吐、滥用泻药、利尿剂者可出现水电解质、酸碱平衡紊乱,例如低钾血症是慢性呕吐、滥用泻药和利尿剂最常见的并发症,导致疲乏、肌无力、心律失常、抽搐和癫痫发作,严重低钾血症可导致心律失常、心脏传导阻滞甚至心脏停搏;呕吐和滥用利尿剂均会导致代谢性碱中毒,滥用泻药可引起代谢性酸中毒。长期服用含有酚酞的泻药会刺激结肠黏膜导致血性腹泻,甚至会导致在肠道黏膜下神经纤维的损伤。

【诊断和鉴别诊断】

1. 诊断　根据 DSM-5 诊断标准(American Psychiatric Association,2013),诊断神经性贪食症需符合以下几条:

(1)反复发作的暴食。暴食发作具有以下特征:

1)在一段固定的时间内进食(例如,在任何 2 小时内)的食物量大于大多数人在相似时间段内和相似场合下的进食量。

2)发作时感到无法控制进食。

(2)反复出现不适当的代偿行为以预防体重增加,如自我引吐,滥用泻药、利尿剂或其他药物,禁食,或过度锻炼。

(3)暴食和不适当的代偿行为同时出现,在 3 个月内平均每周至少 1 次。

(4)自我评价过度地受体形和体重影响。

(5)该障碍并非仅仅出现在厌食症的发作期。

2. 鉴别诊断

(1)神经系统器质性病变:一些神经系统疾病或综合征,如癫痫等位性发作、中枢神经系统肿瘤、Kleine-Levin 综合征、Klüver-Bucy 综合征等,也有发作性暴食等表现,通过神经系统体检和相应的检查可进行鉴别,如颞叶癫痫常有抽搐史及脑电图或 CT 的特殊改变。

(2)精神分裂症:精神分裂症继发的暴食以精神病症状为首发症状,故易于鉴别。

(3)抑郁障碍:根据哪个为首发症状和主要症状来鉴别,抑郁障碍不是以贪食为主要症状表现,如果患者神经性贪食症后出现抑郁,该抑郁为神经性贪食症的伴发症状。

(4)神经性厌食症:神经性贪食症患者的体重常在正常范围内,患者主动寻求帮助、愿意求治,这两点可与神经性厌食症相鉴别。

(5)暴食障碍:与神经性贪食症患者不同,暴食障碍患者无病理性怕胖,故暴食后无代偿行为以抵消体重的

增加,导致体重增加,因此患者常有肥胖。

【治疗】

1. 营养治疗　贪食症患者一般都有与节食、暴食/清除的循环交替饮食模式相关的营养紊乱,很多患者仍存在月经不规律。所以,即使是对于正常体重患者而言,营养治疗同样是有效辅助手段。

营养康复最初的着眼点应在于帮助患者建立一套规范的饮食计划,这有助于减少与进食障碍相关的行为,如对食物的限制、节食及由节食引发的暴食和代偿行为,增加食物种类等。

2. 躯体治疗　对于贪食症严重的水电解质、代谢紊乱,需进行静脉补液支持治疗。对于其他严重的躯体症状,必须有针对性地给予相应的躯体对症治疗,必要时可以请内科医生协助治疗。

3. 药物治疗

(1)抗抑郁剂:SSRIs 对贪食症症状及伴有的抑郁、焦虑、强迫、冲动控制障碍有一定疗效,对心理治疗反应不佳的贪食症患者也有进一步疗效(王向群等,2015)。其中氟西汀的有效性证据最多,不良反应最少,是目前唯一获得 FDA 许可治疗贪食症的药物,并有助于预防复发,氟西汀的推荐用量是 60mg/d;舍曲林(100~150mg/d)可用于未成年患者的治疗。

(2)心境稳定剂:抗癫痫药拉莫三嗪(100~200mg/d)、托吡酯(平均剂量 100mg/d)可明显减少暴食和清除症状,其中托吡酯会减低体重,不适用于体重正常或偏低的贪食症患者。

4. 心理治疗　认知行为治疗(CBT)、人际心理治疗(interpersonal psychotherapy,IPT)、辨证行为治疗(dialectical behavior therapy,DBT)、精神动力性心理治疗是贪食症的有效心理治疗方法(陈珏,2013)。

(1)CBT:个体 CBT 是治疗神经性贪食症最有效的干预措施。通过聚焦于贪食症相关的认知歪曲、异常进食行为以及暴食在调节情绪、应对困境方面的作用,帮助患者调整认知,培养健康的饮食习惯,并发展替代性的应对技巧。团体 CBT 可以帮助患者更好地处理疾病的羞耻感,获得同伴的反馈和支持。

(2)IPT:是一种短疗程、有时限性的心理治疗方法。IPT 假设贪食症患者和重要他人之间的人际关系影响着其症状的持续和对治疗的反应,治疗聚焦于识别和改变导致进食问题发生、发展和持续的人际关系背景。

(3)DBT:是一项综合性心理治疗,通过一系列技巧训练,帮助患者认识自我、学会调节情绪、建立良好的人际关系以及学会承受生活中不可避免的痛苦,从而起到减少贪食症患者的暴食和清除行为的作用。

(4)精神动力性心理治疗:着重于探讨患者异常进

食行为背后的潜意识动机、冲突及防御方式。增进患者的内省,发展更为灵活和适应的防御和应对模式。

（5）其他:家庭治疗在儿童及青少年患者的治疗中起到很重要的作用,也适用于家庭问题参与疾病的发生、发展的案例。其他治疗方式如支持性治疗、表达性治疗及压力管理等技巧训练对神经性贪食症也有一定的疗效,但缺乏循证证据。

【病程和预后】

多数贪食症患者有厌食症病史,症状常迁延数年(Treasure J,2010)。研究表明,贪食症的预后较厌食症好,约70%的贪食症患者经治疗可以康复,15%～20%患者预后中等、状况有所改善,10%～15%患者预后较差、发展为慢性病程。康复患者中仍有33%的患者将会复发。

第四节　暴食障碍

暴食障碍(binge eating disorder,BED)简称暴食症,是以反复发作性暴食为主要特征的一类疾病。主要表现为反复发作、不可控制、冲动性地暴食,但并无规律地采用贪食症特征性的代偿行为。暴食障碍患者易肥胖(陆林,2018)。

【临床表现】

1. 行为障碍

（1）反复发作的暴食:是暴食障碍的基本特征,伴有进食时的失控感。此处暴食的定义与神经性贪食症暴食的定义相同。失控是指一旦开始就不能克制进食或停止进食。个体在暴食时缺乏饱腹感,或对饱腹失去了正常反应,直到不舒服的饱胀感出现。

（2）无代偿性行为:暴食障碍患者对体重、体形无不恰当的自我评价,无肥胖恐惧,因此暴食后无代偿性行为,这一点可以鉴别于神经性贪食症。

2. 生理障碍　暴食症患者容易出现消化系统并发症,长期暴食易导致肥胖。

（1）消化系统并发症:暴食症患者常有恶心、腹痛、腹胀、消化不良和体重增加等与暴食有关的躯体不适,甚至出现急性胃扩张。急性胃扩张发生在患者短时间内大量进食后,表现为上腹部饱胀、疼痛、恶心,严重时上腹部可见毫无蠕动的胃轮廓,严重者可导致胃或食管穿孔、出血,患者立位腹部X线片、腹部B超可提示。胃破裂者罕见。

（2）肥胖:患者反复暴食、无代偿性行为,故可导致体重增加,超重或肥胖,继而产生肥胖相关的并发症。

【诊断和鉴别诊断】

1. 诊断　根据DSM-5的诊断标准(American Psychi-atric Association,2013),暴食症的诊断需符合以下几条:

（1）反复发作的暴食。暴食发作具有以下特征:

1）在一段固定的时间内进食(例如,在2小时内)的食物量大于大多数人在相似时间段内和相似场合下的进食量。

2）发作时感到无法控制进食。

（2）暴食发作与下列3项(或更多)有关:

1）进食比正常情况快得多。

2）进食至感到不舒服的饱腹感出现。

3）在没有感到身体饥饿时进食大量食物。

4）因进食过多感到尴尬而单独进食。

5）进食之后感到厌恶至极、抑郁或感到非常内疚。

（3）对暴食感到痛苦。

（4）在3个月内平均每周至少出现1次暴食。

（5）暴食与神经性贪食症中反复出现的不恰当的代偿行为无关,也并非仅仅出现在神经性贪食症或神经性厌食症的病程中。

2. 鉴别诊断

（1）神经性贪食症:暴食障碍和神经性贪食症一样有反复的暴食,但神经性贪食症存在反复不恰当的代偿行为;暴食障碍患者在暴食发作之间通常没有影响体重和体形的明显或持续的饮食限制行为。在治疗反应方面,暴食障碍个体改善的比例更高。

（2）肥胖:暴食障碍与超重和肥胖有关,但与其他肥胖个体相比,有暴食障碍的肥胖个体对体重和体形的过度评价水平更高;这些个体在进食行为的实验研究中表现出消耗热量更多;并且功能损害更大、生活质量更差、主观痛苦更多以及共病精神障碍的比例更高;此外,对暴食障碍的循证心理治疗长期疗效良好,而对肥胖的治疗尚缺乏有效的长期疗效。

（3）双相与抑郁障碍:食欲和体重的增加是非典型抑郁症及双相障碍的特征之一。如果患者符合抑郁发作和暴食障碍两种障碍的全部诊断标准,则应给予两种障碍的诊断。暴食和其他紊乱的进食症状可与双相障碍有关,如果符合双相障碍和暴食障碍两种障碍的全部诊断标准,则应给予两种诊断。

（4）边缘型人格障碍:暴食包括在作为边缘性人格障碍定义一部分的冲动行为诊断标准中。如果符合这两种障碍的全部诊断标准,则应给予两种诊断。

【治疗】

1. 心理治疗　是暴食障碍治疗中的重要干预方法(陆林,2018)。一系列随机对照试验及临床实践均显示,认知行为治疗(CBT)、人际心理治疗(IPT)、辨证行为治疗(DBT)和行为减重治疗(behavioral weight loss,BWL)对暴食障碍有一定的治疗效果。

（1）CBT:CBT 是暴食障碍的心理治疗中研究得最多、疗效得到确定的一种心理治疗。50%暴食症患者通过 CBT 治疗能达到痊愈，同时存在的暴食障碍特定的心理病理也能得到改善。也有大量证据支持指导式自助 CBT(guide self-help CBT,CBTgsh)对暴食障碍的疗效，并可作为序贯治疗的起始步骤。

（2）IPT:也被证明对暴食障碍患者的行为和心理症状有效，可以考虑作为顽固的成年暴食症患者的替代治疗。对于暴食障碍，无论是短程治疗还是长程治疗，IPT 都与 CBT 有相似的疗效。

（3）DBT:对治疗暴食障碍共病边缘性人格障碍的患者，DBT 是一种可能有效的治疗手段。DBT 的目标是使暴食障碍患者发展出具有适应性的情绪调节技能并能在日常生活中应用。

（4）BWL:低或极低卡路里饮食的 BWL 可能有助于减轻体重，且通常可减轻暴食症状。大多数暴食障碍患者有超重或肥胖，所以 BWL 是最常用的治疗之一。BWL 通过适当减少卡路里摄入和增加运动强度来减重。但是体重减轻往往不会保持，且减重后再增重可能会伴随暴食模式的复发。

2. 药物治疗　多种药物在短期内均可帮助暴食障碍患者有效减少暴食，但其中不少药物可引起严重的不良反应。当暴食障碍患者对心理治疗的反应不佳或存在严重的精神科共病时，可考虑加用药物治疗，但应注意预防严重的不良反应。

（1）抗抑郁剂:SSRIs 和 TCAs 可显著减少暴食障碍患者的暴食频率，治疗暴食障碍推荐使用最大剂量或接近最大剂量;抗抑郁剂对暴食障碍患者的体重减轻并没有显著疗效;停药后患者的暴食常常复发。此外，由于 SSRIs 在其他精神障碍患者中有时会导致体重增加，尤其是长期使用这类药物，所以在临床上应注意监测这一不良反应。

（2）心境稳定剂:有三项研究表明抗癫痫药托吡酯有助于暴食障碍患者抑制暴食，促进体重减轻，平均日剂量 100mg。其不良反应有感觉异常、嘴干、认知问题、头痛、头晕、嗜睡、疲劳、消化不良。此外，唑尼沙胺有与托吡酯相似的疗效和不良反应。

【病程和预后】

关于暴食障碍的纵向病程和结局的研究还比较有限，但这些研究却表明该病的诊断是不稳定的(陆林，2018)。观察性研究提示暴食障碍的病程通常是慢性的，平均病程是 14 年，比贪食症(6 年)或厌食症(6 年)的平均病程要长。值得注意的是，随访病例中伴发肥胖的比率有所增加(21%～39%)，因此，伴发的肥胖可能是除了暴食障碍外评估健康结局的一个重要方面。

参考文献

第十二章　人格障碍与性心理障碍

人格障碍与性心理障碍

Personality Disorder and Sexual Psychological Disorder

（李毅）

第一节　人格障碍

人格障碍(personality disorder)泛指一切心理障碍,是指人格特征显著偏离正常,使患者形成了特有的行为模式,表现为患者对环境适应不良,明显影响其社会和职业功能,或者患者自己感到精神痛苦。各种类型人格障碍的诊断定义和诊断条目一直在变化,也没有迹象表明这种变化会趋于相对稳定。严格意义的人格障碍,是变态心理学范围中一种介于精神障碍及正常人格之间的行为特征。

虽然其他精神障碍已经有了共同的观念和认识,但是人格障碍在专业之间缺乏共识。一旦某些患者被贴上人格障碍的标签,所受到的待遇就是比较恶劣的。因此,在临床中如果能够更好地运用这些概念,就能更好地安排患者的治疗计划,例如:通过心理治疗和药物治疗,能够了解这些疾患对其他重要临床表现的病程造成的影响,能够建立和维持良好的治疗关系。

【人格和人格障碍】

1. 人格的概念　人格是指个性,是个人长期形成的内在体验和持久的行为模式。人格会随着经验、成熟和想要适应外在环境的要求而改变,会受到基因以及心理社会的影响。在不同的文化中,可以接受的常规行为都是不同的,所以应该把一个人的行为、想法和感受放在他所生存的社会背景当中去思考,就可以更加了解到他为什么会形成这样的人格。

2. 人格障碍　人格障碍是指人格特征显著偏离正常,使患者形成了特有的行为模式,表现为对环境适应不良,常影响其社会功能,甚至与社会发生冲突,给自己或社会造成恶果。人格障碍常开始于幼年,青年期定型,持续至成年期或者终生。人格障碍有时与精神障碍有相似之处或易于发生精神障碍,但其本身尚非病态。严重躯体疾病、伤残、脑器质型疾病、精神障碍或灾难性生活体验之后发生的人格特征偏离,应列入相应疾病的人格改变。当儿童少年期的行为异常或成年后的人格特征偏离但尚不影响其社会功能时,暂不诊断为人格障碍。关于人格障碍流行学研究较少,一般认为某些机构如监狱、福利部门中的发病率较高;Langer 和 Michael 认为最低社会经济阶层的发生率比最高层高 3 倍;Leightons 则认为社会秩序混乱地区的发生率较安全地区的总发生率高3倍。

(1) 人格障碍的界定:精神病学认为,人格障碍的界定应满足以下三个条件:①早年开始,于童年或者少年期表现出问题。②人格或个性的一些方面过于突出或显著增强,导致持久而牢固的适应不良。③给本人带来痛苦或者影响他人。人格障碍大多给个人带来痛苦,也有相当一部分人格障碍表现为对他人的影响,即:个人可以不痛苦,个人的社会功能也不一定受损,但只要影响周围,也认为是障碍,这是精神病学对人格障碍的界定。

精神症状会影响患者本人的社会功能或者给患者带来痛苦,比如焦虑、抑郁还有思维障碍等都可以影响个人的功能或者带来痛苦。可是有些人格特质在某些方面过于突出或显著增强的人,其社会功能不一定受到影响,也可能并不感到痛苦,这就不构成人格障碍。因此,人格障碍是否为独立的精神障碍,一直受到质疑,即仅仅有人格障碍的症状不一定是人格障碍。

(2) 人格障碍的病理机制:迄今尚未完全阐明,一般认为是在人格基础上受环境因素影响的结果。

1) 遗传因素:家系调查资料显示,先证者亲属中人格障碍的发生率与血缘关系成正比,血缘关系越近,发生率越高。双生子与寄养子调查结果都支持遗传因素起一定作用的观点,但家庭、社会环境及教育因素也不容忽视。

2) 脑发育因素:研究发现情绪不稳定型人格障碍的人有较多的神经系统软体征,神经心理学测验也显示有轻微的脑功能损害。脑电图显示与年龄不相符的不成熟型,Williams 发现常有攻击行为的男性中,57%具有异常脑电图,且多表现在前颞区,他认为问题可能出现在网状激活系统或边缘系统。

3) 环境因素:在人格障碍的形成上占有极为重要的地位。儿童的大脑发育未成熟,有较大的可塑性,强烈的精神刺激会给儿童的个性发育带来严重影响,不合理教养可导致人格的病态发展,缺乏家庭正确教养或父母的爱是发生人格障碍的重要原因。Patridge 强调病态社会的不良影响,他认为健康的社会是避免发生精神破裂的保障,恶劣的社会风尚和不合理的社会制度均可影响儿童的心身健康,与人格障碍的发生有一定关系。

【人格障碍的诊断准则】

人格障碍的基本条件是出现人格特质突出化,人格特质突出化也曾被当作精神障碍的类型,《国际疾病诊断(第 9 版)》中有该诊断类型,但这个提法在 1992 年发表的《国际疾病诊断(第 10 版)》(ICD-10)中被去了。因为当事人没有感到痛苦或社会适应不良是不构成精神障碍的。单纯的人格特质突出化并不满足精神障碍的条件。有相反的例证表明,正是由于具有某些人格特质突出化,有的人格特质突出化者能较普通人更适应特殊的环境,甚至取得更大的成就。如某些科研工作者就是强迫人格,只要对人际关系没有影响的话,这种强迫人格可能会取得更大的成就。有些演员可能是表演人格,比没有表演人格的演员更有可能引起别人的注意。可以看到

有些很成功的演员,他们具有表演人格的特质,但他们不是表演型人格障碍。人格障碍的诊断标准通常包括如下几条:

1. 是一种持久的内在经验和行为,这些经验和行为从个人的文化看来,已经明显地偏离一般人的预期。这种行为的形态表现在下列2个以上的条目:

(1) 认知,如如何观察和解释自己、他人以及遭遇的生活事件。

(2) 情绪,如情绪的范围、强度、变化、情绪反应的适应性。

(3) 人际功能。

(4) 冲动控制。

2. 这种持久的行为缺乏弹性,而且在不同的人际和社交情境中广泛地呈现出来。

3. 这种持久的行为导致临床上明显的困扰,或者是社交、职业及其他功能的明显障碍。

4. 这种行为具有相对的稳定性,而且已经持续相当长一段时间,开始的时候可以回溯到青少年或者是成年人的早期。

5. 这种持久的行为不是因为其他精神障碍所造成的结果,也没有办法用其他精神障碍来解释。

6. 这种持久的行为模式不是因为药物造成的直接生理反应(如药物滥用、服用治疗某些疾病所用的药物),或者是一般医疗状况造成的。

【人格障碍的分类】

人格障碍的分类一直存在争议,过去使用过的某些人格障碍类型被废弃,如环性人格障碍,现在被移到了情感障碍里,因为它和情感有一定的关系。人格障碍类型是根据许多不同的观点和实践提出的,由于类型提出的多元性,在分类学中,人格障碍类型有很大的分歧。各种类型人格障碍的诊断定义和诊断条目一直在变化,也没有迹象表明这种变化会趋于相对稳定。有些学者对人格障碍的某些类型提出质疑,例如,我国著名精神病学家杨德森教授就认为:"反社会型人格不应该属于精神障碍的范畴",而反社会人格是人格障碍中最早出现的一个名称。

ICD-10认为在当前所有的精神科分类中,成人人格障碍包括了许多严重的问题,解决这些问题需要广泛而费时的调查来积累资料。当试图为这类障碍写出详细的诊断标准时,观察与解释之间的分歧就变得格外棘手;就目前的知识而言,要确立诊断必须满足的几条标准,仍悬而未解。虽然仍缺乏相当多的知识,但是必须要确立诊断标准。ICD-10为人格障碍确定了一些诊断标准,ICD-11继续会为人格障碍确立诊断标准。

美国的DSM-5把人格障碍分成三个类群:A类群、B类群、C类群。

1. A类群-特殊类型人格障碍　A类群是指那些和精神病有关的人格障碍,包括偏执型人格障碍、分裂样人格障碍和分裂型人格障碍。其中的偏执型人格障碍和分裂样人格障碍分别在ICD-10和CCMD-3里都有,ICD-10认为分裂型人格障碍是与精神分裂症有密切生物学联系的一种疾病,所以把分裂型人格障碍放在了精神分裂症章节里。精神分裂症在ICD-10的编码是F20,分裂型人格障碍是F21,紧跟在精神分裂症的后面。由于ICD-10里没有分裂型人格障碍,所以CCMD-3里没有分裂型人格障碍这个名称,分裂型人格障碍是A类群里最常见的人格障碍。

A类群人格障碍有其自身的特点,与精神病有密切的联系。偏执型人格障碍与偏执型精神病有密切的联系。分裂样人格障碍和分裂型人格障碍和精神分裂症有密切的联系,临床上应注意鉴别。

(1) 偏执型人格障碍:

1) 特征:"怀疑别人、不相信别人"是偏执型人格障碍的特征。此类患者将别人的动机解释为恶意,主要表现在认知和人际关系方面。这种多疑的特征决定了此类患者不会找心理医生。

2) 心理症状:①对挫折和遭遇过度敏感;②对侮辱和伤害不能宽容,长期耿耿于怀;③多疑,容易将别人中性或友好行为误解为敌意或轻视;④明显超过实际情况所需的好斗,对个人权利执意追求;⑤容易产生嫉妒;⑥过分怀疑恋人有新欢或配偶不忠,但不是妄想;⑦总感觉受压制、被迫害,以致上告、上访,不达目的不肯罢休。

将周围和外界事件不现实地解释为"阴谋"的优势观念,可以使偏执型人格障碍的患者对周围过分警惕和抱有敌意。由于偏执型人格障碍的基本特点是"疑",在此认知基础上,可能产生敌意,出现某些人际关系紧张问题。偏执型人格障碍者与别人的关系往往是对抗的,充满争端、刻薄、恶毒甚至是控告,这些情况往往会妨碍其社会功能。当此类怀疑达到妄想状态,就属于偏执型精神病。偏执型人格障碍者通常没有人格自知力,他们认为自己的怀疑是必要的。就像手执电筒的夜行者,灯光只会投向外部世界,不会投向自己;并容易记仇恨,使敌意长久地持续下去。

3) 症状标准:

A. 对他人广泛的不信任和猜疑,例如将他人的动机解读为恶意,通常始于成年早期,并存在于生活的多方面。

偏执型人格障碍通常是从青年开始敏感、多疑,而偏执性精神病大多数是在中年发生,青年也可能发病,但流行病学并不支持。两者最关键的区别在于偏执型人格障碍达不到妄想的程度。

B. 不发生于精神分裂症、双相障碍或抑郁症,带有精神病型症状或其他精神病型障碍,亦非因为其他躯体疾病所致。

(2)分裂样人格障碍:

1)特征:分裂样人格障碍是在日常生活中和医学心理咨询门诊中较常见的人格障碍。据上海市青少年心理健康调查资料显示,分裂样人格障碍占人格障碍总数的29%左右,接近1/3。1975年著名的精神病学家罗逊特指出,这种类型的人约占正常人群的7.5%,且男性多于女性。

2)心理症状:特征是社会隔绝、情感疏远。表现为孤单、冷淡的沉默,不介入日常事务,不交际,不关心他人,将精力投注于非人类的事物(如数学)。

3)症状标准:

A. 一种与社会关系广泛分离,在人际环境中的情绪表达受到严格限制的模式,始于成年早期,存在于多种条件下。

B. 并非发生于精神分裂症、其他精神病型障碍或某种普遍型发育障碍,也不是由于一般躯体情况所致的直接生理型效应。

(3)分裂型人格障碍:

1)特征:分裂型人格障碍与精神分裂症有很密切的关系,这个诊断的特点是缺乏人际关系,而且在认知和直觉上充满了扭曲。分裂型人格障碍和精神分裂症的症状有很多重叠的部分,这类人格障碍很少受到医院的重视,因为个案的行为虽然怪异,但是倾向于单独一个人。除非有期限的压力,或者家里某些成员鼓励,才可以接受治疗。分裂型人格障碍是一种以观念、外貌和行为奇特,以及人际关系有明显缺陷,且情感冷淡为主要特点的人格障碍。这类人一般较孤独、沉默、隐匿,不爱人际交往,不合群。

2)心理症状:第六感,预言未来,另类的兴趣,疑心,对于生命存在关心,情绪化的推理,不实际的生活方式,平淡的情绪,认知上的自闭,广泛的焦虑和神经质,间歇型的崩溃,失去自我感,过着怪异的生活。

3)症状标准:

A. 社交和人际关系方面的缺陷,与亲友在一起感到很不舒服,具有很少感情,而且还有认识或感知方面的歪曲以及古怪的行为;起自早期成年时,前后过程多种多样。

B. 不发生于精神分裂症、带精神病型症状的双相障碍或抑郁障碍、其他精神病型障碍或孤独症谱系障碍的患病过程中。

2. B类群-特殊类型人格障碍 B类群较复杂,DSM-

5的B类群包括反社会、边缘型、表演型和自恋型4种人格障碍。ICD-10不包括自恋型人格障碍,包括反社会和表演型人格障碍,另有情绪不稳型人格障碍(开始只有冲动型人格障碍)。后来认为,冲动型人格障碍是边缘型人格障碍的一个特征,在符合冲动型人格障碍的基础上如果又符合边缘型人格障碍,就把它诊断为边缘型人格障碍。

ICD-10开始不准备设置边缘型人格障碍的诊断,但是根据美国的DSM-IV,边缘型人格障碍是非常重要的一个人格障碍,在所有人格障碍的研究文献中,边缘型人格障碍的研究文献是最多的,占50%以上,而且美国边缘型人格障碍的发病率很高。因此,ICD-10在制订边缘型、冲动型人格障碍时,设置了5套标准。符合冲动型人格障碍的基础上符合几条边缘型人格障碍的标准,就诊断为边缘型人格障碍。

CCMD-3也包括反社会和表演型人格障碍,它的前言中提到,边缘型人格障碍不符合中国国情,至于为什么不符合,CCMD-3没有说明,而且现有文献也没有一个研究论及边缘型人格障碍不符合中国的国情。CCMD-3关于冲动型人格障碍的诊断条目一共有八条,如果对照ICD-10的条目来看,这八条里面既有冲动型人格障碍的,也有边缘型人格障碍的。根据ICD-10的观点,既有冲动型人格障碍又有边缘型人格障碍的特征,应该诊断为边缘型人格障碍。所以,尽管CCMD-3里没有边缘型人格障碍,但是诊断条目的设置里包含了边缘型人格障碍,而命名是冲动型人格障碍。

自恋型人格障碍比较少见,ICD-10把它当作一个可能研究的问题提出来,而CCMD-3里没有提到,所以CCMD-3里没有自恋型人格障碍。

(1)反社会型人格障碍:

1)特征:是一种犯罪型人格障碍,特征行为是情绪暴发性,行为冲动性,对社会对他人冷酷、仇视、缺乏同情心,缺乏羞愧悔改之心,以及不负责任的方式;一种忽视和侵犯他人权益的广泛行为模式,这种人格障碍的主要表现是违反社会秩序,从中获取别人的利益,他们都是执法者追究的对象,经常被刑事拘留和行政拘留。反社会人格障碍是最早出现的人格障碍的类型,所以这个人格障碍名称一直保留,但是反社会人格障碍在临床工作中间很少遇到,这种人大部分都在看守所和拘留所。

2)心理症状:长期严重地不负责任,无视社会常规、准则和义务,不能持续地工作或学习,经常旷工和旷课,多次无计划地变换工作,有违反社会规范的行为,已经构成了拘捕的理由,不管是否拘捕。行动没有计划有冲动性,可以没有事先计划的旅游,不尊重事实,如经常撒谎、欺骗他人,以获取个人利益。对他人漠不关心,不承担经济义务,拖欠债务,不赡养子女和父母。

这些人不能维持和他人的长久关系,如婚姻,很少维持1年以上。总是责怪别人,对发生冲突的行为进行无理的辩解。对挫折的耐受性很低,容易冲动,甚至出现暴力行为。反复斗殴和攻击别人,也包括无故殴打配偶和子女。他在危害别人的时候没有内疚感,不能从中得到经验,不能从受到惩罚的经验中得到获益。根据CCMD-3的标准,他们在18岁以前就有品行问题,反复违反校规和家规,说谎、偷窃、逃学、吸烟、喝酒,虐待动物和弱小同学,至少2次以上没有向家人说明就外出过夜。过早地发生性关系,多次参与破坏公共财产的活动。参与斗殴和挑起斗殴,被学校开除过或者停学过,被拘留过或管教过。

3)症状标准(DSM-5):

A. 从15岁开始就出现的一种模式并侵犯他人权益的普遍的行为模式。

B. 患者至少18岁。

C. 患者15岁前有品行障碍的证据。

D. 当前出现的反社会行为可能与精神分裂症或者双相障碍同时发生。

在临床工作中也见到过一些反社会型的人格特征,其表现是反社会人格,有冲动性、欺骗,然后很难承担责任,总是虐待他人。

(2)边缘型人格障碍:边缘型人格障碍(图4-12-1)在DSM-5里面的诊断条目有9条,在临床工作中间我们经常可以看到一些人曾经被诊断精神分裂症、情感型精神病,又被诊断为神经症,这种人很可能是边缘型人格障碍。非常遗憾的是,国内对边缘型人格障碍的研究很少,大部分医生不能识别边缘型人格障碍。

边缘型人格障碍临床很常见,例如有个患者曾诊断精神分裂症、情感性障碍以及神经症等,且病史记载他曾

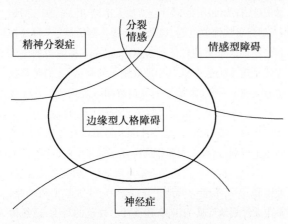

图4-12-1 边缘型人格障碍示意

神经症和精神分裂症情感型障碍很容易鉴别,它们中间没有交叉

有过多的妄想,有反复自杀行为,情绪不稳定。边缘型人格障碍在DSM-Ⅳ有9条标准,然后医生就其余6条进行询问,患者回答全有。患者还提出之前没有医生就这几条标准问过他,可见我们对边缘型人格障碍不熟悉,容易误诊。

1)特征:边缘型人格障碍是精神科常见的人格障碍,主要以情绪、人际关系、自我形象、行为的不稳定为主,并且伴随多种冲动行为特征,是一种复杂又严重的精神障碍。边缘型人格障碍的典型特征有学者描述为"稳定的不稳定",往往表现为治疗上的不依从,治疗难度很大。边缘型人格障碍的基本特点是心理活动不稳定。在DSM-5里面认为边缘型人格障碍有四个方面的问题,包括不稳定的人际关系、不稳定的情绪、不稳定的自我意向及冲动性,这四个方面表现就是冲动型。

他们情绪也经常不稳定,容易突然地发怒和焦虑,但持续时间不长,所以是情绪问题,不是心境问题。他们也容易冲动,做一些危险的事情。反复自杀既表现了他们情绪的不稳定,也表现了自我意向的不稳定。不稳定是一种动态,把握动态中的心理特征的本质,需要足够的识别能力。

2)诊断标准:人际关系、自我形象和感情的不稳定以及显著的冲动性;起自早期成年时,前后过程多种多样。

(3)表演型人格障碍,又称为寻求注意型人格障碍或癔症型人格障碍。

1)特征:女性较多见。男性癔症性人格表现也没有不同于女性的特征,但年龄多在25岁以下,此型人格障碍以人格的过分感情化,以夸张言行吸引注意力及人格不成熟为主要特征。

表演型人格障碍的形成与基因和家庭环境相关。研究显示,成长在对孩子缺乏关爱与期望、性滥交家庭背景的孩子更易发展成表演型人格障碍。此外,表演型人格障碍与反社会型人格障碍存在着紧密的关系。美国的统计研究表明,2/3的表演型人格障碍的患者达到了反社会型人格障碍的标准。这两种心理障碍的潜在人格特质有相似的一面,只是男女的表达形式不同罢了。女性更多通常以"表现型"型的人格反映出来,而男性更多以"反社会"型的暴力人格表达出这种潜在人格特质。

2)诊断标准(DSM-5):描述为一种过分的情绪性和追求他人注意的普遍模式,这种情况从成年早期开始产生的背景不一。

(4)自恋型人格障碍:特征为对自我价值感的夸大,由于这种自大,自恋者往往长期体验着一种脆弱的低自尊。自恋性人格多形成于成年早期。

根据DSM-5的定义,在社区样本中(美国),自恋型

人格障碍的患病率为 0~6.2%,在被诊断为自恋型人格障碍的个体中,50%~75% 是男性。

3. C 类群-特殊类型人格障碍　C 类群的人格障碍较简单,三个分类里都有,包括强迫型人格障碍、依赖型人格障碍和回避型人格障碍。

C 类人格障碍最典型的特征是行为异常,主要表现为伴随焦虑的异常行为,DSM-5 将强迫型人格障碍、依赖型人格障碍、回避型人格障碍归入 C 类人格障碍。

(1) 强迫型人格障碍:DSM-5 认为强迫型人格障碍与强迫症并没有很大的关联性,强迫型是一种对次序和完美过分关注的广泛的行为模式,以丧失灵活性和有效性为代价。这种人格障碍主要是对工作和生活态度的方法与他人不同,这种不同的东西出发点是好的,效果却不好,这种模式给他自己本身和周围人都可能带来不愉快和麻烦。在强迫症里面也可以见到强迫型人格障碍者,可能比普通人群中间要高一些,但是大部分强迫症的患者没有强迫型人格障碍,这里的大部分应该是 50% 以上。

1) 特征:强迫型人格障碍经常有不安全感,导致优柔寡断、经常自我怀疑,不怀疑别人,过分谨慎。活动会提前作出计划,而且不厌其烦,反复核对,因对细节的过分注意,以至于忽视了全局,既影响了效率,又影响了有效性。经常被讨厌的思维和冲动所困扰,但不是强迫症状,这些东西也不固定,不像强迫症状,在一个阶段中间出现的冲动和讨厌的思想是固定的。过分的谨慎多虑,过分关注工作而不顾个人消遣和人际关系。刻板、固执,要求别人按自己规矩办事,因循守旧,缺乏表达温情的能力。作为个人,强迫型人格的心理特征对工作有正向作用。但他们在工作中常常是麻烦者,为了完美和次序,以至于干扰了任务的完成,从而降低了工作效率;由于固执和刻板,他们的人际关系可能受到影响。

强迫型人格障碍的人致力于工作,他们担心别人不按照自己的方法办事,不愿意将工作交给别人,他们也许认为自己是努力的、勤勉的和认真的,但这种努力工作的优点也正是他们的问题所在。

2) 诊断标准:一种以牺牲灵活性、开放和效率为代价的,专注于秩序、完美以及精神和人际控制的普遍模式,始于成年早期,表现在各种场合中。

(2) 回避型人格障碍:这种人格障碍是一种广泛的社交抑制,不恰当感,以及对不好的评价过分敏感的行为模式,主要表现为害怕与人交往,社交回避是回避型人格障碍的典型特征。其实,回避型人格障碍内心渴望和别人交往。前面谈到一个人格障碍,就是分裂样人格障碍(schizoid),也表现为不与人交往,他们是不屑于和人交往,而回避型人格障碍是想和别人交往,又怕别人不接

受他。

1) 特征:认为自己社交上很笨拙,没有吸引力,不如别人。表面上看,他们和分裂样人格障碍都是心理的内向者,不与人交往,其实不然,分裂样人格障碍的本质是冷僻,根本不希望和人交往。回避型人格障碍是渴望和人交往,又害怕批评和拒绝,因而回避这些交往。如果大家保证不批评和拒绝,他肯定乐于和别人交往。分裂样人格障碍是不屑于和人交往,不批评、不拒绝或者批评、拒绝,反正我不理你。回避型人格障碍和分裂样人格障碍虽然表现类似,但其实这两个类群本质上截然相反。由于害怕别人的羞辱和嘲笑,他们压抑自己与别人的亲近,在生疏的人际情景中他们容易显得拘谨和过度的腼腆。总的说来,回避型人格障碍者是渴望与人交往又害怕与人交往的人。在女性群体中,回避型人格障碍与社交恐惧存在共同的遗传易感型。与社交恐惧不同的是,对被抛弃的恐惧在回避型人格障碍的形成中扮演着更重要的角色。

2) 心理症状:回避型人格障碍患者具有一贯自我敏感、不安全感、自卑感,对遭到排斥和批评过分敏感。不断追求被别人接受和受到欢迎。除非得到他人接受自己和不受到批评的保证,否则拒绝和他人建立人际关系,惯于夸大生活中存在的危险,达到回避某些活动的程度。因"稳定"和"安全"的需要,生活方式受到限制。

(3) 依赖型人格障碍:

1) 特征:C 类群最特殊的是依赖型人格障碍,很少见,是一种广泛的对得到照顾的过分要求,导致顺从和依附以及害怕分离的行为模式。这种人格障碍主要表现为退缩和顺从,他们的举止像孩子对成人的仰仗。依赖型人格和自恋型人格是完全极端的两种,自恋型人格很自傲,依赖型人格就要顺着别人。依赖型人格和回避型人格不一样,回避型人格是害怕社交场合,依赖型人格是依赖某些特殊的人。他的基本特点是失去自尊的依赖。依赖型人格障碍者是具有一定社会能力的成年人,可是他们对社会责任的态度却有儿童的特点,他们像长不大的孩子,他们的这些态度与他们具有的社会能力极不相称,这些问题会严重地影响他的社会功能,感到非常痛苦。为了得到别人情感上的支持,他们常常委曲求全,甚至损害他们的尊严,他们对独自做计划感到困难,担心别人会离开他。

2) 心理症状:要求别人为自己生活的重要方面承担责任,将自己的需要附属于所依赖的人,过分地服从所依赖人的意志,不愿意对所依赖人提出要求,即使是合理要求,感到自己无助、无能或者缺乏精力。依赖型人格障碍总是在被遗忘的恐惧的幻想中,不断地要求别人做保证,一个人待着的时候就感到难受。当与他人的亲密关系结

束的时候,就是和他依赖这个人关系结束的时候,会感到毁灭和无助,经常把责任推给别人,用这种方法来应对逆境。

3)诊断标准:一种广泛存在的、过度需要别人照顾的行为模式,导致患者表现出顺从行为,对分离的恐惧,始于成年早期,并表现在各种场合中。

第二节 性心理障碍

性心理障碍(psychosexual disorders)是指个体在两性行为中,性心理和性行为的明显偏离的精神障碍,并以这种偏离性性行为作为性兴奋、性满足的主要或唯一的方式。临床上,性心理障碍包括两种类型:性身份障碍,如易性症;以及性偏好障碍,如恋物症、异装症、露阴症、窥阴症、摩擦症、恋童症、性施虐与性受虐症等。性心理障碍的确切发病率难以估计。

性是生物的本能,也是人类的基本需要之一。人类的性除了具有生物功能,即生殖功能以外,也具有心理功能、社会功能,并在不同的时代、社会和文化背景中具有很大的差异性。因此,在临床精神病学实践中,性心理障碍的定义或诊断标准不可能脱离社会文化背景来考量,没有衡量性行为正常或异常的绝对标准,只能是有条件的、相对的。性心理障碍患者往往没有明显的其他异常的精神活动,但通常存在不同程度的情绪障碍和人格缺陷。其次,因为他们异常的性行为没有得到性伴侣的认可和配合,同时会因其异常而有羞耻体验,可能进一步出现内疚、羞愧、自罪自责、焦虑/抑郁、人际关系敏感、社交回避等心理反应,从而更多地表现出社会功能障碍以及性功能障碍。

【病因和发病机制】

性心理障碍的表现形式多样,目前对其形成的原因并无一致的看法,大多认为是生物-心理-社会因素综合作用的结果。

1. 生物学因素 目前并不能证明生物学原因,性心理障碍患者的染色体正常,没有证据支持遗传学病因。但是,有学者认为遗传或体质上细微因素可能会影响本病的发生,如胎儿的雄激素水平有可能影响其成年后大脑对性生活的控制能力,该发育过程受到干扰可能会导致个体性生理和心理发育易受到环境的有害影响而出现性心理障碍,但该假设尚未得到更多的研究结果支持。

2. 心理因素 在性心理障碍病因学中,心理因素可能占主导地位。精神动力学理论认为,性心理障碍患者是在性心理发展过程中遇到挫折,退行到其固着的儿童早期幼稚的性心理发育阶段。行为心理学理论认为,患者的这种反应是基于条件反射,是无关刺激通过偶然机会产生了性兴奋的感觉,强烈的兴奋体验使得患者通过对性快感情景的回忆再次激起兴奋感受,包括通过性幻想来反复强化无关刺激。此外,患者自幼的养育环境中,重要养育者出于自身的情感对患者性别的期望、养育方式和性教育方式,可能也会对患者产生影响。

3. 社会因素 文化背景对性心理障碍的产生有一定的关系,如社会道德文化的影响下,使儿童对最初萌发的性欲过分压抑,使性欲改变发泄方向,这可能与异常行为方式出现有关。其次,不正确的性生物学知识教育,不同价值体系社会的性伦理、性道德和性社会学知识的不当教育,也会促成各种性心理障碍的发生。

【常见的类型和表现】

1. 性身份障碍主要指易性症(transsexualism),DSM-5称其为性别烦躁(gender dysphoria),指患者对自身性别的认定与解剖生理上的性别特征呈持续厌恶的态度,并有改变本身性别的解剖生理特征以达到转换性别的强烈愿望。易性症者深信其性别与染色体表明的性别相反,具有强烈的成为与其解剖性别相反的性成员生活的渴望,同时寻求改变身体外形和生殖器。以往被称为异性模仿症(heterosexual mimicry)。易性症患者比较少见,估计发生率为1/10万,以男性多见,男女之比约为3:1。通常在青春期前就开始强烈地深信与所认可的性别相反,当他们开始求医时,已开始时不时穿异性服装,通常为自己的解剖性别深感痛苦,为自己不是异性感到遗憾,甚至出现情绪问题。

2. 性偏好障碍在DSM-5中被称为性欲倒错障碍(paraphilic disorder)。它有三方面含义,首先在社会性方面,其行为与通常所认可的正常观念不一致,这种不一致可能视不同社会或时代而异,如习惯性手淫在英国维多利亚时代通常被视为异常;其次在伤害性方面,性偏好障碍患者寻求的性行为方式可能对另一个体带来伤害,如与幼童性交或极端的性虐待形式;再次在痛苦体验方面,患者本人感到痛苦,这种痛苦与其所生活的社会的态度有关,或者与其内在对性欲及道德标准冲突有关,也与本人对可能给他人带来危害的认知有关。

医生在面对性偏好障碍患者时,应该在多大程度上改变性偏好异常一直存在争议,一方面,医生似乎没有理由拒绝对那些希望改变异常性行为的患者提供帮助;另一方面,也不应把治疗强加于那些不愿意接受治疗的人,因此需要去判断哪些人真正需要精神科的帮助。

性偏好障碍通常分两类:①性兴趣对象异常;②性行为偏好异常。前者包括恋物症、恋童症、异装恋物症、恋兽症、恋尸症;后者包括露阴症、窥阴症、性受虐、性施虐和性窒息。

（1）性兴趣对象异常是以某"物体"而不是成人作为性对象来获取性兴奋，这种替代的"物体"可以是非生物，如恋物症和异装恋物症，也可以是小孩（恋童症）或是动物（恋兽症）。

1）恋物症：获得性兴奋的喜好或唯一方式是非生命体或者人体中与性无直接关系的部位。该障碍可隐藏在正常的性行为中，正常男性通过特殊的服饰（如袜子）或女性身体上与性没有直接联系的部位（如头发）引起性兴奋，这种情况并不罕见，但如果该行为优先于通常的性交模式，则被视为异常。

该症通常开始于青春期，几乎都是男性，女性极少。恋物症者可能花大量时间寻找想要的物品，有的通过购买，有的通过偷窃。如果恋物的对象是人体的某种表征，可能就要花很多个小时来寻找和跟踪一个合适的女性，如一个跛行的女性。他们经常会有大量收集迷恋物品的习惯，如女性的鞋子、内衣或者这类物品的图片等。

2）异装恋物症：它与恋物症相类似，只是依恋的对象是衣物。异装恋物症可以是偶尔穿着几件异性衣服，也可以是完全穿异性服装。这一类的症状在女性中很罕见。他们通常在青春期开始穿女性服装，直到最后很可能穿的全是异性服装。异装恋物症通常在穿异性服装时产生兴奋，最后以手淫结束。不同于易性症者的是，异装恋物症者对自己的性身份没有疑问，绝大多数是异性爱者，许多有异性性伴侣。

3）恋童症：指反复出现以青春期前的儿童为性活动（或对这类活动的幻想）的对象，并以此作为获得性兴奋的偏爱或唯一的方法。患者几乎都是男性，恋童症通常选择6岁至青春期前儿童，有的选择更小的孩子，可能是异性，也可能是同性。临床上通常来就诊的是中年男性，但实际上起病往往更早一些。

4）其他性偏好异常：①恋兽症，即反复以动物为获取性兴奋的偏好或唯一对象的性行为，不多见；②恋尸症，非常罕见，即通过与尸体性交来达到性兴趣。

（2）性行为偏好异常：是另一种性偏好障碍，是指获得性兴奋的行为方式异常，通常活动是指向其他成人，有时也指向小孩（如露阴症者），包括以下几种：

1）露阴症：以反复在陌生人面前出乎意料地暴露生殖器来获得性兴奋，但并不试图进一步与其发生性行为，有的继以手淫。该症几乎均为男性患者，少数女性露阴症者暴露其乳房。就诊者通常在20～40岁，其中2/3已婚。露阴症者在广义上可分为两类，一类是具有抑郁气质的人，他们极力控制性冲动，事后常有罪恶感，有时只暴露疲软的阴茎；另一类是攻击特性突出的人，他们存在反社会人格障碍的特点，通常他们暴露的同时伴有手淫，以造成对方痛苦来获取快乐，很少有罪恶感。需要注意

的是，在中年以后出现的露阴者，可能与脑器质性疾病或酒精中毒有关。露阴症通常由女性受害者害怕被强奸而发现，但实际上强奸并不多见，大部分露阴者性功能低下或缺乏正常性功能，有的对性交过程并不感兴趣。

2）性施虐症与性受虐症：在性生活中，习惯或者偏爱对性对象同时施加肉体或精神上的痛苦来获得性满足的为性施虐症；在性生活中，习惯或者偏爱性对象对自己施加肉体或者精神上的痛苦来获得性满足的为性受虐症。性施虐者常见的施虐活动为殴打、鞭打及捆绑，其对象可能是受虐症者或者接受报酬的妓女，其施虐行为可能是象征性的，没有实际上的肉体上的损伤，有的是侮辱甚于损伤，但有时也可能造成严重的永久性躯体损伤。对性受虐症者而言，受虐待的方式可能是被殴打、被捆绑等，也可能是象征性的侮辱，如打扮成小孩受到惩罚。与其他大多数性倒错不同的是，性受虐症者可见于男性，也可见于女性；可见于异性爱，也可见于同性爱。

动物行为学家研究发现，性行为和攻击行为是有重叠的，正常的性活动也可能表现出攻击倾向，比如夫妻在性生活过程中偶尔给对方施以一定的痛苦，没有攻击的本意而只是作为一种调情方式时，是不能诊断为性施虐症或性受虐症的。

3）窥阴症：是指在未经他人同意且完全不知情的情况下，反复以窥视他人性活动或亲密行为或异性裸体作为获得性兴奋的偏爱方式。窥阴症以男性多见，他们强烈的追求窥视，通常通过厕所、浴室、卧室的窗户空隙进行窥视活动，有的借助于反光镜或望远镜等工具偷窥。窥阴症通常是缺乏异性性活动的异性爱男性的一种障碍，除了窥视行为本身之外，一般不会有进一步的攻击和伤害行为，他们也并不企图与被窥视者性交。很多窥阴症者缺乏与异性交往的信心，对与异性建立关系感到恐惧，性交过程难以正常进行，有些伴有勃起障碍。

须注意的是，青少年在早期会通过窥阴行为满足性好奇感，但通常在成长过程中会被正常的性行为替代，有些偶然偷看异性洗澡及上厕所等经验，不能被诊断为此症；其次，有些个体有爱看色情影片、录像或画册等习惯，并在观看过程中伴有性兴奋，或通过观看来达到增强性活动的手段，也是不能诊断为窥阴症。

4）其他性行为偏好异常包括：①摩擦症，即以在他人身上摩擦男性生殖器或者抚摸不情愿的陌生人的乳房作为获得性兴奋的偏好方式。②自我性窒息，即通过使大脑缺氧来增强手淫时的性兴奋程度，常以绳索勒压或以塑料袋包裹头部的方式来获取窒息感，几乎均发生于男性。

【诊断】

诊断主要依据详细的病史、患者生活经历和临床表

现。须注意,在诊断某一类型的性心理障碍之前应排除器质性病变,检查有关性激素及有无染色体畸变。

1. 性心理障碍的共同特征

(1) 与正常群体不同的是,其性冲动行为表现出性对象的选择或性行为方式的明显异常,且这种行为较固定和不易纠正。

(2) 其行为后果对个体自身、他人及社会可能带来损害,但不能受到自我控制。

(3) 患者本人具有对自己行为的辨认能力,从理性上能够认识到自己的行为不符合社会规范,迫于法律及舆论的压力,可出现回避行为。

(4) 具有上述分类中某一类的特点。

(5) 除了单一的性心理障碍所表现的行为外,一般社会适应良好,无突出的人格障碍。

(6) 无智能障碍和意识障碍。

2. 在 DSM-5 对性心理障碍诊断中,强调如下的诊断要点:

(1) 存在某种性欲倒错障碍的性行为,或者性幻想、性冲动。

(2) 这些性幻想、性冲动或性行为具有临床意义的痛苦,或导致社交包括亲密关系、职业或其他重要功能方面的损害。

(3) 至少 6 个月以上。

【治疗】

性身份障碍的治疗与患者的性别特征、性取向密切相关,国际上倾向于通过医学、心理学、社会工作者、法律工作者等联合治疗小组对患者进行科学干预和综合治疗,包括激素治疗、外科手术治疗、家庭治疗以及个体心理治疗等。多学科、跨领域的团队合作提供的专业服务对性身份障碍患者的治疗来说非常重要,并且需要规律的管理和治疗过程的监控,同时需要有合作协议、保密性的规则、定期的督导以及确定患者充分参与决策。性偏向障碍的治疗比较困难,患者自身及其家人往往感到非常痛苦,但对症治疗依然会有帮助。

(1) 生物治疗:针对性心理障碍的生物学治疗方案,需要综合考虑患者的用药史、依从性、病情以及发生性暴力的风险。

(2) 药物治疗主要包括三类药物:SSRI 类抗抑郁药、抗雄激素药物和促性腺激素释放激素类似物或激动剂。

1) SSRI 类抗抑郁药:以氟西汀和舍曲林使用最多。氟西汀能够减少恋童症、露阴症、窥阴症、恋物症等患者的性幻想和性行为。SSRI 类抗抑郁药主要适用于轻度的性心理障碍患者,青少年性心理障碍患者,或共病抑郁症、强迫症的情况。在签署知情同意和依从性较好的情况下,此类药物也可作为处方药,用于认知行为治疗、治疗控制欠佳的高水平性唤起的性心理障碍患者。

2) 抗雄激素药物治疗:是出现性犯罪的性心理障碍患者激素治疗的基础,也称为"化学阉割"。

3) 促性腺激素释放激素类似物或激动剂(gonadotropin-releasing hormone analogs or agonists,GnRHa):醋酸环丙孕酮(cyproterone acetate,CPA)可降低血液循环中睾酮和双氢睾酮浓度,但此类药物需要严格检测雄激素水平,警惕出现低雄激素综合征的可能,同时需评估患者的抑郁和情绪状态,以及定期监测肝功能。青春期青少年和伴躯体疾病患者禁用。GnRHa 通过间接下调黄体生成素和卵泡刺激素的分泌,来降低睾酮的分泌,常用的包括曲普瑞林、醋酸亮丙瑞林和戈舍瑞林。GnRHa 的不良反应大都由睾酮水平可逆性的下降所致,停药后一般可缓解。

(3) 心理治疗:目前治疗性心理障碍的主要方法是心理治疗,比较常用的包括动力性心理治疗以及行为治疗。

动力性心理治疗是以精神分析为导向的心理治疗,一种非常仔细地关注治疗师-患者之间的互动、认真地选择时机解释移情和阻抗的治疗,其基础是深入地理解治疗师对两个人(治疗师-患者)领域的影响。这种治疗的理论模式包括来自自我心理学的潜意识冲突理论、客体关系理论、自体心理学理论以及依恋理论。

弗洛伊德是精神分析的开创者和奠基人,他也是第一个提出,性欲如同食欲一样与生俱来,而并非从青春期开始。弗洛伊德说,变态的性生活就是幼儿的性生活,不过范围大小和繁简不同罢了。他还认为,正常的性生活和变态的性生活都来源于幼儿的性生活。性变态是人类最基本、最普通的倾向,这些倾向在儿童期就已存在。也就是说,婴幼儿的性欲是多态倒错的,他们从众多的身体部位获得快感而不感到可耻或内疚,只是这些获得性满足的方式在其成长过程中并非都能被社会认可。成年后出现的性偏向障碍,属于"儿童性欲",是心理发展的停滞或幼儿化(退行)的结果。在人的性心理发育过程中,幼儿性活动的各个阶段都有可能停滞不前,这便是固着,即性心理停滞在某个不成熟的性欲得到满足的阶段。还有一种可能是,尽管其性心理发展到成熟阶段,但由于某种形式的创伤或挫折的存在,使其退行到童年某阶段的固着处。

心理动力性治疗是在治疗师与来访者关系的基础上,与来访者探讨性心理障碍的内心感受,探讨其性行为的潜意识意义、性心理发展过程,帮助其潜意识意识化,修复其早期心理创伤。来访者对其症状的心理意义的领悟，有助于症状的减轻。

行为主义认为，大多数性心理障碍患者的行为是按条件反射形成的，即通过学习习得的，所以在治疗上采用行为学习的方式使其消退。比如，通过满灌治疗、厌恶疗法、交互抑制法、系统脱敏法等，达到解除对成年异性的厌恶情绪的效果，减少偏好的性幻想及性冲动，学习以成年异性为对象的性唤力，培养对成年异性的兴趣及与成年异性的社交能力。特别是厌恶疗法，对多种方式的性变态能较迅速地取得疗效。

参考文献

第十三章　　**儿童期常见的精神障碍**
Common Mental Disorders in Childhood

（王文强）

儿童期常见的精神障碍

第一节 注意缺陷多动障碍（ADHD）

【研究史】

注意缺陷多动障碍（attention deficit hyperactivity disorder，ADHD）被人类认识并作为一个疾病已有 200 多年的历史，Melchior Adam Weikard 被认为首开历史先河于 1775 年描述了一种类似 ADHD 的疾病，随后是 Alexander Crichton 于 1798 年的描述；1844 年 Heinrich Hoffman 创作了"烦躁的菲尔"的角色，是一个用作描述 ADHD 的儿童寓言；1902 年 George Frederic Still 在 *Lancet* 描述了一种与 ADHD 非常相似的病症；1932 年 Kramer 和 Pallnow 用"儿童活动过多综合征"的名称报道；1937 年精神病学家 Charles Bradley 利用苯丙胺硫酸盐治疗"问题"儿童取得成功。1942 年 Lindsley 发现服用巴比妥后，这类儿童的多动症状更加恶化。Strauss 和 Lehtinen（1947）认为，这类症状与脑损伤有关，因此命名为脑损伤综合征（brain damage syndrome）。Gesell 和 Amatruda 更明确地提出了轻微脑损伤（minimal brain damage）的概念。

1962 年牛津全球儿童神经科学会议提出了 MBD，以轻微脑功能失调（minimal brain dysfunction，MBD）作为暂定名称使用。1968 年美国《精神障碍诊断与统计手册（第 2 版）》（DSM-Ⅱ）以儿童多动综合征（hyperkinetic syndrome）命名。直到 1980 年 DSM-Ⅲ 中首次出现诊断名称——注意缺陷性障碍（attention deficit disorder，ADD）。此后，注意缺陷多动障碍（attention deficit hyperactivity disorder，ADHD）的名称一直使用至今。

【流行病学】

ADHD 常见于儿童早期，目前认为它是一种终身疾病，50% 以上在儿童期和青少年期确诊的人成年后仍然存在显著和有害的症状。儿童和青少年的 ADHD 总患病率为 5%~9%，成人为 3%~5%。男女之比为（4~9）∶1。

【病因和发病机制】

ADHD 的病因与发病机制尚不清楚，主要有以下几个观点。

1. 遗传 ADHD 具有高度遗传性，罹患 ADHD 的父母，其子女患 ADHD 的风险高于 50%，并约有 25% 的 ADHD 儿童的父母符合 ADHD 诊断标准。双生子研究表明，ADHD 的遗传率为 76%，确诊个体的一级亲属患 ADHD 风险介于 30%~40%。许多不同的基因如 *DRD4*、*DAT* 已被确定与 ADHD 相关。

2. 神经系统改变

（1）神经解剖学改变：ADHD 患儿的额叶发育异常，胼胝体和尾状核体积减小。神经影像已经在正常人群和调研研究中发现了 ADHD 的结构改变和功能障碍。系统回顾研究发现与 ADHD 相关的神经元网络，以及额叶-纹状体通路（背外侧和前扣带回）的功能障碍被视为可能的潜在神经机制。

（2）神经生理学变化：与正常儿童比较，患儿的脑电图异常率高，慢波活动增加。此外，ADHD 患儿的绝对和相对 θ 波可能会增加，绝对和相对 α 波及 β 波下降。这有助于鉴别患有 ADHD 的青少年和成年人。

（3）神经生化改变：目前公认有多巴胺（DA）、去甲肾上腺素（NE）以及五羟色胺（5-HT）参与了 ADHD 的疾病过程，研究发现患儿的中枢神经系统多巴胺和去甲肾上腺素神经递质的功能低下，5-HT 功能亢进。

（4）神经心理学改变：ADHD 患儿的神经心理和心理教育评估与正常儿童不同，这些评估常用于诊断不确定的情况。神经心理测试，如记忆和学习广度评估、加利福尼亚言语学习测试、威斯康星卡片分类测试等已被推荐作为 ADHD 特别适宜的测量方法。目前执行功能的神经心理测试效度不高。

（5）其他相关的病因：

1）围生期研究：母怀孕期间的烟草/酒精使用、低出生体重和心理社会逆境被认为是患儿 ADHD 症状的高风险因素。

2）共病研究：注意缺陷多动障碍多模式治疗（MTA）研究发现，70% 的 ADHD 学龄儿童至少共患 1 种其他精神障碍，如焦虑障碍、对立违抗障碍、强迫性障碍、抽动障碍或抑郁障碍等，该研究对于 ADHD 具有里程碑意义。

（6）社会心理因素：目前研究认为，社会心理因素与 ADHD 的发病无关，但影响疾病的过程与结局。

【临床表现】

1. ADHD 的主要表现包括注意缺陷、活动过度和行为冲动等。

（1）注意缺陷：首先表现为有注意障碍，不能集中注意力、注意持续时间较短、注意力容易被无关刺激所干扰；其次是粗心大意、丢三落四，常忘记重要日程安排、弄丢学习所需用品或活动物品；第三是与人交谈或互动常常表现得心不在焉、似听非听，显得没有礼貌。由于有以上问题的存在，常不能完成课堂作业和/或家庭作业、被指派的任务等。

（2）活动过度：在需要安静的场所却动个不停、弄出声响，干扰了既定的秩序。不分场合/地点、时间的多动、乱动、兴奋不安是这类多动的特点。身体上似乎装有永动机不能停止，即使是午休时间仍然在动，几乎不睡午觉。

（3）行为冲动：患儿在行动前缺乏思考能力，常被情绪左右或因一时兴起引发冲动行为而不计后果。如登高爬低不顾危险，打架斗殴违法乱纪，或不等别人讲完话就插话或打断别人，自己的要求必须立刻得到满足否则就情绪爆发、大喊大叫、破坏、攻击等。部分年龄稍大的患儿还出现一些冒险行为（risk-taking behavior, RTB），如鲁莽驾驶、使用毒品和无保护性行为（Pollak Y et al, 2019）。

2. 继发/共病症状 ADHD 的继发或共病症状较多，常见的包括：

（1）学习困难（learning difficulty）：高达 31% 以上的 ADHD 常有认知功能损害，再加上症状的影响，常常继发或共病学习困难，严重的甚至会学习障碍（learning disability）。

（2）情绪障碍：焦虑、抑郁比较常见。有研究证实 ADHD 共患双相情感障碍为 60%，品行障碍为 40%，焦虑障碍为 31%，抽动障碍为 11% 等。

（3）发育障碍：包括两个方面。

1）神经心理障碍：ADHD 患儿注意的指向与持续时间较差，执行功能受损，早期即出现易激惹、愤怒表达多、控制力差等。早发性的烦躁与易激惹常常预示着发育障碍，并且也是 ADHD 日后发生抑郁障碍的重要指标（Riglin L et al, 2017; Eyre O et al, 2019）。

2）神经发育障碍：患儿常有神经系统软体征（soft neurological signs）涉及精细动作、协调运动、空间位置等，如指鼻试验、翻手与对指试验、系鞋带扣纽扣、单足跳、跳绳等表现异常。患儿脑电图中慢波 θ 波绝对值与相对值的增多、智力测验中的言语智商高于操作智商，以及注意测验的低分值等。

【诊断和鉴别诊断】

1. 诊断 根据美国 DSM-5 诊断标准，儿童 12 岁以前在两个以上场所出现的注意缺陷多动障碍症状持续至少半年以上，并达到症状标准（注意缺陷、多动和冲动分别达到 6 个或以上），在排除其他疾病之后即可诊断。如果是成人（17 岁以上），各满足症状的 5 个即可诊断（表4-13-1）。

2. 鉴别诊断 ADHD 需要与多种疾病鉴别，这些疾病也常以共病的形式出现。

（1）对立违抗障碍（oppositional defiant disorder, ODD）：在 6~12 岁儿童 ADHD 中共病率为 31% 以上，在 13~17 岁青少年 ADHD 中达到 11%~30% 的共病，临床特征是拒绝遵守规则，故意惹恼他人，自己犯错却去指责他人，对他人有怀恨和报复性行为等。

（2）品行障碍（conduct disorder, CD）和攻击性：是一种严重的持续性病症，通常由 ODD 发展而来，在儿童青少年患儿中占 11%~30%。除上述的症状，还会有煽动打

架斗殴、使用凶器、虐待人和动物、肆意破坏等。起病于青春期前（10 岁之前）的患者预后比青少年起病的更差。

（3）反社会型人格障碍（antisocial personality disorder, ASPD）：是在 15 岁以后出现反社会行为模式，共病率为 11%~30%。因此，CD 是 ASPD 的前兆。许多 ASPD 患者都有 ADHD 病史，但大多数 ADHD 患者并没有发展为 ASPD。二者鉴别诊断如下（表4-13-2）。

（4）边缘型人格障碍：ADHD 患者中边缘性人格障碍（borderline personality disorder, BPD）终生患病率在加拿大为 33.69%，而一般人群中边缘型人格的患病率为 5.17%。ADHD 和 BPD 之间最常见的症状是冲动。BPD 以人际关系紧张、自我认同障碍、情绪不稳定、行为冲动为特征。

表4-13-1 《精神障碍诊断与统计手册（第 5 版）》（DSM-5）ADHD 症状的标准

标准	内容
标准 A1 注意缺陷症状	1. 经常无法密切关注细节或在学校功课中犯粗心大意的错误 2. 在任务或游戏活动中经常难以维持注意力 3. 当别人对其直接讲话时，经常看起来没有在听 4. 经常不遵循指示以致无法完成作业 5. 经常难以组织任务和活动 6. 经常回避、厌恶或不情愿地从事需要精神上持续努力的任务 7. 经常丢失活动所需的物品（例如学校作业、铅笔或书本） 8. 经常容易被外界的刺激分神 9. 经常在日常活动中忘记事情
标准 A2 多动和冲动症状	1. 经常手脚动个不停或在座位上扭动 2. 当被期待坐在教室里的座位上时却经常离开座位 3. 经常在不适当的场所跑来跑去或爬上爬下 4. 经常无法安静地玩耍或从事休闲活动 5. 经常"忙个不停"或者经常表现为"被发动机驱动着" 6. 经常讲话过多 7. 经常在提问问题还没有说完之前，就把答案脱口而出 8. 经常难以等待轮到他/她 9. 经常打断或侵扰他人（如插入别人的谈话/游戏）

表 4-13-2　ADHD 与 ASPD 的鉴别

鉴别要点	具体内容
ADHD 与 ASPD 重叠的症状	①由于冲动行为（例如超速驾驶）可能会与法律发生冲突 ②冲动地说谎以逃避后果 ③冲动性或者缺乏计划性 ④易激惹并存在人际冲突（失去控制） ⑤由于冲动和缺乏预见，可能会使自己和他人陷于危险之中
ASPD 鲜明的特征	①在合法行为方面，未能遵守社会规范，表现为反复进行作为逮捕理由的行为 ②欺骗性的，表现为反复说谎、使用别名、为了个人利益或乐趣而欺骗他人 ③反复未能维持一致的工作行为或履行财务义务 ④可能易激惹和具有攻击性，表现为反复的肢体冲突（控制） ⑤全然不顾及缺乏对自身或他人安全的关心；缺乏悔意（对另一个人的伤害、虐待或被盗无动于衷或合理化）

表 4-13-3　ADHD 与双相障碍的鉴别

鉴别要点	内容
ADHD 鲜明的特征	①初期失眠，睡眠障碍 ②长期慢性的坐立不安 ③冲动性的性接触 ④慢性病程 ⑤慢性注意力分散和/或冲动
双相障碍鲜明的特征	①睡眠需求减少 ②发作性的思维加速和言语加快 ③性欲亢进 ④发作性病程 ⑤发作性相关的注意力分散和/或冲动，感到"亢奋"，或过度愉快的心境，夸大

（5）焦虑障碍：ADHD 患者中多达 1/3 的儿童和一半成年人共病焦虑障碍。患有 ADHD 的个体由于与其 ADHD 症状相关的长期困难而经常出现焦虑症状，如焦躁不安、紧张、失眠、强烈的恐惧或担心等。

（6）重性抑郁障碍（major depressive disorder，MDD）：MDD 与 ADHD 的临床表现之间有相当大的重叠。无 ADHD 的 MDD 患者可能有抑郁发作，表现为注意缺陷、短期记忆问题、易激惹、冲动、睡眠困难、注意力集中困难、坐立不安和烦躁不安。ADHD 患者通常伴有心境失调（烦躁不安、易激惹），但在没有抑郁情感或快感缺乏相关的心境障碍的情况下，症状可能不典型。

（7）双相障碍（bipolar disorder，BD）：许多症状与 ADHD 症状重叠。两种疾病之间明确的流行病学关系仍存在争议。表 4-13-3 可指导临床医生进行鉴别诊断。

（8）破坏性心境失调障碍（disruptive mood dysregulation disorder，DMDD）：诊断标准是在 12 个月或更长时间内在至少 2 种不同的环境中每周发生 3 次或更多次的严重复发性不成比例的脾气暴发（言语和/或躯体）。通常会在 6~10 岁做出诊断，首次诊断不能在 6 岁之前或 18 岁之后。DMDD 目前被认为是儿童抑郁症的一种表现。

（9）孤独症谱系障碍（autism spectrum disorder，ASD）：与 ADHD 的关系仍不清楚，但高达 30%~70% 的 ASD 患者符合 ADHD 标准，许多 ADHD 的患者也表现出明显的社会缺陷和 ASD 类型症状。ASD 起病较早，言语交流障碍，缺乏有意义的社交活动可资鉴别。

（10）特定学习障碍：ADHD 的儿童/青少年在标准化成绩测试中的分数经常低于其正常发育的同伴，ADHD 和特定学习障碍 Specific learning disability，SLD）的共病率高达 45%。

（11）强迫症（obsessive-compulsive disorder，OCD）：在一般人群中 OCD 的终生患病率为 1%~3%。如果患儿 OCD 与 ADHD 同时存在，提示其抽动障碍和抽动秽语综合征发生的风险也会增加。ADHD 患者经常发展出如重复检查任务等行为模式，作为应对 ADHD 症状的策略。这些行为需要临床仔细鉴别。

（12）抽动症（tic disorder）和抽动秽语综合征（Tourette syndrome，TS）：ADHD 与抽动症和 TS 高度共病（50%~90%），因此应对抽动症患者进行 ADHD 筛查。当抽动症与 ADHD 共同发生时，抽动症本身通常不如 ADHD 对功能损害严重。

（13）睡眠障碍：至少 50% 患有 ADHD 的儿童和成人报道有严重的睡眠问题，但检测结果却不一致。兴奋剂药物治疗可能会使入睡更加困难，这可能会导致夜间睡眠时间缩短。

【治疗】

ADHD 是一种慢性终身性疾病，需要全面、协作和多模式的治疗方法。近年来，临床干预的重点已经从症状控制转向功能康复和改善预后，总体生活质量的改善是主要目标（表 4-13-4）。

多模式方法（心理社会干预与药物相结合）不仅可以改善 ADHD 核心症状，还可以通过改善由此造成的功能损害来改善整体生活质量。药物治疗是治疗的一个重要

表 4-13-4 心理健康教育应纠正的 ADHD 错误观念和事实

错误观念	事 实
ADHD 不是一种真正的疾病	ADHD 是一种神经生物学疾病,能导致与个体年龄不相称的诸如注意缺陷、多动和/或冲动以及一些相关的困难
ADHD 被过度诊断	ADHD 诊断增加可能的解释是医疗保健从业者诊疗水平提高及父母意识增强;儿科医生和其他初级照料提供者进行更多筛查;ADHD 的病耻感减轻;更佳治疗方案的可及性;以及更多如产前暴露于毒素或高血铅水平等由疑似环境因素引起的病例
所有 ADHD 儿童都有破坏性的行为问题	大约 50% ADHD 儿童表现出显著的破坏性行为问题
ADHD 是由于无效教学和/或父母教养不良造成的	ADHD 的根源主要在于生物学和遗传学。然而,诸如教学和养育质量等环境因素可最小化或加剧患有 ADHD 的个体所经历的困难
ADHD 儿童永远无法集中注意力或完成他们的工作	不一致性是 ADHD 的一个普遍特征。有时,在某些情况下,患有 ADHD 的个体可以专注和集中注意力,而在其他时候他们则会遇到极大的困难。例如,他们经常能够高度专注于刺激活动,比如视频游戏,或者像乐高或绘图这样的创造性活动
所有 ADHD 儿童都是多动的	患有 ADHD 的人不一定会表现出多动。事实上,一些患有 ADHD 的个体可能看起来缺乏活力,似乎安静和缄默
ADHD 只发生在男孩身上	男孩被诊断的可能性比女孩高 4~9 倍;然而,男孩和女孩都会患此病。女孩更倾向于患注意缺陷型的 ADHD,其特点是无组织的和不专心的行为,而非常见于男孩的破坏性冲动行为。与患有 ADHD 的男孩相比,患有 ADHD 女孩的总体痛苦、焦虑和抑郁症比率倾向于更高
食物过敏、精制糖、食品添加剂和不良饮食导致 ADHD	ADHD 和饮食之间的实际相关性尚未被证实。良好的营养和总体健康一直很重要的。一种不健康的生活方式,包括不良的饮食习惯,会影响人们的注意力和功能
单靠药物治疗可以治疗 ADHD	虽然没有治愈 ADHD 的方法,但药物治疗可以对注意缺陷、冲动和多动的症状产生积极影响。"多模式"或综合方法是最有益的,包括适当的诊断、改善个人和家庭对疾病的理解、行为干预和教育支持
患有 ADHD 的个体懒惰或缺乏毅力	每个人都发现更容易专注于引起他们注意的主题或活动。许多患有 ADHD 的人都有一些活动领域(比如运动、音乐、视频游戏、艺术、机械活动和工作领域)可以很好地集中注意力。他们无法专注于其他领域往往被误解
有一项测试可以诊断 ADHD	ADHD 是一种临床诊断,应该通过对病史和表现的全面评估来得出。许多其他疾病(如偏头痛)也是如此
每个人都有 ADHD,因为有时每个人都会注意力不集中,尤其是现在	ADHD 的核心症状偶尔会出现在每个人身上(例如遗忘物品)。然而,患有 ADHD 的人有更多且更显著的此类症状,并且他们经历更显著的困难和损伤(例如失业、学业成绩不佳)

方面,通过改善症状、自我调节和减少冲动/多动来协助促进这些领域的变化,从而使患者更有效地使用心理社会策略。

心理社会治疗为学龄前儿童的一线治疗。心理社会干预在关键生命过渡期间(例如从青春期到成年期)发挥着特别重要的作用。ADHD 的心理干预包括一系列认知和行为方法,包括 ADHD 的认知行为治疗、行为干预、父母培训、认知培训和社会技能培训。

1. 社会心理治疗

(1)建立治疗联盟:倾听患者的关注点并理解他们的观点和目标,可以最好地建立稳固的治疗联盟。

(2)心理教育:心理教育的总体目的是通过提供有关 ADHD 的信息(例如,对日常功能的影响、治疗选择、优化功能的策略)来教育和赋权患者及其家人。

(3)行为与习惯培养:ADHD 患者需要通过培养健康的习惯和日常规律,包括规律锻炼、持续睡眠卫生以及食用有营养食物等,来创造一种平衡生活方式。临床医生可以指导患者优先考虑自我照料。

促进规律的锻炼,有氧运动已被证实可以改善 ADHD 共病焦虑的核心症状。

2. 药物治疗 目标是控制和改善症状,为功能恢复创造条件。

（1）中枢兴奋剂:常用哌甲酯(methylphenidate),可有效改善核心症状,有两种剂型(速释剂和控释剂),能抑制脑内突触前膜多巴胺转运体,提高脑内突触间隙多巴胺水平,有效率为 75%~80%。

速释剂哌甲酯一般在早晨上学前口服,初始的每日剂量是 5mg。剂量范围是每日 5~40mg,最大不超过 60mg。要求是每天早上上学前口服,如果剂量较大,就分两次口服,早晨上学前和中午饭后上学前。下午四点以后要严格禁止使用。该药起效快,一般在用药 30~45 分钟就很快达到有效的血浓度,作用维持时间可以达 3~5 小时,最佳疗效的出现时间是在用药以后 1.5~3 小时。

控释剂哌甲酯初始治疗剂量是 18mg,每日用一次,最大剂量是每日 54mg。每天早晨一次整粒吞服,有效的作用时间可以持续 8~12 小时。

该药在使用的早期可能会出现胃肠道刺激反应,如恶心、呕吐、食欲下降等,有些患儿反应较重,可能会体重降低。一般经过 2~4 周后人体会慢慢适应。需要注意的是,此药不能与单胺氧化酶类制剂合用;6 岁以下儿童禁用;对于青春期儿童,除非有强烈的用药指征,原则上不宜使用。

（2）非中枢兴奋剂:托莫西汀(tomoxetine)能够抑制脑内突触前膜去甲肾上腺素(NE)的转运体,从而增加突触间隙去甲肾上腺素的水平,同时也能抑制脑部某些部位,如前额叶皮层多巴胺转运体,疗效与哌甲酯相当。

体重低于 70kg 的患者,托莫西汀的用法是 0.5mg/(kg·d),早晨一次服用;1 周后逐渐增加到目标剂量 25~40mg/d,或者 1.2mg/(kg·d),早晨一次服用,或分 2 次服用,最大剂量不可超过 80mg/d 或 1.2mg/(kg·d)。体重大于 70kg 的青少年及成人患者,最初治疗剂量是 40mg/d,最大剂量不超过 100mg/d。该药一次服用后有效作用时间可持续 18~24 小时。一般在用药 2~3 周后开始显现疗效。托莫西汀不良反应相对较少,耐受性也好,常见的胃肠道反应与哌甲酯相似。但须注意,该药的最低适用年龄是 7 岁;对共病抽动和情绪障碍的 ADHD 患儿,该药可作为首选,但要检测这类患儿用药有没有自杀风险。

3. 共病及合并症治疗 ADHD 共病较多,共病治疗参照相关疾病的章节。下面仅涉及 ADHD 共病 BD 治疗须注意的几个问题:①要优先治疗 BD 症状,只有在 BD 症状控制之后才可开始 ADHD 的治疗;②治疗 ADHD 要避免使用能引起躁狂不良反应的药物;③这二者共病的治疗可能是一个不断试错的过程,应尽量缩短试错时间;④目前的证据显示只有卡马西平和利培酮对 ADHD 共病

BD 治疗有效,锂盐和丙戊酸盐的治疗作用不稳定,阿立哌唑与安慰剂无差别;⑤同时治疗 ADHD 和 BD 的循证研究证据较少,临床上应谨慎对待。

【预后】

随着年龄增长,多动症状减轻,但仍有不安静、易激惹、冲动、易分心、注意力难以集中、学业成绩差、成就少、自尊心低、抑郁、易灰心等症状,可持续数年,甚至持续至成年。约 1/4 的患儿发生过反社会行为,如好斗、偷窃、破坏、纵火、行凶伤人等;少数成年后易患重性精神障碍、吸毒和物质依赖等;有相当一部分儿童成年后社会适应不良;约 1/4 的患儿以后仍可上大学并能胜任较复杂的工作。

第二节 孤独症谱系障碍

孤独症谱系障碍(autism spectrum disorder, ASD)是一组广泛的发育障碍性疾病。Kanner 在 1943—1973 年期间最早系统研究和报道了此病,因发病于 3 岁前的婴幼儿,早期称为婴儿孤独症(infantile autism)。近 20 年来国内外对此病的认识发生了很大变化,将其从广泛性发育障碍(pervasive developmental disorder, PDD)中分离出来,成为一组独立的疾病,2013 年美国 DSM-5 采用了孤独症谱系障碍的新名称。

【流行病学】

国内最新的流行病学调查数据尚未公布,一些区域性流行病学调查资料显示 ASD 患病率为 1‰~2‰;英国报道 PDD 患病率为 9.1‰,美国最新流行病学调查显示 ASD 患病率约为 1%,且有不断增高的趋势。本病 90% 以上患者在 3 岁前起病,其余的在 3~5 岁起病,约 47% 的患儿出生时即有异常,男性多于女性,男女比例约为(2~4):1。

【病因和发病机制】

ASD 是多种因素综合作用导致中枢神经系统发育障碍,引起的一种儿童期重性精神障碍。目前病因和发病机制不明,相关的假说和因素包括:

1. 遗传 家系调查与双生子研究发现,遗传因素对孤独症谱系障碍有明确的作用。同胞患病率为 50%,远高于一般人群;单卵双生子和双卵双生子的同病率分别为 96% 和 27%;上一胎是孤独症,下一胎的患病风险为 3%。约 15% 的患儿存在基因突变,常染色体 7 号与 2 号染色体长臂(7q)和(2q)有与孤独症谱系障碍相关的基因。

2. 生物因素 围生期研究发现,孤独症患儿脑损害发生率高,母孕早期感染风疹病毒等孩子易患 ASD。免

疫学研究发现,孤独症患儿血清中 IgA 低于正常水平,B 细胞激活也降低,杀伤细胞免疫球蛋白样受体(KIA)及其 HLA 受体激活显著增加。孤独症患儿中约 30% 合并癫痫。

3. 脑影像学研究发现,ASD 患儿在 7 岁前脑体积比正常同龄儿童大,从 7 岁开始到 12 岁脑体积逐渐趋于正常儿童大小,推测患儿在大脑发育的关键时期存在异常。还有研究发现,90% 的 ASD 患儿新小脑在 Ⅵ 和 Ⅶ 叶的浦肯野细胞和粒细胞减少,也存在白质纤维完整性的广泛异常。

4. 多种神经递质功能失调与 ASD 有关,有研究发现患儿多巴胺增多且较少受 5-HT 及去甲肾上腺素的干扰;另有研究发现,约 1/3 的患儿 5-HT 增高,ASD 患儿也常有 GABA 异常。

【临床表现】

1. 交往障碍

(1) 语言交往障碍:是大多数患儿就诊的主要原因,语言交往障碍特点是:①到了该讲话的年龄不能讲话或自言自语讲只有自己才能明白的话;②与同伴或家人之间不能用语言进行有意义的交流;③不能区分你、我、他人称代词的含义及其应用;④在语言交往中常常重复别人语句的最后一个字或词,语调缺乏抑扬顿挫和感情;⑤当别人不能理解其需求时,常大喊大叫、尖叫、哭闹、跺脚等;⑥当语言交流障碍时,不会用适当的躯体动作辅助如手指、点头、摇头等。

(2) 社会交往障碍:不能与他人建立正常的人际交往方式是突出的特点。表现为交流或交谈时没有目光对视、不看人脸、表情贫乏;不喜欢被父母或他人拥抱、爱抚,被父母或他人抱着时身体缺乏顺应,不是紧贴人身没有力气就是身体僵直不贴人身;无法区分人际之间的亲疏关系,对待父母如同他人;与父母无法建立起正常的依恋关系,父母回家、离开均没有依恋行为,父母或家中的喜怒哀乐均没有相应的反应。与同龄人之间难以建立起友谊和正常的伙伴关系,喜欢独处而不与同伴玩耍,难以融入同龄人的游戏。当自己的东西被夺被抢、人身受到侵害时,ASD 患儿无法捍卫自己的权益,只能被动地接受或哭泣,没有反击、保护自己的能力。

2. 兴趣范围狭窄、动作和行为刻板 患儿坚持重复刻板的游戏模式、行走或乘车模式、生活模式而不愿意改变,缺乏随机应变能力和想象力。ASD 患儿常对非玩具类物品感兴趣,如不断转动的风扇、钥匙串、牙签、刀片、螺丝钉等,而对同龄正常孩子喜欢的玩具不感兴趣。

3. 共病症状

(1) 注意缺陷多动障碍:2/3 以上的 ASD 患儿共病 ADHD 症状。

(2) 智力障碍:75%~80% 的患儿存在不同程度的智力障碍,近一半为中度障碍或以上,高功能(智力正常或接近正常)者仅有 10%~20%。有些患儿具有超常的记忆能力或音乐、绘画、数学能力等,被称为白痴天才(idiot savant)。

(3) 抽动和癫痫:ASD 合并抽动者约占 20%,发生癫痫的约 30%。须注意一些合并抽动症状的患儿,语言功能损害可能减轻,孤独症谱系障碍症状也可能不典型,需要仔细分辨;需注意,有些患儿在青春前也会出现无征兆的癫痫大发作。

(4) 精神症状:随着年龄增大,ASD 患儿会越来越多出现精神症状,在青春前尤为明显,如冲动行为、攻击破坏行为,性本能行为亢进,自伤行为(self-injurious behavior,SIB),以及焦虑、恐惧等情绪症状,幻觉、妄想等精神病性症状。

【诊断和鉴别诊断】

1. 诊断 满足以下四条标准即可诊断:①起病于 3 岁以内,少数可发病于 3~5 岁。②持续存在社会交往障碍、兴趣范围狭窄和刻板重复行为等奇特言行。③语言发育迟缓,不能正确地理解和使用语言;或者虽有形式上正常的语言却达不到正常语言的功能。④排除其他疾病。

临床评定量表的应用可以辅助诊断、判断症状程度以及治疗效果评估。常用量表有 ABC 量表(Autism Behavior Checklist)和 CARS 量表(Childhood Autism Rating Scale),ABC 量表为家长评定量表,共 57 个项目 4 级评分,53 分疑诊,67 分确诊;CARS 量表为医生评定量表,共 15 个项目 4 级评分,总分大于 30 分可以诊断为孤独症。

2. 鉴别诊断 主要与 ASD 相似症状的疾病鉴别。

(1) Rett 综合征:99% 以上见于女孩,目前病因已经阐明,是 X 染色体上的 Mecp-2 基因异常。患儿在早期发育正常,在 6~24 个月起病,病情发展通常经历四个阶段,即早期起病停滞阶段(6~18 个月)、快速倒退阶段(1~4 岁)、假性停滞阶段(学前~学龄早期)和晚期运动衰退阶段(5~15 岁)。

(2) 儿童瓦解性精神障碍:又称为婴儿痴呆或 Heller 综合征,患儿在至少 2 岁前发育正常,之后出现明显而迅速的语言、社交、游戏和适应能力倒退,尿便失禁等,早期发病者与孤独症鉴别相当困难。

(3) 儿童精神发育迟滞(MR):10% 的 MR 儿童可表现为孤独症样症状,多数孤独症儿童亦表现为精神发育迟滞。可根据孤独症儿童的社交障碍、行为特征以及部分特别认知能力加以鉴别。

(4) 儿童精神分裂症:孤独症患儿的某些行为方式类似精神分裂症,但孤独症不存在妄想和幻觉,不难鉴别。

（5）非言语性学习障碍（NVLD）和右脑综合征：非语言学习障碍（non-verbal learning disorder，NVLD）的神经心理学特征包括触觉感受，神经肌肉协调，视觉-空间结构缺陷，非语言性解决问题能力缺陷，以及对不协调事物和幽默的鉴别理解障碍等。NVLD 患者有显著的社会退缩倾向，而且发展成严重的情绪障碍的危险性很高。右脑综合征许多共同表现与 NVLD 的临床特征曾经被神经学著作描述为大脑右半球发育性学习困难的一种状态（Denckla，1983；Voeller，1986）。有这些问题的患儿也被作为在表达和交往以及一些基本的人际间技巧上受到极大干扰的例子。现在还不清楚，这两个概念描述的是完全不同的两种病，或更可能是提供了不同种类的观察分析方法。

（6）脆性 X 染色体综合征：是过去所谓未明原因的 MR 中第一位的临床综合征，在男孩主要表现有中度 MR、孤独症、特殊面容，巨大睾丸等，女孩表现为轻度 MR。病因是 X 染色体的脆性部位。叶酸治疗可能有效。

（7）威廉姆斯综合征：由于染色体 7q11 缺失导致。主要表现为特殊面容、先天性心脏病（主动脉瓣狭窄）、孤独症表现。

（8）结节性硬化：由于染色体 16p13 或 9q34 缺失造成。主要表现为癫痫、皮肤斑纹、孤独症表现、CT 特征性改变。

（9）其他需要与孤独症鉴别的疾病还有注意缺陷多动障碍、选择性缄默症、语言发育障碍等。

【治疗】

ASD 应采取以教育和康复训练为主、药物为辅的综合治疗，儿童的预后可以有显著的改善。在教育或康复训练过程中要把握三个原则：①对孩子行为宽容和理解；②异常行为的改变和变更；③特别能力的发现、培养和转化。训练应该以家庭为中心，同时注意充分利用社会资源，开办日间训练和教育机构，在对患儿训练的同时，也向家长传播有关知识，是目前孤独症治疗的主要措施。

1. 康复训练和教育　目前国际上比较认可的康复训练有以下几种：

（1）结构化教育（treatment and education of autistic and communication related handicapped children，TEACCH）：结构化教育是由美国北卡罗来纳大学建立的一套专门针对孤独症患儿的教育方法，是现时在欧美国家获得最高评价的孤独症训练课程。该方法主要针对孤独症患儿在语言、交流以及感知觉运动等方面存在的缺陷有针对性地进行教育，核心是增进孤独症患儿对环境、教育和训练内容的理解和服从。该课程根据孤独症儿童能力和行为特点设计个体化的训练内容；训练内容包含儿童模仿、粗细运动、知觉能力、认知、手眼协调、语言理解和表达、生活自理、社交以及情绪情感等各个方面。强调训练场地或家庭家具的特别布置，玩具及其有关物品的特别摆放；注重训练程序的安排和视觉提示；在教学方法上充分运用语言、身体姿势、提示、标签、图表、文字等各种方法增进儿童对训练内容的理解和掌握；同时运用行为强化原理和其他行为矫正技术帮助患儿克服异常行为，增加良好行为。课程可以在有关机构开展，也可在家庭中开展。

（2）应用行为分析疗法（applied behavioral analysis，ABA）：1987 年 Lovaas 报道 ABA 对儿童孤独症治疗有效，其后许多研究者重复了 ABA，也获得了不同程度的成功。早期报道 ABA 对高功能孤独症有较好的疗效，目前认为该疗法对各类广泛性发育障碍儿童均有很好的疗效。Lovaas 的研究对象主要是 3 岁左右的孤独症儿童，这是取得良好疗效的重要因素，但目前认为即使对于较大的孤独症患儿，ABA 仍然有很高的应用价值。ABA 采用行为塑造原理，以正性强化为主促进孤独症儿童各项能力发展。其核心部分是任务分解技术（discrete trial therapy，DTT），所谓 DTT 包括：①任务分解。②分解任务强化训练，在一定的时间内只进行某分解任务的训练。③奖励（正性强化）任务的完成，每完成一个分解任务都必须给予强化（reinforce），强化物主要是食品、玩具和口头或身体姿势表扬，强化随着进步逐渐隐退。④提示（prompt）和提示渐隐（fade），根据儿童的发展情况给予不同程度的提示或帮助，随着所学内容的熟练又逐渐减少提示和帮助。⑤间歇（intertrial interval），在两个分解任务训练之间需要短暂的休息。训练要求个体化、系统化、严格性、一致性、科学性。要保证治疗应该具有一定的强度，每周 20~40 小时。每天 1~3 次，每次 3 小时，在 3 小时内要求完成规定的任务。

（3）自然言语变化训练（natural language paradigm，NLP）：1981 年由 O'Dell 与 Koegel 提出的应用较多的高级言语功能训练。该训练是在一般游戏中进行的，基本思想是当治疗者与患儿在一个有丰富的玩具和游戏活动内容充实的环境中游戏时，治疗者向患儿示范各种正确的反应方式，并不断创造模仿的机会。患儿只要出现试图进行言语交流的迹象，便立刻以玩具或口头称赞的方式予以强化。因此，在这个训练计划中，训练并不专门针对某个具体的言语内容，而是更倾向于强化各种只要是符合日常社交需要的行为，如与同伴分享、轮流玩耍和接受自然后果等；同时，强调促进孤独症患儿对各种情境（如新异刺激、任务的变化或直接的给予影响）反应的动机。此外，还有人际关系发展干预法（relationship development intervention，RDI）可以使用。

2. 药物治疗　迄今为止，孤独症尚无特效药物，尤其对核心症状缺乏有效的药物。但行为控制药物治疗取得了进展。

（1）多动行为：哌甲酯（利他林）和托莫西汀对孤独症注意缺陷多动障碍效果良好（见本章第一节），不良反应有可能加重刻板行为、自伤行为、退缩行为和导致过度激惹的发展。

（2）易激惹和攻击行为：氟哌啶醇可用于治疗孤独症儿童的攻击行为，也可减少刻板行为、多动和自伤，在某些患儿还可增加发音和社会交往。该药引起锥体外系症状较多，合并使用苯海索、苯扎托品可以减少这种不良反应。新型抗精神病类药物利培酮和阿立哌唑使用相对安全，不良反应较少些，可应用于5～16岁孤独症谱系障碍儿童（利培酮）和6～17岁儿童（阿立哌唑）。这两个药物都要从最小剂量开始服用，一般小到中剂量即可。

（3）自伤行为：上述治疗攻击行为药物可以治疗自伤行为，此外合成阿片受体拮抗剂纳曲酮（naltrexone），也被用于治疗儿童自伤和攻击行为；纳曲酮还有中度改善多动和刻板行为作用。

（4）刻板僵直行为：5羟色胺重摄取抑制剂氟西汀可治疗孤独症的重复刻板行为，三环抗抑郁药氯米帕明（又称安拿芬尼）也可能有效。

（5）抑郁：在少年ASD患者尤其是Asperger综合征，情绪障碍例如抑郁多见，可使用氟西汀，如果有躁狂，可使用锂剂（12岁以上）或丙戊酸盐（6岁以上）。

【预后】

预后取决于患者病情的严重程度、儿童的智力水平、教育和治疗干预的时机和干预程度。儿童的智力水平高、干预的年龄越小、训练强度越高，效果越好。在欧美国家，已有不少通过教育和训练治愈的报道。不予治疗的绝大多数的孤独症儿童预后较差。小部分患儿随着年龄的增长会有不同程度的自我改善。

远期预后差。47%～77%预后不良，70%社会适应障碍。影响因素有：性别，智商高低，EP或TICs发作，起病年龄和症状，5岁时的语言恢复情况，干预时机与效果等。

第三节　焦虑障碍

焦虑是人类最基本的情绪之一，是人类面向未来具有不确定性、不可预测性时出现的一种心理反应。处于成长阶段的儿童青少年，焦虑反应非常常见和普遍，但对儿童青少年焦虑障碍和焦虑症研究一直都相对滞后。对专业分类的焦虑，如分离焦虑、社交焦虑、考前焦虑等做过一些研究。从心理学角度看，焦虑是许多精神障碍的一个突出的症状，焦虑与抑郁经常一同出现。然而，儿童焦虑障碍毕竟有它自身的一些特点。

【研究史】

人类从古代就已了解恐惧，最早直到18世纪Le Camus才系统地进行医学研究（Errera，1962）。19世纪早期的分类将恐惧症归属为偏执狂，被认为是思维障碍而非情绪障碍，但Westphal（1872）第一次描述广场恐怖症时，强调这种状态下焦虑的重要性。后来，弗洛伊德在1895年将恐怖症分为两类：一是一般恐惧症，指夸大了对某些通常让人害怕的事物的恐惧（如黑暗或高处）；二是特殊恐惧症，指害怕正常人不会恐惧的事物，如空旷的地方。这时，焦虑障碍（anxiety disorder）才从其他的心境障碍中分离出来，到20世纪30年代，大多数精神科医生认为，很多应激事件都可以导致焦虑性神经症发生（Henderson et al，1930）。20世纪60年代，根据行为疗法对不同恐惧症的疗效不同，将其分为单纯恐惧症、社交恐惧症和广场恐惧症，并发现其发病年龄不同：单纯恐惧症一般发生于幼年，社交恐惧症发生于青春期，广场恐惧症发生于成年早期。同时，人们发现当恐惧症伴明显的惊恐发作时，行为疗法的疗效较差，而用氯米帕明的疗效较好（Klein，1964）。随后又将它们单独分类，列于惊恐障碍之下，便产生了目前的分类模式，即广泛性焦虑障碍、恐惧性焦虑障碍（包括单纯、社交和广场恐怖）以及惊恐障碍等。

强迫障碍与焦虑障碍的关系到目前还未确定。在DSM-IV中，强迫障碍是焦虑障碍的一个亚型；而在ICD-10中，焦虑障碍和强迫障碍则是不同的类型。目前的DSM-5中强迫障碍和焦虑障碍也分列两个不同的类别。

【流行病学】

我国儿童青少年精神障碍（包括焦虑障碍）的流行病学调查结果尚未公布。Rutter（1970）报道，各种情绪障碍在少年儿童中约占2.5%。焦虑障碍是儿童青少年中最常见的情绪和精神障碍，国外估计的患病率为6%～10%。学校恐惧症、分离性焦虑障碍在儿童成长之后，亦即在少年期后就会缓解。广泛性焦虑障碍、惊恐障碍、社交性焦虑障碍、强迫障碍等，可能会持续到成年早期或更长时间，这些焦虑障碍会妨碍儿童青少年的正常心理发育、学业成长以及人际交往等。

【病因和发病机制】

1. 遗传　焦虑障碍是一种遗传特征较为明显的疾病，父母有焦虑障碍的，其子女几乎都有不同程度的焦虑，尤其是母亲孕期焦虑明显的，可以通过胎盘的作用以及神经生化、神经内分泌的作用，将焦虑素质与体质遗传给下一代。现已证明，广泛性焦虑障碍（GAD）具有明显的家族聚集性，遗传度为30%～40%，惊恐障碍的遗传度为40%左右，场所恐怖障碍的遗传度高达61%，社交焦虑障碍的遗传度为30%～65%。

2. 环境与教育因素　如不良的环境、不恰当的教育方法是导致或加重儿童焦虑的重要原因。Cameron（1963）曾提出了诱发儿童焦虑的九大因素，如今仍有重要作用。

（1）父母或老师有焦虑，儿童对其进行模仿，可导致儿童焦虑的发生。

（2）父母对某些危险估计过高，常给子女一些多余的劝告、威胁和禁令等，使得儿童容易产生焦虑。

（3）父母视子女为自己的"知心人"，倾诉家中经济问题、婚姻问题、关系问题等。年幼的儿童无法理解这些复杂问题和家庭纠纷，在此矛盾重重的处境下，容易产生焦虑。

（4）父母或老师的苛求，对儿童做的任何事情总是表示不满意，反复提出要求做的更好些，而这些高标准要求往往超过了儿童的实际能力，儿童逐渐对自己也觉得不满意，对自己不能实现预期的要求出现焦虑反应。

（5）父母或老师对儿童过度放纵也会导致焦虑。因对儿童有明确具体的要求才会使他们更有安全感，没有一定的限制，儿童常常不知道他们活动自由的界限究竟在哪里。由于外界环境对他们的行为没有什么要求，他们也不知道进一步应该如何努力去提高，因而也会产生焦虑。

（6）经常或强烈的惩罚往往会使儿童产生焦虑。惩罚常是对肉体的伤痛，或受到他人的排斥，如嘲笑、蔑视等。这些惩罚会使儿童害怕，当他不能完成预期的任务时，对将会受到的惩罚会感到十分焦虑。

（7）如果学校课程设置没有考虑到儿童的能力、需要和文化背景等，而又没有较大的灵活性使学生获得较多的成功机会，在这种情况下，儿童由于对自己能力的怀疑，担心自己无能完成老师安排的任务而出现焦虑、害怕。

（8）学校对学生的学业成就、才干等的持续不断的高要求，学生在学校中不断地自我要求获得优异成绩，也会构成极大的精神压力而导致焦虑。

（9）在少年时期，儿童对个人今后生活的探求，如何达到自己追求的目标，如何克服自己的弱点，如何适应此期自己的躯体及社会生活变化等，也可能成为焦虑的诱因。

【临床表现】

1. 一般表现　患儿对外界事物的反应过分敏感、多虑、缺乏自信心，常因一些微小的事情而过度焦虑、烦躁、不安、担心、害怕，甚至哭闹。这类儿童平时表现温顺、守纪律、克制力强、自尊心强，对待事物常常十分认真，又过分紧张。特别在陌生环境中对待不熟悉的事物，更容易出现焦虑反应、惶恐不安。

2. 学习相关表现　患儿对待学习十分严肃、认真，总是担心考试成绩不好（考试焦虑）。在学校怕与新同学的关系处理不好，惶惶然不可终日，甚至拒绝上学（学校恐怖症）。

3. 躯体症状　患儿可能有睡眠障碍，做噩梦，说梦话；恶心，呕吐，食欲不振，腹痛；心跳多汗，尿频，便秘；以及头昏、乏力等。

4. 心理影响　焦虑常常对儿童的行为、智力、人格等造成一些影响。由于焦虑，儿童可能变得退缩、过度顺从，或暴怒、恐惧，甚至拒绝入学（学校恐怖症）等。过度焦虑会影响儿童的学业，以致智力测验结果较低。儿童常常不能完成学习任务，对阅读的影响比对算术的影响更严重。高度焦虑对人格形成也有一定的影响，如过分的敏感、自我评价过低、自卑、依赖心重，对别人的攻击行为减少，但对自己可能发生攻击性冲动行为。患儿常常做事犹豫不决、谨小慎微、郁郁寡欢，甚至害怕，这样的儿童常不受同伴的欢迎。

5. 境遇性焦虑　在正常儿童中，由于生活中的严重刺激，如父母死亡、意外灾害、事故，或由于家庭、学校的教育不当出现轻度焦虑。对于这类儿童，只要适当的调整环境，会自然而愈，不需给予特殊治疗，这种焦虑称为"境遇性焦虑"。

6. 素质性焦虑　有些儿童的焦虑常常有素质性因素，加上父母长期的不良影响，焦虑常常迁延不愈。此时，若父母对其焦虑给予焦虑性反应，则会使症状更加严重，母子间或父子间造成恶性循环，此类焦虑称为"素质性焦虑"。

7. 分离性焦虑　有些儿童，特别是婴儿，当与亲属特别是与母亲分离时，会出现明显的焦虑情绪。患儿对与亲人家庭的分离深感不安，害怕想象中的危险、意外事故等会突然降落到他和他亲人的身上。对家庭过分的怀念、依赖，不愿意离家，也不喜欢独自一个人留在家中，怕一个人睡觉等。这一类的焦虑称为"分离性焦虑"。

8. 惊恐障碍　临床上有一种急性焦虑障碍，表现为惊恐障碍，主要特征是突然发作的、不可预测的、反复出现的、强烈的惊恐体验。一般历时 5~20 分钟，伴有濒死感或失控感。患儿常常能体验到濒临灾难性结局的恐惧，并伴有自主神经功能失调表现。惊恐障碍有两个发病高峰，第一个高峰出现于青少年晚期或成年早期，第二个高峰出现于 45~54 岁期间。儿童期惊恐障碍往往不容易被发现，或表现出与教育相关的回避行为。

9. 广场恐怖症　有些儿童害怕一些特定的场所或处境，如大型剧院、商场、车站、电梯等公共场所，以及广场、山谷等空旷之地。他们害怕在这些地方会出现难以逃离，无法获助的恐惧，因此害怕而回避不去。

10. 社交恐怖症　也称为社交焦虑障碍,在儿童青少年中也较常见,它是以在社交场合持续的紧张或恐惧、回避社交行为为主要临床表现的一类焦虑障碍。患儿因担心自己可能在社交场合或在公众面前会出现丢丑或尴尬表现,担心别人会嘲笑自己、负面评价自己,或在别人的目光关注或有意无意地注意下自己就无所适从,变得更加紧张不安,因而回避社交行为。有的患儿在社交场合不敢吃饭、不敢公开讲话等,有些见到异性也不敢与之目光对视,有些人到了学校或其他陌生环境里,也会有紧张、焦虑不安等,都是社交焦虑障碍的表现。

【诊断和鉴别诊断】

1. 诊断　以焦虑情绪为始发症状,还可伴有其他与焦虑有关的症状群,临床上较易诊断。表 4-13-5 是 Mischel(1971)介绍的一种简易焦虑量表,可助测定儿童有无焦虑存在。

表 4-13-5　儿童简明焦虑量表

题目	高度焦虑儿童的回答
1. 我很少感到疲倦	否
2. 我从不烦恼	否
3. 我对任何事都不能集中思想	是
4. 我几乎从不红脸	否
5. 我常常容易啼哭	是
6. 我觉得去上学是件苦差事	是
7. 我常常认为自己的身体不好	是

2. 鉴别诊断　本症需要与儿童退缩行为、儿童强迫症、恐怖症、抑郁症及精神分裂症相鉴别。根据本病缺乏上述疾病的核心症状而以焦虑为首发的为主要的症状、病程与转归都不同等,可以鉴别,详见前述各章节。

【治疗】

儿童焦虑障碍的治疗以心理治疗与行为干预为主,症状严重者可以心理治疗与药物联合治疗。

1. 改善环境与教育方式　父母和教师对儿童的不合理要求,均应加以纠正,应根据儿童的年龄及发育特点循循善诱,因材施教,培养良好的性格。

2. 家庭心理治疗　除了遗传因素之外,儿童的问题多缘于家庭的结构、功能、关系的异常,注重改善家庭成员关系的家庭心理治疗对儿童焦虑症有很好的治疗作用。

3. 认知行为治疗(CBT)　认知行为治疗是目前有循证依据的对焦虑障碍治疗的方法之一,对于年龄稍大的

儿童可以应用。

4. 药物治疗　在严格评估适用性、安全性、疗效的基础上,谨慎选择使用 BZs 或 SSRIs、SNRIs。

5. 住院治疗　家庭环境特别不良、无法用上述方法治疗获益的,可采用短期住院治疗,以打断恶性循环。

【预后】

境遇性焦虑预后较好,调整环境后,短期内可以恢复。素质性焦虑,病期较迁延,但也较少有迁延至成人期者。躯体疾病所致的焦虑,随着原发病的治愈,焦虑也会缓解或消失。共病其他精神障碍的焦虑,其预后受所共病的疾病影响较大。

第四节　品行障碍

儿童注意缺陷多动障碍(attention deficit hyperactivity disorder,ADHD)、对立违抗障碍(oppositional defiant disorder,ODD)和品行障碍均属于破坏性行为障碍(disruptive behavior disorder,DBD)。

品行障碍(conduct disorder,CD)是指 18 岁以下儿童青少年期出现的持久性违反社会道德准则或纪律、侵犯他人或公共利益的攻击性行为和对立违抗行为。这些异常行为严重违反了相应年龄的社会规范,与正常儿童的调皮和青少年的逆反行为相比更为严重。儿童品行障碍和儿童青少年违法在儿童中颇为常见。过去被认为主要是教育家及社会学家研究的课题,但现今已成为世界上关注的儿童精神保健的重大课题之一。近几十年来,在世界许多地区成立了由教育家、社会学家、儿童心理学家、儿童精神病学家、儿少卫生工作者等专家组成的跨学科的科研机构,对这类问题进行了综合性的探讨。21 世纪,儿童品行障碍,特别是青少年犯罪问题已成为世界性的严重问题。在许多国家如美国、日本等近 20 年来,青少年犯罪问题日渐增多,而且恶性犯罪事件(如凶杀、强奸、抢劫等)不断上升。据国外报道,严重犯罪行为在青少年中累有发生,而品行问题如吸毒、偷窃、说谎等,更是常使父母及老师头痛的事情。一般来说,品行障碍,特别是违法行为在男孩中较多见,但近十多年来,女孩出现品行障碍者有增多的趋势。

【流行病学】

国内调查发现品行障碍患病率为 1.45%~7.35%,男性高于女性,男女之比为 9∶1,患病高峰年龄为 13 岁。英国调查显示,10~11 岁儿童中患病率约为 4%。美国 18 岁以下人群中患病率男性为 6%~16%,女性为 2%~9%,城市患病率高于农村。

【病因和发病机制】

品行障碍是由生物学因素、家庭因素与社会环境因

素相互作用导致的。

1. 生物学因素　双生子的研究发现,反社会行为在单卵双生子中的同病率(35%)高于双卵双生子(13%),寄养子研究发现若亲生父母有违法或犯罪,孩子寄养到社会经济地位低下的家庭或由自己抚养,孩子反社会型行为出现率高。若亲生父母之一有犯罪史,被寄养孩子的犯罪危险性是其他人群的1.9倍。现代研究发现,染色体异常XYY核型者,常常有行为问题,Owen(1972)报道在精神病院和监狱中的人,其XYY核型的发生率高出一般人群的4~5倍。最近的研究发现,*DR2*和*DR4*基因的交互作用与品行障碍相关。雄性激素水平高的男性儿童出现攻击和破坏行为的倾向增加。中枢5-HT水平降低的个体对冲动的控制力下降,容易出现违抗和攻击行为。智商低、围生期并发症等因素也与品行障碍的发生有关。

2. 家庭环境与心理因素　不良的家庭环境是品行障碍的重要病因。这些因素包括:父母患精神障碍,物质依赖、精神发育迟滞;儿童期躯体虐待是儿童品行障碍的确切病因,它会影响儿童一系列的认知、情感、神经激素和神经内分泌的调节;父母与子女之间缺乏亲密的感情联系,对待孩子冷漠或忽视、挑剔、粗暴,甚至虐待孩子,或者对孩子过分放纵,不予管教;父母之间不和睦,经常吵架或打斗,分居或离异;父母有违法犯罪行为。

儿童期遭受重大精神创伤如父母离婚或死亡、自己患重病、天灾、重大意外事故等,均可对儿童的情感及行为产生重大不良影响,其中尤以家庭破裂对儿童情感及行为影响最大。来自儿童青少年强制教育所的数据显示,有超过一半以上的受教育者是有品行障碍、反社会行为的儿童青少年,其中至少一半以上是来自单亲或离异家庭。

许多的研究也发现,有品行障碍的儿童,有些是素质性的病态人格者,如好攻击型人格、反社会性人格等。已经发现在有品行障碍儿童的家族中,其亲属也有品行问题者较一般人口中多,特别是患儿的孪生兄弟及父母的发病率尤其高,但两者的关系还不清楚。

3. 社会环境因素　社会环境稳定、经济繁荣、社会道德水平高以及社会风气等对儿童道德品质、行为和性格的塑造有极其重大的影响,这种影响可通过各种各样的渠道,对儿童产生潜移默化的作用。如果经常接触暴力或黄色媒体宣传,接受周围人不正确的道德观和价值观,结交有抽烟、酗酒、打架、斗殴、敲诈、欺骗、偷窃、吸毒、滥交等行为的同伴等都与品行障碍的发生有关。

【临床表现】

儿童品行障碍的表现多种多样,有些不十分严重,但有一些性质十分严重,构成了违法行为。有些品行问题自幼年即养成,以后越来越严重;而有些品行问题,只有到了一定年龄以后才开始出现。而且,常常几种不良的品行问题会在同一个儿童身上出现。下面介绍几种常见的品行障碍。

1. 攻击性行为(aggressive behavior)　在年幼儿童颇为常见,表现为受挫折时出现焦虑不安、暴怒和伤人毁物,特别是对父母更加蛮横无理。这种行为与单纯的发脾气不同,常造成对他人的伤害或物质的损坏,此症状多见于男孩,发病年龄以学龄前最多,学龄期后逐渐减少,至青春期形成第二个高峰期,青春期后又逐渐减少。这类不良行为如果在幼年时不加以克服,则长大成人以后常常会构成严重的社会适应困难,有碍人际交往,甚至发展为斗殴、凶杀等违法犯罪行为。

2. 说谎(lying)　是指儿童有意或无意地讲假话。儿童的说谎与年龄及发育的水平各方面相关联。幼年的儿童因为各方面发育的不完善会出现的说谎,称为天真幼稚性的说谎。到了四五岁,儿童往往把他幻想与现实混淆不清,为了满足自己幻想中的某些欲望而讲谎话,称为幻想性的说谎。但超过这个年龄以后,持续的说谎就成为一种品行的问题。

3. 外逃(unning away)　指的是未成年的儿童离家出走,在外游荡不归。外逃可发生于不同年龄的儿童,在小年龄段的儿童,可能因为做游戏和家长躲猫猫,藏起来找不着;3岁左右的孩子可能自我意识觉醒,追求自我独立,不愿意让大人管理,可能会短时间的消失在大人面前;但年龄较大的儿童出现的外逃行为常常是由于在家里或者在学校遇到了某些不愉快的事情,如家庭不和睦,继父或继母对其进行虐待,或者家里增添了小弟弟小妹妹之后感觉到父母爱了后来者;到了青少年期以后,儿童的外逃原因及手段就更为复杂,儿童为了冒险或处于自暴自弃,或认为流浪生活比家中更自由舒适,或者出于性的问题,或出于对家庭的歧视、虐待的反抗,或由于坏人的勾引等而多次的外出四处流浪。

4. 违拗、不服从(defiance and disobedience)　在幼儿中颇为常见,常常是由于父母未能满足他的某些要求而暴发。此时,儿童虽然表现为违拗、不服从,但内心却常常感到焦虑、害怕,怕受到成人的惩罚。对这个问题,一方面不要采取粗暴、简单的处理,另一方面也不要让儿童以此作为武器来要挟父母,达到她自己的某些不合理的需求和目的。

5. 偷窃(stealing)　常常是儿童青少年违法的重要表现之一。儿童在小的时候自我意识尚未形成,分不清什么东西是自己的,也分不清你他我,所以可能会出现私拿别人东西的问题。随着年龄的长大,尤其是到3岁左右,已经形成了比较完整的自我意识,它就能够慢慢控制自己的行为,而不会乱拿别人的东西了,如果随着年龄的增大,继续不断地拿别人的东西,那就是问题。这种偷窃对象开始可能是家里的父母、兄弟姐妹或者学校的同学、小伙伴儿,逐渐的可能会泛化到社会上的其他人。有些儿童的偷窃,可能是人格病态或脑损伤或智力发育不全所引起的,要注意区分。

6. 纵火(fire setting) 是一类不太多见的品行问题,但病理性的纵火者,常常对他人及社会构成巨大的威胁,造成了巨大的损失,成为一种严重的违法行为。

7. 故意破坏景物(vandalism) 指的是儿童在有判断能力的情况下,故意破坏名胜古迹的不良行为。属于破坏与违抗行为。

8. 性攻击行为(sexual assault) 主要见于青春期以后的青少年。男孩儿表现为采用威胁或引诱的手段奸污或猥亵女性,其威胁的对象多为青少年女性,但也可对幼女或老年妇人甚至自己的母亲产生类似的行为。女孩儿多数开始是被胁迫或被奸污,以后发展为淫乱卖淫。这类的品行障碍问题常常构成违法犯罪行为。这类行为属于反社会性、攻击性行为。

【诊断和鉴别诊断】

1. 诊断 根据儿童行为紊乱持续存在、反复出现的特点,品行障碍的诊断并不困难。若患者同时具有反社会性行为、攻击性行为和对立违抗性行为的临床表现持续至少12个月以上,并且严重影响了同伴、师生、亲子关系或学业,可诊断为反社会性品行障碍。若患者在10岁以下仅表现有对立违抗性行为,而没有反社会性行为和攻击性行为,则诊断为对立违抗性障碍。

2. 鉴别诊断

(1)注意缺陷多动障碍:ADHD患者由于多动和冲动,常发生与同伴间的打斗与纠纷、不遵守学校纪律等问题,也可能因受挫折而出现反抗和攻击性言语。但多动症患者同时具有明显的注意缺陷,经过中枢神经兴奋剂治疗后症状能够改善,以此与品行障碍相鉴别。若多动症患者合并品行障碍的临床表现,则应当做出两种诊断。

(2)心境障碍:在躁狂或抑郁的发作期,都可能出现攻击破坏或对抗行为,但患者具备明显的情绪高涨或情绪低落,行为异常只是临床表现的一个方面,经过相应药物治疗症状能全部消失。

(3)儿童精神分裂症:患儿在病前、病初和病后可出现行为问题,以及精神分裂症的基本症状,如幻觉、妄想、思维障碍、感知觉障碍和语言异常等,抗精神病药物治疗可使各种症状减轻或完全消失,包括行为症状。

(4)精神发育迟滞:由于智力低下患者思维及判断能力差也容易出现攻击性行为,可能发生一些违法和对立违抗行为。但是,精神发育迟滞患者智力低下、社会适应能力差,以此可与品行障碍相鉴别。若患者两类问题同时存在,且行为问题的严重程度不能完全归于智力低下所致,则应诊断为精神发育迟滞合并品行障碍。

(5)脑器质性精神障碍:脑组织损伤、脑功能受损可能引起行为障碍,脑外伤、癫痫等都可以出现攻击性行为或反社会行为,如冲动、伤人、毁物、难以管理等。一些患者也可以出现说谎、盗窃和性攻击等类似于品行障碍的表现,但依其有脑损害的病史和神经系统的阳性体征可与品行障碍鉴别。

【治疗】

品行障碍以心理治疗为主,必要时附以短暂的药物治疗。

1. 家庭治疗 家庭治疗必须取得父母的积极参加和合作才能得以实现,并取得成效。家庭治疗围绕以下内容进行:协调家庭成员之间,特别是亲子间的关系;纠正父母对子女不良行为采用的熟视无睹或严厉惩罚的处理方式;训练父母学习用适当的方法与子女进行交流,用讨论和协商的方法,正面行为强化辅以轻度惩罚的方法对子女进行教育,减少家庭内的生活事件及父母自己的不良行为。

2. 行为治疗 主要针对患者进行,根据患者的年龄和临床表现,可选用阳性强化法、消退法和游戏疗法等。治疗目的是逐渐消除不良行为,建立正常的行为模式,促进社会适应行为的发展。

3. 认知疗法 重点在于帮助患者发现自己的问题、分析原因,考虑后果,并找到解决问题的方法。

4. 药物治疗 品行障碍尚无特殊药物治疗,可视具体情况分别给予对症治疗。冲动、攻击性行为严重者选用小剂量氯丙嗪、氟哌啶醇、卡马西平等药物。合并注意缺陷多动障碍者可选用哌甲酯、托莫西汀等药物。对伴有抑郁焦虑者可服用抗抑郁药与抗焦虑药物。

【预防和预后】

1. 预防 儿童的品行问题如能及早发现,调整环境,加强教育,可能会得到纠正。对存在时间已久、年龄较大的儿童常难以纠正,以后可发展为青少年违法及成人病态人格。品行障碍儿童在成年后罹患重性精神障碍的比例较一般儿童高。少年品行障碍,特别是少年犯罪是一个复杂的涉及内容广泛的社会问题,并非单纯的医疗问题,预防品行障碍的发生、发展十分必要。戒除不良的家庭因素,远离容易导致或加重品行障碍的社会因素是关键。

2. 预后

(1)儿童期起病型,是症状开始于10岁以前,有更多对抗权威行为,比青少年期起病的病程更长,预后更差。

（2）掠夺型与情感型,掠夺型患儿行为目标明确,并在问题行为发生过程中几乎不伴有自主神经功能变化;而情感型有自主神经功能改变。掠夺型犯罪行为更多,预后更差。

（3）社会化型与非社会化型,是以有无较长久的友谊来划分,社会化型的预后较好。

（4）攻击型和偷窃型的预后可能更差。

（5）冷漠无情型与不具有冷漠无情特征型,DSM-5中提出了冷漠无情的品行障碍的概念,冷漠无情型会招致更多警察出面干预的情况,品行问题更多,预后更差。

（6）公开型与隐蔽型,公开型主要表现为躯体和言语攻击,外界看来这类行为更直接和明显。隐蔽型的不良行为主要是偷窃和纵火,这类行为通常不易在光天化日下看到。同时具有两型特点的儿童将来出现社会功能障碍的危险性更大,预后更差。

参考文献

第十四章

精神障碍的治疗
Treatment for Psychiatric Disorders

（徐勇）

精神障碍的治疗主要包括药物治疗、心理治疗和物理治疗等。

第一节　药物治疗

精神药物(psychotropic drugs)是指主要作用于中枢神经系统和影响精神活动的药物。

【分类】

精神药物根据临床应用为主、化学结构及药理作用为辅的原则,主要分为以下类别:

1. 抗精神病药物(antipsychotics)　主要治疗精神分裂症、躁狂发作和其他具有精神病性症状的精神障碍。

2. 抗抑郁药物(antidepressants)　主要治疗各种抑郁症状,不能提升正性情绪。

3. 心境稳定剂(mood stabilizers)　又称为抗躁狂药,治疗躁狂,预防双相障碍的躁狂或抑郁发作,且不会诱发躁狂或抑郁发作。

4. 抗焦虑药(anxiolytics)　主要减轻焦虑紧张,稳定情绪,以及镇静、催眠、抗惊厥和肌肉松弛等。

5. 镇静催眠药　主要改善睡眠障碍的不同时相,治疗失眠症。

6. 认知改善药　包括两类,一类是精神兴奋剂,治疗注意缺陷多动障碍;另一类用于改善记忆衰退,延缓记忆障碍进展。

【药理机制和用药原则】

精神药物的作用靶点包括神经递质的受体、转运体及某些离子通道和酶。

1. 与精神药物治疗相关的神经递质主要包括5-羟色胺(5-HT)、多巴胺(DA)、去甲肾上腺素(NE)、乙酰胆碱(ACh)、谷氨酸(Glu)、γ-氨基丁酸(GABA)和组胺等。神经递质通过作用于细胞膜或细胞内相应受体,引起信号分子级联传递,影响神经细胞功能。精神药物可以作用于细胞信号转导的各个环节。

神经元之间通过突触联系构成复杂的神经回路和神经网络。前额叶皮质对精神行为的影响最为重要,其不同脑区之间组成皮质-皮质回路,与皮质下结构组成皮质-纹状体-丘脑-皮质回路,参与情感、记忆、注意、执行功能等精神活动,是精神药物作用的解剖基础(Stahl,2014)。

2. 精神药物的应用原则

(1) 个体化治疗:选择药物时须考虑患者的性别、年龄、躯体状况、合并用药、病程特点、既往药物反应等因素。

(2) 靶症状与药物选择:根据具体的临床特点优先选择针对性强的药物。

(3) 剂量滴定:根据药物剂量范围、既往用药史和耐受性,决定起始剂量和滴定速度,选择有效的最低剂量作为治疗量。

(4) 用药方式和剂型:多数精神药物是口服普通剂型,兴奋躁动、不合作、吞咽困难的患者可选择水剂、快速崩解片、注射针剂,需长期用药、依从性不佳者可选择长效注射针剂。

(5) 疗效与安全性综合评估:密切观察服药后反应,随时根据疗效、不良反应调整治疗方案,难以耐受不良反应者考虑换药(陆林,2018)。

【常用的精神药物】

1. 抗精神病药

(1) 第一代抗精神病药(first generation antipsychotics,FGAs):又称为典型抗精神病药,按化学结构可以分为:①吩噻嗪类,如氯丙嗪、硫利达嗪、奋乃静;②硫杂蒽类,如氯普噻吨(又称泰尔登)、氟哌噻吨;③丁酰苯类,如氟哌啶醇;④苯甲酰胺类,如舒必利。主要药理作用是阻断中枢多巴胺 D_2 受体,还可阻断肾上腺素能 α 受体、胆碱能 M_1 受体、组胺能 H_1 受体等。对幻觉、妄想、思维障碍、行为紊乱、兴奋、激越、紧张综合征有明显疗效,对阴性症状和伴发抑郁症状疗效不确切。

适应证:精神分裂症、分裂情感性障碍、躁狂发作、妄想性障碍、脑器质性疾病、躯体疾病或精神活性物质所致精神障碍等。

以下情况禁用或慎用:中枢神经系统抑制状态;严重内分泌、肝肾及血管系统疾病;青光眼;重症肌无力;造血功能不良;帕金森病、癫痫及严重感染。

FGAs 局限性:①不能改善认知功能缺陷;②对阴性症状疗效不佳,可能产生继发阴性症状、抑郁症状;③部分患者阳性症状不能有效缓解;④锥体外系反应、催乳素水平增高等不良反应较多。

(2) 第二代抗精神病药(second generation antipsychotics,SGAs):又称为非典型抗精神病药,作用机制主要为阻断 DA 受体和 5-HT_{2A} 受体。根据药理作用,可分为:①5-HT 和 DA 受体阻断剂,如利培酮、帕潘立酮、齐拉西酮;②多受体作用药,如氯氮平、奥氮平、喹硫平;③选择性 D_2/D_3 受体阻断剂,如氨磺必利;④DA 受体部分激动剂,如阿立哌唑。

SGAs 的适应证、禁忌证与 FGAs 类似,对阳性和阴性症状均有一定疗效,较少影响认知功能,在治疗剂量较少或不产生锥体外系反应和催乳素水平升高(后者除外利培酮、帕潘立酮、氨磺必利),部分药物可导致体重增加、糖脂代谢异常。

(3) 不良反应:

1) 中枢神经系统:①锥体外系反应:包括急性肌张

力障碍、静坐不能、帕金森综合征、迟发性运动障碍;②恶性综合征:表现为意识波动、肌强直、高热、自主神经系统功能不稳定,抗精神病药加量过快时易发生;③癫痫发作:多见于抗胆碱能作用强的药物,如氯氮平、氯丙嗪、硫利达嗪等。

2)自主神经系统:①抗胆碱能反应:口干、视力模糊、排尿困难、便秘等,严重者可见尿潴留、麻痹性肠梗阻;②α 肾上腺能阻断作用:直立性低血压、反射性心动过速、射精延迟等。

3)精神状态:过度镇静、头晕、迟钝、焦虑、激越、失眠、抑郁、注意力下降等。

4)体重和代谢内分泌:体重增加、糖脂代谢异常、催乳素分泌增加等。

5)QT 间期延长:QT/QT$_C$ 间期男性大于 450 毫秒、女性大于 470 毫秒,或在原基础上增加 60 毫秒。

6)其他:转氨酶升高、白细胞计数低、粒细胞缺乏、药疹等。

2. 抗抑郁药

(1)作用机制和分类:抗抑郁药主要用于治疗抑郁症或其他精神障碍中的抑郁症状,根据作用机制或化学结构分为:

1)选择性 5-HT 再摄取抑制剂(selective serotonin reuptake inhibitors,SSRIs),包括氟西汀、舍曲林、帕罗西汀、氟伏沙明、西酞普兰及艾司西酞普兰等。

2)5-HT 与 NE 再摄取抑制剂(serotonin and norepinephrine reuptake inhibitors,SNRIs),如文拉法辛、度洛西汀。

3)NE 能与特异性 5-HT 能抗抑郁药(noradrenic and specific serotoninergic antidepressant,NaSSA),如米氮平。

4)选择性 NE 再摄取抑制剂(norepinephrine reuptake inhibitors,NRIs),如瑞波西汀。

5)NE 与 DA 再摄取抑制剂(norepinephrine and dopamine reuptake inhibitors,NDRIs),如安非他酮。

6)5-HT 拮抗与再摄取抑制剂(serotoninergic antagonist and reuptake inhibitors,SARIs),如曲唑酮。

7)褪黑素能抗抑郁药(melatonergic antidepressant),如阿戈美拉汀。

8)三环类和四环类抗抑郁药(tricyclic and tetracyclic antidepressants,TCAs),如阿米替林、氯米帕明、马普替林等。

9)单胺氧化酶抑制剂(monoamine oxidase inhibitors,MAOIs),如吗氯贝胺。

除褪黑素受体激动剂外,抗抑郁药的作用机制均以增强中枢单胺能神经递质(5-HT、NE、DA)功能为主。药物阻滞单胺类神经递质胞体膜、突触前膜上的转运体,增加

胞体间隙、突触间隙相应递质浓度。

(2)作用特点:尚无明确证据提示不同抗抑郁药疗效的差别,但在导致特定不良反应如性功能障碍、镇静或体重增加方面,不同药物可能存在差异。TCAs 和 MAOIs 为第一代抗抑郁药,其他均为新型抗抑郁药。多数新型抗抑郁药耐受性、安全性更好,应用范围扩大到焦虑症、强迫症、恐怖症、应激障碍、进食障碍、疼痛障碍等。

长期应用抗抑郁药可以增加突触间隙内源性 5-HT 水平,降低突触前膜 5-HT$_{1A}$ 自身受体的敏感性,减少受体数量(受体下调作用)。5-HT$_{1A}$ 自身受体可抑制 5-HT 释放,其敏感性降低导致突触末梢释放 5-HT 增加,进而下调突触后膜受体,最终发挥抗抑郁作用。抗抑郁药物起效一般需 2 周以上,这可能正是自身受体脱敏所需要的时间。抗抑郁药存在延迟起效特点,因此不应过早认为药物无效而停药或换药(Harmer et al,2017)。

使用抗抑郁药较长时间后如果突然停药,可能出现"撤药综合征",表现为躯体症状(如眩晕、恶心/呕吐、疲劳、嗜睡、肌痛、感觉异常、震颤、失眠等)和精神症状(如焦虑、激越、易激惹、过度兴奋、情绪低落、人格解体、注意力不集中、意识错乱、记忆障碍等)。停用抗抑郁药时应逐渐缓慢减量,不要骤停。

所有抗抑郁药都可能诱发躁狂/轻躁狂发作,双相障碍应慎用抗抑郁药。

(3)不良反应:包括镇静作用或失眠、恶心、消化不良、口干、直立性低血压、排尿困难、心悸、视物模糊、体重增加、出汗、性功能障碍等。

5-HT 综合征可见于两种或多种 5-HT 能药物联用,表现为精神状态改变(如激越、焦虑、定向力受损、警觉性升高,严重者可出现谵妄或昏迷)、自主神经功能不稳(如高血压、心动过速、呼吸加快、高热、大汗、皮肤潮红、呕吐、腹泻、心律不齐等)及神经肌肉张力异常(如震颤、阵挛、反射亢进、肌强直等)。严重时可出现横纹肌溶解、酸中毒、休克甚至死亡。MAOIs 与另一种 5-HT 能药物合用时该综合征最常见且最严重。由 MAOIs 改用其他抗抑郁药,或由 SSRIs 换用 MAOIs 的过程中,原药物停药后应设置至少 2 周的药物清洗期。一旦发现 5-HT 综合征,立即停用所有 5-HT 能药物,给予对症支持治疗,包括补液、降温、降压、肌松、使用苯二氮䓬类药物镇静或改善激越;严重者考虑使用 5-HT 能拮抗剂(如赛庚啶);严重高热可能需要深度镇静及气管内插管等(Healy,2015)。

3. 心境稳定剂 又称为抗躁狂药,可治疗躁狂、轻躁狂,预防双相障碍躁狂或抑郁发作。主要包括锂盐(碳酸锂)、部分抗癫痫药(丙戊酸盐、卡马西平、拉莫三嗪、托吡酯、加巴喷丁等)。某些非典型抗精神病药(如氯氮平、奥氮平、阿立哌唑、利培酮、喹硫平、齐拉西酮等)也有心

境稳定作用。

（1）碳酸锂：

适应证：躁狂发作、双相障碍、难治性抑郁、精神分裂症和分裂情感性精神病。

作用机制：可能影响细胞内第二信使系统信号转导过程；影响 5-HT、DA、NE、ACh、GABA 功能与活性；抑制糖原合成酶激酶 3 活性，调节神经可塑性。

不良反应：与剂量相关，包括口干、烦渴、多饮、多尿、便秘、腹泻、恶心、呕吐、上腹痛、双手细震颤、乏力、嗜睡、视物模糊、腱反射亢进等。不良反应加重可能是中毒的先兆。

治疗剂量与中毒剂量的血锂浓度水平较接近，服用锂盐应监测血锂浓度。当血锂浓度达到或超过 1.5mmol/L，会出现中毒症状。早期表现为不良反应加重（如频发呕吐、腹泻、无力、淡漠、粗大震颤、反射亢进），血锂浓度 2.0mmol/L 以上可致严重中毒，表现为意识模糊、共济失调、吐字不清、癫痫发作、昏迷、休克、肾功能损害；3.0mmol/L 以上可危及生命。一旦出现中毒反应，立即停药，对症支持治疗，矫正脱水，维持水电解质平衡，氨茶碱碱化尿液，甘露醇渗透性利尿排锂，必要时血液透析（Healy，2015）。

（2）抗癫痫药：

1）丙戊酸盐对躁狂发作疗效与锂盐类似，对伴混合特征、快速循环型双相障碍及锂盐治疗无效者效果好。作用机制可能与阻断电压敏感钠通道、增加 GABA 浓度有关。常见不良反应有胃肠刺激症状、震颤、镇静、肝功异常、食欲增加、体重增加。

2）卡马西平对混合性躁狂、重症躁狂、焦虑/心境恶劣、快速循环型效果较好，对锂盐无效或不能耐受者有效。可能的机制包括作用于钾、钠离子通道，降低高频重复放电，以及作用于突触和突触后传导。常见不良反应有恶心、呕吐、口干、嗜睡、头晕、头痛、视力模糊、眼球震颤、复视、过度镇静。

3）拉莫三嗪对双相障碍抑郁发作的疗效明显优于躁狂发作，作用机制可能与谷氨酸以及增加血浆 5-HT 浓度有关。

（3）第二代抗精神病药：利培酮、奥氮平、喹硫平、齐拉西酮、阿立哌唑等 SGAs 具有心境稳定作用，可以单独使用或与其他情感稳定剂合用，治疗躁狂发作。喹硫平单独使用可以治疗双相障碍抑郁发作。除了拮抗多巴胺 D$_2$ 受体，SGAs 还有其他抗躁狂机制，例如奥氮平有拟 GABA 受体作用；奥氮平、喹硫平、齐拉西酮拮抗 α$_1$ 受体和 H$_1$ 受体。

（4）抗焦虑药和镇静催眠药：抗焦虑药可缓解焦虑、恐惧、紧张，用于治疗焦虑障碍、心身疾病、睡眠障碍、应激障碍等，主要包括苯二氮䓬类（benzodiazepines，BZDs）和 5-HT$_{1A}$ 受体激动剂。镇静催眠药对中枢神经系统有广泛抑制作用，小剂量表现出镇静作用，较大剂量产生催眠作用，主要包括 BZDs、新型非苯二氮䓬类药物，以及有镇静催眠作用的抗抑郁药等。

1）5-HT$_{1A}$ 受体部分激动剂：阿扎哌隆类药物包括丁螺环酮、坦度螺酮等，作用机制主要为部分激动 5-HT$_{1A}$ 受体。常见不良反应为头痛、头晕、胃肠道反应等。

2）苯二氮䓬类药物：BZDs 的代表性药物有地西泮、氯氮䓬、氯硝西泮、艾司唑仑、阿普唑仑等。其中枢作用可能与作用于脑内 GABA 受体有关。主要临床应用为抗焦虑、镇静催眠、酒依赖戒断症状、抗癫痫。常见不良反应为嗜睡、镇静、困倦、乏力；遗忘、药物耐受性和依赖、戒断症状、兴奋激越；心血管和呼吸抑制等。老年患者、肝肾和呼吸功能不全、驾驶员、高空作业、机器操作者慎用；新生儿、急性闭角性青光眼、重症肌无力、孕妇、哺乳期妇女禁用。

3）新型非苯二氮䓬类药物：代表药物包括唑吡坦、佐匹克隆、扎来普隆，化学结构不同于 BZDs，起效快、疗效明显、作用时间短、宿醉作用少、不良反应少、成瘾性相对较低。有证据提示，此类药物（主要是唑吡坦）与非快动眼期（nonrapid eye movement，NREM）异态睡眠有关，可升高 NREM 期异态睡眠的风险，包括睡行症、睡眠相关进食障碍、睡眠驾驶、性活动等。其机制尚不明确，可能与其镇静作用、对 NREM 3 期的效应及对 GABA$_A$ 受体 α$_1$ 亚单位的选择性有关。老年人群服用此类药物更易诱发上述情况（张斌，2016）。

（5）药物相互作用：同时或一定时间内服用 2 种或以上药物后产生的复合效应，导致药物疗效及不良反应改变。主要见于以下情况：

1）细胞色素 P450 酶：人体主要的药物代谢酶是细胞色素 P450 酶（CYP450）系统，参与精神药物代谢的 P450 酶主要包括 CYP2D6、CYP2C19、CYP3A4、CYP1A2。

除了锂盐、帕潘立酮、氨磺必利等少数精神药物通过肾脏排泄，多数精神药物通过 CYP450 代谢。根据药物对药物代谢酶的作用结果，将具有引起药酶活性或浓度增加、促进药物本身或其他药物代谢的作用称为酶诱导作用，该药物称为酶诱导剂；具有引起药酶活性或浓度降低、抑制药物本身或其他药物代谢的作用称为酶抑制作用，该药物称为酶抑制剂。

酶诱导或酶抑制作用增加或降低 CYP 活性，影响药物代谢和消除，成为不良药物相互作用的主要来源。CYP 抑制剂与底物药物合用时，CYP 酶活性被抑制，底物药物的血药浓度增加，疗效增强，可能出现毒性反应。CYP 诱导剂与底物药物合用时，CYP 酶活性增强，药物代谢加快,底物药物的血药浓度降低,疗效降低甚至无效。因此,需要对药物的代谢性相互作用进行评估,考虑是否应调整给药方案,校正给药剂量或进行药物浓度监测。

药物代谢酶的遗传多态性具有重要意义。以 CYP2D6 为例,根据酶活性大小,人群中有超强代谢型、强代谢型、中间代谢型和弱代谢型 4 种表型。强代谢型具有正常代谢能力,弱代谢者可因血浆浓度过高而导致未预料的不良反应;超强代谢者可因血浆浓度低于有效浓度导致治疗失败。因此,可根据患者个体酶活性来调整药物剂量,优化治疗。

2)蛋白结合:当两种能与蛋白结合的药物同时存在,竞争性与蛋白结合,导致原来与蛋白结合的药物解离,成为具有活性的游离状态,影响药物有效浓度。

3)其他:如锂盐通过肾脏排泄功能的改变而影响其血浆浓度;抗胆碱能药物和抗组胺药物合用时,引起镇静、便秘等抗胆碱能作用叠加(刘吉成等,2016)。

第二节 心理治疗

心理治疗(psychotherapy)是一种以助人为目的,由专业人员实施的人际互动过程。医生、心理治疗师利用精神医学及心理学原理,通过谈话、非言语沟通、特定情境,积极影响患者,从而减轻痛苦、健全人格、改变行为、适应社会、治疗疾病、促进康复。

【心理治疗的主要流派】

对现代心理治疗影响深远的流派主要包括:

1. 精神分析流派 经典精神分析 19 世纪 90 年代由弗洛伊德创立,基础理论包括潜意识学说、人格结构学说,认为本我、自我、超我的平衡对于人格发展具有重要作用。近年在此基础上发展出各类短程治疗,方法更为灵活,治疗中更关注现实,开发患者潜能与复原力,促进人格完善发展。

2. 行为主义与认知行为流派 兴起于 20 世纪 60—70 年代。行为治疗以条件反射学说为理论基础,认为精神心理问题并非潜意识冲突的结果,而是一系列"习得"的错误行为方式。认知行为流派认为适应不良或病态的行为与非理性观念或推理方式有关,不仅关注外显行为,而且注意认知因素与行为的互动关系。

3. 人本主义流派 20 世纪 60 年代出现,重视人的自我实现理想和需要层次,以及人的情感体验和潜能,提倡治疗师具备同理心,并以平等、温暖、关切、真诚、开放的态度对待来访者。

此外,催眠治疗、家庭治疗、集体心理治疗、人际心理治疗等技术各具特色,逐渐成熟完善(Corey,2012)。

心理治疗适用于各类神经症、人格障碍、神经性厌食、性心理障碍、适应障碍、成瘾行为、儿童和青少年情绪与行为障碍等。

【心理治疗方法】

1. 认知行为治疗及应用 认知行为治疗(cognitive behavior therapy,CBT)注重认知与行为之间的互动关系,认为内在心理过程(如认知评价)在外界刺激和行为反应间发挥重要作用,通过认知、行为理论和技术改变个体歪曲认知、非适应性行为。

CBT 是具备最多循证医学证据的心理治疗技术。各国抑郁障碍防治指南均将 CBT 作为 1 级证据及 A 级推荐,用于轻中度抑郁障碍治疗,可单用或与药物合用。

CBT 通过质疑或挑战抑郁患者对自我、周围环境、未来的不合理信念和认知偏差,缓解情感压力,改善应对能力,减轻症状,减少复发。CBT 治疗抑郁障碍的过程中,运用了认知矫正和行为激活技术。认知矫正技术包括:①识别自动思维,特别是在激怒、悲观和抑郁情绪之前出现的特定想法;②识别认知错误和逻辑错误,听取和记录自动性想法和"中间信念";③真实性检验:在现实生活中检验自动想法,或通过角色扮演领悟;④去除注意或转移注意力;⑤监察苦闷或焦虑水平。行为激活技术的步骤包括:①监测当前活动:评估不同活动的愉快感和掌控感;②建立奖赏活动清单;③制定活动计划;④完成活动安排。患者按计划行动,愉快感和掌控感增加,从而增加自信,激发潜能(Beck,2013)。

2. 人际心理治疗及应用 人际心理治疗(interpersonal psychotherapy,IPT)是一种短程、限时、聚焦的心理治疗方法,强调症状与当下人际背景的关联,把治疗焦点放在人际功能的问题领域,促进患者对当前社会角色的掌控和人际情境的适应,缓解症状,改善社会功能。

该疗法已经成功应用于抑郁障碍、进食障碍、焦虑障碍、人格障碍、精神分裂症康复期等。各国抑郁障碍防治指南已将其作为轻中度抑郁障碍的治疗推荐(1 级证据/A 级推荐),可单用或药物合用。

IPT 强调人际关系和社会因素对抑郁的影响,通过帮助患者识别诱发或促发抑郁发作的人际因素,鼓励其释放哀伤、解决角色困扰,学习必要的社交技能、建立新的人际关系、获得社会支持,从而改善抑郁。

IPT 通常包括 3 个阶段、16 次治疗,每周 1 次,每次 45~50 分钟。治疗初期 1~3 次会谈,主要工作为采集病史、诊断性评估、建立症状与人际事件、情境的联系、确定将要开展工作的焦点人际关系领域、进行心理教育;中期 8~10 次会谈,针对焦点人际问题领域展开工作,重点在 4 个人际问题(悲伤反应、人际缺陷、人际冲突、角色转换)中的 1~2 个;后期回顾治疗全程,巩固疗效,结束治疗。

常用技术包括时间线、人际问卷、沟通分析、角色扮演等（Weissman et al，2019）。

3. 家庭治疗及应用 家庭治疗（family therapy）以家庭为治疗单位，以系统观念理解和干预家庭，促进个体和家庭系统功能恢复。

家庭中某成员的问题往往不是单纯的个人问题，而是父母子女（整个系统）的相互关系出了问题。个体的症状可能是家庭功能失调的表现，并由于家庭内的相互作用而保持下来。作为"患者"的家庭成员不一定是真正的患者，或者不是最严重的患者；某种特定情境可能使其成为"受害人"或"表达者"。

家庭治疗每次 1~1.5 小时，开始阶段 1~2 周一次面谈，以后可逐步延长到 1 个月或数个月 1 次。访谈次数一般 6~12 次。治疗程序包括：①家庭结构和功能评估；②规划治疗目标与任务；③治疗实施；④治疗结束：评估、反馈和总结。

家庭治疗的基本技术包括：①建立治疗关系（真诚、接纳、共情、倾听、"多边结盟"的中立态度）；②正常化（从积极角度考虑症状与问题的意义）；③家谱图；④提问技术（循环提问、差异性提问、假设提问、例外提问、前馈提问等）；⑤家庭作业（单双日作业、记红帐、症状处方等）；⑥艺术性技术（家庭雕塑、心理剧、绘画分析等）。

儿童青少年的成长过程与家庭息息相关，理论上多数问题可以采用家庭治疗干预，尤其是情绪行为问题、学习问题、进食障碍、难以解释的躯体化症状、独立-依赖问题、人际关系问题、亲子关系不良等。家庭治疗也适用于婚姻关系冲突、家庭代际关系紧张、家庭生活遇到重大挫折困难和生活事件、家庭生命周期的不同阶段需面对的特定问题、个体心理治疗未能达到预期效果等。

4. 集体心理治疗及应用 集体心理治疗（group psychotherapy）也称为团体治疗，通过团体内人际交互作用，促使个体在互动中观察、学习、体验、认识、探讨自我，调整和改善与他人的关系，学习新的态度与行为方式，发展良好的生活适应。

集体心理治疗通常由 1~2 名治疗师主持，包括 8~15 名团体成员。治疗每次 1.5~2 小时，共 10 次左右。治疗期间，集体成员就大家共同关心的问题进行讨论，对自己问题的认识和解决是通过成员间的交流、相互作用和影响而实现的。

集体治疗理论认为，心理问题、行为障碍是在人际交往中或特定社会环境下产生、发展、维持的，解决这些问题应该通过集体关系的功能实现。集体心理治疗学概括了 11 个集体治疗的疗效因子：希望重塑（看到希望，愿意付出努力）、普遍性（看到他人和自己有相似处境）、传递信息（交换经验、分享信息，得到对现状的解释或理解）、

利他主义（在助人过程和互动中，提升自我价值感）、原生家庭的矫正性重现（在团体中重新经历原生家庭相似的议题，产生矫正性改变）、社交技巧提高（从他人言行中学到社交技巧）、行为模仿（模仿团体领导者或其他成员的行为风格）、人际学习（更能够了解自己的人际风格，认识自己逃避的人际压力）、集体凝聚力（在团体中有归属感）、宣泄（情绪的释放与疏解）、存在意识因子（觉察、理解与人生处境有关的意义和存在感）（Yalom et al，2010）。

集体心理治疗适用于：神经症性反应，如社交焦虑；轻度人格障碍，特别是人际关系敏感或有交往障碍者；青少年心理行为障碍；心身疾病；慢性精神障碍缓解期，特别是社区康复期患者；压力应对及适应性问题。

5. 催眠治疗及应用 催眠治疗（hypnotherapy）是在催眠状态下，借助暗示性语言，消除心身障碍的心理治疗方法。其机制可能与催眠状态下大脑皮质高度抑制，封锁了过去的经验，对新刺激的鉴别能力降低有关。

疗程一般不超过 10 次，每次半小时左右。操作程序：①前期准备：评估暗示性及合作意向；②暗示：利用良好的医患关系和医生权威角色，营造合适氛围，直接使用言语或借助其他媒介，实施直接针对症状的暗示；③催眠诱导：包括建立关系、注意集中、使用合适的语音模式；④从感觉、认知、运动、生理 4 个方面判断催眠程度；⑤治疗阶段：包括催眠后暗示、促进催眠后遗忘、返回清醒状态、重新定向。

在催眠状态，受试者可能出现：①时间知觉改变：感觉回溯到过去或到达未来；②记忆改变：回忆起或遗忘某些事件；③身体感觉变化：肢体麻木或瘫痪、皮肤感觉异常，甚至痛觉丧失；④解离：整体体验变成部分体验，或局部体验增强，整体体验下降。

浅度催眠状态时进行心理治疗效果较好，可引导患者回忆已遗忘的经历，宣泄创伤体验；为治疗收集资料；暗示受试者做一些动作或讲话；告诉受试者某些症状很快就会消失。例如对于慢性疼痛患者，对其进行暗示："你接受催眠治疗效果很好，治疗已经使你轻松、愉快，身体的疼痛已经明显减轻，它不会再那么困扰你了。"

适应证：①神经症：神经衰弱、焦虑症、强迫症、恐惧症、转换性障碍（如癔症性失明、失聪、失声、感觉缺失、瘫痪）；癔症性遗忘。②心身疾病：特别是慢性疼痛。③性功能障碍。④儿童行为障碍。⑤促使松弛，为接受行为治疗准备条件。⑥精神紧张所致失眠。

精神病性障碍急性期、边缘型人格障碍、中重度抑郁、偏执型人格障碍不宜做催眠治疗。分离性障碍、表演型人格障碍者慎用，暗示性低、医患关系不良时不宜使用。不推荐集体形式的催眠治疗，因为可能使具有依赖、

暗示性过高或偏执等人格特征的参与者发生明显退化，损害社会功能，加重原有问题。

6. 心理治疗的整合趋势　任何流派的心理治疗理论都不足以解释心理障碍的复杂原因和心理治疗的疗效机制。各种心理治疗技术均有各自的优势和特色，没有明确证据提示某种治疗理论和技术优于其他。越来越多的学者主张，将不同流派的理论或技术融合，以发展出最有利于来访者的治疗方法。

近年陆续出现了4种整合取向。

（1）共同因素：即不同流派存在的共同作用机制。研究者总结出的共同作用机制包括激活资源、将问题现实化、积极帮助解决问题、澄清冲突和混乱的认知；对治疗的希望、对良好结局的积极期待与信念、与治疗师的良好关系及矫正性经验等。

（2）技术整合：运用来自不同治疗取向的技术，其基础是来访者的需要。

（3）理论整合：将不同取向的概念放到一起，旨在发展出更加高级的理论框架。不同取向的概念可能存在冲突，故该整合较难实现。

（4）同化整合：允许治疗师在保持自己所看重的某一流派观点和方法的同时，也吸收其他流派的技术，以增进疗效。

虽然整合已经成为心理治疗的趋势之一，但是首先接受某一治疗流派的系统训练仍然很有必要。治疗师具备某一流派的理论和技术背景，在临床实践中保持原有的理论架构的同时熟知其他流派的理论、操作规程，便可以运用整合的观点和思路，更加灵活地针对来访者的具体情况，解决实际临床问题。

第三节　物理治疗

物理治疗也是精神障碍有效的治疗技术之一，主要包括电休克治疗、重复经颅磁刺激、脑深部电刺激，以及经颅直流电刺激等。

（一）改良电休克治疗

电休克治疗（electroconvulsive therapy，ECT）又称电惊厥治疗、电痉挛治疗，指以一定量电流通过大脑，引起暂时性意识丧失和痉挛发作，达到治疗目的。改良电休克治疗（modified electroconvulsive therapy，MECT）在治疗前使用静脉麻醉药和肌松剂，通电后不发生抽搐，安全性好、耐受性高，逐渐取代了传统 ECT。

ECT 的机制尚不明确。人体研究和动物实验发现，ECT 能促进 DA、5-HT 释放，增加 GABA 传递，提高脑源性神经营养因子浓度，诱导大鼠海马神经发生，改善患者前额叶皮质功能状态。

【适应证和禁忌证】

1. 适应证　包括：①严重抑郁：伴强烈自伤、自杀企图及行为，明显自责、自罪。②精神分裂症：急性病程、分裂情感性症状或紧张症；抗精神病药物无效或效果差；明显拒食、违拗、紧张性木僵和典型精神病性症状。③躁狂发作：伴兴奋、躁动、易激惹、极度不配合治疗。④其他精神障碍：某些药物治疗无效或无法耐受的精神障碍，如焦虑障碍、焦虑色彩突出的强迫症、人格解体综合征、冲动行为突出的反社会人格障碍等。⑤顽固性疼痛，如躯体化障碍、幻肢痛等。

2. 禁忌证　包括：①脑器质性疾病：颅内占位、脑血管病、中枢神经系统炎症和外伤。脑肿瘤或脑动脉瘤尤应注意，因为抽搐发作时颅内压突然增加，易引起脑出血、脑组织损伤或脑疝。②心血管疾病：如新近心肌梗死、不稳定心绞痛、失代偿的心力衰竭、严重心脏瓣膜病、心律失常、未控制的高血压等。③骨关节疾病，尤其新近发生者。④出血或不稳定的动脉瘤畸形。⑤视网膜脱落潜在危险，如青光眼。⑥急性全身感染、发热。⑦严重呼吸系统疾病、肝肾疾病。⑧利血平治疗者。⑨麻醉师认为存在严重风险的其他躯体情况。

多数患者每疗程为 6~12 次，每周 2~3 次。如需快速起效，也可开始时每日 1 次，逐渐过渡到隔日 1 次。可单独应用或与药物治疗、心理治疗联用，作为巩固期、维持期治疗手段，尤其适用于对药物疗效不好或难以耐受者。

常见的不良反应包括：头痛、恶心、呕吐、肌肉酸痛、可逆性记忆减退等，多数程度较轻微，无需特殊处理。此外，电刺激及使用肌松药物等，可能引起心血管及呼吸系统并发症，故在操作过程中监测心电图、生命体征、血氧饱和度，密切关注治疗后呼吸情况（中国医师协会电休克与神经刺激专业委员会等，2017）。

（二）重复经颅磁刺激

经颅磁刺激（transcranial magnetic stimulation，TMS）是一种非侵入性神经刺激技术，基于电磁感应与电磁转换原理，刺激线圈通电后产生感应电场，周围产生感应磁场，穿过颅骨作用于大脑皮质，引发一系列生理生化反应。重复经颅磁刺激（repeated transcranial magnetic stimulation，rTMS）是 TMS 的常用刺激模式。TMS 作用于大脑引起神经活动的改变，如运动诱发电位、脑电活动、脑血流、代谢和大脑功能状态改变。

关键参数包括刺激频率、强度、时间、脉冲数量、间歇时间等。频率为 1~20Hz，低频刺激（≤1Hz）降低神经元兴奋性，高频刺激（10~20Hz）提高神经元兴奋性。rTMS 不需麻醉，不引起定向障碍和认知损害，每次治疗通常持续30分钟,每周治疗5天,每个疗程2~4周。

1. 适应证

(1) 抑郁症:加拿大、美国等国已批准 rTMS 治疗抑郁症,可单独或联合药物治疗。病情严重、伴自杀观念患者不建议单独使用 rTMS。高频刺激左侧背外侧前额叶(dorsolateral prefrontal cortex,DLPFC),低频刺激右侧 DLPFC,用于抑郁症急性期治疗。rTMS 还可用于急性期治疗获益患者的后续或维持治疗,先前 rTMS 治疗受益、目前复发的患者。

(2) 精神分裂症:低频刺激颞顶叶皮质或右侧 DLPFC 可改善精神分裂症幻听症状,高频刺激左侧或双侧 DLPFC 可改善阴性症状。尚须更多高质量临床研究明确对于上述症状的长期疗效,以及对精神分裂症患者认知、情感症状的效果。

(3) 焦虑障碍:有研究采用高频刺激右侧 DLPFC 或低频刺激左侧 DLPFC 治疗创伤后应激障碍;采用低频刺激右侧 DLPFC 和颞顶区治疗惊恐发作和广泛性焦虑;高频或低频刺激双侧 DLPFC 治疗强迫症。

(4) 睡眠障碍:低频(1Hz)刺激 DLPFC 和顶枕区域可治疗睡眠障碍。rTMS 有助于增加总睡眠时间、减少睡眠潜伏期、延长 REM 睡眠潜伏期。

(5) 其他精神科应用:

1) 物质依赖:高频刺激左侧 DLPFC 可降低对毒品的心理渴求,但目前证据提示没有长期效果。

2) 双相障碍:小样本研究提示,rTMS 结合心境稳定剂对躁狂症状有效。

这些领域的研究数量较少,样本量小,且刺激模式不一致,尚须大样本、同质性高的临床研究提供进一步有效证据。

(6) 神经系统疾病相关应用:高频刺激疼痛区域对侧皮质运动区用于治疗慢性神经痛,低频刺激枕叶用于治疗偏头痛;低频刺激皮质癫痫灶治疗癫痫发作;高频或低频刺激辅助运动皮质或运动皮质,可改善帕金森病运动症状;可调节局部脑血流,改善局部新陈代谢,用于脑梗死的治疗和康复。

2. 禁忌证

(1) 靠近线圈的作用部位有金属或电子仪器。

(2) 有癫痫发作风险或癫痫病史。

(3) 严重脑部疾病。

(4) 服用可能降低癫痫发作阈值的药物。

(5) 严重躯体疾病者。

3. 不良反应 一般较轻微,包括癫痫及惊厥(多见于高频刺激)、头皮刺痛及灼热感、听力损害等。

4. 注意事项

(1) 多种抗抑郁药、抗精神病药可能增加癫痫发作风险,撤用 BZDs 可能降低癫痫发作阈值。接受 rTMS 时如同时服用精神药物,应慎重考虑用药情况。

(2) 对儿童及孕妇应用 TMS 应谨慎,充分考虑风险/获益比(中国医师协会神经调控专业委员会电休克与神经刺激学组,2017)。

(三)脑深部刺激治疗

脑深部刺激(deep brain stimulation,DBS)是一种新型功能神经外科手术方式,利用立体定向技术,在大脑深部特定区域植入电极,直接将刺激脉冲施加于相关脑区,达到治疗目的。FDA 已批准 DBS 用于特发性震颤、帕金森病、原发性肌张力障碍、难治性强迫症。

难治性强迫症是 FDA 批准的 DBS 唯一精神障碍适应证,靶点主要包括内囊前肢、伏隔核、腹侧尾状核。对于难治性抑郁障碍的研究仍处于起步阶段。有研究报道,DBS 可持续改善难治性抑郁症患者的抑郁症状。尚须进一步研究探索合适的治疗靶点和刺激参数。也有将 DBS 用于神经性厌食、物质依赖、抽动秽语综合征的尝试。

(四)经颅直流电刺激

经颅直流电刺激(transcranial direct current stimulation,tDCS)是一种非侵入性、利用微电流调节大脑皮质神经细胞活动的技术。

tDCS 的作用机制尚不明确。该疗法已广泛应用于多种神经精神障碍,如帕金森、耳鸣、卒中后偏瘫、纤维肌痛、偏头痛、抑郁症等。该疗法不良反应轻微,包括刺激部位皮肤发红、麻木、痒感、刺痛等。

在精神障碍领域,有研究将 tDCS 应用于抑郁障碍、精神分裂症,发现 tDCS 能改善患者的抑郁症状及工作记忆等认知功能。但相关研究数量较少,结果不一,仍需在未来研究及临床工作中,进一步明确其作用机制,完善治疗方案以提升疗效,更好地服务于患者。

参考文献